罕见肾脏病学

主审 张大宁
主编 于 珮 张勉之 陶新朝

天津出版传媒集团
天津科学技术出版社

图书在版编目(CIP)数据

罕见肾脏病学 / 于珮，张勉之，陶新朝主编. -- 天津 : 天津科学技术出版社, 2025. 7. -- ISBN 978-7-5742-2474-2

Ⅰ. R692

中国国家版本馆CIP数据核字第202425P2U2号

罕见肾脏病学

HANJIAN SHENZHANGBINGXUE

责任编辑：胡艳杰

出　　版：	天津出版传媒集团 天津科学技术出版社
地　　址：	天津市西康路35号
邮　　编：	300051
电　　话：	(022)23332695
网　　址：	www.tjkjcbs.com.cn
发　　行：	新华书店经销
印　　刷：	北京捷迅佳彩印刷有限公司

开本 889×1194　1/16　印张 77.75　字数 1 500 000
2025年7月第1版1次印刷
定价：398.00元

编委名单

主　　审：张大宁

主　　编：于　珮　张勉之　陶新朝

副 主 编：（排名不分先后）

刘俊铎　贾俊亚　苏海华　杨剑明　宋　洁　张　萍　张悦凤　付　滨
李　谦　李家瑞　石爱杰　杨海侠　马　虹　王文红　雒云祥　刘红岩

主编助理：刘向阳　武桐乐　刘　涛

编　　者：（按姓氏拼音排序）

敖小凤　曹　宇　陈翠蛇　陈冬玲　陈佳刚　陈景涛　陈连芹　陈思思
陈文玉　陈钰泱　崔　晓　戴　璇　董少宁　董文敬　杜　原　冯洪玲
冯淑焕　付　滨　付晓婷　耿　玲　宫　雪　关蕊蕊　郭　婵　郭超花
韩婷婷　韩　阳　胡智慧　贾俊亚　孔德玮　李家瑞　李　静　李　康
李　谦　林依依　刘保文　刘红岩　刘俊铎　刘　涛　刘文静　刘向阳
刘　颖　柳化霞　路小燕　雒云祥　马　虹　马　涛　马泽军　穆佳思
庞楚越　平　蕾　齐平平　钱　悦　秦艳辉　邵作乔　石爱杰　史翠平
宋　洁　苏海华　谭艳平　滕佳琪　滕兰波　王洪娜　王　静　王　雷
王苗苗　王彤丹　王文红　王永红　魏　宁　魏　雪　武桐乐　邢文力
邢媛媛　徐俊玉　杨海侠　杨剑明　杨丽潇　杨美娟　杨　谦　杨群兰
杨声喜　杨　雪　姚　旻　殷晓艳　于　曼　于万有　张斌珊　张贵贤
张海亮　张家隆　张昧亮　张明倩　张　萍　张　睿　张　婷　张文晓
张悦凤　张　周　赵利娜　周秋梅　周赛君　周　雪　朱力平

主审简介

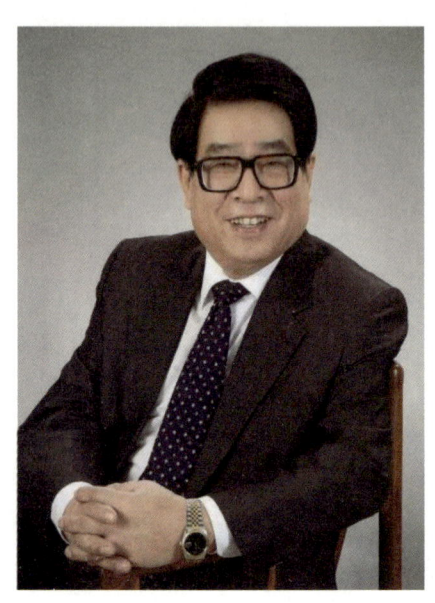

张大宁，国医大师、中央文史馆馆员、国际欧亚科学院院士，中国中医科学院学部执行委员。从20世纪90年代至今，连续担任中央领导的保健医生至今，被评为优秀中央保健医生。

张大宁作为中医肾病学的奠基人，于20世纪80年代，编著了我国第一部《实用中医肾病学》和《中医肾病学大辞典》，科学、详尽地规范了"中医肾病"的概念和范畴，以及临床常见病症的辨证论治规律，为日后中医肾病学的发展奠定了有力的基础，他所提出的"肾为人体生命之本""心—肾轴心系统学说""补肾活血法"等理论已被中医学术界所公认。几十年来，张大宁一直致力于中医肾病学的医教研工作，取得了很好的成绩，大大提高了治疗效果，曾获国家各种奖励，在国内外广受赞誉。1998年，经中国科学院提名，国际天文学会批准，将中国科学院发现的8311号小行星命名为"张大宁星"，这是世界上第一颗以医学家名字命名的小行星，天津市科技馆专门建了张大宁星标志雕塑，中国集邮总公司为此特别发行了首日封，全国人大常委会副委员长、医学泰斗吴阶平特别题字，以示祝贺。1990年8月，张大宁作为首位大陆杰出学者赴台湾讲学会诊，受到台湾中西医学术界及广大民众的热烈欢迎，被称为破冰之旅，架起海峡两岸的第一座桥梁，受到中央领导的表扬。同时，张大宁曾任第七届、八届全国政协委员，第九届、第十届、第十一届全国政协常委，第十一届全国政协教科卫体委员会副主任。中国农工民主党第十二届、十三届、十四届中央副主席。天津市政协第十二届副主席。张大宁现任天津市中医药研究院名誉院长、中国中医药研究促进会会长、全国中医肾病学会终身荣誉主任委员。

主编简介

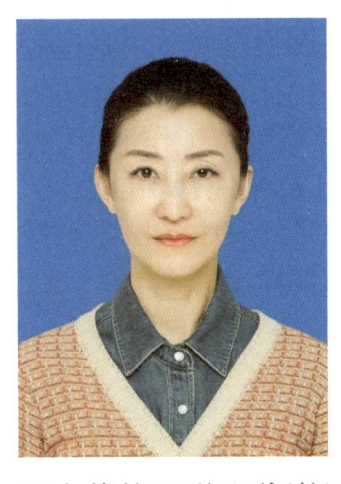

于珮，毕业于天津医科大学，医学博士，主任医师，教授，博士研究生导师，天津医科大学朱宪彝纪念医院代谢病医院血液净化中心科主任，天津医科大学第二医院肾内科&肾脏病血液净化中心科主任。澳大利亚新南威尔士大学访问学者。长期从事代谢性肾脏病（包括糖尿病肾病、高血压肾病、高尿酸性肾病、高血脂相关性肾病、肥胖相关性肾病等）的发病机制与慢性肾脏病的临床防治研究，同时持续关注终末期肾病的肾脏替代的规范化管理。重点关注，糖尿病前期肾脏损害的流行病学及预防干预队列研究、糖尿病肾脏疾病的标志物筛查验证和防治模型建立、高脂血症加重糖毒性肾脏损害的分子遗传学改变和表观遗传学变化、蛋白修饰组学和代谢组学在代谢性肾病发病中作用的机制研究、糖尿病肾病合并肿瘤（肝癌等）的病生理异常及影响预后的机制探讨、功能磁共振用于评价代谢性肾脏疾病早期病变的临床研究等。兼任中华医学会肾病学分会委员会委员、天津肾病学质控中心副主委、天津整合医学会肾病与代谢委员会主委、天津医学会肾病学分会副主委、天津中西医结合学会肾病学分会副主委、天津医师协会肾病学分会副会长等。获得津门英才、天津医科大学"临床人才123攀登计划"一层次领军人才等荣誉称号。主持参与国家自然科学基金、天津市科技支撑重大项目、天津市卫健委重大攻关项目等20余项研究。获天津市科技进步二等奖4项。获国家发明专利1项，在国内外期刊发表论文100余篇，其中SCI收录80余篇，主编《血液净化并发症》一书。

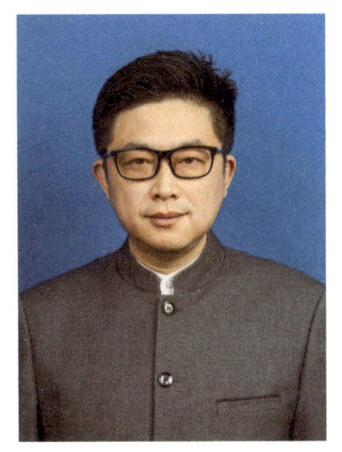

张勉之，医学博士、中医学博士后，主任医师、二级教授，博导、博士后导师，享受国务院政府特殊津贴专家，首届天津市名医，天津市名中医，北京"亦麒麟"领军人才。现任天津市中医药研究院副院长、北京中医药大学东方医院副院长、天津市中医肾病研究所所长、国家区域中医（专科）诊疗中心学科带头人、国家卫生健康委员会及国家中医药管理局重点专科学术带头人、天津市中西医结合肾脏病会诊中心主任、香港中文大学中医学院访问教授、郑州大学第一附属医院特聘教授、深圳市引进中医药高层次医学团队带头人、张勉之北京名中医市级团队带头人。从事肾内科的临床、科研与教学工作，提出了"以补肾活血法为主导的中西医结合"的新治疗理念，创立了"中西医结合慢性肾脏病一体化治疗单元"的新治疗体系，临床擅长治疗慢性肾小球肾炎、慢性肾衰竭、糖尿病肾病、高血压肾病、药物性肾损害等急、慢性肾脏病。现任全国政协委员、政协教科卫体委员会委员。兼任中国中医药研究促进会副会长、中华中医药学会补肾活血法分会主任委员、中华中医药学会肾病分会副主任委员。主持承担国家级课题8项，省部级课题7项，以第一、第二完成人获得省部级科技进步奖一等奖4项，二等奖10项，发明专利4项，发表专业论文170余篇，SCI论文30余篇，主编出版专著11部。

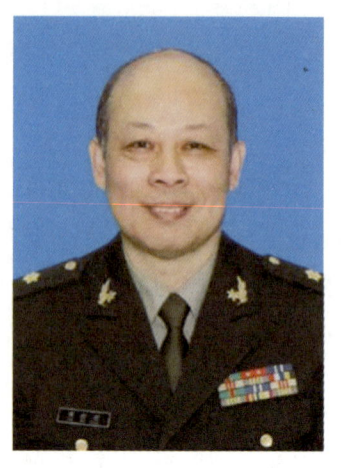

陶新朝，毕业于第三军医大学医疗系，曾任中国人民解放军第二五四医院（现更名为中国人民解放军联勤保障部队第九八三医院）肾内科主任，主任医师，兼任天津市医师协会肾脏内科医师分会副会长、天津市血液净化专业委员会副主任委员、天津市血液净化质量控制中心副主任委员。从事肾脏病临床工作44年，擅长中西医结合治疗各种难治性肾炎、肾病和急慢性肾功能衰竭，对血液净化及腹膜透析的并发症有深入研究。获中华医学科技奖及天津市科技进步奖各1项。参加编写与翻译专著5部。

副主编简介

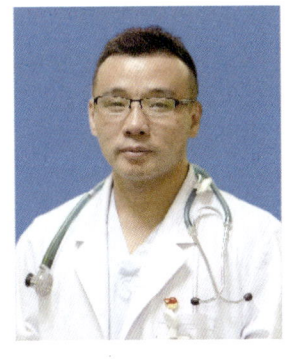
刘俊铎：天津市第一中心医院肾内科血透中心主任，主任医师

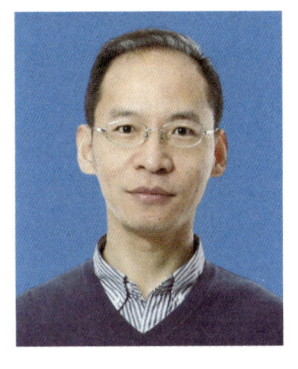
贾俊亚：天津医科大学总医院肾内科主任，主任医师

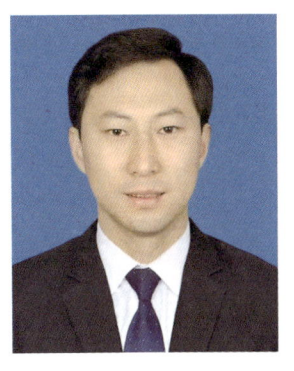
苏海华：北大医疗海洋石油总医院副院长，内分泌肾内科主任，主任医师

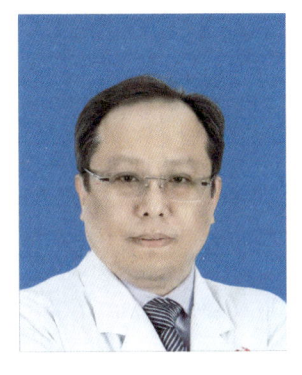
杨剑明：天津市泰达医院血液净化中心主任，副主任医师

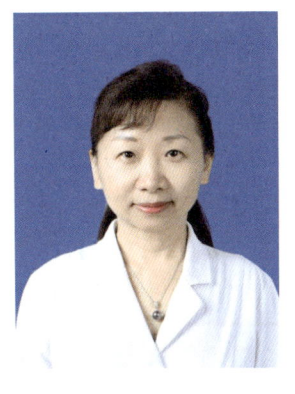
王文红：天津市儿童医院肾内科主任，主任医师

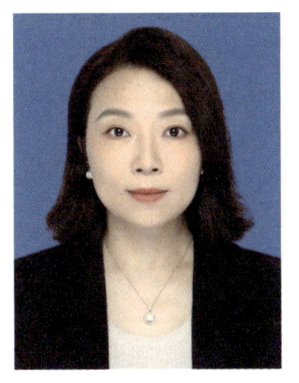
宋洁：武警特色医学中心肾病科，主任医师

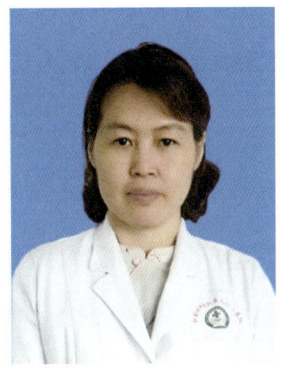
张萍：中国人民解放军联勤保障部队第九八三医院肾内科主任，副主任医师

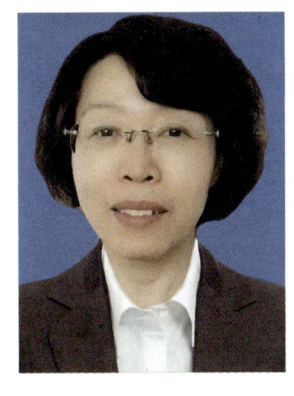
张悦凤：天津市海河医院肾内科主任，主任医师

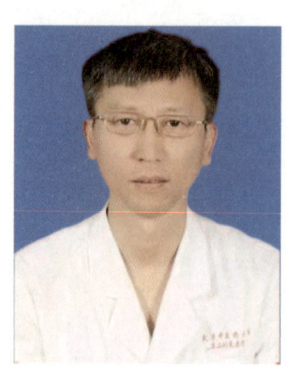 **付滨**：天津中医药大学第二附属医院肾病风湿科主任，主任医师

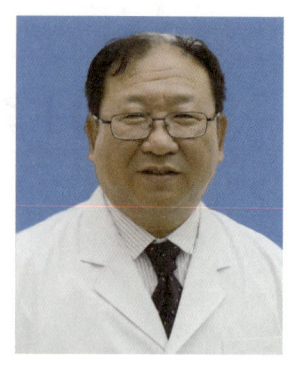 **李谦**：天津市第二人民医院重症医学科、血液透析室主任，主任医师

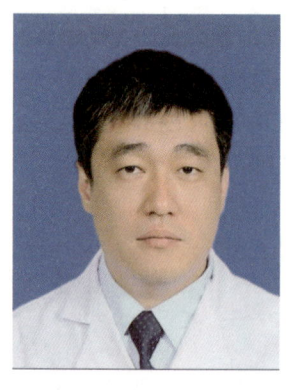 **李家瑞**：天津市南开医院肾内科兼老年医学科主任，主任医师

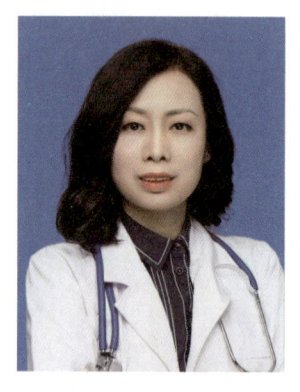 **石爱杰**：天津市东丽医院肾内风湿免疫科科主任，副主任医师

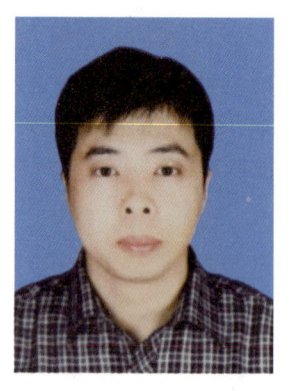 **雒云祥**：天津市武清区中医医院副院长，ICU、血液净化中心主任，主任医师

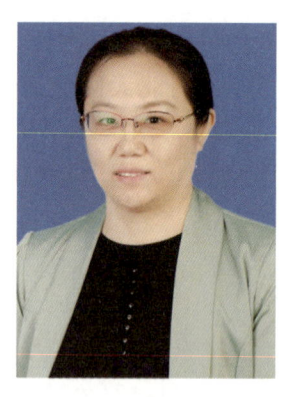 **杨海侠**：天津市武清区人民医院肾内科及血液透析中心主任，主任医师

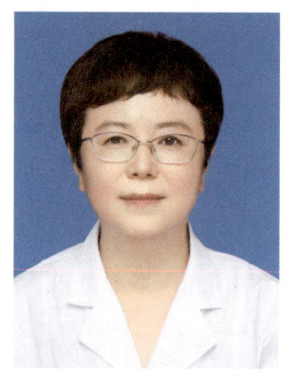 **马虹**：天津市第三中医院（分院）肾内科主任，主任医师

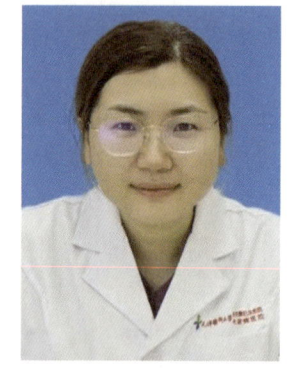 **刘红岩**：天津医科大学朱宪彝纪念医院血液净化中心，主治医师

前言

罕见病又称"孤儿病",是一类发病率、患病率极低的疾病的总称,不同国家或组织对罕见病有不同标准。美国学者认为每年患病人数少于20万人的疾病为罕见病;欧洲和日本学者分别认为患病率低于1∶2,000或1∶2,500的疾病属于罕见病;世界卫生组织(World Health Organization,WHO)将患病人数占总人口0.65‰~1.00‰的疾病归为罕见病。2010年,中华医学会医学遗传学分会制定了"患病率小于1/500,000或新生儿发病率小于1/10,000"为罕见病的中国定义;《中国罕见病定义研究报告2021》首次更新了罕见病的定义,将"新生儿发病率小于1/10,000、患病率小于1/10,000、患病人数小于140,000的疾病"列入罕见病范畴。不同的国家/地区所划定的"罕见病"范围因国情而异,并不存在全球统一的患病率标准。

2019年11月,美国学者研究显示全球罕见病种类已达10,000余种;2024年2月,华东师范大学公布了《中国人群罕见病名录》,研究结果显示全球已知的罕见病有15,000多种。截至2022年2月,我国罕见病患者约2,000万人,每年新增患者超过20万人。约80%罕见病是由遗传因素所致,其他则是由感染、过敏或环境等原因引起,或是退行性、增生性病变。罕见病对人体的影响通常涉及多系统、多脏器;病程往往呈慢性、进行性、耗竭性地发展,甚至造成残疾或危及生命。尽管患病率低,但由于病种多,罕见病患者并不罕见。目前,只有不到5%的罕见病可得到有效治疗,更令人惋惜的是,罕见病患者中一半以上都是孩子,他们在出生时或儿童期发病,约30%的罕见病儿童寿命不会超过5岁。罕见病患者不仅经历着常人无法理解的痛苦,更承受着非常沉重的经济负担。因此,罕见病不只是一个医学问题,更是一个社会问题。

罕见及遗传性肾脏病是儿童青少年终末期肾衰竭(End Stage Renal Disease, ESRD)的首要病因,也是成人ESRD的第五大病因。目前已知的符合孟德尔遗传规律的肾脏及泌尿生殖系统疾病超过600种,多数为罕见病。欧洲和美国的总体患病率为60/100,000~80/100,000。我国先后于2019年和2023年出版了《第一批罕见病目录》和《第二批罕见病目录》,共收录207种罕见病,其中肾脏相关疾病46种,包含了Alport综合征、非典型性尿毒溶血综合征、Gitelman综合征、赖氨酸尿蛋白不耐受症等罕见肾脏病病种。

罕见病危害巨大,但是医务工作者对其知晓率低,确诊困难。美国国立卫生研究院(National Institutes of Health, NIH)统计数据显示:51%的罕见病患者确诊花费至少1年时间;31%的罕见病确诊可能需要花费1至3年时间;15%的罕见病甚至需要5年以上时间最终确诊。目前关于罕见肾脏病的参考资料有限,国内外尚无专著出版,为此,我们撰写《罕见肾脏病学》一书,旨在提高对肾脏罕见病的诊疗能力和管理水平。

本书参考了美国"孤儿网"和欧洲"罕见病网",涵盖了几乎目前已报道的所有罕见肾脏病。因IgA肾病、狼疮肾病等国外列为罕见病的肾脏疾病,在我国发病率、患病率并不低,故未收入本书。全书分为10部分,共191章,包含了家族性囊性肾病、罕见的肾小球疾病、肾脏受累的血液系统疾病、遗传性肾癌易感综合征、继发于贮存或其他代谢疾病的肾病、高血压的罕见原因、罕见的肾小管疾病、罕见肾肿瘤、肾或尿路畸形、血栓性微血管病等，详细介绍了疾病的病因和发病机制、临床表现、诊断（包括基因诊断技术）和治疗进展，以指导临床实践，提高肾脏罕见病医疗水平，更好地服务于患者。

本书由近二十家医院具有丰富临床经验的肾脏病专家及医生，查阅大量中外文献，汇集整理成书，在此表示衷心感谢，同时对王佳宁、李同恩、赵蔚然、綦悦等在本书整理以及校对过程中付出的大量心血表示感谢。由于涉及多个学科，以及各学科专业发展迅速，加之编者专业水平有限，可能存在疏漏和不足，诚恳欢迎同行指正，后续进行补充和更新。

2024年10月于天津

目录

第一篇 家族性囊性肾病

第一章 成人家族性肾病-痉挛性四肢瘫痪综合征 / 1
第二章 常染色体显性遗传多囊肾病 / 2
第三章 常染色体显性遗传多囊肾病1型伴结节性硬化 / 10
第四章 常染色体隐性遗传多囊肾病 / 13
第五章 Bardet-Biedl综合征 / 17
第六章 肝纤维化-肾囊肿-智力残疾综合征 / 21
第七章 伴有肾缺陷的Joubert综合征 / 26
第八章 巨核细胞性间质性肾炎 / 31
第九章 新生儿糖尿病-先天性甲状腺功能减退-先天性青光眼-肝纤维化-多囊肾综合征 / 34
第十章 肾-肝-胰腺发育不良 / 37
第十一章 结节性硬化症 / 41
第十二章 脑室扩大囊性肾病 / 48
第十三章 Von Hippel-Lindau病 / 51

第二篇 肾小球疾病

第一章 Alport综合征 / 56
　第一节 常染色体显性遗传Alport综合征 / 56
　第二节 常染色体隐性遗传Alport综合征 / 62
　第三节 X连锁Alport综合征 / 65
　第四节 X连锁Alport综合征-弥漫性平滑肌瘤病 / 68
　第五节 双基因遗传Alport综合征 / 72
第二章 遗传性血管病、肾病、动脉瘤和肌肉痉挛综合征 / 78
第三章 动作性肌阵挛肾衰竭综合征 / 82
第四章 常染色体显性中间型Charcot-Marie-Tooth病E型 / 85
第五章 胎儿母体抗中性内肽酶同种异体免疫引起的先天性膜性肾病 / 89
第六章 Denys-Drash综合征 / 92
第七章 伴有肾上腺功能不全的家族性类固醇抵抗性肾病综合征 / 94
第八章 家族性类固醇抵抗性肾病综合征伴感音神经性耳聋 / 99
第九章 弗雷泽综合征 / 102
第十章 Galloway Mowat综合征 / 105
第十一章 少毛症-淋巴水肿-毛细血管扩张-肾缺陷综合征 / 109
第十二章 间质性肺病-肾病综合征-大疱性表皮松解综合征 / 118
第十三章 Leigh综合征伴肾病综合征 / 122
第十四章 MYH9相关疾病 / 127
第十五章 肾病综合征-大疱表皮松解症-感觉神经性耳聋综合征 / 133
第十六章 指甲-髌骨综合征 / 136

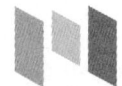

第十七章　Pierson综合征 / 140
第十八章　严重的眼肾小脑综合征 / 144
第十九章　遗传性肾病综合征 / 148
　　第一节　芬兰型先天性肾病综合征 / 151
　　第二节　遗传性类固醇抵抗性肾病综合征 / 155
第二十章　特发性肾病综合征 / 158
　　第一节　特发性类固醇抵抗性肾病综合征 / 160
　　第二节　特发性耐多药肾病综合征 / 163
　　第三节　对二线免疫抑制治疗敏感的特发性类固醇抵抗性肾病综合征 / 164
第二十一章　特发性类固醇敏感型肾病综合征 / 165
第二十二章　继发性类固醇抵抗的特发性类固醇敏感性肾病综合征 / 175
第二十三章　C3肾小球病 / 180
　　第一节　C3肾小球肾炎 / 180
　　第二节　致密物沉积病 / 183
第二十四章　免疫球蛋白介导的膜增殖性肾小球肾炎 / 185
第二十五章　家族性地中海热 / 186
第二十六章　纤连蛋白沉积肾小球病 / 194
第二十七章　低补体血症性荨麻疹性血管炎 / 197
第二十八章　脂蛋白肾小球病 / 200
第二十九章　Muckle-Wells综合征 / 203
第三十章　自身免疫性肺间质病关节炎综合征 / 206
第三十一章　膜增生性肾小球肾炎 / 211
第三十二章　肉芽肿性多血管炎 / 214
第三十三章　免疫球蛋白A血管炎 / 219
第三十四章　显微镜下多血管炎 / 222
第三十五章　嗜酸性肉芽肿性多血管炎 / 228
第三十六章　结节性多动脉炎 / 234
第三十七章　大动脉炎 / 240
第三十八章　巨细胞动脉炎 / 246
第三十九章　复发性多软骨炎 / 251
第四十章　伯格病 / 257
第四十一章　冷球蛋白血症性血管炎 / 261
第四十二章　抗肾小球基底膜病 / 265
第四十三章　薄基底膜肾病 / 268
第四十四章　混合性结缔组织病 / 270
第四十五章　具有肾脏意义的单克隆丙种球蛋白病 / 276
第四十六章　伴有单克隆免疫沉积的增殖性肾小球肾炎 / 280
第四十七章　单克隆免疫球蛋白沉积病 / 286
第四十八章　淀粉样变性 / 294
第四十九章　原发性高草酸尿症 / 307
第五十章　多发性肌炎 / 317
第五十一章　皮肌炎 / 322
第五十二章　幼年皮肌炎 / 325

第五十三章　白塞氏病 / 330
第五十四章　成人斯蒂尔病 / 335
第五十五章　雷诺氏综合征 / 340
第五十六章　CREST综合征 / 342
第五十七章　系统性硬化症 / 345
第五十八章　弥漫性皮肤系统性硬化症 / 350
第五十九章　局限性皮肤系统性硬化症 / 351
第六十章　非淀粉样纤维性肾小球病 / 353
第六十一章　免疫触状肾小球病 / 355
第六十二章　纤维样肾小球病 / 357
第六十三章　胶原蛋白Ⅲ型肾小球病 / 360
第六十四章　特发性非狼疮"满堂亮"肾病 / 363
第六十五章　AFib淀粉样变性 / 367
第六十六章　足细胞折叠病 / 371
第六十七章　Schimke免疫骨发育不良 / 374

第三篇　遗传性肾癌易感综合征

第一章　伯特-霍格-杜布综合征 / 379
第二章　遗传性透明细胞肾细胞癌 / 384
第三章　遗传性平滑肌瘤病和肾细胞癌 / 389
第四章　遗传性乳头状肾细胞癌 / 393
第五章　甲状旁腺功能亢进-颌肿瘤综合征 / 395
第六章　帕尔曼综合征 / 401
第七章　希佩尔-林道综合征 / 405

第四篇　代谢疾病相关肾损伤

第一章　腺嘌呤磷酸核糖基转移酶缺乏 / 409
第二章　α1-抗胰蛋白酶缺乏症 / 413
第三章　常染色体隐性遗传婴儿高钙血症 / 419
第四章　釉质肾综合征 / 423
第五章　法布雷病 / 426
第六章　家族性肾性糖尿 / 433
第七章　Fanconi-Bickel综合征 / 435
第八章　半乳糖血症 / 439
第九章　糖原贮积症Ⅰ型 / 445
第十章　哈特纳普病 / 453
第十一章　遗传性果糖不耐受 / 456
第十二章　遗传性黄嘌呤尿症 / 462
第十三章　次黄嘌呤-鸟嘌呤磷酸核糖转移酶部分缺乏症 / 465
第十四章　次黄嘌呤-鸟嘌呤磷酸核糖转移酶完全缺乏症 / 469
第十五章　维生素B_{12}选择性吸收不良综合征 / 473
第十六章　婴儿肾病型胱氨酸病 / 478
第十七章　青少年肾病型胱氨酸病 / 481

第十八章　青少年白内障-小角膜-肾性糖尿综合征 / 486
第十九章　LCAT缺乏 / 489
　　第一节　家族性LCAT缺乏症 / 489
　　第二节　鱼眼病 / 493
第二十章　磷酸核糖焦磷酸合成酶活性过高症 / 496
第二十一章　唾液酸贮积症2型 / 499
第二十二章　酪氨酸血症Ⅰ型 / 502
第二十三章　维生素B_{12}无反应性甲基丙二酸血症 / 507
第二十四章　维生素B_{12}反应性甲基丙二酸血症 / 511
第二十五章　威尔逊病 / 515
第二十六章　齐薇格综合征 / 524
第二十七章　眼-脑-肾综合征 / 527
第二十八章　线粒体氧化磷酸化障碍引起的肾小管病变 / 532
第二十九章　GLUT2缺乏引起的糖原贮积病 / 535
第三十章　赖氨酸蛋白不耐受 / 537

第五篇　肾脏受累的血液系统疾病

第一章　β-地中海贫血 / 541
第二章　范科尼贫血 / 549
第三章　镰状细胞性贫血 / 555
第四章　卟啉症 / 561
　　第一节　急性肝卟啉症 / 565
　　第二节　急性间歇性卟啉病 / 568
　　第三节　遗传性粪卟啉症 / 571
　　第四节　杂色卟啉病 / 573
　　第五节　红细胞生成性原卟啉症 / 576
　　第六节　ALA脱水酶缺乏卟啉症 / 579
　　第七节　慢性肝卟啉病 / 582
　　第八节　肝红细胞生成性卟啉病 / 584
　　第九节　先天性红细胞生成性卟啉病 / 586
　　第十节　与髓系恶性肿瘤相关的红细胞生成性尿卟啉症 / 589
　　第十一节　X-连锁红细胞生成性原卟啉病 / 591

第六篇　高血压的罕见原因

第一章　先天性肾动脉狭窄 / 594
第二章　罕见的高血压遗传原因 / 596
　　第一节　明显的盐皮质激素过量 / 596
　　第二节　常染色体显性进行性肾病伴高血压 / 600
　　第三节　高血压伴短指(趾)综合征 / 602
　　第四节　家族性醛固酮增多症 / 608
　　第五节　假性醛固酮减少症Ⅱ型 / 613
　　第六节　弹性假黄瘤病 / 615
　　第七节　威廉姆斯综合征 / 617

第八节 Ⅰ型神经纤维瘤 / 620
第九节 Liddle 综合征 / 624
第十节 家族性非自身免疫性甲状腺功能亢进症 / 627

第七篇　罕见的肾小管疾病

第一章 获得性单克隆 Ig 轻链相关范科尼综合征 / 632
第二章 Alström 综合征 / 634
第三章 非典型范科尼综合征-新生儿高胰岛素血症综合征 / 636
第四章 常染色体显性肾小管间质性肾病 / 639
　第一节 HNF1B 相关常染色体显性肾小管间质性肾病 / 642
　第二节 MUC1 相关常染色体显性肾小管间质性肾病 / 646
　第三节 REN 相关常染色体显性肾小管间质性肾病 / 648
第五章 Bartter 综合征 / 649
第六章 肾性抗利尿激素不适当分泌综合征 / 656
第七章 颅外胚层发育不良 / 660
第八章 胱氨酸尿症 / 664
第九章 伴有肾结石或骨质疏松症的显性低磷血症 / 667
第十章 EAST 综合征 / 670
第十一章 遗传性原发性低镁血症 / 671
　第一节 家族性低镁血症伴高钙尿症和肾钙质沉着症 / 674
　　　　家族性原发性低镁血症伴高钙尿症和肾钙质沉着症,无严重眼部受累 / 677
　　　　家族性原发性低镁血症伴高钙尿症和肾钙质沉着症伴严重眼部受累 / 680
　第二节 遗传性原发性低镁血症伴低钙尿 / 683
　第三节 孤立的常染色体显性低镁血症,Glaudemans 型 / 686
　第四节 原发性低镁血症和继发性低钙血症 / 687
第十二章 伴有顽固性癫痫发作和智力障碍的原发性低镁血症 / 690
第十三章 Gitelman 综合征 / 691
第十四章 遗传性肾性低尿酸血症 / 695
第十五章 高尿酸血症-肺动脉高压-肾功能衰竭-碱中毒综合征 / 697
第十六章 少汗症-电解质失衡-泪腺功能障碍-鱼鳞病-口干综合征 / 699
第十七章 动脉粥样硬化-耳聋-糖尿病-癫痫-肾病综合征 / 701
第十八章 低磷性佝偻病 / 703
　第一节 X 连锁低磷性佝偻病 / 706
　第二节 常染色体显性低磷性佝偻病 / 711
　第三节 常染色体隐性低磷性佝偻病 / 714
　第四节 伴有高钙尿症的遗传性低磷性佝偻病 / 715
　第五节 Dent 病 / 718
　　　　Dent 病 1 型 / 718
　　　　Dent 病 2 型 / 720
第十九章 肌张力低下-胱氨酸尿症综合征 / 722
第二十章 特发性高钙尿症 / 724
第二十一章 IgG4 相关肾病 / 726
第二十二章 热纳综合征 / 735

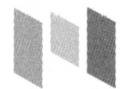

第二十三章　伴有眼肾缺陷的Joubert综合征 / 738
第二十四章　线粒体DNA耗竭综合征,肝脑肾型 / 741
第二十五章　肾性尿崩症 / 744
第二十六章　肾性尿崩症-颅内钙化-面部畸形综合征 / 747
第二十七章　肾痨病 / 749
　　第一节　婴儿肾痨病 / 751
　　第二节　青少年肾痨病 / 753
　　第三节　迟发型肾痨 / 756
第二十八章　肿瘤样骨软化症 / 757
第二十九章　原发性范科尼肾小管综合征 / 761
第三十章　原发性肾小管酸中毒 / 762
　　第一节　中枢神经系统钙化性耳聋肾小管酸中毒性贫血综合征 / 763
　　第二节　远端肾小管酸中毒 / 763
　　　　常染色体显性遗传远端肾小管酸中毒 / 765
　　　　常染色体隐性遗传远端肾小管酸中毒 / 766
　　　　远端肾小管酸中毒伴溶血性贫血 / 767
　　第三节　线粒体DNA突变致肥厚型心肌病伴肾脏异常 / 767
　　第四节　骨硬化伴肾小管酸中毒 / 767
　　第五节　近端肾小管酸中毒 / 768
　　　　常染色体显性近端肾小管酸中毒 / 770
　　　　常染色体隐性近端肾小管酸中毒 / 770
第三十一章　假性醛固酮减少症 / 771
第三十二章　假性甲状旁腺功能减退症 / 774
第三十三章　精神运动消退-动眼神经失用-运动障碍-肾病综合征 / 779
第三十四章　Saldino-Mainzer综合征 / 781
第三十五章　Senior-Boichis综合征 / 783
第三十六章　肾小管疾病-心肌病综合征 / 785
第三十七章　自身免疫性远端肾小管酸中毒 / 787
　　第一节　干燥综合征 / 787
　　第二节　原发性胆汁性胆管炎 / 790
　　第三节　自身免疫性肝病(炎)合并肾小管酸中毒 / 791
　　第四节　其他免疫性疾病导致远端肾小管酸中毒 / 794
第三十八章　CLDN10相关性低钾性碱中毒 / 796
第三十九章　药物诱发Fanconi综合征 / 798
第四十章　重金属诱发Fanconi综合征 / 806
　　第一节　铅诱导Fanconi综合征 / 808
　　第二节　汞诱导Fanconi综合征 / 810
　　第三节　由其他重金属引起Fanconi综合征 / 812
第四十一章　常染色体显性低钙血症 / 813
第四十二章　UMOD相关的常染色体显性肾小管间质病 / 815

第八篇　罕见肾肿瘤

第一章　良性后肾肿瘤 / 819

第一节　后肾间质瘤 / 819
第二节　后肾腺纤维瘤 / 821
第三节　后肾腺瘤 / 822
第二章　肾透明细胞肉瘤 / 826
第三章　中胚层肾瘤 / 830
第四章　多房性肾囊肿 / 835
第五章　肾母细胞瘤 / 837
第六章　肾细胞癌 / 847
第一节　获得性囊性疾病相关肾细胞癌 / 866
第二节　嫌色肾细胞癌 / 869
第三节　肾透明细胞癌 / 872
第四节　透明细胞乳头状肾细胞癌 / 878
第五节　低度恶性潜能多房囊性肾肿瘤 / 881
第六节　集合管癌 / 886
第七节　MiT家族易位肾细胞癌 / 889
第八节　肾脏黏液性管状和梭形细胞肾癌 / 892
第九节　乳头状肾细胞癌 / 894
第十节　肾髓样癌 / 897
第十一节　管状囊性肾细胞癌 / 901
第七章　肾嗜酸细胞瘤 / 902

第九篇　肾或尿路畸形

第一章　非综合征性肾或尿路畸形 / 906
第一节　先天性巨肾盏 / 906
第二节　先天性原发性巨输尿管 / 908
第三节　先天脐尿管异常 / 912
第四节　重复尿道 / 915
第五节　膀胱外翻-尿道上裂综合征 / 918
　　　　膀胱外翻 / 922
　　　　泄殖腔外翻 / 923
　　　　孤立的尿道上裂 / 925
第六节　膀胱输尿管反流 / 927
　　　　家族性膀胱输尿管反流 / 934
第七节　先天性肾积水 / 939
第八节　输尿管盆腔交界处梗阻 / 946
第九节　神经源性膀胱 / 952
第十节　胎儿下尿路梗阻 / 965
　　　　前尿道瓣膜 / 968
　　　　尿道闭锁 / 969
　　　　后尿道瓣膜 / 971
　　　　梅干腹综合征 / 974
第十一节　髓质海绵肾 / 978
第十二节　肾缺如 / 981

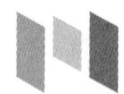

第十三节　多囊发育不良肾 / 983
　　　　　　双侧多囊发育不良肾 / 987
　　　　　　单侧多囊发育不良肾 / 988

第十四节　肾发育不良 / 989

第十五节　肾发育不全 / 991

第十六节　肾小管发育不全 / 992
　　　　　　双胞胎输血导致的肾小管发育不全 / 994

第十七节　肾单位巨大稀少症 / 997

第二章　综合征性肾或尿路畸形 / 999

第一节　22q11.2 缺失综合征 / 1000

第二节　8q24.3 微缺失综合征 / 1003

第三节　肢端肾综合征 / 1004

第四节　Alagille 综合征 / 1007
　　　　　20p12 微缺失导致的 Alagille 综合征 / 1009
　　　　　JAG1 点突变导致的 Alagille 综合征 / 1011
　　　　　NOTCH2 点突变导致的 Alagille 综合征 / 1014

第五节　无虹膜-肾发育不全-精神运动迟缓综合征 / 1016

第六节　AREDYLD 综合征 / 1018

第七节　关节弯曲-肾功能不全-胆汁淤积综合征 / 1019

第八节　Beckwith-Wiedemann 综合征 / 1020

第九节　BNAR 综合征 / 1027

第十节　鳃耳肾综合征 / 1029

第十一节　猫眼综合征 / 1034

第十二节　尾部退化综合征 / 1036

第十三节　CHARGE 综合征 / 1040

第十四节　先天性椎心肾异常综合征 / 1045

第十五节　肺肾囊性错构瘤 / 1048

第十六节　双子宫-半阴道-肾发育不良综合征 / 1049

第十七节　软骨发育不良-肾炎综合征 / 1054

第十八节　趾指-外胚层发育不良-唇腭裂综合征 / 1056

第十九节　埃利伟氏综合征 / 1060

第二十节　面心肾综合征 / 1063

第二十一节　腓骨尺骨发育不良-肾脏异常综合征 / 1063

第二十二节　隐眼-并指（趾）综合征 / 1064

第二十三节　Hajdu-Cheney 综合征 / 1067

第二十四节　前脑无裂-桡侧心肾异常综合征 / 1070

第二十五节　脑积水-蓝色巩膜-肾病综合征 / 1072

第二十六节　甲状旁腺功能减退-感音神经性耳聋-肾病综合征 / 1072

第二十七节　鱼鳞病-智力残疾-侏儒症-肾损伤综合征 / 1075

第二十八节　致命的胎儿脑畸形-十二指肠闭锁-双侧肾发育不全综合征 / 1076

第二十九节　致死性胎儿脑肾泌尿生殖发育不全/发育不全综合征 / 1077

第三十节　Mayer-Rokitansky-Küster-Hauser 综合征 / 1077

第三十一节　梅克尔综合征 / 1082

第三十二节　巨膀胱-小结肠-肠蠕动减退综合征 / 1085
第三十三节　Menke-Hennekam 综合征 / 1087
第三十四节　多中心腕跗骨骨质溶解综合征 / 1089
第三十五节　多核神经元-羊水过多-肾发育不良-小脑发育不全-无脑畸形综合征 / 1091
第三十六节　肾病-耳聋-泌尿道-指畸形综合征 / 1092
第三十七节　神经系统-面指-肾综合征 / 1094
第三十八节　Noonan 综合征 / 1096
第三十九节　NPHP3 相关 Meckel 样综合征 / 1101
第四十节　奥乔亚综合征 / 1103
第四十一节　口-面-指综合征Ⅰ型 / 1105
第四十二节　Pallister-Hall 综合征 / 1110
第四十三节　肾杯状憩室-耳聋综合征 / 1115
第四十四节　肾缺损综合征 / 1117
第四十五节　肾胡桃夹综合征 / 1118
第四十六节　Rubinstein-Taybi 综合征 / 1122
第四十七节　Schinzel-Giedion 综合征 / 1125
第四十八节　Simpson-Golabi-Behmel 综合征 / 1127
第四十九节　Smith-Lemli-Opitz 综合征 / 1129
第五十节　痉挛性截瘫-肾炎-耳聋综合征 / 1131
第五十一节　身材高大-智力残疾-肾脏异常综合征 / 1132
第五十五节　托马斯综合征 / 1134
第五十三节　胸腺-肾-肛门-肺发育不良 / 1135
第五十四节　甲状腺-脑-肾综合征 / 1137
第五十五节　Townes-Brocks 综合征 / 1138
第五十六节　13-三体综合征 / 1141
第五十七节　18-三体综合征 / 1143
第五十八节　特纳综合征 / 1145
　　　　　　X 染色体缺失 / 1148
　　　　　　马赛克 X 单体 / 1149
　　　　　　结构 X 染色体异常导致的 Turner 综合征 / 1149
第五十九节　Ulbright-Hodes 综合征 / 1149
第六十节　VACTERL/VATER 联合征 / 1150
第六十一节　肾母细胞瘤-无虹膜-泌尿生殖系统异常-智力障碍综合征 / 1154

第三章　阿拉吉尔综合征 / 1157
第四章　卡尔曼综合征 / 1160
第五章　RCAD 综合征 / 1164
第六章　SERKAL 综合征 / 1167
第七章　歌舞伎综合征 / 1169
第八章　科妮莉亚·德·朗格综合征 / 1172
第九章　全前脑畸形-桡骨心脏肾异常综合征 / 1175

第十篇　血栓性微血管病

第一章　肾移植后新发血栓性微血管病 / 1177

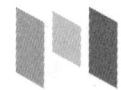
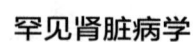

第二章　溶血尿毒症综合征 / 1182
第三章　非典型溶血性尿毒症综合征 / 1192
第四章　小儿系统性红斑狼疮 / 1200
第五章　血栓性血小板减少性紫癜 / 1206
　　第一节　先天性血栓性血小板减少性紫癜 / 1207
　　第二节　免疫性血栓性血小板减少性紫癜 / 1210

中英文对照疾病索引 / 1213

第一篇 家族性囊性肾病
Part 1　Familial Cystic Kidney Diseases

第一章　成人家族性肾痨-痉挛性四肢瘫痪综合征
Chapter 1　Adult Familial Nephronophthisis-Spastic Quadriparesis Syndrome, AFN-SQS

关键词：痉挛性四肢瘫痪；髓样囊性病；肾小管病变
Keywords：spastic quadriparesia；medullary cystic disease；renal tubule disease

一、概述
史密斯和格雷厄姆于1945年首次描述了成人髓样囊性疾病，范科尼等于1951年首次描述了青少年肾痨。这些最初被认为是独立的疾病，但它们显示出相似的临床和病理特征，即缓慢进展的肾功能衰竭，尿沉渣镜检阴性，以及肾小管间质病变伴集合管囊性损伤。1990年Green等报道了一对患有成人髓样囊性疾病的姐妹，她们同时患有痉挛性四肢瘫痪，并将病例定义为成人家族性肾痨-痉挛性四肢瘫痪综合征。

二、定义
成人家族性肾痨-痉挛性四肢瘫痪综合征是一种罕见的遗传性肾脏疾病，其特征是家族性成人髓质囊性病伴痉挛性四肢瘫痪。

三、流行病学
目前国内尚无该病的相关报道，国外1990年Green等报道了2例同胞姐妹病例，并首次将该病命名为成人家族性肾痨-痉挛性四肢瘫痪综合征，在此之前1970年和1980年共报道3例青少年肾痨相关的小脑功能障碍，而在1990年后未再有该病的进一步报道。

四、病因及发病机制
AFN-QS与遗传相关，常染色体隐性遗传是可能的遗传模式，但目前没有该病相关病因及发病机制的进一步研究及描述。

五、临床表现
AFN-SQS以家族性成人髓质囊性病及痉挛性四肢性瘫痪为临床特征，目前只报道2例，还有3例为青少年肾痨相关的小脑功能障碍，可能与本病为同种疾病。两名兄弟姐妹除患有由家族性肾病和视网膜色素变性组成的眼肾综合征外，还表现出两种其他肾外表现，即小脑共济失调和骨骼异常。肾脏异常以远端小管和集合管的功能缺陷为特征，表现为尿液不能浓缩和酸化。临床和组织学检查结果显示，该病肾损害与髓质囊性疾病一致。

六、辅助检查
1.神经系统检查
①脑脊液检查：正常。②影像学检查：包括头CT、头磁共振成像（MRI）。头CT扫描可正常，头MRI显示脑干和小脑萎缩。脊髓造影正常。③其他检查：血清维生素B_{12}和叶酸水平正常。

2.泌尿系统相关检查
①影像学检查：包括肾脏B超或CT，可见肾囊肿表现。②尿液检查：包括尿电解质、尿常规、尿蛋白定量、尿蛋白电泳等。肾脏异常以远端小管和集合管的功能缺陷为特征，表现为尿液不能浓缩和酸化。③血液检查：包括血电解质、血气分析、肾功能等。④肾穿刺病理检查：在条件允许的情况下，可行肾穿刺病理检查。

3.基因检测
因该病为遗传性疾病，但目前尚无相关基因检测或致病基因变异的相关报道，可行基因检测，以进一步了解该病相关基因变异情况。

七、诊断

AFN-SQS目前为症状诊断,根据以往报道,符合以下条件可诊断:①肾痨家族史;②肾单位肾痨;③伴有四肢痉挛性瘫痪。

八、鉴别诊断

1. 其他肾囊肿

(1)常染色体显性遗传性多囊肾病:多见于成人,常伴有一定的家族史。主要为肾囊肿不断增多增大,逐渐肾功能衰竭,可有心血管合并症,尤其是颅内动脉瘤。主要致病基因是 *PKD1* 和 *PKD2*,少部分为 *GANAB*(11q12.3)、*DNAJB11* 和 *ALG9* 基因突变。

(2)常染色体隐性遗传性多囊肾病:胎儿及新生儿期可表现为双侧肾脏增大,远端小管和集合管多个微小囊肿形成,30%患病新生儿死亡,预后更差。主要致病基因是 *PKHD1* 或 *DZIP1L*。

(3)结节性硬化:可有皮损、头颅病变、视网膜错构瘤及淋巴管平滑肌瘤,50%~70%患者存在肾脏多发囊肿。主要致病基因是 *TSC1* 或 *TSC2*。

2. 髓质海绵肾

表现为髓质钙质沉积、肾结石、静脉肾盂造影呈刷状或放线状。

3. 其他引起四肢痉挛性瘫痪的疾病

如各种原因引起的脊髓损伤后遗症。在婴儿及年幼儿童,由于生物力学、骨及软组织的成分、脊椎关节面方向及头颅与躯干比例不对称等原因,引起的脊髓损伤后遗症。老年人由于退行性改变及缺乏柔韧性,很容易使受伤邻近的脊髓受损,引发脊髓损伤后遗症。

九、治疗策略

AFN-SQS无特效治疗,主要为对症及支持治疗,在发展为终末期肾脏病之前,补充适当的水及电解质是必要的。发展为终末期肾病,需要肾脏替代治疗或肾移植治疗。

十、疗效及转归

AFN-SQS预后极差,一般从临床发现到死亡可能为3~4年,大多成人在40岁之前死亡。

参考文献

[1] Fanconi G, Hanbart E, Von Albertini A, et al. Die familiäre juvenile Nephronophthisis[J].Helv Paed Acta,1951,6(1):1-49.

[2] Smith C, Graham JB.Congenital medullary cysts of kidneys with severe refractory anaemia[J].Am J Dis Child,1945,69(6):369-377.

[3] Strauss MB, Sommers SC. Medullary cystic disease and familial juvenile nephronophthisis[J].N Engl J Med,1967,277(16):863-864.

[4] Green A, Kinirons M, O'Meara Y, et al. Familial adult medullary cystic disease with spastic quadriparesis: a new disease association[J]. Clin Nephrol,1990,33(5):237-240.

[5] Steele BT, Lirenman DS, Beattie CW. Nephronophthisis[J]. Am J Med,1980,68(4):531-538.

[6] Mainzer F, Saldino R, Ozonoff MB, et al.Familial nephropathy associated with retinitis pigmentosa, cerebellar ataxia and skeletal abnormalities [J]. Am J Med,1970,49(2):556-562.

周秋梅(撰写)　　王文红(审校)

第二章　常染色体显性遗传多囊肾病

Chapter 2　Autosomal Dominant Polycystic Kidney Disease,ADPKD

关键词:多囊肾病;肝囊肿;动脉瘤;心脏瓣膜异常

Keywords:polycystic kidney disease;hepatic cyst;aneurysm;cardiac valve abnormality

一、概述

常染色体显性多囊肾病(autosomal dominant polycystic kidney disease,ADPKD)是最常见的遗传性肾病,多发于30~50岁的成年人,故也称为成人型多囊肾病,其遗传方式为常染色体显性遗传,主要致病基因是多囊肾病1型致病基因(polycystic kidney disease 1 gene, PKD1)和多囊肾病2型致病基因(polycystic kidney disease 2 gene, PKD2),其突变导致疾病分别约占发病人群的78%和15%,其余约7%的病例由罕见的突变位点所致,如 GANAB(11q12.3)、DNAJB11 和 ALG9,这些基因与多囊蛋白的成熟和运输有关。患者多在成年后发病且预后不良,出现双侧肾脏囊肿,随年龄增长,逐渐损害肾脏结构和功能。ADPKD可累及全身多个脏器,临床表现包括腰痛、腹痛、高血压、血尿、肾功能不全等肾脏表现,以及肝、胰、脾、精囊、蛛网膜囊肿、颅内动脉瘤、心脏瓣膜异常等肾外表现。目前筛查的首选影像学方法为超声检查,临床治疗多以对症支持为主,肾病快速进展者可使用托伐普坦干预。ADPKD是终末期肾病(end stage renal disease, ESRD)的第4位病因,我国约半数患者在60岁时进展至ESRD,需行肾替代治疗。

二、定义

ADPKD是一种罕见的遗传性肾小管疾病,其特征是肾上皮逐渐长出充满液体的囊肿和其他上皮器官中的囊肿,临床可表现为血尿、尿路感染、高血压和腹部或腰部疼痛,肾功能的缓慢进行性丧失可能演变为ESRD。

三、流行病学

多囊肾病(PKD)于1841年由皮埃尔·莱尔首次提出,ADPKD是全球发病率最高的单基因遗传肾病,子代发病概率为50%,患病率为1/1,000~1/400,影响着全球1,250万人。ADPKD的发病率无性别及种族差异。

四、病因及发病机制

ADPKD的发病机制目前尚未完全阐明,缺乏一种能独立完整地解释整个肾囊肿发生和发展过程的机制,在正常肾小管上皮表型向囊性表型的变化中已鉴定出多种信号分子和通路,缺陷PKD蛋白改变这些信号通路的确切机制尚不完全清楚。下面对主要研究理论与假说做出阐述。

(一) PKD基因突变

多数学者认为基因突变是多囊肾的直接病因,ADPKD的主要致病基因 PKD1(16p13.3)和 PKD2(4q21),它们分别编码多囊蛋白1(polycystin 1, PC1)和多囊蛋白2(polycystin 2, PC2)。在胚胎期肾小管上皮细胞先天突变的基础上,体细胞在患者出生后受环境等因素刺激,发生等位基因突变甚至失活,原来的单倍体缺失,增殖出现异常,逐渐引起囊肿产生,即所谓的"二次打击"学说。肾小管上皮细胞具有维持正常肾小管大小和非增殖状态所必需的 PKD1 的阈值表达水平,当功能性PC1水平低于致囊性阈值时,肾小管上皮细胞增殖和囊肿形成随之而来。囊肿的起始和扩张受 PKD1 基因剂量的调节,而PC2能调节PC1的成熟,成熟的PC1水平决定了囊肿的生成速度和疾病的严重程度。

(二) 纤毛致病与钙信号假说

ADPKD是纤毛相关性疾病,纤毛是一种以微管为基础的毛发状细胞器,根据功能分为运动纤毛和初级纤毛。目前已有的研究表明,通过在肾脏中选择性灭活纤毛运动蛋白来消除纤毛会导致囊肿的形成,肾脏初级纤毛结构或功能发生紊乱时就会导致多囊肾病。PC1是一种G蛋白偶联的感受器,其结构像受体或黏附分子,而PC2是一种非选择性阳离子($Na^+/K^+/Ca^{2+}$)通道。PC1和PC2定位于肾小管和其他上皮细胞中的初级纤毛,组成蛋白复合体。PC1感受细胞外的机械或化学刺激后,PC2通过细胞膜电位的变化,调节胞内Ca^{2+}浓度。释放的Ca^{2+}可抑制腺苷酸环化酶(adenylyl cyclase, AC)活性,AC的作用是将ATP转化为cAMP。因此,当PKD基因突变时,胞内Ca^{2+}浓度降低,AC活性增强,致cAMP浓度增高,使囊性纤维化跨膜电导调节体(cystic fibrosis transmembrane conductance regulator, CFTR)驱动的液体分泌增加,同时激活了包括丝裂原活化蛋白激酶(mitogen-activated protein kinase, MAPK)、哺乳动物雷帕霉素靶蛋白(mammalian target of rapamycin, mTOR)及Wnt通路在内的多条增殖途径,从而促进囊肿的形成。

(三) 线粒体功能障碍

氧化应激是ADPKD发病机制中的重要因素。多囊蛋白能通过直接和间接的方式调节线粒体功能,线粒体既是活性氧(ROS)的主要来源,也是ROS的主要效应靶点,线粒体功能受损会导致ROS的生成,ROS产生和清除之间的不平衡会导致氧化应激,从而引发组织损伤和功能障碍。陈宇鹏团队研究证明NRF2抗氧化通路的受损是氧化应激和囊肿形成的关键因素,并揭示了NRF2激活其靶基因的调控机制,他们使用定量蛋白质组学方法并结合生化分析,发现ADPKD小鼠中NRF2蛋白降解增加抑制了抗氧化途径,ADPKD患者ROS的累积与NRF2呈负相关,与疾病严重程度呈正相关。

(四)炎症反应在囊肿形成中的作用

在ADPKD的疾病过程中,进行性纤维化的慢性炎症可促进或抑制囊肿的进展。多囊肾组织标本中存在巨噬细胞浸润,单核细胞趋化蛋白-1(monocyte chemoattractant protein-1,MCP-1)可诱导巨噬细胞的迁移和聚集,敲除 PKD1 基因和 MCP-1 后,囊肿体积缩小,肾小管的损伤和肾功能的恶化明显减轻,故 MCP-1 可能诱导巨噬细胞参与肾囊肿的发生、发展。另有研究发现:CD8+T细胞缺失的PKD模型小鼠囊壁细胞凋亡减少,增殖加剧,表明 $CD8^+T$ 细胞可以抑制ADPKD的进展。

五、临床表现

(一)肾脏表现

ADPKD患者症状通常出现在成年期,2%~5%的病例出现在15岁之前。

1. 高血压

高血压是本病重要的临床表现,与肾内缺血、肾素-血管紧张素-醛固酮系统激活、一氧化氮途径及神经交感系统有关,大约60%的患者在肾功能下降之前就出现高血压,高血压与囊肿增大的程度和总肾体积的增大有关,且高血压与肾功能恶化和心血管并发症密切相关。

2. 疼痛

囊肿扩大、囊壁牵拉、囊腔扩张出血等原因可引起急性或慢性腰背部疼痛,发生率高达60%,多为长期无特异性,可呈绞痛,亦可出现腹部饱胀感,影响患者睡眠和日常生活。

3. 囊肿出血

囊壁血管牵扯破裂进入集合管导致血尿,可表现为镜下血尿或肉眼血尿。ADPKD患者可发生肾周出血。囊肿出血一般可以自行停止。

4. 囊肿感染

可危及患者生命,60%患者有上尿路感染史,女性患病率较高,ADPKD患者若出现发热和急性腹痛,应考虑囊肿感染。如果感染复发,应排除梗阻、肾周脓肿、结石等并发症。

5. ESRD

肾功能不全是缓慢进展的,只有当较多的肾脏囊肿形成并压迫正常肾组织时,估算肾小球滤过率(eGFR)才可能出现下降,大约一半的患者在60岁时出现ESRD。

6. 肾结石

多达三分之一的成年患者患有肾结石,其中近1/2有症状,以尿酸结石、草酸钙结石多见,结石的形成可能与尿中 NH_4^+ 排泄下降、尿中枸橼酸浓度下降以及尿液排泄不畅等因素有关。肾结石可能加快高血压、感染和肾衰竭的发病速度。

7. 其他

大量蛋白尿与肾脏结构严重受损有关;多尿症随年龄的增长和疾病的进展可能会加重;肾细胞癌是ADPKD的罕见并发症,表现为血尿,有膀胱癌或前列腺癌病史的患者较多见;由于ADPKD患者髓质结构异常或因肾小管上皮水通道表达异常,在儿童期可出现尿浓缩功能障碍等。

(二)肾外表现

ADPKD肾外表现包括其他器官囊肿和结缔组织异常,常见如下。

1. 肝囊肿

肝囊肿是ADPKD最常见的肾外表现,在成人患者中发生率为80%。女性较男性严重,多数患者无症状,20%的患者肝囊肿肝脏明显增大而出现腹痛、背痛、腹胀、易饱等症状,导致营养不良、胃食管反流、肺功能受累(呼吸困难或反复发生肺炎)、肝静脉回流受阻等。

2. 心血管异常

包括左心室肥大、主动脉根部扩张、动脉瘤(腹主动脉、升主动脉、腘动脉、冠状动脉和脾动脉均可发生动脉瘤)、心脏瓣膜异常和颅内动脉瘤(intracranial aneurysm,ICA)。瓣膜异常以二尖瓣脱垂最为常见,发生率达25%;心包积液发生率可高达35%,通常无明显临床症状。ICA是ADPKD患者最危险的肾外并发症,破裂导致蛛网膜下腔出血或脑出血,我国患者ICA较小,多位于前循环,以颈内动脉最为常见。仅需针对有心脏杂音或心血管病变症状/体征的患者行超声心动图检查。

3. 支气管扩张

CT检查发现ADPKD患者支气管扩张发生率较其他慢性肾病患者明显增加,但一般症状较轻,不影响预后,无须常规筛查。

4. 精囊囊肿

男性ADPKD患者中发生率约40%,与精液异常无相关性,除有时出现血精外,很少出现其他症状。

5. 胰腺囊肿

发生率10%,通常无症状。罕见囊肿压迫胰管引发慢性胰腺炎。

6. 憩室病

其发生可能与肾功能正常与否有关,进展至ESRD后憩室发病率较非ADPKD患者明显增加,为20%~50%。胃肠道其他部位也可出现憩室。

7. 腹壁疝

进入肾脏替代治疗的ADPKD患者腹壁疝(腹股沟疝、切口疝或脐疝)发病率较其他ESRD患者明显增加。

8. 男性不育症

ADPKD可能与男性不育症和精子异常(弱精症、鞭毛缺陷)相关。

9. 其他

蛛网膜囊肿发生率为8%~12%,通常无症状,极少数情况下与硬膜下血肿风险增加有关,慢性硬膜下血肿可出现头痛、局灶性神经功能受损症状,需手术引流;脑脊膜囊肿发生率极低,可出现脑脊液减少引发颅内低压症状,如直立性头痛、复视、听力损失、共济失调等;先天性肝纤维化较罕见,病情较重,但早期诊断辅以适当的监测和治疗可改善预后。

六、辅助检查

(一)影像学检查

1. 肾脏B超和MRI

对于有明确ADPKD家族史的患者,影像学检查是诊断ADPKD的主要手段。首选肾脏超声检查,可检出囊肿直径为5~10mm,推荐对于有ADPKD阳性家族史的胎儿或新生儿及ADPKD患者的成年直系亲属进行肾脏B超检查。肾脏磁共振成像(MRI)更容易发现直径为2~3mm的较小囊肿。

2. 肾脏总体积(TKV)

多囊肾病放射成像研究会研究发现,TKV可作为评估ADPKD疾病严重程度和进展的指标,且为预测eGFR下降最重要的指标,TKV可采用超声、MRI或CT测算。对于年龄≥25岁患者,可利用网页版预估公式对TKV进行估算(http://www.mayo.edu/research/documents/pkdcenter adpkd classification/doc 20094754);对于年龄<25岁患者,建议使用立体测量法精确测量TKV。影像学报告应该标准化,包括最大肾脏长度、宽度、厚度测量,并计算$TKV(mL)=\pi/6\times 长度\times 宽度\times 厚度(mm)$。

3. 其他

包括腹部超声、心脏超声、胸腹CT、头核磁等,可发现ADPKD相关肾外并发症。

(二)基因检测

对于家族史阴性或影像学检查无法确诊的ADPKD患者,或胚胎植入前遗传筛查,行基因检测,主要采用长片段PCR联合二代测序(next-generation sequ-encing,NGS)技术。PKD基因突变检出率大约为90%,仍有10%的突变不能检出。ADPKD基因检测可用于与其他囊性肾病的鉴别诊断。

(三)血液检查

包括血红蛋白、肝肾功能、血清白蛋白、血脂、血糖、心肌酶、凝血功能等。推荐通过CKD-EPI公式或MDRD公式估算GFR以评估ADPKD患者肾功能进展。有证据显示ADPKD女性患者血清尿酸>360μmol/L、男性血清尿酸>420μmol/L,发生高血压和ESRD风险增加,且与ADPKD患者TKV增长密切相关。

(四)尿液检查

包括尿常规、尿培养、尿蛋白定量及电泳、肾脏损伤尿液指标等。约25%确诊ADPKD患者合并蛋白尿(>300mg/d),但通常不超过1g/d,肾病水平的蛋白尿应考虑患者可能合并其他肾小球疾病,定期检测尿蛋白水平可监测疾病进展。

七、诊断

ADPKD的诊断主要根据家族遗传史、临床表现、影像学检查及基因诊断。

(一)影像学诊断

1. 肾脏超声

ADPKD家族史阳性,首选肾脏超声检查,超声诊断和排除标准如下。

①15~39岁,单/双侧肾囊肿≥3个;②40~59岁,每侧肾囊肿≥2个;③≥60岁时,每侧肾囊肿≥4个。40岁以上患者每侧肾囊肿<2个,即可排除本病。

2. 肾脏MRI

常用于评估有患病风险的年轻人,MRI检测到肾囊肿总数≥10个可以诊断为ADPKD,而肾囊肿总数<5个则可排除,其特异性和敏感性均达到100%。

(二)基因诊断

是ADPKD的确诊方法,PKD基因突变检出率在90%左右,有约10%的突变不能检出。对于没有ADPKD阳性家族史或家族史阳性但超声检查不能确诊ADPKD的潜在活体肾脏捐献者,特殊类型ADPKD(如早期和严重ADPKD、肾囊肿明显不对称、肾衰竭无明显肾脏增大、影像表现不典型、家庭成员病情差异显著)及胚胎植入前遗传诊断,推荐用基因诊断技术来明确诊断。

(三)临床诊断

10%~15%的患者没有阳性家族史,ADPKD临床主要诊断标准包括:①双肾皮髓质分布多个液性囊肿;②有明确的常染色体显性遗传家族史。次要诊断标准包括:①多囊肝;②肾功能不全;③腹部疝;④心脏瓣膜异常;⑤胰腺囊肿;⑥颅内动脉瘤;⑦精囊腺囊肿。符合主要诊断标准和任意一项次要诊断标准,即可临床诊断。

(四)梅奥分型

根据ADPKD影像学特点,可分为两型(梅奥分型),1型呈ADPKD典型影像学表现(双肾囊肿弥漫分布,不同程度取代肾组织,囊肿对肾脏总体积影响较一致),约占全部病例的95%,2型为非典型影像学表现,约占全部病例的5%。根据患者年龄、身高矫正后的肾脏总体积(htTKV)可将1型患者疾病进展分为1A、1B、1C、1D及1E 5个亚类,各亚类所对应的TKV预估年增长率分别为<1.5%、1.5%~3%、>3%~4.5%、>4.5%~6%、>6%。2型包括2A和2B两个亚类,其中2A:单侧分布:肾囊肿仅弥漫分布于单侧肾脏,肾脏体积明显增大,对侧肾脏体积正常,无或仅有1~2个囊肿;节段分布:肾囊肿位于单侧或双侧肾脏的一极,其余肾组织正常;非对称分布:肾囊肿弥漫分布于一侧体积明显增大的肾脏,对侧肾脏囊肿数量少(3~9个),囊肿体积不超过肾脏总体积的30%;不匀称分布:双肾囊肿弥漫性分布,不典型囊肿取代少部分肾组织,囊肿数≤5个,但囊肿体积≥50%肾脏总体积。2B:单肾获得性萎缩:囊肿弥漫分布于单侧肾脏,肾体积中、重度增大,对侧肾脏获得性萎缩;双肾萎缩:肾功能受损,血清肌酐≥133μmol/L(1.5mg/dl)而双肾无明显增大(肾脏平均长径<14.5cm),囊肿替代正常肾组织,肾实质萎缩)。

八、鉴别诊断

ADPKD需要与以下囊肿性肾病进行鉴别诊断。

1. 常染色体隐性多囊肾病

常染色体隐性遗传,发病率1/20,000,胎儿及新生儿期可表现为双侧肾脏增大,远端小管和集合管多个微小囊肿形成,罹患此病的新生儿30%死亡,预后更差。

2. 肾囊肿和糖尿病综合征

常染色体显性遗传,50%患者为自发突变,90%患者有肾囊肿或畸形,多伴糖尿病,部分患者有低镁血症、高尿酸血症及肝酶升高。

3. 结节性硬化症

常染色体显性遗传,散发病例占2/3,存活婴儿中发病率1/10,000。可有皮损、头颅病变、视网膜错构瘤及淋巴管平滑肌瘤,50%~70%患者存在肾脏多发囊肿。

4. PKD1-TSC综合征

常染色体显性遗传,多为自发突变,发病早,常在确诊时即发现肾脏多发囊肿合并肾血管平滑肌脂肪瘤。

5. Von Hippel-Lindau病

常染色体显性遗传,25%患者为自发突变,发病率1/36,000。常合并小脑和脊柱神经母细胞瘤、视网膜血管瘤、胰腺浆液性囊腺瘤、神经内分泌肿瘤、嗜铬细胞瘤或肾癌。

6. 髓质海绵肾

可呈家族发病,发病率1/5,000,表现为髓质钙质沉积、肾结石、静脉肾盂造影刷状或放射状。

7. 单纯性肾囊肿

常见,囊肿大小和数量随年龄增长而增加,肾功能和肾脏体积正常。

8. 获得性肾囊肿

在ESRD及透析患者中常见,多发囊肿的肾脏体积无增大。

9. 常染色体显性小管间质性肾病

常染色体显性遗传,罕见,青少年即出现肾功能受损,进展缓慢,以间质性损害为主。可合并高尿酸血症、痛风、与肾损害程度不平行的贫血、肝脏损害及糖尿病,可见髓质囊肿,肾脏体积偏小或正常。

九、治疗策略

ADPKD治疗原则主要是早期发现,对症治疗,监测控制血压,缓解疼痛,预防感染,积极防治并发症,延缓肾功能恶化,提高患者的生命质量。

(一)一般治疗

1. 饮食与生活方式的调整

低盐饮食,每日摄入食盐<6g,推荐每日摄入蛋白质0.75~1g/kg,限磷≤800mg/d,多食水果及蔬菜,足量饮水,尿量2.5~3L/d。戒烟限酒,控制体重,控制身体质量指数(BMI)20~25kg/m^2。开展患者及家属教育,提供相关知识,以缓解他们的焦虑。

2. 控制高血压

早期发现和治疗高血压可使ADPKD患者获益,eGFR>60mL·min^{-1}·(1.73m^2)$^{-1}$的18~50岁高血压患者,尤其是梅奥分型1C~1E的患者,降压目标值应≤110/75mmHg,其他患者血压控制目标值为130/80mmHg。药物首选血管紧张素转化酶抑制剂(ACEI)或血管紧张素Ⅱ受体阻滞剂(ARB),建议5岁及以上患有或有发展成ADPKD风险的儿童和青少年应至少每2年评估一次血压。

3. 控制高血脂

无明显禁忌证情况下,优先考虑使用他汀类药物降血脂,不耐受可换用依折麦布,血脂控制目标为LDL<2.59mmol/L。

4. 控制高尿酸血症

必要时予碳酸氢钠片或非布司他口服治疗高尿酸血症,注意关注合并多囊肝时的肝功能异常。

5. 保持酸碱平衡

保持血浆HCO$_3^-$≥22mmol/L,必要时予以碳酸氢钠片口服治疗,肾功能不全患者需预防高钾血症。

(二)药物治疗

1. 托伐普坦

精氨酸血管加压素V2受体拮抗剂托伐普坦(tolvaptan)主要是通过抑制精氨酸加压素诱导的环磷酸腺苷的产生,阻止囊肿上皮细胞的增殖及液体分泌,减缓囊肿生长,不但可延缓肾脏总体积增大及eGFR下降,还可延迟进入肾脏替代治疗的时间。该药已获美国等多个国家批准,用于治疗快速进展型成年ADPKD患者,目前尚未在我国被批准用于ADPKD的治疗。2018年,美国梅奥多囊肾病研究中心发表了托伐普坦治疗快速进展型ADPKD的临床实践指南,推荐对梅奥分型1C、1D和1E患者使用托伐普坦进行治疗。建议将托伐普坦分两次服用,早晨服用1次,间隔8h后,再服用1次,托伐普坦起始剂量为45mg/15mg(早晨45mg,下午15mg),随后根据耐受情况逐步追加剂量到60mg/30mg或90mg/30mg,或直到晨尿渗透浓度≤280mmol/L为止。给予ADPKD患者托伐普坦治疗前,要结合患者年龄、eGFR以及对药物的耐受性,充分评估治疗的获益及危害,托伐普坦治疗的不良反应包括因利水而导致的一系列症状,如多尿、尿频、夜尿、口渴、疲劳等,以及药物导致的特异性肝细胞损伤、血尿酸升高等,故需定期监测肝肾功能。

2. 兰瑞肽

研究发现,生长抑素类似物兰瑞肽能抑制腺苷酸环化酶并下调cAMP,进而抑制囊液分泌,对ADPKD肾脏体积有抑制作用,但对延缓肾功能下降无显著疗效。

3. 普伐他汀

HMG-CoA还原酶抑制剂(普伐他汀)可减慢青少年ADPKD患者肾脏体积增大和肾功能下降的速度。

4. mTOR抑制剂

哺乳动物的雷帕霉素靶抑制剂能抑制多种多囊肾动物模型囊肿上皮增殖、抗血管生成和纤维化,可抑制囊肿生长,但对延缓ADPKD患者肾功能下降无显著疗效。

5. 中药

研究发现,以党参、当归、黄芪、赤白芍等十余种中药组成的抑囊方可以有效减轻ADPKD患者的临床症状,改善肾功能。

(三)相关症状及并发症的治疗

1. 腰痛

急性疼痛常为囊肿出血、感染或结石所致,应针对病因进行治疗。止痛治疗包括非药物、药物及非侵入性治疗,推荐根据肾功能水平依照WHO止痛阶梯进行序贯药物治疗。非阿片类镇痛剂可作为一线止痛药,不建议长期使用非甾体类消炎药或COX-2抑制剂。以上药物无效或耐药时,可考虑使用阿片类止痛药。手术治疗包括囊肿穿刺硬化治疗、腹腔镜去顶减压术或肾脏切除术。

2. 出血

肉眼血尿和囊肿出血多为自限性,轻症患者应绝对卧床休息,多饮水(2~3L/d),大部分出血可在2~7d内自行停止。持续性肉眼血尿的ADPKD患者可使用氨甲环酸。eGFR<15mL·min^{-1}·(1.73m^2)$^{-1}$的患者止血可使用去氨加压素。持续或严重出血致休克时,可采用选择性血管栓塞或出血侧肾切除术。

3. 泌尿系感染

ADPKD患者出现发热、腹痛、血沉增快及炎症指标升高应首先考虑急性肾盂肾炎和/或囊肿感染。囊肿感染的标准治疗是根据血、尿培养药物敏感试验选用抗菌药,避免损害肾功能的药物。治疗至少持续10~14d,或至症状消失、体温正常、两次血/尿培养结果阴性后1周停药。肾盂肾炎治疗时间至少2周,囊肿感染需要延长至4~6周,如果未治愈,最长可延长至6~12个月。如发热持续1~2周,应给予感染囊肿穿刺或手术引流,ESRD患者可行感染肾切除。

4. 结石

ADPKD患者的3种结石:尿酸结石、低柠檬酸钙的草酸盐结石和远端小管酸化缺陷结石,可选用柠檬酸钾治疗。鼓励患者多饮水,根据结石大小和部位可选用体外震波碎石、经皮肾镜取石或输尿管软镜激光碎石。

5. 蛋白尿

除使用ACEI/ARB降低尿蛋白外,传统中药雷公藤提取物雷公藤多苷片可有效降低伴中重度蛋白尿ADPKD患者(>1g/L)的蛋白尿水平,同时可抑制肾脏囊肿长大及保护肾功能。

6. 多囊肝

包括外科手术和药物治疗,手术方法包括穿刺硬化治疗、去顶减压、部分或节段肝切除、介入及肝移植等,生长抑素类似物可减小或稳定严重多囊肝患者囊肿体积,肝囊肿感染需应用氟喹诺酮类抗菌药至少6周,如发热超过72h可经验性加用第三代头孢菌素。症状持续3~5d的患者可行囊肿穿刺引流并做药物敏感试验。

7. 颅内动脉瘤

颅内动脉瘤小且未破裂的患者初期每6个月复查1次,确定其稳定后每2年复查1次。合并动脉瘤患者应严格戒烟,控制心血管危险因素,如高脂血症等。

(四)肾脏替代治疗

1. 肾移植

ADPKD伴ESRD的患者肾移植是其最佳肾脏替代治疗方式,优先考虑活体供肾,术后患者、肾存活率与非糖尿病肾病患者相比无显著差异。无须常规切除,应在移植术前进行评估,根据情况可在肾移植术前或移植手术同时行肾切除术。肾切除术的并发症和手术相关死亡率较高。

2. 透析治疗

无法进行肾移植或等待移植的患者可考虑血液透析或腹膜透析,以血液透析使用得更为普及。ADPKD透析患者的血红蛋白、血压、血脂目标值与其他非ADPKD患者相同,其贫血程度较其他CKD患者轻。

十、疗效及转归

ADPKD预后取决于发病年龄和疾病严重程度。遗传因素在ADPKD患者的预后方面起着重要作用,PKD1突变的患者较PKD2突变患者病情重,通常起病较早、肾脏内囊肿多、高血压发生早、更早进入终末期肾病。预后不良的相关因素还包括男性、妇女多胎妊娠、早期出现的高血压、反复发作肉眼血尿、大量蛋白尿等。

参考文献

[1]Cassidy H, Slyne J, Higgins M, et al.Neutrophil gelatinase associated lipocalin (NGAL)is localised to the primary cilium in renal tubular epithelial cells—A novel source of urinary biomarkers of renal injury[J].Biochim et Biophys Acta BBA–Mol Basis Dis,2019,1865(12):165–532.

[2]胡胜,李东杰,张晓波,等.常染色体显性遗传多囊肾病的研究进展[J].中南大学学报(医学版),2019,44(10):1179–1187.

[3]Yi Lu, Yongzhan Sun, Yupeng Chen, et al.Activation of NRF2 ameliorates oxidative stress and cystogenesis in autosomal dominant polycystic kidney disease[J].Science Translational Medicine,2020,12(554):eaba3613.

[4]Cassini MF, Kakade VR, Kurtz E, et al. MCP1 promotes macrophage dependent cyst expansion in autosomal dominant polycystic kidney disease[J]. J Am Soc Nephrol, 2018, 29(10): 2471–2481.

[5]Kleczko EK, Marsh KH, Tyler LC, et al. CD8(+) T cells modulate autosomal dominant polycystic kidney disease progression[J]. Kidney Int, 2018,94(6): 1127–1140.

[6]王晶晶,毛建华.肾脏髓质囊肿病的分类、临床表现与遗传学特征[J].中华实用儿科临床杂志,2017,5(3):327–333.

[7]常染色体显性多囊肾病临床实践指南专家委员会.中国常染色体显性多囊肾病临床实践指南(第二版)[J].临床肾脏病杂志,2019,4(1):227–235.

[8]Chebib FT, Torres VE.Recent advances in the management of autosomal dominant polycystic kidney disease[J].Clin J Am Soc Nephrol,2018,13(11):1765–1776.

[9]Chebib FT, Perrone RD, Chapman AB, et al. A practical guide for treatment of rapidly progressive ADPKD with tolvaptan[J]. J Am Soc Nephrol, 2018, 29(10): 2458–2470.

[10] Gimpel C, Bergmann C, Bockenhauer D, et al. International consensus statement on the diagnosis and management of autosomal dominant polycystic kidney disease in children and young people[J]. Nat Rev Nephrol, 2019, 15(11): 713–726.

[11]Meijer E, Visser FW, Van Aerts RMM, et al.Effect of lanreotide on kidney function in patients with autosomal dominant polycystic kidney disease:the DIPAK 1 randomized cilnical trial[J].JAMA,2018,320(19):2010–2019.

[12]李瑞玲,马熠熠,高建东,等.中药复方抑囊方治疗常染色体显性遗传多囊肾病的临床研究[J].中华中医药杂志,2021,36(12):7494–7497.

庞楚越(撰写)　王文红(审校)

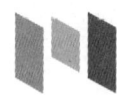

第三章 常染色体显性遗传多囊肾病1型伴结节性硬化

Chapter 3 Autosomal Dominant Polycystic Kidney Disease Type 1 with Tuberous Sclerosis, PKDTS

关键词：多囊肾病；结节性硬化；常染色体显性遗传

Keywords：polycystic kidney disease；tuberous sclerosis；autosomal dominant

一、概述

常染色体显性遗传多囊肾病1型伴结节性硬化（autosomal dominant polycystic kidney disease type 1 with tuberous sclerosis，PKDTS）又名多囊肾伴结节性硬化（polycystic kidney disease tuberous sclerosis）、TSC2/PKD1连续基因综合征（TSC2/PKD1 contiguous gene syndrome）、结节性硬化症/多囊肾连续基因综合征（tuberous sclerosis complex/polycystic kidney disease contiguous gene syndrome），以多囊肾病和结节性硬化症为临床特征。

结节性硬化症（tuberous sclerosis complex，TSC）表现为多个器官系统（包括大脑、皮肤、心脏、肺和肾脏）的错构瘤性生长异常，包括癫痫发作、智力低下、肾功能不全及皮肤病学异常和肿瘤，其中约90%的TSC患者合并严重的神经系统疾病如癫痫，而肾脏表现通常包括肾血管平滑肌纤维瘤、肾囊肿和罕见的肾细胞癌，其中肾血管平滑肌纤维瘤的发生比例为80%以上，肾囊肿的发生比例约为45%。常染色体显性遗传多囊肾病（autosomal dominant polycystic kidney disease，ADPKD）占所有肾脏疾病的7%~10%。ADPKD的特点是进行性双侧肾囊肿，有时并发肝囊肿和颅内肿瘤。大约77%的患者进展为终末期肾病（ESRD），甚至在70岁之前死亡。

TSC患者早期多发肾囊肿伴肾肿大与TSC2和相邻的PKD1基因的杂合连续缺失有关，如果出现涉及这两个基因的基因片段缺失，则可以导致PKDTS。据报道，PKDTS占所有TSC病例的2%~5%。由于PKD1缺失会增加ADPKD相关并发症的风险，如囊性肾病、肝和胰腺囊肿、动脉高血压、颅内动脉瘤，以及终末期肾病（20~30岁）的可能性，因此应尽早诊断这些患者。

二、定义

PKDTS是一种罕见的连续基因综合征，涉及16号染色体的部分缺失，其特征是早发性和严重的多囊肾病，伴有结节性硬化症的各种表现（多发性血管平滑肌脂肪瘤、淋巴管平滑肌瘤病和中枢神经系统的脑室周围钙化）。

三、流行病学

PKDTS罕见，由Brook-Carter等人于1994年首次报道，其多种表型以严重、极早发性PKD为主，2%~5%的TSC患者可发生PKD，导致青少年时期严重的肾功能不全。

四、病因及发病机制

目前认为，基因缺陷引起的细胞生长变化和机制形成异常是PKDTS的重要发病机制之一。然而，关键的异常环节和途径尚不清楚，目前还没有有效的方法来预防这种疾病的发展。*TSC2*基因位于16号染色体p13.3上，长度约44kb，主要由41个编码外显子及1个无意义的引导外显子构成，编码马铃薯蛋白。约90%的*TSC*是由*TSC2*基因突变引起，*TSC2*基因突变与早发性癫痫相关。ADPKD的致病基因*PDK1*位于16p13.3，编码多囊蛋白1（PC1），85%的ADPKD由*PKD1*基因突变引起，*PKD1*位于*TSC2*下游，与*TSC2*基因以尾对尾方式紧密连接。如果该位点出现涉及这两个基因的基因片段缺失，则可以导致PKDTS。Pema M等人建立的一个涉及反馈通路的模型，PC1通过作用于*TSC*基因抑制mTORC1通路，而mTORC1则在负反馈回路中，下调PC1的表达水平。在这一反馈通路中，PKD或TSC中任何一个基因产物活性下降，均会导致mTORC1的逐渐上调以及PC1活性下调，该模型可能解释PKDTS的严重囊性表型。

五、临床表现

PKDTS临床表现主要为TSC的相关临床表现，如神经系统表现、色素脱失斑，并且同时伴有ADPKD的临床特征,如多发性肾囊肿。

(一)TSC的相关临床表现

1.神经系统表现

主要为癫痫、智力障碍和自闭症谱系障碍,其中癫痫发作是结节性硬化症最常见的就诊原因,发作形式常表现为痉挛发作,其中婴儿痉挛是最常见的癫痫发作形式,具体可分为屈肌痉挛、伸肌痉挛和混合屈伸痉挛三种亚型。另外,较常见的为中枢神经系统肿瘤,主要包括室管膜下结节、皮层发育不良、室管膜下星形细胞瘤等。其他神经系统表现为各种行为障碍等。

2.色素脱失斑

皮肤损害表现形式多样,有明显的年龄相关性,90%的患儿会出现皮肤脱色斑,通常在1岁以内出现,随着年龄增长逐渐消失,4~10岁时出现面部血管纤维瘤并逐渐增多,青春期时指(趾)甲纤维瘤开始出现。大多数TSC患者皮肤损害可临床诊断,如果诊断不明确,可进行皮肤活检。

3.TSC相关肾脏疾病

包括肾血管平滑肌纤维瘤、多发性肾囊肿和肾细胞癌,TSC相关肾血管平滑肌纤维瘤多发,当双侧数量广泛且直径大于4cm时可能会出现血尿、腰/腹痛以及腹膜后出血等症状,双侧多发肿瘤也可导致肾功能衰竭和动脉高血压。TSC相关死亡率通常是由于血管平滑肌纤维瘤、囊肿、肾细胞癌和成年期出血的各种并发症引起的肾功能衰竭。

4.其他

部分患者合并有心脏横纹肌瘤、肺淋巴管肌瘤病、骨囊肿等TSC相关疾病。

(二)PKDTS的肾脏表现

肾脏病变的临床表现为高血压、腹部或腰部疼痛、血尿、蛋白尿、尿路感染和肾功能的缓慢进行性丧失。在血清肌酐未增高之前,约50%的患者出现高血压。腰痛可因囊肿增大或增大的肾对肾蒂的牵拉所致,35%~50%的患者会因囊肿破裂而发生血尿。当囊肿增大压迫周围的肾实质时,造成肾实质内局部缺血、缺氧,启动肾纤维化,导致肾小球滤过膜的组织结构发生病理改变,影响肾小球的滤过功能,从而出现蛋白尿。出现慢性肾功能衰竭时,易并发尿路感染。除此之外,PKDTS亦可伴有其他器官囊肿表现,如肝囊肿、颅内囊肿等。

(三)TSC2/PKD1患者

与ADPKD患者相比,PKDTS患者往往表现出更严重的多囊肾生长,且其肾囊性变发生得更早,囊肿体积大,数量多,肾脏趋于迅速增大、形态失常并伴有高血压,大部分在儿童期及青少年期,少数人在成人期,并且与经典TSC或ADPKD相比,肾脏预后更差,因此很多病例在确诊时已经进入终末期肾病,不得不采取肾脏替代治疗。

六、辅助检查

(一)血液检查

包括血生化、血脂、免疫球蛋白、补体、自身抗体、类风湿因子、抗链球菌溶血素O(ASO)、乙型肝炎、丙型肝炎、凝血功能等检查。

(二)尿液检查

包括尿常规、24小时尿蛋白定量、尿蛋白电泳、肾脏损伤尿液指标、尿电解质等。

(三)影像学检查

1.B超

ADPKD的诊断主要依靠肾脏影像学检查,合并肾囊肿的患者B超下可见多个囊样结构,血流信号分布稀疏。超声因安全、无痛苦及费用低廉成为筛查与诊断的首选方法。在TSC患者中,超声心动图是诊断TSC合并心脏横纹肌瘤最常用的手段,胎儿期心脏横纹肌瘤与TSC高度相关,胎儿期心脏超声显示多发横纹肌瘤是早期诊断的重要条件。

2. MRI

室管膜下巨细胞星形细胞瘤通常发生在儿童和青少年身上,颅脑MRI可表现为皮质结节、室管膜下结节等。每1~3年应对25岁前无症状TSC患者进行一次颅脑MRI监测。MRI对多囊肾囊肿性质的诊断具有很高的特异性。单纯囊肿为密度均匀的低信号区,出血性囊肿囊内可见高信号团块,感染性囊肿介于两者之间。肾的体积和囊肿的大小是反映病情进展更敏感的指标,每个PKDTS患者都应每1~3年接受一次肾脏MRI检查。

(四)基因检测 目前广泛应用多重连接依赖探针分析和阵列比较基因组杂交方法来识别广泛缺失/重复的许多方面,即拷贝数变异。早期分子诊断有助于发现双侧肾囊肿的形成和这种多系统疾病的多学科随访。基因检测对TSC患者的癫痫用药控制具有指导作用。

(五)其他

对于合并癫痫患儿,需常规完善脑电图相关检查。

七、诊断

PKDTS国内外报道较少,目前无明确的诊断标准,但当临床上出现以下表现时应考虑为PKDTS:符合TSC诊断标准,同时存在囊性肾病,且基因测序显示符合*TSC2*和*PKD1*的缺失,即可诊断为PKDTS。

八、鉴别诊断

PKDTS需与单纯的TSC、ADPKD相鉴别,结合临床表现及影像学检查、基因检测可进行鉴别。另外,患儿合并癫痫时需与其他原因引起的癫痫相鉴别。ADPKD相关的肾脏疾病需与多房性单纯肾囊肿鉴别,其他鉴别诊断需考虑ARPKD、获得性肾囊肿、多囊性肾发育不良等。

九、治疗策略

PKDTS累及全身多个脏器,目前没有根治办法,以对症治疗为主。

(一)控制癫痫发作

预防癫痫性脑病发生。对于具有*TSC2*基因突变的TSC合并癫痫发作的治疗,2012年国际TSC共识会议推荐氨己烯酸作为治疗结节性硬化症伴婴儿痉挛症的一线用药,但国内尚未上市。mTOR抑制剂雷帕霉素对该病有显著作用,为目前抗药性TSC相关癫痫的较新替代品。

(二)肾脏病变相关治疗

对于生长迅速的肾脏平滑肌纤维瘤,如直径大于3cm,推荐mTOR抑制剂作为一线治疗,如雷帕霉素。选择性栓塞、皮质类固醇、肾保留切除或烧蚀治疗是治疗无症状血管平滑肌脂肪瘤的二线治疗。目前临床中缺乏针对多囊肾的特异性治疗药物,治疗重点在于缓解疼痛、血尿、高血压等并发症;对于早中期多囊患者,可选择积极手术治疗;若发展为肾功能衰竭,则需采取透析、肾移植等肾替代治疗。对于急性出血,可在选择性肾动脉栓塞后加用皮质类固醇。每年需要对肾功能及血压进行评估。

(三)肾脏替代治疗及肾移植

大多数患者就诊时已经被诊断为终末期肾病,进行肾移植是延长其寿命的唯一方式。

(四)其他

mTOR抑制剂在合并心脏横纹肌瘤、面部血管纤维瘤的TSC患者中具有重要意义。当PKDTS合并高血压时,推荐使用肾素-血管紧张素-醛固酮抑制剂。对于某些皮肤损伤,可选择局部外用mTOR抑制剂西罗莫司、激光治疗或手术治疗。如果损伤无不适,则可不干预,临床监测即可。

十、疗效及转归

高达90% PKDTS患者会发展为癫痫症,50%的患者会发展为自闭症,早期使用抗癫痫药物或手术治疗对于患有癫痫症的PKDTS婴儿可能会产生更好的神经系统预后。大多数患者就诊时已经被诊断为终末期肾病,进行肾移植是延长寿命的唯一方式,截至目前尚未有报道能有效治疗PKDTS中的肾囊肿、延缓肾功能恶化的药物,有待进一步研究。

参考文献

[1] Cammarata-Scalisi F, Vidales Moreno C, Zara-Chirinos C, et al. TSC2/PKD1 contiguous gene syndrome[J]. Nefrologia, 2017, 37(6): 663-665.
[2] Osumi Keita, Suga Kenichi, Ono Akemi, et al. Molecular diagnosis of an infant with TSC2/PKD1 contiguous gene syndrome[J]. Human genome variation, 2020, 7(1): 21.
[3] 蔡燚, 李汉, 张玉石. 结节性硬化症相关肾脏血管平滑肌脂肪瘤患者临床表型与基因型的关系[J]. 中华泌尿外科杂志, 2016, 37(12): 912-915.
[4] MiriamE.Reyna-Fabián, MiguelA, et al.TSC2/PKD1 contiguous gene syndrome, with emphasis on a case with an atypical mild polycystic kidney phenotype and a novel genetic variant[J]. NEFROLOGIA (English Edition), 2020, 40(1): 91-98.
[5] Li Jian, Shang Shunlai, Wang Tao, et al. Generation of iPSC from peripheral blood mononuclear cells obtained from a patient with TSC2-PKD1 contiguous gene deletion syndrome[J]. Stem Cell Research, 2021, 51: 102181.
[6] Pema M, Drusian L, Chiaravalli M, et al. mTORC1-mediated inhibition of polycystin-1 expression drives renal cyst formation in tuberous sclerosis complex[J]. Nat Commun 2016, 7: 10786.
[7] 潘晓宇. TSC2基因突变致4例结节性硬化症儿童的临床特点分析[J]. 青岛大学, 2021, 03: 48.
[8] 江潮, 崔志强, 王健, 等. 结节性硬化症临床表现和治疗管理研究进展[J]. 现代养生(下半月版), 2022, 22(6): 936-940.
[9] Matsubara Y, Akamine S, Chong PF, et al. Infantile spasms and early-onset progressive polycystic renal lesions associated with TSC2/PKD1 contiguous gene deletion syndrome[J]. Seizure, 2021, 86: 82-84.
[10] 吴芸冰. 常染色体显性多囊肾病研究现状及进展[J]. 医学研究生学报, 2016, 29(6): 668-672.
[11] 陈美元, 肖荆, 杜源, 等. TSC2/PKD邻接基因综合征一例报告[J]. 中华泌尿外科杂志, 2019, 40(9): 703-705.
[12] Oyazato Yoshinobu, Iijima Kazumoto, Emi Mitsuru, et al. Molecular analysis of TSC2/PKD1 contiguous gene deletion syndrome[J]. The Kobe journal of medical sciences, 2011, 57(1): E1-10.

庞楚越（撰写）　王文红（审校）

第四章　常染色体隐性遗传多囊肾病
Chapter 4　Autosomal Recessive Polycystic Kidney Disease, ARPKD

关键词：多囊肾病；常染色体隐性遗传

Keywords: polycystic kidney disease; autosomal recessive

一、概述

多囊肾病是指病理类型表现为双侧肾脏有广泛囊肿形成的一种先天性单基因遗传性疾病，根据遗传方式不同可分为常染色体显性遗传多囊肾病（ADPKD）和常染色体隐性遗传多囊肾病（ARPKD）。本文主要介绍后者。ARPKD多见于新生儿及婴儿时期，部分发生在儿童期，极少数至成年期发病，故又称婴儿型多囊肾病。ARPKD是由多囊肾和肝病1（*PKHD1*）基因或DAZ相互作用蛋白1样（*DZIP1L*）基因突变引起，是一种以肾集合管和肝内胆管扩张、畸形和肝脏和肾脏纤维化为特点的遗传性疾病，主要为新生儿及婴儿期发病，不同发病年龄可出现不同临床表型，具有发病早、病情重、预后差的特点，是最严重的多囊肾病形式之一，可导致儿童期终末期肾病（ESRD）。

二、定义

ARPKD是一种严重的遗传性多系统进行性囊性疾病，其特征为双侧肾囊性病变和先天性肝纤维化。

三、流行病学

ARPKD以常染色体隐性遗传方式遗传，其发病率为1/40,000~1/20,000，而实际发病率可能比此数据高，因为一些严重病例通常在出生后几天内就会因呼吸窘迫而死亡，并没有得到确诊。ARPKD以胎儿及婴儿多见，但也可发生于儿童及成人，杂合子携带率为1:70，在性别及种族上并无显著差异。

四、病因及发病机制

（一）*PKHD1* 基因变异

PKHD1 基因有一个12,222bp的编码序列，含67个外显子，长度约470kb，该基因变异引起的ARPKD临

床多为重型,是大多数ARPKD患者的致病基因。*PKHD1*突变的类型包括错义突变、截短突变,研究表明携带有两个截短突变的患儿均有致死性表型,等位基因中需至少有一个错义突变的患儿才可能存活。*PKHD1*主要在肾脏、肝脏和胰腺中表达,编码一种单跨膜蛋白,称为纤维囊蛋白(FPC),FPC在肾集合管上皮细胞的初级纤毛及基体内广泛表达,调控初级纤毛的结构及功能,初级纤毛从肾小管上皮细胞顶膜突出到管腔中,感受肾小管内血液流动及化学刺激,纤毛功能紊乱无法将在正常尿流率下产生的终止信号传递至肾小管上皮,导致肾小管上皮细胞异常增殖,从而使其失去正常的生理功能,并在*PKHD1*变异引起的ARPKD表型导管中分泌液体,液体富含上皮生长因子,导致上皮细胞进一步增殖,继而导致肾集合管扩张致囊肿形成。另有研究认为,FPC异常致ARPKD还可通过影响平面细胞极性(PCP)信号通路进而破坏纺锤体方向引起的,PCP介导肾小管上皮细胞内基底-顶端极性的建立,这种细胞极性的存在使有丝分裂时纺锤体方向平行于肾小管纵轴,控制肾小管纵向生长而非横向扩张,从而导致肾脏囊肿的形成。

(二)*DZIP1L*基因变异

*DZIP1L*基因有一个2,301bp的编码序列,16个外显子,长度约53kb,较*PKHD1*基因小很多,*DZIP1L*变异引起的ARPKD临床多为轻中度表型,是ARPKD的一个相对罕见的原因。*DZIP1L*编码睫状体蛋白,定位于纤毛过渡区的中心粒和基体,*DZIP1L*与septin 2相互作用,与维持纤毛过渡区的纤毛周围扩散屏障有关,在该区域将基因产物运输到纤毛轴突内,*DZIP1L*的缺失会导致体内纤毛形成减少和纤毛畸形。

此外,一些分子改变导致信号通路的破坏,如肾上皮细胞中Ca^{2+}流入减少、cAMP水平升高和异常RAS-RAF-ERK活化是囊肿形成的重要介质。

五、临床表现

ARPKD属于肝肾纤维囊性疾病,主要包括肝纤维化和肾脏明显增大,肾脏表现主要为肾远端小管和集合管囊肿形成。其特征是双侧肾脏增大、回声增强、皮质髓质分化差,但肾脏轮廓仍可保留和局限于远端肾小管和集合管的多个微小囊肿形成,临床表现差异很大,主要为不同程度肾损害的表现。新生儿因羊水过少多伴肺发育不全相关的症状,可有不同程度的呼吸窘迫表现,严重的新生儿可出现Potter序列征,包括肺发育不全、特征性面容、脊柱和四肢异常,至少20%的病例因呼吸窘迫而死亡。婴儿和儿童期可出现不同程度高血压,可伴有心肌肥大、充血性心力衰竭。肝脏表型的形成是由于胚胎早期胆管板畸形所致,早期肝脏表现不明显,由于CHF随着年龄的增长而恶化,尤其是在*PKHD1*突变引起的ARPKD患者中,年龄较大的儿童、青少年或成年人可能会出现肝纤维化、肝内胆管扩张,继发门静脉高压,可有消化道出血、门静脉血栓等发生,而在这些晚发病患者中,肾脏增大程度有时不如早期发病的患者明显。随着临床病程的推进,肾脏逐渐出现大小和外观差异很大的肾囊肿,通常伴有一些间质纤维化,随着纤维化的加重,肾脏有时会缩小,最终导致ESRD。

六、辅助检查

(一)超声

超声检查简单易行,经济无创,可重复检查,动态随访,为囊性肾病临床主要检查方法。简单的囊肿在超声上表现为无回声,而复杂的囊肿可能显示无回声物质和厚隔膜或钙化,囊性结构的出现使肾实质回声增强,皮髓质分界不清,严重者被膜不清晰。可见"椒盐"模式,表现为形态较小的,甚至有时看不见的囊肿(<2mm)。ARPKD胎儿超声检查除了有肾脏增大的表现,还伴有明显的羊水过少、膀胱显示不佳。

(二)MRI

MRI对于肾内针尖大小囊泡的显示率明显高于超声。ARPKD的MRI表现为双肾增大,呈分叶状,皮髓质分界不清,通常显示T2信号的弥漫性增加,双肾乳头至皮质可见放射状或车轮状排列的条状长T1长T2信号影。尤其是对胎儿ARPKD的识别优于超声检查,T2W1上双肾信号明显增高,呈致密影,或皮髓质内见弥漫性针尖大小信号增高的囊泡影,呈放射状排列,呈"苦瓜样"表现,是诊断本病的特有征象。

(三)CT

肾脏体积均匀增大,可呈多囊改变、分叶状,密度减低,皮髓质界限不清,注入对比剂行增强扫描,可见肾皮质变薄,实质内可见少数放射状排列的条状高密度影。

(四) 静脉肾盂造影

可较直观地观察整个泌尿系统的解剖结构、分泌功能,但需要应用造影剂并有一定的辐射。典型表现为肾脏外形增大,肾实质显影期延长,在肾实质内可见密度增高的条状或管状影,从肾盏区向锥体呈放射状排列,甚至一直延伸至肾皮质区,肾盂和肾盏显影延迟、不显影或显影较淡。甚至肾小管不显影,肾盂和肾盏变形、延长。

(五) 基因检测

分子诊断分析是诊断ARPKD的金标准,基因检测在早发性双侧肾囊性病患者的诊断评估中尤为重要。*PKHD1*基因的大尺寸和高水平的等位基因异质性(约60%的突变是框内的,40%的突变是截短的)使ARPKD的分子诊断复杂化,而*DZIP1L*的分析就比*PKHD1*容易得多。在实践中,为了反映ARPKD与综合征性纤毛病以及其他形式的PKD(包括ADPKD)的表型重叠,应避免单基因检测。NGS的进步使得现在能够以相当低的成本在一次测试中同时分析大量基因,有针对性的二代基因测序NGS面板测试可能是最有效的诊断方法。然而,应该对那些NGS检测未鉴定出已知基因突变的家庭进行全外显子组测序或基因组测序,但需要提出的是,并不是所有ARPKD患者都可以仅通过基因测序明确诊断,只有大概80%的患者能够通过基因序列测定检测出*PKHD1*的突变,影像学检查结合基因检测是目前最可靠的诊断方法。

七、诊断

ARPKD的诊断主要基于严重新生儿或婴儿病例的临床影像学检查、肾脏回声增强、PKD阴性家族史和缺乏其他综合征性纤毛病特征(如中枢神经系统异常、眼部缺陷和/或多指)。通常具有以下一个或多个条件:①父母双方都没有肾脏囊肿(如父母<30岁,祖父母应没有肾脏囊肿);②兄弟姐妹中有患病者;③父母为近亲结婚;④有肝纤维化的临床、实验室或病理学证据。由于其早期严重的表现,ARPKD经常在产前被诊断,但据报道,在29%的ARPKD病例中主要表现为微囊肿(5~7mm),大囊肿(>10mm)很少见,这种表型较轻的病例增加了诊断的困难性,基因检测有助于疑似ARPKD患者的确诊,特别是在早发性双侧肾囊性病患者的诊断评估中尤为重要。

八、鉴别诊断

(一) ADPKD

发病率高于ARPKD,多见于成人,常伴有一定的家族史。主要为肾囊肿不断增多增大导致肾功能逐渐衰竭,很少出现肝胆并发症,可有心血管合并症,尤其是颅内动脉瘤。

(二) *HNF1β*相关疾病

*HNF1β/TCF2*基因的突变也可导致产前肾脏高回声、波特综合征以及多囊肾。出现这些相似表型的原因除了其他多囊肾基因变异外,*HNF1β*还是一种调节PKHD1表达的转录因子,该基因的变异还会引起其他多种临床表现,如肾囊肿和糖尿病综合征、生殖道缺陷、内分泌腺疾病、低镁血症和肝酶升高等。

(三) 肾痨 (NPHP)

NPHP是一种常染色体隐性遗传的囊性肾病,其特征是伴有纤维化的肾小管间质囊肿。与ARPKD不同的是,NPHP肾脏大小一般正常或缩小,早期主要表现为肾脏浓缩功能下降,患者出现多尿、烦渴和贫血,囊肿和高血压通常只在疾病晚期表现出来,并且囊肿通常位于皮质髓质交界处。组织学上,可观察到肾小管基底膜崩解和增厚、肾小管萎缩和不成比例的肾小管间质纤维化,炎症轻微。

(四) 其他纤毛基因的突变

可能会出现类似ARPKD表现的其他基因变异,这些纤毛病通常也更加复杂,例如BBS、JS和MKS。BBS的特征是肥胖、性腺功能减退、视网膜变性、多指畸形、智力低下和肾畸形,可表现出类似于ARPKD患者的肾脏增大、高回声和皮质髓质分化丧失,伴或不伴有大囊肿。最严重的纤毛病是MKS和JS,其特征是早发性发育障碍和神经系统问题,以及纤毛病的许多特征,例如肝纤维化、多指畸形和肾囊肿。

(五) 其他导致肾脏增大或囊肿形成的疾病

如肾母细胞瘤、中胚叶肾瘤、肾静脉栓塞、肾盂输尿管连接部梗阻及多房性肾囊性病均可导致肾脏增大。其他肾囊性疾病如单纯性肾囊肿、复杂性肾囊肿、肾盂旁囊肿、多房囊性肾瘤、肾盂源性囊肿、髓质海绵肾等,虽影像学可见肾脏不同形态的囊肿形成,但早期一般不会出现明显肾脏增大。

九、治疗策略

主要强调对症处理,尽量减少和缓解肾脏和肝脏疾病的远期并发症,包括高血压、低钠血症、肾功能不全、门静脉高压症、上行性胆管炎和肝功能衰竭等,以控制远期并发症以及延缓肝肾疾病的进展为治疗原则。

(一)呼吸困难

新生儿因羊水过少引起的肺发育不全,或由肾脏严重肿大引起的限制性疾病,可在早期出现呼吸困难。对于呼吸功能不全的患者,应查明病因并采取积极的复苏措施,必要时进行人工通气。在一些严重的情况下,可以考虑单侧或双侧肾切除术以改善呼吸状态或喂养。

(二)高血压

80%的ARPKD儿童可出现高血压,这可能与集合管的结构异常引起的钠吸收失衡,以及肾素-血管紧张素-醛固酮系统的激活相关。治疗上在限盐饮食的基础上通常需要药物治疗,一般对血管紧张素转换酶抑制剂(ACEI)和血管紧张素受体阻滞剂(ARB)反应良好,不推荐联合用药,而且目前观察到的部分病例即使联合用药,高血压也并未得到更好的控制,尤其是在婴儿期。

(三)电解质、营养和生长异常

由肾小管功能障碍导致的代谢紊乱如低钠血症、高钾血症、酸中毒早期即可出现,贫血、代谢性骨病出现较晚,应注意早期识别,有效的营养计划和酸中毒的纠正对于延缓疾病的进展及远期并发症的产生至关重要,如果肾脏发育出现障碍,可以考虑使用生长激素治疗。

(四)ESRD

对于患有ESRD的婴儿,可以使用腹膜透析或血液透析。肾移植受体型的限制,但在儿科手术经验丰富的中心,即使是最小体重为7kg的小孩也可以进行肾移植。3岁以上的排斥率和存活率与接受移植手术的大多数其他肾病患者没有区别。但需要注意的是,胆道败血症可导致肾移植后的ARPKD患者死亡。

(五)先天性肝纤维化

ARPKD患儿可合并CHF,这可能与非阻塞性肝内胆管扩张(Caroli病)有关,但门静脉高压症的临床表现通常随着儿童年龄的增长而表现。一些既往未诊断为ARPKD的青少年和成人可能会以肝脏表现为首发症状,最常见的是门静脉高压并发症(如静脉曲张性食管出血、脾肿大和脾功能亢进伴白细胞减少、血小板减少或贫血)、胆管炎、败血症、胆汁淤积或胆道结石的并发症。肝酶偶尔会轻度升高,但肝细胞功能通常正常。这些患者的肾脏可能是正常的或表现出不同程度的髓质集合管扩张或囊性疾病,而没有明显的肾脏肿大。存活于婴儿期和青春期的ARPKD患者可能需要门体分流术,以防止因食管静脉曲张而导致危及生命的出血。伴有Caroli病的患者可能会发生反复胆管炎,虽然不推荐对胆管炎进行常规抗生素预防,但在胆管炎发作期、移植后或在免疫抑制的情况下,可考虑使用抗生素预防6~12周。对于有明显胆管扩张和胆管炎发作的ESRD患者,提倡肝肾联合移植,但联合移植的最佳时机和策略仍然存在争议,通常需要根据个人情况做出决策。

十、疗效及转归

预后差。30%~40%患儿在早期死亡,而第一年存活患儿远期10年存活率可达82%。预后取决于肾脏疾病的严重程度。由于肺发育不全和功能不全,出生时患有严重肾病的新生儿可能无法存活。那些病情较轻的患者可能会在新生儿期存活,并发展为进行性肾功能衰竭和终末期肾病。ARPKD的肝脏疾病在新生儿和婴儿早期相对较轻,随着年龄的增长,这些儿童由于慢性肝纤维化而出现门静脉高压症。然而,由于门静脉高压症和静脉曲张出血,如果处理得当不会危及生命,因此这些患者中的许多人可以活到中年。

参考文献

[1]Cordido A, Vizoso-Gonzalez M, Garcia-Gonzalez MA. Molecular Pathophysiology of Autosomal Recessive Polycystic Kidney Disease[J]. Int J Mol Sci, 2021, 22(12):6523.

[2]朱君,丁桂霞.常染色体隐性遗传性多囊肾病的诊治进展[J].医学综述,2020,26(7):1353-1358.

[3]Ishiko S, Morisada N, Kondo A, et al. Clinical features of autosomal recessive polycystic kidney disease in the Japanese population and analysis

of splicing in PKHD1 gene for determination of phenotypes[J]. Clin Exp Nephrol,2022,26(2):140-153.

[4]Fabris L, Milani C, Fiorotto R, et al. Dysregulation of the Scribble/YAP/β-catenin axis sustains the fibroinflammatory response in a PKHD1 -/- mouse model of congenital hepatic fibrosis[J]. FASEB J,2022,36(6):e22364.

[5]Ma M. Cilia and polycystic kidney disease[J]. Semin Cell Dev Biol,2021,110:139-148.

[6]刘洋,梁磊,赵建荣.常染色体隐性多囊肾的研究进展[J].河北医药,2020,42(21):3330-3334.

[7]Wang X, Jiang L, Thao K, et al.Protein Kinase A Downregulation Delays the Development and Progression of Polycystic Kidney Disease[J]. J Am Soc Nephrol, 2022,33(6):1087-1104.

[8]Goggolidou P, Richards T. The genetics of Autosomal Recessive Polycystic Kidney Disease (ARPKD) [J].Biochim Biophys Acta Mol Basis Dis, 2022,1868(4):166348.

[9]Dilliott AA, Wang J, Brown E, et al. A novel homozygous variant in REN in a family presenting with classic features of disorders involving the renin-angiotensin pathway, without renal tubular dysgenesis[J].Am J Med Genet A,2020,182(10):2284-2290.

[10]Masyuk TV, Masyuk AI, LaRusso NF. Polycystic Liver Disease: Advances in Understanding and Treatment[J]. Annu Rev Pathol, 2022, 17: 251-269.

[11]Liebau MC, Mekahli D. Translational research approaches to study pediatric polycystic kidney disease[J]. Mol Cell Pediatr,2021,8(1):20.

[12]Jordan P, Dorval G, Arrondel C, et al.Targeted next-generation sequencing in a large series of fetuses with severe renal diseases[J]. Hum Mutat,2022,43(3):347-361.

[13]Seeman T, Blažík R, Fencl F, et al. Ambulatory blood pressure and hypertension control in children with autosomal recessive polycystic kidney disease: clinical experience from two central European tertiary centres[J]. J Hypertens,2022,40(3):425-431.

张文晓(撰写)　王文红(审校)

第五章　Bardet-Biedl综合征
Chapter 5　Bardet-Biedl Syndrome，BBS

关键词:视网膜色素变性;肥胖症;多指畸形;性腺发育异常;智力发育迟缓

Keywords:retinitis pigmentosa;obesity;polydactyly;gonadal dysplasia;mental retardation

一、概述

Bardet-Biedl综合征(Bardet-Biedl Syndrome,BBS)为 BBS 相关基因突变所致的一种非运动型纤毛功能障碍性疾病,属于常染色体隐性遗传病。由于与Laurence-Moon综合征存在部分症状重叠,曾一度被合称为Laurence-Moon-Biedl综合征,自1920年被首次报道以来,BBS虽经历了百余年的历史,但见诸中英文文献报道的病例仅有130余例。

二、定义

BBS在是一种以视网膜色素变性、肥胖症、多指/趾畸形、性腺发育异常、智力发育迟缓以及肾脏异常为主要临床特征的罕见遗传病。

三、流行病学

BBS不同地域、不同种族的发病率存在很大差异,白种人的患病率为1/160,000~1/140,000,北欧人群的患病率约为1/160,000,而在阿拉伯半岛及北非地区的阿拉伯贝因人群中患病率可高达1/35,000,我国BBS患病率尚无报告,但寿涛等人报道了云南1个现存51名成员的非近亲苗族家系,出现了3例BBS患者。

四、病因及发病机制

BBS相关基因异常导致了BBS的发生,迄今为止,已发现与BBS表型相关的21种基因,不同基因异常所致疾病发病率有所不同,其中常见的有BBS1、BBS4、BBS5、BBS8、BBS10等,而BBS13、BBS14、BBS15等较为罕见。

纤毛分为运动型纤毛和非运动型纤毛,非运动型纤毛又称为初级纤毛,其广泛存在于各种细胞表面,是以中心体作为基体的一种特化的细胞结构,可感知细胞外机械和化学信号的变化,可以协助将其转导至细胞内部引发相应的细胞应答。BBS蛋白参与纤毛的形成以及部分蛋白的跨纤毛运输,这些蛋白包括G蛋白偶联受体、生长抑素受体等。BBS蛋白分为两个部分，一部分是由BBS1、BBS2、BBS4、BBS5、BBS7、BBS8、BBS9、BBS18组成的BBSome八聚体复合体，是纤毛组装过程和信号传导过程复合物的主要成分，另一部分则是由BBS6、BBS10、BBS12组成的BBS伴侣蛋白复合物，辅助调节BBS蛋白的组装。BBSome八聚体的功能缺陷与BBS临床表现密切相关，但具体机制尚不明确。目前研究发现，BBS患者出现肥胖可能与BBS基因突变导致瘦素抵抗及瘦素功能障碍有关，其机制可能与瘦素信号传导系统的负性调控因子-含SH2结构蛋白合成及表达增加，从而抑制STAT3磷酸化，使得瘦素受体不能接收信号传导有关。而男性BBS患者中与精子发育相关的膜联蛋白A1表达显著下降，可能与BBS患者的性腺发育异常有关。

除BBS基因突变以外，尚有学者发现，约30%的BBS患者无BBS基因突变，而是与非编码RNA调控的蛋白缺陷有关。

五、临床表现

（一）主要症状

视网膜色素变性：又称为视杆视锥细胞营养不良，是本病最常见的临床表现，发病率达94%~100%，病例报道的文献绝大多数也以眼科症状为初诊原因，目前认为与纤毛功能障碍导致细胞凋亡有关，眼底检查可以发现视盘黄染、视网膜萎缩及色素沉着等表现。BBS视网膜色素变性发病平均年龄在8~9岁，最初表现为夜盲症，后逐渐进展为视力丧失，BBS患者视力丧失绝大多数发生在30岁以前。一般患儿在10岁左右出现视网膜电流图的异常，但也有研究指出，在患儿3岁时就已经出现视网膜电流图的异常，而眼底还没有典型的视网膜色素变性改变。

肥胖是BBS的第二大临床表现，发病率在72%~92%，本病发病年龄小，一般3岁以内即出现肥胖，并且随年龄增长逐渐加重，可能合并代谢综合征、胰岛素抵抗等，儿童期多为均匀性肥胖，成人多表现为向心性肥胖（见图1-5-1）。

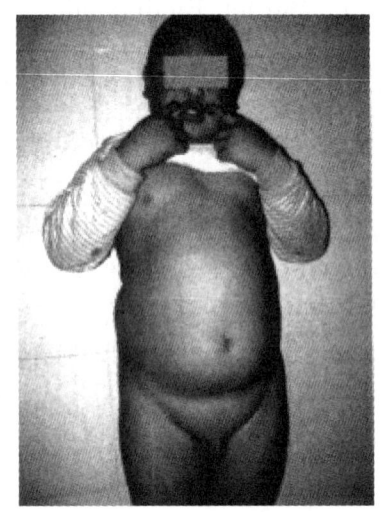

图1-5-1 向心性肥胖

摘自：林巧，张巧.Bardet-Biedl综合征1例及文献复习[J].贵阳医学院学报，2014,3(39):446-447.

多指/趾畸形：本症状是唯一患儿自出生时即能被发现的症状，BBS多指/趾畸形大多为轴后型（见图1-5-2），即尺侧多指、腓骨侧多趾，少数为轴中型，可同时累及四肢或者仅累及上肢或下肢，以下肢更为多见。发生机制可能与肢体发育相关的Sonic Hedgehog(SHH)信号通路受损有关。

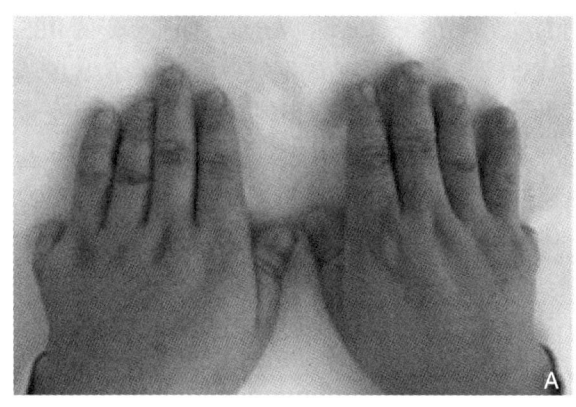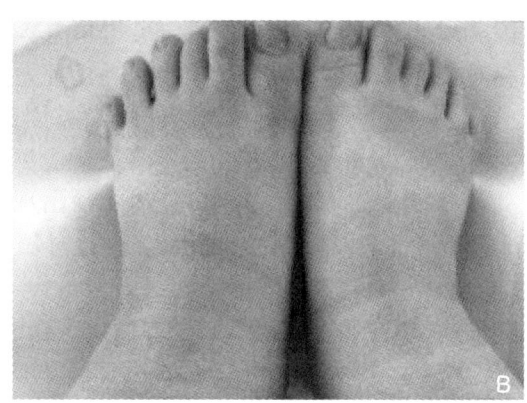

图1-5-2 轴后性多指/趾畸形

摘自:苏雅珍,许珂,郑慧,等.以足跟痛首诊的成年Bardet-Biedl综合征1例[J].山西医科大学学报,2018,49(12):1540-1541.

性腺发育异常:为低促性腺激素性性腺发育不良,男性表现为性腺发育延迟、性腺发育不全,女性表现为性腺发育异常,男性多于女性,男性可表现为小阴茎、小睾丸或者隐睾等,而女性可表现为卵巢、输卵管、子宫等发育不全、阴道完全或部分闭锁、双子宫、阴道口缺如等。绝大多数男性患者不育,但有2.7%女性患者可生育健康后代。

智力发育迟缓:可表现为智力发育落后、学习困难、言语缺陷,部分患儿可有孤独症、精神异常等表现。神经心理测验显示大部分患儿存在智力障碍,以及精细运动受损。

肾脏异常:包括结构异常和功能异常。结构异常多见于肾囊性病变、肾发育不良、肾缺如、马蹄肾或者异位肾等;功能异常相对更为常见,多见于肾小管功能异常,表现为浓缩功能受损,其机制考虑与纤毛功能受损导致肾小管水通道异常,进而导致水的重吸收功能异常有关。但有部分患者可逐渐进展为终末期肾病,90%以上BBS患者存在肾功能异常。有研究显示,31%的儿童以及42%的成人BBS患者存在慢性肾脏病,且有6%的儿童和8%的成人进展为终末期肾病。

(二)次要症状

神经系统:如共济失调、肌张力亢进、抽搐、精神和行为异常、听力损失、嗅觉退化或消失等。

心血管系统:表现为先天性心脏病、高血压等,其中最常见的为房间隔缺损、室间隔缺损。

消化系统:肝脏纤维化、炎症性肠病、先天性巨结肠、肛门闭锁等。

骨骼系统:如颅面部畸形、牙釉质发育不全、高腭弓等。

内分泌系统:代谢综合征、糖尿病、甲状腺功能减退、多囊卵巢综合征等。

呼吸系统:反复发作的呼吸道感染。

六、辅助检查

血液标本检查:血电解质、血气分析、肝功能、肾功能、血脂、心肌酶、心肌损伤标志物、甲状腺功能、抗核抗体谱、抗中性粒细胞胞浆抗体谱、类风湿因子、HLB-27、染色体核型分析、性激素检查等。

尿液标本检查:尿电解质、尿常规、尿视黄醇结合蛋白、尿微量白蛋白、β_2微球蛋白、α_1微球蛋白等。因部分患儿肾脏异常,初期表现为肾小管功能障碍,患儿可能出现尿比重降低,尿中出现小分子蛋白;若表现为肾小球功能障碍,尿中可有中分子蛋白漏出。

粪便标本检查:便常规、便钙卫蛋白等。

物理检查:智力商评估、心电图、超声心动图、腹部超声、泌尿系统超声、子宫、卵巢、睾丸、甲状腺超声、视网膜电流图、视觉诱发电位、脑干听觉诱发电位、牙齿X线等,必要时可完善强化肾CT或MRI检查以明确肾脏病变。BBS超声心动可出现左心室肥厚、室间隔缺损、房间隔缺损等表现;腹部超声可发现肝脏纤维化等表现,泌尿系统超声是观察肾囊性病变的首选影像学手段。

特殊检查:基因检测,更推荐全外显子和全基因组检测。目前已知的已有26种基因与BBS相关,国外报道,在欧洲和北美BBS1以及BBS10基因突变最为常见,而在中东和北非,BBS多见于BBS4、BBS5、BBS8基因突变,而在我国的病例报道中,常见基因突变分别为BBS7、BBS4、BBS5、BBS9、BBS10。BBS临床表型存在较大的基因异质性，因BBSome伴侣蛋白参与BBS早期合成，故而*BBS6*、*BBS10*、*BBS12*基因突变的BBS患者临床表现相对较严重。*BBS6*基因突变者更易出现先天性心血管畸形以及泌尿生殖系统畸形；*BBS10*基因突变者肾脏病变最严重，且存在明显肥胖；*BBS12*基因突变者肥胖表现更明显。其他如*BBS1*基因突变者主要症状较少，大多没有肾脏异常，多指/趾畸形表现少见，肥胖及智力发育迟缓也相对较少；*BBS2*、*BBS5*基因突变者的主要症状较多，而*BBS2*基因突变者更易出现肾脏异常和多指/趾，但肥胖是所有BBS肥胖患者中最轻的；*BBS7*和*BBS8*基因突变者主要症状表现相对较少，但*BBS7*患者肾脏异常外显率高。

七、诊断

本病早期诊断较难，Beals等总结并修正了BBS的诊断标准，符合4条主要症状或3条主要症状及2条次要症状可诊断。

主要症状包括：①视网膜色素变性；②多指/趾；③肥胖；④男性性腺发育不良；⑤学习障碍；⑥肾脏异常。

次要症状包括：①语言发育落后；②斜视/白内障/散光；③短指、并趾；④发育迟缓；⑤多饮多尿（肾性尿崩）；⑥共济失调/平衡性差；⑦轻度痉挛（尤其是下肢）；⑧糖尿病；⑨牙列拥挤、牙发育不全、牙根小、高腭弓；⑩左室肥厚、先天性心脏病、肝纤维化。

八、鉴别诊断

BBS属于纤毛功能障碍性疾病中的一种，因而与其他纤毛功能障碍性疾病存在临床表现的重叠，主要与以下疾病相鉴别。

（1）Alostrom综合征：由*ALMS1*单基因突变所致，临床表现为儿童时期出现的视网膜色素变性、肥胖症、性腺发育不良、慢性进行性肾脏疾病、听力下降，Alostrom综合征无多指/趾畸形、智力发育迟缓的表现，一半以上患者出现心肌病、肾脏异常以及性腺发育不良。

（2）MORM综合征：表现为智力发育迟缓，向心性肥胖，视网膜变性及小阴茎，本病的视网膜变性表现为先天性非进展性视网膜营养不良，且没有多指/趾畸形、肾脏异常及性腺发育异常。

（3）Laurence-Moon综合征：是由*PNPLA6*基因突变所致，临床表现包括肥胖、智力发育迟缓、性腺发育不良和视网膜病变，但与BBS不同之处在于，本病同时存在脉络膜变性以及眼球震颤，同时有痉挛性瘫痪、共济失调而没有多指/趾畸形。

（4）McKusick-Kaufman综合征：由*MKKS*基因突变所致，表现包括多指/趾畸形、泌尿生殖系统畸形，但与BBS的区别在于，本病无视网膜色素变性、肥胖，而先天性心脏病更为常见，子宫阴道积水是一个主要特征，肾囊肿、肾发育不良并不常见。

（5）Senior-Loken综合征：本病临床表现为肾消耗病和视网膜变性，而无性腺发育不良、肥胖、多指/趾、智力发育迟缓等表现。

（6）Prader-Willi综合征：表现为肥胖、性腺发育不良和智力低下等，无视网膜色素变性和多指/趾，肾脏异常少见，2岁内出现喂养困难及肌张力低下。

（7）Joubert综合征：表现为多指/趾、视网膜色素变性、肾脏及肝脏异常，但本病有典型的三联征表现，即典型的头颅MRI特异性表现、肌张力减退和发育迟缓。

（8）Jeune综合征：一种常染色体隐性遗传的软骨发育异常性疾病，患儿表现为狭长胸廓、肋骨短、长骨短和多指/趾畸形，部分患儿在5岁前后出现视网膜色素变性、肝纤维化和肾脏异常，但大多数患儿因出生后胸廓狭窄、呼吸受限而在婴儿期死亡。

九、治疗策略

目前BBS尚无有效的治疗手段，重点在于对症治疗，对于消化系统畸形、肾脏异常、视网膜色素变性、肥胖等影响患者生活质量及寿命的疾病，及时对症治疗更为重要。对于多指/趾畸形，消化系统畸形，先天性心脏病以及肾脏囊性病变等泌尿系统畸形可以选择手术治疗。

十、疗效及转归

BBS预后取决于临床表型的轻重，建议所有患者在生育前进行产前咨询。

参考文献

[1] 戴春丽,罗小平,等.中国儿童Bardet-Biedl综合征诊治专家共识[J].中国实用儿科杂志,2022,37(4):241-247.
[2] M'hamdi O, et al.Update on the genetics of bardet-biedl syndrome[J]. MOL Syndromol, 2014, 5(2): 51-56.
[3] Elizabeth Forsythe, Philip L Beales.Bardet-Biedl syndrome[J].Eur J Hum Genet,2013,21(1):8-13.
[4] 沈涛,寿涛等.基因芯片筛选Bardet-Biedl综合症患者外周血差异表达基因[J].中华医学遗传学杂志,2009,26(6):648-652.
[5] Veronika Niederlova, Martin Modrak, et al.Meta-analysis of genotype-phenotype associations in Bardet-Biedl syndrome uncovers differences among causative genes[J]. Hum Mutat,2019,40(11):2068-2087.
[6] Kiel C, et al.Simple and complex retinal dystrophies are associated with profoundly different disease networks[J].Sci Rep,2017,7:41835.
[7] Katie Weihbrecht, Wesley A Goar, et al. Keeping an Eye on Bardet-Biedl Syndrome: A Comprehensive Review of the Role of Bardet-Biedl Syndrome Genes in the Eye[J].Med Res Arch,2017,5(9):10.
[8] Harrington FR, Wolfenden H, Makaya T. Type 2 diabetes presenting with hyperglycaemic hyperosmolar state in an adolescent renal transplant patient[J]. BMJ Case Rep, 2015, 2015: bcr2014207124.
[9] 张艳,徐选福,郭传勇.Sonic Hedgehog基因及其在发育过程中的调控作用[J].现代生物医学进展,2014,14(2):358-360.
[10] Veronika Niederlova, Martin Modrak, et al.Meta-analysis of genotype-phenotype associations in Bardet-Biedl syndrome uncovers differences among causative genes[J].Hum Mutat,2019,40(11):2068-2087.
[11] Forsythe E, Beales PL. Bardet-Biedl syndrome[J]. Eur J Hum Genet, 2013, 21(1): 8-13.
[12] lizabeth Forsythe, Kathryn Sparks, et al.Risk Factors for Severe Renal Disease in Bardet-Biedl Syndrome[J].J Am Soc Nephrol,2017,28(3):963-970.
[13] Maria Alvarez-Satta, Sheila Castro-Sanchez, et al.Alstrom syndrome: current perspectives[J].Appl Clin Genet,2015,8:171-179.

魏宁(撰写) 王文红(审校)

第六章 肝纤维化-肾囊肿-智力残疾综合征
Chapter 6 Hepatic Fibrosis-Renal Cysts-Intellectual Disability Syndrome, HFRIS

关键词：肝纤维化；肾囊肿；智力障碍

Keywords：hepatic fibrosis；polycystic kidney disease；dysgnosia

一、概述

肝纤维化-肾囊肿-智力障碍综合征(Hepatic fibrosis-renal cysts-intellectual disability syndrome)又称Thompson-Baraitser综合征(Thompson-Baraitser syndrome)，自1987年以来，文献中没有进一步的报道，亦未有相关基因变异的描述，但该病与多种疾病症状重叠，如临床常见一种名为Joubert综合征(Joubert syndrome, JS)，典型的常染色体隐性遗传性疾病，以小脑蚓部发育不全和小脑脑干的一种特殊畸形，头磁共振成像(magnetic resonance imaging, MRI)表现为"臼齿征"，其他常见特征包括肌张力低下伴晚期共济失调和智力障碍/发育迟缓、动眼神经失用及呼吸异常。值得注意的是，JS仍有其他多种病变形式，包括肾囊性病变，通常为肾痨、视网膜营养不良和先天性肝纤维化等，因此考虑肝纤维化-肾囊肿-智力障碍综合征可能是JS的某种临床表型。这些多是原发性纤毛疾病的表现，并且鉴于JS与其他纤毛病(例如肾痨和Meckel、Bardet-Biedl和COACH综合征)之间的显著重叠，因此对致病基因的鉴定具有重要意义。

二、定义

肝纤维化-肾囊肿-智力障碍综合征是一种罕见的综合征性智力障碍，其特征为早期发育迟缓伴生长迟缓、智力障碍、先天性肝纤维化、肾囊性发育不良和面部畸形(双侧上睑下垂、鼻孔前倾、腭高弓和小颌骨)。除此之外，该病还有小脑异常、轴后多指、并指、生殖器异常、呼吸急促等表现。

三、流行病学

目前尚无肝纤维化-肾囊肿-智力障碍综合征的流行病学报道，自1987年以来，国内外并没有对该病的进一步描述。但与其有症状重叠的JS的患病率被认为在1/100,000至1/80,000之间。

四、病因及发病机制

有35个基因参与JS，虽然大多数以常染色体隐性遗传方式遗传，大多数纤毛病也是如此，但其中一种

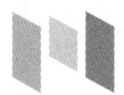

是口腔面部综合征（Oral-facial-digital features 1，OFD1）为隐性连锁遗传。一些基因被认为常染色体显性遗传，这些基因合计约占JS病例的62%~94%。值得注意的是，几乎所有的基因也与其他纤毛病疾病有关，例如Meckel-Gruber综合征（MKS）、肾单位肾痨（nephronophthisis，NPHP）、口腔面部综合征（OFD）、BBS、COACH综合征等。一般来说，很难明确断定这些基因型、临床表型的相关性，表1总结JS相关的基因变异及其表型。

表1-6-1　与JS相关的基因变异及其表型

	染色体	遗传方式	基因	等位基因病
1	1p36.32	AR	CEP104	-
2	2q13	AR	NPHP1	NPHP, SLS, BBS
3	2q33.1	AR	TMEM237	MKS
4	2q37.1	AR	ARMC9	-
5	2q37.1	AR	PDE6D	-
6	3q11.1-q11.2	AR	ARL13B	none
7	4p15.32	AR	CC2D2A	MKS, COACH
8	5p13.2	AR	CPLANE1（previously C5ORF42）	MKS, OFD
9	5q23.2	AR	CEP120	JATD, MKS, OFD
10	6q23.3	AR	AHI1	-
11	7q32.2	AR	CEP41	MKS
12	8q13.1-q13.2	AR	CSPP1	MKS, JATD
13	8q22.1	AR	TMEM67（previously MKS3）	MKS, BBS, COACH, NPHP
14	9q34.3	AR	INPP5E	MORM
15	10q24.1	AR	TCTN3	OFD, MKS
16	10q24.32	AR	SUFU	Medullo-blastoma, BCNS
17	10q24.32	AR	ARL3	RP
18	11q12.2	AR	TMEM138	MKS, OFD
19	11q12.2	AR	TMEM216	MKS, OFD
20	12q21.32	AR	CEP290	MKS, BBS, LCA, SLS
21	12q21.33	AR	POC1B	LCA, CRD
22	12q24.11	AR	TCTN1	-
23	12q24.31	AR	TCTN2	MKS, NPHP
24	13q21.3-q22.1	AR	PIBF1	JATD, RP
25	14q23.1	AR	KIAA0586	Hydrolethalus, JATD
26	15q26.1	AR	KIF7	Hydrolethalus, ACS
27	16p12.1	AR	KATNIP（previously KIAA0556）	-
28	16q12.1	AD, AR	ZNF423	NPHP
29	16q12.2	AR	RPGRIP1L	MKS, COACH
30	16q23.1	AR	TMEM231	MKS, OFD
31	17p13.1	AR	TMEM107	MKS, OFD VI
32	17p11.2	AR	B9D1	MKS
33	17q22	AR	MKS1	MKS, BBS
34	19q13.2	AR	B9D2	MKS
35	Xp22.2	XLR	OFD1	OFD I（AD）, PD
26	15q26.1	AR	KIF7	ACS

注：ACC，胼胝体发育不全；ACS，肢端胼胝体综合征；AD，常染色体显性；AR，常染色体隐性；BB，基底体；CP，腭裂；CRD，锥杆营养不良；ENC，脑膨出；HTN，高血压；JATD，窒息性胸廓发育不良；LCA，Leber先天性黑矇；MKS，Meckel综合征；MORM，智

力低下、肥胖、视网膜营养不良、小阴茎综合征；NPHP,肾痨；OFD,口腔面指综合征；PD,多指；PIT,垂体异常；PMG,视网膜色素变性；SLS,Senior-Løken综合征；TZ,过渡区；XLR,X连锁隐性。

引自：Parisi MA. The molecular genetics of Joubert syndrome and related ciliopathies: The challenges of genetic and phenotypic heterogeneity[J].Transl Sci Rare Dis,2019, 4(1-2):25-49.

五、临床表现

前文提到自1987年以来,文献中没有对肝纤维化-肾囊肿-智力障碍综合征的进一步描述,但该病与JS的症状有高度重叠,可能是JS的某种临床表型,下面对JS的临床表现进行描述。

(一)JS的特征性表现

JS有三个主要特征,即"臼齿征"(头核磁显示特殊小脑和脑干畸形)、肌张力减低和发育迟缓。除此之外,通常伴有发作性呼吸急促或呼吸暂停和/或非典型眼球运动。一般而言,呼吸异常随着年龄的增长而改善,躯干性共济失调随时间推移而进展,并且伴有粗大运动发育延迟。智力方面的表现是多样的,可出现严重的智力残疾或者正常智力水平。其他表现包括视网膜营养不良、肾脏疾病、眼球肿瘤、枕脑膨出、肝纤维化、多指、口腔错构瘤和内分泌异常。

JS的许多临床特征在婴儿期表现明显。眼球震颤、动眼神经失用和呼吸模式异常可在所有临床亚型中观察到。大多数JS患儿会发展为躯干性共济失调,伴肌张力低下及粗大运动发育延迟。

眼球震颤：许多患有JS的儿童在出生时表现出水平眼震,这种症状可以随着年龄的增长而改善。还可出现扭转和摆动性旋转眼球震颤。

动眼神经失用症：通常在儿童期被发现,尽管出生时眼球运动明显异常,但视力和功能性视力可能随着年龄的增长而改善。

呼吸模式异常：许多患有JS的儿童可表现出呼吸暂停、呼吸急促或两者兼而有之,有时交替出现,特别是在新生儿期。虽然一些婴儿死于呼吸暂停,但发作性呼吸暂停通常随着年龄的增长而改善,甚至可能完全消失。JS患儿患睡眠呼吸暂停的风险增加,包括中枢性呼吸暂停(特别是在婴儿期和儿童期)和阻塞性呼吸暂停(特别是在与舌肥大、肌张力减退和肥胖相关的儿童晚期/青春期)。

中枢神经系统表现如下。

(1)智力方面的表现是多样的,可出现严重的智力残疾,或者有正常智力水平的少数人上过大学的情况。智力残疾通常在中等范围内。一项针对110名JS患者的研究发现了小脑蚓部发育不全的严重程度与认知障碍之间具有相关性。

(2)言语失用症是一种常见的临床症状,可以表现为言语理解和言语表达能力下降。

(3)脑电图异常和/或癫痫发作可出现于一些个体中,确切的发病率尚不清楚。一项研究发现,JS伴脑电图异常患者的认知障碍更严重。

(4)在一些报道中发现患有JS的儿童可合并自闭症,然而,最近的研究表明,这些行为障碍并不代表典型的自闭症谱系障碍。行为障碍包括注意力不集中、多动和非典型行为,如易发脾气,上述症状多发生于儿童和青少年。

(二)JS的临床亚型

1.JS伴视网膜疾病

这种形式的JS与色素性视网膜病变有关,类似于典型的色素性视网膜炎(RP)。在一些新生儿中其最严重的表现可能与先天性失明相似,伴有视网膜电图减弱,属于Leber先天性黑矇症(LCA)谱系。视网膜变性可能随着年龄的增长而加重,但可能不像某些遗传形式的RP那样迅速进展。视网膜疾病患者很少出现眼球肿瘤。总体而言,24%~32%表现为视网膜营养不良,并且与*AHI1*、*ARL3*和*CEP290*基因密切相关。

2.JS伴肾病

JS中的肾脏疾病通常是两种形式之一：肾痨(NPHP)或囊性肾,尽管这两种疾病都可以是囊性肾病谱系的一部分。NPHP表现为慢性肾小管间质性肾病,可能在出生后的第一个或第二个十年出现,伴有尿液浓缩障碍和多饮,通常在十年内进展为终末期肾病(ESRD)。在JS中最典型的青少年NPHP中,ESRD发生在中位年龄13年。肾脏病理学表现为皮髓质囊肿、萎缩和间质纤维化;超声可能显示肾脏皮质和髓质连接处有小瘢痕形成。另一种形式的肾脏疾病表现为肾脏肿大,伴有多处囊肿,类似于常染色体隐性遗传性多囊肾病,伴有高血压风险。

3. JS伴有眼部疾病

肾脏疾病和视网膜病变的组合通常在同一个人身上出现,并且与许多导致JS的基因有关。RP和肾病的组合被称为Senior-Løken综合征。

4. JS伴有肝病(JS-H)

伴有肝病的JS在出生时很少出现症状,尽管它的特征是先天性肝纤维化,这是一种由纤毛功能失调引起的门胆系统发育障碍。相关的纤毛病(Meckel综合征)也表现为先天性肝纤维化伴导管板畸形。其特征为胚胎胆板结构持续存在、肝内胆管囊性扩张,以及门静脉束进行性纤维化。症状通常与门静脉高压有关,个体可表现为肝酶升高,或伴有晚期复发性胆管炎和/或胃食管静脉曲张出血伴血小板减少症。

5. JS具有口腔-面部特征(JS-OFD)

口腔特征包括唇裂和/或腭裂、舌中线沟、牙龈或舌头错构瘤以及口腔褶皱。其他面部特征包括下颌肥大、小颌畸形或下颌凹陷。JS中的多指(趾)通常是轴后多指。虽然大脚趾的轴前多指(趾)并不少见。总体而言,在13%~15%的JS患者中已经描述了多指畸形。这些特征是遗传性异质性纤毛病组的典型特征,称为口腔-面部(OFD)综合征。一种独特的中线多指型(称为中轴多指型)与Y形掌骨相关,称为OFD Ⅵ型的特定类型。

6. JS具有胼胝体病变特征(JS-AC)

除了JS小脑畸形外,还可以表现为胼胝体异常。一项MRI扫描结果发现,高达80%的JS患者有某种胼胝体发育不良。一些具有JS-AC特征的家族具有KIF7基因突变,这也会导致多指、脑积水、胼胝体发育不全综合征。

7. JS伴有年轻人窒息性胸营养不良症(JS-JATD)

短肋多指表型中所描述的骨骼异常包括胸肋狭窄、短肋骨、管状骨缩短和髋臼顶的"三叉戟"外观,伴或不伴多指。在JS和MTS受试者中也描述了类似的骨骼特征,最典型的是身材矮小、肋骨狭窄、长骨缩短、锥形指骨骨骺、短指(趾)和多指(趾)。

六、辅助检查

(一)影像学检查

1. 头部影像

MRI显示后颅窝畸形及相关的幕上畸形。特征性表现为小脑蚓部部分或完全缺如,脑干发育异常。小脑蚓部完全缺如者,两侧小脑半球于中线处并列,但并不融合;CT平扫及MRI平扫周围表现为两侧小脑半球间低密度影和长T1、T2信号影,称为中线裂。中脑和脑桥连接部增宽、变形,导致头侧至尾侧第四脑室增宽,中部呈三角形,而上部则呈蝙蝠翼状,称为蝙蝠翼征,峡部(中脑桥脑结合部)变薄、延长,导致脚间窝增深,小脑上脚延长并增厚,与脑干近乎垂直,增深的脚间窝、增厚延长的小脑上脚和发育不良的小脑蚓部在通过峡部的轴面像上形似臼齿,称为臼齿征。

2. 肾脏超声或CT或MRI

可见肾脏多发囊性病变。

3. 肝脏超声

可有肝脏增大、门静脉扩张、脾静脉扩张、胃冠状静脉扩张及门脉高压表现。

(二)基因检测 可发现表1-6-1中相关基因变异

七、诊断

JS的临床诊断基于临床特征和特征性MRI表现。迄今为止,已知有35个基因参与该病。分子基因检测方法可以包括基因靶向检测(多基因组合)和基因组检测(综合基因组测序)的组合。由于JS广泛的临床和遗传异质性,建议从多基因小组开始,如果分子诊断尚未建立,则进行外显子组测序。

八、鉴别诊断

1. 肢端胼胝体综合征（ACLS）

ACLS是一种常染色体隐性遗传疾病，其特征是大头畸形、智力障碍、胼胝体发育不全和后颅窝异常、眼部远端增多、手多轴多指和足前轴前多指。KIF7突变可导致ACLS、JS，值得注意的是，一些患者头MR检查也存在臼齿征（MTS），提示ACLS和JS可能代表重叠的纤毛病。

2. Bardet-Biedl综合征（BBS）

通常以常染色体隐性遗传方式遗传，其特点是锥杆视网膜营养不良、肥胖、轴后多指畸形、智力残疾、多样肾脏病变和性腺功能减退/生殖器异常。进行性肾脏和视网膜疾病可能是发病率和死亡率的来源；至少到目前为止，已发现19个基因参与该病发生。CEP290、MKS1和NPHP1中的致病变异已被证明可引起BBS和JS。

3. COACH综合征

伴有视神经盘缺损、认知障碍、共济失调、小脑蚓部发育不良和肝纤维化。基因*TMEM67*、*CC2D2A*和*RPGRIP1L*的突变与肝脏受累和视神经盘缺损有很强的相关性。

4. Leber先天性黑矇病（LCA）

LCA是一种严重的视网膜营养不良，通常在出生后的第一年变得明显。视觉功能通常较差，常伴有眼球震颤、瞳孔反应迟缓或几乎消失、畏光、高视力和圆锥角膜。虽然视网膜最初可能看起来正常，但色素性视网膜病变在儿童后期经常可发现色素性视网膜炎。视网膜电图的特征性表现为"不可检测"或严重不正常。至少17个基因致病变异，引起LCA，*CEP290*致病变异约占LCA的20%。

5. Mainzer-Saldino综合征

Mainzer-Saldino综合征是一种常染色体隐性遗传病，表现为视网膜营养不良、肾脏疾病（通常为肾痨）和指骨锥形骨骺。其他表现包括小脑发育不全、胸部狭窄、肝纤维化和多形发育性畸形，与两种疾病中描述的*JAT140*和*IFT140*中的致病变异特征显著重叠。

6. Meckel综合征

Meckel综合征是一种常染色体隐性遗传性疾病，其特征是囊性肾病、后颅窝异常（通常为枕脑膨出）和肝导管板畸形导致肝纤维化和胆管增殖的三联征。多指（趾）相对常见。小脑蚓部发育不全在一些个体中已有描述。Meckel综合征通常在产前或围产期致死。在Meckel综合征中已经发现了至少21个基因的致病变异。这些基因中至少18个（*CEP290*、*TMEM67*、*RPGRIP1L*、*CC2D2A*、*CEP41*、*MKS1*、*B9D1*、*B9D2*、*TMEM138*、*TMEM231*、*TCTN2*、*TCTN3*、*TMEM237*、*CPLANE1*、*CSPP1*、*CEP120*、*TMEM107*和*TMEM216*）中的致病变异也在JS患者中被鉴定出来，在许多情况下，对蛋白质功能产生更严重影响的致病变异（如转录终止或零变异）与致死性Meckel综合征表型相关，而较温和的致病变异（如错义变异）与JS相关。在一些家庭中，可以在患有Meckel综合征的胎儿和患有JS的儿童中发现相同的致病变异，这凸显出这些疾病可以代表一个谱系。

九、治疗策略

呼吸异常的婴儿和儿童可能需要呼吸兴奋药物、吸氧、机械辅助通气，或在极少数情况下进行气管切开术。其他干预措施可能包括针对言语功能障碍的言语治疗、教育辅助，包括针对视障者的特别计划。对于多指和有症状的上睑下垂和/或斜视，可能需要手术治疗。肾炎、终末期肾病、肝功能衰竭和/或纤维化采用标准方法治疗。对生长发育、视力和肝肾功能进行动态监测，定期进行神经心理和发育评估，同时需避免毒性药物，如肾功能损害患者的非甾体抗炎药。肝功能障碍患者避免肝毒性药物使用。

十、疗效及转归

预后与呼吸失调的程度和严重程度有关。特别是，长期呼吸暂停的复发性发作可能危及生命，需要辅助通气。在大多数情况下，这些呼吸系统异常在生命的最初几个月或几年内自发消退。喂养困难可能是患者的早期表现。之后，预后主要取决于肾脏和肝脏并发症，如果不及时诊断和管理，这些并发症是JS患者死亡的主要原因。

参考文献

[1]Parisi MA, Doherty D, Chance PF, et al. Joubert syndrome (and related disorders)[J]. Eur J Hum Genet,2017(15):511-521.

[2]Phelps LG, Dempsey JC, M.E. Grout CR, et al. Interpreting the clinical significance of combined variants in multiple recessive disease genes: Systematic investigation of Joubert syndrome yields little support for oligogenicity[J]. Genet Med,2018(20):223-233.

[3]Vilboux T, Doherty DA, Glass IA, et al.Molecular genetic findings and clinical correlations in 100 patients with Joubert syndrome and related disorders prospectively evaluated at a single center[J]. Genet Med,2017,19(8):875-882.

[4]Poretti A, Snow J, Summers AC, et al. Joubert syndrome: neuroimaging findings in 110 patients in correlation with cognitive function and genetic cause[J]. Med Genet,2017,54(8):521-529.

[5]Summers AC, Snow J, Wiggs E, et al. Neuropsychological phenotypes of 76 individuals with Joubert syndrome evaluated at a single center[J]. Am J Med Genet A,2017,173(7):1796-1812.

[6]Brooks BP, Zein WM, Thompson AH, et al. Joubert syndrome: Ophthalmological findings in correlation with genotype and hepatorenal disease in 99 patients prospectively evaluated at a single center[J]. Ophthalmology,2018,125(12):1937-1952.

[7]Doherty D, Parisi MA, Finn LS, et al. Mutations in 3 genes (MKS3, CC2D2A andRPGRIP1L) cause COACH syndrome (Joubert syndrome with congenital hepatic fibrosis)[J].J Med Genet,2010,47(1):8-21.

[8]Alkanderi S, Molinari E,Shaheen R, et al. ARL3 mutations cause joubert syndrome by disrupting ciliary protein composition[J].Am J Hum Genet, 2018,103(4):612-620.

[9]Wang SF, Kowal TJ, Ning K, et al.Review of Ocular Manifestations of Joubert Syndrome[J]. Genes (Basel),2018,9(12):605.

[10]Fleming LR, Doherty DA, Parisi MA, et al. Prospective evaluation of kidney disease in joubert syndrome[J].Clin J Am Soc Nephrol,2017,12(12):1962-1973.

[11]Slaats GG, Isabella CR, Kroes HY, et al. MKS1 regulates ciliary INPP5E levels in Joubert syndrome[J]. J Med Genet,2016,53(1):62-72.

[12]Roosing S, Romani M, Isrie M, et al. Mutations in CEP120 cause Joubert syndrome as well as complex ciliopathy phenotypes[J]. J Med Genet,2016, 53(9):608-615.

[13]Ramsbottom SA, Molinari E, Srivastava S, et al. Targeted exon skipping of a CEP290 mutation rescues Joubert syndrome phenotypes in vitro and in a murine model[J]. Proc Natl Acad SciUSA,2018,115(49):12489-12494.

周秋梅（撰写） 王文红（审校）

第七章　伴有肾缺陷的Joubert综合征
Chapter 7　Joubert Syndrome with Renal Defect, JS-R

关键词：Joubert综合征；多囊性肾病；共济失调；发育迟缓
Keywords：Joubert syndrome；polycystic kidney disease；ataxia；developmental retardation

一、概述

Joubert综合征（Joubert syndrome, JS），亦称为Joubert-Boltshauser综合征。JS是在1969年由Joubert等首次报道的一组以神经系统发育障碍为主的罕见先天性异常综合征。该病多在新生儿期或婴儿期发病。其特征是因小脑蚓部发育不良/不发育而在脑MRI上表现为"磨牙征/臼齿征"（molar tooth sign, MTS）。除肌张力低下、共济失调、认知障碍、异常眼球运动、呼吸控制障碍等中枢神经系统受累表现外，同时还可累及眼、肾、肝等脏器，并可能存在多指等畸形。由于存在这些复杂的表型，曾一度使用"Joubert综合征相关疾病（Joubert syndrome and related disorders, JSRD）"这一名称，后在2013年，Romani等建议放弃术语"JSRD"，统一使用"JS"代表所有MTS相关疾病。根据各脏器受累情况，可将JS分为8型，其中第3型（JS伴肾脏病变）及第4型（JS伴眼肾病变）均存在肾缺陷。伴有肾缺陷的JS（Joubert syndrome with renal defect, JS-R）除JS的典型临床特征外，还存在类似于肾单位肾痨（NPHP）或常染色体隐性遗传多囊肾病（ARPKD）等肾缺陷。

二、定义

JS-R是一种以神经系统发育障碍及囊性肾病为主要特征的罕见隐性遗传性纤毛病。其特征是小脑蚓部发育不良/不发育及类似于NPHP或ARPKD等肾缺陷表现。

三、流行病学

JS的患病率在1/100,000至1/80,000之间。但由于本病表型多样性，其患病率可能被低估；男性多见，男女比例约为2∶1。据文献报道,JS-R患者占JS的25%~30%。

四、病因及发病机制

自2004年发现JS的第一个相关突变基因*NPHP1*以来,至今共发现40余个相关突变基因。除了*OFD1*基因的致病变异引起的X连锁隐性形式和最近报道的由于*SUFU*基因截断或剪接位点变异引起的常染色体显性遗传形式,其余均以常染色体隐性遗传方式遗传。迄今为止,仅有少数基因的基因-表型相关性被描绘出来,其中*CEP290*、*RPGRIP1L*、*NPHP1*、*TMEM237*和*AHI1*等被报道与伴有肾缺陷的JS相关。JS虽然是具有40多个致病基因的极端遗传异质性疾病,但所有这些基因均负责编码初级纤毛及其附属器蛋白,故JS本质上是一种纤毛病。纤毛是一种对胚胎发育、成人稳态以及感觉和/或信号传导过程很重要亚细胞器。在视网膜光感受器、神经系统、肾小管和胆管等细胞的生长和功能方面发挥关键性作用。纤毛底部和纤毛膜、质膜连接处的结构称为过渡区。这个"过渡区"与过渡纤维和Y纤维一起构成"纤毛门",位于基底体和纤毛轴丝之间,可控制蛋白质和脂质进出纤毛。主要有2或3种主要蛋白质复合物形成了过渡区:MKS复合物(包括构造蛋白、B9结构域蛋白、卷曲螺旋蛋白,如CC2D2A和CEP290、AHI1和5-7跨膜或TMEM蛋白)以及NPHP复合物(包括NPHP蛋白、RPGRIP1L和其他蛋白)。链接这两个结构域的是CEP290和NPHP5。MKS复合物中几乎所有的蛋白质都由JS和MKS相关的基因编码,而NPHP复合物主要与引起肾单位肾痨的基因相关。这些蛋白质的发育功能刚刚被发现,包括在声波刺猬(SHH)信号、平面细胞极性、cAMP信号、mTOR通路活性和DNA损伤应答(DDR)信号途径中的作用。尽管我们对纤毛生物学的理解不断发展,但构成纤毛病特定表现的确切病理过程尚不清楚。

五、临床表现

(一)JS相关的临床表现

1. 神经系统

JS临床表现多样,其中最主要的是神经系统症状。

1)新生儿期 可表现出肌张力低下(随年龄增大而消失,常被共济失调取代)、眼球运动异常(眼球震颤、斜视、眼球运动失用症,往往会随着时间的推移而改善)、阵发性呼吸异常(呼吸暂停/过度呼吸,通常在出生后几个月内消退),不久之后,可观察到发育里程碑延迟;

2)儿童期 可表现出小脑共济失调(不稳定的步态以及跑步或爬楼梯困难等)、不同程度的智力障碍等。少数可能存在癫痫发作(>10%的JS个体)。

2. 其他系统

包括:视网膜(色素性视网膜变性,24%~32%合并视网膜营养不良,视觉缺失,罕见眼部缺损)、肝脏(肝酶升高、先天性肝纤维化,肝内胆管囊性扩张、门脉进行性纤维化等)、口-面-指畸形(唇腭裂、舌正中凹槽、牙龈/舌错构瘤、下牙槽隆起,小下颌、下颌回缩,多指/趾等,13%~15% JS合并多指)、骨骼(窄/短肋骨,短管状骨,"三叉戟"状髋臼顶等)、脑部畸形(枕部脑膜脑膨出、胼胝体异常、脑积水)、情绪障碍(发脾气、抑郁、焦虑、自我伤害等)、内分泌系统(少数可能存在生长激素缺乏或全垂体功能减退症)和先天性心脏病等。

(二)肾脏

肾脏受累表现隐匿,其主要临床表现为慢性肾脏病(CKD)及其相关并发症,如乏力、生长发育障碍、肾性贫血和肾性骨病等。Fleming等的前瞻性研究显示,伴有肾缺陷的JS患者有四种类型:①NPHP(31%);②ARPKD/NPHP的重叠表型(35%);③单侧多囊性肾发育不良(10%);④不确定型囊性肾病(24%)。进展为终末期肾病(ESRD)的中位年龄为11.3岁。

1. NPHP

NPHP是JS中最典型的一种,多数为青少年型NPHP,其可能在几年内保持无症状,在生命的第一个十年晚期或第二个十年早期,通常表现为慢性肾小管间质性肾病,伴有细微且通常未被识别的体征,例如多尿、烦渴、贫血和生长障碍,在第二个十年结束时进展为ESRD,需要透析或肾移植。极少数情况表现为婴儿型NPHP,在生命的最初几年发病。

2. 类似于ARPKD

即JS肾脏受累的另一种常见形式,其突出症状表现为早发且严重的高血压,以及肾脏显著增大,其高血压的症状常出现在 eGFR 下降之前。

六、辅助检查

(一)功能及结构检查

包括脑 MRI、腹部 B 超、发育评估、动态脑电图、心电图、心脏超声、胸片等。

1. 脑 MRI

①白齿征/磨牙征：是本病确诊的影像学依据，是指两侧小脑上脚增厚延长且近于水平走行，增宽的中脑与平行走行的小脑上脚连接，形态犹如"磨牙"的侧面观(见图 1-7-1)；②中线裂征：小脑蚓部不发育或者发育不全而使两侧小脑半球在中线部位相邻但不相连(见图 1-7-1)，脑脊液进入其中而形成线样低密度影。③三角形、蝙蝠翼状第四脑室：中脑和脑桥连接部增宽变形，导致头侧至尾侧第四脑室增宽、变形，呈"蝙蝠翼"或/和"三角"形改变。

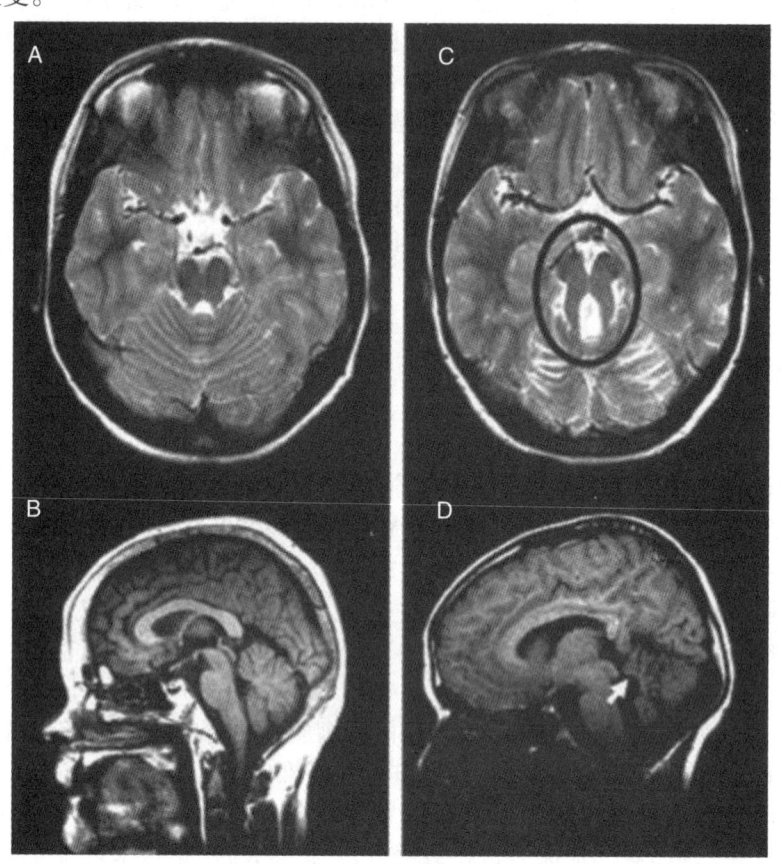

图 1-7-1 Joubert 综合征的磨牙征。正常个体小脑和脑干轴位(A)和矢状位(B)T2WI 显示完整的小脑蚓部。JS 小脑和脑干轴位(C)和矢状位(D)T2WI 图像，磨牙征用黑色圈出，伴有第四脑室增宽，蚓部发育不全(白色箭头)。

引自：Parisi MA.The molecular genetics of Joubert syndrome and related ciliopathies: The challenges of genetic and phenotypic heterogeneity[J].Transl Sci Rare Dis,2019,4(1-2):25-49.

2. 超声

因肾脏及肝脏损害可能为进行性出现，故需定期监测腹部超声变化。其中肾脏超声是 JS 中肾脏受累的重要的早期诊断工具。最常见的异常是累及皮质和髓质的回声性增加，导致皮质髓质分化丧失，伴或不伴散在囊肿。青少年型 NPHP 型 JS 可能显示小的、瘢痕累累的肾脏，皮质髓质交界处的回声增强；ARPKD/NPHP 型 JS 显示肾脏体积明显增大，回声增强，多发囊肿。另外，值得一提的是，产前超声检查不能很好地预测 Joubert 综合征的肾脏疾病，只有 28% 的伴有肾缺陷的 JS 胎儿可产前诊断。

3. 其他

发育评估：了解认知及智力发育情况；动态脑电图：部分伴有癫痫的患者可存在痫样放电；心电图、心脏超声：可提示先天性心脏病或高血压继发性心脏损害；胸片：可见骨骼畸形。多导睡眠图：用于区分阻塞性呼吸暂停(如低渗气道或扁桃体增大)与中枢介导的脑干性呼吸暂停。

(二)尿液检查

包括尿常规、尿渗透压、尿电解质、肾脏损伤标志物、24小时尿蛋白定量及尿蛋白电泳等。青少年NPHP型JS或肾功能不全患者可存在低比重尿,尿渗透压减低,在eGFR正常的患者如尿比重异常或接近正常范围的较低,可进行激发试验以评估尿浓缩能力(限水,或者更好的是,通过用去氨加压素刺激后评估尿比重);可出现镜下或肉眼血尿、不同程度的蛋白尿,尿蛋白电泳示 $β_2$-MG等小分子肾小管性蛋白尿为主。

(三)血液检查

包括血生化、血气分析、电解质、血常规、免疫球蛋白、补体、抗核抗体谱、抗中性粒细胞胞浆抗体谱、抗GBM抗体、抗心磷脂抗体、25羟维生素D、甲状旁腺激素、染色体核型分析等。肾功能不全患者可出现不同程度肌酐、尿素、尿酸、胱抑素C升高,肾小球滤过率下降,代谢性酸中毒及电解质紊乱(如高钾、高磷、高镁、低钠、低钙、低氯血症)、贫血。免疫球蛋白、补体、自身抗体、抗中性粒细胞胞浆抗体谱、抗GBM抗体、抗心磷脂抗体、染色体核型分析均正常。

(四)眼科检查

包括评估视力、眼球运动、眼底裂隙灯、视觉诱发电位等检查。部分存在肾缺陷的JS常同时存在眼部病变,据报道AHI1和CEP290变异与视网膜变性相关,眼部病变主要为眼运动性失用、斜视、眼球震颤,部分表现为上睑下垂、视网膜变性、脉络膜视网膜缺损和视神经萎缩。

(五)肾活检病理检查

NPHP型JS肾脏病理主要为肾小管、间质受累,表现为三联征:肾小管囊性变和萎缩、肾小管基底膜完整性破坏(表现为不规则增厚或变薄)、肾脏间质炎性细胞浸润和纤维化,肾小球病变轻微,早期仅表现为球周纤维化。类似于ARPKD型JS肾脏病理可表现为双侧肾脏增大,伴肾脏被膜增厚,皮髓质结构消失,肾脏中出现大量囊性结构。

(六)基因检测

JS存在显著的遗传异质性,甚至同一家系可能存在不同表型,故建议行全外显子组测序。据文献报道,CEP290、RPGRIP1L是与伴有肾缺陷的JS明确相关的基因(在大型研究中检测到的具有统计学意义的关联);AHI1、CC2D2A、INPP5E、NPHP1、OFD1、TMEM216、TMEM138和TMEM231是大概率与其相关的基因(在三篇或更多的论文或至少10个不同的家族中报道的关联)。ARL3、CEP41、CEP164、CSPP1、KIAA0753、MKS1、PDE6D、PIBF1、POC1B、IFT172、TCTN3、TMEM218、TMEM237、TOGARAM1、ZNF423等为可能与其相关的基因(在不到三项研究中报道的关联)。其中,CEP290突变与JS发生ESRD有显著相关性。

七、诊断

JS的诊断标准:①脑MRI上表现为MTS;②婴儿期肌张力低下伴晚期共济失调;③发育迟缓/智力障碍;④异常呼吸/异常眼球运动(非必要条件,但有提示意义)。

在满足JS诊断基础上根据eGFR和/或肾脏超声检查的异常发现(包括回声性增加、肾脏大小增加或减少和/或囊性改变等)来定义合并肾脏疾病。肾脏病理多表现为肾小管间质受累。

八、鉴别诊断

(一)小脑发育异常的鉴别

1.Dandy-walker综合征

该病属少见后脑发育异常疾病,以蚓部发育异常为突出表现。患者除可见小脑蚓部缺如外,还可见后颅窝扩大、后颅窝巨大囊肿,脑干峡部宽度正常,无MTS改变。

2.进行性脑病伴水肿、高度失律脑电图和视神经萎缩综合征

本病患者有小脑蚓部、脑干发育不良,髓鞘形成异常,视神经萎缩。临床多表现为皮下非凹陷性水肿,伴有进行性小脑萎缩、严重癫痫等。本病仅从影像上很难与Joubert综合征相鉴别,须依靠临床症状进行鉴别。

3.菱脑联合畸形

该病是一种罕见的以小脑蚓部发育不全、双侧小脑半球融合及齿状核联合或融合为特征的先天性异

常,其特征为双侧小脑半球融合,因而没有"中线裂"。

4.唐氏综合征

特征的临床表现(眼距增宽,鼻梁低平,眼裂小,并常伴有张口伸舌)、明显的智力低下和生长发育迟缓,21号染色体核型检查可确诊。

5.Meckel综合征(MKS)

也称为Meckel-Gruber综合征:是一种常染色体隐性遗传性疾病,其特征在于囊性肾发育不良、后窝脑畸形(通常是枕脑膨出)和肝导管板畸形导致先天性肝纤维化和胆管增殖的三联征。这种情况在产前或围产期通常是致命的。MKS与JS有近20个基因变异相同,甚至在同一家族中,相同的致病变异可同时引起MKS和JS。但MKS表型更重且并不具备MTS的表现是其鉴别要点。

6.Bardet-Biedl综合征(BBS)

通常是常染色体隐性遗传,其特征是视网膜营养不良、肥胖、多指、智力障碍、肾脏疾病和性腺功能减退/生殖器异常。JS多不伴有肥胖及生殖器异常,而BBS不伴有MTS、肌张力低下、共济失调、异常呼吸及异常眼球运动。

(二)囊性肾病的鉴别

1.常染色体隐性多囊肾病

轻度小脑受累的JS患者可能被误诊为ARPKD。如存在多指、发育迟缓和/或眼部运动失用,应进行脑部MRI助诊JS。

2.肾单位肾痨

尤其是青少年型NPHP,临床表现以及基因均有重叠,故是否合并神经系统受累的症状,以及典型的脑MRI表现为主要的鉴别要点。

九、治疗策略

JS治疗方面,因目前对许多纤毛蛋白的功能和作用机制缺乏了解,针对特定纤毛表型的精准治疗尚不能实现。但基因治疗未来可期。目前的治疗限于针对JS各系统损害的对症治疗,以延缓疾病进展,改善JS患者的生活质量。

(一)JS基础治疗

1.呼吸支持

在新生儿期,发作性呼吸过度或呼吸暂停症状明显者往往需要呼吸支持,包括气管插管、机械通气。随年龄增长(常在出生后几个月),异常呼吸逐渐消失。但因JS脑干结构异常,JS患者被认为是麻醉高风险人群,呼吸暂停是其常见的并发症,必要时需气管插管,因此,JS患者应避免应用中枢呼吸抑制性镇静剂,对简单、不复杂的操作如MRI检查等应避免不必要的有意识镇静。

2.康复治疗

建议JS患者定期监测发育水平,给予相应的康复治疗(物理治疗、作业治疗、言语治疗)和教育干预。另外,针灸治疗可能对本病有一定疗效。

(二)JS的肾脏疾病的治疗

1.对症治疗

针对CKD各系统并发症对症治疗,建议参照慢性肾脏病的临床实践指南。需要注意的是,许多JS患者有严重的神经系统缺陷,可能没有感觉到或无法表达口渴,这使他们面临脱水和CKD快速进展的潜在风险。对eGFR正常但存在浓缩功能障碍的患儿可使用血管加压素受体-2拮抗剂(如托伐普坦)改善尿液浓缩能力。

2.控制血压

需高度重视,尤其是在类似于ARPKD表型中。建议参照《儿童青少年高血压管理临床实践指南》。

3.肾脏替代治疗(RRT)

大多数患者在儿童期或成年早期需要RRT。对于JS合并ESRD患者,任何类型的RRT方式(腹膜透析、血液透析、肾移植)都可以成为治疗选择。由于肾脏损害在移植后不会复发,故肾移植是合并肾缺陷JS患者的可行治疗选择。然而,在考虑肾移植的适应证时,我们需要仔细评估全身并发症,例如心脏疾患或肝功能衰竭等。

十、疗效及转归

预后与呼吸失调的严重程度有关。特别是,长期呼吸暂停的发作可能危及生命,需要辅助通气。在大多数情况下,这些呼吸系统异常在生命的最初几个月或几年内可自行消退。随着年龄增长,预后主要取决于肾脏并发症,如果不及时诊断和管理,这些并发症是JS患者死亡的主要原因。伴肾缺陷的JS经常在儿童和青少年期呈现CKD,且往往会很快进展至ESRD。故所有JS患者应在诊断时和之后每年进行一次血压测量、腹部超声检查、肝肾功能检查和全血细胞计数检查。

参考文献

[1]Gana S, Serpieri V, Valente EM.Genotype-phenotype correlates in Joubert syndrome: A review[J].Am J Med Genet C Semin Med Genet, 2022, 190:72-88.

[2]Tian Chong, Chen Jiaxiang, Ming Xing, et al.A 10-year-old girl with Joubert syndrome and chronic kidney disease and its related complications[J].Quant Imaging Med Surg, 2021, 11(9):4223-4226.

[3]Nuovo Sara, Fuiano Laura, Micalizzi Alessia, et al. Impaired urinary concentration ability is a sensitive predictor of renal disease progression in Joubert syndrome[J].Nephrol Dial Transplant, 2020, 35(7):1195-1202.

[4]黄琴蓉,罗敏娜,陈玉霞,等.一家系Joubert综合征17型2例基因-表型分析[J].临床儿科杂志,2020,38(8):566-570.

[5]Serpieri V, D'Abrusco F, Dempsey JC, et al.SUFU haploinsufficiency causes a recognisable neurodevelopmental phenotype at the mild end of the Joubert syndrome spectrum[J]. J Med Genet, 2021, 21:jmedgenet-2021-108114.

[6]Reiter JF, Leroux MR.Genes and molecular pathways underpinning ciliopathies[J].Nat Rev Mol Cell Biol, 2017, 18(9):533-547.

[7]Parisi MA.The molecular genetics of Joubert syndrome and related ciliopathies: The challenges of genetic and phenotypic heterogeneity[J].Transl Sci Rare Dis, 2019, 4(1-2):25-49.

[8]Srivastava S, Molinari E, Raman S, et al. Many Genes-One Disease? Genetics of Nephronophthisis (NPHP) and NPHP-Associated Disorders[J]. Front Pediatr, 2017, 5:287.

[9]吴越,赵莉.新生儿Joubert综合征临床特征(附3例报告)[J].临床神经病学杂志,2019,32(4):302-304.

[10]Wang SF, Kowal TJ, Ning K, et al. Review of Ocular Manifestations of Joubert Syndrome[J]. Genes (Basel), 2018, 9(12):605.

[11]Takagi Y, Miura K, Yabuuchi T, et al. Any modality of renal replacement therapy can be a treatment option for Joubert syndrome[J].Sci Rep, 2021, 11(1):462.

[12]Bachmann-Gagescu R, Dempsey JC, Bulgheroni S, et al. Healthcare recommendations for Joubert syndrome[J] .Am J Med Genet A, 2020, 182(1): 229-249.

[13]Takagi Y, Miura K, Yabuuchi T, et al. Any modality of renal replacement therapy can be a treatment option for Joubert syndrome[J].Sci Rep, 2021, 11(1):462.

宫雪(撰写) 王文红(审校)

第八章 巨核细胞性间质性肾炎
Chapter 8 Karyomegalic Interstitial Nephritis, KIN

关键词:巨核细胞;间质性肾炎;肝功能异常;反复呼吸道感染

Keywords:Karyomegalic; interstitial nephritis; abnormal liver function; recurrent respiratory tract infection

一、概述

巨核细胞性间质性肾炎(karyomegalic interstitial nephritis, KIN),又称系统性核肥大(systemic karyomegaly),是一种由*FAN1*基因突变引起的肾小管间质疾病,为常染色体隐性遗传性疾病,1974年由Burry首次描述,1979年由Mihatsch等人首次命名。KIN以慢性肾小管间质性肾炎为特征,可表现为轻度蛋白尿、糖尿和偶见的尿沉渣镜检异常(主要是血尿),可伴有轻度肾外表现,如复发性上呼吸道感染和肝功能检查异常。肾活检显示严重的慢性间质纤维化,以及近端和远端肾小管上皮细胞中异常增大的细胞核。*FAN1*基因参与DNA损伤反应途径,特别是在肾脏中,揭示了缺陷DNA修复与慢性肾脏疾病进展之间的潜在联系。

二、定义

巨核细胞间质性肾炎（KIN）是一种以慢性肾小管间质性肾炎，伴有肾小管上皮细胞核增大，导致肾功能进行性下降为特征的罕见的遗传性肾脏疾病。

三、流行病学

KIN患病率小于1/1,000,000。文献中报告了大约50例KIN病例。该病发病无性别及种族倾向，以青年患者多见，也有报告儿童起病。

四、病因及发病机制

KIN由*FAN1*基因突变引起，在KIN家系的文献报道中已发现*FAN1*基因外显子12的至少10个突变位点。该基因编码范科尼贫血相关核酸酶1（fanconi anemia-associated nuclease，FAN1），该核酸酶是范科尼贫血途径的效应因子，范科尼贫血途径是一种DNA损伤反应信号传导途径，致力于修复DNA链间交联损伤。范科尼贫血互补组（fanconi anemia group，FANC）M（FANCM）和相关蛋白对DNA链间交联损伤进行识别，导致范科尼贫血核心复合物的募集和FANCD2和FANC1的单泛素化。然后单泛素化的FANCD2在DNA损伤部位招募FAN1并精确剪切和修复DNA。若DNA链间交联不能正确修复，导致细胞增殖受阻，最终导致巨核细胞性间质性肾炎。

范科尼贫血患者通常表现出发育异常、骨髓衰竭和癌症易感性，与其他范科尼基因不同，*FAN1*突变与范科尼贫血表型无关，可能是因为该基因主要在肾脏、肝脏和神经元组织中表达。研究者对48种不同的人体组织来源进行了定量PCR检测，结果显示其中25个来源的表达水平存在显著差异，FAN1在肾脏、肝脏、神经元组织和女性生殖器官中的表达超过FANCD2，而FANCD2在6种不同的淋巴或骨髓来源以及皮肤和睾丸组织中的表达超过FAN1。这可以解释为什么*FAN1*突变和*FANCD2*突变的表型显著不同。蛋白质印迹术表明FAN1的表达在肾脏中尤其高，这表明肾脏可能依赖FAN1的正常功能。

Airik等研究表明，*FAN1*缺陷小鼠注射顺铂后第7天，表现出100%的死亡率，一些小鼠在第2天已经死亡，存活到第7天的小鼠出现严重脱水和恶病质，体重减轻了30%；而野生型小鼠注射顺铂后显示体重减轻了10%，没有出现死亡的情况；研究分别在注射顺铂后第3天和第7天对小鼠进行了肾脏病理检查，*FAN1*缺陷小鼠和野生型小鼠均在注射顺铂后第3天表现出急性肾损伤的病理特点，在注射顺铂后第7天，野生型小鼠显示出修复的迹象，只有少数异常，而在*FAN1*缺陷小鼠中没有观察到修复迹象。这表明*FAN1*缺陷小鼠更容易受到顺铂毒性的影响，并且与野生型小鼠相比，它们无法从顺铂诱导的急性肾损伤中恢复。注射顺铂5周后的肾脏病理学检查显示，*FAN1*缺陷小鼠表现出KIN的病理特征，而野生型小鼠则表现出正常肾脏组织的病理特征。这表明在*FAN1*基因突变的个体中，环境因素可能参与KIN的发生，包括真菌毒素、病毒感染、药物、重金属、放射线等。文献报道*FAN1*基因突变还可能与小头畸形、结直肠癌发生有关。

五、临床表现

文献中报告的约50例KIN病例通常表现为一种缓慢进展的慢性肾脏疾病，约一半的患者有肾脏病的家族史，最终在成年早期进展为终末期肾病。通常患者出现轻度蛋白尿（<1g/d），超过75%的患者伴有糖尿，而不到1%的患者出现尿沉渣异常，主要表现为血尿；约50%的患者有复发性呼吸道感染和肝功能检查异常的病史。

六、辅助检查

（一）血液检查

肝肾功能异常，包括肾小球滤过率下降及谷丙转氨酶、谷草转氨酶、γ-谷氨酰转肽酶、碱性磷酸酶升高。免疫学检测和人类免疫缺陷，以及乙型肝炎和丙型肝炎病毒检测均为阴性。血液病原学检测阴性。补体水平和血清蛋白电泳均正常。血常规可有贫血。免疫学检测呈阴性，包括抗核抗体、抗中性粒细胞质抗体、抗平滑肌抗体、抗银/肾微粒体抗体和抗线粒体抗体。

（二）尿液检查

尿常规、24小时尿蛋白定量、尿蛋白电泳、肾脏损伤尿液指标、尿电解质等。可表现为非选择性蛋白尿、糖尿、显微镜下血尿和无菌性白细胞尿。有些病例尿液细胞学检查可见巨核细胞。

（三）功能及结构检查

胸部CT扫描可显示支气管扩张、肺纤维化。肾脏超声可提示肾萎缩，实质回声增强。

（四）病理检查

肾脏病理检查显示光镜下可见肾小管上皮细胞核明显增大，可达正常细胞核的2~5倍，直径10~30μm，细胞核深染，外形轮廓不规则，呈灶性分布，可累及整个肾小管包括近端肾小管及远端肾小管，非特异性改变有严重的慢性间质纤维化、肾小球硬化和血管病变。在免疫荧光中未检测到免疫沉积物，包括IgG、IgA、IgM、C3、C4、C1q、κ及λ轻链。Ki-67染色在肾小管上皮细胞中的表达减少。电镜下可见异常增大的核未见有丝分裂及包涵体结构。

Mihatsch等人报道了一名KIN患者的尸检，该尸体解剖揭示了肾脏和许多其他器官的上皮和间充质细胞中的多态性增大核，即肠道平滑肌细胞、肺泡上皮细胞、脑星形胶质细胞、胆管上皮和Kupffer细胞。

七、诊断

目前尚无明确的诊断标准，当临床出现肾脏损害（包括非选择蛋白尿、糖尿、血尿、肾功能减退等）伴有反复呼吸道感染及肝功能异常时应警惕此病，需行肾穿刺病理检查及基因检测，若肾活检符合KIN肾脏病理改变，并存在*FAN1*基因突变，则可考虑诊断为KIN。

八、鉴别诊断

多种因素均可引起巨核细胞性间质性肾炎，临床需考虑以下鉴别诊断。

1. 重金属中毒性肾损害

包括铅、汞、铋。

2. 真菌毒素肾损害，尤其是赭曲毒素A

赭曲霉毒素A是曲霉菌属和青霉菌属产生的真菌毒素，人类通过摄入被污染的食物而接触此毒素，然而导致血液和尿液中赭曲霉毒素A浓度升高的危险因素尚不清楚，可能与赭曲霉毒素A代谢基因缺陷相关。

3. 药物肾损害

包括免疫抑制剂、抗病毒药物、抗肿瘤药物等，如异环磷酰胺、阿德福韦酯、锂制剂、铂类药物。

4. 病毒感染相关肾损害

比如巨细胞病毒、疱疹病毒、多瘤病毒、腺病毒、人类免疫缺陷病毒、EB病毒等。

九、治疗策略

目前尚无有效的治疗方法。糖皮质激素治疗并不能改善预后。Lucisano等报道了1例KIN患者应用血管紧张素转换酶抑制剂联合小剂量抗醛固酮药物治疗，经过12个月的随访，肾功能稳定，使用抗醛固酮药物治疗的目的是减缓肾纤维化的进展。明确KIN诊断，可以避免使用不恰当的和有潜在毒副作用的药物的经验性尝试，目前没有亲属移植后复发的报道。

十、疗效及转归

终末期肾功能衰竭出现在50岁之前，在文献中平均年龄为36.42岁。事实上，大多数患者从30岁开始发展为进行性肾功能衰竭，向终末期肾功能衰竭的演变通常为37.22岁。Godin等人描述了一名42岁的男性，在移植后10年具有稳定的肾功能。Bhandari等人报道了1例患者移植后并发溶血性尿毒症综合征，随后死于军团菌肺炎引起的并发症；另1例患者在肾移植后1年因支气管肺炎并发症而死亡。Ravindran等报道了1例KIN患者接受肾移植术，供体为其妹妹，随访24.7个月后肾功能稳定。Murray等报道了2个兄妹，均为*FAN1*复合杂合突变的KIN患者，在50岁前均发展为终末期肾病，接受肾移植术后，1个在术后18个月患肺小细胞癌，另1个在术后6年患前列腺癌及皮肤癌。推测*FAN1*突变的KIN患者移植后感染及癌症风险显著增加，预后差。

参考文献

[1] Rejeb I, Jerbi M, Jilani H, et al. New familial cases of karyomegalic interstitial nephritis with mutations in the FAN1 gene[J]. BMC Med Genomics, 2021,14(1):160.

[2] Zhou W, Otto EA, Cluckey A, et al. FAN1 mutations cause karyomegalic interstitial nephritis, linking chronic kidney failure to defective DNA damage repair[J].Nat Genet,2012,44(8):910-915.

[3] 姜玲,焦晨峰.巨核细胞性间质性肾炎研究进展[J].东南国防医药,2022,24(1):73-76.

[4] Isnard P, Rabant M, Labaye J, et al. Karyomegalic Interstitial Nephritis: A Case Report and Review of the Literature[J]. Medicine (Baltimore), 2016, 95(20): e3349.

[5] Airik R, Schueler M, Airik M, et al. A FANCD2/FANCI-Associated Nuclease 1-Knockout Model Develops Karyomegalic Interstitial Nephritis [J].J Am Soc Nephrol,2016,27(12):3552-3559.

[6] Seguí N, Mina LB, Lázaro C, et al. Germline Mutations in FAN1 Cause Hereditary Colorectal Cancer by Impairing DNA Repair[J].Gastroenterology,2015,149(3):563-566.

[7] Monga G, Banfi G, Salvadore M, et al. Karyomegalic interstitial nephritis: report of 3 new cases and review of the literature[J]. Clin Nephrol, 2006, 65(5): 349-355.

[8] Ravindran A, Cortese C, Larsen CP, et al. Karyomegalic interstitial nephritis in a renal allograft[J].Am J Transplant,2019,19(1):285-290.

[9] Mihatsch MJ, Gudat F, Zollinger HU, et al. Systemic karyomegaly associated with chronic interstitial nephritis: A new disease entity? [J].Clin Nephrol, 1979,12(2):54-62.

[10] Baba F, Nanovic L, Jaffery JB,et al. Karyomegalic tubulointerstitial nephritis – a case report[J].Pathol Res Pract,2006,202(7):555-559.

[11] McCulloch T, Prayle A, Lunn A,et al. Karyomegalic-like nephropathy, Ewing's sarcoma and ifosfamide therapy[J]. Pediatr Nephrol,2011,26 (7):1163-1166.

[12] Matsuura T, Wakino S, Yoshifuji A, et al. Improvement in karyomegalic interstitial nephritis three years after ifosfamide and cisplatin therapy by corticosteroid[J].CEN Case Rep,2014,3(2):226-231.

[13] Murray SL, Connaughton DM, Fennelly NK, et al. Karyomegalic Interstitial Nephritis: Cancer Risk Following Transplantation[J]. Nephron, 2020,144(1):49-54.

韩婷婷（撰写）　　王文红（审校）

第九章　新生儿糖尿病-先天性甲状腺功能减退-先天性青光眼-肝纤维化-多囊肾综合征

Chapter 9　Neonatal Diabetes-Congenital Hypothyroidism-Congenital Glaucoma-Hepatic Fibrosis-Polycystic Kidneys Syndrome, NDCGH-FPKS

关键词：新生儿糖尿病；先天性甲状腺功能减退；先天性青光眼；肝纤维化 多囊肾

Keywords：Neonatal diabetes; congenital hypothyroidism; congenital glaucoma; hepatic fibrosis, polycystic kidneys

一、概述

新生儿糖尿病-先天性甲状腺功能减退-先天性青光眼-肝纤维化-多囊肾综合征（Neonatal Diabetes-Congenital Hypothyroidism – Congenital Glaucoma-Hepatic Fibrosis-Polycystic Kidneys Syndrome, NDCGH-FPKS）是一种罕见的疾病，由基因突变引起。这些患者临床表现多样，均有新生儿糖尿病及先天性甲状腺功能减退，其他表现如小于胎龄（SGA）婴儿、先天性青光眼、多囊肾病、胆汁淤积性肝纤维化、胰腺外分泌功能不全、发育迟缓、面部畸形、感音神经性耳聋、骨量减少和骨骼异常。该病发病机制可概括为 *GLIS3* 基因在肾脏、胰腺、骨骼肌等器官发生突变，引起一系列病理性改变，目前尚无有效治疗，多以对症治疗为主。

二、定义

新生儿糖尿病-先天性甲状腺功能减退-先天性青光眼-肝纤维化-多囊肾综合征是一组罕见的以早发性糖尿病及先天性甲状腺功能减退为主要表现，可伴有先天性青光眼、多囊肾病、肝纤维化等一系列表现的临床综合征，由 *GLIS3* 基因的纯合或复合杂合突变引起。

三、流行病学

NDCGH-FPKS属于罕见疾病，迄今只有20余例患者被报道。

四、病因及发病机制

*GLIS3*基因可以在各个组织中进行表达,比如脑、眼、肝脏、肺、肾脏、胰腺、卵巢、胸腺和骨骼肌等。基因突变会引起机体的某些病理性变化,特别是在血糖调节、胰岛β细胞功能控制,以及肾脏、甲状腺、肝脏、眼、胰腺、卵巢等器官形态及功能方面。

*GLIS3*基因的编码如有缺陷,最终会导致诸多相关性疾病,比如先天性糖尿病、青光眼、甲状腺功能减退、囊性肾病、骨质疏松症等。

1. 糖尿病

*GLIS2*和*GLIS3*在胰岛,特别是在胰岛素分泌细胞中高度表达。*GLIS3*在胰腺导管中也高表达。最近几年,很多研究发现*GLIS3*基因在胰腺发育方面起着至关重要的作用,尤其与新生儿糖尿病关系密切。*GLIS3*基因编码的GLIS3,调节着胰腺β细胞的发育及胰岛素基因的表达。GLIS3缺失可能会导致血糖升高,最终导致糖尿病。

2. 甲状腺功能减退症

研究发现,*GLIS3*缺失的小鼠中存在甲状腺功能减退,大约85%的这种疾病是由甲状腺发育异常引起的,然而有研究显示GLIS3缺失并不影响甲状腺发育,只有一部分患者对T4治疗反应良好。尽管迄今为止所有的*GLIS3*突变患者都表现出甲状腺功能不全,但其致甲状腺功能减退的机制尚不清楚,甲状腺功能减退症的发生是否与下丘脑-垂体-甲状腺轴的错误调节有关,或是否涉及碘或甲状腺激素代谢的变化均需要进一步研究。

3. 多囊肾

多囊肾(PKD)是一种常见的遗传性肾病,其特征是在肾小球、肾小管和集合管中形成大的fluidfilled囊肿。越来越多的研究表明,多囊肾的发病机制涉及纤毛介导的信号活动和*GLIS3*基因的突变。Hisashi Hashimoto等的研究表明,PC/GLIS3在肾小管的纤毛上皮细胞、前肾小管和中肾小管发育阶段不断表达,敲除PC/GLIS3后会导致前肾小管扩张,青鳉鱼和人类中PC/GLIS3功能受损后均会导致肾囊肿的形成。

4. 面部畸形及青光眼

*GLIS3*在胚胎面部发育过程中表达,这可能在一定程度上有助于解释在这些患者中观察到的畸形面部特征。在小鼠模型中,*GLIS3*在眼睛发育过程中以动态模式表达,最初在视背小泡中表达,随后在晶状体和视网膜中表达,这也说明了*GLIS3*突变与青光眼表现相关。

5. 骨量减少和骨骼异常

*GLIS3*通过影响成纤维细胞生长因子18在成骨细胞分化中的作用,使得成骨细胞终末分化和增殖减少,导致骨矿化延迟。

五、临床表现

*GLIS3*转录因子于2003年首次被鉴定。同年,两个兄弟姐妹报告了先天性糖尿病、甲状腺功能减退、先天性青光眼、肝纤维化和多囊肾病的相关性。2006年,6例患者首次发现*GLIS3*突变与持续性先天性糖尿病、甲状腺功能减退共存相关。迄今为止,已有20余例患者报告有显著的表型变异。迄今为止所描述的表型特征包括SGA婴儿、先天性青光眼、多囊肾病、胆汁淤积性肝纤维化、胰腺外分泌功能不全、发育迟缓、面部特征畸形、感音神经性耳聋、骨量减少和骨骼异常。所有患者均表现为具有一系列胰岛素敏感性的新生儿糖尿病,为出生后6个月内起病的早发性糖尿病。同时可伴有其他表现特征,包括颅缝接合、裂孔疝、房间隔缺损、脾囊肿和后鼻孔闭锁、感音神经性耳聋和胰腺外分泌功能不全。

六、辅助检查

1. 新生儿期糖尿病

为生后6个月内起病的早发性糖尿病。

2. 甲状腺功能减退

患者的甲状腺疾病各不相同。多为传统治疗无效的先天性甲状腺功能减退症。表现为TSH高、FT4低。在大多数情况下,患者对常规治疗没有反应,尽管T4正常化,但TSH水平仍保持升高。

3. 肝脏纤维化

肝功能不全范围从肝炎到肝硬化,另有病例报道,患病儿童腹部超声检查显示肝脏肿大,回声增强,无局灶性异常,无门脉高压迹象。肝活检记录了门静脉、门静脉周围和窦周纤维化、胆管增生和扭曲,以及主要是小管性胆汁淤积。

4. 肾囊肿

囊性发育不良是本病最常见的肾脏表现。有病例报道,患病儿童腹部超声检查显示两个肾脏均增大,回声增强,无皮质髓质分化,并含有多个小囊肿。

七、诊断

目前该病尚无统一的诊断标准,需结合特征性的临床表现及基因检测结果进行诊断。

八、鉴别诊断

NDCGH-FPKS需与Wolcott-Rallison综合征相鉴别:Wolcott-Rallison综合征是由*EIF2AK3*基因突变导致的,临床特点为早发性糖尿病、骨骺发育不良、肝功能损害、肾功能损害、甲状腺功能减退、发育迟缓等,两者临床表现相似,需借助基因检测加以鉴别。

九、治疗策略

目前NDCGH-FPKS尚无有效的治疗方法,以对症治疗为主。针对新生儿糖尿病,可予静脉注射胰岛素及皮下胰岛素治疗;对于甲状腺功能减退,可予口服甲状腺素补充;对于胆汁淤积并肝功能损害,可予口服熊去氧胆酸,并补充维生素A、E和K;由于肾功能受损,促红细胞生成素合成有限,可予重组促红细胞生成素。有文献报道利用动态对比增强MRI研究*GLIS3*缺陷小鼠模型中的PKD,发现使用雷帕霉素(也称为西罗莫司)进行药物治疗的模型,随着年龄的增长,肾脏体积、囊肿体积和囊肿肾体积比等结构测量值显著降低,而肾功能保持不变。

十、疗效及转归

NDCGH-FPKS发病率低,目前多以对症治疗为主,尚无有效治疗手段,通过对本病的学习,旨在了解新生儿糖尿病-先天性甲状腺功能减退-先天性青光眼-肝纤维化-多囊肾患者的基因型和表型特征,以实现对患者进行早期诊断和适当治疗。

参考文献

[1] Sarıkaya E, Kendirci M, Demir M, et al. Neonatal Diabetes, Congenital Hypothyroidism, and Congenital Glaucoma Coexistence: A Case of GLIS3 Mutation[J]. J Clin Res Pediatr Endocrinol, 2023, 15(4): 426-430.

[2] Chou CK, Tang CJ, Chou HL, et al. The Potential Role of Krüppel-Like Zinc-Finger Protein GLIS3 in Genetic Diseases and Cancers[J]. Arch Immunol Ther Exp (Warsz), 2017, 65(5):381-389.

[3] Dimitri P, Habeb AM, Gurbuz F, et al. Expanding the Clinical Spectrum Associated With GLIS3 Mutations [J]. J Clin Endocrinol Metab, 2015, 100(10): 1362-1369.

[4] Kristin LK, Gary Z, Hong SK, et al. Gli-similar proteins: their mechanisms of action, physiological functions, and roles in disease [J]. Vitam Horm, 2012, 88: 141-171.

[5] 陆美子. 东北地区2型糖尿病患者Glis3基因多态性与糖尿病视网膜病变的关联性研究[J]. 大连医科大学, 2013, 05: 48.

[6] Splittstoesser V, Vollbach H, Plamper M, et al. Case Report: Extended Clinical Spectrum of the Neonatal Diabetes With Congenital Hypothyroidism Syndrome [J]. Front Endocrinol (Lausanne), 2021, 12:665336.

[7] Taha D, Barbar M, Kanaan H, et al. Neonatal diabetes mellitus, congenital hypothyroidism, hepatic fibrosis, polycystic kidneys, and congenital glaucoma: a new autosomal recessive syndrome? [J]. Am J Med Genet A, 2003, 122A(3):269-273.

[8] Alghamdi KA, Alsaedi AB, Aljasser A, et al. Extended clinical features associated with novel Glis3 mutation: a case report [J]. BMC Endocr Disord, 2017, 17(1):14.

[9] Xie L, Qi Y, Subashi E, et al. 4D MRI of polycystic kidneys from rapamycin-treated Glis3-deficient mice [J]. NMR Biomed, 2015, 28(5): 546-554.

史翠平(撰写) 王文红(审校)

第十章 肾-肝-胰腺发育不良
Chapter 10 Renal-Hepatic-Pancreatic Dysplasia, RHPD

关键词:多囊肾;肝发育不全;胰腺纤维化

Keywords: polycystic kidney disease; hepatic dysplasia; pancreatic fibrosis

一、概述

肾-肝-胰腺发育不良(renal-hepatic-pancreas dysplasia,RHPD),也称为Ivemark Ⅱ综合征,最早由Ivemark在1959年报道,为罕见的常染色体隐性遗传性疾病,为胚胎期间即出现发育缺陷导致的综合征,属于纤毛病范畴,其特征性表现为肾脏发育不良(伴有外周皮质囊肿、原始集合管、肾小球囊肿和化生软骨等)、肝发育不全(扩大的汇管区域包含许多细长结构,有小叶周围纤维化等)及胰腺纤维化(胰腺囊肿,伴有实质组织减少等),还可伴有其他系统的异常,多导致胎儿及新生儿期死亡,在新生儿期存活下来的患者会出现肾功能不全、慢性黄疸和胰岛素依赖型糖尿病。目前根据涉及的变异基因可分为两种类型:RHPD1(染色体3q22.1上的*NPHP3*基因变异)和RHPD2(染色体17q11.2上的*NEK8*基因变异)。

二、定义

RHPD是一种罕见的遗传性综合征,属致死性纤毛病,胚胎期即出现发育缺陷,以肾囊性发育不良、肝发育不全及胰腺纤维化为主要特征,同时可伴有其他系统的异常。

三、流行病学

国外报道RHPD发病率为1/150,000,目前尚无国内人群发病率的数据,由于RHPD多引起胎儿期及婴儿期死亡,其肾外异常不能被充分评估或缺乏基因及病理检查,实际发病情况可能被低估。

四、病因及发病机制

RHPD属于家族性囊性肾病,普遍认为家族性囊性肾病是一组单基因遗传性疾病,由致病基因编码的蛋白绝大多数表达于多种组织的初级纤毛,但不是均匀地分布于纤毛内,它们分享共同的蛋白组件,干涉、调节多个信号传导通路,可调控器官形态的发育和维持其功能,因此家族性囊性肾病也称为纤毛病。初级纤毛是一种天线状的细胞器,由于纤毛蛋白的广泛表达模式,所以纤毛病的临床表现和受影响组织很广泛,纤毛功能障碍是肾脏、肝脏和胰腺疾病、视网膜变性或失明、嗅觉缺陷、骨骼异常以及脑畸形、脑积水的基础,也包括心脏、肺和腹部器官的结构性先天缺陷,包括从轻度表现到多种严重症状的致命组合,其中大多数具有囊性肾作为共同特征,表型虽有重合,但有一些有不同的病理特征。目前已鉴定出2个基因变异与RHPD发病有关。

1.nephrocystin 3(*NPHP3*)基因变异

Bergmann等于2008年首次证实RHPD综合征与*NPHP3*基因突变有关。*NPHP3*位于染色体3q22.1,具有27个外显子,编码一种有微管蛋白-酪氨酸连接酶域的蛋白,含有1325个氨基酸,具有3个n端螺旋结构域和8个四肽重复序列。在人类及小鼠模型中,*NPHP3/Nphp3*突变可导致包括RHPD在内的多种表型及胎儿期死亡。

2.NIMA related kinase 8(*NEK8/NPHP9*)基因变异

*NEK8/NPHP9*位于染色体17q11.2,为跨度约14kb的基因组DNA,包含15个外显子,编码有丝分裂基因A相关丝氨酸/苏氨酸蛋白激酶8(NEK8)。NEK8是一种含692个氨基酸的蛋白质,是细胞周期激酶,被认为协调纤毛和细胞周期进程的调节。NEK8定位于分裂细胞和纤毛细胞的中心体和初级纤毛的近段,*NEK8/NPHP9*的突变影响纤毛和中心体的蛋白质定位,但它们并不影响纤毛的形成。在人类中,保留蛋白表达的NEK8错义突变只影响小管的维持和囊肿的形成,但不影响胚胎发育。相反,导致蛋白质的完全缺失的变异在胚胎发育过程中会对几乎所有器官产生显著影响,在小鼠中也发现了由NEK8错义或功能完全丧失突变引起的不同表型:jck小鼠在出生后的头2个月内会出现囊性肾病,而*Nek8*基因敲除小鼠则会因左右不对称缺陷、心脏异常和肾小球疾病而在围产期死亡。

在NPHP基因中，NPHP2/INVS、NPHP3、NPHP9/NEK8、NPHP16/ANKS6基因组成了一组模块协同工作，其编码的蛋白分别为INV、NPHP3、NEK8、ANKS6，定位于纤毛的Inv腔室（Inv compartment，IC），IC是一个纤毛内的信号生成中心，INV和NPHP3协同作用，通过NEK8促进肾纤毛中的ANKS6磷酸化，考虑此为一种新的纤毛信号通路，其中ANKS6起到信号介质的作用，并连接纤毛和细胞质以调节肾脏形态发生。研究认为NPHP3抑制了经典Wnt信号传导，而NPHP3缺乏会导致非洲爪蟾中典型的平面细胞极性缺陷，这表明它在控制典型和非典型（平面细胞极性）Wnt信号通路中发挥了作用，而NEK8突变可改变Hippo信号传导，该信号传导在细胞增殖和分化中起重要作用。杂合的父母通常无异常表型，而纯合或者复合杂合的儿童表现出症状，同时表型的严重程度与突变类型相关，导致RHPD的基因变异绝大多数为移码、无义、剪切位点变异，属于恶性突变，导致编码蛋白质异常，对蛋白功能影响较大甚至缺失，而同一个NPHP基因突变可出现多种表型，表型间的差异可能是由基因内的特异性位点突变引发的，某些情况下，双基因、单基因、寡基因遗传也可能为表型不同的影响因素，表型间差异的原因有待进一步描述。

五、临床表现

（一）胎儿期临床表现
羊水减少，严重的畸形导致胎儿期死亡。

（二）出生后临床表现

1. 肾脏相关表现

肾功能异常、代谢性酸中毒、高钾血症、少尿、无尿、水肿，多在婴儿期进展为终末期肾病（ESRD）。

2. 肝脏相关表现

黄疸、尿色加深、大便色浅、肝脏增大、高胆红素血症、皮肤瘙痒、低白蛋白血症、肝功能异常逐渐进展，最终出现终末期肝病（ESLD）。

3. 胰腺相关表现

可表现为胰腺外分泌及内分泌功能异常，如淀粉酶、脂肪酶水平升高、高血糖、脂肪吸收不良等。

4. 其他系统异常

顺利分娩者因羊水减少表现波特后遗症，心血管系统可有低血压、心脏杂音、心动过缓、肺动脉高压；呼吸系统可出现低氧血症、气胸、呼吸困难、呼吸衰竭；骨骼异常可出现多指、斜指、胸廓畸形、马蹄内翻足；神经系统可有囟门增大、颅缝增宽，无脑畸形，脑病、抽搐表现等。

六、辅助检查

（一）产前检查

1. 影像学检查

产前超声、MRI检查，由于辐射的原因，CT不作为常规检查，情况特殊且MRI不可用时可行CT检查。产前超声可发现胎儿羊水减少，孕12~14周可发现肾脏肿大，可有肾脏回声改变、肾脏囊肿，并需要监测超声变化，关注胎儿生长情况，当胎儿肾脏超声存在异常同时其他系统存疑或羊水过少，进一步核磁检查有助于了解胎儿肾脏、心脏、肝脏等多脏器形态及位置异常。

2. 实验室检查

孕中期后孕妇可筛查相关血清标志物，常用的筛查包括甲胎蛋白、游离雌三醇和绒毛膜促性腺激素的检测，必要时进行羊水细胞或绒毛膜细胞染色体核型分析及基因检查进行产前诊断。

（二）出生后检查

1. 血液检查

血常规、肝肾功能、胆红素、电解质、血气、血尿代谢病筛查、血糖、淀粉酶、脂肪酶、心肌酶、甲状腺功能、血串联质谱筛查、染色体核型分析等用于诊断及鉴别诊断。可有血肌酐、尿素氮升高，电解质紊乱、代谢性酸中毒，肝功能异常、高胆红素血症，高血糖、高淀粉酶、高脂肪酶等。

2. 尿液检查

尿常规、尿蛋白定量、尿蛋白电泳、尿糖、肾损伤标志物、尿串联质谱筛查等，了解肾脏损伤情况，评估肾小球、肾小管功能。

3.功能及影像学检查

心电图、心脏超声、腹部超声/CT、胸片/CT、头部CT/MRI、脑电图、眼科检查、听力检查、肌电图等。腹部超声可见肾脏大小正常或增大、回声增强、皮质髓质界限不清、肾盂扩张、肾囊肿、肾发育不良等,肝脏增大、肝囊肿、胆总管囊肿,胰腺影像学检查可正常或增大,也可有胰腺囊肿、环状胰腺;心脏超声可显示先天性心脏异常(房间隔缺损、室间隔缺损、肺动脉瓣狭窄、主动脉缩窄等),胸片或CT可见肺发育不良、胸腔形态异常、椎骨融合、柄状锁骨、短肋骨、胸椎下缘楔状缺损等;头部CT/MRI可见颅骨不规则骨化、脑发育异常,脑电图提示脑病改变。部分患儿可有脏器异位。

4.尸检及病理检查

(1)肾脏:肾脏大小正常或肿大、肾发育不良、皮质髓质分界不清、肾单位缺乏、肾单位分化不足、大小不等的肾囊肿、原始集合管、远端集合小管缺失、肾小管和肾小球发生继发性硬化、肾小管间质肾炎,严重者肾弥漫性囊肿,无正常肾实质,偶尔伴有局灶性化生软骨,可有输尿管闭锁。

(2)肝脏:肝位置异常、肝发育不全、肝囊肿、肝小叶周围纤维化、肝硬化、肝窦充血、门静脉和肝窦纤维化、导管板畸形、胆汁淤积、胆道发育不全、胆管增生、胆管缺乏、胆管阻塞、胆管扩张、胆总管囊肿等。

(3)胰腺:胰腺外观可正常或呈环状,组织病理切片可显示胰腺囊肿、间质纤维化、腺泡发育不全或萎缩、胰腺导管不规则扩张、导管周围纤维化,可伴有慢性炎症,外分泌组织大量丧失,胰岛明显萎缩或缺失。

(4)其他系统:神经系统可见大脑发育异常、颅下翻、无脑儿、双侧岛叶暴露、脉络丛囊肿、脑囊肿;心血管系统可见结构性心脏缺陷(主动脉瓣狭窄、心脏转位、房间隔缺损、室间隔缺损、动脉导管未闭);呼吸系统可见肺发育不全;血液系统可缺乏红系前体细胞,存在具有吞噬作用的组织细胞。腹部可见无脾、多脾、肠旋转不良。骨骼异常包括颅骨不规则骨化、膜性囟门、"柄杆"锁骨、肋骨生长板变宽、短肋骨和胸椎下缘楔状缺损、斜指、多指。生殖系统可有子宫发育不全、精囊发育异常、附睾不成熟与睾丸分离。

5.基因检测

可有纯合或复合杂合NPHP3、NEK8基因变异,变异类型多为移码、无义、剪切位点变异。

七、诊断

因该病罕见,目前无明确的诊断标准,通过总结文献报道,临床上出现以下表现时应怀疑RHPD:①胎儿期或婴儿期肾囊性发育不良伴功能异常;②肝发育不全或纤维化;③胰腺囊肿、纤维化或功能异常;④伴/不伴其他系统的异常。对于临床疑似病例,需行基因检测,若存在NPHP3或NEK8/NPHP9基因突变,排除其他诊断,则可考虑诊断为RHPD。

八、鉴别诊断

胎儿期即存在异常,除肾脏囊性改变,多有肝脏及胰腺改变,同时可有其他系统受累,应注意以下鉴别。

(一)肾脏囊性疾病

1.囊性肾发育不良

囊性肾发育不良因胎儿期肾实质畸形所致,显微镜下可见肾脏含有早期导管和囊肿,以及非肾组织,如软骨、脂肪和造血组织。其中多囊肾发育不良为最严重的类型,往往经产前超声检查便可发现。该病典型改变为多发的大小不等的非交通性囊肿,无可识别的正常肾实质。可发生于单侧肾脏或双侧肾脏,可伴其他泌尿生殖系统畸形,如膀胱输尿管反流、对侧肾盂输尿管连接部梗阻等,有无其他系统异常及基因检测可作为鉴别要点。

2.其他类型纤毛病

(1)常染色体显性遗传多囊肾病(ADPKD):ADPKD致病基因为PKD1、PKD2、GANAB和DNAJB11,多数在成人期发病,以肾脏不同部位形成充满液体的囊肿为特征,肾外表现,如肝脏和胰腺囊肿(常见于成人ADPKD)不常见或极少见。一小部分ADPKD(2%~5%)可于儿童时期甚至胎儿期发病,表现为肾脏增大伴回声增强或肾囊肿,但大多数患儿无临床症状。Jordan等报告了一例DNAJB11的双等位致病性变异出现RHPD表型的胎儿,其DNAJB11基因中存在纯合的c.600-2A>C剪接位点突变,而土耳其的另一个DNAJB11双等位基因突变导致产前多囊肾病的报道中，未发现肝脏及胰腺的异常，两个家庭都有多次胎儿期死亡的不良孕产史，当产前超声发现肾脏异常时，可通过家族史及基因检测辅助诊断，而 *DNAJB11* 双等位基因突变是否为 RHPD 的病因有待进一步明确。

(2) 常染色体隐性遗传多囊肾病(ARPDK)：ARPDK常见致病基因为 *PKHD1*、*DZIP1L*，与 ADPKD 相比，ARPDK 发病年龄更早，表现更严重，通常在围产期及儿童期出现，妊娠中期或晚期的产前超声检查可能显示双侧肾脏增大，可能伴有羊水减少，29% 的 ARPKD 病例在超声检查中发现双肾微小囊肿(5~7mm)，而胎儿肾脏中的大囊肿(>10mm)并不常见，新生儿的超声特征可能包括肾回声增强，皮质髓质分化减少，微小囊肿局限于远端小管和集合管，肝实质回声弥漫性增强，伴有纤维组织，胰腺受累少见，新生儿期即可出现高血压，尿蛋白是疾病进展的生物标志物，基因检测是诊断 ARPDK 的关键工具。

(3) 肾单位肾痨(NPHP)：常染色体隐性遗传的囊性肾脏疾病，随病情进展可快速进入 ESRD，根据其 ESRD 发病的中位年龄可分为婴儿型、少年型、青年型，已知的致病基因有 20 余个，不同基因型具有一些共同的病理生理学特征，可有与特定综合征表现相关的多种肾外表型，RHPD 着重要和 *NPHP3* 基因突变引起的婴儿型 NPHP 进行鉴别，婴儿型 NPHP 多在 3 岁前进展为 ESRD，可能存在羊水过少和双侧增大的囊性肾的产前表现，可有/无明显肾外临床表现，鉴别要点主要是有无肝脏及胰腺受累表现。

(4) Meckel 综合征(MKS)：也称为 Meckel-Gruber 综合征，是最严重的纤毛病，已鉴定出的致病基因为 *MKS1*、*TMEM216*、*TMEM67*、*RPGRIP1L*、*CEP290*、*CC2D2A*、*NPHP3*、*TCTN2*、*B9D1*、*B9D2* 等，其特征是中枢神经系统畸形(最常见的是枕部脑膨出)、肾脏囊性发育不良、肝脏系统发育缺陷和轴后多指畸形。肾脏囊性发育不良是 MKS 最具特征性的特征，肾脏常明显肿大，导致腹部巨大肿胀，神经系统畸形表现突出。*NPHP3* 基因变异出现 Meckel 综合征样表型，称为 *NPHP3* 相关的 Meckel 样综合征(NPHP3-related Meckel-like syndrome)，又称为 Meckel 综合征 7 型，其神经系统损害多表现为 Dandy-Walker 畸形(第四脑室孔闭塞综合征)，其与 RHPD 的鉴别主要根据神经系统损害的表型及有无胰腺损害。

(5) Bardet-Biedl 综合征(BBS)：是常染色体隐性遗传病，有超过 20 个致病基因，包括 *BBS1-12*、*BBS15*，以及 3 个也涉及 Meckel-Gruber 综合征的基因(*MKS1*、*TMEM67* 和 *CEP290*)，其特征是视网膜变性、多指或其他肢体异常、肥胖、智力障碍、内分泌异常、性腺功能减退和肾脏畸形等。常见的超声特征包括大的肾脏，有时可见多指和生殖器异常。根据临床表现结合基因检测可鉴别。

(二)多脏器畸形综合征

1. Zellweger 综合征

也称为脑-肝-肾综合征，常染色体隐性疾病，*PEX1* 基因变异为主要原因，导致过氧化物酶体生物发生缺陷，并导致严重的代谢异常，70% 的病例可见肾皮质下肾囊肿，新生儿和婴儿患者的通常表现为面部畸形、严重肌张力减退、癫痫发作、脑皮质发育不良、巨小头畸形、肝大、肝纤维化、胆汁淤积、肝功能异常、骨骼异常等，血浆极长链脂肪酸及胆汁酸中间代谢产物对诊断有重要意义，但该检测在国内并未广泛开展，通过基因检测可以帮助明确诊断。

2. 染色体异常(9-三体综合征、13-三体综合征、18-三体综合征)

有特殊面容，可有包括肾脏发育不良在内的多系统发育异常及功能异常，孕中期孕妇可筛查相关血清标志物，结合染色体核型分析及基因检查进行诊断。

九、治疗策略

无特效治疗，以对症治疗为主，很快出现 ESRD 表现，可以予肾脏替代治疗，肝功能多进展至 ESLD，条件允许可进行肝肾联合移植治疗。

十、疗效及转归

多发的严重畸形导致胎儿期死亡，如能顺利出生，多在新生儿期或婴儿期死亡，主要死亡原因是呼吸衰竭、心功能衰竭和肾功能衰竭等。目前报道的病例中，有来自越南的一名 4 岁女孩及来自瑞士的一名 3 岁男孩接受了肝肾联合移植，存活至 8 岁及 17 岁，不过遗憾的是并没有找到他们移植后的相关报道。

参考文献

[1] Jordan Penelope, Arrondel Christelle, Bessières Bettina, et al.Bi-allelic pathogenic variations in DNAJB11 cause Ivemark II syndrome, a renal-hepatic-pancreatic dysplasia[J].Kidney Int, 2021, 99(2):405-409.

[2] Sharma Sonia.Failure to Thrive, Jaundice, and Polyuria in Early Infancy: Common Presentation with an Uncommon Lethal Etiology[J].J Pediatr Genet, 2020, 9(3):183-185.

[3] Raina Rupesh, Chakraborty Ronith, Sethi Sidharth K, et al.Diagnosis and Management of Renal Cystic Disease of the Newborn: Core Curriculum 2021[J].Am J Kidney Dis, 2021, 78(1):125-141.

[4] Gupta S, Ozimek-Kulik J E, Phillips J K.Nephronophthisis-Pathobiology and Molecular Pathogenesis of a Rare Kidney Genetic Disease[J].Genes, 2021, 12(11):1762-1805.

[5] Inaguma Yosuke, Kaito Hiroshi, Morisada Naoya, et al. Renal-hepatic-pancreatic dysplasia-1 diagnosed on comprehensive gene analysis[J].Pediatr Int, 2019, 61(2):210-212.

[6] Talati Asha N, Webster Carolyn M, Vora Neeta L.Prenatal genetic considerations of congenital anomalies of the kidney and urinary tract (CAKUT).[J].Prenat Diagn, 2019, 39(9):679-692.

[7] Seidl-Mlczoch E, Kasprian G, Ba-Ssalamah A, et al. Characterization of phenotypic spectrum of fetal heterotaxy syndrome by combining ultrasound and magnetic resonance imaging[J].Ultrasound Obstet Gynecol, 2021, 58(6):837-845

[8] Cagan Appak Yeliz, Baran Masallah, Ozturk Hismi Burcu, et al.Renal-Hepatic-Pancreatic Dysplasia: An Ultra-Rare Ciliopathy with a Novel NPHP3 Genotype[J].J Pediatr Genet, 2020, 9(2):101-103.

[9] 王芳, 丁洁. 儿童肾脏囊性疾病[J].中华实用儿科临床杂志, 2019, 34(5):321-323.

[10] Ateş Esra Arslan, Turkyilmaz Ayberk, Delil Kenan, et al.Biallelic Mutations in DNAJB11 are Associated with Prenatal Polycystic Kidney Disease in a Turkish Family[J].Mol Syndromol, 2021, 12(3):179-185.

[10]Lin Tingting, Ma Yongyi, Zhou Danni, et al.Case Report: Preimplantation Genetic Testing for Meckel Syndrome Induced by Novel Compound Heterozygous Mutations of MKS1[J].Front Genet, 2022, 13:843931.

[11] 陈敏, 钟元枝, 陈俊宇, 等.PEX1基因突变致新生儿Zellweger综合征一例并文献复习[J]. 国际儿科学杂志, 2020, 47(11):818-821.

陈文玉（撰写）　王文红（审校）

第十一章　结节性硬化症
Chapter 11　Tuberous Sclerosis Complex, TSC

关键词：错构瘤；肾囊肿；血管平滑肌脂肪瘤；淋巴管肌瘤病；癫痫

Keywords：hamartoma；renal cyst；angiomyolipoma；lymphangioleiomyomatosis；epilepsy

一、概述

结节性硬化症（tuberous sclerosis complex, TSC）有多种别称，又名布尔讷维综合征（Bourneville syndrome）、结节性脑硬化（tuberous sclerosis）、结节性脑硬化综合征、皮脂腺瘤、Bourneville斑痣性错构瘤病、Bourneville病、Bourneville-Brissaud综合征、Bourneville-Pringle病、Pringle病、Pringle-Bourneville综合征、Phacomatoses病。TSC是一种常染色体显性遗传的多系统神经皮肤遗传病，表现为多种良性和恶性肿瘤，*TSC*基因突变可改变细胞增殖和分化，导致各种器官的错构瘤、肿瘤形成和神经元迁移改变，表型是高度可变的。von Recklinghausen于1862年首次描述了TSC，由肾脏异常引起的并发症是TSC患者死亡的主要原因。

二、定义

TSC是由*TSC1*或*TSC2*基因变异导致的一种罕见的以多系统错构瘤为特征的神经皮肤疾病，最常见于皮肤、大脑、肾脏、肺、眼睛和心脏，其次也可见于口腔、肝脏、骨骼等器官，主要表现为癫痫、智力障碍、皮肤白斑和面部血管纤维瘤等症状。

三、流行病学

TSC活产率为1/10,000至1/6,000，人口患病率约为1/20,000。英国一项综合研究估计活产率为1:5,800。在德国最新进行的一项研究估计发病率从1/13,520到1/6,760活产。男女之比约为2:1。

四、病因及发病机制

TSC是由肿瘤抑制基因 *TSC1* 或 *TSC2* 的缺失、重排和失活突变导致的,突变的基因编码异常蛋白质错构瘤蛋白(hamartin)和马铃薯球蛋白(tuberin)。*TSC1* 基因定位于染色体9q34.2,包含23个外显子,转录产物编码由1164个氨基酸组成的hamartin。*TSC2* 基因定位于染色体16p1 3.3,包含42个外显子,转录产物编码由1807个氨基酸组成的结节蛋白/tuberin。

hamartin或tuberin是重要的肿瘤生长抑制剂。这些蛋白质抑制负责细胞增殖和抑制细胞凋亡的mTOR通路的活性,导致细胞增殖异常,并影响细胞迁移、葡萄糖摄取/代谢和血管生成,导致肿瘤发生和发育不全,导致多个器官中形成错构瘤。约2/3的TSC系散发性 *TSC* 基因变异所致,其中 *TSC2* 基因突变率约为 *TSC1* 基因的3倍;约1/3的结节性硬化症呈常染色体显性遗传,家系中以 *TSC1* 基因突变最为常见。*TSC1* 基因突变几乎均为无义突变和移码突变;*TSC2* 基因突变多为错义突变(25%~32%)、片段缺失或重复(12%~17%)。约3/4的结节性硬化症患者系 *TSC* 基因新发突变所致,但有超过15%的患者为体细胞嵌合体。约1%的患者为生殖细胞嵌合体。2/3的病例是散发形式,10%~25%的TSC患者的常规基因检测未发现突变,这可能是由于嵌合现象:*TSC1/TSC2* 突变仅存在于某些器官中,并且仅存在于这些器官中的某些细胞中,然后是"第二次打击"突变使野生型等位基因失活。

结节性硬化症患者的临床表型具有高度异质性,基因及其突变类型不能完全解释临床表型的异质性,即使来自同一家系、具有相同 *TSC* 基因突变类型、相似遗传和环境因素的成员,其临床表型也可能存在显著差异,单卵双生子亦可呈现不同临床表型。不同器官系统的疾病表现在甚至在密切相关的个体之间也可能存在很大差异,并且疾病的多变性质可能使临床诊断具有挑战性。与具有TSC2突变的患者相比,具有 *TSC1* 突变的患者发生频率较低且较不严重的表型。在神经系统表现方面,*TSC2* 变异与癫痫发作较早有关,并且癫痫发作通常比 *TSC1* 变异患者更难治疗。此外,与 *TSC1* 患者相比,具有 *TSC2* 变异的患者在被诊断为婴儿痉挛症的患者中所占的比例更高。

五、临床表现

该病常表现为多系统受累,其发生发展有一定的阶段性,其核心受累器官包括神经系统和皮肤、肾脏、肺脏。患者常在胎儿/新生儿期出现心脏横纹肌瘤,大部分可自发消退,常在2~3岁内出现明显的智能减退和癫痫发作。不同的皮肤损害可在不同年龄段出现,面部损害通常在4~10岁出现,以后逐渐加重。智能减退、癫痫发作和皮肤损害程度不平行。

(一)中枢神经系统特征

1. 癫痫

88%的患者出现癫痫,TSC2突变的个体中更为常见,但大多数患者在1岁之前就诊,生命早期最常见的癫痫发作类型是婴儿痉挛,部分为局灶性癫痫发作,2岁前癫痫发作与更严重的智力障碍相关。

2. 多个皮质结节和/或径向迁移线(RM线)

RM线被认为是由神经发育过程中细胞分化和神经元迁移失败引起的,皮质结节是由各种细胞异常组成的局灶性畸形,包括星形胶质细胞增生、畸形神经元和未成熟的神经胶质细胞(图1-11-1A)。这些结节在TSC中非常常见。径向迁移线由于类似的过程而出现,并且可以在结节中观察到。皮质块茎含有巨大的发育不良神经元和星形胶质细胞,它们的大小往往保持稳定。在正常外观的白质中也可能发现微型结节。块茎负荷与智力障碍之间的关联已经被证实了。学习困难与左半球的块茎负荷有关,主要在顶叶,但也在颞区-涉及语言处理的区域。下顶叶和中颞叶结节的密度显著增高与智商得分较低和学习困难有关。RM线是指MRI上看到的从脑室周围白质辐射到皮层下区域的线性带。RM线可能会损害神经传递,从而导致智力、沟通和社交技能的缺陷,以及癫痫发作,并且可能在学习、注意力和睡眠方面也存在困难。

3. 室管膜下结节(SEN)和室管膜下巨细胞星形细胞瘤(SEGA)

室管膜下结节是沿着侧脑室和第三脑室室管膜内壁生长的良性生长物(图1-11-1B和图1-11-1C)。在80%的TSC患者中观察到它,并且通常在产前或出生时检测到。室管膜下巨细胞星形细胞瘤,发病率为

5%~15%，也可能在产前或出生时检测到。随着时间的推移，SEN和SEGA都可能逐渐钙化。

4.TSC相关的神经精神疾病（TAND）

TAND包括行为、精神、智力、学术、神经心理学和心理社会方面的困难和障碍。TAND是一个广泛的症状类别，包括在TSC背景下遇到的认知、心理和社会问题的多个维度，涵盖多个层面：行为层面（情绪波动、自残、强迫观念、攻击性、冲动、进食和睡眠困难）、精神层面（自闭症谱系障碍、注意力缺陷多动障碍、焦虑和抑郁症）、智力水平（智商评估和适应行为；例如日常生活技能）、学业水平（阅读、写作、拼写和数学）和社会心理水平（生活质量、自尊、父母压力和人际关系困难）等。

（二）皮肤病学特征

1.色素减退斑（≥3，直径至少5mm）

色素减退斑是一个显著特征，因为它们在大约90%的TSC个体中观察到（见图1-11-1F），通常出现在出生或婴儿期，可能是TSC的表现体征，是最常见和最早的病变。三个最常见的特征是多边形、长矛状（或灰叶斑）和五彩纸屑（滴状），不对称地分布在整个皮肤表面，最常见于躯干和臀部。组织病理学研究显示活性黑色素细胞密度正常，而表皮中黑色素的数量显著减少。"五彩纸屑"皮肤损伤，是散布在手臂和腿部等身体部位的许多1~3mm的色素减退斑。

2.纤维瘤或纤维性头部斑块（≥3个）

它们通常在3岁时出现，并且随着年龄的增长患病率增加，大约75%的TSC患者会出现面部血管纤维瘤（见图1-11-1G）。通常在2至5岁之间发病，在大约25%的TSC血管患者中观察到纤维性头部斑块，组织学上与血管纤维瘤相似的纤维性头部斑块可能是TSC最特异性的皮肤发现。血管纤维瘤为皮肤色至红棕色丘疹，通常位于面部中央，与面部纤维性丘疹具有相似的组织病理学特征。

3.指甲纤维瘤（≥2个）

总体发生率约为20%，包括甲周和甲下纤维瘤，它们位于脚趾（90%）和/或手指（图1-11-1I）。

4.shagreen补丁

通常表现为下背部的大斑块，表面凹凸不平或呈橘皮状，这种临床表现几乎总是TSC特有的（图1-11-1H）。

5.毛囊和胶原错构瘤（Folliculocystic and collagenous hamartoma，FCCH）

临床检查显示一个孤立的、无痛的、大的（数厘米）浸润性外生性肿瘤，具有弹性，表面不规则，被粉刺样结构覆盖。这种错构瘤在出生时或婴儿早期就被发现，主要发生在男孩身上，往往发生在头皮和躯干上。FCCH的一个显著特征是粉刺样形成和由漏斗状上皮衬里的囊肿，含有完整的角蛋白。

6.其他

牛奶咖啡斑很常见，在15%至30%的TSC患者中被观察到，出现在生命的头几个月，其他相对少见的包括贫血痣和Bier斑等。

（三）牙科特征

1.牙釉质凹坑（≥3个）

牙釉质中多个随机分布的凹坑（图1-11-1J）。

2.口内纤维瘤（≥2个）

牙龈纤维瘤长期以来一直与TSC相关，在TSC患者中发病率为0%~50%，成人发病率高于儿童。

（四）眼科特征

1.多发性视网膜错构瘤

视网膜星形细胞错构瘤是最常见的眼科表现，在30%~50%的TSC患者中观察到它们，43%为双侧，40%为多发性。这些病变最常位于后极，沿着血管拱廊，靠近视神经。扁平病变是最常见的错构瘤类型，通常呈浅灰色或黄色，半透明，边缘不明显，病灶无钙化。经典的多结节型错构瘤是一种界限清楚、隆起的结节性病变，通常被描述为"桑葚"病变或"鱼卵"病变。

2.视网膜无色性斑块

它是视网膜上色素减退的区域，发生在39%的TSC患者中。

(五)心血管特征

心脏横纹肌瘤:近50%的患者可见心内横纹肌瘤。它们是最早出现的TSC病变之一,是心脏的良性肿瘤,在非TSC患者中很少见,TSC具有高度特异性,肿瘤最常位于心室,它们会损害心室功能,有时会干扰瓣膜功能或导致流出道阻塞,早在妊娠22周就可以通过产前超声检测到心脏横纹肌瘤。

(六)肺部特征

淋巴管平滑肌瘤病(LAM):LAM与肺间质扩张有关,其中出现良性的平滑肌细胞,平滑肌细胞浸润肺组织是LAM的特征(图1-11-1E),患者通常在30~40岁时出现进行性劳力性呼吸困难和复发性气胸,肺囊性改变和气胸、胸腔积液和咯血是潜在并发症,肺部受累可能会随着年龄的增长而增加,LAM被认为是通过TSC2中的两个体细胞突变发生的。肺结节性硬化的其他表现包括多灶性、微小结节性肺细胞增生和肺透明细胞瘤等。

(七)肾脏特征

1.血管平滑肌脂肪瘤(AML)

AML是由血管、平滑肌和脂肪组织组成的良性肿瘤,血管平滑肌脂肪瘤是TSC相对特异性的特征(图1-11-1D),在80%的TSC患者中观察到含脂肪的血管平滑肌脂肪瘤,肾脏中的血管平滑肌脂肪瘤因其血管性质而可能导致严重的出血问题,并可能导致需要透析甚至肾移植。肾性AML可能导致肾功能衰竭。

2.多发性肾囊肿

多囊肾病的特征是存在无数占据肾实质的囊肿,最终导致肾功能衰竭和继发性高血压,但在具有*TSC1*或*TSC2*突变或作为涉及*TSC2*和PKD1的连续基因缺失综合征的一部分的TSC患者中可见。

3.高血压

即TSC常见的继发性肾脏表现,肾缺血、AML生长和肾素过度分泌可导致血压升高,与家族史无关。

(八)骨骼系统特征

硬化性骨病变:代表一种错构瘤,与TSC相关的脑或皮肤错构瘤相当,形态上与局灶性骨岛或所谓的内生骨瘤相当,这些病变代表位于骨骼髓腔内的致密骨组织。

(九)内分泌系统特征

肾上腺血管平滑肌脂肪瘤,但很少引起出血,甲状腺乳头状腺瘤已在TSC患者中神报道,垂体、胰腺或性腺中存在其他血管平滑肌脂肪瘤或纤维腺瘤也有罕见病例报告,这些肿瘤被认为是代表"非肾错构瘤"的次要特征。

(十)其他

虽然动脉瘤、胃肠道息肉、骨囊肿和各种内分泌疾病可能与TSC相关,但除非有临床症状或其他值得特别调查的相关病史,否则在诊断时没有足够的证据支持常规评估。

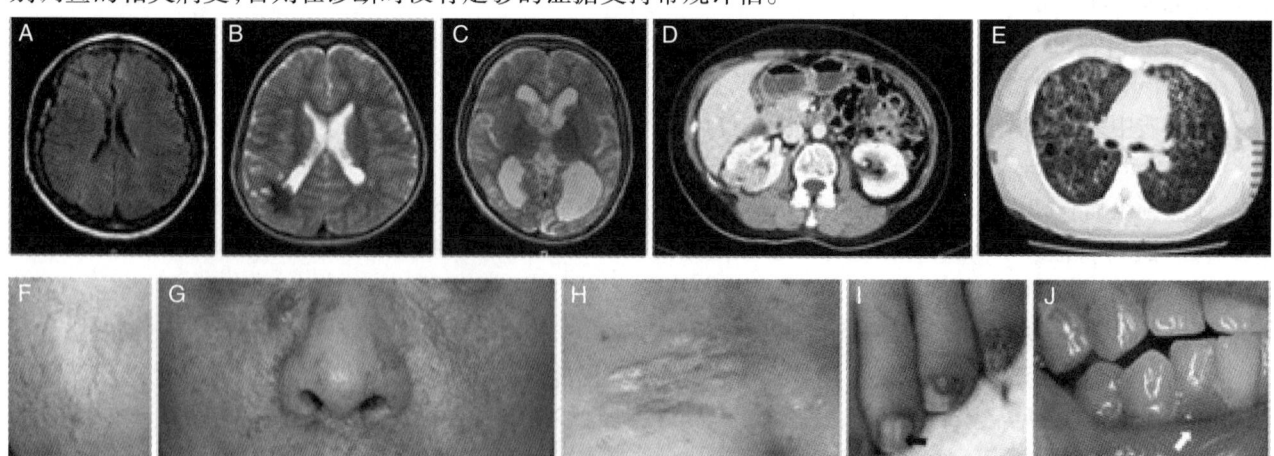

图1-11-1 结节性硬化症复合体的代表性照片和图像

A:皮质结节;B:室管膜下结节;C:室管膜下巨细胞星形细胞瘤;D:肾血管平滑肌脂肪瘤;E淋巴管平滑肌瘤病(LAM);F:黑色素减退斑;G:面部血管纤维瘤;H:Shagreen斑块;I:脐部纤维瘤,黑箭头表示凹槽;J:口内纤维瘤(白色箭头)和牙釉质凹陷。

引自：Mari Wataya-kaneda.Tuberous Sclerosis Complex[J].Keio J Med,2023,Online ahead of print. PMID:37532517.

六、辅助检查

（一）影像学

MRI用于寻找是否存在任何皮质畸形，如结节、SEN或SEGA，是评估血管平滑肌脂肪瘤的首选方法。在无法进行MRI的情况下，腹部CT将是下一个首选方法。静脉注射对比剂有助于在腹部CT上识别肾囊肿和低脂性血管平滑肌脂肪瘤。

（二）脑电图（EEG）或视频脑电图（VEEG）

评估放电发作或轻微的临床发作。患有TSC的儿童应接受常规基线脑电图（EEG），必要时延长时间包括清醒和睡眠阶段的时间。如果怀疑癫痫痉挛或局灶性癫痫发作，但无法在临床上确认或基线EEG显示非特异性异常，患者应进行8至24小时的视频脑电图，包括睡眠脑电图，这可能会检测到癫痫发作或发作间期癫痫样放电，这已被证明可以强烈预测即将发生的癫痫。TSC中的婴儿痉挛通常不伴有高节律失常。

（三）肺功能

需要定期监测肺功能和容量，以了解临床改善的迹象。18岁及以上的女性TSC患者应常规行基础肺功能检测、6min步行试验和胸部高分辨率CT对LAM进行评估。

（四）超声心动

在儿科患者中，尤其是小于3岁的患者，应分别进行超声心动图和12至15导联心电图以评估横纹肌瘤和心律失常，在通过产前超声发现横纹肌瘤的个体中，胎儿超声心动图可能有助于检测那些产后心力衰竭高风险的个体。

（五）皮肤病学评估

建议在诊断所有患者时由经验丰富的专家进行全面的皮肤病学评估。伍德灯有助于检测低色素斑。

（六）口腔科检查

对于新诊断的婴儿，建议在第一颗牙齿萌出时或不迟于12个月大时进行基线口腔评估和建立初级牙科保健。使用牙齿暴露溶液的简单方法可以帮助从业者更有效地辨别牙釉质凹坑。

（七）眼科检查

建议对所有诊断为TSC的个体进行基线眼科评估，包括散瞳眼底镜评估，以筛查视网膜星形细胞错构瘤和视网膜无色斑。

（八）TAND检查表

它是一种有用的诊断工具，可以确定哪些神经精神症状需要特别注意，以确定需要立即或早期干预的区域。

（九）血液学

应进行血液检查以确定反映肾小球滤过率（GRF）的肌酐清除率和血清胱抑素C（cystatin C）水平来评估肾功能。

七、诊断

包括11个主要标准和7个次要标准（见表1-11-1）

表1-11-1　TSC的诊断标准

主要标准（11个）	次要标准（7个）
色素减退斑（≥3个；直径至少5mm）	"五彩纸屑"皮肤损伤
血管纤维瘤（≥3个）或纤维性头部斑块	牙釉质凹坑（≥3个）
指甲纤维瘤（≥2个）	口内肌瘤（≥2个）
沙格林补丁	视网膜消色差贴片
多发性视网膜错构瘤	多发性肾囊肿
多个皮质结节和/或径向迁移线	非肾错构瘤
室管膜下结节（≥2）	硬化性骨病变

续表

主要标准(11个)	次要标准(7个)
室管膜下巨细胞星形细胞瘤	—
心脏横纹肌瘤	—
淋巴管平滑肌瘤病	—
血管平滑肌脂肪瘤(≥2)	—

确定的TSC：2个主要标准或1个主要标准与2个次要标准。

可能的TSC：1个主要标准或≥2个次要标准。

基因诊断：*TSC1*或*TSC2*中的致病性变异可诊断TSC（大多数导致TSC的变异是明显阻止*TSC1*或*TSC2*蛋白质产生的序列变异。一些与蛋白质产生相容的变异，例如，一些错义突变已被确定为致病；应谨慎考虑其他变体类型）。

仅有肾血管平滑肌脂肪瘤和淋巴管肌瘤病两个主要特征，无其他特征则不能确诊TSC。

八、鉴别诊断

（一）神经纤维瘤病

神经纤维瘤病是一种良性的周围神经疾病，属于常染色体显性遗传病。其组织学上起源于周围神经鞘神经内膜的结缔组织，由NF1基因位点缺失引起，累及神经系统、眼和皮肤等，出现牛奶咖啡斑、多发性神经纤维瘤、听力下降等表现。

（二）McCune-Abright综合征

罕见的先天性疾病，以骨纤维发育异常为主，可见骨皮质变薄、容易发生病理性骨折，碱性磷酸酶增高；伴皮肤大片咖啡样色素沉着，以及内分泌疾病，如甲亢、甲旁亢、性早熟、Cushing综合征等。一般不累及神经系统，智力正常。

九、治疗策略

TSC治疗首先包括管理由错构瘤引起的症状和采取预防措施以避免受影响器官的功能丧失。因为它是一种全身性疾病，多学科随访是必要的，需要与遗传学、神经病学、眼科、肺病学、肾病学和牙科学团队一起进行评估和随访。

（一）神经科治疗和随访

1. 室管膜下巨细胞星形细胞瘤（SEGA）

因阻塞性脑积水或肿瘤性出血而出现急性恶化的SEGA患者应接受紧急手术治疗。微创手术技术正在变得可行，可能会提高手术安全性。内镜下切除适用于相对较小的病灶，对于较大的肿瘤，仍可能需要脑脊液分流治疗脑积水，使用雷帕霉素抑制剂（mTORi）进行新辅助治疗可能会通过肿瘤缩小、改善肿瘤脑间期和减少肿瘤血管分布来促进手术，mTORi治疗主要推荐用于无症状生长或大型SEGA、轻度至中度症状（包括无症状脑室扩大）以及不适合手术或更喜欢药物治疗而非手术的患者。应每1~3年对所有TSC患者进行一次MRI扫描监测，直到25岁。

2. 癫痫

婴儿痉挛症的一线治疗为氨己烯酸。如果在两周内没有出现脑电图（如果存在）高节律失常模式和婴儿痉挛的缓解，则可以添加促肾上腺皮质激素、合成促肾上腺皮质激素或泼尼松龙作为二线治疗。除了婴儿痉挛，TSC中抗癫痫药物或饮食疗法的选择通常应遵循其他癫痫的治疗选择。难治性TSC患者应考虑癫痫手术，尤其是在三种药物治疗失败后。如果手术不成功或不可行，迷走神经刺激可用于TSC难治性癫痫。

3. TSC相关的神经精神疾病（TAND）

TAND的年度筛查应在整个生命周期内使用经过验证的筛查工具进行，例如TAND检查表，如果有临床指征，则应更频繁地进行。如果在筛查中发现问题，应将个人转介给适当的专业人员进行评估，以诊断和治疗相关的TAND表现，除了年度筛查外，建议在关键发育时间点对TAND进行正式评估。目前，没有针对任何TAND表现的特定干预措施。

(二)肾脏科治疗及随访

对于直径大于3cm的无症状、生长中的血管平滑肌脂肪瘤,推荐使用mTORi作为一线治疗。肾功能、蛋白尿和血压正常的患者至少需要每年进行一次临床评估,而肾功能不全或高血压的患者则更频繁地进行评估。少数发生晚期肾功能衰竭的患者仍然可以从mTORi治疗中受益,以防止出血并可能减缓或阻止肾功能下降。如果mTORi药物治疗存在禁忌证,则保留肾脏的切除术或外生性病变的消融治疗是无症状性血管平滑肌脂肪瘤可接受的二线治疗。对于急性出血,栓塞后再使用皮质类固醇更为合适。

(三)呼吸科治疗及随访

应定期用胸部CT筛查患有TSC的成年女性是否存在LAM。在LAM的CT筛查阴性后,如果出现肺部症状,或者对于绝经期的无症状女性,大约每5至7年进行一次CT成像。在CT上有LAM证据的个体中,应获得基线PFT和6分钟步行测试,并且每年重复完整的PFT以监测疾病进展速度。推荐mTORi西罗莫司作为符合条件的LAM患者的一线治疗。很大一部分被发现患有LAM的TSC患者可能已经在服用依维莫司来治疗其他适应证,建议继续使用依维莫司治疗并连续监测肺功能,而不是改用西罗莫司。对于患有终末期LAM的TSC患者,肺移植仍然是一种可行的管理选择。

(四)皮肤科治疗及随访

建议对患有TSC的儿童进行年度皮肤检查。许多人在服用全身性mTORi治疗与TSC相关的其他表现时,表现出TSC相关皮肤病变的改善。外用西罗莫司治疗面部血管纤维瘤安全有效,也可能改善其他TSC皮肤病变。较小和较平坦的皮损似乎比大皮损对局部西罗莫司的反应更好,因此建议早期治疗。手术方法可有效治疗TSC皮肤病变。手术治疗的适应证包括出血、刺激、疼痛、毁容或功能受损(包括视力、呼吸或活动能力)。

(五)口腔科治疗及随访

应至少每6个月进行一次详细的临床牙科检查。牙釉质凹坑可以通过预防措施(密封剂、氟化物)作为一线治疗进行管理。有症状或变形的口腔纤维瘤和颌骨病变应手术切除或刮除。有特殊需要和难以保持口腔卫生的患者可能会受益于每3个月的常规评估。

(六)心脏科治疗及随访

在心脏横纹肌瘤消退之前,无症状患者应每1至3年进行一次超声心动图随访。建议至少每3~5年使用12导联心电图来监测传导缺陷。对于有临床症状、其他危险因素或常规超声心动图或ECG显著异常的患者,可能需要更频繁的间隔评估,并可能包括动态事件监测。应告知有已知心律失常史或心电图异常表明心律失常风险增加的TSC患者,一些处方药和非处方药以及天然补充剂可能会进一步增加心律失常的风险。

(七)眼科治疗及随访

对于没有TSC眼科表现的个体或没有视觉症状的个体,建议每年重新评估,或在出现新的临床问题时重新评估。大多数视网膜星形细胞错构瘤不会导致视力丧失,罕见的侵袭性病变或由于其位置影响中央凹或视神经而导致视力丧失的病例。美国食品药品监督管理局建议每3个月进行一次眼科检查。美国儿科眼科和斜视协会支持使用氨己烯酸对儿童进行连续扩张眼底检查。

(八)其他

越来越多的关于与TSC相关的功能性和非功能性胰腺神经内分泌肿瘤(PNET)的报告。功能性PNET通常根据症状的存在而被及早发现。为了解决潜在的护理差距,内分泌小组建议在腹部成像研究中特别注意胰腺病变,以监测肾脏病变,并考虑腹部MRI和精细针胰腺穿刺活检。与其他肿瘤易感综合征相比,TSC发生内分泌肿瘤的风险仍然较低。仅当病变异常大、生长、有症状、多发或表现出其他可疑特征时,才建议对非功能性病变进行活检。

十、疗效及转归

TSC是一种全身性疾病,需多学科随访治疗,需要与遗传学、神经病学、眼科、肺病学、肾病学和牙科学团队一起进行评估和随访。随着人们对TSC认识的不断加深以及mTOR抑制剂的出现,目前已可有效地控制TSC相关症状,并显著改善患者的生活质量。时至今日,关于TSC仍有很多亟待探索和解决的问题。

参考文献

[1] Ebrahimi-Fakhari D, Mann LL, Poryo M, et al. Incidence of tuberous sclerosis and age at first diagnosis: new data and emerging trends from a national, prospective surveillance study[J]. Orphanet J Rare Dis, 2018, 13(1): 117.

[2] Ebrahimi-Fakhari D, Mann LL, Poryo M, et al. Incidence of tuberous sclerosis and age at first diagnosis: new data and emerging trends from a national, prospective surveillance study[J]. Orphanet J Rare Dis, 2018, 13(1): 117.

[3] Jacks SK, Witman PM. Tuberous Sclerosis Complex: An Update for Dermatologists[J]. Pediatr Dermatol, 2015, 32(5): 563-570.

[4] DiMario FJ Jr, Sahin M, Ebrahimi-Fakhari D. Tuberous sclerosis complex[J]. Pediatr Clin North Am, 2015, 62(3): 633-648.

[5] Lam HC, Nijmeh J, Henske EP. New developments in the genetics and pathogenesis of tumours in tuberous sclerosis complex[J]. J Pathol, 2017, 241(2): 219-225.

[6] Wu JY, Goyal M, Peters JM, et al. Scalp EEG spikes predict impending epilepsy in TSC infants: A longitudinal observational study[J]. Epilepsia, 2019, 60(12): 2428-2436.

[7] Northrup H, Aronow ME, Bebin EM, et al. Updated International Tuberous Sclerosis Complex Diagnostic Criteria and Surveillance and Management Recommendations[J]. Pediatr Neurol, 2021, 123: 50-66.

[8] O'Callaghan FJ, Edwards SW, Alber FD, et al. Safety and effectiveness of hormonal treatment versus hormonal treatment with vigabatrin for infantile spasms (ICISS): a randomised, multicentre, open-label trial[J]. Lancet Neurol, 2017, 16(1): 33-42.

[9] Grioni D, Landi A. Does Vagal Nerve Stimulation Treat Drug-Resistant Epilepsy in Patients with Tuberous Sclerosis Complex?[J]. World Neurosurg, 2019, 121: 251-253.

[10] McCormack FX, Gupta N, Finlay GR, et al. Official American Thoracic Society/Japanese Respiratory Society Clinical Practice Guidelines: Lymphangioleiomyomatosis Diagnosis and Management[J]. Am J Respir Crit Care Med, 2016, 194(6): 748-761.

[11] Goldberg HJ, Harari S, Cottin V, et al. Everolimus for the treatment of lymphangioleiomyomatosis: a phase II study[J]. Eur Respir J, 2015, 46(3): 783-794.

[12] Wataya-Kaneda M, Ohno Y, Fujita Y, et al. Sirolimus gel treatment vs placebo for facial angiofibromas in patients with tuberous sclerosis complex: a randomized clinical trial[J]. JAMA Dermatol, 2018, 154(7): 781-788.

邵作乔　路小燕(撰写)　王文红　雒云祥(审校)

第十二章　脑室扩大囊性肾病
Chapter 12　Ventriculomegaly-Cystic Kidney Disease, VMCKD

关键词:囊性肾病;脑室扩大症;视网膜异常

Keywords: cystic kidney disease; ventriculomegaly; retinal abnormality

一、概述

脑室扩大囊性肾病(ventriculomegaly with cystic kidney disease, VMCKD),又名先天性肾病-脑室扩大综合征,是一种罕见的严重疾病,由Slavotinek A等于2015年首次报道,其特征是脑室扩大、母体血清甲胎蛋白(maternal serum alpha-fetoprotein, MSAFP)或羊水甲胎蛋白(amniotic fluid alpha-fetal protein, AFAFP)水平显著升高以及类似于芬兰先天性肾病的肾脏疾病,是由面包屑蛋白2(Crumbs homolog 2, CRB2)基因突变引起。

二、定义

VMCKD是由*CRB2*基因突变引起的一种以中枢神经系统畸形为主要特征的罕见遗传综合征,其特征是母体血清和羊水中甲胎蛋白水平升高、脑室扩大,以及肾大囊和微囊三联征。不同的发现包括先天性肾病综合征、导水管狭窄、灰质异位和心脏畸形等。

三、流行病学

2015年该病被首次报道,由于对本病认识较晚,多需基因检测确诊,国内外尚无本病流行病学报道。目前国外仅有20余例临床报道,国内仅有1例病例报道。

四、病因及发病机制

面包屑蛋白家族包含表皮生长因子样重复域和层粘连蛋白球状结构域的细胞外结构域、单个跨膜结构域和一个短的细胞内C末端。人类中有三个Crb基因,CRB1、CRB2、CRB3,CRB2是足细胞裂膜的重要组成部分,与足细胞裂孔隔膜蛋白分子(nephrin)相互作用,它控制细胞极化和细胞间接触的建立。

CRB2基因位于染色体9q33.3,包含13个外显子并编码一种极性复合蛋白,它是Crumbs家族的成员。CRB2蛋白主要在人胎眼、视网膜色素上皮、脉络膜、脑和肾中表达,在胎盘、心脏和肺中表达较弱。CRB在外胚层和上皮细胞的顶膜上表达,异常CRB功能会破坏器官发生过程中源自外胚层的上皮组织和上皮细胞极性的维持。

人CRB2包含15个细胞外表皮生长因子(epidermal growth factor,EGF)样结构域和3个细胞外层粘连蛋白G样结构域。CRB2的双等位有害序列变异以常染色体隐性遗传模式遗传。CRB2基因的纯合或复合杂合突变可导致脑室扩大伴囊性肾病。而CRB2突变与母体血清和羊水甲胎蛋白水平升高、脑室扩大/脑积水和肾脏疾病有关,范围从局灶节段性肾小球硬化到先天性芬兰肾病。人类CRB2基因的突变会导致三种表型,包括甲胎蛋白水平升高、脑室扩大与与Nephrin突变引起的先天性肾病综合征芬兰型(congenital nephrotic syndrome, Finnish type,CNF)非常相似的肾脏表型。CRB2基因敲除小鼠出现大量蛋白尿、足突消失,以及炎症和肾损伤标志物上调。足细胞特异性CRB2敲除小鼠在2个月大时出现大量白蛋白尿和微量血尿,在6个月大时出现局灶性节段性肾小球硬化(focal segmental glomerulosclerosis,FSGS)伴肾小管间质纤维化。小鼠中CRB2的完全缺失会导致致命的发育异常,导致胚胎致死,从原肠发育开始,出现头部折叠、心管循环、前肠内陷和体发育缺陷。在发育中的大脑中,小鼠背侧端脑CRB2缺失会导致顶极性维持缺陷和皮层异常。CRB2是最近发现的与维持正常足细胞极性密切相关的基因,其突变可直接导致激素耐药型肾病综合征(steroid resistant nephrotic syndrome, SRNS)。目前尚不清楚与CRB2功能丧失相关的肾缺陷的相同机制是否也会导致大脑畸形。

五、临床表现

中枢神经系统:妊娠期发现脑室扩大、导水管狭窄、灰质异位、胼胝体异常(胼胝体前部发育,后部未明确显现)、小脑发育不全、四叠体囊肿、蛛网膜囊肿等,生后随年龄增大表现出轴性肌张力减退伴头部滞后、轻度肌张力亢进、深腱反射正常和持续向下凝视及癫痫发作等。

心脏:妊娠期可出现室间隔缺损、房间隔缺损、动脉导管未闭、弯刀综合征、心包积液、轻度主动脉扩张等。

肾脏:妊娠期可出现肾脏回声增强、微囊或肾囊肿、输尿管,以及肾积水、芬兰型肾病、类固醇抵抗性肾病综合征,生后出现镜下蛋白尿、血尿和轻度糖尿、阴囊和下肢水肿,也可出现收缩期高血压等。

眼睛:视网膜异常、视神经异常、视盘异常、近视、高度远视、间歇性眼球震颤和不规则的视网膜色素沉着。

其他:包括羊水过少、单脐动脉以及小胃和膀胱、轻到重度听力损失。畸形特征罕见,可有前额宽阔、耳朵低位、下颌后缩、乳头间距宽、出生时双侧单横纹和宽拇指,以及出生时前额凸起、高腭。

六、辅助检查

超声(BUS):妊娠期BUS可发现脑室扩大(近3cm)、间隔缺损、肾脏回声增强、皮质髓质分界不清、肾积水等。

MRI:核磁共振检查显示侧脑室和第三脑室明显扩张(图1-12-1A),左侧脑室外侧缘有结节,提示灰质异位(图1-12-1B)。脑实质严重变薄,在顶枕叶上最为突出,少见地发现四叠体系统中的一个大的蛛网膜囊肿。

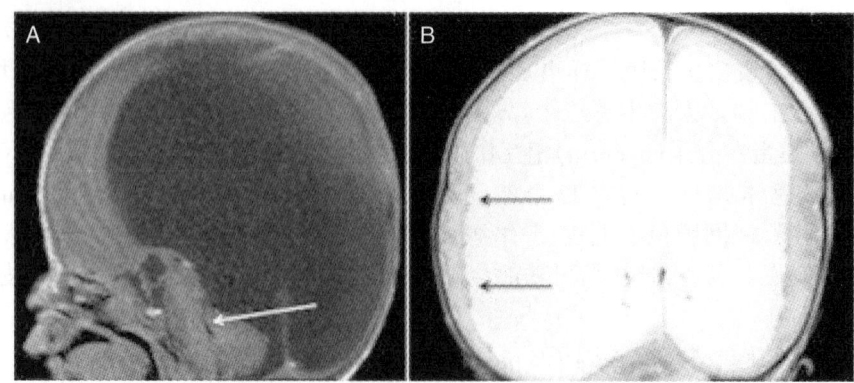

图1-12-1 1日龄VMCKD患者脑部MRI表现

A：脑部MRI扫描的矢状切片显示侧脑室有严重的脑积水，伴有脑干和小脑受压。箭头表示受压的第四脑室；B：脑部MRI扫描的冠状切片显示有许多室管膜下灰质异位，如箭头所示。

引自：Slavotinek A, Kaylor J, Pierce H, et al. CRB2 mutations produce a phenotype resembling congenital nephrosis, Finnish type, with cerebral ventriculomegaly and raised alpha-fetoprotein[J]. Am J Hum Genet, 2015, 96(1): 162-169.

脑电图：视频脑电图异常，具有不连续的背景波，具有多灶性尖峰和严重的肌阵挛抽搐发作，左后象限持续多形性减慢和尖峰放电，右侧颞区快速频率衰减，局灶性癫痫发作和全身性尖峰波。

眼科检查：眼底镜可见视网膜后部略微苍白，没有色素异常，全视野视网膜电图显示暗视幅度低于年龄平均水平，但暗视反应参数在99%预测的正常区间内，明视幅度正常，近视力、高度远视、间歇性眼球震颤和不规则的视网膜色素沉着、轻度视神经萎缩等。

血液学：母体血清甲胎蛋白（AFP）是中位数的18倍，羊水甲胎蛋白升高。在1个月大时，肌酐为0.8~0.9mg/dl，估计肾小球滤过率为30~35ml/min/1.73m^2。临床表现为肾病综合征的患儿可出现高脂血症、低白蛋白血症等。

尿液检查：包括尿常规、24小时尿蛋白定量、尿蛋白电泳、尿糖等。可表现为不同程度的血尿、蛋白尿。

病理学：肾脏组织学显示肾小球正常，但髓质结构异常，肾髓质中有许多扩张的小管和微小的囊肿，散在的肾小管囊肿，其内衬有变薄的上皮并含有胶体样内容物，与先天性肾病一致。近端小管上皮细胞内有嗜酸性小滴，包膜下肾小球鲍曼囊有局灶性轻度扩张。电镜显示上皮足突弥漫性消失和足细胞微绒毛转化，符合芬兰型先天性肾病综合征。部分肾小球显示足细胞拥挤和肥大，足突完全消失和局灶性微绒毛转化。轻度系膜增生性肾小球肾炎。

基因检测：CRB2（NM_173689）基因的隐性突变已被证明会导致该综合征。外显子测序在CRB2中发现错义突变。CRB2基因共有13个外显子，该基因突变可引起肾病综合征、脑积水和色素性视网膜炎。迄今为止，几乎所有与CRB2相关综合征相关的突变都发生在蛋白质的细胞外结构域，并且常涉及改变二硫键形成或蛋白质结构域所需的带电氨基酸的半胱氨酸残基。我们的报告将CRB2变体数量增加到14个，这些变体经常涉及半胱氨酸残基，这些残基会改变二硫键的形成。部分研究注意到两种移码变异，这些变异发生在患有CRB2相关综合征的患者和患有SRNS的儿童中。

七、诊断

因该病罕见，目前无明确的诊断标准，通过总结文献报道，临床上出现以下线索时应怀疑：妊娠期胎儿脑室扩大、肾囊肿、肾皮质回声增强、母亲血清或羊水AFP升高，生后伴有肾损害如血尿、蛋白尿、肾功能异常等，对于临床疑似病例，需行肾穿刺病理检查及基因检测，存在CRB2基因突变，可考虑诊断该病。

八、鉴别诊断

Galloway-Mowat综合征：一种罕见的常染色体隐性遗传病，其特征是肾小球病合并早发性肾病综合征和小头畸形合并中枢神经系统异常，是由OSGEP、LAGE3、TP53RK和TPRKB基因突变引起的，大多数患者还表现出面部畸形的特征，包括眼距过远、耳朵异常和小颌畸形，该病无脑室扩大表现。

Von Hippel-Lindau（VHL）：是一种常染色体显性遗传性癌症综合征，其特征是发生多发性血管肿瘤，该综合征是由 VHL 蛋白失活引起的,可引起小脑和脊髓血管母细胞瘤、视网膜血管瘤、胰腺浆液性囊腺瘤和神经内分泌肿瘤、嗜铬细胞瘤、肾细胞癌等,该病无脑室扩大特征。

九、治疗策略

关于 VMCKD 的治疗,目前尚无指导方针及较多的临床经验,对于有 *CRB2* 突变的儿童,治疗很困难,通过查阅总结文献发现无有效的治疗方案,主要是对症治疗。

外科:对于房间隔缺损和动脉导管未闭需要手术修复,脑室-腹腔分流器用于治疗脑积水。

内科:Udagawa 等人报道的一名日本女孩对皮质类固醇、免疫抑制剂和利妥昔单抗没有反应。但 Fan 等人提出应用大剂量甲基强的松龙冲击和环孢素是有效的。如患儿出现癫痫,可进行常规抗癫痫治疗。

遗传阻断:当妊娠期间常规体检发现胎儿存在脑室扩大、肾囊肿等迹象时,应用基因检测技术筛选正常胚胎,在适当妊娠周数终止妊娠,可有效地阻断遗传缺陷的传播。

十、疗效及转归

VMCKD 预后最初被认为很差,胎儿可以活产,但所有患者都在 6 个月大时死亡,最长的幸存者在 2 岁零 10 个月大时死亡。然而,后来的结果被认为更多变,随后有 2 例 6 岁和 7 岁患者的认知和健康状况正常,可能与他们都在早期植入脑室-腹腔分流术治疗脑积水有关。随访中发现了包括 B 细胞淋巴瘤和右肺发育不全的发生,因此定期随访比使用皮质类固醇和免疫抑制剂治疗更重要。

参考文献

[1]Slavotinek A,Kaylor J,Pierce H,et al.CRB2 mutations produce a phenotype resembling congenital nephrosis,Finnish type,with cerebral ventriculomegaly and raised alpha-fetoprotein[J].Am J Hum Genet,2015,96(1):162-169.

[2]Jaron R,Rosenfeld N,Zahdeh F,et al.Expanding the phenotype of CRB2 mutations—A new ciliopathy syndrome?[J].Clin Genet,2016,90(6):540-5444.

[3]Ebarasi L,Ashraf S,Bierzynska A,et al.Defects of CRB2 cause steroid-resistant nephrotic syndrome[J].Am J Hum Genet,2015,96(1):153-161.

[4]Annika Möller-Kerutt,Juan E Rodriguez-Gatica,Karin Wacker,etal. Crumbs2 Is an Essential Slit Diaphragm Protein of the Renal Filtration Barrier[J]. Am Soc Nephrol,2021,32(5):1053-1070.

[5]Akiko Tanoue,Kan Katayama,Yugo Ito,et al. Podocyte-specific Crb2 knockout mice develop focal segmental glomerulosclerosis[J].Sci Rep,2021,11(1):20556.

[6]Watanabe S,Aizawa T,Tsukaguchi H,et al. Long-term clinicopathologic observation in a case of steroid-resistant nephrotic syndrome caused by a novel Crumbs homolog 2 mutation[J].Nephrology(Carlton),2018,23(7):697-702.

[7]Lamont RE,Tan W-H,Innes AM,Parboosingh JS,Schneidman-Duhovny D,et al. Expansion of phenotype and genotypic data in CRB2-related syndrome[J].Eur J Hum Genet,2016,24(10):1436-44.

[8]Udagawa T,Jo T,Yanagihara T,et al. Altered expression of Crb2 in podocytes expands a variation of CRB2 mutations in steroid-resistant nephrotic syndrome[J].Pediatr Nephrol,2017,32(5):801-809.

[9]Fan J,Fu R,Ren F,et al. A case report of CRB2 mutation identified in a Chinese boy with focal segmental glomerulosclerosis[J].Medicine(Baltimore),2018,97(37):12362.

[10]Lei Zhang,Zhiping Zhang,Xingyu Bi,et al. Genetic and preimplantation diagnosis of cystic kidney disease with ventriculomegaly[J].Human Genetics,2020,65(5):455-459.

邵作乔(撰写)　王文红(审校)

第十三章　Von Hippel-Lindau 病
Chapter 13　Von Hippel-Lindau Disease,VHL

关键词:家族性癌症易感综合征;血管母细胞瘤;肾细胞癌;嗜铬细胞瘤

Keywords:ffamilial cancer susceptibility syndrome;hemangioblastoma;renal cell carcinoma;pheochromocytoma

一、概述

Von Hippel-Lindau 病(VHL),又名冯·希佩尔·林道综合征、Von Hippel-Lindau 综合征、家族性小脑视网膜血管瘤病,是一种常染色体显性遗传病,由位于 3 号染色体上的肿瘤抑制基因 *VHL* 突变引起,以囊肿和/或肿瘤的生长为特征,并可影响多个器官系统。VHL 的特征性肿瘤类型是血管母细胞瘤,是一种高度血管分化的良性肿瘤，可在中枢神经系统和视网膜中发展，并导致共济失调和视力丧失等并发症。除此之外，VHL也可出现肾细胞癌、嗜铬细胞瘤、胰腺神经内分泌肿瘤和内耳淋巴囊肿瘤等其他肿瘤。其次，囊肿也是VHL的常见表现，可发生在肾脏、胰腺和生殖道。VHL的发病机制复杂，临床治疗难度大。

二、定义

VHL是一种家族性癌症易感综合征，由位于3号染色体上的肿瘤抑制基因VHL突变引起，与多种恶性和良性肿瘤相关，最常见的是视网膜、小脑和脊髓血管母细胞瘤、肾细胞癌和嗜铬细胞瘤。

三、流行病学

VHL的患病率约为1/30,000至1/50,000，男性和女性患病率相同，在美国有6,000至7,000名患者受到影响。平均发病年龄为26岁（范围为婴儿期至70岁），最常见的发病年龄是18岁至30岁。VHL综合征在各器官的发生率见表1-13-1。目前我国尚无确切的患病率统计资料。

表1-13-1　VHL在各器官的发生率

器官系统	损害	发生率（%）
中枢神经系统	血管母细胞瘤	13~72
肾脏	肾细胞癌 肾囊肿	25~45 59~63
肾上腺	嗜铬细胞瘤	0~60
眼	视网膜血管母细胞瘤	49~59
胰腺	胰岛细胞瘤 恶性胰岛细胞瘤 多囊胰腺	12 2 15~65
附睾	良性附睾腺瘤	10~26
耳	内淋巴囊肿瘤	2~11

四、病因及发病机制

研究发现VHL与人3p25~26区域的VHL基因异常有关，VHL基因为一种抑癌基因，存在两种不同的剪接形式，用于编码P30、P19两种不同蛋白。VHL基因突变可通过同源基因重组（BRCA1、BRCA2、PALB2）和错配修复基因（MLH1、MSH2、MSH6）两种分子机制导致癌变的形成，亦可通过激活缺氧诱导因子（hypoxiainduciblefactor，HIF-α）通路促进癌细胞的增殖。VHL基因编码的pVHL含有α和β两个主要结构域，α结构域与转录延长因子ElonginB、C连接形成的pVHL-ElonginC-ElongB复合物与Cul2蛋白组成属于E3泛素蛋白酶系统的VBC（ElonginB，pVHL-ElonginC-Cul2）复合物；β结构域可作为E3泛素连接酶的底物结合亚基，使包含pVHL的E3泛素连接酶在氧含量正常的情况下可以降解HIF-α，而在缺氧环境下，HIF-α不会因VHL基因而被降解。若VHL基因发生突变，会导致HIF-α过量表达和活化，HIF-α通过结合MXI1基因抑制C-MYC基因的表达，C-MYC的减少使线粒体生物发生能量代谢的变化，导致癌细胞大量增殖，延缓癌细胞的凋亡速度。HIF-α还可诱导胰岛素样生长因子2、转化生长因子α以及表皮生长因子受体的表达，亦可参与对细胞骨架重排的调控、细胞信息的传导，促进肿瘤细胞的转移。

五、临床表现

患者的临床表现因肿瘤的大小和位置而异。①中枢神经系统：可出现小脑、脊髓、脑干等部位血管母细胞瘤，临床表现主要为小脑和脑干症状，包括眩晕、肢体麻木无力、构音障碍、共济运动失调等。有些较大肿瘤，可表现为颅内高压症状，如头痛、恶心、呕吐等。②肾及肾上腺：多数为肾细胞癌，其次为肾嗜铬细胞瘤，再其次为肾囊肿，可表现为腰部疼痛，有时有血尿、蛋白尿等，若嗜铬细胞瘤可能引起头痛、多汗、血压升高、心率改变，甚至休克，主要为儿茶酚胺过度释放所致。③眼：多为视网膜血管母细胞瘤，部分患者可有视物模糊、视力下降、眼部疼痛、流泪等，裂隙灯检查、眼底照相可发现病变，表现为渗出、出血、增殖牵拉、玻璃体积血等，部分患者可有视网膜脱离、黄斑水肿、青光眼和视力丧失。④胰腺：发生于胰腺的疾病多为胰腺囊肿，常无异常不适，多在查体或腹部检查中发现。⑤耳：表现为内淋巴囊肿瘤，可能出现耳鸣、眩晕或听力丧失。⑥附睾：可有附睾腺癌。⑦其他器官病变：副神经节细胞瘤等内分泌肿瘤。根据患者患各型肿瘤及合并情况，VHL可分为5个亚型，见表1-13-2。

表1-13-2 VHL综合征临床分型

亚型	临床表现
1型	无嗜铬细胞瘤
1A型	中枢神经系统+视网膜母细胞瘤+胰腺囊肿+肾癌,无嗜铬细胞瘤
1B型	中枢神经系统+视网膜母细胞瘤+胰腺囊肿,无肾癌,无嗜铬细胞瘤
2型	有嗜铬细胞瘤
2A型	中枢神经系统+视网膜母细胞瘤+胰腺囊肿+嗜铬细胞瘤,无肾癌
2B型	中枢神经系统+视网膜母细胞瘤+胰腺囊肿+嗜铬细胞瘤+肾癌
2C型	只有嗜铬细胞瘤

六、辅助检查

1.影像学检查

VHL各脏器系统病变在取得基因诊断及手术病理之前,主要诊断依据来自影像学检查,常用的检查方法包括超声、CT及MRI。①中枢神经系统:中枢神经系统血管母细胞瘤是VHL综合征最早、最常见的肿瘤,主要好发于小脑,其次是脊髓。影像学主要表现为囊实性病变,囊内有瘤结节,瘤结节为实体性,血供丰富,MRI平扫T1WI囊壁结节呈等、稍低信号,囊呈低信号,T2WI囊壁结节多为稍高信号,囊呈高信号,增强扫描囊壁结节呈明显均匀强化;部分肿瘤内或瘤周见低信号流空影。②肾脏:VHL综合征肾囊肿特征为双侧多发,超声表现为双肾实质散在多发无回声区,CT示双肾多发液性密度影,无强化。肾细胞癌超声表现为肾实质囊实性或实性肿块,可呈低或中等回声,血供丰富。CT表现为囊壁厚薄不均,可有粗大分隔及壁结节,增强后囊壁、分隔、壁结节及实性成分明显强化。实性肿块增强后可见不均匀强化。③肾上腺:为嗜铬细胞瘤,具有早发、双侧、多灶及恶性程度低的特点。其典型超声特征为肾上腺圆形或类圆形肿块,边界清,形态规则,内部回声低而均匀,随着肿瘤增大发生出血、坏死或囊性变时,内部形成不规则暗区,实性部分血流信号较丰富。CT平扫呈圆形或类圆形肿块,以低密度为主,较大肿瘤内有液化囊变低密度区,少数可有钙化,增强扫描实性部分有明显强化。④胰腺:多囊胰腺最常见。超声表现以整个胰腺充满大小不等的无回声区最具特征性,CT表现为胰腺内弥漫多发囊状低密度影,壁薄光滑,无强化,部分囊壁可见钙化。胰腺浆液性囊腺瘤超声表现为胰腺内密集蜂窝状小囊肿样回声或囊实性肿块,囊壁或实性成分可探及血流信号。典型CT表现为单腔或多腔囊样低密度,囊壁厚薄不均,病灶中心出现的星芒状瘢痕样钙化具有特征性,也可表现为多个小囊聚集,直径常小于2cm,呈蜂窝状,增强后可见分隔及囊壁不同程度强化。超声及CT是发现胰腺囊肿或肿瘤的最好方法。

2.实验室检查

①全血细胞计数:可提示红细胞增多症。②血清和尿儿茶酚胺测定:有助于诊断嗜铬细胞瘤。③尿液分析和尿细胞学检查:可出现血尿、蛋白尿等,可提示嗜铬细胞瘤、肾细胞癌及肾脏异常。

3.分子基因检测

即使实验室和影像学检查结果尚无定论,使用分子遗传学检测鉴定pVHL的杂合致病性变异也可诊断VHL综合征。

4.其他

①眼底镜检查可以检测视网膜血管母细胞瘤和其他相关发现,例如视网膜脱离、黄斑水肿或白内障。②眼压计可以检测到青光眼。③听力学评估用于评估由内淋巴囊肿瘤引起的听力丧失。

七、诊断

1.已知VHL家族史者,有下列≥1个器官系统受累即可诊断

A 小脑、脑干或脊髓血管母细胞瘤;B 视网膜血管母细胞瘤;C 肾肿瘤(肾囊肿、肾细胞癌、肾透明细胞癌);D 肾上腺或肾上腺外嗜铬细胞瘤;E 多囊胰腺或胰腺多发囊肿。

2.未知VHL家族史或无VHL综合征家族史者需具备≥2个器官系统受累表现

A 小脑、脑干或脊髓血管母细胞瘤;B 视网膜血管母细胞瘤;C 肾肿瘤(肾囊肿、肾细胞癌、肾透明细胞癌);D 肾上腺或肾上腺外嗜铬细胞瘤;E 多囊胰腺或胰腺多发囊肿;F 不常见病变,如内淋巴囊肿瘤、附睾癌、

其他神经内分泌肿瘤等（单纯不常见病变不能作为VHL综合征诊断依据）。

3.分子基因检测鉴定pVHL的杂合子致病变异型可确定VHL的诊断，即使临床和影像学检查结果尚无定论

八、鉴别诊断

与其他家族遗传性肾癌相鉴别：①遗传性乳头状肾细胞癌：遗传性乳头状肾细胞癌不会出现肾以外的器官受累，肾脏是该疾病唯一的受累器官。同其他遗传性肾癌一样，遗传性乳头状肾细胞癌通常表现为双侧、多发病灶，甚至有上百个微小病灶的报道。晚期患者常合并慢性肾功能衰竭，从而可出现尿毒症相关的一系列临床表现。②遗传性平滑肌瘤病及肾细胞癌综合征：多发于年轻女性，肾肿瘤多为早发、单侧、单发病灶。临床上这类肿瘤具有早期广泛转移倾向，即使小的肿瘤也可发生转移，预后较差。同时，此类患者易发生皮肤平滑肌瘤、多发性和早发性的子宫肌瘤。

VHL的鉴别诊断包含所有类型的VHL相关肿瘤作为孤立实体，包括视网膜血管母细胞瘤、肾细胞癌和中枢神经系统血管母细胞瘤、嗜铬细胞瘤、胰腺肿瘤和内淋巴囊肿瘤。还需与琥珀酸脱氢酶亚基突变（SDHB、SDHC和SDHD）相关的多发性内分泌肿瘤、神经纤维瘤病、多囊肾病、结节性硬化症、Birt-Hogg-Dube综合征和遗传性嗜铬细胞瘤-副神经节瘤综合征相鉴别。

九、治疗策略

VHL的治疗取决于病变的位置、大小以及疾病的程度，主要以各器官系统病变手术治疗为主，切除病变，缓解症状，但不能从根本上改善预后。有脑功能损害、肾功能损害、视觉损害等疾病患者，可给予内科保守治疗，给予保护脏器功能药物。除药物外，还可以应用高压氧、物理治疗等方法促进神经功能及肾功能恢复。

1.中枢神经系统血管母细胞瘤

包括脊髓、小脑、脑干病变，临床上可能多个病变在脑及脊髓同时发生，脊髓病变多发生于上颈段，颅内多发生于小脑或脑干。血管母细胞瘤为良性实体性血管性病变，血供丰富，生长缓慢，部分血管网织细胞瘤可生长较大，主要为囊肿较大，实体性瘤结节较小，瘤结节一般偏向一侧，但可引起占位效应，部分可阻塞脑脊液循环通路引起脑积水。目前普遍的共识为若无症状、病变较小的血管网织细胞瘤一般不需手术干预，建议每半年或每年影像学复查对比。较大的单一小脑血管母细胞瘤需手术全切肿瘤，手术不仅放出囊液，且完全切除实体性瘤结节。对脊髓血管网织细胞瘤手术难度较大，若需手术处理，必须完全切除瘤结节。对于部位特殊无法手术的或较小实体瘤有症状的病变，可考虑立体定向放射治疗，如伽玛刀、射波刀等，以小剂量予以照射，可控制肿瘤发展。如果血管母细胞瘤是广泛的，考虑到这些肿瘤的高血管密度，术前应进行栓塞以降低出血风险。

2.肾肿瘤或肾囊肿

通常可通过超声、腹部CT或MRI发现。多发肾囊肿在VHL中较为常见，其很少累及肾功能或肾单位，但可进展为肾细胞癌。VHL患者的肾脏肿瘤大多为肾透明细胞癌，绝大多数肿瘤体积小、恶性程度低、侵袭性较小，但若不予处理，仍有可能发生远处转移。若患者病变位置、大小符合手术标准，早期以保留肾单位为目的的手术切除病变为最佳选择。一般小于3cm的病变应严密观察随访，但不能阻止其复发或其他部位生长。晚期可能发展为肾癌，出现转移等情况，预后较差。肾癌是VHL综合征最常见的死亡原因，如果肿瘤大小达到3cm左右，应该采用外科手术切除或消融术（冷冻消融或射频消融）。

3.肾上腺

嗜铬细胞瘤大多数发生于一侧或双侧肾上腺，病变多为良性，主要临床表现为持续或间断恶性高血压。若发现嗜铬细胞瘤，应尽早手术切除。

4.视网膜血管母细胞瘤

视网膜血管母细胞瘤亦为VHL综合征中常合并的病变之一。大多发生于视网膜颞侧或视盘周围，可发生于单侧、双侧，可单发，亦可多发。大部分视网膜血管瘤无症状，少数出现视力下降。虽病变无症状，但其可潜在威胁视力，甚至失明，随年龄增加，发生视力下降风险亦随之增高。一般认为宜早期行激光电凝或冷

冻治疗,治疗方案还包括透热疗法、氩气疗法和体外放射疗法。但对于视盘血管母细胞瘤,上述治疗需慎重。

5. 胰腺

多囊胰腺多为单纯性囊肿,很少影响胰腺功能,引起内分泌改变,大多数无症状,亦不需要手术切除,但若病变发生于胰头,则可能引起胆道梗阻症状,需要手术切除。如果胰腺神经内分泌肿瘤具有较高的转移风险,如肿瘤大小大于3cm、500d内转移率翻倍或存在病理遗传变异,则应考虑手术切除。

6. 耳

耳内淋巴囊腺瘤临床症状为不同程度的眩晕、听力下降、耳鸣等,常被误诊为尼埃综合征或良性位置性眩晕,手术干预对保留听力及前庭功能有较高价值。

7. 附睾肿瘤

通常无症状,部分可导致不育,此部分有症状肿瘤需行手术切除。

8. 其他内分泌肿瘤

内分泌肿瘤多数为副神经节细胞瘤,可为颈动脉体瘤,大多数无功能,部分较大且有占位症状者需手术切除。

十、疗效及转归

VHL目前尚无有效的预防及治疗手段,主要是对症治疗及密切随访,VHL患者预后不良,早期诊断VHL并严格监测可改善患者预后,因此早期诊断尤为重要。VHL为多器官系统病变,多器官系统均有肿瘤生长,且患者年龄较轻。病变不能彻底根除。大多数患者就诊时以一种临床症状为首发就诊因素,在后期的检查中才逐渐发现中枢神经系统、肾、胰腺、视网膜、肾上腺等器官受累。故在临床工作中发现此类患者,应建议行相关器官系统检查,并行遗传谱系调查,若有条件可行基因检测,做到早发现、早诊断、早治疗,提高患者生存率及生存质量。通过监测和筛查早期发现VHL综合征有助于最大限度减少并发症的发生。对于已知VHL综合征、已知VHL基因突变的个体或VHL患者的一级亲属,建议从1岁开始每年评估视力和听力问题、神经系统查体和血压监测。建议从16岁开始每2年进行一次大脑和整个脊柱的MRI检查,以筛查中枢神经系统病变。对于从16岁开始的内脏病变,建议每1至2年进行一次腹部超声或MRI检查。从5岁开始,每年使用血液或尿液分离的去甲肾上腺素筛查嗜铬细胞瘤。对于内淋巴囊肿瘤,建议对有症状的患者进行内耳道薄层MRI检查。从5岁开始,每2到3年进行一次听力学评估有助于发现早期听力缺陷。

参考文献

[1] Chappell JC, Payne LB, Rathmell WK. Hypoxia, angiogenesis, and metabolism in the hereditary kidney cancers[J]. J Clin Invest, 2019, 129(2): 442-451.

[2] Liu P, Li M, Guan X, et al. Clinical Syndromes and Genetic Screening Strategies of Pheochromocytoma and Paraganglioma[J]. J Kidney Cancer VHL, 2018, 5(4): 14-22.

[3] Tsang SH, Sharma T. Von Hippel-Lindau Disease[J]. Adv Exp Med Biol, 2018, 1085: 201-203.

[4] Barros F S, Marussi V, Amaral L, et al. The Rare Neurocutaneous Disorders: Update on Clinical, Molecular, and Neuroimaging Features[J]. Top Magn Reson Imaging, 2018, 27(6):433-462.

[5] Peng Y C, Chen Y B. Recognizing Hereditary Renal Cancers Through the Microscope: A Pathology Update[J]. Surg Pathol Clin, 2018, 11(4): 725-737.

[6] Casey R T, Warren A Y, MARTIN J E, et al. Clinical and Molecular Features of Renal and Pheochromocytoma/Paraganglioma Tumor Association Syndrome (RAPTAS): Case Series and Literature Review[J]. J Clin Endocrinol Metab, 2017, 102(11):4013-4022.

[7] 周宇浩, 出良钊. Von Hippel-Lindau综合征致病基因的研究进展[J]. 医学综述, 2017, 23(08):1505-1509+1514-1515.

[8] Tarade D, Ohh M. The HIF and other quandaries in VHL disease[J]. Oncogene, 2018, 37(2):139-147.

[9] Mandili G, Notarpietro A, Khadjavi A, et al. Beta-2-glycoprotein-1 and alpha-1-antitrypsin as urinary markers of renal cancer in von Hippel-Lindau patients[J]. Biomarkers, 2018, 23(2): 123-130.

[10] 孙建军, 李金娟, 党莹, 等. Von Hippel-Lindau综合征基因及临床诊治进展[J]. 西北国防医学杂志, 2021, 42(05):401-407.

[11] 中国家族遗传性肿瘤临床诊疗专家共识(2021年版)(6)——家族遗传性肾癌[J]. 中国肿瘤临床, 2022, 49(02):55-58.

曹宇(撰写) 王文红(审校)

第二篇 肾小球疾病
Part 2　Glomerular Diseases

第一章　Alport综合征
Chapter 1　Alport Syndrome, AS

第一节　常染色体显性遗传Alport综合征
Section 1　Autosomal Dominant Alport Syndrome, ADAS

关键词：肾损害；感音神经性耳聋；眼病变；常染色体显性遗传
Keywords：kidney damage; sensorineural deafness; eye lesions; autosomal dominant inheritance

一、概述

Alport综合征（Alport syndrome, AS）又称遗传性进行性肾炎、眼-耳-肾综合征、家族性出血性肾炎，是由*COL4A3*、*COL4A4*和*COL4A5*基因突变导致编码的Ⅳ型胶原的α3、α4和α5链结构异常，引起全身基底膜结构异常，临床以血尿、蛋白尿及进行性肾功能减退为特征，部分合并感音神经性耳聋、眼部异常等肾外表现。AS依据遗传方式分为三种类型：X连锁Alport综合征（X-linked Alport syndrome, XLAS）、常染色体隐性遗传Alport综合征（autosomal recessive Alport syndrome, ARAS）和常染色体显性Alport综合征（autosomal dominant Alport syndrome, ADAS），既往报道三种遗传方式比例分别为80%、15%和5%，尤其ADAS患者罕见，有的报道不足5%，然而最近研究报告比例分别为74%、9%和17%。

1927年，Alport提出该疾病特点为肾炎性尿沉渣改变，听力下降和进行性肾功能减退，后被称为AS。1956年，Sohar首次报道了AS的眼部异常，将眼部表现列入AS的临床表现中，完善了AS的定义。1985年，Feingold等人认为存在一种常染色体显性遗传的AS。1997年，Jefferson等人首次报道了一个患ADAS的家庭，并且还有许多研究证实了ADAS的存在。本病进展相对较缓慢，听力损失发病相对较晚且罕见，眼受累亦少见。

二、定义

ADAS是由染色体2q36上*COL4A3*或*COL4A4*基因杂合突变导致其编码的Ⅳ型胶原α3或α4链结构异常，继而引起肾小球基底膜（glomerular basement membrane, GBM）、耳蜗基底膜和眼部基底膜损伤，临床出现血尿、蛋白尿、终末期肾病（end stage renal disease, ESRD）以及感音神经性耳聋、眼部异常等表现的一种常染色体显性遗传性疾病。

三、流行病学

AS的全球流行情况尚不清楚，世界各地均有报道，其患病率估计为1/10,000~1/5,000，美国肾脏数据系统报道，AS约占成人ESRD的0.2%和儿童的3%，澳大利亚和新西兰报道AS占成人新发ESRD的0.5%，日本调查研究显示AS占儿童ESRD的12.9%。其中ADAS患者临床表现与XLAS或ARAS患者相比较轻，且进展为ESRD速度慢。

近年来随着医学诊断技术的发展及分子诊断技术的不断普及，尤其是精准医学模式下AS精准诊断体系的建立，人们对AS的认识和诊断能力有了极大提高，越来越多的ADAS被发现，Kamiyoshi等研究了305个AS家系，其中ADAS患者占5.25%。既往曾报道在薄基底膜肾病（thin basement membrane nephropathy, TBMN）的患者中，后来发展为肾功能衰竭，还有报道在约10%的家族性局灶性节段性肾小球硬化（focal segmental glomurular sclerosis, FSGS）患者中，发现了*COL4A3*或*COL4A4*突变，这表明有许多未被诊断的ADAS患者。因此，认为ADAS的发病率可能比以往报道的要高。

四、病因及发病机制

本征属于常染色体显性遗传性疾病。Ⅳ型胶原网络结构是GBM的结构基础,它由6条不同的α链(α1~α6)以异源三聚体(α1 α1 α2、α3 α4 α5和α5 α5 α6)的形式构成三螺旋结构。这6条α链(α1~α6)分别由6种基因(COL4A1~A6)编码,*COL4A1*和*COL4A2*基因位于13号染色体,*COL4A3*和*COL4A4*基因位于2号染色体,*COL4A5*和*COL4A6*位于X染色体。3个α链的结合有器官特异性:它们在胚胎膜和成人脉管系统中为α1 α1 α2组合,在成熟的GBM、耳蜗基底膜和眼部基底膜中为α3 α4 α5组合,而在鲍曼囊(Bowman's capsule,BC)和皮肤基底膜中为α1 α1 α2组合。α3 α4 α5形成一个三螺旋,与其他三螺旋紧密结合形成基底膜。如果三条α链中的一条从编码基因的致病变体出现缺陷,正常高度有序的GBM逐渐破裂,包括GBM中致密层的分裂,这被称为篮子编织变化。这些变化加速了肾小球硬化性改变,导致肾功能障碍。ADAS的发生是由*COL4A3*或*COL4A4*基因异常引起的,当*COL4A3*或*COL4A4*发生杂合突变导致α3或α4链结构异常时,其编码的三螺旋结构被破坏,引起GMB、耳蜗基底膜和眼部基底膜损伤,从而出现血尿、蛋白尿甚至ESRD等一系列临床表现。

五、临床表现

据目前报道,在ADAS中还没有观察到基因型和表型的相关性,即使在同一个家庭中拥有相同变异,临床严重程度也有显著差异。

(一)肾脏表现

ADAS患者的肾脏表现较XLAS男性患者和ARAS患者轻且进展缓慢。

1. 血尿

大多数患者都有血尿,可能是显微镜下血尿,也可能是肉眼血尿,可能是间歇性的。

2. 蛋白尿

很常见,但在早期可不出现或表现为微量蛋白尿,随病情进展,部分患者可出现大量蛋白尿,当通过肾脏丢失的蛋白质超过肝脏的合成能力时,可出现低白蛋白血症、水肿等肾病综合征表现。

3. 终末期肾脏病(ESRD)

随着肾脏结构变异,最终可导致进行性肾功能不全,从而导致ESRD,但本病患者进展缓慢,常推迟到成年以后才出现。

(二)感音神经性耳聋

病变发生于耳蜗部位,最初累及高频区,临床难以察觉,需进行纯音测听才能发现听力异常,耳聋呈进行性加重,随年龄增长可逐渐累及全音域,甚至影响日常对话与交流。但听力损失在本病患者中发病相对较晚,可能要到成年后,且较罕见,4%~13%的患者受到影响。

(三)眼部异常

对AS患者具有诊断意义的眼部病变包括前圆锥形晶状体、黄斑周围点状和斑点状视网膜病变,但本病患者眼睛受累很少见。

(四)其他

儿童通常血压正常,但在青少年和年轻成人患者中可发生高血压。

六、辅助检查

1. 尿常规

血尿:可有肉眼血尿或显微镜下血尿,以显微镜下血尿更常见,为肾小球源性。

蛋白尿:可有不同程度蛋白尿,随着病情进展甚至可达肾病水平蛋白尿。

2. 肾穿刺活检(见图2-1-1)

常规病理染色和免疫荧光检查缺乏具诊断价值的病理改变。由于ADAS是一种杂合突变,Ⅳ型胶原由野生型等位基因产生,所有α(Ⅳ)链均正常表达。

AS患者电子显微镜(EM)最初表现为GBM变薄,随着时间推移,出现其特有的改变:GBM极不规则、弥漫性增厚或增厚与变薄相间、致密层撕裂分层、篮网状改变,然而只有约60%患者表现为典型的超微结构变化。ADAS患者可只表现出GBM变薄。此外,需注意某些家系可依据肾脏特有的病理结果确诊AS,但不能确定其遗传方式。

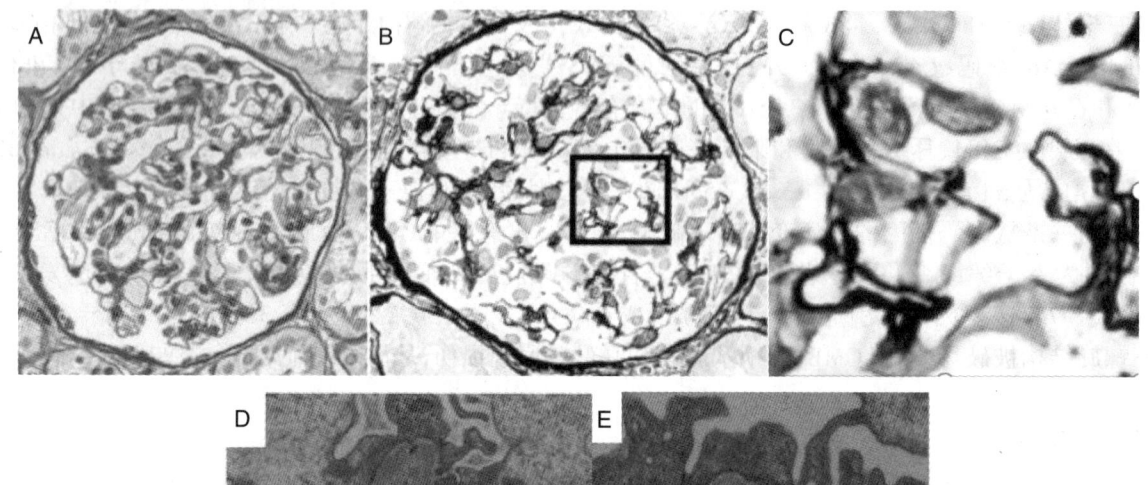

图2-1-1　ADAS肾活检标本的光学显微镜(A—C)和电子显微(D,E)改变

(A)肾小球未见增生性或硬化性改变(高碘酸-席夫染色;原始放大倍数,×200)。(B)肾小球基底膜(GMB)节段性不规则增厚。(C)B中放大的正方形(B,C:高碘酸-亚甲胺银染色法,原放大倍数,B:×200,C:×400)。(D)不规则分布的细小的GMB节段(三角),有节段性皱褶(箭头)。(E)GBM(三角)中的节段分层和分裂(醋酸铀酰-柠檬酸铅;原始放大倍数,D:×5,000;E:×10,000)。

引自:Akihisa T.Glomerular Basement Membrane Protein Expression and the Diagnosis and Prognosis of Autosomal Dominant Alport Syndrome[J]. Kidney Med,2019,1(6):391-396.

3.基因检测

基因检测是确诊ADAS患者及对其进行预后评估的有力手段,也是在已知致病变异家族中确定携带者、进行遗传咨询、产前基因检测和植入前基因检测的必备检查。随着基因分析技术的进步,近年来AS的基因诊断系统有了显著的发展。

靶向测序已成为AS中基因筛选的主要策略,即捕捉*COL4A3*、*COL4A4*和*COL4A5*基因的所有外显子和外显子-内含子边界,并利用下一代测序(NGS)进行全面的测序分析,临床或病理上与肾脏疾病相似的基因应包括在靶向筛查组的基因列表中。当无法通过靶向测序检测到致病变异时,需要检测拷贝数变异(CNVs)和深层内含子致病变异。基因筛选策略如下。步骤1:使用定制的疾病面板进行有针对性的下一代测序;当检测到致病变异时,通过Sanger测序进行确认。当无法通过步骤1检测到突变时,我们进入步骤2,这涉及进行配对分析,比较来自患者和正常对照的NGS数据,以筛选CNVs。当配对分析显示在3个基因中的任何一个中可能存在CNVs时,我们继续通过多重连接依赖性探针扩增(MLPA)来检测CNVs。当在步骤1和步骤2中未能检测到致病变异时,进行步骤3:逆转录-聚合酶链式反应(RT-PCR)和直接测序来检测内含子或外显子变异引起的异常剪接。对于临床怀疑为AS的90%以上的病例,通过这3个步骤可以检测到任何一个基因的致病变异。

对于有血尿家族史或慢性肾脏病史、双侧感音神经性耳聋或眼部异常的患儿应行基因检测,暂无上述表现的情况下诊断方法应根据当地的医疗条件(EM及基因检测的可行性等)选择肾穿刺活检或基因检测。

七、诊断

ADAS患者缺乏典型的临床表现及病理特征,很难做出准确诊断。结合目前我国针对AS采用的诊断标准,制定如下标准。

主要表现为持续性肾小球性血尿或血尿伴蛋白尿的患者,具有以下任一条即可疑诊AS:①AS家族史;②无明显其他原因的血尿、肾衰竭家族史;③耳聋、圆锥形晶状体或黄斑周围斑点状视网膜病变。

可疑AS患者肾组织EM示GBM致密层撕裂分层达到AS诊断标准且遗传模式符合常染色体显性遗传或基因检测具有COL4A3或COL4A4基因杂合突变,诊断为ADAS。

早期诊断AS有很大潜在益处,不仅惠及接受肾穿刺活检或基因检测的个人,还惠及其子女或亲属。在某些情况下,这一益处必须与肾穿刺活检的风险,以及基因检测的成本进行权衡。鼓励对持续性肾小球性血尿患者进行特异性诊断,并尽可能进行分子确认;对携带COL4A3、COL4A4和COL4A5致病变异的个体进行监测,寻找肾脏疾病进展的证据;及早开始治疗,以延缓或预防终末期肾病;加强对受影响家庭成员的识别。

八、鉴别诊断

(一)与导致持续性家族性血尿的疾病鉴别

1. 与肾小球源性血尿鉴别

(1)薄基底膜肾病(TBMN):由COL4A3/COL4A4基因突变导致,以血尿为主要表现,可伴有微量或少量蛋白尿的常染色体显性遗传性肾脏疾病,多数患者肾功能正常,本病肾脏病理光镜及免疫荧光检查一般阴性,EM表现为GBM弥漫性变薄,目前GBM厚度标准尚不统一,至少50%GBM厚度<250nm。本病症状与ADAS类似,且两者发病机制都与Ⅳ型胶原相关基因突变有关,尤其在ADAS患者早期或小年龄患儿EM往往呈现弥漫或节段性变薄(可薄至100nm以下),无特征性表现时更难以鉴别,需要通过基因检测确认,对不能完全排除ADAS的患者,需要定期随访,尤其是在出现大量蛋白尿或肾外表现时,应重新评估其预后。有的学者提出将与致病性COL4A3、COL4A4或COL4A5变异相关的所有肾脏疾病归类为AS,有血尿和COL4A3或COL4A4杂合子变异的患者被归为ADAS,排除TBMN的诊断,但是目前对于血尿和COL4A3或COL4A4杂合子变异患者的适当分类存在分歧,并没有达成一致意见。

(2)家族性IgA肾病:IgA肾病临床主要表现为血尿,可伴有不同程度的蛋白尿、高血压及肾功能损害,可导致ESRD,伴有家族史者,应注意与ADAS鉴别,本病肾穿刺活检免疫荧光检查的主要特征为以IgA为主的免疫复合物在肾小球系膜区沉积,可鉴别。但需注意AS患者可合并IgA肾病,所以即使免疫荧光为典型的IgA患儿如有阳性家族史或治疗效果欠佳,也应考虑AS的可能。

(3)非肌性肌球蛋白重链9相关疾病:是由编码非肌性肌球蛋白重链ⅡA的MYH9基因变异导致的一类少见的常染色体显性遗传性血小板减少性疾病,临床典型表现为血小板减少、巨大血小板、粒细胞异常包涵体,伴发肾炎、白内障、耳聋和肝功能异常等血液系统外表现时需与ADAS患者鉴别,常规进行血液常规分析和血涂片形态学检查可以鉴别,必要时完善基因检查。

(4)致密物沉积病:以往被称作Ⅱ型膜增生性肾小球肾炎,临床表现为蛋白尿和(或)血尿,可有不同程度的肾功能损伤,应注意与ADAS鉴别,本病患者血补体C3常持续降低,肾穿刺活检光镜表现多样,免疫荧光检查可见C3沿毛细血管壁、鲍曼囊壁及肾小管基底膜沉积,免疫球蛋白阴性或很少量沉积,EM示在肾小球基底膜致密层呈均质飘带样电子致密物沉积为特征性改变,可鉴别。

(5)家族性溶血尿毒症性综合征:溶血性尿毒症综合征患者尿检几乎均有血尿和不同程度蛋白尿,有报道该病家族中不止一个成员患病,应与ADAS患者鉴别,但本病具有微血管性溶血性贫血、血小板减少和急性肾损伤的典型临床表现,可鉴别。

2. 与一些引起非肾小球源性血尿疾病的鉴别

(1)常染色体显性遗传性多囊肾病:是临床上最常见的单基因遗传病,其发病机制主要是PKD1(85%~95%)、PKD2(10%~15%)或GANAB(0.3%)的杂合突变,有ADPKD阳性家族史,其临床表现复杂多样,除表现出蛋白尿、血尿、高血压等,与ADAS类似,还表现为肾囊肿、肾结石、泌尿感染,最终进展为ESRD,结合肾脏

B超等检查,多可鉴别,对于难以鉴别的患者,可行基因检测明确。

(2)镰状细胞病:又称血红蛋白S病,是一种常染色体显性遗传性疾病,是血红蛋白(Hb)β链第6位上的谷氨酸被缬氨酸替代形成镰状血红蛋白(HbS),取代了正常血红蛋白(HbA)而导致的一种疾病,红细胞膜变成镰刀状,其顺应性降低,难以通过毛细血管并在血管内凝集,造成血流阻塞及各器官功能障碍,出现一系列临床表现,出现血尿时应注意与ADAS鉴别;有家族遗传史;临床表现黄疸、肝脾肿大、骨关节及胸腹疼痛,伴有贫血;红细胞镰变试验阳性;血红蛋白电泳分析以HbS为主要成分,依据以上可以鉴别。

(3)家族性高钙尿症或家族性尿石症等:可表现为反复肉眼血尿、持续镜下血尿等,有家族史者,应注意与ADAS鉴别,该病患者在没有形成结石时可出现腹痛,伴结石时出现尿痛等症状,结合尿钙定量超过4mg/(kg·d)或尿钙/尿肌酐(mg/mg)超过0.2,可鉴别。

(二)与导致肾衰竭合并耳聋的一些疾病

包括非肌性肌球蛋白重链9相关疾病、肾单位肾痨、Bartter综合征、MELAS综合征、Fabry病、腮-耳-肾综合征、Townes-Brock综合征、CHARGE综合征、Kallmann综合征、Muckle-Wells综合征等,ADAS患者肾脏表现相对较轻,出现感音神经性耳聋者更罕见,必要时进一步行基因检测鉴别。

(三)与导致GBM分层的一些疾病

包括非肌性肌球蛋白重链9相关疾病、Pierson综合征、Nail-patella综合征、Frasier综合征、Galloway-Mowat综合征、CD151基因突变等,ADAS患者电镜GBM可无特异性分层变化,只表现为基底膜变薄,必要时进一步行基因检测鉴别。

九、治疗策略

(一)治疗目的

目前尚无针对ADAS患者的根治性疗法,只使用肾脏保护药物减少蛋白尿、延缓进展为肾功能衰竭。

(二)药物治疗

1.肾素-血管紧张素-醛固酮系统抑制剂

血管紧张素转换酶抑制剂(ACEI)和血管紧张素受体阻滞剂(ARB)可降低AS患者的尿蛋白水平,延缓AS患者ESRD进展。

(1)血管紧张素转换酶抑制:虽然早期ACEI治疗不能治愈AS,但它将透析和肾移植的需要推迟到相对较晚的年龄,甚至可以预防肾衰竭。有研究报道,在肾功能开始下降之前开始ACEI治疗是最有效的,这会将肾脏替代治疗的需要推迟数年甚至数十年。

有研究报道,雷米普利治疗将疾病进展的风险降低了近一半。2020年国外的《儿童、青少年和年轻成人Alport综合征诊断和管理的临床实践建议-2020年更新》指出:ADAS患者,建议在无感染的情况下,重复出现微量白蛋白尿(尿微量白蛋白/肌酐大于30mg/g)时开始治疗。建议雷米普利起始剂量为$1mg/m^2/d$,并在3至4个月内上调至$6mg/m^2/d$,或直到达到最大耐受量;赖诺普利,起始剂量为0.2mg/kg/d(最大剂量为每天10mg),并在3至4个月内上调至0.6mg/kg/d(最大剂量为每天40mg),或直到达到最大耐受量。对于雷米普利和赖诺普利,应根据需要调整剂量,以维持恒定的mg/m^2或mg/kg剂量,直至达到最大推荐或耐受剂量。月经期间的女性患者必须使用有效的避孕措施,以避免妊娠期血管紧张素受体阻滞剂引起的继发性胎儿病变。

(2)双重肾素-血管紧张素-醛固酮系统阻断:在两个AS儿童的小病例系列中,在血管紧张素受体阻滞剂的基础上加用醛固酮抑制剂可显著减少蛋白尿。2020年国外的《儿童、青少年和年轻成人Alport综合征诊断和管理的临床实践建议-2020年更新》指出,对于服用了最大剂量的ACEI,但尿蛋白/肌酐仍大于1.0的AS患者,如果能耐受,可联合抑制蛋白尿的ARB或醛固酮拮抗剂。关于双重血管紧张素受体阻滞剂在儿科人群中的有效性和安全性的数据有限。在早期保护试验中,1名接受双重血管紧张素阻断治疗的儿童发生了可逆性急性肾功能衰竭和高钾血症,需要住院治疗。

2.免疫抑制剂

环孢素A是一种T细胞特异性免疫抑制剂,此前有报道称环孢素治疗AS可显著降低尿蛋白水平,并在长期随访中显示出肾脏保护作用。然而,最近的报告表明,尽管环孢素有很强的降低尿蛋白水平的作用,但它会加速间质纤维化,并且没有肾脏保护作用。

有相当一部分FSGS的组织学改变患者被发现存在病理性Ⅳ胶原基因变异,如果*Col4A3—5*基因有致病变异,应归类为AS,不应使用免疫抑制剂,这将有助于防止无效和潜在有害的免疫抑制治疗,并促进对高危家庭成员的及时评估。但是在活检的FSGS患者中,可能存在*COL4A3*或*COL4A4*中的杂合子不确定意义变异;在这些患者中,在电子显微镜下发现肾小球基底膜变薄或呈板层状,将支持AS的诊断。如果超微结构的发现不是决定性的,临床医生应该考虑现有的临床信息和家族史,以及基因研究的总体情况,以确定适当的干预措施。

(三)肾移植

进展至ESRD的AS患者,肾移植是一种有效的治愈性手段,大多数患者移植效果较好,20年生存率为70.2%,移植物生存率为46.8%,2%~5%的病例会产生抗GBM抗体,导致移植物快速丢失。此外,其他肾脏疾病患者肾移植后的20年生存率为44.8%,移植物生存率为30.2%。由此可见,AS患者与其他患者相比,移植效果更好。

(四)其他

本病患者高血压、感音神经性耳聋、眼部异常发病率低,具体管理评估方式详见ARAS章节。

十、疗效及转归

决定ADAS严重程度的因素仍不清楚,可能包括修饰基因、其他重叠的肾脏疾病或其他获得性因素,如高血压、糖尿病、吸烟和肥胖。本病患者一般肾脏预后良好,但少数患者肾脏预后不良,发展为ESRD的中位年龄为60~70岁。诊断本病就应该对高危家庭成员进行尿检筛查及个体检测,及早开始治疗,以延缓或预防终末期肾病。

参考文献

[1]Nozu K,Nakanishi K, Abe Y,et al.A review of clinical characteristics and genetic backgrounds in Alportsyndrome[J].Clin Exp Nephrol,2019,23(2):158-168.

[2]Yamamura T, Nozu K,Minamikawa S,et al.Comparison between conventional and comprehensive sequencing approaches for genetic diagnosis of Alport syndrome[J]. Mol Genet Genomic Med,2019,7(9):e883.

[3]黄文彦,孙蕾.遗传性肾炎精准诊治面临的问题和思考[J].中华实用儿科临床杂志,2020,35(17):1299-1302.

[4]Nozu K, Takaoka Y, Kai H , et al.Genetic background, recent advances in molecular biology, and development of novel therapy in Alport syndrome[J].Kidney Res Clin Pract,2020,39(4):402-413.

[5]Akihisa T, Sato M, Wakayama Y,et al.Glomerular Basement Membrane Protein Expression and the Diagnosis and Prognosis of Autosomal Dominant Alport Syndrome[J]. Kidney Med,2019,1(6):391-396.

[6]Kashtan CE, Gross O.Clinical practice recommendations for the diagnosis and management of Alport syndrome in children,adolescents,and young adults-an update for 2020[J].Pediatr Nephrol,2021,36(3):711-719.

[7]Alport综合征诊疗共识专家组.Alport综合征诊断和治疗专家推荐意见[J].中华肾脏病杂志,2018,34(3):227-231.

[8]余自华,李政.良性家族性血尿研究进展[J].中华实用儿科临床杂志,2017,32(5): 321-323.

[9]薛漫.Alport综合征中肾小球基底膜的研究现状[J]. 科技展望,2017,25(13):279-280.

[10]Kashtan CE,Ding J,Garosi G,et al.Alport syndrome: a unified classification of genetic disorders of collagen IV alpha 345: a position paper of the Alport Syndrome Classification Working Group[J].Kidney Int,2018,93(5):1045-1051.

[11]Savige J. Should We Diagnose Autosomal Dominant Alport Syndrome When There Is a Pathogenic Heterozygous COL4A3 or COL4A4 Variant?[J].Kidney International Reports, 2018,3(6):1239-1241.

[12]黄文娟,孙健,万辛.常染色体显性遗传性多囊肾病263例患者的临床特点[J].国际泌尿系统杂志,2021,41(1):121-124.

[13]Gross O,Tnshoff B,Weber LT,et al.A multicenter, randomized, placebo-controlled, double-blind phase 3 trial with open-arm comparison indicates safety and efficacy of nephroprotective therapy with ramipril in children with Alport's syndrome[J].Kidney Int,2020,97(6):1275-1286.

杨丽潇(撰写)　王文红(审校)

第二节 常染色体隐性遗传Alport综合征
Section 2 Autosomal Recessive Alport Syndrome, ARAS

关键词：肾损害；感音神经性耳聋；眼病变；常染色体隐性遗传

Keywords: kidney damage; sensorineural deafness; eye lesions; autosomal recessive inheritance

一、概述

常染色体隐性遗传Alport综合征（autosomal recessive Alport syndrome，ARAS）是Alport综合征（Alport syndrome，AS）的一种遗传模式。1981年，Passwell等人描述了一个女孩，出生后第一年就表现出发育不良，并患有肾炎和耳聋，电子显微镜（electron microscope，EM）显示AS特征性表现，父母是直系亲属，父母没有受到影响，但两个叔叔患有慢性肾炎和感音神经性耳聋。1994年，Mochizuki等人报道了4例无血缘关系的ARAS家系，描述了其临床表现，并发现了 *COL4A3*（120070.0001和120070.0004）或 *COL4A4*（120131.0001~120131.0002）基因的纯合突变。同年，Lemmink等在1例ARAS患者中发现了 *COL4A3* 基因的复合杂合无义突变（120070.0002和120070.0003）。1995年，Gubler等指出，由于 *Col4A3* 或 *Col4A4* 基因突变，多达15%的AS病例表现为常染色体隐性遗传。本病男女均可发病，随着年龄的增长，ARAS患者都会发展为蛋白尿、高血压和肾功能不全，几乎均在30岁前出现肾衰竭。

二、定义

ARAS是由染色体2q36上 *COL4A3* 或 *COL4A4* 基因纯合或复合杂合突变导致其编码的Ⅳ型胶原α3或α4链结构异常，继而引起肾小球基底膜（glomerular basement membrane，GBM）、耳蜗基底膜和眼部基底膜损伤，临床以血尿、蛋白尿及进行性肾功能减退为特征，部分患者合并感音神经性耳聋、眼部异常等肾外表现的常染色体隐性遗传性疾病。

三、流行病学

AS的流行病学情况请参见ADAS章节。ARAS约占AS患者的15%，其临床病程受基因影响，通常很严重，早期进展为终末期肾病（end stage renal disease，ESRD），并经常出现肾外表现。ARAS患者的全球流行情况尚不清楚。

四、病因及发病机制

本征属于常染色体隐性遗传性疾病。Ⅳ型胶原网络结构是GBM的结构基础，Ⅳ型胶原的六条α链（α1~α6）分别由六种基因（*COL4A1~A6*）编码，它们以异源三聚体（α1 α1 α2、α3 α4 α5和α5 α5 α6）的形式出现，构成三螺旋结构。在成熟的GBM、耳蜗基底膜和眼部基底膜中为α3 α4 α5组合。当 *COL4A3* 或 *COL4A4* 发生纯合或复合杂合突变导致α3或α4链结构异常时，其编码的三螺旋结构被破坏，从而出现血尿、蛋白尿、ESRD、感音神经性耳聋及眼部异常等一系列临床表现。

五、临床表现

有报道指出ARAS患者根据错义突变的数量，存在基因型和表型的相关性，没有错义突变的患者在较早的年龄有更严重的表型及预后，有错义突变的患者出现血尿、ESRD和感音神经性耳聋的时间延迟，肾外表现的发生率较低，有两个错义突变的患者ESRD延迟发病，并且很少表现出感音神经性耳聋。然而，在日本ARAS队列中没有观察到基因型-表型相关性。单等位基因变异携带者的家庭成员通常没有症状或仅表现为镜下血尿和轻度蛋白尿。

（一）肾脏表现

1. 血尿

患者几乎100%都有血尿，且发作性肉眼血尿并不少见，从镜下血尿（微量血尿）进展到蛋白尿、进行性肾功能不全和ESRD。

2. 蛋白尿

患者几乎100%都有蛋白尿，大多数患者在儿童晚期或青春期早期出现明显的蛋白尿，甚至达到大量蛋白尿水平。

3.ESRD

在ARAS病例中,发生ESRD的中位年龄为20~30岁。

(二)感音神经性耳聋

病初累及高频区,随年龄增长逐渐累及全音域,发生率为80%~90%,通常在儿童后期或青春期早期通过纯音测听被发现,表现为听力损失,耳聋呈进行性加重,甚至影响日常对话与交流。

(三)眼部异常

对患者具有诊断意义的眼部病变包括前圆锥形晶状体、黄斑周围点状和斑点状视网膜病变,其中,黄斑周围斑点状视网膜病变较常见,发生率约30%,需要用视网膜摄像的方法观察,通常不影响视力,但会随肾功能减退而进展;前圆锥形晶状体是本病患者的病原学特征,发生率15%~20%,通常在青春期晚期或成年期早期变得明显,临床上表现为进行性加重的近视,视力会受到严重影响,需借助眼科裂隙灯检查发现,病变和早期肾衰竭相关。

(四)其他

随着病情进展,患者可出现高血压。

六、辅助检查

1.尿常规

血尿:尿检通常显示血尿,可有持续性的微量血尿,为肾小球源性。

蛋白尿:可有不同程度蛋白尿,甚至可达肾病水平蛋白尿。

2.肾穿刺活检

常规病理染色和免疫荧光检查AS没有特殊的光镜表现,可观察到非特异性的表现,如系膜增生、FSGS、肾小管萎缩、泡沫细胞形成或间质纤维化。患有ARAS的个体肾脏Ⅳ型胶原表达异常,典型的表现为胶原α3(Ⅳ)链、α4(Ⅳ)链和α5(Ⅳ)链在肾小球基底膜不染色,而在鲍曼囊(BC)和皮肤基底膜中α5(Ⅳ)链染色(见图2-1-2)。但也存在非典型表现,部分患者肾基底膜α3(Ⅳ)链、α4(Ⅳ)链和α5(Ⅳ)链染色正常。

EM:患有ARAS的儿童通常在肾穿刺活检中仅表现为基底膜变薄。EM特征性改变为GBM极不规则、弥漫性增厚或增厚与变薄相间、致密层撕裂分层、篮网状改变。

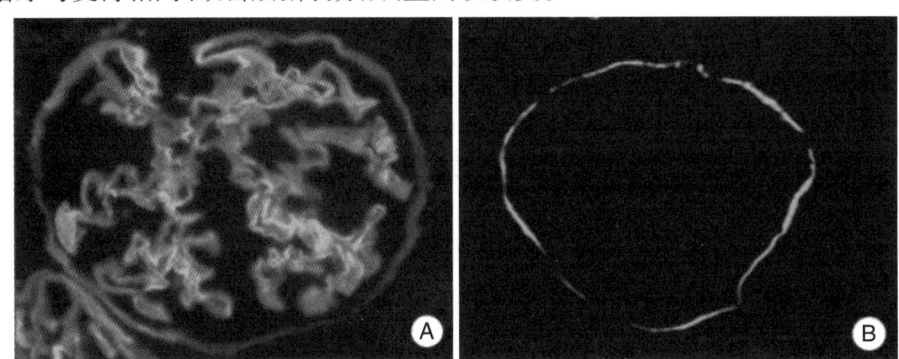

图2-1-2 肾小球Ⅳ型胶原α5链的免疫组织化学分析

(A)正常对照组肾小球基底膜(GBM)和包膜(BC)均有表达。(B)ARAS只在基底膜上呈阴性表达,而在BC上呈阳性表达。

引自:Nozu K.Genetic background, recent advances in molecular biology, and development of novel therapy in Alport syndrome[J]. Kidney Res Clin Pract,2020, 39(4):402-413.

3.基因检测

基因检测是确诊ARAS患者及对其进行预后评估的有力手段,也是在已知致病变异家族中确定携带者、进行遗传咨询、产前基因检测和植入前基因检测的必备检查。

对于ARAS患者的基因诊断,至少需要分析一个家系成员(理想情况下是父母双方),证明两个杂合变异位于两个不同等位基因(*COL4A3*或*COL4A4*)。基因检测策略详见ADAS章节。

七、诊断

结合目前我国针对AS采用的诊断标准,制定ARAS诊断标准如下。

主要表现为持续性肾小球性血尿或血尿伴蛋白尿的患者具有以下任一条即可疑诊AS:①AS家族史;②无明显其他原因的血尿、肾衰竭家族史;③耳聋、圆锥形晶状体或黄斑周围斑点状视网膜病变。

可疑AS患者肾组织EM示GBM致密层撕裂分层达到AS诊断标准且遗传模式符合常染色体隐性遗传或基因检测具有 COL4A3 或 COL4A4 基因纯合或复合杂合突变均可诊断为ARAS。

八、鉴别诊断

(一)与导致持续性家族性血尿的疾病鉴别

1. 与肾小球源性血尿鉴别

包括薄基底膜肾病(TBMN)、家族性IgA肾病、非肌性肌球蛋白重链9相关疾病、致密物沉积病、家族性溶血尿毒症性综合征等疾病,具体参见ADAS章节。

2. 与一些非肾小球源性血尿疾病的鉴别

包括常染色体显性遗传性多囊肾病、镰状细胞病、家族性高钙尿症或家族性尿石症等疾病的鉴别,具体参详ADAS章节。

(二)与导致肾衰竭合并耳聋的一些疾病

包括非肌性肌球蛋白重链9相关疾病、肾单位肾痨、Bartter综合征、MELAS综合征、Fabry病、腮-耳-肾综合征、Townes-Brock综合征、CHARGE综合征、Kallmann综合征、Muckle-Wells综合征等鉴别,当ARAS患者出现肾衰、耳聋表现时,应注意与以上疾病进行鉴别,必要时行基因检测。

(三)与导致GBM分层的一些疾病

包括MYH9-RD、Pierson综合征、Nail-patella综合征、Frasier综合征、Galloway-Mowat综合征、CD151基因突变等,当ARAS患者电镜提示GBM分层但未提示其他特异性改变时,需与以上疾病鉴别,必要时行基因检测。

九、治疗策略

(一)治疗目的

目前尚无针对ARAS患者的根治性疗法,只使用肾脏保护药物减少蛋白尿、延缓肾功能衰竭。

(二)药物治疗

1. 血管紧张素转换酶抑制

2020年国外的《儿童、青少年和年轻成人Alport综合征诊断和管理的临床实践建议-2020年更新》指出:建议ARAS患者在诊断时(对于非常年幼的患者,将治疗推迟到12~24个月)即开始治疗,雷米普利和赖诺普利按照前述ADAS患者的方案服用。

2. 双重肾素-血管紧张素-醛固酮系统阻断、免疫抑制剂

请参详ADAS章节。

(三)肾移植

请参详ADAS章节。

(四)其他管理评估

1. 血压目标和生活方式

高血压患者进行规范化管理。建议AS患者的血压控制在相应年龄、性别等的正常范围或较低水平。建议养成某些生活习惯,包括控制肉类蛋白质和盐的摄入量,体重指数保持在18.5~23.9kg/m^2,以及避免吸烟等。

2. 听力评估和听力增强

当临床怀疑听力受损时,建议对 COL4A3 或 COL4A4 杂合变异的患者进行听力评估。AS患者应避免暴露在巨大的噪声中,并在不可避免的噪声暴露时采取有效的防护措施。由AS引起的听力损失通常对助听器的放大反应良好,按需佩戴助听器。

3.眼科评估和随访

如果临床怀疑视力异常,应该对COL4A3或COL4A4杂合子患者进行眼科评估。

十、疗效及转归

ARAS患者都会进展为蛋白尿、高血压和肾功能不全。预后预测因素尚不完全清楚。鼓励对持续性肾小球性血尿患者进行特异性诊断,并尽可能进行分子确认;对携带COL4A3、COL4A4和COL4A5致病变异的个体进行监测,寻找肾脏疾病进展的证据;及早开始治疗,以延迟或预防终末期肾病;加强对受影响家庭成员的识别。

参考文献

[1]Nozu K,Nakanishi K, Abe Y,et al.A review of clinical characteristics and genetic backgrounds in Alportsyndrome[J].Clin Exp Nephrol,2019,23(2):158-168.

[2]Yamamura T, Nozu K,Minamikawa S,et al.Comparison between conventional and comprehensive sequencing approaches for genetic diagnosis of Alport syndrome[J]. Mol Genet Genomic Med,2019,7(9):e883.

[3]黄文彦,孙蕾.遗传性肾炎精准诊治面临的问题和思考[J].中华实用儿科临床杂志,2020,35(17):1299-1302.

[4]Nozu K, Takaoka Y, Kai H , et al.Genetic background, recent advances in molecular biology, and development of novel therapy in Alport syndrome[J].Kidney Res Clin Pract,2020,39(4):402-413.

[5]Akihisa T, Sato M, Wakayama Y,et al.Glomerular Basement Membrane Protein Expression and the Diagnosis and Prognosis of Autosomal Dominant Alport Syndrome[J]. Kidney Med,2019,1(6):391-396.

[6]Kashtan CE, Gross O.Clinical practice recommendations for the diagnosis and management of Alport syndrome in children,adolescents,and young adults-an update for 2020[J].Pediatr Nephrol,2021,36(3):711-719.

[7]Alport综合征诊疗共识专家组. Alport综合征诊断和治疗专家推荐意见[J].中华肾脏病杂志,2018,34(3):227-231.

[8]余自华,李政.良性家族性血尿研究进展[J].中华实用儿科临床杂志,2017,32(5): 321-323.

[9]薛漫.Alport综合征中肾小球基底膜的研究现状[J].科技展望,2017,25(13):279-280.

[10]Kashtan CE,Ding J,Garosi G,et al.Alport syndrome: a unified classification of genetic disorders of collagen IV alpha 345: a position paper of the Alport Syndrome Classification Working Group[J].Kidney Int,2018,93(5):1045-1051.

[11]Savige J. Should We Diagnose Autosomal Dominant Alport Syndrome When There Is a Pathogenic Heterozygous COL4A3 or COL4A4 Variant?[J].Kidney International Reports, 2018,3(6):1239-1241.

[12]黄文娟,孙健,万辛.常染色体显性遗传性多囊肾病263例患者的临床特点[J].国际泌尿系统杂志,2021,41(1):121-124.

[13]Gross O,Tnshoff B,Weber LT,et al.A multicenter, randomized, placebo-controlled, double-blind phase 3 trial with open-arm comparison indicates safety and efficacy of nephroprotective therapy with ramipril in children with Alport's syndrome[J].Kidney Int,2020,97(6):1275-1286.

杨丽潇(撰写)　　王文红(审校)

第三节　X连锁Alport综合征

Section 3　X-link-Alport syndrome,XLAS

关键词:肾损害;感音神经性耳聋;眼病变

Keywords:kidney damage;sensorineural deafness;eye lesions;X-linked inheritance

一、概述

AS是以血尿、进行性肾功能减退、感音神经性耳聋、眼部异常为主要临床特点的单基因遗传性肾脏病。其发病机制是编码Ⅳ型胶原蛋白α3、α4、α5链的COL4A3、COL4A4和COL4A5基因发生致病变异,编码胶原α-5(Ⅳ)链的COL4A5基因缺陷位于Xq22,导致X连锁AS(XLAS),占AS的80%。COL4A5是一个包含51个外显子的大基因。到目前为止,已经描述了COL4A5中的400余种突变。本文主要讲述X连锁Alport综合征(X-link-Alport syndrome,XLAS)的流行病学、临床表现、预后、治疗。

二、定义

XLAS是一种主要表现为血尿、肾功能进行性减退、感音神经性耳聋和眼部异常的遗传性肾小球基底膜疾病,是由编码肾小球基底膜Ⅳ型胶原的相关基因突变引起的X连锁的常染色体显性或隐性遗传病。

三、流行病学

据估计，Alport综合征的患病率约为1/50,000。Alport综合征在美国影响30,000至60,000人。根据目前的分类，Alport综合征是仅次于常染色体显性遗传性多囊肾病的慢性肾脏病（CKD）第二常见单基因病因。然而，根据2018年Alport综合征分类工作组提出的重新分类，Alport综合征患者的数量可能比目前估计的要多。工作组建议将Ⅳ型胶原遗传性疾病重新归类为Alport综合征，包括薄基底膜肾病（TBMN）。有证据表明，在组织学诊断为非特征性CKD或局灶节段性肾小球硬化症（FSGS）的患者中，相当一部分存在Ⅳ型胶原基因异常，其中XLAS占AS的80%。

四、病因及发病机制

AS是由Ⅳ型胶原缺陷引起的，Ⅳ型胶原是肾脏、耳朵和眼睛基底膜的主要结构成分，从而导致该病表现为肾脏、眼睛、耳部损害。本病发病机制为编码Ⅳ型胶原蛋白α3、α4、α5链的*COL4A3*、*COL4A4*和*COL4A5*基因发生致病变异，导致肾小球基底膜功能障碍，从而导致血尿、蛋白尿、进行性肾功能减退，甚至ESRD。

五、临床表现

孤立性镜下血尿为AS患者早期表现，AS患者随着年龄增大，均有较高风险出现血尿伴蛋白尿、进行性肾功能减退，甚至合并感音神经性耳聋、眼部异常及平滑肌瘤等肾外表现。

1. 血尿

肾小球源性血尿是AS患者最常见的临床表现。几乎所有XLAS及常染色体隐性遗传型AS（ARAS）患者均有不同程度的血尿，部分患者表现为发作性肉眼血尿，部分XLAS女性患者可能终身仅表现为镜下血尿。

2. 蛋白尿

通常在疾病早期不出现或极微量，但可随年龄增长出现并不断加重，甚至发展为大量蛋白尿。

3. 进行性肾功能减退

各种遗传方式的AS患者均有不同程度的风险进展为终末期肾病ESRD。

4. 感音神经性耳聋

2010年，Bekheirnia等发现*COL4A5*基因靠近5'端的突变与耳聋发病相关。在X连锁显性遗传Alport综合征的患者中，男性的发生率高于女性，分别为81%和19%，且男性发病常早于女性，通常感音神经性耳聋不易被发现，病变首先影响的是高频听力，后逐渐累及全音域，影响日常交流，并且双侧听力受损的时间及损伤程度一致，在疾病的早期，纯音测听有助于发现听力异常。

5. 眼部异常

对AS患者具有诊断意义的眼部病变包括前圆锥形晶状体、黄斑周围点状和斑点状视网膜病变。文献报道，XLAS男性、女性患者出现前圆锥形晶状体和斑点样视网膜病变者分别为56%、59%（平均年龄35.3岁）和0%、18%（平均年龄43.2岁）；ARAS患者分别为80%、87%（平均年龄37.3岁）。XLAS男性患儿（平均年龄11岁）前圆锥形晶状体和黄斑病变的发生率分别为7%和27%，而XLAS女性患儿未发现这些改变（平均年龄8岁）。黄斑颞侧薄变是近年报道的AS眼部异常，可用于发现XLAS患者早期眼部病变。

6. 平滑肌瘤

常见于存在X连锁遗传的*COL4A5*和*COL4A6*基因致病变异患者的食管、支气管，部分见于女性患者的外阴。

六、辅助检查

该病诊断主要依靠肾穿刺组织病理及基因检测。

AS患者早期肾脏可无明显病变或仅表现为肾小球基底膜（GBM）变薄，随着疾病进展，可出现AS的特征性病理改变，如电镜下GBM不规则、弥漫性厚薄不均、分层、断裂，部分可形成典型的"篮网状"外观和肾组织α3、α4、α5链免疫荧光染色异常及皮肤α5链免疫荧光染色异常。AS患者肾脏病理光镜下无特征性改变，部分ADAS患者、XLAS女性患者肾脏病理可表现为FSGS。

七、诊断

持续性肾小球性血尿是指经至少3次尿液检查证实，持续6~12个月的肾小球性血尿。当持续性肾小球性血尿患者存在AS家族史、感音神经性耳聋、眼部异常、平滑肌瘤的情况时,应高度怀疑AS。

根据2018年AS分类标准,可按以下标准诊断AS(同时满足以下①和②~⑤中的至少1条,或仅满足⑤)。①持续性肾小球性血尿或血尿伴蛋白尿;②皮肤基底膜Ⅳ型胶原蛋白α5链免疫荧光染色异常;③GBM Ⅳ型胶原蛋白α3、α4、α5链免疫荧光染色异常;④肾组织电镜下示GBM弥漫性变薄或致密层撕裂分层;⑤*COL4A3*、*OL4A4*或*COL4A5*基因致病变异。对持续性肾小球性血尿患者,因某些原因无法进行基因检测或基因检测未发现*COL4A3*、*COL4A4*和*COL4A5*致病变异,但其皮肤或肾脏病理符合AS改变,即符合诊断标准中的①和②~④中的至少1条,亦可诊断为AS。XLAS由*COL4A5*基因突变导致,突变基因位于X染色体q21-22区。

八、鉴别诊断

可导致GBM损害的疾病均可引起与XLAS相似的临床表现,与之相鉴别需要依靠肾穿病理及基因检测。如下述疾病。

1. 皮尔逊综合征

是一种由*LAMB2*变异引起的罕见遗传性疾病,导致GBM、眼睛和肌肉组织中层粘连蛋白521异源三聚体完全或部分缺失。其临床可表现为多系统损害。

2. 膜性肾病

膜性肾病是成人免疫介导肾病综合征的最常见原因,其特发性形式与足细胞表达的表面抗原的自身抗体有关。膜性肾病患者的肾小球基底膜增厚,上皮下有电子致密沉积物,沉积物之间有特征性的基质峰。致密沉积物包含IgG(主要是IgG4)和补体成分(C3、C4)。

九、治疗策略

1. 药物治疗

ACEI类药可减少AS患者尿蛋白,推迟进展至ESRD的时间,为控制AS的一线用药,对于患有X连锁AS的男性,应考虑早期治疗,数据显示,肾功能正常时开始使用血管紧张素阻滞剂可延迟ESRD的发病。

2. 肾脏替代治疗及肾移植

对于已进展至ESRD的AS患者,需行肾替代治疗,包括透析及肾移植。

3. 应包括长期随访、控制血压、合理的生活方式、听力和视力评估

十、疗效与转归

XLAS尚无明确有效的治疗方法,女性的临床表型不同于男性,男性表现更为严重,普遍发生ESRD:X连锁女性患ESRD的风险高达25%,而X连锁男性的风险为100%。通过对本病的认识,旨在优化本病患者的预后。同时寻求更加有效的治疗方法。

参考文献

[1] Bekheirnia M R, Reed B, Gregory M C, et al. Genotype-phenotype correlation in X-linked Alport syndrome[J]. Journal of the American Society of Nephrology Jasn, 2010, 21(5):876-883.

[2] Kashtan CE, Ding J, Garosi G, et al. Alport syndrome: a unified classification of genetic disorders of collagen Ⅳ α345: a position paper of the Alport Syndrome Classification Working Group[J]. Kidney Int, 2018, 93(5): 1045-1051.

[3] Alport综合征诊疗共识专家组. Alport综合征诊断和治疗专家推荐意见[J]. 中华肾脏病杂志, 2018, 34(3):5.

[4] 黄懋敏. 张丁丁. X连锁综合征型耳聋的分子遗传学研究进展[J]. 中华医学遗传学杂志, 2017, 34(6):928-931.

[5] 赵亮, 朱瑞琳, 姚旭阳, 等. Alport综合征儿童患者黄斑颞侧视网膜厚度薄变及其诊断意义[J]. 中华眼底病杂志, 2019, 35(2): 176-180.

[6] Kashtan C. Alport syndrome: facts and opinions[J]. F1000Res, 2017, 6: 50.

[7] Warady BA, Agarwal R, Bangalore S, et al. Alport Syndrome Classification and Management[J]. Kidney Med, 2020, 2(5): 639-649.

史翠平(撰写)　王文红(审校)

第四节 X连锁Alport综合征-弥漫性平滑肌瘤病
Section 4 X-linked Alport Syndrome-Diffuse Leiomyomatosis, XAS-DL

关键词：肾损害；感音神经性耳聋；眼病变
Keywords: kidney damage; sensorineural deafness; eye lesions

一、概述

Alport综合征（Alport syndrome, AS）是一种由编码肾小球基底膜Ⅳ型胶原α链的基因发生突变所致的遗传性肾小球疾病，临床主要表现为血尿、肾功能进行性减退，常伴有感音神经性耳聋和眼部异常，极少数患者伴有弥漫性平滑肌瘤病（diffuse leiomyomatosis, DL），即X连锁Alport综合征-弥漫性平滑肌瘤病（X-linked Alport syndrome-diffuse leiomyomatosis, XLAS-DL），又称Xq22.3微缺失综合征，其特征是分化良好的平滑肌细胞异常增殖，累及胃肠道、呼吸道和女性生殖道并引起相应临床症状，遗传方式为X连锁显性遗传。XLAS-DL于1983年被首次报道，目前尚无有效的治疗方法。

二、定义

XLAS-DL是由 *COL4A5* 和 *COL4A6* 基因5'端连续基因缺失引起的一种罕见的X连锁Alport综合征，临床表现为血尿、感音神经性耳聋、眼部异常及进行性肾功能减退，以及由胃肠道、呼吸道和女性生殖道的内脏平滑肌过度生长所引起的一系列症状，如进行性吞咽困难、呕吐、胸骨后或上腹部疼痛、呼吸困难、咳嗽、喘鸣、吸入性肺炎、阴蒂肥大等。

三、流行病学

目前尚无全人口流行病学的系统调查，患病率尚不清楚。国外报道，AS患病率为1/10,000~1/5,000，大约5%的AS患者伴有弥漫性平滑肌瘤病。男女均可患病，男性患者肾脏病变相对较重，而平滑肌瘤病的病情轻重无明显性别差异。

四、病因及发病机制

目前研究发现ATS-DL患者存在 *COL4A5* 和 *COL4A6* 的5'外显子连续缺失，从 *COL4A6* 的内含子2延伸到 *COL4A5* 的内含子1，包含了4.2kb的关键区域。位于X染色体Xq22-q23的 *COL4A5* 基因编码的α5链是Ⅳ型胶原α3 α4 α5原体和网状结构的组成部分，通常分布于鲍曼氏囊、肾小球、远端小管和集合管的基底膜，以及耳蜗和眼部的基底膜，因此，α5链的异常能破坏这些部位基底膜的完整性，从而导致Alport综合征的各种临床表现。*COL4A6* 基因与 *COL4A5* 基因头对头配对，编码Ⅳ型胶原α6链，是α5 α5 α6原体和网状结构的组成部分，通常在皮肤、平滑肌细胞、鲍曼囊和肾脏远端小管的基底膜中表达，但不存在于肾小球基底膜中，因此单独的α6链基因缺陷似乎不会引起Alport综合征。*COL4A5* 和 *COL4A6* 基因5'末端缺失导致平滑肌瘤病的机制尚不清楚。有假说认为该缺失区域可能通过抑制远端增强子和/或调控邻近基因（如IRS4）来防止平滑肌过度生长，也可能包含一种可抑制DL相关基因表达的microRNA，该区域的缺失会激活一种特定的增强子和/或改变染色质结构影响相邻基因调节，从而导致平滑肌细胞过度生长。α5链的缺失或异常导致细胞外基质成分和/或细胞表面受体的结构或功能改变、转座因子、双向启动子等也可能参与了平滑肌瘤病的发生，但其确切机制仍在研究中。

五、临床表现

典型的临床表现包括肾脏、眼部改变、听力受损及平滑肌瘤病。肾脏表现为血尿、蛋白尿和进行性肾功能损害，通常在儿童早期起病，男性患者发病年龄小，病程进展快，病情严重，可于青壮年时期进展至终末期肾脏病（ESRD）。患者常伴有感音神经性耳聋，多发生在年龄较大的男性患儿。眼部异常表现为前圆锥形晶状体、先天性白内障、角膜混浊、黄斑病变、斑点视网膜病变和颞侧视网膜变薄等。弥漫性平滑肌瘤病的发病年龄、疾病的严重程度无明显性别差异，通常在儿童后期出现症状，多与疾病的进展无关。通常最初累及食道，偶尔可延伸至胃（图2-1-3a），引起进行性吞咽困难、餐后呕吐、消化不良和胸骨后或上腹部疼痛，体重减轻，呕血少见。气管支气管病变或食管肿块阻塞气管和支气管可导致呼吸困难、咳嗽、喘鸣及反复发生吸入性肺炎。还可累及女性生殖道，表现为阴蒂肥大（图2-1-3b），不同程度的大阴唇和子宫受累。直肠周围或会阴平滑肌瘤不常见,临床表现为持续性便秘。XLAS-DL患者临床症状具有突变依赖性。

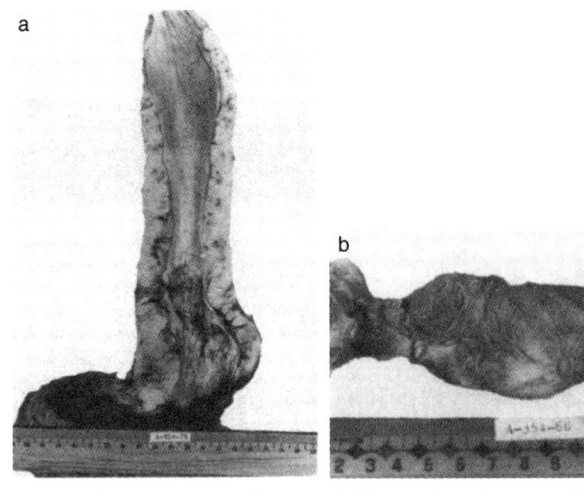

图2-1-3 临床表现(a:食管胃平滑肌瘤 b:阴蒂肥大)

引自:García-Torres R, Orozco L. Alport-leiomyomatosis syndrome: an update [J]. Am J Kidney Dis, 1993, 22(5): 641-648.

六、辅助检查

(一)实验室检查

尿常规提示镜下血尿,多为肾小球性血尿,伴蛋白尿,随病情进展可达肾病水平。肾功能提示血肌酐升高,最终可达终末期肾病水平。随着肾功能恶化,还可出现正细胞正色素性贫血、代谢性酸中毒、电解质异常、血甲状旁腺素水平升高等。

(二)听力检查

初为高频区听力下降,诊断要依靠听力计,逐渐波及全音域。耳聋为进行性,两侧不完全对称。脑干测听显示听力障碍发生在耳蜗部位。

(三)眼科检查

可通过眼底镜、裂隙灯、视网膜摄像、光学相干断层扫描等进行辅助诊断。

(四)影像学检查

1. X线/CT/MRI

食管平滑肌瘤胸部影像学可表现为纵隔增宽或后纵隔管状肿块,管腔偏心,食管扩张、变细、迂曲和移位,CT/MRI可进一步了解食管壁增厚的程度以及与周围结构的解剖关系,增强扫描呈轻度强化。PET-CT检查呈高摄取,易被误诊为恶性肿瘤,同时可以筛查弥漫性平滑肌瘤病是否累及肺部。

2. 电子内镜及超声内镜

对平滑肌瘤病的诊断具有重要价值。电子内镜下表现为食管皱襞增厚,部分患者可能存在食管炎、Barrett食管或黏膜溃疡。超声内镜可进一步评估病变部位,可观察到食管壁明显增厚,呈均匀的低回声病变,尤其是第二层,提示黏膜肌层受累,还可评估其与周围组织器官的关系,必要时行内镜下活检以进一步明确诊断。

3. 食管造影

可表现为食管上部增宽,远端平滑锥形狭窄,食管运动减弱,表现与贲门失弛缓症相似。

(五)组织病理改变

1. 肾脏病理

(1)免疫染色:XLAS-DL男性患者通常表现为肾脏免疫染色中Ⅳ型胶原α5链完全缺失或异常分布,而女性杂合子由于莱昂化作用则表现为肾小球、小管基底膜染色呈补丁样缺失。

(2)组织学改变:光学显微镜下的改变不具特异性,早期表现为局灶性肾小球细胞数增生,逐渐进展为肾小球节段性及球性硬化、肾间质浸润和纤维化、肾小管萎缩,部分病例中还可观察到肾间质泡沫细胞。电子显微镜下可以观察到特征性的病理改变,即肾小球基底膜弥漫性增厚、变薄及致密层的分裂,呈蓝网状。常规免疫荧光学检查无特异性变化。

2.皮肤病理

使用针对Ⅳ型胶原α5链的单克隆抗体进行免疫组织化学分析可发现，XLAS-DL男性患者皮肤基底膜Ⅳ型胶原α5链完全缺失，而女性携带者由于莱昂化作用有不连续染色，但染色正常不能排除该病。

3.晶状体

有些前锥形晶状体患者的晶状体囊基底膜中不含α5链。XLAS-DL患者眼组织病理学研究，国内外报道较少。

4.耳蜗

ATS-DL患者内耳组织相关组织病理学研究较少。

5.平滑肌瘤

平滑肌瘤病主要为平滑肌细胞异常弥漫性增生和/或多结节性。表现为食道弥漫性平滑肌瘤，食管病变可呈弥漫性、广泛性或结节性，累及所有肌层，主要影响食道的中部和远端1/3，约80%的病例可延伸至贲门和胃底，35%的患者累及整个食管。深层组织活检可见食管壁内环形和纵形平滑肌增生，无核分裂特征或异型性，平滑肌肌动蛋白染色阳性。支气管树、气管膜部和女性生殖道（阴蒂、外阴、阴道、子宫等）中也发现了平滑肌纤维弥漫性增生，所有病变的组织学特征均为平滑肌细胞良性增生。

（六）基因检查

基因检查是诊断本病的金标准，可表现为 *COL4A5*、*COL4A6* 基因缺陷。许多XLAS-DL患者有家族史，56%先证者为新发突变。女性先证者ASDL的新发突变比例显著高于男性先证者。

七、诊断

XLAS-DL可根据临床表现、组织病理、家族史及基因检测做出诊断。典型的临床症状包括血尿、蛋白尿、耳聋、眼部异常、肾功能损害，以及吞咽困难、呕吐、呼吸困难、咳喘、阴蒂肥大等。进行家系调查时除了绘制详细、客观的系谱图，还应尽可能地检测家系成员的尿常规，有条件者还可进行听力和眼科检查。同时，还应注意一部分XLAS-DL先证者存在新发突变。肾组织活检电镜下特征性表现为肾小球基底膜广泛增厚、变薄及致密层纵向撕裂，呈叠层样外观。肾脏或皮肤组织Ⅳ型胶原链的异常表达具有诊断意义。平滑肌瘤病的诊断需要对病变组织进行活检。影像学检查可确定病变部位，评估其与周围组织器官的关系。确诊需要检测 *COL4A5* 和 *COL4A6* 基因缺陷。

八、鉴别诊断

（1）肾小球疾病合并耳聋的鉴别诊断主要为 *MYH9* 基因突变相关疾病，这是一类由位于人染色体22q12.3的 *MYH9* 基因突变导致的常染色体显性遗传性疾病，主要表现为出生时即存在巨大血小板减少症，导致出血倾向，可伴有感音神经性听力损失、肾小球肾病、白内障、肝酶增高等，包括May-Hegglin异常、Fechtner综合征、Epstein综合征，可通过临床表现、Ⅳ型胶原免疫染色及基因诊断进行鉴别。

（2）肾小球血尿需与IgA肾病、薄基底膜肾病相鉴别，前者通常无家族史，免疫荧光示肾小球系膜区有以IgA为主的免疫球蛋白沉积，后者通常没有肾衰竭和耳聋或这些表现出现时间相对较晚，有学者认为颞叶视网膜变薄的存在也有助于区分二者。

（3）贲门失弛缓症的X线、食管造影、食管测压等表现与食管平滑肌瘤病类似，CT或MRI有助于鉴别诊断，贲门失弛缓症患者的食管壁厚度通常正常，而食管平滑肌瘤病患者食管壁弥漫性增厚。超声内镜下平滑肌瘤病通常表现为均匀的低回声病变，可与恶性平滑肌瘤相鉴别。直肠周围平滑肌瘤病需与先天性巨结肠相鉴别，活体组织检查有助于鉴别诊断。

九、治疗策略

1.XLAS-DL患者应根据性别、疾病的临床分期及基因缺失类型进行个体化治疗，但目前尚无行之有效的治疗方法

有证据显示，尽早使用肾素血管紧张素系统抑制剂可减少蛋白尿，减缓肾小球硬化和疾病进展的速度。目前没有确切证据显示环孢素能延缓肾脏病变的进展，且该药有肾毒性，因此，不建议患者接受环孢素治

疗。对于进展为肾衰竭的患者,肾移植是首选的且优于透析的肾脏替代治疗,通常预后较好。抗肾小球基底膜抗体病(抗GBM抗体病)发生率低,具体发生机制目前尚不清楚,血浆置换和免疫抑制可用于治疗原发性抗GBM抗体病。目前尚无首次移植后移植肾功能丧失时的最佳处理方法,以及是否应进行二次肾移植。

分子生物学的迅猛发展为基因治疗奠定了基础,但目前基因治疗仍存在一系列问题,用于临床尚需时日。目前还有一些没有正式批准的新治疗靶点,如帕立骨化醇、甲基巴多克隆、抗microRNA-21寡核苷酸、干细胞治疗等。

2. 耳鼻喉科处理

应定期进行听力学评估,并在适当的时候使用助听器。

3. 眼科处理

眼部受累通常无症状,很少需要干预。

4. 手术干预

有症状的平滑肌瘤病需要外科手术治疗。食管平滑肌瘤病治疗包括手术切除肿块,然后进行胃肠道重建手术,如胃转位、胃管重建、结肠环路旁路术等,但由于病变范围弥漫,通常建议行部分或次全食管切除结合或不结合部分胃切除术,考虑到手术并发症及术后生活质量下降,儿童患者应尽量避免该手术,但同时应谨慎减少食管切除范围。此外,大多数平滑肌瘤雌激素受体阳性,术前可以使用促性腺激素来释放激素缩小生殖器肿瘤体积。

5. 患者管理

对XLAS-DL患者进行多学科综合管理,定期监测血压、尿液分析、肾功能,对于及早发现高血压、微量白蛋白尿/蛋白尿及使用血管紧张素转换酶抑制剂/血管紧张素受体阻滞剂进行相应治疗,选择最佳的肾脏替代治疗方案及时机非常重要。接受平滑肌瘤手术的患者,尤其是儿童,术后应长期监测、随访,注意术后并发症的发生及疾病复发。

6. 遗传咨询

XLAS-DL是X连锁显性遗传性疾病,因此,杂合子女性也会表现出该病。建议对患者及基因携带者进行遗传咨询,必要时对高危妊娠进行产前检测。

十、疗效及转归

XLAS-DL男性患者肾脏症状重,可于青壮年时期进展至终末期肾脏病,预后差。肾移植效果良好,抗肾小球基底膜抗体病发生率低。

DL手术后并发症:反流、胃排空延迟、狭窄、吻合口瘘、结肠移植物坏死等。

参考文献

[1] Uliana V, Marcocci E, Mucciolo M, et al. Alport syndrome and leiomyomatosis: the first deletion extending beyond COL4A6 intron 2 [J]. Pediatr Nephrol, 2011, 26(5): 717-724.

[2] García-Torres R, Orozco L. Alport-leiomyomatosis syndrome: an update [J]. Am J Kidney Dis, 1993, 22(5): 641-648.

[3] García Torres R, Guarner V. Leiomyomatosis of the esophagus, tracheo-bronchi and genitals associated with Alport type hereditary nephropathy: a new syndrome [J]. Rev Gastroenterol Mex, 1983, 48(3): 163-170.

[4] Ziogas IA, Mylonas KS, Tsoulfas G, et al. Diffuse Esophageal Leiomyomatosis in Pediatric Patients: A Systematic Review and Quality of Evidence Assessment[J]. Eur J Pediatr Surg, 2019, 29(6): 487-494.

[5] Zhang X, Zhou J, Reeders S T, et al. Structure of the human type IV collagen COL4A6 gene, which is mutated in Alport syndrome-associated leiomyomatosis [J]. Genomics, 1996, 33(3): 473-479.

[6] Miner J H. Alport syndrome with diffuse leiomyomatosis. When and when not? [J]. Am J Pathol, 1999, 154(6): 1633-1635.

[7] Khoshnoodi J, Pedchenko V, Hudson B G. Mammalian collagen IV [J]. Microsc Res Tech, 2008, 71(5): 357-370.

[8] Sá M J, Fieremans N, de Brouwer A P, et al. Deletion of the 5′exons of COL4A6 is not needed for the development of diffuse leiomyomatosis in patients with Alport syndrome [J]. J Med Genet, 2013, 50(11): 745-753.

[9] Thielen B K, Barker D F, Nelson R D, et al. Deletion mapping in Alport syndrome and Alport syndrome-diffuse leiomyomatosis reveals potential mechanisms of visceral smooth muscle overgrowth [J]. Hum Mutat, 2003, 22(5): 419.

[10] Oohashi T, Naito I, Ueki Y, et al. Clonal overgrowth of esophageal smooth muscle cells in diffuse leiomyomatosis-Alport syndrome caused by

partial deletion in COL4A5 and COL4A6 genes [J]. Matrix Biol, 2011, 30（1）: 3-8.

[11]Zhou X, Wang J, Mao J, et al. Clinical Manifestations of Alport Syndrome-Diffuse Leiomyomatosis Patients With Contiguous Gene Deletions in COL4A6 and COL4A5 [J]. Front Med (Lausanne), 2021,8:766224.

[12]Mothes H, Heidet L, Arrondel C, et al. Alport syndrome associated with diffuse leiomyomatosis: COL4A5-COL4A6 deletion associated with a mild form of Alport nephropathy [J]. Nephrol Dial Transplant, 2002, 17（1）: 70-74.

付晓婷（撰写）　王文红（审校）

第五节　双基因遗传Alport综合征
Section 5　Digenic Alport Syndrome, DAS

关键词：肾损害；感音神经性耳聋；眼病变

Keywords：kidney damage; sensorineural deafness; eye lesions

一、概述

Alport综合征（Alport syndrome, AS）又名遗传性进行性肾炎，亦称眼-耳-肾综合征，也叫家族性出血性肾炎，是由COL4A3或COL4A4或COL4A5基因突变引起的以血尿、蛋白尿、进行性肾功能减退为主要临床表现的遗传性疾病，部分合并感音神经性耳聋及眼部异常。儿童及成人均可发病。双基因遗传不同于修饰基因，是指在两个位点上的变异比在单个位点上的变异更好地解释某些受影响个体的表型，且这两个基因可能同样重要，其中一个也可能增加疾病风险或严重程度。2015年Mencarelli等提出AS存在双基因遗传模式。2018年，AS分类工作组将AS分为3类，分别为X连锁AS（X-link Alport syndrome, XLAS）、常染色体AS（autosomal Alport syndrome, AAS）和双基因遗传AS。双基因遗传AS不同基因突变对疾病严重程度存在协同作用，故双基因遗传患者可能具有比单个致病变异更差的临床表型。双基因遗传AS根据其基因突变特点，可分为3类，包括：①COL4A3和COL4A4单基因致病变异呈反式遗传，即COL4A3致病变异和COL4A4致病变异分别来自父母亲，这2个致病变异分别位于不同的2号染色体上，其遗传方式类似于常染色体隐性遗传；②COL4A3和COL4A4单基因致病变异呈顺式遗传，即COL4A3致病变异和COL4A4致病变异同时来自父亲或者母亲，这2个致病变异位于同一条2号染色体上，其遗传方式类似于常染色体显性遗传；③X染色体上的COL4A5基因与常染色体上的COL4A3基因和COL4A4基因之一同时发生致病变异，表现为不同于孟德尔遗传的特殊的遗传方式。

二、定义

双基因遗传AS是指COL4A3、COL4A4和COL4A5这3个基因中的两个基因存在致病变异所致的以血尿、蛋白尿及进行性肾功能减退为主要临床表现的遗传性疾病。

三、流行病学

AS是继常染色体显性遗传性多囊肾病之后致遗传性肾衰竭的第二大疾病。与其他罕见病相比，相对常见。从最近发表的COL4A3~5致病基因的变异频率可相对准确地推测出不同类型双基因的发病率。COL4A5加上一个COL4A3或COL4A4的AS发病率=COL4A5（1/2,000）×COL4A3或COL4A4（1/100）=1/200,000，故推测COL4A5加上一个COL4A3或COL4A4的发病率约为1/200,000，或者说所有XLAS大约1%的个体中存在此类双基因遗传。因致病性COL4A3和COL4A4变异更常见，故存在COL4A3和COL4A4双基因遗传的AS发病率=COL4A3（1/200）×COL4A4（1/200）=1/40,000。故COL4A3和COL4A4双基因遗传的AS发病率大约为1/40,000，或者说约占致病性杂合性COL4A3或COL4A4的AS患者的0.5%。

四、病因及发病机制

肾小球基底膜（GBM）是选择性通透性肾小球滤过屏障的细胞外基质（extracellular matrix, ECM）成分，它起到屏障功能。这种片状ECM由4种主要大分子组成：层粘连蛋白、Ⅳ型胶原蛋白、巢蛋白和硫酸乙酰肝素蛋白聚糖。Ⅳ型胶原蛋白对基底膜稳定性至关重要，约占GBM蛋白总质量的50%。Ⅳ型胶原包括α1~α6六型，分别由 *COL4A1~6* 基因编码，它们可组装形成3个独特的三螺旋三聚体：α1 α1 α2、α3 α4 α5 和 α5 α5 α6。α5α5α6存在于皮肤、鲍曼囊，而α3α4α5是成熟GBM、耳蜗和眼睛基底膜的主要组成成分。

AS是由编码Ⅳ型胶原蛋白α3、α4、α5链的 *COL4A3*、*COL4A4* 或 *COL4A5* 基因发生致病变异引起。早期内皮基底膜和足细胞基底膜由α1、α1、α2组成，两基底膜融合时，α3、α4、α5沉积在基底膜上。当α3、α4、α5的减少或缺失，虽然α1、α1、α2在基底膜中仍然存在，但是α1α1α2异源三聚体的半胱氨酸残基数约为α3 α4 α5异源三聚体的一半，导致GBM厚度减少，不足以维持GBM的完整性。而且α1α1α2异源三聚体更容易被基质降解酶水解，其生物强度降低。此外，α3α4α5异源三聚体与细胞膜受体（如Ⅳ型胶原结合整合素或盘状蛋白结构域受体）或与其他基质蛋白（如巢蛋白等）之间的独特相互作用，在加强和维持成熟肾小球GBM完整性方面也可能很重要，而α1α1α2异源三聚体不具备此项功能。异常的GBM可能降低了推动肾小球滤过的静水压力的机械阻力，从而导致GBM进行性增厚。故当 *COL4A3*、*COL4A4* 或 *COL4A5* 基因发生致病变异时，导致肾小球、耳蜗和眼睛基底膜的主要成分Ⅳ型胶原蛋白α3α4α5异源三聚体不能形成或存在缺陷，使GBM出现弥漫变薄、厚薄不均、致密层撕裂、分层或虫蚀样等改变，从而导致血尿、蛋白尿甚至终末期肾脏疾病（ESRD）。

双基因AS存在 *COL4A3*、*COL4A4* 和 *COL4A5* 中的两个致病基因变异，进而导致α3α4α5异源三聚体更大程度缺失或存在缺陷，故双基因AS患者具有较单基因变异个体更严重的表型。

五、临床表现

（一）、AS的临床表现

1. 肾脏

肾脏受累可表现为以血尿、蛋白尿、慢性肾脏病和终末期肾脏病为特征的进行性肾病。

（1）血尿：肾小球源性血尿是AS患者最常见、最早期的临床表现。几乎100%的XLAS和常染色体隐性遗传AS（ARAS）患者均存在镜下血尿，62%的XLAS男性患者、66%的ARAS患者可出现发作性肉眼血尿。部分常染色体显性遗传AS（ADAS）患者和部分XLAS女性患者可能终身仅表现为镜下血尿。

（2）蛋白尿：通常在疾病早期不出现或极微量，但可随年龄增长出现并不断加重，甚至发展为大量蛋白尿。

（3）进行性肾功能减退：各种遗传方式的AS患者均有不同程度的风险进展至ESRD。XLAS男性患者肾脏预后极差，近90%的患者在40岁之前发展为ESRD。而仅有18%的XLAS女性患者在41岁后发生ESRD。ARAS发生肾衰竭的中位年龄为22.5岁，ADAS的临床表现轻。

2. 肾外表现

（1）感音神经性耳聋：感音神经性耳聋不易发现，病变发生于耳蜗部位，最初累及高频听力，后逐渐累及全音域，影响日常交流，并且双侧听力受损的时间及损伤程度一致，在疾病的早期，纯音测听有助于发现听力异常。

（2）眼部异常：对AS患者具有诊断意义的眼部病变包括前圆锥形晶状体、黄斑周围点状和斑点状视网膜病变。其中黄斑周围斑点状视网膜病变较常见，前圆锥形晶状体需借助眼科裂隙灯检查。

（3）平滑肌瘤：常见于存在X连锁遗传的 *COL4A5* 和 *COL4A6* 基因致病变异患者的食管、支气管，部分见于女性患者的外阴部。累及食管的平滑肌瘤表现为吞咽困难、进食后呕吐、胸骨后或上腹疼痛；累及呼吸道的平滑肌瘤会引起反复发作的支气管炎，严重者可出现呼吸困难和呼吸暂停；而累及生殖系统的平滑肌瘤表现为阴蒂肥大、外阴及阴道周围肿物。

（二）双基因AS的临床表现特点

1. *COL4A5+COL4A3/COL4A4*

当双基因Alport综合征包括 *COL4A5* 致病基因时，其临床表现取决于受影响个体的性别、*COL4A5* 变异的"严重程度"，以及 *COL4A3* 或 *COL4A4* 致病变异的程度。

（1）*COL4A5*男性患者+*COL4A3/COL4A4*在XLAS男性患者中，所有α3α4α5异源三聚体均会受累（图2-1-4）。如果*COL4A5*变异已经严重（如截断、剪接、大重排等变异），异源三聚体的结构不复存在，肾衰竭可能在30岁之前发生。即使增加严重的*COL4A3*或*COL4A4*的致病基因，也可能没有任何影响。然而，如果*COL4A5*仅是错义突变等导致较轻表型的变异，那么α3α4α5异源三聚体的结构仅表现异常，而额外的*COL4A3*或*COL4A4*变异可能会进一步破坏一半已经异常的异源三聚体（图2-1-4）。故低效突变的*COL4A5*男性患者+*COL4A3/COL4A4*变异的双基因Alport综合征可能较单基因的XLAS存在更严重表型、蛋白尿出现时间更早且程度更重，并且可能更早出现肾衰竭。但因病例较少，目前尚无可靠依据。

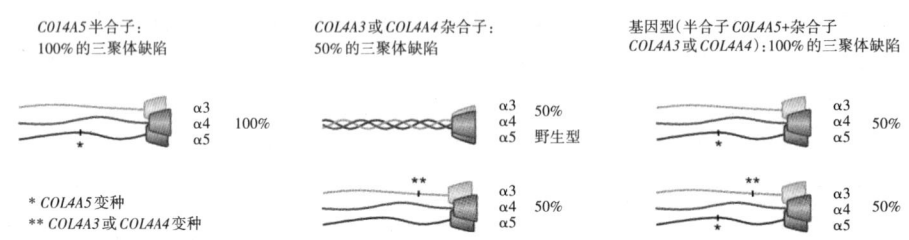

图2-1-4　男性*COL4A5*+*COL4A3/COL4A4*基因变异对异源三聚体形成的影响

引自：Savige J, Renieri A, Ars E, Daga S, et al. Digenic Alport Syndrome[J]. Clin J Am Soc Nephrol,2022 8:CJN.03120322.

（2）*COL4A5*女性患者+*COL4A3/COL4A4*：XLAS女性患者的*COL4A5*致病变异导致平均一半细胞的α3α4α5异源三聚体结构缺失或功能缺陷，*COL4A3*或*COL4A4*变异导致每个细胞中的一半的α3α4α5异源三聚体缺失或功能缺陷。故*COL4A5*+*COL4A3/COL4A4*的双基因变异导致75%的异源三聚体缺失或有缺陷（图2-1-5）。而存在X染色体失活的*COL4A5*女性患者情况更为复杂。根据以上分析及目前的临床报道均可得出结论，合并*COL4A3*或*COL4A4*的XLAS女性患者较仅具有致病性*COL4A5*变异的女性发病早，合并蛋白尿及肾功能损害的风险更高，预后更差。

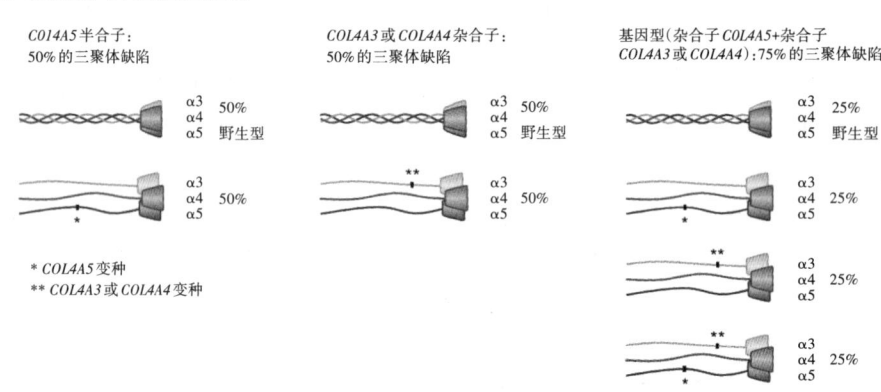

图2-1-5　女性*COL4A5*+*COL4A3/COL4A4*基因变异对异源三聚体形成的影响

引自：Savige J, Renieri A, Ars E, Daga S, et al. Digenic Alport Syndrome[J]. Clin J Am Soc Nephrol,2022 8:CJN.03120322.

2.*COL4A3*+*COL4A4*

无论在男性还是女性中，*COL4A3*或*COL4A4*中的单一致病变异会导致50%的α3α4α5异源三聚体有缺陷，但这些基因中的两个致病变异导致75%的异源三聚体有缺陷（图2-1-6）。因为*COL4A3*和*COL4A4*均位于2号染色体上，所以*COL4A3*和*COL4A4*中的双基因遗传存在两种模式：位于相同的染色体上（顺式：类似于常染色体显性遗传）或位于不同的染色体上（反式：类似于常染色体隐性遗传）。*COL4A3*和*COL4A4*的双基因变异增加了蛋白尿、高血压和肾衰竭的风险。据报道，在反式遗传的双基因AS患者中，受影响个体的临床表型及预后与ARAS类似；对于顺式遗传的双基因AS患者，其临床表型及预后介于常染色体显性和常染色体隐性遗传形式之间。

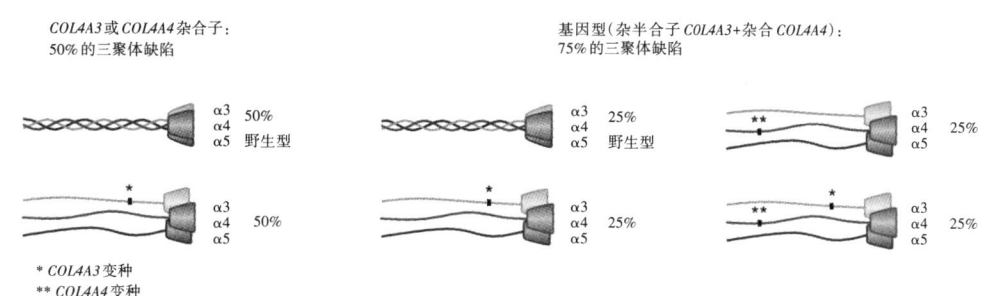

图2-1-6　基因型 COL4A3+COL4A4 对异源三聚体形成的影响

引自：Savige J, Renieri A, Ars E, Daga S, et al. Digenic Alport Syndrome[J]. Clin J Am Soc Nephrol,2022 8:CJN.03120322.

六、辅助检查

(一)血液检查

包括血生化、血脂、免疫球蛋白、补体、炎症指标、自身抗体、抗链球菌溶血素O、乙型肝炎、丙型肝炎、抗中性粒细胞胞浆抗体等。肾功能受损者可表现为血肌酐、尿素、尿酸、胱抑素C等升高，eGFR下降；伴有肾功能异常的患儿可出现电解质及酸碱失衡。抗核抗体谱、抗中性粒细胞胞浆抗体谱、抗链球菌溶血素O等均阴性，乙型肝炎、丙型肝炎相关抗体及抗原检查正常。免疫球蛋白、补体C3、C4、CH50、C1q等均在正常范围。炎症指标如C反应蛋白、血沉均正常。

(二)尿液检查

包括尿常规+显微镜检、尿蛋白/尿肌酐、24小时尿蛋白定量、尿蛋白电泳、肾脏损伤尿液指标等。可表现为不同程度的血尿、蛋白尿。

(三)功能及结构检查

包括肾脏B超、纯音测听、眼科检查(包括眼底裂隙灯检查、视网膜摄像)等。肾脏B超可显示双肾实质回声增强等表现。纯音测听部分患儿可有高频感音神经性耳聋(70%的XLAS男性患者)。眼科检查：视网膜摄像可见黄斑周围点状和斑点状视网膜病变；眼底裂隙灯检查可见前圆锥形晶状体(多见于COL4A5男性患者+COL4A3/COL4A4 及 COL4A3+COL4A4 反式遗传的患者)；部分患者可有进行性近视度数加深。

(四)病理检查

1.肾脏病理

(1)光镜　无特异性表现，可观察到例如系膜增生、局灶节段性肾小球硬化、肾小管萎缩或间质纤维化等非特异性表现。

(2)电镜　GBM不规则、弥漫性增厚或厚薄不均、致密层撕裂分层、断裂，部分可形成典型的"篮网状"外观。电镜是AS诊断的"金标准"。

(3)免疫荧光　目前诊断双基因免疫荧光表现无明确说明，但根据XLAS及AAS患者的表现以及双基因的原理推测，在 COL4A5+COL4A3/COL4A4 的男性患者抗α3、4、5(Ⅳ)单抗在肾小球、肾小囊基底膜染色呈阴性；在 COL4A5+COL4A3/COL4A4 的女性患者抗α3、4、5(Ⅳ)单抗在肾小球、肾小囊基底膜染色呈间断阳性；在 COL4A3+COL4A4 呈反式遗传时抗α3、4、5(Ⅳ)单抗在肾小球、肾小囊基底膜染色呈阴性的可能性大，而顺式遗传时呈阳性的可能性大。

2.皮肤的免疫荧光染色：存在 COL4A5 致病变异的男性患者及部分存在 COL4A5 致病变异的女性患者，抗α5(Ⅳ)单抗在皮肤基底膜染色可呈阴性。COL4A3 和 COL4A4 的双基因AS患者抗α5(Ⅳ)单抗在皮肤基底膜染色呈阳性。

(五)基因检测

基因检测是确诊双基因AS患者的必备手段，同时也是已知致病变异家族中确定携带者、进行遗传咨询、产前基因检测和移植前基因检测的必备检查。

1.以下情况均建议行基因检测以协助诊断AS

①持续畸形血尿>6个月；②持续性蛋白尿>0.5g/d，类固醇耐药性肾病综合征或活检证实的FSGS；③感

音神经性听力损失伴血尿或肾损伤家族史;④黄斑周围点状和斑点状视网膜病变或颞叶视网膜变薄;⑤GBM变薄或胶原Ⅳa链异常;⑥没有其他明显原因的肾衰竭,特别是血尿或肾损伤家族史;⑦家族性IgA肾病(即IgA肾病以及血尿或肾损伤的家族史)。

另外,确诊AS患者在这两种情况下建议做基因检测:①为确定遗传方式以便下一步诊治管理需行基因检测;②无法进行肾活检的AS患者可通过基因检测确诊。

2.以下情况建议对亲属进行基因检测

①XLAS患者的一级亲属(父母、兄弟姐妹和后代);②ARAS患者的一级亲属;③双基因AS患者的一级亲属;④杂合子COL4A3或COL4A4变异个体的一级亲属;⑤对希望成为肾脏供体的家庭成员。

七、诊断

当持续性肾小球性血尿患者存在AS家族史、感音神经性耳聋、眼部异常、平滑肌瘤的情况时,应高度怀疑AS。

根据2018年AS分类标准及国内的诊断标准,可按以下标准诊断AS[同时满足以下(1)和(2)~(5)中至少1条,或仅满足(5)]。

(1)持续性肾小球性血尿或血尿伴蛋白尿。

(2)皮肤基底膜Ⅳ型胶原蛋白a5链免疫荧光染色异常。

(3)GBM Ⅳ型胶原蛋白a3、a4、a5链免疫荧光染色异常。

(4)肾组织电镜下示GBM弥漫性变薄或致密层撕裂分层。

(5)COL4A3、COL4A4或COL4A5基因致病变异。

在确诊AS基础上,如患儿基因检测提示存在COL4A3、COL4A4或COL4A5基因中的2个致病变异,即可诊断为双基因遗传AS。

八、鉴别诊断

(一)与导致持续性家族性血尿的疾病鉴别

主要是可导致肾小球血尿的疾病,如家族性IgA肾病、致密物沉积病、家族性溶血尿毒症性综合征等。结合家族史、临床表现,以及补体、血常规、肾活检、基因检测等检查不难鉴别。

(二)与导致肾损害合并耳聋的疾病鉴别

(1)MYH9相关疾病:一种因MYH9基因变异导致的常染色体显性遗传性血小板减少性疾病。其主要特征是出生时即存在的大血小板和血小板减少症、进行性感觉神经性听力损失、老年性白内障、肝酶升高和最初表现为肾小球肾炎的肾脏疾病。肾脏病理可表现为局灶节段性肾小球硬化、肾小球基底膜不规则变薄和增厚,呈层状和篮状结构。血常规及肝功能异常是其鉴别点,最终基因检测可明确诊断。

(2)Fabry病:是一种由GLA基因突变引起的罕见的X连锁遗传溶酶体贮积症,常为神经、肾脏、心脏、皮肤、胃肠道、眼、耳等多脏器受累,而AS除眼、耳、肾受累外,多无其他系统损害,可行α半乳糖苷酶A活性、肾活检及基因检测鉴别。

(3)Kallmann综合征:是由ANOS1、CHD7、FGF8、FGFR1、PROK2、PROKR2等基因引起的低促性腺激素性性腺功能减退综合征。存在听力丧失及肾脏发育不全表现。但更主要的临床特征是性腺激素缺乏、性腺功能低下和嗅觉缺失或低下等,AS不具有类似表现,可进一步结合基因检测进行鉴别。

(4)肾单位肾痨、Bartter综合征、常染色体隐性遗传远端肾小管酸中毒:主要为肾小管-间质病变,存在如难以纠正的酸碱失衡、电解质紊乱、烦渴等表现,肾单位肾痨可见肾脏囊性变,通过以上临床症状、病理及基因检测可鉴别。

(5)MELAS综合征:是由线粒体DNA或核DNA缺陷导致线粒体结构和功能障碍、ATP合成不足所致的多系统疾病。存在卒中样发作等中枢神经系统及肌肉受累表现,临床症状及基因检测均可鉴别。

(6)腮-耳-肾综合征:由EYA1、SIX5、SIX1基因引起的常染色体显性遗传性综合征性耳聋疾病。可存在肾发育不良、囊性病变、肾积水等肾脏改变以及听力损害、内耳及外耳发育畸形等,可通过基因及病理检查鉴别。

（7）Townes-Brock综合征：是由*SALL1*基因突变引起的一种先天畸形症候群，主要特点是肛门闭锁三联征、拇指畸形、外耳畸形、感音神经性和/或传导性听力障碍。可存在肾发育不全、马蹄肾、多囊肾、后尿道瓣膜、膀胱输尿管反流、肾功能衰竭。AS无肛门、拇指及外耳畸形等临床表现，结合基因检测可鉴别。

（8）Pendred综合征：是由*PDS*基因突变造成的表现为先天性感音神经性耳聋、甲状腺肿、碘有机化障碍的常染色体隐性遗传性疾病。

（9）Barakat综合征：由*GATA3*基因突变引起的以低钙血症、耳聋和肾功能不全（或者发育不良）为常见表现的常染色体显性遗传疾病。

（三）与导致GBM分层的一些疾病

包括MYH9相关疾病、Pierson综合征、Nail-patella综合征、Frasier综合征、Galloway-Mowat综合征、*CD151*基因突变等鉴别，可行基因检测鉴别。

九、治疗策略

AS尚无根治措施。AS治疗的重点在于早期药物治疗以控制蛋白尿、减缓进展至ESRD的速度，且需长期随访，监测蛋白尿及肾功能情况。一旦进展至ESRD，则行肾脏替代治疗。

（一）药物治疗

1.一线治疗

血管紧张素转换酶抑制剂（ACEI）：可减少AS患者尿蛋白，推迟进展至ESRD的时间，ACEI是控制AS的一线用药。当个体无论是*COL4A5*和*COL4A3/COL4A4*变异型还是*COL4A3*和*COL4A4*的变异型时，由于存在肾衰竭的风险，都应从诊断之时起接受肾素-血管紧张素-醛固酮系统阻滞治疗。

2.二线治疗

（1）双重肾素-血管紧张素-醛固酮系统阻断治疗：联用ACEI与血管紧张素受体阻滞剂（ARB）尚存在争议。在针对儿童、青少年和年轻人的Alport综合征的诊断和管理的临床实践建议-2020年的更新中指出ACEI联合ARB可有效减少患者尿蛋白；但是Gross等发现AS患者使用ACEI联合ARB治疗可能导致高血钾、急性肾衰竭等不良后果。因此，不建议应用ACEI联合ARB治疗AS。

（2）醛固酮受体拮抗剂：因长期应用ACEI类药物可能出现"醛固酮逃逸"现象，因此醛固酮受体拮抗剂，如螺内酯可以联合ARB类药物或者单独用于二线治疗。

3.新疗法

与此同时，治疗AS的部分药物已进展到临床试验阶段，如巴多松龙（Nrf2激活剂、NF-κB抑制剂）、Lademirsen（抗miRNA-21分子，减少P42/P44 MAPK通路激活）、双内皮素A型受体和血管紧张素Ⅱ型1型受体拮抗剂、内皮素A型受体拮抗剂、盘蛋白结构域受体1（DRR1）抑制剂等针对AS的新型药物正在临床试验阶段。另外，基因组治疗，如伴侣治疗、基因组编辑和干细胞治疗亦在探索阶段，为AS的基因治疗带来希望。

（二）肾脏替代治疗

RRT包括透析及肾移植。对于进展至ESRD的AS患者，肾移植是较为理想的肾替代方式，也是一种有效的治愈手段。在AS患者中，移植后生存率与有其他病因的ESRD患者相同或更好。出于保护供体及提高移植肾存活率的考虑，不要选择携带*COL4A3*、*COL4A4*、*COL4A5*致病变异的个体作为肾移植的供体。有3%~5%的接受肾移植的AS患者移植后体内产生了抗GBM抗体，进而发生抗GBM肾炎，致使移植肾失败，且大多数在移植后1年内发生。因此，建议移植后密切监测血清抗GBM抗体、尿常规及肾功能至少1年。

（三）其他管理评估

应包括长期随访、控制血压、合理的生活方式、听力和视力评估。

1.长期随访

一旦被诊断为AS，患者应进行严密的随访及监测。尿蛋白水平及肾功能水平：每3个月进行尿液分析，包括尿常规、尿微量白蛋白肌酐比值、24h尿蛋白定量；每6个月进行1次肾功能检测，包括肌酐、尿素和肾小球滤过率。AS患者一旦进展至慢性肾功能不全，可出现高血压、肾性骨病、贫血等并发症，应根据并发症进行相应的治疗。

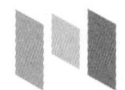

2. 血压控制和生活方式干预

建议将AS患者的血压控制在同年龄段正常人群血压的第50百分位左右。同时在生活方式上应适当限制肉类蛋白和盐的摄入,将体重指数控制在25kg/m²以下并避免吸烟。

3. 听力评估

对于双基因患儿听力评估起始时间尚无明确推荐。结合其所致病情严重程度,建议*COL4A5+COL4A3/COL4A4*以及反式遗传的*COL4A3*和*COL4A4*突变的双基因AS遵从XLAS男孩及ARAS儿童,从5到6岁开始每年随访检查。或者出现蛋白尿、未通过听力筛查、语言能力延迟、有其他获得性听力障碍征兆者应进行早期听力评估。对于顺式遗传的*COL4A3*加*COL4A4*双基因AS患者,当临床上怀疑听力受损时进行听力评估。AS患者应避免暴露于大声喧哗环境,当暴露于噪声时应采取有效的保护措施。对因AS造成的听力损失者应用助听器效果良好。

4. 眼科评估

对于怀疑视力下降的患者,建议早期检查;随后的检查应每年安排1次。

十、疗效及转归

双基因AS患者的预后与其遗传方式有关。反式遗传*COL4A3*和*COL4A4*致病变异,类似于ARAS,此类患者有100%的风险进展至ESRD。顺式遗传*COL4A3*和*COL4A4*致病变异,类似于ADAS,此类患者有20%的风险进展至ESRD。X染色体上的*COL4A5*基因与常染色体上的*COL4A3*基因和*COL4A4*基因之一同时发生致病变异,此类患者有100%的风险进展至ESRD,其中*COL4A5+COL4A3/COL4A4*的男性患者进展至ESRD更早,预后更差。

参考文献

[1]陈中杰,张旭,林泽芬,余自华.Alport综合征的诊疗和管理研究进展[J].中华儿科杂志,2022,60(4):370-373.

[2]Savige J, Renieri A, Ars E, Daga S, et al. Digenic Alport Syndrome[J]. Clin J Am Soc Nephrol,2022 8:CJN.03120322.

[3]Gibson J, Fieldhouse R, Chan MMY, et al. Prevalence Estimates of Predicted Pathogenic COL4A3-COL4A5 Variants in a Population Sequencing Database and Their Implications for Alport Syndrome[J]. J Am Soc Nephrol, 2021, 32(9): 2273-2290.

[4]Naylor RW, Morais MRPT, Lennon R. Complexities of the glomerular basement membrane[J]. Nat Rev Nephrol,2021,17(2):112-127.

[5]胡宁宁,戴选彤,蒋更如,等.双基因突变型X连锁Alport综合征女性患者临床与遗传学特征分析[J].上海医学,2021,44(6):434-442.

[7]Daga S, Ding J, Deltas C, et al. The 2019 and 2021 International Workshops on Alport Syndrome[J]. Eur J Hum Genet,2022,30(5):507-516.

[8]Alport综合征诊疗共识专家组.Alport综合征诊断和治疗专家推荐意见[J].中华肾脏病杂志,2018,34(3):227-231.

[9]Savige J, Lipska-Zietkiewicz BS, Watson E, et al. Guidelines for Genetic Testing and Management of Alport Syndrome[J]. Clin J Am Soc Nephrol, 2022,17(1):143-154.

[10]Kashtan CE, Gross O. Clinical practice recommendations for the diagnosis and management of Alport syndrome in children, adolescents, and young adults-an update for 2020[J]. Pediatr Nephrol,2021,36(3):711-719.

[11]Wong L, Huang LL, Nedeljkovic M, et al. Nephritis and Hearing Loss-Not All Roads Lead to Alport Syndrome[J]. Kidney Int Rep,2021,6(11):2922-2925.

[12]Gross O, Tönshoff B, Weber LT, et al. A multicenter, randomized, placebo-controlled, double-blind phase 3 trial with open-arm comparison indicates safety and efficacy of nephroprotective therapy with ramipril in children with Alport's syndrome[J]. Kidney Int,2020,97(6):1275-1286.

[13]Chavez E, Rodriguez J, Drexler Y, et al. Novel Therapies for Alport Syndrome[J]. Front Med(Lausanne),2022,9:848389.

宫雪(撰写) 王文红(审校)

第二章 遗传性血管病、肾病、动脉瘤和肌肉痉挛综合征

Chapter 2 Hereditary Angiopathy with Nephropathy, Aneurysm, and Muscle Cramps Syndrome, HANAC

关键词:血管病;肾病;动脉瘤;肌肉痉挛

Keywords:angiopathy;nephropathy;aneurysm;muscle cramps

一、概述

遗传性血管病、肾病、动脉瘤和肌肉痉挛综合征（Hereditary angiopathy with nephropathy, aneurysm, and muscle cramps syndrome, HANAC）是一种由 *COL4A1* 基因变异引起的常染色体显性遗传病。*COL4A1* 基因变异可导致广泛基底膜受损，引起一系列相互重叠的表型，临床以不同程度的脑小血管病为特征，伴或不伴眼科疾病以及全身性表现，如肌肉痉挛/血清肌酸激酶（CK）升高、动脉瘤、雷诺现象、心律失常和溶血性贫血等。HANAC 综合征作为 *COL4A1* 基因变异相关疾病的特殊表型，是一种以肾脏、肌肉受累伴系统性血管病变为特征的全身性疾病。

二、定义

HANAC 综合征是一种由 *COL4A1* 基因变异引起的以脑小血管病、视网膜动脉迂曲、肾囊肿、血尿、动脉瘤、肌肉痉挛等为主要表现的系统性基底膜病。

三、流行病学

目前国内的报道仅有 2 例（1 例成人、1 例幼儿）。国外报道的 27 名患者中，涉及 6 个家系（共 25 例，1 例 11 岁儿童，余均为成人）以及 2 例散发病例。

四、病因及发病机制

基底膜（BM）是一种特殊的细胞外基质，在人体的表皮和真皮交界处广泛分布。Ⅳ型胶原蛋白是 BM 的主要成分，由 6 条不同的 α 链组成，即 α1~α6，它们在细胞内特异性结合、折叠形成不同的异源三聚体（α1α1α2、α3α4α5、α5α5α6）。其中，α1α1α2 在体内广泛分布，而 α3α4α5、α5α5α6 的表达具有组织和时间局限性。在肾脏的发育过程中，α3α4α5 逐渐取代了肾小球基底膜的 α1α1α2，而肾小管和鲍曼氏囊的基底膜主要由 α1α1α2 和 α5α5α6 共同构成。一旦被分泌到细胞外，三聚体与多种细胞外成分结合形成复杂的网络结构，参与维持基底膜的稳定性。此外，三聚体还通过与细胞受体（如整合素、盘状结构域受体）的相互作用，在细胞的迁移、分化、血管生成等多种生物学过程中发挥重要作用。

Ⅳ型胶原蛋白的 6 条 α 链高度同源，均由 3 个结构域组成：N-端 7S 域、中间三螺旋胶原域和 C-端非胶原域。研究发现，三螺旋区域包含多个甘氨酸重复序列，这一结构对 α 链的形成以及三聚体的折叠至关重要。位于三螺旋前 1/3 区域的 CB3 片段包含多个整合素结合位点，参与细胞与三聚体的黏附过程。因此，甘氨酸突变不仅影响三聚体的折叠及分泌，还可能阻碍Ⅳ型胶原与整合素的结合。

COL4A1 基因位于染色体 13q34，编码Ⅳ型胶原蛋白 α1 链。目前认为，在环境因素和基因型的影响下，*COL4A1* 基因变异可能通过多种机制导致广泛的临床表型，而且不同的机制在不同疾病中发挥的作用不尽相同。概括地讲，致病性损伤可分为细胞内和（或）细胞外。基因突变导致细胞内异常 α1α1α2 三聚体聚积，某些情况下，导致内质网应激，产生急性或慢性细胞毒性作用；细胞外正常三聚体的缺乏或突变三聚体的存在都可能导致 BM 受损，影响 BM 的信号转导作用。

国外报道的 6 个家系中，所有 HANAC 综合征患者的变异位点都集中于 *COL4A1* 基因外显子 24 和 25，导致甘氨酸残基被替代，CB3 片段的构象发生改变。*COL4A1* 基因变异在 CB3 片段的局限性分布表明：异常细胞-BM 的相互作用可能是 HANAC 综合征系统性缺陷的基础。此外，文献报道，位于外显子 42 的甘氨酸突变也可导致 HANAC 综合征表型。有趣的是，该患者的女儿携带相同的变异位点，但临床表现为孔洞脑畸形。国内报道的两例患者中，其中一例突变是位于外显子 1 的起始密码子突变，影响 *COL4A1* 基因的转录和翻译，导致 α1 链的表达减少；另一例位于内含子 46 的突变影响 RNA 前体的剪接方式，导致氨基酸的序列改变，最终引起基底膜缺陷。

五、临床表现

根据临床表型的不同，将 *COL4A1* 基因变异相关疾病大致分为两类，即：①以神经系统（如孔洞脑畸形、脑小血管病伴出血等）、眼部（视网膜血管迂曲、眼前节发育不良、先天性白内障等）等受累的非系统性疾病为特征，往往起病早，症状重，但无全身性受累表现。②HANAC 综合征，以肾脏、肌肉受累伴系统性血管病变的全身性疾病为特征。

1.肾脏疾病

持续性镜下血尿多见,有时伴有肉眼血尿;伴或不伴肾囊肿(见图2-2-1A),多为双侧,可能随年龄的增长而出现;肾功能基本正常,少数患者可能会出现晚发的肾功能损害,尚无蛋白尿及高血压的报道。

2.肌肉疾病

儿童期起病,主要表现为自发或运动诱发的痉挛性肌痛,所有骨骼肌都可能受累,可持续数秒,甚至数小时,肌力基本正常或轻微下降。此外,也有反复横纹肌溶解、肥厚型心肌病的报道。

3.血管病变

可同时累及小血管和大动脉,引起白质脑病(见图2-2-1B)、颅内动脉瘤(见图2-2-1C)和视网膜小动脉弯曲(见图2-2-1D)。脑小血管病很常见,通常以脑白质异常为特征,患者多无明显临床症状,仅少数在使用抗凝剂后出现轻度缺血性中风,或轻度创伤后脑出血。几乎所有患者都存在双侧视网膜动脉迂曲及出血,伴或不伴一过性视力丧失。大动脉也可受累,约半数患者发现颅内动脉瘤,目前尚无动脉瘤破裂的报道。此外,部分患者可有雷诺现象和室上性心律失常。

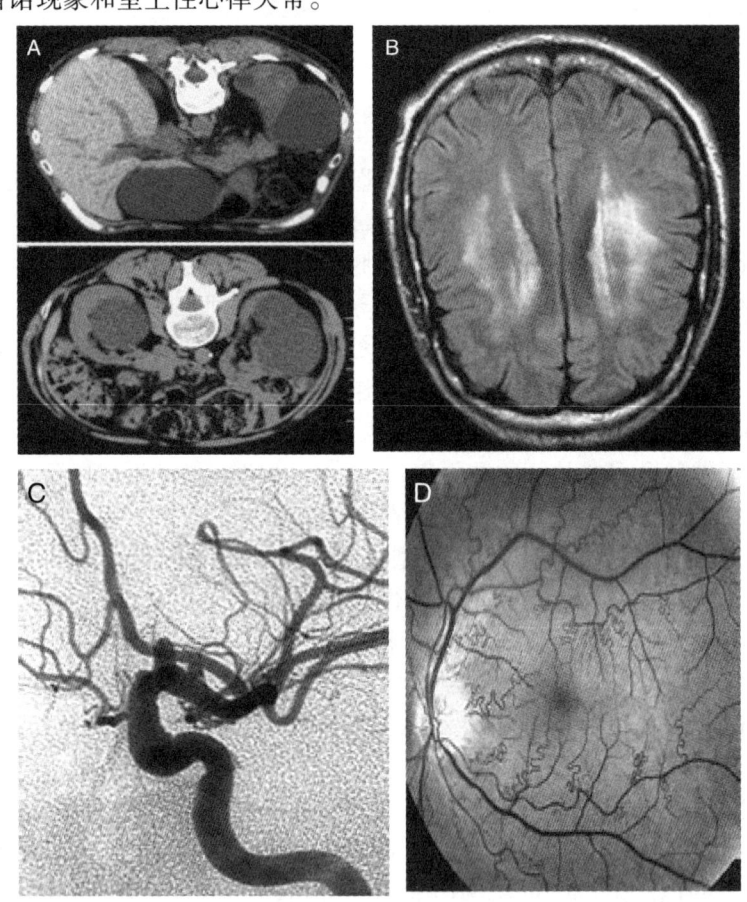

图2-2-1　A:双肾囊肿;B:脑白质病变;C:右颈内动脉多发动脉瘤,大脑中动脉单发动脉瘤;
D:视网膜小动脉纡曲

引自:Plaisier E, Gribouval O, Alamowitch S, et al. COL4A1 Mutations and Hereditary Angiopathy, Nephropathy, Aneurysms, and Muscle Cramps[J]. N Engl J Med, 2007, 357(26):2687-2695.

六、辅助检查

1.实验室检查

尿常规显示镜下血尿或肌红蛋白尿。血肌酐多在正常范围,少数老年患者可能出现轻度肾小球滤过率下降。CK持续升高,多为正常高值的2~3倍。

2.功能及结构检查

心电图可表现为室上性心律失常。心脏超声多正常,或为肥厚型心肌病。肌电图一般无异常改变。眼科检查基本都存在双侧视网膜血管迂曲或出血。肾脏检查可发现双侧肾囊肿,大小不等,但肾脏体积正常。也有肝囊肿的报道。头颅MRI:①脑小血管病:以皮层下、脑室周围或桥脑为特征的脑白质病;脑室周围扩张;腔隙性脑梗死;微血管出血。②单个或多个动脉瘤,多位于颈内动脉虹吸段。

3.病理检查

(1)肾脏活检:光镜检查一般是正常的,电子显微镜示鲍曼氏囊、肾小管和间质毛细血管的基底膜呈不规则增厚、分裂,但肾小球基底膜正常。

(2)皮肤活检:可见小血管基底膜普遍增厚,胶原组织增生。

(3)肌肉活检:基本正常。

4.基因检查

所有家系成员(25例)的基因变异集中于 *COL4A1* 基因外显子24和25,导致甘氨酸残基被替换。确诊的散发病例中,发现外显子42的甘氨酸突变。此外,国内的报道发现外显子1起始密码子的突变以及内含子46的突变,它们通过影响a1链的合成而致病。

七、诊断

HANAC综合征主要表现为脑白质病变、动脉瘤、视网膜动脉迂曲、多囊肾、镜下血尿、血清CK升高、肌肉痛性痉挛等。具有上述典型的多系统临床表现,并结合 *COL4A1* 基因检测结果,不难诊断。

对于临床上只存在部分表型的患者需进行长期随访,并建议进一步了解家族成员的患病情况,完善相关基因的筛查。

八、鉴别诊断

1.表现为血尿的Ⅳ型胶原肾病

如薄基底膜肾病(TBMN)、Alport综合征(AS),二者是由于α3、α4和(或)α5(Ⅳ)的编码基因(*COL4A3*、*COL4A4*、*COL4A5*)突变造成肾小球基底膜(GBM)中的胶原蛋白网络形成异常,最终导致GBM结构和功能改变。前者多以血尿作为主要临床表现,电镜示GBM弥漫变薄,与 *COL4A3*、*COL4A4* 基因变异有关;后者除肾脏疾病(血尿、蛋白尿及肾功能进行性下降)外,临床还常伴有感音神经性听力损失和眼部异常,特征性改变为电镜下观察到GBM广泛增厚、变薄以及致密层网篮状纵裂分层,基因检测发现 *COL4A3*、*COL4A4* 或 *COL4A5* 基因缺陷。此外,也有报道发现, *COL4A2* 基因变异可引起类HANAC综合征的临床表现,临床很难区分,可通过基因检测进一步鉴别。

2.视网膜血管病伴脑白质营养不良

它是一种成人起病的常染色体显性遗传性微血管病,与 *TREX1* 基因变异有关。临床主要涉及神经系统及视网膜血管,患者会出现神经功能缺损、视力下降等症状。此外,肝脏、肾脏、皮肤、消化道等也可受累。高度可疑的阳性家族史、典型的影像学表现及基因检测结果,通过临床表现、实验室检查及基因检测等不难鉴别。

九、治疗策略

HANAC综合征的多系统表型说明可能存在多个致病机制同时发挥作用。因此,临床上可能没有单一的针对性治疗方法,并且治疗方法可能会因表型而异。目前HANAC综合征尚无明确有效的治疗方法,临床仍以对症支持治疗为主,包括缓解血管、肌肉痉挛,抗心律失常,保护肾脏,以及手术治疗动脉瘤等。

十、疗效及转归

患者的预后与 *COL4A1* 基因突变的位点相关。此外,还有证据表明,头部外伤、剧烈运动和抗凝剂的使用等因素可能会增加 *COL4A1* 基因变异患者发生脑出血的风险。因此,对外部环境的管理可改善患者预后。

参考文献

[1]Nishimura N, Kumaki T, Murakami H, et al. Expanding the phenotype of COL4A1-related disorders-Four novel variants[J]. Brain Dev,2020,42(9):639-645.

[2]Cornec-Le Gall E, Chebib FT, Madsen CD, et al. The Value of Genetic Testing in Polycystic Kidney Diseases Illustrated by a Family With PKD2 and COL4A1 Mutations[J]. Am J Kidney Dis,2018,72(2):302-308.

[3]Tomotaki S, Mizumoto H, Hamabata T, et al. Severe Hemolytic Jaundice in a Neonate with a Novel COL4A1 Mutation[J]. Pediatr Neonatol,2016,57(6):522-525.

[4] 单丽丹, 彭镜, 肖慧, 等. 1例遗传性血管病、肾病、动脉瘤和肌肉痉挛综合征幼儿的临床特征及COL4A1基因型研究[J]. 中国当代儿科杂志, 2019, 21(8): 754-760.

[5] Plaisier E, Chen Z, Gekeler F, et al. Novel COL4A1 mutations associated with HANAC syndrome: A role for the triple helical CB3[IV] domain [J]. American Journal of Medical Genetics Part A,2010,152A(10): 2550-2555.

[6] Jordan MA, Pierpont ME, Johnston RH, et al. Hereditary Angiopathy With Nephropathy, Aneurysm, and Muscle Cramps (HANAC) Syndrome Presenting to Neuro-Ophthalmology With Metamorphopsia[J]. J Neuroophthalmol, 2019, 39(4): 506-510.

[7] Jeanne M and Gould DB. Genotype-phenotype correlations in pathology caused by collagen type IV alpha 1 and 2 mutations[J]. Matrix Biol,2017, 57-58:29-44.

[8] Okano S, Shimada S, Tanaka R, et al. Life-threatening muscle complications of COL4A1-related disorder[J]. Brain Dev,2020,42(1): 93-97.

[9] Ford AL, Chin VW, Fellah S, et al. Lesion evolution and neurodegeneration in RVCL-S: A monogenic microvasculopathy[J]. Neurology,2020,95（14）: e1918-e1931.

杨群兰（撰写） 王文红（审校）

第三章　动作性肌阵挛肾衰竭综合征
Chapter 3　Action Myoclonus-Renal Failure Syndrome, AMRFS

关键词：肌阵挛；癫痫；肾衰竭

Keywords：myoclonus；epilepsy；renal failure

一、概述

动作性肌阵挛肾衰竭综合征（action myoclonus-renal failure syndrome, AMRF）又名进行性肌阵挛性癫痫4型（epilepsy progressive myoclonic type 4,EMP4），亦称肌阵挛肾综合征（myoclonus-nephropathy syndrome），是一种罕见的伴有严重肾功能衰竭的进行性肌阵挛癫痫（progressive myoclonic epilepsy, PME），为常染色体隐性遗传性疾病，由编码LIMP2（溶酶体积分膜蛋白2型）的SCARB2（清道夫受体B类，成员2）基因功能丧失引起，SCARB2基因的产物是一种糖蛋白，在脑和肾中表达，位于溶酶体膜上，可能参与内体/溶酶体区隔的生物发生和维持。AMRF的发病年龄介于青少年晚期或二十岁早期，其特征是进行性肌阵挛、构音障碍、共济失调、全身性癫痫发作、无智力障碍和肾功能衰竭。SCARB2基因突变相关的PME并不总是表现为肾功能障碍，因此SCARB2缺乏可分为两组，即PME合并肾功能衰竭（AMRF）组和非肾功能衰竭组。

二、定义

AMRF是由SCARB2基因突变导致的以肌阵挛、癫痫发作和不同程度的肾功能衰竭为主要临床特征的一种罕见遗传性疾病。

三、流行病学

目前还没有确切的流行率数据。到目前为止，已经报告了来自26个家庭的38名感染者。AMRF最早出现在几个法裔加拿大家庭中，后在世界多地被报道，包括欧洲、北美洲、中美洲、南美洲、澳大利亚、亚洲及中东。

四、病因及发病机制

（一）SCARB2基因变异

来自加拿大魁北克的一些家庭被发现有临床诊断为AMRF的先证者。SCARB2分子分析发现，除一例魁北克病例外，其余病例均为c.862c>t, q228x突变纯合。利用微卫星标记受影响的成员和携带者进行单倍型分析，发现魁北克的一个家庭携带另一个SCARB2突变位点，即C.1197+3Inst。

两名来自苏格兰的AMRF受试者发现SCARB2基因C.435_436INSAG（W146S FS X161）纯合突变，之后该突变位点在一名澳大利亚患者和一名加拿大患者中被发现。对澳大利亚、加拿大和两个苏格兰病例的单倍型分析显示，有一个0.6cm的共享单倍型，表明该突变是从一个共享祖先遗传的。

(二) SCARB2 蛋白

SCARB2 基因编码一个478个氨基酸的糖蛋白,位于包括脑和肾在内的一系列组织的溶酶体膜上。B-葡萄糖脑苷酶(B-GC)转运需要与SCARB2蛋白结合才能从内质网转移到溶酶体。该蛋白有一个N端和C端跨膜结构域和一个大的、保守的CD36结构域。这些AMRF患者的SCARB2突变都位于CD36结构域。

SCARB2是一种丰富的溶酶体膜蛋白,大多分布在细胞内,有时亦可在细胞表面表达。SCARB2具有多效性功能,其功能障碍对神经系统和肾脏的表型影响最大。突变的SCARB2为蛋白尿和局灶节段性肾小球硬化(FSGS)的发生提供了新的机制。一种假说为SCARB2在足细胞中表达,SCARB2基因突变导致SCARB2蛋白功能障碍,导致肾小球损伤,从而引起蛋白尿的发生。另一种假说认为SCARB2突变参与了塌陷性肾小球病的发病机制。塌陷性肾小球病是一种FSGS变种,与突出的足细胞增生相关,常见于HIV肾病。NEF蛋白(负调控因子)是HIV肾病中FSGS的关键蛋白,NEF蛋白具有与SCARB2相似的细胞内分选基序,可与结合SCARB2的蛋白质相互作用,从而引起溶酶体异常和足细胞功能改变。

五、临床表现

(一)神经症状

神经系统表现多出现在20多岁或30多岁早期。静止时手指和手的轻微震颤,因书写等精细运动活动而加剧,并因酒精或心得安而缓解,通常是被第一个发现的症状。震颤以后可累及头部、躯干、下肢,有时还会累及舌头和声音。

在疾病的后期,患者会出现肌阵挛发作。不自主的、动作激活的肌阵挛,涉及延髓以及四肢近端和远端肌肉,且肌阵挛对触碰四肢远端具有反射敏感性。休息时,面部(尤其是口周)、躯干及四肢亦可发生肌阵挛。而全面性强直-阵挛发作,白天或夜间均可发作,从全面性阵挛期开始,意识保留,然后以强直-阵挛和尿失禁为特征,进入无意识状态。

其他常见特征包括共济失调和小脑功能障碍引起的构音障碍,还可表现为感觉运动性周围神经病变(最常见的主要是脱髓鞘或更罕见的轴突)和感音神经性听力损失(SNHL)。

(二)肾脏症状

蛋白尿的出现预示着AMRF的肾脏受累,最初是轻微和无症状的,后期蛋白尿可进展为肾病综合征和终末期肾病,需要透析或肾移植。在一些家庭中,肾脏表现(最终需要肾移植)首先出现在儿童晚期或青少年早期,较神经系统病变出现时间早。肾组织病理改变包括间质纤维化、萎缩、局灶性硬化性肾小球肾炎,有时伴有塌陷性肾小球病(肾小球硬化的一种严重变种)或膜性肾病。免疫染色可显示IgM和补体存在于肾小球环和系膜中。

六、辅助检查

脑电图:在6.5~7.5Hz范围内,某些患者的脑电活动可能是正常的,或者表现为弥漫性减慢。可能存在相对低电压的尖峰和尖峰波放电,双侧同步,泛发或局限于中央顶点或两个枕区,由过度通气和间歇性光刺激而增加。间歇性光刺激可产生全身肌阵挛,在脑电记录中有多个与慢波相关的棘波。肌阵挛发作可由闭眼触发,并通过睁眼解决。夜间睡眠记录可以显示在快速眼动(REM)睡眠期间,在顶点上传播到双侧额中央区域的快速尖峰。在整个病程中的随访显示,发病时α背景活动保留,罕见全身性或局灶性癫痫样放电。多年来,不规则、缓慢的θ波和δ波逐渐与α波混合,癫痫活动变得更加频繁。

MRI:大脑MRI可能正常或显示轻度弥漫性大脑和小脑萎缩。

肌电图检查:神经传导速度减慢和F波延长,与混合性(尤其是脱髓鞘性)多发性神经病一致。在一例患者中,同心针肌电图(EMG)提示慢性前角受累。

脑组织学:在星形胶质细胞和脑膜的某些细胞中存在大小可达10μm的自体荧光色素颗粒,其在大脑皮层Ⅰ、Ⅱ层、苍白球、壳核及小脑皮层Bergmann星形胶质细胞中较多,在丘脑、脑干核、小脑齿状核或脊髓灰质中未发现。这些颗粒既与胶质细胞核分离又相邻,表明至少有一些位于星形胶质细胞内。神经元含有正常数量的脂褐素,没有色素颗粒。在日本血统的两个受影响的个体中,仅在星形胶质细胞胞浆内并被膜包围的神经元外,棕色色素沉积广泛分布于整个大脑。

肾穿刺病理检查：肾活检标本显示广泛的肾小管异常，远端小管和集合小管等空泡化，皮质小管中存在颗粒物质，无炎性浸润，以及局灶性肾小球硬化，以塌陷性肾小球病为特征。

七、诊断

目前尚未发表关于AMRF的诊断标准，主要根据临床表现、辅助检查及基因检测进行诊断。

1.既往健康的青少年或年轻成年人

有以上典型的神经系统和肾脏表现，神经和肾脏表现独立进展，神经系统表现可出现在肾脏表现之前（1/3的病例）、同时或之后。

2.辅助检查

脑电图检查提示脑电背景活动正常或弥漫性减慢，可存在相对低电压的尖峰和尖峰波放电，双侧同步、泛发或局限于中央顶区或两个枕区；肾穿刺病理检查提示广泛的肾小管异常，远端小管和集合小管空泡化以及局灶性肾小球硬化，以塌陷性肾小球病为特征。

3.基因诊断

存在SCARB2双等位基因（纯合或复合杂合）突变，在病程早期进行分子诊断可以消除大量侵入性神经和肾脏检查的需要。分子基因检测方法可以包括单基因检测、多基因小组的使用，以及更全面的基因组检测。

八、鉴别诊断

（一）在发病时，鉴别诊断应考虑三种非进展性情况

1.皮层震颤综合征（FCMT）

在细震颤发作时，应考虑皮质震颤综合征。皮层震颤综合征，也称为家族性成人肌阵挛癫痫和家族性皮层肌阵挛震颤伴癫痫，其特征是成人起病的四肢皮层肌阵挛和40%的受累者癫痫发作（主要是全身性强直阵挛发作，不太频繁的肌阵挛发作或复杂的部分发作）。皮质震颤综合征在大多数家系中以常染色体显性遗传方式遗传。已确定5个位点，其中3个为常染色体显性遗传。在一个常染色体显性遗传的家系中，发现了ACMSD的一个杂合致病变异。在一个常染色体隐性遗传的家系中，发现了纯合的CNTN2致病变异体。

2.青少年肌阵挛性癫痫（JME）

有良好结局的JME应在肌阵挛发作时考虑。患有JME的个体有正常的神经学检查，脑电背景活动不受干扰。肌阵挛不是进行性的。

3.肌阵挛和肌张力障碍的DYT11型

肌阵挛的发作通常在生命的第一个或第二个十年；肌阵挛起源于皮层下；大约一半的受累个体有节段性肌张力障碍。没有与其他神经学特征（特别是共济失调和认知缺陷）相关。DYT11呈常染色体显性遗传。

（二）在没有基因SCARB2致病变异的PME表型个体中，应考虑以下疾病

1.Unverricht-Lundborg病

它是一种进行性肌阵挛癫痫综合征，其发病年龄比AMRF早，疾病进展速度比AMRF慢；认知正常或轻度降低。遗传方式为常染色体隐性遗传；CSTB（编码胱抑素B）的双等位基因致病变异是致病的原因。

2.prickle1相关性进行性肌阵挛癫痫伴共济失调

它是一种发生于儿童的进行性肌阵挛癫痫-共济失调综合征。共济失调开始于4~5岁，并演变为PME伴共济失调和轻度或无认知功能下降。在几个受影响的个体中观察到了向上凝视的障碍，是以常染色体隐性遗传方式遗传。

3.进行性肌阵挛癫痫Lafora型

被认为是视觉幻觉（枕部癫痫）和认知功能下降的个体。皮肤活检显示病态拉福拉小体。遗传是常染色体隐性遗传。EPM2A或NHLRC1（EPM2B）中的双等位基因致病变异具有致病性。

4.脑桥外髓鞘溶解综合征

特点是肌阵挛发作、小脑体征、认知能力退化以及视力损害。一些表型可能与牙齿直立-苍白球萎

(DRPLA)相似。遗传方式为常染色体显性。*PRICKLE2*中的杂合致病变异具有致病性。

5. 1型涎腺病

以PME伴认知功能下降为特征,可通过神经眼科检查评估,包括视网膜电图检查。该病以常染色体隐性遗传方式遗传,由*Neu1*的双等位基因致病变异引起。

6. 戈谢病3型

以存在原发性神经疾病为特征,可能在2岁前发病,但通常进展较慢,能生存到第三或第四个十年。戈谢病以常染色体隐性遗传方式遗传,是由*GBA*(编码酶β-葡萄糖脑苷酶)的双等位基因致病变异引起的。

7. 家族性脑病伴神经丝蛋白包涵体

发病年龄和临床表现差异较大。临床表型从认知功能减退/痴呆、构音障碍和震颤到各种形式的难治性癫痫,包括进行性肌阵挛癫痫和局灶性或全身性癫痫。遗传方式为常染色体显性;*SERPINI1*的杂合致病变异具有致病性。

九、治疗策略

(一)神经系统

症状、药物和心理社会支持是治疗神经症状的主要手段。对治疗的反应是可变的,可能随着时间的推移而恶化,需要康复管理。

丙戊酸为首选药物,减少肌阵挛和全身性癫痫发作的频率。氯硝西泮可作为治疗肌阵挛发作的辅助药物。左乙拉西坦似乎对肌阵挛和全身性癫痫发作都有效,推荐用于育龄妇女。拉莫三嗪不能有效控制肌阵挛,在某些患者中可能加重肌阵挛。

(二)肾脏

肾功能不全需要透析,但对治疗反应不佳,经常需要肾移植。

十、疗效及转归

在AMRF患者中,早期诊断是最重要的,因为肾功能障碍可导致儿童或青少年过早死亡,肾透析或肾移植治疗已被证明可延长患者生命至少10年。

参考文献

[1] Balreira A, Gaspar P, Caiola D, et al. A nonsense mutation in the LIMP-2 gene associated with progressive myoclonic epilepsy and nephrotic syndrome[J]. Mol Genet, 2008, 17(14): 2238-2243.

[2] Crompton DE, Sadleir LG, Bromhead CJ, et al. Familial adult myoclonic epilepsy: recognition of mild phenotypes and refinement of the 2q locus[J]. Arch Neurol, 2012, 69(4): 474-481.

[3] Higashiyama Y, Doi H, Wakabayashi M, et al. A novel SCARB2 mutation causing late-onset progressive myoclonus epilepsy[J]. Mov Disord, 2013, 28(4): 552-553.

[4] Fu YJ, Aida I, Tada M, et al. Progressive myoclonus epilepsy: extraneuronal brown pigment deposition and system neurodegeneration in the brains of Japanese patients with novel SCARB2 mutations[J]. Neuropathol Appl Neurobiol, 2014, 40(5): 551-563.

[5] 李欢,胡怀强,张凤,等.SCARB2基因突变致动作性肌阵挛癫痫肾衰竭综合征1例[J]. 中华儿科杂志,2022,55(12):1392-1395.

张明倩(撰写)　王文红(审校)

第四章　常染色体显性中间型Charcot-Marie-Tooth病E型
Chapter 4　Autosomal Dominant Intermediate Charcot-Marie-Tooth Disease Type E, AD-CMT-E

关键词:腓骨肌萎缩症;常染色体显性遗传;中间型;局灶节段性肾小球硬化

Keywords: Charcot-marie-tooth disease; autosomal dominant inheritance; intermediate type; focal segmental glomerulosclerosis

一、概述

腓骨肌萎缩症(Charcot-Marie-Tooth disease,CMT)是一种以四肢远端进行性肌无力和萎缩伴感觉障碍、腱反射减弱或消失、足部畸形为特征,具有明显临床与遗传异质性的慢性周围运动和感觉神经病变。CMT根据遗传方式分为常染色体显性遗传(autosomal dominant inheritance,AD)、常染色体隐性遗传(autosomal recessive inheritance,AR)、X-连锁遗传,根据正中神经运动传导速度(motor nerve conduction velocity in the median nerve,mMNCV)分为脱髓鞘型(mMNCV<38m/s,CMT1表型)、轴突型(mMNCV>38m/s,CMT2表型)和兼有脱髓鞘和轴突特征的中间形式,即中间型CMT(mMNCV介于25~45m/s,CMTDI)。CMTDI可通过AD或AR方式遗传,AD遗传的CMTDI依据不同的致病基因分为CMTDI(A~F)。其中常染色体显性中间型Charcot-Marie-Tooth病E型(Autosomal dominant intermediate Charcot-Marie-Tooth disease type E)又名中间型CMT病E型(CMTDIE),亦称Charcot-Marie-Toot病肾病综合征(Charcot-Marie-Toot disease-nephropathy syndrome),为INF2基因变异所致,临床以CMT和局灶节段性肾小球硬化(focal segmental glomerulosclerosis,FSGS)为主要表现,部分患者可同时伴有不同程度的感音神经性听力损失和中枢神经系统受累,目前尚无有效治疗手段。

二、定义

CMTDIE是由INF2基因突变导致的以运动和感觉性多发性神经病、局灶节段性肾小球硬化为主要临床特征的一种罕见的遗传性运动和感觉神经病,少数患者可伴有轻度或中度感音神经性听力损失。

三、流行病学

CMT病是最常见的外周遗传性神经病,患病率各地报道不一,为10/100,000~82/100,000,总体患病率约为40/100,000。Lemieux G等于1967年首次发现了CMT与FSGS的关联,患病率不足百万分之一,目前尚无全人口中流行病学的系统调查。

四、病因及发病机制

研究发现75%的CMTDIE患者是由位于染色体14q32的INF2(inverted formin 2)基因突变引起的,其编码的INF2蛋白在周围神经施万细胞和肾脏的足细胞中高度表达。目前发现的相关突变位点有20余种,错义突变最常见,未发现明显的热点突变,突变多位于INF2基因的第2、3、4外显子,参与编码INF2蛋白的Diaphanous抑制结构域(diaphanous inhibitory domain,DID),该结构域是INF2蛋白重要功能调控区,其通过与Diaphanous自调节结构域(diaphanous-autoregulatory domain,DAD)的相互作用调节INF2蛋白的功能状态。INF2蛋白是成蛋白(Formin)家族成员之一,是一种重要的肌动蛋白成核因子,可同时促进肌动蛋白的聚合和解聚,参与微管细胞骨架的重塑。INF2基因发生突变后,干扰参与囊泡转运的INF2-MAL(髓鞘和淋巴细胞蛋白)-CDC42(细胞分裂周期42 GTP结合蛋白)通路,INF2与CDC42的活性形式CDC42-Q61L相互作用增强,细胞质膜上活性CDC42的比例减少,导致皮质肌动蛋白和肌动蛋白应力纤维减少,微管复合体紊乱,影响球状肌动蛋白向纤维状肌动蛋白转换,从而破坏足细胞正常的细胞骨架结构,降低其自我修复能力,干扰了施万细胞的极化,影响外周及中枢神经髓鞘蛋白和脂质的运输、组装和维持,从而导致神经系统的脱髓鞘病变和肾小球滤过屏障功能障碍。INF2基因还可通过影响线粒体动力学导致轴突受累。此外,INF2蛋白还可与mDia1 DAD相互作用,通过影响内耳毛细胞中的肌动蛋白聚合,导致感音神经性听力损失。INF2基因突变引起CMTDIE的具体病理生理学机制尚不清楚。

研究还发现,即使同一家系存在相同的变异,临床表型和疾病严重程度也不尽相同,这表明在特定的遗传背景下,环境因素也参与了疾病的发生,表型-基因型相关性需要进一步研究。

五、临床表现

INF2基因突变导致的CMT患者多在儿童或青少年期起病,发病年龄多在5~28岁(平均年龄13岁),表现为肢体远端运动和感觉性多发性神经病症状,首发症状为肢体远端无力(尤其是腓骨区)和萎缩,临床表现为双足下垂和爪手、鹤腿样畸形、高足弓、步态异常、频繁跌倒、不同程度的感觉缺失、腱反射减弱或消失等,除了上述CMT的共性特征外,CMTDIE还可出现感音神经性听力损失、精神运动发育迟缓、中枢神经系统受累如白质脱髓鞘、脑室扩张甚至脑积水等表现,起病隐匿,病情进展缓慢,后期可出现手功能受限、锤状趾、行走困难等,但很少导致完全残疾。瞳孔改变和脊柱侧弯偶尔可见,少数患者可出现自主神经功能障碍,临床表现差异很大。

目前文献报道CMT合并肾病的病理均为FSGS,它是一种肾小球损伤的常见病理类型,通常发病年龄晚,常见于大龄儿童、青少年和成人,临床表现为不同程度蛋白尿、肾病综合征及进行性肾功能不全,可伴有血尿和高血压。与孤立的FSGS相比,CMTDIE患者肾脏疾病的表型更为严重,蛋白尿出现更早(10~21岁,平均18岁),肾功能损伤进展更快,从发现蛋白尿至进展为终末期肾病(ESRD)的速度更快(平均3~5年),部分患者就诊时已出现肾功能衰竭。大多数CMT患者的症状通常在FSGS症状之前出现,因此建议对CMT患者早期行蛋白尿筛查,以利于肾脏病变的早期发现和及时干预。

六、辅助检查

(一)实验室检查

可表现为不同程度蛋白尿、血尿(镜下血尿多)、血清白蛋白降低、胆固醇升高,血尿素氮、肌酐早期可正常,病程后期可出现慢性肾功能衰竭及肾小管功能异常的相关表现,如低比重尿、肾性糖尿、氨基酸尿、管型尿、尿素氮和肌酐升高、电解质酸碱平衡紊乱(血钙下降、血磷增高、血镁增高、血钠降低、血钾增高、代谢性酸中毒)、$1,25(OH)_2D_3$下降、碱性磷酸酶活性增高、甲状旁腺激素升高、正细胞正色素性贫血、出凝血时间延长等。

(二)影像学检查

合并中枢神经系统受累的患者颅脑MRI可显示内囊和脑室周围白质双侧对称性高信号、侧脑室和第三脑室扩张。下肢MRI可观察到患者小腿肌肉脂肪浸润,其中小腿前室和外侧室最先受损。

(三)肌电图

正中神经传导速度与病程进展关系不大,可作为诊断CMTDIE稳定的指标,但不同实验室的数值可能有所不同,目前多采用的数值为25~45m/s,神经传导检查(NCS)还可观察到远端运动潜伏期延长,感觉和运动电位振幅降低,提示存在脱髓鞘和轴突缺失的迹象。除正中神经外,还可检测尺神经、胫神经、腓总神经和腓肠神经。

(四)肾脏病理

肾脏病理改变主要表现为FSGS,光镜下可见肾小球呈局灶性、节段性硬化性改变,肾小管间质纤维化,电镜下可见肾小球足细胞广泛足突融合、部分消失,肾小球基底膜厚度改变,但肾脏病理学改变不能可靠区分FSGS为原发性、继发性还是遗传性,且本病起病时病变呈局灶性分布,故在肾穿标本获取时容易漏诊。

(五)周围神经和肌肉活检

神经活检同时存在轴突病变和脱髓鞘变化,可表现为不同程度的轴突丢失、变性及再生,有髓纤维明显缺失(图2-4-1),尤其是大、中等直径纤维,病变程度随患者年龄增加而进行性加重,由于节段性去髓鞘化、髓鞘再生,可见薄髓鞘纤维、"洋葱球样"(图2-4-2a)及再生簇(图2-4-2b)病理改变。还可观察到许多无髓神经纤维的施万细胞细胞质出现螺纹状增生,细胞质中有多余的突起和肌动蛋白的异常积聚。病变肌肉活检显示神经源性萎缩。

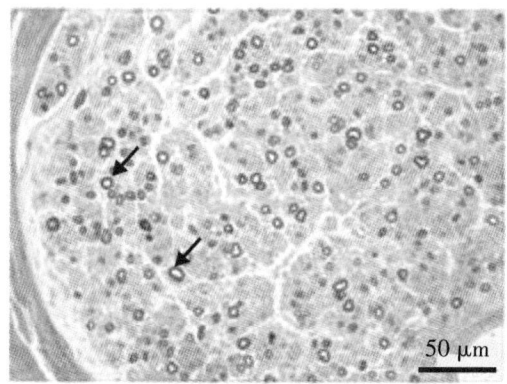

图2-4-1　腓肠神经切片光镜检查显示有髓纤维明显缺失(箭头)

引自:Boyer O, Nevo F, Plaisier E, et al. INF2 mutations in Charcot-Marie-Tooth disease with glomerulopathy [J]. N Engl J Med, 2011, 365(25): 2377-2388.

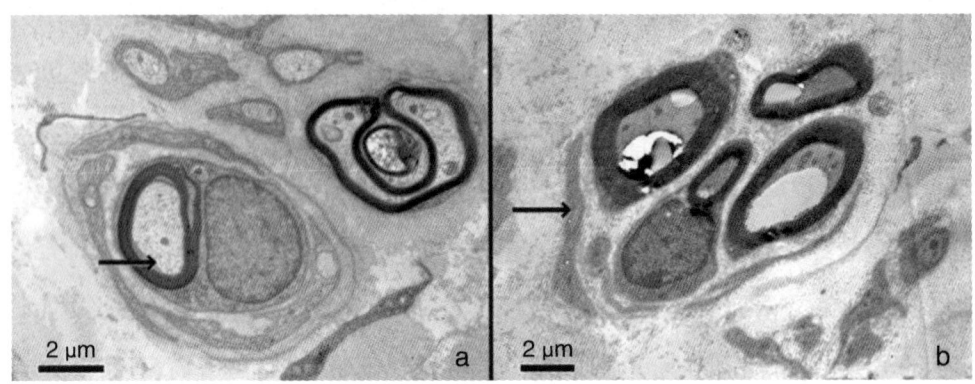

图2-4-2　腓肠神经切片电子显微镜检查可见洋葱球样(a箭头)及再生簇(b箭头)结构

引自：Jin S, Wang W, Wang R, et al. INF2 mutations associated with dominant inherited intermediate Charcot-Marie-Tooth neuropathy with focal segmental glomerulosclerosis in two Chinese patients [J]. Clin Neuropathol, 2015, 34(5): 275-281.

(六)基因检测

最常用的基因检测方法是直接(Sanger)测序和高通量测序(NGS)，目前研究发现75%的CMTDIE患者存在INF2基因突变，因此，对于疑似患者，可先进行针对该基因突变的筛查，然后再整体筛查突变，但基因检测结果为阴性(无突变)并不能完全排除该病，因为患者可能存在目前尚未发现的基因突变，可行全外显子检测(WES)以识别新的基因突变。同时如果已明确家族中存在的致病突变，可对高危妊娠患者进行产前诊断。

七、诊断

CMTDIE的诊断依靠典型的临床表现、体征、家族史、电生理学检查、病理学检查及基因检测。需要注意的是，弓形足有时可能为CMTDIE患者早期唯一的主诉，也可能为孤立的特发性表现，因此，对于弓形足患者，应检查其是否有其他CMT特征及肾脏受累证据，再做进一步的诊断性检查。

八、鉴别诊断

需与Charcot-Marie-Tooth神经病X1型(CMTX1)相鉴别。CMTX1是由染色体Xq13.1上的间隙连接蛋白β1(GJB1)基因(也称连接蛋白32基因)突变引起的，二者临床上都可伴有发作性脑病，电生理表现均为混合性改变，脑MRI出现白质高信号，但CMTDIE患者同时存在蛋白尿及肾功能损害，肾脏病理表现为FSGS，CMTX1患者脑MRI显示胼胝体和脑室周围白质有异常信号，以后部为主。

九、治疗策略

目前CMTDIE无有效的治疗方法，主要是对症支持治疗。综合康复计划在CMTDIE患者的疾病管理中起着至关重要的作用，物理治疗可以维持受累肌肉的结构和力量，延缓疾病造成的功能障碍，提高患者的生活质量。有足下垂或马蹄内翻畸形者可使用足部矫形器或支具，平时应注意肢体保暖、避免过重的体力劳动。外科矫正手术也是一种重要的治疗方法，尤其是对于高弓足、锤状趾等严重的骨骼畸形，发生肌肉挛缩的患者可行肌腱延长术和移植术，但是，目前对于手术的最佳时间尚存争议。还可选用神经营养代谢药，如B族维生素等，促进神经功能的恢复。

CMTIDE患者的肾脏病变大多数对糖皮质激素耐药，对钙调磷酸酶抑制剂不敏感，因此，主要采用支持性措施进行治疗，如应用ACEI/ARB减轻蛋白尿、限制饮食中的钠和蛋白质、降压、抗凝、治疗血脂异常、控制水肿等，进展为肾衰竭的患者，可行肾脏替代治疗，如血液透析或腹膜透析、肾移植。

合并听力损伤的患者可使用助听器。

CMTDIE虽然缺乏特效的治疗手段，早期明确诊断也有助于遗传咨询和产前诊断。

十、疗效及转归

CMTDIE尚无明确有效的治疗方法，CMT症状的进展速度和临床严重程度存在较大差异，随着患者年龄增加，通常会出现不同程度的肢体残疾，但很少完全丧失行走能力，一般不会影响预期寿命，但患者的肾脏病变通常会进展至终末期肾病，需要肾脏替代治疗。

参考文献

[1] Barreto L C, Oliveira F S, Nunes P S, et al. Epidemiologic Study of Charcot-Marie-Tooth Disease: A Systematic Review [J]. Neuroepidemiology, 2016, 46(3): 157-165.

[2] Labat-de-Hoz L, Alonso M A. The formin INF2 in disease: progress from 10 years of research [J]. 2020, 77(22): 4581-4600.

[3] Mademan I, Deconinck T, Dinopoulos A, et al. De novo INF2 mutations expand the genetic spectrum of hereditary neuropathy with glomerulopathy [J]. Neurology, 2013, 81(22): 1953-1958.

[4] Rodriguez P Q, Lohkamp B, Celsi G, et al. Novel INF2 mutation p. L77P in a family with glomerulopathy and Charcot-Marie-Tooth neuropathy [J]. Pediatr Nephrol, 2013, 28(2): 339-343.

[5] Toyota K, Ogino D, Hayashi M, et al. INF2 mutations in Charcot-Marie-Tooth disease complicated with focal segmental glomerulosclerosis [J]. J Peripher Nerv Syst, 2013, 18(1): 97-98.

[6] Park H J, Kim H J, Hong Y B, et al. A novel INF2 mutation in a Korean family with autosomal dominant intermediate Charcot-Marie-Tooth disease and focal segmental glomerulosclerosis [J]. J Peripher Nerv Syst, 2014, 19(2): 175-179.

[7] Roos A, Weis J, Korinthenberg R, et al. Inverted formin 2-related Charcot-Marie-Tooth disease: extension of the mutational spectrum and pathological findings in Schwann cells and axons [J]. J Peripher Nerv Syst, 2015, 20(1): 52-59.

[8] Schiavon C R, Shadel G S, Manor U. Impaired Mitochondrial Mobility in Charcot-Marie-Tooth Disease [J]. Front Cell Dev Biol, 2021, 9:624823.

[9] Caridi G, Lugani F, Dagnino M, et al. Novel INF2 mutations in an Italian cohort of patients with focal segmental glomerulosclerosis, renal failure and Charcot-Marie-Tooth neuropathy [J]. Nephrol Dial Transplant, 2014, 29 Suppl 4: iv80-86.

[10] Jin S, Wang W, Wang R, et al. INF2 mutations associated with dominant inherited intermediate Charcot-Marie-Tooth neuropathy with focal segmental glomerulosclerosis in two Chinese patients [J]. Clin Neuropathol, 2015, 34(5): 275-281.

[11] De Rechter S, De Waele L, Levtchenko E, et al. Charcot-Marie-Tooth: are you testing for proteinuria? [J]. Eur J Paediatr Neurol, 2015, 19(1): 1-5.

[12] Mathis S, Funalot B, Boyer O, et al. Neuropathologic characterization of INF2-related Charcot-Marie-Tooth disease: evidence for a Schwann cell actinopathy [J]. J Neuropathol Exp Neurol, 2014, 73(3): 223-233.

付晓婷（撰写） 王文红（审校）

第五章 胎儿母体抗中性内肽酶同种异体免疫引起的先天性膜性肾病

Chapter 5 Congenital Membranous Nephropathy Due to Fetomaternal Anti-Neutral Endopeptidase Alloimmunization, CMN-FANEA

关键词：先天性膜性肾病；抗中性内肽酶同种异体

Keywords: congenital membranous nephropathy; fetomaternal anti-neutral endopeptidase

一、概述

胎儿母体抗中性内肽酶同种异体免疫引起的先天性膜性肾病（congenital membranous nephropathy due to fetomaternal anti-neutral endopeptidase alloimmunization）有多个别名，又称母胎同种异体免疫和产前肾小球病（maternal-fetal alloimmunisation with antenatal glomerulopathies, FMAIG）、同种免疫新生儿肾病（alloimmune neonatal renal disease）、母胎同种异体免疫伴产前肾小球病（fetomaternal alloimmunization with antenatal glomerulopathies）、脑啡肽酶同种异体免疫新生儿肾小球病（neonatal glomerulopathy due to neprilysin alloimmunization）、新生儿膜性肾小球病伴母体 NEP 缺乏（neonatal membranous glomerulopathy with maternal NEP）。膜性肾病（membranous nephropathy, MN）是一种免疫介导的疾病，是由循环肾源性抗体与内源性或外源性种植抗原在原位形成免疫沉积而引起的。在肾小球基底膜外层形成免疫沉积后，足细胞表面补体激活，这一过程是肾小球损伤和蛋白尿的原因。FMAIG 是母体抗体穿过胎盘，与胎儿肾小球足细胞结合，并介导产前肾脏疾病。这种罕见的 MN 首次在一名出生时患有呼吸窘迫和急性肾衰竭的新生儿中被发现，随后是肾病性蛋白尿和高血压。致病抗体针对中性内肽酶（neutral endopeptidase, NEP）。

二、定义

胎儿母体抗中性内肽酶同种异体免疫引起的先天性膜性肾病是一种罕见的先天性肾小球疾病,由母体抗中性内肽酶(NEP)同种异体免疫引起,其特点是出生时出现严重肾功能衰竭和肾病综合征,在出生后的第一周迅速好转。

三、流行病学

这种疾病已经在来自葡萄牙、荷兰、意大利、德国和摩洛哥的5个家庭的15名婴儿中被描述。

四、病因及发病机制

(一)NEP蛋白

NEP是一种广泛分布的外源酶,可以降解几种肽类激素,如胰高血糖素、脑啡肽、P物质、神经降压素、催产素、缓激肽、心钠素、内皮素和阿尔茨海默病的致病因子-淀粉样蛋白,编码中性内肽酶(NEP)的膜金属内肽酶(*MME*)基因的遗传缺陷导致了新生儿肾脏疾病。*MME*基因(别名:EC 3.4.24.11,内肽酶,脑啡肽酶,CD10,普通急性淋巴细胞白血病抗原和膜金属内肽酶)由24个外显子组成。第3~24外显子编码一个748个氨基酸的蛋白质,具有一个跨膜结构域,连接N端细胞质片段和更大的C端胞腔或胞外结构域,该结构域包含活性位点。

(二)NEP蛋白基因变异与膜性肾病的关系

据文献报道,在FMAIG病例母体的第3号染色体上的*MME*基因中发现了两个截断突变,第一个位于第7外显子,第二个位于第15外显子。外显子7的第466位胞嘧啶缺失,导致阅读框偏移,外显子15的第1342位胞嘧啶被胸腺嘧啶取代,导致无意义突变,两个位置突变均使转录提前终止。携带*MME*基因突变(纯合子或复合杂合子)的母体不表达NEP,在怀孕期间,母体的免疫系统第一次接触到合胞体滋养层上的NEP,导致胎母异体免疫过程。IgG1和IgG4亚类的抗NEP同种抗体在母体血清和母乳中可被检测到,抗NEP抗体通过胎盘运输,并在足细胞膜上形成免疫复合物,在足细胞膜上形成的NEP-Anti免疫复合物,随后脱落并迅速固定在肾小球基底膜中,从而阻止了足细胞内吞清除复合物,此为膜性肾病蛋白尿形成的细胞机制。抗NEP抗体的存在是继发于母体NEP缺乏和随后与胎盘合体滋养细胞和胎儿细胞表达的父系遗传NEP抗原的异体免疫。

五、临床表现

产前超声显示羊水过少、肾脏增大及肾脏回声强。出生时出现肾病综合征、急性肾功能衰竭(少尿)或两者兼有。也可能出现非常微弱和短暂的蛋白尿。在生命的最初几天也可能观察到呼吸窘迫和高血压。在某些情况下,可能会观察到某种程度的畸形,包括颌后缩、低位耳朵和大囟门。目前报道的最年长的FMAIG患者为22岁,其逐渐发展为终末期肾病(ESRD),并接受了肾移植治疗。

六、辅助检查

(一)血液检查

包括肾功能、电解质、血气分析、血脂、凝血功能、基因检测等。可表现为血肌酐升高,肾小球滤过率下降;伴有肾功能衰竭的患儿可出现电解质及酸碱失衡。可出现高脂血症、低白蛋白血症等肾病综合征表现。需要注意的是,婴儿在出生后的头几天内血清肌酐浓度升高,以及肾病范围蛋白尿和低蛋白血症的发展,出现肾功能衰竭,临床症状在出生后的第一周内无明显原因改善或消失。

(二)尿液检查

包括尿常规、24小时尿蛋白定量、尿蛋白电泳、肾脏损伤尿液指标等。

(三)功能及结构检查

产前超声检查,可显示羊水过少和胎儿肾脏增大;肾脏影像学检查,可显示肾脏增大,回声增强。

(四)特异性检查

可测定母亲尿液中的NEP酶活性或定量测定IgG1和IgG4亚型的抗NEP抗体。迄今为止,抗NEP抗体亚类的定量测定是通过Western印记分析进行的。目前,我们建立了一种酶联免疫吸附试验,使用生物素化肽包被塑料孔,以允许更定量地评估抗NEP IgG亚型。抗NEP抗体可能在婴儿出生后的头几周检测到,但在出生后的几周内即消失。

(五)肾穿刺病理检查

肾小球中大多数毛细血管丛塌陷,毛细血管壁增厚,鲍曼间隙扩张。也可观察到明显的肾小管萎缩和小叶间动脉和小动脉的严重病变。免疫荧光研究显示IgG在肾小球上皮下沉积。电镜检查显示,肾小球毛细血管壁外侧有丰富的电子致密沉积物,典型的有环状结构,刷状边缘明显萎缩。

(六)基因检测

母体 *MME* 基因突变(纯合子或者复合杂合子)。

七、诊断

(一)符合以下情况的患儿应注意FMAIG的筛查:①确定有同种免疫性MN风险的家庭;②产前超声检查可显示羊水过少和胎儿肾脏增大。

(二)对于上述疑似病例,需行肾脏病理、母体及患者抗NEP抗体、基因检测进一步确诊。

八、鉴别诊断

该综合征应与其他早发膜性肾病的病因相鉴别,如梅毒、弓形虫病等先天性感染,以及新生儿红斑狼疮。

九、治疗策略

目前尚无有效的治疗方法,主要还是对症治疗。

(一)对于合并肾病或肾衰竭的治疗

可考虑换血以消除循环中的抗NEP抗体。从足月后4周开始,如果蛋白尿仍然存在,可以抑制肾素-血管紧张素-醛固酮系统,通常卡托普利是首选药物。

(二)对于合并高血压的治疗

给药钙通道阻滞剂和β受体阻滞剂来控制血压。

(三)对于合并低氧血症的治疗

氧合通气治疗。

(四)降低抗体滴度

由于新生儿肾脏疾病是由母体异体抗体诱发的,因此在妊娠早期应以降低抗体滴度为治疗目标。①非特异性方法:在母体妊娠18周前每周大剂量静脉注射免疫球蛋白治疗,并结合大剂量皮质类固醇有效地降低了循环孕妇抗体的滴度。免疫干预可以在妊娠之前开始,以减少或抑制肾源抗体的产生。其他被证实或怀疑胎儿同种免疫的病例可应用血浆置换术。②免疫抑制剂:利妥昔单抗,一种抗B细胞表面蛋白的单克隆抗体。有关利妥昔单抗在自身免疫性疾病中的应用数据似乎是有希望的,但这种治疗在妊娠中的安全性还有待进一步研究。

十、疗效及转归

婴儿通常表现出肾功能衰竭和肾病综合征的迅速改善,尽管也可能观察到需要长期透析的严重症状。持续性蛋白尿在一些病例中被报道,严重慢性肾功能衰竭的延迟发展可能发生,特别是在NEP缺乏母亲的后代中。

参考文献

[1] A J Turner, R E Isaac, D Coates et al. The neprilysin (NEP) family of zinc metalloendopeptidases: genomics and function [J]. Bioessays, 2001, 23(3): 261-269.

[2] Debiec H, Guigonis V, Mougenot B, et al. Antenatal membranous glomerulonephritis due to anti-neutral endopeptidase antibodies[J]. N Engl J Med, 2002, 346(26): 2053-2060.

[3] P Collinet, D Subtil, F Puech, et al. Successful treatment of extremely severe fetal anemia due to Kell alloimmunization[J]. Obstet Gynecol, 100(5 Pt 2): 1102-1105.

[4] Pierre Ronco, Hanna Debiec, Vincent Guigonis, et al. Allo-immunisation foeto-maternelle anti-CD10[J]. Med Sci (Paris), 2009, 25(1): 64-68.

[5] Pierre Ronco, Hanna Debiec, et al. Molecular pathomechanisms of membranous nephropathy: from Heymann nephritis to alloimmunization[J]. J Am Soc Nephrol, 2005, 16(5): 1205-1213.

张明倩（撰写） 王文红（审校）

第六章 Denys-Drash综合征
Chapter 6　Denys-Drash Syndrome, DDS

关键词：先天性肾病综合征；假两性畸形；肾母细胞瘤
Keywords：congenital nephrotic syndrome；pseudohermaphrodism；nephroblastoma

一、概述

Denys-Drash综合征（Denys-Drash syndrom, DDS）又名肾母细胞瘤-DSD综合征（Wilms tumor-DSD syndrome），亦称肾母细胞瘤-性发育障碍综合征（Wilms tumor-disorder of sex development syndrome），是一种罕见的先天性常染色体显性遗传性疾病，由WT1基因突变所致，但大多数DDS患儿均为自发突变，本病多于婴儿期发病，分为完全型和不完全型，完全型Denys-Drash综合征表现为先天性肾病综合征、男性假两性畸形以及肾母细胞瘤；不完全型仅以肾病综合征为主要表现，伴男性假两性畸形或者肾母细胞瘤距上世纪70年代由Denys和Drash首次报道以来，对本病的认识仅50余年历史。

二、定义

DDS是WT1基因突变所致的先天性常染色体显性遗传病，临床表现包括先天性肾病综合征、男性假两性畸形及肾母细胞瘤。

三、流行病学

本病极罕见，目前全球文献报道仅200余例，全球对于Denys-Drash综合征的发病率尚无统计，本病基本为散发病例，也有少数可见于家系报道。

四、病因及发病机制

本病由WT1基因突变所致。WT1基因为Wilms瘤抑癌基因，1990年由Call等分离报道，WT1基因共包含10个外显子，位于11p13染色体，WT1基因在mRNA水平主要在肾脏和造血细胞上表达，其基因突变与多种肾脏疾病密切相关，并参与多种泌尿生殖器官的发育，维持功能等过程。WT1基因编码WT1蛋白，WT1蛋白是锌指样结构，为一种转录因子，调控转录的主要作用部位在谷氨酰胺富集区和脯氨酸氨基端，由外显子1~6编码；负责结合DNA的是由4个半胱氨酸-组氨酸组成的锌指结构，由外显子7~10编码。WT1蛋白主要的蛋白亚型有4种，外显子9编码赖氨酸-丝氨酸-苏氨酸形成三肽氨基酸片段（KTS）插入到第3, 4锌指之间，形成WT1+KTS/WT1-KTS两种蛋白亚型，外显子5编码17个氨基酸插入脯氨酸氨基端，形成WT1+17aa/WT1-17aa两种亚型。四种蛋白亚型结合不同的DNA部位，并且具有不同的转录活性，从而出现了功能的不同，而不同蛋白亚型之间需保持合适的比例才能促进肾脏以及生殖系统的正常发育。

几乎所有DDS患儿均存在WT1的杂合胚系突变，目前已有40余种WT1基因突变可导致DDS的发生，其中绝大多数为错义突变，集中在编码WT1蛋白锌指结构2的外显子8以及编码WT1蛋白锌指结构3的外显子9。尤其是外显子9的c.1180C>T(p.R394W)为热点变异，外显子1-6的基因突变造成DDS的病例相对少见，有报道称，外显子1, 4, 6的无义突变或者缺失突变也可造成DDS的临床表型。

五、临床表现

先天性肾病综合征：发病年龄小，可在生后1个月甚至有患儿在出生时即出现腹胀、喂养困难、浮肿等表现，一般在2岁内发病，病情进展迅速，肾功能急剧恶化，部分患儿可在1个月发生肾衰竭，多数3~4岁前进入肾衰竭终末期，若不进行肾移植，大多于6岁前死亡；DDS的肾病综合征临床表现为激素耐药，大多数免疫抑制剂无效，病理表现多为弥漫性系膜增生伴肾小管萎缩，有一些也可表现为节段性肾小球硬化。有研究表明,环孢素A可能对DDS肾病综合征有效,国内也有学者研究发现他克莫司可使DDS大量蛋白尿有所缓解。

男性假两性畸形:男性DDS患儿假两性畸形表现为完全型和不完全型睾丸女性化,表现为男性外生殖器异常,常见外生殖器似女性(见图2-6-1),可伴有尿道下裂、睾丸位置异常、阴茎发育不良等,染色体核型分析男性为46,XY,而女性患儿多数可表现为正常的外生殖器。

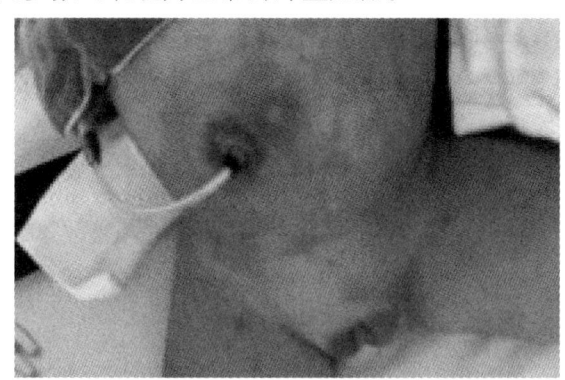

图2-6-1　男性假两性畸形

引自:麦迪努尔·阿不力米提,朱洪涛.Denys-Drash综合征1例报告[J].新疆医学,2022,12(52):1472-1473.

肾母细胞瘤:本病为儿童时期常见的肿瘤性疾病,多数患儿因腹部肿块就诊,也有因腹胀、血尿等表现为主诉而就诊的患儿,可表现为单侧或双侧,小婴儿可于查体时发现腹部肿物。DDS患儿约半数以上可伴有肾母细胞瘤,平均于1.5岁左右发病,以单侧多见,多数与肾病综合征同时被发现,也有DDS患儿以肾母细胞瘤为首发症状。

六、辅助检查

血液标本检查:血电解质、肾功能、血脂、血白蛋白、心肌酶、心肌损伤标志物、性激素、染色体核型分析等。对于部分女性外生殖器外观的患儿,染色体核型检查可为46,XY。

尿液标本检查:尿电解质、尿常规、尿视黄醇结合蛋白、微量白蛋白、β_2微球蛋白、α_1微球蛋白、尿蛋白/肌酐、尿蛋白定量等。本病以肾小球性蛋白尿为主,表现为肾病水平蛋白尿。

粪便标本检查:便常规等。

物理检查:心电图、超声心动、腹部超声、泌尿系超声、子宫、卵巢、睾丸超声、脑干听觉诱发电位BAEP等。

特殊检查:基因检测,更推荐全外显子和全基因组检测;病情允许建议完善肾脏病理检查。

七、诊断

本病诊断需依据基因诊断及病理诊断。临床对于先天性肾病综合征患儿,若同时表现为男性假两性畸形或者肾母细胞瘤者,应动员完善肾穿刺病理检查明确病理类型,同时完善*WT1*基因检测寻找突变位点。也有学者认为,若患儿同时表现为先天性肾病综合征及男性假两性畸形,可以临床诊断DDS。

八、鉴别诊断

1.Frasier综合征(FS)

本病亦为*WT1*基因突变所致,为常染色体显性遗传病,*WT1*基因突变发生在内含子9的剪接突变,临床特点为进展性的肾病综合征以及男性假两性畸形,但发病年龄较晚,病情进展缓慢,多数于20-30岁左右进展至终末期肾病,所有FS患儿均有男性假两性畸形,FS患儿肾病综合征多数表现为局灶节段性肾小球硬化,对激素及免疫抑制剂无效,肾移植后不复发。本病多伴发性腺肿瘤,而不出现肾母细胞瘤。

2.Meacham综合征

本病是一种罕见的偶发性多畸形综合征,为常染色体显性遗传,由*WT1*基因突变所致。主要临床表现为男性假两性畸形/女性异常内生殖器如双侧阴道或有隔阴道等、复杂先天性心脏缺陷以及膈肌异常。本病无肾病综合征表现,未见肾母细胞瘤报道。

九、治疗策略

本病无有效的治疗方案,对于先天性肾病综合征,肾功能允许情况下可以试用ACEI/ARBs类药物,重点在于保护肾功能以及慢性肾脏病的长期管理,包括肾性贫血,肾性骨病以及钙磷代谢异常等,争取延缓肾衰竭的发生,发展至终末期肾病后,可行肾脏替代治疗或者肾移植。

十、疗效及转归

本病迅速进展为终末期肾病,预后差,确诊后建议早期肾移植。

参考文献

[1] Zhihui Y, Yuanyuan P,Sun LZ, et al.Clinical pictures and novel mutations of WT1-associated Denys-Drash syndrome in two Chinese children[J]. Ren Fail,2011,33(9):910-914.

[2] Jianguo L , Dan ZeJie D,et al.WT1 mutation and podocyte molecular expression in a Chinese Frasier syndrome patient[J].Pediatr Nephrol,2007, 22(12):2133-2136.

[3] Klamt B, Koziell A, Poulat F, et al. Frasier syndrome is caused by defective alternative splicing of WT1 leading to an altered ratio of WT1 +/-KTS splice isoforms[J]. Hum Mol Genet, 1998, 7(4): 709-714.

[4] Lee DG, Han DH, Park KH, et al. A novel WT1 gene mutation in a patient with Wilms' tumor and 46, XY gonadal dysgenesis[J]. Eur J Pediatr, 2011, 170(8): 1079-1082.

[5] Wang HY, Sun LZ, Yue ZH, et al. Clinical and pathological features of Denys-Drash syndrome: report of 3 cases[J]. Zhonghua Er Ke Za Zhi, 2012, 50(11): 855-858.

[6] Guaragna MS, Soardi FC, Assumpcao JG, et al. The novel WT1 gene mutation p.H377N associated to Denys-Drash syndrome[J]. J Pediatr Hematol Oncol, 2010, 32(6): 486-488.

[7] Shibata R, Hashiguchi A, Sakamoto J, et al. Correlation between a specific Wilms tumour suppressor gene (WT1) mutation and the histological findings in Wilms tumour (WT)[J]. J Med Genet, 2002, 39(12): e83.

[8] Little M, Wells C. A clinical overview of WT1 gene mutations[J]. Review Hum Mutat, 1997, 9(3): 209-225.

[9] Schumacher V, Scharer K, Wuhl E, et al. Spectrum of early onset nephrotic syndrome associated with WT1 missense mutations[J]. Kidney Int, 1998, 53(6): 1594-1600.

魏宁(撰写)　王文红(审校)

第七章　伴有肾上腺功能不全的家族性类固醇抵抗性肾病综合征

Chapter 7　Familial Steroid-Resistant Nephrotic Syndrome with Adrenal Insufficiency, FS-RNS-AI

关键词:肾上腺功能不全;家族性类固醇抵抗;肾病综合征;鱼鳞病;癫痫

Keywords:adrenal insufficiency;familial steroid-resistant;nephrotic syndrome;ichthyosis;epilepsy

一、概述

伴有肾上腺功能不全的家族性类固醇抵抗性肾病综合征(familial steroid-resistant nephrotic syndrome with adrenal insufficiency),又名鞘氨醇磷酸裂解酶功能不全综合征(sphingosine phosphate lyase insufficiency syndrome, SPLIS),亦称SGPL1缺乏导致的原发性肾上腺皮质功能不全-类固醇抵抗性肾病综合征,是一种新的先天性鞘脂代谢异常疾病,首次报道为2017年,由鞘氨醇磷酸裂解酶(sphingosine phosphate lyase, SPL)缺陷引起,为常染色体隐性遗传,其临床特征主要为类固醇抵抗性肾病综合征和肾上腺功能不全,好发于新生儿期及婴儿期,并在一年内迅速发展为终末期肾病。部分患者还出现鱼鳞病、甲状腺功能减退、神经症状和隐睾等。

二、定义

伴有肾上腺功能不全的家族性类固醇抵抗性肾病综合征由SGPL1基因突变导致的以类固醇抵抗性肾病综合征、肾上腺功能不全、甲状腺功能减退、鱼鳞病、神经症状和隐睾等为主要临床特征的一种罕见遗传性疾病。

三、流行病学

SPLIS的患病率尚不清楚,迄今为止,国外已报告有50余名人患有SPLIS,国内尚无相关病例报告。

四、病因及发病机制

SPLIS是鞘脂代谢障碍性疾病,SPL是由*SGPL1*基因编码,*SGPL1*基因突变导致SPL功能缺失引起相应的疾病。SPL是一种细胞内酶,位于内质网的外膜上,负责鞘脂分解的最后一步,是鞘脂代谢产物鞘氨醇-1-磷酸(S1P)不可逆降解所需的酶。S1P是一种生物活性鞘脂,在血液循环中与白蛋白和高密度脂蛋白结合,可以通过G蛋白偶联受体家族S1PRs发出信号,介导多种生物活性,包括细胞迁移、细胞存活、细胞死亡、细胞增殖、细胞排出、神经元和心脏发育、血管生成、炎症、免疫细胞运输、基因调控和肿瘤发生等。靶器官内疾病的发病机制可能是由于细胞内S1P过量和其他鞘氨醇碱基失衡所致,如S1P和其他可能具有细胞毒性的鞘脂积聚,可引起SPLIS的神经症状;S1P降解形成的特殊神经酰胺和长链醛对皮肤屏障功能很重要,这可能解释了SPLIS中鱼鳞病的发生;SPL在肾上腺发育中发挥作用,鞘脂中间产物的积累可能损害急性类固醇生成,可能解释了在SPL中观察到的原发性肾上腺功能不全。也可能是由于S1P通过S1PRs激活信号通路介导,S1P可以调节T细胞从胸腺和外周淋巴器官的排出,SPL缺乏可导致淋巴细胞减少;肾小球足细胞为肾小球滤过屏障的组成部分,具有S1PRs,异常S1P信号可能通过S1PRs引起足细胞损伤导致肾病综合征。

五、临床表现

1. 激素耐药型肾病综合征

肾病综合征(NS)是先天性的或发生在婴儿期,对类固醇治疗无反应,并在一年内迅速发展为终末期肾病(ESRD),在50余名报告的患者中,诊断NS最大年龄为18岁。

2. 内分泌系统异常

(1)原发性肾上腺功能不全:可伴有或不伴有肾上腺钙化,并可能出现Addison危象,需要使用皮质类固醇和电解质替代疗法进行紧急治疗,所有原发性肾上腺功能不全患者均存在糖皮质激素缺乏症,一部分也有盐皮质激素缺乏症。产前出现肾上腺钙化或增大可能是肾上腺功能不全的危险因素。

(2)睾丸功能不全:如隐睾、小阴茎等,患儿存在睾酮基线低水平。

(3)甲状腺功能减退:出现甲减的年龄未知,表现为T4低或正常,TSH高,需甲状腺素替代治疗。

3. 淋巴细胞减少症

与肾病综合征、肾上腺功能不全和神经缺陷相比,淋巴细胞减少的发生率较低,可能是由于在该病早期未能及时识别以及存在无症状淋巴细胞减少症。大多数SPLIS存在反复感染,部分患者因严重感染而致死。

4. 神经系统异常

(1)颅神经缺损:可影响颅神经Ⅲ、Ⅳ、Ⅵ,表现为上睑下垂、斜视、内斜视和或弱视,颅神经Ⅷ受累表现为感音神经性听力损失,这种损失可能是先天性的,也可能在疾病的前10年诊断,可累及一侧或双侧,表现逐渐进展或严重性的。

(2)退行性或进展性神经改变:部分患者在一段时间内发育正常,没有神经损伤表现,随后出现粗大运动、语言和社交技能发展的延迟,运动、语言、社交等技能和功能的丧失,这种退行性改变通常与进行性核磁共振改变相关,并可进展为全身性肌张力减退、癫痫发作和死亡。出现退化的年龄及首次表现类型是不确定的,报道最小发病年龄12个月,最大为25岁。

(3)周围神经病变:为急性或亚急性发病,表现单神经或多神经病变,累及上肢或下肢的远端,正中或尺神经麻痹,感觉神经病变,严重导致肌肉萎缩、挛缩、脊柱侧凸、偏瘫等。

(4)癫痫:全身性和复杂的部分性癫痫发作可能与肾上腺功能不全、低血糖或进行性神经疾病有关。

(5)小头畸形。

5.鱼鳞病
可在出生时或出生后出现,皮肤活检显示表皮变薄,角化过度,皮肤颗粒层减少。

6.产前异常
为表现非免疫性水肿、肾上腺钙化和颈部半透明增加,有报道胎儿宫内死亡的病例。

六、辅助检查

(一)血液检查
包括电解质、肾功能、甲状腺功能、性激素、晨起ACTH及皮质醇、必要时ACTH刺激试验、血浆肾素活性、淋巴细胞亚群、免疫球蛋白等

(二)尿液检查
包括尿常规、尿蛋白\肌酐、24小时尿蛋白定量、尿蛋白电泳、肾脏损伤尿液指标、尿电解质等。

(三)功能及结构检查
超声检查如肾脏、肾上腺、甲状腺超声,神经电生理如BAEP、肌电图、脑电图,头MR、发育评估等。

(四)病理检查
肾脏病理:肾活检病理类型主要为局灶节段性肾小球硬化(FSGS),目前报道的50余名患者,FSGS为主要的病理类型,部分患者的病理表现为弥漫性系膜硬化、局灶性肾小管扩张、弥漫性IgM沉积、钙化灶、脂质或透明液滴、血管周围硬化和血管壁肥厚。

皮肤病理:皮肤活检显示表皮变薄,角化过度,皮肤颗粒层减少。

(五)基因检测
基因测序可以选择单基因及全外显子基因测序。

(六)其他
串联质谱遗传代谢分析检测1-磷酸鞘氨醇和或其他鞘脂增加。

七、诊断

目前尚无明确的诊断标准,通过总结文献报道,临床上出现以下临床、实验室和影像学及家族史异常线索时应怀疑SPLIS:

(一)临床表现
①激素耐药型肾病综合征;②内分泌异常:肾上腺功能不全、睾丸功能不全(隐睾、小阴茎)、甲状腺功能减退;③免疫缺陷:淋巴细胞绝对计数低、T淋巴细胞减少伴或不伴低B细胞和NK细胞计数、低或正常免疫球蛋白;④神经系统异常:颅神经缺损、感音神经性听力损失、发育迟缓、退行或进行性神经受累、上下神经运动元受损、癫痫等;⑤皮肤病变:鱼鳞病;

(二)实验室检查
串联质谱遗传代谢分析检测1-磷酸鞘氨醇和或其他鞘脂增加。

(三)影像检查

1.头MRI
非特异性异常可包括脑结构异常(最常见的是胼胝体发育不全或发育不全)、深灰色核异常、多巴胺能神经元受累、小头畸形、基底节突出受累、皮质萎缩和或T2加权或FLAIR图像上观察到的脑病变的进行性恶化和扩大。

2.腹部超声
肾脏或肾上腺肿大,肾上腺钙化(图2-7-1)。

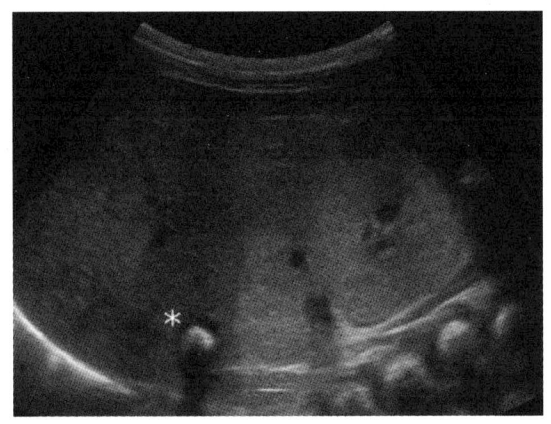

图2-7-1 为患儿1月龄时的肾脏超声检查显示肾上腺钙化(*),右肾肿大,回声弥漫性增强

引自:Bamborschke D, Pergande M, Becker K, et al. A novel mutation in sphingosine-1-phosphate lyase causing congenital brain malformation[J]. Brain Dev, 2018, 40(6):480-483.

(四)家族史

SPLIS为常染色体隐性遗传,存在不明原因胎儿丢失或非免疫性胎儿水肿的家族史需警惕,同时无相关家族史并不排除诊断。

(五)基因

*SGPL1*基因突变。

八、鉴别诊断

1. Sjögren-Larsson综合征

由*ALDH3A2*基因异常引起,为常染色体隐性遗传,可表现鱼鳞病、智力异常、脑MRI异常,但缺乏肾脏损害。

2. Pierson综合征

由*LAMB2*基因异常引起,为常染色体隐性遗传,可表现激素抵抗性肾病综合征、发育迟缓,小瞳孔是区别于SPLIS的特殊表型。

3. 溶酶体酸性脂肪酶缺乏症

由*LIPA*基因异常引起,为常染色体隐性遗传,可出现肾上腺钙化,但存在肝纤维化与肝硬化、肠道吸收不良。

4. 甲髌骨综合征

由编码*LMX1B*基因异常引起,为常染色体显性遗传,可表现激素抵抗性肾病综合征、感音神经性听力损失,但可出现指甲、髌骨发育不良,眼睛异常。

5. 先天性肾病综合征

常见的致病基因为*NPHS1*、*NPHS2*、*PLCE1*,为常染色体隐性遗传,仅表现为激素抵抗性肾病综合征,无其他综合征表现。

6. Schimke免疫骨发育不良

致病基因为*SMARCAL1*,为常染色体隐性遗传,可出现激素抵抗性肾病综合征、T淋巴细胞减少,该病存在特征性表现为脊椎骨骺发育不良。

九、治疗策略

SPLIS目前尚无有效的治疗方法,包括对症支持治疗及处于研究阶段的靶向治疗。

(一)支持治疗

主要包括对受累脏器功能不全的支持治疗,如终末期肾病的透析或肾移植,肾上腺功能不全的氢化可的松补充,甲状腺功能减退甲状腺素的补充,监测淋巴细胞计数,必要时补充IVIG预防感染,神经损伤的物理治疗,癫痫控制等。

(二)靶向治疗

1.化学伴侣

研究发现大多数错义突变的直接影响可能是蛋白质折叠和蛋白质稳定性,增加新生突变SPL多肽折叠成适当三维和四维构象的可能性的化学伴侣可能在SPLIS中有用,最成熟的化学伴侣是4-苯基丁酸酯、SPL的辅因子PLP也被证明是一种伴侣。

2.抑制蛋白质降解途径

对于存在导致蛋白质错误折叠但不会消除酶活性的突变的患者,可通过阻断突变蛋白的快速清除来稳定突变蛋白可能会将酶活性提高到与临床相关的水平,目前许多蛋白酶体抑制剂在临床上用于癌症患者,可用于SPLIS。

3.S1P靶向治疗

异常的S1P信号转导导致了某些SPLIS的疾病表现,S1P趋化梯度可调节胸腺和外周淋巴器官的淋巴细胞排出,SPLIS患者的淋巴细胞减少状态是S1P趋化梯度破坏的直接原因,异常S1P信号也可能通过S1PRs引起SPLIS患者FSGS的发展。鞘氨醇激酶抑制剂、单克隆S1P特异性抗体和S1PR拮抗剂或阻断抗体可能在SPLIS治疗中有效。其中,只有非选择性S1PR功能拮抗剂Gilenya获得FDA批准,用于临床治疗慢性复发性多发性硬化症。然而,应注意的是,S1P靶向治疗不会解决神经酰胺累积和SPL产物缺乏的后果。

4.SPL替代治疗

SPL不可逆降解为疏水性醛(十六烯醛)和亲水性化合物PE,这两种产物都能进入磷脂生物合成,并具有各自的生物活性。研究发现补充SPL产物可能在SPLIS治疗中发挥作用,十六碳烯醛和EP缺乏不太可能导致SPLIS的所有疾病表现,产物替代可能成为SPLIS患者治疗手段的一部分。

5.底物耗竭

治疗SPLIS的目的是平衡鞘脂降解途径的缺陷与鞘脂生物合成的减少,底物耗竭旨在减少毒性鞘脂中间产物的类似策略已在小鼠模型和其他鞘脂代谢障碍患者中有效使用。L-环丝氨酸是美国食品和药物管理局(FDA)批准的一种抑制SPT的药物,可考虑用于SPLI中的底物耗竭。然而,这种药物也会抑制SPL活性,可能导致SPL突变形式所提供的任何残余酶活性降低。

6.基因校正、基因替代和酶替代

虽然SPLIS的发病机制可能很复杂,但其单一的酶基础使其成为探索基因治疗的理想候选者,基因矫正、基因替代或酶替代疗法是唯一有可能解决所有与SPL不足相关的生化缺陷的策略,SPL是一种定位于内质网的细胞内完整膜蛋白。开发一种有效的酶替代疗法,将SPL蛋白输送到内质网膜或提供替代膜系统,将是一项挑战。一些细菌产生可溶的SPL蛋白,截断人SPL的N末端产生一种可用于治疗的可溶性蛋白,研究已经证明,将细菌(可溶性)SPL蛋白输送到小鼠可以减少一些与疾病相关的终点,因此这被认为是在过度增殖条件下的潜在治疗应用,此类方法也可适用于SPLI。基因编辑技术正在迅速发展,代表着SPLIS以及所有单基因疾病的潜在治疗途径。在完整有机体中产生脱靶效应和高效传递的问题仍有待解决,但基因编辑仍然很有希望,基因治疗策略代表了另一种潜在的治疗方法,有可能纠正SPL不足的所有生化后果。

十、疗效及转归

SPLIS尚无明确有效的治疗方法,治疗及防止不可逆后遗症和死亡的严重SPLIS患者,最大的挑战之一将是及早发现,从而为医疗干预创造一个机会之窗,为有受SPLIS影响的孩子或家庭成员的父母提供遗传咨询,以及对所有被怀疑患有单基因SPLIS的新生儿进行早期WES或全基因组测序,这是治疗严重SPLIS患者的最大挑战之一。目前治疗上主要是对受累脏器功能不全的支持治疗,靶向治疗未来是研究的热点及重点方向。

参考文献

[1] Atkinson D, Nikodinovic Glumac J, Asselbergh B, et al. Sphingosine 1-phosphate lyase deficiency causes Charcot-Marie-Tooth neuropathy[J]. Neurology, 2017, 88(6): 533-542.

[2] Lovric S, Goncalves S, Gee HY, et al. Mutations in sphingosine-1-phosphate lyase cause nephrosis with ichthyosis and adrenal insufficiency[J]. J Clin Invest, 2017, 127(3): 912-928.

[3] Zhao P, Liu ID, Hodgin JB, et al.Responsiveness of sphingosine phosphate lyase insufficiency syndrome (SPLIS) to vitamin B6 cofactor supplementation[J].J Inherit Metab Dis,2020,43(5):1131-1142.

[4] Bamborschke D, Pergande M, Becker K, et al.A novel mutation in sphingosine-1-phosphate lyase causing congenital brain malformation[J].Brain Dev,2018,40(6):480-483.

[5] Mardy AH, Chetty SP, Norton ME,et al. A system-based approach to the genetic etiologies of non-immune hydrops fetalis[J].Prenat Diagn,2019,39(9):732-750.

[6] Kolb PS, Ayaub EA, Zhou W, et al.The therapeutic effects of 4-phenylbutyric acid in maintaining proteostasis[J].Int J Biochem Cell Biol,2015,61(1):45-52.

[7] Cellini B, Montioli R, Oppici E, et al.The chaperone role of the pyridoxal 5'-phosphate and its implications for rare diseases involving B6-dependent enzymes[J].Clin Biochem,2014,47(3):158-165.

[8] Kappos L, Antel J, Comi G, et al.Oral fingolimod (FTY720) for relapsing multiple sclerosis[J].N Engl J Med,2006,355(11):1124-1140.

[9] Shayman JA.Targeting Glucosylceramide Synthesis in the Treatment of Rare and CommonRenal Disease[J].Semin Nephrol,2018,38(2):183-192.

[10] Choi YJ, Saba JD. Sphingosine phosphate lyase insufficiency syndrome (SPLIS): A novel inborn error of sphingolipid metabolism[J], Adv Biol Regul,2019, 71(9):128-140.

[11] Lux CT,Scharenberg AM.Therapeutic Gene Editing Safety and Specificity[J]. Hematol Oncol Clin North Am,2017,31(5):787-795.

[12] Stark Z, Tan TY, Chong B, et al.A prospective evaluation of whole-exome sequencing as a first-tier molecular test in infants with suspected monogenic disorders[J]. Genet Med,2016,18(11):1090-1096.

陈翠妮（撰写） 王文红（审校）

第八章 家族性类固醇抵抗性肾病综合征伴感音神经性耳聋
Chapter 8 Familial Steroid-Resistant Nephrotic Syndrome with Sensorineural Deafness, FS-RNS-SD

关键词：类固醇抵抗；肾病综合征；感音神经性耳聋；辅酶Q10缺乏

Keywords：steroid-resistant；nephrotic syndrome；sensorineural deafness；CoQ10 deficiency

一、概述

类固醇抵抗性肾病综合征（steroid-resistant nephrotic syndrome, SRNS）是20岁前肾功能衰竭的主要原因之一，已鉴定出60多个编码足细胞相关蛋白的致病基因，解释了多达30%的儿童SRNS的病因，1%~2.7%的SRNS病例可能与原发性辅酶Q10（CoQ10，泛醌）缺乏有关。CoQ10是呼吸链的脂质成分，它的缺乏会导致多种细胞的生物能量缺陷、H2S耗竭和氧化应激，受累器官范围和严重程度广泛且可变，从单器官疾病到复杂的综合征表型不等。原发性CoQ10缺乏症是一组罕见的线粒体疾病，是由编码CoQ10生物合成蛋白的基因变异引起，肾脏表型主要与*COQ2*、*COQ6*和*COQ8B*（以前称为*ADCK4*）基因变异相关。其中*COQ6*基因变异引起的原发性CoQ10缺乏症6，临床表现主要为早发SRNS以及由于COQ6基因中的纯合子或复合杂合子变异导致的终末期肾功能衰竭和感音神经性耳聋（sensorineural deafness, SND）。

二、定义

家族性类固醇抵抗性肾病综合征伴感音神经性耳聋是一种罕见的CoQ10缺乏症，其特征是感音神经性耳聋和对类固醇治疗无反应的肾病综合征，临床表现包括早发性蛋白尿、低白蛋白血症和水肿，导致终末期肾病，肾活检显示局灶节段性肾小球硬化（focal segmental glomerulosclerosis, FSGS）和弥漫性系膜硬化（diffuse mesangial sclerosis, DMS），部分病例伴癫痫发作、共济失调和畸形体征。

三、流行病学

患病率小于1/1,000,000，大多于5岁前发病，无明显性别差异，存在一定的地域差异，最常见的变异类型c.1058C>A（p.Ala353Asp）的亚组，聚集在哈萨克斯坦、土耳其和伊朗人群中，发病较晚，在生命的前15个月内出现症状的概率较低。c.1078C>T（p.Arg360Trp）的纯合型突变多在中欧、东欧和中国，更多的与神经系统受累、肌病、心肌病和生长迟缓风险相关。c.763G>A（p.Gly255Arg）变异，主要在中东地区，多伴严重的表型，早期发病率高,且很快进展为终末期肾病(end stage renal disease,ESRD),具有更高的死亡率。

四、病因及发病机制

家族性类固醇抵抗性肾病综合征伴感音神经性耳聋与*COQ6*基因变异有关,*COQ6*基因定位于14q24.3,长度超过13.2kb,包含14个外显子,编码CoQ10生物合成所必需的黄素依赖性单加氧酶,是CoQ10生物合成所必需的,在多个组织中表达,肾脏中主要在肾小球中表达,定位于足突细胞和高尔基体,Heeringa SF等人使用原位杂交分析证明了CoQ6 mRNA在后肾间充质和小鼠肾单位中的表达。CoQ10是线粒体电子传递链的重要组成部分,是最有效的亲脂性抗氧化剂之一,抗ROS介导的细胞凋亡,可通过抑制线粒体内膜塌陷来抑制细胞凋亡。线粒体功能障碍导致ATP生成减少、细胞功能和结构改变以及肾功能损害。*COQ6*基因变异可导致促凋亡因子的上调,Song CC等研究表明*COQ6*变异导致细胞骨架疾病,继而出现F-肌动蛋白的下调,加速疾病紧张,导致FSGS,因此认为*COQ6*变异导致的功能障碍是足细胞损伤和FSGS的重要原因。综上,*COQ6*变异通过诱导细胞凋亡、增加细胞氧化应激和破坏细胞骨架,最终导致细胞凋亡激活和死亡,对足细胞产生破坏作用。Heeringa SF等还通过研究内耳中CoQ6的表达揭示了CoQ6在螺旋神经节以及血管纹和螺旋韧带细胞中的表达,它们参与维持耳蜗管中的高钾浓度,是Corti器官毛细胞的声音传导所必需的。

五、临床表现

临床表现主要为早发SRNS和SND。SRNS和感觉神经性听力损伤的关联被证实是*COQ6*基因突变相关疾病的独特表型。除NS临床表现外,在诊断时近40%的*COQ6*基因变异相关疾病患儿表现为轻至中度慢性肾脏病(CKD)(CKD2~4),高达20%的儿童表现为ESRD(CKD5),另外约有8.5%的患者在诊断时合并血尿,肾活检多显示为FSGS和DMS。Heeringa SF等在11个*COQ6*变异SRNS患者中,发现他们在平均年龄1.2岁(范围0.2~6.4岁)时出现蛋白尿,并在平均年龄1.7岁(范围0.4~9.3岁)时进展为ESRD,5人在儿童早期死亡(年龄平均5.0岁)。感音神经性听力损伤的范围从轻度迟发性听力障碍到先天性耳聋,平均年龄3岁时表现出来,可能出现在肾脏症状之前或之后。肾外表现除SND外还可出现癫痫发作、白质异常、生长迟缓、面部畸形和肌肉无力等。Drovandi S等对48名具有*COQ6*致病变异的患者进行临床分析,有73.9%(48人中的34人)存在听力障碍,几乎四分之一患儿伴其他神经系统异常,通常在2岁内即出现,包括癫痫发作和/或认知障碍,1例报告严重脑病。

六、辅助检查

(一)病理检查

肾活检可以确认为原发性足细胞病、FSGS或DMS,还可以对肾小管萎缩、间质纤维化和肾小球硬化程度进行评估。*COQ6*基因变异相关疾病肾穿刺病理检查通常显示FSGS,部分表现为DMS,并可伴肾小球塌陷变异及尖端病变。电镜下CoQ6队列的25%患者中观察到畸形线粒体,甚至有少数病例通过肾组织的电子显微镜检查在基因检查前即诊断线粒体病。

(二)基因检测

建议对所有诊断为SRNS的儿童进行基因检测,SRNS患者的基因检测可以为患者和家属提供明确的诊断,可以发现更合适的治疗方案,为早期停止免疫抑制治疗提供依据,并可提供准确、有效的遗传咨询,如移植后复发的风险,帮助预判和管理肾外表现。建议进行全面的基因panel分析,即下一代测序,panel包括所有目前已知的SRNS基因,这是目前最具成本效益的基因检测方法。但如果在已知基因组中未发现致病突变的情况下,由于涉及的基因数量庞大(且仍在增长)、原发性辅酶Q10缺乏症的罕见性以及基因组测试成本的不断降低,可以考虑全外显子组测序或全基因组测序,尤其是在高度怀疑遗传病因的情况下。目前已发现*COQ6*错义变体聚集到2个基因区域,编码直接参与氧化黄素腺嘌呤二核苷酸结合的片段,迄今为止,已发现*COQ6*的16个突变,包括错义突变、插入缺失和移码。

(三)生化检测

肌肉活检测定CoQ10含量是诊断CoQ10缺乏的金标准,直接测定骨骼肌的CoQ10含量是最可靠的诊断方法,但不能区分原发性和继发性CoQ10缺乏症,当生化分析明确存在CoQ10缺乏时,应进行全面的CoQ10合成相关的基因检测。

七、诊断

至今尚缺乏统一的诊断标准，对早年起病的SRNS，存在SRNS和/或孤立性感觉神经性听力损失家族史，伴有耳聋或神经系统病变的患儿，肾穿刺病理检查显示FSGS或DMS，电子显微镜检查有时可观察到畸形线粒体，免疫抑制剂治疗大多无效，基因检测主要靠COQ6基因的双等位基因致病变异来确定的。

八、鉴别诊断

（一）其他原发性CoQ10缺乏综合征

COQ2基因变异发病年龄较COQ6基因变异发病年龄更早（1岁以内起病为主），死亡率更高，主要死于严重的多系统受累导致多器官衰竭或进行性神经功能恶化，可伴或不伴不同程度的神经系统症状，包括脑病、共济失调、癫痫发作、眼球震颤以及任何程度的精神运动迟缓或智力障碍。部分患儿可伴有视网膜病变[15]，而感音神经性听力损失很少发生。研究发现该症对CoQ10治疗对肾内肾外症状均有缓解作用。COQ8B基因变异发病年龄最晚，肾脏症状可以从儿童早期出现到成年，通常在出现首发症状后10~20年出现SRNS，并发展为ESRD，通常起病时即为CKD，肾外症状较前两者少发，最常见的发现是神经系统异常，主要包括中度神经认知障碍、发育迟缓和癫痫发作。基因确诊后给予CoQ10口服有部分效果。

（二）由对足细胞功能起重要作用的其他基因突变引起的SRNS

如由COL4A3、COL4A4和COL4A5的致病变异导致基底膜的胶原蛋白Ⅳ α3~α5网络异常引起的Alport综合征，临床表现为血尿、蛋白尿、进行性肾功能减退，伴有高频感音神经性耳聋和眼部异常为特征。但Alport综合征突出的临床表现为血尿，电镜下典型超微结构可见肾小球基底膜极不规则、肾小球基底膜弥漫性增厚或增厚与变薄相间、致密层撕裂分层、篮网状改变等。免疫荧光染色检查X连锁显性遗传型Alport综合征的特点男性患者肾组织Ⅳ型胶原α5链染色在肾小球和鲍曼氏囊均呈阴性，皮肤基底膜Ⅳ型胶原α5链呈阴性；女性患者肾组织Ⅳ型胶原α5链在肾小球和鲍曼氏囊均呈间断阳性，皮肤基底膜Ⅳ型胶原α5链呈间断阳性。常染色体遗传型Alport综合征的患者肾组织Ⅳ型胶原α5链染色在肾小球呈阴性，包曼氏囊呈阳性；皮肤基底膜Ⅳ型胶原α5链染色阳性。无症状的基因突变携带者的特点通常皮肤基底膜Ⅳ型胶原α5链染色阳性。

九、治疗策略

对于诊断COQ6基因异常患者，一旦确诊应及时避免无效的免疫抑制剂治疗，但也有报道发现环孢素A治疗部分有效；可选择肾素-血管紧张素-醛固酮系统抑制剂治疗，以减少蛋白尿。虽然建议一旦确诊应尽早开始补充CoQ10治疗，但其具体效果并不容易评估，因为大多数报告的患者迅速发展为肾衰竭。然而，没有迅速发展为肾功能衰竭的患者显示蛋白尿有所改善，相比之下，补充CoQ10没有改善大多数患者的感音神经性耳聋，但也有研究表明水溶性CoQ10治疗改善了噪声性听力损失豚鼠模型的听力。目前研究的部分ESRD患者接受了肾移植尚未观察到同种异体移植物中的疾病复发。

十、疗效及转归

COQ6基因变异患儿出生后10年生存率为90.8%，约50%在5岁时进展为ESRD，而败血症是最常见的死因。迄今为止描述的大多数COQ6双等位基因突变的个体存在SND和进行性SRNS，其中几乎一半在儿童早期死亡。对疾病的早期识别并积极给予补充CoQ10治疗有可能延缓疾病进展，一旦确定了肾脏或中枢神经系统等关键器官的损伤，恢复的可能性便很小。

参考文献

[1] Johansen KL, Chertow GM, Foley RN, et al. US Renal Data System 2020 Annual Data Report: Epidemiology of Kidney Disease in the United States[J]. Am J Kidney Dis,2021,77(4 Suppl 1):A7-A8.

[2] Drovandi S, Lipska-Ziętkiewicz BS, Ozaltin F, et al. Variation of the clinical spectrum and genotype-phenotype associations in Coenzyme Q10 deficiency associated glomerulopathy[J].Kidney Int,2022,102(3):592-603.

[3] Schijvens AM, van de Kar NC, Bootsma-Robroeks CM,et al. Mitochondrial Disease and the Kidney With a Special Focus on CoQ10 Deficiency[J]. Kidney Int Rep,2020,5(12):2146-2159.

[4] Tan W, Airik R. Primary coenzyme Q10 nephropathy, a potentially treatable form of steroid-resistant nephrotic syndrome[J]. Pediatr Nephrol, 2021,36(11):3515-3527.

[5] Trautmann A, Vivarelli M, Samuel S,et al.IPNA clinical practice recommendations for the diagnosis and management of children with steroid-re-

sistant nephrotic syndrome[J]. Pediatr Nephrol,2020,35(8):1529-1561.

[6]Preston R, Stuart HM, Lennon R. Genetic testing in steroid-resistant nephrotic syndrome: why, who, when and how? [J]. Pediatr Nephrol,2019,34(2):195-210.

[7]Trevisson E, Doimo M, Navas P, et al. Primary Coenzyme Q10 Deficiency[J]. GeneReviews®, 2017, 1993-2022.

[8]曹琦,李国民,徐虹,等.辅酶Q10治疗COQ6基因突变致肾病一例并文献复习[J].中华儿科杂志,2017,55(2):135-138.

[9]徐可,毛晓燕,姚勇,等.COQ2基因变异致婴儿型肾病综合征一例临床分析并文献复习[J].中华儿科杂志,2018, 56(9): 662-666.

[10]Atmaca M, Gülhan B, Atayar E,et al. Long-term follow-up results of patients with ADCK4 mutations who have been diagnosed in the asymptomatic period: effects of early initiation of CoQ10 supplementation[J]. Turk J Pediatr,2019,61(5):657-663.

[11]Lipska-Ziętkiewicz BS. Genetic Steroid-Resistant Nephrotic Syndrome Overview[J]. GeneReviews®, 2021, 1993-2025.

[12]Watson S, Padala SA, Hashmi MF, Bush JS. Alport Syndrome[M]. Treasure Island (FL): StatPearls Publishing, 2025.

张文晓(撰写)　王文红(审校)

第九章　弗雷泽综合征
Chapter 9　Fraser Syndrome, FS

关键词:肾病综合征;激素耐药;假两性畸形;性腺肿瘤

Keywords:nephrotic syndrome;steroid resistance;pseudohermaphrodism;gonadal tumor

一、概述

弗雷泽综合征(Frasier Syndrome,FS)是一种影响肾脏和性腺的罕见遗传病,由 *WT1* 基因变异所致。患者通常出现以局灶节段性肾小球硬化(FSGS)为病理特征的激素耐药型肾病综合征(NS),儿童早期发病,预后欠佳,最终进展至终末期肾病(ESRD)。此外,男性患者可有女性表型(假两性畸形),以及青春期性腺母细胞瘤的高风险。

二、定义

FS是一种由 *WT1* 基因变异引起的以难治性肾病综合征、男性假两性畸形、性腺肿瘤高发倾向为主要特征的遗传性疾病。

三、流行病学

到目前为止,全球范围内FS的报道不足150例,我国仅5例。多为散发病例,也有少数关于FS家系患病的报道。

四、病因及发病机制

(一) *WT1* 基因及其生物学作用

WT1 基因位于染色体11P13,包含10个外显子,通过选择性剪切、RNA编辑及交替翻译起始位点等方式生成多种功能不同的WT1蛋白异构体。研究发现,WT1蛋白包含两个结构域,一个是位于氨基端,由外显子1~6编码的转录调控区域;另一个位于羧基端,由外显子7~10编码的转录因子,具有4个锌指样结构。外显子9编码的赖氨酸-苏氨酸-丝氨酸(KTS)片段插入到第3、4锌指间,产生WT1+KTS、WT1-KTS异构体。通过对小鼠模型的研究发现,WT1-KTS异构体对于胚胎期肾脏和性腺的发育存活是必须的,而WT1+KTS异构体在维持足细胞功能方面更重要。目前,关于WT1+KTS、WT1-KTS异构体在人体中的作用尚未完全阐明,但认为二者比例(正常范围在1.1~1.5)的维持对泌尿生殖系统的发育、足细胞分化等方面起重要作用。

(二) *WT1* 基因突变与FS

WT1 基因内含子9的剪切突变与FS有关。已报道的变异位点共6个(c.1432+1 G>A,c.1432+2 T>C,c.1432+4 C>T,c.1432+5 G>A,c.1432+5 G>T 和 c.1432+6 T>A),并证实都会破坏剪接供体位点,导致WT1+KTS亚型减少,WT1+KTS/-KTS比例失调,从而出现一系列临床表现。此外,也有外显子9变异(c.1168C→T、c.1174T→C)的报道,但具体的致病机制尚不清楚。

(三)突变与肾病

足细胞对维持肾小球正常结构、形态和滤过屏障等方面都具有重要作用,认为是慢性肾小球疾病进展的关键。*WT1*基因及其编码WT1蛋白不仅在胚胎期肾脏的发育过程中发挥重要作用,还在成熟的足细胞中持续表达。因此,FS肾病通常是由于肾小球足细胞的缺陷所致。患者早期可表现为微小病变,或膜增生性肾小球肾炎,但最终可进展至FSGS。FS肾病可以单独发生,也可以同时合并泌尿系统畸形,男女患病率无明显差异。

(四)突变与性腺发育异常

*WT1*基因对性腺发育的影响与WT1+KTS亚型对*SRY*基因的调节作用有关。*SRY*基因位于Y染色体,影响性腺组织向睾丸发育。因此,Y染色体的存在可能影响FS的表型。在FS患者中,核型46,XX(女性)个体的内外生殖腺发育正常;而相同突变导致核型46,XY(男性)个体性呈女性表型(男性假两性畸形),子宫不发育,内生殖腺呈条索状。此外,也有少数患者呈正常男性表型,或外生殖器模糊、畸形。目前,有关FS患者激素水平的报道不多,发现在青春期或成年后,性腺发育不良患者的促性腺激素水平LH和FSH水平增高,且不能被睾酮抑制,认为*WT1*基因可能在下丘脑-垂体-性腺轴的反馈调节中起直接作用。

(五)突变与肿瘤

有研究认为,性腺发育异常患者具有较高的肿瘤发生风险。*WT1*基因作为公认的抑癌因子,可能也在性腺肿瘤的发生发展中起着至关重要的作用。FS患者性腺肿瘤的发生率约为44%,大多数为性腺母细胞瘤,也有无性细胞瘤的报道,但一般不发生Wilms瘤。此外,由于Y染色体上的睾丸特异性蛋白基因可能参与性腺母细胞瘤发展,因此男性FS个体更容易出现。

五、临床表现

FS肾病多以肾病综合征或无症状性蛋白尿为首发表现,通常2~6岁出现,也有生后6个月即出现肾病综合征的报道,对激素耐药。多数患者肾功能进展缓慢,于10~30岁进展至ESRD,少数患者进行性加重,或直接以肾衰竭起病。

FS的另一特征为男性假两性畸形,即核型为46,XY的患者有正常女性外生殖器,但子宫、卵巢不发育。患者通常因原发性闭经或青春期延迟就诊,从而诊断为46,XY性腺发育不全。少数患者呈正常男性表型,或尿道下裂、隐睾,或外生殖器模糊等表现。而46,XX患者表型正常,临床多无肾外脏器受累,仅表现为孤立性难治性肾病。

FS存在性腺肿瘤高发风险。多于青春期出现,常常以腹痛或腹部肿块就诊。

六、辅助检查

1. 实验室检查

尿蛋白定量、尿常规示中等至大量蛋白尿,镜下血尿少见。生化检查提示白蛋白不同程度下降,胆固醇升高,血肌酐水平逐渐升高。随着肾功能恶化,还会伴发其他化验异常,如正细胞正色素性贫血,代谢性酸中毒、电解质紊乱如低血钙、高血磷等。还可伴促性腺激素FSH、LH水平升高。

2. 影像学

显示正常,或内生殖腺呈条索状、隐睾,或占位性病变。

3. 病理

(1)肾脏病理:典型肾脏病理改变为FSGS。光镜下可见局灶肾小球硬化(见图2-9-1A)或毛细血管袢塌陷,管腔消失;免疫荧光偶见IgM沉积;电镜下可见足突广泛融合、退化及空泡变性。少数为微小病变或膜增生性肾小球肾炎改变,但此类非典型病理改变可进展至FSGS。

(2)性腺肿瘤:以性腺母细胞瘤或无性细胞瘤最多见(见图2-9-1B)。

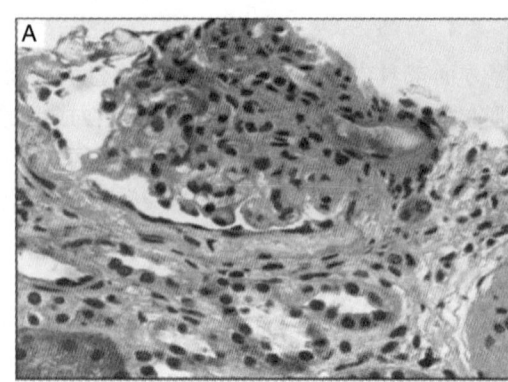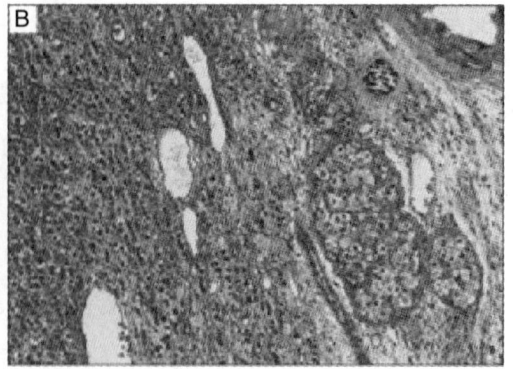

图2-9-1　A:肾活检显示局灶节段性肾小球硬化(FSGS);B:性腺切除标本病理显示性腺母细胞瘤和无性细胞瘤

引自:Katja Gwin, Mariana M Cajaiba, et al. Expanding the Clinical Spectrum of Frasier Syndrome.Pediatric and Developmental [J]. Pediatr Dev Pathol, 2008,11:122-127.

4.基因检查

WT1 基因内含子9的剪接突变是FS的特征性变异,最常见的变异类型为IVS9 1228+4C>T、1228+5G>A。也有外显子9突变的报道。

七、诊断

从染色体和外生殖器情况分类,将FS分为3型。

1型 46,XY 女性外生殖器

认为是经典的FS,儿童早期起病,女性表型,临床因肾脏疾病(蛋白尿、肾病综合征、高血压、肾功能不全等)就诊,激素耐药;或以腹痛、腹部肿块为首发表现,影像学发现性腺发育异常和(或)占位性病变。

2型 46,XY 男性外生殖器

多因尿道下裂、隐睾,或外生殖器模糊等就诊,伴难治性肾病,或性腺肿瘤的证据。

3型 46,XX女性外生殖器

患者正常女性表型,临床仅表现FS的部分症状,多为孤立性激素耐药型肾病综合征;也有合并性腺发育不良的报道,伴青春期延迟,但无第二性征改变及性腺肿瘤。

以上患者,结合典型肾脏病理及基因检测不难诊断。

八、鉴别诊断

主要与特发性类固醇抵抗性肾病综合征和其他WT1相关疾病如Denys-Drash综合征(DDS),以及性腺发育异常等进行鉴别。

1.特发性类固醇抵抗性肾病综合征

也称家族性激素耐药型肾病综合征2型,是一种常染色体隐性遗传病,多于生后至6岁发病,肾脏病理多为微小病变(早期)或局灶节段性肾小球硬化,对激素耐药,并在10~20岁时发展为肾衰竭,与3型FS类似,基因检测发现*NPHS2*变异可进一步鉴别。

2.Denys-Drash综合征(DDS)

临床以激素耐药型肾病综合征为特征,伴男性假两性畸形和Wilm's瘤,或二者之一。与FS相比,DDS起病早,进展快,通常在生后数月或两岁内出现,多于4岁前进展至ESRD,其肾脏病理以弥漫性系膜硬化多见。此外,引起DDS的变异主要集中于*WT1*外显子8、9(分别编码WT1蛋白第二和第三锌指结构)。

3.46 XY完全性性腺发育不良

也称Swyer综合征,患者往往因原发性闭经就诊,正常女性表型,青春期乳房不发育,外生殖器幼稚,影像学显示子宫、输卵管、阴道发育不良,无睾丸。约30%患者发生生殖细胞瘤,特别是性腺母细胞瘤和无性生殖细胞瘤,需与FS进行鉴别。一般不伴肾脏疾病,基因检测可发现*SRY*基因变异。

九、治疗策略

无论是肾脏病学还是肿瘤学方面,目前还没有针对FS标准的治疗方法。

1.药物

早期文献报道FS肾病对激素、免疫抑制剂剂均耐药。近年来的研究发现,部分患者对环孢素(CsA)联合肾素-血管紧张素系统抑制剂(ACEI和ARB)口服表现出良好的反应,并强调:①早期应用:特别是对于肾脏病理为微小病变的患者,可能有助于延缓足细胞损伤的进展;②小剂量应用,即CsA 1.1~1.2mg/kg qd 口服(维持2h药物浓度在212~520ng/ml),不仅对蛋白尿的缓解和维持有效,也减轻了CsA的副作用。此外,小剂量肾素-血管紧张素系统抑制剂(ACEI或ARB)的联合应用可能与CsA在降低蛋白尿方面发挥互补作用。

2.肾脏替代治疗

对进入终末期肾病患儿,需进行透析,或肾移植。

3.手术治疗

对于1型和2型FS患者,应考虑尽早双侧性腺切除预防肿瘤的发生。目前尚未发现3型FS伴性腺肿瘤的病例,不建议早期手术切除,但需要对性腺(卵巢)进行严格的随访。

十、疗效及转归

(1)CsA可缓解部分患者的蛋白尿,还能维持肾功能稳定;需重视用药的持续性,中断治疗可能会导致蛋白尿进行性加重或肾功能迅速恶化,但目前尚无关于FS肾病预后的大规模随访研究。

(2)对需进行肾移植的患者,需考虑到潜在的恶性潜能,手术和化疗后足够的移植等待时间也是至关重要的。

(3)接受肾移植的患者需要长期服用免疫抑制剂以防止排斥反应。机会性感染、移植后淋巴组织增生性疾病和肿瘤复发是主要的并发症。

参考文献

[1]Anderson E, Aldridge M, Turner R, et al. WT1 complete gonadal dysgenesis with membranoproliferative glomerulonephritis: case series and literature review[J]. Pediatr Nephrol, 2022, 37(10): 2369-2374.

[2]Huang YC, Tsai MC, Tsai CR, et al. Frasier Syndrome: A Rare Cause of Refractory Steroid-Resistant Nephrotic Syndrome[J]. Children (Basel), 2021, 8(8): 617.

[3]李彩凤,胡玉清,梁萌. Fraiser综合征一例报道[J]. 临床肾脏病杂志, 2021, 21(12): 1055-1057

[4]Tsuji Y, Yamamura T, Nagano C, et al. Systematic Review of Genotype-Phenotype Correlations in Frasier Syndrome[J]. Kidney Int Rep, 2021, 6(10): 2585-2593.

[5]Matsuoka D, Noda S, Kamiya M, et al. Immune-complex glomerulonephritis with a membranoproliferative pattern in Frasier syndrome: a case report and review of the literature[J]. BMC Nephrol, 2020, 21(1): 362.

[6]Jean Paul A, Louis D, Desravines AJ, et al. Suspicion of Frasier's Syndrome in the Nephrology Unit of the State University Hospital of Haiti: Case Study and Review of Literature[J]. Int Med Case Rep J, 2021, 14: 533-538.

[7]Ezaki J, Hashimoto K, Asano T, et al. Gonadal Tumor in Frasier Syndrome[J]. Cancer Prev Res (Phila) 2015, 8(4): 271-276.

[8]Mikó Á, Menyhárd DK, Kaposi A, et al. The mutation-dependent pathogenicity of NPHS2 p.R229Q: a guide for clinical assessment[J]. Hum Mutat, 2018, 39(12): 1854-1860.

[9]Fujita S, Sugimoto K, Miyazawa T, et al. A female infant with Frasier syndrome showing splice site mutation in Wilms' tumor gene (WT1) intron 9[J]. Clin Nephrol, 2010, 73(06): 487-491.

[10] Dural O, Evruke I, Can S, et al. Atypical Presentation of Swyer Syndrome[J]. J Pediatr Adolesc Gynecol, 2019, 32(6): 645-647.

[11]张曼娜,刘明隽,孙首悦,等.一例46,XY完全性性腺发育不良患者SRY基因新突变报道[J].中华内分泌代谢杂志, 2011, 27(7): 586-588.

[12]Chiba Y, Inoue CN. Once-Daily Low-Dose Cyclosporine A Treatment with Angiotensin Blockade for Long-Term Remission of Nephropathy in Frasier Syndrome[J]. Tohoku J Exp Med, 2019, 247(1): 35-40.

杨群兰(撰写) 王文红(审校)

第十章 Galloway Mowat 综合征
Chapter 10 Galloway-Mowat Syndrome, GMS

关键词:类固醇抵抗;肾病综合征;小头畸形;发育迟缓;视神经萎缩

Keywords: steroid resistance; nephrotic syndrome; microcephalus; developmental retardation; optic atrophy

一、概述

Galloway Mowat 综合征(Galloway-Mowat syndrome, GAMOS)又称小头畸形-裂孔疝-肾病综合征(microcephaly-hiatus hernia-nephrotic syndrome),亦称肾病-神经元迁移障碍综合征(nephrosis-neuronal dysmigration syndrome),是一种罕见的常染色体隐性遗传或X连锁隐性遗传性疾病,以早发型肾病综合征和伴有脑异常的小头畸形为特征。Galloway 与 Mowat 于 1968 年首次报道此病,多 3 岁内起病,可伴小头畸形、特殊面容、视听障碍及骨骼发育异常。目前已有至少 8 个相关致病基因被发现,GAMOS 的早期遗传诊断对遗传咨询和计划生育具有重要意义。

二、定义

GAMOS 是一种罕见的遗传性多系统疾病,其特征是一种神经退行性疾病,表现为整体发育迟缓、进行性小头畸形、进行性大脑和小脑萎缩、锥体外系受累、进行性视神经萎缩以及早发的类固醇抵抗性肾病综合征。

三、流行病学

GAMOS 患病率不足百万分之一。自 1968 年以来,已有 100 多例 GAMOS 被报道。*OSGEP* 基因致病变异是 GAMOS 最常见的变异,且与 *WDR73* 基因致病变异相比,其表型更为严重。

四、病因及发病机制

(一)*WDR73* 基因变异

WDR73 定位于染色体 15q25.2,并编码 1 个具有 378 个氨基酸的蛋白,具有六个 WD40 重复序列,形成六叶片螺旋桨结构。在 31 个无血缘关系的 GAMOS 家系中的两个家系发现了 *WDR73* 纯合截断突变,随后又报道了一个埃及血缘家系中的两个兄弟姐妹也发现此突变。Rosti 等对来自 4 个家系的 7 个患者进行外显子组测序发现了 *WDR73* 两等位基因的错义突变,并证实其遵循隐性遗传模式。Colin 等通过对组织切片进行免疫化学染色的研究表明 *WDR73* 存在于成熟足细胞的细胞体、成熟的肾小管、小脑的浦肯野细胞及轴突、大脑皮层的锥体神经元、白质的星形胶质细胞以及脑毛细血管的内皮细胞中。*WDR73* 在神经系统的发育和成熟以及维持肾小球滤过的正常功能和完整性方面起着至关重要的作用。

(二)KEOPS 复合物基因变异

KEOPS 复合物包含 4 个亚基 LAGE3、OSGEP、TP53RK 和 TPRKB,它是调节 tRNA 的通用化学修饰,这是翻译准确性和效率所必需的,KEOPS 复合物与端粒长度的控制、基因组的维持、基因转录的调节有关。另外,KEOPS 复合物与端粒相关 DNA 损伤反应信号传导有关,并表现出内在的 DNA 结合能力,KEOPS 复合物中的任何一个基因的隐性突变都可导致 GAMOS。Braun 等在 30 个 GAMOS 家系的 33 个个体中均发现编码 KEOPS 复合物亚基的隐性突变,其中 22 个家系(15 个不同等位基因)中发现了隐性 *OSGEP* 突变,3 个家系(4 个不同等位基因)中发现了隐性 *TP53RK* 突变,2 个家系(2 个不同等位基因)中发现了隐性 *TPRKB* 突变,3 个家系(3 个不同等位基因)中发现了隐性 *LAGE3* 突变,*LAGE3* 突变的遗传方式为常染色体隐性遗传或 X 连锁。敲除 *OSGEP* 或 *TPRKB* 的斑马鱼幼虫具有小头畸形表型及早期致死性。KEOPS 复合物基因变异可能通过细胞增殖受损,细胞凋亡增加,基因组不稳定性和肌动蛋白调节缺陷而致病。

(三)*WDR4* 基因变异

WDR4 基因编码蛋白 tRNA(鸟嘌呤-N(7)-)-甲基转移酶非催化亚基 WDR4,这种酶是特异的 tRNA 转录后修饰所必需的,即 7-甲基鸟苷修饰。KEOPS 复合物基因变异同样也是通过改变 tRNA 修饰酶而导致 GAMOS。神经元细胞和肾小球的足细胞可能特别容易受到 tRNA 修饰改变引起的细胞缺陷的影响。对一个印度家庭中的三个 GAMOS 患者进行基因突变分析,发现 *WDR4* 基因中的纯合剪接位点突变是该家族中可能的致病突变。

(四)核孔蛋白基因变异(*NUP107*、*NUP133*)

在 4 个 GAMOS 样家族中发现了相同的 *NUP107*(核孔蛋白 107kDa)纯合突变,*NUP107* 和 *NUP133*(核孔蛋白 133kDa)是间期核膜中核孔复合物的相互作用亚基。NUP133 的 C 端与 NUP107 结合,NUP133 或

NUP107的突变均可导致两者结合的明显受损,从而导致了核孔复合物功能的丧失。核孔复合物是一种在细胞核与细胞质间双向转运、转录调控和染色质组织中发挥作用的大分子组装体。*NUP133*敲除的斑马鱼模型表现出小头畸形、神经元细胞减少、肾小球发育不全和足细胞足突融合,与GAMOS特征相符。Fujita等证实NUP133,c.3335-11T>A的纯合剪接突变可引起GAMOS。Rosti等证实NUP107,c.303G>A的纯合变异可引起GAMOS。

(五)*PRDM15*基因变异

Mann等证明*PRDM15*突变是进行性肾病的新病因,临床表现从孤立的肾病综合征到GAMOS。PRDM15是锌指蛋白PRDM家族的一员,在转录调控和染色质重塑中起着重要作用。在6个蛋白尿性肾脏疾病家系中检测到*PRDM15*的3个双等位基因变异,其中4个在锌指蛋白结构域变异的家系除了具有肾脏病变外,还具有GAMOS的表型特征。变异破坏了PRDM15蛋白的稳定性,而锌指蛋白(P.Cys844Tyr)变异还可以干扰转录激活,从而导致多系统发育障碍。在动物实验中证明PRDM15在大鼠前肾发育中起着重要作用,*PRDM15*基因的敲除会导致与肾小球和肾小管发育有关的多个基因的转录异常。通过人足细胞RNA测序实验证明,*PRDM15*的缺失导致多个与肾脏发育有关的基因的调控障碍,其中一些基因突变后可导致人类肾病综合征或肾脏畸形。

五、临床表现

随着越来越多的GAMOS被报道,其表型的范围也不断扩大,主要累及肾脏及中枢神经系统,鉴于其临床异质性,GAMOS被认为是一组遗传异质性疾病。

(一)神经系统异常

在*WDR73*变异的2个GAMOS家系中的神经系统异常表型有小头畸形、肌张力亢进或低下、眼球震颤、斜视、癫痫发作、痉挛、共济失调、智力障碍、视力障碍。对KEOPS复合体变异的30个GAMOS家系中的33个个体进行表型分析,神经系统异常表型包括原发性小头畸形(33/33),肌张力低下(15/33),痉挛(9/33),发育迟缓(26/33),癫痫发作/脑电图异常(17/33),回旋缺陷(16/33),髓鞘/白质异常(16/33),皮质萎缩(10/33),小脑萎缩(10/33)。在*WDR4*变异的1个GAMOS家系中的4名儿童均表现出小头畸形、生长发育迟缓和不同程度的智力障碍,均未出现癫痫发作。在*NUP133*变异的1个GAMOS家系中神经系统异常表型有小头畸形、严重的智力障碍、发育迟缓、斜视、肌张力减低、癫痫、听力障碍。在检测出*PRDM15*变异的4名GAMOS患者中的神经系统异常表型有小头畸形、回旋异常、颞叶发育不全、Dandy Walker畸形。

(二)肾脏异常

从孤立性蛋白尿到激素耐药性肾病综合征,更多的病例报道在生后或婴儿期发病,通常对治疗无效并进展为终末期肾功能衰竭。部分病例可累及肾小管,出现糖尿、氨基酸尿等。

(三)其他异常

产前和围产期表现包括低出生体重、宫内生长迟缓、羊水过少、面部畸形、裂孔疝、关节挛缩和眼部异常(如小眼症、视神经萎缩和角膜混浊)。还可出现甲状腺功能减退、房间隔缺损、骨骼异常、多指趾、蜘蛛脚样指趾或屈曲指等。

六、辅助检查

(一)血液检查

包括血常规、血生化、血脂、肌酶、乳酸、免疫球蛋白、补体、自身抗体、乙型肝炎、丙型肝炎、凝血功能、甲状腺功能、染色体等。临床表现为肾病综合征的患儿可出现高脂血症、低白蛋白血症、高凝状态。可有血肌酐及尿素氮升高,肾小球滤过率下降;伴有肾功能异常的患儿可出现贫血、电解质及酸碱失衡。可合并甲状腺功能减低。抗核抗体谱、抗中性粒细胞胞浆抗体谱、类风湿因子等均阴性。免疫球蛋白可减低,补体C3、C4均正常范围。乙型肝炎、丙型肝炎相关抗体及抗原检查正常。

(二)尿液检查

包括尿常规、24小时尿蛋白定量、尿蛋白电泳、肾脏损伤尿液指标、尿电解质等。可表现为不同程度的蛋白尿、糖尿及氨基酸尿,可出现尿液指数异常。

(三)功能及结构检查

产前超声提示宫内生长迟缓、小头畸形及羊水过少。头核磁可提示白质髓鞘化不良、弥漫性脑萎缩、巨脑回、多小脑回、胼胝体变薄、小脑组织发育不全和进行性萎缩。脑电图可表现为背景慢波、杂乱无章、枕部节律缺失、睡眠-觉醒分化不良、来自不同皮质区域的多灶性尖锐和尖峰慢波放电,以及罕见的高压修饰性高节律失常。肾脏超声可提示双侧肾脏增大或减小以及皮质回声增强。眼科检查可提示间歇替性外斜视、视神经萎缩、皮质视力障碍、视网膜功能障碍和颞视盘苍白。神经电生理检查可提示视觉诱发电位异常。

(四)病理检查

1.肾脏病理

(1)光镜:微小病变、局灶性节段性肾小球硬化症、肾间质纤维化、肾小管腔囊性扩张,肾小管萎缩,弥漫性系膜硬化,伴有系膜细胞和基质的增加。

(2)电镜:肾小球基底膜不规则增厚、足细胞损伤。

2.脑组织病理

小脑半球和蚓部的叶短而粗、颗粒细胞严重枯竭、浦肯野神经元细胞数量减少并聚集在一起、伯格曼胶质细胞增多、脑室扩张、胼胝体变薄、视神经萎缩。

(五)基因检测

目前发现的与GAMOS相关的基因变异有 *WDR73* 纯合截断突变以及等位基因的错义突变、

改变tRNA修饰酶的KEOPS复合物亚基 *LAGE3*、*OSGEP*、*TP53RK* 和 *TPRKB* 的隐性突变以及 *WDR4* 基因中的纯合剪接位点突变、核孔蛋白基因(*NUP107*、*NUP133*)纯合变异、锌指蛋白PRDM家族成员 *PRDM15* 双等位基因变异。

七、诊断

目前尚无明确的诊断标准,结合临床表现及化验检查结果,或出现小头畸形、生长发育迟缓、蛋白尿或肾病综合征可初步怀疑GAMOS。获Mackay Memorial Hospital审查委员会的批准的GAMOS诊断需基于以下几条:①早发性肾病综合征;②原发性小头畸形伴有脑回异常;③儿童早期(小于6岁)死亡。基因检测可确诊。

八、鉴别诊断

(一)Pierson综合征

由 *LAMB2* 基因突变引起的常染色体隐性遗传性疾病,临床表现为先天性肾病综合征和小瞳孔,其他的眼部病变包括扁平虹膜、白内障、视网膜变性、高度近视、大角膜、视网膜脱离,累及神经系统表现为肌张力减低、精神运动发育迟缓、癫痫发作等,可伴有甲状腺功能减退、免疫抑制等,由于肾功能衰竭,该疾病的预后通常较差,因此大多数婴儿无法存活。

(二)Denys-Drash综合征

临床表现为肾病综合征、性腺发育不良和由 *WT1* 基因突变引起的 Wilms 肿瘤,肾病通常在生命的最初几个月和2岁之间发展,并在4岁之前进展为终末期肾病,尤其是新生儿发病的患儿可迅速进展为终末期肾病。

(三)Zellweger综合征

新生儿期即可具有特征性表型,表现为独特的面部特征性红斑、明显的肌张力低下、喂养不良、肝肾功能障碍,并且出现癫痫发作和骨异常,此病是由于过氧化物酶体基因 *PEX* 突变致其代谢功能障碍所致,受影响的儿童可能只能存活2至3个月。

(四)甲-髌综合征

即一种由因 *LMX1B* 基因突变所致的常染色体显性遗传性疾病,以指甲和髌骨发育异常或缺如为特征的综合征,临床主要表现为指甲发育不全、髌骨缺失或发育不良、桡骨头和(或)肱骨小头发育不全和髂骨角四联症,可伴有眼部异常(小角膜、硬化性角膜、先天性白内障、虹膜内缘色素沉着和先天性青光眼)及肾脏受累(蛋白尿、血尿、肾病综合征、肾衰竭)

（五）Schimke 免疫-骨发育不良

以激素耐药性肾病综合征、脊柱骨骺发育不良和T细胞免疫缺陷为特征的罕见性遗传性疾病，可伴有生长迟缓、甲状腺功能减退、进行性肾功能衰竭、短暂性脑缺血发作、脑梗死、运动障碍等；在约50%~60%的患者中检测到 *SMARCAL1* 基因突变，为常染色体隐性遗传。

九、治疗策略

GAMOS目前没有有效的治疗方法。癫痫可能是顽固的。肾病综合征对类固醇或免疫抑制治疗均无反应。对于终末期肾病的患儿可考虑肾移植。建议采用多学科方法，以提供全面的对症治疗。

十、疗效及转归

在30名GAMOS受试者中，14例（47%）死于2.7至28岁之间（平均11.0岁±8.6岁），在大多数情况下死于肾功能衰竭并发症。如患儿发病较早，伴神经系统受累重者，无法进行肾移植，且常预后不佳，多数于6岁内死亡；如患儿肾病综合征出现较晚，其智力、运动发育落后相对较少，肾功能减退缓慢，激素或免疫抑制剂治疗可能有一定效果，该类患儿存活时间相对较长。

参考文献

[1] Andrea, Domingo-Gallego, Mónica, et al. Novel homozygous OSGEP gene pathogenic variants in two unrelated patients with Galloway-Mowat syndrome: case report and review of the literature[J]. BMC nephrology, 2019, 20(1):126.

[2] Rosti RO, Dikoglu E, Zaki MS. Extending the mutation spectrum for Galloway-Mowat syndrome to include homozygous missense mutations in the WDR73 gene[J]. Am J Med Genet A, 2016, 170A(4):992-998.

[3] Braun DA, Rao J, Mollet G, et al. Mutations in the evolutionarily highly conserved KEOPS complex genes cause nephrotic syndrome with microcephaly[J]. Nat Genet, 2017, 49(10):1529-1538.

[4] Braun DA, Shril S, Sinha A, et al. Mutations in WDR4 as a new cause of Galloway-Mowat syndrome[J]. Am J Med Genet A, 2018, 176(11):2460-2465.

[5] Rosti RO, Sotak BN, Bielas SL, et al. Homozygous mutation in NUP107 leads to microcephaly with steroid-resistant nephrotic condition similar to Galloway-Mowat syndrome[J]. J Med Genet, 2017, 54(6):399-403.

[6] Fujita A, Tsukaguchi H, Koshimizu E, et al. Homozygous splicing mutation in NUP133 causes Galloway-Mowat syndrome[J]. Ann Neurol, 2018, 84(6):814-828.

[7] Mann N, Mzoughi S, Schneider R. Mutations in PRDM15 Are a Novel Cause of Galloway-Mowat Syndrome[J]. J Am Soc Nephrol, 2021, 32(3):580-596.

[8] Lin PY, Tseng MH, Zenker M, et al. Galloway-Mowat syndrome in Taiwan: OSGEP mutation and unique clinical phenotype[J]. Orphanet J Rare Dis, 2018, 13(1):226.

[9] Al-Rakan MA, Abothnain MD, Alrifai MT, et al. Extending the ophthalmological phenotype of Galloway-Mowat syndrome with distinct retinal dysfunction: a report and review of ocular findings[J]. BMC Ophthalmol, 2018, 18(1):147.

[10] Ejaz A, Ali MB, Siddiqui F, et al. Pierson Syndrome Associated with Hypothyroidism and Septic Shock[J]. Sultan Qaboos Univ Med J, 2020, 20(4):e385-e389

[11] Malhotra R, Sharma M, Dwivedi A, et al. A Case of Schimke Immunoosseous Dysplasia Caused by Large Deletion of SMARCAL1 Gene[J]. Indian J Endocrinol Metab, 2021, 25(4):358-360.

[12] 史卓, 高春林, 夏正坤, 等. Galloway-Mowat综合征一例[J]. 中华肾脏病杂志, 2020, 36(2): 145-147.

[13] Nishi K, Kamei K, Ogura M, et al. Refractory Hypertension in Infantile-Onset Denys-Drash Syndrome[J]. Tohoku J Exp Med, 2020, 252(1):45-51.

韩婷婷（撰写）　王文红（审校）

第十一章　少毛症-淋巴水肿-毛细血管扩张-肾缺陷综合征
Chapter 11　Hypotrichosis-Lymphedema-Telangiectasia-Renal Defect Syndrome, HLTR-RDS

关键词：类固醇抵抗；肾病综合征；小头畸形；发育迟缓；视神经萎缩

Keywords：hypotrichosis；lymphedema；telangiectasia；membranoproliferative glomerulonephritis

一、概述

少毛症-淋巴水肿-毛细血管扩张症(hypotrichosis - lymphedema - telangiectasia syndrome, HLTS)是一种由性别决定区Y框18[SRY(sex determining Y)-related HMG box-containing protein 18, *SOX18*]基因变异引起的罕见的临床综合征性淋巴水肿疾病,为常染色体显性或隐性遗传性疾病,好发于新生儿期及婴儿期,其特征是早发性少毛症、淋巴水肿及毛细血管扩张。而少毛症-淋巴水肿-毛细血管扩张-肾缺陷综合征(hypotrichosis - lymphedema - telangiectasia - renal defect syndrome, HLTRS)又称少毛症-淋巴水肿-毛细血管扩张-膜增生性肾小球肾炎综合征,是伴有肾损害的HLTS,除有HLTS的临床特征外,还存在补体正常的膜增生性肾小球肾炎(membrano proliferative glomerulonephritis, MPGN)。与HLTS不同的是,至目前报道的HLTRS均为常染色体显性遗传。

二、定义

HLTRS是由*SOX18*基因突变导致的以少毛症、淋巴水肿、毛细血管扩张及补体正常的膜增生性肾小球肾炎为主要临床特征的一种罕见遗传性疾病。

三、流行病学

HLTS的患病率不足百万分之一。目前国外只报道11例*SOX18*基因变异所致的HLTS患者,其中伴有肾损害的只有3例,2例肾损害表现为膜增生性肾小球肾炎,1例表现为蛋白尿(未行肾穿刺病理检查)。另有2例未行基因检测的病例报道,临床表现均为少毛症、毛细血管扩张,同时伴有膜增生性肾小球肾炎。国内尚无HLTS及HLTRS的相关病例报道。

四、病因及发病机制

(一)SOX18基因变异

HLTS由*SOX18*基因变异引起,遗传方式可表现为常染色体显性或隐性遗传。迄今为止,报道的HLTRS病例均为常染色体显性遗传。

*SOX18*是自发性基因突变小鼠品系*Ragged*的人类同源物,*Sox18*有四个不同的突变体,分别为Ra、Ra^J、Rag^J和Ra^{Op}。*SOX18*编码一种转录因子,常表达于生长中的脉管系统,参与血管、淋巴管、毛囊的发育过程,*SOX18*基因突变可引起这些系统不同程度的发育受损,从而导致HLTS的发生。*SOX18*的杂合子(显性)或纯合子(隐性)突变最初出现在HLTS家族中,之后逐渐发现*SOX18*基因的杂合子突变(如c.720 C>A)与HTLRS相关。SOX18由一个DNA结合域(HMG盒)和两个反式激活域(TAD)组成,一个TAD紧邻HMG盒的下游(被称为中央TAD),另一个TAD是在C端结构域的9个氨基酸反式激活基序(被称为9aa TAD)。HLTS除一例患者为HMG框最后一个氨基酸的无义突变,其余报道病例均是由位于HMG盒中的错义突变(常染色体隐性遗传)或中央TAD中的无义突变(常染色体显性遗传)引起的。直至目前,报道的HLTRS均为中央TAD的无义突变引起的,遗传方式为常染色体显性遗传。

(二)显性负性SOX18突变蛋白的遗传分子机制

小鼠中的*Sox18*显性突变可合成反式激活功能受损的截短SOX18蛋白,相应的表型以皮毛缺陷、心血管异常以及淋巴缺陷为特征。目前报道的人类*SOX18*显性负性突变会导致罕见的HLTRS,患者表现出明显的毛囊缺陷(如毛发稀疏或缺失)、淋巴缺陷(如淋巴管渗漏引起的四肢肿胀)以及血管缺陷(包括毛细血管扩张症及导致肾衰竭的血管缺陷)。

Alex J McCann等利用*SOX18*的显性负性突变体SOX18^{RaOp}对SOX18的显性负性机制进行了研究,发现SOX18^{RaOp}突变蛋白主要通过以下几方面产生致病作用:①SOX18^{RaOp}突变蛋白是一种有效的转录抑制因子。这种截短的蛋白质仍然能够与DNA结合,但不能激活基因转录,因此可将SOX18蛋白质的功能降低至25%以下,且SOX18^{RaOp}与染色质的结合稳定性增加,使其在细胞核中积累,增加了转录因子核内浓度,放大了其有害作用。SOX18的显性负性突变体为纯合子时是胚胎致死性的,只有杂合子才能存活,在杂合子的情况下,SOX18与SOX18^{RaOp}同时存在于细胞中,但增加野生型SOX18的剂量并不能抑制SOX18^{RaOp}突变蛋白引起的转录活性缺乏。②SOX18^{RaOp}突变蛋白在全基因组范围内干扰SOX18的结合位点。SOX18^{RaOp}与染色质的结合力更高,不仅具有抑制原本活跃的基因组区域的潜力,且使SOX18与染色质的结合数量急剧减少,并可将SOX18募集到基因组的转录沉默区域。③SOX18^{RaOp}突变蛋白干扰SOX-F家族成员的转录活性。SOX18^{RaOp}可以招募SOX7和SOX17,从而抑制SOX7和SOX17的作用,这种机制可以解释为什么*Sox18*^{RaOp}突变小鼠会出现严重的血管缺陷,而*Sox18*基因敲除的小鼠却没有心血管缺陷。④SOX18^{RaOp}突变蛋白扰乱了SOX18的寡聚状态。SOX18蛋白的一个功能特征是其形成同源二聚体的能力,这是一种与内皮细胞特异性转录特征密切相关的分子状态。SOX18^{RaOp}可能竞争性结合SOX18,干扰SOX18同源二聚体的产生。⑤SOX18^{RaOp}干扰SOX18同源二聚体的特异性蛋白伴侣MEF2C与染色质的结合。MEF2C对血管发育至关重要,其表达显著增强了SOX18的转录能力,而SOX18^{RaOp}无法使MEF2C稳定在染色质位点上。

显性负性SOX18突变蛋白不仅使SOX18转录功能下降,且其保留了结合蛋白伴侣及招募SOX-F家族的能力,这可能会干扰多个调节,从而使负面作用放大,因此不同的显性突变位点与疾病表型严重程度相关,突变蛋白越长,临床表型越严重,而随着突变蛋白变短,它会失去对其他蛋白质复合物的干扰能力,临床表现就相对较轻。尽管目前研究在显性负性SOX18突变蛋白的分子机制方面取得了相当大的进展,但这些变化如何与人类和小鼠中观察到的突变表型直接相关仍然未知。

(三)SOX18基因突变与肾缺陷的关系

显性负性SOX18突变蛋白可以通过抑制SOX18的转录功能而影响肾脏血管及淋巴管发育,可导致与血栓性微血管病相似的MPGN。

研究发现,小鼠*Sox*$^{-/-}$突变仅表现出轻度皮毛缺陷,而*Sox17/Sox18*双杂合子突变小鼠可见肾脏改变,人类*SOX17*基因突变与先天性肾脏和泌尿道畸形(CAKUT)如膀胱输尿管反流、肾盂输尿管连接部梗阻相关。显性负性SOX18突变蛋白除可以通过抑制SOX18的转录功能而影响肾脏血管及淋巴管发育外,还可以通过招募SOX17而抑制SOX17的作用导致肾脏及泌尿道的异常。

*SOX18*也可能通过与其他基因的相互作用在肾脏血管发育中发挥作用。例如,基质金属蛋白酶7(MMP7)在先天性肾发育不良患者中过表达,临床特征是正常肾发育受阻、囊肿形成、肾生长受损以及肾单位减少或缺失。MMP7抑制某些受骨形态发生蛋白7(*BMP7*)刺激的细胞中分支结构的形成,而BMP7对正常的肾脏发育至关重要。而*MMP7*是*SOX18*的靶标,并与*SOX18*共同表达于人体皮肤的血管中[11]。当*SOX18*基因发生突变后,也会干扰*MMP7*的作用,从而引起CAKUT的发生。

五、临床表现

HLTRS除有HLTS的相关临床表现(如少毛症、淋巴水肿及毛细血管扩张)外,还伴有补体正常的膜增生性肾小球肾炎。

(一)HLTS相关临床表现

1.少毛症

所有SOX18突变的患者均没有眉毛和睫毛,头皮毛发稀疏,或完全脱发,症状出现早,多在生后6月内出现。其次随着年龄增大,会发现阴毛及腋毛缺如。

2.淋巴水肿

(1)胎儿期:可有腹水、心包积液、胸腔积液、乳糜胸、乳糜性腹水、肾积水、肠管扩张、羊水过多、胎儿水肿、胎儿窘迫、死胎、早产、过期产。

(2)出生后:最常见为下肢淋巴水肿,发病年龄差异很大,从出生至15岁不等。其他可见的水肿部位为面部、眼睑、鞘膜积液、全身皮肤水肿、浆膜腔积液(心包积液、胸腔积液或腹水)。

需要注意的是,并不是每位患者均会出现淋巴水肿的症状,即使出现了该症状,亦不是持续存在,可能会间断出现。

3.血管缺陷

(1)毛细血管扩张:表现为红色或紫红色丝状、点状、星芒状或片状红斑,最常见部位为手掌,其次为足底、头皮、阴囊、下肢等部位。亦可表现为皮肤小的丘疹性血管病变、湿疹、血管瘤、血管痣、大理石样皮肤、网状青斑、静脉曲张或皮肤异色病。

(2)其他:肺动脉高压、主动脉扩张、鞘膜积液、频繁鼻出血。

4. 其他

HLTS还可以引起其他各器官系统的病变,包括以下内容。①颅面部畸形:短头畸形,鼻梁变宽,唇厚,牙龈肥厚,凸颌;②神经系统:可有学习障碍、阅读障碍、头痛、脑钙化表现;③头颈部:可有先天性斜颈;④心血管系统:可有高血压、升主动脉扩张、主动脉根部扩张、肺动脉高压、双向动脉导管未闭;⑤呼吸系统:可有出生时呼吸窘迫综合征、婴儿期肺水肿、新生儿乳糜胸、间质性肺疾病;⑥消化系统:可有肠套叠、无症状类癌肿瘤、可复性腹股沟疝、先天性回肠闭锁;⑦泌尿系统:可有肾衰竭、膜增生性肾小球肾炎、蛋白尿、血尿;⑧内分泌系统:可有身材矮小、骨龄延迟;⑨皮肤及附属器官:可有皮肤薄而透明,趾甲发育不全,下肢皮肤硬化,脐带短,汗多,伤口愈合不良,皮肤损伤后的萎缩性瘢痕;⑩癌症:可有基底细胞癌。

(二)补体正常的膜增生性肾小球肾炎

目前报道的4例HLTRS肾组织病理均显示膜增生性肾小球肾炎(MPGN),其中3例明确为Ⅰ型MPGN,1例未描述MPGN的病理分型。

4例HLTRS临床上可表现为肾炎(1/4)、肾病综合征(1/4)及肾衰竭(2/4)。本病几乎均存在血尿及蛋白尿,其中1例可见发作性肉眼血尿,其余为持续镜下血尿,蛋白尿可表现为轻度至大量蛋白尿不等。表现为肾病综合征的患儿亦伴有高脂血症、低白蛋白血症、正细胞正色素性贫血。3例HLTRS出现严重高血压。3例确诊HLTRS时有血肌酐升高,其中2例在确诊后5~8年出现肾衰竭,并接受肾移植治疗,移植肾在随诊过程中功能维持正常。

(三)总结既往HLTRS病例的临床表现

目前国内尚无HLTRS的相关报道,国外共报道4例确诊为HLTRS的病例,其中2例经基因检测为*SOX18*基因显性突变,另2例未行基因检测。4例患儿行肾活检均提示MPGN。Richard等还报道1例*SOX18*基因显性突变的HLTS伴有蛋白尿,但未行肾穿刺病理检查。表1总结了4例确诊为HLTRS病例的临床资料。

六、辅助检查

(一)血液检查

包括血生化、血脂、心肌酶、免疫球蛋白、补体、自身抗体、炎症指标、类风湿因子、抗链球菌溶血素O(ASO)、乙型肝炎、丙型肝炎、凝血功能、血友病因子、染色体核型等。可表现为血肌酐及尿素氮升高,肾小球滤过率下降;伴有肾功能异常的患儿可出现电解质及酸碱失衡。临床表现为肾病综合征的患儿可出现高脂血症、低白蛋白血症。伴有严重高血压或肺动脉高压或主动脉扩张等的患儿或可出现心肌酶升高。抗核抗体谱、抗中性粒细胞胞浆抗体谱、类风湿因子、抗链球菌溶血素O(ASO)等均阴性。免疫球蛋白、补体C3、C4、CH50、C1q等均正常范围。炎症指标如C反应蛋白、血沉正常。乙型肝炎、丙型肝炎相关抗体及抗原检查正常。凝血功能、血友病因子、染色体核型均正常。

(二)尿液检查

包括尿常规、24小时尿蛋白定量、尿蛋白电泳、肾脏损伤尿液指标、尿电解质等。可表现为不同程度的血尿、蛋白尿。

(三)功能及结构检查

包括心电图、心脏超声、胸片/CT、肾脏B超/CT,必要时头CT/核磁等。心脏超声可发现肺动脉高压、主动脉扩张、左心室肥厚等表现。胸部CT平扫可有间质性肺病,小叶间隔增厚表现。肾脏B超可有双肾实质回声增强,肾动脉硬化表现。头CT可发现脉络丛钙化。

(四)病理检查

1. 肾脏病理

(1)光镜:目前报道的4例HLTRS肾组织病理检查多提示MPGN,其中3例均为Ⅰ型MPGN,1例未具体描述分型。光镜下均可见广泛的肾小球毛细血管壁增厚,弥漫性系膜细胞增生,可见"双轨征",内皮下可见沉积物(图2-11-1A)。部分可见纤维性新月体形成、肾小球塌陷。肾小管内可见红细胞铸形,部分肾小管萎缩,肾间质局限性结缔组织增多。肾小动脉正常或玻璃样小动脉硬化(图2-11-1B),较大的小叶间动脉可表现为明显的纤维弹性内膜增宽。

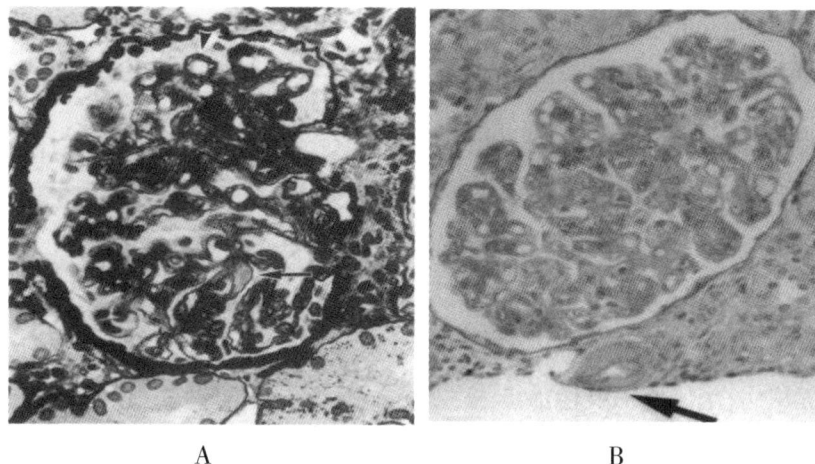

图2-11-1 A:引自Sherwood MC, et al [1987],系膜细胞弥漫增生,双轨征形成(白色箭头指示),内皮下可见沉积物(黑色箭头指示);B:引自Gupta IR, et al [1999],系膜弥漫增生,双轨征形成,小动脉可见玻璃样动脉硬化(黑色箭头指示)

(2)免疫荧光:增厚的毛细血管壁可见轻微C3及IgG沉积,系膜区沉积物可见C4沉积。

(3)电镜:上皮足突融合或消失,部分可有血栓性微血管病的背景,可见毛细血管严重狭窄(图2-11-2A),可见慢性微血管病变累及肾小球及肾小球外血管。内皮下可见电子致密物沉积(图2-11-2B)。

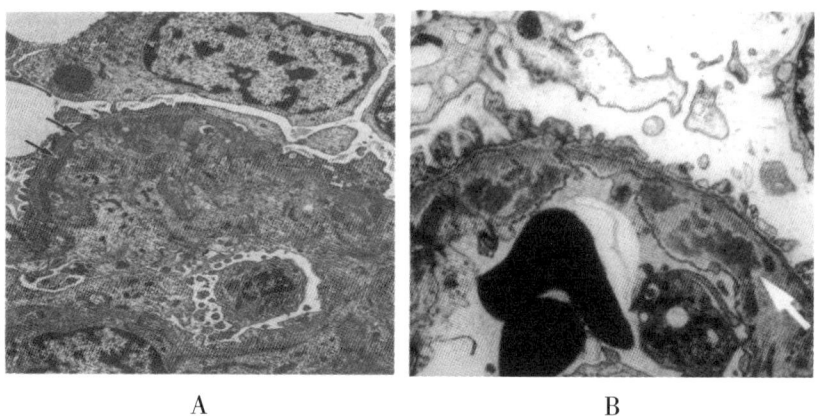

图2-11-2 A:引自Sherwood MC, et al [1987],毛细血管腔严重狭窄(白色箭头指示),系膜细胞增生广泛插入基底膜及内皮细胞之间形成双轨征,基底膜下可见电子致密物沉积(黑色箭头指示),上皮足突融合;B:引自Gupta IR, et al [1999],多处内皮下电子致密物沉积(白色箭头指示)。

2.皮肤病理

皮肤活检显示表皮轻度过度角化,真皮可见突出的毛细血管、血管充血,皮下中度纤维化,未见炎性病变。

(五)基因检测

目前确诊4例HLTRS中2例行基因检测均发现*SOX18*基因杂合子突变(c.720C>A),该突变可导致*SOX18*在第240位置提前终止翻译,该残基位于*SOX18*第二外显子区,对应于转录因子的反式激活结构域。2例HLTRS的父母均未发现*SOX18*基因突变位点,考虑其父母可能为性腺嵌合体。

(六)其他

Gupta IR等对先证者的头发进行氨基酸分析,发现先证者头发胱氨酸水平升高。

七、诊断

因该病罕见,目前无明确的诊断标准,通过总结文献报道,临床上出现以下线索时应怀疑HLTRS:①少毛症;②淋巴水肿;③毛细血管扩张;④伴有肾损害如血尿、蛋白尿、肾功能异常等。

对于临床疑似病例,需行肾穿刺病理检查及基因检测,若肾活检符合补体正常的MPGN或存在*SOX18*基因突变,并除外其他引起MPGN的继发因素,则可考虑诊断HLTRS。

八、鉴别诊断

(一)MPGN的鉴别

1. 感染

如乙型肝炎病毒、丙型肝炎病毒、EB病毒等引起的肾损害,相关病原学检查可有阳性发现,且上述疾病不会引起少毛症、毛细血管扩张表现。

2. 自身免疫性疾病

如系统性红斑狼疮、类风湿性关节炎、干燥综合征、硬皮病等,自身免疫抗体可有阳性发现,补体减低,肾组织免疫荧光检查可呈"满堂亮",且上述疾病不会引起少毛症。

3. 异常蛋白血症

如轻链或重链沉积病、华氏巨球蛋白血症、触须样或纤维样肾小球病,血和尿蛋白电泳可见本周蛋白(轻链病),一般补体减低,肾活检可见广泛嗜酸性无定形非淀粉样物质沉积,刚果红染色阴性,荧光染色可见基底膜单克隆免疫球蛋白沉积(轻链多为κ,重链多为γ)。

4. 血栓性微血管病

如溶血尿毒综合征、抗磷脂综合征、镰状红细胞贫血等,可伴有溶血性贫血、血小板减少,抗磷脂抗体异常、补体减低等表现。

5. 糖尿病肾病

通过采集病史、血糖及糖化血红蛋白等测定可鉴别。

(二)皮肤病变的鉴别

1. Rothmund-Thomson综合征

又称先天性血管萎缩皮肤异色病、萎缩性皮肤异色病和白内障,为常染色体隐性遗传性疾病,可表现为皮肤异色病、身材矮小、幼年白内障、毛发稀少、光敏等。Mampaso等报道一个家族三个兄妹患有Rothmund-Thomson综合征伴肾小球肾炎及C1q缺乏。与HLTRS不同的是,Rothmund-Thomson综合征较一般不伴有淋巴功能障碍,亦可通过基因检测鉴别。

2. 外胚层发育不良

本病可有皮肤和毛发损伤,亦可有指趾甲发育不良、汗腺与皮脂腺少、牙齿发育不良、泪腺发育不全等,但一般不会有毛细血管扩张、淋巴水肿、肾损害等表现。

3. 转录偶联修复疾病

包括毛发硫营养不良、色素性干皮病、Cockayne综合征,为常染色体隐性遗传性疾病,这类疾病在转录偶联修复方面存在缺陷,可表现出毛发、皮肤异常表现,如秃发、毛发稀疏易碎、光过敏、皮肤色素沉着等,部分可伴有肾损害如肾衰竭、高血压、蛋白尿、肾病综合征等。通过基因可诊断。

九、治疗策略

关于HLTRS的治疗,目前尚无指导方针及较多的临床经验,通过查阅总结文献发现HLTRS无有效的治疗方案,主要是对症治疗。

(一)SOX18转录因子抑制剂

普萘洛尔是非选择性β-肾上腺素能阻滞剂,是婴幼儿血管瘤的一线治疗药物。动物实验发现普萘洛尔以剂量依赖性方式恢复野生型SOX18的功能,其对野生型SOX18同源二聚体形成的抑制作用较温和,但对非功能SOX18/RaOp蛋白复合物的组装的抑制作用更强,普萘洛尔的R(+)对映异构体是一种有效的SOX18活性选择性抑制剂。

Jeroen Overman等提出存在*SOX18*显性突变的HLTS病例未发生肾脏损害可能是因为应用普萘洛尔治疗减轻了患儿的临床症状有关。对HLTS伴有心包积液患儿,应用布洛芬及泼尼松抗炎治疗无好转,改为普萘洛尔治疗,普萘洛尔起始量从0.8mg/(kg·d)分3次口服,每2~3周逐渐增加,直至达到4.1mg/(kg·d),在普萘洛尔增加至3mg/(kg·d)时心包积液开始消退,口服53周后心包积液完全消失。

这些基础实验及临床治疗经验可以看到普萘洛尔对HLTRS的治疗潜力,但仍然需要进一步观察。

(二)关于MPGN治疗

1. 糖皮质激素

Gupta IR等报道先证者表现为肾病综合征型,给予甲强龙10mg/(kg·d),共3天,后改为泼尼松2mg/(kg·d),每日分2次进行治疗。后泼尼松逐渐减量,减量方式未描述。随诊2年后口服泼尼松20mg qod,血清白蛋白水平正常,尿蛋白持续存在,但由最初的2.4g/d下降至0.9g/d,存在持续高脂血症,肾功能未得到明显改善,血肌酐从最初84μmol/l上升至149μmol/l。

2. 控制血压

建议参照儿童青少年高血压管理临床实践指南。

3. 其他

对于存在持续高脂血症的患儿,予降脂药物如他汀类药物、非诺贝特等治疗。对于合并单纯蛋白尿的患儿可给予血管紧张素转换酶抑制剂如赖诺普利治疗。

4. 肾脏替代治疗及肾移植

对于肾衰竭患者,需肾脏替代治疗及肾移植治疗。在表X-1关于HLTRS的报道文献中,病例1的父亲、病例3、病例4均出现了肾衰竭,接受了肾脏替代治疗,且并随后接受了肾移植,且肾移植后移植肾功能一直稳定,病例4肾移植后出现单侧特发性周围神经麻痹,经糖皮质激素治疗得以改善。

(三)其他治疗

对于合并肺动脉高压的患儿可给予西地那非、波生坦、依前列醇治疗,但疗效不确切。对于严重鞘膜积液、肠套叠等患儿需外科手术治疗。对于合并严重心包积液、胸腔积液等的患儿需要引流治疗。对于合并淋巴水肿的患儿可以予压力支持治疗。

十、疗效及转归

HLTRS尚无明确有效的治疗方法,其严重程度与SOX18基因突变的位点相关,严重胎儿期即死亡或发病,而目前报道有幸顺利出生的患儿,虽可以达到长期存活,但多伴有严重症状性高血压,并可进展至终末期肾病,需要肾脏替代治疗或肾移植治疗。

表2-11-1 4例HLTRS病例的临床资料

	病例1	病例2	病例3	病例4
参考文献	Sherwood MC, et al, 1987	1999	Irrthum, et al, 2003 Moalem S, et al, 2015	Proesmans W, et al, 1989 Moalem S, et al, 2015
性别	男	女	男	男
诊断时年龄	4岁	10.5岁	6月龄	10岁
家族史				
有/无	有	无	有	有
成员及表现	患儿父亲终末期肾病、高血压、皮肤异色病,肾脏病理为MPGN或局灶节段性肾小球硬化	—	哥哥于胎龄3周时宫内死亡,尸检显示胎儿水肿,心包、胸腔、腹腔乳糜性积液,全身血管充血伴肺淋巴管扩张	祖母、姐姐均表现为少毛症(头发稀疏,眉毛及睫毛缺如)、高血压
SOX18基因突变	—	—	c.720C>A p.Cys240* 杂合子	c.720C>A p.Cys240* 杂合子
遗传方式	常显?		常显	常显
种族(国籍/人种)	英国/白种人	加拿大/白种人	—/白种人	比利时/白种人
产前B超	—	—	无特殊	无特殊

续表

	病例1	病例2	病例3	病例4
分娩方式				
孕周	足月	—	—	—
方式	剖宫产			
原因	—	—		
少毛症				
头发	稀疏 发际线后移 质地正常	稀疏 发际线后移	非常稀疏	非常稀疏
眉毛	短	缺如	缺如	缺如
睫毛	短	缺如	缺如	缺如
阴毛、腋毛	—	缺如	—	—
发现时间	—	—	6月龄	出生时
淋巴功能障碍				
面部水肿	—	—	+（婴儿期发现）	+（出生时发现）
眼睑水肿	—	—	—	+（出生时发现）
下肢水肿	—	+	+（出生时发现）	—
鞘膜积液	无	—	+（婴儿期发现）	+（出生时发现）
皮肤				
毛细血管扩张	+（面颊、手指伸侧、肘部伸侧）	+（手指及脚趾伸侧）	+（头皮、阴囊、下肢）	+（双手伸侧、膝盖、肘部、鼻、牙龈）
其他	—	—	面部湿疹	面部雀斑
皮肤附属器官	指甲正常	指趾甲正常	—	—
面像	面色苍白 内眦赘皮 眼距宽 凸颌	面色苍白 眼距宽 凸颌	嘴唇厚 凸颌 鼻根及鼻尖宽	嘴唇厚 凸颌 鼻根及鼻尖宽 鼻子狭长
神经系统	—	—	—	学习困难 脑脉络丛钙化 右侧海马硬化
头颈部	扁桃体、腺样体切除 听力检查正常	频繁鼻出血 眼科检查正常	频繁鼻出血	长期频繁鼻出血 面部基底细胞癌
心血管系统	血压正常	高血压 5岁时行房缺修补术	高血压	高血压
呼吸系统	—	—	肺水肿（婴儿期）	—
消化系统	幽门梗阻（1月龄）	—	—	肠套叠
泌尿系统				
临床表现	肾炎表现	肾病综合征表现	肾衰竭（5岁） 肾移植（14岁）	肾衰竭（18岁） 肾移植（27岁）
血尿	2次粉红色尿； 镜下血尿（9~50个/HP）	镜下血尿 （4~6个/HP）	—	镜下血尿（0~145/μl）
蛋白尿	轻度蛋白尿（定性-~3+，半定量0.5~1.99）	大量蛋白尿 （2.4g/24h）	—	中度至大量蛋白尿 [45~75mg/（kg·24h）]
肾功能	血肌酐持续轻微升高（55~96μmol/l）； 肾小球滤过率140ml/（min·1.73m^2）	血肌酐升高 （84μmol/l）； 肾小球滤过率55.8ml/（min·1.73m^2）	—	血肌酐正常； 肾小球滤过率90~112ml/（min·1.73m^2）
血压	正常	严重高血压 （212/124mmHg）	严重高血压 （207/155mmHg）	高血压

续表

	病例1	病例2	病例3	病例4
补体	C3、C4、CH50均正常	C3、C4、CH50均正常	—	C3、C4、CH50、C3D、C1q均正常
肾脏B超	正常	大小正常,肾实质回声轻微增强	—	肾动脉硬化
肾脏病理	Ⅰ型MPGN	Ⅰ型MPGN 慢性肾血管病变	MPGN 慢性微血管病变累及肾小球及肾小球外血管	Ⅰ型MPGN 微血管病变
其他化验	凝血功能、免疫球蛋白(Ig)自身免疫抗体、乙肝五项、ASO、染色体均正常	血白蛋白28g/l;高脂血症(胆固醇10.2mmol/l);正细胞正色素性贫血(血红蛋白81g/l);IgA、IgM正常,IgG降低;凝血功能、自身免疫抗体、乙肝五项、ASO、血小板、血友病因子、染色体均正常	—	血清胆固醇、甘油三酯长期升高;类风湿因子、免疫球蛋白、自身免疫抗体、染色体均正常
发育	生长发育正常(身高位于第25百分位,体重位于第50百分位)	生长轻度发育迟缓(身高131cm位于第10~25百分位,体重31.9kg位于第25~50百分位)	—	生长轻度发育迟缓(身高和体重均在第3百分位);皮下脂肪发育不良;精神运动发育迟缓
其他	几次不明原因发热	容易擦伤	—	过早衰老;容易擦伤

注释:"—"表示文献中未描述

参考文献

[1]Richard Coulie, Dmitriy M Niyazov, Michael J Gambello, et al. Hypotrichosis-lymphedema-telangiectasia syndrome: Report of ileal atresia associated with a SOX18 de novo pathogenic variant and review of the phenotypic spectrum[J].Am J Med Genet A,2021,185(7):2153-2159.

[2]Irene Valenzuela, Paula Fernández-Alvarez, Alberto Plaja, et al. Further delineation of the SOX18-related Hypotrichosis, Lymphedema, Telangiectasia syndrome (HTLS)[J].Eur J Med Genet, 2018, 61(5):269-272.

[3]Alex J McCann, Jieqiong Lou, Mehdi Moustaqil, et al.A dominant-negative SOX18 mutant disrupts multiple regulatory layers essential to transcription factor activity[J].Nucleic Acids Res, 2021, 49(19):10931-10955.

[4]Hannah Wangberg, Kristen Wigby, Marilyn C Jones. A novel autosomal dominant mutation in SOX18 resulting in a fatal case of hypotrichosis-lymphedema-telangiectasia syndrome[J]. Am J Med Genet A,2018,176(12):2824-2828.

[5]Florian Wünnemann, Victor Kokta, Séverine Leclerc, et al.Aortic Dilatation Associated With a De Novo Mutation in the SOX18 Gene: Expanding the Clinical Spectrum of Hypotrichosis-Lymphedema-Telangiectasia Syndrome[J].Can J Cardiol, 2016, 32(1):135.e1-7.

[6]Ben Pode-Shakked, Dina Marek-Yagel, Shoshana Greenberger, et al. A novel mutation in the C7orf11 gene causes nonphotosensitive trichothiodystrophy in a multiplex highly consanguineous kindred[J]. Eur J Med Genet, 2015, 58(12): 685-688.

[7]Amélie Stern-Delfils, Marie-Aude Spitz, Myriam Durand, et al.Renal disease in Cockayne syndrome[J].Eur J Med Genet, 2020 Jan;63(1): 103612.

[8]高春林,夏正坤,杨晓,等.以肾病综合征表现的科凯恩综合征并鱼鳞病的患儿一例及其家系[J]. 中华肾脏病杂志, 2019, 35(3): 218-220.

[9]Jeroen Overman, Frank Fontaine, Jill Wylie-Sears, et al.R-propranolol is a small molecule inhibitor of the SOX18 transcription factor in a rare vascular syndrome and hemangioma[J]. Elife, 2019,30(8):e43026.

[10]黄先玫.儿童和青少年高血压诊断与健康管理[J].浙江医学,2019,41(18):1915-1920.

[11]Joseph T Flynn, David C Kaelber, Carissa M Baker-Smith, et al.Clinical Practice Guideline for Screening and Management of High Blood Pressure in Children and Adolescents[J].Pediatrics, 2017, 140(3):e20171904.

刘涛(撰写)　王文红(审校)

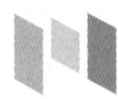

第十二章 间质性肺病-肾病综合征-大疱性表皮松解综合征
Chapter 12 Interstitial Lung Disease-Nephrotic Syndrome-Epidermolysis Bullosa Syndrome, ILD-N-S-EBS

关键词:间质性肺病;肾病综合征;大疱性表皮松解

Keywords:interstitial lung disease;nephrotic syndrome;epidermolysis bullosa syndrome

一、概述

间质性肺病-肾病综合征-大疱性表皮松解综合征(Interstitial Lung disease, Nephrotic syndrome and Epidermolysis Bullosa syndrome,ILNEB syndrome)是一种由整合素α3亚基基因(*ITGA3*)突变引起的罕见的常染色体隐性遗传病,最早由Cristina Has等人于2012年首次报道,以间质性肺病、先天性肾病综合征及大疱性表皮松解症为主要特征,各系统症状可能不同时出现,多以呼吸困难为首发表现,患儿大多出生后很快发病,通常在婴儿期或幼儿期死于呼吸道感染或多脏器功能衰竭。有5例病例报道存活至学龄期或青春期,近期有1例病例报道患者存活至成年。目前所报道病例中,有3名患者父母为近亲结婚,母亲孕产史大多无异常,患者在胎儿期往往不能发现特殊发育异常,而分娩后很快出现呼吸困难及青紫发作,大多伴有反复的呼吸道感染及进行性的肾功能衰竭。

二、定义

ILNEB综合征是由*ITGA3*基因突变引起以间质性肺病、肾病综合征及大疱性表皮松解症为主要临床特征的一种罕见遗传性疾病。

三、流行病学

ILNEB综合征的发病率和患病率尚不明确,男女均可发病,迄今为止,外国报道的病例数为14例,国内尚无相关病例报道。

四、病因与发病机制

ILNEB综合征是有*ITGA3*基因变异引起,*ITGA3*位于染色体17q21.33上,包含26个外显子,编码的蛋白整合素α3是整合素家族的一个重要亚单位。整合素是由非共价结合的α和β亚单位组成的异二聚体跨膜受体。哺乳动物中有18个α和8个β亚基,形成24个独特的异二聚体。整合素对细胞外基质(ECM)具有明显的特异性,该特性用于将其分为胶原、层粘连蛋白和精氨酸甘氨酸天冬氨酸结合整合素。整合素除了具有将细胞锚定到ECM的功能外,还是在生理和病理条件下调节细胞迁移、分化、增殖和存活的信号分子。整合素通过与细胞骨架相互作用以及介导细胞内外双向细胞信号来调节这些不同的细胞功能。因此,整合素是细胞与ECM结合并将信号传递到细胞的桥梁,也是细胞改变细胞外环境的桥梁。整合素α3β1是一种主要的表皮黏附受体,在基底膜的发育和愈合过程中起着至关重要的作用,α3β1广泛表达于上皮细胞,尤其是肺、肾和皮肤细胞。*ITGA3*突变导致整合素α3不同程度的表达缺失,或产生功能失调的蛋白,造成脏器功能受损,复杂疾病表现的分子机制仍不清楚,但基底膜异常是受影响器官的共同特征。*ITGA3*突变的表型可能由突变整合素α3菌株的残余功能决定。当保留了更多的残余功能时,受累的器官就会更少,疾病的表现也会更温和。

五、临床表现

1. 呼吸系统

患儿往往很快出现呼吸困难及青紫发作,安静状态下即出现血氧饱和度不能维持,需高流量吸氧,甚至需要机械辅助通气维持血氧平衡,患者可能因为反复的呼吸道感染而频繁住院治疗。

2. 泌尿系统

表现为先天性肾病综合征,可有浮肿、大量蛋白尿、偶见血尿,部分病例合并肾发育畸形,有病例报道可见肾发育不全、肾发育不良、交叉融合肾异位或多囊肾,对激素治疗不敏感,往往需联合免疫抑制剂治疗,且很快进展至终末期肾病,出现少尿或无尿,Takayuki Okamoto等报道了1例成功接受肾移植的ILNEB综合征,有学者认为保留的肾脏功能与预后相关。

3.皮肤及其附属器官

患者往往皮肤脆性增加,机械操作后或创伤暴露部位如肘部和膝盖可出现小水泡和破损,皮损愈合缓慢,没有瘢痕,但有残留的红斑,无黏膜受累,这些病变后来可发展成水泡(图2-12-1),与大疱性表皮松解症一致,脸颊、下巴、颈部和四肢有红斑病变,颈部和四肢有明显的皮肤萎缩,局部色素沉着不足/过多,也可表现为特发性银屑病样、特应性皮炎、日晒敏感性;头发、眉毛和睫毛细密稀疏,部分患者伴有睫毛和眉毛脱落,头皮瘢痕性脱发;指甲营养不良,部分患者指甲轻度损伤后出现远端甲裂,脚指甲可见增厚,部分患者可见手指杵状指。

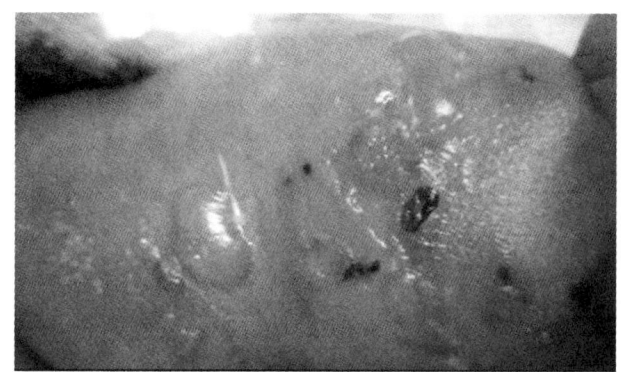

图2-12-1　左腿上部的弥漫性红斑,伴有水泡和部分结痂覆盖的糜烂

引自:Sondermann W, Büscher R, Forster H, et al. Skin fragility, renal malformation and interstitial lung disease due to compound heterozygous ITGA3 mutations[J]. J Dtsch Dermatol Ges, 2021,19(6):899-901.

4.其他

大部分患儿生长发育落后,部分患者可观察到泪道狭窄、反复流泪和异常牙齿萌出,可伴有免疫缺陷,可有口腔溃疡、牙龈炎、口腔念珠菌病、周期性牙龈出血和角唇炎,有报道1例患者出现规律的血性脓性白色/黄色阴道分泌物,甚至继发输卵管出血。更多的临床表型有待进一步确定。

六、辅助检查

1.血液检查

包括血常规、血生化、血脂、动脉血气,免疫球蛋白、补体、自身抗体、炎症指标、血培养、支原体/衣原体/巨细胞病毒等病原DNA及抗体检测。以呼吸道症状起病的患者可见感染指标升高,部分可见病原学阳性结果;出现肾病综合征表现者可见高脂血症、低白蛋白血症,病情进展可见血肌酐及尿素升高,肾小球滤过率下降。

2.尿液检查

包括尿常规、24小时尿蛋白定量、尿蛋白电泳、肾脏损伤尿液指标、尿电解质等。可表现为肾病水平蛋白尿,偶见血尿。

3.肺部影像学

胸部X线片可表现为双侧浸润性病变或网状结节改变,高分辨率CT可见弥漫性毛玻璃样阴影和小叶间隔增厚,符合弥漫性间质性肺病表现。

4.B型超声

部分病例可见肾发育畸形表现。

5.病理检查:

(1)皮肤病理:光镜下可见表皮下水泡,无明显炎症,与大疱性表皮松解症一致。电子显微镜显示基底膜明显异常,致密层薄,半桥粒之间不连续,角蛋白细丝、桥粒、半桥粒和锚定纤维似乎是正常的。在水泡区,致密层位于水泡底部,偶见完整的半桥粒和细胞碎片附着在其上,表明有多个裂隙水平。免疫荧光:真皮-表皮交界处破裂,基底膜内有裂解,缺乏整合素α3免疫反应性。

(2)肾组织病理:肾病理检查多样,以基底膜异常为主要特征,光镜下可有肾炎样改变,伴有免疫球蛋白和补体沉积,可表现为局灶性节段性肾小球硬化,弥漫性间质纤维化,肾小管萎缩,以及肾小管丢失和未成熟,电子显微镜显示(图2-12-2)足细胞中弥漫性足突消失和广泛的GBM改变,无电子致密沉积物,以肾小球硬化为特征,可能伴有潜在的胶原病变。

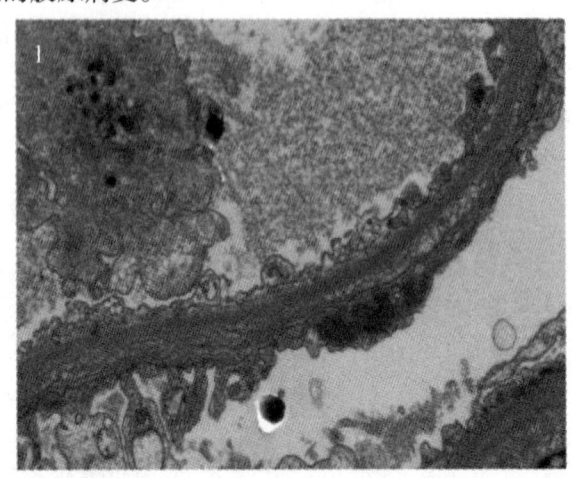

图2-12-2 经皮肾活检电镜结果 其显示肾小球硬化,斑片状足细胞足突消失,肾小球基底膜高度异常,增厚,未见电子致密物沉积

引自:Alstrup M, Marks SD, Ek J, et al. First patient with ILNEB syndrome due to pathogenic variants in ITGA3 surviving to adulthood[J]. Eur J Med Genet, 2021,64(11):104335.

(3)肺组织病理:可见支气管扩张、平滑肌增生、基底膜轻度加重和轻度不对称细支气管纤维化,肺泡化异常,表现为扩大、圆形和分隔不良的肺泡间隙。此外,可见淋巴增生细胞,偶尔可见淋巴滤泡区域。

6.基因检查

目前已知该病与 *ITGA3* 基因突变有关,但基因型-表型的关系尚不明确,目前已知的突变位点包括外显子8:c.1173_1174del纯合突变、内含子11:c.1538-1G>A纯合突变、外显子14:c.1883G>C纯合突变、外显子14:c.1045G>T纯合突变、外显子14:c.1387C>T纯合突变、内含子9:c.1383-11T>A纯合突变、外显子3:c.373G>A错义突变、外显子6:c.821G>A错义突变、外显子8:c.1226T>G错义突变、外显子8:c.1442_1451dupACCCTGCACT移码重复、内含子13:c.18251G>A纯合突变,纯合突变的患者表型往往较杂合突变的患者更严重。

7.其他

反复发作的呼吸道感染者应完善结核菌素衍生物检测,监测血氧饱和度,完善肺功能检查及纤维支气管镜检查。部分患者存在生长发育延迟,测骨龄低于同龄儿,垂体核磁检查大部分未见异常。少数病例存在先天性心脏结构异常,超声心动图可见主动脉瓣或轻度二尖瓣关闭不全。伴有反复阴道分泌物者,应完善分泌物培养,必要时行内窥镜检查。

七、诊断

婴幼儿期起病,不明原因的呼吸困难、青紫发作,反复的呼吸道感染,伴先天性肾病综合征表现,激素治疗不敏感,病情很快进展至终末期肾病,同时皮肤脆性增加,伴水疱、破损等应高度怀疑本病可能,皮肤活检显示缺乏整合素α3免疫反应可能为特征性表现,全外显子基因检查提示ITGA3基因突变可诊断本病。

八、鉴别诊断

1.以呼吸道症状起病者应鉴别

如支原体、衣原体、巨细胞病毒造成呼吸道感染,行相关病原学检查可见阳性结果;如先天性肺发育畸形、闭塞性细支气管炎,行肺CT可见肺发育畸形影像,BO的患者往往不伴有肾脏及皮肤受累。

2.以肾脏受累起病者应鉴别

先天性肾病综合征往往发病年龄小,激素治疗无效,病情进展快,肾脏病理检查有时无特征性改变,单独肾脏受累者不易鉴别,可结合家族史及基因检查相鉴别。

3. 以皮肤症状起病者应鉴别

如Kindler综合征，该病特点为皮肤水疱、光敏性、进展性皮肤异色症（同时出现广泛性皮肤萎缩、毛细血管扩张和色素改变），KS的病因是kindlin-1基因突变，可通过基因检查相鉴别。系统性红斑狼疮，皮疹表现为蝶形红斑、弥漫性斑丘疹、盘状红斑，可有低热、乏力、淋巴结肿大，表现为多系统受累，可有关节炎或关节痛，肾脏受累可表现为血尿、蛋白尿，重者可表现为肾病综合征或急性肾损伤，血液系统异常包括贫血、白细胞减少、血小板降低等，可有神经系统受累，出现头痛、抽搐、焦虑障碍等，呼吸系统可见胸膜炎，可有心脏、血管及胃肠道受累，自身抗体检测阳性，结合临床表现及实验室检查可与本病鉴别。

九、治疗策略

1. 一般治疗及支持治疗

对于肺部症状严重者应与高流量吸氧，对于血氧不能维持者，可予机械性辅助通气；对于皮损严重者，加强皮肤护理，避免感染。Takayuki Okamoto等采用每1~2周进行一次定期皮下免疫球蛋白治疗，以维持IgG水平>500mg/dl，减少了该患儿呼吸道感染的频率，降低了感染后的严重程度，故周期性免疫球蛋白支持治疗可作为治疗选择。

2. 糖皮质激素

目前报道病例中，予全身糖皮质激素治疗间质性肺病，部分患者有效；但予足量糖皮质激素缓解肾病水肿及大量蛋白尿，效果并不理想。

3. 免疫抑制剂

对于先天性肾病综合征表现者，在等待肾脏替代治疗或肾移植的过程中，可联合糖皮质激素稳定肾功能，为进一步治疗争取时机，目前报道可稳定肾功能的诱导免疫抑制方案包括他克莫司、霉酚酸酯、甲基强的松龙和巴利昔单抗，糖皮质激素联合硫唑嘌呤或霉酚酸酯，再加三个疗程的静脉注射利妥昔单抗，具体治疗方案有待进一步讨论。

4. 抗感染

对于反复呼吸道感染的患者应尽早开始抗感染治疗，完善病原学检查支持后期治疗。

5. 肾脏替代治疗及肾移植

对于肾衰竭患者，需肾脏替代治疗及肾移植治疗。Takayuki Okamoto等报告了1例成功肾移植的患者，移植肾立即起作用，不再需要透析治疗。她在肾移植后第20天出院，血清肌酐水平稳定。

6. 肺移植

Morten Alstrup等报道了1例成功进行肺移植的患者，移植后肺功能明显好转，对于反复呼吸道感染，肺功能损伤严重者肺替代治疗可挽救生命。

十、疗效及转归

ILNEB综合征目前尚无明确有效的治疗方法，其严重程度与*ITGA3*基因突变的位点相关，严重者生后很快死亡，少数病例存活至青春期甚至成年，早期积极的免疫支持治疗或许可以延长生存周期，对于进展至终末期肾病，需要肾脏替代治疗或肾移植治疗，需持续家庭氧疗的患者，需进行肺移植治疗。

参考文献

[1] Colombo EA, Spaccini L, Volpi L, et al. Viable phenotype of ILNEB syndrome without nephrotic impairment in siblings heterozygous for unreported integrin alpha3 mutations[J]. Orphanet J Rare Dis, 2016,11(1):136.

[2] Cohen-Barak E, Danial-Farran N, Khayat M, et al. A Nonjunctional, Nonsyndromic Case of Junctional Epidermolysis Bullosa With Renal and Respiratory Involvement[J]. JAMA Dermatol, 2019,155(4):498-500.

[3] Okamoto T, Nakamura A, Hayashi A, et al. Successful kidney transplantation in a patient with neonatal-onset ILNEB[J]. Pediatr Transplant, 2021,25(5):e13971.

[4] Liu Y, Yue Z, Wang H, et al. A novel ITGA3 homozygous splice mutation in an ILNEB syndrome child with slow progression[J]. Clin Chim Acta, 2021,523:430-436.

[5] Alstrup M, Marks SD, Ek J, et al. First patient with ILNEB syndrome due to pathogenic variants in ITGA3 surviving to adulthood[J]. Eur J Med Genet, 2021,64(11):104335.

[6] Tarur SU, Srinivasan S, Seeralar A. Delayed Presentation of Respiratory Symptoms and Prolonged Survival in Homozygous a3 Integrin Deficiency

[J]. Indian Pediatr, 2020,57(3):268-269.

[7] Nicolaou N, Margadant C, Kevelam SH, et al. Gain of glycosylation in integrin α3 causes lung disease and nephrotic syndrome[J]. J Clin Invest, 2012,122(12):4375-4387.

[8] Sondermann W, Büscher R, Forster H, et al. Skin fragility, renal malformation and interstitial lung disease due to compound heterozygous ITGA3 mutations[J]. J Dtsch Dermatol Ges, 2021,19(6):899-901.

[9] Numbere N, Weber DR, Porter G Jr, et al. A 235 Kb deletion at 17q21.33 encompassing the COL1A1, and two additional secondary copy number variants in an infant with type I osteogenesis imperfecta: A rare case report[J]. Mol Genet Genomic Med, 2020,8(6):e1241.

[10] Mathew S, Chen X, Pozzi A, et al. Integrins in renal development[J]. Pediatr Nephrol, 2012,27(6):891-900.

[11] He Y, Thriene K, Boerries M, et al. Constitutional absence of epithelial integrin α3 impacts the composition of the cellular microenvironment of ILNEB keratinocytes[J]. Matrix Biol, 2018,74:62-76.

[12] Has C, He Y. Focal adhesions in the skin: lessons learned from skin fragility disorders[J]. Eur J Dermatol, 2017,27(S1):8-11.

关蕊蕊（撰写） 王文红（审校）

第十三章　Leigh综合征伴肾病综合征
Chapter 13　Leigh Syndrome with Nephrotic Syndrome, LS-NS

关键词：Leigh综合征；激素耐药；肾病综合征

Keywords：Leigh syndrome；steroid resistance；nephrotic syndrome

一、概述

Leigh综合征（Leigh Syndrome，LS）又称亚急性坏死性脑脊髓病或Leigh病（Leigh disease），于1951年由Denis Archibald Leigh首次报道，是由线粒体基因（mtDNA）或核基因（nDNA）突变所致的一种儿童时期常见的线粒体脑肌病，以进行性的神经功能障碍，双侧基底节、脑干局灶性坏死性病变为主要特征。

肾病综合征（NS）是一组由于肾小球滤过屏障（毛细血管内皮细胞、基底膜、足细胞裂孔膜）功能障碍所致的临床综合征，根据病因分为原发性、先天性、继发性。原发性先天性肾病综合征除外 *NPHS1*、*NPHS2*、*WT1*、*PLCE1* 等较为常见的基因突变之外，亦可由多种mtDNA或线粒体nDNA遗传缺陷所致，如 *PDSS2* 基因、*COQ2* 基因、*COQ8B/ADCK4* 基因、mtDNA A3243G突变、mtDNA大片段缺失等。其中线粒体nDNA（*PDSS2* 基因、*COQ2* 基因）相关肾病临床表现多为激素耐药型NS（SRNS），病理表现多为局灶节段性肾小球硬化（FSGS）。

Leigh综合征伴肾病综合征又称伴有肾病综合征的亚急性坏死性脑脊髓病，亦称Leigh病伴肾病综合征。研究表明，线粒体nDNA中的 *PDSS2*、*COQ2* 突变可导致线粒体重要内膜成分辅酶Q10缺乏，从而影响呼吸链电子的传递，引起线粒体能量代谢障碍，导致组织细胞氧化损伤，临床可表现为Leigh综合征伴肾病综合征。

二、定义

Leigh综合征伴肾病综合征是线粒体核基因（*PDSS2*基因/*COQ2*基因）突变所导致的一种常染色体隐性遗传病，临床表现以脑肌病（包括发育迟缓、眼球震颤、进行性共济失调、肌张力障碍、肌萎缩、视觉丧失、感音神经性耳聋、癫痫发作）和影像学上基底节区或脑干的双侧对称病变为特征，并伴有肾病综合征，好发于新生儿期及婴儿期。

三、流行病学

Leigh综合征的发病率为1:40,000活产儿，男女均可发病。截止至目前，*PDSS2*基因突变所致本病的国外报道有3个家系的5例患儿，国内尚无相关报道；*COQ2*基因突变所致本病的国外报道有2个家系的3例患儿及2018年国内的首例报道。

四、病因及发病机制

辅酶Q（CoQ），又称泛醌，是一种存在于真核生物所有细胞膜中的脂质分子。CoQ分子结构是由亲水的氧化还原活性苯醌环和嵌入细胞膜脂质双分子层中的疏水多聚异戊二烯尾组成。多聚异戊二烯尾的长度因物种而异，人类主要是由10个异戊二烯残基(CoQ10)组成。CoQ大部分为细胞内从头合成，只有约2%~4%的膳食CoQ被人体吸收。在人体中，CoQ10膜浓度在不同器官之间和组织内细胞类型之间差异很大。它的水平在含有更多线粒体并具有高代谢活性的细胞中最高，例如肾脏中的足细胞、心肌细胞、大脑中的神经元细胞和骨骼肌中的肌细胞。在真核细胞中，CoQ生物合成发生在线粒体内膜的膜结合CoQ复合物中，该复合物的组成蛋白由核基因编码，其功能在进化过程中高度保守。在人类中，CoQ10生物合成途径由至少16种酶组成(PDSS1、PDSS2、COQ2、COQ3、COQ4、COQ5、COQ6、COQ7、COQ8A、COQ8B、COQ9、COQ10A、COQ10B、FDX1L、FDXR和ALDH3A1)。在哺乳动物细胞中，CoQ的生物合成始于氨基酸苯丙氨酸和酪氨酸生成具有氧化还原活性的苯醌环-4-羟基苯甲酸酯(4HB)，然后通过甲羟戊酸途径从乙酰辅酶A形成异戊二烯单元。

真核细胞中的大部分能量是通过氧化磷酸化(OXPHOS)在线粒体中产生的，OXPHOS使用氧气和单糖产生三磷酸腺苷(ATP)。CoQ10在ATP生成过程中起到核心作用，它通过接收来自NADH或琥珀酸的电子后，将线粒体呼吸链内的电子从复合物Ⅰ(NADH-泛醌氧化还原酶)和复合物Ⅱ(琥珀酸-泛醌氧化还原酶)传输到复合物Ⅲ(泛醇-细胞色素还原酶)。此外，CoQ10介导电子从参与脂肪酸β氧化和支链氨基酸氧化途径的电子传递黄素蛋白脱氢酶家族(ETFDH)酶向复合物Ⅲ的转移。CoQ10分子内的4HB环促进了CoQ10的电子转移，它可以在接受2个电子后呈完全还原形式(泛醇或COQH2)以及失去2个电子后呈完全氧化形式(泛醌或CoQ)之间振荡。由于CoQ10在线粒体呼吸链中作为电子载体的基本功能，故CoQ10生物合成缺陷的主要后果之一是线粒体生物能量受损和ATP合成减少。

除了在线粒体OXPHOS中的作用外，氧化形式的CoQ10是一种有效的脂溶性抗氧化剂，在线粒体呼吸过程中通过猝灭形成的活性氧(ROS)来保护细胞膜免受脂质过氧化。在 Pdss2 敲除小鼠的肾组织中观察到增加的ROS产生和氧化应激，则从另一个角度印证上述观点。同样，从 COQ2 基因突变的CoQ10缺陷患者中分离出的培养的人成纤维细胞中也显示出增加的ROS产生和氧化损伤。基于CoQ10作为膜结合抗氧化剂的证据，推测在原发性CoQ10缺乏的患者中观察到的组织和器官特异性表型，例如足细胞异常，可能是由于某些细胞类型(即足细胞)因氧化应激水平升高而出现选择性损伤。

1989年Ogasahara S等首次发现原发性CoQ10缺乏症与人类疾病有关，发表了一份关于两个同胞兄弟的临床报告，他们出现反复发作的横纹肌溶解症，与癫痫发作和智力低下有关，当时该疾病的分子病理生理学仍然未知。直到2006年，研究发现CoQ10缺乏的分子病因与参与CoQ10生物合成的基因突变有关。在过去的15年中，报告了许多新的原发性CoQ10缺乏病例，这些病例表现为广泛的器官受累。在目前已知参与CoQ10生物合成的16个基因中，有10个基因(*PDSS1*、*PDSS2*、*COQ2*、*COQ4*、*COQ5*、*COQ6*、*COQ7*、*COQ8A/ADCK3*、*COQ8B/ADCK4*、*COQ9*)的突变已被确定为导致人类原发性CoQ10缺乏症，而其中 *PDSS2* 和 *COQ2* 基因突变可表现为Leigh综合征伴肾病综合征。*COQ2* 基因是第一个发现与CoQ10缺乏相关的基因，定位于染色体4q21.23，有7个外显子，编码CoQ10生物合成最终途径的第二步所需的4-羟基苯甲酸多烯转移酶。*PDSS2* 基因位于染色体6q21，其与 *PDSS1* 基因共同编码十异戊二烯二磷酸合成酶的亚单位，是CoQ10合成通路上的第一个酶。

五、临床表现

(一) Leigh综合征

临床表现随起病年龄不同存在一定差异。产前常表现为宫内生长发育迟缓、羊水过少、心脏扩大、小头畸形、脑室增宽、颅内假性囊肿、脑白质异常；新生儿期常以喂养困难、呼吸暂停、癫痫发作、肌张力低下起病，病情进展迅速；婴儿期和儿童早期(2~3岁以内)起病多见，常在急性感染或应激后出现急性神经功能失代偿，表现为智力运动倒退、肌张力障碍、构音障碍、吞咽障碍，病情多呈快速进展恶化，多于3岁内死亡；儿童晚期或成年期起病，常表现为共济失调、锥体外系症状，病情多缓慢进展，可在长时间内呈稳定状态。

1. 神经系统表现

绝大多数患者中有中枢神经系统受累的表现，包括智力运动发育迟滞或倒退、眼震、眼外肌麻痹、脑神经麻痹、癫痫发作(局灶性发作、肌阵挛发作、全面强直-阵挛发作、失神发作)、共济失调、吞咽障碍、肌张力低下、肌张力障碍、感音神经性耳聋、视神经萎缩、多发性周围神经病、肌无力、肌病等。

2. 急性呼吸衰竭

多见于婴儿期或儿童期起病患者,为常见的重要临床表现,64%~72%的Leigh综合征患者可出现急性呼吸衰竭,伴或不伴前驱症状。呼吸衰竭往往是由于脑干病变引起的,极少数合并有严重肌肉病变的患者也可以出现呼吸衰竭。

3. 其他

①心脏:肥厚型心肌病、扩张型心肌病、心律失常;②肾脏:肾小管病变、弥漫性肾小球性肾损害、肾衰竭、肾病综合征;③肝脏:转氨酶升高、肝大、肝功能衰竭;血液系统:最常见为贫血等。

(二)激素耐药型肾病综合征

临床表现多为SRNS:以泼尼松足量治疗>4周尿蛋白仍阳性。

(三)COQ2基因突变与Leigh综合征伴肾病综合征

2005年Salviati L等首次报道2例患儿。病例1:33月龄男童,母孕期体健,否认生后缺氧窒息史,父母为堂兄妹关系,系近亲婚配。于2月龄起病,首先表现为眼震,相继出现肌张力减低、精神运动发育迟缓、视神经萎缩,12月龄出现肾病综合征(24小时尿蛋白定量4.3g/d),并肾功能快速恶化,18月龄时出现精神运动发育倒退,癫痫持续状态,血清肌酐水平升至480mmol/L,22月龄时出现偏瘫及吞咽困难。头MRI由正常进展至弥漫性脑萎缩,轻度小脑萎缩,双侧扣带皮层和皮层下区病变。病程中血浆肌酸激酶、乳酸保持正常,脑脊液乳酸、血清氨基酸和尿有机酸也正常。*NPHS1*及*NPHS2*基因突变检测均为阴性。肾脏病理表现为FSGS,激素及环孢素治疗效果欠佳。皮肤及肌肉活检提示肌肉组织呼吸链酶复合物Ⅰ和Ⅲ活性下降,骨骼肌及皮肤成纤维细胞的CoQ10含量显著下降。病例2:系病例1妹妹,12月龄出现肾病综合征表现,未予激素及免疫抑制剂治疗,9月龄无临床症状时接受皮肤活检,亦发现皮肤成纤维细胞CoQ10含量显著下降。2006年Quinzii C及Salviati L等继续报道上述2例患儿系*COQ2*基因纯合错义变异c.890A>G(Tyr 297 Cys),其父母均为杂合变异,遗传方式为常染色体隐性遗传。2013年Scalais E等报道1例患儿自生后3周相继出现中枢神经系统受累表现,于5月龄时出现肾病综合征表现,病理表现为FSGS,皮肤成纤维细胞CoQ10含量显著降低,基因检测发现患儿存在*COQ2*纯合错义变异c.326 G>A(Ser109Asn),其父母及另1同胞均存在单杂合变异。2018年国内首次报道了1例*COQ2*基因突变引起的SRNS伴中枢神经系统受累表现(语言发育中度落后、运动发育轻度落后至边缘状态)的病例,基因检测发现患儿存在*COQ2*复合杂合错义变异:c.518G>A(p.Ar9173His)、c.973A>G(p.Thr325Ala),变异位点分别来自父母。

*COQ2*基因突变的临床特点为通常在1岁内起病,临床表现主要包括:SRNS伴神经肌肉受累的疾病;新生儿期起病的快速致死的多系统疾病,其中SRNS是*COQ2*基因突变累及肾脏系统的主要及首发表现。通常基因型为纯合变异的患者病情更为严重、预后更差。在肾脏穿刺病理上主要表现为FSGS,电镜下主要为足细胞肿胀、足突融合和成堆分布的异常线粒体。

(四)PDSS2基因突变与Leigh综合征伴肾病综合征

目前关于*PDSS2*基因突变病例报道较少,国内目前尚无相关报道。2000年Rotig A等报道了同一家系3例患儿,临床表现相似,但严重程度不同,表现为NS、神经功能障碍(共济失调、肌营养不良、肌张力障碍)、色素性视网膜炎、感音神经性耳聋和心肌病,其中2例应用CoQ10治疗,症状得到改善,1例较重的患儿于8岁时死亡,后来被证实为*PDSS2*基因突变。2006年Lopez等报道了1例患儿,男,生后即出现新生儿肺炎和低张力,3月龄出现难治性癫痫,7月龄出现NS,病情迅速进展并于8月龄死亡,头颅MRI符合Leigh综合征,肌肉活检示成纤维细胞CoQ10缺乏,基因检测发现存在*PDSS2*复合杂合变异c.964C>T(p.Gln322Term)、c.1145C>T(p.Ser 382 Leu),变异位点分别来自父母。2018年Iványi B等报道了1例患儿,出生后听力筛查出现异常,7月龄发现NS、视网膜色素变性、耳聋、肥厚型心肌病,因临床提示可能存在CoQ10缺乏,立即给予CoQ10治疗,但病情进展迅速,发生了严重的肾功能衰竭和肺动脉高压,并于8月龄死亡,基因检测结果提示*PDSS2*基因杂合突变。综上,*PDSS2*基因突变患儿常常多系统出现受累,其发病年龄较早,其进展较快,预后较差。

六、辅助检查

(一)血液检查

1. 血生化检查

①外周血乳酸、丙酮酸水平升高。病初可无高乳酸血症,随着病情进展,可逐渐出现乳酸水平升高,但约25%患者可不合并高乳酸血症;②血清白蛋白、血脂及肾功能检测:血清白蛋白浓度为25/L(或更少)。胆固醇>5.7mmol/L和甘油三酯升高。尿素氮及肌酐水平可快速升高。③肝酶:转氨酶升高,甚至出现肝功能衰竭。④电解质紊乱及酸碱失衡。

2. 系统性疾病的血清学检测

抗核抗体(ANA+ENA)、抗中性粒细胞胞浆抗体、类风湿因子、补体等除外继发因素。

3. 感染依据检测

如呼吸道感染相关病毒及肝炎相关病毒等的病毒学筛查、炎症指标、抗链球菌溶血素O(ASO)等。

4. 高凝状态和血栓形成的检测

血小板、凝血功能、血浆纤维蛋白原、尿纤维蛋白裂解产物(FDP)等。可存在不同程度的高凝状态,血小板增多,血小板聚集率增加,血浆纤维蛋白原增加,尿FDP增高。

(二)尿液检查

包括尿常规、24小时尿蛋白定量、尿蛋白电泳、肾脏损伤尿液指标、尿电解质等。尿蛋白定性及定量均为肾病水平。

(三)脑脊液检查

脑脊液乳酸、丙酮酸或乳酸/丙酮酸比值增高。病情初期可正常。

(四)功能及结构检查

眼底检查可见视神经萎缩;视觉诱发电位显示视网膜皮质传递改变,视网膜电图提示视杆锥状视网膜病变;脑电图可见背景活动异常和局灶性痫样放电;肾脏B超检查可见双肾弥漫性病变;超声心动可见心肌病、肺动脉高压变现;脑干听觉诱发电位可显示感音神经性耳聋。

(五)影像学检查

头颅MRI显示双侧对称性中枢神经系统病变,典型改变为双侧对称性基底节或脑干T2WI高信号,T1WI可呈低信号,DWI序列可呈高信号。丘脑、小脑白质、小脑皮层、大脑白质或脊髓也可受累。少数可伴有弥漫性或局灶性脑萎缩,部分可见小脑萎缩。一般而言,基底节区最先受累,其次是脑干受累,脑白质受累通常发生在疾病晚期。

(六)皮肤及肌肉活检

可见皮肤或肌肉组织呼吸链酶复合物Ⅰ和Ⅲ活性下降,骨骼肌及皮肤成纤维细胞的CoQ10含量显著下降。

(七)肾脏病理

目前文献报道本病的肾脏病理表现多为局灶节段性肾小球硬化(FSGS),少数可表现为塌陷性肾小球病。2018年Iványi B等首次对8月龄已故男婴进行尸检,肾脏病理表现为弥漫性系膜硬化(DMS)。

(八)遗传及代谢检测

1. 基因检测

明确不同基因突变所致遗传性肾病综合征的检测有助于SRNS的诊断及治疗。SRNS重点筛查*NPHS1*、*NPHS2*、*WT1*等均为阴性时,则应重视线粒体病相关基因的检测。*COQ2*基因及*PDSS2*基因均为线粒体核基因,进行基因测序可选择基因panel、家系全外显子组或全基因组测序。

2. 尿有机酸筛查

丙酮酸、乳酸、柠檬酸循环中间产物等可升高。

3.血清氨基酸检测可正常

七、诊断

Leigh综合征伴肾病综合征的诊断需综合临床症状、生化特点、影像学检查改变、病理改变等多方面进行判断,最终确诊依靠基因诊断。

(一)临床症状及体征

智力运动发育快速倒退或已获得技能的丧失伴大量蛋白尿、水肿,伴或不伴肾功能快速减退至恶化,伴或不伴其他多系统同时受累表现,查体提示眼震、构音障碍、吞咽困难、肌张力异常等基底节或脑干受累体征。起病年龄早,进展较快,预后较差。

(二)影像学改变

头颅MRI的双侧对称性中枢神经系统病变。

(三)皮肤及肌肉活检

可见皮肤或肌肉组织呼吸链酶复合物Ⅰ和Ⅲ活性下降,骨骼肌及皮肤成纤维细胞的CoQ10含量显著下降。

(四)肾脏病理表现

多为局灶节段性肾小球硬化(FSGS),少数可表现为塌陷性肾小球病,2018年Iványi B等首次报道了1例弥漫性系膜硬化(DMS)。

(五)基因检测

线粒体核基因*COQ2*基因突变或*PDSS2*基因突变。

八、鉴别诊断

(一)其他线粒体脑肌病

如线粒体脑肌病-乳酸酸中毒-卒中样发作(MELAS)是一种由mtDNA突变所致的母系遗传性线粒体病,多于儿童期发病,以反复卒中样发作、癫痫发作、运动不耐受、肌无力、偏头痛、生长迟缓以及乳酸酸中毒为主要表现,可累及其他系统,亦可与Leigh综合征等其他线粒体病叠加。

(二)继发性辅酶Q10缺乏症

CoQ10缺乏也可因其他继发因素引起,在与CoQ10生物合成无关的基因突变(如*APTX*基因、*BRAF*基因、*ETFDH*基因和其他mtDNA突变)患者的肌肉和成纤维细胞中,也发现CoQ10水平下降。

九、治疗策略

(一)CoQ10

补充大剂量CoQ10,剂量为30~50mg/(kg·d),分次服用的效果优于单次服用。大剂量CoQ10治疗3~4周后临床症状即有改善,可以判断疗效。但是补充CoQ10无法完全纠正已产生的严重肾脏或神经系统损害,建议尽早诊断及治疗。大剂量CoQ10治疗的疗程并没有统一规定,长期、大剂量治疗的不良反应也并不明确,其安全性仍需更长时间的验证。

(二)药物

①白蛋白输注及利尿剂:重度、持续的蛋白尿将不可避免地导致威胁生命的水肿、蛋白质营养不良、生长减慢和继发性并发症,因此可予静脉白蛋白输注及利尿剂,此疗法只能暂时性纠正低蛋白血症、改善水肿。注意监测出入量、体重变化、电解质及酸碱平衡;②调节肌张力:可应用盐酸苯海索、巴氯芬等调节肌张力的药物,改善患儿的肌张力障碍;③抗癫痫药:针对癫痫发作,可选用抗癫痫药物控制发作,但应避免使用丙戊酸。

(三)肾脏替代治疗

对于肾衰竭患者,需肾脏替代治疗及肾移植治疗。大剂量CoQ10多于治疗3~4周后临床症状得以改善,且对已产生的严重肾脏损害疗效欠佳,故肾脏替代治疗至关重要。早诊断、早治疗,可在一定程度上改善预后。

十、疗效及转归

绝大多数患儿对CoQ10补充治疗效果显著,少部分患儿对CoQ10治疗反应欠佳,这可能是由于诊断及治疗延迟,肾脏和神经系统的损害程度已经超过了恢复的可能性。此外,2006年López等报道的1例和2018年Iványi B等报道的1例患儿,均由*PDSS2*基因变异所致的Leigh综合征伴肾病综合征,均于新生儿期即已发病,病情进展迅速,予大剂量CoQ10治疗无效,均于8月龄死亡,预示着起病年龄越早,病情进展越快,预后较差。

参考文献

[1] Gerards M, Sallevelt SC, Smeets HJ. Leigh syndrome: Resolving the clinical and genetic heterogeneity paves the way for treatment options [J]. Mol Genet Metab, 2016,117(3):300-312.

[2] 管娜. 线粒体相关肾病的诊断和治疗进展 [J]. 中华儿科杂志, 2014,52(7): 503-505.

[3] Schijvens AM, van de Kar NC, Bootsma-Robroeks CM, et al. Mitochondrial Disease and the Kidney with a Special Focus on CoQ10 Deficiency [J]. Kidney Int Rep, 2020,5(12):2146-2159.

[4] Salviati L, Trevisson E, Agosto C, et al. Primary Coenzyme Q10 Deficiency Overview[J]. GeneReviews® [Internet], 2017 [updated 2023 Jun 8]

[5] Desbats MA, Lunardi G, Doimo M, et al. Genetic bases and clinical manifestations of coenzyme Q10 (CoQ 10) deficiency [J]. J Inherit Metab Dis, 2015,38(1):145-156.

[6] Payet LA, Leroux M, Willison JC, et al. Mechanistic Details of Early Steps in Coenzyme Q Biosynthesis Pathway in Yeast [J]. Cell Chem Biol, 2016,23(10):1241-1250.

[7] Stefely JA, Pagliarini DJ. Biochemistry of Mitochondrial Coenzyme Q Biosynthesis [J]. Trends Biochem Sci, 2017,42(10):824-843.

[8] Ziosi M, Di Meo I, Kleiner G, et al. Coenzyme Q deficiency causes impairment of the sulfide oxidation pathway [J]. EMBO Mol Med, 2017,9(1): 96-111.

[9] Herebian D, López LC, Distelmaier F. Bypassing human CoQ10 deficiency [J]. Mol Genet Metab, 2018,123(3):289-291.

[10] Scalais E, Chafai R, Van Coster R, et al. Early myoclonic epilepsy, hypertrophic cardiomyopathy and subsequently a nephrotic syndrome in a patient with CoQ10 deficiency caused by mutations in para-hydroxybenzoate-polyprenyl transferase (COQ2) [J]. Eur J Paediatr Neurol, 2013,17(6):625-630.

[11] 徐可, 毛晓燕, 姚勇, 等. COQ2基因变异致婴儿型肾病综合征一例临床分析并文献复习 [J]. 中华儿科杂志, 2018,56(9): 662-666.

穆佳思　周赛君(撰写)　王文红　于珮(审校)

第十四章　MYH9相关疾病
Chapter 14　MYH9-Related Disease, MYH9-RD

关键词:感音神经性耳聋;血小板减少症;肾炎;白内障

Keywords:sensorineural hearing loss;thrombopenia;glomerulonephritis;cataract

一、概述

MYH9相关疾病有多个别称,其又称非肌性肌球蛋白重链9相关疾病(nonmuscle myosin heavy chain 9-related disease,MYH9-RD)、MYH9相关综合征、MYH9相关综合征性血小板减少症,是一种以巨大血小板(>40%血小板直径>3.9μm)及血小板减少(血小板计数<150×10⁹/L)为特征的常染色体显性遗传病,可同时合并有进行性感音神经性耳聋、白内障、肝酶升高、中性粒细胞包涵体及进展性肾炎,由*MYH9*基因突变导致。在鉴别出*MYH9*基因突变的致病性之前,既往根据临床表现及实验室检查的不同组合,被诊断为Fechtner综合征、May-Hegglin异常、Sebastian综合征及Epstein综合征。May-Hegglin异常和Sebastian综合征以巨大血小板、血小板减少及中性粒细胞包涵体为特征,但无感音神经性耳聋、白内障及肾炎表现;而Fechtner综合征和Epstein综合征以巨大血小板、血小板减少及进展性肾炎为特征,可同时伴有感音神经性耳聋及白内障,但Epstein综合征无中性粒细胞包涵体的表现。近年来随着基因检测的开展,现已明确这4种疾病均由*MYH9*基因突变导致,而且相同基因突变的家系中不同患者临床表现不同,同一患者不同的疾病阶段临床表现也不同,所以更倾向为这4种疾病是同一疾病不同阶段的不同表现。因此提出"MYH9相关疾病"这个名称来作为4种疾病的统称。

二、定义

MYH9相关疾病(MYH9-RD)是一种由 *MYH9* 基因突变所导致的常染色体显性遗传病,临床表现为生后即有大血小板性血小板减少症和白细胞包涵体,并可能在生命任何阶段合并进展性肾炎、感音神经性耳聋、白内障、肝酶升高。

三、流行病学

目前全世界已报道超过300例MYH9-RD家系,发病率超过1/(20,000~25,000)。由于轻型经常是偶然发现的,而重型经常被误诊为其他疾病,因此预计实际患病率会更高。而近年来随着对MYH9-RD的认识不断深入,散发病例报道逐渐增多,占本病发病率的20%~40%。

四、病因及发病机制

(一) *MYH9* 基因

本病致病基因为 *MYH9* 基因,位于染色体22q12.3-13.1,编码非肌性肌球蛋白重链ⅡA(nonmuscle myosin heavy chain ⅡA,NMMHC-ⅡA)。该基因共有41个外显子,包括N端球状头部(外显子2~19编码区)、颈部(外显子20编码区)、尾部卷曲螺旋结构域(外显子21~40编码区)及C末端非螺旋尾部(外显子41编码区)。NMMHC-ⅡA是由2条重链和2对轻链构成的异六聚体,全长包括1960个氨基酸,由3部分构成:包括N末端头部,该部分是动力功能区,具有ATP酶活性,包含有ATP结合位点和肌动蛋白结合位点,可分解ATP,产生能量,拉动肌动蛋白,产生动力;颈部,该部分与轻链结合,能够将水解ATP产生的能量转化为机械能;C-末端尾部,该部分由2条重链以α-双螺旋结构构成二聚体,起到稳定分子结构及连接相邻NMMHC-ⅡA、形成微丝的作用。分子简图可见图2-14-1。

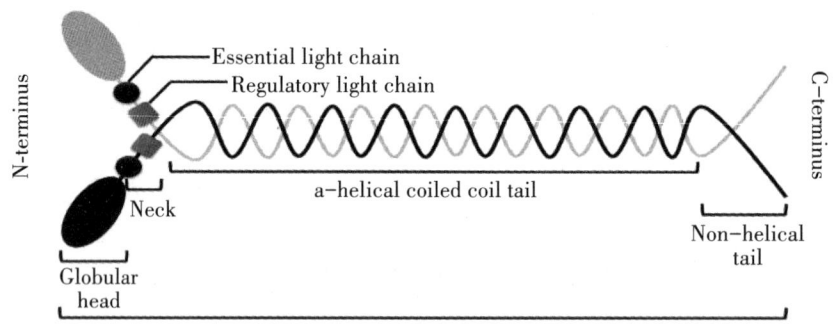

图2-14-1 编码非肌性肌球蛋白重链ⅡA分子简图

2个球状区域为分子头部(Head),与头部相连的为颈部(Neck),在颈部与1对调节轻链(Regulatory light chain)和1对必需轻链(Essential light chain)相连,尾端(Tail)为两条重链形成的α-双螺旋结构(α-helical)

(二)发病机制

MYH9-RD发病机制复杂,目前尚未完全明确。由于NMMHC-ⅡA特定结构具有不同功能,所以 *MYH9* 基因不同位置的突变影响该蛋白分子的不同部位,从而导致其功能和结构的改变。Hu等对MYH9两个突变位点N93K和R702C(均编码MYH9蛋白分子头部)进行体外分子模型研究发现,该区域发生突变将直接影响到细胞分裂、分化等重要的功能活动,N93K突变体ATP酶活性仅有野生型的4%,不能使肌动蛋白微丝发生位移。若突变位点位于尾部的保守区,可导致NMMHC-ⅡA蛋白构象变化,影响NMMHC-ⅡA分子间的联系,导致二聚体结构不稳定。Franke等采用原核表达系统对MYH9尾部突变体R1165C、D1424N、E1841K和R1933X进行体外突变功能验证研究发现,突变体的非肌性肌球蛋白组装异常,使得非二聚化结构凝结成杜尔样类结晶结构,而与野生型混合实验中显示突变型可干扰正常非肌性肌球蛋白装配。因此,上述一方面说明MYH9头部区域的突变影响ATP的水解及肌动蛋白的滑行,尾部区域的突变将影响NMMHC-ⅡA分子结构的稳定性及肌丝的形成。另一方面突变导致的显性负性效应导致分子可溶性降低,更倾向于聚集。

既往多项研究显示MYH9-RD患者血小板和巨核细胞中NMMHC-ⅡA表达明显减低。Deutsch等发现

MYH9-RD患者突变的MYH9基因转录过程中mRNA水平正常，NMMHC-IIA表达减少可能是由于突变蛋白的降解，提示单倍体剂量不足可能是本病的发病机制。此外，研究发现同一例患者的中性粒细胞中往往突变型与野生型蛋白丛集存在，这种"诱捕"效应支持显性负性效应这一机制假说。2020年Pal K等研究表明*MYH9*基因突变通过多种机制破坏巨核细胞的趋化性，破坏其向血管的迁移，损害巨核细胞的释放，导致大血小板减少，由此认为*MYH9*基因突变导致的巨核细胞迁移缺陷是MYH9-RD中血小板减少症的基础。

MYH9-RD引起肾小球病变的发病机制目前尚不明确，研究发现，NMMHC-ⅡA蛋白在肾脏主要表达于足细胞及系膜细胞，肾小管上皮细胞及内皮细胞也有表达。MYH9-RD累及肾脏时，足细胞及系膜细胞NMMHC-ⅡA蛋白表达明显减少。NMMHC-ⅡA为细胞骨架蛋白之一，参与了微丝的形成，足细胞NMMHC-ⅡA蛋白减少影响了足细胞裂孔隔膜分子的功能及细胞骨架，这可能是导致Fechtner综合征蛋白尿的发病机制。

五、临床表现

（一）临床特点

1. 出血

轻至中度的出血是本病最常见的症状及就诊原因，大多数患者无自发性出血，以皮肤瘀斑瘀点、牙龈出血、月经量增多等最为常见。极少出现致死性大出血。出血严重程度与血小板的质与量相关。所有MYH9-RD患者，出生时即存在巨大血小板减少症，为先天性表现，此特点为所有MYH9-RD的共同表现。

2. 听力损害

进行性感音神经性耳聋是MYH9-RD最常见的血液系统外损害，约60%的患者受累，多为双侧，初发或轻症仅有高频听力受损，严重者或随着病情进展中频或低频也可受累。发病年龄从出生至60岁不等，发病早晚与基因型有关，发病年龄越早，听力损害越重。儿童或者青春期发生听力受损的多于30岁前耳聋。

3. 肾脏受累

肾脏受累呈现出进展性肾炎表现，表现为不同程度的血尿及蛋白尿，以及肾功能减退的进行性加重，最终发展至终末期肾病（ESRD）。2014年Pecci A等对61例肾脏受累患者进行平均36个月的随访，43%患者进展至ESRD。但少部分患者晚年才有肾脏受累，进展为肾功能衰竭也极缓慢。2019年Tabibzadeh N等概述了肾脏受累的特点：中位年龄为30岁（范围14~76岁），平均肾小球滤过率为66mL/min/1.73m^2，但约20%已进入ESRD，约50%进展为ESRD。

4. 白内障

白内障发病率16%，平均发病年龄为37岁。但也有先天性白内障的报告。大多数白内障是双侧的，且随时间进展。

5. 肝酶升高

血清谷丙转氨酶（ALT）和/或谷草转氨酶（AST）升高，但升高水平常保持稳定，偶有γ-谷氨酰转移酶（GGT）升高。部分患者转氨酶水平可正常。2012年Pecci A等的研究中，未见进展至肝功能损害的报道。

（二）基因型-表型相关性

累及头部结构域的致病性变异的患者较累及杆部结构域的患者，血小板降低更显著。2014年Pecci A等提出发生肾脏损害、听力损害和白内障的风险也取决于特定的MYH9致病性变异。

（1）第702位精氨酸残基密码子位于头部结构域的短SH1螺旋功能区，其致病性变异（p.Arg702Cys/p.Asp1420His）与最严重的表型相关，此类患者表现为重度血小板减少，40岁前均累及肾脏，并常迅速进展为ESRD。

（2）p.Arg1165Cys及p.Arg1165Leu变异的患者听力损害呈高风险，肾脏损害及白内障呈低风险。

（3）大多数p.Asp1424His变异的患者在60岁之前出现肾脏损害及听力损害，发生白内障的风险高于其他基因型。

（4）p.Asp1424Asn、p.Glu1841Lys以及导致非螺旋尾部（NHT）结构改变的变异的患者血小板减少可以是终生仅有表现，非先天性表现的风险低于其他基因型。

六、辅助检查

(一)血液检查

1.血小板计数

MYH9-RD患者血小板计数差异大,可自<10×10^9/L到150×10^9/L,但多数患者病程中血小板计数总体稳定;由于普通检测仪测定血小板计数多低于实际(误将巨大血小板计为红细胞),故相差显微镜下血小板计数是MYH9-RD患者评估出血风险和正确处理出血事件的必要检测手段。

2.血小板体积

极度增大的血小板是MYH9-RD的特征性表现。外周血涂片瑞氏染色可见巨大体积的血小板(平均血小板直径>3.7μm和/或>40%血小板直径>3.9μm),血小板体积甚至可达红细胞水平。

3.中性粒细胞包涵体

外周血瑞氏染色可见中性粒细胞内灰蓝色包涵体。免疫荧光法可见中性粒细胞包涵体为NMMHC-IIA的异常聚集。透射电镜下可见中性粒细胞胞浆中存在包涵体,包涵体周围无膜分隔,内为粗面内质网碎片和核糖体。其中外周血涂片免疫荧光检测发现中性粒细胞胞浆中的NMMHC-IIA的异常聚集为本病的诊断依据,否则可排除MYH9-RD的诊断。

4.血红蛋白

对于有出血病史患者,应评估其贫血程度,酌情完善血清铁、未饱和铁、叶酸及维生素B$_{12}$检查。

5.肝酶升高

2012年Pecci A等在75例MYH9-RD患者中发现38例(50.7%)存在ALT、AST升高,常保持稳定。未见进展至肝功能损害的报道。

(二)尿液检查

包括尿常规、24小时尿蛋白定量、尿蛋白电泳、肾脏损伤尿液指标、尿电解质等。可表现为不同程度蛋白尿及镜下血尿,蛋白尿是肾脏受累的早期表现。其中血尿既可由血小板减少引起,亦可由肾脏本身受累引起,因此,尿蛋白的检测相对MYH9-RD患者而言更可靠。

(三)肾脏病理

肾脏病理改变目前报道较少,一方面是由于MYH9-RD本身患病率较低,肾脏受累约占30%,另一方面低血小板计数造成的出血倾向是肾穿的禁忌证。Kopp等总结了14例肾穿病理资料,发现了一些常见的表现:14例行光镜检查,系膜增生6例,节段性肾小球硬化5例,以及明显的肾小管-间质损害3例。11例同时行电镜检查,9例有明显的肾小球基底膜损害,包括基底膜增厚6例,断裂6例,变薄2例。2008年国内报道1例Fechtner综合征行肾脏病理免疫荧光检查,提示患者肾小球有明显的NMMHC-IIA沉积,足细胞特异性抗体标记结果显示NMMHC-IIA主要沉积在肾小球足细胞,足突部分融合伴微绒毛形成。

(四)听力评估

可行纯音测听、脑干听觉诱发电位等检查。

(五)眼科评估

可行眼底检查、视觉诱发电位等检查。

(六)基因学检测

通过对*MYH9*基因的序列分析及基因靶向大片段缺失/重复分析,发现*MYH9*基因杂合致病性变异一方面可以基因诊断MYH9-RD,另一方面对于预后的估计也很重要。由于目前已报道的MYH9基因突变分布较为集中,可行单基因一代测序,推荐分层对待,或行家系全外显子组或全基因组测序。

七、诊断

具备如下临床及实验室检查及基因检测特点的个体,应考虑诊断MYH9-RD。

(一)临床特点

(1)具有易出现瘀点、瘀斑,自发性皮肤黏膜出血,大小手术或抗血小板药物治疗后出血过多等血小板减少表现。

(2)感音神经性耳聋表现。
(3)有可能进展为肾功能衰竭的进展性肾炎。
(4)早发性白内障(裂隙灯检查发现中青年白内障)。
(5)家族史符合常染色体显性遗传(无MYH9-RD家族史不能排除此诊断)。

(二)实验室检查

1.血常规

血小板减少(血小板计数<150×10^9/L)。

2.显微镜检查

外周血涂片常规染色显示平均血小板直径>3.7μm和/或>40%血小板直径>3.9μm、中性粒细胞胞浆中的嗜碱性包涵体。

3.免疫荧光

外周血涂片免疫荧光显示中性粒细胞胞浆中的NMMHC-IIA异常聚集。本聚合体生后即可见,见于所有MYH9-RD个体。此为诊断本病的必备实验室异常指标。

4.肝酶升高

血清谷丙转氨酶(ALT)和/或谷草转氨酶(AST)升高,偶有γ-谷氨酰转移酶(GGT)升高。

5.血清肌酐水平升高

6.尿常规

显示不同程度的蛋白尿及血尿。

(三)基因检测

通过对MYH9基因的序列分析及基因靶向大片段缺失/重复分析,发现MYH9基因杂合致病性变异有助于本病的诊断。

八、鉴别诊断

MYH9-RD的鉴别诊断应包括获得性和先天性血小板减少症,以及Ⅳ型胶原相关肾病。

(一)获得性血小板减少症

MYH9-RD与获得性血小板减少症鉴别可能有难度。数例MYH9-RD患者曾被误诊为原发性免疫性血小板减少症(ITP),导致对MYH9-RD患儿行无效的治疗(免疫抑制剂和切脾)。因MYH9-RD患者的血小板显著大于ITP患者的血小板,不论无血小板减少症的家族史或家族史不详,外周血涂片评估是简单有效的MYH9-RD与ITP鉴别手段。MYH9-RD的外周血涂片常规染色显示平均血小板直径>3.7μm和/或>40%血小板直径>3.9μm。

(二)先天性血小板减少症

MYH9-RD的鉴别诊断应包括下列表现为大血小板的遗传性血小板减少症。

1.Bernard-Soulier综合征(BSS)

BSS一种常染色体隐性的非综合征性血小板减少症,因编码血小板糖蛋白(GP)的GP1BA、GP1BB和GP9基因的致病性变异引起。GP与糖蛋白Ⅴ亚单位一起构成von Willebrand因子受体:GPIb/IX/V。BSS血小板可像MYH9-RD血小板一样大。Bernard-Soulier综合征诊断依据:①体外瑞斯托霉素诱导的血小板聚集不良;②流式细胞仪检测血小板表面GPIb/IX/V缺失或显著降低。

2.Gray platelet综合征

一种罕见的常染色体隐性非综合征性血小板减少症,因NBEAL2基因致病性变异引起。灰色血小板综合征的标志是:发现外周血涂片中因alpha颗粒缺失导致的"苍白"血小板。血小板电子显微镜检查或发现NBEAL2双等位基因致病性变异可确定诊断。

(三)Ⅳ胶原相关肾病

包括X连锁和常染色体(显性和隐性)形式的Alport综合征及薄基底膜肾病。Alport综合征相关肾脏病从镜下血尿进展到蛋白尿、进行性肾功能不全和ESRD,薄基底膜肾病主要以持续性镜下血尿为特征,极少进展为肾功能衰竭。Alport综合征也可以肾外异常为特征,包括进行性感音神经性听力损失(常在儿童后期或青春期出现)、前圆锥晶状体、黄斑病变、角膜内皮囊泡和角膜糜烂。血小板缺陷未见于Alport综合征和薄基底膜肾病。因此,临床工作中,当肾病与巨大血小板减少症相关,应高度怀疑MYH9-RD。

九、治疗策略

(一)出血

(1)若没有明显的出血症状,通常不需要进行治疗。患者日常生活中应避免外伤、避免应用抗血小板聚集或抗凝药物,如非甾体类抗炎药(NSAIDs)、影响血小板cAMP的药物、某些麻醉药物等。

(2)对于轻中度出血,局部处理措施常足以控制出血。如鼻衄予局部填塞治疗、牙龈出血予氨甲环酸漱口、浅表伤口予局部按压止血及氨甲环酸纱布包扎。氨甲环酸系抗纤维蛋白溶解药物。

(3)对于局部处理失败的活动性出血、危及生命的出血以及重要部位的出血等情况,予血小板输注治疗,但易发生同种免疫反应、血小板无效输注、感染以及发热反应。

目前尚无针对MYH9-RD患者"安全"手术所需的血小板计数所进行的研究,一般手术或侵入性检查要求血小板数目$>50\times10^9/L$,大手术、眼科手术及开颅手术要求血小板数目$>100\times10^9/L$。对于妊娠的女性,剖宫产或经阴道分娩均要求血小板数目$>30\times10^9/L$,但也有这类情况出现产后大出血的报告。

(4)艾曲波帕:是一种促血小板生成素受体激动剂,多数情况下对MYH9-RD患者有效,为本病的治疗提供新方法。一项12例重度血小板减少症MYH9-RD患者的Ⅱ期临床研究结果显示,所有患者均在3~6周的疗程末血小板数显著提升,即使血小板数目只有很小提升幅度的患者,出血倾向也消失或明显改善,且几乎无严重不良反应。2019年Zaninetti C等报道了艾曲波帕在11例围手术期MYH9-RD患者中有10例成功替代血小板输注。艾曲波帕可以在围手术期诱导血小板计数稳定增加,也允许抗血栓的预防。

(二)肾脏损伤

首先应避免使用对肾功能有损害的药物,如造影剂、肾毒性抗生素、NSAIDs、抗肿瘤药等。对于MYH9-RD出现蛋白尿时的治疗,目前缺乏临床治疗经验。有学者应用血管紧张素转化酶抑制剂(ACEI)和血管紧张素Ⅱ受体拮抗剂(ARB)类药物对4例伴有蛋白尿的MYH9-RD进行治疗,发现ACEI和ARB类药物能有效降低蛋白尿水平。对于ESRD患者肾脏替代治疗是目前唯一的治疗方法。

(三)耳聋

MYH9-RD患者应谨慎应用耳毒性药物(如氨基糖苷类抗生素、大剂量水杨酸类药物、某些化疗药物等);减少暴露于有害噪声的环境中;内置耳蜗对严重耳聋仍是一个有效的治疗方法。一项研究中,有11例重度、极重度耳聋的MYH9RD患者接受了人工耳蜗植入术,其中10例获益,9例得以恢复几乎正常的听力与言语交流能力。

(四)白内障

白内障手术可治疗晶状体混浊。

(五)肝酶升高

MYH9-RD患者肝酶升高,但通常不伴有肝功能损害的临床表现,可不予治疗。

十、疗效与转归

本病若未合并血液系统疾病以外的并发症时一般不影响最终寿命,死于活动性大出血病例鲜有报道。出现肾功能损害时多提示预后不良,终末期肾功能不全为本病主要死因。

参考文献

[1] Savoia A, Pecci A. MYH9-Related Disease[J]. GeneReviews® [Internet], 2008.

[2] Fernandez-Prado R, Carriazo-Julio SM, Torra R, et al. MYH9-related disease: it does exist, may be more frequent than you think and requires specific therapy [J]. Clin Kidney J, 2019,12(4):488-493.

[3] Saposnik B, Binard S, Fenneteau O, et al. Mutation spectrum and genotype-phenotype correlations in a large French cohort of MYH9-Related Disorders [J]. Mol Genet Genomic Med, 2014,2(4):297-312.

[4] Pal K, Nowak R, Billington N, et al. Megakaryocyte migration defects due to nonmuscle myosin IIA mutations underlie thrombocytopenia in

MYH9-related disease [J]. Blood, 2020,135(21):1887-1898.

[5] Pecci A, Ma X, Savoia A, et al. MYH9: Structure, functions and role of non-muscle myosin IIA in human disease [J]. Gene, 2018,664: 152-167.

[6] Pecci A, Klersy C, Gresele P, et al. MYH9-related disease: a novel prognostic model to predict the clinical evolution of the disease based on genotype-phenotype correlations [J]. Hum Mutat, 2014,35(2): 236-247.

[7] Tabibzadeh N, Fleury D, Labatut D, et al. MYH9-related disorders display heterogeneous kidney involvement and outcome [J]. Clin Kidney J, 2019,12(4): 494-502.

[8] Kopp JB. Glomerular pathology in autosomal dominant MYH9 spectrum disorders: what are the clues telling us about disease mechanism? [J] Kidney Int, 2010,78(2):130-133.

[9] 杨海燕,王兆钺,卢国元,等.Fechtner综合征肾脏病理特点及机制探讨[J]. 中华肾脏病杂志, 2008,24(5): 328-331.

[10] Pecci A, Gresele P, Klersy C, et al. Eltrombopag for the treatment of the inherited thrombocytopenia deriving from MYH9 mutations[J]. Blood, 2010, 116(26): 5832-5837.

[11] Zaninetti C, Barozzi S, Bozzi V, et al. Eltrombopag in preparation for surgery in patients with severe MYH9-related thrombocytopenia [J]. Am J Hematol, 2019,94(8): E199-E201.

[12] Pecci A, Verver EJ, Schlegel N, et al. Cochlear implantation is safe and effective in patients with MYH9-related disease [J]. Orphanet J Rare Dis, 2014,9: 100.

穆佳思(撰写)　　王文红(审校)

第十五章　肾病综合征-大疱表皮松解症-感觉神经性耳聋综合征

Chapter 15　Nephrotic Syndrome-Epidermolysis Bullosa-Sensorineural Deafness Syndrome, NS-EBS-SD

关键词：肾病综合征；大疱表皮松解症；感觉神经性耳聋

Keywords：nephrotic syndrome；epidermolysis bullosa；sensorineural deafness syndrome

一、概述

肾病综合征-大疱表皮松解症-感觉神经性耳聋综合征（nephrotic syndrome epidermolysis bullosa sensorineural deafness syndrome，NS-EBS-SD）又名单纯性大疱表皮松解症伴肾病（epidermolysis bullosa simplex with nephropathy，EBS with nephropathy），亦称肾病综合征-听力损失-大疱表皮松解综合征（eephrotic syndrome-hearing loss-epidermolysis bullosa syndrome），是一种由编码四跨膜蛋白的 CD151 基因的突变引起的罕见的常染色体隐性遗传病，最早由 Alexander Kagan 等人于1988年首次报道，以遗传性肾炎导致肾病综合征和终末期肾衰竭为特征，伴有感音神经性听力损失和胫前皮肤起泡并伴有萎缩。目前所报道病例中，所有患者均存活至成年，大部分患者的皮肤表现更突出，最终发展为终末期肾病。

二、定义

肾病综合征-大疱表皮松解症-感觉神经性耳聋综合征是由 CD151 基因突变引起的一种罕见的遗传性肾病，以遗传性肾炎导致肾病综合征和终末期肾衰竭为特征，伴有感音神经性听力损失和胫前皮肤起泡并伴有萎缩。其他报告的表现包括双侧泪管狭窄、牙齿和指甲营养不良、双侧颈肋、单侧肾脏、远端阴道发育不全和 β-地中海贫血引起的贫血。

三、流行病学

肾病综合征-大疱表皮松解症-感觉神经性耳聋综合征的发病率和患病率尚不明确，男女均可发病，迄今为止，国外报道5例，国内尚无相关病例报道。

四、病因及发病机制

肾脏和皮肤有共同的病理，可能是由遗传缺陷或针对两个器官中存在的组织或分子成分的免疫过程引起的。肾脏具有复杂的结构，由多种结构组成，包括肾小球和肾小管系统，起到过滤器和屏障的作用。肾小球具有特殊的肾小球基底膜,可将内皮细胞与足细胞分开,是肾小球滤过屏障的重要组成部分,细胞-基质黏附涉及受体,如整合素或多配体聚糖,通过这些受体,细胞不断探索其微环境,以获得用于调节发育和组织动态平衡过程中细胞行为和组织完整性的信息。皮肤中的许多分子成分也在皮肤外表达,例如肌肉中的凝集素、四跨膜蛋白(CD151)(图2-15-1)和肾中的整合素α3,主要在足细胞中,整合素α6β4在泌尿生殖道和胃肠道中。细胞基质受体与大量细胞内连接蛋白(如整合素连接激酶、黏着斑激酶、α-肌动蛋白)结合,连接到细胞骨架,最终为细胞提供机械强度。CD151编码的基因调控蛋白是细胞表面蛋白四跨膜蛋白家族的成员,可作为整合素功能的稳定剂。它不仅在上皮细胞、内皮细胞、肌肉细胞、肾小球足细胞和施万细胞和树突细胞中表达,而且在血小板和巨核细胞中表达。CD151似乎参与了肾小球基底膜结构的建立、成熟和/或维持,除了它在整合素介导的黏附增强中的作用,在表皮中,它被认为通过促进与整联蛋白α6β4形成稳定的层粘连蛋白结合复合物并参与细胞信号传导,从而在半桥粒的组织和稳定性中发挥作用。而CD151基因的突变,造成跨膜蛋白功能异常,从而出现皮肤损伤及肾脏受累。此外,首次报道的2例患者存在β-地中海贫血,Vanja Karamatic Crew等人发现它是由染色体11p15.5上与MER2血型基因相同位置的基因编码的。这可能是造成血液系统受累的原因。CD151尚未在内耳中被描述过,但它可能对该器官中的基底膜的组装很重要。自1988年首次报道该病例后,至2017年间未发现相关表型增加报道的情况,有学者认为这可能与该基因突变率低有关,关于CD151基因的分子机制还有待进一步研究。

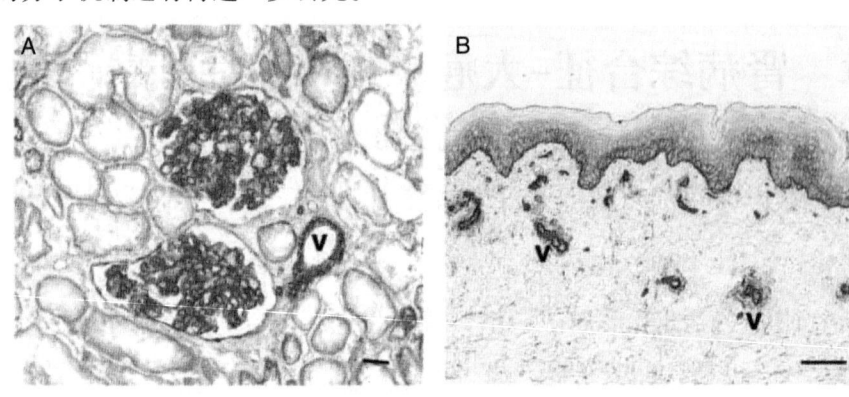

图2-15-1　CD151在肾脏(A)和皮肤(B)的免疫组化分布

注:V,血管,用mAbP48对肾组织进行免疫过氧化物酶染色分析,在肾小球和肾小管上皮细胞、皮肤角质形成细胞和血管平滑肌细胞中可见强染色

引自:Sterk LM, Geuijen CA, Oomen LC, et al. The tetraspan molecule CD151, a novel constituent of hemidesmosomes, associates with the integrin alpha 6 beta 4 and may regulate the spatial organization of hemidesmosomes[J]. J Cell Biol, 2000,149(4):969-982.

五、临床表现

1. 皮肤及其附属器

表现为大疱性表皮松解症,与Kindler综合征皮肤表现类似,多以四肢远端伸侧出现水疱,线性的胫骨前和上肢伸肌大疱在最低限度的红斑基底,甲癣营养不良、牙釉质发育不全、散在的皮肤白斑、斑片状脱发,部分患者可见口腔黏膜溃疡或糜烂。

2. 肾脏系统表现

病例报道所有患者均有肾脏受累,以肾病综合征为主要表现,疾病晚期多发展为终末期肾病,往往需要肾脏替代治疗,但治疗效果尚不明确,有报道称经腹膜透析后患者的皮肤损伤可缓解,但该结论不支持所有病例;其中1例病例报道患者出现多发的肾盂肾炎和尿失禁,表现为溢流性尿失禁和间歇性急迫性尿失禁。

3. 血液系统

表现为β-地中海贫血,与其他接受慢性血液透析的地中海贫血患者相比,这些患者需要更高剂量的重组促红细胞生成素来维持其血红蛋白水平在8~10g/dL之间。

4. 神经系统

患儿表现为感音神经性耳聋,这与Alport综合征患者相同,1例病例报道患者患有复杂的局部癫痫,且迷走神经刺激疗法难以治愈,呈双瘫性脑瘫表现,对于该基因的神经系统损伤有待更多表型的发现。

5.其他

有病例报道患者伴有食管狭窄的吞咽困难,远端阴道发育不全和双侧颈肋骨发育不全,双侧泪管狭窄。

六、辅助检查

1.血液检查

包括血常规、生化、血脂、动脉血气,免疫球蛋白、补体、自身抗体、炎症指标、促红细胞生成素、铁蛋白、铁元素及维生素B_{12}。可有肾功能损伤及贫血表现。

2.尿液检查

包括尿常规、24小时尿蛋白定量、尿蛋白电泳、肾脏损伤尿液指标、尿电解质等。可表现为肾病水平蛋白尿。

3.神经电生理

行BAEP检查,可见中枢性听神经损伤,提示感觉神经性耳聋。

4.病理检查

(1)皮肤活检:在光学显微镜下,显示表皮与真皮完全分离,伴有局灶性表皮水肿,上层真皮显示轻度单核血管周围浸润。免疫荧光检测提示从患者皮肤活检中提取的蛋白质印迹显示CD151缺失。透射电子显微镜显示细胞内和细胞间的断裂和粘连障碍,部分细胞角蛋白细丝聚集,细胞溶解,部分桥粒连接较差的细胞间隙增宽,细胞间电子致密物质和细胞碎片的积累明显增加,半桥粒稍小,角蛋白细丝结合受损,致密层下方有大量锚定纤维,并显示正常的超微结构特征。

(2)肾活检:光镜下见局限性肾小球基底膜增厚,免疫荧光未检出纤维蛋白原、免疫球蛋白或成分沉积。电子显微镜下可见肾小球和肾小管基底膜分裂,肾小球基底膜增厚,内含电子致密颗粒。间质内可见明显的泡沫细胞簇。

5.基因检查

为CD151基因的纯合突变,目前报道的突变位点均位于外显子5片段上,包括c.382dupG/ c.383insG。

6.其他

对于有癫痫病史的患者,行脑电图、头部核磁共振检查;对于存在吞咽困难者,行食道影像学检查;对于存在外生殖器畸形患者,应行生殖器B超,必要时行内窥镜检查。

七、诊断

婴幼儿期起病,多以皮肤脆性增加为首要表现,进而出现进行性肾功能损伤,发展至终末期肾病,伴有感音神经性听力损失和胫前皮肤起泡并伴有萎缩,应高度怀疑本病可能,皮肤活检显示表皮与真皮完全分离,全外显子基因检查提示CD151基因突变可诊断本病。

八、鉴别诊断

1.Kindler综合征(KS)

该病特点为皮肤水疱、光敏性、进展性皮肤异色症(同时出现广泛性皮肤萎缩、毛细血管扩张和色素改变),KS的病因是*kindlin-1*基因突变,可通过基因检查相鉴别。

2.Alport综合征

是一种遗传性进行性肾小球疾病,常伴发感音神经性耳聋和眼部异常,其病因是Ⅳ型胶原α3链、α4链和α5链的编码基因突变造成,皮肤病损的出现、皮肤或肾脏病理检查或分子遗传学是该病鉴别的要点。

九、治疗策略

目前无特效的治疗方案,多为对症治疗,加强皮肤护理、避免感染;对于出现肾病综合征表现的患者,尽早开始糖皮质激素或免疫抑制剂治疗,延缓进展至终末期肾病的时间,可进行肾脏替代治疗;对于患有β-地中海贫血的患者,应予以输注红细胞,监测血红蛋白及促红细胞生成素。

十、疗效及转归

目前已报道病例均存活至成年,最终发展至终末期肾病,目前尚无明确有效的治疗方法,临床预后及有效的治疗方案还有待进一步研究。

参考文献

[1] Kagan A, Feld S, Chemke J, et al. Occurrence of hereditary nephritis, pretibial epidermolysis bullosa and beta-thalassemia minor in two siblings with end-stage renal disease[J]. Nephron,1988,49(4):331-332.

[2] Karamatic Crew V, Burton N, Kagan A, et al. CD151, the first member of the tetraspanin (TM4) superfamily detected on erythrocytes, is essential for the correct assembly of human basement membranes in kidney and skin[J]. Blood, 2004,104(8):2217-2223.

[3] Vahidnezhad H, Youssefian L, Saeidian AH, et al. Recessive mutation in tetraspanin CD151 causes Kindler syndrome-like epidermolysis bullosa with multi-systemic manifestations including nephropathy[J]. Matrix Biol, 2018,66:22-33.

[4] Dunn C, Ambur A, Foss M, et al. Expanding the spectrum of epidermolysis bullosa simplex: Syndromic epidermolysis bullosa simplex with nephropathy and epilepsy secondary to CD151 tetraspanin defect-a case report and review of the literature[J]. JAAD Case Rep, 2022,23:136-140.

[5] Has C, He Y. Renal-skin syndromes[J]. Cell Tissue Res, 2017,369(1):63-73.

[6] Reimer A, Has C. Syndrome mit Hautfragilität [Syndromes with skin fragility][J]. Hautarzt, 2019,70(7):481-489.

[7] Zöller M. Tetraspanins: push and pull in suppressing and promoting metastasis[J]. Nat Rev Cancer, 2009,9(1):40-55.

[8] Baleato RM, Guthrie PL, Gubler MC, et al. Deletion of CD151 results in a strain-dependent glomerular disease due to severe alterations of the glomerular basement membrane[J]. Am J Pathol, 2008,173(4):927-937.

[9] Sterk LM, Geuijen CA, Oomen LC, et al. The tetraspan molecule CD151, a novel constituent of hemidesmosomes, associates with the integrin alpha6beta4 and may regulate the spatial organization of hemidesmosomes[J]. J Cell Biol, 2000,149(4):969-982.

[10] Sterk LM, Geuijen CA, van den Berg JG, et al. Association of the tetraspanin CD151 with the laminin-binding integrins alpha3beta1, alpha6beta1, alpha6beta4 and alpha7beta1 in cells in culture and in vivo[J]. J Cell Sci, 2002,115(Pt 6):1161-1173.

[11] Reimer A, He Y, Has C. Update on Genetic Conditions Affecting the Skin and the Kidneys[J]. Front Pediatr, 2018,6:43.

关蕊蕊(撰写) 王文红(审校)

第十六章 指甲-髌骨综合征
Chapter 16　Nail-Patella Syndrome, NPS

关键词:髌骨发育不全;手指甲发育不良;髂骨角;发育不全

Keywords: Patella Hypoplasia; Nail Dysplasia; Iliac Horns; hypoplasia

一、概述

指甲-髌骨综合征(Nail-Patella Syndrome,NPS)是一种遗传性罕见病,通常存在指(趾)甲、髌骨、肘部及髂骨的异常,还可累及眼部及肾脏。该疾病的发病率约1/50,000,是一种常染色体显性遗传病,与*LMX1B*基因突变有关,具有完全外显率,但其临床表现有显著差异。最初在1897年被Little描述为一种遗传性疾病,指甲-髌骨综合征的其他名称包括遗传性甲骨-骨发育不良(HOOD综合征)、Turner Kieser(或Österreicher Turner)综合征和Fong病。NPS主要临床特征为"四联征":指甲发育不良、髌骨发育不良或缺如、髂骨角(Iliac horns)畸形和肘关节发育不良。Hawkins和Smith在1950年首次明确指出了肾脏受累与NPS的相关性。现有资料显示,指甲-髌骨综合征的患者中30%~60%有肾病,约15%可发展为肾功能衰竭,严重的肾损害是本病致死的重要原因。因此,早期诊断及合理治疗是保护肾功能及预防早期关节炎的关键。目前对NPS无特殊的治疗方法。

二、定义

NPS是一种由*LMX1B*突变引起的罕见的常染色体显性疾病。其特征为指甲发育不良、髌骨缺失或发育不全、髂角、肘关节发育不良,以及青光眼和进行性肾病。

三、流行病学

NPS的患病率粗略估计为1/50,000,但可能更高,因为未诊断的个体具有轻度表型。此病在全世界均有报道,NPS主要见于白种人,但也见于亚洲人,印度和中东亦有病例报道。只有少数非洲人国内报道减少。

四、病因及发病机制

NPS是一种完全外显的常染色体显性遗传病,由*LMX1B*基因的致病性失功能突变(完全缺失或单倍剂量不足)引起。*LMX1B*基因位于9号染色体长臂远端(9q34),编码*LMX1B*蛋白,*LMX1B*蛋白是转录因子LIM结构域家族的成员,调节靶基因在肾脏、四肢发育中的表达。*LMX1B*对脊椎动物肢体发育、眼睛前部的分化以及中枢神经系统的神经元发育都至关重要。这也就解释了NPS患者膝关节和肘关节表现、青光眼和蛋白尿相关肾脏疾病的表型特征。

*LMX1B*在足细胞中终生表达,对于维持足细胞中的肌动蛋白细胞骨架必不可少。在肾小球足细胞中表达的*LMX1B*蛋白调节多个基因的转录,如*COL4A3*和*COLA4*(编码Ⅳ型胶原的α-4链),*NPHS2*和*CD2AP*(编码足细胞蛋白)。这些基因参与肾小球基底膜的形成和肾脏发育早期足细胞的分化。

现已发现的*LMX1B*杂合性突变,包括错义突变、剪接突变、缺失突变和无义突变等约180种。大部分突变都会导致蛋白质截短,影响锌指的二级结构。

五、临床表现

NPS是一种多系统疾病,其临床表现和疾病严重程度家族间和家族内部存在显著差异。四肢及骨盆骨骼畸形、甲营养不良和远端指(趾)畸形是NPS的典型特征。30%~50%的患者存在肾脏受累,首发表现为伴或不伴血尿的蛋白尿;其15%的患者进展为终末期肾病。肾脏是否受累是决定其预后的主要因素。此外,NPS的其他临床表现包括感音神经性耳聋、青光眼、胃肠道受累和血管舒缩功能障碍。

(一)甲与骨骼异常

1.甲

甲的畸形是NPS最常见的特征,其表现为甲发育不全;甲营养不良性改变,包括变色、异常的沟壑和开裂;以及三角形甲半月。甲半月是甲根的可见部分,在正常情况下为甲床上发白的新月形区域,而在NPS患者中为三角形。在现有研究及病例报道中,96%~98%的患者表现出甲的畸形。这种畸形可见于在新生患儿,且该表现双侧对称。拇指指甲畸形最严重,自食指至小指受累程度依次递减;每个甲面的尺侧更重。趾甲畸形较为少见,通常表现为第5个趾甲受累。

2.指(趾)畸形

几乎所有NPS患者都存在远节指(趾)改变。表现为覆盖远端指间关节的皮褶丧失、远端指间关节屈曲减少或近端指间关节过伸伴远端指间关节屈曲,呈"天鹅颈样"。食指往往受累最重。

3.髌骨畸形

在现有报道中92.7%的NPS患者都有髌骨未发育或发育不全,且一部分呈非对称性发病。小而发育不良的髌骨伴股骨外侧髁发育不全可导致髌骨反复半脱位或脱位、膝关节疼痛及功能障碍。

4.髂角及肘足部畸形

NPS患者亦可表现出骨盆、肘部和足部等其他骨骼异常。髂角是髂骨翼背侧中央形成的水平向骨性突起,是NPS的特征性病理表现,但目前尚无这种畸形导致患者步态异常的报道。肘关节畸形是NPS患者的另一典型表现,常见为桡骨头发育不全所致的外侧反复脱位或半脱位。在NPS患者中足内翻或足外翻畸形较少见。

(二)肾脏表现

肾脏疾病是NPS最严重的并发症且与NPS患者预后紧密相关。肾脏疾病的发病率和肾脏症状的严重程度在NPS家族内部和家族之间有很大差异。10%~40%的患者会出现肾脏疾病。肾小球基底膜受损的早期迹象是微量白蛋白尿和蛋白尿,伴或不伴有镜下血尿。蛋白尿可见于任何年龄段或者呈间歇性发病,妊娠时更为常见。目前尚无肾脏远期预后的纵向数据,患者蛋白尿症状或可自行缓解,或可终身无进展,或发展为肾病综合征以及终末期肾病(1%~5%)。

一些*LMX1B*突变的患者可能主要表现为无骨骼或其他肾外表现的肾脏表型,这种情况被称为指甲-髌骨样肾脏疾病(nail-patella-like renal disease)或 *LMX1B* 相关肾病(LMX1B-associated nephropathy)。*LMX1B* 相关肾病患者可能表现为家族性局灶节段性肾小球硬化(FSGS)，而不表现NPS的特征性电镜表现。虽然通过基因分型鉴定 *LMX1B* 突变是诊断NPS的重要组成部分，但因为无法检测基因组改变的患者，该基因的缺乏突变或缺失并不能排除此诊断。

(三)眼部表现

在NPS患者中偶见各种眼部异常，包括小角膜、硬化性角膜、先天性白内障、虹膜内缘色素沉着、先天性青光眼等。虹膜中央部分的色素过度沉着，呈现三叶草的形状被称为Lester征。Lester征与先天性白内障可见于NPS患者，但并非该综合征的特征性表现。眼球发育过程中，由于在眼的前部表达 *LMX1B* 基因控制着小梁网和Schlemm管的分化，NPS患者可出现原发性开角型青光眼与高眼压，但这两种疾病的患病率在各研究中相差较大。

(四)NPS其他系统表现

NPS患者可见感音神经性聋、血管舒缩异常(手足冰冷)、便秘、肠易激综合征等。现已发现NPS患者的手足对疼痛和温度的敏感性降低。部分患者还诉其存在无任何诱因的间歇性麻刺感、麻木和烧灼感。另外，注意缺陷多动障碍(attention deficient hyperactivity disorder, ADHD)和心境障碍也都与NPS有关。背痛可能与NPS患者的腰椎前突发生率增高有关。NPS患者的轻度脊柱侧凸、其他脊柱畸形和漏斗胸风险也较常人增高。

六、辅助检查

(1)影像学检查：髂角是NPS的特征性病理表现，可通过妊娠晚期的超声及患儿出生后的X光检查发现。

(2)实验室检查：尿液分析中可见蛋白尿或微量白蛋白尿，伴或不伴有镜下血尿。

(3)肾脏病理：光镜下表现为局灶节段性硬化、肾小球基底膜增厚、肾小球透明化等肾功能受损的非特异性改变。免疫荧光显微镜检查的结果往往为阴性，在部分患者中可见硬化性肾小球有IgM和C3的非特异性节段性沉积。肾脏组织在电子显微镜下超微结构的异常可见于所有NPS患者。电镜检查对该疾病患者具有非常重要的诊断意义。肾小球基底膜呈局灶性或弥漫性不规则增厚，呈电子透光区(虫蛀样)，包含簇状的交叉带状胶原纤维。肾小球系膜基质中可见相似的胶原纤维，但不累及肾小管基底膜。经乙酸双氧铀和磷钨酸染色可清晰地看到这些簇状的原纤维。足细胞显示足突节段消失。肾脏病理改变的严重程度与临床表现无相关性。即便没有肾脏受累临床表现的患者其电镜下也可见上述表现，具有诊断意义。

(4)分子基因检测发现LMX1B基因突变确诊。

七、诊断

NPS的诊断通常依据四个肌肉骨骼特征：指甲缺失/发育不良，髌骨缺失/发育不良，肘关节发育不良或桡骨半脱位，髂角。但NPS的表型多变，因此应考虑为疑诊NPS的患者进行基因检测。产前诊断可以使用绒毛膜绒毛取样进行标记单倍型或亲缘特异性突变分析。

如果NPS患者同时存在另一种肾病(狼疮、糖尿病肾病)的症状和体征，则活检检查是否存在其他肾病的可能性是合理的。但临床病程和肾脏组织病理学表现之间没有明确的相关性，而且肾脏活检的结果不会改变临床治疗方法，因此不鼓励对具有典型特征的NPS进行肾活检。

八、鉴别诊断

表2-16-1 鉴别诊断

疾病名称	基因	遗传形式	相似表现	鉴别点
Coffin-Siris综合征	ARID1A ARID1B SMARCA4 SMARCB1 SMARCE1 SOX11	常染色体显性遗传	指甲髌骨发育不良以及周关节脱位	小指指甲发育不全并伴有面部畸形

续表

疾病名称	基因	遗传形式	相似表现	鉴别点
Meier-Gorlin综合征	CDC6 CDC45 CDT1 GMNN MCM5 ORC1 ORC4 ORC6	常染色体显性及常染色体隐性遗传	髌骨缺如及先天性桡骨头脱位	身材矮小且骨龄延迟,有小耳畸形
Genitopatellar综合征	KAT6B	常染色体显性遗传	髌骨缺如,肾脏损害,髋关节及膝关节屈曲畸形,足畸形	坐骨发育不良,生殖器异常,面部畸形,小头畸形,智力残疾,肾脏结构性异常如(多囊肾或肾积水)
RAPADILINO综合征	RECQL4	常染色体隐性遗传	桡骨缺损,髌骨缺如或发育不良,关节脱臼	腭裂、面部先天性畸形,身材矮小,桡骨缺损(包括缺如或发育不良)
DOORS综合征	TBC1D24	常染色体隐性遗传	指甲缺失或成形不良	长拇指、大脚趾,通常没有三趾畸形。趾短,因远端指骨缺失或发育不全,双侧上睑下垂,鼻宽、短,鼻尖宽大、鼻孔结构性异常,白内障,视神经萎缩,Dandy-Walker畸形,癫痫发作
小髌骨综合征(坐骨髌骨发育不良,髋臼-髌骨综合征)	TBX4	常染色体显性遗传	髌骨小或无,复发性髌骨脱臼,盆腔异常	脊柱关节部骨化缺陷,坐骨发育不全,髋臼下"斧切"切口,指甲、肘部、肾脏无受累,或眼部受累

九、治疗策略

目前没有针对NPS的特异性治疗。其治疗的目的主要在识别和处理并发症,并需要多学科合作。患者治疗及管理如下。

(一)监测以下远期并发症

(1)肾脏疾病:每年测量一次血压、尿液分析和首次晨尿标本的尿蛋白/肌酐比值。

(2)眼部疾病:每年进行一次眼科筛查,包括眼压测量、视盘检查和视野测评。

(3)骨质疏松:根据是否存在临床症状及时诊断、评估骨骼系统的受累程度。绝经后女性及老年男性患者需定期行骨密度检查。

(二)骨科治疗

建议由具备NPS专业处理经验的外科医生进行治疗。在手术或强化理疗前,需行MRI检查来确认骨或软组织畸形情况。

(三)肾脏疾病

对于合并肾病的患者,尚无针对性的治疗措施,基于目前对NPS的研究报道,我们建议的治疗方法包括以下几种。

(1)对于已证实有蛋白尿/白蛋白尿的患者,可尝试使用血管紧张素转换酶抑制剂(ACEI)或血管紧张素Ⅱ受体阻滞剂(ARB)治疗。血管紧张素拮抗可减少蛋白排泄并减缓肾病进展。血管紧张素转换酶抑制剂对减少蛋白排泄并减缓肾病进展的作用已在多种其他有蛋白尿的非糖尿病性肾小球疾病中被证实,这提高了使用ACEI治疗可能对NPS的蛋白尿患者提供同等保护的可能性。一些文献报道中有描述环孢素可降低蛋白尿和稳定肾功能。虽然没有研究表明环孢素在高蛋白尿的NPS患者中的应用,但对于那些对ACE抑制剂的抗蛋白尿作用有耐药性或出现不可接受的副作用(低血压、血管性水肿)的患者来说,环孢素试验可能是一个合理的选择。

(2)避免使用可能有害的药物(如,非甾体类抗炎药)。

(3)对于ESRD患者,肾移植是首选的肾脏替代疗法。NPS不会在移植后复发,也不会像遗传性肾炎(Alport综合征)那样产生抗GBM抗体。

(四)其他系统疾病的治疗

NPS患者的青光眼、听力损失、神经系统症状和胃肠道不适治疗与一般人群相同。

(五)遗传咨询

应向所有受累的家族提供遗传咨询。医生应该告知家族成员:NPS是一种常染色体显性遗传病,其表现即使在家族内部也有差异。

十、疗效及转归

目前尚无肾脏远期预后的纵向数据,但有限证据表明,NPS患者的肾功能会更快衰竭,肾脏的老化速度是正常人的2倍。综合现有报道来看,62%的病例出现肾小球异常(蛋白尿),15%的患者出现ESRD。然而,并非所有受累家族或家族内所有受累成员均有临床肾脏受累。目前认为肾小球基底膜内存在胶原纤维是其肾脏病理的特异性改变,这在无蛋白尿的患者中也可检测到。但同时,这也提示了因未对无肾脏受累临床表现的患者进行肾活检导致低估了肾受累程度。

参考文献

[1]Bongers EM, de Wijs IJ, Marcelis C, et al. Identification of entire LMX1B gene deletions in nail patella syndrome: evidence for haploinsufficiency as the main pathogenic mechanism underlying dominant inheritance in man[J]. Eur J Hum Genet, 2008, 16(10):1240-4.

[2]Bongers EM, Gubler MC, Knoers NV, et al. Nail-patella syndrome. Overview on clinical and molecular findings[J]. Pediatr Nephrol, 2002, 17(9):703-12.

[3]Bongers EM, Huysmans FT, Levtchenko E, et al. Genotype-phenotype studies in nail-patella syndrome show that LMX1B mutation location is involved in the risk of developing nephropathy[J]. Eur J Hum Genet, 2005, 13(8):935-46.

[4]Ghoumid J, Petit F, Holder-Espinasse M, et al. Nail-Patella Syndrome: clinical and molecular data in 55 families raising the hypothesis of a genetic heterogeneity[J]. Eur J Hum Genet, 2016, 24(1):44-50.

[5]Harita Y, Kitanaka S, Isojima T, et al. Spectrum of LMX1B mutations: from nail-patella syndrome to isolated nephropathy[J]. Pediatr Nephrol, 2017, 32(10):1845-1850.

[6]Harita Y, Urae S, Akashio R, et al. Clinical and genetic characterization of nephropathy in patients with nail-patella syndrome[J]. Eur J Hum Genet, 2020, 28(10):1414-1421.

[7]Lemley KV. Kidney disease in nail-patella syndrome[J]. Pediatr Nephrol, 2009, 24(12):2345-54.

[8]Levy M, Feingold J. Estimating prevalence in single-gene kidney diseases progressing to renal failure[J]. Kidney Int, 2000, 58(3):925-43.

[9]Najafian B, Smith K, Lusco MA, et al. AJKD Atlas of Renal Pathology: Nail-Patella Syndrome-Associated Nephropathy[J]. Am J Kidney Dis, 2017, 70(4):e19-e20.

[10]Price A, Cervantes J, Lindsey S, et al. Nail-patella syndrome: clinical clues for making the diagnosis[J]. Cutis, 2018, 101(2):126-129.

[11]Sweeney E, Fryer A, Mountford R, et al. Nail patella syndrome: a review of the phenotype aided by developmental biology[J]. J Med Genet, 2003, 40(3):153-62.

[12]Witzgall R. Nail-patella syndrome[J]. Pflugers Arch, 2017, 469(7-8):927-936.

[13]邹万忠.肾活检病理学[M].北京:人民卫生出版社,2016.

钱悦(撰写) 宋洁(审校)

第十七章 Pierson综合征
Chapter 17 Pierson Syndrome, PS

关键词:先天性肾病综合征;LAMB2基因;弥漫性系膜硬化;小瞳孔

Keywords: congenital nephrotic syndrome;diffuse mesangial sclerosis;microcoria

一、概述

Pierson综合征(pierson syndrome, PS),也称皮尔逊综合征是一种罕见的常染色体隐性遗传性疾病,其特征是先天性肾病综合征(congenital nephrotic syndrome, CNS)、早发进行性肾功能衰竭和对光无反应性小瞳孔及严重的神经发育缺陷。PS由Pierson等首次于1963年报道,但直到2004年才明确该综合征是由于层粘连蛋白(laminin, LN)β2表达缺失或下降所致,中国首例病例于2010年报道。典型的PS主要临床特征为大量蛋白尿和水肿,通常在出生3个月内出现。伴有明显的眼部异常,包括小瞳孔、睫状肌和瞳孔肌发育不全,也可见青光眼、白内障和视网膜脱落等,还伴有神经发育异常,如肌张力减低、肌无力、语言发育迟缓等,部分患者仅表现为孤立的激素耐药型肾病综合征。典型的肾脏病理类型为弥漫性系膜硬化(diffuse mesangial sclerosis, DMS)。该疾病没有特定的治疗方法,免疫抑制剂治疗对缓解PS症状可能有一定的疗效。该病愈后差,具有严重临床表现的患者通常在出生后1年内即死亡,轻症患者在10岁以内进展为慢性肾功能衰竭,需要肾脏移植治疗,肾脏替代疗法可使部分患者存活至成人。患者也可表现为局限性PS,一般由错义突变所致,神经或眼部异常较为局限或无神经或眼部异常。

二、定义

PS常被称为小瞳孔-先天性肾病综合征,是由编码LNβ2链的 *LAMB2* 基因突变导致的一种常染色体隐性遗传病,临床上以CNS和双侧小瞳孔为特征,临床表型差异大,无特定治疗方法,愈后差。

三、流行病学

发病率不详,约占出生后1年内肾病综合征的2.5%,通常在出生后3个月内即可有临床表现。迄今为止,国内外文献中报道的病例仅有一百余例,目前国内该病例报道仅有5例,其中3例表现为小儿肾病综合征和小角膜,另2例表现为孤立性肾病综合征。

四、病因及发病机制

致病基因为 *LAMB2*(3p21),含有32个外显子,是全长约为12kb的基因组DNA。该基因编码的蛋白为LNβ2亚基,含有1798个氨基酸。LN是由α5、β2、γ1三个亚基组成的异三聚体的细胞外糖蛋白,是肾小球基底膜(glomerular basement membrane, GBM)、眼基底膜、视网膜以及神经肌肉突触的重要非胶原糖蛋白,对细胞的黏附、增殖、分化、迁徙起着重要作用。LNβ2在GBM大量表达,在锚定基底膜和足细胞足突形成中发挥了作用,维持GBM的结构并保持肾小球滤过屏障的完整性。典型的PS伴眼部小角膜的肾外表现,通常与 *LAMB2* 的无义突变及剪接位点突变有关,这些突变可抑制层粘连蛋白β2的合成和分泌,进而影响肾小球的滤过功能。LNβ2链的遗传缺陷破坏了GBM中LN亚型从LN-111(α1:β1:γ1)到LN-511(α5:β1:γ1)再到LN-521(α5:β2:γ1)的正常发育转换,LN-521形成的异三聚体在细胞外基质中聚合,通过N端结构域之间的相互作用组成晶格状网络,足细胞和内皮细胞之间的交互作用可促进细胞外基质蛋白进入GBM。β2亚基缺失导致GBM结构发生变化,使肾小球滤过屏障受损,从而引起蛋白尿和肾病综合征。*LAMB2* 基因突变临床表型多种多样,截断突变常表现为典型PS,而非截断突变则表型不一,可表现为孤立型早发型肾病综合征,有报道一名5岁女童,经尿检筛查发现无症状性蛋白尿和血尿,血清白蛋白和肌酐水平正常,无任何肾脏外症状,肾活检显示轻微肾小球异常,偶见局灶性系膜增生,电镜检查未见肾小球基底膜结构改变。发现 *LAMB2* 基因截断突变和一个剪接位点突变的双等位基因致病变异,拟诊PS,但因临床异常表现轻微,最终诊断为 *LAMB2* 相关肾脏疾病。因而PS临床表现多样性与基因突变和位置以及和其他基底膜相关蛋白编码基因突变有关,但是基因型与表型之间没有明确的相关性。一项51例PS病例的基因型-表型相关性研究发现,在至少一个等位基因上具有致病性错义变异的患者比在两个等位基因上具有截断突变的患者表现出更温和的晚发性肾病综合征和ESRD的发展。LN结构域是LN聚合和蛋白质加工的重要位点,*LAMB2* 错义变异位于LN结构域编码区的病例表现出严重的表型。*LAMB2* 突变的发病机制除了GBM结构的内在缺陷外,还可能包括足细胞-GBM-内皮细胞相互作用的受损。

除肾脏病变外,PS患者常有眼睛和神经系统异常。由于LN在眼内肌有丰富表达,因此其编码基因的改变可导致瞳孔肌肉和纤毛发育不全,故固定的小瞳孔是较为常见的眼部异常,通常与 *LAMB2* 的无义和剪接位点突变有关,极少数患者无肾外症状,与 *LAMB2* 错义突变相关。

五、临床表现

PS的典型表现为先天性小瞳孔和重度蛋白尿。常表现为肾病范围的蛋白尿,在出生时或出生后不久即出现先天性肾病综合征,并迅速发展为早发性肾功能衰竭。眼部异常通常是双侧,但严重程度可能不同,包括小瞳孔、虹膜发育不全、角膜后胚胎环、大角膜或小角膜、白内障、圆锥形晶状体、持续性胎儿血管、视网膜剥离、青光眼和眼球结核。神经系统表现包括严重的发育迟缓、明显的肌肉张力减退、运动障碍和失明。偶有病例报道患儿有听觉系统缺陷,还有甲状腺功能减退、癫痫、神经源性膀胱、严重吞咽困难、胃排空延迟、胃食管反流、肠旋转不良等可疑与LNβ2遗传缺陷相关的临床表现。但值得注意的是,部分患者只有轻度迟发性蛋白尿并没有眼部或神经系统异常。

无论发病年龄大小,PS患者均有肾脏受累表现,常表现为肾病范围的蛋白尿,部分患儿出生后3个月内即发病,多在婴儿期进展至终末期肾病(End-stage renal disease,ESRD),如果患儿能活过婴儿期,常会出现失明和严重的神经系统缺陷。如果医生没有仔细进行眼部检查和基因分析,可能会造成该病的漏诊。虽然大部分PS患者有进行性肾功能减退并在早期进展到ESRD。多代近亲家系研究分析结果发现,存活的PS患者肾脏的临床表现大相径庭,部分患者在婴儿时期即需要肾脏替代治疗,大部分患者存在进行性肾功能减退并在早期进展为ESRD。而部分患者虽有肾病范围内的蛋白尿,但在较大年龄仍然维持肾功能正常。

PS患者中绝大多数均有眼部异常(约占95%),因此一些患者是由于各种眼部疾患于眼科就诊,最终诊断为Pierson综合征。还有部分患者可能起病早期并没有或者仅有非常轻微的眼部异常,而在婴儿或儿童期才渐渐出现视网膜剥脱等情况。Mohney等报道了出现9名Pierson综合征患者的多代近亲家系,发现了导致Pierson综合征的一个新的*LAMB2*基因的致病突变(c.440A>G;His147R),有该突变基因的存活患者年龄从3岁到42岁,均有包括色素性视网膜病、单侧或双侧视网膜剥脱等眼部异常,但是均没有小瞳孔。因此,小瞳孔并不是Pierson综合征的唯一眼部表现,小瞳孔存在与否很大程度决定于*LAMB2*突变的基因型。其眼部病变可包括视网膜病在内的多种眼部表现,还有部分患者可能起病早期并没有或仅有非常轻微的眼部异常,而在婴儿或儿童期才渐渐出现视网膜剥脱等情况,因而对于没有眼部症状的患者并不能完全除外该病。

PS病例的基因型-表型相关性研究同时发现,在神经系统异常方面,在42名接受神经学评估的*LAMB2*突变患者中,有22人存在神经发育缺陷,包括显著的肌张力减低/肌力减退/肌无力,运动迟缓以及一定程度的认知缺陷,但是进一步研究未发现神经发育缺陷与特定的突变类型有关。

六、辅助检查

除不同程度的肾病综合征检验异常及眼科专科检查多种不同表现外,主要的特征性检查是肾活检组织病理学表现。PS患者的肾脏病理组织学检查表现不一,从轻微的足细胞消失到DMS,以及特殊的新月体形成。虽然典型病理表现为DMS,但症状较轻者仅表现为系膜细胞及基质增生,有轻微的肾小球改变或局灶节段性肾小球硬化(focal segmental glomerulosclerosis,FSGS),重者表现为肾小球硬化,GBM轮廓不清,部分基底膜增厚及分层,上皮及内皮下绒毛状物质沉积,广泛足突融合及小管间质病变。

典型PS可见LNβ2缺失,部分局限性PS患者可见减少。常规免疫荧光染色无免疫复合物沉积。电镜检查可见系膜基质增加,无沉积。足细胞弥漫性足突融合,GBM不规则性增厚和变薄。此外,可见致密板分层。尽管多数PS患者肾脏病理表现为DMS,但也存在其他不典型的病理变化,这可能与发病年龄及临床症状轻重有一定关系。

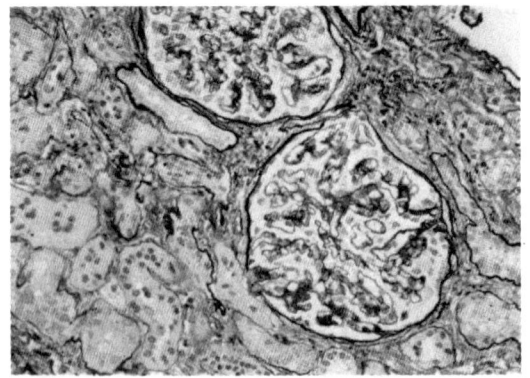

图2-17-1　Pierson综合征轻度局灶节段性系膜基质增加(Jones银染)

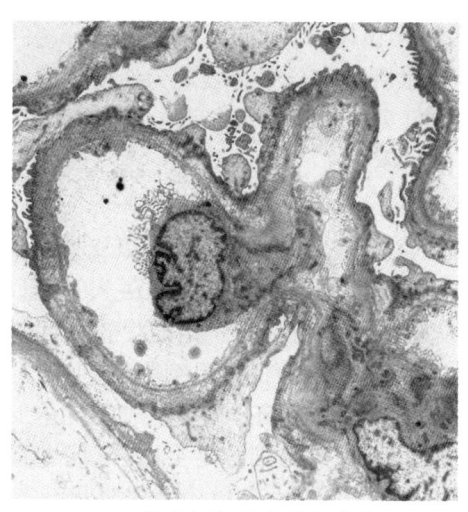

图2-17-2 Pierson综合征肾小球基底膜节段性分层（电镜）

七、诊断

PS患者肾活检组织病理学表现为弥漫性系膜基质增加或FSGS病变，GBM染色LNβ2缺失或显著减少，GBM致密板不规则增厚和变薄。肾脏表型严重度和眼部表型并不一致，肾脏表型可能与基因突变所致的蛋白功能缺陷程度相关，同时也受到表观遗传学的影响；而眼部表型可能与LAMB2的基因型相关。因此，对于患激素抵抗性肾病综合征以及婴儿早期即出现肾病范围蛋白尿的患者无论是否存在眼部病变均需要进行详细的基因分析除外PS。而对于伴有小瞳孔、虹膜发育不全、角膜后胚胎环、大角膜或小角膜、白内障、圆锥形晶状体、持续性胎儿血管、视网膜剥离、青光眼和眼球结核等眼异常的早发型肾病综合征患者应首先检测LAMB2。

该病为常染色体隐性遗传，由编码LNβ2的LAMB2表达缺失或下降所致，如果父母双方都是未受影响的致病基因携带者，则有25%的风险遗传给后代。如果已在至少有一名发病患者的家庭中鉴定出突变，则可以对健康家庭成员进行携带者检测。该病产前诊断很困难，有的病例可疑存在胎儿超声检查肾脏高回声和羊水过少，只有基因检测才能进行早期可靠的产前诊断。

八、鉴别诊断

鉴别诊断包括其他原因导致的先天性/早发肾病综合征，可根据发病年龄，临床表现和组织学特征进行鉴别。PS主要与Alport综合征、Denys-Drash综合征、Frasier综合征、Galloway-Mowat综合征、Finnish型先天性肾病综合征进行鉴别诊断。

Alport综合征又称眼-耳-肾综合征，为遗传性肾炎中最常见的一种，为X-连锁显性遗传，临床表现似慢性肾小球肾炎，主要表现为血尿、进行性肾衰竭，伴或不伴感音神经性耳聋、眼病变。具有较高的遗传异质性，主要是由于编码基底膜Ⅳ型胶原的基因发生突变所致。主要的临床表现是反复发作的镜下/肉眼血尿，继而出现蛋白尿，肾功能呈慢性进行性减退，可发展为ESRD。肾活检显示GBM极不规则、弥漫性增厚或增厚与变薄相间，致密层撕裂分层、篮网状改变是诊断该病的金标准。

Denys-Drash综合征为常染色体显性遗传，通常在2岁前出现肾病综合征，且伴有男性性腺发育不全和WT1外显子8或9突变，具有肾母细胞瘤和性腺细胞瘤风险。肾活检显示DMS，电镜下GBM呈多层化不规则增厚。

Frasier综合征为常染色体显性遗传，通常在2~6岁时出现肾病综合征，并伴有假两性畸形，以及WT1内含子9突变，多数在青少年时期发展至ESRD。肾活检显示FSGS和GBM不规则增厚伴足突融合。

Galloway-Mowat综合征为常染色体隐性遗传，LAGE3、OSGEP、TP53RK、TPRKB等多个基因突变，在出生后1个月内出现肾病综合征，且伴小头畸形和癫痫，可出现尿血、尿糖和肾功能衰竭。肾活检显示DMS或FSGS。电镜显示GBM不规则，内层板扩张，足突融合。

Finnish型先天性肾病综合征为常染色体隐性遗传,是由Nephrin突变(*NPHS1*)引起。突出表现为大量蛋白尿,伴低白蛋白血症、高脂血症和水肿。部分患者表现为遗传性激素抵抗,最终导致终末期肾衰竭。肾活检检查肾小球无特异性变化,光镜可见肾小管囊性扩张。电镜可见弥漫性足突融合,裂孔隔膜消失,但GBM正常。

九、治疗策略

PS表现为激素耐药型肾病综合征,没有特定的治疗方法,以支持性治疗为主,旨在控制肾功能衰竭和肾病综合征的影响。血管紧张素转换酶抑制剂可以减少尿蛋白丢失,并且由于药物的肾脏保护作用可以延缓ESRD的进展。免疫抑制剂治疗对缓解PS症状可能有一定的疗效。钙调磷酸酶抑制剂可能通过抑制活化T细胞的核因子的激活来减少细胞因子的产生,从而保护足细胞、减少尿蛋白和肾小球硬化。FK506是一种钙调磷酸酶抑制剂,可以通过抑制T细胞的增殖、影响B细胞生成和抗体形成发挥免疫抑制作用控制蛋白尿,也可直接作用于足细胞,减少足细胞凋亡,抑制足细胞足突融合,促进其膜蛋白和骨架蛋白功能恢复,从而降低尿蛋白。严重CNS的病例可行双侧肾切除,大多数病例需要肾脏替代治疗和肾移植。迄今为止,没有证据表明肾移植术后移植肾出现疾病复发的情况。对视网膜剥离等眼科疾患需要进行仔细的眼科随访。

十、疗效及转归

PS患者的预后较差,大多数患者在婴儿期进展为ESRD,绝大多数在2岁前死亡,也有报道,肾脏替代疗法可使部分患者存活至成人。视力预后也较差,视力范围从无光感到20/200。虽然该病很罕见,但早期识别可以尽快启动肾脏保护性治疗,并对可能存在的眼部疾病进行及时诊疗。对于所有激素抵抗性肾病综合征患者,无论是否存在眼部异常,都应考虑进行*LAMB2*的突变分析。

参考文献

[1] Pierson M, Cordier J, Hervouuet F, et al. An unusual congenital and familial congenital malformative combination involving the eye and kidney[J]. J Genet Hum, 1963,12:184-213.

[2] Zenker M, Aigner T, Wendler O, et al. Human laminin beta2 deficiency causes congenital nephrosis with mesangial sclerosis and distinct eye abnormalities[J]. Hum Mol Genet, 2004,13(21):2625-2632.

[3] Zhao D, Ding J, Wang F, et al. The first Chinese Pierson syndrome with novel mutations in LAMB2[J]. Nephrol Dial Transplant, 2010,25(3):776-778.

[4] Lusco MA, Najafian B, Alpers CE, et al. AJKD Atlas of Renal Pathology: Pierson Syndrome[J]. Am J Kidney Dis, 2018,71(4):e3-e4.

[5] Shaw L, Sugden CJ, Hamill KJ. Laminin Polymerization and Inherited Disease: Lessons From Genetics[J]. Front Genet, 2021,12:707087.

[6] Sakuraya K, Nozu K, Murakami H, et al. An extremely mild clinical course in a case with LAMB2-associated nephritis diagnosed with next-generation sequencing[J]. CEN Case Rep, 2021,10(3):359-363.

[7] Sobieszczańska-Droździel A, Grenda R, Lipska-Ziętkiewicz BS, et al. Five-Year Follow-Up and Successful Kidney Transplantation in a Girl with a Severe Phenotype of Pierson Syndrome[J]. Nephron, 2021,145(5):579-584.

[8] Nishiyama K, Kurokawa M, Torio M, et al. Gastrointestinal symptoms as an extended clinical feature of Pierson syndrome: a case report and review of the literature[J]. BMC Med Genet, 2020,21(1):80.

[9] Minamikawa S, Miwa S, Inagaki T, et al. Molecular mechanisms determining severity in patients with Pierson syndrome[J]. J Hum Genet, 2020,65(4):355-362.

姚旻(撰写) 宋洁(审校)

第十八章 严重的眼肾小脑综合征
Chapter 18 Severe Oculo-Renal-Cerebellar Syndrome, SORCS

关键词:智力障碍;小脑发育不良;视网膜变性;肾脏损伤

Keywords: intellectual disability;cerebellar hypoplasia;retinal degeneration;renal injury

一、概述

严重的眼-肾-小脑综合征(severe oculo-renal-cerebellar syndrome,SORCS)于1982年由Hunter AGW等

人报道,一个家庭的11名儿童中5人患病,他们将此疾病命名为眼-肾-小脑综合征。但此后未再有文献进一步描述,该病的发病率、发病机制等尚不明确。临床表现为多重先天性畸形,包括严重的智力缺陷、舞蹈样手足徐动症、进行性双侧痉挛性瘫痪、进行性视网膜色素变性伴视网膜血管丧失以及肾小球病变,其中一个病例的尸检结果显示存在小脑颗粒层缺失。许多罕见的先天性疾病同时存在中枢神经系统、眼、肾的异常表现,其中仅有少数明确由遗传疾病引起,本章节整理了其他较为明确的眼-肾-脑疾病进行对比以供参考。

二、定义

SORCS系一种罕见的多重先天性畸形综合征,其特征为严重的智力缺陷、舞蹈样手足徐动症、进行性双侧痉挛性瘫痪、进行性视网膜色素变性伴视网膜血管丧失以及肾小球病变,部分病例有小脑颗粒层缺失的报道。

三、流行病学

眼肾小脑综合征极为罕见,目前暂无确切的发病率数据。由于其病例数相少,相关研究多为个案报道或小样本病例系列研究,这使得准确评估其在人群中的发病频率较为困难。

四、病因及发病机制

眼肾小脑综合征的病因主要是由特定基因的突变引起。目前研究发现,一些基因如OCRL基因的突变与该病密切相关。OCRL基因位于X染色体上,其编码的蛋白质在细胞内的磷脂代谢和囊泡运输等过程中起着关键作用。当该基因发生突变时,会导致其编码的蛋白质功能异常,进而引发一系列病理生理过程,最终导致眼肾小脑综合征的发生。不过,除了OCRL基因外,可能还有其他尚未明确的基因参与该病的发生,这仍需进一步的研究探索。

在眼部,基因突变导致的蛋白质功能异常可能影响视网膜细胞、晶状体细胞等的正常代谢和功能。例如,可能干扰细胞内的物质运输和信号传导通路,导致视网膜色素上皮细胞功能障碍,影响其对光感受器细胞的支持和营养作用,进而引起视网膜病变,如色素性视网膜病变,出现视力下降、夜盲等症状。同时,也可能影响晶状体的发育和代谢,导致晶状体混浊,形成白内障。

在肾脏,异常的蛋白质可能影响肾小管上皮细胞的功能。肾小管是肾脏中负责重吸收和分泌功能的重要结构,蛋白质功能异常可能干扰肾小管细胞内的磷脂代谢平衡,导致细胞内脂质沉积和细胞器功能紊乱。这会影响肾小管的正常重吸收和排泄功能,出现肾小管性酸中毒、Fanconi综合征等,表现为电解质紊乱、氨基酸尿、糖尿等症状,长期可导致肾功能衰竭。

小脑是控制人体平衡、协调运动和部分认知功能的重要脑部结构。基因突变可能影响小脑神经元的发育、迁移和突触形成,导致小脑神经元数量减少,结构异常以及神经环路功能紊乱。此外,蛋白质功能异常还可能影响小脑细胞的能量代谢和信号转导,使得小脑无法正常发挥其生理功能,从而出现共济失调、肌张力低下、智力发育迟缓等神经系统症状。

五、临床表现

患儿均有严重的智力障碍、进行性视网膜色素变性,在其早期出现上肢舞蹈样手足徐动,后期发展为双侧肢体痉挛性瘫痪,以及严重的肾小球病变至肾功能衰竭。本病呈进行性发展,患者均在出生后的十年或二十年内死亡。

六、辅助检查

患儿的血红蛋白、白细胞计数未见异常;血清检查:钙、磷、碱性磷酸酶、尿酸、胆固醇、甘油三酯、葡萄糖、胆红素、α-1-抗胰蛋白酶、血清铜、铜蓝蛋白、乳酸脱氢酶、肌酸磷酸激酶和血气未见异常;尿氨基酸色谱、氯化铁试验和黏多糖筛选结果均正常。q染色体、心电图、神经传导速度、颅骨x线片和静脉肾盂造影也正常。在行脑电图检查的两名患者中,一名患者脑电图正常;一名患者显示局灶性颞顶尖波放电,对光刺激无反应。酮酸检测发现三名患者尿液中含有少量丙酮和丙酮酸。

七、诊断

眼肾小脑综合征诊断需整合多维度信息。

(1)了解临床表征:患者存在严重眼部病变,像先天性白内障、角膜混浊;肾脏受累,出现蛋白尿、血尿与肾衰竭;小脑功能障碍,如共济失调、眼球震颤及吞咽困难。

(2)追溯家族病史:询问家族中有无类似病症患者,尤其是近亲发病情况,为诊断提供线索。

(3)借助实验室检查:血检判断肾功能指标,明确有无贫血、电解质紊乱;尿检查看是否存在蛋白尿、血尿,评估肾脏损伤程度。

(4)利用影像学检查:肾脏超声观察肾脏大小、形态;头颅MRI查看小脑形态、结构,辅助评估病变程度。

(5)开展基因检测:检测OCRL等相关致病基因的突变,不仅用于确诊,还能为遗传咨询、产前诊断提供依据。

八、鉴别诊断

表2-1-1 鉴别诊断

疾病名称	基因	遗传形式	CNS表现	眼部表现	肾脏表现	其他
Lowe综合征	OCRL	X染色体隐性遗传	智力迟钝、中枢肌张力低下伴缺乏深反射、吸吮和吞咽反射减弱伴胃食管反流、运动发育严重迟缓	先天性白内障,青光眼(50%),视力受损/失明	近端肾小管病变,间质纤维化,继发性肾小球硬化,ESRD	肌张力下降、肾性佝偻病、脊柱侧弯、隐睾症、髋关节和膝关节松弛、浅表囊肿、非炎性关节炎、呼吸道感染、腱鞘炎和皮下良性肌瘤,牙本质形成受损和龋齿
Bardet-Biedls综合征	BBS1,BBS2,ARL6,BBS4,BBS5,MKKS,BBS7,TTC8,BBS9,BBS10,TRIM32,BBS12,CEP290,MKS1	常染色体隐性遗传	轻度至中度智力发育迟缓,共济失调	视网膜色素变性,夜盲症,进展为视力减退甚至失明,白内障,青光眼,斜视,视神经营养不良,眼球震颤	囊性和纤维化疾病,ESRD	多指、并指、肥胖、糖尿病、肝纤维化和先天性心脏缺陷
Joubert综合征	NPHP1,AHI1,CEP290,TMEM67,RPGRIP1L,CC2D2A,ARL13B,INPP5E,OFD1,TMEM216	常染色体隐性遗传	小脑畸形和脑干畸形,共济失调,认知水平上从正常到严重智力发育迟缓不等,呼吸不规则,婴儿出生后第一年即出现眼球运动障碍	视网膜色素变性	NPHP,肾小球硬化,ESRD	多指,生殖器官发育不良或畸形,肝纤维化伴胆管增生
Meckel综合征	MKS1,B9D1,B9D2,TMEM216,TMEM67,CEP290,RPGRIP1L,CC2D2A	常染色体隐性遗传	小头畸形或枕部脑膜及脑膨出(60%~90%),脑积水(10%~20%)	眼小	双侧肾多囊性异型增生(95%~100%)	腭裂/唇裂、多指、心脏和生殖器官畸形、肝纤维化
Senior-Lokens综合征	CEP290,IQCB1,NPHP1,NPHP4,SDCCAG8	常染色体隐性遗传	同Joubert综合征	先天性失明(Leber先天性动脉瘤病)或色素性视网膜炎	NPHP,ESRD	骨骼发育不良、多饮和烦渴、肌张力低下

附病例汇总

序号	性别	出生体重	临床表现	辅助检查	肾病理	预后	补充
II-1	女	2725g	于出生2月后察觉发育迟缓;交替斜视、视盘苍白、视网膜萎缩;肌肉松弛但深反射正常	反复尿检存在尿蛋白	—	11岁时出现肾损伤征象,11 3/4岁死于肾衰竭伴大量蛋白尿	—
II-3	男	3400g	出生3月后察觉发育迟缓;交替斜视,无失明;肌张力下降,上肢持续性徐动	—	—	6 3/4岁时出现肾损伤;7 1/2岁死于肾衰竭	—

续表

序号	性别	出生体重	临床表现	辅助检查	肾病理	预后	补充
Ⅱ-7	男	—	婴儿期开始出现发育迟缓,13岁时存在明显的智力障碍;双眼无视力,有对光反射,白内障,眼底视网膜血管缺失,黄斑区有明显的色素营养不良;双侧上肢舞蹈样运动,双侧下肢痉挛伴病理征阳性	尿液中含有少量丙酮和丙酮酸	肾穿检测到75个肾小球,其中31个为相对无细胞的闭锁性肾小球,其大小约为正常的1/3至1/2。闭锁的肾小球位于浅表皮质,通常看不到邻近的小动脉。较深皮质的肾小球大小不正常,基底膜增厚很小。相邻的小动脉经常可见,通常含有厚的pas阳性基底膜或透明沉积物。可见肾小球旁突出,而肾小管萎缩。电镜研究显示小球毛细血管基底膜明显融合和不规则增厚,其中含有直径达2.2p的细小圆形或椭圆形颗粒状电子密度沉积物。其中一些沉积物含有电子密度更大的弯曲线性结构,而其他沉积物则更不均匀,部分由小的、圆形的、紧密排列的类似小泡的粒子组成。有些沉积可达毛细血管环圆周的1/4,类似但通常更大的沉积物见于夹层基底膜或弹性层。小动脉弹力层曲折、增厚,常分裂成多个椎板	—	—
Ⅱ-9	男	3420g	出生后6个月发现发育迟缓;9月龄时出现严重智力障碍,反射亢进和手足徐动;左侧内斜视,双眼球游离运动,失明,视网膜血管消失	脑电图显示局灶性颞顶突波放电,对光刺激无反应;尿液中含有少量丙酮和丙酮酸	尸检发现患者肾小,肾动脉口径正常。大多数肾小球完全硬化,由固体透明质基质嵌在少数核内和嗜酸性粒细胞增多的区域组成,提示毛细血管嗜酸性粒细胞残留,管腔消失。未完全硬化的肾小球毛细血管壁明显增厚,有时可见嗜酸性粒细胞增多的病灶。在一些小动脉壁内也可见类似的沉积。电子显微镜显示毛细血管壁被沉积在基底膜内部或应用于基底膜内表面的电子致密物质增厚。一些沉积物含有脂质,另一些含有膜状物质。未对肾脏进行免疫染色	119/12出现肾功能恶化及水肿,12岁死亡	脑小(800g),脑曲正常,脑沟稍宽深,枕大池增大,小脑下表面对称凹下。小脑蚓仅有3个横叶可单独识别,小脑结节和小舌较小,下蚓部最大的部分为金字塔状。小叶小,扁桃体位于两侧。视神经直径正常,小脑半球、尾状核、丘脑、中脑、桥脑、髓质切面未见异常。右脑小脑半球切片显示一个小齿状核,但没有其他核。光镜检查,小脑内颗粒层缺乏颗粒细胞,浦肯野细胞数量可能有灶性增加。叶核的髓鞘化和轴突聚集是正常的。右眼的显微镜切片显示正常的脉络膜血管和在神经头中心的一条直径为30μm的视网膜小血管。细胞外核层和外丛状层的细胞数量和厚度均明显减少。可识别的神经节细胞很少,内丛状层很薄,色素致密聚集物分散在视网膜各层

续表

序号	性别	出生体重	临床表现	辅助检查	肾病理	预后	补充
Ⅱ-10	女	4500g	出生后1个月发现发育迟缓；视盘苍白，视网膜血管发育不良，色素减少；关节轻度过伸，肌量少，肌张力低。深反射正常，无踝阵挛，上肢舞蹈样运动	尿液中含有少量丙酮和丙酮酸	—	—	—

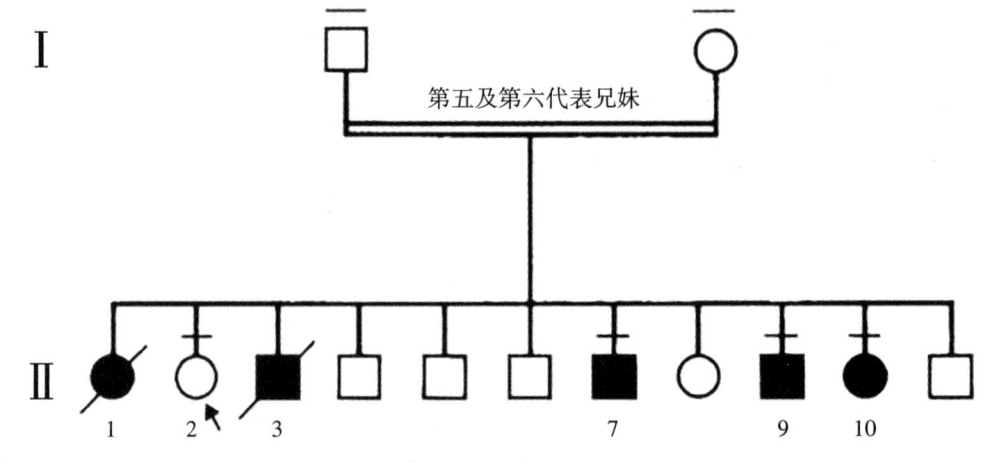

图2-18-1 遗传图

参考文献

[1] Bell AH, McKiernen PJ, Savage JM, et al. Hereditary renal and retinal dysplasia--the Senior-Loken syndrome[J]. Ulster Med J, 1987, 56(2): 160-162.

[2] Paprocka J, Jamroz E. Joubert syndrome and related disorders[J]. Neurol Neurochir Pol, 2012, 46(4):379-783.

[3] Delous M, Baala L, Salomon R, et al. The ciliary gene RPGRIP1L is mutated in cerebello-oculo-renal syndrome (Joubert syndrome type B) and Meckel syndrome[J]. Nat Genet, 2007, 39(7):875-881.

[4] Hunter AG, Jurenka S, Thompson D, et al. Absence of the cerebellar granular layer, mental retardation, tapetoretinal degeneration and progressive glomerulopathy: an autosomal recessive oculo-renal-cerebellar syndrome[J]. Am J Med Genet, 1982, 11(4):383-395.

[5] Sessa G, Hjortshøj TD, Egfjord M. Arvelige cerebrookulorenale syndromer[J]. Ugeskr Laeger, 2015, 177(4):353-356.

钱悦（撰写） 宋洁（审校）

第十九章 遗传性肾病综合征
Chapter 19 Genetic Nephrotic Syndrome, GNS

关键词：遗传；肾病综合征

Keywords: genetics; nephrotic syndrome

一、概述

遗传性肾病综合征（genetic nephrotic syndrome, GNS）是指单基因突变导致的肾病综合征。主要临床特征是大量蛋白尿、低蛋白血症、高脂血症和水肿。GNS常见的病理类型包括局灶节段性肾小球硬化、微小病变及系膜增生性肾小球肾炎。GNS是由肾小球滤过屏障组成蛋白的编码基因或其他相关基因突变导致。GNS发病人群包括儿童和成人。肾病综合征通常为原发性或自身免疫介导。对于免疫介导肾病综合征，激素治疗是常见的方式。但有部分患者激素抵抗，可能与遗传因素相关。诊断GNS依靠临床表现、实验室检查和基因检测。基因检测是确诊GNS的金标准，可以明确致病基因和突变类型，并为个性化治疗提供依据，也协助评估肾移植后肾病复发风险。利用基因二代测序技术,发现60余种基因编码调节肾小球滤过屏障功能的蛋白及转录因子等,如足细胞裂孔隔膜蛋白、足细胞肌动蛋白、足细胞骨架蛋白、线粒体蛋白、肾小球基底膜和基质蛋白。这些基因可分为8类(见图2-19-1)。有以下情况的肾病综合征患者应接受基因检测:①<1岁时发生原发性肾病综合征或激素抵抗型肾病综合征;②具有肾脏疾病家族史或伴有肾外脏器表现的患者;③对免疫抑制治疗无反应。治疗上GNS主要是对症处理,减轻症状和延缓病情进展。标准保守性治疗包括每日或每隔1日白蛋白输注、丙种球蛋白补充、通过喂食管或肠外营养支持的方式提供高蛋白低盐膳食的营养、维生素和甲状腺素的补充,以及预防感染和血栓性并发症。然而,并发症的发生率仍然很高,生长和发育通常出现迟滞。现已报道有几种干预措施可以减少蛋白质排泄,包括单侧肾切除术,以及ACEI联合吲哚美辛治疗,从而降低肾小球内压力,以减少蛋白质排泄。但部分患者出现生长迟滞、血栓形成等重度并发症时,可能需要进行双侧肾切除术。如果进行肾切除术,则需要透析直至患者体重达到8~9kg,然后可考虑进行肾移植。肾移植后复发肾病综合征,血浆置换联合环磷酰胺和抗CD20抗体已被成功用于治疗抗nephrin抗体所致的肾病复发。

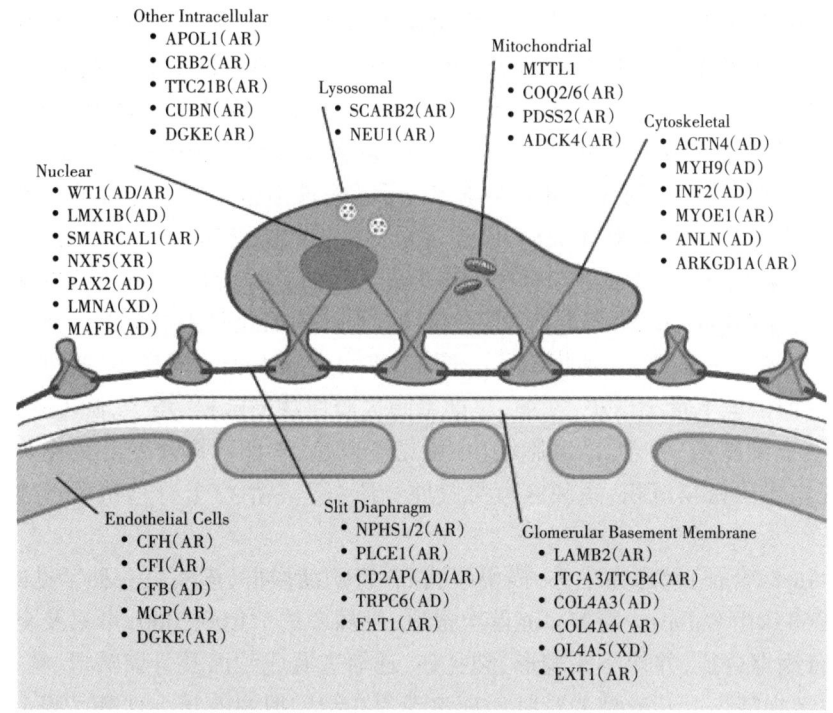

图2-19-1 影响肾病综合征的突变基因

根据起病年龄,GNS可分为成人期起病、儿童期和先天性肾病综合征。成人期起病的GNS其突变基因以 *ACTN4*、*CD2AP*、*TRCP6*、*INF2*、*LAMB2* 等为主,且常为常染色体显性遗传型。

先天性肾病综合征(congenital nephrotic syndrome,CNS)是指在出生时或出生后3个月内发病的肾病综合征,伴或不伴肾功能不全。CNS由多种因素引起,主要包括以下几种。①遗传因素:先天性肾病综合征可以是由遗传突变引起的,包括单基因突变、染色体异常等;②免疫因素:免疫系统异常也可能导致先天性肾病综合征,例如免疫球蛋白A肾病、免疫球蛋白M肾病等;③母体因素:孕期母体患有某些疾病或接触某些有害物质也可能导致先天性肾病综合征。例如,母体糖尿病、高血压、系统性红斑狼疮等疾病,以及使用某些药物(如某些抗癫痫药物)或接触某些有害物质(如某些化学物质);④其他因素:先天性肾病综合征还可能与其他因素有关,如胎儿发育异常、胎儿缺氧、胎儿感染等。CNS是一组疾病的总称,具体的病因和发病机制因个体而异。根据病因,CNS分为原发性(即遗传性)和继发性(非遗传性)。

(一)原发性CNS

原发性CNS,研究表明有60%~80%患者有遗传基础,主要是由肾小球滤过屏障组成蛋白编码基因或相关基因突变所致，主要突变基因包括 *NPHS1*、*NPHS2*、*NPHS3*、*WT1* 和 *LAMB2*。基因检测为一线诊断方法。基因检测未确定的 CNS 患儿考虑肾活检。CNS 在治疗上类固醇及免疫抑制剂疗效不佳，肾移植可改善预后。目前多主张产前明确诊断并终止妊娠。

(1)芬兰型先天性肾病综合征是最常见的，在芬兰发病率约为1/8,000活婴，国内发病率未有报道。无论是芬兰籍还是其他人群，*NPHS1*突变占主要原因。该病最具特征性的肾脏病理表现为肾小球系膜增生和肾小管扩张，系膜区无致密的胶原物质沉积。患儿在子宫内即出现症状，新生儿低体重，出生后不久即出现严重的肾病综合征，迅速发展为肾小球硬化，激素和免疫抑制剂治疗无效。新生儿多在产后6个月内死于严重的并发症，给予充分的支持治疗，可延长生命，但多在3~8岁进展为终末期肾衰竭。

(2)先天性肾病综合征非芬兰型发病较芬兰型晚，多在出生3个月后至3岁前出现肾病范围蛋白尿，肾功能损伤进展较快，多在儿童期患儿即出现肾功能衰竭。少数蛋白尿较轻的患儿，肾功能损伤进展慢，该类患儿出生体重和胎盘大小与正常分娩无异。

1)法国型先天性肾病综合征，该病也称为弥漫性系膜硬化(diffuse mesangial sclerosis，DMS)，也是常染色体隐性遗传性疾病。其突变基因是位于染色体11P13的 *WT1* 基因。*WT1* 基因是对泌尿生殖道的正常发育及维持其功能的重要的转录因子，其功能失常引发泌尿生殖道的异常和发生肿瘤。该病的肾脏特征性病理为弥漫系膜硬化的肾小球表现出小叶间系膜的硬化和纤维化、肾小球硬化，在电镜下足突广泛融合，系膜区可见系膜区胶原物质沉积，但无免疫复合物沉积。临床表现以婴儿或儿童早期出现肾病综合征、迅速恶化的肾功能。肾脏以外还可能出现心脏病、肺纤维化等。该病确诊需靠肾脏病理。该病的治疗尚无根治方法，主要是控制症状和支持治疗。对于严重的肾损伤，可考虑肾移植。使用免疫抑制剂和抗炎药物可控制蛋白尿和其他症状。若出现心脏病、肺相关病变，需多学科合作共同管理。

2)Denys-Drash综合征：Denys-Drash综合征表现为先天性肾病综合征，并发于Wilms瘤和(或)男性假两性畸形，其他相关的病变如白内障、角膜混浊、小头、斜视、眼球震颤及眼距过宽等。该病患者常见伴随症状是男性假两性畸形46XY和眼异常，个别报道了一例46XY女性病人也有同样表现。Denys-Drash综合征的肾脏病理表现光镜下低倍镜下肾小球小、挛缩，早期系膜区胶原物质疏松、增生，随着疾病发进展，胶原物质逐渐致密、硬化，无明显细胞增生。无足细胞增生，可见不成熟、鹅卵石样改变。免疫荧光阴性。电镜下可见足突广泛融合，无电子致密物沉积，系膜区可见胶原物质沉积。治疗上肾移植后可能再发。有建议预防性肾切除。

3)Galloway-Mowat综合征：又称为小头-横膈裂孔疝-肾病症候群，该病是一种罕见的严重常染色体或X连锁隐性遗传病，1968年由Galloway与Mowat首次报道，发病率约1/1,000,000，可累及全身多器官系统。该病也表现为先天性肾病综合征，并伴小头畸形、裂孔疝，逐渐进展成颅面及骨骼畸形、精神运动发育迟缓、癫痫、肌张力减低及眼部损害等。其典型的肾脏病理表现为在结构扭曲的肾小球基底膜上有絮状物及细纤维丝(6~8nm)沉积。其致病基因有 *WDR73*、*LAGE3*、*OSGEP*、*TP53RK*、*TPRKB* 等。

4)Roos综合征：该病是一种家族性疾病，在婴儿期出现肾病综合征，临床其他表现为小头、婴儿痉挛、脊椎上皮发育不良、精神发育迟缓，传导性听力丧失和色素性视网膜炎。Roos综合征的肾脏病理表现为局灶节段性肾小球硬化伴广泛系膜崩解。

(二)继发性CNS

继发性CNS除了肾病综合征的临床表现外，还常伴有一些特有原发疾病的临床症状。继发性CNS多见于宫内感染，如巨细胞病毒、人类免疫缺陷病毒、风疹、弓形虫感染、汞中毒、婴儿系统性红斑狼疮、溶血尿症综合征以及其他先天异常(如Denys-Drash综合征、指甲-髌骨综合征、抗NEP抗体相关先天性膜性肾病等)。

(1)先天性梅毒引起的肾病综合征，常伴有血尿。肾病综合征在出生后1~4个月时出现，同时有先天性梅毒的表现。肾脏病理为不典型膜性肾病改变。梅毒血清学检测阳性，血中补体CH50、C3、C4降低。治疗上早期应用青霉素可完全恢复。

（2）婴儿系统性红斑狼疮引起的肾病综合征：新生儿红斑狼疮是一种罕见疾病，发病率大概1/20,000。目前认为是患儿母亲体内的自身抗体（主要为SSA抗体和SSB抗体）在怀孕第12周左右通过胎盘进入胎儿体内，使得胎儿或新生儿产生内脏器官损伤和皮肤改变。也有研究发现患儿和母亲自身抗体谱不完全一致，可能存在其他因素导致新生儿红斑狼疮。肾脏病理表现为足细胞病或血栓性微血管病。足细胞病以足细胞足突广泛融合为特征，伴或不伴系膜细胞或基质增生，除肾小球系膜区免疫复合物沉积外，内皮下和上皮侧均无免疫复合物。狼疮血栓性微血管病是狼疮患儿出现微血管病性溶血性贫血，血小板减少或不同程度的肾功能损害。狼疮血栓性微血管病可累及肾间质的入球动脉、小叶间动脉和肾小球。

参考文献

[1]Hinkes B, Wiggins RC, Gbadegesin R, et al. Positional cloning uncovers mutations in PLCE1 responsible for a nephrotic syndrome variant that may be reversible[J]. Nat Genet 2006, 38:1397.

[2]Dufek S, Ylinen E, Trautmann A, et al. Infants with congenital nephrotic syndrome have comparable outcomes to infants with other renal diseases[J]. Pediatr Nephrol 2019, 34:649.

[3]Schultheiss M, Ruf RG, Mucha BE, et al. No evidence for genotype/ phenotype correlation in NPHS1 and NPHS2 mutations[J]. Pediatr Nephrol 2004, 19:1340.

[4]Hölttä T, Bonthuis M, Van Stralen KJ, et al. Timing of renal replacement therapy does not influence survival and growth in children with congenital nephrotic syndrome caused by mutations in NPHS1: data from the ESPN/ERA-EDTA Registry[J]. Pediatr Nephrol 2016, 31:2317.

[5]Holmberg C, Jalanko H. Congenital nephrotic syndrome and recurrence of proteinuria after renal transplantation. Pediatr Nephrol 2014, 29: 2309.

朱力平　郭超花（撰写）　宋洁　苏海华（审校）

第一节　芬兰型先天性肾病综合征

Section 1 Congenital Nephrotic Syndrome, CNS of the Finnish Type, CNS-FT

关键词：芬兰型；先天性肾病综合征

Keywords: finnish type; congenital nephrotic syndrom

一、概述：

先天性肾病综合征是一类罕见的疾病，是指出生后3个月内发病的肾病综合征。依据病因先天性肾病综合征分为原发性和继发性。原发性主要由肾小球滤过屏障组成蛋白的编码基因或其他相关基因突变所致。继发性先天性肾病综合征主要是母亲宫内因素造成。先天性肾病综合征的致病基因有NPHS1、NPHS2、WT1等。

芬兰型先天性肾病综合征（congenital nephrotic syndrome of finnish type, CNF）是一种常见的原发性肾病综合征，其致病基因是NPHS1基因，为常染色体隐性遗传疾病，遗传与性别无关，男女患病机会均等。患者双亲表型多正常，但均为致病基因携带者。其临床特点为无肾外系统表现，起病早，病情重，肾功能进行性减退、激素治疗效果不佳、病死率高、预后很差。

二、定义

CNF又称为婴儿小囊性疾病，是一种始于婴儿时期的肾脏疾病，临床表现为在子宫内或出生后的前3个月内出现大量尿蛋白，明显的水肿。在儿童早期可出现不可逆的肾衰竭。

三、流行病学

全世界每100,000万名儿童中就有1至3人患有先天性肾病综合征。在芬兰，先天性肾病综合征更常见，其患病率为每出生8,200名婴儿即有1位患儿。在世界各地的不同种族群体中观察到这种疾病，但其流行情况尚无具体统计数据。

四、病因及发病机制

CNF是一种常染色体阴性遗传性疾病，致病基因为 *NPHS1*，突变基因位于19q13.1。NPHS1基因编码Nephrin蛋白。Nephrin蛋白位于足细胞裂孔隔膜的跨膜蛋白，分子量为185kD，由1241个氨基酸组成，是足突之间裂孔隔膜的重要组成成分。Nephrin蛋白属于细胞黏附分子中的免疫球蛋白超家族成员,含胞内区、跨膜区和胞外区3个功能区域,在信号转导中发挥重要作用。NPHS1基因突变导致肾小球滤过膜受损,肾小球基底膜通透性及结构改变,使大量血浆蛋白从尿中排出,同时进一步损伤肾小管,使其扩大成囊状。目前已报道了175种NPHS1基因突变。CNF存在两种典型突变,2号外显子上的两个碱基缺失,另一种是26号外显子上的无意义突变。

五、临床表现

1)蛋白尿:基本所有患儿都会有蛋白尿,50%患儿于出生时或第一周内即发现蛋白尿。起初蛋白为高选择性,后逐渐变成非选择性。

2)血尿:镜下血尿常见,偶可见白细胞和上皮细胞。

3)低蛋白血症:血浆蛋白明显减低,白蛋白及α1球蛋白减低,α2球蛋白增高,IgG减低,IgM增高。

4)水肿:患儿全身浮肿,有患儿可能脑组织水肿而出现躁动不安、呼吸困难、昏迷、黏膜四肢变青紫等表现。

5)腹水:患儿腹部膨隆,移动性浊音阳性。

6)特殊面容:患儿可见小鼻或塌鼻梁、低耳垂、眼距宽、骨缝宽等特殊面容。

7)生长发育障碍:婴儿多早产,且低体重,胎盘的重量占出生体重的25%以上。患儿身高、体重低于正常水平。

8)肌张力低下:新生儿哭声微弱甚至不出声、哺乳困难、吸吮能力弱等;近3月婴儿不能自行保持头部竖立或出现头部摇晃。

9)其他并发症:高脂血症、蛋白质营养不良、感染、甲状腺功能减退、急性肾功能衰竭、生长发育障碍等。容易合并脐疝、感染、下肢静脉血栓形成 等。

生产史:患儿常有早产史或胎儿窘迫史,常见臀围,大胎盘(胎盘重量>胎儿体重的25%)。

六、辅助检查:

1)尿常规:尿蛋白(++~++++),尿蛋白定量可高至4~13g/dl;主要是白蛋白,也可有α1球蛋白。对于难以获得准确24小时尿液收集样本的年幼儿童,可检测随机尿液样本中的总尿蛋白/肌酐比值评估尿蛋白排泄。可有镜下血尿,轻度氨基酸尿、糖尿。

2)血清白蛋白:患者的血清白蛋白通常低于30g/L。

3)脂类:血清总胆固醇、甘油三酯及总脂质含量升高。血胆固醇多在5.2~15.6mmol/L之间,甚至高达20.8mmol/L。

4)肾功能检查:少数患儿存在肾功能中度受损伴血清肌酐水平升高。

5)凝血功能:凝血试验:国际标准化比值(INR)、部分凝血酶活时间(PTT)、纤维蛋白原、抗凝血酶Ⅲ。血栓筛查的适应症为持续性低蛋白血症、血栓栓塞并发症(包括既往血栓栓塞史)、直系亲属静脉和动脉闭塞家族史阳性。

6)血清C3:正常或下降。

7)母亲血清和羊水检查:由于在宫内排蛋白尿,在妊娠16~22周时,羊水甲胎蛋白水平就增高。

8)超声检查:发现正常或增大的肾脏,肾实质回声正常或增强。需排除肾静脉血栓形成。

9)胸腹部CT:有肺部症状和大量胸水、腹水。

七、诊断

由于该病临床表现与其他肾病综合征无特殊性,早期很难识别。

(1)病理学诊断:大多数肾脏组织学改变为非特异性。

1)光镜:低倍镜视野下可见弥漫的近端肾小管微囊状扩张。肾小球可无明显病变,也可出现轻重不等的系膜增生以及毛细血管内细胞数增多,偶见新月体形成,但无明显坏死以及毛细血管襻断裂。并能观察到较多发育未成熟的肾小球,比例明显高于正常同龄人。随着疾病进展可出现肾小球节段性硬化及球性硬化,肾小管萎缩以及间质纤维化。少部分病例中近端肾小管微囊状扩张不明显,但可出现以鲍曼氏囊为主的扩张改变。

2)免疫病理:免疫荧光无特殊表现,通常没有免疫复合物及补体的沉积,少部分可有补体C3和IgM在硬化区域中的表达。免疫球蛋白电镜下可见肾小球的足细胞足突消失、广泛融合。国内外研究均表明患儿的病理类型以非微小病变性肾病为主,占75.6%~89.6%。在这几种病理类型中以FSGS最为常见,其特征为部分肾小球节段性瘢痕形成和部分足突消失。

3)电镜可见足突广泛融合或者消失,部分肾小球内的节段性透明质变性和硬化或节段性肾小球塌陷。弥漫性系膜硬化为另一病理改变,其特征为早发、快速进展和明显的组织病理学改变,包括系膜基质扩张、围绕肾小球簇状突起的足突细胞(如冠状突起和增厚的基底膜)。

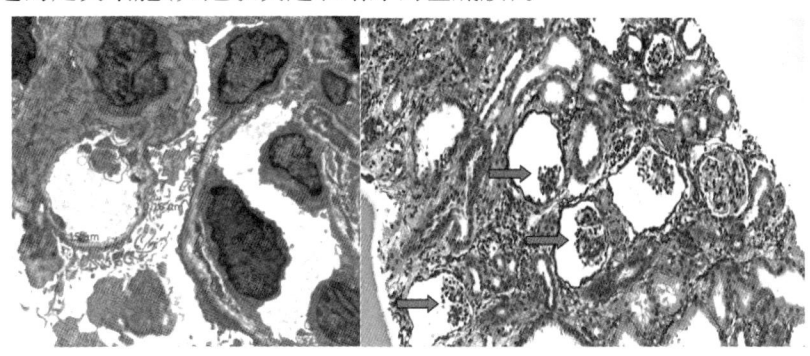

图2-19-2 病理表现

(2)基因诊断:芬兰型先天性肾病综合征早期识别较为困难。对于肾脏病理提示非微小病变类型、免疫荧光阴性、电镜检查未见电子致密物沉积的激素抵抗型肾病综合征患儿,应常规进行基因检测来确诊。该病是一种常染色体隐性遗传模式,这意味着每个细胞中基因的两个副本都有突变。患有常染色体隐性遗传的患者的父母每人携带一份突变基因,但他们通常不会表现出这种疾病的迹象和症状。所以需要对其父母也进行相关基因检测,发现基因突变并进行突变基因功能验证。*NPHS1*基因突变有多种类型,其中包括错义突变、缺失突变、插入突变、无义突变、剪切体/位点突变和启动子突变,目前发现至少有250个*NPHS1*基因突变会导致先天性肾病综合征-芬兰型。其中两种特定的突变几乎占所有的病例。第一个突变被称为Finnmajor,被写为L41fsX90,78%的病例是由它引起的。第二种被称为Finnminor的突变,被写为R1109X,导致了16%的病例。有病例报道了c.3411delG和c.542-543delCT突变类型。

(3)产前诊断:甲胎蛋白是由胎儿胃肠道、卵黄囊及肝脏分泌,可经肾脏排入尿液、羊水,并通过胎盘进入母体血流中。产前蛋白尿可导致早在妊娠第15周甲胎蛋白浓度增加多达10倍,但母体血清水平的上升幅度较小。然而NPHS1基因的杂合突变也可能导致甲胎蛋白水平的升高,从而导致误诊。通过对滋养层细胞样本的基因分析诊断是较为可靠的产前诊断。已生育CNF患者的家庭如需再生育,可进行产前基因检测以避免再次生育CNF患者。采用胎儿绒毛细胞、羊水中的胎儿脱落细胞抽提DNA,同时提取父母和先证者的外周血DNA进行检查和验证诊断。绒毛标本在孕10~12周由妇产科提取,羊水标本在孕17~20周由妇产科提取。CNF的产前诊断策略是直接检测*NPHS1*和*NPHS2*基因的致病突变。

八、鉴别诊断

芬兰型先天性肾病综合征从形态学检查以及常规免疫病理检查结果不具有特异性,需要进行遗传学分析来确认诊断。免疫荧光和电镜检查该病缺乏免疫复合物沉积。在得到基因检查结果之前,需与以下几种疾病相鉴别。

1)出生后即出现水肿应与重症溶血病相鉴别。后者具备母婴血型不符合的条件,水肿同时伴有贫血、尿常规检查无异常,与先天性肾病不难鉴别。

2)非芬兰型先天性肾病综合征:多在3个月至5岁起病,有典型的肾病综合征临床表现,肾功能进行性降低,肾脏病理提示肾小球弥漫性系膜硬化或增生硬化,局灶节段性肾小球硬化等,激素治疗无效,发病后可迅速进展为终末期肾病,肾移植术后极少复发。

3)与其他形式的早发型肾病综合征相鉴别,包括n-连锁糖基化先天性疾病、Denys Drash综合征、Pierson

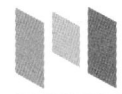

综合征,Galloway Mowat综合征,Alport综合征和由母体抗中性内肽酶同种异体免疫引起的先天性膜性肾病。

表2-19-1 鉴别诊断

疾病名称	鉴别点
n-连锁糖基化先天性疾病（CDG-N-linked）	本病症状可见小头症,神经受累(癫痫发作、神经功能恶化、大脑或小脑萎缩),骨骼、心脏、肝脏、胃肠、内分泌、凝血功能异常
Denys-Drash综合征	多伴有男性假两性畸形、肾母细胞瘤或两者之一。肾病病理以弥漫性系膜硬化为主要特征,多发生在两岁以内,很快进展至终末期肾衰死亡。
Alport综合征	本病可见眼球异常(前圆锥角膜、角膜及视网膜病变)、感觉神经性耳聋、平滑肌瘤
先天性膜性肾病	为母体中性内肽酶缺乏症的新生儿膜性肾小球病,是基因MME异常表达导致。可表现为肾病综合征和肾小球肾炎。
Galloway-Mowat综合征2	本病可见面部畸形、小头畸形、中枢神经受累(脑结构异常、癫痫发作)、视神经萎缩、发育迟缓、认知障碍、骨骼异常、裂孔疝
皮尔森综合征	本病可见眼畸形(小角膜、白内障、其他晶状体或视网膜异常);新生儿张力减退,发育迟缓,认知障碍

4)微小病变性肾病(MCD):电镜下足突弥漫融合,nephrin染色未见缺失。

九、治疗策略

本病糖皮质激素耐药、免疫抑制剂疗效不佳,无特殊有效的治疗,最终患儿于1~19个月内死亡。患者很少因肾衰竭死亡,多死于严重的感染、营养不良、腹泻、电解质紊乱给等。治疗过程中需积极给予对症支持治疗。

1)降尿蛋白治疗:可使用肾素-血管紧张素系统抑制剂和吲哚美辛。如果措施无效,可行单侧或双侧肾切除术以阻止大量的蛋白质损失,靠透析维持生命等待肾移植。

2)减轻水肿:主要应限盐、使用利尿剂,对于严重低蛋白血症或伴低血容量表现者,可输注人血白蛋白。

3)营养支持:高热量及足够蛋白质饮食。

4)防治感染:感染为主要死亡原因,应注意防护。一旦发生感染应及时积极治疗,通常不预防性使用抗生素。必要时可间断应用人血丙种球蛋白制剂。

5)防治并发症:抗凝、补充甲状腺激素,延缓疾病进展的作用。本病虽无有效药物治疗,但若能早期识别与确诊,可以避免不必要的糖皮质激素和免疫抑制剂治疗,减少医源性损害。

6)肾移植:肾移植是唯一彻底的治疗方法,通常于2岁后或体重达7kg时进行。大多数患儿多在1~2岁接受肾移植。肾移植后肾病综合征的复发是罕见的,但部分NPHS1基因突变的患儿在移植后会出现抗肾上腺素抗体。若复发可采用环磷酰胺和血浆置换。

十、疗效及转归

在适当的支持性护理下,大多数儿童可以长期存活,通常在2岁至8岁之间发展为终末期肾病,但经过治疗,有些人可能直到青春期或成年早期才会出现肾衰竭。肾移植后的5年患者和移植物存活率约为90%,与有其他原因的终末期肾病的婴儿相似。移植后复发仅限于外显子突变的纯合子患者,他们通常是由体循环抗体-去氧肾上腺素抗体导致的慢性肾小球肾炎,有30%的风险复发。

参考文献

[1]Nagano China,Yamamura Tomohiko,Horinouchi Tomoko, et al. Comprehensive genetic diagnosis of Japanese patients with severe proteinuria.[J]. Sci Rep, 2020, 10(1): 27.

[2]Trautmann Agnes,Schnaidt Sven,Lipska-Ziętkiewicz Beata S, et al. Long-Term Outcome of Steroid-Resistant Nephrotic Syndrome in Children. [J].J. Am. Soc. Nephrol., 2017, 28(10): 3055-3065.

[3]Wada Takehiko,Nangaku Masaomi. A circulating permeability factor in focal segmental glomerulosclerosis: the hunt continues.[J].Clin Kidney J, 2015, 8(6): 708-715.

[4]Barletta GM, Kovari I, Verma R, Kerjaschki D, Holzman L. Nephrin and Neph1 co-localize at the podocyte foot process intercellular junction and form cis hetero-oligomers. J Biol Chem, 2003,278:19266-19271

[5]Koziell A, Grech V, Hussain S, Lee G, Lenkkeri U, Tryggvson K, Scambler P. Genotype/phenotype correlations of NPHS1 and NPHS2 mutations in nephrotic syndrome advocate a functional inter-relationship in glomerular filtration[J]. Hum Mol Genet, 2002, 11:379-388.

[6]Kuusniemi A-M, Qvist E, Sun Y, Patrakka J, Rönnholm K, Karikoski R, Jalanko H. Plasma exchange and retransplantation in recurrent nephro-

sis of patients with congenital nephrotic syndrome of the Finnish type[J]. Transplantation, 2007, 83:1316-1323.

[7]Schultheiss M, Ruf R, Mucha B, Wiggins R, Fuchshuber A, Lichtenberger A, Hildebrandt F. No evidence for genotype/ phenotype correlation in NPHS1 and NPHS2 mutations[J]. Pediatr Nephrol, 2004, 19:1340-1348.

[8]Hinkes B, Mucha B, Vlangos C, Gbadegesin R, Liu J, Hasselbacher K, Hangan D, Ozaltin F, Zenker M, Hildebrandt F, Arbeitsgemeinschaft fur Paediatrische Nephrologie Study Group. Nephrotic syndrome in the first year of life: two thirds of cases are caused by mutations in 4 genes (NPHS1, NPHS2, WT1, LAMB2)[J]. Pediatrics, 2007, 119:e907-e919.

[9]Bouchireb K, Boyer O, Gribouval O, Nevo F, Huynh-Cong E, Morinière V, Campait R, Ars E, Brackman D, Dantal J, Eckart P, Gigante M, Lipska BS, Liutkus A, Megarbane A, Mohsin N, Ozaltin F, Saleem MA, Schaefer F, Soulami K, Torra R, Garcelon N, Mollet G, Dahan K, Antignac C. NPHS2 mutations in steroid-resistant nephrotic syndrome: a mutation update and the associated phenotypic spectrum[J]. Hum Mutat, 2014,35(2):178-186.

[10]Santín S, Bullich G, Tazón-Vega B, García-Maset R, Giménez I, Silva I, Ruíz P, Ballarín J, Torra R, Ars E. Clinical utility of genetic testing in children and adults with steroid-resistant nephrotic syndrome[J]. Clin J Am Soc Nephrol, 2011,6(5):1139-1148.

朱力平　郭超花(撰写)　宋洁　苏海华(审校)

第二节　遗传性类固醇抵抗性肾病综合征
Section 2　Genetic Steroid-Resistant Nephrotic Syndrome, GSRNS

关键词：遗传性；类固醇抵抗；肾病综合征

Keywords：hereditary；steroid resistance；nephrotic syndrome

一、概述

肾病综合征有85%对激素使用是敏感的，蛋白尿经治疗可完全缓解，但有大约15%是类固醇抵抗的，糖皮质激素治疗4~6周内蛋白尿不能缓解。类固醇激素抵抗患者中约50%通过强化免疫抑制治疗可获得缓解，而其余患者出现多药耐药并进展为慢性肾脏疾病，最终发展为肾衰竭。类固醇抵抗性肾病综合征(steroid-resistant nephrotic syndrome, SRNS)的临床表现以大量蛋白尿、低蛋白血症、高脂血症、水肿、类固醇激素治疗无效为特征。组织病理最常见局灶节段性肾小球硬化。根据是否有肾外表现分为非综合征型SRNS和综合征型SRNS。根据病因，原发性SRNS可分为遗传性和特发性两大类。目前已鉴定出60多个与SRNS发病相关的基因，最常见的是参与足细胞缝膜细胞信号传导的NPHS1、NPHS2、CD2AP、PTPRO，参与足突肌动蛋白网络的ACTN4、INF2，以及在足突-肾小球基底膜相互作用中起重要作用的LAMB2和ITGA3。也有人发现WT1基因突变、NPH12基因(也称为NUP93基因)突变可导致本病。遗传性类固醇抵抗性肾病综合征(Genetic steroid-resistant nephrotic syndrome, Genetic-SRNS；也叫Familial idiopathic steroid-resistant nephrotic syndrome，家族性特发性激素抵抗性肾病综合征)，是常染色体显性或常染色体隐性遗传性疾病。本病是一种由影响肾小球滤过屏障建立和维持的基因产生了致病性突变而引起的类固醇抵抗肾病综合征。

二、定义

遗传性SRNS是一种罕见的对糖皮质激素的初始试验无反应(即以泼尼松足量治疗>4周，尿蛋白仍阳性)的遗传性肾病综合征，以严重蛋白尿、低血清白蛋白、水肿、高脂血症为临床特征。其肾活检常显示为微小病变(MCD)、局灶节段性肾小球硬化(FSGS)或更罕见的弥漫性系膜硬化(DMS)，电镜下显示足细胞足突消失。

三、流行病学

遗传性SRNS可发生在出生和成年之间任何年龄段，但主要出现在年轻人群中，其中儿童年发病率约为1/(200,000~500,000)。10%~15%的青年成人出现SRNS，30%的儿童和至少66%的先天性和婴儿病例中发现了致病性变异。

四、病因及发病机制

足细胞基因突变是导致遗传性SRNS的重要原因。高通量二代基因测序技术的发展和应用，大大提高了单基因遗传SRNS致病基因的发现速度，目前已有60多个单基因引起SRNS的报道，但大多数新基因变异罕见，涉及的家族数较少。单基因病分为常染色体显性遗传(autosomal dominant, AD)、常染色体隐性遗传

(autosomal recessive, AR)、X连锁显性遗传(X-linked dominant, XLD)、X连锁隐性遗传(X-linked recessive, XLR)和线粒体遗传(mitochondrial, MT)等多类。其中，*NPHS1*(19q13.12)和*NPHS2*(1q25.2)是目前与SRNS相关的两个主要的常染色体隐性基因，而*INF2*(14q32.33)和*WT1*(11p13)是导致常染色体显性SRNS的主要原因。COQ8B(19q13.2)双等位变异常见于亚裔患者。INF2、TRPC6和IV型胶原蛋白编码基因(COL4A3、COL4A4和COL4A5)的变异是成人发病SRNS的主要原因。

有报道，WT1基因突变相关肾病占18岁以内孤立性激素抵抗型肾病综合征的7%；国内相关研究提示我国WT1基因突变相关肾病发病率高于国外报道，可达16.7%。WT1基因位于11p3，跨度50kb，由10个外显子组成，编码蛋白WT1为锌指转录因子，可抑制肿瘤发生，参与调控肾脏、性腺和心脏的发育成熟。胚系WT1基因突变可造成肾小球发育成熟障碍、泌尿系生殖系统畸形及肿瘤的发生，导致WT1基因突变相关肾病。WT1基因突变位点主要集中在编码第2、3锌指结构为第8、9外显子和第9内含子。突变来源绝大部分为新生突变，少数来源于父母，呈常染色体显性遗传。WT1基因突变相关肾病有4种临床表型：①Denys-Drash综合征(Denys-Drash syndrome, DDS)即肾病伴有Wilms瘤和泌尿生殖系统畸形，为快速进展型早发肾病，肾脏病理表现为弥漫性系膜硬化(diffuse mesangial sclerosis, DMS)；②Frasier综合征(Frasier syndrome, FS)即肾病伴46XY性逆转为女性表型(男性假两性畸形)，多为缓慢进展型晚发肾病，肾脏病理表现为FSGS；③孤立性肾病即肾病无伴泌尿生殖系统畸形或肿瘤，本质为DDS或FS的不完全表型；④WAGR综合征，临床以Wilms瘤(wilms tumor)、虹膜缺失(aniridia)、泌尿生殖器畸形(genitourinary anomalies)和智力发育迟缓(range of developmental delays)为主要表现，肾病进展较缓慢，多在青春期后进展至终末期肾病，通常为染色体11P13杂合缺失导致。治疗方面，在WT1基因突变相关肾病疾病早期，部分患者使用CNIs药物可以有效降低蛋白尿，甚至蛋白尿完全缓解，疗效主要见于错义突变或无义突变的孤立性肾病，肾移植后肾病极少复发。

NUP93基因位于第16号染色体(16q13)，包含25个外显子。NUP93在人体中广泛表达，包括肾脏、膀胱、心脏、肝脏、脾脏、小肠、卵巢等。NUP93蛋白参与核运输和基因调控。NUP93突变可阻碍核孔蛋白复合体组装，降低核运输效率。*NUP93*缺失可影响有丝分裂过程中染色质凝集和纺锤体取向。目前报道*NUP93*基因致病突变有14种，包括8种错义突变、2种移码突变、2种剪切突变和2种无义突变。*NUP93*基因突变的SRNS起病年龄小，且快速进展至终末期肾病。*NUP93*基因突变所致的遗传性SRNS尚无根治措施，目前也未证明需要延长糖皮质激素治疗。环孢素A对部分患儿有效。*NUP93*突变患儿移植后复发率低，若复发可考虑使用利妥昔单抗。能否通过作用于参与核孔蛋白复合体组装的运输调节分子(如转运蛋白、运输受体、RNA调节器等)进行靶向治疗将是今后的一个研究方向。

五、临床表现

该病临床表现为肾病综合征，以严重蛋白尿(尿蛋白/肌酐比值(UPCR)≥200mg/mmol，或24小时尿样≥1000mg/m^2/d，对应尿常规中尿蛋白3+或4+)、低血清白蛋白(<30g/L)、水肿、高脂血症为临床特征。

六、辅助检查

尿蛋白/肌酐比值(UPCR)≥200mg/mmol，或24小时尿样≥1,000mg/m^2/d，尿常规中尿蛋白3+或4+、血清白蛋白<30g/L。肾脏组织学检查：遗传性SRNS大多数肾组织学改变为非特异性，包括FSGS、DMS、MCD。

七、诊断

诊断Genetic-SRNS需依据病史、体格检查、实验室检测、家族史和基因组/基因检测来确诊。首先尽可能获得肾脏和肾外表现的详细病史。其次应调查三代家族史，注意亲缘关系，以及有SRNS或其他肾脏疾病表现的亲属，包括发病年龄、临床病程(包括药物反应)、肾功能进展。家族史的缺失并不排除遗传SRNS的可能性。然后可进行分子遗传检测，包括基因靶向检测(单基因检测或多基因组检测)和综合基因组检测(外显子组测序)的组合。基因靶向检测要求临床医生假设可能涉及基因种类，而多基因组检测则不需要。全基因组检测中外显子组测序是最常用的。根据当地的经济、社会和法律环境与家庭情况，可进行胚胎植入前基因诊断和产前基因检测。

父母、兄弟姐妹、子女一级亲属，若发现有蛋白尿，应由肾病专家进行详细的临床评估，以确认遗传性

SRNS的诊断或鉴别其他引起蛋白尿的原因。家庭成员没有蛋白尿但仍有患遗传性SRNS的风险,可在先证者确定分子诊断后进行基因检测。因为遗传性SRNS具有可变的表达和不完全和/或年龄依赖的外显率。一旦在先证者中发现了可导致SRNS的遗传致病变异,应明确高危亲属的遗传状态,以便尽早发现具有家族致病变异的个体。基因检测呈阴性的家庭成员可被解除监测,不再被认为是遗传SRNS风险增加的家庭成员。

八、鉴别诊断

1. 非遗传性SRNS

该病与genetic-SRNS均为激素抵抗型肾病综合征,但非遗传性SRNS为不是由已知的与SRNS相关的基因改变引起的SRNS,目前假定是免疫介导的,并与血浆中的循环渗透因子相关。非遗传性SRNS在发病时是类固醇耐药的,但少数人可能最初对标准类固醇治疗有反应,但随后表现为继发性类固醇耐药。大约70%的非遗传性SRNS患者肾移植后肾综合征仍有可能迅速复发。

2. 许多遗传性肾脏疾病

可能出现持续性蛋白尿,对激素治疗也不敏感,但他们通常还有其他肾外表现。

表2-19-2 鉴别诊断

疾病名称	基因	遗传类型	肾外表现
n-连锁糖基化先天性疾病(CDG-N-linked)	ALG1	AR	小头症,神经受累(癫痫发作、神经功能恶化、大脑或小脑萎缩),骨骼、心脏、肝脏、胃肠、内分泌、凝血功能异常
肾病综合征8型(NPHS8)	ARHGDIA	AR	癫痫和皮质性失明
肾病综合征21型(NPHS21)	AVIL	AR	小头畸形,身材矮小,视网膜营养不良,白内障,耳聋
单纯型大疱性表皮松解症7(EBS7)	CD151	AR	胫前大疱性皮肤病变,感觉神经性耳聋,双侧泪道狭窄,甲营养不良,轻度地中海贫血
Alport综合征	COL4A3、COL4A4、COL4A5、	XL、AR、AD、Digenic	眼球异常(前圆锥角膜、角膜及视网膜病变)、感觉神经性耳聋、平滑肌瘤
原发性辅酶Q10缺乏	COQ2、COQ6、COQ8B、(ADCK4)	AR	神经受累(脑肌病,共济失调,癫痫发作),发育迟缓,认知障碍,感觉神经性耳聋
脑室肿大伴囊性肾病(VMCKD)	CRB2	AR	产前脑室肿大,癫痫,肾皮质髓质囊肿,心脏及先天性缺陷
C3肾小球疾病	DGKE	AR、AD	血尿,蛋白尿,血尿和蛋白尿,急性肾病综合征或肾病综合征,补体C3水平低
Galloway-Mowat综合征2	LAGE3	XL	面部畸形、小头畸形、中枢神经受累(脑结构异常、癫痫发作)、视神经萎缩、发育迟缓、认知障碍、骨骼异常、裂孔疝
皮尔森综合征	LAMB2	AR	眼畸形(小角膜、白内障、其他晶状体或视网膜异常);新生儿张力减退,发育迟缓,认知障碍

注:AD:常染色体显性遗传;AR:常染色体隐性遗传;XL:性染色体遗传

九、治疗策略

国际儿科肾病协会2020年指南建议一旦诊断为Genetic-SRNS,应避免无效的泼尼松龙/泼尼松治疗,应接受肾素-血管紧张素-醛固酮系统抑制剂(RAASi)治疗以减少蛋白尿,谨慎使用利尿剂、疫苗接种、维生素D和甲状腺激素替代。也有建议在有证据表明存在遗传SRNS的患者依据个体情况不使用钙调神经磷酸酶抑制剂和其他免疫抑制剂。该病发展为终末期肾病的风险很高,肾移植为优选方案,肾移植后复发率较低。

非免疫治疗:肾素-血管紧张素-醛固酮系统拮抗剂治疗,首选ACEI/ARB治疗,目标值为可耐受的最大允许剂量。禁忌:血容量不足、急性肾损伤、高钾或频繁呕吐/腹泻不使用此类药物或停药。鼓励患儿适度活动,增强体质及机体功能,但避免过度劳累。

免疫治疗:

(1)钙调磷酸酶抑制剂:环孢素(起始剂量3~5mg/kg/d,最大起始量250mg,每日分2次口服);他克莫司

（起始剂量0.1~0.2mg/kg/d，最大起始剂量5mg，每日分2次口服）。至少应用6个月判断疗效。若6个月后达到部分缓解，则停用；若完全缓解，免疫抑制剂减量至最低有效剂量，总疗程12~24个月。需监测环孢素A、他克莫司血药浓度，eGFR<30ml/min/1.73m²则需停药或减量。

（2）霉酚酸酯：eGFR<30ml/min/1.73m²时使用霉酚酸酯，或在使用钙调磷酸酶抑制剂缓解后使用霉酚酸酯维持缓解。

（3）利妥昔单抗：建议输注2剂，每剂375mg/m²，使CD19细胞计数<5个/ml或<1%，通常2周内输注1~2次。

基因编辑治疗：该治疗方法主要是指通过抑制增功能突变或弥补减功能突变的策略，纠正及改善因基因突变介导的足细胞或基底膜结构或功能异常，进而改善遗传性SRNS的预后。目前正在研究的治疗方案有修复受损基底膜、足细胞功能的遗传方法，如利用规律成簇间隔短回文重复序列/相关蛋白9、外显子跳跃、小分子干扰RNA等进行基因编辑；探索基于蛋白质连锁的修复，使用工程化的接头蛋白质来恢复基膜组装、细胞基质锚定和信号传导。有研究团队开发了基于腺相关病毒的肾病综合征的基因治疗方案。团队利用足细胞特异性启动子驱动肾小球足细胞跨膜蛋白（Podocin）在足细胞中特异性表达，治疗NPHS2基因突变导致的肾病综合征。

十、疗效及转归

Genetic-SRNS的发病年龄和进展速度在很大程度上取决于受影响的基因和致病变异的类型。及时治疗和肾透析、肾移植的治疗能优化个体结局。

参考文献

[1] Lahrouchi N, George A, Ratbi I, et al. Homozygous frameshift mutations in FAT1 cause a syndrome characterized by colobomatous-microphthalmia, ptosis, nephropathy and syndactyly[J]. Nat Commun, 2019, 10(1):1180.

[2] Trautmann A, Vivarelli M, Samuel S, et al. IPNA clinical practice recommendations for the diagnosis and management of children with steroid-resistant nephrotic syndrome[J]. Pediatr Nephrol, 2020, 35(8):1529-1561.

[3] Boyer O, Schaefer F, Haffner D, et al. Management of congenital nephrotic syndrome: consensus recommendations of the ERKNet-ESPN Working Group[J]. Nat Rev Nephrol, 2021, 17(4):277-289.

[4] Lipska-Ziętkiewicz BS, Ozaltin F, Hölttä T, et al. Genetic aspects of congenital nephrotic syndrome: a consensus statement from the ERKNet-ESPN inherited glomerulopathy working group[J]. Eur J Hum Genet, 2020, 28(10):1368-1378.

[5] Trautmann A, Vivarelli M, Samuel S, et al. IPNA clinical practice recommendations for the diagnosis and management of children with steroid-resistant nephrotic syndrome[J]. Pediatr Nephrol, 2020, 35(8):1529-1561.

[6] Knoers N, Antignac C, Bergmann C, et al. Genetic testing in the diagnosis of chronic kidney disease: recommendations for clinical practice[J]. Nephrol Dial Transplant, 2022, 37(2): 239-254.

[7] Mason AE, Sen ES, Bierzynska A, et al. Response to First Course of Intensified Immunosuppression in Genetically Stratified Steroid Resistant Nephrotic Syndrome[J]. Clin J Am Soc Nephrol, 2020, 15(7): 983-994.

[8] Richards S, Aziz N, Bale S, et al. Standards and guidelines for the interpretation of sequence variants: a joint consensus recommendation of the American College of Medical Genetics and Genomics and the Association for Molecular Pathology[J]. Genet Med, 2015, 17(5): 405-24.

朱力平（撰写）　宋洁（审校）

第二十章　特发性肾病综合征

Chapter 20　Idiopathic Nephrotic Syndrome, INS

关键词：特发性肾病综合征；SSNS；SRNS；FRNS；SDNS；继发激素耐药

Keywords: idiopathic nephrotic syndrome; SSNS; SRNS; FRNS; SDNS; secondary hormone resistance

一、概述

特发性肾病综合征（idiopathic nephrotic syndrome, INS）是一种病因不明的原发性肾小球疾病，以足细胞病变为特征。INS是一种典型的异质性疾病，足细胞功能损伤和（或）数量减少是其主要的病理特征。根据发病原因，可分为单基因肾病综合征和免疫介导的肾病综合征。单基因肾病综合征通常对免疫抑制剂耐药,进展至终末期肾病速度更快,但移植后少有复发。免疫介导的INS会出现循环因子疾病(circulating factor disease,CFD),这类患者容易出现移植后复发,且往往多重耐药,但尚未发现已知的致病基因。依据对初始类固醇治疗疗效不同,疾病分为激素敏感性肾病综合征(steroid sensitive nephrotic syndrome,SSNS)和激素抵抗性肾病综合征(steroid resistant nephrotic syndrome,SRNS),具体包括特发性类固醇抵抗性肾病综合征、特发性类固醇敏感性肾病综合征、特发性类固醇敏感性肾病综合征伴继发性类固醇抵抗(Idiopathic steroid-sensitive nephrotic syndrome with secondary steroid resistance)。SSNS 90%以上为MCD,其余主要为FSGS。几乎所有SSNS患儿结局较好,鲜有发生迟发性激素耐药、终末期肾病或慢性肾脏病。而10%~20%的INS患儿对初始经验性类固醇治疗无反应,肾活检提示其中1/4为MCD,其余主要为FSGS或系膜增生。SRNS患儿的ESKD风险较SSNS高。

二、定义

INS是由于肾小球滤过膜通性增加,并由此引发一系列以足细胞病变为特征的临床综合征。典型临床表现是大量蛋白尿、水肿和低蛋白血症。其病理特征为电镜下弥漫性足突融合,光镜下多种表现,包括微小病变、局灶节段性肾小球硬化及系膜增生性肾小球肾炎。

三、流行病学

因国籍和种族不同,INS的年发病率在(1.2~16.9)/100,000例,是成人和儿童期常见的肾小球疾病之一。有85%~90%患者在接受糖皮质激素治疗的4~6周内可达到蛋白尿完全缓解,我国年均新增患病数为(2.8~5.6)/10,000。

四、病因及发病机制

足细胞功能损伤和(或)数量减少是INS主要的病理特征,90%以上儿童INS的病理类型是微小病变或局灶节段肾小球硬化。有证据表明,大多数INS与自身免疫功能紊乱有关。Ali等观察到移植来自难治性MCD患儿的肾脏后,受者肾脏功能正常,未出现任何蛋白尿,由此可见MCD病因并非都在肾脏自身,可能主要是患儿的内环境出现了问题。大部分INS患者在经过激素和免疫抑制剂治疗后病情都能好转,这间接证明了该疾病与患儿的自身免疫有密切关系。T细胞功能紊乱被认为是MCD发病的重要机制之一。CD80(B7-1)主要表达在抗原递呈细胞上,与T细胞表面蛋白受体CTLA-4结合,作为重要共刺激分子激活T细胞。有研究者发现,肾病综合征患者足细胞CD80表达明显增加,使用CD80拮抗剂阿巴西普可缓解其病情。选择性抑制T淋巴细胞功能的环孢素和(或)他克莫司对MCD也有效。从MCD患儿体内分离出来的T淋巴细胞经过体外培养后,分离得到的培养上清液会诱发注射大鼠发生大量蛋白尿。T淋巴细胞功能异常的胸腺瘤患儿和部分霍奇金病患儿非常容易并发肾病综合征。近来发现INS病情与B细胞数量有明确的相关性。临床研究表明SSNS患儿复发其外周血中B细胞的数量显著增加,而其缓解期体内B细胞数量显著下降。能清除B细胞的环磷酰胺和利妥昔单抗能在激素依赖INS患儿停药后诱导患儿长期缓解。但无论是T细胞还是B细胞都还没有找到特定的致病性细胞亚群。循环渗透性因子在INS发病中也有一定作用。患儿肾移植后与INS复发时间很短,而通常肾移植后针对同种异体肾小球滤过屏障的组分产生免疫反应需要一定时间,可推测血清中事先具有致病性循环因子。INS复发的孕妇产出的新生儿存在一过性肾病综合征。将MCD或FSGS患儿的肾脏移植到无INS患儿中,肾病综合征会消失,这现象间接证明循环因子导致INS。利用亲和柱层析原理的免疫化学法分析蛋白尿,发现一些渗透因子,其相对分子质量小于150,000,但其鉴定尚是一个严峻的挑战。循环渗透性因子在肾病综合征的发病机制中的作用及临床价值还需进一步探讨,随着基因组学、转录组学、蛋白组学和代谢组学的发展,循环渗透性因子的筛选策略将为新的循环渗透性因子的发现带来机遇。

五、临床表现

其临床可见进行性水肿、泡沫尿、低蛋白血症。起病前可有感染,常为上呼吸道感染,若伴腹痛、发热,需注意原发性腹膜炎,若伴头痛、易激惹,需注意颅内静脉窦血栓。

六、治疗策略

1)激素:糖皮质激素是INS的一线治疗方案,尤其是儿童初始类固醇并无标准用量和疗程。如患儿临床提示MCD病变,且年龄在1~10岁之间,无高血压、肉眼血尿及血肌酐明显升高、补体水平正常,无肾外症状如面颊疹或紫癜等,可开始2~3个月的经验性治疗,国际小儿肾脏病学会指南显示初始治疗为持续4周的泼尼松治疗,剂量为60mg/(m²·d),最大剂量60mg/d。该剂量可一日1次或分2次给药。对于治疗4周后仍存在蛋白尿的患儿,可采用静脉甲泼尼龙1000mg/1.73m²冲击治疗,隔日1次,共3次。也可再采用一个疗程的口服泼尼松。最多8周的每日类固醇治疗无效则视为SRNS。若4周内蛋白尿消失则视为缓解,则继续每日给予相同日剂量的泼尼松治疗30d,再相同日剂量进行隔日治疗。隔日给药治疗在1~2个月期间逐渐减量至停药。2012年KDIGO指南初始泼尼松剂量为60mg/m²/d或2mg/kg/d(最大剂量60mg/d),持续4~6周,随后2~5个月期间隔日使用泼尼松40mg/m²或1.5mg/kg(最大剂量40mg)

并逐步减量至停药。对于SSNS首次发作,推荐疗程为2~3个月,不宜更长。泼尼松减量必须缓慢,避免肾上腺抑制。对于首次复发或偶尔复发,类固醇治疗剂量通常为60mg/m²/d或2mg/kg/d,最大剂量60mg/d,直到至少连续3日蛋白尿测试阴性后开始隔日用药,4周后逐渐降至15~20mg/m²,然后停药。

2)环孢素和他克莫司:选择性抑制T淋巴细胞功能,对MCD治疗有效。对于SSNS,有研究显示相比单用泼尼松,加用环孢素并未改变2年复发率,而且这种初始联用会导致更多的副作用。INS患儿初始治疗仅使用类固醇。

3)阿巴西普:拮抗CD80,抑制激活T细胞,可使MCD患儿病情缓解。

4)利妥昔单抗:在与前B细胞和成熟B细胞表面的跨膜抗原CD20特异性地结合,可通过激活补体、补体依赖的细胞毒性作用以及诱导细胞凋亡这3种途径清除B细胞,发挥免疫抑制作用。

5)人源化CD20奥法木单抗:对INS患儿有效,特别是在难治性肾病综合征治疗方面有很好的疗效。

6)血浆置换疗法:对药物产生抗性的INS,可进行血浆置换疗法。肾移植后即刻复发的INS也可进行该治疗。

合并症治疗

1)感染:由于患者血免疫球蛋白IgG低,补体丢失,患者容易感染。感染是导致其死亡的最主要原因,其中原发性腹膜炎尤其是肺炎链球菌所致是严重合并症,血白蛋白<15g/L与腹膜炎发生风险增高有关。但由于缺乏证据,不推荐常规应用抗生素预防原发性腹膜炎,既往有腹膜炎病史者则有一些中心予以预防性抗生素。患儿在应用激素治疗期间或治疗后可接种肺炎链球菌疫苗。

2)血栓栓塞:肾病综合征患儿存在高凝状态,具有发生血栓风险,如颅内静脉窦血栓、肺栓塞、肾静脉血栓等。发生血栓机制有多种,包括血小板聚集异常、促凝因子合成增多、抗凝蛋白从尿液丢失、纤溶异常、血容量不足等;常用低分子肝素治疗血栓,但无充分证据支持普遍预防性抗凝治疗。

3)脂代谢紊乱:肾病综合征患者由于脂类转运蛋白从尿液丢失,甘油三酯代谢途径相关蛋白代偿性增多,导致临床常见高胆固醇血症、高甘油三酯血症、混合型脂蛋白异常,但尚不清楚脂代谢紊乱对患儿心血管预后的长期影响,通常不建议对患儿应用降脂药物,除非患儿持续蛋白尿伴极高水平的高甘油三酯血症。若应用他汀类药物,仅建议10岁以上儿童应用,用药前和用药4周后监测肝功能和肌酸激酶。

第一节 特发性类固醇抵抗性肾病综合征

Section 1　Idiopathic Steroid-Resistant Nephrotic Syndrome, ISRNS

关键词:特发性肾病综合征;类固醇抵抗

Keywords:idiopathic nephrotic syndrome;steroid resistance

一、概述

大多数的特发性肾病综合征用类固醇治疗有反应并且有良好的效果,但是,有20%的患者为特发性类固醇抵抗性肾病综合征(idiopathic steroid-resistant nephrotic syndrome,ISRNS)。SRNS多见于16岁以下儿童,散发性病例较多,呈常染色体隐性遗传。该病病因不一,免疫抑制治疗经常无法缓解,可发展成终末期肾衰竭,且肾移植术后多复发。

二、定义

ISRNS是一种罕见的特发性肾病综合征,以蛋白尿、低白蛋白血症和水肿三联征为临床特征,对皮质类固醇的初始试验没有反应或只有部分反应,可能多重耐药或可能对二线免疫抑制治疗敏感。该病使用免疫抑制治疗经常无法缓解。该病可见各年龄段,多见于16岁以下儿童,散发性病例较多,呈常染色体隐性遗传。

三、流行病学

每年每100,000万名儿童中有1~3人罹患特发性肾病综合征,而这发病率因种族或原籍国而异。其中患儿中有2.1%~27.3%存在激素抵抗,Idiopathic SRNS的年发病率估计为1/390,000儿童,在大多数地区男性居多。

四、病因及发病机制

Idiopathic SRNS为非遗传性SRNS,其发病可能由循环渗透因子引起;这种因素尚不明确,但其存在可能导致肾移植后肾病综合征复发。Idiopathic SRNS也可能继发于感染(如CMV或HIV)或潜在肾病(如IgA肾病、膜性肾病或胶原病)。

五、临床表现

患儿一般有水肿症状,如眼睛、腹部、阴囊和/或脚踝肿大。某些表现可能会增加激素抵抗的机会,如患者出现血尿、高血压和/或急性肾损伤,以及有肾脏疾病家族史或肾外表现体征的患者。组织病理学表现最常表现为局灶性节段性肾小球硬化,弥漫性系膜硬化发生率较低,微小改变性疾病发生率较低。

六、辅助检查

1)需检查蛋白尿、血尿、钙/肌酐、微量白蛋白尿(α1微球蛋白)/肌酐、血肌酐、血尿素氮、血色素、电解质(离子钙、钾、白蛋白、校正白蛋白、总蛋白、血气分析)、C反应蛋白、碱性磷酸酶、甲状旁腺素、25-OH-维生素D、GFR评估、血脂水平、凝血四项、甲状腺功能、免疫球蛋白、空腹血糖及糖化血红蛋白、肌酸激酶及免疫感染相关的C3、抗核抗体、ds-DNA、ANCA、乙肝抗原、丙肝抗体、梅毒和艾滋病毒检测;

2)肾脏彩超以查看肾脏回声及肾脏大小,肾脏有无畸形,有无血栓形成;腹部及胸腔超声检查以排查有无腹水、积液、血栓形成;心脏超声以排查有无左心室肿块及心包积液;X-光片:左手腕X光片以评估>5岁儿童的骨龄及有无矿化。

七、诊断

1)病史:包括体检结果,体力活动,学校出勤率,有无发热、疼痛、腹部不适、肿胀、疲劳,有无坚持药物治疗,女性青少年需询问月经周期;有无血栓栓塞事件;询问疫苗接种史。

2)找继发原因:是否为镰状细胞病、有无感染HIV,HepB,疟疾,细小病毒B19,是否存在系统性红斑狼疮。

3)排查有无结核。

4)体格检查:进行血压监测,有无水肿迹象(如腹水、心包和胸腔积液)、手足搐搦、淋巴结肿大;需骨骼系统、神经系统全面检查,并进行认知评估。进行发育评估如测量体重、身高,小于2岁需测量头围,年龄大于10岁的男孩需评估睾丸大小,计算出BMI及身高年增长速度。

5)免疫评估:检测有无鲍曼不动杆菌、肺炎球菌、脑膜炎球菌、流感嗜血杆菌和水痘一带状疱疹感染可能。

6)家族史:有血缘关系的家庭成员有无肾脏及肾外表现。

7)基因检测:可进行二代测序(NGS)及全外显子组测序,建议在所有被诊断为原发性SRNS的儿童中进行基因检测;有蛋白尿/血尿家族史或慢性肾脏病来源不明且伴有肾外特征的病例以及准备接受肾移植患者也需进行基因检测。最初类固醇敏感但后期抵抗的病例不建议做基因检测。

8)特殊药物:使用4周后需进行环孢素A及他克莫司浓度检测,随后每3个月1次,依据个体调整检测频率;使用利妥昔单抗1疗程后1个月需检测CD19B细胞群,以后每1~3月检测一次,直到B细胞恢复;长期使用糖皮质激素,需检测有无白内障,监测眼压,通过腰椎DEXA测定骨密度;使用他汀类药物,需每6个月监测一次肌酸激酶(CK)。

9)病理学:建议所有确诊为SRNS的儿童进行肾穿刺活检,除外已知是感染或恶性肿瘤相关的继发性疾病或明确有家族遗传性肾病的。

10)膳食评估:营养师对钾,热量和蛋白质的摄入的评估。

11)肾外受累评估:

脑:有无小头畸形,精神运动迟缓、精神迟滞、肌阵挛性癫痫、震颤、共济失调、张力减退,可行脑核磁共振成像;

眼睛评估:有无黄斑、圆锥角膜、眼球震颤;

心脏:有无先天性心脏病;

内分泌:有无生殖器模糊、青春期延迟、原发性闭经、假性雌雄同体、糖尿病;

皮肤:有无大疱性表皮松解症;

骨骼:有无髌骨缺失或发育不良;

免疫:有无T细胞免疫缺陷;

血液:有无血小板减少;

听力:有无感音神经性听力损失。

12)基因检测:排查相关继发性疾病或家族遗传因素后,建议对原发性SRNS的儿童进行基因检测;不建议对最初具有类固醇敏感性而后出现继发性类固醇抵抗患者进行基因检测。

八、鉴别诊断

该病需与表现为肾病综合征的遗传性肾病综合征及其他感染或免疫导致的肾病综合征相鉴别。

表2-20-1 鉴别诊断

疾病名称	肾外表现
n-连锁糖基化先天性疾病(CDG-N-linked)	小头症,神经受累(癫痫发作、神经功能恶化、大脑或小脑萎缩),骨骼、心脏、肝脏、胃肠、内分泌、凝血功能异常
单纯型大疱性表皮松解症7(EBS7)	胫前大疱性皮肤病变,感觉神经性耳聋,双侧泪道狭窄,甲营养不良,轻度地中海贫血
Alport综合征	眼球异常(前圆锥角膜、角膜及视网膜病变)、感觉神经性耳聋、平滑肌瘤
原发性辅酶Q10缺乏	神经受累(脑肌病,共济失调,癫痫发作),发育迟缓,认知障碍,感觉神经性耳聋
C3肾小球疾病	血尿、蛋白尿、血尿和蛋白尿、急性肾病综合征或肾病综合征,补体C3水平低。
皮尔森综合征	眼畸形(小角膜、白内障、其他晶状体或视网膜异常);肌张力减退、发育迟缓、认知障碍

九、治疗策略

SRNS患儿的治疗原则是减少蛋白尿、免疫抑制治疗和支持性治疗。可使用血管紧张素转换酶抑制剂或血管紧张素受体阻滞剂治疗。一旦确定为SRNS患儿,应逐渐减少类固醇治疗,在6个月后停止类固醇治疗。尚未明确基因诊断且GFR>30ml/min/1.73m²的儿童,应接受免疫抑制治疗,如钙调磷酸酶抑制剂,同时逐渐减少皮质类固醇激素或停用。支持性治疗包括限制食盐,使用利尿剂控制水肿。白蛋白输注仅限于有症状性低血容量的患者。不建议使用标准的抗生素预防。临床过程中可能会发生甲状腺功能失调及脂质、钙、镁和维生素D水平异常,应进行相应的对症治疗。有中心静脉导管或既往有血栓栓塞事件发生的儿童需进行血栓预防。慢性肾脏病晚期及血管容量不足的患者不建议使用ACEI或ARB类药物。同时ACEI或ARB类药物可能有致畸作用,孕妇避免使用。

免疫抑制治疗:

1)糖皮质激素:糖皮质激素可介导T淋巴细胞凋亡、通过核因子活化,抑制炎症因子产生;可介导B淋巴细胞凋亡,大剂量激素抑制T淋巴细胞依赖性B淋巴细胞抗体产生,同时可稳定足细胞F-actin骨架,抑制IL-6、血管内皮生长因子产生,减少凋亡。对于SRNS,无明确甲泼尼龙冲击治疗的推荐。

2)钙调磷酸酶抑制剂(CNIs):CNI(环孢素A或他克莫司)作为SRNS患儿首选的一线免疫抑制剂。在使用他克莫司前,有条件者可行CYP3A53基因多态性检测。如果SRNS没有条件获得遗传学或肾脏病理学结果,仍可首选CNIs,并在获得遗传学或病理学结果后重新评估。至少治疗6个月观察CNIs的治疗反应,若未达到部分缓解,则停用CNIs,若达到完全缓解,CNI剂量应减少到维持缓解所需的最低剂量,使用12~24个月后考虑停用CNIs。停用CNIs后出现复发,则重新开始CNI治疗,同时给予4周大剂量口服类固醇激素治疗。若达到部分缓解,则以相同剂量继续CNI治疗至少12个月。对GFR<30ml/min/1.73m²、急性肾损伤、或未控制的高血压患者暂缓或延迟CNIs。有单基因SRNS证据的患者停止糖皮质激素、CNIs治疗。CNIs剂量推荐:eGFR<60mL/(min·1.73m²),CNIs应减量;eGFR<30mL/(min·1.73m²),或合并急性肾损伤,不建议CNIs治疗。他克莫司起始剂量为0.1~0.2mg/kg/d,2次/d,他克莫司浓度以4~8μg/L为目标浓度,同时监测肾功能、电解质。环孢素A起始剂量为3~5mg/kg/d,最大起始剂量为250mg/d,分2次/d服用。环孢素A浓度以80~120μg/L为目标,监测肾功能。

3)环磷酰胺(CTX):CTX主要是抑制B淋巴细胞。目前CTX已成为CNIs的替补方案,在CNIs不可及的情况下用CTX诱导缓解治疗。CTX无效时应及时停用。其副作用如骨髓抑制、性腺抑制、致肿瘤、致畸等需要充分告知患者及家属并征得同意。

4)霉酚酸酯(MMF):eGFR<30mL/(min·1.73m²)的患者,可使用MMF。MMF的起始剂量:20~30mg/kg/d,监测MMF血药浓度,目标剂量为霉酚酸暴露量>50mg/(h·L),但目前无MMF维持治疗的血药浓度建议。

生物制剂治疗:

1)利妥昔单抗:利妥昔单抗是通过高亲和力识别CD20,介导B淋巴细胞凋亡。利妥昔单抗可使约30%患者达到缓解。使用初3~6个月时建议使用复方磺胺甲噁唑预防感染。使用时监测血清IgG水平,若IgG水平降低,可输注丙种球蛋白。乙型肝炎患者、结核患者不建议使用利妥昔单抗。

2)奥法木单抗:奥法木单抗是完全人源化CD20单克隆抗体,与CD20亲和力更强。

3)阿西巴普:阿西巴普是细胞毒性T淋巴细胞相关抗原4-免疫球蛋白融合蛋白,是靶向CD80的共刺激抑制剂。有体外研究发现阿西巴普可稳定足细胞β1整合素活化。

4)促皮质素:临床和实验证明促皮质素具有抗蛋白尿、降脂和肾保护作用。促皮质素可通过抗炎机制和褪黑素皮质素受体作用于足细胞,进而发挥肾保护作用。

十、疗效及转归

多药耐药的SRNS病例通常会进展为持续肾功能衰竭。肾移植后复发的风险很高,复发可能发生在肾移植后一天之内。

第二节 特发性耐多药肾病综合征

Section 2　Idiopathic Multidrug-Resistant Nephrotic Syndrome, IMRNS

关键词:特发性肾病综合征;多药耐药

Keywords: idiopathic nephrotic syndrome; multidrug resistance

一、概述

对于类固醇耐药或类固醇依赖INS的儿童,推荐的药物是环磷酰胺(CTX)、雷公藤甲素、环孢素A(CysA)、吗替麦考酚酯(MMF)、他克莫司等免疫抑制药物。然而并非所有儿童对他克莫司、吗替麦考酚酯以及其他免疫抑制药物均有反应。那些耐多种免疫抑制药物为耐多药肾病综合征(Idiopathic multidrug-resistant nephrotic syndrome, Idiopathic-MDRNS)。该病可能是因免疫球蛋白与足细胞靶点的相互作用而导致足细胞破坏,产生大量蛋白尿。MDRNS可应用免疫球蛋白吸附、利妥昔单抗、促肾上腺皮质激素等治疗。但该病易进展至终末期肾病,肾移植术后复发率高。

二、定义

Idiopathic-MDRNS是指对类固醇激素联合多种免疫抑制药物治疗无反应的特发性肾病综合征。

三、病因及发病机制

该病尚无明确发病机制。多药耐药是一种由于细胞对最初选择使用的药物产生抗性并对广泛结构和功能交叉耐药的现象。该病可能是因免疫球蛋白与足细胞靶点的相互作用而导致足细胞破坏。有研究发现该病与MDR1基因的过度表达即p-蛋白的高度活动有关。在激素敏感肾病综合征患者完全缓解后体内MDR1基因表达下降。也有研究表明基因POH1过度表达也会导致特发性肾病综合征的多药耐药。抗CD40 IgG抗体与肾移植后复发大量蛋白尿有关，可能是免疫球蛋白与足细胞靶点的相互作用而导致足细胞破坏和大量蛋白尿。

四、治疗

有报道对比应用免疫球蛋白吸附、静脉注射免疫球蛋白，应用利妥昔单抗的治疗方案治疗多药耐药INS患者，观察结果是免疫球蛋白吸附治疗可让大多数多药耐药INS患者的蛋白尿完全缓解，且不需要大量额外的免疫抑制来防止复发。对免疫吸附有反应的患者在蛋白尿缓解之前需要让B细胞达标。促肾上腺皮质激素（Adrenocorticotropic hormone, ACTH）是一种刺激肾上腺产生皮质醇的脑下垂体多肽激素。有耐多药肾病综合征病例报道显示使用ACTH可有效诱导和维持肾病综合征缓解，并提高肾小球滤过率。

五、疗效及转归

该类患者进展至终末期肾病的风险较高，且肾移植术后复发率高，病程长，最终因移植失败而透析。

第三节　对二线免疫抑制治疗敏感的特发性类固醇抵抗性肾病综合征

Section 3　Idiopathic Steroid-Resistant Nephrotic Syndrome with Sensitivity to Second-Line Immunosuppressive Therapy, ISRNS-SLIT

关键词：特发性肾病综合征；类固醇抵抗；二线免疫抑制剂

Keywords：idiopathic nephrotic syndrome；Steroid resistance；Second-line immunosuppressants

一、概述

大多数儿童特发性肾病综合征的病例对皮质类固醇有反应。然而，有一小群儿童表现出对类固醇抵抗、类固醇依赖，或频繁复发，临床上较难治疗，应用二线免疫抑制治疗效果良好，如环磷酰胺、环孢素A、吗替麦考酚酯（MMF）、他克莫司、利妥昔单抗等。

二、定义

对二线免疫抑制治疗敏感的特发性类固醇抵抗性肾病综合征是指对类固醇抵抗、类固醇依赖或类固醇使用后频繁复发的一类特发性肾病综合征，但其对二线免疫抑制剂如环磷酰胺（CTX）、环孢素A（CysA）、吗替麦考酚酯（MMF）、他克莫司、利妥昔单抗等免疫抑制药物有效。

三、病因及发病机制

发病机制尚未明确，但有研究提示该病与免疫缺陷有关，因此，应用二线免疫抑制剂具有合理性，且可避免长期类固醇暴露的严重副作用。

四、策略

1. 环磷酰胺

对于持续治疗的成人或儿童，3~6mg/kg/d或120~240mg/m²。成人常用量为每次500~1000mg/m²，每周1次，连用两次，休息1~2周重复；联合用药500~600mg/m²。儿童和常用量为每次10~15mg/kg，每周1次，连用2次，休息1~2周重复。使用该药需监测血常规，只有当白细胞计数>4.0×10⁹/L或中性粒细胞计数>2.5×10⁹/L才能用药。大剂量环磷酰胺冲击治疗时需充分水化碱化以预防出血性膀胱炎。由于需要保护患者生殖能力，以及其他可替代药物的可及性，该药物目前临床中较少应用。

2. 环孢素A

用法：4~6mg/(kg·d)，每12小时口服1次，维持血药谷浓度8~120ng/ml，疗程12~24个月。需定期监测环孢素A浓度，长期使用可能导致多毛、牙龈增生等。

3.他克莫司

具体用法为0.05~0.15mg/（kg·d），每间隔12小时1次，维持血药谷浓度5~10μg/L，疗程12~24个月，需定期监测他克莫司浓度。对于有糖尿病家族史、糖耐量降低或肥胖的患儿应慎用。

4.吗替麦考酚酯

一种副作用较轻的药物，通过破坏肌苷-磷酸脱氢酶来抑制嘌呤的合成而起作用。用法：20~30mg/（kg·d），每12小时口服1次，每次最大剂量不超过1g，疗程12~24个月。

5.利妥昔单抗

一种以B细胞为靶点的单克隆抗体，是一种相对较新的治疗方法，常用于难治性肾病综合征。用法：375mg/（m²·次），每周1次，用1~4次。对上述治疗无反应、不良反应严重的SDNS患儿，可使用利妥昔布，其能有效地诱导缓解，减少复发次数，不良反应发生率低，与其他免疫抑制剂合用有更好的疗效。

五、疗效及转归

难治性病例应用药物如吗替麦考酚酯、他克莫司和利妥昔单抗较环孢素/环磷酰胺疗效较好，副作用较少。

参考文献

[1] Parekh R, Noone DG, Iijima K. Idiopathic nephrotic syndrome in children[J]. Lancet, 2018, 392(10141): 61-74.

[2] Tullus K, Webb H, Bagga A. Management of steroid-resistant nephrotic syndrome in children and adolescents[J]. Lancet Child Adolesc Health, 2018, 2(12): 880-890.

[3] Dado D, Parikh S, Ayoub I, et al. Abatacept efficacy in steroid-resistant minimal-change disease revealed by the speed of proteinuria reduction after the start of abatacept[J]. Clin Nephrol, 2018, 89(5): 376-380.

[4] Kemper MJ, Valentin L, van Husen M. Difficult-to-treat idiopathic nephrotic syndrome: established drugs, open questions and future options[J]. Pediatr Nephrol, 2018, 33(10): 1641-1649.

[5] Yadav M, Sinha A, Khandelwal P, et al. Efficacy of low-dose daily versus alternate-day prednisolone in frequently relapsing nephrotic syndrome: an open-label randomized controlled trial[J]. Pediatr Nephrol, 2019, 34(5): 829-835.

[6] Wang CS, Travers C, McCracken C, et al. Adrenocorticotropic Hormone for Childhood Nephrotic Syndrome: The ATLANTIS Randomized Trial[J]. Clin J Am Soc Nephrol, 2018, 13(12): 1859-1865.

[7] Larkins NG, Liu ID, Willis NS, et al. Non-corticosteroid immunosuppressive medications for steroid-sensitive nephrotic syndrome in children[J]. Cochrane Database Syst Rev, 2020, 4(4): CD002290.

朱力平（撰写）　宋洁（审校）

第二十一章　特发性类固醇敏感型肾病综合征
Chapter 21　Idiopathic Steroid-Sensitive Nephrotic Syndrome, ISSNS

关键词：肾病综合征；儿童肾病；糖皮质激素；免疫抑制剂

Keywords: Nephrotic Syndrome; Pediatric Nephrology; Glucocorticoids; Immunosuppressive Agents

一、概述

肾病综合征（nephrotic syndrome）是一种由多种原因引起的肾小球基底膜通透性增加导致血浆蛋白大量从尿液中丢失的临床综合征。典型表现为：①水肿②蛋白尿③低蛋白血症④高脂血症等。许多儿童肾小球疾病与肾病综合征同时出现，然而，绝大多数是特发性肾病综合征。特发性肾病综合征可根据激素治疗的反应、复发模式、病理类型等进行分类。大多数儿童在4周内对激素治疗反应良好，称为类固醇敏感型肾病综合征（steroid-sensitive nephrotic syndrome, SSNS）；然而，大多数会复发，约一半成为频繁复发或激素依赖，极少数出现继发性抵抗。

二、定义

特发性类固醇敏感型肾病综合征（Idiopathic steroid-sensitive nephrotic syndrome, ISSNS）是一种原因不

明的罕见原发性肾小球病,以水肿、肾病范围的蛋白尿和低白蛋白血症为特征,标准强的松治疗4~6周内有效。

三、流行病学

每年特发性肾病综合征的发病率因种族和地区而异,在1/(5,900~85,000)之间,其中70%~98%为激素敏感。这种疾病在成人中报道较少。在幼儿中,男性居多(约2:1)。

四、病因及发病机制

肾病综合征的发病机制中有两个重要内容:蛋白尿发生机制和肾小球损伤机制。

(一)蛋白尿的发生机制

足细胞是一种极化的上皮细胞,具有指间足突,足突间的裂孔被一层薄膜所封闭,称为裂隙隔膜。足细胞与肾小球基底膜和有孔的内皮一起形成三层结构,即肾小球滤过屏障。正常情况下,大分子物质经肾小球毛细血管壁滤过受两种机制限制:电荷选择性和大小选择性。内皮细胞和肾小球基底膜带净负电荷,因其存在多聚阴离子(如,硫酸乙酰肝素蛋白聚糖)。这形成了针对大分子阴离子(如,白蛋白)滤过的电荷屏障。相比之下,循环中的IgG主要是中性或为阳离子,其滤过不受电荷限制。

肾小球毛细血管壁具有大小选择性,其功能性滤孔的半径为40~45A(白蛋白的半径大概是36A)。这些滤孔似乎分布于整个GBM,通过相邻上皮细胞足突间的裂孔隔膜穿过GBM。相比之下,内皮细胞窗孔的宽度要大得多(375~400A),因此内皮细胞不参与构成大分子滤过的机械屏障。

足细胞和滤过屏障仅允许几乎完全不含蛋白质的超滤液进入肾小囊并进入近端小管。足细胞结构由广泛的肌动蛋白细胞骨架维持,使肾小球滤过屏障能够承受大量的毛细血管静水压力。正常足细胞结构、足突或跨越趾间指的狭缝隔膜的丧失可导致超滤液中白蛋白的丧失。足细胞是末梢分化细胞,再生能力极低,因此易受损伤。

足细胞的完全消失和正常结构丧失所导致的大量蛋白尿是肾病综合征的标志。

(二)肾小球损伤机制

特发性肾病综合征中导致足细胞消失的发病机制尚不清楚,激素治疗使足细胞结构和功能恢复的具体机制也不清楚。系统因素,免疫介导或循环因子,可以促进足细胞的消失,但没有单一的统一假说。

1. 免疫介导

有学者认为T淋巴细胞功能障碍或失调参与了NS的发病机制,CD80(B7-1)是引起足细胞病变和蛋白尿的重要分子。CD80是一种表达在抗原呈递细胞上的蛋白,它通过T细胞表面的受体为T细胞激活提供主要的共刺激信号。T细胞表面表达蛋白受体CTLA-4,与CD80结合。在多种蛋白尿动物模型和人类研究中,足突细胞B7-1表达的明显增加。这一假设通过CTLA-4模拟药物——阿巴西普和贝拉西普在FSGS的治疗中进行验证,临床试验正在进行中。

2. 循环因子

有假说认为循环肾小球通透因子是引起肾病综合征的原因。他们可能通过血液循环影响内皮细胞或足细胞来影响肾小球的通透性。在临床前和体外研究中,来自FSGS患者的血清可诱导蛋白尿或肾小球对白蛋白的通透性增加。用免疫吸附法治疗肾移植术后复发的FSGS也取得了成功。这些因子包括肝素酶、血凝素、血管生成素样4(ANGPTL4)、心肌促进素样细胞因子-1,以及最近提出的可溶性尿激酶纤溶酶原激活受体(suPAR)。

suPAR通过与足细胞表面的$\alpha_v\beta_3$-整联蛋白受体相互作用影响足细胞肌动蛋白骨架。最初在FSGS中发现suPAR浓度增加被;然而,因为其浓度随肾功能的变化而变化,对FSGS缺乏特异性,现已驳斥suPAR作为一种循环因子的说法。

ANGPTL4是一种在脂肪组织、心脏和骨骼肌中表达的糖蛋白和急性期反应物,有研究发现其在肾病综合征中升高。其在足细胞中以低唾液酸化的形式分泌,通过作用于肾小球基底膜或内皮细胞影响肾小球滤过屏障的电荷,从而影响白蛋白通过滤过屏障导致蛋白尿。相反,当ANGPTL4以唾液酸化的形式从其他组织释放到循环中时,可以通过与肾小球内皮上的$\alpha_v\beta_3$-整联蛋白结合来减轻蛋白尿。如何将唾液酸化的

ANGPTL4用于NS治疗的探索正在进行中,然而,其脱靶效应会使ANGPTL4抑制脂蛋白脂肪酶导致NS的高甘油三酯血症的情况加剧。

3.遗传变异

近年来研究发现NS的发病具有遗传基础。据报道HLA-DQA1和HLA-DQB1单核苷酸多态性以及染色体6p的一个基因位点与SSNS明显相关,但具体致病机制尚不明确。HLA相关位点的突变,反映了NS发病与人种及环境相关。

遗传性肾病综合征相关基因的发现是肾脏病学领域一个突破性的进展。目前至少有30个基因与遗传性肾病综合征有关的基因已被克隆、定位,这些基因的编码蛋白多为肾小球裂孔隔膜蛋白分子(NPHS1、NPHS2、KIRREL)或者足细胞分子(ACTN4、CD2AP、TRCP6),肾小球基底膜结构分子(LAMB2、ITGB4),正常足细胞功能和发育所必需的转录因子或酶(LMX1B、PLCE1、GLA)等。

确定是否存在基因突变对激素抵抗型肾病综合征患者十分重要。若确定为遗传性肾病综合征可停用免疫抑制剂、有助于制定移植方案和产前诊断。有存在相关基因突变的患者通常移植后复发风险低。但存在NPHS1突变的患者移植后由于新抗原的出现,移植肾仍可发生自身免疫介导的肾病综合征。随着年龄的增长,检测出单基因遗传病的概率下降。3个月龄以下的患儿关键足细胞基因突变(*NPHS1*、*NPHS2*、*LAMB2*、*WT1*)的检出率为69%~85%;4至12个月龄患儿上述基因检出率为50%~66%;1至6岁致病基因检出率大幅下降至25%;7至12岁为18%;13至18岁为11%。累及辅酶Q10的线粒体基因突变占家族性激素抵抗型肾病综合征的1%。辅酶Q10是一种抗氧化剂,也是电子呼吸链的重要组成部分。补充辅酶Q10可以有效地治疗线粒体足细胞病。这或许是一种潜在的治疗方法。

五、临床表现

此疾病可发生在任何年龄,但大多在2~6岁之间,通常在此之前有诱发事件(如上呼吸道感染或昆虫叮咬)。

(1)水肿:患者的典型表现是凹陷性水肿,主要是眶周和下肢。经常被误诊为变态反应的表现。水肿具有重力依赖性,因此,在白天眶周水肿会逐渐减轻,而下肢水肿逐渐加重。半卧位时,水肿会集中在背部和骶区。其他可出现水肿的重力依赖区包括阴囊、阴茎或阴唇。部分患者会出现全身性水肿,表现为显著的外周性水肿、胸膜及心包积液、腹水等。

细胞外液量明显增加,会使有效循环血量减少,致使出现心动过速、外周血管收缩、少尿、肾小球滤过率(glomerular filtration rate,GFR)降低,以及血浆肾素、醛固酮及去甲肾上腺素升高。此类患儿受到进一步刺激(如利尿剂治疗、脓毒症或腹泻)时可出现低血压甚至急性肾损伤,极少数情况下还可出现休克。

(2)蛋白尿:通常有不同频率的复发和缓解过程,在某些情况下可能依赖于激素治疗情况(激素治疗期间或停药后15天内复发)。

(3)血尿:肉眼血尿最常见于肾小球肾炎患者,如感染后肾小球肾炎或MPGN患者。相反,特发性NS患者罕见肉眼血尿,但有20%的病例可见镜下血尿。

(4)其他非特异性主诉如头痛、易激惹、不适和乏力。

(5)其他并发症:感染、静脉血栓栓塞症、脂代谢紊乱、急性肾损伤。

六、辅助检查

实验室检查用于检测肾病综合征患者的重度蛋白尿、选择性蛋白尿(尿白蛋白含量>80%),血清白蛋白降低(<25g/L)。排除蛋白尿的其他原因对鉴别是否为继发性肾病综合征至关重要。肉眼血尿、动脉高血压、肾功能受损或皮肤病变可能预示着肾病综合征是继发性。

(一)尿液

(1)尿蛋白排泄量:儿童肾病范围蛋白尿的定义为尿蛋白排泄量超过50mg/(kg·d)或40mg/(m²BSA·h)或1 g/m²BSA/d。对于难以获得准确24小时尿液收集样本的年幼儿童,可检测随机尿液样本中的总尿蛋白/肌酐比值评估尿蛋白排泄。尿蛋白肌酐比大于0.3mg/mg或30mg/mmol提示可能存在肾病,提示肾病范围的蛋白尿。

(2)尿液分析:试纸尿干化学法通过白蛋白和四溴酚蓝的比色反应来测定白蛋白浓度,而非蛋白排泄率,因此不能用于诊断。然而,大多数肾病综合征患者的试纸尿干化学法显示白蛋白浓度高(3+至4+,即300mg/dL至>1000mg/dL)。因此,在尿蛋白排泄定量检查结果出来之前,通常采用此方法作为筛查试验。

(3)特发性NS患者的尿沉渣镜检有相对非活动性发现(即,可见卵圆形脂肪小体和透明管型,但红细胞很少,以及无红细胞或其他细胞管型)。血尿常见于肾小球肾炎患者,但在FSGS患者中也会出现,较少见于MCD患者。

(二)血液检查

(1)血清白蛋白:低白蛋白血症是界定肾病综合征的标准之一。该患者的血清白蛋白通常低于30g/L,甚至低至10g/L。尽管特发性肾病综合征患者的血清白蛋白减少,但是总球蛋白却相对正常:血清α1球蛋白浓度正常或轻度降低,α2球蛋白和β球蛋白浓度增高。γ球蛋白浓度因基础疾病而异。

(2)脂类:高脂血症是肾病综合征的特征性表现之一。血清总胆固醇、甘油三酯及总脂质含量升高。胆固醇增加与血清白蛋白浓度呈负相关。

(3)肾功能检查:少数MCD患儿存在肾功能中度受损伴血清肌酐水平升高。急性肾损伤(acute kidney injury,AKI)在住院的肾病综合征患儿中很常见。这类患儿发生AKI的危险因素包括:合并感染、使用肾毒性药物或物质以及存在激素耐药型肾病综合征。

(4)其他检查:

血液:全血细胞计数(CBC)、鉴别血细胞计数。

血清:电解质、胱抑素C、蛋白质、血清电泳、肝酶。

免疫参数:免疫球蛋白A和G,补体蛋白C3和C4。

凝血试验:国际标准化比值(INR)、部分凝血酶活时间(PTT)、纤维蛋白原、抗凝血酶Ⅲ。血栓筛查的适应证为持续性低蛋白血症、血栓栓塞并发症(包括既往血栓栓塞史)、直系亲属静脉和动脉闭塞家族史阳性。

可能需要的附加诊断:促甲状腺激素(TSH),游离甲状腺素(fT4),抗链溶菌素,抗DNA酶B,抗中性粒细胞胞浆抗体(pANCA,cANCA),抗核抗体(ANA),抗双链DNA抗体(dsDNA)。

肾小球病:肝炎血清学排除急性或慢性乙型或丙型肝炎,抗体诊断(如磷脂酶A2受体)抗体(PLA2R-AK);肾小球基膜抗体(GBM-AK)。

(三)影像学检查

(1)超声检查:发现正常或增大的肾脏,回声正常或升高,发现腹水和胸腔积液。排除肾静脉血栓形成。

(2)胸部CT:在有肺部症状和疑似淋巴瘤的情况下拍胸部CT。

(四)初始治疗与肾活检

特发性NS被定义为NS伴某些肾活检表现,即电镜下可见弥漫性足突融合,以及光镜下可见称为MCD的微小病变、FSGS或系膜增生。尚不清楚这3种光镜下改变代表的是不同疾病,还是代表某一种疾病过程的不同表现。

90%以上的MCD患者会在4周内对激素治疗有反应。因此,患者满足以下MCD临床诊断标准时可启用激素治疗,而不必通过肾活检确诊:①年龄大于1岁,且小于12岁;②不存在下述任何临床表现:高血压、肉眼血尿及血清肌酐明显升高;③补体水平正常。这一推荐是基于临床诊断准确性高及激素治疗有效率高。激素敏感型肾病综合征患儿的预后通常较好。而年龄>10岁,激素抵抗,肾病综合征,或疑似全身性疾病的患者建议进行肾活检。

七、诊断

关于本疾病的诊断是基于临床表现、实验室检查和对强的松的治疗反应。儿童肾病综合征最重要的两个表现是重度蛋白尿(≥40mg/m²BSA/h或≥1g/m²BSA/d)合并低蛋白血症(≤25g/L)。尽管水肿是该疾病的主要临床症状,但它并不是诊断儿童肾病综合征的必要标准。与此同时,患者往往伴有继发性高脂血症和低密度脂蛋白-胆固醇(LDL-C)的增加,严重者甚至伴有高甘油三酯血症。虽然通常不进行肾活检,但如果患者有不典型特征(如发病年龄<1或>12岁、血尿、低血清补体C3、明显的高血压、肾功能衰竭但无严重低血容量),如果需要延长钙调磷酸酶抑制剂治疗或患者的临床诊断特别困难,则建议进行肾活检。肾活检最常见的病理类型是免疫荧光阴性的MCD,偶尔也可见FSGS或其他类型。综合AAP、JSPN以及KDIGO指南,认为蛋白尿<4mg/m²BSA/h或试纸检测晨尿尿蛋白阴性或尿蛋白/肌酐比值<0.2g/g,且持续上述检测结果连续3天为临床缓解。蛋白尿>4mg/m²BSA/h或试纸检测晨尿尿蛋白≥100mg/dL(++)或尿蛋白/肌酐比值>0.2g/g,且持续上述检测结果连续3天为复发。对首次发病的患者使用标准强的松治疗(60mg/m²BSA/d)4周内达临床缓解即为激素敏感(Primary steroid-sensitive NS);而当复发患者使用最大强的松治疗剂量(60mg/m²BSA/d)4周内无缓解即为继发性抵抗(Secondary steroid-resistant NS)。

表2-21-1 NS分类

分类	概念
缓解	连续3天:蛋白尿<4mg/m²BSA/h或试纸检测晨尿尿蛋白阴性或尿蛋白/肌酐比值<0.2g/g
部分缓解	蛋白尿减少>50%,0.2g/g<尿蛋白/肌酐比值<2g/g
复发	连续3天:蛋白尿>4mg/m²BSA/h或试纸检测晨尿尿蛋白≥100mg/dL(++)或尿蛋白/肌酐比值>0.2g/g
激素敏感型NS	4周内用强的松60mg/m²BSA/d治疗达完全缓解
激素抵抗型NS	4周内用强的松60mg/m²BSA/d治疗未完全缓解
继发激素抵抗型NS	原激素敏感患者复发后使用最大强的松治疗剂量(60mg/m²BSA/d)4周内无缓解
非频繁复发型NS	1年内复发小于4次,或半年内小于2次
频繁复发型NS	1年内复发达4次以上(包含4次),或半年内达2次以上(包含2次)
激素依赖型NS	激素减量过程中复发或停药后两周内复发

八、鉴别诊断

儿童特发性肾病综合征,需要与继发于全身系统性疾病的肾病综合征鉴别:如充血性心肌病、肝硬化、淀粉样变、蛋白缺失肠病等继发性原因均可引起肾病综合征样表现。

表2-21-2 继发性肾病综合征鉴别诊断

可能引起继发性肾病综合征的原因	
免疫系统疾病	系统性红斑狼疮(SLE)、IgA血管炎伴肾炎、IgA肾病、肉芽肿病伴多血管炎、结节性全动脉炎、Goodpasture综合征、风湿热、结节病等
感染	慢性菌血症(例如,心内膜炎、异物感染)、乙型和丙型肝炎、巨细胞病毒(CMV)和EB病毒(EBV)感染、人类免疫缺陷病毒(HIV)、疟疾、血吸虫病
肿瘤	白血病,非霍奇金淋巴瘤
血流动力学改变	肾静脉血栓形成,充血性心肌病,镰状细胞贫血
药物或毒物	非甾体抗炎药,D-青霉胺、金、汞

九、治疗策略

发病时的处理包括对症治疗,严重者输注白蛋白。对于儿童,强的松(60mg/m²/d)是主要的治疗方法。如果患者出现频繁的复发或激素依赖性疾病,则使用各种药物进行二线保留激素的免疫抑制,包括抗增殖药物、左旋咪唑、钙调磷酸酶抑制剂、吗替麦考酚酯以及最近的利妥昔单抗。

(一)水肿

基于肾病综合征水肿的发病机制,水肿的主要治疗策略之一是限制盐和水。水肿较重的患者加用利尿剂。但应注意大约25%的肾病综合征患儿的临床检查结果显示其低血容量。白蛋白可与利尿剂联合使用,用于血管内充盈不足或严重水肿的患者。速尿是高蛋白结合率的药物,在低蛋白血症的患者体内,由于近端小管排泌减少,其药物分布浓度大幅增加。因此白蛋白和速尿是否联合使用仍存在争议。对无低血容量表现的患儿使用白蛋白治疗时应警惕血管内液体激增诱发肺水肿。

(二)肾病综合征的治疗

由于缺乏支持国际指南的高质量试验证据,NS标准化治疗的推进并不理想。下述内容暂以《KDIGO2021版肾小球疾病治疗指南》《2020年国际儿童肾脏病学会实践指南》以及《2016版儿童激素敏感、复发/依赖肾病综合征诊治循证指南》为基础。

(三)特发性类固醇敏感型肾病综合征

初发特发性肾病综合征的激素治疗可分为两个阶段:①诱导缓解阶段:足量泼尼松2mg/(kg·d)(按身高的标准体重计算)或60mg/(m²·d),最大剂量60mg/d,先分次口服,尿蛋白转阴后改为晨顿服,共4~6周。②巩固维持阶段:泼尼松2mg/kg(按身高的标准体重计算),最大剂量60mg/d,隔日晨顿服,维持4~6周,然后逐渐减量,总疗程9~12个月。

(四)激素治疗注意事项

①初发NS的激素治疗须足量和足够疗程,可降低1~2年复发率。②目前国外随机对照临床试验研究建议激素用短疗程法,但实际应用后复发率较高,重复应用激素的累积剂量也较大。因此,基于我国临床应用实际情况及专家共识,仍建议采用中长程激素疗法。

(五)非频复发NS的治疗

(1)积极寻找复发诱因,积极控制感染,部分患儿控制感染后可自发缓解。

(2)激素治疗:①重新诱导缓解:泼尼松2mg/(kg·d)(按身高的标准体重计算)或60mg/m²,最大剂量60mg/d,分次或晨顿服,直至尿蛋白连续转阴3d后改为1.5mg/kg或40mg/m²,隔日晨顿服4周,然后用4周以上的时间逐渐减量。②在感染时增加激素维持量:患儿在巩固维持阶段患上呼吸道或胃肠道感染时改隔日口服激素治疗为同剂量每日口服,连用7d,可降低复发率。

(六)FRNS/SDNS的治疗

1.激素的使用

①拖尾疗法:同非频复发重新诱导缓解后泼尼松每4周减量0.25mg/kg,给予能维持缓解的最小有效激素量(0.5~0.25mg/kg),隔日口服,连用9~18个月。②若隔日激素治疗出现反复,可用能维持缓解的最小有效激素量(0.5~0.25mg/kg),每日口服。③在感染时增加激素维持量:患儿在巩固维持阶段患上呼吸道或胃肠道感染时改隔日口服激素治疗为同剂量每日口服,连用7d,可降低复发率。若未及时改隔日口服为每日口服,出现尿蛋白阳性,仍可改隔日激素为同剂量每日顿服,直到尿蛋白转阴2周再减量。如尿蛋白不转阴,重新开始诱导缓解或加用其他药物治疗。④纠正肾上腺皮质功能不全:肾上腺皮质功能减退患儿复发率明显增高,对这部分患儿可静滴促肾上腺皮质激素(ACTH)来预防复发。对SDNS患儿可予ACTH 0.4U/(kg·d)(总量不超过25U)静滴3~5d,然后激素减量,同时再用1次ACTH以防复发。每次激素减量均按上述处理,直至停激素。近年国内报道的ACTH用法为:1U/(kg·d)(最大剂量控制在50U),静滴3~5d为1疗程,每月1疗程。用2个疗程后,激素每月减量1.25~5mg。一般ACTH用6个疗程或激素减停后继续用ACTH治疗2个疗程。

2.免疫抑制剂治疗

(1)环磷酰胺(Cyclophosphamide)用法:a.口服疗法:2~3mg/(kg·d),分2~3次,疗程8周;b.静脉冲击疗法:8~12mg/(kg·d),每2周连用2d,总剂量≤168 mg/kg或500mg/m²,每月1次,共6次。

应用环磷酰胺时需注意以下几方面:①口服治疗8周,与单独应用激素比较,可明显减少6~12个月复发率。但无证据表明进一步延长疗程至12周能减少12~24个月时的复发。②口服环磷酰胺3mg/(kg·d)联合泼尼松治疗的效果较口服2mg/(kg·d)联合泼尼松治疗的效果好。如患儿能耐受,建议口服剂量为3mg/(kg·d)。③静脉每月1次冲击治疗,与口服治疗相比,两者的有效率无差异,而白细胞减少、脱发、感染等不良反应较口服法轻。④环磷酰胺治疗FRNS患儿的疗效优于SDNS,FRNS 2年和5年的缓解率分别为72%和36%,而SDNS 2年和5年的缓解率分别为40%和24%。⑤随年龄的增加,环磷酰胺治疗的缓解率增加。有文献显示,<3.8岁的患儿2年缓解率为17.2%,3.8~7.5岁的缓解率为30%,>7.5岁缓解率可达45%。避免青春期前和青春期用药。

(2)环孢素A(Cyclosporine A)用法:4~6mg/(kg·d),每12小时口服1次,维持血药谷浓度8~120ng/ml,疗程12~24个月。

应用环孢素A时需注意以下几方面:①建议餐前1h或餐后2h服药。②初次服药后1周查血药浓度,根据血药浓度调整剂量。用药期间需监测血药浓度。③维持期口服较小剂量1.5~2.0mg/(kg·d)时,单次服用可增加药物的峰浓度,对谷浓度无影响,既能达到同样的疗效,又可减少不良反应,增加患儿的依从性。④

环孢素A肾毒性(CsAN)发生的独立危险因素为:环孢素A治疗时间>36个月、患儿接受环孢素A治疗时年龄<5岁、大量蛋白尿的持续时间长(>30d)。有CsAN患儿的发生复发的风险明显高于无CsAN的患儿。临床上应对长期使用环孢素A的患儿进行监测,当患儿血肌酐水平较基础值增高30%,应减少环孢素A的用量。对使用2年以上的患儿应肾活检观察有无肾毒性的组织学证据。

(3)他克莫司(Tacrolimus)用法:0.05~0.15mg/(kg·d),每间隔12小时1次,维持血药谷浓度5~10μg/L,疗程12~24个月。

应用他克莫司时需注意以下几方面:①建议餐前1h或餐后2h服药。②初次服药后1周查血药谷浓度,根据血药浓度调整剂量。用药期间需监测血药浓度。③他克莫司生物学效应是环孢素A的10~100倍,肾毒性较环孢素A小。④对严重的SDNS或FRNS治疗的效果与环孢素A相似。⑤对于有糖尿病家族史、糖耐量降低或肥胖的患儿应慎用。⑥患儿及家人不能接受环孢素A对容貌的影响(如多毛、牙龈增生等)时,建议使用他克莫司代替环孢素A治疗。

(4)吗替麦考酚酯(Mycophenolate mofetil)用法:20~30mg/(kg·d),每12小时口服1次,每次最大剂量不超过1g,疗程12~24个月。

应用吗替麦考酚酯时需注意以下几方面:①长疗程(>12个月)吗替麦考酚酯治疗可减少激素用量、降低复发率,无明显的胃肠道反应和血液系统不良反应。②对环孢素A抵抗、依赖或环孢素A治疗后频复发患儿,吗替麦考酚酯能有效减少激素用量和环孢素A的用量,可替代环孢素A作为激素的替代剂。

(5)利妥昔单抗(Rituximab)用法:375mg/(m²·次),每周1次,用1~4次。

对上述治疗无反应、不良反应严重的SDNS患儿,可使用利妥昔单抗,其能有效地诱导缓解,减少复发次数,不良反应发生率低,与其他免疫抑制剂合用有更好的疗效。

(6)长春新碱(Vincristine)用法:

1mg/m²,每周1次,连用4周,然后1.5mg/m²,每月1次,连用4个月。能诱导80%的SDNS缓解,对部分使用环磷酰胺后仍频复发的患儿可减少复发次数。

(7)其他免疫抑制剂:

1)咪唑立宾(Mizoribine)用法:5mg/(kg·d),分两次口服,疗程12~24个月。近年研究表明,咪唑立宾能减少SDNS或FRNS患儿的尿蛋白,减少激素用量,提高缓解率。

2)硫唑嘌呤(Azathioprine):与单纯激素治疗和安慰剂治疗相比,其治疗在6个月时的复发率无差别,现已不建议临床应用。

3.免疫调节剂

左旋咪唑(Levamisole)用法:2.5mg/kg,隔日口服,疗程12~24个月。

应用左旋咪唑时需注意以下几方面:①一般作为激素辅助治疗,适用于常伴感染的FRNS和SDNS。②与单纯激素治疗相比,加用左旋咪唑可降低SDNS和FRNS复发风险。③左旋咪唑治疗6个月以上,其降复发效果与口服环磷酰胺治疗相似,可降低6、12、24个月复发风险。④左旋咪唑在治疗期间和治疗后均可降低复发率,减少激素的用量,在某些患儿可诱导长期的缓解。

(七)SRNS的治疗

基因突变导致的SRNS约占SRNS患儿的1/3,免疫抑制疗法通常对其无效,且该病进展速度快,复发率低。因此,SRNS患儿的治疗决策取决于基础病因。诊断评估需包括病史和体格检查、基因筛查和肾活检。建议对所有SRNS患者进行基因筛查。

(八)遗传性SRNS治疗

对于由遗传性疾病引起的SRNS患者,不推荐给予其他免疫抑制疗法,因为该疗法无效,并且可能引起严重不良反应。对于辅酶Q10生物合成途径基因突变的患者,建议直接补充CoQ10,这可能会减少蛋白尿,有时甚至可诱导完全缓解。对于由其他遗传性疾病引起的SRNS患者,可使用ACEI或ARB来减少尿蛋白排泄。

(九)非遗传性SRNS治疗

(1)对于肾功能没有严重受损的非遗传性SRNS患儿,建议使用CNI治疗(环孢素或他克莫司),同时逐渐减少强的松治疗。若持续完全缓解则6个月后停用强的松,若部分缓解则晚些时候再停用强的松。

(2)对于肾功能严重受损,即GFR<30mL/(min·1.73m²),非遗传性SRNS儿童,禁用CNI药物,可使用吗替麦考酚酯(MMF)替代CNI,以避免CNI的肾毒性。但不建议患者最初常规使用MMF,这对肾功能严重受损的患者并无获益。如果CNI治疗有效但后续出现了CNI相关肾毒性,则也可使用MMF来替代CNI。

CNI初始治疗方案:

环孢素:起始剂量为3~5mg/(kg·d)(最大剂量250mg),分次使用,每12小时1次。调整剂量以达到12小时最低水平为80~120ng/mL。

他克莫司:起始剂量为0.10~0.20mg/(kg·d)(最大剂量5mg/d),分次使用,每12小时1次。调整剂量以达到最低水平为4~8ng/mL。

(3)使用ACEI或ARB来减少尿蛋白的排泄。目前使用ACEI或ARB的时机尚有争议。一些专家主张,在最初诊断为SRNS时便同时使用CNI+ACEI或CNI+ARB,以尽量减少蛋白尿。另一些专家则因为担心同时使用血管紧张素拮抗剂可能会增加CNI的肾毒性,倾向于先观察最初的CNI治疗是否有效。

(4)不建议使用烷化剂与利妥昔单抗治疗SRNS,前者没有数据表明该药有效,而后者缺乏疗效证据,这两种药物均可引起严重不良反应。

(5)血压控制:对于所有SRNS患儿,应积极治疗血压升高,积极控制血压可减缓慢性肾脏病的进展。血压管理包括非药物措施(如,超重儿童减轻体重,定期有氧运动,富含水果/蔬菜的饮食,减少脂肪和盐的摄入量,避免过度饮酒、咖啡因、能量饮料和吸烟)和药物治疗。如果需要药物治疗,推荐使用ACEI或ARB,控制血压的同时减少蛋白尿。对于这些患者,目标收缩压和舒张压应小于年龄、性别和身高对应门诊血压测量值的第90百分位数;对于青少年(≥13岁),目标血压为≤120/80mmHg。

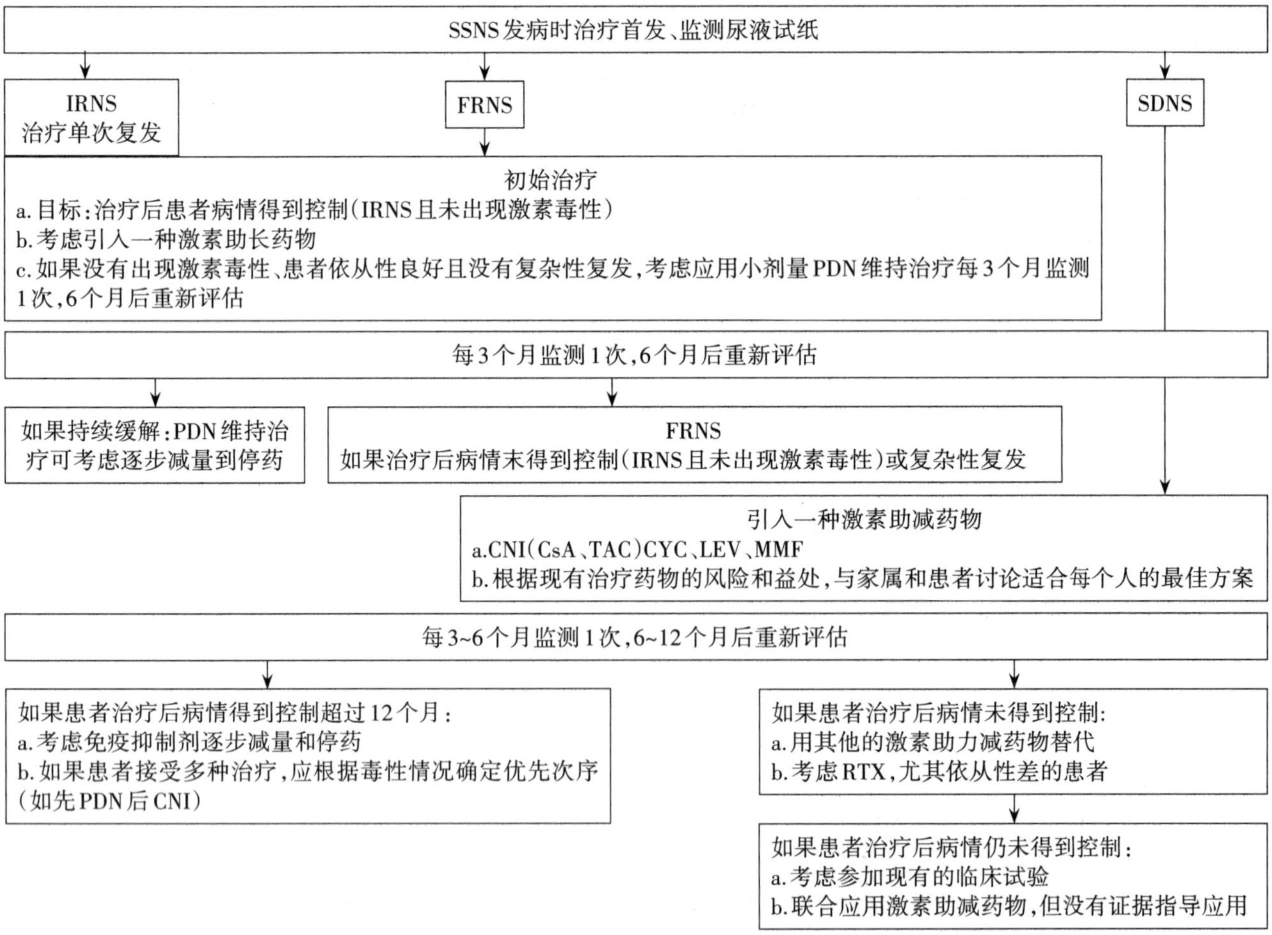

图2-21-1 SSNS治疗流程图

(十)辅助治疗

1. 容量状态、水肿和血压的管理

（1）一般措施。SSNS患者的严重水肿可能与血容量减少(低血容量、低灌注患者)、维持血容量或高血容量(高灌注)相关。所有的措施都应根据水肿程度和容量状态的临床评估来制定。应优先评估儿童的容量状态。在血容量维持的情况下，建议仅采用低盐饮食来治疗中度水肿，每日2~3mmol(较大儿童为2,000mg/d)，为成长中儿童所需的钠摄入量，但不限液。如果发生严重水肿，主张应用袢利尿剂进行液体限制。如果发生低钠血症也提示进行液体限制（需考虑高脂血症引起的假低钠血症）。如果发生血容量减少但血压正常，则应在4~6h内输注白蛋白(20%或25%，以避免液体超负荷)；如果血容量恢复则应根据尿量考虑是否应用利尿剂。低血容量性休克应遵循具体的复苏指南进行治疗，首先用4%或5%的白蛋白20mL/kg于20~30min内输注扩容。血容量减少的临床指标是外周血管收缩（毛细血管再充盈时间延长）、心动过速、低血压、少尿、AKI或胸片显示心胸比例减小；高血压则表明患者高灌注。中度水肿是无害的，但不恰当的液体限制和(或)利尿剂的应用可能导致AKI、低血容量性休克和血栓形成。尿钠排泄分数的测定有助于区分低灌注与高灌注的患者。考虑到高脂血症有可能引起假低钠血症，建议在发生低钠血症时进行液体限制。在输注白蛋白时，由于肺水肿和高血压可能会使病情复杂化，建议在输注期间和输注后密切监测患者生命体征。

由于低血容量的儿童存在血栓形成和AKI的风险，建议无合并症的水肿患者不应用利尿剂。如果在严重水肿的情况下需要应用利尿剂，则应首先排除血容量消耗、慎用利尿剂，并密切监测容量状态。建议不要应用ACEI或ARB控制SSNS中的高血压。

儿童SSNS中高血压的患病率为7%~34%，可发生于SDNS和FRNS儿童，也可发生于缓解期和(或)停药1~10年的儿童，特别是在有阳性家族史的情况下。SSNS合并高血压的病因包括药物不良反应(特别是糖皮质激素和CNI)以及复发时不恰当的白蛋白输注导致液体负荷超载等多种因素。因此，在急性肾病状态下应谨慎选择抗高血压药物和(或)支持性措施(如适度的液体限制和低盐饮食)以适应儿童的体液状态。

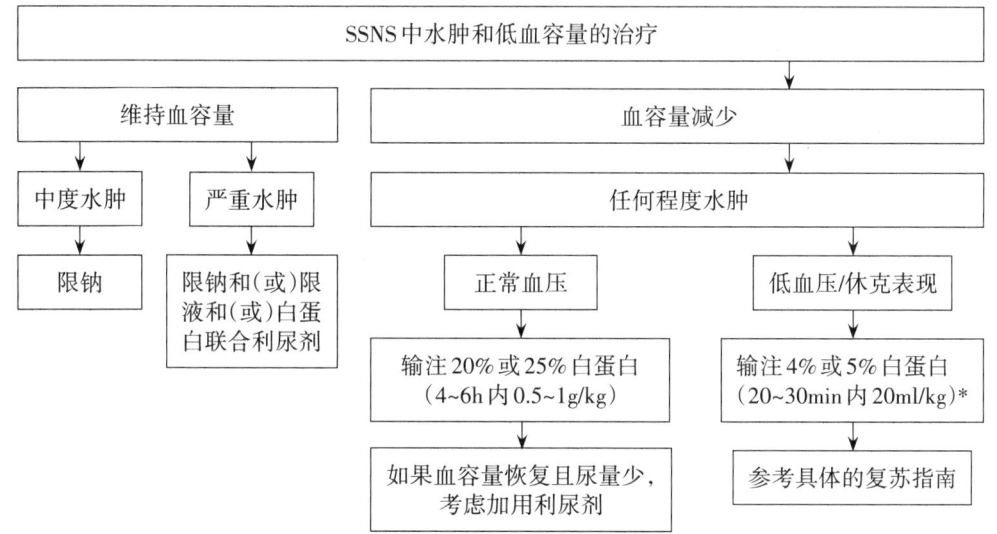

图2-21-2 SSNS中水肿和低血容量的治疗

（2）预防血栓形成。处于急性肾病状态的儿童发生静脉和动脉血栓栓塞事件的风险增加，包括脑静脉血栓形成、深静脉血栓形成、肺栓塞和动脉栓塞，但大部分儿童有深静脉血栓而非动脉血栓，且这种风险可在儿童肾病获得缓解后消失。有症状的血栓栓塞事件主要于发病后3个月内被诊断，在各种类型NS中的发生率约为3%，儿童以婴儿期和青春期发生率为最高，但儿童发生率远低于成人；在SSNS儿童中的发病率(1.5%)低于在复杂性NS/SRNS儿童中的发病率(3.8%)。相关的危险因素包括疾病相关高凝状态、低血容量、限制活动、院内感染、中心静脉置管和潜在的遗传性血栓形成倾向。

在肾病急性发作期间，应避免限制活动和血容量过低。同时应向患者和家属进行宣传教育，包括可能的危险因素和血栓栓塞并发症的症状。因尚无充分的证据表明肾病急性状态期间对儿童和青少年行预防性抗凝治疗的必要性及安全性,暂不建议对其进行常规预防性抗凝或抗血小板治疗。但在明确血栓栓塞并发症风险增加的情况下,可在复发期间行预防性抗凝治疗。对已知有家族性血栓栓塞倾向和实验室指标提示家族性倾向可能的儿童应由血液科医生进行评估是否进行抗凝治疗。

(3)病毒和细菌感染的预防和治疗。SSNS儿童易在复发期间因尿中IgG和补体的丢失而感染(特别是荚膜细菌,如肺炎球菌),也易在缓解期因治疗(糖皮质激素或免疫抑制剂)而感染。30%~50%的感染由肺炎球菌感染引起,其余由革兰阴性菌(主要是大肠杆菌)引起。60%与NS相关的死亡是由于感染造成的。但预防性使用抗菌药物与败血症发生率的减少无明显相关性。因此不建议对SSNS儿童行常规预防性抗菌药物治疗。

1)原发性腹膜炎。原发性腹膜炎是住院NS儿童中最常见的主要感染之一,其在复发期间的发病率为1.5%~16%,但很少作为NS的主要症状出现。原发性腹膜炎可导致肾病复发。免疫抑制药物、体液免疫缺陷以及非特异性免疫机制都可能促进感染的发生。

对于腹痛、腹部不适和发热的患者,应考虑进行诊断性腹腔穿刺,并进行微生物和生化分析,尤其是对初始经验性抗菌药物治疗反应不佳的患者。在等待腹水微生物学结果时,可尝试应用针对肺炎球菌的静脉抗菌药物治疗,如头孢菌素或大剂量阿莫西林。静脉注射免疫球蛋白(IVIG)与肠外抗菌药物联用可能有助于治疗低血浆IgG水平儿童的脓毒症发作。

2)肺孢子菌肺炎。鉴于肺孢子菌肺炎的低发病率、高死亡率以及药物的不良反应,推荐对接受RTX且联合其他免疫抑制治疗的患者在CD19+B细胞耗竭期间给予复方新诺明预防治疗。婴儿(至少4周龄)和儿童可预防性应用甲氧苄啶(trimethoprim,TMP)5~10mg/(kg·d)或每日TMP150mg/(m^2·d),每日单次给药或分2次给药,q12h,每周给药3天(连续或隔日),TMP最大用药剂量为320mg/d。青少年口服剂量为80~160mg/d或每周给药3次,每次160mg。当eGFR<30ml/(min·1.73m^2)时,复方新诺明需减少一半剂量;当eGFR<15ml/(min·1.73m^2)时,不建议应用复方新诺明。

3)水痘。对免疫功能低下的患者来说发生水痘是一种严重的感染。接受PDN治疗的患者发生水痘,其严重程度至少取决于3个因素,包括使用糖皮质激素的初始疾病、PDN治疗的持续时间和用药剂量以及临床医生在水痘各阶段的治疗操作(如突然停药、增加或减少激素剂量)。如果接受免疫抑制治疗但未接种过水痘-带状疱疹病毒(VZV)疫苗的儿童暴露于水痘,建议在暴露后的7~10d应用特异性VZV丙种球蛋白输注。VZIG可有效降低水痘的严重程度。如果没有VZIG,建议在暴露于水痘后的7~10d内口服阿昔洛韦或伐昔洛韦行预防性治疗5~7d。如果感染VZV,可静脉输注大剂量阿昔洛韦[1,500mg/(m^2·d),分3次输注]或口服阿昔洛韦或伐昔洛韦7~10d以治疗VZV感染。在明显水痘感染的情况下应减少免疫抑制治疗,但激素突然减量时要考虑HPA轴抑制的风险问题。对缓解期且未接受大剂量免疫抑制药物的非免疫患者接种疫苗,并为非免疫的兄弟姐妹和父母接种VZV疫苗。

4)新型冠状病毒感染(COVID-19)。与成人相比,儿童的COVID-19发病率可能更低,临床病程也更短。在接受免疫抑制治疗的NS儿童和年轻成人中,免疫抑制治疗可能不是发生COVID-19的危险因素,大部分接受免疫抑制治疗的NS儿童感染COVID-19后病情较轻。目前尚无证据表明免疫抑制剂的剂量与儿童COVID-19的严重程度有相关性。当SSNS儿童患有COVID-19时,建议行常规COVID-19治疗。对症状较轻者无须减少免疫抑制治疗。

十、疗效及转归

特发性类固醇敏感型肾病综合征的患者大部分在4周内对口服强的松(PDN)有反应。然而,60%~80%的人会复发。在这些患者中,如果在发病后6个月内有2次复发或12个月内有4次复发,或在接受PDN治疗或停用PDN后14d内复发,则有50%~70%的患者会出现频繁复发性肾病综合征(FRNS),或发生激素依赖性肾病综合征(SDNS)。剩下的30%~50%被归为罕见复发性肾病综合征。最终,大多数患者会达到永久性缓解,但大约三分之一的患者在成年后仍有活动性疾病。

有关SRNS患儿长期结局的数据有限。一项关于PodoNet注册中心1354例SRNS患儿的研究提供了当前最佳的长期数据。5年总体无肾衰竭生存率为74%(95%CI 71%~77%),10年时为58%(95%CI 53%~

61%),15年为48%(95%CI 43%~53%)。肾衰竭的危险因素包括存在基因突变、强化免疫抑制疗法(intensified immunosuppressive therapy, ITT)无效、组织学诊断为DMS(RR 12.3)和FSGS(RR 2.9)。25%的患者实现蛋白尿完全缓解,CNI治疗的完全或部分缓解率最高。在接受ITT治疗的74例基因突变患者中,仅有2例经免疫抑制治疗(环孢素)后获得短暂缓解,其中1例在5年内进展为肾衰竭。一项关于英国国家罕见肾脏疾病登记处(United Kingdom National Registry of Rare Kidney Diseases)的数据分析也获得了类似的结果。在这个含271例SRNS患儿的小型队列中,完全缓解的患者极少进展为肾衰竭。单基因突变的SRNS患者通常治疗无效,并很可能进展为肾衰竭,但他们在肾移植后没有复发;而没有单基因突变病因的治疗无效者在移植后肾脏生存率较低,且移植后疾病复发率较高。

参考文献

[1] Alhasan KA, Al Khalifah R, Aloufi M, et al. AGREEing on clinical practice guidelines for idiopathic steroid-sensitive nephrotic syndrome in children[J]. Syst Rev, 2021, 10(1): 144.

[2] Ehren R, Benz MR, Brinkkötter PT, et al. Pediatric idiopathic steroid-sensitive nephrotic syndrome: diagnosis and therapy – short version of the updated German best practice guideline (S2e) – AWMF register no. 166-001, 6/2020[J]. Pediatr Nephrol, 2021, 36(10): 2971-2985.

[3] Kidney Disease: Improving Global Outcomes (KDIGO) Glomerular Diseases Work Group. KDIGO 2021 Clinical Practice Guideline for the Management of Glomerular Diseases[J]. Kidney Int, 2021, 100(4S): S1-S276.

[4] Malakasioti G, Iancu D, Tullus K. Calcineurin inhibitors in nephrotic syndrome secondary to podocyte gene mutations: a systematic review[J]. Pediatr Nephrol, 2021, 36(6): 1353-1364.

[5] Noone DG, Iijima K, Parekh R. Idiopathic nephrotic syndrome in children[J]. Lancet, 2018, 392(10141): 61-74.

[6] Trautmann A, Vivarelli M, Samuel S, et al. IPNA clinical practice recommendations for the diagnosis and management of children with steroid-resistant nephrotic syndrome[J]. Pediatr Nephrol, 2020, 35(8): 1529-1561.

[7] 中华医学会儿科学分会肾脏学组. 儿童激素敏感、复发/依赖肾病综合征诊治循证指南(2016)[J]. 中华儿科杂志, 2017, 55(10): 729-734.

[8] International Pediatric Nephrology Association, 韩思雨, 季丽娜, 等. IPNA临床实践建议:儿童激素敏感型肾病综合征的诊断和治疗[J]. 中国合理用药探索, 2023, 20(2): 1-35.

钱悦(撰写) 宋洁(审校)

第二十二章 继发性类固醇抵抗的特发性类固醇敏感性肾病综合征

Chapter 22　Idiopathic steroid-sensitive nephrotic syndrome with secondary steroid resistance; SSNS

关键词:蛋白尿;低蛋白血症;类固醇抵抗;类固醇敏感;糖皮质激素

Keywords: proteinuria; hypoproteinemia; steroid resistance; steroid sensitivity; glucocorticoid

一、概述

继发性类固醇抵抗的特发性类固醇敏感性肾病综合征是一种肾脏疾病,主要影响儿童。这种疾病的特征是大量蛋白尿、低蛋白血症和/或伴发水肿。大多数患者在糖皮质激素治疗后4~6周内实现蛋白尿完全缓解,因此被认为是类固醇敏感性肾病综合征。然而,在类固醇敏感的患者中,70%~80%的患者在随访期间至少会复发一次,其中高达50%的患者会频繁复发或依赖糖皮质激素来维持缓解。这种情况可能是由于多种原因,如基因突变、免疫调节异常、药物副作用等。在治疗继发性类固醇抵抗的特发性类固醇敏感的肾病综合征(SSNS)时,医生可能会调整激素治疗方案,增加剂量或更换其他类型的激素。此外,免疫抑制剂、生物制剂等药物也可能被用于联合治疗,以增强疗效。

二、定义

特发性肾病综合征(INS)是一种常见的儿童肾小球疾病,表现为大量蛋白尿、低白蛋白血症和不同程度的水肿。激素治疗通常是有效的,尤其是对于微小病变肾病;然而,有些患者可能对激素治疗产生抵抗,导

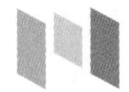

致病情难以控制。继发性类固醇抵抗的特发性类固醇敏感性肾病综合征是指SSNS患者,在治疗过程中逐渐出现对激素治疗的抵抗。

三、流行病学

关于特发性肾病综合征的全球发病率尚缺乏准确的统计数据,但根据现有的研究可以发现该病在儿童及成人中的患病率分别为(0.15~3)/100,000万不等。不同国家和地区的报道可能存在差异,这可能是种族与环境因素的影响而导致的。此外,近年来随着对特发性肾病综合征研究的深入以及诊断技术的提高可能在一定程度上影响了该病的实际发病率统计结果也可能出现波动的趋势。

关于特发性类固醇敏感性肾病综合征,又称单纯性肾小球肾炎或微小病变型肾病,是儿童和青少年中最常见的原发肾病综合征之一,约占85%以上病例。ISN在全球范围内的流行情况现有数据有限且大多为回顾性和描述性的研究表明其在儿童和青少年的年发病率约为4/100,000,有较高的易感性。值得注意的是在不同国家和地区该病的发生率和特点可能略有差别这与地域和人种的遗传和环境背景相关;在一项欧洲多中心的观察研究中显示儿童和青少年中ISN发病率为(2~5)/100,000万人/年而在北美地区的研究估计年发病率为约2/100,000,而另一项针对亚洲儿童的Meta分析则揭示出更高的发病率约为9/100,000;尽管全球范围确切的发病率难以获取但是这些有限的数据显示出ISN是一个世界范围内普遍存在的儿科肾脏疾病需引起重视和研究。同时考虑到环境变化和民族迁徙等因素未来可能会出现更多关于该病流行的预测和挑战需要我们进一步关注和探索。

关于继发性皮质类固醇耐药性肾病(secondary corticosteroid resistance idiopathic nephrotic syndrome),即通常所称的"难治性肾病"或"激素抵抗型肾病",是一组具有显著临床异质性的疾病实体主要包括局灶节段性硬化症(FSCS)、膜增生性肾小球肾炎(MPGN)等多种病理类型,其中一些患者的病因与原发性肾病综合征相似,但其对糖皮质激素治疗不敏感预后较差。目前尚无明确的关于SRISN的确切流行病学研究报道,但由于部分病例可归类为其他特定类型的肾病如FSCS或IgA肾病等,因此在某些研究报告中对SRISN进行了探讨和分析,例如在一项系统性评价中发现在所有儿童和青少年原发肾病综合征患者中为2%~7%的患者存在激素依赖不良的风险;另一份来自欧洲的多中心研究发现SRISN在所有儿童肾病综合征中所占的比例约小于1%;综合来看当前对于SRISN的确切流行病学特征仍不完全清楚,仍需更多的研究和关注来深入了解这一疾病的自然病史与影响因素,以便优化治疗方案改善患者预后和提高生活质量。

然而目前尚无明确的关于继发性类固醇抵抗的特发性类固醇敏感性肾病综合征的流行病学研究报道。

四、病因及发病机制

继发性类固醇抵抗的特发性类固醇敏感性肾病综合征(SSNS)的发病机制可能与多种因素有关。以下是一些可能的机制。

1. 基因突变

某些基因突变,如Podocin突变和TRPC6突变,可能与局灶性节段性肾小球硬化(FSGS)的复发风险较低有关。

2. 免疫抑制方案

尽管多数研究认为免疫抑制治疗方案的选择对移植肾FSGS的复发无影响,但一项回顾性研究显示,接受多克隆兔抗胸腺细胞球蛋白(ATG)作为诱导治疗的患者可能具有较低的移植肾FSGS复发率。

3. 其他危险因素

儿童期首发FSGS、初始疾病快速进展、白种人以及既往有移植肾FSGS复发病史者可能增加复发风险。

五、临床表现

继发性类固醇抵抗的特发性类固醇敏感性肾病综合征(SSNS)是一种罕见的肾脏疾病,其临床表现与原发性肾病综合征相似,但对激素治疗反应不佳。以下是该病的一些临床表现。

1. 蛋白尿

蛋白尿是该病的主要临床表现之一,患者尿液中蛋白质含量明显增加。

2.四肢肿胀

患者可能出现四肢和腹部肿胀,这可能是由于低白蛋白血症引起的。

3.高脂血症

患者可能出现血中脂肪含量升高,如胆固醇和甘油三酯。

4.高血压

部分患者可能出现高血压,这可能与肾脏损伤和钠水潴留有关。

5.肾功能不全

该病可能导致肾功能不全,表现为血肌酐和尿素氮升高。

6.全身症状

部分患者可能出现全身症状,如乏力、发热、关节疼痛等。

值得注意的是,继发性类固醇抵抗的特发性类固醇敏感性肾病综合征的临床表现可能因个体差异而有所不同。此外,与原发性肾病综合征相比,继发性类固醇抵抗的特发性类固醇敏感性肾病综合征对抗激素治疗反应不佳,可能需要使用其他免疫抑制剂或生物制剂进行治疗。

六、辅助检查

为确诊和治疗继发性类固醇抵抗的特发性类固醇敏感性肾病综合征,可以进行一系列相关的辅助检查。

1.尿液检查

检测患者的尿蛋白定量、尿红细胞计数和白细胞计数,以及尿比重、尿酸水平和电解质水平等信息;有助于评估肾脏功能和确定病变范围。

2.血液生化检查

包括血浆白蛋白浓度测定及其分型分析(如α1微球蛋白)、血脂谱检验总胆固醇、高密度脂蛋白胆固醇(HDLC)、低密度脂蛋白胆固醇(LDLC)和肝功能测试血清胆红素,天门冬氨酸氨基转移酶(AST),丙氨酸氨基转移酶(ALT),血肌酐检测和估算肌酐清除率(eGFR);可以全面了解患者的营养状况和功能状态以及对治疗的反应。

3.血压监测和药物治疗评估

对患者实施定期随访,观察治疗效果和调整用药计划。

4.肾穿刺活组织检查

通过收集肾组织的样本来进行详细的病理学观察和分析,可以提供直接的证据支持诊断并为治疗提供参考依据。

5.影像学检查

对于疑似肿瘤等原因导致的继发性类固醇抵抗的特发性类固醇敏感性肾病综合征患者可以考虑行超声心动图或其他影像检查了解有无占位性改变。

七、诊断

对于患有类固醇抵抗的SSNS儿童,诊断过程可能包括以下步骤。

1.初步诊断

对于具有典型特征且年龄大于1岁的NS患儿,我们不建议在初始诊断检查时进行常规肾活检和基因检测。

我们建议考虑对婴儿发病的NS(年龄3~12个月)进行基因检测和/或肾活检。

2.小儿肾病综合征初始治疗的算法

根据患者年龄、临床表现和对口服泼尼松/泼尼松龙(PDN)治疗4周的反应进行管理。

对于先天性NS患儿,我们建议遵循已发表的先天性NS指南。

对于无肾外表现的患儿,我们建议采用以下三种方法之一:初步基因检测、初次肾活检或标准PDN治疗。

在第4周出现不完全缓解的患者进入确认期,在此期间确定对进一步口服泼尼松龙(PDN)加或不加甲基强的松龙(MPDN)冲击联合血管紧张素转换酶抑制剂(ACEi)或血管紧张素受体阻滞剂(ARBs)的反应,并开始遗传学和组织病理学评估。

3. 转诊到儿科肾病医生的适应证

非典型特征与特发性NS不一致。

NS家族史阳性。

先天性或婴儿期NS发病。

NS发病年龄大于12岁。

继发性NS。

SRNS。

SSNS迟发反应。

FRNS或SDNS。

SSNS患者伴药物毒性或复杂复发。

4. NS初始发作时PDN的剂量、持续时间和给药策略

建议3个月以上的婴儿和首次出现特发性肾病的儿童或青少年应每日接受PDN治疗。

建议早晨单剂量口服PDN治疗初始发作和随后的复发。

不建议在隔日给药期间采用减量方案。

建议PDN剂量应根据估计的干体重,按重量或体表面积计算。

5. 用于诱导缓解/维持儿童SSNS缓解的类固醇药物类型

建议在首发和复发时强的松和强的松龙可互换使用,剂量相同。

6. 复发性SSNS的一线治疗

建议对SSNS复发患者采用单次每日剂量的PDN进行治疗,直到完全缓解,然后减少至隔日PDN,持续4周。

不建议在隔日给药期间采用减量方案。

7. 生活方式和营养

建议有规律的体育活动,以防止复发期间的血栓栓塞事件、泼尼松龙治疗期间的体重增加以及肌肉和骨量减少。

建议在服用类固醇的同时进行健康营养。

建议在中度或重度水肿复发期间,低盐饮食,缓解期正常盐摄入量。

八、鉴别诊断

继发性类固醇抵抗的特发性类固醇敏感性肾病综合征的鉴别诊断需要考虑多种因素。以下是一些主要的鉴别诊断。

1. 过敏性紫癜性肾炎

青少年多见,典型表现为皮肤紫癜、关节痛和消化系统症状。肾损害通常在典型紫癜出现后1~4周出现。

2. 系统性红斑狼疮性肾炎

育龄女性多见,多系统、多器官损害,体内存在多种自身抗体。

3. 糖尿病肾病

中老年多见,常见于糖尿病病史10年以上的患者。眼底检查提示特征性糖尿病视网膜病变。

4. 淀粉样变性

年龄超过50岁的男性多见,除了肾脏受累外,还可因淀粉样物质在其他脏器沉积而出现相应临床表现。

5. 骨髓瘤性肾病

多见于中老年男性,可有骨痛、血清大量M蛋白或尿本周蛋白阳性,骨髓检查提示异常浆细胞增生大于

15%,骨X线检查提示溶骨性病变和广泛性骨质疏松。

6.肝炎相关性肾病

常见于病毒性肝炎患者和病毒携带者,患者可有大量蛋白尿。

九、治疗策略

继发性类固醇抵抗的特发性类固醇敏感性肾病综合征的治疗目标是避免复发,最小化副作用和改善生活质量。为了实现这些目标,医生可能会使用各种保留激素的免疫抑制药物。然而,这些药物的选择和引入时间在实践中存在显著差异。为了指导临床实践,减少实践变异,国际小儿肾脏病协会(IPNA)制定了一份关于儿童SSNS诊断和管理的综合临床实践建议。

总之,继发性类固醇抵抗的特发性类固醇敏感性肾病综合征是一种罕见的肾脏疾病,主要影响儿童。治疗目标是避免复发,最小化副作用和改善生活质量。

目前尚无针对该疾病有效的治疗方法,主要采取对症治疗,包括以下几个方面。

1.针对原发病的治疗

积极控制高血压、高血糖、高尿酸血症、肥胖、狼疮、乙型肝炎等,以减轻肾脏的负担。

2.控制并发症

对于水肿,可规范利尿剂的使用,必要时以补充蛋白质等对症治疗为主。对于感染,应积极发现和治疗感染病灶。对于代谢异常,可通过调整饮食和药物治疗来改善。对于肾功能损害,应采取保护肾脏的措施,如限制蛋白质摄入、控制血压、血糖等。

3.非免疫治疗

根据不同的病理类型,调整免疫抑制药物及治疗方案,以及应用其他非免疫治疗措施来改善激素抵抗的状态,提高肾病综合征的缓解率。

4.支持性治疗

对于严重水肿、低蛋白血症等情况,应给予支持性治疗,如补充白蛋白、血浆等。

5.生活方式调整

鼓励患者采取健康的生活方式,如适量运动、戒烟限酒、控制饮食等,以减轻肾脏的负担。

十、疗效及转归

继发性类固醇抵抗的特发性类固醇敏感性肾病综合征(SSNS)是指原本对激素治疗敏感的肾病综合征患者,在治疗过程中逐渐出现对激素治疗的抵抗。这类患者的疗效和转归因个体差异而异,但通常有以下几种情况。

1.疗效

对于继发性类固醇抵抗的SSNS患者,激素治疗可能不再有效。此时,医生可能会考虑调整治疗方案,包括增加激素剂量、更换激素类型、联合其他免疫抑制剂或生物制剂等。

2.转归

继发性类固醇抵抗的SSNS患者的预后取决于多种因素,如年龄、病因、肾功能、合并症等。部分患者在调整治疗方案后,可能重新对激素敏感,病情得到缓解;部分患者可能发展为慢性肾病,甚至肾功能衰竭。此外,患者在治疗过程中还需注意预防感染、血栓等并发症。

总之,继发性类固醇抵抗的SSNS患者的疗效和转归因个体差异而异,医生会根据患者的具体情况制定个体化的治疗方案。患者在治疗过程中应定期随访,密切观察病情变化,以便及时调整治疗方案。

参考文献

[1] Ding WY, Koziell A, McCarthy HJ, et al. Initial steroid sensitivity in children with steroid-resistant nephrotic syndrome predicts post-transplant recurrence[J]. J Am Soc Nephrol, 2014, 25(6): 1342-1348.

[2] Davin JC. The glomerular permeability factors in idiopathic nephrotic syndrome[J]. Pediatr Nephrol, 2016, 31(2): 207-215.

[3] Preston R, Stuart HM, Lennon R. Genetic testing in steroid-resistant nephrotic syndrome: why, who, when and how?[J]. Pediatr Nephrol, 2019, 34(2): 195-210.

[4]Dhandapani MC, Venkatesan V, Rengaswamy NB, et al. Report of novel genetic variation in NPHS2 gene associated with idiopathic nephrotic

syndrome in South Indian children[J]. Clinical and Experimental Nephrology, 2017, 21(1): 127-133.

[5] Gee HY, Ashraf S, Wan X, et al. Mutations in EMP2 cause childhood-onset nephrotic syndrome[J]. Am J Hum Genet, 2014, 94(6): 884-90.

[6] Forbes A, Wadehra M, Mareninov S, et al. The tetraspan protein EMP2 regulates expression of caveolin-1[J]. J Biol Chem, 2007, 282(36): 26542-51.

[7] Gbadegesin RA, Adeyemo A, Webb NJ, et al. HLA-DQA1 and PLCG2 Are Candidate Risk Loci for Childhood-Onset Steroid-Sensitive Nephrotic Syndrome[J]. J Am Soc Nephrol, 2015, 26(7): 1701-10.

[8] Kidney Disease Improving Global Outcome (KDIGO), Glomerulonephritis Work Group. Anti-glomerular basement membrane antibody glomerulonephritis[J]. Kidney Int Suppl, 2012, 2(1): 240-242.

[9] Dossier C, Sellier-Leclerc AL, Rousseau A, et al. Prevalence of herpesviruses at onset of idiopathic nephrotic syndrome[J]. Pediatr Nephrol, 2014, 29(12): 2325-2331.

[10] 1000 Genomes Project Consortium; Auton A, Brooks LD, Durbin RM, et al. A global reference for human genetic variation[J]. Nature, 2015, 526(7571): 68-74.

[11]. Lek M, Karczewski KJ, Minikel EV, et al. Analysis of protein-coding genetic variation in 60,706 humans[J]. Nature, 2016, 536(7616): 285-291.

[12]. Boyer O, Lipska-Zietkiewicz B, Gribouval O, et al. Rationalizing the genetic diagnosis of SRNS/FSGS using next generation sequencing kits[J]. J Am Soc Nephrol, 2014, 25: 172A.

[13] Petersen TN, Brunak S, von Heijne G, et al. SignalP 4.0: discriminating signal peptides from transmembrane regions[J]. Nature Methods, 2011, 8(10): 785-786.

[14] Sobreira N, Schiettecatte F, Valle D, et al. GeneMatcher: a matching tool for connecting investigators with an interest in the same gene[J]. Human Mutation, 2015, 36(10): 928-930.

[15] Xia Y, Mao J, Jin X, et al. Familial steroid sensitive idiopathic nephrotic syndrome: seven cases from three families in China[J]. Clinics, 2013, 68(5): 628-631.

[16] Tusgaard Petersen B, Frydensbjerg Andersen R, Rittig S, et al. Familiaer forekomst af steroidsensitivt idiopatisk nefrotisk syndrom[J]. Ugeskrift for Læger, 2012, 174(46): 2868-2869.

[17] Chehade H, Cachat F, Girardin E, et al. Two new families with hereditary minimal change disease[J]. BMC Nephrology, 2013, 14: 65.

[18]. Dossier C, Lapidus N, Bayer F, et al. Epidemiology of idiopathic nephrotic syndrome in children: endemic or epidemic?[J]. Pediatric Nephrology, 2016, 31(12): 2299-2308.

[19] Harambat J, Godron A, Ernould S, et al. Prediction of steroid-sparing agent use in childhood idiopathic nephrotic syndrome[J]. Pediatric Nephrology, 2013, 28(4): 631-638.

[20] Karp AM, Gbadegesin RA. Genetics of childhood steroid-sensitive nephrotic syndrome[J]. Pediatric Nephrology, 2017, 32(9): 1481-1488.

张昧亮（撰写）　陶新朝（审校）

第二十三章　C3肾小球病
Chapter 23　C3 Glomerulopathy, C3G

第一节　C3肾小球肾炎
Section 1　C3 Glomerulonephritis, C3GN

关键词：C3；非连续性电子致密物沉积；血尿；蛋白尿

Keywords: complement 3; discontinous electron dense deposits; hematuria; albuminuria

一、概述

C3肾小球疾病（C3 glomerulopathy，C3G）是一组罕见的肾脏疾病，美国报道的发病率为(1~3)/1,000,000，男女发病无显著区别，可以发生在任何年龄段，儿童发病率高于成年人。C3G占儿童肾病综合征的3%~5%。C3G的定义是肾小球肾炎肾活检样本中存在唯一（或至少占优势）的C3肾小球免疫荧光染色，其强度至少比任何其他免疫反应物高两个数量级。C3G虽然病理生理学尚未完全阐明，但替代补体途径的失调已被证实,大多数患者的血清C3水平较低,与C3NeF相关,少数患者携带抗补体因子H(FH)或B(FB)的自身抗体,或补体基因突变(包括补体因子H相关基因CFHR1、2、3、5、CFH和C3)。常见易感性变异体结合的突变也与C3G的风险增加有关。在补体替代途径存在潜在缺陷的患者中,C3G可能是由常见感染引起的。C3G的发病机制存在多样性,目前研究尚不充分,部分患者可同时存在遗传性变异和后天获得性自身抗体,在遗传异常的基础上,获得性自身免疫异常导致补体旁路途径持续异常活化。不同临床和病理表型的发病机制也存在差异性,这可能与C3沉积在肾脏的不同部位及是否形成C5a、膜攻击复合物等有关。根据病理电镜观察,C3G可进一步分为C3肾小球肾炎(C3GN)和致密沉积病(DDD)。C3GN不同于DDD,电镜下C3GN的电子致密物主要沉积于系膜区、内皮下,部分可伴上皮下、肾小球基底膜内非连续性沉积。免疫荧光染色C3呈颗粒状或团块状沉积于系膜区。光镜以膜增生样病变多见,亦可表现为系膜增生性肾小球肾炎、毛细血管内增生性肾炎、轻微病变等,但严重时可伴新月体形成。

二、定义

C3肾小球肾炎(C3 glomerulonephritis,C3GN)是C3肾小球疾病的组织学亚型之一,其表现为肾脏免疫荧光下以C3沉积为主,免疫球蛋白和C1q、C4阴性或很少量沉积。电镜下电子致密物可沉积在系膜区、内皮下,部分可伴上皮下、肾小球基底膜内非连续性电子致密物沉积,但其与DDD的特征性的连续、均质、缎带样的电子致密物有显著区别。所以,C3GN的诊断应包括非DDD的C3G。

三、流行病学

C3GN是一个新的诊断分类,因此目前流行病学数据相对较少。C3GN发病率是DDD的2~3倍,C3GN以成年人更为多见,英国的一项较大规模的研究纳入88例C3GN患者(59例C3肾小球肾炎和21例DDD),结果发现C3GN患者比DDD患者的年龄更大(中位年龄,26岁 vs 12岁,$P=0.002$)。

四、病因及发病机制

与DDD相似,C3GN的发病证实与补体旁路调节异常导致补体旁路过度激活、补体成分在肾小球沉积致病相关。补体旁路的过度激活可能由获得性或遗传性因素引起目前已在对C3GN患者的研究中发现的补体成分异常包括:H因子及其相关蛋白家族、I因子、膜辅助因子(MCP,CD46)等基因异常。据相关统计约有50%的C3肾小球肾炎患者血清C3Nef呈阳性。

五、临床表现

C3GN的临床特征往往比DDD早,通常在青春期出现。然而,这两种疾病的症状和体征都可能在成年后才会出现。所有C3GN患者均有蛋白尿和/或血尿,蛋白尿是可变的,可能是肾病范围。C3GN患者有不同程度的氮质血症和不同程度的肾功能下降。可能存在高血压。偶有急进性(新月体)肾小球肾炎。C3GN的最初临床表现可能是上呼吸道感染。C3GN患者血清C3水平通常较低,可能存在其他补体异常(例如血清sC5b-9水平升高)。血清中经典途径成分的水平通常是正常的,尽管少数人在病程的某个阶段血清C4水平可能较低。

六、辅助检查

1.实验室检查

临床上应积极完善补体功能、补体成分及相关抗体、基因检查,年长患者需同时完善血清游离轻链,血、尿免疫固定电泳检查。血清补体及相关基因:C3下降,C4多正常。部分C3GN患者存在基因异常,主要为H因子、I因子、C3、MCP、CFB、CFH、CFHR5和CFI等基因突变筛查。

2.病理检查

①光镜:光镜以膜增生样病变多见,亦可表现为系膜增生性肾小球肾炎、毛细血管内增生性肾炎、轻微病变等,但严重时可伴新月体形成;②免疫荧光:补体C3阳性,强度较其他免疫球蛋白(如IgA、IgG、IgM)强度≥2+,补体C4及C1q阴性;③电镜:电镜下电子致密物可沉积在系膜区、内皮下,部分可伴上皮下、肾小球基底膜内非连续性电子致密物沉积。

七、诊断

目前多数研究公认的诊断标准:①免疫荧光补体C3阳性,其强度较IgA、IgG、IgM等免疫球蛋白高两个数量级,补体C4及C1q阴性或很少沉积;②电镜下电子致密物在系膜区内皮下,部分可伴内皮下、肾小球基底膜内非连续性沉积。

八、鉴别诊断

(1)致密物沉积病:电镜下可见连续、均质、缎带样的电子致密物沉积。

(2)感染后肾小球肾炎:临床病程呈自限性,补体C3水平多在8~12周自然恢复,光镜下常表现为毛细血管内增生性肾小球肾炎,免疫荧光显示IgG、C4d和C3沉积,电镜下少见上皮下"驼峰样"沉积物。

(3)伴免疫复合物沉积的MPGN:常伴有免疫球蛋白、C4d和C3沉积。

九、治疗策略

目前,只有有限的循证指南来指导治疗决策。①对症支持治疗:所有C3GN患者的一般措施包括控制血压、抑制肾素-血管紧张素系统减少蛋白尿,以及治疗血脂异常。②免疫及补体抑制治疗:对于原发性C3GN和肾病表型的患者,已经尝试了许多治疗方案,包括使用皮质类固醇和免疫抑制剂,但作用有限。对于有补体调节障碍替代途径治疗的患者,尤其是上述方法没有成功的情况下,补体抑制剂的使用可能是另一种选择。这些药物的治疗,特别是依库珠单抗,仅被证明对大约三分之一的患者有效。在C3转化酶水平上作用于上游的其他药物需要在临床试验中进行研究。③肾移植:有关C3GN移植的研究较为有限。现有数据表明,C3GN患者肾移植后C3肾小球病复发风险较高,且预测移植结局亦较为复杂。

十、疗效及转归

约70%的受累儿童和30%~50%的成人在确诊后10年内进展为终末期肾病。一般认为C3GN的预后较DDD好,另有研究发现虽然C3GN患者肾脏病理组织活动性评分更高,DDD患者的慢性化程度更高,但两者进展为ESRD的风险并无统计学差异。肾移植术后10年内,约50%的患者的移植肾功能丧失。

参考文献

[1] Noris M, Remuzzi G. C3G and Ig-MPGN – treatment standard[J]. Nephrology Dialysis Transplantation, 2024, 39(2): 202-214.

[2] Vivarelli M, van de Kar N, Labbadia R, et al. A clinical approach to children with C3 glomerulopathy [J]. Pediatr Nephrol, 2022, 37(3):521-535.

[3] Zahir Z, Wani AS, Gupta A, et al. Pediatric C3 glomerulopathy: a 12-year single-center experience [J]. Pediatr Nephrol, 2021, 36(3):601-610.

[4] Fakhouri F, Le Quintrec M, Frémeaux-Bacchi V, et al. Practical management of C3 glomerulopathy and Ig-mediated MPGN: facts and uncertainties [J]. Kidney Int, 2020, 98(5):1135-1148.

[5] 王海燕,赵明辉.肾脏病学[M].第四版.北京:人民卫生出版社,2020:892-894.

[6] Smith RJ H, Appel GB, Blom AM, et al. C3 glomerulopathy – understanding a rare complement-driven renal disease [J]. Nat Rev Nephrol, 2019, 15:129-143.

[7] Bomback AS, Santoriello D, Avasare RS, et al. C3 glomerulonephritis and dense deposit disease share a similar disease course in a large United States cohort of patients with C3 glomerulopathy [J]. Kidney Int, 2018, 93(4):977-985.

[8] Bomback AS, Smith RJ, Barile GR, et al. Eculizumab for dense deposit disease and C3 glomerulonephritis [J]. Clin J Am Soc Nephrol, 2012, 7(5):748-756.

[9] Sethi S, Fervenza FC. Membranoproliferative glomerulonephritis – a new look at an old entity [J]. N Engl J Med, 2012, 366(12):1119-31.

[10] D'Agati VD, Bomback AS. C3 glomerulopathy: what's in a name? [J]. Kidney Int, 2012, 82(4):379-381.

[11] Sethi S, Gamez JD, Vran JA, et al. Glomeruli of Dense Deposit Disease contain components of the alternative and terminal complement pathway [J]. Kidney Int, 2009, 75(9):952-960.

[12] Hossain Z, Ali SM, Ko HL, et al. Glomerulocystic kidney disease in mice with a targeted inactivation of Wwtr1 [J]. Proc Natl Acad Sci U S A, 2007, 104(5):1631-1636.

[13] Servais A, Frémeaux-Bacchi V, Lequintrec M, et al. Primary glomerulonephritis with deposits: a new entity which shares common genetic risk factors with haemolytic uremic syndrome[J]. J Med Genet, 2007, 44(3):193-199.

[14] Zhang Y, Meyer NC, Wang K, et al. Causes of alternative pathway dysregulation in dense deposit disease [J]. Clin J Am Soc Nephrol, 2012, 7(2):265-274.

[15] Braun MC, Stablein DM, Hamiwka LA, et al. Occurrence of membranoproliferative glomerulonephritis type Ⅱ in renal allografts: The North American Pediatric Renal Transplant Cooperative Study experience[J]. J Am Soc Nephrol, 2005, 16(7):2225-2233.

张周(撰写) 宋洁(审校)

第二节 致密物沉积病
Section 2 Dense Deposit Disease, DDD

关键词：补体C3；视网膜黄斑变性；脂肪营养不良

Keywords: complement 3; macular degeneration of the retina; acquired partial

一、概述

致密物沉积病（Dense Deposit Disease, DDD）是C3G的一种亚型，其特征表现为电镜下肾小球基底膜（Glomerular basement membrane, GBM）致密层可见均质、飘带样电子致密物沉积，使肾小球基底膜（GBM）致密层增厚并发生改变。肾小管基底膜和肾小囊基底膜也可见类似表现。数十年来，由于DDD在临床表现及肾组织病理形态学改变与传统观念的膜增殖性肾小球肾炎（Membranous proliferative glomerulonephritis, MPGN）Ⅱ型极为相似，过去一直将其称为MPGNⅡ型。但也有研究发现只有部分DDD的患者光镜表现为MPGN。DDD经研究考虑是因C3转化酶过度激活导致补体旁路途径调节异常所致。可能的机制包括C3肾炎因子（C3Nef），即稳定C3转化酶C3bBb的自身抗体，或H因子缺陷、失活减少了C3bBb的灭活。DDD患者通常表现为肾病综合征、高血压和肾小球滤过率降低。其血清C3水平降低，而C4正常。多数DDD患者10年内进展为肾功能衰竭。DDD在移植肾中有很高的复发率。

二、定义

致密物沉积病（Dense Deposit Disease, DDD）是指在电镜下可见肾小球毛细血管基底膜致密层中有大量条带状高电子密度的致密物沉积的一类C3G。临床特征主要表现为血尿、蛋白尿、肾病综合征

三、流行病学

DDD约占儿童MPGN的25%，据相关研究统计，70%的病例为8~16岁的儿童，发病率为(2~3)/1,000,000，男女比例无明显差异。老年DDD患者占比不高，但在诊疗过程中需注意除外单克隆球蛋白增生性疾病。

四、病因及发病机制

在DDD的与其他C3G患者的低补体血症可以说明补体旁路途径异常激活。目前在DDD患者中已发现的补体旁路调节异常的原因如下：①自身抗体C3肾炎因子的产生（C3Nef，一种针对C3bBb的IgG型自身抗体，具有稳定C3bBb和拮抗H因子功能的作用）；②循环调节因子的缺乏（如基因突变致血清中H因子功能缺陷或H因子相关蛋白等异常，其产物可拮抗H因子功能而导致对补体旁路途径活化的抑制能力下降）；③C3基因突变（H因子无法对突变后形成的C3转化酶产生调节作用）；④抗Bb自身抗体（与Bb结合后能稳定C3bBb）。

五、临床表现

DDD患者均有不同程度的蛋白尿和/或血尿，可表现为急性肾炎综合征、单纯肉眼血尿、肾病综合征、镜下血尿伴非肾病水平蛋白尿、单纯蛋白尿，也可以伴发无菌性白细胞尿。DDD患者可伴有视网膜黄斑变性，其结构和成分与GBM中沉积类似，但肾脏病变的严重程度与黄斑变性的程度无明显相关性。部分DDD患者可能与脂肪营养不良（acquired partial lipodystrophy, APL）相关，表现为面部、上半部分躯体皮下脂肪丢失。

六、辅助检查

1. 实验室检查

DDD作为补体调节异常性疾病，应对患者进行补体成分及基因学检测。①补体途径活性测定：如总补体溶血活性（CH50）、补体旁路途径活性（AP50）以及CFH的功能；②补体成分及调节蛋白检测：如C3、C4、C5、CD46、CFI、CFH、CFB等；③补体活性标志物的检测：如C3d、C3c、Bb、sC5b-9、C3bBbP、C5a；④补体成分的自身抗体检测：如C3Nef、C4Nef、C5Nef、抗CFH抗体、抗CFB抗体、抗C3b抗体；⑤基因检测：如C3、CD46、CFI、CFH、CFB、CFHR1-5等。

2. 病理检查

①光镜：肾小球病变不一，膜增生样病变（MPGN）占25%~45%，即系膜细胞和基质增生沿内皮下插入，

肾小球基底膜双轨形成。PAS染色可见GBM呈折光性、缎带状强阳性,部分病例(30%~50%)表现为轻度系膜增生,少数病例可以有新月体的形成(10%~20%)及急性肾炎的毛细血管内增生样病变(10%~20%),后期可以出现肾小球球性硬化、肾小管萎缩及间质纤维化等。②免疫荧光:C3优势(强度至少大于其他免疫球蛋白2个+)或仅C3染色,沿基底膜呈线状、短线状或绸带状沉积,也可见系膜区呈粗颗粒状或散在性分布,常常表现为腊肠样。IgM局限节段性沉积,IgG较少见。③电镜:可见肾小球毛细血管基膜弥漫增厚,GBM致密层见均质的、高电子密度的致密物,多数沿GBM条带状分布,少数呈节段不连续状。在鲍曼囊和一些肾小管基底膜中也可以发现类似的极密集电子沉积物。

七、诊断

临床诊疗的过程中,DDD有以下诊断要点:①光镜下表现为MPGN;②免疫荧光以C3沉积为主(其强度至少比任何其他的免疫反应物高两个数量级),或仅有C3沉积;③电镜下肾小球基底膜致密层高密度条带状电子致密物沉积;④可伴有视网膜黄斑变性或APL。

八、鉴别诊断

①C3GN:电镜下非连续性电子致密物沉积;②DDD需要和其他伴补体下降的肾小球疾病相鉴别,如急性链球菌感染后肾小球肾炎、冷球蛋白血症肾损害、狼疮性肾炎等,因病理表现不尽相同,最终需要电镜进行鉴别诊断。

九、治疗策略

DDD的治疗尚无大规模的临床研究,现有的一些证据也是基于小样本的病案系列研究,一般性治疗的原则类似于其他肾小球疾病,包括控制血压、合理使用RAS阻断剂和控制脂代谢紊乱等。也有一些特异性治疗方案,主要针对补体旁路调节异常的发病机制进行治疗,其中包括:①血浆置换:一部分个案报道证实其可以改善DDD患者的病情及预后,但具体血浆置换的频率及持续时间目前并无定论;②免疫抑制剂:包括糖皮质激素、环磷酰胺、环孢素、吗替麦考酚酯等,但疗效均不显著。③补体靶向治疗:抗CD20单抗(利妥昔单抗)可用于C3Nef阳性的患者。依库珠单抗是抗补体C5单克隆抗体,防止C5裂解为C5a和C5b,从而阻断膜攻击复合物的形成,减少细胞溶解。但尚无大样本及长期预后研究证据支持依库珠单抗在C3肾小球病中的有效性。肾移植可用于治疗DDD,但移植后疾病容易复发,或者出现移植物失功。

十、疗效及转归

DDD的预后较不佳,临床缓解率低,特别是在儿童中不到5%。DDD中50%~70%的患者在10年内发展至终末期肾脏病。DDD患者行肾移植后50%~100%在移植后1年内复发。DDD中成人患者的预后比儿童更差。

参考文献

[1] Noris M, Remuzzi G. C3G and Ig-MPGN – treatment standard[J]. Nephrology Dialysis Transplantation, 2024, 39(2): 202-214.

[2] Vivarelli M, van de Kar N, Labbadia R, et al. A clinical approach to children with C3 glomerulopathy [J]. Pediatr Nephrol, 2022, 37(3):521-535.

[3] Zahir Z, Wani AS, Gupta A, et al. Pediatric C3 glomerulopathy: a 12-year single-center experience [J]. Pediatr Nephrol, 2021, 36(3):601-610.

[4] Fakhouri F, Le Quintrec M, Frémeaux-Bacchi V, et al. Practical management of C3 glomerulopathy and Ig-mediated MPGN: facts and uncertainties [J]. Kidney Int, 2020, 98(5):1135-1148.

[5] 王海燕, 赵明辉. 肾脏病学[M]. 第四版. 北京:人民卫生出版社, 2020: 892-894.

[6] Smith RJ H, Appel GB, Blom AM, et al. C3 glomerulopathy – understanding a rare complement-driven renal disease [J]. Nat Rev Nephrol, 2019, 15:129-143.

[7] Bomback AS, Santoriello D, Avasare RS, et al. C3 glomerulonephritis and dense deposit disease share a similar disease course in a large United States cohort of patients with C3 glomerulopathy [J]. Kidney Int, 2018, 93(4):977-985.

[8] Bomback AS, Smith RJ, Barile GR, et al. Eculizumab for dense deposit disease and C3 glomerulonephritis [J]. Clin J Am Soc Nephrol, 2012, 7(5):748-756.

[9] Sethi S, Fervenza FC. Membranoproliferative glomerulonephritis – a new look at an old entity [J]. N Engl J Med, 2012, 366(12):1119-31.

[10] D'Agati VD, Bomback AS. C3 glomerulopathy: what's in a name? [J]. Kidney Int, 2012, 82(4):379-381.

[11] Sethi S, Gamez JD, Vran JA, et al. Glomeruli of Dense Deposit Disease contain components of the alternative and terminal complement pathway [J]. Kidney Int, 2009, 75(9):952-960.

[12] Hossain Z, Ali SM, Ko HL, et al. Glomerulocystic kidney disease in mice with a targeted inactivation of Wwtr1 [J]. Proc Natl Acad Sci U S A, 2007, 104(5):1631-1636.

[13] Servais A, Frémeaux-Bacchi V, Lequintrec M, et al. Primary glomerulonephritis with deposits: a new entity which shares common genetic risk factors with haemolytic uremic syndrome [J]. J Med Genet, 2007, 44(3):193-199.

[14] Zhang Y, Meyer NC, Wang K, et al. Causes of alternative pathway dysregulation in dense deposit disease [J]. Clin J Am Soc Nephrol, 2012, 7(2): 265-274.

[15] Braun MC, Stablein DM, Hamiwka LA, et al. Occurrence of membranoproliferative glomerulonephritis type Ⅱ in renal allografts: The North American Pediatric Renal Transplant Cooperative Study experience [J]. J Am Soc Nephrol, 2005, 16(7):2225-2233.

张周（撰写）宋洁（审校）

第二十四章　免疫球蛋白介导的膜增殖性肾小球肾炎
Chapter 24　Immunoglobulin-Mediated Membranoproliferative Glomerulonephritis, IgM-MPGN

关键词：补体 C3；免疫球蛋白沉积；肾炎综合征；高血压

Keywords: complement 3; immunoglobulin deposition; nephritis syndrome; hypertension

一、概述

免疫球蛋白介导的膜增殖性肾小球肾炎（Immunoglobulin-Mediated Membranoproliferative Glomerulonephritis, IgM-MPGN）又称伴有单克隆免疫球蛋白沉积的膜增生性肾小球肾炎（PGNMID），是以单克隆免疫球蛋白和补体（补体 C3 常见）沉积为特征，光镜下表现为膜增殖性或毛细血管内增殖性肾小球病变。是一种比较少见的肾小球疾病。临床上表现为不同程度的血尿、蛋白尿，可发展至肾功能衰竭。其有效治疗方案目前尚无明确研究结果，总体预后较差，超过 50% 的患者逐渐进展至慢性肾功能不全或终末期肾脏病。在 PGNMID 患者中，低补体血症和补体与单克隆免疫球蛋白在肾小球中的共沉积并不少见。单克隆免疫球蛋白在肾小球中的沉积被认为激活补体并导致肾损伤。

二、定义

PGNMID 是一种原发性膜增殖性肾小球肾炎（MPGN），其特征是免疫球蛋白与补体成分，尤其是补体 C3 沉积在肾小球中。临床表现可从肾病综合征和急性肾损伤到无症状蛋白尿和血尿。

三、流行病学

IgM-MPGN 是最罕见的肾小球疾病之一，男女发病比例无明显差别，并且从儿童早期开始发病，已发现病例存在于各个年龄段。

四、病因及发病机制

尽管经过学者们无尽的探索，至今仍无法明确其潜在病因，免疫球蛋白介导的 MPGN 被认为是原发性或特发性。编码补体替代途径蛋白和 C3 肾病因子的变异基因分别在 10%~25% 和 40%~54% 的患者中检测到。有研究显示 PGNMID 中补体系统过度激活，尿补体水平与疾病严重程度相关。较高水平的尿 C4d 被确定为肾衰竭的独立危险因素。

五、临床表现

根据已报道的病例，其临床特征和严重程度各不相同，从常规尿液分析发现的无症状蛋白尿，到伴有轻度蛋白尿和血尿的肾炎综合征，再到肾病综合征（水肿、少尿）、高血压和急性肾功能衰竭。发病前常可追溯到感染性诱因，上呼吸道感染较常见，特别是有儿童出现肉眼血尿的病例报道。循环补体评估常显示 C3 减少，而 C4 通常正常。

六、辅助检查

1. 实验室检查

部分患者在病情发展过程中存在血清补体 C3、C4 的下降，其中以 C3 下降更常见。推荐血清免疫固定电泳（serum immunofixation, SIFE）联合血清游离轻链 κ/λ 比率（serum free light chain ratio, sFLC）的敏感性最好。多数肾活检可见单克隆免疫球蛋白沉积物（monoclonal immunoglobulin deposition, MIg）的患者不能检测到循环中MIg,这可能是由于目前检测手段的敏感性不高,无法有效检测出低水平的MIg。建议对所有SIFE阳性或sFLCR阳性的患者均进行骨髓穿刺,并经免疫组织化学和流式细胞术识别病理克隆类型。

2.病理检查

①光镜:肾小球呈现为MPGN型损伤模式,即肾小球系膜细胞和基质增生,基底膜增厚,"双轨征"形成,可伴有新月体的形成、间质炎、间质纤维化、肾小管萎缩等表现;②免疫荧光:提示单克隆免疫球蛋白沉积,常伴有C3沉积;③电镜:电镜下可见系膜区颗粒样电子致密沉积物,也可伴上皮下、内皮下沉积或不同程度的足细胞足突融合。MPGNMID表现为无定型沉积物。

七、诊断

本病诊断依赖于肾活检,显示MPGN的特征是免疫球蛋白(IgG、IgA、IgM)和补体(主要是C3,但也包括C1q、C4d)的沉积。根据组织学诊断,需要通过对感染(主要是乙型和丙型肝炎)、自身免疫性疾病(主要是系统性红斑狼疮)和单克隆免疫球蛋白病(特别是50岁以上的成年人)进行筛查,排除继发性感染。在体循环中C3持续减少的情况下,应积极进行包括遗传学和血清学在内的补体失调替代途径病因的筛选和探查。

八、鉴别诊断

在发病时,其表现类似于急性感染后肾小球肾炎,尤其是儿童,表现为感染期内或感染后出现典型的血尿和蛋白尿,临床表现也可能类似于IgA肾病,可通过肾活检加以鉴别。

九、治疗策略

1.对症支持治疗

所有出现蛋白尿的MPGNMID患者首先应给予低盐饮食、RAS抑制剂和适当使用降脂药的治疗方案。

2.免疫及补体抑制治疗

虽然临床证据有限,但当出现蛋白尿和肾炎综合征表现时,通常使用口服糖皮质激素和霉酚酸酯进行免疫抑制治疗,有时治疗效果并不理想。当病理结果显示存在毛细血管外增生或急性肾功能衰竭的严重病变时,可使用环磷酰胺和甲基强的松龙静脉注射来进行更强的免疫抑制治疗。对于有补体调节障碍的替代途径失调的患者,尤其是上述方法没有明显效果的情况下,补体抑制剂的使用可能是合理的。有证据显示这些药物的治疗,特别是依库珠单抗,仅被证明对大约三分之一的患者有效。在C3转化酶水平上作用于上游的其他药物仍需要在临床试验中进行研究。

十、疗效及转归

虽然这种疾病是非常异质性的,可能是非常微妙的低级别的复发性蛋白尿,但长期预后不佳,治疗效果差,不仅导致患者进展至终末期肾病,而且肾移植术后复发的风险也很高。

参考文献

[1] Gumber R, Cohen JB, Palmer MB, et al. A clone-directed approach may improve diagnosis and treatment of proliferative glomerulonephritis with monoclonal immunoglobulin deposits [J]. Kidney Int, 2018, 94(1):199-205.

[2] Kousios A, Duncan N, Tam FWK, et al. Proliferative glomerulonephritis with monoclonal Ig deposits (PGNMID): diagnostic and treatment challenges for the nephrologist! [J]. Kidney Int, 2019, 95(2):467-468.

[3] Liu MY, Yu XJ, Wang SX, et al. Characteristics of complement protein deposition in proliferative glomerulonephritis with monoclonal immunoglobulin deposition [J]. Clin J Am Soc Nephrol, 2023, 18(12):1573-1582.

[4] Hogan JJ, Alexander MP, Leung N. Dysproteinemia and the kidney: core curriculum 2019 [J]. Am J Kidney Dis, 2019, 74(6):822-836.

张周(撰写) 宋洁(审校)

第二十五章 家族性地中海热
Chapter 25 Familial Mediterranean Fever, FMF/191

关键词:常染色体隐性遗传;地中海热基因(MEFV)突变;自身反应性炎症;多发性浆膜炎;淀粉样变性

Keywords: autosomal recessive inheritance; Mediterranean fever gene (MEFV) mutation; self reactive inflammation;multiple serositis;amyloidosis

一、概述

家族性地中海热（Familial Mediterranean fever,FMF）是一种以常染色体隐性遗传为特征的自身炎症性疾病（autoinflammatory disorder,AID）。最早于1947年报道，多发生在地中海沿岸人群，患者大多数初发年龄在10岁左右。1992年最终确认FMF的致病基因是位于16号染色体短臂的地中海热基因（MEFV），MEFV基因发生功能获得性突变使其编码的免疫调节蛋白pyrin（吡啉,热蛋白或炎素）数量减少或功能改变，从而引起NOD样受体热蛋白结构域相关蛋白3（NOD-like receptor thermal protein domain associated protein 3,NLRP3）炎症小体过度活化而致病。典型特点是反复发作的短时间炎症和浆膜炎，包括发热、腹膜炎、滑膜炎、胸膜炎和极少数心包炎。FMF分为1型、2型两种表型。淀粉样变性是FMF最严重的并发症，可导致肾衰竭，如不及时治疗甚至危及生命。

二、定义

FMF是一种与MEFV基因突变相关的以常染色体隐性遗传为特征的单基因自身炎症性疾病，其临床特点是反复发热伴一个或多个部位的浆膜炎和/或关节炎，表现为腹痛、胸痛、关节痛或皮疹（丹毒样皮肤病变），这些非特异性症状易与其他疾病相混淆，从而引起误诊或延迟诊断而影响治疗。

三、流行病学

FMF最常见于土耳其裔、亚美尼亚裔、中东和北非犹太裔、阿拉伯裔人群。在亚美尼亚人中，FMF的基因携带率约为1/7，患病率约为1/500。在以色列，犹太人的基因携带率存在差异，德裔犹太人的基因携带率为1/8、北非裔犹太人为1/6、伊拉克裔犹太人为1/4。但是FMF并不仅仅见于这些族群，在其他人群中也报道过较低的患病率，如希腊、意大利、日本和中国。80%~90%FMF患者在20岁前首次发作。在儿童中，20%患者在2岁前首次发作，而86%患者在10岁前首次发作。其中男性患者约占60%。在淀粉样变性患者中，男女比率为2:1。

四、病因及发病机制

家族性地中海热是一种主要以常染色体隐性遗传方式遗传的疾病。它是由位于第16号染色体（16p13.3）上的*MEFV*功能增益突变引起的。*MEFV*基因编码热蛋白pyrin，是一种含781个氨基酸的蛋白，主要在髓系细胞（循环细胞）、滑膜成纤维细胞和树突状细胞的胞质中表达。Pyrin在固有免疫系统中起着重要作用，但在细胞核中的确切功能尚不清楚。Pyrin至少有四个功能域：PYD、bBOX、CC和B30.2/SPRY。激活后，Pyrin与其他细胞蛋白寡聚，形成一个称为"PYRIN炎症体"的大分子复合物，激活caspase-1，进而介导IL-1β和IL-18从无活性的前体中释放出来，并通过gasdermin D途径进行热凋亡。

Pyrin主要在白细胞骨架组织水平调节炎症反应：通过其N-端pyrin基序与凋亡相关斑点样蛋白（apoptosis-asociated speck-like protein containing CARD,ASC）适配器蛋白的同源相互作用，从而减少NALP 3富含亮氨酸重复序列结构域与ASC结合，达到抑制NALP 3炎症小体形成的目的。*MEFV*基因突变，可导致pyrin数量少或功能改变，使NALP 3炎症小体活化，从而产生炎症反应。但并非所有FMF患者都存在MEFV基因突变，提示FMF发病可能与其他因素有关。

五、临床表现

FMF分为两种表型，即1型和2型。1型FMF的特点是反复出现短时间的炎症发作症状和浆膜炎或关节炎，包括发热、腹膜炎、滑膜炎、胸膜炎，以及罕见的心包炎和脑膜炎。不同患者的症状各不相同，有时甚至在同一家族中也会出现。淀粉样变性可导致肾功能衰竭，是FMF1型最严重的并发症。FMF2型的特点是原本无症状的患者出现即以淀粉样变性为首发且唯一的临床表现。

（一）1型FMF的常见表现

1.反复性发热

幼儿期反复发热可能是FMF的唯一表现。

2.腹痛

90%的患者出现，开始时会突然发热并伴有影响整个腹部的疼痛。体格检查显示板状腹、反跳痛、腹胀和蠕动音消失。X光片显示小肠内有多个小的气液平面。常被误诊为"急腹症"行剖腹探查手术;以上症状和体征多在24~48小时后缓解且无后遗症。

3. 关节炎

大约75%的FMF患者出现,而且是突然发生的,轻微的外伤或用力(如长时间行走)都可能诱发这种症状。其三个特征是:①在最初的24小时内发高烧;②腿部的一个大关节(膝关节、踝关节或髋关节)受累;③体征和症状在24~48小时达到高峰后逐渐消退,不留后遗症。通常会出现无菌滑膜渗出。发病部位通常是髋关节或膝关节,但也可能出现在其他关节,如踝关节、肩关节、颞下颌关节或胸锁关节。与慢性单关节炎一样,关节会持续肿胀和疼痛。反复发作的单关节炎可能是FMF的唯一表现;在这种情况下,真正的诊断可能要过一段时间才能确定,而且只有在进行了大量检查之后才能确定。约5%的患者会出现长期关节炎发作。关节炎、关节痛和肌痛在18岁前发病者中的发生率明显高于18岁后发病者。

4. 前驱症状

大约50%的FMF患者会出现前驱症状(发作前症状)。前驱症状在大多数发作中反复出现,平均持续20个小时,表现为即将发作的部位有轻微不适(不适前驱症状),或伴有一系列身体、情绪和神经心理方面的不适(变异前驱症状)。

5. 胸痛

约有45%的FMF患者会出现这种症状,是一种突然发作的急性、单侧发热性胸膜炎,48小时内消退。患者主诉呼吸疼痛,患侧呼吸音减弱。X线检查可能会发现某侧肋软骨角有渗出物。发作很少作为FMF的唯一表现。

6. 心包炎

心包炎是一种罕见的疾病。其特点是胸骨后疼痛。心电图显示ST段抬高,X光片可能显示心脏轮廓一过性增大,超声心动图可能显示心包积液。这种病很少作为FMF的唯一表现出现。

7. 淀粉样变性

继发性(AA)淀粉样变性常见于未经治疗的人,尤其是北非裔犹太人,出现持续、大量蛋白尿,表现为肾病综合征和进行性肾病,最终导致终末期肾病。无症状的患者可能会发展为肾淀粉样变性,作为FMF的首发和唯一表现;这被称为FMF2型。随着肾衰竭患者通过透析和/或肾移植延长寿命,在其他器官中也发现了淀粉样沉积。淀粉样变性的发病率因种族、基因型和性别而异。从发病到确诊之间的间隔时间越长,患淀粉样变性的风险也越高。

(二)FMF发作的罕见表现

1. 长期发热肌痛

这是一种严重的衰弱性肌痛,伴有长期低热、红细胞沉降率增高(约100mm/h)、白细胞增多和高球蛋白血症。症状还可能包括高烧、腹痛、腹泻、关节炎/关节痛,以及类似过敏性紫癜的一过性血管性皮疹。迁延性发热性肌痛通常持续6~8周,并对泼尼松治疗有反应。链球菌可能是引发这种综合征的病原体之一。

2. 红皮病样红斑

其特征是发热、触痛、肿胀、边界清晰的红色皮损,面积一般为$10~35cm^2$,主要发生在腿部、踝关节和膝关节之间或足背。皮损通常持续1~2天。体温升高可持续数小时,但无任何疼痛或炎症。18岁前发病的人比18岁后发病的人更容易出现红皮病样红斑。

3. 血管炎

这种情况很少发生,包括过敏性紫癜(约占FMF患者的5%)和结节性多动脉炎。

4. 生育率降低

秋水仙碱治疗可提高生育能力,但在某些情况下可能会诱发少精症/无精症。

5. 减少特应性

一些研究表明,FMF可能对哮喘、特应性敏感和过敏性鼻炎的发病有保护作用(FMF患者的发病率为

7%,而普通人群的发病率为20%)。

6.慢性腹水和腹膜恶性间皮瘤

Ureten等人最近报道了一名女性FMF患者,她出现了慢性腹水。她是p.Met694Val和p.Met680Ile突变的杂合子,在调整秋水仙碱的剂量后,腹水量减少了。FMF和腹膜恶性间皮瘤之间可能存在关联,因为在两名童年时腹膜反复受累的FMF患者中发现了这种情况,这表明局部炎症可在同一部位导致癌症。两人都是p.Met694Val基因突变的同卵双生者。另一个病例是一名56岁的妇女,接受血液透析4年,从小就有FMF病史。她是p.Met694Val和p.Arg761His的复合杂合子,反复腹水,未服用秋水仙碱。

六、辅助检查

1.实验室检查

FMF急性发病期表现为非特异性炎性指标的升高,包括白细胞和中性粒细胞增多,红细胞沉降率(ESR)升高、C反应蛋白(CRP)与血清淀粉样蛋白A(SAA)升高等。发作期可见尿检异常,血尿、蛋白尿,如24小时尿蛋白定量持续>0.5克提示肾脏淀粉样变。可疑淀粉样变时可行直肠活检或肾穿刺活检明确诊断。FMF患者的影像学表现不具有特异性。FMF发病间隔期,上述实验室检查指标通常恢复正常。

2.基因检测

部分病例遗传学检查可发现 MEFV 基因突变,但不推荐对先证者的无症状同胞进行常规 MEFV 基因突变检查。临床上采集患者外周静脉血做自身炎症性疾病(AIDs)相关基因检测,通常采用靶向捕获技术和高通量测序技术进行免疫相关基因筛查以了解 MEFV 基因是否存在突变。MEFV 基因突变的检测步骤如下:首先从全血血清样本中提取DNA,通过PCR扩增技术将扩增产物与含有固定为板条阵列的等位基因特异性寡核苷酸探针的测试条杂交,再采用链霉亲和素碱性磷酸酶和颜色底物检测结合的生物素化序列,进行 MEFV 基因突变检测。

七、诊断

FMF的诊断主要基于临床症状,支持性证据是种族来源和家族史。FMF基因检测用于支持符合FMF临床标准患者的诊断、为有风险的亲属提供咨询以及指导治疗方法。对于满足FMF临床标准但基因检测不支持诊断(只有一个或没有致病性 MEFV 基因突变)的个体,若试用6个月秋水仙碱能缓解发作且停止治疗后疾病复发,则支持FMF的诊断。不过,FMF只能根据遗传学确诊,因为观察到其他自身炎症性疾病的临床表现可能与FMF相同,例如TRAPS和MKD[高免疫球蛋白D综合征(hyperimmunoglobulin D syndrome, HIDS)]。

1.临床诊断

若患者具有典型发作并满足以下组合标准,则诊断为FMF:≥1条主要标准;≥2条次要标准;1条次要标准+5条支持标准;1条次要标准+前5条支持标准中至少4条。

(1)典型发作。浆膜炎所致疼痛、反复发作(同样类型的发作≥3次)、出现发热(直肠温度38°C或更高)和持续时间短(持续12小时至3日)。仅有发热的发作如果看似复发性和持续时间短,且没有其他检测到的病因,则考虑为典型发作。

(2)主要标准。涉及以下一种或多种病症的典型发作:腹膜炎(泛发性);胸膜炎(单侧)或心包炎;单关节炎(髋、膝或踝);仅有发热。

(3)次要标准。累及一个或多个以下部位的不完全性发作:腹部;胸部;单关节炎;劳力性腿痛;对秋水仙碱有良好的治疗反应。

(4)支持标准。FMF家族史;适宜的种族来源;发病年龄<20岁;需要卧床休息的重度发作;发作可以自行缓解;发作间期无症状;发作伴有一过性炎症反应,表现为一个或多个实验室结果异常:白细胞计数、ESR、SAA和/或纤维蛋白原;阵发性蛋白尿/血尿;剖腹探查未见异常或切除的阑尾正常;父母为血亲联姻。

2.基因检测

用于支持FMF的诊断,并排除可能在临床上类似于FMF的其他自身炎症性疾病。FMF常为常染色体隐性遗传。检出个体MEFV基因的2个致病突变可确诊。但在中东社区,约33%符合FMF临床标准的患者只有1个可识别突变。此外,符合临床诊断标准的患者中有10%~20%不携带任何已知可导致FMF的基因突变。对于此类患者,应拟诊FMF而不是确诊FMF。

八、鉴别诊断

1. 复发性发烧(CAPS)

CAPS又称Cryopyrin相关的周期性综合征,表现为患儿反复出现发热、皮疹、关节痛以及肢体运动障碍等。它与NLRP3基因(原CIAS1)的常染色体显性突变有关,该基因编码蛋白Cryopyrin。根据其核苷酸序列和预测的蛋白质结构,*MEFV*和*CIAS1/NLRP3*基因属于pyrin基因家族。

2. 周期性发热、口腔炎、咽炎和腺病综合征(PFAPA综合征)

PFAPA综合征的周期性发热与FMF综合征的周期性发热常常无法区分;可能需要进行MEFV分子检测和/或密切随访(治疗和不治疗)才能做出正确诊断。虽然迄今为止尚未发现PFAPA综合征的遗传基础,但该综合征很可能并不代表一个同质的实体,而可能包括一些尚未定性的遗传性疾病。

3. 化脓性无菌关节炎、脓疱病和痤疮综合征(PAPA综合征)

PAPA综合征是一种罕见的遗传性疾病,发病较早,主要影响皮肤和关节组织。反复的炎症发作会导致无菌、化脓性、富含中性脓性的物质在受影响的关节内积聚,最终导致关节严重破坏。它是由PSTPIP/CD2BP1基因突变引起的。有研究表明,吡林与PSTPIP1/CD2BP1蛋白结合,从而将FMF和PAPA综合征定义为同一途径的疾病。

4. 高免疫球蛋白血症D(HIDS)和周期性发热症候群

高免疫球蛋白D综合征(HIDS)是由编码甲羟戊酸激酶的MVK基因突变引起的,又称甲羟戊酸激酶缺乏症(mevalonate kinase deficiency,MKD),是一种常染色体隐性遗传疾病,以反复周期性发热、腹痛和关节痛为特征。HIDS患者反复发作的发热和腹痛常常与FMF患者难以鉴别,正确诊断可能取决于秋水仙碱治疗效果的确定和分子检测。

5. 肿瘤坏死因子(TNF)受体相关周期性综合征(TRAPS综合征)

这是一种由TNFRSF1A基因突变引起的常染色体显性遗传疾病。迄今为止,已发现103个基因突变,其中68个基因突变有相关表型(Infevers)。TRAPS可能至少部分是由细胞膜上的TNFRSF1A信号传递过多和血清中可溶性p55的再生成引起的。这种疾病也被称为家族性希伯尼热,其特征是发作时出现以下症状:发热、无菌性腹膜炎、关节痛、肌痛、皮疹和结膜炎。约10%的TRAPS患者会出现淀粉样变性。使用TNF阻断剂治疗很有希望。TRAPS的临床表现可能与FMF相似,但遗传方式和分子检测结果可将这两种疾病区分开来。

6. ELA2相关中性粒细胞减少症

这包括先天性中性粒细胞减少症和周期性中性粒细胞减少症,它们都是常染色体显性遗传病,以发热、皮肤和口咽部炎症以及宫颈腺病为特征。在先天性中性粒细胞减少症患者中,腹泻、肺炎以及肝脏、肺部和皮下组织的深部脓肿在出生后第一年很常见。先天性中性粒细胞减少症患者罹患骨髓增生异常和急性髓性白血病的风险很高。周期性中性粒细胞减少症患者在中性粒细胞减少期常见蜂窝织炎,尤其是肛周蜂窝织炎。在中性粒细胞减少期之间,患者一般都很健康,成年后症状会有所改善。临床上可对编码白细胞弹性蛋白酶的ELA2基因进行分子基因检测。

7. Blau综合征

这种罕见的常染色体显性遗传病以关节炎、葡萄膜炎、皮疹和肉芽肿炎症为特征。它是由CARD15/NOD2基因突变引起的,该基因突变影响了中央核苷酸结合NACHT结构域,其表现性不一,通常影响4岁以下的儿童。

8. 冷吡啉相关周期性综合征(cryo-pyrin-associated periodic syndromes,CAPS)

CAPS是一组罕见的自身炎症性疾病,包括Muckle-Wells综合征(Muckle-Wells syndrome,MWS)、家族性寒冷性自身炎症综合征(familial cold autoinflammatory syndrome,FCAS)等。MWS的特征是荨麻疹、耳聋和肾淀粉样变性,而FCAS患者会因寒冷诱发发热、皮疹和关节痛,但不会出现耳聋或淀粉样变性。这种常染色体显性遗传疾病的特征是缓慢进展的外周感觉运动神经病变和自主神经病变,以及肾病、心肌病、玻璃体混浊和中枢神经系统淀粉样变性等非神经病变。运动神经病变包括直立性低血压、便秘与腹泻交替、恶心和呕吐发作、胃排空延迟、性无能、多汗、尿潴留或尿失禁。心脏淀粉样变性会导致进行性心肌病。对中枢神经系统的影响包括痴呆、精神病、视力障碍、头痛、癫痫发作、运动麻痹、共济失调、脊髓病、脑积水或颅内出血。TTR基因突变是致病因素。

9. 腹部疼痛

任何原因引起的急性腹痛都需要与FMF发作相鉴别。这包括急性阑尾炎、溃疡穿孔、肠梗阻、急性肾盂肾炎、急性胰腺炎、胆囊炎、憩室炎,以及女性的妇科疾病,如:子宫内膜异位症、子宫肌瘤、子宫内膜异位症等。宫外孕、急性或慢性输卵管炎、卵巢囊肿扭转、双侧输卵管积脓和子宫内膜异位症。

10. 关节痛

需要与之鉴别的疾病包括急性类风湿性关节炎、风湿热、化脓性关节炎、全身性幼年特发性关节炎、少关节幼年特发性关节炎和胶原血管疾病。

11. 胸膜炎疼痛

胸膜炎和肺栓塞也会出现胸膜炎性疼痛,应注意鉴别。

12. 复发性单关节炎

反复发作的单关节炎可能是FMF的唯一表现;在这种情况下,真正的诊断可能要过一段时间才能确定,而且要经过大量的检查。FMF复发性单关节炎的临床、种族和遗传特征具有特异性,可将FMF与其他单关节炎/少关节炎区分开来。

13. 胸膜炎

对于阵发性发热和胸痛的患者,尤其是来自地中海东部地区的患者,应考虑到FMF,并使用秋水仙碱来缓解症状和预防淀粉样变性。基因检测发现*MEFV*基因中存在p.Met694Ile的同源突变,可进一步证实诊断。

14. 复发性心包炎

复发性心包炎虽然罕见,但可作为FMF的唯一表现。基因检测显示为*MEFV*突变p.Met694Val/p.Met680Ile的复合杂合子。

15. 复发性荨麻疹

复发性荨麻疹是FMF的一种罕见表现。在排除了过敏的可能性后,荨麻疹被归因于之前未确诊的FMF症状,并通过基因分析得到证实。

九、治疗策略

FMF的治疗目标是预防急性发作,尽可能减少发作间期的亚临床炎症,防止淀粉样变性的发生和进展。FMF的初始治疗采用秋水仙碱。

(一)秋水仙碱

秋水仙碱主要对预防FMF发作有效。无论发作频率和强度如何,推荐所有患者都使用该药。不推荐仅为了治疗FMF急性发作而间歇性使用大剂量秋水仙碱,因为该药不能防止无症状间期发生低度炎症所致的淀粉样变性。

秋水仙碱治疗应在诊断FMF后立即开始,并应无限期持续使用。然而,对于数年(5年以上)无症状、未出现急性期反应物升高的罕见杂合子FMF患者,可以停用秋水仙碱。秋水仙碱起始剂量:<5岁儿童,≤0.5mg/d(如果片剂规格为0.6mg,则≤0.6mg/d);5~10岁儿童,0.5~1mg/d(如果片剂规格为0.6mg,则0.6~1.2mg/d);>10岁的儿童和成人,1~1.5mg/d(如果片剂规格为0.6mg,则1.2~1.8mg/d);若患者已存在并发症(如肾淀粉样变性)或疾病活动度较高(即高频发作、每次发作持续时间长、发作时累及多个部位,以及关节受累),需要更高的初始剂量(最高2mg/d),前提是肝肾功能正常。12岁以下儿童最大剂量可用至2mg/天,成人最大剂量可用至3mg/天。全天剂量可以根据依从性和耐受性,选择一次性服用或分开服用,二者疗效相同。秋水仙碱通常从较低剂量开始,根据患者的反应和耐受性增加0.5~0.6mg。对肝肾损害的患者,需要调整秋水仙碱的剂量。对于慢性肾衰竭行肾移植患者，秋水仙碱可以防止移植肾疾病复发，上述情况下，秋水仙碱最佳剂量为1.5~2.0mg/d。

启用秋水仙碱后，应密切随访FMF患者3~6个月，观察对发作频率和严重程度的治疗效果。评估指标包括肝肾功能、尿常规、全血细胞计数、红细胞沉降率、C反应蛋白以及血清淀粉样蛋白A。当患者存在肾衰竭（肌酐升高）或秋水仙碱与其他抑制CYP450 3A4和/或P糖蛋白1的药物合用时，需要减少秋水仙碱的剂量并监测肌酶（肌酸磷酸激酶、乳酸脱氢酶）。

后续治疗尽管使用秋水仙碱治疗，部分患者仍有FMF的症状或在发作间期急性期反应物（ESR和CRP）升高。对于使用秋水仙碱治疗但症状持续的患者，应仔细重新评估，特别注意持续症状的类型、症状改善或恶化的程度以及药物的依从性。还应监测急性期反应物的水平。

1. 患者症状不是由FMF导致

这类患者可能有其他类似于FMF的遗传性自身炎症性疾病：肿瘤坏死因子受体-1相关周期性综合征（tumor necrosis factor receptor-1 associated periodic syndrome，TRAPS），伴有阿弗他口炎、咽炎及淋巴结炎的周期性发热（periodic fever，aphthous stomatitis，pharyngitis and adenitis，PFAPA），以及甲羟戊酸激酶缺乏症（mevalonate kinase deficiency，MKD；又称为高免疫球蛋白D综合征），该药通常对这些疾病无效。

2. 不依从或不完全依从治疗

必须确认患者对秋水仙碱治疗的依从性。一项研究显示，超过40%的表面上秋水仙碱耐药FMF（colchicine-resistant familial Mediterranean fever，crFMF）患者实际上依从性很差。因副作用而依从性差的患者可通过分次给药来改善。

3. 秋水仙碱耐药的FMF

若FMF患者使用最大耐受剂量秋水仙碱（成人每日最大剂量3mg，儿童2mg）治疗仍频繁发作，可视为crFMF。在临床实践中，没有特定的阈值来定义crFMF。关于FMF治疗的共识推荐意见将crFMF定义为：接受最大耐受剂量至少6个月后仍每月发作1次或多次。修订后的crFMF定义表明，对于接受最大耐受剂量秋水仙碱的患者，秋水仙碱耐药定义为持续存在疾病活动性[依据为反复的临床发作（3个月间平均每月发作1次或多次）或发作间期CRP或SAA持续升高（取决于当地的可检测指标），而且无其他合理解释。使用最大剂量或可耐受剂量的秋水仙碱治疗仍出现发作间期急性期反应物升高（至少2次连续检测超过正常范围）的患者被视为crFMF，因crFMF有发生淀粉样变性的风险。

约5%的FMF患者对秋水仙碱无反应，2%~5%的患者由于胃肠道反应而无法耐受该药，主要是由于胃肠道副作用。IL-1抑制剂是这些患者首选的二线疗法。目前还不清楚IL-1抑制剂是否对淀粉样变性有益。因此，对于秋水仙碱耐药且正在使用IL-1抑制剂的患者，我们同时给予可耐受剂量的秋水仙碱（或1.5~2mg/d），以预防淀粉样变性。若患者对IL-1抑制剂无反应，可以尝试用TNF抑制剂（如阿达木单抗）或托珠单抗治疗。

（二）IL-1抑制剂

对秋水仙碱没有反应或不能耐受的FMF患者，IL-1抑制剂是相对安全和有效的选择。通常首选卡那单抗，每4~8周皮下注射1次。阿那白滞素和卡那单抗治疗患者中最常见的副作用分别是注射部位反应和轻度感染略有增加。

（三）其他药物

一些crFMF患者对沙利度胺、依那西普、阿达木单抗、英夫利西单抗和托珠单抗有反应。然而，由于缺乏相关报道和对照试验，这些药物治疗的真正疗效和安全性仍不确定。

（四）其他治疗

一些FMF患者可能发生其他相关表现，这些表现对秋水仙碱或IL-1抑制剂无反应，需要其他治疗，包括慢性关节炎、迁延性发热性肌痛和劳力性肌痛。

1. 慢性关节炎

秋水仙碱不一定能有效治疗FMF相关慢性关节炎，患者可能需要非生物性或生物性改变病情的抗风湿药。对于有脊柱关节病的FMF患者（通常是HLA-B27阴性骶髂关节炎），我们可以用柳氮磺吡啶和/或甲氨蝶呤开始治疗，如果疗效不佳，可以加用抗TNF药物。

2.迁延性发热性肌痛

迁延性发热性肌痛患者通常需要糖皮质激素治疗来缓解症状。基础剂量为泼尼松1mg/(kg·d)治疗1~2周，然后在4~8周内逐渐减少剂量。

3.劳力性肌痛

运动诱发的肌痛（主要发生在小腿）可通过休息或非甾体类抗炎药（NSAIDs）治疗得到改善。患者感到肌肉疼痛时即可使用NSAIDs，通常一次剂量即可缓解症状。不建议在运动前预防性使用NSAIDs。任何NSAIDs都可使用，有时对乙酰氨基酚也有效。

（五）特殊人群

推荐有FMF的孕妇及哺乳期女性继续使用秋水仙碱。

（六）治疗进展

最近，IL-1受体抑制剂阿那白滞素（Anakinra）被证明对秋水仙碱耐药的FMF患者具有显著的治疗优势。该药物价格昂贵，副作用轻微，如注射部位疼痛和可能出现支气管肺部感染并发症，尤其是对有其他肺部感染危险因素的患者。如果FMF重症患者需要持续服用这种药物，则需要进一步研究其长期效果和副作用。

十、预后与转归

如果在出现并发症之前及早诊断和治疗，FMF的预后极佳。严重的并发症几乎总是发生在对秋水仙碱不耐受或耐药的病例中，或者发生在诊断延误的患者中。在最近的一项大型队列研究中发现，半数以上的FMF患者至少患有一种疾病并发症，并通过自身炎症性疾病损害指数（ADDI）进行评估。损害主要发生在肌肉骨骼、生殖和排泄系统。包括生长迟缓、青春期延迟、闭经、不孕或不育、蛋白尿、AA淀粉样变性、肾衰竭、浆膜瘢痕和粘连、肌肉骨骼疼痛、关节畸形和骨质疏松症。造成损害的风险因素包括：秋水仙碱抗药性/不依从性、诊断延迟、病程和慢性炎症等。全身性AA淀粉样变性是导致FMF发病和死亡的主要原因，因此对有明确危险因素的患者应进行细致的随访。确诊AA淀粉样变性后，终末期肾病的中位时间为5年，5年存活率为50%。与其他ESRD病因相比，FMF相关性淀粉样变性的移植后异体存活率较低。

参考文献

[1] Picard C, Al-Herz W, Bousfiha A, et al. Primary immunodeficiency diseases: an update on the classification from the international union of immunological societies expert committee for primary immunodeficiency 2015 [J]. J Clin Immunol, 2015, 35(8):696-726.

[2] Heilig R, Broz P. Function and mechanism of the pyrin inflammasome. European Journal of Immunology 2018; 48（2）: 230-238.

[3] Van Gorp H, Saavedra PH, De Vasconcelos NM, et al. Familial Mediterranean fever mutations lift the obligatory requirement for microtubules in Pyrin inflammasome activation [J]. Proc Natl Acad Sci U S A, 2016, 113(50):14384-14389.

[4] Polat A, Acikel C, Sozeri B, et al. Comparison of the efficacy of once- and twice-daily colchicine dosage in pediatric patients with familial Mediterranean fever—a randomized controlled noninferiority trial[J]. Arthritis Res Ther, 2016, 18(1): 85.

[5] Haj-Yahia S, Ben-Zvi I, Lidar M, et al. Familial Mediterranean fever (FMF)-response to TNF-blockers used for treatment of FMF patients with concurrent inflammatory diseases [J]. Joint Bone Spine, 2021, 88(5):105201.

[6] Alpay N, Sumnu A, Calışkan Y, et al. Efficacy of anakinra treatment in a patient with colchicine-resistant familial Mediterranean fever[J]. Rheumatol Int, 2012, 32(10): 3277-3279.

[7] Babaoglu H, Armagan B, Bodakci E, et al. Factors associated with damage in patients with familial Mediterranean fever[J]. Clin Exp Rheumatol, 2020, 38 Suppl 127(5): 42-48.

[8] Twig G, Livneh A, Vivante A, et al. Mortality risk factors associated with familial Mediterranean fever among a cohort of 1.25 million adolescents [J]. Ann Rheum Dis, 2014, 73(4): 704-709.

[9] Akar S, Yuksel F, Tunca M, et al. Familial Mediterranean fever: risk factors, causes of death, and prognosis in the colchicine era[J]. Medicine, 2012, 91(3): 131-136.

[10] Ahbap E, Kara E, Sahutoglu T, et al. Outcome of 121 patients with renal amyloid A amyloidosis[J]. J Res Med Sci, 2014, 19(7): 644-649.

[11] Ayar Y, Ersoy A, Oksuz MF, et al. Clinical outcomes and survival in AA amyloidosis patients[J]. Rev Bras Reumatol, 2017, 57(6): 535-544.

[12] Sarihan I, Caliskan Y, Mirioglu S, et al. Amyloid A Amyloidosis After Renal Transplantation: An Important Cause of Mortality[J]. Transplantation, 2020, 104(8): 1703-1711.

[13] Green H, Lichtenberg S, Rahamimov R, et al. Familial Mediterranean fever is associated with increased mortality after kidney transplantation—a 19 years' single center experience[J]. Transplantation, 2017, 101(10): 2621-2626.

苏海华（撰写） 陶新朝（审校）

第二十六章 纤连蛋白沉积肾小球病
Chapter 26　Glomerulopathy with Fibronectin Deposits, GFND

关键词：遗传性肾病；纤连蛋白；蛋白尿；肾小管酸中毒；血尿；高血压

Keywords: erited nephropathy; Fibronectin; Albuminuria; renal tubular acidosis; hematuria; hypertension

一、概述

纤连蛋白沉积肾小球病（glomerulopathy with fibronectin deposits, GFND），也称纤连蛋白肾小球病，是一种罕见的常染色体显性遗传性肾小球病，从超微结构来看，沉积物为电子致密物，常呈均质细颗粒状，偶尔呈纤维结构。其特征在于大量纤连蛋白沉积，临床表现为中至大量蛋白尿，并伴有显微镜下血尿、伴或不伴高血压，逐渐进展至肾衰竭，目前尚无有效的治疗方法。临床上多以控制血压等对症治疗为主。导致终末期肾功能衰竭。

二、定义

GFND是由于大量纤连蛋白（fibronectin, FN）沉积于肾小球而表现为蛋白尿、显微镜下血尿、高血压和终末期肾功能衰竭的遗传性肾小球病。

三、流行病学

GFND发生在20~40岁之间男性发病率略高于女性，主要见于白人和亚洲人。尚未报道黑人和西班牙裔病例。尽管报道的病例多为家族性，但也有散发病例。例如，1例中国患者有典型的纤连蛋白基因Y973C突变，但其父母均无该突变。1例印度的年轻女性患者出现了肾病范围蛋白尿、血清补体C3水平较低且病程进展很快，经肾活检确诊为GFND。该患者的家族中没有肾病患者，而且外显子测序发现其纤连蛋白基因并没有突变。不过，这是一种非常不典型的GFND表现。

四、病因及发病机制

纤连蛋白是一种大分子糖蛋白二聚体，由两个相似的亚单位构成（亚单位的分子量约为250kDa）。它主要起到黏附性糖蛋白的作用，能辅助分支形态发生细胞增殖、伤口愈合、细胞吞噬、血小板的相互黏附（部分程度上是由与糖蛋白Ⅱb/Ⅲa受体的结合介导），以及血栓形成。正常情况下，纤连蛋白以两种形式存在：可溶性/血浆型（在血液中循环），以及不可溶性/细胞型（存在于基底膜和细胞外基质）。

通过全基因组连锁分析将GFND的基因位点定位到人类染色体1q32，在标记D1S2872和D1S2891之间的4.1-cM临界区间内。该区间包含一组用于"补体激活调节因子"（RCA）的基因，这些基因代表了GFND的强候选者。为了在关键遗传区间内鉴定GFND的位置候选基因，报告了整个关键GFND区域在完整的YAC和部分PAC重叠群中的克隆。构建了一个高分辨率的转录图谱，从而定义了该疾病的位置和功能候选基因。为了评估它们在GFND中的作用，对来自人类的GFND患者的RCA蛋白进行了功能研究，并对补体受体-2（CR2）、膜辅因子蛋白（MCP）和衰变加速因子（DAF）的基因进行突变分析。尚未发现功能丧失突变，但这些数据为检查GFND的候选基因和位于GFND区域附近的MPGN的其他基因提供了基础。尽管纤连蛋白可见于正常肾小球系膜基质中，但在一些不同的肾小球疾病中，包括糖尿病肾病和狼疮性肾炎，可不同程度地观察到纤连蛋白蓄积增多。这些疾病中的纤连蛋白表达增加是源于局部受到刺激的系膜细胞和上皮细胞产生不可溶性/细胞型纤连蛋白。相比之下，GFND中蓄积的纤连蛋白主要来自可溶的血浆型。一项研究证实了这一观点，该研究使用两种抗体来定量检测这两种不同的纤连蛋白亚型，其中一种抗体可以同时检测细胞型和血浆型的纤连蛋白，而另一种抗体仅检测细胞型纤连蛋白。研究者调查了6个无亲缘关系的

GFND家族，并采集了15例患者的肾活检样本，以及之前报道的其他4个家族中9例患者的肾活检样本。结果显示，患者存在明显的纤连蛋白沉积，其中可检测两种类型纤连蛋白的抗体组染色呈强阳性，但另一组仅呈弱阳性。因GFND所致终末期肾病（end-stage kidney disease, ESKD）而接受肾移植的患者出现了移植肾复发，这支持一种假说，即纤连蛋白在肾脏蓄积最可能的原因是基础性循环血浆纤连蛋白异常：1例52岁的女性患者在移植后4个月内出现了GFND复发，其表现为蛋白尿和肾功能下降。肾移植后19日的活检结果就提示GFND复发，但当时并未进行特殊染色来证实复发。1例患者在移植后23个月接受了移植肾活检，结果显示存在GFND的典型组织学特征，提示GFND复发。1例患者在移植尸源肾脏后获得了充足的肾功能，直到14年后活检证实移植肾疾病复发。

目前还不清楚上述病例中纤连蛋白沉积的原因。理论上，纤连蛋白可与其他蛋白形成复合物。免疫球蛋白似乎并不参与其中，因为免疫组织化学分析通常不会发现免疫球蛋白。一项研究采用激光捕获显微切割技术从GFND患者的肾活检样本获取了肾小球，并进行了蛋白质组学分析，发现除了纤连蛋白的不同亚型，沉积物还包含大量基质蛋白fibulin-1和fibulin-5。这是GFND沉积物所特有的表现。Fibulin在正常肾小球、糖尿病肾病的K-W结节或狼疮性肾炎的白金耳病变中均没有大量表达。Fibulin与纤连蛋白结合并调控其多项功能，包括与细胞形态、运动和黏附的相关功能。Fibulin-纤连蛋白复合物可能会破坏系膜和/或足细胞的纤连蛋白依赖性正常运动、黏附和铺展，从而引发特征性临床表现。

针对家族聚集病例的分析提示，GFND的基因缺陷为常染色体显性遗传，并且其外显率与年龄相关。该疾病在家族内的聚集表明其遗传起源。在50%的家庭中，该疾病是由编码纤连蛋白的fibronectin 1（FN1）基因（2q34）的杂合突变引起的。虽然FN1突变可能是发生GFND的必要条件，但并不是充分条件，因为并非所有存在该突变的家族成员都会出现临床肾脏病。然而，部分患者中没有检测到确定的FN1突变，提示一些GFND患者在FN1中没有致病基因突变。

一些功能研究显示，与野生型相比，突变的纤连蛋白片段与肾小球内皮细胞和足细胞的结合减少，诱导内皮细胞铺展和细胞骨架重构的能力下降。但这些结果取决于具体的突变蛋白结构。分析全长纤连蛋白结构的研究发现，GFND患者中的几种FN1突变仅会轻微影响蛋白构象和基质形成。一对父子因FN1突变出现了异亮氨酸残基缺失和GFND，分析发现该突变可能破坏了缺失氨基酸附近的纤连蛋白的β片层结构，从而影响了正常的折叠并损害了功能活性。之前的动物模型研究表明，子宫珠蛋白基因可能起到一定作用，子宫珠蛋白与纤连蛋白具有高度亲和力。然而，最终还是排除了子宫珠蛋白基因在人类疾病中的致病作用。因此，仍不清楚FN1的改变如何引起了肾小球纤连蛋白沉积。

五、临床表现

纤连蛋白肾小球病可能出现在不同的年龄，尽管主要发生在青春期或成年早期，具有肾病综合征的典型特征，包括高血压（可能很严重）和水肿（最初在眼睛和腿部周围发展，但随着时间的推移可能会变得全身），可导致出生后2至60年的终末期肾功能衰竭（ESRF）。GFND患者还可能出现高钾血症型远端肾小管酸中毒。

六、辅助检查

积极行肾穿刺活检病理检查对明确该疾病诊断意义较大。光镜下：小叶加重，系膜扩张，细胞增生程度最低，肾小球基底膜因强高碘酸-希夫阳性和银阴性物质而可变扩张。刚果红染色呈阴性。随着疾病的进展，出现非特异性的肾小管间质和血管改变，纤维化程度增加。免疫荧光/免疫组织化学显微镜：通常为阴性，但可能显示免疫球蛋白和C3的非特异性染色。纤维连接蛋白免疫化学染色在沉积物中呈强阳性。电镜：有大量系膜和内皮下沉积物，可显示局灶性纤维亚结构，纤维直径12~16nm。极少数情况下，沉积物可能涉及管状基底膜和鲍曼囊。

七、诊断

诊断依据肾活检。光学显微镜检查的典型表现是肾小球增大，在系膜和内皮下间隙有沉积物，通常免疫球蛋白或补体因子的免疫反应性较低。电子显微镜检查显示沉积物主要位于内皮下空间，但也位于上皮下和膜内空间。在大多数情况下，均匀的颗粒沉积物占主导地位；在一些中观察到原纤维的混合物。最引人注目的发现是肾小球沉积物对纤连蛋白的免疫反应性。家族史支持诊断肾脏组织学发现，纤连蛋白沉积的系膜增殖性肾小球肾炎主要集中在肾小球病变上。有研究表明不仅在肾小球内，而且在肾小球外小动脉内纤维连结蛋白广泛沉积。因此，肾功能迅速下降，可能归因于贫血、高血压和血管病变。

八、鉴别诊断

鉴别诊断包括其他慢性非淀粉样性肾小球病，包括混合性冷球蛋白血症、纤毛肾小球肾炎、免疫性触觉性肾小球病、Ⅲ型胶原性格洛尿病、系统性红斑狼疮、糖尿病肾小球蛋白病和其他非特异性胶原沉积病。在光学显微镜检查中很难区分纤连蛋白肾小球病和膜增生性肾小球肾炎。

九、治疗策略

纤连蛋白肾小球病没有特异性治疗。症状的治疗可包括皮质类固醇、利尿剂和高血压治疗。使用血管紧张素转换酶抑制剂或血管紧张素Ⅱ受体拮抗剂进行抗蛋白尿和肾保护治疗可能有助于减缓肾脏疾病进展。对于肾病范围蛋白尿的GFND患者，尽管进行了最大的ACEI或ARB治疗，在无广泛肾脏间质纤维化或晚期CKD的情况下，应考虑进行类固醇治疗。有报道表明应用泼尼松诱导治疗可使青年女性GFND得到持续缓解。由于它不是免疫性疾病，因此不需要免疫抑制治疗。更晚期的肾功能衰竭病例需要肾透析或移植。

十、疗效及转归

预后是不确定的，在某些情况下，疾病呈缓慢进展过程，多数患者在发病后15~20年内进展至终末期肾病和慢性肾功能衰竭。有研究者汇总和分析了60例病例的预后，如忽略各个病例随诊时间的长短，发现有34%~40%患者随访期间肾功能稳定，37.5%患者进展至晚期肾功能衰竭或死亡。

参考文献

[1] Ohtsubo H, Okada T, Nozu K, et al. Identification of mutations in FN1 leading to glomerulopathy with fibronectin deposits[J]. Pediatr Nephrol, 2016, 31(9): 1459-1467.

[2] Takii M, Suehiro T, Shima A, et al. Fibronectin glomerulopathy complicated with persistent cloaca and congenital esophageal atresia: a case report and literature review[J]. BMC Nephrol, 2017, 18(1): 288.

[3] Castelletti F, Donadelli R, Banterla F, et al. Mutations in FN1 cause glomerulopathy with fibronectin deposits[J]. Proc Natl Acad Sci U S A, 2008, 105(7): 2538-2543.

[4] Lusco MA, Chen YP, Cheng H, et al. AJKD Atlas of Renal Pathology: Fibronectin Glomerulopathy[J]. Am J Kidney Dis, 2017, 70(5): e21-e22.

[5] Hara M, Kusaba T, Ono K, et al. Extraglomerular Vascular Involvement of Glomerulopathy with Fibronectin Deposits[J]. Intern Med, 2021, 60(13): 2103-2107.

[6] Zhang W, Zhang Q, Wei X, et al. Bortezomib-containing regimen in treating glomerulopathy with fibronectin deposits combined with monoclonal gammopathy of undetermined significance: a case report and literature review[J]. Ann Transl Med, 2022, 10(6): 379.

[7] Goldman BI, Panner BJ, Welle SL, et al. Prednisone-induced sustained remission in a patient with familial fibronectin glomerulopathy (GFND)[J]. CEN Case Rep, 2021, 10(4): 510-514.

[8] Aslam N, Singh A, Cortese C, et al. A novel variant in FN1 in a family with fibronectin glomerulopathy[J]. Hum Genome Var, 2019, 6: 11.

[9] Yoshino M, Miura N, Ohnishi T, et al. Clinicopathological analysis of glomerulopathy with fibronectin deposits (GFND): a case of sporadic, elderly-onset GFND with codeposition of IgA, C1q, and fibrinogen[J]. Intern Med, 2013, 52(15): 1715-1720.

[10] Cheng G, Wang Z, Yuan W, et al. Fibronectin glomerulopathy in an 88-year-old male with acute kidney injury on chronic kidney disease: A case report and a review of the literature[J]. Nefrologia, 2017, 37(1): 93-96.

[11] Azegami T, Hashiguchi A, Nakayama T, et al. Fibronectin Glomerulopathy Confused with Glomerular Endothelial Injury in a Patient with Takotsubo Cardiomyopathy[J]. Intern Med, 2022, 61(13): 2027-2032.

[12] Yu X, Wang H, Xiao F, et al. Generation of the integration-free induced pluripotent stem cell line (FHUSTCi001-A) from a patient with glomerulopathy with fibronectin deposits harboring FN1 mutation[J]. Stem Cell Res, 2022, 61: 102751.

马涛（撰写）　苏海华（审校）

第二十七章　低补体血症性荨麻疹性血管炎
Chapter 27　Hypocomplementemic Urticarial Vasculitis, HUV

关键词：荨麻疹；低补体血症；关节炎；血尿；蛋白尿
Keywords: urticaria; hypocomplementemia; arthritis; aematuria; albuminuria

一、概述

低补体血症性荨麻疹性血管炎（Hypocomplementemic Urticarial Vasculitis, HUV）是荨麻疹性血管炎（urticarial vasculitis, UV）比较严重的一个类型。UV是临床病理性疾病，又称为血管炎性荨麻疹，是一种皮损似荨麻疹但组织病理上呈白细胞碎裂性血管炎改变的临床病理症候群，以单个皮损持续超过24 h，消退后留下出血点或色素沉着斑为特征。根据疾病补体水平高低及其系统表现，UA可分为正常补体血症性荨麻疹性血管炎（normocomplementemic UV, NUV）和低补体血症性荨麻疹性血管炎。HUV伴系统性红斑狼疮（SLE）、干燥综合征、冷球蛋白血症等基础疾病且抗C1q抗体阳性者称低补体血症性荨麻疹性血管炎综合征（hypocomplementemic urticarial vasculitis syndrome, HUVS），是最严重类型。HUV多见于中年女性，以荨麻疹和低补体血症（低C3、C4和/或C1q）为特征，关节炎、肺部疾病、眼部炎症是常见的全身表现，累及肾脏时可以表现为肾小球肾炎或肾病综合征。HUV与UV一样，通常很难治疗，且没有标准疗法。应以临床表现指导治疗，根据疾病的严重程度和有无全身性受累选择药物。两者用药相同，全身应用糖皮质激素是主要治疗方法。HUV患者的预后是可变的，主要受罕见的肺部、心脏和肾脏疾病的严重程度影响。

二、定义

HUV罕见的免疫复合物介导的小血管炎，以荨麻疹和低补体血症（低C3、C4和/或C1q）为特征，常伴有关节炎、肺部及肾脏病变。

三、流行病学

UV是罕见疾病。一项瑞典研究显示，年发病率估计为0.7/1,000,000（95%CI 0.4~1.1），在2015年12月31日的时点患病率为9.5/1,000,000。患者中女性占60%~80%。发病高峰年龄为30~39岁。儿童UV患者也有报道，最小的病例仅1岁。一项有关白细胞分裂性血管炎儿童的研究显示，UV仅占所有病例的9%。HUV在UV中发生率尚无确切结论。国外的研究HUV的发生率在9.7%~64%之间。在国内的研究中，其发生率在3.3%~33.3%不等。

四、病因及发病机制

HUV和UV一样，多数病因不明。有文献报道可能和自身免疫性疾病、药物反应、感染或恶性肿瘤有关。

UV被认为是免疫复合物沉积血管壁所致，即Ⅲ型超敏反应。主要是由于30%~75%的UV患者存在循环免疫复合物（CIC）阳性、低补体血症、皮损血管壁免疫球蛋白和补体沉积等情况。抗体可通过自身抗原和外源抗原诱导产生，其中抗C1q抗体、抗双链DNA（dsDNA）抗体、抗内皮细胞抗体（aECA）参与UV发病。抗C1q抗体是针对C1q胶原样区（collagen-like region）的低分子量（7S）IgG型自身抗体，与C1q结合形成C1q-抗C1q复合物后以Fc段依赖模式激活补体经典途径，使血清总补体（CH50）和Clq明显降低。几乎所有HUVS均检出血清抗Clq抗体，多数SLE也检出抗Clq抗体，但尚无其参与UV的直接证据，可能仅为HUVS和系统性红斑狼疮（systemic lupus erythematosus, SLE）的相对特异抗体。许多UV病例中刺激抗体形成的抗原都还不明确。某些患者的靶抗原是药物和病毒，尤其是乙肝和丙肝病毒。也有报道显示UV与使用英夫利西单抗、醋酸格拉替雷和注射透明质酸真皮填充剂有关。某些UV患者的抗原靶点可能是C1q胶原样区域，尤其是HUVS患者。相关自身抗体被称为C1q沉淀素。尚未确定此类自身抗体是UV的病因。

有人推测，IL-1可能会引发UV。该假设的证据包括理论依据和实践依据，前者是可能和IL-1有关的自身炎症性疾病也有UV表现，后者是阿那白滞素（IL-1拮抗剂）和卡那单抗（长效完全人源化抗IL-1-β单克隆抗体）成功治疗过UV。

五、临床表现

HUV患者临床表现严重程度不一，从皮肤到全身各系统都可受累，一般表现为持续24小时以上的荨麻疹样风团，大多为3~7天，可伴有瘙痒、烧灼感或无明显自觉症状，风团消退后可留有色素沉着或瘀斑。肺部受累是HUV患者发生并发症和死亡的主要原因，最常见的肺部表现为慢性阻塞性肺病（COPD）和哮喘。由于补体水平低，C1q自身抗体升高，因此易伴有关节炎或关节痛、腹痛等症状。20%~30%的HUV患者有肾脏疾病，一般较轻，多表现为蛋白尿和血尿，肾活检常显示为肾小球肾炎和间质性肾炎。但是，肾功能不全和终末期肾功能衰竭也有报道，而且在儿童发病的患者中，肾脏受累更为严重。HUV和HUVS可出现全身症状（发热，不适和疲劳），还可出现罕见的Jaccoud关节病、虹膜炎，葡萄膜炎和巩膜外层炎、血管性水肿和皮肤溃疡、心包炎和心脏瓣膜病、假性脑肿瘤和周围神经病变等多系统表现。HUV伴Jaccoud关节病者其心脏瓣膜疾病的发病率增加。

六、辅助检查

HUV最常见的实验室异常包括：①红细胞沉降率（erythrocyte sedimentation rate, ESR）升高；②低补体血症（通常为C1q、C3和C4降低）；③C1q固相检测和/或抗C1q抗体检测发现循环免疫复合物；④抗核抗体（antinuclear antibodies, ANA）阳性。其他还可能出现乙型或丙型肝炎病毒血清学阳性、EB病毒抗体滴度升高或疏螺旋体血清学阳性，也可能出现提示特定器官受累（尤其是肾病）的实验室检查异常。皮肤活检是诊断的金标准。应活检一处或多处早期皮损，以确定有无小血管皮肤白细胞破碎性血管炎（leukocytoclastic vasculitis, LCV）。除了LCV的常规组织学评估，还应进行直接免疫荧光检测。

七、诊断

确诊UV的标准是患者同时满足下面两个条件：①荨麻疹的临床表现；②LCV的组织病理学证据。有无低补体血症和/或相关疾病有助于判断是否可将UV进一步分为HUVS、HUV或NUV，和/或UV是否和其他疾病有关。

八、鉴别诊断

1. 系统性红斑狼疮

有许多重叠的特征，10%的SLE患者有HUV的表现，50%的HUV患者后来会被诊断为SLE。

2. 获得性血管性水肿

C1q水平降低的成人患者出现血管性水肿时也应考虑获得性C1抑制因子缺乏症，该病在相当一部分患者中与B细胞淋巴瘤相关。与HUVS一样，很多报道都提示获得性血管性水肿/获得性C1抑制因子缺乏症与SLE和狼疮样疾病有关。HUVS与获得性C1抑制因子缺乏症的一个区别在于后者不会出现荨麻疹。

3. Schnitzler综合征

是一种罕见的获得性自身炎症性疾病。主要特征为单克隆IgM（或IgG）丙种球蛋白升高、慢性荨麻疹皮疹以及全身炎症的症状及体征（包括发热、关节痛和骨痛）。皮疹病理提示真皮层大量中性粒细胞浸润，部分可伴有血管炎。本病由于罕见，是排除性诊断，需除外感染、自身免疫性疾病、肿瘤等。

九、治疗策略

HUV与UV一样，通常很难治疗，且没有标准疗法。应以临床表现指导治疗，根据疾病的严重程度和有无全身性受累选择药物。两者用药相同，全身应用糖皮质激素是主要治疗方法。

治疗轻症可以使用抗组胺药来帮助缓解瘙痒症状，但并不能改变病程长短。非甾体类抗炎药（NSAIDs）常用于治疗患者的关节痛和关节炎，有效率高达50%。

轻至中度UV（肾衰竭等无危及器官或生命的表现）应用抗组胺药和NSAID无效时，可应用糖皮质激素联合或不联合氨苯砜。若患者有氨苯砜禁忌证，可糖皮质激素联合秋水仙碱或单用秋水仙碱开始治疗，也可以选择羟氯喹。

全身性糖皮质激素用于治疗病情显著或全身受累患者。大多数伴低补体血症的患者都需要该疗法来控制病情。糖皮质激素有多种给药方案，常根据全身性疾病的严重程度而定。以0.5~1.0mg/（kg·d）的剂量开始治疗,极少数患者可能需要1.5mg/(kg·d)的剂量。治疗通常在1~2日内见效,一般至少要在用药1周后再评估临床效果。确定病情得到控制后,一般应逐周减少糖皮质激素,直至能够控制病情的最小剂量。某些患者可以逐渐减停糖皮质激素,但许多患者不能停药,需要长期应用。糖皮质激素治疗可引起长期后遗症,为避免其副作用,维持用药可换为吲哚美辛、秋水仙碱、氨苯砜和羟氯喹。

氨苯砜是一种砜类药物,作用机制尚不清楚,但其可以抑制中性粒细胞趋化和补体激活,因此可明显缓解HUV的症状。在使用之前应检测血清葡萄糖-6-磷酸酶的水平,以免造成缺乏症的患者出现严重溶血情况。氨苯砜可能会导致粒细胞缺乏症、头痛和轻度贫血,因此在使用氨苯砜时需要检测血常规。氨苯砜可单独应用或与糖皮质激素联用,也可仅用于在糖皮质激素减量过程中复发的患者。一般50mg,qd起始,然后根据需要增至100mg,qd。

秋水仙碱对患者的皮肤表现有效,可替代氨苯砜。治疗开始后应监测血常规,以筛查有无药物相关的血细胞减少。秋水仙碱0.5~0.6mg,qd起始,也可0.25~0.3mg,bid。若数周后仍基本无效,则可将秋水仙碱的剂量增至1.5~1.8mg,qd(或0.75~0.9mg,bid)。

羟氯喹可以抑制溶酶体酶的释放和体内白细胞介素-1的释放,据报道,它对仅限于皮肤表现的UV患者有高达50%的有效治疗作用。羟氯喹可单用或联合糖皮质激素使用。相关文献中的病例报告显示,羟氯喹联合低剂量泼尼松治疗使患者的皮损完全消退、肾功能恢复正常。给药剂量为:70kg以上的患者一次400mg,一日1次;70kg以下患者一次200mg,一日1次。

如果患者具有难治性症状或具有危及器官/生命的疾病表现,可联用糖皮质激素与下列药物(按优先顺序):吗替麦考酚酯、甲氨蝶呤、硫唑嘌呤和环孢素。考虑到环孢素可能会产生毒性且效果有限,目前极少使用该药。近年来,随着相关数据不断增多,利妥昔单抗、阿那白滞素、卡那单抗和奥马珠单抗有可能会成为治疗首选。利妥昔单抗已用于几例顽固性UV患者,疗效各不相同。

十、疗效及转归

HUV患者的预后是可变的,主要受罕见的肺部、心脏和肾脏疾病的严重程度影响。肺部疾病是造成死亡的主要原因,大部分是由COPD的并发症所致。有极少数患者可出现致死性喉水肿发作。

参考文献

[1] Sjöwall C, Mandl T, Skattum L, et al. Epidemiology of hypocomplementaemic urticarial vasculitis (anti-C1q vasculitis)[J]. Rheumatology (Oxford), 2018, 57(8): 1400-1407.

[2] Davis MD, Daoud MS, Kirby B, et al. Clinicopathologic correlation of hypocomplementemic and normocomplementemic urticarial vasculitis[J]. J Am Acad Dermatol, 1998, 38(6 Pt 1): 899-905.

[3] Johnson EF, Wetter DA, Lehman JS, et al. Leukocytoclastic vasculitis in children: clinical characteristics, subtypes, causes and direct immunofluorescence findings of 56 biopsy-confirmed cases[J]. J Eur Acad Dermatol Venereol, 2017, 31(3): 544-549.

[4] Tosoni C, Lodi-Rizzini F, Cinquini M, et al. A reassessment of diagnostic criteria and treatment of idiopathic urticarial vasculitis: a retrospective study of 47 patients[J]. Clin Exp Dermatol, 2009, 34(2): 166-170.

[5] Wisnieski JJ, Jones SM. IgG autoantibody to the collagen-like region of C1q in hypocomplementemic urticarial vasculitis syndrome, systemic lupus erythematosus, and six other musculoskeletal or rheumatic diseases[J]. J Rheumatol, 1992, 19(6): 884-888.

[6] Krause K, Mahamed A, Weller K, et al. Efficacy and safety of canakinumab in urticarial vasculitis: an open-label study[J]. J Allergy Clin Immunol, 2013, 132(3): 751-754.e5.

[7] Jachiet M, Flageul B, Deroux A, et al. The clinical spectrum and therapeutic management of hypocomplementemic urticarial vasculitis: data from a French nationwide study of fifty-seven patients[J]. Arthritis Rheumatol, 2015, 67(2): 527-534.

[8] Marzano AV, Tavecchio S, Venturini M, et al. Urticarial vasculitis and urticarial autoinflammatory syndromes[J]. G Ital Dermatol Venereol, 2015, 150(1): 41-50.

张婷(撰写) 苏海华(审校)

第二十八章　脂蛋白肾小球病
Chapter 28　Lipoprotein Glomerulopathy, LPG

关键词：蛋白尿；血浆 ApoE 升高
Keywords: proteinuria; Elevated plasma ApoE

一、概述

脂蛋白肾小球病（Lipoprotein Glomerulopathy, LPG）是1987年日本学者saito T在第17届日本肾脏病学会地区年会上首次报道，1989年将本病作为一独立的疾病命名。LPG其发病机制尚不明确，目前认为主要是由载脂蛋白（Apo）E基因突变所致。LPG以蛋白尿、血浆ApoE升高为主要临床特征，但常缺乏脂质沉积有关的系统性表现。目前尚无有效治疗方法，临床上主要以降低血脂及蛋白尿、延缓肾功能进展等对症治疗为主。预后不佳，文献报道约50%的LPG患者最终进展为肾衰竭，且肾移植后也容易复发。

二、定义

LPG是以肾小球内大量脂蛋白栓子阻塞毛细血管以及载脂蛋白E升高为主要特征的一种少见常染色体显性遗传性肾脏病。

三、流行病学

LPG较为罕见。疾病分布有明显的地区差异，亚洲国家多见，多为散发，少数为家族性。青壮年多见，男女比为2:1。目前全世界已报道了270余例LPG患者，其中大部分来自日本和中国，也有来自欧美国家的病例。我国首个病例由南京军区总院解放军肾病研究所陈惠萍、黎磊石报告。

四、病因及发病机制

目前关于LPG的发病机制仍未完全阐明。有证据表明ApoE蛋白结构和功能异常可导致脂蛋白在肾脏的异常沉积，而LPG患者*APOE*基因突变及血ApoE水平升高也证实了二者的关联。此外，LPG患者肾脏本身的一些特异性结构或功能（如肾小球毛细血管网内血液的剪切力极高，使血液循环中的CM或VLDL被冲向管壁，造成毛细血管拥堵甚至栓塞，肾脏之外脏器少见血管病变）可能也与LPG发病相关。

1.ApoE分子结构与生物学功能

*APOE*基因的染色体位置为19q13.2，包含4个外显子共3603个碱基对，而ApoE蛋白则是由299个氨基酸残基构成的多功能糖蛋白，其中包含一些重要的功能结构域，包括低密度脂蛋白（LDL）受体结合域（136—150）、硫酸乙酰肝素蛋白聚糖（HSPG）结合域（142—147）及脂质与脂蛋白结合域（216—299）等。正常人群内存在3种ApoE亚型——E2、E3和E4，其中ApoE3为野生型，在70%以上的普通人群中出现。与ApoE3氨基酸序列比较，ApoE2的158位半胱氨酸被精氨酸取代，ApoE4的112位的半胱氨酸被精氨酸取代。ApoE1、ApoE5和ApoE7被认为是较少见亚型，分别有多个不同氨基酸取代后形成变异体。ApoE3携带者的血脂水平通常正常，而ApoE5参与肾损伤，ApoE4携带者是阿尔茨海默病的危险因素。LPG患者中常见亚型为E3/3或E3/4。目前共发现17种可能与LPG相关的ApoE突变，大部分集中在LDL受体（LDLR）结合域，尤其是HSPG结合域。正常的ApoE蛋白是高度螺旋的，可在不同的三级结构间转换以结合不同物质。相关研究发现，3种ApoE突变蛋白（Chicago、Sendai、Osaka或Kurashiki）的螺旋含量减少，进一步导致蛋白稳定性下降，在生理温度37℃时便开始变性聚集。此外，另外3种ApoE突变蛋白（Kyoto、Tsukuba及Las Vegas）具有类似稳定性下降现象。在受体结合能力方面，ApoE Kyoto、ApoE Sendai与LDLR的结合仅表现出正常蛋白5%的活性，从而导致脂蛋白聚集与清除障碍。ApoE2与LDLR的结合能力不足正常值的1%，但ApoE2纯合子并不会导致LPG，表明有其他因素参与致病。ApoE Kyoto由于LDLR结合能力丧失，无法进入肝细胞而大量聚集。研究发现，HSPG在肾小球基底膜上大量表达，可能是导致突变脂蛋白在肾小球大量聚集的重要原因。

2.其他可能的致病机制

除ApoE相关因素，目前也有证据表明其他因素可能参与LPG的发生。LPG可在移植肾中复发，可能是移植物抗宿主反应（GVHD）导致的持续炎症所促发。目前通过脾细胞移植技术，发现GVHD可在FcR-γ缺陷型小鼠体内引起LPG样表现，包括肾脏临床症状及肾小球毛细血管内脂蛋白血栓。来自人源化小鼠的证据发现，将人类ApoE3及ApoE Sendai分别导入ApoE/FcR-γ双敲除小鼠，观察到这两种外源基因均会导致基因缺陷小鼠LPG样反应。而若将人类ApoE3分别导入FcR-γ缺陷与FcR-γ野生型小鼠，虽然两种小鼠均出现LPG样反应，但FcR-γ缺陷型小鼠症状明显更加严重。FcR-γ缺陷引起的巨噬细胞异常只是LPG的促发因素，并不能独立导致LPG，因为在FcR-γ缺陷而ApoE正常的小鼠体内并未发现LPG样变化。此外，肾脏本身的结构与功能特点，如迂曲的毛细血管网、带负电荷的基底膜等可能有利于脂蛋白沉积。目前还有无ApoE突变的LPG病例报道，可能与其他未知基因的突变、内含子突变、调控序列异常、表观遗传学和环境影响等因素有关。

五、临床表现

LPG主要累及肾脏，以肾小球受累为主。几乎所有患者均存在不同程度的蛋白尿，多数表现为肾病综合征，少数表现为轻微蛋白尿和镜下血尿，可伴有轻、中度高血压。LPG进展为慢性肾衰竭时的血脂异常更为明显，主要表现为ApoE增高，也可有总胆固醇、甘油三酯、极低密度脂蛋白（VLDL）升高，类似于Ⅲ型HLP，但常缺少脂沉积有关系统性表现，如角膜混浊、黄瘤纹。少数患者血脂异常并不明显。LPG可同时合并狼疮性肾炎等肾小球疾病。

六、辅助检查

1. 实验室检查

轻度贫血，轻至重度蛋白尿，有时伴肾病综合征。血尿为多形性镜下血尿。血甘油三酯升高明显，胆固醇多数升高，但不如甘油三酯升高明显。胆固醇中主要以VLDL和中间密度脂蛋白（IDL）升高为主。血浆ApoE升高为本病的一大特点，为正常人的2倍以上。

2. 病理学特征

肾脏病理是本病确诊的依据。

（1）光镜：毛细血管襻内脂蛋白栓塞使肾小球体积明显增大，毛细血管襻高度扩张，襻内充满淡染的无定形网状物质，有人提出这些物质首先沉积于系膜区和内皮下，当大量聚集时崩解入毛细血管襻腔，这种在血流冲击下形成指纹状外观，脂蛋白栓子PAS及PASM染色弱阳性或阴性，典型的有分层改变，冷冻切片对油红O或苏丹Ⅲ染色阳性。系膜区可出现系膜溶解，在某些区域出现系膜细胞和基质增生，出现轻重不等的插入现象，导致基底膜增厚，双轨征形成，肾小管可出现萎缩，间质纤维化和不同程度炎症细胞浸润，小管-间质的病变常与肾小球硬化成比例，血管常无特殊病变。（图片引自肾小乐）

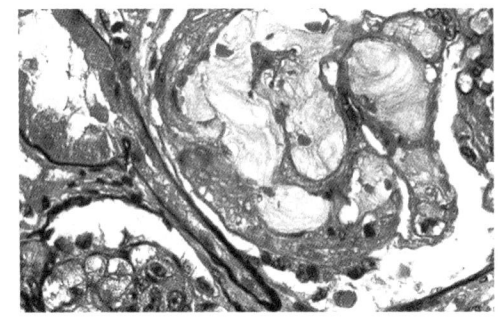
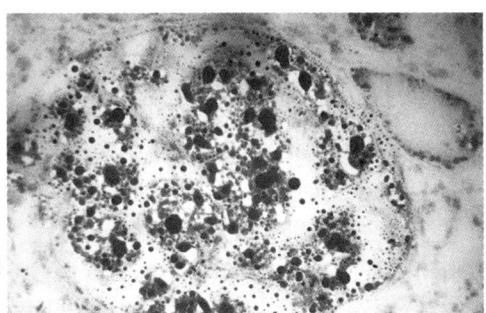

毛细血管腔内可见大量脂蛋白栓子　　　　　　　油红染色阳性

图2-28-1　LPG肾脏病理

（2）免疫荧光：免疫球蛋白及补体染色常阴性或有非特异性弱阳性，脂蛋白栓子ApoB和ApoE常强阳性。

（3）透射电镜：肾小球毛细血管襻内不同数量，不同大小的"栓子"，"栓子"中含许多颗粒和大小不一的空泡。

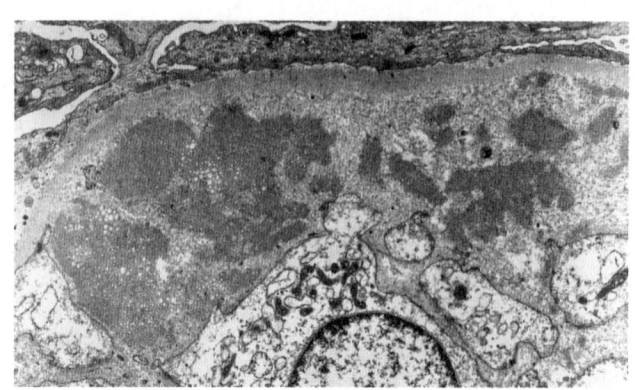

电镜下的脂蛋白栓子,可见大量细小的脂质空泡

图2-28-2　LPG电镜表现

七、诊断

对于出现蛋白尿、Ⅲ型HLP,伴VLDL、中间密度脂蛋白(IDL)及ApoE水平升高者,应怀疑为LPG,但缺乏特异性。确诊依靠肾脏病理。特殊病理学表现:光镜见肾小球毛细血管腔扩张并含淡染物质,且油红O染色及ApoE和ApoB染色均呈阳性;电镜见毛细血管袢腔内充满呈指纹状排列的低密度EDD(片层结构)。因此诊断此病并不困难。此外,所有LPG患者DNA序列分析都存在ApoE变异,对APOE基因进行DNA序列分析即可确诊。

八、鉴别诊断

1. 膜增生性肾炎

不典型病例或初发LPG需与膜增生性肾炎相鉴别,主要是观察毛细血管袢腔内是否有淡染的絮状物堆积,有无免疫球蛋白及补体沉积,后者不存在上述情况。

2. 局灶节段性肾小球硬化(FSGS)

LPG晚期肾小球可出现局灶硬化,需与顶端型或细胞型FSGS鉴别。FSGS可见肾小球体积增大,毛细血管襻内有局灶泡沫样细胞,但毛细血管袢膨胀却不明显,也无"脂蛋白栓子"。疑似脂蛋白肾病时可以行冰冻切片的"油红O"及苏丹Ⅲ染色,免疫组化apoB、apoE染色以明确诊断。

九、治疗策略

目前LPG没有有效的治疗方法,大部分治疗是基于降低蛋白尿与血脂水平、保护及延缓肾功能进展为治疗目的。目前对LPG的治疗包括以下几个方面。

1. 药物治疗

临床上针对蛋白尿采用的常规方法包括糖皮质激素、免疫抑制剂、抗血小板药物、纤溶剂、血管紧张素转化酶抑制剂(ACEI)/血管紧张素Ⅱ受体拮抗剂(ARB)等,治疗效果均不佳。针对脂代谢异常给予降脂治疗可使部分患者蛋白尿得到一定程度控制。LPG通常与Ⅲ型HLP相关,其中富含甘油三酯的脂蛋白(如VLDL和IDL)是主要成分。研究表明,高甘油三酯血症会加重人类和实验动物模型的LPG。鉴于此,包括贝特类在内的降脂药物在LPG的治疗中可能具有重要意义。研究发现非诺贝特治疗组在3年以上访视期中肾脏存活率得到提高,而在ApoE2纯合子肾小球病患者中,贝特类药物未获得确切疗效。

2. 免疫吸附/血浆置换

目前尚不确定血浆置换或LDL单采的疗效,但一项国内的初步研究显示,13例LPG患者接受葡萄球菌蛋白A免疫吸附治疗后,尿蛋白和血清ApoE水平快速下降,且在重复活检中出现脂蛋白栓消失。原因在于蛋白A可与IgG的FcR-γ链结合,FcR-γ缺乏在小鼠中可引起LPG样病变,且不依赖于ApoE异常。FcR-γ链缺乏所致的LDLR和清道夫受体缺乏可能抑制脂蛋白摄取,促进肾小球毛细血管袢内形成脂蛋白血栓。因此,葡萄球菌A蛋白免疫吸附治疗可能有效,这也证明了FcR-γ链功能障碍可能对人类LPG的发生非常重要。另一篇报道表明,LDL单采(使用肝素诱导体外脂蛋白沉积系统进行血浆置换)可成功治疗LPG,明显降低了LDL胆固醇和甘油三酯。原因在于肝素诱导的体外脂蛋白沉淀系统可通过肝素活化脂蛋白脂肪酶和肝甘油三酯脂肪酶,使富含甘油三酯的脂蛋白(如VLDL和IDL)更易于清除。但上述治疗方法由于操作难度大、成本高,且存在感染风险等原因,目前并未在临床广泛应用。

3. 肾移植

文献报道大多数肾移植患者均出现LPG复发,且受者ApoE异常可能诱发移植肾脂蛋白栓形成。全球目前累计有6例LPG患者进行肾移植,其中5例移植肾出现了LPG复发。

4. 透析

目前尚不明确LPG患者是优选血液透析还是腹膜透析。然而,对于大多数病例,血液透析可在一定程度上改善血脂异常。

十、疗效及转归

LPG患者蛋白尿可能有自发缓解,但至少有一半患者会缓慢进展到ESRD。人们已经试用多种疗法(如应用激素、免疫抑制剂和抗凝等)治疗LPG患者,但均无效。一些患者通过降脂治疗有一定好转,但一些研究认为这种治疗虽能改善高脂血症,但并不降低蛋白尿亦无保护肾功能的作用。一些新的疗法(如血浆置换和特异性吸附LDL)也存在争议。肾移植后常复发。

参考文献

[1] Saito T, Sato H, Kudo K, et al. Lipoprotein glomerulopathy: glomerular lipoprotein thrombi in a patient with hyperlipoproteinemia[J]. Am J Kidney Dis, 1989, 13(2): 148-153.

[2] Saito T, Matsunaga A, Fukunaga M, et al. Apolipoprotein E-related glomerular disorders[J]. Kidney Int, 2020, 97(2): 279-288.

[3] Li MS, Li Y, Liu Y, et al. An updated review and meta-analysis of lipoprotein glomerulopathy[J]. Front Med (Lausanne), 2022, 9: 905007.

[4] Tudorache IF, Trusca VG, Gafencu AV. Apolipoprotein E—A multifunctional protein with implications in various pathologies as a result of its structural features[J]. Comput Struct Biotechnol J, 2017, 15: 359-365.

[5] Narayanaswami V, Szeto SS, Ryan RO. Lipid association-induced N- and C-terminal domain reorganization in human apolipoprotein E3[J]. J Biol Chem, 2001, 276(41): 37853-37860.

[6] Andrews PA, O'Donnell PJ, Dilly SA, et al. Recurrence of lipoprotein glomerulopathy after renal transplantation[J]. Nephrol Dial Transplant, 1997, 12(11): 2442-2444.

[7] Kanamaru Y, Nakao A, Shirato I, et al. Chronic graft-versus-host autoimmune disease in Fc receptor gamma chain-deficient mice results in lipoprotein glomerulopathy[J]. J Am Soc Nephrol, 2002, 13(6): 1527-1533.

[8] Ito K, Nakashima H, Watanabe M, et al. Macrophage impairment produced by Fc receptor gamma deficiency plays a principal role in the development of lipoprotein glomerulopathy in concert with apoE abnormalities[J]. Nephrol Dial Transplant, 2012, 27(10): 3899-3907.

[9] Chen S, Liu ZH, Zheng JM, et al. A complete genomic analysis of the apolipoprotein E gene in Chinese patients with lipoprotein glomerulopathy[J]. J Nephrol, 2007, 20(5): 568-575.

[10] Hu Z, Huang S, Wu Y, et al. Hereditary features, treatment, and prognosis of the lipoprotein glomerulopathy in patients with the APOE Kyoto mutation[J]. Kidney Int, 2014, 85(2): 416-424.

[11] Yokote K, Yamashita S, Arai H, et al. Long-Term Efficacy and Safety of Pemafibrate, a Novel Selective Peroxisome Proliferator-Activated Receptor-α Modulator(SPPARMα), in Dyslipidemic Patients with Renal Impairment[J].Int J Mol Sci, 2019, 20(3): 706.

[12] Xin Z, Zhihong L, Shijun L, et al. Successful treatment of patients with lipoprotein glomerulopathy by protein A immunoadsorption: a pilot study[J].Nephrol Dial Transplant, 2009, 24(3):864-869.

[13] Russi G, Furci L, Leonelli M, et al. Lipoprotein glomerulopathy treated with LDL-apheresis (Heparin-induced Extracorporeal Lipoprotein Precipitation system): a case report[J]. J Med Case Rep, 2009, 3: 9311.

张婷(撰写) 苏海华(审校)

第二十九章　Muckle-Wells综合征
Chapter 29　Muckle-Wells Syndrome, MWS

关键词:低温蛋白;荨麻疹;耳聋;蛋白质

Keywords: Low temperature protein; Urticaria; Hearing loss; Protein

一、概述

Muckle-Wells综合征(Muckle-Wells Syndrome, MWS)是一种罕见的遗传性自身炎症性疾病,又称荨麻疹、耳聋、淀粉样变综合征,主要由NLRP3基因突变引起的,是淀粉样蛋白沉积于肾脏引起肾损害的一种疾病。

二、定义

Muckle-Wells综合征(MWS)是冷热蛋白相关周期性综合征(CAPS)严重程度的中间表型,其特征为反复发热(伴有全身不适和发冷)、反复荨麻疹样皮疹、感音神经性耳聋、炎症的一般症状(眼睛发红、头痛、关节痛/肌痛)以及继发性肾脏淀粉样变性(AA型)。

三、流行病学

MWS的患病率尚不清楚。法国通过基因实验室进行的一项调查报告了135例病例,估计CAPS患病率为1/360,000。

四、病因及发病机制

病因尚不明确。MWS是由编码低温蛋白的NLRP3(1q44)基因显性突变所致。这一缺陷导致低温蛋白功能增加,最终导致促炎性细胞因子白细胞介素-1β的分泌增加和炎症失调。该基因的突变还可能导致CAPS的另外两种表型:家族性寒冷型荨麻疹(Familial cold urticaria, FCU)和慢性炎症性神经、皮肤、关节综合征(Chronic infantile neurological cutaneous and articular, CINCA综合征)。携带相同氨基酸替代序列基因的患者可能表现出明显不同的临床亚型,这表明遗传和/或环境修饰因素在疾病表达中占有重要地位。体细胞NLRP3嵌合可以解释30%~60%的常规基因检测阴性患者。另外,一些具有MWS, FCAS或CINCA综合征经典表型的患者也可能不存在NLRP3突变。

五、临床表现

(一) MWS的表现多种多样

1. 反复高热

39~40℃,呈昼夜节律模式,持续数小时,全身不适和寒战同时发生,并可导致严重残疾。

2. 非瘙痒性荨麻疹

是CAPS的一个关键特征,主要表现为以全身微弱性红斑块为背景的弥漫性、红斑性、水肿性斑块,通常在急性发作期间出现明显加重。

3. 感音神经性耳聋

为进行性、高频率的感音神经性耳聋,部分归因于耳蜗的慢性炎症,常始于儿童时期(一般在10岁以后),最终导致完全性耳聋。

4. 急性炎症症状

肌痛、关节痛和肢体远端水肿常见。还可出现严重的慢性疲劳、经常性头痛、认知障碍、眼部累及(结膜炎、葡萄膜炎、巩膜上炎)、口腔溃疡、淋巴结病、胸痛和腹痛等症状。寒冷、疲劳、压力或运动是急性炎症的常见诱因,也可无诱因发作。

5. 继发性淀粉样变性(AA型)

25%患者表现为持续性蛋白尿和肾功能衰竭,肾脏受累者的临床表现分4期。

(1)临床前期:患者无自觉症状及体征,化验结果正常,通过肾活检做出诊断。此阶段可持续5~6年。

(2)蛋白尿期:蛋白尿常最早出现,多为大分子量、低选择性蛋白尿,也可表现为无症状性蛋白尿,持续数年之久。镜下血尿和细胞管型少见。高血压的发生率低,但体位性低血压发生率明显增高。

(3)肾病综合征期:表现为大量蛋白尿、低白蛋白血症及水肿,高脂血症少见,部分可伴镜下血尿,肉眼血尿罕见。此期患儿病情进展迅速,预后差。

(4)尿毒症期:由肾病综合征期发展到尿毒症期一般为1~3年。患者多表现为贫血、氮质血症、电解质紊乱、代谢性酸中毒、少尿或无尿;如肾小管及肾间质受累,则表现为多尿,少数可见肾性糖尿、肾小管酸中毒及低钾血症等。

6.发育迟缓和男性不育

常见。

7.其他

重度MWS患者(MWS/CINCA)可表现为慢性脑膜炎、乳头水肿伴进行性视神经萎缩。

六、辅助检查

1.血液检查

纤维蛋白原增加,外周血可见出染色质小体。

2.蛋白电泳检查

约2/3的患者血免疫电泳可发现单克隆异常蛋白。

3.血清淀粉样蛋白A(SAA)升高

提示为AA蛋白所致继发性淀粉样变性。

4.病理学检查

肾活检是诊断肾淀粉样变性病的主要手段。

七、诊断

诊断是依据病史、检查及基因检测。诊断标准:出现MWS的特征性临床表现,身处较冷环境可诱发疾病发作、反复发热(伴有全身不适和发冷)、反复荨麻疹样皮疹、感音神经性耳聋、炎症的一般症状(眼睛发红、头痛、关节痛/肌痛)及肾损害,如蛋白尿、肾小管酸中毒、肾性尿崩症及肾功能不全等。炎性标志物C反应蛋白(C-reactive protein, CRP)和血清淀粉样蛋白A水平升高。确诊则需依据基因检测证实存在NALP3基因突变。

八、鉴别诊断

(1)肿瘤坏死因子(TNF)受体相关周期性综合征(Tumor necrosis Factor Receptorassociated Periodic Syndrome, TRAPS)是一种遗传性疾病,是编码TNF受体1的基因突变导致,表现为反复发热、疼痛、转移性肌痛伴有红斑触痛,10%的患者有涉及肾脏的淀粉样变性。诊断需进行基因检测。

(2)高免疫球蛋白血症D伴周期性发热综合征(Hyper-IgD and Periodic Fever Syndrome, HIDS)为常染色体隐性遗传病,由位于12q24的甲羟戊酸激酶(MVK)基因突变导致。以反复周期性高热、明显腹痛及多种皮肤损害为主要症状并伴有明显血清IgD增高,少见胸腔累及和淀粉样变性。

九、治疗策略

抗IL-1治疗可有效地预防和减轻症状,并大幅降低炎症指标(包括血清淀粉样蛋白A)的水平,使MWS患者的临床特征和结果得到显著改善。

(1)阿那白滞素:一种重组非糖基化形式的IL-1受体拮抗剂;可预防寒冷诱发的发作,减少症状;还能控制MWS的全身炎症反应,通过使血清淀粉样蛋白A水平恢复正常而降低淀粉样变性的风险;穿过血脑屏障,控制中枢神经系统(central nervous system, CNS)炎症;对于肾脏继发性淀粉样变性患者,可明显减轻蛋白尿并稳定血清肌酐水平。起始剂量为一日1~2mg/kg,常规最大剂量为一日8mg/kg,皮下给药。

(2)卡那单抗:是一种人抗IL1β单克隆抗体,研究发现,在获得缓解的患者中,接受卡那单抗治疗更可能维持缓解,使血清CRP和血清淀粉样蛋白A水平恢复正常的可能性更大。

(3)列洛西普:一种嵌合蛋白,由IL-1RI的IL-1结合结构域和与人IgG1的Fc部分融合的IL-1R辅助蛋白组成。可显著减轻症状和降低炎性标志物水平,包括血清CRP和血清淀粉样蛋白A。皮下给药,负荷剂量4.4mg/kg,最大320mg;一周1次维持剂量2.2mg/kg,最大16mg。

十、疗效及转归

预后不良。生存期与原发病及重要脏器(如心脏、胃肠道、神经系统及肾脏)受累的程度有关。继发性淀粉样变死亡的主要原因为肾衰竭。

参考文献

[1] B, et al. Mutations in the autoinflammatory cryopyrin-associated periodic syndrome gene: epidemiological study and lessons from eight years of genetic analysis in France[J]. Ann Rheum Dis, 2011, 70(3): 495-499.

[2] Manthiram K, Zhou Q, Aksentijevich I, et al. The monogenic autoinflammatory diseases define new pathways in human innate immunity and inflammation[J]. Nat Immunol, 2017, 18(8): 832-842.

[3] Mathur A, Hayward JA, Man SM. Molecular mechanisms of inflammasome signaling[J]. J Leukoc Biol, 2018, 103(2): 233-257.

[4] Jorgensen I, Zhang Y, Krantz BA, et al. Pyroptosis triggers pore-induced intracellular traps (PITs) that capture bacteria and lead to their clearance by efferocytosis[J]. J Exp Med, 2016, 213(10): 2113-2128.

[5] Franklin BS, Bossaller L, De Nardo D, et al. The adaptor ASC has extracellular and 'prionoid' activities that propagate inflammation[J]. Nat Immunol, 2014, 15(8): 727-737.

[6] Baroja-Mazo A, Martín-Sánchez F, Gomez AI, et al. The NLRP3 inflammasome is released as a particulate danger signal that amplifies the inflammatory response[J]. Nat Immunol, 2014, 15(8): 738-748.

[7] Mortimer L, Moreau F, MacDonald JA, et al. NLRP3 inflammasome inhibition is disrupted in a group of auto-inflammatory disease CAPS mutations[J]. Nat Immunol, 2016, 17(10): 1176-1186.

[8] Swanson KV, Ting JP. Reining in uncontrolled inflammasome with PKA[J]. Nat Immunol, 2016, 17(10): 1137-1138.

[9] Brydges SD, Broderick L, McGeough MD, et al. Divergence of IL-1, IL-18, and cell death in NLRP3 inflammasomopathies[J]. J Clin Invest, 2013, 123(11): 4695-4705.

[10] Levy R, Gérard L, Kuemmerle-Deschner J, et al. Phenotypic and genotypic characteristics of cryopyrin-associated periodic syndrome: a series of 136 patients from the Eurofever Registry[J]. Ann Rheum Dis, 2015, 74(11): 2043-2049.

[11] Federici S, Sormani MP, Ozen S, et al. Evidence-based provisional clinical classification criteria for autoinflammatory periodic fevers[J]. Ann Rheum Dis, 2015, 74(5): 799-805.

[12] Ahmadi N, Brewer CC, Zalewski C, et al. Cryopyrin-associated periodic syndromes: otolaryngologic and audiologic manifestations[J]. Otolaryngol Head Neck Surg, 2011, 145(2): 295-302.

[13] Kuemmerle-Deschner JB, Ozen S, Tyrrell PN, et al. Diagnostic criteria for cryopyrin-associated periodic syndrome (CAPS)[J]. Ann Rheum Dis, 2017, 76(6): 942-947.

[14] Kuemmerle-Deschner JB, Verma D, Endres T, et al. Clinical and Molecular Phenotypes of Low-Penetrance Variants of NLRP3: Diagnostic and Therapeutic Challenges[J]. Arthritis Rheumatol, 2017, 69(11): 2233-2240.

耿玲(撰写) 苏海华(审校)

第三十章 自身免疫性肺间质病关节炎综合征
Chapter 30 Autoimmune interstitial lung disease-arthritis syndrome, AILDAS

关键词:Copa基因突变;间质性肺病;关节炎;肾损害

Keywords: Copa; interstitial lung disease; arthritis; renal injury

一、概述

自身免疫性肺间质病关节炎综合征(Autoimmune interstitial lung disease-arthritis syndrome, AILDAS)又称衣被蛋白复合物α(coatomer protein complex α, COPA)综合征,是一种因衣被蛋白复合物α亚单位(COPα)基因变异所致的罕见单基因常染色体显性遗传免疫失调性疾病。该病2015年被首次报道,主要累及肺部、肾脏及关节,并伴有高滴度自身抗体阳性。肺部受累常表现为弥漫性肺泡出血或间质性肺病引起的限制性肺通气功能障碍;关节症状多为非侵袭性多关节炎,常累及膝关节和指间关节;肾脏损伤多在青少年后期发生,其特征性改变为蛋白尿及肾功能下降。该病主要依赖全外显子组测序分析及靶向Sanger测序验证等基因检测确定诊断。COPA综合征目前无特异性方案主要参考其他自身免疫性疾病治疗方案。本病治疗无效可发展为呼吸、肾功能衰竭,因此,早期诊断、早期治疗十分重要。由于COPA综合征已明确了细胞缺陷的机制,这可能为未来靶向修饰异常细胞损伤提供合理的治疗机会。COPA综合征病例数较少,随访期限不足,其远期预后尚不明确。

二、定义

COPA是一种由 *COP* 基因突变导致的遗传性免疫失调原发性免疫缺陷病。临床主要以间质性肺疾病（常伴有肺泡出血）、炎症性关节炎及肾脏损害为特征，并伴有高滴度自身抗体（包括抗核抗体、抗中性粒细胞胞浆抗体以及类风湿因子）。

三、流行病学

目前国外有30余例临床报道，国内亦有零星个案报道。多在儿童早期发病，平均发病年龄为3.5岁，多以关节炎为首发表现，间质性肺病及肾病发病较晚，多在青少年后期发生。由于本病认识较晚，多需基因检测确诊，国内外尚未发现本病流行病学报道。

四、病因及发病机制

衣被蛋白复合物α（COPA）编码基因的杂合子突变是本病主要发病机制。*COPα*基因位于1号染色体（1q23.2），其编码外壳蛋白复合物I的α亚基负责囊泡从高尔基体到内质网的蛋白逆行运输。当*COPα*基因突变导致无法合成正常的外壳蛋白复合物I，后者的缺乏反馈性增加蛋白质翻译，增加内质网压力，使内质网处于应激状态，促使炎性细胞因子的增多，激发异常的细胞自噬，导致自身免疫性疾病。*COPα*基因在所有细胞类型中均有表达，但*COPα*基因缺陷的临床表现仅累及肺、关节及肾脏组织，其发病机制尚不明确，推测这些组织要么对突变及其对细胞途径的影响更为敏感，要么对突变诱发的促炎环境更为敏感。已有报道显示，*COPα*基因变异位点均位于8号和9号外显子保守区域，包括 p.K230N、p.R233H、p.E241K 和 p.D243G，影响衣壳亚基α的WD40结构域。有研究通过对5个家族（包括21个患病成员）进行全外显子组测序和随后的靶向Sanger测序以确定该病的分子病因。这些基因研究表明所有受影响成员的*COPα*基因存在单杂合非同义突变，导致相应的*COPα*蛋白在230,233,241和243位点（K230N，R233H，E241K，D243G）氨基酸序列发生改变。COPA综合征在一定程度上具有变异外显率，但这一点目前尚不清楚。在16例已知携带*COPα*突变的男性中，只有8例有临床表现，而14例携带COPα突变的女性患者中有13例有临床表现。因此，本病可能存在一些性别差异的表达和潜在的性染色体相关的修饰因素。

细胞内稳态是维持正常细胞功能和避免过度压力的必要条件。为了维持蛋白质平衡，细胞利用囊泡载体来介导蛋白质的运输和分泌。内质网和高尔基体之间运输的囊泡途径是由与囊泡相关的蛋白质"外壳"或衣被蛋白复合物负责。目前已经确定有两种衣被蛋白复合物，其中一种负责囊泡的顺行运输，即从内质网转运到高尔基体，被称为Coatomer Ⅱ（COPⅡ）。另一种负责囊泡的逆行运输，即从高尔基体运输到内质网，被称为Coatomer I（COPI）。COPI是一个由*COPA*、*COPB1*、*COPB2*、*COPD*、*COPE*、*COPG*和*COPZ*基因编码的7个蛋白质组成的复合物。这七个成员形成两个亚复合物，其中一个被称为亚复合物F，由copb β、Δ、γ和ζ组成，另一种称为亚复合物B，由*COPα*、β'和ε组成。亚复合物B负责招募蛋白质货物，而亚复合物F负责招募囊泡形成的因子。亚复合物B成员*COPα*和*COPβ*通过二赖氨酸基序（KKxx, KxKxx）利用其WD40螺旋桨结构域结合蛋白质货物。从细胞机制上讲，COPA综合征即由缺陷和/或不完全逆行运输引起的。致病的*COPα*基因突变导致*COPα*突变体对蛋白质货物的结合能力下降，已有研究证明发生基因突变的患者*COPIα*的正常生理功能丧失，即不能通过二赖氨酸基序使COPI复合体抓住高尔基体中的蛋白质，这种缺陷导致蛋白质无法顺利从高尔基体逆行运输到内质网。为了弥补这一缺陷，内质网必须以高于正常水平的速度合成新的蛋白质，从而导致内质网应激。内质网应激导致钙直接从内质网外流，通过激活NF-κB促进促炎转录程序的激活。为了处理诱导的内质网应激，细胞开启了自噬分解代谢过程。在自噬过程中，自噬小体吞噬细胞质内容物，并与溶酶体融合，介导自噬小体及其内容物的降解。COPA综合征患者由细胞内自噬导致的损伤主要来自细胞内自噬体的大小和数量增加，分解代谢底物p62的降低和雷帕霉素机制靶点（mTOR）信号通路的过度激活。COPA综合征细胞中这种自噬损伤在促炎过程中发挥了重要作用。自噬通过多种机制与炎症小体的调节有关。已有证据表明自噬可以调节IL-1β反应。异常自噬本身可能还促进了T细胞的自反应性，这可能直接解释了COPA综合征病理性自身抗体的产生。总之，在COPA综合征中，内质网应激引起的炎症增加，以及异常自噬引起的炎症因子的激活，为自身免疫的启动提供了适宜的环境。

五、临床表现

该病的主要临床表现为弥漫性肺泡出血或间质性肺病、关节炎和肾脏损伤。多在儿童早期发病,有95%的患儿有关节炎表现,表现为关节疼痛,以膝关节和手的指间关节多见,多数以多关节起病,少部分患者还可出现骨坏死或脂肪坏死,43%的患儿出现类风湿因子阳性;大多数患儿存在肺部病变,常见症状为咳嗽和呼吸急促,部分患者以咯血为起病表现,甚至是危及生命的肺出血,亦可表现为间质性肺病,但发病年龄较晚,大多数儿童在10~20岁发病。关节疼痛常因肺部病变加重而加重,经抗炎和免疫抑制治疗可改善。约44%的COPA综合征患者存在肾脏损害,发病年龄多在青少年中后期,表现为蛋白尿伴或不伴肾功能不全。

六、辅助检查

肺功能显示:第一秒用力肺活量和用力呼气量下降。容积描记显示总肺活量降低,一氧化碳弥散功能下降。

肺部CT可表现为弥漫性磨玻璃影,伴有小叶间隔增厚和囊肿形成。随着时间改变,囊肿形成增加,磨玻璃样影减少(详见图2-30-1)。

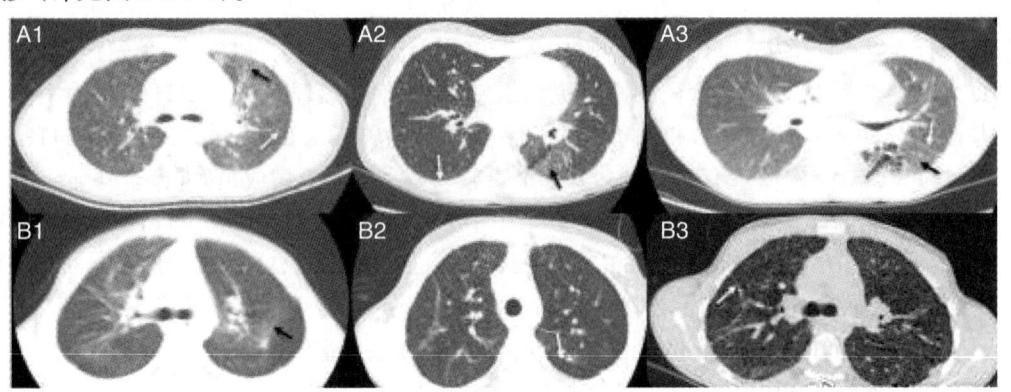

图2-30-1　COPA综合征患者随时间变化的肺影像学表现

两例(A和B)COPA综合征患者的连续胸部CT图像。最初图像显示磨玻璃样密度增高(黑色箭头)和隔膜增厚(白色箭头),并进展为囊肿(红色箭头)。图A1为5岁,A2为11岁,A3为14岁;图B1为5岁,图B2为12岁,图B3为17岁。

支气管镜检查显示:含铁血黄素巨噬细胞明显增多,与弥漫性肺泡出血一致。

肺活检显示:非特异性淋巴细胞间质性肺炎和滤泡性毛细支气管炎。B细胞和T细胞的免疫组化染色显示CD20+细胞、部分CD8+细胞和显著数量的CD4+T细胞(见图2-30-2)。

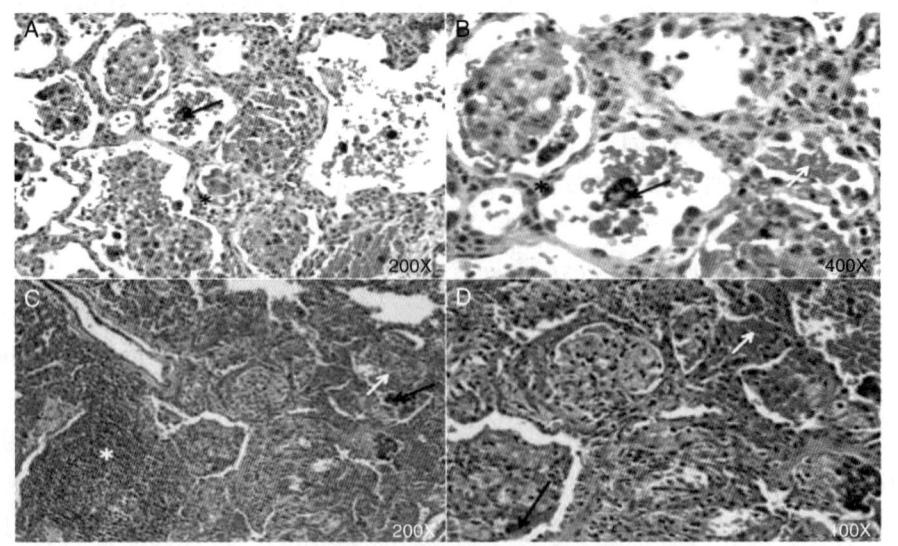

图2-30-2　COPA综合征患者肺组织病理学分析

图A和B显示：急性出血（白色箭头），伴有含铁血黄素巨噬细胞的慢性出血（黑色箭头）。沿肺毛细血管可见广泛毛细血管炎，肺泡间隔内可见中性粒细胞（黑色星号）。图C和D显示急性（白色箭头）和慢性（黑色箭头）肺出血，不伴有毛细血管炎和气道周围淋巴组织增生（白色星号）。

肾脏病理检查特征异质性明显，表现为多样化，75%以上存在坏死性病灶或新月体形成，其中2例显示新月体肾小球肾炎（1例伴免疫复合物沉积、1例无免疫复合物沉积）、1例IgA肾病表现伴坏死性病灶、1例不伴免疫复合物沉积的系膜细胞增生性肾小球肾炎。本病患者肾脏病理可能存在不同的发病机制导致多出现严重肾损伤。

关节MRI检查：部分患者可出现骨坏死或脂肪坏死影像学表现。

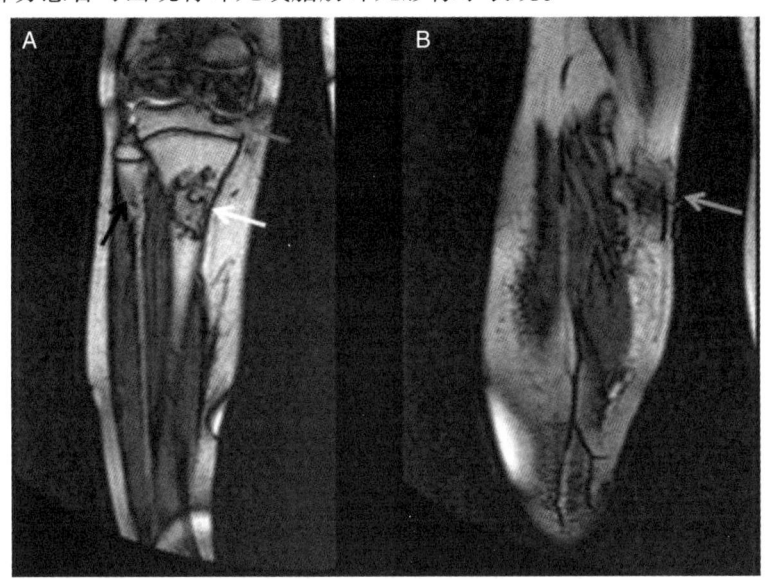

图2-30-3　COPA综合征关节炎MRI影像表现

图A：MRI显示胫骨远端右侧胫骨发生骨坏死，平台（红色箭头），胫骨近端（白色箭头）和腓骨近端（黑色箭头）。图B显示右腿小腿内侧（蓝色箭头）脂肪坏死。

自身抗体检查：ANA阳性，亦可出现cANCA、pANCA、抗髓过氧化物酶抗体、抗蛋白酶-3抗体或类风湿因子抗体等阳性。合并慢性多关节炎应检测抗环瓜氨酸肽抗体。

免疫功能检查：免疫球蛋白水平、淋巴细胞总数及分类无明显异常，但Th17数量明显增多，Th-1细胞数量相对降低，Th-17细胞刺激因子IL-1β、IL-6和IL-23mRNA水平增加。有研究显示外周血I型干扰素表达可能是该综合征的一个生物学标志物。

基因检测：全外显子组测序分析并结合患儿临床特征、突变预测、突变位点正常人频率、突变类型等，采用靶向Sanger测序方法验证患儿及其父母、兄弟姐妹相关的基因变异位点。

七、诊断

有自身免疫性疾病家族史、弥漫性肺疾病（包括肺泡出血及间质性肺病）、多关节痛、免疫介导肾小球肾炎病史及存在抗核抗体（ANA）、类风湿因子、抗环瓜氨酸肽（CCP）、抗中性粒细胞胞浆抗体（ANCA）等多项自身抗体阳性患儿，应考虑自身免疫性肺间质病关节炎综合征（COPA综合征）可能。及时进行全外显子组测序分析及靶向Sanger测序验证等基因检测确定诊断。外周血分析显示干扰素基因特征及免疫功能指标相关检查有助于临床诊断。

八、鉴别诊断

由于该病可有多种自身抗体的存在，可误诊为系统性红斑狼疮（SLE）、ANCA相关血管炎、SAVI综合征（干扰素基因刺激物（STING）相关的婴儿期发病血管病）等自身免疫性疾病。对于儿童病患，特别是有家族史患儿，应多考虑基因异常相关性疾病。不被传统疾病分类束缚。

表2-30-1　COPA综合征与ANCA相关性血管炎、SLE、SAVI综合征比较

	相关基因	遗传模式	肺出血	肾脏疾病	关节炎	弥漫性磨玻璃影（胸部CT）	囊肿（胸部CT）	其他间质性肺疾病	皮肤病
COPA综合征	Copa	常染色体显性遗传	+++	++++	+++	+++	+++	++	+
ANCA相关性血管炎	NA	NA	++++	+++	+	++++	−	−	+
SLE	NA	NA	+	++++	++++	+++	−	++++	+++
SAVI综合征	跨膜蛋白173	常染色体显性遗传	−	+	−	+++	−	+++	++++

COPA：coatomer相关蛋白α；ANCA：抗中性粒细胞胞浆抗体；SLE：系统性红斑狼疮；
SAVI：婴儿期起病的干扰素基因刺激因子相关血管病变。

九、治疗策略

对于COPA综合征患者肺出血的救治措施与其他自身免疫综合征导致的肺出血相似，大多数患者采用皮质类固醇、环磷酰胺或利妥昔单抗治疗。类固醇对关节炎及间质性肺疾病急性加重期亦有效，但一些患儿仍在进行性加重期间死亡。维持治疗通常包括甲氨蝶呤或硫唑嘌呤间歇脉冲和逐渐减少的口服类固醇。其他维持疗法可能包括羟氯喹、依那西普和免疫调节剂量的丙种球蛋白。与其他肺出血综合征不同，最佳的治疗时间尚不清楚。目前尚未进行过造血干细胞移植（HSCT）治疗。考虑到COPA突变同时影响体细胞和造血细胞（可能包括胸腺上皮），HSCT是否对COPA综合征有效还不清楚。

由于COPA综合征患者已明确了细胞机制的缺陷，这可能为靶向修饰异常细胞损伤提供合理的治疗机会。高尔基-内质网转运的缺陷导致内质网应激水平的增加，最终导致mTOR信号通路活性的增加，作为mTOR抑制剂的西罗莫司可能会减轻内质网应激的下游影响，并可能在COPA综合征的治疗中发挥作用。此外，由于COPA综合征患者伴有自噬体异常，自噬增加，羟氯喹通过抑制溶酶体酸化和损害自噬体与溶酶体融合来阻止自噬，可能也有助于COPA综合征的治疗。对于难治性患者，考虑该病可以看作单基因的干扰素通路病（Interferonopathy），从机制角度使用高剂量的JAK抑制剂可能也会是一个合理的考虑。这些概念目前还处于理论阶段，需要进行具体的体外试验，以了解这些药物如何影响COPA综合征的异常细胞过程，然后才能建议患者合理使用。

十、疗效及转归

本病急性加重期应用皮质类固醇、环磷酰胺或利妥昔单抗等药物治疗有效，但少数患儿仍在进行性加重期因致死性肺出血而死亡。本病治疗无效可发展为呼吸、肾功能衰竭，已有报道2例患者因并发弥漫性间质性肺神经内分泌细胞增生症（DIPNECH）行肺移植术，1例患者因自身免疫性肾功能衰竭行肾移植。因此，早期诊断、早期治疗十分重要。限于COPA综合征病例数太少，随访期限尚不足，其远期预后目前尚不明确。

参考文献

[1] Picard C, Al-Herz W, Bousfiha A, et al. Primary Immunodeficiency Diseases: an Update on the Classification from the International Union of Immunological Societies Expert Committee for Primary Immunodeficiency 2015[J]. J Clin Immunol, 2015, 35(8): 696-726.

[2] Melki I, Crow YJ. Novel monogenic diseases causing human autoimmunity[J]. Curr Opin Immunol, 2015, 37: 1-5.

[3] Brown KK. Pulmonary vasculitis[J]. Proc Am Thorac Soc, 2006, 3(1): 48-57.

[4] Sacri AS, Chambaraud T, Ranchin B, et al. Clinical characteristics and outcomes of childhood-onset ANCA-associated vasculitis: a French nationwide study[J]. Nephrol Dial Transplant, 2015, 30(Suppl 1): i104-i112.

[5] Siomou E, Tramma D, Bowen C, et al. ANCA-associated glomerulonephritis/systemic vasculitis in childhood: clinical features-outcome[J]. Pediatr Nephrol, 2012, 27: 1911-1920.

[6] Morishita K, Li SC, Muscal E, et al. Assessing the performance of the Birmingham Vasculitis Activity Score at diagnosis for children with antineutrophil cytoplasmic antibody-associated vasculitis in A Registry for Childhood Vasculitis (ARChiVe)[J]. J Rheumatol, 2012, 39(5): 1088-1094.

[7] Barile-Fabris L, Hernández-Cabrera MF, Barragan-Garfias JA. Vasculitis in systemic lupus erythematosus[J]. Curr Rheumatol Rep, 2014, 16(9): 440.

[8] Kobayashi N, Takezaki S, Kobayashi I, et al. Clinical and laboratory features of fatal rapidly progressive interstitial lung disease associated with juvenile dermatomyositis. Rheumatology (Oxford), 2015, 54(5): 784-791.

[9] Burns NS, Stevens AM, Iyer RS. Shrinking lung syndrome complicating pediatric systemic lupus erythematosus[J]. Pediatr Radiol, 2014, 44(10): 1318-1322.

[10] Valeur NS, Stevens AM, Ferguson MR, et al. Multimodality thoracic imaging of juvenile systemic sclerosis: emphasis on clinical correlation and high-resolution CT of pulmonary fibrosis[J]. AJR Am J Roentgenol, 2015, 204(2): 408-422.

[11] Liu Y, Jesus AA, Marrero B, et al. Activated STING in a vascular and pulmonary syndrome[J]. N Engl J Med, 2014, 371(6): 507-518.

[12] Jeremiah N, Neven B, Gentili M, et al. Inherited STING-activating mutation underlies a familial inflammatory syndrome with lupus-like manifestations[J]. J Clin Invest, 2014, 124(12): 5516-5520.

[13] Amberger JS, Bocchini CA, Schiettecatte F, et al. OMIM.org: Online Mendelian Inheritance in Man (OMIM®), an online catalog of human genes and genetic disorders[J]. Nucleic Acids Res, 2015, 43(Database issue): D789-D798.

[14] Watkin LB, Jessen B, Wiszniewski W, et al. COPA mutations impair ER-Golgi transport and cause hereditary autoimmune-mediated lung disease and arthritis[J]. Nat Genet, 2015, 47(6):654-60.

[15] Kuehn HS, Ouyang W, Lo B, et al. Immune dysregulation in human subjects with heterozygous germline mutations in CTLA4[J]. Science, 2014, 345(6204):1623-1627.

[16] Schubert D, Bode C, Kenefeck R, et al. Autosomal dominant immune dysregulation syndrome in humans with CTLA4 mutations[J]. Nat Med, 2014, 20(12):1410-1416.

[17] Milner JD, Vogel TP, Forbes L, et al. Early-onset lymphoproliferation and autoimmunity caused by germline STAT3 gain-of-function mutations [J]. Blood, 2015, 125(4):591-9.

[18] Lo B, Zhang K, Lu W, et al. Patients with LRBA deficiency show CTLA4 loss and immune dysregulation responsive to abatacept therapy[J]. Science, 2015, 349(6246):436-40.

苏海华（撰写） 陶新朝（审校）

第三十一章 膜增生性肾小球肾炎
Chapter 31 Membranoproliferative Glomerulonephritis, MPGN

关键词：膜增生性肾小球肾炎；免疫复合物
Keywords：proliferative glomerulonephritis；Immune complex

一、概述

膜增生性肾小球肾炎（membranoproliferative glomerulone-phritis, MPGN）是肾脏病理的一种肾小球损伤类型，具有特征性的光学显微镜下改变，包括细胞增多和肾小球基底膜（glomerular base-ment membrane, GBM）增厚。MPGN是一种组织学病变而非某特定疾病。"MPGN"一词就是来源于这两种特征性组织学改变：肾小球基底膜增厚，原因包括免疫复合物和/或补体因子沉积，系膜细胞及其他细胞成分插入肾小球基底膜和内皮细胞之间以及新基底膜形成；系膜细胞和毛细血管内细胞增生，常常导致肾小球丛呈分叶状。细胞增多的原因包括系膜细胞增生以及循环中单核细胞的浸润。因此，在肾活检中发现MPGN病变应该开始查找病因以明确诊断，而不是仅诊断为MPGN。

二、定义

免疫复合物介导的MPGN是由慢性抗原血症和/或循环免疫复合物引起，以肾小球基底膜增厚，系膜细胞及其他细胞成分插入肾小球基底膜和内皮细胞之间以及新基底膜形成为病理特征的疾病；可见于慢性感染和自身免疫性疾病。

三、流行病学

国外的资料显示MPGN占所有肾脏病理活检确诊为肾小球肾炎患者标本的7%~10%，占原发性肾小球肾炎所致ESRD患者病因的第3~4位。

四、病因及发病机制

MPGN的发病机制主要有以下两种：①免疫复合物或单克隆免疫球蛋白沉积，导致补体激活（免疫复合物/单克隆免疫球蛋白介导性）。这些免疫复合物可由环境抗原或自身抗原构成，其中一些是单克隆蛋白（通常是免疫球蛋白家族成员)聚合而成。②补体替代途径调节机制异常和持续激活(补体介导性)。

MPGN传统上是根据电镜检查结果分为Ⅰ型、Ⅱ型和Ⅲ型。但进一步认识MPGN的发病机制后,人们发现基于电镜结果的分类会使不同MPGN发生重叠。相比之下,基于发病过程的分类有助于指导临床评估和疾病特异性治疗。此分类系统将MPGN分为以下类型:免疫复合物或单克隆免疫球蛋白介导型,补体调节机制异常导致补体替代途径持续活化型,以及非免疫球蛋白或补体沉积介导型(例如内皮损伤引发的MPGN),不过最后一种情况很罕见。上述类型可通过免疫荧光显微镜检查鉴别。免疫复合物/单克隆免疫球蛋白介导型MPGN的特征是有免疫球蛋白和补体成分沉积,而补体介导型MPGN的特征是仅有肾小球补体成分沉积,没有明显的免疫球蛋白沉积。本章节主要叙述免疫复合物相关性MPGN。

免疫复合物介导的MPGN是由慢性抗原血症和/或循环免疫复合物引起,可见于慢性感染和自身免疫性疾病。在单克隆丙球蛋白病中也可观察到有免疫球蛋白和补体沉积的MPGN。绝大多数病例都能找到基础病因,但有小部分患者在接受了全面评估后仍只能定性为"特发性"。

1. 感染

免疫复合物介导的MPGN最常继发于HCV和HBV感染。HCV相关MPGN的发病率随地理位置不同而异。例如,HCV感染似乎常在日本引起MPGN,而在法国和南非很少发生。HCV感染引发的MPGN通常伴有混合性(Ⅱ型)冷球蛋白血症。除了HCV感染,一些慢性感染也可引起MPGN,包括细菌感染(如,心内膜炎、分流性肾炎、脓肿)、真菌感染和寄生虫感染(尤其是见于发展中国家,如血吸虫病、棘球蚴病)。

2. 自身免疫性疾病

免疫复合物介导的MPGN可见于系统性红斑狼疮患者(尤其是处于狼疮性肾炎慢性期的患者),少数情况下也可见于干燥综合征或类风湿关节炎患者。

3. 单克隆丙球蛋白病

单克隆丙球蛋白病是MPGN的重要病因,免疫荧光显微镜检查时可见单克隆免疫球蛋白沉积,或致密物沉积病(Dense deposit disease, DDD)和C3肾小球肾炎(C3 glomerulonephritis, C3GN)中的孤立性补体沉积。

4. 伴有隐匿性沉积的MPGN

在极少数病例中,与单克隆丙球蛋白病相关的MPGN可能表现出孤立性C3沉积,且标准免疫荧光染色显示免疫球蛋白阴性。福尔马林固定的石蜡包埋组织经蛋白酶消化后行免疫荧光染色或许可见:"隐匿的"单克隆免疫球蛋白沉积。C4d(补体经典途径和凝集素途径的副产物)染色阳性也有助于检测"隐匿的"免疫球蛋白沉积。在肾小球沉积中检测到的免疫球蛋白通常与这些患者通过血清或尿液免疫固定检测到的单克隆蛋白相匹配。未能识别"隐匿"单克隆免疫球蛋白沉积可导致漏诊单克隆丙球蛋白病相关性MPGN及错将患者诊断为仅患C3GN。决不能将这些病例误诊为C3肾小球病,因为大部分患者都伴有低级别淋巴瘤或浆细胞瘤。

5. 罕见病因

MPGN的罕见病因包括非霍奇金淋巴瘤、肾细胞癌、治疗门静脉高压的脾肾分流术、黑素瘤和α1抗胰蛋白酶缺陷。特发性MPGN是一种排除性诊断,如果进行了全面的诊断性评估一般不会出现这种情况。

五、临床表现

MPGN的临床表现与其他肾小球肾炎类似。疾病活动期时,患者尿沉渣检查显示血尿,通常为异型红细胞,偶可见红细胞管型;患者可有不同程度的蛋白尿,血清肌酐水平可能正常或升高。偶有病程缓慢的患者就诊时已处于病程晚期,上述活动性炎症已消退。这类患者的尿沉渣检查可能无明显异常,但伴有不同程度的蛋白尿,同时有血清肌酐升高。该病的诊断依赖于肾活检。低补体血症是所有MPGN的常见临床表现。在免疫复合物/单克隆免疫球蛋白介导的MPGN中,补体由经典途径激活,因此典型表现为血清C4浓度较低,血清C3浓度正常或轻度下降。

六、辅助检查

尿液检查:尿常规常表现为蛋白尿、血尿,部分患者可出现红细胞管型。蛋白尿一般为非选择性,即大分子和小分子蛋白质均有增多。24小时尿蛋白定量通常大于1g,部分患者可超过3.5g,表现为肾病综合征范围的蛋白尿。

血液检查：血常规可能表现为血红蛋白降低。血肌酐、尿素氮可升高，反映肾小球滤过功能受损。常出现补体C3下降，部分患者C4也可降低。在疾病活动期，补体水平可明显低于正常范围，病情缓解后补体水平可能逐渐恢复。免疫球蛋白水平可升高，尤其是IgG和IgA，提示机体存在免疫异常。部分患者可出现自身抗体阳性，如抗核抗体（ANA）、抗双链DNA抗体等，需进一步排查是否合并自身免疫性疾病。部分患者可出现血脂升高，尤其是胆固醇和甘油三酯，与蛋白尿导致的脂质代谢紊乱有关。

肾穿刺活检：这是诊断免疫复合物相关性MPGN的金标准。光镜可见肾小球系膜细胞和基质弥漫性增生，系膜区增宽，肾小球基底膜增厚，呈双轨征或多轨征，这是由于系膜细胞和基质插入内皮细胞和基底膜之间所致。免疫荧光显示IgG、IgM、C3等免疫复合物在肾小球系膜区和毛细血管壁呈颗粒状沉积。电镜可观察到电子致密物在系膜区、内皮下或上皮下沉积，有助于明确病变类型和程度。

其他检查：肾脏超声可显示肾脏大小正常或轻度增大，皮质回声增强，皮髓质分界不清。随着病情进展，肾脏可逐渐缩小。

七、诊断

MPGN是一种组织学病变而非某种特定疾病。临床医生通过肾活检发现MPGN病变后并不能做出具体诊断，而是应进行全面评估，明确引起该病变的基础病因。因此，在评估有MPGN病变的患者时，第一步是根据肾活检免疫荧光显微镜检查发现对其进行分类。

对于表现符合免疫复合物/单克隆免疫球蛋白介导性MPGN的患者，我们会针对不同病因进行检查：①感染：多种感染可导致MPGN。应通过血清学检查排除HBV和HCV感染，慢性细菌感染则应通过培养来排除，包括在有临床指征时进行血培养等。②自身免疫性疾病：与MPGN有关的自身免疫性疾病包括系统性红斑狼疮，偶尔还有干燥综合征和系统性硬化症。这类患者几乎都有基础疾病的相关表现，除进行针对狼疮的血清学检查外，在没有相应表现时我们不会对干燥综合征和系统性硬化症进行评估。③单克隆丙球蛋白病：应通过血清蛋白免疫固定电泳、尿蛋白免疫固定电泳以及血清游离轻链来排除单克隆丙球蛋白病。尿游离轻链无诊断价值，不应进行该检查。可能需要进行骨髓检查来识别产生致病性单克隆免疫球蛋白的克隆（B细胞或浆细胞克隆）。

八、鉴别诊断

急性起病者应与急性链球菌感染后肾小球肾炎相鉴别。后者血清补体水平在起病后6-8周恢复，故持续性低补体血症者应怀疑本病。病理检查有助鉴别。

在肾脏病理检查中应注意与中重度系膜增生性肾小球肾炎相鉴别，后者可以表现为灶状的系膜插入现象，而MPGN应表现为弥漫性的系膜插入。

九、治疗策略

治疗MPGN的总体方法取决于病因。只针对病变本身治疗并不可取，必须根据病因和发病机制决定疗法。确定是免疫复合物介导性MPGN还是补体介导性MPGN之后，应全面评估病因，例如感染、自身免疫性疾病、单克隆丙种球蛋白病或补体替代途径激活。发现病因后应实施针对性治疗。

1. 一般治疗

无论病因，所有肾活检发现MPGN的患者都应接受一般治疗，包括限制饮食中的钠和蛋白质、控制血压、通过肾素-血管紧张素系统抑制来尽量降低蛋白尿，以及治疗血脂异常。其他疗法包括利尿剂控制水肿，以及维持充足的营养。

2. 针对病因治疗

大多数免疫复合物介导性MPGN都可查明病因，如慢性感染、自身免疫性疾病或单克隆丙种球蛋白病。此类患者应接受针对MPGN病因的治疗，因为MPGN通常会在病因消除后缓解。例如，感染丙型肝炎病毒的患者应接受抗病毒治疗，而有单克隆丙种球蛋白病的患者应接受针对病理性浆细胞或B细胞克隆的全身性治疗。

3. 其他

目前支持特发性MPGN患者使用免疫抑制治疗的数据极少,且证据的总体质量不高。但患者因肾活检所示MPGN和活动性肾小球肾炎而肾功能异常时,我们认为也可以尝试免疫抑制治疗,以防止疾病进一步进展,否则结局较差。

十、疗效及转归

与其他肾小球疾病一样,若患者表现为非肾病性蛋白尿(<3.5g/d,无低白蛋白血症和水肿)、无血尿、血清肌酐或eGFR以及血压正常,只要肾脏表现没有恶化,预后就很好。就诊时预后不良的征象包括肾病综合征、血清肌酐水平升高、高血压(或血压远超基线)以及肾活检发现新月体。而存在非肾病性蛋白尿和血压正常的患者似乎长期肾脏预后极好。血尿越严重(如≥50个红细胞/HPF vs 5~20个红细胞/HPF),炎症就越严重,但没证据表明其对预后有独立影响。

参考文献

[1] Sethi S, Fervenza FC. Membranoproliferative glomerulonephritis--a new look at an old entity[J]. N Engl J Med, 2012, 366(12):1119-31.

[2] Sethi S, Nester CM, Smith RJ, et al. Membranoproliferative glomerulonephritis and C3 glomerulopathy: resolving the confusion[J]. Kidney Int, 2012, 81(5):434-41.

[3] Sethi S, Fervenza FC, Zhang Y, et al. Proliferative glomerulonephritis secondary to dysfunction of the alternative pathway of complement[J]. Clin J Am Soc Nephrol, 2011, 6(5):1009-17.

[4] Nasr SH, Fogo AB. New developments in the diagnosis of fibrillary glomerulonephritis[J]. Kidney Int, 2019, 96(3):581-592.

[5] Boseman P, Lewin M, Dillon J, et al. Marfan syndrome, MPGN, and bacterial endocarditis[J]. Am J Kidney Dis, 2008, 51(4):697-701.

[6] Salant DJ, Sanchorawala V, D'Agati VD, et al. A case of atypical light chain deposition disease–diagnosis and treatment[J]. Clin J Am Soc Nephrol, 2007, 2(4):858-67.

[7] Larsen CP, Messias NC, Walker PD, et al. Membranoproliferative glomerulonephritis with masked monotypic immunoglobulin deposits[J]. Kidney Int, 2015, 88(4):867-73.

[8] Sethi S, Hernandez LH, Alexander MP, et al. C4d as a marker for masked immune deposits[J]. Kidney Int, 2016, 90(1):223-4.

[9] Sethi S, Theis JD, Vrana JA, et al. Laser microdissection and proteomic analysis of amyloidosis, cryoglobulinemic GN, fibrillary GN, and immunotactoid glomerulopathy[J]. Clin J Am Soc Nephrol, 2013, 8(6):915-921.

[10] Fervenza FC, Sethi S, Glassock RJ, et al. Idiopathic membranoproliferative glomerulonephritis: does it exist?[J]. Nephrol Dial Transplant, 2012, 27(12):4288-4294.

[11] Fervenza FC, Sethi S, Glassock RJ, et al. Idiopathic membranoproliferative glomerulonephritis: does it exist?[J]. Nephrol Dial Transplant, 2012, 27(12):4288-94.

[12] Little MA, Dupont P, Campbell E, et al. Severity of primary MPGN, rather than MPGN type, determines renal survival and post-transplantation recurrence risk[J]. Kidney Int, 2006, 69(3):504-511.

邢媛媛(撰写)　苏海华(审校)

第三十二章　肉芽肿性多血管炎
Chapter 32　Granulomatous Polyangiitis, GP

关键词: 呼吸道疾病;抗中性粒细胞胞浆自身抗体;肾脏疾病

Keywords: airway disease; antineutrophil cytoplasmic autoantibodies; kidney disease

一、概述

肉芽肿性多血管炎(granulomatosis with polyangiitis,GPA),曾称韦格纳肉芽肿病(Wegener granulomatosis,WG)是主要累及小动脉的坏死性血管炎,其器官损害表现和疾病严重程度不一。最易受累的器官是呼吸道和肾脏。该病最早于1936年由韦格纳(Wegener)对此病作了详尽的病理学描述。其病理特征是血管壁的炎症,主要侵犯上、下呼吸道和肾脏。2009年,美国胸科医师协会(ACCP)正式提出以"坏死性肉芽肿性血管炎"这一名称取代"韦格纳肉芽肿病",但未获得广泛采纳,2011年初,美国风湿病学会、美国肾脏病学会及欧洲风湿病学会联合提出将"韦格纳肉芽肿"这一以人名命名的疾病名称更新为肉芽肿性多血管炎(GPA)。在临床上,该病通常以鼻黏膜和肺组织的局灶性肉芽肿性炎症为开始,然后进展为血管的弥漫性坏死性肉芽肿性炎症。肉芽肿性多血管炎的临床表现多样且复杂,可能导致诊断困难和误诊。一般早期明确诊断及时治疗者预后较好。起病时病情重,如出现进展性肾衰竭者预后较差。GPA与抗中性粒细胞胞浆自身抗体(anti-neutrophil cytoplasmic autoantibody,ANCA)明显相关,是ANCA相关血管炎(AAV)之一。

二、定义

GPA是一种系统性血管炎,通常累及中小血管。典型的三联征包括上、下呼吸道及肾脏。皮肤、眼部、肌肉骨骼和周围神经系统受累也常见。

三、流行病学

GPA全球发病率(0.5~20)/1,000,000年,一般人群的患病率为(20~160)/1,000,000。GPA的平均发病年龄为45岁,但最常见于45~65岁的老年男性。GPA的发病率已被证明受到地理位置和种族的影响,据报道,在较冷地区和高加索人中,GPA的发病率较高。儿童期女性占优势,而成年发病则以男性为主。

四、病因及发病机制

GPA确切原因尚未确定,其病理以血管壁的肉芽肿性病变、炎性反应为特征,病变主要累及小动脉、静脉及毛细血管,可侵犯全呼吸道和肾脏。感染因素在触发疾病方面发挥作用,特别是通过分子模拟机制。经鼻携带金黄色葡萄球菌是该疾病发作的一个因素。遗传因素在全基因组关联研究中得到了证实。抗PR3-ANCA血管炎病例与HLA-DP,SERPINA1(编码α1-抗胰蛋白酶的基因)和PRTN3(编码蛋白酶3的基因)基因相关,而具有MPO-ANCA的血管炎病例与HLA-DQ基因共享不同的基因库。

五、临床表现

GPA症状呈非特异性,包括发热、疲劳、厌食、体重减轻、肌痛和关节痛。前驱症状可能持续数周至数月,期间没有特定器官受累的证据。具体的器官损害表现如下。

1.耳鼻喉

包括鼻结痂、鼻窦炎、中耳炎、耳痛、耳漏、持续性鼻溢、脓性/血性鼻分泌物、口腔和/或鼻溃疡以及多软骨炎。患者常会发生传导性和/或感音神经性聋,两者均可导致重度永久性听力损害。

2.气道/肺

声音嘶哑、咳嗽、呼吸困难、喘鸣、哮鸣、咯血或胸膜炎性胸痛。胸片检查可能发现结节、斑片状或弥漫性阴影和短暂的肺部浸润,以及肺门淋巴结肿大。

3.肾脏

表现为急进性肾小球肾炎。肾小球肾炎可能表现为无症状血尿,伴或不伴血清肌酐水平升高,以及不同程度的蛋白尿(通常未达到肾病水平)。

4.皮肤

出现多种皮肤损害表现,其中下肢紫癜最常见,可能伴有局灶性坏死和溃疡形成。可能还有荨麻疹、网状青斑和结节。

5.眼部和眼眶

结膜炎、角膜溃疡、巩膜炎、视神经病、视网膜血管炎和葡萄膜炎。此外,还可能发生眶后假瘤和鼻泪管阻塞。

6.神经系统

单神经病、感觉神经病、颅神经异常、中枢神经系统肿块病变、眼外肌麻痹和感音神经性聋。

7.其他

很少累及心脏(<10%),可出现心包炎、心肌炎。胃肠道受累较少(5%~11%),表现为腹痛、腹泻、直肠出血。

六、辅助检查

对于所有成人患者，症状提示血管炎时都应检测 ANCA。对于怀疑 GPA 患者，首选 PR3-ANCA 和 MPO-ANCA 的 ELISA 作为初始检测。GPA 患者中有 82%~94% 为 ANCA 阳性，具体取决于疾病的严重程度。GPA 主要与 PR3-ANCA 相关（65%~75%），而 MPA 主要与 MPO-ANCA 相关（55%~65%）。但 20%~30% 的临床 GPA 或 MPA 患者为其他 ANCA 阳性，至少 10% 的患者为 ANCA 阴性。ANCA 检测的预测价值主要取决于所检测患者的临床表现。例如，对于出现急性或急进性肾小球肾炎的患者，发现 ANCA 滴度升高可预测存在 GPA，准确度接近 98%。

除了 ANCA 检测，对所有怀疑存在 GPA 的患者进行血清肌酐水平测定和尿液分析加尿沉渣检查有助于确定肾脏受累及其损伤程度，必要时进行肾活检进一步确定疾病受累的范围/程度并排除其他病变。常见异常包括白细胞增多、血小板增多（>400,000/μL）以及正细胞正色素性贫血。红细胞沉降率和 C 反应蛋白水平可能显著升高，但急性期反应物水平对血管炎的特异性较低。还应进行其他实验室检测以排除其他诊断，包括：ANA、抗肾小球基底膜（glomerular basement membrane，GBM）抗体、血清 C3 和 C4 补体水平、冷球蛋白、乙型肝炎病毒、丙型肝炎病毒和 HIV、肝功能检测、结核筛查、血培养。

影像学检查：对于所有存在肺部症状且怀疑 GPA 的患者，胸片或胸部 CT 扫描可发现结节（尤其是横膈后结节）、结节内空洞形成、肺泡影、大气道炎症或狭窄病变以及胸膜病变。

七、诊断

GPA 的诊断主要是依据临床表现和组织病理学证实的坏死性肉芽肿性血管炎。对于出现如发热、乏力、厌食或体重减轻、关节痛或肌痛、皮肤损伤、上下呼吸道症状、血尿或深色（棕色）尿、眼痛、视觉障碍、复视或眼球突出、手脚麻木或感觉异常，体格检查发现：血压升高、单眼或双眼眼球突出、鼻腔或口腔溃疡、鼻结痂、鼻黏膜发红或者脓性或血性鼻涕、听力损伤、皮肤病变如可触性紫癜、网状青斑、皮肤坏死或皮肤溃疡形成、呼吸音减弱或异常、感觉丧失、运动无力，如足下垂或腕下垂、下肢水肿等，虽无特异性，但如持续存在、经久不愈，应考虑 GPA 的诊断。如果实验室检测到 ANCA，则更应考虑 GPA 的诊断。

八、鉴别诊断

临床上通常很难鉴别 AAV 与其他系统性风湿病，包括一般临床特征相似、肺部和/或肾脏表现相似和/或 ANCA 血清学阳性的疾病。

1. 显微镜下多血管炎（microscopic polyangiitis，MPA）

是一种主要累及小血管的系统性坏死性血管炎，可侵犯肾脏、皮肤和肺等脏器的小动脉、微动脉、毛细血管和小静脉。常表现为坏死性肾小球肾炎和肺毛细血管炎。累及肾脏时出现蛋白尿、镜下血尿和红细胞管型。ANCA 阳性是 MPA 的重要诊断依据，60%~80% 为髓过氧化物酶 MPO-ANCA 阳性，荧光检测法示核周型 P-ANCA 阳性，胸部 X 线检查在早期可发现无特征性肺部浸润影或小泡状浸润影，中晚期可出现肺间质纤维化。

2. 嗜酸性肉芽肿性多血管炎（eosinophilic granulomatosis with polyangiitis，EGPA）

肺和肺外脏器有中小动脉、静脉炎及坏死性肉芽肿。哮喘和外周血嗜酸性粒细胞增多是 EGPA 的特征。病理学上无法区分 GPA、MPA 和 EGPA 患者的血管炎。

3. 结节性多动脉炎

典型结节性多动脉炎（中等大小肌动脉的血管炎）的核心特征包括肾梗死、肾动脉狭窄和内脏微小动脉瘤，这些表现在 GPA 或 MPA 患者中都不常见。GPA 和 MPA 中可见肾小球肾炎、小血管炎的其他表现和 ANCA 阳性，但典型结节性多动脉炎中没有这些表现。此外，与结节性多动脉炎不同，GPA 患者大多为 PR3 抗体阳性，而 MPA 患者大多为 MPO 抗体阳性。

4. 抗 GBM 抗体病

抗 GBM 抗体病比 GPA 和 MPA 少见，是另一种可出现肺-肾综合征特征的疾病。此外，这些疾病可能同时发生；抗 GBM 抗体疾病患者中有 10%~40% 也会形成 ANCA（大多为抗 MPO 而非抗 PR3 抗体），其中少数患者有符合肾外和肺外血管炎的表现。

5.药物性ANCA相关血管炎

某些药物可诱发不同形式的ANCA相关血管炎,如丙硫氧嘧啶、肼屈嗪和米诺环素。大多数患者都为MPO-ANCA阳性,滴度通常非常高,但少数患者为PR3-ANCA阳性。偶有患者血清抗MPO和抗PR3抗体均呈阳性,此时应怀疑左旋咪唑暴露,此为可卡因的一种常见掺杂物。

6.感染

某些感染可能引起ANCA血清学阳性,尤其是亚急性细菌性心内膜炎和其他形式的菌血症(抗PR3抗体阳性)。

7.恶性肿瘤

一些恶性肿瘤(如淋巴瘤、白血病以及骨髓增生/骨髓异常增生性疾病)会引起血管炎,可能与GPA或MPA相似。

8.同时存在的肾小球病变

一些患者同时存在两种不同的肾小球病变。因此,某些情况下要考虑是否存在另一种肾小球疾病,尤其是曾与ANCA相关性肾小球肾炎同时出现过的肾小球疾病。

九、治疗策略

治疗包括初始诱导期和后续维持期,诱导期是为了使疾病活动进入缓解状态,而维持期则是为了延长缓解并预防复发。

(一)诱导治疗

1.诱导缓解的持续时间通常在3~6个月之间

重度GPA诱导治疗由糖皮质激素与利妥昔单抗或环磷酰胺组成。对于危及生命重度GPA诱导缓解时给予静脉注射甲基泼尼松龙冲击(500~1,000mg/次,连续3天)随后口服泼尼松龙,剂量为1mg/kg/d。糖皮质激素在开始治疗后2至4周逐渐减量,治疗3个月时,每日口服剂量为7.5~12.5mg。

环磷酰胺与糖皮质激素联合使用,3个月和6个月时诱导缓解率分别为75%、90%。与口服环磷酰胺相比静脉注射制剂累积剂量较低,且白细胞减少风险更低。而口服制剂的复发率明显低于注射组,二者在死亡率、肾功能方面没有差异。因此,可在第0、2和4周以15mg/kg的剂量静脉给予环磷酰胺(每次最大剂量为1,200mg),然后同等剂量每3周给予一次,共3~6个月。如果口服给药,每日目标剂量为2mg/kg(最大剂量为200mg/d)。剂量必须根据年龄、肾小球滤过率、血细胞减少情况和程度调整,可以通过将总剂量限制在25g以下来最小化其长期毒性。

鉴于环磷酰胺相关的潜在毒性(血细胞减少,不孕症以及出血性膀胱炎和膀胱癌的风险),利妥昔单抗在诱导AAV缓解方面优势凸显。利妥昔单抗是一种嵌合抗CD20单克隆抗体,可消耗B细胞,可作为重度GPA诱导缓解的一线治疗。且4剂RTX方案(375mg/m² 每周一次,持续4周)和2剂方案(第0天和第14天静脉注射1,000mg,用于类风湿性关节炎)在疗效和安全性方面没有发现差异。利妥昔单抗和环磷酰胺的联合诱导缓解显示死亡风险、进展到ESRD和复发风险降低,且具有使得糖皮质激素减量的优势。

血浆置换:基本原理是降低循环血清ANCA水平,仅限于严重的GPA伴肾脏受累(血清肌酐>500μmol/L)或肺泡出血(类似于Goodpasture综合征的治疗),且和糖皮质激素、免疫抑制剂药物(CYC或RTX)联合使用。相较于糖皮质激素,应用血浆置换显示3个月的存活率更高,但在12个月和4年的长期生存率方面没有显示出差异。在大多数重度AAV病例中,不需要常规进行血浆置换。

阿瓦科潘(Avacopan):是一种口服给药的具有抗炎特性的选择性补体C5a受体(C5aR)抑制剂,它以一种防止组织损伤的方式阻断替代补体级联反应,同时允许嗜中性粒细胞发挥其保护功能。试验表明阿瓦帕潘在随访26周时诱导缓解方面与泼尼松龙相当,该药物还能够进一步改善肾功能,并减少应用糖皮质激素引发的副反应。

2.非重度GPA诱导缓解

非重度GPA(无危及生命的临床表现)诱导缓解通常涉及糖皮质激素与甲氨蝶呤(MTX)或吗替麦考酚

酯(MMF)联合使用,也可以使用RTX方案。初始予以口服泼尼松龙,每日0.5mg/kg,治疗2至4周后逐渐减量。

甲氨蝶呤:MTX可用于诱导非重度GPA的缓解,每周剂量为0.3mg/kg口服或皮下注射,最大剂量25mg,6个月缓解率和环磷酰胺相当。在全身广泛损害或肺部受累的患者中,甲氨蝶呤达到缓解的时间较环磷酰胺更长。在18个月时,复发率比环磷酰胺更常见。

霉酚酸酯(MMF):是一种选择性作用于淋巴细胞的免疫抑制剂,用于各种自身免疫性疾病和器官移植。给予MMF每日2,000mg,如果在4周时未达到缓解,增至3,000mg,在6个月时诱导缓解MMF与环磷酰胺相当。应用MMF达到缓解后的6个月内复发率较高。

(二)维持缓解治疗

维持缓解为稳定病情并预防复发。5%~50%的维持治疗患者可能出现缓解后再发作,如果不给予维持治疗,则高达80%~90%的患者会出现复发。GPA患者、既往复发史和PR3-ANCA阳性MPA或MPO-ANCA阳性患者更容易复发。最广泛使用的维持缓解的疗法包括MTX、AZA和RTX。在某些情况下,可以使用MMF或来氟米特(LEF)。

甲氨蝶呤,硫唑嘌呤,霉酚酸酯,来氟米特:新诊断的GPA患者以及血清学检测阳性或活检明确的患者应用甲氨蝶呤与硫唑嘌呤疗效相当,在不良反应或复发方面没有差异。最初接受泼尼松和口服环磷酰胺(每天2mg/kg),3~6个月达到缓解,随机分配口服环磷酰胺(1.5mg/kg/d)或用硫唑嘌呤(2mg/kg/d)治疗18个月复发率无差异。由于环磷酰胺的潜在不良反应,在诱导缓解后改用硫唑嘌呤维持治疗更安全、更合适。硫唑嘌呤维持治疗48个月的复发率更低。使用激素和环磷酰胺达到缓解,随机接受每日硫唑嘌呤(2mg/kg持续12个月,1.5mg/kg持续6个月,1mg/kg至第42个月)或每日霉酚酸酯(2,000mg,持续12个月,1,500mg持续6个月,1,000mg至第42个月)。MMF组首次复发的发生率增加。因此,硫唑嘌呤是比霉酚酸酯更好的选择,以维持GPA患者的缓解。

来氟米特(LEF)通过激活p53抑制淋巴细胞的增殖发挥抗炎和免疫调节作用。GPA患者在环磷酰胺诱导治疗后接受甲氨蝶呤或来氟米特。在GPA患者中,69%的患者在6个月时达到缓解。尽管证据有限,但LEF可被视为GPA维持治疗的替代药物。

利妥昔单抗:接受泼尼松和环磷酰胺的标准诱导治疗缓解,之后接受利妥昔单抗18个月或硫唑嘌呤治疗22个月。RTX在第0天和第14天静脉给药500mg,然后在第6、12和18个月给药。在随访28个月时,与硫唑嘌呤组相比,RTX组复发的频率较低,生存率提高。综上所述,RTX应是GPA患者缓解的首选药物,因为在新诊断患者和复发性疾病患者中,RTX优于AZA。在复发风险较高的患者中,RTX持续4年。

长期低剂量口服糖皮质激素(例如泼尼松龙5mg/d)维持缓解的有效性和安全性在很大程度上受到质疑。

其他疗法:贝利木单抗,阿巴西普,甲氧苄啶-磺胺甲噁唑。贝利木单抗是一种针对B淋巴细胞刺激剂(BLyS)的人单克隆IgGλ抗体。在血管炎缓解(BREVAS)试验中,新诊断或复发的严重GPA患者的维持治疗阶段均取得缓解效果。在维持治疗方案中给予贝利木单抗时,复发率下降。由于已知RTX会增加循环BLyS水平,因此贝利木单抗阻断该刺激物可改善疾病控制并预防复发。利妥昔单抗和贝利木单抗联合治疗PR3血管炎试验仍在进行中。

阿巴西普:该药物结合与IgG1相连的CTLA4结构域并阻断CD28的作用,抑制T淋巴细胞活化。阿巴西普治疗GPA及复发GPA的试验[NCT02108860]目前正在研究,期待后续结果的公布。

十、疗效及转归

GPA治疗正在迅速发展,近些年来该病治疗缓解率明显提高,约80%的患者可达到完全缓解,然而其中一半的患者可出现复发。复发可在维持缓解期或在治疗终止后,继续治疗通常可控制疾病。若延误诊断,未合理治疗者,死亡率仍很高。

参考文献

[1] Comarmond C, Cacoub P. Granulomatosis with polyangiitis (Wegener): clinical aspects and treatment[J]. Autoimmun Rev, 2014, 13(11):1121-

1125.

[2] Chung SA, Langford CA, Maz M, et al. 2021 American College of Rheumatology/Vasculitis Foundation Guideline for the Management of Antineutrophil Cytoplasmic Antibody-Associated Vasculitis[J]. Arthritis Rheumatol, 2021, 73(8):1366-1383.

[3] Lutalo PM, D'Cruz DP. Diagnosis and classification of granulomatosis with polyangiitis (aka Wegener's granulomatosis)[J]. J Autoimmun, 2014, 48-49:94-98.

[4] Banerjee P, Jain A, Kumar U, et al. Epidemiology and genetics of granulomatosis with polyangiitis[J]. Rheumatol Int, 2021, 41(12):2069-2089.

[5] Witko-Sarsat V, Thieblemont N. Granulomatosis with polyangiitis (Wegener granulomatosis): A proteinase-3 driven disease?[J]. Joint Bone Spine, 2018, 85(2):185-189.

[6] Pagnoux C, Guillevin L. Treatment of granulomatosis with polyangiitis (Wegener's)[J]. Expert Rev Clin Immunol, 2015, 11(3):339-348.

[7] Lynch JP 3rd, Derhovanessian A, Tazelaar H, et al. Granulomatosis with Polyangiitis (Wegener's Granulomatosis): Evolving Concepts in Treatment[J]. Semin Respir Crit Care Med, 2018, 39(4):434-458.

[8] Grygiel-Górniak B, Limphaibool N, Perkowska K, et al. Clinical manifestations of granulomatosis with polyangiitis: key considerations and major features[J]. Postgrad Med, 2018, 130(7):581-596.

[9] Granel J, Korkmaz B, Nouar D, et al. Pathogenicity of Proteinase 3-Anti-Neutrophil Cytoplasmic Antibody in Granulomatosis With Polyangiitis: Implications as Biomarker and Future Therapies[J]. Front Immunol, 2021, 12:571933.

马涛(撰写)　苏海华(审校)

第三十三章　免疫球蛋白A血管炎
Chapter 33　Immunoglobulin A Vasculitis, IgA-V

关键词：变态反应；紫癜；免疫球蛋白A；链球菌

Keywords: Allergic reaction；Purpura；Immunoglobulin A；Streptococcus

一、概述

IgA血管炎(Immunoglobulin A Vasculitis, IgAV)，是全身小血管的变态反应性炎症，主要表现为皮肤紫癜、腹痛、关节炎及肾损害，是一种自限性疾病，具有遗传倾向。

二、定义

IgA血管炎，又称过敏性紫癜(Henoch-Schonlein Purpura, HSP)，是儿童中最常见的系统性血管炎。是由急性免疫球蛋白A(IgA)免疫介导的疾病，主要表现为皮肤、关节、肾脏、胃肠道的炎症和出血，以及罕见的肺和中枢神经系统损害。

三、流行病学

IgAV主要发生于3~15岁儿童，其中4~6岁儿童的年发病率最高，为70/100,000。好发于男性，男女比例为(1.2:1)~(1.8:1)。主要发生于秋、冬和春季，可能因为IgAV与感染有关。

四、病因及发病机制

IgAV的病因及发病机制目前尚不明确，可能与感染、免疫紊乱、遗传和环境等因素有关，约一半的IgAV病例发生于上呼吸道感染后，尤其是链球菌(Streptococcus)所致感染。

IgAV是一种与IgA沉积有关的免疫介导血管炎，特征性表现为白细胞破碎性血管炎伴受累器官中有IgA免疫复合物沉积，紫癜皮损的皮肤活检显示真皮乳头层中的小血管受累(主要为毛细血管后微静脉)，炎性浸润以中性粒细胞和单核细胞为主。

五、临床表现

IgAV的典型四联征：不伴血小板减少和凝血病的可触性紫癜、关节炎/关节痛、腹痛和肾脏病，四种症状可在数日至数周内发生，无特定发病时间和顺序。

1. 肾脏表现

IgAV肾炎常于起病后数日至1个月后发生。主要表现为镜下或肉眼血尿，部分可见红细胞管型和轻至中度蛋白尿。少数可出现肾病性蛋白尿、血清肌酐水平升高和/或高血压，此类患者肾脏预后较差。

儿童IgAV肾炎常为轻度（尤其是年幼儿童），成人常呈中至重度病变，更易发生肾病综合征、高血压和血清肌酐水平升高。20%~44%会出现长期肾损伤。

肾损害的严重程度常与肾活检结果一致。仅无症状性血尿者常仅存在局灶性系膜增生，伴蛋白尿者细胞增生更明显，肾病性或肾炎性蛋白尿的患者则可见新月体形成。反复发生紫癜或肉眼血尿的患者常出现肾脏症状恶化以及肾小球病变加重。

2. 皮肤症状

约3/4的患者中，起初表现为红斑、斑疹或荨麻疹性风团，可融合并演变为典型的瘀斑、瘀点和可触性紫癜，部分可出现不太典型的表现，如靶状皮损。皮疹常成群出现，呈对称性分布，主要位于重力/压力依赖区，如下肢；婴幼儿常见面部、躯干和上肢受累；年幼儿童主要分布在臀部。皮疹主要表现为瘙痒，少见疼痛。

3. 关节炎/关节痛

可先于紫癜1~2天出现，呈一过性或游走性，多为少关节型（1~4个关节）和非变形性。常累及下肢大关节（髋、膝和踝），少数累及上肢（肘、腕和手）。常表现为明显的关节周围肿胀和压痛，一般无关节皮肤发红、皮温升高和关节积液，可出现严重疼痛和活动受限。通常不会造成慢性损伤和后遗症。

4. 消化道症状

以腹痛为主，通常在出现皮疹后8日内发生，约1/2的IgAV儿童会出现消化道症状，轻则恶心、呕吐、腹痛和短暂的麻痹性肠梗阻，重则消化道出血、肠缺血和坏死、肠套叠和肠穿孔。内镜检查可见紫癜性病变，通常位于十二指肠降部、胃和结肠，回肠末端也可受累。全小肠造影可见回肠和空肠存在黏膜下水肿、溃疡及痉挛。肠套叠是IgAV儿童患者最常见的消化道并发症，约60%的患者只有小肠发生肠套叠，特发性肠套叠通常发生于回结肠。成年患者罕见肠套叠。

5. 阴囊

2%~38%的IgAV男童存在阴囊受累。常单侧受累，主要表现为受累睾丸和/或阴囊疼痛、压痛和肿胀。

6. 中枢和周围神经系统

个案报道和病例研究发现IgAV患儿部分存在神经系统表现，如头痛、癫痫发作、局灶性神经功能障碍、共济失调、脑内出血、脑病[包括高血压脑病和可逆性后部脑病综合征（posterior reversible encephalopathy syndrome, PRES）]，以及中枢和周围神经病变等。多为暂时性，偶可因出血性脑卒中致永久性后遗症。

7. 呼吸系统

多无明显的呼吸道症状，但肺功能检查存在肺弥散功能受损，胸片提示轻微肺间质改变。

8. 眼

角膜炎和葡萄膜炎，罕见。

六、辅助检查

(一) 实验室检查

1. 血常规

常表现为白细胞正常或增高，中性粒细胞增高，C反应蛋白升高，血小板计数及凝血功能正常。

2. 尿常规

常见镜下血尿和蛋白尿。

(二) 免疫学检查

部分可出现血清IgA水平升高，C3和/或C4水平下降，但所有患者的补体水平常在3个月内恢复正常。

(三) 影像学检查

1. 超声检查

对消化道损伤的早期诊断和鉴别诊断起重要作用，是排除肠套叠的首选检查。

2. X线和CT检查

疾病侵犯胃肠道时，腹部X线和CT可有明显的特征性改变。

(四)内镜检查

可见胃肠黏膜呈紫癜样改变、糜烂和溃疡,严重腹痛和消化道出血时可考虑。

(五)病理学检查

紫癜表现不典型或疑似患者可行皮肤活检,典型病理改变为炎性血管周围可见白细胞碎片,同时中性粒细胞和嗜酸性粒细胞大量聚集。

七、诊断

通常根据典型临床表现诊断IgAV:即可触性紫癜、腹痛、关节炎/关节痛及肾脏损害(血尿、蛋白尿和/或血清肌酐水平升高)。症状不典型需进一步确诊时可行皮肤活检或肾活检。皮肤活检通常是对浅表真皮的小血管取样,光镜下可见毛细血管后微静脉存在典型的白细胞破碎性血管炎且伴IgA沉积。肾活检仅用于诊断不明确或临床证据表明肾脏严重受累的患者,免疫荧光镜检与IgA肾病相似,可见系膜中有IgA沉积,光镜下可为孤立性系膜增生或重度新月体性肾小球肾炎。

八、鉴别诊断

1. 原发性免疫性血小板减少症(Primary Immune Thrombocytopenia,PITP)

皮疹常不突出于皮肤表面,分布不规则,多散发,呈针尖大小的出血点。血常规提示血小板减少,出血时间延长。

2. 风湿性关节炎(Rheumatoid Arthritis,RA)

可发生于任何年龄,女性多于男性,表现为急性游走性、不对称性关节炎,呈明显的红、肿、热、痛,无皮肤紫癜。

九、治疗策略

(1)远离过敏原:治疗关键。

(2)休息:避免过早或过多活动。

(3)饮食:轻度腹痛可少量进食易消化食物;严重腹痛应禁食并胃肠外营养支持。合并肾损害者予低盐饮食。

(4)一般护理:抬高下肢,保持皮肤清洁,避免皮肤摩擦、抓伤等,如有破溃及时处理,避免皮肤感染。

(5)药物治疗。

儿童IgAV肾炎:

(1)肾脏受累程度较轻,即镜下或肉眼血尿、蛋白尿<1g/d且血清肌酐水平正常,仅需监测尿蛋白排泄(随机尿蛋白/肌酐比值,或24小时尿蛋白),一周一次、持续1个月,之后每2周一次、持续2个月,以评估疾病是否进展。当蛋白尿增加至≥1g/d时,进行肾活检来评估是否需要积极治疗。

(2)肾脏受累严重,即蛋白尿≥1g/d、血清肌酐水平升高或肾活检发现新月体性肾小球肾炎(新月体形成率>10%),建议使用糖皮质激素进行免疫抑制治疗3个月,治疗过程中需监测尿蛋白排泄(采用随机尿蛋白/肌酐比值,或24小时尿蛋白)和血清肌酐。3个月后根据尿蛋白量及肾功能受损的程度确定后续治疗:蛋白尿降至<0.5g/d且血清肌酐水平稳定或改善,可停用糖皮质激素,仅需监测尿蛋白排泄。如蛋白尿持续>0.5g/d或血清肌酐水平升高,予重复进行肾活检,并予ACEI或ARB。如肾活检发现增生性肾小球肾炎,继续予糖皮质激素治疗。如肾活检发现慢性病变但没有活动性炎症,仅予ACEI或ARB降低蛋白尿。

(3)在新月体性肾炎IgAV患儿可予糖皮质激素联合免疫抑制剂如硫唑嘌呤、环磷酰胺等治疗。

成人IgAV肾炎的治疗暂无确切治疗方案,仅依据临床试验建议做以下治疗。

(1)肾脏受累程度较轻(即镜下或肉眼血尿、蛋白尿<1g/d且血清肌酐水平正常),所有蛋白尿>0.5g/d的患者都应使用ACEI或ARB来降低蛋白尿水平,并监测尿蛋白排泄和血清肌酐。当蛋白尿增加至≥1g/d,或血清肌酐水平持续增加至超过使用ACEI或ARB后的预期水平,建议肾活检指导治疗。

(2)肾脏受累严重,即蛋白尿≥1g/d、血清肌酐水平升高或肾活检发现新月体性肾小球肾炎,建议使用糖皮质激素进行免疫抑制治疗。我们通常会给6个月,并逐渐减量。如蛋白尿降至<1g/d且血清肌酐水平稳定

或改善,激素逐渐减量直至减至10mg/d时,更进一步缓慢降低剂量。如治疗4~6个月后蛋白尿持续≥1g/d或血清肌酐水平升高,重复肾活检,如肾活检发现慢性病变但没有活动性炎症,予停用糖皮质激素,仅使用ACEI或ARB降低蛋白尿。如肾活检发现持续性活动性炎症(即增生性肾小球肾炎),可予6个月的吗替麦考酚酯(mycophenolate mofetil, MMF)治疗,一次500~1,000mg、一日2次。

(3)若肾活检发现大量活动性新月体(超过20%~25%),可予糖皮质激素联合环磷酰胺、利妥昔单抗或吗替麦考酚酯治疗。

(4)血浆置换:对于出现重度肾损害和快速进展性肾衰竭的患者可予血浆置换。

非甾体抗炎药:对于轻中度腹痛和关节痛可予有效缓解。活动性消化道出血和肾小球肾炎禁用。

丙种球蛋白:可改善紫癜坏死性皮疹、严重胃肠道症状、脑血管炎等症状,也可用于重度蛋白尿和GFR进行性下降的IgAV肾炎患者。

十、疗效及转归

IgAV患儿的近期和远期结局通常很好。在没有严重肾脏病的情况下,IgAV的初次发作通常会在1个月内缓解。30%~40%于一年内复发。伴有肾损害、急性炎症反应及应用糖皮质激素治疗的患者复发风险明显升高,部分可进展为终末期肾病,需透析治疗。

参考文献

[1]Jauhola O, Ronkainen J, Koskimies O, et al. Renal manifestations of Henoch-Schonlein purpura in a 6-month prospective study of 223 children[J]. Arch Dis Child, 2010, 95(11):877-882.

[2]Trapani S, Micheli A, Grisolia F, et al. Henoch Schonlein purpura in childhood: epidemiological and clinical analysis of 150 cases over a 5-year period and review of literature[J]. Semin Arthritis Rheum, 2005, 35(3): 143-53.

[3]Selewski DT, Ambruzs JM, Appel GB, et al. Clinical Characteristics and Treatment Patterns of Children and Adults With IgA Nephropathy or IgA Vasculitis: Findings From the CureGN Study[J]. Kidney Int Rep, 2018, 3(6):1373-1384.

[4]Chan H, Tang YL, Lv XH, et al. Risk Factors Associated with Renal Involvement in Childhood Henoch-Schönlein Purpura: A Meta-Analysis[J]. PLoS One, 2016, 11(11):e0167346.

[5]Wang K, Sun X, Cao Y, et al. Risk factors for renal involvement and severe kidney disease in 2731 Chinese children with Henoch-Schönlein purpura: A retrospective study[J]. Medicine (Baltimore), 2018, 97(38):e12520.

[6]Buscatti IM, Casella BB, Aikawa NE, et al. Henoch-Schönlein purpura nephritis: initial risk factors and outcomes in a Latin American tertiary center[J]. Clin Rheumatol, 2018, 37(5):1319-1324.

[7]Kiryluk K, Moldoveanu Z, Sanders JT, et al. Aberrant glycosylation of IgA1 is inherited in both pediatric IgA nephropathy and Henoch-Schönlein purpura nephritis[J]. Kidney Int, 2011, 80:79.

[8]Heineke MH, Ballering AV, Jamin A, et al. New insights in the pathogenesis of immunoglobulin A vasculitis (Henoch-Schönlein purpura)[J]. Autoimmun Rev, 2017, 16(12):1246-1253.

[9]Audemard-Verger A, Terrier B, Dechartres A, et al. Characteristics and Management of IgA Vasculitis (Henoch-Schönlein) in Adults: Data From 260 Patients Included in a French Multicenter Retrospective Survey[J]. Arthritis Rheumatol, 2017, 69(9):1862-1870.

[10]Demir S, Kaplan O, Celebier M, et al. Predictive biomarkers of IgA vasculitis with nephritis by metabolomic analysis[J]. Semin Arthritis Rheum, 2020, 50(6):1238-1244.

耿玲(撰写) 苏海华(审校)

第三十四章 显微镜下多血管炎
Chapter 34 Microscopic Polyangiitis, MP

关键词:血管炎;抗中性粒细胞胞浆抗体;紫癜;肾小球肾炎;肺出血

Keywords: vasculitides; anti-neutrophil cytoplasmic antibody; purpura; glomerulonephritis; pneumorrhagia

一、概述

显微镜下多血管炎(Microscopic Dolyangiitis, MPA)是一种主要累及小血管的系统性坏死性血管炎,属于抗中性粒细胞胞浆抗体(anti-neutrophil cytoplasmic antibody, ANCA)相关性血管炎(ANCA associated vasculitides,AAV)。好发于老年人。MPA可呈急性起病,表现为快速进展性肾小球肾炎和肺出血,有些也非常隐匿,起病数年,以间断紫癜、肾脏损害、咯血等为表现。经积极治疗患者症状可以得到改善或完全缓解。

二、定义

MPA是一种主要累及小血管的系统性坏死性血管炎,可侵犯肾脏、皮肤和肺等脏器的小动脉、微动脉、毛细血管和微小静脉。常表现为坏死性肾小球肾炎和肺毛细血管炎。无肉芽肿形成。

三、流行病学

MPA任何年龄均可患病,主要发生于老年人,男性多见,男女比约2:1。不同地区的发病率有很大差异,据报道欧洲发病率为(0~0.66)/10,000,日本发病率为0.86/10,000,我国的发病率尚不清楚。

四、病因及发病机制

MPA的病因尚不清楚。越来越多的证据表明,ANCA在MPA的发病机制中发挥着作用。低水平的促炎细胞因子(如白细胞介素-1或肿瘤坏死因子-α)可以激活中性粒细胞。在这一过程中细胞表面表达髓过氧化物酶(myeloperoxidase,MPO)。随后中性粒细胞粘附到血管或肾小球的内皮表面,通过与MPO-ANCA的底物或与其自身底物结合而被活化。有两个动物模型支持MPO-ANCA在MPA发病机制中的潜在作用,分别由Little MA,Xiao H报道MPO-ANCA可以诱发肺毛细血管炎和肾小球肾炎。然而,随后的一份病例报告表明,MPO-ANCA的胎盘传播不足以诱发疾病。考虑血管炎的发生可能需要多种因素(包括遗传易感性)的共同作用,ANCA才能致病。值得注意的是并非所有活动性血管炎患者都是ANCA阳性,MPO-ANCA滴度本身与MPA的疾病活动性相关性也很差。这些观察结果表明,ANCA并不是所有MPA患者发病的必要因素。

五、临床表现

MPA可呈急性起病,表现为快速进展性肾小球肾炎和肺出血,有些也可非常隐匿,起病数年,以间断紫癜、轻度肾脏损害、间歇的咯血等为表现。典型病例多具有皮肤-肺-肾的临床表现。

1. 全身症状

可有发热、乏力、厌食、关节痛和体质量减轻。

2. 皮肤表现

可出现各种皮疹,以紫癜及可触及的充血性斑丘疹多见。还可有网状青斑、皮肤溃疡、皮肤坏死、坏疽以及肢端缺血、坏死性结节、荨麻疹,血管炎相关的荨麻疹,常持续24h以上。

3. 肾脏损害

是本病最常见的临床表现,多数患者出现蛋白尿、血尿、各种管型、水肿和肾性高血压等,部分患者出现肾功能不全,可进行性恶化致肾功能衰竭。但是极少数患者可无肾脏病变。

4. 肺部损害

有一半的患者有肺部损害发生肺泡壁毛细血管炎,12%~29%的患者有弥漫性肺泡出血。查体可见呼吸窘迫,肺部可闻及啰音。由于弥漫性的肺间质改变和炎症细胞的肺部浸润,约1/3的患者出现咳嗽、咯血、贫血,大量的肺出血导致呼吸困难,甚至死亡。部分患者可在弥漫性肺泡出血的基础上出现肺间质纤维化。

5. 神经系统

部分患者有神经系统损害的症状,出现多发性单神经炎或多神经病,还可有中枢神经系统受累,常表现为癫痫发作。

6. 消化系统

消化道也可被累及,表现为消化道出血、胰腺炎以及由肠道缺血引起的腹痛,严重者可出现穿孔等,这是由于胃肠道的小血管炎和血栓形成造成缺血所致。

7. 心血管系统

部分患者还有胸痛和心力衰竭症状,临床可见高血压、心肌梗死以及心包炎。

8. 其他

部分患者也有耳鼻喉的表现,如鼻窦炎,此时较易与韦格纳肉芽肿病相混淆。少数患者还可有关节炎、关节痛和睾丸炎所致的睾丸痛。眼部症状包括眼部红肿和疼痛以及视力下降,眼科检查表现为视网膜出血、巩膜炎以及色素膜炎。

六、辅助检查

1.常规检查

反映急性期炎症的指标如红细胞沉降率(ESR)、C应蛋白(CRP)升高,部分患者有贫血、白细胞和血小板增多。累及肾脏时出现蛋白尿、镜下血尿和红细胞管型,血清肌酐和尿素氮水平升高。

2.抗中性粒细胞胞质抗体(ANCA)

约80%的MPA患者ANCA阳性,是MPA的重要诊断依据,也是监测病情活动和预测复发的重要血清学指标,其滴度通常与血管炎的活动度有关。其中约60%抗原是髓过氧化物酶(MPO)-ANCA(核周型-CANCA)阳性,肺受累者常有此抗体,另有约40%的患者为抗蛋白酶-3(PR3)-ANCA(胞质型-ANCA)阳性。约40%的患者可查到抗心磷脂抗体(ACL),少部分患者抗核抗体、类风湿因子(RF)阳性。

3.影像学改变

胸部X线检查在早期可发现无特征性肺部浸润影或小泡状浸润影、双侧不规则的结节片状阴影,肺空洞少见,可见继发于肺泡毛细血管炎和肺出血的弥漫性肺实质浸润影。中晚期可出现肺间质纤维化。

4.活组织检查病理

病变累及肾脏、皮肤、肺和胃肠道,病理特征为小血管的节段性纤维素样坏死,无坏死性肉芽肿性炎,在小动脉、微动脉、毛细血管和静脉壁上,有多核白细胞和单核细胞的浸润,可有血栓形成。在毛细血管后微静脉可见白细胞破碎性血管炎。肾脏病理特征为肾小球毛细血管丛节段性纤维素样坏死、血栓形成和新月体形成,坏死节段内和周围偶见大量嗜中性粒细胞浸润。免疫学检查无或仅有稀疏的免疫球蛋白沉积,极少有免疫复合物沉积,这具有重要的诊断意义。肺组织活检示肺毛细血管炎、纤维化,无或极少免疫复合物沉积。肌肉和腓肠神经活检可见小到中等动脉的坏死性血管炎。

七、诊断

本病诊断尚无统一标准,如出现系统性损害并有肺部受累、肾脏受累及出现可触及的紫癜应考虑MPA的诊断,尤其是还有MPO-ANCA阳性者。肾活检及皮肤或其他内脏活检有利于MPA的诊断。部分患者需除外感染性心内膜炎。确定诊断之前,需与结节性多动脉炎和韦格纳肉芽肿病相鉴别。2022年美国风湿病学会(ACR)/欧洲抗风湿病联盟(EULAR)联合发布MPA)新的分类标准。包括45项临床、18项实验室、12项影像学和16项活检项目;最终有6项用于MPA的分类。

- ❖ 核周抗中性粒细胞胞浆抗体(p-ANCA)或抗髓过氧化物酶抗体(抗MPO)阳性:+6分。
- ❖ 活检可见寡免疫复合物肾小球肾炎:+3分。
- ❖ 胸部影像学检查发现纤维化或间质性肺病:+3分。
- ❖ 鼻部累及:鼻腔出血、溃疡、结痂、充血或堵塞,或鼻中隔缺损/穿孔:-3分。
- ❖ c-ANCA或抗蛋白酶3抗体(抗PR3)阳性:-1分。
- ❖ 血嗜酸性粒细胞计数$\geq 1\times 10^9$/L:-4分。

在排除类似血管炎的情况后,诊断为小血管或中血管炎的累积评分≥5分的患者可归类为MPA。采用验证环节的患者及对照验证该标准时,敏感性为91%,特异性为94%。

八、鉴别诊断

1.结节性多动脉炎(Polyarteritis Nodosa,PAN)

本病主要累及中型和(或)小型动脉,无毛细血管、小静脉及微动脉累及,是一种坏死性血管炎,极少有肉芽肿;肾损害为肾血管炎、肾梗死和微动脉瘤,无急进性肾炎,无肺出血。周围神经疾患多见(50%~80%),20%~30%有皮肤损害,表现为痛性红斑性皮下结节,沿动脉成群出现。ANCA较少阳性(<20%),血管造影见微血管瘤、血管狭窄,中小动脉壁活检有炎性细胞浸润。

2. 嗜酸性肉芽肿性多血管炎(eosinophilic granulomatosis with polyangiitis,EGPA)

本病是累及小、中型血管的系统性血管炎,有血管外肉芽肿形成及高嗜酸细胞血症,患者常表现为变应性鼻炎、鼻息肉及哮喘,可侵犯肺及肾脏,出现相应症状,可有 ANCA 阳性,但以核周型-ANCA 阳性为多。

3. 韦格纳肉芽肿病(Wegener's granulomatosis,WG)

本病为坏死性肉芽肿性血管炎,病变累及小动脉、静脉及毛细血管,偶可累及大动脉,临床表现为上、下呼吸道的坏死性肉芽肿、全身坏死性血管炎和肾小球肾炎,严重者发生肺出血-肾炎综合征,胞质型-ANCA 阳性(活动期阳性率达88%~96%)。

4. 肺出血-肾炎综合征(Goodpasture's syndrome)

以肺出血和急进性肾炎为特征,抗肾小球基底膜抗体阳性,肾病理可见基底膜有明显免疫复合物沉积。

5. 狼疮肾炎

具有典型系统性红斑狼疮表现,加上蛋白尿即可诊断,肾活检见大量各种免疫复合物沉着,可与 MPA 鉴别。

九、治疗策略

MPA 属于 AAV,治疗参照 AAV 可分3个阶段:诱导期、维持缓解期和治疗复发。

1. 诱导缓解治疗

(1)2024年 KDIGO ANCA 相关性血管炎临床实践指南推荐诱导方案:采用利妥昔单抗(Rituximab,RTX)或环磷酰胺(cyclophos-phamide,CTX)或两者联合+激素或 avacopan±血浆置换。利妥昔单抗与环磷酰胺的疗效相当。首选利妥昔单抗作为初始治疗考虑的因素,包括儿童及青少年;需保留生育者;虚弱的老年成人患者;复发患者;激素减量;PR3-ANCA 阳性。对于 GFR 显著降低或快速下降的患者,如血清 SCr>4mg/dL(>354μmol/L),支持利妥昔单抗和糖皮质激素的数据有限。在这种情况下,可以考虑环磷酰胺和糖皮质激素,以及利妥昔单抗和环磷酰胺的联合使用。糖皮质激素减量推荐参考 PEXIVAS 试验:对于 GFR<50ml/min/1.73m² 的患者,更快速的减少与"标准"糖皮质激素减量方案一样有效,但比"标准"糖皮质激素减量方案更安全。

(2)ANCA 相关血管炎和抗肾小球基底膜(GBM)重叠综合征患者进行血浆置换。SCr>3.4mg/dL(>300μmol/L)、需要透析或 SCr 快速增加的患者以及有低氧血症的弥漫性肺泡出血患者,可考虑血浆置换。

(3)口服 C5a 受体拮抗剂 Avacopan(CCX168)可作为糖皮质激素的替代品。作为近年来 ANCA 相关血管炎治疗领域的突破性进展之一,ADVOCATE 试验表明,补体5a 受体拮抗剂 avacopan 在26周时的缓解率不劣于激素,52周时优于激素,但是费用较激素贵。

(4)建议在环磷酰胺疗程期间或利妥昔单抗诱导治疗后的6个月内使用磺胺 TMP-SMX 或其他药物预防肺孢子菌肺炎。对于反复接受利妥昔单抗治疗、患有结构性肺部疾病以及需要持续接受免疫抑制或糖皮质激素治疗的患者,TMP-SMX 可考虑长期使用。

2. 维持期治疗

建议在诱导缓解后使用利妥昔单抗或硫唑嘌呤和低剂量糖皮质激素进行维持治疗。选择 RTX 或硫唑嘌呤(azathioprine,AZA)+小剂量激素(具体方案详见图4),诱导缓解后持续治疗18~48个月。在考虑停止维持治疗时,应考虑复发的风险,如果症状复发,应告知患者需要及时注意。霉酚酸酯(mycophenolate mofetil,MMF)或甲氨蝶呤作为硫唑嘌呤的替代品,作为对硫唑嘌呤不耐受的患者的维持治疗。甲氨蝶呤不应用于 GFR<60ml/min/1.73m² 的患者。

3. 暴发性 MPA 治疗

出现肺-肾功能衰竭,常有肺泡大量出血和肾功能急骤恶化,可予以甲泼尼龙和环磷酰胺联合冲击治疗,以及支持对症治疗的同时采用血浆置换疗法。每次置换血浆2~4L,每天1次,连续数日后依情况改为隔日或数日1次。该疗法对部分患者有效,不良反应有出血、感染等。血浆置换对肌酐、尿素氮等小分子毒素清除效果差,如患者血肌酐明显升高宜联合血液透析治疗。

4. 透析和肾移植

少数进入终末期肾功能衰竭者,需要依赖维持性透析或进行肾移植,肾移植后仍有很少数患者会复发,复发后仍可用糖皮质激素和免疫抑制剂治疗。

5. 其他

对有肾损害的患者应严格将血压控制在正常范围内,推荐使用血管紧张素转换酶抑制剂或血管紧张素Ⅱ受体拮抗剂。

十、疗效及转归

经治疗90%的MPA病情能得到改善,75%的患者能完全缓解,约30%的患者在1~2年后复发。本病治疗后的2、5年生存率大约为75%、74%。与PAN相似,本病的主要死亡原因是不能控制的病情活动、肾功能衰竭和继发感染以及肺脏受累。疾病过程中应密切监测ESR水平,MPA中ANCA的滴度与病情活动相关性较差。

表2-34-1 免疫抑制剂使用方案

药物	用法	备注
口服CTX	2mg/kg/d×3月 疾病持续活动 最多可延长至6个月	根据年龄减量 60岁,1.5mg/kg/d 70岁,1mg/kg/d eGFR<30 减少0.5mg/kg/d
静脉CTX	15mg/kg 第0、2、4、7、10、13周 必要时16、19、21、24周 继续使用	根据年龄减量 60岁,12.5mg/kg 70岁,10mg/kg eGFR<30 减少2.5mg/kg
RTX	375mg/m²/周×四周 或第0、2周各1g	—
RTX+CTX	RTX 375mg/m²/周×四周 静脉CTX 15mg/kg,第0、2周 或 RTX 第0、2周各1g 静脉CTX 500mg/2周×6次	—
MMF	每天2g(分次服用) 效果不佳加量至3g	—
Avacopan	30mg bid 与RTX或CTX联合	替代激素

表2-34-2 PEXIVA试验糖皮质激素减量方案

周	<50kg	50~75kg	>75kg
1	50	60	75
2	25	30	40
3~4	20	25	30
5~6	15	20	25
7~8	12.5	15	20
9~10	10	12.5	15
11~12	7.5	10	12.5
13~14	6	7.5	10
15~16	5	5	7.5
17~18	5	5	7.5
19~20	5	5	5
21~22	5	5	5

续表

周	<50kg	50~75kg	>75kg
23~52	5	5	5
>52	根据研究者临床实践		

表2-34-3 血浆置换方案

临床情况	方案
严重肾损伤	不超过14天内完成7次治疗 置换量60ml/kg 白蛋白替代
广泛肺泡出血	每日置换直到出血停止 新鲜冰冻血浆替换白蛋白
合并抗GBM病	14天每日进行 或直到抗GBM抗体测不出

表2-34-4 药物维持期方案

药物	用法	备注
RTX	MAINRITSAN方案 完全缓解时予500mg×2次 之后6、12、18个月各予500mg RITAZAREM方案（AAV复发） 诱导缓解及其后4、8、12、16个月 各予1g	—
AZA	完全缓解到诊断后1年 1.5~2mg/kg/d 之后每3个月减25mg	延长方案 1.5~2mg/kg/d，18~24个月 减量至1mg/kg/d，诊断后4年 之后每3个月减25mg 糖皮质激素继续使用 5~7.5mg/d，持续2年 然后每2个月减1mg
MMF	完全缓解后 每天2g(分次服用)，持续2年	

参考文献

[1]中华医学会风湿病学分会.显微镜下多血管炎诊断及治疗指南[J]. 中华风湿病学杂志, 2011, 1(4): 3.

[2]邹峻, 管剑龙.显微镜下多血管炎临床特点及其死亡危险因素分析[J]. 复旦学报(医学版), 2016, 43(5): 558-562.

[3]Kitching AR, Anders HJ, Basu N, et al. ANCA-associated vasculitis[J]. Nat Rev Dis Primers, 2020, 6(1): 71.

[4]Iglesias-Gamarra A, Restrepo JF, Matteson EL. Small-vessel vasculitis[J]. Curr Rheumatol Rep, 2007, 9(4): 304-11.

[5]Seo P, Stone JH. The antineutrophil cytoplasmic antibody-associated vasculitides[J]. Am J Med, 2004, 117(1): 39-50.

[6]Grayson PC, Ponte C, Suppiah R, et al. 2022 American College of Rheumatology/European Alliance of Associations for Rheumatology Classification Criteria for Eosinophilic Granulomatosis with Polyangiitis[J]. Ann Rheum Dis, 2022, 81(3): 309-314.

[7]李学旺.肾脏内科学[M]. 北京: 人民卫生出版社, 2011

[8]Chung SA, Langford CA, Maz M, et al. 2021 American College of Rheumatology/Vasculitis Foundation Guideline for the Management of Antineutrophil Cytoplasmic Antibody-Associated Vasculitis[J]. Arthritis Rheumatol, 2021, 73(8): 1366-1383.

[9]Chanouzas D, McGregor JAG, Nightingale P, et al. Intravenous pulse methylprednisolone for induction of remission in severe ANCA associated vasculitis: a multi-center retrospective cohort study[J]. BMC Nephrol, 2019, 20(1): 58.

[10]Guillevin L, Pagnoux C, Karras A, et al. Rituximab versus azathioprine for maintenance in ANCA-associated vasculitis[J]. N Engl J Med, 2014, 371(19): 1771-80.

[11]Harper L, Morgan MD, Walsh M, et al. Pulse versus daily oral cyclophosphamide for induction of remission in ANCA-associated vasculitis: long-term follow-up[J]. Ann Rheum Dis, 2012, 71(6): 955-60.

[12]Walsh M, Merkel PA, Peh CA, et al. Plasma Exchange and Glucocorticoids in Severe ANCA-Associated Vasculitis[J]. N Engl J Med, 2020, 382(7): 622-631.

[13]Kidney Disease: Improving Global Outcomes (KDIGO) ANCA Vasculitis Work Group. KDIGO 2024 Clinical Practice Guideline for the Management of Antineutrophil Cytoplasmic Antibody (ANCA)-Associated Vasculitis[J]. Kidney Int, 2024, 105(3S): S71-S116.

滕佳琪（撰写） 苏海华（审校）

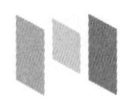

第三十五章 嗜酸性肉芽肿性多血管炎
Chapter 35　Eosinophilic Granulomatous Polyangiitis, EG-P

关键词：嗜酸性粒细胞增多综合征；抗中性粒细胞胞浆抗体；血管炎；鼻窦炎；哮喘

Keywords: idiopathic hypereosinophilic syndrome; anti-neutrophil cytoplasmic antibody; vasculitides; nasosinusitis; asthma

一、概述

嗜酸性肉芽肿性多血管炎（eosinophilic granulomatosis with polyangiitis，EGPA），1951年由Churg和Strauss发现并报道；曾称为Churg-Strauss综合征（Churg-Strauss syndrome，CSS）或变应性肉芽肿性血管炎（allergic granulomatosisand angiitis，AGA）。2012年Chapel Hill会议根据其临床及实验室检查特点将其更名为EGPA。

EGPA最早且最易累及呼吸道和肺，其次是皮肤。EGPA也可影响任何器官系统，包括心血管系统、胃肠道系统、肾脏系统和中枢神经系统。肺外器官的血管炎是导致EGPA死亡的主要原因。但目前尚缺乏敏感性和特异性较高的早期诊断标志物。应用激素或联用免疫抑制可明显改善EGPA患者的预后。

二、定义

EGPA是一种可累及全身多个系统的、少见的自身免疫性疾病，主要表现为外周血及组织内嗜酸粒细胞增多、浸润及小中血管的坏死性肉芽肿性炎症，属于抗中性粒细胞胞质抗体（anti-neutrophil cytoplasmic antibody，ANCA）相关性系统性血管炎。文献报道，近50%的患者ANCA检测阳性。

三、流行病学

国外报道总患病率为(0.107~0.13)/10,000。支气管哮喘人群中EGPA的发病率为(0~0.67)/10,000，远高于总人群中EGPA的发病率。我国尚缺乏流行病学资料。EGPA发病高峰年龄为30~40岁，男女均可发病，病因不明。

四、病因及发病机制

目前认为，EGPA的发病机制为ANCA介导的EGPA管壁损伤和嗜酸粒细胞浸润。ANCA介导的EGPA以肾受累为主，还可出现紫癜、肺泡出血、鼻窦炎等，周围神经病变的发生率高；嗜酸粒细胞浸润介导的EGPA以肺部受累为主，心脏受累（如心包炎和心肌病）、胸腔积液和发热的发生率更高。EGPA自然病程可分为前驱期、组织嗜酸粒细胞浸润期和血管炎期，但不是所有EPGA患者均会经历3个分期。且分期没有明显的界限，可同时出现喘息、嗜酸粒细胞浸润和血管炎表现。也有研究表明遗传因素也可能发挥作用。一项研究纳入48例EGPA患者和350例健康对照者，发现在EGPA患者中HLA-DRB1*07和HLA-DRB4均更普遍，且HLA-DRB4与血管炎表现的数量相关。此外，一些药物与EGPA的出现相关，如白三烯调节剂、吸入性糖皮质激素、奥马珠单抗、可卡因。原因可能是药物使原有EGPA暴露而非药物导致EGPA。

五、临床表现

EGPA可累及鼻窦、肺、皮肤、神经系统、心脏、胃肠道、肾等多个脏器，其中绝大多数患者存在支气管哮喘（以下简称哮喘）和（或）变应性鼻炎。EGPA前驱期除出现一般症状如发热、全身不适外，常出现多种呼吸道疾病症状，96%~100%的患者可出现喘息、咳嗽、呼吸困难等，与单纯哮喘难以鉴别。大部分患者有多组鼻窦受累，少部分患者可累及眼眶，极少数患者可出现鼻腔或鼻窦肉芽肿、出血及鼻腔结痂等肉芽肿性血管炎改变。还可出现分泌性中耳炎及神经性耳聋等。组织嗜酸粒细胞浸润期常表现为外周血嗜酸粒细胞增多及器官浸润（包括肺、心肌、胃肠道等）。60%~70%的患者出现肺部受累。组织嗜酸粒细胞浸润期可持续数月或数年，有些患者亦可出现在血管炎期。血管炎期常表现为严重的喘息、呼吸困难及系统性（坏死性）血管炎引起的一系列继发性改变。如发热、咯血、皮肤损害、心功能不全、肾功能不全及神经系统损伤等。

1. 呼吸系统受累

大部分EGPA患者以喘息发病，95%以上的患者有喘息、咳嗽等病史。75%的患者出现变应性鼻炎，是

EGPA的典型初始症状。患者也可出现反复发作的鼻炎或鼻息肉。肺部游走性或一过性浸润影是EGPA的特征性影像学表现之一,该特征被列为1990年美国风湿病学会对于该疾病的分类标准之一。胸部高分辨率CT对EGPA肺实质病变的显示更为敏感,约86%的活动期EGPA可出现肺部磨玻璃影,25%可发现肺外周小结节影。另外,有66%的患者表现为气道壁增厚和支气管扩张。肺部浸润并非EGPA的特异性表现,需除外其他嗜酸粒细胞性肺疾病。肺活检发现肺组织及肺、支气管小血管内外和(或)血管壁嗜酸粒细胞浸润,可高度提示EGPA的诊断。

2.心脏受累

心脏受累严重者预后差,是EGPA的主要死亡原因(约占50%)。27%~47%的EGPA患者可出现心脏受累并出现相应的临床表现,可出现心肌、心内膜、心包和冠状动脉受累,表现为扩张性心肌病、嗜酸粒细胞性心内膜炎、嗜酸粒细胞性心肌炎、冠状动脉血管炎、心脏瓣膜病、充血性心力衰竭、心包炎及心包积液等。

3.胃肠道受累

胃肠道受累发生率为37%~62%,可出现腹痛、腹泻、消化道出血甚至肠道穿孔等胃肠道症状。活检可发现胃肠壁嗜酸粒细胞浸润。少部分可见肉芽肿形成或结节性肿块,导致肠梗阻。若病变侵犯浆膜,可导致腹膜炎、腹水。此外,胃肠道血管炎可引起胃肠道缺血性改变。

4.神经系统受累

神经系统受累见于约70%的患者。可有多发性单神经炎或感觉运动混合性外周神经病变。典型的多发性单神经炎表现为垂腕或足下垂,可经神经传导检查或神经活检确诊。25%的患者有中枢神经系统受累,表现为脑部弥漫性病变及脑血管事件。尽管中枢神经系统受累少见。但仍为本病的主要死亡原因之一。任何合并神经系统症状的哮喘患者均须除外EGPA。

5.肾受累

EGPA肾受累较显微镜下多血管炎(microscopic polyangiitis,MPA)或肉芽肿性多血管炎(granulomatosis with polyangiitis,GPA)少见。尽管发生肾血管炎者较少(约1/3),严重程度较低,但可迅速从单纯尿检异常发展为急性进展性肾小球肾炎。有些患者确诊时即有慢性肾衰竭,其中寡免疫复合物局灶性、节段性、坏死性伴或不伴新月体形成的肾小球肾炎是最具特征性的表现。偶见嗜酸粒细胞明显浸润的肾小管间质性肾炎,部分患者出现系膜增生性肾小球肾炎或局灶性、节段性肾小球硬化。

6.皮肤受累

70%的患者可出现皮肤受累,是血管炎期的主要表现之一,常表现为分布在四肢和头皮的紫癜、结节及丘疹等。多发的斑丘疹、多形性红斑、网状青斑、水疱、无菌性脓疱、淤点、淤斑和荨麻疹等均可在疾病的不同阶段出现,丘疹和结节状病变可能会发生坏死或破溃。

六、辅助检查

1.外周血和呼吸道嗜酸粒细胞

外周血嗜酸粒细胞增多是EGPA的特征之一,但其血嗜酸粒细胞绝对值较特发性嗜酸粒细胞增多综合征(idiopathic hypereosinopllilic syndromc,IHES)低,可出现于病程的任何阶段。外周血嗜酸粒细胞的比例常高于l0%,是EGPA诊断依据之一。长期口服激素(包括含有激素的中药治疗)可影响外周血嗜酸粒细胞的实际水平。仔细询问病史,尤其是了解发病时或治疗前的血嗜酸粒细胞比例,有助于早期发现EGPA。EGPA喘息症状出现时常伴有外周血嗜酸粒细胞比例增高。此外,诱导痰或支气管肺泡灌洗液(BALF)中嗜酸粒细胞明显增高也是重要特点之一。EGPA患者BALF中嗜酸粒细胞的比例常可高达25%以上。

2.ANCA

ANCA的检测必须同时采用间接免疫荧光法(indirect immunofluorescellce,IIF)和酶联免疫吸附测定法(enzyme linked immunosorbent nassay,ELISA)两种方法。IIF法中,若中性粒细胞胞质的免疫荧光检测为阳性,称为胞质型ANCA阳性(cytoplasmic anti-neutrophil cytoplasmic antibody,cANCA);若中性粒细胞的细胞核周同免疫荧光检测为阳性,称为核周型ANCA阳性(perinuclear anti-neutrophil cytoplasmic antibodies,P-

ANCA)。用ELISA法测定时，c-ANCA阳性者丝氨酸蛋白酶-3(proteinase-3,PR3)抗体阳性，即PR3-ANCA阳性；p-ANCA阳性者，髓过氧化物酶(myeloperoxidase,MPO)抗体阳性，即MPO-ANCA阳性。38%~50%的EGPA患者p-ANCA阳性，其中p-ANCA阳性的患者中92%~100%为MPO-ANCA阳性，约9%的EGPA患者为c-ANCA阳性。但ANCA阴性时不能排除EGPA的可能性。ANCA阳性患者出现发热及肾受累的发生率高，胸部影像学出现较多的肺部蜂窝影样改变，而ANCA阴性患者的通气功能明显下降。

3. 血清免疫球蛋白测定

EGPA血管炎期血清IgE和IgG水平升高，为EGPA的特征之一，但需与其他IgE和IgG水平升高的疾病相鉴别，如变应性支气管肺曲霉病(allergic bronchopulmonary aspergillosis, ABPA)、恶性肿瘤及其他结缔组织病等。血IgE和IgG水平与EGPA病情相关，血管炎反复发作时，血IgE和IgG可持续升高，EGPA病情缓解时下降。此外，EGPA前驱期变应原特异性IgE(specific IgE, sIgE)可以增高。

4. 其他血液学指标

ESR和C反应蛋白呈中度升高，与疾病活动性相关。γ-球蛋白及α-球蛋白均可升高；类风湿因子滴度阳性，补体可升高。多数EGPA患者可出现轻至中度贫血。部分患者血癌胚抗原(carcinoembryonic antigen, CEA)可轻度升高。

5. 尿常规检查

尿常规检查可见血尿和(或)轻度蛋白尿，伴尿白细胞增多或多种细胞管型。

6. 影像学检查

鼻窦CT检查可发现鼻窦炎的表现。肺部影像学表现为多变的游走性病变，激素治疗后短时间内变化明显。常见的影像学异常包括广泛的支气管壁增厚、斑片状磨玻璃影和肺纹理增加，还可出现多发小叶中心结节、树芽征、小结节、空气潴留、支气管痰栓、肺气肿、实变灶、支气管扩张、肺小血管纹理增粗、肺不张、肺间质性改变、纵隔淋巴结肿大、胸腔积液及胸膜增厚等。这些肺部影像学表现是EGPA与难治性哮喘鉴别的重要依据之一。此外，影像学检查也是发现多器官受累的重要手段，应采用超声与磁共振成像(MRI)对心脏、肾、肝和血管系统等进行全面检查。

7. 组织病理学检查

病理学检查对EGPA的诊断非常有帮助。EGPA病变可以累及肺、心脏、肾、皮肤、胃肠道、淋巴结、胰腺及脾等，典型的表现为肉芽肿和坏死性病变，坏死灶内可见嗜酸粒细胞、嗜酸性坏死碎片或夏科—雷登结晶，周围有类上皮细胞和多核巨细胞形成的肉芽肿。病变早期没有出现血管炎时，仅见组织内嗜酸粒细胞浸润。血管炎期，可见小至中等大小的血管壁纤维素性坏死、嗜酸粒细胞和淋巴细胞浸润。嗜酸粒细胞主要分布在血管壁内层，可同时表现为坏死及肉芽肿形成。这种损伤进展缓慢，直到血管壁纤维化及管腔闭塞。病变后期，病理表现为小血管栓塞、血管壁弹力纤维破坏，嗜酸粒细胞浸润不明显。肺部受累的EGPA，经支气管镜肺活检(TBLB)病理发现典型坏死性肉芽肿性病变的阳性率不高，胸腔镜手术肺活检的临床价值高于TBLB，但由于是有创性检查，应慎重。

8. 肺功能检查

肺功能检查的项目主要包括肺通气功能、肺弥散功能、支气管激发试验及支气管舒张试验等，推荐作为常规检测项目。无条件行支气管激发试验的医院可动态监测肺功能的变化或呼气峰流速(peak expiratory flow, PEF)的变异率。EGPA患者的肺功能变化可与哮喘类似，存在可逆的气流受限和气道高反应性，但气道高反应性检查阴性时不能排除EGPA的可能。EGPA出现肺部浸润时，常伴有肺弥散功能下降。肺功能检查是指导治疗和评估疗效的重要参考指标之一。

9. 其他辅助检测

①超声心动图：可协助判断心脏受累情况。②呼出气一氧化氮(fractional exhaled nitric oxide, FENO)检测：增高(>50ppb)提示激素治疗反应好，可协助评估上、下气道炎症治疗前后的变化。③胃肠镜检查：有消化道症状及高度疑诊EGPA累及消化道的患者适用。

七、诊断

1.EGPA 的诊断

目前 EGPA 的诊断标准主要参考1990年美国风湿病学会提出的分类标准,包括临床表现、实验室检查、影像学检查、病理活检等。6条分类标准包括:①哮喘样症状(或喘息发作);②嗜酸粒细胞增多≥10%或绝对值≥1.5×10⁹/L;③单发或多发神经病变;④非固定性肺浸润;⑤鼻窦炎;⑥血管外嗜酸粒细胞浸润。符合4条或以上可诊断 EGPA。其中该标准中的第1条"哮喘"的真正含义是指哮喘样表现,包括喘息、咳嗽、胸闷及呼吸困难等。EGPA 一旦确诊,需详细评估呼吸系统、肾、心脏、胃肠道和(或)外周神经等多器官受累情况。

EGPA 可分为局限型和全身型两种。满足1990年美国风湿病学会制定的6条标准中的至少4条,且仅有肺部和呼吸系统受累(包括耳鼻喉)的 EGPA 患者,称为局限型 EGPA。若满足1990年美国风湿病学会制定的6条标准中的至少4条,有至少2个及以上脏器受累者,则为全身型 EGPA。局限型 EGPA 可以转化为全身型 EGPA。

近年,随着对 EGPA 疾病的认知不断加深,国际上多个机构的分类标准经历了不断演变和更新,2022年 ACR/欧洲抗风湿病联盟(EULAR)新版 EGPA 分类标准:临床标准:阻塞性气道疾病(+3)、鼻息肉(+3)、多发性单神经炎(+1);实验室及病理活检标准:嗜酸粒细胞计数≥1×10⁹/L(+5)、病理示血管外嗜酸粒细胞为主的炎症(+2)、cANCA/抗 PR3 抗体阳性(-3)、镜下血尿(-1)。在排除类血管炎后,总分≥6分,诊断为中小血管炎的患者可被归类为 EGPA。

八、鉴别诊断

1.喘息样发作性疾病

(1)哮喘:EGPA 可以先有哮喘的病史。两者鉴别的要点为:哮喘极少出现累及其他器官的表现,外周血嗜酸粒细胞比例一般为轻度增高或正常,肺弥散功能多正常,无游走性肺部炎性浸润等胸部 X 线表现,ANCA 阴性,活检多以支气管黏膜及黏膜下嗜酸粒细胞浸润为主,偶见肺组织少量嗜酸粒细胞浸润,无血管嗜酸粒细胞浸润的特征表现。

(2)ABPA:参照《变应性支气管肺曲霉病诊治专家共识》(2017年)《肺真菌病诊断和治疗专家共识》进行鉴别诊断。鉴别要点:ABPA 不累及肺外器官(不包括上呼吸道),胸部 CT 常见中心性支气管扩张、烟曲霉特异性 IgE 水平增高、烟曲霉皮试速发反应阳性及血清烟曲霉抗原沉淀抗体阳性等可与 EGPA 鉴别。

2.嗜酸粒细胞增多相关性疾病

嗜酸粒细胞增高患者应与嗜酸粒细胞增多相关性疾病进行鉴别,包括遗传性(家族性)高嗜酸粒细胞增多症、继发性(反应性)高嗜酸粒细胞增多症、原发性(克隆性)高嗜酸粒细胞增多症和特发性高嗜酸粒细胞增多症等,建议参照《嗜酸粒细胞增多症诊断与治疗中国专家共识(2017年版)》中的相应诊断标准进行鉴别诊断。

3.其他血管炎

(1)肉芽肿性多血管炎:既往称为韦格纳肉芽肿,是一种坏死性肉芽肿性血管炎,病变累及全身小动脉、静脉及毛细血管、上下呼吸道及肾最易受累。该病无喘息样症状,外周血嗜酸粒细胞增高不明显,主要是 cANCA 和(或)抗 PR3-ANCA 阳性,胸部 X 线片特征性表现包括结节、空洞且多形、多变,活检组织病理可见少量嗜酸粒细胞。

(2)显微镜下多血管炎:主要累及小血管的系统性坏死性血管炎,可侵犯肾、皮肤和肺等脏器的小动脉、微动脉、毛细血管和小静脉。常表现为坏死性肾小球肾炎和肺毛细血管炎。无明显喘息症状,外周血嗜酸粒细胞无明显增高,P-ANCA 和(或)抗 MPO-ANCA 阳性,且阳性率高于 EGPA。活检组织病理无嗜酸粒细胞浸润和肉芽肿病变。

(3)结节性多动脉炎:是一种累及中、小动脉的坏死性血管炎,多以皮疹和周围神经系统损害为主,几乎不累及肺部,无哮喘的典型临床表现。肾受累以肾动脉受损为主,肾小球几乎不受累,因此,临床无肾小球肾炎的表现。外周血嗜酸粒细胞比例增高不明显,ANCA 阴性,病理活检以非肉芽肿性血管炎表现为主。

九、治疗策略

EGPA的治疗取决于疾病的严重程度、受累的器官、病情是否活动等因素。参照最新全球EGPA诊治专家共识2015版中的22条推荐标准,活动期全身型EGPA定义为新出现或复发或恶化的EGPA[不包括哮喘和(或)耳鼻咽喉部表现],需要添加或增加激素和(或)添加或更换其他免疫抑制药。参照我国《支气管哮喘防治指南(2016年版)》,活动期局限型EGPA的定义为喘息、咳嗽、胸闷等症状加重,伴有呼气峰流速下降和(或)外周血嗜酸粒细胞升高。

EGPA患者的预后与最初治疗的方案相关。制定治疗方案前要先进行5因子评分以评估是否存在预后不良的因素。5因子评分0分为EGPA患者可使用激素控制症状;5因子评分≥1分建议激素和免疫抑制药联合治疗。总体治疗方案分为诱导缓解和维持治疗2个阶段。缓解的定义为临床表现(除外哮喘和(或)耳鼻喉部表现)消失。诱导缓解治疗方案主要包括激素和(或)免疫抑制药(如环磷酰胺),诱导缓解治疗的疗程目前尚无定论;病情达到缓解后,维持治疗推荐使用硫唑嘌呤或甲氨蝶呤,维持治疗疗程尚无定论,2015年全球EGPA诊治专家共识推荐的治疗时间为疾病达到缓解后至少24个月。

(一)激素治疗

激素治疗是治疗EGPA的基础药物。有危及生命的脏器受累时建议采用甲泼尼龙冲击疗法(500~1,000mg,静脉注射,连续3天)。对有严重器官受累表现的患者建议的激素剂量为泼尼松1mg/(kg·d)或等效剂量的其他糖皮质激素。对于无危及生命及无严重器官受累表现的EGPA患者,可考虑单用激素治疗。诱导治疗阶段建议激素(如泼尼松)的起始剂量为1mg/(kg·d),4~6周后逐渐减量(理想状态3个月后减至0.3mg/(kg·d),6个月后减至0.15mg/(kg·d)至最小有效剂量,若有可能,直至停用。

(二)激素联合免疫抑制药治疗

对危及生命和(或)5因子评分≥1分或有严重器官受累的患者[如严重心脏、胃肠道、中枢神经系统、严重外周神经病变、严重眼部病变、肺泡出血和(或)肾小球肾炎等,应采用激素联合免疫抑制药(如环磷酰胺)进行诱导缓解治疗。需要注意的是,严重肺泡出血、眼部病变、暴发性的多发性单神经炎等可危及生命和(或)导致严重功能障碍,尽管这些表现未被列入5因子评分体系,但仍建议联合免疫抑制药(如环磷酰胺)治疗。环磷酰胺连续口服2mg/(kg·d)]或静脉冲击治疗可能同样有效。静脉冲击的建议疗法为前3次每2周给药1次,每次15mg/kg或0.6g/m²,最大剂量为每次1.2g;以后每3周冲击1次,每次15mg/kg或0.7g/m²,共3~6次。使用时要注意根据肾功能调节环磷酰胺的剂量,观察其不良反应(如对卵巢功能的抑制、粒细胞减少等)。在诱导缓解治疗后建议给予维持治疗(推荐使用硫唑嘌呤或甲氨蝶呤)以避免复发并减少激素用量。硫唑嘌呤的建议剂量为每天2mg/kg,甲氨蝶呤的剂量建议为每周10~20mg,同时补充10~30mg叶酸。维持治疗的疗程尚无定论,根据2015年全球EGPA诊治专家共识的推荐至少用24个月。对于无危及生命和(或)严重器官受累表现者可单用激素治疗,若患者不能在3~4个月内将激素减至<7.5mg/d时,可考虑添加免疫抑制药;对于复发的EGPA患者也要考虑添加免疫抑制药。

(三)靶向治疗药物

以B细胞为靶向的单克隆抗体利妥昔单抗在诱导缓解中的疗效与环磷酰胺相比无显著差异。利妥昔单抗的诱导缓解率高于环磷酰胺。利妥昔单抗的治疗剂量为每周375mg/m²(体表面积),连续4周,或1,000mg,每2周1次,共2次,两种使用方法的疗效相似。美泊利单抗(Mepolizumab)是IL-5受体拮抗药,可在有效降低外周血嗜酸粒细胞的同时显著降低激素治疗剂量。奥马珠单抗(Omalizumab)是重组人源化抗IgE单克隆抗体,可与血清中的游离IgE特异性结合,剂量依赖性降低游离IgE水平,减少EGPA患者喘息和(或)鼻窦相关症状,减少激素的剂量。靶向治疗药物对于EGPA的疗效目前仅有小样本的临床研究数据支持。

(四)其他及吸入药物治疗

EGPA具有和哮喘相似的呼吸道表现和病理生理学特点,需要同时给予局部治疗。通常按照重症哮喘的治疗方案(GINA 4~5级的治疗):推荐使用高剂量吸入激素和支气管舒张药(β受体激动药)的复方制剂。如布地奈德/福莫特罗、倍氯米松/福莫特罗、氟替卡松/沙美特罗等,大部分患者需要持续吸入治疗。对于有哮喘表现的患者还可考虑联合白三烯受体拮抗药(如孟鲁司特钠等)、茶碱缓释制药、抗胆碱药(如噻托溴铵等)治疗,有助于缓解喘息症状,改善肺通气功能。文献报道白三烯受体拮抗药的使用与EGPA发病相关,但因研究缺乏严谨的设计,暂不作为限制EGPA患者使用白三烯受体拮抗药的理论依据。

(五)其他治疗

1. 血浆置换

血浆置换治疗EGPA的疗效存在争议。但对ANCA阳性的急性进展性肾小球肾炎或肺-肾综合征的患者建议使用。

2. 静脉注射免疫球蛋白

可作为激素和(或)其他免疫抑制药疗效不佳且对其他治疗无效的EGPA患者或孕妇的二线治疗。有学者指出大剂量免疫球蛋白(2g/kg)治疗2~5天,每3~4周重复使用,具有一定疗效。在药物引起的低丙种球蛋白血症合并严重和(或)反复感染的情况下,可考虑使用免疫球蛋白替代治疗。

3. α-干扰素

部分患者可作为二线或三线治疗药物,具体用法为重组人干扰素a-2b,每周900万单位。

4. 疫苗接种

鼓励患者接种灭活疫苗和流感、肺炎球菌疫苗;应用免疫抑制药和(或)泼尼松≥20mg/d的患者禁忌接种灭活疫苗。

5. 神经受累或运动功能障碍的患者应常规接受物理治疗。

十、疗效及转归

目前评估预后的标准主要参考2011年修订的5因子评分评价体系,该体系是1996年法国血管炎研究组织在5因子评分的基础上修改制定的。①胃肠道受累;②心脏受累;③肾功能不全(血肌酐>150μmol/L);④年龄>65岁;⑤缺乏耳鼻喉部位受累的证据。每项计1分,总分5分。分数越高,预后越差。

早诊断、早治疗可改善预后,提高患者的生存质量。应用激素或必要时联用免疫抑制药可明显改善EGPA患者的预后。EGPA的5年生存率为68%~100%,10年生存率约为79.4%。EGPA首位死亡原因是心力衰竭或心肌梗死,其次是肾衰竭和中枢神经系统病变。哮喘频繁发作及全身血管炎进展迅速者预后不佳。年龄>65岁是高病死率的因素之一,心肌受累可能降低生存率。P-ANCA阳性及周围神经病变可能是疾病复发的危险因素。

参考文献

[1]Sinico RA, Toma LD, Radice A. Renal involvement in antineutrophil cytoplasmic autoantibody associated vasculitis[J].Autoimmun Rev,2013,12(4):477-482.

[2]Marzano AV, Vezzoli P, Berti E.Skin involvement in cutaneous and systemic vasculitis[J].Autoimmun Rev,2013,12(4):467-476.

[3]李杰,张黎明,赵雯,等.嗜酸性肉芽肿性血管炎43例临床分析[J].中华医学杂志,2016,96:787-791.

[4]Groh M, Pagnoux C, Baldini C, et al[J]. Eosinophilic granulomatosis with polyangiitis(Churg—Strauss)(EGPA)Consensus Task Force recommendations for evaluation and management. Eur J Intern Med,2015,26(7):545-553.

[5]中华医学会呼吸病学分会哮喘学组.变应性支气管肺曲霉病诊治专家共识[J].中华医学杂志,2017,97(34):2650-2656.

[6]中华医学会呼吸病学分会感染学组,中华结核和呼吸杂志编辑委员会. 肺真菌病诊断和治疗专家共识[J].中华结核和呼吸杂志,2007.30(11):821-834.

[7]中华医学会血液学分会白血病淋巴瘤学组.嗜酸粒细胞增多症诊断与治疗中国专家共识(2017年版)[J].中华血液学杂志,2017,38(7):561-565.

[8]中华医学会呼吸病学分会哮喘学组.支气管哮喘防治指南(2016年版)[J].中华结核和呼吸杂志,2016,39(9):675-697.

[9]Wechsler ME, Akuthota P, Jayne D, et al. Mepoligumab or Placebo for Eosinophilic Granulomatosis with Polyangiitis[J]. N Engl J Med,2017,376(20): 1921-1932.

[10]嗜酸性肉芽肿性多血管炎诊治规范多学科专家共识编写组.嗜酸性肉芽肿性多血管炎诊治规范多学科专家共识[J].中华结核和呼吸杂志,2018,41(7):514-521.

[11]广州医科大学附属第一医院国家呼吸医学中心,国家呼吸系统疾病临床医学研究中心,中华医学会呼吸学分会哮喘学组.嗜酸粒细胞增多相关性肺疾病诊疗中国专家共识[J].中华医学杂志,2022,102(1):21-35.

[12]姜林娣.系统性血管炎(第2版)[M].北京:人民卫生出版社,2021:290-291.

[13] Piggott LM, Gill CM, Kent BD. Differential diagnosis of pulmonary eosinophilia. In: Jackson DJ, Wechsler ME, eds. Eosinophilic Lung Diseases (ERS Monograph) [J]. Sheffield, European Respiratory Society, 2022:19-36.

[14] Grayson PC, Ponte C, Suppiah R, et al. 2022 American College of Rheumatology/European Alliance of Associations for Rheumatology Classification Criteria for Eosinophilic Granulomatosis with Polyangiitis[J]. Arthritis Rheumatol. 2022, 74(3):386-392.

[15] Moiseev S, Bossuyt X, Arimura Y, et al. International Consensus on ANCA Testing in Eosinophilic Granulomatosis with Polyangiitis[J]. Am J Respir Crit Care Med. 2020, 202(10):1360-1372.

滕佳琪（撰写） 苏海华（审校）

第三十六章 结节性多动脉炎
Chapter 36　Polyarteritis Nodosa, PAN

关键词：乙型肝炎病毒；动脉瘤；动脉分叉

Keywords：HBV；aneurysm；artery bifurcation

一、概述

结节性多动脉炎（Polyarteritis Nodosa，PAN）：1866年由Kussmaul和Maier首先报道，因病情严重的血管炎患者在血管炎症的局部区域能形成可触及的结节而得名。在早期是指大多数的系统性血管炎。随着对血管炎研究的深入，越来越多的特异性血管炎，如类风湿关节炎血管炎、嗜酸性肉芽肿性多血管炎（Eosinophilic Granulomatous Polyangitis，EGPA）、显微镜下多血管炎（Microscopic polyangitis，MPA）从PAN中划分出来。过去被诊断为PAN的其他系统性坏死性血管炎被更正，PAN正在成为一种罕见病。约1/3的患者与乙型肝炎病毒（HBV）感染相关。全身各组织器官均可受累，以皮肤、关节、外周神经最常见。病理改变急性期为血管壁纤维蛋白样坏死，炎性细胞浸润和管腔内血栓形成，慢性期为血管壁纤维性增生。PAN治疗主要是糖皮质激素和环磷酰胺，而HBV相关PAN患者应接受抗病毒治疗和血浆置换。

二、定义

PAN是一种主要累及中小动脉的少见血管炎，好发于血管的分叉处，导致动脉瘤、血栓形成、动脉瘤破裂出血及器官梗死。2012年Chapel hill系统性血管炎统一命名研讨会将PAN定义为一种累及中小动脉的坏死性血管炎，不累及微小动脉、毛细血管以及静脉，无肾小球肾炎改变，与抗中性粒细胞胞浆抗体（ANCA）无关。

三、流行病学

随着历史发展，PAN逐渐变得不常见，主要是由于有效的HBV计划免疫和乙型肝炎血液学筛查，以及血管炎的定义和分类的重大变化。一份观察性研究报告显示，自2010年以来，PAN的发病率有所下降，这归功于医疗保健和分类的改进，使得更准确地区分PAN和类似的疾病。欧洲国家PAN发病率（0~1.61）/10,000,000，美国发病率9/1,000,000。

PAN可以发生在任何年龄，最常见的发病年龄是40~60岁，大多数报道男性略占优势，但2007年瑞典的估计患病率却恰恰相反，2/3患者是女性。在巴黎的多民族人口中，欧洲血统的人有更高的PAN患病率。国内尚无大型流行病学数据。北京协和医院总结的65例病例显示发病平均年龄为37.6岁±1.6岁。

四、病因及发病机制

HBV感染是潜在原因。由于HBV疫苗接种和血液制品筛查的改进，HBV相关PAN的流行率逐步下降。在法国，与HBV相关的PAN比例从20世纪70年代的38.5/1000,000下降到1997年至2002年的17.4/1000,000。其余的病因尚不清楚。遗传、感染和环境因素被认为很重要，但没有确凿的证据。特发性PAN对免疫抑制治疗有反应这一事实提示了免疫机制发病可能。

在HBV相关的结节性多动脉炎（PAN）中，血管炎的可能机制包括通过复制病毒或免疫复合物沉积对血管的直接损伤。免疫复合物的沉积导致补体级联激活，从而导致炎症反应和随后的血管壁损伤。血管炎通常发生在HBV感染后的前几个月内,可能是感染的第一个表现特征。

在特发性PAN中,免疫复合物的作用尚不清楚。有证据表明内皮功能障碍、炎性细胞因子增加和黏附分子表达增加。炎症性病变往往发生在血管分叉处,这可能是这些部位黏附分子增加的结果,也可能仅仅是静水压力所致。

任何激发事件,其结果都是中小动脉的局灶性和节段性坏死性炎症。炎症部位的内膜增生,随后形成血栓,其结果是受累动脉供血的器官或组织缺血或梗死。动脉瘤可发生在活动性病变部位,这种形态学表现导致了"结节性"一词。通常涉及的系统包括周围神经、皮肤、肌肉骨骼系统、胃肠系统、肾系统、心脏和生殖道。

五、临床表现

(一)非特异性症状

65%至80%的患者在诊断时发现发热(持续性或间歇性高热或低热)、体重减轻、虚弱和肌痛等非特异性全身症状。

(二)器官特异性症状

对于特异性器官受累,非HBV与HBV相关PAN的器官受累率相似:神经系统55%,皮肤44%,腹部脏器33%,肌肉骨骼系统24%~80%,肾脏11%。

1. 神经系统症状

神经系统受累通常表现为多发性单神经炎,感觉症状先于运动障碍。多发性单神经炎呈不对称分布,每次累及1~2处神经,后期也可发展为对称性,偶可发生手套、袜套样的感觉障碍。PAN常累及腓神经、正中神经、尺神经、坐骨神经等,出现相应神经支配区域的感觉和运动障碍。患者可既有末梢型感觉障碍又有以四肢远端为主的肌无力,四肢腱反射减低,四肢远端不同程度的肌肉萎缩。PAN颅神经损害少见,如出现可累及第Ⅲ、Ⅳ、Ⅵ、Ⅶ和第Ⅷ对颅神经。肌电图的特征是神经传导速度降低。中枢神经系统受累不太常见,可表现为脑病、癫痫或中风。若患者出现颅神经或中枢神经受累,提示预后不良。

2. 皮肤症状

皮肤表现包括紫癜、结节、网状青斑、溃疡、大疱或水泡性疹、皮下结节和指趾远端缺血性坏疽以及节段性皮肤水肿。当PAN仅局限于皮肤,而无内脏受累时,被称为"皮肤型PAN",区别于有内脏受累的经典型PAN。皮肤型较经典型预后好。对儿童皮肤型PAN的随访发现,其很少会转变成经典型PAN。

3. 消化系统症状

肠系膜上动脉受累最常见,其次是肝动脉、脾动脉、腹腔干动脉,而空回肠动脉、结肠动脉、胰十二指肠动脉、直肠上动脉少见。动脉受累的表现以狭窄和扩张最常见,其余有动脉瘤、血管闭塞、串珠样改变。PAN的胃肠道受累不少见,不易识别且进展迅速,甚至危及生命。PAN胃肠道受累的临床表现以腹痛最常见,常为持续性钝痛,进食后加重,其次为消化道出血,而脾梗死、肠梗阻、胃肠道溃疡、肠穿孔、腹膜炎等相对少见。不常见的表现包括缺血或梗死引起的阑尾炎、胰腺炎、胆囊炎。严重急性胃肠道受累提示预后不良,死亡率较高。

4. 肾脏相关症状

PAN肾动脉血管炎常见,引起肾小球缺血可能导致轻度蛋白尿或血尿,没有红细胞铸型。高血压是肾脏缺血的一种表现,通过激活肾素-血管紧张素系统而发生。肾梗死可能无临床症状或产生微量血尿或大量血尿和轻至中度蛋白尿,30%患者缓慢进展为肾功能不全。如果出现急进性肾损害,提示弥漫性肾血管病变,往往伴有肾素依赖性恶性高血压。如果突发严重的腰痛,可能是肾梗塞或肾微小动脉瘤破裂所致的急症。肾活检表现为节段坏死性肾小球肾炎,这与肾脏受累是肾血管性肾病表现而非真正的肾小球肾炎有关。

PAN中输尿管、肾筋膜受累比较罕见,文献中PAN有关的输尿管受累偶有狭窄或梗阻并积水的报道,大部分糖皮质激素或糖皮质激素联合环磷酰胺治疗6个月至15年后积水消失,部分需要手术干预。

5.肌肉骨骼系统症状

PAN患者骨骼肌肉受累常见,肌痛占30%~73%,通常肌酸激酶正常,一般行肌肉磁共振成像表现为炎症改变,针对炎症表现的部位行组织活检对诊断有一定帮助。关节痛约占50%,非对称性的关节炎早期约占20%。PAN关节炎的特点为非对称的非破坏性关节炎,主要累及下肢大关节。

6.心脏相关症状

主要表现为冠脉受累造成的心肌缺血甚至梗死,其次为心包积液和心肌病,但并不常见。PAN心脏受累近1/5,主要为心肌肥大,原因除心肌直接受累外,更可与高血压相关,可发生充血性心力衰竭。

其他表现可能涉及几乎任何器官系统。如乳腺或子宫受累以及缺血性视神经病变或视网膜病变引起的眼部症状。缺血性睾丸炎引起的睾丸疼痛是其特征性但罕见的表现。

六、辅助检查

(一)实验室检查

目前没有特异的实验室检查来诊断PAN,但有些检查可以帮助支持诊断,识别可能受影响的器官,并排除其他诊断。

有助于支持诊断的测试结果包括以下内容。

急性炎症标志物CRP和/或ESR升高,纤维蛋白原升高;血清肌酐升高,尿液分析时发现血尿或蛋白尿,这可能表明肾缺血或梗死;然而,显著的蛋白尿或血尿(尤其是红细胞铸型)提示肾小球疾病,这不是PAN的特征;肝功能检查异常,可能是HBV所致,也可能是PAN累及肝动脉引起的缺血性肝炎所致;HBV血清学阳性,支持诊断;因慢性炎症或胃肠道出血而导致贫血;低补体水平,由免疫复合物激活补体级联反应引起(尤其是HBV相关PAN);肌酸激酶正常或轻度升高。

有助于排除其他原因的检查包括以下内容。

血液培养,以排除感染导致心内膜炎或血管炎;丙型肝炎病毒(HCV)血清学和冷球蛋白阳性,通常与冷球蛋白血症相关的小血管炎有关;ANCA阳性提示另一种血管炎,如肉芽肿伴多血管炎(GPA)或MPA,ANCA阴性有助于支持PAN的诊断;类风湿因子和环瓜氨酸肽抗体(抗CCP抗体),排除类风湿关节炎;抗核抗体和抗双链DNA抗体除外系统性红斑狼疮(SLE)或其他结缔组织病;狼疮抗凝因子、抗磷脂抗体和B2糖蛋白,除外抗磷脂综合征;HIV检测,排除HIV感染;年轻患者进行腺苷脱氨酶2(ADA2)基因(以前称为CECR1基因)功能突变检测,除外腺苷脱氨酶2缺乏症(DADA2)。

(二)影像学检查

常规血管造影是首选的成像方式,灵敏度高达89%。特异性可达90%。常规数字减影血管造影可发现中型血管中的微动脉瘤、血管扩张或局灶性闭塞病变,最典型的是在肾动脉和肠系膜动脉病变。

MR或CT血管造影为非侵入性造影,但在显示微动脉瘤方面的敏感性要低得多,它们的优势在于能够显示肾梗死区域。在高度怀疑PAN和CT或MRI造影正常的情况下,仍有必要进行常规血管造影。

多普勒超声可以观察到动脉瘤,管腔不规则或狭窄,部分病例已成功识别与PAN相关的肾动脉瘤和肝动脉瘤,但对小血管探测困难。超声心动图一般正常,但异常有助于排除其他诊断,如心内膜炎、心房黏液瘤或左心室血栓。

(三)活检

如果血管造影术不可用或不能确定显示中度血管炎,则应进行活检。活检显示一条中等大小的动脉,有局灶性和节段性跨壁坏死性炎症的证据,支持PAN的诊断。肌肉、周围神经、肾脏、睾丸和直肠在受累时提供了最佳活检靶点。腓肠肌活检术后有形成静脉血栓的风险,因此除了腓肠肌是唯一有症状的部位时可以活检,否则不推荐该部位活检。皮肤活检呈阳性并不总是表明全身受累。

七、诊断

1.美国风湿病学会(ACR)1990年PAN标准

需要以下10个标准中的三个:

体重减轻≥4千克(无节食或其他原因所致);网状青斑(四肢或躯干);睾丸疼痛或压痛(并非感染、外伤或其他原因引起);肌痛、虚弱或腿部压痛;单神经病或多神经病;舒张压>90mmHg;尿素或肌酐升高(非肾前因素);HBV阳性;动脉造影显示狭窄或闭塞(除外动脉硬化、纤维肌性发育不良或其他非炎症性病变);中小型动脉活检见多形核白细胞。

这些标准的敏感性为82.2%,特异性为86.6%。但尚未进行前瞻性验证,且这些标准不能区分结节性多动脉炎(PAN)和显微镜下多动脉炎(MPA)。

2.法国血管炎研究小组(FVSG)关于PAN诊断标准的提案

法国血管炎研究小组(FVSG)提出了一组预测项目,作为诊断标准的范例。

在这一队列中,8个变量有助于区分PAN与其他血管炎。从949名已知血管炎患者队列中得出了3个阳性预测项和5个阴性预测项,其中262名患者诊断为PAN。

阳性预测项目包括:HBV感染阳性、动脉造影异常、单神经病或多神经病。

阴性预测项目包括:抗ANCA的存在、气喘、耳、鼻或喉征、肾小球疾病、冷球蛋白血症。

这些项目有助于区分PAN和其他血管炎。

八、鉴别诊断

(一)ANCA相关性小血管炎

GPA、MPA和EGPA是ANCA相关的小血管炎,而PAN仅影响中型血管(即中小型动脉)。ANCA相关性小血管炎具有肾小球肾炎和肺毛细血管炎两项典型特征,但在PAN中未发现以上病变,同时PAN中ANCA阴性。

(二)显微镜下多血管炎(MPA)

MPA的特征是小血管受累并伴有坏死性肾小球肾炎和肺泡出血。约50%的MPA患者中存在ANCA,通常p-ANCA和髓过氧化物酶(MPO)阳性。相较之下,PAN通常由中型动脉血管炎和多发性肾梗塞而导致肾脏受累,而这些多发性肾梗塞可能导致肾功能不全和恶性高血压。腹部和肾脏血管造影可能显示微动脉瘤或狭窄。一般情况下,PAN患者ANCA阴性。

(三)嗜酸性肉芽肿性多血管炎(EGPA)

该病具有以下特点可与PAN相鉴别:①有支气管哮喘病史;②单发或多发性神经病变;③肺非固定性浸润病变;④鼻窦病变;⑤病变组织有嗜酸性粒细胞浸润,外周血嗜酸性粒细胞增多等。

(四)冷球蛋白血症(cryoglobulinemia)

该病是指由于冷球蛋白沉积于血管内皮(主要累及中小动脉),导致皮肤、肾脏、周围神经等发生病变,临床症状主要有皮肤血管性紫癜、关节痛、乏力等,寒冷诱发本病,血清中冷球蛋白异常升高基本可明确诊断。

(五)腺苷脱氨酶2缺乏症(DADA2)

DADA2是一种单基因血管炎综合征,是一种常染色体隐性遗传疾病,可见于儿童和年轻人。DADA2血液学表现包括低丙种球蛋白血症、网织红细胞计数低(代表纯红细胞再生障碍)、血小板减少和中性粒细胞减少。腺苷脱氨酶2基因(以前称为CECR1基因)功能突变的基因检测可明确。

(六)类风湿性关节炎

这可能会出现与PAN相似的症状,或导致继发性血管炎。该病以关节炎为主要表现,类风湿因子和抗CCP抗体在类风湿关节炎中呈阳性。

(七)系统性红斑狼疮(SLE)

SLE也可引起继发性血管炎。颧骨皮疹、脱发、口腔溃疡或浆膜炎,尤其是年轻女性。ANA在SLE中呈阳性。如果临床表现符合SLE的诊断,抗双链DNA抗体(抗dsDNA)可用于SLE的诊断。

(八)恶性肿瘤

发热、体重减轻、疲劳、肌痛和关节痛可能是由癌症引起的。在没有血管炎特征的器官受累的情况下,应进行彻底的恶性评估。血管炎可以作为一种副肿瘤现象发生,尤其是血液系统恶性肿瘤。

(九)纤维肌发育不良(FMD)

FMD可影响肾动脉、颈动脉、肠系膜动脉和其他内脏动脉。然而,FMD不会引起发热、体重减轻、关节炎、皮肤损伤或多发性单神经炎。活检通常很困难,因此成像使用传统的数字减影血管造影或磁共振血管造影(MRA)仍然是最好的诊断方法。血管造影显示"串珠状"动脉瘤和狭窄。MRA可显示血管壁增厚。FMD患者的炎症标志物(CRP或血沉)没有升高。

(十)动脉粥样硬化

动脉粥样硬化是器官缺血最常见的原因。包括PAN在内的炎症性疾病会加速动脉粥样硬化的形成,其中炎症和缺血可能同时存在,因此很难区分。常规数字减影血管造影是最好的检查方法:单纯动脉粥样硬化性疾病中无微动脉瘤是主要的鉴别因素。同时动脉粥样硬化患者的CRP和ESR通常不会升高。

(十一)胆固醇血栓

通常表现为远端缺血、高血压和肾功能损害,还可表现为任何缺血症状,包括单神经病变。通常发生在导致动脉粥样硬化斑块机械破坏的血管介入手术后。小胆固醇晶体向下游喷射,或大斑块脱落并阻塞较大的血管。在第一种情况下,晶体在小血管中诱导炎症反应,导致纤维化,最终导致组织缺血。受累器官活检显示胆固醇微晶。

(十二)心房黏液瘤

可导致多个器官反复栓塞,导致组织缺血和梗死。症状可能与血管炎相似。在某些情况下,这种栓子纯粹是血栓;另一些则是血栓和肿瘤物质的结合。超声心动图显示心房肿块。

(十三)灾难性抗磷脂综合征

是种罕见的疾病,与抗磷脂综合征有病理重叠。它以微血栓形成的多器官梗死为表现,持续数天至数周。先前感染是一个危险因素,抗心磷脂抗体(IgG)和β-2糖蛋白升高,可能存在狼疮抗凝因子。血常规可能显示低血小板计数,部分凝血活酶时间可能延长。

(十四)伯格氏病(血栓闭塞性脉管炎)

通常发生在20至40岁的重度吸烟者中,但也可能发生在女性和老年人中。表现为跛行、休息时缺血性疼痛、雷诺现象或四肢坏疽。与PAN的区别在于没有内脏血管受累。

九、治疗策略

FVSG于1996年提出了5因素评分:该评分可用于预测PAN患者的生存率。这五个因素是:蛋白尿>1克/天,肌酐>120.5μmol/L(>1.58mg/dL),心肌病,胃肠道症状,中枢神经系统受累。一个或多个得分被认为提示预后不良,需要更积极的治疗。

(一)非HBV相关PAN的治疗

其主要目的是控制血管炎的活动,从而防止疾病的进展,以免疫抑制为主。PAN的死亡率在第一年内很高,其中58%~73%的早期死亡是由未控制的血管炎引起的。因此,应对PAN进行积极的治疗。在对278名患者的回顾性分析中,5因素得分≥2的患者,与单独使用糖皮质激素相比,使用环磷酰胺和皮质类固醇治疗的患者生存率显著提高。泼尼松最初口服1mg/kg/d,2个月后逐渐减至15mg/d,15~18个月后停止。环磷酰胺,首选脉冲式静脉注射环磷酰胺,其与口服方案一样有效,还可以减少接触环磷酰胺的总量,减少不良反应。环磷酰胺15mg/kg,每2周静脉注射一次,共3剂,然后每3周静脉注射一次,直至病情缓解,最大剂量为1,200mg/剂;或口服2mg/kg/d。在最初3至6个月的环磷酰胺疗程后,硫唑嘌呤口服2mg/kg/d或来氟米特口服20~30mg/d或甲氨蝶呤每周同一天口服7.5至15mg,根据反应每2~4周增加2.5mg/周,最多25mg/周。没有证据表明环磷酰胺后应用硫唑嘌呤或来氟米特适用于PAN,但ANCA相关血管炎的一项试验结果可以外推到PAN,使得使用环磷酰胺替代品维持成为一种潜在的治疗选择。但对于严重复发(定义为危及生命或器官的疾病)的患者,应重新使用环磷酰胺,以尝试缓解。

FVSG此前曾建议,5因素评分为0的患者可以单独使用糖皮质激素治疗,如果使用激素后仍有持续或复发,则可以添加环磷酰胺作为二线药物。研究表明,在5因素得分为0的患者中,80%的患者仅使用皮质类固醇即可获得缓解,但只有40%的患者能够持续缓解。对于单用皮质类固醇不能缓解或复发的患者,硫唑嘌呤或脉冲静脉注射环磷酰胺可成功诱导缓解。

(二) HBV相关PAN的治疗

患者接受免疫抑制治疗,这可能导致血管炎得到控制,但也促进了持续的病毒复制,因此导致HBV感染的慢性和强度增加。持续的病毒复制已被证明是HBV感染的不良预后特征,导致肝硬化和肝细胞癌的高风险。

治疗方案从积极的免疫抑制开始,大剂量口服皮质类固醇激素持续2周,以减少失控血管炎对终末器官的损害。下一步使用血浆置换作为物理去除免疫复合物的手段。在此阶段同时使用抗病毒治疗可减少病毒载量,从而减少产生免疫复合物的动力,阻止病毒复制,并导致血清转化。抗病毒药物可选拉米夫定,已证明拉米夫定对慢性乙型肝炎血清转化患者有效,可口服。一项观察性试验表明,拉米夫定治疗90%的HBV相关PAN患者在6个月内临床病情缓解,66.7%的患者在9个月内从HbeAg阳性转为HbeAb。血清转化者可获得治愈。PAN复发时,应检查HBV状态,如果阳性,需要在PAN治疗前清除。当对HBV相关PAN患者使用糖皮质激素、抗病毒药物和血浆置换三联疗法时,49.3%的患者实现了HBeAg到HBeAb的血清转化;血清转化者通常能完全缓解,无复发。

(三) 新兴疗法

1. 静脉注射免疫球蛋白(IVIG)

IVIG可作为较轻疾病的糖皮质激素替代剂。在一名患有HBV相关PAN的糖皮质激素抵抗患者中,IVIG治疗效果良好。

2. 肿瘤坏死因子(TNF)-α拮抗剂

TNF-α拮抗剂是DADA2患者治疗的金标准。案例研究表明,PAN耐药患者可能对英夫利昔单抗有反应。

3. B细胞抗体

利妥昔单抗是一种针对人CD20阳性B淋巴细胞的嵌合单克隆抗体。目前还没有关于PAN的临床试验,但有一些病例报告称,经典(非HBV相关)PAN对标准治疗无效的患者随后使用利妥昔单抗取得了良好的临床疗效。利妥昔单抗,尤其是与糖皮质激素联合使用时,可导致先前有HBV感染和"清除"(即表面和核心抗体阳性)的患者重新激活HBV。在这种情况下,有暴发性肝衰竭的病例报告,使用利妥昔单抗需要进行预防性抗病毒治疗。在目前HBV感染的情况下,不应使用利妥昔单抗。

4. α-干扰素

在对标准治疗耐药的轻度或中度HBV相关PAN中,有案例研究在标准治疗中添加干扰素α取得成功。

十、疗效及转归

一般未经治疗的PAN预后极差,5年生存率小于15%,常见死亡原因为重要脏器衰竭,动脉瘤破裂,胃肠道并发症等。由于早期发现和更有效的治疗,PAN的预后正在改善。在一项研究中,1963年至1995年诊断的患者5年生存率为76.5%,而1995年后诊断的患者5年生存率为87.9%。与HBV感染无关的PAN患者的5年生存率为83.4%,而与HBV相关的PAN患者的5年生存率为73.4%。HBV相关性PAN的复发率<11%,低于非HBV相关性PAN(19.4%~57%),两组患者的平均复发时间均为29个月。诊断时间超过90天与未来复发风险增加有关,与死亡率增加无关。

参考文献

[1] 王宪斌,徐东. 结节性多动脉炎的临床特点分析[J]. 中华风湿病学杂志,2014,18(1):34-38.

[2] Pagnoux C, Seror R, Henegar C, et al. Clinical features and outcomes in 348 patients with polyarteritis nodosa: a systematic retrospective study of patients diagnosed between 1963 and 2005 and entered into the French Vasculitis study Group Database[J]. Arthritis Rheum, 2010, 62(2): 616-626.

[3] Ntatsaki E, Carruthers D, Chakravarty K, et al. BSR and BHPR Standards, Guidelines and Audit Working Group. BSR and BHPR guideline for the management of adults with ANCA-associated vasculitis[J]. Rheumatology (Oxford), 2014, 53:2306-2309.

[4] Ribi C, Cohen P, Pagnoux C, et al. French Vasculitis Study Group. Treatment of polyarteritis nodosa and microscopic polyangiitis without poor-prognosis factors: a prospective randomized study of one hundred twenty-four patients[J]. Arthritis Rheum, 2010, 62:1186-1197.

[5]Puéchal X, Pagnoux C, Baron G, et al. Adding Azathioprine to Remission-Induction Glucocorticoids for Eosinophilic Granulomatosis With Polyangiitis (Churg-Strauss), Microscopic Polyangiitis, or Polyarteritis Nodosa Without Poor Prognosis Factors: A Randomized, Controlled Trial[J]. Arthritis Rheumatol, 2017, 69(11):2175-2186.

[6]Meyts I, Aksentijevich I. Deficiency of Adenosine Deaminase 2 (DADA2): Updates on the Phenotype, Genetics, Pathogenesis, and Treatment[J]. J Clin Immunol, 2018, 38(5):569-578.

[7]Stone JH, Merkel PA, Spiera R, et al. RAVE-ITN Research Group. Rituximab versus cyclophosphamide for ANCA-associated vasculitis[J]. N Engl J Med, 2010, 363 :221-232.

[8]uillevin L, Pagnoux C, Karras A, et al. French Vasculitis Study Group. Rituximab versus azathioprine for maintenance in ANCA-associated vasculitis[J]. N Engl J Med, 2014, 371 :1771-1780.

[9]Seri Y, Shoda H, Hanata N, et al. A case of refractory polyarteritis nodosa successfully treated with rituximab[J]. Mod Rheumatol, 2015.

[10]Pattullo V. Hepatitis B reactivation in the setting of chemotherapy and immunosuppression – prevention is better than cure[J]. World J Hepatol. 2015, 7:954-967.

[11]Pagnoux C, Seror R, Henegar C, et al. French Vasculitis Study Group. Clinical features and outcomes in 348 patients with polyarteritis nodosa: a systematic retrospective study of patients diagnosed between 1963 and 2005 and entered into the French Vasculitis Study Group Database[J]. Arthritis Rheum, 2010, 62(2): 616-626.

敖小凤(撰写)　苏海华(审校)

第三十七章　大动脉炎
Chapter 37　Takayasu Arteritis, TA

关键词：血管炎；肉芽肿性炎症；动脉瘤

Keywords：vasculitis, granulomatous inflammation, aneurysm

一、概述

大动脉炎(Takayasu arteritis,TA)：日本医生Takayasu在1908年日本眼科年会上首次报道了1例22岁的女性患者视网膜血管病变的大动脉炎病例,该病故又称为Takayasu病。该病是一种罕见的血管炎,引起中、大型动脉的进行性炎症,主要累及主动脉(离开心脏的主要血管)及其通向手臂、腹部器官、腿部和头部的大分支。与其他形式的血管炎一样,TA常引起动脉瘤或血管狭窄,因相应组织缺乏足够的血液供应,从而导致一系列临床症状,包括手臂和腿部的抽筋、严重高血压导致肾脏损伤、中风、或心脏病发作。在TA中还可以看到许多其他非典型症状,包括关节疼痛、发烧、疲劳等。目前TA的治疗药物主要是糖皮质激素联合免疫抑制剂或生物制剂,一些患者需行血管介入或开放手术治疗,其预后与受累器官的部位及缺血性损伤的严重程度有关。

二、定义

TA是一种主要累及主动脉及其一级分支的慢性肉芽肿性系统性血管炎。大血管的炎症可导致血管段变弱和拉伸,从而导致动脉瘤,或者血管壁的炎症会导致血管壁增厚,并随后再形成动脉瘤,或者导致动脉狭窄或闭塞。

三、流行病学

大多数TA病例报告在亚洲人群中,但世界各地均有分布。美国明尼苏达州奥尔姆斯特德县报告的发病率为2.6/1,000,000,瑞典的发病率估计为1.2/1,000,000。日本的尸检研究发现,每3,000例尸检中就有1例有大动脉炎。

TA通常被认为是年轻女性的一种疾病,但不同国家该病的性别偏好各不相同。日本女性的发病率约为男性的8倍,而印度男性和女性的发病率相同。发病年龄高峰通常出现在30多岁,而日本人发病高峰出现在15~25岁之间,欧洲人的平均诊断年龄为41岁。

疾病在不同人群中的表达也不同。与日本患者相比,美国患者更有可能出现体质(美国为43%,日本为27%)和肌肉骨骼症状(美国为53%,日本为6%)、跛行(美国为90%,日本为13%)和视觉变化(美国为30%,

日本为6%)。

四、病因与发病机制

TA病因尚不清楚。环境和遗传因素被认为在疾病的发展中起作用。不同种族,TA与不同的人类白细胞抗原(HLA)基因相关,在土耳其大动脉炎患者群体中,白细胞介素(IL)-12、IL-6和IL-2基因存在多态性。细胞免疫及体液免疫均参与该病的发生。

TA是一种免疫介导的血管炎,以大动脉肉芽肿性炎症为特征。IL-6被认为在大动脉炎的发病机制中起重要作用,IL-6抑制剂治疗,疗效良好。TA动脉的免疫和炎症反应与巨细胞动脉炎相似。在血管炎的急性期,炎症开始于动脉外膜。T细胞在最初的细胞反应中起着重要作用,抗内皮细胞抗体也可能参与其中。在这个过程中,激活的树突状细胞招募T细胞进入大动脉壁。T细胞能分泌干扰素γ、肿瘤坏死因子(TNF)和穿孔蛋白(perforin)等生物活性因子,招募更多的炎症细胞进入动脉壁,改变了动脉壁的生化环境,也改变了血管内皮细胞分泌的生物活性因子。早期表现为动脉壁全层的非特异性炎症,可见淋巴细胞、浆细胞浸润,偶见多形核中性粒细胞和多核巨细胞。随着病程的进展,炎症细胞和平滑肌细胞会迁移进入大动脉内膜,形成肉芽组织并局部增生,可伴有血栓形成,动脉壁中层发生弹力纤维降解和纤维化瘢痕,结果导致管腔的狭窄或闭塞,少数患者可能因炎症较快较重地破坏动脉壁中层的弹力纤维及平滑肌,管壁的修复不足以抵挡血压的牵拉,导致动脉扩张、动脉瘤或夹层形成。

五、临床表现

非特定的体质症状,包括发热、体重减轻和疲劳等常见表现,肌痛和关节痛不常见。根据血管病变部位,按Lupi-Herrea分类法可分为4型:①头臂动脉型:累及主动脉弓及其分支;②胸腹主动脉型:累及降主动脉或腹腔动脉;③广泛型:兼具上述两种类型的特征;④肺动脉型。受累血管不同,临床表现各异。患者可出现脉搏缺失或四肢血压无法测量的情况。如果椎动脉起点附近的血管狭窄,由于虹吸作用,患侧椎动脉血液发生逆流,进入患侧锁骨下动脉的远心段,导致椎-基底动脉缺血性发作和患侧上肢缺血症状,此现象称为锁骨下动脉盗血综合征。该病可新发高血压或主动脉瓣反流。冠状动脉受累可导致心绞痛,但心包炎和充血性心力衰竭并不常见。肺动脉受累可能导致胸痛、呼吸困难或咯血。脑动脉受累可表现为头痛、短暂性缺血发作或中风。视觉症状可能包括模糊、暗点、复视和黑矇。Takayasu描述的视网膜动静脉短路很少见。肠系膜动脉受累可导致腹痛或胃肠道出血。肾动脉受累通常导致顽固性高血压,以及由于肾动脉受累导致的肾脏长期缺血释放炎症介质,导致肾脏纤维化、肾小球玻璃样变和进行性肾萎缩,甚至肾功能衰竭。

体征:四肢冰冷和脉搏缺失(最常见的是桡动脉脉搏),双上肢血压差可能大于10mmHg。高血压可能是一种特征,但如果血压测量区域附近有狭窄,血压也可能异常低。颈动脉搏动可能感觉较弱,可以听到杂音。锁骨上区或腹主动脉也可听到杂音。如果主动脉根部受累和主动脉瓣反流,可听到心脏杂音。较不常见的表现包括手臂或腿部出现结节性红斑或坏疽性脓皮病。

六、辅助检查

急性期标志物,包括血沉(ESR)和C反应蛋白(CRP),通常在疾病活动期升高,可以作为疾病活动的标志。还可以观察到其他非特异性炎症标志物,如正常细胞性贫血和血小板增多症。目前还没有针对TA的特异性实验室标志物。

无创性血管超声检查是对疑似TA患者进行初步评估的有用工具。CT、MRI血管成像和数字减影血管造影(DSA),是明确TA诊断的重要方法,同时有助于监测疾病活动。因为CTA可以显示部分受累血管的病变,发现管壁强化和环状低密度影,从而提示是否病变是否为活动期,所以CTA逐渐成为了TA诊断和随访的首选检查。MRI能清晰显示动脉形态、结构,还能在造影发现狭窄前就显示出受累血管壁增厚及周围水肿情况,而这些改变与ESR、CRP的水平呈正相关。因此,MRI对动脉内膜和管壁的早期病变诊断参考价值较大。DSA是目前诊断TA的金标准,可以详细了解病变部位、范围及程度,以及侧支形成情况,为手术和介入治疗提供最有价值的影像学依据。正电子发射断层扫描和放射性标记的氟脱氧葡萄糖(PET-FDG)可用于识别大动脉中的炎症,PET示踪剂摄取强度与磁共振血管造影上疾病活动相关,并与ESR、CRP的升高相关,可能显示炎症活跃动脉段的示踪剂摄取增加,是重要的诊断技术。然而,PET-FDG在评估疾病活动性方面的表现仍不清楚,如动脉粥样硬化病变也可能显示示踪剂摄取增加。

由于无法从受累的血管中获得活检,因此,活检不是常用的诊断方法。对继发于TA并发症的患者进行血运重建的活检标本可能显示与巨细胞动脉炎相同的组织病理学结果。颞动脉活检对诊断没有帮助。TA的病理特征为动脉壁全层炎,急性期可见大量炎性细胞浸润,以淋巴细胞、浆细胞为主,后期动脉壁广泛纤维化及瘢痕形成。

七、诊断

目前该病的诊断主要基于其临床表现和受累血管的影像特征。多采用1990年美国风湿病学会(ACR)制定的大动脉炎诊断标准①发病年龄≤40岁;②患肢间歇性跛行;③一侧或双侧肱动脉搏动减弱;④双上肢收缩压差>10mmHg;⑤锁骨下动脉或主动脉杂音;⑥主动脉及一级分支或上下肢近端的大动脉狭窄或闭塞,病变常为局灶或节段性,且不是由动脉粥样硬化、纤维肌性发育不良或其他原因引起。符合上述6项中的3项者可诊断本病。有研究表明此标准诊断的敏感性和特异性分别为90.5%和97.8%。

K.Ishikawa提出诊断TA的标准是基于对108名日本患者的观察。除了存在强制性标准外,存在2个主要、4个次要或1个主要加2个次要标准则TA的可能性很大,敏感性为84%。强制性标准:年龄小于或等于40岁;主要标准:左锁骨下中动脉病变、右锁骨下中动脉病变;次要标准:ESR增快、颈总动脉压痛、高血压、主动脉瓣反流或主动脉环扩张、肺动脉病变、左中颈总动脉病变、远端头臂干病变、胸主动脉病变、腹主动脉病变。

2010年欧洲风湿病学会发布了新的儿童TA诊断标准:①主动脉弓及其主要分支和肺动脉血管影像学异常:包括瘤样扩张、狭窄、闭塞或动脉壁增厚,除外肌纤维发育不良等原因;②脉搏异常(外周动脉搏动消失、减弱或不对称)或肢体间歇性运动障碍;③四肢血压测量差异:收缩压差>10 mmHg;④血管杂音;⑤高血压;⑥急性期反应物增高:第1小时ESR>20mm,CRP增高。其中①为必备条件,合并其余五项中的一项即可诊断。

2022年ACR和EULAR(欧洲抗风湿病联盟)联合制定了TA新的分类标准,该标准包括准入条件和分类标准,必须满足2项准入条件,分类标准评分总分≥5分可分类为TA,该分类标准的敏感度为93.8%,特异度为99.2%

表2-37-1 2022年ACR和EULAR联合制订的TA分类标准

条目	评分
准入条件	
诊断年龄≤60岁	
影像学存在血管炎证据	
分类标准	
临床标准	
女性	1
血管炎引起的心绞痛或缺血性心脏疼痛	2
上肢和/或下肢运动障碍	2
动脉杂音	2
上肢动脉搏动减弱	2
颈动脉搏动减弱或触痛	2
双上肢收缩压差≥20mmHg	1
影像学标准	
受累动脉数	
1支	1
2支	2
3支及以上	3

续表

条目	评分
对称动脉成对受累	1
腹主动脉伴肾动脉或肠系膜动脉受累	3

TA活动性判断：大约20%的TA为自限性，在发现时疾病已稳定，这类患者如无并发症可随访观察。对于疾病活动性的判断，传统的TA活动期生物学指标是ESR和CRP，但难以准确反映血管炎症的情况，与病理所见并非完全一致。TNF、IL-6、RANTES等生物学指标可能更敏感。临床上尚无判断TA活动性的公认指标。

目前常用的有Ker等提出的病情活动性评估指标：①部分患者发病时可有全身症状，如发热、肌痛；②血沉增快；③受累血管有缺血与炎症表现，如患肢间歇性活动性疲劳，动脉搏动减弱或消失，血管杂音，血管痛，上肢或下肢血压不对称；④造影可见典型的血管损害。具备2项或以上初发或加重即可判断为病变有活动性。

2018年EULAR制订的TA管理指南中的TA活动性的定义：①存在与TA活动相关的新发、持续或恶化的典型临床症状或体征，且与既往损害无关；②至少出现下述表现中的一项：A.当前影像学或组织活检病理示疾病活动；B.新近出现的由TA引起的缺血性并发症；C.持续升高的炎症指标（除外其他原因）。

TA缓解的判断：是指缺乏与活动性TA有关的临床表现和体征，CRP、ESR正常，无血管狭窄或扩张等影像学上的进展。TA持续缓解指疾病缓解达6个月以上，激素和免疫抑制剂使用达到个体化的最小剂量。

TA复发的判断：在缓解一段时间后出现TA活动。若出现如下表现为重症复发，否则为轻症复发：①缺血现象，如卒中、肢体跛行；②主动脉急性炎症导致的主动脉或其他大血管扩张、坏死或夹层。

难治性TA判断：即使接受了适当的激素和免疫抑制剂治疗，仍处于持续的疾病活动状态。

大动脉炎损伤评估标准：目前尚无国际公认的TA疾病损害程度评估标准，主要两种评估标准为TA损伤评分（TADS）和血管炎损伤指数（VDI）。其中，TADS与患者的临床结局（如无脉、支架通畅性及死亡率）相关。因此，《中国大动脉炎诊疗指南（2023）》推荐参考TADS标准并结合血管狭窄程度及范围、缺血临床表现及脏器功能受损情况等因素，对TA脏器损害进行综合评估，从而制订恰当的治疗方案。

表2-37-2　TA损伤评分（TADS）

条目	定义	评分
1.眼睛		
一只眼视力丧失	一只眼视力丧失	1
第二只眼视力丧失	第二只眼视力丧失	1
2.胸部		
持续咳嗽/呼吸困难/喘息	持续咳嗽、呼吸困难或呼吸短促	1
呼吸衰竭	呼吸困难，丧失呼吸能力，可能需要吸氧	1
3.肾脏		
舒张压>95mmHg、收缩压>145mmHg或需要抗高血压药物治疗	血压升高，如舒张压（>95mmHg）或收缩压（>145mmHg）	1
蛋白尿	尿蛋白（试纸条法测）大于1+，或24h尿蛋白>0.2g	1
肌酐（>150μmol/L）	实验室标准分析的血清水平	1
终末期肾衰竭	需要慢性透析	1
4.神经系统		
器质性精神错乱/痴呆	有明显的定向障碍、记忆丧失或精神反应时间延长	1
癫痫发作（非高血压）	阵发性脑放电，产生特有的身体变化，包括强直和阵挛运动及某些行为变化	1
卒中	脑血管意外导致局部神经症状如麻痹、虚弱等	1
第二次卒中	第二次发生的脑血管意外导致局部神经症状如麻痹、无力等	1
脊髓病变	横断性脊髓炎伴下肢无力或感觉丧失伴括约肌失禁（直肠和膀胱）	1
5.药物相关损害和其他损害		
恶性疾病	任意器官的癌症	1
不孕症	无法怀孕或分娩活胎	1
其他		1
6.血管置入治疗		
首次血管扩张，支架或血管成形手术	首次球囊扩张术、支架置入术或血管成形手术	1
球囊扩张、支架置入或血管成形手术后的阻塞/再狭窄	支架或动脉阻塞或再狭窄	1
第二次阻塞	支架或动脉第二次阻塞或再狭窄	1
7.心血管系统		
杂音	听诊可闻及动脉杂音	1
双侧脉搏和血压不对称	脉搏较对侧减弱。两肢间收缩压差>10mmHg	1

续表

条目	定义	评分
脉搏消失	此前脉搏消失持续6个月以上。然后继续查看7a选项,记录相关的解剖部位。检查全部动脉:颈动脉、锁骨下动脉、肱动脉、桡动脉、股动脉、腘动脉、胫后动脉、足背动脉7a:	1
	左侧颈动脉	1
	右侧颈动脉	1
	左侧锁骨下动脉	1
	右侧锁骨下动脉	1
	左侧肱动脉	1
	右侧肱动脉	1
	左侧桡动脉	1
	右侧桡动脉	1
	左侧股动脉	1
	右侧股动脉	1
	左侧腘动脉	1
	右侧腘动脉	1
	左侧胫后动脉	1
	右侧胫后动脉	1
	左侧足背动脉	1
	右侧足背动脉	1
跛行	运动或活动时的疼痛,如有请继续查看7b选项,是否与手臂或腿部有关。运动相关的颈部痛或锁骨下动脉盗血亦可在此记录为跛行 7b:手臂或腿部有运动或活动时的疼痛	1 1 1
主动脉不全	临床或超声心动图发现主动脉瓣渗漏	1
缺血性心绞痛	劳力时胸痛,休息或服用硝酸甘油后缓解	1
充血性心力衰竭	液体潴留伴足/体水肿,与肺基底部捻发音和心脏泵血功能衰竭引起的颈静脉压力升高有关	1
心肌病	扩张性心肌病	1
8.其他损伤项目	任何与大动脉炎相关的项目,或与持续6个月以上的治疗相关的项目,均可在此记录	1

以上每个条目仅在持续存在6个月以上才能计分。

八、鉴别诊断

(一)巨细胞动脉炎(GCA)

该病患者通常年龄较大,平均年龄为74岁。可能有多肌痛综合征伴近端肌痛。咀嚼肌乏力常见,下肢受累不太常见。CT或磁共振血管造影成像:GCA更容易累及颅动脉,而不太可能累及下肢。

(二)原发性高血压

该病脉搏完整,无杂音。两侧血压无明显差异。血管成像无狭窄。

(三)梅毒感染

该病在生殖器部位,出现坚硬、无痛性溃疡。对称性非瘙痒性皮疹伴有全身症状。梅毒血清学阳性。CT血管造影可见近端升主动脉的典型钙化。

(四)脊柱关节病

该病背部疼痛和僵硬持续超过1小时,尤其是在早晨。周围性关节炎,伴随症状可能包括银屑病、掌跖脓疱病、虹膜炎、葡萄膜炎或结膜炎。脊柱X线:可能显示骶髂关节炎。关节X线可显示关节周围骨溶解。

(五)白塞病

该病是一组口腔和生殖器溃疡与葡萄膜炎的三联征。常伴有周围性关节炎。可能有血栓性动脉和静脉闭塞。血管造影可显示受累动脉囊状扩张或血栓性闭塞。脑脊液检查显示炎症细胞和蛋白质增加。

(六)川崎病

该病通常影响5岁以下儿童。高度发热伴草莓舌、淋巴结肿大、红眼伴葡萄膜炎或结膜炎,手掌和脚底可能出现皮疹和脱皮。血管造影见冠状动脉可呈囊状扩张。

(七)马凡氏综合征

该病是常染色体显性遗传的结缔组织疾病,以失去弹性组织为特征,影响许多身体系统,包括肌肉骨骼系统、心血管系统、神经系统和呼吸系统以及皮肤和视觉系统。该病典型表现为身形瘦高,四肢细长,可能有马凡氏综合征家族史,易发生晶状体脱位。诊断的基本简化标准是以下4项发现中的3项:相关家族史、特定肌肉骨骼异常、晶状体半脱位、主动脉扩张或夹层。胸部X片上也可观察到皮肤纹、硬脑膜扩张、疝气、气胸和肺气肿性大疱。

（八）Ehlers-Danlos综合征（埃勒-丹洛综合征）

该病是一组遗传性结缔组织疾病。它们是由影响编码或修饰胶原、纤维蛋白和/或其他基质蛋白的基因致病性突变引起的。临床表现不同，可能包括关节过度活动、皮肤过度弹性、易擦伤、萎缩性瘢痕和marfanoid习性。如果血管壁胶原受到影响，血管造影可能显示受累动脉的囊状扩张。基因检测可明确。

（九）动脉粥样硬化

该病更常见于男性，可能有高血压、吸烟、糖尿病和胆固醇升高的相关危险因素。通常，患者年龄超过40岁。血管造影：典型的动脉突然狭窄，而非锥形狭窄。病变通常位于血管起源和颈动脉分叉处。

（十）纤维肌发育不良

该病是一条或多条动脉壁上细胞异常增生的血管性疾病，导致受累血管狭窄或隆起，特征性表现为受累动脉串珠样改变。多见于年轻女性，受累血管最常见颈动脉和肾动脉。主动脉通常不受累。

九、治疗策略

（一）药物治疗

治疗大动脉炎的目的是控制全身症状，抑制血管炎症，防止血管及其供血组织受损。糖皮质激素是治疗的主要手段，免疫抑制剂用于耐药患者或糖皮质激素相关副作用患者。应考虑低剂量阿司匹林，以帮助预防缺血性并发症。

泼尼松最初口服1mg/kg/d，然后根据反应逐渐减少，通常起始剂量为40~60mg/d，最大剂量60mg/d。对仅有单个局限性病变（如单侧颈动脉、单侧锁骨下动脉等）的TA患者，激素初始治疗剂量可考虑泼尼松25~30mg/d；对轻度活动的TA患者（如有全身症状，但无肢体缺血的患者），初始治疗可选择低剂量激素。

糖皮质激素治疗的持续时间各不相同，但一旦症状和体征减轻，急性期标志物恢复正常，就可以减少剂量。一种常见的减量方案是每周减少5mg泼尼松龙，直到达到20mg/d的剂量。此后，减量率降至2.5mg/w，直至达到10mg/d的剂量。此后，只要疾病没有变得更活跃，每周减少1mg/d。如果疾病活动恢复，可能必须停止糖皮质激素减量，并增加剂量。对于一些有中枢神经系统症状的患者，临床有尝试糖皮质激素静脉冲击，但没有数据支持其使用，还需要更多研究支持。

大多数患者通过糖皮质激素治疗进入缓解期，但在剂量递减期间，超过50%的患者出现复发。因此，EULAR指南建议尽早在保留激素基础上使用改善病情抗风湿药物，如甲氨蝶呤、来氟米特、硫唑嘌呤或霉酚酸酯。硫唑嘌呤、霉酚酸酯或来氟米特可用于对甲氨蝶呤不耐受或服用期间复发的患者。对于患有严重或危及生命或器官的疾病的患者，可能需要使用环磷酰胺。但是由于环磷酰胺的已知毒性，尤其是卵巢早衰和继发恶性肿瘤的长期风险，需要仔细权衡。甲氨蝶呤：15~25mg口服或皮下注射，每周一次，每周同一天；硫唑嘌呤：2mg/kg/d口服；霉酚酸酯：1~1.5g口服/静脉注射，每日两次；来氟米特：20mg口服，每日一次；环磷酰胺：2mg/kg/d口服。

生物靶向药物被广泛应用于TA的治疗。TNFα拮抗剂就是其中代表药物。使用糖皮质激素和免疫抑制剂进行治疗，仍存在持续性活动性病变，可考虑TNFα拮抗剂。有研究报道，TNFα拮抗剂对于复发性TA有较好的疗效，可使90%复发TA缓解，其中50%维持期联合泼尼松剂量可在10mg/d以下，但仍有33%复发率。英夫利昔单抗：0周、2周和6周单次静脉注射3~5mg/kg，然后每4~8周一次。Molloy等报道，25例难治性TA病人在接受糖皮质激素与细胞毒药物治疗后，继续联合使用TNFα拮抗剂，但疗效不令人满意，治疗期间病人炎症反应程度波动较大且复发率高。

IL-6抑制剂托珠单抗（TCZ）在治疗TA方面有不错的疗效。有研究为比较TNFα抑制剂及托珠单抗对TA治疗效果，23例使用托珠单抗，88例患者选择TNF抑制剂，在第3个月和随访结束时，TCZ和TNF抑制剂之间的完全/部分缓解率相似，两组在复发、糖皮质激素剂量减少、手术需要和死亡率方面的结果相似。

由于T细胞参与了TA的发病机制，阿巴西普（Abatacept）抑制T细胞的激活，理论上对TA有效。然而，在一项随机临床试验中，在泼尼松龙治疗方案中添加阿巴西普并不能降低大动脉炎患者的复发风险。

复发性或难治型TA诱导缓解治疗方案：对轻症复发的TA患者，推荐将激素的剂量增加至至少前次有

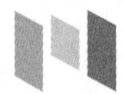

效剂量,并调整抗风湿药物的使用;对重症复发的TA患者,推荐使用大剂量激素重新诱导缓解,或按照初发疾病增加激素剂量,并调整抗风湿药物的使用;对经传统抗风湿药物治疗复发的或难治型TA患者,可考虑使用生物靶向药物。

(二)手术治疗

手术治疗的目的是解除血管狭窄,通过血管置换、球囊扩张或旋切重建血液循环,改善脏器供血以期纠正远端肢体或器官、组织缺血导致的并发症。经皮血管成形术短期内可能有效,但再狭窄常见,血管旁路手术具有良好的长期疗效。TA病人炎症期手术治疗后非常容易再狭窄,炎症期的病人可通过药物治疗降低炎症反应,稳定病情之后再手术治疗。

十、疗效及转归

疾病缓解通常被定义为缺乏临床和实验室特征,在后续影像学检查中没有新血管病变的证据。TA复发率较高,在所有病情缓解的患者中,超过80%的患者会复发。

胸主动脉瘤、主动脉瓣受累、冠状动脉和肺动脉动脉炎是已知的与死亡率增加相关的并发症。TA病人致死原因中,81%是由于发生血管相关的不良事件,主要包括肠系膜动脉缺血和主动脉瘤破裂,其余病人死于感染相关的并发症。据估计,TA的5年死亡率在70%到93%之间。

参考文献

[1]Clifford A, Hoffman GS. Recent advances in the medical management of Takayasu arteritis: an update on use of biologic therapies[J]. Curr Opin Rheumatol, 2014, 26(1):7-15

[2]Treglia GM. Usefulness of whole-body fluorine-18-fluorodeoxyglucose positron emission tomography in patients with large-vessel vasculitis: a systematic review[J]. Clin Rheumatol, 2011, 30(10):1265-75

[3]Zerizer I, Tan K, Khan S, et al. Role of FDG-PET and PET/CT in the diagnosis and management of vasculitis[J]. Eur J Radiol, 2010, 73(3):504-9.

[4]Jales-Nero LH, Levy-Neto M, Bonfa E, et al. Juvenile-onset Takayasu arteritis: peculiar vascular involvement and more refractory disease[J]. Seand J Rheumatol, 2010, 39:506-510.

[5]Hellmich B, Agueda A, Monti S, et al. 2018 update of the EULAR recommendations for the management of large vessel vasculitis[J]. Ann Rheum Dis, 2020, 79(1):19-30.

[6]Cui X, Dai X, Ma L, et al. Efficacy and safety of leflunomide treatment in Takayasu arteritis: case series from the East China cohort[J]. Semin Arthritis Rheum, 2020, 50(1):59-65

[7]Jean Schmidt 1, Tanaz A Kermani, A Kirstin Bacani, et al. Tumor necrosis factor inhibitors in patients with Takayasu arteritis: experience from a referral center with long-term followup[J].Arthritis Care Res (Hoboken), 2012, 64(7):1079-83.

[8]Koster MJ, Matteson EL, Warrington KJ. Recent advances in the clinical management of giant cell arteritis and Takayasu arteritis[J]. Curr Opin Rheumatol, 2016, 28(3):211-7.

[9]FatmaAlibaz-Oner, SemaKaymaz-Tahra, ÖzünBayındır, et al. Biologic treatments in Takayasu's Arteritis: A comparative study of tumor necrosis factor inhibitors and tocilizumab[J].Seminars in Arthritis and Rheumatism, 2021, 51(6):1224-1229

[10]Langford CA, Cuthbertson D, Ytterberg SR, et al, Vasculitis Clinical Research Consortium. A randomized, double-blind trial of abatacept (CTLA-4Ig) for the treatment of Takayasu arteritis[J]. Arthritis Rheumatol, 2017, 69(4):846-53.

[11]Labarca C, Makol A, Crowson CS, et al. Retrospective comparison of open versus endovascular procedures for takayasu arteritis[J]. J Rheumatol, 2016, 43(2):427-32.

敖小凤(撰写) 苏海华(审校)

第三十八章 巨细胞动脉炎

Chapter 38 Giant Cell Arteritis, GCA

关键词:血管炎;颞动脉;头痛;失明

Keywords:vasculitis;temporal artery;headache;ablepsia

一、概述

巨细胞动脉炎(Giant Cell Arteritis,GCA)是50岁以上人群最常见的血管疾病,主要侵犯具有外膜、肌性中层、内膜的大或中等动脉,属大血管炎范畴,主要累及主动脉及其2~5级动脉分支(如椎动脉、颈内动脉、颈外动脉、锁骨下动脉),亦可累及主动脉的远端动脉,以及中小动脉(如颞动脉、颅内动脉、眼动脉等)。GCA最受影响的动脉是颞动脉和其他颅动脉(现在称为颅动脉-GCA),如果不及时治疗,可能会导致突然失明。颞动脉或其他颅动脉受累时的体征和症状包括手臂疼痛、一侧或枕部搏动性头痛、下颌疼痛、头皮压痛、复视或其他视觉障碍、颞动脉膨出且皮肤触痛、水肿和发红。它还可能出现全身症状,如多肌痛、发热、厌食和体重减轻。

二、定义

GCA也称为颞动脉炎、颅动脉炎或肉芽肿性动脉炎,是一种大、中型动脉的全层坏死性、肉芽肿性血管炎。它主要影响颈外动脉的分支,是成年人最常见的系统性血管炎。GCA最常见的严重后果是视神经缺血导致不可逆转的视力丧失。

三、流行病学

GCA在50岁以后发病率稳步上升,平均发病年龄为70~80岁。女性发病率是男性的2到4倍。欧洲50岁以上人群的GCA发病率为(7~29)/100,000。南欧GCA的发病率低于北欧人群的报告。据报道,西班牙的发病率为10.2/100,000,斯洛文尼亚为8.7/100,000,意大利北部为6.9/100,000。在美国,它在北欧血统的白人中最常见,在非洲/加勒比血统的人中很少见。中国缺乏发病率方面的报道,有报道发现中国人中GCA发病年龄相对较小,男性居多。

四、病因和发病机制

确切原因尚不清楚;遗传和环境因素可能有助于GCA的发展。人类白细胞抗原(HLA)Ⅱ类区域的遗传多态性与GCA易感性相关。一些传染源已被牵连,但缺乏确凿的证据,如肺炎支原体、肺炎衣原体、细小病毒B19、副流感病毒、水痘-带状疱疹病毒、疱疹病毒、巨细胞病毒。在对已发表的观察性研究进行的荟萃分析中,发现与不吸烟者相比,当前和曾经吸烟者患GCA的风险显著增加。

GCA是一种免疫介导的血管炎,其特征是中、大动脉壁肉芽肿性炎症。颈动脉的颅外支优先受累,主动脉及其主要分支也经常受累。受影响的动脉出现炎性损伤,以及T细胞和巨噬细胞组成的肉芽肿。约50%的病例中存在多核巨细胞,但不是诊断GCA的必要条件。

免疫损伤最初发生在动脉壁的外层或外膜层。高度活化的常驻树突状细胞通过吸引并向T细胞递呈抗原发挥关键作用。CD4 T细胞通过激活后在血管壁中增殖并进行克隆性扩张,T细胞释放细胞因子干扰素γ,进而刺激组织浸润的巨噬细胞并诱导多核巨细胞的形成。外膜中的巨噬细胞产生炎症细胞因子,白细胞介素1和白细胞介素6,它们负责全身炎症和急性期反应,导致炎症标志物升高。在动脉的肌层或中间层,巨噬细胞通过释放基质金属蛋白酶和活性氧簇,后者激活氧化应激导致组织损伤。

为了应对免疫损伤,动脉释放生长因子和血管生成因子(即血小板衍生生长因子和血管内皮生长因子),导致肌成纤维细胞增殖、新血管形成和内膜或内层显著增厚。这种内膜扩张和增生的过程导致血管管腔狭窄和闭塞,最终导致组织缺血。

五、临床表现

GCA临床表现复杂多变,可隐匿或急性起病。最常见的表现为全身症状,新近出现头痛、视觉受累症状、间歇性下颌运动障碍三联症及风湿性多肌痛。

常见全身症状可包括低热、不适、疲劳和体重减轻。发热无一定规律,多数为低至中等度(38℃左右)的发热,约15%的患者可高达39~40℃。

头痛最为常见,高达85%的患者可出现头痛,约50%的患者以头痛为首发症状。头皮疼痛或颞动脉压痛,呈弥散或局部,患者可于梳头时发现。头痛呈刀割样、烧灼样或持续性胀痛,可持续性发作,亦可间歇性发作,对止痛药物不敏感,轻触或梳头时可加重。偶见头皮出血性坏死。50%的患者有头皮触压痛或可触及的痛性结节,结节如沿颞动脉走向分布更具诊断价值。典型颞动脉受累表现为动脉增粗变硬、怒张、搏动增强,亦可因血管闭塞致搏动减弱或消失。

颈部、肩部、髋部和近端肢体疼痛和僵硬，活动受限，在一段时间静止后和运动后恶化，这些也可能是风湿性多肌痛的症状。风湿性多肌痛多表现为晨僵，双肩症状比颈和腰部症状更多见，并且晨僵持续半小时或更长，并伴随全身性的炎性反应。GCA患者中有40%~60%同时伴发风湿性多肌痛，并且10%有组织学证据的GCA患者最初诊断为风湿性多肌痛。

下颌、舌间歇性运动障碍：患者在单侧或双侧咀嚼时可能会感到下颌疼痛，休息后好转。同样，说话或咀嚼时舌痛，在即将发生坏死的情况下，可能变得更敏感。以上症状与相关肌群动脉血流量减少相关。颞浅动脉的额支或顶叶支可能存在压痛、增厚和结节，同样可能累及面动脉和枕动脉。无脉症：可在检查动脉时检测到颞浅动脉、面动脉和桡动脉无搏动。高达20%的患者的单眼或双眼部分或完全失明（无痛性），其他可能包括暂时失明、复视或色觉改变。

颅外受累患者主要影响锁骨下及腋动脉。相关症状包括主动脉弓综合征、上肢跛行——使用上肢时可能会出现疼痛，特别是将手臂抬到肩膀以上时加重、血压不对称或无脉、周边感觉异常和偶尔组织坏疽。受累的主动脉临床症状不明显，但可以导致动脉扩张或动脉瘤形成。颈动脉、锁骨上、腋窝或肱骨区域听诊时可听到杂音。其他不常见症状由于累及椎基底动脉区域，GCA导致后循环事件，受累的症状包括虚弱、语言障碍、构音障碍、平衡困难，以及罕见的偏瘫。

GCA较少累及呼吸系统，可表现为持续性干咳、咽痛、声嘶等，可能是受累组织缺血或应激所致。精神症状表现为抑郁或意识模糊。甲状腺和肝功能异常亦有报道。对称性关节滑膜炎很少见，浆膜炎、发声障碍、女性生殖道或乳房受累、抗利尿激素分泌不当综合征亦偶可发生。

GCA一般较少累及肾脏，肾脏表现通常不典型，且相对少见，主要包括以下方面。①肾血管性高血压：GCA可累及肾动脉，导致肾动脉狭窄。肾动脉狭窄使肾血流减少，激活肾素-血管紧张素-醛固酮系统，引起血压升高。这种高血压对常规降压药物反应可能较差，难以控制。②肾功能损害：严重的肾动脉狭窄或肾血管炎可导致肾脏缺血，进而引起肾功能损害。患者可能出现血肌酐、尿素氮升高等表现，严重时可发展为肾衰竭。但与其他常见的肾脏疾病相比，GCA导致的肾功能损害发生率较低。③蛋白尿和血尿：少数情况下，GCA患者可能出现轻度蛋白尿和镜下血尿。这可能是由于肾脏血管炎症累及肾小球或肾小管，导致其功能异常，使蛋白质和红细胞漏出到尿液中。但蛋白尿和血尿通常不严重，一般不会出现大量蛋白尿或肉眼血尿。

六、辅助检查

（一）实验室检查

在GCA患者中ESR可明显升高，可用ESR来监测疾病的活动，但有17%的患者可能正常；97.5%的GCA患者有CRP增高；GCA患者有血小板增多及正常红细胞性贫血；其他可发现增高的血液黏度、纤维蛋白原、补体和白细胞介素6及α2、β球蛋白。在监测疾病活动上，白细胞介素6比ESR更敏感。也有发现碱性磷酸酶及抗磷脂抗体升高。

（二）颞动脉活组织检查

颞动脉活检是诊断GCA的金标准，特异性100%。选择有触痛或有结节感的部位，在局部麻醉下切取颞浅动脉2~3cm，作连续病理切片，此为安全、方便、可行的方法。但由于GCA病变呈跳跃分布，活检的阳性率为40%~80%，活检阴性并不能排除GCA诊断。选择性颅外动脉造影可有助于确定病损位置，从而指导取材部位。切除较长一段颞动脉可增加阳性率。通过在多个水平上检查长度至少为5mm的样本，可提高诊断率。但是颞动脉活检对颅外GCA患者的帮助较小，其中高达50%的患者可能为阴性。

颞动脉活检可见动脉壁和内膜变厚，管腔内血栓形成，弹力层中断，中层有圆形细胞和巨噬细胞浸润。此种改变介于急性自体免疫性血管炎和慢性非干酪样肉芽肿如结节病之间。动脉壁上显示的免疫球蛋白可能代表针对弹力蛋白的抗体，或从循环血液中吸附的免疫复合物。在糖皮质激素治疗6个月后，在接受治疗的GCA患者小队列中进行的大多数颞动脉活检（12例中有9例）仍有持续的血管炎组织病理学证据。

（三）眼底镜检查

视神经缺血患者的眼底镜检查可能显示视盘苍白和水肿。视盘改变伴随着视力丧失的发展。偶尔可见棉斑和小出血。

(四)影像学检查

多普勒超声检查受影响的血管,如果可行,使用颞动脉和腋动脉快速血管超声检查来诊断可疑的GCA,可能表现为管壁增厚(晕征)、狭窄或闭塞;不可压缩光环标志是最能指示GCA的发现。磁共振(MRI)及正电子计算机断层扫描(CT)也被成功地用来诊断大血管的血管炎和主动脉炎。使用18-氟脱氧葡萄糖作为放射性标记的PET-CT,联合扫描对超声检查阴性但临床怀疑有颅外疾病的个体有价值;糖皮质激素治疗开始后,诊断率迅速下降,应在3天内完成,以避免假阴性结果。

七、诊断

1990年美国风湿病学会制定的诊断标准要点包括:①发病年龄50岁或以上;②新近发生的头痛,或与既往性质不同的局限性头痛;③颞动脉异常,如颞动脉触痛,搏动减弱等,但与动脉硬化无关;④ESR超过50mm/h;⑤动脉活检异常,动脉炎症以单核细胞、多核巨细胞浸润为主,或见到炎性肉芽肿。以上5条中具备3条或3条以上者诊断可成立。敏感性93.5%,特异性91.2%。

约40%的GCA患者无颞动脉受累,依据上述标准未能满足GCA的诊断,提示上述标准用于诊断GCA有其缺陷性。近25%颞动脉活检阳性的患者亦无法满足上述分类标准。2022年ACR(美国风湿病学会)和EULAR(欧洲抗风湿病联盟)提出GCA新的分类标准。

表2-38-1 2022年ACR和EULAR提出的巨细胞动脉炎分类标准

必要条件:年龄≥50岁	
临床标准	评分(分)
肩部/颈部晨僵	2
突然失明	3
下颌或舌活动不利	2
新发颞部头痛	2
头皮触痛	2
颞动脉检查异常	2
实验室检查、影像学检查及活检标准	
红细胞沉降率≥50mm/1h或C反应蛋白≥10mg/L	2
颞动脉活检阳性或颞动脉超声示"晕征"	5
双侧腋动脉受累	2
脱氧葡萄糖-正电子发射断层摄影示主动脉弥漫性活动性炎症	2
确诊标准:需确诊为大血管炎,且排除其他疾病后,年龄≥50岁,上述10项评分≥6分可确诊GCA	

八、鉴别诊断

(一)风湿性多肌痛(PMR)

PMR的典型症状包括肩部和近端肢体肌肉疼痛和僵硬,伴或不伴有轻度多关节炎或腱鞘炎。虽然GCA和PMR经常共存,但PMR患者通常不存在头痛、下颌跛行和视觉症状等头颅症状。PMR的症状通常不如GCA明显。

(二)大动脉炎(TA)

TA在超声声像图上和GCA表现相似,二者区分的主要因素是发病年龄和颅动脉累及。TA发生在年轻女性中,通常在20多岁和30多岁。虽然系统性症状在TA也很常见,但通常没有头颅症状,而缺失或不对称的外周脉搏和多发性动脉杂音。

(三)免疫性结缔组织病

类风湿、红斑狼疮等可表现为低热,以及关节肌肉疼痛,结合典型症状以及特异性抗体可鉴别。

(四)非动脉炎性前部缺血性视神经病变(NAION)

症状可能与GCA相似。炎症标志物水平升高时出现其他症状(如PMR、头痛和下颌跛行)明显区分NAION和GCA。

(五)甲状腺功能减退症

甲状腺功能减退引起的肌痛应及时接受甲状腺替代治疗,无头颅症状、甲状腺功能测试可能显示T4偏低可鉴别。

(六)肉芽肿性多血管炎

可侵犯颞动脉,但常累及呼吸系统和/或肾,组织病理学特征与GCA不同,且抗中性粒细胞胞质抗体常阳性。

(七)结节性多动脉炎

以中小血管为主的节段性非肉芽肿性坏死性炎症,部分病情严重的患者在血管炎局部可触及结节,主要累及四肢、胃肠道、肝、肾、心脏等动脉和神经滋养血管,引起相应部位的缺血梗死及多发单神经炎。而GCA多以大、中动脉受累为主,少数患者合并神经病变。

(八)多发性肌炎

近端肌无力、酸痛是主要症状。肌肉酶水平升高和肌电图异常可资鉴别。

九、治疗策略

(一)糖皮质激素

GCA是一种医疗紧急情况,与永久性失明和更罕见的中风风险相关。如高度怀疑GCA,即使在等待确诊的同时,应立即开始大剂量糖皮质激素治疗。理想情况下,在采集血样后立即给予第一剂糖皮质激素(因为炎症标志物随着糖皮质激素治疗而减少)。即使在糖皮质激素治疗数周后,颞动脉活检仍可能阳性。在等待确诊时,积极考虑其他诊断,特别是患者在7天内没有反应时。

患者的标准初始治疗是单剂量口服泼尼松龙40~60mg/天,根据反应调整剂量。采用高剂量治疗可以实现快速疾病控制,对于近期视力下降的患者,可能需要更积极的治疗,因GCA引起的前部缺血性视神经病变(ION)或视网膜中央动脉阻塞导致的视力丧失是不可逆的。因此对于患有急性或间歇性视力丧失或黑矇的GCA患者,可考虑静脉注射甲基强的松龙,500~1,000mg,持续3天,然后改用口服强的松龙。也可考虑泼尼松龙,60~100mg口服,每日一次,持续3天,根据反应调整剂量,逐渐减少。在监测毒性和复发的同时,12到18个月内逐渐减少剂量。缺乏关于减量方案的高质量证据。大多数GCA患者需要2年的强的松龙治疗。减量期间,通过临床检查定期评估,并定期检查炎症标志物,客观地诊断复发,而不仅仅是基于炎症标志物的升高。

(二)阿司匹林

低剂量阿司匹林预防血小板聚集在预防GCA缺血性并发症方面可能有效。回顾性图表表明,接受阿司匹林治疗的GCA患者视力丧失和中风的风险较低,出血并发症的风险增加。然而,其他观察性研究未能复制这些发现。一项观察性研究的荟萃分析报告,当抗血小板/抗凝治疗与糖皮质激素治疗一起用于已确诊的GCA患者时,没有相关的出血风险增加。阿司匹林:75mg口服,每天一次。

(三)其他治疗

对于复发、患有难治性疾病或糖皮质激素毒性高风险的GCA患者,可考虑将托珠单抗(tocilizumab)或甲氨蝶呤与糖皮质激素减量联合使用。白细胞介素-6受体抑制单克隆抗体托珠单抗已被证明对GCA患者有效,一项随机对照试验显示治疗后糖皮质激素需求显著减少。在一项开放性随访中,经52周托珠单抗治疗后临床缓解的患者中,很大一部分在停药后2年内保持无药物缓解。在随访复发的患者中,以托珠单抗为基础的方案恢复了临床缓解。系统评价表明,托珠单抗可降低复发率和糖皮质激素需求。托珠单抗:162mg皮下注射,每周一次或甲氨蝶呤:7.5mg口服/皮下注射,每周一次作为起始,根据反应逐渐增加,最大剂量20~25mg/周。少数研究显示,应用来氟米特治疗GCA可降低疾病活动度、减少激素用量及减少疾病复发。其他免疫抑制剂如环磷酰胺、吗替麦考酚酯等缺乏支持证据。

十、疗效与转归

大多数患者对糖皮质激素的初始治疗反应迅速,治疗后患者的视力损失罕见。治疗通常需要1到2年的疗程,有些患者甚至需要应用几年的小剂量泼尼松龙。如果患者对糖皮质激素治疗缺乏反应时应质疑诊断。有数据显示,得到充分治疗的GCA患者复发率仍然高达50%。

GCA患者的总生存率与普通人群相似,但发生主动脉瘤的风险显著增加。在一项基于人群的研究中,与相同年龄和性别的人相比,GCA患者发生胸主动脉瘤的可能性高17倍,发生孤立性腹主动脉瘤的可能性高2.4倍。主动脉瘤可能导致夹层,并显著增加死亡率。同时流行病学证据表明,GCA患者患心血管疾病的风险可能增加。

参考文献

[1]Lazarewicz K, Watson P. Giant cell arteritis[J]. BMJ, 2019, 365: l1964.

[2]Brennan DN, Ungprasert P, Warrington KJ, et al. Smoking as a risk factor for giant cell arteritis: A systematic review and meta-analysis[J]. Semin Arthritis Rheum, 2018, 48(3): 529-537.

[3]Mackie SL, Dejaco C, Appenzeller S, et al. British Society for Rheumatology guideline on diagnosis and treatment of giant cell arteritis[J]. Rheumatology (Oxford), 2020, 59(3): e1-e23.

[4]Muratore F, Boiardi L, Cavazza A, et al. Association Between Specimen Length and Number of Sections and Diagnostic Yield of Temporal Artery Biopsy for Giant Cell Arteritis[J]. Arthritis Care Res (Hoboken), 2021, 73(3): 402-408.

[5]Muratore F, Kermani TA, Crowson CS, et al. Large-vessel giant cell arteritis: a cohort study[J]. Rheumatology (Oxford), 2015, 54(3): 463-470.

[6]Maleszewski JJ, Younge BR, Fritzlen JT, et al. Clinical and pathological evolution of giant cell arteritis: a prospective study of follow-up temporal artery biopsies in 40 treated patients[J]. Mod Pathol, 2017, 30(6): 788-796.

[7]Dejaco C, Ramiro S, Duftner C, et al. EULAR recommendations for the use of imaging in large vessel vasculitis in clinical practice[J]. Ann Rheum Dis, 2018, 77(5): 636-643.

[8]Taimen K, Salomäki SP, Hohenthal U, et al. The Clinical Impact of Using 18F-FDG-PET/CT in the Diagnosis of Suspected Vasculitis: The Effect of Dose and Timing of Glucocorticoid Treatment[J]. Contrast Media Mol Imaging, 2019, 2019: 9157637.

[9]Mukhtyar C, Cate H, Graham C, et al. Development of an evidence-based regimen of prednisolone to treat giant cell arteritis - the Norwich regimen[J]. Rheumatol Adv Pract, 2019, 3(1): rkz001.

[10]Villiger PM, Adler S, Kuchen S, et al. Tocilizumab for induction and maintenance of remission in giant cell arteritis: a phase 2, randomised, double-blind, placebo-controlled trial[J]. Lancet, 2016, 387(10031): 1921-1927.

[11]Stone JH, Tuckwell K, Dimonaco S, et al. Trial of Tocilizumab in Giant-Cell Arteritis[J]. N Engl J Med, 2017, 377(4): 317-328.

[12]Stone JH, Han J, Aringer M, et al. Long-term effect of tocilizumab in patients with giant cell arteritis: open-label extension phase of the Giant Cell Arteritis Actemra (GiACTA) trial[J]. Lancet Rheumatol, 2021, 3(5): e328-e336.

[13]Monti S, Águeda AF, Luqmani RA, et al. Systematic literature review informing the 2018 update of the EULAR recommendation for the management of large vessel vasculitis: focus on giant cell arteritis[J]. RMD Open, 2019, 5(2): e001003.

[14]Berti A, Cornec D, Medina Inojosa JR, et al. Treatments for giant cell arteritis: Meta-analysis and assessment of estimates reliability using the fragility index[J]. Semin Arthritis Rheum, 2018, 48(1): 77-82.

敖小凤(撰写) 苏海华(审校)

第三十九章 复发性多软骨炎

Chapter 39　Relapsing Polychondritis, RP

关键词:耳软骨炎;鼻软骨炎;鞍鼻

Keywors:otochondritis;nasal cartilage inflammation;saddle nose

一、概述

复发性多软骨炎(Relapsing polychondritis,RP)是一种罕见的退行性疾病,其特征是体内软骨反复发生炎症。该病特点是全身软骨和其他组织反复肿胀和炎症,除了耳、鼻和关节软骨肿胀,可能涉及的身体其他部位包括气道、肋骨软骨、眼、心脏、静脉系统、皮肤、肾脏和神经系统,体征和症状因人而异,具体取决于受影响的身体部位,如耳朵、喉部和气管可能变得"松软",鼻梁可能塌陷成"鞍鼻"形状。RP患者治疗的主要目标是缓解现有症状并预防复发。

二、定义

RP是一种少见的免疫介导的系统性疾病,以复发性软骨和富含蛋白多糖的组织反复发生炎症,导致进行性受累结构的解剖变形和功能损伤为特征。最常见的临床特征为耳鼻软骨炎和/或多关节炎。

三、流行病学

RP是被认为是一种罕见病,RP在美国的发病率约为3.5/1,000,000,而在英国患病率为0.71/1,000,000。目前暂无中国RP的流行病学数据。RP发病年龄在40岁到50岁之间,大多数患者诊断年龄在44岁到51岁。小儿RP在报告的病例中小于5%,发病年龄从1.7个月到17岁不等,临床表现类似于成人RP。RP在两性中发病率相似,但女性略占优势。

四、病因与发病机制

RP的确切病因和发病机制尚不明确。主要有遗传、免疫方面的假说。遗传学研究已确定 $HLA-DR4$ 作为RP的主要风险等位基因,而器官受累的严重程度与 $HLA-DR6$ 之间存在负相关;没有家庭遗传证据。

RP靶向组织为软骨结构,涉及体液和细胞免疫。PR患者中可检测到抗胶原蛋白Ⅱ、Ⅸ和Ⅺ的循环自身抗体,提示软骨特异性自身免疫可能在发病机制中起关键作用。Ⅱ型胶原蛋白(CII)占软骨总胶原蛋白含量的95%,可能是自身免疫的主要靶点。事实上,已经在三分之一的RP活动期患者已经检测到针对CII的循环抗体,其血清滴度和疾病严重程度呈正相关。其他已知的自身靶抗原是软骨基质蛋白-1(matrilin-1)和软骨寡聚基质蛋白(COMP)。matrilin-1是一种细胞间基质蛋白,在气管、鼻、耳和胸骨软骨高度中表达,但在正常成人关节中不表达。软骨COMP主要存在于软骨、韧带和肌腱的细胞外基质中。在一份病例报告中,Saxne和Heinegard证明两种软骨基质蛋白的血清水平在RP患者的疾病过程中出现相反的变化。急性发作期,matrilin-1水平升高,可能反映受损软骨释放增加更多的matrilin-1。matrilin-1抗体阳性滴度与呼吸道症状相关,可能通过与气管喉软骨结合而发挥作用。COMP血清水平与疾病活动性呈负相关,急性期减少,而缓解过程中逐渐增加,因此COMP的高水平可能反映组织软骨的修复和合成。相反,Kemta Lekpa等人证明,在21例RP患者中,活动期的COMP水平显著高于非活动期,因此尚需要进一步的研究证实COMP与RP活动的关系。

在RP病理生理学中,细胞介导的免疫反应被多个数据支持。对受累软骨的组织病理学检查显示炎症浸润由不同比例的T淋巴细胞组成,主要是CD4 T细胞、巨噬细胞、浆细胞和免疫沉积物,早期仅限于软骨膜,后来扩展到软骨。趋化因子符合Th-1谱,即干扰素、白细胞介素-2和白细胞介素-12,在炎症过程中释放。这些趋化因子均可以抑制类胰岛素样生长因子的活性,从而干扰软骨组织的合成功能,这也许为后续要提到的RP的生物制剂应用提供了理论依据。此外,针对Ⅱ型胶原或matrilin-1中的特异性多肽类反应T细胞在一些患者中发现。Shimizu等发现RP患者与正常人肠道菌群差异及对T细胞分化的影响,RP患者肠道中存在产丙酸的优势菌群,可使活化的调节性T细胞出现功能障碍,IL-10分泌减少,单核细胞TNF-a分泌增加,导致软骨炎的发生。

随着疾病的进展,在软骨周细胞和软骨细胞中检测到蛋白水解酶的高表达。基质金属蛋白酶(MMP)-8、-9和弹性蛋白酶仅在软骨膜颗粒中表达,而MMP-3和组织蛋白酶K和L表达在软骨细胞和软骨膜颗粒中均检测到。凋亡细胞数量和MMP-3阳性和组织蛋白酶K阳性细胞数量之间的强相关性表明:软骨周围炎症可以促进软骨破坏,另外内在因子,如MMP-3和组织蛋白酶K和L,它们在受累软骨细胞中大量表达,细胞凋亡后从细胞中释放,导致软骨损伤。正如Ouchi等人所述,MMP-3破坏了许多结缔组织和血浆蛋白质,如蛋白多糖、各种类型的胶原蛋白(Ⅳ、Ⅴ、Ⅶ、Ⅸ和变性Ⅰ型)、层粘连蛋白、纤维连接蛋白、弹性蛋白、α1蛋白酶抑制剂、免疫球蛋白和P物质。

推测感染因子和/或机械和化学侵袭可能导致蛋白质降解,从而释放隐性软骨抗原。诱发因素如:物理、药物、感染等。物理因素如创伤和耳穿孔;药物如氨基葡萄糖软骨素补充剂和静脉药物滥用;感染如结核分枝杆菌、链球菌及黏液瘤病毒感染引起交叉反应,导致软骨基质破坏。

五、临床表现

RP全身症状有发热、体重减轻、盗汗、疲劳和淋巴结肿大。软骨炎和多发性关节炎是RP最常见的临床特征,但由于软骨组织炎症可能发生在许多解剖区域,因此该疾病通常表现为各种异质的、只是表面上不相关的体征和症状的组合。

(一)耳软骨炎

单侧或更常见的双侧耳郭软骨炎是RP最常见的特征,在多达90%的患者病程中观察到,并且是20%病例的首发症状。起病急骤,疼痛,红色至紫罗兰色红斑和水肿局限于耳朵的软骨部分,通常不影响缺乏软骨的耳垂。急性炎症发作往往会在几天或几周内自发消退,并以不同的间隔复发。反复发作的长期后果是软骨基质严重受损并被纤维结缔组织取代。耳廓逐渐失去其正常形态,出现结节或疣状,松软或硬化钙化。小部分患者中,耳廓畸形类似于职业拳击手的"菜花耳"。多达46%的RP患者出现听力损失,可能是传导性或感觉神经性的,6%的患者出现前庭功能障碍共济失调、恶心、呕吐等。传导性听力损失继发于耳廓软骨塌陷、耳道水肿、外耳道闭合导致浆液性中耳炎和镫骨足板固定;前庭结构的炎症或内听动脉的血管炎可能导致感音神经性听力损失。也可有外耳炎、慢性鼓膜炎和耳鸣表现。

(二)鼻软骨炎

24%的患者在诊断时存在鼻软骨炎,随后在53%的病例中出现。炎症过程鼻梁急性发红、压痛和疼痛,常伴阻塞感,通常不如耳部明显。也可表现为反复鼻出血、鼻涕或鼻痂。鼻软骨的进行性破坏导致鼻梁变平,最终导致无痛、不可逆的"马鞍形鼻"畸形,在女性患者和50岁以下的患者中更常见。

(三)喉气管支气管病变

仅10%的病例以喉气管支气管受累为初发表现,但最终在所有患者中出现,女性更常见。初始症状包括甲状软骨和气管疼痛和压痛,导致喉软化或永久性狭窄,出现声音嘶哑、干咳、呼吸困难、喘鸣,甚至需要紧急气管切开术。气管支气管受累预后不良,是死亡的主要原因。气管壁增厚伴软骨环破坏是其特征,可能会观察到气管软化,导致气道塌陷。肉芽组织生长和支气管周围纤维化可导致固定性狭窄,产生声门下炎症,继发性肺部感染。

(四)关节与肌肉表现

关节炎是RP中第二常见的症状,50%~85%的患者在疾病期间出现,但只有33%的患者是初始特征。关节受累的主要类型是急性不对称性间歇性多关节炎或少关节炎,影响掌指关节、近端指间关节、膝关节,以及较少见的踝关节、腕关节、跖趾关节和肘关节。通常没有侵蚀或畸形,轴向受累很少被描述,并且仅在少数病例中报告了肌腱病和腱鞘炎。肋软骨受累发生在35%的患者中,它会导致胸壁疼痛或相关软骨肿胀甚至畸形。

(五)眼部病变

50%~60%的RP病例有眼部表现,通常程度较轻,按顺序为巩膜外层炎(单侧或双侧)、巩膜炎和结膜炎。较少见的是,RP可引起虹膜炎、视网膜病变、肌肉麻痹、前葡萄膜炎、视神经炎、眼眶炎症、干燥性角结膜炎、外周角膜炎、视网膜血管炎、视网膜动脉或静脉闭塞、缺血性视神经炎和与疾病相关的或类固醇诱导的白内障。由于大多数眼部炎症患者往往会出现多种全身表现,这可能被视为严重程度的标志。

(六)神经系统表现

神经系统受累影响3%的RP患者,最常见的是Ⅴ和Ⅶ颅神经受累。症状通常与伴随的中枢或周围神经系统血管炎有关。临床表现包括头痛、脑膜炎、边缘性脑炎、脑梗死、偏瘫、共济失调、癫痫发作、精神错乱、精神病和痴呆。关于认知功能障碍,Ellis等人表明存在两种不同的表型。第一种是暴发性的多系统表现,亚急性认知衰退,类似于中枢神经系统血管炎,而另一种是隐匿性认知衰退,没有相关的全身症状。

(七)肾脏表现

RP的肾脏并发症很少见。大约22%的RP患者会出现某种类型的肾脏病变,伴有微量血尿和/或蛋白尿,仅在不到10%的患者中报告了经活检证实的肾病。肾脏受累与预后不良有关。肾脏病理学可能表现为系膜扩张、IgA 肾病、肾小管间质性肾炎、节段性坏死性新月体肾小球肾炎和膜性肾病。肾活检标本免疫荧光镜检在基底膜、毛细血管壁和系膜区常可见 IgA、IgG、IgM 和补体沉积,提示免疫复合物可能在 RP 肾小球病变的发病机制中发挥作用。

(八)皮肤表现

17%~37% 的 RP 患者报告了皮肤病变表现,通常与软骨炎同时或之后发生。最常见的皮肤表现是口疮、四肢结节、隆起的紫癜和丘疹、青斑、远端溃疡和坏死,与伴随的血管炎有关,通常认为特异性较差。Tronquoy 等人临床中发现 10 名患者出现紧张性荨麻疹丘疹,通常呈环状,主要位于躯干上部、肩部、颈部,较少发生在四肢近端,其组织学检查一致显示淋巴细胞性血管炎,无白细胞破碎性血管炎。与以前的报告相比,10 例中有 7 例在诊断 RP 之前发生皮肤病变,RP 诊断平均延迟 23 个月。口腔溃疡、生殖器溃疡和软骨炎可同时存在,MAGIC(口腔、生殖器溃疡、软骨炎)是表示包括 RP 和白塞病(BD)诊断标准的综合征,三种疾病之间的致病关联仍不清楚。

(九)心血管表现

约 25% 的 RP 患者(尤其是男性)被诊断出心血管并发症,是导致死亡的第二大常见原因。心脏病变主要累及瓣膜中的软骨成分,可表现为主动脉瓣或二尖瓣反流或关闭不全;亦可出现心脏传导阻滞、心肌炎、心包炎、动脉瘤等。起病隐匿,应定期行超声心动图检查以评估心脏病变。主动脉瘤主要发生在升主动脉、主动脉弓、胸主动脉,甚至破裂导致无症状患者的猝死。其他表现包括梗阻性病变和无症状心肌梗死。

(十)其他

与 RP 相关的疾病包括自身免疫性疾病(系统性红斑狼疮、系统性硬化症、混合性结缔组织病、干燥综合征、皮肌炎)、风湿病(脊椎关节病和类风湿性关节炎)和血管炎。越来越多的 RP 病例被描述为与恶性肿瘤有关,特别是骨髓增生异常综合征(MDS),以及实体瘤(膀胱、乳腺、肺、结肠、胰腺)或其他血液系统恶性肿瘤(淋巴瘤)。RP 与 MDS 的关联已在文献中得到充分报道,高达 27% 的 RP 患者伴有 MDS。

六、辅助检查

(一)实验室检查

没有用于诊断 RP 的特定实验室检查。CRP 和 ESR 通常在炎症危象期间升高,但在缓解期发现正常不能排除诊断。血液检查可能显示贫血、白细胞增多、血小板增多、多克隆高丙种球蛋白血症;血清肌酐和尿液分析可用于检测肾功能损害。其他实验室检查,例如类风湿因子、抗核抗体(ANA)、抗磷脂抗体和补体水平,可用于证明是否存在伴随疾病。抗中性粒细胞浆抗体(ANCA)可存在于高达 25% 的 RP 和伴随 ANCA 相关血管炎的患者中,但它们也可能是 RP 中的孤立发现或在血管炎发作之前的表现。

尚无公认的特异性自身抗体。RP 急性期抗 II 型胶原抗体的血清水平似乎与疾病严重程度相关。Matrilin-1 抗体水平升高与呼吸道症状的存在呈正相关。但以上抗体未应用于 RP 的诊断。

(二)影像学检查

X 线检查可能有助于发现耳廓、鼻腔、气管和关节软骨的钙化,这可能在慢性 RP 中被发现。常规胸片的敏感性不足以准确显示 RP。CT 发现 RP 患者主要包括气道壁增厚、气道狭窄、气道软化、气道壁钙化和空气潴留。抑制炎症后狭窄可能不会改善,因此在某些情况下难以在治疗后进行 CT 评估。MRI 通过显示炎症和增强模式有助于 RP 早期诊断。超声心动图用于评估疑似心血管受累的 RP 患者的心脏瓣膜和主动脉根部情况。氟脱氧葡萄糖(FDG)-PET/CT 有望成为诊断和评估疾病活动的有用工具,PET/CT 可显示多部位软骨高代谢活性,治疗后高代谢区域代谢活性降低或消失。

(三)活组织检查

气管镜检查伴随着气道炎症恶化的风险升高,并可能导致潜在的致命性呼吸窘迫,因此其使用仅限于特定病例。软骨活检不常规进行,除临床表现不典型者。急性发作期受累软骨的组织学检查可见软骨炎性浸润,CD4+淋巴细胞、巨噬细胞、多形核白细胞及毛细血管浸润,从软骨表面贯穿至深层。已破坏的软骨组织被纤维组织取代,甚至钙化或骨化。检测软骨基质的嗜碱性染色、软骨周圆形细胞浸润或被纤维组织取代引起的软骨破坏可能具有诊断价值。

七、诊断

由于RP的多形性和隐匿性发作,诊断具有挑战性。该病容易漏诊,尤其在早期阶段,平均诊断延迟2.9年。因为没有特定的实验室检查、组织学模式或影像学检查,RP的诊断仍基于临床表现。RP诊断标准经历了以下三个阶段。

Mc Adam's标准——耳软骨炎、非糜烂性多发性关节炎、鼻软骨炎、眼部炎症、呼吸道软骨炎、听前庭损伤中至少三个临床特征;不需要组织学确认。

Damiani and Levine's标准——除Mc Adam等人提出的六种临床特征中的至少三种,或者一种临床特征,加上一个组织学确认,或者2种临床特征加上对皮质类固醇或氨苯砜治疗积极反应。

Michet's标准——耳廓、鼻腔或喉气管的三种软骨中的两个确认有炎症,或上述一种软骨证实有炎症,加上听力损失、眼部炎症、前庭功能障碍、血清阴性关节炎四个次要标准的两个即可诊断。

然而,由于缺乏有关灵敏度和特异度的数据,目前还没有一套标准得到验证。有关其敏感性的现有信息来自一个小型队列研究。在柏林大学中心对18例诊断为RP的患者进行的回顾性分析中,Damiani和Levine标准的敏感性最高(88.9%),而Michet标准(66.7%)和Mc Adam标准(50%),修订后Michet的灵敏度提高到88.9%。如结合不典型临床表现,将新兴影像学(FDG)-PET/CT纳入诊断标准,可以提高早期诊治率。

2012年,国际27名专家共同制定了RP疾病活动指数(RPDAI)的评分标准,他们协商确定了27个项目,每个项目的权重从1-24分不等,最高理论分数为265分。RPDAI可以评价疾病活动及严重程度,预测预后。

表2-39-1　RP疾病活动指数(RPDAI)的评分标准

项目	评分(分)
关节炎	1
发热	2
胸骨柄软骨炎	3
C反应蛋白升高	3
紫癜	3
血尿	4
肋软骨炎	4
胸锁关节软骨炎	4
巩膜外层炎	5
蛋白尿	6
前庭功能障碍	8
心包炎	9
耳廓软骨炎	9
葡萄膜炎	9
鼻软骨炎	9
巩膜炎	9
角膜溃疡	11
感音神经性耳聋	12
运动或感觉性神经病变	12
呼吸道软骨炎(无急性呼吸衰竭)	14
视网膜血管炎	14
累及中全大血管	16
肾衰竭	17
心肌炎	17
急性二尖瓣或主动脉瓣关闭不全	18
脑炎	22
呼吸道软骨炎伴急性呼吸衰竭	24

注:所有评分的总分即为复发性多软骨炎疾病活动指数评分,最高为265分

八、鉴别诊断

(一)呼吸系统疾患

RP呼吸系统受累的早期症状确实与一些常见的呼吸系统疾病类似,如支气管炎,哮喘,肺炎,支气管淀粉样变或急性喉炎等。更重要的是,RP患者可能以喉或气管受累作为最初的临床表现,甚至是唯一的表现,从而导致误诊或延迟诊断,预后更差。因此,当患者因咳嗽、喘息、喘鸣、呼吸困难、声音嘶哑或咽喉肿痛就诊于呼吸科时,需要强调与RP相鉴别。胸部CT、支气管镜和PET-CT有助于早期识别气道受累。

(二)耳鼻喉科疾患

耳鼻喉科医师对于患有耳软骨炎且对抗生素治疗反应不佳的患者,也需考虑到RP的可能性,同时应当

积极寻找耳外表现。如果患者出现反复的孤立部位的软骨炎症,排除任何其他可能因素并对糖皮质激素治疗反应良好,有理由建立早期RP诊断。

(三)风湿免疫系统疾患

因发热、关节炎就诊患者注意观察其他系统临床表现,结合其特殊临床表现,必要时完善PET-CT辅助诊断。

九、治疗策略

目前没有针对RP治疗的循证指南。治疗的目标是控制炎症危象和实现长期免疫抑制,缓解症状,阻止疾病发展及延长生存期,改善生活质量。理想的治疗能快速缓解症状和预防对多器官软骨结构的破坏。对于单纯的无内脏受累的耳软骨炎、鼻软骨炎或关节炎的患者,非甾体抗炎药的足量应用一般可以达到有效控制炎症的效果。轻度症状也可以用氨苯砜50~100mg/d,最大剂量为200mg/d或秋水仙碱0.6mg,每天2~4次。

在NSAID耐药或严重病变(包括眼部、喉气管或心脏受累)、全身性血管炎和严重多软骨炎的情况下,全身性糖皮质激素是首选治疗方法。口服泼尼松通常以0.25至1mg/kg/d的剂量开始,在疾病过程中尽可能减少剂量;如果需要快速起效,静脉冲击甲基强的松龙500~1,000mg/d,连用3~5d,然后减至常规剂量使用。糖皮质激素应逐渐减量至最小有效剂量,病情稳定可使用低剂量泼尼松(<7.5mg/d),病情稳定维持治疗至少3个月后考虑减停。但有建议在长期随访中继续使用类固醇治疗以防止复发。

在糖皮质激素不耐受或依赖,或缺乏反应,或需要激素保留治疗时,环磷酰胺、硫唑嘌呤、环孢素、甲氨蝶呤可单独或与糖皮质激素联合使用,如环磷酰胺(1mg/kg/d,持续两周)、硫唑嘌呤(2mg/kg/d)、环孢素(5mg/kg/d),而甲氨蝶呤(15~25mg/周口服或皮下注射),作为危及器官功能或生命的二线治疗。

生物制剂的出现对经典免疫抑制治疗耐药的患者开辟了新的视野。2018年一项法国多中心的针对RP患者生物制剂疗效和安全性的研究共汇总了41名患者,累计使用共115例生物制剂使用情况,包括TNFa拮抗剂,托珠单抗,阿那白滞素,利妥昔单抗以及阿巴西普。在联合激素应用6个月后评估达到临床缓解或部分缓解的比例,其中19%达到了完全缓解。TNFa拮抗剂、托珠单抗、利妥昔单抗的临床反应率高于阿巴西普及阿那白滞素,TNFa拮抗剂中英夫利昔单抗与阿达木单抗效果最好。但上述研究均为回顾性研究,仍需头对头的前瞻性设计来进一步验证。已有个案报道JAK通路抑制剂托法替布10mg每天对于疾病活动度的控制和协助激素减量都起到了良好的效果,在服用托法替布12个月后达到了疾病缓解及激素的完全减停,同时肺部CT可见气管壁增厚的明显改善。

如果患者出现心脏瓣膜病变,支气管狭窄,动脉瘤,则可能需要对症治疗,包括外科手术治疗、气管切开术、主动脉瓣置换、主动脉瘤手术、心肺移植、整形手术、机械通气、纤支镜下气管内金属支架置入等。

十、疗效与转归

相比40年前,RP的5年生存率从74%上升至95%,10年生存率从55%上升至91%,这与诊治水平提高有关。死亡原因主要是呼吸道及心血管系统疾病,系统性血管炎及恶性肿瘤等,骨髓增生异常综合征合并的RP预后更差。我国呼吸道受累合并感染者预后不佳,肺炎、呼吸衰竭、心血管事件是常见死亡原因。

参考文献

[1] Hazra N, Dregan A, Charlton J, et al. Incidence and mortality of relapsing polychondritis in the UK: a population-based cohort study[J]. Rheumatology (Oxford), 2015, 54(12): 2181-2187.

[2] Kempta Lekpa F, Piette JC, Bastuji-Garin S, et al. Serum cartilage oligomeric matrix protein (COMP) level is a marker of disease activity in relapsing polychondritis[J]. Clin Exp Rheumatol, 2010, 28(4): 553-555.

[3] Shimizu J, Kubota T, Takada E, et al. Propionate-producing bacteria in the intestine may associate with skewed responses of IL10-producing regulatory T cells in patients with relapsing polychondritis[J]. PLoS One, 2018, 13(9): e0203657.

[4] Ouchi N, Uzuki M, Kamataki A, et al. Cartilage destruction is partly induced by the internal proteolytic enzymes and apoptotic phenomenon of chondrocytes in relapsing polychondritis[J]. J Rheumatol, 2011, 38(4): 730-7.

[5] Arnaud L, Mathian A, Haroche J, et al. Pathogenesis of relapsing polychondritis: a 2013 update[J]. Autoimmun Rev, 2014, 13(2): 90-5.

[6] Puéchal X, Terrier B, Mouthon L, et al. Relapsing polychondritis[J]. Joint Bone Spine, 2014, 81(2): 118-24.

[7] Ellis RJ, Mbizvo GK, Jacob A, et al. Relapsing polychondritis complicated by cognitive dysfunction: two distinct clinical phenotypes?[J]. Int J

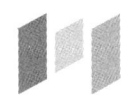

Neurosci, 2017, 127(2): 124-134.

[8]Tronquoy AF, de Quatrebarbes J, Picard D, et al. Papular and annular fixed urticarial eruption: a characteristic skin manifestation in patients with relapsing polychondritis[J]. J Am Acad Dermatol, 2011, 65(6): 1161-1166.

[9]Yamashita H, Takahashi H, Kubota K, et al. Utility of fluorodeoxyglucose positron emission tomography/computed tomography for early diagnosis and evaluation of disease activity of relapsing polychondritis: a case series and literature review[J]. Rheumatology (Oxford), 2014, 53(8): 1482-1490.

[10]McAdam LP, O'Hanlan MA, Bluestone R, et al. Relapsing polychondritis: prospective study of 23 patients and a review of the literature[J]. Medicine (Baltimore), 1976, 55(3): 193-215.

[11]Damiani JM, Levine HL. Relapsing polychondritis—report of ten cases[J]. Laryngoscope, 1979, 89(6 Pt 1): 929-946. PMID: 449538.

[12]Michet CJ, McKenna CHk, Luthra HS, O'Fallon WM. Relapsing polychondritis: Survival and predictive role of early disease manifestations[J]. Ann. Intern. Med, 1986, 104, 74-78.

[13]Amaud L, Devilliem H, Peng SL, et al. The relapsing poly— chondritis disease activity index: development of a disease activity score for relapsing p01ychondritis[J].Autoimmun Rev,2012,12:204-209.

[14]Vitale A, Sota J, Rigante D, Lopalco G, Molinaro F, Messina M, Iannone F, Cantarini L. Relapsing Polychondritis: An Update on Pathogenesis, Clinical Features, Diagnostic Tools, and Therapeutic Perspectives[J]. Curr. Rheumatol. Rep, 2016, 18, 3.

[15]Moulis G,Pugnet G,Costedoat-Chalumeau N,et al.Efficacy and safety of biologics in relapsing polychondritis:a French national multicentre study [J].Ann Rheum Dis,2018,77(8)1172-1178.

[16]Meshkov A D,Novikov P I,Zhilyaev E V,et al. Tofacitinib in steroid-dependent relapsing polychondritis[J]. Ann Rheum Dis,2018,213:554.

敖小凤（撰写） 苏海华（审校）

第四十章 伯格病
Chapter 40 Buerger Disease, BD

关键词：血管炎；静息痛

Keywords: Vasculitis；rest pain

一、概述

Buerger病（Buerger Disease, BD）是一种影响上肢和下肢的中小动脉和静脉的非动脉粥样硬化性炎症性疾病。它最常见于45~50岁以下的男性吸烟者。尽管这种疾病的病因在很大程度上是未知的，但与烟草使用有非常明确和强烈的关联。大多数患者有2个或更多肢体受累。典型的血管造影发现包括上肢和下肢远端小动脉出现螺旋状侧支的节段性闭塞性疾病。预防疾病进展和截肢的唯一有效疗法是戒烟。当有远端靶点和合适的静脉时，就有可能进行手术血运重建。

二、定义

Buerger病或血栓闭塞性脉管炎是一种非动脉粥样硬化性血管炎，主要影响上肢和下肢的中小动脉和静脉。

三、流行病学

虽然Buerger病在世界范围内分布，但在中东和远东地区的患病率比在北美和西欧更高。所有外周动脉疾病患者的患病率从西欧低至0.5%至5.6%，到印度高达45%至63%，韩国和日本为16%至66%，以及以色列德系犹太人中80%左右。虽然Buerger病被认为几乎只发生在45岁以下的男性中，历史数据显示只有1%~2%的患者是女性，但最近的系列显示女性占Buerger病的8%~23%患者。虽然女性中这种疾病的流行率明显增加的确切原因尚不清楚，但过去几十年女性烟草使用的增加可能有助于解释这种变化。

四、病因及发病机制

虽然Buerger病的病因尚不清楚，但很明显大量接触烟草是该病发展和进展的必要条件。大量使用烟草与Buerger病的发展之间的关联非常强烈。事实上，许多专家认为，不接触烟草有效地排除了Buerger病的诊断。似乎烟草使用的形式可能不仅限于吸烟。有无烟草或鼻烟使用者患伯格氏病的病例报告。Buerger病也与接触烟草以外的其他物质有关，包括可卡因和大麻。目前尚不清楚接触烟草或类似产品如何触发

Buerger 病的炎症过程。已提出的潜在机制涉及烟草中一种或多种成分诱导的内皮细胞损伤,随后产生针对内皮细胞的自身抗体。此外,在患有血栓闭塞性脉管炎的血管中进行的组织病理学研究显示,自身抗体、补体 C3、免疫复合物和胶原致敏 T 淋巴细胞的沉积增加。目前已经证明 Buerger 病患者的血清能够刺激培养的内皮细胞,这表明这些患者的血清中存在炎症介质。就其组织病理学发现而言,Buerger 病与其他血管炎的不同之处在于血管壁相对不受炎症过程的影响。在疾病的急性期,受影响的血管(动脉和静脉)被高度炎症性血栓堵塞,通常被多形核白细胞和多核巨细胞浸润,形成微脓肿。

五、临床表现

Buerger 病患者通常是发病时年龄小于 45 岁的男性。如前所述,在过去几十年中,女性该病的发病率似乎有所增加,这可能是由于女性烟草使用增加所致。在日本 Buerger 病数据库的最新更新中,15% 的新入组患者是女性。患者通常表现为涉及上肢或下肢的动脉供血不足的症状。该疾病通常始于远端小血管,导致远端缺血。这就解释了为什么大多数患者会出现涉及手脚的静息痛、手指或脚趾溃疡,以及为什么高达 40% 的患者会出现(继发性)雷诺现象。随着疾病的进展,它可能涉及更多的近端动脉。然而,与动脉粥样硬化性外周动脉疾病相比,典型的小腿跛行在 Buerger 病患者中并不常见。孤立的大动脉受累是罕见的,并且在没有远端小动脉闭塞性疾病的情况下几乎不会发生。胫前动脉和胫后动脉是最常受累的血管,通常表现为足部或足弓跛行。与动脉粥样硬化性外周动脉疾病相比,上肢常与 Buerger 病有关。事实上,绝大多数患者有 3 或 4 个肢体受累。在 Shionoya 的包括 255 名 Buerger 病患者的系列中,超过 84% 的患者有 3 或 4 个肢体受累,并且没有单肢受累的病例。即使在临床上似乎只有一个肢体受到影响,也可能涉及其他肢体。因此,建议对疑似 Buerger 病的患者进行双上肢或下肢血管造影。所有疑似 Buerger 病并伴有腿部或足部溃疡的患者均应进行 Allen 试验。年轻男性吸烟者下肢溃疡的艾伦氏试验异常强烈提示伯格氏病,因为它表明涉及上肢和下肢的小血管闭塞性疾病。虽然 Buerger 病通常影响上肢和下肢的中小动脉,但已有报道涉及血管和其他血管床,包括冠状动脉、大脑动脉、肺动脉和肠系膜动脉。Buerger 病的静脉受累比动脉受累更易发生变化,并且通常以迁移性浅表血栓性静脉炎的形式出现。

六、辅助检查

与其他血管炎相比,急性炎症的生物标志物,如红细胞沉降率和 C 反应蛋白,在 Buerger 病中往往是正常的。没有特定的实验室测试可以可靠地诊断 Buerger 病。在伯格氏病中,抗核抗体、类风湿因子和补体水平通常也正常。如前所述,诊断 Buerger 病的一个标准是排除其他小血管动脉闭塞性疾病。怀疑患有 Buerger 病的患者应进行完整的血清学和风湿病学检查,包括全血细胞计数和分类、基本代谢检查、肝功能检查、尿液分析、空腹血糖和血红蛋白 A1c 水平、红细胞沉降率和 C 反应蛋白,抗核抗体、抗着丝粒抗体、抗 RNP 和 Scl70(用于评估硬皮病/CREST)、类风湿因子、补体水平、冷凝集素和冷球蛋白,以及包括抗磷脂抗体在内的全高凝组。对于 Buerger 病的诊断,所有这些测试都应该是正常或阴性。

非侵入性血管检查:Buerger 病的非侵入性血管检查与涉及不止一个肢体的中小型动脉闭塞性疾病一致。在下肢,脚趾 PPG 迹线通常是钝的或扁平的。随着腿部中型动脉(如胫腓动脉)的受累,踝臂指数减少,踝部和跖骨搏量记录变平。主髂动脉和股浅动脉通常是正常的。上肢的发现与下肢的相似:如果疾病位于腕部远端且仅累及指动脉,则腕臂指数正常,而手指 PPG 描记则变平。如果涉及桡动脉和尺动脉,腕臂指数也会减少。

血管造影结果:Buerger 病的血管造影结果不是该病的特征性或独有的,并且可能与所见的和其他小血管动脉闭塞性疾病(如硬皮病/CREST、类风湿性血管炎和抗磷脂抗体综合征)相同。Buerger 病的血管造影表现包括上肢和下肢的中小型血管受累,包括掌足弓、胫骨、腓动脉、桡动脉和尺动脉,以及手指和脚趾的指动脉,最常见的发现是在没有动脉壁钙化的情况下,在闭塞区域周围有桥接或螺旋状侧支的节段性闭塞性病变。这种疾病往往在远端更严重,在病变血管之间散布着正常血管。不应有动脉粥样硬化或其他近端栓子来源(例如夹层或动脉瘤)的证据。由于主要的血管造影结果发生在小动脉的远端,因此通常需要高分辨率的血管造影图像。当前的 CTA 和 MRA 技术无法提供足够分辨率的图像来展示 Buerger 病的许多特征性表现,例如螺旋状侧枝。因此,基于导管的血管造影通常是研究这些患者的首选血管造影方式。

七、诊断

Buerger病通常在年轻患者(<45岁)中被诊断,这些患者有累及上肢和下肢的中小型动脉闭塞性疾病的证据,并且已排除其他导致小血管闭塞性疾病的疾病。已经提出了几个诊断Buerger病的标准。Shionoya等人提出了其中一项标准,其中包括吸烟史、年龄小于50岁、膝下动脉闭塞性疾病、上肢受累或游走性浅表性血栓性静脉炎,以及排除其他心血管危险因素(烟草除外)和风湿病。Olin等人提出的标准与之相似,但使用年龄小于45岁、吸烟史、远端缺血证据(静息痛、缺血性溃疡或跛行),可通过非侵入性血管测试(例如肢体节段压力、脉搏容量记录)客观地证明。血管活检很少有指征,除非患者表现不典型,例如年龄较大或有大动脉受累。典型的组织病理学表现包括高度炎症性血栓,其中浸润有多形核白细胞和多核巨细胞,影响动脉和静脉。与其他血管炎相比,在Buerger病中,炎症过程不影响动脉和静脉壁的所有3层,同时保留了内部弹性层的完整性。

八、鉴别诊断

常需与闭塞性动脉硬化症,多发性大动脉炎,急性动脉栓塞,自身免疫疾病,糖尿病性坏疽等鉴别。

1. 闭塞性动脉硬化症

血栓闭塞性脉管炎和闭塞性动脉硬化症,均为慢性闭塞性动脉病变,二者在症状、体征和病程发展上颇为相似,但闭塞性动脉硬化症有下列特点:①患者年龄较大,大多在50岁以上,不一定有吸烟嗜好;②常伴有高血压、高血脂、冠心病、动脉硬化或糖尿病;③病变动脉常为大、中型动脉,如腹主动脉分叉处、髂动脉、股动脉或腘动脉,很少侵犯上肢动脉;④X线摄片可显示动脉有不规则的钙化阴影;⑤无游走性血栓性浅静脉炎的表现。

2. 雷诺(Raynaud)综合征

为血管神经功能紊乱引起的肢端小动脉发作性痉挛,其临床主要表现,为当受冷或情绪激动后,手指(足趾)皮色突然变为苍白,继而发紫,逐渐转为潮红,然后恢复正常。少数血栓闭塞性脉管炎患者,早期也可出现雷诺综合征的上述表现,因而必须与其相鉴别。雷诺综合征的特点如下:①大多为青年女性;②发病部位多为手指,且常为对称性发病;③患肢动脉搏动正常,即便病程较长,指(趾)端也很少发生坏疽。

3. 多发性大动脉炎

多见于青年女性;病变常累及多处大动脉;活动期常有低热、红细胞沉降率增快;造影显示主动脉主要分支开口狭窄或阻塞。

4. 结节性动脉周围炎

本病主要侵犯中、小动脉,肢体可出现类似血栓闭塞性脉管炎的缺血症状,其特点为:①病变广泛,常累及肾、心、肝、胃肠道等动脉;②皮下有循动脉行径排列的结节、紫斑、缺血或坏死;③常有发热、乏力、红细胞沉降率增快及高球蛋白血症等;④确诊常需行活组织检查。

5. 糖尿病性坏疽

血栓闭塞性脉管炎发生肢端坏疽时,需与糖尿病性坏疽鉴别。糖尿病患者有烦渴、易饥、多尿的病史,尿糖阳性,血糖增高。

九、治疗策略

Buerger病治疗的基石是严格避免接触所有含烟草产品。这是唯一经过验证的预防疾病进展的策略。如果患者能够戒烟,疾病有可能缓解,大概率可以避免截肢。与动脉粥样硬化性严重肢体缺血患者相似,应教育Buerger病患者避免损伤上肢和下肢远端。应使用防护鞋以防止压疮。应避免接触寒冷,以防止血管收缩。

药物治疗:血管扩张剂的使用已被研究用于治疗Buerger病。前列腺素类似物是有效的血管扩张剂。其他血管扩张剂,如钙通道阻滞剂、西地那非、α受体阻滞剂和西洛他唑可能对有症状的Buerger病患者有帮助,但尚未在临床试验中进行研究。根据对这些药物治疗动脉粥样硬化性外周动脉疾病的经验的推断,如果戒烟后仍有症状(例如跛行),则给予Buerger病患者血管扩张剂试验是合理的。

Buerger病患者通常有顽固的缺血性疼痛,这些患者通常需要阿片类药物。在对大剂量阿片类药物无反应的患者中,硬膜外镇痛可以缓解疼痛。涉及疼痛管理专家的多学科方法对于管理患有严重疼痛的伯格氏病患者可能非常有价值,但这些疗法的长期临床改善尚不清楚,截肢率似乎没有改善。

手术血运重建:Buerger病的手术血运重建的局限性与缺乏潜在的旁路远端靶点有关。该病呈远端、弥漫性和节段性,这可能使大隐静脉和短隐静脉不适合作为旁路导管。因此血运重建通常是不可行的。当旁路在技术上是可行的并且有静脉可用时,血运重建是一个合理的选择。Sasajima及其同事对61名Buerger病患者进行了71次自体静脉旁路手术,以治疗跛行(41%)和缺血性溃疡(59%)。5年初级和次级通畅率分别为48.8%和62.5%,10年时分别为43.0%和56.3%。继续吸烟的患者的通畅率比停止吸烟的患者低约50%。

血管内治疗:由于大多数Buerger病患者的远端小动脉有弥漫性节段性受累,因此认为不可能进行血管内血运重建。当疾病涉及较大的动脉,例如腘动脉或胫腓骨干时,更远端的疾病通常非常严重,以至于即使干预更大更近端的动脉也很少导致显著的临床改善。有一些关于使用导管递送溶栓治疗伯格氏病患者的数据;因为疾病的活动期以及慢性期都可能与闭塞性血栓形成有关。在一项纳入11名Buerger病患者的研究中,接受链激酶动脉内溶栓(10,000U推注,随后5,000U/hr)治疗脚趾和足部的坏疽或坏疽前病变,58%的患者有成功的手术,定义为避免或改变截肢平面。最近对来自意大利的17名患者的病例报告讨论了血管内血运重建对严重肢体缺血和Buerger病患者的潜在益处。该技术以95%的技术成功率,在近2年的随访中实现了100%的保肢率和84%的持续临床改善。

干细胞和基因治疗:在过去的二十年里,人们对干细胞或基因治疗在治疗Buerger病中的潜在作用产生了浓厚的兴趣。总体而言,基因治疗方法在Buerger病和动脉粥样硬化外周动脉疾病中均未成功。在干细胞治疗方面,尽管在小型早期临床试验中取得了可喜的结果,但干细胞治疗在Buerger病治疗中的可行性仍有待确定。

截肢:虽然在能够戒烟的患者中早期发现Buerger病时需要截肢的情况并不常见,但继续吸烟的患者通常需要进行轻微或严重的截肢。在克利夫兰诊所的一系列研究中,大多数伯格氏病的截肢手术都是在继续吸烟的患者身上进行的。尽管大多数截肢是远端截肢,但超过40%的患者需要大截肢。在梅奥诊所的一系列研究中,5年截肢的风险为25%,而大截肢的风险在5年为11%,在10年为21%。然而,如果疾病进展,尤其是在严重肢体缺血的情况下,截肢的风险将会增加。

十、疗效及转归

本病预后取决于病情进展的程度。缺血坏疽导致截肢很常见,若继续吸烟,两次以上的截肢发生率远高于戒烟者。因此,彻底戒烟是改善本病预后的最有效方法。

参考文献

[1]Olin JW. Thromboangiitis obliterans (Buerger's disease)[J]. The New England journal of medicine, 2000, 343:864-9.

[2]Fazeli B, Rafatpanah H, Ravari H, et al. Sera of patients with thromboangiitis obliterans activated cultured human umbilical vein endothelial cells (HUVECs) and changed their adhesive properties[J]. International journal of rheumatic diseases, 2014, 17:106-12.

[3]Hida N, Ohta T. Current status of patients with buerger disease in Japan[J]. Annals of vascular diseases, 2013, 6:617-23.

[4]Graziani L. Endovascular management of Buerger's Disease[J]. In: al RSDe, ed. Endovascular Interventions, 2014, 703-30.

[5]Bozkurt AK, Besirli K, Koksal C, et al. Surgical treatment of Buerger's disease[J]. Vascular, 2004, 12:192-7.

[6]Graziani L, Morelli L, Parini F, et al. Clinical outcome after extended endovascular recanalization in Buerger's disease in 20 consecutive cases[J]. Annals of vascular surgery, 2012, 26:38795.

[7]Matoba S, Tatsumi T, Murohara T, et al. Long-term clinical outcome after intramuscular implantation of bone marrow mononuclear cells (Therapeutic Angiogenesis by Cell Transplantation [TACT] trial) in patients with chronic limb ischemia[J]. American heart journal, 2008, 156:1010-8.

[8]Cooper LT, Tse TS, Mikhail MA, et al.. Long-term survival and amputation risk in thromboangiitis obliterans (Buerger's disease)[J]. Journal of the American College of Cardiology, 2004, 44:2410-1.

[9]Piazza G, Creager MA. Thromboangiitis obliterans[J]. Circulation, 2010, 121:1858-61.

[10]Kaare Meier. Spinal cord stimulation: Background and clinical application[J]. Scand J Pain, 2014,5(3): 175-181.

[11]D T Ubbink, H Vermeulen.Spinal cord stimulation for non-reconstructable chronic critical leg ischaemia[J].Cochrane Database Syst Rev,2013 (2):CD004001.

徐俊玉(撰写)　苏海华(审校)

第四十一章　冷球蛋白血症性血管炎
Chapter 41　Cryoglobulinemic Vasculitis, CV

关键词:冷球蛋白;全身性血管炎
Keywords: cryoglobulin; Systemic Vasculitis

一、概述

冷球蛋白血症性血管炎是一种影响皮肤、关节、周围神经、肾脏和其他器官的小动脉疾病。即使是少量的冷球蛋白也可能对患者造成严重损害。检测少量的冷球蛋白可能很困难。冷球蛋白血症性血管炎的病因包括单克隆、血液、自身免疫和慢性感染。治疗包括治疗基础疾病,根据血管炎的严重程度,使用糖皮质激素、利妥昔单抗和血浆置换术。

二、定义

冷球蛋白血症血管炎是由冷球蛋白诱发的全身性血管炎,是一种主要累及皮肤、关节、周围神经系统和肾脏的小血管炎。

三、流行病学

冷球蛋白血症性血管炎是一种罕见疾病,估计在欧洲和北美每100,000名患者中患病不到5例。关于世界其他地区流行率的信息更少,但地中海盆地流行率最高。

四、病因及发病机制

冷球蛋白是一种免疫复合物,可诱发全身性血管炎,这是一种主要累及皮肤、关节、周围神经系统和肾脏的小血管血管炎。在过去的25年中,在发现丙型肝炎病毒(HCV)后取得了重大进展,丙型肝炎病毒是造成冷球蛋白血症的主要原因。

Ⅰ型CryoVas是一种单克隆免疫球蛋白,与潜在的b细胞淋巴增生性疾病有关。Ⅱ型和Ⅲ型冷球蛋白,通常被称为混合型冷球蛋白血症,由带有或不带有具有类风湿因子活性的单克隆IgM的多克隆IgG组成。丙型肝炎病毒(HCV)感染是混合CryoVas的主要原因。

冷球蛋白的产生通常是需要进行病因检查的潜在疾病的结果。它至少部分取决于免疫化学测定。在Ⅰ型冷球蛋白血症性血管炎中,必须寻找潜在的B细胞淋巴增生性疾病,主要是Waldenström巨球蛋白血症、多发性骨髓瘤或意义不明的单克隆丙种球蛋白病。在Ⅱ型和Ⅲ型冷球蛋白血症(混合型冷球蛋白血症)中,迄今为止的主要病因是HCV感染(70%~90%)。

五、临床表现

冷球蛋白血症性血管炎的疾病表现多种多样,从轻微的临床症状(疲劳、紫癜、关节痛)到危及生命的暴发性并发症(肾小球肾炎、广泛性血管炎)。疲劳是主要症状,在80%~90%的患者中均有出现。主要的皮肤体征是可触及的紫癜,据报道,70%至90%的患者会出现这种情况,也可能会出现皮肤溃疡。紫癜总是从下肢开始,并可能延伸到腹部,不太常见于躯干和上肢,会持续3到10天,并有残留的褐色色素沉着。可能会发生雷诺综合征和肢端发绀,可能会演变为手指溃疡。据报道,40%~60%的患者出现关节痛。关节痛是双侧对称的,不变形,主要累及膝盖和手,很少涉及肘部和脚踝。据报道,不到10%的患者患有弗兰克关节炎。神经系统表现范围从单纯的感觉轴索病到多发性单神经炎(60%~70%)。最常描述的形式是远端感觉或感觉运动多发性神经病。多发性神经病通常表现为疼痛的、不对称的感觉异常,后来变得对称。运动障碍无规律,主要影响下肢,在感觉症状后数月至数年出现。中枢神经系统受累(<10%)可能表现为中风、癫痫或认知障碍。据报道,20%至35%的患者有肾脏表现。最常见的临床和病理表现是急性或慢性Ⅰ型膜增生性肾小球肾炎伴内皮下沉积。它代表了超过80%的冷球蛋白血症肾病。它与Ⅱ型冷球蛋白血症伴IgMκ类风湿因子密切相关。最常见的表现(55%)是蛋白尿伴镜下血尿和不同程度的肾功能不全。据报道,20%~40%的

患者出现干燥综合征。然而，很少遇到那些符合明确的干燥综合征的人。其他表现很少见(<5%)。可存在继发于肠系膜血管炎的腹痛和胃肠道出血。心脏受累包括二尖瓣损伤、冠状动脉炎并发心肌梗死、心包炎或充血性心力衰竭。肺部受累通常无临床症状，但部分患者可能出现中度运动性呼吸困难、干咳、间质性肺纤维化、胸腔积液或咯血，这可能是肺泡内出血的结果。

冷球蛋白相关疾病的临床表现范围从轻微的非特异性症状（疲劳、关节痛、雷诺氏症状）到皮肤小血管炎（紫癜、青斑、溃疡和皮肤坏死）到可能危及生命的并发症肾小球肾炎、肢端坏死、胃肠道血管炎和中枢神经系统血管炎。不到50%的冷球蛋白血症患者报告了与温度相关的症状发生。而超过50%的1型冷球蛋白患者无症状，混合冷球蛋白（2型和3型）的患者不到15%无症状。

皮肤：最常见的是小腿紫癜，可延伸至大腿和腹部。面部和身体通常不受影响。瘀点和小结节是最常见的皮肤表现（2型和3型冷球蛋白）。皮肤活检显示表皮小动脉急性血管炎伴血管壁纤维瘤坏死、血管周围中性粒细胞浸润和血管内透明质沉积物。瘀点的发生可因暴露于寒冷、身体压力、长时间站立、药物或感染而引发。开始时，紫癜区域经常有瘙痒和灼热感，还经常观察到踝关节疼痛肿胀。紫癜消退后，通常会留下褐色的色素沉着。在某些情况下，瘀点还可以变成点状或大面积皮肤坏死。对于1型冷球蛋白，鼻尖、耳朵、手指和脚趾的指骨或腿部溃疡的肢端坏死更常见。

肾脏：在大多数情况下，蛋白尿和镜下血尿表明肾脏受累。20%~40%的患者出现肾小球损伤。临床表现通常对应于亚急性或慢性弥漫性肾小球肾炎，伴有细胞增殖和膜内冷球蛋白沉积，通常仅很少检测到。然而，在个别情况下，冷球蛋白沉积物也几乎完全阻塞了毛细血管腔。也很少观察到具有致命后果的急性肾功能衰竭。混合冷球蛋白似乎更频繁地与内皮冷球蛋白沉积和增殖细胞相关。

神经系统症状：10%~20%的患者出现肢端感觉异常和手脚麻木。随着疾病的进展，运动缺陷也可能发生。症状缓慢进展，通常在2至4年后稳定，但也可能在稳定后的一段时间完全消失。这也可能是周围神经血管供应的发生血管炎导致的。在中枢神经系统（CNS）中，已在多发性骨髓瘤患者中描述了孤立的脑紫癜和透明血栓病例。

肠道症状：胃肠道症状的范围从胃黏膜紫癜到伴有呕血的上消化道或下消化道出血，再到伴有透明血栓阻塞肠系膜动脉的腹部危象。

眼睛：短暂的视觉障碍很常见，可能是由结膜和视网膜血管中的颗粒状血凝块引起的。特别是，单克隆冷球蛋白似乎具有这种特性。在某些情况下，视网膜微梗死也会永久性地损害视力。

六、辅助检查

一些实验室使用免疫固定或免疫电泳来表征冷球蛋白血症，并通过将冷比容确定为总体积的百分比（通过使用适当的试管）来量化冷球蛋白水平。使用免疫印迹法进行免疫化学表征是一种敏感且特异的方法，可以在98%的情况下进行完全识别，而免疫固定和免疫电泳的识别率分别只有54%和28%。测试方法的局限性在于，前面描述的每种免疫化学测定都可能受到抽血后离体冷沉淀产生的伪影的影响。因此，当怀疑有冷球蛋白时，血清应保温，并在37℃下进行检测。其他比冷球蛋白更容易检测的实验室替代标志物可能提供存在冷球蛋白血症的间接证据，例如低C4血清补体分数、总溶血性补体水平降低和/或存在单克隆免疫球蛋白或类风湿因子活性。血清冷球蛋白也可能干扰各种实验室检查，并与血浆蛋白的虚假定量和红细胞沉降率、假性白细胞增多症、假性血小板增多症或假性大红细胞增多症有关。

七、诊断

冷球蛋白的定义是存在循环免疫球蛋白，当血清冷却至核心体温以下时会沉淀并在重新加热时重新溶解。在4℃下至少7天在患者血清中沉淀并在37℃加热时溶解的蛋白质为冷球蛋白。在大多数专家中心，当两次测定>0.05g/L时，患者被认为具有显著的冷球蛋白水平。冷球蛋白血症通过免疫化学分析分为三种类型。Ⅰ型冷球蛋白是单一的单克隆免疫球蛋白，总是与B细胞淋巴增生性疾病有关。单克隆冷球蛋白主要是IgM-κ型，更罕见的是IgG、IgA、IgM-λ或Bence-Jones型。Ⅰ型冷球蛋白的血清浓度通常超过5g/L。Ⅰ型冷球蛋白可与意义不明的单克隆丙种球蛋白病（MGUS）、多发性骨髓瘤、瓦尔登斯特伦病或其他淋巴瘤共存。免疫球蛋白片段通常不能在4℃下沉淀。Bence-Jones冷球蛋白由80%的共价二聚体和20%的单体组成，证明了免疫球蛋白亚基的二硫键在冷沉淀现象中的重要性。Ⅱ型冷球蛋白由多克隆IgG和具有类风湿因子活性的单克隆IgM组成。混合免疫球蛋白由2种成分组成，其中一种是单克隆的IgM。IgM类型的单克隆成分可能非常离散，在清晰的多克隆IgG成分旁边很容易被忽视。单克隆IgM冷球蛋白大多携带κ轻链并结合IgG冷球蛋白（IgM-IgG冷球蛋白）。在某些情况下，还描述了IgG-IgG类型的2型冷球蛋白。IgA-IgG型冷球蛋白更罕见。Ⅲ型冷球蛋白由具有类风湿因子活性的多克隆IgG和多克隆IgM组成。混合多克隆冷球蛋白血症是最大的一组，约占所有病例的50%。多克隆IgM-IgG冷球蛋白的血清浓度通常很低（0.1～1g/l）。可以在分离的多克隆冷球蛋白中检测到κ和λ轻链。在ELISA测试中，可以在37℃下用分离的冷球蛋白或在4℃下用纯化的IgM成分检测类风湿因子活性。Ⅲ型冷球蛋白可在慢性丙型肝炎或其他慢性感染或自身免疫性疾病中检测到。Ⅱ型和Ⅲ型通常被称为混合冷球蛋白血症。在引起血管炎的临床症状（例如紫癜、周围神经病变或肾小球肾炎）的情况下，检测冷球蛋白可诊断冷球蛋白血症性血管炎。

八、鉴别诊断

鉴别诊断包括其他原发性小血管炎，如IgA血管炎（以前称为Henoch-Schönlein紫癜）、低补体性荨麻疹性血管炎和ANCA相关性小血管炎。继发性免疫复合物介导的疾病包括狼疮性血管炎和类风湿性血管炎。最后，非血管炎的鉴别诊断包括高黏滞综合征和特发性雷诺综合征。

九、治疗策略

病毒相关性血管炎患者应始终从抗病毒治疗开始。冷球蛋白血症性血管炎的治疗取决于临床严重程度、基础疾病和现有合并症。对于病毒相关性血管炎（主要是HCV，很少有HBV）患者，应始终首先进行抗病毒治疗。

Ⅰ型冷球蛋白血症：在纯单克隆冷球蛋白血症性血管炎的情况下，总是存在单克隆B细胞疾病，例如：非霍奇金淋巴瘤、多发性骨髓瘤或MGUS。血管炎的治疗是对潜在血液病的治疗。预后似乎取决于潜在的血液疾病，并且在MGUS中最有利。在严重的情况下，还可以使用血浆置换术、糖皮质激素、利妥昔单抗或伊洛前列素。沙利度胺、来那度胺或硼替佐米的使用也可能对MGUS和骨髓瘤相关冷球蛋白血症具有重要意义，但数据并未超出孤立病例的范围。

Ⅱ型和Ⅲ型冷球蛋白血症：在混合型冷球蛋白血症中，区分感染性疾病和非感染性疾病。在传染病中，丙型肝炎是冷球蛋白血症最常见的原因。这里的重点是抗病毒治疗，在大多数情况下，抗病毒治疗可以治愈HCV感染，从而显著改善血管炎和长期预后。严重的情况下，还可以使用血浆置换、糖皮质激素、利妥昔单抗或伊洛美定。

抗病毒治疗：冷球蛋白血症性血管炎的持续缓解只有在持续消除病毒的情况下才能成功。HCV基因型1和4的标准疗法是索非布韦和雷迪帕韦的组合，HCV基因型2和3的标准疗法是索非布韦和利巴韦林的组合，HCV基因型5和6的标准疗法是雷迪帕韦、索非布韦和利巴韦林的组合。这种现代抗病毒疗法具有良好的耐受性，可在95%的病例中完全消除病毒并缓解冷球蛋白血症性血管炎。相比之下，先前使用的聚乙二醇干扰素-α和利巴韦林的抗病毒治疗仅在40%~60%的病例中消除了病毒。即使在对含干扰素的抗病毒治疗产生明显良好反应后，几个月后仍观察到冷球蛋白血症性血管炎复发。此外，干扰素-α治疗可诱发或加重各种自身免疫性疾病。在此背景下，较新的无干扰素治疗方法是对先前治疗方案的重要补充。血管炎的临床严重程度决定了是否可以等待抗病毒治疗的延迟效果。在不太严重的情况下，连续治疗（首先是抗病毒药物，然后是免疫抑制药物）会更好。然而，在有严重缺血症状的情况下，可能需要同时使用糖皮质激素、利妥昔单抗或伊洛美定。冷球蛋白血症性血管炎也可能与其他慢性感染（例如心内膜炎）、病毒感染[细胞肿大、爱泼斯坦-巴尔病毒（EBV）、HBV]和寄生虫感染（例如利什曼原虫）有关。慢性HBV感染可以用核苷类似物和/或聚乙二醇干扰素-α治疗。已观察到暴发性肝功能衰竭。因此，已经开发了各种算法来提高含利妥昔单抗方案的安全性。

利妥昔单抗：在非感染性冷球蛋白血症性血管炎中，利妥昔单抗治疗是首选。3至6个月后，记录到冷球蛋白血症明显减少，补体消耗减少以及先前高剂量长期糖皮质激素治疗减少。然而，经常观察到感染（48%）

和严重感染(26%)。这尤其影响了接受大剂量糖皮质激素治疗的患有2型冷球蛋白血症和肾功能不全(GFR<60ml/min)的老年患者亚组(>70岁)。可以推测,大剂量糖皮质激素与严重感染有关。风湿病学杂志慢性HBV感染可以用核苷类似物和/或聚乙二醇化干扰素-α治疗丙型肝炎是冷球蛋白血症的最常见原因。利妥昔单抗在复发和长期治疗中都非常有效,并且与耐受性风险相关。根据最近发表的一项研究,利妥昔单抗在复发治疗和长期治疗中同样有效且耐受性良好,我们可以根据自己的经验证实这一点。

"缓解疾病的抗风湿药":在使用大剂量糖皮质激素的患者中,甲氨蝶呤、硫唑嘌呤、来氟米特、环磷酰胺或霉酚酸通常被经验性地用作保留类固醇的基础治疗。在文献中,只有个别案例报告了有效性。在一项对照研究中,几乎所有患者在研究结束时都接受了利妥昔单抗治疗,因为单独使用硫唑嘌呤、血浆置换、环磷酰胺和大剂量糖皮质激素并未显示出任何相关疗效。

冷冻纤维蛋白原疾病的治疗:有症状的患者应在尽可能温暖的环境温度下进行治疗。为了预防,应避免接触寒冷。有症状的患者应在尽可能温暖的环境温度下进行治疗(37℃为最佳)。在皮肤坏死的情况下,需要消毒伤口护理。在局部缺血中,链激酶(25,000单位Ⅳ q24小时)已被证明是有效的。肝素抗凝可加重症状,因此应首选苯丙香豆素治疗。单独使用大剂量糖皮质激素似乎充其量也没有什么效果。在个别情况下,已报道通过与硫唑嘌呤、苯丁酸氮芥或血浆置换术联合使用的有效性。

十、疗效及转归

在免疫抑制和/或抗病毒治疗期间(针对HCV相关的冷球蛋白血症血管炎),体征和症状逐渐改善,从数周(即紫癜、肾小球肾炎、关节痛)到数月(周围神经病变)不等。通过治疗,大多数患者可以实现部分或完全缓解。在HCV相关的冷球蛋白血症性血管炎中,临床和免疫反应与病毒反应密切相关。在治疗期间,可以通过定量冷球蛋白血症和其他替代标志物(C4、CH50、类风湿因子)来评估生物学改善。HCV病毒载量的时间过程也代表了长期结果的主要预测因素。长期预后取决于并发症的发生。非HCV相关冷球蛋白血症性血管炎患者的死亡风险增加,主要是由于败血症,并且发生B细胞非霍奇金淋巴瘤的风险增加了4倍。在HCV相关冷球蛋白血症性血管炎中,B细胞非霍奇金淋巴瘤的总体风险比普通人群高约35倍。这些患者还暴露于HCV慢性感染引起的肝病,即肝纤维化、肝硬化和肝细胞癌。

近几年的10年生存率为63%~65%,慢性病毒性丙型肝炎(HCV)作为多克隆冷球蛋白血症的常见病因的发现具有里程碑意义。在许多出版物中,2型和3型冷球蛋白血症被视为一个实体,仅区分HCV阳性和阴性患者。近年来,据报道,2型和3型HCV阳性和非HCV冷球蛋白血症的10年生存率为63%~65%,并且可能通过现代抗HCV药物显著改善。除HCV感染外,混合型2型和3型冷球蛋白血症也可能与乙型肝炎、心内膜炎、利什曼病、布鲁氏菌病、CMV感染和其他化脓性感染有关。这一点很重要,因为德国的HCV感染率明显低于欧洲邻国,但文献大多是指意大利或法国的情况,其中HCV感染的作用更大。在一项针对242名非感染性混合性冷球蛋白血症性血管炎患者的法国研究中,肺部受累、胃肠道受累、肾小球滤过率<60mL/min和年龄>65岁与5年内死亡有关。当存在0、1、2或3个因素时,5年死亡率分别为2.6%、13.1%、29.6%和38.5%。其他研究已确定蛋白尿>1g/24h、血清肌酐>1.6mg/dl、心肌病、严重的胃肠道受累和CNS受累是危险因素。在HCV阳性冷球蛋白血症性血管炎中,严重的肝纤维化与特别不利的预后相关(风险比10.8)。

参考文献

[1]Terrier B, Cacoub P. Cryoglobulinemia vasculitis: an update[J]. Curr Opin Rheumatol, 2013, 25(1):10-8.

[2]Terrier B, Karras A, Kahn JE, Le Guenno G, Marie I, Benarous L, et al. The spectrum of type I cryoglobulinemia vasculitis: new insights based on 64 cases[J]. Medicine (Baltimore), 2013,92(2):61-8.

[3]Cacoub P, Terrier B, Saadoun D. Hepatitis C virus-induced vasculitis: therapeutic options[J]. Ann Rheum Dis, 2014,73(1):24-30.

[4]Quartuccio L, Zuliani F, Corazza L, et al. Retreatment regimen ofrituximabmonotherapy givenat the relapse of severe HCV-related cryoglobulinemic vasculitis: Longterm follow up data of a randomized controlled multicentre study[J]. J Autoimmun, 2015, 63:88-93

[5]European Association for Study of Liver. EASL Clinical Practice Guidelines: management of hepatitis C virus infection[J]. J Hepatol, 2014,60(2):392-420.

[6]CacoubP,ComarmondC,DomontF, et al. Cryoglobulinemia Vasculitis[J].Am J Med,2015, 128(9):950-955.

[7]Terrier B, Cacoub P. Cryoglobulinemia vasculitis: anupdate[J]. Curr OpinRheumatol, 2013, 25(1):10-18.

[8]Terrier B, Marie I, Lacraz A, et al (2015) NonHCV-related infectious cryoglobulinemia vasculitis: Results from the French nationwide CryoVas survey and systematic reviewofthe literature[J]. J Autoimmun, 2015, 65:74-81.

[9]Terrier B, Carrat F, Krastinova E, et al. Prognosticfactorsofsurvival in patientswith non-infectious mixed cryoglobulinaemia vasculitis: data from 242 cases included in theCryoVas survey[J]. Ann RheumDis, 2013, 72(3):374-380.

[10]Terrier B, Karras A, Kahn JE, et al. The spectrum of type I cryoglobulinemia vasculitis: new insights based on 64 cases[J]. Medicine(Baltimore), 2013, 92(2):61-68.

[11]Sarrazin C, Berg T, Buggisch P, et al. Aktuelle Empfehlung zur Therapie der chronischen Hepatitis C. S3 guideline hepatitis C addendum[J]. Z Gastroenterol, 2015, 53:320-334.

[12]SaadounD,Thibault V,Si Ahmed SN, et al. Sofosbuvir plus ribavirin for hepatitis C virusassociated cryoglobulinaemia vasculitis: VASCUVALDIC study[J]. Ann Rheum Dis: 2015 Nov 13 [Epubaheadofprint]. doi:10.1136/ annrheumdis-2015-208339.

[13]Dammacco F, Sansonno D. TherapyforhepatitisCvirus-related cryoglobulinemic vasculitis[J]. N Engl J Med, 2013, 69(11):1035-1045.

[14]Cholongitas E, Pipili C, Papatheodoridis G. Interferon-free regimens for the treatment of hepatitis C virus in liver transplant candidates or recipients[J]. World J Gastroentero, 2015, l21(32):9526-9533.

[15]You CR, Lee SW, Jang JW, et al. Update on hepatitis B virus infection[J]. World J Gastroenterol, 2014, 20(37):13293-13305.

[16]TsutsumiY,YamamotoY,Ito, S. Hepatitis B virus reactivationwith a rituximab-containing regimen[J]. World J Hepatol, 2015, 7(21):2344-2351.

[17]De Vita S, Quartuccio L, Salvin S, et al. Sequential therapywith belimumab followed by rituximab in Sjögren's syndrome associated with B-cell lymphoproliferation and overexpression of BAFF: evidence for long-term efficacy[J]. ClinExpRheumatol, 2014, 32(4):490-494.

徐俊玉（撰写） 苏海华（审校）

第四十二章 抗肾小球基底膜病
Chapter 42　Anti-Glomerular Basement Membrane Disease, GBM

关键词：抗肾小球基底膜抗体；Ⅳ型胶原α-3链；血浆置换

Keywords: anti glomerular basement membrane antibody; Type Ⅳ collagen alpha-3 chain; Plasma exchange

一、概述

抗肾小球基底膜（glomerular basement membrane,GBM）病曾被称为Goodpasture综合征或Goodpasture病，也有将其称为肺肾综合征者，是一种罕见的器官特异性自身免疫性疾病，Gell and Coombs分型Ⅱ型，即抗体介导的免疫破坏型，由抗肾小球基底膜（anti-GBM）抗体介导。该疾病最早由Ernest Goodpasture博士于1919年描述，在1950年，肾小球基底膜首次被鉴定为抗原。十多年后，研究人员成功地确定了从患病肾脏中提取的抗体与肾炎之间的联系。

二、定义

本病是一种罕见的暴发性小血管炎，影响肾和肺的毛细血管床，以抗肾小球基底膜（GBM）和成熟形式的抗肺泡基底膜（alveolar basement membrane,ABM）抗体为特征，因此它可能表现为快速进展的孤立性肾小球肾炎（抗gbm肾炎）或伴有严重肺出血的肺肾综合征，也被称为Goodpasture综合征。

三、流行病学

本病很罕见，估计的发病率不到2/1,000,000。一项爱尔兰的研究显示其全国年发病率为1.64/1,000,000，并且发现该病有时间和空间聚集特征，提示疾病发作可能存在环境触发因素；新西兰和荷兰报道的发病率估计值相近。现已在其他白人和亚洲人群中发现了抗GBM病，但认为该病在非洲人群中更加罕见。

大型活检研究显示，在所有新月体性肾小球肾炎病例中，由抗GBM病引起的病例约占15%。在终末期肾病（end-stage kidney disease, ESKD）的总体人群中，该病引起的病例占0.8%。

针对抗GBM病患者的大型研究显示发病年龄呈双峰分布：早期峰值在20~29岁，晚期峰值在50~69岁。该病也可发生于儿童。较年轻（<30岁）的患者更可能出现肺出血，而较年长（>50岁）的患者更可能出现单纯性肾小球肾炎。较年轻的患者组中似乎男性略多，而较年长的患者组中似乎女性更多。

四、病因及发病机制

本病被认为是影响肾小球毛细血管、肺毛细血管或两者的血管炎。抗GBM病的成因是循环抗体靶向攻击GBM的固有抗原,即Ⅳ型胶原α-3链[α-3(Ⅳ)链]的NC1结构域,α-3(Ⅳ)链是在基底膜胶原中发现的6种遗传独特性基因产物之一。α-3(Ⅳ)链的组织分布主要为肾小球和肺泡,这与本病损伤部位一致。抗GBM抗体通常为多克隆IgG,且以IgG1和IgG3亚类为主,也有极少数抗GBM病由单克隆抗体(源自单一淋巴细胞克隆;具有单一、不变的表位特异性)导致。

然而,抗GBM产生的病因学和触发刺激通常不明,少数病例与包括呼吸道感染(如流感A2)、暴露于碳氢化合物烟雾、有机溶剂、金属粉尘、烟草烟雾、某些药物(即利福平、别嘌呤醇、可卡因)、基底膜物理损伤(如碎石术或膜性肾小球肾炎)以及淋巴细胞耗竭治疗(如阿仑单抗)有关,但缺乏明确的证据。2019冠状病毒病(coronavirus disease 2019, COVID-19)大流行期间在英国伦敦西北部观察发现,COVID-19感染可能导致了抗GBM病的聚集性发病。

五、临床表现

GPS通常表现为快速进展的肾小球肾炎引起的急性肾衰竭。这通常伴有可能危及生命的肺出血,尤其是在未及时诊断和治疗的情况下。症状可能开始缓慢,也可能在几天内迅速进展。疲乏、无力、困倦、恶心、呕吐、腹泻、瘙痒、食欲和体重下降、不适、寒战、发热、头痛、关节痛、外观苍白和全身不适甚至癫痫发作可能相当不具体,且为初始症状。60%~80%有临床明显的肾脏和肺部表现,而20%~40%仅有肾脏疾病,在不到10%的患者中,表现仅限于肺部。肺部症状包括咯血、干咳、呼吸短促、肺底吸气性湿啰音、胸痛、发绀、呼吸困难、呼吸急促直至呼吸衰竭。肾脏受累可能导致血尿、泡沫尿、手足肿胀、高血压、水肿、尿毒症、少尿、无尿和肾区背痛。

抗GBM疾病发病呈双峰型,主要发生在30岁和70岁。大多数患者(80%~90%)将表现为快速进展性肾小球肾炎的特征。40%~60%会并发肺出血,少数患者可表现为孤立性肺部疾病。肺部受累的特征可能包括咳嗽、呼吸短促、咯血、胸痛和缺氧。常遇到贫血,较严重的病例可发生致死性呼吸衰竭。肾炎主要表现为进展迅速的病程。尽管存在严重肺出血,但罕见情况下,肾功能可保留数月。也可以表现为全身非特异性表现(即不适、疲乏、轻度发热、苍白、体重减轻)。

六、辅助检查

疑诊抗GBM病的患者应接受针对急性肾小球肾炎潜在病因的诊断性评估。超过90%的抗GBM病患者存在循环血清抗GBM抗体。除非有禁忌证,否则应对所有疑诊抗GBM病的患者立即行肾活检。光学显微镜下通常示新月体性肾小球肾炎,免疫荧光显微镜检查可显示沿肾小球毛细血管(偶尔沿远端肾小管)分布的线性IgG沉积。检测血清中的抗GBM抗体也具有重要临床意义,特别是因肺出血或其他原因暂时难以进行肾活检时,可以快速确诊抗GBM病。除此以外还应进行ANCA检测,若同时存在抗GBM抗体和ANCA,可诊断为抗GBM抗体和ANCA双阳性疾病。(约1/3患者血清同时存在ANCA),脱糖的髓过氧化物酶(MPO)分子可能是诱发双抗体的潜在原因。部分抗GBM病合并了膜性肾病,其免疫学发生机制有待阐明。部分复发性抗GBM病有可能是淋巴增殖性疾病所致,需要明确病因方能达到较好的治疗目的。

七、诊断

本病的诊断基于检测血清中或组织中沉积的抗GBM抗体,以及新月体性GN的病理学特征,伴或不伴肺泡出血的证据。活检组织学检查可显示广泛的新月体形成(毛细血管外细胞增生)、GBM破坏、间质炎症和组织坏死。

八、鉴别诊断

本病的鉴别诊断包括其他各种类型的急进型肾小球肾炎,例如系统性血管炎[例如韦格纳肉芽肿病(GPA)、显微镜下多动脉炎(MPA)、系统性红斑狼疮、Churg-Strauss综合征(EGPA)]和其他血管炎病(例如贝赫切特病、冷球蛋白血症)。还应考虑特发性进行性肾小球肾炎,以及会导致咯血的其他疾病,例如重症肺炎、肺水肿伴急性肾衰竭、肾静脉血栓形成伴肺栓塞。

九、治疗策略

本病罕见且进展快速,快速识别和治疗在本病的治疗中至关重要。目前抗GBM病的治疗仍为经验性的,首选血浆置换。研究证实血浆置换+糖皮质激素+环磷酰胺的联合疗法可以改善患者的长期存活和肾脏存活。此三联治疗手法也即抗GBM病治疗的三个原则:①快速清除循环抗体(主要通过血浆置换);②使用药物免疫抑制停止进一步产生抗体(例如高剂量皮质类固醇和环磷酰胺是标准治疗);③去除可能启动抗体产生的致病药物。标准治疗包括血浆置换联合高剂量糖皮质激素和环磷酰胺。也有报告使用利妥昔单抗的经验,或可作为标准治疗的辅助治疗,可能可以作为环磷酰胺的替代品。在无复发临床体征的情况下,应每6个月确认一次持续缓解。

也有学者采用免疫吸附(Immunoadsorption,IA)疗法单独或与血浆置换疗法联用,并发症发生率和死亡率并不高于PLEX组,但其病例数较少,尚在研究中。

本病可以进行肾移植,但只要检测到循环自身抗体,不推荐进行肾移植。因此,大多数中心建议在进行移植手术前进行6个月的抗GBM抗体持续检测,阴性方考虑进行肾移植。

十、疗效及转归

如果不治疗,抗GBM病预后较差。肺泡出血是该病早期死亡的主要原因。肾脏疾病的严重程度和预后与循环抗GBM水平相关。复发罕见。未经处理致死率为77%~96%。在包括皮质类固醇、免疫抑制治疗和血浆置换的三联治疗方案下,1年内的生存率为70%~90%,5年内的生存率可达80%。此外,在新西兰和澳大利亚,终末期肾病透析患者的中位生存期接近6年。除年龄外,肺出血病史还与透析死亡风险增加相关。就诊时的透析依赖性很少使肾功能完全恢复。然而,需要临时透析的患者可能恢复良好的肾功能,仅不到30%的存活患者需要长期透析。血清ANCA和抗GBM双阳性是肾脏预后更差和死亡率更高的另一个指标。通过快速和充分的治疗,肺病患者也通常可以从肺损伤中完全恢复。儿童的长期结局可能优于成人。

参考文献

[1]Greco A, et al. Goodpasture's syndrome: a clinical update[J]. Autoimmun Rev, 2015, 14(3): 246-53.

[2]McAdoo S P, C D Pusey. Anti-Glomerular Basement Membrane Disease[J]. Clin J Am Soc Nephrol, 2017, 12(7): 1162-1172.

[3]Canney M, et al. Spatial and Temporal Clustering of Anti-Glomerular Basement Membrane Disease[J]. Clin J Am Soc Nephrol, 2016, 11(8): 1392-9.

[4]Taylor DM, et al. Anti-glomerular basement membrane disease in Auckland[J]. Intern Med J, 2012, 42(6): 672-6.

[5]Rutgers A, et al. Coexistence of anti-glomerular basement membrane antibodies and myeloperoxidase-ANCAs in crescentic glomerulonephritis[J]. Am J Kidney Dis, 2005, 46(2): 253-62.

[6]Jennette JC. Rapidly progressive crescentic glomerulonephritis[J]. Kidney Int, 2003, 63(3): 1164-77.

[7]Tang W, et al. Anti-glomerular basement membrane antibody disease is an uncommon cause of end-stage renal disease[J]. Kidney Int, 2013, 83(3): 503-10.

[8]Fischer EG, DJ Lager. Anti-glomerular basement membrane glomerulonephritis: a morphologic study of 80 cases[J]. Am J Clin Pathol, 2006, 125(3): 445-50.

[9]Segelmark M, T Hellmark, J Wieslander. The prognostic significance in Goodpasture's disease of specificity, titre and affinity of anti-glomerular-basement-membrane antibodies[J]. Nephron Clin Pract, 2003, 94(3): c59-68.

[10]Dorval G, et al. Immunoadsorption in Anti-GBM Glomerulonephritis: Case Report in a Child and Literature Review[J]. Pediatrics, 2017, 140(5).

[11]Savage CO, et al. Antiglomerular basement membrane antibody mediated disease in the British Isles 1980-4[J]. Br Med J (Clin Res Ed), 1986, 292(6516): 301-4.

[12]Levy JB, et al. Long-term outcome of anti-glomerular basement membrane antibody disease treated with plasma exchange and immunosuppression[J]. Ann Intern Med, 2001, 134(11): 1033-42.

[13]Kalluri R, et al. Identification of the alpha 3 chain of type Ⅳ collagen as the common autoantigen in antibasement membrane disease and Goodpasture syndrome[J]. J Am Soc Nephrol, 1995, 6(4): 1178-85.

[14]Hudson BG, et al. Alport's syndrome, Goodpasture's syndrome, and type Ⅳ collagen[J]. N Engl J Med, 2003, 348(25): 2543-56.

[15]Zhao J, et al. The immunoglobulin G subclass distribution of anti-GBM autoantibodies against rHalpha3(Ⅳ)NC1 is associated with disease severity[J]. Hum Immunol, 2009, 70(6): 425-9.

[16]Segelmark M. R Butkowski, J Wieslander. Antigen restriction and IgG subclasses among anti-GBM autoantibodies[J]. Nephrol Dial Transplant,

1990, 5(12): p. 991-6.

[17]Prendecki M, et al. Anti-glomerular basement membrane disease during the COVID-19 pandemic[J]. Kidney Int, 2020, 98(3): 780-781.

[18]Salant DJ. Goodpasture's disease-new secrets revealed[J]. N Engl J Med, 2010, 363(4): 388-91.

[19]Balke L, et al. Severe adult respiratory distress syndrome from Goodpasture syndrome. Survival using extracorporeal membrane oxygenation[J]. Am J Respir Crit Care Med, 2015, 191(2):228-9.

[20]Dammacco F, et al. Goodpasture's disease: a report of ten cases and a review of the literature[J]. Autoimmun Rev, 2013, 12(11): 1101-8.

[21]Sinha VK, C Hibbert. Near-lethal acute kidney injury due to Goodpasture's syndrome: A case report[J]. J Intensive Care Soc, 2015, 16(4): 350-354.

[22]Menzi CP, et al. Management and outcomes of childhood Goodpasture's disease[J]. Pediatr Res, 2018, 83(4): 813-817.

[23]Collard HR, MI Schwarz, Diffuse alveolar hemorrhage[J]. Clin Chest Med, 2004, 25(3): 583-92, vii.

[24]McAdoo SP,CD Pusey. Antiglomerular Basement Membrane Disease[J]. Semin Respir Crit Care Med, 2018, 39(4): 494-503.

张家隆（撰写） 苏海华（审校）

第四十三章　薄基底膜肾病
Chapter 43　Thin basement membrane nephropathy, TBMN

关键词 遗传性肾病；无症状镜下血尿；发作性血尿

Key words：Hereditary nephronpathy；Asmptomatic microscopic hematuria；Episodic hematuria

一、概述

薄基底膜肾病(thin basement membrane nephropathy, TBMN)于1966年首先被报道，其可发生于任何年龄，是小儿及成人常见的血尿原因之一。TBMN为常染色体显性或隐性遗传性疾病，临床上超过40%的患者有阳性家族史，表现为持续或反复发作性血尿，光学显微镜下常无明显病变，免疫荧光检查也常为阴性，电子显微镜下GBM呈弥漫性变薄而无电子致密物质沉积是该病唯一的病理特征。

二、定义

薄基底膜肾病(TBMN)也称薄基膜病，是以持续性镜下血尿为主要表现的一种遗传性肾脏疾病，因其呈家族遗传，预后良好，既往又称之为良性家族性血尿(benign familiar hematuria, BFH)或良性再发性血尿(benignrecurrent hematuria, BRH)。

三、流行病学

TBMN发病率为1%~10%；一些研究通过评估肾移植供肾发现，该病在一般人群中的发生率可高达5%~9%。不过，人群中TBMN的临床检出率不到1%。

四、病因及发病机制

以往认为80%~100%的TBMN患者有阳性血尿家族史，而且部分家系调查表明TBMN的遗传方式为由COL4A3或COL4A4基因单杂合突变所致，呈常染色体显性遗传。Rumpelt HJ等研究表明，TBMN的基因缺陷可能与遗传性肾炎(Alport综合征)相似，因为后者在病程早期也有薄GBM表现。这一观点亦在TBMN与COL4A3或COL4A4(分别编码Ⅳ型胶原α-3链和α-4链)杂合性缺陷相关的家族中得到了证实。

Mochizuki T等将具有COL4A3/COL4A4杂合性突变的TBMN患者归为常染色体隐性Alport综合征的"携带者"，因为COL4A3或COL4A4的两个等位基因均突变可引起常染色体隐性Alport综合征。在Alport综合征家族中，40%~50%的COL4A3或COL4A4突变的杂合性携带者会出现镜下血尿。然而，由于有血尿和COL4A3/COL4A4杂合性突变的患者中很大一部分会出现进展性肾病，有些专家认为不应将这些患者归为"携带者"。Groopman EE等研究通过外显子测序在慢性肾脏病/终末期肾病患者中发现了之前未曾怀疑过的COL4A3和COL4A4突变，这突显了与这些位点突变相关的肾病进展风险。

虽然 COL4A3 或 COL4A4 的两个等位基因都要受累才能发生常染色体隐性 Alport 综合征,但 TBMN 呈显性遗传,因其异常基因产物产生的胶原缺陷足以严重到影响 GBM 的正常结构,导致血尿。但在大多数情况下,杂合性缺陷不会导致 Alport 综合征患者中观察到的引起蛋白尿、肾小球滤过受损和肾脏纤维化的继发性病变。遗传修饰因子可部分解释 COL4A3/COL4A4 杂合性突变患者的结局差异性。

Buzza M 等研究发现,并非所有 TBMN 家族都与 COL4A3 和 COL4A4 基因有关,这些其他家族中的潜在缺陷尚不清楚,可能包括:新的突变、不完全外显或新的基因位点。

五、临床表现

TBMN 的特征性表现是,常规尿液分析时偶然发现的持续性或间断性的无症状镜下血尿。已有人提出,这是因为 TBMN 患者的红细胞移动通过肾小球毛细血管壁局部、短暂的破裂而进入肾小囊腔。

TBMN 患者可能有肉眼血尿发作,这些发作可能发生于上呼吸道感染后,类似于链球菌感染后肾小球肾炎和 IgA 肾病。

TBMN 患者的尿蛋白排泄和血压通常是正常的。然而,部分患者可能有极轻微到中度的蛋白尿(通常小于 1.5g/d)和/或高血压。此类患者可能存在未识别到的 Alport 综合征(是 TBMN 一种更为严重的表型),或者具有影响病程的其他基因多态性。

七、诊断

TBMN 的诊断通常是从良性的表现和病程、血尿家族史阳性和肾衰竭家族史阴性推断得出的。

肾活检显示,电子显微镜下 GBM 弥漫性变薄(其 GBM 厚度通常为 150~225nm,而正常 GBM 厚度为 300-400nm);GMB 厚度的正常值与年龄和性别有关。TBMN 需要电子显微镜进行组织学诊断,而不能只依靠光学显微镜检查活检标本。

八、鉴别诊断

TBMN 必须与孤立性血尿的其他肾小球原因(如 IgA 肾病和 C3 肾小球病)相鉴别。通常很难明确鉴别 TBMN 和 Alport 综合征,特别是在儿科患者和 COL4A3/COL4A4 杂合性突变患者中。TBMN 和 IgA 肾病是引起无症状性血尿最常见的疾病,占比高达 50% 或以上。

如果患者表现为家族性孤立性肾小球性血尿、几乎没有蛋白尿、肾功能正常且无肾衰竭家族史,一般不进行肾活检。此类患者的预后非常好,除非发生临床表现进展,情况类似于 Alport 综合征的所有男性患者和部分女性患者,以及许多 IgA 肾病患者,上述疾病鉴别均需借助肾穿刺活检病理诊断。

九、治疗策略

研究表明,在 COL4A3、COL4A4 或 COL4A5 杂合性突变患者中,血管紧张素阻滞治疗可延缓终末期肾病的发生。根据这些发现,以及在蛋白尿和其他形式慢性肾脏病患者中观察到的益处,我们建议对伴有蛋白尿(超过 500~1,000mg/d)的 TBMN 成人患者给予 ACEI 或 ARB,尤其是患者还存在血压升高和/或血清肌酐升高或 eGFR 降低时。尿蛋白和血压的目标值都应与其他形式的蛋白尿慢性肾脏病患者一样。当不存在高血压及蛋白尿的危险因素时,患者应该每 1~2 年评估 1 次是否存在高血压、蛋白尿和肾功能损害。

偶尔有患者有复发性肉眼血尿和/或腰痛。这种情况下应用 ACEI 可能有益,可能的获益机制是降低肾小球内压力。

十、预后及转归

薄基底膜肾病大多数情况下是一种良性疾病,预后良好。目前没有特异性治疗方法来逆转或治疗这种疾病,通常建议观察和定期监测。

参考文献

[1] Tryggvason K, Patrakka J. Thin basement membrane nephropathy[J]. J Am Soc Nephrol, 2006, 17:813-822.

[2] Chan M M, Gale D P. Isolated microscopic haematuria of glomerular origin: clinical significance and diagnosis in the 21st century[J]. Clinical Medicine, 2015, 15(6): 576-580.

[3] Zouvani I, Aristodemou S, Hadjisavvas A, et al. Incidence of Thin Basement Membrane Nephropathy in 990 Consecutive Renal Biopsies Examined with Electron Microscopy[J]. Ultrastructural Pathology, 2008, 32(6):221-226.

[4]Zheng Y, Hong X U, Zhou L, et al. Clinicopatholo-gical features of paediatric renal biopsies in Shanghai over a 31 year period[J]. Nephrology, 2012, 17(3):274-277.

[5]Rumpelt HJ. Hereditary nephropathy (Alport syndrome): correlation of clinical data with glomerular basement membrane alterations[J]. Clin Nephrol, 1980, 13:203-207.

[6]Mochizuki T, Lemmink HH, Mariyama M, et al. Identification of mutations in the alpha 3(Ⅳ) and alpha 4(Ⅳ) collagen genes in autosomal recessive Alport syndrome[J]. Nat Genet, 1994, 8:77-81.

[7]Groopman EE, Marasa M, Cameron-Christie S, et al. Diagnostic Utility of Exome Sequencing for Kidney Disease[J]. N Engl J Med, 2019, 380:142-151.

[8]Voskarides K, Stefanou C, Pieri M, et al. A functional variant in NEPH3 gene confers high risk of renal failure in primary hematuric glomerulopathies. Evidence for predispo- sition to microalbuminuria in the general population[J]. PLoS One, 2017, 12:e0174274.

[9]Buzza M, Wilson D, Savige J. Segregation of hematuria in thin basement membrane disease with haplotypes at the loci for Alport syndrome[J]. Kidney Int, 2001, 59:1670-1676.

[10]Wang YY, Rana K, Tonna S, et al. COL4A3 mutations and their clinical consequences in thin basement membrane nephropathy (TBMN)[J]. Kidney Int, 2004, 65:786-790.

[11]Temme J, Peters F, Lange K, et al. Incidence of renal failure and nephroprotection by RAAS inhibition in heterozygous carriers of X-chromosomal and autosomal recessive Alport mutations[J]. Kidney Int, 2012, 81:779-783.

邢媛媛(撰写)　苏海华(审校)

第四十四章　混合性结缔组织病
Chapter 44　Mixed Connective Tissue Disease, MCTD

关键词:抗U1核糖核蛋白(anti-U1 RNP)抗体;狼疮样皮肤表现;心脏受累;膜性肾病

Keywords:anti-U1 RNP antibody;Lupus like skin features;Cardiac involvement;Membranous nephropathy

一、概述

混合性结缔组织病(Mixed Connective Tissue Disease,MCTD)通常指患者出现手肿胀、滑膜炎、肌炎、雷诺现象、肢端硬化等一种或多种临床表现,伴血清高滴度斑点型ANA和高滴度抗U1-RNP抗体阳性,而抗Sm抗体阴性。MCTD可出现SLE、RA、SSc和炎性肌病的重叠表现。各种重叠表现很少同时发生,而是在数月或数年间序贯出现。MCTD的概念于1972年由Sharp等首先提出。由于部分患者在疾病发展过程中常转变为某种特定的CTD,如SSc、SLE、RA、多发性肌炎(Polymyositis,PM)、皮肌炎(Dermatomyositis,DM),所以MCTD是一个独立的疾病还是SSc或SLE的一个亚型一直存在争议。直至2014年,MCTD作为独立疾病的概念得到确立。有研究显示,抗U1-RNP抗体具有重要的致病作用,特别是在雷诺现象、食管运动障碍以及肺动脉高压方面。

二、定义

MCTD是一种罕见的结缔组织疾病,结合了系统性红斑狼疮(SLE)、系统性硬化症(SSc)、多发性肌炎(PM)和/或类风湿关节炎(RA)的临床特征。这种疾病以其复杂的病症和典型的抗体表型——抗U1核糖核蛋白(anti-U1 RNP)抗体的高滴度存在而闻名。MCTD是典型的重叠性疾病,患者出现手肿胀、滑膜炎、肌炎、雷诺现象、肢端硬化等一种或多种临床表现,伴血清高滴度斑点型抗核抗体(ANA)和高滴度抗U1核糖核蛋白(U1RNP)抗体阳性,而抗Sm抗体阴性。

三、流行病学

MCTD的患病率和发病率信息非常少。全球、任意种族均可发生MCTD,发病高峰为青春期及二十多岁;MCTD的估计成人年发病率为0.2/100,000~1.9/100,000。MCTD的女性发病率远高于男性,但差异的估计值范围较大,为(3:1)~(16:1)。2016年美国的一项人口学调查显示,MCTD的发病率约为每10万人1.9例。两项关于混合性CTD患病率的流行病学研究显示,MCTD的患病率日本为2.7/100,000,挪威为3.8/100,000,

目前尚无我国MCTD确切的流行病学资料,但MCTD并非少见。

四、病因及发病机制

MCTD的确切病因尚不清楚,但MCTD患者可能存在针对凋亡修饰的自身抗原的异常B细胞和T细胞免疫应答。也有报道认为抗TNF治疗可能会引发该病,氯乙烯和二氧化硅也可能与该病有关,COVID-19感染可引起疾病发作,包括弥漫性淋巴结肿大和狼疮性肾炎。针对MCTD潜在环境因素的证据有限,但研究发现MCTD与HLA-DRB1×04:01有关。虽然无特异性,但MCTD与Ⅰ型干扰素通路中的基因DNA甲基化变异相关。免疫学机制包括异常活化的B细胞产生高滴度的抗U1-RNP及抗U1-70k,U1-70k是早期主要的免疫原。外周血中抗U1-70k反应性T细胞的存在及T细胞的异常活化,U1-70k抗原的凋亡修饰和针对修饰抗原的自身免疫均参与MCTD的发病。抗U1-RNP可与内皮细胞结合,并引起内皮细胞活化和破坏,从而导致雷诺现象等血管性疾病;它还可以形成免疫复合物,激活补体并诱发肌炎、关节炎等。遗传学机制包括MCTD患者的疾病与HLA-DR4和HLA-DR154-61显著相关,未发现与SLE(HLA-DR3)或SSc(HLA-DR5)相关的MHC单倍型。

五、临床表现

患者可表现出组成本疾病的各种CTD(SLE、SSc、PM/DM或RA)的临床症状,这些症状可同时亦可相继出现,不同的患者临床表现亦不尽相同。该病常见的早期症状包括双手肿胀、关节痛、雷诺现象、肌痛和发热等。急性起病的混合性CTD较少见,临床表现包括PM、急性关节炎、无菌性脑膜炎、指趾坏疽、高热、急性腹痛和三叉神经病。若患者出现手或手指肿胀、高滴度斑点型ANA时,应认真随诊。未分化CTD患者若出现高滴度抗U1-RNP抗体预示未来可能进展为混合性CTD。

1. 发热

不明原因发热可能是混合性CTD最显著的临床表现和首发症状。

2. 关节

关节疼痛和僵硬几乎是所有混合性CTD患者的早期症状之一。60%的患者最终发展成典型的关节炎。常伴有与RA相似的关节畸形,如尺侧偏斜、天鹅颈和纽扣花畸形。放射学检查缺乏严重的骨侵蚀性病变,呈Jaccoud关节表现,但有些患者亦可见关节边缘侵蚀和关节破坏。50%~70%的患者类风湿因子阳性。

3. 皮肤黏膜

大多数混合性CTD患者在病程中出现皮肤黏膜病变。雷诺现象是混合性CTD最常见和最早期的表现之一,常伴手指肿胀或全手肿胀。有些患者表现为狼疮样皮疹,尤其是面颊红斑和盘状红斑。黏膜损害包括颊黏膜溃疡、复合性口生殖器溃疡、青斑血管炎、皮下结节和鼻中隔穿孔。

4. 肌肉病变

肌痛是混合性CTD常见的症状,但大多数患者无明确的肌无力、肌电图异常或肌酶的改变。混合性CTD相关的炎性肌病在组织病理学表现与特发性炎性肌病相似,兼有累及血管的DM和细胞介导的PM的病变特点。大多数混合性CTD患者的肌炎往往在全身疾病活动的情况下急性发作,这些患者对短疗程大剂量糖皮质激素治疗反应良好。而轻症炎性肌病者常隐匿起病,对糖皮质激素治疗的反应欠佳。一些伴PM的混合性CTD患者可出现高热。

5. 心脏

心脏全层均可受累。20%的混合性CTD患者出现心电图异常,最常见的是右心室肥厚、右心房扩大和心室传导阻滞。10%~30%的患者出现心包炎,是心脏受累最常见的临床表现,少见心包填塞。心肌受累日益受到重视,一些患者的心肌受累是继发于肺动脉高压,而肺动脉高压在早期阶段常无症状。对存在劳累性呼吸困难的患者,应注意筛查肺动脉高压。多普勒超声检查估测右心室收缩压能提示亚临床的肺动脉高压,确诊需右心漂浮导管检查示休息时平均肺动脉压>25mmHg(1mmHg=0.133kPa)。肺动脉高压的发生与SSc样甲襞毛细血管改变、抗内皮细胞抗体、抗心磷脂抗体和抗U1RNP抗体相关。

6. 肺

75%的混合性CTD患者有肺部受累,早期大多数患者无症状。30%~50%的患者可发生以干咳、活动后呼吸困难、胸痛为早期表现的间质性肺疾病(ILD)。胸部高分辨率CT是诊断间质性肺病最敏感的检查方法。胸部高分辨率CT最常见的早期征象是小叶间隔增厚、周边和下肺叶为主的磨玻璃样改变。未经治疗的间质性肺病患者25%在4年后可发展为严重的肺间质纤维化。肺动脉高压是混合性CTD最严重的肺部并发症。SSc患者的肺动脉高压常继发于肺间质纤维化,而混合性CTD患者的肺动脉高压通常是由于肺动脉内膜增生和中膜肥厚所致。

7. 肾

25%的混合性CTD患者有肾脏损害。高滴度抗U1-RNP抗体对弥漫性肾小球肾炎的进展有相对保护作用。弥漫性增殖性肾小球肾炎或肾实质、间质病变在混合性CTD罕见,通常为膜性肾小球肾炎,虽然有少数可引起肾病综合征,但大多数患者无症状。目前已逐渐认识到混合性CTD患者有发生类似于SSc肾危象。

8. 消化系统

胃肠道受累约见于60%~80%的混合性CTD患者。表现为上消化道运动异常,食管上段和下段括约肌压力降低,食管远端2/3蠕动减弱,进食后发噎和吞咽困难,并可有腹腔出血、胆道出血、十二指肠出血、巨结肠、胰腺炎、腹腔积液、蛋白丢失性肠病、原发性胆汁性胆管炎、自身免疫性肝炎、吸收不良综合征等。混合性CTD的腹痛可能是由于肠蠕动减退、浆膜炎、肠系膜血管炎、结肠穿孔或胰腺炎等所致。

9. 神经系统

中枢神经系统病变并不是混合性CTD显著的临床特征。最常见的是三叉神经病变。头痛是常见症状,多为血管源性,与典型的偏头痛类似。部分患者出现脑膜刺激征,脑脊液检查显示无菌性脑膜炎。混合性CTD的无菌性脑膜炎亦可能是一种对非甾体抗炎药(NSAIDs),尤其是舒林酸和布洛芬的超敏反应。感音性耳聋见于近50%的混合性CTD患者。其他神经系统受累包括多发性周围神经病变、脑栓塞、脑出血、横贯性脊髓炎、马尾综合征、视神经受累、进行性多灶性脑白质病等。相比SLE,混合性CTD患者极少出现明显的精神病和抽搐表现。

10. 血管

雷诺现象几乎是所有混合性CTD患者的一个早期临床特征。中小血管内膜轻度增生和中层肥厚是混合性CTD特征性的血管病变,亦是并发肺动脉高压和肾危象的特征性病理改变。血管造影显示,混合性CTD患者中等大小血管闭塞的发生率高,且大多数患者的甲襞毛细血管显微镜检查异常,表现为毛细血管扩张和缺失,与SSc相似。已证实抗内皮细胞和抗心磷脂抗体与混合性CTD发生,内皮功能障碍及动脉粥样硬化有。

11. 血液系统

75%的混合性CTD患者有贫血。60%的患者Coombs试验阳性,但溶血性贫血并不常见。75%的患者可有以淋巴细胞系为主的白细胞减少,并与疾病活动有关。血小板减少、血栓性血小板减少性紫癜、红细胞发育不全相对少见。低补体血症可见于部分病例。50%的患者类风湿因子阳性,特别是同时伴抗RA33抗体阳性者,常与严重的关节炎相关。混合性CTD患者抗心磷脂抗体或狼疮抗凝物阳性均有报道,但与SLE不同,它们不依赖于β2糖蛋白,且倾向于与血小板减少相关,与血栓性事件无关。

六、辅助检查

1. 实验室检查

全血细胞计数将显示,近75%的患者出现贫血和白细胞减少症。75%的MCTD患者也存在高丙种球蛋白血症。几乎所有患者的红细胞沉降率(ESR)均升高。免疫标志物包括高滴度斑点型抗核抗体(通常大于1280)、高滴度抗U1-RNP、抗U1 70kD抗体。资料显示,65%的MCTD患者类风湿因子呈阳性,50%的患者抗环瓜氨酸肽(CCP)抗体呈阳性。在血清学中,自身抗体谱的检测是明确CTD的常规检查方法,包括抗核抗体(ANA)、可提取性核抗原(ENA)抗体、肌炎特异性抗体(MSA)、抗环瓜氨酸多肽(CCP)抗体、抗中性粒细胞胞质抗体(ANCA)等,有助于发现临床表现隐匿的CTD。大多数具有肌炎特征的患者肌酶高于正常值。VDRL假阳性和低补体水平是某些患者的特征。抗磷脂抗体与肺动脉高压有关。尿液分析可显示蛋白尿。通常不存在抗双链DNA、抗着丝粒、抗Scl-70和抗PM-1抗体。

2.影像学检查

(1)胸部X线:有助于评估肺部浸润、胸腔积液和心脏肥大。肺动脉高压患者可出现肺动脉扩张。

(2)关节X线:受累关节的X片可显示关节周围小而不对称的侵蚀。可能出现软组织肿胀、畸形和类似于银屑病关节炎的破坏性关节炎。很少发现关节周围骨质减少和无菌性坏死。

(3)超声心电图:超声心动图可显示心包积液、二尖瓣脱垂、左心室肥厚和继发于肺动脉高压的变化。

(4)计算机断层扫描:高分辨率计算机断层扫描对ILD诊断非常敏感。常见表现包括毛玻璃样混浊、线状混浊、胸膜下微小结节、间隔增厚、牵拉性支气管扩张,通常以外周和下叶为主。蜂窝状、肺气肿和小叶中心结节不太常见。

(5)血管造影:雷诺现象患者可出现中度动脉闭塞。

3.其他

(1)心电图:心电图异常表现包括半传导阻滞、束支传导阻滞、房室传导阻滞、心包炎继发性改变和心包积液。

(2)肺功能测试:ILD会降低一氧化碳的扩散能力、用力肺活量、用力呼气量和6分钟步行测试。

(3)右心导管术:MCTD合并肺动脉高压的确诊需要右心导管术证明静息时平均肺动脉压大于20 mmHg。

七、诊断

对有雷诺现象、关节痛或关节炎、肌痛、手肿胀的患者,若有高滴度斑点型ANA和高滴度抗U1-RNP抗体阳性,要考虑MCTD的可能,高滴度抗U1-RNP抗体是诊断MCTD必不可少的条件。目前暂无MCTD的美国风湿病学会(American College of Rheumatology,ACR)诊断标准,较为常用的是Alarcon-Segovia标准和Kahn标准,最佳的敏感性和特异性分别为62.5%和86.2%,若将"肌痛"改为"肌炎",则敏感性可提高至81.3%。2019年,日本共识小组提出了一套修订的MCTD诊断标准,将疾病的特征分为以下四类:①雷诺现象;②免疫表现,如抗U1-RNP抗体;③器官受累,包括肺动脉高压、无菌性脑膜炎、三叉神经病变;④可出现SLE样、SSc、PM和DM的重叠表现。部分患者起病时倾向MCTD诊断,进一步发展的临床表现可能更符合SLE或RA;在长期随诊中仍有50%以上的患者符合MCTD的诊断标准。

Alarcon-Segovia标准:

血清学标准:抗U1-RNP滴度≥1∶1,600。

临床标准:①手肿胀;②滑膜炎;③肌炎;④雷诺现象;⑤肢端硬化。

若血清学标准伴有3条或3条以上的临床标准,其中必须包括滑膜炎或肌炎,则可诊断为MCTD。

Kahn标准:

血清学标准:高滴度抗U1-RNP,相应斑点型ANA滴度≥1∶1,200。

临床标准:①手肿胀;②滑膜炎;③肌炎;④雷诺现象。

若血清学标准伴有雷诺现象和3条临床标准中的至少2条,则可诊断为MCTD。

八、鉴别诊断

本病的鉴别诊断主要包括以下几种自身免疫性结缔组织疾病,因为它具有这些疾病的多样化表现,容易与它们混淆。

1.系统性红斑狼疮(SLE)

MCTD和SLE均可出现发热、皮疹、关节痛、肾脏受累及血液系统异常,但MCTD中抗U1 RNP抗体是特异性的,而SLE通常表现出其他特异性抗体(如抗ds-DNA抗体、抗Sm抗体)。

2.系统性硬化症(硬皮病)

两者均可有皮肤硬化、雷诺现象,但MCTD常有更显著的关节痛和肌炎表现,而系统性硬化症的特征是更为广泛的皮肤纤维化和内脏(如肺和消化道)受累。

3.多发性肌炎/皮肌炎(PM/DM)

MCTD患者可能有肌肉无力和升高的肌酶,与多发性肌炎相似,但MCTD通常伴有其他系统症状(如雷诺现象、手指水肿)。肌活检在多发性肌炎中可见特征性改变,而MCTD患者肌活检改变往往不典型。

4. 类风湿性关节炎(RA)

MCTD和RA均可出现对称性关节痛,但MCTD患者的关节受累通常伴随系统性表现,如雷诺现象、皮肤改变和抗U1 RNP抗体阳性。而RA通常是抗环瓜氨酸肽抗体(抗CCP抗体)阳性。

5. 干燥综合征(Sjogren's syndrome)

MCTD有时也可出现干燥症状,如口干、眼干,但干燥综合征通常有抗SSA(Ro)和抗SSB(La)抗体阳性,且没有MCTD特有的肌肉无力或广泛的关节痛等症状。

进行鉴别诊断时,除了详细的病史和体检外,实验室检测在区分这些疾病中起到至关重要的作用,特别是抗体谱的检测对于明确诊断具有重要意义。此外,影像学检查、肌肉活检、皮肤活检等也有助于进一步的鉴别。

影像学检查、肌肉活检和皮肤活检在混合性结缔组织病(MCTD)的诊断和鉴别诊断中起到辅助作用,有助于评估疾病的累及范围和排除其他相似疾病。具体如下。

影像学检查:高分辨率胸部CT(HRCT):MCTD患者常有肺部受累,尤其是间质性肺病(ILD),HRCT可以显示肺组织的病理改变,如磨玻璃样病变、网格状改变等,从而帮助评估肺部纤维化的程度。

心脏超声心动图:用于评估肺动脉高压,这是MCTD患者常见的并发症之一。心脏超声可以评估右心室的压力负荷和心脏功能。

肌肉MRI:在怀疑肌肉炎症时可以帮助评估肌肉的炎症和水肿情况,与多发性肌炎的表现相似,通过MRI可以直观地观察肌肉受累的范围和程度。

肌肉活检:当MCTD患者出现肌肉无力或肌酶升高时,肌肉活检可以帮助排除其他原发性肌病(如多发性肌炎、皮肌炎),明确炎症类型和分布。MCTD的肌肉活检可能显示轻度肌纤维变性、浸润的炎性细胞,但一般不如多发性肌炎或皮肌炎那样典型。

皮肤活检:在出现皮肤硬化或皮疹的患者中,皮肤活检可以帮助区分MCTD与系统性硬化症。MCTD的皮肤活检通常显示较轻的真皮纤维化、血管周围炎性浸润,而系统性硬化症的皮肤活检可能显示显著的胶原纤维增生和厚度增加。

对于表现有皮疹的患者,皮肤活检可以确定皮肤的改变是由血管炎、结缔组织改变还是其他病理机制引起,从而帮助排除如红斑狼疮等其他疾病。

九、治疗策略

混合性结缔组织病(MCTD)的治疗需要根据患者的临床症状、器官受累情况以及病情严重程度进行个体化处理。治疗目标是控制免疫反应、减轻症状、预防并发症以及改善生活质量。以下是主要的治疗建议。

1. 药物治疗

糖皮质激素:糖皮质激素是MCTD的基础治疗,尤其适用于急性期或有明显炎症表现的患者。通常采用泼尼松(Prednisone)等药物,剂量取决于疾病的严重程度。在病情稳定后,逐渐减量以减少长期副作用。

免疫抑制剂:当糖皮质激素无法单独控制病情或者需要减少激素剂量时,可以考虑使用免疫抑制剂,如:

甲氨蝶呤(Methotrexate):用于关节炎和皮肤病变的长期控制。

硫唑嘌呤(Azathioprine)或环磷酰胺(Cyclophosphamide):适用于内脏受累的患者,如严重的肺间质病变。

吗替麦考酚酯(Mycophenolate Mofetil):用于处理间质性肺病,尤其是对环磷酰胺不耐受的患者。

抗疟药:如羟氯喹(Hydroxychloroquine),对于雷诺现象和皮肤症状具有一定的帮助,同时也有助于控制关节痛和疲劳症状。

生物制剂:对于重症或难治性MCTD患者,可以考虑使用生物制剂(如利妥昔单抗Rituximab),但目前证据有限,需要医生谨慎选择。

2. 对症治疗

雷诺现象:避免寒冷刺激,穿保暖手套;药物治疗上可以选择钙通道阻滞剂(如硝苯地平Nifedipine)来改善外周血液循环,严重者可用前列腺素类似物。

肺动脉高压:可以考虑使用磷酸二酯酶5抑制剂(如西地那非Sildenafil)或内皮素受体拮抗剂(如波生坦Bosentan)等药物进行治疗。

肌肉和关节症状:非甾体类抗炎药(NSAIDs)可以用于缓解轻度的关节痛和肌肉疼痛。对于严重的肌肉受累,免疫抑制剂和激素是主要治疗手段。

胃肠道症状:对于反流性食管炎和其他胃肠道症状,可以给予质子泵抑制剂(PPI)或促动力药。

3. 生活方式干预

避免诱发因素:减少寒冷刺激、戒烟以改善雷诺现象;避免过度劳累以减轻肌肉和关节疼痛。

定期随访:由于MCTD可能影响多个系统,患者需要定期随访检查,以监测病情进展并调整治疗策略,特别是肺部和心脏的功能评估。

4. 康复治疗

物理治疗和运动:适度的物理治疗和运动可以帮助保持关节的活动度、改善肌肉力量,但需要避免过度,以免引起病情恶化。

心理支持:由于MCTD是慢性疾病,患者常常面临情绪问题,如焦虑和抑郁,因此心理支持和适当的精神治疗也是重要的部分。

5. 并发症的预防和处理

骨质疏松的预防:长期使用糖皮质激素的患者容易出现骨质疏松,建议补充钙剂和维生素D,并在必要时使用双膦酸盐药物。

心血管风险管理:注意血压、血脂控制,降低心血管疾病的风险。

混合型结缔组织病的治疗需要根据患者个体差异进行调整,通常是长期的、多学科合作的过程。及时诊断和个性化的治疗方案可以帮助患者较好地控制症状、改善生活质量,减少并发症的发生。

十、疗效及转归

约1/3的MCTD患者可完全康复,1/3的患者可能会出现危及生命的并发症。预后取决于受影响的器官、炎症程度和疾病进展的速度,死亡率为8%~36%。具有高滴度抗U1-RNP抗体的患者较少发生严重肾脏疾病和危及生命的神经系统损害,故MCTD的总体预后优于SLE,但重要脏器受累者预后差。抗内皮细胞抗体和抗心磷脂抗体与死亡率增加有关。肺间质病变亦与MCTD的预后密切相关,高分辨率CT正常的患者病死率为3.3%,而有严重肺纤维化的患者病死率高达20.8%。因此,肺动脉高压是最常见的死亡原因,其他原因包括间质性肺病、感染、心血管疾病和恶性肿瘤。IgG抗心磷脂抗体的存在可能与严重疾病表型有关。表位扩散可在疾病期间发生,导致临床特征的改变。例如,在MCTD患者随访期间,与没有表位扩散的患者相比,表位扩散的患者出现皮肤硬化的比例较低,出现间质性肺病的比例较高。此外,MCTD患者在临床上可进展为其他结缔组织病(CTD),如SSc、RA、SLE和干燥综合征,而其他CTD或未分化CTD患者最终也可能发展为MCTD。

患者需常规定期评估肺动脉压力等,及早发现病情,因为早期干预是有效治疗和改善预后的关键。总之,大多数患者预后相对良好,但重要器官的受累程度最终决定了疾病的死亡率和致残率。

参考文献

[1] Ciang NC, Pereira N, Isenberg DA. Mixed connective tissue disease enigma variations?[J]. Rheumatology (Oxford), 2017, 56(3):326-333.

[2] Ungprasert P, Crowson CS, Chowdhary VR, et al. Epidemiology of Mixed Connective Tissue Disease, 1985-2014: A Population-Based Study[J]. Arthritis Care Res (Hoboken), 2016,68(12):1843-1848.

[3] Tanaka Y, Kuwana M, Fujii T, et al. 2019 Diagnostic criteria for mixed connective tissue disease (MCTD): From the Japan research committee of the ministry of health, labor, and welfare for systemic autoimmune diseases[J]. Mod Rheumatol, 2021,31(1):29-33.

[4] 邹庆华,等.结缔组织相关间质性肺疾病诊疗规范[J].中华内科杂志,2022,61(11):1217-1223.

[5] Sapkota B, Al Khalili Y. Mixed Connective Tissue Disease[M]. Treasure Island (FL): StatPearls Publishing; 2022.

[6] 四川省医疗卫生与健康促进会呼吸与危重症医学专业委员会间质性肺疾病多学科诊治学组,郭璐.进展性肺纤维化表现的结缔组织

病相关间质性肺疾病患者临床管理(四川省)专家共识[J].实用医院临床杂志,2024,21(2):29-38.

[7]苏菁,杨雅婷,贾聚娟,等.激素联合环磷酰胺治疗结缔组织病相关性间质性肺疾病的疗效及其影响因素分析[J].中国药房,2021,(12).

[8]Antoniya Kamenova, Argyris Tzouvelekis, George A Margaritopoulos.Recent advances in the treatment of systemic sclerosis associated interstitial lung disease[J].Front Med,2023 ,10:1155771.

[9]Masataka Kuwana, Masashi Bando, Yutaka Kawahito,et al.Identification and management of connective tissue disease-associated interstitial lung disease: evidence-based Japanese consensus statements[J].Expert Rev Respir Med, 2023,17(1):71-80.

陈佳刚（撰写） 苏海华（审校）

第四十五章 具有肾脏意义的单克隆丙种球蛋白病

Chapter 45 Monoclonal Gammopathy of Renal Significance, MGRS

关键词：单克隆丙种球蛋白病；肾脏沉积；肾功能损害；M蛋白；游离轻链

Keywords: monoclonal immunoglobulin disease；Renal deposition；Renal dysfunction；monoclonal protein；free light chain

一、概述

具有肾脏意义的单克隆丙种球蛋白血症(monoclonal gammopathy of renal significance, MGRS)为一系列疾病，是指良性或癌前克隆性B细胞或浆细胞分泌的单克隆免疫球蛋白(M蛋白)引起的肾损伤。MGRS一词由国际肾脏病和单克隆丙种球蛋白病研究组于2012年提出，用于统一描述其他方面满足意义未明的单克隆丙种球蛋白血症(monoclonal gammopathy of undetermined significance, MGUS)诊断标准但存在单克隆蛋白(M蛋白)所致肾损伤的患者。其临床特征为蛋白尿、血尿、肾功能下降以及其他器官受累。

二、定义

MGRS是由良性或癌前克隆性B细胞或浆细胞分泌的单克隆免疫球蛋白(M蛋白)引起的肾损伤。

三、流行病学

MGRS发病率和患病率并不十分明确，主要因为MGRS涵盖了多种不同类型的肾脏病理，而这些病理在肾脏病患者中分布较为分散。此外，MGRS往往被误诊或未诊断，因为其本质上是一种较轻的单克隆增殖，与多发性骨髓瘤和淋巴瘤等恶性浆细胞瘤的定义不同。因此，MGRS的流行病学数据多来自多发性骨髓瘤、单克隆丙种球蛋白病(MGUS)等研究中的次要发现。本病通常发生在老年人群中，这与单克隆丙种球蛋白病的普遍发病特点相符。单克隆丙种球蛋白病(MGUS)在50岁以上的人群中患病率为3%~4%，而在70岁以上的人群中增加到7%~10%。虽然并不是所有MGUS患者都会发展为MGRS，但在伴有肾功能异常的患者中，MGRS需要引起高度重视。性别：目前没有明确证据表明MGRS在性别上的差异显著，但在某些单克隆增殖病(如多发性骨髓瘤)中，男性的发病率通常略高于女性，因此推测MGRS在男性中可能也较为常见。种族：多发性骨髓瘤在黑人中的发病率较高，因此在MGRS中也可能存在类似的种族倾向。不过，目前关于MGRS的种族差异的数据较少，仍需要进一步研究。MGUS和MGRS的关系：MGUS患者中的一部分可能发展为MGRS，尤其是当存在单克隆蛋白对肾脏产生直接损害的证据时。有研究表明，MGUS患者中有3%~10%可能出现肾脏损害，这一比例在伴有蛋白尿或肾功能异常的患者中更高。

此类肾病多是多发性骨髓瘤和其他恶性单克隆丙种球蛋白病的并发症，但除了轻链管型肾病、高钙血症所致急性肾损伤，以及Waldenström巨球蛋白血症的毛细血管内IgM"血栓"，大多数蛋白异常血症相关肾病也可在没有显性多发性骨髓瘤或其他血液系统恶性肿瘤的情况下发生。一项研究纳入了474例Ig轻链(AL)淀粉样变性患者，发现仅8%有显性多发性骨髓瘤的证据。

四、病因及发病机制

MGRS的发病机制主要涉及由克隆性小浆细胞或B细胞异常分泌的单克隆免疫球蛋白(M蛋白)，如轻链、重链或完整的免疫球蛋白(Ig),在肾脏的异常沉积或异常活性。这些M蛋白可以沉积在肾小球、肾小管、肾血管或肾间质等部位,引发相应的肾脏病变。

除了直接的M蛋白沉积之外,MGRS还可能通过以下几种机制引起肾损伤。

(多发性神经病、脏器肿大、内分泌病、M蛋白、皮肤改变)相关机制:高水平的血管内皮生长因子分泌,可能在患有POEMS综合征的患者中引起特征性肾脏病理改变,如膜增生性肾小球肾炎、血栓性微血管病和肾小球系膜溶解伴微毛细血管生成。

补体系统异常激活:M蛋白作为自身抗体靶向补体成分(如补体因子H、补体因子I和补体受体1),导致补体旁路激活失调。这种失调可以在未有显著Ig沉积的情况下引起C3等补体因子的沉积,导致C3肾小球病。

抗体介导的肾病:循环中的单克隆Ig自身抗体可能靶向特定的抗原,如磷脂酶A2受体或Ⅳ型胶原,从而引发膜性肾病或抗肾小球基底膜病,这些病症可能在肾移植后迅速复发。

五、临床表现

本病的肾病表现可能是已有良性或癌前血液系统疾病的并发症,也可能是单克隆丙种球蛋白病的初始临床表现。与多发性骨髓瘤或其他恶性单克隆丙种球蛋白病的肾病类似,MGRS相关肾病表现多种多样,缺乏特异性,可以表现为急性或亚急性肾损伤、慢性肾脏病、蛋白尿和/或肾病综合征,也可表现为电解质紊乱。最常见的主诉症状为肾功能损害和蛋白尿,伴或不伴血尿。

六、辅助检查

本病重要的辅助检查包括M蛋白、游离轻链以及肾穿刺活检术。

M蛋白:是由单克隆B淋巴细胞或浆细胞大量增殖产生的具有相同氨基酸顺序和蛋白质结构的免疫球蛋白分子或其片段。常见于多发性骨髓瘤、华氏巨球蛋白血症、系统性淀粉样变性、意义未明的单克隆丙种球蛋白病等疾病。单克隆免疫球蛋白病患者肾脏损伤是M蛋白作用的结果,M蛋白的检测在诊断和治疗单克隆免疫球蛋白病相关肾病中具有重要意义。

游离轻链:单克隆FLC早在1847年从尿液中被发现,并被命名为本周蛋白,但因其排泄受肾功能影响较大,而血FLC受肾功能影响相对较小,因此血FLC更能准确反映疾病变化。从20世纪70年代的色谱法开始,血FLC检测方法的不断改进,随着21世纪初针对轻链"隐蔽区"表位(轻链与重链通过二硫键结合处的表位)抗体检测试剂盒的上市,近10年来血FLC检测在浆细胞瘤,特别是在MM、pAL的诊断、疗效监测以及判断预后,得到了一致认可和广泛应用。血FLC比值异常定义:血游离κ/λ比值<0.26或>1.65。

肾活检:对于大多数疑似MGRS的患者,如果没有禁忌证建议进行肾活检。如果活检结果显示M蛋白在肾脏有沉积,即可确诊MGRS。重要的是,肾活检能够直接证明M蛋白的肾毒性,因为单纯在血清或尿液中检出M蛋白并不能确定其是否为肾病的直接原因。

免疫荧光检查:此检查必须显示单克隆沉积物仅由一种轻链和/或重链组成。

其他特殊情况:

如果患者表现出典型的白蛋白尿或肾病综合征,且已通过非肾脏组织活检确诊为免疫球蛋白轻链(AL型)淀粉样变性,则可以在未进行肾活检的情况下推断诊断。

如果患者的实验室检查符合Fanconi综合征的特点,可推断为轻链近端肾小管病。难以通过标准免疫荧光技术检测到M蛋白沉积的情况下,应进行蛋白酶消化后的石蜡免疫荧光检查以暴露隐藏的Ig沉积物。如果此方法未能检测出M蛋白,还需要通过血清或尿液蛋白电泳、免疫固定电泳和/或血清游离轻链分析来证明循环中存在M蛋白,以确诊C3肾小球病伴单克隆丙种球蛋白病。

此外,对于MGRS的确诊患者,后续评估应侧重于检查克隆细胞性质,以便进行恰当的治疗。所有MGRS患者都应进行详尽的血液系统评估,包括M蛋白的检测,以及必要时的骨髓穿刺活检和影像学检查,以寻找可能的B细胞克隆,MGRS的患者通常骨髓浆细胞比例$<10\%$。

七、诊断

本病的诊断需要多学科合作,结合血液学、免疫学和肾脏病理学的多方面评估。

临床表现评估:肾脏损害的症状:MGRS的患者通常表现为蛋白尿(可以是肾病综合征)、血尿和/或肾功能下降。患者也可能有与单克隆蛋白相关的症状,如感觉异常或其他器官功能受累。浆细胞疾病的表现:MGRS本身不符合多发性骨髓瘤的诊断标准,因此患者通常缺乏多发性骨髓瘤的CRAB症状(高钙血症、肾功能不全、贫血、骨病变)。

本病的诊断标准:临床出现肾脏损害[蛋白尿和(或)血肌酐升高]且肾活检病理免疫荧光检测M蛋白沉积于肾脏;符合MGUS其他诊断标准。

完整免疫球蛋白型MGUS诊断标准:①血清M蛋白浓度<30g/L;②骨髓单克隆浆细胞比例<10%;③没有相关的终末器官损害(溶骨性病变、贫血、高钙血症、肾功能不全及高黏滞血症);④无白细胞增多、异常循环细胞、淋巴结肿大、肝肿大、脾肿大,克隆性浆细胞疾病或淋巴细胞增生性疾病引起的未经诊断的占位病变。

轻链型MGUS诊断标准:①血FLC比值异常;②受累的轻链水平升高(κ升高要求血FLC比值>1.65,λ升高要求血FLC比值<0.26);③免疫固定电泳无免疫球蛋白重链表达;④没有相关的终末器官损害(溶骨性病变、贫血、高钙血症、肾功能不全及高黏滞血症);⑤24h尿轻链<500mg。

八、鉴别诊断

由于本病的肾脏表现缺乏特异性,因此需要与多种疾病相鉴别。

1. 多发性骨髓瘤(MM)

MGRS与MM的主要区别在于浆细胞克隆的负担和系统性影响。MM的特点是骨髓中浆细胞占比超过10%,并伴有CRAB标准(高钙血症、肾功能不全、贫血、骨骼病变)中的至少一个。而MGRS患者通常不符合这些标准,骨髓中的浆细胞比例较低,且缺乏明显的系统性症状,但单克隆蛋白对肾脏有直接损害。

2. 原发性淀粉样变性(AL型)

AL型淀粉样变性是MGRS的一种类型,但在没有符合MM诊断标准的情况下,它也可能是MGRS的一部分。淀粉样蛋白的沉积往往累及多个器官,肾脏表现为大量蛋白尿和肾病综合征。诊断依靠活检组织中的刚果红染色阳性,表现出绿色双折射,以及免疫组化或质谱检测证实的轻链类型。

3. 轻链沉积病(LCDD)

LCDD是一种由单克隆轻链沉积在肾小球基底膜、肾小管或间质而导致的病变,与MGRS的关系密切。LCDD和AL淀粉样变性相似,但其沉积物不显示淀粉样特征(即刚果红染色阴性),通常通过免疫荧光证实轻链沉积。

4. 冷球蛋白血症性肾小球肾炎

冷球蛋白血症性肾小球肾炎可由单克隆或多克隆免疫球蛋白形成复合物并沉积于肾小球引起。典型的病理特征包括肾小球毛细血管腔内的冷球蛋白性"栓子"。与MGRS不同,冷球蛋白血症常表现为低补体血症(尤其C4下降)和其他系统表现,如雷诺现象和皮疹。

5. 膜增生性肾小球肾炎(MPGN)

MPGN可由多种原因引起,包括免疫复合物沉积或替代途径激活(如C3肾病)。在MGRS相关的MPGN中,单克隆免疫球蛋白沉积于肾小球基底膜或系膜区,常伴有补体沉积。免疫荧光和电镜检查有助于确定沉积物的性质和类型(单克隆或多克隆)。

6. C3肾小球病(C3GN)

C3GN与补体替代途径的过度激活相关。与MGRS相关的C3GN可能是由于单克隆抗体与补体系统的相互作用。肾活检表现为显著的C3沉积,而没有显著的免疫球蛋白沉积。补体检测(如C3、C4水平)有助于诊断。

7. IgG4相关性肾病

IgG4相关性肾病是一种与IgG4升高有关的系统性疾病,表现为肾间质浸润、肾小管损伤及纤维化。这与MGRS的肾脏受累不同,通常可以通过血清IgG4水平和组织中IgG4阳性浆细胞的数量来鉴别。

8. 急进性肾小球肾炎(RPGN)

某些MGRS的类型(如轻链相关的RPGN)可能与其他形式的急进性肾炎(如抗中性粒细胞胞浆抗体相

关性肾炎)相似。需要通过免疫荧光和血清学检查(如 ANCA、抗 GBM 抗体)来明确诊断。

九、治疗策略

1. 治疗的总体目标

控制单克隆蛋白的生成:减少单克隆免疫球蛋白对肾脏的沉积,减缓或停止肾功能的恶化。控制肾脏并发症:如蛋白尿、肾病综合征、肾功能衰竭等,通过药物和生活方式干预来减轻症状。

2. 具体治疗方案

(1)针对单克隆增殖的治疗

根据单克隆增殖的类型(如浆细胞克隆或 B 细胞克隆),采用不同的治疗方案,主要包括化疗、靶向治疗、免疫调节药物和造血干细胞移植。

浆细胞克隆(如轻链沉积病、原发性淀粉样变性)

蛋白酶体抑制剂:如硼替佐米(Bortezomib),对控制轻链生成非常有效,常用于 LCDD 和 AL 型淀粉样变性。

免疫调节药物:如来那度胺(Lenalidomide)或沙利度胺(Thalidomide),有助于抑制浆细胞克隆的增殖。

单克隆抗体:如达雷妥尤单抗(Daratumumab),靶向 CD38 抗原,能有效消除浆细胞。

高剂量化疗联合自体造血干细胞移植:适用于部分年轻且身体状态良好的患者,尤其是 AL 型淀粉样变性。

B 细胞克隆(如冷球蛋白血症)

利妥昔单抗(Rituximab):靶向 CD20 抗原,用于 B 细胞介导的冷球蛋白血症性肾炎。

其他化疗药物:如环磷酰胺、苯丁酸氮芥等,也可以用于抑制 B 细胞的增殖。

(2)新型靶向和免疫治疗

BTK 抑制剂:如依布替尼(Ibrutinib),用于某些 B 细胞相关的 MGRS,如淋巴浆细胞性淋巴瘤引起的冷球蛋白血症性肾小球肾炎。

免疫检查点抑制剂:在某些情况下,可能使用 PD-1 或 PD-L1 抑制剂来增强免疫系统对克隆性细胞的攻击。

(3)造血干细胞移植

造血干细胞移植(ASCT):适用于某些 MGRS 患者,特别是 AL 型淀粉样变性或 LCDD,能够有效减少单克隆蛋白的生成,从而延缓或阻止肾功能的进一步恶化。

疗效评估:治疗的有效性通常通过肾功能的保持和/或恢复、蛋白尿的减少来评估。需要定期监测血液和尿液中 M 蛋白的水平,以及通过肾功能测试评估治疗效果。

治疗特定类型的 MGRS:对于 Ig 相关的淀粉样变性和 MIDD 等,参考特定疾病的治疗指南。对于如纤维样肾小球肾炎和免疫触须样肾小球病等较少见的 MGRS 类型,根据现有的指南和研究来指导治疗。

肾移植后的管理:MGRS 在肾移植后有较高的复发率,因此在考虑肾移植前,达到血液学缓解是关键。移植后需继续监控 M 蛋白水平和肾功能,以早期发现和处理复发或其他并发症。

ESRD 患者:如果 MGRS 患者进展为 ESRD,治疗目标就不再是保留肾功能。除非这些患者有肾外并发症(如 AL 型淀粉样变性患者的心脏受累)或适合肾移植,否则我们通常不给予治疗。MGRS 常在肾移植后迅速复发,因此必须在肾移植前达到血液学完全缓解(血清游离轻链比值正常且免疫固定电泳 M 蛋白阴性)。目前尚不明确对未检测到单克隆丙种球蛋白病的患者进行治疗能否预防或延缓肾移植后的疾病复发。

十、疗效及转归

MGRS 为良性或癌前血液系统疾病,但对肾脏的影响并非良性,MGRS 患者常常发生进展性肾脏病和终末期肾病(end-stage kidney disease, ESKD)。一项纳入 19 例 MIDD 患者的研究中,12 例患者无骨髓瘤证据,5 年总生存率为 70%,但肾存活率仅为 37%。大多数患者会在肾移植后复发 MGRS 相关肾病,导致移植肾快速丧失功能。

参考文献

[1] Leung N, et al. Monoclonal gammopathy of renal significance: when MGUS is no longer undetermined or insignificant[J]. Blood, 2012, 120(22): 4292-5.

[2] Kyle RA, M.A. Gertz, Primary systemic amyloidosis: clinical and laboratory features in 474 cases[J]. Semin Hematol, 1995, 32(1): 45-59.

[3] Nasr SH, et al., Renal monoclonal immunoglobulin deposition disease: a report of 64 patients from a single institution[J]. Clin J Am Soc Nephrol, 2012, 7(2): 231-9.

[4] Pozzi C, et al. Light chain deposition disease with renal involvement: clinical characteristics and prognostic factors[J]. Am J Kidney Dis, 2003, 42(6): 1154-63.

[5] Sanada S, et al. Marked recovery of severe renal lesions in POEMS syndrome with high-dose melphalan therapy supported by autologous blood stem cell transplantation[J]. Am J Kidney Dis, 2006, 47(4): 672-9.

[6] Meri S, et al. Activation of the alternative pathway of complement by monoclonal lambda light chains in membranoproliferative glomerulonephritis[J]. J Exp Med, 1992. 175(4): 939-50.

[7] Debiec H, et al. Recurrent membranous nephropathy in an allograft caused by IgG3κ targeting the PLA2 receptor[J]. J Am Soc Nephrol, 2012, 23(12): 1949-54.

[8] Turner M, et al. Heavy chain deposition disease presenting with raised anti-GBM antibody levels; a case report[J]. BMC Nephrol, 2020, 21(1): 175.

[9] Sethi S, SV Rajkumar, VD D'Agati. The Complexity and Heterogeneity of Monoclonal Immunoglobulin-Associated Renal Diseases[J]. J Am Soc Nephrol, 2018, 29(7): 1810-1823.

[10] Dispenzieri A, et al. International Myeloma Working Group guidelines for serum-free light chain analysis in multiple myeloma and related disorders[J]. Leukemia, 2009, 23(2): 215-24.

[11] Rajkumar SV, et al. International Myeloma Working Group updated criteria for the diagnosis of multiple myeloma[J]. Lancet Oncol, 2014, 15(12): e538-48.

[12] Borza DB, et al. Recurrent Goodpasture's disease secondary to a monoclonal IgA1-kappa antibody autoreactive with the alpha1/alpha2 chains of type Ⅳ collagen[J]. Am J Kidney Dis, 2005, 45(2): 397-406.

[13] Zand L, et al. C3 glomerulonephritis associated with monoclonal gammopathy: a case series[J]. Am J Kidney Dis, 2013, 62(3): 506-14.

陈佳刚（撰写） 张家隆（审校）

第四十六章 伴有单克隆免疫沉积的增殖性肾小球肾炎
Chapter 46 Proliferative Glomerulonephritis with Monoclonal Immunoglobulin Deposits, PG-MID

关键词：单克隆免疫球蛋白；肾小球膜增生性病变；补体系统激活；致病性克隆细胞

Keywords: monoclonal immunoglobulin; Glomerular membrane proliferative lesions; Activation of complement system; Pathogenic cloned cells

一、概述

伴单克隆 IgG 沉积的增生性肾小球肾炎（proliferative glomerulonephritis with monoclonal immunoglobulin deposits，PGNMID）是一种新近认识的肾脏病，最早在 2004 年由 Nasr 等首次报道，临床主要表现为蛋白尿、镜下血尿、肾功能不全，光镜下以增生性肾炎为主要特征，[主要表现为膜增生性肾小球肾炎（MPGN）]免疫荧光只存在单一 IgG 亚型伴单一轻链的沉积，电镜下可见颗粒状电子致密物沉积于系膜区和内皮下。

二、定义

PGNMID 是由异常单克隆增殖的 B 淋巴细胞或浆细胞持续分泌的免疫球蛋白，通过直接和间接机制导致的增生性肾小球肾炎。临床表现为蛋白尿、镜下血尿、肾功能损伤。

三、流行病学

PGNMID 是一种罕见病，男女比例相当，发病的平均年龄为 55 岁，但也可能发生在任何年龄，大约 20%

的患者年龄>70岁。全球报道病例数较少,目前全球规模最大的PGNMID病例系列研究中,仅有37例患者,国内报道病案则多在个位数。Nasr等报道PGNMID占自体肾活检0.17%,起初认为该病罕见,但2018年南京总医院李娟等对232例膜增生性肾小球肾炎重新评估发现,其中44例(19%)为PGNMID。PGNMID的病理表现多为MPGN样,所以之前诊断的很多MPGN则可能为PGNMID,对PGNMID临床病理特征缺少认识,则很可能是导致该病罕见的一个重要原因。

四、病因及发病机制

可分为直接机制和间接机制两部分。直接机制为:单克隆免疫复合物沉积于肾小球系膜区和毛细血管袢,并且激活补体经典途径,最终形成单克隆免疫球蛋白及补体在肾脏的沉积,导致的肾小球膜增生样病。间断机制为:单克隆免疫球蛋白激活补体旁路途径导致补体C3在肾脏的沉积,而无免疫球蛋白沉积,导致的增生性肾小球肾炎(C3肾病)。

五、临床表现

临床表现无明显特异性,最常见的主诉症状为肾功能损害和蛋白尿,伴或不伴血尿。可表现为急性或亚急性肾损伤、慢性肾脏病、蛋白尿和/或肾病综合征,或者电解质紊乱。

六、辅助检查

本病的辅助检查主要包括针对M蛋白的检查、监测以及肾活检、骨髓穿刺活检。

M蛋白(副蛋白、单克隆蛋白或M成分)是指由异常扩增的浆细胞克隆所分泌的一种单克隆免疫球蛋白,其数量超过多克隆免疫球蛋白背景水平。以下方法可检出这种M蛋白:血清和/或尿液或者其他体液的免疫固定电泳;血清游离轻链(free light chain,FLC)分析。M蛋白的可能组成如下:同时包含重链和轻链(完整的免疫球蛋白);仅含轻链,即轻链型骨髓瘤、轻链沉积病和AL型淀粉样变性;仅含重链,即重链沉积病(heavy chain disease,HCD)。

M蛋白检查:其方法主要包括血清蛋白电泳、免疫固定电泳、24小时尿蛋白电泳和免疫固定电泳,以及血清游离轻链分析。尿液游离轻链分析不能提供额外信息,因此没有必要进行尿的游离轻链检查。综合以上检查可将M蛋白检出的可能性最大化,尤其适合小克隆细胞产生低水平循环M蛋白的患者。如果检测到了循环M蛋白,其分型需与肾脏沉积的M蛋白一致。

肾活检:本病的诊断必须依赖于肾活检结果,因此除非有禁忌证,否则应尽可能行肾活检。单克隆丙种球蛋白病患者行肾活检通常安全。一项研究纳入了1993例行自体肾或移植肾活检的患者,是否存在单克隆丙种球蛋白病并未影响大出血并发症的发生率。光镜下膜增生样病变最为突出,占56.8%,表现为系膜区增宽,基质增多,系膜细胞明显增生,并插入外周袢形成双轨。其次为毛细血管内增生性病变,占35.1%,表现为内皮细胞明显增生,伴单个核细胞和中性粒细胞浸润,致袢腔狭小,少数节段外周袢分层,也伴内皮下和上皮侧沉积物。少数病例(5.4%)表现为肾小球膜性病变。32.4%可见新月体形成。

骨髓穿刺活检:使用免疫组织化学染色和流式细胞计检查B细胞和浆细胞。此外,还应该对轻链κ和λ染色,以确定识别出的克隆细胞与肾脏单克隆沉积物是否有相同的轻链性质。

由于大多数IgM分子是由B细胞生成的,所以如果上述检查均未能检出克隆细胞或检出了IgM型M蛋白(更可能存在B细胞或淋巴浆细胞克隆)的患者,可能需要进一步进行其他影像学检查(例如胸腹盆CT、PET/CT)以寻找B细胞克隆。

其他检查:

肾脏M蛋白的沉积提示患者体内存在产生M蛋白的克隆性浆细胞、B细胞或淋巴浆细胞。确诊MGRS后的评估重点应为检查克隆细胞性质,以指导恰当的治疗。PGNMID患者中的克隆检出率较低,仅为25%~30%。综合所有MGRS的主要病例系列研究来看,大约40%的病例无法检出克隆。

七、诊断

早期诊断是PGNMID患者肾脏长期存活的关键。其中最重要的部分是查找M蛋白。

M蛋白(副蛋白、单克隆蛋白或M成分)是指由异常扩增的浆细胞克隆所分泌的一种单克隆免疫球蛋白,其数量超过多克隆免疫球蛋白背景水平。以下方法可检出这种M蛋白:血清和/或尿液或者其他体液的免疫固定电泳;血清游离轻链(free light chain,FLC)分析。M蛋白的可能组成如下:同时包含重链和轻链(完整的免疫球蛋白);仅含轻链,即轻链型骨髓瘤、轻链沉积病和AL型淀粉样变性;仅含重链,即HCD、重链沉积病。

大部分患者(70%~80%)仅能在肾脏中检出M蛋白,在其血清和尿液均无法检出循环M蛋白,骨髓穿刺活检也无法检出浆细胞或B细胞克隆,其原因尚不清楚。此类患者通常是因无法解释的肾功能损害和/或蛋白尿或移植肾功能丧失而行肾活检。

诊断标准:①免疫荧光为单一Ig亚型伴单一轻链沉积(若有两种重链或轻链沉积时需荧光强度相差≥1.5+)。②光镜为增生性肾小球病变。③电镜表现为高电子致密物沉积,无特殊结构。④排除冷球蛋白血症、感染性疾病、自身免疫性疾病、多发性骨髓瘤、单克隆Ig沉积病及纤维性肾小球肾炎。

八、鉴别诊断

PGNMID患者需在临床中积极排查单克隆免疫球蛋白相关的系统性疾病,如骨髓瘤、淋巴瘤、白血病、华氏巨球蛋白血症等。Nasr等报道约1/3患者存在异常蛋白血症,1例患者现溶血性贫血,2例存在不典型骨髓瘤,1例在随访过程中确诊骨髓瘤。还应与其他可导致膜增生性肾小球肾炎的疾病相鉴别,例如冷球蛋白血症、感染性疾病、纤维性肾小球肾炎等。

九、治疗策略

肾脏缓解标准:完全缓解(complete recovery CR):蛋白尿缓解至<500mg/d,肾功能正常。

部分缓解(partial recovery,PR):蛋白尿减少至少50%,至<2g/d,肾功能稳定(血清肌酐增加不超过20%)。

持续肾脏功能障碍(persistent renal dysfunction,PRD):未能达到CR或PR的标准,但未达到ESRD,包括有持续性蛋白尿或进行性慢性肾病的患者。

血液学缓解标准:完全缓解(CR):血清游离轻链水平及比值正常,血清免疫固定电泳阴性;极佳部分缓解(very good partial response,VGPR):血轻链差值(difference between the involved and uninvolved free light chain,dFLC)≤40mg/L;部分缓解(PR):dFLC下降>50%;无反应(NR):缓解未达以上标准者。

应尽量针对致病性克隆进行治疗,因此患者的治疗取决于是否可检出克隆性B细胞或浆细胞或者血清或尿液中是否可检出M蛋白(图2-46-1)。

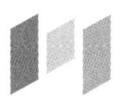

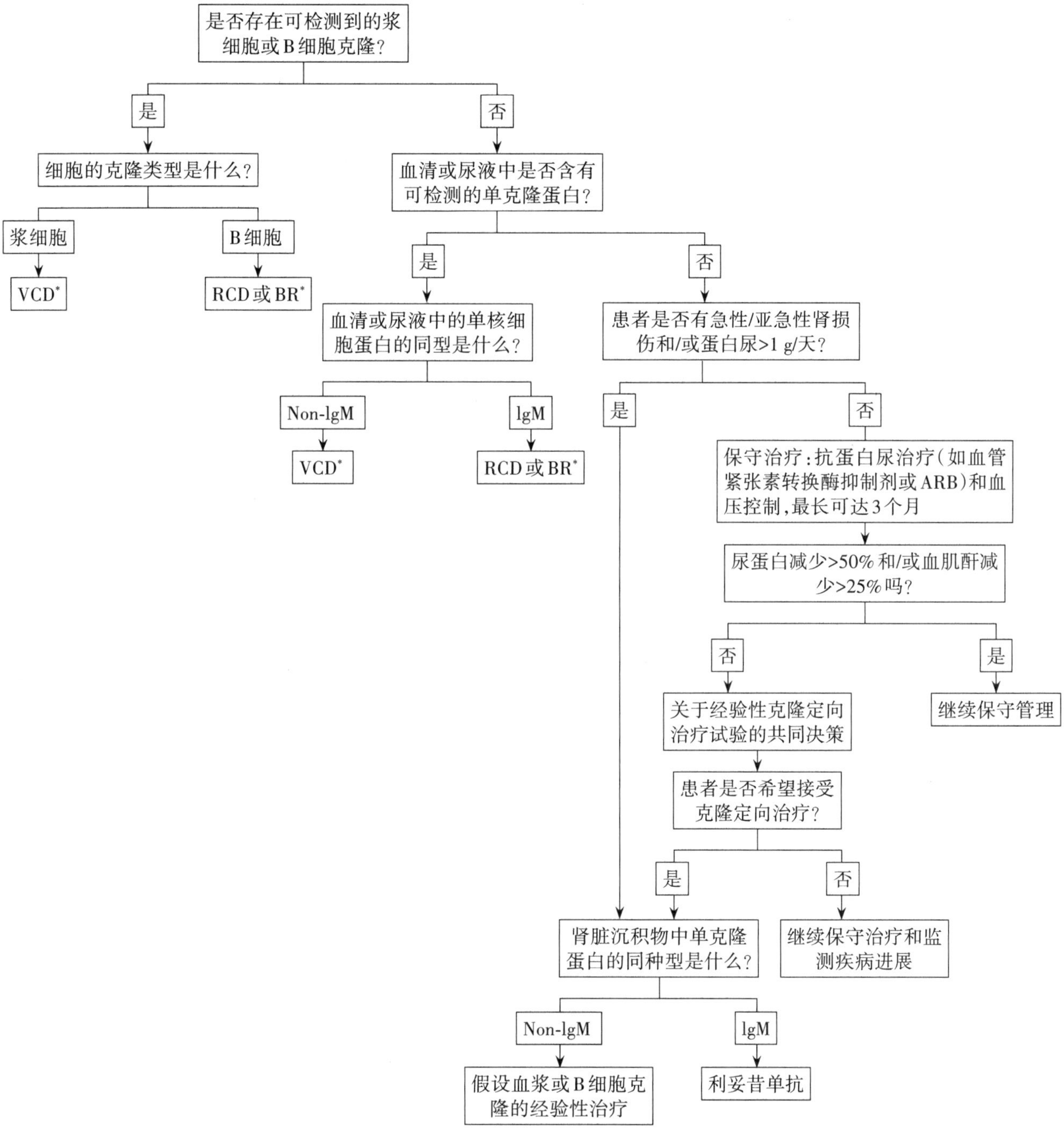

图2-46-1 PGNMID患者的治疗流程图

Ig: immunoglobulin; VCD: bortezomib, cyclophosphamide, dexamethasone; RCD: rituximab, cyclophosphamide, dexamethasone; BR: bendamustine, rituximab; IgM: immunoglobulin M; ACE: angiotensin-converting enzyme; ARB: angiotensin receptor blocker

目前有关本病的报道多为小样本队列，尚无多中心大样本临床研究，因此最佳的治疗方案仍不清楚。少量观察性研究和小型非对照试验主张进行针对克隆细胞的方法以治疗PGNMID。

针对克隆细胞的治疗方法包括利妥昔单抗、环磷酰胺、硼替佐米和糖皮质激素，以不同药物组合方案治疗，也有使用达雷妥尤单抗（Daratumumab，抗CD38单抗）进行治疗者。与后者相关的严重不良事件，包括眼结膜水肿、重度头痛、急性闭角型青光眼和2例严重感染。

对于可检出致病性B细胞或浆细胞克隆的PGNMID患者，给予针对克隆细胞的化疗，以清除产生M蛋白的克隆细胞。化疗方案基于所检测克隆细胞的性质。

可检测到克隆性浆细胞的患者，可采用的治疗方案与多发性骨髓瘤患者相似。此时首选硼替佐米（皮下注射，一次1.3mg/m²，一周1次)+环磷酰胺(口服，一次500mg，一周1次，并根据肾功能调整剂量)+地塞米松(口服，一次40mg，一周1次)方案。当然也可考虑采用达雷妥尤单抗，但数据有限。如果证据显示具有血液学缓解且没有毒性，可持续治疗6个月。针对其他MGRS相关肾病的既往研究发现，要想肾脏结局改善，需达到血液学极佳部分缓解。

检测到克隆性B细胞的患者，采用的治疗方案与Waldenström巨球蛋白血症患者相似。由于大多数产IgM的细胞都呈CD20阳性，因此可首选利妥昔单抗(抗CD20单抗)，单用或者与环磷酰胺和地塞米松或与苯达莫司汀联用。

相反，对于没有检测到克隆性浆细胞或B细胞的PGNMID患者，采取的治疗方法取决于是否在血清或尿液中检测到M蛋白。

血清或尿液中检出M蛋白。

如果PGNMID患者未检测到克隆细胞但M蛋白沉积于肾脏且血清或尿液中检出同型M蛋白，研究证据支持循环M蛋白与肾活检所示病变存在因果关系。此类患者应接受化疗，以清除产生M蛋白的"假定克隆细胞"。由于尚未在这些患者中检测到克隆细胞，所以化疗方案的选择取决于在血清(或尿液)和肾脏中检出的M蛋白类型。

血清(或尿液)和肾脏中检出非IgM型(如IgG或IgA型)M蛋白时，可采取给予类似多发性骨髓瘤的治疗方案。此时首选硼替佐米(皮下注射，一次1.3mg/m2，一周1次)+环磷酰胺(口服，一次500mg，一周1次，并根据肾功能调整剂量)+地塞米松(口服，一次40mg，一周1次)方案。也可尝试使用达雷妥尤单抗，但同样数据有限。如果有血液学缓解的证据且没有明显毒性，可持续治疗6个月。针对其他MGRS相关肾病的既往研究发现，达到血液学VGPR与肾脏结局改善有关。

血清(或尿液)和肾脏中检出IgM型M蛋白时，可采取给予类似Waldenström巨球蛋白血症的治疗方案(见前文)。可给予一个周期的治疗并在接下来数月内重新评估，以确定是否有血液学缓解。如果证据表明有肾脏和血液学缓解，可考虑再次治疗。

血清或尿液中未检出M蛋白。

肾脏中有M蛋白沉积但无法检出克隆细胞并且血、尿液中均未检出M蛋白的患者，在现有证据下很难决定是否需要进行积极治疗，因为没有明确证据表明患者的肾病是由致病性克隆细胞引起的。基于临床经验和回顾性病例系列研究的数据，这些研究显示，对于此类患者，针对克隆细胞的经验性疗法可能有效。

如果患者存在急性肾损伤或亚急性肾损伤和/或显著蛋白尿(>1g/d)，那么倾向于进行针对克隆细胞的治疗。对于此类患者，选择治疗方案的方法如下。

肾脏存在非-IgM型(如IgG或IgA)M蛋白沉积的患者，难以推断患者是否存在假定的克隆性浆细胞或B细胞。一般经验性使用针对浆细胞或B细胞的疗法。例如，一些专家可能采用阶梯式疗法，首先给予针对B细胞的治疗，如利妥昔单抗，其不良反应较少，如果初始治疗无效的再换用针对浆细胞的疗法。也可能选择首先给予针对浆细胞的疗法，或同时给予针对浆细胞和B细胞的疗法作为初始经验性治疗。

肾脏中有IgM型M蛋白沉积的患者，给予利妥昔单抗(一次375mg/m²，一周1次、持续4周)。如前所述，此时首选利妥昔单抗，因为大多数产IgM细胞都呈CD20阳性。

肾功能正常蛋白尿<1g/d的患者，适宜采用更保守的治疗，即ACEI或ARB，积极控制血压等，最长持续3个月。治疗时继续通过血清和尿液电泳、免疫固定电泳以及血清游离轻链分析来监测M蛋白。若患者的蛋白尿未缓解或肾功能未改善，可尝试化疗。治疗方法的选择与存在急性/亚急性肾损伤和/或显著蛋白尿的患者相似，见上文。

国内有学者采用LD方案(来那度胺1次/d，服用21d，停用7d；地塞米松第1、8、15、22天服用。28d为1个周期)或TD方案(沙利度胺50~100mg/晚+地塞米松20~40mg/周，每1~2周沙利度胺加25mg，沙利度胺最高剂量200mg/晚，地塞米松最高剂量40mg/周)。LD方案治疗≥3个月的患者共6例。随访6~19个月，肾脏缓解3例，缓解率为50%(3/6)；TD方案治疗患者12例，男女比例4:8，中位年龄48.5(27,63)岁，平均随访7.5个月，肾脏缓解率达50%，包括2例(16.7%)肾脏完全缓解，4例(33.3%)部分缓解，中位缓解时间5.5个月；血液学总体缓解率83.3%，完全缓解（CR）1例（16.7%），极佳部分缓解（VGPR）2例（33.3%），部分缓解（PR）2例（33.3%）。

疗效监测：

建议每月开展下列检查以监测血液学和肾脏疗效：血清蛋白电泳和免疫固定电泳；24小时尿蛋白定量、蛋白电泳和免疫固定电泳；血清游离轻链；血清肌酐。完成积极治疗后，每2~3月进行一次上述检查。相当一部分PGNMID的患者在基线时未检出循环M蛋白。此时无法评估血液学疗效，治疗效果或许只能通过血清肌酐和尿蛋白定量来监测。不过仍可按照上述方法来监测M蛋白，因为部分无法在基线时检出的M蛋白可能会在后续病程中检出。

ESRD患者：

如果患者进展为ESRD，治疗目标就不再是保留肾功能。除非这些患者有肾外并发症或适合肾移植，否则通常不给予治疗。

十、疗效及转归

该病易进展为终末期肾脏病，预后不佳。一项纳入37例PGNMID患者的回顾性研究表明，38%的患者出现持续性肾功能损害，22%的患者进展为ESRD。即使没有检测到血清循环副蛋白或尿液副蛋白，PGNMID引起的MPGN也很容易复发。通常不建议此类患者移植。

参考文献

[1]Nasr SH, et al. Proliferative glomerulonephritis with monoclonal IgG deposits: a distinct entity mimicking immune-complex glomerulonephritis[J]. Kidney Int, 2004, 65(1): 85-96.

[2]Nasr SH, et al. Proliferative glomerulonephritis with monoclonal IgG deposits[J]. J Am Soc Nephrol, 2009, 20(9): 2055-64.

[3]李娟,等. 232例膜增生性肾小球肾炎的重新评估[J]. 肾脏病与透析肾移植杂志, 2018, 27(04): 301-305+325.

[4]Bird J, et al. UK Myeloma Forum (UKMF) and Nordic Myeloma Study Group (NMSG): guidelines for the investigation of newly detected M-proteins and the management of monoclonal gammopathy of undetermined significance (MGUS)[J]. Br J Haematol, 2009. 147(1): 22-42.

[5]Bhutani G, et al. Hematologic characteristics of proliferative glomerulonephritides with nonorganized monoclonal immunoglobulin deposits[J]. Mayo Clin Proc, 2015, 90(5): 587-96.

[6]Gumber R, et al. A clone-directed approach may improve diagnosis and treatment of proliferative glomerulonephritis with monoclonal immunoglobulin deposits[J]. Kidney Int, 2018, 94(1): 199-205.

[7]Fish R, et al. The incidence of major hemorrhagic complications after renal biopsies in patients with monoclonal gammopathies[J]. Clin J Am Soc Nephrol, 2010, 5(11): 1977-80.

[8]Hogan JJ, BM Weiss. Bridging the Divide: An Onco-Nephrologic Approach to the Monoclonal Gammopathies of Renal Significance[J]. Clin J Am Soc Nephrol, 2016, 11(9):1681-91.

[9]Katzmann JA, et al. Screening panels for detection of monoclonal gammopathies[J]. Clin Chem, 2009. 55(8): 1517-22.

[10]Palladini G, et al. Identification of amyloidogenic light chains requires the combination of serum-free light chain assay with immunofixation of serum and urine[J]. Clin Chem, 2009, 55(3): 499-504.

[11]Palladini G, et al. New criteria for response to treatment in immunoglobulin light chain amyloidosis based on free light chain measurement and cardiac biomarkers: impact on survival outcomes[J]. J Clin Oncol, 2012, 30(36): 4541-9.

[12]Zand L, et al. Safety and Efficacy of Daratumumab in Patients with Proliferative GN with Monoclonal Immunoglobulin Deposits[J]. J Am Soc Nephrol, 2021, 32(5): 1163-1173.

[13]Sethi S, SV Rajkumar. Monoclonal gammopathy-associated proliferative glomerulonephritis[J]. Mayo Clin Proc, 2013, 88(11): 1284-93.

[14]周后安,等. 来那度胺联合地塞米松治疗伴单克隆免疫球蛋白沉积的增生性肾小球肾炎[J]. 中华肾脏病杂志, 2020, 36(6): 441-446.

[15]周伟,等. 沙利度胺联合地塞米松治疗伴单克隆IgG沉积的增生性肾小球肾炎[J]. 肾脏病与透析肾移植杂志, 2018, 27(2): 101-105,112.

张家隆（撰写） 苏海华（审校）

第四十七章 单克隆免疫球蛋白沉积病
Chapter 47　Monoclonal Immunoglobulin Deposition Disease, MIDD

关键词：单克隆免疫球蛋白沉积；浆细胞病；肾损伤
Keywords：monoclonal immunoglobulin deposition；Plasma cell disease；Renal injury

一、概述

单克隆免疫球蛋白沉积病（MIDD）首次于1957年由Kobernick等人报道，他们在多发性骨髓瘤患者的肾活检组织标本中，发现了类似于糖尿病肾小球硬化的非淀粉样结节样病变。1973年，Antonovych等人在这些损伤中发现了单克隆轻链；1976年，Randall等人首次描述了全身性轻链沉积病（LCDD）。Preud homme等人随后报道了LHCDD，其特征在于多个器官中沉积单克隆免疫球蛋白轻链和重链。Tubbs等人则报道了HCDD，其特征在于肾小球和小管中沉积单克隆重链，但无相关轻链。基于这些相似的临床和病理结果，1990年，Buxbaum等提出了轻重链沉积病（LHCDD）的概念。1993年，Aucouturier等发现了仅由单克隆重链构成的沉积病（HCDD）。由于LCDD、LHCDD及HCDD表现相似，Buxbaum等首先采用了"单克隆免疫球蛋白沉积病（MIDD）"这一术语。

二、定义

MIDD（单克隆免疫球蛋白（MIg）分子异常片段在血管基底膜、肾小球基底膜和肾小管基底膜中的病理性积累）是一种疾病，其引发相应的临床症状、器官功能障碍，甚至器官衰竭。根据沉积物的不同，MIDD可分为LCDD、HCDD以及HLCDD。这些沉积物在电子显微镜下表现为非淀粉样单克隆轻链，极少数情况下为重链或轻重链同时沉积。其特征为刚果红染色阴性，免疫荧光显示单轻链亚型和/或单重链亚型。MIDD是一种全身性疾病，主要影响肾脏，但也可侵犯其他器官，如心脏或肝脏，尽管其发生率低于AL淀粉样变。MIDD通常表现为进行性肾衰竭，并伴有肾小球蛋白尿和/或血尿，有时呈现为孤立性缓慢进行性肾衰竭。LCDD也可沉积于心脏、肝、脾、神经系统、胰腺、胃肠道、皮肤及肌肉等部位。

三、流行病学

MIDD，即罕见浆细胞病的一种，在日本的肾活检病例中，其发生率约为0.5%。MIDD可分为LCDD、HCDD以及HLCDD三种类型，其中LCDD最为常见，约占MIDD总数的80%，而LHCDD和HCDD则被认为极为罕见。10%至30%的MIDD病例继发于其他恶性浆细胞疾病，如多发性骨髓瘤，或其他淋巴增生性疾病。关于MIDD的发病率尚无确切统计，但在浆细胞病中的比例小于5%，在肾活检标本中MIDD的诊断率也低于1%。若MIDD并非继发于淋巴增生性肿瘤，其进展通常极为隐匿且缓慢，中位延误诊断时间为10个月。肾脏是MIDD最易受累的器官之一，诊断时，绝大多数（据报道超过90%）患者已出现肾功能不全。

四、病因及发病机制

在组织学上，无论其类型如何，MIDD的典型特征为沿基底膜存在线性无定形单克隆免疫球蛋白沉积，尤其在肾脏部位。与以直而不分枝的原纤维沉积为主的肾型AL淀粉样变不同，MIDD的沉积呈现为细颗粒状的超微结构，主要分布于肾小管基底膜外侧和肾小球基底膜内侧。MIDD的另一个显著特点是细胞外基质（ECM）在肾小球内蓄积，参与肾小球损伤的逐步发展过程。MIDD的这些特异性特征表明涉及的MIg具有独特的物理化学性质。

（一）直接机制

MIg相关肾脏疾病的发生是由于MIg在肾脏内直接沉积（直接机制）所致。普遍观点认为，单克隆轻链对肾组织具有直接毒性，MIg的理化性质及大小可能是决定其致病因素的关键。MIg的沉积可能引发肾小球、肾小管间质以及（或）血管的损伤。

大分子量MIg分子，由重链和轻链组成，较难通过肾小球滤过屏障，从而在肾小球内沉积，进而引发肾小球炎症（如增生性肾小球肾炎和免疫性触须样肾小球疾病）。相较之下，由轻链组成的低分子量MIg更有可能被过滤并进入肾小管管腔,导致管型肾病和轻链近端肾小管病(light chain proximal tubulopathy,LCPT)等。此外,MIg与其他蛋白质(如载脂蛋白或基质蛋白)的相互作用可能影响MIg沉积的类型和位置。

MIg直接组织沉积引发的疾病包括管型肾病、淀粉样变性以及MIg沉积病等常见疾病,此外还包括免疫触须样肾小球病、增生性肾小球肾炎伴有MIg沉积、轻链近端肾小管病、罕见的晶体组织细胞增生症和晶体型冷球蛋白血症等罕见疾病。

(二)间接机制

MIg与其他蛋白质相互作用,如载脂蛋白(如淀粉样变性)或基质蛋白,肾脏疾病可由MIg诱导的补体激活或内皮损伤引起。在没有MIg组织沉积的情况下,C3肾病和血栓性微血管病与之相关。

(三)遗传机制

MIDD患者的细胞遗传学结果鲜有报道。Mayo诊所的数据显示,近50%为t(11;14)异常,与淀粉样变性类似,其他异常包括单体(26%)和超二倍体(16%)。动物模型有助于认识MIg结构在MIDD发病机制中的重要性。从患有LCDD的患者中分离出的表达致病性人Vk4轻链的小鼠杂交瘤向小鼠注射,发现了多系统轻链的线性沉积。虽然LCDD患者大量LC测序显示出一些kappa LC亚型的过度表达,例如Vκ1(IGKV1-5)、Vκ3(IGKV3-11和IGKV3-15)或Vκ4(IGKV4-1)亚组,但没有发现其他突变。最近的数据进一步表明,等电点的改变可能是LC沉积的主要驱动力。与等电点高度可变的AL淀粉样变性倾向单克隆LC相比,LCDD LC的可变域几乎总是呈现高于7.5的阳离子等电点。这意味着在生理pH下,这些LC带正电,并且可以与带负电的肾小管基底膜(TBM)的外部和肾小球基底膜(GBM)的内部发生静电相互作用并沉积。近年来,LCDD小鼠模型的建立进一步揭示了LCDD的机制。Bender等人将致病性人类VK4 LC基因的可变结构域定点插入小鼠免疫球蛋白kappa位点,建立了一种转基因模型,确保所有浆细胞(PCs)都能产生由人类V结构域和小鼠恒定结构域组成的混合结构域。该小鼠模型重现了MIDD的主要特征,包括进行性肾小球硬化、肾范围蛋白尿,最后是肾衰竭。这也证实了LCDD轻链的致病特性完全由可变域所承载。

在HCDD(重链沉积病)中,单克隆重链具有一个不变的特征,即第一个恒定结构域(CH1)的缺失。在生理学上,CH1与浆细胞内质网中的BIP伴侣相互作用,以避免释放游离重链。若CH1被删除,BIP将无法与CH1结合,从而导致游离重链沿着基底膜分泌和沉积。值得注意的是,尽管在40%~50%的病例中,常规技术检测不到MIg,但所有HCDD患者均存在血清游离轻链比值异常。对HCDD患者骨髓的免疫荧光研究显示,浆细胞分泌致病性截断HC(重链)和无毒游离LC(轻链)。虽然这种LC不会沉积在组织中,但它可作为HC分泌和潜在克隆活性的替代标记。在小鼠kappa LC位点插入人类HC,建立了HCDD小鼠模型。在该模型中,CH1缺失导致HC沉积,重现了人类HCDD的基本病理特征。与LCDD(轻链沉积病)相似,分泌HC的浆细胞经历高水平的内质网应激,并对蛋白酶体抑制表现出高度敏感。即使在长时间随访中,小鼠亦未发生结节性肾小球硬化。这表明,CH1缺失对HC的分泌和沉积至关重要,但可能不足以促进肾小球损伤。单克隆HC的肾毒性仅限于可变区域。实际上,在重链疾病中,未观察到器官沉积,CH1结构域的缺失亦被发现。然而,这种情况总是与V域的部分或完全删除有关,这可能解释了沉积物的缺失。

关于LHCDD的资料很少,但该病可能是由同一个克隆同时分泌致病性LC和截断的重链引起的。

五、临床表现

MIDD主要影响中老年人群,其发病年龄的中位数在55至60岁之间,约三分之一的患者年龄在50岁以下。MIDD的基础疾病包括多发性骨髓瘤(占比11%至65%)、淋巴增生性疾病(占比2%至3%)和巨球蛋白血症(占比2%),或意义不明的单克隆免疫球蛋白病(monoclonal gammopathy of undetermined significance,MGUS,占比32.0%至86.8%)。临床表现多样且复杂。

(一)肾脏表现

肾脏是MIDD的主要靶器官。几乎所有中度肾病患者的肾脏受累都很突出,通常表现为慢性肾小球症状,20%~60%的病例有几乎恒定的蛋白尿,约1/3患者表现为肾病综合征(nephrotic syndrome,NS),其中HCDD的NS发生率更高。与AL淀粉样变相比,微血尿和高血压较为常见,高达75%的患者诊断为镜下血尿和高血压。慢性肾功能不全也常见,甚至少数患者诊断时已接受透析替代治疗。约30%的患者诊断时呈现急性肾损伤。几乎所有患者诊断时都有不同程度的贫血。值得注意的是，MIDD的所有亚型并不具有相同的临床特征。HCDD患者比LCDD患者更容易出现肾病综合征。另一方面，LCDD可表现为三种主要表型。首先，纯LCDD是最常见的，通常表现为肾小球疾病合并严重的慢性肾脏疾病（3期或更高）。其次，LCDD可表现为进行性CKD，以及轻度或无蛋白尿（小于0.5 g/d）。由于无蛋白尿的患者较少接受肾活检，这一亚类可能尚未得到充分认识。该亚型的特点是肾活检显示严重的血管病变和广泛的间质纤维化。最后，在症状性骨髓瘤患者中，LCDD可能同时伴有骨髓瘤铸型肾病。在这些病例中，除了蛋白尿水平较高外，表现与骨髓瘤铸型肾病相似。组织学上，有时仅通过IF可检出管周和肾小球线状沉积，通常缺乏相关的特征性光镜和超微结构特征。具有临床意义的单克隆免疫球蛋白病（monoclonal gammopathy of clinical significance，MGCS）由一组异质性疾病组成，主要累及肾脏、皮肤和神经系统，包含2个重要特征：①M蛋白的存在；②M蛋白导致的临床症状，可以使独立也可以相互叠加。意义未明的单克隆免疫球蛋白血症（monoclonal gammopathy of undertermined significance，MGUS）被大家所熟知，但是具有肾脏意义的单克隆免疫球蛋白血症（monoclonal gammopathy of renal significance，MGRS），临床知晓不多。这一概念由国际肾脏和单克隆丙种球蛋白病研究组（IKMG）引入。

（二）肾外表现

肾脏为MIDD主要受损器官，但部分LCDD病例可与淀粉样变性、骨髓瘤管型肾病（myeloma castnephropathy，MCN）等并存。10%~30%患者伴有肾外病变，肾外沉淀物可出现于肝窦、脉络丛或心肌，导致肝功能不全、神经病变或心力衰竭。相较于淀粉样变性，MIDD的肾外表现发生率较低，可涉及心脏、胃肠道、肺及软组织。

高达20%的LCDD病例涉及肝脏，主要表现为肝酶升高，但不伴有肝细胞功能不全。极端情况下，可导致暴发性肝炎。据报道，约三分之一的LCDD患者存在心脏损害。常见症状包括呼吸困难、心律失常或传导障碍，如房颤、QT间期延长或窦性心动过缓。多普勒超声心动图显示肥厚型心肌病，伴室间隔增厚和舒张功能障碍，通常左室射血分数保留。与AL淀粉样变相似，BNP/NT-proBNP和肌钙蛋白为心脏病早期标志物，但预后价值尚不明确。尽管LCDD心脏病变看似较AL淀粉样变轻，但据报道，自体干细胞移植后死亡的主要危险因素即为LCDD心脏病。

囊性肺疾病为罕见局限性LCDD，不涉及其他器官。常见于年轻人，表现为进行性阻塞性肺疾病，双肺弥漫性大量囊肿和肺气肿样病变。病情通常迅速发展为严重呼吸功能不全。组织学特征为局部肺内B细胞克隆增生、产生单克隆LC，并在肺泡壁、小气道和血管中呈线性无定形沉积。囊性肺疾病与VK1-8 LC亚组特异性相关。肺移植为有效治疗手段，通过消除局部B细胞克隆增生，移植后长期生存结果满意。

六、辅助检查

MIDD在致病性方面与免疫球蛋白相关淀粉样变性相似，但轻链或重链片段并不会形成原纤维，故沉积物刚果红染色呈阴性。免疫荧光显示为单轻链同型和（或）单重链亚类，在电子显微镜下没有纤维状、晶体状或微管状外观，而是呈粉末状沉积。

LCDD：组织沉积物几乎都是κ轻链，呈颗粒状而非纤维状，并且不能与刚果红、硫黄素T或SAP结合。另外，LCDD通常有免疫球蛋白的恒定区沉积。因此，免疫荧光显微镜下通常呈单克隆轻链强阳性。与AL型淀粉样变性一样，LCDD可伴有多发性骨髓瘤或其他疾病，如淋巴瘤或Waldenström巨球蛋白血症。在肾脏，LCDD沉积物常存在于肾小管基底膜和肾小球囊，可能比肾小球沉积更明显。临床表现多样，部分取决于沉积部位。以肾小球沉积为主的患者可表现为肾病综合征（类似于AL型淀粉样变性），而以肾小管沉积为主的患者可表现为肾功能不全和相对轻度的蛋白尿。一项病例系列研究显示，在接受肾脏活检时，LCDD患者与AL型淀粉样变性患者相比，前者的血浆肌酐浓度更高[5.1mg/dL vs 2.4mg/dL（451μmol/L vs 212μmol/L）]，而蛋白排泄率更低（3.7g/d vs 6.9g/d）。尚不清楚哪些因素决定了特定单克隆轻链是发生纤维状还是颗粒状沉积以及病变分布情况。轻链的生化特征可能是毒性的重要决定因素。此假设得到一项观察结果的支持：对小鼠输注患者的单克隆轻链后，小鼠发生了与患者相同的肾脏疾病（管型肾病、淀粉样沉积或无病）。研究还表明，AL型淀粉样变性、LCDD和骨髓瘤管型肾病中的轻链在体外可导致人系膜细胞发生不同的转化。

轻链可自我结合并形成高分子量聚集物,此特性似乎很重要。在体内,这些聚集物可形成AL型淀粉样变性(有原纤维形成)和LCDD(无原纤维形成)的组织沉积物,或导致骨髓瘤肾的管型形成。

体外研究显示,蛋白质特定位点的氨基酸组成和/或净电荷可能是致淀粉样变潜能的重要决定因素。某些氨基酸可促进轻链解折叠,从而增加形成组织聚合物的可能性。相比之下,轻链与Tamm-Horsfall黏蛋白的结合亲和力可能是发生管型肾病可能性的决定因素。单克隆轻链可变区(the variable region of the monoclonal light chain, IGVL)、完整轻链的特性、轻链降解变化和微环境的差异可能会影响LCDD中组织沉积的部位。一项研究发现,在囊性肺部LCDD中IGKV1-8阳性率较高,而在累及其他器官的LCDD中通常没有这种表现。在体外,这种本-周蛋白在酸性pH值时呈纤维状构象,而在生理pH值时保持聚集但不呈纤维状。这类微环境变化可能是纤维状和颗粒状沉积偶尔同时出现在一名患者身上的原因。轻链代谢的差异可以解释为什么AL型淀粉样变性或LCDD伴发骨髓瘤肾所致急性肾衰竭的情况不常见。淀粉样变性或LCDD中的组织沉积是轻链片段造成的,而骨髓瘤肾的肾小管损伤和肾小管梗阻的发生需要有完整的轻链滤过,而不是轻链片段。

HCDD:极少数情况下,重链或短(截短)重链可沉积于组织。与LCDD一样,HCDD的沉积物为颗粒状,且不被刚果红染色。HCDD与罕见的免疫球蛋白重链相关淀粉样变性不同,后者称为AH型淀粉样变性。可通过活检组织的抗重链抗体免疫荧光染色来明确诊断。HCDD的临床特征(包括常伴多发性骨髓瘤)和病程类似于LCDD。AH型淀粉样变性的临床特征和病程一般类似于AL型淀粉样变性。然而,脂肪垫和骨髓活检对诊断的敏感性可能较低,可能需行受累器官活检。

浆细胞失调相关肾病的明确诊断需进行肾活检。光学显微镜、电子显微镜和免疫荧光技术可用于诊断MIDD。典型的肾脏病理改变为结节硬化性肾小球改变,亦可累及肾小管和血管。刚果红染色呈阴性。

(一)光学显微镜检查

在MIDD中,LCDD、LHCDD和HCDD的形态相似。MIDD患者在光学显微镜下存在多种病理表现,但在早期患者中,肾小球病变有时并不显著。MIDD常见的特征性病理改变为产生结节性肾小球硬化症,75%~80%的患者疾病进展与糖尿病性结节性肾小球硬化症相似。此外,肾小球中的肾小球分叶状增生和复制增多,表现为毛细血管内增生和系膜增生性肾小球肾炎,偶尔也可观察到新月体形成。罕见的LCDD病例显示沿肾小管基底膜呈线状轻链沉积,无肾小球病变。刚果红染色呈阴性。

在结节性肾小球病变出现以前,可表现为其他多种肾小球形态改变,包括基本正常、系膜增生、膜增生性,随着病程的进展,大部分会逐渐演变为典型的结节性肾小球硬化症。肾小管基底膜增厚、皱缩,且有不同程度的肾小管萎缩和间质纤维化(几乎见于所有患者)。血管受累比例为60%~70%,同样无定形物质沉积于血管平滑肌内。

(二)免疫荧光

单克隆免疫球蛋白是通过免疫染色检测单个重链亚类和单个轻链同型。免疫荧光(IF)检查具有决定性的诊断意义,其特征性表现为单克隆轻链沿着肾小球毛细血管壁、肾小管基底膜和肾内小血管壁呈线样沉积,90%为κ型。

LCDD的免疫组织学诊断结果是在肾小球基膜(glomerular basement membrane, GBM)和肾小管基膜(tubule basement membrane, TBM)中唯一沉积轻链同型κ或λ链,而没有γ(IgG)、α(IgA)及μ(IgM)沉积。与淀粉样沉积通常是λ链不同,LCDD沉积最常见的是κ链。MGRS属于无结构物质沉积型。

LHCDD在组织中发现单克隆重链和轻链沉积,以IgGk和IgGγ为主。LHCDD被定义为在组织中同时发现单克隆重链和轻链沉积。同样,γ(IgG)-κ-LHCDD是最常见的类型。Cohen等人报道了第一例与CH129缺失相关的γ1-κ-LHCDD。然而,在某些情况下,LHCDD表现为单克隆轻链沉积与正常重链沉积。

HCDD在GBM和(或)TBM上对免疫球蛋白进行染色,呈阴性轻链染色,并且存在典型的粉末状电子致密沉积物。有文献报道,γ-重链恒定区CH1、CH2或CH3的单克隆抗体对HCDD患者的肾脏沉积物有异常反应;也有文献报道,通过氨基酸序列分析,HCDD患者的血清和尿中存在的游离重链缺乏CH1结构域。尽管在HCDD患者中可观察到CH1结构域的缺失,但这被认为是导致该分子过早分泌到血液中,而非直接沉淀。在重链类型中,γ(IgG)-HCDD最常见,但α(IgA)-HCDD和μ(IgM)-HCDD也有报道。偶尔在结合补体成分的沉积IgG中观察到C3或Clq的沉积。含有典型补体结合位点的CH2结构域有可能激活补体,导致沉积后的组织损伤。在IgG亚类中,通过经典或替代途径激活的补体是由IgG1和IgG3引起,故γ1-HCDD或γ3-HCDD常表现为低补体血症,血清补体水平反映了这些病例的疾病活动。

(三)电子显微镜检查

MIDD的电子显微镜特征包括在致密层和内皮下间隙之间发现的颗粒或粉末状连续电子致密沉积物,延伸至系膜基质。这些沉积物倾向于沿着基底膜的内部形成一条带,也可在肾小管基底膜的外部、小动脉内膜和基底膜或间质毛细血管基底膜中观察到。当免疫荧光或电子显微镜不能精确检测沉积时,κ链或λ链的免疫电子显微镜对检测κ链或λ链是可用的重要手段。

七、诊断

肾脏病理是诊断MIDD的金标准,典型肾脏病理改变为结节硬化性肾小球改变,亦可累及肾小管和血管。刚果红染色为阴性。血、尿单克隆免疫球蛋白证据并非出现在所有患者中。FLC比值异常对确定轻链类型有帮助,一般以κ轻链为主。

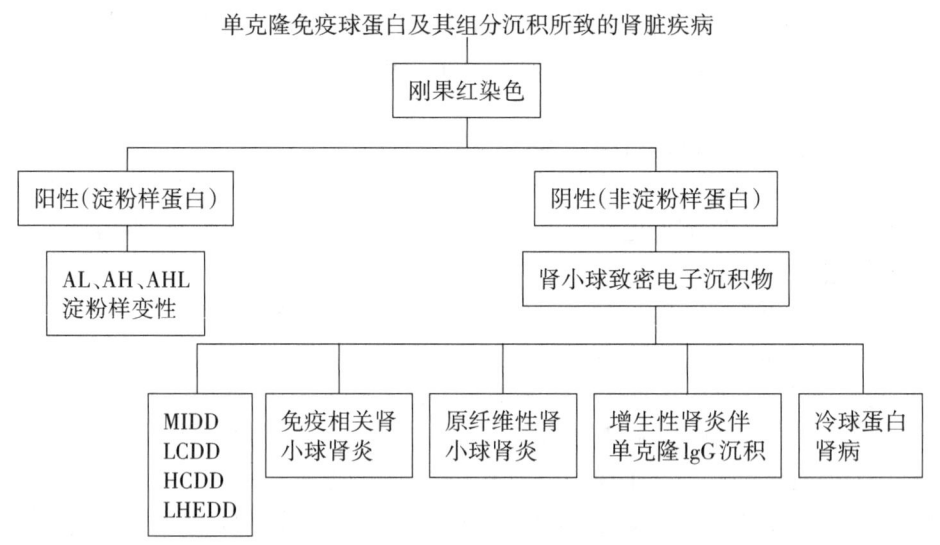

图2-47-1 单克隆免疫球蛋白及其组分沉积所致的肾脏疾病病理诊断

Mayo诊所报道,88例MIDD患者中59%合并MM或WM,血清蛋白电泳(serum protein electrophoresis, SPE)和免疫固定电泳(immunofixationelectrophoresis, IFE)的阳性率高达64%,尿检阳性率为68%,且99%的患者血清游离轻链(free lightchains, FLC)比值异常。所有报道均观察到单克隆轻链以κ为主,占80%~85%。已注意到,在某些情况下,血清和(或)尿蛋白电泳或免疫固定电泳无法检测到M峰。其他实验室指标包括约13%患者出现补体C3降低。

血清蛋白电泳(serum protein electrophoresis, SPEP)和尿蛋白电泳(urine protein electrophoresis, UPEP)是检测M蛋白主要的筛选技术,费用较低,它通过琼脂糖凝胶上的电泳或使用毛细管区的光吸收技术分离蛋白质,然后使用凝胶的密度计跟踪定量M蛋白。M蛋白在密度计追踪的γ区或不太常见的β或α2球蛋白区产生窄峰。临床发现,在某些情况下,血清和(或)尿蛋白电泳或免疫固定电泳无法检测到M峰。为了确定MIg的特性,蛋白质电泳必须与免疫固定结合进行,免疫固定将抗体应用于特定的Ig重链和轻链组分。免疫印迹法比免疫固定法更敏感,尤其是在检测截断的重链时。血浆细胞或B淋巴细胞克隆的检测需要骨髓活检和抽吸、淋巴结活检或结外活检(视情况而定),并辅以流式细胞术和分子免疫分型。

单克隆免疫球蛋白游离轻链(free light chain, FLC)检测是定量检测血清游离κ轻链和λ轻链敏感的方法,对克隆合成某一种轻链片段的情况非常有用。结果以"mg/L"的形式给出游离κ轻链和λ轻链的水平,并将这些数字转换成比率。血清FLC水平代表其产生率和肾清除率。因此,血清FLC浓度随着适应性免疫活性的增加而增加,而κ/λ比值保持不变。相比之下,异常的κ/λ比值表明一种FLC类型单克隆抗体的过量。正常κ/λ比值为0.26~1.65,比值<0.26的患者具有单克隆λ轻链,比值>1.65的患者具有单克隆κ自由轻链。然而,值得注意的是,由于血清FLC清除率的动态变化,肾损害患者的κ/λ比值范围略有增加(0.37~3.1)。除了临床和实验室参数(包括血清和尿蛋白电泳),血清FLC的测量对于检测单克隆抗体病均有用。

另外,激光显微切割(laser microdissection,LMD)联合MS(LMD/MS)检查在MIDD诊断中也具有十分重要的意义。LMD/MS有助于确定肾小球沉积性疾病的类型,特别是当仅根据免疫荧光和电子显微镜诊断有困难时。

八、鉴别诊断

MIDD需要与部分疾病相鉴别:

①AL型肾脏淀粉样变性病和糖尿病性结节性肾小球硬化症等疾病进行鉴别。伴有单克隆免疫球蛋白或其组分沉积的肾病不仅包括MIDD,还包括免疫球蛋白轻链淀粉样变性(AL型)或免疫球蛋白重链淀粉样变性(AH型)、I型冷球蛋白血症、增生性肾小球肾炎伴单克隆IgG沉积(proliferative glomerulonephritis with monoclonal IgG deposits,PGNMID)、轻链(骨髓瘤)管型肾病、轻链相关的范科尼综合征和结晶体储存性组织细胞增多症。此外,单型免疫球蛋白疾病也包括免疫触须样肾小球病和纤维样肾小球病。这些疾病的沉积在肾小球、动脉和(或)肾小管间质中的分布不同。淀粉样变性的典型苏木精-伊红(hematoxylin-eosin,HE)染色显示过碘酸雪夫(periodic acid schiff,PAS)阴性,不嗜银的无定形物质沉积于肾小球、血管和肾间质,刚果红染色呈阳性,偏光显微镜下淀粉样物质呈现苹果绿双折光,为其特征性改变,与伴侣蛋白结合形成不可溶性β皱褶结构,电子显微镜显示超微结构为7~12nm杂乱排列的纤维丝状沉积物,"淀粉样"物质主要分布于肾小球和血管,约1/2伴肾间质受累,鲜有单纯血管受累的情况。IF显示单克隆免疫球蛋白轻链的沉积,常以λ轻链为主(占80%)。

②糖尿病性结节性肾小球硬化症的光学显微镜表现与LCDD的系膜区结节状病变十分相似,但除结节外,常存在纤维素帽、肾小囊滴等渗出性改变。IF检查显示轻链蛋白阴性,电子显微镜检查见GBM均质性增厚,无轻链沉积的相关表现,且常有多年糖尿病病史,易于鉴别。MM的肾脏病理改变以大量轻链排泌造成的管型肾病为主,夜尿增多、贫血为主要临床特点。如果不是出现大量肾小球来源尿蛋白,不必对所有MM患者进行肾活检。需要强调的是,由于MIDD更罕见,且可能合并淀粉样变性或MCN,故肾脏病理对于明确诊断更为必要。临床表现通常提供潜在肾脏疾病的线索。然而,特殊肾脏疾病的诊断需要肾活检。

近年来,人们还认识到浆细胞失调或副蛋白血症引起的肾脏疾病具有不同的形态,并且已知各种含有单克隆免疫球蛋白或其成分的肾脏疾病。因此,有学者建议将这些肾小球和肾小管间质疾病列为"伴有单克隆免疫球蛋白或其成分沉积的肾脏疾病"一类。当诊断与浆细胞失调和(或)副蛋白血症相关的肾脏疾病时,这一新的分类可能有助于明确肾脏疾病的鉴别。

九、治疗策略

对于中度肾病患者来说,获得血液缓解是改善肾脏和整体预后的必要条件。在缺乏特异性反应标准的情况下,迄今发表的研究仍使用国际淀粉样变学会(ISA)2012年制定的血液反应标准。完全缓解(CR)、非常好的部分缓解(VGPR)和部分缓解。肾脏反应的定义是蛋白尿减少50%(基线蛋白尿必须为>0.5 g/天),基线eGFR值不降低25%。然而,这些标准在MIDD中仍有待验证。

表2-47-1 ISA标准(2012)

完全缓解(CR)	阴性血清和尿FLC比率正常
非常好部分缓解(VGPR)	dFLC<40mg/L
部分缓解(PR)	dFLC降低大于50%
无缓解(NR)	以上均不符合

(一)化疗

有关LCDD和HCDD的化疗数据有限。参照浆细胞病方案进行治疗,可考虑自体造血干细胞移植(autologous hematopoietic stem cell transplantation，ASCT），治疗目标是清除M蛋白，挽救器官功能和延长生存期。目的是通过化疗以及对特定患者进行自体造血干细胞移植（auto-HCT）来控制浆细胞增生性疾病以保留肾功能。如果MIDD不治疗，终将进展至ESRD。肾功能进展快者更需要积极治疗，主要治疗方案参照其他浆细胞病，尤其是MM、蛋白酶体抑制剂（proteasome inhibition，PI）或ASCT疗效更佳。血液学缓解可以转化为肾脏反应，治疗目的是通过化疗或ASCT抑制浆细胞增生，以期望保留肾功能并延长生存期。有学者认为，血清FLC水平变化对评估治疗反应最有价值，同时其还是预测肾功能及总体生存的独立预后因素。

硼替佐米治疗MIDD尤其是LCDD已有较为完善的报道。Mayo诊所回顾总结了1992—2014年的88例MIDD患者，30例（34%）患者评估为肾脏反应（根据淀粉样性变的评估标准）；37例（42%）至少达到血液学完全缓解（complete response，CR）或非常好的部分缓解（very good partial response，VGPR），这部分缓解非常好的患者肾脏反应率也显著升高（57% vs 17%，$P<0.001$），12个月时蛋白尿减少也更为明显。60%的患者接受ASCT或硼替佐米为基础的化疗方案，这组患者CR/VGPR率分别为77%和56%，而其他治疗方案仅为6%（$P<0.001$）。尽管应用PI类药物诱导并进行ASCT巩固的患者多为MM/WM继发，但MGRS组接受ASCT/PI药物患者预后依然优于其他方案。ASCT安全性好，5年总生存（overall survival，OS）率为67%，MM/WM继发的MIDD中位无进展生存期（progressionfree survival，PFS）约30个月，而MGRS组的PFS尚未达到。最终有33%的患者接受了肾替代治疗，5年肾脏存活率为57%，约50%的患者在随访中出现肾功能进展，中位进展时间为37个月。

我国南京的数据显示，中位随访22个月时，平均肾脏存活期为32.5个月。15例（34.1%）患者肾功能稳定或改善，28例（63.6%）进展至ESRD，提示肾功能进展的因素包括基线血清肌酐超过3mg/L、尿视黄醇结合蛋白（retinol-binding protein，RBP）超过8mg/L。这些患者的治疗以沙利度胺为主，但ASCT和硼替佐米为主的方案在血液学反应率和器官功能改善方面优于其他方案。

HCDD因其发病率低、诊断困难，目前多为个案报道或病例系列报道。美国哥伦比亚大学医学中心2014年回顾总结了3例以硼替佐米为基础治疗的MIDD病例，均有严重肾病综合征及肾功能不全，尚不能诊断MM，其中2例外周血检测到单克隆轻链。3例患者均应用了硼替佐米，剂量与MM治疗方案相同，其中1例还联合使用了环磷酰胺。治疗2个月后均有不同程度临床缓解及肾小球滤过率恢复，唯一的不良反应为外周神经损害，随硼替佐米的减量而减轻。

连续的FLC分析可用来监测LCDD患者对治疗的反应。一项全国队列研究纳入了255例经活检证实LCDD和/或HCDD的患者，其中169例接受了化疗，药物包括硼替佐米（58%）、烷化剂（17%）、沙利度胺或来那度胺（10%）、多柔比星（9.5%）、利妥昔单抗（2.4%）或单用类固醇（<1%）。38例患者接受了大剂量美法仑及自体HCT。总缓解率为67%，30%的患者（50例）实现了CR。接受硼替佐米的患者缓解率更高。中位随访27个月后，有或无非常好的部分缓解或完全缓解（VGPR/CR）患者的3年肾脏存活率分别为86%和62%，有肾脏治疗反应者和无反应者的为91%和63%。基线eGFR<30mL/(min·1.73m^2)时的中位生存更短（65个月，而eGFR更高的患者未达到）。使用硼替佐米缓解率更高、肾脏存活率更高以及OS延长。回顾性观察研究表明，使用泼尼松和美法仑长达2年可能会稳定甚或改善LCDD患者的肾功能，但前提是在血浆肌酐浓度低于4mg/dL（352μmol/L）时开始治疗。

（二）肾移植

关于MIDD患者接受肾移植的相关报道较为稀缺。据2004年MayoClinic团队所报道，在1990至1998年间，仅有7例MIDD患者接受了肾移植手术，其中3例患者针对潜在的恶性单克隆淋巴瘤进行了针对性治疗，包括在移植手术前与手术后分别应用美法仑和泼尼松进行治疗。经过平均33.3个月的观察期，发现5例患者出现了移植物复发的情况，且在平均11个月后，移植物功能丧失。其余2例病例中，1例患者在肾移植后接受了化疗，但不幸在3个月后离世；而另1例患者在移植前接受了治疗，至今已存活13年且疾病未再复发。

近期，Sayed等人亦对英国国家淀粉样变中心报告的7例肾移植患者的治疗结果进行了总结。在随访期间，有3例患者发生了移植物丢失，其中2例系因MIDD复发（分别在移植后1.6年和1.9年）所致，另1例则是由于移植物排斥反应造成。值得注意的是，复发的MIDD患者均为在肾移植前未接受抗浆细胞治疗或自体干细胞移植(ASCT)的患者。

在最近的一项研究中,共有23名MIDD患者接受了肾移植手术。这批患者中,有14例在肾移植前获得了深层血液反应,并经过中位7年以上的随访观察。结果显示,所有患者均成功获得了功能性同种异体肾移植。尽管其中有4例出现了复发情况,但通过及时的抗浆细胞治疗,均成功控制了病情的发展。

综上所述,对于MIDD患者而言,肾移植手术虽面临一定的风险和挑战,但在适宜的时机和条件下,仍有望实现功能性肾移植并改善患者的生活质量。同时,对于接受肾移植的MIDD患者,定期的随访和及时的抗浆细胞治疗也是确保移植成功和降低复发风险的关键措施。

这些研究揭示,对于在抗浆细胞治疗后达到稳定血液完全缓解的MIDD和肾衰竭患者,应考虑进行肾移植,特别是采用以硼替佐米为基础的方案和ASCT,以期术后获得良好的长期预后。术后需密切随访,以便及时发现早期血液学和肾脏复发。然而,肾脏移植后血液病理复发或MIDD复发的最佳治疗方法尚待明确。

十、疗效及转归

LCDD和HCDD的预后因器官受累的性质、数量及程度的不同而有显著差异。一项研究发现,以下因素可能影响预后:一是年龄和就诊时的血清肌酐是引发肾衰竭的主要预测因素;二是合并MM、肾外轻链沉积是生存率的独立预测因素。

参考文献

[1]Kobernick S D , Whiteside J H . Renal glomeruli in multiple myeloma.[J]. Laboratory invest igation; a journal of technical methods and pathology, 1957, 6(5): 478.

[2]Umanath K, Lewis J B . Update on Diabetic Nephropathy : Core Curriculum 2018[J]. American Journal of Kidney Diseases, 2018, 71(6): 884-895.

[3]Chauvet S , Bridoux F , Laure Ecotière, et al. Kidney Diseases Associated With Monoclonal Immunoglobul in M- Secreting B-Cell Lymphoproliferative Disorders : A Case Series of 35 Patients[J]. American Journa l of Kidney Diseases, 2015, 66(5): 756-767.

[4]Nambirajan A, Bhowmik D, Singh G, et al. Monoclonal gammopathy of renal significance with light-chain deposition disease diagnosed postrena l transplant: a diagnostic and the rapeutic chal lenge[J].Transplant International, 2015, 28(3): 375-379.

[5]Tsushima T, Suzuki T, Terao T, et al . Light chain deposition disease involving kidney and liver in a patient with IgD myeloma [J]. BMC Nephrology, 2021, 22(1).

[6]Molina-Andújar A, Robles P, C ibeira MT, et al. The renal rangeof the / sFLCratio: bes t strategy to evaluate multiplemyeloma in patients with chronic kidney disease[J]. BMC Neph-rol. 2020, 21(1): 111.

[7] Joly F, Cohen C, Javaugue V, et al. Randall-type monoclonal immunoglobul in deposition disease: nove linsights from a nationwide cohort study [J]. Blood, 2019, 133: 576.

[8]Leung N, Bridoux F ,Nasr SH .Monoclonal Gammopathy of Renal Significance[J]. N Engl J Med, 2021, 384(20): 1931-1941.

[9]Kanzaki G, Okabayashi Y, Nagahama K, et al.Monoclonal Immunoglobul in Deposition Disease and Relatd Diseases[J]. Journal of Nippon Medical School, 2019, 86(1): 2-9.

[10]Gertz MA. Immunoglobul in light cha in amyloidosis: 2022 update on diagnosis, prognosis, and treatment[J]. Am J Hematol, 2022, 97(6): 818-829.

[11]Fend F, Dogan A, Cook JR. Plasma cell neoplasms and related entities-evolution in diagnosis and classification[J]. Virchows Arch, 2023, 482(1): 163-177.

[12]Palladini G, Milani P. Diagnosis and Treatment of AL Amyloidosis[J]. Drugs. 2023, 83(3): 203-216 .

[13]Karam S, Haidous M, Royal V, et al. Renal AA amyloidosis : presentation, diagnosis, and current therapeutic options: a review[J]. Kidney Int, 2023, 103(3): 473-484.

[14]Finn MJ, Sharma A, Guenena M, et al. Bilateral sequential ischemic retinopathy and optic neuropa thy in IgG1 heavy chain deposition disease[J]. Eur J Ophthalmol, 2024, 11206721241257553.

[15]Sanchorawala V, Palladini G, Minnema MC, et al. Health-related quality of life in patients with light cha in amyloidos is treated with bortezomib, cyc lophosphamide, and dexamethasone? ± ?daratumumab: Results from the ANDROMEDA study[J]. Am J Hematol, 2022, 97(6): 719-730.

[16]Palladini G, Schönland S, Merlini G, et al. The management of light chain (AL) amyloidos is in Europe : clinical characteristics, treatment patterns, and efficacy outcomes between 2004 and 2018[J]. Blood Cancer, 2023, 13(1): 19.

王永红(撰写) 苏海华(审校)

第四十八章 淀粉样变性
Chapter 48　Amyloidosis

关键词：淀粉样蛋白；错误折叠；器官衰竭
Keywords：Amyloid；Misfolding；Organ failure

一、概述

淀粉样变性（Amyloidosis）是由蛋白质错误折叠和沉积障碍，导致器官进行性衰竭的复杂具有挑战性的一组疾病统称，可以是获得性或遗传性。淀粉样变可以影响各种器官，包括心脏、肾脏、肝脏、神经、胃肠道、肺、肌肉、皮肤和软组织。心脏是最常见的受累器官之一，其次是肾脏、肝脏和神经系统。由于症状通常是隐匿和非特异性的，淀粉样变性诊断通常在组织活检或影像学检查中偶然发现的。认识不足、症状与常见疾病引起的症状重叠以及缺乏单一的确认性诊断测试，导致诊断延误。淀粉样蛋白沉积的组织学表现仍然是金标准。骨闪烁显像剂对心脏转甲状腺素蛋白淀粉样蛋白沉积物的灵敏度非常高，可以对心脏淀粉样变性进行无创诊断。可溶性前体蛋白是淀粉样蛋白原纤维主要来源，通常可以预测疾病表型，决定了特定的管理方法，前体蛋白的准确分型至关重要。基于质谱的蛋白质组学是临床实践中淀粉样蛋白分型金标准，质谱的鸟枪法蛋白质组学的出现彻底改变了淀粉样蛋白的分型，发现了新的淀粉样蛋白类型。目前鉴定出36种类型蛋白质是淀粉样蛋白。其中至少有17种类型可引起全身性疾病。针对淀粉样蛋白沉积物的靶向疗法近年来有了长足进步，对研发淀粉样蛋白变性通用疗法非常起了重要的作用。

二、定义

淀粉样变性是由于自体蛋白异常折叠，产生的不溶性淀粉样蛋白在细胞外基质沉积，造成沉积部位组织和器官功能障碍的系统性疾病统称。

三、流行病学

第一项基于人群的AL淀粉样变性研究在美国明尼苏达州奥姆斯特德县进行，并于1992年发表，报告AL淀粉样变性为每百万人口中有3~5例。瑞典出院和门诊登记的分析发现，非遗传性淀粉样变的发病率为8.29/1,000,000年，AL淀粉样变的发病率为3.2/1,000,000年。来自英国的死亡证明表明，淀粉样变的发病率约为1/100,000例，每5.8/10,000例。对英国国家淀粉样变中心数据库统计分析发现，从1987—1999年到2010—2019年，病例数增加了670%。系统性轻链（AL）淀粉样变仍然是最常见的类型，占所有病例的55%，统性淀粉样蛋白A（AA）淀粉样变（持续性炎症的并发症）病例从2010年之前诊断的所有淀粉样变病例的13%下降到2016—2019年期间的3%。ATTR估计的患病率为每百万人155至191例。变异型ATTR淀粉样变性的发病率估计为每年每百万人0.3例，患病率估计为每百万人5.2例。晚发获得性野生型转甲状腺素相关（ATTRwt）淀粉样变的发生率从1987—2009年期间占所有病例的不到3%增加到2010—2015年期间的14%，再增加到过去4年的25%。这种发病率的增加与人们对淀粉样变认识增强及诊断水平增高有关。

除了家族性淀粉样蛋白多神经症（atr-fap），遗传性淀粉样蛋白病的流行病学研究很少。家族性淀粉样蛋白多神经症是由TTR突变引起的，在欧洲发生的频率小于1∶10,000。在某些人群中，TTR突变的频率很高。例如，TTR的Val30Met变种在葡萄牙北部的流行率为1∶538，在瑞典北部为4%，但两国间的外显率差异显著，葡萄牙为80%，瑞典为11%，原因尚不清楚。在爱尔兰西北部的多尼戈尔县，TTR Thr60Ala变异的人群患病率为1%，3%的非裔美国人携带Val122Ile变异，与迟发性淀粉样心肌病相关，但疾病外显率似乎很低。其他家族性淀粉样变性的人群发生频率仍不清楚。载脂蛋白A1（ApoA1）淀粉样变占NAC所有淀粉样变病例的0.8%，但其人群发病率未知。

四、病因及发病机制

所有淀粉样蛋白的特征是错误折叠，从天然的α螺旋构型到蛋白水解抗性β折叠片。不能降解这些蛋白质，导致淀粉样蛋白在细胞外沉积。淀粉样蛋白沉积物都由结构非常相似的蛋白质组成，直径为7~13nm，共同的核心结构由反平行β链组成形成薄片。所有淀粉样沉积物中也含有少量非纤维状成分，包括糖胺聚糖(glyco saminoglycans,GAG)和血清淀粉样P成分(serum amyloid P component,SAP)。淀粉样纤维特异的、高度有序的超微结构决定其在交叉偏光下观察时以空间方式结合刚果红染料产生绿色双折射的特性。这种双折射仍然是确认组织样本中淀粉样蛋白存在的组织学金标准。淀粉样蛋白沉积物中普遍存在的常见非纤维性成分是特异性成像(SAP闪烁法)和新治疗方法(靶向GAGs26或淀粉样蛋白相关SAP27)的基础。

TTR是甲状腺素和视黄醇结合蛋白的转运体,作为一种稳定的四聚体循环。在ATTR淀粉样变中,四聚体变得不稳定,并分离成单体,这些单体聚合成淀粉样原纤维。这种不稳定性可能是单体的点变异或未突变的TTR的年龄相关不稳定性的结果。系统性淀粉样变是由干扰器官功能的不溶性蛋白亚基沉积引起的。在AL淀粉样变中,蛋白亚基是一种轻或重的免疫球蛋白链片段,可沉积于除中枢神经系统外的任何器官,导致器官功能障碍。四聚体分解成单体,并错误地折叠成淀粉样蛋白沉积。在ATTR淀粉样变中,心脏最常见受累,70%的患者有周围神经病变,并且在不同形式的ATTR淀粉样变中,临床表型是由序列变异类型驱动的。世界上最常见的序列变异表现为周围神经病变(ATTR V30M)在美国最常见的序列变异(ATTR T60A)具有显性心肌病表型黑人个体的ATTR V122I变异主要是心脏,虽然也可能有轻微的神经病变。

五、分型

所有形式的淀粉样变性中的淀粉样沉积物在组织学上相似。因此,在含有淀粉样蛋白的组织样本上进行的淀粉样蛋白分型(即前体蛋白的鉴定)是诊断评估中的重要组成部分,并具有诊断、治疗和预后意义。分型最可靠的方法是基于质谱分析法(mass spectrometry,MS)蛋白质组学的分析,它直接识别沉积物中的蛋白质亚基和伴随的通用淀粉样蛋白(载脂蛋白E、血清淀粉样蛋白P和载脂蛋白A-Ⅳ)。MS可以检测罕见或新类型,其灵敏度和特异性接近100%,使其成为分型的金标准。然而,质谱法是一种昂贵的分型方法,需要专门的实验室设备并且不能广泛使用。使用基于抗原抗体的分型方法,例如免疫组织化学、免疫荧光和免疫电子显微镜,虽然比MS敏感度和特异性低,但仍是可接受的替代分型方法,特别是如果在有经验的实验室中进行,而MS可以保留用于在其他方法诊断失败或无法确定时应用。

为了统一描述淀粉样变性综合征,开发了一种命名法,其中前缀是A(淀粉样变性),后跟前体蛋白的缩写。例如,当淀粉样原纤维来源于免疫球蛋白轻链时,淀粉样原纤维蛋白为AL,该疾病为AL淀粉样变。AL淀粉样变性代表免疫球蛋白轻链淀粉样变性,而ALECT2是白细胞趋化因子2淀粉样变性。淀粉样转甲状腺素为ATTR,该疾病为ATTR淀粉样变。重要的是,AL或ATTR不是疾病;AL和ATTR是引起疾病的蛋白质。

表2-48-1 人体内的淀粉样纤维蛋白及其前体

纤维蛋白	前体蛋白	系统(S)或局部(L)	获得性(A)或遗传性(H)	靶器官
AL	免疫球蛋白轻链	S,L	A,H	所有的器官,通常除外中枢神经系统
AH	免疫球蛋白重链	S,L	A	除中枢神经系统外的所有器官
AA	(Apo)血清淀粉样蛋白A	S	A	除中枢神经系统外的所有器官
ATTR	转甲状腺素,野生型 转甲状腺素,变体	S S	A H	心脏主要在男性,肺,韧带,腱膜 PNS,ANS,心脏,眼睛,瘦肌
Aβ2M	β2-微球蛋白,野生型 β2-微球蛋白,变体	S S	A H	肌肉骨骼系统,肌骨系统 ASN
AApoAI	载脂蛋白AI,变异	S	H	心脏、肝脏、肾脏、PNS、睾丸、喉部(C末端变异),皮肤(C末端变异)
AApoAII	载脂蛋白AII,变异型	S	H	肾脏
AApoAIV	载脂蛋白AIV,野生型	S	A	肾髓质和全身性
AApoCII	载脂蛋白CII,变异型	S	H	肾脏
AApoCIII	载脂蛋白CIII,变异型	S	H	肾脏
Agel	凝胶蛋白,变异型	S	H	PNS,角膜
ALys	溶菌酶,变异型	S	H	肾脏
ALECT2	白细胞趋化因子-2	S	A	主要为肾脏

续表

纤维蛋白	前体蛋白	系统(S)或局部(L)	获得性(A)或遗传性(H)	靶器官
AFib	纤维蛋白原a，主要变异	S	H	肾脏
ACys	胱抑素C，变异型	S	H	PNS，皮肤
ABri	ABriPP，变异型	S	H	CNS
ADan	ADanPP，变异型	L	H	CNS
Ab	抗体蛋白前体，野生型 Ab蛋白前体，变异	L L	A H	CNS CNS
AαSyn	α-Synuclein	L	A	CNS
ATau	Tau	L	A	CNS
APrP	朊病毒蛋白，野生型 朊病毒蛋白变异体 朊病毒蛋白变体	L L S	A H H	CJD，致命性失眠症 CJD，GSS综合征，致命性失眠症 PNS
ACal	(PRO)降钙素	L	A	c细胞甲状腺肿瘤
AIAPP	胰岛淀粉样多肽	L	A	朗格汉斯胰岛，胰岛素瘤
AANF	心房利钠因子	L	A	心房
APro	催乳素	L	A	垂体催乳素瘤，衰老的垂体
AIns	胰岛素	L	A	医源性，局部注射
ASPC	肺表面活性剂蛋白	L	A	肺
AGal7	半乳糖凝集素7	L	A	皮肤
ACor	皮质激素	L	A	角质化的上皮细胞，毛囊
AMed	乳凝集素	L	A	老年主动脉介质
AKer	角膜上皮素	L	A	角膜，遗传性
ALac	乳铁蛋白	L	A	角膜
AOAAP	牙源性成釉细胞相关蛋白	L	A	牙源性肿瘤
ASem1	精囊蛋白1	L	A	贮精囊
AEnf	恩夫韦地(Enfurvitide)	L	A	医源性(抗艾滋病靶向药)
ACatK	组织蛋白酶K	L	A	肿瘤相关

六、临床表现

淀粉样蛋白沉积可能影响几乎所有的器官系统，这意味着系统性淀粉样蛋白病的临床特征是多样的，而且很少特异于某一类型的淀粉样蛋白病，这导致诊断的困难和延误。系统性淀粉样变性的临床表现主要由前体蛋白和受累器官决定。尽管如此，所有淀粉样变性类型之间存在相当大的临床重叠。常见的受累器官是心脏、肾脏、神经系统、肝脏和胃肠道(GIT)。肺、肌肉和软组织也会受到影响。某些类型通常会在一个主要器官中引起症状[野生型转甲状腺素蛋白(ATTR)淀粉样变性和心脏]，而其他类型往往表现为多器官受累[轻链(AL)淀粉样变性]。

心脏受累是淀粉样变性发病和死亡的主要原因。约50%的AL淀粉样变患者出现心脏损伤。ATTR淀粉样变野生型和变异型患者和遗传性AApoA1淀粉样变的显著特征是心脏病变。AA淀粉样变中很少见心脏淀粉样蛋白沉积，典型表现为限制型心肌病，常伴有不相称的右心室衰竭体征(水肿、颈静脉压升高和充血性肝肿大)，而低心排血量和低血压是晚期疾病的特征。心脏受累通常表现为射血分数保留的心力衰竭，导致劳力性呼吸困难、体液潴留和低血压，还可见心律失常、心绞痛和心脏恶病质。

肾脏受累表现为非选择性蛋白尿和/或肾功能衰竭。与AL、AA、fi白蛋白原Aα-链(AFib)、ALect2和AApoA1淀粉样蛋白相关。遗传性AApoA1和溶菌酶(ALys)淀粉样变的标志是累及肾脏和肝脏，其进展非常缓慢，有时持续几十年。

神经病变是AL淀粉样变和一些遗传性类型的ATTR和AApoA1淀粉样变的特征。淀粉样神经病的特征是躯体神经和自主神经的早期和显著受累。淀粉样周围神经病变主要以轴突为主,累及小和大的神经纤维。开始表现为丧失小纤维介导的冷热感觉,患者通常表现为长度依赖性对称性神经病,最初会导致温度感觉和疼痛的丧失,但会进展为麻木、虚弱和不平衡。患者常有烧灼感和刺痛性神经性疼痛。肌电图显示长度依赖性轴突感觉运动周围神经病变。然而,当疾病仅影响小的无髓纤维时,肌电图在疾病早期可能是正常的。而且很难与慢性炎症性脱髓鞘性多神经病变区分。自主神经病变是男性阳痿的早期症状,随后是体位性低血压、早期饱腹感、腹泻或便秘(或两者兼有)等肠道动力障碍。有时,很难将自主神经病变与心脏或胃肠道受累区分开来。除了淀粉样变和严重的糖尿病神经病变外,并发进行性感觉运动周围神经病变和自主神经病变的疾病罕见。自主神经系统的专门测试可以帮助确定自主神经受累。颅神经病变发生在遗传性凝胶蛋白(AGel)淀粉样变性中,并伴有角膜点阵营养不良和皮肤松弛症。约有五分之一的系统性AL淀粉样变患者在表现时有周围神经病变,但在AL淀粉样变中,无其他器官参与的孤立性神经病变并不常见。

除了腕管综合征外,软组织受累是AL淀粉样变所特有的。大舌症、肌肉假性肥大、唾液腺肿大和下颌下软组织浸润是常见的。腕管综合征是野生型和遗传性ATTR淀粉样变的常见早期症状,约三分之一的老年人在腕管减压术中发现野生型TTR淀粉样沉积腕管综合征的病史先于不明原因的心力衰竭的老年患者应怀疑心脏ATTR淀粉样变。

局部AL淀粉样变与受影响组织中克隆B细胞原位产生淀粉样蛋白轻链有关。常见的部位包括呼吸道、膀胱、眼睑和皮肤。这种形式的淀粉样变是一种惰性疾病,几乎没有系统的发展,但它仍然会有严重的后果(即肿块病变可以占据身体关键区域的空间)。局部手术措施来控制症状通常是适当的,放射治疗可以在选定的病例中发挥作用。

七、辅助检查

(一)影像学

1.心脏超声

超声心动图是确定心脏受累的基础。超声心动图特征:心脏壁增厚、限制性舒张期充盈模式和特征性应变成像模式。

2.心脏磁共振(CMR)成像

在超声心动图检查结果无法明确的情况下,心脏核磁共振有助于确定心脏受累情况。CMR在心脏淀粉样变性中的标志性特征是晚期钆增强(late gadolinium enhancement,LGE)。LGE表明由淀粉样蛋白沉积引起的细胞外体积扩大。根据淀粉样蛋白负荷的程度,LGE(如果存在)可以表现为心内膜下的或透壁形式存在的。LGE被证明对AL和ATTR心脏淀粉样变性有独立的预后影响。

3.心脏成像

心脏成像提高了ATTR淀粉样变性的诊断。使用锝标记的双膦酸盐(^{99m}Tc-DPD、^{99m}Tc-HMDP或^{99m}Tc-PYP)的骨闪烁扫描可以显示ATTR心脏淀粉样变性患者的心肌摄取。在没有单克隆蛋白的情况下,好的骨闪烁显像对ATTR心脏淀粉样变性具有高度敏感性(99%)和特异性(86%)。它可能会取代组织诊断的需要。然而,骨闪烁显像对伴有单克隆蛋白的ATTR患者的ATTR淀粉样变性缺乏特异性(在高达19%~39%的ATTRwt患者中检测到)。因此,应进行完整的单克隆蛋白评估,包括血清和尿液电泳/免疫固定和血清游离轻链测定。如果仅进行平面成像,在面对左心室功能障碍或扩张时,由于血池放射性核素增加,骨闪烁扫描可能会出现假阳性。

单光子发射计算机断层扫描-计算机断层扫描(SPECT-CT)通过将示踪剂摄取定位到心肌,提高了平面骨闪烁显像视图的诊断准确性。罕见形式的心脏淀粉样变性,包括载脂蛋白AI,也可能通过锝标记的骨闪烁显像显示心肌摄取。具有淀粉样蛋白靶向示踪剂的PET-CT是评估淀粉样蛋白疾病程度的新兴工具。F-florbetapir是一种靶向β-淀粉样蛋白的放射性示踪剂,被FDA批准用于诊断阿尔茨海默病,是一种很有前途的示踪剂。^{18}F-florbetapir PET-CT能够检测到各种器官中临床识别和未识别的淀粉样蛋白沉积物,尽管对实践的影响尚不清楚。类似的药物,^{18}F-florbetaben和11C-匹兹堡化合物B以及肽p5+14,也可用于评估。

(二)组织学表现

在活检组织的刚果红染色后,交叉偏振光下的特征性绿色双折射是确诊淀粉样蛋白沉积的金标准。新型fl荧光染料,如共轭聚合物五聚体甲酰噻吩乙酸(pFTAA),在鉴定和分型淀粉样蛋白方面具有良好的应用前景。

八、诊断

淀粉样变的逐步诊断和分期至关重要,包括淀粉样蛋白沉积的确认,纤维型的识别,评估潜在的淀粉样变源性疾病,以及评估淀粉样变器官受累的程度和严重程度。血清心脏生物标志物是AL淀粉样变性风险分层和分期的重要有效方法。

临床诊断淀粉样变时往往会出现晚期不可逆的器官功能障碍,因此保持高的怀疑指数对早期诊断很重要。特定的症状组合应引起对淀粉样变的怀疑,如肾病综合征和心力衰竭;周围神经和自主神经病变;厚壁心衰伴正常或低压心电图;复发性腕管综合征;老年人腕管综合征合并心力衰竭的临床研究以及适当的家族史(图2-48-1)。对于病因不确定的单克隆γ病(MGUS)患者(自由轻链比λ:kappa自由轻链异常),需要定期检测N-末端脑利钠肽前体(NT-proBNP)和尿白蛋白采样,任何一种异常都可能预示淀粉样变的发展。

腹部脂肪抽取是一种简单而无害的靶器官活检替代方法。免疫组化仍然是最广泛应用的纤维分型方法。其在AA淀粉样变患者和大多数ATTR淀粉样变病例中的诊断价值很高,但在许多AL淀粉样变患者中,结果并不明确。

用金标记的抗纤维蛋白抗体进行免疫电镜检查是非常敏感的,但可用性有限。淀粉样物质的质谱分析蛋白质组学方法是纤维分型的新金标准。该方法包括使用激光捕获显微镜从固定的组织切片上进行激光显微解剖和捕获刚果红染色的沉积物,或直接使用脂肪吸出样本,然后进行胰蛋白酶消化和串联质谱分析。然后,计算机算法将这些多肽与蛋白质参考数据库进行匹配。这在技术上具有挑战性,需要在"常规"临床使用之前在每个实验室进行验证。当怀疑有遗传性淀粉样变时,必须进行基因测序。通过在线数据库检索可以提供淀粉样变突变的更新列表和遗传性淀粉样变的相关表型的大纲。

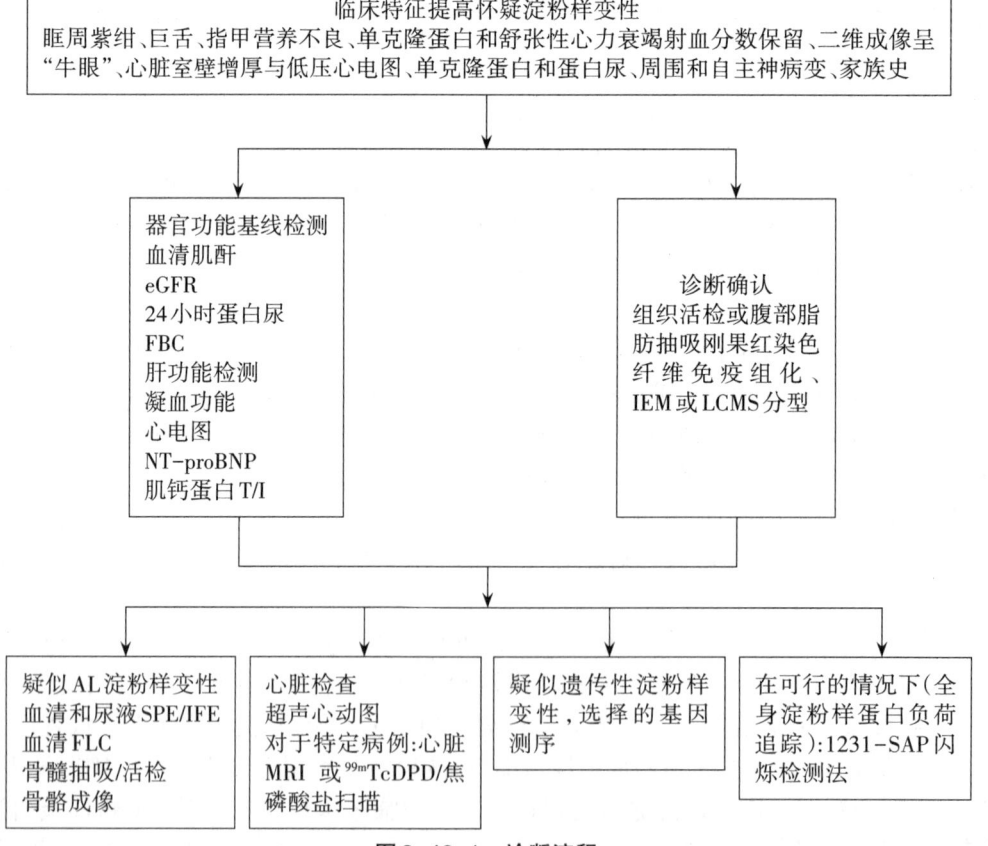

图2-48-1 诊断流程

九、系统性淀粉样变性各型特点

(一)AL 淀粉样变性

AL 淀粉样变性是一种危及生命的系统性淀粉样变性。AL 淀粉样变的发生率为每年每百万人 12 例。其特征是错误折叠的免疫球蛋白游离轻链(FLC)的产生和细胞外沉积,形成淀粉样蛋白原纤维,FLC 衍生的淀粉样蛋白原纤维沉积在靶组织上,导致其结构破坏和器官功能障碍。AL 淀粉样变性的预后,尤其是早期死亡率,很大程度上取决于淀粉样 FLC 对终末器官的损害模式和程度。与起源于浆细胞或其他 B 细胞克隆与其他系统性淀粉样变性类型相比,其特征在于多器官受累倾向和器官功能丧失更快。与其他形式的系统性淀粉样变性相比,器官的快速恶化与淀粉样蛋白轻链在浓度低于其他类型淀粉样蛋白原纤维时,毒性持续增加有关。这种毒性已在心肌细胞和负责轻链分泌的克隆浆细胞中得到充分证明。

诊断时的平均年龄为 63 岁,接近 90% 的患者年龄在 50 岁或以上。最常受累的器官是心脏(70%~80% 的患者)和肾脏(50%~60% 的患者)。症状通常是隐匿的,包括全身症状,如疲劳、厌食和体重减轻,以及与受累器官相关的症状,如心力衰竭、直立性低血压、周围神经病变、吞咽困难、巨舌和易瘀伤。由于症状的非特异性,患者辗转于不同学科就诊,导致诊断延迟>1 年,任何延误诊断都会对患者耐受治疗的能力和逆转病程的可能性产生深远影响。

由于 AL 淀粉样变性是由克隆性浆细胞疾病引起的,位于骨髓中的克隆分泌过多的免疫球蛋白片段,通常是免疫球蛋白轻链(L),会导致淀粉样蛋白沉积。其他单克隆蛋白分泌疾病,如淋巴浆细胞性淋巴瘤、MALT 淋巴瘤和慢性淋巴细胞性白血病,也可能导致 AL 淀粉样变性。中位克隆骨髓浆细胞百分比为 10%,刚好处于多发性骨髓瘤共识诊断的百分比阈值。然而,多发性骨髓瘤特征(高钙血症、肾功能衰竭、贫血、溶骨性病变)定义的活动性骨髓瘤在诊断时仅存在于大约 10% 淀粉样变的患者中。骨髓浆细胞百分比越高,伴随骨髓瘤表型的可能性就越高,这可能会影响治疗决策。因此,骨髓瘤和淀粉样变性之间的重叠应该是管理决策的一个因素。管理应主要以终末器官受累为指导,因为与骨髓瘤患者相比,AL 淀粉样变性患者的治疗耐受性较差。在没有重要器官受累证据的情况下,可以在骨髓瘤患者的骨髓或脂肪组织中检测到偶然的淀粉样蛋白沉积物。在此类患者中,骨髓瘤治疗不应受到这些沉积物的影响。

由于心脏在这种疾病中的重要性及其在生存结果中的关键作用,血清心脏生物标志物构成了几种 AL 淀粉样变性预后模型的基础。这些标志物,尤其是 NT-proBNP/BNP,在检测早期心脏受累方面比标准心脏成像更敏感。但是血清肌钙蛋白和 NT-proBNP 水平受肾功能不全和其他因素的影响,如液体超负荷和房性心律失常。因此,它们在这些环境中的可靠性受到质疑。一些研究发现新生物标志物在判断生存及预后有积极意义。

1. 肾脏预后新生物标志物

(1) 生长分化因子 15(Growth Differentiation Factor-15,GDF-15)

GDF-15 是心肌细胞、巨噬细胞、内皮细胞、血管平滑肌细胞和脂肪细胞在应对氧化应激、炎症和缺血时产生的转化生长因子-β(TGF-β)细胞因子超家族的成员。研究发现,基线时 GDF-15 水平超过 4,000pg/mL 是进展为透析的强预测因子,与传统的肾脏分期无关。治疗开始后 3 个月和 6 个月 GDF-15 的变化比既定的肾脏反应和进展标准更能预测肾脏存活率。GDF-15 也与心力衰竭有关,病程中 GDF-15 和 NT-proBNP 的变化也存在显著相关性。在多变量分析中,GDF-15 与总死亡率独立相关。在诊断时,超过 90% 的患者升高,并且它是独立于其他心脏生物标志物的不良总体结果的标志(超过三分之二的 GDF-15>7,575pg/mL 的患者在诊断后一年内死亡)。GDF-15 水平>4,000pg/mL 是目前唯一独立于其他生物标志物的进展至透析的标志物,并且它的表现也优于当前的肾脏分期系统。GDF-15 水平也是对治疗反应的敏感标志物,水平随反应迅速下降(与 3 个月时的 NT-proBNP 相比下降幅度更大)。尽管 GDF-15 的价值和作用看似有希望,但仍需要在更大的系列中证明其可重复性。与肾脏预后机理目前尚不清楚,需要进一步研究。

(2) 半乳糖凝集素 3(Galectin-3,Gal-3)

Gal-3 是一种 β-半乳糖苷结合凝集素,参与纤维化和炎症,因此在心力衰竭和肾损伤的发展中起重要作用。研究发现,浓度升高与进行性肾功能损害和非淀粉样变性肾病患者的全因死亡率有关。Li 等人的另一项研究中基线血清 Gal-3 水平 > 20.24 ng/mL 是全因死亡率的独立预测因子。但是 Lupon 等一项包括 AL 患者的研究无法证明 Gal-3 在多变量分析中具有预测价值。所以，Gal-3 的预后价值以及这种分层系统是否可以应用于系统性 AL 淀粉样变性的管理，需要更多的研究。

(3)可溶性尿激酶型纤溶酶原受体(Soluble Urokinase-Type Plasminogen Receptor，suPAR)

suPAR 是在免疫活性细胞、内皮细胞和肾足细胞上表达的糖基磷脂酰肌醇锚定膜蛋白的循环形式。升高的水平反映了免疫系统的激活，并且与心力衰竭和癌症等各种情况下的较差生存率有关。高 suPAR 水平与慢性肾病(CKD)和急性肾损伤(AKI)独立相关。Kastritis 等评估了 suPAR 作为肾脏结果的潜在新型生物标志物的作用，研究发现与非淀粉样变性患者或普通人群相比，中位基线 suPAR 水平高出 2 倍或 3 倍。与局灶节段性肾小球硬化类似，suPAR 可能参与 AL 淀粉样变性肾病的发病机制。诊断时较高的 suPAR 水平与 eGFR 下降相关。在 6 个月时，suPAR 超过 7.2 ng/mL 的值是进展为透析的强预测因子，与肾脏分期、肾脏进展或血液学反应无关。

2. 生存预后新生物标志物

(1)可溶性抑制致瘤性2(Soluble Suppression of Tumorigenicity 2，sST2)

SST2 是一种通过 IL-33 信号传导起作用的 IL-1 受体。它在心力衰竭中升高，充当 IL-33 的诱饵受体以减轻 IL-33 的心脏保护作用。据推测，它是心脏重塑和心肌纤维化的标志物，它以独立于 NT-proBNP 和肌钙蛋白的方式预测心脏病患者的死亡率。Lupon 等人评估了 502 名 AL 淀粉样变性患者的 SST2 水平，sST2<30ng/mL vs≥30ng/mL 的 UVA 患者在 1 年 OS(81% 对 43%)和 5 年 OS(52% 对 22%)方面存在显著差异($P<0.0001$)。SST2 在多变量分析中独立于肌钙蛋白、NT-proBNP、sFLC 和血压。生成了一个包含 SST2 的新评分系统，并创建了一个 5 级评分系统，每个级别的风险比为 1.8(95% CI, 1.6~1.9SST2 可以为 AL 和高肌钙蛋白和 NT-proBNP 水平的患者提供进一步的预后。

(2)红细胞分布宽度(RDW)

Kastritis，Ai，L 等研究发现，高 RDW 与无效的红细胞生成、肾功能不全、心血管疾病、与年龄相关的克隆性造血和总体死亡率相关。高 RDW 患者的年龄后总生存期显著缩短($P<0.001$)。

(3)骨桥蛋白

骨桥蛋白(Osteopontin，OPN)是一种由心肌细胞，在其他细胞中表达和分泌的磷酸糖蛋白，参与心脏对生物力学应变和心肌损伤的适应。它与心力衰竭患者的预后有关，并且正在成为心脏病严重程度的标志物。OPN 最佳截止值为 426.8ng/mL，这对多变量分析的全因死亡率具有独立的预后价值，但它不允许进一步区分低 TnT 或 NT-proBNP 患者的结果。

(4)冯维勒布兰德因子(Von Willebrand Factor，vWF)

轻链可能直接沉积和对内皮细胞(ECs)产生毒性，从而导致血管功能改变。血管性血友病因子(vWF)是一种大型多聚体糖蛋白，主要由 EC 产生、储存和分泌。Pudusseri 等在 111 名新诊断的 AL 淀粉样变性患者中评估了 VWF 作为内皮功能障碍的替代标志物的预后重要性。与健康对照组相比，AL 患者的 VWF:Ag 水平显著高于健康对照组和血清 VWF:Ag≥230U/dL 与较高的早期死亡概率相关，并且即使在 Mayo Ⅲ期患者中仍然是 6 个月内死亡的独立预测因子。

(5)D-二聚体

D-二聚体水平反映了纤维蛋白的降解，通常在血液恶性肿瘤中升高。Sidana 等在最近对 897 名 AL 淀粉样变性患者的分析中，发现 47% 的 D-二聚体升高(>0.5μg/mL)。与 D-二聚体水平≥1μg/mL 相比，正常 D-二聚体水平≤0.5μg/mL 和>0.5μg/mL 但<1.0μg/mL 与较低的死亡风险(HR, 0.49 和 0.59)相关。多变量分析这种影响与心脏分期无关。D-二聚体水平≤0.5、>0.5 但<1 和≥1μg/mL 的中位总生存期分别为 5.86、4.04 和 2.08 年($P<0.001$)。D-二聚体升高可能反映了这些患者全身受累的程度。

(二)ATTR 淀粉样变性

甲状腺素运载蛋白(Transthyretin，TTR)参与甲状腺素(T4)和视黄醇结合蛋白的运输主要在肝脏中产生，在脉络丛和视网膜色素上皮细胞中产生的不到5%。TTR是一种四聚体蛋白，富含β链，具有聚集成不溶性淀粉样纤维的内在倾向，当它解离成单体时会产生淀粉样蛋白。纤维形成需要TTR同四聚体结构分解成错误折叠的单体，这些单体在可溶性低聚体物种中自组装，可能是淀粉样纤维前体，低聚物聚集成原纤维，最终形成成熟的淀粉样纤维，在组织内沉积，导致TTR相关淀粉样变（ATTR）的发生。

ATTR淀粉样变性有两种形式，野生型ATTR淀粉样变性（ATTRwt）和遗传性ATTR淀粉样变性（hATTR），也称为ATTRv（v表示"变体"）。在ATTRwt中，TTR是一种正常蛋白质；该病主要影响老年人，主要表现为心力衰竭。相比之下，在ATTRv淀粉样变性中，TTR是一种具有更广泛临床表现的突变蛋白。ATTRwt和ATTRv之间的区别依赖于TTR基因的测序，因为临床上这两种疾病亚型重叠。已经认识到ATTR淀粉样变性中的淀粉样蛋白原纤维有两种主要类型，这取决于是全长/截短TTR混合物（A型）还是全长TTR（B型）构成淀粉样蛋白沉积物。不仅四聚体的解离而且TTR四聚体的选择性剪接都可能导致淀粉样蛋白生成。从组织病理学的角度来看，A型原纤维与刚果红的结合较弱，苹果绿的双折射较弱。A型原纤维似乎出现在包括TTRwt在内的大多数TTR变体中，而B型原纤维出现在一些TTRv突变中。两种原纤维类型之间的差异可能会影响临床表现、诊断和对各种疗法的反应，需要进一步研究。

1.ATTRwt淀粉样变性

ATTRwt淀粉样变性主要表现为心力衰竭。诊断时的中位年龄为75岁，虽然，报告的患者中约有90%是男性，但是尸检系列中女性的患病率更高，这表明ATTRwt淀粉样变性在女性中比临床公认的更为普遍。大约三分之二的患者在诊断时出现心力衰竭症状。高达62%的患者出现心房扑动/纤颤，传导异常也是常见发现。30%~50%的患者通常在诊断前5~10年出现双侧腕管综合征。其他患者可出现腰椎管狭窄症和二头肌腱断裂等。部分患者合并其周围神经、肺、GIT、胆囊、前列腺和膀胱等器官，症状较轻。在一个大型Mayo队列中，ATTRwt的中位生存期为3.6年。

2.ATTRv淀粉样变性

ATTRv淀粉样变性是最常见的遗传性淀粉样变性。迄今为止，已鉴定出超过130种独特的突变，其发病年龄和临床表现各不相同。突变主要导致多发性神经病，也可以是心肌病或导致混合表型。总体而言，发病的中位年龄为39岁，母系遗传患者早于父系遗传。长度依赖性感觉运动周围神经病变是全世界ATTRv淀粉样变性的主要表现，见于大约80%的患者。然而，其患病率因特定突变而异，在V30M（HGVS：p.Val50Met）突变患者中的患病率>90%。神经病变的表型和自主神经受累的严重程度取决于突变和地理位置。同样，40%的ATTRv患者出现心脏病，V122I（HGVS：p.Val142Ile）突变患者的比例更高。心脏表型是美国的主要表型，主要是由于V122I突变比例较高，主要影响非裔美国人。ATTRv淀粉样变性的罕见表现可能包括中风、痴呆、共济失调、麻痹、癫痫发作、头痛和其他中枢神经系统受累的迹象（由于脉络丛产生的异常TTR引起的软脑膜沉积）和视力障碍（玻璃体沉积）。

V30M是全球最常见的TTR突变。已经确定了两种形式的疾病，早发性和晚发性。Coelho等研究发现，早发性V30M ATTRv多见于流行地区（日本、葡萄牙、巴西和瑞典），出现在3~4岁，表现为小纤维神经病变。相比之下，迟发性V30M ATTRv淀粉样变性在50岁以后出现。它涉及大小神经纤维，与早发性V30M变体相比，自主神经和胃肠道表现更温和，但心脏和运动神经受累程度更高。

（三）AA淀粉样变性

AA淀粉样变性，也称为继发性淀粉样变性，是由长期炎症激活引发的系统性淀粉样变性综合征。前体淀粉样蛋白是血清淀粉样蛋白A（SAA）。SAA在免疫调节中发挥作用，作为一种调理素，用于细菌吞噬和从受伤组织中逆转胆固醇转运。SAA是由促炎细胞因子（如TNF、IL-1和IL-6）介导的刺激后由肝细胞产生的。引发长期炎症的各种疾病已被认为是AA淀粉样变性的原因，包括慢性感染（如肺结核、骨髓炎和支气管扩张）、风湿病/自身免疫/慢性炎症性疾病（如类风湿性关节炎、化脓性汗腺炎和炎症性肠病）、遗传性疾病[如家族性地中海热（FMF）、冷冻吡啶相关周期性综合征（CAPS）和肿瘤坏死因子受体相关周期性综合征（TRAPS）]、良性肿瘤（如Castleman病）和各种血液和实体癌等。Brunger荟萃分析报告，确定48种与AA淀粉样变性密切相关的疾病。在西方发达国家，近几十年来AA淀粉样变性的发病率有所下降，这主要是由于慢性感染的减少和对炎症性疾病的更好控制。英国国家淀粉样变性中心报告称,在25年期间(1990年至2014年),该中心看到的AA淀粉样变性患者的相对比例有所下降此外,其他几项小规模报告也表明继发于风湿病的AA淀粉样变性减少。与继发于炎症的AA淀粉样变性患者相比,特发性AA淀粉样变性患者的体重指数更高、年龄更大且更可能是女性。肥胖被认为是病因不明的AA淀粉样变性发病率增加的一个可能原因。

患者主要表现为蛋白尿和/或肾功能衰竭。在一项大型队列研究中,中位蛋白尿和血清肌酐分别为3.9g/24h和1.8mg dL^{-1}。11%的患者在诊断时存在终末期肾病(ESRD)。肾脏中的淀粉样蛋白沉积物几乎总是涉及肾小球,并且经常涉及间质和血管。肝脏是第二个最常受累的器官(约20%的患者),而心脏受累很少见(约2%的患者)。胃肠道和神经受累在AA淀粉样变性中也很少见。

预后是可变的。在最大的AA淀粉样变性队列研究中,中位生存期为11年。与死亡风险增加相关的因素包括高龄、血清肌酐升高、高血清淀粉样蛋白A浓度、心脏和肝脏受累和非FMF疾病。

治疗应针对潜在疾病,以控制驱动淀粉样蛋白形成的炎症过程。治疗最好由基础疾病领域的专家指导。对于任何治疗,治疗的目标都是将血清淀粉样蛋白A的水平抑制在正常范围内。如果无法进行血清淀粉样蛋白A检测,则C反应蛋白是一种可接受的替代方法来评估治疗效果。

秋水仙碱在预防家族性地中海热患者的AA淀粉样变性方面非常有效。秋水仙碱能够稳定或逆转非肾病性蛋白尿,但不能用于肾病综合征和/或尿毒症患者。在较高剂量下,可用于预防肾移植后疾病复发。

(四)ALECT2淀粉样变性

ALECT2淀粉样变性于2008年首次报道,并且越来越多地被认为是肾脏和肝脏淀粉样变性的一种重要类型。

循环蛋白白细胞趋化因子2(leucocyte chemotactic factor 2,LECT2)由肝脏产生;它的生理功能与细胞周期、免疫调节和骨骼生长有关。ALECT2淀粉样变性好发于某些种族群体,例如西班牙裔、美洲原住民、埃及人和印度人/巴基斯坦人。ALECT2淀粉样变性是一种获得性疾病。在三项研究中,几乎所有受试患者都报告了外显子3第40位缬氨酸多态性的纯合性。然而,这种多态性在普通人群中很常见,表明外显率较低。ALECT2淀粉样变性主要表现为蛋白尿和/或肾功能衰竭。在美国,它是继AL型和AA型之后导致肾淀粉样变性的第二大常见原因,约占病例的3%。诊断时的中位年龄是70岁。尽管大多数患者的肾小球受累,但大约三分之一的患者没有蛋白尿,而多达三分之一的患者有肾病范围蛋白尿。ALECT2肾淀粉样变性的eGFR下降速度较慢,蛋白尿增加(每年平均变化分别为4.2mL·min^{-1}和<0.1g/24h)。进展为ESRD的速度很慢,中位时间为5.2~8.2年。除了ALECT2淀粉样变性,20%~25%的患者的肾活检标本还有其他肾脏疾病。最常见的是糖尿病肾小球硬化,其次是IgA肾病、ANCA相关性肾小球肾炎和膜性肾小球病。伴随的肾脏病理学的存在可能会加速肾脏进展的速度。ALECT2肾淀粉样变性可以是亚临床的,有时在对肾细胞癌切除的肾脏进行病理学评估时被诊断出来。

ALECT2淀粉样变性是继AL之后美国肝淀粉样变性的第二大常见原因。肝淀粉样蛋白沉积物通常呈球形,主要累及中央静脉和门静脉周围区域。在Mayo诊所评估并使用MS分型的130例肝淀粉样变性病例中,25%的病例发现LECT2型。与ALECT2肾淀粉样变性相似,ALECT2肝淀粉样变性在西班牙裔患者中更为常见(88%)。肝淀粉样变性的诊断通常是在评估无关疾病(例如,肝囊肿活检)或肝酶升高除外肝病(慢性丙型肝炎、脂肪性肝炎或肝硬化)时偶然发现的。因此,ALECT2肝淀粉样变性的临床意义尚不清楚。没有关于ALECT2淀粉样变性心脏受累的报道。偶然发现与ALECT2淀粉样变性有关的其他器官包括脾脏和肾上腺报道。

ALECT2淀粉样变性由于没有心脏受累,生存好、患者器官功能稳定。

(五)AGel淀粉样变性

AGel淀粉样变性是一种遗传性系统性淀粉样变性,累及角膜、颅神经和周围神经以及皮肤。突变基因编码凝溶胶蛋白-钙依赖性肌动蛋白调节剂。它于1969年在来自3个芬兰家庭的10名患者中首次被描述。尽管在世界其他地区也有报道,但在芬兰血统的个体中更常见。因此,也称为芬兰型家族性淀粉样变性。

临床表现各不相同。与杂合子个体相比,纯合子个体出现得更早,疾病进展速度更快,发生严重肾病的可能性更高。

在芬兰的227名患者的问卷调查中,平均发病年龄为39岁。74%的患者最常见的初始症状是眼睛干涩和易怒;72%的患者报告有视力障碍。由淀粉样蛋白沉积在角膜基质中引起的角膜晶格营养不良(CLD)发病率为94%,是该疾病的眼科标志。神经系统症状比眼科症状滞后几年,主要包括面神经麻痹,发病率为70%。半数患者报告有肌萎缩症。下颌神经亦可受累,出现舌头萎缩、流口水、构音障碍和吞咽困难。周围神经病变发病率70%,通常在50岁发病。一般表现为感觉神经病变,可以发展为轻度运动受累。自主神经病变轻微。超过三分之一的患者出现腕管综合征。皮肤松弛是皮肤表现的标志,一般在四十岁后出现,最初出现在面部,导致面部表情缺失和眼睑下垂,视力渐进性损害,随着时间的推移,皮肤松弛会发展到身体的其他部位。肾脏受累多为轻度,发生率14%左右,少数患者会发展为可进展为肾病综合征和ESRD。心肌病发病率6%,心律失常(主要是传导异常)常见,有时需要放置起搏器。与普通人群相比,AGel淀粉样变性不会导致寿命显著缩短。值得注意的是,在该患者群体中癌症的发病率较低,这可以解释与一般人群生存率相近。

AGel淀粉样变性没有特定的治疗方法。治疗通常是对症的。眼科护理对于维持视力至关重要,包括人工泪液、角膜溃疡的预防和治疗以及严重角膜受累时的角膜移植。许多患者需要整形外科手术来减轻皮肤松弛的功能障碍和美学后果。

(六)载脂蛋白相关淀粉样变性综合征

亲水环境中脂质的运输需要脂质与称为载脂蛋白结合,形成称为脂蛋白的水溶性结构。已知有五种载脂蛋白会导致系统性淀粉样变性;据报道,所有这些都会引起肾脏淀粉样变性,并伴有不同程度的其他器官受累。

1.AApoAI淀粉样变性

载脂蛋白AI(ApoAI)由肝脏和肠道产生,是高密度脂蛋白颗粒的主要成分。AApoAI淀粉样变性是一种常染色体显性遗传性淀粉样变性,迄今为止发现了20多种突变。这种突变多样性可能是导致疾病发病年龄(20~70岁)。最常见的受累器官是肾脏,表现为肾功能衰竭,几乎没有或没有蛋白尿。肾活检组织学检查显示内髓受累,偶见肾小管萎缩。淀粉样蛋白的肾小球沉积很少见。其他涉及的器官可能包括肝脏(门静脉区)、周围神经、心脏、喉(声音嘶哑)、胃肠道(溃疡)、皮肤和睾丸。疾病进展是可变的,从缓慢进展到加速进展。目前,治疗以支持治疗为主。据报道,器官移植后移植物和患者存活率都很高,超过了AL、AA和AFib淀粉样变性。移植物中淀粉样蛋白复发的风险约为20%。

(2)AApoAII淀粉样变性

AApoAII淀粉样变性于2001年首次报道。主要表现为肾淀粉样变性伴肾功能衰竭、高血压和蛋白尿。迄今为止尚未报告其他重要器官受累。肾移植是合适的治疗方法。

(3)AApoAIV淀粉样变性

从蛋白质组学的角度来看,与其他Apo相关的淀粉样变性综合征相比,AApoAIV淀粉样变性有两个独特的特征。首先,它由野生型ApoAIV组成,迄今为止没有已知的突变。其次,ApoAIV是淀粉样蛋白沉积物通用蛋白质组的一部分(与SAP和载脂蛋白E一起)。因此,AApoAIV淀粉样变性的诊断需要排除已知的淀粉样前体蛋白,并证明ApoAIV的光谱高于沉积物中鉴定的其他蛋白质的光谱。所以血液需使用质谱法来完成诊断。

AApoAIV淀粉样变性在生命后期出现,平均年龄为65~75岁,反映了与ATTRwt淀粉样变性相似的年龄依赖性淀粉样变性综合征。与AApoAI淀粉样变性一样,肾脏受累很常见,涉及髓质并保留皮质,并导致肾功能进行性下降,蛋白尿少。心脏受累也很常见,临床表现为缺血性心脏病(累及心外膜冠状动脉和微血管)和/或伴有左心室出口梗阻的肥厚型心肌病。预后似乎比其他类型的心脏淀粉样变性好。

(4)AApoCII淀粉样变性

这种淀粉样变性类型于2017年首次在一名出现肾病范围蛋白尿和肾功能衰竭的女性中报道。肾活检呈肾淀粉样变性阳性,肾小球和髓质受累。蛋白质组学分析检测到丰富的ApoCII光谱,而ApoCII基因测序

检测到 *E69V*（*HGVS: p.Glu69Val*）错义突变。患者的中位年龄为70岁。研究表明，导致 AApoCII 淀粉样变性的最常见突变是 *K41T*（*HGVS:p.Lys41Thr*）。

(5) AApoCIII 淀粉样变性

这种罕见的遗传性淀粉样变性是在一个法国家庭中发现的，该家庭的几个成员出现肾功能不全、蛋白尿和干燥综合征。最初的淀粉样蛋白分型没有发现。然而，由于这些患者明显出现低甘油三酯血症（蛋白尿患者的异常发现），因此筛选了参与甘油三酯代谢的蛋白质，在所有活着的家庭成员中发现了一种新的 *APOCIII D25V*（*HGVS: p.Asp25Val*）突变。研究人员推测，减少肝脏 APOCIII 转录物的贝特类药物可能有助于减缓疾病进展。

(6) 纤维蛋白原α链（AFib）淀粉样变性

纤维蛋白原α链（AFib）淀粉样变性是最常见的遗传性肾淀粉样变性类型。该疾病是由肝脏产生的突变纤维蛋白原α链引起的。中位年龄为62岁。肾脏是出现蛋白尿的主要受累器官（中位数7.2g/24h）。肾小球通常因弥漫性淀粉样沉积物而扩大和消失。间质和血管受累较少见。肾功能衰竭很常见，诊断时的中位 GFR 为 $32mL \cdot min^{-1} \cdot 1.73m^{-2}$。在最大的 AFib 淀粉样变性系列中，60%的患者进展为 ESRD，中位时间为诊断后2年。进展到 ESRD 的速度似乎比 AL 淀粉样变性慢，但比载脂蛋白相关性肾淀粉样变性快（具体见六十五章）。

较少受累的器官包括肝脏、心脏、自主神经和很少的周围神经。在 AFib 淀粉样变性患者中，动脉粥样硬化性心血管疾病的患病率很高。近70%的患者发生冠状动脉疾病，超过一半的患者出现其他全身性血管疾病。冠心病/血管疾病家族史也很常见。由于动脉粥样硬化病变先于蛋白尿或肾损伤的发展，并且由于粥样斑块含有纤维蛋白原淀粉样蛋白沉积物，因此主要的动脉粥样硬化似乎是疾病的一部分，而不是最初假设的肾功能衰竭的结果。

AFib 淀粉样变性没有特定的治疗方法。达到 ESRD 的患者可以进行肾移植，但移植物中淀粉样变性的复发率大于50%，并且其他受累器官的进展仍在继续。肝肾联合移植可以克服肾移植物中淀粉样蛋白的复发和减缓肾外疾病进展，但考虑到这种移植程序的复杂性和有限的器官可用性，更具挑战性。移植的 AFib 肝脏可用于终末期肝病患者的序贯多米诺肝移植，在长达5年的随访中，没有证据表明移植受者存在医源性 AFib 淀粉样变性。在 ESRD 发展之前的早期疾病阶段进行肝移植是向前迈出的有希望的一步，可以防止肾脏和其他器官的进展，从而避免了肝肾联合移植的需要。

(7) A$β_2$M 淀粉样变性

β2-微球蛋白（β2M）是一种与免疫球蛋白具有序列同源性的小分子，是主要组织相容性I类复合物的一部分。β2M 由肾脏排出，因此，肾功能衰竭时血清水平升高。Aβ2M 淀粉样变性是一种罕见的系统性淀粉样变性，主要累及骨关节结构。它主要发生在长期血液透析的患者中，当 β2M 水平达到>20~40倍正常时。疾病表现包括双侧腕管综合征、疼痛性关节病和病理性骨折。内脏受累并不常见，通常是亚临床的（心脏和胃肠道）。随着转向高通量透析和更好地去除循环β2M，β2M 淀粉样变性的发病率正在下降。只要有可能，肾移植是治疗的主要手段。一个法国家庭报告了由突变蛋白引起的β2M 淀粉样变性，表现为胃肠道症状和自主神经病变。血清β2M 和肌酐正常，说明蛋白质结构异常增加了淀粉样原纤维发生的趋势。

十、鉴别诊断

1. 多发性骨髓瘤

两者都可能出现骨痛、贫血、肾功能损害等表现。多发性骨髓瘤患者也可能合并淀粉样变性。多发性骨髓瘤患者骨髓中可见大量异常浆细胞，血清和尿中可检测到单克隆免疫球蛋白或轻链，即M蛋白，骨骼X线检查常显示溶骨性破坏。而淀粉样变性患者骨髓中浆细胞一般正常或轻度增多，M蛋白检测可能为阴性，且骨骼X线通常无溶骨性破坏。

2. 原发性肾病综合征

两者都有大量蛋白尿、低蛋白血症、水肿等表现。原发性肾病综合征常见的病理类型如微小病变型肾病、系膜增生性肾小球肾炎等，通过肾穿刺活检可明确病理诊断。而淀粉样变性累及肾脏时，肾活检可见淀粉样物质沉积，刚果红染色阳性，电镜下可见特征性的淀粉样纤维。

3.心力衰竭

二者都可能出现呼吸困难、乏力、水肿等症状。心力衰竭多有明确的心脏基础疾病,如冠心病、高血压性心脏病等,心脏超声可显示心脏结构和功能的异常,如心肌肥厚、心室腔扩大、射血分数降低等。淀粉样变性累及心脏时,心脏超声表现为心肌呈颗粒样增强,心室壁增厚,常伴有舒张功能障碍,且可能有其他器官受累的表现,如舌体增大、周围神经病变等。

4.恶性肿瘤

晚期都可能出现消瘦、乏力、贫血等恶病质表现。恶性肿瘤有明确的肿瘤病灶,通过影像学检查如CT、MRI等可发现肿瘤占位,病理检查可明确肿瘤类型。淀粉样变性一般无明确肿瘤病灶,主要表现为组织和器官中淀粉样物质沉积导致的功能异常,且可能有相关的基础疾病,如慢性感染、自身免疫性疾病等。

十一、治疗策略

(一)治疗原则

减少淀粉样蛋白纤维的前体蛋白供应是所有治疗淀粉样变的基础。

1.AL淀粉样变的治疗

目前AL淀粉样变性患者的治疗存在争议。常见的治疗方法是抗浆细胞全身化疗和大剂量化疗,然后进行自体干细胞移植。

AL淀粉样变的化疗治疗主要针对潜在克隆浆细胞,浆细胞是化疗消除的目标,因为它们负责合成免疫球蛋白轻链,而轻链是淀粉样蛋白沉积的前体。通过快速减少淀粉样轻链的产生,以限制淀粉样器官的进行性损伤。所以许多用于淀粉样蛋白治疗的方案都来自多发性骨髓瘤的治疗。在美国,环磷酰胺-硼替佐米-地塞米松似乎是治疗AL淀粉样变性最常用的治疗方案。一项168例患者的3期试验中,口服地塞米松与医生选择的标准治疗进行了比较,发现45例(53%)和42例(51%)患者有血液学反应。与标准治疗相比,伊沙唑米-地塞米松的完全缓解率高于标准治疗(26%vs18%)。伊沙唑米-地塞米松组的器官反应率为36%,标准治疗组为11%(心脏反应率为18%对5%;肾脏反应率:28%vs7%)。波马度胺虽然已作为AL淀粉样变患者的二线治疗,但在心脏淀粉样变患者中耐受性不佳。

遗传学可以帮助预测与治疗相关的结果。荧光原位杂交遗传学结果显示,约50%的淀粉样变性患者的t(11;14)序列存在变异。这些患者在接受含硼替佐米的方案时,反应率较低,生存率较短。需要加入烷基化剂或环磷酰胺。t患者(11;14)对美法伦的完全缓解率高于无t的患者(11;14)(28例(41.2%),46例(20.0%);$P=0.02$)。

Daratumumab是一种人IgG-κ单克隆抗体,靶向CD38,在人浆细胞上均匀表达的糖蛋白。将daratumumab添加到硼替佐米、环磷酰胺和地塞米松治疗组中,血液学完全反应和无主要器官恶化显著高于单独的硼替佐米、环磷酰胺和地塞米松组。在复发或难治性AL淀粉样变性患者中,daratumumab在血液学反应和器官功能改善方面显示出有前途的疗效。

治疗效果以血液学和器官反应为标准。AL淀粉样变治疗的血液血标准目标:免疫球蛋白游离轻链水平的下降。部分缓解被定义为dFLC降低50%,当dFLC下降90%或绝对dFLC低于4mg/dL时,认为存在非常好的部分缓解。如果dFLC水平在正常范围内,则认为发生完全缓解。当基线游离轻链小于5mg/dL时,dFLC目标小于1mg/dL可获得最佳生存结果。器官反应标准是由共识指南定义的,如心脏淀粉样变性患者NT-proBNP水平降低,肾脏疾病患者尿蛋白损失减少,肝脏淀粉样变性患者碱性磷酸酶水平降低,淀粉样神经病变可以通过神经病变损伤评分+7进行评估。

2.ATTR淀粉样变治疗

(1)原位肝移植

由于TTR由肝脏合成,原位肝移植是治疗ATTRm周围神经病变的主要方法。但移植面临很多限制,如供体的缺乏、疾病晚期无法耐受手术、移植后需终身免疫抑制治疗,以及野生型TTR继续在患者心肌组织中沉积,导致ATT-RC的发生或者进展,特别是晚发型*Value30Met*突变和非*Value30Met*突变患者,移植效果较早发型*Value30Met*突变患者差。因此原位肝移植不适合ATT-RC患者。特别是ATTRw-CA患者。

（2）基因沉默

基因沉默是近几年新兴的治疗技术，包括阻止基因表达的小干扰RNA和反义寡核苷酸等。Patisiran是一种包裹在脂质纳米颗粒中的小干扰RNA，通过输注直接递送至肝脏，与编码异常TTR的mRNA相结合，阻止TTR的产生。有研究显示，Patisiran治疗能够明显改善ATTRm周围神经病变患者的神经功能。

美国食品药品监督管理局（FDA）已批准Patisiran用于治疗ATTRm的周围神经病变。Vutrisiran是一种皮下给药的小干扰RNA，与Patisiran相比，增加了效力和代谢稳定性，可以每3~6个月进行皮下注射。2022年6月FDA批准Vutrisiran用于治疗ATTRm周围神经病变。这2种小干扰RNA药物目前都在ATTR-CA患者中进行临床研究。

Inotersen是反义寡核苷酸药物，可以特异方式与编码TTR蛋白的mRNA相结合，导致mRNA降解，同样抑制TTR蛋白的生成。临床研究证实皮下注射Inotersen可使ATTRm周围神经病变患者体内TTR蛋白水平显著降低，同时改善患者的神经系统评分和生活质量。2018年10月美国FDA批准Inotersen用于治疗ATTRm的周围神经病变，该药物也在ATTR-CA患者中进行临床研究。

氯苯唑酸（tafamidis），是口服小分子药物，与TTR结合后，可减少四聚体解离，从而抑制TTR淀粉样蛋白纤维形成。临床研究显示，在30个月的治疗期间氯苯唑酸显著降低了ATTR-CA患者的全因死亡30%，延展期研究显示，持续接受氯苯唑酸治疗后59个月，全因死亡降低41%，不良事件发生率与安慰剂组相似。2019年FDA批准氯苯唑酸用于治疗ATTR-CA。国家药品监督管理局也于2020年10月批准氯苯唑酸用于治疗ATTR-CA。氯苯唑酸是目前唯一有证据可改善ATTR-CA患者预后的药物。

十二、疗效及转归

AL淀粉样变的预后取决于疾病器官受累和潜在的浆细胞克隆。心脏受累的程度是短期和长期生存的唯一最重要的预测因素。受累器官的数量和肝脏和自主神经受累器官的数量也影响生存。浆细胞克隆与长期生存有关。

参考文献

[1]Merrill D Benson, Joel N Buxbaum, David S Eisenberg,et al.Amyloid nomenclature 2018: recommendations by the International Society of Amyloidosis (ISA) nomenclature committee[J]. Amyloi. 2018, 25(4):215-219.

[2]Ashutosh D Wechalekar, Julian D Gillmore, Philip N Hawkins, et al. Systemic amyloidosis[J]. Lancet, 2016, 387(10038):2641-2654.

[3]iram Ravichandran, Helen J Lachmann, Ashutosh D Wechalekar, et al. Epidemi- ologic and Survival Trends in Amyloidosis, 1987-2019[J]. N Engl J Med, 2020, 3 82(16):1567-1568.

[4]E Muchtar, A Dispenzieri, H Magen,et al.Systemic amyloidosis from A (AA) to T (ATTR): a review[J]. J Intern Med, 2021, (3):268-292.

[5]Morie A Gertz, Angela Dispenzieri.Systemic Amyloidosis Recognition, Prognosis, and Therapy: A Systematic Review[J]. JAMA, 2020, 324(1):79-89.

[6]Ashutosh D Wechalekar.Biomarkers in AL amyloidosis: is the summit in sight?[J]. Blood, 2018, 131(14): 1502-1503.

[7]Despina Fotiou,Foteini Theodorakakou,Efstathios Kastritis.Biomarkers in AL Amyloidosis[J]. Nt J Mol Sci, 2021, 22(20):10916.

[8]Lupón J, de Antonio M, Galán A, et al. Combined use of the novel biomarkers high-sensitivity troponin T and ST2 for heart failure risk stratification vs conventional assessment[J]. Mayo Clin Proc, 2013, (3):234-43.

[9]Li, T, Huang, X, Wang, Q, et al. A risk stratification for systemic immunoglobulin light-chain amyloidosis with renal involvement[J]. Br. J. Haematol, 2019, 187, 459-469.

[10]Hayek,S.S, Koh, K.H, Grams, M.E, et al. A tripartitecomplex of suPAR, APOL1 risk variants and α(v)β(3) integrin on podocytes mediates chronic kidney disease[J]. Nat. Med, 2017, 23,945-953.

[11]Kastritis E, Papassotiriou I, Terpos E, et al. Clinical and prognostic significance of serum levels of von Willebrand factor and ADAMTS-13 antigens in AL amyloidosis[J]. Blood, 2016, 128: 405-409.

[12]Ai L, Mu S, Hu Y. Prognostic role of RDW in hematological malignancies: A systematic review and meta-analysis[J]. Cancer Cell Int. 2018, 18, 61.

[13]Pudusseri A, Sanchorawala V, Sloan JM, et al. Prevalence and prognostic value of D-dimer elevation in patients with AL amyloidosis[J]. Am. J. Hematol, 2019, 94, 1098-1103.

[14]Sidana S, Muchtar E, Sidiqi MH, et al. Impact of minimal residual negativity using next generation flow cytometry on outcomes in light chain amyloidosis[J]. Am J Hematol, 2020, 95, 497-502.

[15]Coelho T, Maurer MS, Suhr OB. THAOS - The Transthyretin Amyloidosis Outcomes Survey: initial report on clinical manifestations in patients

with hereditary and wild-type transthyretin amyloidosis[J]. Curr Med Res Opin, 2013, 29: 63-76.

[16]Brunger AF, Nienhuis HLA, Bijzet J, et al. Causes of AA amyloidosis: a systematic review[J]. Amyloi, 2020, 27(1): 1-12.

[17]Laiho K, Tiitinen S, Kaarela K, et al. Secondary amyloidosis has decreased in patients with inflammatory joint disease in Finland[J]. Clin Rheumatol, 1999, 18: 122-3.

[18]Vasala M, Immonen K, Kautiainen H, et al. More evidence of declining incidence of amyloidosis associated with inflammatory rheumatic diseases[J]. Scand J Rheumatol, 2010, 39: 461-5.

[19]Livneh A, Zemer D, Siegal B, et al.Colchicine prevents kidney transplant amyloidosis in familial Mediterranean fever[J]. Nephron, 1992, 60: 418-22.

[20]Said SM, Sethi S, Valeri AM, et al. Characterization and outcomes of renal leukocyte chemotactic factor 2-associated amyloidosis[J]. Kidney Int, 2014, 86: 370-7.

[21]Morie A Gertz, Angela Dispenzieri. Systemic Amyloidosis Recognition, Prognosis, and Therapy: A Systematic Review[J].Am J Hematol, 2020 ,95（7）:848-860.

[22] Cibeira MT, Bladé J. Upfront CyBorD in AL amyloidosis[J]. Blood, 2015, 126(5):564-6.

[23] Kastritis E, Palladini G, Minnema MC, et al. Daratumumab-based treatment for immunoglobulin light-chain amyloidosis[J]. N Engl J Med, 2021,385(1):46-58.

[24]张抒扬,韩雅玲,田庄,等.转甲状腺素蛋白心脏淀粉样变诊断与治疗中国专家共识[J].中华心血管病杂志,2021,49(4): 324-332.

杨剑明（撰写） 刘俊铎（审校）

第四十九章　原发性高草酸尿症
Chapter 49　Primary Hyperoxaluria, PH

关键词：丙氨酸-乙醛酸氨基转移酶；乙醛酸还原酶/羟基丙酮酸还原酶；丙氨酸乙醛酸氨基转移酶；4-羟基-2-羟戊二酸醛缩酶

Keywords: alanine--glyoxylate, AGXT; Glyoxylate reductase/hydroxypyruvate reductase, GRHPR; alanine glyoxylate aminotransferase, AGT; 4-hydroxy-2-oxoglutarate aldolase, HOGA1

一、概述

原发性高草酸尿症（Primary Hyperoxaluria, PH）是一种罕见的常染色体隐性单基因遗传病，由于介导肝脏乙醛酸代谢的基因突变，导致草酸盐过量生成，引起肾结石、肾钙质沉着症等肾损伤，常发展为终末期肾病。PH分为三种类型：PH1(*AGXT*基因突变)、PH2(*GRHPR*基因突变)和PH3(*HOGA1*基因突变)，其中PH1最常见且最严重。多数患者在出现肾结石等症状后，才发现尿液和血浆中草酸盐显著升高，被诊断为PH。一旦肾功能下降到50%以下，则发生全身草酸钙沉积，沉积在血管、心肌、心脏传导系统、骨髓和其他器官，是导致多系统重症并发症和死亡的主要原因。PH通常以PH1型表现最严重，PH2型次之，PH3型罕见，因此早期诊断及干预至关重要。传统治疗包括常规临床管理、透析和肝肾移植。近年来，随着基因测序技术的发展，精准医疗为PH的治疗带来新希望。RNA干扰疗法lumasiran已被FDA和EMA批准用于PH1治疗。

二、定义

特异性酶缺陷导致乙醛酸代谢紊乱而出现的病症，其特征是草酸过量，导致肾结石、肾钙质沉着症，最终引发肾功能衰竭和全身性草酸中毒。高草酸尿症草酸排泄通常>45mg/1.73m²/天或>0.5mmol/1.73m²/天。原发性高草酸尿症分为三种主要类型——Ⅰ型(PH1)、Ⅱ型(PH2)和Ⅲ型(PH3)。

三、流行病学

原发性高草酸尿症由Lepoutre在1925年首次描述，真正患病率尚不清楚。据临床估计，PH患病率<3/1,000,000。Katharina Hopp等采用表型-基因型相关性估计PH的携带频率与临床队列研究提示，患病率约为1:58,000，携带频率约为1:70。

四、病因及发病机制

影响肝脏乙醛酸代谢的基因突变，草酸盐产生过量是主要原因。发病机制如下。

(一)草酸的产生主要步骤

草酸盐主要在肝脏中由乙醛酸盐合成。细胞草酸的产生通过三个主要步骤：首先，羟脯氨酸的线粒体分解代谢来自胶原蛋白的周转和动物蛋白的代谢以产生乙醇酸；第二，过氧化物酶体代谢乙醇酸从线粒体分解代谢和蔬菜水果到乙醛酸；第三，乙醛酸的胞质转运导致草酸合成。

(二)草酸盐合成途径及分子机制

(1)在线粒体中，4-羟基-2-羟戊二酸(4-hydroxy-2-oxoglutarate，HOG)通过4-羟基-2-羟戊二酸醛缩酶(4-hydroxy-2-oxoglutarate aldolase，HOGA1)转化为乙醛酸和丙酮酸。

(2)乙醛酸还原酶/羟基丙酮酸还原酶(Glyoxylate reductase/hydroxypyruvate reductase，GRHPR)将乙醛酸转化为乙醇酸。在过氧化物酶体中，线粒体分解代谢产生和蔬菜和水果中的乙醇酸被乙醇酸氧化酶(glycolate oxidase，GO)氧化为乙醛酸。

(3)乙醛酸和l-丙氨酸被丙氨酸乙醛酸氨基转移酶(alanine glyoxylate aminotransferase，AGT)，分别形成丙酮酸和甘氨酸。

(4)在细胞质中，乙醛酸可以通过乳酸脱氢酶(LDH)转化为草酸。

AGT或GRHPR的缺乏导致了细胞质中乙醛酸的积累，并增加了LDH转化为草酸的量。

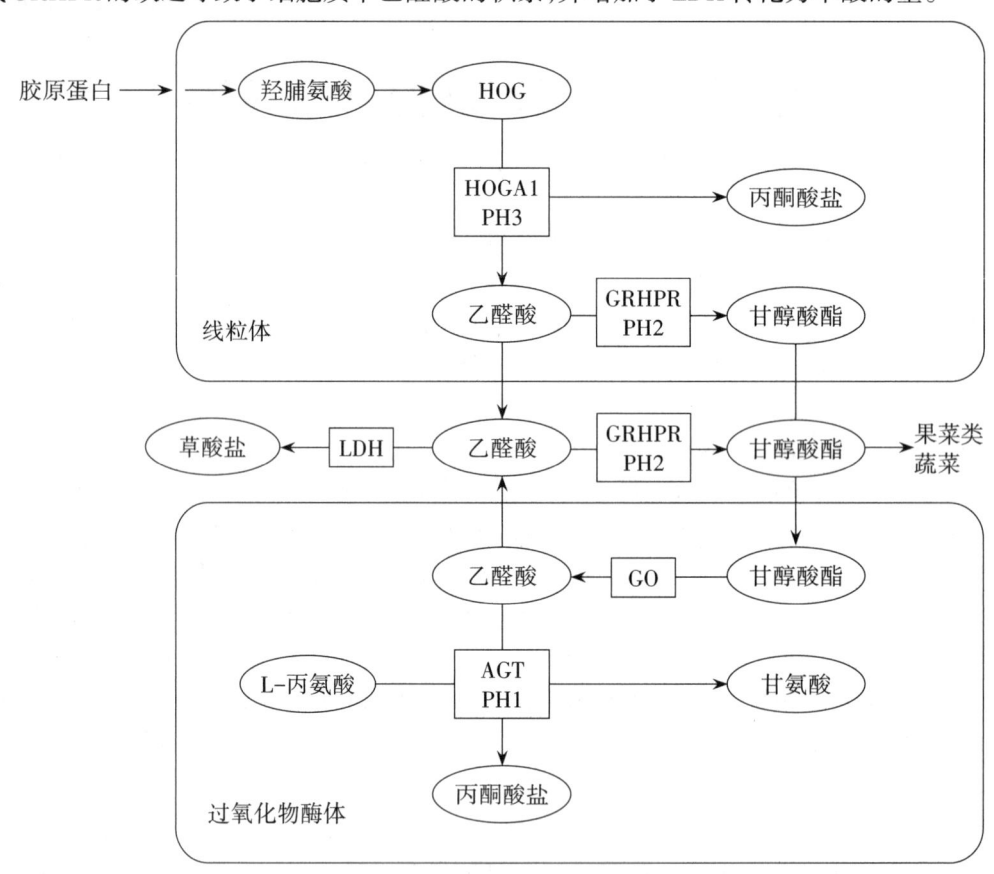

图2-49-1　草酸盐合成途径

(三)分型

(1)原发性高草酸尿症1型(PH1)：由于由AGXT基因突变，肝脏的过氧化物酶丙氨酸乙醛酸氨基转移酶(AGT)缺乏引起。AGT是一种吡哆醛5′-磷酸依赖酶，催化乙醛酸转氨为甘氨酸。这种缺陷导致乙醛酸的积累和草酸和乙醇酸的过量生产。

(2)原发性高草酸尿2型(PH2)：PH2是由编码肝脏的GRHPR基因发生突变，乙醛酸还原酶-羟基丙酮酸还原酶(GRHPR)的缺乏导致。GRHPR催化乙醛酸还原为乙醇酸，羟基丙酮酸还原为L-甘油酸。GRHPR

的组织分布广泛,大部分存在于肝细胞的细胞质中,少量存在于线粒体中。白细胞和肾脏中也少量存在。当GRHPR缺乏时,导致乙醛酸和羟丙酮酸的积累,乳酸脱氢酶将积累的乙醛酸代谢为草酸,将羟基丙酮酸代谢为L-甘油酸。尿液中L-甘油酸排泄的增加是这种疾病的症状。

(3)原发性高草酸尿3型(PH3):是由肝脏特异性线粒体酶4-羟基-2-羟戊二酸醛缩酶(HOGA)的缺陷引起的。目前还不清楚为什么这种缺陷会导致草酸水平的增加,一种理论认为,底物HOG可以通过酶促或以其他方式分解成草酸盐;另一种理论是,HOG抑制线粒体GRHPR。

五、临床表现

大多数PH患者最初无特异性临床表现,可能发生在几乎任何年龄——从出生到60岁,发病的中位年龄为5.5岁。来自罕见肾结石联盟(Rare Kidney Stone Consortium)的数据表明,诊断为ESRD的中位年龄为24岁。根据欧洲儿童登记处,开始肾脏替代治疗时的中位年龄为1.5岁,开始肾脏替代治疗后5年的患者生存率为76%,而其他疾病导致的ESRD患儿的生存率为92%。原发性高草酸尿患者的死亡风险,是非高草酸尿患者死亡风险的三倍。

PH通常在出现临床症状[肾结石、肾钙质沉着症和/或慢性肾脏病(CKD)]后才被诊断为PH。20%~50%的患者在诊断时患有晚期慢性肾病,甚至是ESRD;大约10%的患者只有在肾移植后疾病复发时才被诊断为原发性高草酸尿。部分PH患者从婴儿肾钙质沉着和因肾损害而发育失败到成年期复发仅偶尔形成结石。化验检查提示尿液和/或血浆草酸盐显著升高,并且缺乏已知的肠道高草酸尿症的胃肠道原因。

PH伴有进行性全身受累。晶体沉积的主要部位是肾脏、血管壁和骨骼,由晶体沉积导致骨折。草酸过多还可影响关节、视网膜、皮肤、骨髓、心脏、中枢神经系统,导致多系统严重的疾病和死亡。

PH1型占PH病例的80%,也是最严重的亚型,是最具破坏性的亚型,多发生在婴儿期,具有早期发病和经常复发的肾结石疾病、肾钙化症特点,据统计57%的患者在40岁时进展到ESRD,在60岁时增加到88%。但Gly170Arg或Phe152Ile突变的患者比其他1型疾病患者有更好的总体预后,部分原因与他们对吡啶的敏感性有关。

PH2型通常出现在儿童时期,约占PH病例的10%。Sander F Garrelfs等通过对Oxal Europe登记处基因确诊病例回顾性记录分析来自11个国家的101名患者,中位随访时间为12.4年。提示病例首次出现症状和诊断的中位年龄分别为3.2岁和8.0岁。尿石症是最常见的表现特征(82.8%)。遗传分析揭示了GRHPR基因中的18个新突变。在238次现场尿液分析中,23次(9.7%)的草酸盐在正常范围内。24小时草酸盐排泄的中位个体内变异很大(34.1%),45名发作2期或以上的慢性肾病,22名患者达到CKD5期。中位肾脏生存期为43.3年,其中11名患者进行了15次肾移植(1例肝肾联合移植)。

PH3型病例数据很少,现有数据提示慢性肾脏疾病风险较低。Cristina Martin-Higueras等对欧洲高草酸联盟(European Hyperoxaluria Consortium, OxalEurope)登记处95名PHIII型患者回顾性研究,74名的随访时间中位数为6年,首次出现症状和诊断的中位年龄分别为1.9岁和6.3岁,70%的儿童和50%的成人患者患尿石症;尿草酸排泄量与PH1和PH2无显著差异;56名患者的第6年随访,发现21.4%的患者处于慢性肾脏病2期或以上。

六、辅助检查

1.化验检查

(1)尿液及血液检查:24小时尿草酸盐排泄量;24小时甘油酸酯;尿草酸盐/肌酐比值;血草酸浓度(具体见诊断项目)

(2)结石分析

在红外光谱草酸钙下,钙石中的草酸钙晶体可能以两种不同的分子形式出现,大多数草酸钙结石是由草酸钙一水合物($C_2H_2CaO_5$)和二水合物($C_2H_4CaO_6$)相,有时伴有磷酸钙。这些一水草酸钙(calcium oxalate monohydrate, COM)和二水草酸钙(calcium oxalate dihydrate, COD)的形态与不同的结石病因有关。

COM依赖于草酸排泄,是高草酸尿症的典型症状。根据环境扫描电镜的表面形貌和结晶形貌,可识别出5种不同类型的COM结石,每一种都对应着不同的病理生理机制:低利尿或轻度间歇性高草酸尿(Ia型)、低利尿和轻度间歇性高草酸尿和高钙尿(Ib型)、原发性高草酸尿(Ic型)、伴有解剖学改变的高草酸尿(Id型)和肠内高草酸尿(Ie型)。

COD通常出现在原发性甲状旁腺功能亢进引起的高尿钙排泄患者的结石中,伴或不伴高草酸尿,变形性骨病,长期固定,结节病,骨髓瘤,骨转移,肢端肥大症,甲状腺功能亢进,肾或肠高钙尿等。

检测钙石症患者排出的结石中常见的COM或COD成分可以作为判断结石病因和制定适当的二级诊断试验的指南。

2.影像检查

早期影像学表现通常是非特异性的,局限于肾脏(包括肾石症和肾钙化症)。在迟发或漏诊的晚期疾病病例中,PH中独特的骨骼表现被认为是草酸盐整骨病的特征。X线平片显示肾致密钙化。骨骼表现包括延伸至骨骺的不规则横向硬化带,以及骨骺和干骺节段之间狭窄的半透明区域。计算机断层扫描显示与X线平片相似的特征,主要发生在短骨骺端和干骺端周围的玫瑰状斑片状硬化。常规X线摄影和计算机断层摄影(CT)发现的草酸性骨病还包括邻近骨干硬化、长骨皮质增厚、囊性骨改变、骨畸形和小梁形态模糊(称为绒毛状小梁)。跟骨、腕骨和跗骨的骨化中心周围也有类似"朗格汉斯细胞组织细胞增多症"中所见的边缘表现,其形态类似于一种骨构型中的骨。"骨中骨"外观可能以多种其他疾病的表现形式出现,包括病灶骨膜新骨形成(如Caffey氏病)、骨梗死、慢性骨髓炎、皮质下骨质减少(如白血病或转移性疾病)、骨生长改变(如严重疾病或维生素D过多症)、骨石化和遗传性高磷酸酯症。脊柱影像学可显示椎骨密度增加,有时伴有病理性压迫性骨折。脊椎硬化症首先累及上、下终板(rugger-jersey脊柱),随后进展至椎体的其余部分。

磁共振(MR)显像,T1和T2加权显像的特征是椎体的低信号。此外,还可以检测到压迫性脊髓病的迹象。磁共振成像(MRI)可显示受影响器官T2低信号强度,原因是草酸钙沉积,这包括骨髓、脾脏和肝脏。在肾和肝移植的最终治疗后,MR信号异常恢复正常

骨扫描的特点是轴向和外周骨骼中放射性示踪剂摄取弥漫性增加,这是由于骨髓、钙化骨和类骨中存在草酸钙晶体沉积。放射性示踪剂摄取增加也反映了晶体沉积引起的炎性破骨细胞和成骨细胞活性,以及继发性甲状旁腺功能亢进引起的破骨细胞活性增强导致的骨破坏。肾性骨营养不良患者包括颅骨和下颌骨在内的整个骨骼中放射示踪剂摄取增加,与之相比,原发性高草酸尿患者的肋骨、颅骨和下颌骨摄取相对正常。其他闪烁检查结果包括肾脏(超扫描)、心脏和软组织放射示踪剂摄取不可见。

PH患者的牙齿异常包括颌骨骨吸收、外根吸收、牙齿疼痛、牙槽骨丢失、进行性牙齿活动和牙周沉积。草酸钙沉积也可累及皮肤和软组织。然而,这些放射学特征不能可靠地与甲状旁腺功能亢进的影响相区分。一些文献中也描述了躯干和四肢软组织的致密血管钙化。尽管在肾和肝联合移植后骨骼的变化趋于逐渐消失,病理性骨折的风险仍然存在。

3.超声检查

原发性高草酸尿症有两种类型的肾钙化——皮质和髓质肾钙化,后者更为常见。终末期肾病常与皮质性肾钙质沉着有关,而皮质性肾钙质沉着的患者更容易发生肾功能衰竭。髓质肾钙化症的早期超声表现包括髓质金字塔周围无阴影的回声边缘,进一步沉积的草酸钙晶体导致声学阴影。在皮质性肾钙质沉着症中,皮质呈弥漫性高回声,伴较深的声学阴影,使肾脏其余部分模糊。随着损伤的加深,肾脏变得严重钙化、萎缩,有时超声几乎察觉不到。在超声检查中,肾结石可见回声灶,伴明显的声影。大多数石头显示彩色和功率多普勒闪烁伪像,表现为快速交替的颜色信号在回声焦点深处的混合。

在超声心动图上,由于晶体沉积,心壁呈同心状,可见有闪光的回声性心肌,可能存在增厚、心室扩张和心包积液。

4.基因检查

原发性高草酸尿1型(PH1)涉及由 *AGXT* 编码的AGT的功能缺失,目前已发现超过200个 *AGXT* 突变(人类基因突变数据库)。突变频率因种族而异,但世界上最常见的三个突变频率是 *p.G170R*,*c.33dupC* 和

p.I244T 分别占 *AGXT* 突变等位基因的 30%、11% 和 6%。PH1 占所有 PH 的 80%。

原发性高草酸尿 2 型（PH2）涉及 *GRHPR* 编码的 GRHPR 功能缺失。目前发现 39 种 *GRHPR* 的不同突变（人类基因突变数据库）。报道的最常见的突变是 *c.103delG* 和 *c.403_404+2delAAGT*；在一项研究中，*c.103delG* 占突变等位基因的 37%，*c.403_404+2delAAGT* 占全球 18%。

原发性高草酸尿 3 型（PH3）涉及由 *HOGA1* 编码的 HOGA1 的功能缺失。目前共鉴定出 33 种不同的 *HOGA1* 突变（人类基因突变数据库）。最常见的突变是 *c.700+5G>T*，占所有突变等位基因的 50%。

下一代测序和其他基因组检测技术的出现带来了一个精确医学的时代，在这个时代里，疾病修饰基因和相关途径可以用新的疗法进行解剖和靶向。

七、诊断

流行病学提示原发性高草酸尿可能发生在几乎任何年龄，所以对于婴幼儿及成人出现复发性尿石症、肾钙化或肾功能衰竭，尿检大量的草酸钙结石，均应高度怀疑高草酸尿症。诊断评估应从超声检查或其他肾脏和泌尿系统影像学检查开始逐步进行，并进行基因测试。对于已知患者的家庭成员同时进行基因检测。

（一）原发性高草酸尿的诊断评估流程

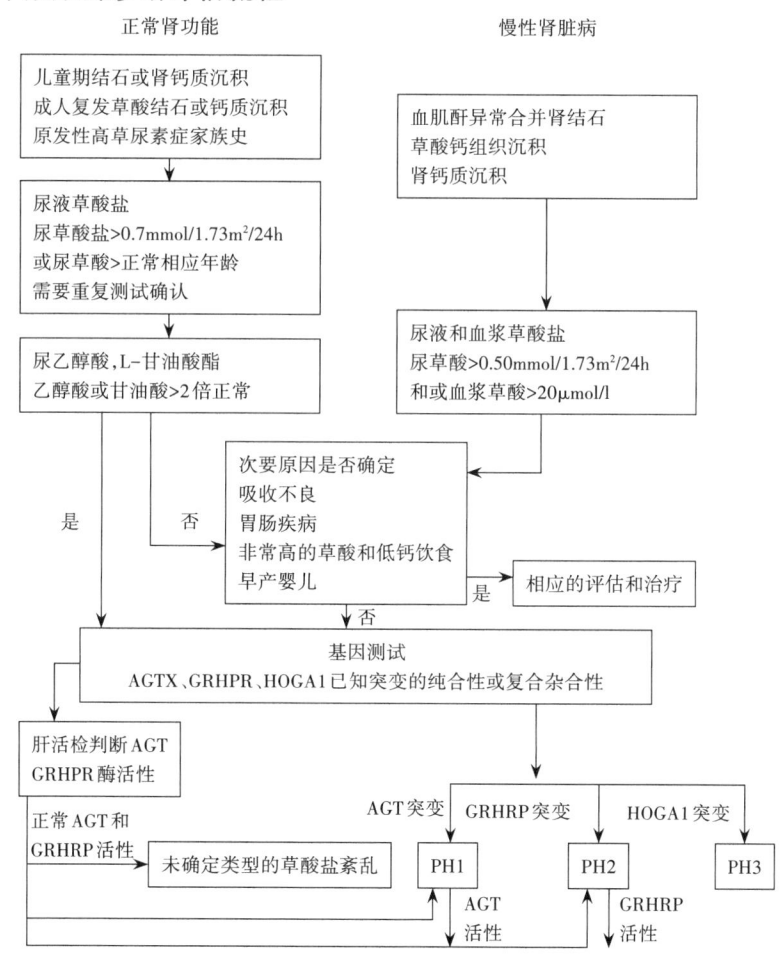

图 2-49-2　原发性高草酸尿的诊断评估流程

（二）尿液和血液诊断

肾钙质沉着症在婴儿期和儿童早期很常见，成长期没有肾钙质沉着症的尿石症也常见。疑似病例应在婴儿和较小儿童的检查即时尿液或 24 小时尿液测量草酸盐。对于严重高草酸尿症（>0.8mmol/1.73m²/24h）的患者，还应测定乙醇酸（PH Ⅰ）和 L-甘油酸（PH Ⅱ 型）。尽管有报道称部分患者的 L-甘油酸值正常，但是几乎所有 PH Ⅱ 型患者都发现尿中 L-甘油酸排泄量升高。24 小时尿液中草酸、乙醇酸和 L-甘油酸排泄的正常年龄相关值如下。

表 2-49-1　24 小时尿液中草酸、乙醇酸和 L-甘油正常范围

参数年龄	正常值			
草酸盐	<0.50mmol(<45mg)/1.73m²/d			
乙醇酸盐	<0.50mmol(<45mg)/1.73m²/d			
L-甘油酸	<5μmol/L			
摩尔肌酐比 (mmol/mol)	草酸盐：肌酐	甘醇酸酯：肌酐	甘油酸酯：肌酐	HOG
<1 岁	11.9~207μg/mg (15~260μmol/mmol)	5.4~47.0μg/mg (8~70μmol/mmol)	12~177μg/mg (13~190μmol/mmol)	—
1~5 岁	8.7~95.6μg/mg (11~120μmol/mmol)	4.0~61.4μg/mg (6~91μmol/mmol)		
5~12 岁	47~119μg/mg (60~150μmol/mmol)	4~31μg/mg (4~46μmol/mmol)	19~115μg/mg (22~123μmol/mmol)	—
>12 岁	1.6~63.7μg/mg (2~80μmol/mmol)	2.7~27.0μg/mg (4~40μmol/mmol)		
成人	—	—	—	0.1~3.9μg/mg (0.07~2.8μmol/mmo1)

在肾功能良好的患者中，血浆草酸盐检测几乎没有诊断价值。然而，血浆草酸盐、乙醇酸盐和甘油酸盐浓度对于 ESRD 患者有参考价值。PH-ESRD 患者的血浆草酸盐水平几乎总是高于(>60~100μmol/l)非 PH-ESRD 患者在(20~60μmol/l)，血浆乙醇酸或甘油酸水平升高可能有助于区分Ⅰ型和Ⅱ型疾病。

(三)经皮肝活检组织中 AGT 和 GRHPR 酶活性的测定

肝活检诊断仍被认为是金标准。然而，它是侵入性的并且存在一些风险（例如出血）。

(四)分子遗传学诊断

随着知识的进步，分子遗传学现在已经达到了一定程度的敏感性和特异性，这使得确定性诊断测试变得可行。AGXT 三种最常见突变的筛选检测到 34% 的两个突变等位基因，而直接测序可以识别 95% 的Ⅰ型患者的两个等位基因。在具有已知突变的指示病例中，可以快速确定携带者状态。突变分析的缺点是突变分布在 AGXT 的 11 个外显子中基因和超过 100 种突变已经被描述。Ⅱ型 PH 的基因分型不太复杂，迄今为止仅鉴定了 15 个 GRHPR 突变。私人突变可能只出现在一个家庭中。因此，有时需要对所有外显子进行测序以识别两个突变的等位基因。使用基因外或基因内标志物的连锁分析，可以确定具有一种或没有任何突变携带者状态的患者的产前诊断。

八、鉴别诊断

(一)肠道高草酸尿症

肠道高草酸尿症的定义是在脂肪吸收不良或脂肪泻的情况下发生的高草酸尿症。通常，钙在肠道中与草酸结合形成不溶性草酸钙，然后从粪便中排出。在脂肪吸收不良的状态下，钙与游离脂肪酸结合，无法与草酸盐结合。然后有增加的可溶性草酸盐可被肠道吸收。游离脂肪酸和胆汁盐也可能直接增加结肠对草酸盐的通透性。完整的结肠似乎对草酸盐的吸收很重要。常见病症，如：肠切除术后回肠造口术、空肠回肠搭桥术（肥胖症的手术治疗方法之一）、慢性胰腺炎、炎症性肠病(IBD)、口服减肥药奥利司他会导致高草酸尿症。但是虽然 IBD 通常被列为草尿酸肾病的原因，但 IBD 中草尿酸肾病的报告几乎都发生在以前接受过肠切除术的患者中，并且推测为吸收不良。同样，虽然吸收不良的减肥手术，如空肠回肠搭桥和 Roux-en-Y 手术与草尿酸肾病密切相关，但在袖状胃切除术等限制性减肥手术中并未发现这种情况。

(二)直接食用草酸盐含量高的食物，以及摄入草酸盐前体导致高草酸尿症

乙二醇(ethylene glycol, EG)是防冻剂中的活性成分，但也存在于许多溶剂、油漆和其他工业和商业产品中。摄入的 EG 在肝脏中代谢为草酸并导致急性草酸盐肾病，伴有急性肾小管损伤和肾小管中草酸盐晶体沉积。尿液中经常出现大量尿液草酸钙晶体，这可能是诊断的标志。

(三)大量摄入草酸盐前体维生素 C 或含维生素 C 高食物

例如菠菜、杨桃、马齿苋、生大黄。一些鲜榨汁，由于钙被水稀释，通过细胞旁通路，榨汁的草酸盐食物可能更有效地被肠道吸收。

（四）抗生素使用

研究表明，肠道草酸杆菌的消耗与尿草酸增加有关，尤其是在肾结石形成患者中。消耗肠道产草酸杆菌（代谢草酸盐）的抗生素，可能导致高草酸尿症。有研究表明应用大于6个月的反复30天磺胺类药物、头孢菌素、氟喹诺酮类药物、呋喃妥因/亚甲胺和广谱青霉素抗生素处方后3~12个月，肾结石诊断概率增加。除广谱青霉素外，所有暴露后3~5年仍具有统计学意义。

（五）糖尿病

糖尿病也与草酸盐排泄增加有关，在糖尿病中观察到的草酸盐前体（如乙醛酸盐和乙二醛）的增加。此外，糖尿病与胃肠道功能障碍有关，包括胃轻瘫和糖尿病相关的肠病，这将使这些患者容易出现容量不足和尿中草酸钙过饱和。

九、治疗策略

（一）传统治疗

1. PH的传统治疗选择是有限的

建议所有PH患者积极增加液体摄入量（每天3~4L），对于不能自我改善液体摄入量的婴儿，可以放置胃造口管以确保夜间液体摄入量。

2. 服用吡哆醇、柠檬酸盐化合物、中性磷酸盐等药物。

吡哆醇（维生素B6）被代谢为吡哆醛5'-磷酸盐（pyridoxal-5'-phosphate，PLP）（AGT的基本辅助因子），可有效降低部分PH1患者的血浆草酸盐水平。吡哆醇导致约30%的PH1患者尿中草酸盐减少，特别是Gly170Arg和Phe152Ile基因型患者，但是对吡哆醇敏感的患者最终也会发展为ESRD。吡哆醇在PH中的作用机制与吡哆醇增加AGT的表达、催化活性和过氧化物酶体导入，从而恢复在PH1中丧失的酶的功能有关。

柠檬酸盐化合物（如柠檬酸钾和柠檬酸钠）柠檬酸盐在肝脏中代谢为碳酸氢盐，碱负荷导致肾小管内柠檬酸盐的重吸收减少，因此更多的柠檬酸盐通过尿液排出。正磷酸盐（中性磷酸盐）通过减少PH患者的草酸钙结晶来延缓结石形成。在较高的尿液pH值下，钙和柠檬酸盐复合物的结合进一步增加。碱性柠檬酸盐制剂导致结石生成减少或肾钙质沉着症的表达减少。可以通过测量尿液pH值和柠檬酸盐排泄量来检查碱疗法的效果和患者的依从性。柠檬酸碱的每日剂量为0.1~0.15g/kg体重（0.3~0.5mmol/kg）的钠或钠/钾柠檬酸盐制剂。中性磷酸盐的治疗效果与柠檬酸碱药物相当。

3. 透析治疗

当PH达到ESRD阶段时，开始透析治疗。高通量过滤器频繁和短时间血液透析疗程（通常每天2~3小时）已被证明比更长、频率更低的透析方案更有效（例如每周3次的标准血液透析方案）。增加夜间腹膜透析可以进一步增加草酸盐的清除。然而，即使每天进行血液透析和腹膜透析也无法消除足够水平的草酸盐以减少全身积聚。

4. 移植

肝脏是草酸盐产生的来源，PH的唯一最终治愈方法是肝脏移植。该治疗通常以肝肾联合移植（combined liver and kidney transplantation，CLKT）进行，已证明肝肾联合移植存活率优于孤立肾移植（isolated kidney transplant，IKT），据报道5年CLKT为76%，IKT为14%，CLKT的5年生存率和肝移植物生存率分别为80%和72%。

（二）PH1的靶向治疗

1. 底物减少疗法（substrate reduction therapy，SRT）

旨在针对负责草酸产生的关键酶。SRT是一种明确的治疗方法，通过靶向负责其产生的关键酶来治疗由危险底物积累引起的代谢紊乱。PH的理想SRT目标必须满足两个主要要求：目标必须是草酸盐代谢途径中的关键步骤；并且目标的抑制必须导致最小的脱靶效应。迄今为止，已经出现了两个治疗PH的靶点：乙醇酸氧化酶和乳酸脱氢酶（LDH）。乙醇酸氧化酶（由*HAO1*编码），可催化乙醛酸的合成，乙醛酸是草酸的前体分子。LDH催化乙醛酸转化为肝细胞胞质溶胶中的草酸，这是草酸合成途径的最后一步。

(1)乙醇酸氧化酶抑制剂

乙醇酸氧化酶(由 HAO1 编码),可催化乙醛酸的合成,乙醛酸是草酸的前体分子,具有遗传性乙醇酸氧化酶功能丧失突变的患者,除了高尿乙醇酸水平外没有表现出任何表型,这表明治疗性抑制可能是可以耐受的。

Lumasiran(Oxlumo™) Lumasiran 是一种 RNA 干扰治疗剂,通过靶向 HAO1 编码的乙醇酸氧化酶的 mRNA 来减少肝草酸过量产生。降低的乙醇酸氧化酶水平会降低草酸的直接前体乙醛酸的量,从而减少肝草酸的产生,同时增加易于排泄的前体乙醇酸的浓度。临床研究提示接受 lumasiran 治疗的大多数患者在治疗 6 个月后水平正常或接近正常。美国食品和药物管理局批准用于治疗 PH1,以降低儿科和成人患者的尿草酸盐水平,欧盟委员会批准用于治疗所有年龄组的 PH1。

(2)LDH 抑制剂疗法

1)司替戊醇(Stiripentol) 最初用于治疗 Dravet 综合征的抗癫痫药物,已被证明是一种有效的 LDH 抑制剂,并在细胞培养物、动物模型和保留肾脏的 PH1 患者中被证明可以降低尿草酸功能。但是一份病例报告显示,司替戊醇不能显著降低 PH1 和 ESRD 患者的血浆草酸盐水平,这表明治疗 PH1 表现出严重表型的患者存在困难。

2)Nedosiran 靶向 LDH 的 RNAi 药物,在降低动物模型中的血浆草酸盐方面取得了临床前成功。PH1 患者的尿草酸盐水平平均最大降低 66%

2.促进草酸盐的肠道降解制剂

促进草酸盐的肠道降解可导致草酸盐吸收减少,从而降低血浆和尿液中的草酸盐水平并改善 PH 表型。减少肠道草酸盐吸收制剂包括益生菌和口服酶类。

(1)产甲酸草酸杆菌

Oxabact 产甲酸草酸杆菌的冻干制剂。Oxabact 的另一项Ⅲ期临床试验(ePHex;NCT03116685)显示 Oxabact 联合强化透析治疗婴儿草酸中毒的潜力,可以减少血浆草酸和停止疾病进展。但是也有研究提示 Oxabact 在治疗 8 或 24 周后尿草酸盐浓度没有变化,研究者指出,细菌存活率低和治疗时间不足是药物失败的可能原因。

(2)草酸盐降解酶

主要使用的酶是草酸脱羧酶(oxalate decarboxylase,OxDC)。草酸脱羧酶通常从真菌和细菌中纯化,将草酸转化为甲酸和二氧化碳。OxDC 有多种经过临床测试的配方,包括 Nephure、Oxazyme 和 reloxaliase。

Nephure 从细长聚球藻 77 中纯化的 OxDC。迄今为止,使用 OxDC 制剂的酶给药疗法仅在健康个体和继发性高草酸尿症患者中进行过临床测试,一项已完成的前瞻性随机研究显示,与安慰剂相比,健康成年志愿者在 4 天受控的高草酸盐、低钙饮食中 24 小时草酸盐排泄减少了 24%。

Oxazyme 从枯草芽孢杆菌中纯化出来的 OxDC,在体外可以显著降低草酸盐含量。

Reloxaliase,以前称为 ALLN-177,是一种来自枯草芽孢杆菌的封装结晶形式的 OxDC。在 30 名因摄入高草酸盐饮食而导致高草酸尿症的健康志愿者中,reloxaliase 证明能够将尿草酸盐减少 $11.6mg/d±2.7mg/d$($P=0.000,2$)。在随后的一项研究中,5 名患有肠内高草酸尿症的肾结石患者和 11 名患有特发性高草酸尿症的患者使用 reloxaliase 治疗导致尿草酸排泄量平均减少 14mg/24 小时,并且耐受性良好。Reloxaliase 已获得 PH 孤儿药指定。

3.伴侣疗法

PH1 中最常见的 AGT 突变会导致蛋白质的构象变化,从而导致聚集或降解增加、酶功能降低或消除,和/或蛋白质的整体不稳定。伴侣疗法使用能够恢复功能性酶构象的小分子疗法,并已成功用于其他疾病,例如溶酶体贮积病和囊性纤维化。

(1)吡哆醇

吡哆醇已被证明对特定的 AGT 变体有效。PH1 的细胞模型中,吡哆醇的活性成分 5'-磷酸吡哆醛

(PLP)既能将构象平衡转变为更稳定的AGT构象,又能促进获得和维持二聚体AGT结构。通过细胞培养和体外的免疫沉淀和热变性研究发现,部分有对蛋白质折叠有作用。吡哆醇作为伴侣蛋白的AGT折叠作用,可能存在一个阈值,超过该阈值,吡哆醇可以挽救不稳定的AGT突变的影响。AGT中导致蛋白质错误折叠的特定突变包括PH1中最常见的两种突变,Gly170Arg和Phe152Ile,它们分别对30%~40%和20%的患者有影响。对具有敏感突变的PH1患者进行吡哆醇治疗有可能使尿草酸盐水平恢复正常并预防ESRD的发展。

(2)甜菜碱

甜菜碱也称为三甲基甘氨酸,是一种修饰氨基酸,参与甲基化反应、同型半胱氨酸的解毒和抗炎功能。在PH的细胞培养模型中,甜菜碱已被证明对特定的致病性AGT变体发挥稳定作用,包括Phe152Ile、Gly170Arg和Ile244Thr。但是临床测试PH1患者接受甜菜碱治疗耐受性良好,没有严重的不良反应,但在甜菜碱治疗组中未发现尿草酸排泄减少。缺乏疗效可能是由于样本量或甜菜碱配方或剂量有限,需要进一步研究以确定甜菜碱治疗PH的效用。

(3)地喹氯铵(dequalinium chloride,DECA)

地喹氯铵是线粒体转运抑制剂,FDA批准用于口服和阴道抗菌治疗,是一种伴侣蛋白,已被证明可通过纠正Gly170Arg介导的AGT体外定位错误来减少草酸盐分泌。Gly170Arg突变已被证明会导致AGT在线粒体内的错误定位,而不会影响其在哺乳动物细胞培养物中的酶促功能。

(4)依米汀

依米汀是一种药用生物碱,通过其作为化学伴侣的作用可减少体外草酸盐的排泄,从而挽救Gly170Arg-AGT的错误定位,迄今为止,这些药物尚未在临床环境中进行过尝试。

4.酶恢复疗法(enzyme restoration therapy, ERT)

PH是由酶缺乏或功能障碍引起的;因此,直接作用缺陷酶的ERT是一种重要的治疗方法。ERT可以通过直接或间接方法实现。

直接ERT方法:聚乙二醇(polyethylene glycol, PEG)和聚谷氨酸(polyglutamic acid, PGA)部分交联的AGT(AGT-PGA-AGT)已被证明可以在PH1的细胞培养模型中到达过氧化物酶体并代谢乙醛酸,并且在血浆中实现稳定性和非免疫原性。另一种方法应用脂质纳米颗粒包裹的mRNA的递送。在Agxt基因敲除小鼠中证实了AGT mRNA的成功递送,从而使尿草酸盐减少了40%。直接ERT也可以通过AGT互补DNA(cDNA)的病毒递送来进行,研究显示在Agxt基因敲除小鼠中显著减少尿草酸2.7~3.6倍。

间接ER方法:间接的ERT策略包括在患者自身的干细胞分化为肝细胞之前在体内恢复AGT,然后再移植到肝脏,或给予健康供者的肝细胞移植。但是目前研究提示PH1患者的成纤维细胞的诱导多能干细胞在分化为肝细胞样细胞后未能保留编辑的AGT。引入肝脏特异性转甲状腺素蛋白启动子解决了AGT保留问题,该启动子成功地提供了肝细胞样细胞,在分化后显示出挽救的AGT表达。再有,通过健康供体的肝细胞移植进行间接ERT研究提示:一个15个月大的严重全身性草酸中毒患者的病例给予健康供体肝细胞移植后,血浆草酸盐显著降低。然而,在移植5个月后从移植肝脏的许多区域采集的活检标本未显示任何供体细胞,这突出表明肝脏再增殖是间接AGT替代的主要挑战,因为校正的肝细胞仅占总肝细胞的一小部分。解决间接ERT后肝脏再增殖的可能策略:使用放射疗法降低宿主肝细胞的相对适应度和使用肝细胞生长因子增加校正肝细胞的相对适应度。

5.CRISPR-Cas9疗法

CRISPR-Cas系统是一种非常高效、快速、简便且廉价的实现细胞内基因敲除的技术。与RNAi的瞬时基因沉默技术相比,CRISPR-Cas9基因编辑具有永久性的优势。CRISPR-Cas9技术由于脱靶效应、毒性效应和递送障碍,仍然是一项临床挑战。目前CRISPR-Cas9在PH中的成功应用仅限于临床前模型,包括细胞培养和动物模型,尚未在临床上进行尝试。临床前数据对SRT尤其有希望,主要用于抑制乙醇酸氧化酶和LDH。

6.靶向炎症小体

PH中肾功能衰竭的主要机制之一是草酸盐诱导的炎症和下游炎症反应通路的激活。PH中一个关键的

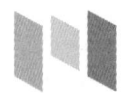

炎症通路介质是含有NOD、LRR和pyrin结构域的蛋白3(NOD-, LRR- and pyrin domain-containing protein 3, NLRP3),它是一种细胞内传感器,可检测细胞损伤并激活促炎细胞因子IL-1β和IL-18的下游释放和随后的细胞死亡。其他重要的炎症介质是肿瘤坏死因子受体1和2(tumour necrosis factor receptors, TNFR1和TN-FR2),它们导致促炎细胞因子IL-6和TNF的释放,随后导致细胞凋亡。研究显示用microRNA miR-223抑制NLRP3转录可防止肠道炎症小鼠模型中的炎症小体激活和细胞因子释放。OLT1177(dapansutrile)是另一种小分子NLRP3抑制剂,已被证明可减少由IL-1β和IL-18产生引起的炎症和LPS攻击的小鼠。应用于痛风和膝关节骨性关节炎的Ⅱ期试验结果表明,OLT1177对人体安全且对NLRP3抑制有效,值得在PH1中进一步探索。IL-1β受体拮抗剂anakinra(Kineret)已被证明可以保护小鼠免受CaOx肾病的影响,减少炎症和肾脏损伤。Anakinra已获FDA批准用于治疗类风湿性关节炎、cryopyrin相关周期性综合征(cryopyrin-associated periodic syndromes, CAPS)和白细胞介素-1受体拮抗剂(interleukin-1-receptor antagonist, DIRA)缺乏症,并在化脓性汗腺炎、心包炎的多项临床试验中显示出可喜的结果,Anakinra可能有PH1的治疗作用,值得在临床试验中进行测试。

靶向NLRP3、TNFR1和TNFR2以及促炎细胞因子可以改善PH患者的肾脏预后。目前这些疗法尚未在PH患者中进行临床试验,相应研究中使用的高草酸尿模型(如高草酸盐饮食小鼠模型)可能无法完全获得与人体相似PH的情况。

十、疗效及转归

有复发性草酸钙结石、肾钙沉着或两者兼有病史除外肠道原因的患者应考虑原发性高草酸尿症。一旦通过基因检测确诊,就需要进行积极的支持性治疗,如果肾功能下降,则采取适当的器官移植策略。虽然肝肾联合移植仍然是PH患者的唯一治疗方法,但创新的药物治疗方法很有前景,并可能在未来提供安全有效的治疗。

表2-49-2 缩略语

中文全称	英文全称	英文缩写
原发性高草酸尿症	Primary Hyperoxaluria	PH
4-羟基-2-羟戊二酸	4-hydroxy-2-oxoglutarate	HOG
乙醛酸还原酶/羟基丙酮酸还原酶	Glyoxylate reductase/hydroxypyruvate reductase	GRHPR
4-羟基-2-羟戊二酸醛缩酶	4-hydroxy-2-oxoglutarate aldolase	HOGA1
丙氨酸乙醛酸氨基转移酶	alanine glyoxylate aminotransferase	AGT
肾结石联盟	Rare Kidney Stone Consortium	
欧洲高草酸联盟	European Hyperoxaluria Consortium	OxalEurope
吡哆醛5-磷酸盐	pyridoxal-5'-phosphate	PLP
肝肾联合移植	combined liver and kidney transplantation	CLKT
孤立肾移植	isolated kidney transplant	IKT
底物减少疗法	ubstrate reduction therapy	SRT
司替戊醇	Stiripentol	
草酸脱羧酶	oxalate decarboxylase	OxDC
地喹氯铵	dequalinium chloride	DECA
酶恢复疗法	enzyme restoration therapy	ERT
聚乙二醇	Polyethylene glycol	PEG
聚谷氨酸	polyglutamic acid	PGA
NOD、LRR和pyrin结构域的蛋白3	NOD-, LRR- and pyrin domain-containing protein 3	NLRP3
肿瘤坏死因子受体	tumour necrosis factor receptors	TNFR
cryopyrin相关周期性综合征	cryopyrin-associated periodic syndromes	CAPS

续表

中文全称	英文全称	英文缩写
白细胞介素-1受体拮抗剂	interleukin-1-receptor antagonist	DIRA
一水草酸钙	calcium oxalate monohydrate	COM
二水草酸钙	calcium oxalate dihydrate	COD

参考文献

[1]Kevin Shee, Marshall L Stoller.Perspectives in primary hyperoxaluria –historical, current and future clinical interventions[J]. Nat Rev Urol, 2022, 19(3):137-146.

[2]Cristina Martin-Higueras, Isis Ludwig-Portugall, Bernd Hoppe, et al.Targeting kidney inflammation as a new therapy for primaryhyperoxaluria?[J]. Nephrol Dial Transplant, 201, 34(6):908-914.

[4]Sander F Garrelfs, Gill Rumsby, Hessel Peters-Sengers, et al.Patients with primary hyperoxaluria type 2 have significant morbidity and require careful follow-up[J]. Kidney Int, 2019,96(6):1389-1399.

[5]Katharina Hopp I, Andrea G Cogal I, Eric J Bergstralh, et al.henotype-Genotype Correlations and Estimated Carrier Frequencies of Primary Hyperoxaluria[J]. J Am Soc Nephrol, 2015, 26(10):2559-70.

[6]Dawn S Milliner.The Primary Hyperoxalurias:An Algorithm for Diagnosis[J]. Am J Nephrol, 2005, 25:154-160.

[7]Bernd Hoppe, Bodo B Beck, Dawn S Milliner.The primary hyperoxalurias[J]. Kidney Int, 2009, 75(12):1264-1271.

[8]Gregory E Tasian, Thomas Jemielita, David S Goldfarb, et al.Oral Antibiotic Exposure and Kidney Stone Disease[J]. J Am Soc Nephrol, 2018, 29(6):1731-1740.

[9]Jordan L Rosenstock, Tatyana M J Joab, Maria V DeVita, et al.Oxalate nephropathy: a review[J].Clin Kidney J, 2021, 15(2):194-204.

[10]Sander F Garrelfs, Yaacov Frishberg, Sally A Hulton, et al.Lumasiran, an RNAi Therapeutic for Primary Hyperoxaluria Type 1[J].N Engl J Med, 2021, 384(13):1216-1226.

[11]Mika Shapira Rootman, Yael Mozer-Glassberg, Michael Gurevich, et al.Imaging features of primary hyperoxaluria[J].Clin Imaging. Nov-Dec, 2018, 52:370-376.

[12]Angela Guerra, Andrea Ticinesi, Franca Allegri, et al.Idiopathic calcium nephrolithiasis with pure calcium oxalate composition: clinical correlates of the calcium oxalate dihydrate/monohydrate (COD/COM) stone ratio[J].Urolithiasis, 2020, 48(3):271-279.

[13]Sara B Strauss, Temima Waltuch, William Bivin, et al.Primary hyperoxaluria: spectrum of clinical and imaging findings[J].Pediatr Radiol, 2017, 47(1):96-103.

[14]David J Sas, Peter C Harris, Dawn S. Milliner.Recent advances in the identification and management of inherited hyperoxalurias[J].Urolithiasis, 2019, 47(1):79-89.

[15]P Chiddarwar, D Ethiraj, ND Kanase, et al.Imaging of primary hyperoxaluria with classical renal and skeletal changes[J]. QJM, 2021,114(6):407-409.

杨剑明(撰写)　　刘俊铎(审校)

第五十章　　多发性肌炎
Chapter 50　Polymyositis, PM

关键词:肌无力;肌痛;血清肌酶升高

Keywords:myasthenia;myalgia;elevated serum muscle enzymes

一、概述

多发性肌炎(Polymyositis PM)是类似的炎症性风湿性疾病,特发性炎性肌病的常见类型之一。传统上被认为是经典的结缔组织疾病(胶原病)。主要见于成人,好发于女性,主要特征为四肢近端肌肉无力,多依赖药物治疗,并发心肺疾病时死亡率高。

二、定义

PM是以四肢近端肌肉受累为主要表现的获得性肌肉疾病,它和皮肌炎、散发性包涵体肌炎(sIBM)、免疫介导坏死性肌病(IMNM)等同属特发性炎性肌病(IMNM)。

三、流行病学

多发性肌炎(PM)属于罕见疾病。每100,000万居民中约有80名PM患者。这些疾病可以在青少年时期发生,但最常见的是在40岁和60岁之间。女性受影响是男性的两到三倍。

四、病因及发病机制

目前尚不清楚,根据其特征性的病理改变,即$CD8^+T$细胞攻击表达主要组织相容性复合物-Ⅰ(MHC-Ⅰ)的肌纤维,说明其为T细胞介导的免疫异常性肌病。

五、临床表现

PM主要见于18岁以上的成人,儿童罕见,女性多于男性。主要临床为以对称性四肢近端、颈肌、咽部肌肉无力,肌肉压痛,血清酶增高为特征的弥漫性肌肉炎症性疾病。

本病为全身性疾病,常累及双肩、双侧大臂、双侧大腿肌肉。随着疾病的发展,还可能累及吞咽肌、呼吸肌、肺脏、心脏、肾脏、关节等多个肌肉组织和器官。

主要的纤维肌痛表现为慢性广泛性疼痛,但没有外周肌肉骨骼炎症或结构性损害。常有疲乏,认知障碍,精神症状和多种躯体症状。患者还可能有多种疼痛症状,包括腹部和胸壁疼痛,肠易激综合征,间质性膀胱炎、膀胱疼痛综合征的盆腔痛、尿频、尿急等症状。

疾病呈亚急性或隐匿起病,在数周或数月内进展。最常受累的肌群为颈屈肌及四肢近端肌,表现为平卧位抬头费力、举臂及抬腿困难,远端肌无力相对少见。严重的可累及延髓肌群和呼吸肌,出现吞咽、构音障碍及呼吸困难。PM很少累及面肌,通常不累及眼外肌。约30%的患者有肌肉疼痛。

PM除骨骼肌受累外,尚可有疲乏、发热和体重下降等全身症状;有关节痛和(或)关节炎等关节表现;有间质性肺炎、胸膜炎等肺部表现;有心律失常、心肌炎等心脏表现;还可有消化道受累和肾脏受累等表现以及周围血管受累的雷诺现象等。骨骼肌外受累较多见于肌炎特异性抗体(MSAs)阳性的患者。

PM可以伴发于其他自身免疫病,如系统性硬化、红斑狼疮等,称为重叠性肌炎(OM),少数伴肿瘤的称为肿瘤相关性肌炎(CAM)。

PM未经治疗通常不会自行好转,其病程大部分为单相,但亦有少部分在治疗好转后复发,总体预后较好。

发病前常伴有感染或低热,主要表现为亚急性至慢性进展的对称性近端肌无力,在数周至数月内逐渐出现肩胛带和骨盆带及四肢近端无力,蹲位站立和双臂上举困难,常伴有肌肉关节部疼痛、酸痛和压痛。颈肌无力者抬头困难,咽喉部肌无力者表现为吞咽困难和构音障碍。如呼吸肌受累,可有胸闷及呼吸困难。少数患者可出现心肌受累。本病感觉障碍不明显,腱反射通常不减低,发病后数周至数月可出现肌萎缩。

约有20%的多发性肌炎患者合并红斑狼疮、类风湿性关节炎、干燥综合征、风湿热和硬皮病等,约1/4的患者可并发恶性肿瘤如肺癌等。40岁以上发生肌炎,尤其是皮肌炎者须高度警惕潜在恶性肿瘤的可能性,应积极寻找原发病灶,一时不能发现病灶者应定期随访,有时需数月至数年才可能被发现。

骨骼肌变性、坏死、淋巴细胞浸润是多发性肌炎及皮肌炎患者的主要病理特征,患者常表现为急性或亚急性起病,临床表现存在一定差异性,以不同程度的对称性近端肌无力为主要特征。早期患者临床表现较轻,常出现压痛、肌肉肿胀症状,随病情加重,将逐渐出现肌萎缩症状。多发性肌炎和皮肌炎患者常无明显远端肌肉受累症状,面部肌肉、眼外肌常较表现为正常。多发性皮肌炎患者常表现为过敏性皮疹症状。

肌肉症状:通常以对称性四肢近端肌无力、肌肉疼痛为主,可表现为蹲起困难、双臂不能高举、梳头困难等;咽喉肌受累可表现出构音障碍和吞咽困难;呼吸肌受累则出现胸闷、呼吸困难。

肺部症状:该病累及肺脏可导致间质性肺炎、肺纤维化,可在病程中的任何时候出现,主要表现为胸闷、气短、咳嗽、咯痰、呼吸困难、紫绀等。心脏症状患者心脏受累可导致心肌炎,病人可表现为心慌,气短,胸闷,心前区不适等,晚期可出现心力衰竭和严重心律失常。

肾脏症状:患者肾脏受累,常可出现蛋白尿、血尿,严重者可出现肾功能衰竭。

其他症状:该病通常还可伴有反复发热、肢端雷诺等表现。

六、辅助检查

(一)实验室检查

1. 血常规

处于病情急性期的患者会有白细胞增高、血沉、C反应蛋白升高的表现。

2. 血清肌酶

PM活动期血清肌酶(如肌酸激酶、LDH、ALT、AST等)均升高,其中肌酸激酶最为敏感,可高达正常上限的5~50倍,甚至更高。随访肌酸激酶变化可部分反映患者的治疗效果及是否复发,但肌酸激酶的增高程度与肌无力程度不完全平行。肌酸激酶改变常先于肌力改变。急性期可出现红细胞沉降率、C反应蛋白水平升高。此外,肌酸激酶在一定程度上还可反映患者的治疗效果情况及是否复发。

3. 自身抗体

IIMs的抗体包括MSAs和肌炎相关抗体(myositis associated antibodies, MAAs)两大类,前者包括各种抗氨基酰tRNA合成酶抗体[组氨酰tRNA合成酶(Jo-1)、苏氨酰tRNA合成酶(PL-7)、丙氨酰tRNA合成酶(PL-12)、异亮氨酰tRNA合成酶(OJ)、甘氨酰tRNA合成酶(EJ)、天冬氨酰tRNA合成酶(KS)等]、Mi-2抗体、信号识别颗粒(SRP)抗体、临床无肌病性皮肌炎(CADM-140)抗体、p155/140抗体等,后者包括SS-A抗体、PM-Scl抗体、核蛋白(U1-RNP)抗体和Ku抗体等。

多发性肌炎的抗体包括肌炎特异性抗体及肌炎相关抗体,荟萃分析发现肌炎特异性抗体中抗合成酶抗体阳性率最高,其中以Jo-1抗体阳性率增高最具代表性。

对于MSAs,最新的荟萃分析发现PM中抗合成酶抗体阳性率最高,为29%,其中Jo-1抗体阳性率为21%,临床常有发热、间质性肺炎、关节炎、雷诺现象和"技工手"(手指的侧面、掌面皮肤过度角化、变厚、脱屑、粗糙伴皲裂,类似技术工人的手)等特点,称为抗合成酶综合征(ASS)。抗合成酶抗体并非PM所特有,皮肌炎中阳性率亦高达20%。

肿瘤标志物:多发性肌炎的患者罹患各种恶性肿瘤的概率较正常人略高,有必要进行肿瘤筛查,以提高治疗效率。

(二)特殊检查

肌电图:约90%的病例出现肌电图异常,典型肌电图呈肌源性损害,通常与病情严重程度相关,该检查对药物引起的肌炎有重要的鉴别意义。

针极肌电图显示患者存在活动性肌源性损害,包括:①静息时插入和自发电活动增多,有纤颤电位和正锐波,偶尔有复杂性重复放电;②轻收缩时,运动单位电位(MUP)时限缩短、波幅降低、多相波百分比增加;③重收缩时,出现低波幅干扰相。常规的神经传导检测通常正常,在严重弥漫肌无力患者中可出现复合动作电位(CMAP)波幅降低。

除辅助诊断外,肌电图对于PM治疗过程中肌无力加重是源于疾病本身还是药物所致的类固醇肌病具有鉴别价值,若肌电图发现较多的异常自发电活动通常提示疾病本身加重。另外,随病情减轻自发电活动会减少或消失,MUP参数也会随之改善,肌电图表现可以正常。

(三)病理检查

肌肉病理:是诊断该病和鉴别其他疾病最重要的检查手段,常显示患者有肌源性损害,表现为肌内膜区有MHC-I异常表达,CD8$^+$T淋巴细胞可围绕、侵入和破坏肌纤维。

肌肉病理是PM最为重要的诊断和鉴别诊断依据,应在免疫治疗前完成。PM的病理显示肌源性损害。苏木素-伊红染色示肌纤维大小不一、散在和(或)灶性分布的肌纤维变性、坏死及再生,肌内膜多发散在和(或)灶性分布的、以淋巴细胞为主的炎性细胞浸润,酸性磷酸酶红染。此外,尚可有一些非特异性改变,如核内移、变性肌纤维氧化酶[琥珀酸脱氢酶(SDH)、还原型辅酶Ⅰ四氮唑还原酶(NADH)、细胞色素氧化酶(COX)]活性局灶性减低,以及提示线粒体异常的少量破碎红纤维,但苏木素-伊红、改良Gomori染色无镶边空泡。单克隆抗体免疫组织化学染色提示炎性细胞大部分为T淋巴细胞,其中CD8+T细胞具有相对特异性,另外还有部分吞噬细胞。PM的特征性病理改变为肌纤维膜有MHC-Ⅰ异常表达,CD8+T细胞围绕在形态正常的表达MHC-Ⅰ的肌纤维周围,或侵入和破坏肌纤维。

(四)影像学检查
(1)肌肉MRI:肢体肌肉MRI可发现因肌肉炎症所致的弥浸或灶性水肿。
(2)其他:胸部CT、心电图、心脏超声等可检查是否伴有其他脏器受累。

七、诊断

目前公认的标准如下。

①起病年龄大于18岁;亚急性或隐匿起病,数周至数月内进展;临床主要表现为对称的肢体无力和颈肌无力,近端重于远端,颈屈肌重于颈伸肌。②血清肌酸激酶升高。③肌电图提示活动性肌源性损害。④肌肉病理提示肌源性损害,肌内膜多发散在和(或)灶性分布的、以淋巴细胞为主的炎性细胞浸润,炎性细胞大部分为T淋巴细胞,肌纤维膜有MHC-Ⅰ异常表达,CD8+T细胞围绕在形态正常的表达MHC-Ⅰ的肌纤维周围,或侵入和破坏肌纤维。⑤无皮肌炎的皮疹;无相关药物及毒物接触史;无甲状腺功能异常等内分泌病史;无肌营养不良等家族史。⑥肌肉病理除外常见类型的代谢性肌病和肌营养不良等非炎性肌病。

在临床实践中,对于年龄小于18岁、进展过缓、平卧抬头肌力好、肌酸激酶正常、肌电图无异常自发电位(未经激素治疗)、激素反应过快或标准治疗后完全无效的患者,均需要审视PM的诊断。

八、鉴别诊断

PM需要和其他特发性炎性肌病、代谢性肌病、肢带型肌营养不良(limb girdle muscular dystrophy, LGMD)、药物性肌病、横纹肌溶解、内分泌肌病和风湿性多肌痛等鉴别,具体如下。

1.皮肌炎

皮肌炎通常有典型皮损,如眶周淡紫色水肿、关节伸面的Gottron疹和Gottron征、暴露部位皮疹(V字征、披肩征)。典型的皮肌炎皮损常先于肌肉症状出现,所以容易鉴别,但对于无皮损的皮肌炎则很容易与PM混淆,此时,病理检查是鉴别两者的主要手段,皮肌炎表现为束周萎缩和束周炎性细胞浸润,而PM表现为肌束内的炎性细胞浸润。另外,皮肌炎可发生于青少年而PM罕见于20岁之前;皮肌炎可以伴关节挛缩、肢体水肿而PM通常不伴有;皮肌炎急性期肌酸激酶可以正常而PM的肌酸激酶总是升高。

2.散发性包涵体肌炎(sIBM)

sIBM的起病年龄相对较大;起病过程相对缓慢;肌无力分布有其自身特点,即上肢远端特别是屈指和下肢近端尤其以伸膝无力明显,两侧可以不对称;肌酸激酶升高不明显;肌电图除肌源性损害,可以伴神经源性损害;病理除炎性细胞浸润外,可发现镶边空泡。所以鉴别并不困难。

3.IMNM

IMNM临床表现与PM相似,鉴别关键为肌肉病理。IMNM的病理以坏死为主,罕有炎性细胞浸润。部分IMNM患者的血清SRP抗体呈阳性,此部分患者通常症状进展较快、肌酸激酶明显升高、可伴体重减轻、肌肉萎缩,吞咽困难和呼吸困难较为多见。

4.脂质沉积性肌病(LSM)

LSM亦表现为四肢近端的无力和肌酸激酶的升高,起病过程与PM相似,是最需要与PM进行鉴别的。除了病理诊断可以明确鉴别外,临床需关注LSM运动不耐受和症状波动的特征。对于未经治疗而肌力、肌酸激酶波动较大、激素反应过快、既往有"PM"病史、咬肌明显受累、未经治疗的LDH相对肌酸激酶明显高的患者都应该考虑LSM的可能。

5.LGMD

LGMD与PM的鉴别在于前者起病隐匿,进展缓慢,肌电图通常表现为非活动性肌源性损害。两者的鉴别关键在于分子病理,常见的LGMD2型如LGMD2A和2B可以通过免疫组织化学和(或)免疫印迹来明确缺损蛋白,基因检测则能检出更多类型的LGMD。

6.类固醇肌病

PM患者使用激素治疗后若无力加重则需要鉴别是疾病本身加重还是使用激素后出现的类固醇肌病。通常肌酸激酶降低、肌电图呈现纤颤电位、正锐波减少多提示后者,肌肉活体组织检查类固醇肌病可见Ⅱ型纤维萎缩。

7.药物性肌病

某些药物如他汀类药物、抗病毒药物的使用可造成肢体无力和（或）肌酸激酶升高，需要与PM相鉴别，鉴别要点是用药史和肌肉活体组织检查。

8.横纹肌溶解症

横纹肌溶解症是一种临床综合征，非独立疾病，它的诱因很多，如剧烈运动、创伤、感染、癫痫、药物、毒物等，还可以发生在有背景肌病，特别是代谢性肌病的情况下。横纹肌溶解症的临床表现为疼痛、无力、肌酸激酶升高、尿色变深（肌红蛋白尿）等，需要和PM鉴别。具有诱因的横纹肌溶解症，在诱因解除的情况下，肌酸激酶下降较快，症状恢复也较快。详细询问患者病史很重要，肌酸激酶升高就诊断肌炎来讲很容易被误诊。

9.内分泌肌病

内分泌肌病特别是甲状腺功能减退性肌病常表现为肌酸激酶升高和肢体无力，需要与PM相鉴别。甲状腺功能减退（简称甲减）肌病除无力外常有纳差、迟钝、肢体的黏液水肿等表现，血T3、T4减低而促甲状腺激素升高，补充甲状腺素后肌力改善。甲减肌病病理无特异改变。

10.风湿性多肌痛

风湿性多肌痛常见于老年人，临床以肩关节和膝关节的疼痛为主要表现，伴随因疼痛而出现的运动受限，容易与PM的疼痛无力相混淆。鉴别要点在于前者肌酸激酶和肌电图正常，但红细胞沉降率往往升高。风湿性多肌痛对小剂量激素敏感。

九、治疗策略

（1）一般治疗：注意休息和适当进行体育锻炼。

（2）药物治疗：糖皮质激素治疗，可抑制炎症反应，改善症状。在体温正常、肌力增强、肌酶恢复正常时逐渐减量。激素治疗无效者可给予免疫抑制剂，病情严重时也可采用静脉滴注丙种球蛋白或血浆置换疗法。合并恶性肿瘤患者在切除肿瘤后，肌炎症状可自然缓解。

1）激素治疗

激素治疗是临床治疗多发性肌炎和皮肌炎最为常用的药物，其中泼尼松龙应用最多，也是多发性肌炎和皮肌炎的一线用药药物。但当前临床对于泼尼松龙的用药剂量尚不明确，多根据经验用药。早期使用时，以较大剂量开始，维持剂量直至患者肌力恢复后持续治疗4~8周，随后逐渐减少剂量，直至能控制病情的最小剂量，维持该剂量持续治疗。对于病情较为严重患者，可采取静脉治疗联合口服治疗。

2）免疫抑制剂

临床对于使用糖皮质激素治疗多发性肌炎和皮肌炎6周后治疗效果不佳患者多采取免疫抑制剂治疗，临床常用的免疫抑制剂为甲氨蝶呤、硫唑嘌呤、环磷酰胺等，且实践证明甲氨蝶呤的治疗效果优于硫唑嘌呤，其见效更快，患者可在病情稳定后减少用药剂量，并维持治疗。但使用甲氨蝶呤治疗前，需加强对患者肺功能检查，及时确定患者肺病变类型，以提升治疗安全性。临床为提升患者治疗效果，多采取激素联合免疫抑制剂治疗。在邹燕等人的相关研究中，采取甲氨蝶呤联合糖皮质激素治疗的观察组患者治疗后各生化指标及不良反应发生率均明显优于采取单纯糖皮质激素治疗的对照组患者。

3）丙种球蛋白

丙种球蛋白是治疗皮肌炎的二线用药，且多配合其他药物治疗，其治疗效果可达70%左右。

4）免疫治疗

免疫治疗是从病因学角度提出的治疗方式。常用治疗药物包括美罗华抗TNF-α药物、阻断T细胞信号转导药物等。临床使用抗TNF-α药物治疗的研究较多，其对于难治性多发性肌炎和皮肌炎治疗效果显著。

十、疗效及转归

单纯多发性肌炎预后良好，伴发恶性肿瘤和多种结缔组织病者，预后较差。

参考文献

[1] 中华医学会神经病学分会,中华医学会神经病学分会神经肌肉病学组;中华医学会神经病学分会肌电图及临床神经生理学组.中国多发性肌炎诊治共识[J].中华神经科杂志,2015,48(011):946-949.

[2] 王吉耀,廖二元.内科学第3版[M].北京:人民卫生出版社,2015:1210-1214.

[3] 林果为,王吉耀,葛均波.实用内科学第15版[M].北京:人民卫生出版社,2017:2626-2629

[4] Kleefeld F, et al. AUTOIMMUNE & INFLAMMATORY NMD: Polymyositis-Mito and inclusion body myositis – shared T cell signatures may allow prognostic predictions[J]. Neuromuscular Disorders, 2021, 31: S53–S54.

[5] 叶彬,徐鹏慧,郭娟.生物制剂治疗多发性肌炎/皮肌炎的新进展[J].中华风湿病学杂志,2018,22(9):646.

[6] Li L, D'Silva KM, Lu N, et al. Mortality trends in polymyositis and dermatomyositis: A general population-based study[J]. Semin Arthritis Rheum, 2020, 50(5): 834–839.

[7] 蒲传强.特发性炎性肌病[J].中华神经科杂志,2019,52(5):410-422.

路小燕(撰写)　雒云祥(审校)

第五十一章　皮肌炎
Chapter 51　Dermatomyositis, DM

关键词:皮肤损害;肌肉无力

Keywords:skin lesion;muscle weakness

一、概述

皮肌炎(dermatomyositis,DM)是一种具有特征性皮肤表现的特发性炎症性肌病。1975年,Bohan和Peter发表了一篇经典文章,提出了一套标准来帮助皮肌炎和多发性肌炎的诊断和分类。与肌肉疾病相关的五项标准,其中的四项为进行性、近端、对称性无力、肌酶浓度升高、肌电图异常和肌肉活检样本异常,第五项是相容性皮肤病。对肌病发病机制的研究一直存在争议;一些人认为这些疾病中的肌病在发病机制上是不同的,皮肌炎是由血管炎症引起的,而其他细胞因子研究表明这些过程是相似的。

二、定义

DM是一组主要累及皮肤和肌肉的自身免疫性疾病,可发生多种内脏器官损害,也可仅累及皮肤或肌肉。以独特的皮肤损害(如水肿性紫红色斑、指关节伸侧紫红色丘疹和皮肤异色症等)和肌肉无力为特征。

三、流行病学

DM可发生在所有种族,但在非裔美国人中更为普遍。本病可发生于任何年龄,有儿童期和40~60岁两个发病高峰。男女患者之比约为1:2。发病率为(2.47~7.8)/100,000,患病率为(9.54~32.74)/100,000。

四、病因及发病机制

该疾病的病因及发病机制至今不明,可能与下列因素有关。

1. 自身免疫

皮肌炎的发病可能与自身免疫有关,免疫系统识别错误,攻击正常的皮肤和肌肉组织。

2. 感染

儿童皮肌炎患者发病前常有上呼吸道感染病史,部分患者可能与EB病毒或者小RNA病毒感染有关。

3. 恶性肿瘤

本病可合并恶性肿瘤,以鼻咽癌、乳腺癌、卵巢癌、肺癌和胃癌等实体瘤为主,也可出现血液系统肿瘤,肿瘤切除或治愈后病情可缓解。

4. 遗传

皮肌炎患者中一些等位基因出现频率高,故认为在皮肌炎及多发性皮肌炎发病中可能有遗传倾向的存在,但家族聚集发病现象非常少。

5.药物

某些药物,如青霉胺、氯喹、西咪替丁、硫唑嘌呤等有时可诱发皮肌炎。

五、临床表现

通常隐袭起病,在数周、数月、数年内缓慢进展。极少数患者急性起病,在数日内出现严重肌无力,甚或横纹肌溶解、肌球蛋白尿和肾功能衰竭。患者可有晨僵、乏力、食欲不振、体重减轻、发热(中低度热,甚至高热)、关节疼痛,少数患者有雷诺现象。

Heliotrope皮疹和Gottron丘疹是皮肌炎的特征性和可能特征性的皮肤特征。Heliotrope皮疹是一种紫红色至暗红色的红斑皮疹,伴有或不伴有水肿,呈对称分布,累及眶周皮肤。该迹象可能很轻微,并且可能仅表现为眼睑边缘的轻微变色。红斑狼疮和硬皮病很少出现Heliotrope皮疹,因此它的存在高度提示皮肌炎。Gottron丘疹覆盖骨突起,特别是掌指关节、近端指间关节和远端指间关节。丘疹也可能出现在肘部、膝盖、脚部或这些部位的组合上。病变由轻微隆起的紫罗兰色丘疹和斑块组成。可能有轻微的鳞屑,很少有厚的牛皮癣状鳞屑。病变内常有毛细血管扩张。这些病变在临床上可能与红斑狼疮病变相混淆,或者有时与牛皮癣或扁平苔藓等丘疹鳞屑病相混淆。常规组织病理学评估将有助于区分扁平苔藓的银屑病,但不能区分皮肌炎的皮损和红斑狼疮的皮损。

其他几个皮肤特征是该疾病的特征。包括颧骨红斑、光敏分布的皮肤异色病、伸肌表面的紫红色红斑以及甲周和表皮变化。甲襞变化包括甲周毛细血管扩张、表皮肥大的特征性表皮变化,或两者兼有,以及该肥大区域的小出血性梗塞。甲周毛细血管扩张症可能在临床上很明显,或者可能仅通过毛细血管显微镜观察到。皮肤异色症(萎缩、色素沉着和毛细血管扩张的组合)可能发生在暴露的皮肤上,例如手臂的伸肌表面、颈部的"V"形或上背部(披肩标志)。尽管皮疹有明显的光分布,但患者很少抱怨光敏性。这种光敏性皮疹可能难以与红斑狼疮区分开来。皮肌炎也可能出现面部红斑。这种变化必须与红斑狼疮、红斑痤疮、脂溢性皮炎或特应性皮炎相鉴别。皮肌炎的头皮受累很常见,表现为红斑至紫红色的银屑病样皮炎。有时很难从临床上区分脂溢性皮炎或银屑病,但组织病理学评估是有帮助的。一些患者会出现非瘢痕性脱发,通常在全身性疾病发作后出现。

(一)并发症间质性肺病

皮肌炎可引起间质性肺病,表现为干咳和气短。

(二)心血管疾病

皮肤肌炎可引起心肌炎。少数患有皮肌炎的人会出现充血性心力衰竭和心律失常。

(三)恶性肿瘤

成人的皮肌炎与恶性肿瘤的发病率增加有关,尤其是鼻咽部、子宫颈、肺、胰腺、乳房、卵巢和胃肠道的恶性肿瘤。

六、辅助检查

(一)实验室检查

(1)血清酶:95%以上患者急性期有肌酸激酶(CK)、醛缩酶(ALD)、乳酸脱氢酶(LDH)、天冬氨酸氨基转移酶(AST)、丙氨酸氨基转移酶(ALT)升高,其中CK和ALD特异性较高,LDH升高持续时间较长;肌酶升高可早于皮肌炎,有效治疗后逐渐下降。

(2)肌红蛋白:血清肌红蛋白在皮肌炎患者中可迅速升高,可早于CK出现,有助于皮肌炎的早期诊断。明显升高者可损伤肾功能,需定期监测。

(3)自身抗体检查阳性:约90%的皮肌炎患者血清中可检测到自身抗体,包括抗核抗体、抗合成酶抗体(抗Jo-1抗体、抗PL-7抗体、抗PL-12抗体、抗EJ抗体、抗KS抗体)、抗Mi2抗体,抗SRP抗体等。每一种抗合成酶抗体相关的临床表现不同。

(4)肿瘤血清学检查:可以排查相关肿瘤。

(5)其他:血沉加快、贫血、白细胞增多、C反应蛋白阳性等。

(二)影像学检查

(1)磁共振成像(MRI):评估大范围的肌肉病变情况。

(2)胸部X线:检查是否患有间质性肺炎、胸部肿瘤等。

(3)其他:怀疑有肿瘤者,可能需要做B超、CT及内镜(鼻咽镜、胃镜及肠镜)检查。

(三)病理检查

皮肤或肌肉活检:取一小块病变的皮肤或肌肉进行病理检查,有助于皮肌炎的诊断。肌肉活检同时可以发现肌肉是否有损伤或感染。肌肉侵犯是不均匀的,一次活检未证实,不能排除皮肌炎,需要多点取材。

(四)特殊检查

1. 肌电图

通过将电极片贴附在皮肤或将电极插入疼痛和压痛明显的受累肌肉中,通过仪器的显示进行判断。表现为肌源性损害而非神经源性损害。

2. 心电图

检查心脏是否受累。患者可表现为心律失常。

七、诊断

诊断依据如下。

①典型皮损。②对称性四肢近端肌群和颈部肌无力。③血清肌酶升高。④肌电图为肌源性损害。⑤肌肉活检符合肌炎病理改变。

确诊为皮肌炎需具有上述3~4项标准加上典型皮损。

八、鉴别诊断

与多发性肌炎相鉴别,对肌病发病机制的研究一直存在争议;一些人认为这些疾病中的肌病在发病机制上是不同的,本病和系统性红斑狼疮、系统性硬皮病和神经源性肌病等有相似之处,医生将从多个方面进行详细检查进行判断。

系统性红斑狼疮:面颊部有蝶形红斑,对光敏感,肌肉症状较轻或无,实验室检查ANA(抗核抗体)、抗ds-DNA抗体、抗Sm抗体阳性而血清肌酶正常。

系统性硬皮病:四肢末端、面部、上胸、上背等部位发生非炎症性硬化水肿,常伴有雷诺现象。在病变早期出现的运动受限因为皮肤及肌肉纤维化,并非肌实质变性。

神经源性肌病,重症肌无力:多表现为全身弥漫性肌无力,活动后症状更加明显,可出现眼睑下垂。肌活检无多发性肌炎的特征性改变。

进行性肌营养不良症:是一种遗传病,有家族发病史,肌无力主要表现在下肢,常有假性肌肥大,病情进展慢。

九、治疗策略

本病主要以糖皮质激素或糖皮质激素联合免疫抑制剂治疗为主。有病灶感染时应该控制或移除。对于40岁以上成年患者,要注意寻找体内有无恶性肿瘤,如果有则需要对肿瘤进行治疗。病情稳定的患者可施行热浴及按摩等物理疗法,以减轻或防止肢体萎缩。急性期一般用较大量激素口服,病情控制后逐渐减量。合理休息,预防感染,避免受凉,注意防晒,高维生素、高蛋白饮食及对症治疗,肢体被动运动以防肌萎缩。

(一)药物治疗

1. 糖皮质激素

治疗皮肌炎的首选药。通常选用不含氟的激素口服使用,如泼尼松等。对于症状严重的患者,如出现吞咽困难、呼吸困难或同时合并其他脏器受累,如间质性肺炎等,可在口服之前进行甲泼尼龙大剂量静脉滴注。病情控制后,会逐渐减少用药量。

局部应用糖皮质激素制剂可以缓解皮损症状。

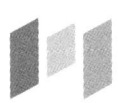

2. 免疫抑制剂

对糖皮质激素治疗无效或出现严重副作用不能继续使用者,或对糖皮质激素存在禁忌证者可选用免疫抑制剂。最常用药是甲氨蝶呤,其次是硫唑嘌呤,环磷酰胺也有一定疗效。免疫抑制剂也可与糖皮质激素联合应用以提高激素疗效,减少激素用量以及副作用。免疫球蛋白,病情严重或激素治疗效果差者可静脉注射免疫球蛋白。

3. 抗疟药

羟氯喹可控制皮损和减轻光敏感症状。主要不良反应是眼底病变,用药超过6个月者,应每半年检查一次眼底。

4. 生物制剂

如利妥昔单抗,也可用于治疗皮肌炎。

5. 其他

①转移因子、胸腺肽等可调节机体免疫功能。②有光敏感者,可用沙度利胺、羟氯喹治疗。③蛋白同化剂如苯丙酸诺龙肌注对肌力恢复有一定作用。④伴钙质沉着症者可试用氢氧化铝、二磷酸盐、地尔硫䓬、秋水仙碱、小剂量华法林等。

(二)手术治疗

伴有钙质沉着症者也可手术去除钙质。

(三)其他治疗

血浆置换

部分对激素和免疫抑制剂都无效的患者,可进行血浆置换。

十、疗效及转归

糖皮质激素及免疫抑制剂的应用已使患者的生存率有明显的提高,但长期应用糖皮质激素类可引起相关并发症,最终可使患者死亡。在老年患者中,体内并发的恶性肿瘤是主要的死亡原因。

随着免疫抑制治疗的应用,皮肌炎的预后不断改善。除使用免疫抑制剂外,早诊断早治疗,以及有效控制并发症也有助于改善预后。

参考文献

[1] 张建中,高兴华.皮肤性病学,第3版[M].北京:人民卫生出版社,2015:227-230.

[2] 张学军,郑捷.皮肤性病学.第9版[M].北京:人民卫生出版社,2018:146-148.

[3] 方洪元,邢卫斌,张秉新,等.实用皮肤性病手册[M].北京:人民卫生出版社,2016:413-414,418.

[4] 赵辨.中国临床皮肤病学.第2版[M].北京:人民卫生出版社,2017:807

[5] Narayan N, Richardson CT. Multiple myositis-specific autoantibodies in dermatomyositis: 2 cases and review of the literature. JAAD Case Rep. 2022,25:72-74.

[7] Kodumudi V, Bibb LA, Lu J. Emerging therapeutics in the management of connective tissue disease. Part Ⅱ: Dermatomyositis and scleroderma [J]. Journal of the American Academy of Dermatology, 2022 .

[8] Ashkenazi L, Hashkes PJ. 50 Years Ago in TheJournalofPediatrics: What Changed the Prognosis of Juvenile Dermatomyositis?[J]. J Pediatr, 2022,243:227.

路小燕(撰写) 雒云祥(审校)

第五十二章　幼年皮肌炎
Chapter 52　Juvenile Dermatomyositis, JDM

关键词:不规则发热;肌痛;肌无力;皮肤改变

Keywords:irregular fever;myalgia;myasthenia;skin changes

一、概述

幼年皮肌炎(Juvenile dermatomyositis,JDM)也称青少年皮肌炎,是一种罕见的疾病,影响肌肉和皮肤。在16岁之前开始发病被定义为"幼年"。幼年皮肌炎属于一组被认为是自身免疫性疾病的疾病。早期存在不同程度的闭塞性血管病,晚期发生钙化。约10%合并其他结缔组织病,如JIA、SLE、硬皮病等,少数合并恶性肿瘤。严重时主要为呼吸衰竭和胃肠道溃疡、出血。在幼年皮肌炎的病例中,肾脏受累可能导致一系列肾脏病变,包括蛋白尿、低补体血症、管型尿等,严重时还可能发展成急性肾衰竭。

JDM中,皮肤(真皮)和肌肉(肌炎)中的小血管受到影响,如肌肉无力或疼痛,主要分布在躯干和臀部、肩膀和颈部周围的肌肉中。大多数患者有典型的皮疹。皮疹主要分布在面部、眼睑、指关节、膝盖和肘部。

二、定义

幼年型皮肌炎(JDM)是儿童期发病的一种慢性、全身性自身免疫性疾病,主要特点为广泛性小血管炎,以特征性皮疹和对称性近端肌无力为主要临床特征。

三、流行病学

JDM是一种罕见的儿童疾病。每年大约1,000,000万儿童中有4人患上JDM,但约1/4的患儿发病年龄<4岁,JDM患儿男女比例为2.3∶1.0,男童较女童更易患本病。目前国内尚未见完善的JDM流行病学调查数据。

四、病因及发病机制

目前JDM的病因尚未完全阐明,但与遗传因素和环境因素有关。全基因组分析提示在人类白细胞相关抗原区域、细胞因子基因和淋巴细胞信号基因中存在JDM的易感和保护性等位基因。环境因素包括柯萨奇病毒、流感病毒、微小病毒、乙型肝炎病毒、A群链球菌、弓形虫和螺旋体感染以及疫苗、紫外线照射和药物等。

巨噬细胞、T淋巴细胞、浆细胞样树突状细胞和自身抗体在JDM的发病中发挥一定作用。CD4+ T淋巴细胞是JDM血管周围和肌周组织中淋巴细胞浸润的主要细胞成分。B淋巴细胞和浆细胞在自身抗体产生中起主要作用。超过60%的JDM患儿存在自身抗体。自身抗体分为肌炎特异性抗体和肌炎相关性抗体。每个JDM患儿通常仅有1种肌炎特异性抗体阳性,具有相同肌炎特异性抗体的儿童通常有相似的临床特征和长期预后。近年来,研究发现Ⅰ型干扰素(IFN)在JDM的发病机制中发挥重要作用。

五、临床表现

JDM起病多缓慢,临床症状逐渐明显并趋于典型。本病通常表现为易疲劳、肌肉无力和皮疹,有时表现为发热、咳嗽、腹痛、吞咽困难、肌肉疼痛和关节炎等。部分病例全身症状重,病情进展迅速,合并呼吸衰竭和心功能不全而死亡。皮肤症状 皮疹可与肌无力同时出现,或发生在肌肉症状后数周,偶有以皮疹为首发症状的病例。典型的皮肤改变为上眼睑或上、下眼睑紫红色斑疹伴轻度水肿。皮疹可逐渐蔓延及前额、鼻梁、上颌骨部位,内眦及眼睑部位可见毛细血管扩张。颈部和上胸部"V"字区、躯干部及四肢伸侧等处可出现弥漫性或局限性暗红色斑。部分皮疹消退后可留有色素沉着。另一类特征性皮肤改变为Gottron征,此类皮疹见于掌指/跖趾关节和指/趾间关节伸面,亦可出现于肘、膝和踝关节伸侧。皮疹呈红色或紫红色,黄豆大小,部分可融合成块状,可伴细小鳞屑。随着时间进展局部出现皮肤萎缩及色素减退。约46%的患儿在甲襞可见僵直的毛细血管扩张,其上常见瘀点,这一改变也是JDM的特征性改变。甲襞变化是小血管炎症的证据,并且可能与皮肤和肌肉疾病活动有关,甲襞变化也与较低的儿童肌炎评估量表(childhood myositis assessment scale, CMAS)评分、较高的CK水平有关。部分患儿可出现"技工手",表现为手指末端皮肤粗糙、皲裂。

严重和迁延不愈的JDM患儿常发生皮肤溃疡,这可能提示预后不良,眼角部、腋窝、肘部或受压部位出现血管炎性溃疡是本病严重的并发症,继发感染后治疗非常困难。溃疡在病理学上是皮肤血管病变的结果,由小血管缺氧和缺血引起,并且可能提示其他系统有类似的血管病变。

少见的皮肤改变可有斑秃,这一改变并非本病特有,系统性红斑狼疮的患儿也可以出现。其他一些非特异性改变包括受累肢体的皮肤变薄和表皮变光滑,慢性病例可出现局部皮肤和皮下组织萎缩。

肌肉症状　肌无力是JDM的主要特征,通常累及横纹肌,任何部位的肌肉均可受累,肢带肌、四肢近端及颈前屈肌最常受累,并以四肢近端和颈部肌肉受累更为严重,受累肌肉早期出现水肿和硬结,晚期可出现肌肉萎缩。临床表现主要为渐进性、对称性肌无力,也可伴有肌肉疼痛。病初患儿可表现为上楼困难、不能蹲下、穿衣困难等,进而发展为坐、立、行动和翻身困难,小年龄组患儿可仅表现为频繁跌倒。颈前屈肌无力表现为平卧时不能将颈部前屈,呈"后滴状征"阳性。涉及眼、舌、软腭时可致眼睑下垂、斜视、吞咽困难、呛咳等。肋间肌和膈肌、腹肌受累时,可引起呼吸困难而危及生命。晚期可因关节周围肌肉萎缩导致屈曲挛缩、活动受限、功能障碍。

肺部病变　肺部受累与预后不良有密切关系,可表现为发音困难、呼吸困难、肺功能检查(pulmonary function testing,PFT)异常、间质性肺病(interstitial lung disease,ILD)和气胸。7%~19%的JDM患儿可出现ILD或快速进展性ILD而危及生命,尤其常发生在临床无肌病性皮肌炎(clinically amyopathic dermatomyositis,CADM)、血清抗黑色素瘤分化相关基因5(melanoma differentiation associated gene 5,MDA5)抗体阳性和抗合成酶抗体阳性的患儿中。其中37%的患儿肺高分辨率CT发现异常,但大多无临床症状。其他影像学异常包括肺部结节、不规则磨玻璃影、纤维化和支气管壁增厚。消化道受累:食管和胃肠是本病常见的受累器官,可因肌肉病变导致食道运动异常,出现肠壁肿胀,严重时合并溃疡、出血,甚至穿孔。心脏受累:心脏方面可见心脏增大、心电图异常,严重者可因心肌炎、心律失常、心功能不全而死亡。钙质沉着:钙质沉着是JDM严重的并发症之一,也是JDM的特殊表现。钙质沉着最早可发生于病程6个月内,也可发生于起病后10~20年。病理改变常发生于皮肤和皮下组织或较深层的筋膜和肌肉,表现为皮下小硬块或结节、关节附近团块状沉着、肌肉筋膜片状钙化等。这些变化可引起肢体酸痛、关节挛缩和功能障碍。钙化区常形成溃疡,并渗出白色石灰样物质。钙质沉着部位也可继发感染。广泛钙化最常发生于未治疗或未充分治疗而病程迁延和进展的患儿,但部分患儿虽已接受积极治疗,在疾病后期仍有可能发生钙质沉着。与钙质沉着相关的危险因素包括诊断延误、治疗延迟、疾病活动度高、发病年龄较小和心脏受累等。其他系统症状:中枢神经系统受累患儿头颅磁共振成像(MRI)检查可见脱髓鞘改变。眼部症状可出现视网膜绒毛状渗出、色素沉着、视乳头萎缩、水肿出血或视神经纤维变性。部分患儿还可并发脂肪代谢障碍,表现为局限性或广泛性皮下脂肪消失。脂肪营养不良发生在8%~14%的JDM中,可导致皮下和内脏脂肪总体、部分或局部进行性减少。肌肉萎缩、肌腱挛缩和由此造成的关节功能障碍是本病常见的远期并发症。

六、辅助检查

肌酶测定　血清肌酶水平升高是肌肉损伤的标志,包括CK、乳酸脱氢酶、谷丙转氨酶和谷草转氨酶等,以CK为主。然而,非急性炎症期,肌酶水平正常,并不能排除JDM诊断。定期复查有助于了解病情的演变、疗效监测及预后评价。肌炎相关自身抗体　幼年特发性炎症性肌病患儿血清中有多种肌炎特异性抗体(myositis-specific autoantibodies,MSA)和肌炎相关性抗体(myositis-asso-ciated autoantibodies,MAA)。常见的MSA出现在45%~55%的患儿中,MAA出现在16%~20%的患儿中。

其他化验指标　红细胞沉降率在疾病进展期可出现升高,与疾病的活动性相关。Krebs von den Lungen-6(KL-6)是一种黏蛋白样糖蛋白,主要表达在Ⅱ型肺泡上皮细胞和支气管上皮细胞。抗MDA5抗体阳性皮肌炎(DM)/JDM患者的血清铁蛋白、KL-6和白细胞介素(IL)-18水平通常升高,而且与疾病活动性呈正相关。尤其是合并ILD的DM/JDM患者,经过治疗,血清铁蛋白、KL-6和IL-18水平可下降。因此,血清铁蛋白、KL-6和IL-18可作为监测疾病活动性及预测预后的重要指标。肌电图　典型的肌源性损害表现为插入电位增加、纤颤波、正锐波;收缩时呈短时限、低振幅、多相性电位;自发异常高频放电。肌肉活检:较少应用,但对不典型病例、治疗反应差的患儿具有重要的诊断价值。在肌肉受累最突出部位取材可能获得更高的阳性率,通常取股四头肌和三角肌等。JDM的特征性组织学表现包括束周萎缩、肌纤维变性和再生、血管周围不同程度炎性细胞浸润、内皮肿胀和坏死、主要组织相容性复合体(major histocompatibility complex,MHC)Ⅰ类分子过表达。影像学检查:X线片可评估软组织和关节周围钙化的范围、程度。肺高分辨CT联合肺功能检查可发现患儿早期肺损害,主要表现为肺间质性改变,以小叶内间质增生和磨玻璃影最常见。肌肉MRI检查T2加权脂肪抑制序列成像可显示肌肉炎症呈水肿高信号表现,对早期肌肉病变敏感,而T1加权序列通常用于检测肌肉萎缩、肌内脂肪积聚或纤维化部分。肌酶正常的患儿MRI可有阳性改变。全身MRI可以提供受影响肌肉分布模式的全面图像,并揭示临床上未预料到的远端或轴向肌肉群的受累情况,正成为一种确定肌病范围和随访JDM患儿的重要方法。甲襞毛细血管显微镜检查:可发现毛细血管袢扭曲、管壁增厚、周围血管缺失或毛细血管袢呈树枝状簇集等现象。

七、诊断

目前临床工作中仍沿用1975年Bohan和Peter制定的JDM分类方案和诊断标准。

(1)典型的皮肤改变,包括上眼睑皮肤呈紫红色伴眼眶周围水肿(向阳征)以及掌指关节和近端指间关节背侧有红色鳞屑样皮疹(Gottron征)。

(2)对称性近端肌无力,可伴吞咽困难及呼吸肌无力。

(3)实验室检查:血清骨骼肌酶活性升高,尤其是CK、谷草转氨酶。

(4)肌电图异常:电位、短时限多相波;纤颤电位、阳性棘波、插入电位延长;安静时高波幅异常放电等。

(5)肌肉活检异常:肌纤维变性、坏死、细胞吞噬、再生、嗜碱性变、核膜变大、核膜明显,筋膜周围结构萎缩,纤维大小不一,伴炎性渗出。

具备第(1)项及(2)~(5)项中的3项以上,可确诊为JDM,若缺乏第(1)项,具备(2)~(5)项中的3项以上,诊断为多发性肌炎。该诊断标准简单实用,但无法满足对疾病进行临床分型的需求。

八、鉴别诊断

JDM需与以下几种疾病进行鉴别诊断:感染后肌炎 病毒感染,如流感、柯萨奇病毒感染可出现急性短暂性肌炎,可有一过性血清CK增高,常于3~5d恢复。近期感染史和短期自限性病程有助于与本病鉴别。重症肌无力:应与无皮疹的多发性肌炎鉴别。本病的特征为全身广泛性肌无力,受累肌肉在持久或重复活动后肌无力加重,多伴有眼睑下垂,有晨轻暮重的特点。可行抗乙酰胆碱受体抗体测定和新斯的明试验进行鉴别。进行性肌营养不良:应与无皮疹的多发性肌炎鉴别。患儿往往存在其他家庭成员受累的家族史,男性发病,有典型的鸭步及腓肠肌假性肥大,可通过基因检测确诊。代谢性肌病:是一组由于糖、脂肪、线粒体代谢异常引起组织细胞产能障碍,造成以反复肌无力、运动不耐受为主要临床表现的肌肉疾病。这些疾病的诊断需经肌肉活检免疫组织化学、酶学检测及基因检测确诊。其他风湿性疾病:若JDM以关节炎为主要表现,易与幼年特发性关节炎相混淆。系统性红斑狼疮、硬皮病、混合性结缔组织病等亦可出现肌炎表现,但每种疾病均有其特征性的临床表现,故这些疾病与JDM之间的鉴别通常并不困难,但也可能发生重叠综合征。抗MDA5抗体阳性的JDM易出现皮肤溃疡和网状青斑等临床表现,应注意及时完善基因检测与自身炎症性疾病中的IFN通路病进行鉴别诊断。

九、治疗策略

JDM是一种可治疗的疾病。没有治愈的方法,治疗的目的是控制疾病进展。治疗要根据儿童个人的需要量身定制。如果疾病没有得到控制,那么就可能会发生损害,而且可能是不可逆转的。它会产生长期的问题,包括残疾,即使疾病消失,这种问题仍然存在。在许多儿童中,物理治疗是治疗的一个重要因素;一些儿童及其家庭还需要心理支持,以应对疾病及其对他们日常生活的影响。所有药物的作用都是抑制免疫系统,阻止炎症和防止损害。

(一)一般治疗

有吞咽困难者及时予鼻饲防止误吸;避免紫外线暴露;注意保护患儿,防止因肌力减弱、活动不便造成的外伤;合并钙化及皮肤溃疡的患儿注意预防感染;急性期过后应尽早进行合理的康复锻炼,避免肌肉萎缩、肌腱和关节挛缩。

(二)药物治疗

主要采用糖皮质激素(简称"激素")联合免疫抑制剂的治疗方案:初始治疗使用泼尼松/甲泼尼龙和甲氨蝶呤(Methotrexate,MTX)等;对于重症或存在高危病征的患儿以及难治性、对MTX反应不佳、初始治疗疗效不好的低龄患儿或有不良反应者可采用激素联合丙种球蛋白、环孢素A(Cyclosporine A,CsA)或硫唑嘌呤

（Azathioprine，AZA）、环磷酰胺（Cyclophosphamide，CTX）、霉酚酸酯（Mycophenolate mofetil，MMF）等药物治疗，病情仍难控制者可联合应用沙利度胺、生物制剂或JAK抑制剂等。

（1）激素：激素目前仍是治疗JDM的首选药物。一般初始剂量为泼尼松1~2mg/(kg·d)，最大剂量60mg/d。病情进展迅速或有呼吸困难、吞咽困难、心肌损伤及消化道血管炎者，可采用大剂量甲泼尼龙静脉冲击治疗，剂量为10~30mg/(kg·d)（最大剂量1g/d），连用3~5d，随后口服泼尼松治疗，如果病情控制不佳，隔3~5d后可再予3d甲泼尼龙静脉冲击治疗。口服应用足量激素4周后逐渐开始减量，具体减量过程视病情缓解情况而定，通常激素总疗程1~2年，部分病情反复的患儿激素应用时间长达数年。在治疗过程中应注意长期使用激素的不良反应，如感染、骨质疏松、白内障和生长发育迟缓等。

（2）免疫抑制剂：激素与免疫抑制剂的联用可提高疗效，减少激素用量，避免不良反应。MTX：MTX对控制肌肉的炎症和改善皮肤症状均有帮助，是免疫抑制剂中的首选药物。多采用口服给药，剂量10~15mg/m²，每周应用1次，最大量为15mg。主要不良反应为肝功能受损、骨髓抑制、口腔炎等。用药期间可同步服用叶酸避免口腔炎发生，应定期监测肝肾功能和血常规。CsA：主要用于激素或MTX治疗无效的难治病例，肺间质病变也是用药的适应证。常用剂量为2~3mg/(kg·d)，最大剂量为100mg/d，分2~3次口服。主要不良反应为高血压、多毛、胃肠道症状、齿龈增生及肾脏毒性等。长期用药的患儿需要监测药物的谷浓度以防止药物中毒。MMF：MMF常用剂量为30~50mg/(kg·d)，分2次或3次口服，最大量为1.5g/d。常见不良反应为胃肠道反应和血细胞减少等。对激素及MTX治疗效果欠佳的JDM患儿推荐应用吗替麦考酚酯治疗。CTX多采用静脉冲击疗法，主要用于肺间质病变或中枢神经系统受累的患儿，剂量为200~400mg/(m²·次)，每4周用药1次，单次最大剂量为600mg，根据病情缓解程度调整用药的间隔时间。主要不良反应为骨髓抑制、出血性膀胱炎、性腺抑制、血细胞减少等。用药期间应注意给予充分的水化和碱化，需监测血常规和肝肾功能。AZA：AZA用于MTX或CsA治疗无效者，常用剂量为1~3mg/(kg·d)，分2~3次口服，最大量为100mg/d。主要不良反应为骨髓抑制、血细胞减少、转氨酶升高等。用药时应定期复查血常规和肝肾功能等。

（3）静脉注射人免疫球蛋白：适用于起病时较重或疾病进展迅速的患儿、激素无效或同时联合免疫抑制剂治疗效果欠佳者。剂量为400mg/(kg·d)，最大剂量为15g/d，可连用3~5d，必要时每月应用1次，连续应用3~6个月或更长时间对肌力和皮疹均有明显改善效果。

（4）其他药物：羟氯喹（Hydroxychloroquine，HCQ）HCQ属于抗疟药，适用于皮肤病变明显者，剂量为5.0~6.5mg/(kg·d)，可顿服或分2次服用，最大量为0.3g/d。不良反应主要为视野缺损、粒细胞减少、肝功能受损等，>6岁且能配合行视野检查的患儿可考虑应用，应用过程中应定期监测视野。沙利度胺：沙利度胺具有特异性免疫调节作用，能抑制单核细胞产生肿瘤坏死因子（TNF），还能协同刺激T淋巴细胞、辅助T淋巴细胞应答，并可抑制血管形成和黏附分子的活性。沙利度胺对难治性JDM及合并钙化的患儿有明显的效果。一般3岁以上儿童考虑应用，1~2mg/(kg·d)，最大剂量为25mg/次，3次/d口服。主要不良反应为末梢神经炎、便秘和嗜睡，因其可造成"海豚儿"，禁用于怀孕的患者。生物制剂：近年来，生物制剂开始用于治疗重症、难治性JDM，一些个案报道使用抗CD20单克隆抗体、抗CTAL-4单克隆抗体、TNF-α抑制剂、IL-6单克隆抗体有一定疗效，但目前尚未见大样本随机对照研究来进一步证实。JAK抑制剂：JAK抑制剂可减少IFN诱导的STAT1磷酸化，并阻断JAK-STAT通路。Sabbagh等的研究表明应用JAK抑制剂治疗2例抗MDA5抗体阳性、血液IFN反应基因特征升高以及合并ILD的难治性JDM患儿，治疗后病情得到极大改善，显著减少了糖皮质激素及CTX、MMF的使用。国内单中心研究表明JAK抑制剂对于JDM的肌无力症状和皮疹均有明显改善作用。托法替布可参考治疗幼年特发性关节炎的剂量，每次最大剂量为5mg，每日2次口服。巴瑞替尼剂量为0.04mg/kg，最大剂量为2mg/d。芦可替尼剂量为：体质量<25kg，5mg/d；体质量≥25kg，10mg/d。治疗过程中需注意监测血常规，注意预防感染。

干预钙、磷代谢药物：治疗JDM皮下钙化患儿除抗炎治疗外，可采用钙通道阻滞剂、二膦酸盐、硫代硫酸钠、氢氧化铝和丙磺舒等药物干预钙磷代谢，以达到减少钙质沉积、溶解已沉积钙质的目的。

（三）其他治疗

皮肤病变严重者可局部外用药物治疗。严重的钙质沉着影响病灶局部关节或脏器功能，可考虑外科手

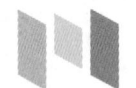

术治疗。皮肤溃疡合并感染者需积极抗感染治疗。

十、疗效及转归

JDM 是一种异质性非常大的疾病,部分患儿疾病活动期为 2 年,经过治疗可得到完全缓解,部分患儿可有多次复发或呈慢性持续状态,病情可持续 3~5 年或更久。本病最常见的死亡原因为肺部感染、胃肠道出血及穿孔。最常见的后遗症为因急性期病情控制不佳导致的肌肉萎缩、肌腱挛缩和钙质沉着。

参考文献

[1] Wang A, Morgan GA, Paller AS, et al. Skin disease is more recalcitrant than muscle disease: A long-term prospective study of 184 children with juvenile dermatomyositis[J]. J Am Acad Dermatol, 2021,84(6):1610-1618.

[2] 李晓红,王宏伟,程佩萱. 幼年型皮肌炎 42 例临床回顾分析. 中华实用儿科杂志, 2003,18(6):353-355.

[3] 李蓉,董晓蕾,蔡辉. 丙种球蛋白联合环磷酰胺治疗重症幼年型皮肌炎 1 例[J]. 中国皮肤性病学杂志, 2012,26(9):852.

[4] 王怡,李颖,李升锦. 抗 MDA5 抗体对成年及幼年型皮肌炎合并间质性肺病诊断效能的 meta 分析[J]. 临床检验杂志, 2018,36(1):46-52.

[5] 竺红. 幼年型皮肌炎并钙质沉着症 2 例[J]. 中国航天医药杂志, 2002,4(5):66-67.

[6] 雷勋明,陈全景. 幼年型皮肌炎 1 例分析[J]. Chin J Misdiagn, 2010,10(34):8532.

[7] Bader-Meunier B, Gitiaux C, Belot A, et al. French expert opinion for the management of juvenile dermatomyositis[J]. Arch Pediatr, 2019,26(2):120-125.

[8] Zhou Q, Weng R, Xia Y. Refractory juvenile dermatomyositis: Response to tofacitinib[J]. Med Clin (Barc), 2022,21;158(2):95-96.

路小燕(撰写)　雒云祥(审校)

第五十三章　白塞氏病
Chapter 53　Behçet Disease, BD

关键词:口腔溃疡;生殖器溃疡;眼炎;皮肤损害
Keywords:mouth ulcer;Genital ulcer;ophthalmia;skin lesion

一、概述

白塞氏病(Behçet's disease,BD)又称贝赫切特综合征(Behçet's syndrome,BS)又称白塞综合征,是一种全身性免疫系统疾病,属于血管炎的一种。其可侵害人体多个器官,包括口腔、皮肤、关节肌肉、眼睛、血管、心脏、肾、肺和神经系统等,主要表现为反复口腔和会阴部溃疡、皮疹、下肢结节红斑、眼部虹膜炎、食管溃疡、小肠或结肠溃疡及关节肿痛等,还存在非常明显的疲劳症状。贝赫切特综合征需要规律的药物治疗,包括各种调节免疫的药物,不治疗则预后不好,严重者危及生命。1937 年土耳其医生 Hulusi Behçet 首次报道本病,引起现代医学的关注,故命名为"Behçet's disease,BD"。在 2012 年修订的国际教堂山会议(Chapel Hill Consensus Conference,CHCC)血管炎命名中,将 BD 归于变异性血管炎。该病往往表现为不同的临床表型,近年来更多学者倾向将其称为"BS"。

二、定义

BS 是一种以血管炎为基础病理改变的慢性、复发性自身免疫/炎症性疾病。主要表现为反复发作的口腔溃疡、生殖器溃疡、葡萄膜炎和皮肤损害,也可累及周围血管、心脏、神经系统、胃肠道、关节、肺、肾等器官。

三、流行病学

BS 在世界范围内有较大的地域差异,中东、远东、地中海地区发病率较高,故被称为"丝绸之路病"。全球综合患病率为 10.3/100,000,我国的患病率为 14/100,000,北方可高达 110/100,000。发病年龄多为 15~50 岁,中位发病年龄 34 岁,男女发病率相似,但男性早期发病者更易出现重要脏器受累,预后较差。

四、病因及发病机制

白塞氏病的病因尚不清楚。可能与遗传因素及病原体感染有关,也有人认为与自身免疫相关。

五、临床表现

BS多起病隐匿，临床表现多样，病情呈反复发作与缓解交替。全身多系统、多脏器均可受累，皮肤黏膜损害是最常见的临床表现，眼、血管、胃肠道、神经系统受累者预后不佳。部分患者伴有疲劳、睡眠障碍、体重减轻、发热等非特异性临床表现。

（1）口腔溃疡：患者主要表现为反复口腔溃疡、疼痛，溃疡面较深，底部多为白色或黄色，可以同时在多个部位出现多个溃疡（俗称"口疮"），包括舌、口唇、上颚、咽部等。多数溃疡可自行好转，但常反复发作，严重者疼痛剧烈，非常影响进食。

复发性口腔溃疡（>3次/年）通常是BS的首发症状，也是最常见的临床表现，发生率95%以上。可发生在口腔任何部位，如舌、颊、唇、齿龈、咽、硬腭等处，常多发，疼痛剧烈，反复发作。局部创伤、某些食物、疲劳、失眠、月经可能为触发因素。典型病变为圆形，中央凹陷，表面覆有黄白色假膜，周围为边界清楚的红晕。溃疡大小、数量多变，小的阿弗他溃疡最为常见，直径<1cm，轻微疼痛，持续时间短（2周之内），愈合后不留瘢痕；大的阿弗他溃疡直径1~3cm，剧烈疼痛，持续时间长（可达6周）；疱疹样溃疡少见，表现为多个直径1~2mm疼痛剧烈的小溃疡，可融合形成大溃疡。较大的溃疡可遗留瘢痕。咽深部溃疡和狭窄可导致吞咽困难和呼吸困难。此外，口腔和喉咙部溃疡复发可导致沿口腔和鼻咽部、喉部、气管和食道的瘘管。

（2）生殖器溃疡：除口腔溃疡外，患者还可出现外阴部溃疡，如男性或女性生殖器溃疡，这些部位的溃疡可较大，可以是单发的。

很少为首发表现，发生率为51.7%~93%。生殖器溃疡在男性多见于阴囊，也可在阴茎、龟头和环肛门周围；在女性最常见于大阴唇，也可出现在小阴唇、阴道、宫颈处。与口腔溃疡相比，生殖器溃疡出现的次数较少，数目亦少，但通常更深更大，边缘不规则，常疼痛剧烈，溃疡愈合后常留有瘢痕。可引起排尿困难、性交困难、明显体力活动困难，严重者并发大出血。

（3）眼部病变：部分患者还可表现为眼睛病变，出现眼睛红肿、疼痛、畏光或视力下降、视物不清，可以一只或两只眼睛受累。

也称眼BS。眼是BS最常见的受累脏器，可见于26.8%~93%的BS患者，大约15%的患者以眼病变为首发表现，如不及时治疗，可导致失明，是本病致残最主要原因。眼BS好发于20~30岁人群，男性更多见且症状更重，预后差。多数眼部受累发生在眼外症状出现后2~3年，最初可仅为单侧受累，但经过缓解-复发的过程，多数患者发展为双侧受累。虽然各眼球组织均可受累，但最常见的表现是急性、复发性后/全葡萄膜炎，主要表现为突然出现的视力下降、眼前漂浮物。如合并前葡萄膜炎可有眼红、眼痛、畏光、流泪等刺激症状，前房积脓可见于约20%的眼BS，但孤立性前葡萄膜炎少见。前葡萄膜炎可在2~3周自行消退，但不及时治疗可能会引起虹膜后粘连。眼后段受累是最常见和最严重的BS眼部表现，以静脉性视网膜血管炎为主要表现，包括视网膜静脉迂曲扩张、血管鞘、视网膜出血等改变，较严重的患者可见相对特征性的黄白色视网膜浸润灶，还可出现视乳头水肿、黄斑水肿等表现；常伴不同程度的玻璃体炎；眼底荧光素血管造影可见视网膜静脉荧光素渗漏、着染，可有无灌注区。轻度患者眼底检查可无明显异常，仅在荧光素血管造影中可见弥漫毛细血管荧光素渗漏，表现为特征性的蕨树叶样强荧光。葡萄膜炎反复发作可引起瞳孔膜闭、黄斑萎缩、并发性白内障、视神经萎缩和青光眼等严重并发症，可能导致可逆或不可逆的视力丧失。

（4）皮肤表现：还有些患者出现皮肤病变，表现为面部、胸背部或其他部位"青春痘"样皮疹，或类似于"疖子"的表现，可自行好转，但易反复发作。另外有的患者会出现下肢发绀、肿胀和疼痛，可以触摸到"疙瘩"，还有的患者下肢会出现反复发作的红斑，大小不一，可以从黄豆到铜钱大小，按压时疼痛，这种现象称为"结节红斑"。还有的患者在输液或抽血针眼局部会出现红肿或水疱或脓疱，多数在注射后24~72小时内出现，这种现象被称为"针刺反应"阳性。

39.4%~87.1%的BS患者可出现皮损，皮损表现多种多样，包括假性毛囊炎、结节红斑、坏疽性脓皮病、血栓性浅静脉炎、Sweet综合征样病变等。痛性结节性红斑为最常见的皮损，多见于女性，好发于下肢，愈合后留有色素沉着，组织病理学检查提示血管炎。假性毛囊炎和痤疮样皮疹在男性患者更常见，可发生于非青春期人群（>40岁），是一种圆形无菌性脓疱，基底部有红斑和水肿病变，分布于背部、面部和颈部，有时沿发际线分布。血栓性浅静脉炎在男性患者更常见，分布于手臂和腿部的浅表静脉部位，可见于静脉穿刺后。针刺反应阳性为皮肤在针刺后出现红斑和脓疱，是BS患者特征性的皮肤超敏反应表现，具有诊断价值。

（5）关节病变：不少患者会出现关节疼痛或肿胀，可以单个或多个关节，下肢关节多见，可以伴胳膊和腿疼，严重者出现关节积液、滑膜炎。

5.3%~93%的患者出现关节症状，通常为非对称性、间歇性、非侵蚀性外周单关节炎或寡关节炎，最常累及膝、踝等大、中关节。临床表现为关节红肿热痛，大多预后良好，少有关节畸形。部分病人可出现骶髂关节受累。

（6）消化道病变：另外一个比较常见的表现是消化道症状，包括吞咽困难或吞咽时胸痛、反酸、烧心、腹痛、腹泻、大便中有脓或血，或自己摸到腹部有包块，体重下降、消瘦，没有食欲，这些症状可全部出现或仅出现其中一个，做过胃镜或肠镜的患者会被告知有"溃疡"。

又称肠BS，发生率4%~38%，从食管到肛门全消化道均可受累，可单一部位或多部位受累，以回肠末端、回盲部、升结肠受累最多见。临床表现为腹痛、腹部包块、腹泻、腹胀、吞咽困难、嗳气、呕吐、便血、便秘等，溃疡累及食管时可出现顽固性胸骨后疼痛，严重者出现消化道溃疡、出血、肠穿孔、肠梗阻和瘘管形成等。典型的BS消化道溃疡内镜下表现为好发部位单发或局灶性多发（≤5个）的圆形或椭圆形、边界分明的溃疡，直径多大于1cm，创面较深，底部相对宽阔平坦，呈烧瓶状，有穿孔和出血的倾向；也可表现为卵圆形穿凿样、地图样、环形溃疡。肠道CT表现为肠壁增厚、息肉形成、肠周浸润影，部分表现肠系膜血管充血、瘘管形成及周围脂肪组织混浊。手术病理可见肠管及系膜内小血管纤维素样坏死、炎性细胞浸润等血管炎表现，及肠黏膜急慢性炎症、坏死、肠壁增厚、溃疡形成等非特异性表现。肠BS需与炎性肠病、肠结核和其他感染性肠炎、药物相关性结肠炎等鉴别。

（7）血管病变：少部分患者可以出现血栓性静脉炎以及深静脉血栓，严重者还可以并发肺栓塞，患者可出现活动后气短、憋气，胸口疼痛甚至晕厥。还有的患者可以出现动脉瘤，引起局部栓塞、缺血，动脉瘤破裂后可以大出血，甚至危及生命。

2.2%~50%患者可有血管受累，亦称为血管BS，且以男性居多。血管受累是BS死亡的主要原因之一。75%的血管事件首次发生于BS起病后5年内。各种口径的动脉和静脉均可受累，静脉受累更常见。包括血栓性浅静脉炎和深静脉血栓形成（deep vein thrombosis, DVT）。DVT是最常见的静脉血栓类型，特别是下肢DVT，占所有血管病变的60%~80%，常多发、双侧受累多见，治疗反应差，易复发，再通困难，临床可引起间歇性跛行，超过半数患者会导致严重的血栓后综合征，表现为慢性肢体疼痛、水肿和皮肤色素沉着并可继发下肢溃疡。BS患者的深静脉血栓与发生炎症的血管壁黏附紧密、不易脱落，而BS肺血管受累引起的肺血管炎，可损伤内膜，导致肺动静脉内多发血栓形成。腔静脉血栓（上、下腔静脉）引起慢性梗阻可导致显著的胸壁和腹壁静脉曲张。肝静脉和下腔静脉同时或相继受累可引起布加综合征，临床表现为腹痛、腹腔积液、肝大和黄疸、阴囊水肿和下肢水肿，严重者可导致肝衰竭。动脉受累主要表现为动脉瘤、动脉狭窄和闭塞，以动脉瘤多见，可合并附壁血栓，常发生在主动脉、肺动脉、股动脉等位置，严重者出现瘤体破裂、死亡率极高。血管受累常有复发趋势，2年复发率为23%，5年复发率为38.4%。

（8）神经系统病变：有的患者可有手脚不灵活、头痛头晕、恶心呕吐、手脚感觉麻木、疼痛或无力，还可出现一侧的手脚瘫痪，严重的可出现抽搐、翻白眼等类似"癫痫发作"的表现，这些有可能是贝赫切特综合征损害到了神经系统。神经系统最常受累的部位是脑干，也可见于脊髓、大脑半球、小脑和脑脊膜，可以出现脑萎缩。

神经系统受累是BS最严重的并发症之一，称为神经BS，发生率为2.3%~44%，多发生于30~40岁，平均出现在皮肤黏膜及眼受累之后5年，男性患者多见。分为脑实质受累、非实质受累和周围神经系统受累。脑实质性受累最常见，累及端脑-间脑交界处、脑干和脊髓，表现为亚急性发作的头痛、颅神经麻痹、构音障碍、共济失调和偏瘫，是BS的主要致残、致死原因。10年死亡率约为10%。仅70%~80%患者脑脊液（cerebrospinal fluid, CSF）检查异常，急性发作者明显，可表现为细胞数增多，以中性粒细胞和/或淋巴细胞为主，蛋白轻、中度升高，葡萄糖正常，无寡克隆带。CSF中IL-6水平升高被认为是脑实质受累病情活动指标。头颅磁共振成像（magnetic resonance imaging, MRI）病灶常位于中线结构附近，自脑干延伸至丘脑和基底节，部分患者也可累及尾部。脑干萎缩，尤其是无皮层萎缩的情况下，对诊断具有很高的特异性。非实质受累主要指颅内静脉窦血栓形成(cerebral venous sinus thrombosis, CVST)，也称为血管性神经BS。多呈亚急性或慢性病程，主要临床表现为剧烈头痛、视乳头水肿、恶心呕吐，腰椎穿刺提示颅内压明显升高，细胞数、蛋白、糖和氯化物往往正常。血栓多见于横窦和上矢状窦，以双窦或多窦受累多见。部分CVST患者伴发外周血管受累。磁共振静脉造影(magnetic resonance venogram, MRV)对CVST具有诊断意义。周围神经病变可表现为感觉运动性多发性神经病、格林-巴利综合征、多发性单神经炎和自主神经病。

(9)泌尿/生殖系统损害：主要表现为血尿、蛋白尿、水肿等症状，病理从IgA肾病、微小病变，至增殖性肾小球肾炎和急进性新月体肾小球肾炎均可出现，可伴有肾淀粉样变AA型，引起肾病综合征，或表现为间质性肾炎。此外，因肾血管炎（肾动脉瘤、肾静脉血栓、肾脏微血管病等）出现相应的缺血、肾功能损伤的表现。生殖系统方面，患者可出现附睾炎，临床表现为单侧或双侧附睾肿大、疼痛，易复发，较具特异性。

(10)全身症状：不少患者伴乏力、纳差、低热和消瘦等全身症状。

六、辅助检查

1. 实验室检查

(1)血常规、肝肾功能、血沉和C反应蛋白：有助于病情的评估，检查是否有炎症。

(2)抗核抗体、类风湿因子、抗环瓜氨酸肽抗体、抗中性粒细胞胞质抗体等。

(3)结核相关化验(TB-SPOT)、抗链O、肝炎病毒、HIV、肿瘤标志物等。

(4)遗传标志物-HLA-B27HLA-B5。

2. 针刺试验

病理皮肤测试对诊断非常重要。该测试被列入Behcet病国际研究组的分类标准。用无菌20号或更小针头斜刺入前臂内侧皮内，24~48小时于针刺局部出现脓疮、毛囊炎、水泡，周边红晕，为针刺试验阳性。

3. 辅助检查

根据患者的临床症状和体格检查有选择的做如下检查包括眼底镜检查、胃肠镜、头颅核磁共振、心脏B超、外周血管B超、血管核磁共振，关节影像学检查。

4. 活组织病理检查

对于一些诊断有困难的患者是必要的。

七、诊断

白塞病的诊断标准主要包括反复发作的口腔、外阴溃疡，通常在一年内反复发作至少三次，再结合患者出现眼部的葡萄膜炎、皮肤的结节性红斑、脓性丘疹、针刺试验阳性等特点，当出现两个以上表现时，并排除其他免疫性疾病和恶性肿瘤后，就可以诊断白塞氏病。

主要依据临床症状，应注意详尽地采集病史及典型的临床表现。1990年国际白塞病研究组诊断(分类)标准(international study group of Behçet' disease, ISGBD)曾被广泛使用，该标准敏感度为85%，特异度为96%。但该标准将口腔溃疡做为诊断必要条件，对于具有典型口腔、外阴溃疡和眼炎的患者相对容易诊断，对于不典型表现，主要是以预后不良的系统病变发病的患者却难以确诊。2014年由来自27个国家的BD国际研究小组专家提出了修订后的(international criteria for Behçet's disease, ICBD)新标准。该标准没有强调口腔溃疡作为必备条件，在ISGBD5个条件基础上，补充血管病变、神经系统损害为诊断条件，将针刺反应检查作为可选项，总评分≥4分可以诊断为BD。2014年ICBD标准较ISGBD标准显著提高了诊断BD的敏感性，同时保证了特异性（该标准敏感度为94.8%，特异度为90.5%），目前已被广泛应用于临床（见表2-53-1）。

表2-53-1 ICBD新标准

病状体征	分数
眼部病变（前葡萄膜炎，后葡萄膜炎，视网膜血管炎）	2
生殖器阿弗他溃疡	2
口腔阿弗他溃疡	2

续表

病状体征	分数
皮肤病变(结节性红斑、假性毛囊炎)	1
神经系统表现	1
血管受累(动静脉血栓、静脉炎或浅静脉炎)	1
针刺试验阳性	1*

*针刺试验不是必须的,最初的评分系统未包括其在内。但如果进行了针刺试验,且结果为阳性,则加上额外的1分。

八、鉴别诊断

BS需要与其他许多疾病进行鉴别。

1. 其他原因导致的口腔溃疡

一些口腔科局部疾病或全身疾病可导致口腔溃疡,如口腔感染、维生素缺乏等,需与仅表现为口腔溃疡的早期BS进行鉴别。

2. 其他原因导致的虹膜炎

如眼部结核感染、眼科局部疾病引起的虹膜炎、其他风湿免疫病导致的虹膜炎等,需与仅表现为虹膜炎的BS进行鉴别。

3. 脊柱关节炎

脊柱关节炎常表现为下肢单个关节或3个以下关节的肿胀疼痛,伴活动受限,可伴虹膜炎或结节红斑,需与以关节炎为主要表现的BS进行鉴别。

4. 其他原因导致的消化道溃疡

如肠道结核感染、溃疡性结肠炎、克罗恩病、肠道淋巴瘤等,需要与以肠道症状为主要表现的BS进行鉴别。

5. 系统性红斑狼疮

本病可表现为反复口腔溃疡、虹膜炎、关节炎、皮疹等等,需要与出现多个器官受累的贝赫切特综合征进行鉴别。

6. 动脉炎

如HIV病毒感染等,可表现为皮疹、口腔溃疡、全身乏力、消瘦等,需要与以全身症状为主要表现的BS进行鉴别。

九、治疗策略

BS以药物治疗为主,需要服用药物时间长短不一。多数患者需要长期服药,主要是免疫调节药或免疫抑制药,包括外用药物、口服糖皮质激素、甲氨蝶呤、秋水仙碱、沙利度胺、硫唑嘌呤、环磷酰胺、环孢素、吗替麦考酚酯和抗肿瘤坏死因子拮抗剂等。在药物治疗之外还可选择手术治疗或介入治疗,但都应以药物治疗为基础。

十、疗效及转归

不同表现的BS患者预后不同,多数患者病情长期处于缓解-复发交替的状态,部分患者经有效治疗后能达痊愈。仅表现为口腔溃疡或皮疹的患者预后较好,表现为系统受累者,如眼部、神经系统和肠道受累,不治疗则预后差,严重者导致失明、肠穿孔或死亡,所以需积极治疗,并且治疗越早、效果越好。白塞氏病肾损害导致肾小管或肾小球受损,产生血尿、蛋白尿、水肿等症状,主要通过药物治疗延缓疾病进展,难以彻底治愈,预后一般。如未及时治疗,影响患者生活质量,甚至危及生命。

参考文献

[1] Salas Cabrera R, Sagué Larrea J, Laurencio Mena A. Bechet's disease[J]. Arch Esp Urol, 2007, 60(1): 67-68.

[2] 葛均波,徐永健,王辰. 内科学第9版[M]. 北京:人民卫生出版社,2018:511.

[3] 徐蓉娟. 内科学新世纪第2版[M]. 北京:中国中医药出版社,2012:239.

[4] 中华医学会风湿病学分会. 白塞病诊断和治疗指南[J]. 中华风湿病学杂志, 2011(05).

[5] 中华医学会风湿病学分会. 白塞病诊治指南草案[J]. 中华风湿病学杂志, 2003(12).

[6] 中华医学会.临床诊疗指南风湿病分册[M].北京:人民卫生出版社,2005:6.
[7] Hatemi G, Christensen R, Bang D, et al. 2018 update of the EULAR recommendations for the management of Behçet's syndrome[J]. Ann Rheum Dis, 2018,77(6):808-818.
[8] 郑文洁,李璐.关于《2018年最新白塞综合征临床管理EULAR指南》解读[J].中华临床免疫和变态反应杂志,2018(03).
[9] Bancher-Todesca D, Seeber A, Tempfer C, et al. Behçet's disease of the uterine cervix-a case report[J]. Wien Klin Wochenschr, 1996, 108(21): 689-691.

路小燕(撰写) 雒云祥(审校)

第五十四章　成人斯蒂尔病
Chapter 54　Adult-Onset Still's Disease, AOSD

关键词:发热;皮疹;关节痛;白细胞增多
Keywords:fever;rash;arthrodynia;leukocytosis

一、概述

斯蒂尔病本是指系统型起病的幼年型关节炎,但相似的疾病也可发生于成年人,称为成人斯蒂尔病(Adult onset Still's disease,AOSD)。曾用名"变应性亚败血症"。临床特征为发热、关节痛和/或关节炎、皮疹、肌痛、咽痛、淋巴结肿大、白细胞总数和中性粒细胞增多以及血小板增多,严重者伴系统损害。临床特征为四种主要体征:不明原因发热、关节痛或关节炎、白细胞增多和典型皮疹。AOSD目前无特异性诊断方法,最常用的是Yamaguchi诊断标准,需排除感染、肿瘤及其他风湿性疾病。AOSD可应用Pouchot系统性评分进行疾病活动度评估。由于无特异诊断标准,常常需排除感染、肿瘤和其他结缔组织病后才考虑其诊断。AOSD的治疗目前主要为经验性治疗。轻症者可单用非甾体抗炎药,疗效不佳者可改为泼尼松联合传统合成改善病情抗风湿药物(DMARDs)。难治性或合并严重并发症的AOSD,可酌情增加激素剂量或改为地塞米松,加用依托泊苷,控制症状后联合使用两种传统合成DMARDs,或酌情联合生物制剂或靶向合成DMARDs。AOSD的病情、病程多样,多数患者预后良好。少数严重者出现持续发热,血常规2~3系下降,纤维蛋白原下降或甘油三酯升高时,需警惕巨噬细胞活化综合征(MAS)的发生,临床应尽早识别。

二、定义

成人斯蒂尔病(AOSD)是一种少见的、病因不明的全身性自身炎症性疾病,以发热、典型皮疹、关节炎或关节痛、咽痛、肝脾及淋巴结肿大、外周血白细胞总数及中性粒细胞比例增高等为主要表现。

三、流行病学

鉴于成人斯蒂尔病(AOSD)的广泛、非特异性临床表现,全球发病率为(0.16~0.4)/100,000,20~40岁发病率最高,约占70%,女性发病率稍高于男性。AOSD是临床上发热待查疾病的主要病种之一,其临床特征非特异性,容易造成误诊和漏诊。

四、病因及发病机制

对本病病因尚未完全阐明,多数患者发病前有感染史,尤其是链球菌和葡萄球菌感染,由于血培养阴性,故一些学者认为与感染性变态反应有关。

五、临床表现

AOSD主要影响年轻人,但也有老年患者的报道。表现特征是多变的,可能包括高热(>39℃)伴每日峰值、喉咙痛或咽炎、关节痛或关节炎(>65%的患者)、短暂的斑丘疹,以及更罕见的肌痛、淋巴结病、肝脾肿大和浆膜炎。关节炎可能涉及任何关节,并且可以在疾病早期迁移,然后随着时间的推移稳定。关节痛通常与发烧高峰有关。皮疹主要由短暂的、小的、离散的、鲑鱼粉色、非瘙痒性斑疹或斑丘疹组成,通常与发烧同时发生,通常不会影响面部、手掌和脚底。常见于胸膜炎或心包炎。患者可能会体重减轻并且总体健康状况一般较差。已描述了三种不同的病程:自限性、系统性病程,单次发作并在2至4周内完全缓解,间歇性病程,在 2 周至 2 年缓解后全身或关节发作复发,以及主要的关节慢性病程(1/3 患者有糜烂)。一些受影响的个体有全身性幼年特发性关节炎病史。

(1)发热:是 AOSD 最常见的临床表现,见于 84.7%~100.0% 的患者,典型的表现呈弛张热型,通常傍晚或夜间体温开始上升,迅速达到或超过 39℃,伴或不伴寒战,部分患者未经退热处理次日体温可自行降至正常。发热持续时间大于 1 周,热退后患者一般情况良好。发热可以是 AOSD 早期唯一的临床症状,当遇到不明原因发热的患者时,要考虑到 AOSD 这一疾病的可能。

(2)关节痛或关节炎:关节痛或关节炎是 AOSD 第二常见症状,见于超过 2/3 的患者,可为多关节或单关节炎,与发热有一定相关性,发热时加重,热退后缓解。可以累及任意关节,膝、腕关节最常累及。部分患者可表现为双侧对称性的多关节炎,与类风湿关节炎相似。关节液中可见白细胞计数增多(>2,000 个细胞/mm³),其中 40%~95% 为中性粒细胞。关节滑膜活检呈非特异性滑膜炎。随着疾病的进展,约 1/3 的患者会出现关节破坏。出现双侧腕关节强直,而无掌指关节或近端指间关节的结构性损伤时,高度支持 AOSD 的诊断。

(3)皮疹:是 AOSD 的另一个主要表现,见于 51.8%~87.1% 的患者。典型的皮疹呈三文鱼样斑疹或斑丘疹,有时皮疹形态多变,可呈荨麻疹样皮疹。皮疹主要分布于近端肢体或躯干,亦可见于面部。AOSD 皮疹的特征常为一过性,与发热相伴随,热退后皮疹消失。AOSD 亦可见持续性非典型的皮疹,表现为色素样丘疹、固定性线性荨麻疹和斑块性荨麻疹等,与典型的皮疹比,非典型性皮疹患者常有较高的铁蛋白水平,容易合并严重的系统性并发症,并对糖皮质激素(以下简称激素)治疗抵抗。

(4)肌痛:56.2%~83.9% 的 AOSD 患者有肌肉疼痛的主诉,常常不伴有肌酶升高、肌电图改变。

(5)咽痛:多数患者在疾病早期有咽痛,有时存在于整个病程中,发热时咽痛出现或加重,热退后缓解。体检可见咽部充血,咽后壁淋巴滤泡增生。咽拭子培养阴性。

(6)脾及淋巴结肿大:AOSD 患者可见脾肿大和弥漫性对称性的淋巴结肿大,淋巴结活检多为反应性增生或慢性非特异性炎症,亦可为坏死性淋巴结炎。淋巴结肿大需要通过活检排除恶性淋巴瘤。

(7)肝脏受累:81.3% 的 AOSD 患者可表现出肝脏肿大或肝酶升高。临床表现异质性大,从轻度的肝酶升高至危及生命的暴发性肝衰竭。肝脏组织病理无特异性改变,因此对肝功能异常的患者进行肝脏活检并非必须。多数患者的肝脏损伤经过治疗 2 个月内可完全恢复。值得注意的是,肝功能异常可能与非甾体抗炎药治疗相关,要注意鉴别。

(8)心肺受累:心肺累及远不如皮肤关节受累常见,主要累及浆膜(心包炎、胸膜炎)、肺实质(机化性肺炎、浸润性肺部疾病、肺泡损伤、淀粉样变)等,亦可合并肺动脉高压。

(9)肾脏病变:肾脏损害较少见,一般为轻度蛋白尿,以发热时明显。少数出现急性肾小球肾炎、肾病综合征、间质性肾炎及肾功能衰竭等。其他损害包括乏力、脱发、口腔溃疡、虹膜睫状体炎、视网膜炎、角膜炎、结膜炎、全眼炎、停经和弥漫性血管内凝血等。少数患者病情反复发作多年后发生淀粉样变,严重的患者可以出现肾病综合征甚至是尿毒症。另外,本病患者可对多种药物和食物过敏出现形态不一的药疹,常造成误诊。

(10)并发症:巨噬细胞活化综合征(MAS)是 AOSD 的一种严重且危及生命的并发症,发生率为 12%~15%。当 AOSD 患者出现持续性发热,血常规 2~3 系下降,纤维蛋白原下降或甘油三酯升高时,需警惕 MAS 的发生。当 MAS 发生时,首先要明确其发生是由于 AOSD 的剧烈炎症反应所致,抑或治疗过程中应用免疫抑制剂等继发感染所致,其中病毒的重新激活是最常见的原因。AOSD 其他的并发症相对少见,包括血栓性微血管病、弥散性血管内凝血、暴发性肝衰竭、急性呼吸窘迫综合征等。

六、辅助检查

(1)常规实验室检查包括血尿粪常规、肝肾功能、血脂、红细胞沉降率(ESR)、C 反应蛋白(CRP)、凝血功能、血清铁蛋白、炎性因子[包括白细胞介素(IL)-2 受体等]、淋巴细胞亚群等。活动期 AOSD 患者外周血白细胞计数升高(>10×10⁹/L),且中性粒细胞比例升高(>80%),中性粒细胞比例升高的诊断价值高于白细胞计数。ESR 增快和 CRP 升高与 AOSD 活动度密切相关。血清铁蛋白水平在 AOSD 患者中显著增高,高于正常参考值 5 倍以上对 AOSD 诊断具有重要的提示作用,其敏感度为 100%,特异度为 60%。铁蛋白水平增高与

AOSD活动有关,且通常认为是评估AOSD活动及预测MAS风险的标志。此外,肝酶升高亦很常见,肝酶轻、中、重度升高均可发生。细胞因子IL-1β、IL-6、IL-18在AOSD患者血清中升高,可作为AOSD活动的生物标志物。

(2)行病毒系列(巨细胞病毒、EB病毒、单纯疱疹病毒等)、传染病相关检查(乙型肝炎、丙型肝炎、梅毒、获得性免疫缺陷综合征)、结核相关检查(结核分枝杆菌感染T细胞斑点试验、痰培养)、咽拭子、血培养、降钙素原、真菌[包括β-1,3-D-葡聚糖试验(G试验)、曲霉菌半乳甘露聚糖检测(GM试验)等]、寄生虫等检查,以排除感染性疾病所致的发热。

(3)行自身抗体、免疫球蛋白、补体、抗中性粒细胞胞质抗体(ANCA)、类风湿因子、抗环瓜氨酸多肽(CCP)抗体等检查,与自身免疫病相鉴别。大多数AOSD患者类风湿因子和抗核抗体阴性,仅少数患者可呈低滴度阳性。

(4)行骨髓穿刺、免疫固定电泳、肿瘤标志物、淋巴结或皮疹活检、正电子发射计算机断层扫描(PET-CT)等检查,与血液系统疾病或其他实体肿瘤相鉴别。90%的活动性AOSD患者PET-CT可见骨髓、脾脏、淋巴结中氟[18F]脱氧葡糖(18F-FDG)的摄取增加。PET-CT的应用有助于鉴别实体肿瘤、淋巴瘤或大血管炎等疾病,协助AOSD的诊断。

七、诊断

AOSD的非特异性临床特征使诊断变得困难。目前没有可用的血清学标志物。AOSD是一种排除性诊断。存在两组分类标准Yamaguchi和Fautrel。主要诊断标准包括关节痛2周以上、间歇性高热1周以上、特征性皮疹、白细胞计数大于$10×10^9/L$。次要标准包括喉咙痛、淋巴结病和/或脾肿大、肝功能检查异常以及类风湿因子和ANA阴性。经常发现升高的铁蛋白并可能有助于诊断,特别是如果它与低水平的糖基化铁蛋白有关。

诊断标准

AOSD无特异性诊断标准,临床诊断标准有日本成人斯蒂尔病研究委员会推荐的Yamaguchi标准,法国巴黎萨伯特慈善医院提出的Fautrel标准,及美国德克萨斯大学达拉斯健康科学中心提出的Cush标准等,目前最常用的诊断标准是Yamaguchi标准,该标准应用的前提是需要排除感染、肿瘤及其他风湿性疾病。Yamaguchi标准的诊断敏感度为96.3%,特异度为98.2%。

Yamaguchi标准:

主要标准:①发热≥39 ℃并持续1周以上;②关节痛持续2周以上;③典型皮疹;④白细胞计数≥$10×10^9/L$且中性粒细胞>80%。

次要标准:①咽炎或咽痛;②淋巴结和/或脾肿大;③肝功能异常;④类风湿因子和抗核抗体阴性。

排除标准:①感染性疾病(尤其是败血症和EB病毒感染);②恶性肿瘤(尤其是淋巴瘤);③其他风湿性疾病(尤其是系统性血管炎)。

诊断:否定排除标准后,符合上述5条标准或以上(其中至少2条是主要标准)即可诊断为AOSD。

八、鉴别诊断

为了诊断AOSD,必须排除许多其他具有类似表现的炎症、肿瘤和感染性疾病。鉴别诊断包括感染(心内膜炎、隐匿性感染、二期梅毒、病毒性皮疹)、恶性肿瘤(淋巴瘤)或自身免疫性疾病(如结节性多动脉炎、血管炎或多发性肌炎)。

在临床工作中,AOSD患者常常以发热待查为主诉,需与感染、肿瘤及其他系统性疾病相鉴别。感染性疾病包括细菌、病毒、寄生虫感染等;肿瘤性疾病中常需与血液系统肿瘤相鉴别,如淋巴瘤、血管免疫母细胞性淋巴结病、Castleman病及骨髓增殖性疾病,同时亦需注意排除实体肿瘤;系统性疾病包括自身免疫病,如系统性红斑狼疮、炎症性肌病、血管炎等;自身炎症性疾病如遗传性自身炎症性综合征,包括家族性地中海热、肿瘤坏死因子(TNF)受体相关周期综合征等;其他疾病,如嗜中性粒细胞皮肤病、反应性关节炎、Kikuchi-Fujimoto病、药物相关的超敏反应等。

九、治疗策略

目的是通过治疗达到完全缓解并防止关节损伤。免治疗缓解是可能的,但在整个生命过程中仍然存在复发的风险,强烈建议与参考中心联系的多学科查房。一线治疗的主要支柱是泼尼松,大多数指南倾向于建议早期与生物疗法(抗IL1药物(anakinra、canakinumab)和抗IL-6药物(tocilizumab))联合使用,以允许泼尼松的快速减量,从而防止类固醇引起的并发症。甲氨蝶呤和肿瘤坏死因子阻滞剂可用于慢性关节型,但在全身型中疗效有限。定期的临床和生物监测(最初是严格的)是必要的。

(一)非甾体抗炎药

作为AOSD治疗的基础用药,在急性发热期可首先使用,但82%~84%的AOSD患者使用非甾体抗炎药不能控制症状,约20%的患者可发生不良事件。由于风险/获益比不佳,非甾体抗炎药主要作为诊断过程中使用激素前的一种对症性治疗,发挥抗炎、控制体温、缓解关节疼痛的作用。使用期间定期检查肝肾功能,注意药物不良反应。

(二)激素

激素是治疗AOSD的一线用药,65%的患者可以改善临床症状。推荐激素的起始剂量为泼尼松0.5~1mg/kg/d,激素作用迅速,常在数小时或数天后起效。一般起始治疗2~4周后,当症状和炎性标志物恢复正常时,开始逐渐减量。部分患者对常规剂量的激素反应不佳或合并严重并发症时,可考虑给予甲泼尼龙500~1,000mg/d,连续用药3d,必要时1~3周后重复给药。有研究表明,连续3d的1mg/kg/d泼尼松治疗后体温仍未降至正常提示患者预后不佳。此外,对每日单剂泼尼松治疗效果不佳的AOSD患者,可考虑每日多次给药,或者改为地塞米松,常可以达到临床缓解。应用激素需注意高血压、高血糖、高血脂、水钠潴留、感染、胃肠道风险、骨质疏松等不良反应。

(三)DMARDs

对激素治疗效果不佳或虽有效但减量后复发的AOSD患者,应尽早使用DMARDs。甲氨蝶呤是AOSD患者中使用最多的DMARDs,甲氨蝶呤每周1次,每次7.5mg~15mg,可减少激素依赖型AOSD患者的激素用量。该药常见的不良反应有胃肠道反应、肝功能损害、骨髓抑制、脱发等。环孢素A 3~5mg/kg/d口服,维持剂量2~3mg/kg/d,对合并肝功能异常和/或发生噬血细胞综合征的AOSD患者,环孢素A更有利于早期控制症状。该药常见不良反应有高血压、肾功能损害、神经系统损害、齿龈增生、多毛等。其他一些免疫抑制剂,如来氟米特、他克莫司、羟氯喹、硫唑嘌呤等亦可酌情应用。

(四)生物制剂

AOSD患者常伴有TNFα、IL-1β、IL-6、IL-18等炎性因子水平升高,这些炎性因子参与了疾病的发生和发展。越来越多的研究提示,针对IL-1、IL-6、TNFα及潜在的IL-18细胞因子的抑制剂可有效控制炎症反应,改善AOSD的症状。

(1)TNF抑制剂:TNF抑制剂包括依那西普、英夫利西单抗和阿达木单抗。TNF抑制剂更适用于慢性关节炎型AOSD。在改善系统性症状和关节炎症状方面,英夫利西单抗可能比依那西普更有效。TNF抑制剂的不良反应包括注射部位反应、皮疹、不明原因的疾病反复、感染、暴发性肝炎等。

(2)IL-6抑制剂:托珠单抗是一种人源化抗IL-6受体抗体,可用于难治性AOSD的治疗,有效控制发热、皮疹、关节疼痛等临床症状。托珠单抗对慢性关节炎型AOSD显示了更好的疗效,可以改善伴随的全身症状。使用托珠单抗时应注意感染、血脂升高、白细胞减少、肝酶升高等不良反应。

(3)IL-1抑制剂:目前有三种IL-1拮抗剂,阿那白滞素、卡纳单抗和利纳西普。阿那白滞素是一种重组IL-1受体拮抗剂,100mg/d皮下注射。阿那白滞素在系统性AOSD患者中获得较好的疗效,大多数接受阿那白滞素治疗的患者全身症状和关节炎症状均有明显且持续的改善,有助于实现激素减量或停用。但其半衰期短,停药后容易复发。阿那白滞素需要每天注射,常见不良反应为注射局部疼痛。

卡纳单抗是一种全人源抗IL-1β单克隆抗体,是第一个批准用于AOSD治疗的生物制剂,半衰期较阿那白滞素长,每8周给药1次。虽然卡纳单抗治疗AOSD的研究有限,但大多数患者的系统性症状和关节炎改善迅速,并且可以持续数月至数年,通常可以实现激素逐渐减量。特别是对使用其他IL-1抑制剂治疗失败的难治性AOSD患者,卡纳单抗具有较好的疗效。

利纳西普是一种可溶性IL-1捕获融合蛋白,每周给药1次。小样本的研究提示,其可以治疗难治性

AOSD,但临床研究有限。

（4）Janus激酶（JAK）抑制剂：包括托法替布和巴瑞替尼。托法替布是一种JAK1/3抑制剂5mg,每天2次口服。小样本的病例报道提示,托法替布在难治性AOSD中显示了较好的疗效,有助于疾病缓解和激素减量,尤其适用于多关节炎的患者。巴瑞替尼是一种JAK1/2抑制剂,2mg,每天2次口服。已有病例报道提示,巴瑞替尼对难治且激素依赖的AOSD有效,但其疗效有待更多的临床研究证实。JAK抑制剂的应用过程中需注意肝酶升高、血脂升高、贫血等不良反应。

（五）静脉注射免疫球蛋白（IVIG）

对复杂和激素依赖的AOSD患者,可加用IVIG治疗。IVIG对AOSD的病程和预后无影响,对激素减量的作用仍有待进一步明确。但对危及生命的并发症,如MAS发生时,IVIG体现出明显的优势,200~400mg/kg/d,连续3~5d,必要时4周后重复给予。此外,每月输注IVIG有助于妊娠期AOSD的治疗。

（六）难治或合并严重并发症的AOSD治疗

对常规剂量激素治疗反应不佳或合并严重并发症（如暴发性肝衰竭、MAS）的AOSD患者,泼尼松通常需要增至大于1mg/kg/d或改为地塞米松10mg/kg/d,联合使用两种传统合成DMARDs（如甲氨蝶呤和环孢素A）；或者联合使用一种传统合成DMARDs（如甲氨蝶呤、环孢素A）和一种生物制剂DMARDs（如依那西普,托珠单抗）或靶向合成DMARDs（如托法替布）；或者联合依托泊苷,可参照噬血细胞性淋巴组织细胞增生症（HLH）-2004的治疗方案。此外,IVIG亦可以考虑应用。

十、疗效及转归

总体预后一般良好,但在极少数情况下可能会出现急性危及生命的表现。最典型的并发症是巨噬细胞活化综合征,但也可能出现凝血障碍、暴发性肝炎、心脏和肺部并发症。一些患有慢性疾病和主要关节受累的患者可能会显着改变生活质量,但由于对生物制剂进行了更好和更早的管理,这种情况往往会消失。

参考文献

[1] 栗占国,张奉春,鲍春德.类风湿关节炎[M].北京:人民卫生出版社,2008:107-114.

[2] 张奉春,曾学军,马丽.风湿免疫病学[M].北京:人民卫生出版社,2008:24-25.

[3] 吴东海,王国春.临床风湿病学[M].北京:人民卫生出版社,2008:252-254.

[4] 何夏秀,于孟学.成人斯蒂尔病109例临床分析[J].北京医学,2002,24(2):109-111.

[5] 姜坤.中医治疗成人斯蒂尔病临床思路[J].中国社区医师,2007,9(167):4.

[6] Maria AT, Le Quellec A, Jorgensen C, Touitou I, Rivière S, Guilpain P. Adult onset Still's disease (AOSD) in the era of biologic therapies: dichotomous view for cytokine and clinical expressions[J]. Autoimmun Rev, 2014,13(11):1149-59.

[7] 鲁严,骆丹,张美华.危重皮肤病救治[M].北京:人民卫生出版社,2013:297-300.

[8] Atul Palkar, Sonu Sahni, Eric Gottesman. Cytokine Storm: Adult-Onset Still's Disease (AOSD), Myocarditis, and Hemophagocytosis[J]. Chest, 2015, 214a.

[9] Timothy C, Van Deusen. Adult-Onset Still's Disease (AOSD) During the Transitional Age Youth (TAY) Years[J]. Journal of the American Academy of Child & Adolescent Psychiatry, 2018,51.

[10]Quynh Hoang, Rene Patino, Kenneth Wei. Rapidly Progressing Pulmonary Fibrosis From Adult Onset Still's Disease (AOSD)[J]. Chest, 2015: 647a.

[11] Ruscitti P, Berardicurti O, Giacomelli R, et al. The clinical heterogeneity of adult onset Still's disease may underlie different pathogenic mechanisms. Implications for a personalised therapeutic management of thesepatients[J].Semin Immunol, 2021,58:101632.

[12] Petros Efthimiou, Apostolos Kontzias, PriscilaNakasato. Adult-onset Still's disease in focus: Clinical manifestations, diagnosis, treatment, and unmet needs in the era of targeted therapies[J]. Seminars in Arthritis andRheumatism, 2021,51(4):858-874.

路小燕（撰写） 雒云祥（审校）

第五十五章 雷诺氏综合征
Chapter 55 Raynaud's Syndrome, RS

关键词:四肢肢端发凉;苍白;发紫;潮红
Keywords: extremities cool; pallor; cyanosis; flushing

一、概述

雷诺氏综合征(Raynaud's syndrome, RS)是一种罕见的疾病,通常会影响手指和脚趾的血管。当承受压力或手指或脚趾暴露在低温环境下时,血管狭窄或血管痉挛。这种血管的狭窄阻止了血液到达患处,使皮肤看起来又白又蓝。一次发作通常持续15分钟左右。在处理雷诺氏病时,即使是短暂或最小的温度变化也会导致发作。例如,把手伸进冰箱会导致手指变白。雷诺综合征是由法国医生莫里斯·雷诺在1862年首次描述的,其特征是三色变化,包括由寒冷或压力引起的指(趾)端苍白(缺血期)、发绀(脱氧期)和红斑(再灌注期)。RS在临床表现有两种方式:孤立的,以前称为雷诺病或现在称为原发性RS;与其他疾病相关的,通常是结缔组织疾病(如干燥综合征、系统性红斑狼疮、硬皮病和类风湿关节炎等),通常被称为雷诺现象或继发性RS。

二、定义

雷诺综合征是由于寒冷或情绪激动引起发作性的手指(足趾)苍白、发紫然后变为潮红的一组综合征。没有特殊原因者称为特发性雷诺综合征;继发于其他疾病者,则称为继发性雷诺综合征。

三、流行病学

一般人群中的患病率为3%~5%,女性的患病率高于男性。基于社区的调查估计,5%~20%的女性和4%~14%的男性可能患有雷诺病。60岁以上人群的患病率为0.1%~1%。原发性雷诺氏通常被认为是一种良性疾病,多发生在20~40岁,女性多于男性。典型的发病年龄为15~30岁。这在年轻女性中更为常见,并且可能是家族性的。原发性雷诺氏病可能会随着时间的推移而缓解。一项在中年白人群体中进行的为期7年的前瞻性研究发现,64%的女性和男性症得到缓解,但约20%的症状被标记为缓解。

四、病因及发病机制

特发性和继发性雷诺氏的原因不同。

(1)特发性雷诺综合征病因不明,可能与以下因素有关。

①寒冷刺激 病人对寒冷刺激比较敏感,在寒冷地区本病的发病率较高。②神经兴奋 病人多是交感神经兴奋型,可能与中枢神经功能紊乱,交感神经功能亢进有关。③职业因素 长期从事震动性机械的工人如气锤操作工,其发病率高达50%,具体机制不明。④内分泌紊乱 此病女性占70%~90%,症状在月经期加重,妊娠期减轻,可能与性激素有关。⑤其他原因 遗传、疲劳、感染等。

(2)继发性雷诺综合征常伴有以下疾病。

①全身性硬皮病;②系统性红斑狼疮;③皮肌炎或多发性肌炎;④类风湿性关节炎;⑤50岁以上病人四肢动脉粥样硬化;⑥血栓性脉管炎,少见;⑦原发性肺动脉高压。创伤和药物如麦角诱导剂、长春新碱、巴比妥酸等亦可引起本病。

(3)继发性雷诺氏是由潜在疾病或状况引起的。原因包括但不限于以下方面。

①手或脚受伤;②习惯性吸烟;③缩小动脉或影响血压的药物;④重复的动作或振动,如使用手提钻时;⑤接触化学品;⑥甲状腺疾病;⑦腕管综合征;⑧动脉疾病,如动脉粥样硬化、血栓闭塞性脉管炎或肺动脉高压;⑨结缔组织疾病,如硬皮病、类风湿性关节炎、狼疮或干燥综合征。

五、临床表现

起病缓慢,开始为冬季发作,时间短,逐渐出现遇冷或情绪激动即可发作。一般多为对称性双手手指发作,足趾亦可发生。

发作时手足冷,麻木,偶有疼痛。典型发作时,以掌指关节为界,手指发凉、苍白、发紫、继而潮红。疾病晚期，逐渐出现手指背面汗毛消失，指甲生长变慢、粗糙、变形，皮肤萎缩变薄而且发紧(硬皮病指)，指尖或甲床周围形成溃疡，并可引起感染。

雷诺病发作时，症状包括但不限于以下几种。

受影响的区域变冷。

受影响的区域会变得麻木或疼痛。

受影响区域的皮肤可以变白，然后变蓝。

当雷诺病发作停止，血液返回该区域时，受影响区域可能会出现烧灼感、悸动、刺痛、麻木和肿胀。

肾脏损害虽然较为少见，但在严重的情况下，雷诺现象可能累及肾脏血管，引起肾脏缺血。长期可导致肾功能损害，出现蛋白尿、血尿等症状，甚至发展为肾衰竭。

六、辅助检查

（1）激发试验：①冷水试验：将指(趾)浸于4℃左右的冷水中1分钟，可诱发上述典型发作。②握拳试验：两手握拳1分半钟后，在弯曲状态下松开手指，也可出现上述变化。

（2）指动脉压力测定：用光电容积描记法测定指动脉压力同指动脉造影一样精确。如指动脉压低于肱动脉压>5.33kPa(40mmHg)，则指示为梗阻型。

（3）指温与指动脉压关系测定：正常时，随着温度降低只有轻度指动脉压下降；痉挛型，当温度降到触发温度时指动脉压突然下降；梗阻型，指动脉压也随温度下降而逐渐降低，但在常温时指动脉压则明显低于正常。

（4）指温恢复时间测定：用光电容积描记法测定。浸冰水20秒后，指温恢复正常的平均时间为5~16分钟，而本征患者常延长至20分钟以上。

（5）指动脉造影和低温(浸冰水后)指动脉造影：此法除能明确诊断外，还能鉴别肢端动脉是否存在器质性改变，但此法不宜作为常规检查。

（6）其他：血液抗核抗体、类风湿因子免疫球蛋白电泳、补体、抗DNA抗体、冷球蛋白以及Coombs试验检查；测定上肢神经传导速度有助于发现腕管综合征，手部X线检查有助于发现类风湿性关节炎和手指钙化症。

七、诊断

本病的诊断主要根据典型的临床表现：①发作由寒冷或情绪激动所诱发；②两侧对称性发作；③无坏死或只有很小的指(趾)端皮肤坏死。

八、鉴别诊断

结合激发试验和指动脉压测定可鉴别痉挛型和梗阻型；通过特殊血液检查，部分患者可找到发病的原因。本征主要与手足发绀症、网状青斑、红斑性肢痛症和正常人暴露于冷空气中体表血管暂时痉挛的状况相鉴别。

九、治疗策略

（1）一般治疗：避免暴露于寒冷环境，注意肢体远端保暖，戒烟。

（2）药物治疗：钙离子拮抗剂 硝苯地平、硫氮卓酮、利血平、α受体拮抗剂 哌唑嗪等。

1）普里斯科耳(Priscol)：又名妥拉苏林(tolazoline)，口服每次25~50mg，每日4~6次，饭后服用。局部疼痛剧烈和形成溃疡的，每次剂量可增至50~100mg。肌注、静脉或动脉内注射剂量每次25~50mg，每日2~4次。某些病人可引起潮热、晕厥、头眩、头痛、恶心、呕吐和鸡皮肤等副作用。

2）利血平(reserpine)：因其具有去儿茶酚胺和去血清素作用。是治疗雷诺征历史较久、疗效较好的药物。为许多作者受举荐。口服剂量相差很大。Kontos报告口服1mg/d，疗程为1~3年，可使症状发作次数减少，程度减轻。

3）硝苯吡啶(nifedipine)：硝苯吡啶是一种钙通道阻滞剂，它通过降低肌细胞膜上钙离子贮存部位的贮钙能力或与钙结合能力，使动作电位形成和平滑肌收缩受阻，从而使血管扩张。口服20mg，每日3次，疗程2周~3月，临床研究表明可明显改善中、重度雷诺综合征的临床症状。

4）胍乙啶(quanet-hidine)：具有类似利血平的作用，口服每次5~10mg，每日3次。也可与苯氧苄胺(phonoxy-benzamine)合用,每日剂量10~30mg。约80%的病人有效。

5)甲基多巴(methyl dopa):每日剂量为1~2g,大多数病人可收到预防雷诺氏综合征发作的效果。用药时需注意血压。

近来,一些专家报道下述药物治疗雷诺氏征也获得良好疗效。①前列腺素:前列腺素E1(PGE1)和前列环素(PGI2)都具有扩张血管和抑制血小板聚集的作用。对手指感染坏疽的雷诺综合征疗效满意。静脉输注PGE1 10ng/min,共72小时。输注PGI1(7.5ng/kg/min,连续5小时)每周1次,共3次。疗效一般持续6周。②康力龙(stanozol):是一种具有激活纤维蛋白溶解酶作用的同化类固醇激素,据报道能溶解沉积于指动脉的纤维蛋白以及降低血浆黏稠度。口服5mg,每日2次,共3月。

(3)手术治疗:对药物无反应者可考虑交感神经切除术,但疗效有待进一步观察。

此外,局部涂擦205硝酸甘油软膏,每日3~6次,经临床使用能明显减少雷诺征发作次数,麻木和疼痛显著减轻。

中药、针灸等对本病的治疗有一定价值,但有待于临床进一步研究,加以发展。

十、疗效及转归

RS的自然病史因血管痉挛或梗阻性的病因有很大的不同。原发性血管痉挛性RS是一种良性疾病。研究表明,在存在血管痉挛时,手指溃疡或组织丢失的发生率较低。在作者的纵向研究中,5%的患者发生了手指溃疡。

参考文献

[1] 葛均波,徐永健.内科学[M].第9版.北京:人民卫生出版社,2018:815.

[2] 陈孝平,汪建平.外科学[M].第9版.北京:人民卫生出版社,2018:487.

[3] 方建辉.交感神经末梢切除治疗雷诺氏综合征[J].广东解剖学通报,1988,(01):37.

[4] 赖江龙.腋路臂丛神经阻滞配合利血平治疗原发性雷诺氏综合征1例[J].福建医药杂志,2003,(02):123-124.

[5] Aljehani Y, Alhouri A, Turkistani A, et al. Bilateral uniportal video-assisted thoracoscopic sympathectomy for managing secondary Raynaud's in CREST syndrome: A case report[J]. Int J Surg Case Rep, 2020,75:203-206.

[6] Merritt WH. Role and rationale for extended periarterial sympathectomy in the management ofsevere Raynaud syndrome: techniques and results[J]. Hand Clin, 2015,31(1):101-20.

[7] Wolter T, Kieselbach K. Spinal cord stimulation for Raynaud's syndrome: Long-term alleviation of bilateral pain with a single cervical lead[J]. Neuromodulation, 2011,229-234.

[8] Parvaneh VJ, Jari M, Shiari R. Juvenile-onset mixed connective tissue disease associated with macrophage activation syndrome: A case with refractory Raynaud's phenomenon[J]. Egypt Rheumatol, 2019,323-325.

[9] Molnár I, Szőke H, Hegyi G. Effects of neural therapy on quality of life in patients suffering from Raynaud syndrome[J]. Eur J Integr Med, 2018, 59-65.

[10] Toledo Valdovinos S, Landry GJ. Raynaud syndrome[J]. Tech Vasc Interv Radiol, 2014,241-246.

路小燕(撰写) 雒云祥(审校)

第五十六章 CREST综合征
Chapter 56 CREST syndrome

关键词:全身关节疼痛;僵直

Keywords:whole body joint pain;rigidity

一、概述

CREST综合征是一种较良性的进行性系统硬化症。它的名字来源于疾病的典型表现:钙质沉着(Calcinosis.C)、雷诺现象(Raynaud's syndrome.R)、食道运动功能障碍(Esophageal dysmotility,E)、肢端硬化(Sclerodactyly,S)、毛细血管扩张(Telangiectasis,T)。1964年,Winterbauter将一组同时具有钙质沉积(calcinosis)、Raynaud现象、指硬化(sclerodactrly)和毛细血管扩张(telangiectasia)4个特征的患者称为CRST综合征。以后

Frayha等发现CRST综合征患者常有食道功能障碍(esophagealdysfunction)故改名为CREST综合征。患者早期出现手指肿胀、晨僵和关节痛。水肿期一般持续时间较短,几周或几月后进入硬化期,手指皮肤增厚,绷紧发亮,褶皱消失,部分患者可出现局部红斑、瘙痒。此期可持续数年。晚期炎症和纤维化停止,进入萎缩期;皮肤萎缩变薄,纤维化的组织紧贴于皮下组织,不易用手捏起。CREST综合征患者的皮肤硬化进展缓慢,常常持续多年。

二、定义

CREST综合征是系统性硬皮病的亚型,名字来源于疾病典型表现钙盐沉着、雷诺现象、食道运动功能障碍、指端硬化、毛细血管扩张。

三、流行病学

多见于女性,好发于20~30岁青壮年。

四、病因及发病机制

目前病因不是很明确,可能与遗传环境,雌激素相关因素以及体液免疫异常等有关。成纤维细胞合成并分泌胶原增加,从而导致皮肤以及内脏的纤维化。

五、临床表现

患者表现为皮肤钙沉着(calcinosis,C),常见于结缔组织病,如皮肌炎和硬皮病,特别是有皮肤钙质沉着、肢端动脉痉挛、指(趾)硬皮病和毛细血管扩张的CREST综合征。两手出现动脉痉挛性缺血性症状(RaynaudTGH,R)是由于支配周围血管的交感神经功能紊乱引起的肢端小动脉痉挛性疾病。食道功能障碍(esophageal dysfunction,E),表现为食道运动障碍,收缩力和蠕动减弱。肢端硬化(Sclerodactyly,S),皮肤硬化包括3个阶段:水肿期、硬化期和萎缩期。毛细血管扩张(Telangiectasis,T),毛细血管扩张常见于面部、颈部、肢躯干和手,也可发生于黏膜表面,如唇黏膜和全胃肠道黏膜。黏膜毛细血管扩张是CREST综合征患者最常见的出血原因。肾损害的表现为夜尿增多、血尿、泡沫尿,在出现肾危象时,可能会突发剧烈头痛、恶心、呕吐、肌酐和血压升高。

六、辅助检查

突出表现为外周末梢血涂片可见破碎红细胞,血红蛋白短期内急剧下降,因骨髓代偿性增生,伴有程度不等的网织红细胞升高。同时有血小板降低,但血小板一般不低于$10×10^9$/L。尿常规可表现为蛋白尿和血尿。粪常规镜检和粪培养多为阴性。

血清中乳酸脱氢酶水平升高,常伴随总胆红素以及间接胆红素升高。实验室检查包括血尿常规、肾功能检测等,以评估肾脏的功能状态。血尿素氮和肌酐有不同程度的升高。随着病情进展,部分患者可出现电解质紊乱、代谢性酸中毒等表现。直接抗人球试验(Coomb's试验)和自身抗体阴性,可与自身免疫性溶血性贫血相鉴别。血浆补体C3下降而C4正常水平。进行抗H因子抗体和补体调控蛋白编码基因测定有助于aHUS的分型。在获得性补体调控缺陷aHUS患者中,抗H因子抗体滴度升高;在先天性补体调控缺陷患儿中,可呈现相关基因突变。aHUS确诊需要相应的基因检测和抗CFH抗体检测。但是,基因检测和抗CFH抗体阴性不可以排除aHUS。大约40%aHUS患者无已知的基因异常。

七、诊断

(1)雷诺现象。

(2)多发性关节炎或关节痛。

(3)食管蠕动异常。

(4)皮肤病理学胶原纤维肿胀和纤维化。

(5)免疫检查ANA。

(6)抗SCl-70抗体。

(7)着丝点抗体(ACA)阳性。

满足其中3条症状,或3条以上加着丝点抗体阳性可诊断。

八、鉴别诊断

与雷诺病相鉴别：

CREST综合征有雷诺现象。

雷诺现象与雷诺病的临床表现类似，一般继发于其他疾病或因素者为雷诺现象或雷诺综合征，原发者则为雷诺病。雷诺现象典型发作时指（趾）端呈现典型的三个时期表现：①苍白，初起小动脉阵发性痉挛、指或趾端局部缺血导致，发作时局部温度降低或有麻木、僵硬感，若运动神经受影响还可引起运动障碍及多汗。②发绀，数分钟后细小动脉痉挛解除，毛细血管扩张被动充血而出现紫绀色。③潮红，最后小动脉重新扩张，循环重新恢复而出现反应性充血潮红肿胀。严重者由于血管痉挛时间长，可出现指甲营养改变，指端变细、弹性差，甚至关节面破坏、畸形及指端坏疽。

雷诺现象应与雷诺病相鉴别：二者的区别主要是特发性雷诺病原因不明，雷诺现象可找到病因，多见于结缔组织病、高凝状态、血液病、肿瘤、药物、损伤及职业性疾病等，雷诺现象起病较晚，疼痛较严重，双手和双足分布不对称，常见组织坏死。

九、治疗策略

（1）糖皮质激素：早期或急性期发生皮肤水肿时，可使用醋酸氢化可的松片、醋酸泼尼松、醋酸甲泼尼龙、地塞米松等药物，减轻皮肤症状，这些药物可迅速缓解症状，但长期使用可能导致肾上腺功能不全，因此需要缓慢减量。

（2）免疫抑制剂：合并其他脏器受累的患者如食管功能异常，可在医生指导下使用环孢素、环磷酰胺、硫唑嘌呤、甲氨蝶呤、吗替麦考酚酯等药物，控制疾病的症状，并通过抑制免疫系统活动来减轻炎症反应。

其他治疗：出现雷诺现象的患者需戒烟、手足保暖，可在医生指导下使用盐酸维拉帕米、硝苯地平、尼莫地平等钙通道阻滞剂进行治疗，严重雷诺现象者可考虑使用盐酸氟西汀、依前列醇钠等药物进行治疗，缓解疾病症状。对于因长期使用糖皮质激素导致肾上腺功能不全的患者，可以考虑使用盐皮质激素如氟氢可的松来补充缺失的激素。

十、疗效及转归

进展缓慢，预后良好，如出现皮肤症状进展迅速，皮肤广泛受累，伴有贫血、肺、肾脏等受累者预后较差。对于晚期合并尿毒症的患者，可能需要进行腹膜透析或血液透析。

手术干预应被视为治疗CREST综合征的最后手段。单孔VATS交感神经切除术提供了一种有效和安全的治疗方法，具有良好的美容效果、减少住院和最小的术后疼痛，患者满意。

参考文献

[1]中华医学会风湿病学会.系统性硬化症诊治指南（草案）[J].中华风湿病学杂志,2004,8(6):377-379

[2]于慧敏,张凤山.系统性硬化症发病机制研究进展[J].中华风湿病学杂志,2005,9(6):362-365

[3]Broen JC, Coenen My, Radstake TR. Genetics of systemic sclerosis: anupdate[J]. Curr Rheumatol Rep, 2012, 14(1):11-21

[4]Kowal-Bielecka 0, Landewé R, Avouac, et al. EULAR recommendations for the treatment of systemic sclerosis: are port from the EULARSclerodermaTrials and Research group(EUSTAR)[J]. Ann Rheum Dis, 2009, 68(5):620-8

[5]Radi' M, Martinovic Kaiterna D, Radic J. infectious disease as aetiological fact or in the path ogenesis of systemics clerosis[J]. Neth J Med,2010, 68(11):348-53

[6]Miwa K,Matsubara T,Uno Y, et al.Combination Therapy With Oral Sildenafil and Beraprost for Pulmonary Arterial Hypertension Associated With CREST Syndrome[J].International Heart Journal, 2007,48(3):417-422

[7]Sugi K,Tsukano M,Higashi S, et al.Primary biliary cirrhosis (PBC)-CREST overlap syndrome with coexistence of Sjogren's syndrome and thyroid dysfunction[J].Clinical Rheumatology, 2007,26(4).

[8]Jesse, Lachter,Alain, et al. Anemia in CREST syndrome[J].The Israel Medical Association Journal : IMAJ, 2003, 5(6): 449.

[9]Chamberlain AJ,Walker NP.Successful palliation and significant remission of cutaneous calcinosis in CREST syndrome with carbon dioxide laser [J].Dermatologic surgery, 2003,29(9): 968-970.

[10] Masuoka J, Murao K, Nagata I, et al. Multiple cerebral aneurysms in a patient with CREST syndrome[J]. J Clin Neurosci, 2010,17(8):1049-51.

[11] Sanchez E, Laplace-Builhé B, Mau-Them FT, et al. POLR1B and neural crest cell anomalies in Treacher Collins syndrome type 4[J]. Genet Med, 2020,22(3):547-556.
[12] Pimentel F, Serrano Martins M, Henriques C. CREST syndrome[J]. Medicina Clínica Práctica, 2021,4:100194.
[13] Hurst RL, Berianu F, Ginsburg WW, et al. Cryoglobulinemic vasculitis in a patient with CREST syndrome[J]. J Clin Neurosci, 2014,21(10): 1821-3.

路小燕（撰写）　雒云祥（审校）

第五十七章　系统性硬化症
Chapter 57　Systemic Sclerosis, SSc

关键词：皮肤硬化；血管缺血；肺受累；心脏受累；肾损害
Keywords: skin sclerosis; vascular ischemia; lung damage; heart damage; renal damage

一、概述

系统性硬化症（systemic sclerosis, SSc）也称为硬皮病，是一类以皮肤增厚变硬为突出表现的系统性自身免疫病，除皮肤受累外，亦可影响内脏（肺、心血管、肾脏、消化道等）。SSc的发病高峰在45~65岁，儿童发病相对少见，女性好发，男∶女为（1∶4）~（1∶6），但男性SSc患者往往病情较重，更易出现弥漫性皮肤病变、指端溃疡和肺动脉高压（pulmonary arterial hypertension, PAH），预后相对较差。1886年，德国的Hildebrand报告了首例系统性硬化病伴发恶性肿瘤并转移导致病人死亡的病例。病变特点为皮肤纤维增生及血管洋葱皮样改变，最终导致皮肤硬化、血管缺血。2018年5月11日，国家卫生健康委员会等5部门联合制定了《第一批罕见病目录》，系统性硬化症被收录其中。

二、定义

SSc也称为硬皮病，是一种以局限性或弥漫性皮肤增厚和纤维化为特征的全身性自身免疫病。临床表现为皮肤硬化，关节痛，肺部、心脏、肾脏、消化系统等脏器损伤。

三、流行病学

通常发生在40至50岁之间。患病率估计约为成人的1/6,500。女性多见，发病率约为男性的4倍，但男性SSc患者往往病情较重，更易出现弥漫性皮肤病变、指端溃疡和肺动脉高压（pulmonary arterial hypertension, PAH），预后相对较差，儿童相对少见。

四、病因及发病机制

SSc的确切原因尚不清楚。该疾病源于胶原蛋白过量产生的自身免疫反应。在某些情况下，SSc与接触化学品（包括二氧化硅、溶剂和碳氢化合物）有关。

五、临床表现

雷诺现象通常是疾病的第一个迹象。其他体征通常在几个月后出现在弥漫性皮肤亚群中，几年后出现在有限的皮肤亚群中。在有限的皮肤亚群中，皮肤受累仅限于手、脸、脚和前臂，而在弥漫性亚群中，它迅速泛化。食管运动障碍很常见，会引起胃食管反流，有时还会引起吞咽困难。可能会发生危及生命的并发症，例如肺纤维化，以及较少见的肺动脉高压。有限的SSc患者没有皮肤受累，只有雷诺现象，并且有器官受累的风险。

（1）早期症状：SSc最常见的初期表现是雷诺现象及隐匿性肢端和面部肿胀，并有手指皮肤逐渐增厚。约70%的患者首发症状为雷诺现象，达90%的患者病程中出现雷诺现象。多关节病同样亦是突出的早期症状。胃肠道功能紊乱（胃、食管烧灼感和吞咽困难）或呼吸系统症状等偶尔亦是SSc的首发表现。部分患者可有不规则发热、食纳减退、体重减轻等非特异性表现。

(2)皮肤:SSc最突出的临床表现是皮肤增厚变硬。几乎所有患者均会出现皮肤增厚和硬化,不同患者皮肤受累程度不同。临床上将皮肤病变进展分3个阶段:①肿胀期:通常持续6~12个月,受累部位非可凹性肿胀,亦可伴有皮肤发红及皮温升高、瘙痒和疼痛等;②硬化期:通常持续1~4年甚至更长,皮肤呈蜡样光泽,紧贴于皮下组织不易捏起;③萎缩期:皮肤纤维化延伸至更深的组织,皮下脂肪组织消失,皮肤萎缩、变薄。不同患者阶段性改变的时长和程度均存在个体差异,不同的发展阶段亦可相互重叠,且与临床分型和抗体类型相关,弥漫皮肤型SSc的皮肤进展较局限皮肤型SSc迅速,抗拓扑异构酶Ⅰ(Scl-70)抗体或抗RNA聚合酶Ⅲ抗体阳性者的皮肤进展较快。早期出现广泛或快速进展的皮肤纤维化提示预后不佳。

皮肤纤维化常从指端开始,起初手指发亮、紧绷,手指褶皱消失,汗毛稀疏,逐渐向近端发展,患者可有紧绷束缚的感觉。后期可出现面具样面容、口周沟纹明显、口唇变薄、鼻端变尖、颈前横向厚条纹等。受累皮肤可有色素脱失和色素沉着交替的现象(即胡椒盐征)。

约50%的SSc患者病程中会出现皮肤溃疡、坏死,常累及指尖、关节伸面及易摩擦部位。凹陷性瘢痕亦是SSc特征性的皮肤病变,有助于SSc的诊断。毛细血管扩张表现为血管源性红色斑状损害,局部施压可以变白。

(3)骨骼与肌肉:SSc患者常见的骨骼肌肉病变包括关节痛、炎症性多关节病、肌腱摩擦感、肌痛/肌炎、皮下钙化及关节挛缩。早期皮肤肿胀的患者常因受手和腕部软组织炎症与肿胀受压而诊断为腕管综合征,晚期可出现指骨溶解吸收。关节挛缩最常见于近端指间关节和掌指关节,弥漫皮肤型SSc患者可出现大关节挛缩。钙质沉着常见于易创伤区域的皮下组织,如前臂、肘或髌骨伸侧。SSc早期可有肌痛、肌无力等非特异性症状,晚期可出现肌肉萎缩。5%~10%的患者可重叠炎性肌病。

(4)肺部:肺部受累是SSc常见且严重的内脏损害之一,主要有两种病变类型:肺间质病变(interstitial lung disease,ILD)和PAH,两者约占SSc相关死亡原因的60%。SSc的其他肺部并发症包括吸入性肺炎、胸膜病变、自发性气胸、药物诱发性肺炎、肺尘埃沉着病(尘肺)和肿瘤等。

1)ILD:约80%的SSc患者可发生ILD,其中25%~30%为进展型ILD。绝大部分ILD出现于早期,但起病隐匿,病初最常见的症状为活动后气促,活动耐量降低,可在起病5年内进展为严重的限制性肺病。非特异性间质性肺炎(non-specific interstitial pneumonia,NSIP)是SSc相关ILD最常见的病理和影像类型,寻常性间质性肺炎(usual interstitial pneumonia,UIP)亦可见。抗Scl-70抗体阳性提示SSc出现ILD的风险升高,抗着丝点蛋白抗体阳性提示SSc出现ILD的风险下降,弥漫皮肤型SSc患者发生ILD的风险升高,而无皮肤硬化型SSc发展为ILD的风险与局限皮肤型SSc患者相仿。

2)PAH:约15%的SSc患者可合并PAH,多由原发病引起,其危险因素包括病程长、抗着丝点蛋白抗体阳性及毛细血管扩张。PAH起病隐匿,部分患者可始终无症状,早期可出现劳力性呼吸困难,而胸痛和晕厥少见,早期发现并及时治疗可显著提高生存率。高灵敏度多模式算法DETECT可帮助评估及预测SSc罹患PAH的风险,纳入临床表现(毛细血管扩张)、血清学指标(N末端脑钠肽前体、血尿酸)、抗体亚型、肺功能、心电图等评估参数,根据计算得分判断患者是否需要进一步行超声心动图或右心导管检查,旨在早期预测PAH。

(5)心脏:SSc患者常伴有心脏受累,大多数呈隐匿性进展,一旦出现明显的临床症状时,常提示预后不良。SSc可累及心脏各个部位,导致心肌缺血、循环障碍、心律失常、心包积液及瓣膜异常,SSc的典型表现为心肌纤维化和心肌炎。近年来已逐渐认识心脏磁共振成像在SSc中的诊断价值,尤其是延迟钆剂增强可作为特征性改变,提示局灶性或弥漫性心肌纤维化。

(6)肾脏:硬皮病肾危象(scleroderma renal crisis,SRC)是SSc患者特征性的肾脏损害表现,发生率为2%~15%,虽罕见但致死率高,临床典型特征包括突发高血压(或血压较基线值明显升高)、血肌酐进行性上升和少尿,50%的患者可出现微血管病性溶血性贫血,通常伴随头痛、乏力、高血压性视网膜病变、脑病、肺水肿和心功能不全等。好发于早期弥漫皮肤型SSc患者,尤其是快速进展阶段,通常出现在起病的3~5年内。根据临床表现可分为血压增高型(90%)和血压正常型(10%),按照病理生理亦可将SRC分类为狭义SRC和血栓性微血管病相关性SRC。预测SRC发生的危险因素包括抗RNA聚合酶Ⅲ抗体阳性、肌腱摩擦和滑膜炎。

糖皮质激素的应用可明显增加SRC的风险,并呈剂量依赖性,若联合使用钙调磷酸酶抑制剂等有潜在肾毒性的药物,SRC发生风险更高。

(7)消化系统：消化道的任何部位均可受累,70%~90%的SSc患者累及食管,主要是由固有肌层和黏膜下层的神经病变和肌肉纤维化所致,以食管下1/3段为著,可导致胃食管反流,典型临床表现包括吞咽困难、反酸、恶心、呕吐、进食困难,伴消瘦。消化道内镜和pH值测定有助于诊断,食管测压是诊断食管动力障碍的金标准。目前越来越多的研究认为,胃食管反流带来的胃酸反流可促进ILD的进展。神经肌肉病变亦可出现于胃肠道其他部位,如假性肠梗阻、直肠脱垂等,清除能力受损可导致小肠细菌生长过度。

胃窦血管扩张症亦是SSc特征性的消化道表现,发生率为5.7%~14%。胃窦血管扩张症在胃镜下具有特征性表现：扩张的血管呈红色条纹状沿黏膜皱襞顶部向幽门集中,因其外观类似西瓜皮上的条纹,故亦称"西瓜胃"。临床主要表现为长期消化道隐性出血,严重者可有黑便和呕血,部分患者有恶性贫血。

最常见的SSc肝脏病变是合并原发性胆汁性胆管炎(primary biliary cholangitis,PBC),发生率为2%~18.2%,主要见于局限皮肤型SSc患者,抗着丝点蛋白抗体阳性率高,肝脏穿刺活检有助于明确诊断。

(8)其他：SSc亦可出现内分泌系统的病变,常合并自身免疫性甲状腺炎,血清中甲状腺相关抗体可为阳性。神经系统亦可累及,如弥漫皮肤型SSc患者早期可出现正中神经受压、腕管综合征。中枢神经系统受累少见,但亦可出现孤立或多发单神经炎(包括颅神经),常与某些特异的抗体相关,如抗U1核糖核蛋白(U1RNP)抗体。SSc亦可出现对称性周围神经病变,可能与合并血管炎、胃肠道病变导致的营养不良等有关。另外,SSc患者的精神心理异常亦日渐受到关注。

六、辅助检查

1. 一般实验室检查

无特殊异常。血沉可正常或轻度增快。贫血可由消化道溃疡、吸收不良、肾脏受累或慢性病所致。可有轻度血清白蛋白降低,球蛋白增高,进展行肾功能衰竭。

2. 免疫学检测

血清ANA阳性率达90%以上,核型为斑点型和核仁型为主。在CREST综合征患者中,50%~90%抗着丝点抗体阳性,在弥漫性硬皮病中仅10%病例阳性。20%~40%系统性硬化症患者,血清抗Scl-70抗体阳性。约30%病例类风湿因子阳性。还有患者可有抗RNA聚合酶Ⅲ抗体及抗纤丝蛋白抗体等。

3. 病理及甲褶微循环检查(毛细血管镜检查)

硬变皮肤活检见网状真皮致密胶原纤维增多、表皮变薄、表皮突消失、皮肤附属器萎缩;真皮和皮下组织内(也可在广泛纤维化部位)可见T淋巴细胞大量聚集。甲褶毛细血管显微镜检查显示毛细血管袢扩张与正常血管消失。肾脏病理示毛细血管淤血,内皮肿胀,基底膜增厚,有纤维蛋白沉积,慢性期基底膜双轨征。

4. 高分辨CT检查

合并间质性肺病者可发现肺部渗出性病变或纤维化改变或牵张性支气管扩张。

5. 肺功能检查

间质性肺病患者可发现患者用力肺活量、肺总量下降,一氧化碳弥散下降。

6. 心导管检查

作为肺动脉高压患者的筛查性检查,超声心动可发现肺动脉高压,但确诊方法是进行心导管检查,这是确诊肺动脉高压的惟一金标准。

七、诊断

诊断基于典型的临床表现和毛细血管镜检查中具有巨大环的特定微血管病的证据。血液检查显示典型的抗核自身抗体。如果需要,应通过计算机断层扫描(CT)、心电图、超声心动图、手部X线检查以及食管和胃纤维镜检查来评估疾病的程度。

(1) 2013年美国风湿病学会(ACR)/欧洲抗风湿病联盟(EULAR)提出SSc分类标准,其敏感度为91%,特异度为92%。

表2-57-1 ACR)/EULARSSc分类标准

条目	子条目	评分
双手手指皮肤增厚并延伸至掌指关节近端(充分条件)		9
手指皮肤增厚(按高分值的子条目计算)	手指肿胀	2
	手指硬化(延伸至掌指关节和近端指间关节之间)	4
指尖病变(按高分值的子条目计算)	指尖溃疡	2
	指尖凹陷性瘢痕	3
毛细血管扩张		2
甲襞毛细血管异常		2
肺动脉高压和/或肺间质病变(最高2分)	肺动脉高压	2
	肺间质病变	2
雷诺现象		3
SSc相关的自身抗体(最高3分)	抗着丝点蛋白抗体	3
	抗Scl-70抗体	
	抗RNA聚合酶Ⅲ抗体	

注:SSc为系统性硬化病;Scl-70为拓扑异构酶I

(2)诊断要求

1)1个充分条件,即双手手指皮肤增厚并延伸至掌指关节近端。满足此充分条件即可直接分类为SSc。

2)两个排他性标准:①皮肤增厚但不累及手指;②临床表现能被SSc类似疾病解释,如肾源性系统性纤维化、泛发性硬斑病、嗜酸性筋膜炎、糖尿病性硬肿病、硬化性黏液水肿、红斑性肢痛症、卟啉病、硬化性苔藓、移植物抗宿主病、糖尿病相关手关节病变。这两个均不适用于SSc分类标准。

3)同一条目下选最高分值,≥9分即可分类为SSc。

(3)极早期SSc:2011年欧洲硬皮病试验和研究联盟提出了极早期SSc分类标准,一旦患者出现雷诺现象,手指肿胀及抗核抗体阳性三联征,建议进一步转诊至风湿专科就诊,尽快完善甲襞微循环、SSc相关抗体及内脏病变的筛查。

(4)SRC是最严重的肾脏并发症,未经治疗1~2个月进展至终末期肾衰,通常1年内死亡。突发少尿、无尿等急性肾衰竭症状是SRC的典型临床表现。肾动脉造影和肾活检可确诊肾脏病理改变。

八、鉴别诊断

(1)局灶性硬皮病(localized scleroderma,LS):与SSc对应的是LS,又称硬斑病(morphea),后者是一种引起皮肤纤维化的非系统性皮肤病变,通常无结构性血管损害和内脏累及。LS可分为五种亚型:局限型硬斑病、泛发性硬斑病、线状硬斑病、深部硬斑病和混合型硬斑。

(2)其他皮肤纤维化疾病:许多疾病临床上可表现为皮肤变硬和组织纤维化,易与SSc混淆。诊断SSc前需排除成人硬肿病、硬化性黏液水肿、嗜酸性筋膜炎、慢性移植物抗宿主病、肾源性系统性纤维化、硬化萎缩性苔藓和僵硬皮肤综合征等SSc类似疾病。

九、治疗策略

系统性硬化症尚无特效药物。主要是对症治疗。雷诺现象可以用钙通道阻滞剂治疗。质子泵抑制剂用于胃反流。在严重皮肤受累或进行性肺纤维化的情况下,需要使用低剂量的皮质类固醇和免疫抑制剂。在肺动脉高压的情况下给予肺血管扩张剂。患者需要定期进行临床随访,并进行早期肺功能检查和超声心动图检查。皮肤受累范围和病变程度为诊断和评估预后的重要依据,而重要脏器累及的广泛性和严重程度决定其预后。早期治疗目的在于阻止新的皮肤和脏器受累,而晚期的目的在于改善已有的症状。

一般治疗如下。

(1)糖皮质激素和免疫抑制剂:总体而言糖皮质激素对系统性硬化症疗效不显著,但对炎性肌病、间质性肺病的炎症期有一定疗效;在早期水肿期、关节痛和肌痛亦有疗效。剂量为泼尼松30~40mg/d,连用3~4

周,渐减至维持量10~15mg/d。免疫抑制剂对皮肤硬化的治疗的研究文献不多。常用环孢霉素A、环磷酰胺、硫唑嘌呤等,有报道对皮肤关节和肾脏病变有一定疗效,与糖皮质激素合并应用,常可提高疗效和减少糖皮质激素用量。

（2）青霉胺：在原胶原转变成胶原的过程中,需要单胺氧化酶参与聚合和交叉联结。青霉胺能将单胺氧化酶中的铜离子络合,从而抑制新胶原成熟,并能激活胶原酶,使已形成的胶原纤维降解。常见的不良反应有发热、厌食、恶心、呕吐、口腔溃疡、味觉异常、皮疹、白细胞和血小板减少、蛋白尿和血尿等。

（3）甲氨蝶呤：欧洲抗风湿联盟推荐的治疗指南针对皮肤硬化的惟一治疗推荐是甲氨蝶呤,2项高质量的随机对照试验结果表明,甲氨蝶呤口服或肌内注射,可改善系统性硬化症相关的皮肤病变进展,因此,推荐用于系统性硬化症的皮肤病变。

（4）其他：有文献报道使用松弛素、伊马替尼、CD20单抗、TGF-β抗体等多种新的治疗方法治疗皮肤硬化均取得不错疗效,但是尚未得到广泛推广使用,可以考虑用于难治性患者。对症治疗：①雷诺现象：勿吸烟,手足避冷保暖。如症状较重,有坏死倾向,可加用内皮素受体拮抗剂波生坦或西地那非。静脉用前列腺素类似物也可缓解雷诺现象,并用于治疗指端溃疡。手指坏疽可考虑交感神经阻断术。②胃肠道受累：A.质子泵阻滞剂；B.胃肠动力药；C.抗生素。③硬皮病相关肺动脉高压：A.波生坦；B.西地那非；C.依前列醇。④硬皮病相关肺纤维化：对于系统性硬化相关间质性肺病,可选用环磷酰胺静脉冲击或每日口服治疗。

（5）硬皮病肾危象：虽然缺乏随机对照试验研究结果,但2项前瞻性非对照研究结果表明,开博通和依那普利可降低硬皮病肾危象的透析依赖率,并改善生存,推荐血管紧张素转换酶抑制剂可用于硬皮病肾危象。回顾性研究表明,用中大剂量糖皮质激素（≥15mg/d强的松或者等效剂量的糖皮质激素）可能是硬皮病肾危象的危险因素,因此,对于使用糖皮质激素的系统性硬化症患者,应严密监测血压和肾功能。虽然血液净化治疗未列入欧洲抗风湿联盟治疗推荐中,但也是硬皮病肾危象治疗中的重要组成部分。

其他治疗如下。

国内外采用经CD34细胞分选的外周造血干细胞移植治疗取得了一定效果,但费用昂贵,移植不良反应风险较高,仅推荐用于难治性患者。国内孙凌云教授首先用间充质干细胞治疗系统性硬化症取得较好的前期效果,有待于更多的研究证实其疗效。

十、疗效及转归

预后取决于SSc的子集。局限性皮肤SSc的预后相对较好（10年生存率为80%~90%）。然而,约10%的肺动脉高压和严重的肺纤维化可能导致更严重的预后。弥漫性皮肤SSc的预后更严重（10年生存率为60%~80%）,因为危及生命的并发症发生的风险更高,如严重的消化道受累、严重的肺纤维化,有时还有严重的心脏受累和肺动脉高压。使用大剂量糖皮质激素加ACEI可明显改善SRC的预后。

参考文献

[1]中华医学会风湿病学会.系统性硬化症诊治指南（草案）[J].中华风湿病学杂志,2004,8(6):377-379

[2]于慧敏,张风山.系统性硬化症发病机制研究进展[J].中华风湿病学杂志,2005,9(6):362-365

[3]Broen JC, Coenen MY, Radstake TR. Genetics of systemic sclerosis: an update[J]. Ann Rheum Dis, 2012, 14(1): 11-21.

[4]Kowal-Bielecka O, Landewé R, Avouac , et al. EULAR recommendations for the treatment of systemic sclerosis: are port from the EULARSclerodermaTrials and Research group（EUSTAR）[J]. Ann Rheum Dis, 2009, 68(5):620-8.

[5]Radi' M, Martinovic Kaiterna D, Radic J. infectious disease as aetiological fact or in the path ogenesis of systemics clerosis[J]. Neth J Med,2010, 68(11):348-53.

[6] Zhang L, Li M, Liu Y, Zhou Q. Combining optical coherence tomography with magnetic resonance angiography and Doppler ultrasonography for clinical detection of scleroderma[J]. Anat Rec (Hoboken), 2020, 303(12):3108-3116.

[7] Dinsdale G, Wilkinson S, Wilkinson J, Moore TL, Manning JB, Berks M, Marjanovic E, Dickinson M, Herrick AL, Murray AK. State-of-the-art technologies provide new insights linking skin and blood vessel abnormalities in SSc-related disorders[J]. Microvasc Res, 2020, 130:104006.

[8]Piotr,Sobolewski,Maria,et al.Applicability of shear wave elastography for the evaluation of skin strain in systemic sclerosis[J].Rheumatology international, 2020,40(5):737-745.

路小燕（撰写）　雏云祥（审校）

第五十八章　弥漫性皮肤系统性硬化症
Chapter 58　Diffuse Cutaneous Systemic Sclerosis, dcSSc

关键词：雷诺现象；面部及颈部肿胀；皮肤渐增厚硬化；肾损伤

Keywords：reynolds phenomenon；swelling of the face and neck；the skin gradually thickens and hardens；kidney injury

一、概述

系统性硬化症是一种罕见的疾病，属于经典的免疫结缔组织疾病（胶原病）。这种疾病是皮肤和结缔组织的硬化，其他器官，特别是血管，肺，消化道和肾脏也可能受到影响，此外还会出现关节症状（关节炎）。现在越来越多地使用术语"系统性硬化症"（SSC）来代替众所周知的术语"硬皮病"（皮肤硬化），因为它指的是全身（影响整个身体）的硬化症。必须区分所谓的环硬皮病，这是一种局部的皮肤变化，没有器官感染，通常由皮肤科医生治疗。

二、定义

弥漫性皮肤系统性硬化症（dcSSc）是系统性硬化症（SSc）的一种亚型，其特征是躯干和肢端皮肤纤维化，并伴有早期和显著的多器官弥漫性受累，如间质性肺病、少尿性肾功能衰竭、弥漫性胃肠道疾病和心肌受累。

三、流行病学

患病率估计约为 1/25,000 成年人，以女性为主（F/M性别比例约为4:1）。

四、病因及发病机制

弥漫性皮肤 SSc 的确切原因尚不清楚。该疾病源于导致胶原蛋白过量产生的自身免疫反应。在某些情况下，这种情况与接触化学品（包括二氧化硅、溶剂和碳氢化合物）有关。

五、临床表现

这种疾病通常出现在40至50岁之间。可能发生儿童发病，但极为罕见。雷诺现象通常是疾病的第一个迹象。其他迹象通常在几个月后出现。皮肤硬化首先发生在手指和面部，但很快就会泛化。毛细血管扩张有时出现在胸部、面部、嘴唇、舌头和手指上。观察到肌腱摩擦。食管运动障碍很常见，会引起胃食管反流，有时还会引起吞咽困难。胃肠道吸收不良和运动障碍也可能存在，并与体重减轻、呕吐、腹泻或闭塞有关。可能会出现口干和牙齿受累。关节痛和骨溶解很常见。肌肉受累可导致肌肉疼痛和虚弱，以及痉挛。可能会发生严重威胁生命的肾危象，其发生率高达5%~20%。肺纤维化很常见（60%的病例），也可能发生肺动脉高压（10%~15%的病例）。

六、辅助检查

（1）一般实验室检查：无特殊异常。血沉可正常或轻度增快。贫血可由消化道溃疡、吸收不良、肾脏受累或慢性病所致。可有轻度血清白蛋白降低，球蛋白增高。

（2）免疫学检测：血清ANA阳性率达90%以上，核型以斑点型和核仁型为主。在CREST综合征患者中，50%~90%抗着丝点抗体阳性，在弥漫性硬皮病中仅10%病例阳性。20%~40%系统性硬化症患者，血清抗Scl-70抗体阳性。约30%病例类风湿类子阳性。还有患者可有抗RNA多聚酶Ⅲ抗体及抗纤丝蛋白抗体等。

（3）病理及甲褶微循环检查：硬变皮肤活检见网状真皮致密胶原纤维增多、表皮变薄、表皮突消失、皮肤附属器萎缩；真皮和皮下组织内（也可在广泛纤维化部位）可见T淋巴细胞大量聚集。甲褶毛细血管显微镜检查显示毛细血管襻扩张与正常血管消失。肾脏病理见系统性硬化症相关病变。

（4）高分辨CT检查：合并间质性肺病者可发现肺部渗出性病变或纤维化改变或牵张性支气管扩张。

（5）肺功能检查：间质性肺病患者可发现患者用力肺活量、肺总量下降，一氧化碳弥散下降。

（6）心导管检查：作为肺动脉高压患者的筛查性检查，超声心动可发现肺动脉高压，但确诊方法是进行心导管检查,这是确诊肺动脉高压的唯一金标准。

七、诊断

本病的诊断主要根据典型的临床表现:①发作由寒冷或情绪激动所诱发;②两侧对称性发作;③无坏死或只有很小的指(趾)端皮肤坏死。SRC的诊断见系统性硬化症。

八、鉴别诊断

结合激发试验和指动脉压测定可鉴别痉挛型和梗阻型;通过特殊血液检查,部分患者可找到发病的原因。本征主要与手足发绀症、网状青斑、红斑性肢痛症和正常人暴露于冷空气中体表血管暂时痉挛的状况相鉴别。

九、治疗策略

主要是对症治疗。雷诺现象可以用钙通道阻滞剂治疗。质子泵抑制剂用于胃反流。可能需要手术切除严重的钙质沉着症。在近期严重皮肤受累或进行性肺纤维化的情况下,需要使用低剂量的皮质类固醇和免疫抑制剂。在肺动脉高压的情况下给予肺血管扩张剂。患者需要定期进行临床随访,并进行早期肺功能检查和超声心动图检查。SRC可行肾透析治疗。

十、疗效及转归

预后差(10年生存率为60%~80%),危及生命的并发症的风险很高:肾危象、严重的消化道受累、严重的肺纤维化,有时还有严重的心脏受累和肺动脉高压。

参考文献

[1]中华医学会风湿病学会.系统性硬化症诊治指南(草案)[J].中华风湿病学杂志,2004,8(6):377-379.

[2]于慧敏,张凤山.系统性硬化症发病机制研究进展[J].中华风湿病学杂志,2005,9(6):362-365.

[3]朱晓浚,方圣,何国华.系统性硬皮病肢端型与弥漫型73例临床特点分析[J].中国皮肤性病学杂志,2009,23(03):155-156.

[4]周萍,胡孟瑛,黄素芳.系统性硬皮病弥漫型伴脂膜炎1例[J].哈尔滨医科大学学报,2001,(06):454.

[5] Broen JC, Coenen MJ, Radstake TR. Genetics of systemic sclerosis: an update[J]. Ann Rheum Dis, 2012, 14(1): 11-21.

[6]Kowal-Bielecka O, Landewé R, Avouac J, et al. EULAR recommendations for the treatment of systemic sclerosis: are port from the EULARS clerodermaTrials and Research group(EUSTAR)[J]. Ann Rheum Dis, 2009, 68(5):620-8.

[7]Radić M, Martinović Kaliterna D, Radić J. Infectious disease as aetiological fact or in the path ogenesis of systemics clerosis[J]. Neth J Med, 2010, 68(11):348-53

[8] Arron ST, Dimon MT, Whitfield ML. High Rhodotorula Sequences in Skin Transcriptome of Patients with Diffuse Systemic Sclerosis[J]. J Invest Dermatol, 2014, 134: 2138-2145.

[9] Pendergrass SA, Lemaire R, Whitfield ML. Intrinsic Gene Expression Subsets of Diffuse Cutaneous Systemic Sclerosis Are Stable in Serial Skin Biopsies[J]. J Invest Dermatol, 2012, 132: 1363-1373.

[10] Bosello SL, De Luca G, Ferraccioli G. Long-term efficacy of B cell depletion therapy on lung and skin involvement in diffuse systemic sclerosis [J]. Semin Arthritis Rheum, 2015, 44(4): 428-436.

[11] Bourji K, Meyer A, Sibilia J. High reactive oxygen species in fibrotic and nonfibrotic skin of patients with diffuse cutaneous systemic sclerosis [J]. Free Radic Biol Med, 2015, 87: 282-289.

路小燕(撰写) 雒云祥(审校)

第五十九章 局限性皮肤系统性硬化症

Chapter 59 Limited Cutaneous Systemic Sclerosis, lcSSc

关键词:雷诺现象;肢端;面部及颈部肿胀;皮肤逐渐增厚硬化;肾损失

Keywords: reynolds phenomenon; limbs; swelling of the face and neck; the skin gradually thickens and hardens; kidney injury

一、概述

局限型系统性硬皮病(Limited Cutaneous Systemic Sclerosis, lcSSc)是系统性硬皮病的一种,是一种以局限性皮肤增厚和纤维化为特征的全身性自身免疫病。系统性硬皮病（SSc）是一累及小动脉、微血管和广泛结缔组织的系统性自身免疫病。其特征是皮肤、胃肠道、肺、心和肾的纤维化和血管堵塞。临床特点是皮肤硬化，最终内脏损害。病变特点为皮肤纤维增生及血管洋葱皮样改变，最终导致皮肤硬化、血管缺血。本病限于远端肢体和面部的对称性皮肤损害，较迟出现内脏损害（包括肺动脉高压和胆汁性肝硬化等），以皮肤毛细血管扩张和皮下钙质沉着为突出表现（CREST综合征）。作为一种自身免疫病，其往往伴抗核抗体、抗着丝点抗体、抗Scl-70等自身抗体。

二、定义

局限性皮肤系统性硬化症（lcSSc）是系统性硬化症（SSc）的一种亚型，其特征在于雷诺现象与仅限于手、脸、脚和前臂的皮肤纤维化相关。

三、流行病学

本病发病年龄平均35~50岁，女性多见，发病率约为男性的4倍，儿童相对少见。

四、病因及发病机制

局限性皮肤LSSc的确切原因尚不清楚。该疾病源于导致胶原蛋白过量产生的自身免疫反应。在某些情况下，这种情况与接触化学品（包括二氧化硅、溶剂和碳氢化合物）有关。

不同种类的疾病发病原因与不同的因素有关：①遗传因素。②环境因素：包括药物博来霉素等可诱发纤维化。此外病毒感染，如巨细胞病毒、EB病毒等均疑与SSc发病有关。③化学品，如聚氯乙烯、有机溶剂、硅、二氧化硅、环氧树脂等也被怀疑参与系统性硬皮病发病。

五、临床表现

局限型系统性硬皮病初期最多见的临床表现是雷诺现象和肢端（主要是肘或膝的远端）、面部及颈部肿胀，皮肤逐渐增厚硬化。即硬化部位局限在手指（趾）和面部与颈部。手指（趾）硬化表现为手指（趾）、手（脚）背发亮、紧绷，手指褶皱消失，汗毛稀疏。面部皮肤受累可表现为面具脸，口周出现放射性条纹，口唇变薄，鼻端变尖，张口受限等。颈前可出现横向厚条纹，仰头时会感到颈部皮肤紧绷。胃肠道功能紊乱（胃烧灼感和吞咽困难）或呼吸系统症状也是本病的首发表现。出现首发症状后由于皮肤增厚且与其下关节紧贴，致使关节功能受限。部分患者可出现关节炎症、侵袭性关节病变、关节间隙狭窄和关节面骨硬化等。此外，心脏、肾脏均受累。肾脏受损表现为蛋白尿、少尿、无尿及肾危象（SRC），在LSSc患者中SRC的发生率仅为1%~2%。

六、辅助检查

（1）一般实验室检查，无特殊异常。血沉可正常或轻度增快。贫血可由消化道溃疡、吸收不良、肾脏受累或慢性病所致。可有轻度血清白蛋白降低和球蛋白增高。

（2）免疫学检测：血清ANA阳性率达90%以上，核型以斑点型和核仁型为主。

（3）病理及甲褶微循环检查：硬变皮肤活检见网状真皮致密胶原纤维增多、表皮变薄、表皮突消失、皮肤附属器萎缩，真皮和皮下组织内（也可在广泛纤维化部位）可见T淋巴细胞大量聚集。甲褶毛细血管显微镜检查显示毛细血管袢扩张，正常血管消失。

（4）其他辅助检查：高分辨CT检查、肺功能检查、心导管检查。

七、诊断

诊断基于典型的临床表现和甲襞毛细血管镜检查中具有巨大环的特定微血管病的证据。血液检查显示抗着丝粒抗体（ACA）的发生率很高。如有必要，应通过CT、心电图、超声心动图、手部X线照相以及食管和胃纤维镜检查来评估疾病的程度。

八、鉴别诊断

包括夏普综合征、系统性红斑狼疮、抗磷脂综合征和结节性多动脉炎。

九、治疗策略

主要是对症治疗。雷诺现象可以用钙通道阻滞剂治疗。质子泵抑制剂用于胃反流。患者需要定期进行临床随访,并进行早期肺功能检查和超声心动图检查。在进行性肺纤维化的情况下,需要低剂量的皮质类固醇和免疫抑制剂。在肺动脉高压的情况下给予肺血管扩张剂。

十、疗效及转归

局限性皮肤 LSSc 的预后相对较好,病程较长(10 年生存率为 80%~90%)。然而,肺动脉高压可能是该疾病的并发症(约 10% 的病例)并可能导致更严重的预后。部分患者可能出现严重的肺纤维化。

本病常呈缓慢发展,结局难以预料,多数患者最终出现内脏病变,如在疾病早期发生心肺或肾损害者,预后不良。CREST 综合征患者,病变可长期局限而不发展,预后良好,但合并重度肺动脉高压者可发生猝死。

参考文献

[1] Kurzinski K, Torok KS. Cytokine profiles in localized scleroderma and relationship to clinical features[J]. Cytokine, 2011,55(2):157-64.

[2] Milano A, Pendergrass SA, Sargent JL, et al. Molecular subsets in the gene expression signatures of scleroderma skin[J]. PLoS One, 2008, 3(7): e2696.

[3] Jacobe H, Ahn C, Arnett F, et al. Major histocompatibility complex class Ⅰ and class Ⅱ alleles may confer susceptibility to or protection against morphea[J]. Arthritis Rheum, 2014, 66: 3170-3177.

[4] Stern E, Denton C. The pathogenesis of systemic sclerosis[J]. Rheum Dis Clin North Am, 2015, 41: 367-382.

[5] Hunzelmann N, Krieg T. Scleroderma: from pathophysiology to novel therapeutic approaches[J]. Exp Dermatol, 2010, 19(5): 393-400.

[6] Grabell D, Hsieh C, Andrew R, et al. The role of skin trauma in the distribution of morphea lesions: a cross-sectional survey of the morphea in adults and children cohort Ⅳ[J]. J Am Acad Dermatol, 2014, 71: 493-498.

[7] Torres J, Sánchez J. Histopathologic differentiation between localized and systemic scleroderma[J]. Am J Dermatopathol, 1998, 20: 242-245.

[8] Young A, Khanna D. Systemic sclerosis: a systematic review on therapeutic management from 2011 to 2014[J]. Curr Opin Rheumatol, 2015, 27(3): 241-248.

[9] Zulian F, Martini G, Vallongo C, et al. Methotrexate treatment in juvenile localized scleroderma: a randomized, double-blind, placebo-controlled trial[J]. Arthritis Rheum, 2011, 63(7): 1998-2006.

路小燕(撰写)　雒云祥(审校)

第六十章　非淀粉样纤维性肾小球病
Chapter 60　Non-amyloid Fibrillary Glomerulopathy

关键词:蛋白尿;血尿;高血压;肾功能不全

Keywords: proteinuria; hematuria; hypertension; renal insufficiency

一、概述

非淀粉样蛋白原纤维性肾小球病(Non-amyloid Fibrillary Glomerulopathy)是一种罕见的肾小球肾炎(GN),纤维样肾小球病又称为非淀粉样纤维性肾小球病。其特征是非淀粉样蛋白原纤维在系膜和肾小球(很少是肾小管)基底膜中积聚,主要表现为肾功能不全,微量血尿和肾病范围蛋白尿。

二、定义

非淀粉样蛋白 FGP 是一种罕见的肾小球肾炎(GN)病因,其特征是非淀粉样蛋白原纤维在系膜和肾小球(很少是肾小管)基底膜中积聚,主要表现为肾功能不全,微量血尿和肾病范围蛋白尿。

三、流行病学

在 0.5% 到 1.0% 的天然肾活检中会遇到非淀粉样蛋白 FGP,主要发生在 50~60 岁之间,女性受到的影响略大于男性,并且该病主要影响白种人。

四、病因及发病机制

非淀粉样蛋白 FGP 病因不明。该疾病通常被认为是特发性的,但它可能与继发性原因有关,例如单克隆(主要是免疫球蛋白 G4,IgG4)或寡克隆(包含 IgG1 和 IgG4)丙种球蛋白病、乙型和丙型肝炎感染、自身免疫性疾病和恶性肿瘤。非淀粉样蛋白FGP和免疫触状肾小球病(ITG)通常被归为致病相关疾病。

五、临床表现

该疾病的特征是肾病性或肾病范围蛋白尿，通常与肉眼或镜下血尿、高血压和肾功能不全有关。患者出现水肿、腹水、胸腔积液以及血栓和感染的风险升高。

六、辅助检查

1. 实验室免疫学检查

包括抗核抗体、类风湿因子、血补体及血、尿蛋白电泳，大多数患者无异常。

2. 免疫病理学检查

IgG和C3沿肾小球毛细血管壁和系膜区呈不规则的缎带状和团块状沉积，尤以IgG4最明显。

3. 电镜检查

在病变肾小球基底膜和系膜区可见较淀粉样纤维粗大的纤维样物质，呈无分支的杂乱排列。电镜检查是诊断本病的决定性方法。

七、诊断

非淀粉样蛋白FGP的诊断基于活检标本不与刚果红和其他通常用于淀粉样蛋白组织的组织化学显示的试剂(即硫黄素T)发生反应，以及在光、荧光和电子显微镜下的观察。可能存在新月体，有时与新月体原纤维GN(FGN)相关。常见的组织学类型包括膜增生性肾炎、系膜增生性肾炎、弥漫性增生性肾炎伴毛细血管内渗出、硬化性肾炎或毛细血管簇的膜性增厚。在超微结构水平上，肾小球结构被无定形的无细胞物质浸润，这些物质由随机排列的非分支原纤维组成，大约是淀粉样原纤维的两倍，并且没有明显的管腔。原纤维沉积物通常由多克隆IgG和补体C3组成。颗粒状电子致密沉积物也可能存在并混合在原纤维的积聚中。其他实验室特征可能包括低血清白蛋白和肌酐和血胆固醇升高。

(1)系膜区增生，可有毛细血管内细胞增生。

(2)多克隆免疫球蛋白IgG和补体C3沉积。

(3)系膜区、基底膜随机排列的纤维样结构，直径为10~20nm。

(4)免疫组化DNAJB9阳性，刚果红染色呈阴性。

八、鉴别诊断

鉴别诊断包括淀粉样变性、ITG(见这些术语)和狼疮性肾炎(狼疮膜性肾炎)。

淀粉样变性肾病刚果红染色阳性，电镜下纤维直径较小，光镜下表现为无细胞的系膜区扩张，AL型淀粉样变性肾病可见轻链限制性表达，文献报道少数刚果红染色阳性的纤维样肾小球病，但与淀粉样变性肾病不同，免疫荧光有免疫球蛋白和补体沉积，DNAJB9免疫组化染色阳性。冷球蛋白血症肾病最常见是单克隆的免疫球蛋白IgM沉积，电镜下可见微管或短的纤维样亚结构。免疫触须样肾小球病多为单克隆或寡克隆的免疫复合物沉积，电镜下可见直径30~50nm有序排列的微管状结构。纤连蛋白肾小球病电镜下可见短而模糊的纤维样结构，杂乱排列，免疫荧光阴性。Ⅲ型胶原肾小球病免疫荧光也为阴性，肾小球系膜区、内皮下可见带状排列有横纹的Ⅲ型胶原。

九、治疗策略

已经报道了针对该疾病的不同治疗策略，但治疗方案仍未确定。肾病综合征的治疗基于泼尼松，单独用于肾功能保留的患者，或与环磷酰胺相关的新月体FGN病例。临床试验数据表明，利妥昔单抗与减少蛋白尿有关，并且已经假设利妥昔单抗在预防或减缓肾功能保留患者的肾病进展中可能发挥作用。

十、疗效及转归

尽管进行了治疗，非淀粉样蛋白FGP的预后仍然很差，大约一半的患者在几个月到几年内进展为终末期肾功能衰竭。移植的同种异体移植物可能会再次发生原纤维沉积，但复发性疾病具有相对良性的过程。

参考文献

[1] 甄军晖,周庚寅.几种基膜增厚的肾小球肾炎的活检病理诊断[J].临床与实验病理学杂志,2010,26(04):389-393.

[2] 张锋,德学慧,周志.纤维样肾小球病并发过敏性间质性肾炎一例[J].中华肾脏病杂志,2009,25(10):820.

[3] 邹万忠.肾脏病理与临床[M].长沙:湖南科学技术出版社,1993:75-76.

[4] Behzad Najafian, Mark A. Lusco, Agnes B. Fogo. Approach to Kidney Biopsy: Core Curriculum 2022[J]. American Journal of Kidney Diseases, 2022, 4: 119-131.

[5] Yasuji Yoshikawa, Luan D. Truong, Joiner Cartwright. Renal amyloidosis characterized by abnormally thick fibrils[J]. Human Pathology, 1990, 8: 868-871.

[6] Shreeram Akilesh, Astier Alem, Roberto F. Nicosia. Combined crystalline podocytopathy and tubulopathy associated with multiple myeloma[J]. Human Pathology, 2014, 79: 875-878.

[7] Mark Haas, Surya V Seshan J. Charles Jennette. Consensus definitions for glomerular lesions by light and electron microscopy: recommendations from a working group of the Renal Pathology Society[J]. Kidney International, 2020, 29: 1120-1134.

[8] Samih H. Nasr, Agnes B. Fogo. New developments in the diagnosis of fibrillary glomerulonephritis[J]. Kidney International, 2019, 9: 581-592.

路小燕(撰写) 雒云祥(审校)

第六十一章　免疫触状肾小球病
Chapter 61　Immunotactoid Glomerulopathy, ITG

关键词:蛋白尿;血尿;高血压;肾功能不全

Keywords: Proteinuria; hematuria; hypertension; renal insufficiency

一、概述

免疫触状肾小球病变(immunotactoid glomerulopathy, ITG)是一种罕见的肾小球病变,具有独特的电子显微镜特征。ITG与淋巴组织增生性或自身免疫性疾病有关。临床表现多样,包括肾病综合征(NS)、血尿、急性肾损伤和终末期肾功能衰竭(ESRD),1980年Schwatz等首次报告在电镜下观察到肾小球内呈较粗的微管样物质,平行排布于肾小球内细胞外基质中,类似昆虫触须,并认为与免疫球蛋白沉积有关,故命名为免疫触状肾小球病(ITG)。这种疾病可导致肾小球损伤,影响肾脏功能。免疫触状肾小球病是一种肾小球病变,具有有组织沉积物的超微结构特征,最常见的是微管和/或平行阵列,通常为单型免疫球蛋白染色。ITG是指电镜下病变肾小球系膜区和(或)GBM内可见直径30~50nm排列规则的中空微管状结构沉积的一类肾小球疾病。

二、定义

ITG一种较为罕见的肾小球疾病。其主要特征是肾小球内存在特征性的"双轨征",即系膜区和毛细血管壁有电子致密物沉积,形成类似"触须"的结构。临床表现为蛋白尿、低补体血症、肾功能不全。

三、流行病学

ITG大多数病例发生在50岁的人群中,主要是白种人,男性和女性的发病率相同。至今国内外报道的病例数不足50例。

四、病因及发病机制

主要与潜在的淋巴浆细胞性疾病相关,常伴有克隆性沉积物,表明沉积物与潜在的恶性肿瘤存在因果关系。免疫触状肾小球病中的沉积物主要由免疫球蛋白G(IgG)组成,常呈现为较粗的短片样式,且轻链限制明显。此外,C3补体成分在沉积物中较少见。在电镜下,免疫触状肾小球病的特征性改变是微管样的结构,这些微管通常直径大于30nm,并呈平行排列。这些结构主要出现在系膜区和毛细血管壁。

五、临床表现

最常见的表现是肾病综合征,但也有血尿、低补体血症和肾功能不全。ITG常与单克隆免疫球蛋白病(如慢性淋巴细胞白血病,CLL)和血液恶性肿瘤相关。

值得注意的是,患者与纤维性肾小球肾炎患者相比,免疫触状肾小球病更倾向于潜在的淋巴浆细胞疾病,纤维性肾小球肾炎是另一种有组织但随机排列的纤维实体。因此,三分之二的患者有先前、伴随或随后的循环单克隆副蛋白和/或淋巴浆细胞恶性肿瘤。免疫荧光研究支持慢性淋巴细胞白血病(CLL)或相关B细胞淋巴瘤与ITG的发展之间的因果关系,有研究表明患者的单型肾小球沉积与血清和/或淋巴细胞胞浆中的同型相匹配。此外,质谱研究表明,这些沉积物是由免疫球蛋白组成的,单型轻链、经典和末端途径的补体因子,以及少量的血清淀粉样蛋白P成分,与单型免疫球蛋白的沉积和补体经典和末端途径的激活相一致。

六、辅助检查

显微镜下特征系膜区扩张:肾小球系膜区因嗜酸性物质(沉积物)扩张,细胞增生明显。多种病理模式:包括系膜增生、膜性增生、膜性和毛细血管内增生等多种病理模式。基底膜局部双轨和钉突:基底膜局部可出现双轨现象,偶见"钉突"。

免疫荧光:显示主要为IgG,某些情况下也可显示IgA或IgM。多数情况下具有轻链限制(70%~90%),当存在单克隆沉积物时,IgG1是最常见的亚类。C3通常为阳性,C1q较少为阳性。

七、诊断

ITG病理类型具有多样性,主要病变在肾小球。常表现膜型、膜增殖型、系膜增生型、增生硬化型等,系膜结节性硬化型、毛细血管内增生型较少见。ITG具有典型的病理形态学特征。

(1)光镜下PAS染色阳性的淀粉样物质沉积于系膜区或GBM,但刚果红染色阴性。

(2)PAM-Masson染色常见肾小球相应部位"双轨化""钉突"及嗜复红蛋白沉积。

(3)晚期病情进展出现肾小球节段或球性硬化,肾小管不同程度萎缩及肾间质纤维化,肾动脉壁常表现不同程度的纤维性增厚。

(4)免疫病理:IgG、IgM、C3沿系膜区、毛细血管攀呈颗粒状或块状沉积。

(5)电镜下病变肾小球系膜区或GBM内直径30~50nm排列规则的中空微管状结构沉积是确诊ITG的主要诊断依据。

八、鉴别诊断

本病需与各种导致系膜结节性硬化的肾小球病相鉴别:如纤维性肾小球病、淀粉样变性肾病、Ⅲ型胶原肾小球病、轻链肾病、冷球蛋白血症肾病、结节性糖尿病肾小球硬化症等。

(1)纤维样肾小球病:纤维样肾小球病在临床特点、光镜、免疫病理及刚果红染色等方面难于与ITG鉴别,但电镜观察到直径20nm、无分支、排列杂乱的纤维样物质是支持纤维样肾小球病的诊断依据。目前已发现纤维样肾小球病的纤维样物质和ITG的中空微管状结构常同时存在同一病例中,因此有人认为ITG可能是纤维样肾小球病的一种亚型,此观点尚需验证。

(2)淀粉样变性肾病:组织形态学特点似ITG,均表现系膜区均质粉染的淀粉样物质沉积,但刚果红染色阳性,而ITG刚果红染色阴性,电镜下无分支杂乱排列的淀粉丝(直径8~10nm)是确诊前者的特征性超微结构。

(3)Ⅲ型胶原肾小球病:PAM Masson染色示增厚的GBM和系膜区呈蓝绿色而不是黑色,免疫组化Ⅲ型胶原蛋白阳性表达,免疫球蛋白和补体均为阴性。电镜下肾小球系膜区和GBM内皮下可见大量直径60~100nm成束杂乱排列的胶原纤维,部分胶原纤维内可见周期性横纹。

(4)轻链肾病:系膜区PAS阳性的淀粉样物质呈结节性硬化病变,刚果红阴性,电镜GBM内皮下线性电子致密物沉积及免疫病理κ链或λ链单克隆性增生支持该病诊断。临床常合并骨髓瘤及淋巴-浆细胞增生性病变。

(5)冷球蛋白血症肾病:肾小球毛细血管内增生,GBM增厚,"双轨化",大量嗜复红蛋白沉积,血管内微血栓形成,电镜下电子致密物中可见纤维样、晶格样、管状或球状等形态多样的结晶体。

(6)结节性糖尿病肾小球硬化症:系膜区无细胞性基质增生,同心圆排列形成K-W结节,电镜示GBM弥漫均质增厚,有时系膜区和GBM内少量颗粒状电子致密物。

九、治疗策略

由于病例稀少,没有进行治疗的随机试验。

第二篇 肾小球疾病

治疗单克隆和多克隆ITG：单克隆变体更常见，且与血液系统疾病相关，预后较好。多克隆ITG的肾脏结局更差，治疗上缺乏针对性方案。治疗反应：单克隆ITG患者接受化疗后有更好的肾脏预后。

应早期进行血液学检查，以确定潜在的B或浆细胞克隆，如果确定，应开始克隆特异性治疗。在一项对14例患者（其中9例患有相关淋巴瘤）的研究中，使用不同的免疫抑制，包括皮质类固醇或添加烷基化剂，可导致肾病综合征完全或部分缓解。在54个月时，患者的生存率为71.4%。而免疫触状肾小球病的预后可能优于纤维性肾小球肾炎，这些患者的透析生存率往往较低，尽管肾移植的结果已被证明是可接受的。已知在同种异体移植中复发，治疗一名肾移植受者的免疫触状肾小球病变，增加免疫抑制治疗，包括血浆交换、甲基泼尼松龙、环磷酰胺和环孢霉素，成功地降低了血清肌酐和蛋白尿。另一名对常规治疗无反应的患者显示，使用利妥昔单抗可降低血清肌酐水平并保持稳定，利妥昔单抗是一种针对CD20阳性B细胞的抗体，尽管蛋白尿持续存在。

十、疗效及转归

ITG病情进展较快，预后不佳，多数患者肾功能持续恶化。目前在治疗上长期口服低剂量强的松可以改善蛋白尿及肾病综合征症状，至病变后期肾功能衰竭时需要进行血液透析或肾移植治疗，但少数患者肾移植术后可复发。

参考文献

[1] 曲利娟,季天海,宋屹娜,等.免疫触须样肾小球病2例报告并文献复习[J].中国误诊学杂志,2006,6(17):3098-3100.
[2] Schwartz MM ,Lewis EJ.T he quarterly case: nephrotic syndrome in a middle-aged man[J].Ultrastruct Pathol,1980,1(4) : 575-582.
[3] Aviles DH,Craver R,Warrier RP.Immunotactoid glomerulopathy in sickle cell anemia[J].Pediatr Nephrol,2001,16(1) :82-84.
[4]Hoch B,Juknevicius I,Liapis H.Glomerular injury associated with hepatitis C infection: a correlation with blood and tissue HCVPCR[J].Semin Diagn Pathol,2002,19(3) :175-187.
[5] Ikee R,Kobayashi S,Hemmi N,et al.Amyloidosis associated with chronic lymphocytic leukemia[J].Amyloid,2005,12(2) :131-134.
[6]M artin JL,T homas D,Colindres RE.Immunotactoid glomerulopathy in an HIV-positive African-American man [J].Am J Kidney Dis,2003,42(6) : E6-E10.
[7]于建平,许静,邹大进,等. 糖尿病伴触须样免疫性肾小球病一例[J].中华肾脏病杂志,2003,19(6) :406.
[8]Bridoux F, Hugue V, Coldefy O, et al. Fibrillary glomerulonephritis and immunotactoid (microtubular) glomerulopathy are associated with distinct immunologic features[J]. Kidney Int,2002,62:1764-1775.
[9]Iskandar SS, Falk RJ, Jennette JC. Clinical and pathologic features of fibrillary glomerulonephritis[J]. Kidney Int, 1992,42:1401-1407.
[10]Alpers CE. Fibrillary glomerulonephritis and immunotactoid glomerulopathy: two entities, not one[J]. Am J Kidney Dis,1993,22:448-451.
[11]Bridoux F, Hugue V, Coldefy O, et al. Fibrillary glomerulonephritis and immunotactoid (microtubular) glomerulopathy are associated with distinct immunologic features[J]. Kidney Int,2002,62:1764-1775.

路小燕（撰写） 雒云祥（审校）

第六十二章　纤维样肾小球病
Chapter 62　Fibrillary Glomerulopathy，FGP

关键词：蛋白尿；肾病综合征

Keywords: proteinuria；Nephrotic syndrome

一、概述

纤维样肾小球病（fibrillary glomerulopathy，FGP）是指肾脏发生纤维样病变，是一种少见的肾小球疾病。肾小球内存在类似淀粉样纤维丝样物质或类似中空的微管样结构的纤维样物质，但淀粉样蛋白质特殊染色阴性，一般不伴系统性疾病的一类肾小球疾病，属原发性肾小球疾病。电镜下超微结构是诊断本病的主要依据。治疗主要是保护肾功能、对症治疗，防治并发症。男性患者、合并高血压患者及肾病综合征水平蛋白尿患者，预后大多不良。

1977年由Rosenmann等首先报道，迄今国内FGP近200例，占肾活检病例的0.8%～2.0%。

二、定义

纤维样肾小球病(FGP)是指肾小球内出现类似淀粉样物质,而刚果红又不着色的纤维样物质沉积的罕见原发性慢性肾小球疾病。临床罕见,以蛋白尿为主,部分伴有肾功能衰竭。

三、流行病学

年龄范围10~80岁,发病高峰40~60岁,男性比例偏高。儿童罕见,高加索人好发。几乎所有患者均有不同程度蛋白尿,其中60%~70%患者达到肾病综合征范畴。肾病综合征常伴有镜下血尿、高血压,多数患者肾功能持续性恶化,平均随访4年约半数患者发展为终末期肾衰竭。

四、病因及发病机制

起初认为它是特发性的,但越来越多的研究认为30%~58%的FGP与自身免疫、恶性肿瘤或肝炎相关。

(1)因为FGP大部分有IgG4来源的免疫球蛋白沉积,且DNAJB9可能是其自身抗原,因此与自身免疫有一定关系。

(2)恶性肿瘤尤其是实体肿瘤,占FGP病因的4%~23%,可先于、同时或后于FGP,也是FGP常见于老年人的原因,但两者相关性并没有恶性肿瘤致MN那么明确。

(3)FGP与HCV感染相关主要见于非洲裔美国人,与HCV感染激活免疫系统有关。与HCV引起MPGN不同,FGP患者常无低补体血症或冷球蛋白血症。与HBV及HIV感染没有相关性报道。建议诊断FGP患者需进行自身免疫性疾病、实体肿瘤、副蛋白血症及HCV感染等相关筛查。

有认为纤维物质的形成可能是血液循环中免疫球蛋白沉积,经过聚合、修饰后形成。有研究通过免疫电镜显示纤维样肾小球病的纤维可能是IgG、C3结合淀粉样P成分所构成。

五、临床表现

FGP可见肾炎/肾病范围蛋白尿(4.1~7.3g/d)、血尿、肾功能不全(约占2/3)、高血压。血清冷球蛋白及RF阴性。低补体血症发生率<10%,未见高球蛋白血症,血清IgG亚型基本正常。4%~16%的FGP可见血清单克隆免疫球蛋白(monoclonal immunoglobulin, mIg)阳性,其中有些FGP与血mIg相关,还有一些与mIg不相关(Ig血与肾不同,或清链表达不同),因此mIg引起FGP是很罕见的。

几乎所有患者均有不同程度蛋白尿,其中60%~70%患者达到肾病综合征范畴。肾病综合征常伴有镜下血尿、高血压,多数患者肾功能持续性恶化,平均随访4年约半数患者发展为终末期肾衰竭。

六、辅助检查

1. 实验室免疫学检查

包括抗核抗体、类风湿因子、血补体及血、尿蛋白电泳,大多数患者无异常。

2. 免疫病理学检查

IgG和C3沿肾小球毛细血管壁和系膜区呈不规则的缎带状和团块状沉积,尤以IgG4最明显。

3. 电镜检查

随机分布的直纤维丝,直径为12~24nm(淀粉样纤维丝的两倍,有时与淀粉样纤维丝有重叠)。有的纤维丝也具有嗜刚果红性。分布部位:系膜区基本受累,大部分病例也累及基底膜致密层,严重者侵袭致基底膜外呈现钉突样表现。球外纤维丝罕见(电镜取材的局限性)。其他器官受累也罕见。

在病变肾小球基底膜和系膜区可见较淀粉样纤维粗大的纤维样物质,呈无分支的杂乱排列。电镜检查是诊断本病的决定性方法。

4. 光镜检查

光镜下最常见的类型是MPGN,其次是系膜增生(MSPGN)和弥漫性毛细血管内增生,有1/3病例光镜可见细胞纤维性新月体,且新月体多伴有弥漫性毛细血管增生。

有些病例可见类似于糖尿病肾病的表现,出现系膜基质的明显结节状扩张(K-W结节样病变)。

少数病例基底膜上可有钉突出现呈现膜性肾病样改变,提示存在基底膜对上皮下胶原纤维性沉积物的反应。

纤维丝样物质主要沉积于系膜区和毛细血管壁即基底膜内,也可分布于基底膜(GBM)的上皮细胞侧或内皮细胞侧,偶有沿肾小管基底膜和肾间质分布的。

多数研究显示纤维样肾小球病的纤维丝直径为15~25nm,北大一院报道为20.5nm±0.16nm,约为淀粉样纤维丝直径的2倍(淀粉样纤维丝直径为7~15nm),呈无规则排列,纤维僵直伸向各方。

免疫荧光显示系膜区显著阳性,IgG及少量的C3呈颗粒样沉积于系膜区或沿肾小球基底膜即毛细血管壁节段性块状分布,偶见膜性分布,IgG亚型主要为IgG4,免疫组化证实κ、λ轻链常并存,说明为多克隆。

七、诊断

主要依靠电镜下超微结构的特殊微管或微丝样结构明确诊断,纤维样肾小球病的纤维丝直径为15~25nm,呈无规则排列。符合纤维样肾小球病伴肾小管间质损伤及缺血性肾损伤。

八、鉴别诊断

某些肾小球病在电镜下可出现直径10nm的微细纤维样物质,包括移植性肾小球病、局灶节段性肾小球硬化、先兆子痫性肾损害、溶血性尿毒症综合征、恶性高血压及糖尿病肾病等,但这些疾病的纤维样物质很纤细,而且多仅分布于基底膜内皮细胞侧。依据电镜检查,一般不难与FGP相鉴别。

九、治疗策略

尚无特殊治疗。RAS阻断剂可用于所有患者,仅少数患者单用有缓解作用。大部分患者应用了免疫抑制剂(IS),包括激素、CTX、环孢素、MMF,但对疾病进展没有显著缓解作用。由于FGP有自身免疫机制,因此利妥昔单抗对早期、慢性病变不严重患者治疗有一定作用。

1. 对症治疗

营养维护和支持;降血压;降脂;减少尿蛋白。

2. 保护肾功能

必要时可使用激素和免疫抑制剂,防止和延缓肾功能损害,减慢病情的进展。

3. 治疗并发症

包括抗凝、抗血栓;避免感染;维持水电解质和酸碱平衡;避免和减少药物治疗不良反应。动态复查,根据病情及时调整治疗措施。

十、疗效及转归

男性、高血压和肾病综合征范畴蛋白尿为本病预后不良的危险因素。约半数患者移植肾后2~4年复发,移植肾病理改变与移植前相似。

预后总体差,大部分4年内进入ESRD。影响预后的因素有老龄、血肌酐及尿蛋白水平,小球病变类型(MPGN预后比系膜增生型差)、小球硬化及间质纤维化水平。死亡率为2%~35%,与其他原因引起ESRD没有区别。移植复发率约占1/3,特别是存在mIg者更易复发。

参考文献

[1]梁少姗,杨帆,曾彩虹.刚果红阳性的纤维性肾小球肾炎[J].肾脏病与透析肾移植杂志.2019: 124-126.

[2]Rosenmann E,Eliakim M. Nephrotic syndrome associated with amyloid –like glomerular deposits[J]. Nephron, 1977,18(5): 301-308.

[3]Fogo A, Qureshi N, Horn RG. Morphologic and clinical features offibrillary glomerulonephritis versus immunotactoid glomerulopathy[J]. J Kidney Dis, 1993,22(3):367-377.

[4]Rosenstock JL, Markowitz GS, Valeri AM, et al. Fibrillary and immunotactoid glomerulonephritis: distinct entities with different clinicaland pathologic features[J]. Kidney Int,2003,63(4):1450-1461.

[5]Nasr SH, Valeri AM, Cornell LD, et al. Fibrillary glomerulonephritis: a report of 66 cases from a single institution[J]. Clin J Am SocNephrol,2011, 6(4):775-784

[6]张宏文,崔洁媛,苏白鸽,等.儿童纤维性肾小球肾炎1例报告[J].临床儿科杂志,2017,35(9):687-690.

[7]Yi-Pu Chen,Hong Cheng,Hong-Liang Rui, et al.Cryoglobulinemic vasculitis and glomerulonephritis: concerns in clinical practice[J].中华医学杂志(英文版), 2019, 132(14): 1723-1732.

[8]Daverkausen-Fischer Lea,Pröls Felicitas.The function of the co-chaperone ERdj4 in diverse (patho-)physiological conditions[J].Cellular & Molecular Life Sciences, 2021,79: 9.

[9] Andeen NK. Elevated serum concentrations of DNAJB9 in fibrillary glomerulonephritis: another step toward understanding a progressive disease [J]. Kidney Int, 2019, 95(5): 1025-1026.

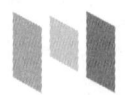

[10] Rosenstock JL, Markowitz GS. Fibrillary Glomerulonephritis: An Update[J]. Kidney Int Rep, 2019, 4(7): 917-922.

路小燕（撰写） 雒云祥（审校）

第六十三章 胶原蛋白Ⅲ型肾小球病
Chapter 64　Collagen Type Ⅲ Glomerulopathy, Col3GP

关键词：蛋白尿；高血压；肾功能损伤
Key words：albuminuria；hypertension；renal impairment

一、概述

胶原蛋白Ⅲ型肾小球病（Collagen Type Ⅲ Glomerulopathy, Col3GP）是一种罕见的遗传性肾小球疾病，是一种常染色体显性遗传疾病，主要由 COL3A1 基因的突变引起。这种突变导致了结缔组织中胶原蛋白Ⅲ的异常合成或功能障碍，从而影响了肾小球的结构和功能，肾脏活检通常显示肾小球基底膜增厚和电镜下的特征性改变。因此，家族史对该病的发病具有重要意义。患者通常在婴幼儿期或儿童期出现症状，包括大量蛋白尿、水肿、高血压和肾功能不全等。病情发展迅速，可能会导致肾功能损害和肾衰竭，需要肾脏替代治疗，如透析或肾移植。

二、定义

Col3GP 是一种少见的肾小球疾病，其特征是肾小球基底膜上有明显的胶原蛋白Ⅲ型沉积，这会导致肾脏功能异常，表现为蛋白尿、血尿、肾功能不全等症状。这种疾病通常被归类为新近发现的一种特发性非狼疮性"满堂亮"肾病。

三、流行病学

Col3GP 的流行病学特征尚不完全清楚，是一种相对罕见的肾小球疾病。然而，据已有研究表明，该病在全球范围内的发病率相对较低，尽管如此，医学界对这种疾病的认识不断增加，临床上对其诊断和治疗也在不断进步。流行病学研究可能会有助于更好地了解这种疾病的发病机制、危险因素以及如何更有效地治疗患者。

四、病因及发病机制

关于 Col3GP 的病因和发病机制，目前尚未有明确的共识。一般来说，这种疾病可能与遗传因素、免疫系统异常以及其他潜在的致病因素相关。部分研究表明，免疫系统对自身组织产生异常反应，导致胶原蛋白Ⅲ型在肾小球中沉积，从而损害了肾脏功能，其特征是肾小球中Ⅲ型胶原的病理性积累。这些是胶原纤维性肾小球病，也被称为胶原Ⅲ型肾小球病，以及指甲-髌骨综合征。尽管在形态异常上与系膜和/或毛细血管壁的Ⅲ型胶原有相似之处，但它们之间没有遗传或致病联系。胶原纤维性肾小球病变表现在儿童，通常有家族史提示常染色体隐性遗传，或在成人作为散发性发生。蛋白尿是典型的表现，在大约10年内进展为ESRD。然而，我们仍需要更多的研究来全面了解这种疾病的病因和发病机制。希望未来的研究工作能够更好地揭示这方面的信息，从而为临床治疗提供更有效的策略。

五、临床表现

1. 尿液变化

蛋白尿是最常见的表现之一，是由肾小球过滤屏障受损导致大量蛋白质从尿液中丢失。根据病情的严重程度，蛋白尿可能从微量到重度不等。部分患者可能会出现血尿，尿液呈红色或棕色，是因为肾脏过滤系统的受损让红细胞逸出到尿液中。

2. 肾功能下降

随着疾病的进展，肾脏清除废物和多余水分的能力可能逐渐减弱，表现为肾功能下降。这可能导致肾脏疾病后期的症状，如疲劳、食欲不振、恶心、浮肿等。

3.高血压
肾小球的损伤,特别是当肾功能开始下降时,可能导致体内液体和钠盐增加,从而引起高血压。

4.浮肿
由于蛋白质的流失和肾脏排水功能减弱,患者可能会出现面部、腿部或其他部位的浮肿。

5.生化指标变化
可能会观察到血清肌酐、尿素氮等肾功能指标升高,以及血液蛋白质水平(特别是白蛋白)降低。

6.肾脏活检特点
肾脏活检是确诊Col3GP的关键,可以直接观察到肾小球内胶原蛋白Ⅲ的异常沉积,通常通过特殊染色技术或电子显微镜来确认。

考虑到Col3GP的罕见性,患者在接受治疗时需要专家的指导和监测。此外,患者还需要定期接受肾功能评估,以监控病情进展和治疗效果。

六、辅助检查

血液检查:可以帮助评估肾功能,检查肌酐、尿素氮(BUN)等指标的水平。此外,还可以检测血液中的蛋白质(尤其是白蛋白)水平,了解患者的营养状况和肾脏的过滤功能。尿液检查:尿液分析可以检测蛋白尿和血尿的存在,这是胶原蛋白Ⅲ型肾小球病的常见临床表现。通过尿液检查可以早期发现肾脏损伤的迹象。

肾脏活检:肾脏活检是确诊胶原蛋白Ⅲ型肾小球病的金标准检查方法。通过肾脏组织样本,利用光镜、免疫荧光和电子显微镜等技术来观察肾小球内胶原蛋白Ⅲ的异常沉积。光镜检查:可以观察到肾小球结构的改变。免疫荧光:有助于检测肾小球中特定类型的蛋白质沉积。电子显微镜:可以非常详细地观察胶原纤维的异常结构和分布。

超声波检查:通过超声波检查可以评估肾脏的大小、形态以及是否存在异常结构,帮助检测肾脏病变的物理特征。

血压检测:由于Col3GP可能导致高血压,定期监测血压对病情管理至关重要。

肾功能测试:肾功能测试如肾小球滤过率(GFR)评估,可以更准确地反映肾脏的过滤能力,对于监测病情进展和治疗效果非常重要。

七、诊断

Col3GP是一种罕见的肾脏疾病,其特征在于肾小球中异常积累了Ⅲ型胶原蛋白。这种情况可能会导致多种肾功能问题,包括蛋白尿和血尿。

(一)临床表现
Col3GP的临床表现通常包括蛋白尿、血尿、肾功能不全等症状。患者可能会出现水肿、高血压、贫血等不适感。这些症状在不同患者中可能表现不同程度的严重性。早期诊断和治疗对于改善患者的预后至关重要。

(二)实验室检查
尿液检查:尿液分析可以检测蛋白尿和血尿的存在,这是Col3GP的常见临床表现。通过尿液检查可以早期发现肾脏损伤的迹象。血液检查:通过血液测试可以评估肾功能状态,检查血清肌酐、尿素氮(BUN)等指标。这些测试有助于确定肾脏过滤废物的能力是否受影响。

(三)影像检查
通过超声波检查等影像学方法可以评估肾脏大小和形态,检查是否有异常结构存在。虽然影像学检查不能直接诊断Col3GP,但可以帮助排除其他可能导致类似症状的肾脏疾病。

(四)家族史
胶原纤维性肾小球病变表现在儿童,通常有家族史提示常染色体隐性遗传,或在成人作为散发性发生。

(五)肾脏活检
肾脏活检是确诊胶原蛋白Ⅲ型肾小球病的关键步骤。通过光镜、电子显微镜和免疫荧光等检测技术,直接观察肾小球内是否存在Ⅲ型胶原蛋白的异常积累。光镜检查可以显示肾小球的整体结构及可能的改变。电镜提供肾小球毛细血管壁及周边区域的高分辨率图像,检测Ⅲ型胶原蛋白的特异性沉积。免疫荧光用于检测特定抗体和蛋白质的沉积情况,进一步确认诊断。

八、鉴别诊断

Col3GP是一种极为罕见的肾脏疾病,以肾小球内异常积累Ⅲ型胶原蛋白为特征。该病症的诊断主要靠临床表现、实验室检查及肾脏活检的结果,而鉴别诊断则是排除其他可能导致类似症状的疾病,以确保准确诊断。

1. 系统性红斑狼疮(SLE)

SLE是一种系统性自身免疫疾病,可以侵犯包括肾脏在内的多个器官,导致肾脏炎症和损伤。肾脏受累时,也会出现蛋白尿、血尿等症状。通过血液检测抗核抗体等特异性自身抗体,结合临床症状,可以帮助区分SLE及胶原蛋白Ⅲ型肾小球病。

2. 糖原累积病类型Ⅳ(安德森病)

安德森病属于一种遗传性代谢疾病,可影响多个器官系统,包括肾脏。虽然它与胶原蛋白Ⅲ型肾小球病相比相对罕见,但病理检查下可发现异常的多糖和糖原在肾小球的沉积。通过遗传学检测和代谢物分析可以与胶原蛋白Ⅲ型肾小球病进行区别。

3. 纤维化肾病(Fibronectin Glomerulopathy)

纤维连接蛋白肾病是一种遗传性肾脏疾病,以肾小球中过量沉积纤维连接蛋白为特征。与胶原蛋白Ⅲ型肾小球病相似,患者也会出现蛋白尿和肾功能减退等表现。肾脏活检下观察到的纤维连接蛋白特异性沉积有助于二者的鉴别诊断。

4. IgA肾病

IgA肾病是一种常见的原发性肾小球疾病,以IgA免疫复合物在肾小球中沉积为特征。患者通常表现为间歇性或持续性血尿,部分病例伴有蛋白尿。通过肾脏活检,免疫荧光检测肾小球中的IgA沉积,可与胶原蛋白Ⅲ型肾小球病区分。

5. 局灶节段性肾小球硬化(FSGS)

局灶节段性肾小球硬化是一种常见的原发性肾小球损伤病理类型,以部分肾小球节段性硬化和滤过膜改变为特征。FSGS患者通常出现重度蛋白尿和肾功能逐渐下降。通过肾小球的形态学改变和特点,可以与胶原蛋白Ⅲ型肾小球病相鉴别。

胶原蛋白Ⅲ型肾小球病的确诊需建立在排除上述及其他相关疾病基础上,通过综合分析病史、临床表现、实验室检测结果和肾脏活检等多方面信息,特别是利用肾脏活检的病理学特点,是鉴别诊断的关键。

九、治疗策略

Col3GP是一种罕见的肾脏疾病,目前没有特定的治疗方法。治疗主要侧重于缓解症状、延缓疾病进展以及改善患者的生活质量。

(1)控制血压:高血压是许多肾脏疾病的共同特征,也是加速肾脏疾病进展的因素之一。控制血压至正常水平对于延缓肾功能损害非常重要。常用的药物包括血管紧张素转换酶抑制剂(ACEI)或血管紧张素Ⅱ受体阻滞剂(ARBs),这两类药物还可以减少尿蛋白的排出。

(2)减轻蛋白尿:除了ACEI和ARBs外,还可能使用其他药物来控制蛋白尿。在一些情况下,考虑使用皮质类固醇或其他免疫抑制剂来减少尿蛋白的排泄,这还要取决于患者的具体情况。

(3)保护肾功能:保持良好的生活习惯,如健康饮食、适当运动、戒烟和限制饮酒等,都有助于保护肾脏健康。针对患者的具体情况,医生可能推荐低盐饮食、蛋白质摄入控制等饮食调整。

(4)定期监测:由于此病症的特殊性和罕见性,需要定期进行血液、尿液检测和肾功能评估,以监测病情的进展和调整治疗方案。

(5)支持性治疗:对于出现水肿的患者,可能需要使用利尿剂来帮助排出体内多余的水分。在肾功能严重受损的情况下,可能需要考虑透析治疗。

6.患者教育:给予患者及其家庭足够的病情知识和管理策略,帮助他们理解疾病的性质和预后,以及如何有效管理生活中的各种挑战。

十、疗效及转归

由于Col3GP罕见性,目前关于病情的转归和治疗效果的数据相对有限。总之,Col3GP的疗效和转归与多种因素相关,包括疾病的严重程度、治疗选择和患者的生活方式等。由于资料有限,需要更多的研究和长期随访以确定最佳的治疗方案和改善患者预后的方法。

参考文献

[1]Imbasciati E, Gheradi G, Morozumi K, et al. Collagen Type Ⅲ glomerulopathy: a new idiopathic glomerular disease[J]. Am J Nephrol, 1991, 11:422-429.

[2]Duggal R, Nada R, Rayat CS, et al. Collagenofibrotic glomerulopathy—a review[J]. Clin Kidney J, 2012, 5:7-12.

[3]Dombros N, Katz A. Nail-patella like renal lesion in the absence of skeletal abnormalities[J]. Am J Kidney Dis, 1982, 1:237-240.

[4]Ikeda K, Yokoyama H, Tomosugi N, et al. Primary glomerular fibrosis: a new nephropathy caused by diffuse intraglomerular increase in atypical type Ⅲ collagen fibers[J]. Clin Nephrol, 1990, 33:155-159.

[5]Gubler MC, Dommergues JP, Foulard M, et al. Collagen type Ⅲ glomerulopathy: a new type of hereditary nephropathy[J]. Pediatr Nephrol, 1993, 7:354-360.

[6]Vogt BA, Wyatt RJ, Burke BA, et al. Inherited factor H defi-ciency and collagen type Ⅲ glomerulopathy[J]. Pediatr Nephrol, 1995, 9:11-15.

[7]Farris AB, Ellis CL, Rogers TE, et al. Renal medullary and cortical correlates in fibrosis, epithelial mass, microvascularity, and microanatomy using whole slide image analysismorphometry[J]. PLoS One, 2016, 11:e0161019.

[8]Wilson et al.: Collagen Type Ⅲ Glomerulopathy: A novel inborn error of sphingolipid metabolism[J]. Adv Biol Regul, 2019, 71(9):128-140.

[9]Yoshioka K, Takemura T, Tohda M. Akano N. Miyamoto H, et al. Maki S: Glomerular localization of type Ⅲ collagen in human kidney disease[J]. Kidney Int, 1989, 35:1203-1211.

[10]Morel-Maroger-Striker LJ, Killen P, Chi E, et al. The composition of glomerulosclerosis. Studies in focal sclerosis, crescentic glomerulonephritis, and membranoproliferative glomerulonephritis[J]. Lab Invest, 1984, 51:181-192.

[11]Ikeda K. Yokoyama H. Tomosugi N, et al. Primary glomerular fibrosis: A new nephropathy caused by diffuse intra-glomerular increase in atypical type Ⅲ collagen fibers[J]. Clin Nephrol, 1990, 33:155-159.

[12]Hirano H, ShindoT, Okamoto M, et al. Two cases of glomerular lesion of massive accumulation of collagen fibres in mesangium (abstract)[J]. Jpn J Nephrol, 1982, 24:1404 (Japanese).

陈景涛(撰写)　陶新朝(审校)

第六十四章　特发性非狼疮"满堂亮"肾病

Chapter 64　Idiopathic Non-Lupus Fullhouse Nephropathy, INLFHN

关键词:蛋白尿;血尿;水肿;高血压

Keywords: albuminuria; hematuria; edema; hypertension

一、概述

特发性非狼疮"满堂亮"肾病(Idiopathic Non-Lupus Fullhouse Nephropathy, INLFHN)是一种罕见的肾脏疾病,表现为肾小球损伤且免疫荧光染色结果显示"满堂亮"(Fullhouse)模式,但不伴有系统性红斑狼疮(SLE)的临床和实验室特征。"满堂亮"模式指的是肾小球在免疫荧光下对多种抗体(如IgG、IgA、IgM、C3、C1q等)的表达。这种模式通常与狼疮肾炎密切相关,但在INLFHN中,患者并没有其他狼疮相关的症状或实验室异常。治疗这种病通常依赖于使用类固醇和免疫抑制剂,以控制免疫系统的异常反应和减少肾脏的炎症。每个患者的情况可能不同,因此治疗方案需要个体化,通常需要内科医生和肾脏病专家共同协作制定治疗计划。定期的监测和评估对于及时调整治疗方案和预防肾功能进一步恶化至关重要。

二、定义

INLFHN是一种罕见的自身免疫性疾病,临床特征为类似于系统性红斑狼疮(SLE)的肾脏疾病,但患者没有系统性红斑狼疮其他器官损害的表现。

三、流行病学

一些研究表明,遗传因素可能在特发性非狼疮性"满堂亮"肾病的发病中起到一定作用,同时环境因素也可能对其发病产生影响。一项医学研究在莱顿大学医学中心进行了深入探讨,主要关注了INLFHN患者与狼疮性FHN患者之间的临床病理特征及预后差异。研究期间纳入了1968年至2014年间在该中心进行活检的病例,严格遵循了美国风湿病学院或系统性狼疮国际合作诊所的四个或更多标准。首先,该研究比较了INLFHN患者与狼疮性FHN患者的临床特征。在纳入的149例患者中,有32例为非狼疮性FHN患者。在长达20年的中位随访期间,未发现INLFHN患者进展为SLE的情况。另外,还区分了特发性非狼疮性FHN患者和继发性INLFHN患者,后者通常与膜性肾病相关。在性别分布上,特发性非狼疮性肾炎患者中男性比例较高($P<0.001$)。从肾脏病理角度看,特发性非狼疮性肾炎患者的肾活检更常显示系膜性($P<0.04$)或膜性损伤($P<0.02$),且C1q染色较弱($P<0.002$),这可能与疾病的发病机制和病程有关。在临床表现方面,INLFHN患者与狼疮性FHN患者在红细胞尿量和蛋白尿水平上存在显著差异。具体来说,INLFHN患者的红细胞尿量较低($P<0.04$),而蛋白尿水平较高($P<0.01$)。此外,INLFHN患者的补体消耗也较少($P<0.001$),这可能反映了两种疾病在免疫机制上的不同。进一步的多变量Cox回归分析显示,与狼疮性FHN相比,INLFHN是终末期肾病的独立危险因素。这一发现表明INLFHN患者在肾脏疾病的病程和预后方面可能面临更高的风险。需要注意的是,由于该疾病罕见且病因复杂,其流行病学特征还需要更多的研究来全面了解。

四、病因及发病机制

INLFHN的确切病因和发病机制尚未完全明确,但目前的研究认为可能涉及多种因素,包括遗传、免疫因素和环境因素。

1. 遗传因素

遗传因素可能在INLFHN的发病中发挥一定作用。有些人可能具有遗传易感基因,使他们更容易患上这种疾病。

2. 免疫因素

自身免疫反应被认为是该疾病的主要机制之一。免疫系统异常激活并攻击自身组织,导致肾脏发生炎症和损害。具体来说,可能涉及自身抗体的生成,例如抗核抗体等。

3. 环境因素

环境因素可能在INLFHN的发病中发挥一定作用。一些研究表明,某些环境因素如感染、药物暴露、化学物质等可能会触发免疫系统异常激活,导致疾病的发生。

4. 其他因素

其他一些因素如激素、免疫调节因子等也可能参与了该疾病的发病机制,但具体作用仍需进一步研究。总的来说,INLFHN的病因和发病机制是一个复杂的多因素作用过程,尚需进一步深入研究。

五、临床表现

INLFHN的临床表现可以包括以下几个方面。

1. 蛋白尿

是INLFHN最常见的症状之一,患者的尿液中可检测到大量蛋白质,这通常是由肾小球滤过功能异常导致的。

2. 血尿

有些患者可能会出现血尿,即尿液中含有血液,这可能是由肾小球炎症或损害导致的。

3. 水肿

患者可能会出现水肿,尤其是在面部、手部和脚踝,这是由肾脏滤过功能下降引起的体液潴留所致。

4. 高血压

一些患者可能会出现高血压,这可能是由肾脏功能异常导致的体液潴留和血管收缩所致。

5.肾功能损害

患者的肾功能可能逐渐下降,表现为血肌酐和尿素氮水平升高。

6.其他症状

包括疲劳、食欲不振、贫血、关节痛等非特异性症状,这些症状通常是由肾功能异常导致的全身代谢紊乱引起的。需要指出的是,INLFHN的临床表现可能因个体差异而有所不同,且在疾病的不同阶段表现也会有所变化。因此,确诊和治疗应由专业医生进行。

六、辅助检查

INLFHN的辅助检查包括以下几项。

1.尿常规检查

包括尿蛋白定量、尿红细胞计数等。尿蛋白定量可以评估蛋白尿的程度,尿红细胞计数可检测是否存在血尿。

2.血常规检查

包括血红蛋白、白细胞计数、血小板计数等指标。这些指标可以评估贫血程度和炎症反应情况。

3.肾功能检查

包括血清肌酐、血尿素氮等指标。这些指标可以评估肾功能是否异常。

4.免疫学检查

包括抗核抗体、抗双链DNA抗体等。这些抗体检测可以帮助确认自身免疫性疾病的诊断。全身免疫荧光和内皮管网状包涵体是狼疮肾炎的特征性特征。然而,这两个特征都不是狼疮性肾炎的典型症状。肾活检标本在没有自身抗体和系统性红斑狼疮(SLE)的典型临床特征的情况下显示"满堂亮"免疫荧光模式,现在被认为是非狼疮性"满堂亮"肾病(FHN)。非狼疮性FHN可能是特发性的或由其他疾病过程称为继发性非狼疮性FHN。

5.肾活检

是确诊特发性非狼疮性"满堂亮"肾病的金标准之一。通过取得肾脏组织进行病理学检查,可以明确肾小球和肾间质的病变情况,指导治疗方案的制定。肾小球病变:肾小球可显示多样化的病变类型,包括毛细血管内增生、系膜增生、毛细血管基底膜增厚等。其中,最典型的表现是系膜增生和内皮细胞增生。肾小管间质病变:肾小管周围可能存在轻度至中度的淋巴细胞浸润和间质纤维化。此外,肾小管上皮损伤和坏死也可能出现。免疫沉积:肾小球和(或)肾小管基底膜中可见到免疫复合物的沉积。这些免疫沉积物可能包含IgG、IgA、C3和少量的IgM等。其他特征:肾活检还可能显示其他一些特征,如动脉硬化、节段性坏死、纤维化以及肾小球梗死等。总体而言,INLFHN的肾活检特征具有一定的多样性,不同患者之间可能存在一定的差异。因此要针对具体病理特征和临床表现结合其他检查结果进行综合判断。

6.影像学检查

如肾脏超声、CT扫描、MRI等。这些检查可以评估肾脏的形态、结构和大小,发现肾脏是否存在肿块、囊肿等异常情况。

7.其他检查

根据具体病情可能需要进行心电图、心脏超声等检查,评估其他器官功能是否受累。需要根据患者的临床表现和医生的指导,选择合适的辅助检查项目,以协助确诊和评估疾病的严重程度。

七、诊断

INLFHN的诊断通常基于以下几个方面。

1.临床表现

包括蛋白尿、血尿、水肿、高血压、肾功能损害等症状。

2.辅助检查

包括尿常规检查、血常规检查、肾功能检查、免疫学检查、肾活检等,这些检查可以帮助评估肾脏功能和确定疾病的类型。

3.病史和家族史

了解患者的病史和家族史,包括是否有类似疾病的患者,有助于判断是否存在遗传因素。

4.排除其他疾病

需要排除其他引起类似症状的肾脏疾病,如系统性红斑狼疮、糖尿病肾病等。

5.肾活检

对于确诊患者,肾活检是必要的,通过观察肾脏组织的病理学变化可以确定诊断。综合以上信息,可以做出INLFHN的诊断,并制定相应的治疗方案。需要强调的是,确诊和治疗应由专科医生进行。

八、鉴别诊断

INLFHN的鉴别诊断需要考虑以下几个方面。

1.与系统性红斑狼疮(SLE)的区别

需要排除患者是否同时存在其他系统性红斑狼疮的表现,如关节炎、皮疹、口腔溃疡等。

2.与其他自身免疫性肾病的区别

包括类风湿性关节炎相关的肾病、Sjögren综合征相关的肾病等。

3.与感染性肾病的区别

需要排除感染引起的肾脏炎症,如细菌感染、病毒感染等。

4.与糖尿病肾病的区别

需要与糖尿病肾病进行区分,因为两者可能有相似的临床表现,但治疗方法和预后可能不同。

5.与药物引起的肾损害的区别

需要了解患者是否长期使用某些药物,因为某些药物可能会导致肾损害,如非甾体抗炎药、抗生素等。通过详细的临床表现、辅助检查结果和病史回顾,可以进行鉴别诊断,排除其他可能性,并最终确认特发性非狼疮性"满堂亮"肾病的诊断。

九、治疗策略

(一)治疗目的

INLFHN治疗的目的是减轻症状、控制疾病进展、维护或恢复肾功能,以及提高患者的生活质量。减轻症状:如蛋白尿、血尿、水肿、高血压等,通过控制这些症状可以改善患者的生活质量。控制疾病进展:阻止或减缓肾功能的进一步下降,减少并发症的发生。维护或恢复肾功能:通过治疗措施,如使用免疫抑制剂、皮质类固醇等,尽可能地保护肾脏功能,甚至恢复部分受损的肾功能。预防并发症:如心血管疾病、贫血、骨病等,并给予相应的治疗和预防措施。改善生活质量:通过综合治疗,使患者能够更好地适应疾病,提高生活质量。

(二)治疗原则

个体化治疗:根据患者的临床表现、肾功能状态和病情严重程度,制定个体化的治疗方案。免疫抑制治疗:使用免疫抑制剂,如环磷酰胺、硫唑嘌呤、甲氨蝶呤等,以抑制异常的免疫反应,减少肾脏损伤。皮质类固醇治疗:使用皮质类固醇,如泼尼松,以减轻炎症反应,控制疾病活动。对症支持治疗:如利尿剂、降压药等,以控制症状,如水肿、高血压等。监测和调整治疗:定期监测肾功能、免疫指标、药物副作用等,根据治疗效果调整治疗方案。教育和支持:对患者和家属进行疾病知识教育,提供心理和社会支持,帮助患者应对疾病。需要强调的是,特发性非狼疮性"满堂亮"肾病的治疗需要由专业的肾脏病医生进行,患者应定期复诊,遵循医生的建议,按时服药,以获得最佳的治疗效果。

十、疗效及转归

INLFHN的转归及预后因个体差异而异。一般来说,早期诊断和治疗可以改善预后。

良性预后:一些患者经过及时治疗后,病情可以得到控制,肾功能不再进一步恶化,生活质量得以保持较高水平。

恶化预后：有些患者病情可能逐渐恶化，肾功能继续下降，最终可能发展为慢性肾功能不全，甚至需要透析治疗。并发症影响：特发性非狼疮性"满堂亮"肾病可能伴发多种并发症，如心血管疾病、感染、贫血等，这些并发症会影响预后。治疗效果影响：是否能够有效控制疾病活动，保护肾功能，对预后也有重要影响。因此，对于特发性非狼疮性"满堂亮"肾病患者，重视早期诊断和治疗，遵循医生的指导，积极配合治疗，定期复诊检查，是改善预后的关键。

参考文献

[1] L. Inês, C. Silva, M. Galindo, et al. Classification of systemic lupus erythematosus: Systemic Lupus International Collaborating Clinics versus American College of Rheumatology criteria—a comparative study of 2,055 patients from a real-life, international systemic lupus erythematosus cohort[J]. Arthritis Care & Research, 2015, 67(8): 1180-1185.

[2] A Elmaghrabi, E Brown, E Khin, et al. Tubuloreticular inclusions in the absence of systemic lupus erythematosus and HIV infection: a report of three pediatric cases[J]. Case Reports in Nephrology and Dialysis, 2017, 7(2): 91-101.

[3] E. C. Rijnink, Y. K. O.Teng, T. Kraaij, et al. Idiopathicnon-lupus full-house nephropathy is associated with poor renal outcome[J]. Nephrology Dialysis Transplantation, 2017, 32(4): 654-662.

[4] A. S. Wani, Z. Zahir, A. Gupta, et al. Clinicopathological pattern of non-lupus full house nephropathy[J]. Indian Journal of Nephrology, 2020, 30: 301-306.

[5] R. Zuniga, S. Ng, M. G. Peterson. Low-binding alleles of Fcγ receptor types IIA and IIIA are inherited independently and are associated with systemic lupus erythematosus in Hispanic patients[J]. Arthritis & Rheumatism, 2001, 44: 361-367.

[6] S. Sathi, A. K. Garg, A. K. Singh, et al. Postinfectious glomerulonephritis with crescents in an elderly diabetic patient after acute gastroenteritis: case report[J]. Case Reports in Nephrology and Dialysis, 2019, 9(2): 64-71.

[7] Ruggiero B, Vivarelli M, Gianviti A, et al. Lupus nephritis in children and adolescents: results of the Italian Collaborative Study[J]. Nephrol Dial Transplant, 2013, 28: 1487-1496

[8] Ruggiero B, Vivarelli M, Gianviti A, et al. Outcome of childhood-onset full-house nephropathy[J]. Nephrol Dial Transplant, 2017,32(7):1194-1204.

[9] Mancia G, Fagard R, Narkiewicz K, et al. 2013 ESH/ESC guidelines for the management of arterial hypertension: the Task Force for the Management of Arterial Hypertension of the European Society of Hypertension (ESH) and of the European Society of Cardiology (ESC)[J]. Eur Heart J, 2013, 34: 2159-2219.

[10] Stamatiades Efstathios G, Tremblay M-E, Bohm M, et al. Immune monitoring of trans-endothelial transport by kidney-resident macrophages [J]. Cell, 2016, 166: 991-1003.

陈景涛（撰写）　　陶新朝（审校）

第六十五章　AFib 淀粉样变性
Chapter 65　Fibrinogen Aα-Chain Amyloidosis, Fibrinogen Aα

关键词：纤维蛋白原A-α突变；淀粉样变性；蛋白尿；肾病综合征

Keywords: fibrinogen A-α mutation; amyloidosis; proteinuria; nephrotic syndrome

一、概述

淀粉样变性是由多种蛋白质的低分子量亚单位组成的高度有序的淀粉样原纤维在细胞外基质中沉积所致。目前发现的淀粉样原纤维的前体蛋白质有38种，多为正常血浆成分。淀粉样原纤维的沉积可导致多种临床表现，后者取决于沉积蛋白质的类型、部位和数量（具体见四十八章）。

纤维蛋白原A-α链淀粉样变性（Fibrinogen Aα-chain amyloidosis，AFib amyloidosis）于1993年首次在一个秘鲁家族中发现，是英国和欧洲最常见的遗传性肾淀粉样变性，为常染色体显性遗传。纤维蛋白原A-α突变是由于位于4号染色体上的纤维蛋白原-α链基因（FGA）发生突变所致。目前已经发现纤维蛋白原-α链基因的16种突变，均位于外显子5的5′端附近。这些突变使纤维蛋白原A-α亚单位成为淀粉样原纤维的前体蛋白，在肾脏及肾外组织沉积。在肾组织中，该病仅影响肾小球，常无肾间质或肾血管受累。一般认为，AFib淀粉样变性在全部肾淀粉样变性中所占比率小于5%。在英国，AFib淀粉样变性是遗传性淀粉样变性的最常见病因。不过,仅46%的AFib淀粉样变性患者有家族史,大多数病例为散发。与AL淀粉样蛋白相比,AFib淀粉样蛋白的进展速度较慢。从发现肾脏疾病到发展至终末期肾脏病的时间约为4.6年。同样,同种异体肾移植后该病的复发时间约为4.9~6.0年,中位移植物生存期为7.3年。

二、定义

AFib淀粉样变性与纤维蛋白原A-α链基因(FGA)的突变有关,为常染色体显性遗传,患者最突出的临床表现是肾小球淀粉样蛋白过度沉积引起的进行性肾病,最终导致终末期肾病。

三、流行病学

AFib淀粉样变性患者主要在西方国家报道,但在亚洲很少报道,截至2018年,韩国、中国和日本仅报道了5例患者。在英国和欧洲,AFib淀粉样变性比较常见。一项横断面研究发现,在葡萄牙西北部的布拉加区,AFib淀粉样变性似乎并不罕见。该研究纳入的AFib淀粉样变性患者共50例。其中,经肾活检确诊的AFib淀粉样变性患者有4名,在接受检测的122名血液透析患者中确诊了12名(占9.8%),以上患者的69名亲属中确诊的有34名(占49%)。以上病例来自13个不相关的家族。50例AFib淀粉样变性患者中,35例在平均年龄51岁时出现高血压,30例在平均56岁时患慢性肾脏病,21例在平均61岁时开始透析治疗。另外有一项研究显示,在一家淀粉样变性转诊中心,原本被认为是AL型淀粉样变性的患者中,有10%最后被确诊为遗传性淀粉样变性。

四、病因及发病机制

(一)遗传性淀粉样变性的发病机制

多数遗传性淀粉样变性为常染色体显性遗传,其病因多为错义突变,也有导致缺失和终止密码子的变异。这些突变可能破坏蛋白质分子中的天然折叠能力,或增加其聚集率,或者通过改变其配体结合能力促进蛋白水解,也可能导致翻译提前或延迟停止,还可以导致翻译后修饰的改变。

(二)AFib淀粉样变性的发病机制

纤维蛋白原是一种340kDa的血浆糖蛋白,可转化为纤维蛋白,在凝血中发挥主要作用。它由两个相同的亚基组成,每个亚基包含一个Aα、Bβ和γ链,由肝细胞产生。成熟的Aα链含有610个氨基酸,分子量约为66kDa。

Aα链淀粉样蛋白形成的详细病理机制尚不完全清楚。一般认为,终止密码子位点的变体导致野生型蛋白不表达的羧基末端延伸。目前发现,所有突变都存在于Aα链517至555残基的特定区域,表明FGA突变的位置是淀粉样蛋白形成的关键因素。然而,此区域某些氨基酸取代并不诱导淀粉样蛋白的形成,因此推测淀粉样蛋白形成可能在很大程度上取决于突变的位置和取代氨基酸的类型。另一方面,淀粉样蛋白的形成还依赖于肝细胞分泌后的一些蛋白水解事件。由突变Aα链通过异常蛋白水解途径产生的片段对淀粉样蛋白的形成很重要,其机制未明,正在进一步研究。

五、临床表现

(一)肾脏表现

AFib淀粉样变性主要导致迟发性肾淀粉样变性,临床多表现为蛋白尿或肾病综合征,部分患者可出现高血压、肾功能不全,但较少出现肾外受累。与AL淀粉样蛋白相比,AFib淀粉样蛋白的进展速度较慢,但仍高于ApoAI或溶菌酶型遗传性淀粉样变性。

研究表明,同一家族中各成员的临床特征、发病年龄和疾病进展可能是一致的,但并非总是如此。某些家族中AFib淀粉样变性患者的外显率并不相同,有些个体可能保持相对无症状的状态,而有些个体则在20~30岁发生终末期肾病,这提示基因修饰和/或环境因素在疾病表达中也发挥着重要作用。

在2020年对32例AFib淀粉样变性患者平均随访93个月的一项研究中发现,诊断时的中位年龄为51.5岁(范围为12~77岁)。临床表现包括蛋白尿(93%)、高血压(83%)和肾功能衰竭(68%)。其中,E526V突变患者平均在57岁(范围36~77)时出现肾脏表现,R554L突变患者平均45岁(范围12~59)时出现肾脏表现,而移码突变患者平均24.5岁(范围12~21)时出现肾脏表现。

AFib 淀粉样变性的肾组织病理改变具有显著特征,病变主要局限于肾小球,淀粉样物质沉积在肾小球系膜区和内皮下,正常的系膜区及毛细血管袢结构消失,而肾血管以及肾小管间质很少受累,这与其他类型的淀粉样变的病理特点明显不同。图 2-65-1 为本院收治的 1 例年龄 40 岁的女性患者病理表现及基因检查结果(为移码突变)。

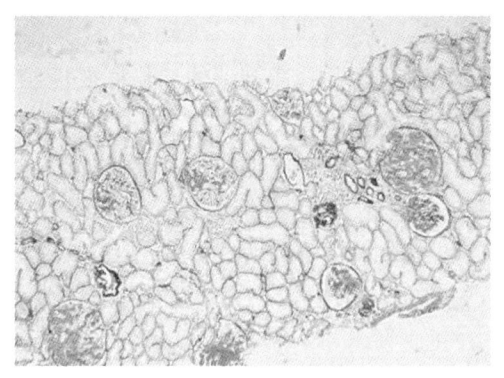

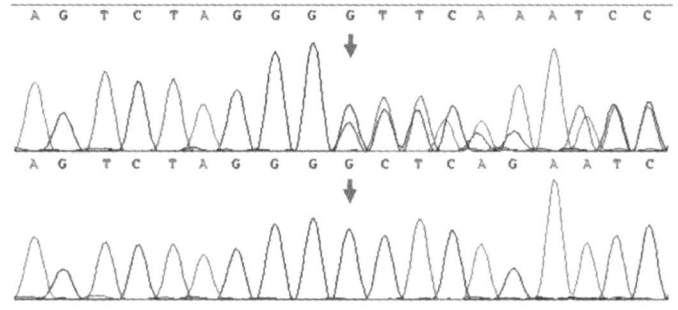

图 2-65-1 一例 AFib 淀粉样变性患者。肾穿刺病理 PASM 染色结果显示肾小球淀粉样物质沉积(左),全外显子测序结果显示 FGA c.1643del 杂合突变(右)

(二)心血管表现

2010 年 Stangou 等报道,AFib 淀粉样变性患者心血管动脉粥样硬化性疾病的发病率很高,且通常早于蛋白尿及肾损伤的出现。因此,即使没有明显的肾脏疾病,携带者也有明确的冠状动脉/血管疾病家族史。活检发现,纤维蛋白原淀粉样蛋白存在于血管壁和动脉粥样硬化斑块中。生化分析表明,淀粉样斑块、心脏和血管淀粉样沉积物由变异的纤维蛋白原组成。这强调了对 AFib 突变基因携带者和未筛查的家庭成员等潜在风险人群心血管症状的筛查,以及对吸烟、肥胖、高脂血症和高血压等风险因素进行早期干预的重要性。

(三)其他系统表现

有研究观察到 AFib 淀粉样变性患者的神经病变,且在成功的肾移植后该病变是可逆的,提示这是一种淀粉样蛋白相关的自主神经损害表现。另外,AFib 淀粉样变性的脾脏受累可能具有临床意义,表现为在没有明显脾肿大的情况下出现难治性贫血,也有表现为自发性或手术中脾破裂。

肝淀粉样变性是罕见的,但可导致肝功能衰竭。肝移植是许多遗传性肝代谢紊乱的标准治疗方法,包括转甲状腺素相关的家族性淀粉样变性。质谱分析表明,AFib 淀粉样变性患者在肝移植后,变异性纤维蛋白原被消除。

六、辅助检查

(一)肾组织病理学检查

淀粉样沉积物在光学显微镜下为无定形透明物质(图 1)。原纤维在刚果红染色后呈砖红色,在偏振光下产生苹果绿色荧光。在电子显微镜下,淀粉样原纤维笔直且无分支,直径 8~10nm。

(二)蛋白质分析

采用激光捕获显微切割和质谱法确定淀粉样沉积的蛋白质组学,从而确定原纤维的亚单位蛋白质,标本可以来自已制备的切片。使用IHC或IF单独进行淀粉样蛋白分型有较大可能出现假阴性或非特异性染色。这是由淀粉样蛋白前体多肽的异常折叠导致的抗原掩蔽，或商业试剂提供抗体不针对淀粉样蛋白的抗原表位，或非特异性染色过强，特别是在高背景的石蜡包埋切片上的免疫过氧化物酶法中，纤维蛋白原Aα可能出现假阳性。

（三）影像学检查

为无创性检查，可支持诊断，但不能确诊，尤其适合评估淀粉样变性相关心脏病。

（四）基因检测

FGA位于4号染色体上，有6个外显子。FGA突变可能是 *p.E545V*、*p.E545*、*p.E543K*、*p.E559V*、*p.P571H*、*p.R573L*、*p.G574F* 和 p.T557K 的单核苷酸取代，也可能是导致含C末端序列VLITLG16肽的移码突变，已知的包括 *G538Efs×30*、*p.F540Lfs×28*、*p.F540 Sfs×27*、*p.V541Afs×27*、*p.E543Efs×25* 和 *pT544Tfs×24*。另外已经发现三种非淀粉样蛋白原纤维蛋白原Aα链突变：*p.G538R*、*p.G538E* 和 *p.R573H*。其中，最常见的淀粉样蛋白是p.E545V。

七、诊断

任何伴有或不伴有肾病综合征的蛋白尿患者都应怀疑肾淀粉样变性。如果还存在其他全身症状（如心力衰竭、直立性低血压、胃肠道症状或神经病变），则更应进一步检查、评估，通常需要进行肾活检。一旦肾活检证实淀粉样变性，应通过淀粉样蛋白分型来确定病因。淀粉样变性的分型对于治疗和预后是必要的。

在遗传性淀粉样变性，不同类型的淀粉样蛋白涉及的器官也各不相同。甲状腺素运载蛋白所致淀粉样变性主要影响外周神经和自主神经系统，常有心脏受累，罕见肾脏受累。纤维蛋白原Aα链、ApoA-Ⅰ和ApoA-Ⅱ、溶菌酶淀粉样变性通常是非侵犯神经性的，并伴有明显的肾脏受累。纤维蛋白原Aα链淀粉样变性（AFib）是最常见的遗传性肾淀粉样变性类型，通常表现为重度蛋白尿或肾病综合征，伴有肾小球淀粉样蛋白沉积。ApoA-Ⅰ淀粉样变性影响肾脏、肝脏、心脏和其他系统，而且，ApoA-Ⅰ淀粉样蛋白在肾实质中沉积的主要位置是髓质间质，而不是肾小球。

某些遗传性AFib淀粉样变性的诊断具有挑战性，因为致病性FGA突变的疾病外显率常有变化，导致受影响的个体可能没有肾功能障碍的家族史，此时应仔细寻找AFib淀粉样变性的线索，结合基因检查结果综合判断。

八、鉴别诊断

AFib淀粉样变性与AL淀粉样变性临床表现有相似之处，因此常被误诊。在一项对350名没有家族史的疑似AL淀粉样变性患者的研究中发现，34人（9.7%）具有淀粉样蛋白变性相关的突变基因，最常见的是纤维蛋白原Aα和TTR。在这34名患者中，有8名患者存在低水平的单克隆免疫球蛋白，导致了误诊。对这些可遗传疾病的认识很重要，因为针对AL淀粉样变性的治疗（如抗CD38单抗）在遗传性淀粉样变性疾病的治疗中无效。

九、治疗策略

目前尚无解决淀粉样蛋白沉积的有效治疗方法。支持性治疗和器官移植是主要治疗方法。

由于纤维蛋白原的产生仅限于肝脏，因此孤立肾移植（KT）作为治疗AFib淀粉样变性肾衰竭的价值有限。单纯接受KT的患者很容易复发，而单纯接受肝移植（LT）的治疗方法仍存在争议。有研究者尝试肝肾联合移植（LKT），但其围手术期发病率和死亡率较高。在2009年，报道了8例成功的同种异体肾脏移植物中有4例复发，相比之下，7名患者接受了LKT，有6名存活，且没有复发。在2010年，报道了9例患者LKT后6名存活，在中位随访67个月（33~155个月）时均有良好的移植物功能。在2020年，报道了15例患者行KT，结果发现具有E526V突变的KT患者复发率较低，另有4例患者行LKT，均未复发。

目前正在开发的新疗法包括：干扰原纤维形成、抑制促淀粉样蛋白前体生成、编辑突变基因、中和寡聚物、促进清除或降解现有淀粉样蛋白、破坏促淀粉样蛋白与辅助分子相互作用等。

十、疗效及预后

据报道,从出现肾脏疾病到终末期肾病的进展期约为4.6年。同种异体移植是目前解决终末期肾病问题的主要方法,但肾移植后可能复发,而肝肾联合移植的围手术期死亡率较高。

参考文献

[1]Mourad G, Delabre JP, Garrigue V. Cardiac amyloidosis with the E526V mutation of the fibrinogen A alpha-chain [J]. N Engl J Med, 2008,359(26):2847-8.

[2]Tavares I, Oliveira JP, Pinho A, et al. Unrecognized Fibrinogen Aα-Chain Amyloidosis: Results From Targeted Genetic Testing [J]. Am J Kidney Dis, 2017,70(2):235.

[3]姚英,王素霞,章友康. 遗传性纤维蛋白原Aα链淀粉样变1例报道及文献复习[J]. 北京大学学报(医学版),2014, 46(5): 802-804.

[4]Li D, Liu D, Xu H, et al. Typing of hereditary renal amyloidosis presenting with isolated glomerular amyloid deposition [J]. BMC Nephrol, 2019,20(1):476.

[5]Ceglarz K, Gozdowska J, Świder R, et al. Difficulties in the Diagnosis of Fibrinogen Aalpha-Chain Amyloidosis-Literature Review and Case Report of a Patient After Kidney Transplantation [J]. Transplant Proc, 2023,55(3):644-648.

[6]Taylor GW, Gilbertson JA, Sayed R, et al. Proteomic Analysis for the Diagnosis of Fibrinogen Aalpha-chain Amyloidosis [J]. Kidney Int Rep, 2019,4(7):977-986.

[7]Fix OK, Stock PG, Lee BK, et al. Liver transplant alone without kidney transplant for fibrinogen Aalpha-chain (AFib) renal amyloidosis [J]. Amyloid, 2016,23(2):132-3.

[8]Stangou AJ, Banner NR, Hendry BM, et al. Hereditary fibrinogen A alpha-chain amyloidosis: phenotypic characterization of a systemic disease and the role of liver transplantation [J]. Blood, 2010,115(15):2998-3007.

贾俊亚(撰写)　　陶新朝(审校)

第六十六章　足细胞折叠病
Chapter 66　Podocytic Infolding Glomerulopathy, PIG

关键词:足细胞折叠;足细胞内陷;蛋白尿;肾病综合征

Keywords: podocyte folding; Podocyte invagination; albuminuria; nephrotic syndrome

一、概述

足细胞折叠病(Podocytic Infolding Glomerulopathy, PIG)又称足细胞折叠性肾小球病、足细胞内陷性肾小球病,是一种极为罕见的肾小球病变,其病理特征首次报道于1992年,这种疾病在2008年由日本肾脏学会正式命名。PIG的发病机制尚不清楚,但与多种基础疾病,如膜性肾病、结缔组织病等相关。

二、定义

PIG是近年提出的一种足细胞独立病理类型的肾小球病,其特点是在电子显微镜下观察到足细胞的细胞膜向肾小球基底膜(GBM)内折,并形成微小的球状或管状结构。

三、流行病学

目前国内外关于此病的报道尚不多见,流行病学数据欠缺,PIG的临床表现与其伴发的基础疾病密切相关,且大多数病例报告显示,PIG多见于亚洲患者,并且多集中在日本。

四、病因及发病机制

PIG的确切病因和发病机制目前仍在探索中,推测可能与以下几方面相关。

(1)基因改变:中国有研究者报道了1例Schimke免疫骨营养不良伴有PIG的患者,在患者体内发现了一种新型*SMARCAL1*基因突变。

(2)免疫异常:有学者指出补体参与了PIG的发病。通过对各种肾小球疾病的细胞外结构进行分析,发现细胞外结构的膜上分布的是一些补体或补体片段,如C1s、C3d和C9。另有研究者对PIG合并系统性红斑狼疮患者进行免疫电镜分析,发现波形蛋白在大部分GBM微管结构中呈阳性,补体C5b-9复合物在GBM的整个上皮侧和一些微结构上呈阳性,认为C5b-9复合物攻击足细胞是引起足细胞内折叠和GBM内微结构形成的部分原因。本例患者免疫荧光检查可见IgG(+),C3(±),Kappa(±),Lambda(±),使用糖皮质激素及免疫抑制剂治疗后患者症状缓解,提示免疫系统参与疾病的发生发展。

(3)足细胞损伤:在膀胱输尿管反流引起的继发局灶节段性肾小球硬化相关的PIG患者及PIG合并多发性骨髓瘤患者中分别观察到了足细胞扁平化、微绒毛形成、肌动蛋白丝增多,提示PIG的发生可能与足细胞损伤相关。

(4)GBM异常:GBM的组成成分如Ⅳ型胶原、层粘连蛋白、硫酸肝素主要来源于足细胞,这些成分合成和降解的不平衡可能会导致GBM功能障碍,足细胞和GBM的相互作用发生改变,更容易引起足细胞内陷。

(5)有研究者对部分PIG患者进行了全外泌体测序,显示INF2基因突变。

然而,以上这些发病机制假说都需要更多病例研究以及遗传分子生物学研究加以佐证。

五、临床表现

PIG的临床表现无明显的特异性,患者通常表现为肾病综合征或无症状的蛋白尿。中国有研究者曾对31例报道的PIG进行综合性分析,发现所有患者均有不同程度的蛋白尿,6例(19.35%)伴有血尿,10例(32.26%)血压升高,患者肾功能大多正常,仅有6例(19.35%)患者血清肌酐升高,由此可见蛋白尿是PIG的主要临床表现。PIG见于相对年轻的人群,通常与临床结缔组织疾病和组织学上的一种或两种其他肾小球病变相关。PIG患者存在这些共病现象,表明该病可能是某些系统性疾病或慢性肾病的次要表现。

六、辅助检查

由于该病的罕见性,确诊往往依赖于肾活检及电子显微镜的病理分析进行诊断。病理特征:PIG的主要病理特征是足细胞膜的内折,这在常规光学显微镜下难以察觉,需要通过电子显微镜才能清晰观察到。内折的足细胞膜可形成类似微管或微球的结构,嵌入肾小球基底膜中。其他观察到的病理改变还包括基底膜的增厚和胶原纤维的沉积。

七、诊断

PIG是依据病理进行的诊断,目前尚无国际公认的诊断标准。2008年日本肾脏学会通过对日本25例病例进行回顾性分析,提出了PIG的病理诊断标准为:光镜下观察到GBM中的非嗜银空泡;电镜下GBM内有50~150nm的微球和/或微管,免疫复合物可有或无。PIG的微粒结构主要分为两类,一类是原发性足细胞胞质内陷,在光镜下可观察到钉突样结构,另一类是GBM内超微结构,包括微球体和微管样结构,对应表现为GBM内空泡样结构。基于此,PIG可分为三种类型,A型:单纯足细胞胞质内陷;B型:足细胞胞质内陷合并GBM内超微结构;C型:单纯GBM内超微结构。

八、鉴别诊断

由于PIG的罕见性,与其他肾小球疾病相鉴别对于临床和病理医师都具有一定挑战性。关键的鉴别诊断包括以下内容。

(一)塌陷性肾小球病(Collapsing Glomerulopathy,CG)

CG的特征是肾小球簇的塌陷和足细胞肥大。虽然CG与PIG一样涉及足细胞,但CG的特点是足细胞增殖,而PIG没有。

(二)局灶节段性肾小球硬化(Focal Segmental Glomerulosclerosis,FSGS)

FSGS涉及足细胞损伤和部分肾小球硬化。与PIG不同,它缺乏足细胞向基底膜的明显折叠。

(三)膜性肾病(Membranous Nephropathy,MN)

MN表现为免疫复合物沉积导致肾小球毛细血管壁增厚,但不表现为足细胞折叠。

(四)特发性足细胞病(Idiopathic Podocytopathies)

其他足细胞病,如微小病变病,也涉及足细胞损伤,但在损伤模式和缺乏折叠方面有所不同。

九、治疗策略

PIG尚无标准治疗方案,治疗多依据患者的临床表现和伴随的基础疾病。对于伴有系统性疾病(如系统性红斑狼疮或膜性肾病)的患者,通常采用免疫抑制剂、皮质类固醇等药物治疗其基础病。针对蛋白尿和肾功能异常的症状,医生可能会使用降压药(如 ACEI 或 ARB)来缓解症状。治疗的重点在于控制相关疾病,以防止肾功能进一步恶化。目前,PIG 的治疗主要基于个体化的综合管理策略,重点在于控制和治疗相关的基础疾病,减轻症状,保护肾功能。

糖皮质激素是被选用最多的治疗药物。大部分患者接受了不同剂量的泼尼松治疗,包括单用糖皮质激素及糖皮质激素联合免疫抑制剂,包括霉酚酸酯、环孢霉素、羟氯喹、他克莫司、利妥昔单抗等。由于缺乏大规模研究数据,临床医生应根据患者的具体情况制定个性化的治疗方案,并密切监测病情变化。

十、疗效及转归

从已有的临床病例报道看,早期诊断和及时的个体化综合治疗策略能够有效改善 PIG 的临床症状,并改善患者肾功能。苏州大学附属第一医院曾收治 1 例 PIG 患者有大量蛋白尿,初予糖皮质激素联合羟氯喹治疗后尿蛋白仍偏高,加用他克莫司后尿蛋白逐渐减少,临床症状缓解。也有其他治疗方案的相关报道,日本的 1 例膀胱输尿管反流引起肾脏局灶节段性硬化伴 PIG 患者,仅通过放置导尿管,蛋白尿明显减轻,水肿消退,肾功能改善。一例 4 岁男患儿患有 *SMARCAL1* 基因突变的 Schimke 免疫骨营养不良,肾活检提示为 PIG,只使用利尿剂及血管紧张素转化酶抑制剂治疗,水肿也逐渐消退,肾功能恢复正常。

参考文献

[1] Sato H, Saito T, Yoshinaga K. Intramembranous fine deposit disease associated with collagen disorders: A new morphological entity?[J] Virchows Arch A, 1992,420:447-451.

[2] Joh K, Taguchi T, Shigematsu H, et al. Proposal of podocytic infolding glomerulopathy as a new disease entity: A review of 25 cases from nationwide research in Japan[J]. Clin Exp Nephrol, 2008,12:421-431.

[3] Ting J A, Hung W, Mcrae S A, et al. Podocyte Infolding Glomerulopathy, First Case Report From North America[J]. Canadian Journal of Kidney Health and Disease, 2021, 8: 1063591789.

[4] Matthai S M, Hems L, Tsang Y W, et al. Podocyte Infolding Glomerulopathy Masquerading as Membranous Nephropathy-A Shared Pathogenesis?[J] Indian journal of nephrology, 2024, 34(4): 397-400.

[5] Harada M, Kamijo Y, Ehara T, et al. A case of podocytic infolding glomerulopathy with multiple myeloma[J]. BMC nephrology, 2014, 15(1): 32.

[6] Chang M, Zhang Y, Li M, et al. Integrated Chinese and Western medicine in the treatment of a patient with podocyte infolding glomerulopathy: A case report[J]. World Journal of Clinical Cases, 2023, 11(19): 4684-4691.

[7] Malvar A, Davila P, Ferrari M, et al. Glomerulopatía por invaginación podocítica; reporte del primer caso en Latinoamérica y revisión de la literatura[J]. Nefrología, 2020, 40(4): 469-473.

[8] Hong L, Wang L, Wang H, et al. Podocyte Infolding Glomerulopathy: A Special Morphology of Podocyte Injury Caused by Heterogeneous Diseases[J]. Kidney international reports, 2023, 8(12): 2742-2753.

[9] 贾梦婷, 周玲, 李建中, 等. 足细胞内陷性肾小球病 1 例[J]. 中华肾脏病杂志, 2023, 39(2): 142-144.

[10] Pandit A P, Rennke H G, Denker B M. Podocytic Infolding Glomerulopathy in a Patient with Phospholipase A2 Receptor-Positive Membranous Nephropathy and Review of the Literature[J]. Nephron (2015), 2021, 145(5): 496-502.

[11] Shi J, Zheng R, Gao H, et al. Podocyte infolding glomerulopathy with undifferentiated connective tissuedisease: a case report[J]. Ultrastruct Pathol, 2020,44(2):245-248.

[12] Feng Y, Wang W, Zou Y, et al. Podocyte Infolding Glomerulopathy: A Case Series Report and Literature Review[J]. Journal of clinical medicine, 2023, 12(3): 1088.

[13] Kim C, Tan RYP, Tan J, et al. Patterns of podocyte infolding glomerulopathy and collapsing glomerulopathy seen in a patient with systemic lupus erythematosus: a case study[J]. Pathology, 2023,55(6):886-890.

[14] Hijazi M, Aboursheid T, Al Termanini M, et al. Podocyte infolding glomerulopathy after 25years of clinical remission of lupus nephritis in a patient with systemic lupus erythematosus: A case report and review of literature[J]. Clin Case Rep, 2022,0(12):e6756.

董少宁(撰写) 张勉之(审校)

第六十七章 Schimke免疫骨发育不良
Chapter 67 Schimke Immuno-osseous Dysplasia, SIOD

关键词：肾病综合征；蛋白尿；肾小球硬化；免疫系统

Keywords: nephrotic syndrome; albuminuria; glomerulosclerosis; immune system

一、概述

Schimke免疫骨发育不良（Schimke Immuno-osseous Dysplasia, SIOD）是一种罕见的常染色体隐性遗传性疾病，主要影响身体的免疫系统和骨骼发育。该病最早由Schimke等于1971年报道，后由Spranger等于1991年命名。SIOD由*SMARCAL1*基因的突变引起，不同的突变形式决定了起病早晚和严重程度的不同；临床表现主要包括生长发育迟缓（身高严重落后）、脊柱骨骺发育不良（脊柱非常短，不匀称性矮小，尤其是躯干）、细胞免疫缺陷（淋巴细胞低下）、大量蛋白尿及进行性肾衰竭。除了上述特征性表现外，本病还可有多种伴随症状，常见的有面部畸形、皮肤色素斑（类似于神经纤维瘤）、甲状腺功能低下、发作性脑缺血；几乎所有的SIOD患者均有肾脏损害，表现为不同程度的蛋白尿，其中大部分表现为肾病综合征，患者均进行性进展至肾衰竭。虽然多种类型的肾脏病理改变如微小病变、系膜增生性肾小球肾炎及膜性肾病等均见报道，但绝大部分患者的病理学类型为局灶阶段性肾小球硬化（FSGS）；*SMARCAL1*是一种由ATP驱动的DNA退火解旋酶，其结构与亚家族A的SWI/SNF相关，基质相关肌动蛋白依赖性染色质调节剂亚家族的染色质调节剂相似。对于有家族遗传史的人群，进行Schimke免疫骨发育不良全外显子基因检测方法是非常重要的，以便早期识别和制定合理的治疗方案。

二、定义

SIOD是一种罕见常染色体隐性遗传疾病，累及全身多个系统，主要影响身体的免疫系统和骨骼发育。该病由*SMARCAL1*基因的突变引起，其特征表现为脊椎骨骺发育不良导致的身材矮小、激素耐药性肾病及T细胞免疫缺陷，发病年龄早，临床表现多样，通过分子遗传学检测确定SMARCAL1的双等位基因存在致病变异确诊，愈后不佳；该病在肾脏损害方面主要表现为不同程度的蛋白尿，其中大部分表现为肾病综合征，患者均进行性进展至肾衰竭。

三、流行病学

SIOD的发病率为1:(100,000~300,000)，而我国对此病的认识目前还不足，国内发病率不详。来自国际大型儿科登记处的数据表明，它约占激素耐药性肾病综合征的1%。我国首例SIOD患儿以"反复发热、咳嗽、口腔溃疡5年余，发现尿异常1年余"就诊，首例基因确诊患儿由王薇等于2015年报道。

四、发病机制

SIOD的致病基因*SMARCAL1*位于2q34-q36，含有18个外显子，mRNA3281bp，编码954个氨基酸。该疾病是由*SMARCAL1*基因中的双等位基因致病变异引起的，纯合或复合杂合致病变异可导致疾病的发生。突变种类包括错义、无义、剪切、微小插入、微小缺失、微小插入缺失及交叉缺失突变等，其中错义及无义突变最多。该基因编码的*SMARCAL1*（SWI/SNF-related matrix-associated actin-dependent regulator of chromatin, subfamily a-like 1）其结构与亚家族A的SWI/SNF相关，基质相关肌动蛋白依赖性染色质调节剂亚家族的染色质调节剂相似。是一种新型的DNA破坏应答蛋白、复制应力应答蛋白，在基因调控以及DNA复制、重组过程中参与了DNA-核小体的重组，这个过程通常发生在基因调控和DNA复制、重组、甲基化、修复和转录过程中。

*SMARCAL1*又称HepA相关蛋白（HepA-related protein, HARP），属于SWI/SNF蛋白家族。HARP是一种ATP驱动退火解旋酶，通过在体外和体内对单链结合蛋白包覆的ssDNA及其互补链进行退火来催化dsDNA的形成。HARP可与复制蛋白A结合并相互作用，共同参与DNA损伤反应，使停滞的复制叉重新启动，促进DNA修复，保证了DNA复制的顺利完成和全基因组的完整性。HARP缺乏或HARP表达下降可造成细胞内

自发DNA损伤和细胞周期G2/M停滞,并且对一些DNA复制损伤因素如硫脲、电离辐射和紫外线等敏感性增加。SIOD相关的*SMARCAL1*突变往往造成HARP活性的下降或缺失,进而影响DNA修复的进行,导致疾病的发生。

在人类中,发现Smarcal1基因的不同突变与SIOD个体中显示的不同症状密切相关。临床上早发严重型的表型与*SMARCAL1*截断性变异有关,可导致蛋白质产物缺失。复合的杂合错义变异可导致产生不稳定的蛋白质,临床表现则为较为温和的非肾脏表型。但是基因型与表型相关性尚未得到证实,致病变异的类型、变异的严重程度与肾脏疾病的严重程度也未发现相关性。而且*SMARCAL1*突变在家族内部和家族之间表现出多种表型特征,其外显率和表达性各不相同。由于HARP表达于多个组织及器官,包括骨骼、肾脏、胸腺、甲状腺、神经及血液等,其中在肾脏方面大部分患者的病理学类型为局灶阶段性肾小球硬化(FSGS),因此*SMARCAL1*基因发生变异可导致全身多脏器系统功能异常。

五、临床表现

SIOD主要临床特征是外貌异常、脊椎骨骺发育不良(脊柱非常短,尤其是躯干不匀称性矮小)、产前和产后发育迟缓(身高严重落后)、细胞免疫缺陷和引起致命性感染的发作性淋巴细胞减少,以及导致终末期肾功能衰竭的进行性激素耐药性肾病综合征。其中最主要受累的为肾脏、骨骼和免疫3个方面,还可合并动脉粥样硬化和脑血管疾病,表现为偏头痛、脑缺血、心功能不全和认知缺陷。其他特征还包括皮肤色素斑(类似于神经纤维瘤)、甲状腺功能减退、肠病、正常红细胞或小细胞性贫血和血小板减少,淋巴细胞增生性疾病及恶性肿瘤。继发性并发症包括高血压、贫血、血脂升高、反复感染和骨质减少。

SIOD为多系统受损的疾病,临床表现主要包括以下内容。

(1)身材矮小及特殊面容:表现为不成比例的矮小身材(颈部和躯干短小),生长激素治疗无效,腰椎前凸,腹部膨隆,皮肤色素沉着多见于躯干,部分患者可蔓延至颜面、颈部、手臂和腿,头发稀疏,面部畸形(三角形脸,小齿,鼻梁宽凹陷,窄鼻梁和宽鼻尖,角膜混浊)。

(2)脊柱骨骺发育不良(Spinal epiphyseal dysplasia,SED)表象:常见的影像学异常为椎体扁平,股骨头骨骺小且有变形,髋臼窝变浅,伴发育不良,椎骨的扁平化和髋部的异常通常随着年龄的增长而恶化,并且与SIOD的其他特征的严重程度无关。此外,在儿童后期、青春期和成年早期,许多SIOD患者会发生髋关节病和椎体骨质减少。

(3)进行性加重的肾脏损害:几乎所有的患者均有肾脏损害,表现为蛋白尿,多数患者为肾病综合征,并进行性进展为终末期肾病。SIOD患儿出现肾脏疾病的中位年龄为4.5岁,而进展到局灶节段性肾小球硬化(Focal segmental glomerulosclerosis,FSGS)或肾脏由轻微病变发展到终末期肾病的中位年龄为8.7岁。

(4)血液及免疫方面:可出现骨髓增生不良及骨髓衰竭,表现为间断淋巴细胞、中性粒细胞、血小板减少以及贫血,80%患者伴有严重的T细胞免疫缺陷,CD4及CD8细胞均降低,但CD4/CD8比率正常。患者可出现病毒、真菌及细菌感染,如耶氏肺孢子虫肺炎,病毒感染(如单纯疱疹病毒、水痘-带状疱疹病毒、巨细胞病毒)和真菌(如口腔和/或皮肤念珠菌),一些患者发展为病毒性皮肤乳头状瘤,甚至部分患者死于严重感染。

(5)脑血管意外:有肾病综合征者可因高凝状态而出现颅内血管血栓形成,SIOD患者可出现脑梗死、缺血性发作等表现。大多数SIOD患者智力正常,但有研究报告极少数患者患有小头畸形和认知语言障碍。

(6)约20%的SIOD患者具有自身免疫性疾病:包括免疫性血小板减少症、溶血性贫血、Evans综合征、自身免疫性肠病和抗心磷脂抗体性心包炎。Saraiva等将SIOD分为婴儿早发严重型和缓和迟发型。若SIOD患者在胎儿期出现宫内发育迟缓,伴生后生长迟缓则为早发严重型,其余为缓和迟发型。两种类型的临床表现没有明显差异,但早发严重型的肾病最终全部发展为终末期肾病。

六、辅助检查

1.血液检查

包括全血细胞计数、白细胞分类、血小板计数等,以评估患者的免疫系统和炎症状况。

2.生化检查

包括肾功能指标(如血肌酐、尿素氮)、肝功能指标(如血清胆红素、天门冬氨酸氨基转移酶、丙氨酸氨基转移酶)、电解质水平(如血钙、血磷)等,以评估患者的内脏功能和代谢状况。

3. 尿液检查

包括尿蛋白定量、尿肌酐、尿钙、尿磷等,以评估患者的肾脏功能和骨代谢状况。

4. 影像学检查

包括X光、CT、MRI等,以评估患者的骨骼发育状况,特别是脊柱和长骨的骨骺发育。该病患者骨骼变化的严重程度因患者而异,因而影像学检查表现多样。患者存在SED,主要局限于脊柱、骨盆、股骨大骨骺,部分患者蝶鞍也有累及,而手和其他长骨基本正常。脊柱X线片可表现为骨量减少或骨质疏松的表现,椎体扁平成卵圆形,胸腰椎明显,部分椎体上下缘可见骨质缺损,中板不规则,椎体楔形变或椎间隙狭窄。骨盆X线片可表现为双髂骨变短,基底部增宽,髋臼顶水平状或下凸。四肢长骨X线片可表现为股骨骨骺小,股骨近端变短,双侧髋脱位,膝盖及肩部的骨骺扁平,假关节形成等。部分患者颅骨X线片有蝶鞍增宽或蝶鞍前部凹陷表现。

5. 基因检测

对SMARCAL1基因进行测序,以确诊患者的SIOD诊断并确定突变类型。

值得注意的是,这些检查并非针对SIOD的特异性检查,而是为了评估患者的全身状况和排除其他可能的疾病。确诊SIOD需要结合临床表现和基因检测结果。

七、诊断

诊断SIOD通常依靠临床表现,结合基因学检查。SMARCAL1基因突变是引起SIOD的主要原因,该基因位于染色体2q34~q36,含有18个外显子,编码954个氨基酸,编码蛋白SMARCAL1表达于全身多个系统,因此导致多系统受累,如肾脏、骨骼、胸腺、甲状腺及血管等。

临床表现主要包括特殊面容、激素耐药肾病综合征、脊柱骨骺发育不良和T细胞免疫缺陷。具体来说,患者可能会有生长发育迟缓、四肢与躯干不成比例、鼻梁宽、颈短、胸廓宽而短、腰椎及腹部前突、皮肤粗糙等症状。此外,患者可能会出现大量蛋白尿,对免疫抑制剂无反应,反复感染,甲状腺功能减退等表现;Clewing等制定了SIOD评分系统:10岁前生长发育落后(1分);肾脏功能失调(1分);淋巴细胞下降(1分);反复感染(1分);脑缺血(1分);10岁前死亡(2分);10岁后死亡(1分)。如果未发现基因突变的患者评分为4分以上,则高度怀疑SIOD,如果4分以下则需要考虑其他疾病。

基因检测是诊断SIOD的关键。通过全外显子基因检测,可以检测SMARCAL1基因是否存在突变,从而确诊SIOD。这种检测方法具有较高的准确性和特异性。

总之,Schimke免疫骨发育不良的诊断需要结合临床表现和基因检测。对于有上述临床表现的患者,应尽早进行基因检测,以便明确诊断并制定合适的治疗方案。

八、鉴别诊断

该疾病的鉴别诊断取决于患者个体的表现特征,主要与合并肾病综合征或免疫缺陷相关的遗传性骨软骨发育不良进行鉴别。

(1)指甲髌骨综合征。该病是一种常染色体显性遗传性疾病,其特征是髌骨发育不良或缺失、指(趾)甲营养障碍、肘发育不良、髂骨角畸形和肾功能衰竭。临床还有虹膜睫状体异常,晶状体玻璃体混浊或视力受累,其他畸形如马蹄内翻足、先天性髋关节脱位、脊柱裂、先天性小指挛缩等也可同时并存。也可合并肾脏损害,早期表现为蛋白尿、镜下血尿,其病理改变为肾小球基膜增厚,免疫荧光检查可见肾小球基膜与小动脉壁有IgM和C3的沉积。指甲髌骨综合征的肾脏疾病主要为肾小球肾炎的表现,可与SIOD的肾病综合征表现鉴别。

(2)软骨-毛发发育不全。该病是一种罕见的常染色体隐性遗传性疾病,该病是由线粒体处理RNA的内切酶复合物RNA组分基因突变导致。其特征临床主要表现为身材矮小、四肢短小且与躯干不成比例、毛发细软稀疏、骨骺端软骨发育不良等;此外,多伴有多系统异常,如不同程度的免疫缺陷、再生不良性贫血、恶性肿瘤、先天性巨结肠、皮肤及内脏肉芽肿等其他临床表现。骨骼的X线表现为全部长骨干骺部广泛受累,干骺端呈扇形、杯口形改变,干骺端囊样透亮区深达骨干,掌跖骨及指趾骨明显缩短,颅骨正常。某些体液免疫缺陷型患者血清免疫球蛋白下降,联合免疫缺陷型有进行性脱发,胸腺形成低下,胸腺小体形成不良,淋巴结发育差的表现。患者智力正常,愈后尚好。通过临床表现、骨骼X线表现、血液生化检验及基因检查可与SIOD进行鉴别。

九、治疗策略

目前,SIOD尚无特异治疗,以对症治疗为主。重症患儿通常在4~8年内死亡,常见的死亡原因有感染、卒中、肺动脉高压、充血性心脏衰竭以及肾功能衰竭等。SIOD的治疗方法主要包括以下几种。

1. 肾移植

肾移植是治疗进行性肾功能衰竭的首选方法,因为移植后良好的肾功能可以持续数年。

2. 骨髓移植/造血干细胞移植

骨髓移植(BMT)或造血干细胞移植能够有效地治疗多种原发性免疫缺陷。约70%的常见原发性免疫缺陷综合征者在BMT后得以存活。然而,五分之四的SIOD患者死于BMT或干细胞移植的并发症,如感染和GVHD。

3. 免疫抑制单药治疗

研究表明,免疫抑制单药治疗对SIOD患者是有效的。单用吗替麦考酚酯后肾功能得到了改善,同时未见明显排斥反应发生,感染发生数量也出现减少,甚至能够避免环孢素所带来的血管粥样硬化。

4. 同期序贯进行造血干细胞-肾移植

近期的一项研究显示,SIOD患者同期序贯进行造血干细胞-肾移植能够重建免疫系统并诱导形成免疫耐受,完全停止所有免疫抑制剂,没有严重的GVHD,完全摆脱免疫抑制剂带来的毒不良反应。

总之,SIOD的治疗需要综合考虑患者的病情、年龄、健康状况以及移植的可行性。在治疗过程中,医生需要密切监测患者的免疫状态、肾功能、感染状况等,以便及时调整治疗方案。

十、疗效及转归

该病无有效治疗手段,由于感染、卒中、骨髓衰竭和肾衰竭、肺动脉高压和充血性心力衰竭,大多数患者的预期寿命仅限于儿童期或青春期早期。一般诊断为生长缺陷后的1至5年内出现相关症状。症状严重者通常会在4到8年内死亡,平均死亡年龄为11岁。死亡原因包括感染(23%)、脑卒中(13%)、肺动脉高压和充血性心力衰竭(13%)、肾功能衰竭(11%)、器官移植并发症(9%)、淋巴增生性疾病(4%)、胃肠道并发症(4%)、呼吸衰竭(4%)、骨髓衰竭(2%)、非霍奇金淋巴瘤(2%)、胰腺炎(2%)、其他未报告的原因(13%)。但也有报道,晚发型临床表现较轻的患者,因控制了肾脏疾病的进展,可以存活到成年期。随着移植和透析技术的发展,增加了患儿的预期寿命。因本病累及多个系统,首次就诊原因也各不相同,增加了该病的确诊难度,易误诊、漏诊。故应尽早对疑似病例进行基因检测,做到早发现,并及时对症治疗,以延长患儿寿命,提高患儿生活质量。

参考文献

[1] Schimke RN, Horton WA, King CR. Chondroitin-6-sulphaturia, defective cellular immunity, and nephrotic syndrome[J]. Lancet, 1971, 2(7733): 1088-1089.

[2] Spranger J, Hinkel GK, Stöss H, et al. Schimke immuno-osseous dysplasia: a newly recognized multisystem disease[J]. J Pediatr, 1991, 119(1 Pt 1): 64-72.

[3] 陈文芳,余学清,杨诗聪,等. Schimke免疫-骨发育不良肾损害一例暨文献复习[J]. 中华肾脏病杂志, 2009(02):97-100.

[4] 王薇,宋红梅,魏珉,等. Schimke免疫-骨发育不良儿童基因分析[J]. 中华儿科杂志, 2015, 53(01):45-50.

[5] Boerkoel CF, Takashima H, John J, et al. Mutant chromatin remodeling protein SMARCAL1 causes Schimke immuno-osseous dysplasia[J]. Nat Genet, 2002, 30(2):215-220.

[6] Bansal R, Hussain S, Chanana UB, et al. SMARCAL1, the annealing helicase and the transcriptional co-regulator[J]. IUBMB Life, 2020, 72(10): 2080-2096.

[7] Hunter KB, Lücke T, Spranger J, et al. Schimke immunoosseous dysplasia: defining skeletal features[J]. Eur J Pediatr, 2010, 169(7):801-811.

[8] Lipska-Ziętkiewicz BS, Gellermann J, Boyer O, et al. Low renal but high extrarenal phenotype variability in Schimke immuno-osseous dysplasia[J]. PLoS One, 2017, 12(8):e0180926.

[9] Boerkoel CF, O'Neill S, André JL, et al. Manifestations and treatment of Schimke immuno-osseous dysplasia: 14 new cases and a review of the

literature[J]. Eur J Pediatr, 2000,159(1-2):1-7.

[10] Beleford DT, Diab M, Qubty WF, et al. Schimke immunoosseous dysplasia and management considerations for vascular risks[J]. Am J Med Genet A, 2019,179(7):1246-1252.

[11] Deguchi K, Clewing JM, Elizondo LI, et al. Neurologic phenotype of Schimke immuno-osseous dysplasia and neurodevelopmental expression of SMARCAL1[J]. J Neuropathol Exp Neurol, 2008,67(6):565-577.

[12] Saraiva JM, Dinis A, Resende C, et al. Schimke immuno-osseous dysplasia: case report and review of 25 patients[J]. J Med Genet, 1999,36(10):786-789.

[13] Clewing JM, Fryssira H, Goodman D, et al. Schimke immunoosseous dysplasia: suggestions of genetic diversity[J]. Hum Mutat, 2007,28(3):273-283.

[14] Harita Y, Urae S, Akashio R, et al. Clinical and genetic characterization of nephropathy in patients with nail-patella syndrome[J]. Eur J Hum Genet, 2020,28(10):1414-1421.

[15] Vakkilainen S, Taskinen M, Mäkitie O. Immunodeficiency in cartilage-hair hypoplasia: Pathogenesis, clinical course and management[J]. Scand J Immunol, 2020,92(4):e12913.

[16] Lippner E, Lücke T, Salgado C, et al. Schimke Immunoosseous Dysplasia. 2002 Oct 1 [updated 2023 Mar 30]. In: Adam MP, Feldman J, Mirzaa GM, Pagon RA, Wallace SE, Amemiya A, editors. GeneReviews® [Internet]. Seattle (WA): University of Washington, Seattle; 1993 – 2025. ????

[17] Woo HA, Kim SH, Ahn YH, et al. Clinical course of post-kidney transplant Schimke immuno-osseous dysplasia[J]. Pediatr Transplant, 2023,27(8):e14605.

姚旻　张昧亮（撰写）　宋洁　陶新朝（审校）

第三篇　遗传性肾癌易感综合征
Part 3　Hereditary Kidney Cancer Syndromes

第一章　伯特-霍格-杜布综合征
Chapter 1　Birt-Hogg-Dubé syndrome, BHD

关键词：纤维毛囊瘤；肺囊肿；肾肿瘤；FLCN基因

Keywords: fibrofolliculoma; pulmonary cyst; tumor of kidney; FLCN gene

一、概述

伯特-霍格-杜布综合征(Birt-Hogg-Dubé syndrome, BHD)又称Hornstein-Knickenberg综合征，是一种罕见的常染色体显性遗传性疾病，其临床特征为肺部弥漫性囊状病变、或伴自发性气胸、皮肤纤维毛囊瘤或毛盘瘤和多种类型的肾脏肿瘤。BHD的发病与第17号染色体的卵泡素蛋白(folliculin, FLCN)相关基因功能丢失变异有关。

近年来，随着我国临床医师对BHD认识的不断提高，病例不断见诸报道。与欧美高加索人群比较，亚洲人群BHD综合征多累及肺部，表现为双侧、多发肺部囊状病变，有自发性、复发性气胸风险，而肾脏和皮肤受累报道相对较少，因此临床上漏诊和误诊并不少见，缺乏正确规范的诊疗和科学管理。

二、定义

BHD是一种罕见的常染色体显性遗传的遗传性皮肤病，其特征是多发性良性皮肤毛囊肿瘤(纤维毛囊瘤)、毛囊瘤、肺囊肿、自发性气胸(肺壁塌陷)、结肠息肉和结肠癌、脂肪瘤、血管脂肪瘤、甲状旁腺腺瘤、腮腺嗜酸细胞瘤，以及患肾肿瘤的风险增加，例如嗜酸细胞瘤、嫌色细胞癌、乳头状和透明肾细胞癌(RCC)。

三、流行病学

BHD综合征最初于1977年由Birt、Hogg和Dubé描述为遗传性常染色体显性遗传的罕见形式大亲属综合征，其中37名成员中有15名年龄超过25岁；该病全球确切发病率与患病率尚不清楚，根据BHD综合征基金会相关数据，截至2017年，全球已报道超过600个BHD综合征家系。采用不同统计计算方法，BHD综合征的发病概率差异较大。Muller等通过自发性气胸流行病学数据和贝叶斯定理计算出普通人群中BHD综合征的患病率约为1.86/1,000,000。最近美国Savatt等对13.6万人进行全外显子测序，发现35例患者带有FLCN基因的致病和(或)可能致病变异(1/3,885)，其中23例患者具有BHD综合征相关临床表现，但只有4例(4/35，11.4%)既往诊断为BHD综合征，提示其发病率被严重低估。截至2021年底，我国已报道来自143个家庭的287例患者。

四、病因及发病机制

BHD综合征是一种多系统受累的常染色体显性遗传病，患者罹患肾癌风险大大增加。发病原因为17号染色体上的FLCN基因突变。该基因是抑癌基因，其表达产物可能通过哺乳动物雷帕霉素靶蛋白(mammalian target of rapamycin, mTOR)通路参与能量代谢，抑制细胞生长和增殖。

BHD最初于1977年由Birt、Hogg和Dubé描述为遗传性常染色体显性遗传的罕见形式大亲属综合征，其中37名成员中有15名，年龄超过25岁。最初，它被描述为多发性皮肤错构瘤性病变(纤维毛囊瘤、毛盘瘤和肢端软骨瘤)的三联征。纤维毛囊瘤和毛滴虫呈多发、小的、圆顶状、光滑的2~4mm、淡黄色或皮肤色丘疹，散布在前额、面部、颈部、鼻子、胸部、头皮和上躯干。皮肤损伤的发作通常开始于生命的第三或第四个十年。随着年龄的增长，皮损的大小和数量往往会增加。皮肤损伤的组织发生证实了毛滴虫起源于毛囊复合体的间充质成分，来自上皮成分的肢端，以及来自上皮和间充质增殖的纤维毛囊瘤。自最初描述以来，已有60多个家庭被确定患有BHD，并且已经认识到BHD的许多其他特征，包括发病率增加肾癌，最常见的是嫌色和混合嗜酸/嫌色肾细胞癌（RCC）、肺囊肿、胸膜泡、自发性气胸、发展中的结肠腺瘤和癌、神经鞘瘤、脑膜瘤、斑点状脉络膜视网膜病、甲状旁腺腺瘤、多发性脂肪瘤、口内丘疹、腮腺嗜酸细胞瘤和其他皮肤肿瘤，如胶原瘤、血管周围纤维瘤、血管纤维瘤和黑色素瘤。

与一般人群相比，BHD患者发生肾肿瘤的风险高7倍，发生自发性气胸的风险高50倍，发生肺囊肿的风险高80倍。首次报告BHD伴肾病理学检查时显示双侧肾肿瘤，一个透明RCC和一个嫌色RCC。此外，在一项对13名BHD患者的研究中，7名患有肾肿瘤，包括肾嗜酸细胞瘤和乳头状RCC。BHD肾肿瘤患者显示多种组织病理学变异的多灶性双侧肿瘤，包括嫌色细胞RCC（4%）、具有嫌色细胞RCC和肾嗜酸细胞瘤特征的嗜酸细胞杂种（50%），以及较少见的透明细胞RCC（9%）、肾嗜酸细胞瘤（5%）和乳头状RCC（2%）。嗜酸细胞瘤和嫌色细胞RCC起源于肾集合管的闰细胞，具有重叠的组织学特征。一项针对98名BHD综合征患者的研究描述了嗜酸细胞瘤和嫌色细胞RCC的发生，在肾癌中以嫌色细胞RCC为主，在14个组织学检查的肿瘤中发现了7个。嫌色肾细胞癌进展缓慢，具有局部侵袭性，平均直径为7~9cm，但很少发生转移。诊断肾肿瘤的平均年龄为50.7岁。最近的研究结果表明，显微镜下嗜酸细胞病变可能是BHD综合征患者混合嗜酸细胞肿瘤、嫌色细胞RCC和透明细胞RCC的前兆。在BHD家族中已观察到肾肿瘤与肺囊肿和自发性气胸之间的强关联。BHD患者的肺囊肿多为双侧多灶性，发生自发性气胸的风险很高。气胸可能发生在患有BHD的年轻人身上。男性和年龄较大与肾肿瘤风险增加有关，而自发性气胸的风险与年龄呈负相关。基于这些临床表现，BHD的外显率被认为非常高。

BHD基因突变，通过连锁分析，导致BHD的遗传缺陷已定位到染色体17p11.2的着丝粒周围区域，该区域的基因已被克隆，被认为是导致BHD的原因。这个区域很有趣，因为存在低拷贝数重复元素、不稳定且与许多疾病有关。已经在BHD家族的新基因BHD中鉴定了几个杂合的生殖系突变。人类BHD基因编码一种肿瘤抑制蛋白，即卵泡蛋白（FLCN），这是一种具有579个氨基酸的开放阅读框、64kDa蛋白的细胞质蛋白。人类FLCN由14个外显子组成。卵泡蛋白含有一个富含谷氨酸的卷曲螺旋结构域，与任何已知的人类蛋白质没有显著的同源性。已在许多物种中鉴定出卵泡蛋白同源物，包括果蝇、秀丽隐杆线虫、小鼠、狗和大鼠，这暗示了卵泡蛋白的关键生物学作用。尽管BHD基因的功能未知，但FLCN中的种系突变，伴随着体细胞突变和肿瘤组织中杂合性的丧失，表明卵泡蛋白功能的丧失是BHD综合征中肿瘤形成的基础。最近，已经表明FLCN与FNIP1结合（卵泡蛋白相互作用蛋白1）并且可能通过AMPK和mTOR信号通路参与能量和/或营养传感。此外，最近的一项研究表明，基因BHD的果蝇同源物调节JAK/STAT（janus激酶/信号转导和转录激活剂）和Dpp（去脑瘫）信号转导通路下游的雄性生殖系干细胞维持和功能。该研究表明，BHD可能通过调节人体干细胞来调节肿瘤形成。

迄今为止，在BHD家族中鉴定的种系突变是移码或无义突变，预计会截短毛囊蛋白，包括外显子11中八个胞嘧啶（C8）的超可变区的插入或缺失（44%）。最初，外显子上不同的种系突变在四个患有BHD综合征的家族中的三个家族中，确定了11个卵泡蛋白基因（c.1733insC和c.1733delC）。随后，在61个BHD综合征家族中的51个家族中发现了沿folliculin基因编码区全长的突变，包括16个插入/缺失、3个无义和3个剪接位点突变。有趣的是，在外显子11热点突变的患者中，C缺失患者的肾肿瘤明显少于C插入突变患者。微卫星不稳定性（MSI）散发性结直肠癌。发现32例（16%）伴有MSI的散发性结直肠癌中有5例在BHD外显子11的poly(C)8束中存在插入/缺失突变。此外，在4bp缺失的患者中描述了截短毛囊蛋白的突变在BHD外显子4中，显性遗传的肺囊肿和/或自发性气胸，无皮肤损伤或肾肿瘤。此外，BHD的大鼠和狗同源物的种系突变也导致遗传性肾肿瘤，这表明BHD基因具有抑癌功能。此外，最近有证据表明BHD患者的肾肿瘤中存在第二次体细胞"命中"突变，其中53%显示第二次体细胞突变，17%显示野生型等位基因杂合性（LOH）丢失，这强烈支持Knudson"双-命中"BHD的肿瘤抑制模型，并表明BHD是一种新的肿瘤抑制基因，在人类和动物的致癌作用中都有作用。

BHDmRNA在多种正常组织中表达，包括皮肤的分化表皮层、毛囊、肺和肾的外根鞘支撑结构和内根鞘支撑结构，并且还在多种分泌细胞类型中表达，包括腺泡腮腺和胰腺的细胞、脑、淋巴细胞和乳腺和前列腺的导管细胞。滤泡蛋白mRNA表达降低的组织包括心脏、肌肉和肝脏。卵泡蛋白免疫反应性也发生在正常细胞的核仁中,并与有丝分裂有关。此外,毛囊蛋白 mRNA 在纤维毛囊瘤中强烈表达,但在嗜酸细胞瘤(3.3%)、嫌色细胞 RCC(60.7%)、乳头状 RCC(36.4%)和透明细胞 RCC(21.1%)中观察到毛囊蛋白表达缺失。在嗜酸细胞瘤(76.7%)、嫌色细胞 RCC(3.6%)和透明细胞 RCC(14.7%)中也观察到细胞质中的异常积累。因此,该蛋白质可能在多种组织和生物体中具有重要的生物学功能。此外,BHD 患者的缺陷蛋白可能会影响细胞的细胞骨架,破坏细胞外基质并影响细胞增殖的调节。

五、临床表现

BHD 各种临床症状的外显率不尽相同。

1. 肺部表现

肺是 BHD 最常累及的脏器之一,亚洲国家 BHD 肺部受累发生率高于欧美国家。以肺部受累为首发表现患者超过 60%。肺部受累主要表现为弥漫性囊状改变和自发性气胸。大多数患者没有症状,但发生自发性气胸的风险较高,58%~71% 患者有自发性气胸病史,首次气胸多发生在 40 岁前。少量气胸可以无症状,严重者可出现呼吸困难和胸痛、呼吸音减弱甚至消失。BHD 患者气胸发生风险是无 BHD 家族成员的 50 倍。近年来国内外学者进一步分析了 FLCN 基因变异与气胸发生的相关性。BHD 对肺功能的影响较小,引起低氧或呼吸衰竭并不常见。

2. 皮肤病变三联征

主要表现为纤维毛囊瘤、毛盘瘤,可伴有软垂疣。纤维毛囊瘤和毛盘瘤是单一病理过程的不同阶段。纤维毛囊瘤是该病的特征性表现,出现在欧美 90% 的皮肤损害的 BHD 患者中,常分布在面部、颈部、躯干上部。纤维毛囊瘤为多发、肤色或略白色、圆顶状、直径为 1~5mm 的丘疹,其数量通常在 5~100 个不等。组织学上,表皮大致正常,真皮可见呈囊状扩张的毛囊样结构,从中央毛囊发出多个吻合的上皮细胞条索,形成类似脚手架外观,被成纤维细胞围绕。82%~92% 的欧美患者存在皮肤病变,而我国患者皮肤病变发生率约 18%~68%。皮肤病变多在成年后发现,伴随年龄增长发病率增加,且有数量增多趋势。这些皮肤病变正常人也可出现,不可单独用来诊断 BHD。

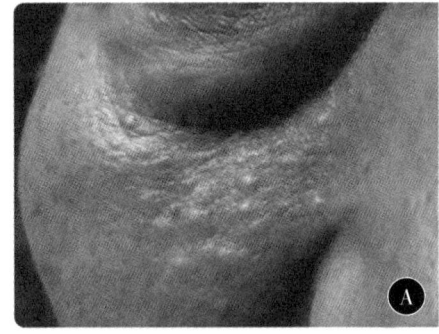
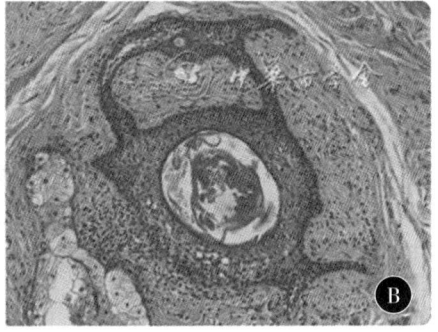

图 3-1-1　BHD 综合征患者的面部纤维毛囊瘤,图 A 可见鼻旁区域多发、肤色的小丘疹;图 B 为纤维毛囊瘤组织病理切片图像(HE 中倍放大),可见增殖的毛囊上皮及周围富含纤维细胞的间质组织。

3. 肾癌

早发,25%~35% 的 BHD 综合征患者会发生肾脏肿瘤,通常为双侧、多灶性且生长缓慢;肿瘤诊断的中位年龄为 46~50 岁。最常见的肿瘤病理类型是混合性嗜酸-嫌色细胞肿瘤(50%)、嫌色细胞癌(34%)和嗜酸细胞瘤(9%)。

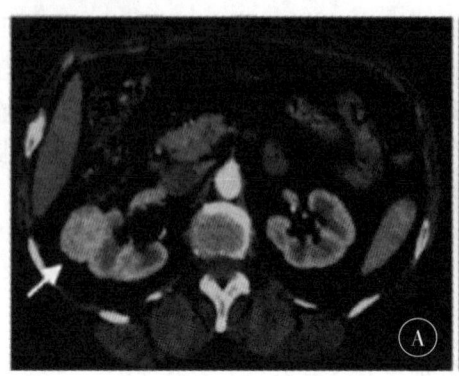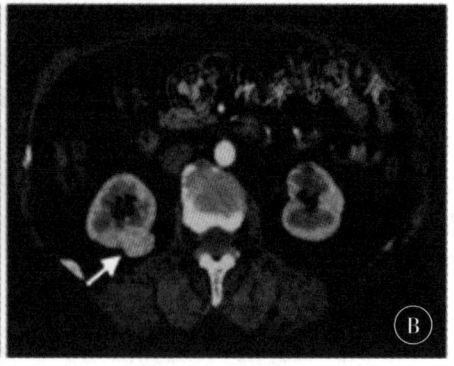

图3-1-2 64岁女性BHD综合征患者的肾脏肿瘤,肾脏增强CT轴位图示右肾见两枚类圆形软组织肿块(图A和图B箭头所示),边界清晰,密度均匀,均匀强化;手术病理证实均为嫌色细胞癌。

4.BHD综合征少见的临床表现

主要包括结肠癌、支气管肺癌等恶性肿瘤。这些表现是否真正与BHD综合征相关仍有待确定。

六、辅助检查

采用DNA序列分析发现 *FLCN* 基因种系突变,对于确诊疾病具有很大意义。高精度DNA测序对 *FLCN* 基因突变检出率已高达近90%,截至目前发现其突变的类型超过100种,包括DNA片段/核酸嵌入、缺失及基因静默等。而针对 *FLCN* 相关蛋白检测方法,例如免疫组化检测方法,目前则很难采用,不仅是因为突变基因表达复杂,同时也由于其他组织器官的 *FLCN* 基因表达水平对检查结果易造成影响,很难有明确的结果。然而,目前DNA序列分析价格较昂贵,临床难以广泛开展。

FLCN 基因位于染色体17p11.2上,包含14个外显子,翻译起始密码子位于外显子4。*FLCN* 蛋白由579个氨基酸组成,在包括皮肤、肺脏、肾脏等大多数组织中表达。*FLCN* 蛋白是一个保守但不含已知结构域的蛋白,其功能尚待阐明。迄今为止,对 *FLCN* 功能研究支持其在多种代谢途径和细胞过程中的作用,包括mTORC1途径的调节、PGC1α和线粒体生物发生的调节、细胞间黏附和RhoA信号传导等。

FLCN 是目前唯一确定的BHD综合征致病基因,在患者检测出该基因的致病胚系杂合变异是BHD综合征的确诊金标准。研究表明携带胚系杂合变异同时伴随体细胞变异或杂合性丢失的患者更易出现肾癌等肿瘤的表型。

有研究认为,*FLCN* 失活变异导致TFE3/TFEB过度激活可能是引发BHD综合征的主要原因。在小鼠肾脏特异性敲除 *FLCN* 基因促发肾脏囊性或实体瘤,可复制出BHD综合征患者肾癌表型;同时在小鼠肾脏敲除 *FLCN* 和 *TFEB* 基因能够阻遏肿瘤发生。

七、诊断

临床标准如下。

(1)肺部多发囊状病变:无其他明确病因的双肺囊状病变,主要分布在基底部、纵隔旁,伴或不伴自发性气胸。

(2)皮疹:颜面部或颈部至少有5个纤维毛囊瘤或毛盘瘤。

(3)肾癌:早发(年龄<50岁),多灶或双侧肾癌,或混合性嫌色细胞癌-嗜酸性细胞瘤。

遗传学标准如下。

(1)致病性 *FLCN* 基因胚系杂合变异。

(2)一级亲属确诊BHD综合征。

八、鉴别诊断

1.淋巴管肌瘤病(LAM)

LAM是一种以平滑肌样细胞异常增殖为特征、多器官受累的低度恶性肿瘤性疾病,主要发生于女性,其特征包括呼吸困难、双肺囊状病变,反复气胸、乳糜胸、腹腔淋巴结与腹膜后受累。LAM也常见于女性结节性硬化症(tuberous sclerosis complex,TSC)患者,即遗传型TSC-LAM。目前临床上多见为散发型LAM(S-

LAM)。诊断LAM时需考虑：①详细采集个人史和家族史,了解是否有TSC或LAM的临床表现；②血清血管内皮生长因子-D(vascular endothelial growth factor D,VEGF-D)检测,50%~70%的LAM患者中VEGF-D水平升高,当血清中VEGF-D水平>800ng/L时,可辅助诊断LAM；③腹部增强CT或MR,可筛查是否存在腹膜后淋巴管肌瘤和血管平滑肌脂肪瘤；④经支气管镜肺活检,或胸腔镜手术肺活检获得病理诊断。

2. 淋巴细胞间质性肺炎(LIP)

根据病因,LIP可分为特发性和继发性,临床上以继发性为主,主要继发于结缔组织病等,其中尤其以干燥综合征最为常见,12%~46%的干燥综合征患者可出现肺部囊状病变。LIP可出现限制性通气功能障碍,伴弥散功能下降；通常根据病史、影像特征,部分患者风湿指标异常等有助于鉴别LIP与BHD综合征。

3. 肺朗格汉斯细胞组织细胞增生症(PLCH)

PLCH是一种原因不明的罕见疾病,其特点是骨髓朗汉斯细胞浸润至肺部和其他器官,LCH细胞可携带BRAF基因等基因变异。该病好发于年轻吸烟者,男性多见。PLCH临床特点表现为不同大小的结节性病变,浸润和破坏邻近组织相关结构,最常侵犯的器官包括骨骼、肺、皮肤、淋巴结和脑垂体。肺部受累表型为结节性病变可伴有弥漫性囊状改变,以中上肺野为主,且随着疾病加重,囊状病变可进展增多。

九、治疗策略

1. 一般管理

尽管未有明确证据证明吸烟加重肺部囊状病变,仍强烈建议BHD患者避免吸烟。推荐使用流感疫苗、肺炎球菌疫苗和新冠病毒疫苗预防感染。BHD患者并发气胸的风险高,因此建议患者避免导致胸腔内压显著增高的活动,如举重、潜水等运动。对于近1个月内没有气胸的患者,可以行肺功能检查。BHD患者通常可以乘坐飞机出行,但合并气胸(尚未治愈或1个月内有气胸史)的患者,不建议乘飞机出行。目前BHD暂无对因治疗方法,临床上针对不同受累脏器的具体病变进行对症治疗,另外分子靶向药物治疗是未来研究的重要方向。

2. 气胸

所有BHD综合征患者均应告知有发生气胸的风险,突发胸闷、胸痛等症状时应及时就医处理。由于BHD患者气胸的复发率高达70%,发生气胸后推荐胸膜固定术降低其复发的风险。北京大学人民医院的回顾性研究显示外科手术治疗后BHD气胸复发的风险仅为9.1%,较保守处理的53.1%复发率显著降低。美国一项纳入104例BHD的患者调查研究也显示类似的结果,胸膜固定术能降低同侧气胸复发风险约50%。目前尚无前瞻性研究比较内科胸膜固定术和外科胸膜腔下胸膜固定术的疗效差异。近期日本一项纳入81例BHD并发气胸的回顾性研究结果表明,采用氧化再生纤维素筛网胸膜固定术能显著降低气胸的复发率,其中部分胸膜固定术的5年复发率仅为12%,全胸膜固定术中位随访3~4个月均未见气胸复发($P=0.032$)。在气胸未恢复前,不建议乘坐飞机出行。

3. 皮肤病变

BHD患者皮肤损害常表现为良性肿瘤,常无严重临床症状,无须处理,建议定期随访。但出于美容角度,患者可采取电凝、激光、冷冻等局部治疗,通常效果良好,但存在复发情况。

4. 肾脏肿瘤

由于本病形成的肾脏肿瘤常累及双肾,且多数增长速度较慢,加之病情隐匿,因此尽早发现,选择保留肾单位的肾肿瘤切除术非常重要,可减少多次手术带来的伤害。对于BHD综合征相关肾肿瘤手术,需要尽可能靠近肿瘤边缘,尽可能保留正常肾实质,若术前高度可疑为散发性嫌色细胞癌等,则切除更多的正常边缘。对于初诊即发现双侧肾脏肿瘤且均需手术干预者,建议简单、不需根治切除的一侧先行手术,术后3个月肾功能恢复后再行对侧手术。最近一项法国研究报道6例BHD综合征经皮热消融术能有效清除共19个局部肾癌病灶,而且未发生肾功能恶化导致肾透析或者肾移植等不良事件,术后平均随访74个月未见复发。因此,局部消融治疗也是可选择的治疗方式,但需要提前预判消融术后局部影像学的不典型变化对后续随访监测及外科手术难度的影响。

肿瘤直径<1cm,建议每年行腹部MR检查；肿瘤直径1~3cm,建议每6个月行腹部MR检查,或者行消融

手术；直径>3cm的肾脏肿瘤,建议保留肾脏,行局部切除术；肾脏肿瘤切除后,建议每年行腹部MR检查直至5年,此后每2年行腹部MR检查,如果不能进行MR,可行腹部增强CT。

5.其他新型治疗方法

BHD的动物模型显示mTOR功能调节异常,外敷的mTOR抑制剂西罗莫司已经成功用于治疗mTOR功能异常导致的结节性硬化症相关皮肤血管纤维瘤。因此,荷兰学者尝试用0.1%外用西罗莫司治疗BHD综合征的纤维毛囊瘤,但19例患者的随机对照双盲试验未能显示治疗有效的证据。随着对BHD综合征认识和研究的深入,期待有更多新的治疗手段出现。

十、疗效及转归

BHD的预后主要取决于肾脏肿瘤的发生和所发生肾脏肿瘤的组织学类型。BHD综合征中肾脏肿瘤导致的死亡并不常见,因为肾脏肿瘤相对而言更惰性,而转移性疾病导致的死亡大多见于肾透明细胞癌。目前尚无此类患者最常见的HOCT转移和致死的报道。

参考文献

[1]孟潋石,刘彦国,王俊.Birt-Hogg-Dubé综合征诊治进展[J].国际遗传学杂志,2018,41(5):6.

[2]王保军,巩会杰,张旭,等.同时性散发性双肾癌的手术治疗策略研究[J].微创泌尿外科杂志,2014,3(05):283-285.

[3]詹永忠.淋巴管肌瘤病(LAM)诊疗新技术应用评估和Birt-Hogg-Dubé(BHD)综合征临床特征分析[D].北京协和医学院,2015.

[4]Furuya M, Hasumi H, Yao M, et al. Birt-Hogg-Dube syndrome-associated renal cell carcinoma: Histo-pathological features and diagnostic conundrum.[J].Cancer Science,2019,111(1):15-22.

[5]Lakhani DA, Winkler L, Lisle M. Birt-Hogg-Dube syndrome: case report and brief review of the literature[J]. Radiol Case Rep. 2021,17(1):250-253.

[6]Savatt JM, Shimelis H, Moreno-De-Luca A, et al. Frequency of truncating FLCN variants and Birt-Hogg-Dube-associated phenotypes in a health care system population[J]. Genet Med. 2022, 24(9): 1857-1866.

[7]Pagger RT, Akbari K, Fellner FA, et al. Secondary pneumothorax associated with Birt-Hogg-Dube syndrome: acase report[J]. Radiol Case Rep. 2020,15(9):1464-1467.

[8]Sattler EC, Syunyaeva Z, Reithmair M, et al. Colorectal cancer risk in families with Birt-Hogg-Dube syndrome in-creased[J]. Eur J Cancer. 2021, 151:168-174.

[9]Laura S. Schmidt, Michael L. Nickerson, W. Marston Linehan. Development of Non-Viral Vectors for the Prophy-lactic Gene Therapy of Birt—Hogg—Dube (BHD)Syndrome[J].Molecular Therapy, 2012,20:S235-S236.

[10]Schmidt L S, Nickerson M L, Warren M B,et al. Germline BHD-Mutation Spectrum and Phenotype Analysis of a Large Cohort of Families with Birt-Hogg-Dube Syndrome[JJ. The American Journal of Human Genetics, 2005,76(6):1023-1033.

路小燕　张昧亮(撰写)　雒云祥　陶新朝(审校)

第二章　遗传性透明细胞肾细胞癌

Chapter 2　Hereditary Clear Cell Renal Cell Carcinoma, ccRCC

关键词:腰疼;肾区肿物;透明细胞;VHL基因

Keywords:Backache;Mass in renal region;Hyalinocytes;VHL gene

一、概述

遗传性透明细胞肾细胞癌(Hereditary Clear Cell Renal Cell Carcinoma,ccRCC)别名:肾透明细胞癌是一种相对罕见的,起源于肾小管上皮细胞的恶性肿瘤。它主要有以下特点。①遗传因素:与特定的遗传突变有关,存在家族聚集性。②肿瘤特征:主要表现为透明细胞肾细胞癌的病理特征。③发病风险:家族成员患该病的风险增加。肾细胞癌(RCC)占成人所有恶性疾病的2%~3%。ccRCC是最常见的组织学亚型,遗传性肾细胞癌占儿童肾细胞癌肿瘤的5%~8%。除了家族性综合征常见的临床表现外,遗传性肾肿瘤最具提示性的表现包括家族史、双侧或多灶性肿瘤,以及相对年轻的患者。透明细胞肾细胞癌是一组形态异质的恶性肿瘤,由具有透明或嗜酸性细胞质和特征性血管形成的细胞组成。

二、定义

ccRCC是一种具有家族遗传倾向的肾细胞癌亚型,ICD-O编码:8310/3。其特征是在特定的遗传背景下,个体发生透明细胞类型的肾细胞癌。这种类型的肾癌与某些特定的基因变异相关,通常表现为肾皮质内的肿瘤,但也可能多发或双侧。在von Hippel-Lindau综合征等遗传综合征中,可能表现为早期发病和多灶性。

三、流行病学

透明细胞肾细胞癌是肾细胞肿瘤中最常见的恶性肿瘤,约占所有肾细胞肿瘤的70%。它发生在60~70岁的患者中。它的男女比例为2:1;其发病特点为:散发性,是成人最常见的散发性肾细胞癌类型,占所有肾细胞癌的60%~75%;年龄分布,大多数发生在60岁以上的患者中,中位数为62岁;发病率,每10万人年3.59例,男性发病率高于女性(1.94:1),白人高于黑人。

四、病因及发病机制

1.遗传性综合征

如von Hippel-Lindau综合征(VHL综合征),其中肾细胞癌是该综合征的常见表现之一;其他遗传综合征包括:结节性硬化症、Birt-Hogg-Dube综合征、Cowden综合征等;危险因素:吸烟、肥胖、长期透析、高血压、糖尿病、接触马兜铃酸、石棉和三氯乙烯等。

2.相关机制

*VHL*基因失活:约90%的ccRCC病例与*VHL*基因的失活相关。*VHL*基因产物(VHL蛋白)是E3泛素连接酶复合物的组成部分,失活导致HIF-1α的积累,进而促进肿瘤的发生和发展;其他基因突变:如*PBRM1*(约50%)、*SETD2*(约20%)和*BAP1*(约15%)等基因突变也参与ccRCC的发展。

五、临床表现

ccRCC的临床表现可以包括但不限于以下几种症状。

(1)腹痛:通常是因为肿瘤增大压迫周围组织或者侵入其他结构所引起的。

(2)血尿:有时肉眼可见,称为肉眼血尿,有时仅能在显微镜下看到红细胞增多,称为镜下血尿。

(3)体重减轻:可能是由代谢率增加或者食欲减退导致。

(4)疲劳:可能与营养不良、贫血或者代谢异常有关。

(5)背部疼痛:类似于腹痛,是由于肿瘤增大或侵犯其他组织造成的。

(6)发热:不是由感染引起,而是肿瘤本身导致的。

(7)腹部或腰部可触及的肿块:随着肿瘤的增长,可以在腹部或腰部摸到一个固定的肿块。

(8)高血压:某些肾癌患者会出现高血压,这可能是由于肿瘤分泌的某些物质影响了血压调节。

(9)红细胞增多症:少数情况下,肿瘤会刺激红细胞生产,导致血液中的红细胞数量过多。

(10)其他非特异性症状:如厌食、体重下降、骨痛等。

值得注意的是,并非所有患者都会有上述症状,有时候肾癌是在体检或其他原因进行影像学检查时偶然发现的。此外,一些患者可能直到肿瘤晚期才会出现明显的症状。

六、辅助检查

(一)实验室检查

实验室常规检查的目的是了解患者的一般状况以及是否适于采取相应的治疗措施,主要包括尿常规、血常规、红细胞沉降率、血糖、血钙、肾功能(血尿素氮、血肌酐和肾小球滤过率)、肝功能、乳酸脱氢酶、碱性磷酸酶等项目。如需进行有创检查或手术治疗,则应进行必要的凝血功能检测。

以上项目的检查结果在肾癌患者中通常会表现为血尿、红细胞增多及低血红蛋白、红细胞沉降率增快、高血钙、肾功能异常及肝功能异常等。对邻近或累及肾盂的肾癌患者还需做尿细胞学检查。

(二)影像学检查

随着健康体检和早癌筛查的普及,目前超过50%的肾癌是在影像学检查中偶然发现的。影像学检查在肾癌的诊治过程的不同阶段均有重要的作用。

对于原发肿瘤在于病灶的发现、定位、定性及分期,在术中可辅助定位,在术后及非手术治疗过程中是随诊的重要手段。不同的影像学检查方法在肾癌诊治中过程的不同阶段作用不同,应根据各方法的优劣和临床需要进行规范选择。

1. 胸部X线检查

肾癌患者应常规行胸部正侧位X线片,对胸部X线片有可疑结节或临床分期≥Ⅲ期的患者,需做胸部CT。

2. 超声检查

腹部超声检查是发现肾肿瘤最简便和常用的方法。肾超声造影检查有助于鉴别肾肿瘤良恶性,适用于慢性肾功能衰竭或碘过敏而不适宜行增强CT扫描的肾肿瘤患者以及复杂性肾囊肿患者的鉴别诊断。超声检查经济、简便、无辐射,普及率高,为临床疑诊肾脏肿瘤的首选检查方法。临床上无症状肾癌多数为超声检查时发现。若超声提示实性肾肿瘤,则建议超声造影、CT或MRI进一步检查

3. CT检查

腹部CT检查是肾癌术前诊断及术后随访的最常用检查方法。

CT检查应包括平扫和增强扫描。CT扫描可对大多数肾肿瘤进行定性诊断,具有较高的诊断敏感度和特异度,因此经CT检查明确诊断,而且拟行手术的患者,无须术前穿刺证实。在CT扫描上肾透明细胞癌多具有较典型的对比剂"快进快出"表现。

(1) 平扫多呈不均匀等/低密度的圆形、椭圆形肿块。

(2) 增强后皮髓质期呈中-高度强化。

(3) 肾实质期肿瘤密度低于肾实质呈低密度肿块。

肿瘤内坏死、出血常见。除定性诊断外,CT检查还能为术前患者提供更多的诊断信息,包括肿瘤的侵犯范围,包括如下。

(1) 静脉系统是否受侵(T分期)。

(2) 区域淋巴结是否转移(N分期)。

(3) 扫描范围邻近器官有无转移(M分期)。

(4) 有无变异血管(CTA)及双肾形态及功能的粗略评估等。

4. MRI检查

腹部MRI检查是肾癌术前诊断及术后随访的较常用检查方法,可用于对CT对比剂过敏、孕妇或其他不适宜进行CT检查的患者。

MRI对肾癌诊断的敏感度和特异度等于或略高于CT。MRI对肾静脉和下腔静脉瘤栓的显示诊断较CT更为准确,因此是对于上述病变MRI可能是优于CT的更好选择。

5. PET

目前,2018年的EAU和NCCN肾癌指南中建议PET不推荐用于肾癌的诊断和随访。但是,多项研究也表明PET-CT显像对肾癌的淋巴结转移和远处转移要优于传统影像检查方法,尤其在判断肾癌骨转移或骨骼肌转移方面更具优势,而且能够通过葡萄糖代谢变化早期监测疗效、预测患者的预后情况,2017年CSCO肾癌诊疗指南中提出PET或PET-CT可用于肾癌患者明确有无远处转移病灶,或需对全身治疗进行疗效评价的患者。

6. 核素骨显像

用于探查是否有骨转移以及转移灶的治疗随访。

有骨痛等骨相关症状或血清碱性磷酸酶升高或临床分期为Ⅲ期的肾癌患者,应行骨扫描检查明确是否有骨转移。核素全身骨显像发现骨转移病变可比X线片早3~6个月,当全身骨显像示可疑骨转移时,应对可疑部位进行局部断层融合显像或进行MRI、CT等检查验证。

7. 肾动态显像

核素肾动态显像能准确评价肾癌患者术前双肾和分肾功能,有助于指导手术方案的决策。

七、诊断

1. 分子遗传学

通过分子细胞遗传学或染色体微阵列研究确定3p缺失，这是大多数ccRCC的特征性事件。

2. 诊断标准

包括肾肿瘤的实性、巢状、管状、出血性或腺泡状结构，以及CAIX(CA9)的免疫组化阳性。

八、鉴别诊断

应考虑几种鉴别诊断。在低核仁级别肿瘤中，主要的鉴别诊断是透明细胞乳头状肾细胞癌，其中CAIX(盒形对杯形)和CK7(阴性对阳性)的不同免疫组化表达是有用的。CK7常用于区分透明细胞肾细胞癌与几乎由具有絮状透明细胞质的细胞组成的嫌色细胞肾细胞癌，后者显示CK7弥漫染色。在高核仁级别肿瘤中，主要的鉴别诊断是MiT家族易位肾细胞癌和上皮样血管平滑肌脂肪瘤/上皮样PEComa，其中组织蛋白酶K和黑色素免疫组化标志物具有诊断意义。

1. 单纯性肾囊肿

典型的单纯性肾囊肿从影像检查上很容易与肾癌相鉴别，但当囊肿内有出血或感染时，往往容易被误诊为肿瘤。而有些肾透明细胞癌内部均匀，呈很弱的低回声，在体检筛查时容易被误诊为肾囊肿。对于囊壁不规则增厚、中心密度较高的肾囊肿，往往需要综合分析、判断，警惕囊性肾癌的可能。肾动脉造影病变为边界光滑的无血管区，周围血管弧形移位。超声检查可见肾实质内有边界清晰的圆形无回声暗区。

2. 肾错构瘤

又称肾血管平滑肌脂肪瘤，是一种较为常见的肾脏良性肿瘤，随影像学检查的普遍开展，越来越多见于临床。典型的错构瘤内由于有脂肪成分的存在，在B超、CT和MRI图像上都可作出定性诊断，临床上容易与肾细胞癌进行鉴别。

(1)肾错构瘤B超示肿块内有中强回声区，CT示肿块内有CT值为负数的区域，增强扫描后仍为负值，血管造影显示注射肾上腺素后肿瘤血管与肾脏本身血管一同收缩；(2)肾细胞癌B超示肿块为中低回声，肿块的CT值低于正常肾实质，增强扫描后CT值增加，但不如正常肾组织明显，血管造影显示注射肾上腺素后肾脏本身血管收缩，但肿瘤血管不收缩，肿瘤血管特征更明显。

3. 肾脏淋巴瘤

肾脏淋巴瘤少见但并不罕见。肾脏淋巴瘤在影像学上缺乏特点，呈多发结节状或弥漫性浸润肾脏，使肾脏外形增大。腹膜后淋巴结多受累。

4. 肾盂癌

(1)也可出现间歇性无痛性全程肉眼血尿，但程度较重且发生早并频繁出现。

(2)IVU及逆行造影示肾盂肾盏有不规则的充盈缺损，肾脏大小及形态无明显改变，无肾轴旋转

(3)肾盂镜检查可见突入肾盂腔内的新生物。

(4)尿脱落细胞检查发现肿瘤细胞。

5. 肾血管平滑肌脂肪瘤

可有腰痛、腰腹肿块及血尿。尿路平片可见不规则低密度区；超声检查为许多均匀分布的强光点；肾动脉造影实质期因其组成的组织密度不同而呈葱皮样分层排列。

CT检查可见呈密度不均的肿块，含脂肪量较多，CT值为-40~90Hu。肿瘤易发生自发性破裂出血而致突发性严重血尿或休克。

6. 成人肾胚胎瘤表现为腰痛及肿块

但肿块生长迅速，患者多以腹部肿块为主要症状，血尿较不严重。逆行肾盂造影可见肾盂肾盏常因肿瘤的破坏而大部分消失。超声检查呈细小的散在光点，其亮度与肾皮质的回声相等或略强。

九、治疗策略

肾癌患者通过影像学检查的结果确定肿瘤的临床分期，利用辅助检查评估患者对治疗的耐受能力，根

据临床分期并结合患者的耐受力,选择恰当的治疗方式。对手术的患者依据病理学检查的结果确定病理分期,根据病理分期选择术后治疗及随诊方案。

局限性或进展性肾透明细胞癌的治疗以外科手术为主,晚期或转移性肾透明细胞癌以综合治疗及对症支持治疗为主。

(一)药物治疗

由于个体差异大,用药不存在绝对的最好、最快、最有效,除常用非处方药外,应在医生指导下充分结合个人情况选择最合适的药物。

自2005年索拉非尼被批准用于转移性肾癌的治疗以来,晚期转移性肾癌的治疗进入了靶向治疗时代。至今美国食品和药物管理局(FDA)已先后批准了十余种药物及方案用于转移性肾癌的治疗。这些药物从作用机制方面主要分为以下几类。

(1)抗VEGF/VEGFR途径,主要包括舒尼替尼、培唑帕尼、索拉非尼、阿昔替尼、卡博替尼、仑伐替尼、贝伐珠单抗等。

(2)抑制mTOR途径:包括依维莫司和替西罗莫司。

(3)免疫检查点抑制剂:包括伊匹单抗。

(4)程序性死亡受体抑制剂:包括纳武单抗。

(5)其他:包括细胞因子(白介素-2和IFN-a)及化疗(吉西他滨和多柔比星)。

化疗主要作为具有肉瘤样分化的转移性肾癌患者的治疗,集合管亚型和髓质亚型也考虑化疗。

联合用药方案主要包括以下内容。

(1)贝伐珠单抗+IFN-a、纳武单抗+伊匹单抗(适用于中-高风险晚期透明细胞为主型肾细胞癌)。

(2)仑伐替尼+依维莫司(适用于晚期透明细胞为主型肾细胞癌的二线治疗)。

(3)贝伐珠单抗+厄洛替尼(适用于部分进展性乳头状肾细胞癌,包括HLRCC患者)。

(4)贝伐珠单抗+依维莫司(适用于部分进展性乳头状肾细胞癌,包括HLRCC患者)。

(5)仑伐替尼+依维莫司(适用于晚期非透明细胞为主型肾细胞癌)等。

(二)细胞因子治疗

细胞因子治疗多集中于早年的研究,主要为IFN-α和IL-2。2002年JCO杂志报道经IFN-α治疗的463例晚期肾细胞癌患者的回顾性分析,中位生存期13个月,中位TTP为4.7个月,其中高危、中危和低危患者生存期分别为5个月、14个月和30个月。

2003年*Cancer*杂志报道了173例转移性肾细胞癌患者经IL-2为基础治疗的回顾性分析,中位生存期13个月,1年、3年和5年生存率分别为92%、61%和41%。

(三)放疗

肾透明细胞癌对绝大部分化疗药物不敏感,效果不佳。对晚期患者或局部肿瘤复发、区域或远处淋巴结转移、骨骼或肺转移患者,姑息放疗可达到缓解疼痛、改善生存质量的目的。

近10多年来放疗技术迅速发展,在一些回顾性和临床Ⅰ期或Ⅱ期的研究中,应用立体定向放射治疗(stereotactic body radiation therapy, SBRT,即单次大剂量照射一次或数次的分割照射模式)技术逐渐用于治疗肾癌。

(四)手术治疗

根治性肾切除术是局限性肾透明细胞癌既往首选的治疗方案,经典的根治性切除范围包括患肾、肾周筋膜、肾周脂肪、同侧肾上腺、从膈肌脚到腹主动脉分叉处淋巴结以及髂血管分叉以上输尿管;可采用腹腔镜手术或传统的开放手术进行。对于肾功能不全、孤立肾、其他病因导致需要保留更多肾功能的患者,可以考虑行肾脏部分切除术,完整切除肿瘤的同时,尽可能的保留更多肾单位。近年来,大量的国内外临床研究结果显示,对于一部分经过严格甄选的患者,施行肾部分切除能够取得与根治性肾切除相同的效果。根治性肾切除术和肾部分切除术都可以采用开放、腹腔镜微创或机器人辅助的方式进行,手术方式的选择依赖于专科医生丰富的临床经验和综合考量。

（五）其他治疗

肾动脉栓塞治疗、肾脏消融治疗等，仅适用于少数特殊患者。

十、疗效及转归

肾透明细胞癌是肾癌病理中最常见的一种，早期肾透明细胞癌的肾功能一般不受影响，治疗效果好。但是手术可能引发一些相关并发症，如麻醉意外、心肺脑血管意外、感染、出血、肠漏、胰漏、肾功能衰竭等，术后化疗、免疫、靶向药物治疗也会有各自的相关并发症。

肾透明细胞癌恶性程度较高，在转移性肾癌患者中，常见的转移脏器及转移发生率依次为：肺转移(48.4%)骨转移(23.2%)肝转移(12.9%)肾上腺转移(5.2%)皮肤转移(1.9%)脑转移(1.3%)其他部位等(7.1%)

参考文献

[1]李凡,管维.肾癌诊疗相关进展[J].临床外科杂志,2021,29(02):101-104.

[2]祝金波,王敏,周林,等.miR-122和miR-144-3p在肾细胞癌中的表达及临床意义[J].国际检验医学杂志,2021,42(10):1250-1253.

[3]Lin W,Lijuan Z. Circulating Exosomal miRNA as Diagnostic Biomarkers of Neurodegenerative Diseases[J].Fron-tiers in molecular neuroscience, 2020,13:53.

[4]Tang T, Xiaoyan D,Xiaoyi Z, et al. Computational identification and analysis of early diagnostic biomarkers for kidney cancer[J].Journal of human genetics,2019,64(10):1015-1022

[5]Wan B, Zeng Q, Tang XZ,et al. P3H4 affects renal carcinoma through up-regulating miR-1/133a. Eur Rev Med Pharmacol Sci. 2018 Aug;22(16):5180-5186.

[6]Wulfken L M, Moritz R, Ohlmann C,et al. MicroRNAs in Renal Cell Carcinoma: Diagnostic Implications of Se-rum miR-1233 Levels[J].PLoS ONE,2011,6(9): e25787.

[7] Yu Y, Zheng M, Zhu W, et al. Hereditary leiomyomatosis and renal cell cancer (HLRCC): Case series and review of the literature[J]. Urol Oncol, 2021, 39(11):791.e9-791.e16.

[8] Liu Y, Dong Y, Gu Y, et al. GATA3 aids in distinguishing fumarate hydratase-deficient renal cell carcinoma from papillary renal cell carcinoma [J]. Ann Diagn Pathol, 2022, 60:152007.

[9] Paschall A K, Nikpanah M, Farhadi F,et al.Hereditary leiomyomatosis and renal cell carcinoma(HLRCC)syn-drome: Spectrum of imaging find-ings[J].Clinical imaging, 2020,68:14-19.

路小燕　张昧亮（撰写）　雒云祥（审校）

第三章　遗传性平滑肌瘤病和肾细胞癌
Chapter 3　Hereditary leiomyomatosis and renal cell carcinoma, HLRCC

关键词：平滑肌瘤；子宫肌瘤；肾细胞癌；基因检测

Keywords：Leiomyoma；Uterine fibroids；Renal cell carcinoma；Genetic testing

一、概述

遗传性平滑肌瘤病和肾细胞癌（hereditary leiomyomatosis and renal cell carcinoma，HLRCC）综合征也称为Reed综合征，是一种罕见疾病，由延胡索酸水化酶(fumarate hydratase,FH)基因致病性改变引发，在家族中以常染色体显性遗传的方式遗传。该综合征患者的临床症状主要表现为皮肤平滑肌瘤、女性早发子宫平滑肌瘤，且患肾细胞癌的危险显著增加，较为典型的是Ⅱ型乳头状肾细胞癌。目前，世界上仅有数百个家庭被报道患有此综合征，但由于该疾病不完全外显、较少Ⅱ型乳头状肾细胞癌患者有明显的临床症状或家族史，可能有潜在的HLRCC患者群体未得到明确诊断。此外，HLRCC相关肾细胞癌的原发性肿瘤可以迅速在淋巴结和全身转移，肺是肾细胞癌最常见的远处转移部位，通常患者预后不良。

二、定义

HLRCC是一种罕见的常染色体显性遗传病。由延胡索酸水化酶基因致病性改变引发，在家族中以常染色体显性遗传的方式遗传。其特征是患者同时患有皮肤和子宫的平滑肌瘤，以及肾细胞癌的发生风险增加。

三、流行病学

由于HLRCC综合征是一种罕见的疾病，人们对该疾病的临床症状认识不足，目前尚无统计得出的发病率报道。研究表明，在HLRCC患者中，皮肤平滑肌瘤症状出现的平均年龄是25岁，比子宫肌瘤症状出现的平均年龄31岁早6年。而在患有皮肤平滑肌瘤的患者中，40%仅有微小的皮肤表现，容易被忽视。HLRCC相关肾细胞癌(RCC)的平均发病年龄是41~46岁。据报道，HLRCC患者中约有75%患有皮肤平滑肌瘤，80%~90%患有子宫肌瘤。HLRCC患者肾细胞癌患病率在各个研究中存在较大差异，为2%~43%，可能与患者选择标准不同有关。Muller等追踪了2004~2016年全法国来自114个家庭的182例HLRCC患者的病情发展情况，19%有肾细胞癌史，且大部分属于Ⅱ型乳头状肾细胞癌，其中82%在诊断时即已转移或在接下来的3年内发生转移，癌症转移患者的中位生存期是18个月；133例患者(73%)有皮肤平滑肌瘤史，其中有3例后来发展为皮肤平滑肌肉瘤，占有皮肤平滑肌瘤病史患者的2.3%。

四、病因及发病机制

HLRCC是一种常染色体显性综合征，由染色体1q42.3上*FH*基因的种系突变引起。

一项基因连锁分析发现，引发HLRCC综合征的基因是*FH*基因。造成该疾病的基因突变存在多种类型，其中错义突变最为普遍，移码突变、无义突变、插入/缺失、剪接位点突变也有报道。*FH*基因缺陷主要造成延胡索酸的积累，延胡索酸作为内源亲电子试剂与游离巯基反应，通过迈克尔加成反应与多种蛋白质中的半胱氨酸残基形成硫醚键，该过程称为琥珀酸酯化，最终形成2-琥珀酸半胱氨酸(2SC)。因此2SC可作为可靠的生物标志物，使用2SC抗体对肿瘤组织进行免疫组化分析，阳性结果可用来预测患者中*FH*基因的遗传学改变。但由于缺少商业化的2SC抗体，该方法未能得到普及。

*FH*双等位基因失活是HLRCC相关肿瘤细胞的遗传学特征。*FH*基因缺陷由一个等位基因的胚系突变和另一个等位基因的体细胞突变共同导致，二者均为功能丧失性(loss-of-function)突变。在80%~90%患有HLRCC综合征的家庭中检测到了*FH*基因突变。但*FH*双等位基因改变的人群并不完全等同于患有HLRCC综合征的人群，*FH*基因缺失也不唯一指向HLRCC这一种疾病。在一项包含72例患者的队列研究中，两个嗜铬细胞瘤(PCC)/副神经节瘤(PGL)患者被检测出携带*FH*基因胚系突变，而嗜铬细胞瘤大多位于肾上腺，由于肾上腺皮质大结节病变也是HLRCC的特征之一，当HLRCC患者被检测出肾上腺肿块时，也有可能同时患有PCC。

延胡索酸的聚集抑制缺氧诱导因子(HIF)脯氨酰羟化酶，造成细胞质中HIF的水平升高。*FH*分子缺陷型肾癌细胞只依赖葡萄糖和糖酵解来产生三磷酸腺苷(ATP)，糖酵解水平的提高为细胞过度增殖提供了所需能量。观察结果显示，与其他不同类型的遗传性肾癌相比，HLRCC相关肾癌在正电子发射断层扫描(PET)成像中表现出一致的高氟脱氧葡萄糖摄取率。

五、临床表现

1. 皮肤平滑肌瘤

与HLRCC相关的皮肤平滑肌瘤呈肉色、红棕色的丘疹或结节，皮肤坚实，多为簇状分布，主要由毛囊周围的毛细血管肌肉引起这些病变，常在躯干或四肢上发现，在头颈部不常见，呈分散的或节段性聚集；遇到冷、热或者是触摸可引起疼痛或感觉异常，发病概率会因为年龄的不断增加而随之提高，常常在十几岁的时候出现，也可能发生在童年。

2. 子宫平滑肌瘤

尽管子宫平滑肌瘤在普通人群中相当常见，但HLRCC女性患者发病年龄比普通人群早，十至二十几岁的年轻女性身上会逐渐出现相关症状，比如说出现腹痛、月经过多、异常出血等的情况，同时患有子宫内膜异位症的患者往往比其他妇女更早出现症状性月经失调(大约30岁)。80%病患们的生活质量会因此遭受影响。子宫平滑肌瘤具有发病年龄早、直径大和多发的特点，其症状通常是女性群体患HLRCC的最为重要的体现而子宫平滑肌瘤肉瘤变罕见。

3. 肾细胞癌

有不同的肾上腺表现，包含嗜铬细胞瘤、肾上腺皮质增生、肾上腺皮质癌，睾丸间质细胞瘤在HLRCC患者中被报道,但这种联系需要进一步的研究证实。和HLRCC关系紧密的RCC既往常被当成是2型乳头状肾细胞癌。与乳头状RCC相比,HLRCC相关的RCC具有明显的浸润性。乳头状肾细胞癌免疫组化通常在CK7和AMACR表达上呈阳性,而在HLRCC相关的肾细胞癌中通常为阴性。HLRCC患者的RCC发病风险约为15%。FH基因突变携带者在20岁之前发生肾癌的风险估计为1%~2%。HLRCC有关的肾细胞癌主要是出现于单侧与单发,而且存在着较强的侵袭性,即便是肾脏原发病灶不是很大,也还是可能出现淋巴结转移或者远处转移。HLRCC中肾细胞癌因其独特临床、组织学和细胞学特征,被列为肾肿瘤分类中的一个独立实体,即"HLRCC相关肾癌"。有临床观察研究的结果发现,50%左右的并发肾细胞癌患者在确诊的时候就已经发生了远处转移的情况。

六、辅助检查

采取"病史-临床症状-病理-基因检测"的系统诊断方法,其中以临床症状为核心。

首先,全面了解个人及家庭的皮肤平滑肌瘤、子宫肌瘤、肾细胞癌病史,进行彻底的皮肤及妇科检查。若临床症状符合主要/次要标准,则提示HLRCC。

专业的病理学评估将有助于HLRCC的临床鉴定,从而指引患者和有风险的家庭成员进行基因检测和靶向癌症筛查,对于FH基因检测阴性患者,可采用定量聚合酶链式反应(Q-PCR)技术来检测FH基因拷贝数的改变,若无更大的缺失或扩增,可进一步在病灶组织中检测FH分子的酶活性,低于正常值的60%~78%即可确诊。其他检测方法如2SC、FH分子免疫组化检测可辅助诊断,其中2SC有鉴别肾细胞癌前驱病变的潜力,但目前商业化的2SC抗体尚未普及。

七、诊断

1. 临床诊断标准

有研究提出HLRCC的可能临床诊断标准:经组织学证实的多发性皮肤平滑肌瘤或至少包含以下2个HLRCC的临床特征:皮肤平滑肌瘤、多发性子宫肌瘤,乳头状肾细胞癌及其组织学表现。同时Patel等学者对Smit和Schmidt两个研究团队对HLRCC临床诊断准则展开了研究,这次修改以后的诊断标准主要包含着2条首要标准以及4条次要的标准。其中,这份HLRCC临床诊断准则的首要标准如下。

(1)多发性皮肤平滑肌瘤同时还有刺痛发生。

(2)一个或者是多个毛发平滑肌瘤同时还会发生特征性刺痛。

而次要标准则包括如下4条。

①孤立性平滑肌瘤与HLRCC之间是有家族史的;②40岁以前比较可能发生Ⅱ型乳头状肾细胞癌;③女性在40岁之前较大概率上会出现子宫肌瘤的症状,可能会比较严重的同时还伴随着相应的临床表现;④存在着一级家庭成员的情况符合了以上所叙述的任何一个标准,或者是存在二级父系家庭的女性成员在40岁之前就患上了子宫肌瘤,伴随着临床表现。

2. 病理学

对FH基因异常的子宫肌瘤组织进行HE染色,可观察到一系列共同的组织学特征:细胞增多,多核,核仁显著、嗜酸性,核仁外周有空区,细胞质呈纤丝状并分布有粉色嗜酸性颗粒,脉管系统呈鹿角状。在乳头状肾细胞癌细胞中可观察到嗜酸性巨细胞核,核仁外周空区。在皮肤平滑肌瘤细胞中,至今未发现与上述两种细胞相似的组织学特征提示FH基因突变,但具有嗜酸性细胞质和呈雪茄状位于中心的细胞核。许多研究发现,肾脏肿瘤的可疑病理学分析结果与FH基因突变有统计学相关性。

3. 基因检测

HLRCC由FH致病性突变引发,Patel等结合多项研究结果总结,在表现HLRCC相关临床症状的家庭中,76%~93%被检测出FH基因突变,因此基因检测是目前普遍参考的诊断依据。由于该几项研究距今约有十多年时间,不排除检测结果受当时测序技术所限,且对于表现HLRCC特征的突变阴性患者,可能存在新的FH基因突变类型未被检测出。例如,通过对一例多发性皮肤肌瘤患者其余外显子、剪接位点的测序,研究人员发现了一种新的剪接位点突变。散发性子宫肌瘤也可能在HLRCC患者中发生,这种肿瘤带有MED12

突变而非FH基因突变,尽管仅占很小的部分。由于实验检测出的FH突变阳性率不足够高,目前无法单独将基因检测作为HLRCC诊断的金标准,需结合临床症状综合考虑。

八、鉴别诊断

更多地了解HLRCC综合征患者早期症状的相关特征,有助于临床医生识别该疾病,从而引导患者主动接受监测,定期进行肾脏的影像学检查。在未来,有许多方向值得我们去探索:该疾病与雌激素是否相关,切除子宫及附件是否能预防肾细胞癌的发生;FH基因突变类型、胚系突变地区分布差异,能否类比BRCA1/2与卵巢癌/乳腺癌的关系找到诊断的金指标从而进行有效预防等。

九、治疗策略

HLRCC的治疗策略主要包括以下几个方面。

1. 皮肤平滑肌瘤的治疗

皮肤平滑肌瘤的治疗方案包括手术切除、冷冻剥脱术,对多发、有症状的病变进行药物治疗等,具体方案的选择依赖于病变数量及患者感到不适的程度。对于病灶较小、轻微不适的患者来说,尽量避免冷热、碰触的刺激所带来的疼痛即可;孤立、局部的病变可经由手术切除;对于较为严重的患者,可以采取手术或药物治疗。由于疼痛源于神经纤维受压迫、肿瘤肌肉的收缩或立毛肌α-肾上腺素受体的激发,为了缓解患者的疼痛,首选作用于平滑肌细胞的药物,如硝酸甘油、硝苯地平、酚苄明或多沙唑嗪,加巴喷丁、普瑞巴林或度洛西汀也已单独使用或与上述药物联合使用。此外,也有应用冷冻疗法、二氧化碳激光消融、电离子透入疗法、肉毒杆菌毒素注射和病灶内类固醇注射等治疗方法的报道,均达到了不同程度的疗效。

2. 子宫肌瘤的治疗

HLRCC中,早发、多发性子宫肌瘤严重危害女性的生育能力。据研究报道,28%的HLRCC女性患者在诊断出有症状的平滑肌瘤同时也诊断出继发性不孕或重复性的流产。出现子宫肌瘤的女性患者大多需要手术治疗。汇总3项最大的HLRCC研究结果,总计111例女性患者中50%在35岁前进行了子宫切除术,其中大部分在30岁以前就接受了手术。治疗方案还包括促性腺激素释放激素激动剂(GnRH-a)和孕激素释放宫内避孕器。

3. 肾细胞癌的治疗

HLRCC相关肾细胞癌的治疗方案目前尚存争议。Kamai等通过根治性肾切除术和腹膜后淋巴结切除术,成功治愈一位48岁患有局部晚期HLRCC相关肾细胞癌的女性。该患者属于HLRCC易感个体,主动定期对肾脏进行监测,术前以阿西替尼作为新辅助治疗手段,成功诱导2/3肾肿瘤组织坏死,且氟-18-脱氧葡萄糖水平降低,手术后33个月内,患者状态始终良好。

针对发病机制,探索新的治疗方法,如靶向药物治疗或免疫治疗也可能为HLRCC患者带来曙光。目前正在研究中的药物有:二甲双胍,二甲双胍与凡德他尼联合用药,贝伐单抗和埃罗替尼等。

十、疗效及转归

综上所述,在HLRCC患者的诊断过程中,FH基因检测发挥的是枢纽作用,如果确诊了HLRCC,后续应该展开多学科联合医治,进一步的基因检测与PD-L1抗体检测与后续的治疗密切相关。HLRCC相关性肾细胞癌可能会出现在年轻群体中,尤其要注意儿童阶段,因此对肾功能的监测是有必要的。多发性皮肤平滑肌瘤和乳头状肾细胞癌在HLRCC分子检测中具有较高的阳性预测价值。有HLRCC风险的个体应考虑进行FH基因检测。同时也应向患者及其家族成员提供遗传咨询。现在对HLRCC的治疗方案暂无标准的方案,但主要是以抗血管靶向治疗,免疫治疗也在广泛的尝试中,在个案中有广泛的报道。aRCC免疫治疗目前已经被FDA批准处于一线治疗,同时我们仍需要对HLRCC进行大样本的长期临床研究,为患者带来更佳的疗效和预后。

参考文献

[1] Reed W B, Walker R, Horowitz R. Cutaneous leiomyomas with uterine leiomyomas[J]. Acta Dermato Venereologica,1973,53(5):409-416.

[2] Kiuru M, Launonen V. Hereditary leiomyomatosis and renal cell cancer(HLRCC).[J]. Current Molecular Medicine,2004,4(8):869-875.

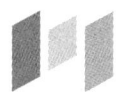

[3] Yu Y, Zheng M, Zhu W, et al. Hereditary leiomyomatosis and renal cell cancer (HLRCC): Caseseries and review of the literature[J]. Urol Oncol, 2021, 39(11):791.e9-791.e16.

[4] Ooi A. Advances in hereditary leiomyomatosis and renal cell carcinoma(HLRCC)research[J].Seminars in Cancer Biology,2020,61: 158-166.

[5] Gurruchaga Sotés I, Alves AN, Arregui SV,et al. Response to Combination of Pembrolizumab and Axitinib in Hereditary Leyomiomatosis and Renal[J]. Cell Cancer (HLRCC), 2021(4):2346-2350.

[6] 黄丽璇.以多发性皮肤平滑肌瘤首诊HLRCC综合征一例[D].河北医科大学,2020.

[7] Catarina T, Quental MS, Jose Ricardo. Brando, et al. Hereditary Leiomyomatosis and Renal Cell Cancer-Recognizing Patterns May Save Lives[J]. Journal of kidney cancer and VHL,2022,9(2):27-31.

[8] 许倩雯,黄海建,李柏成,等.延胡索酸水合酶缺陷型子宫平滑肌瘤29例临床病理特征[J].临床与实验病理学杂志,2022,38(03):299-303.

[9] classification of tumours: female genital tumours [M]. Lyon(France): IARC Publications, 2020:272-279.

[10] Rodolfo M, Alessia C. Tumors of the Urinary System and Male Genital Organs: 2022 World Health Organization Classification and Multidisciplinarity.[J]. European urology,2022,82(5):483-486.

路小燕　张昧亮（撰写）　雒云祥（审校）

第四章　遗传性乳头状肾细胞癌
Chapter 4　Hereditary Papillary Renal Carcinoma, HPRC

关键词：MET原癌基因；肾癌；尿毒症；乳头状

Keywords：MET proto-oncogene；renal carcinoma；Uremia；Papillary pattern

一、概述

遗传性乳头状肾细胞癌（Hereditary Papillary Renal Carcinoma, HPRC）是一种罕见的常染色体显性疾病，其特征是发展为多发性和双侧 I 型肾细胞癌（RCC）和乳头状腺瘤，由 MET 原癌基因激活突变引起。典型的，肾细胞癌的独特的组织学特征是描述根据家族性肾细胞癌综合征。Zbar等报道了HPRC嗜碱性细胞癌（I 型）。该患者通常为双侧多灶性这一点与黑普尔-林道（Von hippel-lindou, VHL）病患者有相似之处。Schmidt等近来发现HPRC的原癌基因为定位于7q31.1-34的 c-met 基因。在患病家族成员中可发现生殖系 c-met 基因酪氨酸激酶区错义突变。7、17号染色体呈3倍体及Y染色体丢失也是HPRC常见的核型改变。酪氨酸酶MET-原癌基因在HPRC和一些散发性乳头状肾细胞癌中可发生基因突变。突变可发生在酪氨酸酶MET-原癌基因的ATP连接区域和MET、V110I（位于使突变活动的 c-erbB 原位基因的同源密码）但非HPRC中MET突变发生率比HPRC低提示两者可能存在着不同的发病机制。

二、定义

HPRC是一种具有家族遗传倾向的肾细胞癌亚型。它以特定的基因变异为特征，患者的肾脏会出现乳头状结构的癌细胞。

三、流行病学

HPRC是一种较少的肾细胞癌病理类型，占肾癌的5%~10%。发病年龄在50岁左右，多发于男性，男女发病率为(5~8)∶1。

四、病因及发病机制

现在据估计，3%的肾细胞癌（RCC）与遗传性易感性有关。迄今为止，已鉴定出12个涉及常染色体显性综合征的基因，主要基因为 VHL、MET、FLCN、FH、TSC1、TSC2 和 SDHB。最常见的遗传性肾细胞癌综合征是冯·希皮尔林道病，出生发病率为1/36,000，由 VHL 抑癌基因的种系突变引起，易发生透明细胞肾细胞癌。HPRC是一种极其罕见的疾病，估计发病率为1/500,000。其特征是由 MET 原癌基因激活突变引起的多发性和双侧乳头状肾细胞癌和乳头状腺瘤。家族性肾细胞癌综合征通常以双侧和多灶性肿瘤为特征，通常具有相同的组织学类型。各种肿瘤组织学类型的存在是一种罕见的事件，典型的描述为Birt-Hogg-Dube（BHD）

综合征与嫌色、嗜酸细胞或两种成分。

五、临床表现

与其他遗传性肾癌综合征不同，HPRC不会出现肾以外的器官受累，肾脏是该疾病唯一的受累器官，同其他遗传性肾癌一样，该病通常表现为双侧、多发病灶，甚至有上百个微小病灶的报道。晚期患者常合并慢性肾功能衰竭，从而可出现尿毒症相关的一系列临床表现。此类患者由于缺乏肾外表现，因此临床表现与一般肾癌相似；早发与迟发的HPRC均有报道，然而对于不足30岁出现HPRC I型伴家族史的患者，需要考虑到遗传性肾癌的可能性。

六、辅助检查

(1) 因肿瘤血供较少，增强CT或MRI检查更具诊断价值。以CT为例，影像学表现为双肾多发平扫呈等、略低密度灶，形态多样，可呈圆形、乳头样结节或不规则肿块，边界较清或不清，动脉期轻微强化，静脉、延迟期明显均匀强化。

(2) 实验室检查：肿瘤指标高于正常范围。

(3) 在CT或超声引导下穿刺活检。

七、诊断

1. 临床特征

家族史：至少有1例一级亲属或2例二级亲属患HPRC。

多灶性或双侧肾脏肿瘤（多为I型HPRC）。

发病年龄较早（通常<50岁，散发性HPRC多在60岁以上）。可合并其他肿瘤，但关联性较弱。

2. 影像学检查

腹部超声、CT或MRI显示多发性肾脏肿瘤，多为双侧I型HPRC。

3. 病理特征

组织学类型为I型HPRC占60%~70%，分子遗传学是确诊关键。

八、鉴别诊断

Zbar等报道了HPRC嗜碱性细胞癌（I型）。该患者通常为双侧多灶性这一点与黑普尔-林道(von hippel lin- douV HL)病患者有相似之处。Schmidt等近来发现HPRC的原癌基因为定位于7q31.1-34的 *c-met* 基因。在患病家族成员中可发现生殖系 *c-met* 基因酪氨酸激酶区错义突变。7、17号染色体呈3倍体及Y染色体丢失也是HPRC常见的核型改变。酪氨酸酶 *MET*-原癌基因在HPRC和一些散发性乳头状肾细胞癌中可发生基因突变。突变可发生在酪氨酸酶 *MET*-原癌基因的ATP连接区域和MET、V110I（位于使突变活动的 *c-erbB* 原位基因的同源密码），但非HPRC中 *MET* 突变发生率比HPRC，提示两者可能存在着不同的发病机制。

九、治疗策略

乳头状肾细胞癌的治疗与其他肾癌相同，主要依靠根治术，放疗和化疗不能使肿瘤彻底控制，一般可作为姑息治疗，以减轻痛苦，延长生命，或作为手术前后的辅助治疗。内分泌治疗晚期乳头状肾细胞癌可使少数患者的肿瘤部分退化。免疫治疗可能对肿瘤的发展有一定的抑制作用，常用方案为干扰素a-2b 300万U，每天肌注1次，每周5次，6周为1个疗程，间隔2个月重复治疗，共作3个疗程。

十、疗效及转归

HPRC的疗效及转归受肿瘤分期、病理类型、基因突变、治疗方案及患者个体状况等多种因素影响。早期局限性患者以手术治疗为主，根治性切除或保留肾单位手术可实现较好疗效，部分可临床治愈；晚期患者则依赖靶向治疗（如MET抑制剂，对携带MET基因突变者有效）及免疫治疗，以延长生存期、改善生存质量。从转归来看，早期患者5年生存率较高(70%~90%)，晚期因转移预后较差(5年生存率20%~30%)；病理亚型中1型生长缓慢、侵袭性低，预后优于恶性程度较高、易复发转移的2型；MET基因突变状态影响靶向治疗反应,特定突变患者对MET抑制剂响应更佳。此外,合理选择治疗方案及结合患者年龄、身体状况等个体化治疗,对改善预后至关重要。

参考文献

[1]李国平.遗传性肾细胞癌的研究进展[J].国际泌尿系统杂志,2010,30(5):5.
[2]宫大鑫,王侠,李泽良,等.遗传性肾癌11例临床分析[J].中华外科杂志,2006,44(14):3.
[3]毕新刚,马建辉,王明荣.家族性肾癌遗传学研究进展[J].中华泌尿外科杂志,2003,24(012):858-860.
[4]孔波,李慎谦,孙立江,等.遗传性肾癌的研究进展[J].青岛大学医学院学报,2013(2):3.
[5]Schmidt L, Duh F M, Chen F, et al. Germline and somatic mutations in the tyrosine kinase domain of the MET proto-oncogene in papillary renal carcinomas[J].Journal of Urology, 1997,159(1):68–73.
[6]Schmidt L, Duh FM, Chen F, et al. Germline and somatic mutations in the tyrosine kinase domain of the MET proto-oncogene in papillary renal carcinomas[J]. Nature genetics,1997,16(1).68–73.
[7]Zbar B, Tory K, Merino M, et al. Hereditary papillary renal cell carcinoma[J]. J Urol,1994,151(3):561-6.
[8]Taylor AS, Skala SL. Tumors masquerading as type 2 papillary renal cell carcinoma: pathologists' ever-expanding differential diagnosis for a heterogeneous group of entities. [J].Urologic oncology,2021,40(12):499–511.
[9]Mendhiratta N, Muraki P, Sisk A E,et al. Papillary renal cell carcinoma: Review[J]. Urologic oncology,2021,39(6):327–337.
[10]Zbar B, Linehan WM. Re: Hereditary papillary renal cell carcinoma: clinical studies in 10 families[J]. J Urol,1996,156(5):1781.

路小燕　张昧亮(撰写)　雒云祥(审校)

第五章　甲状旁腺功能亢进-颌肿瘤综合征
Chapter 5　Hyperparathyroidism - Jaw-Tumor Syndrome, HPT-JT

关键词:甲状旁腺功能亢进、高钙血症、骨痛、颌骨肿瘤
Key words: Hyperthyroidism, hypercalcemia, ostealgia, Jaw tumor

一、概述

甲状旁腺功能亢进 - 颌肿瘤综合征(Hyperparathyroidism - jaw tumor syndrome, HPT-JT)是一种以甲状旁腺肿瘤和颌骨骨化肿瘤为特征的、罕见的常染色体显性遗传性疾病。1958年杰克逊首次报道该病例。一些患者还会发展为肾脏和子宫肿瘤。HPT-JTS综合征是由 *CDC73* (细胞分裂周期73)基因(原名HRPT2甲状旁腺功能亢进2基因)的突变引起的,该基因是一种肿瘤抑制基因,编码副纤维蛋白,一种主要在细胞核中表达的蛋白。30%的HPT-JT综合征患者发生下颌骨或上颌骨骨化纤维瘤。临床特征为原发性甲状旁腺功能亢进、下颌骨和上颌骨纤维骨性病变、肾肿瘤和囊肿以及子宫肿瘤。该病是一种生长缓慢的良性肿瘤,如果不进行治疗,会持续生长。这种肿瘤被认为是起源于牙周韧带引起的。一般来说,它没有症状,但会导致严重的美容和功能问题。

二、定义

HPT-JT是一种罕见的常染色体显性遗传性疾病。临床特征为原发性甲状旁腺功能亢进、下颌骨和上颌骨纤维骨性病变、肾肿瘤和囊肿以及子宫肿瘤。

三、流行病学

HPT-JT是一种极为罕见的疾病。目前全球范围内报道的病例数相对较少,确切的总体发病率难以准确统计。在已报道的病例中,没有明显的性别偏向性,男性和女性均有发病的可能。例如,一些研究中的病例组包含了几乎等量的男性和女性患者,这表明性别因素在该疾病的发病风险方面可能没有起到主导作用。该综合征可在不同年龄阶段发病。部分患者在儿童期或青少年期就可能出现症状并被诊断。例如,一些患者在10~20岁就因为颌骨肿瘤引起的面部畸形或者高钙血症导致的症状(如多饮、多尿)而被发现患病。也有患者在成年后才发病,甚至到中年才被确诊。这可能与疾病的进展速度、个体的遗传背景以及环境因素等多种因素有关。由于HPT-JT是常染色体显性遗传性疾病,在家族中往往呈现家族聚集性发病的特点,如果一个家族中发现了一名HPT-JT患者,那么其直系亲属(如父母、子女、兄弟姐妹)的发病风险相对较高。

据研究,其一级亲属的发病风险可能达到50%左右。例如,在一些家族中,可能会出现多代人中有成员患HPT-JT的情况,这些家族成员可能表现出相似的症状,如甲状旁腺功能亢进相关的高钙血症、骨病以及颌骨肿瘤等。

四、病因及发病机制

甲状旁腺功能亢进-颌肿瘤综合征(HPT-JT)是一种常染色体显性遗传性疾病,其病因主要与基因突变有关,*HRPT2* 基因(*CDC73* 基因)突变是目前已知的与 HPT-JT 最密切相关的基因。*HRPT2* 基因编码的蛋白 parafibromin 具有多种重要功能。在正常情况下,parafibromin 参与细胞周期的调控、维持基因组的稳定性以及调节基因转录等过程。当 *HRPT2* 基因发生突变时,就会引发一系列病理变化,从而导致 HPT-JT 的发生。甲状旁腺功能亢进方面细胞增殖异常是由于 *HRPT2* 基因的突变,parafibromin 蛋白的功能受到影响。在甲状旁腺组织中,正常的细胞增殖调控机制被打乱。例如,突变可能导致对细胞增殖的抑制作用减弱,使得甲状旁腺细胞过度增殖。这种过度增殖可能表现为甲状旁腺腺瘤或者甲状旁腺增生,进而导致甲状旁腺激素(PTH)的过度分泌。甲状旁腺激素分泌过多会对机体产生一系列影响。PTH作用于骨骼,可促进破骨细胞的活性,使骨质吸收增加。这是因为 PTH 与破骨细胞表面的受体结合后,会激活一系列信号通路,促使破骨细胞分化、成熟并增强其骨吸收功能。同时,PTH 还作用于肾脏,减少肾脏对钙的排泄,增加磷的排泄,从而导致血钙升高、血磷降低,引发高钙血症等症状。颌骨肿瘤方面与肿瘤发生相关,在颌骨组织中,*HRPT2* 基因的突变同样会影响细胞的正常功能。parafibromin 蛋白功能异常可能导致细胞周期调控紊乱,使得颌骨细胞更容易发生肿瘤性转化。例如,正常的细胞周期检查点失去作用,细胞在 DNA 损伤等异常情况下仍能继续增殖,从而增加了肿瘤发生的风险。这些颌骨肿瘤可以是良性的,如牙源性角化囊性瘤等,也可以是恶性的,如成釉细胞瘤恶变等。肿瘤的生长会破坏颌骨的正常结构,导致颌骨的功能障碍,如影响牙齿的正常排列、导致面部畸形等,同时也可能引起局部疼痛等症状。

五、临床表现

HPT-JT 综合征的主要特征主要见于3个组织:甲状旁腺、上颌骨、下颌骨的骨组织和肾脏。子宫肿瘤也有报道。甲状旁腺功能亢进是最常见的临床表现,发生率为90%。随后是30%时发生的上颌骨和/或下颌骨的骨水泥骨化纤维瘤,甲状旁腺癌。甲状旁腺功能亢进相关表现为血钙异常,高钙血症是常见表现之一。患者血钙水平升高,可能出现多饮、多尿、烦渴等症状。例如,患者可能每天的饮水量比正常情况增加数倍,尿量也相应增多,这是因为高钙血症影响了肾脏的浓缩功能。骨骼系统表现,骨痛是较为突出的症状,可累及全身骨骼。由于甲状旁腺激素分泌过多,促使破骨细胞活性增强,骨质吸收增加。比如,患者可能感觉腰部、肋骨或者四肢骨骼疼痛,严重时可出现病理性骨折。还可能出现骨骼畸形,像脊柱侧弯等情况,这是长期骨骼病变发展的结果。颌骨肿瘤相关表现,颌骨病变,颌骨肿瘤或囊肿是本综合征的重要特征。可表现为颌骨的无痛性肿块,逐渐增大。例如,在下颌骨部位可摸到质地较硬、边界不太清楚的肿块,随着肿瘤的生长,可能会影响面部外观,导致面部不对称。这些颌骨病变可能会引起牙齿松动、移位,甚至脱落。因为肿瘤的生长会破坏颌骨内的牙槽骨结构,影响牙齿的支持组织。肾病理改变较少见,肾囊肿的出现率为10%。肾肿瘤如肾细胞癌、肾母细胞瘤和错构瘤的出现率小于或等于2%。

六、辅助检查

(一)实验室检查

1.血钙检测

血钙水平通常会升高。正常血钙浓度一般在2.1~2.55mmol/L(不同检测方法和实验室可能略有差异),在甲状旁腺功能亢进-颌肿瘤综合征(HPT-JT)患者中,血钙往往超出这个正常范围。例如,部分患者的血钙浓度可达到2.75mmol/L以上。高钙血症是甲状旁腺功能亢进的重要表现之一,因为甲状旁腺激素(PTH)分泌过多会促使骨钙释放和肾脏对钙的重吸收增加。

2.血磷检测

血磷水平通常降低。正常血磷浓度一般在0.8~1.45mmol/L,HPT-JT患者由于PTH增多,会增加肾脏对磷的排泄,导致血磷下降。

3.甲状旁腺激素(PTH)测定

PTH水平升高是该综合征甲状旁腺功能亢进的特征性表现。正常PTH值因检测方法和实验室不同有所差异,一般在1~6.8pmol/L,HPT-JT患者的PTH往往明显高于正常范围。这是因为甲状旁腺组织的病变(如腺瘤或增生)导致PTH过度分泌,而PTH对钙磷代谢有着关键的调节作用。

4.碱性磷酸酶(ALP)检测

在部分HPT-JT患者中,碱性磷酸酶可能升高。碱性磷酸酶主要来源于肝脏和骨骼等组织,在该综合征中,甲状旁腺激素过多导致骨质吸收增加,成骨细胞活跃,从而使骨骼来源的碱性磷酸酶释放增多。例如,儿童患者如果处于骨骼快速生长发育阶段,再加上疾病导致的骨质代谢异常,碱性磷酸酶升高可能更为明显。

二、影像学检查

(一)颌骨影像学检查

1.X线检查

对于颌骨肿瘤或囊肿的检查,X线是常用的方法。可以发现颌骨内的骨质改变,如低密度影,这可能提示囊肿或肿瘤对骨质的破坏。例如,牙源性角化囊性瘤在X线片上可表现为单房或多房性的低密度影像,边界较清晰,周围骨质可有不同程度的膨胀。

2.CT检查

CT能够更清晰地显示颌骨肿瘤的位置、大小、形态以及与周围组织的关系。它可以准确地显示肿瘤的三维结构,对于判断肿瘤是否侵犯周围的神经、血管等重要结构具有重要意义。例如,在成釉细胞瘤的CT影像中,可以看到颌骨呈膨胀性改变,肿瘤内可见分隔,并且可以清晰地看到肿瘤与下颌神经管等结构的关系。

3.MRI检查

MRI对软组织的分辨能力强,对于判断颌骨肿瘤的软组织成分、肿瘤的范围以及是否侵犯周围肌肉等软组织具有优势。例如,当颌骨肿瘤为恶性且可能侵犯周围肌肉时,MRI能够清楚地显示肿瘤与肌肉之间的界限是否清晰,肌肉内是否有异常信号等。

(二)甲状旁腺影像学检查

1.甲状旁腺超声

超声检查是一种无创、便捷的检查方法。可以发现甲状旁腺的增大、腺瘤或增生等情况。正常甲状旁腺在超声下较难显示,但当发生病变时,如甲状旁腺腺瘤,可显示为甲状旁腺区域的低回声结节,边界相对清晰,大小不一。

2.核素扫描(如^{99m}Tc-MIBI显像)

这种检查方法对于甲状旁腺功能亢进的定位诊断有较高的价值。甲状旁腺组织摄取^{99m}Tc-MIBI的能力与周围组织不同,在显像中可显示出功能亢进的甲状旁腺部位为放射性浓聚区。例如,在甲状旁腺腺瘤患者中,通过^{99m}Tc-MIBI显像可以准确地定位腺瘤所在的甲状旁腺,为手术治疗提供重要的参考依据。

七、诊断

临床症状与体征:患者的高钙血症相关症状(如多饮、多尿)、骨骼症状(骨痛、骨折等)以及颌骨肿瘤或囊肿的存在进行初步怀疑。

实验室检查:血钙、血磷、甲状旁腺激素(PTH)水平测定非常关键。在HPT-JT患者中,通常血钙升高、血磷降低,PTH水平升高。例如,血钙水平可能超过2.75mmol/L(正常范围2.1~2.55mmol/L),PTH水平明显高于正常参考值(正常范围因检测方法和实验室不同有所差异,一般在1~6.8pmol/L)。典型的PHPT通过高钙血症伴血清PTH水平升高可诊断。对于非PHPT的高钙血症人群,血清PTH水平常常偏低。英国一项纳入2709例PHPT患者的研究表明,高钙血症伴血清PTH水平大于20~25pg/ml即符合PHPT诊断,以此为标准可明显提高对轻症PHPT病例的诊断率,研究表明,生物素补充治疗可引起血清PTH水平假性下降,需停用生物素数周后重新检测,临床诊疗中需注意其引起PTH检测假阴性的可能性。正常血钙型PHPT诊断基于血清PTH水平升高伴持续性白蛋白校正后总钙及离子钙水平正常。

影像学检查:对于颌骨肿瘤的诊断,口腔X线片、CT或MRI等影像学检查有助于确定肿瘤的位置、大小和范围。在X线片上可能看到颌骨内的低密度影(提示囊肿或肿瘤破坏骨质);CT可以更清晰地显示肿瘤与周围组织的关系;MRI对于软组织的分辨能力更强,有助于判断肿瘤是否侵犯周围的肌肉、神经等结构。对于甲状旁腺的评估,甲状旁腺超声、核素扫描(如$^{99m}Tc-MIBI$显像)等可用于定位增生或腺瘤样改变的甲状旁腺。

八、鉴别诊断

HPT-JT的鉴别诊断包括散发性甲状旁腺腺瘤、散发性甲状旁腺癌和甲状旁腺瘤病。散发性肿瘤和HPT-JT中甲状旁腺腺瘤的组织学表现有些相似,除了囊性变化在HPT-JT相关肿瘤中更常见(大约三分之一的病例)。Parafibromin免疫染色有助于这种鉴别诊断,因为在与HPT-JT相关的腺瘤中表达缺失,但在散发性腺瘤中不存在。当鉴别诊断包括散发性甲状旁腺癌和HPT-JT时,诊断可能会更加困难,因为在这两种情况下都可能出现副纤维蛋白的丢失。患者的年龄可能会有所帮助,因为HPT-JT患者通常比散发性甲状旁腺癌患者年轻。背景甲状旁腺或肿瘤中存在囊性变化以及在仔细的放射学检查中涉及颌骨的纤维骨性病变可能有助于支持HPT-JT的诊断。多个甲状旁腺受累伴有腺瘤和/或癌也将支持家族性疾病的诊断。当鉴别诊断涉及甲状旁腺瘤病时,既往甲状旁腺手术史,且在切除腺瘤或癌时有甲状旁腺组织溢出的情况,有助于继发性甲状旁腺瘤病的鉴别诊断。甲状旁腺瘤病的组织学上甲状旁腺细胞相对温和,但它们可能具有增加的有丝分裂活性。对于复发性癌,存在与纤维化相关的扩张性肿瘤结节以及存在血管和神经周围侵犯将支持恶性肿瘤的诊断。

九、治疗策略

甲状旁腺病变的治疗

(一)手术治疗

1. 甲状旁腺腺瘤切除

如果诊断为甲状旁腺腺瘤,手术切除腺瘤是主要的治疗方法。在手术过程中,需要准确地定位腺瘤所在的甲状旁腺。例如,可借助术前的甲状旁腺超声、核素扫描(如$^{99m}Tc-MIBI$显像)等检查结果进行定位。手术切除腺瘤后,甲状旁腺激素(PTH)的分泌通常会迅速减少,血钙水平也会逐渐恢复正常。大多数患者的高钙血症相关症状,如多饮、多尿、骨痛等会得到明显改善。

2. 甲状旁腺增生的处理

对于甲状旁腺增生的情况,可能需要切除部分增生的甲状旁腺组织。手术的目的是将甲状旁腺的功能恢复到正常水平,避免甲状旁腺激素过度分泌。在决定切除范围时,需要综合考虑患者的年龄、血钙水平、甲状旁腺的功能状态等因素。例如,对于年轻患者,可能会更倾向于保留相对较多的甲状旁腺组织,以避免术后出现甲状旁腺功能减退等并发症。

(二)药物治疗(辅助治疗)

降钙药物,在高钙血症严重且需要紧急处理时,可使用降钙药物。例如,鲑降钙素可以抑制破骨细胞的活性,减少骨钙的释放,从而降低血钙水平。它可以通过皮下或肌内注射给药,能在较短时间内发挥作用。双膦酸盐类药物也可用于降低血钙。这类药物能吸附于骨表面,抑制破骨细胞的功能,减少骨质吸收。例如,帕米膦酸钠等双膦酸盐类药物可静脉滴注,在控制高钙血症方面有一定效果。

颌骨肿瘤的治疗

(一)手术治疗

1. 良性颌骨肿瘤的切除

对于良性的颌骨肿瘤,如牙源性角化囊性瘤等,手术切除是主要的治疗手段。手术的目标是完整切除肿瘤,同时尽可能保留颌骨的正常结构和功能。例如,如果肿瘤较小且位于颌骨的非关键部位,可采用局部切除的方法;如果肿瘤较大,可能需要进行颌骨部分切除。在切除肿瘤后,可能需要进行颌骨的修复和重建,以恢复面部外形和口腔功能。

2.恶性颌骨肿瘤的综合治疗

对于恶性颌骨肿瘤,如成釉细胞瘤恶变等,通常需要采用综合治疗方案。手术切除仍然是首要的治疗方法,切除范围需要根据肿瘤的大小、侵犯范围等因素确定。一般来说,手术切除的范围要比良性肿瘤更广泛,可能包括周围的软组织、淋巴结等。例如,对于侵犯下颌神经管的恶性颌骨肿瘤,可能需要连同下颌神经管一并切除。术后辅助放疗和化疗。放疗可以杀死残留的肿瘤细胞,减少局部复发的风险。化疗则可以针对可能存在的远处转移病灶进行治疗。例如,对于某些具有较高转移风险的恶性颌骨肿瘤,术后采用顺铂、多柔比星等药物进行化疗,可提高患者的生存率。

术后监测与康复

(一)甲状旁腺功能监测

术后需要密切监测甲状旁腺功能。定期检查血钙、血磷和甲状旁腺激素水平。例如,在手术后的早期,可能每天都要检测血钙水平,以防止出现低钙血症等并发症。如果出现甲状旁腺功能减退的情况,需要补充钙剂和维生素D等。

(二)颌骨功能与外形恢复

对于进行颌骨手术的患者,需要关注颌骨功能和外形的恢复情况。在康复期间,可能需要进行口腔功能训练,如咀嚼、吞咽训练等。同时,定期进行口腔检查和面部外形评估,必要时进行进一步的整形手术或修复治疗,以达到较好的功能和美观效果。手术是甲状旁腺腺瘤的常用治疗方法。复发性甲状旁腺功能亢进症并不少见,尤其是长期随访。如果怀疑是癌,通常建议整块切除并切除甲状腺的同侧叶。

十、疗效及转归

疗效

(一)甲状旁腺功能亢进方面

1.手术治疗疗效

如果甲状旁腺病变(如腺瘤或增生)通过手术成功切除,甲状旁腺功能亢进的症状往往能得到显著改善。例如,血钙水平会在术后逐渐恢复正常。一般来说,术后血钙可在数天到数周内降至正常范围(正常血钙浓度一般在2.1~2.55mmol/L)。甲状旁腺激素(PTH)水平也会相应降低,多数患者的PTH可在术后迅速下降至正常范围(正常PTH值因检测方法和实验室不同有所差异,一般在1~6.8pmol/L)。高钙血症相关的症状,如多饮、多尿、乏力、骨痛等会逐渐减轻或消失。对于一些长期存在高钙血症导致的肾脏损害,如肾结石、肾钙化等,在血钙恢复正常后,肾脏功能可能会得到一定程度的改善。例如,对于轻度的肾钙化患者,随着血钙的正常化,肾脏内钙质沉积可能会逐渐稳定,不再继续进展,部分患者的肾功能指标(如肌酐、尿素氮等)可能会有所改善。

2.药物治疗疗效(辅助治疗)

降钙药物(如鲑降钙素、双膦酸盐类药物)在短期内可有效降低血钙水平。鲑降钙素能快速抑制破骨细胞的活性,减少骨钙释放,可使血钙在数小时到数天内有所下降。双膦酸盐类药物通过抑制骨质吸收来降低血钙,其效果可能在用药后1~2周逐渐显现。但药物治疗通常是在手术前或不能进行手术时的一种暂时缓解高钙血症的方法,不能从根本上解决甲状旁腺功能亢进的问题。

(二)颌骨肿瘤方面

1.良性颌骨肿瘤治疗疗效

对于良性颌骨肿瘤(如牙源性角化囊性瘤),手术完整切除后,肿瘤引起的局部症状会得到解决。例如,颌骨的肿胀、疼痛会消失,面部畸形(如果存在)也会得到改善。如果在手术中成功保留了足够的颌骨结构和功能,患者的咀嚼、吞咽等口腔功能一般能较好地恢复。而且,良性颌骨肿瘤手术切除后复发率相对较低,如果切除彻底,患者可长期保持无瘤状态。

2.恶性颌骨肿瘤治疗疗效

对于恶性颌骨肿瘤(如成釉细胞瘤恶变),综合治疗(手术、放疗、化疗)后的疗效取决于多种因素。如果肿瘤在早期被发现并进行了根治性手术切除,术后辅以放疗和化疗,患者的生存率和生活质量可能会得到一定程度的提高。例如,5年生存率可能会有所增加。但是,由于恶性肿瘤具有侵袭性和转移性,即使经过积极治疗,仍可能存在局部复发或远处转移的风险。部分患者可能会出现肿瘤复发,导致面部疼痛、肿胀再次出现,并且可能出现远处转移灶相关的症状,如肺转移可出现咳嗽、咯血等症状。

转归

(一)良好转归

1.甲状旁腺功能恢复正常且无肿瘤复发

当甲状旁腺病变通过手术彻底治愈,甲状旁腺功能恢复正常,同时颌骨肿瘤(如果是良性)切除后无复发,患者可以恢复正常的生活。在这种情况下,患者的血钙、磷、PTH水平长期保持正常,骨骼健康得到维持,口腔功能正常,面部外形也正常。例如,患者可以正常饮食,进行日常的体力活动,不会受到疾病的困扰。

2.恶性颌骨肿瘤得到有效控制

对于恶性颌骨肿瘤患者,如果经过综合治疗后,肿瘤得到有效控制,没有出现复发和转移,患者的生活质量也能得到一定程度的改善。虽然可能会存在一些治疗后的后遗症,如手术导致的面部轻度畸形或口腔功能部分受损,但患者可以通过康复治疗和辅助措施来适应生活。

(二)不良转归

1.甲状旁腺功能减退

在甲状旁腺手术过程中,如果切除过多的甲状旁腺组织,可能会导致甲状旁腺功能减退。这会引起低钙血症,患者可能出现手足抽搐、麻木等症状。需要长期补充钙剂和维生素D来维持血钙水平,并且可能会影响患者的生活质量,如限制患者的活动范围,因为低钙血症可能在剧烈运动或情绪激动时诱发症状加重。

2.颌骨肿瘤复发或转移

无论是良性还是恶性颌骨肿瘤,如果出现复发或转移,患者的病情会恶化。复发的良性肿瘤可能需要再次手术,且再次手术的难度可能增加,对颌骨功能和外形的影响可能更大。对于恶性颌骨肿瘤的复发或转移,患者可能面临更复杂的治疗方案,预后较差,生存率降低,并且会出现更多与肿瘤进展相关的症状,如严重的疼痛、消瘦、恶病质等。

选择性甲状旁腺切除术可能是一种有效的策略,但由于存在复发和恶性肿瘤的风险,需要长期随访。

参考文献

[1]Crea C D,Traini E,Oragano L,et al.Are brown tumours a forgotten disease in developed countries?[J].Acta oto- rhinolaryngologica Italica: organo ufficiale della Società italiana di otorinolaringologia e chirurgia cervico-facciale,2012,32(6):410-415.

[2]Newey P J,Bowl M R,Cranston T,et al.Cell division cycle protein 73 homolog(CDC73)mutations in the hyper- parathyroidism-jaw tumor syndrome(HPT-JT)and parathyroid tumors[J].Human Mutation,2010,31(3):295-307.

[3]Bradley K J,Hobbs M R,Buley I D,et al.Uterine tumours are a phenotypic manifestation of the hyperparathy- roidism-jaw tumour syndrome[J].Journal of Internal Medicine,2010,257(1):18-26.

[4]Gupta S,Erickson L.Renal Neoplasia in Hyperparathyroidism-Jaw Tumor Syndrome[J].Mayo Clinic proceed- ings,2021,96(10):2730-2731.

[5]Wolff EF,Hill MJ,Simonds WF,et al. Aromatase inhibitor treatment of menorrhagia and subsequent pregnancy in a patient with familial hyperpara-thyroidism-jaw tumor syndrome[J]. Fertil Steril. 2012,98(6):1616-9.

[6]Mehta A,Patel D,Rosenberg A,et al,Nilubol N,Quezado MM,Marx SJ,Simonds WF,Kebebew E. Hyperparathy- roidism-jaw tumor syndrome: Results of operative management[J]. Surgery, 2014,156(6):1315-1325; discussion 1324-5.

[7]Parfitt J,Harris M,Wright JM,et al. Tumor suppressor gene mutation in a patient with a history of hyperparathy- roidism-jaw tumor syndrome and healed generalized osteitis fibrosa cystica: a case report and genetic pathophysiology re- view[J]. J Oral Maxillofac Surg, 2015,73(1):194.e1-9.

路小燕　陈景涛(撰写)　雏云祥(审校)

第六章 帕尔曼综合征
Chapter 6　Perlman Syndrome

关键词：多趾或(多指)畸形；下丘脑下部畸形；肾脏畸形；喉返神经麻痹

Key words: Polydactyly or polydactyly, Hypothalamic malformation, Renal malformation, Recurrent laryngeal nerve paralysis

一、概述

帕尔曼综合征(Perlman syndrome)是一种罕见的遗传性疾病，它是由DIS3L2基因发生突变所引起的。这种基因的突变会干扰细胞内正常的RNA代谢过程。RNA在基因表达、蛋白质合成等细胞功能方面起着关键作用，其代谢紊乱会导致细胞功能、分化和增殖出现异常，进而引发一系列复杂的临床症状。帕尔曼综合征临床表现为胎儿期过度生长(如巨腹症等)、双侧肾母细胞瘤发病风险增加、特殊面容(宽眼距、低耳位等)、生长发育迟缓(包括身高、体重、运动技能和智力发育等方面落后于同龄人)以及低血糖、肾脏异常、先天性心脏病等。通常在出生时或婴幼儿期就可以被发现。

二、定义

帕尔曼综合征是一种罕见的常染色体隐性遗传病，是由DIS3L2基因发生突变所引起的。主要特征包括巨大儿、多指(多趾)畸形、下丘脑下部畸形、肾脏畸形、肛门直肠畸形和喉返神经麻痹等。

三、流行病学

帕尔曼综合征是一种极为罕见的疾病。目前全球报道的病例数非常有限，确切的发病率难以准确统计。由于其罕见性，在大规模的流行病学调查中很难被充分涵盖，往往是通过病例报告的积累来逐渐认识这种疾病的发病情况。没有明显地域聚集性，从目前已报道的病例来看，帕尔曼综合征没有表现出明显的地域聚集倾向。病例散在分布于世界各地不同的国家和地区，包括欧美国家以及亚洲、非洲的部分地区等。例如，在欧洲的英国、法国，北美洲的美国，亚洲的日本等国家都有帕尔曼综合征病例的报道。与种族关系不明确

同样，目前尚未发现帕尔曼综合征在特定种族中具有更高的发病率。不同种族背景的人群中均有发病的可能，这表明该疾病的发病可能主要与特定的基因缺陷相关，而不是受种族因素的强烈影响。没有性别偏好，在已报道的帕尔曼综合征病例中，没有发现明显的性别差异。男性和女性患帕尔曼综合征的概率大致相同，这也进一步说明该疾病主要是由基因缺陷导致，而不是受性别相关因素影响。

四、病因及发病机制

帕尔曼综合征是一种常染色体隐性遗传病，其病因主要是DIS3L2基因发生突变。在常染色体隐性遗传中，个体必须从父母双方各继承一个携带突变的等位基因才会发病。这意味着父母双方通常都是致病基因的携带者，他们自身可能没有症状，但在生育后代时，有一定的几率将突变基因传递给孩子。例如，如果父母双方都是携带者，每次生育时孩子患病的概率为1/4。DIS3L2基因位于染色体上，正常情况下，该基因编码的蛋白质在细胞内发挥着重要的功能。当这个基因发生突变时，就会引发帕尔曼综合征。发病机制：DIS3L2基因编码的蛋白质参与细胞内RNA的代谢过程。RNA在细胞中具有多种重要功能，包括传递遗传信息、参与蛋白质合成等。当DIS3L2基因发生突变时，其编码的蛋白质功能异常，会干扰细胞内正常的RNA代谢。这种RNA代谢紊乱会导致细胞内RNA的水平和种类出现异常。例如，可能会使某些正常情况下应该被降解的RNA在细胞内积累，而一些需要正常加工和转运的RNA却不能正常进行相应的过程。这进而影响细胞内基因的表达调控，因为RNA是基因表达过程中的关键中间产物。RNA代谢紊乱导致基因表达调控异常，细胞的正常功能受到损害。例如，细胞内参与能量代谢、信号转导等重要生理过程的蛋白质合成可能出现异常，从而影响细胞的能量供应、对外界信号的响应等功能。在胚胎发育和个体生长过程中，细胞的分化和增殖是非常关键的过程。帕尔曼综合征患者中，由于基因表达调控的异常，细胞分化和增殖过程出现紊乱。这就导致了在胎儿期可能出现过度生长(如巨腹症等)的现象，因为细胞的增殖失去了正常的调

控;同时也会影响器官的正常发育,如肾脏发育异常,容易形成肾母细胞瘤,以及面部器官发育异常,出现宽眼距、低耳位等特殊面容,还会导致生长发育迟缓等一系列临床表现。

五、临床表现

胎儿期表现,胎儿过度生长是其较为突出的特征之一。例如,胎儿可能会出现巨腹症,即腹部异常增大,这是由于多种器官的异常发育和液体潴留等原因造成的。

双侧肾母细胞瘤(Wilms tumor)的发病风险显著增加。肾母细胞瘤是一种儿童常见的肾脏恶性肿瘤,在帕尔曼综合征患者中,肾脏的发育和结构出现严重异常,容易发展成这种肿瘤。同时,患者还可能伴有其他肾脏结构异常,如肾囊肿等。面部特征,患者可能有特殊面容,如宽眼距、低耳位等。宽眼距表现为两眼之间的距离较正常人群宽,低耳位则是耳朵的位置相对于面部其他器官较低。生长发育迟缓,在出生后的生长发育过程中,患者往往会出现生长迟缓现象。包括身高、体重增长缓慢,运动技能、智力发育等也可能落后于同龄人。例如,正常儿童在1岁左右可能已经开始学会走路,但帕尔曼综合征患儿可能到2岁甚至更晚才达到这一发育阶段,而且在语言发育方面也可能存在延迟。其他表现,还可能存在低血糖、多器官功能障碍等情况。低血糖可能导致患儿出现出汗、震颤、心跳加快、烦躁不安等症状,严重时可影响神经系统功能。多器官功能障碍涉及心脏、肝脏等器官,影响患者的整体健康状况。

六、辅助检查

(一)产前检查

1. 超声检查

胎儿生长监测:超声检查是产前评估胎儿状况的重要手段。对于帕尔曼综合征,超声可发现胎儿过度生长的迹象,如胎儿腹部异常增大(巨腹症)。通过测量胎儿双顶径、腹围、股骨长等各项指标,若发现腹围等指标明显大于同孕周胎儿的正常范围,则提示可能存在异常。例如,正常胎儿在孕20周时腹围平均值为14.80cm±1.89cm,若检查发现腹围远超出这个范围,需警惕帕尔曼综合征等疾病。

肾脏检查:能够观察胎儿肾脏的形态、大小和结构。在帕尔曼综合征中,可能发现双侧肾脏存在异常,如肾囊肿、肾脏增大等表现。超声下正常胎儿肾脏在孕期呈现出一定的形态和回声特征,而患病胎儿的肾脏可能出现回声增强、结构紊乱等情况。

2. 羊水穿刺和基因检测

羊水细胞获取:羊水穿刺是在超声引导下,将穿刺针经过腹壁、子宫壁进入羊膜腔,抽取羊水。羊水中含有胎儿脱落的细胞,这些细胞可用于基因检测。

DIS3L2基因检测:对羊水细胞中的DNA进行检测,重点检查DIS3L2基因是否存在突变。如果发现该基因存在致病性突变,结合胎儿的超声表现,可在产前诊断帕尔曼综合征。

(二)产后检查

1. 体格检查

生长发育评估:测量患儿的身高、体重、头围等指标,并与同年龄、同性别儿童的正常生长曲线进行比较。帕尔曼综合征患儿通常会出现生长发育迟缓,如身高增长缓慢,体重低于正常范围等。例如,正常1岁男童体重范围在7.21~14.00kg,身高范围在71.5~82.7cm,若患儿远低于此范围,则提示生长发育异常。

面部特征检查:观察患儿面部特征,查看是否存在宽眼距、低耳位等特殊面容。宽眼距可通过测量两眼内眦间距与睑裂宽度等指标来评估,低耳位可通过观察耳郭与眼部、鼻部的相对位置来判断。

腹部检查:检查腹部是否有膨隆等异常情况,这可能与胎儿期就存在的巨腹症相关,可能是由于肾脏等器官的异常或腹腔内液体潴留等原因引起。

2. 实验室检查

血糖检测:帕尔曼综合征患儿可能出现低血糖,通过检测空腹血糖、餐后血糖等指标,若发现血糖低于正常范围(空腹血糖一般低于2.8mmol/L),则提示存在低血糖情况,需要进一步查找原因并进行相应处理。

肾功能检查:检测血肌酐、尿素氮等指标,评估肾脏功能。由于患者肾脏存在发育异常且易患肾母细瘤等疾病，肾功能可能受到影响。血肌酐正常范围在男性为53~106μmol/L，女性为44~97μmol/L，若超出正常范围，可能提示肾脏功能受损。

尿液检查：进行尿常规检查，查看是否有蛋白尿、血尿等异常情况。肾脏结构和功能异常可能导致尿液成分改变，例如肾母细胞瘤可能引起血尿，肾脏滤过功能受损可能导致蛋白尿等。

3.影像学检查

肾脏超声：产后再次检查肾脏情况，可进一步明确肾脏的结构和大小。对于发现肾脏肿瘤（如肾母细胞瘤）、肾囊肿等病变有重要意义。超声可以清晰显示肾脏的轮廓、实质回声以及肾盂、肾盏的情况。

CT检查：在必要时，如超声发现肾脏可疑肿块时，CT检查可以提供更详细的肾脏解剖结构信息，有助于判断肿瘤的大小、位置、与周围组织的关系等，为后续的治疗方案制定提供依据。

其他器官检查（根据需要）：根据患儿的具体临床表现，可能还需要进行心脏超声等检查，以评估是否存在多器官功能障碍，因为帕尔曼综合征可能影响多个器官系统的功能。

七、诊断

帕尔曼综合征的临床诊断主要依据以下方面。①临床表现：观察患者是否存在特殊面容、多指（趾）畸形、先天性心脏病等典型症状。②家族史：了解家族中是否有类似病例。③实验室检查：可能包括基因检测等，以明确相关基因变异。④影像学检查：如超声心动图等，检查心脏结构是否异常。

八、鉴别诊断

①其他具有相似面容特征的综合征。②单纯性多指（趾）畸形。③先天性心脏病相关疾病。帕尔曼综合征与其他过度生长具有表型相似性综合征比如贝克维斯-维德曼综合征和辛普森-戈拉比-贝梅尔综合征（SGBS1）。睾丸不降、腹部松弛等畸形表现与李子腹综合征的症状也有相似之处。

九、治疗策略

（一）一般治疗

（1）营养支持：由于帕尔曼综合征患者常出现生长发育迟缓，营养支持至关重要。根据患者的年龄、体重和营养状况制定个性化的营养方案。对于婴儿期患者，母乳喂养是首选。如果母乳不足或无法进行母乳喂养，则采用特殊配方奶粉，以确保充足的热量、蛋白质、脂肪、维生素和矿物质摄入。例如，可能需要选择富含中链甘油三酯（MCT）的配方奶粉，这种奶粉更容易被消化吸收，有助于提供额外的能量。对于儿童和成人患者，饮食应均衡且富含营养。增加高热量、高蛋白食物的摄入，如肉类、鱼类、蛋类、豆类等。同时，要注意补充维生素（如维生素A、D、E、K等）和矿物质（如钙、铁、锌等），可以通过饮食或补充剂的形式给予。

（2）康复训练：运动康复，针对生长发育迟缓中的运动技能落后问题，进行运动康复训练。根据患者的运动能力水平，从简单的翻身、坐立、爬行训练开始（对于婴儿和幼儿患者），逐渐过渡到站立、行走、上下楼梯等训练（对于儿童患者）。例如，利用辅助器具如站立架、助行器等帮助患者进行站立和行走训练，提高肌肉力量和平衡能力。语言康复，对于存在语言发育延迟的患者，语言康复训练是必要的。由专业的语言治疗师进行评估和训练，从简单的发音练习开始，逐渐发展到词汇、语句的表达和理解训练。如通过图片、实物等辅助工具，帮助患者识别物体并说出名称，提高语言表达能力。

（二）针对特定症状的治疗

1.低血糖治疗

密切监测血糖水平，尤其是在空腹、运动前后等容易出现低血糖的时段。当出现低血糖症状（如出汗、震颤、心跳加快等）时，立即给予含糖食物或饮料，如葡萄糖水、糖果等。对于严重低血糖患者，可能需要静脉输注葡萄糖溶液来快速提升血糖水平。同时，调整饮食结构，增加碳水化合物的摄入频率，如少食多餐，以维持血糖稳定。

2.肾脏疾病治疗

肾母细胞瘤治疗，手术切除是主要的治疗方法。一旦确诊肾母细胞瘤，在评估患者身体状况允许的情况下，尽快进行手术。手术的目的是完整切除肿瘤，尽可能保留正常的肾脏组织。例如，对于早期发现、肿瘤局限于肾脏一侧的患者,可行患侧肾脏部分切除术;对于肿瘤较大或已侵犯周围组织的患者,可能需要行患侧肾脏全切术。化疗也是肾母细胞瘤综合治疗的重要组成部分。根据肿瘤的分期、病理类型等因素制定化疗方案。常用的化疗药物包括长春新碱、放线菌素 D、阿霉素等。化疗可以在手术前缩小肿瘤体积,提高手术切除率,也可以在手术后清除残留的肿瘤细胞,降低复发风险。肾囊肿治疗,对于较小的肾囊肿,如果没有引起明显的症状,可定期进行超声检查观察其变化。如果肾囊肿较大(如直径超过 5cm)或引起了压迫症状(如压迫肾盂导致肾积水等),可考虑采用穿刺抽液并注入硬化剂或手术治疗。

(三)多学科协作治疗

1.组建多学科团队

帕尔曼综合征的治疗需要多学科协作,包括儿科医生、遗传学家、肾病学家、外科医生、营养师、康复治疗师等。儿科医生负责整体的病情评估和协调各学科之间的工作;遗传学家对患者及其家属进行遗传咨询,解释疾病的遗传方式、复发风险等;肾病学家专注于肾脏疾病的诊断和治疗;外科医生进行手术操作(如肾母细胞瘤切除手术等);营养师制定营养方案;康复治疗师实施康复训练计划。

2.定期会诊与病例讨论

多学科团队定期进行会诊和病例讨论,根据患者的病情变化调整治疗方案。例如,在肾母细胞瘤患者的治疗过程中,外科医生在手术后向团队反馈手术情况,包括肿瘤切除的完整性、是否有周围组织侵犯等,然后由肾病学家根据这些情况制定术后化疗方案,营养师根据化疗的副作用调整营养支持计划,康复治疗师根据患者术后身体恢复情况调整康复训练内容。

(四)基因治疗探索

1.基因编辑技术的潜在应用

随着基因编辑技术(如 CRISPR-Cas9)的发展,理论上存在通过修复 DIS3L2 基因的突变来治疗帕尔曼综合征的可能性。基因编辑技术可以精确地定位到 DIS3L2 基因的突变位点,对其进行修复或修正。然而目前基因治疗仍面临许多挑战,如基因编辑的准确性和安全性以及如何将编辑工具有效地递送到目标细胞等问题。

2.基因治疗的临床试验需求

在将基因治疗应用于帕尔曼综合征的临床治疗之前,需要进行大量的基础研究和严格的临床试验。这些试验需要评估基因治疗的有效性、长期安全性以及对患者生活质量的影响等多方面因素。

十、疗效及转归

帕尔曼综合征患者的总体预后较差,由于多器官功能受到影响,患者可能会因各种并发症而影响寿命。但随着医疗技术的不断进步,如更精准的诊断技术、优化的治疗方案以及对疾病认识的深入,患者的生存质量和生存期可能会逐渐得到改善。

参考文献

[1]Fahmy J, Kaminsky C K, Parisi M T. Perlman syndrome: a case report emphasizing its similarity to and distinction from Beckwith-Wiedemann and prune-belly syndromes[J]. Pediatric Radiology, 1998, 28(3):179-182.

[2]Herman T E, Mcalister W H. Perlman syndrome: report of a case with additional radiographic findings[J]. Pediatric Radiology, 1995, 25 Suppl 1: S70-72.

[3]Grundy R G, Pritchard J, Baraitser M, et al. Perlman and Wiedemann-Beckwith syndromes: Two distinct conditions associated with Wilms' tumour[J]. European Journal of Pediatrics, 1992, 151(12):895.

[4]Greenberg F, Copeland K, Gresik M V, et al. Expanding the spectrum of the Perlman syndrome[J]. American Journal of Medical Genetics Part C: Seminars in Medical Genetics, 1988, 29(4):773-776.

[5]Greenberg F, Stein F, Gresik M V, et al. The Perlman familial nephroblastomatosis syndrome[J]. American Journal of Medical Genetics Part A, 2010, 24(1):101-110.

[6]Grundy RG, Pritchard J, Baraitser M, et al. Perlman and Wiedemann-Beckwith syndromes: two distinct conditions associated with Wilms' tumour[J]. Eur J Pediatr, 1992, 151(12):895-898.

[7]Neri G, Martini-Neri ME, Katz BE, et al. The Perlman syndrome: familial renal dysplasia with Wilms tumor, fetal gigantism and multiple congenital

anomalies[J]. Am J Med Genet,1984,19(1):195-207.

[8]Perlman M,Levin M,Wittels B. Syndrome of fetal gigantism,renal hamartomas,and nephroblastomatosis with Wilms' tumor[J]. Cancer,1975,35(4):1212-1217.

[9]Orozco-Florian R,McBride JA,Favara BE, et al. Congenital hepatoblastoma and Beckwith-Wiedemann syndrome: a case study including DNA ploidy profiles of tumor and adrenal cytomegaly[J]. Pediatr Pathol,1991,11(1):131-142.

[10]Perlman M, Levin M, Wittels B. Syndrome of fetal gigantism, renal hamartomas, and nephroblastomatosis with Wilms' tumor[J]. Cancer, 1975 Apr;35(4):1212-7.

[11]Orozco-Florian R, McBride JA, Favara BE, Steele A, Brown SJ, Steele P. Congenital hepatoblastoma and Beckwith-Wiedemann syndrome: a case study including DNA ploidy profiles of tumor and adrenal cytomegaly[J]. Pediatr Pathol, 1991,11(1):131-42.

路小燕　陈景涛(撰写)　雒云祥(审校)

第七章　希佩尔-林道综合征
Chapter 7　Von Hippel-Lindau syndrome,VHL

关键词:脑血管母细胞瘤;视网膜血管母细胞瘤;胰腺囊肿;肾囊肿:肾癌

Key words: Cerebroblastoma;Retinal hemangioblastoma;Pancreatic cyst;Renal cyst;Renal cancer

一、概述

希佩尔-林道综合征(Von Hippel-Lindau syndrome VHL)又称林岛综合征,是由VHL抑癌基因突变所致常染色体显性遗传病(OMIM 193300)。1895年德国眼科医生Von Hippel发现视网膜血管母细胞瘤(Retina Hemangioblastoma,RHb)具有家族特性,1926年瑞典眼科医生Arvid Lindau也观察到视网膜和小脑的血管母细胞瘤是中枢神经系统(CNS)血管瘤病灶的一部分,并具有遗传性。到1964年,Melmon和Rosen总结了多篇临床报告,将CNS血管母细胞瘤合并肾脏或胰腺囊肿、嗜铬细胞瘤、肾癌以及外皮囊腺瘤等疾病正式命名为"Von Hippel-Lindau综合征",简称VHL综合征。其临床表现为多器官肿瘤综合征。VHL患者的治疗需要多学科协作,尽管最近在临床诊断和治疗方面取得了进展,但VHL患者的预期寿命仍然很低,为40~52岁。

二、定义

VHL是由位于3号染色体短臂上的肿瘤抑制基因VHL的种系突变引起的一种家族性肿瘤疾病,临床表现复杂且多变,主要表现为脑、脊髓和视网膜的血管母细胞瘤;嗜铬细胞瘤和副神经节瘤;肾细胞癌;胰腺囊肿和神经内分泌肿瘤;和内淋巴囊肿瘤。

三、流行病学

VHL为一种常染色体显性遗传病,其发病率为1/85,000~1/36,000,患者子女有50%发病率,在性别上无明显差异。VHL是由VHL基因突变引起,临床表现的复杂多样性是其最显著特点,同一家族内不同成员常患有部位及组织学各不相同的各种肿瘤。

患者的中位存活年龄是49岁,最常见的死亡原因是小脑成血管细胞瘤的神经合并症或转移性肾癌。带VHL基因的父母其子女有50%的机会带VHL基因,性别分布相等。一些家庭子代患病不到50%,反过来子代患病,其父母也不一定发病,即基因被遗传但并不表达。也有许多病例是无症状携带者。无家族史者罕见患VHL。基因的突变仅仅发生1%~3%的病例。VHL是一种常染色体显性遗传性疾病,通常多脏器患病,影像检查是发现病变的主要手段。

四、病因及发病机制

VHL是由VHL基因的突变引起的。VHL基因是一种抑癌基因,其位于染色体3q25-26,编码含有213氨基酸的VHL蛋白。VHL蛋白作为E3泛素连接酶复合体的组成成分,通过泛素化途径参与缺氧诱导因子HIF的降解。VHL基因突变时,VHL蛋白功能丧失,导致HIF不能被正常降解而累积,引起下游分子(如血管内皮生长因子、血小板源性生长因子等)表达升高而导致多肿瘤的发生。

五、临床表现

表 3-7-1 VHL 患者的病变频率和平均发病年龄范围

临床特征	呈现的平均(范围)(年)	频率(%)	参考
中枢神经系统血管母细胞瘤	30(9~78)	60~80	1
视网膜血管母细胞瘤	25(1~67)	49~62	4,6
内淋巴囊肿瘤	31(12~50)	6~15	7,15
肾细胞癌或囊肿	39(16~67)	30~70	6
嗜铬细胞瘤	30(5~58)	10~20	6
胰腺神经内分泌肿瘤或囊肿	36(1~70)	35~70	8,15
附睾囊腺瘤	未知(16~40)	25~60	6,15
阔韧带囊腺瘤	未知(16~46)	未知	8

1. 中枢神经系统血管母细胞瘤

中枢神经系统血管母细胞瘤是 VHL 最常见的临床表现(60%~80%)，也是最常见的死亡原因(67.7%)。平均发病年龄为 33 岁。该病变好发部位依次是小脑(44%~72%)、脊髓(13%~50%)和脑干(10%~25%)等。临床表现主要取决于肿瘤位置和对周围神经组织压迫的程度。主要临床表现为头痛、麻木、眩晕、平衡失调、四肢疼痛或四肢无力等。

2. 视网膜血管母细胞瘤

视网膜血管母细胞瘤发病率为 25%~60%，平均发病年龄为 25 岁，多数表现为双侧多发。肿瘤较小时患者多无临床症状，此时视网膜血管瘤较难被发现。肿瘤继续增大，可能出现眼内出血、视力障碍甚至失明等症状。因此，早期发现、早期治疗对于保护患者视力至关重要。

3. 肾细胞癌或肾囊肿

肾细胞癌是 VHL 患者最重要的临床表现之一(25%~60%)，也是患者死亡的第二位原因(27.8%)。肾脏主要表现为双侧多发囊肿或肿瘤。早期通常无特殊症状，多数通过影像学检查发现，晚期可出现血尿、疼痛、腹部包块等。与散发性肾癌相比，VHL 相关肾细胞癌的发病年龄早(平均年龄 39 岁)，病变累及双侧且为多发，病理类型几乎全部为透明细胞癌，肿瘤进展较慢，3cm 以下极少发生转移。VHL 相关肾囊肿与普通囊肿不同，囊壁和囊液中可能有癌细胞，有转变为肾癌的潜在风险，需严密随访。

4. 胰腺肿瘤或囊肿

VHL 相关胰腺病变包括囊肿、浆液性囊腺瘤和胰腺神经内分泌肿瘤。胰腺肿瘤或囊肿的发病率为 35%~70%，平均发病年龄 36 岁。若胰腺囊肿或肿瘤堵塞胰管，患者可出现腹泻、便秘、脂肪泻或其他消化道并发症。若胰腺病变导致胰岛素输送受阻，患者可能出现血糖升高或糖尿病。

5. 嗜铬细胞瘤

嗜铬细胞瘤的发病率为 10%~20%，平均发病年龄为 34 岁，90% 以上发生在肾上腺，其余可发生在颈动脉窦、迷走神经和腹主动脉旁。发生在肾上腺的嗜铬细胞瘤，可表现为单侧多发，也可为双侧多发，累及双侧肾上腺的概率约为 44%。血压升高是患者最常见的临床表现，其他症状包括头痛、心律失常、心悸、焦虑、恐惧和濒死感等。

6. 内淋巴囊肿瘤

内淋巴囊肿瘤的发病率为 10%，常见病变部位是内淋巴囊或颞骨岩部，国外报道的平均发病年龄为 22~40 岁，目前尚无国内患者发病数据。患者常见临床表现有耳鸣、眩晕、听力减退、耳胀感或颊部感觉减退等。内淋巴囊肿瘤造成的听力下降一旦发生便很难恢复，因此早期发现有助于手术切除，对患者听力的保护十分重要。临床应与梅尼埃病鉴别。

7. 生殖系统病变

男性 VHL 患者多表现为附睾囊腺瘤，可累及单侧或双侧，发病率为 25%~60%，平均发病年龄约 24 岁，一般不影响患者的生育功能。女性 VHL 患者也可发生生殖系统囊腺瘤，最常见的部位为子宫阔韧带，一般不引起症状,少数情况下可能引起腹痛。

六、辅助检查

1. 影像学检查

超声、CT、磁共振成像(MRI)等影像学检查可以发现肿瘤,了解其位置、大小等,CT可评估有无远处转移,MRI可更清晰地显示肿瘤与周围组织的关系,为诊断和治疗提供参考。

2. 眼底检查

眼底检查可观察视网膜有无水肿、新生血管及肿瘤等。

3. 基因检测

基因检测是确诊VHL的金标准,若患者存在 *VHL* 基因致病性突变即可确诊。

七、诊断

1. 临床诊断标准

VHL临床诊断要点包括:血管母细胞瘤(中枢神经系统或视网膜)、肾癌、嗜铬细胞瘤、胰腺多发囊肿或神经内分泌瘤及内淋巴囊肿瘤。若疑似患者符合以下条件可临床诊断为VHL:有明确家族史,存在以上肿瘤之一即可诊断;无家族史,患者出现至少两个血管母细胞瘤或一个血管母细胞瘤,加上上述肿瘤之一即可诊断。

2. 基因诊断标准

目前认为基因诊断是确诊VHL的金标准,若患者存在 *VHL* 基因致病性突变时即可确诊。我国VHL患者约20%为大片段缺失,且存在嵌合体现象,基因检测时应予考虑。

3. 现在已经认识到VHL的几种家族性表型

为筛查和咨询受影响的个体提供有用的信息。1型家族患嗜铬细胞瘤的风险大大降低,但可以发展出通常与该疾病相关的所有其他肿瘤类型。2型家族有嗜铬细胞瘤,但肾细胞癌的风险较低(2A型)或高风险(2B型)。2C型家族仅有嗜铬细胞瘤,没有其他VHL肿瘤表现。

八、鉴别诊断

应与肾脏血管瘤,肝血管瘤以及肾脏及肝脏的转移性肿瘤相鉴别。

目前认为基因诊断是确诊VHL的金标准,若患者存在 *VHL* 基因致病性突变时即可确诊。我国VHL患者约20%为大片段缺失,且存在嵌合体现象,基因检测时应给予考虑。

九、治疗策略

VHL为遗传病,目前尚无治愈的方法。各器官肿瘤的处理方式也不尽相同,治疗应综合考虑患者全身肿瘤发病情况。

1. 中枢神经系统血管母细胞瘤

中枢神经系统血管母细胞瘤的治疗策略应考虑肿瘤的位置、大小、有无临床症状、患者一般状态及既往治疗史。目前比较一致的观点是治疗引起临床症状的肿瘤,而对于无症状肿瘤尚存在争议。手术是肿瘤治疗的首选方案,其目的是切除肿瘤。

2. 视网膜血管瘤

治疗视网膜血管母细胞瘤的方法包括电疗、氩气、激光和冰冻凝固,成功率取决于病变位置、大小和数量。激光光凝疗法或冷冻治疗是首选方案,适用于瘤体直径不超过1.5mm的血管瘤。

3. 肾肿瘤

由于VHL相关肾肿瘤具有双侧多发且不断新生的特点,治疗原则与散发性肾癌有较大不同,应以最少的手术次数获得最大肾功能保护及肿瘤特异性生存时间。目前VHL相关肾癌的治疗方式包括主动监测、保留肾单位治疗、根治性治疗和药物治疗。治疗关键取决于最佳干预时机:一方面需要及时干预,避免肿瘤转移;另一方面需要尽可能延长患者的治疗间隔。

4. 胰腺肿瘤

不同类型的胰腺肿瘤临床处理方式不同。大量证据表明,胰腺囊肿和浆液性囊腺瘤无恶性倾向,一般不需要手术干预。胰腺神经内分泌肿瘤具有潜在的转移风险，应根据肿瘤大小，生长快慢和基因突变类型决定处理方式。

5.其他肿瘤

VHL相关嗜铬细胞瘤可累及双侧，腹腔镜肾上腺部分切除术是首选治疗方式，术前需要充分内科准备。手术指征包括：功能异常的肿瘤、影像学检查间碘苯甲胍摄取或肿瘤直径>3.5cm。VHL相关内淋巴囊肿瘤，手术对于保护患者听力具有一定效果，是可选的治疗方案。手术时机的把握需要考虑：肿瘤的生长速度、术前听力水平、前庭症状的严重程度、手术导致听力下降和面神经损伤的可能性及双侧肿瘤的可能。VHL综合征相关生殖系统病变，多采取期待治疗，可通过B超定期监测肿瘤大小。

十、疗效及转归

VHL病为预后较差的一种遗传性肿瘤综合征，国外报道的中位生存期男67岁，女60岁。我国VHL病患者数据为男62岁，女69岁，但两者差异无统计学意义。影响患者预后的因素主要是首发年龄、是否有家族史以及基因突变类型。首发年龄早、明确的家族史以及VHL基因非错义突变的患者预后更差

参考文献

[1]Roberto I ,Daniela A ,Chiara C ,et al.Targeting hypoxia-inducible factor pathways in sporadic and Von Hippel-Lindau syndrome-related kidney cancers[J].Critical reviews in oncology/hematology,2022,176:103750-103750.

[2] Manning DK,Shivdasani P,Koeller DR,et al. Assessment of genomic alterations in non-syndromic von HippelLindau: Insight from integrating somatic and germline next generation sequencing genomic data[J]. Data Brief,2021,39: 107653.

[3] Ng H,Chan VW,Cartledge J,et al. Iatrogenic ureteric stricture post image guided renal cryoablation in a patient with von hippel-lindau syndrome [J]. Radiol Case Rep,2021,16(8):2057.

[4] Zhou Y ,Liu J ,Chu L ,et al.Whole-Exome Sequencing Reveals Novel Variations in Patients with Familial Von HippelLindau Syndrome[J].World Neurosurgery,2021,150:e696-e704.

[5] Anderson S. Volatile Hypertensive Crisis Secondary to Pheochromocytoma: A Case Report of von Hippel‐Lin-dau Syndrome[J].Journal of Pediatric Health Care,2020,34(3):264-272.

[6] Chan VW,Lenton J,Smith J,et al. Multimodal image-guided ablation on management of renal cancer in VonHippel-Lindau syndrome patients from 2004 to 2021 at a specialist centre: A longitudinal observational study[J]. Eur J Surg Oncol,2022,48(3):672-679.

[7] Rana HQ,Koeller DR,Schwartz A,et al. Pathogenicity of VHL variants in families with non-syndromic von Hip- pel-Lindau phenotypes: An integrated evaluation of germline and somatic genomic results[J]. Eur J Med Gene,2021,64 (12):104359.

[8] Maharaj S,Seegobin K,Wakeman K,et al. Sinonasal renal cell-like adenocarcinoma arising in von Hippel Lin- dau(VHL)syndrome[J]. Oral Oncol, 2022,125:105705.

[9] Koeller DR,Manning DK,Schwartz A,et al. An optimized protocol for evaluating pathogenicity of VHL germline variants in patients suspected with von Hippel-Lindau syndrome: Using somatic genome to inform the role of germline variants[J]. MethodsX,2022,9:101761.

[10] Dessauvagie BF,Wong G,Robbins PD. Renal cell carcinoma to haemangioblastoma metastasis: a rare manifes- tation of Von Hippel-Lindau syndrome[J]. J Clin Neurosci,2015,22(1):215-218.

路小燕　陈景涛（撰写）　雒云祥（审校）

第四篇 代谢疾病相关肾损伤
Part 4 Renal Involvement in Metabolic Disorders

第一章 腺嘌呤磷酸核糖基转移酶缺乏
Chapter 1 Adenine Phosphoribosyltransferase Deficiency, APD

关键词：腺嘌呤磷酸核糖基转移酶；2,8-二羟基腺嘌呤；晶体肾病；泌尿系结石慢性肾病

Keywords：adenine phosphoribosyltransferase；2,8-dihydroxyadenine；crystal nephropathy；ucrinary calculi；hronic kidney disease

一、概述

腺嘌呤磷酸核糖基转移酶（APRT）缺乏（Adenine phosphoribosyltransferase deficiency，APRTD）是一种罕见的常染色体隐性疾病，发病率为1/100,000，又称2,8-二羟基腺嘌呤尿症。APRTD的特点是尿液中过量生成和排泄2,8-二羟基腺嘌呤（2,8-dihydroxyadenine，2,8-DHA），导致肾结石形成和晶体诱导的肾脏损伤（即DHA晶体肾病），引起急性肾损伤和进行性慢性肾脏疾病。在慢性肾脏病患者中，APRTD经常被误诊为非遗传性肾结石、慢性间质性肾炎、阻塞性肾病或高血压肾硬化症。早期使用别嘌呤醇（一种黄嘌呤氧化酶抑制剂）可以有效地预防肾结石形成并保护肾功能。

二、定义

APRTD是一种罕见的遗传性肾病，继发于嘌呤代谢紊乱，其特征是尿液中过量生成2,8-二羟基腺嘌呤并过量排泄，引起尿石症和结晶性肾病。

三、流行病学

据估计，白种人的患病率为1/100,000~1/50,000，日本人为1/27,000，冰岛人为1/15,000。在高加索人群中，杂合患病率估计在0.4%~1.2%之间。目前，医学文献报道了400多例APRTD患者，提示对此类疾病认识不足和诊断不足。目前的研究表明，完全腺嘌呤磷酸核糖基转移酶缺乏的纯合子的范围应该在1/100,000~1/5,000例之间，全球可能有多达8万例。2019年中国报道第一例基因确诊病例。

四、病因及发病机制

腺嘌呤磷酸核糖基转移酶催化腺嘌呤和5′-磷酸核糖1-焦磷酸合成腺嘌呤核糖核苷酸。因为腺嘌呤磷酸核糖基转移酶是腺嘌呤代谢的唯一途径，缺乏腺嘌呤磷酸核糖基转移酶会导致腺嘌呤的积累，它被黄嘌呤脱氢酶分解成8-羟基腺嘌呤，然后再分解成2,8-二羟基腺嘌呤，导致肾结石和结晶性肾病。腺嘌呤磷酸核糖基转移酶基因位于染色体16q24上，长约2600个碱基，包含5个外显子和4个内含子，编码180个氨基酸蛋白。腺嘌呤磷酸核糖基转移酶基因突变引起腺嘌呤磷酸核糖基转移酶缺乏症。根据腺嘌呤磷酸核糖基转移酶体外活性描述了两种类型的腺嘌呤磷酸核糖基转移酶缺乏：Ⅰ型的特征是腺嘌呤磷酸核糖基转移酶完全缺乏，主要发现于白种人，在欧洲和美国有报道；目前Ⅱ型，仅发现于日本，特征是10%~25%的腺嘌呤磷酸核糖基转移酶活性。这种体外区分没有已知的临床意义。目前共发现62种突变，其中包括错义突变、无义突变、插入或缺失，以及剪切位点突变等。据报道，c.407T>Cp.(Met136Thr)突变是日本最常见的突变，约75%患者是这种突变的纯合子。董昆等人诊断1例肾移植术后腺嘌呤磷酸核糖基转移酶缺乏症，基因检测发现一种新型的纯合突变，203号核苷酸由鸟嘌呤G变为腺嘌呤A(c.203G>A)的纯合突变，导致第68号氨基酸由甘氨酸变为天冬氨酸(p.G68D)。

五、临床表现

APRTD的发病时间可能在婴儿期到4岁之间，有时甚至更晚。在婴儿时期，它表现为婴儿尿布上呈红褐色染色。小部分患者无症状。APRTD临床特征包括肾结石、肾绞痛、血尿、尿路感染、排尿困难，在某些情

况下还有肾功能衰竭。肾结石是APRTD最常见的临床表现,可发生在任何年龄;至少50%的受影响者直到成年才出现症状。如果不采取适当的干预措施,20%~25%的患者会发病。慢性肾脏疾病多见于成人APRTD患者,有时无肾结石史,15%~20%的患者在诊断时已达到终末期肾脏疾病。结石具有典型的透光性。该疾病不仅可以表现为尿石症,还可以表现为2,8-DHA沉淀到肾实质的结晶性肾病(DHA晶体肾病)。结晶性肾病多见于反复误诊的尿石症发作和肾功能进行性恶化的患者,该病也可表现为急性肾功能衰竭。很少的患者只经历了几次结石发作,已经形成结晶性肾病。结晶性肾病可发展为终末期肾病,需要透析或肾移植,如果不及时治疗,移植后可复发,导致移植肾功能迅速丧失。据统计,60%~90%的患者在确诊时已患上肾结石,超过50%的个体在诊断时存在结晶性肾病继发的慢性肾脏疾病。

有人报道1例进行性肾功能不全病例,但是患者无临床症状,证实为复合杂合突变相关的APRTD,给予非布司他治疗后,患者肾功能好转。

APRTD患者进行肾移植术后,移植肾同样可以失去功能。据统计,同种异体移植肾的尿石症和晶体沉积导致移植肾功能障碍,可以是急性发作,也可以是慢性的。移植肾功能障碍的一个重要表现是无尿或少尿。活组织检查显示晶体沉积在肾小管导致肾小管阻塞,正确的诊断和及时的治疗通常可以改善移植肾的功能,但如果在肾移植后不能及时诊断或不能给予正确的治疗,这种疾病会导致移植肾失去功能。在移植患者中,炎症和坏死伴随晶体沉积可能与排斥相混淆,因此区分2,8-DHA引起的炎症变化和排斥反应很重要。

目前还不知道APRTD是否会影响肾脏以外的其他器官,研究者偶尔遇到APRTD患者诉眼部不适。

中国报道第一例患者为30月大的男童。流行病调查结果:他的父母非近亲关系,围产期、发育和家族史无异常发现。首次就诊是因为反复尿路感染,无血尿,无明显结石。体格检查示耻骨上圆形肿块,X光片上也发现了该肿块,超声检查证实为膀胱结石。经尿石分析、尿代谢物筛选、尿液显微镜和基因检测证实为APRTD。尽管研究提示成人APRTD无性别差异,但在儿童中男性明显多于女性(男:女为2.5:1)。

六、辅助检查

常规检查包括血常规、生化检查、尿常规、结石分析、尿中2,8-DHA排泄量、肾脏超声、腺嘌呤磷酸核糖基转移酶活性检测、基因检测。

(1)实验室检查:血细胞分析,如果患者结石引起感染时可出现白细胞升高。肾功能检查尿常规及时发现患者肾脏疾病,以进行早期治疗或评估病情。

(2)影像学检查:腹部X光平片见不到结石。超声检查经常显示肾脏回声增强。通过超声或计算机断层扫描检测出透光肾结石。

(3)结石分析:2,8-DHA晶体在尿液显微镜下呈圆形和红棕色,在偏振光显微镜下呈典型的中心马耳他交叉图案。在临床领域,傅立叶变换红外光谱已经被公认为是一种准确识别2,8-DHA晶体的方法,也是目前临床结石分析实验室中最常用的方法。

(4)尿中2,8-DHA排泄量:该病特点是2,8-DHA排泄量增加。有研究提示,24小时尿DHA排泄量与第一次晨尿中DHA/肌酐比率之间的强相关性,在监测黄嘌呤氧化还原酶抑制剂治疗的有效性和治疗依从性方面,第一次晨尿样本可能取代定时采集尿液。目前还没有测量血浆2,8-DHA的方法,也不清楚血液透析能否清除它。

(5)基于2,8-DHA晶体和尿石症的分析来诊断APRTD是不够的。在红细胞裂解物中测定腺嘌呤磷酸核糖基转移酶活性降低或缺失可诊断该病。

(6)基因检测:基因检测可诊断该疾病。

已经确诊该病患者,应每6~12个月测量一次肾小球滤过率和尿液2,8-DHA排泄量或尿液显微镜检查以评估DHA结晶尿;常规随访,以促进至少每年坚持药物治疗;应考虑定期肾脏超声检查以评估有无新的无症状肾结石。

七、诊断

缺乏对腺嘌呤磷酸核糖转移酶的认识,往往导致出现症状和正确诊断之间的显著延迟。APRTD应在具有以下临床、影像学、实验室和病理结果的个体中怀疑：

临床表现：肾结石和肾绞痛，慢性肾病，晶体肾病（经肾活检证实），婴幼儿尿可见褐色染色，肾移植后异体移植肾功能障碍。

影像学表现：通过超声或计算机断层扫描检测出透光肾结石。腹部X光平片见不到结石。超声检查经常显示肾脏回声增强。

实验室检查：尿液显微镜检查：尿液显微镜通常可以检测到圆形和棕色DHA晶体。当通过偏振光显微镜观察时，中小型DHA晶体显示中央马耳他十字图案，而较大的晶体聚集体则不显示，因为它们不透光。注意：1.晚期慢性肾脏病患者的DHA晶体可能难以识别，这可能是由于肾脏清除DHA的能力降低。2.由于尿酸结石是在酸性尿液中形成的，因此放射性结石患者的尿液pH值高为APRTD诊断提供了重要的线索。

病理学表现：APRTD和慢性肾脏病或急性同种异体移植功能障碍患者的肾组织病理学表现为弥漫性小管间质DHA晶体沉积，并伴有炎症和纤维化，甚至在没有肾结石史的患者中也可以观察到。需注意区分DHA晶体肾病的组织病理学表现与其他晶体肾病，特别是草酸引起的晶体肾病。

APRTD的诊断主要是基因检测鉴定双等位基因致病性的突变或红细胞裂解物中的酶活性。基因检测是目前确诊腺嘌呤磷酸核糖转移酶缺乏症最常用和最准确的方法，基因检测在家族筛检中也可能有用。

通过检查晶体或结石来确定2,8-DHA，用X射线衍射结晶学或红外光谱技术对尿晶体或肾结石物质进行分析也被认为是诊断该疾病的方法。

肾活检是有创检查，理论上是不必要的，但有时可以发现晶体，进一步对晶体分析可以协助诊断。

薄层色谱法鉴别尿中腺嘌呤活性也可诊断APRTD。

如果在一个家庭中已发现致病变异，建议患者的兄弟姐妹进行腺嘌呤磷酸核糖转移酶活性测定或分子遗传学检测，以早期诊断和治疗，并改善远期结果。

基因咨询

APRTD是一种常染色体隐性遗传的方式。在受孕时，受影响个体的每个同胞有25%的概率患病，50%的几率成为无症状携带者，25%的几率是正常的。如果发现了家族中的致病变异，就应该对高危亲属进行基因检测，并对高风险孕妇进行产前检测。

八、鉴别诊断

APRTD的鉴别诊断包括其他已知的透光性肾结石的原因，如尿酸肾结石和黄嘌呤尿。鉴别诊断还包括其他放射性通透性结石，如胱氨酸、黄嘌呤和药物。

（1）尿酸性结石：在2,8-DHA和尿酸结石之间经常发生混淆，尿酸结石通常都具有放射通透性。与尿酸相反，2,8-DHA结石对碱疗法无反应。尿酸结石一般比较致密，摸起来比较硬；相比之下，2,8-DHA晶体易碎，在盖玻片下轻压容易破碎。

（2）黄嘌呤尿：一种罕见的嘌呤代谢障碍，由黄嘌呤脱氢酶/氧化酶的遗传缺陷引起，其特征是血液和尿液中尿酸浓度极低或检测不到，尿液中黄嘌呤浓度极高，导致尿石症、血尿、肾绞痛和尿路感染，一些患者无症状，另一些患者患有肾衰竭。较不常见的表现包括关节病、肌病和十二指肠溃疡。分为Ⅰ型和Ⅱ型，Ⅰ型特征是黄嘌呤脱氢酶的单独缺乏，Ⅱ型是黄嘌呤脱氢酶和醛氧化酶缺乏。

（3）胱氨酸尿症：是一种常染色体隐性遗传性疾病，是胱氨酸结石最常见的病因，特点是发病时间早，进展迅速，易累及双侧泌尿系。部分病例早期即合并急性肾功能不全或衰竭。尿液分析和显微镜观察：高倍镜下多表现为六边形晶体外观。检测方式包括衰减全反射-傅立叶变换红外光谱（Attenuated total reflection-Fourier Transform Infrared Spectroscopy，ATR-FTIR）联合高效液相色谱结合荧光检测（High performance liquid chromatography combined with fluorescence detection，HPLC-FL）、新型苯并咪唑探针和便携式荧光仪等具有高特异度的方法。对于胱氨酸结石患者增加饮水联合碱化尿液和二酰硫醇类药物治疗，可减少≥50%患者结石复发。随着微创技术的进步，胱氨酸结石的手术治疗也取得了发展，有研究证实，胱氨酸结石患者行手术处理时应尽量完全清石，因为术后存在残石患者，需再次外科干预概率高，且存在残石者需要再次外科干预间隔时间比术后完全清石患者更短。最新的治疗包括胱氨酸晶体抑制剂、重组酶修复蛋白错误折叠、补硒辅助抑制胱氨酸结晶形成以及基因治疗等。

(4)次黄嘌呤-鸟嘌呤磷酸核糖转移酶缺乏:该病有两种表现形式:次黄嘌呤-鸟嘌呤磷酸核糖转移酶部分缺乏和次黄嘌呤-鸟嘌呤磷酸核糖转移酶完全缺乏。次黄嘌呤-鸟嘌呤磷酸核糖转移酶部分缺乏患者早期异常体现为尿布上的橙色晶体,随后出现高尿酸血症、尿石症、尿酸肾病、尿路感染和肾梗阻等异常,一般有轻微的神经系统症状,无自伤行为。次黄嘌呤-鸟嘌呤磷酸核糖转移酶完全缺乏,又名Lesch-Nyhan综合征、莱施-尼汉综合征、自毁容貌症、雷尼综合征,该病临床表现是智力迟钝、痉挛性脑瘫、舞蹈徐动症、尿酸性尿路结石和自毁性咬手指和咬嘴唇。

九、治疗策略

治疗与疾病程度密切相关,需要评估以下指标:血清肌酐和/或胱抑素C浓度,尿液筛查DHA结晶,白蛋白尿或蛋白尿,肾脏的超声或CT检查,必要时考虑肾活检、眼科会诊,进行遗传咨询。治疗包括药物治疗、手术治疗、肾脏替代治疗。

1. 药物治疗

主要是抑制黄嘌呤氧化酶,从而减少2,8-DHA的形成及其肾脏排泄。两种可用的黄嘌呤氧化酶抑制剂是:别嘌呤醇和非布司他。

(1)别嘌呤醇:每天服用,儿童每天10mg/kg,成人每天300mg,也有研究人员认为成人400~600mg,同时摄入大量液体和低嘌呤饮食。在急性或慢性肾衰竭的情况下,别嘌呤醇的剂量应减少。无症状者也应使用别嘌呤醇治疗,以防止肾脏并发症。

(2)非布司他:非布司他是另一种黄嘌呤氧化酶抑制剂,在减少DHA排泄方面可能比别嘌呤醇更有效。目前还不清楚作用机制。对于别嘌呤醇不耐受的患者以及对别嘌呤醇反应不良的罕见患者,应推荐使用非布司他。目前推荐成人起始剂量为每日单次80mg,但目前没有针对儿童的剂量推荐。更多研究人员认为,在肾功能受损的患者中别嘌呤醇和非布司他均不减少剂量。但在某些情况下,为了减少晶体形成,两个药物的可以联用。

别嘌呤醇和非布司他在孕妇中的安全性尚未得到充分研究。一些移植后免疫抑制疗法可能对发育中的胎儿产生不利影响。理想情况下,在怀孕前,应与合适的医疗保健医师就产妇孕期使用药物的风险和益处进行全面讨论。

2. 手术治疗

DHA肾结石的手术治疗与其他类型肾结石的手术治疗相同。

3. 肾脏替代治疗

如果疾病进展到终末期肾脏病,可进行血液透析或者腹膜透析或者肾移植治疗。即便肾移植术后,也推荐别嘌呤醇或非布司他治疗。特别注意:服用别嘌呤醇或非布司他的患者不应服用硫唑嘌呤和巯基嘌呤。

有报道一28岁男子因不明原因的慢性肾脏疾病接受活体肾移植。术后第3天在其尿明确沉积物中观察到大量褐色球形晶体,术后第7天在异体移植肾活检标本的小管腔中观察到许多晶体。基因诊断后,在术后第7天开始非布司他治疗,逐渐增加剂量至80mg/d,直到2,8-DHA晶体完全消失。非布司他可用于预防肾移植后继发2,8-DHA肾病。由此提示我们,即使在疾病的晚期,也要提高对这种疾病的认识,以达到早诊断,早治疗,可以改善患者预后并延缓患者进入透析的时间。

有趣的是,DHA晶体诱导的损伤在同种异体肾中似乎比在患者自身的肾中更具有侵略性。移植时的缺血再灌注损伤可使移植物更容易发生晶体沉积。

据统计,移植前启动黄嘌呤氧化酶抑制剂治疗的患者的同种异体移植肾功能优于移植后首次启动黄嘌呤氧化酶抑制剂治疗或根本没有接受这种治疗的患者。及时启动足够剂量的药物治疗似乎是APRTD患者异体肾移植功能的主要决定因素。为了预防移植肾被DHA晶体所影响,移植前应该启动黄嘌呤氧化酶抑制剂治疗,但是移植前黄嘌呤氧化酶抑制剂治疗的开始时间和剂量目前尚不清楚,需要进一步研究。有研究建议,移植前用别嘌呤醇400mg/d的剂量治疗至少3个月。同时他们认为,同种异体移植肾功能障碍的患者可能需要更高的别嘌呤醇剂量。如果患者不能耐受别嘌呤醇,选择非布司他治疗,80mg/d。

因为患者先天APRTD涉及终身,所以治疗也应该贯穿一生,研究证实,一旦停药,病情会反复。

十、疗效及转归

该病早期诊断是关键,疗效及转归取决于疾病的进展情况。如果不提供适当的治疗,20%~25%的患者通常在成年后患上终末期肾病。药物治疗可有效防止结石复发,并可改善或稳定大多数患者的肾功能。如果患者坚持别嘌呤醇治疗,结石复发和肾脏并发症是罕见的。

参考文献

[1]Nicole Nourié, Nassereddine H, Azar H.An Unusual Course of a 2,8-Dihyd-roxyadeninuria Crystalline Nephropathy Secondary to Adenine Phosphoribo-syltransferase Deficiency[J].Nephron-Physiology, 2021,145(5):503-507.

[2]Lau NKC, Ng SKW, Chan IHS,et al.Urinary bladder stone due to adenine phosphoribosyltransferase deficiency: first genetically confirmed case in a Chinesepatient[J].Pathology, 2019,51(5):557-561.

[3]Doleželová E, Klejch T, Špaček P, et al. Acyclic nucleoside phosphonates with adenine nucleobase inhibit Trypanosoma brucei adenine phosphoribosy-ltransferase in vitro. Sci Rep. 2021,11(1):13317.

[4]董昆,苏瑞玲,陈军泽,等.肾移植术后腺嘌呤磷酸核糖基转移酶缺乏症1例及文献复习[J].器官移植,2024,15(02):263-269.

[5]Parikh MD, Konnur A, Gang S. Adenine phosphoribosyltransferase deficiency and 2, 8-dihydroxyadenine renal stones: A preventable cause of pediatric renal stones and kidney disease[J]. Saudi J Kidney Dis Transpl, 2019,30(3):723-725.

[6]Runolfsdottir HL, Palsson R, Agustsdottir IMS, et al. Kidney Transplant Outcomes in Patients With Adenine Phosphoribosyltransferase Deficiency. Trans-plantation,2020,104(10):2120-2128.

[7]Yamazaki K, Miyazawa K, Nida Y,et al.Rapidly progressive kidney dysfunction and crystal casts associated with adenine phosphoribosyltransferase (APRT) deficiency-lessons for the clinical nephrologist[J].Journal of nephrology, 2021,34(6):2147-2149.

[8]Cheng Y, Guo L, Wang M,et al.Recurrence of 2,8-dihydroxyadenine Crystalline Nephropathy in a Kidney Transplant Recipient: A Case Report and Literature Review[J].Internal medicine(Tokyo, Japan), 2021,60(16):2651-2657.

[9]Runolfsdottir HL, Lin TL, Goldfarb DS,et al. Are conventional stone analysis techniques reliable for the identification of 2,8-dihydroxyadenine kidney stones? A case series[J].Urolithiasis,2020,48(4):337-344.

[10]Runolfsdottir,Hrafnhildur L. Palsson, RunolfurThorsteinsdottir, et al.Urinary 2,8-dihydroxyadenine excretion in patients with adenine phosphoribosyltransferase deficiency, carriers and healthy control subjects[J].Molecular genetics and metabolism, 2019,128(1-2):144-150.

[11]Ombra,Maria,Neve,et al.Identification of a New Candidate Locus for Uric Acid Nephrolithiasis[J].American Journal of Human Genetics, 2001, 68(5):1119-1129.

[12]张国庆,印胡滨,朱鑫,等.胱氨酸结石诊疗新进展[J].临床泌尿外科杂志,2023,38(7):557-561.

[13]王政昊,白云金,王佳豪,等.胱氨酸结石患者的临床特点及其防治现状的研究[J].成都医学院学报,2020,15(2):238-242.

[14]Edvardsson V O, Runolfsdottir H L, Thorsteinsdottir U A, et al.Comparison of the effect of allopurinol and febuxostat on urinary 2,8-dihydroxy-adenine excretion in patients with APRT deficiency:A clinical trial[J].European Journal of Internal Medicine, 2018,48:75-79.

[15]Runolfsdottir H L , Palsson R , Agustsdottir I ,et al. Long-term renal outcomes of APRT deficiency presenting in childhood. Pediatr Nephrol[J]. 2019,34(3):435-442.

秦艳辉(撰写) 杨海侠(审校)

第二章 α1-抗胰蛋白酶缺乏症
Chapter 2 Alpha-1-Antitrypsin Deficiency, AATD

关键词:α1-抗胰蛋白酶缺陷;肺气肿;肝脏疾病;膜增生性肾小球肾炎

Keywords: alpha 1-antitrypsin deficiencies; emphysema; liver diseases; membranoproliferative glomerulonephritis

一、概述

α1-抗胰蛋白酶缺乏症(Alpha-1-antitrypsin deficiency,AATD,OMIM 613490)是一种极易漏诊的常染色体共显性遗传病,主要是由编码a1抗胰蛋白酶(alpha1-antitrypsin,AAT)的基因*SERPINA1*突变引起,可因血浆AAT水平下降，无法抑制弹性蛋白酶活性，导致肺组织破坏，或因错误AAT蛋白在肝细胞内的聚合导致肝损伤，患者易患肺、肝或其他全身性疾病。临床上表现为以泛腺性肺气肿多见的慢性阻塞性肺病（chronic obstructive pulmonary disease，COPD）、任何年龄的肝硬化和肝癌。以及较少见的脂膜炎、全身性血管炎膜、增生性肾小球肾炎等。1963年，Carl-Bertil Laurell和Sten Eriksson首次报道了该病，及时诊断AATD能够帮助患者早期预防和合理治疗，但是目前仍没有理想的诊断方法。目前实验室检测主要是血浆AAT水平检测、AAT蛋白表型检测、基因检测和组织病理学检测。AATD的治疗主要还是AAT补充治疗及对症支持治疗，外科手术治疗仅针对AATD终末期患者，基因治疗也许能够彻底治愈AATD患者，但是目前尚处于实验阶段，其安全性和不良反应还需要长时间的考察，具有局限性。

二、定义

AATD是一种以血浆AAT下降为主要特征的遗传性代谢性疾病，通过常染色体共显性遗传，临床上可导致新生儿肝炎、婴幼儿和成人肝硬化、肝癌或肺气肿，少数病例可表现为膜增生性肾小球肾炎或血管炎。

三、流行病学

AATD是一种常见于北欧或中欧血统美国人的遗传病，具有常染色体共显性遗传，存在于所有种族。有文献报道北欧白种人中发病率高，约为1/1,500，而黑人、西班牙人和亚洲人则较低，国内仅有少数病例个案报道。最常见的临床相关AATD等位基因是Pi*Z（Glu342Lys）和Pi*S（Glu264Val）。在其纯合形式中，在1,800至5,000名新生儿中观察到一个人，Z等位基因的患病率是可变的，具有南北梯度，估计瑞典为1/1,500，英国为1/3,400，法国为1/10,000。在北美和欧洲人群中，每2,000~3,500名新生儿中就有1名AATD患者。

四、病因及发病机制

AAT是一种分子量为55kDa的糖蛋白，主要在肝脏中合成，可从肝细胞中迅速排出，也由中性粒细胞、单核吞噬细胞以及肺和肠上皮细胞以较低浓度产生，随后分泌到血液中。AAT是人体内最重要的血浆和组织丝氨酸蛋白酶抑制剂之一，能够有效抑制多种酶的活性，如中性粒细胞弹性蛋白酶、蛋白酶3、组织蛋白酶G、胰蛋白酶等。AAT在维持机体的蛋白酶-抗蛋白酶平衡方面起着重要作用，如正常情况下肺部的嗜中性粒细胞可产生一种弹性蛋白酶用于抵抗病菌侵袭、消化受损或老化的细胞，AAT可在较短时间破坏这种酶，从而防止其过度作用导致肺泡壁破坏。AAT同时也是一种急性时相反应蛋白，在发生炎症时，其合成和血浆浓度增加，对于急性炎症的发展能够起到一定的限制作用。

正常的AAT由*SERPINA1*基因编码，该基因位于人类染色体14q32上，长约14kb，分为三个非翻译外显子Ia-Ic，包含不同的组织特异性转录起始位点和四个编码外显子Ⅱ-Ⅴ，AATD是由*SERPINA1*的致病突变引起的，如单点突变、插入和缺失。最常见的点突变是肽链第342位的谷氨酸被赖氨酸取代，影响酶的电荷以及三级结构，最终可能导致AAT发生聚合反应，肝细胞内质网中AAT突变体结构发生错误折叠甚至聚合反应使AAT不能进入血液循环，血浆AAT严重缺乏或功能不足，导致体内蛋白酶-抗蛋白酶不平衡，特别是在肺的支持性弹性结构中，易发生肺气肿、COPD等肺部疾病，同时而这些保留在肝脏中突变体会引起肝损伤和肝硬化等肝脏疾病。已知的AAT变异型分为正常型（M型）、缺陷型（通常分为Z、S型）、功能障碍或无效型。到目前为止，已经鉴定了150种不同的AAT等位基因，最常见的是Pi*Z型和Pi*S型。Z型产生的AAT是正常水平10%~20%；S型产生的AAT是正常水平的60%~80%；ZZ纯合子是临床上导致AATD最常见的基因型，约96%的相关疾病与此相关，血清AAT水平极低；另外少部分是SS、SZ、MZ等，血清AAT水平仅为正常值的35%~70%。

五、临床表现

1.肺部表现

肺部疾病的发病年龄一般在20至50岁之间，主要肺部表现为早期起病的全腺泡型肺气肿、支气管扩张、支气管哮喘或血管炎，表现为持续性呼吸困难、咳嗽、喘息、咳痰，症状可以不定时发作，其中喘息是主要的症状，患者经常被诊断成哮喘病，吸烟是影响肺表现病程的主要因素，并与早期发病有关。其他症状包括体重减轻、反复呼吸道感染和疲劳。

2.肝脏表现

(1)儿童肝病:婴幼儿可有新生儿肝炎综合征,包括胆汁淤积性黄疸、皮肤瘙痒、喂养困难、体重增加缓慢、肝大、出血性疾病等,年长儿童可能表现为无症状的慢性肝炎、生长迟滞、喂养困难或孤立的肝大、脾大。一部分新生儿可能出严重肝病并发症,如肝硬化(门静脉高压和肝功能衰竭),但在幼时出现危及生命的肝脏疾病的概率可能低于5%,更多患儿基本正常,除了天冬氨酸转氨酶或丙氨酸氨基转移轻度高外,无其他肝脏受损的表现,但随着年龄的增加,罹患肝脏疾病的风险明显增加。

(2)成人肝病:成人中的发病年龄主要在50岁左右,表现为伴或不伴肝硬化的慢性肝炎或肝癌,AATD患者的血生化和组织病理学检查非常类似酒精性肝病,如果未接受特异性血清AAT测定,很有可能误诊。目前认为,男性、年龄大于50岁、代谢综合征和肥胖可能是重度AATD成人患者进展为晚期肝脏疾病的危险因素,AATD和饮酒的相关性尚不清楚,但酒精滥用可能会加速AATD相关肝纤维化的进展。

3.肾脏损害

肾脏疾病是AATD患者较少认识到并具有广泛争议的并发症,可发生在儿童中,Ibarguen等人的研究表明,在98名AATD儿童中,共15名儿童(约17%)合并肾脏损害,表现为蛋白尿和肌酐清除率异常,组织病理学检查发现膜增生性肾小球肾炎相对应的组织学病变。

4.脂膜炎

与肺气肿一样,脂膜炎亦是由皮肤中蛋白酶活性不能被抑制导致的。其特征是疼痛和一个或多个结节渗出液体和发红,常见于大腿和臀部,有时会发生在创伤部位。在极少数情况下可能伴有多发性浆膜炎。诊断需要深度切除活检,显示脂肪坏死区域散布在正常区域之间,与其他原因的脂膜炎鉴别诊断很困难,因此建议每个坏死性脂膜炎的患者都应测量AAT水平。

5.血管炎

抗蛋白酶3抗体血管炎(c-ANCA阳性)与AATD之间的相关性于1993年首次报道,然而AATD患者中抗蛋白酶3抗体的检出率较低,其存在可能与系统性血管炎的发展无关,考虑到这种关联,建议在c-ANCA阳性血管炎的成人中进行AATD检测。

六、辅助检查

1.AATD诊断相关检测

(1)AAT浓度的测量:对怀疑AATD的患者进行的初步测试是测量血清或血浆中AAT的浓度,免疫比浊法是首选方法。AAT浓度通常以毫克每分升(mg/dL)或毫摩尔每升(μmol/L)表示,健康个体血清中AAT浓度的正常水平在20~39μmol/L之间,如检测AAT水平降低(≤100mg/dL)建议继续诊断和进行进一步定性测试。AAT属于急性期蛋白组,其浓度也会在多种疾病过程中升高,为了提高诊断准确性并降低假阴性结果的风险,建议同时测定AAT和急性期蛋白(CRP)的浓度。

(2)表型分析:在聚丙烯酰胺凝胶(pH梯度4.2~4.9)中通过等电聚焦(IEF)鉴定AAT蛋白变体的方法是诊断的金标准。蛋白质解离常数的微小变化允许区分除"无效"变体之外的每个AAT变体。这种方法在技术上相当困难、耗时,并且由于糖基化产生的复杂微异质性以及大量AAT变体,需要丰富的经验和分析结果的能力。此外表型分析不允许识别未表达的AAT基因突变,也有丝氨酸蛋白酶抑制剂的罕见变体具有相同或仅略有不同的等电点值,所以正确解释这些表型的电泳结果存在相当大的困难。

(3)基因分型:基因分型允许直接识别AAT基因内的不规则性,即导致缺陷出现的*SERPINA1*基因位点的突变。最常用的诊断方法只允许识别两种最常见的缺陷突变:*PI*Z*和*PI*S*。大多数识别突变的方法的基础是分析在聚合酶链式反应(PCR)中复制的适当DNA区域,进行基因分型的样本主要采用外周血白细胞或其他组织细胞,如口腔黏膜上皮细胞分离的DNA以及滤纸上的血样。

(4)DNA序列分析:DNA序列分析可以发现核苷酸突变,即确定分析的DNA片段中的遗传变异。这是一种昂贵且耗时的方法,需要使用PCR技术复制*SERPINA1*基因外显子及其测序。这种方法通常不用于诊断AAT缺乏症,它仅用于怀疑AATD的罕见或新变体(非典型IEF模式、低AAT浓度且无*PI*Z*或*PI*S*突变)时应用。

在以下情况中建议测量抑制嗜中性粒细胞弹性蛋白酶的能力：①研究怀疑有AATD的COPD患者，尽管AAT血清水平正常；②为确定在COPD恶化期间AAT的增加是否与抗弹性蛋白酶活性成正比时；③在评估AAT缺乏对肺部疾病严重程度的影响时。

2. 确认AATD早期阶段的附加检查

（1）肺评估

1）肺功能测试：对AATD患者的初步评估应包括：肺活量测定-支气管舒张实验-肺容积测量-氧化碳扩散能力-动脉血气分析和6分钟步行测试。肺活量测定法是诊断COPD和评估其进展的最合适的检查，通常存在阻塞模式（FEV1/FVC<0.7），FEV1降低，用力肺活量（FVC）正常或降低。流量-容积曲线显示肺容量减少。大多数患者支气管舒张实验阴性，FEV1正常的患者中也有12.5%的患者存在可逆性，提气道反应性可能是这种疾病的早期特征。在疾病的后期，肺弹性回缩力的丧失将导致肺对过度充气的顺应性增加，这会导致FVC降低和总肺量（TLC）增加、残气量（RV）增加。因此，在肺活量测定中增加对肺容积的测量可以更全面的评估患者病情。测量一氧化碳扩散能力（DLCO）可以评估通过肺泡-动脉膜的气体交换，这通常会减少。虽然这两个方面属于同一过程，但FEV1和DLCO并不总是相关。动脉血气分析也可评估气体交换，早期可能没有任何变化，但随着病情的发展，运动时会出现低氧血症，随着病情加重静息时会出现低氧血症，最终会出现高碳酸血症。在疾病的后期阶段，肺气肿对胸部和横膈膜肌肉活动的影响可以通过测量吸气和呼气肌肉压力来评估。运动中的呼吸功能可以通过运动测试来评估，例如六分钟步行测试或心肺运动测试。在疾病的后期，心肺运动试验可能显示PaO2降低，肺泡-动脉差增加。

2）影像检查：胸部X光片可以在对所有患者进行初步评估时应用。然而，高分辨率胸部CT或用于密度测定的较厚切片的胸部CT是检测和量化肺气肿存在的最佳检查。胸部X光可作为疾病早期的常规检查，随着疾病的进展，可出现典型的过度充气征象，例如胸部前后径和横向直径增加，肺野透明度更高，血管标记减少，肋骨水平化，肋间隙增加，出现低位和矫正的膈肌和垂直的心脏。大疱性变化在AATD中并不经常发生，它们最可能的位置是下叶。胸部CT是表征肺气肿严重程度和形态的最佳检查，优于胸部X光检查或呼吸功能检查，它与病理结果呈正相关，被认为是监测肺气肿进展的最佳方法。测量肺密度能够量化肺气肿的程度，从而可以用于监测疾病进展。在AATD中，肺气肿通常为全小叶型，在2/3的患者中，主要位于基底区域，而上叶的小叶中心性肺气肿是典型的吸烟引起的肺气肿。然而，在高达36%的病例中，肺气肿可能是弥漫性的或最终是顶端的。在CT中，肺气肿区域的特点是衰减明显，胸部CT通过计算密度测量参数，从而可以评估肺气肿的程度。在胸部CT中，除了可以看到肺气肿还可以看到其他肺部结构改变，例如支气管壁增厚和支气管扩张，支气管扩张呈圆柱形或囊状，在合并肺气肿的肺叶中多见。

（2）肝脏评估：所有携带导致肝脏AAT积累的等位基因的患者都建议通过肝脏变化进行初步评估，包括腹部超声评估及血清检测评估。血清肝脏评估应包括转氨酶（AST和ALT）以及碱性磷酸酶、GGT、胆红素、白蛋白、凝血试验、血小板、脂溶性酶和甲胎蛋白。腹部超声将评估肝脏脂肪变性、门静脉高压和肝硬化和肝细胞癌的存在。FibroscanTM是一种使用带有超声换能器和机械振动装置的探头的无创技术，在体表施加动态应力以产生剪切波，然后可以将剪切波速度转换为以千帕表示的肝脏硬度，它可以作为超声的替代方法来评估AATD患者的脂肪变性和肝纤维化。肝活检不应用于诊断，因为病理变化各不相同且不具特异性，然而在某些情况下可能需要进行肝活检，特别是当有必要评估肝损伤程度、其进展或调查其他相关疾病的存在时。在一些肝细胞中通常存在不同程度的肝细胞坏死、纤维化、肝硬化、脂肪变性和PAS阳性抗淀粉酶小球。

七、诊断

1. 诊断AATD的主要适应证

建议对符合以下临床表现的成年患者进行AATD筛查：①发病年龄在45岁之前的肺气肿；②慢性阻塞性肺疾病的临床症状，无论是否接触烟草烟雾；③以持续性气道阻塞为特征的支气管哮喘；④暴露于职业因素或烟草烟雾证实经肺功能检测存在持续性气道阻塞，无论是否出现症状；⑤病因不明支气管扩张；⑥存在c-ANCA的血管炎；⑦病因不明的肝病；⑧坏死性脂膜炎；⑨在确诊的AATD患者的家庭成员中或在有上述疾病之一家族史的个体中。

2.AATD的诊断方法

(1)AATD的诊断基于定量,测量血清中AAT浓度和定性方法的相组合,这些方法允许识别AAT蛋白(表型)或SERPINA1基因(基因分型,DNA序列分析)的变体。遗传性AATD的某些诊断总是需要在分子水平上进行确认,因此需要明确鉴定蛋白质表型或基因型。建议至少通过两种诊断方法确认AATD的诊断:①血清中AAT浓度测量+AAT蛋白表型分析②血清中AAT浓度测量+基因分型③AAT蛋白表型分析+基因分型,上述诊断方法允许对最常见的缺陷变异进行诊断。如果怀疑AAT基因突变的为罕见或非典型变异,应进行DNA序列分析。

(2)AATD诊断始于临床怀疑,应通过AAT血清水平和表型和/或基因分型来确认。①AAT血清水平<110mg/dl(比浊法)应进行表型和/或基因型分析②血清水平与表型/基因型之间应一致,否则可能存在稀有等位基因。

外周血清中AAT浓度的测量是AATD的初步诊断测试,建议同时估计CRP浓度,以排除炎症的急性期反应并避免假阴性结果。应该注意,在包括CRP在内的急性期蛋白激活的炎症反应期间,AAT浓度也会升高,获得的结果将无法诊断。AAT浓度低于100mg/dL则需要继续诊断,并对AAT蛋白(表型分析)或SERPINA1基因(基因分型)进行定性分析,这允许对近96%的严重AAT缺乏症患者和怀疑定量AAT缺乏症的罕见突变患者进行正确诊断。应该注意,使用基因分型方法的分析通常只允许识别两个主要的缺陷等位基因(PI*Z和PI*S),并且不排除其他突变。表型分析可以识别AAT蛋白的大多数缺陷变体。如果通过表型分析或基因分型仍无法确定诊断,怀疑罕见或新的AAT变异,则需要对SERPINA1基因进行序列分析,即AAT基因的测序。在一些临床情况下,特别是当怀疑由存在AAT蛋白生物活性低或没有生物活性的定性突变引起的罕见形式的AAT缺乏时,SERPINA1基因的表型和/或测序有必要的,在这些情况下,血清中AAT浓度的正常测量结果并不排除AAT缺乏。

八、鉴别诊断

(1)肺部疾病:主要的鉴别诊断包括年轻患者的哮喘和老年患者的COPD。肺气肿是一种常见的COPD,典型症状包括进行性呼吸短促,也可能包括经常咳痰的慢性咳嗽、喘息、虚弱伴有或不伴有频繁的呼吸道感染,与COPD相关的疾病通常包括心血管疾病、肌肉无力、骨质疏松和抑郁,肺气肿的确切原因尚不清楚,但通常与吸烟或吸入有害炎症物质有关。AATD是一种遗传性肺气肿,占所有肺气肿病例的2%~3%,COPD的其他危险因素,如吸烟使其恶化,可以通过血清AAT测定及表型分析、基因测定鉴别。

(2)慢性病毒性肝炎、血色素沉着症、肝豆状核变性、非酒精性或酒精性脂肪肝和原发性胆汁性肝硬化,应与AATD表现的肝病症状相鉴别,可以通过血清AAT测定及表型分析、基因测定鉴别。

九、治疗策略

1.增强疗法

可用于AATD的增强疗法包括静脉输注从供体血浆池中提取的纯化人AAT。目前,有6种增强治疗药物获得了美国食品药品监督管理局的批准:Prolastin、Aralast、Aralast NP、Zemaira、Prolastin-c和Glassia,其中后4种目前已经上市。

(1)增强治疗的标准是:年龄≥18岁;非吸烟者或戒烟大于≥6个月;AAT≤57mg/dl(比浊法);缺陷表型;COPD诊断(FEV1/FVC<70)归因于AAT缺乏引起的肺气肿和支气管扩张剂后FEV1为预测值的30%~70%;无免疫球蛋白A缺乏症;不伴有肺部受累的肝病患者不建议进行强化治疗;脂膜炎可以考虑。

(2)增强治疗的剂量:需要定期补充AAT,目前FDA批准的计划是每周给药60mg/kg,因为它是最早提出的,分析最多的,也是ATS/ERS推荐的。

(3)增强治疗的禁忌证:选择性免疫球蛋白A(IgA)缺乏症是治疗的禁忌证,因为强化治疗可能含有少量IgA。这些患者可能会出现抗IgA抗体的过敏反应,因此,建议在开始治疗前检测这种缺陷。

(4)增强治疗的疗效和安全性:增强疗法的经验表明,它通常是安全的、耐受性良好且副作用极少,Wencker对443名患者进行了为期六年的研究,发现86%的患者没有任何不良反应。以下是报告的最常见反应:恶心和呕吐、荨麻疹、发烧、呼吸困难和过敏反应。考虑到该产品来源于人血浆这一事实,可能存在传播先前疾病、人类免疫缺陷病毒(HIV)、病毒性肝炎或病毒抗体的可能。在正在研究的几种治疗替代方案中,通过气雾剂进行AAT给药可能是一个有希望的选择,它摆脱了血浆半衰期短的限制,直接作用于呼吸道的假设可能需要较少量的药物,所以气雾剂治疗可能更便宜,此外还允许自行给药并能够大批量生成而没有病毒污染的风险。

2.基因治疗

AAT基因治疗是将正常AAT基因插入患者的细胞中,在动物实验中应用脂质体、反转录病毒、重组腺病毒、重组腺伴随病毒等不同的载体系统,利用重组腺相关病毒载体表达正常AAT的Ⅰ期临床试验已经结束,Ⅱ期临床中期报告很乐观,但仍需要进一步研究,因为患者通过肌内注射治疗需要一个较高的剂量,因此可能需要寻找更合适的给药方式。另外还有直接用小的DNA片段取代异常序列,体外实验证实有效,但是这种方法的可行性、安全性及有效性还有待研究。干细胞具有多潜能性,可作为基因治疗的传送系统,通过移植由慢病毒转导的造血干细胞,已经成功将AAT基因转移至小鼠,并且能够持续的表达人AAT。

3.肺部损害的治疗

应遵循国际COPD建议,包括戒烟、吸氧、肺康复训练、运动、饮食和疫苗接种,长效支气管扩张剂、抗生素、皮质类固醇吸入剂和长效β受体激动剂是治疗的主要手段。

4.肝功能损害的治疗

AATD的肝功能损害没有特异性治疗方法。特别是,考虑到肝病的病理生理学,增强疗法不适用于肝脏受累患者。熊去氧胆酸可以改善轻度受累儿童的肝脏生化指标和组织学状态,但尚不清楚它是否可以防止进展为肝硬化。肝功能衰竭采用肝移植治疗,效果良好,移植患者获得供体表型(通常为MM)不会出现肺损伤。肝移植是儿童的典型适应症,但除外肺受累的成人不适用。凯默等人2008年通过研究UNOS注册表总结了567名AATD接受了肝移植的患者,儿童的肝移植的生存率明显高于成人。

5.其他疗法

对重度肺气肿患者的肺减容手术可以提高以上叶为主的肺气肿患者的生存率和肺功能。AATD患者的治疗经验有限,但在该亚组中似乎有更高死亡率的趋势。通过放置支气管内瓣膜减少肺体积是对严重肺气肿患者的一种实验性干预措施,肺移植适用于没有其他治疗选择的患者。在大约5.8%的病例中,AATD是移植的指征,无禁忌证且BODE指数>5的患者可转诊至移植前会诊。肝肺联合移植的适应症很少见,但当活检证实肝硬化和门静脉梯度>10mmHg时可以考虑。部分观念建议肺切除后,在感染或急性排斥情况下考虑增强治疗,但疗效不确切,在肺功能恶化的患者中可以考虑开始增强治疗。

十、疗效及转归

非吸烟者的预后一般都很好。吸烟会加剧这种疾病,导致更糟糕的结果。肥胖、糖尿病、酗酒、代谢综合征和男性是肝脏疾病的危险因素。鉴于AATD极易漏诊及误诊,早期诊断和适当的随访可以帮助进行早期预防和改善生活方式,从而延缓疾病的进展,早期诊断和治疗可以提高这些患者的生活质量和延长预期寿命。因此,尽快识别该疾病势在必行。

参考文献

[1]Stoller J K,Aboussouan L S.α1-antitrypsin deficiency[J].Lancet,2005,365(9748):2225-2236.

[2]Serres D,Frederick J.Worldwide racial and ethnic distribution of alpha1-antitrypsin deficiency:summary of an analysis of published genetic epidemiologic surveys[J].Chest,2002,122(5):1818-1829.

[3]Stoller J K,Snider G L,Brantly M,et al.American Thoracic Society/European Respiratory Society statement: standards for the diagnosis and management of individuals with alpha-1 antitrypsin deficiency[J].American journal of respiratoryand critical care medicine,2003,168(7):818-900.

[4]Teckman J H. Alpha1-antitrypsin deficiency in childhood[J]. Semin Liver Dis, 2007,27:274-81.

[5]Greene C M, Marciniak S J, Teckman J,et al.α1-Antitrypsin deficiency[J].Nature Reviews:disease Primers,2016,2:16051.

[6]Hutsebaut J, Janssens W, Louis R, et al. Activity of the alpha-1antitrypsin deficiency registry in Belgium[J]. COPD,2015,12 Suppl 1:10-4.

[7]Needham M,Stockley R A.α1-Antitrypsin deficiency·3:Clinical manifestations and natural history[J].Thorax,2004,59(5):441-445.

[8]Rudnick D A,Shikapwashya O,Blomenkamp K,et al.Indomethacin increases liver damage in a murine model of liver injury from alpha-1-antityp-

sin deficiency[J].Hepatology,2006,44(4).

[9]Stoller J K,Snider G L, Brantly M,et al.American Thoracic Society/European Respiratory Society statement: standards for the diagnosis and management of individuals with alpha-1 antitrypsin deficiency[J].American journal of respiratory and critical care medicine, 2003, 168(7):818-900.

[10]Parr D G, Stoel B C, Stolk J,et al.Pattern of emphysema distribution in alpha1-antitrypsin deficiency influences lung function impairment[J]. American Journal of Respiratory & Critical Care Medicine,2004,170(11):1172.

[11]Camelier A A,Winter D H,Jardim,et al.Alpha-1 antitrypsin deficiency: diagnosis and treatment[J].Jornal brasilro de pneumologia:publicacao oficial da Sociedade Brasilra de Pneumologia e Tisilogia,2008,34(7):514-527.

[12]Brebner J A,Stockley R A.Recent advances in α-1-antitrypsin deficiency-related lung disease[J].Expert Review of Respiratory Medicine,2013,7(3):213-230.

[13]Brantly M L,Chulay J D,Wang L,et al.Sustained transgene expression despite T lymphocyte responses in a clinical trial of rAAV1-AAT gene therapy[J].Proceedings of the National Academy of Sciences of the United States of America,2009,106(38):16363-16368.

[14]Mcnab G L,Dafforn T R,Wood A,et al.A novel model and molecular therapy for Z alpha-1 antitrypsin deficiency[J].Mammalian Genome,2012,23(3-4):241-249.

[15]Wilson A A,Kwok L W,Hovav A H,et al.Sustained expression of alpha1-antitrypsin after transplantation of manipulated hematopoietic stem cells[J].Am J Respir Cell Mol Biol,2008,39(2):133-141.

[16]Kemmer N,Kaiser T, Zacharias V,et al.Alpha-1-Antitrypsin Deficiency:Outcomes After Liver Transplantation[J].Transplantation Proceedings,2008,40(5):1492-1494.

[17]Stoller J K, Gildea T R,Ries A L,et al.Lung volume reduction surgery in patients with emphysema and alpha-1 antitrypsin deficiency.[J].Annals of Thoracic Surgery,2007,83(1):241-251.

崔晓(撰写)　杨海侠(审校)

第三章　常染色体隐性遗传婴儿高钙血症
Chapter 3　Autosomal Recessive Infantile Hypercalcemia, ARIH

关键词:肾钙质沉着症;高钙血症;遗传性磷钙代谢紊乱

Keywords:nephrocalcinosis;hypercalcemia;hereditary disorder of calcium and phosphorus metabolism

一、概述

常染色体隐性遗传婴儿高钙血症(Autosomal recessive infantile hypercalcemia,ARIH)又称为特发性婴儿高钙血症(Idiopathic Infantile Hypercalcemia,IIH)是一种矿物质代谢障碍性疾病,其特征是严重的高钙血症、发育迟缓、呕吐、脱水和肾钙质沉着症。在50年代初首次被描述,报道称许多患有无法解释的高钙血症的婴儿出现发育迟缓、呕吐、脱水、高热和肾钙质沉着症,一些受影响的儿童具有复杂的表型,后来被确定为Williams-Beuren综合征,然而大多数受影响的婴儿没有类似的临床表现,称为IIH。IIH是一种常染色体隐性遗传疾病,目前有两种已知的致病基因类型,1型是由*CYP24A1(OMIM 143880)*基因的功能丧失突变引起的,而2型是由*SLC34A1(OMIM 616963)*基因的突变引起的,治疗原则主要是低钙饮食和避免维生素D的摄入,以及针对高钙血症的治疗,2型患者还需要同时补充磷酸盐。此类患者大多数预后良好,但少数经过积极治疗后仍存在高钙血症,最终出现动脉钙化和终末期肾病等并发症。

二、定义

IIH是一种罕见的遗传性磷钙代谢紊乱,以早发性高钙血症、低磷血症、高钙尿、甲状旁腺激素血清水平下降和髓质肾钙化为特征。典型表现为发育不良、低张性、呕吐、便秘伴或不伴多尿。

三、流行病学

目前IIH发病率尚未明确,其发病率的周期性增加发生在20世纪的英国、波兰和西德,结果证明是佝偻病过度预防的副作用。估计波兰人群中IIH的发病率为1/32,465。一份欧洲报告显示在20%的高钙血症患者中发现了存在CYP24A1的功能缺失。而北美的一项研究确定,28名高钙血症儿童中只有约3.6%的患者为具有CYP24A1致病性变异的1型IIH。

四、病因及发病机制

血清钙水平主要受维生素D和甲状旁腺激素(PTH)调控。维生素D向其生物活性形式$1,25(OH)_2-D_3$的转化以及其失活涉及受到严格调控的连续羟基化步骤。在激活过程中,维生素D首先在肝脏中通过25-羟化酶进行羟基化,从而形成$25-OH-D_3$,在肾脏中通过1a-羟化酶进行第二次羟基化,然后生成活性形式$1,25(OH)_2-D_3$,最后通过与维生素D受体结合发挥其生物学作用。这种活性形式被24-羟化酶灭活,24-羟化酶还可以分解前体$25-OH-D_3$到非活性代谢物$24,25-(OH)_2-D_3$。关键激活酶和失活酶$25-OH-D_3-1a$-羟化酶和$25-OH-D_3-24$-羟化酶的生物学活性主要受$1,25(OH)_2-D_3$本身、钙、磷酸盐和PTH的控制,此外,主要调节磷酸盐代谢的成纤维细胞生长因子23(Fibroblast growth factor 23,FGF-23)通过1a-羟化酶抑制其活化并通过24-羟化酶促进其降解来限制维生素D的作用。维生素D活化和作用的缺陷会导致不同形式的维生素D依赖性佝偻病,而$1,25(OH)_2-D_3$降解受损是IIH的基础。

2011年CYP24A1突变被确定为1型IIH的原因。*CYP24A1*基因位于染色体20q13,编码维生素D24-羟化酶,该酶催化维生素D的生物活性形式$1,25(OH)_2-D_3$及其前体$25-OH-D_3$羟基化为无活性形式以用于排泄。*CYP24A1*的突变会抑制这些功能,导致活性维生素D水平升高以及随后的持续性高钙血症。

2016年据报道*SLC34A1*突变是导致伴肾磷酸盐消耗和低磷血症的2型IIH的原因。SLC34A1编码肾磷酸盐转运蛋白NaPi-IIa,NaPi-IIa位于近端小管的顶端刷状缘,负责重吸收过滤的钠和磷酸盐。血浆中只有一小部分磷酸盐存在,维持血浆磷酸盐是一项重要的生理功能,需要在肠道吸收磷酸盐、储存在骨骼中的磷酸盐和肾脏排泄磷酸盐之间相互作用,这受到包括PTH、骨化三醇、FGF-23及其辅助因子klotho在内的激素的严格调节。其中FGF-23在近端小管中发挥两个主要作用,首先FGF-23通过NaPi-IIa和NaPi-IIc抑制磷酸盐重吸收,其次它抑制1a-羟化酶并激活24-羟化酶,从而降低循环中活性$1,25(OH)_2-D_3$的水平,具有NaPi-IIa突变的IIH患者表现出近端肾小管磷酸盐重吸收障碍,低磷血症导致循环FGF-23水平降低,已知低磷血症和低FGF-23水平会导致1a-羟化酶的激活和24-羟化酶的抑制,这些作用共同导致$1,25(OH)_2-D_3$的增加和随后的高钙血症、高钙尿症和肾钙质沉着症。

五、临床表现

患儿通常表现为高钙血症的临床特征,临床表现不一,主要是由血钙升高的程度、速度,以及伴随的水、电解质及酸碱代谢紊乱不一导致,主要表现如下。

(1)消化系统:厌食、便秘、恶心、呕吐、溃疡性疼痛,急性胰腺炎等。
(2)泌尿系统:多饮、多尿、肾功能不全、结石等。
(3)神经系统:肌肉无力、疲乏、腱反射降低、定向力障碍、木僵、昏迷等。
(4)精神障碍:淡漠、抑郁、精神不正常等。
(5)转移性钙化:带状角膜钙化,肾钙质沉着症,血管钙化,关节周围钙化,软骨钙化等。

1型IIH可表现为体重不增,发育不良、恶心、呕吐、肌张力减低,易激惹或嗜睡,多尿,脱水,肾钙质沉着,肾结石等,实验室检查包括急性期血钙升高,高尿钙,甲状旁腺激素降低,$25-OH-D_3$和$25-(OH)_2D_3$偏高,患者常在补充维生素D时出现高钙血症。2型IIH可表现为严重的高钙血症,可伴有发育不良、呕吐、脱水和肾钙质沉着症等,实验室检查还包括血磷酸盐偏低。2011年,Schlingmann等人描述了10名因*CYP24A1*基因功能丧失突变而患有IIH的患者,大多数患者在诊断时有症状,包括发育迟缓、脱水、肌张力减退和嗜睡。所有人都患有高钙尿症伴有或不伴有肾钙质沉着症。2012年,有报道描述了成人中存在类似综合征。一篇文献总结了100多名*CYP24A1*基因突变患者的临床和生化表型得出:*CYP24A1*突变引起的高钙血症、高钙尿症、肾钙质沉着症和肾结石综合征,临床表现在很大程度上取决于诊断时的年龄,而具有*CYP24A1*突变的成人最常出现肾脏表现,高钙血症的程度相对较轻,此外在具有*CYP24A1*突变的成人中描述的其他特征包括高血压和胰腺炎。由于季节变化或使用日光浴床而暴露于紫外线辐射已被认为是改变某些患者疾病严重程度的一个因素。患有IIH的婴儿经常接受低钙饮食治疗,随着时间的推移,这可能会导致低骨密度,或者肠钙过度吸收和高钙血症导致PTH长期受到抑制,导致骨密度升高。有症状的婴儿几乎普遍患有中度至重度高钙血症,有时超过20mg/dL。大多数成人的血清钙浓度在10~15mg/dL范围内。因为潜在的机制是活性维生素D的处理途径不足,而不是过量的底物,所以25-OH-D_3浓度可能很低、正常或升高。

六、辅助检查

1. 生化检测

需检测血清钙、磷酸盐、PTH、25-OH-D_3、1,25-OH-D_3、24,25-$(OH)_2$-D_3、肌酐、尿钙和肌酐水平。典型的实验室检查结果包括:高钙血症、PTH抑制、25-OH-D_3和1,25-OH-D_3轻度升高,可随着年龄的增长趋于正常化的高钙尿,高25-OH-D_3:24,25-$(OH)_2$-D_3比值,2型IIH血磷酸盐偏低。

2. 超声检查

肾脏超声检查可见肾钙质沉着。

3. 基因检测

*CYP24A1*基因的功能缺失突变和由此产生的24-羟化酶缺陷是1型IIH的根本原因,可以通过*CYP24A1*基因检测进行诊断。*SLC34A1*突变是导致伴有肾磷酸盐消耗和低磷血症的2型IIH的原因,故合并低磷酸盐血症的患者还应进行*SLC34A1*基因检测。

七、诊断

目前,IIH还是一种排除性诊断,仅在排除了高钙血症的更常见原因,如Williams-Beuren综合征、甲状旁腺功能亢进、利尿剂使用和维生素D摄入过多等疾病才可诊断。患有IIH的儿童通常会在出生后的第一年内出现呕吐、烦渴、便秘、肌张力减退和发育迟缓,最常见于3~7个月。当1,25-$(OH)_2$-D_3水平在正常范围内时进行*CYP24A1*基因检测明确诊断。我们建议临床医生在临床症状出现,即使病史不支持IIH的诊断,但排除其他更常见的高钙血症原因时也应进行CYP24A1基因检测,此外,临床医生需要考虑在合并低磷酸盐血症的患者中检测SLC34A1的突变。

八、鉴别诊断

鉴别诊断应考虑PTH依赖或非PTH依赖的原因

1. 家族性低尿钙高钙血症

为常染色体显性遗传病,特点是慢性高钙血症伴低磷血症、高氯血症和高镁血症,血浆PTH浓度正常或升高。

2. 严重的原发性和继发性甲状旁腺功能亢进

严重的新生儿甲状旁腺功能亢进是由于钙敏感受体相关基因突变所致。这类婴儿高钙血症很严重,PTH很高,需尽快行甲状旁腺切除术控制高钙,否则病死率高。在继发性甲状旁腺功能亢进中,如果孕妇的稳态失衡,可导致患儿血钙和PTH升高,由病史及孕母的血钙测定可以明确诊断。

3. Jansen综合征

罕见的遗传性疾病,特点是短肢体侏儒、高钙、低磷血症,源于PTH/PTHhrp受体基因突变,是一种特殊类型的假性甲状旁腺功能亢进。

4. Williams-Beuren综合征

是一种常染色体显性遗传病,主要变现为心血管异常(典型者为主动脉瓣上狭窄)、发育迟缓、行为心理异常、内分泌异常等,实验室检查可见高钙血,如患者高钙血症合并面部奇特(鼻梁低平、内眦赘皮和/或唇前突)、肾脏伴有或不伴有心血管畸形,应考虑Williams-Beuren综合征。

5. 皮下脂肪坏死

是以新生儿脂肪组织坏死为特征的脂膜炎,表现为坚硬的暗红色皮下结节,具有自限性。因内生的1,25-$(OH)_2$-D升高,少数患儿合并高钙血症。

6. 维生素D中毒

婴儿配方奶粉选择不当、过量补充维生素D制剂等都可以导致外源性维生素D过量,引起高钙血症。

7.维生素A过量

急性中毒可表现为颅内压增高症状,慢性中毒可表现为肝脾肿大、脱发、皮肤干燥和长骨肿胀疼痛,因增加骨吸收,导致高钙血症。

8.肉芽肿病

如结核病、结节病、韦格纳肉芽肿病等,均可发生高钙血症,其机理可能为疾病激活了巨噬细胞导致内源性钙三醇过量产生所致。

9.药源性高钙血症

使用噻嗪类利尿剂可增加肾小管对钙的重吸收,部分患儿可出现高钙血症。

九、治疗策略

1.高钙血症的治疗

(1)急性高钙血症的治疗包括补液和袢利尿剂,用生理盐水积极补液可恢复血管内容量并增强钙排泄,速尿0.5~1mg/kg,每6小时一次,促进尿钙排泄。其他治疗选择包括皮质类固醇、降钙素和酮康唑。酮康唑在3~9mg/kg的剂量下抑制1a-羟化酶,因此在CYP24A1突变的患者中,酮康唑可能是预防高钙血症和高钙尿症及其全身并发症的有效疗法。NaPi-IIa缺陷的婴儿需要补充磷酸盐以恢复血清磷酸盐水平并使维生素D和钙、磷代谢正常化,一名患者因SLC34A1突变而出现高钙血症的报告中记录了0.5~1mmol/kg/天的口服磷酸盐治疗,需要对类似患者进行进一步研究,以探索磷酸盐补充剂的临床过程、长期预后和疗效,在CYP24A1突变失活引起的高钙血症和高钙尿症患者,尽管PTH受到抑制和血清钙浓度升高,但患者并未充分下调25-OH-D-1a-羟化酶活性,这表明25-OH-D-1a-羟化酶在一定程度上具有组成型活性,所以一种选择性的、可滴定的25-OH-D-1a-羟化酶抑制剂是可能是最有效的,但目前还没有,还需要进一步探索。

(2)高钙血症的长期管理包括低钙饮食和避免维生素D。然而,钙和维生素D的限制可能与骨质疏松症等疾病有关。

2.肾钙质沉着症的长期管理

包括大量液体摄入、柠檬酸钾和噻嗪类药物的应用。尿中的柠檬酸盐与钙结合并形成可溶性化合物,从而减少钙沉淀。噻嗪类药物增加肾小管钙吸收并减少肾钙排泄,尽管尚未确定最佳剂量,但每天0.5~2mg/kg的剂量可有效降低儿童尿钙。

十、疗效及转归

IIH最初被认为是相对良性的,但患者在高钙血症的急性期死亡率高。经过治疗后,大多数患者的钙水平正常,症状可缓解数月或数年,但少数患者仍存在高钙血症,最终出现动脉钙化和终末期肾病等并发症。高钙血症急性期的得到缓解幸存者预后良好。此外,多数IIH幸存者可能出现肾钙质沉着症。成人IIH病例不存在CKD进展的典型危险因素,如高血压和蛋白尿,也有病理研究表明IIH与肾小管间质纤维化和肾钙质沉着有关。

参考文献

[1]Pronicka E, Ciara E, Halat P, et al. Biallelic mutations in CYP24A1 or SLC34A1 as a cause of infantileidiopathic hypercalcemia (IIH) with vitamin D hypersensitivity: molecular study of 11 historicalIIH cases[J]. J Appl Genet, 2017,58(3):349-353.

[2]Molin A,Nowoczyn M,Coudray N,et al. Molecular characterization of a recurrent 10.9 kb CYP24A1 deletion in idiopathic infantile hypercalcemia[J]. Eur J Med Genet,2019,62(11):103577.

[3]Dauber A, Nguyen TT, Sochett E,et al. Geneticdefect in CYP24A1, the vitamin D 24-hydroxylase gene, in a patient withsevere infantile hypercalcemia[J]. J Clin Endocrinol Metab, 2012,97(2):E268-74.

[4]Schlingmann KP, Ruminska J, Kaufmann M, et al. Autosomal-Recessive Mutations in SLC34A1 Encoding Sodium-Phosphate Cotransporter 2A Cause Idiopathic Infantile Hypercalcemia[J]. J Am Soc Nephrol, 2016,27(2):604-14.

[5]Ohyama Y,Ozono K,Uchida M, et al.Identification of a vitamin D-responsive element in the 5′-flanking region of the rat 25-hydroxyvitamin D3 24-hydroxylase gene.[J].Journal of Biological Chemistry,1994,269(14):10545

[6]Tebben PJ, Milliner DS, Horst RL, et al. Hypercalcemia, hypercalciuria, and elevated calcitriol concentrations with autosomal dominant transmission due to CYP24A1 mutations: effects of ketoconazole therapy[J]. J Clin Endocrinol Metab, 2012,97(3):E423-7.

[7] Peter J,Tebben,Ravinder J,et al.Vitamin D-Mediated Hypercalcemia: Mechanisms,Diagnosis, and Treatment[J].Endocrine Reviews, 2016, 37(5): 521-547.

[8] Rodd C, Goodyer P. Hypercalcemia of the newborn: etiology, evaluation, and management[J]. Pediatr Nephrol, 1999,13:542-7.

[9] Fencl F,Bláhová K,Schlingmann KP,et al.Severe hypercalcemic crisis in an infant with idiopathic infantile hypercalcemia caused by mutation in CYP24A1 gene[J].Eur J Pediatr, 2013,172(1):45-9.

[10] Marks BE, Doyle DA. Idiopathic infantile hypercalcemia: case report and review of the literature. J Pediatr Endocrinol Metab[J]. 2016,29(2): 127-32.

[11] Schlingmann KP, Ruminska J, Kaufmann M,et al. Autosomal-Recessive Mutations in SLC34A1 Encoding Sodium-Phosphate Cotransporter 2A Cause Idiopathic Infantile Hypercalcemia[J]. J Am Soc Nephrol, 2016,27(2):604-14.

[12] Habbig S, Beck BB, Hoppe B. Nephrocalcinosis and urolithiasis in children[J]. Kidney Int, 2011,80(12):1278-91.

[13] Odvina C V, Preminger G M, Lindberg J S,et al.Long-term combined treatment with thiazide and potassium citrate in nephrolithiasis does not lead to hypokalemia or hypochloremic metabolic alkalosis[J].Kidney International,2003,63(1):240-247.

崔晓（撰写） 杨海侠（审校）

第四章　釉质肾综合征
Chapter 4　Enamel Renal Syndrome, ERS

关键词：FAM20A蛋白；肾钙质沉着症；牙髓结石
Keywords：amelogenesis imperfecta；FAM20A protein；nephrocalcinosis；dental pulp stone

一、概述

釉质肾综合征（Enamel-renal syndrome, ERS）又称为牙釉质发育不全-肾钙质沉着综合征，是一种罕见的以发育不全为特征的常染色体隐性遗传病，与FAM20A基因突变有关，其特征是严重的牙釉质发育不全（amelogenesis imperfecta,AI）、牙髓内钙化、牙萌出失败和肾钙质沉着症（nephrocalcinosis,NC）。1972年，McGibbon首次将其描述为"广泛性牙釉质发育不良和肾功能不全"，尽管近年来关于ERS的文章越来越多，但这种疾病的罕见性和表型的多变性导致ERS没有被完全发现及报道。PubMed数据库一项研究共69例患者，其中有近亲结婚18例，占26.08%，有家族史30例，占43.47%。随着研究的进展，人们怀疑该综合征与一些疾病相关联，例如牙龈纤维瘤病、听力损失和多毛症。治疗策略主要是牙齿矫正以及在肾功能衰竭发生之前开始预防性治疗，早期诊断和治疗将减少ERS对肾脏的影响，并进行口腔康复治疗，以提供更好的功能和美观，提高患者的生活质量。

二、定义

ERS是一种罕见的常染色体隐性遗传性疾病，与FAM20A基因突变有关。临床特征为牙釉质发育不全和肾钙质沉着症。表现为严重的釉质发育不良、牙髓结石、延迟或停滞的牙齿萌出、牙齿畸形、局限性牙龈增生，肺内钙化，和肾钙质沉着。

三、流行病学

ERS非常罕见，缺乏严格的诊断标准导致患者的肾脏状况在这些表型中被忽视，同时低估了实际的疾病患病率。这种罕见的遗传病在全球人口中占不到1/100,000，目前仅记录了50个不同家庭的70例。

四、病因及发病机制

ERS具体的发病机制目前仍不清楚。考虑与FAM20A双等位基因功能缺失突变有关，FAM20A位于染色体17q24.2，长65,839个碱基对，由11个外显子组成。FAM20A是一种分泌蛋白，除了牙齿和肾脏外，它还在造血细胞、肺、肝和软骨细胞中表达。

目前研究表明FAM20A在牙釉质和牙龈稳态的发育中起关键作用，它是激酶编码基因的小基因家族的成员，该家族还包括 *FAM20B* 和 *FAM20C*。*FAM20B* 是一种调节蛋白多糖合成的木糖激酶，目前人们对 *FAM20B* 的了解较少，通过控制蛋白多糖的合成在软骨基质形成和骨骼发育中具有重要的功能，目前与人类疾病无关。*FAM20C* 是一种高尔基体酪蛋白激酶，可磷酸化几种与生物矿化有关的分泌蛋白，包括 SIBLING 蛋白，*FAM20C* 由成骨细胞、成釉细胞和成牙本质细胞表达，在牙齿发育中起着至关重要的作用，*FAM20C* 的突变导致常染色体隐性遗传的新生儿骨硬化性骨发育不良。*FAM20A* 因其催化位点发生突变而被认为是一种假激酶，它可以与 *FAM20C* 形成功能复合物，并可以增强后者在其分泌途径中磷酸化胞外蛋白的能力。在小鼠的分泌和成熟阶段成釉细胞、成牙本质细胞、牙髓和牙龈中也报告了强 *FAM20A* 表达。*FAM20A* 在牙釉质形成中的作用可能是间接的，据此推测 *FAM20A* 功能丧失会导致牙釉质基质蛋白的磷酸化降低，从而破坏内牙釉质沉积第一阶段之后的牙釉质发生，并导致基质矿化不良。已经在具有 ERS 表型的个体中描述了几种 *FAM20A* 突变，包括停止增益、移码、错义和剪接位点突变。

五、临床表现

ERS 是一种常染色体隐性遗传疾病，临床上，常见的口腔特征包括牙釉质发育不全（amelogenesis imperfecta, AL）、牙齿萌出延迟、牙髓钙化、增生的牙囊、严重程度不同的牙龈增生和钙化结节。此外，NC 和其他肾脏疾病也是常见的临床表现，尤其是在成年早期。

（1）*FAM20A* 隐性突变的典型口腔临床特征包括：①常见牙釉质薄发育不全或缺失；②乳牙和恒牙受影响；③后牙上的扁平牙尖；④相对小齿和间隔牙；⑤牙髓内钙化；⑥牙齿萌出延迟；⑦后牙阻生，错构瘤样的毛囊增生和萌出通路改变；⑧阻生牙的牙根裂开；⑨严重程度不一的牙龈纤维瘤病；⑩活检时牙龈和牙囊异位钙化。可以观察到的其他：①中切牙边缘的半月形；②未萌牙的牙冠吸收；③前牙开合；④牙根过度黏固和根间牙本质发育不良；⑤多生牙。虽然个别特征不是 ERS 特有的，但当它们在没有其他发育异常的情况下同时发生在儿童中时，它们就具有特征性。

（2）ERS 的另一个经典表现是 NC，但肾脏表型极易被漏诊。ERS 的肾脏并发症包括从肾功能衰竭到复发性感染、肾盂肾炎、多囊肾和远端肾小管酸中毒，肾钙质沉着症通常是在肾脏超声中观察到，有些患者直到儿童晚期或成年早期才可能出现肾脏并发症。

（3）除了 ERS 的常见特征外，文献中还报道了一些非典型特征，如异位肺矿化以及肺钙化、听力损失或维生素 D 缺乏相关的甲状旁腺功能亢进和闭经等。

六、辅助检查

（1）实验室检查：尿液中钙、磷酸盐和肌酐水平低于平均水平，血清尿素、肌酐和血清电解质以及肌酐清除率、碱性磷酸酶、甲状旁腺激素、维生素 D 的值通常在正常范围内。

（2）口腔内检查可发现牙龈增生，牙齿缺失，牙齿畸形，釉质发育不全。

（3）牙齿影像学检查：牙全景摄片可观察到未萌出的牙齿，冠周间隙增大，釉质厚度和密度较低。

（4）组织活检：牙龈活检显示结缔组织中有大量圆形至卵圆形嗜碱性钙化。

（5）超声检查：肾脏超声显示双侧肾钙质沉着，另外 X 线和 CT 检查也可用于对肾钙质沉着症的诊断。

（6）基因检测：Sanger 测序结果显示，所有具有 ERS 表型的患者在 11 外显子上均出现了一个新的 *FAM20A* 纯合子 1 碱基对缺失，导致移码和一个过早终止密码。

七、诊断

诊断标准基于口腔表现，包括临床表现（严重牙釉质发育不良、延迟或无牙齿萌出）、放射学表现（牙髓钙化和牙囊增生）和显微镜下表现（局灶性异位钙化），以及肾脏异常。

（1）临床表现：釉质发育不良，延迟的牙齿萌出、牙齿缺失、牙齿畸形，局限性牙龈增生，牙周毛囊增生或含牙囊肿等

（2）牙全景摄片：示数颗未萌出的牙齿，其周围的牙囊增生。

（3）肾脏超声、X 线、CT 等影像学检查：示双侧肾钙质沉着症。

（4）牙龈活检：示结缔组织中有大量圆形至卵圆形嗜碱性钙化。

（5）基因检测：FAM20A基因突变。

其中牙科射线照相图像本身是诊断性的，做出诊断后应将此类患者转诊至肾病专家进行评估和随访，并转诊至临床遗传学家，鉴于双等位基因FAM20A缺陷患者牙齿缺陷的早期和严重性质，初步诊断可能在检测到肾钙质沉着症之前进行，所有发现严重的牙釉质发育不全伴牙齿萌出受损应进行基因咨询并检测FAM20A的突变，如果发现可能导致功能丧失的双等位基因序列变异，则需要初步诊断ERS，并应进行定期肾脏检查以检测肾钙质沉着及其进展。

八、鉴别诊断

（1）黏多糖病Ⅵ（mucopolysaccharidoses Ⅵ，MPS Ⅵ）：可表现为牙齿未萌出、牙龈增生和毛囊增生等，色谱法（Dorfman试验）检测尿液中存在糖胺聚糖生物标志物，用于筛选MPS，结果显示阴性。肾脏超声、尿实验室检查、牙龈活组织检查可资鉴别。

（2）釉质发育不全（AI）：是一组影响牙釉质的异质性遗传性疾病，它可能会影响乳牙和/或恒牙的部分或全部牙齿，多为常染色体显性、常染色体隐性或X连锁遗传模式，偶尔AI与其他特征一起出现，作为综合征的一部分，例如，阿米洛-甲状腺炎少汗综合征、Morquio综合征、Kohlschutter综合征、毛发-牙-骨综合征、AI伴牛头牙病综合征、眼-牙-骨发育不良、遗传性大疱性表皮松解症、AI和肾钙质沉着症综合征。

（3）高磷血症家族性肿瘤钙质沉着症（Hyperphosphatemia familial tumor calcinosis，HFTC）：特有的牙齿表型包括牙釉质发育不全、短根和球根、牙髓腔和牙髓管闭塞以及牙髓结石。不太常见的是大血管和小血管钙化，它们通常是放射学研究中无症状的偶然发现，但也可能导致外周血管功能不全（例如疼痛、四肢冰冷和外周脉搏减少）。是由于磷酸盐调节激素、成纤维细胞生长因子23（FGF23）相对缺乏或抵抗所致。HFTC的临床诊断是根据存在肿瘤性钙质沉着和/或在肾小管磷重吸收（TRP）不适当增加、1,25-二羟基维生素D3升高或不适当正常的情况下出现高磷血症的特征性实验室检查结果来确定的（1,25-二羟基维生素D3）水平，以及升高的C端FGF23片段。当临床和实验室检查结果不确定时，通过分子遗传学检测鉴定FGF23、GALNT3或KL中的双等位基因致病变异可以证实诊断。

九、治疗策略

（1）遗传咨询：鉴于该疾病的遗传模式，遗传咨询很重要。

（2）表现为釉质发育不全并伴有延迟性牙齿萌出、牙髓内钙化、牙龈增生的患者应转诊进行肾脏检查，早期诊断和治疗将减少ERS的肾影响。同样，对于诊断为小儿肾钙质沉着症的患者，建议进行口腔检查。

（3）口腔康复：是提供更好功能、美观和提高患者生活质量的必要条件，AI患者的牙齿功能和美观受到影响，自尊心受到打击，生活质量较差。除了通过牙龈切除术成功且未报告复发的牙龈增生外，口腔表型通常难以管理。牙齿磨损和美观是初次就诊的主要动机，但没有萌出是最具挑战性的问题，只有萌出的牙齿可以通过传统的治疗方法修复，例如陶瓷牙冠，然而更严重的病例以大量未萌出的牙齿为特征，迫使使用覆盖义齿进行完全康复。长期随访发现，毛囊增生的牙齿不萌出，乳牙拔除不利于恒牙萌出。缺乏关于未萌出牙齿的全球治疗共识使牙科手术复杂化。

（4）积极治疗肾钙质沉着：对整个儿童期和成年期的肾钙质沉着症进行定期随访并评估肾功能，可以在肾功能衰竭发生之前开始预防性治疗。

十、疗效及转归

早期诊断和治疗可减轻ERS对肾脏的影响，同时通过口腔康复治疗改善功能和美观，提高患者生活质量。与FAM20A突变相关的肾钙质沉着症的自然演变尚未完全确定。据报道，有两例患者在30岁之前过早死亡：一例为冠状动脉闭塞，另一例为慢性肾盂肾炎。一位作者报告说，随着患者年龄从8岁到14岁，髓质钙化变得更粗、更密集。在已报道的病例中有患者出现急性或慢性肾盂肾炎，有患者出现尿路结石，有患者出现慢性肾功能衰竭，在其余的NC患者中没有报告异常或严重并发症。由于在没有其他发育健康问题的情况下口腔表型是特征性的，因此，及时认识AI，能够让临床医生进一步明确诊断并进行肾脏评估，以免误诊、漏诊而影响诊疗。

参考文献

[1] Muriel D M, Quentric M, Yamaguti P, et al. Pathognomonic oral profile of Enamel Renal Syndrome (ERS) caused by recessive FAM20A mutations[J]. Orphanet Journal of Rare Diseases, 2014, 9(1):84.

[2] Nitayavardhana I, Theerapanon T, Srichomthong C, et al. Four novel mutations of FAM20A in amelogenesis imperfecta typeIGand review of literature for its genotype and phenotype spectra[J]. Mol Genet Genomics, 2020, 295(4):923-931.

[3] Eames B F, Yan Y L, Swartz M E, et al. Mutations in fam20b and xylt1 Reveal That Cartilage Matrix Controls Timing of Endochondral Ossification by Inhibiting Chondrocyte Maturation[J]. PLoS Genetics, 2011, 7(8):1-16.

[4] Tagliabracci VS, Engel JL, Wen J, et al. Secreted Kinase Phosphorylates Extracellular Proteins That Regulate Biomineralization[J]. Science, 2012, 336(6085):1150-1153.

[5] Hashem A, Kelly A, O'Connell B, et al. Impact of moderate and severe hypodontia and amelogenesis imperfecta on quality of life and self-esteem of adult patients[J]. Journal of dentistry, 2013, 41(8):689-694.

[6] Roquebert D, Champsaur A, Real PGD, et al. Amelogenesis imperfecta, rough hypoplastic type, dental follicular hamartomas and gingival hyperplasia:report of a case from Central America and review of the literature[J]. Oral Surgery, Oral Medicine, Oral Pathology, Oral Radiology and Endodontology, 2008, 106(1):92-98.

[7] Martelli-Júnior H, Bonan PR, Dos Santos LA, et al. Case reports of a new syndrome associating gingival fibromatosis anddental abnormalities in a consanguineous family[J]. J Periodontol, 2008, Jul;79(7):1287-96.

[8] Elizabeth J, Lakshmi Priya E, Umadevi KM, et al. Amelogenesis imperfecta with renal disease--a report of two cases[J]. Joral Pathol Med, 2007, 36(10):625-8.

[9] Macgibbon D. Generalized enamel hypoplasia and renal dysfunction[J]. Australian Dental Journal, 1972, 17(1):61-3.

[10] Lubinsky M, Angle C, Marsh P W, et al. Syndrome of amelogenesis imperfecta, nephrocalcinosis, impaired renal concentration, and possible abnormality of calcium metabolism[J]. American Journal of Medical Genetics, 2010, 20(2):233-243.

崔晓　陈思思（撰写）　杨海侠　于珮（审校）

第五章　法布雷病
Chapter 5　Fabry Disease, FD

关键词：X遗传溶酶体贮积症 α-半乳糖苷酶A缺乏；遗传性脂质沉积症；弥漫性血管角化瘤；肾损伤

Keywords：x inherited lysosomal storage disease；alpha-galactosidase a deficiency；hereditary lipid deposition；diffuse angiokeratoma；kidney injury

一、概述

法布雷病（Fabry disease, FD）是一种X连锁隐性遗传的溶酶体贮积症（LSD），由 *GLA* 基因突变导致α-半乳糖苷酶A（α-GAL A）活性不足引起，α-GAL A缺乏会导致球三糖基神经酰胺（GL-3或Gb3）和GL-3的脱酰基形式球三糖基鞘氨醇（lyso-GL-3）的积累，贮积在人体的血管、神经、肾脏、心脏等组织器官，引起相应组织器官的结构和功能障碍，它具有渐进性，可能导致器官衰竭，其中肾脏是FD的主要靶器官之一，且肾脏病理具有特异性的表现。FD分为两型，分别为经典FD、非经典或迟发性FD，经典型发病早，病情重，迟发型比经典型发病率高，具有典型的心脏和肾脏受累。1898年，两位皮肤科医生William Anderson和Johannes Fabry首次报道了这种疾病，他们在独立研究中描述了患有"弥漫性血管角化瘤"的患者，然而直到1947年在两名死于肾衰竭的患者的血管中发现异常空泡后，才将该病归类为沉积病，1967年确定了α-GAL酶缺乏与疾病病因之间的关系。FD的诊断需结合阳性家族史、典型临床表现、α-Gal A酶活性降低及 *GLA* 基因检测。因FD可发病于儿童期，无有效的治疗方法，该病可能出现全身性严重疾病，所以及时诊断可以降低这种疾病的死亡率。

二、定义

FD是一种罕见的X遗传溶酶体蓄积症，是由编码α-GAL A的基因GLA致病突变导致α-GAL A结构和功能异常,致使其代谢产物GL-3和相关鞘糖脂在全身多个器官的细胞溶酶体大量蓄积的临床综合征。

三、流行病学

FD是一种罕见病,已被列入中国首批罕见病目录。FD在几乎所有人种、民族以及人口群体中都有发病。普通人群中预估患病率为1/100,000。与经典FD相关的突变存在于1/40,000至1/22,000的男性中,非典型或迟发性FD突变存在于1/3,000至1/1,000的男性中,对新生儿的研究发现新生儿发病率很高。Sada等报道男婴的发病率高达1/4,600~1/3,100。在高危人群中,接受血液透析(HD)的男性和女性的患病率估计分别为0.21%和0.15%;患有心脏病的男性和女性分别为0.94%和0.90%;男性中风率为0.13%,女性中风率为0.14%。Terry及其同事证明,在LVH和HT患者中,FD疾病的患病率为0.9%。

四、病因及发病机制

FD是一种罕见的遗传性糖鞘脂代谢障碍疾病,这种疾病属于溶酶体储存障碍,溶酶体是细胞的主要消化道,溶酶体中的酶分解或消化特定的化合物和细胞内结构,FD是由于溶酶体酶α-GAL A活性降低或完全缺乏引起,α-GAL A的功能是通过从糖脂分子的末端去除半乳糖末端,分解称为糖脂的复杂糖脂分子,特别是GL-3、lyso-GL-3和相关的糖脂。当α-GAL A活性低于30%时就无法代谢溶酶体中的GL-3,会导致其积累和临床表现,GL-3主要在血管内皮和平滑肌细胞中积累,会引起血管闭塞和缺血,它还在自主神经节、肾组织,如肾小球、肾小管和间质细胞、心肌细胞、角膜和皮肤的内皮细胞内积聚,引起相应的临床症状,这种鞘脂的积累还与细胞毒性、促炎和促纤维化作用有关,细胞和组织中GL-3的积累与残留的α-GAL A活性成反比。

α-GAL A缺乏是由GLA基因的突变引起的,GLA基因突变导致α-GAL A活性不足。该基因由七个外显子组成,存在各种类型的突变,包括错义和无义点突变、剪接突变、小缺失或插入以及大缺失等,大多数这些突变对酶的功能产生负面影响,目前有超过900种不同的突变已被描述为疾病的原因,经典型常见无义突变、剪切突变和大多数移码突变,迟发型常见错义突变和罕见剪切突变。

GLA基因位于X染色体上,因此FD是一种X连锁疾病。女性X染色体上的疾病特征可能被另一条X染色体上的正常基因所掩盖或减少,更具体地说因为男性和女性只需要一条功能正常的X染色体,女性每个细胞中的一条X染色体基本上是"关闭"的,X染色体失活通常是以随机模式,这意味着在X连锁疾病中,一些细胞会激活带有突变的"Fabry"基因的X染色体,而另一些细胞会激活具有功能的正常基因的X染色体,因此在FD中,器官受累的症状和严重程度取决于组织或器官中具有GLA基因突变的X染色体的细胞的百分比,这就解释了为什么女性患病的严重程度比男性的更多变。由于男性只有一条X染色体,如果一个男性的X染色体上有GLA基因突变,他就会患上这种疾病,因此患有FD的1型经典和2型晚发男性患者临床表现更为一致,而女性患者的症状,由于随机的X失活,可能从无症状或与发病的男性一样严重。FD男性患者会将GLA基因突变遗传给他们所有的杂合子女,但绝不会遗传给他们的儿子。女性杂合子在每次怀孕时,有50%的风险将疾病传染给他们的每个子女,包括女儿和儿子。

五、临床表现

FD临床表现多样,症状不典型而导致临床容易漏诊。该疾病的两种临床表现已被描述为具有性别差异:1型经典表型和2型非经典表型或迟发表型。

1. 男性的经典表型

(1) GL-3沉积在周围神经的小纤维中引起的肢端感觉异常,主要发生在四肢远端,表现为慢性或间断的肢端烧灼痛,FD危机:伴随着高强度的、使人丧失能力的疼痛,从手和脚开始,持续数分钟到数周。

(2) 饭后呕吐、腹泻、腹痛等胃肠道症状。

(3) 继发于汗腺的少汗症或无汗症导致对温度变化不耐受。

(4) 血管角质瘤:成簇的暗红色不发痒的丘疹,主要发生在脐部和膝盖之间,呈泳装状,但也可能出现在嘴唇、脐部、生殖器和下背部,可随病程进展而增加。

(5) 听力下降。

（6）角膜涡状浑浊、结膜/视网膜血管迂曲、晶状体后囊混浊、白内障等，严重者可导致视力下降甚至失明。

（7）发热通常由体育锻炼、疲劳、压力和温度的快速变化引起。

其中疼痛是主要的早期临床表现之一，它会影响患者的幸福感和进行日常活动的能力，并且在60%至80%的患有该病的男性中可见。疼痛发作通常在男性幼儿时期开始，女性更晚开始，随着年龄的增长和靶器官中GL-3沉积物的积累，在40岁时，患者可能会出现急性心肌梗死（AMI）、心力衰竭（HF）、中风和慢性肾病（CKD），这些并发症使男性的平均预期寿命减少了20年，女性的平均预期寿命减少了15年。

FD中的肾脏受累可表现为高血压、血尿、蛋白尿、脂肪尿、各种肾小管功能障碍及慢性肾衰竭。GL-3沉积发生在所有肾细胞中，导致内皮细胞和足细胞肥大，特别是导致细胞损伤、足细胞数目减少和足细胞足突消失，肾小球表现与糖尿病肾病相似，早期表现为高滤过、白蛋白尿、蛋白尿，肾小球滤过率（GFR）逐渐降低，因此患有典型表型疾病的男性如未经治疗可能会在40岁到50岁之间发展为终末期肾病（ESRD）。

FD的心脏受累：约50%的患者出现左心室肥大（LVH）、心律失常、心绞痛和呼吸困难。最容易发生心脏的后外侧壁的心肌纤维化，其中恶性心律失常可能是致命的。

FD中枢神经系统受累：表现为一系列临床症状，包括头痛、眩晕和头晕、短暂性脑缺血发作（TIA）和缺血性中风。与年龄配对的普通人群相比，FD患者的卒中发病率更高。

2.男性的非经典或迟发表型

具有与非经典表型相关的变异的男性不会出现症状或表现出轻微的临床症状。FD中的心脏受累更常见于50岁左右的心脏左室肥厚，其中扩张型心肌病、肥厚性梗阻型心肌病和特发性心脏肥大是鉴别诊断中主要列出的疾病。FD中的肾脏受累表现与其他类型的肾功能损害相似，伴随着GFR的逐渐下降，这并发展为ESRD。

3.女性的表型

在女性中，由于X染色体的随机失活，表型是异质的。酶活性变化，可能是正常的。因此，女性FD的诊断必须基于与疾病相关的基因突变的鉴定。在临床体征方面，女性患者与男性相似，在经典表型FD时可没有任何症状。

六、辅助检查

1.酶活性测量

确认FD诊断的第一步是测量酶α-GAL A的活性，这可以通过采集血浆、白细胞或干血斑（DBS）样本的方法进行。具有经典变异的男性具有非常低α-GAL A的活性，<5%或缺乏酶活性水平，而迟发病例呈现可变酶活性水平，为5%~30%。虽然这对男性来说是一种高度敏感的方法，但其特异性受到样本运输等因素的影响，当活性水平低时可能会产生错误的结果，在这种情况下，必须使用不同的测试类型对患者进行重新测试。女性患者受X染色体随机失活的影响，有FD症状的女性可能表现出正常或轻微降低的酶活性水平，因此，女性患者需结合基因检测、底物及衍生物水平来明确诊断。

2.生物标志物检测

血浆中Gl-3和lyso-GL-3和尿液中的GL-3和lyso-GL-3是FD的生物标志物，尽管GL-3水平在患有该疾病的患者中通常升高，可以很好地表明对特定治疗的反应，但生物标志物和临床表现之间不一定存在线性相关性。正常的生物标志物水平不能排除FD的诊断，尤其是女性。血浆lyso-GL-3对任何性别的患者都更敏感和特异性，与FD表型相关，并且在酶活性正常的女性中可能升高，它可以作为致病性的预测因子。

3.组织活检

通常不需要组织活检，也不建议将其作为诊断测试。

（1）皮肤活检是相对无创的，将在经典法布雷病患者的皮肤结构中显示Gb3沉积物，但在迟发性法布雷病患者中没有。皮肤神经支配减少，但轴突内未发现Gb3沉积物，这表明损伤是由于间接机制造成的。

（2）肾活检：以肾脏损害为主要表现的FD的诊断必须依赖肾活检，免疫荧光染色无特异性，常为弱阳性或阴性。光镜下主要病变为肾小球足细胞体积增大，胞质空泡化，泡沫样变性，使得整个肾小球呈现蜂窝状。电镜的表现比较特异,是确诊FD的重要手段,电镜下肾小球足细胞质内出现大量嗜锇性髓鞘样包涵体,包涵体的大小和结构呈多样化,直径1~3μm,形态可呈板层状、螺纹状、斑马纹状和葱皮状。此外,远端小管和集合管上皮细胞、血管内皮细胞也可以见到这种髓样包涵体,但以肾小球足细胞受累最广泛,程度最重。

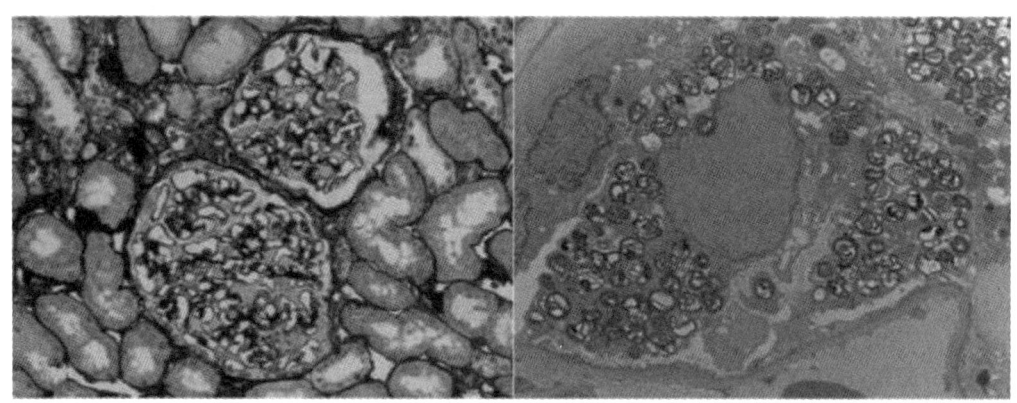

图4-5-1 肾活检病理图 图左为光镜病理图,图右为电镜病理图

(3)心内膜心肌活检:在心内膜心肌活检中识别出特征性的globotriaosylceramide包涵体可以确定患有不明原因的左心室肥厚或心力衰竭患者的诊断。

4.基因检测

基因检测对于识别突变是必要的。具有相同*GLA*变体的表型可能不一致,但已知一些变体与经典FD相关,另一些与迟发性FD相关,还有一些是多态性或意义不明。还需要基因检测来检测家庭成员并识别受影响的人。

七、诊断

FD的诊断标准参考国家遗传咨询师协会推荐的法布雷病实践指南诊断标准及中国法布雷病诊治专家共识。符合以下1项即可诊断:①X染色体*GLA*基因检测异常;②血α-GAL A活性下降;③血浆Lyso-GL-3测定含量升高;④病理检查肾脏、皮肤、心肌、神经组织,光镜下可见相应的组织细胞空泡改变,电镜下可见胞质内充满嗜锇"髓样小体"。

通过遗传家族史、具有FD特征性的涉及多系统的临床表现,在男性和女性中具有以下临床特征应怀疑,特别是如果存在不止一种:①血管性皮肤损伤,如血管角化瘤;②肢端感觉异常,如四肢剧烈疼痛的周期性危象;③出汗异常,如少汗、无汗;④轮状角膜,如特征性角膜混浊和晶状体混浊;⑤无法解释的左心室肥大或心律失常;⑥无法解释的中风;⑦青年期不明原因的腹痛、恶心、腹泻符合肠易激综合征;⑧不明原因的肾功能不全,包括不明原因的蛋白尿或微量白蛋白尿;⑨家族史符合X连锁遗传,没有已知的家族史并不排除诊断。

1.男性的诊断建立

(1)鉴定血浆、分离的白细胞或者培养细胞中的α-GAL A酶活性。患有经典法布雷病的男性具有<1%的α-GAL A酶活性。患有非典型法布雷病的男性具有>1%的α-GAL A酶活性。注意:血浆和白细胞酶活性均应检测,因为一些致病变异体会影响酶的细胞内运输或包装或分泌,因此血浆中酶活性的降低比白细胞中的酶活性降低更显著。

(2)通过分子遗传学检测鉴定GLA中的半合子致病性变异。

2.女性的诊断建立

女性先证者,通过分子遗传学检测鉴定GLA中的杂合致病性变异,在女性先证者中确立FD的诊断。注意:α-GAL A酶活性的测量对于鉴定杂合女性是不可靠的,虽然女性中α-GAL A酶活性显著降低是杂合状态的诊断,但一些杂合子的α-GAL A活性在正常范围内。

八、鉴别诊断

1. 法布雷病患者的常见误诊

表4-5-1 法布雷病患者的常见误诊

法布雷相关表现	常见误诊
全身症状	生长痛
	早发性中风
	幼年性关节炎
	多发性硬化
	瘀点雷诺综合征
	风湿热
	类风湿性关节炎
	系统性红斑狼疮
疼痛与低热和红细胞沉降率升高	红斑性肢痛
	神经官能症
	风湿热
心血管	肥厚型心肌病
肾脏	终末期肾病
	家族性地中海热,常伴有疼痛和肾脏受累

2. 皮肤病变的鉴别诊断:其他类型的血管角膜瘤

表4-5-2 与其他类型的血管角膜瘤的鉴别诊断

血管角膜瘤类型	特征
福代斯型血管角化瘤	外观与法布雷病相似但仅限于阴囊的斑点
	通常出现在30岁之后
Mibelli型血管角化瘤	皮肤的伸侧表面有疣状病变年轻人四肢
	伴有皮下红斑肿胀(冻疮)红斑肢痛
环状血管角膜瘤或痣形血管瘤	可发生在身体任何部位
	临床和组织学上类似于Fordyce血管角膜瘤
	不与冻疮相关

3. 皮肤病变的鉴别诊断:与常染色体隐性溶酶体贮积症相关的血管角膜瘤

表4-5-3 与常染色体隐性溶酶体贮积症相关的血管角膜瘤

基因	疾病
AGA	天冬氨酰氨基葡萄糖尿(OMIM 208400)
FUCA1	岩藻糖苷沉积症(OMIM 230000)
GLB1	成人型β-半乳糖苷缺乏症(参见GLB1相关疾病。)
MANBA	β-甘露糖苷酶缺乏症(OMIM 248510)
NAGA	成人型α-半乳糖苷酶B缺乏症(Schindler病;OMIM 609241)
NEU1	唾液酸中毒(α-神经氨酸酶缺乏症±β-半乳糖苷酶缺乏症)(OMIM 256550)

九、治疗策略

FD治疗目标和建议是:减轻疼痛、预防或延迟器官受累,尤其是肾脏、心脏和中枢神经系统、改善生活质量和延长寿命。

1. 对症治疗

(1)肢端感觉异常:二苯乙内酰脲与卡马西平,前者潜在副作用是牙龈肥大,后者主要为剂量相关自主神经并发症包括尿潴留、恶心、呕吐和肠梗阻,这两种药物的组合也可以显著降低疼痛的频率和严重程度,此外加巴喷丁已被证明可以减轻疼痛。

(2)心血管疾病:尽管缺乏对长期结果影响的证据,但建议有心肌缺血症状的人使用阿司匹林、降脂药和严格控制血压。

(3)神经血管疾病:阿司匹林或其他抗血小板药物如氯吡格雷可推荐用于卒中预防。

(4)肾脏疾病:ACE抑制剂或血管紧张素受体阻滞剂以减少蛋白尿,优化血压,控制并使胆固醇正常化,终末期肾病治疗主要为血液透析、肾移植。移植的肾脏在组织学上没有鞘糖脂沉积,因为同种异体移植物中正常的α-GAL A酶活性可分解代谢内源性肾脏鞘糖脂,因此,成功的肾移植可纠正肾功能不全,是ESRD的一种选择。

(5)听力受损:主要是听觉和前庭症状的康复和使用助听器,以限制对生活质量的影响。

(6)心理表现:对精神症状的管理与FD相关的神经精神症状没有特定的治疗方法。然而,这些症状会导致生活质量下降,因此建议早期专家干预并将心理学家纳入多学科团队。

2. 酶替代疗法

酶替代疗法(enzyme replacement therapy, ERT)是FD治疗的基石。

(1)目前常用有两种酶可供使用:阿加糖酶α(ReplagalTM)和阿加糖酶β(FabrazymeTM)。阿加糖酶α推荐剂量为0.2mg/kg/剂,输液时间约40min。阿加糖酶β的推荐剂量为1mg/kg/剂,初始输注速度不超过0.25mg/min,待患者耐受稳定后,再逐渐加快输注速度,一般输注时间为90min。两者均为每隔1周进行1次静脉治疗,与阿加糖酶α不同,阿加糖酶β始终需要预先用药,2019年12月,注射用阿加糖酶β在我国获批并上市,随后,阿加糖酶α注射液亦获批。

(2)ERT继发的不良反应:主要不良反应之一是输液反应,其特征是发热、寒战、水肿、皮疹、恶心、呼吸困难和抗阿加糖酶抗体的产生。

3. 第二代酶疗法

两种新的ERT制剂如德国的Moss-aGal(Greenovation Biopharmaceuticals)和以色列的Pegunigalsidase-α(PRX-102, Protalix Biotherapeutics)在FD治疗时代被引入。Moss-aGal目前在6名FD患者的1期临床试验中以0.2mg/kg的单次静脉内剂量使用,根据该试验的安全性结果,单次给药耐受性良好,所有患者均未观察到安全性问题,单次静脉注射该药物28天后,血浆GL-3和lyso-Gb-3水平分别下降11%和3.8%,目前仍需要大规模的开放标签试验。与moss-aGal相比,pegunigalsidase-α的药物的半衰期更长,Kizhner等人首次表明,pegunigalsidase-α可以很容易地进入人成纤维细胞,给予Fabry小鼠该药可以使肾脏、肝脏和心脏组织的GL-3显著减少,这种新药成功通过了1期和2期临床试验,目前正在三个不同阶段的三个试验中使用,我们急切地等待这些正在进行的临床试验的结果,因为这种药物有机会每月而不是每2周接受一次剂量,关于这种药物的主要问题是针对烟草衍生蛋白质或该药物的聚乙二醇部分的抗体产生。

4. 伴侣疗法

米加司他(Migalastat)是一种分子伴侣疗法的口服小分子药物,是第一个获批用于FD的药物,该药物已被美国食品药品监督管理局(FDA)和欧洲药品管理局(EMA)批准用于年龄≥18岁(美国和加拿大)或≥16岁(其他欧洲和中东国家)的患者。这种药物仅适用于具有错义类型的对药物敏感的顺从变体的患者。米加司他选择性和可逆地与突变的α-GAL结合,维持内质网内的酶稳定性并促进其运输到溶酶体,在溶酶体中键被分解,从而维持酶活性正常,该药物口服给药并提供良好的组织分布,与ERT不同,米加司他穿过血脑屏障。

5. 底物还原疗法(substrate reduction therapy, SRT)

这种疗法限制了在鞘脂代谢途径中不能适当降解的代谢物,以鞘糖脂合成为靶点,减少Gb3及其衍生物的形成。在这种情况下,引入亚氨基糖来控制底物。根据化学结构,亚氨基糖分为三个主要亚组,其中包括一种基于葡萄糖的亚氨基糖(miglustatN-丁基脱氧野尻霉素)、一种基于半乳糖的亚氨基糖(lucerastatN-丁基脱氧半乳糖野尻霉素)和一种基于神经酰胺的亚氨基糖(文格司他和eliglustat)。尽管SRT在FD的治疗是相当新的,但它已成为其他溶酶体贮积症中使用的疗法之一,在一项有关SRT在法布雷病中的安全性和有效性的研究中,得出结论lucerastat 1000mg bid耐受性良好,发现可有效减少FD患者的葡萄糖神经酰胺、乳糖神经酰胺和球三糖神经酰胺的血浆水平。其中,文格司他是最有前途的SRT,一项多中心的研究(NCT02228460)和130周的文格司他延长研究(NCT02489344)结果显示文格司他降低了皮肤GL-3、血浆GL-3和lyso-GL-3的水平,SRT可能与ERT一起在选定的FD患者中成为一种治疗选择。

6. 干细胞及基因靶向治疗

对CD34+的造血干细胞添加针对缺陷基因的功能拷贝,修饰后的细胞α-Gal A可拥有接近正常的功能,可长期增加内生酶,ST-920包括携带GLA基因结构的腺相关病毒(AAV)载体,该基因结构由专有的肝脏特异性启动子驱动,旨在使患者肝脏能够长期持续地产生α-Gal A,目前已申请新药临床试验。

7. 基因治疗

在所有治疗方案中,基因治疗是治愈FD患者最令人兴奋的一种,该疗法通过病毒载体转移,包括慢病毒、腺病毒和AAV。最近的一项多国开放标签研究旨在评估慢病毒载体介导的基因治疗(AVR-RD-01)在经典FD(NCT03454893)初治受试者中的效果,迄今为止,我们还不知道这些研究的结果,然而,结果可能为治愈FD提供了机会。

8. 法布雷患者的监测

建议对法布雷病患者进行监测

表4-5-4 法布雷患者的监测

系统/问题	评估	频率
全身性的	评估血管角化瘤、肢端感觉异常、出汗异常和胃肠道表现。	如果有症状,每年从约7岁或更早开始
	评估肺部和血管表现。	如果有症状,每年从18岁或更早开始
心脏方面	心脏病学评估 EKG 超声心动图	(1)男性18岁起每年一次 (2)女性18至35岁每2年一次
神经系统	神经系统评估	每年一次
肾脏	肾功能研究,包括BUN、肌酐和尿液分析	每年从18岁开始,或根据需要更频繁
听力	听力评估	(1)男性18岁开始每年一次 (2)18至35岁女性每年2次(如果有症状则更频繁)
精神方面	心理评估	每年从18岁开始(或根据需要更频繁)

9. 要避免的危险因素

吸烟,胺碘酮对法布雷病患者可能有有害影响,目前证据不足。

十、疗效及转归

FD是一种溶酶体贮积症,可产生全身性严重疾病,发病于儿童期,应及时诊断,因为存在有效的治疗方法。诊断延误会导致这种疾病的高发病率和死亡率,临床医生应该更清楚这一点,它突出了遗传咨询在这种疾病中的极端重要性。未来的可能性包括早期诊断,甚至可能通过基因疗法治愈,FD患者多死于严重的心脑血管并发症或终末期肾病,预期寿命与疾病严重程度相关。

参考文献

[1] Desnick R J, Brady R, Barranger J, et al. Fabry disease, an under-recognized multisystemic disorder: expert recommendations for diagnosis, management, and enzyme replacement therapy[J]. Annals of internal medicine, 2003, 138(4):338-46.

[2] Nowicki M, Bazan-Socha S, Baejewska-Hyzorek B, et al. Enzyme replacement therapy in Fabry disease in Poland – position statement[J]. Polskie Archiwum Medycyny Wewn trznej, 2020, 130(1):91-97.

[3] Hwu W L, Chien Y H, Lee N C, et al. Newborn screening for Fabry disease in Taiwan reveals a high incidence of the later-onset GLA mutation c.936 919G>A (IVS4919G>A)[J]. Hum Mutat, 2009, 30(10):1397-1405.

[4] Chien Y H, Lee N C, Chiang S C, et al. Fabry disease: incidence of the common later-onset α-galactosidase A IVS4+919G→A mutation in Taiwanese newborns-superiority of DNA-based to enzyme-based newborn screening for common mutations[J]. Molecular Medicine, 2012, 18(5):780.

[5] Doheny D, Srinivasan R, Pagant S, et al. Fabry Disease: prevalence of affected males and heterozygotes with pathogenic GLA mutations identified by screening renal, cardiac and stroke clinics, 1995 – 2017[J]. Journal of Medical Genetics, 2018, 55(4):261-268.

[6] Terryn W, Deschoenmakere G, De Keyser J, et al. Prevalence of Fabry disease in a predominantly hypertensive population with left ventricular hy-

pertrophy[J].International Journal of Cardiology,2013,167(6):2555-2560.

[7]Ortiz A, Germain DP, Desnick RJ, et al.Fabry disease revisited: management and treatment recommendations for adult patients[J]. Mol Genet Metab, 2018,123(4):416-427.

[8]Germain D P.Fabry disease[J].Orphanet J Rare Dis,2010,22,5:30.

[9]Schiffmann R.Fabry disease[J].Handb Clin Neurol,2015,132:231-48.

[10]Del Pino M, Andrés A, Bernabéu AÁ, et al.Fabry Nephropathy: An Evidence-Based Narrative Review[J].Kidney Blood Press Res,2018,43(2):406-421.

[11]Colpart P, Félix S.Fabry nephropathy[J]. Arch Pathol Lab Med, 2017,141(8):1127-31.

[12]郝旭,王伟铭.依靠肾活检确诊的以肾脏病变为主要表现的法布雷病1例报告[J].诊断学理论与实践,2022,21(4):527-529.

[13]Laney D A, Bennett R L, Clarke V, et al.Fabry disease practice guidelines: recommendations of the national society of genetic counselors[J]. J Genet Couns, 2013, 22(5):555-564.

[14]中国法布雷病专家协作组.中国法布雷病诊疗专家共识(2021年版)[J].中华内科杂志,2021,60(4):321-330.

[15]Hennermann J B,Arash-Kaps L,Fekete G,et al.Pharmacokinetics, pharmacodynamics, and safety of moss agalactosidase A in patients with Fabry disease[J].Molecular Genetics and Metabolism,2018,123(2):S61-S62.

[16]Kizhner T,Azulay Y,Hainrichson M,et al.Characterization of a chemically modified plant cell culture expressed human α-Galactosidase-A enzyme for treatment of Fabry disease[J].Molecular Genetics & Metabolism,2015,114(2):259-267.

[17]Dingemanse,Jasper,Zwingelstein,et al.Lucerastat,an iminosugar for substratereduction therapy:safety,tolerability,pharmacodynamics,and pharmacokinetics inadult subjects with Fabry disease[J].Molecular genetics and metabolism,2017,120(1/2):S59-S59.

崔晓(撰写)　　杨海侠(审校)

第六章　家族性肾性糖尿
Chapter 6　Familial Renal Glucosuria, FRG

关键词:肾糖尿症;肾小管重吸收障碍;钠-葡萄糖共转蛋白2
Keywords:Renal Glucosuria;Renal tubular reabsorption disorder;SGLT2

一、概述

家族性肾性糖尿(Familial renal glucosuria,FRG)是一种罕见的遗传性肾小管疾病,其遗传模式为具有不完全外显率的共显性常染色体遗传,是由于近端肾小管对葡萄糖的重吸收障碍引起的,又称为原发性肾性糖尿(Primary renal glucosuria,PRG)。其特征是持续性糖尿,没有异常的糖代谢和任何其他肾小管功能障碍症状,根据尿葡萄糖水平可分为A、B、O三种类型。2000年Santer等人报道了SLC5A2基因的第一个突变,以后更多的病例系列证实SLC5A2突变确实是大多数FRG病例的原因,SLC5A2基因突变状态包括杂合、纯合和复合杂合,一般来说,FRG被普遍认为是一种良性疾病,不需要特定的治疗,FRG患者预后良好,为防患于未然,有必要进行长期的血糖、尿糖、肾功能随访检测。

二、定义

FRG是一种罕见的遗传性葡萄糖转运障碍,其特征是在血糖正常或低于肾糖阈的情况下,肾小管功能障碍而引起的持续性孤立性糖尿。

三、流行病学

FRG是一种单纯的近端肾小管葡萄糖转运障碍,葡萄糖代谢正常,可能发生在所有年龄组。目前尚无报道这种疾病在男性或女性中发生频率增加的趋势,据报道,FRG在普通高加索人群中的患病率为0.29%,而在日本学童中的患病率被怀疑为<0.1%,在Brodehl等人报道的队列中,FRG的患病率约为1/20,000。

四、病因及发病机制

在健康个体中,肾脏每天过滤大约180克葡萄糖,近100%的葡萄糖在近曲小管中被重吸收,以维持葡萄糖稳态,在正常情况下,健康成人尿液中排泄的葡萄糖浓度为0.5g/d(范围为0.03~0.3g/d),近曲小管中的葡萄糖重吸收是通过特定转运蛋白介导的活性载体介导的过程,而负责重吸收近端小管中大部分葡萄糖的葡萄糖转运蛋白是一种低亲和力、高容量的钠-葡萄糖共转蛋白2(SGLT2)，包含672个氨基酸，位于近曲小管的S1段，主要表达于肾近端小管刷状缘，Na(+)和葡萄糖偶联比为1∶1，该转运蛋白由*SLC5A2*基因编码，*SLC5A2*基因全长为7.7kb，位于染色体16p11.2上，共有14个外显子。

*SLC5A2*基因的变异影响SGLT2的功能，导致FRG，*SLC5A2*基因的突变可能发生在不同的人群，在一项研究中发现并非所有具有相似或相同突变的个体都具有相同程度的葡萄糖排泄增加，这表明非遗传因素或其他基因在葡萄糖转运中起作用。此外已知在肾脏中表达且功能尚未阐明的其他SGLT，是FRG病例中的候选修饰基因。对于许多遗传性疾病来说，症状的发生与年龄有关。除了遗传辅助因素和表观遗传对表达的调控外，还受到饮食和气候等环境因素的影响。在FRG中建立明确的基因型-表型相关性是一项艰巨的任务，因为可变的表达性以及其他基因可能对整体肾葡萄糖再吸收产生影响。根据文献回顾，*SLC5A2*基因中的86个突变已被报道与FRG相关，其中包括错义和无义突变、小缺失和剪接突变。到50年代中期，肾脏滴定研究将肾性糖尿分为A型和B型。A型肾性糖尿的特点是肾糖阈及肾小管葡萄糖最大重吸收率(TMG)均减低，在血糖不高时肾小管对葡萄糖重吸收亦低于正常；而B型肾性糖尿的特点是肾糖阈降低而TMG正常，是由于个别肾单位对葡萄糖的重吸收功能减低，血糖未达肾小管葡萄糖最大吸收率，就出现糖尿即肾糖阈减低。后来，在极少数个体中发现在任何情况下，都不能重吸收葡萄糖，被称为O型糖尿。分子分析也可能有助于理解早期滴定研究的结果。单倍体不足将导致肾小管中正常功能的携带者数量减少，从而导致A型糖尿，而某些错义突变可能会降低SGLT2对葡萄糖的亲和力，患者会出现B型糖尿，SGLT2突变的复合杂合性可能是过去许多严重糖尿病例无法明确分为A型或B型的原因，并且在这些患者中发现了广泛的肾小管葡萄糖转运受损。因此，可根据24小时尿液收集中排出的葡萄糖量来表征FRG个体，并针对体表进行标准化：轻度肾性糖尿为尿糖<10g/1.73m^2/d，重度肾性糖尿为尿糖≥10g/1.73m^2/d。一般而言，轻度糖尿患者通常是SGLT2突变的杂合子，包括无义和错义，尽管如前所述，这可能不会发生在所有此类突变的携带者中。重度糖尿病例显示SGLT2突变纯合子或复合杂合子的常染色体隐性遗传特征。

五、临床表现

FRG临床表现为血糖正常的情况下出现的孤立性的糖尿，大多数患者不会出现明显的症状，也不会出现尿糖增加相关的症状，如多尿或遗尿。然而，O型FRG患者有多尿、遗尿和轻度生长延迟的报道。在严重FRG病例中也观察到各种其他表现，如怀孕或饥饿期间可能会出现间断性脱水和饥饿酮症，以及尿道或生殖器感染发生率的增加。在具有*SLC5A2*突变的家族中也描述了复杂的智力障碍、癫痫发作、构音障碍和运动异常。在一项研究中，7名患有肾性糖尿的男童中有5名伴有高钙尿症。而在一名表现出严重肾性糖尿的患者中，还发现尿液中钙/肌酐比值升高，这一发现的原因仍然未知。

六、辅助检查

(1)血液检测：糖耐量实验正常，血糖、HbA1c、BUN、肌酐值正常、血气检查正常。

(2)尿液检测：尿液分析中除糖尿外无其他病理发现，尿氨基酸排泄正常。

(3)肾脏超声监测正常。

(4)DNA测序：直接DNA测序对*SLC5A2*基因进行突变分析

(5)肾活检：FRG患者的肾脏活检通过光学显微镜、免疫荧光和电子显微镜显示正常的肾脏组织。

七、诊断

具体来说，FRG的诊断依赖于尿葡萄糖水平的检测，尿葡萄糖水平会受到多种因素的影响，因此可能会漏诊。FRG的诊断，目前多采用Marble 5项标准：①在无高血糖情况下出现糖尿，除外怀孕期间尿糖含量10~100g/d②定性为葡萄糖尿，OGTT正常；③除外非葡萄糖尿；⑤对碳水化合物利用正常，脂肪代谢正常，无近端肾小管其他功能异常，除外其他继发因素：如药物、自身免疫性疾病等所致的肾小管功能异常性疾病。如需确诊，则依靠完善*SLC5A2*基因检测。

八、鉴别诊断

(1)肾范科尼综合征(renal fanconi syndrome, RFS)是由全身性近端肾小管功能障碍引起的，在这种情况下，糖尿伴随着氨基酸、磷酸盐、碳酸氢盐和其他通常在近端小管中重吸收的溶质的过度尿排泄，由GLUT2

缺乏导致,而家族性肾性糖尿是在没有全身性近端肾小管功能障碍和高血糖的情况下发生糖尿,由SGLT2的功能缺陷导致,RFS其他典型临床体征缺乏的情况下,GLUT2缺乏也必须纳入血糖尿的鉴别诊断,可能被误认为是*SGLT2*基因变异(或MAP17)引起的肾性血糖尿,氨基酸尿可能无法区分这两种情况,但同时伴有半乳糖尿可区分GLUT2缺乏症和*SGLT2*缺乏症引起的肾性葡萄糖尿,并可指导基因检测。

(2)葡萄糖-半乳糖吸收不良(Glucose-galactose malabsorption,GGM):在顶端肾小管上皮膜中,有一种钠溶质同向转运体,称为SGLT1,它由SLC5A1基因编码,被定义为一种高亲和力、低容量的葡萄糖转运体。这种转运蛋白也位于肠膜中,与SLC5A1相关的突变会导致,表现为严重的腹泻和脱水以及轻度糖尿,而FBG以孤立的血糖正常的糖尿为特征,一般而言,无明显临床症状,由*SGLT2*基因变异导致。

九、治疗策略

一般情况下,FRG不需要任何特定的治疗,只需适当增加碳水化合物的摄入量,有文献报道,FRG患者在妊娠期间出现尿糖增多,可出现渗透性利尿而导致多尿、脱水甚至意识丧失,在极度饥饿时可能出现酮症。因此需避免过长时间饥饿,妊娠期注意补充营养。

十、疗效及转归

FRG被普遍认为是一种良性疾病,FRG患者预后良好。为防患于未然,有必要进行长期的血糖、尿糖、肾功能随访监测。

参考文献

[1]Santer R, Kinner M, Schneppenheim R,et al.The molecular basis of renal glucosuria:Mutations in the gene for a renal glucose transporter (SGLT2)[J].Inherit Metab Dis 2000, 23(Suppl 1): 178.

[2]Crombie D L.Incidence of Glycosuria and Diabetes[J].Journal of the Royal Society of Medicine,1962,55:205-211.

[3]Urakami T, Yoda M, Yoshida K,et al.Renal glucosuria in schoolchildren:Clinical characteristics[J].Pediatr Int,2018,60:35-40.

[4]Brodehl J, Oemar BS, Hoyer PF. Renal glucosuria[J].Pediatr Nephrol, 1987,1(3):502-8.

[5]Santer R, Kinner M, Lassen CL,et al. Molecular Analysis of the SGLT2 Gene in Patients with Renal Glucosuria[J].Journal of the American Society of Nephrology,2003,14(11):2873-2882.

[6]Freitas H S,D&rsquo,Agord Schaan B,et al.Insulin but not phlorizin treatmentinduces a transient increase in GLUT2 gene expression in the kidney of diabeticrats[J].Nephron Physiology,2007,105(3):p42-p51.

[7]Jing H,Jolanda V L, Andrews B J,et al.Genetic Network Complexity Shapes Background-Dependent Phenotypic Expression[J].Trends in Genetics, 2018,34(8):578-586.

[8]Scholl-Bürgi S, Santer R, Ehrich JH. Long-term outcome of renal glucosuria type 0: the original patient and his natural history[J]. Nephrol Dial Transplant, 2004,19(9):2394-6.

[9]Santer R, Calado J.Familial renal glucosuria and SGLT2:from a mendelian trait to a therapeutic target[J].Clin J Am Soc Nephrol,2010,5(1):133-141.

[10]Darvish H, Azcona LJ, Tafakhori A,et al. Phenotypic and genotypic characterization of families with complex intellectual disability identified pathogenic genetic variations in known and novel disease genes[J]. Sci Rep, 2020, 22,10(1):968.

[11]Schneider D,Gauthier B,Trachtman H .Hypercalciuria in children with renal glycosuria:Evidence of dual renal tubular reabsorptive defects[J].J Pediatr,1992,121(5 Pt 1):715-9.

崔晓(撰写) 杨海侠(审校)

第七章 Fanconi-Bickel综合征
Chapter 7 Fanconi-Bickel Syndrome, FBS

关键词:近端小管功能障碍;佝偻病;骨质疏松

Keywords:Proximal tubular dysfunction;Rickets;Osteoporosis

一、概述

Fanconi-Bickel 综合征（Fanconi-Bickel syndrome，FBS）是一种由葡萄糖转运蛋白 2（Glucose Tranporter 2，GLUT2）缺陷引起的碳水化合物代谢紊乱。FBS 于 1949 年由 Fanconi 和 Bickel 首次描述，当时他们在一名瑞士的男孩中发现了肾小管肾病和糖原储存疾病，其特点是肝肾糖原积累，近端肾小管功能障碍。1997 年 Santer 等发现 FBS 致病基因为 *SLC2A2*，该基因编码的葡萄糖转运体 GLUT2 在肝脏、胰腺 β 细胞、肠细胞及肾小管细胞中表达，该转运体在包括肾和肝在内的许多组织中负责半乳糖和葡萄糖的转运。1989 年的研究利用非洲爪蟾卵母细胞注射人肝型葡萄糖转运蛋白合成 mRNA，确定了质膜葡萄糖转运蛋白在感知葡萄糖、摄取葡萄糖中的作用。1994 年，一项对非洲爪蟾卵母细胞的研究证实，该基因的一个等位基因中存在高度保守的 *SLC2A2* 错义突变（Val197 取代 Ile197），导致 GLUT2 功能障碍，并可能在非胰岛素依赖性糖尿病的致病中发挥重要作用。FBS 主要表现运动及体格发育落后、高乳酸血症、高尿钙、高尿磷、骨质疏松等。目前无特效的治疗方法。

二、定义

FBS 是一种罕见的糖代谢异常的常染色体隐性遗传病，由于 *SLC2A2* 编码的 GLUT2 缺陷导致以肝肾糖原积累导致严重的肾小管功能障碍以及葡萄糖和半乳糖代谢受损为特征的遗传病。

三、流行病学

自 1949 年第 1 例报道至今，全球病例报道不到 200 例，而国内报道仅 5 例，目前该病的总体发病率尚不明确。

四、病因及发病机制

FBS 是由于 *SLC2A2* 基因的纯合或复合杂合突变引起的罕见的常染色体隐性遗传病。该基因位于染色体 3q26.1-q26.3 区域，包含 11 个外显子和 10 个内含子，全长 30kb。*SLC2A2* 编码的 GLUT2 是低亲和力的单糖转运体，介导 D-葡萄糖和少量 D-半乳糖、D-甘露糖和 D-果糖的转运。人 GLUT2 由 524 个氨基酸组成，包含有 12 个跨膜区，通过空间构象的改变实现对底物的转运，是体内葡萄糖和半乳糖易化扩散的特异转运蛋白，其中跨膜片段 9-12 在对葡萄糖的特征亲和性中起着至关重要的作用。GLUT2 负责将葡萄糖运输到体内不同的细胞中。GLUT2 介导餐后葡萄糖向肝细胞内的转运和空腹状态下葡萄糖向血液循环的输出。在其他细胞内，由于缺乏葡萄糖-6-磷酸酶，细胞内的葡萄糖浓度显著低于血液循环中，因此 GLUT2 只介导葡萄糖的内流。GLUT2 对葡萄糖具有低亲和力，并在胰腺 β 细胞、肾脏、肠道和肝脏等器官中发挥重要作用，控制葡萄糖稳态。GLUT2 通过调节基底外侧膜上皮细胞经上皮细胞摄取葡萄糖、肾近端小管的葡萄糖再吸收、肝细胞窦膜摄取和释放葡萄糖以及葡萄糖调节胰腺 β 细胞的胰岛素分泌来维持葡萄糖稳态。

GLUT2 基因突变，导致 GLUT2 蛋白结构异常（如截短、移码、错义等），从而无法改变其空间构象来实现对底物的转运。当 GLUT2 突变不能运输葡萄糖，葡萄糖的稳态被打乱，造成葡萄糖在肝脏和肾脏积聚。肝肾中糖原的异常积累造成葡萄糖和半乳糖的利用受损，以及近端肾小管功能障碍，导致继发于糖原积累的肝肿大、空腹低血糖、糖耐量受损和近端肾小管功能障碍，包括糖尿、磷尿、碳酸氢盐消耗和氨基酸尿。史佩佩等人对一例 FBS 患儿进行了基因检测，GLUT2 基因复合杂合突变：①在 exon9 上 c.1134_1137del，导致氨基酸改变 p.V378fs（移码突变）；②在 exon1 上 c.2T>C（编码区第 2 号核苷酸由胸腺嘧啶变异为胞嘧啶），导致氨基酸改变 p.M1T（第 1 号氨基酸由甲硫氨酸变异为苏氨酸），为错义突变。

在肾脏中，葡萄糖转运体 GLUT2 位于基底外侧膜。在基底外侧膜，GLUT2 在完成葡萄糖的再吸收中起着至关重要的作用。在 FBS 患者中，GLUT2 功能障碍导致糖原在肾小管近端积累。近端肾小管 GLUT2 功能障碍可导致糖尿症、代谢性酸中毒、磷尿、高钙尿、广泛性氨基酸尿、碳酸氢钠尿、低磷血症和肾病。最近的报道表明在糖尿病患者中，GLUT2 在肾近端小管中表达上调。Bushra 报告来自巴基斯坦的前两例 FBS 患儿，他们表现出 FBS 的典型特征，两例患者的 SLC2A2 基因中定义为 c.339delC 的单个核苷酸缺失均为纯合。该突变曾在一名阿拉伯患者中被描述过，该患者最初表现为永久性新生儿糖尿病（Permanent neonatal diabetes mellitus，PNDM），后来发展为 FBS 的典型特征。

在胰腺中，GLUT2 调节葡萄糖进入 β 细胞，正常情况下胰岛素分泌来应对葡萄糖水平的升高。在肝脏中,GLUT2运输葡萄糖进出肝细胞。FBS患者出现血糖调节紊乱,包括进食时的高血糖和/或空腹时的低血糖。这种异常的葡萄糖代谢似乎是由几个因素引起的。餐后高血糖可能涉及肝脏摄取单糖的减少,以及由胰腺β细胞的葡萄糖感应机制受损而导致的胰岛素分泌异常低。空腹低血糖可能是由于肝脏的葡萄糖转运改变所致。这导致细胞内葡萄糖水平上升,可能会抑制糖原的分解,导致血液中葡萄糖水平低和肝内糖原存储水平增加。肾脏GLUT2转运缺陷导致尿液中葡萄糖的丢失,可加重低血糖。

GLUT2基因的隐性突变导致PNDM和FBS。此前有研究报道,GLUT2纯合突变患者PNDM出现在FBS临床表现发生之前。此外,GLUT2突变已被证明会增加患2型糖尿病(Diabetes mellitus type 2,T2DM)的风险。这些发现提示GLUT2在调节人胰岛β细胞胰岛素分泌方面具有重要作用。Sarah C等人报告了5例GLUT2等位基因的致病性变异,其结果表明GLUT2变异患者的基因型-表型相关性提供了进一步的证据;非功能性变异导致典型的FBS的表现,而功能失调性变异可能导致较轻的表现,甚至只是血糖升高,而没有其他典型的FBS症状。

FBS是一种常染色体隐性遗传病。通常只有一个改变的GLUT2的人没有症状,称为携带者。任何两个携带者的子女有25%的概率不受影响,有50%的概率像父母一样成为携带者,有25%的概率患上FBS。

五、临床表现

FBS临床特征包括身材矮小、佝偻病、膝内翻或膝外翻、发育不良、肝肿大、多尿、近端肾小管功能障碍,表现为糖尿、磷尿、氨基酸尿和低磷血症导致随后的佝偻病特征和骨质疏松症。血糖异常,其特征是空腹低血糖,餐后高血糖,葡萄糖不耐受,很少有糖尿病,其发生机制尚不清楚。患者进入青春期的时间通常比预期的要晚。成年患者由于佝偻病或骨质疏松可能比其他人矮。

Santer等报道FBS患儿多起病于生后3~10个月,多为GLUT2基因纯合突变,伴随发育不良、多尿、正常/低钾代谢性酸中毒、空腹低血糖和喂养后高血糖。代谢性酸中毒、低钾血症、低磷血症和佝偻病是严重的近端小管功能障碍的后果。在幼儿时期生长迟缓和肝脾肿大导致腹部突出明显,青春期可以推迟。在儿童时期全身性骨质疏松症可能导致骨折,部分患者脂肪分布异常。

六、辅助检查

(1)实验室检查:尿液检查表现大量糖尿、蛋白尿、磷尿、低磷血症、氨基酸尿和低尿酸血症。其他实验室检查结果包括空腹低血糖、酮尿和高胆固醇血症。

(2)X线:表现为骨密度降低、骨质皮质变薄、股骨弯曲变形等佝偻病样表现。

(3)DNA直接测序可发现突变点位于*SLC2A2*基因确诊。

七、诊断

FBS的诊断依据临床表现、放射学检查结果和实验室检查结果。近端肾小管功能障碍如大量糖尿、蛋白尿、磷尿、低磷血症、氨基酸尿和低尿酸血症的特征性结果,可能会怀疑该诊断。但患者的临床表现有时并不典型,Sarah等人描述了两例轻度的FBS患儿并未显出FBS患者典型的临床表现如身材矮小、肝肿大等,仅表现为糖尿,因此,即使是单纯性糖尿患者,临床医生也必须寻找*SLC2A2*突变,以明确诊断。其他实验室检查结果包括空腹低血糖、酮尿和高胆固醇血症,在有些患者中也发现血清生物素酶活性升高,最近提出作为该综合征和其他糖原储存疾病的诊断标志物。活检标本分析显示肝脏脂肪变性,肝细胞和近端肾小管细胞中糖原积累。如果怀疑诊断为FBS可以通过对*SLC2A2*基因进行基因检测来确诊。

FBS为常染色体隐性遗传,建议对受影响的家庭进行遗传咨询。如果父母双方都是未受影响的携带者,其后代遗传这种疾病的风险是25%。对于已经发现SLC2A2突变的家庭,产前诊断是必要的,孕11周的绒毛膜绒毛取样行基因检测。

八、鉴别诊断

(1)糖原贮积症I型又叫作葡萄糖-6-磷酸酶缺陷症。是一种常染色体隐性遗传疾病,男女均可发病,主要表现为低血糖、肝大、酸中毒、高脂血症、高尿酸血症、高乳酸血症、凝血功能障碍、发育迟缓等临床症状。神经系统的表现主要是肌无力导致的运动障碍以及发育迟缓、智能低下等症状。根据肾小管功能及基因检测可鉴别。

（2）范科尼综合征（Fanconi syndrome）：多数病儿有家族史。主要临床表现为近端肾小管功能障碍，导致多种物质重吸收障碍，进而出现生长发育迟缓、佝偻病、骨质疏松、糖尿、氨基酸尿等症状。尿液检查显示尿蛋白、尿糖阳性，尿钙、钾、磷、尿酸含量增高，呈现肾性全氨基酸尿。X线检查可发现骨质疏松、骨骼畸形。对于胱氨酸储积病所引起的范科尼综合征，可通过骨髓片、白细胞、直肠黏膜中的结晶分析，或利用裂隙灯检查角膜是否有胱氨酸结晶来辅助诊断。

九、治疗策略

FBS征目前尚无特效治疗，以对症治疗为主，对于肾脏疾病症状的治疗，重点补充肾脏丢失的水分和电解质。此外，补充维生素D和磷酸盐有助于预防骨质疏松。给予玉米淀粉分次服用以防治低血糖及低血糖所带来的高尿酸、高血脂、高乳酸等继发异常。1993年LEE报道生玉米淀粉释放缓慢，可作为糖原沉积性疾病的治疗手段。

建议FBS患者遵循半乳糖限制饮食。半乳糖是一种可以分解成葡萄糖的物质。因为患有FBS患者很难在体内转运葡萄糖，限制半乳糖可以防止葡萄糖和糖原在肝脏和肾脏的积聚。半乳糖存在于牛奶、奶酪、酸奶和豆类等食物中。患者应该主要食用果糖作为主要的碳水化合物。此外，患有FBS的人应该少食多餐，以避免在两餐之间出现低血糖。在婴儿期，夜间喂养是必要的，以避免低血糖。

十、疗效及转归

长期预后尚不清楚。然而，第一批确诊患者的描述显示，尽管肾小管功能障碍和肝脏受累也持续存在，但成年后肾功能仍保持正常。目前认为FBS总体上呈良性预后，死亡率小于10%。

参考文献

[1]Fanconi G, Bickel H .Chronic aminoaciduria (amino acid diabetes or nephrotic-glucosuric dwarfism) in glycogen storage and cystine disease.[J]. Helvetica Paediatrica Acta, 1949, 4(5):359.

[2]Permutt M A, Koranyi L, Keller K, et al.Cloning and functional expression of a human pancreatic islet glucose-transporter cDNA[J].Proceedings of the National Academy of Sciences, 1989, 86(22):8688-8692.

[3]Schneppenheim R, Dombrowski A, GÖTze H, et al.Mutations in GLUT2, the gene for the liver-type glucose transporter, in patients with Fanconi-Bickel syndrome[J].Nature Genetics, 1997, 17(3):324-326.

[4]Takeda J, Kayano T, Fukomoto H, et al.Organization of the Human GLUT2 (Pancreatic β-Cell and Hepatocyte) Glucose Transporter Gene[J]. Diabetes, 1993, 42(5):773-777.

[5]史佩佩,王森,窦文杰,等.SLC2A2基因变异致Fanconi-Bickel综合征一例[J].中华儿科杂志, 2018, 56(1):2.

[6]Sullivan M A, Forbes J M .Glucose and glycogen in the diabetic kidney: Heroes or villains?[J].EBioMedicine, 2019,47:590-597.

[7]Margaret,Chen,Bushra,et al.Fanconi‐Bickel Syndrome: Two Pakistani Patients Presenting with Hypophosphatemic Rickets[J].Journal of Pediatric Genetics, 2016, 05(03):161-166.

[8]René Santer, Groth S, Kinner M, et al. The mutation spectrum of the facilitative glucose transporter gene SLC2A2 (GLUT2) in patients with Fanconi-Bickel syndrome[J]. Human Genetics, 2002, 110(1):21-29.

[9]Kehar M, Bijarnia S, Ellard S, et al.Erratum to: Fanconi-Bickel Syndrome - Mutation in SLC2A2 Gene[J].Indian Journal of Pediatrics, 2016 ,83(11):1362.

[10]Sarah Catharina Grünert, Schwab K O, Pohl M, et al.Fanconi-Bickel syndrome: GLUT2 mutations associated with a mild phenotype[J].Molecular Genetics & Metabolism, 2012, 105(3):433-437.

[11]Lee P J, Hoff W G V, Leonard J V .Catch-up growth in Fanconi-Bickel syndrome with uncooked cornstarch[J].Journal of Inherited Metabolic Disease, 1995, 18(2):153-156.

董文敬（撰写）　　杨海侠（审校）

第八章 半乳糖血症
Chapter 8　Galactosemia, GAL

关键词：喂养不耐受；先天性白内障；短暂性胆汁淤积；卵巢早衰
Keywords: feeding intolerance; congenital cataract; premature ovarian failure

一、概述

半乳糖血症（Galactosemia，GAL）是半乳糖代谢中酶的功能缺陷所引起的一种常染色体隐性遗传代谢性疾病。2018年5月11日，国家卫生健康委员会等5部门联合制定了《第一批罕见病目录》，半乳糖血症被收录其中。最早由医生冯·吕斯（von Reuss）于20世纪初描述，其特征是不能将半乳糖转化为葡萄糖。1970年，Louis Leloir因定义了半乳糖分解代谢途径而获得诺贝尔化学奖。早期诊断和限制乳糖饮食的治疗是绝对必要的，以避免在新生儿期出现严重的智力障碍、肝衰竭和死亡。目前，已得知以下4种酶缺陷可导致半乳糖血症发病：①半乳糖-1-磷酸尿苷酰转移酶（Galactose-1-phosphate uridyltransferase, GALT, OMIM: 230400）缺乏；②半乳糖激酶（Galactokinase, GALK, OMIM: 230200）缺乏；③尿苷二磷酸半乳糖4-差向异构酶（Galactose epimerase, GALE, OMIM: 230350）缺乏；④半乳糖变旋酶（Galactose mutarotase, GALM, OMIM: 137030）缺乏。当这些酶缺乏时，半乳糖就会积累导致半乳糖血症。临床表现多样，其中，由于GALT缺乏引起的经典半乳糖血症（Classic galactosemia, CG）约占95%，其临床症状最为显著，是最常见的半乳糖血症。GALM缺乏症于2018年首次被报道，迄今为止，仅报告了8例病例。

表4-8-1 半乳糖血症分型概述

	GALT	GALE	GALM	GALK
酶缺乏症	1-磷酸半乳糖尿苷转移酶	尿苷二磷酸-半乳糖-4-差向异构酶	半乳糖变旋酶	半乳糖激酶
遗传	常染色体隐性遗传	常染色体隐性遗传	常染色体隐性遗传	常染色体隐性遗传
发病率	1/60,000~1/40,000	轻度：非裔美国人1/6,200，非非裔美国人1/64,000，严重：1/23,000	约1/228,000	1/100,000~1/1,000,000
染色体位置	9p13	1p36	2p22.1	17q24
新生儿筛查结果	↑半乳糖 ↓GALT	↑半乳糖 正常 GALT	↑半乳糖 正常 GALT	↑半乳糖 正常 GALT
实验室测试	↑↑血浆半乳糖 ↑血浆半乳糖醇 尿半乳糖醇、半乳糖、半乳糖酸盐 ↑↑红细胞半乳糖-1-磷酸	↑血浆半乳糖 ↑血浆半乳糖醇 ↑红细胞半乳糖-1-磷酸 尿半乳糖、半乳糖醇、半乳糖酸盐	↑血浆半乳糖 ↑血浆半乳糖醇 尿半乳糖醇、半乳糖、半乳糖酸盐	↑血浆半乳糖 ↑血浆半乳糖酸盐 尿液半乳糖醇、半乳糖、半乳糖酸盐 正常红细胞半乳糖-1-磷酸
明确的诊断测试	↓RBC GALT酶活性 GALT突变分析	↓RBC GALE酶活性 GALE突变分析 在神经发育迟缓患者中回顾性发现的一些病例	↓RBC GALE酶活性 GALM突变分析	↓RBC GALK酶缺乏症 GALK突变分析
常见突变	经典：Q188R、K285N、L195P 临床变异：S135L 生化（Duarte）：N314D/Q188R	严重形式：V94M、K257R、R335H、L183P 温和型：L313M、D103G	(c.829G>A)/(p.Gly277Arg)	P28T
症状	早期表现：喂养不耐受、黄疸、成长不良和嗜睡 晚期表现：肝功能衰竭、凝血障碍、肾功能障碍、白内障、大肠杆菌败血症和死亡	可能无症状或与典型半乳糖血症相似，包括学习障碍、生长不良和神经系统发育迟缓	临床表现非常多样化，从无症状病例到先天性白内障和短暂性胆汁淤积	双侧白内障

续表

	GALT	GALE	GALM	GALK
预后	及时限制半乳糖摄入将避免严重的危及生命的事件,所有患者都有长期并发症的风险:卵巢早衰、神经发育受损、言语问题、锥体外系异常和骨矿物质密度降低	长期预后尚未阐明	长期预后尚未阐明	早期半乳糖限制饮食完全可以预防白内障

二、定义

半乳糖血症是半乳糖代谢中酶的功能缺陷,导致体内半乳糖堆积,干扰正常细胞功能的常染色体隐性遗传代谢性疾病。

三、流行病学

总体发病率尚不清楚。美国,CG的发生率为1/53,554。在爱尔兰人群中的发病率约为1/16,000,在瑞典为1/100,000。GALK缺乏症的患病率从1/220,000到1/50,000不等,浙江省新生儿筛查数据显示,半乳糖血症总体患病率为1/189,857,其中GALT缺乏导致的经典型半乳糖血症的发病率约为1/759,000。Ⅳ型半乳糖血症的患病率约为1/228,000。

四、病因及发病机制

当摄入乳糖后,乳糖在肠腔内被乳糖酶水解为葡萄糖和半乳糖,半乳糖通过钠/葡萄糖活性共转运体(SGLT1)转运过肠细胞刷状边界膜,并通过葡萄糖转运蛋白2(Glucose tranporter 2,GLUT2)促进扩散穿过肠细胞基底外侧膜,入血后,经门静脉血液到肝脏。肝脏是半乳糖代谢的主要部位。当乳糖分解时,半乳糖处于β构型,一旦进入细胞,β-d-半乳糖会被GALM异构化,从而进入Leloir途径(图1)。半乳糖首先被GALK磷酸化并转化为1-磷酸半乳糖(Galactose-1-phosphate, Gal-1-P),然后Gal-1-P和尿苷二磷酸葡萄糖(Uridine diphosphate Glucose, UDP-Glc)在GALT的催化下生成葡萄糖-1-磷酸(Glucose-1-Phosphate, Glc-1-P)及尿苷二磷酸半乳糖(Uridinediphosphate galactose,UDP-Gal),而生成的UDP-Gal则在GALE的催化下生成Glc-1-P,补充消耗的UDP-Glc。Glc-1-P则作为供能物质,经糖酵解途后可以进入三羧酸循环来提供能量。

半乳糖血症包括半乳糖代谢的Leloir途径中三种不同的酶缺陷(图4-8-1)。该途径在将β-d-半乳糖转化为Glc-1-P以进入糖酵解过程中起关键作用,并为碳水化合物和脂质的半乳糖化提供UDP-Gal。

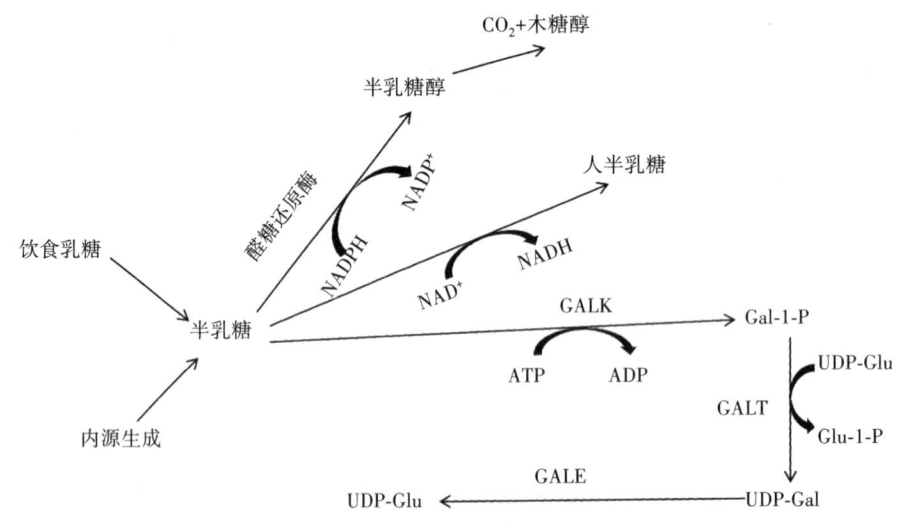

图4-8-1 半乳糖代谢Leloir途径

不同的半乳糖血症类型是由GALT、GALK、GALE和GALM基因的突变引起的,这些基因编码半乳糖代谢必需的四种酶,其中GALT、GALK、GALE基因突变,导致Leloir半乳糖降解代谢途径受损。

1. CG

CG又称Ⅰ型半乳糖血症是GALT基因改变所致。GALT基因定位于9p13，基因全长约4.3kb，编码11个外显子，mRNA序列长度为1.2kb，编码379个氨基酸。GALT是半乳糖代谢Leloir途径中的第2个酶（图1），在肝脏、红细胞和其他组织中均有表达。GALT催化Gal-1-P和UDP-Glc生成Glc-1-P及UDP-Gal，该酶活性中心的两个组氨酸（his164和his166）上的咪唑环为亲核催化基团，可以催化G-1-P与UDP-Gal形成Gal-1-P和UDP-Glu。

GALT缺乏导致Gal-1-P积累是CG的主要致病原因。目前，人类基因突变数据库（The Human Gene Mutation Database，HGMD）显示GALT有319例不同突变，包括错义突变和无义突变251例、剪切突变27例、小缺失突变24例、插入突变5例、插入缺失突变3例、大片段缺失突变8例、复杂性重排1例，研究表明半乳糖血症基因突变的复杂多样性或许是该病的临床表现多样性的根本原因。GALT突变以点突变为主。GALT的错义突变会导致酶活性的部分或者全部缺失，但错义突变降低GALT酶活性的机制目前并不清楚。目前，主要有2种观点：①使酶的活性降低或者缺失；②是形成不稳定的蛋白。研究表明，GALT最常见的突变是p.Q188R、p.K285N、p.S135L和p.N314D。GALT基因的突变具有显著的种族特异性，p.Q188R是白人的常见突变；p.S135L是黑人的主要突变；在亚洲地区日本人群的常见突变类型包括p.W249X、p.R231H和p.N314D等。研究发现白人中常见突变Q188R型基因突变影响GALT的活性中心（催化区），从而影响GALT的功能。张海燕等人纳入了2例疑似半乳糖血症的患儿，应用新一代测序技术对患儿基因组进行外显子捕获检测，对患儿及其父母的突变位点进行Sanger测序验证，结果显示例1携带GALT基因c.564G>C（p.Q188H）和c.116A>T（p.D39V）复合杂合突变；例2携带c.754C>T（p.Q252X）和c.904+1G>T复合杂合突变；Sanger测序验证结果显示2例患儿分别携带c.564G>C（p.Q188H）、c.116A>T（p.D39V）和c.754C>T（p.Q252X）、c.904+1G>T突变；例1父亲携带GALT基因c.564G>C杂合突变，母亲携带c.116A>T杂合突变，例2父亲携带c.754C>T杂合突变，母亲携带c.904+1G>T突变，因此患儿的突变分别遗传自父母。4个突变经检索HGMD均为未报道的新突变。GALT基因的复合杂合突变可能是2例半乳糖血症患儿的发病原因。

2. 半乳糖激酶缺乏症（Galactokinase deficiency）

半乳糖激酶缺乏又称Ⅱ型半乳糖血症是由GALK基因改变所导致。GALK是Leloir通路中的第1个酶（图4-8-1）。该酶属于半乳糖激酶、高丝氨酸激酶、甲羟戊酸激酶和磷酰戊酸激酶超家族，该基因在染色体17q25.1.15上跨越8个外显子和7.3kb。缺GALK会导致Ⅱ型半乳糖血症或半乳糖激酶缺乏症。几种GALK致病性变异已被表达，包括红细胞中的插入、缺失和单碱基改变最严重的表型与不溶性酶有关，而较轻的表型以催化功能受损的可溶性酶为特征。

3. 半乳糖差相异构酶缺乏（Galactose epimerase deficiency）

半乳糖差相异构酶缺乏又称Ⅲ型半乳糖血症是由GALE基因改变所致。GALE是Leloir途径的第3种酶（图4-8-1）。GALE是短链脱氢酶/还原酶家族的成员，由位于染色体1p36.11上的GALE编码。GALE活性受损导致Ⅲ型半乳糖血症或差向异构酶缺乏症。Ⅲ型半乳糖血症临床表现具有高度异质性。依据GALE酶活性在不同组织细胞的改变，临床分为全身型、周围型、中间型三型：①全身型患者临床症状重，表现类似GALT缺陷患儿，必须早诊断早治疗，而周围型和中间型预后好。②周围型通常不需限制半乳糖饮食。③中间型治疗方案尚未明确，有报道未经治疗的中间型GALE病例在儿童早期出现运动及认知发育落后。由于新生儿筛查发现病例多无临床症状，立即区分轻重症较困难，建议先饮食治疗，明确为轻症型可停无乳糖奶粉。

4. 半乳糖变旋酶缺乏症（Galactose mutarotase deficiency）

半乳糖变旋酶缺乏症又称Ⅳ型半乳糖血症是GALM基因改变所致。GALM在该途径的第一步催化β-D-半乳糖和α-D-半乳糖之间的差向异构化。GALM基因位于染色体2p22.1，包含9个外显子。虽然Ⅰ、Ⅱ和Ⅲ型半乳糖血症已众所周知，Wada等人在2018年首次报道了Ⅳ型。迄今为止，已报告8例不明原因和持续性半乳糖血症的患者。Ⅳ型半乳糖血症的估计患病率为1/228,411，但这在不同种族之间差异很大。

5. 半乳糖血症是一种常染色体隐性遗传疾病

半乳糖血症是一种常染色体隐性遗传疾病。父母双方都携带隐性基因时,每次怀孕生育出患病孩子(即从父母双方获得隐性基因)的概率是25%,生育出携带者孩子(即只从一方获得隐性基因)的概率是50%,生育出完全不携带隐性基因孩子的概率是25%。而且,无论生育男孩还是女孩,其患病风险都是相同的"。这样修改后,更清晰地阐述了遗传概率问题,逻辑更加顺畅

五、临床表现

患有半乳糖血症的婴儿出生时正常,但在几天或几周内就会出现厌食并开始呕吐、黄疸、氨基酸尿、蛋白质尿、腹水、腹泻、易怒、嗜睡和败血症等。如果不及时治疗,它会发展为严重危及生命的事件,发展为肝肿大、肝功能衰竭、出血、肾功能障碍、脑病、大肠杆菌败血症、休克,最终死亡。

(1)CG特点是新生儿半乳糖不耐受,常表现为生后进食奶类后出现呕吐、拒食、体重不增、腹泻、嗜睡、肌张力减低、低血糖等症状,随后出现黄疸及肝脏肿大。如未得到及时诊断及治疗,可能出现进行性肝或肾功能衰竭、脓毒症或休克,从而导致新生儿死亡。然而,即使早期治疗,患有经典半乳糖血症的患者也可能出现并发症,例如语言障碍、共济失调和卵巢早衰。Martinelli博士等人报道了一例经典的半乳糖血症,患儿为一新生儿女婴,经基因诊断证实为半乳糖血症,即该患儿的GALT上存在复合型杂合突变,位点为p.ARG51Trp [c.151C>T] 和 p.GLN188ARG [c.563A>G]。患儿出现黄疸、低血糖和肝功能衰竭。虽然控制饮食(停用乳类),但仍陷入昏迷状态。头颅MRI及光谱学可见弥漫性水肿。尽管后续颅内水肿已被控制,但患儿在脑疝发生21天后死亡。

(2)GALK缺乏症患者临床表现是白内障,2%的患者还出现其他临床异常,包括癫痫、智力障碍、大脑假瘤和神经纤维瘤病。在通过新生儿筛查确定的患者中,在出生后前两个月内开始限制饮食半乳糖可能避免白内障的发生。接受治疗的患者的血液半乳糖可能达到正常水平,但尿液和血液中的半乳糖醇仍然升高。

(3)GALE缺乏症包括三种临床形式:①与特定致病变异p.V94M相关的所有组织中广泛而严重的酶缺乏症。②红细胞和白细胞中度、重度缺乏,其他组织部分缺乏(正常的50%)③局限于红细胞和白细胞的外周GALE缺乏。广泛性GALE缺乏患者的临床症状与经典的半乳糖血症相似,包括低张、呕吐、黄疸、肝肿大、肝功能障碍和白内障,这些症状随着乳糖/半乳糖限制而消失。周围型或中间型的患者通常没有症状,只有通过异常新生儿筛查才能确诊。

(4)GALM缺乏的临床表现从无症状到先天性白内障和短暂性胆汁淤积。

六、辅助检查

1. 生化检查

一般生化检查缺乏特异性,生化检查可见转氨酶升高、胆红素升高、低血糖、乳酸升高等,可能合并凝血功能障碍,血气分析可见不同程度的代谢性酸中毒。

2. 代谢产物检测

主要是通过气相色谱质谱联用(Gaschromatography-mass spectrometry,GC/MS)检测患儿血液或尿液中可检测到半乳糖、半乳糖醇或半乳糖酸等的异常堆积。血浆氨基酸分析可见多种氨基酸含量升高,主要包括瓜氨酸、蛋氨酸、苯丙氨酸、酪氨酸、鸟氨酸等。但这种方法受饮食等影响较大,难与病毒性肝炎、氨基酸血症等相鉴别,可作为筛查此病的手段。目前很多国家将半乳糖血症纳入新生儿筛查范围,通常采用荧光定量方法检测新生儿足跟血滤纸片中的半乳糖含量。

3. 酶学检测

酶学检测是一种被认为是"金指标"的诊断方法,目前许多国家都开展了基于酶学方法的半乳糖血症的新生儿筛查项目(Newborn screening,NBS),通过取患儿红细胞或培养皮肤成纤维细胞或新鲜肝脏组织进行相应酶活性测定,纯合子的酶活性几乎为0,杂合子可残余部分酶活性。但是酶学诊断对技术要求及标本采集与保存要求都很高,易受温度、相对湿度等的影响而出现假阳性,若受试者在近期接受过输血还会出现假阴性。另外,酶学诊断时需要6-磷酸葡萄糖脱氢酶(Glucose-6-phosphate dehydrogenase,G-6-PD)的参与,在G-6-PD缺乏症发病率较高的地区和人群中开展时,检测结果的可靠性可能会受到影响。

4. 基因检测

可通过Sanger测序法直接检测GALT基因是否存在致病突变,或通过二代测序的方法进行外周血全基因或全外显子检测。半乳糖血症的3种关键酶分别由GALT、GALK和GALE基因编码,通过对上述基因进行测序分析获得阳性结果即可以诊断相应的半乳糖血症。

5. 新生儿筛查

目前欧美等国及日本、韩国均将半乳糖血症列入了新生儿筛查的范围。可采取患儿外周血红细胞、白细胞、皮肤成纤维细胞或肝活检组织等进行GALT酶活性检测。用Beutler法筛查缺陷酶,观察有无荧光的产生,以此作为最后评定的依据,本病无荧光产生。酶活性的缺陷也可从肝、肠黏膜、成纤维细胞及白细胞中得到反映。根据筛查方法,也可能检测到 GALK 和 GALE 缺陷病例,从而达到早期诊断,早期治疗,避免新生儿期死亡,尽量减少远期并发症的目的。

(1) Beutler试验:用于检测血滴纸片的半乳糖-1-磷酸尿酰转移酶活性,其缺点是假阳性率过高。

(2) Paigen试验:是用于检测血滴纸片半乳糖和半乳糖-1-磷酸的半定量方法,优点是很少假阳性,并且3种酶缺陷都可被检出。

(3) 干血斑(Dried blood spot, DBS)法是通过采集全血滴在纤维素卡片,在室温下干燥形成血斑后进行检测。DBS GALT活性在冷藏样品中可稳定达2周,但在较高温度或高湿条件下活性明显丧失其中,低湿37℃贮藏32 d后,DBS GALT活性下降>60%,高湿贮藏1周后,GALT活性下降>70%。因此,这种酶的不稳定性可能导致假阳性筛选结果,特别是在夏季。为了提高筛查的特异性,一些项目对酶或代谢阳性的病例进行二级DNA检测,针对最常见的GALT致病变异如果在将血液放入乙二胺四乙酸(EDTA)管中,然后将血液放入滤纸上进行检测,以及患有G-6-PD缺陷的婴儿也会出现假阳性结果。新生儿筛查前输血填充红细胞可导致高酶活性错误。在这些情况下,如果临床怀疑有半乳糖血症,最好进行DNA检测。

CG是三种酶缺乏症中最常见和最严重的。根据不同的筛查方法,也可以检测到GALK和GALE缺乏的病例。大多数程序使用基于荧光的beutler方法来半定量测量DBS中的GALT活性。大约30%的项目在DBS中测量总半乳糖,作为他们的主要筛查方法,或与GALT检测相结合半乳糖的升高和正常的GALT活性提示GALK或GALE缺乏。在食用无乳糖配方奶粉和接受全肠外营养的半乳糖血症婴儿中,单独测量总半乳糖可导致假阴性筛查结果。除了各种药物外,在患有柠檬酸缺乏症、Fanconi-Bickel综合征或肝脏疾病的新生儿中也可以看到假阳性筛查结果。

七、诊断

CG诊断主要依赖临床表现和上述辅助检查,若基因检测发现致病突变或酶学检测发现酶活性显著下降可确诊。100%患有半乳糖血症的婴儿都可以通过新生儿筛查程序确诊,使用足跟的血液样本进行诊断。红细胞中GALT活性显著减低是诊断本病的金标准。这种方法也可识别具有部分酶活性的变异型。临床医生应从2~3岁开始通过临床检查筛查CG患者是否有神经系统病变。这种筛查应包括检查共济失调、震颤、韵律障碍和肌张力障碍。如果注意到特定的神经功能缺陷,建议用指定的量表监测进展。建议每年对成年患者进行筛查,并记录进展情况(如果有的话)。儿科患者可以更频繁地进行筛查(每6个月一次),以确定潜在的可改变的神经问题。

父母通常为无症状的GALT致病变异携带者。患者或成为正常个体的概率均为25%,成为致病等位基因携带者的概率为50%。当基因诊断明确时,可以通过羊水细胞或绒毛膜细胞对胎儿进行产前诊断。对未经产前检查出生的高危新生儿,应进行红细胞GALT酶检测和(或)基因检测,以便早期筛查、诊断和治疗

八、鉴别诊断

(1) 新生儿溶血病:由于母体存在与胎儿血型不相容的血型抗体(IgG)引起轻型者,出生时与正常新生儿无异,1~2天后逐渐出现黄疸和贫血、程度日益加深,或稍有嗜睡拒食;重者嗜睡、拒食、拥抱反射由强转弱,贫血、肝脾肿大渐趋明显,黄疸加深。通过检测患儿及母亲血型可鉴别。

(2) 乳糖不耐症(LI):是一种代谢紊乱,其特征是不能分解乳糖,这是牛奶和奶制品中的主要糖分。LI患者不能正常消化乳糖,因为他们缺乏或部分缺乏肠道酶,乳糖酶,这是消化乳糖的关键。乳糖是一种复杂

的糖,由两种不同的糖分子组成,半乳糖和葡萄糖,每一种都是单糖,更容易被身体的肠道吸收,并在其他器官加工。缺乏乳糖酶的人在进食或饮用富含乳糖的食物后会出现痉挛、恶心、腹胀、腹泻等,这些食物并不都是乳制品。出现在新生儿身上的症状更严重。半乳糖血症的症状在出生后不久就很明显,通常包括严重腹泻、呕吐、脱水和无法茁壮成长。

(3)希特林蛋白缺乏症:希特林(Citrin)蛋白缺乏所致的新生儿肝内胆汁淤积症(Neonatal intrahepatic cholestasis caused by citrin deficiency, NICCD)临床表现亦以黄疸、肝大、肝功能异常为主要表现,但一般伴有高氨血症、低血糖、低蛋白血症、甲胎蛋白升高、血浆氨基酸检测显示瓜氨酸、酪氨酸等增高,较少合并白内障,症状多为自限性,该病致病基因为编码Citrin蛋白的SLC25A13,定位于染色体7q21.3,可通过基因检测以鉴别。

(4)胆汁淤积症:临床可表现为黄疸、皮肤瘙痒、肝肿大,伴大便颜色变浅,生化检测以胆汁酸升高为主,转氨酶和胆红素轻度升高,肝胆超声检查和胆道造影可鉴别。

(5)尼曼匹克病C型:是因NPC1和NPC2基因突变导致的胆固醇转运障碍,临床以肝脾肿大、神经系统受累为主要表现,发病年龄各异,少数可在新生儿期起病,表现为黄疸消退延迟、胆汁淤积等,骨髓检查发现特征性的泡沫细胞,血7-酮胆固醇增高以及基因检测有助鉴别。

(6)肝豆状核变性:典型表现为肝病、神经系统异常、角膜K-F环阳性。此病多在学龄前期以后起病,多在体检时发现肝功能异常而就诊,血中铜蓝蛋白水平明显降低,尿铜排出增多,少数可出现神经系统症状,以锥体外系症状为主,ATP7B基因检测可明确诊断。

(7)其他:以黄疸、肝功能损伤为主的代谢性疾病,如瓜氨酸血症Ⅰ型、酪氨酸血症Ⅰ型、丙酸血症等,均可通过代谢产物检测及相应基因检测以鉴别。

九、治疗策略

1.饮食管理

治疗主要基于饮食中半乳糖的限制。婴儿应该用大豆配方或其他无乳糖配方喂养。建议患者终生遵循饮食习惯。新生儿通常在3~5天大时进行血液检查。如果发生半乳糖血症,应立即停止母乳喂养,并改用不含半乳糖的配方奶。有必要从饮食中排除所有高半乳糖的食物,特别是牛奶、乳制品、内脏等。有些食物含有潜伏形式的半乳糖,例如豆类、小麦面筋、大米、甜菜、洋葱、大蒜、芦笋等,也应禁止大量食用这些食物。除了饮食限制外,重要的是要注意药物的乳糖含量,因为大多数片剂产品的载体是乳糖,因此建议选择不含乳糖的替代产品。这一限制对于长期使用的药品如维生素、避孕药等。

临床医生应该用半乳糖限制饮食治疗红细胞GALT酶活性低于10%和/或GALT基因两个等位基因(包括p.S135L)的病理变异的患者。目前还没有足够的证据来断定红细胞残余高血糖酶活性为10%~15%的患者是否应该或不应该接受治疗。如果怀疑婴儿患有经典半乳糖血症,临床医生应立即开始半乳糖限制饮食(例如,大豆基、酪蛋白水解物或元素配方),而不必等待确诊。

2.激素治疗

激素替代疗法也可用于延迟青春期以及应对青春期女性月经继发性异常(如月经缺失等),卵巢损害几乎总是出现在典型的半乳糖血症的女孩中,并与血液中促性腺激素、促卵泡激素(FSH)水平的增加有关;男性半乳糖血症通常不表现出性腺功能异常。适当的治疗(即抗生素药物)可用于新生儿期控制感染。

3.心理评估

语言治疗对于儿童语言失用或构音障碍的儿童可能是必要的。对于学龄儿童,个别的教育计划和/或学习技能方面的专业帮助对某些人来说可能是必要的,这取决于心理发展评估。

临床医生应推荐患者进行发育商(DQ)和智商(IQ)测试,以获得一种验证良好的发育和认知能力测量方法。至少应在以下时间进行测试。

2~3岁:使用Bayley婴幼儿发展量表(BSID)或类似的标准测试工具来评估早期的言语/语言和运动发育,以便及时进行早期干预。

4~5岁:使用韦氏学前和小学智力量表(WPPSI)或类似的标准测试工具,评估入学准备和职业治疗和言语语言治疗的需求。

8~10岁:使用韦氏儿童智力量表(WISC)或类似的标准测试工具来评估认知发展、特定领域的优势和劣势以及特殊治疗的需求。

12~14岁:使用韦氏儿童智力量表(WISC)或类似的标准测试工具,评估认知发展和特定领域的优势和弱点,并评估特殊治疗的需求。

15岁及以上:根据需要,具体提问。

十、疗效及转归

患儿的预后取决于能否得到早期诊断和治疗。未经正确治疗者大都在新生儿期死亡,平均寿命约为6周,即便幸免,日后亦遗留智能发育障碍。获得早期确诊的患儿生长发育大多正常,但多数在成年后可有学习障碍、语言困难或行为异常等问题。女性患儿在年长后几乎都发生性腺功能不足,原因尚不甚清楚。

参考文献

[1] Wada Y, Kikuchi A, Arai-Ichinoi N, et al. Biallelic GALM pathogenic variants cause a novel type of galactosemia[J]. Genet Med, 2019,21(6):1286-1294.

[2] Haskovic M, Coelho A I, Bierau J, et al.Pathophysiology and targets for treatment in hereditary galactosemia: A systematic review of animal and cellular models[J].Wiley, 2020,43(3):392-408.

[3] Schweitzer S, Shin Y, Jakobs C, et al.Long-term outcome in 134 patients with galactosaemia[J].European Journal of Pediatrics, 1993, 152(1):36-43.

[4] Krabbi K, Uudelepp M L, Joost K, et al.Long-term complications in Estonian galactosemia patients with a less strict lactose-free diet and metabolic control[J].Molecular Genetics and Metabolism, 2011, 103(3):249-253.

[5] Openo KK, Schulz JM, Vargas CA, et al. Epimerase-deficiency galactosemia is not a binary condition[J]. Am J Hum Genet, 2006,78(1):89-102.

[6] Yang C,Zhou C,Xu P,et al.Newborn screening and diagnosis of inborn errors of metabolism: A 5-year study in an eastern Chinese population[J]. Clinica chimica acta: International journal of clinical chemistry and applied molecular biology,2020,502:133-138.

[7] Ohlsson A .Galactosemia Screening with Low False-Positive Recall Rate: The Swedish Experience[J].Jimd Rep, 2012, 2:113-117.

[8] Hennermann J B, Schadewaldt P, Vetter B, et al.Features and outcome of galactokinase deficiency in children diagnosed by newborn screening[J].Journal of Inherited Metabolic Disease, 2011, 34(2):399-407.

[9] Shinya,Iwasawa,Atsuo,et al.The prevalence of GALM mutations that cause galactosemia: A database of functionally evaluated variants[J].Molecular Genetics & Metabolism, 2019,126(4):362-367.

[10] Ilona,Milánkovics,Ágnes,et al.Molecular and clinical analysis of patients with classic and Duarte galactosemia in western Hungary[J].Wiener Klinische Wochenschrift, 2010,122(3-4):95-102.

[11] 张海燕,陈栋,刘晨,等.两例新生儿经典型半乳糖血症的基因突变分析[J].中华医学遗传学杂志, 2018, 35(2):5.

[12] Martinelli D, Bernardi B, Napolitano A, et al.Teaching NeuroImages: Galactitol peak and fatal cerebral edema in classic galactosemia: Too much sugar in the brain[J].Neurology, 2016, 86(3):e32-3.

[13] Kaye CI, Committee on Genetics, Accurso F, et al. Newborn screening fact sheets[J]. Pediatrics, 2006,118:e934-963.

[14] Anderson,S.GALT Deficiency Galactosemia[J].Mcn Am J Matern Chil, 2018,43(1):44-51.

[15] Korner M, Kälin S, Zweifel-Zehnder A, et al.Deficits of facial emotion recognition and visual information processing in adult patients with classical galactosemia[J].Orphanet Journal of Rare Diseases,2019,14(1):56.

[16] Van Calcar SC. A re-evaluation of life-long severe galactose restriction for the nutrition management of classic galactosemia[J].Mol Genet Metab, 2014, 112:191-197.

[17] Welling L, Bernstein L E, Berry G T, et al.International clinical guideline for the management of classical galactosemia: diagnosis, treatment, and follow-up[J].Journal of Inherited Metabolic Disease, 2017, 40(2):171-176.

董文敬(撰写)　杨海侠(审校)

第九章　糖原贮积症Ⅰ型
Chapter 9　Glycogen Storage Disease Type I, GSD I

关键词:多发肝腺瘤;中性粒细胞数量减少;肾小管损伤;低血糖性惊厥

Keywords: multiple hepatic adenomas; the number of neutrophils decreased; renal tubule injury hypoglycemic convulsion

一、概述

葡萄糖-6-磷酸酶缺乏症(Glucose-6-phosphatase deficiency)又称冯吉尔克(von Gierke)病,是一种糖原贮积症(Glycogen storage disease,GSD)。它是首个发现由酶缺乏引起的GSD,因此命名为GSD Ⅰ型。1929年,Von Gierke在回顾了两名肝脏和肾脏含有过量糖原的儿童的尸检报告后描述了糖原贮积症Ⅰ型(Glycogen storage disease typeⅠ,GSDⅠ)。此后于1967年又有研究人员首次描述GSDⅠ型合并肾损害。直到20世纪80和90年代中期,人们才认识到慢性肾脏病变为GSDⅠ常见的并发症。

目前,GSDⅠ分为两个亚型见表4-9-1。糖原贮积症Ⅰa(Glycogen storage disease type Ia, GSDⅠa, OMIM232200)是由葡萄糖-6-磷酸酶(Glucose-6-phospha-tase,G-6-pase)缺乏导致,其中GSDⅠa约占GSDⅠ的80%。1978年,Narisawa等人在描述糖原贮积症Ib(Glycogen storage disease type Ib,SDIb,0MIM232220)由葡萄糖-6-磷酸转移酶(Glucose-6-phosphatase transporter,G6PT)缺乏引起的,GSDⅠb患者存在中性粒细胞数量减少和(或)反复感染症状。两种亚型患者主要表现为生长落后、肝脏肿大、空腹低血糖、高乳酸血症、高脂血症等。目前尚未确认其他亚型的存在。

表4-9-1　GSDⅠ型的两个亚型分类概述

名称	受累器官、组织、细胞	缺陷酶的名称	基因名称	基因定位	症状
GSDⅠa	主要肝和肾	G-6-pase	G6PC	17q21	主要表现为生长迟缓、肝脏肿大、空腹低血糖、高乳酸血症、高脂血症等
GSDⅠb	主要肝和白细胞	G6PT	SLC37A4	11q23	与GSDⅠ症状相同,中性粒细胞数量减少和(或)反复感染症状

二、定义

GSDⅠ是由G-6-pase或其介导的转运蛋白缺陷所致的糖原代谢障碍性疾病,主要临床表现为发育迟缓、肝大、空腹低血糖、高乳酸血症、高血脂、肾脏疾病等。

三、流行病学

GSDⅠ型发病率约为1/100,000,约占肝糖原累积病的30%,其中GSDⅠa约占80%。德系犹太人的患病率是其他人口的5倍。中国人的发病率缺乏调查数据。

四、病因及发病机制

GSDⅠ是一种常染色体隐性遗传疾病,由调节血糖水平关键酶或其介导的转运蛋白的缺乏,导致患儿出现低血糖、肝大、乳酸血症等临床表现。G-6-pase在糖原合成及分解中起关键作用。G-6-pase和G6PT均为细胞内质网膜蛋白,G6PT可将葡萄糖-6-磷酸从细胞胞质转运到内质网腔,并被G-6-pase分解成葡萄糖和磷酸。G-6-pase是糖异生和糖原降解的限速酶,仅在肝脏、肾脏、小肠、胰腺等组织中表达。G6PT在人体各种组织中均有表达,但G6PT仅在G-6-pase存在下转运葡萄-6-磷酸的功能才能进行,故两者对维持血糖稳定均发挥重要作用。

GSDⅠa是由G6PC基因突变导致的G-6-pase活性不足引起。GSDⅠa型致病基因位于17q21,含5个外显子,基因突变导致糖原降解或异生过程不能释放葡萄糖,使葡萄糖-6-磷酸堆积,通过糖酵解途径产生过多乳酸,磷酸戊糖途径致血尿酸升高,并同时生成大量乙酰辅酶A,致血脂升高。G-6-pase的活性部位在质网的管腔侧。需G6PT负责葡萄糖-6-磷酸从细胞质转移到内质网内侧可发挥水解作用。G-6-pase和G6PT的复合物催化糖原分解和糖异生生成葡萄糖的最后一步,缺乏这两种物质都会导致肝糖原和脂肪在肝脏、肾脏和肠黏膜的积累。

GSDⅠb是由溶质载体家族37成员4(SLC37A4)基因突变所致。SLC37A4位于11q23,含9个外显子,在肝脏、肾脏、血液、骨骼肌、肠道广泛表达。SLC37A4基因突变可引起其所编码的G6PT缺乏,导致葡萄糖-6-磷酸转化为葡萄糖出现障碍,其作用是将葡萄糖-6-磷酸从细胞浆和内质网膜间隙转运到内质网腔内。当基因突变导致G6PT缺乏时,葡萄糖-6-磷酸不能被转运到微粒体膜而进一步水解产生葡萄糖,造成与GSD

Ⅰa型相同的表现。另外,GSDⅠb型患者还有因粒细胞减少和功能障碍而出现的反复感染和炎症性肠病等表现,其确切机制尚不清。有研究表明,G6PT对中性粒细胞内质网腔具有抗氧化保护作用,当酶缺陷时中性粒细胞出现功能障碍和凋亡。

当外源性葡萄糖消耗殆尽时,血糖水平迅速下降,血糖降低使升糖激素分泌增多,过多的葡萄糖-6-磷酸转化为丙酮酸,丙酮酸继续酵解产生的大量乳酸;其次患者单糖和双糖利用障碍,单糖和双糖通过旁路代谢为乳酸,导致高乳酸血症,长期高乳酸血症可导致生长迟缓。低血糖使脂肪大量动员,脂肪分解的中间代谢物乙酰辅酶A、丙酮、游离脂肪酸等升高,导致高脂血症、脂肪肝等,这都是动脉粥样硬化的危险因素,其机制可能与以下几点有关。

(1)载脂蛋白E(Apolipoprotein E,ApoE)较正常人群高,ApoE能将甘油三酯高通量地转运出血管内皮细胞,并以胆汁酸的形式排泄。

(2)血管清道夫—尿酸水平升高,有助于拮抗内皮粥样斑块形成。葡萄糖-6-磷酸堆积使戊糖代谢旁路活跃,产生过量嘌呤,嘌呤分解产生大量尿酸;同时体内其他有机酸如乳酸、丙酮酸等异常增多对尿酸在肾小管上皮的主动分泌存在竞争性抑制,两方面因素导致高尿酸血症。长期高尿酸血症可对肾脏造成损害。

(3)血小板凝聚功能下降。

GSDⅠ患者的肾小球损伤与肾脏的血流动力学及结构改变相关,虽然目前具体机制尚不明确,但已有多个研究表明肾素-血管紧张素系统的激活促纤维化细胞因子(转化生长因子-β)表达增加、肾小管上皮细胞内能量不足等在其中发挥重要作用。为满足代谢需要,疾病早期肾小球血流量及血管内流体静压升高,表现为过度灌注和过度滤过,长期导致肾小球纤维化和硬化,逐渐形成瘢痕,出现微量白蛋白尿、蛋白尿,同时蛋白尿被认为可以反过来通过诱导趋化因子和炎症通路加剧肾小球损伤。随疾病进展,瘢痕逐渐包绕整个肾小球,表现为局灶性节段性肾小球硬化、肾小管萎缩及肾间质纤维化,进一步造成肾单位丧失,最终肾小球滤过率(Glomerular filtration rate,GFR)下降,肾功能衰竭。

肾近曲小管是正常人体内消耗大量能量且G-6-Pase酶活力最强的部位之一。GSDⅠ患者由于近曲小管细胞内G-6-Pase活力严重下降或丧失,导致大量糖原在这一部位堆积且不能产生发挥功能所需的葡萄糖,致使碳酸氢盐、磷酸盐、葡萄糖和氨基酸的重吸收功能受损。在未治疗或控制不佳的患者中,由于存在低血糖和代谢性酸中毒,原尿中葡萄糖和碳酸氢盐水平降低,因此糖尿和碳酸氢盐尿可不明显,更常见氨基酸尿和高磷酸盐尿。钙和枸橼酸都可以自由透过肾小球滤过屏障。正常情况下,高达70%的钙和90%的枸橼酸借助钠离子在肾近曲小管被重吸收,重吸收后的枸橼酸和管周血管内产生的少量枸橼酸在肾小管上皮细胞线粒体内参与三羧酸循环,为肾脏细胞提供能量,未被重吸收的枸橼酸可以螯合尿液中的钙,防止钙盐沉积,避免肾结石和肾钙化。GSDⅠ患者中广泛存在低枸橼酸尿,机制尚未完全清楚,由于枸橼酸代谢受到酸碱状态的影响,推测可能是由于GSDⅠ患者代谢性酸中毒情况下肾脏排出枸橼酸减少,导致尿中枸橼酸浓度降低。但也有研究发现,即使无代谢性酸中毒,或仅仅轻度酸中毒且血pH值正常的状态下,GSDⅠ患者的尿枸橼酸水平也偏低。加上GSDⅠ患者由于肾近曲小管回吸收钙的功能降低,常常合并高钙尿症。尿液中枸橼酸降低合并钙升高,则很容易发生肾结石、肾钙化,进而继发血尿,增加尿路感染的机会,严重者导致肾实质损伤,并最终导致肾功能丧失。

五、临床表现

GSDⅠa患儿在新生儿期出现低血糖和乳酸血症,在3~6个月时,患儿会表现出肝肿大和/或低血糖的体征和症状。其主要的临床特征为肝肾肿大、腹部肿胀、身材矮小、生长不良。主要的生化表现包括低血糖、高乳酸血症、高脂血症、高甘油三酯血症和高尿酸血症。该病的其他临床表现在发病年龄、疾病进展和严重程度上各不相同。远期并发症以腺瘤恶变、进行性肾功能不全最为突出。肺动脉高压是严重而少见的并发症,一旦出现预后很差。GSDⅠb的临床表现及生化指征大体与GSDⅠa相同,此外,随着年龄增长,大多数GSDⅠb患儿会继发中性粒细胞和(或)单核细胞减少和功能障碍,可导致复发性细菌感染,口腔溃疡,感染性肠炎,77%的成人患者可表现为腹泻、持续腹痛、发热、肠道出血和肛周病变。与GSDⅠa型患者不同,GSDⅠb型患者常合并脾大,尤其是接受人重组粒-单核细胞集落刺激因子治疗的患者。

1. 肝肾肿大

新生儿表现肝肾肿大因不明显,而容易被忽视。1岁左右逐渐见肝脏肿大,甚至占据整个腹腔。肾脏肿大,但肾功正常。患者肝腺瘤首诊平均年龄为15岁。近2/3患者表现为多发肝腺瘤,ESGSDI随访发现,只要将代谢水平控制良好,肝腺瘤可长期静止甚至缩小。肝腺瘤的患者常有严重的缺铁性贫血。肝腺瘤有恶变倾向,故建议定期肝脏B超监测肝腺瘤发生。

GSD I 患者肾小球受累的早期表现为GFR增高,之后出现微量白蛋白尿,然后出现GFR下降和蛋白尿,最终发展为肾衰竭。GSD I 患者婴儿期GFR就有异常增高,平均13岁时31%患者可出现尿微量蛋白阳性,平均16岁时13%患者可出现尿蛋白阳性,大于25岁时尿微量蛋白和尿蛋白阳性率分别达到100%和50%。长期合理饮食和药物治疗,可使近端肾小管功能保持正常,但无法逆转远端肾小管功能进行性下降。欧洲的一项研究发现≥25岁的成年人均有肾脏病变,表现为微量白蛋白尿和/或蛋白尿。最早发现微量白蛋白尿的中位年龄为13岁(0.5~22岁),最早发现蛋白尿的中位年龄为16岁(0.5~25岁),微量白蛋白尿和/或蛋白尿的发生率随年龄的增长而增加。但也有研究数据显示GSD I 患儿在16~20岁出现微量蛋白尿的发病率最高,推测可能与这一年龄段患者的依从性差有关。Martens等研究了39名GSD I 患者代谢控制良好与否(通过检测血糖、血甘油三酯和尿乳酸/肌酐以及尿酸值来判断)和尿蛋白的关系,发现和最佳代谢控制的患者相比,代谢控制不良的患者尿蛋白浓度更高,微量白蛋白尿的发生率也明显升高,提示在GSD I 患者中良好的代谢控制可减轻肾脏损伤,减缓微量白蛋白尿的发生和进展。

GSD I 患者的肾小管损伤主要表现为尿生化改变,包括磷酸盐尿、氨基酸尿、高钙尿症和低枸橼酸盐尿。Weinstein等研究了15例3~28岁的GSD Ia患者,其中有14例存在低枸橼酸盐尿,有9例存在高钙尿症。在正常人,尿中枸橼酸盐的排泄随年龄增长而增加,但在患者中却随年龄增长而减少。尿枸橼酸盐排泄量受到血浆二氧化碳总量的影响,与其他代谢控制的指标,如pH值、总胆固醇、甘油三酯、乳酸、尿酸未发现相关性,故不能确定是酸碱平衡紊乱引起枸橼酸盐排泄减少。同时作者认为慢性高钙尿症损伤远端肾小管,逐步造成酸中毒,可能进一步减少尿中枸橼酸排泄。Scales等研究了13例4~45岁的GSD Ia患者,发现尿枸橼酸盐排泄量低于正常值,也低于同年龄、同性别的不明原因结石患者;作者同时发现GSD Ia患者尿草酸排泄增加。GSDI患者不均衡的饮食、慢性乳酸酸中毒、代谢控制不佳,尤其是多发性肝腺瘤等多种因素会造成贫血,随着肾功能不全逐渐进展,因促红细胞生成素(erythropoietin,EPO)减少也可引起贫血。高血压也是肾脏疾病进展的一个并发症。欧洲的一项研究数据显示有7%的GSDI患者观察到高血压。美国的成人GSD I 队列研究中23%有高血压。

2. 低血糖

常见在3~4个月大时表现因低血糖发生惊厥、昏迷,严重患者出现酮症酸中毒。

3. 生长发育迟缓

身材矮小或消瘦,也有部分患者肥胖,原因为葡萄糖-6-磷酸不能分解成葡萄糖而合成糖原,同时糖原异生增强致肝脏糖原贮存过多,游离的葡萄糖不能合成糖原而转变为脂肪。50%以上患者可有发育延迟和骨龄落后。成年女性患者可出现多囊卵巢综合征。

4. 出血

主要表现鼻咽及齿龈出血多见,出血量可相当大,必要时需要外科止血和干预,原因与血小板功能障碍有关,检查可发现出血时间和血小板黏附功能以及胶原和血小板凝集功能缺陷。

5. 高尿酸血症及痛风

多见于10岁以内儿童,因尿酸、乳酸及丙酮酸生成增高,影响尿酸的清除所致。但玲英等报道了一例以痛风为首发的GSD I a型,予高淀粉饮食,限制单糖摄入,同时进行降尿酸、降血脂等治疗,患者病情逐渐趋于稳定,随访一年,无痛风急性发作,饥饿感明显改善。

6. 高脂血症

因长期低血糖所致,表现甘油三酯、胆固醇、脂蛋白增高,可在臀部、肘关节、膝关节等处发生皮下黄色瘤,这与甘油三酯升高的程度相关。高脂血症也可导致视网膜黄斑病变,但不影响视力。严重的甘油三酯血症可诱发胰腺炎的发生,虽然并不导致动脉粥样硬化和心血管并发症的增加。

GSDⅠb的临床表现及生化指征大体与GSDⅠa相同,此外,随着年龄增长,大多数GSDⅠb患儿会继发中性粒细胞和(或)单核细胞减少和功能障碍,可导致复发性细菌感染,口腔溃疡,感染性肠炎,77%的成人患者可表现为腹泻、持续腹痛、发热、肠道出血和肛周病变。与GSDⅠa型患者不同,GSDⅠb型患者常合并脾大,尤其是接受人重组粒-单核细胞集落刺激因子治疗的患者。

六、辅助检查

1. 生化检查

患者空腹血糖低而果糖耐量试验和半乳糖耐量试验特异性增高。甘油三酯、胆固醇、脂肪酸和尿酸均显著增高。方法:为果糖(0.5g/kg)或半乳糖(1g/kg)配成25%的溶液予以静脉内注射,注射前后的1小时内,每10分钟取血测定其葡萄糖、乳酸、半乳糖、果糖的含量。若葡萄糖正常而乳酸升高者当可诊断。

2. 口服糖耐量试验

测定空腹血糖和乳酸,2岁以下患儿口服葡萄糖2.25g/kg,2岁及以上口服1.75g/kg,最大量75g,30、60、120、180分钟后测定血糖、乳酸,患者空腹血乳酸明显升高,在服用葡萄糖后随着血糖升高,乳酸明显下降至正常。

3. 胰高血糖素刺激试验

空腹和餐后2小时,肌注胰高血糖素30~100μg/kg,于注射后15、30、45、60分钟测定血糖。空腹刺激试验,正常时45分钟内血糖可升高超过1.4mmol/L,而患者血糖无明显升高,但乳酸可升高。餐后刺激试验,正常时可诱导餐后血糖进一步升高,而GSDⅠa患者无血糖升高。

4. 影像学检查

①腹部超声/CT:肝脏体积增大、弥漫性病变或有脂肪肝样改变。可见单发或多发性肝腺瘤,为形态规则的低回声或中高回声,可伴有钙化灶。肾脏体积增大,可伴弥漫性病变、回声增强、皮髓质分界不清和肾或输尿管结石。②心脏超声:少数患者可有心脏超声异常,包括左房增大,左室后壁轻度增厚,二尖瓣前叶增厚伴关闭不全,合并房间隔缺损和肺动脉高压等。③头部MRA:极少数患者出现颈内动脉、大脑中动脉和基底节动脉等狭窄,伴广泛侧支循环形成时即为烟雾病(Moyamoya)脑血管病变。

5. 肝组织活检和酶活性测定

肝组织可见HE染色的空泡变性,PAS染色阳性物增多,可有广泛脂肪沉积,电镜见胞质糖原增多。组织酶活性降低,糖原含量增加但糖原结构正常。由于该方法有创目前较少应用。

6. 基因分析

检测出G6PC或SLC37A4基因具有确诊意义,检测方法包括Sanger测序、糖原累积病基因二代测序和全外显子分析等。我国患者最常见的变异是c.648G>T和c.248G>A。

表4-9-2　GSDⅠ型的分子遗传学检测

基因	致病性变异基因占GSDⅠ的比例
G6PC	80%
SLC37A4	20%

七、诊断

GSDⅠ的诊断需要结合临床表现、实验室检查及基因检测综合判断。①临床表现:肝脏明显肿大伴空腹低血糖,应考虑GSDⅠ的可能。②实验室检查:GSDⅠ可表现为空腹3~4小时后的低血糖、高乳酸血症和以高甘油三酯血症为主的高脂血症和高尿酸血症等代谢异常。胰高血糖素对血糖没有反应。分子基因检测可以确诊。使用肝活检来测量G-6-Pase活性越来越罕见。婴儿多见,空腹血糖极低,合并高脂血症、高尿酸血症及临床检查肝肾肿大者,可拟诊。确诊本病可作肾上腺素试验,其方法如下:肌内注射1/1,000的肾上腺素0.03ml/kg。注射前30分钟及后30、60、90、120、150分钟取血测血糖。正常人注射肾上腺素1小时后,空腹血糖升高1.65~2.48mmol/L,2h恢复至原来水平。也可做特异性极高的果糖或半乳糖耐量试验予以确诊。

对于所有身高增长缓慢伴肝脏明显增大的患者均应考虑GSD Ⅰ型的可能。典型生化改变包括空腹低血糖、高乳酸血症、高脂血症和高尿酸血症等。GSD Ⅰb型患者还可有反复或持续性白细胞和中性粒细胞减少。基因分析发现G6PC或SLC37A4基因2个等位基因致病突变有确诊意义。

GSDⅠa型产前诊断的必要条件是家族中的G6PC基因诊断明确,确认2个等位基因的致病变异。母亲再次妊娠时,可在妊娠10~14周采集胎盘绒毛,或于妊娠16~22周通过羊膜腔穿刺获取羊水,分析胎儿细胞的G6PC基因,了解胎儿是否携带与家族先证者一致的致病变异。若检测到2个相同的G6PC变异,提示胎儿为GSDⅠa患者。GSDⅠb的产前诊断从未实现。

目前,GSDⅠ是一种常染色体隐性遗传。患病儿童的父母都是杂合子。遗传的风险是25%,对患者两种突变的识别可以诊断该家族中潜在的杂合子。

八、鉴别诊断

鉴别诊断包括其他糖原病,特别是糖原去支酶缺乏症(GSD Ⅲ型)引起的糖原病,餐后血糖和血乳酸症高,禁食期低,可能诱发原发性肝肿瘤和肾上腺髓质神经母细胞瘤伴眼眶转移综合征(Pepper综合征),通过临床和超声资料容易排除。注意与其他类型糖原贮积病、糖尿病、痛风、肝脏疾病、代谢综合征(X综合征)等鉴别,详见表4-9-3。

表4-9-3 鉴别诊断

疾病	基因	不同点
GSD型0(糖原合成酶缺乏症)		肝肿大,空腹低血糖,谷丙转氨酶升高,高脂血症
GSD Ⅲ型	AGL	肌无力,高肌酸激酶,心肌肥厚
GSD Ⅳ型	GBE1	严重酮症,轻度高乳酸血症;肌酸激酶明显升高,终末期肝病前无低血糖
GSD Ⅵ型	PYGL	血乳酸空腹正常,餐后升高
GSD Ⅸ型	PHKA2、PHKB、PHKG2	血糖轻度降低,血乳酸正常,多数患者成年后生化检查正常
Fanconi-Bickel综合征	SLC2A2	尿糖阳性、蛋白尿、高磷酸盐尿、氨基酸尿;佝偻病
果糖1,6二磷酸酶缺乏症	FBP1	在长时间(例如过夜)空腹后出现低血糖,空腹3~4小时血糖常正常

九、治疗策略

治疗原则是维持血糖在正常范围、纠正代谢紊乱、减少或延迟严重并发症的发生。如果检测到微量白蛋白尿,必须开始使用血管紧张素转换酶抑制剂(ACEI)进行肾脏保护。骨质疏松症可能需要双磷酸盐。在代谢控制不良或肝癌的基础上进行的肝移植可纠正低血糖,但在b型中,肾脏受累性可能会继续发展,中性粒细胞减少症并不总是能得到纠正。在严重肾功能衰竭的情况下可进行肾移植。肝肾联合移植已在少数病例中实施。

1.饮食管理

饮食治疗是GSDⅠ患者治疗的基础。传统的维持血糖方法有夜间持续胃滴注喂养和生玉米淀粉喂养。2009年,经过物理改性的玉米高支链淀粉首先在英国被批准用于GSDⅠ的治疗,并于2012年在美国作为医疗食品上市,可使大部分患者不再需要夜间进食即能维持血糖稳定,但在部分患者仍有低血糖的发生,所以使用期间仍应该监测血糖。通过规律摄入碳水化合物避免低血糖而实现良好的代谢控制,不仅可以减少高脂血症、高尿酸血症、高钙尿症、低枸橼酸盐尿的发生,还能延缓微量白蛋白尿进展。

饮食和生活方式的改变是为了预防这种疾病的主要关注点,最初,婴儿每2~3小时按需喂食以大豆为基础的无糖配方奶粉。随着婴儿睡眠时间的增加(超过3~4小时),夜间避免低血糖是很重要的。因为每3~4小时唤醒婴儿监测血糖和喂养非常困难。因此,要是对家长进行插入鼻胃管(NG)或胃造瘘管(g管)的培训,这使得父母可以科学喂养。营养来源60%~70%为糖类,10%~15%为蛋白质,建议限量进食含葡萄糖、蔗糖、乳糖和果糖的食物,并将半乳糖和乳糖的摄入量限制在每天一份。

2.血糖管理

首先要控制血糖平稳,婴幼儿建议选择以麦芽糊精为主要糖类、不含乳糖、含中链甘油三酯的奶粉。目标为餐前或空腹3~4小时血糖3.9~5.6mmol/L(70~100mg/dL)。生玉米淀粉：建议1岁左右开始添加，每次1.6~2.5g/kg，以1∶2比例与凉白开水混合，1次/3~6小时。在GSD I 患者中，玉米淀粉用于治疗低血糖，因为它的缓慢消化提供了稳定的葡萄糖释放。这样可以在更长的时间内维持血糖水平。对于幼儿，建议每3~4小时摄入1.6g/kg玉米淀粉。而年龄较大的儿童、青少年和成年人可摄入1.7~2.5g/kg玉米淀粉。低血糖应立即使用速效葡萄糖治疗，如玉米淀粉或市售葡萄糖聚合物或葡萄糖片。

3. 高脂血症

美国医学遗传学会指南不建议10岁以下的患者使用降脂药物。成年患者可用他汀类或贝特类降脂药物治疗。

4. 高尿酸血症

给予低嘌呤饮食及综合管理，枸橼酸盐（枸橼酸钾优于枸橼酸钠）或碳酸氢钠可碱化尿液，促进尿酸排出并预防肾结石。别嘌醇或非布司他是一线降尿酸药物，苯溴马隆作为二线药物。应将尿酸水平控制在相应年龄的正常上限内。

5. 高乳酸血症

婴幼儿选择无乳糖奶粉。口服柠檬酸盐或碳酸氢盐用于治疗持续性乳酸酸中毒患者。这些药物使尿液碱化，降低尿石症和肾钙质沉着症的风险。年长儿口服碳酸氢钠85~175mg/(kg·d)纠正慢性代谢性酸中毒，欧洲相关指南建议将静脉血碱剩余值控制在-5mmol/L以上。与血糖监测一样，乳酸测量仪可以是一个很好的工具，特别是在紧急情况下来提醒父母。

6. 肝腺瘤

治疗方法包括随诊观察、手术切除、肝动脉栓塞、肝动脉化疗栓塞、射频消融和肝脏移植等。GSD I 患者普遍存在肝肿大，原因是肝脏脂肪和糖原沉积。GSD Ia 患者常见的肝脏病变包括局灶性脂肪浸润、局灶性脂肪保留、局灶性结节性增生、肝盆腔增生、肝细胞腺瘤（HCA）和肝细胞癌（HCC）。因此，肝功能检查应每6~12个月重复一次。对于原发性治疗无效的多灶性生长性病变患者，肝移植是一种选择。

7. 粒细胞减少

可用粒细胞刺激因子治疗与粒细胞缺陷相关的严重感染、骨关节炎和炎症性肠病等。由于中性粒细胞减少，GSD Ib 患者在手术部位 g 管感染的风险增加。因此，在放置 g 管之前要给药粒细胞集落刺激因子（G-CSF）。接受 G-CSF 治疗的患者需要每月进行全血细胞计数（CBC）评估和脾脏测量。

8. 肾脏病变

肾脏病变包括微量白蛋白尿、蛋白尿、高尿钙、血尿、肾小管和肾功能损害等。蛋白尿、高血压、肾小管酸中毒（近端和远端肾酸化缺陷）、肾结石、肾钙质沉着和肌酐清除率改变可能发生在较年轻的患者和代谢控制不良的成年人中。随着疾病的进展，间质纤维化变得明显。有些人进展到终末期肾病（End stage renal disease，ESRD），可能需要肾移植。监测主要针对以上改变而进行。从婴儿期开始，每次就诊都应测量血压，每3~6个月评估血清肌酐，监测肾功能。持续性微量白蛋白尿患者应使用ACEI抑制剂治疗，以防止肾功能恶化：①低枸橼酸盐尿：对于存在低枸橼酸盐尿，尤其是伴有高钙尿症、肾结石或有肾钙质沉着症病史者，可每日3次口服枸橼酸制剂，最常用是枸橼酸钾。因肾功能不全者服用枸橼酸钾有可能会引起高血钾和高血压，故服药期间需定期监测电解质和血压。幼儿可采用枸橼酸钾液体制剂，对年长儿及成人，可采用枸橼酸钾片剂，监测尿枸橼酸盐，调整至最适剂量。②高钙尿症：噻嗪类利尿药对于高钙尿症有独特作用，尤其对已有泌尿道钙化及进行性加重的高钙尿症的 GSD I 患者。噻嗪类利尿药可以增加尿钙的重吸收，减少尿钙分泌。另外，保证水分摄入、低盐高钾饮食、增加镁摄入等非特异性治疗对高钙尿症亦有效。袢利尿剂因有抑制钙离子重吸收而增加高钙尿症的风险，应避免使用。③微量白蛋白尿、蛋白尿：当出现肾脏超滤状态[持续 $GFR>140ml·min^{-1}·(1.73m^2)^{-1}$]、持续性微量白蛋白尿、蛋白尿时，可用ACEI和血管紧张素 II 受体拮抗剂（Angiotensin receptor blockers，ARBs）治疗。ACEI、ARB 均可改善GFR，一般认为，ACEI虽然不能阻止微量白蛋白尿向肾衰竭发展，但可以降低肾小球超滤，改善肾灌注，减慢肾脏从超滤状态转变为微量白蛋白尿，从而减缓肾脏病变的早期进程。2017年，Okechuku等发现在严格良好代谢控制的基础上，ACEI治疗可减慢蛋白尿进展甚至恢复正常。④贫血:当血红蛋白<100g/L时,可以开始促红细胞生成素(EPO)治疗,使血红蛋白维持在100~120g/L之间。如有缺铁,则先补充铁剂后再进行EPO治疗。

9.肝、肾移植

对于多发肝腺瘤、代谢控制不佳、生长不良的GSD I型患儿可行肝移植治疗。肝移植可纠正空腹低血糖和GSD I 相关的代谢异常,但肾脏G-6-Pase缺乏独立诱导肾脏病理学改变,单纯肝移植后慢性肾病仍持续存在。ESRD和GFR下降至$15ml·min^{-1}·(1.73m^2)^{-1}$需要考虑肾脏替代治疗。单纯肾移植并不能纠正低血糖,最终仍可能发展为肝腺瘤或肝细胞癌。Boers等报道了58例肝移植患者,其中6例为肝肾联合移植。肝移植后最常见的并发症为急性或慢性肾功能衰,然而肝肾联合移植患者中均未发生肾功能衰竭。故对于存在ESRD的GSDIa患者可考虑肝肾联合移植。

10.基因治疗

ESRD患儿主要的治疗方式为透析和肾移植,肾移植面临供体短缺、同种异体移植物寿命有限等诸多问题,因此对于单基因遗传性肾病,基因治疗成为研究热点之一。含有人G-6-Pase调控盒/启动子的重组腺相关病毒(rAAV)载体已被证明在GSDIa动物模型中有效,其中rAAV9在肾脏转导中更具精准定位与表达,但仍处于临床试验阶段。

十、疗效及转归

预后不良。多在2岁之内夭折。接受治疗的儿童可正常生长至青春期。早期和有效的治疗可以降低发病率和死亡率,大多数患者能够过上正常的生活。如果维持正常血糖,大多数患者的代谢异常和临床参数都会得到改善,尽管高脂血症仍然存在。腺瘤的发病率较低,但肾脏疾病不能完全避免,一些人在成年后出现肝腺瘤和蛋白尿。即使在反应良好的情况下也是如此。一些患者反应不佳,持续矮小,可能需要肝脏或双肾/肝脏移植。在GSDIb中,由于反复出现严重感染和炎症性肠病,可能更难以获得良好的代谢控制。

参考文献

[1]Gierke EV. Hepato-nephro-megalia-glycogenica (Glykogenspeicherkrankheit der Leber und Nieren)[J]. Beitr Pathol Anat, 1929,82:497-513.

[2]Kishnani P S, Austin SL Abdenur J E, et al.Diagnosis and management of glycogen storage disease type I: a practice guideline of the American College of Medical Genetics and Genomics[J]. Genet Med, 2014,16(11):e1.

[3] Weinstein D A, Somers M, Wolfsdorf J I. Decreased urinary citrate excretion in type 1a glycogen storage disease[J]. Journal of Pediatrics, 2001, 138(3):378-382.

[4]Farah B L, Landau D J, Wu Y, et al.Renal endoplasmic reticulum stress is coupled to impaired autophagy in a mouse model of GSD Ia[J].Molecular Genetics & Metabolism, 2017,122(3):95-98.

[5]Okechuku GO, Shoemaker LR, Dambska M, et al. Tight metabolic control plus ACE inhibitor therapy improves GSD I nephropathy[J]. J Inherit Metab Dis, 2017, 40(5): 703-708.

[6]Caudarella R, Vescini F, Buffa A, et al. Citrate and mineral metabolism: kidney stones and bone disease[J]. Front Biosci, 2003, 8: s1084-s1106.

[7]RakeJ, VisserG, LabruneP, et al. Glycogen storage disease type I: diagnosis, management, clinical course and outcome.Results of the European Study on Glycogen Storage Disease Type I (ESGSD I)[J]. Eur J Pediatr, 2002, 161Suppl 1: S20-34.

[8]MartensDH, RakeJP, NavisG, et al. Renal function in glycogen storage disease type I, natural course, and renopreservative effects of ACE inhibition[J]. Clin J Am Soc Nephrol, 2009, 4(11): 1741-1746.

[9]Scales CD, Chandrashekar AS, Robinson MR, et al. Stone forming risk factors in patients with type Ia glycogen storage disease[J]. J Urol, 2010, 183(3): 1022-1025.

[10]Weinstein DA, Roy CN, Fleming MD, et al. Inappropriate expression of hepcidin is associated with iron refractory anemia: implications for the anemia of chronic disease[J]. Blood, 2002, 100(10): 3776-3781.

[11]但玲英,宋筱筱,俞韩啸.以痛风为首发的糖原贮积症Ⅰa型一例[J].浙江大学学报:医学版,2023,52(2):230-236.

[12]Qiu WJ, Gu XF, Ye J,et al.Molecular genetic analysis of glycogen storage disease type Ia in 26 Chinese patients[J].Journal of Inherited Metabolic Disease, 2003, 26(8):811-812.

[13]梁翠丽,刘丽,盛慧英,等.糖原累积病Ⅰa型患儿20例基因突变分析与临床研究[J].中华实用儿科临床杂志,2013,28(8): 581-585.

[14]中华人民共和国国家卫生健康委员会.糖原累积病(Ⅰ型和Ⅱ型)诊疗指南(2019)[J].中国实用乡村医生杂志,2021,28(3):3.

[15]Rousseau-Nepton,Isabelle,Huot,,et al.Sleep and quality of life of patients with glycogen storage disease on standard and modified uncooked cornstarch[J].Molecular Genetics & Metabolism, 2018,123(3):326-330.

[16]Rake J P, Visser G, Labrune P, et al.Guidelines for management of glycogen storage disease type I – European Study on Glycogen Storage Dis-

ease Type I (ESGSD I).[J].European Journal of Pediatrics, 2002, 161(1):S112-S119.

[17]Okechuku G O, Shoemaker L R, Dambska M, et al.Tight metabolic control plus ACE inhibitor therapy improves GSD I nephropathy[J].Journal of Inherited Metabolic Disease, 2017, 40(Suppl):703-708.

[18]BoersSJ, VisserG, Smit PG, et al. Liver transplantation in glycogen storage disease type I[J]. Orphanet J Rare Dis, 2014, 9:47.

[19]ElKK, ViauA, DellisO, et al. Endoplasmic reticulum stress drives proteinuria-induced kidney lesions via Lipocalin 2[J]. Nat Commun, 2016, 7: 10330.

[20]LuoX, HallG, LiS, et al. Hepatorenal correction in murine glycogen storage disease type I with a double-stranded adeno-associated virus vector [J]. Mol Ther, 2011, 19(11): 1961-1970.

董文敬（撰写）　杨海侠（审校）

第十章　哈特纳普病
Chapter 10　Hartnup Disease, HD

关键词：氨基酸尿；糙皮病样皮疹；小脑型共济失调；间歇性肌痛；烟酰胺缺乏

Keywords: urinary amino acid; pellagra skin rash; cerebellar ataxia; intermittent myalgia; nicotinamide deficiency

一、概述

哈特纳普病（Hartnup disease, HD）又称氨基酸代谢病、遗传性烟酸缺乏症或色氨酸加氧酶缺乏症，由于小肠黏膜和肾近曲小管的中性氨基酸转运异常所致。自从1956年在Hartnup家族的几个成员中首次描述该综合征以来，大量符合生化诊断标准的患者被报道，大多数在新生儿筛查（Newborn screening, NBS）中被发现。该疾病的特征是明显的皮疹，神经系统损害，（包括共济失调、视力问题和认知延迟）和氨基酸尿。2004年Heng等人发现哈特纳普病是由于编码中性氨基酸载体蛋白SLC6A19基因突变所致。发烧、药物或因情绪异常可能触发其症状发作。一般来说，这种发作的频率通常随着年龄的增长而降低。

二、定义

HD是一种遗传性氨基酸代谢疾病，是由于肠黏膜和肾小管上皮细胞转运中性氨基酸障碍引起，主要表现为糙皮病样皮疹、神经系统损害和氨基酸尿。

三、流行病学

HD发病率报道不一，约为1/15,000，男性和女性的发病率相同。美国麻省的调查发病率为1/15,000，澳大利亚威尔士州为1/33,000，而在英国威尔士地区调查4年中未发现1例（<1/112,000）。

四、病因及发病机制

HD病因是由*SLC6A19*基因（5p15.33）突变引起的。2005年Jeffery等人证实*SLC6A19*是位于细胞膜顶部的中性氨基酸载体蛋白，由于不在受累器官上表达，该病可能是中性氨基酸吸收缺陷和继发的低氨基酸血症引起。*SLC6A19*基因编码钠依赖和氯不依赖的中性氨基酸转运蛋白B0AT1，转运大量中性氨基酸，主要表达于近端肾小管和肠上皮。小肠对色氨酸、蛋氨酸、苯丙氨酸和其他单氨基单羧基氨基酸吸收障碍。未被吸收的氨基酸在胃肠道内积聚，肠道菌群对其分解代谢增加。色氨酸降解产物包括吲哚、尿素和5-羟色胺，可被小肠吸收，并由尿排出。肾脏氨基酸重吸收亦减少，形成包括除脯氨酸和羟脯氨酸外的所有中性氨基酸的氨基酸尿。色氨酸转变为烟酰胺也受影响。

HD的基本病理机制是肠刷状缘膜和肾近端小管中性氨基酸转运体功能障碍，因肠黏膜和肾小管转运中性氨基酸过程中酶缺陷所致。多数氨基酸的肾小管重吸收与葡萄糖相似，需要氨基酸转运体的参与，包括色、丙、天冬酰胺、瓜、谷酰胺、组、缬、异亮、亮、苯丙、丝、苏和酪氨酸等，这些氨基酸大量从尿中排出，而其他氨基酸的转运功能正常。其中以色氨酸转运障碍最为关键，导致色氨酸-犬尿氨酸-烟酰胺的代谢途径不能进行,引起烟酰胺缺乏。色氨酸吸收减少又可引起大量吲哚生成,后者能抑制烟酰胺的合成,导致患者出现似糙皮病的症状和神经系统症状。

五、临床表现

HD主要临床表现为糙皮病样皮疹、神经系统损害和氨基酸尿三大典型症状。HD多起病于婴儿或儿童期,但即使是在同一家系中,患者病程长短、起病快慢、严重程度也有很大差别,临床表现变异很大,大多数哈特纳普病患儿没有症状。在少数有症状的患者中,临床症状通常出现在儿童期(3~9岁),也有报道最早在出生后10天就出现,或晚至成年。出现临床表现的多样性与酶缺陷的严重程度相关联。日光、发热、服药和一些应激情况可促使症状出现。患者可出现由烟酰胺缺乏引起类似于糙皮病的皮肤改变患者还可出现间断性共济失调。家族中偶尔有智力缺陷,心理学改变如易激惹、情绪不稳及偶可见到自杀倾向,这些改变通常与共济失调合并出现。神经系统症状包括小脑共济失调和精神异常。智能发育迟缓、矮小、头痛、虚脱和晕厥亦较常见。Wang等人报道了两名年轻HD男性,他们携带 *SLC6A19* 基因的新型复合杂合子突变,并呈现出新的表型。除了间歇性脑病和光敏性皮疹外,他们还表现出痉挛性截瘫和严重周围神经损伤的症状和体征。外显子组测序显示并证实了新型化合物杂合 *SLC6A19* 突变的存在:患者1中存在C.533g >A (p. Arg178Gln)和C.1379 - 1g >C突变,患者2中存在C.1433delg (p.Gly478AlafsTer44)和C.811g >A (p. Ala271Thr),这些发现丰富了HD的临床、神经影像学、病理学和遗传谱。

1. 皮肤损害

表现为糙皮病样皮疹,大约在2/3以上患者中出现。表现为红色带鳞屑的皮疹及色素沉着,有时有水疱,多见于体表暴露部位如头面部、颈部、手、足等皮肤,阳光曝晒后加重;患者的皮肤及神经系统症状在罹患的家庭之间有很大差异,部分患者甚至可无上述症状,因此推测哈特纳普病虽存在一个主要的哈特纳普病基因突变,但多种因素可调节其表达及功能,导致有些个体发病而另一些表现为正常个体,目前些因素尚明确。

2. 神经系统损害

主要表现为小脑型共济失调,见于1/2以上患者,多间歇性发作。还可伴有剧烈头痛,间歇性肌痛和晕厥,但都不太严重,有些患者可发展为智能低、痴呆和精神障碍等症状。在有神经系统损害的患者中发现有脑弥漫性萎缩,蛛网膜下腔扩大,脑皮质弥漫性神经元减少,白质中可见有轴索及髓鞘缺失及胶质增生,小脑中可发现Purkinje细胞明显减少,Bergmann胶质细胞增生,而其他脏器的病理学检查无特殊病变发现。Zhu等人研究一名女性HD患者的SLC6A19基因发现c.47C>T和c.1522G>A突变,其仅出现癫痫症状,并没有典型的皮肤损害。

3. 氨基酸尿

HD患者尿液中各种氨基酸含量高,几乎所有患者都有明显而严重的氨基酸尿。尿中色、丙、天冬酰胺、瓜、谷酰胺、组、缬、异亮、亮、苯丙、丝、苏和酪氨酸等中性氨基酸的排出量为正常人的5~20倍,所有患者尿氨基酸类型非常恒定。是目前哈特纳普病特异性检查手段之一。

六、辅助检查

HD是由于烟酰胺缺乏,患者常表现为糙皮病性皮疹及小脑共济失调。这是由于肾小管对色氨酸重吸收发生障碍所致。可用薄层法予以确证,在层析图上可见10种以上的氨基酸。可分为:肾性氨基酸尿、溢出性氨基酸尿,由氨基酸衍生物的异常排泄所致。哈特纳普病属于溢出性氨基酸尿。

(1)肾性氨基酸尿:当发生先天性或获得性代谢缺陷时,尿中一种或数种氨基酸量比正常增多,称为氨基酸尿。

(2)基因检测:是哈特纳普病特异性诊断之一。

七、诊断

HD主要根据糙皮病样皮疹、神经系统损害和氨基酸尿即可诊断,其中最具特征性的诊断是氨基酸尿症。由于症状的可变性,通常尿液氨基酸分析才能作出明确的诊断。尿中特征性排泄的氨基酸谱,该检测是基于对尿液中氨基酸含量升高的色谱和质谱检测。尿中吲哚及其他色氨酸降解产物也提供了该病诊断的辅助依据。

分子基因检测也可以确诊哈特纳普病。分子遗传学检测可以检测到SLC19A6基因的基因改变，但通常不是诊断的必要条件。

八、鉴别诊断

鉴别诊断主要与糙皮病相鉴别。除了糙皮病，与哈特纳普病相关的皮疹可类似于狼疮、婴儿特应性皮炎、脂溢性皮炎、类癌综合征、着色性干皮病以及包括苯丙酮尿症和蓝色尿布综合征在内的各种其他代谢紊乱。

（1）糙皮病是一种由缺乏烟酸和偶尔缺乏色氨酸引起的疾病。这种疾病的特征是食欲不振、虚弱、不适、情绪不稳定、失眠、腹泻或便秘、皮肤灼烧或刺痛感，特别是在阳光照射后和口腔疼痛。皮肤可能变成红棕色，有鳞片，粗糙。这种疾病通常是由于饮食缺乏造成的，例如发生在以玉米为主食的国家。糙皮病是主要的鉴别诊断。基因检测和溢出性氨基酸尿检测是主要的鉴别手段。

（2）尿蓝母尿症（色氨酸吸收障碍）在发生肠内淤滞及苯丙酮尿时，例如便秘或盲曲综合征，通常被吸收，并经肾小管排出哈特纳普病色氨酸吸收很少时也发生尿蓝母尿，因而两种容易鉴别。

（3）蓝色尿布综合征患者的尿液暴露于空气后，氧化为靛蓝色物质，蓝色尿布综合征是一种家族性疾病，以高血钙、肾钙质沉着及尿蓝母尿为特征。

（4）Fanconi综合征：HD主要实验室所见是氨基酸尿，并限于中性氨基酸尿（丙氨酸、丝氨酸、苏氨酸、缬氨酸、亮氨酸、异亮氨酸、苯丙氨酸、酪氨酸、色氨酸以及组氨酸）。尿中排出的脯氨酸、羟脯氨酸和精氨酸正常。这是HD与Fanconi综合征引起的氨基酸尿的重要鉴别诊断依据。

九、治疗策略

通常对没有症状的HD患者不需要任何治疗。低蛋白饮食（纯素食或类似）可能引起症状发作，可以通过保持良好的营养，包括高蛋白饮食，避免过度暴露在阳光下，并避免某些药物，如磺胺类药物，来减少或避免症状发作。在饮食中补充烟酰胺或烟酸对预防哈特纳普病发作也有好处。

对于有症状的患者，采用烟酸或烟酰胺（50~300mg/d）治疗通常可使皮炎和神经系统症状迅速消失，充足的高质量蛋白质供应可能对预防症状很重要。饮食中添加烟酸或烟酰胺50~100mg，每天2次口服，可预防该疾病发作。色氨酸乙酯成功地克服了转运缺陷，根据医学文献，在接受复方l-色氨酸乙酯治疗后症状有所改善，恢复了血清和脑脊液中的色氨酸水平。口服新霉素可减少色氨酸的肠道降解，减少吲哚的产生；然而，吲哚类化合物在该疾病中的作用还不清楚。在NBS规划中及早发现这种情况，就可以对有症状的疾病进行随访和预防。

十、疗效及转归

本病预后较好，随年龄增加发病次数减少。不会对妊娠产生不利影响，对胎儿也无害。母亲患有哈特纳普病似乎对胎儿无害。

参考文献

[1]Baron D N, Dent C E, Harris H, et al.Hereditary pellagra-like skin rash with temporary cerebellar ataxia,constant renal amino-aciduria,and other bizarrebiochemicalfeatures[J].Lancet,1956,268(6940):421-428.

[2]Galadari E, Hadi S, Sabarinathan K .HARTNUP DISEASE[J].International Journal of Dermatology, 1993, 32(12):904.

[3]Seow H F, Brer S, Brer A, et al.Hartnup disorder is caused by mutations in the gene encoding the neutral amino acid transporter SLC6A19[J].Nature Genetics, 2004, 36(9):1003-1007.

[4]Pillai N R, Yubero D, Shayota B J, et al.Loss of CLTRN function produces a neuropsychiatric disorder and a biochemical phenotype that mimics Hartnupdisease[J].American Journal of Medical Genetics Part A,2019(6)

[5] Wilcken B, Yu JS, Brown DA. Natural history of Hartnup disease[J]. Arch Dis Child, 1977,52(1):38-40.

[6]Kraut J A, Sachs G .Hartnup disorder: Unraveling the mystery[J].Trends in Pharmacological Sciences, 2005, 26(2):53-55.

[7]Brer S .The Role of the Neutral Amino acid Transporter B(0)AT1 (SLC6A19) in Hartnup Disorder and Protein Nutrition[J].International Union of Biochemistry and Molecular Biology Life, 2009, 61(6):591-599.

[8] Wang X, Li X Y, Piao Y, et al. Hartnup disease presenting as hereditary spastic paraplegia and severe peripheral neuropathy[J]. American Journal of Medical Genetics, 2022, 237-242.

[9] Yanmei Z, Li C, Jia H, et al. Study of Seizure-Manifested Hartnup Disorder Case Induced by Novel Mutations in SLC6A19[J]. Open Life Sciences, 2018, 20(1):22-27.

[10] Scriver CR, Mahon B, Levy HL, et al. Hartnup phenotype: Mendelian transport disorder, multifactorial disease[J]. Am J Hum Genet. 1987 May;40(5):401-12.

[11] Mahon BE, Levy HL. Maternal Hartnup disorder. Am J Med Genet. 1986 Jul;24(3):513-8.

董文敬（撰写）　杨海侠（审校）

第十一章　遗传性果糖不耐受
Chapter 11　Hereditary Fructose Intolerance, HFI

关键词：肾钙质沉着症；近端肾小管功能障碍；肝纤维化；高尿酸血症

Keywords：renal calcinosis；proximal renal tubular dysfunction；hepatic fibrosis；hyperuricemia

一、概述

遗传性果糖不耐受症（Hereditary fructose intolerance, HFI）又称果糖-1,6-二磷酸醛缩酶缺陷病，为一种先天性、罕见的常染色体隐性遗传性果糖代谢病。是由醛缩酶B（Aldolase B）基因突变致醛缩酶B缺乏或活性降低而导致的损害，1956年由Chambers首先报道，Chambers将一名患者在摄入蔗糖和果糖后出现剧烈恶心、腹痛和昏厥的"对果糖的特异反应"描述为遗传性果糖不耐受。HFI的早期发现及饮食控制对于急性或长期代谢紊乱及肝、肾毒性的发生发展有着重要的预防作用。

二、定义

HFI是一种由果糖-1,6-二磷酸醛缩酶B（Fructose-1, 6-bisphosphate aldolase B, ALDOB）基因变异引起，导致果糖-1,6-二磷酸醛缩酶B即醛缩酶B的活性降低或失活，从而引起患儿在饮食摄入果糖、蔗糖或山梨糖醇后出现代谢紊乱。

三、流行病学

HFI相对罕见，很难准确地确定其在人群中的流行程度。全球的患病率为1/100,000~1/50,000，携带者约为1/200~1/100，该病在欧洲人群较亚洲人群常见。据报道，欧洲国家HFI患病率在1/1.8万至1/3.1万之间，美国为1/60,000。英国的一项调查研究曾通过检测新生儿DNA筛查HFI，预估A149P纯合子的发病率约为1/23,000。

四、病因及发病机制

果糖-1,6-二磷酸醛缩酶（Fructose-1, 6-bisphosphate Aldolase, FBA）是一种四聚体糖酵解酶，可催化1,6-二磷酸果糖可逆转化为甘油醛3-磷酸和磷酸二羟基丙酮（Dihydroxyacetone phosphate, DHAP）。根据醛缩酶催化活性、免疫特征和在不同组织中的分布情况，可分为A、B、C型同工酶，彼此间有66%~78%的同源性，见表4-11-1。胚胎在发育过程中会产生醛缩酶A，这种酶在肌肉中的含量更高。在成人肝脏、肾脏和肠道中，醛缩酶A的表达受到抑制，而醛缩酶B表达。在大脑和其他神经组织中，醛缩酶A和C的表达大致相等。

表4-11-1　FBA的分型、分布及催化活性

类型	组织中的分布	催化活性
醛缩酶A	主要在肌肉和红细胞中表达	催化果糖-1,6-二磷酸可逆转化为甘油醛3-磷酸和磷酸二羟基丙酮
醛缩酶B	主要在肝脏、小肠和肾脏中表达	1-磷酸果糖的裂解，1,6-二磷酸果糖的裂解，磷酸二羟丙酮及3-磷酸甘油醛缩合成1,6-二磷酸果糖
醛缩酶C	主要在神经组织中表达	催化果糖-1,6-二磷酸和果糖1-磷酸的可逆醛醇裂解为二羟基丙酮磷酸和甘油醛-3-磷酸或甘油醛

*ALDOB*基因位于染色体9 p 22.3，长14.5kb，含有9个外显子，编码一个364氨基酸的多肽。醛缩酶B主要存在于肝脏、肾脏和肠道，参与果糖分解代谢，是肝脏中合成糖原的主要催化剂，将1-磷酸果糖分解成DHAP和甘油醛。正常情况下醛缩酶B能迅速将血液中的果糖转化为葡萄糖，从而升高血糖。正常情况下，外源性果糖通过空肠黏膜、门静脉血流吸收后，在果糖激酶（Ketohexokinase，KHK）作用下生成1-磷酸果糖，1-磷酸果糖经醛缩酶B的裂解形成甘油醛和DHAP，其中在丙糖激酶（Triokinase，TK）作用下使甘油醛发生磷酸化形成3-磷酸甘油醛。最终，3-磷酸甘油醛和DHAP共同进入糖异生途径，生成葡萄糖为人体供能。

当醛缩酶B缺乏会导致1-磷酸果糖的积累、三磷酸腺苷（Adenosine triphosphate，ATP）的消耗和糖异生受损。醛缩酶B负责果糖1,6-二磷酸或果糖1-磷酸分别转化为DHAP和甘油醛3-磷酸或甘油醛，它们是糖酵解/糖异生途径的中间体。因为DHAP和果糖-3-磷酸不能缩合形成果糖1,6-二磷酸，这会导致肝细胞中果糖-1-磷酸的积累，最终导致肝细胞死亡。因醛缩酶B功能缺失，导致患儿在饮食摄入果糖、蔗糖或山梨糖醇后出现以低血糖、乳酸血症、低磷血症、高尿酸血症、高镁血症、高丙氨酸血症。临床表现为恶心、呕吐和腹部不适以及生长受限为特征的疾病，如图4-11-1。

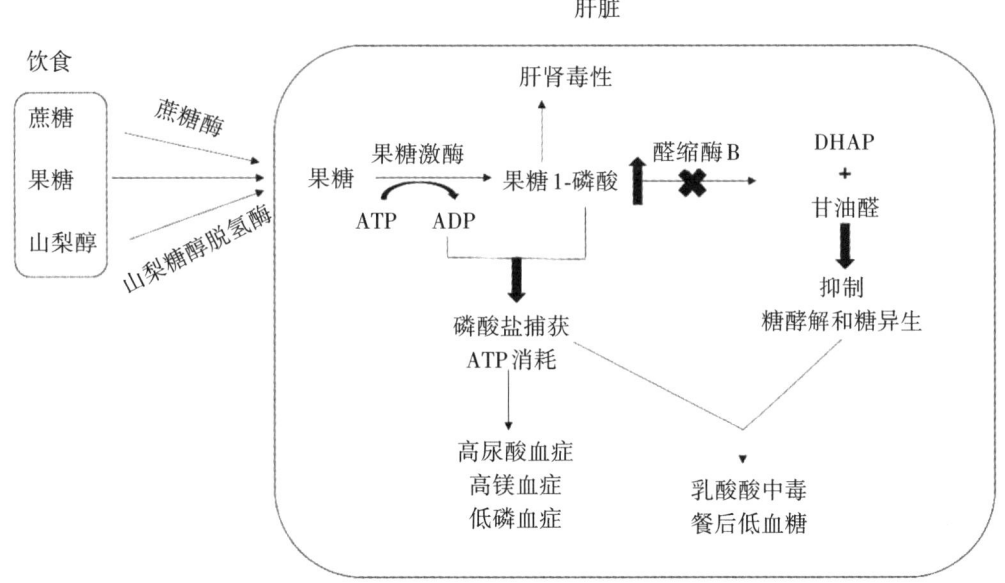

图4-11-1　口服果糖负荷后肝脏中醛缩酶B缺乏的代谢后果

HFI患者对一切来源的果糖都很敏感，包括饮食、药物中的蔗糖、山梨醇等。患者摄入或输注含果糖成分的物质后，1-磷酸果糖在肝中堆积，消耗细胞内的无机磷酸盐（Inorganic phosphate，Pi），由于Pi大量消耗，肝线粒体氧化磷酸化减少，造成ATP缺乏。后者缺乏使肝细胞ATP依赖性离子泵功能障碍，膜内外离子梯度不能维持，细胞肿胀，细胞内容物外溢，引起组织如肝脏、肾小管功能障碍，导致多方面代谢平衡紊乱，阻碍糖原分解和糖异生作用。HFI受累个体在摄取果糖后很快产生低血糖。醛缩酶A和C虽然不在肝脏内广泛表达，但肝细胞中剩余的酶活性仍能保证HFI患者在不接触果糖的情况下维持肝内正常的糖酵解和糖异生。Cross N等人报告首次鉴定醛缩酶B基因突变，该突变是外显子5的G—*C转位，为限制性内切酶Ahall创建了一个新的识别位点，并在该蛋白149位对底物结合至关重要的区域内产生了氨基酸替换。利用这个新的酶切位点和聚合酶链反应，该患者被证明是纯合的突变。另外三名患者也发现了相同的突变，两名是纯合子，一名是杂合子。我们认为这种遗传病变是HFI的主要原因。HGMD数据库共收录了65个ALDOB基因的各类变异，包括错义、无义、缺失、插入、剪接位点突变等，亦有启动子区域突变报道。目前，ALDOB基因的热点变异为A149P、A174D、N334K、A337V、R303W和R59X。其中A149P、A174D和N334K是欧洲和北美人群的主要变异。

HFI以常染色体隐性遗传的方式遗传，这意味着*ALDOB*基因的两个拷贝都存在突变。通常父母双方均为致病基因携带者，其子女的发病风险为25%，男女机会均等。

五、临床表现

HFI临床表现的严重性与醛缩酶B的突变类型无关,而与摄食情况、年龄、文化和饮食习惯有关,且年龄越小,症状越严重。HFI重要临床特征为摄入果糖、蔗糖或山梨醇后发生严重低血糖。若不及时终止食入该类食物,患儿可发生肝、肾损伤及生长发育障碍,甚至进行性肝衰竭。HFI的早期症状可能类似于半乳糖血症:易怒、黄疸、呕吐、抽搐和肝脾肿大。未治疗的HFI的临床表现包括低血糖、乳酸血症、低磷血症、高尿酸血症、高镁血症、高丙氨酸血症等代谢紊乱以及恶心、呕吐和腹部疼痛等。

1. 消化道表现

果糖代谢主要的场所是肝脏,因此消化系统的症状和体征,尤其是肝脏损伤是其最常见的临床表现。婴儿断奶是最危险时期,随着各种含果糖或蔗糖的辅食添加使患儿在喂食后的20~30分钟内即可发生恶心、呕吐和腹痛等胃肠道不耐受的现象。若不及时终止这类食物,部分患者会出现食欲不振、腹泻、黄疸、腹水、肝脏肿大及代谢性酸中毒等临床表现,同时伴有体重不增及生长发育不良。更甚者,严重的代谢紊乱会威胁到患者的生命安全。大部分患儿可因屡次发生的不适症状而自动拒食,这种保护性行为可使其度过该危险期,发展为对甜食和水果的厌恶。少数患儿因未及时诊疗而死于进行性肝衰竭。肝脏受累具体临床表现包括以下方面:①尽管限制果糖的摄入使得疾病初期的纤维化得到控制,但是肝脏肿大伴脂肪变性和脂质空泡化是持续存在的并发症,包括有明确家族史并在出生后即开始接受治疗的患儿;②出现肝腺瘤和肝纤维化的潜在风险长期存在;③多个病例发现持续性肝脏肿大、非酒精性脂肪性肝病和碳水化合物缺乏这种疾病通常在出生后几个月被诊断出来。在饮食中加入含果糖的食物后,通常会首先注意到症状。在未经治疗的患者中,可能导致肝脏和肾脏疾病很高的发病率。未经治疗可导致肝肾功能障碍,肝肿大和肝纤维化。HFI可导致肝脏微小泡状脂肪改变显微镜下可见肝细胞变性、脂肪改变、纤维化和再生结节。但是,如果采取适当的饮食措施,预期寿命是正常的。

2. 泌尿系统表现

HFI患者长期持续摄入果糖会导致近端肾小管功能障碍,进而导致肾功能衰竭。然而,Simons等的研究将15名接受果糖限制饮食治疗的成年HFI患者与健康对照组进行比较,通过测定血清肌酐和胱抑素C,以评估肾小球滤过率(Glomerular filtration rate,GFR);通过测量尿葡萄糖、氨基酸排泄以及磷酸盐重吸收等指标评估近端肾小管的功能。该研究认为HFI患者的GFR显著高于健康对照组,而患者与健康对照组的近端肾小管功能没有显著差异。此外,该研究发现HFI患者的尿丙氨酸、缬氨酸、亮氨酸和苯丙氨酸浓度往往高于健康人群,患者仍然需要长期限制饮食并定期监测肾功能。肾脏表现包括范科尼样综合征和肾钙质沉着症。肾功能不全的机制尚不清楚。迄今为止,HFI对肾脏的长期影响尚未有定论,未来可在更大规模患者队列中进行深入研究。在醛缩酶B缺乏症患者中,果糖、蔗糖或山梨醇的摄入引发一系列生化异常,导致疾病的短期和长期并发症。细胞内的磷酸盐捕获和果糖-1-磷酸盐的积累是该疾病的许多表现。ATP的消耗改变了AMP:ATP的比例,导致AMP的分解增加,导致患者出现高尿酸血症。

3. 中枢神经系统表现

少数长期慢性摄入果糖类食品的HFI患者会出现神经系统损伤,如嗜睡、昏迷及癫痫发作,严重者可导致智力发育迟缓,然而其病理生理学机制的研究仍然较为缺乏。急性运动轴突神经病变/运动神经病变是罕见的,目前尚未收录在OMIM数据库中。如果婴儿摄入大量果糖,婴儿可能会急性出现嗜睡、癫痫甚至昏迷。

4. 其他临床表现

根据既往文献的报道,HFI患者由于厌恶水果和糖果等富含果糖的甜食,因此极少发现龋齿。长期高浓度的果糖摄入可能增加健康人群罹患心脏病、肥胖症及糖尿病等慢性疾病的风险,而HFI患者由于果糖耐量的病理性下降是否较健康人群具有更高的罹患慢性病的风险,目前仍然缺乏对患者循环、内分泌等系统的研究。

六、辅助检查

1. 生化检查

HFI代谢紊乱的生化特点包括低镁血症、高尿酸血症、低磷血症和代谢性酸中毒。

2.果糖耐量试验("果糖激发"试验)

静脉注射200~250mg/kg的果糖溶液,测注射后的血糖和血磷,患儿先有血磷降低,随之血糖降低,最后尿酸和血镁增高。此项检查可引起致命性低血糖,由于危险性高,有致死的可能,应在婴幼儿HFI诊断中慎重采用。

3.胰高血糖试验

静脉注射胰高糖素1mg后,与注射后15,30,45,60,90,120分钟测血糖(抽血),HFI患者血糖峰值增加为基础血糖值的2%,健康对照组为10%~20%,可用于该疾病的诊断。

4.醛缩酶活性测定

肝活检或肠黏膜活检可确诊本病。原理是先分离纯化肝细胞中的醛缩酶B,再测定其对1-磷酸果糖(作为基质)的活性,并与基因重组的正常的醛缩酶作对照。不过此项检查中肝脏醛缩酶B的分离纯化比较困难,且费时费力,难于用做临床常规诊断方法。

5.醛缩酶B基因突变检测

此项检查可明确本病病因诊断。因为醛缩酶B基因突变最常见的只有3种,因此国外有的医院把HFI列为新生儿先天性代谢性疾病的筛查。

七、诊断

HFI的临床表现变化多端,常不能进行正确的诊断。大多数病人在新生儿或婴幼儿时期发病,有些病例可由于手术前后给予果糖或静脉注射山梨醇引起严重肝、肾损伤时才被发现。对于长期无法耐受甜食的患者,要高度怀疑HFI的可能。凡是喂食含果糖成分食品后有恶心、呕吐和低血糖表现,剔除饮食中果糖则无低血糖发作病史或有不明原因的低血糖症和肝肿大的婴幼儿都应考虑本病的可能。有阳性家族史者对诊断有帮助,但无阳性家族史者不能排除本病。

1.一般检查

生化检查显示HFI患者在摄入果糖后血中果糖浓度明显上升,血葡萄糖、血磷及血钾浓度降低,同时伴随血镁、血尿酸、丙氨酸及乳酸浓度的增高,当血中果糖浓度超过2mmol/L时,尿液分析中出现果糖。多数患者有蛋白尿、非特异性氨基酸尿、肾小管酸中毒等肾小管功能损伤以及血浆转氨酶活性增高,凝血功能障碍。慢性患者肝脏有脂肪浸润和纤维化,但非特异性。

2.特殊检查

静脉果糖耐受性试验(0.2~0.25g/kg)是一项有效的诊断方法,具有一定的风险,HFI受累个体表现为果糖负荷后的低血糖及低磷血症,操作过程中应密切监测患者反应,在婴幼儿中因可引起致命性低血糖,需慎重采用。确诊可依靠组织活检直接测定醛缩酶B活性,但因肝脏醛缩酶B的分离纯化比较困难,且费时费力,难于用作临床常规诊断方法。^{31}P核磁共振分光镜(^{31}P magnetic resonance spectroscopy,^{31}P-MRS)可以测定肝脏中的磷酸化糖类及pi的浓度变化,用于诊断果糖不耐受及监测HFI患者忌果糖饮食的顺应性。果糖呼气实验是一项安全的无创性检查,Young等在183名有不明原因腹痛的患者中进行果糖呼气实验,口服50g果糖测定服糖前后不同时间点呼气中的氢气(Hydrogen,H_2)及甲烷(Methane,CH_4)的含量,若服糖后的气体浓度较基线明显增加,提示果糖吸收不良,其中75%的受试者呈阳性反应,其中有101名患者在口服果糖后出现腹痛症状,提示此项检查也可作为筛查HFI的手段之一,但其诊断效率及特异性尚待进一步研究证实。

3.基因诊断

作为一种致病基因已明确的遗传性疾病,醛缩酶B基因突变鉴定可作为HFI临床诊断,并可能为该疾病的早期诊断和临床干预提供依据。检测方法主要是将患者外周血分离出来的淋巴细胞的基因组DNA,用聚合酶链式反应(Polymerase chain reaction technique,PCR)扩增外显子,再将扩增的外显子DNA与互补的等位基因特异性寡核苷酸(allele specific oligonucleotide)探针杂交,以证实突变,还可用PCR扩增后直接测序等方法检查醛缩酶B基因突变。国外有的医院已把HFI列为新生儿先天性代谢性疾病的筛查中。

4. 醛缩酶 B 的结构与基因突变

醛缩酶 B 分子为一个四聚体结构，由 364 个氨基酸残基组成。人类醛缩酶 B 基因定位于染色体 9p22.3，长约 14.5kb，共 9 个外显子，其中第 1 个外显子不转译。通过对该基因进行克隆和序列分析，目前已鉴定出醛缩酶 B 基因有 43 种突变。有资料表明：A149P（Ala149→Pro）、A174D（Ala174→Asp）和 N334K（Asn334→Lys）3 种错义突变是导致果糖不耐受症的最主要原因，约占欧洲所有醛缩酶 B 突变的 84% 及北美地区所有醛缩酶 B 突变的 68%。

5. HFI 患者大多为纯合子，或为复合性杂合子

不同的突变对醛缩酶 B 的影响不同。除错义突变外，无义突变、碱基对缺失、起始密码子突变、连接点突变等均有发生。有的醛缩酶 B 基因突变使醛缩酶 B 仍留有部分活性，有的突变则使醛缩酶 B 完全丧失功能，大部分突变是通过破坏醛缩酶 B 的四聚体结构或改变活性位点来影响醛缩酶 B 的活性。

八、鉴别诊断

HFI 属于先天性果糖代谢缺陷病，需要与其他先天性果糖代谢缺陷病进行鉴别，另外 HFI 在临床症状多样，需与其他常见疾病鉴别。

（1）果糖吸收不良症（Fructose malabsorption，FM）：FM 是一种以摄入果糖后表现为腹痛、腹泻等吸收不良为主要症状的疾病。在症状上易于与 HFI 混淆，其特征是粪便中存在果糖，而 HFI 患者尿液中存在果糖。

（2）原发性果糖尿症（Essential fructosuria，EF）：EF 是一种常染色体隐性遗传病，由 KHK 基因突变引起，临床表现为摄入果糖来源的食物或者药物后出现无症状果糖尿。患者无低血糖表现，这是因为病人机体内葡萄糖与乳糖代谢均正常。通过基因检测发现 KHK 基因突变可无须治疗，需警惕果糖代谢通路上其他基因如 ALDOB、FBP1 等的突变。

（3）果糖-1,6-二磷酸酶缺乏症（Fructose-1,6-bisphosphatase deficiency）：是一种由 FBP1 基因突变导致的罕见的隐性遗传病。果糖-1,6-二磷酸酶是糖异生和果糖代谢途径的关键酶，该酶缺陷导致糖异生障碍，致使上游底物堆积和低血糖。患者的典型表现临床特征为反复发作性低血糖和代谢性酸中毒，可迅速纠正，并且每次发作有诱因可循，稳定期没有症状，因此常常被误诊。其他常见的临床表现包括高乳酸血症、代谢性酸中毒、肝脏疾病及昏迷、嗜睡等表现，该疾病在症状上和 HFI 十分相似，都表现为摄入果糖后低血糖发作、酸中毒、肝损伤及神经系统症状等。主要依靠基因检测进行鉴别，当检测到 ALDOB 基因致病性突变时诊断为 HFI，检测到 FBP1 基因致病性突变时则诊断为果糖-1,6-二磷酸酶缺乏症。

（4）Hawkinsinuria 病：本病应与 Hawkinsinuria 病鉴别，因为后者是一种先天性酪氨酸代谢异常的常染色体显性遗传病。其缺陷为 4-羟苯丙酮酶-二氧生成酶活性（4-hydroxpbenylpyruvate dioxygenase activity）降低。多见于新生儿，临床表现有肝大、生长迟缓和肾小管性酸中毒，与本病相似。但 Hawkinsinuria 病患者尿中排出酪氨酸增多，血中酪氨酸浓度增高可与本病鉴别。

（5）慢性肝病：有黄疸、肝功能损害和凝血异常的婴幼儿还应与其他肝病鉴别，如急性传染性肝炎、传染性单核细胞增多症。

（6）其他疾病除了上述提及的果糖代谢异常的疾病，HFI 还需要与其他糖代谢异常的疾病进行鉴别诊断，如糖尿病、低血糖症、肝糖原贮积症、先天性糖原合成障碍、半乳糖血症代谢障碍等；与范科尼综合征、氨基酸尿及生长迟缓相关的疾病鉴别，如肾小管酸中毒、囊性纤维变性病及胱氨酸贮积症等。

九、治疗策略

HFI 为遗传性疾病，目前尚无根治方法，主要为饮食控制及对症处理。该病一旦发现，应严格限制一切含果糖、蔗糖或山梨醇成分的食物和药物。对家族成员中有 HFI 患者的新生儿要严密观察，避免食品中添加上述物质，并积极筛查醛缩酶 B 基因的突变。在婴幼儿患者中，可根据需要输入血浆或全血，从而改善营养状态，纠正出血倾向并增强机体免疫力。

1. 饮食管理

一旦怀疑 HFI，应将果糖从饮食中排除。这包括避免所有含有果糖、蔗糖和/或山梨醇的食物，无论是天然的还是在加工过程中添加的，包括某些药理学制剂和婴儿配方食品。为避免无果糖饮食引起维生素 C

缺乏,可增加菠菜、芹菜和黄瓜等蔬菜的摄入量,必要时补充辅料不含果糖的维生素C。秦谦等人总结1例ALDOB基因复合杂合变异致HFI患者饮食控制30年的远期随访结局和饮食控制结果提示:饮食控制对HFI的改善预后具有重要意义,但携带移码变异的患者在控制饮食的情况下仍可能有不良预后,需要更为严格的饮食控制并密切随访。

2. 对症状的治疗

急性症状(如昏睡、癫痫发作、进行性昏迷和/或肾、肝衰竭)应在医院治疗,包括静脉注射葡萄糖,肝功能和/或肾功能不全的支持性治疗,以及代谢性酸中毒的治疗。在急性低血糖发作时,静脉推注葡萄糖即可使低血糖得到纠正。发生抽搐者可用安定、苯巴比妥和苯妥英钠,对前述药物治疗无反应者,静脉注射普鲁泊福(Propofol),3mg/kg,随后静脉滴注,可取得一定疗效。急性肝功能衰竭需积极支持治疗,纠正低血糖和电解质紊乱。有肝、肾功能损害的慢性患者除饮食治疗外还应采取措施保护肝脏和肾脏,避免使用影响肝肾功能的药物。终末期肝脏损伤者,可进行肝移植。及时治疗后,本病预后尚可,肝脏病变常属可逆。

十、疗效及转归

HFI预后良好,生长发育、智力和寿命正常。坚持严格执行"果糖限制饮食"的患者预后良好。通常出生后早期完全限制饮食中果糖、蔗糖、山梨糖醇和(或)三氯蔗糖的摄入,HFI患者的预后良好即神经认知功能发育正常,身体健康和有正常的预期寿命。相反,当HFI患者不遵守建议的饮食限制可能引起慢性肝脏和/或肾脏疾病,出现肝、肾功能损害的慢性患者除饮食治疗外还应采取措施保护肝脏和肾脏,避免使用影响肝肾功能的药物。终末期肝脏损伤者,可进行肝移植。急性肝功能衰竭患者应予以积极支持治疗,纠正低血糖和电解质紊乱,经及时治疗后,本病预后尚可,否则预后极差。

参考文献

[1]CHAMBERS RA, PRATT RT. Idiosyncrasy to fructose[J]. Lancet, 1956,18,271(6938):340.

[2]Pinheiro FC, Sperb-Ludwig F, Schwartz IVD. Epidemiological aspects of hereditary fructose intolerance: A database study. Hum Mutat. 2021 Dec;42(12):1548-1566.

[3]René Santer, Rischewski J, Weihe M V, et al.The spectrum of aldolase B (ALDOB) mutations and the prevalence of hereditary fructose intolerance in Central Europe[J].Human Mutation, 2005, 25(6):594.

[4]Lazarin, G. A, Haque,et al.An empirical estimate of carrier frequencies for 400+ causal mendelian variants: Results from an ethnically diverse clinical sample of 23,453 individuals[J].Obstetrical and gynecological survey, 2013,15(3):178-86.

[5]Malay A D, Allen K N, Tolan D R .Structure of the Thermolabile Mutant Aldolase B, A149P: Molecular Basis of Hereditary Fructose Intolerance [J].Journal of Molecular Biology, 2005, 347(1):135-144.

[6]Lench N J, Telford E A, Andersen S E, et al.An EST and STS-based YAC contig map of human chromosome 9q22.3[J].Genomics, 1996, 38(2):199.

[7]Izzo P, Costanzo P, Lupo A, et al.Human aldolase A gene. Structural organization and tissue-specific expression by multiple promoters and alternate mRNA processing[J].Febs Journal, 2010, 174(4):569-578.

[8] Kim MS, Moon JS, Kim MJ, et al. Hereditary Fructose Intolerance Diagnosed in Adulthood[J]. Gut Liver, 2021,15(1):142-145.

[9]Schreier K .Fructose intolerance[J].Major Problems in Clinical Pediatrics, 1976:322-342.

[10]Cross N C P, Tolan D R, Cox T M .Catalytic deficiency of human aldolase B in hereditary fructose intolerance caused by a common missense mutation[J].Cell, 1988, 53(6):881-885.

[11]Eugênia Ribeiro Valadares, Cruz A F D, Adelino T E R, et al.Hereditary fructose intolerance in Brazilian patients[J].Molecular Genetics and Metabolism Reports, 2015,4:35-8.

[12]Mock DM., Perman JA, Thaler M, et al. Chronic fructose intoxication after infancy in children with hereditary fructose intolerance: a cause of growth retardation[J]. N Engl J Med, 1983, 309:764-770.

[13]Steinmann B, Gitzelmann R .The diagnosis of hereditary fructose intolerance[J]. Helvetica paediatrica acta, 1981, 36(4):297-316.

[14]Oberhaensli R, Taylor D, Rajagopalan B, et al.Study of hereditary fructose intolerance by use of 31P magnetic resonance spectroscopy[J].The Lancet, 1987, 2(8565):931-934.

[15]Choi YK, Johlin FC Jr, Summers RW, et al. Fructose intolerance: an under-recognized problem[J]. Am J Gastroenterol, 2003, 98:1348-1353.

[16]Gruchota J, Pronicka E, Korniszewski L, et al. Aldolase B mutations and prevalence of hereditary fructose intolerance in a Polish population[J]. Mol Genet Metab, 2006, 87:376-378.

[17]秦谦,陈乡,卢宇蓝,等.ALDOB基因复合杂合变异致遗传性果糖不耐受饮食控制30年1例报告并文献复习[J].中国循证儿科杂志,2018,13(4):6.

董文敬(撰写)　杨海侠(审校)

第十二章　遗传性黄嘌呤尿症
Chapter 12　Hereditary Xanthinuria, HX

关键词:黄嘌呤结石;肾钙质沉着症;肌痉挛关节病
Keywords:xanthine stones;renal calcinosis;myospastic joint disease

一、概述

遗传性黄嘌呤尿症(Hereditary xanthinuria,HX)是一种罕见的常染色体隐性遗传病,与嘌呤代谢缺陷有关,约40%的患者会出现黄嘌呤结石。黄嘌呤尿症最早由 Dent 和 Philpot 在1954年描述,其特征是在尿液中排泄大量黄嘌呤,并倾向于形成黄嘌呤结石。Ezoubeiri A等人描述了第一例HX,对一个摩洛哥家庭成员的尿液中的嘌呤进行检测显示尿黄嘌呤和次黄嘌呤增加、尿酸检测不出。HX 分为两种类型:Ⅰ型(Xanthinuria type Ⅰ)由编码黄嘌呤脱氢酶/氧化酶的XDH基因突变引起;Ⅱ型(Xanthinuria type Ⅱ)由编码钼辅因子硫化酶的MOCOS基因突变引起。这些酶缺乏导致血清和尿液中尿酸降低,黄嘌呤和次黄嘌呤升高,Ⅱ型还会导致血清亚硫酸盐浓度升高。HX的临床特征除了出现尿石症外,Ⅰ型还可能伴有肌病,Ⅱ型可表现为精神运动迟缓、发育迟缓、癫痫发作和亚硫酸盐水平升高导致的肌张力减退。临床上,可以通过结石分析、尿黄嘌呤或次黄嘌呤排泄升高以及肝脏中酶的活性来明确诊断HX。黄嘌呤氧化酶缺乏导致黄嘌呤的积累,其主要风险是形成黄嘌呤结石和进展到肾功能衰竭。通过饮食措施进行早期预防;早期发现这种疾病是非常重要的,但仍然很难,因为这种疾病往往是无症状的。

二、定义

HX是由黄嘌呤氧化还原酶(Xanthine oxidoreductase,XOR)及其相关酶系缺陷引起的常染色体隐性遗传综合征。其特征是血液和尿液中的尿酸浓度很低(或检测不到),尿液中的黄嘌呤浓度很高,导致尿石症。

三、流行病学

HX的患病率尚不清楚,自60年前文献中描述的首例嘌呤代谢遗传性疾病,到目前为止共有22个国家约150名患者已被描述。每年的发病率在1/6,000至1/69,000之间。这些粗略估计是由无症状患者和缺乏新生儿筛查导致诊断不足。HX在地中海和中东地区比北欧更常见。

四、病因及发病机制

XOR以一种具有150 kDa亚基的同二聚体形式存在。每个亚基包含一个钼中心(钼辅因子,Moco),一个黄素腺嘌呤二核苷酸辅因子和两个不同的铁硫中心,嘌呤羟基化反应发生在钼中心。羟基化反应中转移到钼上的电子,通过两个铁硫中心进一步转移到FAD上。最后,作为最终电子受体的NAD^+或氧分子在FAD中心被还原。在HX患者中,该酶缺乏会导致尿酸水平极低,甚至无法检测到,而尿酸在血清和尿液中被黄嘌呤取代。黄嘌呤优先于次黄嘌呤的积累和排泄,其原因是次黄嘌呤通过回收途径广泛回收。XOR酶缺乏是导致尿中黄嘌呤和次黄嘌呤排泄量增加的原因,黄嘌呤/次黄嘌呤的比例为4/19。XOR是一种多功能的调节酶,源于一个复杂的进化过程,赋予了它许多生理作用。主要的XOR活性是:①黄嘌呤脱氢酶(Xanthine dehydrogenase,XDH)活性,它执行嘌呤分解代谢的最后两个步骤,从次黄嘌呤到尿酸;②黄嘌呤氧化酶(Xanthine oxidase,XO)活性,除嘌呤分解代谢外,还产生活性氧(ROS);③产生一氧化氮的亚硝酸还原酶活性,有助于血管舒张和血压调节;④产生ROS的NADH氧化酶活性。

XOR由两种不同的形式组成:XDH和XO,并且是次黄嘌呤和黄嘌呤产生尿酸的限速酶。XOR催化次黄嘌呤转化为尿酸。XOR缺乏的患者会分泌由鸟嘌呤形成的黄嘌呤。XO催化次黄嘌呤转化为黄嘌呤和黄嘌呤转化为尿酸,同时伴有NAD^+或O_2的还原。该酶是治疗高尿酸血症、痛风和活性氧相关疾病药物的靶点。

HX是一种嘌呤代谢缺陷,Ⅰ型由XOR基因突变导致的单纯型XO的缺乏。Ⅱ型由人类钼辅因子硫酶基因(Human molybdenum cofactor sulfurase,HMCS)突变导致,主要见于中国、日本和以色列患者。次黄嘌呤和黄嘌呤不能降解为尿酸,导致黄嘌呤和次黄嘌呤的积累。根据基因突变可将HX分为2型。Ⅰ型:XO基因位于染色体2p23.1上,包含36个外显子,编码含有1333个氨基酸的XO蛋白,主要见于日本和欧洲患者。Ⅱ型是由位于18q12.2号染色体上的钼辅因子硫酶基因(MOCOS)突变导致XO和醛氧化酶(Aldehyde oxidase,AO)双重缺乏。两种类型的特征是血浆尿酸浓度低于$5\mu mol/L$,血浆黄嘌呤浓度超过$10\mu mol/L$。

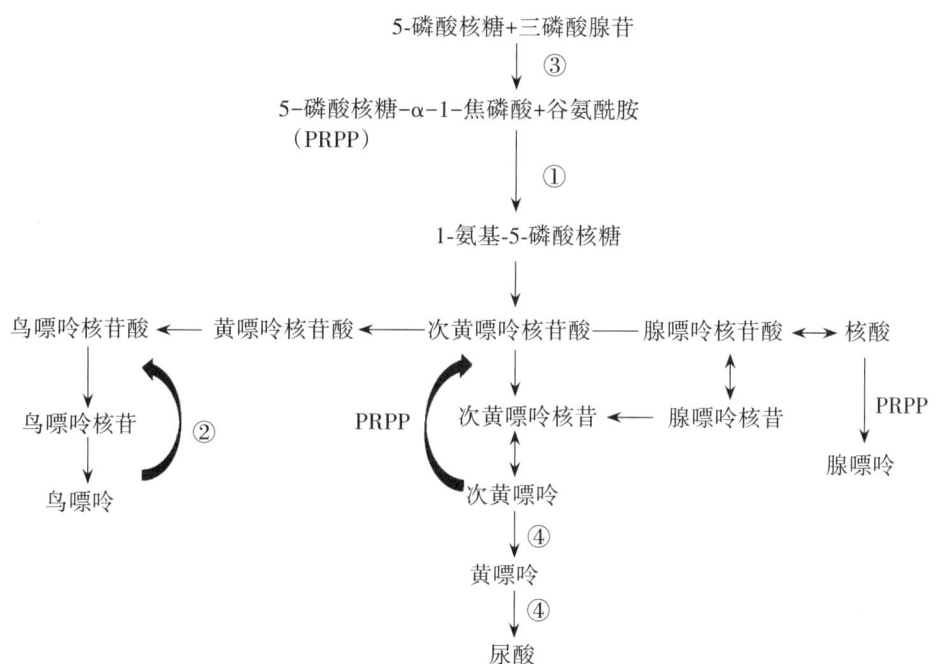

图4-12-1 人体嘌呤降解的代谢途径,①5-磷酸核糖-α-1-焦磷酸酰基转移酶;②次黄嘌呤-鸟嘌呤磷酸核糖转移酶;③PRPP合酶;④黄嘌呤氧化还原酶

五、临床表现

HX是由于黄嘌呤在血浆中积累和尿液中过量排泄引起关节病、肌病、肾钙质沉着症、肾结石和肾衰竭的原因。一部分病例可有黄嘌呤肾结石。肾结石可以发生在任何年龄,甚至在婴儿。结石是透光的,患者表现为血尿、肾绞痛、尿石症甚至急性肾功能衰竭。在40%~50%的患者中可见。运动后有肌痉挛的特征性肌病症状。骨骼肌中发现有黄嘌呤、次黄嘌呤结晶沉积物。也有少数人可有结晶诱发的关节炎表现。除黄嘌呤氧化酶缺陷外,尚伴有亚硫酸盐氧化酶缺陷的报道。在已报道的15例两酶均缺陷的患者中,全部于出生后第1周出现以单一亚硫酸盐氧化酶缺陷为特征并伴严重神经症状,表现为出生后喂养困难,发作性强直性痉挛,眼球震颤,眼球下陷,晶状体脱位等。R Zannolli等人报告一名11岁男孩患有Ⅱ型HX,表现为智力迟钝、自闭症特征、声音和运动抽搐、皮质和肾囊肿、骨质减少、头发和牙齿缺陷以及一系列行为症状,包括脾气暴躁的攻击性和注意力缺陷等。其他非特异性特征包括复发性尿路感染、血尿、结晶尿和肾绞痛。

六、辅助检查

(1)生化检查:分析血清和尿液中尿酸、次黄嘌呤和黄嘌呤的浓度。所有病例的血清和尿酸浓度几乎无法检测。通过高效液相色谱法测定血清和尿液中的嘌呤代谢谱显示其中有较高浓度的次黄嘌呤和黄嘌呤,提示HX。

(2)别嘌醇负荷试验:传统上用于区分HX Ⅰ型和Ⅱ型。在别嘌醇给药后3小时获得用于别嘌醇负荷试验的血清(10mg/kg;最大300mg)。

(3)HX的确诊需通过小肠或肝脏活检证实XDH/XO活性缺乏。从可用的有限数据来看,Ⅰ型似乎占主导地位。

七、诊断

HX的诊断是基于血液和尿液中尿酸的估计。低尿酸血症定义为血清尿酸盐浓度低于2mg/dl或119umol/l。当低尿酸血症确诊后,随后进行详细的嘌呤代谢检查,包括测定尿液和血浆中的黄嘌呤和次黄嘌呤。高浓度的尿黄嘌呤是HX的典型表现。在大约一半的病人,超声检查显示存在黄嘌呤尿石症。可以通过结石分析、尿黄嘌呤或次黄嘌呤排泄升高以及肝脏或肠道活检样本中XOR活性的测定来确定。Martin等人展示了一个简单的三步算法,统一使用现代非侵入性实验室测试诊断和分型HX。首先,血清和尿酸及嘌呤谱的测定对于确定HX的诊断很重要。其次,使用尿液代谢组学对HX进行分型。最后,该结果通过分子遗传学得到证实。与过去使用的传统别嘌醇负荷试验和肠道或肝脏活检相比,我们更倾向于这种诊断方法。然而,仅根据这些临床和生化指标很难确定疾病的确切表型(Ⅰ型或Ⅱ型),因此需要使用分子试验。其他诊断确认和/或鉴别黄嘌呤尿类型的方法包括别嘌醇负荷试验、黄嘌呤氧化酶分析和分子分析。

Ⅰ型和Ⅱ型从临床和生化角度很难区分,需要进行分子检测才能对其进行准确的分型。这两种类型的特点是血浆尿酸浓度低于5mmol/l和血浆黄嘌呤浓度超过10mmol/l。尿酸的尿排泄量低或检测不到,而黄嘌呤的排泄量升高。超过半数的典型黄嘌呤尿患者无症状。以下生化指标可用于区分HX类型:①评估血清和尿液中尿酸浓度,黄嘌呤尿患者血清/尿液中的尿酸含量极低(被黄嘌呤代替);②尿黄嘌呤的估计,尿液代谢组学确定黄嘌呤尿分型:N1-甲基-2-吡啶酮-5-甲酰胺(2PY)和N1-甲基-4-吡啶酮-5-甲酰胺(4PY)最终在尿液中以烟酰胺分解代谢排出体外,这些产物是AO氧化N1-甲基烟酰胺的产物。最后,由分子基因学确诊;③别嘌醇负荷试验。Peretz H等人评估了烟酰胺降解途径代谢产物2PY和4PY的尿浓度。由于缺乏AO活性,在HX型患者的尿液中检测不到2PY和4PY,建议将这种更方便的方法用于HX型而不是别嘌醇负荷试验。

八、鉴别诊断

(1)遗传性肾性低尿酸血症(Hereditary renal hypouricemia,HRH):是编码尿酸转运蛋白的基因发生突变而导致低尿酸血症。临床上可以用吡嗪酰胺(Pyrazinamide,PZA)抑制试验或苯溴马龙抑制试验进一步明确诊断:①PZA具有抑制肾小管对尿酸分泌的作用,清晨空腹口服PZA100mg后,每1小时收集尿液和血液标本,健康人第3~4小时尿酸排泄率接近0,而HRH患者仅轻度减少。②苯溴马龙具有抑制肾小管对尿酸重吸收作用,方法同PZA抑制试验,以苯溴马龙100mg代替PZA,健康人EUA明显增加,而HRH患者变化不大或轻度增加。考虑到相关的神经损伤和婴儿频繁死亡,这种疾病的临床表现要严重得多。低尿酸血症也是原发性遗传性肾性低尿酸血症的一种生化标志物。与HX不同,尿酸排泄分数在肾性低尿酸血症中升高。

(2)遗传性嘌呤核苷酶磷酸酶缺乏:嘌呤核苷磷酸酶催化肌苷、脱氧肌苷、脱氧鸟苷经磷酸化生成嘌呤碱基。该酶缺乏导致低尿酸血症,发育迟缓,伴淋巴细胞减少的细胞免疫下降,以及反复感染。

(3)家族性肾性低尿酸血症:是由于肾小管尿酸转运缺陷所致,这是一种罕见的综合征,是通过常染色体途径遗传的。这些患者出现肾小管的尿酸转运障碍,包括重吸收减少和(或)分泌增加,临床上容易合并运动性急性肾衰竭和肾结石。

九、治疗策略

目前尚无治愈方法。建议通过饮食措施进行早期预防。由于黄嘌呤的溶解度不受尿液pH值的影响,黄嘌呤的溶解度在碱性pH值下仅略有提高,尿碱化治疗价值极低。当有结石时,可能需要行肾盂取石术。主要治疗包括低嘌呤饮食和大量液体摄入,患者在长达9年的长期随访中表现出良好的治疗反应,这与文献报道的短期随访反应一致。

十、疗效及转归

总的预后是良好的,尽管在某些病例中,疾病发展到终末期肾功能不全。有尿结石者按结石原则治疗。

若合并亚硫酸盐氧化酶缺陷所致的神经症状可对症处理。

参考文献

[1]Epstein C .The metabolic and molecular bases of inherited diseases[J].Journal of Inherited Metabolic Disease,1995:1781-1797.

[2]Kubihal S, Goyal A, Singla R, et al.Urolithiasis due to Hereditary Xanthinuria Type Ⅱ: A Long-term Follow-up report[J].Indian Pediatrics, 2020, 57(5):468-469.

[3]Ezoubeiri A, Labaali A, Fdil N, et al.First case of hereditary xanthinuria in a Moroccan family[J].PAMJ Clinical Medicine,2019,1(55).

[4]Peretz H, Korostishevsky M, Steinberg D M, et al.An ancestral variant causing type Ⅰ xanthinuria in Turkmen and Arab families is predicted to prevail in the Afro-Asian stone-forming belt[J].JIMD Reports, 2019,51(1):45-52.

[5]Al-Eisa AA, Al-Hunayyan A, Gupta R Pediatric urolithiasis in Kuwait[J]. Int Urol Nephrol, 2002,33(1):3-6.

[6] Minoshima S, Wang Y, Ichida K, et al.Mapping of the gene for human xanthine dehydrogenase (oxidase)(XDH) to band p23 of chromosome 2 [J].Cytogenetic & Genome Research,1995,68(1-2):52-53.

[7]Ichida K, Matsumura T, Sakuma R, et al.Mutation of human molybdenum cofactor sulfurase gene is responsible for classical xanthinuria type Ⅱ. [J].Biochemical & Biophysical Research Communications, 2001, 282(5):1194-1200.

[8]Yamamoto T, Moriwaki Y, Takahashi S, et al.Identification of a new point mutation in the human molybdenum cofactor sulferase gene that is responsible for xanthinuria type Ⅱ[J].Metabolism-clinical & Experimental, 2003, 52(11):1501-1504.

[9]Badertscher E, Robson WL, Leung AK, et al. Xanthine calculi presenting at 1 month of age[J]. Eur J Pediatr, 1993,152:252-54.

[10]Zannolli R, Micheli V, Mazzei MA,et al.Hereditary xanthinuria type Ⅱ associated with mental delay, autism, cortical renal cysts, nephrocalcinosis, osteopenia, and hair and teeth defects[J].Journal of Medical Genetics, 2003, 40(11):e121.

[11]Gargah T, Essid A, Labassi A,et al. Xanthine urolithiasis[J]. Saudi J Kidney Dis Transpl[J]. 2010,21(2):328-31.

[12]Mraz M, Hurba O, Bartl J,et al. Modern diagnostic approach to hereditary xanthinuria[J]. Urolithiasis, 2015,43(1):61-7.

[13]Sebesta I, Stiburkova B, Krijt J. Hereditary xanthinuria is not so rare disorder of purine metabolism. Nucleosides Nucleotides Nucleic Acids[J]. 2018,37(6):324-328.

[14]Peretz H, Watson D G, Blackburn G, et al.Urine metabolomics reveals novel physiologic functions of human aldehyde oxidase and provides biomarkers for typing xanthinuria[J].Metabolomics, 2012, 8(5):951-959.

[15]Fujiwara Y, Kawakami Y, Shinohara Y, et al.A case of hereditary xanthinuria type 1 accompanied by bilateral renal calculi[J].Internal Medicine, 2012, 51(14):1879.

[16]Arikyants N, Sarkissian A, Hesse A,et al. Xanthinuria type I: a rare cause of urolithiasis[J]. Pediatr Nephrol, 2007,22(2):310-4.

董文敬(撰写)　杨海侠(审校)

第十三章　次黄嘌呤-鸟嘌呤磷酸核糖转移酶部分缺乏症
Chapter 13　Hypoxanthine guanine phosphoribosyltransferase partial deficiency

关键词:次黄嘌呤-鸟嘌呤磷酸核糖转移酶;高尿酸血症;尿石症

Keywords:hypoxanthine-guanine phosphoribosyltransferase;hyperuricaemia;urolithiasis

次黄嘌呤-鸟嘌呤磷酸核糖转移酶缺乏症(Hypoxanthine-guanine phosphoribosyl transferase deficiency, HPRTD),是一种X连锁隐性遗传的、嘌呤代谢的疾病,与尿酸的产生过量有关,并根据酶缺乏症的程度出现一系列神经系统表现。在婴儿期发病。临床表现包括高尿酸血症、痛风、神经系统症状。根据酶缺乏程度,分为两型。次黄嘌呤-鸟嘌呤磷酸核糖转移酶完全缺乏导致Lesch-Nyhan综合征,是该病最严重的形式,酶活性低于1.5%;次黄嘌呤-鸟嘌呤磷酸核糖转移酶部分缺乏导致次黄嘌呤-鸟嘌呤磷酸核糖转移酶相关性高尿酸血症,也称为Lesch-Nyhan变异或Kelley-Seegmiller综合征(KSS),酶活性至少为8%。黄嘌呤氧化酶抑制剂可以改善患者部分症状,但是严重的神经系统症状目前无很好的治疗方法。本章重点介绍次黄嘌呤-鸟嘌呤磷酸核糖转移酶部分缺乏,Lesch-Nyhan综合征将在下一章介绍。

一、概述

次黄嘌呤-鸟嘌呤磷酸核糖转移酶部分缺乏是由次黄嘌呤-鸟嘌呤磷酸核糖又转移酶(hypoxanthine-guanine phosphoribosyltransferase,HPRT,OMIM:300323)轻度缺乏引起的一种疾病,次黄嘌呤-鸟嘌呤磷酸核糖转移酶相关性高尿酸血症、Lesch-Nyhan 变异或 Kelley-Seegmiller 综合征（KSS）。发病年龄较早，一般通常影响男性。早期异常体现为尿布上的橙色晶体，随后出现高尿酸血症、尿石症、尿酸肾病、尿路感染和肾梗阻等异常，一般有轻微的神经系统症状，无自毁行为。治疗主要是针对高尿酸血症、结石进行相关治疗。

二、定义

次黄嘌呤-鸟嘌呤磷酸核糖转移酶部分缺乏是一种嘌呤代谢的遗传障碍性疾病，是次黄嘌呤-鸟嘌呤磷酸化糖苷转移酶缺乏症的最轻度形式，与尿酸过量产生导致尿石症和早期痛风有关。

三、流行病学

该病的确切流行率尚不明确，但可能由于误诊而被低估。Kelley-Seegmiller 综合征可能代表约 15% 的次黄嘌呤-鸟嘌呤磷酸核糖转移酶缺乏患者。

四、病因及发病机制

该病为 X 连锁隐性遗传，HPRT1 基因（Xq26）突变导致次黄嘌呤-鸟嘌呤磷酸核糖转移酶缺乏。

尿酸是人体内细胞代谢及饮食来源的嘌呤核苷酸代谢的最终产物，嘌呤核苷酸代谢紊乱会直接导致血尿酸水平的异常。痛风是一种常见的嘌呤核苷酸代谢紊乱导致的临床疾病，血清中尿酸盐浓度与痛风的发作具有明显的正相关性。当血液中尿酸水平持续升高，过饱和的单钠尿酸盐结晶沉积在关节、肾脏或者其他组织中，导致了痛风的发生。

嘌呤核苷酸在人体内代谢过程可分为合成代谢及分解代谢。嘌呤核苷酸的合成代谢途径主要有两条：①利用磷酸核糖、氨基酸、一碳单位等简单物质，经过一系列酶促反应合成嘌呤核苷酸，称为从头合成途径；②细胞利用嘌呤核苷酸分解产生的嘌呤碱基重新合成嘌呤核苷酸，称为补救合成途径。嘌呤核苷酸的分解代谢是指嘌呤核苷酸在酶的作用下分解成碱基和 1-磷酸核糖。嘌呤碱基既可以参与嘌呤核苷酸的补救合成途径，也可以在酶的作用下进一步生成尿酸。

在嘌呤核苷酸的合成及分解代谢过程中，涉及多种酶的参与，其中临床研究较多的酶包括磷酸核糖焦磷酸合成酶、次黄嘌呤-鸟嘌呤磷酸核糖转移酶、腺嘌呤磷酸核糖转移酶（adenine phosphoribosyltransferase，APRT）及黄嘌呤氧化酶（xanthine oxidase，XO）等。当编码这些酶的基因缺乏时，会导致患者发生先天性酶异常症，患者的临床表现各异。由于发病率较低，且临床上难以开展相关基因检测，临床诊断嘌呤核苷酸代谢相关基因缺乏所致疾病时容易漏诊误诊。

次黄嘌呤-鸟嘌呤磷酸核糖转移酶是嘌呤核苷酸补救合成途径中的重要酶，它的主要功能是将次黄嘌呤转化为次黄嘌呤核苷酸（inosinmonphosphate，IMP），将鸟嘌呤转化为鸟苷酸（guanosine monophosphate，GMP），同时 IMP 和 GMP 可以反馈抑制磷酸核糖焦磷酸合成 1-氨基-5-磷酸核糖。

次黄嘌呤-鸟嘌呤磷酸核糖转移酶的基因结构　次黄嘌呤-鸟嘌呤磷酸核糖转移酶基因定位于 X 性染色体长臂末端，由 9 个外显子和 8 个内含子组成，全长约 44kb，可转录成长度为 1.6kb 的 mRNA，其开放阅读框 657bp。在男性体内，为结构上的半合子；在女性中，则表现为细胞中一条 X 染色体失活，呈功能上的半合子。因此，该基因一旦发生突变在表型上即可显现出来。

次黄嘌呤-鸟嘌呤磷酸核糖转移酶的蛋白结构　次黄嘌呤-鸟嘌呤磷酸核糖转移酶是一种细胞质酶，是鸟嘌呤或次黄嘌呤磷酸核糖化的一种非必需酶，参与细胞内嘌呤核苷酸的补救合成途径，其活性降低或失活，可导致不同程度的代谢疾病。该酶共含有 218 个氨基酸，呈现四聚体或二聚体结构，其单体由 10 个 β-折叠股和 6 个 α-螺旋构成，核心区域含有一个平行 β-折叠（由 5 个 β-折叠股构成）和 4 个 α-螺旋。

次黄嘌呤-鸟嘌呤磷酸核糖转移酶蛋白分子具有可塑性，人游离次黄嘌呤-鸟嘌呤磷酸核糖转移酶的 4 个亚基互相折叠，且每个亚基均含有两个结构域，在催化过程中，4 个亚基出现适当移动，致使酶结构发生显著改变，以便与底物结合和催化反应的进行。应该特别指出的是，该酶结构域不会发生相对位移，蛋白肽链第 137~154 位氨基酸残基始终作为嘌呤（鸟嘌呤或次黄嘌呤）碱基和 5'-磷酸基团的结合位点而发挥作用。尽管曾有人认为位于酶活性中心附近的突变会导致临床相关表型的发生，但远离酶活性中心的突变也产生临床表现，比如位于二聚体界面的突变。Gogia 等研究报导，人 HPRT 非活性中心基因的突变（导致酶蛋白

36位氨基酸由半胱氨酸转变为亮氨酸)可提高环Ⅳ上氨基酸残基的灵活性,进而催化黄嘌呤磷酸化,生成黄嘌呤单核苷酸,该突变提高了酶的底物特异性,但比催化鸟嘌呤和次黄嘌呤的效率低。

HPRT1 基因的突变方式主要包括缺失突变、剪切突变、无义突变及重复突变等。已报导400多种具有不同临床表现的*HPRT*突变,其中包括导致单个氨基酸置换或蛋白质翻译终止的缺失、插入、剪接突变以及其他更复杂的置换和重排,有大样本数据分析提出,编码区的缺失突变是最常见的突变类型,与Lesch-Nyhan综合征严重的临床症状密切相关,所有基因突变都可能影响酶的活性,这可能是个体间不同次黄嘌呤-鸟嘌呤磷酸核糖转移酶活性的基础,可导致该酶活性的降低或彻底失活。也有少数病人出现次黄嘌呤-鸟嘌呤磷酸核糖转移酶活性下调,其蛋白编码区、基因上下游(100bp左右)剪接区域及对应的增强子均无异常,这也许是在基因未知调控区域发生基因突变或存在其他导致HPRTmRNA表达降低的因素。具体原因尚不清楚,仍需要更加深入的研究。这些突变通常存在于家族谱系中,很少有两个独立的家族拥有相同的突变。而且,具有相同的基因突变类型也可呈现不同的临床表现,这同样说明可能存在除了次黄嘌呤-鸟嘌呤磷酸核糖转移酶基因型位点之外的其他未被发现的因素阻碍次黄嘌呤-鸟嘌呤磷酸核糖转移酶蛋白的表达,如基因修饰或血浆中其他干扰次黄嘌呤-鸟嘌呤磷酸核糖转移酶蛋白或酶活性水平的机制,因此需要大量研究来解释。

HPRT1 基因突变时,次黄嘌呤-鸟嘌呤磷酸核糖转移酶产生减少,进而导致IMP和GMP生成减少、嘌呤合成增多,同时对磷酸核糖焦磷酸合成1-氨基-5-磷酸核糖的抑制功能减弱,最终导致尿酸生成过多形成高尿酸血症。

五、临床表现

次黄嘌呤-鸟嘌呤磷酸核糖转移酶部分缺乏,酶活性水平至少8%,临床表现主要是尿酸生产过量相关的症状,如肾结石、尿酸肾病和肾梗阻,但这些症状在Lesch-Nyhan综合征很少出现。

发病年龄通常在婴儿期,但也可能在成年期,如30岁。男性通常受影响,杂合子女性是携带者,通常无症状。病人在出生时是正常的。第一个表现是尿布上呈现橙色晶体。尿石症、尿酸肾病、尿路感染和肾梗阻常为其临床表现。痛风可能出现在青春期后,表现为急性关节炎或痛风石。与Lesch-Nyhan综合征相比,肌张力障碍等神经系统可能是轻微的,甚至不存在。病人的智力正常,但却有不同程度的注意力缺乏。强迫自毁行为是罕见的。也有研究人员将这些神经系统症状,但又不是完全Lesch-Nyhan综合征,归类为HPRT相关的神经系统疾病,也称为Lesch-Nyhan综合征变异。大约25%的Kelley Seegmiller综合征患者表现出轻微的神经系统症状,但从未出现自毁行为。75%的尿石症患者20岁以前就已经诊断。个案报道强调,在家族性少年痛风病例中,即使神经系统症状没有,应怀疑次黄嘌呤-鸟嘌呤磷酸核糖转移酶缺乏,确保患者接受适当的治疗,控制其尿酸水平,防止微结石等肾脏症状。2014年首次报导,次黄嘌呤-鸟嘌呤磷酸核糖转移酶部分缺乏引起的痛风患者,出现淀粉样变。也可发生慢性肾脏病和继发于间质性沉积或管状尿酸结晶沉淀的急性肾损伤。

另有个案报道,一位年轻患者,其临床症状和生化数据提示次黄嘌呤-鸟嘌呤磷酸核糖转移酶缺乏,但其血液中次黄嘌呤-鸟嘌呤磷酸核糖转移酶和腺嘌呤磷酸核糖转移酶活性正常。在完整红细胞中测定次黄嘌呤-鸟嘌呤磷酸核糖转移酶活性为对照水平的50%。排除其他因尿酸分泌过多而引起高尿酸血症的原因。分子分析支持次黄嘌呤-鸟嘌呤磷酸核糖转移酶缺乏之诊断。这个病例提示在完整红细胞中测定的酶活性具有诊断价值。

六、辅助检查

(1)实验室检查:血清尿酸水平升高、次黄嘌呤和黄嘌呤在较小程度上升高。24小时尿液尿酸水平升高、尿酸/肌酐比升高。

(2)影像学检查:X光片或者CT观察有无结石沉积。超声检查肾脏及膀胱结石。

(3)次黄嘌呤-鸟嘌呤磷酸核糖转移酶活性测定有两种方法:色谱法和电泳法。色谱法测得HPRT活性快速准确,电泳法仅能定性测量,且电泳法操作麻烦,所以,临床上色谱法更具可行性。

七、诊断

当发生高尿酸血症、痛风、肾结石和/或梗阻性肾病时,尤其是年轻及年幼的患者,根据生化、酶和分子检测可怀疑诊断。通过检测红细胞或成纤维细胞的次黄嘌呤-鸟嘌呤磷酸核糖转移酶活性来确诊,酶活性至少为8%,也有人认为活性范围从0.5%~10%。也有人认为KSS的酶活性为0%~10%,多数情况下腺嘌呤磷酸核糖转移酶活性升高。基因诊断采用HPRT1 Xq26测序,多数情况下为点突变。

有人认为酶缺乏可以在产前诊断,以期减少临床病例的发生。

八、鉴别诊断

该病应与以下疾病相鉴别:腺嘌呤磷酸核糖基转移酶缺乏症、葡萄糖-6-磷酸脱氢酶缺乏症(glucose-6-phos-phatede-hydrogenasedeficiency,G6PDD)、Lesch-Nyhan综合征和磷酸核糖焦磷酸合成酶超活性。

(1)腺嘌呤磷酸核糖基转移酶缺乏:是一种罕见的常染色体隐性疾病。是腺嘌呤磷酸核糖基转移酶缺乏导致过量生成和肾脏排泄2,8-二羟基腺嘌呤增加,导致肾结石形成和晶体诱导的肾脏损伤,肾损伤的表现形式可为急性肾损伤发作和进行性慢性肾脏疾病。基因位于染色体16q24上,行腺嘌呤磷酸核糖基转移酶活性检测和基因检测,可协助诊断。

(2)葡萄糖-6-磷酸脱氢酶缺乏症:俗称"蚕豆病",是人类最常见的遗传性酶缺乏疾病之一,全球约有4亿人受累,非洲、拉丁美洲、亚洲和地中海这些地区患病率最高。G6PDD是X连锁不完全显性遗传病,致病基因定位于Xq28,包括13个外显子和12个内含子,共编码515个氨基酸。该病患者常因食用蚕豆及蚕豆制品,或某些氧化类药物后诱发,部分也可以被感染诱发,临床表现主要为急性发作性溶血性、重者在短期内出现溶血危象,急性肾功能衰竭而危及生命。G6PDD是引起新生儿高胆红素血症的重要原因,严重时发生"核黄疸",会永久性损害神经系统导致智力障碍甚至死亡。该病是由于红细胞膜的葡萄糖-6-磷酸脱氢酶缺乏,导致还原性谷胱甘肽生成减少,红细胞膜稳定性降低,不能抵抗氧化损伤,最终导致红细胞破坏并溶血的一种遗传病。在我国,该病发病率最高的地区是广西和广东,分别是6.03%和5.28%。成都市G6PDD发病率为3.69‰,与四川省发病率相近,男性发病率明显高于女性。

(3)Lesch-Nyhan综合征:表现高尿酸血症,肌张力障碍,脑瘫、智力障碍和自毁行为。也可认为是该病的严重形式,化验HPRT酶活性很低或检测不到。而次黄嘌呤-鸟嘌呤磷酸核糖转移酶部分缺乏,可表现为高尿酸血症及相关症状,可伴有不同程度的神经功能障碍,不伴有自毁行为。

(4)磷酸核糖焦磷酸合成酶超活性:磷酸核糖焦磷酸合成酶超活性是由PRPS1致病变异引起的,以X连锁方式遗传。该病分为轻型和重型,两型都以高尿酸血症和高尿酸尿为特征。该病男性患者约75%为轻型,发病年龄在20~30岁,表型通常限于这些生化结果。然而,该病男性患者约25%为重型,发病年龄不到10岁,除了这些生化结果外,还具有以下症状:发育迟缓(DD)、智力残疾(ID)、感音神经性听力损失、张力低下和共济失调。而每个患者症状又不完全相同。女性患者表现从轻到重取决于X染色体的失活状态,重型者很少。在轻型患者,如果不控制血尿酸浓度的话,早期表现通常为尿酸结晶尿或尿路结石,随后是痛风性关节炎。该病诊断:①轻型男性患者,通过PRS-I酶测定方法检测PRS-I酶的高活性或异构调节缺乏可以确定诊断;②重型男性患者,通过分子基因检测鉴定男性半合子PRPS1致病变异和女性杂合子PRPS1致病变异来确定诊断;③对有症状的女性,通过PRS-I酶测定和/或PRPS1分子基因检测可以确定诊断。

九、治疗策略

目前已有大量关于次黄嘌呤-鸟嘌呤磷酸核糖转移酶缺乏病的研究,对该病治疗未取得理想效果。肾结石、痛风性关节炎和痛风石可通过别嘌呤醇、碳酸氢钠或柠檬酸钠和大量水碱化尿液来治疗。剂量必须仔细调整,以避免黄嘌呤结石。用柠檬酸钾碱化尿液,可将尿液pH值从5.5提高到7.0,并提高尿液柠檬酸盐的生物利用度。增加液体的摄入量要达到每天至少2升的排尿量。所有这些措施都被证明可以减少尿石症的复发,提高患者的生活质量。

研究证实,苯溴马隆和非布司他联合治疗在降低尿酸水平方面比单独使用非布司他有更大的效果。

十、疗效及转归

通过适当的治疗,患者的肾功能保持稳定,预期寿命正常。

参考文献

[1]Chavarriaga J, Ocampo M, Fakih N, et al.Kelley-Seegmiller Syndrome: Urolithiasis, Renal Uric Acid Deposits, and Gout: What is the Role of the Urologist?[J]. Urologiain-ternationalis, 2019, 102(2):233-237.

[2]Torres R J, Puig J G.Hypoxanthine-guanine phosophoribosyltransferase (HPRT) deficiency: Lesch-Nyhan syndrome[J].Orphanet Journal of Rare Diseases, Orphanet J Rare Dis,2007,2:48.

[3]丁慧,岳丽杰,杨春兰.次黄嘌呤鸟嘌呤磷酸核糖转移酶研究进展[J].遗传,2013,35(8):948-954.

[4]Eads J C, Scapin G, Xu Y, et al.The crystal structure of human hypoxanthine-guanine phosphoribosyltransferase with bound GMP[J]. Cell, 1994, 78(2):325-334.

[5]Keough DT, Brereton IM, de Jersey J, et al. The crystal structure of free human hypoxanthine-guanine phosphoribosyltransferase reveals extensive conformational plasticity throughout the catalytic cycle[J]. J Mol Biol, 2005,351(1):170-181.

[6]Gogia S, Balaram H, Puranik M.Hypoxanthine guanine phosphoribosyltransferase distorts the purine ring of nucleotide substrates and perturbs the pKa of bound xanthosine monophosphate[J].Biochemistry, 2011,50(19):4184-4193.

[7]Yamada Y, Nomura N, Yamada K, et al. Hypoxanthine guanine phosphoribosyl-ltransferase (HPRT) deficiencies: HPRT1 mutations in new Japanese families and PRPP concentration[J]. Nucleosides Nucleotides Nucleic Acids, 2014,33(4-6):218-222.

[8]Brunner J, Lotschütz D. Kelley-Seegmiller-Syndrom Kelley-Seegmiller syndrome[J]. Klin Padiatr. 2008,220(1):21-23.

[9]Mishima E, Mori T, Nakajima Y,et al.HPRT-related hyperuricemia with a novel p.V35M mutation in HPRT1 presenting familial juvenile gout[J]. CEN Case Reports, 2020,9(3):210-214.

[10]Vernerová Z, Rychlík I, Brunerová L, et al. An unusual cause of renal amyloidosis secondary to gout: the first description of familial occurrence [J]. Nucleosides Nucleotides Nucleic Acids, 2006,25(9-11):1305-1308.

[11]Torres RJ, Puente S, Menendez A, et al.Unapparent hypoxanthine-guanine phosphoribosyltransferase deficiency[J].Clin Chim Acta,2017,472:136-138.

[12]马晓琴,辛华雯,李维亮等.嘌呤类药物代谢酶HGPRT和IMPDH的研究进展[J].中国药师,2013,16(12):1907-1910.

[13]Brouwer A, Duley J, Christodoulou J.Phosphoribosylpyrophosphate synthetase superactivity[J].Definitions,2008 [updated 2022 Feb 17].

秦艳辉(撰写)　　杨海侠(审校)

第十四章　次黄嘌呤-鸟嘌呤磷酸核糖转移酶完全缺乏症
Chapter 14　Lesch-Nyhan Syndrome, LNS

关键词:次黄嘌呤-鸟嘌呤磷酸核糖转移酶;自毁行为;高尿酸血症

Keywords:hypoxanthine-guanine phosphoribosyltransferase;self-destructive behavior;hyperuricaemia

一、概述

Lesch-Nyhan综合征(Lesch-Nyhan syndrome, LNS)是一种X连锁隐性疾病,又名莱施-尼汉综合征、自毁容貌症、雷尼综合征,由次黄嘌呤-鸟嘌呤磷酸核糖转移酶(hypoxanthine-guanine phosphoribosyltransferase, HPRT)完全缺乏引起,这是一种参与嘌呤补救性合成途径的酶。该病最初是1964年由Lesch and Nyhan发现。该病临床表现是智力迟钝、痉挛性脑瘫、舞蹈徐动症、尿酸性尿路结石和自毁行为,如咬手指或咬嘴唇。别嘌呤醇可以改善高尿酸血症的神经症状和全身表现,但是神经系统症状不能完全缓解。

二、定义

LNS是次黄嘌呤鸟嘌呤磷酸核糖转移酶缺乏症的最严重形式,是一种嘌呤代谢的遗传性疾病,与尿酸产生过量、神经系统疾病和自毁行为有关。

三、流行病学

新生儿的估计患病率为1/380,000至1/235,000。孤儿网显示患病率1~9/1,000,000。男性通常易患病,杂合子女性为携带者,通常无症状。在美国,估计发病率为1/100,000至1/300,000。在英国,LNS患病率为每2,000,000人中有1例,发病率为每500,000活产婴儿中有1例。印尼的LNS发病率仍不清楚,2020年印尼确诊1例。

四、病因及发病机制

LNS是由 HPRT1 基因(Xq26)突变导致的次黄嘌呤-鸟嘌呤磷酸核糖转移酶完全缺乏引起的。尿酸生产过量是由于嘌呤碱的再循环不足和合成增加所致。神经症状和行为异常的原因尚不清楚。尸检的组织病理学研究表明,LNS患者大脑区域没有退化过程的迹象。另一方面,在生化水平上,有强有力的证据表明神经损伤。人们提出几种神经递质紊乱和次黄嘌呤过量产生毒性作用的假设。

(1)多巴胺能神经:LNS患者多巴胺能神经末梢和细胞体异常少。这种异常涉及所有多巴胺能通路,并不局限于基底节。这些多巴胺能缺陷是普遍存在的,并且似乎起源于发育阶段,对LNS患者进行尸检时发现,基底神经节中至关重要的神经递质多巴胺减少了60%~80%,在次黄嘌呤-鸟嘌呤磷酸核糖转移酶缺乏的动物和细胞模型中也观察到多巴胺能通路的功能障碍,这表明它们是该疾病的特征性神经精神表现的原因。在一项对LNS患者死后大脑区域的研究中,发现中枢神经系统中各种神经递质的水平发生了改变。与对照组相比,纹状体多巴胺神经元终末的大多数神经功能生化指标下降了30%,此外,黑质纹状体和脑边缘多巴胺终末的丢失也有报导。

(2)脑白质减少:国外研究,LNS患者脑白质减少的区域和神经行为异常的区域一致,提示LNS患者神经行为异常还可能与脑白质减少有关。

(3)小胶质细胞异常:也有研究猜测,HPRT1功能的丧失可能导致小胶质细胞异常,从而导致神经精神疾病如LNS的发生。

(4)神经母细胞和成纤维细胞:研究认为来自LNS患者的次黄嘌呤-鸟嘌呤磷酸核糖转移酶缺陷的神经母细胞和成纤维细胞的黏附性显著增强,并可能对中枢神经系统的成熟产生影响。

(5)β-淀粉样前体蛋白:β-淀粉样前体蛋白APP是一个与细胞-细胞或细胞-底物黏附、神经元的产生、分化和迁移、神经突生长、突触功能调节等相关的关键发育基因,在脑形态学和记忆、学习等高度协调的脑功能中发挥重要作用。APP-mRNA存在不同的亚型,其中数量最多的亚型可能对正常状态或疾病风险起决定性作用,2017年研究者发现在大多数LNS患者中存在APP207亚型。他们认为APP通路可能参与LNS神经功能的发展。

也有人认为,β-淀粉样前体蛋白APP通路可能参与LNS患者儿童神经和行为特征的发展。有一些报导表明LNS和高凝之间存在关联,表现为复发性心肌梗死、血栓栓塞性疾病和血栓形成。APP是静脉血栓形成的重要调节剂,通过含有Kunitz型丝氨酸蛋白酶抑制剂的可溶性APP片段控制凝血和中性粒细胞细胞外陷阱的形成,该片段在体外被证明是凝血FXa、FIXa、FXIa和FVIIa:组织因子复合体的有效抑制剂。这些研究结果强调了APP对LNS的影响。

(6)阿尔茨海默病与次黄嘌呤-鸟嘌呤磷酸核糖转移酶缺乏症的嘌呤能失调,均涉及HPRT1基因(编码HGPRT酶)及嘌呤代谢通路相关基因的表达异常。

五、临床表现

LNS的临床特点包括高尿酸血症及其并发症:尿石症和痛风,运动障碍:肌张力异常、痉挛性脑瘫、舞蹈病样动作和痉挛,智力障碍,血液系统紊乱:巨幼细胞性贫血和强迫自毁行为:手指和嘴唇的自毁性咬伤。

LNS发病早,进展迅速,儿童期并发痛风者可能发展为严重残疾,各关节均可受累。患儿出生时情况正常。在3至6个月内精神运动迟滞变得明显,头部支撑和坐姿、肌张力减退和手足运动延迟。最常见的临床特点是尿布中出现沙粒尿或结晶性尿路梗阻。患者有严重的运动肌张力障碍,可能导致无法站立和行走,不自主运动,如:舞蹈手足徐动症和舞蹈病,在活动时更明显,在休息时缓解。此外构音障碍、吞咽困难是常见的。痉挛、反射亢进和足底伸肌反射出现较晚。患者通常表现为轻度至中度智力缺陷。在牙齿出现时立即出现强迫症自毁行为如咬嘴唇或咬手指等,出现这情况并非由于缺乏感觉,可能与心理压力增加有关。对家人和朋友可能出现攻击性行为,如即随地吐痰、辱骂性语言等。这种自毁行为通常发生在1到6岁之间,也可早到1岁以内,患儿所有感觉均正常,首发症状可为自咬伤,最具特征性表现:嘴唇、颊黏膜及手指的咬伤,其自毁行为严重需对其实施行为限制。在一些患者中,自毁行为先于LNS诊断。文献报道,出生前即被诊断为LNS,生后即开始口服别嘌呤醇,未出现高尿酸血症,但仍出现了自毁行为,因此,行为异常并非因高尿酸血症或过多的次黄嘌呤所致。上面提到，行为异常可能与脑白质容量减少区域相关。巨幼细胞性贫血很常见，可能很严重。小细胞性贫血可能发生。尿酸生产过剩可导致关节炎症、痛风性关节炎和尿石症。肾衰竭或酸中毒很少发生。

有案报导LNS早期表现为先天性异常相关里加-费德病（Riga-Fede disease，RFD）。RFD是一种罕见的儿科的口腔组织疾病，可与先天性异常和神经障碍相关。该病影响口腔黏膜。它有男性偏好，表现为创伤性溃疡，主要出现在舌尖、腹面和下唇黏膜，但也可累及口腔内其他部位。LNS以神经和行为表现为特征。

另有个案报道诊断LNS的12岁男孩出现阵发性高热，横纹肌溶解，该病例为LNS提供了新的临床表现。根据该病例提出锥体外系多巴胺波动和随后交感神经系统失调作为发病机制。

六、辅助检查

实验室检查对诊断LNS起着至关重要的作用。检测血尿酸水平、尿尿酸水平升高，外周血或完整细胞（红细胞、成纤维细胞）中次黄嘌呤-鸟嘌呤磷酸核糖转移酶活性检测不到或者很低。

10岁以下LNS患者的特征性表现是随机血尿酸/肌酐比值>2。其他实验室检查结果包括24小时尿尿酸排泄量>20mg/kg和血清尿酸水平>8mg/dL。标本采集过程中有细菌污染或尿酸沉淀，导致24小时尿尿酸排泄量难以准确测定，故需谨慎解读。

研究结果表明，无论有无贫血，巨细胞增多几乎是LNS及其神经变异的普遍特征。由于巨幼细胞增多症在正常儿童中不常见，因此它也可作为一个线索，以早期发现不明原因的神经发育迟缓儿童的LNS。巨幼细胞增多症的典型特征是平均红细胞体积>100fL的异常增大，然而，这个值只适用于20岁以上的成年人。

对患者怀疑LNS的可能时，必要时需及早行基因检查。

七、诊断

结合患者临床表现，血液和尿液中尿酸升高及患者出现精神运动迟缓时，高度怀疑LNS。外周血或完整细胞（红细胞、成纤维细胞）中检测不到次黄嘌呤-鸟嘌呤磷酸核糖转移酶活性和分子遗传学检测可证实诊断。

1.产前诊断

目前证据表明，早在20周前，胎儿就可以被识别出该疾病，此周期内可行治疗性堕胎。所用方法是对羊膜穿刺术获得的细胞进行HPRT活性放射自显影试验。Boyle等人进行了产前诊断并进行了治疗性堕胎。Gibbs等人的研究表明，通过HPRT的超微量测定，可以根据妊娠8~9周时采集的绒毛来诊断LNS。如果在家族中发现突变，则可以通过羊膜穿刺术或绒毛取样进行产前诊断。

2.遗传咨询

该病遗传方式是X连锁隐性遗传，遗传咨询至关重要，以防止未来怀孕中与LNS相关的出生缺陷，指导家庭进行产前诊断及优生优育。

八、鉴别诊断

鉴别诊断包括脑瘫、其他引起智力缺陷的疾病、肌张力障碍和其他引起自毁的疾病包括自闭症、抽动秽语综合征、Cornelia de Lange综合征、特发性智力缺陷和严重精神障碍。

（1）脑性瘫痪：简称脑瘫，是指由发育中的胎儿或婴儿的大脑非进行性损害引起的一组持续性运动和姿势发育不良综合征。脑瘫的核心特征是运动控制障碍，因异常的运动和姿势导致运动功能障碍。导致脑瘫发病的病因至今仍不明确，但是有许多与脑瘫相关的高危因素在临床上逐渐被发现。根据时间的特点，这些因素可分为产前、产中和产后三部分。目前多数学者认为以产前因素为主。如早产或低出生体重、新生儿窒息或缺血缺氧性脑病、宫内感染、多胎妊娠、胎盘功能不全等。依据临床表现的运动障碍性质，脑瘫临床分型：痉挛型四肢瘫、痉挛型双瘫、痉挛型偏瘫、不随意运动型、共济失调型、Worster-Drought综合征、混合型。脑瘫的诊断标准主要基于临床症状，并无特殊的生物学标志物；头颅影像学检查可协助诊断及分型并有利于判断预后。对于仅靠临床表现而无病因和影像学检查支持诊断为脑性瘫痪的患儿，建议行常规的血生化和代谢相关检查，如康复疗效差，建议行染色体和/或基因学检查，以明确病因，避免误诊误治。

（2）自闭症：即自闭症谱系障碍是一种常见的终身性神经发育障碍，其特征是沟通和社会交往困难以及存在刻板重复行为。自闭症谱系障碍个体(以下简称自闭症)的认知功能存在高度的异质性。自闭症的病因尚不清楚,也没有特效药物可以治愈,早期干预是改善自闭症不良预后的重要手段。自闭症儿童需要及时接受评估和诊断,以尽早获取相应的干预资源,传统评估主要以问卷量表和半结构化测量为主。

（3）抽动秽语综合征(Gilles de la Tourette syndrome, TS):是发生在儿童时期的主要以不自主的头面部、肢体抽动和发声抽动为主要特征的常见神经精神疾病。TS常共患行为障碍、情感障碍,尤以强迫症状(obsessive-compulsive disorder, OCD)和注意力缺陷多动障碍(attention deficit hyperactivity disorder, ADHD)多见。本病的发病机制尚无定论。就目前研究来看,众多学者认可TS是一种以基底神经节病变为基础的运动传导和调节障碍所导致的疾病。从神经生物化学的角度研究表明,TS的发生与中枢神经递质的合成、储存、释放、重摄取、代谢等方面紧密相关。研究证实与皮质-纹状体-丘脑-皮质脑回路内兴奋性信号和抑制性信号平衡的改变有关。

（4）Cornelia de Lange综合征:又称德朗热综合征(Cornelia de Lange syndrome, CdLS),是一种发育障碍性疾病,具有较强的异质性,在活产儿中的发病率为1/10,000~1/30,000。Cornelia de Lange综合征通常为多系统畸形,主要表现包括胃肠道异常、生长发育迟缓、心脏异常、面部异常、腭裂以及胼胝体、全脑发育畸形、肢体缺陷等。目前认为Cornelia de Lange综合征多为基因变异所致,已知的致病基因有NIPBL、SMCIA、SMC3、RAD21、BRD4、HDAC8、ANKRD11等15种,其中SMC1A变异占全部病例的5%。SMC1A基因定位于Xp11.22区,编码粘连蛋白复合体(cohesin)的成分。据文献报道,有特征性面部和骨骼改变的常为Ⅰ型(经典型),有典型面部特征但骨骼轻微异常的记为Ⅱ型(轻型)。确诊此类疾病主要依赖影像学检查结合基因检测。

九、治疗策略

LNS的管理是复杂的,需要仔细平衡血清尿酸和尿黄嘌呤水平。有一个理想的血清尿酸窗口,高于此窗口易患LNS,低于此窗口则易患黄尿症。别嘌呤醇治疗以维持血清尿酸关键窗口期水平,从而减轻高尿酸血症的神经和全身后果,同时避免黄嘌呤尿石症。尿酸生成过量通过别嘌呤醇、尿液碱化和水合作用进行管理。必须调整剂量以避免黄嘌呤尿石症。神经功能障碍没有治疗方法。痉挛和肌张力障碍可使用苯二氮䓬类药物如地西泮、阿普唑仑和γ-氨基丁酸抑制剂如巴氯芬、替扎尼丁进行治疗。建议进行身体康复练习,如构音障碍和吞咽困难的管理、手控装置、助行器和姿势管理,以防止畸形。自毁行为需要身体约束行为和药物治疗可以使用加巴喷丁或卡马西平。

2008年国内首次运用立体定向手术治疗2例Lesch-Nyhan综合征患者,术后病人情绪、自毁等方面症状得到显著缓解。

有研究表明,使用深部脑刺激(DBS)对LNS患者行为和运动障碍进行治疗,产生了不同的结果,一些患者报告结果良好,而另一些则不然。深部脑刺激可能是治疗LNS的一种有效方法,在推荐深部脑刺激治疗这些患者之前,还需要更多的研究来充分了解深部脑刺激在LNS中的风险/收益比;有报导,注射肉毒毒素减少LNS患者自毁行为并改善口腔运动功能。众所周知,BoNT注射的风险包括呼吸困难、吞咽困难和虚弱;因此,对于每个患者,咬肌注射的风险和好处应该仔细权衡;也有研究证实:在大多数情况下,补充腺苷三磷酸可显著减少自毁事件和良好的临床结果。但也有人认为,一些患者服用腺苷三磷酸后,会出现症状加重,或重要的不良反应,导致了腺苷三磷酸的停用。

总体而言,LNS目前尚缺乏有效的治疗方法,防止自毁、减少伤害是临床主要的治疗目标。使用别嘌醇及嘌呤核苷磷酸化酶等减少尿酸生成的药物可降低LNS患者的血尿酸水平,从而减少患者痛风石的产生及肾脏损伤的发生。

十、疗效及转归

LNS患者的预期寿命有限。患者可能死于吸入性肺炎或慢性肾结石和肾衰竭的并发症。在最佳护理下,很少有患者能活到40岁以上,大多数患者只能坐在轮椅上。

参考文献

[1]王晨,惠晓艳,朱克强,等.嘌呤核苷酸代谢相关基因缺陷所致疾病的研究进展[J].风湿病与关节炎,2021,010(005):76-80.

[2]Meagher MF, Bechis SK. Recurrent Xanthine Stones in a Young Patient with Lesch-Nyhan Syndrome[J]. J Endourol Case Rep, 2020,6(4):268-270.

[3]Ambarsari C G, Cahyadi D, Sari L,et al.Late diagnosis of Lesch-Nyhan disease complicated with end-stage renal disease and tophi burs:a case report[J].Renal failure,2020,42(1):113-121.

[4]Saito Y, Ito M, Hanaoka S, et al. Dopamine receptor upregulation in Lesch-Nyhan syndrome: a postmortem study[J]. Neuro-pediatrics,1999,30(2):66-71.

[5]Lloyd K G, Hornykiewicz O, Davidson L,et al.Biochemical evidence of dysfunction of brain neurotransmitters in the Lesch-Nyhan syndrome[J].N Eng J Med, 1981,305(19):1106-1111.

[6]Jinnah HA. Lesch-Nyhan disease: from mechanism to model and back again[J]. Dis Model Mech, 2009,2(3-4):116-121.

[7]Rana M, Cuttin K, Berry G T,etal.Paroxysmal hyperthermia, dysautonomia and rhabdomyolysis in a patient with Lesch - Nyhan syndrome[J]. JIMD Reports, 2021,62(1):30-34.

[8]Varvaris,Mark,Vannorsdall,et al.Brain white matter volume abnormalities in Lesch-Nyhan disease and its variants[J].Neurology Official Journal of the American Academy of Neurology,2015,84:190-196.

[9]Okajima T, Gu Y, Teruya R I, et al.Atypical cadherin FAT3 is a novel mediator for morphological changes of microglia[J].November/December 2020,7(6) ENEURO.0056-20.2020.

[10]Nguyen KV.Potential molecular link between the β-amyloid precursor protein(APP)and hypoxanthine-guanine phosphoribosyltransferase(HGprt) enzyme in Lesch-Nyhan disease and cancer[J]. AIMS Neurosci,2021,8(4):548-557.

[11]Nguyen KV.β-Amyloid precursor protein (APP) and the human diseases[J].AIMS Neuroscience, 2019,6(4):273-281.

[12]Gilbert C, Sauer M, Cheng J F.Reduction of self-mutilating behavior and improved oromotor function in a patient with Lesch-Nyhan syndrome following botulinum toxin injection:A case report[J].Journal of pediatric rehabilitation medicine,2021,14(1):133-136.

[13] Eita A A B .Congenital anomalies-associated Riga - Fede disease as an early manifestation of Lesch - Nyhan syndrome: rare entities in the same pediatric patient-a case report[J].BMC Oral Health,2022,22(1):26.

[14]Cakmakli HF, Torres RJ, Menendez A,et al. Macrocytic anemia in Lesch-Nyhan disease and its variants[J].Genetics in medicine,2019,21(2):353-360.

[15]张海涛,刘爱军,梁树立.立体定向手术治疗Lesch-Nan综合征2例报告[J].立体定向和功能性神经外科杂志,2009,22(5):319-320.

[16]Visser J E, Cotton A C, Schretlen D J, et al.Deep brain stimulation in Lesch - Nyhan disease: outcomes from the patient's perspective[J].Developmental Medicine & Child Neurology,2021,63:963-968.

[17]Ruillier V, Tournois J, Boissart C, et al.Rescuing compounds for Lesch-Nyhan disease identified using stem cell - based phenotypic screening [J].JCI Insight,2020,5(4):e132094.

秦艳辉(撰写)　　杨海侠(审校)

第十五章　维生素B_{12}选择性吸收不良综合征
Chapter 15　Imerslund-Grasbeck Syndrome, IGS

关键词：维生素B_{12}缺乏；蛋白尿

Keywords：Vitamin B_{12} deficiency；proteinuria

一、概述

维生素B_{12}选择性吸收不良综合征（Imerslund-Grasbeck Syndrome，IGS）又称家族性选择性维生素B_{12}吸收不良综合征、先天性维生素B_{12}吸收不良、Imerslund综合征、Imerslund-Graesbeck综合征、先天性巨幼细胞贫血、常染色体隐性巨幼细胞贫血、选择性维生素B_{12}吸收不良与蛋白尿等，是一种罕见的常染色体隐性遗传病，以选择性维生素B_{12}吸收不良和无症状蛋白尿引起的巨幼细胞性贫血为特征。临床可表现为选择性维生素B_{12}缺乏、巨幼红细胞性贫血、蛋白尿、生长障碍、反复感染及神经系统损伤。该病多在婴儿期发病，由于肠等吸收维生素B_{12}的受体功能不佳，而产生一系列血液系统异常的综合征。肠外维生素B_{12}治疗有效。IGS最早于1960年分别由芬兰和挪威的Olga Imerslund和Ralph Grasbeck两位医师首次报道。迄今为止，已报道400余例IGS确诊病例，大部分集中在芬兰、挪威及东地中海国家，确切的患病率目前尚不清楚。孤立性蛋白尿少见报道。有研究报告了3例由CUBN基因双等位基因致病变异引起的孤立性蛋白尿和局灶性节段性肾小球硬化（focal segmental glomerulosclerosis，FSGS）患者。我国已有病例报道。目前，在"人类基因突变数据库"中,只有48种CUBN不同突变和32种AMN不同突变被报道。

二、定义

IGS是一种罕见的常染色体隐性遗传病,以选择性肠道维生素B_{12}吸收不良和无症状性蛋白尿为特征,临床可表现为巨幼红细胞性贫血、蛋白尿、生长障碍、反复感染及神经系统损伤。

三、流行病学

芬兰和挪威患病率约为1/200,000。在中东和阿拉伯国家的确切发病率尚不清楚。虽然近亲婚姻在中东和阿拉伯国家是一种众所周知的社会现象,隐性遗传性疾病的发病率很高,但可能由于少报、误诊和缺乏分子研究在这一地区发表的IGS数据很少。

四、病因及发病机制

维生素B_{12}在人体内以甲基钴胺素形式存在于血浆,以5-脱氧腺苷钴胺素形式存在于肝脏及其他组织。正常人每日需维生素B_{12} 1ug,主要来源于动物肝、肾、鱼、肉、蛋及乳品类等食品。食物中维生素B_{12}与蛋白结合,经胃酸和胃蛋白酶消化,与蛋白分离,再与胃黏膜壁细胞合成的R蛋白结合成R-VitB_{12}复合物(R-B_{12})。R-B_{12}进入十二指肠经胰蛋白酶作用,R蛋白被降解。两分子维生素B_{12}又与同样来自胃黏膜上皮细胞的内因子(intrinsic factor, IF)结合形成IF-B_{12}复合物。内因子保护维生素B_{12}不受胃肠道分泌液破坏,到达回肠末端与该处肠黏膜上皮细胞刷状缘的IF-B_{12}受体结合并进入肠上皮细胞,继而经门静脉入肝。

IGS患者回肠黏膜IF-B_{12}受体Cubam缺陷,肠道维生素B_{12}吸收不良,产生一系列相关症状及同型半胱氨酸向甲硫氨酸转化发生障碍,甲基丙二酰辅酶A旁路代谢增加,导致血和尿中同型半胱氨酸和甲基丙二酸水平升高。IF-B_{12}受体Cubam包括两个亚单位,Cubilin(10p13的羊膜基因CUBN编码,OMIM:261100)和Amnionless(14q32.32无羊膜基因AMN编码,OMIM:618882),IGS正是由这两个基因纯合变异引起的。IF-B_{12}受体同时也是介导尿液中蛋白质的再吸收的受体。

有研究表明,CUBN基因突变可能导致孤立性蛋白尿,病理表现为局灶节段性肾小球硬化。Cubilin是一种分子量为460 kDa的糖基化细胞外蛋白,它由27个CUB结构域组成。Cubilin在肾近端小管细胞和足细胞中均有表达。Cubilin包含8个Ca^{2+}结合表皮生长因子重复序列和一个参与蛋白三聚体化的n端区域。Cubilin的CUB结构域可作为IF-B_{12}、白蛋白、维生素载体蛋白、脂蛋白、其他载体、免疫和应激相关蛋白和药物的配体结合位点。其中,IF-B_{12}与CUB结构域5~8结合。但白蛋白的结合位点仍不清楚。Cubilin在结构上没有跨膜结构域,因此它依赖于额外的因素来进行靶膜锚定和受体结合配体的内吞。Cubilin作为一种内吞受体,介导肠和肾中蛋白质和蛋白结合物质的摄取。滤过的大部分白蛋白在近端小管通过Cubilin介导的内吞作用被重新吸收,导致最终尿液中白蛋白水平很低。除IGS外,CUBN基因突变仅在少数孤立性蛋白尿病例中有报道。蛋白尿被认为是小管丢失而没有肾小球受累,预后是良性的。Boger等人在普通人群和糖尿病患者中发现了一个与蛋白尿相关的CUBN基因错义突变(I2984V)。多项研究在肾功能正常的蛋白尿患者发现CUBN基因突变,提示Cubilin突变可能是一种罕见的单基因肾病病因。Cubilin是白蛋白的受体,其缺陷可显著降低肾近端小管细胞白蛋白的再吸收,导致蛋白尿的发生。动物研究证实,在Cubilin缺乏的小鼠中,选择性白蛋白的日排泄量增加了大约6倍。推测蛋白尿来自CUBN突变患者的肾小管吸收障碍,但是否也由肾小球丢失导致仍有待研究。虽然没有直接证据支持肾小球起源,但有研究显示足细胞和局灶节段性肾小球硬化的病理改变,并在应用他克莫司后其蛋白尿逐渐减弱。这提示蛋白尿可能不仅源于肾近端小管吸收不良,也可能源于Cubilin突变患者足细胞功能障碍。

蛋白尿的发生通常与足细胞损伤有关,如足细胞足突消失和细胞丢失。与巨噬蛋白Megalin相比,Cubilin被认为对白蛋白具有更高的结合亲和力。Megalin可以作为白蛋白的传感器,以确定对细胞存活的影响。白蛋白不能或仅少量与巨噬细胞蛋白结合可抑制足细胞凋亡,而大量白蛋白与巨噬细胞蛋白结合可促进细胞凋亡。CUBN基因突变导致Cubilin与白蛋白结合能力降低,从而使更多的游离白蛋白与巨噬蛋白结合。因此,它通过PI-3K/PKB通路促进足细胞凋亡,导致足细胞数量减少。足细胞作为终末分化细胞的一种,不能通过增殖来弥补其损失,肾小球基底膜随之裸露,继而发展为局灶节段性肾小球硬化。有趣的是,那些病理上表现为局灶节段性肾小球硬化的人都一致在一个等位基因中至少有相对严重的突变,如无意义突变、插入、删除或剪接位点突变，从而导致移码或蛋白质截断。过去，由于 CUBN 基因突变患者很少进行肾活检，电镜检查更少。因此，未注意足细胞的病理改变。目前研究电镜中观察到明显的足细胞异常，为其参与 CUBN 基因突变患者白蛋白尿的发病提供了证据。目前研究注意到所有与蛋白尿相关的 CUBN 突变均定位于 c 端 CUBN 域。另有研究证实：除了一个内含子剪接位点突变外，其他突变都位于 c 端高度保守的位点，分别为 CUB19、CUB23 和 CUB27。

IGS 引起神经系统症状的机制是因为维生素 B_{12} 是一种水溶性维生素，对核酸合成、神经功能和血细胞的产生至关重要。

五、临床表现

临床可表现为巨幼红细胞性贫血、蛋白尿、生长障碍、反复感染及神经系统损伤。在确诊之前，IGS 患者经常会出现反复的呼吸道和胃肠道感染。IGS 患者感染的易感性增加，部分原因可能是中性粒细胞功能缺陷。患有 IGS 的儿童通常表现为巨幼细胞贫血，大约一半的病人有轻度蛋白尿，没有其他肾脏疾病的表现。在挪威的一些病人中发现了尿道的解剖异常，维生素 B_{12} 吸收测试显示吸收低，维生素 B_{12} 缺乏症状从 4 个月到出生后几年出现，而不是像反钴胺缺乏症那样在出生后立即出现。Altay 等和 Grasbeck 等分别报道约 78% 和 50% 的 IGS 患者伴有蛋白尿。

个案报道，一例 4 岁儿童患者显示 IGS 与 α-地中海贫血的罕见关联。报告强调指出，同时存在的地中海贫血可能掩盖维生素 B_{12} 缺乏，导致严重后果。因此，在评估患有严重贫血的儿童时，需要高度怀疑，特别是在存在混合病理的情况下。

在印度儿童中，孤立的黏膜皮损可能是 B_{12} 缺乏的最早迹象之一，可能先于其他全身症状出现。研究报道一个印度患有 IGS 的儿童在表现上只有皮肤异常，骨髓显示巨幼细胞改变，给予 B_{12} 补充治疗后，皮肤有异常缓解。猜测随着时间的推移，她可能会出现血液学表现，尽管其他血液学指标正常。

GurlekGokcebay D 等人报道 1 例儿童患者，诊断为 IGS，并有血栓性微血管病表现。Andrès E 等人研究发现大约 10% 的 IGS 患者有危及生命的血液系统异常表现，2.5% 的患者有"伪"血栓性微血管病特征。血栓性微血管病常见表现是外周血涂片机械性溶血、乳酸脱氢酶升高和血小板减少。维生素 B_{12} 缺乏症的溶血机制尚不完全清楚，但可能与髓内和髓外红细胞的破坏和红细胞变形能力的降低有关。另外，维生素 B_{12} 缺乏症患者的严重高同型半胱氨酸血症引起的内皮功能障碍与血栓性微血管病也可能有关。

六、辅助检查

实验室检查如下。

周围血象和骨髓象检查，有巨细胞性贫血的特征，红细胞系统有巨变。

1. 外周血象

红细胞数较血红蛋白量降低得更明显。早期血红蛋白尚在正常范围时，红细胞数就已经减少。红细胞体积增大，可有轻度大小不等，以大细胞为主。红细胞内血红蛋白充盈度良好，中央淡染区缩小。平均红细胞体积及平均红细胞血红蛋白含量均大于正常，平均红细胞体积>100fl，但平均红细胞血红蛋白浓度则在正常范围，说明此种贫血为单纯大细胞性贫血。粒细胞体积增大、数量减少、核染色质疏松，核分叶较多，多者可达 5 叶以上，如核分叶 5 叶以上的细胞超过 5% 或 6 叶者，则有诊断价值。血小板数可减少，体积增大，出血时间延长。

2. 骨髓象

骨髓细胞大多代偿性增生旺盛，也有增生正常或增生低下者，但均有红细胞巨幼变，胞体大、核染色质松、胞质嗜酸性强，核、浆发育不平衡，胞核的发育落后于胞质。粒细胞体大、核分叶多、核右移，巨核细胞核分叶过多、胞质中颗粒减少，骨髓中血小板也较大。

3. 血浆维生素 B_{12} 及叶酸定量测定

维生素 B_{12} 减少或叶酸也减少，血浆维生素 B_{12} 测定含量明显减少，<100~140ng/L，有助于确诊；血浆叶酸含量<3μg/L(6.7nmol/L)，红细胞叶酸<227nmol/L(100ng/ml)可确定叶酸缺乏。

4. 维生素B_{12}吸收试验

在回肠功能不良或切除过多、肠内细菌过多以及恶性贫血时，维生素B_{12}尿排泄量低于正常。异常者给予内因子后维生素B_{12}吸收转为正常，则可诊断为内因子缺乏。如仍不正常，则可考虑其他原因，如胃、肠道病变或手术所致，化疗药物、酒精或肝病引起的代谢障碍。

本症胃黏膜检查正常，胃酸和内因子分泌正常，回肠黏膜电镜活检正常。除不能吸收维生素B_{12}，对其他物质吸收正常。

5. 蛋白尿

蛋白尿可呈持续性，亦有合并先天性肾脏和输尿管畸形以及轻度氨基酸尿的报道。

6. 尿高半胱氨酸24小时排泄量

维生素B_{12}是5-甲基四氢叶酸同型半胱氨酸甲基转移酶和甲基丙二酰辅酶A突变酶的辅酶。维生素B_{12}缺乏会导致这两种酶的活性降低，从而导致甲基丙二酸和总同型半胱氨酸的增加。因此，测量这些代谢物可以评估细胞内维生素B_{12}的可用性，并可作为检测人类早期或轻度维生素B_{12}缺乏的首选测试方法。

7. 尿甲基丙二酸的测定通常被认为是维生素B_{12}代谢紊乱儿童可靠的、无创的一线诊断和监测工具

最近在欧洲代谢中心的一项调查显示，尿甲基丙二酸是预测先天性维生素B_{12}代谢错误儿童预后最有价值的变量。但是目前还没有关于人类IGS的尿甲基丙二酸截止点的指南。

8. 基因检测

维生素B_{12}吸收障碍在全世界范围内都有发现，且遗传复杂。然而，研究结果表明，群体特异性创始人突变是相当普遍的。因此，如果考虑到种族血统，有针对性的基因检测是可行的。这些结果将有助维生素B_{12}吸收障碍的临床和分子遗传学检测。早期诊断改善了这些患者所需的终身护理，并防止潜在的神经系统长期并发症。

其他辅助检查：常规做胸片、B超、心电图、脑电图检查。

（1）B超 可见肝脾肿大。

（2）X线检查 并发肺部感染时胸片检查见肺部炎性阴影。

（3）脑电图检查 有异常波形。

七、诊断

结合患者B_{12}缺乏的临床表现、蛋白尿及患者血清维生素B_{12}水平减低、巨幼红细胞性贫血，尤其是家族中有类似病例时，应高度怀疑IGS。单靠血串联质谱及尿有机酸分析易造成误诊，联合基因检测可提高IGS的诊断。

遗传咨询

遗传方式为常染色体隐性遗传。应该向有风险的夫妇（两个人都是致病突变的携带者）提供遗传咨询，告知他们每次怀孕有25%的风险产下受影响的孩子。

八、鉴别诊断

造血系统肿瘤性疾病：如急性髓系细胞白血病M6型、红血病、骨髓增生异常综合征，骨髓可见巨幼样改变等病态造血现象，但是B_{12}水平不低，且B_{12}治疗无效。

（1）有红细胞自身抗体的疾病：此类患者不同阶段红细胞可因抗体附着"变大"，又有间接胆红素增高，少数病人尚合并内因子抗体，故极易与B_{12}缺乏引起的巨幼细胞性贫血混淆。

（2）叶酸引起巨幼细胞性贫血：巨幼细胞性贫血由叶酸或维生素B_{12}缺乏或某些影响核苷酸代谢的药物导致细胞脱氧核糖核酸合成障碍所致的贫血。根据缺乏的物质，分为单纯叶酸缺乏性贫血，单纯维生素B_{12}缺乏性贫血、叶酸和维生素B_{12}同时缺乏性贫血。需完善血清叶酸浓度、维生素B_{12}浓度，协助诊断。

（3）血栓性微血管病：是由血栓性血小板减少性紫癜（thrombotic thrombocytopenic purpura，TTP）、溶血性尿毒症综合征、移植和代谢紊乱引起的危及生命的疾病。在出现巨幼细胞贫血、血栓性微血管病（thrombotic microangiopathy，TMA）特征和神经系统表现的婴儿中，也应考虑维生素B_{12}代谢的遗传性障碍。AD-

AMTS13是一种蛋白酶,可裂解血小板血栓中的超大型血管性血友病因子。缺乏ADAMTS13或抗它的自身抗体会导致TMA。IGS也有TMA特征,但是ADAMTS13活性正常。

(4)遗传性胃内因子缺乏:IGS和遗传性胃内因子缺功能障碍都导致维生素B_{12}缺乏,临床上很难区分。无蛋白尿的IGS患者的诊断与幼年遗传性胃内因子功能障碍患者的诊断是具有挑战性,两组患者可能只有通过相关基因的基因分析才能得到正确诊断。

(5)遗传性叶酸吸收不良:遗传性叶酸吸收不良是由影响SLC46A1的突变引起的,SLC46A1编码质子耦合叶酸转运体,质子耦合叶酸转运体介导了叶酸通过肠道上皮细胞的运输以及叶酸通过血脑屏障的运输。许多患有这种疾病的患者反复感染,包括肺孢子虫肺炎和口腔念珠菌病。在一些病例中,免疫球蛋白水平下降,不同病例中受影响的亚群不同(IgG、IgA、IgE和IgM)。免疫缺陷对叶酸治疗有反应。遗传性叶酸缺乏会导致淋巴细胞功能紊乱,而IGS影响中性粒细胞功能。因为维生素B_{12}和叶酸在细胞代谢中发挥关键作用。缺乏任何一种维生素都会导致巨幼细胞性贫血,其特征是大细胞增多和血细胞前体的特定形态变化,严重的情况下会出现血小板减少和中性粒细胞减少或全血细胞减少。

(6)亚甲基四氢叶酸脱氢酶1(Methylenetetrahydrofolate dehydrogenase 1,MTHFD1)缺乏症:一些影响叶酸吸收和代谢的先天缺陷已被描述,免疫功能障碍仅在其中两个方面被频繁报道:遗传性叶酸吸收障碍和亚甲基四氢叶酸脱氢酶MTHFD1缺乏症是一种叶酸代谢先天缺陷的疾病可导致严重联合免疫缺陷。

九、治疗策略

IGS患者须终生肠外维生素B_{12}替代治疗,部分研究认为口服治疗亦有效。通过这种疗法,患者可以保持几十年的健康。肌内注射维生素B_{12}可有效逆转临床和生化结果,预防无症状患者的疾病表现。具体应用剂量、频次及疗程应根据患者临床反应、血清维生素B_{12}水平进行个体化调整。终生肠外维生素B_{12}替代治疗可改善预后,但蛋白尿及肾小管损伤持续,随访时应注意监测肾功能。有研究证实小管性蛋白尿的非有害影响,这与一般认为蛋白尿总是有害的观点形成了鲜明对比。虽然不能完全排除与CUBN缺乏相关的不良长期影响,但该研究者建议对慢性肾病蛋白尿患者进行CUBN变异的基因检测,以避免不必要的进一步治疗。

临床医生在遇到对钴胺素补充反应不迅速的病例时应该意识到潜在的感染并发症。

十、疗效及转归

IGS患者如果不及时治疗,会因代谢紊乱和免疫缺陷而危及生命。该病在病程早期给予充分的治疗,长期预后良好。Ercan Z等人报道1例患有IGS的患者随访20年,患者有蛋白尿,但是肾功能一直正常。Broch等人对14例患者进行了长期随访研究,结果显示患者肾功能未出现恶化。近50年来观察到的病例数量有限,肾预后良好。

参考文献

[1]Grasbeck R. Imerslund-Gräsbeck syndrome (selective vitamin B(12) malabsorption with proteinuria)[J]. Orphanet J Rare Dis. 2006,1(1):17.

[2]Eslamiyeh H. Acute cerebellar ataxia as the first manifestation of Imerslund-Grasbeck syndrome[J]. Iran J Child Neurol,2021,15(4):105-108.

[3]Yang J, Xu Y, Deng L, et al. CUBN gene mutations may cause focal segmental glomerulosclerosis (FSGS) in children[J]. BMC Nephrol, 2022,23(1):15.

[4]刘俐兵,高晓洁,马颐姣,等.Imerslund-Grsbeck综合征1例临床和基因突变分析[J].临床儿科杂志,2019,37(11):851-853.

[5]Elshinawy M, Gao HH, Dana M. Al-NabhaniDM,etal.Clinical and molecular characteristics of imerslund-grasbeck syndrome:First report of a novel Frameshift variant in Exon 11 of AMN gene[J].International Journal of Laboratory Hematology, 2021,43(5):1009-1015.

[6]Kingma SDK, Neven J, Bael A, et al.Imerslund-Gräsbeck syndrome:a comprehensive review of reported cases[J]. Orphanet J Rare Dis, 2023,18(1):291.

[7]Erles K, Mugford A, Barfield D,et al.SystemicScedosporiumprolificans infection in an 11-month-old Border collie with cobalamin deficiency secondary to selective cobalamin malabsorption (canine Imerslund-Grasbeck syndrome)[J].Journal of Small Animal Practice, 2018,59(4):253-256.

[8]Parsa A, Ferrucci L, Coresh J,et al.CUBN is a gene locus for albuminuria[J].Journal of the American Society of Nephrology:JASN, 2011,(3):22:555-570.

[9]Shivbalan S, Srinath MV. Reversible skin hyperpigmentation in Imerslund-Grasbeck syndrome[J]. Indian Pediatr, 2013,50(10):973-974.

[10]Gokcebay DG, Tekgunduz SA, CavdarliB.Imerslund-Grsbeck Syndrome presenting with microangiopathic hemolytic anemia in a child - ScienceDirect[J].European Journal of Medical Genetics,2020,63(6):103880.

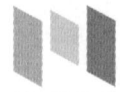

[11]Arunath V, Hoole TJ, RathnasriA,et al.A child with Imerslund-Grasbeck syndrome concealed by co-existing α-thalassaemia presenting with subacute combined degeneration of the spinal cord: a case report[J].BMC Pediatrics, 2021, 21(1):41.

[12]Drögemüller, Michaela, Jagannathan V, et al.A Frameshift Mutation in the Cubilin Gene (CUBN) in Border Collies with Imerslund-Grsbeck Syndrome (Selective Cobalamin Malabsorption)[J].Animal Genetics,2014,45(1):148-150.

[13]Kook PH, Reusch CE, Hersberger M.Prospective long-term evaluation of parenteral hydroxocobalamin supplementation in juvenile beagles with selective intestinal cobalamin malabsorption (Imerslund-Grsbeck syndrome)[J].Journal of Veterinary Internal Medicine, 2018,32:1033-1040.

[14]Tanner S M, Sturm A C, Baack E C,et al.Inherited cobalamin malabsorption. Mutations in three genes reveal functional and ethnic patterns[J]. Orphanet Journal of Rare Diseases, 2012,7(1).

[15]Storm T, Zeitz C, Cases O, et al. Detailed investigations of proximal tubular function in Imerslund-Grasbeck syndrome[J].Bmc Medical Genetics, 2013,14(1):111.

[16] Watkins D, Rosenblatt DS. Immunodeficiency and inborn disorders of vitamin B_{12} and folate metabolism[J]. Curr Opin Clin NutrMetab Care, 2020,23(4):241-246.

[17]Ercan Z, Demir ME, Ulas T,et al.A long-term follow-up of an Imerslund-Grasbeck syndrome patient with proteinuria[J].Nefrologia:publicacionoficial de la Sociedad Espanola Nefrologia, 2013,33(1):147-148.

[18]Broch H, Imerslund O, Monn E,et al.Imerslund-Grasbeck anemia. A long-term follow-up study[J].Acta Paediatr Scand, 1984,73(2):248-253.

秦艳辉(撰写)　杨海侠(审校)

第十六章　婴儿肾病型胱氨酸病
Chapter 16　Infantile Nephropathic Cystinosis, IN-C

关键词:Fanconi综合征;胱氨酸结晶;尿检异常;角膜病变;发育不良

Keywords:Fanconi syndrome;cystinecrystal;abnormal urine test;keratopathy;dysplasia

一、概述

婴儿肾病型胱氨酸病(Infantile Nephropathic Cystinosis,INC)是一种罕见的遗传性疾病,主要特征为溶酶体中胱氨酸的结晶积聚,首先影响肾脏功能。婴儿期患儿表现为进行性的Fanconi综合征,包括多尿、发育不良和低磷血症佝偻病,随后可发展为进行性慢性肾病及其他并发症。病因是由CTNS基因突变引起的,导致胱氨酸蛋白功能丧失,胱氨酸在细胞内无法正常排泄而积聚形成结晶,影响多个器官系统功能。临床表现因年龄和基因型不同而异,诊断需结合临床表现、白细胞中胱氨酸水平检测和基因检测。治疗包括支持治疗、骨骼管理、营养生长管理、内分泌管理和肝肾功能管理,肾移植可改善预后。

二、定义

婴儿肾病型胱氨酸病是一种罕见的遗传性疾病,其特点是溶酶体中胱氨酸的结晶积聚,并引起多系统并发症,通常首先影响肾脏。患儿在出生后的前18个月内会出现进行性的Fanconi综合征,表现为多尿、发育不良和低磷血症佝偻病。这些症状通常会不断恶化,导致患儿逐渐出现进行性慢性肾病和其他并发症。婴儿肾病型胱氨酸病所导致的并发症包括营养不良、肌病和内分泌功能障碍。

三、流行病学

根据流行病学调查,婴儿肾病型胱氨酸病是一种罕见的疾病,全球范围内的患病率为1/200,000~1/100,000。尽管该疾病在全球各地都有报道,但不同地区的发病率可能存在一定差异。对于欧洲地区的婴儿肾病型胱氨酸病患者,一项研究发现患病率为1/1,000,000~9/1,000,000。而在美国,一项研究报告指出,婴儿肾病型胱氨酸病的患病率为7/1,000,000~10/1,000,000。相比之下,国内对于婴儿肾病型胱氨酸病的流行病学资料相对较少,但据报道,中国的患病率可能与欧美地区相当。一项刊登在《中国实用儿科杂志》上的研究表明,中国某些地区的婴儿肾病型胱氨酸病的患病率为每百万人口中有2.3至5.7例。

四、病因及发病机制

胱氨酸病是一种单基因常染色体隐性遗传疾病,由CTNS基因突变引起,其位于人类染色体17p13.2区域，编码胱氨酸蛋白。胱氨酸蛋白在细胞内的溶酶体膜上起重要的作用，它能够调节胱氨酸在细胞内的转运。当CTNS基因突变时，胱氨酸蛋白的功能就会受损或丧失，导致胱氨酸无法正常地排出。正常情况下，溶酶体会通过胱氨酸蛋白将胱氨酸转运至细胞质中，然后在细胞质中降解。但是，当胱氨酸蛋白发生异常时，胱氨酸就无法正常排泄，导致其在细胞内积聚并形成结晶。这种积聚会对多种器官和组织造成损害，包括肾脏、眼睛、肌肉和大脑等。肾脏是受到最严重影响的器官之一，胱氨酸的积聚会导致肾小管损伤和肾功能不全。此外，胱氨酸在眼睛中的沉积也是婴儿肾病型胱氨酸病的典型特征，它会导致角膜病变和晶体混浊。

五、临床表现

临床表现因发现或就诊的年龄不同而有不同，受到患者年龄的影响。一般来说，年龄较小的患者主要表现为体格发育迟缓和尿检异常。然而，胱氨酸病的临床症状缺乏特异性，且涉及多个系统，因此在早期主要表现为尿检异常，例如尿糖增加、氨基酸尿等，很难被发现。因此，临床诊断胱氨酸病相对困难，不能仅仅依靠发现症状或患者就诊时的年龄来进行临床分型。医生还需要综合考虑患儿是否累及器官、系统，以及疾病的进展和预后等因素。

关于胱氨酸病的基因型和临床表型之间的相关性研究发现，对于患有两个等位基因的截短变异或具有较大蛋白功能影响的变异类型，患者通常表现为婴儿型胱氨酸病，并且病情较为严重。然而，这个观点仍然需要进行大规模的、多中心的研究来进一步证实。例如，c.969 C>G（p.323N>K）的纯合变异在国内的大多数研究中均表现为婴儿型胱氨酸病，但在国外的报道中也有一些青少年型胱氨酸病的临床表型。这表明相同的变异可能会导致不同的临床表型。这可能既与人种差异有关，也可能与临床症状的隐匿性、确切的发病年龄难以确定、诊断时间的偏差以及分型标准的准确性等因素有关。

此外，即使在同一家系中，基因型完全相同的患儿的临床表型也可能存在差异[8]。这可能与其他遗传因素或环境因素有关。对胱氨酸病的临床表型的进一步研究有助于更好地理解该疾病的发病机制，提高准确诊断的能力，并为个体化的治疗提供指导。

六、辅助检查

（1）检测白细胞中胱氨酸水平：通过高效液相色谱法（HPLC）或液相色谱-质谱联用仪检测白细胞中的胱氨酸水平。该方法为诊断的金标准，具有较高的敏感性及特异性，但对仪器及检验人员要求高。

（2）基因检测：通过基因分析检测CTNS基因突变情况，可以确诊95%的患者。

（3）裂隙灯检测角膜胱氨酸晶体：通过裂隙灯检测特征性的角膜胱氨酸结晶，该种方法经济、简便、可行性高。但通常适用于1岁以上的患者，且不能作为监测患者治疗效果的手段。

七、诊断

婴儿/幼儿期出现生长发育迟缓、佝偻病、酸中毒、多尿、多饮、糖尿、肾小管性蛋白尿、氨基酸尿等表现，查体可见角膜结晶病变、肾结石现象。结合白细胞中胱氨酸水平检测，裂隙灯检查角膜胱氨酸晶体，可临床疑诊胱氨酸贮积症。确诊需基因检测发现CTNS基因变异。

八、鉴别诊断

（1）胱氨酸尿症：胱氨酸尿症是以一种尿胱氨酸重吸收障碍为特点的常染色体隐性遗传病。以尿中高浓度胱氨酸为特点，其主要特征是尿液中排泄过量的L-胱氨酸和临床可出现复发性胱氨酸结石，产生尿路刺激症状。可通过高通量基因测序高效鉴别诊断。

（2）酪氨酸血症：本病多于婴儿期起病，患者体内酪氨酸分解代谢受阻，毒性代谢物蓄积，导致严重肝功能损害、肾小管功能障碍及神经危象。通常依据典型的生化改变（血、尿酪氨酸水平升高，伴血酪氨酸、蛋氨酸和苯丙氨酸水平升高）可明确诊断，分子遗传学检测FAH基因存在双等位基因突变可作为诊断的金标准。

（3）半乳糖血症：因半乳糖转化成葡萄糖的代谢过程中相关酶的缺陷而导致的遗传代谢性疾病。患儿多在围生期发病，表现为呕吐、腹泻、嗜睡等症状，继而伴有黄疸、肝肿大、低血糖症、肾功能及凝血功能等异常，且反复感染（尤其是革兰阴性菌感染）。可通过半乳糖-1-磷酸尿苷转移酶（GALT酶）活性测定或其相应代谢产物监测协助诊断，确诊本病则需基因检测。

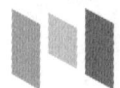

九、治疗策略

1. 一般支持治疗

胱氨酸贮积症的对症支持治疗旨在:维持体液和补充电解质,维持酸碱平衡;提供营养支持;预防佝偻病;补充缺乏的激素。

根据患者的疾病阶段、脏器功能及个体状况进行选择。对症治疗方法包括营养支持和维持水电解质平衡。口服枸橼酸氢钾钠有助于碱化尿液,溶解并预防结石。婴儿早期应补充双磷酸钠、钙、维生素D3和左卡尼汀,保证营养,治疗骨质疏松。虽然胱氨酸贮积症患儿不缺乏生长激素,但对于严重矮小患儿可适当使用生长激素,有助于促进患儿身高增长。对于甲状腺功能减低的患者,需补充甲状腺素。对于性腺功能减退的男性患者,可给予睾酮替代治疗。在肾功能衰竭的情况下,肾移植是治疗的选择。由于肾移植不会复发,可以治愈终末期肾病,但对多系统并发症没有影响,所以即使在肾移植后也需要继续进行半胱胺治疗。

2. 骨骼管理

胱氨酸贮积症患儿就诊时可发现低磷性佝偻病,治疗和预防都是以给予磷酸盐补充剂和活性维生素D制剂为主。

3. 营养生长管理

胱氨酸贮积症患儿常有(严重)喂养困难,因此建议胱氨酸贮积症患儿在确诊后尽快开始管饲,以防止喂养问题和重度脱水期,并能够正确给予药物和电解质补充剂。

4. 内分泌管理

内分泌病常见于胱氨酸贮积症患者,在胱氨酸贮积症患者的长期随访中,纳入内分泌病的生化筛查很重要。我们建议每年至少测量一次促甲状腺激素(TSH)和游离甲状腺素(T4)水平来检测甲状腺功能,并监测12~18岁之间的青春期发育。

5. 肝肾功能管理

每3~6月监测患者的尿量、尿常规、24小时尿蛋白定量、尿微量白蛋白、肾功能并做肾脏超声检查。在没有经过半胱胺充分治疗的胱氨酸贮积症患者中15岁前多出现肝脏及脾脏增大,建议每年至少测量一次肝酶水平,包括天冬氨酸转氨酶和丙氨酸转氨酶。

十、疗效及转归

早期开展并持续的长期胱氨酸病治疗可延缓终末期肾病的发生、降低肾外并发症的发生风险、提高患者生活质量及提高生存率。肾移植技术的广泛开展也使该病的预后得到了明显的改善。接受胱氨酸清除治疗及肾移植的患儿大多能存活至成年。移植肾不会再次出现Fanconi综合征及肾脏功能的减退。但随着寿命的延长,成年期的各种非肾脏并发症会成为影响肾移植后患者预后的关键因素。

参考文献

[1]MüLLER S, KLUCK R, JAGODZINSKI C, et al. Chest configuration in children and adolescents with infantile nephropathic cystinosis compared with other chronic kidney disease entities and its clinical determinants [J]. Pediatr Nephrol, 2023, 38(12): 3989-99.

[2]HAFFNER D, LEIFHEIT-NESTLER M, ALIOLI C, et al. Muscle and Bone Impairment in Infantile Nephropathic Cystinosis: New Concepts [J]. Cells, 2022, 11(1):170.

[3]NESTEROVA G, GAHL W A. Cystinosis: the evolution of a treatable disease [J]. Pediatr Nephrol, 2013, 28(1): 51-9.

[4]WANG X, ZHANG B L, CHEN X Y, et al. Cystinosis induced by CTNS gene mutation: a rare disease study [J]. Zhongguo Dang Dai Er Ke Za Zhi, 2021, 23(12): 1276-81.

[5]EL YOUNSI M, TRABELSI M, BEN YOUSSEF S, et al. Clinical and genetic characteristics of Tunisian children with infantile nephropathic cystinosis [J]. Pediatr Nephrol, 2023, 38(1): 119-29.

[6]蒋小云, 容丽萍. Gitelman综合征与胱氨酸病的诊治进展 [J]. 中华实用儿科临床杂志, 2018, (17): 1296-300.

[7]ELMONEM M A, VEYS K R, SOLIMAN N A, et al. Cystinosis: a review [J]. Orphanet J Rare Dis, 2016, 11: 47.

[8]崔洁媛,葛兰兰,张东凤,等.胱氨酸病婴儿型(肾病型)1例报告并文献复习[J].临床儿科杂志,2021,39(12):909-911.

[9]凌晨,刘小荣.胱氨酸贮积症诊治新进展[J].中华肾脏病杂志,2017,33(8):632-635

陈连芹　刘红岩(撰写)　于珮(审校)

第十七章 青少年肾病型胱氨酸病
Chapter 17 Adolescent Nephropathic Cystinosis, ANC

关键词：Fanconi综合征；胱氨酸结晶；尿检异常；角膜病变
Keywords: Fanconi syndrome; cystine crystal; abnormal urine test; keratopathy

一、概述

青少年肾病型胱氨酸病（Adolescent Nephropathic Cystinosis，ANC），又称为中间型或迟发型肾病性胱氨酸病，胱氨酸病是一种由编码胱氨酸蛋白酶的CTNS基因突变所致的常染色体隐性遗传病，胱氨酸病患者根据其基因突变的致病性、发病年龄以及肾脏受累的严重程度不同，将胱氨酸病分为肾病婴儿型、青少年肾病型胱氨酸病（又称中间型肾病胱氨酸病）和非肾病性成人型（又称良性非肾病性胱氨酸病）3种类型。CTNS基因突变引起L-胱氨酸转运蛋白缺乏，导致溶酶体无法将胱氨酸正常转运出去，胱氨酸在溶酶体中累积并逐渐形成结晶，最终影响肾脏的功能。

二、定义

ANC是一种常染色体隐性遗传病，由编码溶酶体膜转运蛋白胱氨酸的CTNS基因突变引起。胱氨酸转运蛋白作为胱氨酸-质子共转运体发挥作用，将胱氨酸转运至溶酶体外。胱氨酸转运蛋白缺乏引起胱氨酸积聚和胱氨酸晶体形成，并在不同器官和组织中蓄积，最终引起器官的功能障碍。

三、流行病学

胱氨酸病的发病率为1/100,000~1/200,000，不同国家人群中的患病率不同，大多数病例报道来自欧洲和北美国家。由于缺乏资金对潜在患者进行分子诊断，仅有少数发展中国家进行了相应的基因研究。我国对该病的病例报道较少，且目前尚无患病率的确切统计资料。

四、病因及发病机制

CTNS是一种溶酶体7次跨膜蛋白，其功能为氢离子驱动的胱氨酸转运蛋白。CTNS位于溶酶体腔内，其N末端尾部有7个N-糖基化位点。位于第5个跨膜间环的YFPQA和位于C末端尾的GYDQL两个溶酶体靶向基序可以确保CTNS定位到溶酶体。有研究表明，使用编码缺乏GYDQL溶酶体靶向信号的CTNS的构建体探究了31个CTNS突变的功能后果，称为CTNS-ΔGYDQL。这种截短突变导致胱氨酸蛋白易位至质膜，从而能够监测细胞外[^{35}S]-胱氨酸流入。另外，研究人员还在COS-7细胞转染模型中测量了与WT CTNS相比的转运活性，发现导致婴儿肾病胱氨酸沉积症的特定CTNS突变（例如CTNS^{S298N}和CTNS^{W182R}）保留了胱氨酸转运活性。与之相反，突变（如CTNS^{N323K}和CTNS^{K280R}）导致幼年肾病性胱氨酸沉积症，失去了胱氨酸转运活性。还有研究发现CTNS是V-ATPase-Ragulator-Rag复合物的一部分，该复合物控制mTORC1激活。CTNS^{N323K}和CTNS^{K280R}两种突变均未显示mTORC1与胱氨酸的相互作用发生任何改变。然而，CTNS^{N288K}可以导致婴儿肾病性胱氨酸沉积症并伴有胱氨酸转运活性丧失。此外，小鼠动物模型提升近端肾小管细胞出mTORC1信号传导受到干扰，并且mTORC1与溶酶体表面的对接延迟。同时携带57kb缺失和复合杂合子（c.Y173X+p.G339R）的人胱氨酸近端肾小管细胞在饥饿时表现出异常的溶酶体mTORC定位，补充半胱胺并不影响该表型。综上，胱氨酸病的主要致病原因不仅仅胱氨酸积累，CTNS还发挥胱氨酸转运之外的其他关键功能，除上述以外，胱氨酸还可能在溶酶体动力学和胞吐作用、自噬和感知细胞氧化状态中发挥关键作用，CTNS的其功能仍然有待研究。

五、临床表现

胎儿时期，胱氨酸开始逐渐累积并影响身体各个组织及器官。由于个体差异的原因，细胞、组织损伤和器官功能障碍是异质性的,其严重程度和进展各不相同。

患者出生时,其肾小管几乎不存在功能障碍。4~6个月后,由于肾脏受累,患者会出现范科尼综合征,其临床表现通常为烦渴、多尿、发育迟缓、呕吐、便秘、脱水、生长迟缓和(或)佝偻病。进行实验室相关检查可提示近端肾小管功能障碍,包括电解质紊乱、低分子量蛋白尿和严重酸中毒。胱氨酸累积还会影响肾小球足细胞并导致肾病范围的肾小球蛋白尿和局灶性节段性肾小球硬化,如果不进行进一步治疗,肾功能会随着时间的推移而下降,导致约10-12岁进展为终末期肾脏病。

当发生低磷血症和骨化三醇代谢受损时,常会导致严重的佝偻病。几乎所有患者在婴儿期都患有与肾范科尼综合征相关的胱氨酸代谢性骨病。胱氨酸代谢性骨病的表现是低磷血症性佝偻病和慢性肾脏病相关的肾性骨营养不良,可引起各种骨骼畸形,如膝内翻(O型腿)和膝外翻(X型腿)畸形、脊柱侧凸、骨软化、骨折、身材矮小和功能障碍,甚至残疾。此外,铜缺乏时的半胱胺毒性也可导致骨病。

眼睛是除肾脏外,最常见受损的器官,12~18个月后,患者角膜中可存在胱氨酸晶体的积累,因此通过裂隙灯检查,常可以看到角膜胱氨酸晶体,可以诊断胱氨酸病。由色素脱失斑块组成的色素性视网膜病变有时可能作为早期眼部发现而出现,并导致色觉受损和夜视受损。未使用半胱胺滴眼液治疗的患者在晚年会出现进行性视网膜病变和带状角膜病变。

甲状腺、胰腺、性腺、胃肠系统、肌肉、骨髓、骨骼以及中枢和周围神经系统均可能受到影响。最常见的内分泌并发症是线性生长不良、青春期延迟和甲状腺功能减退。男性患者会出现高促性腺激素性性腺功能减退症,睾酮替代疗法虽然可以促进男性青春期发育,但并不能预防不孕症。女性患者通常有青春期迟缓,但其性腺功能受到的损害程度较男性略轻,及时治疗存在怀孕的可能。大约四分之三的患者在10岁左右甲状腺滤泡细胞中胱氨酸的积累会引发甲状腺纤维化、萎缩和功能障碍。糖尿病通常作为晚期并发症发生。大约三分之一的患者在15岁左右时,由溶酶体胱氨酸积聚导致含有胱氨酸晶体的库普弗细胞和泡沫细胞的增多,可出现肝肿大。同样,泡沫细胞在脾脏的红髓中积聚引起脾肿大。肌肉中的胱氨酸沉积早期出现于四肢远端,进而导致全身肌肉萎缩和肌无力。肺功能障碍与肌病的严重程度相似,会导致严重的运动不耐受和呼吸衰竭。胃肠系统症状包括恶心、呕吐、进食困难、厌食、口腔运动功能障碍和吞咽困难。在黏膜组织活检中可清晰观察到沉积在肠道细胞的胱氨酸晶体。

一般来说,患者智力正常。但也有轻微的神经认知异常的相关报道,其原因可能与大脑白质微结构的异常有关。进行磁共振扩散张量成像检查表明大脑顶叶白质完整性降低,可能影响视觉运动、视觉空间和视觉记忆技能,并且可能与算术困难有关。中枢神经系统受累的不同模式引起的并发症也不同,主要症状包括言语障碍、记忆丧失、智力功能下降和痴呆。此外,患者也会表现出轻微的运动缺陷,在患有胱氨酸病的儿童中,精细运动不协调很常见,该缺陷甚至可能持续到成年。

表4-17-1 肾病性胱氨酸病的肾外临床表现

器官系统	临床表现	发生率	发病年龄
眼	角膜胱氨酸晶体(畏光、眼睑痉挛)	100%	>1~1.5岁
	角膜糜烂	20%~40%	>10岁
	浅层点状角膜病变	3%~18%	>10岁
	丝状角膜病	10%~73%	>15岁
	带状角膜病	8%~40%	>15岁
	虹膜增厚、粘连	5%~53%	>15岁
	周边角膜新生血管	6%	>20岁
	结核	5%~26.6%	>15岁
	视网膜病变/视网膜变性:色素改变(夜盲、色觉受损、视野收缩、视网膜失明)	>5%	>10岁
内分泌系统	甲状腺功能减退	70%	>10岁
	胰岛素依赖型糖尿病	>30%	>20岁
	汗腺分泌减少(缺水、耐热)	61%~76%	>2岁

续表

器官系统	临床表现	发生率	发病年龄
生殖系统	青春期延迟	100%（主要是男性）	从青春期开始
	生长迟缓	>70%	>10岁
	生长激素缺乏	11%	
	原发性性腺功能减退症	70%的男性	从青春期开始
	精子缺乏活力	100%	从青春期开始
神经系统	胱氨酸脑病	—	>20岁
	特发性颅内高压（IIH）（假性脑瘤）	—	>10岁
	Chiari 1畸形、扁桃体异位	18%~19%	>10岁
	特定认知功能障碍	—	>10岁
	视觉—运动整合受损	—	>10岁
	视觉空间功能受损	—	>10岁
	行为问题（社交和注意力问题、躯体不适）	22%	>10岁
骨骼肌系统	进行性远端空泡肌病和肌无力	—	>10岁
	大鱼际和小鱼际肌肉萎缩	>25%	—
	吞咽困难	>50%	—
	构音障碍	>10%	>20岁
	骨骼损伤和畸形（脊柱侧凸、膝外翻、应力性骨折、腿部和关节疼痛）	—	>10岁
	骨髓巨噬细胞胱氨酸晶体聚积		>1岁
呼吸系统	限制性肺疾病	100%（未经治疗）	>20岁
血液系统	骨髓巨噬细胞胱氨酸晶体聚积		>1岁
皮肤	真皮成纤维细胞和巨噬细胞中胱氨酸晶体的积累	100%	>10岁
	皮肤过早老化（皮下可触及的无定形物质浸润、毛细血管扩张、表皮变薄）	—	—
	小红斑和丘疹	—	—
	面部丘疹	—	—
消化系统	肝大	50%	>15岁
	结节性再生性增生—非肝硬化性门脉高压	—	—
	脾大	50%	>15岁

六、辅助检查

1.影像学检查

ANC各脏器系统病变在取得基因诊断及手术病理之前，可以完善部分影像学检查，常用的检查方法包括：CT、超声等，例如腹部CT和（或）超声检查可见结石呈淡薄阴影，泌尿系超声显示尿路结石伴声影等。对于严重患者可出现脑部异常，脑电图检查和脑CT检查也可提示异常，如弥漫性脑萎缩。

2.实验室检查

①尿液分析：通过尿液分析可发现尿中含有大量胱氨酸。②尿胱氨酸结晶检查：尿胱氨酸大量排泄者，可在浓缩尿沉渣中见到胱氨酸结晶。取晨尿作离心沉淀，光镜检下可见六角形扁平状与苯环式相似的结晶。③氰化硝普盐试验：儿童肾性氨基酸尿症常并发尿路结石，结石与氰化硝普钠呈阳性反应。④尿色谱法定量测定：对诊断疾病及临床分型有一定的指导意义。⑤尿常规检查：氨基酸尿路结石常引起反复血尿，继发感染时白细胞计数升高。⑥血生化：部分青少年肾性胱氨酸尿症可有低钙血症、高尿酸血症，生化检查提示有血钙降低、尿酸明显升高。

3.分子基因检测

即使实验室和影像学检查结果尚无定论,基因诊断是确诊胱氨酸病及其病因分析的可靠方法。

4.其他

①白细胞中的胱氨酸含量。②裂隙灯观察角膜结晶。③皮肤活检或组织活检,检测成纤维细胞和组织细胞结晶。

七、诊断

(1)检测白细胞中的胱氨酸含量是诊断方法之一。

(2)裂隙灯下观察到典型的角膜结晶也可诊断。

(3)既往曾采用皮肤活检或组织活检,检测成纤维细胞和组织细胞结晶,目前已经弃用。

(4)基因诊断是确诊胱氨酸病及其病因分析的可靠方法。

八、鉴别诊断

与其他疾病相鉴别。

(一)Bartter综合征

巴特综合征即Bartter综合征,以低血钾性碱中毒,血肾素、醛固酮增高但血压正常,肾小球旁器增生和肥大为特征。早期表现为多尿、烦渴、便秘、厌食和呕吐,多见于5岁以下小儿,已认为是由离子通道基因突变引起的临床综合征。现代分子生物学技术也揭示Bartter综合征是一常染色体隐性遗传病,由肾小管上皮细胞上的离子转运蛋白基因突变所引起。已发现婴儿型Batter综合征存在NKCI2基因突变,该基因位于15q12~21,有16个外显子,编码1099个氨基酸为$Na^+-K^+-2Cl^-$通道,已发现20多种突变。本病临床表现复杂多样,以低血钾症状为主,儿童型最常见症状为生长延缓其次为肌乏力,还有消瘦、多尿、抽搐、烦渴等。

(二)肾性尿崩症

肾性尿崩症是一种肾小管对水重吸收功能障碍的疾病,表现为多尿、烦渴及持续性低张尿。病因可为遗传性和继发性,其中遗传性为伴性遗传性肾小管疾病,又称为遗传性或原发性抗垂体后叶素性尿崩症,也可称为家族性肾性尿崩症。继发性者可发生于各种慢性肾脏病(如梗阻性肾病、间质性肾炎、慢性肾盂肾炎、高钙血症、失钾性肾病、肾结核、肾髓质囊性病等),多发性骨髓瘤,肾淀粉样变,以及药物损害(如地美环素、甲氧氟烷、长春新碱)等。后天性患者由于肾脏和肾外疾病的抗ADH作用和(或)破坏了肾脏髓质间液的高渗状态,使尿液浓缩受到一定影响,故又称为继发性或不完全性抗ADH性尿崩症。

(三)甲状腺功能亢进

甲状腺功能亢进症是由于甲状腺合成释放过多的甲状腺激素,造成机体代谢亢进和交感神经兴奋,通常也出现烦渴多饮、心悸、出汗、进食和便次增多和体重减少的病症。甲状腺分泌的T3、T4、FT3、FT4明显升高,由于甲状腺和垂体轴的负反馈作用,TSH常常降低。甲亢患者饮水量不会有烦渴多饮患者饮水量多,根据甲状腺功能进行鉴别。

九、治疗策略

Adolescent Cystinuria的治疗包括支持治疗、营养支持、激素替代疗法和使用半胱胺的胱氨酸消耗疗法。支持治疗的目的是恢复电解质和酸碱平衡,预防佝偻病,改善营养状况和促进生长发育。半胱胺酒石酸氢盐自20世纪90年代中期批准使用以来,是目前使用最广泛的制剂。胱氨酸消耗疗法已被证明可以延缓终末期肾病的进展,预防肾外表现并改善生长。但它对肾范科尼综合征及角膜胱氨酸晶体的积累没有治疗作用。肾脏替代疗法适用于终末期肾病,并且与其他原因导致的终末期肾病的治疗并行。

角膜胱氨酸晶体沉积主要用盐酸半胱胺外用水溶液(滴眼液)治疗。含半胱胺盐酸盐0.44%的制剂目前已获得药物管理局批准用于此适应症。0.55%半胱胺盐酸盐凝胶制剂已于2016年获得欧洲医疗机构批准。新的眼用(预)制剂和药物输送系统正在开发中,旨在提高治疗效率和药物稳定性。例如,透明质酸钠最近被确定为一种新的适合局部眼部胱氨酸病治疗的预制剂。此外,最近开发的半胱胺递送纳米晶片在较低的载药剂量下显示出更高的药物生物利用度和治疗效率,并且在不诱导任何炎症反应的情况下延长了药物稳定性。由于纳米晶片是由人工泪液滴眼液中使用的聚合物生物材料制成的,因此它可以作为额外的润滑剂,并且具有既定的安全性。

随着 Adolescent Cystinuria 患者的逐渐增多,该疾病越来越受到治疗医生的关注,旨在减轻患者痛苦,改善患者的预后。

表4-17-2 肾病性胱氨酸病的治疗

治疗	药物	备注
胱氨酸消耗疗法	缓释型半胱胺酒石酸氢盐 速释半胱胺酒石酸氢盐	从低剂量开始,建议定期评估白细胞胱氨酸水平(儿童每年3~4次,成人每年1~2次)
角膜胱氨酸沉积症及局部治疗	盐酸半胱胺眼部局部溶液(滴眼剂) 半胱胺眼用凝胶(眼用凝胶)	建议每年进行一次眼科随访
水及电解质紊乱	根据患者情况补充电解质	注意复查相关指标
蛋白尿	ACEI 抑制剂	监测肾功能和血钾
佝偻病	阿尔法骨化醇	谨防高钙血症,监测血清钙浓度
营养不良	补充相应的营养物质	婴幼儿可考虑鼻饲
生长迟缓	重组人生长激素	仅在最佳喂养计划、适当控制电解质平衡和治疗佝偻病以及正常 eGFR 的情况下才考虑早期开始
甲状腺功能减退	左旋甲状腺素	从每日推荐剂量的 25% 开始,并在 4 周内逐渐增加至完整剂量
糖耐量异常	胰岛素	血糖监测;定期评估 HbA1c

十、疗效及转归

肾病性胱氨酸病患者预后与早期诊断密切相关。如患者不能早期发现,或者治疗方法不当,则患者可在婴儿时期进展为肾衰竭,进一步治疗需要肾透析或肾脏移植。临床医生需要根据患者处于疾病的阶段、个体状况进行分析,选择相应的治疗方法,保证患者的营养充足以及体内水电解质的平衡,预防有可能出现的并发症。如果患者出现肾衰竭,则需进行腹膜透析、血透或肾移植。

参考文献

[1] Nesterova G, Gahl WA.Cystinosis: the evolution of a treatable disease[J].Pediatr Nephrol,2013,28:51-59.

[2] Levtchenko E, van den Heuvel L, Emma F, et al. Clinical utility gene card for: cystinosis[J].Eur J Hum Genet,2014,22(5).

[3] Cherqui S, Courtoy PJ.The renal Fanconi syndrome in cystinosis: pathogenic insights and therapeutic perspectives[J].Nat Rev Nephrol, 2017, 13: 115-131.

[4] Cherqui S, Courtoy P J. The renal Fanconi syndrome in cystinosis: pathogenic insights and therapeutic perspectives[J]. Nature reviews. Nephrology, 2017, 13(2): 115-131.

[5] Topaloglu R, Gulhan B, İnözü M, et al. The Clinical and Mutational Spectrum of Turkish Patients with Cystinosis[J]. Clinical journal of the American Society of Nephrology : CJASN, 2017, 12(10): 1634-1641.

[6] 凌晨,刘小荣.胱氨酸贮积症诊治新进展[J].中华肾脏病杂志,2017,33(08):632-635.

[7] Pinxten Am, Hua MT, Simpson J, et al. Clinical Practice: A Proposed Standardized Ophthalmological Assessment for Patients with Cystinosis[J]. Ophthalmology and therapy, 2017, 6(1): 93-104.

[8] David D, Princiero Berlingerio S, Elmonem MA, et al. Molecular Basis of Cystinosis: Geographic Distribution, Functional Consequences of Mutations in the CTNS Gene, and Potential for Repair[J]. Nephron, 2019, 141(2): 133-146.

[9] Foreman JW. Fanconi Syndrome[J]. Pediatric clinics of North America, 2019, 66(1): 159-167.

[10] 李晓侨,巩纯秀.胱氨酸贮积症诊疗进展[J].临床儿科杂志,2020,38(02):156-160.

[11] Sadjadi R, Sullivan S, Grant N, et al. Clinical myopathy in patients with nephropathic cystinosis[J]. Muscle & nerve, 2020, 61(1): 74-80.

杨谦　刘红岩(撰写)　于珮(审校)

第十八章 青少年白内障-小角膜-肾性糖尿综合征
Chapter 18 Juvenile Cataract-Microcornea-Renal Glucosuria Syndrome, JCM-RGS

关键词:白内障;小角膜;肾性糖尿;SLC16A12

Keywords: cataract; microcornea; renal glucosuria; SLC16A12

一、概述

青少年白内障-小角膜-肾性糖尿综合征(Juvenile cataract-microcornea-renal glucosuria syndrome, JCM-RGS)最早由Vandekerckhove K等人在2007年报道,为罕见的常染色体显性遗传病,其特征表现包括青少年期早期发生的白内障、小角膜(角膜直径小于11毫米),以及肾小管对葡萄糖的异常处理导致肾性糖尿(肾小管对葡萄糖的重吸收不足)。患者通常在出生后早期就会出现这些症状。这种综合征可能会导致视力受损和肾脏功能异常。治疗通常包括白内障手术和对肾功能进行监测和管理。该病由介导肌酸转运的单羧酸盐转运体12编码基因MCT12(又称*SLC16A12*)的杂合突变(c.643C>A;p.Q215X)引起。

二、定义

青少年白内障-小角膜-肾性糖尿综合征是一种罕见的常染色体显性遗传病,临床特征为青少年白内障伴双侧小角膜和肾性糖尿,但无其他肾小管疾病,由*SLC16A12*基因的杂合突变引起。

三、流行病学

该病属于罕见疾病,国外报道青少年白内障-小角膜-肾性糖尿综合征的患病率小于1/1,000,000,目前尚无国内人群患病率的数据。

四、病因及发病机制

青少年白内障-小角膜-肾性糖尿综合征的病因和发病机制尚未完全明确。目前研究表明,该综合征与基因突变相关。目前已确定了一些基因突变与该病的发生有关,其中包括*SLC16A12*基因的突变。*SLC16A12*(solute carrier family 16 member 12又称MCT12)是单羧酸盐转运体(SLC16)基因家族中不依赖于Na^+和Cl^-的肌酸转运体。曾有报道称一个瑞士家族,其SLC16A12基因第6外显子存在杂合子无义突变(c.643C>A;p.Q215X),受影响的患者出现青少年白内障、小角膜症和肾性糖尿症。虽然肾性糖尿不被认为是一种疾病,但受累个体表现出尿液中葡萄糖浓度的特征性升高,没有其他肾小管损害的证据。

*SLC16A12*基因编码的蛋白质是单羧酸盐转运体12,它在眼睛的晶状体和角膜以及在肾脏中高表达。这些突变可能导致MCT12蛋白功能异常,从而影响眼睛和肾脏的正常发育和功能。在该综合征中,白内障的形成可能与*SLC16A12*基因突变导致的晶状体细胞异常有关,从而导致晶状体混浊(青少年白内障并不是晶状体发育过程中的结构缺陷导致的先天性白内障,而是晶状体新陈代谢紊乱导致的晶状体不透明)。小角膜可能与该基因在角膜中的表达有关,尽管确切的机制尚不清楚。而肾性糖尿可能是由于肾小管对葡萄糖的异常处理,这可能与*SLC16A12*基因在肾脏中的表达和其在葡萄糖转运中的作用有关。

总的来说,青少年白内障-小角膜-肾性糖尿综合征的发病机制涉及多种因素,包括*SLC16A12*基因的突变导致的眼睛和肾脏的异常发育和功能障碍。然而,还需要更多的研究来全面理解该综合征的病因和发病机制。

五、临床表现

青少年白内障-小角膜-肾性糖尿综合征是一种罕见的遗传性疾病,其临床表现涉及眼部和肾脏,常见的表现如下。

1. 白内障

早期出现的白内障是该综合征的主要眼部表现之一。白内障可在青少年时期就开始出现,通常在10至20岁之间。白内障表现为晶状体混浊,患者可能会逐渐感到视力模糊,甚至出现严重的视觉障碍。如果不进行及时治疗,白内障可能会逐渐恶化,最终导致完全失明。

2.小角膜

小角膜是该综合征的另一个眼部特征,其角膜直径小于正常值,通常小于11毫米。小角膜可能导致眼球的屈光度异常,进而影响视力的正常发育和功能。这种异常的角膜可能使患者更容易出现近视、散光等视觉问题。

3.肾性糖尿

该综合征的肾脏表现之一是肾性糖尿,即肾小管对葡萄糖的异常处理导致尿液中出现葡萄糖。虽然患者可能排出过多的葡萄糖,但其血糖水平通常是正常的。这可能导致多尿、口渴、尿频等糖尿病的典型症状,但不伴随高血糖的其他并发症。

除了上述主要表现外,患者可能还会出现其他眼部异常,如眼压增高、视网膜脱落等,以及肾脏功能异常的症状,如蛋白尿、血尿等。

六、辅助检查

1.眼部检查

视力测试:包括远视力和近视力测试,以评估患者的视力水平和可能存在的折光错误。通过配镜或角膜塑形镜等方式纠正视力问题。眼底检查:通过眼底镜观察眼底,检查视网膜是否存在异常,如黄斑变性等。眼压测量:通过眼压计检测眼内压,排除青光眼等眼压升高引起的眼部问题。使用测量目镜测定角膜直径。眼球长度和前房深度是通过生物测量法测定的。

2.肾功能检查

尿常规检查:检查尿液中的蛋白、葡萄糖、红细胞、白细胞等,以评估肾功能是否异常。血液检查:检查血液中的肌酐、尿素氮等指标,评估肾功能和可能存在的代谢异常。

3.基因检测

对患者进行基因检测,确认是否存在SLC16A12基因的突变,以确诊该综合征。基因检测还有助于了解疾病的遗传模式,指导家族遗传咨询和患者家族成员的筛查。

七、诊断

目前该病尚无统一的诊断标准,需结合特征性的临床表现及基因检测结果进行诊断。

特征性的临床表现包括青少年白内障:通常在青少年时期开始发展的白内障,这是指晶状体变得不透明,导致视力下降。小角膜:角膜直径异常缩小,正常情况下成人的角膜直径为11~12mm,而患者的角膜直径通常明显小于正常值。肾性糖尿:这是一种肾脏功能障碍,患者的肾脏无法有效地从尿液中回收葡萄糖,导致尿液中葡萄糖浓度升高。

诊断步骤包括临床评估:收集患者的家族病史,特别是有关白内障、视力问题或肾脏疾病的信息。眼科检查:通过裂隙灯检查评估晶状体的透明度,确诊白内障。角膜映射或角膜测量以评估角膜大小。尿液分析:检测尿葡萄糖水平,尿常规可帮助诊断肾性糖尿。血液检查:评估肾功能,包括血肌酐和尿素氮水平。遗传学测试:若有可疑的家族史,进行基因检测可确诊。

八、鉴别诊断

青少年白内障-小角膜-肾性糖尿综合征是一种罕见的遗传病,表现为白内障、小角膜和肾性糖尿。鉴别诊断旨在区分具有相似症状的其他疾病或综合征,确保准确诊断。鉴别诊断主要考虑以下疾病。

1.法布里病(Fabry Disease)

一种X连锁的溶酶体储积病,影响肾脏功能,可能导致肾衰竭。常见症状包括角膜混浊、蛋白尿、肾功能障碍和神经系统症状。

2.阿尔波特综合征(Alport Syndrome)

X连锁的遗传性肾炎,伴随感音神经性耳聋和眼部异常。常见症状包括肾功能不全、蛋白尿、听力损失和眼部异常(例如前弹力膜内陷)。

3.鲍曼-瑞克特综合征(Bowman-Birkett Syndrome)

主要特征是白内障、肾功能异常和听力损失,但角膜大小正常。

4. 洛-查-利综合征（Lowe Syndrome）

一种 X 连锁遗传病，导致白内障、肾脏和神经系统问题。主要表现为先天性白内障、氨基酸尿症和智力障碍。

5. 魏尔-马尔奇森综合征（Weill-Marchesani Syndrome）

表现为青光眼、先天性白内障和智力障碍。可能伴有听力损失和骨骼异常，但肾功能通常正常。

鉴别诊断的核心是详细的病史、家族史、全面的临床和辅助检查，必要时使用基因检测来确诊。

九、治疗策略

目前本病尚无有效的治疗方法，以对症治疗为主。对于视力受损的患者，可进行白内障摘除手术，并植入人工晶状体，以恢复视力。角膜管理：由于小角膜可能影响视力，需要定期检查，评估是否需要矫正手术或其他视力矫正措施。对于肾脏治疗：定期进行肾功能检查，包括血液和尿液检测，监控肾功能状态。药物治疗：使用药物控制血压和减缓肾功能衰退，如 ACE 抑制剂或血管紧张素受体阻滞剂。透析和肾移植：在肾功能严重受损的情况下，可能需要透析治疗或进行肾脏移植。遗传咨询：对患者及其家族提供遗传咨询，了解疾病的遗传性和未来患病的风险，以及可能的遗传咨询服务。

十、疗效及转归

白内障手术通常可以有效恢复因白内障导致的视力丧失。植入人工晶状体后，多数患者的视力会有明显改善。然而，由于小角膜可能限制视野，患者的视力可能不会完全正常。早期诊断和管理可延缓肾功能衰退的进程。药物治疗可以有效控制血压和蛋白尿，有助于保护肾功能。在肾功能严重受损时，透析和肾移植可以是有效的治疗选择，能够显著改善生活质量。

预后依赖于多种因素，包括疾病的早期诊断、治疗的及时性以及患者对治疗的反应。肾脏疾病的进展是影响长期预后的关键因素。患者的长期管理需要跨学科团队的密切合作，包括眼科、肾脏科、内分泌科和遗传医学等。定期的随访和适时的治疗调整对于改善患者的预后至关重要。

参考文献

[1] Vandekerckhove K, Lange A P, Herzog D, et al. Juvenile cataract associated with microcornea and glucosuria: a new syndrome [J]. Klin Monbl Augenheilkd, 2007, 224(4): 344-346.

[2] Dhayat N, Simonin A, Anderegg M, et al. Mutation in the Monocarboxylate Transporter 12 Gene Affects Guanidinoacetate Excretion but Does Not Cause Glucosuria [J]. J Am Soc Nephrol, 2016, 27(5): 1426-1436.

[3] Santer R, Kinner M, Lassen C L, et al. Molecular analysis of the SGLT2 gene in patients with renal glucosuria [J]. J Am Soc Nephrol, 2003, 14(11): 2873-2882.

[4] Kloeckener-Gruissem B, Vandekerckhove K, Nurnberg G, et al. Mutation of solute carrier SLC16A12 associates with a syndrome combining juvenile cataract with microcornea and renal glucosuria [J]. Am J Hum Genet, 2008, 82(3): 772-779.

[5] Verouti S N, Lambert D, Mathis D, et al. Solute carrier SLC16A12 is critical for creatine and guanidinoacetate handling in the kidney [J]. Am J Physiol Renal Physiol, 2021, 320(3): F351-F358.

[6] 顾珊珊, 戎晗, 张国伟, 等. 单核苷酸多态性与年龄相关性白内障的研究进展[J]. 眼科新进展, 2016, 36(07): 691-696.

[7] Staubli A, Capatina N, Fuhrer Y, et al. Abnormal creatine transport of mutations in monocarboxylate transporter 12 (MCT12) found in patients with age-related cataract can be partially rescued by exogenous chaperone CD147 [J]. Hum Mol Genet, 2017, 26(21): 4203-4214.

[8] Li X, Ren X, Zhang Y, et al. Fabry disease: Mechanism and therapeutics strategies [J]. Front Pharmacol, 2022, 13: 1025740.

[9] Mahrous N N, Jamous Y F, Almatrafi A M, et al. A Current Landscape on Alport Syndrome Cases: Characterization, Therapy and Management Perspectives [J]. Biomedicines, 2023, 11(10):2762.

[10] Kiely C, Douglas K A A, Douglas V P, et al. Overlap between ophthalmology and psychiatry - A narrative review focused on congenital and inherited conditions [J]. Psychiatry Res, 2024, 331: 115629.

[11] Yi H, Zha X, Zhu Y, et al. A novel nonsense mutation in ADAMTS17 caused autosomal recessive inheritance Weill-Marchesani syndrome from a Chinese family [J]. J Hum Genet, 2019, 64(7): 681-687.

王彤丹　刘红岩（撰写）　于珮（审校）

第十九章 LCAT缺乏
Chapter 19　LCAT Deficiency, LCAT

第一节　家族性LCAT缺乏症
Section 1　Familial Lecithin Cholesterol Acyltransferase Deficiency, FLD

关键词：角膜混浊；溶血性贫血；脂质沉积；蛋白尿；血尿

Keywords: orneal opacity; hemolytic anemia; lipidieposition; proteinuria; hematuria

一、概述

家族性LCAT缺乏症（Familial Lecithin Cholesterol Acyltransferase Deficiency，FLD），是一种罕见的遗传性疾病，常常呈家族聚集性，其遗传方式为常染色体隐性遗传。主要病因是卵磷脂胆固醇脂酰转移酶（lecithin-cholesterolacyltransferase，LCAT）基因突变导致LCAT活性降低或完全丧失，进而影响胆固醇代谢。1966年Norum等人首先在患者血清中发现无活性LCAT，于1967年报道这种先天性缺陷，将其定义为FLD。家族性LCAT缺乏症的α-LCAT和β-LCAT活性均缺乏或降低，造成血浆中未酯化胆固醇升高，高密度脂蛋白胆固醇显著降低。FLD的临床表现因患者的遗传突变类型和程度而异，包括角膜混浊、溶血性贫血和多器官（包括肾脏等）脂质沉积。目前尚无特异性的治疗方法可以治愈FLD，治疗重点在于管理症状和预防并发症。控制血脂水平，延缓肾功能进展。定期随访和监测是管理FLD患者的关键，以及及早识别并管理任何潜在的并发症。

二、定义

FLD是一种罕见的遗传性疾病，主要由LCAT基因突变导致LCAT活性降低或完全丧失，进而影响胆固醇代谢，这一缺陷导致血清高密度脂蛋白胆固醇显著降低，临床表现为角膜混浊、溶血性贫血和肾脏损害。

三、流行病学

FLD是一种罕见的常染色体隐性遗传性疾病，目前已确定接近100种基因突变，大多数病例在家族中发现。目前全球仅报告了100余例，全球患病率<1/1,000,000。

四、病因及发病机制

人类 *LCAT* 基因位于16号染色体的q22.1区域。它的长度为4.5kb，由6个外显子和5个内含子组成。LCAT是一种具有416个氨基酸残基的糖蛋白，分子质量约67kDa。与血浆脂蛋白相比更疏水，但比完整膜蛋白更亲水，这使其聚集在脂蛋白或脂质的核心。LCAT主要在肝脏中产生并排泄到血浆中，在大脑和睾丸中也有少量表达。LCAT是血浆中唯一能够酯化胆固醇并促进胆固醇与磷脂衍生的酰基链酯化的酶，正常情况下浓度在$3\mu g/ml$到$6\mu g/ml$之间。它与高密度脂蛋白代谢和胆固醇逆向运输有关。在血浆中，LCAT可以结合高密度脂蛋白、低密度脂蛋白和其他载脂蛋白产生胆固醇酯，但70%~80%的胆固醇酯化作用是针对高密度脂蛋白部分的。

这种疾病的特点是几乎完全或完全缺乏LCAT活性，表现为血浆中未酯化胆固醇升高，HDL-C水平显著降低。血浆中的LCAT主要存在两种活性：α-LCAT在高密度脂蛋白上酯化胆固醇，需要ApoA-I和ApoA-Ⅳ作为其辅助因子；β-LCAT在极低密度脂蛋白和低密度脂蛋白上具有活性不需要辅助因子。家族性LCAT缺乏症的α-LCAT和β-LCAT活性均缺乏或降低，造成血浆中未酯化胆固醇升高。

目前人类基因突变数据库共收录了接近100个*LCAT*基因的突变位点。除了编码区的基因突变造成LCAT酶活性的丧失外，转录或者转录后的异常也能引起LCAT酶活性缺乏；如内含子的突变造成套索形成受阻，影响LCAT mRNA前体的正确拼接，最终影响LCAT的正常合成。对家族性LCAT缺乏症患者的家系筛查中发现，即使相同的基因突变，不同的患者也可存在不同的临床表现。

在患者血浆中发现的脂蛋白X（lipoprotein X，LPX）被认为是FLD患者肾脏疾病的致病机制之一。LPX

是一种囊泡或多层囊泡,由围绕水核的磷脂/胆固醇双层组成,富含磷脂和来自积聚在肾脏中的FC囊泡的异常脂蛋白颗粒。LPX是一种肾毒性颗粒,诱导肾毒性相关基因的表达,并导致蛋白尿。APOA-I从合成的LPX中去除磷脂和胆固醇,形成一种新的颗粒,在LCAT的存在下,该颗粒重塑为高密度脂蛋白样颗粒,从而实现LPX从血浆中的清除。FLD患者通常有高甘油三酯血症,推测是由于对乳糜微粒和极低密度脂蛋白的清除有缺陷。

五、临床表现

(一)肾脏表现

FLD患者的肾病是死亡的主要原因。

1. 蛋白尿和血尿

常出现在青少年,但偶尔也会在儿童时期出现,有时可表现为大量蛋白尿。

2. 肾功能不全

儿童时期的蛋白尿可在40年内进展至肾功能不全,常常伴有高血压。最近的一份研究表明,eGFR下降的速度在不同患者中存在差异,并且可能很快,eGFR每年下降值可达6.18ml/min/1.73m^2,最后发展为终末期肾病,需要行透析或者肾移植治疗。

(二)肾外表现

家族性LCAT缺乏症的肾外表现如下。

1. 角膜混浊

角膜中过多的未酯化胆固醇积聚是角膜混浊的原因,通常在儿童早期被发现,并随着时间的推移而恶化,这也是最典型的临床特征。角膜的组化结果表明,未酯化的胆固醇和磷脂是细胞外脂肪沉积的组成部分。通常,视力被保留或仅轻度受限;在少数情况下,严重的视力障碍需要角膜移植。患者常常表现出眼部黄色瘤(黄色斑点),皮肤和脉络膜可见黄色沉积物,称为斯图尔特-布鲁姆眼征。

2. 溶血性贫血

大部分FLD患者患有轻度慢性正色素性贫血,是由于红细胞膜中过多的未酯化胆固醇积聚造成的红细胞稳定性下降,造成溶血性贫血。有研究检测FLD患者血浆中结合珠蛋白,特别是结合珠蛋白β链的增加,可作为溶血性贫血的标志。

3. 动脉粥样硬化

HDL-C水平被认为与动脉粥样硬化(atherosclerosis,AS)的进展呈负相关,理论上讲,LCAT缺乏症的患者AS发病率更高。在一些FLD患者中已被报道合并颈动脉、主动脉粥样硬化,但还没早发冠心病的报道。

六、辅助检查

(一)血液学检查

血脂蛋白谱检查,非酯化胆固醇和更显著的未酯化/总胆固醇比率在FLD病例中显著增加,血浆胆固醇酯水平在FLD病例中显著较低。HDL-C水平显著降低是该病的共同特征,此外总胆固醇、低密度脂蛋白胆固醇、高密度脂蛋白(非常低)、极低密度脂蛋白下降;而甘油三酯水平升高,未酯化的胆固醇在FLD血浆中的积累生成大量LPX。然而不同LCAT患者的低脂蛋白血症的严重程度差异很大,意大利患者的血浆HDL-C波动在3~27mg/dl,循环中的HDL-C不仅数量显著减少,而且体积小,呈盘状,完全缺乏成熟的球形大颗粒。

血常规示正细胞正色素性贫血,一般为轻度。肾功能可见血肌酐升高、肾小球滤过率下降。补体水平和血清蛋白电泳均正常。免疫学检测呈阴性,包括抗核抗体、抗中性粒细胞胞质抗体、抗平滑肌抗体等。

血浆LCAT活性降低或缺乏。

(三)尿液检查

尿常规、24小时尿蛋白定量、尿蛋白电泳、肾脏损伤尿液指标等;患者常常有蛋白尿、血尿等异常。

(四)影像学检查

双肾彩超,早期肾脏形态无明显变化,进展至慢性肾功能不全时可有双肾萎缩等改变。

(五)肾脏病理检查

肾小球是主要的受累部位,光镜下可见系膜区轻度增宽,系膜细胞无明显增殖或轻度增多,以系膜基质增多主,GBM增厚。GBM及系膜区可见泡沫样分布的脂质样物质,呈空泡样或蜂窝状外观,GBM的空泡化病变类似于晚期膜性肾病。系膜区可见泡沫细胞,毛细血管袢内相对少见。随着疾病的进展,晚期肾小球可出现节段硬化或者全球硬化。泡沫细胞也可见于肾间质内,早期肾小管病变不明显,晚期可出现灶性肾小管萎缩、肾小管基底膜增厚、间质纤维化。免疫荧光证实免疫球蛋白和补体阴性,偶尔伴非特异的沉积,肾小球ApoB和ApoE染色可见阳性。电镜是该病诊断的关键,早期脂质沉积主要在GBM上皮侧、基膜内和内皮下区域,随着疾病进展沉积于系膜区。沉积的脂质呈大小不一的空泡状,部分空泡内含层状的匍匐性嗜锇性物质,呈层状或颗粒状,似"玫瑰花瓣"。动脉内皮细胞和平滑肌细胞胞质内也可见脂质。

(六)基因检测

患者行基因检测,用于鉴别诊断,并明确基因突变位点。

七、诊断

该疾病的诊断主要依赖于临床表现、血脂蛋白谱检测、血浆LCAT活性检测和肾活检病理结果。肾病综合征、慢性肾脏病伴角膜混浊、血清HDL-C水平极低的患者应考虑FLD。尤其HDL-C严重缺乏,具有较大的提示意义。

八、鉴别诊断

多种因素均可影响HDL-C代谢,临床需考虑以下鉴别诊断。

1.Fabry病

缺乏α-半乳糖苷酶A,导致神经糖鞘脂在体内蓄积;临床表现为皮肤血管角质瘤、发作性肢体疼痛、少汗、蛋白尿,光镜病理表现为足细胞高度肿胀,胞质内大量均匀一致的、呈"蜂巢状"的细小空泡,电镜下可见足细胞胞质内大量髓样小体和斑马小体,少数位于肾小管上皮细胞和内皮细胞内。

2.Gaucher病

β-葡糖脑苷酯酶缺乏是该病主要特点,临床可见脾大、皮肤黄染、神经系统受累、骨痛或病理性骨折等表现;肾脏病理检查光镜下可见肾小球系膜区及毛细血管袢内见胞质丰富的Gaucher细胞,胞质充满条纹状包涵体,犹如"皱纹纸",电镜下巨噬细胞溶酶体内充满平行排列的管状结构。

3.Ⅲ型高脂蛋白血症

患者体内胆固醇、磷脂水平升高,临床表现为掌纹黄瘤,高胆固醇,高酰甘油,出现β-VLDL、VLDL-ch/TG>0.3,光镜下可见肾小球体积增大,毛细血管袢内及系膜区出现大的成簇的淡染的脂性空泡,电镜下可见毛细血管袢内的巨噬细胞以及系膜区有大量的脂质空泡,大小不等的膜性嗜锇小体。

九、治疗策略

目前尚无特异性的治疗方法,治疗重点在于管理症状和预防并发症。控制血脂水平,如采取低胆固醇饮食、规范运动等措施有助于减轻症状和预防心血管并发症。对于部分患者,可能需要进行肾脏支持治疗,以减轻肾功能受损的影响。

(一)一般治疗

1.饮食与生活方式的调整

高脂饮食可能加剧肾脏疾病,因此建议低脂饮食,富含蔬菜的低脂/卡路里饮食可能会抑制肾脏疾病的进展;采取低胆固醇饮食、规范运动等措施有助于减轻症状和预防心血管并发症。

2.控制高血压

药物首选RAAS阻滞剂,其对改善肾功能及预后有一定作用,但疗效非常有限,大多数患者在40岁左右发展为终末期肾病,需要行透析或肾移植。因为干预措施都不能恢复LCAT活性,即使接受肾移植的患者往往也会肾病复发。

3.控制高血脂

降脂药物对该病的保护作用尚不明确。

(二)重组人LCAT(rhLCAT)疗法

重组人LCAT(rhLCAT)蛋白已在临床前和临床研究中进行了测试,并能够在体外和LCAT缺陷症动物模型中使脂蛋白谱正常化。在非肥胖患者中,反复输注野生型rhLCAT(ACP-501)能够改善脂蛋白谱,减轻蛋白尿和贫血。总的来说,rhLCAT是恢复LCAT活性的一种合适的治疗方法。在FLD患者中观察到,静脉输注ACP-501能改善HDL亚组分的异常分布,尽管疾病发展至晚期,也能改善贫血;此外,ACP-501治疗可以防止LPX的形成,从而改善肾功能。

MEDI6012是一种比医学免疫公司开发的ACP-501更具活性的重组人LCAT。急性冠脉综合征患者的高密度脂蛋白功能障碍的部分原因是LCAT浓度/活性降低,而MEDI6012的治疗不仅逆转了这种损害,而且导致更强的高密度脂蛋白功能,并发挥内皮保护作用。

(三)基因替代疗法

经过几十年的发展,基因治疗已经变得更加安全和有效,并与酶替代疗法相比,基因疗法中LCAT的表达将持久,血浆浓度将保持稳定,这意味着有希望治愈罕见的LCAT缺乏症患者。1996年,重组腺病毒被用来介导人LCAT基因在转基因小鼠中的转移,感染小鼠的血浆LCAT活性显著增加,这项研究确立了LCAT用于基因治疗的潜力。随后申请了一项专利:表达卵磷脂胆固醇酰基转移酶的重组病毒及其在基因治疗中的应用。在小鼠、兔子和非人灵长类动物上进行的研究表明,通过腺病毒感染提高LCAT水平可能是一种安全可行的治疗动脉粥样硬化的策略。这种病毒载体介导的人LCAT的过度表达导致了血脂谱的深刻变化,表明LCAT是脂质代谢的重要调节因子。无可否认,腺病毒是一种非常强大的基因传递工具,但基于腺病毒的病毒载体在试验中表现出严重的治疗相关毒性,如炎症反应和多器官衰竭。这些缺点促使开发新的载体,研究和开发的重点已经转移到腺相关病毒(AAV)和慢病毒载体。AAV载体是目前最有前景的病毒载体,具有嗜向性、低免疫原性、无致病性、生产简单等特点。

细胞介导的基因疗法也可作为LCAT缺陷症的潜在治疗方法之一。临床前研究发现前脂肪细胞分泌活性LCAT,促进高密度脂蛋白的清除。从LCAT缺陷患者收集前脂肪细胞,转化为功能性LCAT病并移植到患者皮下。这种方法的安全性和有效性目前正在进行临床试验。

(四)LCAT激活剂

LCAT激活剂是一种能增加内源性LCAT活性的药物,这种疗法可能适用于携带变异体的FLD患者。一种人类LCAT激动剂已经被报道,能增加体内野生型LCAT的活性。LCAT的主要激活剂是apoA-I,而apoA-Ⅳ、apoC-I、apoD和apoE的激活能力较弱。

(五)HDL模拟物

HDL模拟物是含有全长ApoA-I(LCAT的主要蛋白激活剂)和磷脂的制剂。它们被设计用来重现新生高密度脂蛋白颗粒的主要特性,例如促进外周组织中未酯化胆固醇流出的能力。CER-001被认为是一种潜在的治疗药物,尽管不能增加FLD患者的LCAT活性,但可以促进肾病患者(包括FLD患者)的脂蛋白重塑;可能促进脂质从肾细胞中流出,并将其重组为肾毒性较低的颗粒。迄今为止,CER-001已用于两名FLD患者。

十、疗效及转归

FLD患者预后因患者的遗传突变类型和临床病情的严重程度而异。一些患者可能仅表现为轻度症状,预后相对良好,而另一些患者可能会出现严重的心血管并发症和肾脏功能损害,预后较差。定期随访和监测是管理FLD患者的关键,以及及早识别并管理任何潜在的并发症。

参考文献

[1]Vitali C, Rader D J, Cuchel M. Novel therapeutic opportunities for familial lecithin:cholesterol acyltransferase deficiency: promises and challenges[J]. Curr Opin Lipidol, 2023, 34(2): 35-43.

[2]Strazzella A, Ossoli A, Calabresi L. High-Density Lipoproteins and the Kidney[J]. Cells, 2021,31,10(4):764.

[3] Strazzella A, Ossoli A, Calabresi L. High-Density Lipoproteins and the Kidney [J]. Cells, 2021.

[4] Kuivenhoven JA, Pritchard H, Hill J, et al. The molecular pathology of lecithin:cholesterol acyltransferase (LCAT) deficiency syndromes [J]. J Lipid Res, 1997, 38(2): 191-205.

[5] Yang K, Wang J, Xiang H, et al. LCAT-targeted therapies: Progress, failures and future [J]. Biomed Pharmacother, 2022, 147: 112677.

[6] Delteil C, Macagno N, Appay R, et al. [Glomerulopathy associated with lecithin-cholesterol-acyltransferase deficiency: A case report and literature review] [J]. Ann Pathol, 2019, 39(2): 172-6.

[7] Pavanello C, Calabresi L. Genetic, biochemical, and clinical features of LCAT deficiency: update for 2020 [J]. Curr Opin Lipidol, 2020, 31(4): 232-7.

[8] Ossoli A, Simonelli S, Vitali C, et al. Role of LCAT in Atherosclerosis [J]. J Atheroscler Thromb, 2016, 23(2): 119-27.

[9] Roshan B, Ganda OP, Desilva R, et al. Homozygous lecithin:cholesterol acyltransferase (LCAT) deficiency due to a new loss of function mutation and review of the literature [J]. J Clin Lipidol, 2011, 5(6): 493-9.

[10] Hirashio S, Ueno T, Naito T, et al. Characteristic kidney pathology, gene abnormality and treatments in LCAT deficiency [J]. Clin Exp Nephrol, 2014, 18(2): 189-93.

张斌珊　刘红岩（撰写）于珮（审校）

第二节　鱼眼病

Section 2　Fish-Eye Disease, FED

关键词：角膜混浊；贫血；蛋白尿；慢性肾功能衰竭；家族性疾病

Keywords: corneal opacity; Anemia; proteinuria; Chronic renal failure; Familial diseases

一、概述

鱼眼病（Fish-eye disease, FED）也称部分LCAT缺乏症，是1979年Carlson及Philipson首先报告的一种家族性疾病。在这个家族中，患者的角膜大面积混浊，与熟鱼眼相似，当地人称之为鱼眼病。鱼眼病的特征是严重的角膜混浊引起视力损害，角膜逐渐变得多云模糊。这种云雾通常出现在青春期或成年早期，由散布在角膜上的胆固醇（混浊）的灰点组成。如鱼眼病进展，角膜混浊恶化，可能导致严重的视力受损，伴有血浆脂蛋白紊乱以及进行性蛋白尿，慢性肾功能衰竭。

二、定义

鱼眼病是一种表现为"鱼眼状"角膜混浊，严重的贫血，进行性蛋白尿，慢性肾功能衰竭的家族性疾病。

三、流行病学

鱼眼病是一种极为罕见的疾病，全球范围内仅有几百例报道。其确切发病率尚不明确，但估计每1,000,000人中约有1例。由于病例稀少，详细分析性别倾向和种族分布较为困难。

四、病因及发病机制

LCAT主要是由肝脏合成和分泌，编码基因位于16q21-22号染色体，由6个外显子和5个内含子共4200个碱基构成。血浆中的LCAT主要存在两种活性：①α-LCAT活性，针对HDL中胆固醇底物，需要ApoA1和ApoA4作为其辅助因子；②β-LCAT活性是专门针对LDL、VLDL中的胆固醇，不需要辅助因子。LCAT将卵磷脂2位脂酰基转移到HDL3的胆固醇3位羟基上生成胆固醇酯和溶血性卵磷脂，促使盘状的新生HDL3转化为成熟的球状HDL2。LCAT参与胆固醇逆转运，促进组织、细胞内胆固醇的清除，维持细胞内胆固醇的稳态。

五、临床表现

FED最常见的临床表现包括角膜混浊、贫血、HDL-C严重缺乏、蛋白尿和进行性肾功能不全。角膜混浊多出现在儿童早期，通常是FLD或FED的首发症状。这种双侧环状角膜混浊肉眼观察形似"鱼眼"，眼前段光学相干断层扫描（AS-OCT）可发现弥漫性、球状、高反射性角膜混浊，电子显微镜可显示不同的0.2~3.0μm脂质液泡，具有保守的基质结构。起初角膜混浊很少导致视力下降，但随着疾病进展，部分患者逐渐出现视物模糊,最终需要进行角膜移植。对这些移植患者的角膜进行分析发现含有大量游离胆固醇和磷脂,也证实了FED主要是由脂质代谢异常所致。本文报道的该例FLD患者,"鱼眼状"角膜混浊在年幼时就存在,家族其他成员无类似的眼部表现。该患者的角膜混浊目前并未影响视力,但随着疾病逐渐进展,有可能逐渐出现视力下降、视物模糊等表现。"鱼眼状"角膜混浊在临床诊断中发挥着重要作用,是临床早期识别这类罕见遗传性疾病的关键线索。

六、辅助检查

FED患者引起的肾脏损害主要见于肾小球,但也可累及动脉及小动脉。在疾病早期,光镜显示系膜轻度增宽,GBM增厚,系膜区及GBM区可见空泡样改变和脂质沉积,组织学表现与膜性肾病相似。随着疾病进展,晚期肾小球可发生节段性或球性硬化,肾小管呈灶状萎缩,肾间质和小动脉血管壁也可见泡沫细胞。免疫荧光检查时,免疫球蛋白和补体通常是阴性,也可有非特异性的C3、IgM、IgG沉积。在组织学检查中,电镜检查最具特征性,在系膜区和弥漫性增厚的基底膜上观察到大量的脂质沉积,认为这与肾损害有关。肾脏病理检查具有和FLD相似的特征性表现,即电镜下可见GBM大量脂质沉积。患者的生化检查发现血肌酐高于正常值上限,表明疾病已逐渐进展,影响到患者肾功能。虽然目前尚不清楚肾小球硬化和慢性肾脏疾病的发病机制,但脂蛋白X(lipoprotein-X,LP-X)的肾脏积聚可能是主要因素之一。LP-X是一种大的多层磷脂囊泡,含有多种载脂蛋白。LCAT活性的完全缺乏可能引起肾毒性颗粒LP-X的产生,进而导致肾小管空泡化、内皮屏障功能丧失,长期可导致严重肾损害

七、诊断

FED的诊断是基于临床特征(如"鱼眼状"角膜混浊,严重的贫血,进行性蛋白尿,慢性肾功能衰竭)、肾脏病理特点(如特征性的脂质沉积)、脂质代谢谱(如极低水平的HDL-C和LCAT活性)以及基因检测结果(如发现LCAT基因致病性突变)。

八、鉴别诊断

FLD首先需要鉴别的是LCAT缺乏症的另外一种形式,FED。FED患者同样具有角膜混浊和HDL-C下降等临床表现,但FED患者一般无贫血和肾功能损害,可通过肾脏相关检查进行鉴别。其次需要鉴别的是其他遗传性脂质代谢疾病,如Tangier病、家族性Apo-AI缺乏症、Fabry病等。Tangier病患者同样有角膜混浊,但没有FLD患者严重,且上述疾病均由不同的基因突变引起,基因检测可以作为鉴别手段。此外,获得性LCAT缺乏症也可作为少见的鉴别诊断的疾病。Ishibashi等人描述了一例免疫介导的获得性LCAT缺乏症的患者,该病例的临床表现与伴有肾损害的FLD相似。免疫介导的获得性LCAT缺乏症患者血清中可以检测到抗LCAT的自身抗体,抑制LCAT活性,通过激素治疗后抗体转阴,肾病综合征和血脂异常得以解决。还有一例70岁的日本女性,初诊结节病,后逐渐出现蛋白尿、HDL严重缺乏,肾脏活检显示与FLD有同样的病理改变,但外显子测序未发现LCAT基因的任何突变,诊断为获得性LCAT缺乏症,其血脂异常在3年左右自发改善。获得性LCAT缺乏症患者一般没有"鱼眼状"角膜混浊,且LCAT活性可以得到恢复,因此可作为与FLD或FED的鉴别特征;对于不典型的没有角膜混浊的LCAT缺乏症患者,应通过基因测序筛查来进行鉴别。通过分析血脂各成分的变化,检测LCAT活性,结合光镜、免疫荧光、电镜和相关基因全段筛查的结果,可以尽快做出诊断。以及与脂质代谢异常沉积性疾病的鉴别诊断。

表4-19-1 脂质代谢异常沉积性疾病的鉴别诊断

	Fabry病	Gaucher病	Nimmann-Pick病	Ⅲ型高脂蛋白血症	LCAT缺乏症
缺乏成分	a-半乳糖苷酶A	β-葡糖脑苷酯酶	神经鞘磷脂酶	ApoE3	卵磷脂-胆固醇酰基转移酶
蓄积成分	神经糖鞘脂	葡糖脑苷脂	神经鞘磷脂	胆固醇磷脂	胆固醇脂质
临床表现	皮肤血管角质瘤、发作性肢体疼痛、少汗、蛋白尿	脾大、皮肤黄染、神经系统受累、骨痛或病理性骨折	肝脾肿大,中枢神经系统退行性病变	掌纹黄瘤,高胆固醇,高三酰甘油,出现βVLDL,出现βVLDL,VLDLDLch/TG>0.3	角膜混浊、轻度贫血、蛋白尿,HDL↓

续表

	Fabry病	Gaucher病	Nimmann-Pick病	Ⅲ型高脂蛋白血症	LCAT缺乏症
光镜病理改变	足细胞高度肿胀,胞质内大量均匀一致的、呈"蜂巢状"的细小空泡	肾小球系膜区及毛细血管袢内见胞质丰富的Gaucher细胞,胞质充满条纹样包涵体,犹如"皱纹纸"	肾小球内皮细胞和上皮细胞高度肿胀,胞浆内充满脂质空泡,呈泡沫状	体积增大肾小球毛细血管袢内及系膜区出现大的成簇的淡染的脂性空泡	泡沫细胞见于毛细血管袢、系膜区;脂质成分沉积于基膜内,类似膜性病变
电镜病理改变	足细胞胞质内大量髓样小体和斑马小体,少数位于肾小管上皮细胞和内皮细胞内	巨噬细胞溶酶体内充满平行排列的管状结构	内皮细胞或上皮细胞内多个电子透亮的空泡,泡内有环层状的髓样小体	毛细血管袢内的巨噬细胞以及系膜区有大量的脂质空泡,大小不等的膜性嗜锇小体	沉积的脂质部分呈空泡状,部分含层状的嗜银性物质位于肾小球基膜上皮侧、基膜内、内皮下及系膜区

LCAT:血卵磷脂胆固醇酰基转移酶;VL.DL:极低密度脂蛋白胆固醇;HDL:高密度脂蛋白胆固醇

九、治疗策略

目前,还没有针对FED的特异性治疗方法。由于终末期肾病是引起FLD患者发病和死亡的主要原因,因此控制血压、调节血脂、降低尿蛋白等肾脏保护治疗是目前最主要的治疗方法。有长期随访研究表明,血管紧张素Ⅱ受体阻滞剂对血压、血脂、蛋白尿和肾功能均有益处,应在确诊后尽早使用。输注重组人LCAT(recombinanthumanLCAT,RhLCAT)是一种特异性的酶替代疗法。有研究使用了一个*LCAT*基因被敲除截断的小鼠模型,然后静脉注射RhLCAT治疗,这些小鼠可恢复正常脂蛋白谱,消除血浆和肾脏中的LpX,明显减少尿蛋白。除了小鼠模型,在FLD的这项首次人类研究中,RhLCAT输注也具有良好的耐受性;贫血以及大多数与肾功能有关的指标均有所改善。综上所述,RhLCAT输注可作为FLD患者肾脏疾病的有效治疗方法,然而最近才完成第二阶段临床试验,还需要深入研究来证实RhLCAT是否能安全有效地阻止FLD疾病的早期进展。必要时,ESRD患者可通过维持性血液透析及肾移植提高生存率。有病例报道了一位日本患者,27岁时诊断FLD,随访34年,维持血液透析超过20年。同时也有个别FLD终末期患者进行腹膜透析的案例。需要注意的是,肾移植无法改善脂质代谢异常,且复发风险不容忽视,移植肾会出现相似的肾脏病理损伤改变。有研究报道了首次对LCAT缺乏症患者同时进行肝肾多器官移植,虽然血脂异常在一年后复发,但是移植肝、移植肾的功能仍保持正常,且随访5年未出现严重并发症。*LCAT*基因治疗、细胞治疗以及良好的生活方式(如限制脂肪的饮食、戒烟等),也可能改善FLD患者的异常脂蛋白,有助于保持LCAT活性,保护肾功能,但这些方法尚未得到充分的测试。若疾病持续进展,可进一步选择肾脏替代治疗。针对FED患者特异性的治疗仍待深入研究,肾脏保护治疗应在诊断确立后尽早使用。

十、疗效与转归

目前,FLD没有根治性治疗方法,但可以通过多种方式来管理和改善症状,预后因类型和个体差异而异,通过适当的治疗和长期的管理,可以有效控制症状并改善患者的预后。

(1)控制血压、调节血脂、降低尿蛋白等肾脏保护治疗是目前最主要的治疗方法。有长期随访研究表明,血管紧张素Ⅱ受体阻滞剂对血压、血脂、蛋白尿和肾功能均有益处,应在确诊后尽早使用。

(2)特异性的酶替代疗法——输注重组人LCAT(recombinanthumanLCAT,RhLCAT)可改善贫血以及大多数与肾功能有关的指标均有所改善,可作为FLD患者肾脏疾病的有效治疗方法。

(3)必要时,ESRD患者可通过维持性血液透析及肾移植提高生存率,也有个别FLD终末期患者进行腹膜透析的案例。需要注意的是,肾移植无法改善脂质代谢异常,且复发风险不容忽视,移植肾会出现相似的肾脏病理损伤改变。有研究报道了首次对LCAT缺乏症患者同时进行肝肾多器官移植,虽然血脂异常在一年后复发,但是移植肝、移植肾的功能仍保持正常,且随访5年未出现严重并发症。

(4)*LCAT*基因治疗、细胞治疗以及良好的生活方式(如限制脂肪的饮食、戒烟等),也可能改善FLD患者的异常脂蛋白,有助于保持LCAT活性,保护肾功能,但这些方法尚未得到充分的验证。

参考文献

[1]Zemsky C J, Sherman S W, Schubert H D, et al. Case Report: Management of Corneal Clouding from Lecithin: Cholesterol Acyltransferase Deficiency[J]. Optom Vis Sci, 2019,96(2):137-141.

[2]Ustaoglu M, Solmaz N, Baser B, et al. Ocular and Genetic Characteristics Observed in Two Cases of Fish-Eye Disease[J]. Cornea, 2019,38(3): 379-383.

[3]Hirano K, Kachi S, Ushida C, et al. Corneal and macular manifestations in a case of deficient lecithin: cholesterol acyltransferase[J].2004,48(1): 82-4.

[4]Ishibashi R, Takemoto M, Tsurutani Y, et al. Immune-mediated acquired lecithin-cholesterol acyltransferase deficiency: A case report and literature review[J]. J Clin Lipidol, 2018,12(4):888-897

[5]Althaf M M, Almana H, Abdelfadiel A, et al. Familial lecithin-cholesterol acyltransferase (LCAT) deficiency; a differential of proteinuria[J]. J Nephropathol, 2015,4(1):25-28.

[6]Aranda P, Valdivielso P, Pisciotta L, et al. Therapeutic management of a new case of LCAT deficiency with a multifactorial long-term approach based on high doses of angiotensin Ⅱ receptor blockers (ARBs)[J]. Clin Nephrol, 2008,69(3):213-218.

[7]Vaisman B L, Neufeld E B, Freeman L A, et al. LCAT Enzyme Replacement Therapy Reduces LpX and Improves Kidney Function in a Mouse Model of Familial LCAT Deficiency[J]. J Pharmacol Exp Ther, 2019,368(3):423-434.

[8]Shamburek R D, Bakker-Arkema R, Auerbach B J, et al. Familial lecithin:cholesterol acyltransferase deficiency: First-in-human treatment with enzyme replacement[J]. J Clin Lipidol, 2016,10(2):356-367.

[9]Tsuchiya Y, Ubara Y, Hiramatsu R, et al. A case of familial lecithin-cholesterol acyltransferase deficiency on hemodialysis for over 20 years[J]. Clinical Nephrology, 2011,76(12):492-498.

[10]Weber C L, Frohlich J, Wang J, et al. Stability of lipids on peritoneal dialysis in a patient with familial LCAT deficiency[J]. Nephrol Dial Transplant, 2007,22(7):2084-2088.

[11]Ahmad S B, Miller M, Hanish S, et al. Sequential kidney-liver transplantation from the same living donor for lecithin cholesterol acyl transferase deficiency[J]. Clin Transplant, 2016,30(10):1370-1374.

[12]Freeman L A, Karathanasis S K, Remaley A T. Novel lecithin: cholesterol acyltransferase-based therapeutic approaches[J]. Curr Opin Lipidol, 2020,31(2):71-79.

周赛君(撰写)　于珮(审校)

第二十章　磷酸核糖焦磷酸合成酶活性过高症
Chapter 20　Phosphoribose Pyrophosphate Synthetase Superactivity, PRS Superactivity

关键词:尿酸;磷酸核糖焦磷酸;磷酸核糖焦磷酸合成酶;痛风
Keywords: Uric acid; Phosphoric ribose pyrophosphate; Phosphoribose pyrophosphate synthase; gout

一、概述

磷酸核糖焦磷酸合成酶活性过高症(Phosphoribose pyrophosphate synthetase superactivity, PRS Superactivity)的特征是血液和尿液中尿酸(正常化学过程的废物)的过量产生和积累。尿酸的过量产生会导致痛风,这是由关节中的尿酸结晶积聚引起的关节炎。患有PRS过度活跃的个体也会出现可能导致急性肾功能衰竭发作的肾结石或膀胱结石。

二、定义

磷酸核糖焦磷酸(phosphoribosylpyrophosphate,PRPP)是嘌呤和嘧啶合成的关键性调节因子。磷酸核糖焦磷酸合成酶(phosphoribosylpyrophosphatesynthetase,PRS)是PRPP合成的催化剂。PRS过度活跃称磷酸核糖焦磷酸合成酶活性过高症。

三、流行病学

磷酸核糖焦磷酸合成酶活性过高症被认为是一种罕见的疾病。据报道,大约有30个家庭患有这种疾病。这些家庭中有2/3以上受到这种疾病较轻的形式的影响。

四、病因及发病机制

由PRPS1的致病性变异引起的磷酸核糖焦磷酸合成酶活性过高症以X连锁方式遗传。PRPS1致病性变异杂合子的女性在每次怀孕中都有50%的机会传播该致病性变异:遗传该致病性变异的男性将受到严重影响；遗传致病性变异的女性将是杂合子，可能无症状或具有一系列特征。有PRPS1致病性变异的男性将致病性变异遗传给他们的所有女儿，而不是他们的儿子。如果在先证者中发现了PRPS1致病性变异，则为杂合子对有风险的女性亲属进行检测、对风险增加的妊娠进行产前检测和植入前基因检测是可能的。

PRPS1基因中的某些突变会导致PRS过度活跃。PRPS1基因提供了制造一种称为磷酸核糖焦磷酸合成酶1或PRPP合成酶1的酶的说明。这种酶有助于产生一种称为磷酸核糖焦磷酸（PRPP）的分子。PRPP参与产生嘌呤和嘧啶核苷酸。这些核苷酸是DNA、其化学表亲RNA以及作为细胞能量来源的分子（如ATP和GTP）的组成部分。PRPP合成酶1和PRPP在从DNA和RNA分解中回收嘌呤方面也发挥着关键作用，这是一种更快、更有效地提供嘌呤的方法。在具有更严重形式的PRS过度活跃的人中，PRPS1基因突变会改变PRPP合成酶1酶中的单个蛋白质构件（氨基酸），从而导致调节不良、过度活跃的酶。在较温和的PRS过度活跃形式中，PRPS1基因过度活跃，原因尚不清楚。PRPS1基因过度活跃会导致PRPP合成酶1过量产生，从而增加PRPP的可用性。在这两种形式的疾病中，都会产生过量的嘌呤。在这些条件下，尿酸，一种嘌呤分解的废物，会在体内积聚。尿酸结晶的积聚会导致痛风、肾结石和膀胱结石。目前尚不清楚PRPS1基因突变如何与严重形式的PRS过度活跃相关的神经系统问题相关。

五、临床表现

临床描述 两种磷酸核糖焦磷酸合成酶活性过高症表型为轻度（在2岁或3岁时发病）和严重（在1岁时发病）。

男性 男性轻度PRS过度活跃表型的特征是青少年或成人发作的痛风性关节炎或尿酸尿石症伴高尿酸血症和高尿酸尿症。通常不存在明显的神经系统表现。肾功能损害可能由肾集合系统中的尿酸晶体沉积或肾间质中的尿酸盐晶体沉积引起。由尿酸结晶沉积（结石或砾石）引起的梗阻性尿路病变导致的肾结石和急性肾功能衰竭在第一个确定的家族中被描述；治疗梗阻后肾功能衰竭得到缓解。男性中严重的PRS过度活跃表型的特征是婴儿或儿童期发病的高尿酸血症和高尿酸尿症。尿酸结晶尿或尿结石通常是首发代谢性临床事件，如果不控制血清尿酸盐浓度，痛风性关节炎通常是后来的事件。通常，临床表现主要由不直接归因于高尿酸血症或高尿酸尿症的结果主导——通常是感觉神经性听力损失、智力障碍、张力减退和共济失调的可变组合。

杂合女性 具有轻度PRS过度活跃表型的家庭中的杂合子女性可以表现出该疾病的代谢特征。具有严重PRS过度活跃表型的家庭中的杂合子女性也可以表现出该疾病的代谢和/或神经发育特征。在迄今为止全面调查的16名携带致病性PRPS1变异的女性中，有5名患有高尿酸血症、肾结石和痛风；有1名同时还存在耳聋的情况。

六、辅助检查

痛风性关节炎（没有痛风并不排除对PRS过度活跃的考虑）。显著高尿酸血症和每日尿酸排泄量显著升高尿酸与肌酐浓度的比值可能更有助于筛查。PRS超活动值通常大于正常上限的两倍。尿酸结石。

七、诊断

具有上述发现和以下附加临床特征的男性或女性先证者应怀疑严重（在生命10岁时发病）PRS过度活跃表型：智力残疾、感音神经性听力障碍、张力减退、共济失调家族史与X连锁遗传一致（例如，没有男性对男性的传播）。没有已知的家族史并不排除诊断。

八、鉴别诊断

此病的鉴别诊断中需要考虑的嘌呤和嘧啶代谢障碍。

（1）次黄嘌呤-鸟嘌呤磷酸核糖基转移酶缺乏症，一种由HPRT1致病性变异引起的X连锁疾病（见HPRT1疾病）。

（2）高甲硫氨酸血症伴S-腺苷高半胱氨酸水解酶缺乏症，这是一种由AHCY致病变异引起的常染色体隐性遗传病（OMIM 613752）。

表4-20-1 与磷酸核糖焦磷酸合成酶活性过高症重叠的嘌呤和嘧啶代谢紊乱

临床发现		PRS 超级活跃度	HPRT 缺乏症	AHCY缺乏症
神经病学	智力残疾	+	±	-
	共济失调	±	-	-
	张力减退	±	±	+
	运动发育迟缓	±	+	+
	深腱反射消失	-	-	+
	听觉受损	+	-	-
尿酸过量产生	痛风	+	+	-
	肾结石	+	+	-

AHCY 缺乏症 = 高甲硫氨酸血症伴 S-腺苷高半胱氨酸水解酶缺乏症
HPRT = 次黄嘌呤-鸟嘌呤磷酸核糖基转移酶

初步诊断后的评估

为了确定被诊断为磷酸核糖基焦磷酸合成酶(PRS)过度活跃的男性或女性的疾病程度和需求,建议进行以下评估。

1. 轻度

(在2岁或3岁时发病)PRS过度活跃表型血清尿酸盐浓度、痛风证据的关节检查,一般来说,仅评估关节完整性,除非在关节炎急性发作期间或在多次发作后出现慢性畸形或痛风石形成的个体中,评估肾功能和肾脏结构完整性(例如,肾脏超声检查)。

2. 重度

(在生命的第1个十年开始)PRS过度活跃表型。除了之前列出的轻度表型评估外:肌张力减退、共济失调、腱反射存在/不存在的神经系统评估,听力损失证据的听力测试发展评估,包括运动、适应性、认知和言语/语言评估,早期干预/特殊教育评估所有个人。咨询医学遗传学家、认证遗传咨询师或认证高级遗传护士,告知受影响的个人及其家人有关PRS过度活跃的性质、遗传方式和影响,以促进医疗和个人决策。

九、治疗策略

针对轻型采取以下策略。

(1)饮食管理:低嘌呤饮食,减少红肉和动物内脏、家禽和贝类、油性鱼(如凤尾鱼、沙丁鱼)和啤酒的摄入量,避免食用含高果糖玉米糖浆的食物和饮料,增加低脂乳制品摄入量。当存在尿酸盐尿路结石或尿酸砾石时,增加液体摄入量(即成人≥2L/天)。

(2)药物治疗:控制尿酸水平:黄嘌呤氧化酶抑制剂可以减少由长期升高的血清和高尿酸引起的痛风和肾结石。①别嘌醇是一种黄嘌呤氧化酶抑制剂,其最终目标是使血清尿酸盐浓度低于6.0mg/dL(360μmol/L)。起始剂量应为100mg,每天一次(成人),每3至4周根据血清尿酸盐浓度滴定一次。然而,由于尿酸生成过多和尿酸排泄过多,应保守使用别嘌醇,因为黄嘌呤尿和黄嘌呤肾结石的风险很高。②非布司他一种较新的降低尿酸的黄嘌呤氧化酶抑制剂。非布司他尚未在PRS过度活跃个体中进行测试,但没有理由怀疑它在治疗这种疾病方面是否有效。非布司他也应保守处方。

(3)碱化尿液:当成人每天排泄>1.1g尿酸时,肾结石风险超过50%。当存在尿酸盐尿路结石或尿酸砾石时,可应用柠檬酸钾(通常每天给药4次)以碱化尿液。黄嘌呤尿对尿液碱化没有反应。

十、疗效及转归

磷酸核糖焦磷酸合成酶活性过高症需要长期的管理和治疗,特别是对于高尿酸血症和痛风的控制。别嘌醇和其他药物的持续使用可以有效控制症状,防止并发症的发生。患者需要定期进行血尿酸水平和其他相关指标的监测,以确保治疗的有效性和及时调整治疗方案。

通过适当的药物治疗和饮食管理,大多数患者的症状可以得到有效控制,生活质量得到改善,长期管理可以预防高尿酸血症引起的严重并发症,如痛风石形成、肾脏损伤等。

参考文献

[1] Ahmed M, Taylor W, Smith PR, et al. Accelerated transcription of PRPS1 in X-linked overactivity of normal human phosphoribosylpyrophosphate synthetase[J]. J Biol Chem, 1999,274(11):7482-8

[2] Coe FL, Worcester EM, Evan AP. Idiopathic hypercalciuria and formation of calcium renal stones[J]. Nat Rev Nephrol, 2016,12(9):519-33.

[3] Sperling O, Boer P, Persky-Brosh S, et al. Altered kinetic property of erythrocyte phosphoribosylpsyrophosphate synthetase in excessive purine production[J]. Rev Eur Etud Clin Biol, 1972,17:703-6

[4] Becker MA, Puig JG, Mateos FA, et al. Inherited superactivity of phosphoribosylpyrophosphate synthetase: association of uric acid overproduction and sensorineural deafness[J]. Am J Med, 1988,85:383-90.

[5] García-Pavía P, Torres RJ, Rivero M, et al. Phosphoribosylpyrophosphate synthetase overactivity as a cause of uric acid overproduction in a young woman[J]. Arthritis Rheum, 2003,48:2036-41.

[6] Zikánová M, Wahezi D, Hay A, et al. Clinical manifestations and molecular aspects of phosphoribosylpyrophosphate synthetase superactivity in females[J]. Rheumatology (Oxford), 2018,57:1180-5

[7] Nyhan W L. Disorders of purine and pyrimidine metabolism[J]. Molecular genetics and metabolism, 2005, 86(1-2): 25-33.

[8] Becker MA. Hyperuricemia and gout. In: Valle D, Beaudet AL, Vogelstein B, Kinzler KW, Antonarakis SE, Ballabio AB, eds. The Metabolic and Molecular Bases of Inherited Disease. Chap 106[M]. New York, NY: McGraw-Hill, 2008:2513-35.

周赛君（撰写） 于珮（审校）

第二十一章　唾液酸贮积症2型
Chapter 21　Sialidosis Type 2, ST2

关键词：黏液多糖样表型；樱桃红斑；发育迟缓；蛋白尿；肾功能不全

Keywords：coarse facies；cherry-red spots；developmental delay；proteinuria；renal insufficiency

一、概述

唾液酸贮积症2型（Sialidosis type 2, ST-2）又称为婴儿畸形唾液症，是由Historically等人1977年首先命名的，是一种罕见的溶酶体贮积病，为常染色体隐性遗传。神经氨酸酶1（neuraminidase 1, NEU1）基因变异导致α-N-乙酰神经氨酸酶（即唾液酸酶）缺失，从而阻断了糖蛋白和糖脂的正常代谢分解途径，导致唾液酸寡糖在细胞内异常蓄积和在尿液中排泄。此病可进一步分为先天型（宫内）、婴儿型（1岁内）和青少年型（2～20岁）。

二、流行病学

ST-2的流行情况尚不清楚。唾液酸贮积症（1型和2型）的流行率估计1/5,000,000~1/500,000。

三、定义

唾液酸贮积症是一种罕见的溶酶体贮积病，因溶酶体内的唾液酸苷酶（神经氨酸酶）缺乏，使唾液酸低聚糖复合物在细胞内聚积而引起的一种先天性溶酶体贮积病。遗传方式为常染色体隐性遗传。患者尿中唾液酸低聚糖水平增高。

四、病因及发病机制

人唾液酸酶基因NEU1位于主要组织相容性复合体（6p21.3）的位点内，包含5个内含子和6个外显子。含有1245 bp的SIAL mRNA是一个单剪接产物，可以编码含有415个氨基酸的前体，经过N端信号肽的裂解和糖基化，形成一个含有47个氨基酸，分子量为48.3kD的成熟活性酶，此酶类似于在多酶溶酶体复合体中发现的活性酶。唾液酸苷酶作为一种完整的膜蛋白，通过囊泡运输作用定位于溶酶体。溶酶体中的跨膜结构域与酸性磷酸酶的跨膜结构域可以进行相似地剪切，导致细胞中出现可溶性和膜相关的两种溶酶体唾液酸酶池，而这两种酶池在患者的培养细胞中均不存在。免疫电镜显示，除了溶酶体膜和溶酶体管腔外，NEU1唾液酸酶还存在于质膜和细胞内。

ST-2是由于编码溶酶体神经氨酸苷酶的N-乙酰α-神经氨酸苷酶基因（6p21）发生突变，而神经氨酸苷酶启动了溶酶体中唾液糖聚合物的降解，基因突变导致酶活性的缺乏，从而导致组织中唾液寡糖的积累。一般来说，较高的残余神经氨酸苷酶活性与较轻的症状和较长的寿命有关。

到目前为止，各种分子技术已经鉴定出引起唾液酸贮积症的唾液酸酶基因共有34个突变，突变类型包括剪切位点突变、插入和删除、无义突变、错义突变。除了在人类中发现的突变外，在SM/J小鼠品系中还报道了唾液酸酶基因的变化（a c.625C>A），其特征是唾液酸酶活性降低到正常的20%~30%。

五、临床表现

ST-2临床表现广泛，典型临床表现为发育迟缓、面部及肢体畸形（包括面部粗糙、躯干短、桶状胸、脊柱畸形、骨骼发育不良），可伴有视神经萎缩、听力损害及肝肿大。先天型为先天唾液酸酶完全缺失，可导致胎儿流产或早夭。可表现为宫内或出生时出现的非免疫性胎儿积水或腹水，并表现为黏液多糖病样表型，包括粗糙的面部特征、多发性骨发育不良、肝脾肿大、脐疝和腹股沟疝。幸存儿童和婴儿患者（12个月前）以黏多糖病样表型为特征，包括粗相、多重畸形、后凸、身材矮小（到18个月时生长放缓）、肝脾肿大、听力障碍、视网膜上的樱桃红点（3岁后常有的症状），角膜混浊（很少），语言和发育迟缓，随后出现精神运动退化，在某些情况下出现肌阵挛和共济失调。肾脏疾病已在一些患者中报道。青少年型表现为进行性肌阵挛、眼底樱桃红斑、角膜混浊、视力丧失、多发性骨发育障碍和非常典型的血管角化瘤。

六、辅助检查

除了常规的血常规、肝肾功能等检查，眼底镜检查可以看到患者双侧黄斑樱桃红色斑点。神经影像学显示不同程度的脑萎缩。X线检查可见多发性骨发育不良，腹部超声可以观察到腹水，肝脾肿大等，尿液检查可见唾液酸低聚糖排泄。分子生物学检查可以进行神经氨酸酶基因检测。

七、诊断

ST-2可通过检测尿唾液酸低聚糖排泄而怀疑患有此病，诊断必须通过白细胞或培养成纤维细胞神经氨酸酶缺乏（存在正常的-半乳糖苷酶活性）来证实。分子遗传学检测也可以证实诊断。超声信号的存在（如水肿，腹水）可能有助于诊断孕期产前形式。如果有家族遗传病史可能存在潜在的分子缺陷，产前诊断可以通过酶活性测量或分子遗传学分析来明确诊断。

八、鉴别诊断

1. 半乳糖苷症

半乳糖苷症是一种少见的先天性β-甘露糖苷酶缺乏所致的糖蛋白代谢障碍性溶酶体贮积病，由Cooper和Wenger等首次（1986年）报道。属常染色体隐性遗传，β-甘露糖苷酶基因定位在4q22-25。男女均可发病，临床表现各异，主要表现是不同程度的智力迟钝，其他异常有听力丧失、说话障碍、攻击行为、周围神经病、皮肤和呼吸道反复感染、癫痫性脑病、面容粗糙和骨骼异常等；皮肤损害是弥漫性躯体性血管角化瘤，发生率较低，但可作为本病的诊断线索。电子显微镜下见皮肤中的血管和淋巴管的内皮细胞、外泌汗腺的分泌部、神经细胞及表皮基底细胞的胞质溶酶体空泡化，体外培养的角质细胞和成纤维细胞也有胞质溶酶体空泡化。患者血浆、白细胞和成纤维细胞中的β-甘露糖苷酶活性缺乏或低下。

2. Ⅰ型黏多糖症

黏多糖贮积症都是常染色体隐性遗传病，是由于细胞溶酶体酸性水解酶先天性缺陷所致。其特征是过多的寡聚糖堆积与排泄。临床表现为粗糙面容、角膜混浊、关节僵硬、身材矮小，2~3岁生长几乎停止，肝脾增大，腹腔压力大导致脐疝和腹股沟疝，智力落后、心脏瓣膜病、耳鼻喉部病变，常有慢性复发性鼻炎，呼吸粗，睡眠打呼噜，慢性阻塞性呼吸暂停，讲话声音粗，重型患者常有慢性听力缺失。诊断通过尿液黏多糖定量和电泳、X线片（正位胸片可发现肋骨似"飘带样"；侧位脊柱片显示胸腰椎椎体发育不良，有"鸟嘴样"突起；左手正位片显示掌骨近端变尖，各指骨似"子弹头"样）；头颅CT或者MRI可发现高压性交通性脑积水导致的脑室增大。外周血溶酶体酶活性测定可选取的标本有外周血白细胞，皮肤成纤维细胞和血浆。黏多糖贮积症Ⅰ型患者该酶活性明显降低。

3. Ⅱ型黏多糖症

Ⅱ型经典型的患者症状较Ⅰ型偏轻，该型是以男性发病为主，患者的角膜也不浑浊；诊断方法与Ⅰ型相似。

4. Ⅵ型黏多糖症

Ⅵ型患者智力是正常的,角膜混浊明显,其他表现与Ⅰ型相似,诊断方法也与Ⅰ型相似。

九、治疗策略

ST-2尚无治愈方法,治疗主要涉及姑息治疗。文献报道了一些探索性的疗法和临床试验,但具体效果和适用性需要进一步研究。具体如下。

1. 基因治疗

利用分子伴侣介导的亲肝重组腺病毒相关的保护性蛋白/组织蛋白酶A载体注射唾液酸贮积症小鼠模型可提高全身组织的突变酶活性,从而明显改善疾病表型。

2. 酶替代疗法

(ERT)ERT是治疗患有溶酶体贮积症的非神经病患者的经典治疗方法。通过这种治疗,可以提高全身大多数器官唾液酸酶活性水平,广泛纠正器官组织的病理形态学改变和功能异常。不幸的是,重组酶在突变小鼠中具有高度免疫原性并引发严重的免疫反应,限制了这种方法的治疗用途。

3. 免疫抑制剂

Celastrol和MG132联合用药可以提高唾液酸酶活性,提示了一种治疗唾液酸贮积症的潜在的新治疗策略。

4. 罗米地辛

罗米地辛是一种Ⅰ类组蛋白去乙酰化酶抑制剂,可以增加唾液酸酶水平。因此,罗米地辛或任何其他组蛋白去乙酰化酶抑制剂可能成为Ⅰ型唾液酸贮积症患者的潜在替代疗法。到目前为止,罗米地辛仅被FDA批准用于治疗癌症。

5. 甜菜碱

相关研究表明甜菜碱能够增加成纤维细胞中唾液酸酶表达,成为一种潜在的用于治疗唾液酸贮积症的新型候选药物。

十、疗效及转归

预后取决于ST-2的形式。婴儿型患者通常会在婴儿期或儿童早期死亡,儿童型和青少年型患者的预期寿命因症状的严重程度而异,预期寿命一般不超过20年。

参考文献

[1] K E Lukong, K Landry, M A Elsliger, et al. Mutations in sialidosis impair sialidase binding to the lysosomal multienzyme complex[J]. J Biol Chem, 2001,276(20):17286-90.

[2] F W Verheijen, H C Janse, O P van Diggelen, et al. Two genetically different munana neuraminidases in human leucocytes[J]. Biochem Biophys Res Commun,1983,117(2):470-8.

[3] Miyagi T, Hata K, Hasegawa A, et al. Differential effect of various inhibitors on four types of rat sialidase[J]. Glycoconj J, 1993,10(1):45-9.

[4] Vinogradova MV, Michaud L, Mezentsev AV, et al. Molecular mechanism of lysosomal sialidase deficiency in galactosialidosis involves its rapid degradation[J]. Biochem J,1998,330 (Pt 2)(Pt 2):641-50

[5] Rottier RJ, Bonten E, d'Azzo A. A point mutation in the NEU1 locus causes the neuraminidase defect in the SM/J mouse[J]. Hum Mol Genetm, 1998,7(2):313-21.

[6] Volkan Seyrantepe, Helena Poupetova, Roseline Froissart, et al. Molecular Pathology of NEU1 Gene in Sialidosis[J].Hum Mutat, 2003,22(5):343-52.

[7] Hans-Ulrich Bender, Ingo Borggraefe, Eva Coppenrath, et al. Multiple foraminal compression in a child with sialidosis type 2[J].Neurology, 2019, 93(4):168-169.

[8] Veronica Arora, Nitika Setia, Ashwin Dalal,et al. Sialidosis type Ⅱ: Expansion of phenotypic spectrum and identification of a common mutation in seven patients[J]. Mol Genet Metab Rep, 2020,22:100561.

[9] Beom Hee Lee, Yoo-Mi Kim, Joo Hyun Kim, et al. Histological, biochemical, and genetic characterization of early-onset fulminating sialidosis type 2 in a Korean neonate with hydrops fetalis[J]. Brain Dev, 2014,36(2):171-5.

[10] Reza Maroofian, Isabel Schuele, Maryam Najafi,et al. Parental Whole-Exome Sequencing Enables Sialidosis Type Ⅱ Diagnosis due to an NEU1 Missense Mutation as an Underlying Cause of Nephrotic Syndrome in the Child[J].Kidney Int Rep, 2018,3(6): 1454-1463.

刘红岩(撰写) 于珮(审校)

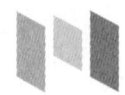

第二十二章 酪氨酸血症Ⅰ型
Chapter 22　Tyrosinemia Ⅰ, HT-Ⅰ

关键词：富马酸乙酰乙酸酯水解酶；进行性肝病；肾小管功能障碍；卟啉样危象；角膜疾病

Keywords: fumarate acetoacetate hydrolase; progressive liver disease; renal tubular dysfunction; porphyrin like crisis; corneal disease

一、概述

酪氨酸血症Ⅰ型（又名肝肾酪氨酸血症，tyrosinemia Ⅰ,HT-1）是一种常染色体隐性遗传性疾病，是由于缺乏富马酸乙酰乙酸酯水解酶（Fumarylacetoacetate hydrolase, FAH）引起的。FAH是酪氨酸分解代谢途径的最后一种酶。尽管HT1在世界范围内是一种罕见疾病，但HT1在某些人群中的发病率较高。急性型以起病早、严重的肝功能衰竭为特征，慢性型起病晚，还伴有肾功能异常。所有患有HT-1的儿童都是患肝细胞癌（Hepatocellular carcinoma, HCC）的高危人群。

二、定义

HT-Ⅰ是一种由富马酰乙酰乙酸水解酶活性缺陷引起的先天酪氨酸分解代谢错误所引起的疾病，为常染色体隐性遗传疾病，其特征为进行性肝病、肾小管功能障碍、卟啉样危象。

三、流行病学

HT1的发病率在全球范围内约为1/100,000，不同地区的发病率有所差异。HT1发病率最高的地区是萨格奈-拉克-圣让地区（加拿大魁北克省），其中1/1,846名儿童患有HT1,1/22的个体是疾病等位基因的携带者。剪接突变 $c.1062+5G>A(IVS12+5G→A)$ 是该人群中最常见的突变（约90%的HT1报告此等位基因），约占全球所有HT1报告等位基因的三分之一。

在斯堪的纳维亚发现了HT1的第二个突变簇，最准确地说是在芬兰人口中，其中1/5,000个体受HT1影响，而芬兰HT1的总体发病率为1/60,000。芬兰最常见的HT1报告等位基因为 $c.786G>A(p.W262X)$，它代表了该国等位基因报道中的约88%的等位基因。第三类HT1主要发生在居住于伯明翰（英国）的巴基斯坦移民人口中。除中美洲和大洋洲外，世界各地都发表了HT1等位基因突变。

四、病因及发病机制

富马酸乙酰乙酸水解酶的缺乏，FAH（15q23-q25）导致富马酰和马来酰乙酰乙酸的积累，导致肝肾损害。它们的衍生物琥珀酰丙酮（succinyl acetone, SA）和琥珀酰乙酰乙酸（succinyl acetoacetic acid, SAA）的积累导致δ-氨基乙酰丙酸（δ-Aminolevulinic acid, δ-ALA）的积累，从而抑制卟啉素原的合成和卟啉样危机。

1. 血酪氨酸升高

HT1是由FAH缺乏引起的，FAH是酪氨酸分解代谢的最后一种酶。HT1的血液酪氨酸水平升高是由于酪氨酸降解的近端步骤的继发性抑制，而不是FAH本身的缺乏。在FAH突变小鼠中，酪氨酸氨基转移酶（tyrosine aminotransferase, TAT）的mRNA缺失，TAT是酪氨酸降解的限速酶。人HT1肝脏中HpD活性也降低。重要的是，酪氨酸本身对肝脏或肾脏没有毒性，只会引起皮肤科、眼科和可能的神经发育问题。

2. 肝损伤

富马酸乙酰乙酸酯（fumarylacetoacetate, FAA）是一种在FAH缺乏症中积累的化合物，是一种有效的烷化剂，通过与蛋白质的谷胱甘肽和巯基反应而对细胞造成氧化损伤。重要的是，FAA是细胞自主作用的，只直接损伤产生FAA的肝细胞和肾近端小管，而不是邻近的细胞。由于其快速反应，在HT1患者的体液中没有发现FAA本身。SAA和由FAA还原而来的琥珀酰丙酮是FAA的主要代谢物。这些化合物是系统地发现的，对它们进行诊断性测试是常规的。FAA在肝细胞内的积累导致两种结果之一：①细胞凋亡性死亡或②基因表达的严重干扰。最近的研究表明，FAA的急性积聚触发了肝细胞和肾小管细胞的凋亡。细胞凋亡是由caspase1和3介导的，与细胞色素c的释放有关。谷胱甘肽具有保护作用，其细胞内水平可以明显调节

FAA诱导的细胞凋亡的阈值。如果底物积累更缓慢,肝细胞可以在FAH缺乏的情况下存活,但突变细胞表现出明显的基因表达失调。这一现象在致死的白化小鼠身上得到了深入的研究,白化小鼠是FAH缺乏的动物模型。在这些小鼠中,许多肝酶和蛋白质表达异常或根本没有表达。有趣的是,糖皮质激素通过环磷酸腺苷调节的转录本都被严重下调。这些基因包括T-AT、葡萄糖和磷酸烯醇式丙酮酸羧激酶(phosphoenol-pyruvate carboxykinase,PEPCK)。其他受影响的基因有谷氨酰胺合成酶(Glutamine synthetase,GS)、醛缩酶B和白蛋白。因此,许多代谢过程都受到负面影响,包括糖异生、氨解毒和分泌蛋白质的合成。其他肝脏mRNAs在HT1肝细胞中增加,包括DNA或氧化损伤诱导的基因,如CHOP和NMO-1,FAH缺乏导致基因错误表达的详细机制尚不清楚。然而,FAA通过电泳式反应元件(Energy Per Resourse Element,EPRE)DNA基序起作用,并诱导第二相二恶英诱导基因。因此,受干扰的基因表达可被视为对严重氧化应激的"保护性"反应。

3.肾小管损伤

富马酸乙酰乙酸酯水解酶缺乏症可导致肾脏近端小管细胞直接损伤,FAA与肝细胞一样可迅速诱导细胞凋亡。然而,某些肾脏表型是由循环琥珀酰丙酮介导的。该化合物注射到正常大鼠体内可自行诱发肾性Fanconi综合征。由于SA与此表型有关,肝移植使SA血药浓度正常化也消除了肾小管性酸中毒。因此,HT1的肾脏病理似乎在很大程度上是非细胞自主的。

4.肝癌

人类HT1患者的肝癌的演变还没有详细的研究来确定它是否与其他原因的肝癌不同。然而,众所周知,FAA具有很强的致突变性。FAA的致突变性已在体外和体内得到证实。对FAA在体内对小鼠肝细胞的诱变谱进行了较详细的研究。令人惊讶的是,FAA不仅会导致点突变(-20%),还会导致小的插入和缺失(-30%)和大的基因组重排(-50%)。FAA导致突变的确切机制尚不清楚。它可能会直接反应并破坏(烷基化)DNA,在这种情况下,点突变将是最常见的结果。或者,FAA可能通过破坏参与维持基因组稳定的细胞蛋白来间接发挥作用。这一机制将为体内看到的突变谱提供更好的解释。

5.神经系统危象

SA对α-氨基乙酰丙酸脱水酶的抑制作用是血红素生物合成的第一步。这会导致神经危象,如急性间歇性卟啉。5NTBC治疗阻止SA的积累,因此也防止神经危象。

五、临床表现

HT1以进展性肝病和肾小管功能障碍为特征,导致低磷血症性佝偻病。此外,它是肝细胞癌发病率最高的疾病之一。HT1根据发病年龄和临床表现分为三种主要临床类型(急性、亚急性和慢性)。

1. HT1的急性、亚急性和慢性形式

急性型HT1在幼儿2个月大之前发病,主要特征为严重肝衰竭,伴有肝硬化、肝脾肿大、凝血异常和低血糖,导致出生后最初几个月死亡。范科尼综合征和佝偻病等肾小管功能障碍也被认为是HT1的特征。亚急性型与急性型相似,但症状出现在2至6个月之间。慢性型最初侵袭性较小,在6个月大之后出现。虽然其发病隐匿且进行性进展,但肾脏表现,如近端小管病变,较为突出,甚至可能是唯一表现出来的问题。患者表现出肾小管重吸收功能受损,导致范科尼综合征、肾小管酸中毒、全身性氨基酸尿、低磷血症维生素D抵抗性佝偻病和生长迟缓。

2.HT1肝癌发病率高

HT1的特点是肝脏逐渐改变,导致肝硬化和HCC的发展。事实上,HT1发生肝癌的风险被认为是所有代谢紊乱中最高的。据报道,2岁以上的HT1患者中有37%患有HCC,但随后在斯堪的纳维亚和魁北克的研究中显示肝癌发生率较低(约15%),可能是由于移植的出现和治疗的改进。除了具有发展为肝癌的高风险外,HT1患者发展为肝癌的时间早于患有其他疾病的患者(通常在5岁之前)。

3.肾病表现

在未经治疗的HT-1中,以氨基酸尿、葡萄糖尿、磷酸尿和/或RTA为特征的肾小管疾病(Fanconi综合征类型)是典型的。然而,发病和严重程度是不同的,大多数患者在6个月大时就有症状了。已有以肾脏疾病为主要表现的患者报告显示这些患者通常表现出不同严重程度的肝脏损害。除了可能在疾病过程的早期发生的低磷血症和高血压外,较长期的并发症包括肾小球硬化、肾钙沉着和慢性肾功能衰竭。影像可显示肾结构异常,表现为肾小管扩张、回声增强、肾脏增大、囊性变和肾钙质沉着。肾上皮细胞的特征性凋亡信号可能是与FAA有关,而SA可能与肾小管损伤有关。

4. 卟啉症样神经危象

卟啉症样神经危象在控制不良的HT1中很常见,可能是发病和死亡的主要原因。卟啉症样神经危象发作时可以表现为疼痛、麻木和进行性瘫痪,类似于典型的急性间歇性卟啉症。

5. 眼科表现

高水平的酪氨酸与角膜疾病有关。目前的假设是,酪氨酸在角膜上皮细胞中结晶,破坏它们的溶酶体,启动炎症反应。早期体征和症状包括流泪、畏光、发红和疼痛。检查时可见中央树突状角膜侵蚀,荧光素染色较差。

6. 心脏表现

已有报道表明在HT-1患者可出现肥厚性心肌病。这种并发症的机制不是很清楚。这可能是由抑制心肌胆红素原合成酶导致δ-氨基乙酰丙酸水平升高增加心脏毒性。高酪氨酸血症本身的心脏毒性原因尚不清楚。导致心输出量增加的晚期肝病在某些情况下也可能起作用。由于只有一小部分未经治疗的HT-1患者发展为心肌病,肯定还有其他因素决定了个体的易感性。据报道,心肌病多见于慢性肝病晚期病例和急性发作的婴幼儿。在接受2-硝基-4-三氟甲基苯甲酸(2-Nitro-4-trifluoromethylbenzoic acid,NTBC)治疗的早期诊断病例中,这可能是一种罕见的发现。

7. 血糖异常

未经NTBC治疗的HT-1患者可出现胰岛细胞增生。大多数患者没有症状。患有HT-1的患者在出现急性肝病时可能会出现低血糖。低血糖可能是由肝功能障碍或高胰岛素血症引起的。

六、辅助检查

1. 血液学检查

可见贫血、血小板减少、白细胞减少等脾功能亢进表现。肾脏受累可出现糖尿、蛋白尿。生化检查血清转氨酶正常或轻度异常,血胆红素升高,表现为肝性黄疸,血浆白蛋白降低,碱性磷酸酶增高,低磷血症也较常见。凝血功能检查PT、APTT延长、INR升高,凝血因子Ⅱ、Ⅶ、Ⅸ、Ⅺ水平降低。甲胎蛋白水平显著升高。

2. 质谱检测

串联质谱法进行血氨基酸、琥珀酰丙酮检测以及气相色谱-质谱法进行尿有机酸分析和琥珀酰丙酮检测是诊断酪氨酸血症Ⅰ型最重要的检查方法。血酪氨酸浓度增高,也可出现苯丙氨酸、脯氨酸、苏氨酸、鸟氨酸、精氨酸、赖氨酸和丙氨酸等增高。需要注意的是,新生儿早期或脐带血中酪氨酸水平往往正常。尿氨基酸排出量增高,以酪氨酸、苯丙氨酸、甘氨酸和组氨酸等为主,系因肾小管再吸收率降低所致。尿有机酸分析可检测到酪氨酸代谢物,包括4-羟基丙酮酸、4-羟基丙乳酸和4-羟基苯乙酸的排出量增加。琥珀酰丙酮作为诊断本病的"金标准",可以通过以上方法在血、尿标本中进行检测,发现琥珀酰丙酮升高具有极大的诊断价值,但是要注意与血串联质谱法相比,尿气相色谱-质谱法可能出现假阴性结果。

3. 基因检测

对FAH基因突变进行检测,可发现FAH双等位基因突变,首先选择基因测序,目前已经发现的致病突变包括错义突变、无义突变、剪切位点突变等多种形式。临床支持酪氨酸血症的患儿,如果测序未发现双等位基因突变则需要进一步进行基因的缺失/重复分析。

4. FAH活性测定

对淋巴细胞或培养的皮肤成纤维细胞中FAH活性进行测定,如明显下降或缺失也可以确诊。

5. 影像学检查

B超可见肝大、肝内密度不均或局灶损害,脾大、肾脏增大或回声增强也很常见。慢性型患者长骨X线片可见典型佝偻病样改变。在大多数情况下,心肌病的诊断是通过使用超声心动图和心电图的常规心脏检查或在尸检中做出的。超声心动图表现为向心性双室肥厚和/或室间隔肥厚。

6.产前诊断

(1)测定羊水中的琥珀酰丙酮含量,当羊水中含量>60nmol/L时即为异常,一般在怀孕12~18周即可诊断。

(2)基因检测,如果家系中FAH基因突变的位点已经确定,首选基因检测为产前诊断的方法。

七、诊断

1.实验室诊断

生化方面的改变包括血浆中酪氨酸和蛋氨酸浓度的升高,以及尿液中酪氨酸化合物的排泄增多。尿液中存在琥珀酰丙酮具有诊断意义;因此,尿液有机酸分析是该疾病最重要的诊断检测方法。AFP的浓度甚至在酪氨酸水平升高之前就会出现升高。低血糖,凝血缺陷也很常见。血浆转氨酶水平(ALT和AST)可能只是轻度升高,并与凝血功能障碍的程度"不相称"。可以在培养的皮肤成纤维细胞或肝脏标本中检测富马酸乙酰乙酸酯水解酶的活性。琥珀酰丙酮作为诊断本病的"金指标",可以在血、尿标本中进行检测。

2.遗传学和产前诊断

遗传咨询应该提供给有受影响的孩子父母,并强调关于未来怀孕有25%的复发风险。咨询应包括提供有针对性的分析,检测高危父母,产前诊断,以及在NTBC提供之前和之后受HT-1影响的儿童的自然病史。如果一个孩子被诊断出患有HT-1,那么在兄弟姐妹中应该注意排除HT-1。

3.新生儿筛查

在一些地区,特别是这种疾病常见的加拿大魁北克省,对新生儿进行HT1筛查,及早发现受影响的儿童可以防止严重肝病的演变,并极大地改善预后。

八、鉴别诊断

1.高酪氨酸血症

为了检测血液酪氨酸水平升高,需要定量测量血浆氨基酸。这个检测通常用于筛查代谢性肝脏疾病或评估发育迟缓儿童的代谢病因。在某些情况下发现血液中酪氨酸升高是因为尿液代谢筛查中的酪氨酸升高(肾范科尼综合征)。有无肝病是诊断和治疗中最重要的考虑因素。如果存在肝病,迫切需要额外的诊断测试,以确定患者是否有HT1。这些测试包括测量血浆AFP水平和分析尿液有机酸检测是否存在琥珀酰丙酮,这是这种疾病的标志性代谢物。

2.获得性酪氨酸血症

血液酪氨酸水平升高最常见的原因是非遗传因素。当血液水平保持在500微米以下时,升高的酪氨酸本身不会引起任何疾病,导致血液中酪氨酸水平升高的最常见的非遗传性原因是新生儿的一过性酪氨酸血症。在过去,一过性酪氨酸血症是一个常见的现象,但它在当前新生儿中变得更加少见。当它存在时,它对维生素C的药理学剂量反应迅速。

3.酪氨酸血症Ⅱ型和Ⅲ型

患者均不会产生琥珀酰丙酮等有毒性代谢产物,因此都没有肝、肾损害,而以皮肤、角膜病变为主。酪氨酸血症Ⅱ型由TAT缺陷引起,患者血浆酪氨酸水平显著升高而其他氨基酸的水平正常。尿有机酸分析发现酪氨酸代谢物4-羟基丙酮酸、4-羟基丙乳酸和4-羟基苯乙酸的排泄增加以及存在少量的N-乙酰酪氨酸和4-酪胺。患者发育落后,因酪氨酸沉淀于角膜引起角膜增厚及顽固性树枝状角膜炎,患者的掌跖有疼痛的角化过度的斑块。酪氨酸血症Ⅲ型由HPPD缺陷引起,极为罕见,血酪氨酸升高,尿中酪氨酸代谢物排出增加,临床表现以发育、认知落后和神经精神症状为主。

4.半乳糖苷症

是一种少见的先天性β-甘露糖苷酶缺乏所致的糖蛋白代谢障碍性溶酶体病,由Cooper和Wenger等1986年首次报道。属常染色体隐性遗传,β-甘露糖苷酶基因定位在4q22-25。男女均可发病,临床表现各异,主要表现是不同程度的智力迟钝,其他异常有听力丧失、说话障碍、攻击行为、周围神经病、皮肤和呼吸道反复感染、癫痫性脑病、面容粗糙和骨骼异常等;皮肤损害是弥漫性躯体性血管角化瘤,发生率较低,但可作为本病的诊断线索。电子显微镜下见皮肤中的血管和淋巴管的内皮细胞、外泌汗腺的分泌部、神经细胞及表皮基底细胞的胞质溶酶体空泡化,体外培养的角质细胞和成纤维细胞也有胞质溶酶体空泡化。患者血浆、白细胞和成纤维细胞中的β-甘露糖苷酶活性缺乏或低下。

九、治疗策略

1. 限制性饮食

在20世纪90年代之前,除了肝移植外,HT1没有可用的治疗方法。患者接受苯丙氨酸和酪氨酸摄入量低的限制性饮食。营养管理目标有两个:①限制苯丙氨酸和酪氨酸,以将PAA浓度维持在治疗范围内;②支持正常生长和发育。由于膳食中大约75%的苯丙氨酸是羟化形成酪氨酸的,因此必须在患者的饮食中限制苯丙氨酸的摄入。为了实现苯丙氨酸和酪氨酸的双重限制,必须按照年龄建议减少完整饮食蛋白质的摄入量。为了满足蛋白质、能量和营养的需求,必要时使用不含苯丙氨酸和酪氨酸的医疗食品。此外,改良的低蛋白食品是低苯丙氨酸和低酪氨酸营养的另一个人工来源。这两种改良/医疗食品的摄入为限制苯丙氨酸和酪氨酸(低天然蛋白)饮食的患者提供了能量、种类和饱腹感。建议的每日蛋白质摄入量高于正常饮食。为了达到婴儿确诊时酪氨酸下降的最快速度,可以给婴儿服用特殊的配方奶粉。对于婴幼儿,每天的总能量摄入量应超过120kcal/kg,从医疗食品中摄取的蛋白质应达到3.5g/kg,以防止分解代谢。常规婴儿配方奶粉或母乳的摄入应调整为苯丙氨酸每天185~550mg,酪氨酸95~275mg/d。营养摄入量应在推荐膳食摄入量的基础上,满足个人适龄的能量和营养需要。

2. 原位肝移植

肝移植作为一种治疗HT-1的方法仅限于患者患有恶性肿瘤、对NTBC难以治愈的失代偿性肝病,或无法获得NTBC的情况。成功的移植有望既恢复肝功能,又降低患肝细胞癌的风险。肝移植基本上是治愈性的,但不能完全纠正HT1中的代谢紊乱,因为肾脏继续在尿液中排出SAA、SA和ALA。只有一半的肝移植患者显示出部分肾功能改善,但仍然存在肾脏大小和结构的改变。同时,应定期进行甲胎蛋白和肝脏显像以早期发现肝细胞癌。根据疾病病理生理学,移植后的患者应该定期进行肾脏疾病的筛查。

3. NTBC

在诊断HT-1后,应尽快开始NTBC和饮食治疗。NTBC于1992年首次使用。它通过抑制酪氨酸分解代谢途径的第二种酶4-羟基苯丙酮酸双加氧酶(4-Hydroxyphenylpyruvate Dioxygenase,HPD)起作用。在这一步阻断通路的优点是没有FAA和MAA的积累,因此也没有SA的积累。此外,HT中的HPD抑制与肝损伤无关。将NTBC与低酪氨酸/苯丙氨酸饮食相结合,通过治疗肝脏和肾脏功能障碍,已证明在预防HT1进展方面非常有效。尤其是在生命早期引入时,但仍不确定它是否足以长期预防问题。一般情况下,NTBC治疗应以1.0mg/kg/天开始。要达到40~60μ/L的血药浓度和/或血SA水平在参考实验室的正常范围内,应使用最小剂量的NTBC。

十、疗效及转归

NTBC结合低蛋白饮食可使大多数患者健康生存。肝细胞癌的发生风险是预后的主要因素。

参考文献

[1] Waggoner J, Carline JD, Durning SJ. Is there a consensus on consensus methodology? Descriptions and recommendations for future consensus research[J]. Acad Med, 2016,91:663-668.

[2] Stinton C, Geppert J, Freeman K, et al. Newborn screening for tyrosinemia type 1 using succinylacetone—a systematic review of test accuracy[J]. Orphanet J Rare Dis, 2017,12:48.

[3] Blackburn PR, Hickey RD, Nace RA, et al. Silent tyrosinemia type I without elevated tyrosine or succinylacetone associated with liver cirrhosis and hepatocellular carcinoma[J]. Hum Mutat, 2016,37:1097-1105.

[4] Yang H, Al-Hertani W, Cyr D, et al. Hypersuccinylacetonaemia and normal liver function in maleylacetoacetate isomerase deficiency[J]. J Med Genet, 2017,54:241-247.

[5] van Ginkel WG, Gouw AS, van der Jagt EJ, et al. Hepatocellular carcinoma in tyrosinemia type 1 without clear increase of AFP[J]. Pediatrics, 2015,135:e749-752.

[6]Onenli Mungan N, Yildizdas D, Kor D, et al. Tyrosinemia type 1 and irreversible neurologic crisis after one month discontinuation of nitisone[J]. Metab Brain Dis,2016,31:1181-1183.

[7]van Ginkel WG, Jahja R, Huijbregts SC, et al. Neurocognitive outcome in tyrosinemia type 1 patients compared to healthy controls[J]. Orphanet J Rare Dis,2016,11:87.

[8]Kimber van Vliet, Iris L Rodenburg, Willem G van Ginkel .Biomarkers of Micronutrients in Regular Follow-Up for Tyrosinemia Type 1 and Phenylketonuria Patients[J]. Nutrients, 2019, 11(9):2011.

[9]Jeffrey M Chinsky, Rani Singh, Can Ficicioglu. Diagnosis and treatment of tyrosinemia type I: a US and Canadian consensus group review and recommendations[J]. Genet Med, 2017,19(12).

[10]Geneviève Morrow, Robert M Tanguay. Biochemical and Clinical Aspects of Hereditary Tyrosinemia Type 1[J]. Adv Exp Med Biol, 2017, 959: 9-21.

[11]Ayse Cigdem Aktuglu Zeybek, Ertugrul Kiykim, Salim Neselioglu, Evaluation of dynamic thiol/disulfide homeostasis in hereditary tyrosinemia type 1 patients[J]. Pediatr Res, 2022,92(2):474-479.

[12]Ozlem Yilmaz, Anne Daly, Alex Pinto. Physical Growth of Patients with Hereditary Tyrosinaemia Type I: A Single-Centre Retrospective Study [J]. Nutrients, 2021,13(9):3070.

刘红岩（撰写） 于珮（审校）

第二十三章　维生素B_{12}无反应性甲基丙二酸血症
Chapter 23　Vitamin B_{12} Nonreactive Methylmalonic Acidemia, VB_{12}-NR MMA

关键词：甲基丙二酸血症；维生素B_{12}无反应性；酮症酸中毒；神经系统并发症

Keywords: Methylmalonic acidemia; Vitamin B_{12} non reactive; Ketoacidosis; Neurological complication

一、概述

维生素B_{12}无反应性甲基丙二酸血症（Vitamin B_{12} Nonreactive Methylmalonic Acidemia, VB_{12}-NR MMA）是一种遗传代谢性疾病，属于常染色体隐性遗传，由维生素B_{12}（钴胺素）代谢的先天性错误所致疾病，造成甲基丙二酸、丙酸等有机酸在体内蓄积，从而导致神经、肝脏、肾脏等全身多系统损害。其特征是反复出现酮症酸中毒危机或短暂呕吐、脱水、张力减退和智力缺陷，对维生素B_{12}的给药没有反应。MUT基因突变导致部分mut(-)或完全mut(0)甲基丙二酰辅酶A变位酶缺乏。诊断依赖于通过气相色谱和质谱分析血浆和/或尿液中的有机酸，发现甲基丙二酸增加怀疑本病。基因检测可确诊。临床治疗多以对症支持为主，长期并发症包括进行性肾功能衰竭及其他代谢性疾病。

二、定义

维生素B_{12}无反应性甲基丙二酸血症是维生素B_{12}（钴胺素）代谢的先天性错误所致，其特征是反复出现酮症酸中毒危机或短暂呕吐、脱水、张力减退和智力缺陷，对维生素B_{12}的给药没有反应。MUT基因突变导致部分mut(-)或完全mut(0)甲基丙二酰辅酶A变位酶缺乏。发病范围从新生儿期到成年期。所有表型都以相对健康和间歇性代谢失代偿期为特征，通常与并发感染和压力有关。

维生素B_{12}无反应的甲基丙二酸血症型mut-，又名甲基丙二酰辅酶A突变酶的部分缺乏，是一种先天性代谢错误，为常染色体隐性遗传，于新生儿或婴儿期发病，其特征在于复发性酮症酸中毒昏迷或短暂性呕吐、脱水，肌张力低下和智力缺陷，对维生素B_{12}的给药没有反应。

维生素B_{12}无反应性甲基丙二酸尿症型mut(0)，又称甲基丙二酰辅酶A突变酶的完全缺乏，是一种先天性代谢错误，为常染色体隐性遗传性状传播，其特征是反复出现酮症酸中毒昏迷或短暂呕吐、脱水、张力减退和智力缺陷，对维生素B_{12}的给药没有反应。

三、流行病学

据报道，北美所有原因的甲基丙二酸血症的患病率为1/61,000~1/48,000，中国为1/26,000，但其中只有一部分是维生素B_{12}无反应性甲基丙二酸血症。mut-型的患病率尚不清楚，迄今为止，已报告了450多起病例。

mut0型的患病率尚不清楚。

四、病因及发病机制

甲基丙二酸血症是有机酸代谢异常中最常见的疾病,是多种原因所致体内甲基丙二酸蓄积的总称,属于常染色体隐性遗传,甲基丙二酸是异亮氨酸、缬氨酸、甲硫氨酸、苏氨酸、胆固醇和奇数链脂肪酸分解代谢途径中甲基丙二酰辅酶A(MCM)的代谢产物。正常情况下在MCM及维生素B_{12}的作用下转化生成琥珀酸,参与三羧酸循环。钴胺素在线粒体中向腺苷钴胺素和细胞质中向甲基钴胺素的细胞内转化是甲基丙二酸和同型半胱氨酸稳态所必需的。MCM缺陷或维生素B_{12}代谢障碍导致甲基丙二酸、丙酸、甲基枸橼酸等代谢物异常蓄积,引起神经、肝脏、肾脏、骨髓等多脏器损伤。根据酶缺陷的类型分为MCM缺陷及其辅酶钴胺素(维生素B_{12})代谢障碍两大类。MCM又分为两型:无活性者为mut(0)型,有残余活性者为mut-型。这种缺陷是由MUT基因(6p21)的突变引起的。

五、临床表现

维生素B_{12}无反应的甲基丙二酸血症型通常在生命早期(<1至4周)出现,尽管观察到较晚发病的病例,其特征包括厌食、嗜睡、发育迟缓、反复呕吐、脱水、呼吸窘迫、肌肉张力减退、发育迟缓、智力缺陷、肝肿大和昏迷。还有潜在的危及生命的酮症酸中毒和/或高氨血症、肾脏和神经系统并发症、代谢性中风和心肌病。并可能导致出生后前4周内死亡。其他常见症状为构音障碍、免疫缺陷、脾肿大。偶发症状有腹痛、运动异常、贫血、舞蹈手足徐动症、中性粒细胞减少症、视神经萎缩、胰腺炎、癫痫发作、血小板减少症。维生素B_{12}无反应的甲基丙二酸血症mut-型通常不如mut(0)型严重,并且在某些情况下可能对维生素B_{12}治疗有反应。长期并发症包括代谢性中风和终末期肾衰竭的发展,并发症在mut(0)中比在mut-中更常见。大多数cblA、cblB和辅助检查mut(-)患者在报告时仍然活着;大多数mut(0)患者在生命的最初几个月内死亡。

六、诊断

诊断依赖于通过气相色谱和质谱分析血浆和/或尿液中的有机酸,发现甲基丙二酸增加怀疑本病。确定甲基丙二酸血症的特定亚型需要细胞生化研究(包括14C丙酸盐掺入和B_{12}反应性、互补性分析和钴胺素分布测定)和分子遗传学检测。在与孤立性甲基丙二酸血症相关的五个基因(MMUT、MMAA、MMAB、MCEE和MMADHC)之一中发现双等位基因致病变异,并确认父母的携带状态,可以确立诊断。

七、鉴别诊断

甲基丙二酸血症伴同型胱氨酸尿症,由cblC、cblD和cblF缺陷引起,可通过巨幼红细胞性贫血的存在加以区分,或无同型胱氨酸尿症的维生素B_{12}反应性甲基丙二酸血症,其通常在生命中稍晚出现(1个月至1年)。互补分析可用于识别所涉及的cbl或mut互补。

由SUCLA2或SUCLG1突变引起的与琥珀酰辅酶A连接酶缺乏相关的甲基丙二酸血症,如SUCLA2相关的线粒体DNA耗竭综合征、脑肌病型伴甲基丙二酸尿症和SUCLG1相关的线粒体DNA耗竭综合征、脑肌病型伴甲基丙二酸尿症(见25章表1)。

与细胞内钴胺素代谢的其他步骤缺陷引起的高同型半胱氨酸血症或同型半胱氨酸尿症相关的甲基丙二酸血症(见26章表2)。及其罕见缺陷,如丙二酸和甲基丙二酸联合血症、甲基丙二酸半醛脱氢酶缺乏症、转钴胺素受体缺乏症以及与甲基丙二酸和同型半胱氨酸血症联合的cblX型,均见25章表1。

通过在妊娠中期测量羊水和母体尿液中的甲基丙二酸以及通过研究培养的羊水细胞中的功能变位酶活性和钴胺素代谢,可以进行产前诊断。当已知家族中分离的突变时,也可以进行分子遗传学产前诊断。

八、治疗策略

对症处理:通过恢复容量状态和酸碱平衡来稳定危重患者;减少或消除蛋白质摄入;通过含高葡萄糖的液体和胰岛素提供更多的卡路里来阻止分解代谢;监测血清电解质和氨、静脉或动脉血气和尿量。含低脂肪氨基酸前体的高热量饮食;羟钴胺素肌内注射;肉碱补充剂;抗生素,如新霉素或甲硝唑,以减少肠道菌群产生的丙酸盐;根据需要放置胃造口管;并积极治疗感染。在少数患者中使用的其他疗法包括用于治疗急性高氨血症发作的N氨基甲酰谷氨酸;肝、肾或肝肾联合移植;抗氧化剂用于治疗视神经萎缩。

九、疗效和转归

尽管进行了饮食治疗,患者仍然容易受到危及生命的代谢失代偿的影响。其他长期并发症包括进行性肾功能衰竭、代谢性中风和其他神经系统症状,以及心肌病。维生素B_{12}无效型预后不佳,mut0型预后最差,60%死亡,40%发育显著迟缓。新生儿发作型患儿死亡率达80%,迟发型患儿临床进程较稳定且程度较轻。与mut-患者相比,mut0患者的预期寿命降低。

附:甲基丙二酸血症的成人急救指南

失代偿迹象

失代偿通常由代谢压力引发,例如发热性疾病,特别是肠胃炎、禁食或便秘,但明显的原因并不总是很明显。失代偿的早期迹象可能很微妙,例如嗜睡、食欲不振或先前存在的神经系统症状(运动障碍等)的恶化。然而,这些迹象可能难以评估,例如易怒或只是"不对劲"。始终仔细倾听患者及其家人的意见,因为他们通常比医疗专业人员更快地发现早期变化。

立即维持葡萄糖6~10mmol/L。仅用于即时应急管理。请尽早联系代谢团队,以获取有关个别患者的具体建议。

一般治疗

避免引发代谢失代偿的诱因,例如禁食、始终确保足够碳水化合物摄入、口服或静脉注射。及时治疗发热和并发疾病。

低蛋白饮食:许多成年患者自行适度减少蛋白质摄入量并避免高蛋白食物,如肉类、鱼类和奶制品。其他一些人则采用更正式的低蛋白饮食,并使用一些处方低蛋白食品。

肉碱替代品:成人一般为50~100mg/kg/天。

医院的初步评估和管理

管理决策应主要基于临床状态。如果患者状况相对良好,可以使用口服治疗,但要非常仔细地评估。通常每2小时给予200毫升25%葡萄糖聚合物(例如Maxijul)溶液。如果患者明显不适或临床状态不确定,必须接受静脉输液治疗。记录格拉斯哥昏迷量表,及早发现脑病和恶化。

初步检查:血液pH值和血气;葡萄糖;全血细胞计数;肾脏、肝脏、骨骼指标;淀粉酶/脂肪酶(如果可能发生胰腺炎);氨;乳酸;血浆和/或尿液MMA水平(专业测试);尿培养(尿路感染很常见,应该考虑和治疗);有临床指征的其他测试(例如CRP、血培养)

具体治疗措施

1. 最初用0.9% NaCl纠正脱水。体液平衡在该组中尤为重要,尤其是肾功能不全的患者,请尽早联系肾脏团队寻求建议。

2. 尽快以2mls/kg/hr的速率开始静脉注射10%葡萄糖,(例如70kg的患者速率为140mls/hr)。

3. 如果可能,继续口服肉碱(100mg/kg/天,分次服用),如果不能耐受,则开始肉碱100mg/kg/天静脉维持输注。

4. 最初减少口服蛋白质摄入量(目标是在出现后24小时内重新开始摄入蛋白质,如需进一步建议,请联系代谢营养师)。

5. 开始口服或静脉注射甲硝唑400mg,每日3次。

6. 治疗便秘(这会增加肠道对丙酸盐的吸收)。

7. 如果高氨血症,开始苯甲酸钠250mg/kg/天,连续输注或肠内给药。避免使用丙戊酸钠。

8. 如果对B_{12}有反应,继续每天肌内注射钴胺素1mg。

9. 治疗任何潜在的感染或其他临床问题,包括易感患者出现再喂养综合征的可能性。

随访指标:定期重新评估,如果情况恶化,请重复临床评估和血液检查:血液pH值和血气,葡萄糖,全血细胞计数,肾脏、肝脏、骨骼指标,淀粉酶/脂肪酶,氨和乳酸。

10. 如果血糖超过10mmol/L,则根据当地糖尿病方案开始输注胰岛素,而不是减少葡萄糖摄入量。避免低血糖。国家指南按以下网址查询:(http://www.diabetes.org.uk/About_us/Our_Views/Care_recommendations/The-management-of-DiabeticKetoacidosis-in-Adults/)。

11. 应适当监测和校正血浆钾浓度。高钾血症可能继发于肾功能损害。葡萄糖/胰岛素输注后可能发生低钾血症。

并发症治疗

如果患者对治疗没有反应,请尽早考虑以下事项并采取适当的措施。

脱水:很常见。根据需要调整液体摄入量。

酸中毒:应仔细监测 pH 值和血气。如果在纠正灌注不足后酸中毒持续存在,则考虑使用碳酸氢钠。严重酸中毒可能与呼吸/心脏骤停有关,应考虑择期辅助通气。

胰腺炎:如果出现腹痛、与其他症状不成比例的休克或低钙血症,应怀疑。

心肌病:可能在任何时候发生,但在恢复阶段可能会发生原因尚不清楚。如果有心肺问题的迹象,请安排超声心动图检查。建议进行心脏监测。

中风发作:可能发生在任何时间,通常是突然发作以及患者处于恢复期。通常涉及基底神经节并表现为运动障碍。

肾脏衰竭:临床状态改善失败、持续酸中毒、高氨血症、体液超负荷,考虑血液滤过(血液透析)并寻求专家帮助。腹膜透析效率不高。

营养缺乏:如果患者有一段时间食欲不振,尤其是在不服用维生素/矿物质补充剂的情况下,考虑补充剂,尤其是硫胺素。

重新引入经口或肠内喂养

随着患者病情好转,应尽早引入口服或肠内营养。如果无法进行肠内喂养,可以使用肠外喂养。应尽早重新引入蛋白质摄入量,并在耐受的情况下增加蛋白质摄入量。可能需要止吐药。

参考文献

[1] British inherited metabolic disease group. Adult emergency management methylmalonic acidaemia[J]. Revision, 2018.

[2] Kruszka PS, Manoli I, Sloan JL, et al. Renal growth in isolated methylmalonic acidemia[J]. Genet Med, 2013, 15:990-6.

[3] Haijes HA, Jans JJM, Tas SY, et al. Pathophysiology of propionic and methylmalonic acidemias[J]. Part 1: complications. J Inherit Metab Dis, 2019,42(5).

[4] Morath MA, Hörster F, Sauer SW. Renal dysfunction in methylmalonic acidurias: review for the pediatric nephrologist[J]. Pediatr Nephrol, 2013, 28(2):227-235.

[5] Haarmann A, Mayr M, Kölker S, et al. Renal involvement in a patient with cobalamin A type (cblA) methylmalonic aciduria: a 42-year follow-up[J]. Mol Genet Metab, 2013, 110(4):472-476.

[6] Manoli I, Sysol JR, Li L, et al. Targeting proximal tubule mitochondrial dysfunction attenuates the renal disease of methylmalonic acidemia[J]. Proc Natl Acad Sci USA, 2013, 110(33): 13552-13557.

[7] Luciani A, Schumann A, Berquez M, et al. Impaired mitophagy links mitochondrial disease to epithelial stress in methylmalonyl-CoA mutase deficiency[J]. Nat Commun, 2020, 11 (1):970.

[8] Grünert SC, Müllerleile S, de Silva L, et al. Propionic acidemia: neonatal versus selective metabolic screening[J]. J Inherit Metab Dis, 2012, 35(1):41-49.

[9] Chapman KA, Gropman A, MacLeod E, et al. Acute management of propionic acidemia[J]. Mol Genet Metab, 2012, 105(1):16-25.

[10] Abacan M, Boneh A. Use of carglumic acid in the treatment of hyperammonaemia during metabolic decompensation of patients with propionic acidaemia[J]. Mol Genet Metab, 2013, 109(4):397-401.

[11] Nashabat M, Obaid A, Al Mutairi F, et al. Evaluation of longterm effectiveness of the use of carglumic acid in patients with propionic acidemia (PA) or methylmalonic acidemia (MMA): study protocol for a randomized controlled trial[J]. BMC Pediatr, 2019, 19(1):195.

[12] Kasahara M, Sakamoto S, Horikawa R, et al. Living donor liver transplantation for pediatric patients with metabolic disorders: the Japanese multicenter registry[J]. Pediatr Transplant, 2014, 18(1):6-15.

[13] Brassier A, Krug P, Lacaille F, et al. Long-term outcome of methylmalonic aciduria after kidney, liver, or combined liver kidney transplantation: the French experience[J]. J Inherit Metab Dis, 2020, 43(2):234-243.

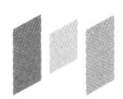

[14] Morgan TM, Schlegel C, Edwards KM, et al. Vaccines are not associated with metabolic events in children with urea cycle disorders. Pediatrics, 2011,127(5):e1147-e1153.

张睿(撰写) 于珮(审校)

第二十四章 维生素B_{12}反应性甲基丙二酸血症
Chapter 24　Vitamin B_{12} Reactive Methylmalonic Acidemia, VB_{12}-R MMA

关键词：甲基丙二酸血症；维生素B_{12}反应性；嗜睡；呕吐；发育迟缓
Keywords: methylmalonic acidemia; vitamin B_{12} reactivity; lethargy; vomit; mental retardation

一、概述

维生素B_{12}反应性甲基丙二酸血症（Vitamin B_{12} Reactive Methylmalonic Acidemia, VB_{12}-R MMA）是一种遗传代谢性疾病，属于常染色体隐性遗传，由维生素B_{12}（钴胺素）代谢的先天性错误所致疾病，造成甲基丙二酸、丙酸等有机酸在体内蓄积，从而导致神经、肝脏、肾脏等全身多系统损害。其特征是反复出现酮症酸中毒危机或短暂呕吐、脱水、张力减退和智力缺陷，对维生素B_{12}有反应。共有三种类型：cblA、cblB和cblD-variant 2(cblDv2)。诊断基于血液和尿液中甲基丙二酸的增加。通过串联质谱(MS/MS)筛查新生儿丙酰肉碱和/或增加干血斑中丙酰肉碱与乙酰肉碱的比例，但甲基丙二酸的特异性鉴定仍然至关重要。治疗包括限制蛋白质饮食，一旦出现酮症酸中毒或高氨血症等危及生命的症状得到解决，应立即开始，并肌内注射维生素B_{12}，加或不加肉碱（主要对cblA有效）。

二、定义

维生素B_{12}反应性甲基丙二酸血症是维生素B_{12}（钴胺素）代谢的先天性错误，其特征是反复出现酮症酸中毒昏迷或短暂呕吐、脱水、张力减退和智力缺陷，对维生素B_{12}有反应。共有三种类型：cblA、cblB和cblD-variant 2(cblDv2)。

三、流行病学

迄今为止，已报道了超过120名cblA患者、66名cblB患者和6名cblDv2患者。据报道，北美所有原因的甲基丙二酸血症(MA)的患病率为1/61,000~1/48,000，中国为1/26,000，但其中只有一部分是维生素B_{12}反应性MA。

四、病因及发病机制

甲基丙二酸血症是有机酸代谢异常中最常见的疾病，是多种原因所致体内甲基丙二酸蓄积的总称，属于常染色体隐性遗传，甲基丙二酸是异亮氨酸、缬氨酸、甲硫氨酸、苏氨酸、胆固醇和奇数链脂肪酸分解代谢途径中甲基丙二酰辅酶A(MCM)的代谢产物。正常情况下在MCM及维生素B_{12}的作用下转化生成琥珀酸，参与三羧酸循环。钴胺素在线粒体中向腺苷钴胺素和细胞质中向甲基钴胺素的细胞内转化是甲基丙二酸和同型半胱氨酸稳态所必需的。MCM缺陷或维生素B_{12}代谢障碍导致甲基丙二酸、丙酸、甲基枸橼酸等代谢物异常蓄积，引起神经、肝脏、肾脏、骨髓等多脏器损伤。维生素B_{12}反应性MA是由腺苷钴胺(AdoCbl)合成缺陷引起的。存在三个不同的互补类别，cblA、B和Dv2。cblA是由*MMAA*基因(4q31.1-2)的突变引起的；cblB由*MMAB*基因(12q24.1)引起，以及cblDv2由*MMADHC*基因(2q23.2)引起。先前报道的cblH障碍已被证明是cblDv2。

五、临床表现

甲基丙二酸血症发病年龄各异，临床表现常无特异性，常常被误诊为一般围生期脑损害、败血症、急慢性脑病或脑变性疾病。患者通常出现在婴儿期或儿童早期，其特征包括嗜睡、发育迟缓、反复呕吐、脱水、呼吸窘迫、肌张力减退、肝肿大和昏迷。他们还可能表现出贫血（不是巨幼细胞）的迹象，有可能危及生命的酮症酸中毒和/或高氨血症，以及发育迟缓和智力缺陷，代谢性中风会影响脑干。VB_{12}-R MMA 急性期可见昏迷、呼吸暂停、代谢性酸中毒、酮症、低血糖、高乳酸血症、高氨血症，严重时出现脑水肿、脑出血。VB_{12}-R MMA 可出现急性、慢性或间歇性症状，通常会在"触发"事件后加重甚至首次出现。症状包括呕吐、体重减轻、低血糖、伴有张力减退的神经功能恶化、易怒和嗜睡，在急性早发型新生儿表现的情况下最终导致昏迷。这种临床表现可伴有代谢性酸中毒、酮症、高乳酸血症和高氨血症的生化表现。急性发作的触发因素包括但不限于产后新生儿压力和由感染或长时间禁食引起的其他形式的分解代谢状态。迟发性患者表现出更广泛的体征，包括发育迟缓、一系列神经系统症状（脑病、发育迟缓）、心脏和肾脏表现。VB_{12}-R MMA 经常导致青春期或成年期的终末期肾功能衰竭。cblB 患者通常比 cblA 患者受到更严重的影响。

Dobson 等人曾通过分子分析证实了 4 名 VB_{12}-R MMA 患者的 cblA 表型。出现症状的年龄为 2 天至 7 个月。临床特征包括嗜睡、呕吐、喂养不良和 cbl 反应性 VB_{12}-R MMA。一名患者癫痫发作，另一名患者全身轻微震颤。钴胺素治疗后，AdoCbl 增加，甲基丙二酸变位酶活性也增加。受 cblA 影响的个体通常在婴儿期或儿童早期出现严重疾病，并且容易出现潜在的危及生命的代谢失代偿和严重酸中毒。cblA 缺乏症患者发病稍晚（婴儿期，通常在生命的头几个月，而不是新生儿），对 B_{12} 治疗有反应，并且比 cblB 和 MMUT 患者具有减毒的表型。

在一项 23 人 cblA 型甲基丙二酸血症患者的长期预后中发现平均发病年龄为 1.6 岁±5.3 岁（中位数 4 个月；范围 2 天至 25 岁）；而 cblA 诊断（经分子和/或酶促确认）22 的平均年龄为 16.4 岁±11.8 岁（中位数 17.5 年；范围 2 天至 35 年）。因此，cblA 缺乏症的诊断确认是在疾病发作后平均约 15 年获得的。在大多数患者中导致诊断的症状是急性的神经功能恶化（15/23，65%）。其他患者（8/23，35%）出现慢性问题：迟发性慢性肌肉疼痛、头痛和流感样发作后疲劳；慢性生长延迟和肾功能不全；cblA 缺乏家族史背景下的早发慢性肾功能不全；早发性精神运动迟缓；早发性失败和精神运动性退化导致的早发性发育障碍。分子数据分析大多数患者（91%）至少有一个严重的突变（无义、移码、剪接位点）或缺失，而只有两名患者有两个错义突变。初始治疗变化很大，但所有患者均接受蛋白质限制饮食（12/23，52%），B_{12} 补充（3/23，13%），或两者（5/23，22%）。其他药物包括左旋肉碱、新霉素和甲硝唑。在早期接受 B_{12} 治疗的患者中仅发现 1 例（14%）中度和迟发性肾功能衰竭，而在最初未接受 B_{12} 补充剂的组中，这一比例为 33% 患有慢性肾病。共有 14/23 名患者（61%）认知功能正常，9/23 名患者（39%）有智力障碍。17/23 名患者（74%）的神经系统检查正常：只有 5 名患者有轻微的锥体外系特征，如运动迟缓或不自主运动；一名患者出现共济失调；三名患者出现癫痫发作。7/23 例患者（30%）存在慢性肾功能衰竭，其中 3 例为中度 4 例严重（1 例需要肾移植）。5/23 患者（22%）出现高尿酸血症。1 名患者在 15 岁时出现症状明显的双侧视神经萎缩，与严重的肾功能不全和智力残疾有关。9 名患者进行了骨密度测定，其中 5 名患有骨质疏松症。并发现在早期接受 B_{12} 补充剂（单独或加用蛋白质限制）治疗的患者中发现了更好的最终结果（n=7；4 名患者没有主要器官受累；3 名患者智力低下；只有 1 名患者有轻度和迟发性肾病的患者）。最初仅接受蛋白质限制治疗的患者最终结果较差（n=12；5 名无主要器官受累；4 名患者智力障碍；4 名患者慢性肾功能衰竭）。正如预期的那样，早期发病和晚期诊断的患者被认为没有初始治疗，结果最差（n=3；所有患者均患有主要器官受累，两名患者智力发育迟缓，两名患者也患有肾脏疾病）。重要的是，在早期接受 B_{12} 补充剂（单独或加用蛋白质限制）治疗的 7 名患者中，只有 1 名（14%）发展为中度迟发性慢性肾功能衰竭，而智力残疾的百分比与初始治疗相当且独立于初始治疗。

cblB 型的发病年龄在生命的最初几天，伴有嗜睡、呕吐、发育迟缓、呼吸窘迫、代谢性酸中毒、甲基丙二酸尿症、中性粒细胞减少症、血小板减少症和中度高氨血症。cblB 患者对维生素 B_{12} 治疗的反应低于 cblA 患者。Jorge-Finnigan 等人于 2010 年报告了 4 名患者，包括 2 名为 cblB。两名不相关的患者在新生儿时发病，结果截然不同：一名在 7 岁时患有严重的脑病，而另一名在 12 岁时没有症状。临床表现良好的患者受到蛋白质限制，补充 B_{12}，并在代谢危机期间进行监测和管理。

cblD 型已经描述了三种不同的表现形式：典型的甲基丙二酸尿症和高胱氨酸尿症；cblD 变体 1（cblDv1）与孤立的高胱氨酸尿症；cblD 变体 2（cblDv2）与孤立的甲基丙二酸尿症。临床表现非常多变。这种疾病可以从婴儿早期到儿童晚期出现。症状因钴胺素代谢的不同环节受到影响而有所不同，可能包括发育迟缓、严重的学习困难、癫痫发作、运动和步态异常、行为问题和巨幼细胞性贫血的体征(苍白、疲劳、厌食)。苏尔马拉等人2004年时报告了一名患有孤立性甲基丙二酸尿症"cblD变体2"的患者,为早产儿,于新生儿期出现严重并发症,包括需要机械通气的呼吸窘迫、颅内出血、坏死性小肠结肠炎和癫痫发作。尿甲基丙二酸和柠檬酸甲酯升高,而同型半胱氨酸正常。B_{12}疗法是有益的。

六、辅助检查

影像学检查:甲基丙二酸血症患儿脑CT、MRI扫描常见对称性基底节损害。MRI显示双侧苍白球信号异常,可表现为脑白质脱髓鞘变性、软化、坏死、脑萎缩及脑积水等。

病理活检:甲基丙二酸血症患者脑组织病理分析可见脑萎缩、弥漫性神经胶质细胞增生、星形细胞变性、脑出血、苍白球坏死、髓鞘化延迟、丘脑及内囊细胞水肿,窄泡形成等。

脑电图:近来发现VB_{12}-R MMA伴惊厥患儿脑电图主要呈现高峰节律紊乱、慢波背景伴痫样放电,而无惊厥患儿脑电图为局灶性样放电和慢波背景。动态脑电图监测对评估MMA患儿脑功能、维生素B_{12}疗效,及抗癫痫药物治疗均有意义。

七、诊断

早期诊断和及时治疗对于提高MMA和PA患者的生存率和降低发病率至关重要。随着时间的推移,这些患者的生存期改善。

(1)一般检查:可见代谢性酸中毒、乳酸增加、电解质紊乱,白细胞、血红蛋白及血小板减少,血糖降低、血氨升高、尿酮体及尿酸升高,肝肾功能异常等。

(2)特殊检查:通过气相色谱-质谱技术检测尿、血、脑脊液中有机酸和串联质谱技术检测血丙酰肉碱(pmpinoylcanIitine,C3)是确诊本症的首选方法。MMA患儿尿液中甲基丙二酸、甲基枸橼酸和3-羟基丙酸显著增加。血液中C3、C3/C0(游离肉碱)和C3/C2(乙酰肉碱)升高。在甲基丙二酸血症合并同型半胱氨酸血症患儿中,血清和尿液同型半胱氨酸测定示浓度增高,以此可与单纯甲基丙二酸血症患儿进行鉴别。

(3)酶学分析:可通过皮肤成纤维细胞、外周血淋巴细胞或肝组织纤维母细胞酶活性检测及互补实验等分析确定MMA酶缺陷类型。

(4)基因检测:基因突变分析是MMA分型最可靠的依据。其中MCM编码基因为MUT(6p21.1);cblA基因被定义为MMAA(4q31.1-q31.2);cblB基因定义为MMAB(12q24);cblC编码基因命名为MMACHC(1p34.1)。通过对以上几种类型基因突变的检测,可以明确分型。

八、鉴别诊断

鉴别诊断包括由cblC、D和F缺陷引起的伴有同型胱氨酸尿症的MA,可通过存在巨幼细胞性贫血来区分,或无同型胱氨酸尿症的维生素B_{12}无反应性MA,这也可以在生命早期(<1至4周)出现类似症状。互补分析可用于识别所涉及的组,或对致病基因进行测序。为了将这些指南中讨论的疾病与更接近的疾病和钴胺素不足区分开来,应测量血液中的同型半胱氨酸和维生素B_{12}水平,同时甲基丙二酸升高的幅度可帮助对通路中不同缺陷的分类(见表4-24-1)。此外,其他罕见的遗传缺陷导致甲基透明丙二酸与正常同型半胱氨酸的轻度升高,这些基因包括编码甲基丙二酰辅酶A差向异构酶的MCEE和编码琥珀酸辅酶A连接酶的SUCLG1、SUCLA2等。MCEE缺乏症在极少数情况下可表现为急性代谢失代偿,但与单纯MMA相比,其临床症状明显较轻。

表4-24-1 MMA的鉴别诊断

	尿有机酸			干血或血浆中的酰基肉碱	血浆		
	甲基丙二酸	3-羟基丙酸	2-甲基柠檬酸	丙酰肉碱	同型半胱氨酸	维生素B_{12}	全转钴胺素
MMA	↑-↑↑↑	↑	↑	↑	n	n	n
其他造成MMA升高的缺陷							
MCEE缺乏	↑	(↑)	(↑)	(↑)	n	n	n
ACSF3缺乏[a]	↑	n	N	n			

续表

	尿有机酸			干血或血浆中的酰基肉碱		血浆	
腺苷和甲钴胺合成缺陷[b]	↑-↑↑↑	↑	↑	↑-↑↑	↑-↑↑↑	n	n
转钴胺素缺乏	↑	n-↑	n-↑	n-↑	↑	n-↓	↓
转钴胺素受体缺乏症	↑	n/a	n/a	n/a	n-↑	n/a	n/a
IF缺乏症和Imerslund Najman-Gräsbeck综合征	↑-↑↑	n-↑	n-↑	n-↑	↑-↑↑	↓↓	↓
营养性维生素B_{12}缺乏症	↑-↑↑	↑	↑	n-↑	↑-↑↑	↓-↓↓	↓-↓↓

注：与其他相关疾病相比，尿液和血液中MMA和PA的特征性生化结果会导致甲基丙二酸水平升高。缩写：ACSF3，酰基辅酶A合成酶家族成员3；IF，内在因素；MCEE，甲基丙二酰辅酶A差向异构酶；MMA，甲基丙二酸血症；n，正常；n/a，无可用数据；PA，丙酸血症。a：除甲基丙二酸外，尿液中还可发现升高的丙二酸；b：亚型cblC、cblD-MMA/HC、cblF、cblJ。

通过在妊娠中期测量羊水和母体尿液中的甲基丙二酸以及通过研究培养的羊水细胞中的功能变位酶活性和钴胺素代谢，可以进行产前诊断。如果已知受影响的基因和家族中的突变，则可以进行分子诊断。

九、治疗策略

治疗包括限制蛋白质饮食，一旦出现酮症酸中毒或高氨血症等危及生命的症状得到解决，应立即开始，并肌内注射维生素B_{12}，加或不加肉碱（主要对cblA有效）。据报道，大多数cblA患者和近一半的cblB患者对补充钴胺素有良好的反应。口服抗生素也可用于减少肠道菌群中的丙酸。

十、疗效及转归

预后因所涉及的补体而异，cblA患者的预后最好（大多数患者的年龄可达30岁），而cblB患者的预后较差。cblDv2看起来与cblA相似，尽管患者数量很少。长期存活患者的一种并发症是慢性肾功能衰竭。

参考文献

[1] British inherited metabolic disease group. Adult emergency management methylmalonic acidaemia[J]. Revision, 2018.

[2] Kruszka PS, Manoli I, Sloan JL, et al. Renal growth in isolated methylmalonic acidemia[J]. Genet Med, 2013,15:990-6.

[3] Haijes HA, Jans JJM, Tas SY, et al. Pathophysiology of propionic and methylmalonic acidemias. Part 1: complications[J]. J Inherit Metab Dis, 2019, 42（5）.

[4] Morath MA, Hörster F, Sauer SW. Renal dysfunction in methylmalonic acidurias: review for the pediatric nephrologist[J]. Pediatr Nephrol, 2013, 28（2）:227-235.

[5] Haarmann A, Mayr M, Kölker S, et al. Renal involvement in a patient with cobalamin A type（cblA）methylmalonic aciduria: a 42-year follow-up[J]. Mol Genet Metab, 2013,110（4）:472-476.

[6] Manoli I, Sysol JR, Li L, et al. Targeting proximal tubule mitochondrial dysfunction attenuates the renal disease of methylmalonic acidemia[J]. Proc Natl Acad Sci USA,2013,110（33）: 13552-13557.

[7] Luciani A, Schumann A, Berquez M, et al. Impaired mitophagy links mitochondrial disease to epithelial stress in methylmalonyl-CoA mutase deficiency[J]. Nat Commun, 2020,11（1）:970.

[8] Grünert SC, Müllerleile S, de Silva L, et al. Propionic acidemia: neonatal versus selective metabolic screening[J]. J Inherit Metab Dis, 2012,35（1）:41-49.

[9] Chapman KA, Gropman A, MacLeod E, et al. Acute management of propionic acidemia[J]. Mol Genet Metab, 2012,105（1）:16-25.

[10] Abacan M, Boneh A. Use of carglumic acid in the treatment of hyperammonaemia during metabolic decompensation of patients with propionic acidaemia[J]. Mol Genet Metab, 2013,109（4）:397-401.

[11] Nashabat M, Obaid A, Al Mutairi F, et al. Evaluation of longterm effectiveness of the use of carglumic acid in patients with propionic acidemia（PA）or methylmalonic acidemia（MMA）: study protocol for a randomized controlled trial[J]. BMC Pediatr, 2019,19（1）:195.

[12] Kasahara M, Sakamoto S, Horikawa R, et al. Living donor liver transplantation for pediatric patients with metabolic disorders: the Japanese multicenter registry[J]. Pediatr Transplant, 2014,18（1）:6-15.

[13] Brassier A, Krug P, Lacaille F, et al. Long-term outcome of methylmalonic aciduria after kidney, liver, or combined liver kidney transplantation: the French experience[J]. J Inherit Metab Dis, 2020, 43（2）:234-243.

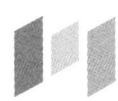

[14] Morgan TM, Schlegel C, Edwards KM, et al. Vaccines are not associated with metabolic events in children with urea cycle disorders[J]. Pediatrics, 2011,127(5):e1147-e1153.

张睿（撰写）　于珮（审校）

第二十五章　威尔逊病
Chapter 25　Wilson Disease, WD

关键词：铜代谢异常；精神障碍；肝衰竭；肌张力障碍；帕金森综合征

Keywords: abnormality of copper metabolism; mental disorders; hepatic failure; dystonia; Parkinsonism

一、概述

威尔逊病（Wilson Disease,WD）又称肝豆状核变性（hepatolenticular degeneration,HLD），由 Wilson 在1912年首先描述，是一种铜代谢的遗传性疾病。该疾病是由 ATP7B（编码跨膜铜转运 ATP 酶2）的纯合或复合杂合突变引起，铜转运 ATP 酶2介导铜排泄到胆汁中，并为铜蓝蛋白（血液中主要的铜转运蛋白）的功能性合成提供铜离子。肝脏是膳食铜的代谢部位，在 WD 中，ATP7B 功能缺陷导致肝细胞铜超载，并与肝脏病理相关。过量的非铜蓝蛋白结合铜也被释放到循环中，在其他组织，特别是大脑中发生继发性病理性蓄积，可导致神经症状和精神障碍。症状差异很大，最常出现在5至35岁之间。如果早期诊断和正确治疗，WD 与少数其他遗传病一样可以成功管理；然而，如果该病不治疗，患者有生命危险。

二、定义

威尔逊病是一种罕见的铜代谢遗传病，由于胆道铜排泄受损和体内铜连续过量沉积而表现为非特异性的肝脏、神经、精神或眼科表现。

三、流行病学

20世纪70年代，流行病学研究表明，德国的 WD 患病率为29/1,000,000，日本为33/1,000,000。1984年，WD 的全球患病率估计为每30,000人中有1例，突变携带者频率（携带一个疾病相关等位基因的个体）为1/90（这相当于总人口的近1%）；这些流行病学数据至今仍被广泛引用。WD 在中国（58.7/1,000,000）和亚洲国家的患病率高于西方国家。来自社区的流行病学研究报告，由于近亲关系，WD 的发生率较高（例如，加那利群岛每1/2,600；撒丁岛1/7,000）。此外，在英国的一项分子研究中，预测携带两个突变致病性 ATP7B 等位基因的个体的频率为1/7,000，杂合子突变在一般人群中可能高达2.5%。低估 WD 患病率可能与不同的临床表现有关，导致漏诊和误诊，也可能和某些铜代谢试验灵敏度低有关。随着临床医生对 WD 的认识和基因检测的普及，WD 患者的数量呈上升趋势。新的遗传学方法（包括整个 ATP7B 基因测序）价格昂贵，并非在所有国家都能获得，但如果能够获得，则有助于进一步确定患病率。

四、病因及发病机制

在 WD 中，肝细胞内 ATP7B 突变和 ATP7B 转运蛋白失活导致铜无法从胆道排泄，从而导致铜稳态紊乱。ATP7B 还负责运输铜以合成有功能的铜蓝蛋白。在血液中，功能性铜蓝蛋白每个分子含有6个铜原子，但该蛋白可能没有结合铜。在 WD 患者中，ATP7B 受损导致血清铜蓝蛋白水平降低，血清总铜水平可能低于健康对照。然而，非铜蓝蛋白结合的毒性铜的水平往往升高。肝脏和全身毒性铜超载是导致患者组织病变出现临床症状的主要原因。

在 WD 中，几乎所有组织都不断地吸收存于血液中的不稳定的非铜蓝蛋白结合铜（即铜离子池松散地与血清白蛋白和其他容易结合的分子结合），这可能是通过 CTR1 和二价金属转运蛋白1（DMT1：也被称为天然耐药相关巨噬细胞蛋白2或 SLC11A2）介导的。有证据表明，即使铜过量，DMT1 也会在细胞内转运铜离子。

组织中过量铜的毒性很可能是其氧化还原的结果，氧化还原导致氧化应激，以及随后对脂质、蛋白质、DNA 和 RNA 分子的损伤。铜毒性的其他可能机制包括通过激活酸性鞘磷脂酶诱导细胞凋亡，而酸性鞘磷脂酶会触发凋亡次级信使的释放以及通过其与蛋白质巯基的非特异性结合直接抑制酶的活性。在亚细胞水平,线粒体是铜诱导毒性最敏感的靶点。

1. 肝脏

肝脏是表达 ATP7B 铜转运体的最高组织,并且是调节全身铜稳态的中枢器官。ATP7B 转运体功能障碍引起的铜排泄障碍可导致肝脏铜蓄积。肝损伤是铜蓄积的重要原因。与健康人相比,WD 患者的肝铜浓度通常升高约5倍。铜在肝脏内并非均匀分布,其细胞定位也随疾病进展而变化。在 WD 的初始阶段,铜弥漫性存在于与金属硫蛋白结合的肝细胞细胞质中,金属硫蛋白是一种富含半胱氨酸的蛋白质,具有结合、储存和解毒重金属的能力。随着铜在肝细胞溶酶体中累积,铜可能通过 Timm 染色、罗丹宁和红黄素等染色检出。在病程早期就可检测到对肝细胞线粒体完整性和功能的不良影响。线粒体损伤可导致肝脏能量代谢受损和参与胆固醇生物合成的基因下调,这两者均促发肝脂肪变性。慢性肝细胞损伤和细胞死亡最终导致肝脏内炎性改变(肝炎)和细胞外基质净累积(纤维化)。值得注意的是,细胞凋亡是肝细胞丧失的一个重要原因,可能由受损线粒体释放的细胞色素 c 触发,或者由铜激活酸性鞘磷脂酶和神经酰胺释放触发。

在 WD 中,可以通过光学显微镜观察到几种类型的肝脏病理,包括糖原化的肝细胞核(即典型的增大的细胞核,具有光学上清晰的核内包涵体和突出的核膜,这是由高糖原含量引起的),Mallory-Denk 小体(由错误折叠的细胞骨架元件组成的细胞包涵体,包括角蛋白和泛素结合蛋白 p62)、门静脉和小叶炎症伴局灶性或弥漫性肝细胞脂肪变性。一般来说,WD 的显微镜检查结果没有特异性。在肝脏疾病的初始阶段,肝脏病理可能与 NAFLD 惊人相似。随着损害的进行性发展,通常会出现肝纤维化和随后的大结节性肝硬化。

如果 WD 得不到治疗,疾病会进展,肝细胞的铜储存能力会耗竭,因此,摄入和吸收的铜不能被肝脏进一步隔离。此时,血液中不稳定的非铜蓝蛋白结合铜的含量会增加。从饮食中吸收的铜,以及内源性铜储存能力耗尽后从肝细胞释放的铜,逐渐在其他器官(最明显的是大脑、眼睛、肾脏、骨骼和心脏)累积,产生肝外毒性。此外,由于肝细胞大面积坏死,铜可从肝脏快速释放。

2. 大脑

WD 患者脑内铜含量可达正常人的 10~15 倍。通过对 11 例 WD 患者死后脑组织的研究,证实了铜沉积与脑组织损伤的关系,脑铜含量与神经病理的严重程度有一定的相关性。在大脑中,铜的毒性作用首先被星形胶质细胞缓冲,铜过剩时,它们的数量增加,细胞肿胀,并上调金属硫蛋白的合成,以增加它们对铜的储存能力。长期暴露于高浓度铜最终导致星形胶质细胞形态改变和功能损伤。星形胶质细胞是血脑屏障的重要组成部分,对神经元稳态至关重要。星形胶质细胞损伤引起的组织铜水平升高和大脑微环境改变导致大脑其他细胞和组织受损,包括神经元和少突胶质细胞。

有证据表明,由于未知的原因,不同的大脑区域对铜毒性有不同的易感性。病理变化包括星形胶质细胞增生、脱髓鞘和组织解体,最常发生于基底节区、丘脑、小脑和上脑干。这些异常表现为 T2 MRI 上的高信号病灶。穿过基底神经节和脑桥纤维的神经束更易发生脱髓鞘。在基底节区,经常出现炎症改变。在一项评估铜浓度和组织破坏程度的神经病理学研究中,壳核中较严重的病理与铜阳性吞噬细胞和星形细胞数量增加相关。

壳核是 WD 中受累最频繁、最严重的脑区,其病变主要与肌张力障碍和帕金森综合征相关。皮质-纹状体通路的功能障碍可能导致精神症状和认知缺陷,主要影响执行功能。背侧中脑,特别是齿状-红色-丘脑通路,是另一个经常受累的结构,这里的病变可能与粗动作性震颤(大位移的运动性或意向性震颤)有关。在接受治疗的患者中,皮质和皮质下白质病变报道较少,这些病变可能与癫痫发作相关。

除了铜中毒引起的病变之外,肝性脑病还可能诱发 WD 患者的神经精神症状,在 WD 患者中,肝功能不全和/或门体分流引起脑功能障碍。这一模型得到了神经病理学的支持,例如存在异常星形胶质细胞和特定的 MRI 表现。WD 患者存在视网膜形态和功能异常,且与 MRI 发现的脑部病理严重程度和神经功能损害相关。

3. 其他器官

WD 在其他器官中的病理生理学研究较少。WD 中大量肝细胞坏死引起的铜快速释放可在短短几天内导致血铜水平显著升高,因此可能与急性铜中毒相似。它表现为Coombs阴性溶血性贫血,伴有不同程度横纹肌溶解和肾小管损伤。溶血和横纹肌溶解的机制尚不完全清楚。在红细胞内,铜理论上可能与膜脂发生反应,抑制葡萄糖-6-磷酸脱氢酶和谷胱甘肽还原酶的巯基,这些过程会降低细胞的抗氧化能力,最终可能导致血红蛋白和细胞膜的氧化损伤。白细胞和血小板减少是WD患者常见的表现,这可能与肝硬化门静脉高压症,患者脾脏中白细胞和血小板的隔离有关。

血清中与非铜蓝蛋白结合的铜被肾小管滤过,并通过尿液排出。然而,在WD中,肾实质中过量的铜可能导致肾小管功能障碍。此外,WD还表现为骨的病理改变,已有研究观察到骨软化症和骨质疏松等疾病会增加自发性骨折的发生率。滑膜和软骨中的铜蓄积被认为是WD患者骨关节炎的主要原因,并可能促发加速的退行性改变伴畸形,特别是影响较大的关节。此外,心肌铜蓄积可引起心肌病和心律失常。WD患者的心脏病理检查表现为心肌间质纤维化、心肌内小血管硬化和局灶性炎症细胞浸润。不常见的表现包括甲状旁腺功能减退、心肌病、胰腺炎和月经不规则等。

五、临床表现

1. 肝表现

40%~60%的WD患者以肝脏疾病为首发临床表现,但可能伴有其他症状。在缺乏明确的基因型-表型相关性的情况下,症状和疾病严重程度可能因患者和家庭不同而有差异。因此,WD患者肝脏受累的临床表现包括广泛的体征和症状谱,从无症状的肝脏微小形态学改变到单纯急性自限性肝炎样疾病,再到重型肝炎、反复黄疸(有溶血)、肝硬化伴或不伴门静脉高压,甚至急性肝衰竭。年龄和性别似乎对病程有一定影响,因为女性比男性更常出现急性肝衰竭,而成人患者比儿科患者更容易患肝硬化。WD不同临床病程的确切原因尚不清楚。然而,它似乎是多因素的,遗传、表观遗传、激素和环境因素共同发挥作用。早期诊断和治疗对于防止疾病进展以及肝硬化或肝衰竭的发生至关重要。

通常,儿童和年轻成人WD患者的初步临床表现是轻至中度肝脂肪变性,这在肝脏影像学或肝活检中很明显。肝脂肪变性可伴有肝功能异常,可表现为血清转氨酶轻度升高。如果患者不接受治疗,随着时间的推移,可能会发展为慢性肝病,并出现门静脉高压、肝脾肿大、腹水、血清白蛋白浓度低和凝血功能障碍等并发症。因此,WD患者既可表现为急性肝衰竭,也可表现为慢性肝病,并且WD在临床上可能与其他肝病无法区分。

最严重的肝脏表现是WD导致的急性肝衰竭,主要发生于年轻女性(女性与男性的比例为4:1)。这种状态通常与Coombs阴性溶血性贫血、严重的凝血功能障碍、脑病和快速进展性肾衰竭相关。在WD相关的急性肝衰竭中,虽然血清胆红素高度升高,但血清转氨酶浓度仅中度升高,血清碱性磷酸酶浓度正常或极低。因此,应谨慎解读肝损伤的血清标志物。新的Wilson指数可在评估急性肝衰竭患者是否需要紧急肝移植时提供指导。与许多可能涉及肝硬化的其他肝病相似,终末期肝病模型以及Child-Pugh评分常用于评估慢性肝病的严重程度。终末期肝病模型是基于胆红素、肌酐、国际标准化比值(INR)、钠和肝的病因学建立的,而Child-Pugh评分是基于胆红素、血清白蛋白、INR以及腹水和脑病的程度建立的。诊断时通常进行腹部超声、CT和MRI等肝脏影像学检查。最常见的表现为脂肪浸润、轮廓不规则和右叶萎缩。对于有慢性肝病证据的患者,尤其是肝硬化患者,应筛查门静脉高压(食管静脉曲张和脾大)和肝胆恶性肿瘤的体征并根据临床状况(例如肝衰竭的体征、腹水、水肿和酶水平升高)重复进行,但肝胆恶性肿瘤罕见。

WD和失代偿期肝硬化患者可能出现腹水、黄疸、胃肠出血或肝性脑病。肝硬化患者易发生任何原因的细菌感染,脓毒症是这些患者死亡的主要原因之一。自发性细菌性腹膜炎是一种特殊疾病,可通过穿刺进行诊断。在肝硬化的晚期阶段,可能会出现肝性脑病和肝肾综合征等并发症,这两种疾病都与高死亡率相关。

2. 神经系统表现

除肝脏表现外,神经系统症状是WD最常见的临床症状。18%~68%的患者以神经系统症状为首发表现,症状出现时的平均年龄为20~30岁。但目前报道的伴有神经系统表现的WD患者中,最小的为6岁,最大的为72岁。神经系统症状的主要临床疾病谱包括不同的运动障碍伴多种不自主运动,且常重叠。总结WD

最常见的神经系统特征,可以区分不同的临床形式,以震颤、肌张力障碍或帕金森综合征为主,所有这些运动障碍通常伴有构音障碍、步态和姿势障碍、流口水和吞咽困难。

震颤是WD患者特征性且常见的神经系统症状,高达55%的WD神经系统患者在诊断时存在震颤。震颤可以是静止性的、姿势性的或运动性的,可能有不同的频率和幅度,最初可以是单侧或双侧震颤,主要累及上肢远端。然而,随着WD的进展,腿部、头部甚至全身均可受累,通常为双侧受累。扑翼样震颤是一种手部负性肌阵挛,可在肝衰竭的WD合并肝性脑病患者中观察到。

11%~65%的WD患者以肌张力障碍为首发症状。它可以是局灶性、节段性、多节段性,甚至可能是泛化的。WD最特征性的肌张力障碍表现是面部表情异常或苦笑面容。如果WD得不到治疗,症状通常会进展为全身肌张力障碍、挛缩和完全制动。

19%~62%的WD患者出现帕金森综合征,通常表现为对称性运动迟缓、强直、嗅觉减退、步态和姿势障碍以及构音障碍、吞咽困难和流涎。此外,30%的WD患者会出现作为小脑功能障碍症状的共济失调,通常不是单独症状,而是与其他运动障碍合并出现。舞蹈症在WD患者中发生率较低(6%~16%)。步态和姿势障碍见于44%~75%有神经系统表现的WD患者,57%的WD患者有书写障碍,这通常是疾病的早期体征。

构音障碍似乎是最常见的神经系统症状,据报道高达97%的神经系统WD患者有构音障碍。在某些情况下,构音障碍可能非常严重和持续,以至于语言交流变得不可能。构音障碍的表现不是WD特异性的,但可以分为小脑性,锥体外系和混合性。

高达50%的神经系统WD患者存在吞咽困难。吞咽困难从轻度到重度不等,可能导致严重的并发症,包括支气管误吸、肺炎、营养不良和体重减轻。吞咽困难和口面部肌张力障碍也可导致流涎,在近68%的神经系统WD患者中可以观察到流涎。

WD除了典型的运动障碍外,还可能出现癫痫等其他神经系统综合征。目前流行病学研究提示,WD患者癫痫发生率为6.2%~8.3%,比一般人群高10倍以上。发作通常是全面性的全脑发作,较少见的是局限区域的局灶性发作,发作可发生于WD的任何阶段。有研究提示,WD癫痫发作的其他危险因素包括皮质白质束病变,这可能与WD过度治疗和治疗引起的铜缺乏有关;然而,这一假设需要进一步证实。

WD患者还出现了其他神经系统症状,包括嗅觉障碍、神经病变、不宁腿综合征、快速眼球运动睡眠行为障碍和其他睡眠异常、抽动、肌阵挛、头痛、锥体束体征、眼球运动障碍和味觉功能障碍。然而,目前缺乏描述这些症状发生频率和相关性的研究。由于WD的症状异质性大,且在病程中会出现多种神经系统症状,因此建立了统一Wilson病评定量表或整体评估等临床量表,用于评估神经功能缺损和功能障碍。

3. 眼科的表现

眼内病理性铜蓄积可导致WD的眼部表现,包括K-F环和向日葵状白内障。K-F环是铜在角膜后弹力层蓄积所致,在角膜周边呈现金黄色、棕色或绿色。几乎100%的神经源性WD患者、40%~50%的肝源性WD患者和20%~30%的症状前WD患者都会出现K-F环,因此是一个重要的诊断特征。正确识别K-F环需要有经验的眼科医生进行裂隙灯检查。与K-F环类似,在原发性胆汁性肝硬化、胆汁淤积症和血清铜水平高的肿瘤性疾病等疾病中可观察到假阳性变化,并且在雌激素摄入期间,使用这种检测时需要注意。OCT是一种非接触性眼科检查方法,可提供眼部组织的图像和定量分析,可能是检测角膜内铜沉积的另一种方法。WD更罕见的光学表现(发生于2%~20%的患者),向日葵状白内障,表现为位于晶状体囊下的中央圆盘和放射状花瓣状复叶。基于OCT和视网膜电图的最新眼科研究提示,WD患者的视网膜和视神经也受到影响。

4. 精神表现

精神症状在WD临床表现中频繁出现,多继发于疾病的躯体和脑部病理。此外,精神疾病和WD的共病也可以考虑,特别是在有特定精神疾病的家族史的病例中。精神症状可以在WD诊断和治疗之前、同时或之后发生。20%的患者在WD诊断前曾看过精神科医生,30%~40%的患者在WD诊断时有精神科表现。此外,流行病学数据表明,多达1/3的WD患者最初以精神症状就诊。在童年时期,可能会观察到学习成绩下降、不适当的行为或冲动。

心理障碍是WD最常见的精神症状。20%~60%的WD患者会发展为抑郁症,自杀未遂的发生率高(4%~16%的WD患者自杀未遂)。WD患者抑郁症状的高发生率可能与患者对慢性病诊断的阴性反应以及神经功能缺损导致的躯体功能障碍有关。14%~18%的WD患者有双相情感障碍,这一比例高于年龄和性别匹配的健康人群。然而,关于WD患者双相障碍患病率和发病率的研究很少考虑双相轻躁狂或躁狂与脑损伤引起的症状之间的区别。少数流行病学研究表明,WD患者的精神病发生率并不比一般人群高。然而,精神病在神经系统疾病患者中确实会出现更多症状。伴有精神症状的WD患者通常初始诊断为精神分裂症、分裂性情感和妄想障碍。以精神症状为首发表现的WD患者在诊断和治疗方面均存在挑战。由于约3%的首发精神病可能由"器质性"原因引起,一些诊断指南建议对首发精神病患者进行WD筛查。

行为和人格障碍也是WD患者常见的精神障碍,最常见的表现是易怒、攻击和反社会行为。其他精神疾病如紧张症、神经性厌食症、暴食症、强迫症和注意力缺陷/多动障碍在WD中也有报道。不幸的是,在大多数描述的病例中,精神表现导致WD的诊断延迟。

威尔逊病的肾脏损害主要表现

(1)血尿:69%~83%的肾损害患者出现血尿,以镜下血尿最为常见,也可见肉眼血尿。血尿可为间歇性或持续性。尿红细胞形态可显示为肾小球性或非肾小球性血尿。许多患者仅以镜下血尿为提示肾损害的唯一症状,而无其他肾损害症状。

(2)水肿:也是肾损害常见的症状,约占78%。多为双下肢指凹性水肿,可反复出现。可能是肾损害的原因,也可能由于肝脏损害,低蛋白血症的原因。

(3)蛋白尿:多为轻度,少见3+以上蛋白尿。尿蛋白定量多为中、少量蛋白尿。

(4)白细胞:镜下白细胞较少见,一般不伴尿路刺激状。

(5)肾小管重吸收功能障碍:最常见的是糖尿,此外还可出现氨基酸尿、碳酸盐尿、碳酸氢盐尿、高尿钙、高钙白尿和肾钙质沉积等,极少数严重者可出现小管性酸中毒、低磷酸盐血症、低钙血症、脱水、佝偻病、骨质疏松、生长过缓等范科尼综合征的表现。

(6)肾功能指标:一般正常,极少数有尿素氮、肌酐等增高,多发生于WD晚期。

(7)其他:结石、少尿等,一般无高血压的表现。

六、辅助检查

1. 角膜K-F环

K-F环为角膜边缘的黄绿色或黄灰色色素环,一般在手电筒侧光照射下肉眼可见,如未见到,需采用眼科裂隙灯检查明确角膜K-F环。7岁以下患者一般无法检出角膜K-F环。

2. 铜代谢相关生化检查

①血清铜蓝蛋白:检测方法主要为免疫学和酶学方法,因酶学方法复杂且费用昂贵,目前大多数医疗机构采用免疫比浊法。铜蓝蛋白正常为200~500mg/L,患者一般小于200mg/L。Wilson病患者在妊娠期和接受雌激素治疗时,铜蓝蛋白可能大于200mg/L。出生后至2岁的婴幼儿,20%以上的ATP7B基因杂合致病变异携带者,以及慢性肝病、重症肝炎、慢性严重消耗性疾病患者的铜蓝蛋白亦可低于200mg/L,在临床上需进行鉴别。铜蓝蛋白<80mg/L是诊断Wilson病的强烈证据,若铜蓝蛋白<120mg/L应引起高度重视,需进行ATP7B基因检测明确诊断。②24h尿铜:目前多采用电感耦合等离子体发射光谱法或石墨炉原子吸收光谱法检测尿铜含量。在规范的24h尿液收集及正常肌酐清除率的前提下,正常人24h尿铜<100μg,Wilson病患者24h尿铜≥100μg。不明原因肝酶增高的儿童24h尿铜≥40μg应引起高度重视,需进行ATP7B基因检测明确诊断。③血清铜:因目前尚无检测血清游离铜的精准方法,故在诊断中未推荐检测此项指标。④肝铜量:正常值<40~55μg/g(肝脏干重),Wilson病患者>250μg/g(肝脏干重)。随着ATP7B基因检测的普及,肝铜量检测的重要性已降低,且肝穿刺是有创检查,故不再推荐该项检查。

3. 血尿常规

肝硬化伴脾功能亢进时,血常规可出现血小板、白细胞和(或)红细胞减少;尿常规可见镜下血尿、微量蛋白尿等。

4. 肝脾检查

①肝功能：血清转氨酶、胆红素 升高和(或)白蛋白降低。②肝脾B超：常显示肝实质光点增粗、回声增强甚至结节状改变；部分患者脾脏肿大。③肝脏MRI：常显示肝脂质沉积、不规则结节及肝叶萎缩等。④肝穿刺活组织检查：早期表现为脂肪增生和炎症，后期为肝硬化改变。由于肝穿刺是有创检查，而ATP7B基因检测目前在国内已普及且确诊价值大，肝穿刺检查的重要性已降低，因此国内专家不再推荐肝穿刺检查。

5. 颅脑MRI检查

Wilson病患者的颅脑MRI病灶主要表现为壳核、尾状核头部、丘脑、中脑、脑桥及小脑T1低信号、T2高信号，少数情况下可出现T1高信号或T1、T2均低信号。T2加权像时，壳核和丘脑容易出现混杂信号，苍白球容易出现低信号，尾状核等其他部位多为高信号。此外，可有不同程度的脑沟增宽、脑室扩大及额叶皮质软化灶等。T2加权成像上的高信号和低信号可反映

Wilson病患者脑部的病理改变过程。MRI病灶可随着治疗逐渐变浅、变小。

6. 基因筛查

对于临床证据不足但又高度怀疑Wilson病的患者，筛查 ATP7B 基因致病变异对诊断具有指导意义。尽管目前已报道的 ATP7B 基因致病变异多达900余种，但我国Wilson病患者主要有3个高频致病变异，即 p.R778L、p.P992L 和 p.T935M，占所有致病变异的50%~60%，而10种常见致病变异包括 R778L、p.P992L、p.T935M、p.A874V、p.I1148T、p.Q511X、p.N1270S、p.G943D、p.R919G 和 p.R778Q，可占所有致病变异的67%。因此，临床上高度怀疑Wilson病的患者可先筛查上述致病变异，未检出者应筛查ATP7B基因全长编码区及其侧翼序列。

七、诊断

对于原因不明的肝病表现、神经症状（尤其是锥体外系症状）或精神症状患者均应考虑Wilson病的可能性。发病年龄不能作为诊断或排除Wilson病的依据。诊断要点如下。

(1)神经和(或)精神症状。

(2)原因不明的肝脏损害。

(3)血清铜蓝蛋白降低和(或)24h尿铜升高。

(4)角膜K-F环阳性。

(5)经家系共分离及基因变异致病性分析确定患者的2条染色体均携带ATP7B基因致病变异。

符合(1)或(2)+(3)和(4)或(1)或(2)+(5)时均可确诊Wilson病；符合(3)+(4)或(5)但无明显临床症状时则诊断为Wilson病症状前个体；符合前3条中的任何2条，诊断为"可能Wilson病"，需进一步追踪观察，建议进行ATP7B基因检测，以明确诊断。

八、鉴别诊断

1. MEDNIK综合征

MEDNIK综合征（智力迟钝、肠病、耳聋、神经病变、鱼鳞病、角化病）是一种常染色体隐性铜代谢疾病。它是由 AP1S1 基因的突变引起的，该基因损害了Menke(ATP7A)和Wilson(ATP7B)ATP酶的细胞内运输。MEDNIK综合征的特征是铜超载、脑MRI（基底神经节T2信号增加）和生化异常（血清铜和铜蓝蛋白低，肝铜高，类似于Wilson病的尿铜排泄增加）。然而，它的神经表型（在生命的最初几年出现症状、智力迟钝、自闭症样体征、耳聋和神经病变）和其他特征（皮肤改变、肠病和血清极长链脂肪酸升高）与Wilson病的不同。锌治疗可改善行为和铜超载参数（肝铜、尿铜排泄）。

2. Brendel综合征

这是一种由SLC33A1基因突变引起的遗传性疾病，该基因编码乙酰辅酶A转运体，并损害铜蓝蛋白及其他蛋白质的乙酰化。这种疾病与铜或铁超载无关，而且它本身也不影响铜的代谢。然而，它与低血清铜和铜蓝蛋白相关，类似于Wilson病，同时具有明显的临床特征（先天性白内障致命儿童综合征、听力损失、发育迟缓、小脑发育不全和髓鞘减退）。

3.先天性糖基化疾病

先天性糖基化疾病(CDGs)是由100多种遗传性疾病组成的异质疾病,导致蛋白质糖基化异常。它们通常是多系统的。据报道,其中一些类似于Wilson病,影响肝脏肝素的隔离,或肝脏和大脑(以及其他系统)。因为铜蓝蛋白的糖基化作用受损可能出现类似Wilson病的生化异常(低血清铜和铜蓝蛋白,尿铜正常或高尿铜,肝酶升高,肝铜升高)。有肝表型的患者最初可能被误诊为肝豆状核病。然而,神经系统特征(畸形特征、智力迟钝、肌肉营养不良、脑MRI异常)与Wilson病不同。CDGs的诊断采用血清转铁蛋白等电聚焦。在Wilson病表型但缺乏*ATP7B*突变的患者中,或在那些不能用肝病解释的凝血功能障碍患者中,应考虑此病。铜螯合剂和锌处理均不起效。

4.Niemann-Pick C

NPC是由*NPC1*基因突变导致细胞内甾醇和糖脂运输受损。最近报道的儿童和青年鼻咽癌表型和生化特征(低血清铜和铜蓝铜;)与Wilson病重叠,表明这两种疾病可能有共同的疾病机制。

5.青浆蛋白血症(脑铁积累性神经变性)

铜蓝蛋白血症是一种罕见的疾病,由编码铜蓝蛋白的Cp基因突变引起,导致铜蓝蛋白酶活性完全缺失。由于铜蓝蛋白是一种依赖铜的铁转运体,有助于铁从各种细胞流出,其缺乏导致铁超载,铁在大脑和肝脏中积累。

小脑性共济失调、运动障碍、帕金森病、冷漠和认知障碍的神经系统症状与Wilson病相似,但在生活后期(4~60岁)观察到。此外,大脑MRI的变化是明显的,显示铁(而不是铜)沉积在基底神经节、丘脑和齿状核。血清铜和铁通常较低,铜蓝蛋白水平远低于Wilson病,甚至检测不到。肝脏中的铁超载不会导致肝硬化或明显的肝功能衰竭。红蛋白血症和Wilson病的其他特征是前者的儿童发病的生化三联征,包括轻度小细胞性贫血、低血清总转铁蛋白饱和度和"矛盾的"高血清铁蛋白;糖尿病以及进行性视网膜病变。据报道,铁螯合剂治疗可减少全身铁超载,但不能改善神经系统症状。

九、治疗策略

(一)治疗原则

(1)早期治疗,终身治疗,终身监测。

(2)根据患者的临床表现选择合适的治疗方案,神经精神症状明显的Wilson病患者在治疗前应先做症状评估和颅脑MRI检查。

(3)症状前个体的治疗以及治疗有效患者的维持治疗,可单用锌剂或者联合应用小剂量络合剂。

(4)药物治疗的监测:开始药物治疗后应定期检查血尿常规、肝肾功能、凝血功能、24h尿铜,前3个月每月复查1次,病情稳定后每6个月复查1次。肝脾B超可用来评估病情进展和监测药物的治疗效果,建议3~6个月检查1次,如多次检查正常,1年复查1次即可。尽管颅脑MRI表现不能准确反映疾病的严重程度,但可用来监测治疗效果,建议根据具体情况进行复查。对所有患者必须同时密切观察药物的不良反应。

(二)药物治疗

WD的药物治疗是基于引起铜体负平衡的药物,包括增加尿铜排泄的螯合剂(d-青霉胺和曲恩汀)和减少从消化道吸收铜的锌盐。通过正确和早期药物治疗,>90%患者的肝功能和损伤标志物改善,通常在2~6个月内,而在1~3年的较长时间内,可观察到50%~60%患者的临床神经功能改善。无论是有症状的还是症状前的WD患者,依从性对于治疗的长期成功有着极其重要的作用。

对于接受药物治疗的WD患者,每年应进行至少2次监测,以确定治疗在临床改善和生化变化方面的有效性,评估治疗依从性,并监测治疗引起的不良事件。WD患者停药后可能出现快速恶化的急性临床表现。未能坚持终身治疗可导致WD相关肝病和/或肝衰竭的实质性进展,后者需要肝移植才能生存。研究表明,高达45%接受当前药物治疗的患者长期依从性差或有问题;因此,对于有各种疾病表现的WD患者,应仔细监测其依从性。

对于接受铜螯合治疗的患者,尿铜检测值升高提示患者对治疗的依从性差,随后可能出现肝脏恶化。螯合治疗也可能表明过度治疗,这一发现可能伴有非铜蓝蛋白结合铜的估计值非常低。此外,中性粒细胞减少症、贫血和高铁蛋白血症也可能表明铜缺乏。

每一种治疗都可能发生的不良事件。第一种可用的螯合剂d-青霉胺导致反常的神经功能恶化。反常神经功能恶化的机制仍未得到证实,但可能是由于螯合剂启动后,不同组织中的铜快速动员,随后进入血液的非铜蓝蛋白结合铜继发性增加,进而导致脑内氧化应激和细胞损伤增加。根据这一模型,现在通过剂量滴定的方式缓慢引入螯合剂,并且使用不同治疗时反常神经功能恶化的发生率似乎相似(~10%),且低于最初使用d-青霉胺时观察到的发生率。目前提出的反常神经系统恶化的其他危险因素包括使用其他药物以及神经系统和脑部MRI的晚期变化。此外,有时不可能区分反常的神经系统恶化与疾病的自然病程,特别是在晚期诊断病例中。

美国肝病研究协会(AASLD)推荐使用螯合剂作为所有有症状WD患者的初始治疗,并提示曲恩汀的耐受性较好。由于作用相对缓慢,锌盐通常用于维持治疗,但它们也被用作一线治疗,最常用于无症状或症状前的患者。一线锌单药治疗对有神经系统症状的患者似乎有效且耐受性良好,而且反常的神经系统恶化不常见。然而,肝脏WD患者需要谨慎,因为偶尔有肝脏恶化的风险报告。对儿童期诊断为轻度肝病(基于肝脏转氨酶)的患者使用锌单药治疗得到了回顾性数据的支持。

(三)肝移植

肝移植是治疗WD的一种更为复杂的术式。由于WD主要是一种以肝细胞铜代谢缺陷为特征的肝脏疾病,因此肝移植可被视为基因缺陷的表型纠正,并可恢复铜稳态。肝移植的适应证:①暴发性肝功能衰竭;②对络合剂无效的严重肝病者(肝硬化失代偿期)。常采用原位肝移植(orthotopic liver transplantation)或亲属活体肝移植(living-related liver transplantation)。值得注意的是,严重神经或精神症状并不是进行肝移植手术的指征,因患者的神经损害不可逆,肝移植不能改善其症状,甚至可能在术后出现神经症状恶化,因此该类患者不宜进行肝移植手术。Wilson病患者肝移植术后仍应坚持低铜饮食并建议口服小剂量锌制剂

(四)对症治疗

限制膳食铜摄入量可能有助于控制铜过量,但不建议将饮食管理作为唯一治疗方法。WD患者一般应避免食用铜浓度非常高的食物(例如贝类、坚果、巧克力、蘑菇和果肉)。除特异性抗铜治疗外,对症治疗在WD的治疗中也很重要,特别是在处理肝损伤或肝衰竭的并发症以及神经系统症状。对于已确诊的肝病患者,对症治疗可能包括避免摄入潜在肝毒性物质导致的进一步肝损伤,以及筛查和/或重新评估食管或胃静脉曲张和肝细胞癌。对于失代偿性肝硬化,对症治疗还包括治疗门静脉高压的并发症,包括胃食管静脉曲张、腹水、肝性脑病、自发性细菌性腹膜炎和肝肾综合征。

对于治疗期间神经症状持续或恶化的WD患者,也应考虑对症治疗。神经功能损害的对症治疗主要取决于主要症状,如肌张力障碍、帕金森综合征或震颤,并基于其他神经退行性疾病的治疗经验。目前尚无针对神经系统WD的对症治疗方法在临床研究中得到验证。在重度神经系统WD患者中,对症治疗往往效果不佳或无效。对于重度吞咽困难患者,管饲可能很重要,以避免支气管肺炎和营养不良。唾液腺注射肉毒毒素可成功治疗流涎。

(五)怀孕期间的管理

在女性中,闭经和频繁流产可能发生在有症状的WD发病之前,并且在有症状的WD患者中比在一般人群中更常见。除了流产风险增加外,伴代偿性肝病的WD患者妊娠是安全的,大多数患者将成功妊娠。妊娠期抗铜治疗的重点是预防自然流产、控制妊娠期WD和尽量减少药物致畸作用,由于数据缺乏,建议减少螯合剂的剂量作为谨慎措施。孕前咨询可以解决妊娠期服用抗铜药物的风险,但也可能增加疾病未得到控制的风险,因为女性可能选择在妊娠期间不服用抗铜药物。

如果妊娠成功,则必须对母亲进行生化和临床基线评估,包括肝硬化患者的门静脉高压评估,这将有助于制定分娩计划。由于预防母亲症状恶化是首要考虑,没有理由在妊娠期间停止任何抗铜治疗,这可能导致严重的肝脏或神经系统恶化。然而,降低剂量有可能预防铜缺乏,并根据胎儿对铜的需求增加进行调整。

对于服用螯合剂(d-青霉胺或曲恩汀)的患者,在妊娠早期和中期降低每日剂量可能是合适的。在妊娠晚期开始时,可以根据个体情况进一步降低每日剂量。分娩后,应考虑将螯合剂剂量增加到孕前水平。尚

无证据表明孕前改用锌剂可降低流产或出生缺陷的发生风险。从临床经验来看,在接受锌治疗的患者中,几乎所有病例都可以在妊娠期间维持每日元素锌的剂量。由于所有可用的抗铜药物都会进入母乳,可能导致婴儿铜缺乏,因此一般不建议母乳喂养。

(六)精神症状的管理

在WD患者精神障碍的治疗中,应考虑到精神药物由于WD相关肝病的局限性以及药物对神经系统症状恶化的潜在影响。选择性5-羟色胺再摄取抑制剂可能作为抑郁症的一线治疗。此外,5-羟色胺-去甲肾上腺素再摄取抑制剂、5-羟色胺拮抗剂和再摄取抑制剂以及电惊厥疗法已应用于WD患者,效果良好。应避免使用肝损伤风险高的抗抑郁药,如异丙嗪、苯乙肼、丙咪嗪、阿米替林、度洛西汀、安非他酮或阿戈美拉汀。对于轻躁狂或躁狂的治疗,可以使用情绪稳定剂,如锂剂和抗癫痫药(如卡马西平和拉莫三嗪,但由于肝毒性,避免使用丙戊酸盐)。

抗精神病药用于重度躁狂和精神病症状的治疗。然而,在WD患者中,抗精神病药有神经功能恶化和肝损伤的风险。因此,应使用出现锥体外束症状的风险较低的抗精神病药如氯氮平或喹硫平。氯氮平应用于最严重和难治性病例,因为白细胞减少和与剂量相关的惊厥风险增加,应定期进行血液分析。奥氮平是一种有效的抗躁狂药物,锥体外系风险低,但是奥氮平和喹硫平对肝损伤患者有中度风险。此外,阿立哌唑的安全性良好,舒必利和氨磺必利是有益的选择,因为它们不在肝脏内代谢,发生锥体外系症状的风险低,特别是在较低剂量时。抗精神病药,即使是那些被认为对锥体外系系统影响较小的药物,也应仅在重度病例中使用,应采用最低有效剂量,尽可能缩短持续时间。最后,强迫症的精神治疗应包括SSRIs和认知行为疗法,对于紧张症应考虑劳拉西泮和随后的ECT。对于行为症状和人格障碍,可使用SSRIs、抗癫痫药和苯二氮䓬类药物。

十、疗效及转归

WD病未经治疗通常是致残或致命的,患者病死率在5.0%~6.1%,主要死于严重的肝脏疾病或严重的神经症状,少数患者因疾病负担或抑郁自杀。然而,Wilson病作为少数可治的神经遗传病之一,经过长期规范的排铜治疗或肝移植治疗,Wilson病患者的寿命可大幅延长。尤其是在疾病早期,神经症状出现之前进行干预,大部分患者可回归正常的工作和生活。

参考文献

[1]homas Damgaard Sandahl, Tea Lund Laursen , Ditte Emilie Munk,et al.The Prevalence of Wilson's Disease: An Update[J]. Hepatology, 2020,71(2):722-732.

[2]Dong Y, Wang RM, Yang GM, et al. Role for biochemical assays and Kayser-Fleischer rings in diagnosis of Wilson's disease[J]. Clin Gastroenterol Hepatol. 2021, 19(3): 590- 596.

[3]Wang RM, Yu H, Yang GM, et al. Clinical features and outcome of Wilson's disease with generalized epilepsy in Chinese patients[J]. CNS Neurosci Ther. 2020, 26(8): 842–850.

[4]Li X, Lu Z, Lin Y, et al. Clinical features and mutational analysis in 114 young children with Wilson disease from South China[J]. Am J Med Genet A, 2019, 179(8): 1451–1458

[[5]Ranucci G, Iorio R. Disorders that mimic Wilson disease[M]//Clinical and translational perspectives on Wilson disease[J]. Academic Press, 2019: 419-426.

[6]Valérie Cochen De Cock, Sandy Lacombe, France Woimant,et al.Sleep disorders in Wilson's disease[J].Sleep Med, 2021, 83:299-303.

[7]Caitlin Mulligan, Jeff M Bronstein. Wilson Disease: An Overview and Approach to Management[J].Neurol Clin, 2020, 38(2):417-432.

[8]Alberto Ferrarese , Maria Cristina Morelli, Paola Carrai, et al.Outcomes of Liver Transplant for Adults With Wilson's Disease[J].Liver Transpl, 2020 ,26(4):507-516.

[9]Bedia Samanci, Erdi Sahin, Basar Bilgic,et al.Neurological features and outcomes of Wilson's disease: a single-center experience[J].Neurol Sci, 2021, 42(9):3829-3834..

[10]Samuel Shribman, Aurelia Poujois, Oliver Bandmann, et al. Wilson's disease: update on pathogenesis, biomarkers and treatments[J]. J Neurol Neurosurg Psychiatry,2021, 92(10): 1053-1061.

[11] 中华医学会神经病学分会神经遗传学组. 中国肝豆状核变性诊治指南2021[J]. 中华神经科杂志,2021,54(4):310-319.

刘红岩(撰写)　　于珮(审校)

第二十六章 齐薇格综合征

Chapter 26 Zellweger Syndrome, ZS

关键词：过氧化物酶体疾病；颅面部异常；神经发育迟缓；肾囊肿；肝大

Keywords: peroxisome disorders; craniofacial abnormalities; neurodevelopmental delay; renal cyst; hepatomegaly

一、概述

齐薇格综合征（Zellweger Syndrome, ZS）于1964年首先由Bowen、Lee和Zellweger报告，故又称Bowen-Lee-Zellweger综合征，也称为脑肝肾综合征，是一种罕见的常染色体隐性遗传性疾病，是由*PEX1*、*PEX2*、*PEX3*、*PEX5*、*PEX6*、*PEX10*、*PEX12*、*PEX13*、*PEX14*、*PEX16*、*PEX19*或*PEX26*基因中的一个或多个突变引起的，该突变导致过氧化物酶体功能缺失，在过氧化物酶体中降解的极长链脂肪酸（VLCFA）和支链脂肪酸（BCFA）无法被正常代谢，这些脂质的积累会损害多器官系统的正常功能，也会引起脑白质脱髓鞘病变。ZS患者大部分会在一岁内发病并死亡。与Zellweger综合征发病原因相同，但是程度相对较轻的被称为新生儿肾上腺脑白质营养不良（NALD）以及Refsum综合征，这三种疾病统称Zellweger齐薇格谱系病。NALD的患者通常可以存活到童年，部分Refsum综合征的患者可以存活到成年。

二、定义

ZS是一种罕见的遗传性疾病，其特征是功能性过氧化物酶体缺失或减少，为常染色体隐性遗传，由于PEX基因的缺陷所致。

三、流行病学

ZS是最常见的过氧化物酶体疾病。在美国，其发病率为1/50,000新生人口，但在不同地区有所不同。在加拿大的魁北克省有较高的发病率（1/12,000），在日本发病率较低（1/500,000）。该病总发病率约为1/100,000~1/50,000新生人口。

四、病因及发病机制

过氧化物酶体是具有基质的单膜结合细胞器，含有50多种脂肪酸代谢酶。除红细胞外，所有人类细胞都含有过氧化物酶体。与其他器官相比，肝脏和肾脏有丰富的过氧化物酶体。过氧化物酶体的正确组装需要过氧化物酶，而过氧化物酶基因（PEX）突变导致过氧化物酶体形成缺陷，这与关键内酶水平较低或检测不到相关。过氧化物酶体参与超长链脂肪酸（VLCFA）的β氧化、支链脂肪酸的α氧化、氨基酸和乙醇的分解代谢、胆汁酸的生物合成、类固醇激素、糖异生和血浆糖原形成，这些是细胞膜和髓鞘的重要组成部分。此外，过氧化物酶体还参与细胞毒性过氧化氢的降解。

ZS是由过氧化物酶体发生所需的各种基因突变引起的。至少有13种不同的*PEX*基因发生突变，*PEX*基因编码的蛋白质称为过氧化物酶（过氧化物酶体组装蛋白）。最常见的突变是*PEX1*或*PEX6*基因，约65%的患者出现这种突变。这些基因编码ATP酶，需要ATP酶将蛋白质从胞外溶胶导入过氧化物酶体。

ZS的特征是血浆、成纤维细胞和羊水细胞中VLCFA积累增加，C26和C22脂肪酸增加；肾上腺细胞中类固醇生物合成减少和VLCFA积累导致促肾上腺皮质激素（ACTH）和其他一些类固醇激素水平降低；细胞毒性过氧化氢降解减少和VLCFA异常积聚导致神经元膜损伤和脱髓鞘；主要异常体现在肾脏（皮质囊肿）、肝脏（纤维化）和大脑（脱髓鞘，中央裂多发性微脑回），因此称为脑肝肾综合征。

五、临床表现

该疾病几乎影响到每个器官系统，因为过氧化物酶体存在于所有细胞器中。其表现包括严重的颅面部异常、肌张力减退、严重的神经发育迟缓、感音神经性听力丧失、眼部异常和釉质异常。具有肝酶和胆红素水平升高的病例中80%存在肝肿大。70%的病例存在肾皮质囊肿。根据发病年龄不同，ZS患者分为三类。

1. 新生儿表现

这些儿童中的大多数会出现肌张力减退、自发活动减少和哭闹不佳。他们通常喂养困难，在新生儿期癫痫发作可能很早。他们通常具有面部畸形，包括高额头、大囟门、宽缝线、发育不良的眶上嵴、宽鼻梁。眼部异常包括青光眼、白内障和视网膜病变，这些患者可能有不同程度的感音神经性耳聋。

2. 童年表现

发育迟缓、发育不良、视力和听力异常，部分患儿还会出现肝大，伴有不同程度的肝功能异常、肾上腺功能不全和肾草酸钙结石。既往因脱髓鞘（脑白质营养不良）所继发的神经功能异常，可能会进一步出现衰退。男童睾丸未降，女童阴蒂肥大。

3. 青少年-成人表现

发育迟缓和神经退化、脑共济失调、周围神经病变、肾上腺功能减退、脑白质营养不良。

齐薇格综合征的肾脏损害主要表现

（1）肾囊肿（Renal Cysts）

肾囊肿是Zellweger综合征中较为常见的肾脏表现，可能与过氧化物酶体功能障碍导致的细胞代谢异常有关。囊肿通常为多发性，可能影响肾脏的正常结构和功能。

（2）肾功能不全（Renal Dysfunction）

部分患者可能出现轻度至中度的肾功能不全，通常与代谢异常和肾囊肿的存在有关。肾功能不全在疾病早期可能不明显，但随着病情进展可能逐渐显现。

（3）肾小管功能障碍（Renal Tubular Dysfunction）

过氧化物酶体功能障碍可能影响肾小管的正常功能，导致电解质紊乱或酸碱平衡失调，具体表现可能包括低钾血症、低钠血症或肾小管性酸中毒。

（4）肾脏发育异常（Renal Developmental Abnormalities）

部分患者可能伴有肾脏结构发育异常，如肾脏体积减小或形态异常。

（5）蛋白尿或血尿（Proteinuria or Hematuria）

少数患者可能出现轻度蛋白尿或血尿，通常与肾小球或肾小管的损伤有关。

六、辅助检查

在新生儿筛查期间化验血液中的超长链脂肪酸（VLCFA）水平；基因检测测定PEX基因；化验VLCFA、植酸和/或普里斯坦酸、胡椒酸、胆汁酸中间产物、红细胞中血浆凝血酶原水平。

七、诊断

最初的诊断步骤是确定临床症状及体征，并在新生儿筛查期间证实血液中的超长链脂肪酸（VLCFA）升高。基因检测可以诊断PEX基因。评估的下一步是生化测试，化验VLCFA、植酸和/或普里斯坦酸、胡椒酸、胆汁酸中间产物的水平升高，以及红细胞中血浆凝血酶原的水平下降。轻度ZS患者可能生化检测正常，因此，如果临床高度怀疑，则需要在40摄氏度下对培养的皮肤成纤维细胞进行确认。遗传咨询和产前诊断至关重要。Preus等研究发现新生儿期起病的患儿肾脏异常的发生率低于肌张力低下及肝功能异常，因此，根据新生儿肾脏异常诊断ZS需谨慎。

八、鉴别诊断

（1）新生儿肌张力过低：血超长链脂肪酸（VLCFA）化验、血生化检测、基因检测可资鉴别。

（2）染色体异常（唐氏综合征、Prader-Willi综合征）：基因检测可资鉴别。

（3）Usher综合征1,2型：以先天性感音神经性耳聋，伴进行性视网膜色素变性为典型表现，血超长链脂肪酸（VLCFA）化验、血生化检测、基因检测可资鉴别。

（4）Cockayne综合征：侏儒症、视网膜萎缩和耳聋综合征，基因检测可资鉴别。

（5）Alport综合征：眼-耳-肾综合征，以听力障碍、眼部病变、肾脏病变为临床表现，血生化检测、基因检测可资鉴别。

九、治疗策略

齐薇格综合征是一种快速进展的疾病,死亡率很高。由于几乎没有可用的治疗方法,治疗选择仅限于支持性护理,以提高生活质量。应在怀孕前为潜在携带者提供基因检测和计划生育咨询。潜在携带者也可进行产前或植入前遗传学诊断。被诊断为齐薇格综合征的患者应接受由代谢病专家、神经病学、眼科、耳鼻喉科以及职业和物理治疗师组成的医疗团队的跨专业护理,并在出院前安排适当的随访。由于 ZS 影响多个器官,因此可以通过来自多个学科的专家之间的团队合作和协作进行适当的护理。此外,整合姑息治疗资源在改善婴儿和父母的生活质量方面发挥着关键作用。

已尝试的各种治疗方式包括以下三种。

二十二碳六烯酸:这是一种长链不饱和脂肪酸,对髓鞘形成、大脑和眼睛发育至关重要。ZS 患者血浆中二十二碳六烯酸水平较低。然而,在随机对照试验中,这种替代与神经症状或视觉障碍的改善无关。

洛伦佐油:是三油酸甘油酯和三聚甘油酯的混合物,最初尝试在 X 连锁肾上腺脑白质营养不良患者中使用。结果表明,它可以降低 ZS 患者血浆中的 VLCFA 水平,但不影响疾病的进展。

胆酸:这是 24 碳胆汁酸,有助于吸收脂溶性维生素。由于 ZS 患者的肝功能障碍和脂蛋白合成障碍,脂溶性维生素缺乏,胆酸已尝试用于其他肝功能紊乱。它已被美国 FDA 批准用于 ZS 患者。然而,几乎没有证据表明其有效性。

支持措施如下。

助听器或耳蜗植入治疗听力丧失。

眼科医生转诊、白内障摘除和视力受损患者佩戴眼镜。

标准抗癫痫药物。

补充维生素 K 治疗凝血病。

可的松治疗肾上腺功能不全。

热量摄入不足的胃造口术。

低水平脂溶性维生素(A、D、E)的维生素补充。

十、疗效及转归

ZS 是一种致命的进行性疾病,伴有多种先天性异常。即使改善了护理,存活率也很低。有报道称,受影响儿童的寿命平均为 6 个月到 12 个月,这取决于遗传表型的变异性,他们通常死于呼吸衰竭、呼吸暂停或感染并发症。

新生儿期的儿童预后很差,通常在生命的第一年内死亡。儿童期较晚的患者可发展为进行性肝病/肝衰竭,与新生儿相比,诊断后生存期稍长。青春期患者的生存期稍长,但通常会出现进行性神经症状,包括痉挛和后期周围神经病变。

参考文献

[1]Powers JM, Tummons RC, Caviness VS, et al. Structural and chemical alterations in the cerebral maldevelopment of fetal cerebro-hepato-renal (Zellweger) syndrome[J]. J Neuropathol Exp Neurol, 1989, 48(3):270-89.

[2]Rafique M, Zia S, Rana MN, et al. Zellweger syndrome - a lethal peroxisome biogenesis disorder[J]. J Pediatr Endocrinol Metab, 2013,26(3-4): 377-9.

[3]Schieferdecker A, Wendler P. Structural Mapping of Missense Mutations in the Pex1/Pex6 Complex[J]. Int J Mol Sci, 2019, 20(15).

[4]Geisbrecht BV, Collins CS, Reuber BE, et al. Disruption of a PEX1-PEX6 interaction is the most common cause of the neurologic disorders Zellweger syndrome, neonatal adrenoleukodystrophy, and infantile Refsum disease[J]. Proc Natl Acad Sci U S A, 1998, 95(15):8630-5.

[5]Molzer B, Stöckler S, Bernheimer H. Peroxisomal neurologic diseases and Refsum disease: very long chain fatty acids and phytanic acid as diagnostic markers[J]. Wien Klin Wochenschr, 1992, 104(21):665-70.

[6]Klouwer FC, Berendse K, Ferdinandusse S, et al. Zellweger spectrum disorders: clinical overview and management approach[J]. Orphanet J Rare Dis, 2015, 10:151.

[7]Moser AB, Kreiter N, Bezman L, Lu S, Raymond GV, Naidu S, Moser HW. Plasma very long chain fatty acids in 3,000 peroxisome disease patients and 29,000 controls[J]. Ann Neurol, 1999, 45(1):100-10.

[8]Kheir AE. Zellweger syndrome: A cause of neonatal hypotonia and seizures[J]. Sudan J Paediatr, 2011, 11(2):54-8.

[9]Braverman NE, Raymond GV, Rizzo WB, et al. Peroxisome biogenesis disorders in the Zellweger spectrum: An overview of current diagnosis, clinical manifestations, and treatment guidelines[J]. Mol Genet Metab, 2016, 117(3):313-21.

[10]Paker AM, Sunness JS, Brereton NH, et al. Docosahexaenoic acid therapy in peroxisomal diseases: results of a double-blind, randomized trial [J]. Neurology, 2010, 75(9):826-30.

[11]Arai Y, Kitamura Y, Hayashi M, et al. Effect of dietary Lorenzo's oil and docosahexaenoic acid treatment for Zellweger syndrome[J]. Congenit Anom (Kyoto), 2008, 48(4):180-2.

[12]Keane MH, Overmars H, Wikander TM, et al. Bile acid treatment alters hepatic disease and bile acid transport in peroxisome-deficient PEX2 Zellweger mice[J]. Hepatology, 2007, 45(4):982-97.

陈思思（撰写）　于珮（审校）

第二十七章　眼-脑-肾综合征
Chapter 27　Oculocerebrorenal syndrome

关键词：先天性白内障；智力障碍；近段肾小管功能障碍

Keywords：Congenital cataract；Intellectual disability；Proximal renal tubular dysfunction

一、概述

眼-脑-肾综合征（Oculocerebrorenal syndrome）又称劳氏综合征（Lowe Syndrome）、Lowe病，Lowe眼-脑-肾功能不良、lowe眼-脑-肾综合征、OCRL、磷脂酰肌醇4,5-二磷酸5-磷酸酶缺乏。该病是一种罕见的X染色体连锁多系统性疾病，于1952年由Lowe等首次报道。临床特征为眼睛、中枢神经系统和肾脏受累，其主要特征是视力障碍、肌张力减退、严重智力障碍和不同程度的范科尼型近端肾小管功能障碍并缓慢进行性肾功能衰竭。其他特征包括独立于肾功能的出生后生长迟缓，包括屈曲、非腱性关节肿胀、皮下结节和关节病。Lowe综合征是由染色体Xq25-26上的*OCRL*基因变异引起的，该基因编码OCRL-1（肌醇多磷酸盐5-磷酸酶）。

二、定义

Lowe综合征是一种罕见的X染色体连锁多系统性疾病，由染色体Xq25-26上的*OCRL*基因变异引起，其特征为先天性白内障、智力障碍、近段肾小管功能障碍为主的三联征。

三、流行病学

Lowe综合征是一种罕见的泛种族疾病，根据美国Lowe综合征协会和意大利Lowe综合征协会的观察，其在普通人群中的患病率估计为1∶500,000。这种疾病在美国、欧洲、澳大利亚、日本和印度都有发生。国内最早在1985年有相关病例报道。本病患者多为男性，女性杂合子多无或仅有双眼白内障而无其他系统受损的临床表现，多在新生儿期发病女性患者罕见。

四、病因与发病机制

Lowe综合征是由染色体Xq25-26上的*OCRL*基因变异引起的，目前确切的发病机制尚不清楚。可能是通过肌醇多磷酸盐5-磷酸酶OCRL-1（磷脂酰肌醇多磷酸盐5-磷酸酶OCRL-1）活性降低或缺失导致其底物磷脂酰肌醇（4,5）二磷酸的细胞内水平升高，从而对许多细胞过程产生影响，如细胞膜成分、肌动蛋白细胞骨架组织、内吞作用、溶酶体自噬途径、初级睫状体合成与功能等，最终导致某些细胞类型（即肾小管或晶状体上皮）的异常分化、细胞迁移和功能，从而引起出生缺陷和Lowe综合征的其他临床表现。OCRL-1广泛存在于多种细胞类型的跨高尔基体网络、内质网和溶酶体中，包括大脑、骨骼肌、心脏、肾脏（培养的近端肾小管细胞）、肺、卵巢、睾丸、培养的成纤维细胞、胎盘、绒毛膜绒毛样本和培养的羊膜细胞等。

Lowe综合征是由染色体Xq25-26上的*OCRL*基因变异引起的，该基因编码OCRL-1，一种肌醇多磷酸5-

磷酸酶[2]。OCRL-1主要存在于细胞膜上网格蛋白包被形成的陷凹中,参与细胞膜和内质体以及高尔基体之间的运输作用。在网格蛋白介导的细胞内吞作用中,ORCL-1对于关闭新形成的内吞囊泡是必要的。OCRL基因突变导致磷脂酰肌醇(4,5)二磷酸累积、膜运输缺陷和肌动蛋白细胞骨架重塑紊乱。在肾脏中,扰乱的内质体运输会损害近端小管中的蛋白质重吸收和消化。在眼睛中,异常肌动蛋白重塑导致胚胎晶状体上皮细胞的紊乱和调节眼房水流出的小梁网的异常发育。

OCRL的变异也在一些Dent病患者中发现,现在称为Dent-2型,这反映了同一基因的变异导致两种看似不同的疾病的问题。事实上,许多Dent-2患者表现出轻微的Lowe综合征肾外特征,这表明Dent-2型疾病代表了轻微的Lowe综合征。

五、临床表现

Lowe综合征是一种多系统疾病,主要涉及眼睛、中枢神经系统(CNS)和肾脏。

(1)眼睛:致密先天性双侧白内障是Lowe综合征的一个特征,在出生时就存在。白内障在胚胎发育早期由于初级晶状体后纤维的缺陷形成和随后的变性而发展,甚至在产前超声图像上也已得到证实。约50%的Lowe综合征患者观察到严重青光眼伴眼球突出需要手术治疗,通常在生命的第一年,但可能最晚在第二或第三个十年。约25%的患者通常在5岁后出现角膜瘢痕和瘢痕疙瘩,且无外伤史。矫正视力很少超过20/100,部分原因是原发性视网膜功能障碍。管理包括早期晶状体取出和眼镜处方,但不建议进行手术晶状体植入,且建议不要戴隐形眼镜,因为有形成角膜瘢痕疙瘩的风险。应定期检查眼压,必要时治疗青光眼。对患有Dent-2疾病的患者应进行详细的眼科检查,可能会发现细胞核和皮质之间的离散性周边混浊,临床上无症状。Dent-2疾病和Lowe综合征之间可能存在表型连续性。

(2)神经系统:中枢和外周神经系统都参与了Lowe综合征,正是它们的参与导致了该病最大的疾病负担。尽管文献记载较少,但具有轻度ORCL变异表型的Dent-2患者也可能表现出一些发育延迟。

1)肌张力减退:第一个临床症状是严重的新生儿张力过低,通常是在没有深部肌腱反射的情况下。肌张力减退是中枢起源,尽管肌肉活检显示选择性1型纤维萎缩,类似于先天性纤维型比例失调肌病,并且在Lowe综合征中肌酸激酶和/或乳酸脱氢酶水平通常升高,而在Dent-2病中则较低。运动张力降低导致运动里程碑延迟(75%的患者在6~13岁时实现独立行走)。

2)智力障碍:大多数Lowe综合征患者有严重的智力障碍,平均智力水平在40~54之间。

3)癫痫发作:高达50%的Lowe综合征患者出现癫痫发作。没有特定的发作类型。

4)行为异常:Lowe综合征患者具有典型的行为异常模式。超过80%的患者表现出顽固、攻击性、易怒、脾气暴躁和复杂的重复性无目的的运动(如拍手),这些运动会干扰适应性功能,并且明显比其他视力受损或相对弱智患者的情况更糟。与重复和冲动行为相关的自我伤害发生率很高。一些证据表明,行为问题最困难的时期是8至13岁之间。抗精神病药、抗抑郁药、兴奋剂和苯二氮䓬类药物仅部分有效。据报道,氯丙咪嗪、帕罗西汀和利培酮的疗效更有希望。

5)神经放射学和神经病理学特征:头颅磁共振成像可以在T2加权图像上显示轻度脑室扩大和高信号病变,这些病变分布在脑室周围和深部白质。这些病变对应于血管周围腔隙,在脑髓鞘形成进展之前无法检测到。它们在大小和位置上似乎是稳定的,没有临床意义。在T2加权图像上高信号脑白质内呈低信号放射状条纹的虎纹图案。这种脱髓鞘模式在Pelizaeus-Merzbacher病、球状细胞白质营养不良和异染性白质营养不良中也有描述。质子磁共振波谱图显示肌肌醇峰明显,提示存在胶质增生。神经病理学发现是可变的和非特异性的,可能包括脑室扩大、脑萎缩、小脑发育不全、肥厚症、多微脑回、神经元异常迁移、室管膜下囊肿和位于白质的囊肿。

(3)肾:Lowe综合征的肾表型以近端肾小管功能障碍和缓慢进行性肾功能衰竭为特征,通常在第二或第三个十年导致终末期肾病(ESRD)。与先天性白内障不同,肾小管功能障碍在出生时并不总是存在;相反,它通常在最初几周到几个月内出现。

1)低分子量蛋白尿:低分子量(LMW)蛋白尿是Lowe综合征的主要表现,在所有患者中都可以观察到,先于任何其他近端小管功能障碍症状。视黄醇结合蛋白尤其是肾小管蛋白吸收障碍的高度敏感标志物,在这种情况下,其平均升高约为正常上限的1,000倍。替代标志物是α-1和β-2微球蛋白,后者在尿液pH<5.5时不稳定。虽然LMW蛋白是Lowe综合征患者蛋白尿的主要成分,但尿白蛋白排泄也升高。这反映了每天通过完整肾小球屏障的3.3g白蛋白中的一些通过巨蛋白受体途径的再吸收缺陷。一半以上的患者总蛋白尿处于肾病范围(>1克/平方米/天),但血清白蛋白浓度正常;这也适用于表现型较轻的Dent-2疾病患者。

2)氨基酸尿:约80%的经典Lowe综合征患者出现全身性氨基酸尿,但只有约一半的Dent-2病患者出现全身性氨基酸尿。氨基酸排泄量在个体间有相当大的差异。溶酶体酶水平升高。

3)高钙尿症/肾钙质沉着症:高钙尿症在Lowe综合征和Dent-2患者中常见,约80%的患者出现高钙尿症。尿钙排泄量大约是正常年龄上限的两倍,并且与年龄无关。

4)酸中毒:高氯代谢性酸中毒是Lowe综合征的常见症状,33%~82%的患者出现高氯代谢性酸中毒。即使在非酸中毒患者中,血浆总二氧化碳浓度通常也处于正常值的较低水平。氨生成量的减少将Lowe综合征患者与其他形式的肾Fanconi综合征患者区分开来,后者的氨含量显著增加。

5)尿磷:与其他近端肾小管功能一样,文献中关于磷酸盐消耗患病率的数据差异很大。

6)^{99m}锝二巯基琥珀酸肾内蓄积不良:^{99m}锝二巯基琥珀酸(^{99m}Tc-DMSA)扫描用于评估肾小管间质的完整性和检测局部瘢痕。^{99m}Tc-DMSA的缺陷积聚在近端肾小管损伤患者中很常见,并且在Lowe综合征、Dent-1/Dent-2疾病以及其他形式的肾Fanconi综合征患者中也有报道。

7)进行性肾衰竭:缓慢进行性肾功能衰竭是Lowe综合征的一个特征,并在成年后导致ESRD。由于Lowe综合征患者的肌肉量减少,使用基于血清肌酐的GFR估计值监测肾功能可能会导致GFR高估,基于胱抑素C的GFR评估应是该患者组的首选方法。

(4)其他表现形式

1)肌肉骨骼:肌肉骨骼并发症可由Lowe综合征的主要表现引起,即张力过低和肾病,或作为潜在疾病的一种独特表现。张力过低导致关节过度活动,而运动减少则会导致挛缩和骨量减少。大约一半的患者患有脊柱侧凸,通常在青春期后发展。Lowe综合征患者几乎普遍存在骨量减少,未经治疗的酸中毒和肾性磷酸盐消耗可能会加重骨量减少。即使存在矫正良好的Fanconi综合征,一些患者仍有反复病理性骨折,愈合不良。腱鞘炎、关节炎和使人衰弱的关节病是Lowe综合征的常见并发症,据报道,20岁以上的患者中有一半出现这种情况。临床表现为手掌和足底纤维化、局部结节、多个指间关节和掌骨关节、脚踝和手腕的非压痛性肿胀,导致屈曲挛缩,最终导致骨侵蚀。滑膜活检显示无炎症浸润的橡胶组织和含有纤维物质的纤维组织。

2)生长发育迟缓:严重的产后生长迟缓是Lowe综合征的特征,与肾功能不全或骨病的程度无关。到3岁时,Lowe综合征患者的平均身高已经下降到第三个百分位,并且在发育过程中继续下降。值得注意的是,患有Dent-2疾病的患者也表现出轻微的生长迟缓,这在Dent-1患者中没有观察到,这支持了Dent-2疾病是Lowe综合征的轻度表现这一概念。

3)口腔和牙科表现:一些病例报告记录了Lowe综合征患者的牙齿异常,包括釉质发育不良、牙本质发育不良和延迟性牙齿萌出,后者与萌出囊肿有关。一些患者在抗癫痫治疗后出现牙龈增生。正畸并发症源于腭部收缩、牙齿拥挤、骨骼错牙合、下颌发育不全和阻生恒牙。

4)凝血方面:表现为止血功能受损,而其他血小板聚集试验的结果正常。这些发现可能反映了OCRL-1缺乏症中RhoA依赖性信号紊乱引起的血小板早期活化受损,即血小板黏附和形状改变。此外,约20%的患者出现轻度血小板减少。凝血酶原时间(PT)和活化部分凝血活酶时间(aPTT)正常,纤维蛋白原水平和血管性血友病因子也正常。

5)性发育:据报道,约三分之一的患者患有隐睾症。大多数患者睾丸在青春期是正常的,睾丸激素水平也是正常的。输卵管周围纤维化和无精子症可能导致生育能力下降。皮肤病学发现在一些Lowe综合征患者中报告了皮肤良性囊性病变。这些类似发疹的绒毛状毛囊肿,但也可能起源于成熟的毛囊。

六、辅助检查

详尽的眼科检查对Lowe综合征的眼病诊疗非常必要。

1. 头颅磁共振 (MR) 成像

可以在 T2 加权图像上显示分布在脑室周围和深白质的轻度脑室扩大和高信号病变。这些病变对血管周围腔隙有反应，在脑髓鞘形成进展之前无法检测到。神经病理学表现是可变的和非特异性的，可能包括脑室扩大、脑萎缩、小脑发育不全、多发性脑回、异常神经元迁移、室管膜下囊肿和位于白质的囊肿。

2. 肾脏相关检查

由于出生后即可有近端肾小管功能受损的存在，因此肾脏相应检查有助于早期筛查疾病，包括尿蛋白定量和成分定量分析，尿电解质排泄率。24h 尿钙离子排泄量超过 4mg/kg(0.1mmol/kg) 或尿钙/肌酐比值大于该年龄组的参考值定义为高钙尿。视黄醇结合蛋白是肾小管蛋白质吸收障碍的高度敏感标志物，在这种情况下，其平均升高约为正常值上限的 1,000 倍。替代标志物为 α-1 和 β-2 微球蛋白，后者在尿液 pH<5.5 时不稳定。虽然低分子蛋白是 Lowe 综合征患者尿蛋白的主要成分，但尿白蛋白排泄也升高。超过一半的患者的总蛋白尿>1g/m²/日)，但血清白蛋白浓度保持正常。

由于 Lowe 综合征患者的肌量减少，基于血清肌酐的 GFR 估计值监测肾功能可能导致 GFR 水平偏高[1]。而基于胱抑素 C 的 GFR 估计能避免肌肉含量异常的影响而更加适用于此类人群。应完善血生化、电解质、血尿氨基酸等检查，并对儿童营养、生长发育和智力进行评估。

3. 基因检测

对有 OCRL 变异家族史进行生育咨询或产期诊断，或先天性白内障的儿童伴有生长发育迟缓以及肾功能异常患儿，应怀疑 Lowe 综合征，应行 OCRL 基因突变筛查进行诊断。到目前为止，已经发现有 260 个 OCRL 突变。移码、剪接或无义突变导致截短的蛋白质占这些突变的 67%，错义突变占 27%，基因组缺失占 6%。大约百分之十的突变发生在外显子 9—16（编码 5-磷酸酯酶结构域），其中大多数突变是单碱基对错义变化。另外 40% 的突变发生在外显子 18—23（编码 C 末端的 RhoGAP 样结构域），其中大多数导致蛋白质截短。

七、诊断

具有以下特征的先证者应怀疑为 Lowe 综合征。

双侧致密先天性白内障，婴儿先天性肌张力过低，生长发育迟缓。

Fanconi 型近端肾小管运输功能障碍，特征为低分子量蛋白尿（包括视黄醇结合蛋白、N-乙酰氨基葡萄糖苷酶和白蛋白）、氨基酸尿和不同程度的碳酸氢尿和酸中毒、磷尿和低磷血症以及高钙尿。

注：以视网膜结合蛋白和 N-乙酰氨基葡萄糖苷酶等蛋白质排泄为特征的 LMW 蛋白尿见于 Lowe 综合征、等位基因疾病 Dent 病（见遗传相关疾病）和许多其他与 Fanconi 综合征相关的疾病。在 Lowe 综合征中，即使在没有临床意义的氨基酸尿或其他肾小管异常的情况下，也可以在生命早期发现 LMW 蛋白尿。因此，LMW 可能是该疾病发生肾功能不全最敏感的早期标志物。

男性先证者：Lowe 综合征的诊断是在具有典型临床和实验室结果的男性先证者中确定的，并通过分子遗传学检测确定了 OCRL 中的半合子致病性变体。

注：如果在临床诊断符合 Lowe 综合征的男性中发现具有未知意义的变异体或没有致病性变异体，则可以选择在培养的皮肤成纤维细胞中检测肌醇多磷酸盐 5-磷酸酶 OCRL-1 活性。受影响的雄性动物的酶活性低于正常值的 10%。这种检测在 99% 以上的受影响男性中是异常的，并且在仅与 Lowe 综合征表型部分重叠的个体中，对 Lowe 综合征具有较高的阴性预测值，这些个体在 OCRL 中未发现致病性变体。

女性先证者：女性 Lowe 综合征的诊断很少见，但可以在女性先证者中确定，其临床和实验室结果与男性先证者相同，并且是通过分子遗传学检测确定的杂合致病性变异体。如果在女性中确诊为 Lowe 综合征，建议寻找两种致病性变体（每个 X 染色体上一种）或 X 常染色体易位或其他导致女性杂合子中携带正常等位基因的 X 染色体高度偏斜失活的生物学原因。

八、鉴别诊断

低分子量 (LMW) 蛋白尿是 Fanconi 综合征的一个特征，也可见于其他疾病，包括囊性肌病、肾毒性药物对肾小管的损伤（如氨基糖苷类）和急性肾小管间质移植排斥反应伴肾小管损伤。然而，在 Lowe 综合征和 Dent 病中，LMW 蛋白尿似乎是肾小管功能障碍比其他疾病更显著的特征。Dent 病 2 型发病也与 OCRL 基因突变有关,表型介于Dent病1型和Lowe综合征之间,主要表现为近端肾小管功能障碍。虽然近年来文献报道少数Dent病2型患者可有轻度的智力低下、发育迟缓或轻度的周边型白内障,但Dent病2型很少同时有眼、脑受累表现。先天性感染(如先天性风疹综合征)、巨细胞、弓形虫、单纯疱疹病毒等感染,也可有眼、脑、肾等多脏器损害。而南希-霍兰综合征、史密斯-莱姆利-奥皮茨综合征、肌眼-脑疾病、胱氨酸病和过氧化物酶体疾病,也应在Lowe综合征的鉴别诊断中加以考虑。

九、治疗策略

(1)对症治疗:管理各种临床问题通常可能涉及儿科、眼科、肾病、临床生化遗传学、代谢、营养、内分泌学、神经病学、儿童发育、行为、康复、普外科、骨科或牙科等多学科。

1)眼睛:白内障应尽早摘除,以避免弱视。早期使用眼镜或隐形眼镜可以改善视觉功能,从而提高心理社会技能。必须经常检测眼压,以便早期诊断青光眼,并用抗青光眼药物或房角或小梁切开术进行治疗。结膜或角膜龟裂很难治疗。不建议手术植入晶状体;眼镜应优先于隐形眼镜。

2)神经系统:早期有针对性的康复治疗是治疗肌张力减退及其并发症的必要手段。在疾病的早期阶段,不需要管饲。适当的心理、教育和职业方案有利于提高学习能力,防止青少年期间频繁和严重的行为危机。无反射是一种特殊的状态,不需要治疗。癫痫发作需要使用针对症状的药物进行治疗。青少年时期出现的行为问题和强迫症要求卫生工作人员具备特定的能力。抗精神病药、兴奋剂、苯二氮卓类、抗抑郁药(三环抗抑郁药和5-羟色胺再摄取抑制剂)等药物虽然处方充分,但仅部分有效。氯丙咪嗪、帕罗西汀和利培酮似乎有更大的前景。

3)肾:必须认识到肾小管酸中毒,并及时用碱补充剂治疗。这些药物包括不同剂量和组合的柠檬酸盐(柠檬酸钠和/或钾)和碳酸氢钠,以保持血清碳酸氢盐水平在20毫克当量/升左右(剂量可能在1-8毫克当量/天之间变化,应至少分为三个单独的剂量)。柠檬酸钾特别有用,因为它也有助于防止肾钙质沉着症,并有助于减少肾钙排泄。如果出现多尿,患者应补充液体。钠摄入量应根据肾盐流失的程度进行调整。对于婴儿和幼儿,应及时调整口服补充剂,以防腹泻。可能需要静脉输液。佝偻病应使用口服磷酸盐补充剂和维生素D进行治疗。应避免过量的维生素D,因为它们可能会增加肾钙排泄。治疗应以维持血清钙和甲状旁腺激素(PTH)水平在正常范围内和血清磷酸盐水平高于2~2.5mg/dl为目标。

4)目前,没有证据表明,将膳食蛋白质含量增加到高于正常建议的水平对这些患者有益。同样,没有证据表明卡尼汀能产生任何改善。肌肉和骨骼异常需要对最常见的肌肉骨骼并发症进行预防性治疗,以保持关节活动性,避免挛缩。应通过正确治疗佝偻病来预防骨痛和病理性骨折。预防脊柱侧凸需要标准化治疗(包括使用紧身胸衣,必要时进行手术)。

5)其他临床症状:隐睾症可以通过激素治疗得到改善,很少需要手术。重组人生长激素的使用应仅限于生长激素明显缺乏的患者。

(2)遗传咨询:计划生育;确定遗传风险、明确杂合子状态、产前/植入前基因检测;为杂合子或有杂合子风险的年轻成年女性提供遗传咨询(包括讨论对后代的潜在风险和生殖选择)。

十、疗效及转归

Lowe综合征对患儿的生长发育和智力影响严重,青光眼往往难以控制。生活质量取决于神经和肾脏表现的程度该病累及人体多个系统,多数患者预后差。死亡可能是由于肾脏疾病或肌张力过低,或对传染病的易感性增加(呼吸道或胃肠道并发症)。常见的死亡原因有:呼吸系统疾病、癫痫发作和猝死(通常是在睡觉时)。死亡多发生在20~40年之间,寿命很少超过40年。也有报道,存活时间最长的是一名54岁的患者。

参考文献

[1]Anglani F, Terrin L, et al. Hypercalciuria and nephrolithiasis: Expanding the renal phenotype of Donnai-Barrow syndrome[J]. Clin Genet, 2018, 94:187-8.

[2]Athreya BH, Schumacher HR, et al. Arthropathy of Lowe's (oculocerebrorenal) syndrome[J]. Arthritis Rheum, 1983,26:728-35.

[3]Bökenkamp A, Ludwig M. The oculocerebrorenal syndrome of Lowe: an update[J]. Pediatr Nephrol, 2016,31:2201-12.

[4]Cau M, Addis M, et al. A locus for familial skewed X chromosome inactivation maps to chromosome Xq25 in a family with a female manifesting Lowe syndrome[J]. J Hum Genet, 2006,51:1030-6.

[5] Charnas LR, Bernardini I, et al. Clinical and laboratory findings in the oculocerebrorenal syndrome of Low, with special reference to growth and renal function[J]. N Engl J Med, 1991,324:1318-25.

[6]Cui S, Guerriero CJ, et al. OCRL1 function in renal epithelial membrane traffic[J]. Am J Physiol Renal Physiol, 2010,298:F335-45.

[7]De Matteis MA, Staiano L, et al. The 5-phosphatase OCRL in Lowe syndrome and Dent disease[J]. Nature Reviews Nephrology, 2017,13:455-70.

[8]Elliman D, Woodley A. Tenosynovitis in Lowe syndrome[J]. J Pediatr, 1983,103:1011.

[9]Festa BP, Berquez M, et al. deficiency impairs endolysosomal function in a humanized mouse model for Lowe syndrome and dent disease[J]. Hum Mol Genet, 2019,28:1931-46.

[10]Finsterer J, Scorza FA. Renal manifestations of primary mitochondrial disorders[J]. Biomed Rep, 2017,6:487-94.

[11]Harrison M, Odell EW, Sheehy EC. Dental findings in Lowe syndrome[J]. Pediatr Dent, 1999,21:425-8.

[12]Hichri H, Rendu J, et al. From Lowe syndrome to Dent disease: correlations between mutations of the OCRL1 gene and clinical and biochemical phenotypes[J]. Hum Mutat, 2011,32:379-88.

[13]Hodgson SV, Heckmatt JZ, et al. A balanced de novo X/autosome translocation in a girl with manifestations of Lowe syndrome[J]. Am J Med Genet, 1986,23:837-47.

[14]Ikehara S, Utani A. Multiple protrusive epidermal cysts on the scalp of a Lowe syndrome patient[J]. J Dermatol, 2017,44:105-7.

[15]Kenworthy L, Park T, Charnas LR. Cognitive and behavioral profile of the oculocerebrorenal syndrome of Lowe[J] Am J Med Genet, 1993,46:297-303.

[16]Kim HK, Kim JH, Kim YM, et al. Lowe syndrome: a single center's experience in Korea[J]. Korean J Pediatr, 2014,57:140-8.

[17]Lasne D, Baujat G, et al. Bleeding disorders in Lowe syndrome patients: evidence for a link between OCRL mutations and primary haemostasis disorders[J]. Br J Haematol, 2010,150:685-8.

[18]Laube GF, Russell-Eggitt IM, et al. Early proximal tubular dysfunction in Lowe's syndrome[J]. Arch Dis Child, 2004,89:479-80.

[19]Leahey AM, Charnas LR, Nussbaum RL. Nonsense mutations in the OCRL-1 gene in patients with the oculocerebrorenal syndrome of Lowe[J]. Hum Mol Genet, 1993,2:461-3.

[20]Lin T, Lewis RA, et al. Molecular confirmation of carriers for Lowe syndrome[J]. Ophthalmology, 1999,106:119-22.

[21] Mueller OT, Hartsfield JK Jr, et al. Lowe oculocerebrorenal syndrome in a female with a balanced X;20 translocation: mapping of the X chromosome breakpoint[J]. Am J Hum Genet, 1991,49:804-10.

[22] Reilly DS, Lewis RA, et al. Tightly linked flanking markers for the Lowe oculocerebrorenal syndrome, with application to carrier assessment, Am J Hum Genet, 1988,42:748-55.

[23]Röschinger W, Muntau AC, et al. Carrier assessment in families with lowe oculocerebrorenal syndrome: novel mutations in the OCRL1 gene and correlation of direct DNA diagnosis with ocular examination[J]. Mol Genet Metab, 2000,69:213-22.

[24]Satre V, Monnier N, et al. Characterization of a germline mosaicism in families with Lowe syndrome, and identification of seven novel mutations in the OCRL1 gene[J]. Am J Hum Genet, 1999,65:68-76.

[25] Suchy SF, Nussbaum RL. The deficiency of PIP2 5-phosphatase in Lowe syndrome affects actin polymerization[J]. Am J Hum Genet, 2002,71:1420-7.

[26] Ungewickell A, Ward ME, et al. The inositol polyphosphate 5-phosphatase Ocrl associates with endosomes that are partially coated with clathrin[J]. Proc Natl Acad Sci U S A, 2004,101:13501-6.

[27]Vicinanza M, Di Campli A, et al. OCRL controls trafficking through early endosomes via PtdIns4,5P2-dependent regulation of endosomal actin [J]. EMBO J, 2011,30:4970-85.

[28]Warner BE, Inward CD, Burren CP. Gonadotrophin abnormalities in an infant with Lowe syndrome. Endocrinol Diabetes Metab Case Rep[J]. 2017 Apr, 19,2017:16-0042.

[29]Zaniew M, Bökenkamp A, et al. Long-term renal outcome in children with OCRL mutations: retrospective analysis of a large international cohort [J]. Nephrol Dial Transplant, 2018,33:85-94.

陈思思　李静　魏雪（撰写）　陶新朝（审校）

第二十八章　线粒体氧化磷酸化障碍引起的肾小管病变
Chapter 28　Tubulopathy Due to Mitochondrial Oxidative Phosphorylation Disorder, TMOPD

关键词：线粒体氧化磷酸化障碍；肾小管病变

Keywords: mitochondrial oxidative phosphorylation disorder; renal tubular acidosis

一、概述

线粒体疾病是一组以氧化磷酸化障碍为特征的遗传性疾病,由编码结构线粒体蛋白质或参与线粒体功能的蛋白质的核DNA(nDNA)和线粒体DNA(mtDNA)基因突变引起,影响机体多器官、组织病变。由于肾小管细胞具有很高的代谢率和丰富的线粒体,线粒体疾病患者部分具有肾小管疾病表现。然而,这些患者的肾脏疾病可能诊断不足,因为症状是亚临床的,或者被更严重的神经症状所掩盖。从肾脏的角度来看,部分患有严重系统性疾病的患者和一些临床症状轻微的患者存在肾小管缺陷,从孤立的电解质消耗到完整的范科尼综合征。

二、定义

线粒体氧化磷酸化障碍引起的肾小管病变是由核DNA(nDNA)及线粒体DNA(mtDNA)突变导致其氧化磷酸化障碍,从而引起肾小管疾病,肾表型多以范科尼综合征为特征,部分也表现为孤立性肾小管酸中毒、氨基酸尿、糖尿、Bartter样表型、孤立性高镁尿等。

三、流行病学

线粒体疾病包括一组以氧化磷酸化障碍为特征的异质性疾病。肾脏受累可能比预估的更频繁,但在许多患者中可能处于亚临床状态,或者由于其他临床表现的严重性而被低估。故由此引起的肾小管病变的确切发病率不详。

四、病因及发病机制

线粒体DNA仅从母亲那里遗传,而父亲的线粒体在受精后迅速降解。线粒体DNA编码37个基因:呼吸链的13个结构亚单位、22个转移RNA和2个核糖体RNA,它们是线粒体蛋白质合成所必需的。在整个进化过程中,越来越多的线粒体蛋白质由宿主细胞的基因组编码,以至于线粒体生物发生、维持和功能所需的大多数功能和结构蛋白质由核基因编码。因此,涉及核基因的线粒体疾病是按照经典孟德尔规则遗传的,而涉及线粒体DNA的突变遵循母亲遗传模式,在这种模式中,两性都可能受到影响,但只有女性会将突变传递给子女。线粒体DNA中存在许多多态性,这些多态性通常是同源的,这意味着它们影响细胞内的每个线粒体基因组。相反,除了少数例外,线粒体DNA的病理突变是异质性的,这意味着野生型和突变分子在同一细胞内以不同比例共存。由于异质性现象,根据不同组织中存在的突变线粒体DNA分子的比例致使症状不同("阈值效应")。通常,在细胞功能障碍变得明显之前,超过70%的线粒体DNA需要突变。此外,在每个细胞分裂过程中,突变体和野生型线粒体DNA在子细胞中随机分离("随机漂移")。因此,细胞更新率高的组织,如骨髓,往往受影响较小,因为在正在进行的有丝分裂事件中选择了更健康的细胞。相反,有丝分裂后的细胞,如神经元或足细胞,更容易受损。线粒体DNA突变的遗传和传播的复杂性在很大程度上解释了由线粒体DNA突变引起的疾病的表型变异。例如,编码线粒体亮氨酸tRNA的基因中的经典3243 A>G突变可导致肌病、脑病、乳酸中毒和中风样发作综合征(MELAS),或可能在成年后保持沉默,直到临床上变得明显,从而导致激素抵抗性肾病综合征和/或糖尿病和/或感音神经性耳聋。第三类线粒体遗传性疾病涉及维持和复制线粒体DNA所必需的核基因;尽管影响线粒体DNA,但这些疾病通过孟德尔模式传播,其特征是线粒体DNA逐渐减少。从单个角度来看,线粒体突变很罕见,但其总频率相对较高:据估计,至少有1:5,000的个体受到此类突变的影响。根据临床、生化和分子表型或基因型提出了不同的分类。表型可能有很大差异,不同突变之间存在表型重叠。然而,主要通过一些突变观察到特定表型,从而识别特定的临床实体。从肾脏的角度来看,任何损害正常功能的突变都可能损害正常肾单位生理,但某些突变会导致肾小管疾病,而其他突变则主要导致肾小球疾病。

五、临床表现

表现为不同程度的肾小管功能障碍。最严重的肾小管病变是伴有低分子蛋白尿的完全Fanconi综合征,反映了近端上皮细胞的整体功能障碍,这可能与更多的远端肾小管缺陷有关。范科尼综合征也被报道出现在患有特殊线粒体综合征的儿童中,包括Kearns-Sayre综合征、Pearson综合征、Leigh脑病和CoQ 10缺乏症。更常见的情况是,患者出现部分缺陷,包括孤立性肾小管酸中毒(RTA)、氨基酸尿、糖尿、Bartter样表型、孤立性高镁尿。肾小管功能缺陷通常不易被识别,因为其临床表现通常较轻或被更严重的神经症状所掩盖。一般来说,尚未确定将特定基因突变与特定肾小管缺陷联系在一起的一致表型。然而,有些突变往往以某些肾表型为特征,例如参与氧化磷酸化的 BCS1L、UQCC2 或 FBXL4 突变经常导致近端肾小管酸中毒;BCS1L中的纯合 p.Ser78Gly 突变产生一种称为GRACILE综合征的特定临床表型,其特征是宫内生长迟缓、暴发性乳酸酸中毒、氨基酸尿和肝含铁血黄素沉着。迄今为止,已经确定了两种不同的家族性线粒体管状疾病:一是涉及密码子-反密码子识别关键核苷酸的线粒体异亮氨酸tRNA基因(tRNA-Ile或MT-TI)突变与一个大型白人家族的线粒体低镁血症有关;二是常染色体显性Fanconi综合征以显著的肾碳酸氢盐和磷酸盐丢失为特征,被发现携带EHHADH突变。

六、辅助检查

(1)实验室检查:尿糖、尿氨基酸、尿钙、尿镁、尿蛋白测定,血尿酸、血磷、血钙、血酸碱度测定。
(2)肾穿刺活检病理学、组织化学、电镜等检查。
(3)基因测序:整个线粒体DNA测序;全基因组分析。

七、诊断

(1)临床症状及实验室检查:通常表现为或多或少的完全性范科尼综合征,如肾性糖尿、多种氨基酸尿、高钙尿、低磷血症、近端肾小管性酸中毒、低尿酸血症、肾小管性蛋白尿,低钾血症(肌无力、软瘫、周期性瘫痪等)、低钙血症(手足搐搦症)等,部分也表现为孤立性肾小管酸中毒、氨基酸尿、葡萄糖尿、Bartter样表型、孤立性高镁尿等。肾脏症状很少是孤立的,通常是多系统疾病的一部分,故患者可能同时存在神经、肌肉方面的临床表现及实验室结果。
(2)肾穿刺活检病理学、组织化学、电镜等检查结果具有一定的诊断价值。
(3)基因测序对于线粒体疾病具有重要的诊断价值。整个线粒体DNA测序,尿沉渣细胞可能是DNA提取的最佳材料。亦可行全基因组分析。

八、鉴别诊断

Fanconi综合征:是指遗传性或获得性近端肾小管的功能异常引起的一组症候群。幼儿、儿童大多同遗传有关,成人则多继发于免疫病、金属中毒或肾脏病。多于成年出现症状,有肾性糖尿、多种氨基酸尿、高钙尿症、低磷血症、近端肾小管性酸中毒、低尿酸血症、肾小管性蛋白尿,低钾血症(肌无力、软瘫、周期性瘫痪等)、低钙血症(手足搐搦症)等。基因测序可资鉴别。

九、治疗策略

(1)对症处理:纠正酸中毒,改善低钾血症,纠正低血磷,补充钙质及维生素D;低尿酸血症、氨基酸尿、糖尿一般无需特殊治疗。
(2)遗传咨询。

十、疗效及转归

支持治疗可纠正水、电解质及酸碱失衡,改善症状;辅酶Q10、左卡尼汀等药物能改善线粒体功能,部分指标或症状可能好转;严重时肾脏替代治疗维持生命,肾移植可恢复肾功能,但存在排异和疾病系统性影响。早期积极治疗,病情轻的患者肾小管功能有望恢复,肾功能稳定;控制不佳则肾小管病变进展,致肾衰,还会引发多器官并发症,影响生活质量和寿命。

参考文献

[1]Emma F, Salviati L. Mitochondrial cytopathies and the kidney[J]. Nephrol Ther, 2017, 1:S23-S28.

[2]Emma F, Montini G, Parikh SM, et al. Mitochondrial dysfunction in inherited renal disease and acute kidney injury[J]. Nat Rev Nephrol, 2016,12(5):267-80.

[3]Manfredi G, Thyagarajan D, Papadopoulou LC, et al. The fate of human sperm-derived mtDNA in somatic cells[J]. Am J Hum Genet, 1997,61(4):953-60.

[4]DiMauro S, Schon EA. Mitochondrial respiratory-chain diseases[J]. N Engl J Med, 2003,348(26):2656-68.

[5] Martin-Hernandez E, Garcia-Silva MT, Vara J, et al. Renal pathology in children with mitochondrial diseases[J]. Pediatr Nephrol, 2005,20(9):1299-305.

[6] Niaudet P, Rotig A. The kidney in mitochondrial cytopathies[J]. Kidney Int, 1997,51(4):1000-7.

[7] Emma F, Pizzini C, Tessa A, Di Giandomenico S, Onetti-Muda A, Santorelli FM, et al. Bartter-like phenotype in Kearns-Sayre syndrome[J]. Pediatr Nephrol, 2006,21(3):355-60.

[8] Goto Y, Itami N, Kajii N, et al. Renal tubular involvement mimicking Bartter syndrome in a patient with Kearns-Sayre syndrome[J]. J Pediatr, 1990,116(6):904-10.

[9] Katsanos KH, Elisaf M, Bairaktari E, et al. Severe hypomagnesemia and hypoparathyroidism in Kearns-Sayre syndrome[J]. Am J Nephrol, 2001,21(2):150-3.

[10] Matsutani H, Mizusawa Y, Shimoda M, et al. Partial deficiency of cytochrome c oxidase with isolated proximal renal tubular acidosis and hypercalciuria[J]. Child Nephrol Urol, 1992,12(4):221-4.

[11] Eviatar L, Shanske S, Gauthier B, et al. Kearns-Sayre syndrome presenting as renal tubular acidosis[J]. Neurology, 1990,40(11):1761-3.

陈思思（撰写） 于珮（审校）

第二十九章 GLUT2缺乏引起的糖原贮积病
Chapter 29 Glycogen Storage Disease Due to GLUT2 Deficiency, GSD-GLUT2D

关键词：GLUT2缺乏；糖原贮积；肾小管功能障碍

Keywords: GLUT2 deficiency; glycogen storage; tubular dysfunction

一、概述

GLUT2缺乏引起的糖原贮积病（Glycogen storage disease due to GLUT2 deficiency, GSD-GLUT2D），在致病基因未被明确之前，曾被归为糖原贮积病（glycogen storage disease, GSD）Ⅺ型，直到1997年才明确其病因在于细胞膜上的葡萄糖转运子-2（glucose transporter 2, GULT2）的缺陷。该病是一个罕见的常染色体隐性遗传病，最早由Fanconi及Bickel于1949年报道，故也称为Fanconi-Bickel综合征（Fanconi-Bickel syndrome, FBS）。本病特点是低血糖，糖原累积性肝大，佝偻病，生长迟缓，近端肾小管功能障碍以及葡萄糖和半乳糖利用障碍。

二、定义

GLUT2缺乏引起的糖原贮积病是由于GLUT2（SLC2A2）基因突变引发的包括肝肾糖原积累、空腹低血糖及餐后高血糖、高半乳糖血症、近端肾小管功能障碍、佝偻病和明显的发育迟缓等一系列临床症状。

三、流行病学

目前全球该病发病总报道数不足200例，来自约88个家庭，国内报道不足5例。患者主要分布于欧洲、土耳其、以色列、阿拉伯国家、北非及北美等地，男女比例约为3:2，预后相对较好。本病的确切发病率尚不清楚，患者多为近期结婚的后代，占总数的66%。

四、病因及发病机制

本病的发病机制尚不清楚，目前研究表明可能是由于先天性糖转运机制缺陷——*GLUT2（SLC2A2）*基因的杂合突变或纯合突变引发的一系列临床症状。该编码基因包含11个外显子和10个内含子，位于3q26.1—q26.3染色体上。人的GLUT2由524个氨基酸组成，其跨膜段在对葡萄糖结合中起着至关重要的作用。GLUT2主要表达于肝细胞、肠细胞、肾近端小管、胰腺β-细胞和星形胶质细胞中。GLUT2对葡萄糖具有低亲和力，并在胰腺β细胞、肾脏、肠道和肝脏等器官中发挥着重要的控制葡萄糖稳态的功能。GLUT2通过调节基底膜外侧上皮细胞摄取葡萄糖、肾近端小管对葡萄糖的再吸收、肝细胞对葡萄糖的摄取和释放以及调节胰腺β-细胞的胰岛素分泌来维持葡萄糖稳态。FBS的病人，基因突变导致GLUT2蛋白异常，从而无法实现对底物的转运造成其最重要的病理生理改变：空腹低血糖、餐后高血糖及高半乳糖血症。首先空腹时肝糖输出障碍,同时肝细胞内葡萄糖浓度的增高抑制糖原降解,导致糖原在肝内的储积和肝脏肿大;其次葡萄糖和半乳糖从肾的丢失导致肾脏近曲小管功能障碍。此外葡萄糖和半乳糖在肠道中存在吸收障碍,肝脏对这两种单糖的摄取减少,GULT2的突变可导致餐后胰岛素分泌低下从而导致餐后高血糖。

五、临床表现

本病以肝肾糖原积累、空腹低血糖及餐后高血糖和高半乳糖血症、近端肾小管功能障碍、佝偻病和明显的发育迟缓为特征。患者通常在出生后3到10个月时首次出现临床症状。由于半乳糖不耐受,FBS患者可以通过新生儿半乳糖筛查检测出来,但很少出现白内障。患者青春期发育严重迟缓,可以出现肝脏肿大、腹部凸起、满月脸、肩部和腹部脂肪沉积。高胆固醇血症和高血脂也很明显,甚至可引起胰腺炎。广泛性的骨质减少发生在疾病早期,出现佝偻病和骨质疏松,可能导致骨折。肾小管性肾病的特点是尿糖和中度高磷尿,同时伴有持续的低磷血症、高氨基酸性尿和间歇性蛋白尿。肾小球滤过率多为正常或稍低于正常,一般不会出现肾小球功能障碍。肾碳酸氢盐阈值降低可引起中度代谢性酸中毒。

实验室检查结果可以表现为空腹低血糖、尿酮阳性、餐后高血糖和高半乳糖血症、高胆固醇血症和高血脂、ALP中度升高、低磷血症、高尿酸尿、糖尿、蛋白尿、半乳糖和糖原代谢酶正常、果糖代谢正常等。肝活检显示肝糖原过多堆积伴脂肪变性。肾活检可见肾小球、肾间质及血管组织均正常,部分患者微电子显微镜检查可见糖原积累,以近端小管直部的细胞占主导地位,在这些细胞内可见巨型线粒体,而刷状缘正常。影像学检查如腹部超声与MRI可发现多数患者肾脏随着身高增加而增大。

六、辅助检查

(1)实验室检查:在新生儿筛查期间化验半乳糖;化验空腹及餐后血糖、尿常规、血脂、血磷、血尿酸、糖原代谢酶等。

(2)肝活检:显示肝糖原过多堆积伴脂肪变性。

(3)肾活检:可见肾小球、肾间质及血管组织均正常,部分患者微电子显微镜检查可见糖原积累,以近端小管直部的细胞占主导地位,在这些细胞内可见巨型线粒体,而刷状缘正常。

(4)影像学检查:如腹部超声与MRI可发现多数患者肾脏随着身高增加而增大。

七、诊断

基于FBS的临床表现,继发于糖原累积的肝大以及广泛的肾小管病变,基因检测为该病确诊的重要依据。迄今,已报道的GLUT2基因突变达数十种,大部分突变仅见于同一家系,未发现热点突变,基因型和表型之间的关系也有待进一步的病例积累。

八、鉴别诊断

(1)Fanconi综合征:是指遗传性或获得性近端肾小管的功能异常引起的一组症候群。幼儿、儿童大多同遗传有关,成人则多继发于免疫病、金属中毒或肾脏病。Fanconi综合征多于成年出现症状,有肾性糖尿、多种氨基酸尿、高钙尿症、低磷血症、近端肾小管性酸中毒、低尿酸血症、肾小管性蛋白尿、低钾血症(肌无力、软瘫、周期性瘫痪等)、低钙血症(手足搐搦症)等。长期低钙血症,可引起继发性甲状旁腺功能亢进、肾性骨病。测定对氨马尿酸清除率显示小管排泌为基本诊断指标,可与FBS进行鉴别。

(2)糖原贮积病(GSD)Ia型:临床上以生长受限、娃娃脸、肝肾肿大为特点。FBS与GSD Ia型鉴别的要点除了餐后高血糖、高半乳糖血症、尿糖的程度较其他小管功能障碍严重之外,还有FBS患者存在近端肾小管功能障碍和低磷酸佝偻症、无高乳酸和高尿酸血症,低血糖程度较GSD Ia型相对轻,GSD Ia型主要为高乳酸性代谢性酸中毒而FBS则可能主要由Ⅱ型肾小管酸中毒所致。

九、治疗策略

本病尚无针对病因治疗,多以对症治疗为主,对症治疗的目的是稳定葡萄糖代谢和补偿各种溶质的肾脏损失,包括补充水、电解质和维生素D,限制半乳糖摄入和类似糖尿病的饮食,以少食多餐,摄入足够的热量。可以给予生玉米淀粉(uncooked cornstarch,UCCS)——一种缓慢释放的葡萄糖制剂,其释放缓慢,可作为糖原贮积性疾病的治疗手段。由于果糖代谢在FBS患者中不受影响,因此它可以作为治疗FBS的替代碳水化合物来源。此外抗酮体饮食后患者的肝脏大小和糖原含量也可以降低。对于已经确定基因突变类型的先证者家庭建议其重视遗传咨询,而产前诊断(孕11周的绒毛膜绒毛取样行基因检测)可以减少FBS的风险。

十、疗效及转归

系统稳定的营养支持及对症治疗对疾病的进程有一定作用。其间可能出现无症状低血糖的发生、过度喂养等情况。赖氨酸蛋白不耐受是一种罕见的常染色体隐性疾病,主要表现为阳离子氨基酸的膜转运缺陷,主要是由SLC7A7中的致病性变体引起的,导致受影响氨基酸的肠道输入受损和肾近端小管丢失,通常表现为胃肠道症状,如呕吐、腹泻和发育不良。

参考文献

[1] Santer R, Schneppenheim R, Dombrowski A, et al. Mutations in GLUT2, the gene for the liver-type glucose transporter, in patients with Fanconi-Bickel syndrome[J]. Nat Genet, 1997, 17: 324-326

[2] Mueckler M, Kruse M, Strube M, et al. A mutation in the Glut2 glucose transporter gene of a diabetic patient abolishestransport activity[J]. J Biol Chem, 1994 ,269(27):17765-7.

[3] Fukumoto H, Seino S, Imura H, et al. Sequence, tissue distribution, and chromosomal localization of mRNA encoding ahuman glucose transporter-like protein[J]. Proc Natl Acad Sci U S A, 1988 ,85(15):5434-8.

[4] McCulloch L.J, van de Bunt M, Braun M, et al. GLUT2 (SLC2A2) is not the principal glucose transporter in human pancreatic beta cells: Implications for understanding genetic association signals at this locus[J]. Mol. Genet. Metab, 2011, 104, 648-653.

[5] Mounien L, Marty N, Tarussio D, et al.Glut2-dependent glucose-sensing controls thermoregulation by enhancing the leptin sensitivity of NPY and POMC neurons[J]. F ASEB J, 2010, 24, 1747-1758.

[6] Müller D, Santer R, Krawinkel M, et al.Fanconi-Bickel syndrome presenting in neonatal screening for galactosaemia[J]. J Inherit Metab Dis, 1997, 20: 607-608.

[7] Von Schnakenburg C, Sanler R. Fanconi-Bickel syndrome and fertilily [J]. Am J Med Genet 4,2011,155 (10): 2607.

[8] Lee PJ, Hoff WG, Leonard JV. Catch-up growth in Fanconi-Bickel syndrome with uncooked cornstarch[J]. J Inherit Metab Dis, 1995,18 (2): 153-156.

[9] Aperia A, Bergqvist G, Linné T, et al. Familial Fanconi syndrome with malabsorption and galactose intolerance, normal kinase and transferase activity. A report on two siblings[J]. Acta Paediatr Scand, 1981, 70: 527-533.

[10] Kehar M,Bijarnia S,Ellard S,et al. Fanconi-Bickel syndrome mutation in SLC2A2 gene[J].Indian J Paediatr,2014,81(11):1237-1239.

陈思思(撰写) 于珮(审校)

第三十章 赖氨酸蛋白不耐受
Chapter 30 Lysinuric Protein Intolerance, LPI

关键词:赖氨酸蛋白不耐受;阳离子氨基酸尿;胃肠道症状

Keywords: lysine protein intolerance; cationic amino acid urine; gastrointestinal symptoms

一、概述

赖氨酸蛋白不耐受(Lysinuric protein intolerance,LPI)是一种罕见的常染色体隐性疾病,主要表现为阳离子氨基酸的膜转运缺陷,主要是由SLC7A7中的致病性变体引起的,导致受影响氨基酸的肠道输入受损和肾近端小管丢失,通常表现为胃肠道症状,如呕吐、腹泻和发育不良。

二、定义

LPI也被称为阳离子氨基酸尿,是一种罕见的常染色体隐性遗传性疾病,其特征是阳离子氨基酸的膜转运缺陷,它是由SLC7A7中的致病性变体引起的,导致受影响氨基酸的肠道输入受损和肾近端小管丢失,通常表现为胃肠道症状,如呕吐、腹泻和发育不良等。

三、流行病学

这种疾病在全世界都有发现:至少在25个国家有该病病例报道。据估计,LPI在芬兰和日本的发病率分别为1∶60,000和1∶57,000新生人口。

四、病因及发病机制

LPI是一种常染色体隐性遗传性疾病,其特征是阳离子氨基酸如赖氨酸、鸟氨酸和精氨酸的膜转运缺陷。在大多数情况下,它是由位于14号染色体14q11.2位点的*SLC7A7*中的致病性变体引起的,尽管在5%~8%的病例中无法在该基因中识别出变体。*SLC7A7*编码y+L氨基酸转运体-1(y+LAT-1),该转运体负责肠和肾脏上皮细胞基底外侧膜上二元酸的运输。其突变导致受影响氨基酸的肠道运输受损和肾近端小管丢失。因此,血浆中的二元酸浓度较低,尿液中的二元酸浓度较高。

五、临床表现

通常在婴儿中断母乳或配方奶粉后出现,可能表现为反复呕吐和腹泻、高蛋白餐后昏迷、进食不良、厌恶高蛋白食物、发育不良、肝脾肿大和肌张力减退。随着时间的推移,可能出现生长不良、骨质疏松、肺部受累(进行性间质改变、肺泡蛋白沉积)和肾脏受累(进行性肾小球和近端小管疾病)、血液学异常(正色素或低色素性贫血、白细胞减少、血小板减少、骨髓抽吸物中的红细胞吞噬),临床表现类似于噬血细胞性淋巴组织细胞增多症/巨噬细胞激活综合征。高胆固醇血症、高甘油三酯血症和急性胰腺炎也可见。

可能出现以下并发症。

(1)肺部疾病:从早期开始,在没有明显临床症状的情况下,经常检测到肺部进行性间质改变,进展为严重肺泡蛋白沉积症是一种众所周知的危及生命的并发症,在许多LPI患者中早在儿童时期就可能发生。肺纤维化可能独立于肺泡蛋白沉积症发展。肺泡蛋白沉积症通常表现为进行性劳累性呼吸困难、呼吸急促和咳嗽,这些症状因呼吸道感染而加剧,并伴有病毒性或细菌性肺炎。

(2)肾脏受累:常见肾小球和肾小管受累。孤立性轻度蛋白尿是导致近端肾小管功能障碍和肾钙质沉着症的肾脏疾病的初始症状。血清肌酐浓度和胱抑素C浓度经常升高。可能出现蛋白尿、血尿、血压升高、轻度至中度肾功能不全,以及在某些情况下,终末期肾病。

(3)血液科并发症和骨髓异常:反复观察到类似于噬血细胞性淋巴组织细胞增生症/巨噬细胞激活综合征的临床表现。血液学检查结果还包括轻微的正色素或低色素性贫血、白细胞减少、血小板减少和亚临床血管内凝血。

(4)高胆固醇血症和高甘油三酯血症。

(5)自身免疫和免疫异常。可以观察到各种免疫异常,包括淋巴细胞功能受损、红斑狼疮细胞、抗核抗体和抗DNA抗体、高丙种球蛋白血症或低血清免疫球蛋白浓度、低补体血症、危及生命的水痘和细菌感染。

(6)生长迟缓,生长激素缺乏。

(7)胰腺炎。

六、辅助检查

(1)实验室检查

1)高蛋白餐后血氨水平升高,空腹时该值通常正常。

2)尿乳清酸增加:在一些受影响的个体中,在没有高氨血症的情况下,尿乳清酸排泄增加;如果未经治疗的人长期禁食或从饮食中排除富含蛋白质的食物,则尿乳清酸排泄可能在正常范围内。

3)血浆氨基酸浓度:阳离子氨基酸(赖氨酸、精氨酸和鸟氨酸)浓度通常低于该年龄的正常值,但也可能在正常范围内;丝氨酸、甘氨酸、瓜氨酸、脯氨酸、丙氨酸和谷氨酰胺浓度增加。

4)尿氨基酸排泄:24小时尿中阳离子氨基酸,尤其是赖氨酸的排泄增多。

5)其他实验室特征:LDH、铁蛋白和锌的血浆浓度通常升高;正色素或低色素性贫血、白细胞减少和血小板减少是非特异性的血液学表现;经常观察到高甘油三酯血症和高胆固醇血症。

(2)分子遗传学检测:包括基因靶向测试(单基因测试、多基因面板)和全基因组测试(外显子组测序、外显子组阵列、基因组测序)的组合,具体取决于表型。可检测出SLC7A7中的双等位基因致病性变体。

七、诊断

该病的诊断建立在特征性临床表现及实验室检查上,包括24小时尿阳离子氨基酸(尤其是赖氨酸)排泄增多。双等位基因SLC7A7致病性变体的测定可明确诊断。

在婴儿中断母乳或配方奶粉后出现以下特征的应怀疑存在该病。

(1)早期临床特征:反复呕吐伴腹泻发作;高蛋白餐后昏迷发作;进食不良;厌食富含蛋白质的食物;发育不良;肝脾肿大;肌张力减退。

(2)后期临床特征:生长缓慢;早期骨质疏松症(通常为严重骨质疏松);亚临床或显性肺部受累;肾脏受累;噬血细胞性淋巴组织细胞增生/巨噬细胞激活综合征。

实验室特征如下。

(1)高蛋白餐后血氨水平升高,空腹时该值通常正常。

(2)尿乳清酸增加:在一些受影响的个体中,在没有高氨血症的情况下,尿乳清酸排泄增加;如果未经治疗的人长期禁食或从饮食中排除富含蛋白质的食物,则尿乳清酸排泄可能在正常范围内。

(3)血浆氨基酸浓度:阳离子氨基酸(赖氨酸、精氨酸和鸟氨酸)浓度通常低于该年龄的正常值,但也可能在正常范围内;丝氨酸、甘氨酸、瓜氨酸、脯氨酸、丙氨酸和谷氨酰胺浓度增加。

(4)尿氨基酸排泄:24小时尿中阳离子氨基酸,尤其是赖氨酸的排泄增多。

(5)其他实验室特征:LDH、铁蛋白和锌的血浆浓度通常升高;正色素或低色素性贫血、白细胞减少和血小板减少是非特异性的血液学表现;经常观察到高甘油三酯血症和高胆固醇血症。

分子遗传学检测:检测出SLC7A7中的双等位基因致病性变体可明确诊断。

八、鉴别诊断

(1)高氨血症:由其他代谢疾病引起的高氨血症和临床表现,尤其是尿素循环障碍。乳清酸尿增多和阳离子氨基酸分泌过多有助于区分LPI和其他高氨血症。

(2)溶酶体贮积病:肝脾肿大、间质性肺病和血液学表现可能提示溶酶体贮积病。

(3)吸收不良性疾病:出现胃肠道症状(如呕吐、腹泻)、低蛋白血症和发育不全提示有腹腔疾病。

(4)噬血细胞性淋巴组织细胞增多症/巨噬激活综合征:发育不全、肝脾肿大、发热、高甘油三酯血症、血清铁蛋白浓度升高、贫血和其他血液异常提示获得性或家族性噬血细胞性淋巴组织细胞增多症。

(5)自身免疫性疾病:如系统性红斑狼疮(SLE)等。

九、治疗策略

对症治疗:在急性高氨血症危象中,静脉注射精氨酸氯化物和氮清除剂(苯甲酸钠、苯乙酸钠)以阻断氨的生成;减少饮食中过量的氮;以碳水化合物形式提供能量以减少分解代谢。在长期治疗中,应限制饮食中蛋白质含量;口服补充瓜氨酸和氮清除剂、赖氨酸-HCl和肉碱;全肺灌洗改善肺泡蛋白沉积症患者的呼吸功能。

预防:长期限制蛋白质摄入和服用瓜氨酸和氮清除药物。

并发症预防:将呼吸道感染的风险降至最低,建议接种流感疫苗;无水痘或水痘带状疱疹病史者建议进行水痘免疫接种;对免疫缺陷接触者的治疗;如果对含多糖的疫苗反应不佳,可能需要再接种。

监测:监测血浆氨基酸浓度,以确定因蛋白质限制饮食所继发的必需氨基酸缺乏;监测空腹和餐后血氨浓度;注意高氨血症症状、尿乳清酸排泄情况;定期评估肾功能;肺部受累的评估;定期监测血清乳酸脱氢酶和铁蛋白水平。

应避免的因素/情况:大量蛋白质或氨基酸。

危险亲属评估:通过分子遗传检测或生化检测评估危险亲属,以便通过早期诊断和治疗降低发病率和死亡率。

遗传咨询:LPI以常染色体隐性方式遗传。受孕时,受累个体有25%的概率受累,50%的概率成为无症状携带者,25%的概率没有受累而不是携带者。如果在受影响的家庭成员中发现两种致病性变体,则可以使用分子遗传技术对高危家庭成员进行携带者检测,并对高危妊娠进行产前诊断。

十、转归

由于潜意识中避免摄入蛋白质,蛋白质不耐受的典型症状可能在生命的前几十年和后几十年中一直没有被注意到。

低蛋白饮食治疗和补充瓜氨酸和氮清除药物可显著改善与代谢异常相关的症状。然而,某些并发症未能得到及时有效的治疗是导致发病和死亡的主要原因。

参考文献

[1]Firas Alqarajeh, Jacklyn Omorodion,et al. Lysinuric protein intolerance: Pearls to detect this otherwise easily missed diagnosis[J]. Transl Sci Rare Dis, 2020, 5(1-2):81-86.

[2]Ogier de Baulny H, Schiff M, Dionisi-Vici C. Lysinuric protein intolerance (LPI): a multi organ disease by far more complex than a classic urea cycle disorder[J]. Mol Genet Metab, 2012,106(1):12-7.

[3]Borsani G, Bassi MT, et al. SLC7A7, encoding a putative permease-related protein, is mutated in patients with lysinuric protein intolerance[J]. Nat Genet, 1999,21:297-301.

[4]Carpentieri D, Barnhart MF, et al. Lysinuric protein intolerance in a family of Mexican ancestry with a novel SLC7A7 gene deletion. Case report and review of the literature[J]. Mol Genet Metab Rep, 2015,2:47-50.

[5]Esseghir N, Bouchlaka CS, et al. First report of a molecular prenatal diagnosis in a Tunisian family with lysinuric protein intolerance[J]. JIMD Rep, 2011,1:37-8.

[6]Estève E, Krug P, et al. Renal involvement in lysinuric protein intolerance: contribution of pathology to assessment of heterogeneity of renal lesions[J]. Hum Pathol, 2017,62:160-9.

[7]Kärki M, Nanto-Salonen K, et al. Urine beta2-microglobulin is an early marker of renal involvement in LPI[J]. JIMD Rep, 2016,25:47-55.

[8]Mauhin W, Habarou F, et al. Update on lysinuric protein intolerance, a multi-faceted disease retrospective cohort analysis from birth to adulthood[J]. Orphanet J Rare Dis, 2017,12:3.

[9]Noguchi A, Nakamura K, et al. Clinical and genetic features of lysinuric protein intolerance in Japan[J]. Pediatr Int, 2016,58:979-83.

[10]Sebastio G, Sperandeo MP, Andria G. Lysinuric protein intolerance: reviewing concepts on a multisystem disease[J]. Am J Med Genet C Semin Med Genet, 2011,157C:54-62.

[11]Valimahamed-Mitha S, Berteloot L, Ducoin H, et al. Lung involvement in children with lysinuric protein intolerance[J]. J Inherit Metab Dis, 2015,38:257-63.

陈思思(撰写)　于珮(审校)

第五篇　肾脏受累的血液系统疾病
Part 5　Hematologic Disorders with Renal Involvement

第一章　β-地中海贫血
Chapter 1　Beta-Thalassemia, β-Thal

关键词：β珠蛋白；肝脏肿大；髓外造血；铁超载；肾含铁血黄素沉着症
Keywords: Beta-globin; Hepatomegaly; Extramedullary hematopoiesis Iron overload; Hemosiderosis of kidney

一、概述

β-地中海贫血（Beta-thalassemia, β-Thal）是一种单基因遗传性血液疾病，其特征是功能性血红蛋白水平下降。地中海贫血主要分为α地中海贫血和β地中海贫血两大类，本章主要介绍β-地中海贫血。β-地中海贫血通常是一种常染色体隐性遗传性疾病，临床根据贫血的严重程度将β-地中海贫血分为轻型、中间型和重型。然而，显性β-地中海贫血（Dominant beta-thalassemia）是一种罕见的常染色体显性遗传类型，由β珠蛋白结构变异，导致不稳定的异常血红蛋白（Hemoglobin, Hb）沉积于红细胞，曾被称为包涵体型β-地中海贫血（Inclusion body beta-thalassemia），其表型多为中间型β-地中海贫血（Beta-thalassemia intermedia）。重型β-地中海贫血（Beta-thalassemia major）最早由美国儿科医生Cooley于1925年报道，因此又称Cooley贫血，该病呈常染色体隐性遗传，致病基因为HBB，男女患病几率大致相同。典型症状包括疲劳、虚弱、气短、头晕或头痛等。如果不及时治疗，严重会危及生命。患者通常会接受定期输血治疗，由于反复输血，重型β-地中海贫血和中间型β-地中海贫血患者体内可能出现铁超载，从而导致多种症状，影响身体多个系统，可以通过祛铁药物治疗。

二、定义

β-地中海贫血是由于β珠蛋白基因突变使β珠蛋白肽链合成不足（$β^+$）或完全缺乏（$β^0$），导致Hb合成不足而引发的遗传性溶血性贫血。

三、流行病学

β-地中海贫血的高发区主要为地中海地区、北非、撒哈拉沙漠、中东、印度次大陆以及包括我国南方地区在内的东南亚，人群突变携带率为2%~30%。在我国主要分布在广西（6.66%）、海南（5.11%）、贵州（4.63%）和广东（4.2%）等长江以南地区。最近的研究发现，1.8%的β-地中海贫血患者合并有肾功能不全，而在相同的患者人群中，肾脏问题被列为第四位最常见的并发症（4%），仅次于内分泌（44.7%）、心血管（41.3%）和肝脏（40.5%）疾病。

四、病因及发病机制

β-地中海贫血由编码β珠蛋白的*HBB*基因（11p15.5）突变引起，β珠蛋白基因有2个，故患者可为杂合子、纯合子或复合杂合子突变。β-地中海贫血主要是由*HBB*基因的点突变引起，少数为基因缺失所致。该病基因突变非常复杂，目前世界范围内已发现200多种β珠蛋白基因突变类型，中国人群中已发现50多种，β-地中海贫血的遗传缺陷具有高度异质性，其中有6种热点突变8：*c.126_129delCTTT*、*c.315+654C>T*、*c.52A>T*、*-28A>G*、*c.217dupA*和*c.799G>A*，约占突变类型的90%。基因缺失和点突变可致β链的生成完全受抑制，称为$β^0$-地中海贫血。有些点突变使β链的生成部分受抑制，则称为$β^+$-地中海贫血。根据$β^0$和$β^+$的组合，将β-地中海贫血分为三型，见表5-1-1。

表5-1-1　β-地中海贫血的临床分型与基因型对应关系

分型	基因型
轻型	主要是 β^0/β^N 或 β^+/β^N（β^N 指正常 β 链）
中间型	β^+/β^+ 或 β^+/β^0
重型	β^+/β^0 或 β^0/β^0

(1)轻型β-地中海贫血：是 β^0、β^+ 和 αβ 基因的杂合子。β链的合成仅轻度减少，故其病理生理改变极其轻微。轻型β-地中海贫血发生在杂合子中，通常无症状，伴轻至中度小细胞性贫血。

(2)中间型β-地中海贫血(Beta-thalassemia intermedia,TI)：是 β^+ 基因纯合子(β^+/β^+)、部分 β^0 和 β^+ 基因的双重杂合子(β^0/β^+)、非典型β-地中海贫血杂合子、重型β-地中海贫血合并α或αβ-地中海贫血及某些变异型β-地中海贫血的纯合子。尚有部分β珠蛋白肽链生成，其病理生理改变与重型相似但程度轻，发病年龄晚，临床表现介于轻型和重型β-地中海贫血之间。中间型β-地中海贫血是HBB基因在纯合或复合杂合状态下发生的轻微和/或沉默突变引起的。

(3)重型β-地中海贫血(Beta-thalassemia major,TM)：是由点突变或更少见的HBB基因缺失引起的，导致血红蛋白β链(Hb)合成减少(β^+)或缺失(β^0)。重型β-地中海贫血由于β链生成完全或几乎完全受到抑制，以致含有β链的HbA($\alpha^2\beta^2$)合成减少或消失，而多余的α链则与γ链结合成为HbF($\alpha^2\gamma^2$)，致HbF合成明显增加，由于HbF的氧亲和力高，致患者组织缺氧。过剩的α链沉积于幼红细胞和红细胞中，形成α链包涵体附着于红细胞膜上而使其变僵硬，在骨髓内大多被破坏而导致"无效造血"。部分含有包涵体的红细胞虽能成熟并被释放至外周血，但当它们通过微循环时容易被破坏。这种包涵体还影响红细胞膜的通透性，从而导致红细胞的寿命缩短。因此，患儿临床表现呈慢性溶血性贫血。除了严重的贫血，重型β-地中海贫血还常由于一系列继发性代谢障碍引起相关临床表现。Mathias等研究表明，重型β-地中海贫血的红系分化障碍与中幼红细胞凋亡增加有关。功能性红细胞生成的减少，导致机体组织缺氧，进而促进肾脏促红细胞生成素(Erythropoietin,EPO)的表达。长期的组织缺氧刺激EPO的分泌大量增加，刺激骨髓造血功能，红骨髓大量扩张。据估计，骨髓中幼红细胞的总量可超过正常20~40倍，造成骨板障增厚、骨皮质变薄等典型的骨骼畸形。大量红细胞系组织的转换引起代谢亢进，使患者消瘦，发育障碍，叶酸缺乏和高尿酸血症等。血液进入体积显著扩张的骨髓可使全身血量比正常人多1.7~2倍。长期的大量溶血引起巨脾，可发生脾功能亢进，加重贫血和引起其他血细胞的减少。溶血过多使大量血红蛋白降解后产生的胆红素也增多，可引起胆结石的形成，有时继发胆道感染。

在铁代谢方面也有较显著的改变，包括因严重贫血而长期多次输血引起体内铁的贮积增多以及贫血促使肠道增加铁的吸收等。据某些研究结果，患者从食物中吸收的铁可达80%（正常约10%），血红蛋白合成减少又使大量铁未被利用而贮积起来，所有这些因素都使体内铁的贮积量过多，表现为肝、脾、骨髓和许多内脏和皮肤组织中铁的沉积过多，血清铁和转铁蛋白铁饱和度增高。体内铁的贮积过多到晚期可发生继发性血色病，造成心肌损害、肝功能损害、糖尿病和其他内分泌障碍等。由于珠蛋白链的产量不足，血红素没有足够与之结合的珠蛋白链。幼红细胞内过多的游离血红素通过"反馈作用"对δ氨基-γ酮戊酸(ALA)合成酶起抑制作用以减少血红素的合成。有一部分血红素能与α珠蛋白链单独结合，但在幼红细胞内即降解，结果在尿中出现二吡咯化合物。从上述种种代谢改变可以看出纯合子 β^0 地中海贫血时α珠蛋白链的相对多余直接造成的危害比β珠蛋白链的缺乏更大，但其根本问题还在于β珠蛋白链的缺乏或减少。

(4)显性β-地中海贫血：显性β-地中海贫血是其中罕见的常染色体显性遗传类型，通常是由β-珠蛋白结构变异导致不稳定的异常血红蛋白沉积在细胞内引起的，其表型多为严重程度不等的类中间型β-地中海贫血。显性β-地中海贫血最早于1973年在爱尔兰首次报道，该家庭有4例患者表现为中度贫血、黄疸和脾脏肿大，进一步检测发现这4例患者均携带了 *HBB*:*c.(385-388delinsCCACA;397-407 del AAAGTGGTGGC)* 突变，该突变导致β-珠蛋白基因的氨基酸序列发生变化和延长。自1973年该病的首个家系（爱尔兰）被报道以来，全世界已发现超过40种突变可引起显性β-地中海贫血。刘艳等人通过对2例罕见的显性β-地中海贫血患儿的基因突变与临床特征进行分析和比较，首次在中国人群中发现罕见β-珠蛋白基因 *CD28*

(CTG>CGG)(HBB:c.86T>G)突变导致显性β-地中海贫血,临床表现为中度贫血。

(5)β-地中海贫血主要的病理生理基础:见图5-1-1。

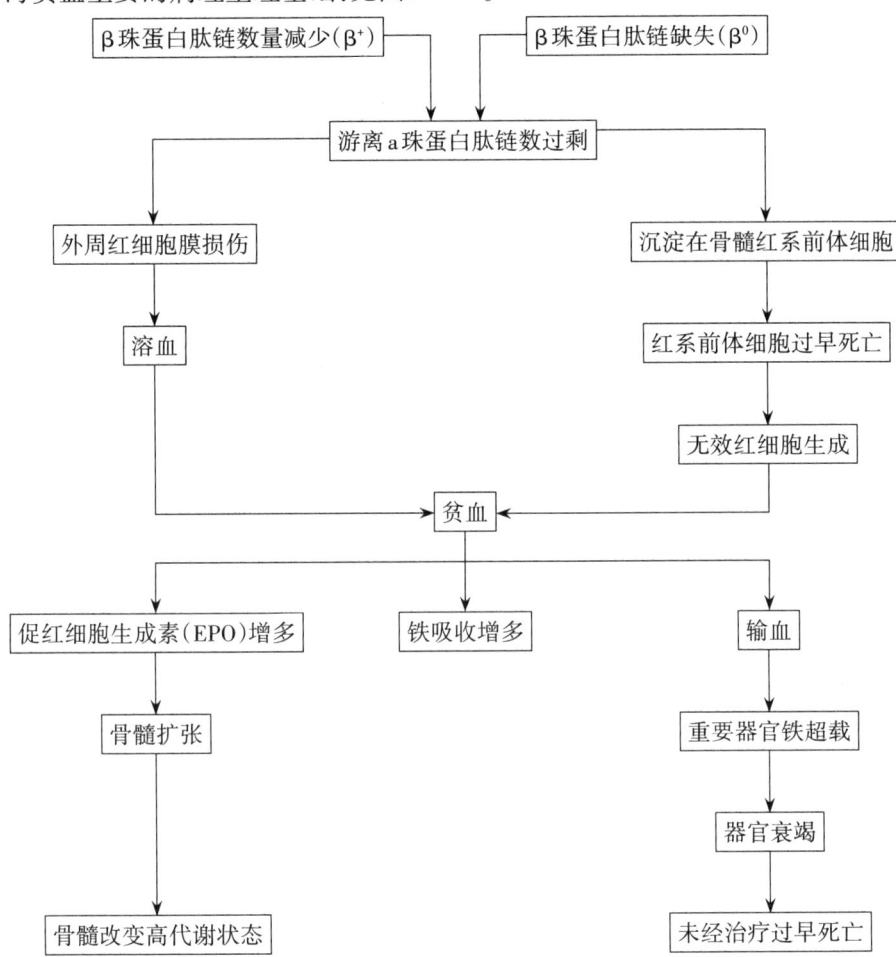

图5-1-1 β-地中海贫血主要病理基础

通常β-地中患病海贫血是一种常染色体隐性遗传性疾病。如果父母双方都携带这种异常基因,每次怀孕孩子的风险是25%;孩子是携带者风险是50%;孩子从父母基因完全正常的概率为25%,男性和女性患病的风险是相同的。若家系分析符合常染色体显性遗传方式,应考虑显性β-地中海贫血的可能。

五、临床表现

(1)轻型β-地中海贫血:患者不出现临床症状,但可能有轻度贫血。许多轻型β-地中海贫血患者一生都不知道自己携带了该病的变异基因。

(2)中间型β-地中海贫血:中间型β-地中海贫血患儿通常在2岁之后起病,贫血较轻,诊断较晚。脾功能亢进、胆石症、髓外造血、血栓并发症和进行性铁超载是中间型地中海贫血的主要临床特点,较严重的病例年龄为2~6岁,出现贫血,脾脏肿大,有时肝脏肿大,生长发育迟缓。在其他病例中,患者在成年前完全无症状,只有轻度贫血。红细胞性骨髓肥大常见,有髓外红细胞生成的可能,可导致骨和面部的特征性畸形,骨质疏松伴病理性状长骨骨折,如形成红细胞生成团块,主要影响脾脏、肝脏、淋巴结、胸部和脊柱。罕见情况下可因红细胞性骨髓肥大引起神经系统问题(脊髓压迫伴截瘫)。病人也可能发展为腿部溃疡和胆结石。患者存在铁超载的风险,但性腺功能减退、甲状腺功能减退和糖尿病并不常见。心脏受累也可能是高输出量状态和肺动脉高压的结果。

(3)重型β-地中海贫血:发病于婴儿期,多在出生后3~6个月发病,伴有严重贫血、发育不良和渐进性苍白。可出现喂养问题,腹泻、易怒、反复发作的发热以及因脾和肝肿大而引起的进行性腹部肿大。未经治疗或输血不良的患儿表现为生长迟缓、面色苍白、黄疸、肌肉组织不良、膝外翻、腿溃疡、髓外造血引起的肿块形成以及骨骼变化,包括腿部长骨畸形和典型的颅面变化,如颅骨隆起、颧骨突出、鼻梁凹陷、上颌骨肥大。在定期输血的患者中,生长发育趋于正常,但可能出现铁超载,此外,胃肠道吸收更多的铁,加重铁超载。铁超载相关的并发症包括心律失常、心包炎、心脏增大和心肌疾病。心脏病变可发展为危及生命的并发症,如心力衰竭等。肝脏受累可导致门脉高压、肝纤维化甚至肝硬化。内分泌腺受累可导致某些腺体功能不全,如甲状腺功能减退症,在极少数情况下可导致糖尿病。患者可能会发生腿部溃疡,增加静脉内血栓形成的风险和骨矿化降低导致骨质疏松症。如果不治疗重型β-地中海贫血会导致骨髓膨胀。这种不正常的骨髓膨胀导致骨骼变薄、变宽、变脆,受影响的骨骼可能生长异常(骨骼畸形),特别是手臂和腿的长骨和面部骨骼。当面部骨骼受到影响时,会导致不同的面部特征,包括额凸、颧骨隆起、上颌骨肥大、露出上牙。骨骼骨折的风险增加,特别是手臂和下肢长骨。也有患儿合并"膝外翻"(Genu valgum),即使脚踝和脚没有接触,膝盖也会接触。慢性贫血、铁超载和特定铁螯合剂的使用在重型β-地中海贫血患者罹患肾功能不全的发病机制中具有重要作用。慢性贫血、缺氧、氧化应激和脂质过氧化之间的关系已被证实,脂质过氧化可以导致肾小管细胞功能异常。贫血可导致肾小管间质缺氧从而导致细胞凋亡或上皮间质转分化,肾小管间质损伤、肾小球硬化和肾纤维化。这些长期变化可最终导致地中海贫血患者的肾小球滤过率(GFR)下降。Maria等进行了一项纳入81例患者的顾性研究,进行该研究对TM成年患者估,估算计肾小球滤过率(evaluation Glomerular filtration rate,eGFR)的变化,结果提示10年后,66例患者eGFR轻度下降,但仍处于正常范围内。在其余15例(18.5%)患者中,GFR下降到<90mL/min。肾含铁血黄素沉着症和无症状性肾功能不全在输血依赖型β-地中海贫血重度患者中普遍存在,需要定期筛查肾小球和肾小管功能障碍的早期标志物。近年,磁共振T2加权成像*(MRI T2*)已广泛应用于评估地贫患儿体内铁负荷。肝脏MRI T2*可反映肝脏铁负荷情况,并与肝脏铁浓度(LIC)检测有相关性。心脏MRI T2*<10ms提示患儿心脏有严重铁过载,建议每6个月查1次;心脏MRI T2*值位于10~20ms,提示患儿心脏有轻度铁过载,建议每年复查1次;心脏MRI T2*>20 ms提示患儿心脏暂无明显铁过载,可每2年复查1次。Mozhgan等人关于一项纳入114名女性和88名男性输血依赖型β-地中海贫血患者前瞻性研究旨在通过MRIT2*调查肾脏铁超负荷,发现77.7%的患者患有肾脏含铁血黄素沉着症。此外,67名患者(33.2%)的血清胱抑素C升高,104名患者(51.5%)的eGFR降低。分别有50%和79.2%的参与者发现N-乙酰-β-D-葡萄糖苷酶(NAG)尿排泄增加和高钙尿症。

4.显性β-地中海贫血:表现为类中间型β-地中海贫血症状,显性β-地中海贫血的红细胞形态更为异常,主要表现为红细胞或骨髓中的有核红细胞的包浆存在包涵体插入。

六、辅助检查

(1)血常规:除轻型无贫血或轻度贫血外,中、重型患者呈现中度以上贫血。

贫血为小细胞低色素性,MCV<80fl,MCH<28pg,MCHC<32%。网织红细胞正常或增高。外周血细胞涂片染色示红细胞大小不等,中央浅染色区扩大,出现异型、靶形、碎片红细胞和有核红细胞、点彩红细胞、嗜多染性红细胞、豪-周小体等。

(2)骨髓象增生明显活跃,红系增生为主,以中、晚幼红细胞占多数。

(3)血液生化:间接胆红素正常或升高,游离血红蛋白升高,结合珠蛋白降低或消失。胱抑素C已被认为是GFR的敏感标志物,可提供肾功能损害的早期指征,可能优于血清肌酐。重型β-地中海贫血患者的胱抑素C水平也显著升高,可作为肾小球功能障碍的标志物。胱抑素C和血清β2微球蛋白与肌酐清除率和年龄有很强的相关性,而NAG与蛋白尿呈正相关。

(4)X线检查对1岁后患儿行颅骨X线照片可见颅骨内外板变薄,板障增厚,在骨皮质间出现垂直短发样骨刺。

(5)红细胞渗透脆性中、重型患者明显减低,轻型患者正常或减低。

(6)血红蛋白电泳或抗碱试验HbF升高是中间型和重型患者的重要特点,以重型患者为著,轻型患者HbF多正常。HbA2升高(0.035%~0.060%)是轻型患者的重要特点;中间型患者HbA2正常或增高。

(7)珠蛋白肽链分析β/α比值下降,重型患者<0.1,中间型<0.5。

(8)基因分析β-地中海贫是以点突变为主的基因缺陷,故可以采用分子生物学方法,以确定其基因突变的位点或缺失。

七、诊断

β-地中海贫血的诊断是基于特征性症状的识别、临床评估和各种专门检测。重型β-地中海贫血的最初症状通常在出生后的两年内变得明显，包括发育不良、腹部肿胀和贫血症状。在出现类似(但较轻)症状但年龄较晚的个体中，可怀疑存在β-地中海贫血。

新生儿筛查是一项公共卫生项目，对新生儿进行各种在出生时症状并不明显的疾病进行筛查并治疗。怀疑患有β-地中海贫血的人将接受血液检查，如全血细胞计数(Complete blood count,CBC)。CBC为了测量血红蛋白、血细胞的数量、浓度、大小、形状和成熟度。血红蛋白电泳检测血液中发现的不同类型的血红蛋白。β-地中海贫血患者红细胞的数量和大小都比正常人少。红细胞颜色苍白(低色度)，形状各异。地中海贫血患者红细胞中的血红蛋白分布不均匀，在显微镜下观察时，这些细胞呈现出独特的"靶心"外观。血液样本可以用来测量血液中的铁含量，地中海贫血患者的铁含量通常较高。

对于一些具有类中间型β-地中海贫血症状、常规检测α、β-地中海贫血的方法却没有发现任何异常的患者，应考虑患者可能携带少见或罕见的珠蛋白基因突变，若家系分析符合常染色体显性遗传方式，应考虑显性遗传性β-地中海贫血的可能。

分子基因检测可以确诊为β-地中海贫血。分子基因检测可以检测出引起疾病的HBB基因突变。分子基因检测不是诊断地中海贫血所必需的，通常用于识别无症状亲属，帮助产前诊断。如果在家族成员中发现了特定的基因突变，则可以通过羊膜穿刺术或绒毛膜绒毛取样(CVS)，在羊膜穿刺术中，将发育中的胎儿周围的液体样本取出并分析，对β-地中海贫血风险较高的孕妇进行产前诊断。

八、鉴别诊断

(1)缺铁性贫血：外周血常规示小细胞低色素性贫血，但缺铁性贫血多有缺铁病因，无溶血证据，有红细胞游离原卟啉(Erythrocyte free protoporphyrin,FEP)升高、血清铁降低、铁剂治疗有良好反应等特点。

(2)红细胞葡萄糖-6-磷酸脱氢酶(Glucose-6-phosphate dehydrogenase,G-6-PD)缺乏所致先天性非球形细胞性溶血性贫血(Congenital nonspherocytic hemolytic anemia,CNSHA)：溶血严重者与重型β地贫临床表现相似。但前者感染及服用氧化性药物可加重贫血，红细胞Heinz小体阳性，HbF含量正常。

(3)遗传性球形红细胞增多症：外周血涂片示红细胞呈小球形，红细胞渗透脆性及孵育渗透脆性增加可鉴别。

(4)慢性自身免疫性贫血：由于机体出现抗自身红细胞膜的免疫抗体，使红细胞破坏所致溶血，Coombs试验阳性可鉴别。

(5)幼年型粒单核细胞白血病：患儿有脾肿大表现，且血红蛋白电泳示HbF升高，但外周血和骨髓可出现幼稚白血病细胞，伴有染色体异常和相关基因突变可鉴别。

九、治疗策略

治疗的基础是终生输血，以纠正贫血，一旦患者输过10~15次血或铁蛋白水平超过1,000ng/ml，应开始进行铁螯合治疗。治疗还应包括铁超载相关并发症的治疗(生长缺陷、青春期延迟、性腺功能减退、性腺功能减退、糖尿病和骨质疏松症)。可能需要脾切除术。基因治疗一种可能可行的替代治疗方法。骨髓移植是目前治愈β-地中海贫血的主要方法。轻型β-地中海贫血无需特殊治疗。中间型和重型β-地中海贫血应采取下列一种或数种方法给予治疗。

(1)一般治疗：适当注意休息和营养，积极预防感染。

(2)输血：中间型β-地中海贫血采用不定期输血，而定期输血是治疗重型β-地中海贫血的重要方法之一，目前主张输血，使患儿生长发育接近正常和防止骨骼病变。定期输血，严重者每2~4周输血一次。其方法是：先反复输浓缩红细胞，使患儿血红蛋白含量达120~150g/L；然后每隔3~4周输注浓缩红细胞10~15ml/kg，使血红蛋白含量维持在90~100g/L以上。但本法容易导致含铁血黄素沉着症，故应同时给予铁螯合剂治疗。

(3)祛铁治疗：重型β-地中海贫血和中间型β-地中海贫患者可能出现铁超载。首先，输血会导致体内积累过量的铁。其次，贫血会增加胃肠道对膳食铁的吸收。身体没有正常的方法来清除多余的铁。铁超载会引起各种症状,影响身体的各个器官系统。铁过载的治疗是通过药物去除体内多余的铁。铁螯合剂可以增加铁从尿液和粪便排出,但不能阻止胃肠道对铁的吸收,多在3岁后开始并长期应用可防止铁超负荷。祛铁治疗的时机:①输血次数≥10次。②在排除活动性炎症、肝病、肿瘤、溶血、酗酒等因素影响后,SF>1,000μg/L或LIC≥5mg Fe/g干重。祛铁治疗后每3~6个月监测SF或MRI,当SF<500μg/L或LIC<5mg Fe/g干重可暂停使用铁螯合剂。通常在规律输注红细胞1年(或10U红细胞)后进行铁负荷评估,经2~3次复查确有铁超负荷(SF>1,000μg/L,或肝组织含铁>3.2mg/g)者,则可开始应用铁螯合剂。三种铁螯合剂通常用于预防或减少β-地中海贫中的铁过载,常用药物如下。

1)去铁胺(Deferoxamine,DFO):剂量开始为每日25mg/kg,每周3~5天,5岁后增加至每日30~50mg/kg,每周5~6天。采用每晚1次连续皮下注射8~12小时;亦可将每天量加入等渗葡萄糖液中静滴8~12小时;或加入红细胞悬液中缓慢输注。

2)去铁酮(Defefiprone,DFP):疗效与DFO相近,维生素C与螯合剂联合应用可加强去铁胺从尿中排铁的作用,剂量为200mg/日。此外,应给予叶酸以供应造血需要,剂量5~10mg/日。维生素E具有帮助红细胞膜抗氧化作用,可适当补充。

3)地拉罗司(Deferasirox,DFX):用于用铁超载的一线治疗。对去除心脏铁特别有效,但仅限于使用去铁胺治疗失败或有禁忌的病例。

表5-1-2 三种祛铁剂的比较

	DFO	DFP	DFX
给药途径	静脉皮下	口服	口服
代谢	肝脏代谢	主要通过葡萄糖醛酸代谢	肝脏代谢
半衰期	0.4h	2~3h	8~16h
剂量	剂量开始为每日25mg/kg,每周3~5天	每日75~100mg/kg,分三次口服	每日20~40mg/kg
不良反应	偶见过敏反应,长期使用偶可致白内障和长骨发育障碍,剂量过大可引起视力和听觉减退	关节痛、一过性ALT升高、中性粒细胞减少或缺乏,少见的有胃肠道反应和锌缺乏	急性肝肾功能衰竭

4)罗特西(luspatercept-aamt):2019年美国食品和药物管理局(Food and Drug Administration,FDA)批准了罗特西(luspatercept-aamt)用于治疗成人β-地中海贫血,这些患者需要定期输血。Osama Tanous等人研究了输血依赖型β-地中海贫血患者(Transfusion-dependent thalassemia,TDT)的肾损伤归因于铁过载、慢性贫血和铁螯合治疗(Iron chelation therapy,ICT)毒性,其结果提示在TDT患者中肾小管损伤的发生率很高,表明ICT参与了肾小管损伤。重型β-地中海贫血会导致生命最初几个月的红细胞生成无效和输血依赖性贫血。定期输血和ICT显著提高了TDT患者的生存率和生活质量。

5)联合用药:单独应用铁螯合剂而祛铁疗效不佳,可予2种铁螯合剂联合应用。联合策略包括应用DFO和DFP、DFP和DFX、DFO和DFX。TDT合并急性心力衰竭者建议在高剂量连续静脉滴注DFO基础上口服DFP或DFX治疗。β-地中海贫血祛铁治疗方案见图5-1-2。

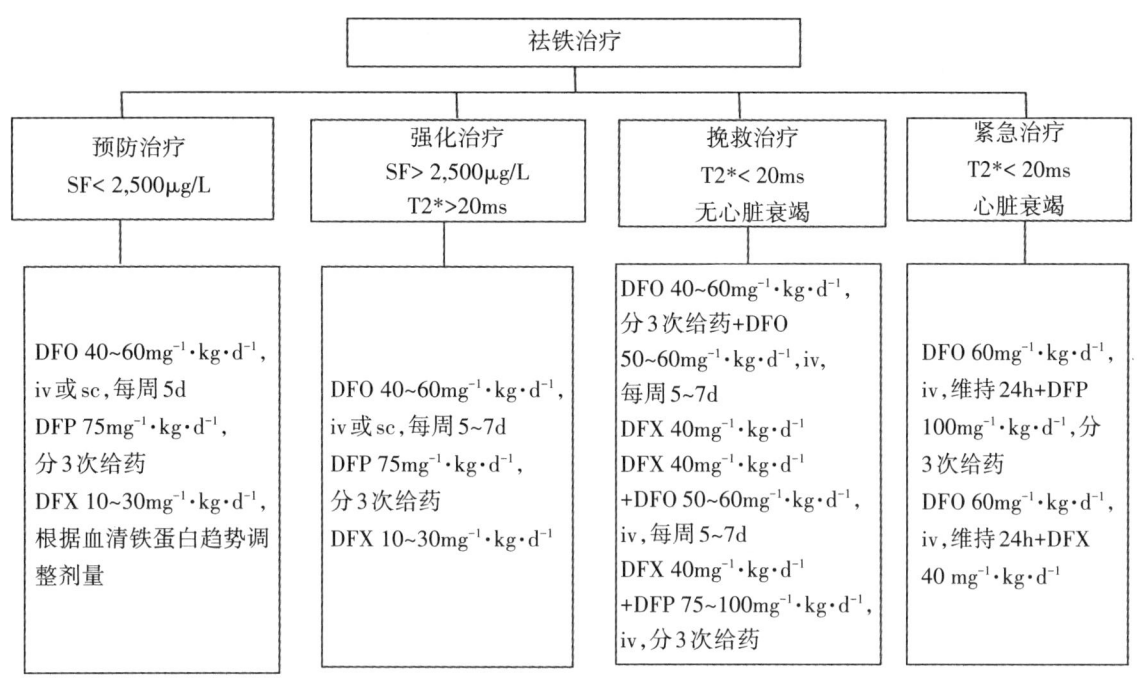

图 5-1-2　β-地中海贫血患者祛铁治疗方案

(4) 脾切除：可改善贫血症状或减少输血，对中间型 β-地中海贫部分有效，对重型 β-地中海贫大多无效。脾切除可致免疫功能减弱，应在年龄≥5 岁以后施行并严格掌握适应证。

1) 依赖输血量明显增多，如维持 Hb90~105g/L，每年红细胞输注量 >200ml/kg 者，且经规律祛铁治疗而铁负荷仍增加。

2) 脾功能亢进者，患儿出现红细胞破坏增加，持续的白细胞或血小板减少，临床上出现反复感染或出血。

3) 脾脏增大并有伴随症状者，如患儿出现明显左上腹疼痛或易饱感，巨脾引起压迫及脾破裂等可能。鉴于这种手术的风险性，在每个病例中都要权衡利弊。如果需要脾切除，应在手术前一个月接种肺炎球菌结合疫苗。此外，对于 16 岁以下的儿童，在手术后的前两年给予抗生素预防，通常是每天两次 250mg 的青霉素。由于过去几年在治疗地中海贫血方面的进展，脾切除术作为患者的治疗手段很少应用。

(5) 造血干细胞移植：造血干细胞移植是目前治愈重型 β-地中海贫血的主要方法。根据干细胞的来源，又可分为骨髓移植、外周血干细胞移植和脐血干细胞移植，其要点如下。

1) 移植前患者风险评估：国际上通常采用佩萨罗标准。移植前患者的 3 种风险因素评分为肝肿大、肝纤维化以及铁螯合剂应用史。对于 2~3 岁以上的重型 β-地中海贫血患者，年龄越小，移植效果就越好。有条件的患者应尽早（2~7 岁）接受移植。

2) 供体选择：以人类白细胞抗原（Human leukocyte antigen，HLA）配型选择供体：选择顺序为 HLA 全相合同胞供者>非血缘相关的 HLA 全相合供者>半相合供者。

3) 移植预处理方案：经典的清髓方案为白消安及环磷酰胺。为减少排斥率，在预处理方案中可酌情加用抗胸腺球蛋白和氟达拉（Fludarabine）。造血干细胞移植有可能纠正导致地中海贫血的潜在异常。理想情况下，造血干细胞移植应该在 16 岁之前进行，并且在肝肿大、门脉纤维化或铁超载发生之前。

(6) 基因调控治疗：应用化学药物增加 γ 基因表达或减少 α 基因的表达，以改善 β-地中海贫血的症状，称为基因调控治疗。已报道的药物有多种，如羟基脲（Hydroxyurea）、5-氮杂胞苷（5-AZC）、阿糖胞苷、长春新碱、白消安、异烟肼等。在基因治疗中，病人的缺陷基因被一个正常基因取代，从而使活性酶产生，防止疾病的发展和进展。考虑到正常基因的永久转移，可以在疾病的所有部位产生活性酶，理论上，这种疗法可以"治愈"。然而，在基因治疗被提倡为一种可行的替代方法之前，目前仍有一些技术上的困难需要解决。

(7) 支持治疗：重型和中间型 β-地中海贫血患者将从地中海贫血治疗中心中受益。这些专门中心为地中海贫血患者提供全面护理,包括制定具体治疗计划、监测和跟踪受影响的个人以及最先进的医疗护理。在这样一个中心进行治疗,可确保个人及其家庭成员得到专业医疗保健团队(医生、护士、物理治疗师、社会工作者和遗传顾问)的照顾,该团队在治疗β-地中海贫血患者方面经验丰富。建议对受影响的个人及其家庭进行遗传咨询。对整个家庭的社会心理支持也是必不可少的。

十、疗效及转归

预后取决于病情的严重程度,重型并发症常是导致患儿死亡的重要原因,如不治疗,多于5岁前死亡。中间型和轻型地中海贫血在适当的监测和治疗下,预后通常很好,患者一般不会有严重的含铁血黄素沉着症,也不太容易出现与铁负荷相关的心脏问题。肺动脉高压、血栓栓塞并发症、脾切除术后败血症以及肝癌的发生都可能降低生存率。如果未接受定期输血和铁螯合治疗通常死亡率很高,而定期输血和螯合治疗的患者生存率更高。心脏并发症仍然是死亡的主要原因。

参考文献

[1]Thein,Swee,Lay.Molecular basis of beta thalassemia and potential therapeutic targets[J].Blood cells, molecules and diseases, 2018, 70:54-65.

[2]XuanShang,ZhiyuPeng,YuhuaYe,et al.Rapid Targeted Next-Generation Sequencing Platform for Molecular Screening and Clinical Genotyping in Subjects with Hemoglobinopathies[J].Ebiomedicine,2017,23:150-159.

[3]Yaghobi M, Miri-Moghaddam E, Majid N, et al. Complications of transfusion-dependent beta-thalassemia patients in Sistan and Baluchistan, South-East of Iran[J]. Int J Hematol Oncol Stem Cell Res, 2017,11:268-272.

[4] Mokhtar G M , Gadallah M , El Sherif N H K ,et al.Morbidities and mortality in transfusion-dependent Beta-thalassemia patients (single-center experience)[J].Pediatric Hematology & Oncology, 2013, 30(2):93-103.

[5] Zhang J , Zhu B S , He J ,et al.The Spectrum of α-And β-Thalassemia Mutations in Yunnan Province of Southwestern China[J].Hemoglobin, 2012, 36(5):464-473.

[6]MathiasLA, FisherTC, ZengL, et al. Ineffective erythropoiesis in beta-thalassemia major is due to apoptosis at the polychromatophilic normoblast stage[J]. Exp Hematol, 2000, 28(12): 1343-1353.

[7]Eliana L M , Alessandra S , Stefania V ,et al.Renal function in patients with β-thalassaemia major: a long-term follow-up study[J].Nephrol Dial Transplant, 2012,27(9):3547-3551.

[8] Hashemieh M , Radfar M , Azarkeivan A , et al. Renal Hemosiderosis among Iranian Transfusion Dependent β-Thalassemia Major Patients[J]. International Journal of Hematology-Oncology and Stem Cell Research, 2017, 11(2):133-138.

[9]Papassotiriou I, Margeli A, Hantzi E, et al .Cystatin C levels in patients with beta-thalassemia during deferasirox treatment[J]. Blood Cells Mol Dis, 2010,4(3):152-5.

[10]Ali BA, Mahmoud AM. Frequency of glomerular dysfunction in children with Beta thalassaemia major[J].Sultan QaboosUniv Med J, 2014,14(1):e88-94.

[11]Voskaridou E , Terpos E , Michail S ,et al.Early markers of renal dysfunction in patients with sickle cell/-thalassemia[J].Kidney International, 2006, 69(11):2037-2042.

[12]Taher A , Saliba A N , Harb A .Iron chelation therapy in transfusion-dependent thalassemia patients: current strategies and future directions[J]. Journal of Blood Medicine, 2015,6:197-209.

[13]Tanous O, Azulay Y, Halevy R, et al Renal function in β-thalassemia major patients treated with two different iron-chelation regimes[J]. BMC Nephrol, 2021,22(1):418.

[14]DeLoughery TG. Microcytic anemia[J]. N Engl J Med,2014,371:1324-31.

[15]Amid A, Saliba AN, Taher AT, et al. Thalassaemia in children: from quality of care to quality of life[J]. Arch Dis Child, 2015,100:1051-7.

[16]中华医学会血液学分会红细胞疾病(贫血)学组. 中国输血依赖型β地中海贫血诊断与治疗指南(2022年版)[J]. 中华血液学杂志,2022, 43(11):889-896.

[17]Musallam KM, Angastiniotis M, Eleftheriou A, et al. Cross-talk between available guidelines for the management of patients with beta-thalassemia major[J]. Acta Haematol, 2013,130(2):64-73.

董文敬(撰写) 杨海侠(审校)

第二章 范科尼贫血
Chapter 2 Fanconi Anemia, FA

关键词：先天性畸形；全血细胞减少
Keywords: congenital; deformity; pancytopenia

一、概述

范科尼贫血(Fanconi anemia, FA)，又名范科尼贫血，是一种罕见的遗传性疾病传。除范科尼贫血B (Fanconi anemia group B, FANCB)为X连锁隐性遗传、FANCR/RAD51为常染色体显性遗传外，其余均为常染色体隐性遗传。该病由瑞士儿科医生Guido Fanconi于1927年首先报道并命名，属于遗传性骨髓衰竭综合征的范畴，多于儿童期起病，临床表现多样，包括血液系统异常、多发性先天畸形、肿瘤易感性等。发病机制与DNA链间交联损伤修复相关基因的缺陷有关。在疾病早期识别困难，诊断大多滞后，甚至出现误诊、漏诊。FA与范科尼综合征不同，后者是一种罕见的肾功能紊乱性疾病。该病治疗包括药物治疗、异基因造血干细胞移植，发生肿瘤时需要选择手术方案、化疗等治疗。

二、定义

FA是一种以进行性全血细胞减少伴骨髓衰竭、多种先天性畸形和易于发展成血液或实体肿瘤为特征的遗传性多系统疾病。

三、流行病学

FA在人群中发病率为$(1\sim5)/1,000,000$，新生儿患病率$(0.5\sim2.5)/100,000$，FA在男性和女性中均有发生，在所有种族中都有发生。在亚洲人群中发病率为$1/160,000$，男女发病比例约$1.2:1$。全球FA基因的携带频率为$1/300\sim1/200$。在南非的德系犹太人和阿非利卡人中发病率更高。

四、病因及发病机制

FA具有遗传异质性，是由FANC基因突变所引发的单基因缺陷类疾病。到目前为止，研究人员已经鉴定了22种FANC基因，包括FANCA、FANCB、FANCC、FANCD1/BRCA2、FANCD2、FANCE、FANCF、FANCG/XRCC9、FANCI、FANCJ/BR1P1、FANCL、FANCM、FANCN/PALB2、FANCO/RAD51C、FANCP/SLX4、FANCQ/ERCC4、FANCR/RAD51、FANCS/BRCA1、FANCT/UBE2T、FANCU/XRCC2、FANCV/REV7、FANCW/RFWD3。这22种基因编码的蛋白负责DNA链间交联的修复，而这些基因突变导致DNA损伤修复的缺陷及对二环氧丁烷、丝裂霉素C等DNA链间交联剂敏感。其中，任何一种常染色体隐性遗传的纯合突变或X连锁遗传的FANCB突变或者显性遗传的FANCR/RAD51突变均可引起FA的发生。最常见的突变是FANCA，约占65%，FANCC约占15%，FANCG/XRCC9约占10%、FANCE和FANCF约占8%，其他各种基因突变类型<1%，未来还有可能发现新的FA相关基因。

DNA是遗传信息的载体，机体在内在因素如DNA碱基错配、自身不稳定、机体代谢产生活性氧自由基等；体外因素如辐射、化学毒物、药物、病毒等作用下均可以发生DNA损伤。对大多数人来说，DNA损伤是可以修复的，然而，在FA患者中，DNA损伤往往是断裂和重排，导致无法修复或修复缓慢。FA相关的基因产物在称为"FA途径"或"FA-BRCA途径/网络"的泛素化磷酸化网络中起协同作用，参与DNA损伤修复和细胞周期，维持基因组稳定性。这种途径的破坏最终导致染色体断裂，从而引起细胞异常死亡或细胞异常生长。细胞的死亡导致血细胞减少和与FA相关的身体异常，细胞异常生长可导致急性髓细胞白血病或其他癌症的发展。

不同基因突变或缺失可表现为不同的亚型和临床表现。FANCA纯合子缺失突变可能早期出现贫血，白血病发生率高于其他能产生异常FANCA蛋白的致病突变；G亚型中严重全血细胞减少、骨髓衰竭及急性髓细胞白血病的发生高于其他亚型；BRCA2双等位基因变异与早发急性白血病和实体肿瘤相关，BRCA2杂合性致病突变与遗传性乳腺癌和卵巢癌相关；实体瘤如髓母细胞瘤、肾母细胞瘤则与PALB2致病突变相关；BR1P1杂合突变增加乳腺癌和卵巢癌易感性。FANCD2基因突变与男性的生殖系统异常。但FA的临床严重程度与其不同亚型并无明确相关性,同一亚型其临床表现也有较大差异。

关于Sonic Hedgehog(SHH)信号通路在FA发病机制中的作用尚存争议,其具体调控机制及相互作用仍需进一步研究。关于该通路如何被修改以及相互作用如何影响结果的问题仍然存在。

炎症反应参与FA骨髓衰竭已被报道,但其机制尚不清楚,可能与自然杀伤细胞数量减少和(或)自然杀伤细胞活性受损,以及其他免疫异常有关。

FANCI相关核酸酶1突变可导致化学敏感性和骨髓衰竭。该酶参与肾小管上皮细胞对DNA损伤的生理反应,参与了慢性肾脏病的发病机制,该酶突变可以引起巨核细胞性间质性肾炎。核大性间质性肾炎是一种罕见的遗传性肾脏疾病,以慢性肾纤维化、肾小管变性和多组织中特征性的多倍体核为特征。

最近的研究数据表明乙醛和甲醛与FA的发病有关,有研究报道,负责甲醛解毒的乙醇脱氢酶5失活,当结合FANCD2缺乏时,会导致核肿大、肾衰竭和肝功能异常。

五、临床表现

FA的症状因人而异,主要表现为全血细胞异常、多发性先天畸形、肿瘤易感性。

(1)全血细胞异常可表现为白细胞减少、血小板减少,贫血严重者全血细胞减少、出血、感染、也可表现为急性髓性白血病、骨髓增生异常综合征等骨髓衰竭表现。血小板减少和白细胞减少通常早于贫血症状。常伴随大红细胞、胎儿血红蛋白增加、全血细胞减少逐渐加重。轻微损伤后可能会出现过度瘀伤和内膜出血,特别是牙龈和鼻黏膜自发性出血。贫血患者出现疲倦、嗜睡、虚弱、头昏眼花、易怒、头痛、皮肤苍白、呼吸困难以及心脏症状。

急性髓性白血病(acute myelogenous leukemia,AML):急性白血病根据主要受累的细胞系列分为急性淋巴细胞性白血病和急性髓性白血病。急性白血病起病急缓不一。急者可以突然高热,,类似"感冒",也可以是严重的出血。缓慢者常为脸色苍白、皮肤紫癜,月经过多或拔牙后出血难止。临床表现主要包括两部分:一是正常骨髓造血功能受抑制表现,如贫血、发热、出血;二是白血病细胞增殖浸润表现,如:粒细胞肉瘤,或称绿色瘤,常累及骨膜;牙龈增生、肿胀;皮肤可出现蓝灰色斑丘疹,也可累及中枢神经系统引起中枢神经系统白血病。

骨髓增生异常综合征(myelodysplastic syndromes,MDS):一组罕见的血液疾病,血细胞在骨髓内发生异常。三种主要的血细胞(即红细胞、白细胞和血小板)都会受到影响。红细胞携带氧气,白细胞抵抗感染,血小板凝血以阻止血液流失。骨髓中血细胞的分化与成熟障碍,导致病态造血和无效造血。因此,MDS患者有血细胞水平降低骨髓增生异常综合征的一般症状:包括疲劳、头晕、虚弱、淤青和出血、频繁感染和头痛。在某些情况下,骨髓增生异常综合征可能发展到危及生命的骨髓衰竭或发展为急性白血病。骨髓增生异常综合征的具体原因尚不清楚,目前未发现特定的环境风险因素。

骨髓衰竭多见于5~10岁的患儿,中位年龄为7岁,罕见于婴儿和幼童,90%患者的血液异常在40岁以前发病。血液异常进展可出现Sweet综合征(中性粒细胞性皮肤病)。骨髓衰竭最终发生在大多数受累个体中,尽管病程和发病年龄各不相同。年龄≥40岁的FA患者发生骨髓衰竭的风险超过90%。

(2)先天性发育异常可见于60%~70%的FA患者,通常表现在儿童早期,很少在成年后诊断。

骨骼异常:先天性髋关节脱位、脊柱侧凸、脊柱和肋骨畸形、拇指和手臂畸形、拇指和手指畸形或缺失、或桡骨发育不完全或缺失、并趾畸形、足畸形等。

眼部异常:眼球小、白内障、散光、斜视、内眦赘皮、眼距过宽或过窄、上睑下垂等。

皮肤色素沉着:牛奶咖啡斑、广泛皮肤色素沉着、局部色素沉着不足。

生长缺陷:身材矮小、宫内发育迟滞、低出生体重、小头畸形或生长发育迟缓。

胃肠道畸形:肛门直肠、食管、十二指肠或空肠闭锁、气管食管瘘等。

泌尿道畸形:肾发育不良、马蹄肾、双输尿管等。

男性生殖道畸形:尿道下裂、小生殖器官、隐睾症、低或无精症、性腺功能减退、生育能力低下等。

女性生殖道畸形:双角子宫或子宫错位、小卵巢。

心脏缺陷:动脉导管未闭、室间隔缺损、肺动脉狭窄、主动脉缩窄。

听力损失:传导性耳聋、20%的患者有耳畸形。如外耳发育不良、耳道狭窄、耳郭畸形。

中枢神经系统异常:脑积水、小垂体、垂体柄中断综合征、胼胝体缺如、小脑发育不全、脑室扩张等。

FA患者的泌尿系统异常是常见的,有研究表明,约三分之一的患者有结构性肾脏异常。一个专门报道FA肾脏方面的最大队列研究,提示高达50%的患病率。其异常表现为胚胎肾发育受到干扰,暗示FA通路特别是在肾脏发育的早期胚胎阶段有一个潜在的作用。有一项斑马鱼的研究支持该假设,但是没有发现基因型和肾脏异常之间的明显相关性。FA患者有肾脏异常与VACTERL一样,这两种肾都是位置性的和结构性的,位置性的如马蹄肾、异位或盆腔等,结构性的如肾发育不良、双输尿管,也可能发生肾积水或输尿管积水。

另有研究证实,从生物学角度看,间质性肺疾病可能是FA的综合征的部分表现受累的致病机制可能是通过氧化损伤和细胞因子异常。FANCD2/FANCI相关核酸酶1的基因的隐性突变导致人类性间质性肾炎。

先天性发育异常表现多样,并在家族内发生变化。男性的生育能力经常受到损害,半数女性的生育能力受到严重影响。当先天性畸形不明显时,诊断可能要推迟到出现血液异常时。

(3)癌症倾向:FA患者比一般人群患某些癌症的风险更高,包括AML和特异性实体瘤。AML发生危险增加约700倍,多发生于15~35岁之间,未行移植治疗的FA患者40岁时约有50%发生MDS或AML。7号染色体缺失,del(7q)与MDS/AML发生率增高相关。染色体3q26-q29克隆扩增也与危险度增高相关。实体瘤可以是FA患者的首发表现。其病理大多数为鳞状细胞癌。患头颈部、胃肠道、食道或妇科癌症的风险极高。头颈部鳞状细胞癌是普通人群发病率的500~700倍,而且发病年龄早,20~40岁。大多发生于口腔,如舌癌,疾病处于进展期时对治疗反应差。皮肤肿瘤、泌尿生殖道肿瘤、肿瘤发生率也增加。对化疗和放疗明显不耐受。骨髓衰竭的FA患者如果接受雄性激素治疗,患肝肿瘤的风险会增加。在大约30%的癌症相关病例中,恶性肿瘤的发展先于FA的诊断。

六、辅助检查

(1)血液系统检查:血常规检查可以用来确定红细胞、白细胞和血小板的水平。每年评估骨髓涂片、染色体和活检,评估风险和及时发现骨髓衰竭或AML。同时进行肾功能等生化指标检测。对于长期随访的患者来说,应每6个月复查肾功能及生化指标。

(2)X线:可显示有无骨骼畸形。

(3)超声检查:鉴于肾脏异常的高发生率,评估肾脏的解剖和功能在诊断中是重要的。应行泌尿系统超声检查,如有异常,应考虑进一步影像学检查,如磁共振尿路造影、放射性核素肾静态显像。如果有先天性肾脏和泌尿系统异常,加强尿道感染的监测,并进行血压监测。针对先天性肾脏和泌尿系统异常如复杂异常和反流证据的患者,考虑使用抗生素预防。

(4)染色体断裂试验或分子遗传学检测:染色体断裂试验是目前诊断FA的金标准:在试管中,用一种能交联DNA的化学物质处理病人的一些血细胞。正常细胞能够纠正大部分损伤,不受严重影响,而FA患者细胞显示明显的染色体断裂。染色体断裂试验对FA诊断较敏感,基因诊断不能替代其诊断地位。但10%~25%FA患者的淋巴细胞有体细胞嵌合可能出现假阴性,如果临床怀疑为FA而淋巴细胞染色体断裂试验的结果正常或可疑,可疑者选择皮肤成纤维细胞或骨髓间充质细胞检测。链间交联剂通常有两种化学物质,他们是二环氧丁烷和丝裂霉素C。同时,建议患者的所有家人或兄弟姐妹行二环氧丁烷/丝裂霉素C诱导的染色体断裂试验或分子遗传学检测(如果已确认家族特异的致病基因),早期诊断、治疗,监测身体发育异常、骨髓衰竭和相关肿瘤。

(5)通过高通量二代测序检测以下任一基因改变可确诊。

1)具有已知可导致常染色体隐性遗传FA的20个基因之一的双等位致病突变。

2)RAD51杂合致病突变,引起常染色体显性遗传FA。

3)FANCB半合子致病突变,引起X连锁遗传FA。

全外显子测序可能检出已知FA基因突变之外的新突变,但仍可能漏掉深层内含子突变或拷贝数变异致病的患者。

(6)彗星试验(单细胞凝胶电泳试验)是检测DNA断裂最敏感的方法,可作为FA诊断的辅助检查。

(7)免疫印迹法检测链间交联剂处理的细胞FANCD2蛋白单泛素化也可以快速诊断(异常见于90%以上的FANCD2上游突变的患者),但可能漏掉FANCD2下游的BRCA2、BRIP1和PLAB2等罕见亚型以及体细胞嵌合型患者。

(8)流式细胞术检测交联剂处理的FA患者细胞停滞于G2/M期也可诊断FA,但同时存在MDS或者白血病影响其可靠性。

七、诊断

FA的诊断是基于全面的临床评估、详细的病史、特征性表现、结合染色体断裂试验、彗星试验、免疫印迹法、流式细胞术、基因检测等方法,可以诊断。基因检测对于诊断FA以及明确发病的特定突变基因至关重要。此外彗星试验和流式细胞仪检测细胞周期也可用于FA患者的检测。但在临床上应用相对较少。

许多FA病例根本没有被发现或没有被及时诊断出来。对于任何出生时有拇指和手臂异常的婴儿,应怀疑并检测FA。任何年龄发展为再生障碍性贫血的人都应该检测FA,即使没有其他缺陷。任何早期出现头颈部、胃肠道或妇科鳞状细胞癌的患者,无论是否有吸烟或饮酒的历史,也都应该进行FA检测。许多FA患者没有其他异常。在考虑干细胞移植治疗再生障碍性贫血或癌症治疗之前,检测FA是至关重要的,因为标准的化疗和放疗方案可能对FA患者有伤害。

对于孕妇,产前可通过绒毛穿刺取样、羊膜腔穿刺术、经皮脐血穿刺取样等有创操作获取胎儿细胞,进行染色体断裂试验。

为确定FA患者的疾病程度,推荐眼科医生、耳鼻喉科医生、内分泌科医生、手外科医生、妇科医生、胃肠科医生、泌尿科医生、皮肤科医生、遗传顾问均参与评估。

(1)躯体畸形:可通过体格检查、超声、CT及核磁共振等影像学检查评估。泌尿外科医生评估泌尿生殖道畸形。骨科医生评估肢体畸形,颅面、耳鼻喉科医生评估面部畸形和外耳畸形及行正规听力测试。以上科室可与整形外科合作治疗畸形。对于幼儿和学龄儿童行发育评估。

(2)内分泌异常:内分泌科评估并治疗甲状腺功能减退、生长激素缺乏、血脂异常、高血糖等,身材矮小需内分泌科评估补充生长激素或治疗甲状腺功能减退。

(3)消化道异常:消化科医生评估胃肠道结构异常和喂养功能障碍。

(4)眼科医生及皮肤科医生均需参与评估有无相关科室疾病。

1. 产前诊断

产前诊断是可行的,可以通过胎儿血液中的染色体断裂分析,或者,当发现突变时,可以通过基因检测来协助诊断。

2. 遗传咨询

FA的遗传方式包括常染色体隐性遗传、常染色体显性遗传51-相关FA或X连锁遗传(FANCB-相关FA)。这种疾病通常是常染色体隐性遗传。

常染色体隐性遗传的FA:患者的同胞有25%可能遗传了双等位致病基因而发病,50%可能遗传一个致病等位基因而成为携带者,25%可能正常。

常染色体显性遗传的FA:目前发现的FANCR/RAD51相关的FA患者均为原发RAD51突变,其他家庭成员患病可能性很小。

X连锁遗传FA:女性携带者每次妊娠遗传致病基因的可能性为50%。遗传了致病基因的男性会发病,女性为无症状携带者。

如果已知家族致病基因,常染色体隐性遗传和X连锁遗传FA的亲属可以做携带者检测和妊娠产前检测。

八、鉴别诊断

FA的临床表现与许多畸形综合征(Dubowitz, Seckel, Holt-Oram, Baller-Gerold,血小板减少桡骨缺损综合征(thrombocytopenia absent radius (TAR) syndrome, TAR综合征), Nijmegen断裂综合征(Nijmegen breakage syndrome,NBS)、VACTERL综合征、先天性角化不良、Diamond-Blackfan贫血)重叠,FA的诊断常常推迟到患者出现骨髓衰竭或恶性肿瘤。所有病因不明的年轻骨髓衰竭患者以及其他癌症易感综合征(Bloom、Rothmund-Thomson或Werner综合征)或获得性骨髓衰竭综合征的患者在鉴别诊断中应考虑FA。

下列疾病的症状可能与FA相似。临床应注意鉴别诊断。

(1)染色体不稳定综合征:包括Bloom综合征、共济失调毛细血管扩张症、Nijmegen断裂综合征和着色性干皮病。均为常染色体隐性遗传疾病,与染色体断裂增加和遗传不稳定有关,但是只有FA患者在环氧丁烷作用下染色体断裂增加。这些染色体异常使患者患某些癌症的风险高于平均水平,尤其是白血病。在大多数受影响的个体中还存在其他异常。Nijmegen断裂综合征是身材矮小、渐进性小头畸形与认知能力丧失,女性卵巢早衰,反复呼吸道感染,肿瘤风险增加(尤其是淋巴瘤),可表现为丝裂霉素C刺激的染色体断裂增加,可通过基因检测与FA相鉴别。Seckel综合征:表现为生长发育迟缓、小头畸形、智力障碍、特征性"鸟头"样面容,在环氧丁烷或丝裂霉素C作用下染色体断裂增加。部分Seckel综合征患者也可能出现全血细胞减少和(或)AML。Seckel综合征是常染色体隐性遗传,ATR、NIN、ATRIP、RBBP8、CEP152、CENPJ和CEP63双等位基因突变致病,基因检测可以与FA鉴别。

(2)获得性再生障碍性贫血:一种由严重的、几乎完全的骨髓衰竭引起的罕见疾病,最终导致红细胞、白细胞和血小板水平低(全血细胞减少)。症状包括疲劳、慢性感染、头晕、虚弱、头痛和多次出血等。年轻成人再生障碍性贫血患者,即使无躯体发育畸形表现,也需要常规进行染色体断裂筛查试验以排除遗传性骨髓衰竭综合征。

(3)TAR综合征:一种罕见常染色体隐性遗传疾病。该疾病的特点是血液中的血小板水平减低,导致潜在的严重出血事件,主要在婴儿期。其他特征包括前臂桡的骨缺失或发育不全,有时前臂尺侧骨发育不全或骨缺失。也存在其他异常,如先天性心脏缺陷、肾脏缺陷和/或智力残疾,可能继发于婴儿期颅骨出血。

(4)先天性角化障碍:又名Zinsser-Cole-Engman综合征,一种罕见的遗传疾病,其特征是皮肤变黑和/或皮肤色素沉着,指甲营养不良,口腔黏膜进行性退行性改变,如白斑,也有可能出现在肛门或尿道。许多患者有眼部问题,由于鼻泪管变窄而流泪。其他症状包括三系减少,严重导致骨髓衰竭。还可能出现手掌和脚底皮肤增厚与出汗过多,头发稀疏或缺乏、骨骼脆弱、睾丸发育不全和牙齿畸形。该病多为遗传,偶有散发。X连锁隐性遗传是最常见的遗传模式,但常染色体显性遗传也不少见,而常染色体隐性遗传罕见。

(5)VACTERL:耳畸形相关综合征——VACTERL联合桡骨征是一组多发先天畸形组合疾病,包括:(V)=椎体异常;(A)=肛门闭锁;(C)=心脏缺陷;(T)=气管食管瘘;(E)=食管闭锁;(R)=(肾)异常;和桡骨。除了上述特征,受影响的儿童也可,包括生生壮成长。以上各种畸形常非随机组合存在,临床上将具有以上至少3种畸形的疾病统称为VACTERL联合征。但心理功能和智力通常不受影响。至少5%的FA患者有这种关联。VATER表型预后较差中位生存期较短,早期恶性肿瘤,以及可能的早期骨髓衰竭风险,但大多是散发性的,不涉及负责任的基因或基因组区域。

(6)神经纤维瘤病1型常因为牛奶咖啡斑可能会考虑该病,可以通过环氧丁烷和丝裂霉素C刺激的染色体断裂试验与FA鉴别。

九、治疗策略

FA的治疗是针对每个个体明显的特定症状。治疗可能需要一个多学科专家小组的协调努力。儿科医生、外科医生、心脏病医生、肾内科医生、泌尿科医生、消化内科医生、耳鼻喉科医生、眼科医生和其他医疗保健专业人员系统和全面地计划患者的治疗。主要包括药物治疗、异基因造血干细胞移植和手术治疗。

1.药物治疗

(1)雄激素:如司坦唑醇、达那唑、羟甲雄酮。当血红蛋白低于80g/L或血小板计数低于$30×10^9$/L可给予雄激素治疗,可使50%的患者红细胞和(或)血小板改善。治疗最早出现的反应体现在红细胞中,通常在治疗的头一两个月出现血红蛋白的增加。红细胞计数的改善通常是最大的。白细胞计数和血小板计数的反应不一,通常血小板反应缓慢,可能在治疗的前几个月看不到疗效。随着时间的推移,可能会产生对治疗的耐药性。根据血细胞计数变化逐渐减量至最小有效剂量。但仅10%~20%患者对低剂量雄激素治疗持续起效。雄激素的不良反应包括加速发育、男性化、血脂异常、痤疮和肝毒性,如肝功能异常、肝腺瘤甚至肝癌风险增高。服用雄激素的患者应定期检查肝功能,每6~12个月行肝脏超声监控有无肿瘤。如果服用3~4个月仍无效,应停药。雄激素作为一种替代治疗造血系统衰竭的选择,可以提高20岁以上患者的生存率,而不需要进行干细胞移植。

(2)粒细胞集落刺激因子(granulocyte colony-stimulating factor, G-CSF):可提高部分患者中性粒细胞计数。G-CSF治疗前应做骨髓穿刺和活检,治疗中每6个月复查一次,警惕G-CSF刺激白血病克隆生长的风险。它通常只用于疾病交替期间的支持。急性重症感染患者应考虑给予G-CSF,最好在骨髓抽吸后给予。

(3)其他促造血治疗:FA患者表现为贫血或血小板减低时,如血清促红细胞生成素、促血小板生成素水平增高,则促红细胞生成素或促血小板生成素治疗疗效有限。艾曲泊帕在个案报道中用于移植前桥接治疗,减少输血,改善移植结局。

(4)MDS或AML的治疗仍然具有挑战性,包括化疗、造血干细胞移植和参加临床试验。FA患者对化疗耐受性差,可能导致严重的或不可逆的骨髓抑制。

(5)尽量减少红细胞和血小板输注,避免对将来的造血干细胞移植造成不良影响。在以前支持治疗包括输注大量红细胞、血小板或白细胞,随着造血干细胞移植技术的进步,避免对将来的造血干细胞移植造成不良影响,尽量减少红细胞和血小板输注。

2.异基因造血干细胞移植(allogeneic hematopoietic stem cell transplantation, allo-HSCT)

异基因造血干细胞移植是根治FA进展到造血异常-骨髓衰竭、MDS及急性白血病的唯一有效方法。供体干细胞可以从骨髓、外周血或脐带血中获得。由于干细胞移植可能增加患者罹患症的风险,已经开始使用以氟达拉滨为基础的治疗方案。内源性FA DNA修复缺陷明显增加了异基因造血干细胞移植的难度和复杂性,尤其对烷化剂和放疗的敏感性增高,如果预处理方案不做调整可能导致移植相关并发症,如植入失败、移植物抗宿主病以及继发其他部位的肿瘤风险升高。

(1)异基因造血干细胞移植的指征及时机:FA患者接受异基因造血干细胞移植的指征需个体化权衡获益和风险(如年龄、器官功能障碍、感染、供者类型等危险因素带来的风险)。

(2)供者来源选择:首选HLA匹配的同胞全相合供者。

(3)预处理方案:FA患者HSCT尚无标准的预处理方案,因FA患者对放疗和化疗药物尤其是烷化剂耐受性差,所以移植治疗FA的预处理主张放疗低剂量和环磷酰胺低剂量。药物的组合及剂量也在探索中,多用:环磷酰胺+氟达拉滨+抗胸腺细胞球蛋白或环磷酰胺+全身放疗+氟达拉滨+抗胸腺细胞球蛋白方案。

(4)移植物抗宿主病:FA细胞修复能力差,同种异体反应更容易引起FA细胞凋亡、组织器官损伤,导致移植物抗宿主病发生高风险。

(5)预后:儿童FA患者(<10岁),BMF移植后5年总生存率达90%,MDS/AML移植后5年总生存率接近60%。

(6)移植后随访:移植后远期并发症主要为内分泌异常和肿瘤。

3.手术治疗

FA患者的DNA修复缺陷使患者对化疗和放疗非常敏感,因毒性增加可能出现致死性并发症,因此实体瘤的治疗仍有赖于早期发现、手术切除治疗。为了纠正骨骼畸形如影响拇指和前臂骨骼、心脏缺陷和胃肠道异常如气管食道瘘或食道闭锁以及肛门闭锁,手术可能是必要的。

4.放疗或化疗治疗

对于晚期无法手术切除的患者,仍需采取放疗或者化疗治疗,或者与手术结合治疗,尽管目前还没有明确的剂量减量方法。

5.其他疗法

建议儿童9岁开始人类乳头瘤病毒疫苗接种,以减少女性患妇科癌症的风险,并可能降低所有患者口腔癌的风险。9~10岁开始每6个月检查1次口腔、头颈部。10岁或HSCT后1年开始鼻咽镜检查、肝脏及泌尿系超声检查。有吞咽困难或吞咽疼痛应评估食管癌。13岁开始每年进行妇科检查评估生殖器病变,以早期发现宫颈和外阴肿瘤。有癌前病变或恶性病变史者每2~3个月复查。BRCA2双等位基因致病突变的患者需每6个月筛查神经母细胞瘤、脑肿瘤和肾肿瘤。某些化学物质可能会增加FA患者染色体断裂的风险,应尽可能避免使用。这些化学物质包括烟草烟雾、甲醛、除草剂和汽油或油漆稀释剂等有机溶剂。

十、疗效及转归

造血干细胞移植能有效治疗骨髓衰竭。实体瘤的预防和治疗是移植患者面临的主要挑战。既往FA患者的预后主要取决于血液学并发症,如严重中性粒细胞减少时的严重出血和感染等。然而,骨髓移植不能改变恶性转化的风险,一些作者在最近的论文中甚至假设接受骨髓移植的患者发生鳞状细胞癌的风险更高。有研究接受移植的FA患者发生鳞状细胞癌的风险增加了4.4倍。早期诊断和根治性手术似乎是FA患者最重要的预后因素。关于FA的长期结局,包括非移植患者和移植后的肾脏后遗症,还没有专门的研究。预期寿命最初约为20年,但现在已经延长到40年。

参考文献

[1]张连生,韩冰,等.范科尼贫血诊断与治疗中国专家共识(2022版)[J].中华医学杂志,2023,103(4):235-241.

[2]Shimamura A, Alter BP. Pathophysiology and management of inherited bone marrow failure syndromes[J]. Blood Rev,2010,24(3):101-122.

[3]Zhao TY, He L, Xu X, et al. The first mitochondrial genome of Creophilus Leach and Platydracus Thomson (Coleoptera: Staphylinidae: Staphylinini) and phylogenetic implications. Zootaxa.2022,5099(2):179-200.

[4]Jabri A A , Naim N A , Dossari A A .Homozygous Mutation in the FANCD2 Gene Observed in a Saudi Male Infant with Severe Ambiguous Genitalia.[J].Case Reports in Endocrinology, 2021,2021:6686312.

[5]Lubinsky M .Sonic Hedgehog, VACTERL, and Fanconi anemia: Pathogenetic connections and therapeutic implications[J].American Journal of Medical Genetics Part A, 2015,167(11):2594-2598.

[6]Myers KC, Sauter S, Zhang X,et al. Impaired immune function in children and adults with Fanconi anemia[J]. Pediatr Blood Cancer,2017, 64(11):10.1002/pbc.26599.

[7]Supawat,Thongthip,Marina,et al.Fan1 deficiency results in DNA interstrand cross-link repair defects, enhanced tissue karyomegaly, and organ dysfunction[J].Genes & development,2016,30(6):645-659.

[8]Sathyanarayana V , Lee B , Wright N B ,et al.Patterns and frequency of renal abnormalities in Fanconi anaemia: implications for long-term management[J].Pediatric Nephrology, 2018, 33(9):1547-1551.

[9]Rubinstein WS, Wenger SL, Hoffman RM, Auerbach AD, Mulvihill JJ. Interstitial lung disease in an adult with Fanconi anemia: clues to the pathogenesis[J]. Am J Med Genet, 1997,69(3):315-9.

[10]Airik R , Schueler M , Airik M ,et al.A FANCD2/FANCI-Associated Nuclease 1-Knockout Model Develops Karyomegalic Interstitial Nephritis[J].Journal of the American Society of Nephrology, 2016,27(12):3552-3559.

[11]周兰,漆洪波,雷玲.胎儿贫血的遗传学因素探讨[J].实用妇产科杂志,2023,39(08):568-570.

[12]Solomon B D , Bear K A , Kimonis V ,et al.Clinical geneticists' views of VACTERL/VATER association[J].American Journal of Medical Genetics Part A, 2012, 158A(12):3087-3100.

[13]Scheckenbach K, Wagenmann M, Freund M,et al.Squamous Cell Carcinomas of the Head and Neck in Fanconi Anemia: Risk, Prevention, Therapy, and the Need for Guidelines[J].KlinischePädiatrie,2012,224(3):132-138.

[14]Reinhard H , Peters I , Gottschling S ,et al.Squamous cell carcinoma of the tongue in a 13-year-old girl with Fanconi anemia[J].Journal of Pediatric Hematology/oncology, 2007, 29(7):488-491.

秦艳辉(撰写) 杨海侠(审校)

第三章 镰状细胞性贫血
Chapter 3 Sickle Cell Anemia, SCA

关键词:镰状血红蛋白;溶血性贫血;肾损伤

Keywords:sickle hemoglobin;hemolytic anemia;renal injury

一、概述

镰状细胞性贫血(Sickle cell anemia,SCA)是一种常染色体隐性遗传疾病,由位于11p15.4的*HBB*基因突变致病,又名镰刀型细胞贫血症、镰状细胞病(Sickle cell disease,SCD)。1910年由美国芝加哥的James

Herrick首次报道,1949年Pauling and Itano发现分子缺陷,提出了分子病的概念。此后不久,Neel及其同事们发现SCA患者的红细胞可能被诱导为镰状细胞。1950年Perutz等证实了在低氧条件下镰状细胞血红蛋白形成晶体是本病的特征。最终在1957年,Ingram证明SCA的病因是珠蛋白链的β-6位置上的缬氨酸取代谷氨酸。患者可能为镰状基因纯合子(即SCA),或与另一种异常血红蛋白(如β-地中海贫血、血红蛋白C/D/E/OArab)形成复合杂合子状态;杂合子状态通常无症状,仅在极端情况下表现,本文重点介绍SCA。临床表现主要为慢性溶血性贫血、易感染、再发性疼痛危象和慢性局部缺血导致的组织器官损害。SCA继发的肾脏疾病,称为镰状细胞肾病(sickle cell nephropathy,SCN)。SCA的治疗主要是控制症状,在急性期间应用止痛药,减少疼痛发作次数,还有输血、骨髓移植和基因疗法等。2018年5月11日,本病被国家卫生健康委员会收入第一批罕见病目录中。

二、定义

SCA是一种遗传性血红蛋白病,因为β-肽链第6位氨基酸谷氨酸被缬氨酸所代替,构成镰状血红蛋白,取代了正常血红蛋白而命名。表现为溶血性贫血、易感染和再发性疼痛危象引起慢性局部缺血,从而导致组织器官损害。

三、流行病学

SCA是全球最常见的严重遗传性疾病之一,SCA新生儿患病率因地区而异,在受疟疾影响的地区患病率最高。在欧洲,新生儿的患病率是1/2,300。英格兰新生儿每年的患病率为1/2,000,在一些城市高达1/300。英国约有14,000名。SCA患者大约有24万健康的镰状细胞携带者。爱尔兰约有500名;SCA患者在美国,大约每13人中就有1人非裔美国人为镰状细胞杂合子状态,在一些非洲地区,SCA的患病率可达30%。据估计,全世界每年有40多万新生儿患有SCA,约85%在撒哈拉以南的非洲地区,且是5岁以下儿童死亡的主要原因。

四、病因及发病机制

血红蛋白是由亚铁血红素和珠蛋白组成。每一个血红蛋白含有2对珠蛋白肽链,1对为α链(α链和ξ链),另一对为非α链(ε、β、γ及δ链)。每一条肽链和一个血红素连接,构成一个血红蛋白单体。人类血红蛋白由2对(4条)血红蛋白单体聚合而成。正常人出生后有3种血红蛋白:①血红蛋白A(HbA,$\alpha_2\beta_2$,占95%以上);②血红蛋白A_2(HbA_2,$\alpha_2\delta_2$,占2%~3%);③胎儿血红蛋白(HbF,$\alpha_2\gamma_2$,约占1%)。

血红蛋白病是一组遗传性溶血性贫血,分为珠蛋白肽链合成数量异常(珠蛋白生成障碍性疾病)和异常血红蛋白病。珠蛋白生成障碍性疾病如地中海贫血,异常血红蛋白病包括镰状细胞贫血、不稳定血红蛋白病、血红蛋白M病、氧亲和力异常的血红蛋白病等。

SCA是由于11p15.4的β珠蛋白基因 *HBB* 的纯合突变,导致β珠蛋白链第6位谷氨酸被缬氨酸替代生成了异常血红蛋白S,即HbS。当组织缺氧、高渗和酸中毒发生时形成聚合物,改变细胞膜并使红细胞变形,引发一系列的事件,导致溶血、血管阻塞、一氧化氮生物利用度降低和内皮细胞损伤。另外,脾脏是清除衰老红细胞的生理部位,SCA患者的脾脏功能异常,增加了血管内溶血的发生率。慢性溶血导致肾血浆高流量,可导致内皮功能障碍,引起血流动力学改变,导致肾脏功能和结构异常。肾脏损伤的早期标志是肾小球高滤过,进而导致肾小球损伤和肾脏疾病的发展。肾小球异常表现为肾小球肥大、系膜扩张、血栓性病变、局灶性节段性肾小球硬化症、膜增生性肾小球肾炎。肾小管功能障碍表现为不能浓缩尿液,继而出现少尿、多尿。有研究镰状细胞疾病小鼠病理切片看到肾小球肥大和毛细血管扩张,并可见肾内红细胞镰状化和黏附以及红细胞裂解产物的积累,红细胞裂解产物的积累可能会刺激单核细胞来源的巨噬细胞的肾脏浸润。所有伴有炎症的肾脏疾病中均可见到单核细胞来源的肾巨噬细胞,肾毛细血管巨噬细胞浸润是局灶性节段性肾小球硬化症的特征病理。在许多人类活检研究中,肾小球或间质巨噬细胞的数量与不良预后相关,提示它们在疾病进展中有一定作用,然而,浸润性巨噬细胞在肾脏疾病进展中的作用尚不清楚。

巨噬细胞刺激蛋白1是一种由肝脏分泌的血浆蛋白,以一种无活性的、单链形式存在于血液循环中。动物实验研究提示,肾小球内巨噬细胞刺激蛋白1的积累与活化、RON激酶(一种细胞表面受体酪氨酸激酶)参与诱导肾内皮损伤。与溶血相关的内皮功能障碍和炎症反应可导致血管病变,并促进肾脏疾病发展。

除了血红蛋白S聚合引起损伤外,慢性贫血最初引起肾血管舒张,随之而来的是高灌注和肾小球超滤。溶血、贫血、慢性低氧血症以及随后的血管病变所产生的血流动力学改变所导致的心血管并发症也与SCN的发生有一定联系,具体机制有待进一步研究。

研究表明,这些患者释放游离血红素会触发活性氧和氧化应激的形成,诱导血红素氧合酶1活性,并增加氧化血管紧张素原向血管紧张素Ⅱ的转化,从而介导信号分子的生成,能引起全身反应导致肾损害。

SCA在不同患者之间及同一患者不同时期临床表现多样,累积系统较多,提示这不是单一贫血性疾病,还有多种因素参与该疾病的病理过程,有研究表明,炎症反应和微循环变化也参与了该病的发生发展。有研究将SCA患者按照有无临床症状分为两组,研究结果为有症状组患者的中性粒细胞、黏附因子(E-选择素、血管细胞粘附因子-1、P-选择素)、促炎因子(IL-1、IL-6)均升高,证实炎症反应及微循环变化是多种临床症状出现的影响因素之一。

五、临床表现

由于胎儿血红蛋白水平高,这种疾病在胎儿期或出生后前三个月尚未表现出来。出生6个月内临床症也见,大多在2岁内被确诊,纯合子状态病患儿多数在7岁前死亡,临床症状包括溶血,贫血和缺血性血管闭塞症状,脾脏肿大见于童年,此后,由于反复梗死和弥漫性纤维化而萎缩,使患者易罹患感染,特别是沙门菌感染。感染和叶酸缺乏可导致红细胞生成低下,发生再生障碍危象,腿部溃疡为皮肤常见表现,由于长期贫血,心脏常扩大,年长者可出现心肺功能不全,而且由于长期大量溶血,胆结石和胆囊炎亦为多见并发症,除了上述表现外,骨关节病变还有以下症状。

(1)疼痛危象(painful crisis):是最特征性的肌肉骨骼并发症,最常见于长骨的近关节区,也可见于背部,肋骨,甚至腹部,疼痛常多部位发生,有时呈对称性,局部可有明显肿胀,尤其是胫骨骨骺,一个或多个关节可能继发感染,无并发症的疼痛危象持续时间一般不超过2周,诱发疼痛危象的因素有感染,遇冷,妊娠,情绪紧张以及高原旅行等,女性患者疼痛危象的发生率明显低于男性,以15~25岁的男性患者发生率最高,20岁以上疼痛危象频发者病死率高。

(2)指(趾)炎(dactylitis):在幼儿病例,血管闭塞常发生于手足背,引起指(趾)炎,也称为手足综合征(hand-foot syndrome),临床表现为手足非可凹性肿胀伴疼痛,1周后症状可有改善,但常可复发,通常不遗留后遗症,但有时骨骼中央坏死可导致指(趾)骨骺提前愈合和指(趾)短缩。

(3)骨坏死(osteonecrosis):20%的纯合镰状细胞贫血(HbSS)病患者可发生股骨头坏死,开始时无法与疼痛危象鉴别,但是,2周后疼痛不消失,行走时加重,休息后改善,提示合并有股骨头坏死,预后与患者的年龄有关,成年人较儿童的预后差,15岁以下的HbSC病和HbS-β-珠蛋白生成障碍性贫血患者一般不会发生股骨头坏死,而老年病例的发生率较高,骨坏死也可见于其他关节,特别是肩关节,表现为疼痛和外展旋转受限。

临床表现随着年龄的变化而变化,在不同的个体和不同的时期差异很大。当血管闭塞严重时,导致局部部位梗死,如急性心肌梗死等。随着时间的推移,血管闭塞可能会损害组织或器官的完整性及功能。

镰状细胞肾病病理表现包括肾小球和小管改变,临床症状包括血尿、少尿、蛋白尿、小管疾病以及急性和慢性肾功能衰竭。这些表现最早可在2~4岁的儿童出现,增加了患儿死亡率。但是,关于镰状细胞肾病的存在以及与其发展相关的风险因素研究很少。SCA的常见并发症是蛋白尿,在以往的许多研究中都有不同比例的发现,如牙买加65.3%,北美42.8%和65.6%,苏丹12.5%。一项对成年苏丹SCA住院患者的进行的回顾性研究显示,81.8%的患者有蛋白尿。也可表现为少尿、多尿。也有研究显示,SCA和血管闭塞危重患者中有17%出现急性肾损伤(AKI),并且急性肾损伤出现在患者溶血急性期,所以急性肾损伤的出现可能与此有关。研究发现SCA获得性血凝素缺乏是急性肾损伤的一个危险因素。A1M/血凝素的相对摩尔浓度可以被开发为一种新的预后生物标志物来评估SCA患者的AKI风险。

据报道,目前有十余例SCA患者患有多发性骨髓瘤。SCA多见于儿童及青年人,发病率很低,而多发性骨髓瘤多见于老年人,发病率也不高,两病合在一起的发病率更低。SCA患者在诊断多发性骨髓瘤之前的几个月里,可能出现贫血恶化,输血频率较前增加,甚至依赖输血,频繁出现血管阻塞危象,或出现疼痛危象。经证实,镰状细胞与多发性骨髓瘤患者黏度较高的蛋白相互作用。多发性骨髓瘤和SCA相互促进,加重肾功能恶化,最终出现终末期肾脏病。

六、辅助检查

血常规分析,包括红细胞计数、血红蛋白、红细胞平均体积、红细胞平均血红蛋白含量、红细胞分布宽度系数。血红蛋白电泳分析、红细胞镰变试验、变性珠蛋白小体试验、铁蛋白检测。为排除诊断需进行葡萄糖-6-磷酸脱氢酶检测。

为了提高儿童镰状细胞性肾病的检出率,建议从10岁开始筛查肾脏疾病,也有研究建议在更早的年龄开始筛查。肾并发症的平均检测年龄为114个月,还有更早的报告,如患者13个月发现肾小球高滤过,2岁8个月出现微量白蛋白尿。肾脏疾病的筛查和早期诊断应是所有SCA患者持续定期护理的一部分,对改善预后至关重要。相对高血压和脉压升高是肾脏疾病的高危因素,定期筛查微量白蛋白尿、血尿和估算法肾小球滤过率至关重要对患儿。利用肾脏疾病的替代标志物如血清胱抑素C、尿N-乙酰氨基葡萄糖酶、尿β2-微球蛋白和血红蛋白尿,对早期发现患儿肾脏疾病是有益的。

国外研究显示尿中性粒细胞明胶酶相关脂质运载蛋白(NAGL)是一种由中性粒细胞表达的25kDa分泌的先天免疫蛋白,在缺血和肾小管损伤的情况下,肾会迅速上调尿中性粒细胞明胶酶相关脂质运载蛋白,作为急性肾损伤标志物,尿中性粒细胞明胶酶相关脂质运载蛋白在急性肾损伤时升高,在患有SCA和急性肾损伤的儿童中,尿中性粒细胞明胶酶相关脂质运载蛋白水平显著升高,可预测患者死亡风险。

关于SCA的确诊的检查方法,国家经济水平不同,采用的检测方法不同,发达国家,常采用的检测方法是:凝胶电泳或毛细管电泳、高效液相色谱和等电聚焦。对于新生儿,可采用串联质谱法,DNA诊断(包括Taqman聚合酶链反应和特异性扩增HBB基因的序列分析),以及下一代测序分析。在经济不发达地区采用的方法为焦亚硫酸钠镰状试验。这些方法不能区别是否致病。还有几种快速及时的检测方法,应用最多的是Sickle SCAN,这种方法是以抗体为基础的横向流动试验。

七、诊断

诊断本病需结合患者临床溶血、贫血、感染症状、血管阻塞事件,需完善血常规、尿常规、肝肾功能等常规化验。红细胞镰变实验时可见大量镰状红细胞、血红蛋白电泳发现镰状细胞血红蛋白(HbS)有助于SCA诊断。也可进行分子分析明确诊断。通过家庭或人口调查对健康携带者进行筛查有助于预防,但需要进行前瞻性遗传咨询。

症状相对轻微的SCA患者,由于贫血加重而成为输血依赖患者,并出现骨痛以及骨血管闭塞危象的频率和严重程度均增加时,应考虑原发性骨髓恶性血液系统疾病,如多发性骨髓瘤。

遗传方式为常染色体隐性遗传。应该向有风险的夫妇(两个人都是致病突变的携带者)提供遗传咨询,告知他们每次怀孕有25%的风险产下受影响的孩子。

在遗传咨询之后,可以在闭经14周通过前绒毛膜绒毛取样、闭经17周后通过羊水或脐带血进行产前遗传诊断。以上方法可以获得胎儿细胞用于基因诊断的替代方法,但是都是侵入性操作,有研究报道通过磁珠分选从母体血液中富集胎儿细胞,然后通过显微切割分离纯胎儿细胞,再通过检测单基因疾病点突变的方法,确定基因型。应用此方法,在2例有镰状细胞贫血和β地中海贫血风险的孕妇中,成功地确定了胎儿基因型。

八、鉴别诊断

鉴别诊断主要包括其他遗传性溶血性疾病。遗传性溶血性疾病由红细胞膜异常、红细胞酶缺陷和血蛋白异常引起,以溶血和溶血性贫血为主要临床表现。主要包括遗传性球形红细胞增多症,红细胞葡萄糖-6-磷酸脱氢酶缺乏症、地中海贫血。

(1)遗传性球形红细胞增多症:是一种遗传性红细胞膜缺陷导致的溶血性贫血,临床特点为自幼发生的贫血、间歇性黄疸和脾大。以北欧和美国最常见,约75%为常染色体显性遗传,15%为常染色体隐性遗传,无家族史的散发病例可能为新发生的基因突变所致。病理基础为红细胞膜蛋白基因异常。致膜骨架蛋白缺陷,细胞膜脂质丢失、细胞表面积减少,细胞球形变。球形红细胞的变形性和柔韧性降低,当通过脾脏时容易被破坏,出现血管外溶血性贫血。该病半数有阳性家族史,由于遗传方式和膜蛋白缺陷程度不同,病情异质性很大。实验室检查可见外周血小球形红细胞比例增高(>10%)。红细胞渗透脆性增加,血非结合胆红素升高,尿胆原升高,尿胆红素阴性。针对不典型病人,还需进行红细胞膜蛋白组分分析、基因分析及酸化甘油溶血试验、伊红-5-马来酰亚胺结合试验等协助诊断。脾切除对本病有显著疗效。

(2)红细胞葡萄糖-6-磷酸脱氢酶缺乏症:是一种以溶血为主要临床表现的疾病。除少数罕见病例外,溶血只发生于氧化应激情况下,溶血轻重不一。东半球热带、亚热带地区为高发区,涉及北非、地中海、中东和东南亚地区。我国以广西某些地区、海南岛黎族和云南省傣族多见,黄河流域及黄河以北地区少见。葡萄糖-6-磷酸脱氢酶位于X染色体(Xq28)。为X连锁不完全显性遗传,男性多于女性。根据诱发溶血的原因分为5种临床类型,分别为药物性溶血、蚕豆病、新生儿高胆红素血症、先天性非球形红细胞性溶血性贫血及其他诱因所致溶血,以前两者多见。通过葡萄糖-6-磷酸脱氢酶活性筛选试验、红细胞葡萄糖-6-磷酸脱氢酶活性定量测定、基因突变型分析,红细胞海因小体生成试验协助诊断。

(3)地中海贫血:是珠蛋白生成障碍性疾病,是珠蛋白肽链合成数量异常,根据受抑制的肽链不同分为α、β、δ、δβ、γβ珠蛋白生成障碍性贫血。最常见的为α和β珠蛋白生成障碍性贫血,本病为世界性分布,多见于东南亚、地中海区域、我国西南、华南一带为高发地区。α珠蛋白生成障碍性贫血主要为α珠蛋白基因缺失所致。少数可由α珠蛋白基因发生点突变或数个碱基缺失引起,导致α珠蛋白肽链合成完全或部分不足。正常人自父母双方各继承2个α珠蛋白基因(αα/αα)。病人临床表现的严重程度取决于遗传有缺陷α基因的数目。根据α基因缺失的数目和临床表现分为以下几类:①静止型(1个α基因异常)、标准型(2个α基因异常)α珠蛋白生成障碍性贫血;②HbH病(3个α基因异常);③Hb Bart胎儿水肿综合征(4个α基因异常)。β珠蛋白生成障碍性贫血,是由β珠蛋白基因缺陷导致β珠蛋白链合成受抑。正常人自父母双方各继承一个β珠蛋白基因,若继承了异常的β基因,则β链合成减少或缺乏,α链相对增多,γ和δ链可代偿性合成。由此造成贫血、高铁血红素、循环中EPO水升高、骨髓和髓外造血组织增生明显,骨骼畸形以及不同程度的生长及代谢紊乱。地中海贫血是遗传性疾病,根据家族史、临床表现和实验室检查临床诊断不难,限制性内切酶酶谱法、聚合酶链反应及寡核苷酸探针杂交法等进行基因分析,可进一步做出基因诊断。

九、治疗策略

从患者出生起,配备重症监护的多学科中心将负责患儿的管理工作,将预防感染、疼痛各种并发症与社会、心理教育和营养支持结合起来,如患者急需输血,多学科中心可以给予监护并完成治疗。患有SCA的孕妇应特别注意,需要定期评估血管,以早期观察到血管病变。治疗主要包括药物治疗、输血、骨髓移植治疗、肾脏替代治疗、基因治疗及对症治疗。

(1)目前美国食品与药品监督管理局已批准4个药物(羟基脲、L-谷氨酰胺、Crizanlizumab和Voxelotor)治疗镰状细胞疾病。

羟基脲:该药也获得欧洲市场批准,用于治疗这种疾病的危重患者。羟基脲也是美国食品药品监督管理局FDA最早批准的治疗SCA的药物。羟基脲抑制核糖核苷酸还原酶,通过未知机制适度诱导胎儿血红蛋白,但具有剂量限制性骨髓抑制作用。羟基脲能够增加一氧化氮浓度,激活鸟苷酸环化酶,提高环磷酸鸟苷的浓度,增加胎儿血红蛋白所需的丙种球蛋白合成,同时清除快速分裂产生的血红蛋白S的细胞。使用羟基脲,能降低高危患者反复输血的需求,减少血管栓塞相关卒中发作,并可能降低尿蛋白。早期应用羟基脲或输血可以降低血红蛋白S水平并且保存脾脏功能。有研究表明羟基脲和促红细胞生成素联合治疗有潜在益处,可以减少患儿输血需求。在轻度肾功能不全的SCA高危患者中,促红细胞生成素使用比羟基脲增加剂量可能效果更好。

L-谷氨酰胺:2017年7月7日,美国FDA批准使用L-谷氨酰胺来减少SCA血管闭塞性危象(vaso occlusive crises,VOC)的频率。L-谷氨酰胺是FDA批准的首个可用于5岁及以上SCA儿童的治疗药物。L-谷氨酰胺的基本原理是基于镰状红细胞具有较低的烟酰胺腺嘌呤二核苷酸,而谷氨酰胺是烟酰胺腺嘌呤二核苷酸的前体,因此补充L-谷氨酰胺将对抗镰状红细胞的氧化依赖病理生理。L-谷氨酰胺作为一种潜在的改善SCA的治疗方法已经进行了一段时间的研究。最早的一项研究在1998年进行,7名成年SCA患者服用10克纯L-谷氨酰胺后,疼痛程度主观改善。2014年,同一组进行Ⅲ期试验,服用L-谷氨酰胺的患者在VOC危象和住院治疗方面显著减少。

Crizanlizumab：Crizanlizumab 在 Ⅱ 期试验中已经显示出：接受 Crizanlizumab 治疗的患者 VOC 危象发生率低于安慰剂组。目前正在进行 Ⅲ 期临床试验，目的是检测在 12 岁及以上 SCA 患者中 VOC 事件的发生率。2019 年 11 月美国食品药品监督管理局批准 Crizanlizumab 每月静脉输注以治疗 16 岁及以上的 SCA 患者，以减少血管闭塞危象的频率。Crizanlizumab 是首个被批准用于 SCA 的单克隆抗体。Crizanlizumab-tmca 是一种人源化免疫球蛋白 G2 单克隆抗体，可阻断内皮细胞和血小板表面 P-选择素与红细胞和白细胞的相互作用。该药用法是静脉输注 30 分钟，最初每 2 周一次，然后每 4 周一次。但是，Crizanlizumab 应用的长期收益和风险尚未确定。关于 Crizanlizumab，目前有许多治疗 SCA 的试验正在进行，这些试验将为在儿科以及在成人人群中安全有效使用提供证据。

Voxelotor：2019 年 11 月该药与 Crizanlizumab 一起被美国 FDA 批准用于治疗 SCA。Voxelotor 被批准用于 ≥12 岁的患者。Voxelotor 是一种血红蛋白调节剂，抑制血红蛋白的聚合，使血红蛋白稳定在氧合状态。Ⅲ 期临床试验证实 Voxelotor 具有提高血红蛋白和降低溶血指标的作用，降低血管闭塞事件发生率，被批准用于羟基脲治疗无效或羟基脲不耐受的 SCA 患者。Crizanlizumab 与 Voxelotor 联用的效果尚需进一步研究。

肾素血管紧张素系统抑制剂（RASSi）可能通过减少蛋白尿延缓疾病进展。

精氨酸是另一种抗氧化候选药物，在治疗与 SCA 相关的并发症方面显示出显著的前景。精氨酸治疗可促进长期难治性溃疡的愈合，显著减少 SCA 患者的疼痛发作。

此外，根据目前研究，抑制 RON 激酶活化可能为预防镰状细胞病肾脏疾病的发展提供一种新的途径。

（2）定期或偶尔输血仍然是一种重要的治疗方法。镰状细胞病管理专家小组强烈建议术前输血治疗将血红蛋白水平提高到 10g/dl，同时在长期输血治疗中，中度建议在下次输血前将镰状血红蛋白水平维持在 30% 以下。专家小组还强烈建议评估铁超载，同时适度建议在有需要时开始铁螯合治疗。

（3）骨髓移植治疗　骨髓移植是重症患者的治疗措施之一，尤其是脑血管病患者，但是常常缺乏供体。

（4）肾脏替代治疗　SCA 患者常因延迟对晚期肾脏疾病的治疗导致死亡。改善多学科护理，规划血管通路、输血治疗、开始透析和列入肾移植登记是提高生存率的主要优先事项。含铁血黄素血症是肾功能衰竭的一个严重并发症，有铁血黄素血症的透析患者应常规应用铁螯合剂，慢性肾功能衰竭患者中常见并发症为血栓形成、心力衰竭、中风和感染，可通过患者教育和早期干预将其发病率和死亡率降至最低。最近的研究表明肾移植的存活率有提高的趋势。

（5）基因治疗　近年有人提出，利用基因修饰患者自体造血干细胞，将其修饰的基因组传递给包括红细胞前体在内的子细胞。鉴于造血干细胞自我更新能力，这将是一种治疗该病的潜在途径。血红蛋白病的基因治疗主要分为四类：基因导入、基因敲低以改善 β-血红蛋白病表型、珠蛋白基因编辑和珠蛋白调控元件的基因编辑。

（6）对症治疗　根据患者病情，采取相应的治疗措施。

十、疗效及转归

本病预后不佳且缺乏有效疗法，患者因急性细菌感染、疟疾发作、脾脏隔离、严重的 VOA 或器官衰竭都导致死亡，所以转归很难预测。镰状细胞贫血是一种严重疾病，若无良好的医疗条件，患者多于幼年死亡。如有较好的医疗条件，患者可能生存至成年。妊娠使心力衰竭、梗死、贫血加重，并易发生流产和死胎。感染、心力衰竭、梗死危象引起的休克、中枢神经系统并发症可成为死因。

参考文献

[1]Dormandy E, James J, Inusa B,et al.How many people have sickle cell disease in the UK?[J].Journal of public health, 2018,40(3):e291-e295.

[2]Suliman MA, Hassan AM, KaddamLA.Association between renal function parameters, clinical severity score and mortality risk among adult Sudanese sickle anemia patients[J].American journal of blood research, 2020, 10(6):434-439.

[3]Williams TN, Thein SL. Sickle Cell Anemia and Its Phenotypes[J]. Annu Rev Genomics Hum Genet, 2018,19:113-147.

[4]AChinedu O, Tonassé WV, Albuquerque DM,et al.Polymorphisms in the heme oxygenase-1 and bone morphogenetic protein receptor type 1b genes and estimated glomerular filtration rate in Brazilian sickle cell anemia patients - ScienceDirect[J].Hematology, Transfusion and Cell Therapy, 2021,43(2):165-170.

[5]Jerebtsova M, Khaibullina A, Adjei E A, et al.RON Kinase Inhibition Reduces Renal Endothelial Injury in Sickle Cell Disease Mice[J].Blood, 2017,130 (Suppl _1):965-965.

[6]Isaza-López MC, Rojas-Rosas LF, Echavarría-Ospina L, et al. Characterization of kidney complications in patients with sickle cell anemia[J]. Rev Chil Pediatr, 2020,91(1):51-57.

[7]Bou Zerdan M, Diacovo MJ, Chaulagain CP. Challenges of Managing Multiple Myeloma Patients with Sickle Cell Disease: A Case Report and Review of Literature[J]. Am J Case Rep, 2021,22:e933470.

[8]Liem R I, Lanzkron S, Coates TD, et al.American Society of Hematology 2019 guidelines for sickle cell disease: cardiopulmonary and kidney disease-Science Direct[J].Blood Advances, 2019,3(23):3867-3897.

[9]Vichinsky E. Chronic organ failure in adult sickle cell disease[J]. Hematology Am Soc Hematol Educ Program, 2017,2017(1):435-439.

[10]Batte A, Menon S, Ssenkusu JM,et al. Neutrophil gelatinase-associated lipocalin is elevated in children with acute kidney injury and sickle cell anemia, and predicts mortality[J]. Kidney Int, 2022,102(4):885-893.

[11]Bourzac K. Gene therapy: Erasing sickle-cell disease[J]. Nature, 2017,549(7673):S28-S30.

[12]Booth C, Inusa B, Obaro SK. Infection in sickle cell disease: a review[J]. Int J Infect Dis, 2010,14(1):e2-e12.

[13]NiiharaY, Zerez C R, Akiyama D S, et al.Oral L-glutamine therapy for sickle cell anemia: I. Subjective clinical improvement and favorable change in red cell NAD redox potential[J].American Journal of Hematology, 2010, 58(2):117-121.

[14]Ataga K I, Kutlar A, Kanter J,et al.Crizanlizumab for the Prevention of Pain Crises in Sickle Cell Disease[J].New England Journal of Medicine, 2016, 376(5):429-439.

[15]Stevens D L, Hix M, Gildon B L.Crizanlizumab for the Prevention of Vaso-Occlusive Pain Crises in Sickle Cell Disease[J].Journal of Pharmacy Technology, 2021, 37(4):209-215.

[16]Marta F, Daniele Lello P, Simona L,et al.Therapeutic perspective for children and young adults living with thalassemia and sickle cell disease[J]. European journal of pediatrics, 2023, 182(6):2509-2519.

[17]Food and Drug Administration (FDA). Oxbryta. https://www. accessdata. fda.gov/drugsatfda_docs/label/2019/213137s000lbl.pdf. Accessed 02 Feb 2023

[18]Goodman M A, Malik P.The potential of gene therapy approaches for the treatment of hemoglobinopathies: achievements and challenges[J].Ther Adv Hematol, 2016,7(5):302-315.

秦艳辉（撰写）　杨海侠（审校）

第四章　卟啉症
Chapter 4　Porphyria, P

关键词：血红素；卟啉；代谢性疾病

Keywords：heme；Porphyrin；Metabolic disorders

一、概述

卟啉症（Porphyria）是一组罕见的代谢性疾病，是由于血红素生物合成途径中酶的遗传或获得的缺陷，其特征是卟啉及其前体的过度积累和排泄。卟啉症不是一种单一疾病，而是由九种疾病组成的一组疾病：急性间歇性卟啉症（AIP）、遗传性粪卟啉症（Hereditary Coproporphyria, HCP）、杂色卟啉症（Variegate Porphyria, VP）、三甲氨基苯甲酸脱氢酶缺乏性卟啉症（ADP）、迟发性皮肤卟啉症（PCT）、肝红卟啉症（HEP）、先天性红卟啉症（CEP），红细胞性原卟啉症（EPP）和X连锁原卟啉症（XLP）。每一种卟啉症都是由于血红素前体的过度生产，继发于部分缺乏，或者在XLP中，血红素生物合成的一种酶的活性增加。历史上，卟啉呈紫色，导致卟啉症患者尿液颜色变暗，原因是PBG氧化为尿卟啉和卟啉，将该疾病命名为"卟啉症"。

尽管卟啉病不常见，但很可能在各个科室都会遇到，通过生化和基因检测容易诊断。

二、定义

卟啉症是一组罕见的代谢性疾病，是由于血红素生物合成途径中酶的遗传或获得的缺陷，其特征是血红素前体的特定累积模式和典型的临床表现。卟啉病根据功能失调酶的表达部位可分为肝型和红细胞型。根据其临床表现将其分为急性神经内脏（如腹痛、运动和感觉性周围神经病、神经精神改变））卟啉症和非急性皮肤(慢性起疱性皮损或急性皮损,后者大多为非起疱性))卟啉症。

三、流行病学

根据欧洲的研究,最常见的卟啉症PCT的患病率为1/10,000,最常见的急性卟啉症AIP约为1/20,000,最常见的红细胞生成性卟啉症EPP估计为1/75,000~1/50,000。CEP极为罕见,患病率估计为百万分之一或更少。仅记录了6例ADP病例。

四、病因及发病机制

(一)急性卟啉症

急性卟啉症包括四种类型:急性间歇性卟啉症(AIP),最常见;遗传性粪卟啉症(Hereditary Coproporphyria, HCP);杂色卟啉症(Variegate Porphyria, VP);最罕见的一例是氨基乙酰丙酸脱水酶卟啉症(ADP)。

急性间歇性卟啉症(AIP)、HCP和VP是以常染色体显性遗传方式遗传的,分别由羟甲基双烷合酶(HMBS)、共卟啉原氧化酶(CPOX)和原卟啉原氧化酶(PPOX)中的一种酶缺乏引起。由于缺陷基因来自父母一方,三种卟啉症患者的残余酶活性约为50%,通常可维持血红素稳态,使疾病处于潜伏状态。事实上,大多数患者在治疗期间仍无症状一生都没有经历任何卟啉症症状。

急性发作通常发生在暴露于任何一种已知的诱发因素之后。大多数已知的促发因素是细胞色素P450系统代谢的药物。其他因素包括饮酒、感染、低热量摄入以及月经周期性激素平衡的变化。这些促发因素中的每一个都会直接或通过增加肝脏血红素的需求间接地诱导ALAS1,消耗CYT P450酶。低碳水化合物摄入可能通过过氧化物酶体增殖物激活受体γ-辅激活因子1-α(PGC-1α)诱导ALAS1,PGC-1α是一种直接诱导ALAS1转录的蛋白质。

当ALAS1上调时,血红素合成加快,缺陷酶成为限速酶。这导致缺陷步骤之前血红素前体过多。动物模型和临床证据支持δ-氨基乙酰丙酸具有神经毒性的理论,导致急性发作时出现中枢、外周和自主神经系统症状。此外,一些研究支持这一假设,即急性发作的一些症状可能是由血清素活性增加介导的。据报道,AIP患者血液色氨酸和5-OH色氨酸水平升高,表明色氨酸代谢异常。虽然从临床角度来看,所有三种类型的急性卟啉症发作都有相似的症状,并且难以区分,因为它们在缺陷酶方面彼此不同,但每种卟啉症亚型都有自己的血红素前体排泄的典型模式,这使得三者之间能够进行生化区分。

(二)迟发性皮肤卟啉症

PCT是由于抑制肝脏中的尿卟啉原而引起的。UROD是一种细胞溶质酶,对尿卟啉原的四个乙酸取代基顺序脱羧为粪卟啉原的四个甲基进行催化。映射到染色体1p34的单个基因编码UROD。UROD是一种41千道尔顿的多肽胞质酶,没有组织特异性同工酶。在具有纯合子*HFE*突变和杂合子*UROD*突变的基因工程小鼠中,已鉴定出UROD的一种卟吩抑制剂。

该抑制剂是尿卟啉原的四个亚甲基桥之一氧化的产物。氧化过程涉及CYP,需要亚铁。

UROD降低导致八羧基卟啉原的产量增加。这些化合物会自动氧化成卟啉,卟啉大量积聚在肝脏中,并在血浆中运输到皮肤,在那里起到光敏剂的作用,并在尿液和胆汁中排泄。皮肤中过量的卟啉与波长约为400nm的光相互作用,被激活并产生活性氧物种,导致皮肤损伤和脆弱性增加。

PCT患者的肝脏含有高浓度的尿卟啉和七羧基卟啉。大多数PCT患者的铁蛋白、血清铁和铁结合饱和度增加,表明铁在PCT的发病机制中起着重要作用。肝功能异常很常见,但通常很轻微,尽管有时会发展为肝硬化甚至肝癌。PCT患者的肝细胞癌发病率高于正常人。PCT通常与丙型肝炎感染有关,丙型肝炎也可能导致这些肝脏并发症。然而,即使在没有丙型肝炎感染的PCT患者中,肝功能也通常异常。

迟发性皮肤卟啉症(PCT)是最常见的皮肤卟啉症,由尿卟啉原脱羧酶(UROD)水平不足引起。它可以分为三种类型。

(1)70%~80%的病例为散发性后天感染。这种零星的形式来自已知的风险因素。这些疾病包括:酗酒、慢性丙型肝炎、HIV感染、血色素沉着症、终末期肾病和雌激素治疗。在散发形式中,肝脏中的UROD活性不足,但红细胞中没有。

(2)家族形式约占病例的20%,由UROD的一个等位基因杂合突变引起。遗传性突变会降低所有组织中的尿路活性，但受影响的患者通常不会发展为显性疾病，除非暴露于其他风险因素。

（3）尽管红细胞尿蛋白活性正常，但少数病例（少于5%）有阳性家族史，这意味着在这些病例中，遗传缺陷或常见环境因素仍然未知。

PCT是唯一一种可完全由后天因素（无遗传突变）引发的卟啉症。事实上，只有约20%的患有这种疾病的人有杂合子UROD突变，这会将所有组织中的UROD活性降低到正常的约50%。这些突变增加了发生PCT的易感性，但需要获得额外的易感性因子，才能将肝酶活性降低到约20%或正常水平，并导致卟啉积累。因此，PCT主要是一种后天性疾病，行为、环境、感染和遗传因素相互作用的结果。没有UROD突变的PCT被称为遗传性或2型。然而，这类患者的家族史通常是阴性的。具有杂合子UROD突变的PCT被称为1型。3型是罕见的，指有明确的PCT家族史但没有UROD突变的患者。

PCT也是一种铁相关疾病，这是与其他卟啉症不同的另一个特征。这种疾病总是伴随着肝脏铁含量的正常或增加而发生，缺铁具有保护作用，并且HFE（血色病）突变的患病率增加。反复静脉切开以降低肝脏铁含量是有效的治疗方法，服用铁可导致疾病复发。

五、临床表现

（一）急性卟啉症

大多数急性发作都是由腹痛、轻度精神症状（如严重疲劳和无法集中注意力）以及自主神经功能障碍或不伴有自主神经功能障碍共同引起的。

虽然外周、中枢和自主神经系统的所有组成部分都被报道与急性卟啉症发作有关，但最常见的症状是严重的腹部疼痛、恶心、呕吐和便秘。心动过速、高血压和交感神经活动增强的症状通常与腹痛有关。40%的患者出现低钠血症，可能是由于抗利尿激素分泌不当综合征所致。导致低钠血症的其他因素包括呕吐和静脉注射大量葡萄糖溶液进行复苏。癫痫发作是严重发作的特征，可能是由于严重低钠血症，或者不太常见的后可逆性脑病综合征（PRES）。攻击期间，肝酶可能轻度升高。严重发作也可能表现为肌肉无力和/或精神障碍，如焦虑、定向障碍或幻觉。在罕见的AIP病例中，精神病可能是唯一的临床表现。

如果患者在发病过程中没有得到早期诊断，这些症状可能会变得非常严重，导致完全瘫痪、呼吸衰竭、癫痫发作，甚至死亡。

（二）迟发性皮肤卟啉症

迟发性皮肤卟啉症与皮肤光敏性有关，其临床表现包括水疱、大疱或局限于阳光照射区域（面部、手部、前臂和小腿）的水疱性病变。皮肤变得非常脆弱，在轻微的创伤后，表面的腐蚀被外壳覆盖。

需要指出的是，VP和HCP患者可能表现出与PCT患者相似的皮肤症状。为了避免VP或HCP可能的急性发作，准确诊断卟啉症类型的可靠生化检测至关重要。

纯合子家族性PCT非常罕见，被称为肝红细胞生成性卟啉症（HEP）。这种类型的PCT更为严重，在儿童时期发展，而家族性和散发性PCT则出现在成年中后期。

1. 急性卟啉症的肾脏表现

急性肾损伤：急性卟啉症发作时，可出现急性肾损伤，这可能与卟啉前体物质对肾脏的直接毒性作用、脱水、低血压等因素有关。患者可表现为少尿或无尿、血肌酐和尿素氮升高等。

电解质紊乱：肾脏在调节电解质平衡方面起着重要作用。急性卟啉症发作时，可能会影响肾脏对电解质的重吸收和排泄功能，导致电解质紊乱，如低钠血症、低钾血症等。

肾小管功能障碍：卟啉前体物质可能会损害肾小管，影响其对葡萄糖、氨基酸等物质的重吸收功能，以及对尿液的浓缩和酸化功能。患者可能出现肾性糖尿、氨基酸尿、尿比重降低、尿液酸化障碍等表现。

2. 慢性卟啉症的肾脏表现

慢性肾功能衰竭：长期的卟啉代谢紊乱可导致肾脏慢性损伤，逐渐发展为慢性肾功能衰竭。患者会出现肾功能进行性减退，血肌酐、尿素氮持续升高，肾小球滤过率下降等。

肾结石：慢性卟啉症患者尿液中卟啉及其前体物质排泄增加，这些物质可能在肾脏内沉积，形成结石。

肾结石可引起肾绞痛、血尿等症状,还可能导致尿路梗阻,进一步加重肾脏损害。

肾性高血压:肾脏损伤后,肾素-血管紧张素-醛固酮系统被激活,导致血压升高。肾性高血压会进一步加重肾脏损伤,形成恶性循环。

六、诊断和鉴别诊断

(一)急性卟啉症

急性卟啉症发作的诊断:诊断急性卟啉症发作最快速、最准确的方法是测量尿液中ALA和PBG水平,在急性发作期间,尿液中的ALA和PBG水平高度升高。然而,应该指出的是,在ADP卟啉症中,只有尿ALA而不是PBG值会增加。

一旦确诊,就需要通过粪便、尿液和血液样本进行全面的生化评估,以区分影响患者的急性卟啉症类型。

潜伏期急性卟啉症的诊断:对尿液、粪便和血液进行的生化研究,即使在无症状的患者中,也可能识别出每种常见的急性卟啉症AIP、HCP和VP。在生化诊断后,所有急性肝卟啉症现在都可以进行基因检测,允许对家族成员进行特定突变筛查。

(二)迟发性皮肤卟啉症

诊断PCT可能不需要UROD突变分析,除非在怀疑为HEP的罕见情况下。关于是否应为所有PCT患者提供检测,以识别2型PCT患者存在争议。但在这方面,UROD突变分析比红细胞UROD活性测量具有更高的诊断准确性。

七、治疗策略

(一)急性卟啉症

(1)血红素疗法,可根据需要给予,或对严重难治性患者定期给予预防性治疗。长期输注血红素的并发症包括:铁超载、输注后可能出现的血栓性浅静脉,以及一些患者对外源性血红素的依赖。

(2)对于患有月经周期相关急性发作的女性,可以给予促性腺激素释放激素(GnRH)激动剂治疗以避免发作。由于这些反复发作的目标往往是年轻女性,因此只有在考虑其他因素后才能进行这种治疗。

(3)当标准治疗效果不佳,生活质量差时,肝移植可能是一种选择。自2004年以来,目前已有超过10名AIP患者接受了肝移植。肝移植的长期和短期风险以及长期免疫抑制的潜在风险使得这一极端选择成为最后的选择。

(4)最近,一种基于RNAi的皮下治疗以沉默ALAS1表达为目标已经开发了,目前已显示出初步的有希望的结果。该药物最近被美国食品和药物管理局(FDA)授予突破性治疗地位。

(二)迟发性皮肤卟啉症

在血浆卟啉水平恢复正常之前,患者应避免阳光直射。

第一种治疗方法应包括治疗和避免接触上述所有风险因素,如酒精、吸烟、雌激素等。在丙型肝炎病毒(HCV)阳性患者中,抗病毒治疗可治愈肝炎和PCT。

除了控制风险因素外,目前的直接治疗在降低风险方面非常有效

降低卟啉水平包括:①通过静脉切开或通过铁螯合降低铁;②低剂量抗疟药物,如羟基氯喹或氯喹,通过将肝细胞卟啉转化为水溶性复合物,在尿液中排泄,作为肝卟啉的动员剂。由于最初卟啉水平升高,一些患者最初受到光敏性增加的影响。

参考文献

[1]de Verneuil H, Grandchamp B, Foubert C, et al. Assignment of the gene for uroporphyrinogen decarboxylase to human chromosome 1 by somatic cell hybridization and specific enzyme immunoassay[J]. Hum Genet, 1984, 66:202-205.

[2]Roméo PH, Raich N, Dubart A, et al. Molecular cloning and nucleotide sequence of a complete human uroporphyrinogen decarboxylase cDNA[J]. J Biol Chem, 1986, 261:9825-9831.

[3]Phillips JD, Bergonia HA, Reilly CA, et al. A porphomethene inhibitor of uroporphyrinogen decarboxylase causes porphyria cutanea tarda[J]. Proc Natl Acad Sci (US A), 2007, 104:5079-84.

[4]De Matteis F. Porphyria cutanea tarda of the toxic and sporadic varieties[J]. Clin Dermatol, 1998, 16:265-75.

[5]Grossman ME, Poh-Fitzpatrick MB. Porphyria cutanea tarda. Diagnosis and management[J]. Med Clin North Am, 1980, 64:807-827

[6]Frank J, Poblete-Gutierrez P. Porphyria cutanea tarda – when skin meets liver[J]. Best Pract Res Clin Gastroenterol, 2010, 24(5):735-745.

[7]Hahn M, Bonkovsky H L. Disorders of porphyrin metabolism[M]//Diseases of the liver and bile ducts: a practical guide to diagnosis and treatment [M]. Totowa, NJ: Humana Press, 1998: 249-272.

[8]Moran-Jimenez MJ, Ged C, Romana M, et al. Uroporphyrinogen decarboxylase: complete human gene sequence and molecularstudy of three families with hepatoerythropoietic porphyria[J]. Am J Hum Genet, 1996,58(4):712-21.

[9]Sarkany RP. Making sense of the porphyrias[J]. Photodermatol Photoimmunol Photomed, 2008,24(2):102-8.

[10]Aasne K Aarsand, Helge Boman, Sverre Sandberg. Familial and sporadic porphyria cutanea tarda: characterization and diagnostic strategies[J]. Clin Chem, 2009,55(4):795-803.

[11]Hervé Puy, Laurent Gouya, Jean-Charles Deybach, Porphyrias, Lancet, 2010,75(9718):924-37.

[12]Badenas C, To-Figueras J, Phillips JD, et al. Identification and characterization of novel uroporphyrinogen decarboxylase gene mutations in a large series of porphyria cutanea tarda patients and relatives[J]. Clin Genet, 2009, 75:346-53.

马泽军(撰写)　于珮(审校)

第一节　急性肝卟啉症
Section 1　Acute Hepatic Porphyrias, AHP

关键词:神经系统功能障碍;急性腹痛;慢性肾脏病

Keywords:Neurological dysfunction;Acute Abdominalgia;chronic kidney disease

一、概述

急性肝卟啉病(acute hepatic porphyrias, AHP)又称Waldenstrom综合征是由肝内卟啉代谢紊乱所引起的间歇发作性腹痛、呕吐、便秘及神经精神症状等一系列症候群。以青壮年发病为多。AHP共包含4种罕见的遗传性疾病:5-氨基乙酰丙酸(5-aminolevulinic acid, ALA)脱水酶缺乏卟啉病(ALA dehydratase deficiency porphyria, ADP)、急性间歇性卟啉病(acute intermittent porphyria, AIP)、遗传性粪卟啉病(hereditary coproporphyria, HCP)和混合型卟啉病(variegate porphyria, VP)。

二、定义

AHP是常染色体显性遗传性疾病,是由于血红蛋白合成过程中有关的酶缺乏导致肝内卟啉代谢紊乱而发生的疾病,以尿中和粪中卟啉和卟啉前体排泄增多为特点。

三、流行病学

急性肝卟啉病是先天性疾病,有家族遗传史,患病率极低。本病多发于青壮年,常见于20至40岁人群,15岁以下及60岁以上发病者较少见,男女患病比例约为2:3。

四、病因及发病机制

所有四种类型的AHP均因卟啉代谢过程中相关酶缺陷所致,患者在接触某些药物、应激、禁食、酒精、吸烟或激素等诱发因素后可能出现急性发作。这些诱因增加了机体对血色素的需求,进而肝内游离的血色素减少,后者通过负反馈调节卟啉代谢通路,使得通路中第一个酶亦是限速酶的5-氨基乙酰丙酸合成酶(ALAS1)增多,导致ALA和PBG升高,这些具有神经毒性的卟啉前体的异常升高积聚可引起相应的临床症状。AIP、VP和HCP患者尿液中PBG明显升高,而ADP患者则表现为血浆ALA明显升高,但尿PBG和尿卟啉无明显异常。

五、临床表现

所有类型的AHP均可出现危及生命的急性发作,与广泛的自主神经、中枢和外周神经系统功能障碍相关。大多数出现急性发作的患者也存在慢性症状。即使是未出现急性发作的患者也可能存在慢性症状。部分长期并发症也与AHP相关,例如肾功能下降和肝细胞癌。

1.急性发作

发作特点为腹部、背部和四肢重度弥漫性疼痛伴进行性运动无力、瘫痪或呼吸衰竭(需要延长住院和康复时间)、自主神经病变(如高血压、心动过速和肠动力障碍)和精神状态改变。不同个体间的临床表现变化很大。受累患者可在数天内从急性发作中恢复,但不能立即识别和治疗的重度发作可能需要数周或数月才能恢复。

2.慢性症状

许多患者在发作间期可能出现严重虚弱症状,从而影响生活质量和整体健康状况。高达65%的AHP患者在发作间期出现身体功能受损和症状持续进展,其中除情绪障碍和胃肠道症状外,慢性疼痛是最主要和最常出现的症状。

慢性症状会对患者的生活质量和身体功能产生负面影响。由于疾病的不可预测性和严重程度,许多患者无法工作或上学,社交能力下降,出现抑郁和焦虑的几率增加。

3.肾脏表现

肾性尿崩症:部分急性肝卟啉症患者会出现肾脏对血管加压素不敏感,导致肾性尿崩症。这会使患者出现多尿、烦渴、多饮等症状,每日尿量可达数升甚至更多。

肾功能损害:急性肝卟啉症发作时,卟啉及其前体物质在体内积聚,可能会对肾脏产生毒性作用,导致肾功能损害。患者可能出现血肌酐、尿素氮升高,肌酐清除率下降等表现。长期反复的病情发作可能逐渐进展为慢性肾功能衰竭。

电解质紊乱:由于多尿以及肾脏对电解质的重吸收功能可能受到影响,患者常伴有电解质紊乱,如低血钾、低血钠等。低血钾可导致患者出现肌无力、心律失常等症状,低血钠则可能引起恶心、呕吐、乏力、意识障碍等。

肾石症:有研究表明,急性肝卟啉症患者发生肾石症的风险可能增加。这可能与卟啉代谢紊乱导致的某些物质在肾脏内沉积有关,肾石症可引起肾区疼痛、血尿等症状。

六、辅助检查

(1)尿卟胆原测定:将患者新鲜尿液置于阳光下数小时呈棕红色,这是AIP患者特征性的表现,也是最简单的检查方法。其原因是尿中无色的卟胆原经光照变为有色卟啉类化合物。

(2)尿PBG测定:采用Watson-Schwartz或Hoesch法。AIP急性发作期尿PBG增高,检测发作后24h内随机尿标本中PBG含量是常见的快速诊断方法,也可检测24h尿PBG浓度(正常1~2mg/24h)。

(3)尿ALA测定:AIP急性发作期尿ALA增高,可检测24h尿ALA浓度(正常值为1~2mg/24h)。

(4)血清酶HMBS测定:急性发作期血清酶HMBS活性下降(平均下降程度达50%)。

(5)基因检测:HMBS基因位于11号染色体,其突变类型多样,目前已经确定HMBS基因存在414种突变类型。对HMBS基因进行DNA测序、分析确定基因突变是诊断AIP的金标准。

七、诊断

由于缺乏特异性症状,AHP常被误诊而延误治疗。AHP患者的初步评估应包括详细的现病史、体格检查和完善的神经系统检查(包括周围神经、感觉障碍和中枢神经检查)。对于HCP和VP患者,还需特别关注其面部及手背部等易受日光照射处皮肤是否有疱疹、丘疹、瘢痕等。

在疑似急性卟啉病发作的患者中,AHP的初步诊断包括尿PBG(通常为正常参考范围的10~50倍)和/或ALA(通常为正常参考范围的5~20倍)升高。其他生化检查包括测定尿(或粪便)卟啉,此法可用于确诊疾病和确定AHP亚型,但单独检测时对AHP无特异性。

如果生化检查结果与卟啉病一致,需通过基因测序明确具体突变,从而确定AHP类型。如果生化检测提示某类AHP,需要行相应致病基因测序。如果生化结果不能明确具体类型,则需要对导致AIP、VP和HCP的基因突变进行检测。其他基线评估方法包括实验室检查、肾脏评估、肝脏评估和神经评估。

在疑似出现过急性发作的患者中,由于发作间期的生化检测结果可能是正常的,再加上并非所有存在遗传缺陷的患者都会出现急性发作,因此诊断变得复杂。

并发症

有几种与AHP相关的长期并发症,包括慢性肾病、抑郁、焦虑、高血压、不可逆的神经病变(有时可导致四肢瘫痪)和肝病。其中肝病可表现为转氨酶升高、纤维化、肝硬化或肝细胞癌。慢性肝病也可能继发于ALA和胆色素原(porphobilinogen,PBG)毒性或用于治疗神经内脏发作的氯化血红素输注导致的铁超负荷。

八、治疗策略

AHP患者管理的重要部分是识别和避免诱发或加重急性发作的因素。

患者应保持均衡饮食,避免长期禁食或快速减重。碳水化合物饮食对部分急性发作的早期患者有一定益处,但长期高碳水化合物饮食并不能阻止发作,故不推荐。症状严重且频繁的患者应当避免摄入酒精和吸烟。有光感性皮损的HCP和VP患者应避免日晒,以免加重皮损。此外,携带致病基因者无论是否有症状,均应接受遗传学咨询,并给予相应预防和治疗。

准备进行手术的患者应当告知医生其患有AHP。麻醉科及外科医师的术前评估应当明确目前及计划用的麻醉药物对AHP患者是安全的。尽管尚缺乏相关指南,但对于频繁发作的患者,可在术前或术后预防性输注高铁血红素。

九、疗效及转归

急性肝卟啉症急性发作的患者疗效良好,长期反复发作者和神经症状明显的患者则预后较差,严重者可危及生命。本病患者需要根据预后情况遵医嘱定期复诊。急性肝卟啉症预防的关键在于消除诱因和防止复发,同时对好发人群进行定期体检筛查,应做到早发现、早治疗,防止耽误病情引发并发症。

参考文献

[1]Suarez JI,Cohen ML,Larkin J,et al. Acute intermittent porphyria: clinicopathologic correlation. Report of a case and review of the literature[J]. Neurology, 1997,48(6):1678-1683.

[2]Herrero C,Badenas C,Aguilera P,et al. Acute intermittent porphyria: Long-term follow up of 35 patients[J]. Medicina clinica, 2015,145(8):332-337.

[3]Yang J,Chen Q,Yang H,et al. Clinical and Laboratory Features of Acute Porphyria: A Study of 36 Subjects in a Chinese Tertiary Referral Center[J]. BioMed research international, 2016,2016:3927635.

[4]Woolf J,Marsden JT,Degg T,et al. Best practice guidelines on first-line laboratory testing for porphyria[J]. Annals of clinical biochemistry, 2017, 54(2):188-198.

[5]Schreiber WE. Acute intermittent porphyria: laboratory diagnosis by molecular methods[J]. Clinics in laboratory medicine, 1995,15(4):943-956.

[6]Petrides PE. Acute intermittent porphyria: mutation analysis and identification of gene carriers in a German kindred by PCR-DGGE analysis[J]. Skin pharmacology and applied skin physiology, 1998,11(6):374-380.

[7]Wassif WS,Deacon AC,Floderus Y,et al. Acute intermittent porphyria: diagnostic conundrums[J]. European journal of clinical chemistry and clinical biochemistry : journal of the Forum of European Clinical Chemistry Societies, 1994,32(12):915-921.

[8]Anyaegbu E,Goodman M,Ahn SY,et al. Acute intermittent porphyria: a diagnostic challenge[J]. Journal of child neurology, 2012,27(7):917-921.

[9]Soundravally R,Goswami K,Nandeesha H,et al. Acute intermittent porphyria: diagnosis per chance[J]. Indian journal of pathology & microbiology, 2008,51(4):551-552.

[10]Song G,Li Y,Cheng C,et al. Structural insight into acute intermittent porphyria[J]. FASEB journal : official publication of the Federation of American Societies for Experimental Biology, 2009,23(2):396-404.

[11]Stein PE,Badminton MN,Barth JH,et al. Acute intermittent porphyria: fatal complications of treatment[J]. Clinical medicine (London,England), 2012,12(3):293-294.

[12]Willandt B,Langendonk JG,Biermann K,et al. Liver Fibrosis Associated with Iron Accumulation Due to Long-Term Heme-Arginate Treatment in Acute Intermittent Porphyria: A Case Series[J]. JIMD reports, 2016,25:77-81.

[13]Mydlík M,Derzsiová K: Kidney damage in acute intermittent porphyria[J]. Przegląd lekarski, 2011,68(9):610-613.

[14]Fontanellas A,Ávila MA,Berraondo P. Emerging therapies for acute intermittent porphyria[J]. Expert reviews in molecular medicine, 2016,18: e17.

[15]Bustad HJ,Kallio JP,Vorland M,et al. Acute Intermittent Porphyria: An Overview of Therapy Developments and Future Perspectives Focusing on Stabilisation of HMBS and Proteostasis Regulators[J]. International journal of molecular sciences, 2021,22(2).

[16]Bustad HJ,Toska K,Schmitt C,et al. A Pharmacological Chaperone Therapy for Acute Intermittent Porphyria[J]. Molecular therapy : the journal of the American Society of Gene Therapy, 2020,28(2):677-689.

马泽军(撰写)　于珮(审校)

第二节 急性间歇性卟啉病
Section 2　Acute Intermittent Porphyria, AIP

关键词：神经系统功能障碍；腹痛；光过敏；尿卟胆原

Keywords：neurological dysfunction；abdominalgia；photosensitization；uroporphyrobilogen

一、概述

遗传性粪卟啉症（hereditary coproporphyria），即卟啉病的一种类型。它会因为粪卟啉原氧化酶缺乏所致的肝性卟啉病，是由于染色体的隐性遗传引起的。其临床特点主要表现为腹痛、末梢神经症状、皮肤光敏症状，以及粪便中排出粪卟啉等。

二、定义

遗传性粪卟啉症是由于粪卟啉原氧化酶缺乏引起的一种常染色体显性遗传的疾病。

三、流行病学

AIP是一种罕见病，多在青春期后发病，女性发病率高于男性，2010年AIP在欧洲的患病率约为1/75,000，2013年的一项研究报道，AIP在欧洲国家的患病率和发病率分别为5.9/1,000,000和0.13/1,000,000，而在瑞典则分别约为23/1,000,000和0.51/1,000,000。2013年的数据较2010年相比下降，可能是由于越来越多的人进行了相关的基因筛查和咨询，采取了预防措施。但AIP在亚洲国家的报道一直都较为少见，国内多为散发病例报道。

四、病因及发病机制

AIP的根本原因是血红素合成途径中编码特定酶的基因发生突变。AIP通常呈急性、间歇性或反复性的症状发作（腹痛为主），伴神经系统表现，临床表现有多样变化性的特点。

AIP急性发作的诱因往往为直接诱导ALA脱水酶表达增加或血红素合成需求增高而间接性增加ALA脱水酶活性。这些诱导因素包括月经、节食、吸烟、感染、妊娠、精神创伤、劳累、药物等。在体外和体内的试验中表明多种机制共存，它们可能同时或有序的作用，并且不同机制存在互相影响，从而导致临床症状多样性：①肝脏中过量产生的氨基酮戊酸（ALA）以及其他代谢产物可能具有神经毒性，但动物及体外实验证据不足。②氨基酮戊酸被证明对于松果体和肠道动力有作用。③体外实验表明ALA可能通过激动突触前GABA受体来抑制GABA从神经末梢释放，从而引起AIP病人出现一系列中枢神经系统功能障碍症状，如癫痫、精神错乱等。另外，ALA最近在老鼠试验中被证实对松果体分泌的褪黑素有作用，而AIP病人的昼夜褪黑素浓度有明显下降，因此推测可能与ALA减弱了GABA的神经抑制作用相关。④低浓度ALA可引起肠道收缩，ALA与GABA、谷氨酸盐受体的相互作用在肌间神经群。⑤在急性血卟啉病中发现一些血红素蛋白的功能减退，特别是肝色氨酸加双氧酶和肝细胞色素P450。色氨酸加双氧酶是色氨酸转换成犬尿氨酸的限速酶。研究发现肝细胞合成血红素缺乏可导致脑部色氨酸增多，作为色氨酸羟化酶的底物，产物5-羟色胺（一种神经递质）随之增多。急性间歇性血卟啉病病人血清色氨酸及5-羟色胺的水平增高。5-羟色胺在中枢、自主及外周神经系统均与相应的受体结合发挥作用，情绪障碍（焦虑、抑郁）被指出与5-羟色胺有关。外周神经系统中，5-羟色胺的受体广泛分布在各个组织器官，比如消化道、心脏、血管、膀胱及肾上腺。这些受体一旦激活可引起肠平滑肌的收缩或放松，介导蠕动反射、心律失常、高血压，以及调节膀胱的类胆碱的传递。因此，急性血卟啉病的临床症状与血清素激活后机体活动一致，比如自主神经症状。⑥部分细胞色素P450的功能减退可能与肝中血红素合成缺陷相关，但是细胞色素P450功能减退与神经病变的关系尚不清楚，猜测细胞色素P450功能减退可能会延迟需ALAS诱导的药物或类固醇的代谢。同理，加重卟啉病的药物的代谢极大程度需要肝脏中细胞色素P450的参与，因此对肝脏中血红素的产量也相应增高。

另外，炎症与感染是引起AIP发作、加重病情的重要因素，可能与这两种因素可诱导急性期蛋白-血红素加氧酶1表达，而血红素加氧酶1与血红素的代谢有相互作用。血红素合成的限速酶ALAS1的转录上调受到过氧化物酶体增殖物激活受体γ辅激活子α和过氧化物酶体增殖体激活受体α控制。

五、临床表现

腹痛和神经症状急性发作的促发因素和急性间隙性卟啉病是相同的。包括某些药物(例如巴比妥酸盐,磺胺)和类固醇(黄体酮)。光过敏有时发生但比多样化卟啉病少见。

约5%的AIP患者因肝脏血红素合成通路的周期性超活化,可能出现神经、代谢异常及长期并发症,如肝癌和慢性肾脏病(CKD)。

AIP的长期并发症之一为肝癌。研究显示AIP患2者肝癌患病率明显升高,且女性患病率是男性的2倍。然而一般情况下,男性原发性肝癌的发病率是高于女性的,这表明AIP本身是肝癌的特异性危险因素。研究表明大多数伴有肝癌的AIP患者没有任何与肝癌相关的病因,肝活检也未发现炎性细胞浸润、纤维化或坏死等肝损伤特征性的病理改变。随着时间的推移、疾病反复急性发作,ALA逐渐积累并导致肝癌的发病风险增加,因此肝癌患者的ALA水平更高。无症状PBGD突变携带者如果ALA产生过多也存在患肝癌的风险,只是较反复急性发作的AIP患者发病时间更晚。

AIP的另一常见并发症为CKD。AIP患者容易出现高血压,高血压易导致CKD,而AIP也与CKD相关,并独立于高血压,也称为AIP相关的慢性肾病。在有症状的AIP患者中,CKD的发生率高达59%,每年的肾小球滤过率下降约$1\ ml\cdot min^{-1}\cdot (1.73\ m^2)^{-1}$,而无症状携带者的肾功能与一般人群相似,因此AIP反复急性发作会导致肾功能恶化。在CKD患者中,尿PBG水平较高,表明卟啉前体可能参与AIP相关的慢性肾病的发病过程。中性粒细胞明胶酶相关载脂蛋白是肾小管损伤的标志物,与无症状携带者相比,急性期AIP患者此物质的尿浓度更高,表明ALA和PBG的急剧产生可能会促进肾小管损伤,而且卟啉前体具有促进炎症发生及炎性因子分泌的作用,并会进一步促进内质网应激、细胞凋亡以及近端肾小管上皮细胞表型变化,而肾脏病理检查提示是一种慢性肾小管间质性肾病,与动脉内膜纤维增生、进行性硬化和病灶皮质萎缩有关。肾小球病变主要表现为肾小球硬化,受累的肾小球超过50%。很多肝癌患者发生CKD,这表明AIP患者长期反复的急性发作会导致慢性的器官损伤,最终形成肝癌和或肾衰竭。

六、辅助检查

(1)尿卟胆原测定:将患者新鲜尿液置于阳光下数小时呈棕红色,这是AIP患者特征性的表现,也是最简单的检查方法。其原因是尿中无色的卟胆原经光照变为有色卟啉类化合物。

(2)尿PBG测定:采用Watson-Schwartz或Hoesch法。AIP急性发作期尿PBG增高,检测发作后24h内随机尿标本中PBG含量是常见的快速诊断方法,也可检测24h尿PBG浓度(正常值为1~2mg/24h)。

(3)尿ALA测定:AIP急性发作期尿ALA增高,可检测24h尿ALA浓度(正常小于或等于5mg/24h)。

(4)血清酶HMBS测定:急性发作期血清酶HMBS活性下降(平均下降程度达50%)。

(5)基因检测:HMBS基因位于11号染色体,其突变类型多样,目前已经确定HMBS基因存在414种突变类型。对HMBS基因进行DNA测序、分析确定基因突变是诊断AIP的金标准。

七、诊断

诊断根据尿中ALA、PBG和粪卟啉增加,粪中粪卟啉过量。粪中粪卟啉量突出或仅有粪卟啉更提示是HCP,而不是肝卟啉病,后者粪中粪卟啉和原卟啉的浓度通常相等。在急性发作时尿中ALA、PBG、尿卟啉可能增加。粪卟啉原氧化酶缺乏可在除红细胞以外的细胞得到论证,但是这不作为常规方法。

八、鉴别诊断

与其他引起腹痛的疾病鉴别铅中毒:铅中毒也会引起腹痛和周围神经病变。但铅中毒患者有明确的铅接触史,血铅、尿铅水平升高,齿龈边缘可能出现"铅线"。而急性间歇性卟啉病患者尿卟胆原升高,血铅、尿铅正常。

腹型癫痫:腹型癫痫主要表现为发作性腹痛,可能伴有恶心、呕吐等。不过腹型癫痫脑电图可发现癫痫样放电,急性间歇性卟啉病患者脑电图一般正常,且尿卟胆原在腹型癫痫患者中不升高,在急性间歇性卟啉病患者发作期显著升高。

迟发性皮肤卟啉病：主要表现为皮肤光敏症状，如暴露部位皮肤出现水疱、糜烂、结痂等，而急性间歇性卟啉病的皮肤症状通常不明显，主要以腹痛和神经精神症状为主。尿卟胆原在急性间歇性卟啉病发作期升高明显，迟发性皮肤卟啉病患者尿卟胆原升高程度相对较轻，且其更关注皮肤病变相关指标。

遗传性粪卟啉病：也会出现腹痛、神经精神症状等，但粪便中粪卟啉Ⅲ增加明显，而急性间歇性卟啉病主要是尿卟胆原增加，通过对尿和粪便中卟啉及其前体物质的详细检测可以区分这两种疾病。

九、治疗策略

AIP的治疗原则包括去除诱因、急性发作期的治疗、反复发作的治疗以及并发症的防治。AIP治疗的关键是尽可能地祛除诱发因素。静脉输注血红素是治疗AIP最有效的方法，该方案可缓解急性发作期的症状，并预防患者的再次发作，但不能逆转已经出现的神经病变，并且可能引起发热、溶血、血栓性静脉炎、过敏、铁过载、急性肝肾损伤、肝纤维化等不良反应。促性腺激素释放激素类似物可用于抑制与月经相关的AIP的频繁发作。对于反复发作且血红素治疗无效的患者，可考虑进行肝移植。

目前酶替代治疗、基因治疗以及RNA干扰治疗等治疗方案也处在进一步的开发与探索之中。随着病情的进展，AIP的临床表现可能会不断加重，甚至演变成一种慢性疾病，高血压、肾损害、肝癌等并发症出现的概率也随之增大，因此对于AIP患者而言，长期的监控和管理也是不可缺少的。

目前在开发研究的新药有3类：重组人HMBS（recombinant human HMBS，rh-HMBS）、表达HMBS的重组腺病毒载体、RNA干扰药物。rh-HMBS可以改善实验室指标，但不能缓解症状。在动物模型以及临床试验中均已证实，rh-HMBS替代疗法在降低血浆PBG的同时可增加尿PBG排泄，但对降低血浆ALA无作用，可能是因为rh-HMBS不能作用于肝脏，无法降低肝ALA合成酶活性，从而导致ALA堆积。因此开发靶向作用于肝脏的rh-HMBS可能是酶替代疗法未来的发展方向。表达HMBS的重组腺病毒载体可缓解临床症状，但不能改善实验室指标。目前Alnylam药厂正致力于研发一种名为ALN-AS1的RNA干扰药物，其一期临床试验显示ALN-AS1可显著降低无症状AIP患者的尿ALA、PBG排泄。

十、疗效及转归

近10年明确诊断的AIP患者中，死亡率5%~20%，大部分患者即使经历了严重的发作，及时治疗后各系统功能仍可完全恢复正常。但若不能及时诊断而延误治疗，最后可能导致死亡。

参考文献

[1]Suarez JI,Cohen ML,Larkin J,et al. Acute intermittent porphyria: clinicopathologic correlation. Report of a case and review of the literature[J]. Neurology, 1997,48(6):1678-1683.

[2]Herrero C,Badenas C,Aguilera P,et al. Acute intermittent porphyria: Long-term follow up of 35 patients[J]. Medicina clinica, 2015,145(8):332-337.

[3]Yang J,Chen Q,Yang H,et al. Clinical and Laboratory Features of Acute Porphyria: A Study of 36 Subjects in a Chinese Tertiary Referral Center[J]. BioMed research international, 2016,2016:3927635.

[4]Woolf J,Marsden JT,Degg T,et al. Best practice guidelines on first-line laboratory testing for porphyria[J]. Annals of clinical biochemistry, 2017, 54(2):188-198.

[5]Schreiber WE. Acute intermittent porphyria: laboratory diagnosis by molecular methods[J]. Clinics in laboratory medicine, 1995,15(4):943-956.

[6]Petrides PE. Acute intermittent porphyria: mutation analysis and identification of gene carriers in a German kindred by PCR-DGGE analysis[J]. Skin pharmacology and applied skin physiology, 1998,11(6):374-380.

[7]Wassif WS,Deacon AC,Floderus Y,et al. Acute intermittent porphyria: diagnostic conundrums[J]. European journal of clinical chemistry and clinical biochemistry : journal of the Forum of European Clinical Chemistry Societies, 1994,32(12):915-921.

[8]Anyaegbu E,Goodman M,Ahn SY,et al. Acute intermittent porphyria: a diagnostic challenge[J]. Journal of child neurology, 2012,27(7):917-921.

[9]Soundravally R,Goswami K,Nandeesha H,et al. Acute intermittent porphyria: diagnosis per chance[J]. Indian journal of pathology & microbiology, 2008,51(4):551-552.

[10]Song G,Li Y,Cheng C,et al. Structural insight into acute intermittent porphyria[J]. FASEB journal : official publication of the Federation of American Societies for Experimental Biology, 2009,23(2):396-404.

[11]Stein PE,Badminton MN,Barth JH,et al. Acute intermittent porphyria: fatal complications of treatment[J]. Clinical medicine (London,England), 2012,12(3):293-294.

[12]Willandt B,Langendonk JG,Biermann K,et al. Liver Fibrosis Associated with Iron Accumulation Due to Long-Term Heme-Arginate Treatment in

Acute Intermittent Porphyria: A Case Series[J]. JIMD reports, 2016,25:77-81.

[13]Mydlík M,Derzsiová K, Kidney damage in acute intermittent porphyria[J]. Przeglad lekarski 2011,68(9):610-613.

[14]Fontanellas A,Ávila MA,Berraondo P, Emerging therapies for acute intermittent porphyria[J]. Expert reviews in molecular medicine, 2016,18:e17.

[15]Bustad HJ,Kallio JP,Vorland M,et al. Acute Intermittent Porphyria: An Overview of Therapy Developments and Future Perspectives Focusing on Stabilisation of HMBS and Proteostasis Regulators[J]. International journal of molecular sciences, 2021,22(2).

[16]Bustad HJ,Toska K,Schmitt C,et al. A Pharmacological Chaperone Therapy for Acute Intermittent Porphyria[J]. Molecular therapy : the journal of the American Society of Gene Therapy, 2020,28(2):677-689.

马泽军　刘红岩（撰写）　于珮（审校）

第三节　遗传性粪卟啉症
Section 3　Hereditary Coproporphyria, HCP

关键词:神经系统功能障碍;急性腹痛;光过敏

Keywords:Neurological dysfunction;Acute Abdominalgia;photosensitization

一、概述

遗传性粪卟啉症（Hereditary Coproporphyria, HCP）是常染色体显性遗传的疾病,它是卟啉病的一种类型。它会因为粪卟啉原氧化酶缺乏所致肝性卟啉病,是染色体的隐性遗传引起的。其临床特点主要表现为腹痛、末梢神经症状、皮肤光敏症状,以及粪便中排出粪卟啉等。

二、定义

遗传性粪卟啉病是由于粪卟啉原氧化酶缺乏引起的一种常染色体显性遗传的疾病。

三、流行病学

遗传性粪卟啉病患病率较低,约为2/100,000。本病常青春期后发病,但有新生儿发病的个案报道。

四、病因及发病机制

遗传性粪卟啉病为常染色体显性遗传,系血红蛋白合成过程中第6种酶粪卟啉原氧化酶(COPRO氧化酶)缺乏或活性下降所致。致病基因定位于3q12的CPO。由于粪卟啉原氧化酶活性降低,使得粪卟啉的合成量减少,进而使粪卟啉原增加,当粪卟啉原氧化酶活性降低到50%以下时,导致该病的发生。

五、临床表现

遗传性粪卟啉病的主要症状有腹痛、心动过速、乏力、癫痫发作、褐色或红色尿液、运动无力,有时患者会出现日光敏感,皮肤可出现大水泡,后期大水泡可能会结痂后形成色素沉着,还可能并发周围神经病、抑郁、肝功能异常和肝细胞癌等疾病。

周围神经病:由急性发作的神经系统症状发展而来,可导致慢性疼痛,重者有轻度瘫痪。

抑郁:长期的慢性疼痛可能会使部分患者出现抑郁。

肝功能异常:患者可表现为恶心、呕吐等。

肝细胞癌:发生率较低,可发生于既往无肝脏疾病的患者。

肾脏表现:①肾小管功能障碍:患者可能出现肾小管性酸中毒,导致尿液酸化功能障碍,出现反常性碱性尿。同时,还可能伴有肾性糖尿、氨基酸尿和磷酸盐尿等,这是因为肾小管对葡萄糖、氨基酸和磷酸盐的重吸收功能受损。②尿卟啉排泄异常:HCP患者体内粪卟啉原氧化酶活性降低,使得粪卟啉原Ⅲ不能正常转化为原卟啉原Ⅸ,导致粪卟啉原Ⅲ在体内堆积,并从尿液中大量排出。所以,患者尿液中粪卟啉含量显著增加,这是诊断遗传性粪卟啉症的重要依据之一。③肾脏结石:长期高浓度的粪卟啉在肾脏内沉积,可能会形成结石。结石可引起肾区疼痛、血尿等症状,还可能导致尿路梗阻,进一步损害肾脏功能。④肾功能损害:随着病情的进展,肾脏长期受到卟啉及其代谢产物的损伤,可能会出现肾功能逐渐下降,表现为血肌酐、尿素氮升高,肾小球滤过率降低等。严重者可发展为慢性肾衰竭。

六、辅助检查

1. 尿中粪卟啉原测定

5ml尿液中加入有1份乙酸和4份乙酸乙酯组成的试剂3ml充分震荡待分层后,吸取上层的液体后在紫外线下观察荧光显色,若为粉红色或者红色说明粪卟啉原测定结果为阳性。

2. 粪卟啉原氧化酶活性测定

粪卟啉原氧化酶活性测定低于50%可以诊断为遗传性粪卟啉病。

3. 尿粪卟啉Ⅲ测定

通过检测尿粪卟啉Ⅲ是否较正常增多来考虑是否为遗传性粪卟啉病。

4. 大便粪卟啉Ⅲ测定

通过检测大便粪卟啉Ⅲ是否较正常增多来考虑是否为遗传性粪卟啉病。

5. 基因检测

对于尿和大便中粪卟啉Ⅲ增加的患者,通过基因检测可以得知粪卟啉氧化酶突变来确诊该疾病。

七、诊断

遗传性粪卟啉病根据患者的家族遗传病史、患者典型症状以及相关检查结果明确诊断。患者具有常染色体显性遗传病史。临床表现为心动过速、乏力、癫痫发作、褐色或红色尿液、运动无力、呕吐、瘫痪、精神症状、日光敏感、皮肤出现大水疱。尿中粪卟啉原测定结果为阳性,尿、便中粪卟啉Ⅲ均增加,粪卟啉原氧化酶活性测定低于50%。

鉴别诊断:急性间歇性卟啉病,急性间歇性卟啉病患者主要表现为腹痛和神经症状,粪卟啉原检测结果正常,而遗传性粪卟啉病虽也有腹痛,但还有特征性的心动过速、乏力、癫痫发作等症状,同时粪卟啉原测定增高。混合性卟啉病,混合性卟啉病患者除有腹痛和神经症状外,还有皮肤损害的表现,但粪卟啉原检测结果正常,遗传性粪卟啉病的检测结果为增加,二者由此进行鉴别。

八、鉴别诊断

急性间歇性卟啉病(AIP):AIP主要表现为急性发作的神经系统症状,如腹痛、神经病变和精神症状,皮肤症状一般不明显。在实验室检查方面,AIP患者尿卟胆原在发作期显著升高,而遗传性粪卟啉病患者虽然尿卟胆原也可能升高,但粪便中粪卟啉Ⅲ的升高更为突出,这是两者的主要鉴别点。

迟发性皮肤卟啉病(PCT):PCT主要特征是皮肤光敏性损害,通常比遗传性粪卟啉病的皮肤症状更严重。在实验室检查上,PCT患者尿卟啉明显升高,尤其是尿卟啉Ⅰ和Ⅲ,而遗传性粪卟啉病除了皮肤症状外,还伴有神经系统症状,且粪便中粪卟啉Ⅲ升高是其特点。

变异性卟啉病(VP):VP也有皮肤和神经系统症状。与遗传性粪卟啉病相比,VP患者粪便中主要是原卟啉和粪卟啉升高,且比例有所不同,同时基因检测可以发现VP是由原卟啉原氧化酶(PPO)基因缺陷导致的,这与遗传性粪卟啉病的CPO基因缺陷不同。

九、治疗策略

遗传性粪卟啉病的治疗包括一般治疗和药物治疗,前者主要是去除诱因,后者主要包括降低卟胆原和对症治疗,治疗目标是改善患者的临床症状,使疾病趋于稳定。一般治疗

去除诱因:了解存在的诱因并及时消除,不饮酒,避免应用可以增强δ-氨基-γ酮戊酸合成酶作用的药物,如巴比妥、磺胺药、灰黄霉素、氯喹、雌性激素等。

药物治疗

高铁血红素:可以降低卟胆原的水平,有效缓解症状,大剂量快速输注可以导致急性肾衰竭。

吗啡:对症止痛,对于有慢性肺源性心脏病、支气管哮喘等疾病的患者禁用。

氯丙嗪:镇静,缓解精神症状。对青光眼、癫痫患者禁用。

第五篇 肾脏受累的血液系统疾病

葡萄糖:对于急性发作的患者,应予以补充葡萄糖,可改善患者的腹痛、恶心、呕吐等症状,常见的不良反应有血糖升高、尿糖增加等。

手术治疗:遗传性粪卟啉病无有效的手术治疗方法。

十、疗效及转归

遗传性粪卟啉病属于常染色体显性遗传的疾病,一般不能治愈,但不会影响患者的自然寿命,症状改善后需遵医嘱进行复查。遗传性粪卟啉病患者症状得到明显改善以后,可以每半年至一年复查粪卟啉、心电图、血液生化六项检查、肝功能检查,明确恢复情况。遗传性粪卟啉病虽然属于遗传病,但也可以进行预防,如孕期避免使用诱发药物,避免长期服用避孕药,禁止吸烟、喝酒,不要长期暴露于阳光下,避免感染,同时对于高危人群应及早行基因检测进行早期筛查等措施可有效减少该病的发生。

参考文献

[1]Suarez JI, Cohen ML, Larkin J, et al. Acute intermittent porphyria: clinicopathologic correlation. Report of a case and review of the literature[J]. Neurology, 1997, 48(6):1678-1683.

[2]Herrero C, Badenas C, Aguilera P, et al. Acute intermittent porphyria: Long-term follow up of 35 patients[J]. Medicina clinica, 2015, 145(8): 332-337.

[3]Yang J, Chen Q, Yang H, et al. Clinical and Laboratory Features of Acute Porphyria: A Study of 36 Subjects in a Chinese Tertiary Referral Center [J]. BioMed research international, 2016, 2016:3927635.

[4]Woolf J, Marsden JT, Degg T, et al. Best practice guidelines on first-line laboratory testing for porphyria[J]. Annals of clinical biochemistry, 2017, 54(2):188-198.

[5]Schreiber WE. Acute intermittent porphyria: laboratory diagnosis by molecular methods[J]. Clinics in laboratory medicine, 1995, 15(4):943-956.

[6]Petrides PE. Acute intermittent porphyria: mutation analysis and identification of gene carriers in a German kindred by PCR-DGGE analysis[J]. Skin pharmacology and applied skin physiology, 1998, 11(6):374-380.

[7]Wassif WS, Deacon AC, Floderus Y, et al. Acute intermittent porphyria: diagnostic conundrums[J]. European journal of clinical chemistry and clinical biochemistry : journal of the Forum of European Clinical Chemistry Societies, 1994, 32(12):915-921.

[8]Anyaegbu E, Goodman M, Ahn SY, et al. Acute intermittent porphyria: a diagnostic challenge[J]. Journal of child neurology, 2012, 27(7):917-921.

[9]Soundravally R, Goswami K, Nandeesha H, et al. Acute intermittent porphyria: diagnosis per chance[J]. Indian journal of pathology & microbiology, 2008, 51(4):551-552.

[10]Song G, Li Y, Cheng C, et al. Structural insight into acute intermittent porphyria[J]. FASEB journal : official publication of the Federation of American Societies for Experimental Biology, 2009, 23(2):396-404.

[11]Stein PE, Badminton MN, Barth JH, et al. Acute intermittent porphyria: fatal complications of treatment[J]. Clinical medicine (London, England), 2012, 12(3):293-294.

[12]Willandt B, Langendonk JG, Biermann K, et al. Liver Fibrosis Associated with Iron Accumulation Due to Long-Term Heme-Arginate Treatment in Acute Intermittent Porphyria: A Case Series[J]. JIMD reports, 2016, 25:77-81.

[13]Mydlík M, Derzsiová K. Kidney damage in acute intermittent porphyria[J]. Przegląd lekarski 2011, 68(9):610-613.

[14]Fontanellas A, Ávila MA, Berraondo P. Emerging therapies for acute intermittent porphyria[J]. Expert reviews in molecular medicine, 2016, 18: e17.

[15]Bustad HJ, Kallio JP, Vorland M, et al. Acute Intermittent Porphyria: An Overview of Therapy Developments and Future Perspectives Focusing on Stabilisation of HMBS and Proteostasis Regulators[J]. International journal of molecular sciences, 2021, 22(2).

[16]Bustad HJ, Toska K, Schmitt C, et al: A Pharmacological Chaperone Therapy for Acute Intermittent Porphyria[J]. Molecular therapy : the journal of the American Society of Gene Therapy, 2020, 28(2):677-689.

马泽军　刘红岩(撰写)　于珮(审校)

第四节　杂色卟啉病
Section 4　Variegate Porphyria, VP

关键词:继发感染;急性腹痛;肝功能损害

Keywords:secondary infection;acute abdominalgia;liver dysfunction

一、概述

杂色卟啉病(variegated porphyria, VP)，又称混合型卟啉病，是一种常染色体显性遗传病。该病临床上既有腹部和神经系统症状，又有慢性光敏皮肤症状。该病通常在20至30岁发病，临床表现为卟啉病急性发作和皮肤光敏损害。此外，该病具有性别差异，女性患者多见神经症状，男性患者则更多表现为皮肤损害。急性发作大多是由巴比妥类、磺胺类、抗惊厥药物和避孕药等诱发，临床症状和急性间歇性卟啉病相似，皮肤的症状可以在急性发作之后持续存在，有的病例没有急性发作症状，皮肤症状是唯一的表现。

二、定义

杂色卟啉病是由原卟啉原氧化酶的缺陷导致，为一种常染色体显性遗传病，临床上既有腹部和神经系统症状，又有慢性光敏皮肤症状。少数人仅有皮肤光敏症状常误诊为迟发性皮肤光敏性卟啉病。

三、流行病学

杂色卟啉病为常染色体显性遗传，多见于南非的Dutch家族中，共发现于13个家族。白人中患病估计300/100,000。瑞士、荷兰、英国、丹麦、美国和我国台湾都有病例报道。男女均可发病，发病年龄一般在青春期后至30岁前。

四、病因及发病机制

(一)发病原因

常染色体显性遗传疾病。遗传性染色体的缺陷，导致原卟啉氧化酶缺陷所致。由于原卟啉氧化酶缺陷，ALA和卟胆原的产生和排泄增多，在发作和缓解期大便中有大量粪卟啉和原卟啉排出。皮肤损害的发生与暴露于日光有关。

(二)发病机制

本病主要由于遗传性原卟啉原氧化酶缺陷所致，酶基因定位在染色体1q23，患者基因有多种类型点突变，致使患者酶活性仅为正常50%，导致原卟啉原在体内蓄积，同时原卟啉原为粪卟啉原氧化酶竞争性抑制剂，继而形成粪卟啉原在体内蓄积。部分患者发现合并有血红素合成酶缺陷或尿卟啉原脱羧酶缺陷。说明可能有2个不同突变基因导致本病的遗传缺陷。此外，由于血红素合成受阻，其对ALA合成酶反馈抑制减低。以上综合原因造成卟啉前体及卟啉均增高，产生相应的神经和皮肤光敏症状。

五、临床表现

本病很少在青春期前发病，临床症状出现常在青春期后至30岁前，症状的轻重很不一致。男女均可发病，女性患者常有急性发作史，可能与体内激素变化或经常服药有关，男性患者皮肤损害往往更常见，可能因为更多暴露于日光有关。临床症状与急性间歇性卟啉病相似。主要的表现为皮肤表现为光敏性皮炎，皮肤脆性增加，损伤后，出现浅表糜烂和水疱，常继发感染，愈合很慢，愈合后有色素沉着和微凹的瘢痕。皮肤损坏只出现于皮肤暴露处，面部和手的皮肤，并且肤色较深多见。多毛症在女性患者常很明显，尤其在颞部、发缘。重者慢性皮肤的损害、感染和瘢痕等可毁容。

多数患者症状逐渐减轻持续数月，最后完全消失。急性发作时可导致死亡。还可出现腹痛、神经系统症状和精神症状的发作，都可因巴比妥酸盐、磺胺药等诱发，饮酒和雌激素等也可诱发，与急性间歇性卟啉病的症状相同。皮肤症状可持续存在。

对急性发作患者合并有皮肤光敏症状，结合实验室检查容易确定诊断。

常继发感染，愈合很慢。急性发作时可导致死亡。

肾脏功能损害：长期的卟啉代谢异常可对肾脏造成慢性损害。卟啉及其代谢产物在肾脏沉积，可能损伤肾小球和肾小管，导致肾功能逐渐下降。患者可能出现血肌酐、尿素氮升高，肾小球滤过率降低等表现，严重时可发展为慢性肾衰竭。杂色卟啉病可引起肾小管功能异常，影响其对多种物质的重吸收和排泄功能。患者可能出现肾性糖尿、氨基酸尿，即尿液中出现葡萄糖和氨基酸增多；还可能出现尿浓缩功能障碍，表现为多尿、夜尿增多，尿液比重降低等。

六、辅助检查

(1)外周血：一般正常。

(2)便常规：急性发作期和无症状期，粪便中原卟啉和粪卟啉都明显增高，即使症状很轻微或在儿童期，也有同样发现。粪卟啉通常多于尿卟啉，原卟啉与粪卟啉的量之比>1.5:1。

(3)尿液：在急性发作时，尿中ALA、卟胆原均明显增多，有时尿卟啉和粪卟啉也明显增多，可能因血红素的反馈抑制减弱所致。

七、诊断

诊断AIP发作最快速常用的方法是测量ALA和PBG水平，但这种方式缺乏特异性。AIP外显率较低，在普通人群中仅有1%左右的基因突变携带者可出现AIP的症状，即为显性AIP（manifest acute intermittent porphyria，MAIP）患者。因此，该病的患病率被明显低估。目前基因筛查是诊断AIP最敏感和最特异的方法，它甚至可以识别出无症状的潜在患者——隐匿性AIP（latent acute intermittent porphyria，LAIP）患者，可对其进行遗传咨询，避免可能的诱发因素，降低发病风险。

单纯有神经系统症状者须与外科急腹症、癔症、多发性神经炎鉴别。同时本病患者粪中排出大量原卟啉和粪卟啉，尿中粪卟啉亦明显增高。可与急性间歇性卟啉病鉴别。如仅有皮肤症状，可根据患者有无肝病及肝功能异常，尿中粪卟啉高于尿卟啉等以资鉴别。

急性发作时，要与急性间歇性卟啉病相鉴别。原卟啉病和红细胞生成性卟啉病，都有对日光敏感而发生的皮肤损害，自幼年起即有症状出现。红细胞及血浆中卟啉增多，红细胞在紫外线照射下发出红色荧光。而混合型卟啉病没有这些特点，症状往往出现于青春期。迟发性皮肤性卟啉病也有类似皮肤症状，粪中粪卟啉和原卟啉的含量也是增多的，但尿中ALA及卟胆原的排泄不增多，家族史不明显，患者大多有肝病或慢性酒精中毒、肝功能损害等表现，可与混合型卟啉病相鉴别。

八、鉴别诊断

急性间歇性卟啉病（AIP）：AIP主要以急性发作的神经系统症状为主，如腹痛、神经病变和精神症状，皮肤症状通常不明显。实验室检查方面，AIP患者尿卟胆原在发作期显著升高，而VP患者粪便中原卟啉和粪卟啉升高更为突出，且有皮肤症状是VP的重要特点。

迟发性皮肤卟啉病（PCT）：PCT主要表现为皮肤光敏性损害，与VP的皮肤症状相似，但PCT患者尿卟啉尤其是尿卟啉和升高更为显著，粪便中原卟啉和粪卟啉升高程度相对较弱。VP除了皮肤症状外，还有较明显的神经系统症状。

遗传性粪卟啉病（HCP）：HCP也有皮肤和神经系统症状。但在实验室检查中，HCP患者粪便中粪卟啉升高更为突出，而VP粪便中原卟啉和粪卟啉同时显著升高，且两者的基因缺陷不同，VP是PPO基因缺陷，HCP是粪卟啉原氧化酶（CPO）基因缺陷。

九、治疗策略

1. 腹痛和神经系统症状急性发作期的治疗

与急性间歇性卟啉病相同。正铁血红素和葡萄糖的治疗是有效的。皮肤损害时用（β-胡萝卜素）治疗有效。

2. 宜高糖饮食、禁酒

急性发作时，静脉滴注10%葡萄糖液，配合高糖饮食能使症状迅速缓解。糖耐量减低者可并用胰岛素治疗。

3. 内分泌治疗

少数急性发作与月经周期有明显关系病例，可考虑使用GnRH类似物抑制月经来潮。

4. 对症治疗

需要注意避免使用加重疾病的药物。

5. 血红素

是抢救危重急性血卟啉病的有效手段。

6. 纠正水、电解质紊乱

对抗利尿激素释放过多者，应限制水分摄入，并加用去甲基金霉素，如因出汗和胃肠道损失过量的钠和进水量不足者,则需补充盐类和水分。急性发作时偶见低镁血症性抽搐,应予补充镁盐。

十、疗效及转归

如能早期诊断、注意防治,预后不一定很差。长期反复发作者,预后欠佳。有神经症状者预后不良。发作期间注意支持疗法和护理,特别对呼吸麻痹病人进行呼吸监护,合理应用血红素抢救治疗,病死率可大为降低。随着年龄的增长本病倾向于减轻。

参考文献

[1]Suarez JI, Cohen ML, Larkin J, et al. Acute intermittent porphyria: clinicopathologic correlation[J]. Report of a case and review of the literature. Neurology, 1997, 48(6):1678-1683.

[2]Herrero C, Badenas C, Aguilera P, et al. Acute intermittent porphyria: Long-term follow up of 35 patients[J]. Medicina clinica, 2015, 145(8):332-337.

[3]Yang J, Chen Q, Yang H, et al. Clinical and Laboratory Features of Acute Porphyria: A Study of 36 Subjects in a Chinese Tertiary Referral Center[J]. BioMed research international, 2016, 2016:3927635.

[4]Woolf J, Marsden JT, Degg T, et al. Best practice guidelines on first-line laboratory testing for porphyria[J]. Annals of clinical biochemistry, 2017, 54(2):188-198.

[5]Schreiber WE. Acute intermittent porphyria: laboratory diagnosis by molecular methods[J]. Clinics in laboratory medicine, 1995, 15(4):943-956.

[6]Petrides PE. Acute intermittent porphyria: mutation analysis and identification of gene carriers in a German kindred by PCR-DGGE analysis[J]. Skin pharmacology and applied skin physiology, 1998, 11(6):374-380.

[7]Wassif WS, Deacon AC, Floderus Y, et al. Acute intermittent porphyria: diagnostic conundrums[J]. European journal of clinical chemistry and clinical biochemistry : journal of the Forum of European Clinical Chemistry Societies, 1994, 32(12):915-921.

[8]Anyaegbu E, Goodman M, Ahn SY, et al. Acute intermittent porphyria: a diagnostic challenge[J]. Journal of child neurology, 2012, 27(7):917-921.

[9]Soundravally R, Goswami K, Nandeesha H, et al. Acute intermittent porphyria: diagnosis per chance[J]. Indian journal of pathology & microbiology, 2008, 51(4):551-552.

[10]Song G, Li Y, Cheng C, et al. Structural insight into acute intermittent porphyria[J]. FASEB journal : official publication of the Federation of American Societies for Experimental Biology, 2009, 23(2):396-404.

[11]Stein PE, Badminton MN, Barth JH, et al. Acute intermittent porphyria: fatal complications of treatment[J]. Clinical medicine (London, England), 2012, 12(3):293-294.

[12]Willandt B, Langendonk JG, Biermann K, et al. Liver Fibrosis Associated with Iron Accumulation Due to Long-Term Heme-Arginate Treatment in Acute Intermittent Porphyria: A Case Series[J]. JIMD reports, 2016, 25:77-81.

[13]Mydlík M, Derzsiová K: Kidney damage in acute intermittent porphyria[J]. Przeglad lekarski, 2011, 68(9):610-613.

[14]Fontanellas A, Ávila MA, Berraondo P. Emerging therapies for acute intermittent porphyria[J]. Expert reviews in molecular medicine, 2016, 18:e17.

[15]Bustad HJ, Kallio JP, Vorland M, et al. Acute Intermittent Porphyria: An Overview of Therapy Developments and Future Perspectives Focusing on Stabilisation of HMBS and Proteostasis Regulators[J]. International journal of molecular sciences, 2021, 22(2).

[16]Bustad HJ, Toska K, Schmitt C, et al. A Pharmacological Chaperone Therapy for Acute Intermittent Porphyria[J]. Molecular therapy : the journal of the American Society of Gene Therapy, 2020, 28(2):677-689.

马泽军　刘红岩(撰写)　于珮(审校)

第五节　红细胞生成性原卟啉症
Section 5　Erythropoietic Protoporphyria, EPP

关键词:急性腹痛;神经性疼痛;肝癌;慢性肾脏病

Keywords: acute abdominalgia; neuropathic pain; hepatoma; chronic kidney disease

一、概述

红细胞生成性原卟啉症(erythropoietic protoporphyria, EPP)是一种罕见的遗传性代谢性疾病,属于卟啉代谢紊乱的一种类型,通常由FECH基因(编码铁卟啉合成酶)突变引起,呈常染色体显性遗传。1953年,Kosenew等首次报道了一例"不典型的夏令水疱症",发现患者红细胞和粪中原卟啉水平增高。1961年,

Magnus等进一步研究确定其为一种独立的卟啉症类型,并命名为红细胞生成性原卟啉症。

二、定义

红细胞生成性原卟啉病又称原卟啉病,是卟啉合成途径中亚铁螯合酶(最后一个催化酶)活性下降至原卟啉在体内蓄积并沉积于皮肤、肝脏、胆管等组织所致的以皮肤光敏感为主的遗传性卟啉代谢障碍性疾病。EPP表现为神经性疼痛、水肿、红斑和暴露部位的病变(急性光毒性卟啉病),是儿童期最常见的卟啉病,其临床特征与PCT有很大的不同。极少数情况下,EPP也可能出现获得性,通常与骨髓异常增生有关,如铁粒幼细胞性贫血。

三、流行病学

EPP是一种罕见的常染色体显性(或隐性)遗传性疾病。本病的发病率为1/75,000至1/20,000。

四、病因及发病机制

本病属常染色体显性遗传,但外显率较低。此外,环境因素导致的原卟啉堆积也可能与本病相关。

1. 遗传因素

本病多为常染色体显性遗传伴不完全外显率,少数患儿是常染色体隐性遗传。患儿因亚铁螯合酶活性低下,导致原卟啉原IX增多并积累在红细胞内和血浆中,当载有卟啉的细胞通过真皮浅层血管时,原卟啉原IX能吸收日光中的Soret波和500~600nm波长的光,使卟啉活化,这种光活化的卟啉在单态氧的参与下,从而引起内皮细胞的急性损伤。目前在EPP患者中已发现许多亚铁螯合酶的突变基因。少数成人患者伴发恶性血液病,可能与染色体缺失亚铁螯合酶基因有关。

2. 环境因素

长时间经受强烈日晒等环境因素可导致原卟啉堆积,引发光敏性皮肤损害。在紫外线照射下,原卟啉发出红色荧光并发生破坏性光化学反应。

五、临床表现

该病临床表现形式多样,常累及皮肤、血液、神经系统,但以肝功能严重受损和急性腹痛为主要临床表现的较为罕见。大多在3~5岁内起病,也有迟至青春期发病者,男多于女,其特征是光晒5~30分钟后,局部有强烈烧灼感、针刺感和痒感,数小时后皮肤出现红斑和高度水肿,严重者有丘疹、水疱、紫癜和血疱,类似种痘样水疱病,风团少见,继而形成糜烂、黑色厚痂或奇特的线状结痂。随光晒久暂,皮损可持续数天至几周。常累及鼻、唇红缘和耳翼等处。反复发作可呈湿疹样或苔藓样变,消退后留有虫蛀状浅萎缩瘢痕,瘢痕处色素沉着或减退。口周有放射状萎缩性纹理,称假性皲裂。反复光晒部位如手背、关节骨突处皮纹加深,呈蜡样增厚。可有白甲、甲剥离或脱落。

一般无全身症状,少数有畏寒、发热和恶心。当原卟啉生成过多,超越肝最大排泄阈时,沉积于肝脏,引起肝细胞损伤,表现肝大、黄疸、腹痛及门静脉高压、食管静脉破裂出血等症状。胆汁含大量原卟啉时,6%~12%伴发胆囊炎和胆石症。

5%~20%的EPP患者可出现肝胆系统并发症。EPP肝脏受累、肝衰竭多出现于成人,少有早发型出现于儿童期。

六、辅助检查

血浆、红细胞、粪中原卟啉增加,少数患者伴粪卟啉增加,尿中卟啉正常。可有血清铁水平降低,铁结合力增加。血红蛋白和血细胞容积降低,并可能出现肝功能异常。红细胞在碘钨石英灯下发射短暂(10~15s)橘红色荧光。

组织病理:在皮损处和暴露部位的皮肤,真皮上层乳头层血管壁及其周围有大量的无定形物质沉积,耐淀粉酶,PAS染色强阳性。乳头可增宽,表皮突变得窄而长。血管壁增厚,内皮细胞肿胀,可发生管腔闭塞。表皮大多正常,发生大疱时位于表皮下,基底膜带增厚,PAS染色阳性。直接免疫荧光检查可见以IgG为主的免疫球蛋白在血管周围沉积,表皮真皮交界处也有轻度沉积。透射电镜观察血管基底膜增厚,无结构物质呈多层重叠状沉积,中等电子密度的细原纤维充满血管壁和围绕于血管周围。

七、诊断

根据临床表现,红细胞、血浆和大便中原卟啉增加,确诊本病不难。如只测尿卟啉会被漏诊。与大疱性表皮松解症鉴别如前述。红细胞有短暂荧光可与肝性卟啉鉴别。其他应与多形性日光疹和日光性荨麻疹鉴别。

实验室检查:血浆、红细胞、粪中原卟啉增加,少数患者伴粪卟啉增加,尿中卟啉正常。红细胞原卟啉值可比正常高数倍至数十倍(正常值<0.63μmol/L)。骨髓红细胞及外周红细胞在碘钨石英灯下发射短暂(10~15秒)橘红色荧光。可有血清铁水平降低,铁结合力增加。血红蛋白和红细胞容积降低,肝功能试验异常和有肝损伤的组织学改变。

红细胞生成性原卟啉病(EPP)需与肝性红细胞生成性卟啉病(HEP)、日光性荨麻疹、光毒性或光敏性接触性皮炎、药物反应、多形性日光疹、种痘样水疱病、类脂蛋白沉积症及皮肤淀粉样变相鉴别。EPP由FECH的活性降低引起,多在儿童期发病,HEP是由于尿卟啉原脱羧酶(UROD)突变引起,在婴儿时即可发病,两者可通过组织病理检查、基因检测、临床表现不同等进行鉴别。类脂蛋白沉积症及皮肤淀粉样变在病理上与EPP相似,均可见真皮乳头透明样物质沉积,但皮肤淀粉样变PAS阴性,类脂蛋白沉积症虽病理及特染与EPP相似,但临床表现相差较大,可鉴别。日光性荨麻疹、光毒性或光敏性接触性皮炎、药物反应、多形性日光疹、种痘样水疱病可通过仔细询问病史及组织病理检查相鉴别。

八、鉴别诊断

迟发性皮肤卟啉病(PCT):PCT主要表现为皮肤光敏性损害,其皮肤症状与EPP有相似之处,但PCT患者的皮肤损害更倾向于出现水疱、大疱、糜烂和结痂等,而EPP患者在暴露后主要是疼痛、烧灼感和瘙痒感,水疱相对少见。在实验室检查方面,PCT患者尿卟啉尤其是尿卟啉和升高明显,而EPP患者主要是血中原卟啉升高。

杂色卟啉病(VP):VP也有皮肤光敏性和神经系统症状。VP患者粪便中原卟啉和粪卟啉水平显著升高,并且有明显的皮肤水疱、大疱等损害和神经系统症状,如腹痛、神经病变等。而EPP主要是血中原卟啉升高和皮肤疼痛、烧灼感等症状,神经系统症状较少见。

遗传性粪卟啉病(HCP):HCP患者有皮肤和神经系统症状,粪便中粪卟啉升高显著。EPP患者的主要特征是血中原卟啉升高和皮肤的疼痛等光敏反应,血液检查可以很好地将两者区分开来。

九、治疗策略

目前,EPP无特异性的治疗方法,光保护是避免原卟啉Ⅸ激活和由此引起的疼痛症状的最基本和最有效的方法。

用β-胡萝卜素治疗,血浆和红细胞内原卟啉虽无明显变化,但对日光耐受性增加,推测β-胡萝卜素有熄灭激发状态的氧和游离根作用,阻断光敏反应,或与卟啉有相同的最大吸收光谱,服药后β-胡萝卜素在角层内起屏蔽作用。一般口服75~200mg/d,除皮肤黄染外,无其他副作用。

非吸收性阳离子络合剂(考来烯胺)加维生素E治疗,初步证明有效。

有肝损害、胆囊炎和胆石症者,应作相应内、外科处理。

十、疗效及转归

EPP是一种终身疾病,可表现为多系统损伤,发病率低,易漏诊和误诊。皮肤病变可能影响患者生活质量,严重卟啉性肝病可能危及生命。因此,应早期留意光敏感表现,尽早检测红细胞内游离原卟啉,结合肝功能、肝组织活检及基因检测尽早确诊并治疗,改善患者预后,降低病死率。

参考文献

[1] Suarez JI, Cohen ML, Larkin J, et al. Acute intermittent porphyria: clinicopathologic correlation. Report of a case and review of the literature[J]. Neurology, 1997, 48(6):1678-1683.

[2] Herrero C, Badenas C, Aguilera P, et al. Acute intermittent porphyria: Long-term follow up of 35 patients[J]. Medicina clinica, 2015, 145(8): 332-337.

[3] Yang J, Chen Q, Yang H, et al. Clinical and Laboratory Features of Acute Porphyria: A Study of 36 Subjects in a Chinese Tertiary Referral Center [J]. BioMed research international, 2016, 2016:3927635.

[4]Woolf J, Marsden JT, Degg T, et al. Best practice guidelines on first-line laboratory testing for porphyria[J]. Annals of clinical biochemistry, 2017, 54(2):188-198.

[5]Schreiber WE. Acute intermittent porphyria: laboratory diagnosis by molecular methods[J]. Clinics in laboratory medicine, 1995, 15(4):943-956.

[6]Petrides PE. Acute intermittent porphyria: mutation analysis and identification of gene carriers in a German kindred by PCR-DGGE analysis[J]. Skin pharmacology and applied skin physiology, 1998, 11(6):374-380.

[7]Wassif WS, Deacon AC, Floderus Y, et al. Acute intermittent porphyria: diagnostic conundrums[J]. European journal of clinical chemistry and clinical biochemistry : journal of the Forum of European Clinical Chemistry Societies, 1994, 32(12):915-921.

[8]Anyaegbu E, Goodman M, Ahn SY, et al. Acute intermittent porphyria: a diagnostic challenge[J]. Journal of child neurology, 2012, 27(7):917-921.

[9]Soundravally R, Goswami K, Nandeesha H, et al. Acute intermittent porphyria: diagnosis per chance[J]. Indian journal of pathology & microbiology, 2008, 51(4):551-552.

[10]Song G, Li Y, Cheng C, et al. Structural insight into acute intermittent porphyria[J]. FASEB journal : official publication of the Federation of American Societies for Experimental Biology, 2009, 23(2):396-404.

[11]Stein PE, Badminton MN, Barth JH, et al. Acute intermittent porphyria: fatal complications of treatment[J]. Clinical medicine (London, England), 2012, 12(3):293-294.

[12]Willandt B, Langendonk JG, Biermann K, et al. Liver Fibrosis Associated with Iron Accumulation Due to Long-Term Heme-Arginate Treatment in Acute Intermittent Porphyria: A Case Series[J]. JIMD reports, 2016, 25:77-81.

[13]Mydlík M, Derzsiová K: Kidney damage in acute intermittent porphyria[J]. Przeglad lekarski, 2011, 68(9):610-613.

[14]Fontanellas A, Ávila MA, Berraondo P: Emerging therapies for acute intermittent porphyria[J]. Expert reviews in molecular medicine, 2016, 18:e17.

[15]Bustad HJ, Kallio JP, Vorland M, et al. Acute Intermittent Porphyria: An Overview of Therapy Developments and Future Perspectives Focusing on Stabilisation of HMBS and Proteostasis Regulators[J]. International journal of molecular sciences, 2021, 22(2).

[16]Bustad HJ, Toska K, Schmitt C, et al. A Pharmacological Chaperone Therapy for Acute Intermittent Porphyria[J]. Molecular therapy : the journal of the American Society of Gene Therapy, 2020, 28(2):677-689.

马泽军　刘红岩（撰写）　于珮（审校）

第六节　ALA脱水酶缺乏卟啉症
Section 6　ALA Dehydratase Deficiency Porphyria, ALA-DP

关键词：腹痛；肝癌；慢性肾脏病

Keywords: Bellyache; hepatoma; chronic kidney disease

一、概述

ALA（δ-氨基乙酰丙酸）脱水酶缺乏卟啉症（:ALA dehydratase deficiency porphyria）是常染色体隐性遗传性疾病，是最为罕见的卟啉症类型，由ALA脱水酶缺乏引起。ALA脱水酶的多种不同的突变基因已在不同家系的病人中发现。该症首例报道在德国，但可能遍及全世界。它可引起神经系统的症状和有时贫血。该病的症状和体征和急性卟啉症相似，但是它包括溶血和贫血。症状可始发于婴儿或儿童。尿中ALA，粪卟啉Ⅲ和红细胞锌卟啉显著增加。在组织中过多的ALA代谢为粪卟啉Ⅲ。粪卟啉排泄正常或处于正常的上限。ALA脱水酶缺乏性卟啉症（ADP）的患儿在红细胞或非红细胞的ALA脱水酶几乎没有活力而他们双亲的酶有50%的活力。

二、定义

ALA脱水酶缺乏卟啉症，是由编码ALA脱水酶的基因发生突变，导致该酶活性显著降低甚至完全缺失，进而使血红素生物合成途径受阻。正常生理状态下，ALA脱水酶能够催化两分子δ-氨基-γ-酮戊酸（ALA）缩合，生成胆色素原（PBG），这是血红素合成的关键步骤。然而，在ALA-DP患者体内，ALA无法顺利转化为PBG，大量ALA在体内堆积，最终引发疾病。

三、流行病学

ALA-DP在全球范围内发病率极低，据估算，发病率约为1/100万至1/200万。由于病例数量稀少且分布零散,难以精确统计其确切发病率。目前,全球各个地区均有病例报道,无明显地域偏好,男女患病几率近乎相等。鉴于其常染色体隐性遗传特性,近亲结婚家庭的子女,发病风险会显著增加。

四、病因及发病机制

(一)病因

(1)基因突变:编码ALA脱水酶的基因定位于9号染色体长臂3区4带(9q34)。截至目前,已发现多种基因突变类型,这些突变会改变ALA脱水酶的蛋白结构,致使酶活性降低或丧失。

(2)遗传因素:作为常染色体隐性遗传病,患者需从父母双方各继承一个突变的等位基因才会发病。若个体仅携带一个突变基因,通常不会出现症状,但属于致病基因携带者,存在将突变基因传递给后代的风险。

(二)发病机制

ALA脱水酶活性缺失或降低,导致ALA向PBG的转化过程受阻,大量ALA在体内堆积。ALA具有神经毒性,可直接损害神经系统,引发一系列神经症状。此外,血红素合成不足会影响细胞内多种含血红素蛋白的功能,干扰细胞的正常代谢和生理活动,进一步加重组织器官的损伤。值得注意的是,堆积的代谢产物还可能对肾脏造成不良影响。

五、临床表现

(一)儿童期发病

(1)神经系统症状:早期症状以腹部绞痛最为常见,疼痛程度差异较大,常伴有恶心、呕吐、便秘等消化系统症状。部分患者会出现外周神经病变,如肢体麻木、刺痛、无力,严重时可导致肌肉萎缩。病情严重者可能出现惊厥、意识障碍、精神异常等中枢神经系统症状。

(2)生长发育迟缓:由于疾病对代谢和营养吸收的影响,部分患儿会出现生长发育迟缓,身高、体重明显低于同龄人。

(3)肾脏表现:少数患儿可能出现肾脏损害相关症状,如多尿、夜尿增多,严重时可出现肾功能减退,导致水肿、血尿等症状。此外,还可能引发电解质紊乱,影响患儿的生长发育。

(二)成年期发病

(1)神经精神症状:患者常表现出复发性腹痛,同时伴有焦虑、抑郁、失眠等精神症状,以及记忆力减退、认知障碍等。部分患者可能出现运动神经受损,导致肢体无力,甚至呼吸肌无力,危及生命。

(2)皮肤症状:与其他类型的卟啉病不同,ALA-DP患者皮肤症状相对少见。部分患者在暴露于阳光后,可能出现皮肤光敏反应,如红斑、水疱等。

(3)肾脏表现:成年患者可能出现肾性尿崩症,表现为多尿、烦渴、多饮等症状。长期疾病影响还可能导致肾功能损害,出现血肌酐、尿素氮升高,以及电解质紊乱,如低血钾、低血钠等,进而引发心律失常、乏力等症状。

六、辅助检查

(一)实验室检查

(1)尿液检查:患者尿中ALA水平显著升高,而PBG水平正常或仅轻度升高,这是ALA-DP的重要实验室特征。同时,可检测到尿中卟啉含量增加,以尿卟啉为主。

(2)血液检查:血常规一般无明显异常。血清铁、铁蛋白水平正常,可与缺铁性贫血相鉴别。检测红细胞中ALA脱水酶活性,患者该酶活性明显降低,通常低于正常人的10%。

(3)粪便检查:粪便中粪卟啉含量可升高,但原卟啉水平多正常。

(二)基因检测

对编码ALA脱水酶的基因进行测序,可发现致病基因突变。通过基因检测,不仅能明确诊断,还能为遗传咨询和家系调查提供重要依据。

七、诊断

(1)临床诊断:对于出现反复发作的腹痛、神经精神症状,且尿中ALA水平显著升高,PBG水平正常或轻度升高的患者,应高度怀疑ALA-DP。结合患者家族史,若有近亲结婚史或家族中存在类似疾病患者,进一步支持诊断。

(2)实验室诊断:红细胞ALA脱水酶活性测定是诊断的关键依据,酶活性明显降低可确诊。基因检测可明确具体的基因突变类型,进一步证实诊断。

八、鉴别诊断

(一)其他类型卟啉病

(1)急性间歇性卟啉病:同样会出现腹痛和神经精神症状,但急性间歇性卟啉病患者尿中PBG水平显著升高,而ALA-DP患者PBG水平正常或轻度升高。此外,急性间歇性卟啉病患者红细胞中卟胆原脱氨酶活性降低,可与ALA-DP相鉴别。

(2)迟发性皮肤卟啉病:以皮肤症状为主要表现,如皮肤光敏、水疱、瘢痕形成等,与以神经症状为主的ALA-DP不同。迟发性皮肤卟啉病患者尿中尿卟啉明显升高,且粪便中原卟啉和粪卟啉水平也升高,可辅助鉴别。

(二)其他可引起腹痛和神经症状的疾病

(1)急腹症:如胆囊炎、阑尾炎、肠梗阻等,这些疾病通常有相应的腹部体征,如压痛、反跳痛等,且实验室检查和影像学检查可发现相应的病变,与ALA-DP的临床表现和实验室特征不同。

(2)神经系统疾病:如吉兰-巴雷综合征、多发性硬化等,这些疾病的神经症状具有各自的特点,且相关的神经电生理检查和影像学检查可提供鉴别依据。

九、治疗策略

(一)避免诱发因素

避免使用可诱发疾病发作的药物,如巴比妥类、磺胺类等。同时,减少酒精摄入,避免饥饿、感染等诱发因素,以降低疾病发作的频率。

(二)支持治疗

(1)腹痛治疗:对于腹痛患者,可给予止痛药物缓解症状。同时,纠正水、电解质紊乱,维持酸碱平衡。

(2)神经症状治疗:针对外周神经病变,可给予神经营养药物,如维生素B12、甲钴胺等。对于出现精神症状的患者,可给予相应的抗精神药物治疗。

(3)肾脏症状治疗:对于出现肾性尿崩症的患者,可给予去氨加压素等药物进行治疗。对于肾功能损害和电解质紊乱的患者,应采取相应的治疗措施,如控制血压、纠正电解质失衡等。

(三)血红素治疗

血红素是血红素合成途径的终产物,外源性补充血红素可反馈抑制ALA合成酶的活性,减少ALA的生成。临床上常用的血红素制剂为高铁血红素,通过静脉输注给药,可有效缓解症状,控制疾病发作。

(四)基因治疗

随着基因治疗技术的发展,针对ALA-DP的基因治疗研究正在开展。基因治疗旨在修复或替换突变的基因,恢复ALA脱水酶的正常功能,从根本上治疗疾病。但目前基因治疗仍处于研究阶段,尚未广泛应用于临床。

十、疗效及转归

(1)治疗效果:通过避免诱发因素、支持治疗和血红素治疗,多数患者的症状可得到有效控制,急性发作次数减少,生活质量得到改善。然而,对于神经系统和肾脏已造成的不可逆损伤,治疗效果有限。

(2)预后:如果能早期诊断并采取规范治疗,患者的预后相对较好。但如果病情反复发作,未得到及时治疗,可能导致严重的神经系统和肾脏损害,甚至危及生命。此外,由于ALA-DP是遗传性疾病,患者的后代有携带致病基因或发病的风险,因此遗传咨询和产前诊断十分重要。

[1]Suarez JI, Cohen ML, Larkin J, et al. Acute intermittent porphyria: clinicopathologic correlation[J]. Report of a case and review of the literature. Neurology, 1997, 48(6):1678-1683.

[2]Herrero C, Badenas C, Aguilera P, et al. Acute intermittent porphyria: Long-term follow up of 35 patients[J]. Medicina clinica, 2015, 145(8):

332-337.

[3]Yang J, Chen Q, Yang H, et al. Clinical and Laboratory Features of Acute Porphyria: A Study of 36 Subjects in a Chinese Tertiary Referral Center [J]. BioMed research international, 2016, 2016:3927635.

[4]Woolf J, Marsden JT, Degg T, et al. Best practice guidelines on first-line laboratory testing for porphyria[J]. Annals of clinical biochemistry, 2017, 54(2):188-198.

[5]Schreiber WE. Acute intermittent porphyria: laboratory diagnosis by molecular methods[J]. Clinics in laboratory medicine, 1995, 15(4):943-956.

[6]Petrides PE. Acute intermittent porphyria: mutation analysis and identification of gene carriers in a German kindred by PCR-DGGE analysis[J]. Skin pharmacology and applied skin physiology, 1998, 11(6):374-380.

[7]Wassif WS, Deacon AC, Floderus Y, et al. Acute intermittent porphyria: diagnostic conundrums[J]. European journal of clinical chemistry and clinical biochemistry : journal of the Forum of European Clinical Chemistry Societies, 1994, 32(12):915-921.

[8]Anyaegbu E, Goodman M, Ahn SY, et al. Acute intermittent porphyria: a diagnostic challenge[J]. Journal of child neurology, 2012, 27(7):917-921.

[9]Soundravally R, Goswami K, Nandeesha H, et al. Acute intermittent porphyria: diagnosis per chance[J]. Indian journal of pathology & microbiology, 2008, 51(4):551-552.

[10]Song G, Li Y, Cheng C, et al. Structural insight into acute intermittent porphyria[J]. FASEB journal : official publication of the Federation of American Societies for Experimental Biology, 2009, 23(2):396-404.

[11]Stein PE, Badminton MN, Barth JH, et al. Acute intermittent porphyria: fatal complications of treatment[J]. Clinical medicine (London, England), 2012, 12(3):293-294.

[12]Willandt B, Langendonk JG, Biermann K, et al. Liver Fibrosis Associated with Iron Accumulation Due to Long-Term Heme-Arginate Treatment in Acute Intermittent Porphyria: A Case Series[J]. JIMD reports, 2016, 25:77-81.

[13]Mydlík M, Derzsiová K. Kidney damage in acute intermittent porphyria[J]. Przeglad lekarski, 2011, 68(9):610-613.

[14]Fontanellas A, Ávila MA, Berraondo P. Emerging therapies for acute intermittent porphyria[J]. Expert reviews in molecular medicine, 2016, 18: e17.

[15]Bustad HJ, Kallio JP, Vorland M, et al. Acute Intermittent Porphyria: An Overview of Therapy Developments and Future Perspectives Focusing on Stabilisation of HMBS and Proteostasis Regulators[J]. International journal of molecular sciences, 2021, 22(2).

[16]Bustad HJ, Toska K, Schmitt C, et al. A Pharmacological Chaperone Therapy for Acute Intermittent Porphyria[J]. Molecular therapy : the journal of the American Society of Gene Therapy, 2020, 28(2):677-689.

马泽军　刘红岩(撰写)　于珮(审校)

第七节　慢性肝卟啉病
Section 7　Chronic Hepatic Porphyria, CHP

关键词：光过敏；脱发；多毛；白内障

Keywords：photosensitivity disorders; alopecia; hypertrichosis; cataract

一、概述

慢性肝卟啉病是卟啉病（Chronic Hepatic Porphyria, CHP）的一个亚组。其特征是由尿卟啉原脱羧酶（URO-D；血红素生物合成途径中的第五种酶）缺乏引起的大疱性光照性皮炎。慢性肝卟啉病包括两种疾病：迟发性皮肤卟啉病和肝红细胞生成性卟啉病（极其罕见）。

二、定义

迟发性皮肤卟啉病（PCT）是最常见的慢性肝卟啉病，其特征是大疱性光皮炎。

三、流行病学

本病是卟啉病中较为常见的一种，世界各地均有病例报告。据《中华皮肤科杂志》1990年报道，该病占同期卟啉病总数的23.9%。病例呈散发性分布发病情况男性患者比女性多见。在美国为4/100,000，南非班图族人口中最常见，与当地居民大量饮用家庭酿制的多种酒类和肝脏过量铁储存有关。多在中年发病，这种卟啉病曾一度在土耳其流行过，有3,000人因食用被六氯苯污染的谷物后发病，因此被称为"土耳其卟啉病"。西欧迟发性皮肤卟啉的患病率估计为1/25,000。

四、病因及发病机制

（1）尿卟啉原脱羧酶（URO-D；血红素生物合成途径中的第五种酶）缺乏。这种缺乏在家族遗传性的病例中是由于编码URO-D的URO-D基因杂合突变的结果，并导致卟啉（URO和7-羧基卟啉）在肝脏中积聚。其基因位于染色体1q34，肝脏组织中尿卟啉原脱羧酶缺乏见于所有迟发性皮肤卟啉病患者，但遗传因素所致仅见于家族性及少数散发性患者。为常染色体显性遗传。本病尿卟啉原脱羧酶缺陷仅限于肝脏，红细胞内酶正常。

（2）铁负荷过多肝脏铁沉着可见于80%以上迟发性皮肤卟啉病患者，铁质沉着为中度，用放血减轻铁沉着，或试用驱铁治疗可使患者获得临床和生化上的缓解。停止放血或用铁剂可使缓解患者复发，说明铁与本病关系密切。

（3）散发型患者体内存在以下几种抑制酶活性因子：①肝内存在的抑制酶活性因子；②雌激素；③酒精提高ALA合酶活性，促进铁吸收。

（4）杀虫药六氯化苯中毒引起本病流行六氯化苯为尿卟啉原脱羧酶抑制剂，其他如吸入的芳香烃类化合物，除锈剂等，均可引起人卟啉病。

（5）多肝脏良性和恶性肿瘤患者在无肝硬化情况下可合并卟啉病，有些患者的荧光反应仅见于肿瘤部位，机制不明。

（6）最近发现丙型肝炎是与散发性卟啉病有密切相关，在部分地区，80%的散发型患者合并慢性丙型肝炎，丙肝病毒抑制卟啉原脱羧酶活性机制不清，有待进一步研究。

（7）慢性肾功能衰竭血液透析病人可合并散发性卟啉病。

五、临床表现

多见于20~60岁成人，75%的病例是获得性的，大约25%的病例是家族性的。一般来说，家族性病例的临床表现出现较早。常常由某些因素诱发如过量饮酒、丙型肝炎、应用雌激素和控制铁代谢的某些基因突变，导致铁超载（血色病）。男性多于女性，春夏加重，秋冬缓解。皮疹为轻到中度的光敏性皮疹，发生于暴露部位，尤其是手背、前臂、面、耳、头皮、项背、上胸等处，表现为无红晕的水疱和大疱，疱液澄清或血性，破溃后遗留糜烂、结痂或浅溃疡，愈后留瘢痕、粟丘疹、色素沉着或色素减退。受累部位皮肤脆性增加，尤其是手和腕，轻微外伤即可导致多发无痛性红色糜烂面（如图5-4-1）。Dean征阳性（即用指甲可刮去受累部位皮肤）。约10%患者可出现硬皮病样损害，表现为暴露部位散在蜡黄至白色硬斑块。1/3患者有面部多毛。头皮可出现瘢痕性脱发。可同时伴有肝脏受累（铁质沉着、脂肪变性、坏死和慢性炎症性疾病）、白内障、巩膜溃疡等眼部损害。尿呈暗红色。部分患者伴有糖尿病。

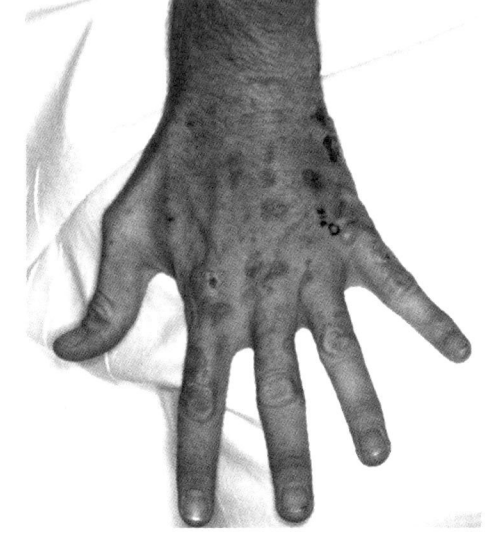

图5-4-1　左手上有完整破裂的水疱，上覆出血性硬壳

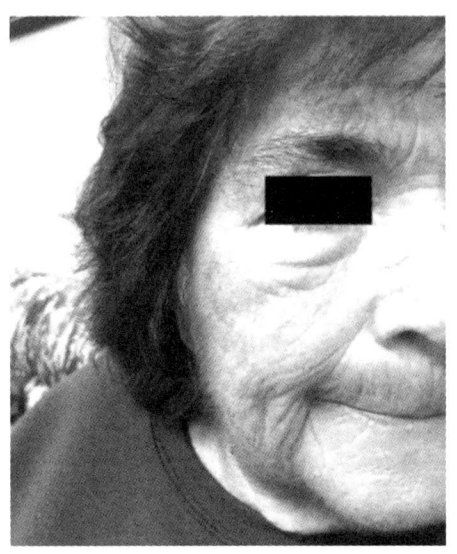

图5-4-2　面部毛发增多，皮肤变黑

六、辅助检查

实验室检查提示尿中卟啉明显增多,尿中尿卟啉与粪卟啉比率为(3∶1)~(5∶1)。PCT的诊断主要是基于粪便中异丙啡肽浓度的升高,这是PCT特异的表现。红细胞中URO-D缺乏的证据证实了对PCT家族形式的诊断。将尿标本置于Wood灯下,会出现特征性的珊瑚色或粉红色荧光,但该实验的敏感性和特异性均不高。水疱的组织病理检查提示为表皮下疱,炎症细胞很少,伴真皮乳头特征性的锯齿形成。直接免疫荧光检查提示表皮-真皮交界处及真皮乳头血管周围免疫球蛋白、补体和纤维蛋白原的沉积。

七、诊断

根据光敏性皮疹、面部多毛等临床表现,结合实验室检查提示尿中尿卟啉增多及尿卟啉与粪卟啉比值即可作出诊断。

八、鉴别诊断

需要与假性卟啉病及杂色卟啉病相鉴别,假性卟啉病(Pseudoporphyria)是由多种原因引起的一种光敏性大疱性皮肤病,其临床表现(如水疱、皮肤脆性增加)和组织病理与PCT相似,但血和尿中卟啉正常;杂色卟啉病在急性发作期和无症状期,粪便中原卟啉和粪卟啉都明显增高,与迟发性皮肤性卟啉病相似,但杂色卟啉病在急性发作时,尿中ALA、卟胆原均明显增多,而PCT尿中ALA及卟胆原的排泄不增多,杂色卟啉病的诊断依赖于血浆中特征的荧光峰。

九、治疗策略

一线治疗是治疗性静脉放血,每2周450毫升,直到铁蛋白浓度低于20至25纳克/分升。其他治疗措施包括广谱防晒,戒酒和积极治疗丙型肝炎。当静脉放血存在禁忌时,可以使用羟基氯喹口服,原理为抑制卟啉合成,促进卟啉代谢。口服抗疟药联合静脉放血疗法,可加快病情的缓解。羟氯喹的禁忌证包括已知对羟氯喹过敏的患者,先前存在眼睛黄斑病变的患者及6岁以下儿童。

十、疗效及转归

迟发性皮肤卟啉没有生命危险,预后良好,但是容易复发。

参考文献

[1]Janssens L, Ji H, Greenlund A. Porphyria Cutanea Tarda[J]. Clin Gastroenterol Hepatol, 2021, 19(9):A19.

[2]Badminton MN, Elder GH. Management of acute and cutaneous porphyrias[J]. Int J Clin Pract, 2002, 546(4):272-8

[3]Sassa S. Modern diagnosis and management of the porphyrias[J]. Br J Haematol, 2006, 135(3):281-92

[4]Badminton MN, Elder GH. Molecular mechanisms of dominant expression in porphyria[J]. J Inherit Metab Dis, 2005, 28(3):277-86.

[5]Badenas C, To-Figueras J, Phillips JD, et al. Identification and characterization of novel uropor-phyrinogen decarboxylase gene mutations in a large series of porphyria cutanea tarda patients and relatives[J]. Clin Genet, 2009, 75(4):346-353.

[6]Singal AK. Porphyria cutanea tarda: recent update[J]. Mol Genet Metab, 2019, 128(3):271-281.

[7]Jalil S, Grady JJ, Lee C, et al. Associations among behavior-related susceptibility factors in porphyria cutanea tarda[J]. Clin Gastroenterol Hepatol, 2010, 8(3):297-302. 302.e1.

[8]Gisbert JP, Garcia-Buey L, Pajares JM, et al. Prevalence of hepatitis C virus infection in porphyria cutanea tarda: systematic review and meta-analysis[J]. J Hepatol, 2003, 39(4):620-627.

[9]Ellervik C, Birgens H, Tybjærg-Hansen A, et al. Hemochromatosis genotypes and risk of 31 disease endpoints: meta-analyses including 66,000 cases and 226,000 controls[J]. Hepatology, 2007, 46(4):1071-1080.

刘向阳(撰写)　于珮(审校)

第八节　肝红细胞生成性卟啉病
Section 8　Hepatoerythropoietic Porphyria, HEP

关键词:光过敏;溶血性贫血;脾肿大;角膜溃疡

Keywords: Anemia; Hemolytic; Splenomegaly; Corneal Ulcer

一、概述

肝红细胞生成性卟啉病(Hepatoerythropoietic Porphyria, HEPP)是一种为罕见的常染色体隐性遗传的卟啉代谢紊乱疾病,因尿卟啉原合成酶严重缺乏,致卟啉及前体在肝脏和红细胞大量堆积所致。发病机制为正常卟啉代谢通路受阻,前体蓄积并产生毒性异构体。临床症状突出,婴儿或儿童早期即出现严重的日光暴露部位光敏性皮炎,表现为红斑、水疱、大疱、糜烂、结痂,反复损伤致皮肤瘢痕、色素改变;还伴有溶血性贫血,因卟啉破坏红细胞致不同程度乏力、头晕等症状;部分患者存在肝功能异常,肝酶升高、黄疸。这是一种严重疾病,影响患者生活质量,虽医学进步可缓解症状,但预后仍受疾病严重程度、治疗及时性等因素影响。

二、定义

HEP是一种非常罕见的慢性肝卟啉,其生化特征是多羧基卟啉的尿排泄增加,临床上主要表现为大疱性光皮炎。

三、流行病学

第一例肝红细胞性卟啉病的病例由Pinol Aguade在1969年报道,目前已描述的HEP病例不到40例。这种疾病始于儿童时期。主要临床症状包括皮肤脆弱、大疱性皮肤病变,有时出现皮肤侵蚀,甚至暴露于阳光下的皮肤表面(手、脸)出现严重损伤。肝红细胞增多症对应于迟发性皮肤卟啉的纯合和复合杂合病例。

四、病因及发病机制

HEP和家族性迟发性皮肤卟啉病均由尿卟啉原脱羧酶(URO-D;血红素生物合成途径中的第五种酶)基因发生突变所致,导致尿卟啉在肝脏中沉积增加。但肝红细胞性卟啉病是一种常染色体隐性遗传病,而家族性迟发性皮肤卟啉症为显性遗传病。在HEP和家族性迟发性皮肤卟啉患者中已鉴定出至少30种不同的 *UROD* 基因突变(表5-4-1),但是肝红细胞性卟啉病要远低于家族性迟发性皮肤卟啉病的发病率,患者父母可以均为正常人,但是携带有尿卟啉原脱羧酶的突变基因。患者尿卟啉原脱羧酶(UROD)活性严重缺乏(低于正常活性的10%),而在家族性迟发性皮肤卟啉病,尿卟啉原脱羧酶(UROD)活性一般低于正常活性的50%。

表5-4-1 可能导致肝红细胞性卟啉病的基因突变

突变/删除	首次发现者	等位基因状态	HEP中的发病率	家族性PCT中的发病率
Gly^{281}→Glu	de Verneuil	纯合子	8	1
Glu^{167}→Lys	Romana	纯合子	1	0
Arg^{292}→Gly	de Verneuil	杂合子	2	0
Large deletion	—	杂合子	—	—
Val^{134}→Gln	Mcguro	杂合子	1	0
Hiss^{220}→Pro	—	杂合子	—	—
Gly^{281}→Val	Garey	杂合子	0	1
Exon 6 deletion	Garey	杂合子	0	5

五、临床表现

HEP的尿卟啉原脱羧酶是由突变基因的纯合子编码的,因此脱羧酶的活性可显著降低至10%以下,而这种显著下降的脱羧酶活性使得患者往往在没有显著诱因的情况下即可出现显著的临床症状。患者在儿童期即出现的严重的光过敏,皮肤脆性增加及多毛症,最终导致皮肤硬化,同时伴有尿液中尿卟啉及其他卟啉增多,粪便中异卟啉水平增高及红细胞中原卟啉聚积。在一些患者中还会出现红牙症,溶血性贫血和肝脾肿大。

六、辅助检查

主要包括尿液中卟啉的含量、卟啉色谱图、血液中卟啉浓度和红细胞中尿卟啉原脱羧酶活性测定。

七、诊断

孩童时即出现的严重的光过敏、皮肤脆性增加及多毛症等,结合尿液中卟啉积聚的证据、其色谱图谱以及血液中卟啉浓度升高可以怀疑本病,最终红细胞中尿卟啉原脱羧酶活性严重缺乏(<10%)可以确诊。

八、鉴别诊断

(1)先天性红细胞生成性卟啉病皮肤表现与HEP相似,但是在Günther's病患者中,溶血性贫血、脾肿大和胆囊结石往往更常见且更严重。Günther's病是由于尿卟啉原共生酶Ⅲ缺乏引起的,所以往往表现为红细胞、血浆和尿中尿卟啉原升高,粪便中粪卟啉升高而异卟啉缺失。

(2)家族性迟发性皮肤卟啉病,HEP和家族性迟发性皮肤卟啉病的临床表现相似,但是HEP的症状更重,出现时间更早,在孩童时即可发病,生化检查方面两者也类似,但是在家族性迟发性皮肤卟啉病患红细胞中原卟啉不升高,两者可资鉴别。

九、治疗策略

主要是对症治疗,包括保护皮肤免受光线照射,在严重贫血的情况下,可以输血。很少患者需要使用羟基脲和脾切除术进行治疗。

十、疗效及转归

本疾病长期预后良好。

参考文献

[1]Armstrong DK, Sharpe PC, Chambers CR, et al. Hepatoerythropoietic porphyria: a missense mutation in the UROD gene is associated with mild disease and an unusual porphyrin excretion pattern[J]. Br J Dermatol, 2004, 151: 920-923.

[2]Ged C, Ozalla D, Herrero C, et al. Description of a new mutation in hepatoerythropoietic porphyria and prenatal exclusion of a homozygous fetus[J]. Arch Dermatol, 2002, 138: 957-960.

[3]Lim HW, Poh-Fitzpatrick MB. Hepatoerythropoietic porphyria: a variant of childhood-onset porphyria cutanea tarda. Porphyrin profiles and enzymatic studies of two cases in a family[J]. J Am Acad Dermatol, 1984, 11: 1103-1111.

[4]Sassa S. Hematologic aspects of the porphyrias[J]. Int J Hematol, 2000, 71: 1-17.

[5]Elder GH, Smith SG, Herrero C, et al. Hepatoerythropoietic porphyria: a new uroporphyrinogen decarboxylase defect or homozygous porphyria cutanea tarda?[J] Lancet, 1981, 1: 916-919.

[6]Castaño Suárez E, Zamarro Sanz O, Guerra Tapia A, et al. Hepatoerythropoietic porphyria: relationship with familial porphyria cutanea tarda[J]. Dermatology, 1996, 193: 332-335.

[7]Weiss Y, Chen B, Yasuda M, et al. Porphyria cutanea tarda and hepatoerythropoietic porphyria: Identification of 19 novel uroporphyrinogen Ⅲ decarboxylase mutations[J]. Mol Genet Metab, 2019, 128: 363-366.

马泽军(撰写) 于珮(审校)

第九节 先天性红细胞生成性卟啉症
Section 9 Congenital Erythropoietic Porphyria, CEP

关键词:光过敏;溶血性贫血;脾肿大;角膜溃疡

Keywords: anemia;hemolytic;splenomegaly;corneal Ulcer

一、概述

先天性红细胞生成性卟啉症(Congenital Erythropoietic Porphyria, CEP)是一种罕见的常染色体隐性遗传性疾病,由合成酶的基因突变,导致骨髓幼红细胞和成熟红细胞中卟啉原浓度过高。患者特征为严重光敏性皮损和溶血性贫血。

二、定义

CEP又称Gunther病、先天性光敏性卟啉症和先天性卟啉症等,是罕见的遗传性疾病。临床有严重残毁性光敏皮损、溶血性贫血和脾肿大。

三、流行病学

先天性红细胞生成性卟啉病属于罕见的常染色体隐性遗传病,发生率非常低,自19世纪末文献报道以来,已报告约250例。患者多于10岁前发病,目前已有病例显示通常男性多于女性。

四、病因及发病机制

CEP是一种罕见的常染色体隐性泛种族疾病,由编码血红素生物合成途径第四种酶——尿卟啉原Ⅲ合酶(UROS)的基因突变引起的,目前在尿卟啉原Ⅲ合酶基因中已鉴定出至少22种与CEP相关的突变,这些均位于10号染色体上。这些包括点突变、缺失突变、插入突变和四个启动子突变。这些突变的异质性可以很好地预测CEP的严重程度。在所有已记录的突变中,最严重和最常见的突变是一种称为C73R的错义突变。另外有文献报道位于X染色体上的 *GATA1* 基因的一个特定突变也与3名男性个体的CEP表型有关。酶缺乏导致非生理性卟啉原Ⅰ异构体、尿卟啉原Ⅰ和粪卟啉原Ⅰ在骨髓红系前体和红细胞中积聚。同分异构体Ⅰ卟啉原自动氧化为相应的卟啉,卟啉被光激活,损伤红细胞,并沉积在组织和骨骼中。由于它们是光催化化合物,皮肤暴露在阳光和其他长波紫外线光源下会引发光毒性反应,导致起泡和水泡形成,以及皮肤脆弱性增加。在一些病例中,CEP的发生与骨髓增生异常综合征(MDS)的存在相关,且未在生殖细胞及体细胞中检测到 *UROS* 或 *GATA1* 的基因突变。其中的原因或许是骨髓中的低水平嵌合体可能无法通过测序方法检测到,但可能足以导致卟啉代谢物的累积,从而导致表型衰减。

五、临床表现

CEP的发病年龄和临床严重程度各不相同,从子宫内严重溶血性贫血引起的非免疫性胎儿水肿到更温和、发病较晚的形式,成年后仅出现皮肤病变。在大多数情况下,光敏感在婴儿时期即可出现,最早的迹象之一是尿布中出现微红的尿液,并且在伍兹灯下会发出荧光。在更严重的病例中,由于血液学并发症和感染风险增加,患者的预期寿命可能显著缩短。此外,长期损伤,如手指和面部软骨缺失或手部挛缩,可对患者的生活质量、精神健康以及日常生活和工作能力方面产生重大影响。有文献报道了数例迟发性CEP患者,他们都是在50岁以后出现皮肤症状和卟啉代谢产物排泄增加,但其增加的程度明显低于典型婴儿期CEP患者。

(一)皮肤表现

皮肤光敏性通常在出生后不久开始,其特征是手、脸和其他阳光照射区域的表皮易碎性增加和起泡。大疱和囊泡含有浆液性液体,由于其卟啉含量而发出荧光。水泡容易破裂并感染。复发性水泡形成和继发感染可导致皮肤瘢痕和畸形,以及手指和面部特征(如眼睑、鼻子和耳朵)的丧失。皮肤可能变厚,面部和四肢出现色素沉着不足或过度以及多毛。成年发病患者的临床症状较轻,通常只表现为皮肤改变。受影响的个体也对通过窗户玻璃的阳光敏感,窗户玻璃不能过滤长波UVA或可见光,也对人造光源的光敏感。

(二)血液系统受累

轻度至重度溶血伴有异型细胞增多症、点状细胞增多、多色性、嗜碱性颗粒增多、网织红细胞增多、有核红细胞增多、结合珠蛋白缺失、未结合胆红素增加和粪便尿胆红素原增加、血浆铁周转率也增加。溶血可能是由红细胞中累积的尿卟啉Ⅰ引起的。继发性脾肿大是由于血液循环中异常红细胞的摄取增加,这可能导致贫血,也可能导致白细胞减少和血小板减少,后者有时伴有严重出血,在这种情况下,可能需要脾切除术。溶血可引起严重的贫血,在输血依赖患者中,红系增生和明显无效的红细胞生成通常伴随溶血性贫血。

(三)其他器官受累

卟啉的沉积会导致角膜溃疡和瘢痕,最终导致失明。其他眼部表现可能包括巩膜坏死、坏死性巩膜炎、脂溢性睑缘炎、角结膜炎、硬化性角膜炎和外翻。沉积在牙齿中的卟啉会产生红棕色,称为红牙症。牙齿在长波紫外线照射下会发出荧光。卟啉在骨中的沉积导致脱矿引起的骨量减少。维生素D缺乏会进一步增加骨质疏松症的风险,由于避免阳光照射,CEP患者更容易出现维生素D缺乏症。卟啉在骨中的积聚也会导致骨髓膨胀,从而导致活检时观察到的骨髓增生。

六、辅助检查

尿液、红细胞或羊水中尿卟啉Ⅰ和粪卟啉Ⅰ的显著升高以及粪便中粪卟啉Ⅰ显著升高,提示CEP的生化诊断。一旦根据定量卟啉分析怀疑为CEP,应进行UROS基因测序以确认诊断。了解致病突变可以实现基因型-表型相关性,并提供有关预期疾病严重程度的信息,这反过来有助于治疗决策的制定。

七、诊断

CEP的诊断可以在子宫内、出生时、婴儿期或儿童期,甚至在成人期。在非免疫性胎儿水肿的鉴别诊断中应考虑CEP,在这种情况下,如果胎儿的羊水为粉红色、深红色或棕色,并怀疑本病并应检查卟啉。有粉红色至深红色尿渍尿布的新生儿应立即进行相关检查。对于暴露于阳光或其他长波紫外线源后出现卟啉尿或皮肤起泡的儿童或成人,也应考虑CEP。根据定量卟啉分析及UROS基因测序以可以确认诊断。

八、鉴别诊断

本病需与原卟啉病鉴别。原卟啉病也表现为皮肤光敏性损害。实验室检查发现红细胞中游离原卟啉的浓度增高。红细胞中原卟啉和大便中原卟啉的增高亦有参考价值,但对诊断的重要性不及红细胞原卟啉的测定。荧光显微镜下检查发现红细胞红色荧光反阳性,尿中原卟啉阴性,根据以上条件,可以做出诊断。

另外需与新生儿脓疱疹鉴别。新生儿脓疱疹的病原多来自母亲,家属或医务人员不洁净的手,或者婴儿使用了被细菌感染的衣服,尿布和包被等。在与有皮肤病肿、化脓性皮肤感染的成年人接触后,或母亲患有乳腺炎时婴儿发病也增多。患儿无卟啉代谢异常可鉴别。

九、治疗策略

目前,CEP的唯一治疗方法是骨髓移植或造血干细胞移植,移植成功后,可使卟啉水平显著降低至正常水平,并且患者在没有保护的情况下暴露在阳光下不会出现皮肤起泡,但考虑到可能合并较高的病死率及死亡率,需要仔细考虑移植的适应证,权衡手术风险及CEP潜在并发症的风险。为此,了解患者的UROS基因型就显得更为重要。如果患者未进行移植,疾病管理最重要的方面是避免阳光照射。含有氧化锌或氧化钛的防晒乳液可能是有益的,但不能代替严格避免阳光和光照射。在某些情况下,可选择允许夜间工作的职业。但这可能导致家庭和社会生活受到极大限制,生活质量往往显著下降。应避免皮肤创伤,并应鼓励使用皮肤防腐剂,以防止细菌重叠感染,从而使皮肤水疱复杂化,并导致瘢痕和致残。减少受影响区域细菌定植和降低皮肤并发症风险。蜂窝织炎和菌血症等严重感染可能需要静脉注射抗生素和长期口服抗生素治疗,以抑制慢性皮肤感染。

对于严重溶血的患者,可能需要频繁输血。慢性输血(每2~4周一次)可以抑制红细胞生成并减少卟啉的产生,从而降低卟啉水平和光敏性。如果红细胞压积保持在35%以上,可以使用肠外或口服螯合剂来减少由此产生的铁过载。对一些严重的CEP病例,可以用羟基脲治疗以减少骨髓卟啉的合成。脾肿大、溶血性贫血、血小板减少和白细胞减少症患者可考虑行脾切除术。切除脾脏可以纠正血液失调症,提高红细胞寿命,并大大减少一些患者的输血需求,它也可能间接导致光敏性降低。口服羟基氯喹、血浆置换和静脉注射血红素来降低卟啉水平并未显示出明显的益处,口服炭吸附剂可能会增加粪便中卟啉的流失,对于不依赖输血且病情较轻的患者可以考虑。在更严重的情况下,它似乎作用有限。

为避免眼部并发症和眼睑损伤,应佩戴环绕式太阳眼镜。角膜溃疡、巩膜炎和睑缘炎应使用局部抗生素治疗。对于眼睑外翻患者,可能需要进行眼睑矫正手术,以帮助保护角膜免受损伤。为了避免骨骼脱矿,有必要补充维生素D,骨质疏松症患者可以考虑服用双膦酸盐。

十、疗效及转归

CEP很难治愈,预后较差,患者多幼年死于继发感染或严重溶血性贫血,需要定期追踪检查尿卟啉及血常规。

参考文献

[1] KE A. Disorders of heme biosynthesis: X-linked sideroblastic anemia and theporphyrias[J]. The metabolic and molecular bases of inherited disease, 2001: 2991-3062.

[2] Puy, H., Gouya, L., Deybach, J. C. Porphyrias[J]. Lancet, 2010, 375: 924-937.

[3] Balwani, M., Desnick, R. J. The porphyrias: advances in diagnosis and treatment[J]. Blood, 2012, 120: 4496-4504.

[4] Romeo, G., Levin, E. Y. Uroporphyrinogen 3 cosynthetasein human congenital erythropoieticporphyria[J]. Proceedings of the National Academy of Sciences of the United States of America (PNAS), 1969, 63: 856-863.

[5] Desnick, R. J., Astrin, K.H. Congenital erythropoietic porphyria: advances in pathogenesis and treatment[J]. British Journal of Haematology,

2002,117: 779-795.

[6] Bensidhoum M. L., Lemeur M., Dierich A., et al.The disruptionof mouse uroporphyrinogen Ⅲ synthase (uros) gene is fully lethal. Transgenics, 1998, 2: 275-280.

[7] Warner, C. A., Yoo, H. W.,Roberts, A. G., et al. Congenital erythropoietic porphyria: identification and expression of exonic mutations in the uroporphyrinogen Ⅲ synthase gene[J]. Journal of Clinical Investigation, 1992, 89: 693-700.

[8] Sarkany, R. P., Ibbotson, S. H., Whatley, S. D., et al. Erythropoietic uroporphyria associated with myeloid malignancy is likely distinct fromautosomalrecessive congenital erythropoietic porphyria[J]. Journal of Investigative Dermatology, 2011, 131:1172-1175.

[9] Kontos, A. P., Ozog, D., Bichakjian, C.,et al. Congenital erythropoietic porphyria associated withmyelodysplasia presenting in a 72-year-old man:report of a case and review of the literature[J]. British Journal of Dermatology, 2003, 148: 160-164.

[10] Freesemann, A. G., Gross, U., Bensidhoum, M., et al. Immunological, enzymatic and biochemical studies of uroporphyrinogen Ⅲ synthase deficiency in 20 patients with congenital erythropoietic porphyria[J]. European Journal of Biochemistry, 1998, 257:149-153.

[11] Desnick, R. J., Glass, I. A., Xu, W., et al. Molecular genetics of congenital erythropoietic porphyria[J]. Seminars in Liver Disease, 1998, 18: 77-84.

刘向阳(撰写)　于珮(审校)

第十节　与髓系恶性肿瘤相关的红细胞生成性尿卟啉症

Section 10　Erythropoietic Protoporphyria Associated with Myeloid Malignancies, EPP-MM

关键词:原发性骨髓纤维化;脾肿大

Keywords:primary myelofibrosis;splenomegaly

一、概述

EPP-MM是一种罕见的卟啉病,类似于红细胞生成性尿卟啉症,但多见于成人发病。

二、定义

EPP-MM是一种罕见的卟啉病,其特征是预先存在的髓系疾病,皮肤脆弱,暴露部位起泡,以及典型的手背出血性大疱。尿、血浆和粪便中卟啉增加。

三、流行病学

该病最早由Murphy在1995年报道,目前报道总病例数不超过10例。

四、病因及发病机制

有报道显示,在迟发性先天性红细胞生成性原卟啉病的患者中,发现有铁螯合酶的基因缺失和环状铁粒细胞的存在,而这些都可视为骨髓增生异常过程的一部分。提示患者同时具有获得性UROS基因突变和骨髓增生异常是本病的发生机制。

五、临床表现

1995年Murphy报道了一个65岁的男性病例,他在诊断非典型骨髓纤维化5年后出现了胃肠道出血和阳光照射后皮肤上的瘙痒性出血性水疱。皮肤学评估显示日光照射后皮肤出现色素过度沉着和蜡样硬结,同时在头皮、面部和双手背出现血性水疱、糜烂、粟粒样结节和瘢痕,手和眉毛出现瘢痕性脱发和多毛症。腹部超声检查证实了临床上明显的脾肿大。尿液在伍德光下发出明亮的荧光,红细胞在荧光显微镜呈现稳定的荧光。

表5-4-2　患者各种卟啉水平

标本	卟啉类型	实测值	正常范围
尿液	粪卟啉(nmol/24h)	6399	<246
	尿卟啉(nmol/24h)	6881	<36
便	粪卟啉(nmol/g dry wt)	905	<40
	原卟啉(nmol/g dry wt)	750	<135

续表

标本	卟啉类型	实测值	正常范围
红细胞	游离红细胞卟啉（gg/l）	665	<590

高效液相色谱法显示尿液中97%的尿卟啉和粪卟啉为异构体1。血片显示点状细胞增多、不等红细胞增多和有核红细胞。网织红细胞计数为1.9%，直接库姆试验阴性，结合珠蛋白减少，LDH（772 IU/L）升高。血小板相关IgG滴度高（比值=21，正常范围<2）。

放射性同位素研究表明血小板在脾脏滞留，骨髓细胞过多，巨核细胞增生，但无纤维化或细胞浸润迹象。皮肤活检显示表皮下水疱，PAS阳性物质沉积在血管周围和附件周围的真皮上部。

Murphy将这个患者的表现归结为同时罹患两种疾病，即先天性红细胞生成性卟啉病合并特发性血小板减少。

2003年，Kontos报道了一例72岁的皮肤严重水疱和脆弱性增加的男性病病例，在之前他的皮肤一直是正常的，71岁时，在打高尔夫球后左手食指上出现两个小水疱，冬天时缓解，阳光照射后加重，在手、前臂、颈部、面部和头皮阳光照射区域出现红斑、水肿、皮肤脆弱、水疱、结痂侵蚀和瘢痕，伴有瘙痒、感觉异常和疼痛，囊液和尿液呈现一种独特的锈红色。没有出现多毛症和红牙症。血液学检测提示他存在正色素大细胞性贫血，同时伴有血小板减少，骨髓抽吸物分析显示红系增生和严重的红细胞生成障碍，提示骨髓增生异常综合征，此外，观察到环状铁粒细胞。皮肤科医生对水疱进行刮毛活检，结果显示水疱内出现大疱性改变，角膜层符合海绵状皮炎。

检查还发现，患者血浆、红细胞、尿液和粪便中卟啉升高，这与先天性红细胞生成性卟啉症表现一致，然而染色体分析未发现染色体断裂或缺失的证据。

Kontos总结了之前报道过的合并骨髓增生异常的迟发性先天性红细胞生成性卟啉症的病例，第一次提出，迟发性先天性红细胞生成性卟啉症患者可分为两种类型，一种与具有获得性UROS基因突变的骨髓增生异常有关，另一种由具有轻微表型表达的生殖系UROS基因突变引起。

六、辅助检查

尿液、粪便、红细胞卟啉升高，血细胞分析提示血小板减少，骨髓活检提示骨髓增生异常综合征。

七、诊断

本病报道较少，目前尚无统一的诊断标准。

八、鉴别诊断

本病需与先天性红细胞生成性卟啉症相鉴别，先天性红细胞生成性卟啉症患者一般发较早，患者多于10岁前发病，皮肤光敏性通常在出生后不久开始，预后较差，患者多幼年死于继发感染或严重溶血性贫血。一般不合并血小板异常及骨髓纤维化。

九、治疗策略

治疗上类似先天性红细胞生成性卟啉症。建议穿戴防光服、宽边帽和防紫外线太阳镜。在Soret带范围内具有完全保护作用的唯一外用制剂是非微粉化无机防晒剂，如二氧化钛和氧化锌；然而，由于制剂的糊状性质，它们不适合日常使用。因此，虽然目前可用的有机和微粉化无机防晒剂不能充分吸收Soret带紫外线，但仍建议患者将其作为整体防晒方案的一部分。最近，含有色素二氧化钛和氧化锌的新配方防晒霜提供了对UVB和UVA光谱的保护作用，并扩展到可见光谱的蓝光区域，口服β-胡萝卜素可以提高一些人的耐光性。使用口服碳吸附剂和胆氨阻断卟啉的肠肝循环也已取得了不同程度的成功。脾切除术可暂时改善溶血性贫血，延长红细胞的寿命，导致光敏性降低。同时使用红细胞输注和羟基脲已被证明是有效的，通过抑制骨髓中的红细胞生成减少卟啉的产生和排泄。然而，必须考虑铁超载和/或感染疾病的风险。5-磷酸吡哆醛已用于治疗迟发性CEP和骨髓增生异常综合征患者的贫血；尿卟啉浓度降至正常水平，但贫血恶化。环磷酰胺也被证明在迟发性CEP中有效。

异体基因干细胞移植已被证明是一种有效的选择。体外逆转录病毒介导的将尿卟啉原Ⅲ合酶基因转移到缺乏尿卟啉原Ⅲ合酶的细胞中已被证明可完全恢复培养干细胞中的酶活性,显示出对严重CEP治疗的良好前景。

十、疗效及转归

相较于先天性红细胞生成性卟啉病预后较好。

参考文献

[1] Desnick, R. J., Astrin, K. H. Congenital erythropoietic porphyria: advances in pathogenesis and treatment[J]. British Journal of Haematology, 2002, 117: 779-795.

[2] Deybach, J. C., de Verneuil, H., Phung, N., et al. Congenital erythropoietic porphyria (Gunther's disease): enzymatic studies on two cases of lateonset[J]. Journal of Laboratory and Clinical Medicine, 1981, 97: 551-558.

[3] Fritsch, C., Bolsen, K., Ruzicka, T., et al. Congenital erythropoietic porphyria. Journal of the American Academy of Dermatology, 1997, 36: 594-610.

[4] Goodwin, R. J., Kell, W. J., Laidler, P., et al. Photosensitivity and acute liver injury in myeloproliferative disorder secondary to late-onset protoporphyria caused by deletion of a ferrochelatase gene in haematopoietic cells[J]. Blood, 2006, 107: 60-62.

[5] Kontos, A. P., Ozog, D., Bichakjian, C., et al. Congenital erythropoietic porphyria associatedwith myelodysplasia presenting in a 72-year-old man: report of a case and review of the literature[J]. British Journal of Dermatology, 2003, 148: 160-164.

[6] Murphy, A., Gibson, G., Elder, G. H., et al. Adult-onset congenital erythropoietic porphyria (Gunther's disease) presenting with thrombocytopenia[J]. Journal of the Royal Society of Medicine, 1995, 88: 357P-358P.

[7] Phillips, J. D., Steensma, D. P., Pulsipher, M. A., et al. Congenital erythropoietic porphyria due to a mutation in GATA1: the first transacting mutation causative for a human porphyria[J]. Blood, 2007, 109: 2618-2621.

[8] Steensma, D.P., Gibbons, R. J., Higgs, D. R. Acquired alpha-thalassemia in association with myelodysplastic syndrome and other hematologic malignancies[J]. Blood, 2005, 105: 443-452.

[9] Steensma DP, Gibbons RJ, Higgs DR.Acquired alpha-thalassemia in association with myelodysplastic syndrome and other hematologicmalignancies[J]. Blood,2005,105:443-52.

刘向阳(撰写)　于珮(审校)

第十一节　X-连锁红细胞生成性原卟啉病
Section 11　X-linked Erythropoietic Protoporphyria, X-EPP

关键词:光过敏;贫血

Keywords: photosensitivity disorders; anemia

一、概述

X-连锁红细胞生成性原卟啉病(XLP)是一种罕见的遗传性光敏症,由红系特异性氨基乙酰丙酸合酶(ALAS2)基因的功能获得性突变引起。

二、定义

XLP是由定位于X连锁 ALAS2 基因末端外显子的功能获得性突变引起的遗传性光敏症,属于常染色体隐性遗传,在阳光照射下会引起急性、疼痛的光毒性反应。

三、流行病学

XLP属于红细胞生成性原卟啉病的一种,为罕见的常染色体隐性遗传病,红细胞生成性原卟啉病发生率非常低,荷兰为1/75,000,英国为1/200,000,在欧洲,XLP约占红细胞生成性原卟啉病例的2%,在美国占10%。国内尚无流行病调查的相关数据。

四、病因及发病机制

XLP源于红系特异性 ALAS2 的功能获得突变。仅在编码C末端的外显子11中观察到与XLP相关的突变,并导致 ALAS2 的功能变化。这些突变导致截断突变或移码突变,过早截断或异常延长野生型的酶,导致

*ALAS2*活性增加及原卟啉聚积。红细胞中积聚的原卟啉在血浆中释放,并被肝脏和血管内皮吸收。原卟啉分子具有光动力并吸收Soret带和长波紫外线区(程度较低)中可见蓝紫光的光辐射。因此,当患者暴露在阳光下时,原卟啉被光激活,从而触发单线态氧介导的自由基反应,导致组织和血管损伤、补体系统激活以及组胺和趋化因子的释放,导致组织损伤和剧烈疼痛。

五、临床表现

XLP病为伴性遗传疾病,在XLP中,所有男性均发病。在XLP杂合子女性中,X-失活类型不同直接影响表型的外显率和严重性。可以表现为原卟啉水平正常且无临床症状,或原卟啉水平略有升高但无明显症状,或有明显症状。

(一)皮肤表现

XLP在婴儿期或儿童期开始,暴露在阳光下时会出现急性、疼痛的光毒性反应。症状发作的平均年龄约为4岁。疼痛之前通常会出现皮肤刺痛、瘙痒和烧灼感,这些感觉可能在阳光照射后几分钟内发生。患者暴露在阳光下的皮肤会出现红斑和水肿。水疱或大疱性病变在这些疾病中并不常见。严重疤痕、色素沉着减少或过度、皮肤易碎和多毛症通常不常见。约26%的患者自我报告出现水疱。任何暴露在阳光下的区域都可能受到影响,但手背和面部最常见。急性光毒性现象发生后的第二天,患者可能对阳光照射更敏感。长期暴露在阳光下,患者可能会在嘴唇周围形成苔藓样变和裂口。

(二)肝胆受累

XLP中过量的原卟啉由肝脏排泄到胆汁中,进入肝肠循环。当原卟啉负荷超过胆汁排泄的能力时,原卟啉便有可能在肝脏中积聚。当肝细胞损伤达到临界时,由于胆汁排泄明显受损,原卟啉积累将迅速加快。如同时合并其他肝脏伴随情况,如病毒性肝炎、过量饮酒和使用导致胆汁淤积的药物等,可能会导致肝病恶化。血浆和红细胞原卟啉水平升高通常要早于终末期肝病的发生。在肝功能衰竭的情况下,患者也可能发生运动神经病。

(三)血液系统受累

患者可出现轻度贫血,典型的小细胞性贫血。患者铁缺乏的机制尚不清楚。先前的研究表明,XLP患者具有正常的铁吸收和适当的肝素反应。这些疾病中的缺铁似乎与慢性炎症或缺铁无关。这些患者缺铁的原因和机制仍有待阐明。

(四)维生素D缺乏

由于XLP患者需避免阳光照射,因此可继发维生素D缺乏。最近的一份报告表明,XLP患者中骨量减少和骨质疏松的患病率增加。

六、辅助检查

红细胞中原卟啉总量显著增加。由于患者的铁螯合酶活性正常,无金属原卟啉占比仅为50%~85%。血浆总卟啉在XLP中也有所增加。如果血浆卟啉是增加,血浆卟啉pH值中性条件下的荧光发射光谱在632-634nm处具有特征性改变,可以区分XLP和来自其他卟啉病的卟啉。

七、诊断

XLP病的诊断依赖ALAS2测序。

八、鉴别诊断

本病需与红细胞生成性原卟啉病鉴别。红细胞生成性原卟啉病同样会有红细胞总原卟啉显著升高,但是其中以无金属原卟啉为主(85%~100%)。铁螯合酶可以利用除铁以外的金属,并对血红蛋白化后剩余的原卟啉转化为锌卟啉进行催化。由于铁螯合酶在红细胞生成性原卟啉病中缺乏,它限制了蛋白质的形成。通过对FECH或ALAS2基因测序可以鉴别。

九、治疗策略

(一)光毒性的治疗

反应很严重的患者,对包括麻醉性镇痛药在内的止痛药没有反应。有报道对阳光照射区域使用吹冷空气可以帮助一些患者。目前常应用口服皮质类固醇及抗组胺药治疗部分患者的疼痛和肿胀,但其益处尚不清楚。

(二)避免阳光直射

大多数患者通过改变生活方式以限制阳光照射来控制疾病。可以穿长袖衣服、戴手套、戴宽边帽和戴太阳眼镜,以尽量减少紫外线照射。此外,可以使用有色车窗来防止驾驶时阳光暴晒。局部防晒霜不能防止光毒性反应,因为它们的配方不能防止UVA和可见光。具有不透明物理保护性的防晒霜(如氧化锌或二氧化钛)可以提供一定的保护,但在美容上可能无法接受。随着时间的推移,逐渐暴露于人造紫外线的光疗已被用于诱导光耐受性。但目前还没有临床试验表明光疗可以改善阳光耐受性。

(三)药物

口服β-胡萝卜素已被用于改善患者的阳光耐受性。应用剂量取决于患者年龄,需要调整以维持血清胡萝卜素水平高到足以引起轻微皮肤变色。

(四)骨髓移植

骨髓移植是可以治愈的方法,序贯肝脏和骨髓移植已经成功地治疗了原发性卟啉性肝病,据报道,一名患有XLP和Ⅳ期纤维化的2岁儿童接受了骨髓移植后,肝脏疾病也得到稳定。最近报道了一例26岁男性原卟啉性肝衰竭患者的序贯性肝和骨髓移植,症状完全缓解,原卟啉水平恢复正常。这些报告表明,在接受药物治疗且纤维化程度最低的肝病患者中,骨髓移植可以在不需要肝移植的情况下进行。

十、疗效及转归

一般男性患者预后较差,女性患者因X-失活类型不同,预后存在较大差异。

参考文献

[1] K.E. Anderson, S. Sassa, D.F. Bishop, et al. X-linked sideroblastic anemia and the porphyrias, in: C.R. Scriver, A.L. Beaudet, W.S. Sly, D. Valle (Eds.), The Metabolic and Molecurlar Bases of Inherited Disease, McGraw-Hill, New York, 2001, 2961-3062.

[2] S.D. Whatley, S. Ducamp, L. Gouya, et al. C-terminal deletions in the ALAS2 gene lead to gain of function and cause X-linked dominant protoporphyria without anemia or iron overload[J]. Am J Hum.Genet, 2008, 83: 408-414.

[3] G. Elder, P. Harper, M. Badminton, et al. The incidence of inherited porphyrias in Europe[J]. J Inherit Metab Dis, 2013, 36: 849-857.

[4] S.D. Whatley, N.G. Mason, S.A. Holme, et al. Molecular epidemiology of erythropoietic protoporphyria in the U.K[J]. Br J Dermatol, 2010, 162: 642-646.

[5] M. Balwani, D. Doheny, D.F. Bishop, et al. Loss-of-function ferrochelatase and gain-of-function erythroid-specific 5-aminolevulinate synthase mutations causing erythropoietic protoporphyria and x-linked protoporphyria in North American patients reveal novel mutations and a high prevalence of X-linked protoporphyria[J]. Mol Med, 2013, 19: 26-35.

[6] H. Manceau, L. Gouya, H. Puy, Acute hepatic and erythropoietic porphyrias: from ALA synthases 1 and 2 to new molecular bases and treatments[J]. Curr Opin Hematol, 2017, 24: 198-207.

[7] M.B. Poh-Fitzpatrick. Erythropoietic protoporphyria[J]. Int J Dermatol, 1978, 17: 359-369.

[8] M. Lecha, H. Puy, J.C. Deybach, Erythropoietic protoporphyria[J]. Orphanet J Rare Dis, 2009, 4:19.

[9] M.B. Poh-Fitzpatrick, Porphyrias. photosensitivity and phototherapy[J]. Methods Enzymol, 2000, 319: 485-493.

[10] J.R. Bloomer. The liver in protoporphyria,[J]. Hepatology, 1988, 8: 402-407.

[11] J.R. Bloomer. Hepatic protoporphyrin metabolism in patients with advanced protoporphyric liver disease[J]. The Yale journal of biology and medicine, 1997, 70: 323-330.

[12] V. Brancaleoni, M. Balwani, F. Granata, et al., X-chromosomal inactivation directly influences the phenotypic manifestation of X-linked protoporphyria[J]. Clin, Genet, 2016, 89: 20-26.

[13] M. Balwani, H. Naik, K.E. Anderson, et al., Clinical, Biochemical, and Genetic Characterization of north American patients with Erythropoietic Protoporphyria and X-linked Protoporphyria[J]. JAMA dermatology, 2017, 153: 789-796.

刘向阳(撰写) 于珮(审校)

第六篇 高血压的罕见原因
Part 6 Rare Causes of Hypertension

第一章 先天性肾动脉狭窄
Chapter 1 Congenital Renal Artery Stenosis, CRAS

关键词：高血压；新生儿；肾动脉狭窄脑病；肾功能衰竭；低钠血症

Keyword：hypertension；neonates；Congenital renal artery stenosis；encephalopathy；kidney failure；hyponatremia

一、概述

先天性肾动脉狭窄（Congenital renal artery stenosis, CRAS）又名先天性肾血管发育不全（Congenital renovascular hypoplasia），是一种罕见的肾脏疾病，主要的临床表现包括高血压脑病和/或由低钠血症、多尿、肾脏电解质丢失、蛋白尿和血尿引起的一系列神经系统症状和体征。新生儿原发性高血压较少见，80%以上的持续性高血压是继发性的，肾动脉狭窄是其常见原因之一，在新生儿高血压中占15%~20%。

二、定义

CRAS是一种先天性的罕见肾脏疾病，其特征是先天性单侧或者双侧肾动脉狭窄，导致新生儿出现严重的高血压、多尿、蛋白尿、血尿和进行性肾功能衰竭。

三、流行病学

先天性肾动脉狭窄发病率难以估计，在我国有文献报道的治疗案例为100~200例，欧美国家的患病率无具体统计数据。

四、病因及发病机制

在胚胎期，各种因素可导致肾动脉发育异常产生狭窄。肾动脉狭窄导致高血压的发病机制已知有肾素-血管紧张素-醛固酮系统及激肽释放酶-激肽-前列腺素系统参与。一般认为肾血管流量减少导致肾灌注压降低或肾缺血，从而使肾素释放增加，进而使血管紧张素Ⅱ增加，小动脉收缩，周围血管阻力增大，同时促进醛固酮分泌，引起水钠潴留，产生高血压。随着病情加重，肾脏缺血使肾小球萎缩，肾脏缩小、变硬。

五、临床表现

小儿先天性肾动脉狭窄最主要的临床表现为高血压。约半数患儿虽已有高血压，但临床症状不明显，仅在常规体格检查时发现。在婴幼时能表现为易激惹、呕吐、生长迟缓和易患呼吸道疾病甚至充血性心力衰竭。在儿童时期如有头痛，尤其是严重的枕部疼痛、头晕、心悸、出汗、视力模糊甚至失明、惊厥等症时应高度重视高血压。临床症状是否明显与血压增高值及血压增高的速度有关。

应注意与其他肾性高血压相别，病史询问时应详细询问服用药物史（肾毒性药物）、新生儿期脐动脉插管史（肾动脉栓塞）、感染、外伤、手术史，并应询问家族史（高血压、肾畸形等）。体格检查方面应注意心脏体征、眼底检查、上下肢血压、脐周大血管杂音、腹部及盆腔有无肿块。

六、辅助检查

（一）实验室检查

包括尿常规、血常规、血清肌酐、血尿素氮、电解质检查等。如为肾实质性高血压一般尿常规均有较明显的异常。如疑有肾素性高血压可行外周血肾素活性测定。先天性肾动脉狭窄多为单侧病变，血清肌酐、尿素氮一般在正常范围内。

（二）影像学检查

静脉肾盂造影：可见病肾显影迟缓及造影剂排泄迟缓，病侧肾脏小于对侧肾脏，边缘不规整或有切迹。

多普勒超声：1981年Greene首次将多普勒超声用于检测肾动脉狭窄。其优点是简单易行、可重复、无创、无需检查前停用降压药；其缺点是选用参数不同或检查者手法不同可影响检查结果，不能明确肾动脉狭窄的解剖情况及侧支循环。多普勒超声检查可见肾动脉管腔内血流变细、狭窄段及靠近其下游呈现杂色血流信号，频谱呈毛刺状。多普勒超声检查时需将形态学与血流动力学指标结合应用。血流动力学指标仅能诊断内径减少大于50%的肾动脉狭窄。

螺旋CT血管成像：螺旋CT血管成像是经静脉注入高密度的碘造影剂后快速进行容积扫描，而后将原始扫描图像在计算机内重现血管影像的一种检查技术。螺旋CT血管成像对于肾动脉狭窄检查的主要优势是可同时显示肾动脉管腔、管壁和肾实质的改变，并可根据肾实质显影的时间和程度，肾脏大小和形态的改变，间接评价肾脏的功能。适合肾动脉支架术后的复查。近年来投入临床使用的多层螺旋CT，具有更快的扫描速度、更高的空间分辨率，使得肾动脉成像质量有了明显的提高，有望取代传统的有创血管造影。

增强核磁共振血管成像：该法是向静脉注入磁共振造影剂，当造影剂首过肾血管时快速采集三维数据，而后对图像进行剪影处理并用最大信号强度、三维重建等方法显示出高信号的肾血管图像。增强磁共振血管成像的优点是无创性、安全，还可以反复多次检查，血管图像清晰准确，适合于肾动脉支架术后的复查，也是一种筛查肾动脉狭窄比较理想的方法。国外部分医院已将其作为肾动脉检查的首选方法。增强磁共振血管成像的缺点是不能显示肾动脉的小分支，尤其是4级以下分支，并有高估肾动脉狭窄的倾向。

肾动脉造影：肾动脉造影目前仍为确诊肾动脉狭窄的金标准，方法是经股动脉穿刺插管，注入造影剂，可显示肾动脉主干或分支的狭窄部位和有无侧支循环。目前多结合数字剪影技术以减少造影剂的用量，提高图像清晰度。肾动脉造影不仅可以明确肾动脉狭窄的存在，而且还可以观察肾动脉狭窄远端逆行性充盈及侧支循环，对术后疗效的判断有一定的帮助。缺点是有创性，在小儿应注意此操作可能出现的潜在并发症。患儿检查前得准备类似静脉肾盂造影，必要时需肌内注射镇静药或全身麻醉药如氯胺酮，以达到最佳摄片效果。

放射性核素：肾核素扫描可作为肾功能测定的可靠指标，常用同位素锝【^{99m}Tc】-葡萄糖酸盐注射液做示踪剂，分别计算单侧肾小球滤过率，评价肾功能。常规肾图检查的准确度较差，但应用卡托普利后行肾图检查或肾动态扫描对肾动脉狭窄的敏感度和特异度可达70%~98%。服用卡托普利后行肾动态扫描不仅能显示肾动脉狭窄的存在，而且能预测血管再通术的效果。

七、诊断

诊断小儿先天性肾动脉狭窄，首先应该排除肾实质性疾病及其他肾血管性疾病。在此基础上，影像学检查发现肾动脉狭窄是主要的诊断标准，其中肾动脉造影目前认为是诊断的金标准。

八、鉴别诊断

可引起肾性高血压的原发疾病很多，如肾小球肾炎、尿路结石合并梗阻、反流性肾病、肾梗死等。其他肾血管性疾病有肾动脉肌纤维发育异常、多发性大动脉炎等。其中，多发性大动脉炎在我国较为常见。

九、治疗策略

（一）手术治疗

20世纪70年代以前，肾切除术是治疗肾血管性高血压的首选方法。此后，一些保留肾脏功能的血管重建术逐渐受到人们的重视。近年来，随着介入治疗的快速发展，肾切除已不再是首选的治疗方法。

肾血管重建术：肾血管重建术适用于局限的肾动脉狭窄。主要包括：肾动脉狭窄段切除术，肾动脉再植术，血管壁成形术，主动脉、肾动脉旁路移植术（大隐静脉、人造血管），移植物替换术，脾、肾动脉吻合术。

自体肾移植术：自体肾移植术是将病肾切除后，经低温灌注去除肾血管病变部位，再将其移植到同侧髂窝。1972年Kaufman首次报道了自体肾移植术治疗肾血管性高血压并取得了良好的效果。此后，自体肾移植术在先天性肾动脉狭窄患儿中得到了广泛应用，尤其是低温冷灌注技术及显微外科血管吻合技术的开展及应用，降低了术后肾小管坏死的发生率，手术成功率亦不断提高。

（二）介入治疗

介入治疗与外科手术相比，有损伤小，患儿容易接受等优点。治疗先天性肾动脉狭窄的主要方法有经皮腔内肾血管成形术和肾动脉支架植入术。

经皮腔内血管成形术：1978年Grutzig首创用经皮腔内肾血管成形术治疗肾动脉狭窄获得成功，为肾动脉狭窄的治疗开辟了新的途径，此后经皮腔内肾血管成形术在临床上得到迅速推广应用。经皮腔内肾血管成形术是用同轴扩张血管的原理，从已插入并通过肾动脉狭窄处一根带有囊袋的导管将囊袋膨胀至适度压力（大约为5个大气压），从而增大管腔直径。操作的成功可以从术后血管造影确认。经皮腔内肾血管成形术可引起的并发症包括急性肾小管坏死、少尿、血肿、栓塞及血管穿孔等。其最大的缺点是术后再狭窄。

肾动脉支架植入术：近年来肾动脉支架植入术发展迅速，该法优点是疗效稳定且可预防短期内再狭窄，可作为经皮腔内肾血管成形术失败的补救措施，但不能避免远期再狭窄。方法是经股动脉穿刺，插入导管造影，明确狭窄部位后，行球囊扩张后放入支架。

十、疗效及转归

目前针对肾动脉狭窄目前一般采取自体肾移植术、经皮腔内肾血管成形术和肾动脉支架植入术等几种治疗手段，术后一般效果较好，但需要注意手术的近期及远期并发症，患者需要长期随访观察。

参考文献

[1] Maria Koukoulaki, Elias Brountzos, Ioannis, et al. Successful endovascular treatment of transplant intrarenal artery stenosis in renal transplant recipients: Two case reports[J]. World Journal of Transplantation, 2015, 5(2):68-72.

[2] Gian Luigi Adani, Giuseppe Como, Filippo Bonato, et al. Detection of transplant renal artery stenosis with contrast-enhanced ultrasound[J]. Radiol Case Rep Actions, 2018, 13(4):890-894.

[3] Vincenzo Li Marzi, Riccardo Campi, Francesco Sessa, et al. Standardized Duplex Ultrasound-Based Protocol for Early Diagnosis of Transplant Renal Artery Stenosis: Results of a Single-Institution Retrospective Cohort Study[J]. Biomed Res Int Actions, 2018, 2018:2580181.

[4] D M Biederman, A M Fischman, J J Titano, et al. E. Tailoring the Endovascular Management of Transplant Renal Artery Stenosis[J]. Am J Transplant Actions, 2015, 15(4):1039-49.

[5] Ren Y, Xiong F, Kan X, et al. Endovascular management of transplant renal artery stenosis: A single-center retrospective study[J]. Catheter Cardiovasc Interv, 2020, 95(3):429-436.

[6] 刘婷,李楠.CT血管成像及重组技术在移植肾动脉狭窄中的应用[J].临床放射学杂志,2021,40(08).

[7] 刘士谦,郑高鹏.彩色多普勒超声检查对肾动脉狭窄的诊断价值评价[J].影像研究与医学应用,2019,3(05).

[8] 费菲.蒋雄京.肾动脉狭窄处理专家共识临床实践与循证"全解析"[J].中国医药科学,2018,8(05).

[9] 王健,王亚红,李建初.肾动脉狭窄规范化超声检查[J].中华医学超声杂志(电子版),2018,15(10).

[10] 王文红,刘扬,张瑄,等.多层螺旋CT血管造影诊断儿童肾血管性高血压[J].中华肾脏病杂志,2009,(01).

戴璇（撰写）　李家瑞（审校）

第二章　罕见的高血压遗传原因
Chapter 2　Rare Genetic Causes of Hypertension, RGC-H

第一节　明显的盐皮质激素过量
Section 1　Apparent Mineralocorticoid Excess, AME

关键词：肾功能不全；盐皮质激素；高血压；代谢性碱中毒；低钾血症

Keyword：renal insufficiency；mineralocorticoid；hypertension；metabolic alkalosis；hypokalemia

一、概述

明显的盐皮质激素过量（Apparent mineralocorticoid excess，AME）又名11-β-羟基类固醇脱氢酶缺乏症2型（11-beta-hydroxysteroid dehydrogenase deficiency type 2）或尤利克综合征（Ulick syndrome）。是一种罕见的假性醛固酮增多症，为常染色体隐性遗传病，通常在出生后几年内被诊断，具有多尿和烦渴、发育迟缓、肾素和醛固酮水平低的严重高血压、伴有代谢性碱中毒的严重低钾血症等临床表现。

二、定义

AME是一种罕见的假性醛固酮增多症,病因是11-β-羟基类固醇脱氢酶缺乏或活性下降。其特征是极早发和严重的高血压,与低肾素水平和醛固酮减少症有关。

三、流行病学

AME非常罕见,发病率<1/1,000,000,具体患病率难以估计,最早的具有AME症状的临床病例记录出现在20世纪70年代,迄今为止,文献报道的病例不足100例。这种罕见的常染色体隐性突变通常可以用同族婚姻、血缘或始祖效应来解释。1995年进行的一项研究表明,八个AME家庭中有七个似乎符合三种解释之一。

四、病因及发病机制

AME是一种常染色体隐性遗传的低肾素高血压,与低醛固酮、代谢性碱中毒、高钠血症和低钾血症有关。该疾病由16号染色体上的HSD11B2基因纯合或复合杂合突变引起(表6-2-1),这些突变导致2型11-β-羟基类固醇脱氢酶(11-β-HSD2)活性消失或显著降低。11-β-HSD2参与将皮质醇转化为可的松,突变导致血清皮质醇水平比醛固酮高100~1,000倍,尤其在清晨。

表6-2-1 AME表型-基因关系

地点	表型	表型MIM编号	遗传	表型映射键	基因/位点	基因/基因座MIM编号
16q22.1	明显的盐皮质激素过量	218030	增强现实	3	HSD11B2	614232

*HSD11B2*基因编码11-β-羟基类固醇脱氢酶的Ⅱ型异构体,这是一种微粒体酶复合物,负责生物活性皮质醇和非活性可的松的相互转化。Ⅰ型异构体由染色体1q上的*HSD11B1*基因(600713)编码,具有2种独立的酶活性:11-β-脱氢酶(皮质醇转化为可的松)和11-氧还原酶(可的松转化为皮质醇)。Ⅱ型异构体(HSD11B2)仅催化皮质醇-可的松反应。尽管Ⅰ型异构体无处不在,但Ⅱ型异构体的表达更受限制,特别是在肾脏和胎盘中。11-β-羟基类固醇脱氢酶Ⅱ型(HSD11B2)活性的先天性缺陷,导致生物活性皮质醇向无活性可的松的转化减少,这种缺陷导致机体允许皮质醇作为盐皮质激素受体的配体对MR不适当激活,出现醛固酮增多症的临床表现。MR在肾脏、中枢神经系统、心脏和汗腺等多种组织中均有表达。在肾脏的主细胞中,MR的激活会特异性地增强ENaC对Na^+的重吸收,进而导致细胞外液量增加。与此同时,细胞内的K^+通过肾髓质外的K^+通道(ROMK)分泌增多,从而引发高血压和低钾血症的联合效应。由此产生的管内电位变化也促进了相邻α-闰细胞的H^+分泌,导致碳酸氢盐重吸收增强和代谢性碱中毒(图6-2-1)。

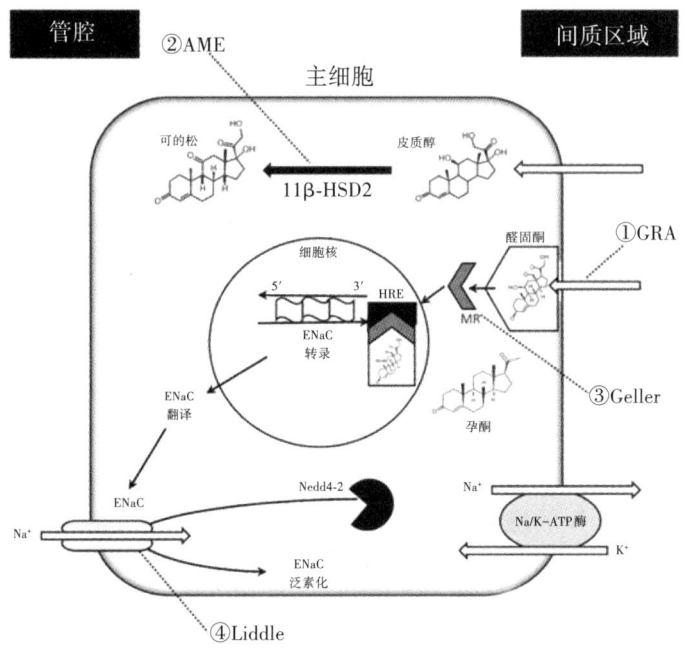

图6-2-1 肾脏集合管和集合管主细胞内类固醇激素作用生理学和病理相关部位的示意图

1)糖皮质激素可治性醛固酮增多症(GRA)由在ACTH刺激下产生醛固酮的嵌合基因形成所致。2)由编码11βHSD2的基因突变导致皮质醇氧化减少,从而允许皮质醇激活MR而出现表观盐皮质激素过量(AME)。3)Geller综合征是由MR上允许结合孕酮的错义、功能增益突变引起的。妊娠期间,孕酮水平升高,导致MR通路过度激活。4)Liddle综合征是ENaC的β或γ亚单位突变的结果,可阻止Nedd4-2结合。因此,ENaC可不被泛素化和降解。

五、临床表现

AME一般于新生儿期或婴儿期发病,通常在出生后最初几年被诊断出来,其特征是多尿和烦渴、发育迟缓、肾素和醛固酮水平低的严重高血压、伴有代谢性碱中毒的严重低钾血症,最常见的是肾钙质沉着症晚期可出现肾功能不全。有病例报道未经治疗的儿童在10岁之前曾观察到中风。人类表型本体论项目(Human Phenotype Ontology, HPO)收集的患者可能出现的相关症状见表6-2-2。

表6-2-2　明显的盐皮质激素过量可能出现的临床表现

1. 常染色体隐性遗传 Autosomal recessive inheritance
2. 循环肾素水平下降 Decreased circulating renin level
3. 未能茁壮成长 Failure to thrive(步态发育不良 Faltering weight)
4. 生长发育迟缓 Growth delay
5. 高血压 Hypertension
6. 高血压性视网膜病变 Hypertensive retinopathy
7. 低钾血症 Hypokalemia
8. 代谢性碱中毒 Metabolic alkalosis
9. 身材矮小 Short stature(身高下降 Decreased body height)
10. 小于胎龄 Small for gestational age(出生体重低于第10百分位 Birth weight less than 10th percentile)
11. 易怒、易激惹 Variable expressivity

六、辅助检查

AME出现在出生后早期,具有低出生体重和严重高血压的临床特征,与代谢性碱中毒和严重低钾血症有关。因此实际临床上需要对患儿的生长发育指标进行检测,包括体重、身高、运动及语言发育情况等。结合实验室检查,主要包括血常规、生长激素、肾素-醛固酮、电解质、血气分析、肝肾功能、血浆和尿液中皮质醇/可的松或四羟基化代谢物等。影像学检查包括肾脏超声、骨密度检测、骨质分析等。结合患儿症状、体征及实验室检查,可对患儿进行基因检测来最终确诊。

七、诊断

目前首先应根据临床和生化特征怀疑诊断。血浆和尿液中皮质醇/可的松(F/E)或四羟基化代谢物(THF+alloTHF/THE)的正常比例为1:1,如果比率显著增加(10至100倍)是诊断的有力指征,最佳的检测是在注射11-氚化皮质醇后检测尿液样本,然而,由于氚化皮质醇的罕见性以及疾病的罕见性,该技术未得到广泛应用。另外一种临床表型不典型的AME(AME2,也是由*HSD11B2*基因突变引起的)已被描述为具有不太明显的高血压和只有轻微的皮质醇代谢异常,诊断主要通过基因检测来确认。由于是常染色体隐性遗传病,对于已经确定致病突变的家庭,如果以前的孩子有危及生命的病例,可以考虑进行产前诊断。

八、鉴别诊断

首先要除外可能引起高血压、其他肾实质疾病及肾脏发育异常等情况,特别注意与假性醛固酮增多症(特别是Liddle综合征),以及其他形式的早发性儿童高血压,特别是肾性高血压相鉴别(常见的六类单基因高血压疾病的基因改变、临床表现、诊断要点见表6-2-3)。食用天然甘草可导致临床表现与AME相似,甘草含有甘草酸,可水解为甘草次酸,进而甘草次酸代谢为3-β-D-(单葡糖醛酸基)-18-β-甘草次酸,能够抑制11βHSD2。集合管中皮质醇水平的增加可导致MR激活,是"获得性"AME形式。但这种现象在儿童中很少观察到,因为它需要持续和慢性或高度和急性的暴露才能引起不良反应。此外可在结合症状和实验室检查的基础上,通过基因检测来确诊。

表6-2-3 六类单基因高血压疾病的鉴别要点

单基因高血压	基因改变	临床表现	诊断标准
AME	• 编码11βHSD2 • HSD11B2基因突变	• 早发严重高血压 • 出生低体重	• PRA↓ • 醛固酮↓ • 皮质醇↑ • 血钾↓ • 代谢性碱中毒
Liddle综合征	• ENaC亚基C末端截短 • SCNN1B和/或SCNN1G	• 儿童盐敏感高血压	• PRA↓ • 醛固酮↓ • 血钾↓ • 代谢性碱中毒
GRA	• 嵌合基因:CYP11B2受ACTH启动子调节	• 年轻高血压 • 早发出血性卒中	• PRA↓ • 醛固酮↑ • 血钠正常或↓ • 血钠轻度↓ • 18氧皮质醇和18羟皮质醇的地塞米松抑制
Geller	• 盐皮质激素受体S810L点突变	• 年轻高血压 • 严重妊娠期高血压 • MR拮抗剂加重高血压	• PRA↓ • 醛固酮↓ • 醛固酮(妊娠)↓↓
PHA II (Gordon)	• WNK1突变 • WNK4突变 • CUL3突变 • KLHL3突变	• 高血压	• PRA↓ • 醛固酮↓ • 血钾↑ • 代谢性酸中毒
ADHB	• PDE3A突变 • SUR2突变	• 严重盐敏感高血压 • 矮身材 • 掌骨和指骨粗短 • 感压反射改变	• MRA显示小脑后下动脉或椎动脉与延髓腹外侧接触

九、治疗策略

与噻嗪类药物联合使用,有助于控制血压,同时降低高钙尿症和肾钙质沉着症的发生风险。第二个方案是使用外源性皮质激素来阻断促肾上腺皮质激素(adreno-cortico-tropic-hormone, ACTH)并抑制内源性皮质醇的分泌。该方案已证明对血压、肾素和醛固酮水平有效,但对尿皮质醇、可的松和皮质酮浓度几乎没有影响。由于患者的高血压一般比较严重,需要限制患者钠离子摄入,建议严格低钠饮食。也经常需要非特异性抗高血压药(例如钙拮抗剂)来进行血压控制。

十、疗效及转归

在没有治疗的情况下,AME的预后往往比较差,常伴有恶性高血压、中风、心功能不全和肾功能不全。然而,经过适当治疗的患者的预后似乎很好。因此早期诊断和治疗对于预防AME的终末器官损伤(中枢神经系统、肾脏、心脏和视网膜)至关重要。

参考文献

[1] Atanasov, A. G., Ignatova, I. D., Nashev, L. G., et al. Impaired protein stability of 11-beta-hydroxysteroid dehydrogenase type 2: a novel mechanism of apparent mineralocorticoid excess[J]. Am. Soc. Nephrol, 2007, 18: 1262-1270.

[2] Ferrari, P. The role of 11-beta-hydroxysteroid dehydrogenase type 2 in human hypertension [J]. Biochim. Biophys. Acta 2010, 1802: 1178-1187.

[3] Li, A., Tedde, R., Krozowski, Z. S., et al. Molecular basis for hypertension in the 'type II variant' of apparent mineralocorticoid excess[J]. Am. J. Hum. Genet, 1998, 63: 370-379.

[4] Mantero, F., Tedde, R., Opocher, G., et al. Apparent mineralocorticoid excess type II [J]. Steroids, 1994, 59: 80-83.

[5] Mune, T., Rogerson, F. M., Nikkila, H., et al. Human hypertension caused by mutations in the kidney isozyme of 11-beta-hydroxysteroid dehydrogenase[J]. Nature Genet, 1995, 10: 394-399.

[6] New, M. I., Wilson, R. C. Steroid disorders in children: congenital adrenal hyperplasia and apparent mineralocorticoid excess[J]. Proc. Nat. Acad. Sci, 1999, 96: 12790-12797.

[7] Nikkila, H., Tannin, G. M., New, M. I., et al. Defects in the HSD11 gene encoding 11-beta-hydroxysteroid dehydrogenase are not found in patients with apparent mineralocorticoid excess or 11-oxoreductase deficiency[J]. Clin. Endocr. Metab, 1993, 77: 687-691.

[8] Nunez, B. S., Rogerson, F. M., Mune, T., et al. Mutants of 11-beta-hydroxysteroid dehydrogenase (11-HSD2) with partial activity: improved correlations between genotype and biochemical phenotype in apparent mineralocorticoid excess[J]. Hypertension, 1999, 34: 638-642.

[9] Wilson, R. C., Dave-Sharma, S., Wei, J.-Q., et al. A genetic defect resulting in mild low-renin hypertension[J]. Proc. Nat. Acad. Sci, 1998, 95: 10200-10205.

[10] Wilson, R. C., Krozowski, Z. S., Li, K.,et al. A mutation in the HSD11B2 gene in a family with apparent mineralocorticoid excess[J]. Clin. Endocr. Metab, 1995, 80: 2263-2266.

戴璇（撰写） 李家瑞（审校）

第二节 常染色体显性进行性肾病伴高血压
Section 2 Autosomal Dominant Progressive Nephropathy with Hypertension, ADPNH

关键词：高血压；家族性；肾病；肾炎；肾功能衰竭

Keyword：hypertension；familial；nephropathy；nephritis；kidney failure

一、概述

常染色体显性进行性肾病伴高血压（Autosomal dominant progressive nephropathy with hypertension，ADPNH）是一种罕见的遗传性高血压，其特征是在成人后出现的，具有家族性的肾病或肾炎，伴有高血压及进行性肾功能恶化，不伴有耳聋或者眼部缺陷等症状，最终进展为终末期肾脏病。肾活检可显示为间质纤维化、肾小球硬化和轻度肾小管萎缩等，但病理结果不具有明确诊断意义。目前有报道提及患者存在血清肌酐进行性升高、蛋白尿和高血压等临床表现。最终诊断需要临床医生结合考虑患者临床症状、家族聚集性及基因检测结果。

二、定义

ADPNH是一种在成人时期发病的以家族性为特征的伴有高血压、进行性肾功能恶化的一类肾脏疾病。这是一类以基因检测结果为诊断标准的疾病，需要临床医生结合患者的病史、症状体征以及各类实验室检查，尤其需要家族史进行佐证，最终根据基因检测结果做出诊断。

三、流行病学

常染色体显性进行性肾病伴高血压的患病率很低，具体患病率难以计算，一般为成人发病。目前仅有一些国外研究提供部分以家族为单位的病例报告和致病基因检测结果，国内罕有明确患病报道。目前推测的细胞遗传学定位在1q12染色体，而对于该染色体核型的研究聚集在造血系统恶性克隆性疾病，如多发性骨髓瘤、白血病等。因此可能存在患者以血液系统疾病起病，最终进展为终末期肾病，未进行基因诊断，从而造成了漏诊的可能性。目前估算其患病率<1/1,000,000。

四、病因及发病机制

目前的研究表明，常染色体显性进行性肾病伴高血压是一种常染色体显性遗传病，其肾病（或肾炎）和高血压发病与常染色体显性遗传保持一致。细胞遗传学定位：1q21；OMIM（人类孟德尔遗传数据库）：161900；基因组坐标（GRCh38）。

另外有研究显示该病的病理结果与膜性增生性肾小球肾炎（MPGN）非常相似。因此不除外类似的免疫反应倾向也是具有遗传性的。因此该疾病是否存在免疫相关因素尚不能完全确定。

五、临床表现

该病以进行性进展的肾病（肾炎）伴高血压为主要特征，目前仅有几例相关报道及一些未进行基因检测的病例分析报道。

1981年Richmon等人报道了一种常染色体显性肾病，其病理形态主要为间质性、继发性肾小球萎缩。该家族中有5名女性和2名男性出现了肾功能衰竭，另外2名男性和1名女性被认为死于肾功能衰竭，此外还有4名男性和1名女性表现出肾脏已经受到影响，但没有进展至肾功能衰竭。所有患者均表现为成人高血压和蛋白尿，通常为轻度。在患者的亲属中发现有类风湿性关节炎的表现，一些没有肾炎表现的家族成员也发现存在类风湿性关节炎。在受到肾炎和类风湿关节炎双重影响的人中，未发现类风湿关节炎与肾脏疾病存在时间先后关系。受累者均未出现肉眼血尿,仅有2人出现镜下血尿,尽管这2名患者肾功能良好,但其中1人的病理结果显示出广泛的肾损伤。

2000年Cohn等人报道了一个伊拉克犹太人血统的家族,收集分析了该家族大于30岁的4代成员共计23人,所有这些成员均接受了完整的体检、血压测量、血清肌酐和BUN水平测量以及尿液检测等。发现其中共有14人受到了疾病影响,所有受影响的个体除了血清肌酐水平升高外,还患有进行性肾衰竭或明显高血压(或两者兼而有之)。其中11名患者在19至50岁之间发展为终末期肾病。7人接受了肾移植,2人接受了血液透析,1人接受了腹膜透析。实验室研究显示所有患者均有血清肌酐升高,但尿液分析正常,没有蛋白尿的证据。肾脏超声检查结果均为正常,并且所有患者均无任何肾外表现。2名患者取得了肾活检报告,显示其中一人存在肾小球硬化并伴有间质纤维化和轻度肾小管萎缩。另一人显示基底膜轻度变薄,肾小球及髓质未见明显异常,IgG、IgA、IgM、C3、C4、C1q、血清灭菌蛋白(properdin)、纤维蛋白原(fibrinogen)、和白蛋白(albumin)等均没有显著异常。所有患者中最一致和最显著的发现是明显的高血压,但这一家族的高血压是肾功能衰竭的主要原因还是继发于潜在的肾缺陷尚不清楚。但发现肾病和高血压在该家族中的出现与常染色体显性遗传一致。通过对该家族22名成员进行全基因组连锁分析。在染色体1q21上确定了一个候选疾病位点,重组作图在D1S2696和D1S2635的标记之间定义了大约11.6cm的间隔中包含导致终末期肾衰竭的常染色体显性肾病和高血压的位点。结论显示他们研究的家族中的疾病不同于映射到1q21的常染色体显性遗传髓质囊性肾病(MCKD1:174000)的形式。他们注意到编码心房利钠肽受体-1的基因已映射到该区域。他们认为,虽然小鼠*Npr1*基因敲除突变纯合子小鼠没有肾炎或其他伴随高血压的明显肾脏异常,但可能是由于没有时间发展至肾炎出现。结合2000年Nakayama等人对于*NPR1*的多态性等位基因的研究结论,认为其与原发性高血压有关。因此,*NPR1*仍然是该家族中存在的肾病/高血压表型的候选疾病基因。

1973年Teisberg等人对同一家族的3名成员(2名男性和1名女性)进行了分析:所有3名患者均在成年后出现蛋白尿或者高血压,在发现肾病6~10年后出现快速进行性肾衰竭和恶性高血压,最终3名患者均进行了双肾切除术,在等待肾移植期间进行维持性血液透析治疗。对3名患者进行普通光学显微镜、电子显微镜和免疫荧光技术等检查,分析肾脏切片、皮肤、肌肉组织、颞动脉、肝脏和脾脏活检及其他实验室检测,在这些患者中观察到的临床病程和组织病理学图像与所有早期描述的遗传性肾病类型明显不同。但与MPGN一样,这组患者体内也证实了补体系统的激活。并且肾切除术并没有显著改变C3激活程度,这也与MPGN中报道的结果一致。然而,此次的研究并未揭示其他组织的组织病理学变化。本实验证明三名遗传性肾小球肾炎患者的血清中存在C3降解因子。当该因子作用于正常人血清的C3时,主要形成C3c和C3d。C3b在37℃下非常不稳定,因为在反应混合物中几乎看不到它。尽管不能完全排除非特异性酶活性导致的分子分裂,但可以合理地假设该因子确实激活了C3。关于该因子的性质,目前尚无定论。最合理的解释也许是它代表循环免疫复合物。

另外一些早期文献中也报道了遗传性肾病(或肾炎)的一些情况,如1959年Goldman和Haberfelde发表的一份关于遗传性肾炎的亲属报告中描述了一个患有肾病的家族4代人,这些患者的临床病程与肾小球肾炎相符,其中6例尸检的肾脏病理结果显示肾小球肾炎、肾盂肾炎和间质性肾炎的成分,但该家族全部成员均伴有耳聋的症状,与上述两个家族呈现出不同的临床表现,由于未对该家族进行基因检测,无法确定疾病的相关性。Dockhorn于1967年报道了一例不伴有神经性耳聋的遗传性血尿家族,涉及该家族4代,表现为遗传性血尿,不伴有神经性耳聋、眼部病变、过敏反应及智力低下,发病情符合常染色体遗传模式,但发病年龄偏低,与该疾病存在一定差异,由于未进行基因检测,也无法判断是否具有相关性。

总结目前已有的病例报道,该病主要的临床表现为与常染色体显性遗传具有一致性的高血压和进展性肾功衰竭为主,但一般无其他肾外表现。

六、辅助检查

要认真判断患者的临床表现,对患者家族史进行详细的调查来确定患者情况,常用的实验室检查包括血常规、肝肾功能、肾脏穿刺活检、肾脏的影像学检查等。血常规结果可能显示出红细胞减少、血红蛋白减低等小细胞低色素贫血的情况;肾功能结果提示血清肌酐及尿素氮进行性升高,血清白蛋白水平大多正常;

肾脏穿刺活检可能提示肾小球硬化、间质纤维化或者肾小管轻度萎缩等,但不具有显著诊断意义。肾脏彩超和其他影像学检查除提示肾萎缩外一般无明显异常。对于家族聚集性病例可进行基因检测。

七、诊断

该病诊断主要靠详细的家族史的情况调查来进行判断,对于存在高血压和进行性肾功能恶化表现的患者进行详细的家族成员调查和基因检测对该病的确诊有重要意义。

八、鉴别诊断

该病需要与其他遗传性、家族聚集性肾病进行鉴别,家族所有患者不伴有耳聋、眼部疾患缺陷,不伴有类固醇抵抗、胆固醇抵抗或醛固酮增多或减少等激素水平异常,最终需要进行基因检测进行确诊。

九、治疗策略

目前的治疗策略与其他慢性肾脏病的治疗原则一致,主要以对症支持治疗为主,严格控制患者血压以延缓肾功能的进展,对于已进展至肾衰竭的患者进行肾移植、血液透析、腹膜透析等肾脏替代治疗。

十、疗效及转归

部分患者不会进展至肾功能衰竭的阶段,通过积极控制血压可能预后良好。部分患者出现肾小球硬化坏死,进展至肾功能衰竭后可进行肾脏替代治疗。

参考文献

[1] Albert, M. S., Leeming, J. M., Wigger, H. J. Familial nephritis associated with the nephrotic syndrome[J]. Am.J. Dis. Child, 1969, 117: 153-155.

[2] Ben-Ishay, D., Biran, S., Ullmann, T. D. Familial nephritis[J]. Israel J. Med. Sci, 1967, 3: 106-112.

[3] Cohn, D. H., Shohat, T., Yahav, M.,et al. A locus for an autosomal dominant form of progressive renal failure and hypertension at chromosome 1q21[J]. Am. J. Hum. Genet, 2000, 67: 647-651

[4] Dockhorn, R. J. Hereditary nephropathy without deafness[J]. Am. J. Dis. Child, 114: 135-138, .

[5] Goldman, R., Haberfelde, G. C. Hereditary nephritis: report of a kindred[J]. New Eng. J. Med. 1959, 261: 734-738.

[6] Nakayama, T., Soma, M., Takahashi, Y., et al.Functional deletion mutation of the 5-prime-flanking region of type A human natriuretic peptide receptor gene and its association with essential hypertension and left ventricular hypertrophy in the Japanese[J]. Circ. Res, 2000, 86: 841-845.

[7] Pashayan, H., Fraser, F. C., Goldbloom, R. B. A family showing hereditary nephropathy[J]. Am. J. Hum. Genet, 1971, 23: 555-567.

[8] Perkoff, G. T. The hereditary renal diseases[J]. New Eng. J. Med, 1967, 277: 79-85 and 129-138.

[9] Reyersbach, G. C., Butler, A. M. Congenital hereditary hematuria. New Eng[J]. J. Med, 1954, 251: 377-380.

[10] Richmond, J. M., Whitworth, J. A., Kincaid-Smith, P. S. Familial interstitial nephritis[J]. Clin. Nephrol, 1981, 16: 109-113.

[11] Teisberg, P., Grottum, K. A., Myhre, E., et al. L. In-vivo activation of complement in hereditary nephropathy[J]. Lancet, 1973, 324: 356-358.

戴璇(撰写) 李家瑞(审校)

第三节 高血压伴短指(趾)综合征

Section 3 Hypertension and brachydactyly syndrome, HTNB

关键词:高血压肾病;短指(趾)畸形;磷酸二酯酶3A

Keyword:hypertensive nephropathy;brachydactyly;PDE3A

一、概述

高血压伴短指(趾)综合征(Brachydactyly-arterial hypertension syndrome,HTNB),亦称为高血压伴短指(趾)畸形综合征(hypertension and brachydactyly syndrome,HTNB),最初由Bilginturan等在1973年报道,因此也被称为Bilginturan综合征。是一种高血压伴有E型短指(趾)的常染色体显性遗传性疾病,属于单基因遗传性高血压的一种,其致病基因为磷酸二酯酶3A(phosphodiesterase 3A,PDE3A)基因。HTNB在临床上表现为年龄依赖性高血压,如不治疗,通常在50岁之前因脑卒中而死亡。HTNB是罕见疾病,目前国内仅查到2例报道。

二、定义

HTNB是一种罕见的遗传性短指综合征,为常染色体显性遗传。其特征是E型短指、高血压(发作通常在儿童时期)、身材矮小、出生体重低、身材粗壮和圆脸。

三、流行病学

本病多于儿童时期发病,呈现明显家族性,符合孟德尔遗传规律,外显率几乎为100%,除高血压外,常合并短指(趾)、身材矮小以及脑血管异常等。国外虽有一些报道,但发病率不详,据估计本病患病率<1/1,000,000,国内仅有少数个案报道。

四、病因及发病机制

(一)研究历程

在1973年,短指畸形和高血压这两个常染色体显性遗传的性状被认为是完全共分离的。到上世纪末,H Schuster等人将高血压和短指位点定位在12p染色体上一个由标记*D12S364*和*D12S87*确定的区域,并认为识别高血压和短指畸形相关基因及其突变将对阐明导致血压升高的新机制具有重要意义。他们还通过前瞻性临床试验发现:这种单基因形式的高血压对β受体阻滞剂、钙通道阻滞剂、转化酶抑制剂和α受体阻滞剂有效,而对氢氯噻嗪无效。

1998年Hattenbach等人研究了60名患有HTNB的土耳其人发现在所有受影响的受试者中,眼底仅发生轻微改变或临床正常。尽管他们儿童时期就患有严重的高血压,但患者没有表现出高血压视网膜病变的迹象。

进入本世纪初期,HTNB被进一步验证该病的高血压病情对于抗高血压药物的反应一般,且高血压特点是压力反射敏感度降低,血压缓冲明显受损;另外,因患者常见神经血管异常,提示腹外侧髓质可能受损。此时该疾病的基因位点被定位在3-centimorgan区域,学者们认为高血压可能是由这一区域上的3个基因中的一个或多个引起,包含编码磷酸二酯酶的基因、ATP依赖的钾通道Kir6.1,以及它的调节器磺酰脲受体2。

2010年Okan Toka等学者对他们的观察病患进行了全基因组单核苷酸多态性基因分型连锁分析,他们发现:身材矮小的短指症表现为成熟表型,在青春期前的生长突增期间变得明显;2期高血压已经出现在幼儿身上,并且随着年龄的增长而增加。因此,血压测量,而不是短指,是儿童早期诊断最可靠的表型。同时建议,根据当时欧洲和美国儿童和青少年高血压指南,对所有确诊2期高血压患者进行治疗。

到2015年前后,学者们已经确定HTNB是由PDE3A突变导致的。之后的近5年间,随着基因研究技术的迅猛发展,HTNB的发病机制研究也再不断被深化。

(二)发病机制

HTNB的致病基因为*PDE3A*基因,是3',5'-环核苷酸磷酸二酯酶(phosphodiesterase,PDE)基因家族成员。该基因定位于12p12.2染色体上,其结构与其他家族成员相似,即由三个部分组成:一个家族特有的N末端调控域,一个保守的催化结构域和一个C末端结构域。*PDE3A*基因在血小板、心脏和血管平滑肌中表达丰富,因此在维持心脏兴奋收缩耦联和血管内皮屏障功能等方面具有重要作用。*PDE3A*发挥生理作用时需要进行磷酸化,它具有水解细胞内环磷酸苷(cyclic adenosine monophosphate,cAMP)和环磷酸鸟苷(cyclic guanosine monophosphate,cGMP)等第二信使的功能,降解细胞内cAMP或cGMP,从而终结这些第二信使所介导的生化作用。

HTNB的发病以*PDE3A*基因的错义突变多见,这种错义突变为功能获得性突变,致使PDE3A酶活性增强,水解细胞内第二信使的作用加强,增加蛋白激酶A(protein kinase A,PKA)介导的PDE3A磷酸化,加强细胞增殖,结果加剧小动脉血管壁的平滑肌细胞分裂增殖,增加血管平滑肌厚度,导致血管狭窄,血流减少,同时刺激延髓头端腹外侧区缩血管区引起血管收缩。另外,在血管平滑肌细胞中,正常状态下肌球蛋白经肌球蛋白轻链激酶的磷酸化,从而增加肌丝滑动结合位点,增强血管平滑肌收缩。然而,肌球蛋白轻链激酶可被PKA介导的cGMP抑制。在*PDE3A*基因突变的情况下,水解活动增加导致cAMP减少,这种抑制作用也会减弱,从而导致肌球蛋白绝对量增多,引起血管收缩。以上机制均导致外周血管阻力增加,引起血压增高。除此之外,HTNB存在小脑后下动脉环等脑血管异常,后者在延髓腹外侧形成神经血管性压迫,导致压力感受性反射受损,对血压波动的缓冲作用减弱,可能是血压增高的中枢机制。

正常情况下,软骨细胞内cAMP激活的转录因子在甲状旁腺激素样激素(parathyroid hormone-like hormone,PTHLH)的基因转录中具有促进作用,从而影响软骨发育。*PDE3A*基因突变引起cAMP降解增加,使其含量减少,扰乱PTHLH转录,使甲状旁腺激素相关肽调节不良,最终导致个体出现掌骨、跖骨、手指、脚趾的短小及身材的矮小等软骨发育不全表现。

HTNB的其他症状如椎动脉分支迂曲、血管壁纤维化增厚等脑血管异常,也与*PDE3A*基因突变使PKA介导的*PDE3A*磷酸化增加,促进细胞增殖有关,也可能是血压升高的继发症状。

HTNB的发病机制示意图见图6-2-2。

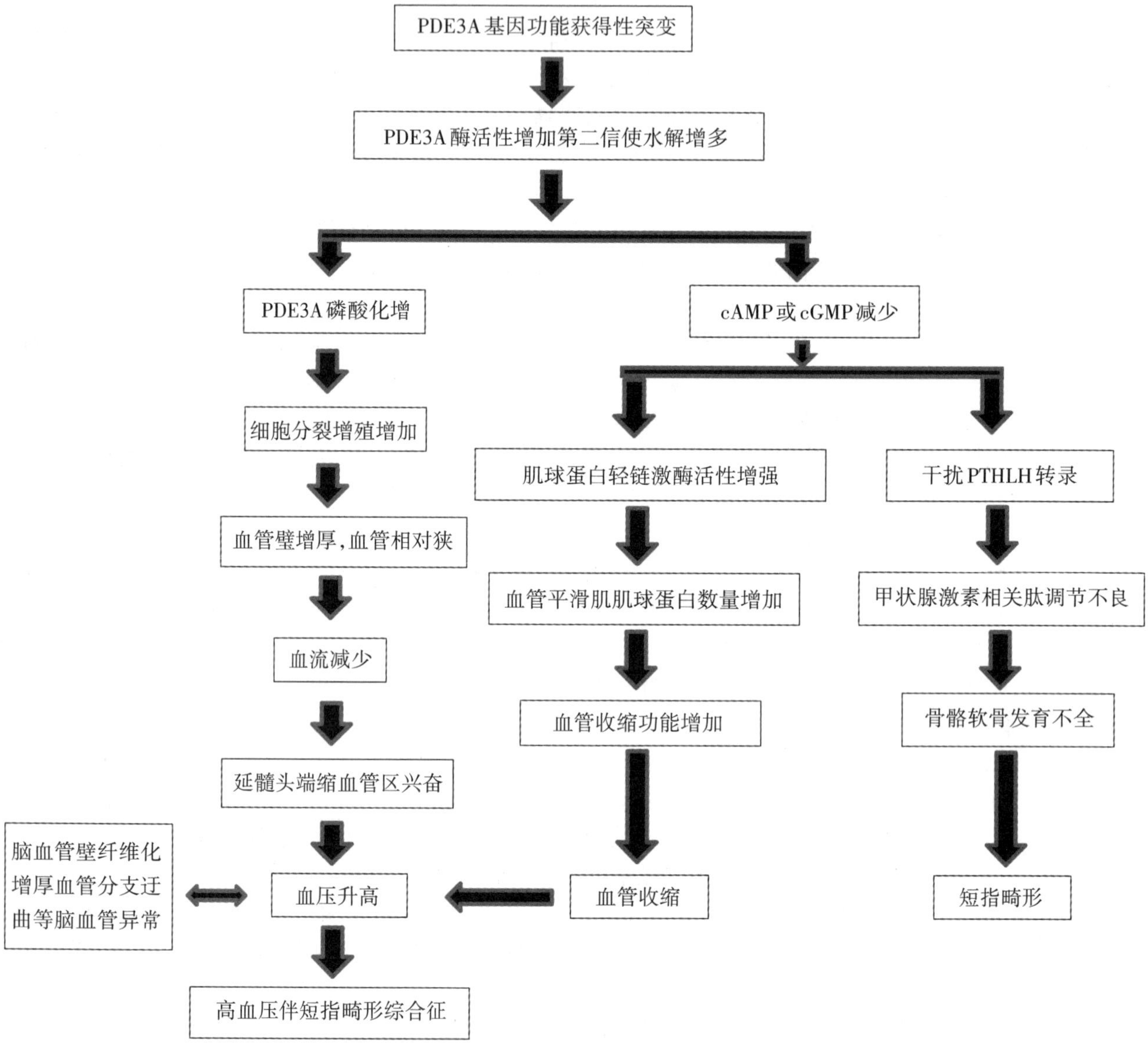

图6-2-2 高血压伴短指(趾)综合征的发病机制示意图

注:PDE3A:磷酸二酯酶3A;cAMP:环磷酸腺苷;cGMP:环磷酸鸟苷;PTHLH:甲状旁腺激素样激素

五、临床表现

HTNB多于儿童时期发病,可涉及多个系统、多个脏器的改变。除高血压外,常合并短指(趾)、身材矮小,脑血管异常等表现。

1.心血管方面

表现为儿童时期进展性高血压,随着年龄增长,血压可有波动,但整体呈上升趋势。患者血浆肾素活性、醛固酮、儿茶酚胺等水平均正常,也不是盐敏感型高血压。同一家系中患病患者与未患病患者相比,平均动脉压可高出约50mmHg(1mmHg=0.133kPa),如不及时治疗,严重者出现早发脑卒中(50岁前),可能原因是患者血小板中受 cGMP 抑制的 PDE3A 增多,导致血小板的功能和聚集能力增强。同时,长期高血压会引起心脏后负荷过重,导致患者心脏增大,心肌肥厚,尤以室间隔增厚为主,严重者出现心力衰竭。

2. 脑血管方面

颅脑血管畸形发病率几乎为 100%。多数患者行颅脑动脉磁共振成像检查可见异常脑血管、颅脑动脉主血管狭窄等影像学表现,尤以左侧小脑后下动脉或椎动脉回路与延髓头端腹外侧区之间病变多见。

3. 常见短指(趾)、身材矮小等骨骼发育异常

表现为身材外形的矮小,上下肢比例失调,X线检查显示异常圆锥形骨骺及骨骺过早闭合甚至缺失,并伴有轻度的脊柱侧凸、腰椎间隙狭窄、胸廓骨盆畸形等,四肢以掌骨、跖骨的短小为主,多伴有第4、第5指骨远节指骨的短小。同一家系患者中往往第1代表现为人群比例的矮小身材,然而第2代家族成员中,仅表现为患病者身材比同家系非患病者矮小,且多伴有显著的视网膜动脉病变。

4. 外貌特征

表现不一,多数患者外貌、智力未见异常,仅有少数患者表现为特殊面容如面颊隆起、前额突出、阔鼻梁等,罕见症状有皮肤和头发的发育异常、缺齿畸形、智力减退等。

5. 肾脏表现

HTNB 患者肾脏改变不明显。少数患者可伴有肾动脉分支狭窄、不规则等影像学表现,多数患者肾功能、肾上腺彩超以及醛固酮、皮质醇、甲状腺功能等化验检查均阴性。高血压控制不理想可引起肾损伤。

六、辅助检查

多数 HTNB 患者行颅脑动脉磁共振成像检查可见异常脑血管、颅脑动脉血管狭窄等影像学表现,尤以左侧小脑后下动脉或椎动脉回路与延髓头端腹外侧区之间病变多见。少数患者可伴有肾动脉分支狭窄、不规则等影像学表现。

七、诊断

HTNB 的诊断目前主要依靠临床表现及体征。对高血压发病年龄轻,呈家族聚集倾向,合并短指(趾)、脑血管畸形等症状者,应高度怀疑该病。G 显带高分辨率染色体核型分析、寡核苷酸微阵列比较基因组杂交技术以及基因突变检测是确诊的依据。

例如,2021年国内医师田琳琳及冯正平报道1例 HTNB 患者。该患者为男性,24岁,发现血压升高半年,父亲有高血压史,颈部皮肤可见色素沉着,身材矮小、上下比例失调,双手中指及小指较短,以右手明显(见图6-2-3)。*HSD11B2* 基因检测结果:杂合变异。

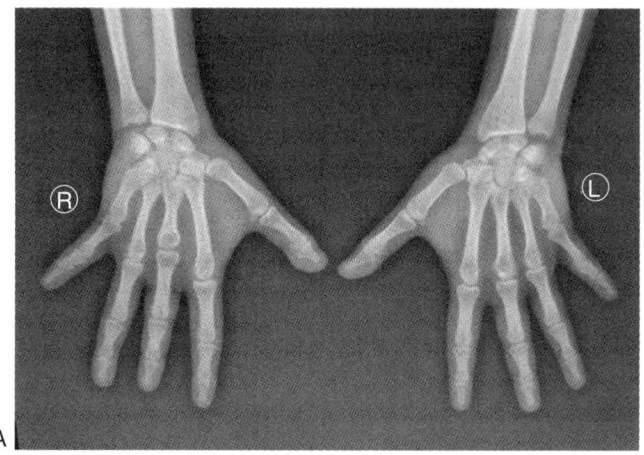
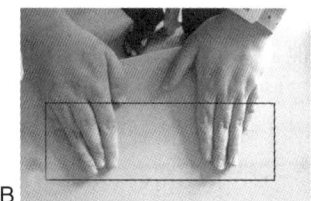
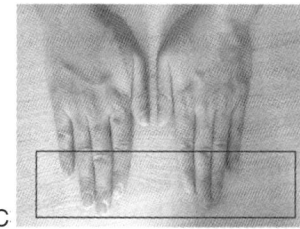

图 6-2-3　HTNB 患者手部图片

注:A:患者双手正位X片;B:患者双手照片(左手小指和右手中指、小指短小);C:正常人双手照片(双手中指较其他手指长)。
图片选自([6]田琳琳,冯正平.高血压伴短指(趾)畸形综合征1例报道及文献复习.中华高血压杂志 2021,29(4):392-394.)

同年10月,国内学者王树芳医生报道1例该病患者。该患者为男性,16岁,汉族,发现血压升高1年;双手指以及双足趾均呈短小粗大畸形(见表6-2-4、图6-2-4、图6-2-5);基因 PDE3A 全外显子测序提示杂合致病

突变。家系分析示父亲野生型，母亲杂合型。家系调查母系发现4代共7人表现双手指（足趾）短小畸形，父系成员未见患病。

表6-2-4 患者手指（足趾）长度测量值（cm）

指（趾）	左指	右指	左趾	右趾
第1指（趾）	3.5	4	3.6	3.3
第2指（趾）	4.2	4.3	3.5	3.3
第3指（趾）	5.7	5.5	2.8	3.3
第4指（趾）	5.2	5	2.7	3
第5指（趾）	3.5	3.5	2.6	2.5

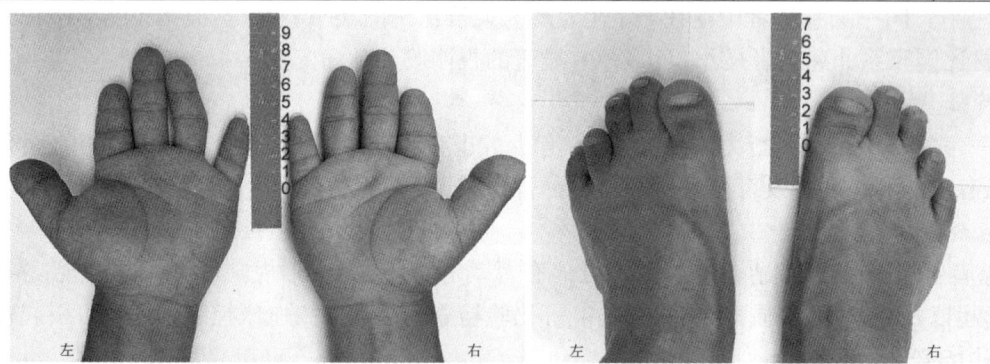

图6-2-4 患者双手以及双足图片

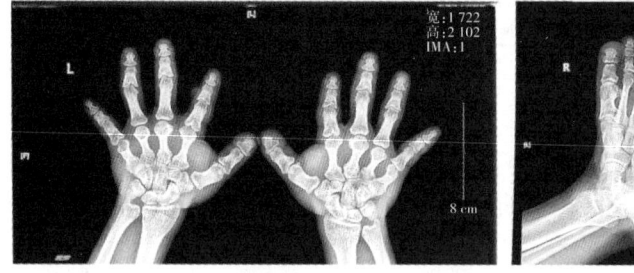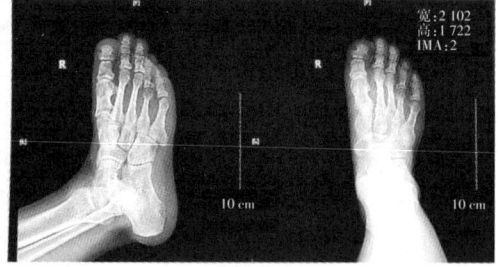

图6-2-5 患者双手正位以及右足正侧位X线检查

图片选自（[17]王树芳.高血压伴短指（趾）畸形综合征1例家系调查并文献复习[J].中华高血压杂志.2021,29(10):1016-1019.）

八、鉴别诊断

（一）其他E型短指（趾）症（brachydactyly type E，BDE）

BDE主要分为3个亚型，E1型限于第4掌骨和（或）跖骨缩短；E2型涉及掌骨的可变组合，第1和第3远端指骨以及第2和第5指/趾中节指骨的缩短同时合并多种跖骨畸形；E3型有短掌骨的变化组合，没有指骨的参与。通常不伴血压增高，据此可与HTNB鉴别。

（二）假性甲状旁腺功能减退症

该病患者临床表现特点包括短骨、短身材、粗壮、早发性肥胖、甲状旁腺激素抵抗、促甲状腺激素抵抗、高血压、精神迟缓、白内障等。发病机制是由于甲状旁腺激素—甲状旁腺激素相关蛋白信号通路内的分子缺陷。实验室检测发现低血钙、高血磷和甲状旁腺激素升高可与HTNB鉴别。

（三）Turner综合征

Turner综合征是女性X染色体全部或部分缺失导致的一种常见遗传疾病，也称先天性卵巢发育不全，其发病率为1/2500，Turner综合征是由于亲代生殖细胞在第1次减数分裂过程中早期合子分裂期性染色体不分裂，合子卵裂中姐妹染色体不分离或染色体在有丝分裂中部分缺失所致。患者长大后具有Turner综合征的典型体征，如身材矮小、原发闭经、幼稚外阴、性腺发育不良、卵巢萎缩等。进行染色体核型分析可鉴别。

（四）21三体综合征

部分HTNB儿童患者存在外貌、智力异常，需与唐氏综合征鉴别。唐氏综合征为21号染色体异常，表现为身材矮小、四肢短、智力发育迟钝以及手指、足趾粗短畸形等。但很少出现指节缺失。染色体核型分析可资鉴别。

(五)其他血压增高或短指(趾)畸形等疾病

如似盐皮质激素增多症、假性醛固酮增多症、先天性甲状腺功能低下等疾病,根据症状、体征、相关实验室检查、基因测序等多可进行鉴别。

九、治疗策略

HTNB目前尚无根治手段,多以降压药物控制血压,减少高血压靶器官损害为主。必要时可行骨骼外科手术等对症治疗。治疗以减轻患者症状,控制并发症发展,改善外貌特征为目的。由于HTNB患者的肾素血管紧张素系统、儿茶酚胺水平、酸碱调节及对容量增减的反应都无明显改变,因此所有降压药对HTNB的降压效果与治疗原发性高血压的效果类似。体外药理试验发现,增加血管平滑肌细胞中的cGMP可用于治疗HTNB患者,但尚未在临床推广应用。基因治疗可能是未来研究方向。

十、疗效及转归

HTNB目前多以对症治疗为主,纠正PDE3A基因错义突变的基因治疗将是该病的根治手段。

总之,HTNB是一种罕见的高血压,家族倾向明显,土耳其家族及西班牙等国家的家系发病倾向较其他国家明显,国内报道甚少。临床医师应尽早提高对该病的认识,以便于发现更多病例,努力开展基因突变检测及其致病机制研究,该病的基因治疗也必将成为未来研究的热点。

参考文献

[1]朱英翠,王广新,徐琳等.高血压伴短指(趾)畸形综合征的介绍[J].中华高血压杂志,2019,27(3):287-289.

[2]Schuster H,Wienker TE,Bhring S,et al.Severe autosomal dominant hypertension and brachydactyly in a unique Turkish kindred maps to human chromosome 12[J].Nature Genetics,1996,13(1).98-100.

[3]Turan S.Current nomenclature of pseudo h.ypoparathyroidism:inactivating parathyroid hormone/parathyroid hormone-related protein signaling disorder[J].Journal of Clinical Research in Pediatric Endocrinology,2017,9(Suppl2):S58-68.

[4]Page MM,Hooper AJ,Glendenning P,et al.Isolated brachydactyly type E and idiopathic pancreatitis in a patient presenting To a Lipid disorders clinic[J].BMJ Case Reports,2017 Apr 6;2017:bcr2016218825.

[5]van den Born BJ,Oskam LC,Zidane M,et al.The Case A handful of hypertension [J].The International Society of Nephrology,2016,90(4):911-913.

[6]田琳琳,冯正平.高血压伴短指(趾)畸形综合征1例报道及文献复习[J].中华高血压杂志2021,29(4):392-394.

[7]Friedrich C Luft, Okan Toka, Hakan R Toka et al.Mendelian hypertension with brachydactyly as a molecular genetic lesson in regulatory physiology[J].American journal of physiology, 2003,285(4):R709-14.

[8]Mieczysław Litwin, Elzbieta Jurkiewicz, Katarzyna Nowak et al. Arterial hypertension with brachydactyly in a 15-year-old boy[J]. Pediatric Nephrology,2003,18(8):814-9.

[9]Okan Toka , Philipp G Maass, Atakan Aydin et al.Childhood hypertension in autosomal-dominant hypertension with brachydactyly[J].Hypertension, 2010,56(5):988-94.

[10]Ercu M, Klussmann E.Roles of A-kinase anchoring proteins and phosphodiesterase in the cardiovascular system[J].Journal Of Cardiovascular Development And Disease,2018,5(1).pii:E14.

[11]Houslay M.Hypertension linked to PDE3A activation[J].Nature Genetics,2015,47(6):562-563.

[12]Maass PG,Aydin A,Luft FC,et al.PDE3A mutations cause autosomal dominant hypertension with brachydactyly[J].Nature Genetics,2015,47(6):647-653.

[13]Toka O,Tank J,Schochterle C,et al.Clinical effects of phosphodiesterase 3A mutations in inherited hypertension with brachydactyly[J].Hypertension,2015,66(4):800-808.

[14]Mantovani G,Bastepe M,Monk D,et al.Diagnosis and management of pseudohypoparathyroidism and related disorders:first international consensus statement[J].Nature Reviews Endocrinology, 2018,14(8):476-500.

[15]Bush D,Galambos C,Ivy DD,et al.Clinical characteristics and risk factors for developing pulmonary hypertension in children with down syndrome [J].Journal of Pediatrics,2018,202:212-219.

[16]Geller DS.New developments in the genetics of hypertension.What should cliniciansknow[J].Current Cardiology Reports,2015,17(12):122.

[17]王树芳.高血压伴短指(趾)畸形综合征1例家系调查并文献复习[J].中华高血压杂志.2021,29(10):1016-1019.

李康(撰写)　李家瑞(审校)

第四节 家族性醛固酮增多症
Section 4　Familial hyperaldosteronism, FH

关键词：高血压；醛固酮增多症；家族性；低钾血症

Keyword：hypertension；increased aldosterone；familial；hypokalemia

一、概述

家族性醛固酮增多症（Familial hyperaldosteronism，FH）是原发性醛固酮增多症（Primary aldosteronism，PA）的家族形式，是种系突变导致的常染色体显性遗传病，所有年龄均可发病。该病与不同的基因缺陷有关，迄今已定义了四种亚型，即Ⅰ型、Ⅱ型、Ⅲ型及Ⅳ型FH，均为单基因遗传病。

FH通常表现为早发的高血压，但不同分型有其自身特征。

Ⅰ型FH（FH-Ⅰ）又称为糖皮质激素可治性醛固酮增多症（glucocorticoid-remediable aldosteronism，GRA），以早发性高血压、使用糖皮质激素可治疗促肾上腺皮质激素-依赖性醛固酮增多症、可变性低钾血症、18-氧皮质醇和18-羟基皮质醇过量产生为特点。该分型于1966年由Sutherland等报道，是首个被报道的由种系突变所导致的遗传性PA，报道中的PA家系包括一对父亲，临床表现为高血压、低血钾、醛固酮分泌增加和血浆肾素活性降低。父亲存在左侧肾上腺增粗，且在术后高血压持续存在未缓解，但经过地塞米松治疗后这对父子所有临床异常均得到缓解；然而停用地塞米松后患者病情复发，而通过第2个疗程的地塞米松治疗后病情再次缓解。因此该疾病随后被称为GRA。

Ⅱ型FH（FH-Ⅱ）以不同程度的高血压和地塞米松无法抑制的醛固酮增多症为特征。该分型最先由Stowasser等人于1992年报道，他们在来自5个家系的13例患者中发现了FH病情，但是这些患者的醛固酮增多并不能被地塞米松抑制，而且基因检测并无Ⅰ型FH的融合基因存在，除了具有家族遗传性，无论是发病年龄、性别、血钾、醛固酮水平、肾素活性还是肾上腺形态均与散发性PA无差别，因此，将这类FH命名为Ⅱ型FH。多年来，人们一直将糖皮质激素不能抑制的家族性PA归类为Ⅱ型FH，诊断依据为1个家系中至少有2人确诊为PA以及没有导致FH-Ⅰ的嵌合基因。

Ⅲ型FH（FH-Ⅲ）以严重的低钾血症、早发性严重高血压、非糖皮质激素可治疗的醛固酮增多症以及18-氧皮质醇和18-羟基皮质醇的过量产生为特点。该分型于2008年由Geller等报道，报道中的患者为一位父亲及其2个女儿，其临床特点为儿童期严重高血压、低血钾，醛固酮显著升高，血18羟皮质醇、18氧皮质醇显著升高，显著的双侧肾上腺增生，进行地塞米松抑制试验时，患者的醛固酮水平反常升高，积极降血压治疗无效，需进行双侧肾上腺切除来控制临床症状。研究者排除了患者为GRA的可能，且考虑患者临床表现不同于Ⅱ型FH，表现为儿童期即出现严重症状，故认为这是一种新的FH，将此型PA命名为Ⅲ型FH。

Ⅳ型FH（FH-Ⅳ）以早发高血压、智力发育迟缓、注意力缺陷障碍、严重早发高醛固酮症为特点。该分型于2015年由Scholl等人报道，报道中5例早发（<10岁）PA的儿童均存在CACNA1基因种系杂合突变（M1549V），这些患儿均具有类似的临床表型，表现为严重的早发性高血压、ARR升高，并且在影像学上没有肾上腺肿块或增生的证据，是一种新的PA家族形式，被命名为Ⅳ型FH。总体来说，在疑似家族性醛固酮增多症的病例中进行遗传形式的基因检测，有助于明确诊断，还可以避免对阳性患者进行繁重的诊断调查。治疗方面，目前本病仍是以对症治疗为主，但不同分型对药物的敏感性也不尽相同。

二、定义

FH是由种系突变导致肾上腺皮质分泌过多醛固酮的家族性单基因遗传病，以早发的高血压为常见表现，是原发性醛固酮增多症的可遗传形式，迄今为止该病已经确定了四种亚型，即Ⅰ型FH、Ⅱ型FH、Ⅲ型FH及Ⅳ型FH。

三、流行病学

PA是继发性高血压的一个常见原因，其发病率在5%至15%之间。但大多数PA的病例是散发性的，仅有大约6%的患者带有该病的家族形式，也就是FH。

其中，Ⅰ型FH约占PA患者的1%。Ⅱ型FH是最常见的FH形式，多于成年发病，在PA的成人中占比为1.2%~6.0%。Ⅲ型FH是PA中的罕见类型，在PA患者中的患病率大致为0.3%，临床表现复杂多样，通常发病年龄较早。Ⅳ型FH是近年来新发现的FH，本型暂无具体发病率描述。

四、病因及发病机制

(一)FH的致病基因及其定位

FH目前已知有四种致病基因，均为常染色体显性遗传(见表6-2-5)。

表6-2-5　FH四种分型的致病基因及其定位表

分型	致病基因	染色体定位	OMIM编号
Ⅰ型	*CYP11B1/CYP11B2*融合基因	8q24.3	103900
Ⅱ型	*CLCN2*	3q27.1	605635
Ⅲ型	*KCNJ5*	11q24.3	600734
Ⅳ型	*CACNA1H*	16p13.3	607904

(二)FH的分型及分子机制

1.Ⅰ型FH(FH-Ⅰ)

FH-Ⅰ，是常染色体显性遗传病，其致病基因为细胞色素P450家族成员11B1(cytochrome P450, family XIB, polypeptide1, CYP11B1)／CYP11B2融合基因，该基因的5'端为部分*CYP11B1*基因，3'端为部分*CYP11B2*基因。*CYP11B1*基因有9个外显子，它与*CYP11B2*基因均位于8q24.3的染色体定位点。

1992年Lifton等首先阐明了其分子机制(见图6-2-6)，发现紧密连锁的*CYP11B1*和*CYP11B2*基因的不等交换产生了1个新的融合基因，导致*CYP11B1*的调控序列[包含促肾上腺皮质激素(ACTH)反应启动子]与*CYP11B2*(编码醛固酮合成酶)的编码序列融合。*CYP11B1*基因通常在肾上腺皮质束状带表达，编码11β-羟化酶，参与皮质醇的合成，受ACTH调控；而*CYP11B2*基因在肾上腺皮质球状带表达，编码醛固酮合成酶，参与醛固酮的合成，主要受血管紧张素Ⅱ(AngⅡ)调控。该融合基因编码的蛋白具有醛固酮合成酶活性，但受ACTH调控而不受血管紧张素Ⅱ调控，且不再局限表达于肾上腺皮质球状带，而主要在束状带表达。另外，由于FH-I患者部分醛固酮的合成受肾上腺束状带合成的皮质醇的控制，因此，小剂量的糖皮质激素可通过抑制ACTH而抑制该基因的表达从而减少醛固酮的合成，这就解释了为什么小剂量地塞米松可以治疗FH-I患者的高血压症状。

*CYP11B1*和*CYP11B2*基因发生交换的位点通常位于两基因间具有最大序列同一性的区域，至今已有多个位点被报道，主要位于内含子2至内含子4之间(特别是内含子2到外显子3连接和外显子4-内含子4区域)。

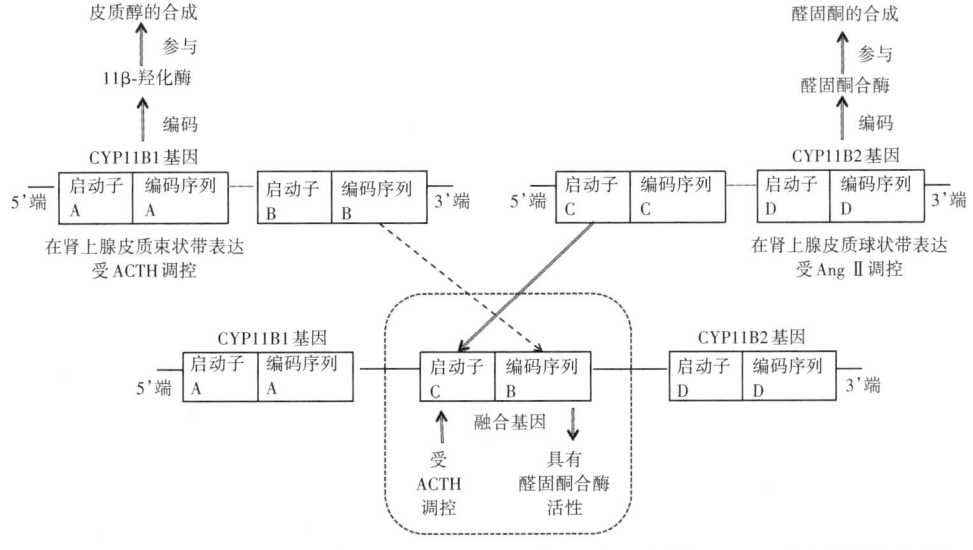

图6-2-6　FH-Ⅰ发病机制示意图(注：ACTH为促肾上腺皮质激素，AngⅡ为血管紧张素Ⅱ)

2. Ⅱ型FH(FH-Ⅱ)

FH-Ⅱ于1992年由Stowasser等首先报道,基因检测无融合基因存在,其分子机制的阐明经历了一个漫长的过程。2000年Lafferty等通过连锁分析将FH-Ⅱ致病基因定位于7p22,但具体基因一直未能成功定位。直至2018年,Scholl等学者通过基因测序发现氯离子通道蛋白2(Chloride Channel2,CLCN2)的基因突变与此种类型相关。他们是通过对Stowasser等学者在1992年首次报道的FH-Ⅱ家系患者进行外显子测序,在8例早发PA先证者中发现了 *CLCN2* 基因的1个杂合错义突变(p.Arg172Gln),从而成功定位了FH-Ⅱ的致病基因。*CLCN2* 基因位于3q27.1,含有25个外显子。

CLCN2 基因编码ClC-2蛋白,这是肾上腺皮质球状带上的一种电压门控氯通道,此通道在膜电位超极化时开放,通道开放后肾上腺皮质球状带细胞去极化并生成醛固酮合酶,促进醛固酮合成。CLCN2基因发生突变后,引起氯通道开放率增加,氯离子流出增加,导致肾上腺皮质球状带细胞去极化,进一步引起电压依赖性Ca^{2+}通道的激活产生Ca^{2+}流入,诱导醛固酮合酶产生,从而导致醛固酮合成增加,引发FH-Ⅱ症状。

目前已报道了40余个基因突变,其中6种 *CLCN2* 种系突变(*R172Q*、*M22K*、*K362del*、*G24D*、*S865R*、*Y26N*)与FH-Ⅱ的发病有关。

3. Ⅲ型FH(FH-Ⅲ)

FH-Ⅲ的致病基因为钾向内整流通道蛋白亚家族J成员5(potassium inwardly-rectifying channel,subfamily J,member 5,*KCNJ5*),该基因位于11q24.3,含有5个外显子。2011年Choi等学者对Geller等学者所描述的家系中的3例患者进行基因测序,发现了 *KCNJ5* 基因T158A种系突变。

KCNJ5 编码向内整流钾通道即G-蛋白激活的内向整流型钾通道4(G-protein-activated inwardly rectifying potassium channel subunit4,GIRK4),该通道蛋白在心脏、中枢和外周神经元中表达,也在胎儿和成人正常肾上腺束状带的外部表达。生理条件下,肾上腺束状带细胞显示高静息K^+电导,GIRK4有助于维持超极化状态的细胞膜。*KCNJ5* 基因突变导致通道对K^+的选择性降低,对Na^+通透性增加,Na^+内流导致肾上腺皮质球状带细胞膜去极化,进而引起电压门控的钙通道开放,激活细胞内钙信号通路,诱导醛固酮合酶的表达,并最终引起醛固酮分泌和细胞增殖。*KCNJ5* 基因多样且类型复杂,2011年,Choi等对肿瘤细胞使用Sanger测序发现了 *KCNJ5* 基因 *G151R* 突变,并解释了突变导致的电生理学改变。Scholl等通过电生理学研究证明 *KCNJ5* 基因 *G151E* 突变产生比 *G151R* 突变大的Na^+电导,导致快速Na^+内流,使细胞去极化,之后这一发现得到表型的证实。Mulatero等在2例病情较重的原发性醛固酮增多症患者中发现了 *G151E* 突变。而Monticone等发现 *Y152C* 突变患者的表型较轻。有研究者仅在白人患者中发现 *I157S*、*R52H* 和 *E246K* 突变,提示FH-Ⅲ患者 *KCNJ5* 基因突变可能具有种系差异。

迄今为止,已发现7个 *KCNJ5* 基因突变与FH-Ⅲ有关,分别为 *G151R*、*R52H*、*T158A*、*I157S*、*E246K*、*G15lE* 和 *Y152C*。

4. Ⅳ型FH(FH-Ⅳ)

FH-Ⅳ为常染色体显性遗传,呈不完全外显,其致病基因电压依赖型T型钙通道亚单位α-1H(voltage-dependent T-Type calcium channel subunit alpha-1H,CACNA1H)基因定位于16p13.3,含有36个外显子。

CACNA1H 基因编码T型电压门控钙通道的α亚基即窖蛋白3基因2(caveolin 3,gene 2,Cav3.2)的α1亚基,*CACNA1H* 在肾上腺球状带中高表达,编码Cav3.2后通过影响肾上腺球状带细胞膜电位去极化进而产生醛固酮。

研究发现,醛固酮的持续产生需要依靠被低电压激活的Ca^{2+}通道开放所引起的Ca^{2+}内流;而肾上腺球状带细胞多为超极化,限制Ca^{2+}内流,因此不会持续产生过多的醛固酮。但 *CACNA1H* 的基因突变可以引起钙通道Cav3.2功能的增强,导致Ca^{2+}通道在较低的去极化电位下被激活,且失活速度减慢、通道开放时间延长,引起Ca^{2+}内流增多,诱导醛固酮合成酶产生,引起醛固酮分泌增多,导致FH-Ⅳ发生。

目前,至今 *CACNA1H* 基因已报道37个突变,其中无义突变35个,缺失突变2个,均为功能获得性突变,种系突变包括 *M1549V*、*M1549I*、*S196L*、*P2083L*、*V1951E*。

五、临床表现

(一) FH-Ⅰ

FH-Ⅰ的临床表现多样,以早发性高血压、使用糖皮质激素可治疗促肾上腺皮质激素-依赖性醛固酮增多症、可变性低钾血症、18-氧皮质醇和18-羟基皮质醇过量产生为特点。部分患者临床症状轻微,而大部分患者幼时即有较高的血压,脑血管并发症、出血性脑卒中和颅内动脉瘤风险明显增加,也有对照研究表明FH-Ⅰ受试者表现出具有更大间隔的同心重塑的证据(这或许是醛固酮过量与左心室壁厚度增加和舒张功能降低有关的缘故)。FH-Ⅰ临床表现的多样性可能与嵌合基因发生交换的位置相关。

(二) FH-Ⅱ

FH-Ⅱ以不同程度的高血压和地塞米松无法抑制的醛固酮增多症为特征。临床表现类似于散发性PA,为家族性的早发的醛固酮增多症,患者与患者之间临床严重程度存在较大差别。这类患者的特点为肾上腺皮质增生或肾上腺腺瘤,或两者同时存在,患者表现为中-重度高血压和低钾血症,在临床和生化方面与散发性原发性醛固酮增多症没有区别。

(三) FH-Ⅲ

FH-Ⅲ型以严重的低钾血症、早发性严重高血压、非糖皮质激素可治疗的醛固酮增多症以及18-氧皮质醇和18-羟基皮质醇的过量产生为特点。临床表现复杂多样,最初报道的F-Ⅲ患者表现为儿童期严重的高血压且对药物治疗反应差。但随着后续新的病例的报道,发现FH-Ⅲ亦可表现出较轻微的临床症状。总体来看,大多数患者表现为早发的PA、多尿甚至尿崩症样症状、多脂(尿液中混合类固醇18氧皮质醇和18羟皮质醇浓度增高)、低钾、双侧肾上腺大量增生和严重的抵抗性高血压。这种临床表现的多样性可能与不同的 *KCNJ5* 基因突变类型相关。例如:*T158A*、*I157S*、*E145Q* 和 *G151R* 表现为严重的早发PA,伴有双侧肾上腺增生,需要双侧肾上腺切除术来控制症状。再如:*G151E* 和 *Y152C* 突变的患者临床症状较轻,与轻度原发性醛固酮增多症有关,在CT扫描中没有肾上腺异常,并且可以通过矿物皮质激素受体拮抗剂来控制,对药物治疗反应较好。

(四) FH-Ⅳ

FH-Ⅳ型以早发高血压、智力发育迟缓、注意力缺陷障碍、严重早发高醛固酮症为特点。临床表现为高醛固酮血症、血浆低肾素活性,尚无证据表明存在肾上腺的变化。但Scholl等人报道的患者中,部分患者的组织学检查显示肾上腺微结节性增生。

六、辅助检查

总体来说,FH的诊断依赖于基因检测。除此之外,血浆醛固酮浓度和醛固酮-肾素比率似乎并不能作为FH-Ⅰ的主要参考依据,因为有台湾地区学者根据当地PA调查登记处的数据,在FH-Ⅰ阳性个体中发现了较低的血浆醛固酮浓度和醛固酮-肾素比率;但另有学者的对照研究中,FH-Ⅰ阳性个体出现了更高的血清醛固酮水平和醛固酮/肾素比率。

七、诊断

1. 阳性家族史是首要的诊断依据
2. 基因测序是诊断的金指标

(1) FH-Ⅰ主要通过对嵌合基因的大片段进行高度特异和灵敏的PCR扩增来确定诊断。美国内分泌学会《原发性醛固酮增多症的管理》指南建议对所有早发(<20岁)PA患者和有该疾病家族史的患者进行基因检测来筛查FH-Ⅰ。

(2) FH-Ⅱ诊断主要依赖于对CLCN2基因进行测序。

(3) FH-Ⅲ的诊断主要依赖于对KCNJ5基因进行测序。根据最近更新的《内分泌学会指南》指出:所有发病年龄很小的PA患者都应考虑诊断为FH-Ⅲ,外周血样本的KCNJ5测序是诊断该病的唯一可靠方法。此外,地塞米松抑制试验还没有在所有受影响的对象中系统地进行,因此,FH-Ⅲ患者对该试验的特征性反应仍有待确定。

(4)FH-Ⅳ的确诊需通过对CACNA1H基因进行测序。

八、鉴别诊断

FH-Ⅱ与散发性原发性醛固酮增多症鉴别：FH-Ⅱ在临床和生化方面与散发性原发性醛固酮增多症没有区别，通常当同一家族中至少有两个一级成员受原发性醛固酮增多症影响时，可以诊断FH-Ⅱ。

所有FH患者均可通过家族史的采集以及基因检测进行确诊，从而完成与其他相似疾病的鉴别诊断。

九、治疗策略

（一）FH-Ⅰ

FH-Ⅰ患者可通过外源性糖皮质激素治疗来抑制醛固酮的产生，通过使用小剂量的地塞米松可以有效地控制高血压，必要时可额外给予醛固酮受体拮抗剂。不需要完全抑制ACTH和混合基因的表达。值得临床医生关注的是，FH-Ⅰ治疗手段不同于临床常见的散发性PA，若误诊为散发性PA，将导致错误治疗，这也是提高对FH临床认识的意义和必要性所在。

（二）FH-Ⅱ

FH-Ⅱ治疗方法亦类似散发性PA，取决于肾上腺为双侧病变还是单侧病变。

（三）FH-Ⅲ

FH-Ⅲ治疗方法取决于临床症状的严重性。FH-Ⅲ患者的血压水平多不能被螺内酯成功控制，需要使用大剂量的矿物质皮质激素受体拮抗剂来阻断过量醛固酮的产生。若抵抗性高血压，需要双侧肾上腺切除术来控制血压。然而好的一方面是，部分轻度的高血压和低钾血症，可以通过醛固酮受体拮抗剂治疗得到控制。

（四）FH-Ⅳ

FH-Ⅳ患者治疗上，除给予醛固酮受体拮抗剂治疗外，钙通道阻断剂可能有一定疗效，肾上腺切除术仅适用于那些药物治疗无效的患者。

虽然目前对于FH-Ⅱ、FH-Ⅲ或FH-Ⅳ患者尚无针对性的治疗，然而目前，一些来自对细胞系统的机制研究，给未来的治疗之路带来了曙光。例如，在原发性醛固酮增多症中发现了编码离子通道和ATP酶的基因的反复突变，为特定突变患者的靶向治疗打开了新的前景。体外研究表明，突变体GIRK4通道的药理作用与野生型通道不同，它们被钙和钠通道阻断剂（如维拉帕米和阿米洛利）所阻断。特别是，高剂量的维拉帕米能够特异性地阻断携带复发性p.Leu168Arg突变的GIRK4通道。再如，大环内酯类抗生素，特别是罗红霉素，也能选择性地抑制携带两个最常见的突变（p.Gly151Arg和p.Leu168Arg）的GIRK4通道，并减少CYP11B2的表达和肾上腺皮质HAC15细胞中醛固酮的产生。这些结果在一项测试大环内酯类药物克拉霉素对具有和不具有KCNJ5突变的APA组织细胞中醛固酮合成和分泌的影响的研究中得到证实。以剂量依赖的方式，克拉霉素减少了CYP11B2的表达和醛固酮的分泌，特别是在从有KCNJ5突变的APA体外分离的细胞中。这些结果表明，使用大环内酯可用于非侵入性诊断（即病人对药物的反应是诊断性的）和有针对性地治疗KCNJ5突变的APA以及治疗FH-Ⅲ型的病人。除了用大环内酯类药物抑制突变的GIRK4外，钙通道阻断剂可用于CACNA1H突变和FH-Ⅳ患者，或用于APA中体细胞CACNA1D突变的患者，针对突变的钙通道。

十、疗效及转归

目前本病的治疗仍是以对症治疗为主，因此，提高对该疾病基础机制的认识是开发和实施针对性治疗的关键。

总之，FH是一类单基因遗传性高血压，家族倾向明显，各个亚型的致病基因及基因突变类型被逐一发现。但是，由于对该病缺乏足够的认识，以及基因检测普及程度不够和检测费用过高等限制，国内报道较少。目前人们对该病的研究远远不够。未来应提高临床工作者对该病的认识，发现更多病例，开展基因突变检测及其致病机制研究，或许能为高血压的治疗提供新思路。该病的基因治疗是亟待解决的问题，也必将成为未来研究的热点。

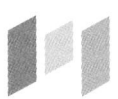

参考文献

[1]Yu-Fang Lin,Kang-Yung Peng,Chia-Hui Chang et al.Adrenalectomy Completely Cured Hypertension in Patients With Familial Hyperaldosteronism Type I Who Had Somatic KCNJ5 Mutation[J].Journal of clinical endocrinology & metabolism,2019,104(11):5462-5466.

[2]Chung-Yi Cheng,Hung-Wei Liao,Kang-Yung Peng et al.Characteristics and Outcomes in Primary Aldosteronism Patients Harboring Glucocorticoid-Remediable Aldosteronism[J].Biomedicines,2021,9(12):1816.

[3]Scholl U.I,Stolting G,Schewe J et al.CLCN2 chloride channel mutations in familial hyperaldosteronism type Ⅱ[J].Nature Genetics,2018,50(3),349-354.

[4] Fernandes-Rosa, F.L,Daniil, G,Orozco, I.J et al.A gain-of-function mutation in the CLCN2 chloride channel gene causes primary aldosteronism[J].Nature Genetics,2018,50(3),355-361.

[5]Ute I.Scholl ,Gabriel Stolting,Julia Schewe et al.CLCN2 chloride channel mutations in familial hyperaldosteronism type Ⅱ[J].Nature Genetics, 2018, 50(3):349-354.

[6]Michael Stowasser1,Martin Wolley1,Aihua Wu1 et al.Pathogenesis of Familial Hyperaldosteronism Type Ⅱ: New Concepts Involving Anion Channels[J].Current Hypertension Reports,2019,21(31):1-10.

[7]Yang Y,Gomez-Sanchez C.E,Jaquin D et al.Primary Aldosteronism: KCNJ5 Mutations and Adrenocortical Cell Growth[J].Hypertension,2019,74(4):809-816.

[8]Monticone S,Bandulik S,Stindl J et al.A case of severe hyperaldosteronism caused by a de novo mutation affecting a critical salt bridge Kir3.4 residue[J].Journal of clinical endocrinology & metabolism,2015,100(1),E114-E118.

[9]Scholl U.I,Stolting G,Nelson-Williams C et al. Recurrent gain of function mutation in calcium channel CACNA1H causes early-onset hypertension with primary aldosteronism[J].eLife,2015,4,e06315.

[10]孔祥冉,王广新,郝瑞,等.家族性醛固酮增多症的分子遗传学研究进展[J].中国心血管病研究,2019,17(2):101-103.

[11]石小丽,杨雁,余学锋.家族性醛固酮增多症研究现状与思考[J].中华内科杂志,2023,62(3):247-250.

李康（撰写） 李家瑞（审校）

第五节 假性醛固酮减少症Ⅱ型
Section 5　Pseudohypoaldosteronism Type Ⅱ,PHA-Ⅱ

关键词：高血压；高血钾；代谢性酸中毒；肾素；醛固酮水平低下

Keyword：Hypertension；Hyperkalemia；Metabolic acidosis；Renin；low aldosterone levels

一、概述

假性醛固酮减少症（Pseudohypoaldosteronism,PHA）又称Cheek-perry综合征、醛固酮不敏感综合征，由Cheek和Perry于1958年首次报道，是一种罕见的常染色体遗传性疾病，可分为Ⅰ、Ⅱ、Ⅲ型，主要表现为水、电解质紊乱及难以纠正的酸碱失衡，及时纠正内环境紊乱可迅速改善病情，其预后因类型不同而存在差异。该病主要与醛固酮信号通路异常有关，其中PHA Ⅰ与醛固酮受体、上皮细胞钠离子通道功能异常有关，主要依赖氯化钠替代治疗；PHA Ⅱ也称为Gordon综合征，由无赖氨酸激酶1、4（WNK1、4）突变导致的钠氯同向转运体及肾外髓质钾通道功能障碍所致，噻嗪类利尿剂有效；PHA Ⅲ目前主要认为与尿路病变有关，以尿路感染、尿路畸形最常见，但具体发病机制仍不清楚，在纠正原发病后往往可自行缓解。

二、定义

PHA是一类多于婴幼儿期起病且进展迅速的罕见失盐综合征，由细胞内醛固酮信号通路异常所致。而PHⅡ是由无赖氨酸激酶1突变导致的钠氯同向转运体及肾外髓质钾通道功能障碍所致，临床主要表现为高血压、高血钾及代谢性酸中毒等。血浆中肾素和醛固酮降低，但肾小球滤过率正常。

三、流行病学

假性醛固酮减少症Ⅱ型临床表现为高血钾、高血压、低肾素、代谢性酸中毒，但肾小球滤过率正常，是一种罕见的常染色体遗传病。该病于1964年由Paver和Pauline首先报道，其患病率目前尚不清楚，呈家族性发病，亦有散发病例报道。

四、病因及发病机制

PHA Ⅱ又可分为5个亚型,分别为PHA ⅡA、PHA ⅡB、PHA ⅡC、PHA ⅡD和PHA ⅡE。其中PHA ⅡA亚型的致病基因定位于1q31-q42,目前尚未被克隆,其他4个亚型的致病基因分别是 *WNK4*、*WNK1*、*KLHL3* 和 *CUL3* 基因,已被克隆。各亚型通常以显性方式遗传,少数PHA ⅡD也以隐性方式遗传。

五、临床表现

PHA Ⅱ各亚型因其致病基因不同,临床表现也存在巨大差异,并不是所有的PHA Ⅱ患者均同时表现出高血压、高钾血症、高氯血症和代谢性酸中毒等典型临床特征。其中高钾血症是最常见的临床症状,约有高达76.9%的患者均可出现高钾血症;其次的临床表现主要为高血压和代谢性酸中毒,发病率在总患者中分别占74.1%和59.1%。

此外,不同亚型PHA ⅡB~E的基因型-表型是存在相关性的,在临床上可以从患者的临床表现推测其基因型。例如:PHA ⅡB型患者的代谢紊乱往往先于高血压发生,存在高钾血症和代谢性酸中毒,还可能合并高尿钙、低血钙骨、密度降低和肾钙结石等其他特征;PHA ⅡC型患者的高血压表型最轻,高钾血症和代谢性酸中毒也最轻;PHA ⅡD型患者的隐性突变比显性突变更严重,且诊断年龄更早,存在高钾血症和代谢性酸中毒,但显性突变者血清K^+明显高于隐性突变的患者;PHA ⅡE型患者的表型最重,发病年龄最小,90%以上的高血压年龄<18岁,其高钾血症和代谢性酸中毒也最重,并且患者很可能出现生长延迟,生育能力可能会受影响。

六、辅助检查及诊断

基因检测是本病诊断的根本途径。

PHA Ⅱ的临床表现有一定的特殊性,诊断时必须具有高血钾,再结合高血氯、代谢性酸中毒、高血压,同时肾功能正常,临床基本能明确诊断,但是由于这些临床表现可分开出现,因此尽早完善基因检测是本病诊断的关键。

七、鉴别诊断

PHA Ⅱ应该与慢性肾脏疾病所致的获得性高钾血症性肾小管酸中毒(renal tubular acidosis,RTA)相鉴别。

临床上,获得性高钾血症性肾小管酸中毒又分为两种亚型:即选择性醛固酮缺乏症(Ⅳ型RTA)与高钾血症性远端肾小管酸中毒(高钾血症性远端RTA)。

Ⅳ型肾小管酸中毒常继发性于糖尿病,醛固酮缺乏是钾和酸排泄受损的主要原因,其临床特点为高钾、高氯血症性酸中毒,肾功能损害常较轻,高钾血症与肾功能损害不呈比例,阴离子间隙降低,血浆肾素、醛固酮水平低下,尿液可被酸化,尿pH常低于5.5,临床上首选低剂量9-α氟氢可的松(0.1g qd)治疗,其次口服或静脉给予呋塞米治疗可以改善高钾、高氯血症性酸中毒。高钾血症性远端RTA常继发于梗阻性肾病,其临床表现往往与Ⅳ型肾小管酸中毒所致高钾血症难以区分,但患者血浆醛固酮水平通常正常或升高以及尿液不被酸化,即使给予氯化铵刺激试验,患者尿pH也常低于5.5可与之鉴别,治疗上可选择阿米洛利;上述两种高钾血症性RTA均对盐酸氢氯噻嗪处理无效。

八、治疗策略

PHA Ⅱ是一种异质性综合征,主要表现为高钾血症和高血压,血浆醛固酮浓度高度变化,血浆肾素活性受抑制,以及不同程度的高氯血症和代谢性酸中毒。

PHA Ⅱ对噻嗪类利尿剂反应很好,低剂量使用即可使症状明显缓解,对于已确诊患者应及时给予噻嗪类利尿剂控制血压及血钾水平,虽然目前尚无共识或者指南推荐用药方案,但可以在严密追踪随访的同时予以调整用量。

九、疗效及转归

作为一种罕见的单基因遗传病,PHA Ⅱ的临床表现异质性大,发病率低,患者自觉症状不明显,在临床上极易漏诊及误诊。而该病使用盐酸氢氯噻嗪治疗反应好,因此在临床工作中对于高血钾伴代谢性酸中毒的年轻患者,即使没有表现出高血压,也应该考虑PHA Ⅱ的诊断在临床上加以鉴别,尝试使用噻嗪类利尿剂以改善症状。

参考文献

[1]Sethar GH, Almoghawi A, Khan N, et al. Pseudohypoaldosteronism type Ⅱ: a young girl presented with hypertension, hyperkalemia and metabolicacidosis[J]. J Coll Physicians Surg Pak, 2018, 28(3): S21-S22.

[2]Casas-Alba D, Vila Cots J, Monfort Carretero L, et al. Pseudohypoaldosteronism types Ⅰ and Ⅱ: little more than a name in common[J].J Pediatr Endocrinol Metab, 2017, 30(5): 597-601.

[3]Tajima T, Morikawa S, Nakamura A. Clinical features and molecular basis of pseudohypoaldosteronism type 1[J]. Clinical Pediatric Endocrinology, 2017, 26(3):109-117.

[4]Yakubov R, Ayman A, Kremer AK, et al. One-month-old girl presenting with pseudohypoaldosteronism leading to the diagnosis of CDK13-related disorder: a case report and review of the literature[J]. Journal of Medical Case Reports, 2019, 13(1):386.

[5]Gopal-Kothandapani JS, Doshi AB, Smith K, et al.Phenotypic diversity and correlation with the genotypes of pseudohypoaldosteronism type 1[J]. Journal of Pediatric Endocrinology and Metabo-lism, 2019, 32(9):959-967.

[6] Zhang R, Zhang S, Luo Y, et al. A case report of pseudohypoaldosteronism type Ⅱ with a homozygous KLHL3 variant accompanied by hyperthyroidism[J]. BMC endocrine disorders, 2021, 21(1):103.

[7] Anglani F, Salviati L, Cassina M, et al. Genotype-phenotype correlation in Gordon's syndrome: report of two cases carrying novel heterozygous mutations[J]. J Nephrol, 2021, 123(24): 1127-1134.

[8] 廖希齐,朱岷.假性醛固酮减少症发病机制研究进展及临床特点[J].现代医药卫生,2022,38(08):1346-1351.

[9] Gordon R D, Ravenscroft P J, Klemm S A, et al. A new Australian kindred with the syndrome of hypertension and hyperkalaemia has dysregulation of atrial natriuretic factor[J]. J Hypertens Suppl, 1988, 6(4): S323-326.

[10] LIN C M, CHENG C J, YANG S S, et al. Generation and analysis of a mouse model of pseudohypoaldosteronism type Ⅱ caused by KLHL3 mutation in BTB domain[J]. FASEB J, 2019, 33(1): 1051-1061.

[11] MURTHY M, KURZ T, O'SHAUGHNESSY K M. WNK signalling pathways in blood pressure regulation[J]. Cell Mol Life Sci, 2017, 74(7): 1261-1280.

[12] RAFAEL C, SOUKASEUM C, BAUDRIE V, et al. Consequences of SPAK inactivation on hyperkalemic hypertension caused by WNK1 mutations: Evidence for differential roles of WNK1 and WNK4[J]. Sci Rep, 2018, 8(1): 3249.

[13]LAI F, ORELLI B J, TILL B G, et al. Molecular characterization of KLHL3, a human homologue of the Drosophila kelch gene[J]. Genomics, 2000, 66(1): 65-75.

[14]杜凤立,谢国红,吴会会等. 假性醛固酮减少症Ⅱ型的分子遗传学研究进展 [J]. 国际心血管病杂志, 2019, 46 (04): 223-225.

[15]刘慧,鲁珊,王新利等. 儿童以矮身材为首发表现的假性醛固酮减少症Ⅱ型的临床和分子遗传学研究 [J]. 中国儿童保健杂志, 2018, 26 (06): 654-656.

[16]龚慧,汤正义,宁光. 假性醛固酮减少症Ⅱ型的临床和发病机制研究现状 [J]. 国际内科学杂志, 2007, (12): 736-739.

郭婵(撰写) 李家瑞(审校)

第六节 弹性假黄瘤病
Section 6 Pseudoxanthoma Elasticum, PXE

关键词:皮肤损害;结缔组织异常矿化;弹性纤维断裂

Key words:skin damage;abnormal mineralization of connective tissue;elastic fiber fracture

一、概述

弹性假黄瘤病(Pseudoxanthoma Elasticum,PXE)是一种罕见的常染色体遗传性皮肤病,临床分两型:Ⅰ型:皮损呈橘皮样并有严重的心血管并发症如心绞痛,跛行,高血压及严重的脉络膜炎;Ⅱ型:较Ⅰ型多4倍,全身有广泛分布的皮肤斑状或灶状病变,伴有近视、高腭弓、蓝巩膜和全身多个关节松弛症。多发于青年女性,无特效疗法,多采用对症治疗。

二、定义

弹性假黄瘤病是一种罕见的常染色体遗传性皮肤病,在临床上以皮肤损害、内脏出血、过早钙化、闭塞性血管病及并发症如心绞痛、跛行、高血压和眼底血管条纹改变为特征,属于结缔组织病的一种。

三、流行病学

PXE十分罕见,发病率仅为1/100,000~1/25,000,多发于青年女性,男女比例约为1:2,皮肤损害一般发生在青少年期,但也可见于出生后不久,其具体发病机制尚未完全阐明。

四、病因及发病机制

本病的具体发病机制尚未完全阐明,目前多认为主要由 *ABCC6* 基因突变引起,该基因主要定位于16P13.1,其表达异常可导致嗜弹性纤维物质增加,之后弹性纤维扭曲、成团,最终导致钙质和其他矿物质在靶器官内沉积致病。

五、临床表现

PXE患者以结缔组织异常矿化、弹性纤维断裂为主要特征,可表现为眼、皮肤、心血管等多系统的病变。

其中,皮肤特征通常为该病的首发表现,典型皮损为沿皮纹分布的淡黄色丘疹或斑块,形如鹅卵石或拔毛的鸡皮肤样,常对称分布于颈部、腋下、肘窝、腹股沟等皱褶部位,随着皮损面积不断扩大,逐渐融合成片,患者多无自觉症状,后期可出现皮肤松弛、皱褶,除皮肤外,口唇、阴道黏膜也可出现黄色斑块。

虽然皮损主要表现为美容问题,但其往往预示着发生眼部和心血管并发症的风险。眼部受累时可表现为眼底视盘四周出现放射状血管样条纹、斑状色素沉着,严重时可导致视力下降、眼底出血。累及心血管系统时,主要侵犯中动脉,可引起动脉中的结缔组织发生退行性变和钙化,临床表现为高血压、下肢间歇性跛行、胸闷、心绞痛等。胃肠道血管受累时,可出现呕血、黑便等症状。此外,近年还有文章报道该病累及肺动脉时可引起肺动脉高压。肾血管受累可导致高血压病,偶有血尿。

六、辅助检查

(1)实验室检查:①血常规:反复消化道出血者可有不同程度的贫血。②尿常规:偶见肉眼血尿,部分患者可有镜下血尿。尿糖阳性。③大便检查:可有大便隐血试验阳性。④生化检查:合并甲亢者,甲状腺激素升高。合并糖尿病者,血糖升高等。

(2)X线检查:胸片显示左心室肥大,可伴有主动脉钙化。

(3)血管造影:可显示肢体动脉管腔狭窄或闭塞,有高血压者可发现肾动脉狭窄。

(4)皮肤组织学检查:在真皮中下层有上下界限较明显的带状病变部位,可见有弹力纤维样物变性、断裂与膨胀。另外,在相同部位可见有用Kossa染色而显黑褐色的钙沉着。同样的纤维变性也见于血管壁、脉络膜基底层、心内膜与心外膜。血管样纹是由于脉络膜基底层弹力纤维样物质变性所造成的。

七、诊断

根据在皮肤受摩擦较多的部位出现淡黄色至橘黄色皮疹及皮肤增厚、弹性差、松弛,同时眼底有特征性血管样线纹及内脏有栓塞症状和体征,可诊断本病。

八、鉴别诊断

PXE主要需与播散性弹性纤维瘤、皮肤松弛症、弹性假黄瘤样真皮乳头层弹性组织溶解症、汗管瘤等疾病鉴别,主要通过病史、皮损特征及组织学特征进行区分(见表6-2-6)。

PXE好发于女性,皮损常于青春期出现,可伴有眼部、心血管受累,典型的组织学特征为:真皮中层弹性纤维肿胀、断裂、卷曲,呈不规则碎片状或颗粒状,常伴有组织不同程度的钙化。而播散性弹性纤维瘤皮损虽与PXE相近,但前者好发于户外工作者,好发于暴露部位,且不伴有心血管及眼底病变;弹性假黄瘤样真皮乳头层弹性组织溶解症多见于老年女性,不伴有心血管及眼部病变,弹性纤维染色示真皮乳头层弹性纤维网消失;汗管瘤好发于下眼睑及面颊,表面光滑呈蜡样光泽,通常通过皮损特征即可鉴别。此外,出现皮肤松弛的患者应与皮肤松弛症相鉴别,但后者无淡黄色丘疹、斑块。然而,部分患者没有典型皮肤改变,但符合PXE的诊断,且目前已见无典型皮损特征但取正常皮肤组织病理活检发现其组织学特征符合PXE的个案报道。

表6-2-6 弹性假黄瘤鉴别诊断

疾病	好发	是否伴眼底、心血管病变	皮损
弹性假黄瘤	青春期	是	沿皮纹分布的淡黄色丘疹或斑块
播散性弹性纤维瘤	户外工作者、暴露部位	否	与弹性假黄瘤相近
皮肤松弛症	无	可见心血管受累	无淡黄色丘疹、斑块
弹性假黄瘤样真皮乳头层弹性组织溶解症	老年女性	否	真皮乳头层弹性纤维网消失
汗管瘤	下眼睑及面颊	否	表面光滑呈蜡样光泽

九、治疗策略

该病无特效疗法，多采用对症治疗。

如针对皮损，可进行激光或外科手术治疗改善美容效果；有消化道出血者，应给予输血和止血药物；有高血压或冠状动脉供血不全者，需进行扩张血管、抗凝治疗及给予溶栓制剂如尿激酶等；一旦发生心力衰竭和脑血管意外，则给予相应处理。

十、疗效及转归

本病目前尚无有效和特异的治疗方法，无法治愈，其预后主要取决于内脏受损程度。因此，主要通过监测眼、皮肤、心血管病变，及时予以对症治疗控制病情，一旦发现该病，应加强其相关并发症的监测，以便进行预防和及时治疗。

参考文献

[1]Luo H, Faghankhani M, Cao Y, et al. Molecular genetics and modifier genes in pseudoxanthoma elasticum, a heritable multisystem ectopic mineralization disorder[J]. J Invest Dermatol, 2021, 141(5): 1148-1156.

[2]Kavukcuoglu NB, Li Q, Pleshko N, et al. Connective tissue mineralization in Abcc6-/- mice, a model for pseudoxanthoma elasticum[J]. Matrix Biol, 2012, 31(4): 246-252.

[3]Marconi B, Bobyr I, Campanati A, et al. Pseudoxanthoma elasticum and skin: Clinical manifestations, histopathology, pathomechanism, perspectives of treatment[J]. Intractable Rare Dis Res, 2015, 4(3): 113-122.

[4]Li Q, Schumacher W, Jablonski D, et al. Cutaneous features of pseudoxanthoma elasticum in a patient with generalized arterial calcification of infancy due to a homozygous missense mutation in the ENPP1 gene[J]. Br J Dermatol, 2012, 166(5):1107-1111.

[5]Navasiolava N, Gnanou M, Douillard M, et al. The extent of pseudoxanthoma elasticum skin changes is related to cardiovascular complications and visual loss: A cross-sectional study[J]. Br J Dermatol, 2019, 180(1):207-208.

[6]Pipelart V, Leruez S, Martin L, et al. Study of fundus examination by age in 158 pseudoxanthoma elasticum patients[J]. J Fr Ophtalmol, 2018, 41(7): 592-602.

[7]Montani D, Jaïs X, Humbert M, et al. Pulmonary hypertension complicating pulmonary artery involvement in pseudoxanthoma elasticum[J]. Am J Respir Crit Care Med, 2020, 202(5): e90-e91.

[8]Stembridge N, Rytina E, Holden S, et al. Pseudoxanthoma elasticum presenting without typical skin changes[J]. Clin Exp Dermatol, 2020, 45(4): 518-520.

[9]任发亮,谭琦,陈光华,等. 儿童弹性纤维假黄瘤 [J]. 临床皮肤科杂志, 2019, 48(12): 736-738.1000-4963.

[10]周勇. PTC124治疗弹性纤维假黄瘤的初步研究[D]. 中国人民解放军医学院, 2013,08:79

[11]杨梅. 弹性纤维假黄瘤研究进展 [J]. 铜陵职业技术学院学报, 2009, 8(04): 37-39.

郭婵（撰写） 李家瑞（审校）

第七节 威廉姆斯综合征
Section 7　Williams Syndrome, WS

关键词：肾钙质沉着症；面部畸形；心血管症状；发育迟缓

Key words: deletion of gene fragment; facial deformity; cardiovascular symptoms; delayed development

一、概述

威廉姆斯综合征(Williams syndrome, Williams-Beuren syndrome, WS)是一种少见的伴有心血管畸形及神经发育异常的染色体疾病。该病高危因素较多,临床表现多样,包括特殊面容、心血管疾病、结缔组织异常、生长发育迟缓、精神发育迟滞等,常伴听力损失等,目前尚无特效治疗,需要根据情况选择药物、手术、心理及认知行为治疗等对症处理,早期发现和早期治疗是关键。

二、定义

WS是第7号染色体长臂近端(7q11.23)区域的缺失导致的发育异常,表现为结缔组织和中枢神经系统的双重发育异常。此缺失的基因片段包含约25个基因,这些基因异常导致一系列病理改变。患儿有典型的脸部外观,身体瘦小,有轻、中度的智能发展迟缓,牙齿通常长得很慢且小而稀疏。此症病儿常合并先天性心脏病,尤其是主动脉狭窄、肺动脉狭窄或肺动脉瓣狭窄。

三、流行病学

WS是一种伴有心血管畸形的染色体疾病,患病率为1/20,000~1/7,500,其发生的高危因素包括羊水异常、孕期过长、前置胎盘等。虽然属于常染色体显性遗传病,但大部分为散发病例,极少有家族史。

四、病因及发病机制

WS缺失片段在光学显微镜下无法识别,属于微缺失综合征。缺失区域包含约25个基因,这些基因的缺失是WS多种临床表现的遗传学基础。

*MAGI2*缺失可导致婴儿痉挛;*LIMK1*缺失会影响脊髓的功能连接;*BAZ1B*缺失会引起神经发育失调;*GTF2IRD2*缺失会导致认知、行为和适应能力下降。*GTF2IRD2*对*GTF2IRD1*有激活作用,因此*GTF2IRD2*的缺失会导致正常表达*GTF2IRD1*的位点发生结构改变,从而影响视觉空间或社交技能。

Ramirez-Velazco等对47例WS患者进行基因分析,发现具有7q11.23缺失的患者表现出典型的WS表型,不具有7q11.23缺失且根据美国儿科学会标准临床评分较高的患者可能存在弹性蛋白(ELN)基因的点突变。拷贝数变异(CNV)是人类遗传病的重要原因,但在WS患者中仅偶有发生。

五、临床表现

WS患者主要有以下几方面临床表现。

1. 面部特征

鼻子上翘,人中长,阔嘴厚唇,小下巴,眼睑水肿,称为小精灵面容。

2. 心血管症状

弹性蛋白合成减少和血管平滑肌细胞增殖增加是WS患者出现心血管异常的病理机制。心血管系统病变中以主动脉瓣上狭窄最为常见,其次为和肺动脉狭窄,非典型心脏畸形如室间隔缺损也有报道。还可发生高血压,可见发绀、心悸、胸痛等。

3. 口腔异常

牙齿小,牙缝大,常有咬合障碍,口腔异常可逐步发展恶化,早期发现和治疗可以帮助改善患者的生活质量。

4. 肌肉骨骼症状

幼时肌张力较低,关节较松弛,随着年龄增长,关节可能硬化。

5. 听觉异常

对声音敏感,甚至对某些音频会感到刺耳,长大后会改善,由于WS患者存在渐进性听力下降,对其定期进行听力学诊断性评估十分必要,但目前缺乏WS患者的听力学跟踪随访研究,尚不了解听力损失发生年龄及其损失进程。

6. 认知和行为异常

WS幼儿表现出适应性功能缺陷及行为、运动和认知障碍,随着年龄的增长,患者的语言能力和行为能力均可提升,但是语言能力在青年期之后逐渐下降,而行为能力的提升可持续到成人期,两者表现出明显的不均衡性。

7.内分泌异常

WS患者常见的内分泌异常表现包括性早熟、高钙血症和甲状腺疾病等,其中高钙血症和甲状腺疾病是影响患者生活质量甚至危及生命的重要原因。

8.其他行为特征

多动及注意力不集中可造成学习障碍,社交能力及记忆力强,而精细动作、空间概念及数理逻辑较弱。

有一项研究对50例临床诊断为WS的希腊患儿进行了长达8年的跟踪观察,评估关于他们面部特征、心血管、内分泌以及神经发育的临床资料。结果发现基本一致的症状有面部畸形(100%),其次是牙齿异常(90%)和听觉过敏(90%)。50例患儿中仅有8例患有严重的心血管缺陷,需在1岁前行外科术治疗。主动脉瓣膜狭窄的概率(28%)比文献中记载的要小。发现22%的患儿患严重的高血压,6%的患小儿性高钙血症。12%的患儿表现为肌酸磷酸激酶升高。大多数的患儿表现出中度至重度的智力发育迟缓,其智商从20~85不等。通过原位杂交荧光检查发现了弹性蛋白的半合子,并进行了二核苷酸重复性多态分析,试图将表现型和基因型联系起来,缺失更经常地是来自母亲,而更严重的表现型似乎与这些缺失有关。

六、辅助检查

1.遗传学基因检测

使用荧光原位杂交法(FISH)以检测第7号染色体长臂近端得7q11.23区域有无缺失,其准确率高达99%。

2.超声心动图

超声心动图可发现心脏及部分患儿主动脉和肺动脉异常,为诊断提供参考。

3.泌尿系和肾血管超声

50%患者存在肾动脉狭窄,10%可见尿路畸形,50%可见膀胱憩室,少数患者可见肾钙质沉着。

4.其他实验室检查

①血电解质测定:部分患儿血钙升高;②激素测定:测定甲状腺功能、甲状旁腺激素、性激素等激素水平,可以了解有无内分泌异常,辅助诊断。

七、诊断

临床上常根据患儿症状、实验室检查、超声心动图等进行诊断,患儿有心血管异常、发育迟缓、行为心理异常及小精灵貌的典型面部特征。但如确诊需依赖遗传学检测,使用FISH、多重连接探针扩增(MLPA)、染色体微阵列(CMA)等方法检测染色体微小缺失,其准确率高达99%。

八、鉴别诊断

WS应与其他以发育迟缓、注意力缺陷多动障碍、身材矮小、特殊面容和(或)先天性心脏病为特征的综合征进行鉴别诊断,如Noonan综合征、22q11.2缺失综合征(DiGeorge综合征)、Smith-Magenis综合征、Kabuki综合征等。

Noonan综合征:眼距增宽、眼角下斜、上睑下垂、双耳位置低等,颈蹼、漏斗胸、隐睾、出血体质和淋巴性水肿;DiGeorge综合征:胸腺发育不良、低钙血症、颅面畸形;Smith-Magenis综合征:短头畸形、面中部发育不全、下颌前突、肌张力低;Kabuki综合征:睑裂向外侧延长、眼内眦赘皮、下眼睑外侧1/3外翻、弓形眉伴外侧1/3眉毛稀疏,严重喂养困难。上述特征均可与WS相鉴别。

九、治疗策略

WS目前尚无特效治疗方法,主要采取对症治疗。

饮食干预:对于患者早期的高钙血症出现喂养困难可以通过饮食中控制钙的摄入量进行干预;饮食中添加适当的粗粮可以预防便秘。

手术治疗:对于脊柱弯曲和关节的问题可以通过早期专业整形治疗解决;一些心血管病可以通过手术治疗减轻症状,如手术治疗主动脉瓣上狭窄、二尖瓣关闭不全等。

药物治疗:根据患者情况选择合适的药物治疗,如使用降压药治疗高血压,补充甲状腺制剂治疗甲状腺功能减退症等。

发育和行为问题：主要是通过心理及认知行为治疗等矫正认知和行为问题。

其他对症治疗：对于出现的牙齿、甲状腺、斜视、听觉过敏等症状采用相应的矫正方法。

十、疗效及转归

WS可累及心血管、内分泌等多个系统，预后取决于受累系统各器官的功能情况。若器官损害不严重，预后相对较好；器官损害严重，尤其是心血管损害严重者，可影响生存，患儿常因心力衰竭或猝死而夭折。高血压等并发症也可在成年后加速心血管疾病的发生，影响预后。

WS是一种难治性、持续性染色体疾病。尽管在现有的医疗技术下早期诊断已不再困难，但由于WS相关疾病复杂多样，患者的健康还需要多学科的共同努力。

参考文献

[1]Amenta S.,Sofocleous C.,Kolialexi A.,et al.50例威廉姆斯综合征希腊患儿的临床表征和分子学研究[J].世界核心医学期刊文摘（儿科学分册）,2005(08):62.

[2]Gregory M, Mervis CB, Elliott ML, et al. Williams syndrome hemideletion and LIMK1 variation both affect dorsal stream functional connectivity [J].Brain, 2019.142(12):3963-3974.

[3]Ramirez-Velazco A, Aguayo-Orozco T, Figuera L, et al. Williams-Beuren syndrome in Mexican patients confirmed by FISH and assessed by aCGH[J].JGenet, 2019.98(2):34.

[4]Levy-Shraga Y, Gothelf D, Pinchevski-Kadir S, et al. Endocrine manifestations in children with Williams-Beuren syndrome[J]. ActaPaediatr, 2018,107(4):678-684.

[5]刘威,陈会文.Williams综合征诊治进展[J].国际心血管病杂志,2021,48(04):219-222.

[6]周建荣,黄冰鑫,滕云,等.Williams综合征婴儿合并先天性心血管疾病的单中心研究[J].中国心血管病研究,2021,19(07):596-601.

[7]赵沙沙,王军屏,邸志彦,等.超声心动图联合基因检测对儿童Williams综合征的诊断价值[J].中国超声医学杂志, 2021,37(05):594-597.

[8]杨幼波,胡文沐,莫朝晖,等.低深度全基因组测序检测以甲状腺功能减退起病的Williams-Beuren综合征一例[J].中华内分泌代谢杂志,2020(01):31-32-33-34-35.

[9]Soraya Mediero, Oriana D'Anna Mardero, Ana Boto de los Bueis, et al. Keratoconus associated with Williams Beuren syndrome:a new case report[J].International Journal of Ophthalmology,2017,10(04):658-660.

[10]Silva LAF, Kim CA, Matas CG. Characteristics of auditory evaluation in williams syndrome: a systematic review[J]. Codas, 2018, 30 (5): e20170267.

[11]Golub JS, Brickman AM, Ciarleglio AJ, et al. Association of subclinical hearing loss with cognitive performance[J]. JAMA Otolaryngol Head Neck Surg, 2020, 146(1): e1-e11.

[12]Kruszka P,Porras AR,De Souza DH,etal.Williams Beuren syndrome in diverse populations[J].Am J Med Genet A,2018,176(5):1128-1136.

[13]Ferreira SB, Viana MM, Maia NG, et al. Oral findings in Williams-Beuren syndrome[J].Med Oral Patol Oral Cir Bucal, 2018,23(1):e1-e6.

[14]Twite MD, Stenquist S, Ing RJ. Williams syndrome[J]. Pediatric Anesthesia, 2019,29(5):483-490.

[15]Morris CA, Braddock SR. Health Care supervision for children with Williams syndrome[J]. Pediatrics, 2020,145(2): e20193761.

[16]王婧仪.威廉姆斯综合征儿童对低频词使用的研究综述[J].林区教学, 2016, (11): 35-37.

郭婵（撰写） 李家瑞（审校）

第八节　Ⅰ型神经纤维瘤

Section 8　Neurofibromatosis Type 1

关键词：神经纤维瘤；常染色体显性遗传疾病；神经皮肤疾病；肾血管病变；尿路梗阻

Keyword：neurofibroma; autosomal dominantdisease; neurocutaneous disease; ruenal vascular disease; rinary tract obstruction

一、概述

神经纤维瘤病1型（Neurofibromatosis Type 1,NF1）是一种常染色体显性遗传疾病，1882年，由von Recklinghauson首次报道,其特征是NF1基因的改变,导致系统表现的异质性。大约一半的患者在没有已知家族史的情况下呈散发状态。诊断NF1需要具备两个或两个以上的以下特征,包括:存在超过6mm咖啡色斑、皮褶雀斑、利氏结节、特征性骨病变、视路胶质瘤、皮肤或深部神经的神经纤维瘤以及NF1家族史。NF1的中枢神经系统表现包括肿瘤、学习障碍、头颅畸形、脑积水和癫痫发作。患者往往存在多系统受累,包括并发多种良、恶性肿瘤,骨骼发育异常,心脑血管疾病,认知和心理异常等。因此,诊断、治疗、随访、管理等多方面均存在很大挑战。

二、定义

NF1是因NF1基因的改变导致神经皮肤疾病的常染色体显性遗传疾病。临床表现为咖啡牛奶斑、虹膜结节、神经纤维瘤、腋窝或腹股沟雀斑、视路胶质瘤。

三、流行病学

据估计,NF1发病率为1/2,500,流行率为1/4,000至1/2,000。虽属常染色体显性遗传,但新突变率异常高,大约42%的受影响个体从自身开始突变,而不是从父母那里继承突变基因。所有种族和性别都有相同的受影响概率。

四、病因及发病机制

*NF1*基因包含约60个外显子,定位于染色体17q11.2。它编码的神经纤维蛋白是一种GTP酶激活蛋白,在许多类型的细胞中表达,包括神经元、星形胶质细胞和少突胶质细胞。NF1患者出生时有一个失活的NF1等位基因,当第二个等位基因因杂合性丧失或第二个突变事件而失活时,就会发生肿瘤。

在临床环境中NF1基因的筛查也并非易事,其中,基因大小、致病基因变异的多样性,以及缺乏明确的基因型-表型相关性等问题都会给基因筛查增加难度。

我们已知神经纤维蛋白通过将GTP关联RAS的活性形式转化为无活性的GDP关联状态来直接抑制RAS的激活。NF1的失活主要导致RAS信号的传递失去控制。GTP结合的RAS导致丝裂原激活蛋白激酶(Mitogen-activated protein kinase,MAPK)、细胞外信号调节激酶(extracellularsignal-regulated kinase,ERK)1和2(ERK1和ERK2)的激活。RAF/MAPK通路激活的最终结果是刺激转录和细胞生长。不受控制的RAS激活也会导致细胞增殖和存活的另一个重要途径PI3K/MTOR(胞内磷脂酰肌醇激酶)途径的交叉激活。ERK还可以通过TSC2的磷酸化促进mTOR的激活,进而驱动细胞的生长和存活。因此,神经纤维蛋白丢失可以通过多种途径导致疾病的发生。

神经纤维蛋白的功能也与cAMP信号通路活性的改变有关。目前的研究发现缺乏NF1的果蝇、斑马鱼和小鼠大脑中cAMP水平降低。在哺乳动物的大脑中,神经纤维蛋白可能通过RAS介导的蛋白激酶C(PKC)的激活来调节cAMPRAS/mek信号通路。RAS被认为激活PKC,进而导致GAS的抑制,进而降低脑中cAMP的产生。Warrington等人也报道了cAMP水平的降低可能导致基因工程小鼠视神经胶质瘤发生。因此,NF1中的cAMP调节可能对神经认知和肿瘤治疗策略都有重要作用。

五、临床表现

NF1临床表现的类型和严重程度在个体之间有很大的差异。虽然NF1基因中已鉴定出2800多种不同的致病变异,但只有31种较为常见,可以在多个受影响的个体中发现。然而,一些有关基因型-表型相关性的研究正在陆续被报道,例如:NF1基因微缺失和某些NF1密码子的突变通常导致更严重的表型,而其他突变和小缺失与局限于咖啡色斑和雀斑、较轻微的认知障碍和/或较低的肿瘤风险的表型相关。这些基因型-表型相关性的内容可以为预后做出指导,并为器官的特异性监测提供帮助。因此,通过基因检测以了解致病突变的类型并加以更精确干预的一系列需求也在逐步增多。

NF1患者会出现一些肾脏相关的临床表现,尤其是儿童,值得引起肾脏科医生的广泛关注。

(1)肾脏血管:NF1相关血管病变是相对常见的,可影响所有血管,特别是肾动脉。肾动脉狭窄和肾动脉瘤引起的肾血管性高血压是NF1患者最常见的血管病变表现。对于NF1型血管病变的病因认识还很不清楚,但是有研究表明,神经纤维蛋白可以在血管内皮中表达,因此它可能在血管病变的病因学中发挥作用。

(2)尿路异常：NF1患儿比健康儿童更容易出现泌尿系统异常，最常见的尿路异常是肾盂积水。由于自主神经丛引起的神经纤维瘤累及膀胱及膀胱颈，可引起尿路梗阻、肾积水、排尿功能障碍和遗尿。其中，排尿功能障碍和遗尿在NF1患儿中比较常见。

(3)肾母细胞瘤和血管平滑肌脂肪瘤发生率较低。

(4)高血压：NF1会增加由肾动脉狭窄和嗜铬细胞瘤引发继发性高血压的风险。

(5)肾小球疾病：在NF1患者中相关肾小球疾病的报道包括：膜性肾病、免疫球蛋白A肾病、特发性肾病综合征、局灶节段性肾小球硬化、继发性肾小球肾炎、急性和慢性肾损伤。

(6)肾小管功能异常：有研究表明，NF1患者的肾小管磷重吸收水平低于正常人群，且随机尿尿酸/肌酐的比值和尿尿酸排泄分数较高，尿钙/肌酐比值明显高于正常人群。

然而，上述研究仅基于儿童NF1相关肾脏损伤风险，成人NF1患者可能有其他肾脏问题，这些还没有得到充分的研究。

另外，根据NF1基因型-表型相关性研究的结果，我们可以对较严重表型和较温和表型进行初步的简单区分。其中，较严重表型包括：①NF1基因微缺失：可表现为大量神经纤维瘤、面部畸形、发育迟缓、智力残疾等；②密码子844-848的错义突变：可表现为视神经胶质瘤，浅表丛状神经纤维瘤，有症状的脊髓神经纤维瘤，骨骼异常等。较温和的表型包括：①第2971位的单个氨基酸缺失：可表现为咖啡色斑、皮肤褶皱雀斑；②密码子Arg 1809错义突变：可表现为发育迟缓、学习障碍、肺动脉狭窄、Noonan样特征、无浅表丛状神经纤维瘤或症状性OPGS；③第17外显子框内缺失3bp（c2970_2972del p.Met992del）：可表现为色素改变，可能有认知表现，无皮肤或浅表丛状神经纤维瘤。

六、辅助检查

对于NF1患者，基因检测仍然是最直接的检查手段，遇到下列情况的患者，可以考虑进行相关基因检测。

(1)诊断NF1变异形式或诊断尚不符合临床诊断标准的幼儿。

(2)以确认疑似镶嵌NF1。

(3)需要包括受影响的组织和血液进行测试，以建立基因型-表型相关性。

七、诊断

美国国立卫生研究院对NF1有一系列临床诊断标准的建议，这些建议在大多数患者中具有高度特异性和敏感性。需要注意的是，大约46%的散发性NF1患者在1岁时并不符合诊断标准；那些至少符合一个NF1特征的儿童中，有97%的患者最终在8岁时达到诊断标准。因此，如果怀疑存在NF1，需每年监测直到晚幼期。

确诊NF1患者至少存在以下2个特征。

(1)咖啡色斑：青春期前个体最大直径>5、≤6mm；青春期后个体最大直径≥15mm。

(2)任何类型的2个或2个以上神经纤维瘤或1个丛状神经纤维瘤。

(3)腋窝或腹股沟区域的雀斑。

(4)2个或2个以上利氏结节。

(5)视神经胶质瘤。

(6)一种特殊的骨性病变，如蝶骨翼发育不良或长骨皮质变薄，伴有或不伴有假关节。

(7)一级亲属（父母、兄弟姐妹或子女）有符合上述标准的NF1特征。

八、鉴别诊断

NF1在临床上可能与其他类型的NF或其他疾病重叠，如雷吉乌斯综合征、体质错配修复缺陷综合征、神经鞘瘤病和Noonan综合征。表6-2-7中分列了它们之间的异同。

表6-2-7　NF1与NF2、神经鞘瘤病、雷吉乌斯综合征、体质失配修复缺陷综合征、努南综合征的鉴别

NF1	NF2	神经鞘瘤病
至少存在以下2个特征	下列任何一项	确诊
1. 咖啡色斑：青春期前个体最大直径>5、≤6mm；青春期后个体最大直径≥15mm； 2. 任何类型的2个或2个以上神经纤维瘤或1个丛状神经纤维瘤； 3. 腋窝或腹股沟区域的雀斑； 4. 2个或2个以上利氏结节； 5. 视神经胶质瘤 6. 一种特殊的骨性病变，如蝶骨翼发育不良或长骨皮质变薄，伴有或不伴有假关节； 7. 一级亲属（父母、兄弟姐妹或子女）有符合上述标准的NF1特征	1. 70岁以前患双侧前庭神经鞘瘤； 2. 70岁以前患单侧前庭神经鞘瘤或其一级亲属患NF2； 3. 脑膜瘤，非前庭神经鞘瘤，神经纤维瘤，神经胶质瘤，脑钙化，白内障，伴有：一级亲属患NF2或者LZTR1检测阴性的单侧前庭神经鞘瘤；a 4. 多发性脑膜瘤伴有： 1) 前庭神经鞘瘤； 2) 以下任何2项： 非前庭神经鞘瘤，神经纤维瘤，神经胶质瘤，脑钙化，白内障。 5. 来自血液或来自同一个体中两个不同肿瘤的相同突变的体质或镶嵌致病性NF2突变	1. 年龄>30岁伴有以下特征： 1) ≥2例非皮内神经鞘瘤（至少1例组织学证实）； 2) 未达到NF2诊断标准； 3) 高质量MRI扫描无前庭肿瘤迹象； 4) 与NF2无一级亲属关系； 5) 没有已知的NF2结构突变 或 2. 年龄超过30岁伴有1例经病理证实为非前庭神经鞘瘤，一级亲属符合上述标准
		疑似
		年龄<30岁伴有以下特征： 1) ≥2例非皮内神经鞘瘤（至少1例组织学证实）； 2) 未达到NF2诊断标准； 3) 高质量MRI扫描无前庭肿瘤迹象； 4) 与NF2患者无一级亲属关系； 5) 没有已知的NF2结构突变 年龄超过45岁伴有以下特征： 1) ≥2例非皮内神经鞘瘤（至少1例组织学证实）； 2) 没有第八脑神经功能障碍的症状； 3) 与NF2患者无一级亲属关系； 4) 没有已知的NF2结构突变 或 非前庭神经鞘瘤的放射学证据和一级亲属符合确定的神经鞘瘤病标准

a：如果符合条件的肿瘤包括大于或等于2个非皮内神经鞘瘤。

九、治疗策略

NF1累及多个器官系统，引起多样的临床表现。美国医学遗传学和基因组学学会和美国儿科学会最近出版了Ⅰ型神经纤维瘤病成人和儿童护理指南，就该疾病临床表现、诊断评估、管理策略方面提出了相应的建议详见表6-2-8。

表6-2-8　Ⅰ型神经纤维瘤病常见临床特征的推荐诊断评估和处理策略

疾病	基因	遗传	肿瘤	皮肤特征	眼部特征
NF1	NF1（种系）	AD	神经纤维瘤（皮肤的、网状的）a； 视神经胶质瘤； 周围神经鞘恶性肿瘤； 胃肠间质瘤； 嗜铬细胞瘤（一种交感神经系统的肿瘤）； 乳腺癌； 少年粒细胞白血病	咖啡色斑； 皮肤褶皱雀斑； 皮肤神经纤维瘤	利氏结节； 视神经胶质瘤
NF1亚型	NF1（杂合）	体细胞突变但可能导致AD遗传	神经纤维瘤（皮肤的、网状的）a,b； 视神经胶质瘤a,b	咖啡色斑；b 皮肤褶皱雀斑；b 皮肤神经纤维瘤a	利氏结节（罕见）
NF2	NF2	AD	双侧前庭神经鞘瘤；a 脑膜瘤（年龄70岁占80%）； 脊髓室管膜瘤	皮肤或皮内神经鞘瘤； 咖啡色斑（罕见）	白内障（后囊下晶状体混浊）； 视网膜错构瘤； 视网膜前膜； 视神经脑膜瘤
神经鞘瘤病	SMARCB1，LZTR1	AD	神经鞘瘤病；a 脑膜瘤（罕见）	皮下神经鞘瘤	未知
雷吉乌斯综合征	SPRED1	AD	无	咖啡色斑； 皮肤褶皱雀斑a	未知

续表

疾病	基因	遗传	肿瘤	皮肤特征	眼部特征
体质失配修复缺陷综合征	MLH1, MSH2, MSH6, PMS2	AR	血液癌（以t细胞非霍奇金淋巴瘤为主）； 恶性胶质瘤（如胶质母细胞瘤）； 结肠直肠癌和其他林奇综合征相关的癌症； 肉瘤、胚胎肿瘤（罕见）； 注意：恶性肿瘤的风险高于NF1	咖啡色斑； 皮肤褶皱雀斑（罕见）	利氏结节（非常罕见）； 视神经胶质瘤（非常罕见）
努南综合征	PTPN11（约50%），RAS-MAPK通路中的其他基因	AD	血液癌； 胚胎肿瘤（罕见）。	咖啡色斑	斜视，屈光不正，弱视，眼球震颤； 白内障； 眼底病变

AD常染色体显性遗传；AR常染色体隐性遗传。

a霍尔马克瘤；b只存在于身体的一部分。

十、疗效及转归

NF1基因型-表型决定了患者的表现轻重，但这也基于既往研究和临床观察，根据诊断线索，早期发现，及时转诊至专科可能有助于疾病的早期控制。

参考文献

[1] Gutmann DH, Ferner RE, Listernick RH, et al.Neurofibromatosis type 1[J].Nat Rev Dis Primers,2017, 3:17004.

[2] Tsipi M, Poulou M, Fylaktou E, et al .Phenotypic expression of aspectrum of Neurofibromatosis Type 1 (NF1) mutations identified through NG-Sand MLPA[J].Neurol Sci,2018,395:95–105.

[3] Evans DG, Bowers NL, Tobi S, et al. Schwannomatosis: a genetic and epidemiological study [J]. J Neurol Neurosurg Psychiatry, 2018, 89(11): 1215–1219.

[4] Bouty A, Dobremez E, Harper L,et al.Bladder dysfunc–tion in children with neurofibromatosis type I: report of four casesand review of the literature[J].Urol Int,2018,100:339–345. Bladder Dysfunction in Children with Neurofibromatosis Type I: Report of Four Cases and Review of the Literature[J]. Urol Int,2018,100(3):339–345.

[5] Diplomatico M, Marzuillo P, La Manna A,et al.From skin to kidneys: cutaneous clues of renal disease in children[J].Dermatol Pract Concept, 2020, 10(4):e2020095.

[6] Peces R, Mena R, Martín Y,et al. Co-occurrence of neurofibromatosis type 1 and optic nerve gliomas with autosomal dominant polycystic kidney disease type 2[J].Mol Genet GenomicMed,2020,8(8):e1321.

[7] Ly KI, Blakeley JO. The Diagnosis and Management of Neurofibromatosis Type 1[J].Med Clin North Am,2019,103(6):1035–1054.

[8] Lin F, Zhang D, Chang J, et al. HSD7A-associated membranous nephropathy in a patient with neurofibromatosis type 1 [J]. Eur J Med Genet, 2018,61(2):84–88.

[9] Orera A, LacarraS, FernándezL,et al.Síndrome nefrótico secundario en neurofibromatosis tipo 1.A propósitode dos casos[J].An Sist Sanit Navar, 2019,42(3):345–349.

[10] Binnaz Celik1,Ozlem Yuksel Aksoy, Funda Bastug, et al. Renal manifestations in children with neurofibromatosis type 1[J]. European Journal of Pediatrics,2021,180 (12):3477–3482.

杜原　李康　戴璇（撰写）　李家瑞（审校）

第九节　Liddle 综合征
Section 9　Liddle's Syndrome

关键词：低肾素；高血压；代谢性碱中毒；低血钾；家族性

Keyword：hyporenin；hypertension；Familial；metabolic alkalosis；hypokalemia

一、概述

Liddle综合征（Liddle's Syndrome，LS）又名利德尔综合征、假性醛固酮增多症、高血压伴低钾性碱中毒综合征,是一种遗传性低肾素高血压,以常染色体显性遗传模式传播。有阳性家族史的患者由于影响盐皮质激素、糖皮质激素或交感神经通路的单基因种系突变会增加其患高血压的总体风险,遗传因素占个体风险的30%~50%。该病起病隐匿,主要通过基因筛查明确诊断。服用螺内酯无效甚至加重病情,目前治疗方案是限盐以及口服上皮钠通道(Epithelial cell sodium channels,ENaC)阻滞剂阿米洛利或三氨苯蝶。

二、定义

LS是由ENaC的点突变引起醛固酮非依赖性钠重吸收,以严重高血压和低钾血症为主要表现的疾病。

三、流行病学

LS在普通高血压人群中的患病率尚不清楚。在最近的两项研究中,包括330名和766名受动脉高血压影响的中国患者,在排除最常见的继发形式后,Liddle综合征的患病率分别为1.52%和0.91%。通过全基因组分析,Pagani等人证明了三个明显不相关的意大利家族存在共同祖先,这些家族携带p.Pro617Leuβ突变。LS患者的代际遗传尚无法估算,但LS的患病率可能比目前估计的要高得多。

四、病因及病理机制

Liddle等人于1963年报道了第一个表现类似原发性醛固酮增多症的新临床综合征家庭(即假醛固酮增多症,随后命名为Liddle综合征)。1994年,Botero-Velez等人描述了Liddle等人报道的家族的扩展谱系,因此,证明了该疾病的常染色体显性遗传。在接下来的几年中,鉴定了*SCNN1A*、*SCNN1B*和*SCNN1G*基因中的几种不同的生发突变,分别编码ENaC的α、β和γ亚基。

LS的病变部位在上皮Na通道,发病机制是由基因突变导致远端肾单位顶膜内的上皮钠通道活性增加。

1.上皮Na通道

功能性ENaC是α(或δ)、β和γ亚基的专性异源三聚体。每个亚单位都有细胞内氨基和羧基末端、两个跨膜结构域和一个大的细胞外环。在肾脏中,ENaC主要表达于醛固酮敏感的远端肾单位的主要细胞中,包括远曲小管远端、连接小管和集合管,在那里,ENaC是激素控制的限速因子,可微调钠排泄。ENaC活性的增加会导致钠潴留不当,而ENaC活性的降低会导致钠排泄和利尿。ENaC活性受许多因素调节,包括醛固酮。在主细胞中,醛固酮激活盐皮质激素受体,上调通道的正性调节因子。醛固酮也通过盐皮质激素受体导致α-ENaC转录的营养性增加。ENaC活性的调节可以通过许多已知的方式进行,从而改变膜密度或开放概率。

2.LS的发病原因

LS由分别编码ENaCα、β和γ亚基的*SCNN1A*、*SCNN1B*和*SCNN1G*的功能获得性突变引起的。这些突变增加了ENaC活性并导致钠潴留。被确定为导致Liddle综合征的第一个突变是可能通过多种机制增加了ENAC活性。一种可能的机制是通过消除泛素化位点使Na通道膜内化减少。最近也发现了增加通道开放概率的突变。迄今为止,已经描述了至少29种不同的利德尔综合征多态性。

3.ENaC亚基的基因改变

第一个被识别的突变是β亚基的无意义p.Arg566*替代,随后由Botero-Velez等人提出,这种突变导致β亚基C末端的截断以及PY基序丢失。

1995年Hansson等人发现,SCNN1G基因中的第一个生发突变,导致无义替换p.Trp573*。同样,这种突变消除了γ亚基的C端,导致PY基序丢失。在随后的几年中,在来自不同国家的72个家庭中鉴定了24种不同的β亚基突变和6种不同的γ亚基突变。绝大多数报告的病例是由SCNN1B或SCNN1G基因中的错义(30个家族中有10个不同)、无义(21个家族中有8个)或移码突变(20个家族中12个)决定的,这些突变导致PY基序的丢失或破坏。富含脯氨酸序列的缺失阻止了通道通过泛素化-蛋白酶体途径的内化和降解,并允许ENaC在远端肾单位顶端膜中积累,导致钠重吸收增加。正如非洲爪蟾卵母细胞的体外研究所证明的那样,这些突变实际上是导致顶端膜通道密度增加和随后阿米洛利敏感内向钠电流增加的原因。

1996年Firsov等人开发了一种定量方法,基于单克隆抗体与插入在α、β和γ亚基的细胞外结构域中的FLAG表位的结合,并证明了Na$^+$内向电流的实体与细胞上ENaC的数量之间存在显著相关性。其他机制与增加的Na^+重吸收有关,包括增加通道打开概率、增加蛋白切割通道(活性)的比例,以及减少细胞内对ENaC的反馈抑制钠离子。内向电流和ENaC的数量包括通道开放概率的增加,蛋白水解通道(活性)的比例增加,以及细胞内Na^+对ENaC的反馈抑制减少。

在临床观察,一些患者及家族存在新的基因突变,导致了LS的发生。

在对捷克的某一家族中13名有血缘关系并同时患有LS的成员,接受了体检、实验室检查和基因检测。SCNN1B和SCNN1G基因的等位基因通过PCR扩增和扩增子的Sanger测序进行检查。结果显示SCNN1B基因编码的上皮钠通道的β亚基中发现了一个新突变,导致蛋白质序列p.Tyr604*中的无义突变。该突变在该家族的7名成员中检测到。突变携带者高血压和低钾血症的严重程度不同,大多数仅在服用利尿剂后出现;他们当中都存在低醛固酮水平(<0.12nmol/l)。

国内研究发现,通过对有中风家族史的家庭成员做基因检测,鉴定一种新的SCNN1B错义突变,并确认所鉴定的突变是导致该家族中LS的原因。揭示了患者SCNN1B中一种新颖且罕见的杂合变异体。该变体导致密码子617处的苏氨酸取代脯氨酸,从而改变了β-ENaC的PY基序。鉴定的突变仅在5个亲属中得到验证。计算机分析表明该变异具有高致病性。在该家族中,6名LS患者存在表型异质性。合适剂量的阿米洛利对控制高血压和改善LS患者血钾浓度有效。

此外,通过遗传分析发现SCNN1A、SCNN1B和SCNN1G的新的变异类型:SCNN1B的遗传分析显示缺失突变(c.1721delC);在SCNN1B的外显子13中发现了一种新的移码突变c.1838delC(p.Pro613Glnfs*675)这种杂合突变涉及从位于密码子612至613的三个连续胞嘧啶串中删除一个胞嘧啶,并导致关键PY基序的删除和β-ENaC蛋白的延长;ENaC β亚基中的新c.1709del11(p.Ser570Tyrfs*20)缺失而导致南非一个家族出现LS。新的SCNN1G 移码突变p.Arg586Valfs*598;这种杂合移码突变产生了一个过早的终止密码子并删除了ENaC的重要PY基序。

αENaC细胞外结构域的错义突变也会导致LS。C479是ENaC细胞外结构域中高度保守的残基,可能与伴侣半胱氨酸C394形成二硫键。在卵母细胞中,C479R和C394S突变导致阿米洛利敏感的ENaC电流增加了类似的两倍。

五、临床表现

典型的临床特征是顽固性、早发性盐敏感性动脉高血压,通常与早发性高血压和猝死家族史有关。从生物化学角度来看,特征性发现是低钾血症、代谢性碱中毒、血浆肾素活性抑制和血清醛固酮水平低。

六、辅助检查

典型的LS化验检查呈低钾血症、代谢性碱中毒、低肾素活性。表现为严重肾性失钾,血K^+浓度可降低到2.4~3.5mmol/L,而血醛固酮不高或降低,尿17-羟和17-酮类固醇及ACTH试验均正常,尿Na^+明显减少,可达80mmol/24h,唾液及汗液中Na^+/K^+比值正常或稍高,粪K^+正常。

七、诊断

LS的诊断基于SCNN1A、SCNN1B和SCNN1G基因测序。基因检测适用于早发性高血压、低钾血症、低肾素和低醛固酮,有或没有阳性家族史。考虑到常染色体显性遗传(50%的传播风险)和一些家庭报告的可变表型,还必须对突变携带者的一级亲属进行基因筛查。

根据临床表现及实验室检查,结合家族病史,并在排除其他引起高血压及失钾性疾病的基础上可以考虑初步诊断LS。

当患者具有以下一项或多项临床特点时需高度警惕LS。

①早发高血压家族史;②早发严重高血压伴或不伴低钾血症;③血浆肾素和醛固酮水平低;④使用醛固酮拮抗剂(如螺内酯)治疗无效,而使用上皮钠离子通道阻滞剂(如氨苯蝶啶或阿米洛利)治疗有效。

具备上述特点的患者需进行基因检测进一步明确诊断,检测基因应包括SCNN1B和SCNN1G基因;此外,LS多为家族性,对患者家系基因筛查有助于发现一些不典型的患者。

八、鉴别诊断

Gitelman综合征、Bartter综合征、Liddle综合征以及甘草摄入都会导致低钾性碱中毒,具体鉴别点见

表6-2-9。

表6-2-9 甘草摄入、Liddle综合征、Bartter综合征、Gitelman综合征的鉴别特征

疾病发作	年龄	遗传	钾	血压	醛固酮抑制	其他特征
Liquorice	-	-	低	高	抑制	无
Liddle's	儿童	常染色体显性	低	高	抑制	无
Bartter's	儿童（90%新生儿）	常染色体隐性	低	正常到低	兴奋	高钙尿症（可能是肾钙质沉着症）
Gitelman's	成人	常染色体显性	低	低	兴奋	低钙尿症,低血清镁

九、治疗策略

ENaC阻滞剂阿米洛利是治疗LS的特异性药物,常规用量为5~20mg/d,通过限制饮食低盐摄入增强ENaC阻滞剂的疗效,食盐摄入量通常可控制在2g/d。在治疗期间需监测血清电解质,如果肾功能正常且钾摄入不过量,高钾血症的发生率很低,且阿米洛利可以在孕期使用。低钾血症时临床常主张口服或注射补充门冬酰胺钾镁,在补钾的同时需注意预防低血镁。醛固酮抑制剂氨苯蝶啶或安体舒通则无效(因为盐皮质激素受体的激活与钠离子再吸收无关)。

十、疗效及转归

LS的重点在于早期明确诊断,因为严重难以控制的高血压会导致心血管事件、脑意外、视网膜病变和肾功能衰竭的发生;严重的低钾血症可导致多尿、肾功能衰竭、肌无力及猝死。及时选择正确的药物治疗会使血压得到很好的控制,从而避免严重并发症的发生。

参考文献

[1]Thomas J.L, Leclere J, Hartemann P, et al. Familial hyperthyroidism without evidence of autoimmunity[J]. Acta Endocrinologica (Copenhagen), 1982,100(4):512-8.

[2]Franziska Winkler, Gunnar Kleinau, Patrick Tarnow. A new phenotype of nongoitrous and nonautoimmune hyperthyroidism caused by a heterozygous thyrotropin receptor mutation in transmembrane helix 6[J].Journal of clinical endocrinology & metabolism,2010,95(8):3605-10.

[3]Patrizia Agretti, Giuseppina De Marco, Martina Biagioni et al. Sporadic congenital nonautoimmune hyperthyroidism caused by P639S mutation in thyrotropin receptor gene[J].European Journal of Pediatricsr,2012,171(7):1133-7.

[4]Akie Nakamura, Shuntaro Morikawa, Hayato Aoyagi, et al. A Japanese family with nonautoimmune hyperthyroidism caused by a novel heterozygous thyrotropin receptor gene mutation[J].Pediatric Research,2014,75(6):749-53.

[5]Holger Jaeschke, Joerg Schaarschmidt, Markus Eszlinger et al. A newly discovered TSHR variant (L665F) associated with nonautoimmune hyperthyroidism in an Austrian family induces constitutive TSHR activation by steric repulsion between TM1 and TM7[J].Journal of clinical endocrinology & metabolism,2014,99(10):E2051-9.

[6]Doris Taha, Amita Adhikari, Leigh Anne Flore et al. Familial neonatal nonautoimmune hyperthyroidism due to a gain-of-function(D619G)thyrotropin receptormutation[J].Journal of Pediatric Endocrinology and Metabolism,2020,34(2):267-271.

[7]Reeti Chawla, Tord D Alden, Aigerim Bizhanova, et al. Squamosal Suture Craniosynostosis Due to Hyperthyroidism Caused by an Activating ThyrotropinReceptor Mutation (T632I)[J].Thyroid,2015,25(10):1167-72.

[8]Hulya Iliksu Gozu, Julia Lublinghoff, Rifat Bircan,et al. Genetics and phenomics of inherited and sporadic non-autoimmune hyperthyroidism[J]. MolecularÚnd Cellular Endocrinology,2010,322(1-2):125-34.

[9]Paschke R, Niedziela M, Vaidya B, et al.2012 European Thyroid Association Guidelines for the mana gement of familial and persistant sporadic non-autoimmunehypertl yroidism caused by thyroid-stimulating hormone receptor germlin mutations[J].European Thyroid Journal,2012,1(3):142-147.

李康（撰写） 李家瑞（审校）

第十节 家族性非自身免疫性甲状腺功能亢进症
Section 10 Familial non-autoimmune hyperthyroidism, FNAH

关键词:家族性;非自身免疫性;甲状腺功能亢进

Keyword:TSH receptor mutation;Familial;Non-autoimmune;Hyperthyroidism

一、概述

TSH受体突变导致的家族性甲状腺功能亢进(Familial hyperthyroidism due to mutations in TSH receptor)又称家族性非自身免疫性甲状腺功能亢进(Familial non-autoimmune hyperthyroidism FNAH),是一种罕见的非自身免疫性甲状腺功能亢进症,为常染色体显性遗传病,定位于14q24-q31的常染色体上。

FNAH于1982年被首次报道,患者是来自法国北部的家庭中的南希家族,后续至今相关的家族报道也不断出现。目前认为TSH所有年龄均可发病,患病率尚不清楚。本病的基本病机是由刺激G蛋白或促甲状腺素受体(Thyrotropin receptor TSHR)的突变导致细胞内信号级联的结构性激活。这种信号通路的构成性激活可诱导遗传性非自身免疫性甲状腺功能亢进,这些种系突变主要定位于TSHR的跨膜片段。

FNAH患者存在非自身免疫性甲状腺功能亢进阳性家族史,多表现为轻度至重度的甲状腺功能亢进临床病程。在种系TSHR突变的患者中,没有关于基因型-表型关系的报道。同时,本病患者均不出现甲状腺自身免疫的临床和生化特征,也检测不到循环甲状腺抗体(包括促甲状腺素受体抗体)。

治疗上,轻中度甲状腺功能亢进的患者,易通过抗甲状腺药物控制;严重甲状腺功能亢进并伴有严重并发症的患者,需要重复放射碘治疗或行甲状腺切除术。本病在接受治疗后仍有复发的可能。

二、定义

FNAH是一种罕见的由促甲状腺素受体(TSHR)种系突变导致的甲状腺功能亢进症,是以轻度至重度甲状腺功能亢进症、甲状腺肿大、缺乏自身免疫特征、治疗期间频繁复发和阳性家族史为特征的常染色体显性遗传病。

三、流行病学

自首次报道以来,迄今共发现二十余个FNAH家庭。在患病家庭中,女性成员更易发病;新生儿甲亢少见;新生儿一过性甲亢几乎都见于甲亢孕妇所生。目前为止,本病的患病率尚不清楚。

四、病因及发病机制

TSHR基因的种系突变决定受体的组成型激活,被确定为FNAH的分子原因。因此,TSHR基因的种系突变是根本原因,但是基因型与临床表型暂无确定相关性。下面我们将分别进行相关解释。

(一)TSHR基因的种系突变是根本原因

TSHR属于与G蛋白偶联的7个跨膜结构域受体的超家族。该基因由10个外显子编码在14号染色体上。大部分细胞结构域由9个外显子编码,胞外结构域的羧基末端部分、7个跨膜结构域和胞内环由第10外显子编码。多肽主链长度为764个氨基酸。促甲状腺素与其受体的结合导致通过G蛋白分别激活腺苷酸环化酶和磷脂酶C信号通路。TSHR或Gs阿尔法蛋白的体细胞突变构成性激活环磷酸腺苷(Cyclic adenosine monophosphate,cAMP)级联,诱导甲状腺滤泡细胞的生长和功能亢进。

1982年来自法国北部的家庭中的南希家族首次被描述为导致FNAH定义的原始家族,12年后在6个甲状腺功能亢进家族成员中检测到一个杂合子V509A种系突变。1994年有18名同样来自法国北部的受试者被确定为临床和生物学上甲状腺功能亢进,但他们与南希家族无关,在其中5个受影响的家族成员中,报道了TSHR第7个跨膜段的C672Y替换。1996年报道的贝尔福特家族中,三代中有5例患者发现了甲状腺功能亢进,在这个家族中,有三个成员显示出a到T的转位,导致N650Y的替换。2004年Bijay Vaidya等人在TSHR基因中发现了一个杂合生殖系突变,导致其在密码子505(S505N)处的丝氨酸被天冬酰胺取代。2010年Franziska Winkler等人在TSHR基因的第10外显子上检测到一个杂合突变,导致跨膜螺旋6的636氨基酸位的半胱氨酸残基与色氨酸交换。2012年Patrizia Agretti等人通过一名意大利儿童,检测到胞嘧啶对胸腺嘧啶的杂合取代,确定了TSHR的第639位(P639S)处脯氨酸到丝氨酸的变化。2014年Akie Nakamura等日本学者通过对日本一患病家族的研究,在TSHR的第10外显子中发现了一个杂合突变M453R。同年Holger Jaeschke等学者通过对一个奥地利家族三代FNAH症患者的研究,在该家族的6个成员中发现了TSHR受体跨膜螺旋7位点的一个新突变L665F。2020年Doris Taha等学者报告了一个8岁的非洲裔美国女性新生儿FNAH患者,发现家族性新生儿罹患本病与TSHR基因c.1856A >g (p.Asp619Gly)杂合子变异有关。

(二)基因型与临床表型暂无确定相关性

遗传性TSHR种系突变显示,基础cAMP比野生型TSHR较野生型TSHR增加2~7倍。理论上TSHR突变的构成活性水平可能会影响疾病的表型,但在种系TSHR突变的患者中,没有关于基因型-表型关系的报道。例如:家族性患者中,尽管基础cAMP的增加较低,然而甲状腺功能亢进也有可能早在新生儿期就开始显现了。同样,较高的基础cAMP积累与早期发病也并不总是一致,比如S505N和P639S的基础cAMP积累较高,但甲状腺功能亢进的发病年龄分别为19个月至9岁和5~38岁。此外,同一家族携带相同TSHR种系突变的患者在发病和/或严重程度上存在较大差异。同样,在具有相同种系TSHR突变的不同家族中也发现了不同的表型。

对于TSHR基因型和临床表型之间的差异,有一种可能的解释。G蛋白受体激酶2和b-抑制蛋白1是促甲状腺素受体刺激反应的负调控因子。G蛋白受体激酶属于丝氨酸-苏氨酸激酶家族,它可以以磷酸化G蛋白偶联受体的激动剂形式存在。磷酸化的G蛋白偶联受体与第二个蛋白家族结合,称为b-抑制素,导致受体解耦和信号关闭。b-抑制素诱导的脱敏和受体下调是这种差异的可能解释之一。与这一推理相一致的是,在热结节中发现的b-抑制素2的表达增加。此外,其他信号分子的变化,如:磷酸二酯酶、G蛋白、腺苷酸环化酶等都是进一步可能的解释。此外,最有可能的其他因素,如遗传背景和/或碘摄入量,也可能会改变表型表达。

五、临床表现

TSHR基因缺陷及甲亢为该病所有患者都存在的临床表现;腹泻、甲状腺肿、甲状腺增生、弥漫性甲状腺肿、早产为极常见的临床表现;发育迟缓、加速的骨骼成熟、多动症、睡眠障碍、怕热、多汗、消瘦为较常见的临床表现;多数患者眼睛形态正常,极少有患者存在突眼症状。

2012欧洲甲状腺学会关于由促甲状腺激素受体突变导致的家族性、持续性、散发性非自身免疫性甲状腺功能亢进的诊疗指南(下简称"指南")指出,该病可总结为六大重要临床表现。

(1)具有常染色体显性遗传的非自身免疫性甲亢家族史。

(2)缺乏突眼、胫前黏液水肿等临床症状;缺乏其他自身免疫的实验室指标体现:如甲状腺过氧化物酶抗体(TPO Ab)阳性、超声低回声表现、病理见淋巴细胞浸润等。少数病例报道见TPO Ab及甲状腺球蛋白抗体(Tg Ab)阳性,与正常人群中甲状腺自身抗体阳性发生率相一致。

(3)儿童患者可表现为甲状腺弥漫性肿大,随着病程延长可出现多发性结节,极少数病例可以没有甲状腺肿。

不同家族中,新生儿发病的共同特点是甲状腺功能亢进。除此之外,其他症状各有不同,例如:莱比锡家族的患者在妊娠第33周早产,且新生儿期伴随出现腹泻、易怒、易出汗和骨龄晚期的症状。德国发现的另一个新生儿发病的家族,患有持续性甲状腺功能亢进的母亲在其3岁时被诊断为弥漫性甲状腺肿,她的第二个儿子在出生3.5周时出现甲状腺功能亢进,伴有低出生体重、高胆红素血症。虽然上述这两个家族的新生儿甲状腺功能亢进发病较早且严重,但报道称抗甲状腺药物治疗成功地控制了甲状腺功能亢进,而其他家族成员则因复发性甲状腺功能亢进而分别进行了甲状腺次全切除术和/或放射性碘治疗。

(4)出现甲亢表现的年龄差距很大,跨度从新生儿到60岁均有;家族中发病年龄差异也很大,间隔19~56岁不等。例如南希家族发病年龄为10~36岁不等,兰斯家族发病年龄为18个月到53岁不等,加的夫家族发病年龄在2~21岁不等,来自Karges等人的家庭研究报告称发病年龄为4~60岁不等。

(5)甲亢的表现程度可为中度甲亢、亚临床甲亢,或者严重甲亢。

例如,甲状腺肿和甲状腺结节。甲状腺肿通常在儿童中表现为弥漫性肿,随着年龄增大容易变成多发的结节。有学者统计了90例FNAH的种系TSHR突变患者,其中有59例报告了弥漫性甲状腺肿,这59例中有3例多结节性甲状腺肿复发,8例患者在后期的生活中出现多结节性甲状腺肿。除此之外,甲状腺肿也并不是FNAH的一致表现,这90例FNAH患者中有23例并未发现甲状腺肿。

严重的还可出现甲状腺毒症。甲状腺毒症涉及许多器官系统,包括神经精神表现、神经肌肉、心血管、骨骼、胃肠和生殖系统。在不同的家庭中已经有各种临床表现,如晨僵和下肢疼痛、脑瘫、行为多动、睡眠困难和遗尿、运动和言语延迟、室上性心动过速、二尖瓣脱垂、面部畸形和低出生体重。2015年一名西班牙裔男婴被报道在6个月大时出现严重的甲状腺毒症伴有罕见的鳞状缝合颅缝早闭。

(6. 停药后，甲状腺非全切术后或同位素治疗后容易复发。

六、辅助检查

结合指南建议，FNAH患者可进行以下相关检查。

(1) 对出现FNAH症状的所有患者检测是否存在TSHR种系突变。

(2) 对于存在TSHR种系突变的患者，对其家人，即使是无症状及甲状腺功能正常者，亦进行TSHR胚系突变检测。目的是明确起病前诊断，并发现可能存在的基因突变和临床表型差异。

(3) 因为此病相关基因突变多数位于TSHR基因10号外显子，外显子需首先筛查，为了防止基因突变差异漏诊，需同时筛查1~9号外显子，对家族中甲亢成员进行染色体组成型活性变异检测可解释临床表现的差异。

(4) 对患者及无症状家庭成员（携带者）进行遗传学咨询。

(5) 除基因相关检查外，还需要进行甲状腺功能、甲状腺彩超、组织活检等临床检验检查。

七、诊断

指南建议，对于所有家族性甲状腺毒症或符合下列至少第1~3条者，需考虑诊断FNAH，以利于合理治疗，特别是对于儿童患者，避免频繁复发及并发症出现。

(1) 显性遗传的家族性非自身免疫性甲亢。

(2) 缺乏自身免疫的证据：如无眼部和皮肤的炎性表现，无TSHR抗体，无自身免疫的超声下低回声表现，无组织学淋巴细胞浸润表现。

(3) 血清游离T4明显升高、TSH水平降低、或亚临床甲亢。

(4) 儿童患者弥漫性甲状腺肿，成人患者多发性甲状腺结节（无甲状腺肿大并不能除外诊断）。

(5) 停药后，甲状腺非全切术后或同位素治疗后容易复发。

八、鉴别诊断

FNAH需要与持续性、散发性、先天性非自身免疫性甲状腺功能亢进（persistent sporadic congenital non-autoimmune hyperthyroidism, PSNAH）进行区分。他们都是少见的由促甲状腺素受体（TSHR）种系突变导致的甲状腺功能亢进，主要区别在于家族史，PSNAH为阴性家族史。

另外，与FNAH不同的地方如下。

(1) PSNAH起病较FNAH早，几乎所有报道的PSNAH患者在出生1年内出现症状。且PSNAH病情更严重，例如，有一半的患者存在颅缝早闭；将近一半的患者存在发育障碍和脑积水的症状；新生儿甲亢的其他特征如黄疸、肝脾肿大、血小板减少和呼吸系统症状（如呼吸暂停和窒息）也在一些患者中观察到；神经肌肉症状也已被描述；在大约一半的新生儿和婴儿中观察到甲状腺肿大。

(2) PSNAH除1例之外，其余病例均出现甲状腺肿。起初甲状腺为弥漫性肿大，随着病程进展表现出多结节性甲状腺肿。

(3) PSNAH患者甲状腺内TSHR或TPO抗体缺失，甲状腺细胞组织学显示淋巴细胞浸润，甲状腺超声显示低回声。

(4) PSNAH胎儿甲亢随着病程进展出现多种并发症，病例报道中，长期患有新生儿甲状腺功能亢进的附加后果（比如智力发育迟缓、言语障碍和颅缝早闭）经常被报道。

(5) PSNAH没有炎性的突眼表现，但非炎性的眼征如眼球突出，并不能除外PSNAH的诊断。

九、治疗策略

此类疾病目前无随机对照研究，但是通过诊断明确的病例系列，指南建议可以权衡选择不同治疗方案。

甲状腺功能亢进是FNAH的特征性临床表现，但严重程度却有很大差异。无明显甲状腺毒症或甲状腺眼病和甲状腺功能亢进的患者，易通过抗甲状腺药物控制。严重甲状腺功能亢进并伴有严重并发症：如面部发育不全、骨龄晚期、运动和言语迟缓、黄疸、出血、瘀点出血、脑室肿大、手指缩短、肝脾肿大和肩头畸形的患者，需要重复放射碘治疗。

因此，指南推荐，FNAH的最佳治疗方案为：①强烈推荐甲状腺全切术后行同位素治疗；②药物治疗只在术前准备时使用，可应用β受体阻滞剂如普萘洛尔减轻高代谢症候群。

国内刘明辉及田雪合医生在1993年至2006年间，收治家族性甲亢10个家系24例患者，对其中3例行内科药物治疗给予抗甲亢药物丙硫氧嘧啶（PTU）：①初治期：PTU300~450mg/d，分2~3次口服，甲状腺激素水平正常后开始减量；②减量期：每2~4周减量1次，每次减量50~100mg/d，3~4个月减至维持期；③维持期：50~100mg/d，维持治疗1~1.5年，心率>100次/min者加服心得安10mg/次，3次/天。1例行放射碘及药物治疗。其余20例均手术治疗行甲状腺大部分切除术（患侧甲状腺+峡部+对侧大部分切除术）。

十、疗效及转归

无论是抗甲状腺药物治疗、甲状腺切除术抑或是放射性碘治疗，治疗后甲状腺功能亢进或者甲状腺毒症多次复发也是常见的。在多次甲状腺功能亢进复发的患者中，有一部分也进一步接受了放射性碘治疗。另外，长疗程药物治疗虽然可以控制甲亢，但也可导致甲状腺肿。

例如，前文中刘明辉及田雪合医生经治患者中，3例内科药物治疗者甲亢症状均明显控制其中1例临床治愈停药，另2例好转。行放碘及药物治疗的1例痊愈。20例手术治疗者中，1例出现喉上神经损伤，1例术后第2天出现手足抽搐，1例出现甲状腺危象；经治疗19例治愈，1例术后复发，给予内科药物治疗后症状减轻。患者伴随症状经治疗均消失。

总之，FNAH是由TSHR的种系突变引起的，生殖系激活的TSHR突变导致非自身免疫性家族性甲状腺功能亢进，表现为轻度至重度的甲状腺功能亢进临床病程。在种系TSHR突变的患者中，没有关于基因型-表型关系的报道，这可能受其他遗传、表观遗传和环境因素的影响。延迟或治疗不足可能会加重这些儿童因甲状腺功能亢进而导致的发育异常。因此，此类少见的甲亢患者需要早期识别，包括其他家庭成员的早期诊断也是必要的。确诊后需要积极治疗，以防止复发和并发症的发生，更需要遗传学咨询和在起病前诊断，以期达到优生优育的目的。

参考文献

[1] Olsen, M.H, Angell, S.Y, Asma, S et al. A call to action and a lifecourse strategy to address the globalburden of raised blood pressure on current and future generations: The Lancet Commission on hypertension[J].Lancet, 2016, 388(10060), 2665-2712.

[2] Liddle, G.W, Bledsoe, T, Coppage, W.S.J. A familial renal disorder simulating primary aldosteronism butwith negligible aldosterone secretion[J]. Trans. Assoc. Am. Phys,1963, 76, 199-213.

[3] Burrello, J, Monticone, S, Buffolo, F et al. Is There a Role for Genomics in the Management of Hypertension? [J]Int. J. Mol. Sci, 2017, 18(6):1131.

[4] Yang KQ, Xiao Y, Tian T, et al. Molecular genetics of Liddle's syndrome[J]. Clin. Chim. Acta,2014, 436, 202-206.

[5] Liu, K, Qin, F, Sun, X et al. Analysis of the genes involved in Mendelian forms of low-renin hypertension in Chinese early-onset hypertensive patients[J]. J Hypertens, 2018, 36(3):502-509.

[6] Pagani, L, Diekmann, Sazzini, M et al. Three reportedly unrelated families with liddle syndrome inherited from a common ancestor[J]. Hypertension,2018, 71(2): 273-279.

[7] Mumford E, Unwin RJ, Walsh SB. Liquorice, Liddle, Bartter or Gitelman-how to differentiate? [J]. Nephrol Dial Transplant, 2019,34(1):38-39.

[8] Mandal AK, Mouyis K, Walker IA, et al.Liddle's syndrome variant: a diagnostic and therapeutic conundrum[J]. Br J Hosp Med(Lond),2019,80(9):548-549.

[9] Mareš Š, Filipovský J, Vlková K, et al. A novel nonsense mutation in the β-subunit of the epithelial sodium channel causing Liddle syndrome[J]. Blood Press, 2021, 30(5):291-299.

[10] Fan P, Pan XC, Zhang D, et.al. Pediatric Liddle Syndrome Caused by a Novel SCNN1G Variant in a Chinese Family and Characterized by Early-Onset Hypertension.[J] Am J Hypertens,2020,33(7):670-675.

[11] Ding X, Jia N, Zhao C, et al. A family with Liddle's syndrome caused by a new c.1721 deletion mutation in the epithelial sodium channel β-subunit[J]. Exp Ther Med,2019,17(4):2777-2784.

杜原、李康、戴璇（撰写）　李家瑞（审校）

第七篇　罕见的肾小管疾病
Part 7　Rare Tubular Disorders

第一章　获得性单克隆 Ig 轻链相关范科尼综合征
Chapter 1　Acquired Monoclonal Ig Light Chain-Associated Fanconi Syndrome, AMLC-FS

关键词：单克隆免疫球蛋白轻链 肾性糖尿 高磷酸盐尿 氨基酸尿

Keywords：monoclonal immunoglobulin light chain, renal glycosuria; hyperphosphaturia; acidaminuria

一、概述

获得性单克隆 Ig 轻链相关范科尼综合征（Monoclonal immunoglobulin light chain associated Fanconi syndrome, LC-FS）是单克隆丙种球蛋白病的罕见并发症，又称为继发于单克隆丙种球蛋白病的获得性范科尼综合征、获得性单克隆免疫球蛋白轻链相关范科尼综合征。其特征是近端肾小管弥漫性重吸收障碍，导致糖尿、全氨基酸尿和低磷血症，主要与尿液中的单克隆 kappa 沉积于近端肾小管细胞内有关。

二、定义

LC-FS 是一种罕见的轻链近端肾小管病，其特征为继发于近端肾小管细胞中单克隆 kappa 轻链沉积的肾近端肾小管功能障碍。临床表现为多变性慢性肾脏病、低分子蛋白尿、氨基酸尿、磷酸过多、尿酸尿、碳酸氢尿和非糖尿病性糖尿。肾脏磷酸盐和尿酸盐消耗可能导致低磷血症和低尿酸血症。

三、流行病学

发病于成人、老年人，患病率<1/1,000,000。迄今为止医学文献中报告的病例不足 150 例，绝大多数来自国外。

四、病因及发病机制

绝大多数 LC-FS 由有肾脏意义的单克隆丙种免疫球蛋白血症、多发性骨髓瘤和 Waldenstrom 巨球蛋白血症导致。通常，被肾小管重吸收的单克隆轻链属于可变 kappa-1（VK1）亚群，其抵抗近端肾小管细胞中的溶酶体蛋白水解，导致自聚集和晶体形成。单克隆轻链的近端肾小管内吞作用产生细胞内氧化应激，从而激活炎症介质和小管细胞凋亡。

五、临床表现

常见于 50 岁以上有一定程度的慢性肾脏病（CKD）的患者，轻度和缓慢进展的肾功能不全多见。可出现低分子量蛋白尿、全氨基酸尿、尿酸尿、磷酸尿、碳酸氢尿（可能导致轻度代谢性酸中毒）和血糖正常糖尿。低分子量蛋白尿是最敏感的检查，非糖尿病性糖尿是最具特异性的。可能存在低磷血症和低尿酸血症和/或轻度代谢性酸中毒。尿磷酸盐消耗可能严重到足以引起儿童骨脱矿质和佝偻病或成人骨软化症。骨痛或病理性骨折是这种疾病的可能表现。

病理学谱目前已扩展到非结晶形态学。2000 年至 2014 年，哥伦比亚大学医学中心 54 例轻链近端肾小管病患者肾活检结果显示，40 例患者（87%）显示近端小管晶体（结晶 LCPT），6 例患者（13%）显示非结晶 LCPT。

六、辅助检查

肾小管功能检查提示近端弥漫性肾小管功能受损，尿蛋白分析显示低分子量蛋白尿，血清学化验可能存在低磷血症、低尿酸血症，伴或不伴代谢性酸中毒。肾活检免疫荧光近端小管细胞通常呈 kappa 轻链阳性。

七、诊断

通过证明肾范科尼综合征伴低分子量蛋白尿（以及磷酸尿、糖尿、氨基酸尿）以及单克隆丙种球蛋白病来诊断。诊断可以通过肾活检来确认。光学显微镜检查的结果包括近端肾小管上皮萎缩、去分化和胞浆内包涵体。在免疫荧光检查中,近端小管细胞通常呈kappaLC阳性(λLC较少见)。超微结构研究可见晶体(菱形)位于近端肾小管细胞溶酶体中或游离于细胞质中。

八、鉴别诊断

鉴别诊断应包括其他类型的具有肾脏意义的单克隆丙种球蛋白病(免疫球蛋白轻链淀粉样变性、单克隆免疫球蛋白沉积病和骨髓瘤呈管型肾病),以及范科尼综合征的其他病因(包括自身免疫性疾病、药物或重金属中毒)。

骨髓瘤轻链管型肾病:轻链管型肾病是多发性骨髓瘤肾损伤最常见类型。临床表现为AKI,多数患者血清游离轻链超过1,000mg/L,病理以肾小管腔大量浓稠、干裂的蛋白管型为主要特征,多数分布于远端肾小管和集合管,免疫荧光或免疫组织化学染色显示管型为单一轻链阳性;电镜下管型为高密度颗粒样,少数可见纤维样结构或针状结晶形成。

免疫球蛋白轻链淀粉样变性(immunoglobulin light chain amyloidosis, AL):AL淀粉样变性是一种克隆性、非增殖性浆细胞疾病,组织标本刚果红染色可显示淀粉样蛋白沉积伴苹果绿双折射。其他必要筛查包括血清免疫固定电泳、24小时尿液免疫固定电泳阴性。无Ig轻链测定。高频率的轻链蛋白血症是AL淀粉样变性的标志。如果血清和尿液的免疫固定阴性,且Ig轻链测定正常,AL淀粉样变性的可能性较小。

单克隆免疫球蛋白沉积病(Monoclonal immunoglobulin deposition disease, MIDD):一种系统性疾病,特征是单克隆免疫球蛋白沉积至肾实质所有组成部分,包括肾小球和肾小管基底膜。由沉积物成分不同分为轻链沉积病(LCDD)、重链沉积病(HCDD)、轻链和重链组成沉积病(LHCDD)。发病年龄50~60岁多见,蛋白尿为常见表现,近一半患者存在肾病范围蛋白尿,约40%患者存在基础多发性骨髓瘤。大多数患者血清或尿液中存在M峰。LCDD最常见单克隆轻链为型,HCDD中重链沉积亚型最常见。

九、治疗策略

如果有严重的尿磷酸盐消耗或骨软化症(骨矿物质密度低),则应给予磷酸盐补充剂。骨脱矿质在血清磷酸盐下降之前开始。所有伴有明显淋巴样疾病的患者均应接受适当的化疗。否则,治疗应适应肾功能衰竭的程度。CKD1—3期:应考虑化疗以减缓向ESRD的进展。环磷酰胺、硼替佐米或沙利度胺为基础的治疗是最佳选择。由自体外周血细胞移植(ASCT)支持的高剂量马法兰(HDM)可在选定的无反应患者中进行,但该策略的益处仍有待证实。CKD4—5期:符合肾同种体移植物条件的患者,移植前应考虑化疗(包括HDM/ASCT)。在不符合肾移植条件的患者中,引入化疗没有益处。

十、疗效及转归

LC-FS患者存在轻度肾功能不全和不同程度的近端小管功能障碍,CKD进展缓慢。

参考文献

[1] LEUNG N, BRIDOUX F, HUTCHISON C A, et al. Monoclonal gammopathy of renal significance: when MGUS is no longer undetermined or insignificant[J]. Blood, 2012, 120(22): 4292-5.

[2] MESSIAEN T, DERET S, MOUGENOT B, et al. Adult Fanconi syndrome secondary to light chain gammopathy. Clinicopathologic heterogeneity and unusual features in 11 patients [J]. Medicine (Baltimore), 2000, 79(3): 135-54.

[3] LACY M Q, GERTZ M A. Acquired Fanconi's syndrome associated with monoclonal gammopathies [J]. Hematol Oncol Clin North Am, 1999, 13(6): 1273-80.

[4] ROCCA A, KHAMLICHI A A, TOUCHARD G, et al. Sequences of V kappa L subgroup light chains in Fanconi's syndrome. Light chain V region gene usage restriction and peculiarities in myeloma-associated Fanconi's syndrome [J]. J Immunol, 1995, 155(6): 3245-52.

[5] SANDERS P W. Mechanisms of light chain injury along the tubular nephron [J]. J Am Soc Nephrol, 2012, 23(11): 1777-81.

[6] MALDONADO J E, VELOSA J A, KYLE R A, et al. Fanconi syndrome in adults. A manifestation of a latent form of myeloma [J]. Am J Med, 1975, 58(3): 354-64.

[7] MA C X, LACY M Q, ROMPALA J F, et al. Acquired Fanconi syndrome is an indolent disorder in the absence of overt multiple myeloma [J]. Blood, 2004, 104(1): 40-2.

[8] CLARKE B L, WYNNE A G, WILSON D M, et al. Osteomalacia associated with adult Fanconi's syndrome: clinical and diagnostic features [J]. Clin Endocrinol (Oxf), 1995, 43(4): 479-90.

[9] RAO D S, PARFITT A M, VILLANUEVA A R, et al. Hypophosphatemic osteomalacia and adult Fanconi syndrome due to light-chain nephropathy. Another form of oncogenous osteomalacia [J]. Am J Med, 1987, 82(2): 333-8.

[10] HERRERA G A. Proximal tubulopathies associated with monoclonal light chains: the spectrum of clinicopathologic manifestations and molecular pathogenesis [J]. Arch Pathol Lab Med, 2014, 138(10): 1365-80.

陈钰泱　石爱杰（撰写）　陶新朝（审校）

第二章　Alström综合征
Chapter 2　Alström Syndrome, ALMS

关键词：视锥-视杆视杆膜营养不良；感音神经性听力损失；单基因糖尿病
Keywords: cone-rod retinal dystrophy; sensorineural hearing loss; monogenetic diabetes

一、概述

Alström综合征（Alström Syndrome, ALMS）是一种极为罕见的常染色体隐性遗传病，由ALMS1基因突变引起。ALMS于1959年首次报道，但最近才被认为是一种纤毛病。纤毛病包括一组与原发性纤毛相关的人类遗传疾病，纤毛是从细胞表面延伸的基于微管的细胞器，可转导来自细胞外环境的信号。ALMS患者具有一系列临床特征，包括神经感觉缺陷、肾变性、心肌病和代谢失调。

二、定义

ALMS是一种由ALMS1基因突变引起的隐性单基因纤毛病，通常以多系统受累为特征，包括早期视锥杆视网膜营养不良和失明、听力丧失、儿童肥胖、2型糖尿病、心肌病、纤维化和多器官衰竭。

三、流行病学

在欧洲和北美，ALMS的患病率为1/1,000,000。据报道，在一些血缘关系较高的人群或地理上孤立的人群中，频率要高得多。全世界已发现950多例病例。国内报道10余例。

婴儿期、新生儿、儿童期、青少年期、成人均可发病。

四、病因及发病机制

ALMS的发生与*ALMS1*基因变异有关。*ALMS1*是一个具有编码47个氨基酸的串联重复序列的大基因，位于染色体2p13上。大多数致病变异发生在*ALMS1*外显子7的下游：终止密码子的无义突变或导致移码的一个或多个核苷酸的插入和缺失，最终导致ALMS1和非功能性蛋白质的提前终止。ALMS1定位于纤毛细胞的中心体和基底体，在ALMS患者的多种病理性受累组织中均有表达。ALMS1已被证明有助于细胞迁移和细胞外基质的产生，以及转铁蛋白、葡萄糖转运蛋白4型和Notch受体的内体运输。然而，多器官病变背后的精确分子机制尚未完全阐明。

五、临床表现

ALMS临床表现复杂，临床特征、发病年龄和严重程度在不同家庭以及同一家庭内部成员差异很大。进行性视网膜变性通常出现在婴儿期，最初的症状是眼球震颤和极度光抑制或光敏感，病变渐进性发展，通常在生命的第二个十年出现失明。听力损失通常出现在头十年，大多数表现轻度至中度缓慢进行性双侧感音神经性听力损失。肥胖通常在生命的最初几年开始发展，大多数幼儿的BMI大于95%。儿童早期身高正常，但青春期生长缓慢，最终成年身高矮小。儿童期出现高胰岛素血症和2型糖尿病。由于心肌细胞的异常分化，扩张型心肌病可能在婴儿期突然发生。限制型心肌病在青少年和成人中发展缓慢。神经障碍可包括失神发作和热性癫痫。Manara等对11名基因证明为ALMS的患者（平均年龄，23岁；范围，6~45岁；5名女性）和19名年龄和性别匹配的对照组进行了脑部MR成像，发现ALMS患者脑部存在弥漫性髓鞘紊乱和皮质重组。

患有ALMS的儿童经常出现呼吸问题，并且在以后的几年中可能会出现肺纤维化、慢性阻塞性呼吸综合征和急性呼吸窘迫综合征。在几乎所有病变器官中都能够观察到纤维化组织。其他临床表现包括内分泌异常（甲状腺功能减退、男性素性腺功能减退和女性高雄激素血症）、泌尿功能障碍/逼尿肌不稳定、肾功能进行性下降和肝病(范围从转氨酶升高到脂肪性肝炎/非酒精性脂肪性肝病)。一项纳入了15例ALMS患者的研究结果显示,ALMS患者存在多种内分泌紊乱,包括甲状腺功能减退、胰岛素样生长因子系统的改变、男性睾酮低和女性雄激素过多症。肝功能障碍始于肝脂肪变性,在一部分患者中,可进展为肝纤维化和肝硬化。肾功能衰竭在青春期后期和成年期缓慢发展。大约30%的人有学习障碍。认知障碍(智商<70)是非常罕见的。

六、辅助检查

主要根据患者不同临床表现进行相应辅助检查:视力和听力的常规评估;体重,身高和体重指数;心脏(包括所有个体的超声心动图和心电图,以及年龄>18岁的MRI);餐后c肽和葡萄糖和糖化血红蛋白(HbA1C)从四岁开始;血脂谱;血浆转氨酶浓度;甲状腺功能。每年两次全血细胞计数,电解质,尿素,肌酐,胱抑素-C,尿酸,尿液分析。如果出现症状和/或尿液分析异常,每1至2年进行一次肾脏和膀胱超声检查。

七、诊断

ALMS的临床诊断基于婴儿期、儿童期和成年期出现的主要临床特征。若患儿在出生后几年内出现视力障碍和/或心肌病/心衰,应考虑ALMS的可能性。ALMS的分子诊断是通过基因检测中鉴定ALMS1突变确诊。一旦根据临床症状怀疑ALMS,需进行基因检测,发现2个ALMS1的致病性突变是诊断的金标准。ALMS中的双列致病变异,在所有年龄段的个体中建立的。

八、鉴别诊断

Bardet-Biedl综合征:Bardet-BiedlSyndrome(BBS)是一种常染色体隐性遗传病,患病率约为1/125,000。有19个已知的BBS相关基因(BBS1-BBS19)在纤毛功能中起关键作用。它们的蛋白质参与脂质稳态、鞭毛内运输、建立平面细胞极性以及调节细胞内运输和中心体功能。最常见的变体是BBS1(23%)和BBS10(20%)。在25%的病例中,分子病因不明。该综合征涉及混合性视杆锥细胞营养不良(到6岁时变得明显)。大约三分之二的患者有轴后多指,有时可能存在并指、短指和/或斜指。约40%发生性腺机能减退和肾脏受累,约50%发生智力低下,约70%发生躯干肥胖;它与胰岛素抵抗、2型糖尿病、血脂异常和高血压一起出现在早期。到30岁左右,视力明显受损。BBS是遗传异质的实体,具有相当大的表型变异性。其他相关问题包括与中枢神经系统相关的共济失调、步态异常和面部张力减退,以及高腭、听力损失和心脏畸形等异常。在男性中,有少精子症,导致不育。50%~80%的BBS患者有肾脏畸形(如囊肿、发育不全或瘢痕形成)和导致终末期肾病的肾功能不全。

Biemond综合征2型:Biemondsyndrometype2(BS2)通常被认为是一种隐性遗传性疾病(MIM210350),包括智力迟钝、结肠瘤、肥胖、多指、性腺功能减退、脑积水和面部骨质疏松症。临床上,该疾病与Bardet-Biedl综合征密切相关。报告的病例很少,其中大多数是在1970年之前。Verloes A提供三例精神发育迟缓的散发性病例的临床数据,这些病例伴有结肠瘤、肥胖和低生殖器症(其中两例),并描绘了几种新的BS2临床形式。BS2病例可分为:①Bardet-Biedl综合征伴有偶然的结肠瘤或无虹膜炎。②严格BS2,一种隐性遗传性婴幼儿综合征,身材矮小,结肠瘤和轴前多指,无肥胖,仅从原始报告中得知。③一种"新的"显性遗传性结肠室性小眼炎,偶尔与肥胖,性腺功能减退症和智力迟钝有关。④细胞遗传学证明的Rubinstein-Taybi综合征(一例)。⑤类似于Buntinx-Majewski综合征的不可分类的早期致死家族综合征。⑥一种"新"的结肠瘤-趾指裂综合征。后两种综合征可能由染色体异常引起。

Wolfram综合征:Wolfram Syndrome(WS)是一种常染色体隐性遗传性进行性神经退行性疾病,典型特征是儿童期发病的糖尿病、视神经萎缩、耳聋、尿崩症、神经系统体征和其他异常。已经鉴定出两个致病基因(WFS1和WFS2)。该疾病的传播以常染色体隐性模式发生,预后较差,死亡发生在中位年龄39岁,主要原因是脑干萎缩和神经变性导致呼吸衰竭。

Cohen综合征:Cohen综合征是一种常染色体隐性遗传综合征,是一种罕见的综合征,具有多种临床表现,包括生长迟缓,肌张力低下,关节过度活动,小头畸形,智力障碍,颜面和肢体异常,中性粒细胞减少。它与空泡蛋白分选13同源物B(VPS13B)基因的突变有关,该基因参与眼部,血液学和中枢神经系统的发育。该基因编码跨膜蛋白,在保持高尔基体复合物的完整性方面起着至关重要的作用。迄今为止,在200多名科恩综合征患者中报告了150多种VPS13B突变。错义或无意义突变是最常见的突变。

九、治疗策略

尚无预防Alström综合征进行性器官受累的治疗方法。Alström综合征患者需要协调多学科来制定管理和治疗干预措施。红橙色的处方镜片可以减少畏光。由于失明在所有情况下都会发生，因此早期教育计划以教授患者盲文，计算技能和适应性生活技能至关重要。双侧数字助听器和人工耳蜗可以提高听力能力。心力衰竭主要使用血管紧张素原转换酶（ACEI）抑制剂、β受体阻滞剂、利尿剂和地高辛治疗。也可以考虑心脏移植。糖尿病可以通过低脂、低糖饮食、运动、二甲双胍、格列酮、肠促胰岛素类似物和SGLT2抑制剂（在2/3的病例中有益）来治疗。β受体阻滞剂、食管静脉硬化疗法和束带术通常可治疗门静脉高压。

在不成功的病例中，可能需要经颈静脉肝内门体分流术。对于肾病患者，可考虑使用血管紧张素转换酶抑制剂。在一些情况下，肾移植是成功的。新药正在临床试验中，包括PBI-4050（2期完成），一种具有抗纤维化和抗炎特性的化合物，以及用于治疗包括AS在内的罕见遗传性肥胖形式的食欲亢进的setmelanotide。

十、疗效及转归

AS患者的寿命缩短，但早期诊断和干预可以减缓疾病的进展，提高患者的和生活质量。

参考文献

[1]BADANO J L, MITSUMA N, BEALES P L, et al. The ciliopathies: an emerging class of human genetic disorders [J]. Annu Rev Genomics Hum Genet, 2006, 7: 125-48.

[2]MARSHALL J D, BRONSON R T, COLLIN G B, et al. New Alström syndrome phenotypes based on the evaluation of 182 cases [J]. Arch Intern Med, 2005, 165(6): 675-83.

[3]MARSHALL J D, BECK S, MAFFEI P, et al. Alström syndrome [J]. Eur J Hum Genet, 2007, 15(12): 1193-202.

[4]MARSHALL J D, MULLER J, COLLIN G B, et al. Alstrom Syndrome: Mutation Spectrum of ALMS1 [J]. Hum Mutat, 2015, 36(7): 660-8.

[5]LOUW J J, CORVELEYN A, JIA Y, et al. Homozygous loss-of-function mutation in ALMS1 causes the lethal disorder mitogenic cardiomyopathy in two siblings [J]. Eur J Med Genet, 2014, 57(9): 532-5.

[6]COLLIN G B, MARSHALL J D, KING B L, et al. The Alström syndrome protein, ALMS1, interacts with α-actinin and components of the endosome recycling pathway [J]. PLoS One, 2012, 7(5): e37925.

[7]LEITCH C C, LODH S, PRIETO-ECHAGüE V, et al. Basal body proteinsregulate Notch signaling through endosomal trafficking [J]. J Cell Sci, 2014, 127(Pt 11): 2407-19.

[8]FAVARETTO F, MILAN G, COLLIN G B, et al. GLUT4 defects in adipose tissue are early signs of metabolic alterations in Alms1GT/GT, a mouse model for obesity and insulin resistance [J]. PLoS One, 2014, 9(10): e109540.

[9]SHENJE L T, ANDERSEN P, HALUSHKA M K, et al. Mutations in Alström protein impair terminal differentiation of cardiomyocytes [J]. Nat Commun, 2014, 5: 3416.

[10]SMITH J C, MCDONNELL B, RETALLICK C, et al. Is arterial stiffening in Alström syndrome linked to the development of cardiomyopathy? [J]. Eur J Clin Invest, 2007, 37(2):99-105.

[11]MANARA R, CITTON V, MAFFEI P, et al. Degeneration and plasticity of the optic pathway in Alström syndrome [J]. AJNR Am J Neuroradiol, 2015, 36(1): 160-5.

[12]MAFFEI P, BOSCHETTI M, MARSHALL J D, et al. Characterization of the IGF system in 15 patients with Alström syndrome [J]. Clin Endocrinol (Oxf), 2007, 66(2): 269-75.

[13]IZZI C, MAFFEI P, MILAN G, et al. The Case | Familial occurrence of retinitis pigmentosa, deafness, and nephropathy [J]. Kidney Int, 2011, 79(6): 691-2.

陈钰泱　石爱杰（撰写）　陶新朝（审校）

第三章　非典型范科尼综合征-新生儿高胰岛素血症综合征
Chapter 3　Atypical Fanconi syndrome-neonatal hyperinsulinism syndrome, AFS-NH

关键词：高胰岛素血症 范科尼综合征；低血糖症；巨大儿

Keywords：hyperinsulinemia，HIS；Fanconi syndrome；Hypoglycemia；macrosomia

一、概述

先天性高胰岛素血症（Congenitalhyperinsulinism，CHI）是导致儿童，尤其是新生儿持续性高胰岛素血症性低血糖的一组遗传异质性疾病。其特征是胰腺β细胞过度且不受调节地分泌胰岛素，导致持续且严重的低血糖症。它是新生儿期和儿童早期持续和严重低血糖的最常见原因。这种情况通常在出生时出现，并引起肌肉松弛或松软、颤抖、喂养不良和癫痫发作等症状。CHI的全球患病率估计为1/50,000。其中，多达三分之一的人可能因低血糖而出现神经发育受损。参与调节胰腺β细胞胰岛素分泌的16个不同关键基因（*ABCC8*、*KCNJ11*、*GLUD1*、*GCK*、*HADH*、*SLC16A1*、*UCP2*、*HNF4A*、*HNF1A*、*HK1*、*KCNQ1*、*CACNA1D*、*FOXA2*、*EIF2S3*、*PGM1*和*PMM2*）的突变已被证明是负责胰腺β细胞胰岛素分泌的潜在分子机制。有报道，当出现HNF4A（肝细胞核因子-4α）基因突变时，CHI患儿可同时出现非典型范科尼综合征（Atypical Fanconi syndrome，AFS）表现，即非典型范科尼综合征-新生儿高胰岛素血症综合征。

二、定义

在新生儿高胰岛素血症患儿中同时观察到范科尼综合征表现，已发现与*HNF4A*突变有关，目前尚无确切定义。

三、流行病学

人群中CHI的发病率为1/40,000~1/35,000，英国的最近一项研究表明，每28,389例活产儿中至少有1例CHI，目前我国尚无CHI在人群中的发病率报道。国内Wang等报道2017年之前CHI病例绝大多数来自北京市、上海市以及广东省、浙江省等，国内其他地区报道很少。非典型范科尼综合征-新生儿高胰岛素血症综合征的人群发病率<1/1,000,000。

四、病因及发病机制

发病机制尚不明确，目前已发现与HNF4A基因突变有关。

五、临床表现

有关非典型范科尼综合征-新生儿高胰岛素血症综合征的报道较为少见，迄今为止仅报告了10余例。2012年，Stanescu等人报道了一例p.R76W HNF4A突变的病例，该病例出现与FS相关的CHI。此后，Hamilton等人报告了来自4个家族的6名p.R76W HNF4A突变杂合子患者，除了新生儿高胰岛素血症和巨大儿外，他们还患有FS和肾钙质沉着症。所有6人都表现出近端肾小管病变的新表型，其特征是全氨基酸尿、低分子量蛋白尿、糖尿、高磷酸盐尿和低尿酸血症，肾钙质沉着症、肾功能损害、高钙尿症伴相对低钙血症和高镁血症。2015年Numakura报道了两例HNF4A突变导致的FS和CHI，同样出现尿钙排泄增加，其中一例有短暂的肝功能障碍伴肝肿大。Improda等人报道了另外两例由p.R63WHNF4A突变导致的病例，表现为巨大儿和非典型范科尼综合征，合并高胰岛素血症性低血糖。病例1为出生体重低于均值1.7个标准差的男性，在出生后第2天被诊断为高胰岛素性血症性低血糖。他对3~10mg/kg/d的二氮嗪有反应。导致肾小管功能检查，显示电解质和蛋白质泄漏。该患者还患有结合性高胆红素血症和肝脏脂肪变性。患者2的母亲患有肾范科尼综合征。在1月龄时发现高胰岛素性血症性低血糖。生化检查显示肾小管渗漏钙、钠和磷酸盐。对他的母亲进行了持续的血糖监测，结果显示夜间低血糖。2018年Liu报道了1例中国HNF4A相关范科尼综合征患者，该患者出现FS、婴儿高胰岛素性低血糖和短暂性胆汁淤积，并且有双侧严重听力损失。

六、辅助检查

血酮<2.8mmol/L时胰岛 1mU/L时CHI的诊断灵敏度可达93.2%。血C肽水平同时升高，尿酮体阴性。肾功能检查主要表现为近端肾小管功能障碍，包括氨基酸尿、小分子蛋白尿、糖尿病、高磷酸盐尿。致病基因检测呈阳性。

七、诊断

高胰岛素血症的诊断标准见表7-3-1。范科尼综合征可通过近端肾小管病变（氨基酸尿、糖尿病、高磷酸盐尿）表现辅助诊断。截至目前报道的非典型范科尼综合征-新生儿高胰岛素血症综合征病例均存在

HNF4A基因突变(见表7-3-1)。

表7-3-1 高胰岛素血症诊断标准

葡萄糖需求 > 6~8mg/kg/min 以维持血糖高于 2.6~3mmol/L
实验室血糖 < 2.6mmol/L
低血糖时可检测到胰岛素与升高的 C 肽
低血糖时血液中游离脂肪酸和酮体浓度过低
低血糖时给予胰高血糖素后血糖反应
没有酮尿

八、鉴别诊断

CHI方面主要与暂时性高胰岛素血症性低血糖鉴别:后者出生后不久发生,通常在3~4月龄缓解。多见于小于胎龄儿、宫内发育迟缓和出生窒息等。致病基因检测常阴性。

九、治疗策略

CHI新生儿,给予足够的碳水化合物维持血糖水平以避免发生严重神经系统损伤非常重要。常用药物包括:①二氮嗪:二氮嗪是一种KATP通道开放剂,对于管理许多CHI患者非常宝贵,氮嗪通过与KATP通道的SUR1亚基结合发挥作用。通常对所有形式的高胰岛素血症性低血糖有效。在二氮嗪无反应的CHI病例中,需要对ABCC8/KCNJ1 1和18F-DOPA-PET/CT扫描进行紧急基因分析,以确定可能患有CHI局灶性形式者。在一些二氮嗪反应性高胰岛素血症性低血糖患者中,HNF4A突变可能很常见。二氮嗪的初始剂量为5mg/kg/d,分三次服用,最大剂量可增加到15~20mg/kg/d。二氮嗪反应性的标准包括年龄调整的禁食耐受性,能够维持正常血糖并有正常的喂养计划。限制和需要停止治疗的最严重副作用是体液潴留、心力衰竭和相关的电解质失衡。二氮嗪引起的肺动脉高压是另一种危及生命的副作用,需要停止治疗。在新生儿期,噻嗪类利尿剂(如氯噻嗪7~10mg/kg/d,分两次服用)通常与二氮嗪合用以防止液体潴留。②长效生长抑素类似物:奥曲肽通过与生长抑素受体2和5(SSTR2和SSTR5)结合抑制胰岛素分泌。奥曲肽的推荐初始剂量为5μg/kg/d,皮下注射(或连续输注),间隔6~8小时,最大剂量为30~35μg/kg/d。对奥曲肽给药的第一个反应通常是高血糖,然后在48小时后反应迟钝(快速过敏反应)。因此可能需要调整剂量。由于传统的奥曲肽治疗需要每天多剂量注射,这会给患者和家庭带来负担,降低治疗依从性并对生活质量产生负面影响。每月注射长效生长抑素类似物已被描述为治疗CHI的有效选择。长效奥曲肽释放剂(LAR)由可生物降解的微球配制而成。这种制剂增加了半衰期,具有每28天给药一次的优点。Lanreotide兰瑞肽也是一种合成八肽,可以每28天给药一次。LAR-奥曲肽和已成功用于患有CHI的儿童,甚至在婴儿早期。③硝苯地平:由于电压门控钙通道在胰腺β细胞分泌胰岛素中起关键作用,硝苯地平是一种L型钙通道阻滞剂,已被用于治疗CHI。有几个病例报告证明了硝苯地平对CHI患者的有效性。推荐剂量为0.25~2.5mg/kg/d,分2~3次给药。④新的和潜在的未来疗法:大多数对二氮嗪无反应的弥漫性CHI患者通常需要进行近乎全胰腺切除术。在一些患者中,尽管进行了大手术,低血糖仍然存在。因此,需要新的医学治疗来尝试避免近乎完全的胰腺切除术,这种切除术并不总是可以治愈的。有关研究包括西罗莫司、胰高血糖素样肽-1受体拮抗剂和生酮饮食疗法。

非典型范科尼综合征-新生儿高胰岛素血症综合征治疗中,除了高胰岛素血症性低血糖治疗,补充尿液中丢失的物质(主要是磷酸盐和碳酸氢盐)也是主要治疗方法,可以诱导佝偻病缓解和追赶生长。

十、疗效及转归

存在基因突变的CHI患儿中,部分可经治疗后病情缓解,不需要行胰腺切除手术。目前,许多新发突变的自然病程尚属未知,CHI可能自发缓解,临床医生应反复权衡,避免盲目的早期胰腺手术,同时保证维持血糖在正常水平。

参考文献

[1]GYEMES M, RAHMAN S A, KAPOOR R R, et al. Hyperinsulinemic hypoglycemia in children and adolescents: Recent advances in understanding of pathophysiology and management [J]. Rev Endocr Metab Disord, 2020, 21(4): 577-97.

[2] BANERJEE I, SALOMON-ESTEBANEZ M, SHAH P, et al. Therapies and outcomes of congenital hyperinsulinism-induced hypoglycaemia[J]. Diabet Med, 2019, 36(1):9-21.

[3] SHAH P, RAHMAN S A, DEMIRBILEK H, et al. Hyperinsulinaemic hypoglycaemia in children and adults [J]. Lancet Diabetes Endocrinol, 2017, 5(9): 729-42.

[4] GIRI D, HAWTON K, SENNIAPPAN S. Congenital hyperinsulinism: recent updates on molecular mechanisms, diagnosis and management [J]. J Pediatr Endocrinol Metab, 2022, 35(3): 279-96.

[5] IMPRODA N, SHAH P, GüEMES M, et al. Hepatocyte Nuclear Factor-4 Alfa Mutation Associated with Hyperinsulinaemic Hypoglycaemia and Atypical Renal Fanconi Syndrome: Expanding the Clinical Phenotype [J]. Horm Res Paediatr, 2016, 86(5): 337-41.

[6] NUMAKURA C, HASHIMOTO Y, DAITSU T, et al. Two patients with HNF4A-related congenital hyperinsulinism and renal tubular dysfunction: A clinical variation which includes transient hepatic dysfunction [J]. Diabetes Res Clin Pract, 2015, 108(3): e53-e5.

[7] LIU J, SHEN Q, LI G, et al. HNF4A-related Fanconi syndrome in a Chinese patient: a case report and review of the literature [J]. J Med Case Rep, 2018, 12(1): 203.

[8] WELTERS A, LERCH C, KUMMER S, et al. Long-term medical treatment in congenital hyperinsulinism: a descriptive analysis in a large cohort of patients from different clinical centers [J]. Orphanet J Rare Dis, 2015, 10: 150.

[9] LORD K, DE LEóN D D. Monogenic hyperinsulinemic hypoglycemia: current insights into the pathogenesis and management [J]. Int J Pediatr Endocrinol, 2013, 2013(1): 3.

[10] DURMAZ E, FLANAGAN S E, PARLAK M, et al. A combination of nifedipine and octreotide treatment in an hyperinsulinemic hypoglycemic infant [J]. J Clin Res Pediatr Endocrinol, 2014, 6(2): 119-21.

[11] KHAWASH P, HUSSAIN K, FLANAGAN S E, et al. Nifedipine in Congenital Hyperinsulinism - A Case Report [J]. J Clin Res Pediatr Endocrinol, 2015, 7(2): 151-4.

[12] NG C M, TANG F, SEEHOLZER S H, et al. Population pharmacokinetics of exendin-(9-39) and clinical dose selection in patients with congenital hyperinsulinism [J]. Br J Clin Pharmacol, 2018, 84(3): 520-32.

[13] MAIORANA A, MANGANOZZI L, BARBETTI F, et al. Ketogenic diet in a patient with congenital hyperinsulinism: a novel approach to prevent brain damage [J]. Orphanet J Rare Dis, 2015, 10: 120.

陈钰泱　石爱杰（撰写）　陶新朝（审校）

第四章　常染色体显性肾小管间质性肾病
Chapter 4　Autosomal dominant tubulointerstitial kidney disease, ADTKD

关键词：肾小管间质性肾病；肾衰竭

Keywords: Tubulointerstitial kidney disease; Renal failure

一、概述

ADTKD是终末期肾脏病，尤其是家族聚集性终末期肾脏病的重要原因之一，目前已发现5个ADTKD致病基因（*MUC1*、*UMOD*、*REN*、*HNF1B*、*SEC61A1*）及对应基因分型 ADTKD是终末期肾脏病，尤其是家族聚集性终末期肾脏病的重要原因之一，目前已发现5个ADTKD致病基因（MUC1、UMOD、REN、HNF1B、SEC61A1）及对应基因分型。其中，UMOD是首先被确认的致病基因，ADTKU-MO是较为常见的亚型。本章节主要介绍HNF1、MUC1、REN这三种亚型的常染色体显性肾小管间质性肾病。

二、定义

常染色体显性遗传性肾小管间质肾病是一组以显性遗传为特征的遗传性疾病，具有肾小管间质纤维化和肾功能进行性恶化的特征的疾病。

三、流行病学

大多数患者由于症状隐匿、尿沉渣正常、病理损害不典型，常被诊断为不明原因的慢性肾脏病，导致该病诊断的不足，ADTKD的真正患病率尚不清楚。由于ADTKD很罕见，通常需要通过基因检测来确诊，所以确切的发病率和患病率尚不清楚。近期，一项来自英格兰的调查研究估计，ADTKD的患病率约为16/1,000,00，ADTKD-UMOD患病率约为9/1,000,00。在慢性肾病3—5期患者中约占1%，终末期肾病患者中约2%为

ADTKD-UMOD,这使得ADTKD成为仅次于Ⅳ型胶原(type Ⅳ collagen)突变和ADPKD之后最常见的单基因肾病。上述结果提示,ADTKD-UMOD比预期的更常见,诊断不足的部分原因是因为缺乏特异的临床表现。

四、病因及发病机制

这些基因编码的蛋白:尿调蛋白、肝细胞核因子-1B;黏蛋白1均在小管细胞上皮细胞中表达。UMOD表达尿调节蛋白,其在汉勒氏袢肾髓袢升支粗段的上皮细胞中表达。尿调节蛋白作用可能表现在调控离子转运,预防泌尿系统感染和肾结石,并在肾损伤和先天免疫中发挥作用。异常的尿调节蛋白导致细胞内质网应激、线粒体功能障碍以及能量稳态的改变,最终发生凋亡加速和死亡,引起肾间质纤维化和CKD。肾素基因表达产物为原肾素和肾素,肾素调控血管紧张素。异常肾素在细胞内的积聚可能引起肾素产生细胞的凋亡,并导致肾小管间质纤维化。肝细胞核因子-1B基因在不同器官的胚胎发育过程中调节多种基因的表达,肝细胞核因子-1B的突变可能引起多种肾脏外表现,但只有少数以肾小管间质纤维化并导致进行性CKD特征的遗传性疾病定义为ADTKD。肾上皮细胞 肝细胞核因子-1B突变上调转录因子Twist2,进而导致转化生长因子-B信号传导异常和上皮-间质转化,最终发展为肾小管间质纤维化。黏蛋白1基因编码一种糖基化的跨膜蛋白—黏蛋白1,被认为在管腔上皮屏障中起保护作用。黏蛋白-1表达于多种上皮细胞的表面,包括TAL、乳腺、呼吸道、胃肠道、皮肤皮脂腺。然而,这种基因突变仅仅造成肾小管间质纤维化而不导致其他器官异常的发病机制仍待阐明。SEC61A1的突变诱导细胞内质网膜蛋白缺陷,激活内质网应激,引起肾小管间质纤维化,与ADTKD-UMOD相似。

五、临床表现

大多数的患者症状隐匿、非特异性的。临床症状特征为肾功能进行性下降和肾小管浓缩功能障碍。

临床表现具有以下特征:①无诱因;②贫血,肾功能进行性下降,ADTKD进展为ESRD相对缓慢,且ESRD的发病年龄通常为17~75岁,但也可在儿童时期发生;③肾萎缩或正常,皮髓质囊肿或无囊肿;④尿常规正常或轻度蛋白尿(浓度<1g/d);⑤早期无高血压或轻度高血压。

六、辅助检查

(1)尿常规:沉渣正常或微量尿沉渣、轻度或无血尿和蛋白尿。

(2)泌尿系彩超:超声显示肾脏正常大小或偏小。

(3)组织病理学上,尽管可分为早期或晚期改变,但这种改变并不总是存在,两种疾病仍存在特征性的三联征:①肾小管基底膜不规则崩解和增厚;②肾小管间质纤维化;③肾小管萎缩并伴有皮髓交界处囊肿的。

(4)因此变异筛选在这类疾病的诊断中非常重要。*UMOD / REN / HNF1B*基因的突变可以用Sanger测序法检测。

七、诊断

对原因不明的小管间质性肾病即使家族史阴性也应考虑ADTKD的可能,一代测序是诊ADTKD的首选方法。如果患者有典型的间质性肾损害临床表现,同时可以提供明确的常染色体显性遗传模式的家族史(至少两代直系亲属中有肾病病史),则可拟诊该病;如果患者不能提供明确的家族史,但肾活检表现为典型的肾脏间质性损害且合并痛风、与肾功能损害程度不平行的贫血,或合并肝脏损害及糖尿病等时,也可拟诊该病,但在拟诊该病前需要除外其他原因导致的间质性肾炎。拟诊该病后如医疗条件许可则可进行基因测序,如果发现以上4个基因之一存在突变,就可确诊该病。但需要强调的是,即使是患者以上四个基因均未发现突变,也不能依此除外该诊断。

八鉴别诊断

1.常染色体显性多囊肾病

常于青中年时期被发现,多有多囊肾的家族史,致病原因为PKD和PKD2,肾脏体积显著增大,肾皮质、髓质布满无数大小不等囊肿,常合并多囊肝、腰痛、肾结石、血尿和高血压等症状,根据临床及影像学检查一般不难鉴别。

2. 家族性青少年高尿酸血症肾病

致病原因为尿调节素基因突变,大多数患者有高尿酸血症,常伴痛风,无或轻微蛋白尿,无活动性尿沉渣异常,20~40岁发展为ESRD。病理改变呈非特异性慢性肾小管间质肾病,肾皮髓交界处可见肾小管囊性扩张。上述临床病理改变及遗传方式与HNF1B基因突变相似,但后者常为多脏器受累,如肝酶升高、MODY5、低镁血症、泌尿生殖道异常、甲旁亢和孤独症等有助于区别;FJHN致病基因尿调节素与HNF1B检测可予以最终确诊与鉴别。

3. 髓质囊性肾病

常有高尿酚血症和痛风,在皮髓质处可见肾囊肿,但发病相对较迟,40岁后才进展为ESRD。鉴别诊断或确诊需通过相应突变致病基因检测而确定。

九、治疗策略

（1）应避免其他与肾脏损害相关的危险因素,如高血压、肥胖、高脂血症、糖尿病,吸烟者应尽早戒烟。

（2）不同突变基因导致ADTKD治疗原则不尽相同,推荐给予HNF1B和REN突变的儿童早期干预以改善其预后,氟氢可的松可能对REN突变的ADTKD合并贫血治疗有效,但该药物可能加重肾脏纤维化,对于已存在肾功能损害,高血压及高钾血症的患者应慎用或避免使用。进入ESRD的患者可考虑行血液透析、腹膜透析或肾脏移植等替代治疗。

而UMOD和MUC1突变携带者则以定期临床随访为主,不推荐给予早期干预。

（3）如果ADTKD患者已出现肾功能损害,则需依据慢性肾脏病治疗指南进行治疗,进入ESRD的患者可考虑行血液透析、腹膜透析或肾脏移植等替代治疗。

（4）目前尚无临床证据证实血管紧张素转化酶抑制剂或血管紧张素受体拮抗剂对ADTKD治疗有效,氯沙坦是目前唯一可以降低血尿酸的血管紧张素受体拮抗剂,可用于ADTKD合并痛风的治疗。但使用氯沙坦前需要评估患者肾功能。

（5）ADTKD患者使用利尿剂需要谨慎,因为利尿剂可能加重高尿酸血症和进一步的体液丢失。如患者尿液浓缩功能异常而出现尿量增多,建议充分饮水补充丢失体液。所有ADTKD患者均应慎用非甾体类抗炎药以避免出现急性肾衰竭。

目前对于该病治疗手段尚十分有限,但随着对该病发病机制研究的不断深入,更多的药物及治疗手段必将逐步应用于临床,为治疗该病带来新的希望。

十、疗效及转归

患者预后尚不明确,文献中未见报道,ADTKD的治疗策略及进展ADTKD突变基因携带者需要定期进行肾功能及尿沉渣检查,KIDGO建议每年1次。此外,应避免其他与肾脏损害相关的危险因素,如高血压、肥胖、高脂血症、糖尿病,吸烟者应尽早戒烟。

参考文献

[1] Eckardt KU, Alper SL, Antignac C, et al. Autosomal dominant tubulointerstitial kidney disease: diagnosis, classification, and management--A KDIGO consensus report [J]. Kidney Int, 2015, 88(4): 676-683.

[2] Troyanov S, Delmas-Frenette C, Bollee G, et al. Clinical, Genetic, and Urinary Factors Associated with Uromodulin Excretion[J]. Clin J Am Soc Nephrol, 2016, 11(1): 62-69.

[3] Bolar NA, Golzio C, Zivna M, et al. Heterozygous Lossof- Function SEC61A1 Mutations Cause Autosomal- Dominant Tubulo- Interstitial and Glomerulocystic Kidney Disease with Anemia[J]. Am J Hum Genet, 2016, 99(1): 174-187.

[4] Satanovskij R, Bader A, Block M, et al. A new missense mutation in UMOD gene leads to severely reduced serum uromodulin concentrations - A tool for the diagnosis of uromodulin- associated kidney disease[J]. Clin Biochem, 2017, 50(3): 155-158.

[5] Raffler G, Zitt E, Sprenger- Mahr H, et al. Autosomal dominant tubulointerstitial kidney disease caused by uromodulin mutations: seek and you will find[J]. Wien Klin Wochenschr, 2016, 128(7-8): 291-294.

[6] Onoe T, Yamada K, Mizushima I, et al. Hints to the diagnosis of uromodulin kidney disease[J]. Clin Kidney J, 2016, 9(1): 69-75.

[7] Kuma A, Tamura M, Ishimatsu N, et al. A novel UMOD gene mutation associated with uromodulin- associated kidney disease in a young woman with moderate kidney dysfunction[J]. Intern Med, 2015, 54(6): 631-635.

[8] Stewart AP, Sandford RN, Karet Frankl FE, et al. Pathogenic uromodulin mutations result in premature intracellular polymerization[J]. FEBS

Lett, 2015, 589(1): 89-93.

[9]Bokhove M, Nishimura K, Brunati M, et al. A structured interdomain linker directs self-polymerization of human uromodulin[J]. Proc Natl Acad Sci USA, 2016, 113 (6): 1552-1557.

[10]Musetti C, Babu D, Fusco I, et al. Testing for the cytosine insertion in the VNTR of the MUC1 gene in a cohort of Italian patients with autosomal dominant tubulointerstitial kidney disease[J]. J Nephrol, 2016, 29 (3): 451-455.

孔德玮　石爱杰（撰写）　陶新朝（审校）

第一节　HNF1B相关常染色体显性肾小管间质性肾病
Section 1　HNF1B-related autosomal dominant tubulointerstitial kidney disease, ADTKD-HNF1B

关键词：肾小管间质性肾病；肾小管囊肿；糖尿病

Keywords：Tubulointerstitial kidney disease；Renal tube cyst；Diabetes

一、概述

由HNF1B突变引起的常染色体显性肾小管间质性肾病称为HNF1B相关常染色体显性肾小管间质性肾病（HNF1B-related autosomal dominant tubulointerstitial kidney disease, ADTKD），该病以肾小管囊肿、肾纤维化和肾功能进行性下降为特征，常同时伴有电解质紊乱、糖尿病、肿瘤等疾病，但值得注意的是HNF1B突变可引起多系统受累，可主要表现为糖尿病、肿瘤等而不伴有肾小管及间质损害。伴有肾功能损害者按照慢性肾脏病治疗指南处理，进入ESRD的患者可考虑行血液透析、腹膜透析或肾脏移植等替代治疗。

二、定义

HNF1B相关常染色体显性肾小管间质性肾病是由位于染色体17q12上的*HNF1B*基因突变引起的，以肾小管囊肿、肾纤维化和肾功能进行性下降为特征的常染色体显性遗传性肾小管间质性肾病。

三、流行病学

该病患病率仍然未知，但在罕见疾病中该病很常见。有研究显示在先天性肾脏尿路畸形患者中*HNF1B*基因突变占10%，慢性肾脏病儿童中*HNF1B*基因突变为0.7%，肾脏异常如肾囊肿和肾发育不良患者中*HNF1B*基因突变为19%，不明原因的终末期肾病患者中约9%是由*HNF1B*基因突变所致。在英国，在患有不明原因肾病的儿童和成人中24%患者检测到*HNF11B*突变，在英国罕见肾脏疾病参考中心的登记册中，与*HNF1B*相关的疾病在主要传播的遗传性肾脏疾病中排名第二，其患病率为1/67,000，仅次于多囊肾病，与Alport综合征相似。HNF1B肾病仅有46%由家族内缺陷基因遗传所致，约54%为新发HNF1B基因突变所致，呈散发发病，无性别与种族差异。

四、病因及发病机制

人类*HNF1B*基因位于染色体17q12，包含9个外显子，全长约23.8kb，编码转录因子*HNF1B*，参与多个重要脏器发育，包括肝、肾、胰腺、脑和泌尿生殖道等，并在维持脏器正常功能中发挥重要作用。HNF1B基因杂合突变可致胰腺、肾脏、生殖道、肝脏、肠道等异常，其临床表现可以是孤立性的或多系统受累，且同一家系受累患者临床表型严重性存在巨大差异。同时*HNF1B*对胚胎存活也至关重要，并参与β细胞转录因子网络。*HNF1B*基因突变以基因缺失（34%）是最常见，其他尚有错义突变（31%）、移码缺失或插入（15%）、无义突变（11%）、剪接位点突变（8%），目前人类基因突变数据库收录*HNflB*基因突变265个。

*HNF1B*转录因子的缺失或功能障碍可造成肾小球形态异常，此类异常主要表现为异常扩张肾小囊；在肾小管发育过程中，*HNF1B*转录因子发挥举足轻重的作用，将导致发育形成的肾组织中缺乏近曲小管、髓袢等肾小管结构，出现肾小球与肾脏集合系统直接相连的畸形状态，最终引起肾衰竭；*HNF1B*亦与输尿管结构的发育存在关联，引起肾段、髓质间质组织分化延缓及输尿管周围平滑肌发育障碍，最终形成一系列泌尿系统发育异常，包括肾发育不全、重复肾、先天性巨输尿管及肾积水畸形；*HNF1B*在维持肾小管功能中也发挥

重要作用,约44%的*HNF1B*基因突变影响肾小管对镁离子的重吸收,表现为高镁尿所导致的低镁血症。

*HNF1B*广泛表达于多种消化器官发育过程,如肝、胰、小肠等,*HNF1B*基因缺陷可诱发胆汁淤积及相应的肝功能异常,可能是由于*HNF1B*因子功能障碍引起胆管上皮细胞管腔面上纤毛结构及功能障碍,并导致胆汁代谢障碍。*HNF1B*在胰脏各阶段发育中均起重要作用,参与胰脏多能祖细胞增殖、胰管发育及胰岛内外分泌细胞发育等一系列过程。

*HNF1B*在苗勒氏管中高表达,在女性生殖器发育中起重要作用,因此,*HNF1B*突变可出现女性生殖器发育异常,如双角子宫,双子宫双阴道、子宫缺如和阴道发育不全。

*HNF1B*基因表达异常与卵巢恶性肿瘤发生及进展密切相关,参与异位子宫内膜肿瘤向卵巢透明细胞癌(CCC)转变的过程,通过增强CCC谷胱甘肽合成能力增加肿瘤细胞的生存能力,并可影响卵巢肿瘤细胞的耐药性。*HNF1B*基因SNP可影响前列腺肿瘤和子宫内膜肿瘤易患性。

五、临床表现

*HNF1B*突变引起ADTKD患者可合并泌尿系统发育不全及多种肾外表现,本质是一种慢性肾小管间质性肾炎,但其形态学表现多样,包括肾囊肿、肾发育不良、孤立肾、马蹄形肾等,其中肾囊肿是最常见,囊肿数目一般不超过5个。同时患者肾囊肿数目及肾脏体并不随年龄增长而发生显著变化,肾脏病变多发生于胎儿及儿童时期,少部分患者于成人期发病。肾脏病变呈进行性发展,至成年期约92%的患者处于肾衰竭期或终末期肾病,肾功能损害程度与基因突变类型及糖尿病并发症之间无显著关联。

糖尿病是*HNF1B*突变最常见的伴发疾病(约48%患者受累)。*HNF1B*基因缺陷可诱发以胰岛素分泌缺陷为特征的单基因性糖尿病,并可诱发2型糖尿病,出现糖代谢紊乱,甚至导致糖尿病酮症酸中毒,需要应用胰岛素治疗,少部分患者可能口服降糖药物或者单纯饮食控制能够有效降低血糖,少数患者死于终末期肾功能衰竭。

另外,胰腺发育不全、肝功能异常、生殖系统畸形、卵巢肿瘤及精神障碍等肾外症状亦极为常见。

表7-4-1 HNF1B基因缺陷所致疾病汇总表

泌尿系统疾病	消化系统病变	生殖系统病变	其他病变
产前检查双肾强回声	胰腺	女性生殖系统	其他
肾囊肿	早发糖尿病	双角子宫	原发性甲状旁腺功能亢进
多囊肾伴肾发育不全	移植后早发糖尿病	双子宫	痛风
孤立肾	胰腺外分泌功能障碍	双阴道	神经性耳聋
马蹄肾	胰体及胰尾缺失	阴道发育不全	与17q12染色体重排相关临床类型
家族性肾小球肾囊肿伴肾萎缩	肝脏	子宫缺如	Mayer-Rokitansky-Küster-Hauser综合征
先天性肾单位减少症伴代偿肥大	肝酶升高	男性生殖系统	癫痫
肾积水伴巨输尿管	新生儿胆汁淤积	隐睾症	脂肪营养不良(仅1例报道)
肾小管功能不全	—	尿道下裂	自闭症
氮质血症伴痛风	—	附睾囊肿	发育迟缓
肾镁排泄量增加	—	输精管发育不全	食管畸形
嫌色细胞癌	—	—	—

六、辅助检查

(1)电解质紊乱:HNF1B肾病患者多伴有多种血清电解质紊乱,常见类型有低镁血症、低钾血症、高尿酸血症、氮质血症及痛风,其中44%~62%存在低镁血症,且部分患者以不明原因低镁血症为首发症状就诊。

(2)尿检:约62.5%的HNF1B肾病患者尿钙水平显著降低,无明显血尿及蛋白尿等异常改变,但是部分肾近端及远端小管严重发育障碍患者可出现小管性蛋白尿、氨基酸尿、肾性糖尿以及肾小管性酸中毒等尿常规异常表现。

(3)B型超声检查:在发病初期诊断价值低,大部分患者在发病初期不会出现肾脏萎缩,囊肿也非该病的特异性表现,部分患者在肾功能不全后超声检查仍未见囊肿形成。产前超声检查可检测到发育中胎儿相关肾病的临床特征,其中最常见表现是双侧单纯性高回声,肾脏,大小为正常或稍增大,这种高回声可能继发于多发性微小囊肿、肾发育不良或肾小管扩张。

(4)病理检查:肾组织病理学检查常与其他基因突变所致ADTKD相同。

(5)基因检测:在临床上可以对疑似ADTKD患者进行基因测序。除了直接的基因测序,多重连接探针扩增技术及定量PCR技术均可用于检测HNF1B基因是否存在突变,目前基因检测技术目前已较成熟。

七、诊断

除了KDIGO提出的ADTKD诊断标准外,Raaijmakers等也提出了专门针对ADTKD-HNF1B的诊断标准,如果患者同时存在表7-4-2中两个或以上主要症状,可直接确诊HNFIB肾病。

表7-4-2　HNF1B肾病诊断标准

主要标准	次要标准	肾外症状	家族阳性病史
胎儿期双肾强回声	异位肾	糖尿病	肾功能异常
肾发育不良伴多囊改变	膀胱输尿管反流	低镁血症	泌尿生殖系统畸形
肾缺如	肾积水	低钾血症	痛风
肾萎缩	—	氮质血症	肝功能异常
不明来源的囊肿	—	肝功能异常	糖尿病或胰腺外分泌功能异常

Faguer等提出HNF1B评分可以提高HNF1B肾病的诊断效率,HNF1B评分≥8分时,对HNF1B基因缺陷疾病诊断灵敏度及特异度分别为98.2%和41.2%,见表7-4-3。

表7-4-3　HNF1B评分表

临床特征	项目	评分
家族史	—	2
产前肾异常	单侧或双侧肾超声检查异常	2
肾及尿路畸形	—	—
左肾	肾强回声	4
	肾囊肿	4
	肾发育不全	2
	多囊肾伴肾萎缩	2
	尿路畸形	1
	孤立肾	1
右肾	肾强回声	4
	肾囊肿	4
	肾发育不全	2
	多囊肾伴肾萎缩	2
	尿路畸形	1
	孤立肾	1
电解质或尿酸异常	低镁血症(<0.7 mmol/L)	2
	低钾血症(<3.5 mmol/L)	1
	早发痛风(年龄>30岁)	2
病理特征	先天性肾单位减少伴代偿性肥大或肾小球囊肿	1
胰腺	成年发病型糖尿病(MODY)或胰颈、胰尾发育不全或胰腺外分泌功能障碍	4
生殖道	生殖道畸形	4
肝脏	不明原因的肝功能异常	2

八、鉴别诊断

(一)其他基因突变所致ADTKD

(1) *UMOD* 突变绝大部分发生在16号染色体长臂的第3和第4号外显子上,故可对 *UMOD* 直接进行编码区测序找到突变基因。*UMOD* 突变导致的ADTKD发病年龄在3至51岁之间,进入ESRD的平均年龄为56岁,且男性早女性约10年进入ESRD。*UMOD* 突变导致的ADTKD往往存在尿酸盐排泄异常而合并痛风,如果在一个家族中出现多个成员发生痛风时应除外 *UMOD* 突变导致的ADTKD。

(2) *REN* 同样因为突变位点的高度稳定性可以直接进行基因测序。Kurt等在近期研究中发现产生肾素的细胞也可以分泌红细胞生成素,提示两者可能存在联系。部分 REN 突变的儿童在肾功能尚正常时即会出现明显贫血,但在青春期睾酮分泌水平增高后贫血症状会缓解,而随着肾功能的恶化,疾病晚期患儿会再次出现贫血。

(3) *MUC1* 具有极强家族异质性,因此临床开展难度较大,但有报道应用靶向基因突变分析及家族遗传连锁分析寻找MUC1中的突变位点。

(二)本病需与多囊肾、髓质海绵肾、家族性青少年高尿酸血症肾病和髓质囊性病相鉴别

(1) 常染色体显性多囊肾病:常于青中年时期被发现,多有多囊肾的家族史,致病原因为PKD和PKD2。肾脏体积显著增大,肾皮质、髓质布满无数大小不等囊肿,常合并多囊肝、腰痛、肾结石、血尿和高血压等症状,根据临床及影像学检查一般不难鉴别。

(2) 髓质海绵肾:多数无家族史,呈散发性,故多数学者认为该病为先天性发育异常。髓质海绵肾出生时即有,常在青中年出现反复血尿特别是肉眼血尿,伴尿路感染,时而发现小结石排出,甚至肾绞痛。腹部平片可见肾髓质区成簇的多发结石和(或)囊肿钙化,在乳头区呈放射性排列。静脉肾盂造影可见髓质集合管囊性扩张,造影剂充盈呈葡萄串或花球样改变。髓质海绵肾预后一般良好。依据髓质海绵肾的特征性医学影像学改变、发病年龄、ESRD的发生与否、临床特点等,可与HNF1B基因突变相关肾病相鉴别。

(3) 家族性青少年高尿酸血症肾病(FJHN):致病原因为尿调节素基因突变,大多数患者有高尿酸血症,常伴痛风,无或轻微蛋白尿,无活动性尿沉渣异常,20~40岁发展为ESRD。病理改变呈非特异性慢性肾小管间质肾病,肾皮髓交界处可见肾小管性扩张。上述临床病理改变及遗传方式与HNF1B基因突变相似,但后者常为多脏器受累,如肝酶升高、MODY5、低镁血症、泌尿生殖道异常、甲旁亢和孤独症等有助于区别;FJHN致病基因尿调节素与HNF1B检测可予以最终确诊与鉴别。

(4) 髓质囊性肾病:常有高尿酚血症和痛风,在皮髓质处可见肾囊肿,但发病相对较迟,40岁后才进展为ESRD。鉴别诊断或确诊需通过相应突变致病基因检测而确定。

九、治疗策略

与其他基因突变导致的ADTKD治疗原则基本相同,但HNF1B突变的儿童应早期干预以改善其预后。另外,对于ADTKD-HNF1B患者,治疗应注意肾外表现,包括胰腺功能障碍、生殖道畸形和神经精神症状。调节HNF1B表达或活性的研究有限,增加野生型等位基因表达或活性的治疗可能有益。

十、疗效及转归

HNF1B基因缺陷极少引起胎儿羊水量的明显变化,但出生后第1年绝大多数患儿(约94%)将出现肾囊性病变并伴有肾功能进行性恶化,HNF1B基因突变也可能与严重的产前肾异常有关,表现为羊水过少、胎儿肺发育不全和肾衰竭,最终导致胎儿围产期死亡。由于多数患者缺乏长期随访,目前HNF1B基因的致病突变对患者肾功能的影响仍不明确,进展至ESRD的年龄尚不可预测,有研究发现GFR平均每年下降2.45mL/(min·1.73m^2),在幼儿时期也有进展至ESRD的报道,至成年期约92%的患者处于肾衰竭期或终末期肾病,肾功能损害程度与基因突变类型及糖尿病并发症之间无显著关联。

参考文献

[1] 乔盼盼,吴杭迪,徐倩,等. 肝细胞核因子1B基因新突变引起常染色体显性遗传性肾小管间质性肾病[J]. 内科理论与实践, 2017, 12(4): 274-278.

[2] 杨杨,梅长林. KDIGO常染色体显性小管间质性肾病专家共识解读[J]. 中华肾脏病杂志, 2015, 31(10): 793-796.

[3] Laura Labriola, Eric Olinger, Hendrica Belge, et al. Paradoxical response to furosemide in uromodulin-associated kidney disease[J]. Nephrol Dial Transplant, 2015,30(2): 330-335.

[4] Shao A, Chan SC, Igarashi P. Role of transcription factor hepatocyte nuclear factor-1β in polycystic kidney disease[J]. Cell Signal, 2020, 71: 109568.

[5] Gambella A, Kalantari S, Cadamuro M, et al. The Landscape of HNF1B Deficiency: A Syndrome Not Yet Fully Explored[J]. Cells, 2023,12(2):307.

[6] Econimo L, Schaeffer C, Zeni L, et al. Autosomal Dominant Tubulointerstitial Kidney Disease: An Emerging Cause of Genetic CKD[J]. Kidney Int Rep. 2022; 7(11): 2332-2344.

[7] Nittel CM, Dobelke F, König J, et al. Review of neurodevelopmental disorders in patients with HNF1B gene variations[J]. Front Pediatr, 2023, 11: 1149875.

[8] Verscaj CP, Velez-Bartolomei F, Bodle E, et al. Characterization of the prenatal renal phenotype associated with 17q12, HNF1B, microdeletions [J]. Prenat Diagn, 2024, 44(2): 237-246.

[9] Faguer S, Chassaing N, Bandin F, et al.The HNF1B score is asimple tool to select patients for HNF1B gene analysis[J].Kidney Int,2014, 86(5): 1007.

[10] Raaijmakers A, Corveleyn A, Devriendt K, et al. Criteria for HNF1B analysis in patients with congenital abnormalities of kidney and urinary tract[J]. Nephrol Dial Transplant, 2015,30(5):835.

[11] Bockenhauer D, Jaureguiberry G. HNF1B-associated clinical phenotypes: Thekidney and beyond[J]. Pediatr Nephrol, 2016, 31(5): 707-714.

[12] Bleyer AJ, Wolf MT, Kidd KO, et al. Autosomal dominant tubulointerstitial kidney disease: more than just HNF1β[J].Pediatr Nephrol, 2021,37(5):933-946

孔德玮　冯淑焕（撰写）　石爱杰　李谦（审校）

第二节　MUC1相关常染色体显性肾小管间质性肾病

Section 2　MUC1-Related Autosomal Dominant Tubulointerstitial Kidney Disease，MUC1-TKD

关键词：肾小管间质性肾病；肾功能不全

Keywords：Tubulointerstitial kidney disease；Renal failure

一、概述

MUC1相关常染色体显性肾小管间质性肾病（MUC1-related autosomal dominant tubulointerstitial kidney disease，ADTKD-MUC1）由1944年首次报道，被称为髓质囊性肾病I型，16年后证实了与染色体1q21基因有关，2012年，Kirby等的研究中发现MUC1基因的突变是由MUC1基因中的突变引起，ADTK-MUC1是常染色体显性肾小管间质性肾病最常见的类型之一，临床表现以缓慢进行性慢性肾脏病为特点，并伴有高血压、痛风、贫血等表现。

二、定义

ADTKD-MUC1是由编码黏蛋白1的MUC1基因突变引起的一种常染色体显性肾小管间质性肾病。

三、流行病学

目前认为ADTKD中的*MUC1*基因突变的类型并不少见，发病率仅次于ADTKD-*UMOD*，但国际上报道的家系并不多，且主要集中在欧洲裔或欧洲美国裔，其余为澳大利亚、非洲美国裔、中东等。在国内，由于*MUC1*基因检测的困难而鲜有患病家系被发现。主要出现在20~70岁，全世界发现这种疾病的家庭不到1,000个。

四、病因及发病机制

*MUC1*基因位于1号染色体q21，是一种跨膜蛋白，表达于许多上皮细胞的顶端表面，包括乳腺、肺、皮脂腺、肠道和肾脏远端肾小管细胞，研究表明*MUC1*编码区的可变数量串联重复（VNTR）序列之一中的胞嘧啶插入是这种遗传病的原因。*MUC1*含有富含GC的编码可变数目串联重复（VNTR）序列，由多达或超过100个60个碱基对的重复片段组成。其中一个重复序列中的单个胞嘧啶的复制被预测会产生异常的黏蛋白1蛋白，由于其位置，这种胞嘧啶重复很难鉴定，需要克隆、毛细管测序和该序列区域的从头组装，在大规模平

行测序数据中明显不足。*MUC1*基因内部可变数目串联重复区(VNTR)的单个胞嘧啶插入为致病原因。

五、临床表现

ESRD的平均发病年龄为43岁,临床表现无特异性,临床表现以缓慢进行性CKD为表现,无蛋白尿或轻度蛋白尿,血清肌酐缓慢增加,患高血压、痛风、贫血和肾脏萎缩,与其他病因所致的CKD患者相似,表现出一定程度的肾脏受累,eGFR下降速度约为每年3.5mL/min/1.73m^2,这远低于蛋白尿性肾病、非蛋白尿性肾病(如ADPKD)。

六、辅助检查

1. 泌尿系彩超

在皮质和/或皮质髓质边界可见少量肾囊肿,尿外小体可用于ADTKD-MUC1的非遗传学检测。

2. 肾脏活检

慢性肾小管间质病变,可见肾小管萎缩和间质纤维化,远端小管和集合管细胞内可见MUC-1颗粒染色。

七、诊断

尿细胞中MUC1fs蛋白,肾脏活检远端小管和集合管细胞内可见MUC-1颗粒染色,有助于诊断该疾病,基因检测:ADTKDMUC1基因检测仅限于胞嘧啶插入的诊断。

八、鉴别诊断

(1)HNF1B相关常染色体显性肾小管间质性肾病(HNF1B-related autosomal dominant tubulointerstitial kidney disease, ADTKG-HNF1B),是由致病基因HNF1B突变引起的一种常染色体显性遗传性肾小管间质性肾病,该病以肾小管囊肿、肾纤维化和肾功能进行性下降为特征。

(2)常染色体显性肾小管间质性肾病-REN:常染色体显性肾小管间质性肾病-REN是由编码肾素的Ren基因突变引起的常染色体显性肾小管间质性肾病,可表现出与相对低肾素血症的体征。

九、治疗策略

目前尚无针对ADTKD-MUC1的特异性治疗,发展为CKD患者的治疗原则包括控制血压和引起CKD的进一步恶化的原因。终末期肾病患者需要进行肾脏替代治疗,对于进行肾移植患者,需要注意的是对家庭中捐赠者需要进行MUC1突变检测。研究表明BRD4780有望成为治疗该疾病的新方案。

十、疗效及转归

研究的突变MUC1蛋白表达系统可能是未来探索ADTKD-MUC1疾病机制的重要内容,对于患者预后尚无明确报道。国内报道对家系中28名ADTKD-MUC1成员进行了5年的随访。5年中家系又有3人进入透析,1人出现肾功能异常,目前有6名携带者尚未发病。基因携带者发生肾功能不全的年龄在35岁以上(中位年龄46岁),进入肾衰竭的中位年龄为52.5岁。基因携带者的血尿酸水平明显高于非基因携带者,但均无痛风发作。基因携带者中基线尿α1微球蛋白更高者在随访中肾功能下降更显著。

参考文献

[1] Kirby A, Gnirke A, Jaffe DB, et al. Mutations causing medullary cystic kidney disease type 1 lie in a large VNTR in MUC1 missed by massively parallel sequencing[J]. Nat Genet, 2013,45(3):299-303.

[2] Musetti C, Babu D, Fusco I, et al. Testing for the cytosine insertion in the VNTR of the MUC1 gene in a cohort of Italian patients with autosomal dominant tubulointerstitial kidney disease[J]. J Nephrol, 2016,29(3):451-455. 23.

[3] Yamamoto S, Kaimori JY, Yoshimura T, et al. Analysis of an ADTKD family with a novel frameshift mutation in MUC1 reveals characteristic features of mutant MUC1 protein[J]. Nephrol Dial Transplant, 2017,32(12):2010-2017.

[4] Ayasreh N, Bullich G, Miquel R, et al. Autosomal Dominant Tubulointerstitial Kidney Disease: Clinical Presentation of Patients With ADTKD-UMOD and ADTKD-MUC1[J]. Am J Kidney Dis, 2018,72(3):411-418.

[5] Bleyer AJ, Kidd K, Zivna M et al. Autosomal dominant tubulointerstitial kidney disease[J]. Adv Chronic Kidney Dis, 2017,24(2): 86-93.

[6] Olinger E, Hofmann P, Kidd K, et al. Clinical and genetic spectra of autosomal dominant tubulointerstitial kidney disease due to mutations in UMOD and MUC1[J]. Kidney Int, 2020,98(3):717-731.

[7] Yu SM, Bleyer AJ, Anis K, et al. Autosomal Dominant Tubulointerstitial Kidney Disease Due to MUC1 Mutation[J]. Am J Kidney Dis, 2018,71(4):495-500.

[8] Blumenstiel B, DeFelice M, Birsoy O, et al. Development and validation of a mass spectrometry-based assay for the molecular diagnosis .of mu-

cin-1 kidney disease[J]. J Mol Diagn, 2016,18(4):566-571.

[9]Okada E, Morisada N, Horinouchi T. Detecting MUC1 Variants in Patients Clinicopathologically Diagnosed With Having Autosomal Dominant Tubulointerstitial Kidney Disease[J] . Kidney Int, 2022,7(4):857-866.

孔德玮　石爱杰（撰写）　陶新朝（审校）

第三节　REN相关常染色体显性肾小管间质性肾病

Section 3　REN-related autosomal dominant tubulointerstitial kidney dis-ease，ADTKD-REN

关键词：肾小管间质性肾病；痛风；肾功能不全

Keywords：tubulointerstitial kidney disease；gout；renal failure

一、概述

REN相关常染色体显性肾小管间质性肾病（REN-related autosomal dominant tubulointerstitial kidney disease，ADTKD-REN）是一种以痛风或轻度缓慢进展的CKD为特征由Ren基因突变引起的常染色体显性肾小管间质性肾病。

二、定义

ADTKD-REN是由编码肾素的Ren基因突变引起的常染色体显性肾小管间质性肾病，具有轻度低血压、轻度高血钾、贫血、急性肾损伤（AKI）风险增加的特点。

三、流行病学

患病率未知，2020年前仅有8个家族和28个个体报道。

四、病因发病机制

REN主要表达于肾小球旁器的颗粒细胞中，它编码前肾素，在内质网进行糖基化和蛋白水解加工以产生肾素原和随后的肾素，肾素是一种蛋白酶，可将血管紧张素原切割成血管紧张素并刺激醛固酮的产生，REN基因突变导致异常蛋白在细胞内积累，导致肾小球旁器官中产生肾素的细胞凋亡，从而导致肾单位丢失和进行性慢性肾病，迄今为止，已发表的文献中报道多种不同的杂合REN突变（p.P8A、p.R33W等），所有都定位于外显子。REN信号肽的框内缺失或错义与早发性贫血、高尿酸血症和进行性肾病有关，REN基因的突变仅在14个家族中发现，ADTKDREN突变的体外转染研究表明，前肾素原的内质网易位和加工受损，导致肾素原和肾素分泌不足。

五、临床表现

（1）ADKTKD-REN表现为轻度低血压、轻度高血钾、贫血、急性肾损伤（AKI）风险增加，儿童时期的急性肾功能衰竭、青少年时期的高尿酸血症和痛风，随后出现缓慢进展的慢性肾病和痛风，有的患者可能表现为多尿。

（2）ADTKD-MUC1除痛风外，未出现肾外表现。

（3）研究表明：ESRD发病的中位年龄为51岁，估计GFR下降的斜率为-3.9ml/min/1.73m^2，患者出生后第一年内发生贫血，贫血可在青少年时期消失，但可能在晚期复发。

六、辅助检查

（1）血常规：血红蛋白下降，先天性贫血，血红蛋白在7~11mg/dl。

（2）肾脏彩超：肾脏正常或缩小（取决于CKD分期）。

（3）肾活检：肾小管萎缩、肾小球硬化和间质纤维化。免疫染色显示肾小球旁器的颗粒细胞中的肾素原和肾素减少。

七、诊断

患者可有贫血、高钾血症和酸中毒等典型的症状,需要进行标准的基因检测方法包括Sanger测序和NGS。

八、鉴别诊断

(1)慢性尿酸盐肾病:慢性尿酸盐肾病是一种由尿酸盐晶体在髓质间质沉积引起的慢性肾脏疾病。晶体诱导慢性炎症反应,类似于在身体其他部位形成的痛风石,可能导致间质纤维化和慢性肾脏疾病,患者可出现肾功能受损、尿沉渣异常、轻度蛋白尿和高尿酸等。

(2)MUC1相关常染色体显性肾小管间质性肾病:是由编码黏蛋白1的MUC1基因突变引起的一种常染色体显性肾小管间质性肾病,临床表现以缓慢进行性CKD为表现,无蛋白尿或轻度蛋白尿,血清肌酐缓慢增加,患高血压、痛风、贫血和肾脏萎缩。

九、治疗策略

无特效治疗方法,治疗原则同慢性肾脏病,避免应用肾毒性药物、非甾体抗炎药、干扰RAAS的药物,控制血压、限制蛋白质摄入、生活方式改变、降尿酸、纠正贫血、酸中毒及电解质异常等,预防心血管疾病、感染风险和急性肾损伤等;一旦ADTKD-REN患者发生痛风,未来痛风发作和痛风石形成的风险很高,可以通过别嘌呤醇或其他降低尿酸盐的药物治疗来预防;文献中报道与ADTKD-RE相关的贫血、低血压和高钾血症可分别用红细胞生成刺激剂和氟氢可的松治疗。

十、疗效及转归

患者预后尚无明确报道。

参考文献

[1]Beck BB, Trachtman H, Gitman M, et al. Autosomal dominant mutation in the signal peptide of renin in a kindred with anemia, hyperuricemia, and CKD[J]. Am J Kidney Dis, 2011,58(5): 821-825.

[2]Gong K, Xia M, Wang Y, et al. Autosomal dominant tubulointerstitial kidney disease genotype and phenotype correlation in a Chinese cohort[J]. Sci Rep, 2021,11(1):3615.

[3]Schaeffer C, Izzi C, Vettori A, et al. Autosomal Dominant Tubulointerstitial Kidney Disease with Adult Onset due to a Novel Renin Mutation Mapping in the Mature Protein[J]. Sci Rep, 2019,9(1):11601.

[4]Schaeffer C, Olinger E. Clinical and genetic spectra of kidney disease caused by REN mutations[J]. Kidney Int, 2020,98(6):1397-1400.

[5]Živná M, Kidd K, Zaidan M, et al. An international cohort study of autosomal dominant tubulointerstitial kidney disease due to REN mutations identifies distinct clinical subtypes[J]. Kidney Int, 2020,98(6):1589-1604.

[6]Clissold RL, Clarke HC, Spasic-Boskovic O, et al. Discovery of a novel dominant mutation in the REN gene after forty years of renal disease: a case report[J]. BMC Nephrol, 2017,18(1):234.

[7]Abdelwahed M, Chaabouni Y, Michel-Calemard L, et al. A novel disease-causing mutation in the Renin gene in a Tunisian family withautosomal dominant tubulointerstitial kidney disease[J]. Int J Biochem Cell Biol, 2019;117:105625

[8]Rhian L, Clissold, Helen C, Clarke, et al. Discovery of a novel dominant mutation in the REN gene after forty years of renal disease: a case report[J]. BMC Nephrol, 2017,18(1):234.

[9]Devuyst O, Olinger E, Weber S, et al.Autosomal dominant tubulointerstitial kidney disease[J]. Nat Rev Dis Primers, 2019 5(1):60.

[10]Bleyer AJ,Kidd K,Zivna M, et al. Autosomal dominant tubulointerstitial kidney disease[J]. Adv Chronic Kidney Dis, 2017,24(2): 86-93.

孔德玮　石爱杰(撰写)　陶新朝(审校)

第五章　Bartter综合征
Chapter 5　Bartter Syndrome, BS

关键词:羊水过多;电解质紊乱;低血容量;感音神经性耳聋

Keywords:polyhydramnios;electrolyte disturbance;hypovolemia;sensorineural hearing loss

一、概述

肾小球旁器增生症又名巴特综合征(Bartter syndrome, BS),是一种罕见的肾小管疾病,1962年Bartter首次报告2例,以后陆续有类似报告,Bartter首先描述本综合征,故而得名;临床表现为高醛固酮血症,低钾性代谢性碱中毒和多尿,低血容量,低血压,肌无力及生长发育迟缓,肾小球旁器增生和肥大为特征等一系列实验室和临床特征;不同分型的BS临床表现各异。存在显著异质性,可出现早产、低血容量、室性心律失常、横纹肌溶解、肾功能衰竭、生长发育迟缓等多种异常情况,对患者的危害较大,到目前为止,BS不能治愈,治疗措施主要为纠正电解质失衡,如低钾血症和可能存在的低镁血症。

二、定义

BS是一种罕见的遗传性肾小管疾病,由编码或调控肾小管髓袢升支粗段和远曲小管的相关转运蛋白基因变异所致,主要表现为盐重吸收障碍,其临床特点主要为继发性醛固酮增多症伴低血钾、低氯性代谢性碱中毒、血压正常或偏低。

三、流行病学

1962年Bartter首次报告2例,以后陆续有类似报告,世界各地及不同种族均有报告,男女均可患病,且从胎儿时期到成年均可发病。先天性者以幼少儿多见,后天性者多为中年以上的成人,无性别、种族显著差异。

四、病因及发病机制

BS是一组疾病,病因各不相同。根据病因可分为两类:先天性和后天性,后者也可称为继发性。先天性者与遗传有关。有的病人在胎儿期即发病,引起母亲羊水过多。后天性巴特综合征多见于慢性肾脏疾病,如失盐性肾炎、间质性肾炎、慢性肾盂肾炎和服用过期四环素等,长期用襻利尿剂可发生假性巴特综合征。正常生理状态下,髓襻升支粗段((thick ascending limb,TAL)是氯化钠被重吸收的主要部位,而且是主动重吸收,基因缺陷导致肾小管髓袢升支粗段对氯化钠重吸收能力重度减低或丧失,激活肾素-血管紧张素系统,从而导致低钾和低氯代谢性碱中毒;此外,致密斑(Maculadensa)能感受小管液中氯化钠含量的变化,调节球旁细胞对肾素的分泌,管球反馈(Tubuloglomerular feedback,TGF)在致密斑水平上发生改变,致密斑在体积收缩条件下感知氯化物浓度变化。这激活环氧化酶(Cyclooxygenase)(主要是COX-2)产生大量的前列腺素(prostaglandin,PG)(主要是前列腺素E2),进而刺激肾素分泌和醛固酮的产生,试图重建正常的血管内容量和肾小球灌注,在BS中,管球反馈是不耦合的,因为由于潜在的分子缺陷,氯离子在致密斑中没有被重新吸收;因此,无论体积状况如何,细胞都会产生大量的前列腺素E2,导致肾素和醛固酮的过度合成。

BS综合征是罕见的常染色体隐性遗传性肾小管疾病,根据分子遗传学已确定了五种不同的形式;具体分型及临床特点见列表7-5-1;编码TAL中参与盐重吸收的转运蛋白的几个基因的突变会导致不同类型的BS,目前根据所涉及的基因突变分为不同的亚型:由 *NKCC2* 突变引起的I型BS(SLC12A1); *ROMK* 突变的II型BS(KCNJ1); *CLC-Kb* 突变导致的III型BS(CLCNKB);巴丁突变的IVaBS型(BSND);以及 *CLC-Ka* 和 *CLC-Kb* (CLCNKA和CLCNKB)突变导致的IVbBS型;这四种类型都是隐性遗传病。BS的另一个独特亚型,被许多研究人员认为是V型BS,归因于CASR的功能获得性突变,其特征是常染色体显性遗传性低钙血症性高钙尿症。最近,黑色素瘤相关抗原D2(MAGE-D2)的突变与一过性产前BS有关,根据一些报告,也称为V型BS。这种新发现的BS形式在大多数情况下的特征是严重羊水过多的早期发作和出生后症状的完全消退。

表7-5-1 BS分型及临床特点

指标	分型					
	BS1型	BS2型	BS3型	BS4a型	BS4b型	BS5型
OMIM	601678	241200	607364	602522	613090	300971
致病基因	SLC12A1	KCNJ1	CLCNKB	BSND	CLCNKA+B	MAGED2
遗传方式	AR	AR	AR	AR	DR	XLR
基因产物	NKCC2	ROMK	ClC-Kb	Barttin	ClC-Ka+b	MAGE-D2
发病年龄	产前/新生儿	产前/新生儿	婴幼儿	产前/新生儿	产前/新生儿	产前/新生儿

续表

指标	分型					
	BS1型	BS2型	BS3型	BS4a型	BS4b型	BS5型
羊水过多	++	++	±	++	/	++~+++
分娩孕周(周)	32(29~34)	33(31~35)	37(36~41)	31(28~35)	/	29(21~37)
多尿	++	++	±	++	++	++
生长发育障碍感音神经性耳聋	++ −	++ −	± −	++ +	++ +	− −
高尿钙/肾钙质沉着	++/++	++/++	±	±	±	±
低钾血症	+	+	++	++	++	+
低氯血症	±	±	+	+	+	±
低镁血症			±	±	±	±

BS:Bartter综合征;OMIM:人类基因和遗传疾病数据库;AR:常染色体隐性遗传;DR:双基因隐性遗传;XLR:X连锁隐性遗传;NKCC2:钠钾氯协同转运蛋白;ROMK:肾外髓钾通道;ClC-Kb:氯离子电压门控通道Kb;Barttin:氯离子通道β亚单位;ClC-Ka+b:氯离子电压门控通道Ka和Kb;MAGE-D2:黑色素瘤相关抗原D2;++,+++:症状突出;+:存在该症状;±:轻度或存在变异;−:无该症状;/:缺乏相应资料。

五、临床表现

根据临床发病时间,BS可分为产前型(antenatal BS,aBS)、新生儿型(neonatal BS,nBS)和经典型(classical BS,cBS);根据基因型,BS可分为5型,其中4型又分为4a和4b亚型,具体分型及临床特点可见表7-5-1。

1.产前起病

患儿母亲通常在妊娠18~30周出现羊水过多,出现时间及严重程度因患儿遗传缺陷而异,其中BS4型和BS5型羊水过多出现时间最早,其次是BS1型和BS2型。BS5型羊水过多最突出,羊水指数可达33~50cm(羊水指数:以脐水平线和腹白线为标志,将腹部分为四个象限,超声测量各象限最大羊水池的垂直径线之和)。

2.新生儿期起病

患儿常表现为血容量不足、多尿、早产及相关表现,未经治疗可死于脱水、电解质紊乱及感染等原因。患儿可出现大眼睛、三角脸、前额突出及招风耳等,亦可出现嘴角下垂和斜视等特殊面容。BS2型新生儿可出现一过性酸中毒和高钾血症,高钾血症主要在早产儿中出现,可能机制为与胎龄相关的Na-K-ATP酶活性降低,导致钾从细胞内转移至细胞外,出生后随着NA-K-ATP酶逐渐成熟而得到改善。BS4a型和BS4b型患儿听力筛查可出现异样(感音神经性耳聋),部分BS5型患儿出生后可出现一过性多尿和失盐表现,多尿一般持续0.5~6周自行缓解,故又称为暂时性产前型BS。

3.婴幼儿期起病

50%~70%的BS3型多在1岁后起病,最常见表现为烦渴、多尿等失盐症状和生长迟缓;可伴有肾钙质沉着和肾结石。部分BS2型患儿以低钙抽搐为首发症状;BS4型可首先表现为感音神经性耳聋,后逐渐出现多饮、多尿。

4.学龄期儿童和青少年起病

最常见表现为失盐、低钾症状和生长迟缓,可伴有青春期延迟,多见于BS3型,BS1型、BS2型等亦有报道。

5.成年起病

常见表现为低钾症状、夜尿增多和肾钙质沉着,轻者无明显不适或仅有乏力。多为个案报道,主要见于BS2型和BS3型。

BS重症临床表现包括严重低血容量、低钾伴或不伴低镁血症引起的QT间期延长(重者可导致心律失常甚至猝死),严重低钾血症还可诱发横纹肌溶解。参照2016年KDIGO根据WHO不良事件分级对Gitelman综合征(Gitelmansyndrome,GS)低钾血症的分级方法,可将BS低钾血症分为4级,用于评价因电解质紊乱所带来的临床风险(表7-5-2)。

表7-5-2 BS低钾血症严重程度分级

指标	分级			
	1级	2级	3级	4级
血钾(mmol/L)	3.0~3.4	2.5~2.9	2.0~2.4,或强效替代治疗,或住院治疗	<2.0,或低钾伴轻瘫、肠梗阻 或危及生命的心律失常

六、辅助检查

(1)血钾、钠、氯多低于正常水平。

(2)血pH值可高于7.46呈碱血症,CO2CP高于30mmol/L以上。

(3)血浆肾素活性(PRA)增高可达(4.5±2.9)μg/L以上。

(4)血醛固酮(Aldo)值升高可达101±9ng/L。

(5)血中PGA、PGE、PGF、PGI均可升高。

(6)血管紧张素Ⅱ(AngⅡ)升高可达(95.8±35.2)ng/L。

(7)肾功能检查BUN可升高达7.0mmol/L以上,毛森试验比重低,夜尿量增多,并可发现尿中有蛋白及红白细胞等。

(8)肾功能减退后期可发现血钙降低,血磷上升,AKP升高,尿酸升高,肌酐升高,PTH升高,有继发甲旁亢表现。

(9)尿17-OHCS,尿17-KS多在正常范围。

(10)静脉肾盂造影可发现肾结石,肾盂积水等异常。

(11)心电图可发现低血钾表现。

(12)肾图异常。

(13)肾活检肾小球旁器增生肥大可在肾活检时发现,有球旁细胞、致密斑细胞、极周细胞及球外系膜细胞的数量增多,或细胞呈肥大分泌现象。

七、诊断

肾活检是诊断BS重要而可靠的方法,其特征性改变为肾小球球旁器增生肥大,但由于各种原因,并非所有患者都同意接受肾活检,而且肾活检也并非诊断BS的必要手段,确诊依靠基因检测。

基因诊断(基因检测方法)

疑诊BS患者,建议完善至少包含以下基因在内的检测:*SLC12A1*、*KCNJ1*、*CLCNKB*、*CLCNKA*、*BSND*、*MAGED2*、*SLC12A3*、*CASR*、*KCNJ10*、*SLC26A3*、*CLDN10*、*SCNN1A*、*SCNN1B*、*SCNN1G*、*NR3C2*、*HSD11B2*、*CYP11B1*、*CLCN2*、*KCNJ5*和*CACNA1H*,可考虑行靶向基因包或家系全外显子组测序;如怀疑变异可能位于内含子区域,也可行全基因组测序;上述测序结果均需分析拷贝数变异(copy number variation,CNV)。对于发现的可能致病性CNV,可行多重连接依赖式探针扩增(multiple ligation dependent probe amplification,MLPA)或定量聚合酶链反应(quantitative polymerase chain reaction,qPCR)进行验证。

八、鉴别诊断

先天性氯化物腹泻可能与BS混淆;妊娠常伴有羊水过多并早产后(通常不严重),这种疾病会引起明显的低血钾和低氯代谢性碱中毒,继发于水样腹泻,假巴特综合征偶尔会出现在囊性纤维化中,因为汗液中的盐分丢失;在婴儿期以后的表现,特别是青春期甚至成年期(最常见的是BS3),使GS成为低钙尿和/或低镁血症患者的主要考虑因素。肝细胞核因子1b肾病的患者也可能出现低钾性碱中毒和低镁血症。

一些BS患者主要表现为肾钙质沉着症和/或尿石症,发病年龄较小的肾结石患者应引起临床对特定潜在原因的怀疑,包括(不完全性)远端肾小管酸中毒。

如果表现为低钾血症,最初的鉴别诊断范围很广。在这种情况下,区分肾脏和胃肠道的钾丢失和钾移位是很重要的。如果排除了原发性醛固酮增多症和利尿剂和/或泻药的使用或滥用,鉴别诊断范围缩小到罕见的肾小管病变。

Gitelman综合征(Gitelman syndrome,GS)由编码位于肾远曲小管的噻嗪类利尿剂敏感的钠氯协同转运蛋白（sodium-chloride cotransporter，NCC）基因SLC12A3发生变异所致；患者多于青少年或成年发病，低镁血症和低钙尿症较为常见，行氯离子清除试验，若患者对氢氯噻嗪试验无反应而对呋塞米试验有反应，有助于临床诊断GS，基因检测可行进一步鉴别。

九、治疗策略

（一）产前治疗

患儿母亲于妊娠18~30周出现羊水过多，可导致早产及其相关并发症的发生风险增加。若考虑行产前干预，需产科、新生儿科、儿童肾脏病科、心内科（在环氧化酶抑制剂治疗的情况下）及遗传学的围产期多学科团队会诊。严重者可采取反复羊膜穿刺以减少羊水量和环氧化酶（cyclooxygenase，COX）抑制剂治疗，但尚无前瞻性证据支持其有效性和安全性，不作常规推荐；孕晚期使用COX抑制剂可能导致胎儿动脉导管提早闭锁、新生儿坏死性小肠结肠炎或肠穿孔等风险，需密切监测，包括定期胎儿超声心动图检查。

（二）出生后治疗

1. 电解质替代治疗

电解质补充剂应全天分次给予；严重呕吐或脱水的患儿应给予静脉补液；对于婴幼儿，可通过管喂方式将补充剂添加在食物中。

2. 饮食指导

建议BS患者多食用富含钾、镁的食物，如谷物、薯类、牛奶、蔬菜、坚果、黑巧克力等，避免可能加重代谢性碱中毒和低钾血症的含柠檬酸盐及碳酸盐的饮料；如患者未合并高血压，鼓励多进食富含钠盐的食物；可由营养师和肾内科医师共同随访。

3. 药物治疗

（1）补钾：建议补充氯化钾。出现严重低钾血症时（如出现心律失常、软瘫、呼吸衰竭、横纹肌溶解等并发症），可予以静脉补钾。对于血钾的目标水平，目前尚无定论，可将3.0mmol/L作为合理的目标水平。

（2）补钠：推荐补充氯化钠。建议至少5~10mmol/（kg·d）[即0.3~0.6g/（kg·d）]。结合国人的饮食习惯（普遍钠摄入偏高，且BS患者多有嗜盐表现），大部分BS患者仅需注意饮食中适当增加盐的摄入即可，临床中仅对早发（婴儿期起病）、严重低氯血症且症状严重者进行口服或静脉补充氯化钠，以恢复细胞外体积和改善电解质异常；对于合并肾性尿崩的BS1型和BS2型患者，补充钠盐可能加重多尿及高渗性脱水的发生风险，应避免补钠。

（3）补镁：合并低镁血症，首选口服有机酸镁盐制剂（生物利用度高于氧化镁或氢氧化镁）。当患者出现严重低镁血症伴手足抽搐或心律失常时，可静脉补镁治疗。对于BS患者血镁的确切目标水平目前尚无定论，可将0.6mmol/L作为合理的目标水平。

4. 基于发病机制的治疗

当电解质补充治疗效果不佳，患者仍存在严重电解质紊乱和相关症状（如生长迟滞或反复发生低血容量）或依赖大剂量和/或静脉补钾补镁治疗时，可联合用药以改善电解质紊乱、减少替代治疗药物剂量。联合用药主要包括COX抑制剂、保钾利尿剂及以血管紧张素转化酶抑制剂/血管紧张素受体拮抗剂为代表的RAS抑制剂。

（1）COX抑制剂

COX抑制剂通过抑制前列腺素的合成发挥作用，可减轻BS患者的临床症状，改善儿童生长发育；常用的COX抑制剂包括吲哚美辛、布洛芬、塞来昔布等；儿童常用剂量：吲哚美辛1~4mg/（kg·d），分3~4次口服；布洛芬15~30mg/（kg·d），分3次口服；塞来昔布2~10mg/（kg·d），分2次口服。以上药物建议从小剂量开始服用。对于成人患者，目前缺乏足够的研究数据，暂无推荐剂量。

应警惕药物副作用，主要包括胃肠道和心血管不良反应的发生风险，尤其对于早期新生儿，应警惕新生儿坏死性小肠结肠炎和肠穿孔等。此外，对于BS患者长期使用COX抑制剂是否导致慢性肾脏病（chronic kidney disease，CKD）风险增加，目前尚无定论；对于BS4型患者，COX抑制剂治疗易出现肾功能损害，且效果欠佳，故应慎用，当患者血容量不足或肾小球滤过率下降时，亦应慎用。

(2)保钾利尿剂

主要包括醛固酮拮抗剂类药物(如螺内酯)和非醛固酮拮抗剂类药物(如阿米洛利)。该类药物可引起钠盐丢失,进一步造成低血容量风险,因此不建议常规使用,仅适用于通过补钾及COX抑制剂治疗难以纠正的严重低血钾患者,且在补钾及COX抑制剂基础上应用,螺内酯具有抗雄激素活性,可出现男性乳房发育、高甘油三酯血症等副作用。

(3)ACEI/ARB

ACEI/ARB主要通过抑制激活的RAS发挥作用,用药期间需注意监测患者血压和肾功能水平,尤其警惕致死性低血容量,因此建议仅在已应用COX抑制剂及电解质补充剂而疗效欠佳的患者中作为个体化治疗手段(限制性推荐)。直接肾素抑制剂阿利吉伦也可用于治疗BS患者,但相关报道较少,仍需进一步探索。

5.耳聋的治疗

BS4型可表现为感音神经性耳聋;耳蜗外毛细胞的丧失和内耳电位的降低引起内毛细胞机械电传导电流下降,可能为导致耳聋的潜在机制,一项针对6例BS4型感音神经性耳聋患者的回顾性研究显示,相较于传统助听器,人工耳蜗植入可改善患者的语言发育。因此,应尽早将患者转诊至有条件的医院,尽早(2岁前)干预,术前应进行相应评估。

(三)并发症的治疗

1.生长发育

(1)生长发育评估

未经治疗的BS患儿常出现生长发育落后,尤其是BS3型,可能与电解质紊乱、生长激素缺乏、反复脱水、营养不良、合并CKD等相关。通过积极纠正电解质紊乱等治疗,患儿生长速度可呈现不同程度的恢复。建议长期规律监测患儿身高和体质量,绘制生长曲线图(参照首都儿科研究所《中国0—18岁儿童青少年生长图表》),一旦发现生长迟滞,及时给予积极干预。

每次规律随访的同时,评估患儿生长发育相关指标,包括身高、体质量等,计算生长速度,对于年长患儿还应关注青春期发育情况,必要时需完善骨龄及内分泌相关评估。

(2)生长治疗

多项研究证实补充电解质联合COX抑制剂治疗后,患儿的生长速度可有不同程度恢复。

生长激素刺激试验提示,BS患儿(尤其是BS3型),存在生长激素缺乏症(growth hormone deficiency,GHD),如常规补钾治疗后身高增长不理想,绝对身高在同年龄、同性别正常儿童身高均值−2SD以下,生理年龄≥2岁且≤14岁,女孩骨龄≤10岁或男孩骨龄≤11岁,青春发育期前儿童(TannerI期)可行生长激素刺激试验,对于生长激素缺乏者可予以补充生长激素治疗。

2.肾钙质沉着、肾结石及其他肾小管功能异常

肾钙质沉着或肾结石是BS患者的常见症状,可能继发于BS的高钙尿症,肾钙质沉着与肾结石可损伤肾小管功能,影响肾脏长期预后,常见于BS4型以外的BS患者。其中BS2型患者发病较早,常表现为早发肾钙质沉着或肾结石。BS3型患者出现肾钙质沉着的比例约为20%,其发病情况和症状差异可能与致病基因变异不同相关。早期予以补钾、补盐、应用COX抑制剂治疗等可有效降低尿钙水平,有助于延缓肾钙质沉着和肾结石的发生及发展。

个别BS患者还可合并氨基酸尿、混合型肾小管性酸中毒等其他肾小管功能损伤,与BS类型无关。

3.骨关节改变

少数BS患者可出现继发于甲状旁腺功能亢进的高钙血症,可能与患者的高钙尿症相关,临床可出现四肢变形、关节硬化、身材矮小,还存在骨去矿化、骨膜下骨吸收和骨变形等其他改变,应用西那卡塞治疗有效。另有部分BS患者可出现骨量减少,甚至骨质疏松,而COX抑制剂可降低尿钙排泄,从而保持骨量稳定。监测甲状旁腺激素水平有助于及时开展治疗,避免严重骨关节障碍。

4.肾功能不全及蛋白尿

BS1~5型均可出现蛋白尿和肾功能不全,蛋白尿可从少量至肾病范围。肾功能损害常见于BS1型和BS4

型。病因较复杂,如早产/低出生体质量;RAS的长期激活可导致足细胞损伤和节段性肾小球硬化;因肾性失盐导致血容量不足,在腹泻、呕吐等诱因下易出现肾功能损害;肾钙质沉着或肾结石形成等。长期使用COX抑制剂是否导致肾小球滤过率下降,目前尚有争议。少数行肾穿刺的BS病例的肾脏病理可见球旁器增生和肾小管间质病变,个案报道亦存在局灶节段性肾小球硬化、C1q肾病、IgA肾病等。故BS患者随诊时需定期复查尿蛋白和肾功能。

5.特殊情况的管理

(1)合并妊娠

BS合并妊娠的文献均为个案报道,总体妊娠结局良好;妊娠可加重患者的低钾血症,主要原因包括妊娠可导致肾小球滤过率升高,从而使尿钾丢失量增加;早孕反应导致胃肠道摄入减少且丢失增加;同时伴随胎儿的需求增加。因此,妊娠期应严格监测血电解质水平,并增加补钾剂量;分娩过程中也应监测电解质水平,调整补钾剂量;分娩后血钾水平可逐渐改善。围产期多学科协作和密切监测病情非常重要,建议肾内科、营养科、产科、麻醉科和儿科医生共同参与患者的管理。妊娠期血钾的目标值尚不明确,通常认为至少达到3.0mmol/L。ACEI/ARB类药物存在致畸风险,妊娠期应禁用。

(2)围术期管理

BS患者围术期的麻醉管理基于个案报道汇总,虽然大部分患者能耐受全身麻醉和硬膜下麻醉,但围术期需重点关注以下方面。①术前血压:患者术前血压偏低且对血管活性药物反应较弱,麻醉诱导时应格外关注血压波动,应使用对血流动力学影响较小的药物。②术前血钾水平:据文献报道,患者术前血钾水平一般波动于3.0~4.0mmol/L之间;同时根据英国国家健康与临床卓越研究所的指南推荐,血钾的最低安全阈值应为3.0mmol/L,麻醉期间应注意低钾对麻醉药物药效的影响,避免血电解质和酸碱紊乱。③肾功能不全:减少使用经肾排泄的麻醉药物,以避免存在肾脏损伤的潜在风险。④其他如容量管理以及凝血功能障碍也需特别关注,有学者提出应谨慎使用椎管内麻醉。

(3)重症风险处理

为减少BS患者的低血容量风险,应谨慎使用可抑制钠重吸收的药物,如呋塞米、氢氯噻嗪等。对于存在低血钾的BS患者,应谨慎使用可减缓心率或影响QT间期的药物,如抗心律失常药物、质子泵抑制剂、大环内酯类、氟喹诺酮类、精神类药物、抗真菌药物、β_2-肾上腺素受体激动剂等;BS患者应定期监测血钾、血镁及心电图,当患者主诉心悸、晕厥,或低血钾、低血镁改善后心电图仍有异常,应行进一步检查,如24h动态心电图检查,及时于心内科就诊;如出现反复呕吐、腹泻等症状,应警惕严重低血钾和低血镁风险;此外,大量饮酒、剧烈运动、加用他汀类降脂药物的BS患者,应警惕横纹肌溶解风险。

(4)随访

BS临床表现复杂,目前尚无有效的根治方案,需长期随访监测。对于经规范治疗且病情稳定的6岁以下患儿,建议随访时间间隔为3~6个月;对于经规范治疗且病情稳定的6岁及以上患儿及成人患者,建议每6~12个月随访1次。随访内容包括:评估相关症状(肌无力、心悸、尿量、听力等)、生长发育情况、心理情绪状态和药物副作用等;定期监测尿常规、尿钙、肾功能、电解质、血气分析、类胰岛素样生长因子1、立位肾素-血管紧张素-醛固酮、泌尿系超声、心电图等;调整治疗,疏导可能发生的情绪障碍。对于儿童患者,每次随访时均需评估其生长发育情况,包括身高、体质量、头围、生长速度及青春期发育情况。如出现发热、腹泻、呕吐等症状,应及时就诊复查血钾等指标。

十、疗效及转归

研究显示,不同基因型的BS患者临床表型存在差异,文献提示严重基因变异(如大片段缺失、移码变异、无义变异和关键剪接位点变异等)的临床表型可能更严重,但基因型与表型也不完全一致,大部分经规范治疗的BS患者预后良好。早期诊断和干预可明显改善BS患儿的生长迟缓。尽管BS患者中高钙尿症和/或肾钙质沉着症比较常见,但症状性尿石症的患病率相对较低。在不同BS队列中,肾功能不全占比为4.8%~63%。一项针对77例BS3型患者的病例系列研究显示,中位随访时间为8年,19例(25%)患者发生肾小球滤过率下降,其中1例行血液透析,4例接受了肾移植。

参考文献

[1] Konrad M, Nijenhuis T, Ariceta G, et al. Diagnosis and management of Bartter syndrome: executive summary of the consensus and recommendations from the European Rare Kidney Disease Reference Network Working Group for Tubular Disorders[J. Kidney Int, 2021, 99(2):324-335.

[2] Bamgbola OF, Ahmed Y. Differential diagnosis of perinatal Bartter, Bartter and Gitelman syndromes[J]. Clin Kidney J, 2021, 14(1):36-48.

[3] Takemori S, Tanigaki S, Nozu K, et al. Prenatal diagnosis of MAGED2 gene mutation causing transient antenatal Bartter syndrome[J]. Eur J Med Genet, 2021, 64(10):104308.

[4] London S, Levine MA, Li D, et al. Hypocalcemia as the initial presentation of type 2 Bartter syndrome: a family report[J]. J Clin Endocrinol Metab, 2022, 107(4):1679-1688.

[5] García C astaño A, Pérez de Nanclares G, Madariaga L, et al. Poor phenotype-genotype association in a large series of patients with Type Ⅲ Bartter syndrome[J]. PloS One, 2017, 12(3): e0173581.

[6] Palazzo V, Raglianti V, Landini S, et al. Clinical and genetic characterization of patients with Bartter and Gitelman syndrome[J]. Int J Mol Sci, 2022, 23(10): 5641.

[7] Khandelwal P, Sabanadesan S, Sinha A, et al. Isolated nephrocalcinosis due to compound heterozygous mutations in renal outer medullary potassium channel[J]. CEN Case Rep, 2020, 9(3): 232-236.

[8] Kleta R, Bockenhauer D. Salt-losing tubulopathies in children: what's new, what's controversial?[J]. J Am Soc Nephrol, 2018, 29(3): 727-739.

[9] Blanchard A, B ockenhauer D, B olignano D, et al. Gitelman syndrome: consensus and guidance from a Kidney Disease: Improving Global Outcomes (KDIGO) Controversies Conference[J]. Kidney Int, 2017, 91(1): 24-33.

[10] Konrad M, Nijenhuis T, Ariceta G, et al. Diagnosis and management of Bartter syndrome: executive summary of the consensus and recommendations from the European Rare Kidney Disease Reference Network Working Group for Tubular Disorders [J]. Kidney Int, 2021, 99(2): 324-335.

张海亮（撰写）　石爱杰（审校）

第六章　肾性抗利尿激素不适当分泌综合征
Chapter 6　Nephrogenic Syndrome of Inappropriate Antidiuresis, NSIAD

关键词：尿浓缩；抗利尿激素；低钠血症；血管升压素V2受体
Keywords：urine concentration; antidiuretic hormone; hyponatremia; vasopressin V2 receptor

一、概述

肾性抗利尿激素不适当分泌综合征（Nephrogenic Syndrome of Inappropriate Antidiuresis, NSIAD）是一种罕见的遗传性肾小管疾病，影响水分平衡，主要由X染色体上血管升压素V2受体（AVPR2）基因的激活突变引起。这个疾病特征是尽管抗利尿激素（AVP）水平很低或无法检测，但患者仍持续排尿浓缩，最终造成体内水分过多和低钠血症，症状与抗利尿激素分泌不当综合征（Syndrome of Inappropriate Antidiuretic Hormone Secretion, SIADH）相似，但AVP水平不同。

二、定义

NSIAD是一种罕见的遗传性肾小管疾病，是由X染色体上AVPR2基因的激活突变导致患者体内AVP水平非常低或无法检测，致使即使在体内液体总量正常或略微增多的情况下，肾脏仍然错误地持续重吸收水分，进而引发低钠血症（血钠血症）。临床和实验室特征与SIADH相似，但AVP水平不同，后者通常会升高。

三、流行病学

NSIAD是一种罕见的遗传性肾小管疾病，首次报道于2005年，至今约有30例，主要在婴儿中发现，但也有成人案例，表明应考虑成年男女皆可发生。

四、病因及发病机制

本病的发病机制主要是 *AVPR2* 基因的激活突变导致V2受体功能异常增强。最常见的致病突变为 *R137C-V2R*，该突变影响位于V2受体上的一个高度保守的精氨酸残基，导致其结构变化，进而引起受体的构象改变，使其在无AVP存在的情况下仍能持续激活。这种激活状态可以导致细胞内信号转导途径的变化，即使血浆中AVP水平很低或不可检测，也会促进水通道蛋白2（AQP2）的不当表达和细胞膜上的过量分布，从而增加肾小管对水分的重吸收,最终造成体内水分过多和低钠血症。

五、临床表现

本病的临床表现呈多样化,主要特征为低钠血症,尽管体内水分总量正常,这是由尿液过度浓缩导致的。受累涉及各年龄组别,从婴儿到成人均可见。

(1)婴儿:婴儿期,尤其是出生后,婴儿可能表现为频繁的低钠血症,伴随呕吐、脱水症状,甚至惊厥。婴儿饮食以液体为主,且可能口感发育未成熟,喂养行为受其他因素影响,导致婴儿死亡风险增加。

(2)成人:成年患者可能在任何年龄段呈现症状,表现为无明显诱因的低钠血症,或伴随症状,偶尔在常规检查中发现。在成年患者中,尤其是女性,可能仅表现出轻微或无症状,如尿频、饮水减少,但未引起足够的医疗关注,直到出现严重症状如低钠血症后才就医。

(3)特殊情况:某些患者可能无症状,尽管血钠水平低至120mEq/L,另一些则出现抽搐。这提示NSIAD的临床表现与个体差异性,与基因表达的变异性有关。同时,与水通道表达、饮用习惯及父母早期的喂养方式也是重要的影响因素。

(4)发展:婴儿期后,随着口渴感发育进一步成熟,过量饮水风险减少,症状减轻,长期可自行调整水摄入,许多受影响者可有相对正常童年、成年生活,症状较少。这提出,NSIAD可能比预期普遍,更多遗传携带者因无明显症状或未经充分评估而被忽略。

总之,NSIAD的临床表现和严重程度随年龄、性别和遗传表达的可变异性而不同,女性可能无症状或症状较轻,这归因X染色体的失活化。重要的是,在婴儿和成年期,对未明原因的低钠血症,尤其是尿液浓缩、低AVP水平,NSIAD均需重点关注。

六、辅助检查

NSIAD的辅助检查包括一系列实验室测试和影像学评估,以确诊和监测病情。

血生化检查:首先,基础的实验室检查包括血钠、钾、氯、血糖、尿素、肌酐、尿酸、尿素、二氧化碳结合力、总蛋白、白蛋白等。低钠血症(血钠低于正常范围是核心指标,通常低于135mmol/L)。

血浆渗透压:通过测量血浆渗透压评估,NSIAD患者血浆渗透压通常降低,通常低于280mmol/L。

尿液化验:尿液的渗透压会异常高,大于血浆;尿钠水平高于预期,即使在低钠血症情况下。尿液的高渗透压是诊断关键点。

AVP水平:在NSIAD患者中,尽管存在低钠血症,但AVP水平通常很低或检测不到,这是与SIADH的主要区别。

肾功能检查:包括肾小球滤过率评估,可能正常或稍低,有助于排除其他肾病。

肾上腺功能:测定血浆醛固酮和肾素水平,通常低,反映肾上腺皮质醇激素抵抗,辅助诊断。

水负荷测试:在临床怀疑SIADH时,给患者水负荷后观察对水的反应,NSIAD患者低钠血症加剧,尿液不响应水负荷。

基因检测:确定性诊断,确认AVPR2基因的突变,特别是R137Cysine变为Cysine(R13Cys)是常见突变。

七、诊断

NSIAD的诊断标准通常遵循以下流程和要点。

(1)临床评估:患者出现不明原因的低钠血症(血钠水平<135mmol/L),伴随血浆渗透压降低,同时尿液渗透压正常或偏高(>1,000mmol/L),尿钠排泄量异常增高。

(2)病史和体检:收集家族史,询问低钠血症、药物使用、病史、神经系统、肺、肾、内分泌疾病或脑部、呼吸系统疾病。体检评估脱水状态。

(3)实验室检查:血生化指标:血钠、钾、氯、尿素、二氧化碳结合力、血糖、肌酐、尿素、白蛋白等;血浆渗透压:评估血浆渗透压,通常低于正常值;尿液分析:渗透压、钠、钾、尿素、尿酸、渗透压,寻找不适当比例;AVP水平,NSIAD中低或不可检测;肾上腺功能:肾固酮、肾素水平,通常低。

(4)水负荷测试:给予水后观察尿液反应,NSIAD患者不能有效稀释尿液。

(5)基因检测:最终确诊,AVPR2基因分析,检测出R137Cys变体(p.R137Cys)。

八、鉴别诊断

NSIAD的鉴别诊断较为复杂,因其临床表现与其他导致低钠血症的疾病相似,关键在于识别其特有的生理和病理特征,以区分其他类似病症。主要鉴别要点如下。

(1)抗利尿激素分泌失调综合征(Syndrome of Inappropriate Antidiuretic Hormone Secretion SIADH),是一种由于内源性抗利尿激素(ADH,也称为精氨酸加压素,AVP)异常分泌增多或其作用增强所导致的临床综合征。这一情况造成了水的不适当保留,伴随尿钠排泄增多以及稀释性低钠血症(血钠水平降低),主要临床表现为水分在体内过度积聚。SIADH可能由多种因素引起,包括但不限于:恶性肿瘤(如肺部的燕麦细胞瘤)、呼吸系统疾病(如肺部感染、肺炎)、神经系统疾病(脑外伤、炎症、出血、肿瘤)、特定药物使用(如氯磺丙脲、长春新碱、环磷酰胺、卡马西平、三环类抗抑郁药)、肺部疾病(如阻塞性肺疾病)、特殊炎症状态、外科手术、特发性(无明显诱因,尤其在老年患者中较为常见);临床表现涉及水潴留造成的症状,如体重增加、水肿、腹胀等,以及低钠血症带来的影响,例如恶心、呕吐、头痛、疲劳、肌肉无力、认知功能障碍,严重时可引发抽搐、昏迷;治疗通常针对基础病因,并可能包括限制水分摄入、使用利尿剂以促进体内水分排出,以及在严重情况下可能需要静脉补钠。SIADH的预后取决于其基础病因,由药物或可逆性疾病引起的病例预后较好,而与恶性肿瘤相关的SIADH预后则较差。SIADH和NSIAD都表现为低钠血症和高尿渗透压,但SIADH患者的血浆AVP水平升高,而NSIAD患者AVP水平低或不可检测。

(2)脑性盐耗综合征(Cerebral Salt-Wasting Syndrome CSW):这是一种与中枢神经系统损伤相关的电解质失衡疾病,主要特征是低钠血症伴随尿钠排出增多。CSW常发生在急性脑部损伤、脑炎、脑肿瘤或脑部手术后,尤其是影响到下丘脑的病例中。与SIADH(抗利尿激素分泌失调综合征)不同,CSW患者的低钠血症源于肾脏对钠的不当排泄,而不是由于体内保水过多;其临床表现可能包括低钠血症的症状,如恶心、呕吐、乏力、头痛、混乱,以及严重的可能会有抽搐或昏迷。治疗上,重点在于补充钠盐和水分,以纠正电解质失衡和避免脱水,同时密切监测患者的电解质水平和肾功能。

鉴别诊断CSW与SIADH至关重要,因为两者的治疗方法截然不同。SIADH患者体内抗利尿激素水平不恰当地升高,导致水潴留和低钠血症,治疗上可能需要限制液体摄入和使用利尿剂;而CSW患者需要积极补充钠盐和水分。正确的诊断依赖于详细的病史、体征、实验室检查(包括血清钠、尿钠排泄量、血浆抗利尿激素水平等)以及对患者的整体临床状况的评估。

(3)甲状腺功能减退症(Hypothyroidism,简称甲减):这是一种常见的内分泌疾病,特征是甲状腺激素(主要包括T4和T3)的合成和分泌减少,或者是甲状腺激素在外周组织的作用减弱。甲状腺激素对于维持身体的代谢率、生长发育和多个器官系统的正常运作至关重要。因此,当甲状腺激素水平不足时,身体的新陈代谢速率会减慢,从而引发一系列广泛的症状和并发症。值得注意的是,甲状腺功能减退可引起低钠血症,但通常伴有TSH升高和甲状腺激素水平降低,与NSIAD无关。

(4)醛固酮减少症(Hypoaldosteronism):是一种内分泌疾病,特征是体内醛固酮激素水平低于正常或其作用减弱。醛固酮由肾上腺皮质分泌,主要功能是促进肾脏对钠离子(Na^+)的重吸收和钾离子(K^+)的排泄,从而调节血液中钠、钾浓度和体液量,维持血压稳定和电解质平衡;该病可以分为两大类:①原发性醛固酮减少症:直接由肾上腺产生醛固酮的能力下降引起,可能是因为肾上腺疾病(如Addison病)、遗传因素或者肾上腺损伤(如手术切除或感染);②继发性醛固酮减少症:通常是由于调节醛固酮分泌的机制失常,常见于肾素-血管紧张素系统(RAAS)功能障碍,比如在某些类型的肾病、肝硬化伴腹水或使用某些药物(如ACE抑制剂、ARBs)的情况下。该病症的主要临床表现包括:高钾血症、低钠血症、低血压、代谢性酸中毒等;包括Addison病在内的低醛固酮症可以导致低钠血症和高钾血症,需通过肾素-血管紧张素-醛固酮系统功能检测来鉴别。

(5)使用利尿剂或过量饮水:利尿剂使用不当可能引发电解质紊乱,如低钾血症、低钠血症或镁缺乏,长期使用不当还会影响肾功能。过量饮水即水中毒,短时间内摄入过多水分会导致血钠浓度显著下降引发低钠血症,影响细胞内外渗透压平衡,严重时可致脑水肿,出现头痛、恶心、抽搐、昏迷等症状。因此,需通过详细用药史和生活习惯调查来排除这两种因素导致的低钠血症。

(6)心力衰竭和肝硬化:这些疾病通过体循环淤血和门脉高压引起低钠血症,通常伴有心脏或肝脏功能异常的其他迹象。

(7)肾脏疾病:如慢性肾病、急性肾损伤等,可通过肾功能检查和尿液分析来鉴别。

(8)药物使用引起的低钠血症:许多药物能引起低钠血症,需回顾近期用药史。

九、治疗策略

该病的治疗目标是限制水分摄入和维持电解质平衡,确保血钠浓度在安全范围内。以下是NSIAD的治疗方法概览。

(1)水分限制:对于所有年龄层的患者,限制水分摄入是最基本的治疗措施。这有助于限制过多水分吸收,防止低钠血症恶化。在婴儿和成年患者,需根据体重严格控制每天的水摄入量。

(2)口服尿素:对于NSIAD患者,口服尿素(Urea)是有效的疗法,帮助稀释出多余的水分。文献报道的案例中,口服尿素成功用于治疗,剂量根据个体差异,需定期监测电解质平衡。尿素治疗有时在一定阶段后可逐步减少或停止,维持有限的液体摄入。

(3)药物治疗的挑战:尽管有报道表明,选择性加压素V2受体拮抗剂(如托伐普坦、托伐坦)对SIADH有效,但对NSIAD无效,因为它们不能抑制AVPR2的持续激活。研究正在进行探索新型加压素受体拮抗剂,尤其是对特定变体,但目前尚无广泛应用。

(4)监测与支持性治疗:治疗还包括定期监测血钠、尿素氮,肾素-血管紧张素-醛固酮等指标,确保及时调整治疗方案。在一些情况下,如低钾、钙和镁失衡也需关注。

(5)教育与管理:患者和家庭教育至关重要,了解病情自我管理,特别是饮水习惯和液体摄入的重要性。在儿童,随着成长,自我调节能力改善,部分患者可能减少对治疗需求。

(6)遗传咨询与家族筛查:鉴于X染色体遗传性,家族成员应进行遗传咨询和可能的筛查,特别是女性携带者,理解症状可能的异质体失活化机制。

(7)个体化治疗:每位患者的治疗计划需根据临床特点、年龄、严重度、遗传背景定制。例如,儿童期可能需更积极的液体限制,而成人需更多关注饮食和生活习惯。

总之,NSIAD的治疗侧重于限制水分摄入,使用尿素辅助,监测电解质,必要时调整和教育患者管理,探索新的治疗方向。在个体化治疗方案中,遗传咨询和长期随访视情况调整至关重要。

十、疗效及转归

NSIAD预后情况较为复杂,需进行个体化管理,不同年龄段(从婴儿至成人)的情况各不相同。治疗手段主要是限制水摄入和使用尿素,辅以其他药物。随着年龄增长,患者自我调节能力有所改善。遗传咨询和早期诊断对预后管理至关重要,主要目标是预防并发症和提高生活质量。

参考文献

[1]Bockenhauer D, Carpentier E, Rochdi D, et al. Vasopressin type 2 receptor V88M mutation: molecular basis of partial and complete nephrogenic diabetes insipidus[J]. Nephron Physiology, 2010, 114(1): p1-p10.

[2]Cho Y H, Gitelman S, Rosenthal S, et al. Long-term outcomes in a family with nephrogenic syndrome of inappropriate antidiuresis[J]. International journal of pediatric endocrinology, 2009, 2009(1): 1-4.

[3]Carpentier E, Greenbaum L A, Rochdi D, et al. Identification and characterization of an activating F229V substitution in the V2 vasopressin receptor in an infant with NSIAD[J]. Journal of the American Society of Nephrology, 2012, 23(10): 1635-1640.

[4]Ranieri M, Tamma G, Pellegrino T, et al. Gain-of-function mutations of the V2 vasopressin receptor in nephrogenic syndrome of inappropriate antidiuresis (NSIAD): a cell-based assay to assess constitutive water reabsorption[J]. Pflügers Archiv-European Journal of Physiology, 2019, 471(10): 1291-1304.

[5]Rosenthal S M, Feldman B J, Vargas G A, et al. Nephrogenic syndrome of inappropriate antidiuresis (NSIAD): a paradigm for activating mutations causing endocrine dysfunction[J]. Pediatric Endocrinology Reviews: PER, 2006, 4 Suppl 1: 66-70.

[6]Hague J, Casey R, Bruty J, et al. Adult female with symptomatic AVPR2-related nephrogenic syndrome of inappropriate antidiuresis (NSIAD)[J]. Endocrinology, Diabetes & Metabolism Case Reports, 2018, 2018:17-0139.

[7]Tenenbaum J, Ayoub M A, Perkovska S, et al. The constitutively active V2 receptor mutants conferring NSIAD are weakly sensitive to agonist and antagonist regulation[J]. PLoS One, 2009, 4(12): e8383.

[8] Hansen M, Frank V, Schröder M, et al. Nephrogenic syndrome of inappropriate antidiuresis (NSIAD) caused by a gain-of-function mutation in the vasopressin V2 receptor gene[J]. Klinische Pädiatrie, 2011, 223(S 01): P067.

[9] Cheung C C, Cadnapaphornchai M A, Ranadive S A, et al. Persistent elevation of urine aquaporin-2 during water loading in a child with nephrogenic syndrome of inappropriate antidiuresis (NSIAD) caused by a R137L mutation in the V2 vasopressin receptor[J]. International Journal of Pediatric Endocrinology, 2012, 2012: 1-6.

[10] Decaux G. Variations in daily urine solute output in patients with NDI, CDI, SIADH, and NSIAD: clinical implications[J]. Clinical nephrology, 2021, 96(4): 233.

[11] Vandergheynst F, Brachet C, Heinrichs C, et al. Long-term treatment of hyponatremic patients with nephrogenic syndrome of inappropriate antidiuresis: personal experience and review of published case reports[J]. Nephron Clinical Practice, 2012, 120(3): c168-c172.

[12] Chen J J, Gong C X, Wei L Y, et al. Diagnosis and follow-up of 2 cases of pediatric nephrogenic syndrome of inappropriate antidiuresis resulting from activating mutation in AVPR2 and literature review[J]. Zhonghua er ke za zhi Chinese Journal of Pediatrics, 2021, 59(2): 125-130.

[13] Tong H F, Leung M T S, Chan C H T, et al. Nephrogenic syndrome of inappropriate antidiuresis – An ethnically, genetically and phenotypically diverse disorder: First report in a Chinese adult and review of published cases[J]. Clinica Chimica Acta, 2021, 519: 214-219.

[14] Erdélyi L S, Mann W A, Morris-Rosendahl D J, et al. Mutation in the V2 vasopressin receptor gene, AVPR2, causes nephrogenic syndrome of inappropriate diuresis[J]. Kidney International, 2015, 88(5): 1070-1078.

张昧亮（撰写）　陶新朝（审校）

第七章　颅外胚层发育不良
Chapter 7　Cranioectodermal dysplasia, CED

关键词：发育不良；纤毛病；外胚层缺陷；肾小管间质性肾炎

Keywords：maldevelopment; ciliopathy; ectodermal defects; tubulointerstitial nephritis

一、概述

颅外胚层发育不良（Cranioectodermal dysplasia, CED）也称为森森布伦纳综合征（Sensenbrenner syndrome），是一种罕见的常染色体隐性遗传的纤毛病，由 Judith Sensenbrenner 于1975年首次描述。我国2018年贾实磊等人对该病进行了首次报道。主要特点是独特颅面特征（前发际线高、前额突出、矢状方颅、长头畸形）、干骺发育不良（肢体、胸部小）、外胚层异常（头发稀疏、牙齿缺失、指甲短）、结缔组织异常（皮肤松弛、关节松弛）、视网膜营养不良、慢性肾脏和肝脏疾病。CED的诊断是具有特征性临床和影像学特征和/或通过鉴定目前已知与CED相关的六种基因之一中的双等位基因致病变异：*IFT43*、*IFT52*、*IFT122*、*IFT140*、*WDR19* 或 *WDR35*。疾病管理方面建议在婴儿期和儿童期进行各器官监测及对症治疗。

二、定义

CED是一种罕见的常染色体隐性遗传的纤毛病，主要特点是独特颅面特征、干骺发育不良、外胚层异常、结缔组织异常，以及视网膜营养不良、慢性肾脏和肝脏疾病。

三、流行病学

CED很少见；它的确切发病率是未知的。据报道，受影响的个人不到100人。

四、病因及发病机制

初级纤毛是一种细胞天线，存在于各种细胞表面，体形微小，结构复杂，具有重要的感官作用，可感知细胞外机械和化学信号变化，并协助其转导至细胞内部引起相应细胞应答。它自身组装、维持和分解所需的蛋白质，是由一组纤毛内转运蛋白完成，即纤毛内转运系统。IFT颗粒由复合物A和B组成，分别至少含有8个和12个IFT蛋白分子。复合体A和复合体B是运动蛋白与被转运分子之间的转接器。复合体A相对分子质量550 000，包含 *IFT144*、*IFT140*、*IFT139*、*IFT122*、*IFT121*、*IFT43*。复合体B相对分子质量710,000~760,000，包含 *IFT172 7 IFT88 7 IFT81 7 IFT80 7 IFT74 / IFT72, IFT70、IFT57、IFT54、IFT52、IFT46、IFT27、IFT25、IFT22、IFT20*。目前研究提示由六种已知基因（即 *IFT43、IFT52、IFT122、IFT140、WDR19、WDR35*）中任何一种的双等位基因致病变异都会导致初级纤毛形态改变或缺失、感官功能减弱从而导致疾病。

五、临床表现

CED是一种纤毛病，主要有特征性面部特征，并且累及骨骼、外胚层、肾脏、肝脏、肺、眼部，偶尔还会累及大脑。

(一)特征性面部特征

从出生就可以观察到，并且在几乎所有CED患者中都很明显，包括前发际线高、前额突出、低位耳、远眦赘皮、内眦褶皱、饱满的脸颊、外翻的下唇、前倾的鼻孔，长头畸形（与宽度相比，头部的前后长度明显增加）和额叶隆起通常继发于矢状面颅缝早闭，通常在出生时出现。

(二)骨骼受累表现

1. 手和脚

产前超声可能会在妊娠中期检测出多指畸形。新生儿常有短指（中指和远端指骨可能形状异常）、轴后多指，以及手指和脚趾的皮肤并指（最常见的是第二和第三脚趾的轻度皮肤并指）。指骨的骨骺在X射线上可以有正常的外观，或者可以是扁平的或锥形的。手和脚的其他发现包括第五指弯曲、异常手掌折痕、手指屈曲受限、骨质疏松症、凉鞋间隙和/或三指趾。

2. 胸部

狭窄的胸廓和短的发育不良的肋骨很常见，但并不普遍，早在妊娠中期就可能出现；然而，这一发现最常在出生时首次被注意到。经常观察到漏斗胸。肋骨畸形（例如，短肋骨、衣架形肋骨）可能在儿童期恢复正常。

3. 近端长骨的缩短（和弯曲）早在妊娠23周时就已经注意到

上肢通常比下肢短；肱骨尤其受到影响。长骨可能呈弓形，骨骺可能变平和/或干骺端张开。

4. 生长不足

出生时与胎龄相关的长度可能在正常范围内，但也可能低于第三百分位数。婴儿可能有生长不足，长度低于第三个百分位，但长度也可能在第五个和第十个百分位之间。

(三)外胚层缺损

1. 牙齿

牙齿萌出往往延迟。乳牙通常较小且间隔较宽。牙体不足、牙釉质缺损，以及融合和锥形牙齿也有报道。在恒牙中也可以看到类似的特征。缺牙或少牙可能影响上下恒牙。

2. 皮肤

产前超声可能显示妊娠中期颈部带状结构和皮肤增厚。婴儿期及以后曾报道过全身皮肤松弛和多余的皮肤皱襞。已经发现皮肤皱襞，特别是在颈部、脚踝和手腕处。皮肤可能干燥；角化过度已有报道。

3. 头发

大多数患有CED的婴幼儿头发稀疏而纤细。头发可能因直径减小而色素减退。头发的生长也可能受到影响。在某些情况下，儿童时期的头发生长可能会正常化。

4. 指甲

又短又宽，从婴儿期起，而且生长缓慢。

(四)肾脏

据报道，至少60%~70%的CED患者患有肾功能不全。虽然终末期肾病（ESKD）在产前可表现为羊水过多/过少和妊娠中期的小囊性肾，但肾病的最初迹象通常在儿童早期（约2岁）时很明显。最初降低的尿液浓缩能力导致多尿和烦渴。夜间遗尿可能很明显。由于肾功能不全和滤过缺陷，高血压、蛋白尿、血尿和电解质失衡通常在病程后期出现。值得注意的是，由于后续研究有限，这一数字可能会随着时间的推移而增加。大多数儿童在2到6岁之间发展为ESKD。婴儿期和儿童早期的肾脏超声检查通常显示肾脏大小正常或较小，回声增强和皮质髓质分化差。肾活检显示间质纤维化伴有局灶性炎症细胞浸润、肾小管萎缩、肾小球硬化和偶尔的囊肿。后一种特征发生在晚期疾病中。

(五)肝脏

表现范围从没有进行性肝病迹象的肝脾肿大到广泛的肝脏异常,包括(复发性)高胆红素血症和需要在新生儿期住院的胆汁淤积性疾病。已在婴儿中描述了肝硬化、伴有胆管增生的严重胆汁淤积和急性胆管炎。已在3岁和4岁的儿童中检测到肝囊肿,甚至早在10个月大时。肝纤维化和肝硬化的长期预后可能很差。

(六)眼部

检查结果包括视网膜营养不良和眼球震颤。夜盲症通常在最初几年很明显。早在4至11岁时就有异常暗视和明视视网膜电图的报道,而眼底镜检查已发现早在5至11岁时出现动脉衰减和骨针状沉积物。其他眼科发现包括远视、近视、内斜视、近视/远视散光和水平眼睑长度过长。

(七)肺部

在婴儿期或儿童早期,患有CED的儿童可能会因肺发育不全和反复呼吸道感染而出现危及生命的呼吸窘迫。哮喘和气胸也有报道。许多儿童在出生后死于呼吸窘迫或在儿童早期死于肺炎。据报道,随着时间的推移,反复呼吸道感染的频率会减少。

(八)心脏

心脏畸形包括动脉导管未闭和心房和心室间隔缺损。二尖瓣和三尖瓣增厚、心室肥大/扩张和外周肺动脉狭窄也有报道。Bacino曾于2012年报道了一名受累儿童,其心律失常和房间隔缺损在3岁时得到缓解。

(九)中枢神经系统

尽管大多数儿童发育正常,但据报道,一些个体存在轻度发育迟缓。无支撑坐着可能会延迟到9到15个月,步行延迟到3年。言语延迟可能会有所不同,从19个月大的几个词到5岁的无词。没有关于受影响个体如何对言语和物理治疗作出反应的信息。认知和社交能力通常是正常的,但有些人被诊断为智力障碍。脑成像显示皮质萎缩、脑室扩大、大脑池、胼胝体发育不全、局灶性微发育不全、脑外液腔扩大、大后颅窝囊肿和Dandy-Walker畸形。

(十)其他

从新生儿期就可以观察到关节松弛。(双侧)腹股沟疝和/或脐疝可出现在新生儿或出生后的第一年。

六、辅助检查

在婴儿期和儿童期:监测牙齿发育;晨尿渗透压测试、多尿尿液收集测定、血压、血清肌酐和血尿素评估,肾脏超声检查,必要时完善肾穿刺活检;按照肝病学家的建议进行肝转氨酶和合成肝功能的测量。从四岁开始进行年度眼科检查,以检测视网膜变性的早期迹象。心脏方面完善心电图和超声心动图检查。在每次初级保健就诊时评估发育进展,如果发现延迟,则通过神经心理学测试进行正式评估。完善胸部和长骨的X光片;长头畸形的患者完善头部CT检查。

七、诊断

(一)临床诊断

可以在具有描述的特征性临床和影像学特征的患者中确立,包括两个常见特性和两个其他异常,其中至少有一个是外胚层缺陷(牙齿、头发和指甲)。矢状颅缝早闭将CED与大多数其他纤毛病区分开来。

表7-7-1

频率	特征
频繁 (>75%)	特征面部特征(正面凸出、低位耳、高额头、远眦赘皮、内眦褶皱、饱满的脸颊、外翻的下唇) 短指 长头畸形和矢状颅缝早闭 近端骨骼的缩短/弯曲(最常见的是肱骨) 身材矮小
常见 (50%~75%)	胸廓狭窄,肋骨和漏斗胸发育不良 牙齿异常(畸形、间距过大和/或缺牙) 稀疏和/或形细的头发 肾结核 发育迟缓(最常见的是运动发育)

续表

频率	特征
不太常见 (25%~50%)	关节松弛 肝病(肝纤维化、肝硬化和/或肝肿大) 并指 多指 指甲异常 皮肤松弛 反复肺部感染 双侧腹股沟疝
偶尔到不常见(<25%)	视网膜营养不良 髋关节发育不良 囊性湿疹 先天性心脏缺陷 智力残疾

(二)分子诊断

通过鉴定目前已知与CED相关的六种基因之一中的双等位基因致病变异:*IFT43*、*IFT52*、*IFT122*、*IFT140*、*WDR19*或*WDR35*。分子遗传学检测方法可以包括基因靶向检测(多基因组)和综合基因组检测(外显子组测序、基因组测序)的组合,具体取决于表型。

八、鉴别诊断

(一)Jeune窒息性胸廓营养不良(JATD)

JATD与CED有很强的表型重叠,包括骨骼异常(多指、段指、根状指缩短)和肾囊性疾病、肝脏异常、视网膜营养不良,在这两种疾病中都可以看到狭窄的胸腔,但表型在CED中通常较轻,在JATD中更为明显,通常会导致严重的呼吸窘迫。

(二)美因泽-萨尔迪诺综合征(MZSDS)

同样有骨骼异常(骨锥形骨骺;狭窄的胸部和肩胛骨不定)和视网膜营养不良;肾痨;小脑共济失调和肝纤维化,但MZSDS通常缺乏CED的典型外胚层特征。

(三)短肋多指综合征(SRPS)

同样有骨骼异常(极短的四肢和肋骨(严重狭窄的肋骨),多指)和各种器官畸形,但由于严重狭窄的胸腔,SRPS在围产期是致命的。

(四)Ellis-van Creveld(EVC)综合征

同样有骼异常(轴后多指;四肢和肋骨缩短)和影响头发、指甲和牙齿的外胚层发育不良;先天性心脏病(EVC综合征的主要发现:间隔缺损,主要是心房),但EVC综合征中心脏缺陷的发生率高于CED。

九、治疗策略

根据需要,通常在一岁前进行手术矫正矢状面颅缝早闭。手脚多指畸形可能需要手术矫正。髋关节发育不良的骨科护理。符合治疗标准的患者可以考虑使用人类生长激素治疗。牙齿异常、肝病、心脏异常和/或腹股沟和脐疝的标准治疗。患有肾脏疾病时需低钾低磷饮食,避免肾毒性药物。对于那些有进行性视力障碍的人:低视力辅助设备和适当的教育计划。肺发育不全的新生儿可能需要机械通气。对于那些有发育迟缓的患者,需进行语言和物理治疗。

十、疗效及转归

CED以常染色体隐性方式遗传。如果已知父母双方都是导致CED的致病性变异的杂合子,则受影响个体的每个同胞在受孕时有25%的机会受到影响,50%的机会成为无症状携带者,25%的机会成为不受影响且不是携带者。一旦在受影响的家庭成员中发现了引起CED的致病性变异,就可以对高危亲属进行携带者检测,对高危妊娠进行产前检测和植入前基因检测。妊娠中期超声检查可发现肾囊肿、四肢缩短和/或多指畸形。

CED患者死亡率尚不清楚,尽管10/65的CED儿童在7岁之前死于呼吸衰竭,心力衰竭,低血容量性休克(由于凝血障碍),或未知原因。这个数字可能更高,因为大多数CED患者的纵向数据不可用。至少3名CED患者存活到成年后。

参考文献

[1] Lin AE, Traum AZ, Sahai I. Sensenbrenner syndrome(Cranioectodermal dysplasia): clinical and molecular analyses of 39 patients including two new patients[J].Am J Med Genet A, 2013, 1 61A(11):2762-2776

[2] Marra AN, Li Y, Wingert RA, et al. Antennas of organ morphgenesis: the roles of cilia in vertebrate kidney development [J]. Genesis, 2016, 9 (64): 457-469.

[3] Yuan X, Serra RA, Yang S. Function and regulation of primary cilia and intraflagellar transport proteins in the skeleton [J]. Ann NY Acad Sci, 2015, 1335(1): 78-99.

[4] Arts HH, Bongers EM, Mans DA, et al. C14ORF179 encoding IFT43 is mutated in Sensenbrenner syndrome[J]. J Med Genet, 2011,48(6): 390-395.

[5] Bacino CA, Dhar SU, Brunetti-Pierri N, et al. WDR35 mutation in siblings with Sensenbrenner syndrome: a ciliopathy with variable phenotype [J].Am J Med Genet A, 2012,158A(11):2917-2924.

[6] Hoffer JL, Fryssira H, Konstantinidou AE, et al. Novel WDR35 mutations in patients with cranioectodermal dysplasia(Sensenbrenner syndrome)[J].Clin Genet, 2013, 83(1):92-95.

[7] Antony D, Nampoory N, Bacchelli C, et al. Exome sequencing for the differential diagnosis of ciliary chondrodysplasias: Example of a WDR35 mutation case and review of the literature[J]. Eur J Med Genet, 2017, 60(12): 658-666.

[8] Bayat A, Kerr B, Douzgou S, et al. Theevolving craniofacial phenotype of a patient with Sensenbrenner syndrome caused by IFT140 compound heterozygous mutations[J]. Clin Dysmorphol, 2017,26(4):247-51.

[9] Bredrup C, Saunier S, Oud MM, et al. Ciliopathies with skeletal anomalies and renal insufficiency due to mutations in the IFT-A gene WDR19 [J]. Am J Hum Genet, 2011,89(5):634-643.

[10] Walczak-Sztulpa J, Posmyk R, Bukowska-Olech EM, et al. Compound heterozygous IFT140 variants in two Polish families with Sensenbrenner syndrome and early onset end-stage renal disease[J]. Orphanet J Rare Dis, 2020,15(1):36.

[11] Walczak-Sztulpa J, Wawrocka A, Swiader-Lesniak A, et al. Clinical and molecular genetic characterization of a male patient with Sensenbrenner syndrome(cranioectodermal dysplasia)and biallelic WDR35 mutations[J]. Birth Defects Res, 2018,110(4):376-381.

魏雪　石爱杰（撰写）　陶新朝（审校）

第八章　胱氨酸尿症
Chapter 8　Cystinuria, C

关键词：胱氨酸结石；转运蛋白缺陷；血尿；肾绞痛
Keywords：cystine stones；Transporter defect；hematuria；Renal colic

一、概述

胱氨酸尿症（Cystinuria）是以一种尿胱氨酸重吸收障碍为特点的常染色体隐性遗传病。其主要特征是肾脏对胱氨酸、鸟氨酸、精氨酸和赖氨酸的重吸收缺陷。胱氨酸的尿排泄增加导致胱氨酸尿石症，70%的结石复发患者最终发展为慢性肾病，9%甚至发展为终末期肾病。胱氨酸尿症是儿童肾结石最常见的遗传原因两个基因已被确定为致病基因：*SLC3A1*和*SLC7A9*，编码异二聚体转运蛋白的两个亚基。这种情况的临床特征仅与肾结石有关。诊断通常在婴儿期或青春期进行，但晚期诊断的病例很常见。

治疗的目标是通过改变饮食习惯和药物治疗来减少胱氨酸的排泄并增加其溶解度。然而，治疗干预并不总是足够的，并且患者在其一生中通常必须接受多次外科手术来治疗复发性肾结石。

二、定义

胱氨酸尿症是一种常染色体隐性遗传病，由于近端肾小管上皮细胞对胱氨酸、赖氨酸、鸟氨酸和精氨酸转运障碍，使这些氨基酸不能被近端肾小管重吸收，在尿中随着氨基酸浓度的增高而影响肾功能。目前根据基因信息的方法，分为A型和B型。A型是指因*SLC3A1*基因突变致病的患者，B型是指因*SLC7A9*基因突变致病的患者。

三、流行病学

胱氨酸尿症是一种全球性疾病，具有特定人群的患病率。尽管估计新生儿的总体发病率为1:7,000，但发病率在不同地区有所不同。在美国人中为1∶15,000,在瑞典人中为1∶100,000。在亚洲,胱氨酸尿症很少见报道,其在中国人群中的发病率尚不清楚。胱氨酸结石约占成人结石的1%~2%和儿童结石的6%~8%。临床表现的平均年龄约为12岁,男孩通常比女孩早出现。胱氨酸尿症有可能在生命的后期出现,特别是在杂合子中。与女性相比,男性每年更容易出现更严重的疾病表现,每年结石事件的数量是女性的两倍。因此,男性往往有更多的干预和急性肾损伤发作,可能导致更快的CKD进展。

四、病因及发病机制

胱氨酸是一种含硫同型二聚体氨基酸,由两个半胱氨酸分子通过二硫键连接而成。胱氨酸转运发生在的近端小管内,其跨上皮转运蛋白也负责二元氨基酸鸟氨酸、赖氨酸和精氨酸的转运。转运蛋白由通过二硫键连接的两个亚基rBAT和b0,+AT1组成,通过与近端小管腔内的二碱基分子胱氨酸结合发挥作用,然后在返回血流之前还原为单个半胱氨酸分子。胱氨酸的正常排泄量<30mg/天,而转运蛋白缺陷者的排泄量至少为400mg/天,甚至高达3600mg/天。

胱氨酸尿症是由这种转运蛋白的遗传缺陷引起的。两个已知的突变涉及*SLC3A1*和*SLC7A9*,尽管多达5%的患者没有确定的突变。最近在小鼠中发现了一种新的转运蛋白AGT1,它位于近端小管的远端,参与胱氨酸的转运,这可以解释人类中导致胱氨酸尿症的不明突变。*SLC3A1*为rBAT码。具有这种突变的患者被归类为A型胱氨酸尿症。虽然最常见的突变涉及导致转运蛋白向膜转运缺陷的替代突变,但还有超过575种其他已确定的突变。*SLC7A9*负责编码另一个亚基b0,+AT1。具有这种突变的患者被归类为B型胱氨酸尿症。患者也可能被归类为AAB型或ABB型胱氨酸尿症,其中个体会携带这两种基因的缺陷。国际胱氨酸尿症协会估计,他们的受试者中有38%为A型,47%为B型,14%为AAB或ABB。尽管对未来可能的个体化医学有希望,但这种分类方案目前几乎没有表型或临床意义。

这些突变的遗传模式是隐性的。然而,对*SLC3A1*敲除小鼠的研究表明,大约82%在1个月大时,2%在1岁时没有胱氨酸结石,这表明环境和表观遗传效应可能导致人类不完全外显率。

五、临床表现

胱氨酸尿症最常见的临床特征与复发性肾结石有关。最初的表现通常与结石通过有关,其特点是向腹股沟放射的急性腰痛、镜下或肉眼血尿(尽管15%的患者可能没有微量血尿)、尿路感染和多变的恶心和呕吐。石头的形成通常开始于生命的前二十年。约75%的胱氨酸尿症患者患有双侧结石,首次发现结石的平均年龄为12~13岁。因此,在婴儿期或青春期出现第一颗结石的患者、涉及肾盏或双侧结石的鹿角形结石且有肾结石家族史或出现阻塞性急性肾损伤的幼儿时,应怀疑胱氨酸尿症。除了在儿童和成人中普遍存在的这些临床特征外,新生儿还可能出现肌张力减退、生长障碍、多食,最终导致儿童肥胖。与普通人群相比,与其他结石形成者相比,受胱氨酸尿症影响的患者发生CKD和肾衰竭的风险增加。

六、辅助检查

(1)化验血清电解质、碳酸氢盐、血尿素氮、钙、尿酸盐和肌酐。测量24小时尿胱氨酸水平、尿胱氨酸过饱和度和容量。

(2)所有患者在诊断胱氨酸尿症时都应接受肾脏放射影像学检查,以评估现有的结石情况。平片可能无法检测到结石。基线成像可以包括超声或计算机断层扫描(CT)。除了确定初始结石的大小外,还将作为后期成像的基线。

(3)没有明确的基因检测指征,因为胱氨酸尿症的表型似乎不会因基因型而异,无论是由两个*SLC3A1*和*SLC7A9*突变还是由一个突变引起的。治疗也不依赖于潜在的基因型。然而,随着对与各种基因型相关的病理生物学的了解越来越多,并且随着基因检测成本的降低,未来基因检测可能会更频繁地进行。

七、诊断

如果存在以下任何一项,即可确认诊断。

(1)通过红外光谱和X射线衍射测定的结石成分。

(2)尿显微镜检查显示沉积物中有六角形晶体。

(3)可以使用氰化物-硝普钠定性试验进行筛选。当尿胱氨酸排泄量大于75mg/L(正常为<30mg/L)时,

这种点检会使尿变紫。然后建议进行定量检测,例如:①24小时尿胱氨酸测量或②通过肌酐排泄标准化的随机点检尿胱氨酸、鸟氨酸、精氨酸和赖氨酸排泄。

八、治疗策略

(1)在急性情况下,胱氨酸结石的治疗与其他结石的治疗非常相似,水化和镇痛是常用的治疗方法。根据结石的大小及其位置,可能需要保守治疗或手术干预。有感染迹象或严重阻塞的结石应通过支架或肾造口术进行减压,然后对结石进行针对性处理。就确定性干预而言,首选逆行输尿管镜取石术,其次是较大结石的经皮肾镜取石术,对于非常大的结石,极少需要开腹手术或肾切除术。鉴于胱氨酸结石缺乏疗效,不推荐使用体外冲击波碎石术(ESWL)。

(2)早期诊断和治疗可防止或减缓结石的反复出现,保护肾脏功能。胱氨酸尿症治疗的主要目标是降低尿中胱氨酸浓度,提高胱氨酸在尿中的溶解度,促进排泄。

1)每日液体摄入量

为了将尿胱氨酸浓度降低到<250mg/L(~1mmol/L),成人的口服液体摄入量应为2.5~4L/天,如耐受,儿童应适当减少以保持每$1.73m^2$相同的关系体表面积与成人相同。婴儿所需的尿量至少>750mL/24小时,5岁以下幼儿>1000mL/24小时,10岁以下>1500mL/24小时,>2000mL/24小时在年龄较大的儿童和青少年中,在年龄较大的青少年和成人中>3000mL/24小时。

2)低钠和低蛋白饮食

临床医生应建议将膳食钠摄入量限制在<2500mg/天。饮食钠限制已被证明可减少尿中胱氨酸的排泄。临床医生应建议成人低摄入非乳制品动物蛋白,并让患者考虑从非动物来源摄入蛋白质。动物源性食物富含胱氨酸和蛋氨酸,后者可代谢为胱氨酸。研究表明,与含有等量动物和植物蛋白的低蛋白饮食相比,含有大量动物蛋白(70%)的高蛋白饮食与更多的胱氨酸排泄有关。建议患者将每日蛋白质摄入量限制在1g/kg以下,然而,这一建议在儿科患者中是不现实的,以免限制生长。

3)尿液碱化疗法

胱氨酸溶解度依赖于pH值,复发性胱氨酸结石患者应进行尿液碱化治疗,以达到尿液pH值目标为7.0至7.5。柠檬酸钾或碳酸氢钾通常被推荐作为胱氨酸尿症患者尿液碱化的一线治疗,因为它可以提高尿液pH值而不增加胱氨酸排泄。还应注意,过度碱化(>7.5)有可能诱发磷酸钙结石的形成;因此,应在服用碱的患者中确定新结石的成分,而不是假设它是胱氨酸。碳酸氢钠的胃肠道副作用有时比柠檬酸钾少。用碳酸氢钠或柠檬酸钠碱化应被视为二线治疗,因为增加尿钠会增加尿胱氨酸排泄。

4)药物治疗

临床医生应为液体、饮食和碱化治疗失败的频繁复发性胱氨酸结石患者提供药物治疗。两种最常用和研究的胱氨酸结合硫醇药物(CBTDs)是α-巯基丙酰甘氨酸(硫普罗宁)和D-青霉胺。这类药物,每一个都含有一个硫醇基,与胱氨酸完成二硫键交换。结果是形成可溶性药物-胱氨酸复合物。这两种药物均可降低游离尿胱氨酸水平并降低胱氨酸结石复发的风险。然而,这些药物不会减少胱氨酸的排泄。成人的硫普罗宁剂量通常从每天600至900mg开始,每天分3次。在儿童中,FDA批准的硫普罗宁剂量应从15mg/kg/天开始,仅适用于体重20kg或以上的儿科患者。d-青霉胺的剂量为500至150mg/天,分为2或3剂。对于无法获得胱氨酸浓度的临床医生,合理的治疗目标是每24小时每1mg胱氨酸排泄量1mg硫普罗宁。值得注意的是,硫普罗宁的副作用较少。2014年美国泌尿外科协会(AUA)的肾结石医学管理指南建议将硫普罗宁作为碱化和高液体摄入量不足以减少进一步结石形成的胱氨酸尿症患者的一线药物治疗。应给予口服维生素B_6(每天50毫克)以预防可能因青霉胺螯合吡哆醇而导致的维生素B_6(吡哆醇)缺乏症。

卡托普利是一种含有硫醇基团的血管紧张素转换酶(ACE)抑制剂,尚未被重复证明可减少成人胱氨酸结石的形成。在150mg/天的最大剂量下,胱氨酸的尿排泄不能达到足够的硫醇毫摩尔数,从而对胱氨酸溶解度产生明显影响。因此,不推荐将卡托普利用于成人胱氨酸尿症患者的常规治疗。然而,卡托普利(0.3至1.5mg/kg/天)可能是治疗胱氨酸尿症患者或因胶囊大小而不能口服硫普罗宁的儿童高血压的合适治疗选择。尽管目前治疗方法有限,但包括分子治疗在内的新研究进展即将出现,并可能改变治疗模式。

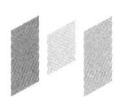

九、疗效及转归

即使有患者依从性和最佳管理,与其他结石形成组相比,结石事件仍可能发生,导致生活质量降低。胱氨酸结石患者往往需要更长的时间才能恢复,需要更多的手术干预,并且每年有更多的结石事件。然而,根据 Modersitzki 等人的说法,在胱氨酸结石形成者中,接受硫普罗宁治疗的患者往往比未接受治疗的患者具有更好的生活质量,这表明如果他们能够耐受副作用,患者服用含硫醇往往会更好。高血压是胱氨酸尿症非常常见的并发症,见于多达一半的患者。在接受治疗时,这进一步增加了这些患者的药丸负担。肾功能恶化是另一个令人担忧的并发症,多达 26.8% 的人发展为 3 期 CKD,估计肾小球滤过率(eGFR)< 60mL/min/1.73m², 一小部分进展为终末期肾病。这进一步使治疗复杂化,因为一旦 eGFR<60mL/min/1.73m² 就应停用硫醇剂,从而限制了与改善生活质量相关的治疗剂的使用。

参考文献

[1] Kowalczyk NS, Zisman AL. Cystinuria: Review of a Life-long and Frustrating Disease[J]. Yale J Biol Med, 2021,94(4):681-686.

[2] Eisner BH, Goldfarb DS, Baum MA, et al. Evaluation and Medical Management of Patients with Cystine Nephrolithiasis: A Consensus Statement[J]. J Endourol, 2020, 34(11):1103-1110.

[3] Rhodes HL, Yarram-smith L, Rice SJ, et al. Clinical and genetic analysis of patients with cystinuria in the United Kingdom[J]. Clin J AmSoc Nephrol, 2015,10(7):1235-1245.

[4] Claes DJ, Jackson E. Cystinuria: mechanisms and management[J]. Pediatr Nephrol, 2012,27(11):2031-2038.

[5] Sahota A, Tischfield JA, Goldfarb DS, et al. Cystinuria: genetic aspects, mouse models, and a new approach to therapy[J]. Urolithiasis, 2019,47(1):57-66.

[6] Nagamori S, Wiriyasermkul P, Guarch ME, et al. Novel cystine transporter in renal proximal tubule identified as a missing partner of cystinuria-related plasma membrane protein rBAT/SLC3A1[J]. Proc Natl Acad Sci USA, 2016,113(3):775-780.

[7] Chillarón J, Font-Llitjós M, Fort J et al. Pathophysiology and treatment of cystinuria[J]. Nat Rev Nephrol, 2010,6(7):424-434.

[8] Daga S, Palit V, Forster JA, et al. An Update on Evaluation and Management in Cystinuria[J]. Urology, 2021,149:70-75.

[9] Servais A, Thomas K, Dello Strologo L, et al. Metabolic Nephropathy Workgroup of the European Reference Network for Rare Kidney Diseases (ERKNet) and eUROGEN. Cystinuria: clinical practice recommendation[J]. Kidney Int, 2021,99(1):48-58.

[10] Pereira DJ, Schoolwerth AC, Pais VM. Cystinuria: current concepts and future directions[J]. Clin Nephrol, 2015,83(3):138-146.

[11] Van Hoeve K, Vermeersch P, Regal L, et al. Necessity of fractionated urine collection for monitoring patients with cystinuria[J]. Clin Chem, 2011,57(5):780-781.

[12] Modersitzki F, Goldfarb DS, Goldstein RL, et al. Assessment of health-related quality of life in patients with cystinuria on tiopronin therapy[J]. Urolithiasis, 2020,48(4):313-320.

魏雪　石爱杰(撰写)　陶新朝(审校)

第九章　伴有肾结石或骨质疏松症的显性低磷血症
Chapter 9　Autosomal Dominant hypophosphatemia with nephrolithiasis or osteoporosis, AD-HRR

关键词:肾结石;骨质疏松症;低磷性佝偻病

Keywords: Nephrolithiasis, Osteoporosis, Hypophosphatemic Rickets

一、概述

伴有肾结石或骨质疏松症的显性低磷血症(Autosomal Dominant hypophosphatemia with nephrolithiasis or osteoporosis, AD-HRR)是罕见遗传性佝偻病中的一种类型,为伴有高钙尿症的FGF23非依赖性低磷性佝偻病。根据其致病基因的不同,目前分为低磷性佝偻病伴肾结石和骨质疏松症1型(Hypophosphatemic Rickets with Nephrolithiasis and Osteoporosis Type1)、低磷性佝偻病伴肾结石和骨质疏松症2型(Hypophosphatemic Rickets with Nephrolithiasis and Osteoporosis Type2)。

二、定义

AD-HRR一种罕见的常染色体显性遗传性肾小管疾病,其特征是近端肾小管中磷酸盐丢失,导致高钙尿症和复发性尿石症和/或骨质疏松症。

三、流行病学

患病率<1/1,000,000万,成人发病,迄今已查明10多例病例。

四、病因及发病机制

在两个基因 SCL34A1(5q35)和 SLC9A3R1(17q25.1)中发现了杂合突变。SCL34A1编码肾近端肾小管细胞顶膜中的钠依赖性磷酸转运蛋白2a(sodium-dependent phosphate transport protein 2A,NPT2a),该蛋白为主要的磷酸钠协同转运蛋白。SLC9A3R1编码Na(+)/H(+)交换调节辅因子(sodium-hydrogen exchanger regulatory factor 1,NHERF1),这是一种细胞质蛋白,对于募集转运蛋白或信号蛋白到质膜以稳定刷状缘膜上的NPT2a、甲状旁腺激素1受体1(parathyroid hormone 1 receptor,PTH1R)和磷脂酶C至关重要,并为PTH向NPT2a发出信号创建一个平台。SLC9A3R1突变通过增加NTP2a的PTH响应性下调来直接或间接降低NPT2a的表达。血清磷酸盐水平下降刺激1,25-二羟基维生素D合成,导致吸收性高钙尿,这与尿液磷酸盐水平升高一起可触发磷酸钙晶体的形成,有利于肾脏钙化的发展。

五、临床表现

遗传性低磷血症性佝偻病(Hypophosphatemic Ricket,HR)是一组罕见的肾性磷酸盐消耗性疾病,它的特点是肾磷消耗,导致随后的低磷血症和骨矿化缺陷,如佝偻病和骨软化症。低磷血症和正常血清钙是典型的生化检查结果。疾病发病在成年期,表现为肾结石、肾磷酸盐消耗和骨骼异常,包括骨质减少、骨质疏松症和对骨折的易感性增加。

磷是人体中最常见的阴离子。它以无机磷酸盐的形式存在,在许多生物过程中发挥重要作用,例如骨矿化、细胞膜完整性、核酸和能量代谢、蛋白质磷酸化的信号转导和氧转运。循环中的磷酸盐可以被细胞吸收以进行各种生物活动,也可以储存在骨组织中。大约85%的磷酸盐通过肾脏近端小管的和钠依赖性磷酸盐转运蛋白2C(NPT2c,由基因SLC34A3编码)被重吸收,SLC34A1编码的NaPi-2a,它在近端小管的磷酸盐重吸收中起重要作用。SLC34A1中的失活突变可导致三种不同的疾病:1型肾结石和骨质疏松症的HR(NPHLOP1,MIM 612286),范科尼肾小管综合征2型(Fanconi Renotubular Syndrome type 2(FRTS2,MIM 613388))和婴儿高钙血症2型(Infantile Hypercalcemia type 2(HCINF2;MIM 616963))。

NPHLOP1最初被报道为一种常染色体显性遗传疾病。然而,多个小组后来质疑该疾病发病机制中的单个杂合突变。由杂合SLC34A1突变引起的最初病例可能代表一种较温和的表型,其特征是成人肾磷酸盐消耗增加、高钙尿症、骨质疏松症和肾结石。与遗传性低磷性佝偻病伴高钙尿症(Hereditary Hypophosphatemic Rickets with Hypercalciuria(HHRH,MIM 241530))相似,NPHLOP1的特征是低磷血症和肾磷吸收减少,血清1,25-二羟基维生素D适当升高。实验室检查结果包括肾小管重吸收磷酸盐(tubular reabsorption of phosphate,TRP)降低、低磷血症、高钙血症、血清1,25-二羟基维生素D升高、血清PTH降低、高钙尿症和肾钙质沉着症。NPHLOP2是一种SLC9A3R1(MIM 604990)突变引起的常染色体显性遗传病。SLC9A3R1编码NHERF1,一种调节多种G蛋白偶联受体的衔接蛋白,包括PTH1R。NHERF1通过与NPT2a结合来调节肾近端小管中的磷酸盐重吸收,以维持在近端肾小管细胞和PTH1R的顶端结构域的正确表达,从而导致PTH诱导的cAMP合成和磷酸盐转运减少。NHERF1中的突变导致NPT2a表达降低,肾磷酸盐丢失增加而致低磷血症。特征性临床特征包括低磷血症、高钙血症、血清$1,25(OH)_2D$水平升高、高钙尿症、肾小球滤过率与肾小管最大磷酸盐重吸收率之比(The ratio of tubular maximum reabsorption rate of phosphate per glomerular filtration rate,TmP/GFR)降低和肾结石,在没有分子检测的情况下无法与HHRH或NPHLOP1区分开来。血清PTH和FGF23水平正常。NHERF1突变患者出现骨质减少,尽管尚未报告佝偻病,这可能反映了基因突变引起的迟发性和较温和的表型。

六、辅助检查

可见低磷血症、磷酸盐过多、高钙尿症和血清 1,25-二羟基维生素 D 升高。

七、诊断

诊断通常基于临床特征、血浆和尿电解质，表现为低磷血症、磷酸盐过多、高钙尿症和血清 1,25-二羟基维生素 D 升高，以缓解磷酸盐剥夺。通过基因检测可以确定性诊断。

八、鉴别诊断

鉴别诊断包括其他形式的遗传性低磷血症，例如 X 连锁低磷血症、常染色体隐性低磷血症性佝偻病、常染色体显性遗传性低磷血症性佝偻病、遗传性低磷血症性佝偻病伴高钙尿。鉴别诊断通常需要基因检测。

九、治疗策略

支持性治疗包括磷酸盐和低剂量维生素 D 补充剂。

十、疗效及转归

尚无关于转归及预后的文献报道。

参考文献

[1]ACAR S,DEMIR K,SHI Y. Genetic Causes of Rickets [J]. J Clin Res Pediatr Endocrinol,2017,9(Suppl 2)9(Suppl 2):88-105.

[2]PRIé D, HUART V, BAKOUH N, et al. Nephrolithiasis and osteoporosis associated with hypophosphatemia caused by mutations in the type 2a sodium-phosphate cotransporter [J]. N Engl J Med, 2002, 347(13): 983-91.

[3]KARIM Z, GéRARD B, BAKOUH N, et al. NHERF1 mutations and responsiveness of renal parathyroid hormone [J]. N Engl J Med, 2008, 359(11): 1128-35.

[4]GUVEN A, AL-RIJJAL R A, BINESSA H A, et al. Mutational analysis of PHEX, FGF23 and CLCN5 in patients with hypophosphataemic rickets [J]. Clin Endocrinol(Oxf), 2017, 87(1): 103-12.

[5]PAVONE V, TESTA G, GIOITTA IACHINO S, et al. Hypophosphatemic rickets: etiology, clinical features and treatment [J]. Eur J Orthop Surg Traumatol, 2015, 25(2): 221-6.

[6]BASTEPE M, JüPPNER H. Inherited hypophosphatemic disorders in children and the evolving mechanisms of phosphate regulation [J]. Rev Endocr Metab Disord, 2008, 9(2): 171-80.

[7]FORSTER I C, HERNANDO N, BIBER J, et al. Proximal tubular handling of phosphate: A molecular perspective [J]. Kidney Int, 2006, 70(9): 1548-59.

[8]COURBEBAISSE M, LEROY C, BAKOUH N, et al. A new human NHERF1 mutation decreases renal phosphate transporter NPT2a expression by a PTH-independent mechanism [J]. PLoS One, 2012, 7(4): e34764.

[9]MAGEN D, BERGER L, COADY M J, et al. A loss-of-function mutation in NaPi-IIa and renal Fanconi's syndrome [J]. N Engl J Med, 2010, 362(12): 1102-9.

[10]SCHLINGMANN K P, RUMINSKA J, KAUFMANN M, et al. Autosomal-Recessive Mutations in SLC34A1 Encoding Sodium-Phosphate Cotransporter 2A Cause Idiopathic Infantile Hypercalcemia [J]. J Am Soc Nephrol, 2016, 27(2): 604-14.

[11]LAPOINTE J Y, TESSIER J, PAQUETTE Y, et al. NPT2a gene variation in calcium nephrolithiasis with renal phosphate leak [J]. Kidney Int, 2006, 69(12): 2261-7.

[12]WAGNER C A, RUBIO-ALIAGA I, BIBER J, et al. Genetic diseases of renal phosphate handling [J]. Nephrol Dial Transplant, 2014, 29 Suppl 4: iv45-iv54.

[13]WANG B, YANG Y, FRIEDMAN P A. Na/H exchange regulatory factor 1, a novel AKT-associating protein, regulates extracellular signal-regulated kinase signaling through a B-Raf-mediated pathway [J]. Mol Biol Cell, 2008, 19(4): 1637-45.

[14]PRIé D, FRIEDLANDER G. Genetic disorders of renal phosphate transport [J]. N Engl J Med, 2010, 362(25): 2399-409.

[15]BECK-NIELSEN S S, BROCK-JACOBSEN B, GRAM J, et al. Incidence and prevalence of nutritional and hereditary rickets in southern Denmark [J]. Eur J Endocrinol, 2009, 160(3): 491-7.

陈钰泱　石爱杰（撰写）　陶新朝（审校）

第十章　EAST综合征
Chapter 10　EAST Syndrome

关键词：癫痫,共济失调；感音神经性听力障碍；肾小管病

Keyword：Seizure；Ataxia；Sensorineural deafness；Renal tubular acidosis

一、概述

EAST综合征又称为癫痫、共济失调、感音神经性耳聋和肾小管病变综合征(Epilepsy, Ataxia, Sensorineural deafness, and Tubulopathy syndrome)，是一种多系统人类疾病，以癫痫发作、感音神经性耳聋、共济失调、发育迟缓和电解质失衡为特征。KCNJ10基因编码的钾离子通道(称为Kir 4.1)的隐性突变是其病因。其诊断需要结合临床表现与基因学的证据。该病于2009年被Bockenhauer和Scholl等人首次报道并命名。

二、定义

是一种以癫痫、共济失调、感音神经性耳聋和肾小管功能障碍为特征的罕见常染色体隐性遗传病。患者在婴儿期表现为全身性癫痫发作、小脑功能障碍（包括步态共济失调、意向震颤和脊髓运动障碍）、各种发育迟缓和感音神经性听力损失。实验室研究显示持续性低钾代谢性酸中毒伴低镁血症。其他报告的神经系统特征包括活跃的深腱反射、踝关节阵挛、足底伸肌反应或眼球震颤。

三、流行病学

主要发生在婴幼儿时期，发病率<1/100,000。它是一种由*KCNJ10*基因突变引起的常染色体隐性遗传病，在目前描述的14种致病突变中，*p.R65P*突变最为常见，尤其与巴基斯坦裔患者有关。

四、病因及发病机制

继发于*KCNJ10*基因编码的钾离子通道（Kir 4.1）的隐性突变，该基因编码钾通道，表达于肾远曲小管、耳蜗血管纹和脑胶质细胞。一些研究表明可能是由*KCNJ10*的许多不同突变引起的，这些突变显著降低了K+电导。

五、临床表现

①神经系统症状主要包括：癫痫通常是发病初期（3~4个月）的表现，呈强直-阵挛或全身强直-阵挛性发作，癫痫发作通常持续时间短于3分钟，但也有少数患者出现癫痫持续状态，特别是在停药后。共济失调一般来说呈非进行性发展，常伴有其他小脑症状例如辨距障碍,轮替运动障碍和意向震颤。②耳聋通常是轻度到中度,呈非进行性,常伴随高频听力的缺失,而一般的听力测试通常是正常的。③发育迟缓是其另一主要特征。④肾小管疾病以肾小管运输能力受损为主要特征,患者常伴有低镁血症、低钾血症、代谢性碱中毒和肾素-血管紧张素-醛固酮系统激活。

六、辅助检查

实验室检查可见低镁血症、低钾血症、代谢性碱中毒和肾素-血管紧张素-醛固酮系统激活；常规脑电图通常正常或无特异性表现。在少数患者中，脑电图显示背景减慢，脑MRI显示为高信号。

七、诊断

任何伴有共济失调、癫痫或感音神经性耳聋等神经体征和症状的肾Gitelman样表型（一种盐耗相关性肾小管病）患者，结合基因学等相关检查，可诊断EAST综合征。

八、鉴别诊断

EAST综合征的临床特征以癫痫、共济失调、感音神经性耳聋和肾小管病变为主。其鉴别诊断需与一些神经系统罕见病相鉴别。

九、治疗策略

文献中尚无明确的治疗方案,以对症治疗为主;对于神经系统方面,卡马西平(CBZ)对大多数病例有效,拉莫三嗪(LTG)、丙戊酸(VPA)和托吡酯(TPM)也被发现是有益的。有报道显示癫痫和精神疾病同时出现的情况,因此抗精神药物对于改善精神病症状是必要的。

十、疗效及转归
尚不明确。

参考文献
[1] Abdelhadi O, Iancu D, Stanescu H, et al. EAST syndrome: Clinical, pathophysiological, and genetic aspects of mutations in KCNJ10[J]. Rare Dis, 2016, 4(1):e1195043.

[2] Lo J, Forst AL, Warth R, et al. EAST/SeSAME Syndrome and Beyond: The Spectrum of Kir4.1- and Kir5.1-Associated Channelopathies[J]. Front Physiol, 2022, 13:852674.

[3] Mir A, Chaudhary M, Alkhaldi H, et al. Epilepsy in patients with EAST syndrome caused by mutation in the KCNJ10[J]. Brain Dev, 2019, 41(8):706-715.

[4] Abdelhadi O, Iancu D, Stanescu H, et al. EAST syndrome: Clinical, pathophysiological, and genetic aspects of mutations in KCNJ10[J]. Rare Dis, 2016, 4(1):e1195043.

[5] Freudenthal B, Kulaveerasingam D, Lingappa L, et al. KCNJ10 mutations disrupt function in patients with EAST syndrome [J]. Nephron Physiol, 2011, 119(3):p40-8.

[6] Abdelhadi O, Iancu D, Tekman M, et al. Founder mutation in KCNJ10 in Pakistani patients with EAST syndrome [J]. Mol Genet Genomic Med, 2016, 4(5):521-6.

谭艳平 石爱杰（撰写） 陶新朝（审校）

第十一章 遗传性原发性低镁血症
Chapter 11 Hereditary primary hypomagnesemia, HP-HM

关键词：低镁血症；肾结石；低钾血症；精神症状

Keywords：hypomagnesemia；kidney stones；hypokalemia；sychiatric symptom

一、概述
遗传性低镁血症是一组罕见的表现为血镁降低，伴或不伴其他电解质代谢异常的基因缺陷性疾病，目前已知的致病基因达10余种。不同疾病类型的起病年龄、临床表现及预后各不相同。主要包括Gitelman综合征、家族性低镁血症合并高钙尿及肾钙沉着症、家族性低镁血症伴继发性低钙血症、常染色体显性遗传低镁血症合并低尿钙、孤立性常染色体隐性遗传低镁血症等。遗传性原发性低镁血症为原发性肾性镁丢失性疾病，只有明确证实尿镁排泄量过高，且未发现其他明显的病因时才考虑该疾病，故该疾病属于排除性诊断。

二、定义
遗传性原发性低镁血症是一组罕见的基因缺陷性疾病，表现为血镁降低，伴或不伴其他电解质代谢异常。可为散发性或家族性疾病，有多种不同的类型。目前已知的致病基因达10余种。

三、流行病学
遗传性原发性低镁血症的病因是调控肾脏对镁离子重吸收的基因发生致病缺陷，导致相应蛋白产物功能全部或部分丧失，从而产生因肾性镁丢失。常合并其他离子如钠、氯、钙等重吸收障碍。不同的遗传性低镁血症致病基因、遗传方式各不相同。遗传方式包括常染色体隐性遗传和常染色体显性遗传。不同类型遗传性低镁血症的发病率/患病率各不相同，均属于罕见病。其中最常见的类型是Gitelman综合征，其患病率仅为1/40,000~10/40,000。而其他类型的遗传性原发性低镁血症的患病率尚无准确的流行病学资料。

四、病因及发病机制
肾脏对镁的处理：80%的总血浆镁在肾小球滤过。经过超滤的镁中有15%~25%在近端小管重吸收，60%~70%在亨利袢的升支粗段重吸收，5%~10%在远端小管重吸收。镁在亨利袢升支粗段的转运主要是通过细胞间的细胞旁扩散实现，该过程由氯化钠重吸收形成的电梯度驱动，电梯度产生机制包括以下2部分。①主要部分为钠、钾和氯通过Na-K-2Cl协同转运蛋白重吸收，钾通过ROMK通道经顶端循环回到肾小管管腔产生电梯度驱动。②次要部分为髓袢升支粗段皮质部分存在的钠离子选择性重吸收的细胞旁途径,该途径并不会重吸收氯离子,产生额外的电梯度驱动。镁的细胞旁重吸收由两种紧密连接蛋白的复合物促进,即紧密连接蛋白-16(CLAUDIN-16)和紧密连接蛋白-19(CLAUDIN-16),两者相互作用形成细胞旁二价阳离子孔,直接介导镁的重吸收。镁在远曲小管的重吸收是通过跨细胞转运实现的。镁被动通过由TRPM6和TRPM7组成的镁离子通道复合体从管腔进入远曲小管细胞;该过程由钾从细胞流出进入管腔形成的电梯度驱动。人体对镁的调剂是孤立的,没有激素对尿镁排泄的调节有重要作用,所以人体不存在对抗肾性镁丢失性时低镁血症的保护机制。镁的主要储存部位在骨骼,而骨储存的平衡作用要几周后才开始。所以在肾性镁丢失性的情况下,最初的镁丢失主要来自细胞外液,血浆镁浓度会迅速下降。因此在编码以上相关蛋白的基因发生突变时,可因肾脏对镁离子的重吸收减、尿镁排泄增多、尿镁丢失而产生明显的低镁血症。

五、临床表现

不同类型的遗传性原发性低镁血症的起病年龄、临床表现及实验室特点各不相同。该组疾病的主要临床表现除了低血镁之外,也可能合并伴发的低血钾、低血钙、高尿钙等相关的临床表现,可表现为以下症状。

1.神经-肌肉系统

镁缺乏可引起神经系统的异常,如惊厥、昏迷、共济失调,甚至精神症状;也可出现肌肉症状,包括腱反射亢进、震颤、手足搐搦、肌无力等。

2.心血管系统

镁缺乏可引起心电图的改变,可见PR间期延长、QRS波增宽等,严重者可引起室性心律失常。

3.肾脏

尿钙排泄增加可引起肾结石、肾钙质沉着、肾功能不全;合并长期低血钾可引起低钾性肾病。

4.骨关节系统

长期低血镁可引起软骨钙质沉着,低血钙可引起骨质疏松、骨软化。

5.消化系统

镁缺乏时可引起肠梗阻表现。

6.内分泌系统

长期低血钾、低血镁的患者可见糖尿病或者糖耐量减低。

7.眼部症状

部分类型,如家族性低镁血症合并高钙尿和肾钙沉着症(FHHNC)患者可合并眼部病变,包括眼球震颤、视野缺损、近视等。

表7-11-1 遗传性低镁血症主要疾病类型

疾病/OMIM	致病基因/遗传方式	编码蛋白	起病年龄	主要临床/实验室检查特点
Gitelman综合征/263800	SLC12A3/AR	NCC	常于青少年或成年早期起病	肌无力,疲乏,心悸,手足搐搦,麻木等;低血镁,低血钾,低尿钙
家族性低镁血症合并高钙尿和肾钙沉着症/248250/248190	CLDN16/AR	Claudin-16	常于婴儿期起病	多尿,肾结石,肾钙质沉着,眼部病变等;低血镁,高尿钙
	CLDN19/AR	Claudin-19		
常染色体显性遗传低镁血症合并低尿钙/154020	FXYD2/AD	Na$^+$/K$^+$-ATP酶的γ亚单位	常于儿童期至成年早期起病	惊厥,软骨钙化等;低血镁,低尿钙
家族性低镁血症伴继发性低钙血症/602014	TRPM6/AR	TRPM6	常于新生儿或婴儿早期起病	手足搐搦,惊厥等;低血镁,低血钙
孤立性常染色体隐性遗传低镁血症	EGF/AR	EGF	常于儿童期起病	手足搐搦,惊厥等;低血镁,正常尿钙
常染色体显性低钙血症/601 198	CaSR/AD	CASR	常于儿童期至成年起病	手足搐搦,惊厥等;低血镁,高尿钙

AR常染色体隐性遗传;AD常染色体显性遗传;NCC钠氯协同转运体;
TRPM6瞬时受体电位阳离子通道M6;EGF表皮生长因子;CASR钙敏感受体

遗传性原发性低镁血症常为慢性病程，尤其新生儿期、婴儿期起病的患者往往病情较重、预后较差。如家族性低镁血症合并高钙尿和肾钙沉着症的多数患者往往在青春期就发展为终末期肾脏疾病；低镁血症伴继发性低钙血症患者若未能及时治疗，可导致患儿精神发育迟滞，严重者甚至死亡。

六、辅助检查

辅助检查包括：血、尿生化，头部影像学，心电图，超声，眼科检查，确诊则需要基因检测。临床上血清镁的测定为血清总镁值，其包含游离镁离子、与阴离子结合的镁盐及与白蛋白结合的镁。24小时尿镁排泄，同时也需要检测尿中其他如钾、钠、氯、镁、钙、磷等元素的排泄量。肾性失镁的定义为血镁小于0.7mmol/L时，24小时尿镁大于24mg或尿镁排泄分数大于2%。头部影像学：如头CT/MRI以除外占位性病变及颅内结构异常等情况。心电图：用于评估有无心律失常、QT间期延长等表现。肾脏超声：用于评估有无肾结石、肾钙质沉着和肾囊肿等。氢氯噻嗪试验：通过小剂量氢氯噻嗪（50mg）直接阻断钠氯协同转运体（NCC），观察使用前后氯离子排泄分数的变化程度（△FECl）来评估NCC功能。

七、诊断

遗传性原发性低镁血症的临床诊断主要依靠家族史（常染色体隐性遗传或常染色体显性遗传）、临床表现和血尿生化检测。

患者主要表现为肾性失镁，即在持续性低镁血症（Mg<0.7mmol/L）时，患者尿镁排泄分数（FEMg）>2%，其大致可分为3类：①高镁血症合并高钙尿，多提示Henle环功能缺陷，如FHHNC、Bartter综合征、过度使用利尿剂等；②高镁血症合并低钙尿，多考虑远端肾单位损害，如Gitelman综合征、Na^+/K^+-ATP酶基因突变等；③仅有高镁血症、尿钙正常，多与表皮生长因子受体抑制剂西妥昔单抗等应用相关。

该组疾病诊断的金标准为基因检测，十分依赖基因检测结果以确定疾病分型。如突变为未报告突变，还需要行体外功能试验确定其致病性。

八、鉴别诊断

遗传性原发性低镁血症主要与以下两类情况鉴别。

1. 非肾性失镁

包括摄入减少（厌食、静脉营养镁补充不足等），胃肠减压、呕吐、腹泻、短肠综合征和炎症性肠病等，以上情况可因镁摄入不足、镁吸收障碍等引起低镁血症，但其24小时尿镁不高，不难鉴别。

2. 继发性肾性失镁

长期使用袢利尿剂和噻嗪类利尿剂、酗酒、未控制的糖尿病、高钙血症等也可引起肾脏排镁增多。急慢性间质性肾炎、多种药物（如环孢素、顺铂、两性霉素B等）、自身免疫病和单克隆免疫球蛋白病等累及肾小管，也可导致获得性低镁血症。肾镁丢失也见于急性肾小管坏死恢复期、肾移植后或肾后性梗阻解除后，肾小管功能未完全恢复时。

遗传性原发性低镁血症属于排除性诊断。在证实尿镁排泄量过高情况下，通过病史、血尿生化检验、相关疾病的特异性检查（如免疫指标、血尿免疫电泳）、肾脏活检病理检查、基因检测等多种方法进行鉴别。

九、治疗策略

遗传性原发性低镁血症目前暂无根治疗法，主要是对症保持电解质平衡，以达到缓解症状、提高生活质量、避免严重并发症的目的。总体治疗原则如下。

1. 替代治疗

可口服补镁治疗，紧急时可静脉缓慢输注镁，注意监测血镁及膝腱反射，避免发生镁中毒。合并低钙血症、低钾血症等其他电解质紊乱时，同样需要对症补钙、补钾治疗。

2. 其他并发症的治疗

如合并高尿钙时，使用噻嗪类利尿剂可以减少尿钙排泄，补充枸橼酸盐有助于减少草酸钙结石形成的风险。出现慢性肾功能不全时需要予以延缓肾脏病进展和并发症的治疗，进展至终末期肾病阶段需要进行肾脏替代治疗等。同时对癫痫、惊厥发作、泌尿系结石、泌尿系感染也需要对症治疗，患者及家庭成员的心理健康也同样重要。

十、疗效及转归

遗传性原发性低镁血症是罕见且预后很差的疾病。无论口服还是静脉补镁治疗,要达到正常血镁浓度都十分困难,即使静脉大剂量使用镁剂替代治疗,血镁水平也仅能维持在0.5~0.6mmol/L之间。但血镁浓度哪怕小幅度升高时也能有效的缓解癫痫和继发性低钙血症等症状。但是有报道终末期肾脏病的患者在接受肾移植后低血镁、高尿钙得到了持续的完全纠正。

参考文献

[1]Quamme GA, de Rouffignac C.Epithelial magnesium transport and regulation by the kidney[J].Front Biosci, 2000,5:D694.

[2]Burg M, Good D.Sodium chloride coupled transport in mammalian nephrons[J].Annu Rev Physiol, 1983,45:533.

[3] Kausalya PJ, Amasheh S, Günzel D, et al. Disease-associated mutations affect intracellular traffic and paracellular Mg^{2+} transport function of Claudin-16[J]. J Clin Invest, 2006,116(4):878-91.

[4] Will C, Breiderhoff T, Thumfart J, et al. Targeted deletion of murine Cldn16 identifies extra- and intrarenal compensatory mechanisms of Ca^{2+} and $Mg2+$ wasting [J]. Am J Physiol Renal Physiol,2010,298(5):F1152-61.

[5]Chubanov V, Waldegger S, Mederos y Schnitzler M,et al. Disruption of TRPM6/TRPM7 complex formation by a mutation in the TRPM6 gene causes hypomagnesemia with secondary hypocalcemia[J]. Proc Natl Acad Sci USA,2004,101(9):2894-9.

[6]Voets T, Nilius B, Hoefs S, et al. TRPM6 forms the Mg2+ influx channel involved in intestinal and renal Mg2+ absorption [J]. J Biol Chem, 2004, 279 (1): 19-25.

[7]Agus ZS. Mechanisms and causes of hypomagnesemia [J].Curr Opin Nephrol Hypertens, 2016, 25(4): 301-307.

[8]Glaudemans B, van der Wijst J, Scola RH, et al. A missense mutation in the Kv1.1 voltage-gated potassium channelencoding gene KCNA1 is linked to human autosomal dominant hypomagnesemia [J]. J Clin Invest, 2009, 119(4):936-942.

[9]Schlingmann KP, Sassen MC, Weber S, et al. Novel TRPM6 mutations in 21 families with rimary hypomagnesemia and secondary hypocalcemia [J]. J Am Soc Nephrol, 2005,16(10): 3061-3069.

王雷　石爱杰(撰写)　陶新朝(审校)

第一节　家族性低镁血症伴高钙尿症和肾钙质沉着症
Section 1　familial hypomagnesemia with hypercalciuria and nephrocalcinosis,FHHNC

关键词:遗传性;低镁血症;高钙尿症;肾钙质沉着

Keywords:hereditary hypomagnesemia hypercalciuria nephrocalcinosis

一、概述

家族性低镁血症伴高钙尿症和肾钙质沉着症(familial hypomagnesemia with hypercalciuria and nephrocalcinosis,FHHNC)是一种罕见的常染色体隐性遗传性肾病,以髓袢升支粗段病变为特征。该疾病由编码肾小球髓袢远端紧密连接蛋白claudin-16的*CLDN16*基因(位于染色体3q28)或编码蛋白claudin-19的*CLDN19*基因(位于染色体1p34.1)突变所致。患者会表现出钙和镁的过度消耗、肾钙质沉着症、慢性肾脏疾病以及婴儿期早期的ESRD。

二、定义

家族性低镁血症伴高钙尿症和肾钙质沉着症(FHHNC),顾名思义,是以尿镁流失引起低镁血症,伴随尿钙增多、肾脏钙质沉着为表现特点的一种常染色体隐性的遗传性肾脏疾病。

三、流行病学

FHHNC是一种罕见的常染色体隐性遗传病,由MICHELIS等在1972年首次报道。因发病罕见,目前患病率未知,在我国只报道过CLDN16变异相关病例6例,CLDN19相关病例1例。

四、病因及发病机制

FHHNC致病基因为*CLDN16*和*CLDN19*,分别编码肾小球髓袢远端紧密连接蛋白claudin-16和claudin-19。claudin-16和claudin-19是包含4个跨膜结构域和2个细胞外段的膜蛋白家族成员之一,二者相互作用构成异二聚体,组成选择性阳离子通道,镁和钙在跨上皮电位驱动下通过细胞旁途径被重吸收。当*CLDN16*

和 *CLDN19* 发生突变时，肾脏对镁、钙的重吸收减少，从而出现低镁血症、高钙尿症、双侧肾钙质沉着和进行性肾功能不全。FHHNC 可分为 2 型：Ⅰ型与 *CLDN16* 基因变异有关；Ⅱ型则与 *CLDN19* 基因变异有关。*CLDN16* 和 *CLDN19* 分别参与编码 CLAUDIN-16 和 CLAUDIN-19 蛋白。CLAUDIN-16 仅在肾脏表达，而 CLAUDIN-19 不仅在肾脏中表达，也在视网膜和周围神经元中表达。因此，Ⅱ型常伴有严重的眼部缺陷，包括黄斑缺损、近视和水平性眼球震颤等，同时也可能出现神经系统的表现，如性格改变、抽搐等。

五、临床表现

FHHNC 作为一种家族性低镁血症，其最初表现常常出现在幼儿期，通常表现为反复泌尿道感染、肾结石、多尿多饮，甚至出现强直性抽搐（尤其是血镁<0.5mmol/L 时）。其主要表现如下。

1. 神经-肌肉系统

镁缺乏可引起神经系统的异常，如惊厥、昏迷、共济失调，甚至精神症状；也可出现肌肉症状，包括腱反射亢进、震颤、手足搐搦、肌无力等。

2. 心血管系统

镁缺乏可引起心电图的改变，可见 PR 间期延长、QRS 波增宽等，严重者可引起室性心律失常。

3. 肾脏

尿钙排泄增加可引起肾结石、肾钙质沉着、肾功能不全；合并长期低血钾可引起低钾性肾病。

4. 骨关节系统

长期低血镁可引起软骨钙质沉着，低血钙可引起骨质疏松、骨软化。

5. 消化系统

镁缺乏时可引起肠梗阻表现。

6. 内分泌系统

长期低血钾、低血镁的患者可见糖尿病或者糖耐量减低。

7. 眼部症状

主要见于 claudin-19 缺陷的患者，常合并眼部病变，包括眼球震颤、视野缺损、近视等。

甚至有研究发现镁缺乏可能与偏头痛和哮喘关，且一些研究提示使用镁剂治疗对这些疾病有效。

六、辅助检查

肾性失镁的定义为血镁小于 0.7mmol/L 时，24 小时尿镁大于 24mg 或尿镁排泄分数（FEMg）大于 2%。正常人在生理状态下 FEMg 在 3%~5% 之间，血镁下降时 FEMg 降低至 0.5%~1.0% 之间。肾性失镁患者的尿镁排泄分数 FEMg 常明显增高，患者 FEMg 常>4%。肾脏超声：用于评估有无肾结石、肾钙质沉着和肾囊肿等。眼科检查：患者可伴随黄斑缺损、眼球震颤、近视等眼部严重受累情况。头部影像学：如头 CT/MRI 以除外占位性病变及颅内结构异常等情况。心电图：用于评估有无心律失常、QT 间期延长等表现。

七、诊断

诊断主要依靠家族史（常染色体隐性遗传或常染色体显性遗传）、临床表现和血尿生化检测。患者主要表现为肾性失镁，即在持续性低镁血症（Mg<0.7mmol/L）时，患者尿镁排泄分数（FEMg）>2%，确定肾性失镁的基础上，基因检测明确 *CLDN16* 或 *CLDN19* 基因突变为诊断的金标准。

八、鉴别诊断

（一）与其他遗传性低镁血症的鉴别

（1）Gitelman 综合征：由 *SLC12A3* 基因突变引起，表现为低镁血症、低钾血症、代谢性碱中毒、低尿钙。

鉴别要点：FHHNC 患者表现为高钙尿症，而 Gitelman 综合征患者表现为低钙尿症。Gitelman 综合征常伴有低钾血症和代谢性碱中毒，而 FHHNC 患者通常无低钾血症。

（2）孤立性低镁血症：由 *TRPM6* 基因突变引起，表现为单纯低镁血症，无其他电解质紊乱。

鉴别要点：FHHNC 患者伴有高钙尿症和肾钙质沉着症，而孤立性低镁血症患者无这些表现。

（3）常染色体显性遗传性低镁血症伴低钙尿：由 *CASR* 基因突变引起，表现为低镁血症和低钙尿。

鉴别要点：FHHNC 患者表现为高钙尿症，而该疾病患者表现为低钙尿症。

(二)与非遗传性低镁血症的鉴别

非遗传性低镁血症多由后天因素引起,如镁摄入不足、胃肠道丢失(呕吐、腹泻)、药物(利尿剂、两性霉素B)、肾脏疾病等。

鉴别要点:FHHNC患者通常有家族史,而非遗传性低镁血症患者无家族史。非遗传性低镁血症患者的尿镁排泄通常减少,而FHHNC患者的尿镁排泄增加。

(三)与其他肾钙质沉着症的鉴别

(1)肾小管酸中毒:肾小管酸化功能障碍,表现为低钾血症、高钙尿症、肾钙质沉着。

鉴别要点:肾小管酸中毒常伴有代谢性酸中毒,而FHHNC患者通常无代谢性酸中毒。FHHNC患者有低镁血症,而肾小管酸中毒患者通常无低镁血症。

(2)Bartter综合征:由肾小管对钠、钾、氯的重吸收异常引起,表现为低钾血症、代谢性碱中毒、高钙尿症。

鉴别要点:Bartter综合征常伴有低钾血症和代谢性碱中毒,而FHHNC患者通常无低钾血症。FHHNC患者有低镁血症,而Bartter综合征患者通常无低镁血症。

(四)与其他高钙尿症的鉴别

(1)原发性甲状旁腺功能亢进:甲状旁腺激素分泌过多,导致高钙血症、高钙尿症、肾钙质沉着。

鉴别要点:原发性甲状旁腺功能亢进患者有高钙血症,而FHHNC患者通常无高钙血症。FHHNC患者有低镁血症,而原发性甲状旁腺功能亢进患者通常无低镁血症。

(2)维生素D中毒:过量维生素D摄入导致高钙血症、高钙尿症、肾钙质沉着。

鉴别要点:维生素D中毒患者有高钙血症,而FHHNC患者通常无高钙血症。FHHNC患者有低镁血症,而维生素D中毒患者通常无低镁血症。

(五)鉴别诊断要点总结

基因检测:检测*CLDN16*和*CLDN19*基因,明确是否存在致病性突变。

实验室检查:

血清镁水平降低(<0.7mmol/L)。

尿钙排泄增加(24小时尿钙>4mg/kg)。

血清甲状旁腺激素(PTH)水平升高。

影像学检查:肾脏超声或CT显示肾髓质钙化。

九、治疗策略

目前没有发现任何针对性的治疗方法,仅能予以对症支持治疗。针对患者低镁血症唯一的治疗方法是口服或静脉补充镁离子,如氧化镁、硫酸镁、氯化镁、甘油磷酸镁等。通常治疗剂量为元素镁0.4~3.9mmol/(kg·d)[中位数为0.9mmol/(kg·d)]。对于已经进展导终末期肾病的患者,唯一的治疗方法是肾脏替代治疗,如肾移植。对于并发症的治疗,如癫痫,可使用抗癫痫药物如丙戊酸钠、苯巴比妥、苯妥英等。对已经进入终末期肾病的患者,常需要补充维生素D治疗,但有不同学者对此持相反意见,因为补充维生素D可能会加重肾脏的钙沉着。

十、疗效及转归

研究发现,即使静脉大剂量使用镁剂替代治疗,血镁水平也仅能维持在0.5~0.6mmol/L之间。所以要达到正常Mg^{2+}浓度常常十分困难,但当血清中Mg^{2+}浓度哪怕小幅度升高时也确实能缓解症状,例如缓解癫痫和继发性低钙血症。相比口服镁制剂,静脉镁制剂十分不便,部分种类口服镁制剂,如氧化镁或硫酸镁可能引起严重的腹泻等不良反应,有报道建议口服氯化镁或甘油磷酸镁以减少消化道不适。大部分报道表明,给予FHHNC患儿补充镁制剂和噻嗪类利尿剂能延缓肾钙质沉着症或肾结石的进展,但是对于降低尿钙、尿镁或延缓肾功能恶化并无明显作用。FHHNC合并慢性肾衰竭患者中,维生素D缺乏很常见,同时也是继发甲状旁腺功能亢进的危险因素。因此有学者建议FHHNC患者补充维生D。然而因为补充维生素D会增加肠道对钙的吸收以及尿钙排泄,可能会进一步促进钙质在肾脏的沉积。总之,FHHNC是一种罕见且预后很差的疾病。目前FHHNC尚无有效治疗方法。目前没有任何相关文献显示存在某种治疗能延缓肾功能损害。

对于终末期肾病患者唯一的治疗方法就是肾脏移植,研究发现肾移植后钙、镁排泄均可恢复正常且无疾病的复发。

参考文献

[1]Günzel D,Yu AS. Claudins and the modulation of tight junction permeability[J]. Physiol Rev,2013,93(2):525-569.

[2]Konrad M, Schaller A, Seelow D, et al. Mutations in the tight-junction gene claudin 19 (CLDN19) are associated with renal magnesium wasting, renal failure, and severe ocular involvement [J]. Am J Hum Genet , 2006 , 79 (5): 949-57.

[3]Sun-Edelstein C , Mauskop A,Role of magnesium in the pathogenesis and treatment of migraine.[J]Expert Rev Neurother. 2009;9(3):369.

[4]Mohammed S, Goodacre S Intravenous and nebulised magnesium sulphate for acute asthma: systematic review and meta-analysis [J]. Emerg Med J , 2007 , 24 (12): 823-30.

[5]Agus ZS. Mechanisms and causes of hypomagnesemia [J].Curr Opin Nephrol Hypertens, 2016, 25(4): 301-307.

[6]Glaudemans B,van der Wijst J,Scola RH, et al. A missense mutation in the Kv1.1 voltage-gated potassium channelencoding gene KCNA1 is linked to human autosomal dominant hypomagnesemia [J]. J Clin Invest, 2009, 119(4):936-942.

[7]Godron A, Harambat J, Boccio V, et al. Familial hypomagnesemia with hypercalciuria and nephrocalcinosis: phenotype-genotype correlation and outcome in 32 patients with CLDN16 or CLDN19 mutations [J]. Clin J Am Soc Nephrol, 2012, 7(5): 801-809.

[8]Schlingmann KP, Sassen MC, Weber S, et al. Novel TRPM6 mutations in 21 families with primary hypomagnesemia and secondary hypocalcemia [J]. J Am Soc Nephrol, 2005,16(10): 3061-3069.

[9]Claverie-Martín F, García-Nieto V, Loris C, et al. Claudin-19 mutations and clinical phenotype in Spanish patients with familial hypomagnesemia with hypercalciuria and nephrocalcinosis [J]. PLoS One, 2013, 8(1): e53151.

[10]Claverie-Martin F. Familial hypomagnesaemia with hypercalciuria and nephrocalcinosis: clinical and molecular characteristics [J]. Clin Kidney J, 2015, 8(6): 656-664.

王雷　石爱杰(撰写)　石爱杰(审校)

家族性原发性低镁血症伴高钙尿症和肾钙质沉着症,无严重眼部受累
Familial Primary Hypomagnesemia with Hypercalciuria and Nephrocalcinosis, Without Severe Ocular Involvement, FH-HH-NC-WO
(familial hypomagnesemia with hypercalciuria and nephrocalcinosis type1)

关键词:遗传性;低镁血症;高钙尿症;肾钙质沉着

Keywords:hereditary hypomagnesemia hypercalciuria nephrocalcinosis

一、概述

家族性低镁血症伴高钙尿症和肾钙质沉着症(familial hypomagnesemia with hypercalciuria and nephrocalcinosis,FHHNC)是一种罕见的常染色体隐性遗传性肾病,以髓袢升支粗段病变为特征。该疾病可分为两种,FHHNC tpye1由编码紧密连接蛋白-16(claudin-16)的 *CLDN16* 基因(位于染色体3q28)突变所致。患者会表现出肾镁的过度排泄、肾钙质沉着症、慢性肾脏疾病以及婴儿期早期的ESRD。但因claudin-16仅在肾脏表达,并不在视网膜表达,故患者并无严重眼部受累。

二、定义

家族性原发性低镁血症伴高钙尿症和肾钙质沉着症,无严重眼部受累,临床表现特点是:以尿镁流失引起低镁血症,伴随尿钙增多、肾脏钙质沉着,但无严重眼部受累为的一种常染色体隐性的遗传性肾脏疾病。

三、流行病学

FHHNC tpye1是一种罕见的常染色体隐性遗传病,由Michelis等在1972年首次报道。因发病罕见,目前患病率未知,在我国报道过CLDN 16变异相关病例仅7例。

四、病因及发病机制

紧密连接是指在上皮细胞间中形成细胞旁屏障,只在脊椎动物中出现,其微观呈现分支、交错的封闭网

状结构,为多种蛋白及分子组成的具有多种功能的复合体。其主要功能调节蛋白包括两种:claudins蛋白(紧密连接蛋白,也被称作密封蛋白)和occludin蛋白(闭锁蛋白,也被称作闭合蛋白),紧密连接在肾小管上皮细胞间十分丰富。1972年,MICHELIS等首次报道了一家庭中两个儿童中出现的肾小管酸化障碍、低镁血症、尿镁增多、尿钙增多、肾脏钙质沉着、多尿和抽搐的病例。与Gitelman综合征不同,患者并没有盐消耗、低钾血症和代谢性碱中毒。1987年,Rodriguez-Sorian基于患者尿镁排泄分数大幅增加的结果推断,首先提出FHHNC可能是由于髓袢升支粗段(TAL)中的肾小管重吸收缺陷所致。1998年Mikio Furuse在鸡肝中首次将claudins蛋白纯化,命名为claudin-1和claudin-2。Claudins分子质量为20~27kDa,是包含4个跨膜结构域和2个细胞外段的膜蛋白家族成员之一,claudin-16和claudin-19二者可相互作用构成异二聚体,形成亲水性的细胞间隙通路而选择性的调控紧密连接通透性,作为一种选择性阳离子通道,镁离子和钙离子在跨上皮电位驱动下通过该细胞旁途径被重吸。收在1999年,Richard Lifton的研究小组发现了一种新基因的突变,他们将这个新基因命名为 *paracellin*, *paracellin* 基因的突变直接导致肾小管髓袢升支粗段中二价阳离子的细胞旁重吸收障碍,明确了FHNNC的病因。经过超滤的镁中60%~70%在亨利袢的升支粗段被重吸收。所以当*CLDN16*存在功能缺陷时,肾脏对镁、钙的重吸收会大幅度减少,从而出现低镁血症、高钙尿症、双侧肾钙质沉着和进行性肾功能不全。而酸化障碍的原因是肾钙沉着症导致氨难以向深部肾单元转运和髓质氢离子分泌受损。FHHNC可分为2型:Ⅰ型与*CLDN16*基因变异有关,Ⅱ型则与*CLDN19*基因变异有关。因为claudin-19在视网膜中也有高水平表达,所以Ⅱ型常伴随严重的眼部受累,而claudin-16仅在肾脏表达,所以在出现低血镁、高钙尿、肾钙沉着症状的同时,并无严重眼部受累表现。目前*CLDN16*已经发现有60多种变异,且大多数是错义变异,此外还有一些无义变异、剪接位点变异、缺失和插入等。其中最常见的*CLDN16*变异是c.453 G>T(p.L 151 F),且约一半的患者来自德国和东欧。

五、临床表现

FHHNC tpye1作为一种家族性低镁血症,其最初表现常常出现在幼儿期,通常表现为反复泌尿道感染、肾结石、多尿多饮,甚至出现强直性抽搐(尤其是血镁<0.5mmol/L时)。

临床上可出现类似低钙惊厥的表现。主要表现如下。

(1)神经-肌肉系统:镁缺乏可引起神经系统的异常,如惊厥、昏迷、共济失调,甚至精神症状;也可出现肌肉症状,包括腱反射亢进、震颤、手足搐搦、肌无力等。

(2)心血管系统:镁缺乏可引起心电图的改变,可见PR间期延长、QRS波增宽等,严重者可引起室性心律失常。

(3)肾脏:尿钙排泄增加可引起肾结石、肾钙质沉着、肾功能不全;合并长期低血钾可引起低钾性肾病。

(4)骨关节系统:长期低血镁可引起软骨钙质沉着,低血钙可引起骨质疏松、骨软化。

(5)消化系统:镁缺乏时可引起肠梗阻表现。

(6)内分泌系统:长期低血钾、低血镁的患者可见糖尿病或者糖耐量减低。

六、辅助检查

肾性失镁的定义为血镁小于0.7mmol/L时,24小时尿镁大于24mg或尿镁排泄分数(FEMg)大于2%。正常人在生理状态下FEMg在3%~5%之间,血镁下降时FEMg降低至0.5%~1.0%之间。肾性失镁患者的尿镁排泄分数FEMg常明显增高,患者FEMg常>4%。肾脏超声:用于评估有无肾结石、肾钙质沉着和肾囊肿等。

眼科检查:患者无黄斑缺损、眼球震颤、近视等眼部严重受累情况。头部影像学:如头CT/MRI以除外占位性病变及颅内结构异常等情况。心电图:用于评估有无心律失常、QT间期延长等表现。

七、诊断

实验室检查证实持续性低镁血症(Mg<0.7mmol/L)、尿镁排泄分数(FEMg)>2%,基因检测明确存在*CLDN16*基因突变可诊断该疾病。

八、鉴别诊断

家族性原发性低镁血症伴高钙尿症和肾钙质沉着症,无严重眼部受累作为FHHNC的一种亚型,故此处主要鉴别该疾病的两种亚型间的鉴别要点。该疾病与其他遗传性低镁血症的如Gitelman综合征、孤立性低镁血症、常染色体显性遗传性低镁血症伴低钙尿、其他肾钙质沉着症、其他高钙尿症的鉴别详见伴有高钙尿症和肾钙质沉着症的家族性原发性低镁血症章节。

7-11-2 两种亚型的鉴别要点

特征	FHHNC，无严重眼部受累	FHHNC伴严重眼部受累
基因突变	CLDN16基因突变	CLDN19基因突变
眼部受累	无或轻微的非特异性眼部症状，如近视、散光、远视或斜视等	严重眼部受累，如眼球震颤、黄斑缺损、高度近视、黄斑疣、色素性视网膜炎、视力丧失等
肾脏表现	低血镁、高尿钙、肾钙质沉着、肾功能不全	低血镁、高尿钙、肾钙质沉着、肾功能不全
诊断依据	家族史、临床表现、基因检测	家族史、临床表现（尤其是眼部症状）、基因检测
预后	肾功能损害为主，逐渐进展至终末期肾病	肾功能损害与严重眼部受累并存

九、治疗策略

该疾病的治疗方法令人沮丧，目前没有任何针对性的治疗方法，仅有治疗全部是对症支持治疗。针对低镁血症唯一的治疗方法是口服或静脉补充镁离子，如氧化镁、硫酸镁、氯化镁、甘油磷酸镁等。通常治疗剂量为元素镁0.4~3.9mmol/(kg·d)[中位数为0.9mmol/(kg·d)]。对于已经进展导终末期肾病的患者，唯一的治疗方法是肾脏替代治疗，如肾移植。对于并发症的治疗，如癫痫，可使用抗癫痫药物如丙戊酸钠、苯巴比妥、苯妥英等。

对已经进入终末期肾病的患者，常需要补充维生素D治疗，但有不同学者对此持相反意见，因为补充维生素D可能会加重肾脏的钙沉着。

十、疗效及转归

研究发现，即使静脉大剂量使用镁剂替代治疗，血镁水平也仅能维持在0.5~0.6mmol/L之间。所以要达到正常Mg^{2+}浓度常常十分困难，但当血清中Mg^{2+}浓度哪怕小幅度升高时也确实能缓解症状，例如缓解癫痫和继发性低钙血症。相比口服镁制剂，静脉镁制剂十分不便，部分种类口服镁制剂，如氧化镁或硫酸镁可能引起严重的腹泻等不良反应，有报道建议口服氯化镁或甘油磷酸镁以减少消化道不适。大部分报道表明，给予FHHNC患儿补充镁制剂和噻嗪类利尿剂能延缓肾钙质沉着症或肾结石的进展，但是对于降低尿钙、尿镁或延缓肾功能恶化并无明显作用。FHHNC tpye1合并慢性肾衰竭患者中，维生素D缺乏很常见，同时也是继发甲状旁腺功能亢进的危险因素。因此有学者建议FHHNC患者补充维生D。然而因为补充维生素D会增加肠道对钙的吸收以及尿钙排泄，可能会进一步促进钙质在肾脏的沉积。总之，FHHNC tpye1是一种罕见且预后很差的疾病。目前尚无有效治疗方法。目前没有任何相关文献显示存在某种治疗能延缓肾功能损害。对于终末期肾病患者唯一的治疗方法就是肾脏移植，研究发现肾移植后钙、镁排泄均可恢复正常且无疾病的复发。

参考文献

[1]Kausalya PJ, Amasheh S, Günzel D, et al. Disease-associated mutations affect intracellular traffic and paracellular Mg^{2+} transport function of Claudin-16 [J]. J Clin Invest, 2006, 116 (4): 878-91

[2] Will C, Breiderhoff T, Thumfart J, et al. Targeted deletion of murine Cldn16 identifies extra- and intrarenal compensatory mechanisms of Ca^{2+} and Mg^{2+} wasting [J]. Am J Physiol Renal Physiol, 2010, 298(5): F1152-61

[3]Simon DB, Lu Y, Choate KA, et al. Paracellin-1, a renal tight junction protein required for paracellular Mg^{2+} resorption [J]. Science, 1999, 285 (5424): 103-6.

[4]Simon DB, Lu Y, Choate KA, et al. Paracellin-1, a renal tight junction protein required for paracellular Mg^{2+} resorption. Science 1999; 285: 103-106.

[5]Cole DEC, Quamme GA. Inherited disorders of renal magnesium handling [J]. Inherited disorders of renal magnesium handling. 2000, 11 (10): 1937-1947.

[6] Satoh J, Romero MF. Mg^{2+} transport in the kidney [J]. Biometals. 2002, 15(3): 285-95.

[7] Konrad M, Schaller A, Seelow D, et al. Mutations in the tight-junction gene claudin 19 (CLDN19) are associated with renal magnesium wasting, renal failure, and severe ocular involvement [J]. Am J Hum Genet, 2006, 79(5): 949-57.

[8]Claverie-Martin F. Familial hypomagnesaemia withhypercalciuria and nephrocalcinosis: clinical and molecular characteristics[J]. Clin Kidney

J, 2015, 8(6): 656-664.

[9] Godron A, Harambat J, Boccio V, et al. Familial hypomagnesemia with hypercalciuria and nephrocalcinosis: phenotype-genotype correlation and outcome in 32 patients with CLDN16 or CLDN19 mutations [J]. Clin J Am Soc Nephrol, 2012, 7(5): 801-809.

[10] Claverie-Martín F, García-Nieto V, Loris C, et al. Claudin-19 mutations and clinical phenotype in Spanish patients with familial hypomagnesemia with hypercalciuria and nephrocalcinosis [J]. PLoS One, 2013, 8(1): e53151.

[11] Claverie-Martin F. Familial hypomagnesaemia with hypercalciuria and nephrocalcinosis: clinical and molecular characteristics [J]. Clin Kidney J, 2015, 8(6): 656-664.

王雷（撰写） 石爱杰（审校）

家族性原发性低镁血症伴高钙尿症和肾钙质沉着症伴严重眼部受累
Familial Primary Hypomagnesemia with Hypercalciuria and Nephrocalcinosis, With Severe Ocular Involvement, FH-HH-NC-WI
(familial hypomagnesemia with hypercalciuria and nephrocalcinosis type2)

关键词：遗传性；低镁血症；高钙尿症；肾钙质沉着

Keywords: hereditary hypomagnesemia hypercalciuria nephrocalcinosis

一、概述

家族性原发性低镁血症伴高钙尿症和肾钙质沉着症（familial hypomagnesemia with hypercalciuria and nephrocalcinosis，FHHNC），伴严重眼部受累，即FHHNC type2，是一种罕见的常染色体隐性遗传性肾病。在最初的报告中，表型似乎与claudin-16突变引起的FHHNC相似，但眼部异常的患病率很高，包括黄斑缺损、眼球震颤和近视。但这些患者并不存在claudin-16突变，之后的研究表明该疾病由编码紧密连接蛋白-19（claudin-19）的*CLDN19*基因（位于染色体1p34.2）突变所致。

因claudin-19在视网膜高度表达，患者除了表现出肾镁的过度排泄、肾钙质沉着症、慢性肾脏疾病以及婴儿期早期的ESRD外，还常有严重的视力障碍。

二、定义

家族性原发性低镁血症伴高钙尿症和肾钙质沉着症，伴严重眼部受累（FHHNC type2）。顾名思义，临床表现特点是：以尿镁流失引起低镁血症，伴随尿钙增多、肾脏钙质沉着，且伴随严重眼部受累的一种常染色体隐性的遗传性肾脏疾病。

三、流行病学

FHHNCtpye2最早由Martin Konrad等在2006年首次报道，因发病极其罕见，目前患病率未知，目前在我国只报道过CLDN19相关病例1例。

四、病因及发病机制

claudin-19和claudin-16二者可相互作用构成异二聚体，形成亲水性的细胞间隙通路而选择性的调控紧密连接通透性，作为一种选择性阳离子通道，镁离子和钙离子在跨上皮电位驱动下通过该细胞旁途径被重吸收。经过超滤的镁中60%~70%在亨利袢的升支粗段被重吸收。

所以当*CLDN19*存在功能缺陷时，肾脏对镁、钙的重吸收会大幅度减少，从而出现低镁血症、高钙尿症、双侧肾钙质沉着和进行性肾功能不全。

FHHNC可分为2型：Ⅰ型与CLDN16基因变异有关，Ⅱ型则与*CLDN19*基因变异有关。因为claudin-19在视网膜中也有高水平表达，所以Ⅱ型常伴随严重的眼部受累。

目前*CLDN19*已经发现有20多种变异。我国仅有的病例为*CLDN19*基因c.241C→T(p.R81W)纯合错义突变。

五、临床表现

FHHNC最初就是以疾病特点命名,临床上可表现为典型的三联征:低镁血症、高钙尿症、肾钙质沉着。FHHNC type2患者额外有严重视力障碍,即命名中的"严重眼部受累",例如黄斑疣、色素性视网膜炎、眼球震颤或视力丧失等,不像FHHNC type1患者那样只有轻微的非特异性眼部受累,如近视、散光、远视或斜视等。作为一种家族性低镁血症,常幼儿期发病,通常表现为反复泌尿道感染、肾结石、多尿、多饮,惊厥甚至出现强直性抽搐(尤其是血镁<0.5mmol/L时)。也可能合并伴发的低血钾、低血钙、高尿钙等相关的临床表现,可表现为以下症状。

(1)神经-肌肉系统:镁缺乏可引起神经系统的异常,如惊厥、昏迷、共济失调,甚至精神症状;也可出现肌肉症状,包括腱反射亢进、震颤、手足搐搦、肌无力等。

(2)心血管系统:镁缺乏可引起心电图的改变,可见PR间期延长、QRS波增宽等,严重者可引起室性心律失常。

(3)肾脏:尿钙排泄增加可引起肾结石、肾钙质沉着、肾功能不全;合并长期低血钾可引起低钾性肾病。有研究发现FHHNC type2患者ESRD的风险是FHHNC type1患者的2倍。

(4)骨关节系统:长期低血镁可引起软骨钙质沉着,低血钙可引起骨质疏松、骨软化。

(5)消化系统:镁缺乏时可引起肠梗阻表现。

(6)内分泌系统:长期低血钾、低血镁的患者可见糖尿病或者糖耐量减低。

(7)眼部症状:几乎都合并眼部病变,包括眼球震颤、视野缺损、近视等。

六、辅助检查

肾性失镁的定义为血镁小于0.7mmol/L时,24小时尿镁大于24mg或尿镁排泄分数(FEMg)大于2%。

正常人在生理状态下FEMg在3%~5%之间,血镁下降时FEMg降低至0.5%~1.0%之间。肾性失镁患者的尿镁排泄分数FEMg常明显增高,患者FEMg常>4%。

肾脏超声:用于评估有无肾结石、肾钙质沉着和肾囊肿等。

眼科检查:患者可有黄斑缺损、眼球震颤、近视、色素性视网膜炎、等眼部严重受累情况。

头部影像学:如头CT/MRI以除外占位性病变及颅内结构异常等情况。

心电图:用于评估有无心律失常、QT间期延长等表现。

七、诊断

实验室检查证实持续性低镁血症(Mg<0.7mmol/L)、尿镁排泄分数(FEMg)>2%,确诊该疾病需要提取基因组DNA行全外显子组基因测序分析,基因检测明确存在*CLDN19*基因突变可诊断该疾病。

八、鉴别诊断

家族性原发性低镁血症伴高钙尿症和肾钙质沉着症,伴严重眼部受累作为FHHNC的一种亚型,故此处主要鉴别该疾病的两种亚型间的鉴别要点。

该疾病与其他遗传性低镁血症的如Gitelman综合征、孤立性低镁血症、常染色体显性遗传性低镁血症伴低钙尿、其他肾钙质沉着症、其他高钙尿症的鉴别详见第十二章伴有高钙尿症和肾钙质沉着症的家族性原发性低镁血症章节。

7-11-3 两种亚型的鉴别要点

特征	FHHNC,无严重眼部受累	FHHNC伴严重眼部受累
基因突变	*CLDN16*基因突变	*CLDN19*基因突变
眼部受累	无或轻微的非特异性眼部症状,如近视、散光、远视或斜视等	严重眼部受累,如眼球震颤、黄斑缺损、高度近视、黄斑疣、色素性视网膜炎、视力丧失等
肾脏表现	低血镁、高尿钙、肾钙质沉着、肾功能不全	低血镁、高尿钙、肾钙质沉着、肾功能不全
诊断依据	家族史、临床表现、基因检测	家族史、临床表现(尤其是眼部症状)、基因检测
预后	肾功能损害为主,逐渐进展至终末期肾病	肾功能损害与严重眼部受累并存

九、治疗策略

目前没有任何针对性的治疗方法,仅有治疗全部是对症支持治疗。针对低镁血症唯一的治疗方法是口服或静脉补充镁离子,如氧化镁、硫酸镁、氯化镁、甘油磷酸镁等。通常治疗剂量为元素镁0.4~3.9mmol/(kg·d)[中位数为0.9mmol/(kg·d)]。对于已经进展导终末期肾病的患者,唯一的治疗方法是肾脏替代治疗,如肾移植。对于并发症的治疗,如癫痫,可使用抗癫痫药物如丙戊酸钠、苯巴比妥、苯妥英等。

对已经进入终末期肾病的患者,常需要补充维生素D治疗,但有不同学者对此持相反意见,因为补充维生素D可能会加重肾脏的钙沉着。

对于严重近视的视力障碍,可尝试佩戴眼镜,激光手术或植入人工晶状体,但目前尚无方法可以治疗眼球震颤和黄斑缺损,令人沮丧的是这些严重症状往往是患者中都存在的。

十、疗效及转归

研究发现,即使静脉大剂量使用镁剂替代治疗,血镁水平也仅能维持在0.5~0.6mmol/L之间。所以要达到正常Mg^{2+}浓度常常十分困难,但当血清中Mg^{2+}浓度哪怕小幅度升高时也确实能缓解症状,例如缓解癫痫和继发性低钙血症。相比口服镁制剂,静脉镁制剂十分不便,部分种类口服镁制剂,如氧化镁或硫酸镁可能引起严重的腹泻等不良反应,有报道建议口服氯化镁或甘油磷酸镁以减少消化道不适。大部分报道表明,给予FHHNC患儿补充镁制剂和噻嗪类利尿剂能延缓肾钙质沉着症或肾结石的进展,但是对于降低尿钙、尿镁或延缓肾功能恶化并无明显作用。FHHNC合并慢性肾衰竭患者中,维生素D缺乏很常见,同时也是继发甲状旁腺功能亢进的危险因素。因此有学者建议FHHNC患者补充维生D。然而因为补充维生素D会增加肠道对钙的吸收以及尿钙排泄,可能会进一步促进钙质在肾脏的沉积。总之,FHHNC是一种罕见且预后很差的疾病。目前FHHNC尚无有效治疗方法。目前没有任何相关文献显示存在某种治疗能延缓肾功能损害。对于终末期肾病患者唯一的治疗方法就是肾脏移植,研究发现肾移植后钙、镁排泄均可恢复正常且无疾病的复发。

参考文献

[1]Konrad M, Schaller A, Seelow D, et al. Mutations in the tight-junction gene claudin 19 (CLDN19) are associated with renal magnesium wasting, renal failure, and severe ocular involvement [J]. Am J Hum Genet ,2006 , 79 (5): 949-57.

[2]Yuan T, Pang Q, Xing X, et al. First report of a novel missense CLDN19 mutations causing familial hypomagnesemia with hypercalciuria and nephrocalcinosis in a Chinese family [J].Calcif Tissue Int, 2015, 96(4): 265-273.

[3]GÜNZEL D, YU A S. Claudins and the modulation of tight junction permeability[J]. Physiol Rev,2013,93(2):525-569.

[4]Godron A,Harambat J,Boccio V,et al. Familial hypomagnesemia with hypercalciuria and nephrocalcinosis:phenotype-genotype correlation and outcome in 32 patients with CLDN16 or CLDN19 mutations[J].Clin J Am Soc Nephrol,2012,7:801-809.

[5]Glaudemans B, van der Wijst J, Scola RH, et al. A missense mutation in the Kv1.1 voltage-gated potassium channel-encoding geneKCNA1is linked to human autosomal dominant hypomagnesemia [J]. J Clin Invest, 2009, 119(4):936-942.

[6]Schlingmann KP, Sassen MC, Weber S, et al. NovelTRPM6 mutations in 21 families with primary hypomagnesemia and secondary hypocalcemia [J]. J Am Soc Nephrol, 2005,16(10): 3061-3069.

[7]Glaudemans B, van der Wijst J, Scola RH, et al. A missense mutation in the Kv1.1 voltage-gated potassium channel-encoding geneKCNA1is linked to human autosomal dominant hypomagnesemia [J]. J Clin Invest, 2009, 119(4):936-942.

[8]Godron A, Harambat J, Boccio V, et al. Familial hypomagnesemia with hypercalciuria and nephrocalcinosis:phenotype-genotype correlation and outcome in 32 patients with CLDN16 or CLDN19 mutations [J]. Clin J Am Soc Nephrol, 2012, 7(5): 801-809.

[9]Claverie-Martín F, García-Nieto V, Loris C, et al. Claudin-19 mutations and clinical phenotype in Spanish patients with familial hypomagnesemia with hypercalciuria and nephrocalcinosis [J]. PLoS One, 2013, 8(1): e53151.

[10]Claverie-Martin F. Familial hypomagnesaemia with hypercalciuria and nephrocalcinosis:clinical and molecular characteristics [J]. Clin Kidney J, 2015, 8(6): 656-664.

王雷(撰写)　石爱杰(审校)

第二节 遗传性原发性低镁血症伴低钙尿

Section 2 Hereditary primary hypomagnesaemia with hypocalciuria,isolated dominant hypomagnesaemia,IDH

关键词：遗传性；低镁血症；低钙尿症

Keywords：hereditary hypomagnesemia hypercalciuria hypocalciuric

一、概述

1987年，Geven等人在一个荷兰大家庭中发现了一种显性遗传的孤立的低镁血症，当时命名为isolated dominant hypomagnesaemia(IDH)。最初的两名患者都仅存在低镁血症，都没有其他电解质异常。后来，Meij等人在上述大家庭中进一步研究证实，该家族表现的低镁血症、低钙尿症和软骨钙质沉着症，是编码Na+-K+-ATP酶γ-亚单位的FXYD2基因突变而导致。该疾病虽然其表现类似Gitelman综合征，但Gitelman综合征为隐性遗传，而该疾病为显性遗传，加之Glaudemans后来发现了一例孤立的常染色体显性低镁血症，故为了区分，根据该疾病的临床特点，命名为原发性低镁血症伴低钙尿。

二、定义

遗传性原发性低镁血症伴低钙尿是一种以低镁血症为主要表现，以低尿钙症为伴随的，原发性，常染色体显性遗传性疾病。目前已经明确IDH是FXYD2基因（该基因位于11q23）第121位核苷酸的G到A突变引起，该突变导致蛋白质第41位残基处的甘氨酸(Gly)被精氨酸(Arg)取代，进而引起相关障碍。

三、流行病学

IDH自1987年由Geven等人首次报道时，以为发现的是两个家族，他们均为P.Gly41Arg FXYD2突变。而Meij等人进一步做基因分析显示这两个家族基因有一个10.5cM的重叠区，提示创始人效应，所以这两个家族实际上是一个大家族。该疾病实在过于罕见，此后多年未再发现新的患者家族，因此该突变的致病性受到很多人的质疑。直到2015，deBaaij等人再次发现了2个新的家族系，并且发现的2个新的家族和最初报道的家族一样均为FXYD2基因中的杂合错义突变[c.121G>A(p.Gly41Arg)]。两个新的IDH家族中复发的p.Gly41Arg突变证实FXYD2基因突变确实能导致遗传性低镁血症。该疾病共发现3个家族系，共存在29名有症状的患者。至今再没有发现额外的患者家族。我国目前没有任何该疾病的报道。

四、病因及发病机制

镁具有多种细胞功能，包括在能量代谢、核苷酸/蛋白质合成中起辅助作用，以及调节Na^+、K^+、Ca^{2+}等等。血浆Mg^{2+}的正常生理范围为0.7~1.1mmol/L。在肾脏中，约2,500mg镁会被重新吸收。与Na^+和Ca^{2+}等溶质不同，近端小管只重吸收15%~25%的滤过镁，60%~70%镁是在髓袢升支粗段以细胞旁边途径被重吸收，剩余5%~10%的镁则在远端小管(DCT)被重吸收。因此镁的被动流入被认为是镁在DCT重吸收的限速步骤。镁在远曲小管(DCT)的重吸收该过程是通过跨细胞转运实现的。镁离子被动通过由TRPM6和TRPM7组成的镁离子通道复合体从管腔进入远曲小管细胞，该过程由钾从细胞流出进入管腔形成的有利电梯度驱动。但是钾离子流出的过程同样依赖于DCT细胞基底外侧膜的Na-K-ATP酶。正是Na-K-ATP酶通过保持低的细胞Na^+浓度和高的细胞K^+浓度来提供Mg^+跨三个片段（肾小管腔-基底细胞-血液）运输的驱动力。研究发现，镁沿远曲小管(DCT)的重吸收的基本速率约为0.5pmol·min^{-1}·mm^{-1}(392,394)，约为同段Ca^{2+}转运速率的一半。

镁在整个远曲小管(DCT)中被重新吸收。这包括远曲小管DCT1段和DCT2段，而Ca^{2+}则主要沿DCT2段和连接小管(CNT)被重吸收。这种空间分离产生了显然的病理生理后果；例如在Gitelman综合征，患者的DCT1节段由于发生萎缩（细胞萎缩可能是由Na-K-ATP酶功能障碍导致的），而DCT1段是重吸收镁的主要部位，这会导致严重的Mg消耗。因为Ca主要沿DCT2和连接小管(CNT)重吸收(33)，所以Ca的重吸收过程不会受到损害。因此IDH患者DCT对Mg重吸收降低的同时并不伴随Ca重吸收的降低，反而出现和Gitelman综合征类似的尿钙降低的表现。Mg与Ca还有另外的区别，Mg跨顶膜的化学梯度很小，这意味着Mg^{2+}进入的驱动力远小于Ca^{2+}，所以Mg主要由顶膜电压驱动。Na-K-ATP酶确保了细胞膜电位的超极化，对驱动顶端镁离子的流入十分重要。目前已经明确IDH是*FXYD2*基因第121位核苷酸的G到A突变引起,该突变导致蛋白质第41位残基处的甘氨酸(Gly)被精氨酸(Arg)取代。*FXYD2*基因编码Na$^+$-K$^+$-ATP酶的γ-亚基,并参与稳定该复合物的α-亚基。γ-亚基降低了Na$^+$-K$^+$-ATP酶对Na$^+$和K$^+$的亲和力,增加了对ATP的亲和力。可以Na-K-ATP酶在细胞内低浓度ATP的情况下仍可以继续工作。p.Gly41Arg突变导致了一个转运缺陷,阻止γ-亚基到达基底外侧膜。在肾脏中,FXYD2有两个剪接变异体表达。FXYD2A在上肢厚段和近端小管中有强表达,仅在DCT中有离散表达。相反,FXYD2B的表达仅限于DCT的基底外侧膜和连接小管(CNT)。此外,由于FXYD2剪接变异体对Na-K-ATP酶活性的影响不同,因此推测FXYD2A和FXYD2B的表达比例可能决定Na$^+$-K$^+$-ATP酶的活性。但是目前还没有更深入研究解释的这种猜测。

五、临床表现

目前发现的3个家族中,患者们主要的表现是肌肉痉挛、软骨钙质沉着症和癫痫。但在以上家族中也发现一些存在肾性失镁,但临床无症状的患者。比如该疾病首例患者,患者在34岁因肺栓塞入院时发现的低钾血症、低镁血症。并没有其他任何电解质紊乱的情况,但随后发现的他的两个孩子存在间歇肌肉痉挛的情况,才发现了这一遗传病。他的两个孩子生长模式正常,血压正常,无畸形特征,肾脏超声和手部X线检查无异常。实验室评估显示孤立性低镁血症伴高镁尿和低钙尿(血清肌酐同样正常)。最初发现的家族系中有不少患者尿Mg值甚至都是正常的(因为DCT仅吸收5%~10%的肾滤过镁),但尿Ca^{2+}排泄降低,但有些病人出现与慢性低镁血症有关的软骨钙质沉着症的疼痛症状。同时因为低钾血症,都有乏力的表现。这种低钾血症是继发于低镁血症的,因为低镁血症导致肾单位远端细胞内Mg水平降低,这可能是由于Mg通常抑制肾外髓质K通道,使肾K$^+$分泌减少。这些患者还出现慢性低钾血症的口渴、大量饮水的情况。这是因为低钾血症可诱导集合管中AQP2水通道的下调,从而降低尿液浓度。携带*FXYD2*突变的患者的其他临床表现包括肾功能衰竭(有患者出现了3期的CKD),但不能排除肾功能衰竭发展的其他因素(例如镇痛药和NSAID用于治疗因软骨钙质沉着症引起的慢性疼痛)。总之,所有受影响的家庭成员都报告了肌肉痉挛的症状。

六、辅助检查

血镁(Mg)<0.7mmol/L,尿镁排泄分数(FEMg)>2%,且合并低钙尿(尿Ca^{2+}/尿肌酐清除率比值<0.01,尿钙<2.5mmol/d)。

七、诊断

当患者合并低镁血症、肾性失镁、低尿钙的情况下,并且呈现典型的显性遗传时,需要考虑该疾病诊断。而该疾病诊断需要提取基因组DNA行全外显子组基因测序分析。目前发现的所有患者均为P.Gly41Arg FXYD2突变。

八、鉴别诊断

(一)与非遗传性低镁血症的鉴别

非遗传性低镁血症多由后天因素引起,如镁摄入不足、胃肠道丢失(呕吐、腹泻、短肠综合征)、药物(利尿剂、两性霉素B)、肾脏疾病等。

鉴别要点如下。

病史:询问饮食习惯、药物使用史、胃肠道疾病史或肾脏疾病史。

实验室检查:非遗传性低镁血症患者的尿镁排泄通常减少(<36mg/24小时),而遗传性低镁血症伴低尿钙患者的尿镁排泄可能正常或增加。

家族史:遗传性低镁血症患者常有家族病史,非遗传性低镁血症则无。

(二)与其他遗传性低镁血症的鉴别

(1)家族性低镁血症伴高钙尿和肾钙质沉着症(FHHNC):由*CLDN16*或*CLDN19*基因突变引起,表现为低血镁、高尿钙、肾钙质沉着。

鉴别要点:FHHNC患者的尿钙排泄增加,而遗传性低镁血症伴低钙尿患者的尿钙排泄减少。

(2)Gitelman综合征:由*SLC12A3*基因突变引起,表现为低血镁、低血钾、低尿钙、代谢性碱中毒。

鉴别要点:Gitelman综合征患者的尿钙排泄减少,但常伴有低血钾和代谢性碱中毒,而遗传性低镁血症伴低钙尿患者多无低血钾。

（3）孤立性低镁血症：由 *TRPM6* 基因突变引起，表现为单纯低血镁，无其他电解质紊乱。

鉴别要点：孤立性低镁血症患者无低钙尿或低血钙，而遗传性低镁血症伴低钙尿患者常伴有低血钙。

（三）与其他低钙血症或低钙尿的疾病的鉴别

（1）甲状旁腺功能减退：低血钙、高血磷、低尿钙，常伴有手足抽搐。

鉴别要点：甲状旁腺功能减退患者的低血钙更为显著，血磷升高，而遗传性低镁血症伴低钙尿患者多伴有低血镁。

（2）维生素 D 缺乏或抵抗：低血钙、低血磷、低尿钙，常伴有骨质疏松。

鉴别要点：维生素 D 缺乏患者的血清 25-羟维生素 D 水平降低，而遗传性低镁血症伴低钙尿患者的维生素 D 水平可能正常。

（3）肾小管酸中毒：低血钾、低血钙、低尿钙，常伴有代谢性酸中毒。

鉴别要点：肾小管酸中毒患者的血钾水平降低，而遗传性低镁血症伴低钙尿患者多无低血钾。

（四）鉴别诊断要点总结

家族史：常染色体显性遗传性低镁血症伴低尿钙的患者常有家族病史。

实验室检查：

血清镁<0.75mmol/L，血清钙水平可能正常或降低。

24小时尿钙排泄减少（<4mg/kg）。

血清 PTH 水平可能正常或降低。

基因检测：检测 *CASR* 基因，明确是否存在致病性突变。

九、治疗策略

类似其他遗传性低镁血症，目前针对低镁血症的治疗方法仍然是口服或静脉补充镁离子，如氧化镁、硫酸镁、氯化镁、甘油磷酸镁等。通常治疗剂量为元素镁 0.4~3.9mmol/（kg·d）[中位数为 0.9mmol/（kg·d）]。因为该疾病常常合并继发性低钾血症，很多患者需要口服补钾治疗。

十、疗效及转归

血镁纠正依然十分困难，第一例先证者接受 Mg^{2+} 补充剂治疗，使血清 Mg^{2+} 和 K^+ 水平分别稳定在 ±0.45mmol/L 和 ±3.4mmol/L。其家族中大量患者的血镁水平均低于正常或位于正常下限（服药之后）。研究发现，虽然该疾病为显性遗传，但却有大量患者并无明显的临床表现，多数患者仅表现为无力、口渴、肌肉痉挛等，极少存在肾衰竭的情况。反而因继发性低钾血症的表现更为突出。所以该疾病预后相比其他遗传性低镁血症似乎要好得多。例如，第二例先证者的母亲因每天口服 Mg 而远近闻名，并且患者已经有孙子女。de Baaij 等人研究发现，患者的祖先可以追溯至 1700 年，可见该疾病除了乏力、抽搐、烦渴等，并无大碍，绝大多数患者可顺利成年且孕育后代，并将该突变显性遗传给子女。而且症状似乎随着代际传递而逐渐下降。可见该疾病并不会在婴幼儿期出现致命的并发症，成年后也不会快速导致患者的死亡。

参考文献

[1]Meij IC, Koenderink JB, van Bokhoven H, et al. Dominant isolated renal magnesium loss is caused by misrouting of the Na(+),K(+)-ATPase gamma-subunit [J]. Nat Genet ,2000 , 26（3）: 265-6.

[2]Meij IC, Koenderink JB, De Jong JC, et al. Dominant isolated renal magnesium loss is caused by misrouting of the Na+,K+-ATPase gamma-subunit [J]. Ann N Y Acad Sci ,2003 ,437-43.

[3] de Baaij JH, Dorresteijn EM, Hennekam EA, et al. Recurrent FXYD2 p.Gly41Arg mutation in patients with isolated dominant hypomagnesaemia [J]. Nephrol Dial Transplant ,2015 , 30（6）: 952-7.

[4]Magnesium deficiency.pathophysiologic and clinical overview[J].Am J Kidney Dis, 1994;24(5):737.

[5] Chubanov V, Waldegger S, Mederos y Schnitzler M, et al. Disruption of TRPM6/TRPM7 complex formation by a mutation in the TRPM6 gene causes hypomagnesemia with secondary hypocalcemia [J]. Proc Natl Acad Sci U S A ,2004 , 101（9）: 2894-9.

[6]Voets T, Nilius B, Hoefs S, et al. TRPM6 forms the Mg^{2+} influx channel involved in intestinal and renal Mg^{2+} absorption [J]. J Biol Chem,2004, 279（1）: 19-25.

[7] Dimke H, Hoenderop JG, Bindels RJ. Molecular basis of epithelial Ca²⁺ and Mg²⁺ transport: insights from the TRP channel family [J]. J Physiol, 2011,1535-42.

[8] Arystarkhova E, Sweadner KJ. Splice variants of the gamma subunit (FXYD2) and their significance in regulation of the Na, K-ATPase in kidney [J]. J Bioenerg Biomembr, 2005, 37 (6): 381-6.

[9] Ahokas RA, Sun Y, Bhattacharya SK, et al. Aldosteronism and a proinflammatory vascular phenotype: role of Mg²⁺, Ca²⁺, and H₂O₂ in peripheral blood mononuclear cells [J]. Circulation, 2005, 111 (1): 51-7.

[10] Ahok Amlal H, Soleimani M. Pendrin as a novel target for diuretic therapy [J]. Cell Physiol Biochem, 2011, 28(3): 521-6.

[11] Cairo ER, Friedrich T, Swarts HG, et al. Impaired routing of wild type FXYD2 after oligomerisation with FXYD2-G41R might explain the dominant nature of renal hypomagnesemia [J]. Biochim Biophys Acta, 2008, 1778(2): 398-404.

王雷 石爱杰（撰写） 陶新朝（审校）

第三节 孤立的常染色体显性低镁血症，Glaudemans型

Section 3 Hereditary Primary Hypomagnesemia with Normal Urinary Calcium Levels, HP-NUCC

（Isolated autosomal dominant hypomagnesemia, Glaudemans type, IAD-HG）

关键词：低镁血症；肌肉无力；肌肉挛缩；血尿

Keywords：hypomagnesemia；muscle weakness；Muscle contracture；hematuria

一、概述

孤立性常染色体显性遗传性低镁血症，Glaudemans型（Isolated autosomal dominant hypomagnesemia, IAD-HG）是一种罕见的常染色体显性遗传性原发性低镁血症。主要是由KCNA1基因突变引起的。KCNA1是一种编码电压门控钾（K）通道Kv1.1的基因。在人肾细胞系中对KCNA1基因进行过表达后，通过膜片钳分析显示，*KCNA1N255D*突变导致非功能通道，对野生型Kv1.1通道功能具有明显的负面影响。这些数据表明，Kv1.1是一个肾K通道，在DCT细胞中建立有利的腔膜电位，以控制TRPM6介导的Mg²⁺重吸收。

二、定义

IADHG是家族性原发性低镁血症的一种形式，其特征在于血清镁（Mg）值低但尿Mg值正常。典型的临床特征是复发性肌肉痛性痉挛、手足抽搐发作、震颤和肌肉无力，尤其是肢体远端。这种疾病可能是致命的。

三、流行病学

IADHG仅在一个有46名家庭成员的大型巴西同类中进行了描述，其中21人受到影响。

四、病因及发病机制

IADHG是由*KCNA1基因（12p13）*中的N255D突变引起的，该突变编码电压门控钾通道Kv1.1（在肾脏中表达，在远端卷曲小管的顶端膜中与TRPM6共定位）。杂合子*KCNA1A763G*突变是低镁血症的致病因素，*KCNA1*突变导致无功能通道蛋白，对野生型Kv1.1通道功能具有显性负面影响，其参与膜电压的维持和TRPM6通道的最佳功能。在肾远端波纹小管节段的顶端膜中，Kv1.1的表达，其中活性Mg²⁺发生重吸收。突变导致天冬酰胺在255位置的单氨基酸取代天冬氨酸（N255D）（21）。突变通道是无功能的，对野生型通道活性具有明显的负面的影响。

五、临床表现

IADHG的发病通常处于婴儿期。临床表现包括复发性和重度肌肉痛性痉挛、手足抽搐发作、震颤和肌肉无力，尤其是肢体远端。还表现为血清镁含量低水平、肾脏镁丢失、肌肉痉挛和破伤风样发作，其他特征包括面部肌异常，震颤，严重肌肉痉挛，肌肉疼痛，痉挛，肌肉无力等。

六、辅助检查

血生化检查：出现低镁血症（正常，0.70~0.95mmol/l）。血清K钙、钠、磷酸盐、尿酸、碳酸氢盐、尿素、肌

酐、葡萄糖、胆红素、氨基转移酶、碱性磷酸盐和乳酸脱氢酶均正常。尿常规：可合并泌尿系感染、血尿。肾脏彩超：评估有无结石。头部检查：辅助排查有无其他颅脑占位性病变或结构异常。

七、诊断

诊断依赖于显示低血清Mg水平的实验室检查结果，而血清钾（K）和钙（Ca）水平以及尿Ca排泄不受影响。通过KCNA1的基因筛查确诊。

八、鉴别诊断

鉴别诊断包括其他形式的FPH。

发作性共济失调1型：发作性共济失调1型（EA1）是一种常染色体显性和散发性神经系统疾病，其特征在于频繁，短暂的不协调运动和不自主，重复的肌肉收缩（肌垂症）遗传分析表明，EA1与编码人类Kv1.1α亚基的染色体12p上KCNA1基因的突变有关。迄今为止，已经鉴定出超过25种不同的EA1突变，其中大多数是错义突变。尽管功能表型存在显著差异，但大多数与EA1相关的突变Kv1.1α亚基与通道功能丧失或生物物理性质的变化有关，并且突变亚基通常对其野生型（WT）对应物施加显性负面影响然而，一般来说，EA1患者的临床表型与Kv1.1突变的位置/类型之间没有明确的相关性。

九、治疗策略

治疗主要是对症治疗，包括每日剂量的氯化镁。在表现期间，优选静脉内或肌肉内给予硫酸镁。

十、疗效及转归

预后在很大程度上取决于诊断和治疗的速度，因为该疾病在破伤风样发作后可能是致命的。

参考文献

[1]de Baaij JH, Hoenderop JG, Bindels RJ. Magnesium in man: implications for health and disease [J]. Physiol Rev, 2015, 95(1): 1-46.

[2]de Baaij JH, Hoenderop JG, Bindels RJ. Regulation of magnesium balance: lessons learned from human genetic disease[J]. Clin Kidney J, 2012, 5 (Suppl 1):i15-i24.

[3]Glaudemans B, van der Wijst J, Scola RH, et al. A missense mutation in the Kv1.1 voltage-gated potassium channel-encoding gene KCNA1 is linked to human autosomal dominant hypomagnesemia[J]. J Clin Invest, 2009, 119(4): 936-42.

[4] van der Wijst J, Glaudemans B, Venselaar H, et al. Functional analysis of the Kv1.1 N255D mutation associated with autosomal dominant hypomagnesemia [J]. J Biol Chem, 2010, 285(1): 171-8.

[5]Graves TD, Cha YH, Hahn AF, et al. Episodic ataxia type 1: clinical characterization, quality of life and genotype-phenotype correlation[J]. Brain ,2014 ,1009-18.

[6]Long SB, Tao X, Campbell EB, et al. Atomic structure of a voltage-dependent K⁺ channel in a lipid membrane-like environment[J]. Nature, 2007, 450(7168): 376-82

[7] LBrowne DL, Gancher ST, Nutt JG, et al. Episodic ataxia/myokymia syndrome is associated with point mutations in the human potassium channel gene, KCNA1 [J]. Nat Genet, 1994, 8(2): 136-40.

赵利娜　石爱杰（撰写）　陶新朝（审校）

第四节　原发性低镁血症和继发性低钙血症

Section 4　Primary hypomagnesemia with secondary hypocalcemia, HSH

关键词：低镁血症；低钙血症；肌肉搐搦；肌肉挛缩；肾结石；低钾血症

Keywords: hypomagnesemia, hypocalcemia; Tetany; Muscle contracture; kidney stones; hypokalemia

一、概述

原发性低镁血症伴继发性低钙血症（hypomagnesemia with secondary hypocalcemia, HSH）又称遗传性低镁血症伴继发低钙血症（hereditary hypomagnesaemia with secondary hypocalcemia），是由基因突变所致镁离子转运蛋白异常进而诱发镁离子肠道及肾脏吸收障碍所导致的一种疾病。随着病情进展，原发性HSH常伴发低钾和低钙血症，低钾血症主要与ATP依赖性钾离子通道功能降低以及继发性醛固酮增多所致肾性失钾有关,而低钙血症则主要与甲状旁腺激素(parathyroid hormone,PTH)分泌减少及终末器官对PTH的抵抗有关。

二、定义

HSH是家族性原发性低镁血症的一种形式,其特征是与神经系统症状相关的严重低镁血症和继发性低钙血症,包括全身性癫痫发作、手足搐搦和肌肉痉挛。HSH可能是致命的,也可能导致慢性不可逆的神经系统并发症。

三、流行病学

2002年Schlingmann等首次报道TRPM6基因突变引起遗传性低镁血症继发低钙血症。TRPM6基因位于染色体9q21.13,编码39个外显子,迄今已报道50余种突变,目前国内外仅有数十例报道。我国原发性HSH均为个案报道且集中于10岁以下儿童,相关患儿多以中枢神经系统症状及发育迟缓就诊,经基因检测明确瞬时受体电位阳离子通道-M亚家族-成员6(transient receptor potential melastatin-6,TRPM6)基因突变,该基因编码蛋白功能的正常行使对于人体镁平衡的建立至关重要。

四、病因与发病机制

TRPM6基因突变是迄今已知的唯一可导致遗传性低镁血症继发低钙血症的病因。镁离子在体内参与多种生化代谢反应,对于神经传导、肌肉收缩、钾和钙的转运等有重要意义。编码瞬时受体电位阳离子通道亚家族M(成员6)的基因TRPM6(9q21.13)突变已被发现是导致这种疾病的原因,肠黏膜和肾脏均有TRPM6基因的表达,该基因编码具有多重功能的蛋白,包括蛋白激酶及镁离子通道等。目前认为,TRPM6具有诸如点突变、框移突变、剪接突变及终止突变等30余种突变形式。突变后TRPM6编码蛋白功能异常,进而导致肠道及肾脏的镁吸收障碍并出现严重低镁血症,血清镁离子浓度明显降低影响甲状旁腺功能,通过抑制PTH分泌等机制导致继发性低钙血症。

五、临床表现

1. 神经-肌肉系统

镁缺乏可引起神经系统的异常,如惊厥、昏迷、共济失调,甚至精神症状;也可出现肌肉症状,包括腱反射亢进、震颤、手足搐搦、肌无力等。

2. 心血管系统

镁缺乏可引起心电图的改变,可见PR间期延长、QRS波增宽等,严重者可引起室性心律失常。

3. 肾脏

尿钙排泄增加可引起肾结石、肾钙质沉着、肾功能不全;合并长期低血钾可引起低钾性肾病。

4. 骨关节系统

长期低血镁可引起软骨钙质沉着,低血钙可引起骨质疏松、骨软化。

5. 消化系统

镁缺乏时可引起肠梗阻表现。

6. 内分泌

长期低血钾、低血镁的患者可见糖尿病或者糖耐量减低。

7. 精神系统

发育迟滞,严重者甚至死亡

六、辅助检查

检查包括血、尿生化指标,头部影像学,心电图,超声,眼科检查,确诊需要基因检测。

1. 血清(浆)学检测

钾(K)、镁(Mg)、钙(Ca)、磷(P)、尿酸(UA)、肌酐(Cr)、甲状旁腺素(PTH)、血气、立位肾素-血管紧张素-醛固酮水平、血糖或糖耐量检查。目前临床检测中测定的血清镁均为总镁的水平,包含游离镁离子、与阴离子结合的镁盐及与白蛋白结合的镁。

2. 尿液检测

尿常规,24h尿蛋白定量,24h尿钾、钠、氯、镁、钙、磷、尿酸和肌酐;其中肾性失镁的定义为血镁<

0.7mmol/L时,24h尿镁>24mg或尿镁排泄分数>2%。

3. 头部影像学

CT或MRI除外占位性病变等颅内结构异常。

4. 心电图

评估有无心律失常、QT间期延长等表现。

5. 肾脏

超声评估有无肾结石、肾钙质沉着和肾囊肿等。

6. 氯噻嗪试验

通过小剂量氢氯噻嗪(50mg)直接阻断钠氯协同转运体(NCC),观察使用前后氯离子排泄分数的变化程度(△FECl)来评估NCC功能。

7. 基因检测

是诊断金标准。需依靠基因检测确定致病基因。

七、诊断

诊断依赖于实验室检查结果,这些发现显示血清Mg水平严重降低,伴有低钙血症和几乎无法检测到的PTH水平。尿钙(Ca)值正常。通过TRPM6的基因筛查确诊。一例双侧基底节钙化病例通过计算机断层扫描脑部扫描发现。

八、鉴别诊断

原发性HSH需与其他导致血清镁浓度减低的疾病相鉴别,诊治过程中需注重询问既往药物服用史、胃肠道或甲状腺手术史及类似疾病家族史,观察患者有无腹泻、呕吐等消化道症状。经仔细问诊结合相关实验室检查,可明确大部分低镁血症的原因。

(1)非肾性失镁包括摄入减少(厌食、静脉营养镁补充不足等),胃肠减压、呕吐、腹泻、短肠综合征和炎症性肠病等,均可出现低镁血症,但其24 h尿镁不高,有助于鉴别。

(2)继发性肾性失镁长期使用祥利尿剂和噻嗪类利尿剂、酗酒、未控制的糖尿病、高钙血症等也可引起肾脏排镁增多。急慢性间质性肾炎、多种药物(如顺铂、两性霉素B、环孢素等)、自身免疫病和单克隆免疫球蛋白病等累及肾小管,也可导致获得性低镁血症。此外,镁丢失也见于急性肾小管坏死恢复期、肾移植后或肾后性梗阻解除后,肾小管功能未完全恢复时。通过仔细询问病史、血尿生化检验和相关疾病的特异性检查(如免疫指标、血尿免疫电泳)和肾脏活检病理检查,结合基因检测可进一步鉴别。

九、治疗策略

原发性HSH是一种潜在的致死性疾病,需结合患者症状及电解质紊乱的严重程度进行个体化治疗。目前,口服或静脉补镁是该病唯一的治疗方法,且镁的补充需长期维持。对有症状(如惊厥、心律失常等)的患者,建议优先选择静脉补镁,待患者症状消失,血镁恢复正常时可过渡为口服补镁治疗。此外,由于原发性HSH患者常需终身补充镁剂,部分患者可能因此出现严重腹泻,从而使患者依从性降低。所以,在整个治疗过程中需注意对患者进行随访并结合其临床症状的缓解程度以及对镁剂不良反应的耐受程度进行个体化补镁治疗。对于血镁接近正常但仍反复出现四肢麻木及抽搐等症状的患者应注意监测血钙浓度以便及时纠正低钙血症。对于无症状低镁血症的患者,口服补镁方便、安全且有效。然而,尽管对原发性HSH患者进行了充分的补镁治疗,其血清镁水平通常仍接近正常低值。因此,临床对于相关疾病的治疗目标应以患者症状的缓解作为主要评估指标,而不是单纯将血镁控制在绝对正常范围。患者管理和宣教强调个体化的疾病管理,加强患者及家庭对所患疾病的正确认识,重视患者及家庭成员的心理健康。

十、疗效与转归

PHSH的预后取决于诊断的速度。早期诊断和治疗对于预防永久性神经系统后遗症或死亡至关重要。临床医师需提高对该病的全面认识,有助于疾病的早期诊断和遗传咨询,延迟诊断或延迟给予适当的治疗可能会导致惊厥,这些惊厥可能是致命的,或者可能导致慢性、不可逆的神经系统并发症。但随着对本病及TRPM6基因认识的加深,未来可能会有更多的患者得以诊治。

参考文献

[1] Paunier L, Radde IC, Kooh SW, et al. Primary hypomagnesemia with secondary hypocalcemia in an infant [J].Pediatrics, 1968, 41 (2): 385-402.

[2] Anast CS, Mohs JM, Kaplan SL, et al. Evidence for parathyroid failure in magnesium deficiency [J]. Science, 1972, 177 (4049): 606-8.

[3] Matzkin H, Lotan D, Boichis H. Primary hypomagnesemia with a probable double magnesium transport defect [J]. Nephron, 1989, 52 (1): 83-6.

[4] Walder RY, Shalev H, Brennan TM, et al. Familial hypomagnesemia maps to chromosome 9q, not to the X chromosome: genetic linkage mapping and analysis of a balanced translocation breakpoint [J]. Hum Mol Genet, 1997, 6 (9): 1491-7.

[5] Schlingmann KP, Weber S, Peters M, et al. Hypomagnesemia with secondary hypocalcemia is caused by mutations in TRPM6, a new member of the TRPM gene family [J]. Nat Genet, 2002, 31 (2): 166-70.

[6] Walder RY, Landau D, Meyer P, et al. Mutation of TRPM6 causes familial hypomagnesemia with secondary hypocalcemia [J]. Nat Genet, 2002, 31 (2): 171-4.

[7] Chubanov V, Waldegger S, Mederos y Schnitzler M, et al. Disruption of TRPM6/TRPM7 complex formation by a mutation in the TRPM6 gene causes hypomagnesemia with secondary hypocalcemia [J]. Proc Natl Acad Sci U S A, 2004, 101 (9): 2894-9.

赵利娜　石爱杰（撰写）　陶新朝（审校）

第十二章　伴有顽固性癫痫发作和智力障碍的原发性低镁血症

Chapter 12　Primary Hypomagnesemia with Intractable Seizures and Intellectual Disability, PH-IS-ID

关键词：低镁血症；癫痫发作；发育延迟；智力障碍

Keyword：Hypomagnesemia；Seizures；Delayed development；Mental retardation

一、概述

伴有顽固性癫痫发作和智力障碍的原发性低镁血症（Primary Hypomagnesemia with Intractable Seizures and Intellectual Disability, PH-IS-ID）是由胞周期蛋白M2（CNNM2）的基因突变引起的。细胞周期蛋白M2（CNNM2）蛋白，作为镁（Mg）的成员转运蛋白，沿着远端肾小管的基底外侧膜发现并参与Mg的重吸收。迄今为止报道的CNNM2中的纯合子和杂合子变异体是造成不同程度的低镁血症的原因，其中一些还显示出不同程度的神经表型，如智力残疾和癫痫。

二、定义

一种罕见的镁转运遗传病，其特征是婴儿期发病的全面性癫痫发作和由于大量肾镁消耗引起的严重低镁血症。尽管补充了镁，癫痫发作仍然存在，并且与严重的整体发育迟缓和智力障碍有关。脑部MRI可能显示脑容量减少。

三、流行病学

患病率<1/1,000,000。我们综合所有病例，分析CNNM2相关疾病的特征。表型可分为三种类型：1型，常染色体显性遗传（AD）遗传性单纯性低镁血症；2型，AD遗传性低镁血症伴癫痫和ID/DD；3型，常染色体隐性遗传性低镁血症，伴有癫痫和ID/DD。

四、病因及发病机制

CNNM2的基因突变是导致低镁血症患者精神发育迟滞和癫痫发作的原因。特别是在隐性遗传模式的患者中，由功能失调的CNNM2引起的智力障碍非常严重，并伴有严重受限的运动技能和提示早期大脑发育受损的大脑畸形。尽管低镁血症与几种神经系统疾病有关，但癫痫和精神残疾患者的Mg^{2+}状态并未得到定期评估。CNNM2确立为肾镁处理、大脑发育和神经功能的重要蛋白质，从而解释了由CNNM2（功能失调）突变引起的人类疾病的生理学。*CNNM2*突变应在癫痫和精神残疾患者中考虑，特别是与低镁血症相结合。

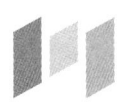

五、临床表现

自闭症行为、脑发育不全、粗大运动发育延迟、阵发性低钾血症全身性癫痫发作、全球发育迟缓、低镁血症、肾钙质沉着症、多尿、糟糕的语音肾脏镁消耗、肾钾消耗、癫痫持续状态。

癫痫发作是与低镁血症同时出现的主要症状,但尽管 Mg^{2+} 补充。发音为 Mg^{2+} 血清 Mg 严重偏低所反映的缺乏 Mg^{2+} 水平显然代表了癫痫发作发展的促进因素。然而,尽管 Mg,癫痫发作活动持续存在 Mg^{2+} 补充剂可能表明由有缺陷的 CNNM2 引起的真正的脑功能紊乱。

六、辅助检查

血生化检查可见血镁(Mg)<0.7mmol/L。

肾脏超声:用于评估有无肾结石、肾钙质沉着和肾囊肿等。

尿常规,24h尿钾、钠、氯、镁、钙、磷、尿酸和肌酐。

脑部MRI检查:部分患者可能显示脑容量减少,同时除外占位性病变等颅内结构异常。

神经影像学检查:部分患者可表现为髓鞘化缺损、金眼盖化缺损、脑外液间隙增宽。

脑电图监测评估有无癫痫放电。

七、诊断

明确诊断需要基因检测:*CNNM2* 基因突变筛查。

八、治疗策略

抗癫痫药物治疗,静脉注射Mg急性期治疗后,序贯口服 Mg^{2+} 补充0.5至1毫摩尔/千克体重/天的元素镁。然而,这种口服疗法未能纠正低镁血症,血清 Mg^{2+} 大多都保持在次正常范围内。由于复发性脑癫痫发作,需酌情加用各种抗癫痫药物治疗。

九、疗效与转归

早期诊断、规范化治疗和管理对改善预后具有积极意义。部分患者即使血镁纠正,癫痫发作仍难以治疗,但随着对本病及 *CNNM2* 基因认识的加深,未来可能会有更多的患者得以诊治。

参考文献

[1] de Baaij JH, Stuiver M, Meij IC, et al. Membrane topology and intracellular processing of cyclin M2 (CNNM2) [J]. J Biol Chem, 2012, 287(17): 13644-55

[2] Stuiver M, Lainez S, Will C, et al. CNNM2, encoding a basolateral protein required for renal Mg^{2+} handling, is mutated in dominant hypomagnesemia [J]. Am J Hum Genet, 2011, 88(3): 333-43 .

[3] Arjona FJ, de Baaij JH, Schlingmann KP, et al. CNNM2 mutations cause impaired brain development and seizures in patients with hypomagnesemia [J]. PLoS Genet, 2014, 10(4): e1004267.

[4] Accogli A, Scala M, Calcagno A, et al. CNNM2 homozygous mutations cause severe refractory hypomagnesemia, epileptic encephalopathy and brain malformations [J]. Eur J Med Genet, 2019, 62(3): 198-203 .

[5] García-Castaño A, Madariaga L, Antón-Gamero M, et al. Novel variant in the CNNM2 gene associated with dominant hypomagnesemia [J]. PLoS One, 2020, 15(9): e0239965 .

[6] Franken GAC, Müller D, Mignot C, et al. The phenotypic and genetic spectrum of patients with heterozygous mutations in cyclin M2 (CNNM2) [J]. Hum Mutat, 2021, 42(4): 473-486 .

[7] Sponder G, Mastrototaro L, Kurth K, et al. Human CNNM2 is not a Mg(2+) transporter per se [J]. Pflugers Arch, 2016, 468(7): 1223-1240 .

[8] Chen YS, Kozlov G, Fakih R, et al. Mg^{2+}-ATP Sensing in CNNM, a Putative Magnesium Transporter [J]. Structure, 2020, 28(3): 324-335 .

赵利娜 石爱杰(撰写) 陶新朝(审校)

第十三章 Gitelman综合征
Chapter13 Gitelman syndrome, GS

关键词:低钾性碱中毒;低镁血症;肌无力;低钾性肾病

Keywords: hypokalemic alkalosis; hypomagnesemia; muscle weakness; hypokalemic nephropathy

一、概述

Gitelman综合征(Gitelman syndrome, GS)是一种由肾脏远曲小管钠氯协同转运蛋白(sodium chloride cotransporter, NCC)功能障碍所致的常染色体隐性遗传病。1966年由美国医生Gitelman首先报道了该病,但直至1996年该病致病基因 *SLC12A3* 才得以明确。2018年,国家卫生健康委员会、科技部、工信部、国家药品监督管理局、国家中医药管理局等五部委联合制定的《第一批罕见病目录》,将GS纳入其中。主要临床特点为肾性失钾导致的低钾血症、代谢性碱中毒,常伴有低血镁、低尿钙和肾素-血管紧张素-醛固酮系统(renin angiotensin aldosterone system, RAAS)活化,血压正常或偏低。

二、定义

GS又称家族性低钾低镁血症,是一种常染色体隐性遗传病,由位于染色体16q13的溶质载体家族12成员3(solute carrier family 12 member 3, SLC12A3)基因突变引起。

三、流行病学

GS是最常见的遗传性肾小管疾病之一,患病率为1/40,000~1/4,000,亚洲人群中可能更高。由于该病易被漏诊或误诊,很难确定一般人群中该病的真实患病率,目前没有观察到男性和女性发病率的显著差异。

四、病因及发病机制

GS是由噻嗪类利尿剂敏感型钠氯共转运体(sodium-chloride cotransporter, NCC)的 *SLC12A3* 基因突变所致。生理情况下,通道蛋白NCC位于肾脏远曲小管上皮细胞的管腔侧,参与肾小球滤过液中5%~10%氯离子和钠离子的重吸收,是机体维持水、电解质平衡的一道重要防线。当基因突变导致NCC结构和(或)功能障碍时,氯离子和钠离子从远端肾小管重吸收减少,肾脏重吸收水减少,继发性RAAS活化、肾性失钾和钙重吸收减少。目前在GS患者中已发现近500种 *SLC12A3* 基因突变。此外,编码氯离子通道ClC-Kb的 *CLCNKB* 基因突变(Batter综合征Ⅲ型)和编码肝核转录因子1-β(hepatocyte nuclear factor 1-β, HNF1-β)的 *HNF1B* 基因突变也可产生类似临床表现。

五、临床表现

GS常于青少年或成年早期起病。临床表现主要与低血钾和低血镁相关,轻型患者可无症状或表现为轻度乏力和纳差;严重患者会出现四肢抽搐、软瘫、痛性痉挛、晕厥和横纹肌溶解继发急性肾损伤,甚至因为严重室性心律失常导致心脏骤停。目前认为,GS临床表现的异质性不仅与基因突变类型和修饰基因相关,还与患者性别和饮食习惯等环境因素相关。常见临床表现如下。

(1)全身症状:疲乏、口渴、多饮、嗜盐。

(2)神经-肌肉系统:肌无力、痛性痉挛、抽搐、惊厥发作、肢体麻木、感觉异常、横纹肌溶解、瘫痪、头晕、眩晕、共济失调和假性脑瘤等。

(3)血管系统:心悸、晕厥、血压正常或偏低和室性心律失常等。

(4)消化系统:便秘、呕吐等。

(5)泌尿系统:多尿、夜尿增多、遗尿、蛋白尿和肾功能不全。

(6)骨关节系统:关节痛、痛性痉挛(软骨钙质沉着症)。

(7)内分泌和生长发育:生长迟缓、青春期延迟;长期低钾和低镁的患者糖尿病或者糖耐量减低的比例并不少见。

(8)眼部症状:少数患者会出现视物模糊和巩膜脉络膜钙化。

GS患者蛋白尿和肾功能损害的原因主要与长期低钾血症,后者可导致肾小管间质损伤和囊肿形成,蛋白尿以小管来源为主;其次因RAAS长期激活,可能直接或间接导致肾小球节段硬化,极少数病例合并有其他肾小球疾病,如IgA肾病、C1q肾病等,但其与GS之间的相关性并不明确。

六、辅助检查

1. 血清(浆)学检测

钾、镁、钙、磷、尿酸、肌酐、血气、立位肾素-血管紧张素-醛固酮水平、血糖或糖耐量检查。

2. 尿液检测

尿常规;24h尿蛋白定量;尿钾、钠、氯、镁、钙、磷;尿酸和肌酐。其中,血钾<3.5mmol/L,24h尿钾>25mmol时可考虑为肾性失钾。

3. 心电图

评估QT间期是否延长,是否合并心律失常等表现。

4. 肾脏超声

肾脏形态多正常,长期低钾患者可出现肾囊肿,可用于排除其他因为肾脏结构异常导致的肾性失钾。

5. 氢氯噻嗪试验

通过小剂量氢氯噻嗪(50mg)直接阻断NCC,观察使用前后氯离子排泄分数的变化程度(△FECl),与正常对照进行比较,评估NCC功能。中国人群中△FECl<2.86%时,诊断GS的灵敏度和特异度分别为95.7%和95.8%。目前,临床采用改良的氢氯噻嗪试验较为安全且简便易行,成本低,但对于怀疑Batter综合征的患者,需注意监测血钾进一步降低的风险。

6. 基因检测

基因检测是诊断GS的金标准。检测到SLC12A3纯合突变或复合杂合突变可确诊,单杂合突变的患者需结合临床,新发现的突变需要体外功能试验确定突变的致病性。

七、诊断

(一)临床诊断

(1)根据患者病史排除消化道钾摄入不足或腹泻、使用利尿剂、细胞内外钾分布异常等情况。

(2)存在肾性失钾及低钾血症相关临床表现,可伴有低镁血症或低钙尿症。肾性失钾:血清钾<3.0mmol/L时,尿钾排泄量>20mmol/24h;或血清钾<3.5mmol/L时,尿钾排泄量>25mmol/24h。

(3)血压正常或偏低。

(4)代谢性碱中毒。

(二)基因诊断

1. 高频突变

目前已知的*SLC12A3*基因突变超过500个。中国人群突变频率较高的2种基因突变为p.T60M和p.D486N,欧洲人群突变频率较高的7种基因突变为p.A313V、c.1180+1G>T、p.G741R、p.L859P、p.R861C、c.2883+1G>T和p.C994Y。两组人群的高频突变无重叠,提示GS的基因突变分布可能存在种族差异。

2. 基因检测策略

针对*SLC12A3*基因的直接测序仍是目前使用最广泛的检测方法,但8%~30%的患者仅可检测到单杂合突变,需进一步对内含子突变及基因大片段缺失和重复进行分析。二代测序技术、MLPA和微阵列比较基因组杂交技术(array-based comparative genomic hybridization, aCGH)逐渐用于诊断GS。对一代测序仅有*SLC12A3*单杂合突变的患者,建议进一步行MLPA、全外显子组或全基因组二代测序寻找其他可能的变异位点,如条件允许可直接采用二代测序技术进行基因诊断。

3. 基因诊断解读

*SLC12A3*纯合突变或复合杂合突变可确诊GS,单杂合突变的患者需结合临床情况进行分析。发现基因变异后,可在1000 Genomes、GnomAD等数据库中查询该变异在正常人群中出现的频率,在人类基因突变数据库查阅或检索文献明确是否为已报道变异,并根据*ACMG*基因变异致病性解读指南对其进行分类。必要时可开展体内外功能试验,为确定变异致病性提供证据。爪蟾卵母细胞表达体系是目前国际公认的验证错义变异对NCC功能影响的最好体外模式细胞方法,氢氯噻嗪试验也有助于评估患者体内的NCC功能水平。

(三)功能诊断

氯离子清除试验在 GS 鉴别诊断中具有重要意义。应用小剂量可直接抑制 NCC 和 Na-K-2Cl 共转运蛋白功能的药物-氢氯噻嗪和呋塞米,进行氯离子清除试验,有助于鉴别 GS 和 Bartter 综合征。

八、鉴别诊断

GS 主要与以下 2 类疾病鉴别。

1. 其他原因的低钾血症

首先,需要根据病史和 24h 尿钾与血钾水平的比较结果,确定是否肾性失钾。然后检测尿氯水平,如尿氯排泄水平不高(<20mmol/L)需警惕呕吐、腹泻等情况,反之则考虑存在肾性失氯;合并高血压应警惕原发性或继发性醛固酮增多症;如合并代谢性酸中毒要警惕肾小管酸中毒。其次,除外其他药物(特别是利尿剂和中药)、免疫病和浆细胞病所继发的肾性失钾,可以通过相应的检查帮助鉴别。

2. 其他失盐性肾病

如 Batter 综合征。经典 Batter 综合征(Batter 综合征Ⅲ型)由编码氯离子通道 ClC-Kb 的 *CLCNKB* 基因突变所致,其起病相对较早(<3岁),低钾程度更重,更易出现生长迟缓、多尿,患者血镁水平多正常,尿钙水平正常或偏高。患者对氢氯噻嗪试验有反应,说明 NCC 功能正常;但呋塞米试验没有反应,有助于临床鉴别。基因检测有助于确诊。

九、治疗策略

GS 以对症治疗、电解质替代治疗为主,以期达到缓解症状、提高生活质量、避免严重并发症的目标。总体治疗原则如下。

1. 替代治疗

推荐高盐饮食,进食富含钾、镁的食物,口服氯化钾、门冬氨酸钾镁、硫酸镁和氯化镁等药物,紧急或严重情况下可静脉注射盐和镁盐。2017 年,改善全球肾脏病预后组织(Kidney Disease Improving Global Outcomes,KDIGO)专家争议共识建议血钾和血镁治疗目标分别为 3.0mmol/L 和 0.6mmol/L。

2. 其他治疗

保钾利尿剂(如螺内酯、依普利酮)、肾素-血管紧张素系统抑制剂(低血压时慎用)抑制 RAAS 活化,前列腺素合成酶抑制剂(吲哚美辛等)有助于减少补钾药物的剂量,改善低钾相关症状。但需注意监测相关药物副作用。

3. 患者管理和宣教

强调个体化的疾病管理,培养和加强患者自我监测症状体征,按时使用药物、适时就医、规律随诊,并需要重视患者的心理健康。

4. 特殊情况

对于妊娠期、围手术期及合并其他疾病的 GS 患者,应加强监测并积极随访,及时调整药物,避免病情加重及严重并发症。

十、疗效及转归

多数 GS 患者预后良好,但亦有引起严重表型,甚至危及生命的个案报道,因此早期诊断、规范化治疗和管理对改善预后具有积极意义。

参考文献

[1]Blanchard A, Bockenhauer D, Bolignano D, et al. Gitelman syndrome: consensus and guidance from a Kidney Disease: Improving Global Outcomes (KDIGO) Controversies Conference [J]. Kidney Int , 2017 , 91 (1): 24-33 .

[2]Gitelman 综合征诊治专家共识协作组.Gitelman 综合征诊治专家共识[J].中华内科杂志,2017,56(9):712-716.

[3]Zhang L, Peng X, Zhao B, et al. Clinical and laboratory features of female Gitelman syndrome and the pregnancy outcomes in a Chinese cohort [J]. Nephrology (Carlton), 2020, 25(10): 749-757 .

[4]Tseng MH, Yang SS, Hsu YJ, et al. Genotype, phenotype, and follow-up in Taiwanese patients with salt-losing tubulopathy associated with SLC12A3 mutation [J]. J Clin Endocrinol Metab, 2012, 97(8): E1478-E1482.

[5]Bulucu F, Vural A, Yenicesu M, et al. Association of Gitelman's syndrome and focal glomerulosclerosis [J]. Nephron, 1998, 79(2): 244 .

[6]Rosado Rubio C, Fraile Gómez P, Gómez Muñoz MA, et al. C1q nephropathy in a patient with Gitelman syndrome [J]. NDT Plus, 2011, 4(6): 392-3.

[7]Hanevold C, Mian A, Dalton R. C1q nephropathy in association with Gitelman syndrome: a case report [J]. Pediatr Nephrol, 2006, 21(12): 1904-8.

[8]Shao L, Ren H, Wang W, et al. Novel SLC12A3 mutations in Chinese patients with Gitelman's syndrome [J]. Nephron Physiol, 2008, 108(3): 29-36.

[9]Qin L, Shao L, Ren H, et al. Identification of five novel variants in the thiazide-sensitive NaCl co-transporter gene in Chinese patients with Gitelman syndrome [J]. Nephrology (Carlton), 2009, 14(1): 52-8.

[10]Miao M, Zhao CQ, Wang XL, et al. Clinical and genetic analyses of Chinese patients with Gitelman syndrome [J]. Clinical and genetic analyses of Chinese patients with Gitelman syndrome, 2016, 15(2).

[11]Wang F, Shi C, Cui Y, et al. Mutation profile and treatment of Gitelman syndrome in Chinese patients [J]. Clin Exp Nephrol, 2017, 21(2): 293-299.

[12]Liu T, Wang C, Lu J, et al. Genotype/Phenotype Analysis in 67 Chinese Patients with Gitelman's Syndrome [J]. Am J Nephrol, 2016, 44(2): 159-68.

[13]Ma J, Ren H, Lin L, et al. Genetic Features of Chinese Patients with Gitelman Syndrome: Sixteen Novel SLC12A3 Mutations Identified in a New Cohort [J]. Am J Nephrol, 2016, 44(2): 113-21.

[14]Zeng Y, Li P, Fang S, et al. Genetic Analysis of SLC12A3 Gene in Chinese Patients with Gitelman Syndrome [J]. Med Sci Monit, 2019, 25: 5942-5952.

[15]Vargas-Poussou R, Dahan K, Kahila D, et al. Spectrum of mutations in Gitelman syndrome[J]. J Am Soc Nephrol, 2011, 22(4): 693-703.

[16]Glaudemans B, Yntema HG, San-Cristobal P, et al. Novel NCC mutants and functional analysis in a new cohort of patients with Gitelman syndrome [J]. Eur J Hum Genet, 2012, 20(3): 263-70.

[17]Peng X, Zhao B, Zhang L, et al. Hydrochlorothiazide Test as a Tool in the Diagnosis of Gitelman Syndrome in Chinese Patients[J]. Front Endocrinol(Lausanne), 2018, 9: 559.

[18]Nozu K, Iijima K, Nozu Y, et al. A deep intronic mutation in the SLC12A3 gene leads to Gitelman syndrome[J]. Pediatr Res, 2009, 66(5): 590-3.

[19]Nozu K, Nozu Y, Nakanishi K, et al. Cryptic exon activation in SLC12A3 in Gitelman syndrome[J]. J Hum Genet, 2017, 62(2): 335-337.

[20]Lo YF, Nozu K, Iijima K, et al. Recurrent deep intronic mutations in the SLC12A3 gene responsible for Gitelman's syndrome [J]. Clin J Am Soc Nephrol, 2011, 6(3): 630-9.

[21]Nagano C, Nozu K, Morisada N, et al. Detection of copy number variations by pair analysis using next-generation sequencing data in inherited kidney diseases[J]. Clin Exp Nephrol, 2018, 22(4): 881-888.

[22]Tavira B, Gómez J, Santos F, et al. A labor- and cost-effective non-optical semiconductor (Ion Torrent) next-generation sequencing of the SLC12A3 and CLCNKA/B genes in Gitelman's syndrome patients[J]. J Hum Genet, 2014, 59(7): 376-80.

武桐乐 陈钰泱（撰写） 张勉之 石爱杰（审校）

第十四章 遗传性肾性低尿酸血症
Chapter 14 Hereditary renal hypuricemia, HRH

关键词：肾性低尿酸血症；急性肾损伤；肾结石；血尿

Keyword：Renal hypuricemia；AKI；Calculus of kidney；hematuria

一、概述

尿酸作为嘌呤代谢的最终产物，主要在肝脏产生，通过尿液的形式从肾脏排泄。高尿酸血症是多种代谢相关性疾病和心血管疾病（代谢综合征、2型糖尿病、高血压、心血管事件及死亡、慢性肾病等）发生发展的独立危险因素，已引起广泛重视。然而在以往低尿酸血症（血清尿酸浓度小于或等于2.0ms/dl）因为较少出现临床症状而常被忽视，但近年来临床上我们遇到不少因低尿酸血症导致运动相关性急性肾损伤和泌尿道结石、慢性肾衰竭。随着对低尿酸血症，特别是遗传性肾性低尿酸血症发生机制的深入研究，不仅明确其并发症产生的原因，而且对可能从根本上防治高尿酸血症具有重大意义。

二、定义

HRH是指编码尿酸转运蛋白的基因发生突变而导致低尿酸血症,是一种先天性、遗传性疾病。

三、流行病学

患者通常无症状而被忽视,目前的流行情况还不清楚,据报道HRH在日本和韩国很常见;欧洲国家和北美的报告也越来越多。

四、病因及发病机制

HRH是尿酸盐近端小管重吸收受损的结果,导致尿酸盐排泄增加和继发性低尿酸血症。有两个基因位点与该疾病相关:编码尿酸转运蛋白1(URAT1)的*SLC22A12*(11q13.1)和编码葡萄糖转运蛋白9(GLUT9)的*SLC2A9*(4p16.1)。基因与肾脏尿酸转运的关系。肾脏对尿酸的转运分以下四个步骤:①血浆中尿酸全部经肾小球滤过;②在近端肾小管的起始部Sl段,滤过尿酸的98%被主动重吸收。尿酸通过位于近端肾小管URAT1或GLUT9转运蛋白,以换取阴离子运输向管腔保持适当的浓度,形成重吸收;③在近端肾小管的曲部S2段,尿酸的主动重吸收量逐渐减少,而分泌到肾小管的尿酸量却逐渐增多,最后高达50%;④在近端肾小管的直部S3段(分泌后的被动重吸收),由于小管内尿酸浓度远远超过了周围毛细血管内尿酸浓度致使尿酸弥散入周围毛细血管。S3段对尿酸的重吸收可达40%~44%。当编码尿酸转运蛋白基因发生突变,其编码的蛋白缺失功能后,S1段重吸收功能丧失,导致尿酸排泄率增加,形成肾性低尿酸血症。

低尿酸血症与急性肾损伤的关系:①发病机制:低尿酸血症可以并发运动相关性急性肾损伤(acute renal failure,AKI),其机制至今没有完全清楚,一方面尿酸具有抗氧化作用,可有效清除活性氧、超氧阴离子以及氧化血红素中间产物高价铁,另一方面尿酸通过一系列途径破坏氧化-还原平衡系统,使机体产生氧化应激反应,当氧化程度超出氧化物的清除,导致氧化系统和抗氧化系统失衡引起组织损伤。②临床意义:近年来遗传性肾性低尿酸血症患者因运动或感染导致急性肾衰竭的病例报道日趋增多,大多数病患在及时治疗的情况下,肾功能较多能恢复正常,但再次较大强度的运动后仍会出现急性肾衰竭,少数发展成慢性肾衰竭的病例也有报道。

HRH有常染色体隐性遗传和常染色体显性遗传两种遗传模式。在患者中,*SLC22A12*双等位基因功能缺失突变以及*SLC2A9*纯合子和杂合子突变均有报道。

综上,目前对HRH患者病因学、分子遗传学的研究日益受到学者关注,随着HRH发病机制到基因治疗的深入研究,将可能从根本上防治高尿酸血症,为开发新的药物作用靶点提供科学依据和理论基础具有重大意义。

五、临床表现

一般无症状,可能偶然被发现。因此,临床表现可出现在任何年龄。然而,慢性尿酸消耗易引起几种并发症,如肾结石、血尿、肾盂肾炎和肾钙质沉着症。此外,一些报告表明,这种代谢紊乱增加了早期炎症性关节炎的风险。

六、辅助检查

检查包括血、尿生化指标,尿酸排泄水平,肾脏超声评估有无肾结石、肾钙质沉着等。确诊需要基因检测。

七、诊断

通常是偶然发现低血清尿酸水平(SUA)。根据目前的临床实践指南,低尿酸血症的诊断依据如下:①连续两次血液检查中SUA低于2mg/dl;②尿尿酸排泄分数高(大于10%)和/或尿酸清除率升高;③无其他原因引起的低尿酸血症。致病基因的鉴定、运动诱发的急性肾损伤(EIAKI)史或HRH家族史均可支持诊断。

八、鉴别诊断

鉴别诊断包括以下几种情况:尿酸排泄增加和生成减少。尿酸排泄增加疾病包括Fanconi综合征、Wilson病、抗利尿激素分泌不当综合征(SIADH)、肿瘤、某些药物(如probenecid)、糖尿病。尿酸生成减少包括一些影响嘌呤代谢的罕见遗传性疾病,如黄嘌呤1型和2型和嘌呤核苷磷酸化酶缺乏症(PNP缺乏症)。此外,严重的肝病、营养不良、某些药物(别嘌呤醇)和钼辅助因子缺乏症可引起尿酸盐生产不足。

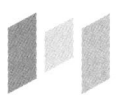

九、治疗策略

无症状患者为发生并发症的高风险人群,因此应采取预防措施,如增加液体摄入和尿液碱化。针对于并发症的治疗,如肾结石和急性肾损伤,应与普通人群一样对症支持治疗。关于使用黄嘌呤氧化还原酶抑制剂(XOR)保护运动相关性急性肾损伤(AKI)尚无共识。使用这种药物的基本原理是抵消运动中增加的尿酸(UA)产生,减少过滤负荷和降低尿酸在小管中沉淀的风险。一些报告表明,XOR可能对AKI发病和/或复发有保护作用,但还需要进一步的研究。

十、疗效与转归

HRH不致命,与普通人群相比,患者发生肾脏并发症(肾结石,AKI)的风险更高。

参考文献

[1]Ichida K, Hosoyamada M, Hisatome I, et al. Clinical and molecular analysis of patients with renal hypouricemia in Japan-influence of URAT1 gene on urinary urate excretion [J]. J Am Soc Nephrol, 2004, 15(1): 164-73.

[2]Enomoto A, Kimura H, Chairoungdua A, et al. Molecular identification of a renal urate anion exchanger that regulates blood urate levels [J]. Molecular identification of a renal urate anion exchanger that regulates blood urate levels, 2002, 417(6887): 447-52.

[3]Koepsell H, Endou H. The SLC22 drug transporter family [J]. Pflugers Arch, 2004, 447(5): 666-76.

[4]Jutabha P, Kanai Y, Hosoyamada M, et al. Identification of a novel voltage-driven organic anion transporter present at apical membrane of renal proximal tubule [J]. J Biol Chem, 2003, 278(30): 27930-8.

[5]Anzai N, Ichida K, Jutabha P, et al. Plasma urate level is directly regulated by a voltage-driven urate efflux transporter URATv1 (SLC2A9) in humans [J]. J Biol Chem, 2008, 283(40): 26834-8.

[6]张燕凌,吴建永.遗传性肾性低尿酸血症的研究进展[J].中国中西医结合肾病杂志,2016,17(8):738-740.

谭艳平 石爱杰(撰写) 陶新朝(审校)

第十五章 高尿酸血症-肺动脉高压-肾功能衰竭-碱中毒综合征

Chapter 15 Hyperuricemia – Pulmonary Hypertension – Renal Failure –Alkalosis Syndrome, HUPRA

关键词:高尿酸血症;代谢性碱中毒;肺动脉高压;婴儿期进行性肾衰竭

Keyword:Hyperuricemia, Metabolic alkalosis, Pulmonary arterial hypertension, Progressive renal failure in infancy

一、概述

(HUPRA综合征)是一种罕见的常染色体隐性遗传线粒体疾病。编码丝氨酰基-tRNA合成酶的 *SARS2* 基因是HUPRA综合征的唯一致病基因。所有既往报道的HUPRA综合征病例均检测出纯合子突变。以早期进行性肾功能衰竭为特征,表现为高尿酸血症、低钠血症、低镁血症、低氯血症代谢性碱中毒、尿素氮升高和多尿,并伴有肺动脉高压、发育不全、发育迟缓、低张力和心室肥厚等全身表现。其他特征包括早产,血清乳酸升高,糖尿病,在某些情况下,全血细胞减少。目前该基因突变病例十分罕见,已报道患者的表型主要分为两类,一类是致死性的HUPRA综合征,以高尿酸血症、肺动脉高压、肾衰竭和碱中毒为特征性表现;另一类主要表现为进行性痉挛性四肢轻瘫。

二、定义

HUPRA综合征是一种罕见的常染色体隐性遗传线粒体疾病,典型的临床表现为高尿酸血症-肺动脉高压-肾功能衰竭-碱中毒综合征。

三、流行病学

尚不明确,有报道显示巴勒斯坦村庄居民中SARS2的纯合子突变非常普遍,中国亦有病例报道。

四、病因及发病机制

SARS2是一种核基因编码丝氨酰基-tRNA合成酶,其主要功能是使tRNA带有氨基酰化丝氨酸,这些带电的tRNA在信使RNA(mRNA)翻译过程中进入核糖体,提供线粒体蛋白质合成所需的丝氨酸。这一过程合成的线粒体蛋白参与了线粒体呼吸链的形成复合体。SARS2基因突变导致丝氨酰基-tRNA合成酶数量减少,不能参与线粒体蛋白翻译,从而干扰线粒体氧化磷酸化。以往报道的SARS2基因突变病例有两种:(1)进行性痉挛性麻痹,这是SARS2纯合剪接突变引起的一种神经系统疾病;(2)HUPRA综合征,以前在纯合子突变c.1169A中有报道如G(p. Asp390Gly)和c.1205G>A(p. Arg402His);而新的复合杂合子变异(c.667G>A p. Val223Met和c.1205G>A p. Arg402His),可能会引起HUPRA综合征的新变异。

五、临床表现

发病年龄为新生儿,一般临床表现为发育迟缓、肾功能衰竭、明显高尿酸血症、有早产史,有报道显示轻症者可无代谢性碱性中毒及肺动脉高压。

(1)大多数线粒体病最常见的肾功能障碍是重吸收下降导致的高尿酸尿症和低尿酸血症。HUPRA综合征高尿酸血症的原因可能是进行性肾功能衰竭。HUPRA综合征明显的高尿酸血症是由肾小球滤过率下降导致尿酸滤过降低,掩盖了线粒体小管疾病导致低尿酸血症的趋势。此外,由多尿引起的相对体积减少也可能是高尿酸血症导致尿酸排泄分数降低的原因。高尿酸血症在肺动脉高压背景下的公认机制是缺血/缺氧心肌组织中尿酸生成增加。

(2)肺动脉高压:①低氧血症,气促最常见,活动后明显,严重者可出现端坐呼吸、呼吸困难;②胸痛,约1/3肺动脉高压患者出现此症状;③头晕或晕厥,多为活动时发生;④常有乏力、水肿、干咳、口唇和指甲发绀、体重减轻等;⑤发育明显异常或迟缓。

(3)肾功能衰竭:尿素水平升高高于肌酐水平升高,肾小球滤过率(eGFR)显著下降,伴有高尿酸血症和双肾萎缩,贫血,可无血尿、蛋白尿、水肿。

(4)碱中毒:可出现面部及四肢肌肉抽动、手足搐搦、口周及手足麻木、头晕、躁动、谵妄乃至昏迷等症状。合并低钾血症、低镁血症、低钠血症、低氯血症。

(5)其他器官疾病,包括血小板减少和白细胞减少、糖尿病、低张力、全面发育迟缓和持续性生长障碍。晚期可出现严重的恶病质。

六、辅助检查

(1)实验室检查:血清尿素氮与血清肌酐水平升高不成比例,尿素水平升高高于肌酐水平升高;肾小球滤过率(eGFR)显著下降;血清尿酸升高;电解质代谢紊乱,如低钾血症、低镁血症、低钠血症、低氯血症;血气分析示血乳酸浓度中度升高,随着肾功能进一步恶化,低氯代谢性碱中毒持续存在;贫血,也可见全血细胞减少;可有血糖水平升高,肝功能在正常范围内。尿液分析:可见蛋白尿、血尿等。

(2)影像学检查:双肾检查可见双肾萎缩,超声心动图可示肺动脉高压和右心室肥厚。脑超声检查可在正常范围。

(3)肾脏病理活检:肾组织的电子显微镜显示,部分肾小管上皮细胞含有明显增大的线粒体,伴有旁晶体病变。小管间质改变包括去分化、萎缩的小管,基底膜较厚或小管完全剥脱。间质可见增生性小动脉炎。免疫球蛋白及补体系统成分免疫荧光染色阴性。

(4)骨髓活检可正常。

(5)肌肉活检形态正常。免疫组化染色显示5%的纤维局灶性COX缺陷。

(6)基因学检测:SARS2纯合子突变:c.1169A如G(p. Asp390Gly)和c.1205G>A(p. Arg402His);复合杂合子变异:(c.667G>A p.Val223Met和c.1205G>A p. Arg402His)。

七、诊断

HUPRA综合征(高尿酸血症、肺动脉高压、婴儿肾功能衰竭和碱中毒),这种隐性遗传临床基础是SARS2

的纯合子突变。婴儿期出现明显的上升肢体功能障碍(主要是高尿酸血症和碱中毒)并伴有进行性肾功能衰竭,增加线粒体细胞病变的可能性。

八、鉴别诊断
尚不明确,文献未报道。

九、治疗策略
实施有针对性的筛查,向有风险的夫妇提供婚前和产前诊断,治疗以对症治疗为主,可能包括补充液体和纠正电解质紊乱、肾脏替代等综合性治疗。

十、疗效及预后
平均生存年龄为17个月,中国有死亡年龄为70个月的病例报道。

参考文献
[1] Zhou Y, Zhong C, Yang Q, et al. Novel SARS2 variants identified in a Chinese girl with HUPRA syndrome [J]. Mol Genet Genomic Med, 2021, 9(4): e1650.

[2] Rivera H, Martín-Hernández E, Delmiro A, et al. A new mutation in the gene encoding mitochondrial seryl-tRNA synthetase as a cause of HUPRA syndrome [J]. BMC Nephrol, 2013, 14: 195.

[3] Belostotsky R, Ben-Shalom E, Rinat C, et al. Mutations in the mitochondrial seryl-tRNA synthetase cause hyperuricemia, pulmonary hypertension, renal failure in infancy and alkalosis, HUPRA syndrome [J]. Am J Hum Genet, 2011, 88(2): 193-200.

[4] Sissler M, González-Serrano LE, Westhof E. Recent Advances in Mitochondrial Aminoacyl-tRNA Synthetases and Disease [J]. Trends Mol Med, 2017, 23(8): 693-708.

[5] Kuhle B, Hirschi M, Doerfel LK, et al. Structural basis for shape-selective recognition and aminoacylation of a D-armless human mitochondrial tRNA [J]. Nat Commun, 2022, 13(1): 5100.

谭艳平 石爱杰(撰写) 陶新朝(审校)

第十六章 少汗症-电解质失衡-泪腺功能障碍-鱼鳞病-口干综合征

Chapter 16 Hypohidrosis – electrolyte imbalance – lacrimal gland dysfunction – ichthyosis – dry mouth syndrome, HELIX

关键词:少汗症;鱼鳞病;急性肾损伤;低钾血症;代谢性碱中毒

Keyword:Hypohidrosis;Ichthyosis;AKI;Hypokalemia;Metabolic alkalosis

一、概述
HELIX综合征是由Claudin-10(*CLDN10*)突变引起的一种罕见常染色体隐性遗传病。Claudin位于重要位置,与肾小球的肾单元一起发挥其生理作用,Claudin-10有两个剪接变体(10a和10b);Claudin-10a具有阴离子选择性,而Claudin-10b在厚上升肢(TAL)中起着阳离子选择性孔的作用,Claudin-10b突变产生HELIX综合征,包括少汗、电解质失衡、泪腺功能障碍、鱼鳞病和口干。

二、定义
HELIX综合征,是由Claudin-10(*CLDN10*)突变引起的少汗、电解质失衡、泪腺功能障碍、鱼鳞病和口干症。

三、流行病学
尚不明确,欧美地区有病例报道。

四、病因及发病机制
(1)Claudin蛋白家族是紧密连接(Tight Junction,TJ)的关键组成部分。Claudins组成四个跨膜段(TM1-4),两个细胞外段(ECS1和2)和细胞内段N-c终端。它们嵌在相邻细胞的质膜中,彼此相互作用在同一质膜内，也可跨细胞旁裂，与Claudin的相邻细胞(分别是顺式或反式相互作用)。通过这种方法，它们形成了一条复杂的链，并决定双细胞TJ的紧密性和选择性。而大多数Claudins以封闭作用为主，大多数Claudins以封闭作用为主，而一些亚型可形成具有大小、电荷和水选择性的通道，通过TJ发挥作用。

(2) Claudins家族在哺乳动物中至少包括24个成员，人类基因编码Claudin-10(*CLDN10*)包含6个外显子，并产生两种主要的亚型：Claudin-10a和-10b，它们分别构成细胞旁的阴离子或阳离子通道。由于Claudin-10a的ECS1中含有7个阳性氨基酸和1个阴性氨基酸，它会形成细胞旁阴离子通道。Claudin-10a表达离子透性差的MDCK C7细胞导致TER下降，而Na^+和Cl^-不受影响。此外，Claudin-10a还相对增加了NO_3^-的渗透性，而降低了阴离子丙酮酸盐的渗透性。Claudin-10b的ECS1由4个正氨基酸和5个负氨基酸组成。在大多数细胞培养中Claudin-10b的异体表达可导致小鼠和人的TER明显降低，这是基于Na^+渗透率高于Cl^-渗透率(PNa^+/PCl^-)。

(3) Claudin-10a可能只局限于肾脏表达，其在近端小管中的确切作用尚不清楚。而Claudin-10b则在许多组织，包括肾脏、皮肤、唾液腺、汗腺、大脑、肺和胰腺中均可表达。Claudin-10b功能受损，可导致Na^+在TAL中的再吸收减少

细胞旁的部分，并导致代偿性增加电致Na^+重吸收远端肾单位段上皮钠通道(ENaC)。这反过来又会促进K^+和H^+损失。而高醛固酮血症、低钾血症和代谢性碱中毒的患者致病性Claudin-10b变异是远端代偿机制的结果，高镁血症和低钙尿可归因于过度的细胞旁Mg^{2+}和Ca^{2+}在TAL中的再吸收。在TAL中，一半的Na^+通过Claudin-10b细胞旁通道在细胞旁被重吸收，由于Cl^-的跨细胞净摄取涉及NKCC2。在ISOM的TAL中，Claudin-10b在TJ中占主导地位，而claudin-3、-16和-19在细胞内表达。对OSOM和皮层，另一种上皮细胞类型发生，表达Claudin-3、-16和-19，但没有Claudin-10b。这些细胞形成TJ复合物，与Claudin-10b TJ在空间上分离并参与Mg^{2+}和Ca^{2+}的再吸收。剩余的TJ是由Claudin-10b使Na^+回流到腔内，由于其浓度梯度，从而增加腔内正电位和支持M^{2+}和Ca^{2+}的细胞旁重吸收。

(4) Breiderho等人建立的小鼠模型为Claudin-10b的生理作用提供了一个重要的认识，该模型在整个循环中都缺乏Claudin-10，这些小鼠的TAL中细胞旁Na^+选择性明显降低，导致尿浓度缺陷，伴有高镁血症、多尿、多饮、血浆尿素水平升高和K^+和H^+分泌代偿性增加，并伴有严重的肾髓质钙质沉着。

五、临床表现

(1) 少汗与不耐热是经常报告的首发症状之一，常可在幼儿时期观察到严重的汗腺功能障碍。

(2) 唾液分泌减少引起口干症是典型的症状，牙齿状况不佳，有严重的牙釉质磨损和广泛的牙龈炎症；多尿和多饮症状在患者中不是一致的，部分原因可能是口腔干燥导致的。

(3) 泪腺功能障碍表现为无泪。

(4) 目前关于鱼鳞病和皮肤疾病的临床表现尚不清楚。干燥的皮肤是汗腺功能障碍的结果，也可能是表皮中有缺陷的Claudin-10蛋白。部分患者可出现皮肤干燥、手掌超线性和足底皮肤角化过度。

(5) 电解质平衡紊乱：大多数患者存在高镁血症，但随着年龄的增长而下降；低钾血症常伴有代谢性碱中毒，在成人中更为严重，造成这种差异的原因尚不清楚。值得注意的是，低钙尿也是一种常见的表现。大多数患者的尿量没有减少，Mg^{2+}或血浆/血清Ca^{2+}升高，原因尚不清楚，可能肾Ca^{2+}和Mg^{2+}的重吸收和处理是紧密而定向调节的。

(6) 血浆醛固酮水平测定显示醛固酮过高。导致电解质紊乱和醛固酮增多的根本原因是Claudin-10的主要表达部位TAL的NaCl损耗。血浆/血清Na^+检测基本正常，可能是肾远端补偿所致。少数患者可出现轻微低氯血症。

(7) 可出现进展性肾损伤，少数患者可有非典型胸痛、心悸、虚脱、跌倒或肌肉痉挛。

六、辅助检查

(1) 实验室检查：①大多数患者存在Mg^{2+}或血浆/血清Ca^{2+}升高；②低钾血症常伴有代谢性碱中毒；③血浆/血清Na^+检测基本正常，少数患者可出现轻微低氯血症；④高血浆肾素水平、正常或高血浆醛固酮水平；⑤测定肾小球滤过率(eGFR)可出现下降；⑥尿液检查为低钙尿。

(2)皮肤活检可检测到Claudin-10 mRNA。

(3)免疫组化染色细胞内定位于基底层或角质层。

(4)基因学检测示Claudin-10(*CLDN10*)基因突变。

七、诊断

目前,基于Claudin-1、-14、-16、-19缺陷的人类遗传疾病有很多

据报道。然而,claudin-10功能相关性对男性的影响还不清楚。一方面,Claudin-10基因的缺陷十分罕见,而且具有临床意义主要表现为双等位基因缺陷(常染色体隐性遗传病);另一方面,有些病人多年前就有症状,但最初被误诊Bartter综合征或Gitelman综合征,这两种疾病特征都是盐的流失、Ca^{2+}和Mg^{2+}稳态失衡引起的肾病。

八、鉴别诊断

故需与以下两者疾病相鉴别:Bartter综合征是由*MAGED2*的突变导致,TAL中NaCl的重吸收被破坏,从而影响肾外髓质钾通道(ROMK1)或Cl^-通道Kb(Cl^-Kb)。而Gitelman综合征由远曲小管(DCT)噻嗪敏感段的氯化钠共转运体(NCCT)和镁转运体编码基因突变引起的。

九、治疗策略

尚无明确的治疗方案,以对症治疗为主,可能包括补充液体和纠正电解质紊乱、抑制前列腺素和肾素-血管紧张素-醛固酮系统等。

十、疗效及转归

尚不明确。

参考文献

[1] Milatz S. A Novel Claudinopathy Based on Claudin-10 Mutations [J]. Int J Mol Sci, 2019, 20 (21): 5396.

[2] Alzahrani AS, Hussein M, Alswailem M, et al. A novel claudin-10 mutation with a unique mechanism in two unrelated families with HELIX syndrome [J]. Kidney Int, 2021, 100 (2): 415-429.

[3] Hadj-Rabia S, Brideau G, Al-Sarraj Y, et al. Multiplex epithelium dysfunction due to CLDN10 mutation: the HELIX syndrome [J]. Genet Med, 2018, 20 (2): 190-201.

谭艳平　石爱杰(撰写)　陶新朝(审校)

第十七章　动脉粥样硬化-耳聋-糖尿病-癫痫-肾病综合征

Chapter 17　Atherosclerosis –deafness –diabetes –epilepsy–nephropathy syndrome, A-D-D-E-NSS

关键词:动脉粥样硬化;耳聋;糖尿病;癫痫;肾病综合征

Keywords: Atherosclerosis, Deafness, Diabetes, Epilepsy, Nephropathy syndrome

一、概述

动脉粥样硬化-耳聋-糖尿病-癫痫-肾病综合征(Atherosclerosis-deafness-diabetes-epilepsy-nephropathy syndrome, A-D-D-E-NSS)是一种罕见的、严重的循环系统疾病其特征是动脉粥样硬化、感觉神经性耳聋、糖尿病、进展性神经功能恶化、癫痫发作以及肾病等特点,目前相关报道较少。

二、定义

动脉粥样硬化-耳聋-糖尿病-癫痫-肾病综合征是一种罕见的、严重的循环系统疾病,其特征是动脉粥样硬化(包括主动脉和肾动脉、冠状动脉和脑动脉)、感觉神经性耳聋、糖尿病、进展性神经功能恶化、癫痫发作以及肾病等。

三、流行病学

该病的发病例数较少,不同地域、不同种族的发病率、患病率等流行病学情况文献中未见报道。

四、病因及发病机制

该病具体机制不明确,据文献报道,该病以代谢性疾病和早发动脉粥样硬化为特征,发病机制可能与线粒体有关,这种缺陷线粒体功能缺陷在皮肤成纤维细胞、肾脏和肝脏中表达,但在肌肉中不表达。

五、临床表现

Feigenbaum等人报道了两个患有感音神经性耳聋、糖尿病、进行性神经功能恶化并伴有癫痫和进行性肾功能恶化的兄弟,家庭中的父母、2个姐妹均未患该病。弟弟(病例1)男性,22岁因腿痛、关节僵硬、认知功能恶化就诊时被发现,患者5岁时发现感音神经性耳聋,10岁时发现慢性贫血,且口服铁剂治疗效果不佳,27岁诊断为I型胰岛素依赖型糖尿病。临床治疗包括纠正贫血、胰岛素降糖、苯妥英钠和氯硝西泮控制癫痫等,患者于31岁死于吸入性肺炎。患者死亡后尸检显示全身血管系统弥漫性动脉粥样硬化和细动脉硬化。

六、辅助检查

(1)化验示蛋白尿、贫血、血清肌酐、尿素升高,血清总睾酮较低,FS、LH升高。

(2)肾活检显示弥漫性重度的小动脉硬化伴系膜溶解和基底膜增厚,免疫荧光染色正常。

(3)神经肌肉检查、骨髓检查正常、静脉肾盂造影正常。超声心动图诊断二尖瓣脱垂。

七、诊断

目前尚无统一诊断标准,临床上根据患者症状、体征及家族史、检查等断该疾病。

八、鉴别诊断

该病需注意与以下疾病相鉴别。

(1)Alport综合征:患者可以有耳聋和肾功能异常,是常染色体显性遗传病,具有典型的遗传特点,同时不伴有相关神经系统症状和糖尿病。

(2)糖尿病肾病:糖尿病肾脏病变是糖尿病患者的一个重要并发症,患者可表现为蛋白尿、肾功能异常等,但患者无耳聋、癫痫的症状。

九、治疗策略

(1)目前尚无有效的治疗手段,重点在于对症支持治疗。

(2)应避免其他与肾脏损害相关的危险因素,如高血压、肥胖、高脂血症、糖尿病,吸烟者应尽早戒烟。

十、疗效及转归

患者预后尚不明确,文献中未见报道。

表7-17-1 病例汇总

序号	1(次子)	2(长子)
性别	男	男
既往史	5岁时患麻疹疾病	—
一般情况	身高159cm,体重72kg,头围54cm,内眦距离为3cm,睾丸很小	他身材矮小(20岁时为160cm)
临床表现	感音神经性耳聋(5岁) 慢性贫血(10岁) 学习能力差 腿痛、关节僵硬、认知功能恶化(22岁) 诊断为I型胰岛素依赖型糖尿病(27岁) 心尖部杂音(28岁)	胰岛素依赖型糖尿病、轻度慢性贫血(20岁左右) 癫痫(26岁)
肾脏病理	肾活检显示弥漫性重度的小动脉硬化伴系膜溶解和基底膜增厚。免疫荧光染色正常	—
其他检查	1.22岁检查:神经肌肉检查结果基本正常,骨髓检查正常,静脉肾盂造影正常 2.24小时尿蛋白尿2.8g,血清肌酐174μmol/L,尿12.4mmol/L,血清总睾酮较低,FS、LH升高 3.28岁:超声心动图诊断二尖瓣脱垂	—
预后	31岁死于吸入性肺炎	28岁因癫痫发作窒息死亡

参考文献

[1] Feigenbaum A, Bergeron C, Richardson R, et al. Premature atherosclerosis with photomyoclonic epilepsy, deafness, diabetes mellitus, nephropathy, and neurodegenerative disorder in two brothers: a new syndrome? Am J Med Genet [J]. Am J Med Genet, 1994, 49 (1): 118-24.

[2] Herrmann Jr. C, Aguilar MJ, Sacks OW. Hereditary photomyoclonus associated with diabetes mellitus, deafness, nephropathy, and cerebral dysfunction [J]. Neurology, 1964, 14:212-21.

[3] Woodhouse NJ, Sakati NA. A syndrome of hypogonadism, alopecia, diabetes mellitus, mental retardation, deafness, and ECG abnormalities [J]. J Med Genet, 1983, 20(3):216-9.

孔德玮　石爱杰（撰写）　陶新朝（审校）

第十八章　低磷性佝偻病
Chapter 18　Hypophosphatemic Rickets, HPR

关键词：低血磷；佝偻病；肾脏磷酸盐丢失

Keywords: hypophosphatemia; rickets; Renal phosphate loss

一、概述

低磷性佝偻病（hypophosphatemic rickets, HR）是以低磷血症及肾脏磷酸盐丢失为特征，多由遗传缺陷导致，但基因型、遗传模式各不相同的一组罕见病。HR包括X连锁遗传（X-linked hypophosphatemia, XLH）、常染色体显性遗传（autosomal dominant hypophosphatemic ricket, ADHR）、常染色体隐性遗传（autosomal recessive hypophosphatemic ricket, ARHR）、伴高钙尿症遗传性低血磷性佝偻病（hereditary hypophosphatemic rickets with hypercalciuria, HHRH）、Dent病（Dent disease）等。它主要影响骨骼、牙齿和生长软骨板等部位，导致其矿化不足，从而发生一系列佝偻病的表现，其临床特点主要包括：多于婴儿后期发病、身材矮小、佝偻病样骨骼畸形；血生化改变为低磷血症、近端肾小管重吸收磷障碍以及活性维生素D生成不足等表现。由于对此疾病的认识不足，许多患儿出现身材矮小、骨骼畸形等难以逆转的后遗症，对其生活质量造成严重影响。

二、定义

骨的正常生长及矿化需要足量的钙和磷，矿化不足可导致佝偻病和/或骨软化症。佝偻病是指骨的生长板矿化不足以及生长板的结构破坏。骨软化症是指骨基质矿化受损。在生长板未闭合时，佝偻病和骨软化症通常同时发生；在生长板闭合后，仅发生骨软化症。佝偻病包括低钙性佝偻病和低磷性佝偻病两种类型。HR一般是由肾脏排磷增多导致，但也有时是营养性磷缺乏所致，二者共同特征是低血清磷水平。

三、流行病学

HR的发病率约为3.9/100,000。

四、病因与发病机制

儿童和青少年的HR多由肾脏排磷增多所致，这种异常可能是孤立表现，也可能是广泛性肾小管疾病的部分表现。偶尔也由营养性磷缺乏导致。

（一）肾脏排磷增多

1. 肾小管疾病

肾小管疾病（如Fanconi综合征）可因肾脏损失磷而引起佝偻病。Fanconi综合征的特征为高磷酸盐尿所致的低磷血症，还可能伴有不同程度的肾性糖尿（有糖尿但血糖正常）、氨基酸尿、肾小管性蛋白尿及/或近端肾小管性酸中毒。

2. FGF23介导性疾病

此型特征是血清$1,25(OH)_2D$和尿钙排泄正常或降低。许多形式的肾脏排磷增多是由过多的FGF23作用于肾脏，导致磷排泄增多。最常见的病因是由位于X染色体上的PHEX基因突变引起的X连锁显性低磷血症佝偻病，约占所有HR病例的80%。有时也有常染色体显性遗传和常染色体隐性遗传的低磷血症性佝偻病。常染色体显性遗传低磷血症性佝偻病，是低磷血症性佝偻病综合征中唯一具有不完全外显性和可变表达性的类型，与X连锁显性低磷血症佝偻病相比，常染色体显性遗传低磷血症佝偻病的发病年龄可能较晚，疾病的严重程度会因发病时间而变化。常染色体隐性低磷血症性佝偻病，1型是由抑制成纤维细胞生长因子23(FGF-23)分泌的牙本质基质蛋白-1的失活突变引起的,DMP1在骨组织中的成骨细胞/骨细胞和牙齿中的成牙细胞中表达,*DMP1*突变导致FGF23水平升高,骨细胞成熟和骨矿化受损。2型是由外核苷酸焦磷酸酶/磷酸二酯酶1基因的失活突变引起的。ENPP1蛋白参与细胞外焦磷酸盐的产生,抑制羟基磷灰石晶体沉积。特征是ENPP1蛋白水平降低和FGF23水平升高,导致长骨反复骨折、佝偻病性骨骼畸形、骨痛、生长发育障碍,耳聋和关节周围钙化。3型是高尔基相关分泌途径激酶基因(*FAM20C*)突变的结果,*FAM20C*功能丧失导致*DMP1*的表达减少。TIO也可引起单纯磷丢失,为获得性疾病,多由良性肿瘤引起,可发生于儿童期后期和青春期,但多见于成人。表皮痣综合征是指表皮痣伴有内分泌、神经、心血管和泌尿生殖等系统发育异常的一组先天性综合征,极少数可合并低磷血症性佝偻病。

3. 非FGF23介导性疾病

此型特征是血清1,25(OH)$_2$D水平增加,尿钙排泄增加。遗传性HR伴高钙尿症属于非FGF23介导的低磷血症,这是一种罕见的常染色体隐性遗传疾病,患病率约1:250,000。该病是由肾小管表达的钠-磷转运蛋白NPT2C(*SLC34A3*编码)发生功能丧失性变异所致。

(二)无肾脏排磷增多

见于营养不良性低磷血症。

五、临床表现

不管遗传模式如何,所有先天性低磷血症性佝偻病都有相似的佝偻病表型,且往往累及多个系统。骨骼发育异常症状常常在行走年龄(即1~2岁)或更早出现,主要表现为肋骨串珠、"手镯、脚镯"样改变,生长速度减慢、行走延迟、进行性下肢畸形(内翻畸形或外翻畸形),步态异常(蹒跚步态)。骨外表现可见牙釉质缺陷而形成的牙脓肿。

低磷血症性佝偻病因基因缺陷导致肾小管异常,使大量的磷酸盐排泄到尿液中,致使血液中磷酸盐含量较低。低血磷佝偻病伴高钙尿症患者可出现肾结石和/或肾钙化。

六、辅助检查

(一)影像学检查

HR的放射学症状与其他病因的佝偻病相似。与儿童佝偻病一致的X线表现是长骨的干骺端呈杯状以及宽大、毛刷样改变,生长软骨板增宽;HR的特征是骨皮质经常增厚,骨吸收特征缺乏,主要发生在快速生长的部位(特别是股骨远端、胫骨远端和桡骨远端),并典型地影响肋软骨连接,导致佝偻病串珠、哈里森沟、手镯或脚镯。骨骼畸形主要累及下肢。X线表现也随着年龄增长进行性发展。

(二)实验室检查

HR最明显的改变是生化检查。特征表现为明显的低磷血症伴高磷尿症,血清碱性磷酸酶(ALP)水平升高,伴甲状旁腺激素(PTH)水平正常或稍高、1,25-(OH)$_2$D正常或轻度下降、血钙基本正常、尿钙正常或偏低。血清磷酸盐水平的降低程度应根据不同年龄判断,一般成人血清磷酸盐的正常值为2.4~4mg/L,而儿童的正常范围高于成人水平,在出生后的前3个月为4.8~7.4mg/dl,1~2岁为4.5~5.8mg/dL。

七、诊断

HR的诊断基于其临床表现及体征、影像学检查明确佝偻病,并结合实验室生化检查、分子遗传学检测对其发病原因进行鉴别和诊断。

对于有佝偻病临床体征的儿童,应评估膳食、用药和日照情况。影像学检查应包括腕部、手或膝部平片。血液检查如PTH、碱性磷酸酶、无机磷和钙的血清浓度用于初步分类。如果血清PTH正常或轻度升高而磷浓度偏低,则应怀疑为HR。

诊断HR的关键是尿磷检查。尿磷增多是大多数HR的特征,因为儿童和青少年的HR几乎总是由肾脏排磷增多所致。留空腹晨尿(通常收集2小时)并同步采血,测定血和尿中的磷和肌酐浓度,计算肾小管磷重吸收率。TRP非常低可证实肾脏排磷增多。另外需测定pH值和尿葡萄糖水平,并评估尿钙排泄。还应测定血清1,25-(OH)$_2$D水平,有助于确定病因。

八、鉴别诊断

HR需要与以下几种继发性佝偻病进行鉴别诊断。

1. 肿瘤相关性低磷性佝偻病

由肿瘤分泌的成纤维细胞生长因子23（FGF23）导致磷重吸收减少，尿磷排泄增加，继而引起低磷血症。常见于成人，表现为进行性骨痛、肌无力和骨折，病情可能在切除相关肿瘤后改善。

2. 维生素D缺乏性佝偻病

维生素D摄入不足或合成减少，导致钙、磷吸收障碍，引起低钙血症及继发性甲状旁腺功能亢进。常见于儿童，表现为骨骼畸形（如"O形腿"或"X形腿"）、生长迟缓和肌肉无力。

3. 肾性佝偻病

肾小管疾病导致磷重吸收障碍或钙磷代谢紊乱，常见于慢性肾病患者。可表现为生长迟缓、骨痛、骨折，常伴有慢性肾功能不全的症状。

4. 维生素D依赖性佝偻病

遗传因素导致维生素D代谢或作用异常，分为Ⅰ型（1α-羟化酶缺乏）和Ⅱ型（维生素D受体异常）。早期表现与维生素D缺乏性佝偻病相似，表现为骨骼畸形、骨痛和低钙血症，但通过常规补充维生素D无法纠正，需特殊治疗。

九、治疗策略

（一）常规治疗

目前临床上推荐并应用最多的方法是联合使用活性维生素D（骨化三醇）与磷酸盐的口服药物治疗。治疗方案取决于低血磷性佝偻病的类型和临床疾病表现，活性维生素D骨化三醇20~30ng/(kg·d)，分2~3次口服用于对抗骨化三醇缺乏，防止继发性甲状旁腺功能亢进，增加肠道对磷酸盐的吸收。大剂量的活性维生素D有利骨生长，但与高钙尿症和肾钙质沉着的风险增加有关，应定期监测尿钙及肝肾功能。

（二）新型治疗方法

由于上述长期药物的治疗效果并不总是令人满意，以及并发症的风险，包括生物治疗在内的新治疗方案引起了人们的高度期望。Burosumab可能是一种有效的治疗选择，这是一种完全人源性单克隆抗体，能结合并抑制FGF23以纠正低磷血症，是治疗XHL及引起肿瘤相关性低磷性佝偻病（TIO）的不可切除肿瘤的最有希望的新兴治疗方法之一。

十、疗效及转归

HR的预后情况较好，尤其是及时采取恰当的治疗手段，可有效改善症状，减轻骨骼畸形。患者的寿命和生活质量通常不会受到太大影响。

参考文献

[1]Michalus I, Rusińska A. Rare, genetically conditioned forms of rickets: Differential diagnosis and advances in diagnostics and treatment[J]. Clin Genet, 2018, 94(1):103-114.

[2]徐潮, 赵家军, 夏维波. 中国低血磷性佝偻病/骨软化症诊疗指南[J]. 中华骨质疏松和骨矿盐疾病杂志, 2022, 15(02):107-125.

[3]Lambert AS, Linglart A. Hypocalcaemic and hypophosphatemic rickets[J]. Best Pract Res Clin Endocrinol Metab, 2018, 32(4):455-476.

[4]Robinson ME, AlQuorain H, Murshed M, et al. Mineralized tissues in hypophosphatemic rickets[J]. Pediatr Nephrol, 2020, 35(10):1843-1854

[5]Razali NN, Hwu TT, Thilakavathy K. Phosphate homeostasis and genetic mutations of familial hypophosphatemic rickets[J]. J Pediatr Endocrinol Metab, 2015, 28(9-10):1009-1017.

[6]Oheim R, Zimmerman K, Maulding ND, et al. Human het-erozygous ENPP1deficiency is associated with early onset osteoporosis, a phenotype recapitulated in a mouse model of enpp1deficiency[J]. J Bone Miner Res, 2020, 35(3):528-539.

[7]Goldsweig BK, Carpenter TO. Hypophosphatemic rickets: lessons from disrupted FGF23control of phosphorus homeostasis[J]. Curr Osteoporos Rep, 2015, 13(2):88-97.

[8]Asch S, Sugarman JL. Epidermal nevus syndromes: New insights into whorls and swirls[J]. Pediatric Dermatol, 2018, 35:21-29.

[9]Kinoshita Y, Fukumoto S. X-linked hypophosphataemia and FGF23-related hypophosphatemic diseases: prospect for new treatment[J]. Endocr Rev, 2018, 39(3):274-291.

[10]Haffner D, Emma F, Eastwood DM, et al. Clinical practice recommendations for the diagnosis and management of X-linked hypophosphataemia

[J]. Nat Rev Nephrol,2019,15(7):435-455.

[11]Keskin M,Savas-Erdeve S,Sagsak E,et al. Risk factors affecting the development of nephrocalcinosis,the most common complication of hypophosphatemic rickets[J]. J Pediatr Endocrinol Metab,2015,28(11-12):1333-1337.

[12]Haffner D,Emma F,Eastwood DM,et al. Clinical practice recommendations for the diagnosis and management of X-linked hypophosphataemia [J]. Nat Rev Nephrol,2019,15(7):435-455.

[13]Rafaelsen S,Johansson S,Raeder H,et al. Hereditary hypophosphatemia in Norway:a retrospective population based study of genotypes,phenotypes,and treatment complications[J]. Eur J Endocrinol,2016,174(2):125-136.

齐平平　陈连芹(撰写)　陶新朝(审校)

第一节　X连锁低磷性佝偻病
Section 1　X-linked Hypophosphatemia, XLH

关键词：低血磷；肾脏磷酸盐丢失；佝偻病；肌力下降；听力减弱

Keywords：hypophosphatemia；Renal phosphate loss；rickets；decreased muscle strength；impaired hearing

一、概述

X连锁低磷性佝偻病(X-linked hypophosphatemic rickets,XLH)是一种遗传性疾病,是由PHEX基因发生变异导致骨骼和牙齿矿化障碍。这种疾病可以影响身体的多个系统和器官,如骨骼、肌肉和牙齿,致残率高。然而,该病的症状缺乏特异性,很难与其他佝偻病进行准确的鉴别。为了确诊XLH,需要综合考虑患者的病史、症状和体征、生化检测、影像学检查以及基因检测结果进行分析。截至目前,尚无能够根治的治疗方法,临床上多采用传统治疗方法,如磷酸盐制剂和活性维生素D进行治疗。此外,还可以尝试使用布罗索尤单抗和骨科治疗等方法。早期诊断和早期治疗对改善患者的预后和提高生活质量非常重要,因此患者需要终身坚持接受多学科、多团队的规范化治疗,并定期进行随访。

二、定义

X连锁低磷性佝偻病(XLH)是由PHEX基因变异所致的骨骼和牙齿矿化障碍性疾病,呈X连锁显性遗传。

三、流行病学

XLH是临床最常见的低磷性佝偻病,占遗传性低磷性佝偻病的80%,发病率3.9/100,000~5.0/100,000。

四、病因及发病机制

PHEX基因变异引起成纤维细胞生长因子23(fibroblast growth factors 23,FGF23)生成增加,导致肾脏磷酸盐丢失增多,25-羟维生素D出现1-α羟化障碍,进而引起低磷血症以及全身一系列临床症状。

五、临床表现

XLH在儿童时期主要累及骨骼、肌肉组织、牙齿等。但症状缺乏特异性,难以与其他佝偻病鉴别。

(一)骨骼系统

主要表现为骨骼异常,如佝偻病、骨软化症和生长障碍,多在1岁负重走路后出现双下肢畸形(如膝内翻、膝外翻)、步态异常。部分患儿可出现颅骨结构异常,如前额突出、颅缝早闭、I型Chiari畸形(小脑扁桃体通过枕骨大孔疝出)等。患儿多在9~12月龄后出现生长障碍,表现为非匀称型矮小以及下肢畸形。青少年及成人期还可出现骨软化,骨骼疼痛,骨关节炎,多发病理性骨折(四肢长骨、肋骨、骨盆和椎体均可发生)等。

(二)肌肉系统

儿童期主要表现为肌力下降。青少年期可出现肢体无力,活动受限。

(三)牙齿

常见牙齿发育异常(如恒牙萌出异常、齿距不规则、牙釉质发育不全、牙髓腔扩大等)、龋齿、牙周脓肿、牙周炎等。

(四) 听力
患儿可出现听力受损、发作性耳鸣、耳聋和眩晕。

(五) 神经系统
患儿一般无神经系统症状体征。少数患儿可因颅缝早闭而出现头痛、呕吐或视乳头水肿等颅内压升高的表现；或因存在Ⅰ型Chiari畸形而造成低位脑干和高位颈髓受压，引起相应的临床症状。

六、辅助检查

(一) 实验室检查
生化以低血磷和尿磷丢失过多为主，还存在碱性磷酸酶(alkaline phosphatase, ALP)、甲状旁腺激素(parathyroid hormone, PTH)、25(OH)D、1,25(OH)$_2$D以及FGF23等指标的异常。

1. 血磷水平低，血钙多正常

但应注意不同年龄段儿童血磷正常参考值范围不同。

2. ALP水平升高

通常患儿ALP>400U/L。<6月龄婴儿ALP>500U/L时考虑异常，但需排除其他疾病影响。

3. 尿磷丢失过多

肾小管最大磷酸盐重吸收率(tubular maximum reabsorption of phosphate, TmP)与肾小球滤过率(glomerular filtration rate, GFR)的比值(即肾磷阈)下降。TmP/GFR(mmol/L)=肾小管磷重吸收分数(fractional tubular reabsorption of phosphate, TRP)×同日血清磷浓度(TRP≤0.86时)，或TmP/GFR=0.3×TRP/[1-(0.8×TRP)]×同日血清磷浓度(TRP>0.86)。TRP(mmol/mmol)=1-(空腹尿磷浓度/同日血清磷浓度)×(同日血肌酐浓度/空腹尿肌酐浓度)。

4. PTH正常或轻度升高

5. 25(OH)D和1,25(OH)2D正常或轻度下降

6. FGF23大多升高，少数可正常

(二) 影像学特征

1. 骨骼X线

主要表现为骨骺板钙化带消失或增宽、模糊，呈杯口样、毛刷状改变(杯口内可见许多细条状钙化影)，骨干弯曲畸形，骨质疏松等。上述表现在股骨远端、胫骨近端和桡骨远端等快速生长的部位更为明显。与维生素D或者钙缺乏所致佝偻病不同，XLH患儿X线通常出现皮质骨增厚、无骨吸收特征。

2. 牙齿X线

可见乳牙或恒牙的牙髓腔增大，且牙髓角变长，延伸至釉质牙本质。

3. 头颅CT 3D重建和薄骨窗

可评估颅缝线的通畅性，了解是否存在颅缝早闭。

(三) 基因检测
PHEX基因位于Xp22.1，含有22个外显子。世界范围内已报道PHEX基因变异逾720种，其中点突变占70%以上，主要为错义突变、剪切突变、无义突变和移码突变，可采用Sanger测序或二代测序方法进行检测。此外，约15%的PHEX基因变异类型为外显子水平的缺失与重复变异，也存在整个PHEX基因的拷贝数变异，需采用多重连接探针扩增技术等方法进行检测。XLH基因型与表型之间的相关性尚无定论，未发现临床严重程度与基因变异的类型或位置有关。

七、诊断
XLH的诊断需综合病史、症状和体征、生化检测、影像学检查、基因检测进行分析，诊断流程图见图1。对有佝偻病体征或者骨骼畸形者，需先行血钙、磷、ALP、PTH等指标的检测以及骨骼影像学检查；若存在低血磷、尿磷丢失增加，骨骼X线呈现长骨干骺端杯口状、毛刷样改变，考虑低磷佝偻病；进一步行PHEX基因检测，若存在PHEX基因变异，可确诊XLH。有阳性家族史者亦可直接行基因检测分析确诊。

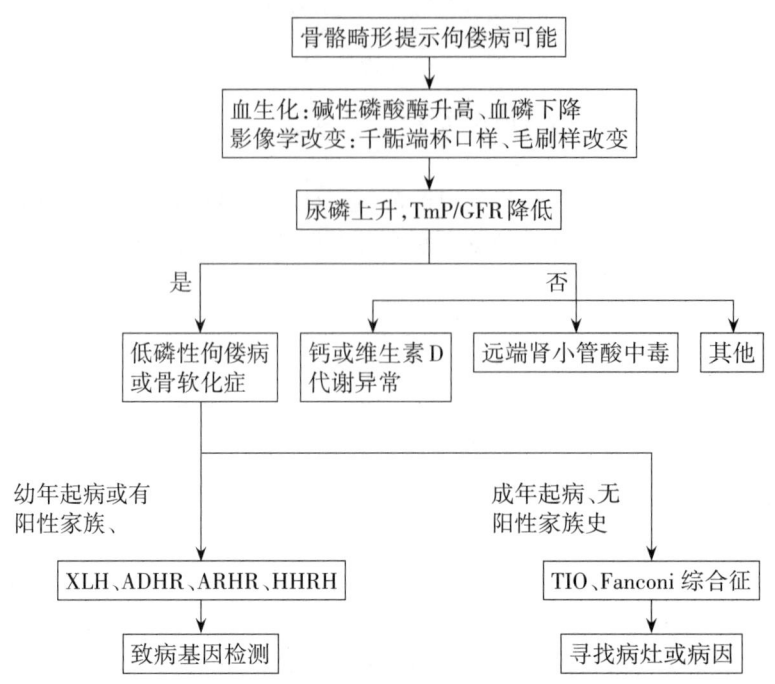

图 7-18-1 XLH 诊断流程图

注:TmP 为肾小管最大磷酸盐重吸收率;GFR 为肾小球滤过率;XLH 为 X 连锁低磷性佝偻病;ADHR 为常染色体显性遗传性低磷血症性佝偻病;ARHR 为常染色体隐性低磷血症性佝偻病;HHRH 为遗传性低磷性佝偻病伴高钙尿症;TIO 为肿瘤性骨软化症

八、鉴别诊断

原发性低磷性佝偻病需要与以下几种低磷性佝偻病进行鉴别诊断。

1.肿瘤相关性低磷性佝偻病

由肿瘤分泌的成纤维细胞生长因子 23(FGF23)引起,导致肾脏对磷的重吸收减少,尿磷排泄增加,从而引发低磷血症。多见于成人,患者常表现为进行性骨痛、肌无力和骨折。切除相关肿瘤后,症状通常得到改善。

2.维生素 D 缺乏性佝偻病

维生素 D 摄入不足或阳光照射不足,导致钙、磷吸收障碍,进而引发低钙血症和继发性甲状旁腺功能亢进。主要见于儿童,常表现为骨骼畸形(如"O 形腿"或"X 形腿")、生长发育迟缓、肌肉无力等。

3.肾性佝偻病

肾小管疾病或慢性肾功能不全导致磷重吸收障碍,导致血磷水平下降,引起骨矿化障碍。患者可表现为生长迟缓、骨痛、骨折,常伴有慢性肾功能不全的相关症状。

4.维生素 D 依赖性佝偻病

遗传因素导致维生素 D 代谢或作用异常,分为 I 型(1α-羟化酶缺乏)和 II 型(维生素 D 受体异常)。患者早期表现与维生素 D 缺乏性佝偻病类似,包括骨骼畸形、骨痛、低钙血症等,但通过常规维生素 D 补充治疗效果不佳,需特殊治疗。

九、治疗策略

尚无根治性治疗方法。遵循早诊断、早治疗的原则。治疗目标是尽可能纠正或改善骨骼异常、缓解骨痛等临床症状、减轻功能障碍;改善生长、牙齿矿化以及肌肉功能;避免治疗相关的不良反应(继发性甲状旁腺功能亢进、高钙血症、高钙尿症等)。临床多采用传统治疗、布罗索尤单抗、骨科治疗、口腔科治疗等。

(一)传统治疗

主要指磷酸盐制剂和活性维生素 D 联合治疗。传统治疗应持续至生长发育完成(骨骺闭合)。

1.磷酸盐

推荐中性磷酸盐制剂,剂量(以磷元素计算)为20~60mg/(kg·d),分4~6次口服。国内常见磷酸盐制剂配方见表1。治疗过程中磷酸盐宜逐渐加量,以避免因不耐受而引起腹痛、腹胀、腹泻等消化道症状。避免磷酸盐日总剂量(以磷元素计算)>80mg/kg,以防因剂量过大而致胃肠道不适、肾钙质沉积及继发性甲状旁腺功能亢进等。有明显胃肠道不适者亦可适当减少用药剂量。因磷酸盐与钙可在肠道内结合沉淀,故磷酸盐制剂不可与钙剂或含钙高的食物(如牛奶)同时服用。

表7-18-1 国内常见磷酸盐溶液配方

配方	磷酸氢二钠(g)	磷酸二氢钠(g)	溶液总量(L)	磷元素(g/L)	每天口服溶液[ml/kg,按20~60mg/(kg·d)计算]
1	76.8	18.2	1	21.5	0.9~2.8
2	193.7	20.5	1	47.6	0.4~1.3
3	29.0	6.4[a]	1	7.7	2.6~7.8

注:[a]为磷酸二氢钠

2.活性维生素D

因PHEX基因变异可影响维生素D活化,且单纯补充磷酸盐制剂易引起甲状旁腺功能亢进,加重肾性排磷,因此XLH患儿除补充磷酸盐,还需同时补充活性维生素D。临床常用的活性维生素D有骨化三醇和阿法骨化醇。推荐初始剂量为骨化三醇20~30ng/(kg·d)或阿法骨化醇30~50ng/(kg·d)。随着佝偻病的逐渐恢复,骨化三醇可从起始治疗剂量减为维持量。

3.钙剂

一般不推荐XLH患儿额外补钙,以避免因此带来高钙尿症风险。但若患儿血钙偏低、尿钙减少,特别在治疗早期患儿有低钙表现时,应适当补钙。

传统治疗有效的评估指标为ALP正常或接近正常、生长速率增加、下肢畸形和影像学好转。传统治疗不单纯以血磷水平作为评估疗效的指标,因磷摄入过多可致继发性甲状旁腺功能亢进及肾脏钙化。因此在传统治疗过程中,应注意监测患者佝偻病体征、生长速率、血钙、PTH水平、尿钙和肾脏超声等,并根据上述情况进行药物剂量调整。若治疗过程中出现继发性甲状旁腺功能亢进,可通过减少磷剂量或增加骨化三醇剂量进行纠正。PTH水平升高时,若患儿血磷水平已较高,可考虑减少磷酸盐剂量;若患儿血钙和尿钙水平正常,可增加骨化三醇剂量。患儿PTH水平正常,但若出现高血钙和高尿钙时,则需减少骨化三醇的剂量。

(二)布罗索尤单抗治疗

布罗索尤单抗是针对FGF23的重组全人源性IgG1单克隆抗体,能靶向结合并抑制FGF23的活性,抑制其下游信号通路,增加肾脏重吸收磷及血清活性维生素D水平,促进肠道对磷酸盐和钙的吸收,提高血清磷水平,改善骨骼矿化和减少骨骼疾病。2021年1月,布罗索尤单抗在我国获批用于1岁及以上XLH的治疗。

布罗索尤单抗治疗儿童XLH的起始剂量为0.8mg/kg,每2周1次皮下注射。最低起始剂量为10mg,最大剂量为90mg。接受布罗索尤单抗治疗期间不能同时口服磷酸盐和活性维生素D类似物。对正在接受传统治疗的患儿,给予布罗索尤单抗治疗前需停药1周。

布罗索尤单抗治疗有效的指标为血磷达到正常低限、ALP正常或接近正常、生长速率增加、下肢畸形和影像学好转、尿磷重吸收率和1,25(OH)$_2$D正常或接近正常、6min步行试验较治疗前提高5%~10%等。布罗索尤单抗治疗过程中须监测空腹血磷水平,以调整用药剂量。一般剂量调整间隔时间不小于4周,调整剂量可为每次0.4mg/kg。若血磷高于各年龄段的正常上限,应停止给药。

布罗索尤单抗治疗亦存在肾钙质沉着和甲状旁腺激素升高的风险,因此治疗过程中也应定期监测血钙、PTH、尿钙、血压、肾脏和心脏超声等指标。

另外,因布罗索尤单抗是一种新型生物制剂,接受治疗的患儿可出现超敏反应、注射部位反应如皮肤瘙痒、红斑、荨麻疹、血肿、硬结、出血、疼痛等,牙齿脓肿的发生概率也高于传统磷酸盐治疗的患儿。若发生严重超敏反应和严重注射部位反应,则停用布罗索尤单抗,并给予适当治疗。有报道部分患儿治疗后抗药抗体阳性,但抗药抗体对长期疗效的影响尚缺少充分研究数据。此外尚缺乏布罗索尤单抗治疗青少年XLH关于生长突增的临床试验数据;药物价格相对昂贵;其长期疗效及药物效益成本分析仍有待进一步观察。

(三)骨科治疗

适用于仅靠药物治疗难以改善的严重骨骼畸形,目的是改善下肢生物力线、改善下肢外形、减少负重行走疲劳及疼痛,以期骨骼成熟时,患者下肢长度相等,下肢力线良好(即具有接近正常的下肢机械轴和水平的膝关节和踝关节)和关节活动舒适。

进行骨科治疗前,患儿需至少坚持12个月内科规范治疗。术前需评估双侧膝关节X线正侧位片及下肢负重位全长X线正位片(负重状态且保持髌骨位于膝关节正前方)。完成规范的最大化药物治疗≥12个月,若患儿仍存在持续加重的骨骼畸形(机械轴偏离2区或以上)和(或)伴有严重的步态异常、活动受限和疼痛,对尚有生长潜力的儿童,至少在骨骼成熟2~3年之前(女14岁,男16岁),考虑采用临时性半骺阻滞手术(又称生长调控技术或"8"字钢板半骺阻滞手术)矫形。

对骨干部位多平面、无单一顶点的复合扭曲畸形以及超过临时性半骺阻滞手术的年龄上限的大龄儿童的关节周围畸形,可考虑截骨术。固定方式可采用髓内钉、外固定支架和钢板等。但在幼儿和代谢紊乱没有纠正的患儿,截骨术可导致畸形复发和严重并发症。因此除下肢严重畸形的患儿,一般不推荐对青春期前的儿童进行截骨矫正术,也不推荐采用支具固定或矫形鞋垫治疗下肢畸形。另外,需在骨干部位发生弓形弯曲之前矫正下肢力线,以避免股骨、胫腓骨骨干部位的二次手术。

(四)口腔科治疗

因XLH患儿存在牙齿矿化异常,易出现牙周脓肿、牙周炎。故患儿需严格遵循口腔卫生规范,定期(每6个月1次)进行口腔检查评估有无牙髓问题,必要时需行口腔全景影像检查。并发急性脓肿时,恒牙首选牙髓治疗和恒牙再治疗。乳牙的髓腔内治疗取决于感染程度、复发情况。牙列不齐时,可考虑牙科正畸治疗。

(五)其他治疗

尽管传统治疗和布罗索尤单抗治疗均可改善患儿生长速度,纠正骨骼畸形,XLH患儿仍大多存在成年终身高受损。有文献报道联合应用重组人生长激素(recombinant human growth hormone,rhGH)治疗可改善XLH患儿短期生长速率,但其改善成年终身高的证据不足。也有rhGH治疗导致下肢畸形和佝偻病加重的文献报道。不推荐XLH患儿常规采用rhGH治疗。

十、疗效及转归

XLH患儿临床表现个体差异大,严重者可累及全身多系统,且传统治疗及布罗索尤单抗治疗均有肾钙质沉着和继发性甲状旁腺功能亢进的风险,因此患者需坚持长期规范化治疗、个体化监测与随访以及多学科(包括内分泌遗传代谢科、肾脏科、骨科、口腔科、耳鼻喉科、心理科及神经内科等)团队诊疗。长期随访监测的内容包括临床症状及体征、生化指标、影像学改变及并发症监测等,且不同年龄段患儿随访监测的侧重点各有不同,青春期后应转至成人科继续诊治,并坚持终身治疗和随访。XLH转至成人科前的过渡期管理对患者的生存质量具有重大影响,但尚无成熟临床路径。此期患儿常存在青春期叛逆及住校等生活环境改变而致服药不规律,患儿症状及骨骼病变可能加重,因此应加强随访,及时调整治疗方案。此外即使通过规范化治疗,XLH患儿终身高仍低于正常,通常男孩平均终身高160cm,女孩153cm。因外表及身高等原因,过渡期患儿易出现心理障碍,故在强调规律治疗的同时,尤应关注患儿的心理状况,及时给予疏导治疗。

参考文献

[1] 中华医学会儿科学分会内分泌遗传代谢学组,中国罕见病联盟,中华儿科杂志编辑委员会.儿童X连锁低磷性佝偻病诊治与管理专家共识[J].中华儿科杂志,2022,60(06):501-506.

[2] Lambert AS, Linglart A. Hypocalcaemic and hypophosphatemic rickets[J]. Best Pract Res Clin Endocrinol Metab, 2018,32(4):455-476.

[3] Haffner D, Emma F, Eastwood DM,et al. Clinical practice recommendations for the diagnosis and management of X-linked hypophosphataemia[J]. Nat Rev Nephrol, 2019,15(7):435-455.

[4] Carpenter TO, Imel EA, Holm IA,et al. A clinician's guide to X-linked hypophosphatemia[J]. J Bone Miner Res, 2011,26(7):1381-1388.

[5] Kinoshita Y., Fukumoto S., X-Linked hypophosphatemia and FGF23-related hypophosphatemic diseases: prospect for new treatment[J]. Endocr Rev,2018,39(3):274-291.

[6] 张抒扬. 罕见病诊疗指南(2019年版)[M]. 北京:人民卫生出版社, 2019:309-314

[7] Chaussain-Miller C, Sinding C, Septier D, et al. Dentin structure in familial hypophosphatemic rickets: benefits of vitamin D and phosphate treatment[J]. Oral Dis, 2007,13(5):482-489.

[8] Davies M, Kane R, Valentine J. Impaired hearing in X-linked hypophosphataemic (vitamin-D-resistant) osteomalacia[J]. Ann Intern Med, 1984,100(2):230-232.

[9] O'Malley SP, Adams JE, Davies M, et al. The petrous temporal bone and deafness in X-linked hypophosphataemic osteomalacia[J]. Clin Radiol, 1988,39(5):528-530.

[10] Rothenbuhler A, Fadel N, Debza Y, et al. High incidence of cranial synostosis and chiari I malformation in children with X-linked hypophosphatemic rickets (XLHR)[J]. J Bone Miner Res, 2019,34(3):490-496.

[11] Glass LR, Dagi TF, Dagi LR. Papilledema in the setting of x-linked hypophosphatemic rickets with craniosynostosis[J]. Case Rep Ophthalmol, 2011,2(3):376-381.

[12] Willis FR, Beattie TJ. Craniosynostosis in X-linked hypophosphataemic rickets[J]. J Paediatr Child Health, 1997,33(1):78-79.

[13] Vega RA, Opalak C, Harshbarger RJ, et al. Hypophosphatemic rickets and craniosynostosis: a multicenter case series[J]. J Neurosurg Pediatr, 2016,17(6):694-700.

[14] Linglart A, Biosse-Duplan M, Briot K, et al. Therapeutic management of hypophosphatemic rickets from infancy to adulthood[J]. Endocr Connect, 2014,3(1): R13-30.

[15] Chaussain-Miller C, Sinding C, Wolikow M, et al. Dental abnormalities in patients with familial hypophosphatemic vitamin D-resistant rickets: prevention by early treatment with 1-hydroxyvitamin D[J]. J Pediatr, 2003,142(3):324-331.

[16] Opsahl Vital S, Gaucher C, Bardet C, et al. Tooth dentin defects reflect genetic disorders affecting bone mineralization[J]. Bone, 2012,50(4): 989-997.

[17] 苏法铭,陈晓铭. X-连锁低磷血症的诊疗进展[J]. 国际内分泌代谢杂志, 2020,40(3):201-205.

[18] Mäkitie O, Doria A, Kooh SW, et al. Early treatment improves growth and biochemical and radiographic outcome in X-linked hypophosphatemic rickets[J]. J Clin Endocrinol Metab, 2003,88(8):3591-3597.

[19] Lyseng-Williamson KA. Correction to: burosumab in X-linked hypophosphatemia: a profile of its use in the USA[J]. Drugs Ther Perspect, 2018, 34(12):595.

[20] Linglart A, Imel EA, Whyte MP, et al. Sustained efficacy and safety of burosumab, a monoclonal antibody to FGF23, in children with X-linked hypophosphatemia[J]. J Clin Endocrinol Metab, 2022,107(3):813-824.

[21] Sharkey MS, Grunseich K, Carpenter TO. Contemporary medical and surgical management of X-linked hypophosphatemic rickets[J]. J Am Acad Orthop Surg, 2015,23(7):433-442.

[22] Meyerhoff N, Haffner D, Staude H, et al. Effects of growth hormone treatment on adult height in severely short children with X-linked hypophosphatemic rickets[J]. Pediatr Nephrol, 2018,33(3):447-456.

齐平平 陈连芹(撰写) 陶新朝(审校)

第二节 常染色体显性低磷性佝偻病
Section 2　Autosomal Dominant Hypophosphatemic Rickets, ADHR

关键词:低血磷;肾脏磷酸盐丢失;佝偻病;肾钙质沉着症

Keywords:hypophosphatemia;Renal phosphate loss;rickets;Nephrocalcinosis

一、概述

常染色体显性低磷性佝偻病(Autosomal dominant hypophosphatemic rickets, ADHR)是一种罕见的遗传疾病,表现为低磷血症、佝偻病和(或)骨软化症。这种疾病是由*FGF23*基因的突变引起的,导致肾磷酸盐重吸收和骨脱矿质减少。临床表现取决于发病年龄和低磷血症的严重程度。诊断基于临床发现、生化和X射线检查,治疗包括口服磷酸盐和骨化三醇。预后通常良好,通过治疗可以纠正骨骼畸形。

二、定义

ADHR是一种罕见的遗传性肾性磷酸盐消耗性疾病,是一种遗传性骨代谢障碍,主要特征为肾小管对磷的重吸收减少,以低磷血症、佝偻病和(或)骨软化症为特征。

三、流行病学

已描述的病例不到100例。迄今为止,有文献报道的ADHR儿科病例也不超过20例,其中女性多于男性。

四、病因及发病机制

ADHR是一种罕见的遗传性疾病,由成纤维细胞生长因子23(FGF23)的杂合点突变引起。FGF23是一种由骨细胞产生的激素,可以降低血磷,同时促进肾脏和肠道的磷吸收。在肾脏,它减少钠依赖性磷酸转运蛋白(NPT2A和NPT2C)的数量,减少肾小管对磷的重吸收。同样,FGF23通过增强*CYP24A1*降低肠道对磷酸盐的吸收,*CYP24A1*编码负责1.25(OH)$_2$D代谢失活的24-羟化酶。这些突变导致FGF23生物活性增强,并导致肾磷酸消耗,最终引起低磷血症和骨矿化受损。

五、临床表现

ADHR的临床表现是不同的。根据疾病出现的年龄,将其分为两个亚组。一种是在儿童时期出现的,与XLH的临床几乎没有区别。最初的症状出现在行走的年龄,包括佝偻病,进行性肢体畸形,特别是髋内翻或膝外翻/内翻,骨骼疼痛,颅缝闭锁,步态异常,生长速度下降导致不成比例的身材矮小,牙齿异常也是这一亚组的常见症状,通常会出牙延迟。另一亚组在青春期或成年期表现为骨痛、骨无力和假性骨折,其症状和疾病严重程度可能波动,特别是那些在儿童时期发病的患者,在青春期后可能会随着高磷尿的逐渐消退而自发缓解。

六、辅助检查

(一)实验室检查

典型的生化检查结果为低血清磷、肾小管对磷酸盐的最大重吸收量减少(TMP/GFR)和低循环1,25(OH)2D水平。血清钙水平正常或略有下降,尿钙水平低,PTH正常或略有升高,血清碱性磷酸酶活性升高,但低于维生素D缺乏性佝偻病的活性。血清FGF23检测结果会显示比正常水平升高。所有这些结果都会随着疾病的严重程度而波动。

(二)影像学特征

ADHR的放射学征象与普通佝偻病相同,但不如维生素D缺乏性佝偻病严重。最典型的改变发生在快速生长的骨骼,如股骨远端、胫骨和桡尺关节。与营养性佝偻病相比,骨呈网状,骨小梁粗大,皮质较厚。

七、诊断

诊断基于临床发现、生化和X射线检查。生化检查结果可能包括显著的低磷血症、高磷尿症(可随年龄增长而消失)、与正常血清钙水平相关的成纤维细胞生长因子23(FGF23)循环水平升高、碱性磷酸酶血浆水平升高以及血清骨化三醇水平异常或偏低(1,25-二羟基维生素D)。最近的数据表明,由于FGF23水平的进一步增加,低血清铁水平与更严重的低磷血症有关。

八、鉴别诊断

原发性低磷性佝偻病需要与以下几种疾病进行鉴别诊断。

1. XLH

X连锁显性遗传,是最常见的遗传性低磷血症性佝偻病。以慢性低磷血症、骨骼畸形、骨痛和生长发育迟缓为特征。

2. 常染色体隐性低磷血症(ARHP)

常染色体隐性遗传,病理机制与XLH类似。患者也表现为低磷血症和骨骼畸形,但比XLH少见。

3. 遗传性低磷血症性佝偻病伴高钙尿症(HHRH)

常染色体隐性遗传,病因与肾小管对磷的重吸收减少有关。与XLH不同,患者通常伴有高钙尿症,且容易通过口服磷酸盐治疗纠正。

4. 骨纤维发育不良

非遗传性疾病,成骨细胞的局部异常增生导致骨组织纤维化。患处骨骼易变形或骨折,严重时可影响患者的活动能力。

5. 肾范科尼综合征

由近端肾小管功能障碍引起的多种电解质代谢异常,包括磷、钙、钠的异常排泄。患者可表现为低磷血症、代谢性酸中毒、骨软化症及生长迟缓。

6. 维生素D缺乏

维生素D摄入不足或合成减少,导致钙、磷吸收障碍,引发佝偻病或骨软化症。常见于儿童,表现为骨骼畸形和生长发育迟缓。

7. 肿瘤诱导的骨软化症

肿瘤分泌FGF23,导致肾脏对磷的重吸收减少,最终引发低磷血症和骨软化症。通常发生于成人,患者表现为骨痛、骨折,切除肿瘤后症状可缓解。

九、治疗策略

如前所述,由于有关ADHR的文献有限,缺乏针对ADHR的具体指南,因此对这些患者的管理基于X连锁低磷血症治疗策略。

骨化三醇和磷酸盐的补充是HR治疗的里程碑。由于磷的半衰期为4小时,口服补磷需要每日多次摄入,剂量的适应证在40至60mg/kg/天之间,分3至5次服用。根据骨痛控制、ALP水平、生长速度、腿部弯曲等方面的临床生化效果调整日剂量。HR治疗最常见的并发症是继发性甲状旁腺功能亢进。活性维生素D类似物(骨化三醇或阿法骨化醇)必须根据年龄按预期的生长速度进行滴定(20~30μg/kg/天,每天两到三次)。肾钙质沉着症是最常见的并发症,需要进行筛查。

尽管有最佳的药物治疗,但腿部弯曲仍然存在时,建议矫形和手术治疗,最好是在儿童末期。

Burosumab是一种抑制FGF23的单克隆抗体,作用于减少磷尿。安全性和有效性是最佳的,佝偻病严重程度评分显著提高。

十、疗效及转归

由于缺乏对本病的自然病史、预后和治疗效果的了解,使本病的治疗成为一个真正的挑战。未来需要更多的研究和报告来更好地了解和治疗ADHR,特别是儿童ADHR。

参考文献

[1] Mameli C, Sangiorgio A, Colombo V, et al. Autosomal Dominant Hypophosphatemic Rickets: A Case Report and Review of the Literature [J]. Int J Environ Res Public Health, 2021, 18 (16): 8771.

[2] White KE, Carn G, Lorenz-Depiereux B, et al. Autosomal-dominant hypophosphatemic rickets (ADHR) mutations stabilize FGF-23 [J]. Kidney Int, 2001, 60 (6): 2079-86.

[3] ADHR Consortium. Autosomal dominant hypophosphataemic rickets is associated with mutations in FGF23 [J]. Nat Genet, 2000, 26 (3): 345-8.

[4] Econs MJ, McEnery PT. Autosomal dominant hypophosphatemic rickets/osteomalacia: clinical characterization of a novel renal phosphate-wasting disorder [J]. J Clin Endocrinol Metab, 1997, 82 (2): 674-81.

[5] Liu C, Zhao Z, Wang O, et al. Earlier Onset in Autosomal Dominant Hypophosphatemic Rickets of R179 than R176 Mutations in Fibroblast Growth Factor 23: Report of 20 Chinese Cases and Review of the Literature [J]. Calcif Tissue Int, 2019, 105 (5): 476-486.

[6] Carpenter TO, Shaw NJ, Portale AA, et al. Rickets [J]. Rickets, 2017, 3: 17101.

[7] Bertino E, Spada E, Occhi L, et al. Neonatal anthropometric charts: the Italian neonatal study compared with other European studies [J]. J Pediatr Gastroenterol Nutr, 2010, 51 (3): 353-61.

[8] Linglart A, Biosse-Duplan M, Briot K, et al. Therapeutic management of hypophosphatemic rickets from infancy to adulthood [J]. Therapeutic management of hypophosphatemic rickets from infancy to adulthood, 2014, 3 (1): R13-R30.

[9] Carpenter TO, Imel EA, Holm IA, et al. A clinician's guide to X-linked hypophosphatemia [J]. J Bone Miner Res, 2011, 26 (7): 1381-8.

[10] Carpenter TO, Shaw NJ, Portale AA, et al. Rickets [J]. Rickets, 2017, 3: 17101.

齐平平　陈连芹(撰写)　陶新朝(审校)

第三节 常染色体隐性低磷性佝偻病
Section 3 Autosomal Recessive Hypophosphatemic Rickets, ARHR

关键词：低血磷；肾脏磷酸盐丢失；佝偻病

Keywords：hypophosphatemia；Renal phosphate loss；rickets

一、概述

常染色体隐性低磷性佝偻病（autosomal recessive hypophosphatemic ricke, ARHR）是一种罕见的遗传疾病，主要特征是儿童期发病的低磷血症，临床表现为佝偻病和/或骨软化、生长缓慢、骨痛和骨骼畸形。它分为1型、2型和3型，其中1型主要由牙本质基质蛋白-1突变引起，2型主要由外核苷酸焦磷酸酶/磷酸二酯酶1基因突变引起，3型主要由高尔基相关分泌途径激酶基因突变引起。诊断主要通过临床特征、血液和尿液检查以及基因检测进行。治疗方面，目前数据有限，主要通过磷酸盐替代和骨科随访进行干预。虽然这种疾病不会威胁生命，但会对患者的生活质量产生重大影响。未来的研究应该关注这种疾病的负担和长期结果。

二、定义

常染色体隐性低磷性佝偻病（ARHR）是一种罕见的常染色体隐性肾脏磷消耗性疾病，以儿童期发病的低磷血症为特征，临床表现为佝偻病和/或骨软化、生长缓慢/身材矮小、骨痛和骨骼畸形。其他发现可能包括疲劳、肌肉无力和反复骨折。临床上分为1型，2型和3型。

三、流行病学

常染色体隐性低磷性佝偻病1型（ARHR1）是一种极其罕见的低磷性佝偻病，仅在少数欧洲和亚洲血统的家族中被发现，而只有1例来自中国的。常染色体隐性低磷性佝偻病2型（ARHR2）是一种超罕见的低磷性佝偻病，报告的病例少于20例。

四、病因及发病机制

ARHR存在三种类型。ARHR1型由编码牙齿和骨骼非胶原基质蛋白——牙基质蛋白1（dent matrix protein, DMP1）基因突变所致。该基因突变可导致其编码的DMP1蛋白功能缺失，进而促进骨细胞分泌FGF23增加，但作用机制尚不明确。

ARHR2型由编码外生核苷酸焦磷酸酶/磷酸二酯酶1（ectonucleotide pyrophosphatase/phosphodiesterase 1, ENPP1）基因失活突变所致，导致其编码的外生核苷酸焦磷酸/磷酸二酯酶失活。*ENPP1*基因突变患者血FGF23水平升高，但其机制尚不明确。

ARHR3型由序列相似20家族成员C（family with sequence similarity 20, member C, FAM20C）基因突变所致。研究显示，DMP1的磷酸化有赖于FAM20C，当FAM20C功能缺失时，DMP1部分磷酸化障碍，进而导致FGF23水平增高。

五、临床表现

ARHR和XLH相似，其中部分患者起病隐匿，有自发缓解的趋势。因此该疾病在女性发病率较高，常出现在女性月经初潮、孕产期或围绝经期。ARHR主要临床表现与XLH相似，但在婴儿时期很难发现，常于幼儿期或成年以后发病，并可能伴有颅骨硬化、广泛骨硬化或全身动脉钙化特殊表现。

六、辅助检查

完善低磷性佝偻病的常规的实验室和影像学检查外。因为ADHR患者病情活动程度可与铁缺乏相关，建议完善血常规、外周血涂片、血清铁、铁蛋白等指标检查。

七、诊断

结合患者典型的临床表现、低磷血症或TMP/GFR降低、血ALP升高及典型的佝偻病/骨软化症影像学特征，同时需排除营养缺乏（维生素D缺乏）或维生素D代谢异常所导致的佝偻病/骨软化症，可作出诊断。一旦确诊为低磷性佝偻病/骨软化症，应进一步进行病因鉴别。若患者有阳性家族史或起病年龄较小，则考虑

XLH、ADHR、ARHR、HHRH等遗传性疾病,可行家系谱分析,完善相关致病基因检测进行鉴别诊断。

八、鉴别诊断

ARHP需要与以下几种疾病进行鉴别诊断。

1. XLH

X连锁显性遗传。ARHP与XLH在临床表现上较为相似,均有慢性低磷血症、骨骼畸形和生长发育迟缓。然而,XLH患者多伴有X染色体家族史,且ARHP更为罕见。基因检测可帮助区分两者,XLH由PHEX基因突变引起,而ARHP由DMP1或其他相关基因突变引发。

2. 遗传性低磷血症性佝偻病伴高钙尿症(HHRH)

HHRH的患者常伴有高尿钙症,而ARHP患者不常见高钙尿症。HHRH的患者可通过口服磷酸盐治疗得到有效缓解,且通过基因检测可以发现HHRH与SLC34A3基因突变相关。

3. 肾范科尼综合征

肾范科尼综合征也会导致低磷血症,但伴随其他多种肾小管功能障碍,如低钾血症、代谢性酸中毒等。ARHP患者主要表现为单纯低磷血症,而范科尼综合征患者会有多种电解质异常及更为广泛的肾小管损伤表现。

4. 肿瘤诱导的骨软化症

肿瘤诱导的骨软化症多见于成人,通常伴有骨痛和骨折,而ARHP通常在儿童期发病。切除相关肿瘤后,肿瘤诱导的骨软化症患者的低磷血症可缓解,ARHP则无此特点。

5. 维生素D缺乏性佝偻病

两者均表现为骨骼畸形和生长发育迟缓,但维生素D缺乏性佝偻病还伴有低钙血症和继发性甲状旁腺功能亢进。维生素D补充治疗可纠正维生素D缺乏性佝偻病,而对ARHP无效。

九、治疗策略

参考低磷性佝偻病的治疗。

十、疗效及转归

ARHR2的磷酸盐损失不危及生命,但它对生活质量有很大的影响。患者可严重患有佝偻病/骨软化症、身材矮小、骨痛病和骨痛。未来的研究应着眼于更好地描述这种罕见疾病的疾病负担和长期结果。

参考文献

[1]Feng JQ, Ward LM, Liu S, et al. Loss of DMP1 causes rickets and osteomalacia and identifies a role for osteocytes in mineral metabolism [J]. Nat Genet, 2006, 38 (11): 1310-5.

[2]Lorenz-Depiereux B, Bastepe M, Benet-Pagès A, et al. DMP1 mutations in autosomal recessive hypophosphatemia implicate a bone matrix protein in the regulation of phosphate homeostasis [J]. Nat Genet, 2006, 38 (11): 1248-50.

[3]Gu J, Wang C, Zhang H, et al. Targeted resequencing of phosphorus metabolism related genes in 86 patients with hypophosphatemic rickets/osteomalacia [J]. Int J Mol Med, 2018, 42 (3): 1603-1614.

[4] Höppner J, Kornak U, Sinningen K, et al. Autosomal recessive hypophosphatemic rickets type 2 (ARHR2) due to ENPP1-deficiency [J]. Bone, 2021,153:116111

[5] 中华医学会内分泌学分会,中华医学会骨质疏松和骨矿盐疾病分会,徐潮,等.中国低血磷性佝偻病/骨软化症诊疗指南[J].中华内分泌代谢杂志,2022, 38(4): 267-281.

齐平平　陈连芹(撰写)　陶新朝(审校)

第四节　伴有高钙尿症的遗传性低磷性佝偻病

Section 4　Hereditary Hypophosphatemic Rickets with Hypercalciuria, HHRH

关键词:低血磷;佝偻病;高钙尿症;肾结石;SLC34A3基因

Keywords: hypophosphatemia; rickets; hypercalciuria; renal calculus; SLC34A3 gene

一、概述

伴高钙尿症遗传性低磷血症性佝偻病（hereditary hypophosphatemic rickets with hypercalciuria，HHRH）是一种常染色体隐性遗传的低磷血症性佝偻病，临床表现为继发于肾性磷酸盐消耗的低磷血症。该疾病由溶质载体家族34，成员3（*SLC34A3*）突变引起，该基因编码Na+依赖性磷酸盐共转运体2c（NPT2c）。这些患者出现低磷酸盐血症诱导的1,25(OH)$_2$D水平升高，从而导致肠钙吸收增加并导致高尿钙。口服磷酸盐可缓解骨痛、肌无力、肢体畸形和佝偻病。

二、定义

HHRH是一种由溶质载体家族34-成员3（*SLC34A3*）基因的双等位变异引起，不依赖FGF23的罕见的肾性磷酸盐消耗的常染色体隐性遗传性疾病。HHRH的特点是佝偻病、肾脏磷酸盐重吸收减少、低磷酸盐血症、高钙尿症、肾石症以及肾脏生成1,25-二羟基维生素D$_3$增加。

三、流行病学

患病率约1:250,000。但此类疾病在我国尚无流行病学资料的报道。

四、病因及发病机制

该病*SLC34A3*基因单核苷酸缺失(c.228delC)，导致近端小管刷状缘膜上表达的NPT2c完全失活，造成磷重吸收障碍。*SLC34A3*杂合突变也可能导致除高钙尿症外的其他生化异常，如低磷血症、血清1,25-二羟维生素D$_3$水平升高和肾小管磷酸盐重吸收降低。*SLC34A1*基因编码NPT2a，其杂合突变患者中也存在低磷血症、骨质疏松症和肾结石，但无明显的骨骼表现。此外，NPT2a与*SLC9A3R1*编码的钠氢交换调控因子1相互作用，在低磷血症肾结石患者中可以检测到*SLC9A3R1*基因的杂合错义变体。

五、临床表现

患者表现为低磷血症、身材矮小、肾磷酸盐清除率增加，高钙尿症伴正常血钙，1,25-二羟维生素D$_3$血清浓度升高导致钙和磷酸盐胃肠道吸收增加以及甲状旁腺功能抑制，约50%的患者出现肾结石和/或肾钙质沉着症。其他常见临床表现还有骨痛、肌肉无力和假骨折等。

六、辅助检查

（一）实验室检查

血磷水平显著降低（出生后3~4个月内，血清磷酸盐水平可能在正常范围内，应通过计算肾小管磷酸盐最大重吸收量与肾小球滤过率（eGFR）之比TmP/GFR评估是否存在肾性失磷）；血钙正常或偏低；尿磷增加；肾磷阈降低；血碱性磷酸酶（ALP）水平升高；甲状旁腺激素（PTH）可正常或轻度升高；25-羟维生素D（25OHD）可正常或偏低。

（二）影像学特征

佝偻病性病变的特征是在长骨干骺端，骨骺的生长板增厚膨出，干骺端增宽似杯状。骨骺端骨小梁紊乱、稀疏粗糙，边缘不齐，呈毛刷样。长骨（主要为下肢）弯曲畸形，形成膝内翻或膝外翻。

（三）基因检测

基因筛查，明确是否存在*SLC34A3*等致病基因所致的遗传性低血磷性佝偻病。上述基因筛查阴性时，可进一步行高通量测序（NGS），可为70%~90%的病例提供确切的阴性或阳性结果。

七、诊断

HHRH的诊断需综合病史、症状和体征、生化检测、影像学检查、基因检测进行分析。对有佝偻病体征或者骨骼畸形者，需先行实验室等指标的检测以及骨骼影像学检查；若存在相应的改变，考虑低磷佝偻病；进一步行*SLC34A3*基因检测，若存在基因变异，可确诊。

八、鉴别诊断

HHRH需要与以下几种疾病进行鉴别诊断。

1. 特发性高钙尿症

患者血钙水平升高，可能伴有尿钙增多和肾结石形成。与高钙尿症相关的不同基因突变会导致不同的临床表现和治疗反应。

2.常染色体显性低钙血症

患者血钙水平降低,可导致抽搐、肌肉痉挛等症状。与低钙血症相关的基因突变影响钙的代谢和吸收途径,需要通过遗传学检测确认。

3.Bartter综合征

由于肾小管功能障碍引起的电解质代谢异常,表现为低血钾、碱中毒等。Bartter综合征与其他肾小管疾病(如Fanconi综合征)有明显区别,需要通过电解质检测和肾功能评估进行鉴别。

4.Dent病

患者表现为肾脏结石形成和骨骼畸形,多由遗传性磷酸盐代谢异常引起。Dent病可通过遗传学检测诊断,与其他遗传性骨骼和肾脏疾病进行鉴别。

5.婴儿高钙血症

新生儿期高钙血症,可能伴有代谢性碱中毒。常见于新生儿期,需排除其他致高钙血症的原因。

6.家族性低镁血症伴高钙尿症和肾钙质沉着症

患者表现为低镁血症和高尿钙,伴有肾脏钙质沉积。需通过电解质检测和家族史来确认诊断。

7.遗传性远端肾小管酸中毒

患者出现代谢性酸中毒,与肾小管功能障碍相关。通过血气分析和电解质检测来确定诊断。

九、治疗策略

(一)一般治疗

去除结石,严格控制尿钙排泄,维持机体酸碱平衡、电解质平衡等。饮食方面减少钠、蛋白质和草酸摄入,增加钾摄入;不支持低钙饮食,低钙饮食不仅增加结石患病风险,还影响骨骼矿化。

(二)药物治疗

需要注意用药种类和剂量,并严密监测电解质酸碱平衡,如使用枸橼酸盐可提高尿钙溶解度,剂量过大时可引起尿pH值升高,促进尿磷酸钙过饱和,加重病情。钙剂和骨化三醇常用于常染色体显性低钙血症患者,若患者有低钙血性惊厥和持续性高磷血症病史,则停用骨化三醇,用碳酸钙和噻嗪类药物治疗。不应补充维生素D活性代谢物,以防止产生高钙血症、肾钙化症和肾功能不全。

对于原发病的治疗,目前研究主要集中针对特定的基因位点、信号传导或代谢途径进行干预。

十、疗效及转归

HHRH与其他几种低磷性佝偻病临床表现和发病机制有所区别,易被漏诊和误诊,尽早给予合理干预及治疗可控制疾病、改善预后。基因检测有助于早期明确诊断。随着精准医学的发展,对此类遗传性肾结石发病机制的深入研究,有助于针对性地开发靶向药物。未来或可通过CRISPR等基因编辑技术直接修正缺陷基因,以从根本上解决病因。

参考文献

[1]Singh P, Harris PC, Sas DJ, et al. The genetics of kidney stone disease and nephrocalcinosis [J]. Nat Rev Nephrol, 2022, 18(4): 224-240.

[2]Bergwitz C, Roslin NM, Tieder M, et al. SLC34A3 mutations in patients with hereditary hypophosphatemic rickets with hypercalciuria predict a key role for the sodium-phosphate cotransporter NaPi-IIc in maintaining phosphate homeostasis [J]. Am J Hum Genet, 2006, 78(2): 179-92.

[3]Daga A, Majmundar AJ, Braun DA, et al. Whole exome sequencing frequently detects a monogenic cause in early onset nephrolithiasis and nephrocalcinosis [J]. Whole exome sequencing frequently detects a monogenic cause in early onset nephrolithiasis and nephrocalcinosis, 2018, 93(1): 204-213.

[4]王冠怡,李胜,李刚,等.高钙尿性肾结石相关遗传性疾病研究进展[J].中华泌尿外科杂志,2022,43(05):393-396.

[5]D Pavone V, Testa G, Gioitta Iachino S, et al. Hypophosphatemic rickets: etiology, clinical features and treatment [J]. Eur J Orthop Surg Traumatol, 2015, 25(2): 221-6.

[6]朱澄村,程帆,饶婷,等.输尿管软镜碎石术治疗上尿路结石的疗效和安全性[J].中华泌尿外科杂志,2020,41:41-45.)(吴忠,王路加,高鹏,等.输尿管软镜钬激光碎石术治疗肾盏憩室内结石疗效分析[J].中华泌尿外科杂志,2022,43:198-202.

[7]Howles SA, Thakker RV. Genetics of kidney stone disease [J]. Genetics of kidney stone disease, 2020, 17(7): 407-421.

[8] 中华医学会泌尿外科学分会结石学组,中国泌尿系结石联盟.儿童泌尿系结石诊疗中国专家共识[J].中华泌尿外科杂志,2021,42(2): 81-88.

[9] Caballero D, Li Y, Fetene J, et al. Intraperitoneal pyrophosphate treatment reduces renal calcifications in Npt2a null mice [J]. PLoS One , 2017 , 12（7）: e0180098 .

齐平平　陈连芹(撰写)　陶新朝(审校)

第五节　Dent病
Section 5　Dent disease, DD

关键词:低分子量蛋白尿; 高钙尿症; 肾钙质沉着症;X连锁遗传

Keywords: Low molecular weight proteinuria;hypercalciuria;Nephrocalcinosis;X-linked inheritance

一、概念

Dent病(Dent disease),也称X连锁隐形肾结石,好发于男性,是一种罕见的X连锁近端肾小管疾病,其特征是原发性近端小管功能障碍伴低分子量蛋白尿。其他肾脏特征通常包括高钙尿症、肾结石/肾钙质沉着症和进行性肾功能衰竭等。有两种亚型:1型Dent病,其特征在于与*CLCN5*变体相关的孤立肾脏表型,以及2型Dent病,通常以增加与*OCRL1*变体相关的额外肾脏表现为特征。

Dent病1型

关键词:低分子量蛋白尿; 高钙尿症;肾钙质沉着症;CLCN5基因

Keywords:Low molecular weight proteinuria;hypercalciuria;Nephrocalcinosis;CLCN5 gene

一、概述

Dent病1型(Dent disease type 1)是一种罕见的X连锁单基因肾小管疾病,其临床特征是复杂的近端小管功能障碍,伴有低分子量蛋白尿、高钙尿症、肾结石、肾钙质沉着症和进行性肾功能衰竭。这种疾病通常只在男性身上发现,在儿童早期就可能有疾病的表现。诊断主要基于低分子量蛋白尿的存在以及其他生物学、放射学和临床症状。治疗的重点是预防肾结石,保持适当的水合作用和治疗慢性肾病(如果存在)。大多数受影响的男性在30岁到50岁之间进展为终末期肾功能衰竭。

二、定义

Dent病1型(Dent disease type 1)一种罕见的X连锁单基因肾小管疾病,大多数患者的缺陷基因为*CLCN5*,其临床特征是复杂的近端小管功能障碍,伴有低分子量(LMW)蛋白尿、高钙尿症、肾结石、肾钙质沉着症和进行性肾功能衰竭。不存在肾外受累。

三、流行病学

此类疾病在我国的流行病学资料尚有待完善。截至2010年,已有250多个家族患有1型Dent病报道,此后也一直有该病家系的持续报道。

四、病因及发病机制

Dent病1型是由*CLCN5*基因(Xp11.22)的失活突变引起的,该基因编码746个氨基酸的产电Cl^-/H^+交换器(ClC-5)。已报道接近250个*CLCN5*突变。其中9%是从头突变。大约40%具有与Dent病相似的表型的患者但没有*CLCN5*突变。其中,大约一半在*OCRL1*基因中有突变,被认为患有2型Dent病,另一半未找到突变基因,但推测可能存在其他遗传问题。需要注意的是,*OCRL1*突变有两种不同的表型:2型Dent病和Lowe综合征,二者均存在肾脏损害,但Lowe综合征的肾脏表现还包括肾小管性酸中毒,肾外表现还包括认知障碍和眼疾病。

内体是酸性的、不含溶酶体酶的小囊泡,是由于细胞的内吞作用而形成的含有内吞物质的膜结合的细胞器。CLC-5位于近端小管中的近顶侧的内体膜上,对防止氯离子离开内体及维持跨内体膜的电化学梯度非常重要。特定的 CLCN5 突变可以导致内体酸化作用受损,细胞无法处理被吸收的蛋白,显著影响近端小管中的膜运输。OCRL1 编码蛋白与 CLC-5 蛋白的生理功能有重叠,因此 2 型 Dent 病也表现出与 CLC-5 突变相似的肾小管重吸收功能障碍。

五、临床表现

这种疾病通常只在男性身上发现,他们可能从儿童早期就有这种疾病的表现。其特点是近端小管(PT)功能障碍和LMW蛋白尿(100%的病例),伴有高钙尿症(90%~95%)、肾结石(30%~50%)、肾钙质沉着症(40%~50%)和进行性肾功能衰竭。

(一)近端小管(PT)的重吸收功能下降

PT功能障碍可严重,导致完全范科尼综合征,即氨基酸尿、磷酸尿、糖尿、尿酸尿、尿钾和尿酸化受损,并可并发佝偻病或骨软化症。如果进行测试,几乎所有患者都有尿浓度缺陷。患者可能会出现与肾结石(腹痛、血尿)、范科尼综合征(多尿、生长不良、佝偻病)或慢性肾功能衰竭相关的症状。在偶然发现肾钙质沉着症、肾结石、蛋白尿或其他PT功能障碍的生物学体征后,或在体检筛查后,患者也经常被转诊。常出现低钾血症,并可能继发代谢性碱中毒。少部分Dent病患者有佝偻病或骨软化症。

(二)蛋白尿

一些患者出现LMW蛋白尿,伴有明显的白蛋白尿和肾小球硬化,没有肾病综合征。有相当大的家族间和家族内的变异性。幼儿期出现常出现1~2g/d蛋白,并随年龄而增加。1型和2型Dent病中都有一半的患者存在肾病范围蛋白尿,但血清白蛋白水平正常。大多数女性携带者具有低程度的LMW蛋白尿,并且可能在以后的生活中发展为轻度肾功能衰竭。

(三)高钙尿、肾钙沉着症及肾结石

大多患者存在高钙尿,直至肾功能开始下降。肾钙沉着症的发生率高达75%,但肾结石的发生率<50%。

(四)慢性肾衰竭

约2/3患者出现CKD。肾活检常见局灶性球性肾小球硬化,远高于年龄预期的肾小球硬化比率。部分 CLCN5 突变患者在30~40岁时可能进展至终末期肾病(end stage renal disease, ESRD)。

(五)其他异常

多伴有夜尿和多尿。尿液酸化功能通常正常。

六、诊断

诊断基于LMW蛋白尿的存在,这在大多数病例中与高钙尿症和该疾病的其他生物学、放射学和临床症状有关。尿视黄醇结合蛋白、α1微球蛋白及β2微球蛋白显著升高,常大于正常值上限10倍以上。24小时尿钙通常>4mg/kg。另外,肾钙沉着症和/或肾结石、血尿、低磷血症、慢性肾功能不全等也对Dent病的诊断有重要的提示作用。分子遗传学可证实诊断,但并非所有患者都有已知突变,因此基因检测结果阴性并不能排除Dent病。

如果之前在家庭成员中发现了致病性变异,则可以进行产前诊断。因为是X连锁的。应向有风险的夫妇提供遗传咨询,告知他们如果母亲携带突变,则每次怀孕时有50%的风险有受影响的男孩或携带女孩。

七、鉴别诊断

Dent病1型需要与以下几种疾病进行鉴别诊断。

1. 范科尼综合征

多种肾小管功能障碍引起的综合征,包括低磷血症、低葡萄糖血症、氨基酸尿等。需要与其他原因引起的肾小管功能异常进行区分,如单基因性肾钙沉着症等。

2. 单基因性肾钙沉着症

如由 SLC34A1、SLC34A3 或 CLDN16 等基因突变引起的肾钙沉着症。可能伴有慢性肾功能衰竭,但与Dent病和其他原因引起的低分子量蛋白尿的区别在于其特定的遗传基础和临床表现。

八、治疗策略

治疗的重点是预防肾结石,保持适当的水合作用和治疗慢性肾病(如果存在)。

即使在没有结石形成的情况下,长期使用高柠檬酸盐饮食或补充剂治疗可能会延缓肾脏疾病的进展。

限制饮食钠摄入可抑制尿钙排泄。不推荐限制饮食钙摄入。有研究表明,在一般人群中,钙摄入较低与肾结石的发病率增加有关。同样,用口服磷酸盐及维生素D治疗佝偻病必须谨慎,虽然可以改善骨病,但可能会增加高钙尿症并加重肾钙质沉着症。

目前对于噻嗪类利尿剂的使用有争议。有研究结果表明,使用噻嗪类利尿剂可使Dent病高钙尿得以部分纠正,因此推荐用于治疗高钙尿症。但也有人认为,它们对肾功能的益处尚未得到证实,并可能会加重低血容量和低钾血症。因此,在应用时应密切监测血压。

九、疗效及转归

大多数受影响的男性在30岁到50岁之间进展为终末期肾功能衰竭。肾衰竭的频率随着年龄的增长而增加:在30~50岁的患者中为35%~40%,在50至60岁的患者中约为75%。这种疾病不会在移植的肾脏中复发。

参考文献

[1] 朱春华,张爱华.儿童遗传性肾脏病[J].中华儿科杂志,2021,59(09):804-806.

[2] Fowler S, et al. Epidemiology of Dent Disease: A Review[J]. American Journal of Kidney Diseases, 2010,55(6), 1071–1077.

[3] Jin YY, Huang LM, Quan XF, Mao JH. Dent disease: classification, heterogeneity and diagnosis[J]. World J Pediatr, 2021, 17:52–57.

[4] Anglani F, Gianesello L, Beara-Lasic L, Lieske J. Dent disease: A window into calcium and phosphate transport[J]. J Cell Mol Med, 2019, 23: 7132–7142.

[5] Sekine T, Komoda F, Miura K, et al. Japanese Dent disease has a wider clinical spectrum than Dent disease in Europe/USA: genetic and clinical studies of 86 unrelated patients with low-molecular-weight proteinuria[J].Nephrol Dial Transplant, 2014,29(2):376–384.

[6] Willnow TE. Nanotubes, the fast track to treatment of Dent disease?[J] Kidney Int, 2017, 91:776–778.

齐平平　陈连芹(撰写)　陶新朝(审校)

Dent病2型

关键词:低分子量蛋白尿; 高钙尿症;肾钙质沉着症;OCRL1基因

Keywords: Low molecular weight proteinuria;hypercalciuria;Nephrocalcinosis;OCRL1 gene

一、概述

Dent病2型(Dent disease type 2)是一种由*OCRL1*基因突变引起的遗传性肾脏疾病,主要表现为蛋白尿、高钙尿、肾钙沉着、肾结石、肾衰竭和佝偻病。与Dent病1型相比,Dent病2型的发生率较低。疾病通常在男性儿童早期出现,临床表现包括近端小管功能障碍、低分子量蛋白尿、高钙尿、肾结石、肾钙质沉着和进行性肾功能衰竭。诊断主要基于蛋白尿和其他生物学、放射学和临床症状。治疗主要是支持性的,包括预防肾结石、维持适当的水合作用和治疗慢性肾病。疾病的转归一般会导致终末期肾功能衰竭。

二、定义

Dent病2型(Dent disease type 2)是一种由*OCRL1*基因突变引起的X连锁隐性遗传性近端小管疾病,临床特征为低分子量蛋白尿、高钙尿、肾钙沉着症、肾结石、肾衰竭和佝偻病。

三、流行病学

此类疾病在我国的流行病学资料尚有待完善。与Dent病1型相比,Dent病2型的发生率大约低4倍。

四、病因及发病机制

该疾病是由*OCRL1*基因(Xq26.1)上的变异引起的,并且与Lowe眼脑肾综合征(Lowe综合征)具有相同的等位基因。与Lowe综合征不同,导致Dent病2型(无意义、移码和剪接位点突变)的严重致病变异聚集在外显子4~7中,而Lowe综合征患者的无义突变和移码突变仅发生于外显子8~23。这表示可能存在不同*OCRL1*

的组织特异性表达,有人认为这是2型Dent病患者保留神经和眼功能的原因,也有人推测2型Dent病是Lowe综合征的轻度表型。

五、临床表现

这种疾病通常只在男性身上发现,他们可能从儿童早期就有这种疾病的表现。其特点是近端小管(PT)功能障碍和低分子量(LMW)蛋白尿(100%的病例),伴有高钙尿(>95%)、肾结石(20%~30%)、肾钙质沉着症(10%~20%)和进行性肾功能衰竭。PT功能障碍可能严重,导致完全范科尼综合征,即氨基酸尿、磷酸尿、尿酸尿、尿钾和尿酸化受损,并可并发佝偻病或骨软化症。与Dent病1型不同,糖尿很少见。患者可能会出现与肾结石(腹痛、血尿)、范科尼综合征(多尿、生长不良、佝偻病)或慢性肾功能衰竭相关的症状。在偶然发现肾钙质沉着、肾结石、蛋白尿或其他PT功能障碍的生物学迹象后,患者也经常被转诊。肾外症状包括大约四分之一的患者出现不同程度的智力障碍、大约10%的患者出现部分白内障和生长迟缓(平均身高Z值:-2.1)。几乎所有患者的肌酸磷酸激酶(CPK)和/或乳酸脱氢酶(LDH)水平均高于正常范围。

六、诊断

诊断基于LMW蛋白尿的存在,这在大多数病例中与高钙尿症和该疾病的其他生物学、放射学和临床症状有关。升高的CPK和LDH有助于区分1型和2型Dent病。当存在晶状体异常和智力障碍时,也有利于诊断2型Dent病。分子遗传学证实了诊断。

七、鉴别诊断

Dent病2型需要与以下几种疾病进行鉴别诊断。

1. 范科尼综合征

多种肾小管功能异常的综合征,包括低磷血症、低葡萄糖血症、氨基酸尿等。与其他原因引起的肾小管功能异常进行区分,需要综合考虑临床表现和实验室检查结果。

2. Lowe综合征

也由OCRL1基因突变引起,除了Dent病的特征外,还伴有肾小管性酸中毒、白内障和智力障碍。Lowe综合征的进展性肾功能损伤一般比Dent病更早和更严重,这是区分两者的重要点。

八、治疗策略

护理是支持性的。从肾脏的角度来看,重点是预防肾结石、维持适当的水合作用和治疗慢性肾病(如果存在)。Dent1疾病的实验数据表明,长期使用高柠檬酸盐饮食或补充柠檬酸盐可能会延缓肾脏疾病的进展,但没有Dent2疾病的数据。高钙尿症和/或肾钙质沉着症患者必须谨慎使用维生素D治疗佝偻病。智力障碍患者需要神经心理学和教育支持。

九、疗效及转归

大多数受影响的男性在20岁至50岁之间进展为终末期肾功能衰竭。这种疾病不会在移植的肾脏中复发。

参考文献

[1] 朱春华,张爱华. 儿童遗传性肾脏病[J]. 中华儿科杂志,2021,59(09):804-806.

[2] Fowler, S, et al. "Epidemiology of Dent Disease: A Review." American Journal of Kidney Diseases, 2010,55(6), 1071-1077.

[3] Jin YY, Huang LM, Quan XF, et al. Dent disease: classification, heterogeneity and diagnosis [J]. World J Pediatr , 2021 , 17 (1): 52-57 .

[4] Anglani F, Gianesello L, Beara-Lasic L, et al. Dent disease: A window into calcium and phosphate transport [J]. J Cell Mol Med , 2019 , 23 (11): 7132-7142 .

[5] Sekine T, Komoda F, Miura K, et al. Japanese Dent disease has a wider clinical spectrum than Dent disease in Europe/USA: genetic and clinical studies of 86 unrelated patients with low-molecular-weight proteinuria [J]. Nephrol Dial Transplant , 2014 , 29 (2): 376-84 .

[6] Willnow TE. Nanotubes, the fast track to treatment of Dent disease? [J]. Kidney Int , 2017 , 91 (4): 776-778.

齐平平　　陈连芹(撰写)　　陶新朝(审校)

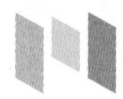

第十九章 肌张力低下-胱氨酸尿症综合征
Chapter 19 Hypotonia-cystinuria syndrome, HCS

关键词：肌张力低下；肾结石；尿有机酸；胱氨酸尿；发育不良
Keywords: Low muscle tone; renal calculus; urine organic acid; cystinuria; dysplasia

一、概述

肌张力低下-胱氨酸尿症综合征（Hypotonia-cystinuria syndrome, HCS）是一种罕见的氨基酸吸收和转运遗传性疾病，由 *SLC3A1* 和 *PREPL*（prolyl endo-peptidase-like gene 脯氨酸羟化酶内肽酶样基因）联合缺失引起的常染色体隐性遗传病，其特征为出生时全身性肌张力减退、新生儿/婴儿发育不良（随后是儿童期贪食和体重迅速增加）、1型胱氨酸尿、肾结石、生长激素缺乏导致的生长迟缓和轻微面部畸形。当尿液中发现典型的扁平六边形胱氨酸晶体或尿液中胱氨酸含量高（超过300~400mg/L）时，即可诊断为胱氨酸尿症。特定的基因检测可以识别不同类型的胱氨酸尿症。出现尿酸和胱氨酸结石患者可使用柠檬酸钾碱化尿液。对胱氨酸结石患者可以使用硫醇等胱氨酸结合药物，如α-巯基丙酰甘氨酸（硫普罗宁）。由 PREPL 缺失引起的低血压可以从早期使用吡啶斯的明治疗中受益。HCS的基因分型有三种，Ⅰ型由 *CBS* 基因缺陷所致，表现为严重的心血管、眼睛、神经系统以及骨骼异常。Ⅱ型主要与 *MTHFR* 基因缺陷相关，表现以神经症状为主，并有智力障碍、癫痫、精神行为异常。Ⅲ型由 MS 基因缺陷所致，主要表现为出生后数月呕吐，喂养困难，肌张力低下，发育迟缓。

二、定义

HCS是一种罕见的氨基酸吸收和转运遗传性疾病，由 *SLC3A1* 和 *PREPL*（prolyl endo-peptidase-like gene 脯氨酸羟化酶内肽酶样基因）联合缺失引起的常染色体隐性遗传病，其特征为出生时全身性肌张力减退、新生儿/婴儿发育不良（随后是儿童期贪食和体重迅速增加）、肾结石、生长激素缺乏导致的生长迟缓和轻微面部畸形。畸形特征主要包括多头畸形和上睑下垂。肾结石发生在不同年龄段。

三、流行病学

HCS是常染色体隐性遗传性疾病。发病年龄为婴儿、新生儿，患病率<1/1,000,000。

四、病因及发病机制

低张力胱氨酸尿综合征（HCS）是一种罕见的疾病，由位于染色体2p21上的两个连续基因（*SLC3A1* 和 *PREPL*）突变引起，其特征是胱氨酸结石累及肾脏和张力减退累及神经。迄今为止，文献中仅报告了26例HCS病例，并描述了8种不同的缺失。

胱氨酸尿症是一种常染色体隐性代谢性疾病（全球患病率为1:7,000新生儿），由 *SLC3A1*（Chr 2p21，胱氨酸尿症a型）或 *SLC7A9*（Chr 19q13.11，胱氨酰尿症B型）的突变导致尿石症。这两个基因都在肾近端小管和肠道中表达，并编码二元氨基酸转运蛋白（胱氨酸、鸟氨酸、赖氨酸和精氨酸）的不同亚基。这种转运蛋白缺乏会导致胱氨酸在尿路中积聚，并随后复发结石，最终导致终末期肾病。

PREPL 编码一种属于丝氨酸肽酶脯氨酰寡肽酶亚家族的蛋白质，其功能似乎与突触小泡胞吐有关。它广泛表达，在脑、肌肉、心脏和肾脏中表达最高。*PREPL* 的纯合缺失与普瑞德-威利综合征相似的全身性张力减退有关。

五、临床表现

肌张力减退症-胱氨酸尿症（HCS）的特征是胱氨酸尿症（完全隐性，1型）与严重的新生儿肌张力减退、波动的上睑下垂、面部麻痹、构音障碍，以及由肌无力和生长激素缺乏导致的喂养问题。肌张力减退和喂养问题在出生后第一年有所改善，但上睑下垂、鼻音、构音障碍、面部无力、轻度中轴和近端肌无力持续存在。但在儿童时期，会出现食欲过盛和超重。其他特征是高促性腺激素性腺功能减退症和黏稠唾液。认知结果是可变的，大约一半的患者需要特殊教育。患者的临床症状发生频率不同。

非常频发：胱氨酸尿，胎动减少，多头畸形，生长延迟，肌张力减退，鼻音，肾结石，多食，上睑下垂。

频发：内眦赘皮，疲劳，额头隆起，后颚畸形。

六、辅助检查

代谢检查：尿液中发现典型的扁平六边形胱氨酸晶体，尿液中胱氨酸含量高（超过300~400mg/L）。

肾脏检查：泌尿超声：尿石症，肾小球滤过率。

心脏检查：心电图，超声心动。

脊髓和脑部检查：MRI。

基因测试：检测方向：分子遗传学，靶向突变分析，选定外显子的突变扫描/筛选和序列分析，序列分析：整个编码区，单亲二体研究，甲基化分析，缺失/重复分析，细胞遗传学，大面积染色体变异的检测，微缺失/微重复检测，染色体不稳定性，生化遗传学，分析物/酶测定。

检测方法：Sanger测序，NGS测序（WES除外），基于PCR的技术，基于MLPA的技术，基于阵列的技术，微卫星分析，FISH，M-FISH/SKY，核型分析，染色体断裂分析，全外显子组测序（WES）。

检测目的：产前诊断，着床前诊断，产后诊断，症状前诊断，体细胞遗传学，新生儿筛查。

七、诊断

当尿液中发现典型的扁平六边形胱氨酸晶体或尿液中胱氨酸含量高（超过300~400mg/L）时，即可诊断为胱氨酸尿症。特定的基因检测可以识别不同类型的胱氨酸尿症。并结合出现以下特征：出生时全身性肌张力减退、新生儿/婴儿发育不良（随后是儿童期贪食和体重迅速增加）、1型胱氨酸尿、肾结石、生长激素缺乏导致的生长迟缓和轻微面部畸形即可诊断。早期诊断至关重要，因为硫普罗宁治疗可以预防结石形成和慢性肾病。HCS的诊断可能很困难，因为神经体征是特定的，肾结石在生命的最初几个月通常不存在。

八、鉴别诊断

（1）胱氨酸贮积病（cystinosis）：溶酶体膜对胱氨酸的遗传性转运缺陷引起，胱氨酸沉积于全身组织，无胱氨酸结晶尿及尿路结石，早期即可出现肾衰竭，尿液分析为全氨基酸尿。

（2）胱氨酸结晶尿及尿路结石，病程中不出现肾衰竭。尿液分析为同型胱氨酸。

（3）与其他类型氨基酸尿的鉴别：如高胱氨酸尿、二碱基氨基酸尿等，有赖于对尿中氨基酸成分的分析。

（4）全氨基酸尿：尿中氨基酸的分析为多种氨基酸成分，是继发性小管损伤的表现，需追查继发性病因，如肾毒性药物（如NSAIDs类药物、氨基糖苷类抗生素、马兜铃酸类肾毒性中草药等）、过敏、自身免疫病、肿瘤等。该型常合并Fanconi综合征。

九、治疗策略

出现尿酸和胱氨酸结石患者可使用柠檬酸钾碱化尿液，以将尿液pH值提高到最佳水平。对胱氨酸结石患者可以使用硫醇等胱氨酸结合药物，如α-巯基丙酰甘氨酸（硫普罗宁），饮食调整和尿碱化对这些患者疗效欠佳，或仍会出现大量复发性尿路结石。由PREPL缺失引起的低血压可以从早期使用吡啶斯的明治疗中受益。

十、疗效及转归

早期诊断后应用硫普罗宁治疗可以预防结石形成和慢性肾病。早期使用吡啶斯的明可以治疗由PREPL缺失引起的低血压。

参考文献

[1]Regal L, Shen X M, Selcen D,et al.PREPL deficiency with or without cystinuria causes a novel myasthenic syn-drome[J]. Neurology,2014, 82(14):1254.

[2] Régal L, Aydin HI, Dieltjens AM, et al. Two novel deletions in hypotonia-cystinuria syndrome [J]. Mol Genet Metab, 2012, 107(3): 614-6.

[3]Taroni F, Capone V, Berrettini A, et al. A Case of Hypotonia-Cystinuria Syndrome With Genito-Urinary Malformations and Extrarenal Involvement [J]. Front Pediatr, 2019 , 7:127.

[4]Kılıç M, Ceylan AC, Örün UA, et al. First cardiac manifestation of hypotonia-cystinuria syndrome [J]. Metab Brain Dis, 2018, 33(4): 1375-1379 .

[5]Régal L, Aydin HI, Dieltjens AM, et al. Two novel deletions in hypotonia-cystinuria syndrome [J]. Mol Genet Metab, 2012, 107(3): 614-6 .

[6] Eggermann T , Spengler S , Venghaus A ,et al. 2p21 Deletions in hypotonia-cystinuria syndrome.[J].European Journal of Medical Genetics, 2012, 55(10):561-563.

[7]Jaeken J, Creemers J, Régal L. Evaluation of the pediatric patient with hypotonia: don't forget the hypotonia-cystinuria syndrome! Dev Med Child

Neurol [J]. Developmental Medicine & Child Neurology, 2012, 54 (3): 288.
[8] Régal L, Aydin HI, Dieltjens AM, et al. Two novel deletions in hypotonia-cystinuria syndrome [J]. Mol Genet Metab, 2012, 107 (3): 614-6.

刘颖（撰写）　刘俊铎（审校）

第二十章　特发性高钙尿症
Chapter 20　Idiopathic hypercalciuria, IH

关键词：肾结石；骨密度降低；高钙尿症
Keywords：renal calculus；decreased bone density；hypercalciuria

一、概述

特发性高钙尿症（Idiopathic hypercalciuria, IH）是一种病因未完全明了的尿钙增多，并伴有尿路结石而血钙正常的疾病。1953年Albright首先报道一组原因不明的肾结石伴血钙正常而尿钙排泄增加，被命名为特发性尿钙增多症。该疾病可由肾小管钙再吸收减少（肾IH）或与维生素D受体激活相关的肠道钙吸收增加（吸收性IH）引起，或两者兼而有之。吸收性IH的遗传易感性与*ADCY10*基因（1q23.3-q24）和4q33-qter片段的突变相关。其特征是在没有潜在的系统性疾病和高钙血症的情况下持续过量的尿钙排泄，导致肾结石和肾钙质沉着症形成的风险增加，以及骨密度降低，一些患者的骨折发生率增加。治疗采用饮食管理，确保每日钙需求量。对于症状持续存在、复发性结石、进展性肾钙质沉着症和骨质减少的患者，在通过饮食调整无效时，可以使用噻嗪类利尿剂和柠檬酸钾，以减少尿钙浓度。监测营养性维生素D缺乏。如果治疗得当，IH的预后通常是良好的。

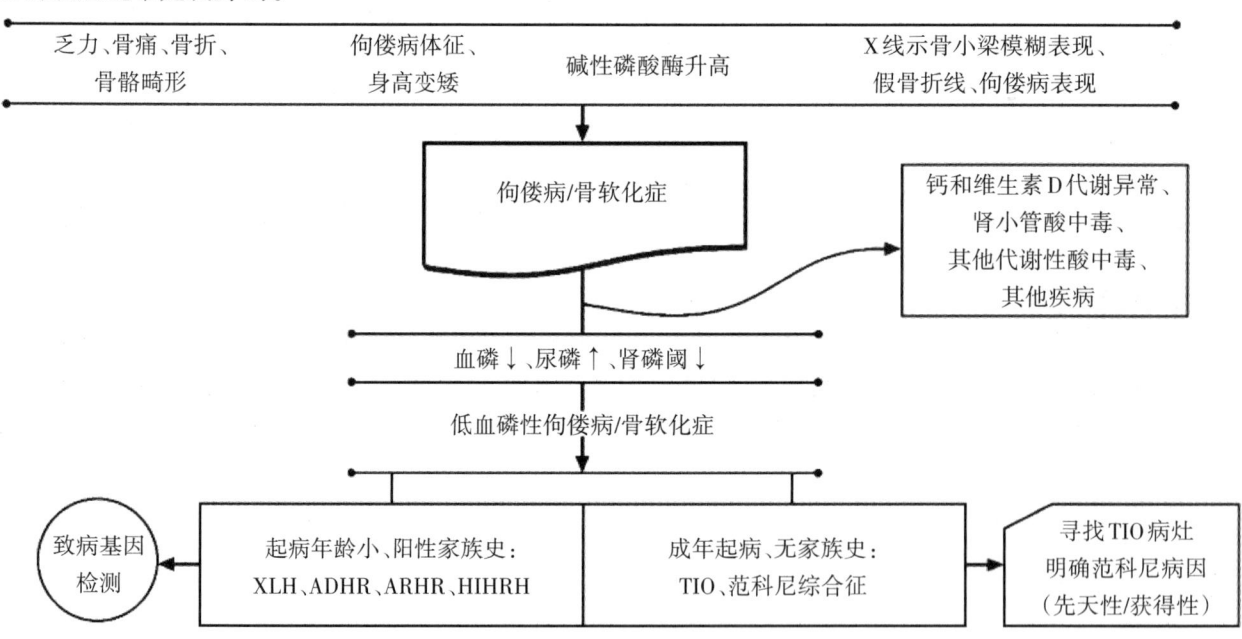

7-20-1　中国低血磷性佝偻病/骨软化症诊疗指南（2022）佝偻病/骨软化症诊断流程
XLH：X-连锁低磷血症；ADHR：常染色体显性遗传低血磷性佝偻病；ARHR：常染色体隐性遗传低血磷性佝偻病；HHRH：高钙尿症遗传性低血磷性佝偻病；TIO：肿瘤性骨软化症

二、定义

IH是一种罕见的肾脏疾病，其特征是在没有潜在的系统性疾病和高钙血症的情况下持续过量的尿钙排泄。这种情况导致肾结石和肾钙质沉着症形成的风险增加，以及骨密度降低，一些患者的骨折发生率增加。

患病率：未知。

遗传：常染色体显性遗传　发病年龄：儿童、青少年、成人。

三、流行病学

IH发病年龄：儿童、青少年、成人。儿童中的患病率估计为(2.2~6.4)100，是儿童钙肾结石的最常见原因。

四、病因及发病机制

该疾病可由肾小管钙再吸收减少（肾IH）或与维生素D受体激活相关的肠道钙吸收增加（吸收性IH）引起，或两者兼而有之。吸收性IH的遗传易感性与 *ADCY10* 基因(1q23.3-q24)和4q33-qter片段的突变相关，一级亲属中经常报告肾结石病史。此外，组织维生素D受体(VDR)水平的病理性升高被认为是IH的分子基础，这可能提高肠钙吸收和骨吸收，并减少肾小管钙再吸收。包括饮食习惯在内的环境因素也会影响该疾病。

五、临床表现

特发性高钙尿症(IH)主要出现在儿童期，临床症状多种多样，包括腹痛或背痛，尿液浑浊（早晨第一次排尿时更明显）、尿沉渣，肉眼或显微镜下血尿、尿路感染、尿急、尿失禁或排尿困难。尿液中草酸钙和磷酸钙过饱和，导致肾乳头间质中形成矿物质斑块，并随后形成钙小体，因此经常发生含钙肾结石。钙排泄过多也可能导致骨密度降低和骨矿化障碍。

始终存在症状：高钙尿，肾性钙消耗。

频发症状：草酸钙肾结石，骨质减少。

偶发症状：骨质疏松症。

排除标准：血钙浓度异常，非甲状旁腺激素依赖性肾小管钙重吸收增加。

六、辅助检查

诊断基于在禁食或喂食状态下反复出现高钙尿症的证据，并且没有任何潜在原因。高钙尿症是通过24小时尿液收集试验确定的，通常钙/肌酐比值大于0.20mg/mg。尿路超声和高分辨率CT成像可显示肾结石。

基因检测方向：分子遗传学，选定外显子的突变扫描/筛选和序列分析，序列分析：整个编码区，删除/重复分析。

检测方法：NGS测序（WES除外）。检测目的：产后诊断。

七、诊断

IH的诊断一般可以通过典型的肾结石和肾钙质沉着症状，以及骨密度降低，甚至骨折的临床表现，化验发现在没有潜在的系统性疾病和高钙血症的情况下持续过量的尿钙排泄，具备肾结石、肾钙质沉着、骨密度降低、骨折等影像学特征做出诊断。

八、鉴别诊断

应排除其他可能导致尿钙水平升高的情况，包括高钙血症、骨代谢疾病（例如原发性甲状旁腺功能亢进症、佩吉特病），肾小管酸中毒，代谢性酸中毒，慢性肾功能衰竭，其他原因的肾钙质沉着症，长期固定以及影响骨代谢的药物（糖皮质激素、利尿剂、维生素D）。

高钙血症：血钙高于正常的一种常见电解质紊乱，常见病因：恶性肿瘤，原发性甲状旁腺功能亢进，噻嗪类利尿药，肾衰竭，甲状腺功能亢进，肢端肥大症，长期的制动。临床表现：厌食，恶心，呕吐，便秘，乏力，肌肉疲劳，肌张力减低，烦渴，多尿，嗜睡，神志不清，昏迷。

原发性甲状旁腺功能亢进症：由甲状旁腺的原发病变所致，病理学表现以单个甲状旁腺腺瘤最常见，有高甲状旁腺激素、高钙血症及低磷血症，临床表现轻重不一，可累及多个系统。

佩吉特病：变形性骨炎是指一种病因不明，以进行性风湿样骨关节痛、脊柱和四肢畸形、病理性骨折及脑、脊髓压迫症状为主要表现的慢性骨病，又称佩吉特病、畸形性骨炎。其发病率因地区、种族、年龄不同而有很大差异，在西欧、澳大利亚、新西兰等地区多见，在非洲、东亚（包括中国）极少见。男女均可发病，常发生于40岁以上者，15%有家族史。

肾小管酸中毒：远端或近端肾小管功能异常，导致酸化障碍，常累及泌尿、呼吸、骨骼等多个系统，对症治疗为主，部分患者可能需要长期服药，原发性肾小管酸中毒尚无有效预防措施。

代谢性酸中毒:伴有血液pH值的下降,临床上最常见的酸碱平衡失调,轻者无症状,重者可出现疲乏、嗜睡等表现,治疗以针对原发病治疗为主,辅以补液治疗。

慢性肾功能衰竭:各种慢性肾脏疾病持续进展的结局,主要表现为肾功能减退、代谢产物潴留等,病因包括原发性肾小球疾病、糖尿病肾病等,需注意限制钠、蛋白质、钾、磷等摄入。

糖皮质激素长期应用:长期使用糖皮质激素会产生以下影响,包括代谢紊乱、免疫抑制、骨质疏松、皮肤改变、心血管系统疾病、消化系统疾病、肌肉骨骼病变。

利尿剂长期应用:可引起水电解质紊乱,影响肾脏功能。长期服用利尿药可能会对患者的肾脏功能造成影响,使患者出现间质性肾炎、肾功能不全。

维生素D长期应用:可对消化系统造成影响,出现恶心、呕吐等症状。维生素D主要的作用是促进钙物质的吸收,可引起高钙血症,引起关节肿痛。长期应用维生素D可出现中毒症状,包括嗜睡、疲乏无力。

九、治疗策略

治疗采用饮食管理,确保每日钙需求量(成人为1200毫克/天,儿童为同等参考值),最好来源于食物,减少钠摄入,适度摄入动物蛋白,并根据气候、生活方式和工作条件每天摄入3至3.5升水。对于症状持续存在、复发性结石、进展性肾钙质沉着症和骨质减少的患者,在通过饮食调整无效时,可以使用噻嗪类利尿剂和柠檬酸钾,以减少尿钙浓度。尿钙:柠檬酸盐比率≥0.25是肾结石的风险标志物。建议监测营养性维生素D缺乏,但应避免过量补充,以防止尿钙的进一步排泄。

十、疗效及转归

如果治疗得当,IH的预后通常是良好的。然而,儿童持续高钙尿症可能会减少骨形成,导致成年后骨营养不良,伴有骨质减少、骨质疏松和骨折风险增加,而复发性肾结石可能引起进行性肾损害。

参考文献

[1]Ulrich EH, Harvey E, Morgan CJ, et al. Mutations in CLDN2 Are Not a Common Cause of Pediatric Idiopathic Hypercalciuria in Canada [J]. Can J Kidney Health Dis , 2022 ,9: 20543581221098782.

[2]Penido MGMG, Tavares MS. Should pediatric idiopathic hypercalciuria be treated with hypocalciuric agents? [J]. World J Nephrol , 2021 , 10 (4): 47- 58 .

[3]王冠怡,李胜,李刚,等.高钙尿性肾结石相关遗传性疾病研究进展[J].中华泌尿外科杂志, 2022, 43(5): 393-396.

[4]李锦青,叶志斌.特发性高钙尿症发生机制的研究进展[J].上海医学,2020,43(12):765-768.

[5]吕广秀,周娟,魏霞,等.尿钙检测在筛查幼儿无症状IH中的意义探讨[J].基层医学论坛, 2018, 22(4):477-478.

[6]冯静,何文.130例儿童血尿的病因分析[J].深圳中西医结合杂志, 2020, 30(22):117-119.

[7]亓学海.泰安市3924例小学生尿液筛查及随访结果分析[J].临床医学,2018,38(4):8-11.

[8]张蕙月.特发性高钙尿与骨质疏松的研究进展[J].中国骨质疏松杂志,2018,24(1):125-129,134.

刘颖(撰写) 刘俊铎(审校)

第二十一章 IgG4相关肾病
Chapter 21　IgG4-related kidney disease, IgG4-RKD

关键词:IgG4;肾功能不全;蛋白尿;炎性肿块;席纹状纤维化;浆细胞浸润

Keywords:IgG4;renal-failure;proteinuria;inflammatory mass;"storiform" fibrosis, plasma-cell-infiltration

一、概述

IgG4相关性疾病(immunoglobulin-G4 related disease,IgG4-RD)是近年来新定义的一种由免疫介导的慢性炎症伴纤维化的疾病,可累多个器官/组织,绝大多数患者出现血清IgG4浓度升高,受累器官组织中可见大量IgG4阳性浆细胞浸润和纤维化。肿块样病变及持续免疫炎症反应导致的纤维化可对受累器官及周围组织造成压迫和不可逆损伤。肾脏受累被称为IgG4相关肾脏病(IgG4-related kidney disease,IgG4-RKD),常见表现为肾功能减退、蛋白尿、肾肿大、肾积水,对激素及免疫抑制剂的治疗有良好的反应,复发较为常见。

二、定义

IgG4相关性疾病(IgG4-RD)是一种由免疫介导的慢性炎症伴纤维化的疾病,可累及全身多个部位,显著升高的血清IgG4浓度及肿块样病灶是最常见的临床表现。肾脏受累被称为IgG4相关肾脏病(IgG4-related kidney disease,IgG4-RKD),它不是一种单一的特异性疾病模式,可包括IgG4-TIN、肾小球疾病(最常见的是IgG4-MGN)、IgG4浆细胞动脉炎和IgG4相关肾盂炎,由IgG4-RD引起的腹膜后纤维化和输尿管周围病变也可以导致泌尿系统梗阻性病变。

三、流行病学

IgG4-RD好发于中老年,男:女约为8:3。目前我国尚无IgG4-RD流行病学数据,日本报道其患病率为(0.28~1.08)/100,000。而IgG4-RKD的发病率更缺乏足够资料,最近的两个报道IgG4-RD中累及肾脏的分别占9%和12%。英国的一份回顾性报道中这个比例达18.2%。

四、病因及发病机制

IgG4-RD确切的病因和发病机制目前仍不清楚。研究表明,多种因素参与了该病的发生,包括遗传、环境特别是微生物感染和分子模拟、自身抗体、固有免疫和适应性免疫等。

五、临床表现

IgG4-RD多为隐匿或亚急性起病,显著升高的血清IgG4浓度及肿块样病灶是最常见的临床表现。全身症状不突出,发热罕见,部分患者出现乏力、体重下降等。合并过敏性疾病较常见,如过敏性鼻炎、支气管哮喘、湿疹、荨麻疹等。

IgG4-RD可累及全身多个器官和组织,其起病症状和临床表现亦多样。最常见的受累组织/器官为淋巴结、颌下腺、泪腺和胰腺,其他包括肺、胆管、鼻窦、腮腺、腹膜后组织、大动脉、肾脏、皮肤、甲状腺、垂体、硬脑膜/硬脊膜、心包和纵隔等。大多数患者同时或先后出现多个器官病变,仅少数患者为单一器官受累。该病病程进展亦存在个体差异,偶见病情自发缓解者,但大多数为持续进展,或反复发作。

(一)肾脏表现

IgG4相关肾病肾脏受累的临床表现最常见的是急、慢性肾功能减退,其次为蛋白尿和影像学异常。临床表现包括小管间质性肾炎(TIN)和膜性肾病伴或不伴TIN。此外也报道了其他肾小球疾病(IgA肾病、膜增殖性肾小球肾炎、系膜增生性肾小球肾炎)。肾功能不全主要见于TIN患者,蛋白尿则主要见于膜性肾病患者,大部分为肾病综合征范围蛋白尿,部分患者可以有镜下血尿。放射学异常包括肿块性病变(常位于周边皮质区)和弥漫性肿大的肾脏。IgG4相关腹膜后纤维化引起的梗阻可能会导致肾积水。

到目前为止最大样本的一个病例系列报道了125例患者(100例男性,25例女性),通过肾活检(n=120)或因肿块而行肾切除术(n=5)时被确定为IgG4-RKD。活检或肾切除术时的平均年龄为63岁(20~84岁),男性占80%。除1例肾移植后复发的IgG4-TIN外,其余均为自体肾脏。94%诊断为IgG4-TIN,20例(16%)为膜性肾病(IgG4-MGN)(其中13例同时合并IgG4-TIN)。在该中心2022年1月至12月期间肾活检诊断为急性或慢性小管间质性肾炎的462例患者中,有6例IgG4-TIN,占比1.3%。这批患者肾活检/肾切除指征里78%为急慢性肾衰,17%为蛋白尿,15%为发现肿块。尽管可能不是肾活检/肾切除的指征,但这部分患者影像学异常的总发生率高达52%,而在影像学表现中肿块最常见,占30%(24/79),肾脏增大占13%,局部浸润占6%,肾积水占2%。

血清IgG4和/或IgG水平升高见于91%患者,而血清IgG4升高占81%,平均水平为493mg/dl。外周血嗜酸性细胞增高见于43%患者。而且发现IgG4-RD累及肾脏的患者更经常出现补体下降和血清IgG4或IgG升高。肾脏受累、低补体血症和血清IgG4升高的结合预示着更严重的IgG4-RD表型。在一项研究中发现补体下降与更严重的间质纤维化和小管萎缩以及血清总IgG升高有关;这些发现可能表明IgG4-RKD的表型更严重,尽管补体下降与缺乏治疗反应无关。同样值得注意的是,在IgG4-RKD中,ANA阳性与补体下降有关,这可能导致临床与狼疮性肾炎混淆。总体而言,IgG4-RD,包括IgG4-TIN,倾向于对免疫抑制治疗表现出高的应答率,尽管在停止免疫抑制后可能存在高复发率。即使在活检结果为中重度间质纤维化和肾小管萎缩的患者中,也对治疗有反应,这可能是因为伴有纤维化的疾病表现为肾的斑片状累及,活检不能代表整个肾脏,或者可能是因为这种纤维化的行为不同于其他疾病过程中的纤维化。因此,肾科医生不应排除对活检结果显示严重纤维化的患者进行免疫抑制治疗的选择。

(二)肾外表现

IgG4-RD可累及全身多个肾外器官和组织,其起病症状和临床表现亦多样。最常见的受累组织/器官为淋巴结、颌下腺、泪腺和胰腺,其他包括肺、胆管、鼻窦、腮腺、腹膜后组织、大动脉、皮肤、甲状腺、垂体、硬脑膜/硬脊膜、心包和纵隔等。大多数患者同时或先后出现多个器官病变,仅少数患者为单一器官受累。该病病程进展亦存在个体差异,偶见病情自发缓解者,但大多数为持续进展,或反复发作。肿块样病变和持续性免疫炎症反应导致的炎症和纤维化可对受累脏器及其周围组织造成压迫和不可逆的损伤,甚至器官功能衰竭。IgG4-RD主要受累器官的临床特征如下。

(1)唾液腺:大唾液腺炎在IgG4-RD最常见,典型表现为双侧或单侧颌下腺、腮腺或舌下腺无痛性肿大,触诊质地较硬,可伴有口干症状。初期症状不明显,易被忽视,器官肿大明显时易被误诊为肿瘤。

(2)眶部病变:包括泪腺、眼肌及眶内炎性假瘤样病变。泪腺受累较常见,表现为单侧或双侧无痛性泪腺肿大,患者可有异物感、眼部不适。眼肌病变可表现为眼肌增粗,严重时出现眼球突出、视物模糊、重影等。眶内炎性假瘤样病变可压迫视神经,可出现视力下降,亦可表现为突眼。此外,个别病例可出现眼眶骨性结构破坏。患者眼干不明显。突眼的表现需注意与Graves眼病相鉴别。

(3)耳鼻喉病变:IgG4-RD可累及鼻、鼻窦或中耳乳突等,主要表现为鼻塞、嗅觉减退或丧失等。在有过敏病史的患者中更为常见。鼻窦病变多累及上颌窦,其次是筛窦、蝶窦和鼻中隔,单侧和双侧。内镜下可见质地中等或质韧的肿块,鼻窦黏膜组织水肿肥厚及腔内软组织占位。耳部受累少见,症状包括耳痛、耳鸣、耳闷、耳溢液、听力下降及眩晕,部分患者伴面神经受累,表现为面瘫、感觉异常,可伴有颞部和枕部疼痛。CT或磁共振成像(MRI)可见中耳和乳突腔内的软组织密度影,偶可见鼓膜和中耳黏膜或颅中窝硬脑膜增厚。偶见骨质破坏,亦可见耳蜗骨化。

(4)胰腺:胰腺是IgG4-RD最常受累的内脏器官之一,主要表现为Ⅰ型自身免疫性胰腺炎(AIP)。多以无痛性梗阻性黄疸起病,部分患者出现上腹痛、脂肪泻及体重减轻,少数可表现为新发糖尿病。典型的影像学表现为胰腺弥漫性肿大,动态增强CT或MRI显示胰腺实质延迟强化。有时可见胰周低密度/低信号的包鞘样改变;亦可出现局灶性病变,类似瘤样肿块,易与胰腺恶性肿瘤混淆。

(5)胆道:IgG4-RD累及胆道是以胆管壁炎症、增厚、IgG4阳性浆细胞浸润和明显纤维化为特征的一种硬化性胆管炎,病变亦可累及胆囊壁。主要临床表现为以胆管酶升高为主的肝功能异常,梗阻性黄疸的表现较突出。影像学显示,弥漫性或节段性肝内和/或肝外胆管狭窄、胆管壁增厚。约90%的IgG4-RD同时合并AIP。

(6)腹膜后组织:IgG4-RD累及腹膜后组织可发生腹膜后纤维化/腹主动脉周围炎或腹主动脉炎。临床主要表现为腰腹部疼痛或不适、下肢水肿。腹膜后纤维化典型影像学表现为腹膜后不规则的软组织病变,包绕腹主动脉、髂动脉、下腔静脉、输尿管与腰大肌等,输尿管受压者可出现肾盂积水或肾衰竭。

(7)胸腔器官:肺、胸膜以及纵隔均可受累,患者可无症状或出现咳嗽、支气管哮喘、气短、胸闷或胸痛等。影像学表现为支气管血管征、小叶间隔增厚、胸膜病变、肺间质病变、肺内结节、硬化性纵隔炎、纵隔淋巴结肿大等。胸膜受累主要表现为结节性胸膜增厚,类似于间皮瘤,偶见胸腔积液。

(8)前列腺:前列腺受累主要表现为前列腺增大,导致排尿困难、尿频等症状。糖皮质激素(激素)治疗后短期患者临床症状缓解,有助于与其他原因导致的前列腺增生相鉴别。

(9)内分泌系统:常见受累器官为甲状腺,称为相关硬化性甲状腺炎,常累及单个甲状腺叶或整个甲状腺,表现为甲状腺弥漫性肿大、变硬,或局部肿块。临床症状有疼痛、局部肿胀、吞咽困难、声嘶、气管受压所致的呼吸困难等。绝大多数患者甲状腺功能减低,血清中可检测出抗甲状腺抗体,组织活检病理可明确诊断。值得一提的是,既往认为的慢性纤维性甲状腺炎(Riedel thyroiditis)中,有部分患者为IgG4相关性甲状腺炎。IgG4相关性垂体受累较少见,临床表现为垂体功能减退或垂体性尿崩,影像学上多提示垂体肿大和/或垂体柄增粗。

(10)皮肤:IgG4-RD皮肤受累较少见,表现为IgG4+浆细胞直接浸润导致的斑块、结节或假性淋巴瘤样肿块,或由IgG4+浆细胞或IgG4沉积导致的继发改变,如银屑病样皮疹、非特异性丘疹或红斑、高丙种球蛋白血症性紫癜等。

(11)心脏:IgG4-RD的心脏受累少见。心包增厚可导致缩窄性心包炎,冠状动脉周围炎性假瘤可压迫冠状动脉导致心肌缺血表现。该系统受累影响患者预后,因此早期诊断及治疗至关重要,冠状动脉CT、超声心动图、正电子发射断层显像(18F-FDG-PET)有助于诊断及判断炎症严重程度。

(12)淋巴结:淋巴结肿大在IgG4-RD很常见,可见于50%以上的患者,表现为浅表或深部淋巴结肿大;浅表淋巴结肿大为无痛性,边界清晰。淋巴结病多与其他器官受累伴随发生,亦可单独发病。需与多种疾病相鉴别,如Castleman病、淋巴滤泡反应性增生、淋巴瘤等。

(13)其他部位受累:IgG4-RD累及中枢神经系统少见,包括IgG4相关性垂体炎、肥厚性硬脑膜/硬脊膜炎及颅内炎性假瘤。此外,少见患者有硬化性肠系膜炎、乳腺炎等。

六、辅助检查

1. 一般实验室检查

20%~30%的患者外周血嗜酸性粒细胞增多。胰腺和胆道受累者可出现肝酶、胆管酶和胆红素升高,部分间质性肾病或腹膜后纤维化导致肾盂积水者血肌酐上升。IgG4-RD活动期红细胞沉降率、C反应蛋白等炎症指标升高。病变受累部位不同,患者炎症指标的升高程度亦不一致。

2. 免疫相关实验室检查

(1)血清IgG4水平是IgG4-RD的重要筛查指标。血清IgG4升高对该病诊断的敏感度为97%,特异度为79.6%。90%左右的患者血清IgG4升高,是IgG4-RD的重要特征,亦是该病的诊断标准之一,随着血IgG4升高,其诊断特异度亦升高,且与受累器官数和IgG4-RD病情活动评分呈正相关;但血清IgG4升高不是IgG4-RD特异的生物学指标,亦并非所有IgG4-RD患者血清IgG4均会升高,诊断IgG4-RD时IgG4水平需与临床表现、影像学检查及病理学检查结果相结合。经治疗后绝大多数患者血清IgG4下降,部分患者治疗后IgG4不能降至正常,尤其治疗前IgG4数值明显增高的患者较难降至正常。维持治疗期间IgG4高于正常并不代表疾病复发,但治疗下降后再次进行性升高提示疾病复发风险,需密切监测病情变化。

(2)约2/3的患者血清IgG升高,个别患者突出表现为高球蛋白血症,应注意鉴别有无浆细胞病。此外,血清总IgE升高在IgG4-RD较普遍。

(3)30%左右的患者血清类风湿因子阳性,20%~30%的患者补体下降。少数患者血清抗核抗体低滴度阳性,但特异性自身抗体,如抗双链DNA抗体、抗可提取核糖核蛋白抗体、抗中性粒细胞胞质抗体均阴性。其他如肿瘤标志物、免疫固定电泳等亦为阴性。

3. 组织病理学

病理学检查是诊断IgG4-RD的重要依据,IgG4-RD的典型病理特征为:①受累组织中大量淋巴细胞和浆细胞浸润,IgG4+浆细胞>10个/高倍,IgG4+/IgG+浆细胞比例>40%;②纤维组织增生,特征性表现为席纹状或轮辐状纤维化;③闭塞性静脉炎。另外,嗜酸性粒细胞浸润及管腔未闭塞的静脉炎对诊断IgG4-RD亦有帮助。在2019年美国风湿病学会(ACR)和欧洲抗风湿病联盟(EULAR)联合制定的IgG4-RD分类诊断标准中,进一步将上述病理特征和IgG4+浆细胞浸润程度按照权重进行评分。

IgG4-RKD最常见的病理类型IgG4-TIN,病理上通常表现为大量浆细胞浸润的间质性肾炎,伴中重度间质纤维化和肾小管萎缩,光镜下伴颗粒状肾小管基底膜(TBM)免疫沉积。一部分病例表现为急性间质性肾炎(AIN),同样有大量浆细胞浸润,但光镜下它没有"席纹状"纤维化表现,而且IgG4在TBM沉积不存在或很少,更难诊断为IgG4-RD。虽然这是少数病例,但AIN患者对治疗的反应率为100%。由于诊断困难,建议对所有有大量浆细胞浸润的TIN的常规进行IgG4免疫过氧化物酶染色。

膜性肾病(IgG4-MGN)是仅次于IgG4-TIN的肾脏病理类型,而且多数与后者合并存在,表现为肾小球基底膜上皮下沉积物,免疫荧光为IgG、C3、κ链、λ链颗粒状沉积。抗PLA2R抗体及HSD7A抗体均阴性。IgG4-MGN如果未合并IgG4-TIN单独存在,则在诊断上更多依赖IgG4-RD的其他肾外表现。

临床上有多种疾病与IgG4-RD的组织病理学表现类似,需行鉴别诊断,如慢性炎症、肿瘤、感染、其他自身免疫病(系统性血管炎)、多中心Castleman病、罗萨伊-多尔夫曼病(Rosai-Dorfman disease)、炎性肌纤维母细胞瘤等,容易导致误诊。出现以下病理表现不支持IgG4-RD,如大量组织细胞浸润、大量中性粒细胞浸润、恶性浸润、巨细胞浸润、明显坏死、原发性肉芽肿性炎和坏死性血管炎等。

4. 影像学检查

超声检查无创、简便,是IgG4-RD,尤其是胰腺、泪腺、唾液腺等脏器受累的重要筛查工具。CT和MRI是最广泛用于IgG4-RD诊断及筛查受累器官的检查,尤其对超声不易发现的器官损害,如腹膜后病变等;CT和MRI显示的典型影像学特征对疾病诊断和鉴别诊断有重要提示。IgG4-RD导致的器官损害往往在CT上表现为器官肿大或瘤样肿块,而在MRI的T2加权像上表现为低信号。主动脉或肠道病变通常在CT或MRI上表现为管壁增厚或管腔狭窄,18F-脱氧葡萄糖-正电子发 射断层扫描(18FDG-PET)亦是IgG4-RD诊断、鉴别诊断、判断受累器官及监测疾病复发的一种有效检查。

七、诊断

2021年发布的《中国IgG4相关疾病专家共识》建议,由风湿免疫科主导、多学科合作共同完成IgG4-RD的诊断、评估、治疗和随访。建议依据2011年日本制定的IgG4-RD综合诊断标准及2019年美国风湿病学会(ACR)/欧洲抗风湿联盟(EULAR)制定的IgG4-RD分类标准进行诊断。

(一)日本制订的IgG4 -RD综合诊断标准2020年更新版

(1)临床及影像学特征:一个或多个器官显示特征性的弥漫性/局限性肿大、肿块形成或结节样表现。单一器官受累时,不包括单纯淋巴结肿大。

(2)血清学诊断:血清IgG4浓度升高(>135mg/dl)。

(3)病理学诊断(下述三条标准中符合两条):

1)大量淋巴细胞和浆细胞浸润,伴纤维化。

2)组织中浸润的IgG4+浆细胞/IgG+浆细胞比值>40%,且每高倍镜视野下IgG4+浆细胞>10个。

3)典型的组织纤维化,尤其是席纹状纤维化,或闭塞性静脉炎。

符合上述第1、2、3项,确诊IgG4-RD。

符合上述第1、3项,可能诊断IgG4-RD。

符合上述第1、2项,可疑诊断IgG4-RD。

补充说明:

(1)结合器官特异性诊断标准:若根据本综合诊断标准不能确诊IgG4-RD,亦可结合脏器特异性诊断标准(IgG4相关性自身免疫性胰腺炎、IgG4相关性泪腺和唾液腺炎、IgG4相关性肾脏疾病、IgG4相关性硬化性胆管炎、IgG4相关性眼病、IgG4相关性呼吸道疾病、IgG4相关性大动脉周围炎/动脉周围炎/腹膜后纤维化等的诊断标准)进行诊断。

(2)排除诊断:IgG4-RD必须与累及脏器的肿瘤相鉴别(如癌、淋巴瘤),与类似疾病相鉴别(如干燥综合征、原发性硬化性胆管炎、多中心Castleman病、继发性腹膜后纤维化、韦格纳肉芽肿、结节病、变应性肉芽肿性多血管炎)等。高热、C反应蛋白/中性粒细胞明显升高的患者,应除外感染、炎症相关疾病。

(3)病理学诊断:与针吸活检或内镜活检获得的组织样本比,IgG+浆细胞计数通常在手术切除器官,尤其是剔除的组织中更多。因此,对针吸活检或内窥镜活检标本,可降低对IgG+浆细胞计数的要求。

席纹状纤维化是指梭形细胞、炎性细胞和细胶原纤维排列整齐,形成席纹状或漩涡状。闭塞性静脉炎是指纤维静脉闭塞伴炎性细胞浸润。两者均有助于IgG4-RD诊断。上述病理学诊断中符合1)+3),仅适用于IgG4和/或IgG染色不佳者。

(4)激素治疗反应:不提倡激素试验性治疗。若患者使用中高剂量激素治疗反应不佳,建议重新考虑诊断。

(二)2019年ACR和EULAR联合制订的IgG4-RD分类标准(表7-21-1)

Ⅰ.2019年ACR联合EULAR制订的IgG4-RD分类标准中排除标准的定义

(1)临床表现:①发热:有记录的反复发热,体温>38℃,为患者突出的临床表现。无任何感染证据。②对激素治疗无客观反应:指患者接受泼尼松至少40mg/d(0.6mg/kg/d)治疗4周,仍无任何客观临床反应,包括临床表现、血生化异常或影像学改善。激素治疗无反应亦需考虑以下两个方面:仅血清IgG4浓度下降,无临床或影像学改善,视为无临床反应;与长期纤维化相关的某些IgG4-RD类型,如腹膜后纤维化或硬化性肠系膜炎,激素治疗后影像学可能无明显改善。

(2)血清学检查:①不明原因的白细胞减少症和血小板减少症:白细胞和血小板总数低于正常参考值下限,可能由其他疾病导致。在IgG4-RD中白细胞和血小板减少不常见,但在某些疾病,如骨髓增生异常综合征、血液系统恶性疾病、系统性红斑狼疮等自身免疫病中常见。②外周血嗜酸性粒细胞增多:嗜酸性粒细胞计数>3×10^6/ml。③ANCA阳性:酶联免疫吸附法检测特异性针对蛋白酶3或髓过氧化物酶的ANCA阳性。④抗体阳性:指明确提示某些自身免疫病的抗体,如抗Ro/SSA抗体、抗La/SSB抗体、抗双链DNA抗体、抗RNP抗体或抗Sm抗体;具有较高特异性的自身抗体,如抗合成酶抗体(抗Jo-1抗体),抗拓扑异构酶Ⅲ(Scl-70)抗体和抗磷脂酶A2受体抗体。此处不包括特异性低的自身抗体,如类风湿因子、抗核抗体、抗线粒体抗体、抗平滑肌抗体和抗磷脂抗体。⑤冷球蛋白血症:冷球蛋白血症(Ⅰ、Ⅱ或Ⅲ型)发生在某些临床疾病中。

(3)影像学检查:①怀疑恶性肿瘤或感染的影像学检查,尚未充分证实:包括尚未明确评估的肿块、坏死、空洞、血运丰富或外生性肿块、淋巴结肿大粘连、可定位的腹腔积液等。②影像学进展迅速:4~6周内明显恶化。③长骨病变符合埃德海姆-切斯特病:长骨多灶性骨硬化性病变,通常双侧骨干受累。④脾大:>14cm,无其他原因可以解释(如门静脉高压)。

(4)病理学诊断:①细胞浸润提示恶性肿瘤,尚未充分评估:高度提示恶性肿瘤的表现,细胞非典型性,免疫组化单型性,或原位杂交轻链限制性等。②符合炎性肌纤维母细胞瘤的标记:已知的标志物为间变性淋巴瘤激酶(ALK1)或原癌基因1酪氨酸激酶(ROS)。③突出的中性粒细胞炎症:中性粒细胞浸润在IgG4-RD中少见,只有在肺部或黏膜部位周围偶尔出现。大量中性粒细胞浸润或中性细胞性脓肿强烈提示非IgG4-RD。④坏死性血管炎:尽管血管损伤(如闭塞性静脉炎或动脉炎)是IgG4-RD的典型特征,但血管壁中存在纤维蛋白样坏死为非IgG4-RD的有力证据。⑤显著的坏死改变:小坏死灶偶尔可出现在有导管器官的管腔表面,但带状坏死如无合理解释(如支架置入),属非IgG4-RD的有力证据。⑥原发性肉芽肿性炎症:炎症丰富的上皮样组织细胞,包括多核巨细胞和肉芽肿形成不属于IgG4-RD的典型表现。⑦巨噬细胞/组织细胞病的病理特征:如,S100阳性常为罗萨伊-多尔夫曼病的病理特征。

(5)已知的以下诊断:①多中心型Castleman病;②克罗恩病(如果存在胰腺胆道疾病);③溃疡性结肠炎(如果存在胰腺胆道疾病);④桥本甲状腺炎(如果只有甲状腺受累):IgG4-RD患者很少仅患有桥本甲状腺炎,但桥本甲状腺炎属于IgG4-RD谱。

Ⅱ.2019年ACR联合EULAR制订的IgG4-RD分类标准中包含标准的定义

(1)免疫染色:IgG染色或CD138染色均可用于鉴定IgG+细胞。

(2)头颈部腺体受累:①一组腺体是指两个泪腺或两个颌下腺等。②IgG4-RD中泪腺和大唾液腺受累多为双侧(可不对称)。腺体受累的判断可通过临床体检,亦可通过影像学检查[正电子发射计算机断层扫描(PET-CT)或CT]。

(3)胸部:①肺部的支气管血管束增粗和小叶间隔增厚必须通过胸部横断面成像检查确定。②胸部的椎旁带状软组织通常位于右侧,第8胸椎和第11胸椎之间,且不包绕主动脉。

(4)胰腺和胆管系统:①弥漫性胰腺肿大通常指病变范围占胰腺的2/3以上;②符合IgG4相关性硬化性胆管炎的胆管受累主要涉及近端胆道(即肝内胆管和肝外胆管的胰外部分)。胆管壁通常光滑、增厚。

(5)肾脏:①低补体血症指血清补体C3、补体C4或两者均低于正常参考值下限;②影像学显示肾盂壁增厚,可为单侧或双侧,通常无严重狭窄或管腔不规则;③两侧肾皮质中的低密度区域仅在增强CT中可见,通常是斑片状或圆形外观。

(6)腹膜后:IgG4相关性腹膜后纤维化或主动脉周围炎通常位于主动脉周围或前外侧。受累的动脉常位于肾动脉以下的腹主动脉,通常延伸至髂动脉。

日本制定的IgG4-RD综合诊断标准是该病最早的分类诊断标准,亦是迄今为止临床医师应用最广泛的标准,该标准于2011年初次公布,2020年更新,主要包括临床表现、血清IgG4升高和特征性病理表现三方面。2019年ACR和EULAR联合制订的IgG4-RD国际分类标准强调典型器官的特征性临床或影像学表现,引入排除标准,提高了诊断的特异性,更适用于IgG4-RD的临床研究;其优势为在缺乏病理诊断或血清IgG4正常时仍可将患者诊断为IgG4-RD。

(三)病情评估

诊断IgG4-RD后应对患者的病情进行全面评估,包括临床、实验室检查、影像学检查等诸方面,以反映受累器官情况、疾病活动程度及是否需要紧急治疗等,建议参考国际上公布的IgG4-RD治疗反应指数(IgG4-RD RI)。IgG4-RD RI最初于2012年公布,之后分别于2015年和2018年更新修订。该反应指数评估近28天的疾病情况,按不同器官受累程度(无受累或缓解、改善但持续、停药后新发或复发/或治疗下无好转、治疗下加重或新发)进行评分(0~3分),各器官的评分总和为总分;当重要器官受累为紧急情况时,须积极治疗以防止功能障碍,该器官的评分加倍。须注意的是:①对IgG4-RD患者病情的评估不能单纯依赖血清IgG4水平,更重要的是评估受累器官的情况;②评估治疗反应,即受累器官的改善情况,激素治疗后大部分受累器官均会获得明显改善,包括临床改善和影像学改善。但与长期纤维化相关的某些IgG4-RD类型,如腹膜后纤维化或硬化性肠系膜炎,激素治疗后影像学可能无明显改善。

IgG4-RD RI评分指在既往28天内出现IgG4-RD活动表现的评分:0分为无器官等受累或疾病缓解。1分为改善,疾病持续。2分为停药后新发或疾病复发;或治疗后疾病无好转。3分为治疗后疾病加重或新发。

八、鉴别诊断

(1)小管间质性肾炎(TIN):区别于TIN,IgG4-TIN除了有大量浆细胞浸润,特征性的席纹状纤维化,小管基底膜颗粒状免疫沉积物,肾外器官受累、血清IgG4和/IgG升高、影像学上肾脏肿大、小的外周皮质结节(圆形或楔形病变,或弥漫性斑片状受累),都有助于鉴别诊断。

(2)膜性肾病:IgG4-MGN肾脏病变往往合并TIN及肾功能受损,而抗PLA2R抗体及THSD7A抗体均阴性。

九、治疗策略

IgG4-RD的治疗目标是控制病灶炎症,恢复器官功能,并维持疾病缓解。早期治疗可防止炎性和纤维化导致不可逆的脏器损伤。治疗原则如下:有症状、病情活动进展患者均需治疗;无症状性内脏器官受累者,如胰腺、胆道、肾脏、肺部、腹膜后纤维化、主动脉炎等,如评估病情处于发展阶段,亦需要及时治疗,阻止器官损伤、改善患者预后。少数无症状性淋巴结病或轻度浅表腺体肿大,且疾病进展很缓慢者,如IgG4相关性泪腺炎、颌下腺炎、淋巴结肿大,可密切观察随诊。一旦出现症状或病情活动进展加速,应予积极治疗。

IgG4-RD的治疗包括诱导缓解治疗和维持治疗两个阶段。目前IgG4-RD的治疗药物种类包括激素、传统免疫抑制剂和生物制剂。其他辅助治疗包括梗阻部位置管引流、手术等。

(1)激素:迄今为止,激素仍是治疗IgG4-RD公认的一线药物,激素治疗起效迅速,短期内症状可显著改善。常用激素起始剂量为口服泼尼松30~40mg/d或等效激素剂量,可根据患者的年龄、体重及病情严重程度等做相应调整。2~4周病情获得有效控制后,激素可规律减量,至小剂量维持。激素维持治疗的时间目前尚无定论。基线IgG4水平显著升高、多器官受累、过敏、既往复发史是疾病复发的危险因素,此类患者推荐长期小剂量激素维持治疗。

激素治疗过程中需注意感染、消化道溃疡、血糖升高、血压升高、骨质疏松等不良反应。

(2)传统免疫抑制剂:应用原则为:当患者存在单用激素治疗不能充分控制IgG4-RD、疾病活动不能递减激素剂量、激素减量过程中病情反复或激素不良反应明显等,出现上述任何一种情况时,推荐激素联合免疫抑制剂治疗。多项研究表明,初始治疗应用激素联合免疫抑制剂的IgG4-RD患者,复发率低于单用激素者,因此对复发风险较高的患者,初始治疗时激素联合免疫抑制剂获益更大。目前常用于IgG4-RD治疗的免疫抑制剂包括吗替麦考酚酯、硫唑嘌呤、环磷酰胺、来氟米特、甲氨蝶呤、环孢素A、他克莫司、艾拉莫德等，由于高质量循证医学的临床试验数据尚不充分，上述免疫抑制剂的应用可参考其他风湿免疫病，但应结合IgG4-RD患者特点，给予个体化治疗。高龄或病情轻且发展缓慢者，治疗应充分评估治疗风险和获益。

用药期间需密切监测患者的血常规、肝肾功能等，警惕药物不良反应。由于传统免疫抑制剂起效较慢，因此不推荐单用免疫抑制剂治疗急性活动期IgG4-RD患者。

(3)生物制剂：利妥昔单抗是抗CD20的单克隆抗体，主要用于清除B细胞。较多的研究已证实，利妥昔单抗对初治或复发难治性IgG4-RD均有显著疗效，治疗后临床症状缓解，血清IgG4浓度亦显著下降。目前多推荐作为常规治疗效果不佳、复发或激素不耐受等患者的二线治疗药物。根据国外治疗经验，推荐利妥昔单抗的使用方法包括静脉注射$375mg/m^2$，每周一次，×4周，或每次$1000mg×2$次，隔2周1次。之后可依据病情重复应用，以维持病情持续稳定。其他生物制剂，如抗CD19单克隆抗体、B细胞活化因子抑制剂、细胞毒性T淋巴细胞相关蛋白4(CTLA-4)拮抗剂、布鲁顿酪氨酸激酶(Bruton's tyrosine kinase, BTK)抑制剂及拮抗滤泡辅助性T细胞的药物等，有望用于治疗IgG4-RD，但其疗效尚需临床研究进一步证实。

(4)特殊情况时手术或介入治疗：当IgG4-RD患者出现可能导致器官功能障碍的紧急情况时，如药物治疗不能迅速解除器官压迫或梗阻时，需要采取手术或介入治疗进行干预，以尽快缓解症状。如IgG4相关性腹膜后纤维化导致输尿管梗阻而引起急性肾衰竭时，可置入输尿管支架或行肾造瘘术解除梗阻；IgG4相关性大动脉炎引起动脉瘤样扩张有破裂风险时，需紧急行动脉支架置入、动脉管壁置换或修复等手术；IgG4相关性硬化性胆管炎引起严重胆道梗阻时，支架植入引流可快速减轻黄疸；IgG4相关性甲状腺炎引起气管、食管压迫时需手术解除压迫。此外，对长期且不可逆的器官纤维化，如眶周纤维性假瘤和硬化性肠系膜炎等，对激素等药物治疗效果不佳时，可考虑手术切除病变组织。

十、疗效及转归

由于对IgG4-RD的认识时间较短，患者长期生存率尚无数据。总体来讲激素治疗IgG4-RD反应佳，无重要脏器不可逆损伤者长期预后好，有重要脏器损伤且发生功能障碍者，预后与器官损伤程度相关，如胰腺、肾、肺、肥厚性硬脑膜炎或垂体炎等。IgG4-RD目前尚不能治愈，且容易复发，因此在风湿专科医生指导下规律随诊、监测病情，对改善预后尤为重要；同时，治疗过程中对药物不良反应的监测亦是提高生活质量、改善预后的关键因素。

表7-21-1 2019年美国风湿病学会（ACR）和欧洲抗风湿病联盟（EULAR）联合制订的IgG4-RD分类标准

步骤	内容	是否符合标准
1.纳入标准	包含以下典型器官的临床或影像学特征a，如胰腺、唾液腺、胆管、眼眶、肾、肺、主动脉、腹膜后、硬脑脊膜或甲状腺[纤维硬化性甲状腺炎(Riedel thyroiditis)]，或以上器官不明原因的炎症伴淋巴浆细胞浸润的病理证据	是或否（如不符合纳入标准，则不考虑符合IgG4-RD分类标准）
2.排除标准	项目（对是否符合排除标准的项目，应根据患者的临床情况进行个体化评估） 临床 发热 对糖皮质激素治疗无客观反应 血清学 不明原因的白细胞减少症和血小板减少症 外周血嗜酸性粒细胞增多 抗中性粒细胞胞质抗体(ANCA)阳性（特异性针对蛋白酶3或髓过氧化物酶） 抗SSA/Ro抗体或SSB/La抗体阳性 抗双链DNA抗体、抗核糖体蛋白抗体或抗Sm抗体阳性其他疾病特异性自身抗体 冷球蛋白血症 影像学 怀疑恶性肿瘤或感染，尚未充分证实 影像学进展迅速 长骨病变符合埃德海姆-切斯特病(Erdheim-Chester disease) 脾大 病理学	是或否（或如符合排除标准，则不考虑符合IgG4-RD分类标准）

续表

步骤	内容	是否符合标准
2.排除标准	细胞浸润提示恶性肿瘤,尚未充分评估 出现炎性肌纤维母细胞瘤的标志物 显著的中性粒细胞炎症浸润 坏死性血管炎 显著的坏死改变 原发性肉芽肿性炎症 巨噬细胞/组织细胞病的病理特征 已知的以下诊断 多中心型Castleman病 克罗恩病或溃疡性结肠炎(如果只存在胰胆病) 桥本甲状腺炎(如果只有甲状腺受累)	是或否(或如符合排除标准,则不考虑符合IgG4-RD分类标准)
如果符合纳入标准,同时不符合任何一项排除标准,进行步骤3		

步骤	内容	评分
3.入组标准	病理学 无显著特征 密集淋巴浆细胞浸润 密集淋巴浆细胞浸润和闭塞性静脉炎 密集淋巴浆细胞浸润和席纹状纤维化伴或不伴闭塞性静脉炎 免疫组化染色(淋巴结,胃肠道黏膜表面和皮肤的组织病理学检查不计入免疫组化染色评分)	+0 +4 +6 +13 +0~16计分如下:(1)0分:IgG4+浆细胞数/IgG+浆细胞数比值0%~40%或不确定b,且IgG4+浆细胞数/高倍为0~9。(2)7分:①IgG4+浆细胞数/IgG+浆细胞数比值≥41%,且IgG4+浆细胞数/高倍为0~9或不确定b。②IgG4+/IgG+比值0~40%或不确定b,且IgG4+浆细胞数/高倍≥10或不确定b。(3)14分:①IgG4+浆细胞数/IgG+浆细胞数比值41%~70%,且IgG4+浆细胞数/高倍≥10。②IgG4+浆细胞数/IgG+浆细胞数比值≥71%或不确定b,且IgG4+浆细胞数/高倍为10~50。(4)16分:IgG4+浆细胞数/IgG+浆细胞数比值≥71%,且IgG4+浆细胞数/高倍≥51
	血清IgG4水平 正常或未检查 <2倍正常参考值上限 2~5倍正常参考值上限 ≥5倍正常参考值上限	+0 +4 +6 +11
	双侧泪腺、腮腺、舌下腺和颌下腺 无任何一组腺体受累 一组腺体受累 两组或更多腺体受累	+0 +6 +14
	胸部 未检查或下列项目均未出现 支气管血管束增粗和小叶间隔增厚 胸椎旁带状软组织	+0 +4 +10
	胰腺及胆管系统 未检查或下列项目均未出现 弥漫性胰腺增大(无分叶) 弥漫性胰腺增大和包膜样低强化带 胰腺(上述任意一种)和胆管受累	+0 +8 +11 +19
	肾脏 未检查或下列项目均未出现 低补体血症 肾盂增厚/软组织 双侧肾皮质低密度区	+0 +6 +8 +10
	腹膜后 未检查或下列项目均未出现 腹主动脉壁弥漫性增厚 肾动脉以下的主动脉或髂血管周围或前外侧软组织	+0 +4 +8
4.总分	符合初始纳入标准,同时不符合任何一项排除标准,累积分值≥20分可诊断IgG4-RD	

注:IgG4-RD为IgG4相关疾病;a受累器官肿大或肿瘤样肿块,但以下器官受累常为非肿块病变:①胆管,更倾向发生狭窄;②主动脉,典型特征是管壁增厚或动脉瘤扩张;③肺部,常见支气管血管束增粗;b在某些特殊情况下,通常与免疫染色质量有关,无法清楚地量化IgG4+浆细胞数量,但可确定细胞数至少10个/高倍,亦可将粗略估计的细胞数分到免疫组化计分的相应组类别中

参考文献

[1] 费允云,刘燕鹰,董凌莉,等.IgG4相关性疾病诊疗规范[J].中华内科杂志,2023,62(10):1161-1171.

[2] Umehara H, Okazaki K, Kawa S, et al. The 2020 revised comprehensive diagnostic (RCD) criteria for IgG4-RD[J].Mod Rheumatol, 2021, 31(3): 529-533.

[3] Evans RDR, Cargill T, Goodchild G, et al. Clinical Manifestations and Long-term Outcomes of IgG4-Related Kidney and Retroperitoneal Involvement in a United Kingdom IgG4-Related Disease Cohort [J]. Kidney Int Rep , 2018 , 4 (1): 48–58 .

[4] Umehara H, Okazaki K, Masaki Y, et al. Comprehensive diagnostic criteria for IgG4-related disease (IgG4-RD), 2011[J]. Mod Rheumatol, 2012, 22(1): 21-30.

[5] 张文、董凌莉、朱剑，等．IgG4-RD相关性疾病诊治中国专家共识[J]. 中华内科杂志, 2021, 60(3): 192-206.

[6] Wallace ZS, Khosroshahi A, Carruthers MD, et al. An international multispecialty validation study of the IgG4-related disease responder index [J]. Arthritis Care Res (Hoboken), 2018, 70(11): 1671-1678..

[7]. Kamisawa T, Zen Y, Pillai S, et al. IgG4-related disease[J].Lancet, 2015, 385(9976): 1460-1471.

[8]Buglioni A, Jenkins SM, Nasr SH, et al. Clinicopathologic Features of IgG4-Related Kidney Disease [J]. Kidney Int Rep, 2024, 9(8): 2462–2473 .

[9] Wallace ZS, Deshpande V, Mattoo H, et al. IgG4-Related Disease: Clinical and Laboratory Features in One Hundred Twenty-Five Patients [J]. Arthritis Rheumatol , 2015 , 67 (9): 2466–75 .

[10] Wallace ZS, Naden RP, Chari S, et al. The 2019 American College of Rheumatology/European League Against Rheumatism classification criteria for IgG4-related disease[J]. Ann Rheum Dis, 2020, 79(1): 77-87.

刘俊铎（撰写）　陶新朝（审校）

第二十二章　热纳综合征
Chapter 22　Jeune syndrome，JS

关键词：胸廓异常；短指；呼吸功能不全；肾脏疾病

Keywords：Thoracic abnormalities；Brachydactylia；Respiratory insufficiency；Kidney disease

一、概述

热纳综合征（Jeune syndrome，JS）又称窒息性胸腔失养症（asphyxiating thoracic dystrophy）是一种罕见的常染色体隐性遗传病。1955年由Jeune首次报道该疾病。JS的主要表现是骨骼发育不良伴多器官受累，主要临床特征为小而狭窄的胸腔、短肋骨、四肢短小、骨盆形状异常，伴因胸腔受限导致的肺发育不良及不同程度的呼吸困难，也可发生肾、肝、胰腺和视网膜异常。该病可从实验室检查、病理检查、影像学检查诊断。治疗包括呼吸治疗、手术治疗、其他对症治疗、遗传咨询。预后因内脏相关疾病而异，2岁后严重呼吸道并发症的风险降低。

二、定义

JS是一种罕见的、可能致命的常染色体隐性骨骼发育不良，其特征是胸廓狭窄、肺发育不全、肢体短小和其他先天性异常（如多指畸形和眼部、肝脏或肾脏并发症），放射学骨骼异常，包括髋臼的"三叉"形和干骺端改变。

三、流行病学

JS国外流行病学调查显示，在活产婴儿中JS的发病率在1/130,000~1/100,000。

四、病因及发病机制

JS被认为是一种遗传异质性疾病，多数病例的致病原因不明。已明确致病基因的JS病例属于常染色体隐性遗传性疾病，目前已发现至少10种JS致病基因，包括*CEP120*、*CSPP1*、*DYNC2H1*、*IFT80*、*IFT140*、*IFT172*、*TTC21B*、*WDR34*、*WDR35*、*WDR60*，其中*DYNC2H1*基因突变可占50%。这些基因在哺乳动物体内初级纤毛的结构和功能的表达中起重要作用。

纤毛是广泛分布于细胞表面的微小指状突起，能感知细胞外机械和化学信号变化并协助其传导至细胞内部从而引起细胞应答，在许多不同的化学信号传导途径中发挥核心作用。纤毛双向转运功能的物质基础为纤毛内转运蛋白(intraflagellar transport,IFT)。致病基因突变可引起IFT缺陷,破坏纤毛的正常组装或功能,造成信号传导异常。其中Sonic Hedgehog途径对软骨和骨骼的细胞增殖和分化至关重要,其异常可能是导致此病骨骼异常的基础。其他组织中的纤毛异常,例如肾脏、肝脏和视网膜,引起该病的其他临床表现。

五、临床表现

JS在产前或出生时即可识别。在极少数情况下,也可能出现轴后多指畸形。胸部狭窄可能导致新生儿呼吸衰竭,并可能与持续的呼吸症状有关。有些病例病情严重,而另一些相对比较轻。生长发育差异较大,部分病例可以几乎正常。在任何年龄发病的病例中都有极少肝和肾功能衰竭的报道(肝纤维化或肾消耗病)。还可以观察到视网膜色素变性。智力发育是正常的。

非常频发:骨盆带骨形态异常,肋骨异常,小肢,窄胸,短胸,骨骼发育不良。

频发:锁骨异常,干骺端异常,胸骨异常,短指,锥形骨骺,呼吸功能不全,短脚。

偶发:视网膜色素沉着异常,肝脏异常,肺发育不全/增生减低,婴儿期喂养困难,肾结核,肾病,轴后足多指,轴后手多指,肾功能不全,身材矮小,脚趾并指。

六、辅助检查

1. 实验室检查

一般实验室化验指标无特异性。肾脏受累患者可有低比重尿、蛋白尿、血尿素氮及血肌酐升高;肝脏受累患者可有肝功能异常、结合胆红素升高等。呼吸衰竭病人可有代谢性指标异常。

2. 病理检查

肾脏病理可表现为肾小管萎缩、囊样扩张,弥漫性间质纤维化,肾小球硬化等。肝脏病理可表现为门静脉周围胆管增生、胆道结构异常、不同程度的肝纤维化和多囊性改变等。

3. 影像学

(1)狭长胸廓:胸廓小呈"钟形"或"桶形",心脏相对大,锁骨上移并高于第一肋骨,肋骨短,胸廓横断面呈"三叶样",心脏位于"前叶"内。

(2)骨盆发育不良:髋臼内缘和外缘可有骨刺样突出,髋臼中部亦有骨性突出,使整个髋臼呈三叉样改变,这种形态具有特征性。骨盆畸形随年龄增长可以逐渐减轻。股骨头过早成熟。

(3)四肢短:四肢长骨不成比例短小,近端长骨更明显,干骺端增宽,骨干中部变细,此在婴儿期更明显。掌指骨短,以中、远端指骨更明显。指骨近端的锥形骨骺为该病的典型表现,在儿童期更明显。偶见多指、掌骨融合及骨骺发育不良等畸形。

[基因检测方向]

分子遗传学,靶向突变分析,选定外显子的突变扫描/筛选和序列分析,序列分析:整个编码区,缺失/重复分析,细胞遗传学,大片段染色体变异的检测

[检测技术]

Sanger测序,NGS测序(WES除外),基于PCR的技术,基于MLPA的技术,基于阵列的技术,FISH,全外显子组测序(WES)

[检测目的]

产前诊断,着床前诊断,产后诊断,症状前诊断,风险评估

产前诊断:在提出产前分子检测之前,遗传疾病研究中家系的渊源者必须确认分子诊断。在其他情况下,只有仔细的产前超声检查才能发现该疾病。

遗传咨询:该综合征以常染色体隐性特征传播。受累儿童出生后,每次怀孕的复发风险为25%。尽管自首次描述以来,至少鉴定了17个相关基因,但由于临床异质性和基因型-表型相关性有限,产前诊断和预后咨询仍然具有挑战性。

七、诊断

诊断基于放射学检查:肋骨较短,骨盆形态异常,髋臼顶呈水平,三叉戟状,由正中突出和两个侧突组成。手正常或较短,指骨内可能有锥形骨骺。

1. 胎儿

产前超声检查出现特征性体征和症状,如股骨长与头围比值小于平均值3个标准差、NT值增加、肺发育不良、狭窄胸腔及胎儿呼吸动度减少可能提示胎儿患有JS。三维超声还可发现肋骨短小。

2. 出生后

JS的诊断临床诊断主要基于临床症状、体格检查及X线的辅助检查,部分患者可以达到基因确诊。体格检查如发现存在胸腔狭小、躯干正常而四肢短小、指(趾)短,身长和胸围小于50百分位则提示JS可能性。患儿表现出不同程度呼吸困难、口唇青紫、喂养困难、生长发育落后等。部分患者可有家族史。

典型X线表现为严重的肋骨短小、轻度肢体短小、椎体正常、髂骨发育不良和三叉戟形髋臼等。

八、鉴别诊断

JS的诊断需与软骨发育不全、Ellis-vanCreveld发育不良和短肋骨多指综合征Ⅲ型和Ⅳ型等相鉴别。

1. 软骨发育不全

软骨发育不全是最常见的非致死性、先天性骨骼发育不良性矮小症,绝大部分由 *FGFR3* 基因突变所致。与JS相似的特征包括近端四肢短小,胸腔较长;儿童的胸廓长度和横向直径在正常年龄范围内,而前后径较低。与JS不同,软骨发育不全还具有前额突出和面中部发育不全的特征。

2. Ellis-vanCreveld发育不良

EVC与JS非常相似,可能导致误诊。与JS不同,EVC呈现一致性的轴后性多指畸形,并有一些外胚层发育不良的表现,如指甲发育不全、毛发稀疏和异常的牙齿,诞生牙可能很常见。EVC患儿常合并先天性心脏病,而JS患儿先天性心脏病非常罕见。致病基因 *EVC* 及 *EVC2* 突变分析可以鉴别。

3. 短肋骨多指综合征(shortrib-polydactyly,SRPS)Ⅲ型和Ⅳ型

与JS相比,SRPS型Ⅲ,或Verma-Naumoff型,肋骨极短,且常合并多指。SRPSⅣ型或Beemer-Langer型,表现为肋骨极短、脐膨出、模糊的外生殖器和唇裂。所有类型的SP患者临床表现较JS更为严重和致命。致病基因 *DYNC2H1* 和 *NEK1* 突变分析可以鉴别。

4. Sensenbrenner综合征

也称为颅外胚层发育不良(CED),是一种遗传异质性的纤毛病,其特征是畸形特征,包括多角头畸形(矢状面颅缝早闭不稳定)、慢性肾病(CKD)、肝纤维化、视网膜色素变性和脑异常,与其他纤毛病有部分临床重叠。

九、治疗策略

1. 呼吸治疗

治疗的重点是维持和支持呼吸功能。压力循环通气模式已被证明在克服JS中气道阻力增加方面最有效。患有严重肺发育不全的婴儿可能需要高频通气以避免气压伤。应密切关注呼吸功能衰退的迹象,控制呼吸道感染,对患者进行抗菌治疗。

2. 手术治疗

JS的矫正手术包括正中胸骨切开术,改良Nuss手术、肋骨牵张成胸矫形术、胸外侧扩张术和垂直可扩展假体钛肋骨(VEPTR)。

3. 其他对症治疗

肾功能不全患者需进行血液透析或肾移植术。肝脏病变者可予口服熊去氧胆酸等对症处理。并进行视网膜检查。为早期发现和治疗并发症,JS患儿需要在出生后2年内进行常规体检。

4. 遗传咨询

迄今为止,基因诊断明确的JS均为常染色体隐性遗传,患者父母再次生育再发风险为25%。应对所有患者及其家庭成员提供必要的遗传咨询,对高风险胎儿进行产前诊断。

十、疗效及转归

预后因内脏相关疾病而异,2岁后严重呼吸道并发症的风险降低。

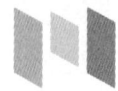

参考文献

[1]Poyner SE, Bradshaw WT. Jeune syndrome: considerations for management of asphyxiating thoracic dystrophy[J]. Neonatal Network, 2013 ,32 (5): 342-52 .

[2]Temel U, Akgül AG. A new technique for neonatal Jeune syndrome: External thoracic expansion[J]. Turk Gogus Kalp Damar Cerrahisi Derg , 2021 , 29（2）: 279-282 .

[3]Oestreich MA, Keller F, Bovermann X, et al. A Mild Case of Jeune Syndrome Associated with a Recurrent Missense Variant in DYNC2H1: Confirmation of a Genotype-Phenotype Correlation[J]. Klin Padiatr , 2024 , 236（2）: 145-147 .

[4]Pilotto E, Midena E, Longhin E, et al. Retinal dystrophy in jeune syndrome: a multimodal imaging characterization [J]. Retin Cases Brief Rep , 2022 , 16（2）: 183-185 .

[5]王文林,龙伟光,陈春梅,等.窒息性胸廓发育不良的外科治疗[J].中国胸心血管外科临床杂志,2021,28(8):984-989.

[6]Bosakova M, Abraham SP, Nita A, et al. Mutations in GRK2 cause Jeune syndrome by impairing Hedgehog and canonical Wnt signaling[J]. EMBO Mol Med , 2020, 12（11）: e11739 .

[7]Mira PCDS, Arid J, Paula-Silva FWG, et al. Oral rehabilitation in a patient with Jeune syndrome presenting with multiple teeth agenesis[J]. Spec Care Dentist, 2020 , 40（5）: 493-497 .

[8]Flanders TM, Franco AJ, Lott C, et al. Prophylactic Decompression for Cervical Stenosis in Jeune Syndrome: Report From a Single Institution[J]. Spine , 2020, 45（13）: E781-E786 .

[9]Faudi E, Brischoux-Boucher E, Huber C, et al. A new case of KIAA0753-related variant of Jeune asphyxiating thoracic dystrophy[J]. Eur J Med Genet , 2020 , 63（4）: 103823. .

[10]Salik I, Genis A, Barst S. Anesthetic management of an infant with Jeune syndrome and severe pulmonary hypertension for tracheostomy[J]. Journal of clinical anesthesia, 2019, 52:76-77 .

刘颖（撰写） 刘俊铎（审校）

第二十三章 伴有眼肾缺陷的Joubert综合征
Chapter 23　Joubert syndrome with oculorenal defect，JSRD

关键词：肌张力减退；发育迟缓；臼齿征；视网膜病变；肾脏疾病

Keywords：Reduced muscle tone；Delayed development；Molar sign；Retinopathy；Kidney disease

一、概述

Joubert综合征（Joubert syndrome, JS）是罕见的多基因遗传性疾病，由Joubert等人在1969年首次描述的。主要表现为肌张力减退、发育迟缓、小脑蚓部发育不全、异常呼吸、眼运动异常等。JS与初级纤毛的信号通路位点基因突变有关，以常染色体隐性遗传模式遗传。JS及其相关疾病（Joubert syndrome and re-lated disorders, JSRD）均属于纤毛病家族中的异常综合征，纤毛病以靶组织-纤毛功能障碍为特点，合并肝、肾等多器官受累。眼部表现中眼球运动异常最常见，其次是斜视、眼球震颤、异常视网膜色素沉着、上睑下垂、视网膜脉络膜部缺损等。颅脑磁共振有助于提高本病诊断率。目前JS尚无确切疗法，但针对肝、肾、眼部等疾病的干预措施，可显著提升JS患者生活质量。JSRD根据相关的多器官受累情况分为六种临床亚型。迄今为止，在JSRD中已经确定了21个不同致病基因，这使得遗传诊断变得困难。伴有肾脏和眼异常的Joubert综合征和相关疾病（Joubert syndrome with oculorenal defect, JSRD）是一种罕见亚型。

二、定义

JSRD是一种临床和遗传异质性疾病，为JS的一种罕见亚型。具有常染色体隐性或X连锁遗传，具有独特的神经放射学特征，即所谓的臼齿征。主要表现为肌张力减退、发育迟缓、小脑蚓部发育不全、异常呼吸、眼运动异常及合并肝、肾等多器官受累。

三、流行病学

JS发病年龄为婴儿、新生儿。患病率为1/200,000~1/55,000。它主要以常染色体隐性遗传方式遗传，首先在具有强血缘关系的小型孤立群体中有描述，如法裔加拿大人、德系犹太人和阿拉伯人群体。

四、病因及发病机制

基因突变是JS发病的始动因素,JS为常染色体隐性遗传,少数以X连锁隐性模式遗传,目前已鉴定出40多个致病相关基因,最常见的包括 *TMEM67*、*CPLANE1*、*CC2D2A*、*CEP290*、*AHI1*、*CSPP1*、*INPP5E*、*KIAA0586*、*MKS1*、*NPHP1*。约50%的伴有眼肾缺陷的Joubert综合征患者携带以常染色体隐性方式传播的CEP290基因突变(12q21.33)。这些高度异质性的基因编码初级纤毛信号通路介质,进而导致轴突及信号转导异常,部分基因参与纤毛的组装、解聚、维持,最终影响脑、视网膜光感受器、胆管上皮和肾脏微管。

五、临床表现

Joubert综合征和相关疾病(JSRD)是一种罕见的神经系统疾病,具有常染色体隐性或X连锁遗传,其特征是神经系统症状包括张力减退、共济失调、全面发育迟缓、眼球运动异常和呼吸失调。JSRD也经常伴有不同内脏器官受累,分为六种临床亚型。JSRD的神经放射学标志是"臼齿征",它是一种复杂的小脑和脑干畸形。伴有眼肾缺陷的Joubert综合征患者表现为视网膜受累(表现为Leber先天性黑矇(LCA)或进行性视网膜营养不良)和肾痨病(NPH,通常为青少年)。视网膜受累在出生时存在(LCA),或可能在以后的生活中表现出来。青少年NPH通常在生命的第一个十年后期或第二个十年早期出现临床症状。

非常频发:呼吸暂停,共济失调,小脑蚓部发育不良,整体发育迟缓,智障,脑MRI上的臼齿征,肌张力减退,肾病,视网膜营养不良,呼吸急促。

频发:自闭症行为,行为异常,双顶变窄,失明,脉络膜视网膜缺损,虹膜缺损,长脸,低置,后旋转耳朵,眼球震颤,上睑下垂,视力损害。

偶发:神经元迁移异常,下丘脑-垂体轴异常,无神经节细胞的巨结肠,前倾鼻孔,胼胝体发育不全/增生减低,脑膨出,足部多指,手部多指,高拱形眉毛,脑积水,心脏和大血管畸形,鼻梁突出,肾功能不全,脊柱侧凸,癫痫发作,斜视。

六、辅助检查

高质量MRI扫描,以评估脑畸形、神经元移位症或脑膨出,后者可能预示较差的预后或癫痫发作。基线神经学评估,特别注意音调、呼吸模式(呼吸急促和呼吸暂停)、眼动、发育和小脑功能。以多导睡眠图对睡眠状态作一个基线评估,尤其是在存在有症状的呼吸暂停的情况下。由语言治疗师和/或通过透视下吞咽检查评估口运动功能;使用适合年龄的工具进行生长发育评估。儿童眼科医生通过散瞳检查虹膜缺损和视网膜异常,以及采用视觉诱发电位、视网膜电图和眼运动测试等评估有无斜视和上睑下垂。腹部超声检查以评估肝纤维化或肾囊肿和/或肾痨病(肾皮质髓质分化障碍)。肾功能评估,包括血压、血尿素氮(BUN),血清肌酐、全血计数(CBC)和禁食后尿液比重分析评估肾脏浓缩能力。肝功能评估,包括血清转氨酶浓度、白蛋白、胆红素和凝血酶原时间。对于小阴茎男性或任何有生长激素缺乏迹象的儿童,应进行其他垂体异常的内分泌评估。如果怀疑骨骼发育不良,如短肋骨多指畸形或JATD,则进行骨骼检查和/或肢体X线照片。咨询临床遗传学家,记录家族史,评估生长和头部大小,评估其他异常,包括多指畸形、面部特征畸形、舌瘤/分叶和小阴茎。

基因检测方向:分子遗传学,靶向突变分析,选定外显子的突变扫描/筛选和序列分析,序列分析:整个编码区,甲基化分析,缺失/重复分析,细胞遗传学,大面积染色体变异的检测,微缺失/微重复检测。

检测技术:Sanger测序,NGS测序(WES除外),基于PCR的技术,基于MLPA的技术,基于阵列的技术,FISH,核型分析,全外显子组测序(WES)。

检测目的:产前诊断,着床前诊断,产后诊断,症状前诊断,风险评估。

七、诊断

JS具有3个典型临床表现,同时也是诊断标准:①肌张力减退及共济失调;②发育迟缓、智力障碍;③磁共振成像(magnetic resonance imaging,MRI)上显示特异性中脑臼齿征(中脑和脑桥交界处小脑蚓部发育不全,包括异常加深的大脑脚间窝、突出且加厚的小脑上脚、小脑蚓部和中线部分发育不全等)。根据其受累系统不同分为8个亚型。需进行相应基因检测。

八、鉴别诊断

Joubert综合征常需与Dindy-Walker综合征、菱脑联合、Down综合征等鉴别。

(1)Dandy-Walker综合征患者的脑干峡部宽度正常,无臼齿征,可作为两者的鉴别要点。

(2)菱脑联合为两侧小脑半球融合和小脑蚓部缺如,两侧小脑半球之间无中线裂存在,且Joubert综合征特征的临床表现可帮助鉴别。

(3)Down综合征根据典型临床表现或染色体组型为21-三染色体可明确诊断。

九、治疗策略

目前JS尚无确切疗法,但针对肝、肾、眼部等疾病的干预措施可显著提升JS患者生活质量。

1. 对症处理呼吸系统

(1)对于出现呼吸状态异常的婴儿和儿童,如果比较严重,应考虑进行呼吸暂停监测。支持性治疗可能包括刺激性药物,如咖啡因或补充氧气,尤其是在新生儿期。

(2)在有严重呼吸障碍的婴儿手术过程中,麻醉管理在某些情况下可通过使用:无阿片类药物区域麻醉以避免呼吸暂停发作加重;a-2激动剂,如可乐定或右美托咪定,避免呼吸抑制和阿片类药物的其他副作用。在极少数情况下,严重呼吸功能障碍的儿童可考虑机械支持和/或气管切开术。

2. 积极治疗中耳感染可避免传导性听力损失

3. 肌张力过低与治疗干预

(1)由言语治疗师对口腔运动功能障碍的患儿进行适当管理和治疗。

(2)给严重吞咽困难儿童放置鼻胃管或胃造口管喂食。通过早期干预计划进行职业、体能和言语功能治疗。

(3)为学龄儿童提供个性化教育评估和支持,以最大限度地提高学习效果。在适当年龄定期进行神经心理和发育状态评估。

4. 其他中枢神经系统异常的治疗

对于有脑积水迹象(头围迅速增加和/或囟门肿胀)的患者,建议进行神经外科咨询。注意,当JS发生脑积水时,很少需要分流;后颅窝囊肿和积液很少需要干预。脑膨出可能需要一期手术闭合。癫痫发作应由神经科医生使用标准抗癫痫药物进行评估和治疗。多种精神药物已用于治疗Joubert综合征的行为并发症;但没有任何药物对所有儿童都是一致有效的。

5. 眼科

有症状的上睑下垂、斜视或弱视需要的手术。屈光不正可使用矫正镜片。对动眼性失用症可采用视力疗法,尽管缺乏对这种疾病的具体研究。存在先天性失明或进行性视网膜营养不良时应对视力受损者进行干预。

6. 肾脏疾病

基因治疗在JS相关肾病中具有良好前景,由肾痨病引起的终末期肾病(ESRD)在青少年时期或以后往往需要透析和/或肾移植。高血压、贫血和其他ESRD并发症需要采取针对性治疗。

7. 肝纤维化

肝功能衰竭和/或肝纤维化应由胃肠科医生酌情安排外科干预,如食管静脉曲张和门静脉高压症的门静脉分流术。一些患者需要原位肝移植。

8. 骨骼

多指畸形可行外科治疗。脊柱侧凸可由矫形专家进行适当的医疗干预。

9. 其他

口面部裂可采用标准手术治疗。影响正常吞咽或引起呼吸道梗阻的舌肿瘤可能需要手术切除。

老年人阻塞性睡眠呼吸暂停和/或舌头肥大的症状可能需要多导睡眠图和/或耳鼻喉科医生进行评估,以考虑腺样体切除术、扁桃体切除术或手术舌复位。一些儿童可在夜间使用正压呼吸(BiPAP)或持续正压呼吸(C-PAP)。

对于月经不规则和垂体激素缺乏症,可咨询内分泌学家(根据指示进行激素替代)。肥胖患者应采取适当的措施,包括饮食、运动和行为治疗,先天性心脏缺陷和体位异常应采用相应的常规治疗。建议手术矫正先天性巨结肠(如有)。

10.继发并发症的预防

外科和牙科手术中预防性抗生素适用于患有结构性心脏异常的个体。

十、疗效及转归

JS临床预后不一,尚无确切治疗方案,以纤毛病变基因为靶点的精准治疗或许会在未来有所进展。虽然目前临床治疗策略有限,但JS眼部病变的早期诊断及干预有利于后续精神心理支持、物理视功能再适应训练以及长期规律脏器随访。

参考文献

[1]Gana S, Serpieri V, Valente E M. Genotype – phenotype correlates in Joubert syndrome: A neview(CJ/American Journal of Medical Genetics Part C: Seminars in Medical Genetics[J]. Hoboken, USA: John Wiley& Soms, Inc., 2022,190(1):72–88.

[2]Koyama S, Sato H,Wada M, etal. Whole-exome sequencing and digital PCR identified a novel compound heterozygous matation in the NPHP1 gene in a case of Joubert syndrome and related disorders[J]. BMC medical genetics, 2017.18(1):1–5.

[3] Parisi M, Glass I. Joubert Syndrome [J]. GeneReviews® [Internet], 2003[updated 2017 Jun 29].

[4]向菁菁,张丽丽,丁杨,等.Joubert综合征13型1例胎儿的TCTN1基因变异分析[J]. 中华医学遗传学杂志,2024,41(08):957-961.

[5]罗敏娜,曹宗富,陈军,等.全外显子组测序发现中国Joubert综合征家系C5orf42基因的新突变[J].生殖医学杂志,2017,26(5):464-469.

[6]陈亭亭,陈逸轩,付传蕊,等.Joubert综合征眼部病变的研究进展[J].兰州大学学报(医学版),2023, 49(10):89-94.

[7]王静,刘芸,黄浩宇,等. 不明原因发育迟缓/精神发育迟缓儿童基因检测结果研究[J]. 中国全科医学, 2023, 26(8):933-938.

[8]张晶晶,张庆华,惠玲,等.X连锁隐性遗传性Joubert综合征1例及文献复习[J].生殖医学杂志,2023, 32(8):1253-1256.

[9]王保安,俞志坚,路世龙.Joubert综合征的MRI诊断与鉴别诊断[J]. 中华神经医学杂志, 2013, 12(7):711-713.

刘颖(撰写)　陶新朝(审校)

第二十四章　线粒体DNA耗竭综合征,肝脑肾型

Chapter 24　Mitochondrial DNA depletion syndrome, Hepatocerebral renal type

关键词:胆汁淤积;共济失调;肾小管病变

Keywords: Cholestasis; Ataxia; Renal tubular lesions

一、概述

线粒体DNA耗竭综合征(Mitochondrial DNA depletion syndrome, MDS)为nDNA突变引起线粒体基因组拷贝数减少的常染色体隐性遗传病,以受累组织和器官能量代谢障碍为特点的常染色体隐性遗传病。根据受累器官和致病基因不同可分为4种临床表型:肝脑肾型MDS、肌病型MDS、脑肌病型MDS、神经胃肠型MDS。MDS具有广泛的异质性临床表现,涉及9种不同的基因,常见的突变基因包括*TK2*、*FBXL4*、*TYPM*、*AGK*等。其中引起婴儿肝病的主要是肝脑型MDS,由*DGUOK*、*MPV17*、*C10orf2*和*POLG*4种基因突变导致。肝脑型MDS临床主要表现为婴儿早期肝功能损伤、低血糖、发育迟缓等,可有多系统受累。根据临床特征和基因检查确诊,基因诊断仍是金标准;目前尚无有效的治疗方法,预后差。临床上难以解释的神经系统病变、肌病、肝损伤等多系统损伤的患者需考虑MDS。

二、定义

线粒体DNA耗竭综合征-肝脑肾型,是一种罕见的遗传性线粒体DNA耗竭综合征,其特征是新生儿或婴儿早期发作的肝病(表现为肝脏肿大、胆汁淤积、转氨酶升高、凝血障碍、低蛋白血症、腹水和/或肝功能衰竭),伴有肾小管病变和进行性神经退行性表现,包括肌肉萎缩、低反应、共济失调、感觉神经病、癫痫,感觉神经性听力障碍、精神运动退化、手足徐动症、眼球震颤和/或眼肌麻痹。患者通常表现为反复呕吐、严重发育障碍、进食困难和空腹低血糖。

肝脑型MDS 4种基因突变中以*C10orf2*基因突变最为罕见,而临床表现十分多样,可有肝病、代谢障碍、发育迟缓、多样化脑病、肾病等多种表现。*C10orf2*基因突变者有多种脑病表现伴代谢障碍,可发生严重的肾

小管功能受累。临床上对于肝病婴儿同时伴有以上代谢障碍和（或）神经系统受累表现时，应及早行基因检测。

三、流行病学

线粒体DNA耗竭综合征-肝脑肾型患病率：<1/1,000,000，发病年龄为婴儿、新生儿

四、病因及发病机制

线粒体DNA耗竭综合征（mitochondrial DNA depletion syndrome，MTDPS）以常染色体方式遗传，是由编码线粒体DNA（mtDNA）维持、复制或核苷酸底物传递蛋白质的核基因突变所引起。因核基因突变致受累组织器官所含mtDNA拷贝数减少，使特定组织或器官，如肌肉、肝脏、大脑、肾脏、心脏、内分泌等器官线粒体的数量逐渐减少，直到剩余的线粒体不能支持正常细胞功能而产生障碍所致的临床表现。

*C10orf2*基因位于染色体10q24，编码具有线粒体DNA解旋酶和核酸水解酶活性的TWINKLE蛋白，在线粒体DNA复制中起重要作用。*C10orf2*突变可导致脑肝型MDS、常染色体显性遗传的进行性眼外肌麻痹、线粒体肌病。脑肝型MDS有2种表现形式：严重的新生儿或婴儿期起病的肝性脑病和婴儿期发病的脊髓小脑性共济失调。*POLG*基因位于染色体15q24—q26，编码DNA聚合酶。

*POLG*基因是导致线粒体疾病中最常见的核基因，*POLG*基因突变可导致POLG综合征。目前已报道的200余种*POLG*基因突变。该基因突变可能造成线粒体DNA的点突变、缺失及含量减少。POLG综合征有多种临床表型：渐进性眼外肌麻痹、青春期或成人起病的线粒体隐性共济失调综合征、帕金森、过早绝经及婴幼儿起病的Alpers—Huttenlocher综合征等。

*DGUOK*基因位于染色体2p13，编码2—脱氧鸟苷酸激酶，参与线粒体DNA的补救合成途径。*DGUOK*基因突变是导致儿童脑肝型MDS常见原因，主要有2种表现形式，即新生儿多器官疾病和婴儿期或儿童期的孤立性肝病。

*MPV17*基因定位于染色体2p23.3，含有8个外显子，编码176种氨基酸，在人的胰腺、肾脏、肌肉、肝脏、肺、胎盘、脑和心脏中均有表达。该基因突变导致脑肝型MDS有3种表现形式：幼儿期（6个月前）或儿童期（5岁前）以低血糖发病、进行性肝衰竭、肝功能异常联合进行性感觉运动神经轴索性病变（经典型）。

五、临床表现

特征是新生儿或婴儿早期发作的肝病（表现为肝脏肿大、胆汁淤积、转氨酶升高、凝血障碍、低蛋白血症、腹水和/或肝功能衰竭），与肾小管病变和进行性神经退行性表现有关，包括肌肉萎缩、低反应、共济失调、感觉神经病、癫痫、感觉神经性听力障碍，精神运动退化、手足徐动症、眼球震颤和/或眼肌麻痹。患者通常表现为反复呕吐，严重发育障碍，进食困难和空腹低血糖。

六、辅助检查

生化代谢、组织病理学分析（通常是肌肉）、影像学检查及呼吸链复合体检测，最终确诊需DNA检测。目前最常用的方法为基因二代测序技术，通过基因捕获技术，捕获目标基因或全外显子，对大量候选基因或全外显子进行平行测序。

该病的随访需要评估患者发育、神经状况和营养状况，还需要复查肝功能以评估肝脏病变的进展，并检查血清甲胎蛋白浓度和肝脏超声以评估是否发生肝细胞癌。

生化代谢检查：全血细胞计数、血清肌酸激酶和尿酸、血清转氨酶、血清白蛋白、血清乳酸和丙酮酸、若血清乳酸升高的话，检测乳酸/丙酮酸比值、血清氨基酸类（检查丙氨酸是否升高）、血清酰基肉碱（游离肉碱水平低和酰基/游离肉碱比值升高提示脂肪酸氧化受损）、血清和尿3-甲基戊烯二酸、尿有机酸定量或定性检查（检查三羧酸循环中间体、甲基丙二酸和二羧酸是否升高）、采集脑脊液后应检测乳酸、丙酮酸、氨基酸类和5-甲基四氢叶酸（脑叶酸缺乏时会出现5-甲基四氢叶酸异常，数种线粒体病可出现脑叶酸缺乏）

空腹血糖和糖化血红蛋白、肾功能检查、心电图、神经影像学检查、肌电图（electromyography，EMG）、肌肉活检、超声心动图、眼科检查、听力检查、甲状腺和甲状旁腺检查、对脑病或癫痫发作患者进行脑电图检查、对主要表现为运动不耐受的患者进行运动试验。

计算机断层扫描和脑磁共振成像MRI形式的神经影像已被来协助诊断线粒体疾病。

[基因检测]

(1)检测方向:分子遗传学,靶向突变分析,选定外显子的突变扫描/筛选和序列分析,序列分析:整个编码区,缺失/重复分析,生化遗传学,分析物/酶测定,病理学。

(2)检测技术:Sanger测序,NGS测序(WES除外),基于PCR的技术,基于MLPA的技术,全外显子组测序(WES)。

(3)检测目的:产前诊断,着床前诊断,产后诊断,症状前诊断,体细胞遗传学,风险评估。

七、诊断

结合临床表现、生化代谢、组织病理学分析、影像学检查及呼吸链复合体检测综合考虑;基因检测(NGS)是诊断线粒体DNA耗竭综合征-肝脑肾型的金标准。目前最常用的方法为基因二代测序技术,通过基因捕获技术,捕获目标基因或全外显子,对大量候选基因或全外显子进行平行测序。对于临床上难以解释的神经系统病变、肌病、肝损伤等多系统损伤的患者需考虑MDS,早期识别,尽早基因诊断。

八、鉴别诊断

该病变多系统累及,临床表现多种多样,需与具备各个症状的其他疾病相鉴别,鉴别方法包括基因检测等。

九、治疗策略

且尚无有效的治疗方法,迄今为止,MDS的治疗主要集中在症状管理上,它可以缓解症状,但不能阻止疾病的进展。关于该疾病的管理,目前主要为对症治疗。理想情况下应由一个多学科团队进行管理,需要肝病科、神经科、营养科、临床遗传科和儿童发育方面的专家通力合作。营养支持方案应由在处理肝病儿童方面经验丰富的营养师提供。饮食方面应给予深度水解蛋白配方粉、免乳糖奶粉等喂养,确保足够的摄入量,避免长时间禁食,可服用生玉米淀粉(剂量为1~2g/kg)避免低血糖,还应补充B族维生素、维生素C、维生素E、辅酶Q10、左旋肉碱、富含脂质食物(以刺激线粒体β氧化利用脂肪酸)可改善病情。虽然肝移植仍然是治疗肝功能衰竭的唯一选择,但由于这种疾病还存在其他多个系统受累,因此尚存在争议。

然而,近几十年来,由于对几种MDS分子基础理解的进步,出现了新的"精准医学"策略,具有可喜的临床前和临床结果。在这些方法中,已提出补充脱氧核糖核苷(dNs)作为治疗由核苷酸代谢缺陷(如RRM2B和MPV17相关疾病)或mtDNA合成机制受损(如POLG)引起的MDS的有力策略相关疾病)。对线粒体疾病的假定治疗策略的研究可以极大地受益于使用简单、快速生长和低成本的生物体,如酿酒酵母。

药物:a-生育三烯酚醌化疗药:Thiotepa。

十、疗效及转归

可有多系统受累,早期确诊十分困难,且尚无有效的治疗方法,多数患儿因肝衰竭、重症感染而死亡,预后差。

参考文献

[1]AlMenabawy N, Hassaan HM, Ramadan M, et al. Clinical and genetic spectrum of mitochondrial DNA depletion syndromes: A report of 6 cases with 4 novel variants [J]. Mitochondrion, 2022, 65:139-144.

[2]Wang H, Han Y, Li S, et al. Mitochondrial DNA Depletion Syndrome and Its Associated Cardiac Disease [J]. Mitochondrial DNA Depletion Syndrome and Its Associated Cardiac Disease, 2022, 8:808115.

[3]di Punzio G, Gilberti M, Baruffini E, et al. A Yeast-Based Repurposing Approach for the Treatment of Mitochondrial DNA Depletion Syndromes Led to the Identification of Molecules Able to Modulate the dNTP Pool [J]. Int J Mol Sci, 2021, 22(22):12223.

[4]赵美茜,王建设,龚敬宇.肝脑型线粒体DNA耗竭综合征6例并文献复习[J].中华儿科杂志,2022,60(5):457-461.

[5]Cave D, Ross DB, Bahitham W, et al. Mitochondrial DNA depletion syndrome-an unusual reason for interstage attrition after the modified stage 1 Norwood operation [J]. Congenit Heart Dis, 2013, 8(1):E20-3.

[6]Gupte S A, Kurup M, Jangam S M, et al. Newborn Genetic Screening: Significance in Early Diagnosis of an Infant with Mitochondrial DNA DepletionSyndrome-6[J]. The Journal of Obstetrics and Gynecology of India, 2024, 74(2):176-178.

[7]Gao K, Xu X, Wang C. FBXL4 mutation-caused mitochondrial DNA depletion syndrome is driven by BNIP3/BNIP3L-dependent excessive mitophagy[J]. Trends in molecular medicine, 2024, 30(2):113-116.

[8]Gao K, Chen Y, Mo R W C. Excessive BNIP3-and BNIP3L-dependent mitophagy underlies the pathogenesis of FBXL4-mutated mitochondrial

DNA depletion syndrome[J].Autophagy, 2024, 20(2):460-462.

[9]Chen Y, Jiao D, Liu Y, et al. FBXL4 mutations cause excessive mitophagy via BNIP3/BNIP3L accumulation leading to mitochondrial DNA depletion syndrome [J]. Cell Death Differ , 2023 , 30 (10): 2351-2363 .

刘颖（撰写）　陶新朝（审校）

第二十五章　肾性尿崩症
Chapter 25　Nephrogenic diabetes insipidus, NDI

关键词：多尿；多饮；尿渗透压低；高钠血症
Keywords：Polyuria；Polydipsia；Hypoosmosis of urine；Hypernatremia

一、概述

肾性尿崩症（nephrogenic diabetes insipidus，NDI），是一种罕见的遗传性肾小管疾病，是由肾脏对抗利尿激素（又称精氨酸加压素）无反应而导致生理上无法浓缩尿液，致使大量稀释尿液排出。其特征为多尿、多饮、反复发热、便秘和急性高钠性脱水，可能导致神经系统后遗症。

二、定义

NDI是由肾脏对精氨酸加压素（AVP）部分或完全抵抗导致的尿液浓缩障碍性疾病。临床表现为多尿、多饮、反复发热、便秘和急性高钠性脱水，甚至出现脑损伤。

三、流行病学

NDI是一种在婴儿或新生儿发病的罕见遗传性疾病，发病率为(1~9)/1,000,000。已明确与基因突变有关。大多数原发性NDI（90%）是V2R功能缺失突变的结果，V2R由*AVPR2*基因编码。该基因位于染色体Xq28区，遗传方式为X连锁隐性。因此，大多数NDI患儿都是男孩，但由于X-失活偏斜，女孩可能会受到影响伴有不同程度的多尿和多饮。X连锁隐性NDI约在250,000名男孩中发生一例。在大约10%的先天性NDI患者中，由于位于12号染色体上的*AQP2*基因的功能缺失突变所致，其遗传方式通常为常染色体隐性遗传，少数被描述为常染色体显性遗传。

NDI属于一种罕见病，临床资料并不多。根据基因检测的结果，估计*AQP2*突变继发NDI的发病率比*AVPR2*突变继发NDI的发病率低5至10倍。但在血缘关系较高的人群中，这类先天性NDI的发病率可能会增加。

四、病因及发病机制

NDI是由肾脏对加压素不敏感，引起大量稀释尿伴继发性多饮。引起NDI有先天性和获得性之分，先天性NDI的发病与调节肾小管尿浓缩功能障碍的基因突变相关。加压素由丘脑室旁核和视上核产生，由垂体后叶分泌，以应对血浆渗透压升高或低血容量。当血浆渗透压上升超过ADH或加压素释放的阈值，即280至290毫摩尔/千克时，血管加压素会逐渐分泌增加。加压素的靶点是位于集合管主细胞基底外侧膜的V2受体，一旦结合，细胞内产生的环腺苷酸单磷酸酶（cAMP）增加，激活cAMP依赖性蛋白激酶，使得水通道蛋白通道（AQP2）的磷酸化和运输，随后AQP2沿着收集管的顶端细胞膜插入，从而允许水进入细胞。

先天性NDI的基因缺陷分为X连锁和常染色体基因突变。前者是最多见的一种，由编码抗利尿激素（ADH）V2受体的Xq28基因突变引起，导致肾小管对抗利尿激素反应低下出现肾小管排尿过多。另外一种相对少见的基因突变一种常染色体隐形或显性突变，发生在AQP2通道部位，由编码*AQP2*基因（12q13）突变引起的。获得性NDI的原因常与电解质异常、梗阻性尿病和多种药物相关，最常见的为用于双相情感障碍等精神疾病的锂治疗药物引起。

五、临床表现

1. 一般表现

NDI的主要表现是多尿，成年患者每日饮水和排尿可达10~12升，儿童患者可以多达10升，大量和频繁的排尿严重影响患者的生活与睡眠。先天性NDI多发生于出生后第一年,男孩多见,发育迟缓,伴有喂养困难、呕吐、便秘、发热和易激惹。患儿会表现出明显的口渴,尤其是对冷水的口渴。婴儿经常被发现饮用洗澡水或吮吸湿毛巾,甚至可能会拒绝食物、牛奶或配方奶粉,而不是水。多在出生后第一年内被送去就诊。相比之下,成人获得性NDI比原发性NDI更常见。当尿量过大时有可能会出现高钠血症。

2. 中枢神经系统损害

NDI最严重的后果发生在未接受充分治疗且反复出现高钠血症脱水症状的患者身上,导致脑损伤和智力发育受损。在这样的患者中可以观察到颅内钙化。这些钙化被认为是由严重脱水期间的内皮细胞坏死引起的,可能与高钠脱水相关的复发性高渗应激引起的脑损伤有关。

3. 尿路疾病

尿路扩张是一种反复出现的NDI并发症,多好发于排尿习惯不良的患者。当存在尿路解剖性梗阻时,可能会出现肾积水。一般的梗阻性问题是可逆的,但中枢性NDI治疗不及时则可导致阻塞性终末期肾病。

六、辅助检查

1. 尿常规

晨起第一次尿检查尿比重对诊断很有意义。如果晨起第一泡尿的尿比重>1.030,则基本可以排出NDI的诊断。但当同时合并蛋白尿或糖尿时则有可能出现尿比重增加。

2. 血和尿渗透压

当多尿,尿渗透压低于300mOsm/kg,而血渗透压高于300mOsm/kg,提示与血液浓缩不匹配的尿液的稀释,考虑NDI的存在。

3. 血生化

由于多尿造成脱水而出现高钠血症,另外由于低钾血症和高钙血症可能为获得性NDI的潜在原因,所以血生化检测特别是电解质是必须的。

4. 脱水实验

如果结合病史怀疑尿崩症的存在,且血浆钠浓度和渗透压正常或低于300mOsm/kg,脱水实验则有助于确诊。脱水试验的目的是诱导轻度脱水,并刺激肾脏保存水分。该试验应在有医务人员的监护下进行,并密切监测。如果患者体重减轻超过5%或出现任何低血容量症状,则必须停止试验。

5. 去氨加压素(DDAVP)测试

如果多尿症儿童的血清渗透压大于300mOsm/kg,脱水实验对患儿存在一定危险,此时不宜进行脱水实验,可以进行DDAVP(D-氨基-D-精氨酸加压素)试验,以区分中枢性和非中枢性疾病。DDAVP有适合口服、鼻内、皮下或静脉给药的配方。DDAVP给药后,尿液渗透压>800mOsm/kg通常被视为正常,排除NDI的诊断,而低于血浆渗透压的尿液渗透压表明AQP2缺乏,可以诊断为NDI。该试验的风险为对DDAVP反应良好的患者可以出现高钠血症和烦渴,因此需要密切监测出入量平衡。

6. 基因检测

对先天性尿崩症的确诊则依托基因检测技术。

七、诊断

产前诊断对该病具有重要意义。在已知NDI遗传的家庭中,可以对孕妇羊膜细胞或绒毛膜绒毛进行突变分析,该操作引起胎儿受伤或死亡的风险较小,相对安全。由于母乳或配方奶粉的渗透负荷较低,早期一般无明显症状。大多数NDI病例出现在断奶期,对出生时从脐带采集的血样进行基因检测通常足以明确早期诊断,及时保守治疗可防止脱水发作。

在大多数情况下,该病是X连锁隐性遗传,但也有少部分可能是常染色体隐性遗传或显性遗传。有此家族史的家庭应进行遗传咨询,以减少出生缺陷的发生。但日本曾对NDI家庭做的一个基因检测研究发现,11%有临床NDI症状的家庭并没有发现相关基因突变,因此提示有可能存在AQP2和AVPR2以外的基因受累。

八、鉴别诊断

(1)中枢性尿崩症 DDAVP测试可以进行鉴别。

（2）其他继发性的遗传性的NDI形式 往往伴随其他一些遗传性疾病,如Bartter综合征、囊性肌病和远端肾小管酸中毒(dRTA)。这些患者不仅有NDI的临床表现,也合并有其他系统潜在失常的表现,如低钾性碱中毒(Bartter综合征)或酸中毒(囊虫病,dRTA)。

九、治疗策略

治疗原则主要是通过减少尿量丢失来预防高钠血症的发生。患者需要进行低盐饮食和限钾限蛋白饮食来减少尿渗透压,减少尿量。噻嗪类利尿剂(如氢氯噻嗪)和前列腺素合成抑制剂(如吲哚美辛、布洛芬或塞来昔布)可以帮助减少尿液的产生。有必要进行膳食咨询以确保患儿能有充足的蛋白质和卡路里摄入来保证正常生长发育。

1.低钠饮食

NDI患者治疗理念是减少渗透负荷,包括蛋白质和钠的饮食限制,用以减少蛋白质代谢物和钠由肾脏排出的量。当NDI患者的尿液渗透压稳定时,尿量由渗透负荷或溶质排泄量决定,因此,使用低盐、低蛋白饮食可减少溶质负荷,从而减少尿量。对儿童来说,尽量减少运动负荷,同时提供推荐的热量和蛋白质摄入量,保证正常的生长和发育。

2.利尿剂

利尿剂应用于多尿患者似乎听起来不合乎逻辑。噻嗪类药物阻断远端曲小管中的氯化钠协同转运蛋白(sodium-chloride cotransporter,NCC),从而增加钠浓度和尿液渗透压。盐流失的增加进一步减少了血管内容量,增加了已经激活的肾素-血管紧张素-醛固酮系统,并减少了肾小球滤液的体积。因此,近端肾小管对钠和水的再吸收增加,从而减少向远端肾单位的容量输送,减少可成为尿液的肾小管液体量。噻嗪类药物通常是NDI的初始药物治疗,通常为2至4mg/kg/d的氢氯噻嗪,2个剂量。噻嗪类利尿剂与低溶质饮食结合可减少70%尿量。

低钾血症是噻嗪类药物的常见并发症,但补充钾盐会增加渗透负荷。因此,可以使用噻嗪与保钾利尿剂的组合,阿米洛利0.1至0.3mg/kg/d。阿米洛利阻断上皮钠通道(epithelial sodium channels,ENaC),减少钠重吸收,增加尿液渗透压。阿米洛利也有利于锂诱导的NDI,通过阻断ENaC,锂通过ENaC进入细胞。

3.前列环素合成抑制剂

前列腺素合成抑制剂治疗NDI的机制并不十分明确。目前认为,前列腺素合成抑制剂通常通过降低肾小球滤过率(GFR)来减少尿失禁,必须密切监测肾功能。在动物和人体实验表明,吲哚美辛可增加尿液渗透压,减少水分利尿,而不影响GFR,并且可能独立于血管加压素。吲哚美辛(1~3毫克/千克/天,分3~4次服用),可用于治疗NDI。另有证据表明,前列腺素E2与基底外侧前列腺素受体的结合可能抑制腺苷酸环化酶和AQP2对顶膜的封闭,从而减少水分利尿。

吲哚美辛与单独使用噻嗪类药物相比,可以减少25%~50%的尿量,但必须密切监下测使用。吲哚美辛与噻嗪类利尿剂联用可导致血清钠迅速降低和低钠性癫痫发作。并且长期应用需要考虑到其腹痛或胃出血的风险,必要时可加用H_2阻滞剂或质子泵抑制剂。

4.其他治疗

对于锂剂所致NDI,停止锂治疗可以缓解NDI的症状,但需要权衡锂剂对精神状况改善的获益有可能要超过NDI对生活质量的影响。在锂诱导的NDI动物模型中,乙酰唑胺在减少多尿、增加尿液渗透压和增加AQP2丰度方面与噻嗪/阿米洛利一样有效,且副作用较少。噻嗪/阿米洛利治疗的小鼠出现低钠血症、高钾血症、高钙血症、代谢性酸中毒和血清锂浓度升高,而乙酰唑胺治疗的小鼠没有观察到这些情况。成人锂诱导NDI患者的病例报告显示乙酰唑胺治疗有良好的效果:尿量减少,尿渗透压增加,无重大副作用,但仍需进一步研究以评估乙酰唑胺的安全性,尤其是对GFR降低的患者。

5.分子药物

目前正在研究多种包NDI基因突变特异性疗法,针对特异性分子的缺陷进行的精准靶分子治疗。如AVPR2基因中发现的大多数突变导致V2R的不正确折叠,并包裹在内质网中,阻止其在质膜上的功能。V2R的保留取决于ER钙库的最佳功能。AVPR2受体拮抗剂可以结合突变的V2R,并诱导受体的正确折叠,从而从内质网释放。这种受体配体或药理学伴侣的使用已经在体内的小型试验中进行了研究。虽然研究结果显示药物只能适量减少尿量和提高尿渗透性,但针对先天性NDI患者的靶向、突变特异性治疗的潜在应用似乎很有希望。

6.基因治疗

体细胞组织或胚胎的基因组编辑以纠正突变基因是目前吸引人的一个话题,但这些方法的伦理学争议仍无法逾越。我们预计,编辑疗法的道德治理、安全性和长期效果将在未来二十年内确定。遗传性疾病患者,包括NDI患者,可能会从这些治疗中受益。

7.高钠脱水的治疗

一旦发生高钠血症应尽快口服补液液体,通过口渴感饮水进行生理学调节液体摄入。对于任何高钠血症脱水患者,由于担心血浆钠水平下降过快,大多数急救方案建议最初使用0.9%的生理盐水进行治疗。然而,NDI患者的情况有所不同,尿液中流失的基本为纯净水,输入0.9%的生理盐水会导致过量的氯化钠负荷,从而加重高钠血症。只有在NDI合并低血容量性休克这一极为罕见的并发症时,才可以应用等渗液体。因此,NDI高钠血症患者应使用低渗液体进行治疗,无论是肠内补液(使用水或牛奶)还是必要时静脉内液体治疗(使用5%葡萄糖)。不能一次性大量输注低张液体,一般需要缓慢持续滴注,轻微超过尿量产生即可。

血钠下降过快会导致脑水肿和致死的风险,因此治疗通过补充足够水分,安全的缓慢的降低血钠水平至正常,一般以<0.5mmol/l/h的速率或每天<10~12mmol/l的速率纠正高钠血症。治疗中,应给予精细的液体平衡监测,并密切监测临床状态和生化指标,这些是保证安全的关键。

十、疗效及转归

NDI一经发现并给予充分的治疗,一般不会引发严重的神经系统损害。在未接受充分治疗而出现反复发作的高钠血症和脱水的患儿,有可能出现颅内钙化,进一步会出现神经系统损害。有病例报道中介绍NDI患儿出现认知功能受损或多动症的比例高,但目前尚无定论这些表现是否为疾病内在表现的方面,抑或是由于口渴或频繁排尿而引起的精神反应。在一些有排尿障碍的患者中,更容易出现严重的膀胱或肾功能损害。

参考文献

[1]Sands JM, Bichet DG; American College of Physicians; American Physiological Society. Nephrogenic diabetes insipidus [J]. Ann Intern Med, 2006, 144 (3): 186-94.

[2]Kavanagh C, Uy NS. Nephrogenic Diabetes Insipidus [J]. Pediatr Clin North Am, 2019, 66 (1): 227-234.

[3] Sasaki S, Chiga M, Kikuchi E, et al. Hereditary nephrogenic diabetes insipidus in Japanese patients: analysis of 78 families and report of 22 new mutations in AVPR2 and AQP2 [J]. Clin Exp Nephrol, 2013, 17 (3): 338-44.

[4]Nielsen S, Frokiaer J, Marples D, et al. Aquaporins in the kidney: from molecules to medicine[J]. Physiol Rev, 2002, 82(1): 205-244.

[5]Dabrowski E, Kadakia R, Zimmerman D. Diabetes insipidus in infants and chil-dren[J]. Best Pract Res Clin Endocrinol Metab, 2016, 30(2): 317-328.

[6]Robertson GL. Diabetes insipidus: differential diagnosis and management[J]. Best Pract. Res. Clin Endocrinol Metab, 2016, 30(2): 205-18.

[7]Kaufmann JE, Vischer UM. Cellular mechanisms of the hemostatic effects of desmopressin (DDAVP)[J]. J Thromb Haemost, 2003, 1(4): 682-9.

[8]Bouley R, Hasler U, Lu HA, et al. Bypassing vasopressin receptor signaling path-ways in nephrogenic diabetes insipidus[J]. Semin Nephrol, 2008, 28(3): 266-78.

李静(撰写)　刘俊铎(审校)

第二十六章　肾性尿崩症-颅内钙化-面部畸形综合征
Chapter 26　Nephrogenic diabetes insipidus-intracranial calcification-facial dysmorphism syndrome, NDI-IC-FD Syndrome

关键词:智力残疾;面部畸形

Keywords: intellectual disability; facial deformity

一、概述

肾性尿崩症-颅内钙化-面部畸形综合征(Nephrogenic diabetes insipidus-intracranial calcification-facial dysmorphism syndrome),是一种非常罕见的遗传性肾小管疾病,以肾源性尿崩症、脑内钙化、智力残疾、身材矮小和面部畸形为特征。目前发病机制不能明确,有关其治疗与预后的信息也报道甚少。

二、定义

肾性尿崩症-颅内钙化-面部畸形综合征是一种罕见的遗传性肾小管疾病,以肾源性尿崩症、脑内钙化、智力残疾、身材矮小和面部畸形为特征。

三、流行病学

因发病十分罕见,临床资料非常少,据悉美国估算目前现有患者1~300例,发病率仅为<1/1,000,000。自1990年以来仅有零星病例文献报道。

四、病因及发病机制

关于肾性尿崩症-颅内钙化-面部畸形综合征的发病机制并不明确,文献报道它是一种X连锁遗传性疾病,也许和典型的遗传性尿崩症是同源的,突变基因位于Xq28,但也有学者认为这是另外一种疾病。也可以继发于包括某些肿瘤在内的其他疾病,髓质囊性疾病和高钙血症。

婴儿期肾性尿崩症反复发作的临床和亚临床脱水、反复发作的高钠血症,有可能导致幸存者的脑钙化,并引起精神障碍、智力发育迟缓。严重的侏儒症也可能是慢性失衡的结果。

五、临床表现

临床表现包括婴儿期肾源性尿崩症的表现但有可能并未引起家长重视,伴有明显的智力和生长发育迟缓的表现。Schofer等人描述了两兄弟患有肾源性尿崩症、脑内钙化、精神运动发育缺陷、侏儒症和特殊的面部外观。症状可能因人而异,从轻微到严重不等。

Parayil报道的病例是一名4岁男童有发育不良、多尿、多饮和发育迟缓病史。他的出生和围产期病史正常。父母在第一年末注意到多尿和多饮。他的运动和精神发育延迟,该儿童没有接受放疗或化疗的病史。脑CT显示额叶皮质下白质和灰质有颅内钙化-双侧顶叶和枕叶的白质连接。左侧额叶周围区域也有钙化灶。磁共振成像(MRI)也显示皮层下额叶和顶叶白质T1加权图像中的白质低强度和T2加权图像中的高强度。此外,CT和MRI均显示明显的脑萎缩。其他一些病例也有类似报道。

六、辅助检查

关于肾源性尿崩症的检查,详见本书相关章节。神经系统检查以及影像学检查。基因检测有助于发现致病基因。

七、诊断与鉴别诊断

目前关于该病的诊断和治疗和预后的报道甚少,基因检测有助于发现致病基因。

八、治疗策略与预后

治疗仍以对症治疗为主,预后信息鲜有报道。

参考文献

[1]Schofer O, Beetz R, Bohl J, et al. Mental retardation syndrome with renal concentration deficiency and intracerebral calcification [J]. Eur J Pediatr, 1990, 149(7): 470-4.

[2] Di Rocco M, Picco P, Gandullia P, et al. Intracranial calcifications and nephrogenic diabetes insipidus [J]. Eur J Pediatr, 1991, 150(8): 599-600.

[3]Bindu PS, Kovoor JM. Nephrogenic diabetes insipidus: a rare cause of intracranial calcification in children [J]. J Child Neurol, 2007, 22(11): 1305-7.

[4]Bajpai A, Kabra M, Thapliyal R, et al. Nephrogenic diabetes insipidus presenting with developmental delay and intracranial calcification [J]. Nephrogenic diabetes insipidus presenting with developmental delay and intracranial calcification, 2005, 72(6): 527-8.

李静(撰写)　刘俊铎(审校)

第二十七章　肾痨病
Chapter 27　Nephronophthisis, NPHP

关键词：多饮；多尿；生长发育迟缓；肾功能不全
Keywords：polydipsia；polyuria；growth retardation；renal insufficiency

一、概述

肾痨病（Nephronophthisis，NPHP）也称为肾单位肾痨，是儿童和青少年遗传因素造成ESRD最常见的原因之一。NPHP主要累及肾脏，约15%患者出现肾外器官受累表现，包括眼睛、骨骼、肝脏和中枢神经系统。依据ESRD的发病年龄分为三种临床亚型的特征，分别为婴儿型、青少年型和成人型。NPHP是在1951年由Fanconi等首次报道。

二、定义

NPHP是一种罕见的遗传性肾脏纤毛病，其特征是肾脏浓缩溶质的能力降低、慢性肾小管间质肾炎、偶尔出现囊肿，并进展为终末期肾病（ESRD）。

三、流行病学

NPHP发病罕见。发病率尚不明确，数据显示，其发病率在一些国家活产婴儿中为1/1,000,000~1/50,000，美国目前预计存在此类患者人数3,000~30,000人。在导致儿童和青少年ESRD的疾病中，肾痨病占到2.4%~15%。国内尚无确切统计数据。

四、病因及发病机制

NPHP是一种常染色体隐性遗传的单基因病，影响胎儿时期肾脏、视网膜、脑和肝脏，在出生后会引发这些受累器官发育不全和纤维化的改变。在遗传学上，NPHP具有明显异质性。1997年第一个致病基因*NPHP1*被发现，此后，随着定位克隆技术和测序技术的不断发展，有20个相关基因被鉴定出来，分别命名为*NPHP1-18*，以及*NPHPlL*和M，编码蛋白被称为Nephrocystins。近年来发现，*NPHP*基因编码的蛋白质产物与纤毛结构形成和功能有关。纤毛是一种基于多组微管形成的高度保守的毛发样结构，伸向管腔，感受细胞外信号，介导多种细胞生物学信号的发生和传递，与肾囊肿形成等器官受累有关。由于基因表达的多效性，NPHP不仅可以引起肾脏改变，也可能会合并有肾外器官表现，此时称为NPHP相关的纤毛病。

不同基因突变导致的NPHP在临床表现上具有自身特点，具有一定的相关性，但同一种致病基因不同突变类型会导致不同的临床表现，而不同致病基因造成的临床表现又有一定的重叠和交叉，因此，增加了临床对诊断疾病的困难。

*NPHP1*是少年型NPHP最常见的致病突变基因，占所有NPHP患者的19.7%~29.4%，突变表现为基因的缺失突变，发生原因并不明确。*NPHP2*为编码反转素的基因，又名为*INVS*，突变通常与婴儿NPHP有关。*NPHP3(3q22.1)*、*NPHP4(1p36.31)*、*NEK8(17q11.2)*基因突变导致青年型肾痨病，然而这些基因也与老年Loken综合征和Meckel-Gruber综合征相关，易患多器官多囊病。

五、临床表现

该病起病隐匿，早期一般为多尿、多饮、生长发育迟缓等非特异性临床表现，而早期症状往往与肾小管功能受损有关，常常发展至肾衰竭期才会出现相关症状，无明显的血尿和蛋白尿，无高血压。

1. 分型

该病可以根据ESRD发生的年龄进行临床分型：婴儿型（infantile），少年型（juvenile）和青年型（adolescent），其中以少年型NPHP最多见，在中位年龄13岁时发展为终末期肾功能衰竭，占儿童ESRD病例的15%。婴儿NPHP可在宫内出现羊水过少，或在出生后出现肾功能下降，并在3岁之前发展为ESRD。晚发性NPHP是一种罕见的疾病，临床和组织学表现与青少年型相似，但ESRD发生较晚（中位年龄19岁）。

2. 一般表现

该病在发生ESRD之前，临床症状多无特异性，典型的临床症状包括多尿、经常摄入液体的多饮、钠重吸收障碍导致的低血容量和低钠血症、贫血和生长迟缓。早期肾脏超声检查正常或显示非特异性变化,肾脏回声增强,肾脏疾病进展,皮质髓质分化不良;70%的患者存在皮质髓质囊肿。所形成囊肿多在疾病晚期出现甚至影像学检查检测不到。NPHP的肾组织病理学特征为肾小管囊肿、肾小管基底膜破裂和间质纤维化伴间质细胞浸润。但有时病理改变并不典型,因此,有学者提出肾脏病理仅具有辅助诊断价值,并不具有特异性。

3.肾外表现

视网膜变性是最常见的肾外表现(10%),小脑蚓部发育不全、肝纤维化和骨骼缺损也可能存在。肾外表型不同,但在某些NPHP综合征形式(如Joubert综合征、Senior Loken综合征、Meckel-Gruber综合征)中重叠。因此,多样又复杂的肾外表现也增加了原发病的诊断难度。

六、辅助检查

1.一般检查

尿比重低,尿沉渣检查一般无明显异常。当出现明显肾功能受损会合并贫血和肾功能减退可在疾病后期出现。

2.影像学检查

B超或CT、MRI等影像学检查双肾外形正常或轻度缩小,皮髓质分界不清,交界处多发小囊肿,直径在0.3~0.5cm,一般不超过1cm。

3.肾活检

疾病早期和晚期肾脏病理表现不同。在疾病早期阶段,出现间质纤维化,伴有稀疏的炎症等改变。随疾病进展,肾小管可能表现出基底膜异常,伴有萎缩和增厚。远端小管经常出现囊性扩张,肾小球可能出现塌陷和严重的肾小球周围纤维化。

4.基因检测

基因检测是确诊该病的最重要的依据。

七、诊断

由于NPHP临床表现缺乏特异性,如果合并肾外表现的混淆,早期诊断该病更加困难,容易延误至ESRD期,因此错过肾穿机会,并且肾穿表现也并非完全有特异性,确诊只能依靠基因检测。

1.结合Hildebrandt提出的NPHP诊断的策略,在临床上可以进行参考

临床表现为多饮、多尿、生长发育迟缓、贫血等病史,超声检查发现双肾较小或正常,回声增强,皮髓质分界不清,皮髓质区出现囊肿,应疑诊NPHP。

2.基因检测

对疑诊NPHP的患者应进行虑基因检测技术。包括20余种NPHP基因突变在内的90种基因突变被认为可导致该类疾病。基因检测具有早期诊断和确诊的价值。但基因检测仅30%有阳性结果,提示可能存在其他未知的致病基因。在所有突变当中,约20%为NPHP1的纯合缺失突变。

3.肾活检

NPHP的肾组织病理没有特异性改变,主要是肾小管和肾间质的改变,特征为肾小管囊肿、肾小管基底膜断裂和间质纤维化伴间质细胞浸润。单独靠肾活检不能确诊NPHP,是遗传学检测的有力补充。

八、鉴别诊断

鉴别诊断包括早发常染色体显性多囊肾病、常染色体隐性多囊肾病和先天性肾和尿路异常(congenital abnormalities of kidney and urinarytract,CAKUT)。此外,青少年NPHP是NPHP相关纤毛病变的一部分,根据不同的肾外表现分为不同类型,神经系统受累,可表现为智力发育落后、小脑蚓发育不良伴视网膜色素变性改变的Joubert综合征;以色弱和白内障等眼科疾病为主的Senior-Loken综合征;以及骨骼纤毛病变(口腔面部指征、颅外胚层发育不良、短肋骨胸廓发育不良)等。婴儿型也应与肾发育不良相区别。

九、治疗策略

目前对NPHP尚无有效治疗手段,主要是对症治疗,维持液体和内环境稳定,包括:纠正水和电解质失衡;贫血治疗,必要时进行蛋白尿治疗。一旦进入到ESRD,则应该开始肾脏替代治疗,透析或肾移植,以及

相应并发症的防治。近年来，多种药物动物模型研究结果发现能有效减小NPHP的肾囊肿，包括血管升压素受体拮抗剂、雷帕霉素靶蛋白抑制剂、雷公藤内酯和细胞周期蛋白B激酶抑制剂。并且随着基因测序技术的不断进步以及对该病发病机制的深入了解，更精准定位致病基因，未来有望研发出靶向治疗等。

十、疗效及转归

本病最大的特点是容易进入到ESRD阶段以及伴随一些肾外器官损害。肾脏移植是一个很好的选择，一般无复发的风险。

参考文献

[1] Hildebrandt F, Zhou W. Nephronophthisis-associated ciliopathies[J]. J Am Soc Nephrol, 2007, 18(6): 1855-1871.

[2] Fanconi G, Hanhart E, Von Albertini A, et al. Die familiäre juvenile Nephronophthise (die idiopathische parenchymatöse Schrumpfniere) [Familial, juvenile nephronophthisis (idiopathic parenchymal contracted kidney)][J]. Helv Paediatr Acta, 1951, 6(1): 1-49.

[3] Simms RJ, Hynes AM, Eley L, et al. Nephronophthisis: a genetically diverse ciliopathy[J]. Int J Nephrol, 2011, 2011: 527137.

[4] Wolf MT. Nephronophthisis and related syndromes[J]. Curr Opin Pediatr, 2015, 27: 201-211.

[5] Halbritter J, Porath JD, Diaz KA, et al. Identification of 99 novel mutations in a worldwide cohort of 1,056 patients with a nephronophthisis-related ciliopathy[J]. Hum Genet, 2013, 132(8): 865-884.

[6] Otto EA, Helou J, Allen S J, et al. Mutation analysis in nephronophthisis using a combined approach of homozygosity mapping, CEL I endonuclease cleavage, , and direct sequencuing[J]. Hum Mutat, 2008, 29(3): 418-426.

[7] Olbrich H, Fliegauf M, Hoeefele J, et al. Mutations in a novel gene, NPHP3, cause adolescent nephronophtisis, tapeoretinal degeneration and hepatic fibrosis[J]. Nat Genet, 2003, 34(4): 455-459.

[8] Haider NB, Carmi R, Shalev H, et al. A Bedouin kindred with infantile nephronophthisis demonstrates linkage to chromosome 9 by homozydosity mapping[J]. Am J Hum Genet, 1998, 63(5): 1404-1410.

[9] S Otto EA, Ramaswami G, Janssen S, et al. Mutation analysis of 18 nephronophthisis associated ciliopathy disease genes using a DNA pooling and next generation sequencing strategy[J]. J Med Genet, 2011, 48(2): 105-16.

[10] Patel V, Chowdhury R, Igarashi P. Advances in the pathogenesis and treatment of polycystic kidney disease[J]. Curr Opin Nephrol Hypertens, 2009, 18(2): 99-106.

李静（撰写）　刘俊铎（审校）

第一节　婴儿肾痨病

Section 1　Infantile nephronophthisis, INPHP

关键词：肾发育不良；肢体挛缩；肺发育不全；面部畸形

Keywords：renal dysplasia; limb contracture; pulmonary hypoplasia; facial deformity

一、概述

婴儿肾痨病（Infantile nephronophthisis）是儿童慢性肾衰竭最常见的遗传性病，也称为肾单位肾痨。肾单位肾痨与多囊肾同属于纤毛病范畴，是一类具有共同临床和病理特点的单基因遗传性疾病，对儿童健康构成了严重威胁。目前，已经发现了超过25种明确的致病基因，同时，还有多达90多种基因变异可导致肾单位肾痨相关综合征（NPHP-Related Ciliopathy）。

二、定义

婴儿肾痨病是罕见的遗传性肾单位肾痨病（NPHP）的一种，在婴儿期发病，其特征是肾浓缩能力降低、慢性肾小管间质肾炎、囊性肾病，并在3岁之前发展为ESRD。

三、流行病学

在三种NPHP中，婴儿型NPHP发病率更为罕见，具体患病率不清楚，数据显示加拿大活产婴儿NPHP发病率为1∶50,000，芬兰1∶618,000，美国1∶1,000,000。男女之间的发病没有明显差异，在不同种族之间的发病风险也没有明显差异。婴儿NPHP是罕见的，但值得注意的是其严重表型，ESRD通常发生在生命的第一年。

四、病因及发病机制

NPHP是一种常染色体隐性遗传性疾病，其发病的分子机制并不明确。目前，已经发现了导致NPHP发病致病基因有20余个，基因编码蛋白被称为nephrocystins。nephrocystins表达于多种组织的初级纤毛，其作用是干涉、调节多个信号传导通路，可调控器官形态的发育和维持正常功能。NPHP基因突变使得患者出现纤毛蛋白质产物表达异常，称为与纤毛相关性疾病，而纤毛相关基因的缺失又可引起一系列疾病，多器官功能受累。

导致婴儿型NPHP的致病基因最常见的为*NPHP2*和*NPHP3*。

*NPHP2*是第一个确定与婴儿NPHP相关的基因，*NPHP2*又名*INVS*。Otto和Tory的不同研究都发现*NPHP2*突变是婴儿NPHP的原因。但OTTO的报道中25名婴儿NPHP患者（5岁前ESRD）中发现两名患者有*NPHP2*突变，同样，Halbritter的研究也未发现任何婴儿患者有*NPHP2*突变。这些差异可能是不同研究中不同年龄进展为ESRD的患者的多样性或者与不同研究中患者种族和地区的多样性有关。

*NPHP3*位于3q22.1，是青年型NPHP最常见的致病基。OTTO等在2例婴儿型NPHP患者检测到*NPHP3*突变。TORY等在针对5岁以内的43个家系婴儿型NPHP的研究中发现，婴儿型NPHP中存在较高的*NPHP3*突变率(16%)。我国也有研究发现婴儿型NPHP患儿中*NPHP3*突变的检出率达3%；提示*NPHP3*是婴儿型NPHP最主要的致病基因突变之一。*NPHP3*常引起肝-肾联合表型。

五、临床表现

婴儿NPHP在胚胎时期即可出现宫内羊水过少，引起肢体挛缩、肺发育不全和面部畸形，或在出生后1年内开始出现肾功能减退，并在3岁之前发展为终末期肾病。该病的特点是严重高血压、贫血、骨骼异常以及口渴和排尿增多。肾外受累可能包括肝纤维化、复发性支气管感染、反位和瓣膜或室间隔缺损。肾脏超声表现包括大小从缩小到增大的高回声肾脏。组织学表现包括弥漫性间质纤维化、肾小管萎缩、肾皮质微囊、近端小管和鲍曼间隙扩张，以及肾小管基底膜增厚。

六、辅助检查

1. 肾脏超声检查

婴儿型NPHP早期可以看到肿大的肾脏，后期可见肾脏缩小，可以看到大的皮质微囊，无髓质囊肿。

2. 肾脏病理

婴儿NPHP的病理表现类似于常染色体显性多囊肾疾病，间质纤维化，集合管囊性扩张，皮髓交界处可见囊肿形成，肾脏增大。可见肾小管萎缩，通常缺乏肾小管基底膜改变，这是不同于其他NPHP表型的方面，后者常看到管状基底膜变化。

3. 基因检测

NPHP是一类临床和遗传异质性疾病．临床症状隐匿且非特异性，合并肾外症状或以肾外症状起病时容易干扰临床判断，因此基因检测成为确诊的依据。

七、诊断

NPHP临床表现比较隐匿，缺乏特异性表现，一般肾脏系统表现为与肾间质病变相关的尿浓缩障碍，婴儿型NPHP往往在出生后快速进展为ESRD。因此对婴儿型NPHP的诊断需结合详细的病史，如低出生体重、多饮、多尿、烦渴、生长发育迟缓、代谢性酸中毒、贫血、肾功能衰竭时，应怀疑NPHP的可能，需进行家族史和已知与NPHP相关的肾外特征的筛查。除了广泛的肾功能检查外，临床分型还应包括全面的神经系统筛查、眼科检查、腹部超声情况。肾活检在NPHP诊断中的作用存在争议，应仅限于组织诊断有助于将其与其他鉴别诊断区分开来的情况。在大多数情况下，组织病理学诊断应该被分子遗传学诊断方法所取代，因为基因筛查允许早期诊断，并防止肾活检并发症。当怀疑NPHP时应尽早开始基因筛查。鉴于涉及大量其他NPHP基因，建议采用多重PCR、靶向外显子捕获或全外显子组测序方法。

八、鉴别诊断

1. 常染色体显性遗传性多囊肾病

常染色体显性遗传性多囊肾致病基因明确为*PKD1*或*PKD2*突变，少部分为*GANAB*(11q12.3)、*DNAJB11*

和ALG9基因突变。以双肾多发性进行性囊泡为主要特点,一般在30~50岁以上发病,致ESRD,伴有肝、脾等器官囊性病变,容易合并心脑血管疾病。

2. 常染色体隐性遗传性多囊肾病

常染色隐形遗传性多囊肾主要致病基因是PKHD1或DZIP1L。主要表现为肾脏集合系统和肝内胆管囊性变,主要见于新生儿和婴儿,但也可发生在较大的儿童上。30%患病新生儿死亡,预后更差。

3. 肾发育不良

是指肾未完全发育成熟,体积小,肾盏及肾乳头数量少,肾盂肾盏系统发育不良并可轻中度扩张,具有相对正常的肾外形,其功能与肾实质体积成比例缩小,具有一定的排泄功能。多为单侧发病,对侧肾脏代偿性增大。在胚胎的早期,肾脏形成的关键时期,多种因素如基因突变、孕早期的病理状态等导致的发育障碍。临床少见,多为儿童或青少年患者。症状取决于异常程度,轻者可终生不被发现,而双侧发育不全者常难以存活至成年。常伴有泌尿系统或其他部位的先天性异常,如输尿管或肾血管的畸形。

九、治疗策略

NPHP没有特效疗法,治疗以支持治疗和对症治疗为主,维持体液和代谢平衡,包括纠正水和电解质紊乱,进行贫血、高血压和蛋白尿治疗,延缓肾功能进展。对生长发育迟缓的患儿,可在充分评估后进行生长激素治疗。对于终末期肾病的治疗,透析和肾/肝肾联合移植是有效的方法。

十、疗效及预后

婴儿型NPHP患者在3岁之前发展为终末期肾脏病,会出现明显并发症,但肾移植的治疗效果好,一般没有复发风险。

参考文献

[1] Wolf MT. Nephronophthisis and related syndromes [J]. Curr Opin Pediatr, 2015, 27 (2): 201-11.

[2] Hildebrandt F, Zhou W. Nephronophthisis-associated ciliopathies[J]. J Am Soc Nephrol 2007, 18(6): 1855-1871.

[3] Srivastava S, Sayer JA. Nephronophthisis [J]. J Pediatr Genet, 2014, 3 (2): 103-14.

[4] Otto EA, Schermer B, Onara T, et al. Mutations in INVS encoding inversion cause mephronophthisis type 2, linking renal cystic disease to the function of primary cilia and left-right axis determinatioin[J]. Nat Genet, 2003, 34(4)413-420.

[5] Tory K, Rousset Rouviere C, Gubler MC, et al. Mutations of NPHP2 he NPHP3 in infantile mephronophthisis[J]. Kidney Int, 2009, 75(8)839-847.

[6] Halbritter J, Porath JD, Diaz KA, et al. Identification of 99 novel mutations in a worldwide cohort of 1,056 patients with a nephronophthisis-related ciliopathy[J]. Hum Genet, 2013, 132(8): 865-884.

[7] Olbrich H, Fliegauf M, Hoeefele J, et al. Mutations in a novel gene, NPHP3, cause adolescent nephronophthisis, tapeoretinal degeneration and hepatic fibrosis[J]. Nat Genet, 2003, 34(4): 455-459.

[8] 孙良忠,林宏容,岳智慧,等.少年型肾单位肾痨13例临床特点和基因突变分析[J].中华儿科杂志,2016,54(11):834-839.

[9] Chung EM, Conran RM, Schroeder JW, et al. From the radiologic pathology archives: pediatric polycystic kidney disease and other ciliopathies: radiologic-pahtologic correlation[J]. Radiograghics, 2014, 34(1)155-178.

李静(撰写) 刘俊铎(审校)

第二节 青少年肾痨病

Section 2 Juvenile nephronophthisis, JNP

关键词:多尿;多饮;生长发育迟缓;肾功能异常

Keywords: polyuria; polydipsia; growth and development retardation; renal function abnormality

一、概述

肾单位肾痨(Juvenile nephronophthisis, JNP)与多囊肾同属于纤毛病范畴,是一类具有共同临床和病理特点的单基因遗传性疾病,对儿童健康构成了严重威胁。目前,已经发现了超过25种明确的致病基因,同时,还有多达90多种基因变异可导致肾单位肾痨相关综合征(NPHP-Related Ciliopathy)。青少年肾痨病是肾单位肾痨在少年时期和青年时期发病的类型,根据发病年龄的不同可分为少年型肾痨病(juvenile nephronophthisis)和青年型(adolescent nephronophthisis),二者中位发病年龄分别为13岁和19岁。

二、定义

青少年肾痨病是一种常染色隐性遗传的肾脏病,主要累及肾间质,临床特征是肾浓缩能力降低、慢性肾小管间质肾炎、囊性肾病,并且极易发展为ESRD,10%~20%的患者合并肾外器官受损表现,是导致青少年终末期最常见的遗传性肾病。

三、流行病学

在三种NPHP中,少年型属最常见的表型,在欧洲占终末期肾脏病患儿的6%~10%,我国仅有零星报道,缺乏具体患病率统计数字。随着遗传分子生物学技术的普及,并且由于该病容易进展为ESRD,因此近几年对该病的表现和基因型的研究也逐渐增多。

四、病因及发病机制

目前发现NPHP相关的基因突变有超过20余种,其编码的产物肾囊肿蛋白(nephrocystin)与纤毛的作用密切相关。纤毛像天线一样从细胞顶面伸入细胞外空间,作为感觉细胞器,将细胞外刺激转化为细胞内信号。几乎所有肾小管细胞上均存在初级纤毛。在肾脏内,纤毛从单个上皮细胞的细胞表面伸入肾小管腔,充当流量传感器和信号中枢。纤毛弯曲以响应机械刺激(例如流体流动)并调节细胞信号通路。初级纤毛在许多发育信号通路中发挥作用,包括Hedgehog(Hh)信号通路、Wnt信号通路、Hippo信号通路、DNA损伤应答信号通路等。其中一些如果被破坏,可能在CKD的发展中发挥根本作用。

在发病率最高的少年型NPHP中,*NPHP1*基因突变是最常见的原因,占所有NPHP患者的20%~30%。*NPHP1*编码的蛋白产物肾囊肿蛋白-1(nephrocystin-1)与CRK(一种黏着蛋白)具有高度的序列保守性,并含有SH3结构域,它可以与包括p130Cas和ACK1在内的其他蛋白质相互作用。肾囊肿蛋白-1出现在黏着连接和黏着斑,这支持关于其在肾小管上皮的维护中起重要作用的假说,NPHP存在着细胞-细胞和细胞-基质间连接存在缺陷。

五、临床表现

青少年型NPHP起病隐匿,临床进展缓慢,临床表现缺乏特异性。20%合并肾外表现,少年型NPHP是NPHP的典型形式,其特征是患者在生命的前十年内出现症状,平均年龄为13岁时出现ESRD。青年型NPHP最初是在一个委内瑞拉大家族中发现的,ESRD的中位年龄为19岁。早期仅有多尿、多饮、生长发育迟缓等非特异性表现,早期尿液检查、肾功能以及肾脏大小可无异常。通常首诊症状为不明原因贫血、肾功能异常等,此时疾病已进入ESRD期。

NPHP是由纤毛功能障碍引起的,并且这些细胞器广泛存在于人体内。约20%的患者有肾外表现,最常见的肾外器官受累为眼、肝、脑、骨骼等,导致复杂多变的临床表现,被命名为Senior-Løken综合征、Joubert综合征等。

六、辅助检查

1.一般检查

尿比重低,尿沉渣检查一般无明显血尿,尿蛋白定性检查常为阴性或可疑,但尿β2-微球蛋白等小分子蛋白显著增加,尿蛋白电泳有较高比例的小分子蛋白,提示这是肾小管间质受损所致的ESRD。贫血和肾功能减退可在疾病后期出现。

2.影像学检查

B超或CT、MRI等影像学检查双肾外形正常或轻度缩小,皮髓质分界不清,交界处多发小囊肿,直径0.3~0.5cm,一般不超过1cm。

3.肾活检

疾病早期和晚期肾脏病理表现不同。在NPHP的早期阶段,出现间质纤维化,伴有稀疏的炎症,缺乏中性粒细胞或单核细胞浸润,肾小管迂曲萎缩,节段性肾小管基底膜增厚。远端小管有局灶性憩室样突起,肾小球通常正常,但可能存在肾小球周围纤维化。进入到疾病后期,小管可能表现出基底膜异常,伴有萎缩和增厚。远端小管经常出现囊性扩张,肾小球可能出现塌陷和严重的肾小球周围纤维化。

4.基因检测

NPHP最常见的遗传原因是 *NPHP1* 突变,约占病例的20%。最常见的NPHP1基因缺陷是整个基因的大量纯合缺失。此外 *NPHP4*、*NPHP5* 也是少年型NPHP的致病基因,*NPHP3* 是青年型NPHP的常见类型。

七、诊断

NPHP发病隐匿,一旦出现症状则已进入晚期,因此早期不易诊断。对NPHP诊断重要一点是认识到NPHP是一种遗传性纤毛病,详细的病史特别强调家族史和已知与NPHP相关的肾内肾外特征是准确诊断NPHP的必要先决条件。当在儿童时期出现肾脏和肾外特征,如多饮、多尿、生长发育障碍,不明原因的肾功能减退、贫血以及眼、肝、骨骼、神经系统发育异常等,需怀疑NPHP的可能。除完善常规检查外,应完善肾脏影像学检查、基因检测,必要时可行肾穿辅助鉴别诊断。*NPHP1* 突变和缺失是青少年NPHP最常见的遗传原因,可以使用标准PCR检测进行筛选。鉴于NPHP涉及大量其他基因,建议采用多重PCR、靶向外显子捕获或全外显子组测序方法。

八、鉴别诊断

1.其他肾囊肿

(1)常染色体显性遗传性多囊肾病:常染色体显性遗传性多囊肾致病基因明确为 *PKD1* 或 *PKD2* 突变,少部分为 *GANAB*(11q12.3)、*DNAJB11* 和 *ALG9* 基因突变。以双肾多发性进行性囊泡为主要特点,一般在30~50岁以上发病,致ESRD,伴有肝、脾等器官囊性病变,容易合并心脑血管疾病。

(2)常染色体隐性遗传性多囊肾病:常染色隐性遗传性多囊肾主要致病基因是 *PKHD1* 或 *DZIP1L*。主要表现为肾脏集合系统和肝内胆管囊性变,主要见于新生儿和婴儿,但也可发生在较大的儿童上。30%患病新生儿死亡,预后更差。

九、治疗策略

NPHP没有特效疗法,治疗原则包括:①对症治疗,维持电解质、容量、酸碱平衡。②延缓肾功能进展。③控制高血压、贫血等并发症。④促进生长发育。进入ESRD后进行肾脏替代治疗,肾移植治疗效果良好,不易复发。

随着对NPHP致病基因和发病机制的深入了解,未来精细化靶向治疗有望成真。

十、疗效及转归

虽无特效治疗,但肾移植的治疗效果好,一般没有复发风险。

参考文献

[1]Wolf MT,Hildebrandt F. Nephronophthisis[J].Pediatr Nephrol,2011,26(2):181-194.

[2]Konrad M, Saunier S, Calado J, et al. Familial juvenile nephronophthisis[J]. J Mol Med, 1998, 76: 310-316.

[3]孙良忠.肾单位肾痨临床表型与基因突变进展[J].广东医学,2015,36(13)1965-1967.

[4]Olbrich H, Fliegauf M, Hoefele J, et al. Mutations in a novel gene, NPHP3, cause adolescent nephronophthisis, tapetoretinal degeneration and hepatic fifibrosis[J]. Nat Genet, 2003, 34(4): 455-9.

[5]Wise SW,Hartman DS,Hardesty LA,et al. Renal medullary cystic disease: assessment by MRI[J]. Abdom Imaging, 1998, 23(6): 649-651.

[6]Olbrich H, Fliegauf M, Hoefele J, Kispert A, Otto E, Volz A, et al. Mutations in a novel gene, NPHP3, cause adolescent nephronophthisis, tape-to-retinal degeneration and hepatic fifibrosis[J]. Nat Genet, 2003, 34(4): 455-9.

[7]Halbritter J, Porath JD, Diaz KA, et al. Identification of 99 novel mutations in a worldwide cohort of 1,056 patients with a nephronophthisis-related ciliopathy[J]. Hum Genet, 2013, 132(8): 865-884.

[8]Wise SW,Hartman DS,Hardesty LA,et al. Renal medullary cystic disease: assessment by MRI[J]. Abdom Imaging, 1998, 23(6): 649-651.

李静(撰写)　刘俊铎(审校)

第三节　迟发型肾痨
Section 3　Late-onset Nephronophthisis, NPHP

关键词：多尿；多饮；肾功能异常

Keywords：polyuria；polydipsia；renal function abnormality

一、概述

迟发型肾痨病属于肾单位肾痨病中发病于20岁以上的一种，是最罕见的一种肾痨病，其特征是肾小管管状基底膜破裂、间质浸润和管状囊肿形成，肾脏浓缩功能受损，是导致ESRD最常见的遗传性肾脏病。肾外表现多见，如视网膜色素变性（Senior-Løken综合征，SLS）、脑干和小脑异常（Joubert综合征）、肝纤维化和Cogan型眼球运动失用症。

二、定义

迟发型肾痨病（late-onset Nephronophthisis，NPHP），也称为成年人肾单位肾痨，是一种发生在成年人的罕见的常染色隐形性遗传的肾脏病，发病年龄为20岁以上，是导致ESRD最常见的遗传性肾脏病之一。

三、流行病学

迟发型NPHP发病更罕见，仅有零星病例报道，尚无统计学数字证实其发病率。Georges等人报告了三个患有视网膜营养不良、肾活检支持NPHP并伴有缓慢进行性肾功能衰竭的家庭，其中进入到ESRD的年龄为42~56岁。另一个对NPHP家系的基因研究中发现，存在纯合*NPHP1*的缺失，其中三名发病成员进入到ESRD的年龄在27~34岁之间。

四、病因及发病机制

导致成年人ESRD的肾脏病中，遗传性肾脏病占到10%，在儿童遗传性肾脏病占到90%，已经成为ESRD的第五大常见病因。NPHP是造成儿童和青少年ESRD最多的一种遗传性肾病，迄今为止已经有超过20种不同的致病基因与之相关，但在分子水平的潜在发病机制仍不十分清楚。

随着分子遗传学技术的进展，对NPHP基因的鉴定以及研究疾病的基因表型发现，在NPHP发病机制中，初级纤毛、基底体和中心体的功能缺陷很重要。因此将这一类疾病描述为"纤毛病"，同时由基因突变导致的纤毛病变不局限肾脏，也累及其他多种器官。

成年期迟发性NPHP发病的致病基因突变多为*NPHP3*和*NPHP1*。Omran等人描述了24例*NPHP3*突变患者的晚期ESRD（中位年龄19岁，四分位边界16和25岁）。这些患者的临床和组织病理学特征与青少年NPHP相一致。Bollee等人报告了四例在成年期诊断为同源性*NPHP1*缺失的病例。这些患者的中位ESRD发病年龄为22岁。

NPHP患者不同的ESRD发病年龄可能是由于未知修饰基因或环境因素的影响。在成年发病患者中，NPHP的临床表现和影像学证据是非特异性的，所以早期识别和诊断该病有一定难度。

五、临床表现

迟发型NPHP的临床表现除发病年龄较晚外，同青少年型NPHP表现无异。起病隐匿，早期无特异性表现，一般为多尿、多饮等，至ESRD期则会出现贫血、高血压等相关并发症。而早期症状往往与肾小管功能受损有关，常常发展至肾衰竭期才会出现相关症状，无明显的血尿和蛋白尿，无高血压。

六、辅助检查

七、诊断

迟发型NPHP因发病年龄已经是成年，临床表现并无特异性，因此不容易作出早期诊断。对无明显诱因的慢性间质性肾炎表现的患者，结合肾脏超声和肾活检标本的研究，通过分子遗传学研究可以作出诊断。

八、鉴别诊断

1. 慢性间质性肾炎

迟发型NPHP的鉴别诊断要点通常包括表现为慢性间质性肾炎的疾病。

2.其他肾囊肿

(1)常染色体显性遗传性多囊肾病:常染色体显性遗传性多囊肾致病基因明确为 PKD1 或 PKD2 突变,少部分为 GANAB(11q12.3)、DNAJB11 和 ALG9 基因突变。以双肾多发性进行性囊泡为主要特点,一般在30~50岁以上发病,致 ESRD,伴有肝、脾等器官囊性病变,容易合并心脑血管疾病。

(2)常染色体隐性遗传性多囊肾病:常染色隐性遗传性多囊肾主要致病基因是 PKHD1 或 DZIP1L。主要表现为肾脏集合系统和肝内胆管囊性变,主要见于新生儿和婴儿,但也可发生在较大的儿童上。30%患病新生儿死亡,预后更差。

九、治疗策略

目前,除了慢性肾功能衰竭的支持治疗和终末期肾功能衰竭的透析和移植外,没有有效的预防或治疗 NPHP 的方法。Gattone 等人最近表明,用加压素 V2 受体拮抗剂治疗后,小鼠的肾囊性表型(相当于人类 NPHP 3 型)可以显著减轻甚至逆转。随着分子生物学技术的进展,包括对 NPHP 基因突变发病机制的充分了解,未来的研究方向则是针对分子水平的靶向治疗。关于成年型 NPHP 预后相关报道不多,同青少年型 NPHP 一样。

十、疗效及转归

与其他年龄类型肾痨病类似,没有特效治疗手段,肾移植往往具有很好治疗效果,且很少复发。

参考文献

[1]Georges B, Cosyns JP, Dahan K, et al. Late-onset renal failure in Senior-Loken syndrome[J]. Am J Kidney Dis, 2000,36(6):1271-5.

[2]Hoefele J, Nayir A, Chaki M, et al. Pseudodominant inheritance of nephronophthisis caused by a homozygous NPHP1 deletion[J]. Pediatr Nephrol, 2011,26(6):967-71.

[3]Omran H, Fernandez C, Jung M, et al. Identification of a new gene locus for adolescent nephronophthisis, on chromosome 3q22 in a large Venezuelan pedigree [J]. Am J Hum Genet, 2000, 66 (1): 118-27.

[4]Bollée G, Fakhouri F, Karras A, et al. Nephronophthisis related to homozygous NPHP1 gene deletion as a cause of chronic renal failure in adults [J]. Nephrol Dial Transplant, 2006, 21 (9): 2660-3.

[5]Gattone VH 2nd, Wang X, Harris PC, et al. Inhibition of renal cystic disease development and progression by a vasopressin V2 receptor antagonist [J]. Nat Med, 2003, 9 (10): 1323-6.

李静(撰写)　　刘俊铎(审校)

第二十八章　肿瘤样骨软化症
Chapter 28　Oncogenic osteomalacia, OO

关键词:骨软化;低磷血症;病理性骨折

Keywords: osteomalacia; hypophosphatemia; pathological fracture

一、概述

肿瘤样骨软化症(Oncogenic osteomalacia, OO)又名为瘤源性低磷血症性骨软化(Oncogenic hypophosphatemic osteomalacia),或又称为瘤源性骨软化症(Tumor-induced osteomalacia, TIO)。本病是一种罕见的由分泌成纤维细胞生长因子23(Fibroblast growth factor-23, FGF-23)的肿瘤引起的副肿瘤综合征,由于 FGF-23 减少肾小管对磷酸盐的再吸收,产生低磷血症和低水平的活性维生素 D,引起骨软化症(即不充分骨矿化),导致骨痛和病理性骨折,在成年人表现为骨软化,儿童表现为佝偻病。由于 TIO 患者体征和症状无特异性,从 TIO 症状出现到确诊的平均时间长达2.9年±2.3年,而延误的诊断可能造成患者骨骼畸形,甚至导致重度残疾。

二、定义

肿瘤样骨软化症是一种罕见的副肿瘤综合征,是由肿瘤过量产生 FGF-23 引起的代谢性骨病。临床上以进行性骨痛、肌肉无力、骨折为特征,生化特征包括肾磷酸盐排泄增加、低磷血症、偏低或正常的血清1,25

二羟维生素 D 和血清碱性磷酸酶升高。

三、流行病学

目前全球尚无关于 TIO 的大型流行病学调查结果，所以发病率尚不清楚。自从首次发现磷酸盐再吸收与肿瘤之间的关系，文献中报告不足 1,000 例瘤源性骨软化症。TIO 可以发生在任何年龄段，平均年龄为 40~45 岁的成年人，但在儿童和老年人中也有报道，男性和女性均有发病，没有种族差异。一项在日本进行的全国流行病学调查显示，日本年发病为 117 例。在北京协和医院进行的一项单中心研究显示，TIO 是中国成人患获得性低磷性骨软化症的重要原因之一。

四、病因及发病机制

TIO 是由异位分泌 FGF-23 的肿瘤引起。FGF-23 是磷酸盐和维生素 D 稳态的主要调节因子，机体通过多种激素调节磷稳态，以保证和维持正常生理机能、骨骼和肌肉的健康。TIO 时肿瘤分泌的 FGF-23 逃避了机体反馈控制，导致正常 FGF-23 功能的病理生理"放大"效应。使得肾小管磷重吸收减少，导致低磷血症和低水平的活性维生素 D。FGF-23 升高可能影响骨桥蛋白、碱性磷酸酶和肾钙通道瞬时受体电位香草醛 5（TRPV5）的表达。通过上述机制，FGF-23 水平的增加会导致骨矿化缺陷（成年人的骨软化症或儿童生长骨骼中的佝偻病）。

1. FGF-23 对磷稳态的影响

FGF-23 通过与成纤维细胞生长因子受体 1 和辅受体 α-Klotho 复合物（FGFR1-α-Klotho）结合发挥作用，下调钠依赖性磷酸辅转运蛋白 NaPi IIa 和 NaPi IIc 的活性，这两种蛋白在肾脏近端肾小管细胞重新吸收磷酸中起着至关重要的作用。FGF-23 通过下调 NaPi IIa 和 NaPi IIc，减少肾磷重吸收，增加肾磷排泄，从而促进低磷血症。FGF-23 能抑制 1-α 羟化酶，减少 1,25-二羟维生素 D 的合成，从而减少磷在肠道的吸收。因此，在 TIO 中，由肿瘤分泌的 FGF-23 通过减少磷在肾小管的重新收和在肠道的吸收，导致低磷血症和高磷酸尿症，并在临床上表现为骨软化和肌病。

2. 高磷酸盐尿间充质肿瘤

通常，与 TIO 相关的肿瘤是生长缓慢的小间充质肿瘤，大多数在病理上被归类为混合结缔组织变体的高磷酸盐尿间充质肿瘤（phosphaturic mesenchymal tumors PMTs）。这些肿瘤可以位于身体的任何部位，以骨或结缔组织多见。PMT 是一种形态独特的肿瘤，组织学特征为小而扁平的梭形到星状细胞，嵌入黏液样或黏液软骨样基质中，具有类似软骨样或类骨样的"杂乱 grungy"钙化，高密度分布着不同大小和形态的血管。PMT 在核糖核酸（RNA）和蛋白质水平上表达 FGF-23 和其他磷脂素。

PMT 通常是良性和单发的，但在罕见的情况下，可以是多灶性、恶性或转移性的。

五、临床表现

TIO 的主要症状通常与肿瘤本身无关，而是肿瘤分泌的 FGF-23 的结果，并导致严重的慢性低磷血症。该疾病最常见的症状和体征是骨痛、行走困难、肌无力、病理性骨折和身高下降，这些都会明显影响患者的活动能力和生活质量。在某些特殊部位的肿瘤可能会产生一些肿瘤相关的局部症状。例如，鼻窦肿瘤可能表现为鼻塞和出血。对 163 例头颈部 TIO 患者的回顾发现，44% 的患者出现局部症状。

由于对疾病缺乏认识，常导致无法早期识别此疾病。持续的获得性低磷血症会导致骨软化症的进展。在临床上往往在出现胸椎畸形或致残后，才有可能正确诊断。

儿童 TIO 发病更为罕见，临床表现包括佝偻病和生长迟缓。在 2011 年文献中确定的约 160 例 TIO 病例中，不到 20 例发生在儿童和青少年时期。鉴于小儿 TIO 的罕见性，它经常被误诊为遗传性低磷血症。基因检测可以排除遗传性低磷血症。

六、辅助检查

由于 TIO 的临床表现不明确，生化检查在诊断中起着至关重要的作用，均有低磷血症和高尿磷排泄，1,25(OH)$_2$D$_3$ 水平低下或正常、血钙正常或低下、低尿钙、正常 PTH、ALP 升高和血清 FGF-23 升高或异常升高等。而肾小管对葡萄糖、碳酸氢盐和低分子量蛋白质重吸收在 TIO 中不受影响。

1. 生化检查

(1) 血磷

患有不明原因的持续性肌肉骨骼疾病的患者是否存在低磷血症对该病诊断非常重要。由于饮食与血清磷酸盐测量值之间存在直接关系，建议行空腹血磷的检测。

(2) TmP/GFR（肾小管最大磷酸盐再吸收与肾小球滤过率的比值）

下一个关键步骤是确认是否存在肾磷酸盐排泄增加。肾小管最大磷酸盐再吸收与肾小球滤过率（TmP/GFR）的比值是最精确的评估方法，TmP需要患者严格空腹1夜，收集患者2小时的尿量和尿液采集结束时间点静脉血，检测肌酐和磷，计算GFR并计算二者比值。TmP/GFR可以最大限度地减少体重差异对结果的影响。由于测量繁琐，在临床上不容易实现所以退而求其次可以通过计算TRP（肾小管重吸收磷）百分比，只需采集随机血和尿的磷和肌酐值即可，参考范围为85%和95%之间，在TIO患者中会下降。

(3) 其他生化检查

除了血清和尿液中的磷酸盐和肌酐水平外，还应检测血钙、25-羟基维生素D、PTH、1,25-$(OH)_2D$、FGF-23、总碱性磷酸酶或骨特异性碱性磷酸酶、尿钙和蛋白电泳。TIO典型的生化表现是低血磷而血钙和PTH是正常的。有时在FGF23升高造成低1,25$(OH)_2D$水平情况下，PTH反应性升高，称为继发性甲状旁腺功能亢进。当肾脏受累表现为肾小管近端功能障碍时应进行相关检查，包括血气分析、钠、钾、氯化物、碳酸氢盐和免疫球蛋白；和尿液中的氨基酸水平。

2. FGF-23

血清或血浆FGF-23测定在TIO的诊断和持续管理中起着至关重要的作用。但并非每个中心都能进行该测试。在大多数TIO患者中，FGF-23水平升高，但不同患者对FGF23裂解水平不同，有时也可见到FGF23水平正常。因此对FGF-23检测结果应结合其他检测结果综合分析。

3. 基因检测

在低磷血症的鉴别诊断中，当血浆FGF-23直接升高或不适当正常时，应排除遗传性低磷血症。

4. 肿瘤定位检查

当检查结果指向TIO时，下一个关键步骤则是准确定位引起TIO的肿瘤，以便通过完整的手术切除实现治愈。由于PMT通常很小，生长缓慢，发生在身体任何部位的骨骼和软组织中，所以很难发现。对308例TIO病例的回顾发现，大多数肿瘤起源于下肢(42%)和颅面部(21%)，但也可能发生在髋部和盆腔(12%)、腹部、胸部和颈部(11%)和上肢(9%)。在大多数情况下，都需要影像学检查来定位肿瘤。

目前寻找肿瘤的方法有奥曲肽核素显像(99Tcm-OCT核素显像)、PET/CT和分段取血FGF23水平测定等。由于PET/CT价格昂贵，分段取血FGF23水平测定比较麻烦，临床少用。目前运用99Tcm-OCT核素显像进行TIO肿瘤定位越来越多。奥曲肽显像可标记生长抑素受体，特别是与生长抑素受体的2、5亚型亲和力较高。根据其摄取部位的不同，再进行B超、CT或MRI检查，进一步明确肿瘤与周围组织的关系，确定手术方案。

5. 骨软化的影像检查

TIO骨软化X线表现与其他骨软化无异，典型表现为骨小梁模糊，多发的假性骨折线或骨折，锥体呈"双凹征"样改变，骨盆呈"三角样"。通常X线即可明确。一些特殊情况可应用CT或MRI详细检查。

七、诊断

由于TIO非特异性临床表现以及医疗人员对这种隐匿性疾病缺乏认知，使得TIO诊断会显著延迟，从症状出现到诊断为低磷血症的平均间隔时间为2.9年，到肿瘤切除的平均间隔时间为5.4~5.7年。几乎所有TIO病例(高达95%)在一开始就被误诊为各种肌肉骨骼、风湿病、肿瘤，甚至精神疾病。

TIO的诊断依赖于综合的临床评估、生化检测、专业成像和外科专业知识，以确认骨软化，并最终定位和完全切除肿瘤。一旦确定了病因，并在完成手术切除后生化症状消失，即可确定最终诊断。

八、鉴别诊断

鉴别诊断可能包括其他形式的低磷血症性骨软化症(X连锁、常染色体显性或隐性低磷血症性佝偻病)

以及原发性或获得性肾范科尼综合征,详见本书相关章节。

九、治疗策略

对TIO管理包括早期识别和诊断疾病,定位肿瘤并清除PMT,当肿瘤无法定位或切除,或者手术后复发时,患者需要长期药物干预和长期医疗管理,以恢复其磷酸盐水平并预防骨软化的出现。

1. 手术切除

肿瘤完全切除是治愈该疾病的唯一明确治疗方法。成功切除后大多数患者在几天内空腹血清磷酸盐、FGF23和1,25(OH)$_2$D水平的快速正常化,并且临床表现显著改善。骨肿瘤比软组织肿瘤更难切除,因为它们具有更强的侵袭能力,并且涉及更复杂的手术。一项对230例TIO患者的回顾性研究显示,初次手术后,83%的患者康复,11%的患者病情持续,7%的患者肿瘤复发,中位复发时间为33个月。对于因肿瘤切除不完全而难以治愈的病例,重复/多次手术对大约一半的病例有效,总治愈率为88%。

2. 其他肿瘤治疗方法

放射治疗或引导消融可作为部分切除肿瘤的辅助治疗,或作为难以进入或手术风险过高的肿瘤的主要治疗。

3. 药物治疗

在尚未发现肿瘤或无法完全切除肿瘤时,可补充磷酸盐和活性维生素D类似物来对抗磷酸盐的丢失,使血清磷酸盐水平和矿物质代谢正常化。由于PMT上存在生长抑素受体,奥曲肽也被提议作为TIO的可能治疗方法。然而改善的证据尚不清楚,一项针对5名患者的小型研究表明,使用奥曲肽短期治疗TIO缺乏疗效。Burosumab是一种针对FGF23的全人类单克隆抗体,最近获得美国食品和药物管理局(FDA)的批准,用于治疗不能接受肿瘤手术切除的TIO患者。它的Ⅱ期研究发现布鲁单抗与血清磷酸盐、骨软化症、活动度、生活质量和疲劳的改善有关。

十、疗效及转归

肿瘤完全切除后恢复良好,症状和生化异常完全消失。有局部复发和转移的报告,需要进行长期监测。

参考文献

[1] Florenzano P, Gafni RI, Collins MT. Tumor-induced osteomalacia [J]. Bone Rep, 2017: 90-97.

[2] Endo I, Fukumoto S, Ozono K, et al. Nationwide survey of fibroblast growth factor 23 (FGF23)-related hypophosphatemic diseases in Japan: prevalence, biochemical data and treatment [J]. Endocr J, NA, 62(9): 811-6.

[3] Chong WH, Molinolo AA, Chen CC, et al. Tumor-induced osteomalacia [J]. Endocr Relat Cancer, 2011, 18(3): R53-R77.

[4] Kurosu H, Ogawa Y, Miyoshi M, et al. Regulation of fibroblast growth factor-23 signaling by klotho [J]. J Biol Chem, 2006, 281(10): 6120-3.

[5] Shah R, Lila AR, Jadhav RS, et al. Tumor induced osteomalacia in head and neck region: single center experience and systematic review [J]. Endocr Connect, 2019, 8(10): 1330-1353.

[6] Khaliq W, Cheripalli P, Tangella K. Tumor-induced osteomalacia (TIO): atypical presentation [J]. South Med J, 2011, 104(5): 348-50.

[7] Carpenter TO. Primary Disorders of Phosphate Metabolism [J]. Endotext [Internet], 2022.

[8] Jiang Y, Xia WB, Xing XP, et al. Tumor-induced osteomalacia: an important cause of adult-onset hypophosphatemic osteomalacia in China: Report of 39 cases and review of the literature [J]. J Bone Miner Res, 2012, 27(9): 1967-75.

[9] He Q, Zhang B, Zhang L, et al. Diagnostic efficiency of 68Ga-DOTANOC PET/CT in patients with suspected tumour-induced osteomalacia [J]. Eur Radiol, 2021, 31(4): 2414-2421.

[10] Li DM, Wu HW, Li JD, et al. [Clinical and immunohistopathologic study of phosphaturic mesenchymal tumor] [J]. Zhonghua Bing Li Xue Za Zhi, 2018, 47(6): 427-431.

[11] Li X, Jiang Y, Huo L, et al. Nonremission and Recurrent Tumor-Induced Osteomalacia: A Retrospective Study [J]. J Bone Miner Res, 2020, 35(3): 469-477.

[12] Paglia F, Dionisi S, Minisola S. Octreotide for tumor-induced osteomalacia [J]. N Engl J Med, 2002, 346(22): 1748-9.

[13] Jan de Beur SM, Miller PD, Weber TJ, et al. Burosumab for the Treatment of Tumor-Induced Osteomalacia [J]. J Bone Miner Res, 2021, 36(4): 627-635.

李静(撰写)　　刘俊铎(审校)

第二十九章　原发性范科尼肾小管综合征
Chapter 29　Primary Fanconi renotubular syndrome, FRTS

关键词：肾小管酸中毒；高血氯；代谢性酸中毒

Keywords: tubular acidosis; hyperchlorination; metabolic acidosis

一、概述

原发性范科尼肾小管综合征（Primary Fanconi renotubular syndrome, FRTS），是一种罕见的涉及近端肾小管转运的常染色体显性/隐性遗传性疾病，存在近端小管多项转运功能障碍，包括氨基酸、葡萄糖、钠、钾、钙、磷、碳酸氢钠、尿酸和蛋白质等。

二、定义

FRTS是一种完全型近端肾小管转运遗传性疾病，由肾脏近端小管溶质和水重吸收减少引起。其特征是尿量过多，低分子量溶质（氨基酸、葡萄糖、低分子量蛋白质、有机酸、肉碱、钙、磷、钾、碳酸氢盐）和水减少（脱水倾向），可能危及生命。这种疾病是进行性的，一些患者最终会发展为肾功能不全。

三、流行病学

目前尚不清楚这种疾病的流行情况。发病通常在婴儿期到儿童期。

四、病因及发病机制

FRTS具有遗传异质性；遗传病因学已在少数几个家族中得到确认：FRTS1由染色体15q21上 *GATM* 基因（602360）的杂合突变引起的。FRTS2由染色体5q35上的 SLC34A1 基因（182309）突变引起；FRTS3由染色体3q27上的 *EHHADH* 基因（607037）突变引起；*EHHADH* 和 *GATM* 的遗传模式为常染色体显性，*SLC34A1* 的遗传模式为常染色体隐性。FRTS4与染色体20q13上 *HNF4A* 基因（600281）突变引起的年轻人成熟型糖尿病（MODY）相关；FRTS5由染色体8q22上的 *NDUFAF6* 基因（612392）突变引起。然而，这种疾病也可能是由不明突变引起的。值得注意的是，*SLC34A1* 基因还与其他两种疾病有关：常染色体隐性婴儿高钙血症和显性低磷血症伴肾结石或骨质疏松症。对于常染色体显性疾病，向后代传播的风险为50%，而对于致病性突变，父母双方均为杂合子的情况，常染色体隐性疾病的风险为25%。

五、临床表现

大多数报告病例为散发性，可能与新发突变有关，也有遗传形式的报道。症状与肾小管营养、水分和电解质的流失有关。典型的临床特征包括多饮、多尿、脱水、发育不良、佝偻病、正常血糖性糖尿、碳酸氢盐尿以及高氯血症性代谢性酸中毒。肾钙质沉着症和肾结石不太常见。不同的基因突变临床表现不尽相同。FRTS1患者普遍表现为低磷血症、肾性糖尿、蛋白尿和氨基酸尿，有骨软化症状，致残性骨病和严重的成年早期肌无力。可有肾功能衰竭。FRTS3表现为佝偻病和骨量减少症，无肾小管酸中毒，肾小球滤过率、血清尿酸水平和尿葡萄糖、蛋白质和氨基酸排泄率保持不变。FRTS4不会出现肾功能衰竭，但所有FRTS5患者都有肾功能不全，并持续到青春期，且易于合并肺间质病变。

六、辅助检查

常见的实验室异常包括血糖正常的糖尿、高氨基酸尿、低磷血症、进行性肾功能不全、肾性耗钠/耗钾、酸中毒、尿酸尿和低分子量蛋白尿。故应完善尿常规、血、尿同步测电解质、尿糖、尿氨基酸、影像学检查和病因方面的检查。

七、诊断

诊断基于临床表现、血浆电解质水平和尿溶质排泄（氨基酸尿、蛋白尿、磷尿、钙尿、尿酸尿、糖尿）的评估。通常肾性糖尿、全氨基酸尿、磷酸盐尿为基本诊断条件。

八、鉴别诊断

在诊断原发性范科尼肾小管综合征之前，必须排除继发性范科尼综合征的所有原因，包括遗传性（胱氨酸血症、酪氨酸血症 I 型、果糖血症、威尔逊氏病、半乳糖血症、糖原贮积症、登特病、Lowe眼脑肾综合征、关节炎-肾功能不全-胆汁淤积症（ARC）综合征、线粒体细胞病变）和获得性疾病（药物或重金属中毒、恶性肿瘤）。

九、治疗策略

有症状的患者可对症治疗，包括碳酸氢钠口服或静脉使用以纠正酸中毒，纠正电解质紊乱，严重低磷血症血补充中性磷酸盐及骨化三醇。低尿酸血症、氨基酸尿及蛋白尿一般不需要治疗。肾移植可以治愈。

十、疗效及转归

如果补充足够的液体、电解质和营养物质，通常可以实现身体和神经认知的充分发展。*GATM* 突变与进行性慢性肾脏疾病相关，而在 *EHHADH* 相关疾病中尚未观察到。

参考文献

[1]Ben-ishay D, Dreyfuss F, Ullmann TD. Fanconi syndrome with hypouricemia in an adult: family study [J]. Am J Med , 1961: 793-800.

[2]Brenton DP, Isenberg DA, Cusworth DC, et al. The adult presenting idiopathic Fanconi syndrome [J]. J Inherit Metab Dis,1981 , 4（4）: 211-5.

[3]Friedman AL, Trygstad CW, Chesney RW. Autosomal dominant Fanconi syndrome with early renal failure [J]. Am. J. Med. Genet, 1978 , 2（3）: 225-32.

[4]Lichter-Konecki U, Broman KW, Blau EB, et al. Genetic and physical mapping of the locus for autosomal dominant renal Fanconi syndrome, on chromosome 15q15 [J]. Am J Hum Genet , 2001 , 68（1）: 264-8.

[5]Reichold M, Klootwijk ED, Reinders J, et al. Glycine Amidinotransferase (GATM), Renal Fanconi Syndrome, and Kidney Failure [J]. J Am Soc Nephrol , 2018 , 29（7）: 1849-1858.

[6]Sheldon W, Luder J, Webb B. A Familial Tubular Absorption Defect of Glucose and Amino Acids [J]. Arch Dis Child , 1961 , 36（185）: 90-5.

[7]Tolaymat A, Sakarcan A, Neiberger R. Idiopathic Fanconi syndrome in a family [J]. J Am Soc Nephrol , 1992 , 2（8）: 1310-7.

[8]Wen SF, Friedman AL, Oberley TD. Two case studies from a family with primary Fanconi syndrome[J]. Am J Kidney Dis,1989,13(3):240-6.

[9]Magen D, Berger L, Coady, M J, et al. A loss-of-functionmutation in NaPi-IIa and renal Fanconi's syndrome[J]. New Eng. J. Med,362: 1102-1109, 2010.

[10]Tieder M, Arie R, Modai D, Samuel R, Weissgarten J, Liberman, U. A. Elevated serum 1,25-dihydroxyvitamin D concentrations in siblings with primary Fanconi's syndrome[J]. New Eng. J. Med, 1988, 319: 845-849.

[11] Klootwijk ED, Reichold M, Helip-Wooley A, et al. Mistargeting of peroxisomal EHHADH and inherited renal Fanconi's syndrome [J]. N Engl J Med, 2014, 370（2）: 129-38.

[12]Tolaymat A, Sakarcan A, Neiberger R. Idiopathic Fanconi syndrome in a family [J]. J. Am. Soc. Nephrol, 1992, 2（8）: 1310-7.

[13] Hartmannová H, Piherová L, Tauchmannová K, et al. Acadian variant of Fanconi syndrome is caused by mitochondrial respiratory chain complex I deficiency due to a non-coding mutation in complex I assembly factor NDUFAF6 [J]. Hum Mol Genet, 2016, 25（18）: 4062-4079.

[14] Wornell P, Crocker J, Wade A, et al. An Acadian variant of Fanconi syndrome [J]. An Acadian variant of Fanconi syndrome, 2007, 22（10）: 1711-5.

滕兰波（撰写）　刘俊铎（审校）

第三十章　原发性肾小管酸中毒
Chapter 30　Primary renal tubular acidosis, PRTA

关键词：远端肾小管酸中毒；近端肾小管酸中毒

Keywords：distal renal tubular acidosis; proximal renal tubular acidosis

原发性肾小管酸中毒（Primary renal tubular acidosis, PRTA），是一组发病机制不详的罕见的肾小管疾病，表现为近端/远端肾小管酸中毒。其特征是尿液重吸收碳酸氢盐（近端肾小管酸中毒）和/或氢排泄到管腔（远端肾小管酸中毒）的主要缺陷，导致代谢性酸中毒伴高氯血症和正常的血浆阴离子间隙。肾小球滤过率相对正常。

第一节 中枢神经系统钙化性耳聋肾小管酸中毒性贫血综合征

Section 1　Central nervous system calcification-deafness-tubular acidosis-anemia syndrome, PRTA

关键词：钙化；耳聋；肾小管酸中毒；贫血

Keywords: calcification; deafness; tubular acidosis; anemia

中枢神经系统钙化性耳聋肾小管酸中毒性贫血综合征（Central nervous system calcification-deafness-tubular acidosis-anemia syndrome, PRTA），又称为中枢神经系统钙化听力损失肾小管酸中毒贫血综合征，Yoshimura-Takeshita 综合征。是一种发病机制不详的罕见的遗传性、综合征性神经系统疾病。表现为多系统受累，其特征为婴儿早期出现进行性脑和脊髓钙化、生长迟缓、精神运动障碍、耳聋、小细胞低色素性贫血和各种远端肾小管酸中毒。其发病率<1/1,000,000。自1997年以来，文献中没有进一步的描述。

滕兰波（撰写）　刘俊锋（审校）

第二节 远端肾小管酸中毒

Section 2　Distal renal tubular acidosis, dRTA

关键词：高氯性代谢性酸中毒；低钾血症；高钙尿症

Keywords: Hyperchlorotic metabolic acidosis; hypokalemia; hypercalciuria

一、概述

远端肾小管酸中毒（Distal renal tubular acidosis, dRTA），又称为经典RTA（Classic RTA），家族性远端原发性酸中毒（Familial distal primary acidosis），1型肾小管酸中毒（Renal tubular acidosis type 1）。是一种罕见的遗传性（常染色体显性遗传/常染色体隐性遗传）或后天性肾小管疾病。任何年龄均可发病。临床表现为高氯性代谢性酸中毒、低钾血症、高钙尿。

二、定义

dRTA是一种以远端肾小管受累为主要表现的一种临床综合征，以高氯性代谢性酸中毒为特征。原发性远端肾小管酸中毒（dRTA）通常与低钾血症有关，其他形式与低钾血症、高钾血症或正常钾血症有关。

三、流行病学

患病率未知。遗传形式在高血缘地区（阿拉伯半岛和北非）更为普遍，而获得性DRTA在西方国家更为常见。

四、病因及发病机制

常染色体显性遗传远端肾小管酸中毒-1（DRTA1）是最常见的DRTA，由染色体17q21上 *SLC4A1* 基因（109270）的杂合突变引起的。伴有进行性感音神经性耳聋的远端肾小管酸中毒（DRTA2）是由染色体2p13上 *ATP6V1B1*（*ATP6B1*）基因（192132）的纯合或复合杂合突变引起的。伴有或不伴有感音神经性听力损失的常染色体隐性远端肾小管酸中毒-3（DRTA3）是由染色体7q34上 *ATP6N1B* 基因（ATP6V0A4；605239）的纯合突变引起的。这3个基因解释了60%~80%的原发性Drta。远端肾小管酸中毒-4伴溶血性贫血（DRTA4；611590）是由 *SLC4A1* 基因的双等位基因突变引起的。常染色体隐性遗传远端肾小管酸中毒-4伴溶血性贫血（DRTA4）是由染色体17q21上 *SLC4A1* 基因（109270）的纯合或复合杂合突变引起的。其他罕见的遗传原因包括导致与早期听力损失相关的 *FOXI1* 突变以及 *WDR72* 的变异。获得性dRTA是由自身免疫性疾病或继发于镰状细胞贫血、慢性阻塞性尿路疾病或肾移植后等其他疾病引起的。

五、临床表现

根据病因，疾病可在任何年龄发病。遗传形式包括常染色体显性（AD）和常染色体隐性（AR）遗传。与溶血性贫血和卵母细胞增多症、口形红细胞增多症或球形红细胞增多症相关的AR亚型在东南亚也有报道。AR型常在婴幼儿中诊断，AD-dRTA主要在青少年中诊断。原发性dRTA患者可能无症状，或出现多尿、多饮、虚弱和疲劳（与低钾血症相关的症状）。发育不良、佝偻病、发育迟缓（儿童）和骨软化或骨减少（成人）是尿钙流失和骨骼钙盐流失的结果。高钙尿症、肾结石和肾钙质沉着症通常会发生。典型的低血钾会导致心律失常、瘫痪甚至死亡。在AR型中，双侧感音神经性听力损失（SNHL）可能在诊断时出现，或在严重程度高度可变的进行性和不可逆的病程后出现。

六、辅助检查

（一）血液检查

血气分析：显示代谢性酸中毒，pH值下降，二氧化碳结合力降低，阴离子间隙正常。

血电解质：血钾通常降低，可出现低血钾相关表现，如肌无力、心律失常等；血钙可降低，血磷正常或偏低。长期低钙血症可导致甲状旁腺功能亢进，使血甲状旁腺激素水平升高。

（二）尿液检查

尿pH值：在代谢性酸中毒的情况下，尿pH值通常大于5.5，这是由于远端肾小管泌氢障碍，不能将尿液充分酸化所致。

尿铵测定：尿铵排泄减少，因为远端肾小管分泌铵的功能受损，影响了肾脏对酸的排泄能力。

尿钙、磷排泄：尿钙排泄增加，可导致尿路结石和肾钙化，增加泌尿系统感染的风险；尿磷排泄一般正常，但在伴有骨病时，可能会出现尿磷增多。

（三）其他检查

氯化铵负荷试验：对于不典型或不完全性DRTA患者，此试验有助于明确诊断。口服氯化铵后，血pH值下降，而尿pH值不能降至5.5以下。但该试验可能会加重酸中毒，有一定风险，故临床应用时需谨慎。

肾脏超声：可发现肾脏钙化、结石等病变，有助于评估病情严重程度及并发症情况。

X线检查：长期低钙血症和酸中毒可导致骨骼病变，如骨质疏松、骨软化、病理性骨折等，X线检查可显示相应的骨骼改变，表现为骨密度减低、骨小梁模糊、假骨折线等。

七、诊断

这种疾病的特点是高氯性代谢性酸中毒。在自发性代谢性酸中毒期间，无法将尿液pH降低到5.5以下，且尿液阴离子间隙为正，这表明存在dRTA。进一步诊断的激发试验包括NH_4Cl酸化试验和速尿试验。除高钾型外，患者还表现为肾性钾消耗。肾外表现可能有助于诊断，这可以通过分子遗传检测得到确认，最好使用新一代测序方法对所有潜在致病基因进行检测。

八、鉴别诊断

主要鉴别诊断是近端RTA以及慢性代谢性酸中毒的其他原因。在诊断为dRTA的婴儿中，常观察到与严重酸中毒相关的短暂近端肾小管功能障碍，类似不完全范科尼综合征。不完全性dRTA是指在没有明显代谢性酸中毒的情况下，使尿液酸化至5.5以下的能力受损，主要诊断为肾钙质沉着症、复发性肾结石、骨量减少或低视力。

如果之前在家庭成员中发现了致病性变体，则可以进行产前诊断。

在患有AR-dRTA的家庭中，应向高危夫妇（两人都是致病突变携带者）提供遗传咨询，告知他们每次怀孕时有25%的风险生下受影响的孩子。在AD-dRTA中，应向受影响的个人提供遗传咨询，告知他们在每次怀孕时有50%的风险生下受影响的孩子。

九、治疗策略

碱疗法，通常用碳酸氢钠或柠檬酸钠，是标准疗法（以达到正常血清碳酸氢钠水平）。与成人（1~2meq/kg/天）相比，儿童需要非常高的剂量（4~8meq/kg/天）。低钾血症患者需要钾替代，通常使用柠檬酸钾。高钾血症类型需要低钾饮食摄入和其他疗法。

十、疗效及转归

所有形式的dRTA都是慢性的，可能会对生长和发育产生重大影响。通过治疗，预期寿命正常，肾功能

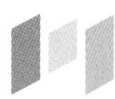

衰竭不常见,但从长期来看,进展性慢性肾病比预期的更常见,与不依从性、复发性肾结石以及肾钙质沉着症非常严重有关。

参考文献

[1]Fry AC, Karet FE. Inherited renal acidoses [J]. Inherited renal acidoses , 2007, 202-11 .

[2] Borthwick KJ, Kandemir N, Topaloglu R, et al. A phenocopy of CAII deficiency: a novel genetic explanation for inherited infantile osteopetrosis with distal renal tubular acidosis [J]. J Med Genet , 2003 , 40（2）: 115-21 .

[3] Feldman M, Prikis M, Athanasiou Y, et al. Molecular investigation and long-term clinical progress in Greek Cypriot families with recessive distal renal tubular acidosis and sensorineural deafness due to mutations in the ATP6V1B1 gene [J]. Clin Genet , 2006 , 69（2）: 135-44 .

[4]Fry AC, Karet FE. Inherited renal acidoses [J]. Inherited renal acidoses , 2007, 202-11 .

[5]Nikali K, Vanegas JJ, Burley MW, et al. Extensive founder effect for distal renal tubular acidosis (dRTA) with sensorineural deafness in an isolated South American population [J]. Am J Med Genet A , 2008, 2709-12 .

[6]Stover EH, Borthwick KJ, Bavalia C, et al. Novel ATP6V1B1 and ATP6V0A4 mutations in autosomal recessive distal renal tubular acidosis with new evidence for hearing loss [J]. J Med Genet , 2002 , 39（11）: 796-803 .

[7]Vargas-Poussou R, Houillier P, Le Pottier N, et al. Genetic investigation of autosomal recessive distal renal tubular acidosis: evidence for early sensorineural hearing loss associated with mutations in the ATP6V0A4 gene [J]. J Am Soc Nephrol , 2006 , 17（5）: 1437-43 .

[8] Smith AN, Skaug J, Choate KA, et al. Mutations in ATP6N1B, encoding a new kidney vacuolar proton pump 116-kD subunit, cause recessive distal renal tubular acidosis with preserved hearing [J]. Nat Genet , 2000 , 26（1）: 71-5 .

[9]Stover EH, Borthwick KJ, Bavalia C, et al. Novel ATP6V1B1 and ATP6V0A4 mutations in autosomal recessive distal renal tubular acidosis with new evidence for hearing loss [J]. J Med Genet , 2002 , 39（11）: 796-803 .

[10] Vargas-Poussou R, Houillier P, Le Pottier N, et al. Genetic investigation of autosomal recessive distal renal tubular acidosis: evidence for early sensorineural hearing loss associated with mutations in the ATP6V0A4 gene [J]. J Am Soc Nephrol , 2006 , 17（5）: 1437-43 .

[11] Sritippayawan S, Sumboonnanonda A, Vasuvattakul S, et al. Novel compound heterozygous SLC4A1 mutations in Thai patients with autosomal recessive distal renal tubular acidosis [J]. Am J Kidney Dis , 2004 , 44（1）: 64-70 .

[12] Yenchitsomanus PT, Sawasdee N, Paemanee A, et al. Anion exchanger 1 mutations associated with distal renal tubular acidosis in the Thai population [J]. J Hum Genet , 2003, 48（9）: 451-456 .

[13] Yenchitsomanus PT, Sawasdee N, Paemanee A, et al. Anion exchanger 1 mutations associated with distal renal tubular acidosis in the Thai population [J]. J Hum Genet , 2002, 48（9）: 451-456 .

滕兰波（撰写）　　刘俊铎（审校）

常染色体显性遗传远端肾小管酸中毒
Autosomal dominant distal renal tubular acidosis, AD dRTA

关键词：高血氯,代谢性酸中毒

Keywords：hyperchlorination, metabolic acidosis

常染色体显性遗传远端肾小管酸中毒（Autosomal dominant distal renal tubular acidosis, AD dRTA），是一种罕见的、以常染色体显性方式遗传的远端肾小管酸中毒（dRTA）。染色体17q21上*SLC4A1*基因的杂合突变引起dRTA。*LC4A1*基因突变可以表现出多效性效应,当SLC4A1基因的双等位基因突变时则引起远端肾小管酸中毒伴红细胞形态异常（遗传性球形红细胞增多症或东南亚卵型红细胞增多症）、溶血性贫血。

dRTA患病率尚不清楚。通常发生在青春期或成年期,以高氯、代谢性酸中毒为特征,通常但并不总是与低钾血症相关。可表现为多尿、多饮、肌无力和疲劳,固定尿比重（约为5.0）、高血清氯化物、低血清碳酸氢盐和低钙血症。骨软化症或骨减少症可由骨骼中的钙盐流失引起。长期慢性代谢性酸中毒可导致高钙尿、肾结石和肾钙质沉着症。已有的病例报道中未记录肾功能衰竭。碱化是有效的治疗方法。

参考文献

[1] Bruce LJ, Cope DL, Jones GK, et al. Familial distal renal tubular acidosis is associated with mutations in the red cell anion exchanger (Band 3, AE1) gene [J]. J Clin Invest, 1997, 100（7）: 1693-707 .

[2]Buckalew VM Jr, Purvis ML, Shulman MG, et al. Hereditary renal tubular acidosis [J]. Hereditary renal tubular acidosis, 1974, 53（4）: 229-54 .

[3] Chaabani H, Hadj-Khlil A, Ben-Dhia N, et al. The primary hereditary form of distal renal tubular acidosis: clinical and genetic studies in 60-

member kindred [J]. Clin Genet, 1994, 45 (4): 194-9.

[4] Fry AC, Karet FE. Inherited renal acidoses [J]. Inherited renal acidoses, 2007, 202-11.

[5] Hamed IA, Czerwinski AW, Coats B, et al. Familial absorptive hypercalciuria and renal tubular acidosis [J]. Am. J. Med., 1979, 67 (3): 385-91.

[6]Karet FE, Gainza FJ, Györy AZ, et al. Mutations in the chloride-bicarbonate exchanger gene AE1 cause autosomal dominant but not autosomal recessive distal renal tubular acidosis [J]. Proc Natl Acad Sci U S A, 1998, 95 (11): 6337-42.

[7]Lewis, D. W. What was wrong with Tiny Tim? [J].Am. J. Dis. Child,146(12): 1403-1407, 1992.

[8]McCurdy, D. K., Frederic, M., Elkinton, J. R. Renal tubular acidosis due to amphotericin B[J]. New Eng. J. Med, 278 (3): 124-131, 1968.

滕兰波（撰写）　刘俊铎（审校）

常染色体隐性遗传远端肾小管酸中毒
Autosomal recessive distal renal tubular acidosis, AR dRTA

关键词：低血钾；高血氯；代谢性酸中毒；耳聋

Keywords: Hypokalemia; hyperchlorination; metabolic acidosis; deafness

一、概述

常染色体隐性遗传远端肾小管酸中毒（Autosomal recessive distal renal tubular acidosis, AR dRTA），是一种以常染色体隐性方式遗传的远端肾小管酸中毒（dRTA），伴进行性神经性耳聋。疾病通常发生在婴儿期或儿童早期。

二、定义

常染色体隐性遗传远端肾小管酸中毒以低钾、高氯、代谢性酸中毒为特征。耳聋通常发生在疾病的早期或晚期，但也可能不发生耳聋，或者耳聋未被发现及诊断。

三、流行病学

患病率尚不清楚。

四、病因及发病机制

常染色体隐性遗传远端肾小管酸中毒是由染色体2p13上*ATP6V1B1*基因或染色体7q34上*ATP6V0A4*基因突变引起的。这些基因分别编码肾特异性V-ATP酶116 kDa亚型a4和H+-ATP酶的V-ATP酶亚基B1。*ATP6V1B1*突变通常与早发性耳聋有关，而*ATP6V0A4*突变已被报道与早发性和晚发性耳聋有关，但两种基因突变均可导致耳聋。

五、临床表现

发育不良、佝偻病和生长发育迟缓（由骨骼中钙盐的流失引起）是该疾病的常见表现，伴有多尿、多饮、虚弱和疲劳。可出现肾钙质沉着症、肾结石和低钾性瘫痪发作。可导致成人进行性骨病。有些患者可能没有症状。耳聋通常发生在疾病的早期或晚期，表现为双侧进行性加重。AR dRTA对碱疗法无反应。

参考文献

[1]Anai T, Yamamoto J, Matsuda I, et al. Siblings with renal tubular acidosis and nerve deafness [J]. Hum Genet,1984,66(2-3): 282-5.

[2]Borthwick KJ, Kandemir N, Topaloglu R, et al. A phenocopy of CAII deficiency: a novel genetic explanation for inherited infantile osteopetrosis with distal renal tubular acidosis [J]. J Med Genet, 2003, 40 (2): 115-21.

[3]Dunger DB, Brenton DP, Cain AR. Renal tubular acidosis and nerve deafness [J]. Arch. Dis. Child, 1980, 55 (3): 221-5.

[4]Feldman M, Prikis M, Athanasiou Y, et al. Molecular investigation and long-term clinical progress in Greek Cypriot families with recessive distal renal tubular acidosis and sensorineural deafness due to mutations in the ATP6V1B1 gene [J]. Clin Genet, 2006, 69 (2): 135-44.

[5]Fry AC, Karet FE. Inherited renal acidoses [J]. Inherited renal acidoses, 2007, 202-11.

[6]Nikali K, Vanegas JJ, Burley MW, et al. Extensive founder effect for distal renal tubular acidosis (dRTA) with sensorineural deafness in an isolated South American population [J]. Am J Med Genet A, 2008, 2709-12.

[7]Stover EH, Borthwick KJ, Bavalia C, et al. Novel ATP6V1B1 and ATP6V0A4 mutations in autosomal recessive distal renal tubular acidosis with new evidence for hearing loss [J]. J Med Genet, 2002, 39 (11): 796-803.

[8]Vargas-Poussou R, Houillier P, Le Pottier N, et al. Genetic investigation of autosomal recessive distal renal tubular acidosis: evidence for early

sensorineural hearing loss associated with mutations in the ATP6V0A4 gene [J]. J Am Soc Nephrol, 2006, 17（5）：1437-43.

[9]Karet FE, Finberg KE, Nayir A, et al. Localization of a gene for autosomal recessive distal renal tubular acidosis with normal hearing (rdRTA2) to 7q33-34 [J]. Am J Hum Genet, 1999, 65（6）：1656-65.

滕兰波（撰写）　刘俊铎（审校）

远端肾小管酸中毒伴溶血性贫血
Distal renal tubular acidosis with hemolytic anemia, DRTAHA

关键词：远端肾小管酸中毒；溶血性贫血

Keywords：distal renal tubular acidosis；hemolytic anemia

远端肾小管酸中毒伴溶血性贫血（Distal renal tubular acidosis with hemolytic anemia, DRTAHA），是一种发病机制不详的、非常罕见的、以常染色体显性方式遗传的远端肾小管酸中伴贫血。发病多在婴儿期和新生儿。其特征是肾酸化缺陷和遗传性溶血性贫血。发病率<1/1,000,000。

滕兰波（撰写）　刘俊铎（审校）

第三节　线粒体DNA突变致肥厚型心肌病伴肾脏异常
Section 3　Hypertrophic cardiomyopathy with kidney anomalies due to mitochondrial DNA mutation, HCKAMDM

关键词：线粒体氧化磷酸化障碍；肾小管酸中毒；肥厚型心肌病

Keywords：Mitochondrial oxidative phosphorylation disorder；renal tubular acidosis；hypertrophic cardiomyopathy

线粒体DNA突变致肥厚型心肌病伴肾脏异常（Hypertrophic cardiomyopathy with kidney anomalies due to mitochondrial DNA mutation, HCKAMDM），是一种线粒体氧化磷酸化障碍导致的心、脑、肾多器官受累的系统性疾病。发病多在婴儿期及新生儿期，其特征为肥厚和扩张型心肌病、发育障碍、肌病伴全身性肌张力降低和肌酸激酶增加、发育迟缓和/或退化，伴有脑MRI上的脑萎缩、肾脏表现包括慢性肾衰竭、肾小管酸中毒和乳酸酸中毒。其他临床特征包括癫痫发作和呼吸衰竭。发病率<1/1,000,000。

滕兰波（撰写）　刘俊铎（审校）

第四节　骨硬化伴肾小管酸中毒
Section 4　Osteopetrosis with renal tubular acidosis, ORTA

关键词：骨硬化；肾小管酸中毒（RTA）；脑钙化

Keywords：Osteosclerosis；renal tubular acidosis；cerebral calcification

一、概述

骨硬化伴肾小管酸中毒（Osteopetrosis with renal tubular acidosis, ORTA），又称为碳酸酐酶Ⅱ缺乏症、Guibaud-Vainsel综合征、大理石脑病、混合肾小管酸中毒。是一种以常染色体隐性方式遗传的肾小管酸中毒合并骨硬化。疾病通常发生在婴儿期或新生儿期。

二、定义

骨硬化合并肾小管酸中毒是一种罕见的疾病，其特征为骨硬化、肾小管酸中毒（RTA）和与脑钙化相关的神经系统疾病。

三、流行病学

发病率<1/1,000,000。迄今报告的病例不到100例。许多报告涉及北非和中东血统的家庭,但世界各地都有病例记录。

四、病因及发病机制

肾小管酸中毒的骨质疏松症是由染色体8q21上编码碳酸酐酶Ⅱ的 *CA2* 基因纯合或复合杂合突变引起的。

五、临床表现

患者表现为三联征:轻度骨质疏松、近端和远端混合性肾小管酸中毒,脑内钙化。其他临床表现包括骨折、身材矮小、发育迟缓、智力缺陷、牙齿错牙合/排列不良、颅神经受压和听力损伤。

六、诊断

诊断基于酸中毒和脑内钙化的放射学表现,并可通过分子遗传学检测得到证实。如果已知导致该家族疾病的突变,产前诊断是可能的。

七、治疗策略

有症状的患者需要接受治疗。建议转诊给肾病医生处理酸中毒。

八、疗效及转归

严重程度是可变的,但该疾病的病程比典型的骨质疏松症患者轻。

参考文献

[1] Borthwick KJ, Kandemir N, Topaloglu R, et al. A phenocopy of CAII deficiency: a novel genetic explanation for inherited infantile osteopetrosis with distal renal tubular acidosis [J]. J Med Genet , 2003 , 40 (2): 115-21 .

[2] Fathallah DM, Bejaoui M, Lepaslier D, et al. Carbonic anhydrase Ⅱ (CA II) deficiency in Maghrebian patients: evidence for founder effect and genomic recombination at the CA Ⅱ locus [J]. Hum Genet , 1997 , 99 (5): 634-7 .

[3] Hu PY, Roth DE, Skaggs LA, et al. A splice junction mutation in intron 2 of the carbonic anhydrase Ⅱ gene of osteopetrosis patients from Arabic countries [J]. Hum Mutat , 1992 , 1 (4): 288-92 .

[4] Roth DE, Venta PJ, Tashian RE, et al. Molecular basis of human carbonic anhydrase Ⅱ deficiency [J]. roc Natl Acad Sci U S A , 1992 , 89 (5): 1804-8 .

[5] Sly WS, Hewett-Emmett D, Whyte MP, et al. Carbonic anhydrase Ⅱ deficiency identified as the primary defect in the autosomal recessive syndrome of osteopetrosis with renal tubular acidosis and cerebral calcification [J]. Proc Natl Acad Sci U S A , 1983 , 80 (9): 2752-6 .

[6] Soda H, Yukizane S, Yoshida I, et al. Carbonic anhydrase Ⅱ deficiency in a Japanese patient produced by a nonsense mutation (TAT-->TAG) at Tyr-40 in exon 2, (Y40X) [J]. Hum Mutat , 1995 , 5 (4): 348-50 .

[7] Strisciuglio P, Sartorio R, Pecoraro C, et al. Variable clinical presentation of carbonic anhydrase deficiency: evidence for heterogeneity? [J]. Eur J Pediatr , 1990 , 149 (5): 337-40 .

[8] S Whyte MP, Murphy WA, Fallon MD, et al. Osteopetrosis, renal tubular acidosis and basal ganglia calcification in three sisters [J]. Am J Med , 1980 , 69 (1): 64-74 .

滕兰波(撰写)　刘俊铎(审校)

第五节　近端肾小管酸中毒

Section 5　Proximal renal tubular acidosis,pRTA

关键词:近端肾小管酸中毒;生长迟缓

Keywords:proximal renal tubular acidosis;growth retardation

一、概述

近端肾小管酸中毒(Proximal renal tubular acidosis,pRTA),又称Ⅱ型肾小管酸中毒。是一种罕见的遗传性（常染色体显性遗传/常染色体隐性遗传）或后天性肾小管疾病。任何年龄均可发病。

二、定义

pRTA是一种以近端肾小管受累为主要表现的一种临床综合征，其特征是近端小管从肾小球滤液中重新吸收碳酸氢盐的能力受损，导致高氯血症性代谢性酸中毒。

三、流行病学

患病率未知，但孤立的遗传性pRTA非常罕见。药物诱导的pRTA发生相对常见。

四、病因及发病机制

孤立的pRTA可以通过隐性（在大多数情况下）或显性获得或遗传。常染色体隐性pRTA是由 *SLC4A4* 基因（4q13.3）突变引起的，该基因编码电性碳酸氢钠共转运蛋白1（KNB1）。该基因的纯合突变引起常染色体隐性pRTA伴眼部异常和精神发育迟滞。常染色体显性pRTA是由于一个尚未确定的基因突变引起的。

由于近端小管重新吸收了80%左右的碳酸氢盐过滤负荷，因此近端小管的缺陷会导致碳酸氢盐的流失。某些药物可能导致获得性pRTA的发生。碳酸酐酶抑制剂可导致不完全型pRTA，而其他抑制剂（包括奥沙铂、异环磷酰胺、阿德福韦、替诺福韦、西多福韦、丙戊酸钠、氨基糖苷、托吡酯和双羟嘧啶）均可导致与范科尼综合征相关的pRTA的发生。在肾小球疾病中，pRTA很少被报道，并归因于相关的肾小管损伤，在某些情况下，pRTA与多发性骨髓瘤相关。

五、临床表现

遗传性发生在儿童时期，最初表现为碳酸氢盐流失导致尿液呈碱性。常染色体隐性pRTA与严重生长迟缓相关，导致身材矮小、智力残疾和眼部异常，如带状角膜病、白内障和青光眼。由于代谢性酸中毒，常染色体显性遗传性pRTA出现生长迟缓和骨密度降低。在某些pRTA病例中可能存在低钾血症，偶尔可引起低钾性周期性麻痹症状。佝偻病和骨软化症常见于维生素D缺乏和磷酸盐消耗。在pRTA与原发性范科尼综合征相关的情况下，可能会发生糖尿、氨基酸尿、磷尿、尿酸流失和肾小管性蛋白尿。

六、诊断

与远端RTA（dRTA）患者不同，pRTA患者保留降低尿液pH<5.5的能力。尿液HCO_3^-排泄分数增加可以诊断pRTA。HCO_3^-滴定试验阳性当血浆HCO_3^-高于肾阈值时，尿液HCO_3^-排泄量和尿液pH值显著增加可以确诊pRTA。分子遗传学分析可以识别 *SLC4A4* 基因的突变。

七、鉴别诊断

主要的鉴别诊断是dRTA。应除外其他遗传性近端肾小管疾病，如眼-肾-肾综合征、登特病和由于GLUT2缺乏引起的糖原储存疾病。常染色体隐性pRTA有可能在产前检查中被诊断，但常染色体显性遗传pRTA却无法在产前检查中被识别。

八、治疗策略

治疗取决于疾病的病因。遗传性pRTA需要终身碳酸氢盐替代疗法。儿童血清碳酸氢盐正常化需要大量碳酸氢盐（10~15mEq/kg/天）。噻嗪类利尿剂（如氢氯噻嗪，每日25~50毫克）有时也会被处方，以增强碳酸氢盐的再吸收，从而减少所需碳酸氢盐的量。应监测血浆钾，在某些情况下可能需要碳酸氢钠和碳酸氢钾（或柠檬酸盐）的混合物。药物诱导的pRTA通常可通过停药逆转。

九、疗效与转归

如果治疗得当，酸中毒的预后良好，但相关的肾外表现会影响患者的预后。

参考文献

[1] Igarashi T, Inatomi J, Sekine T, et al. Mutations in SLC4A4 cause permanent isolated proximal renal tubular acidosis with ocular abnormalities [J]. Nat Genet , 1999 , 23（3）: 264-6 .

[2] Igarashi T, Inatomi J, Sekine T, et al. Novel nonsense mutation in the Na+/HCO3- cotransporter gene (SLC4A4) in a patient with permanent isolated proximal renal tubular acidosis and bilateral glaucoma [J]. J Am Soc Nephrol , 2001 , 12（4）: 713-718 .

[3] Igarashi T, Ishii T, Watanabe K, et al. Persistent isolated proximal renal tubular acidosis-a systemic disease with a distinct clinical entity [J]. Pediatr Nephrol , 1994 , 8（1）: 70-1 .

[4] Nash MA, Torrado AD, Greifer I, et al. Renal tubular acidosis in infants and children [J]. J Pediatr , 1972 , 80（5）: 738-48 .
[5] Rodriguez Soriano J, Boichis H, Stark H, et al. Proximal renal tubular acidosis [J]. Pediatr Res , 1967 , 1（2）: 81-98 .
[6] Sebastian A, McSherry E, Morris RC Jr. On the mechanism of renal potassium wasting in renal tubular acidosis associated with the Fanconi syndrome (type 2 RTA) [J]. J Clin Invest , 1971 , 50（1）: 231-43 .
[7] Winsnes A, Monn E, Stokke O, et al. Congenital persistent proximal type renal tubular acidosis in two brothers [J]. Acta Paediat. Scand , 1979 , 68（6）: 861-8 .
[8] Brenes, L. G., Brenes, J. N., Hernandez, M. M. Familial renal tubular acidosis: a distinct clinical entity[J]. Am. J. Med, 1977,63（2）: 244-252.
[9] Fry AC, Karet FE. Inherited renal acidosis[J]. Physiology (Bethesda),2007,22:202-11
[10] Nash MA, Torrado AD, Greifer I, et al. Renal tubular acidosis in infants and children [J]. J Pediatr, 1972, 80（5）: 738-48 .

滕兰波（撰写） 刘俊铎（审校）

常染色体显性近端肾小管酸中毒
Autosomal dominant proximal renal tubular acidosis, AD pRTA

关键词：近端肾小管酸中毒,生长迟缓,骨密度降低

Keywords：proximal renal tubular acidosis, growth retardation, decreased bone density

常染色体显性近端肾小管酸中毒（Autosomal dominant proximal renal tubular acidosis, AD pRTA），是一种罕见的、致病基因尚未确定的、以常染色体显性方式遗传的近端肾小管酸中毒（pRTA）。疾病通常发生在儿童时期。患者因慢性代谢性酸中毒表现为轻度生长迟缓和骨密度降低。发病率<1/1,000,000。迄今为止，只有一个来自哥斯达黎加的家庭被报告患有这种疾病。一名患者出现多处骨折，两名受试者出现青春期延迟。

滕兰波（撰写） 刘俊铎（审校）

常染色体隐性近端肾小管酸中毒
Autosomal recessive proximal renal tubular acidosis, AR pRTA

关键词：近端肾小管酸中毒；眼部异常；智力残疾；生长迟缓

Keywords：proximal renal tubular acidosis；eye abnormalities；intellectual disabilities；growth retardation

一、概述

常染色体隐性近端肾小管酸中毒（Autosomal recessive proximal renal tubular acidosis, AR pRTA），又称为近端肾小管酸中毒伴眼部异常和智力残疾。是一种罕见的、以常染色体隐性方式遗传的近端肾小管酸中毒（pRTA）。疾病通常发生在儿童时期。

二、定义

常染色体隐性近端肾小管酸中毒是一种罕见的近端肾小管酸中毒，其特征是近端肾小管中的孤立性缺陷导致碳酸氢盐重吸收减少，进而导致尿碳酸氢盐流失。

三、流行病学

确切的患病率尚不清楚。

四、病因及发病机制

常染色体隐性近端肾小管酸中毒伴眼部异常和精神发育迟滞是由染色体4q13上 *SLC4A4* 基因纯合突变引起的。该基因编码电原性碳酸氢钠共转运蛋白1（KNB1）。这种蛋白质有三种亚型，其中KNB1亚型在肾脏和眼睛中表达。

五、临床表现

与其他形式的 pRTA 一样,高氯血症性酸中毒是一种表现特征,通常发生在儿童时期。表现包括眼部异常(带状角膜病、青光眼和白内障)、智力残疾和严重生长迟缓。其他特征如牙釉质缺损、基底节钙化和胰腺炎有时也会出现。

参考文献

[1] Igarashi T, Inatomi J, Sekine T, et al. Novel nonsense mutation in the Na+/HCO3− cotransporter gene (SLC4A4) in a patient with permanent isolated proximal renal tubular acidosis and bilateral glaucoma [J]. J Am Soc Nephrol , 2001 , 12 (4): 713-718 .

[2] Igarashi T, Ishii T, Watanabe K, et al. Persistent isolated proximal renal tubular acidosis-a systemic disease with a distinct clinical entity [J]. Pediatr Nephrol , 1994 , 8 (1): 70-1 .

[3] Nash MA, Torrado AD, Greifer I, et al. Renal tubular acidosis in infants and children [J]. J Pediatr , 1972 , 80 (5): 738-48 .

[4] Rodriguez Soriano J, Boichis H, Stark H, et al. Proximal renal tubular acidosis [J]. Pediat. Res , 1967 , 1 (2): 81-98 .

[5] Sebastian A, McSherry E, Morris RC Jr. On the mechanism of renal potassium wasting in renal tubular acidosis associated with the Fanconi syndrome (type 2 RTA) [J]. J Clin Invest , 1971 , 50 (1): 231-43 .

[6] Winsnes A, Monn E, Stokke O, et al. Congenital persistent proximal type renal tubular acidosis in two brothers [J]. Acta Paediat. Scand , 1979 , 68 (6): 861-8 .

滕兰波(撰写)　刘俊铎(审校)

第三十一章　假性醛固酮减少症
Chapter 31　Pseudohypoaldosteronism, PHA

关键词:代谢性酸中毒;低钠血症;高钾血症

Keywords:Metabolic Acidosis;Hyponatremia;Hyperkalemia

一、概述

假性醛固酮减少症(pseudohypoaldosteronism,PHA)又称醛固酮不敏感综合征或假性低醛固酮血症,是一种罕见的常染色体遗传性疾病,可分为Ⅰ、Ⅱ、Ⅲ型。该病特点是肾小球对醛固酮无反应,临床表现为高钾、低钠、代谢性酸中毒及醛固酮增高,是发生于婴儿期失盐综合征的罕见病因。该病起病隐匿,早期临床表现无特异性,且临床上易与先天性肾上腺皮质增生症等以内环境紊乱为主要特点的疾病相混淆。其预后因类型不同而存在差异。

二、定义

PHAⅠ型是临床上罕见的一种失盐综合征,可分为累及多脏器的多脏器缺陷型(arPHAⅠ)和仅累及肾脏的单纯肾型(adPHAⅠ),其中,arPHAⅠ为常染色体隐性遗传,adPHAⅠ为常染色体显性遗传。多在新生儿期发病,可于生后数小时出现症状,存在严重电解质紊乱,主要表现为致死性高血钾、低血钠,以反复呕吐、腹泻、渴感减退或消失、多尿、脱水、酸中毒及生长发育落后为主要症状。

PHAⅢ型又称为暂时性PHA,常见于有泌尿道畸形或泌尿道感染的婴幼儿,临床表现主要为低钠血症、高钾血症和代谢性酸中毒,实验室检查提示血醛固酮、肾素水平升高,随着感染和电解质紊乱的控制,患儿失盐危象及相关检验指标可恢复至正常。本章节主要介绍PHAⅠ型。

三、流行病学

PHAⅠ是由盐皮质激素抵抗引起的罕见病,发病率1/80,000至1/77,000,分为arPHAⅠ和adPHAⅠ。英国2009年国家统计局统计结果显示:arPHAⅠ和adPHAⅠ的发生率分别为1/166,000和1/66,000。

四、病因及发病机制

PHAⅠ的病因为靶器官(肾小管、唾液腺、汗腺和结肠)上的醛固酮受体缺乏或醛固酮与其受体结合减少或完全不能结合,分子生物学及分子生物化学的进一步研究发现,PHA的病因学基础是由基因决定的细胞膜上钠通道功能障碍。其发病机制:人体内水钠代谢平衡受醛固酮的调控。醛固酮的作用通过醛固酮受体(MR)传导。MR由 *NR3C2* 基因编码。*NR3C2* 基因定位染色体4q31.1,含有10个外显子。MR信号通路通过激活ENaC储存细胞内钠。ENaC含有α、β和γ三个亚基,只有当这三个亚基同时表达才可获得最大的钠通透性,分别由 *SCNN1A*(定位12P13染色体)、*SCNN1B* 及 *SCNN1G*(定位16p12)三个基因编码,与常染色体隐性遗传病相关,这些基因突变不仅可影响肾脏,还可影响唾液腺、结肠、汗腺和呼吸道。

1. 多脏器型假性醛固酮减少症Ⅰ型(arPHA Ⅰ)

arPHA Ⅰ为常染色隐性遗传性疾病,由编码ENaC α、β、γ亚基的基因 *SCNN1A*、*SCNN1B* 和 *SCNN1G* 突变引起。大多数突变是移码或错义突变,形成部分缺损或完全异常的蛋白质,从而导致ENaC功能的异常。Na^+不能通过ENaC从肾小管管腔内转运至上皮细胞内,导致管腔内 Na^+ 浓度升高,渗透压增加,产生渗透性利尿作用,使机体丢失大量钠和水,从而引起严重低钠血症和脱水,而水的重吸收减少导致细胞外液容量减少,肾素血管紧张素醛固酮代偿性增加,引起高肾素和高醛固酮血症。由于Na^+重吸收减少,不能形成管腔内负电压,致使分泌K^+、H^+的驱动力减弱,体内K^+、H^+潴留,出现代谢性酸中毒及严重的高钾血症。ENaC广泛分布于全身多个脏器,包括肾脏、肺部、肠道、皮肤、唾液腺、汗腺、生殖道等,因此arPHA Ⅰ可累及全身多器官系统。呼吸道受累时可出现气促、喘息及反复下呼吸道感染等,皮肤黏膜受累可出现皮疹,唾液及汗液中Nacl的含量明显升高。

2. 肾型假性醛固酮减少症Ⅰ型(adPHA Ⅰ)

adPHA Ⅰ为常染色显性遗传性疾病,表现为脱水、低钠血症和高钾血症等电解质紊乱,但病情较轻且随年龄增长可自行缓解,因编码MR的 *NR3C2* 基因异常引起,以无义突变和移码突变最常见,MR表达于多种组织和细胞,包括肾脏、心脏、免疫细胞和成纤维细胞。结构和功能异常的MR与醛固酮结合出现障碍,即不能通过信号转导途径促使上皮细胞膜上的ENaC数量及活性增加,同时,不能启动ENaC的生物合成,二者共同作用下产生与arPHA Ⅰ型相同的效应。但该型失盐局限于肾脏,汗液及唾液中的盐分不高,亦没有肺部等多脏器受累的表现。与arPHA Ⅰ相比,adPHA Ⅰ的低钠血症、高钾血症及代谢性酸中毒表现较轻,目前主要认为与肾素-血管紧张素-醛固酮系统及其他离子通道代偿性增强有关。

目前,暂时性PHA发病机制仍不明确,主要认为与多种原因引起的肾小管对醛固酮的抵抗有关,肠道切除术后、先天性肠道畸形及阴道积水继发PHAⅢ亦有报道。炎症因子可以抑制醛固酮或其受体的作用,肾小管发育不全也可引起的醛固酮受体减少等。当患儿发生感染时,口服摄入量无法及时弥补尿盐丢失,炎症反应会刺激机体产生TGF-β、TNF-α、IL-1、IL-6等大量细胞因子,这些细胞因子可抑制醛固酮或其受体的作用,同时细菌内毒素也可增加细胞因子、血栓素和前列腺素的作用从而导致尿钠排泄增加,尤其在急性感染期,尿路梗阻可导致远曲小管的醛固酮受体数目减少,一旦梗阻解除,醛固酮受体可恢复正常。

五、临床表现

PHA Ⅰ的临床表现总结为高血钾、低血钠、代谢性酸中毒等,可伴有呕吐、腹泻、脱水、渴感减退或消失等,如未经正规治疗及时纠正电解质紊乱,可出现嗜睡、低体温、循环衰竭、喂养困难、体质量不增、生长发育落后等;部分患儿还会出现呼吸系统病变。血液生化检查呈低钠、低氯和高钾,伴或不伴酸中毒,同时存在高血浆肾素活性及高醛固酮血症为PHA Ⅰ的特征性改变。不同患儿受累的靶器官不尽相同,失盐程度不一,多因高尿钠引起多尿、低渗或等渗性脱水、严重电解质紊乱。

1. 单纯肾型adPHA Ⅰ发生

于新生儿期及婴儿期,随着年龄的增长,病情会有所改善。患儿表现为口渴、多饮、恶心呕吐、脱水、厌食、体质量下降、软弱无力、心律不齐、生长发育停滞等。反复脱水可以引起休克、昏迷。婴儿期后生长发育停滞更明显,易出现低血容量、低血压、类似真性醛固酮缺乏症。幼儿期高钾血症仅表现出呕吐的症状,生长发育停滞可能是此型患儿的唯一体征。年长儿可出现嗜盐的表现,高血钾可引起室上性或室性心动过速等心律失常表现,严重者心脏停搏而导致死亡。

2. 多脏器型arPHA Ⅰ

发生于新生儿期及婴儿期,可持续至成人。临床表现与adPHA Ⅰ类似,症状更为严重,生后可迅速出现失盐的表现。合并呼吸、消化系统及皮肤症状,表现为反复呼吸困难、发绀、肺部湿啰音、腹泻、多汗等。

暂时性PHA常见于有泌尿道畸形或泌尿道感染的婴幼儿,临床表现主要为低钠血症、高钾血症和代谢性酸中毒。

六、辅助检查

实验室检查可发现低钠血症、高钾血症、代谢性酸中毒,血肾素、醛固酮增高,血17-羟孕酮、ACTH正常。基因检测,可见由编码ENaC α、β、γ亚基的基因 SCNN1A、SCNN1B 和 SCNN1G 突变。

七、诊断

PHA Ⅰ型的诊断是通过家系调查及与症状相符的临床表现,结合实验室检查及基因检测确诊。诊断要点如下。

1. 临床表现

拒乳、呕吐、腹泻、体重不增或下降、生长落后;脱水等急性失盐症状,部分患儿可有酸中毒;大小便、汗腺和唾液中排钠增多,唾液呈咸味,尿中醛固酮排量增大;喂食困难,尤其是伴有肌肉痉挛和肌张力减退者;反复发作性急性呼吸困难、咳嗽和哮喘;

2. 辅助检查

患儿存在难以纠正的高钾血症及低钠血症、血浆醛固酮水平升高,可伴或不伴有血浆肾素水平升高,患儿可存在尿钠增加、尿钾较少。

3. 对外源性盐皮质激素治疗无反应。

4. 家系调查

父母是否近亲婚配,既往有生育类似患儿病史,提示先证者家族中可能存在遗传代谢性疾病。

5. 基因检测

为确诊金标准。

八、鉴别诊断

本病较易误诊,对于不明原因的低钠和高钾血症均应考虑本病可能。需注意与以下疾病相鉴别:①真性低醛固酮血症:获得性原发性醛固酮缺乏症表现为失盐,多为肾上腺皮质功能减退,血皮质醇和尿17-羟皮质类固醇均降低,血浆醛固酮降低。②失盐综合征:如21-羟化酶缺乏症、18-羟化酶缺乏症,除有失盐表现外,同时有外生殖器发育异常,即女性男性化或男性假性性早熟,血浆肾素活性和醛固酮浓度往往低于正常水平。血促肾上腺皮质激素明显升高而血浆皮质醇明显降低,临床上用皮质醇治疗有效。③肾性失盐性肾炎:肾性失盐性肾炎多有原发病的病因,多为成人起病,患者可表现为低血钠、脱水,但不属于遗传病。④肾小管性酸中毒:肾小管性酸中毒除低血钠外,尚有低血钙、高血氯、低血钾等,可与PHA Ⅰ鉴别。

九、治疗策略

因PHA Ⅰ为基因突变所致,故临床无根治性治疗手段。补充氯化钠及碳酸氢钠是基本治疗方法,纠正酸中毒和高钾血症。具体剂量根据疾病的类型及严重程度而不同。如发生难以纠正的高钾血症,需大量补钠、纠酸补碱,并可联合使用K^+交换树脂进行治疗,必要时血液透析。治疗有效的指标为患者的失盐状态纠正,渴感恢复,生长发育恢复正常,血浆肾素活性和血醛固酮浓度下降或恢复正常。但由于该病起病隐匿,难以察觉,患儿到达医院时往往已出现严重的代谢紊乱,故基本生命支持是必需的,动态监测电解质及时调整钠替代治疗的剂量至关重要。

1. 补钠

补钠量8~50mmol/(kg·d),达到钠平衡。随着年龄增长,补钠量逐渐减少;大多数患儿2岁时可停止补钠,在饮食中增加氯化钠量。在病情危急时应静脉补充生理盐水或3%高渗盐水。

2. 高钾血症的治疗

血钾过高常引起严重心律不齐或停搏,此时应采取紧急措施进行抢救:①静脉滴注的10%GS或生理盐水10mL/kg,中途加胰岛素0.15~0.20U/kg,静脉滴注时间>2h,促使血钾转入细胞内;②采用腹膜透析或血液净化;③多脏器型PHA Ⅰ应给予低钾饮食0.6mmol/(kg·d),限制含钾药物和食物,避免输注库存血;④10%葡萄糖酸钙1~2mL/kg+等量10%GS;⑤5%$NaHCO_3$ 3~5mL/kg,可重复2~3次;⑥钾离子交换树脂亦有助于降低血钾。

十、疗效及转归

PHA Ⅰ临床上罕见,其确诊依据只有基因检测,PHA Ⅰ起病急,病情重,临床表现多样化,极易发生误诊及延误治疗的情况。adPHA Ⅰ临床经补充钠盐等治疗后,大多数患者随年龄增长其失盐发作频率及程度会有所缓解,预后较好。arPHA Ⅰ在生后不久即出现反复呕吐、脱水、体重不增长等情况,存在高肾素活性及高醛固酮血症,临床可因致死性高钾血症引起死亡,可引起多系统损害,常需终身治疗,预后较差。

PHA Ⅲ型即暂时性PHA,主要与尿路病变有关,纠正原发病,积极抗感染和手术治疗泌尿道畸形为该型的根本治疗方式,但在疾病急性期,如出现严重的高钾血症、低钠血症、酸中毒及脱水等,对症支持治疗仍是必需的。

参考文献

[1] Abraham MB, Larkins N, Choong CS, et al. Transient pseudohypoaldosteronism in infancy secondary to urinary tract infection[J]. J Paediatr Child Health, 2017,53(5):458-463.

[2] KAWASHIMA S Y, TAJIMA T, FUJIMOTO M, et al. A novel frameshift mutation in NR3C2 leads to decreased expression of mineralocorticoid receptor: a family with renal pseudohypoaldosteronism type 1[J]. Endocrine journal, 2017, 64(1): 83-90

[3] Gopal-Kothandapani JS, Doshi AB, Smith K, et al. Phenotypic diversity and correlation with the genotypes of pseudohypoaldosteronism type 1 [J]. J Pediatr Endocrinol Metab, 2019, 32(9):959-967

[4] Krishnappa V, Ross JH, Kenagy DN, et al. Secondary or transient pseudohypoaldosteronism associated with urinary tract anomaly and urinary infection: a case report [J]. Urol Case Rep, 2016, 8: 61-62.

[5] Riepe FG. Pseudohypoaldosteronism[J]. Endocr Dev, 2013, 24:86-95.

[6] Huneif M, Alhazmy Z, Shoomi A, et al. A Novel SCNN1A Variation in a Patient with Autosomal-recessive Pseudohypoaldosteronism Type 1[J]. J Clin Res Pediatr Endocrinol, 2022, 14(2):244-250.

[7] Nur N, Lang C, Hodax JK, et al. Systemic Pseudohypoaldosteronism Type I: A Case Report and Review of the Literature[J]. Case Rep Pediatr, 2017, 2017:7939854.

[8] Nakasone R, Fujioka K, Nishida K, et al. Three cases of pseudohypoaldosteronism following ileostomy in preterm infants[J]. Pediatr Neonatol, 2021, 62(1):119-121.

[9] Latt TN, Rahman SI, Mohd Nor NS. Transient pseudohypoaldosteronism in an infant: a case report [J]. Journal of the ASEAN Federation of Endocrine Societies, 2018, 33(1): 45-48.

[10] 綦奕颖,吴道奇. 44例假性醛固酮减少症Ⅰ型临床分析并文献复习[J],儿科药学杂志,2021,27(6):14-17.

[11] WANG J, YU T, YIN L, et al. Novel mutations in the SCNN1A gene causing pseudohypoaldosteronism type 1[J]. PLoS One, 2013, 8(6): e65676.

[12] Morikawa S, Komatsu N, Sakata S, et al. Two Japanese patients with the renal form of pseudohypoaldosteronism type 1 caused by mutations of NR3C2 [J]. Clin Pediatr Endocrinol , 2015 , 24 (3): 135-8 .

[13] Delforge X, Kongolo G, Cauliez A, et al. Transient pseudohypoaldosteronism: a potentially severe condition affecting infants with urinary tract malformation[J]. J Pediatr Urol, 2019, 15(3):265.e1-265.e7.

于曼(撰写) 杨美娟(审校)

第三十二章 假性甲状旁腺功能减退症
Chapter 32 Pseudohypoparathyroidism, PHP

关键词:低钙血症;高磷血症;高甲状旁腺激素

Keywords: Hypocalcemia; Hyperphosphatemia; Hyperparathyroidism ormone

一、概述

假甲状旁腺机能减退症(PHP)是一组异质性内分泌疾病,这些异常主要由分缺陷引起,主要是受体介导的激素信号传导削弱,正常情况下这些受体可通过刺激G蛋白(Gsα)的α亚单位与腺苷酸环化酶的激活偶联其特征是肾功能正常,对甲状旁腺激素(PTH)的作用产生抵抗,表现为低钙血症、高磷血症和甲状旁腺激素水平升高,包括PHP 1a型(PHP-1a)、PHP 1b型(PHP-1b)、PHP 1c型(PHP-1c)亚型,PHP 2型(PHP-2)和假性假性甲状旁腺机能减退症(PPHP)。

二、定义

假性甲状旁腺机能减退症(PHP)是由于甲状旁腺激素(PTH)和其他与Gsα偶联受体相互作用的激素对Gsα/cAMP/PKA信号通路的激活受损而引起的一组不常见但相关的代谢障碍性疾病。低钙血症和高磷血症,短指畸形、异位骨化、早发性肥胖或身材矮小等症状为特征。

三、流行病学

确切的发病率尚不清楚。女性发生PHP的频率是男性的两倍。意大利的估计患病率(PHP-1a、1b和PPHP)为1/150,000。日本的估计患病率(PHP-1a和1b)为1/295,000。PHP1c的患病率目前未知。

四、病因及发病机制

大多数PHP1b病例是散发性的,但也描述了常染色体显性传播。大约70%的PHP1b患者在GNA(20q13.2-q13.3)·947·差异甲基化区域(DMR)表现出甲基化缺陷,偶发或基于基因。PHPIb家族形式的典型特征是A/BDMR处的甲基化缺失,继发于破坏*STX16*基因上游印记控制区的基因缺失(20q13.32)。PHP-1b中出现的激素抵抗是在该疾病的母亲遗传后发展起来的,而父亲遗传与任何内分泌异常无关。在散发性病例中,通常检测到所有GNA-DMR的广泛甲基化改变,在这类患者的子集中,20号染色体的父系单亲二体可能解释了这种改变模式。

五、临床表现

异位骨化、TSH抵抗、GH缺乏和早期肥胖是最常见的相关特征。婴儿期可出现各种形式的PHP,尤其是发生严重低钙血症时。与钙含量低有关的症状包括:感觉异常、麻木、癫痫发作和手足抽搐(包括肌肉抽搐和手足痉挛)。如果患者没有低钙血症(或如果低钙血症被误诊为"癫痫发作")和/或特征性身体特征,包括身材矮小、圆脸、颈部短小、向心性肥胖、短指畸形、软组织钙化和/骨化,则某些形式的PHP可能仍然不被注意,统称为奥尔布赖特遗传性骨营养不良。在PHP-1a、PHP-1c和PPHP患者中观察到AHO,但在PHP-1b和PHP-2患者中没有。有时在具有AHO特征的患者中观察到智力障碍,而在PHP-1a和PHP-1c中几乎总是存在智力障碍。PHP患者也可能表现出对PTH以外激素的抵抗症状,包括促甲状腺激素(TSH)(在PHP1a、PHP1c和有时PHP1b中)、促性腺激素(在PHP1a、PHP1c中)和生长激素释放激素(GHRH)(在PHP1a中)。白内障、牙齿问题和颅内钙化(双侧striopallididentate钙质沉着症)是长期并发症。

症状主要由于长期血钙过低伴阵发性加剧引起下列症状:

1. 神经肌肉症状

由于神经肌肉应激性增加所致。轻症仅有感觉异常,四肢刺痛、发麻、手足痉挛僵直,易被忽视或误诊。当血钙降低至一定水平时(80mg/L以下)常出现手足搐搦发作,呈双侧对称性腕及手掌指关节屈曲,指间关节伸直,大拇指内收,形成鹰爪状;此时双足常呈强直性伸展,膝关节及髋关节伸展;严重病例全身骨骼肌及平滑肌痉挛,可发生喉头和支气管痉挛,窒息等危象危及生命;心肌累及时呈心动过速;膈肌痉挛时有呃逆;小儿多惊厥大多系全身性,像原因不明性癫痫大发作而可无昏迷、大小便失禁等表现。上述症状均可由于感染,过劳和情绪等因素诱发。女性在经期前后更易发作。血钙在70~80mg/L左右,临床上可无明显搐搦称为隐性搐搦症,若诱发血清游离钙降低或神经肌肉应激性增高时可发作,下列试验可使隐性者显示其病情。

(1)面神经叩击试验(Chvostek征)以手指弹击耳前面神经外表皮肤,可引起同侧口角或鼻翼抽搐,重者同侧面部肌肉亦有抽搐。

(2)束臂加压试验(Trousseau征)将血压计橡皮袋包绕于上臂,袋内打气以维持血压在收缩压之上,停止上臂静脉回流2~3分钟,可引起局部手臂的抽搐,类似"助产士手"(拇指内收)。

2. 精神症状

于发作时常伴不安、焦虑、抑郁、幻觉、定向失常、记忆减退等症状,但除在惊厥时,少有神志丧失。精神症状可能和脑基底核功能障碍有关。

3. 外胚层组织营养变性及异常钙化症群

常发现皮肤粗糙,色素沉着、毛发脱落,指(趾)甲脆软萎缩,甚而脱落;眼内晶状体可发生白内障。病起于儿童期者,牙齿钙化不全,齿釉质发育障碍,呈黄点、横纹、小孔等病变。患儿智力多减退。

4. 特征性体征

典型病人常常有先天性发育缺陷,包括身材矮粗、体型胖、脸圆、颈短、第四掌骨和/或趾骨短。

六、诊断

(一)一般诊断

1. 血液检查

血清钙常降低至80mg/L以下,严重者可低至40mg/L,主要是钙离子浓度的降低。血钙过低者宜同时测定血浆蛋白,以除外因血浆蛋白浓度低下而引起的钙总量减低。成年患者血清无机磷上升常在60mg/L左右,幼年患者中,浓度更高。血清碱性磷酸酶常正常或稍低。血清免疫活性甲状旁腺素(iPTH)水平在不同类型中可降低或增高。

2. 尿液检查

当血钙浓度低于70mg/L时,尿钙浓度显著降低或消失,草酸铵盐溶液定性试验呈阴性反应。

3. 生化检查

低血钙,高血磷,高PTH,碱性磷酸酶正常

4. X线检查

骨密度正常,脑基底节异常钙化,或多处异位钙化。

5. 体态畸形

如身材较矮、颈短、第四掌骨和/或趾骨短而畸形,或软骨发育障碍等。

(二)遗传学诊断

PHP和AHO的诊断基于临床和生化特征的相关性,这些特征可能因患者年龄和家族史而异,但只要有可能,应通过分子遗传学检测进行确认。

1. 母亲GNAS等位基因PHP1A-1C、iPPSD2编码突变的患者

该疾病的初始特征是TSH升高,可能被误诊为与小甲状腺相关的先天性甲状腺功能减退症。30%到80%的患者可能早在婴儿期就有轻微的皮下骨化,其程度不如POH,PTH抵抗是该疾病的标志,通常在出生时不存在;随着时间的推移,大多数患者在7至8岁时出现低钙血症。这些患者患哮喘和睡眠呼吸暂停的风险也增加,这不仅仅是因为他们的肥胖。轻度至中度认知障碍在这些患者中很常见,并可能出现了几种精神症状,这可归因于长期的低钙血症。

2. 父亲GNAS等位基因编码突变的患者

皮肤骨瘤是PPHP的一种变体,其表现为轻度皮下骨化是AHO的唯一特征。在新生儿或婴儿中,由于涉及编码Gsα的父系GNAS外显子的失活突变,皮下骨化高度提示POH和皮肤骨瘤。皮肤骨瘤可能表现为孤立的骨化斑块,没有任何其他临床或生化特征。偶发性PPHP患者的PTH和TSH水平轻度升高。

3. GNAS甲基化障碍患者

PHP1B的突出特征是近端肾小管细胞对PTH的抵抗。PHP1B患者长期未诊断或治疗不足的PTH抵抗与骨吸收增加有关。在儿童中,这可能导致骨痛、骨畸形和X线片上的"佝偻病"样改变。此外,儿童和成人都可能发生棕色肿瘤和三级甲状旁腺功能亢进。

七、鉴别诊断

第七篇 罕见的肾小管疾病

表7-32-1 假性甲状旁腺功能减退症（PHP）当前分类的概述表及相关解析

分类材料	临床特征	激素抵抗	Gsα活性	分子遗传学改变	其他特征
PHP1A	AHO（Albright 遗传性骨营养不良）	PTH、TSH、促性腺激素、降钙素	≈50%正常值	母源等位基因的GNAS编码区突变	早期肥胖、哮喘、睡眠呼吸暂停
PHP1C	AHO	PTH、TSH	与对照组相似	母源等位基因的GNAS编码区突变(优先外显子13)	早期肥胖（与PHP1A类似）
PPHP	AHO	无	≈50%正常值	父源等位基因的GNAS编码区突变	仅有AHO表型，无激素抵抗或生化异常
PHP1B	AHO（部分患者）	PTH、TSH（轻度）、降钙素	接近或略低于对照组	GNAS A/B区甲基化异常	早期肥胖、缺乏青春期生长突增
PHP2	无典型AHO	PTH、TSH	与对照组相似	分子机制不明（非GNAS甲基化或编码区突变）	激素抵抗可能与受体后信号通路缺陷相关

缩写：AD-PHP1B，常染色体显性遗传的PHP 1B型；AHO，奥尔布赖特遗传性骨营养不良；BMI，体重指数；环磷酸腺苷；DMR，差异甲基化区；生长激素；iPPSD，失活PTH/PTHrP信号障碍；IUGR，宫内生长迟缓；帕特，父亲；patUPD20，20号染色体父系二体；PHP，假性甲状旁腺机能减退；POH，进行性骨异生；PPHP，假性假甲状旁腺机能减退症；甲状旁腺激素；PTH1R，PTH受体1型；Spor-PHP1B，散发性PHP 1B型；Mat，母亲；促甲状腺激素，促甲状腺激素。

PHP1B常染色体显性型患者显示异常甲基化，仅限于GNAS A/B:TSS-DMR。在大多数情况下，这种甲基化缺失是由于STX16基因的基因组区域中约3kb的重复缺失，即GNA上游220kb。在偶发病例中，GNAS A/B:TSS-DMR的异常甲基化与至少涉及另一个GNAS-DMR的甲基化缺失有关。在patUPD20q患者中，所有GNAS-DMR的甲基化均异常，包括GNAS A/B:TSS-DMR。

表7-30-2 假性甲状旁腺功能减退症（PHP）基于临床和生化特征的分类

	PHP1A	PHP1C	AD-PHP1B	Spor-PHP1B	patUPD20q	PPHP
临床特征	AHO	AHO	巨体症	巨体症	巨体症	AHO IUGR
激素特征	抵抗PTH、TSH、促性腺激素、降钙素	抵抗PTH、TSH、促性腺激素、降钙素	抵抗PTH、TSH	抵抗PTH、TSH	抵抗PTH、TSH	—
性别决定功能活动	≈50%对照组	类似于对照组	类似于或略低于对照组	类似于或略低于对照组	类似于或略低于对照组	≈50%对照组
GNAS失活	GNAS编码序列突变（母体等位基因）	GNAS异常甲基化	GNAS异常甲基化	GNAS所有等位基因异常甲基化	GNAS编码序列突变（母体等位基因）	—

表7-32-3 不同表型患者GNAS基因座分析

	分子病因	主要特征
iPPSD1	PTH1R编码序列的突变	PTH抵抗和/或短指(趾)畸形
iPPSD2	GNAS编码序列的突变	PTH抵抗和/或皮下骨化以及/或短指(趾)畸形
iPPSD3	GNAS位点的异常甲基化，A/B^a^	PTH抵抗
iPPSD4	PRKAR1A编码序列的突变	PTH抵抗和/或短指(趾)畸形
iPPSD5	PDE4D编码序列的突变	短指(趾)畸形
iPPSD6	PDE3D编码序列的突变	短指(趾)畸形和/或高血压

注：^a^表示A/B，是一种与甲基化相关的分子机制

表表7-32-3总结了第一个广泛使用的众所周知的分类，该分类基于易于评估的临床和生化特征。另一方面，多年来，这种分类有几个局限性，特别是缺乏疾病特异性基因突变，也没有包含类似AHO变体的疾病，例如进行性骨异型增生(POH)，或由PTH1R/Gsα/cAMP途径突变引起的疾病，例如，由*PTHLH*、*PRKAR1A*、*PDE4D*、*PDE3A*和可能的其他基因突变引起的不同形式的肢端发育不良。最近，包括Haldeman Englert及其

同事在内的几篇综述利用了遗传学和表观遗传学的发现,并提出了GNAS失活障碍谱的现代概述(表1B)。

八、其他检查

1. 不同表型患者GNAS基因座分析

受特定表型影响的患者应接受针对GNAS基因座的基因测试。对于疑似PHP1A、PPHP、POH和皮肤骨瘤的患者,应进行GNAS位点的确认性测序。在GNAS A/B处进行甲基化分析:TSS-DMR应在PTH耐药且无或很少AHO迹象的患者中进行,即PHP1B/iPPSD3,或在编码Gsα的GNAS外显子中没有突变的PHP1A患者中进行。表现出广泛GNAS甲基化缺陷的PHP1B/iPPSD3散发患者中,建议采用实验方法搜索patUPD20,例如单核苷酸多态性阵列或微卫星分析,以及GNAS-a/B:TSS-DMR,这确立了散发性PHP1B的诊断。

2. 假甲状旁腺功能减退症患者外显子组测序

对于存在甲状旁腺素抵抗和/或AHO特征的患者,尤其是在没有皮下骨化的情况下,可以优先通过对不同基因的靶向序列分析进行研究,例如 GNAS、PRKAR1A、PTHLH、PDE4D 和 PDE3A。未通过这些诊断方法确定其分子原因的PHP患者可能受益于外显子组和/或全基因组测序。

九、治疗策略

症状和体征在生命中不断演变,影响许多器官;因此,建议对成人和儿童患者进行协调和多学科管理。

一旦诊断出PTH耐药性,应使用活化形式的维生素D进行治疗,例如骨化三醇或阿法骨化醇,以提高血钙水平,从而降低PTH水平。建议将血清钙水平定在正常低范围内,不要使血清PTH浓度正常化,以避免高钙血症和/或高钙尿症的风险。甲状旁腺素水平应保持在上限或略高于参考范围(例如,50~150pg/mL),因为远端肾单位对甲状旁腺素仍有反应,并能重新吸收钙,从而降低高钙尿症的风险。

当PTH升高(例如,100~150pg/mL)时,在低钙血症发生之前,婴儿可开始服用维生素D类似物。钙的摄入应通过定期饮食或补充剂来满足适龄指南。如果需要的话,严重的高磷血症可以用除$CaCO_3$以外的口服磷酸盐黏合剂治疗。

治疗甲状旁腺激素抵抗和功能性甲状旁腺功能减退需要定期监测血清钙、磷、甲状旁腺激素水平,监测肾尿钙排泄和肾功能。大多数PHP1A患者除非过度治疗,否则没有发生肾钙化的风险。

应采取饮食和生活方式措施,无论体重指数如何,以防止肥胖和代谢并发症的发展。体重控制可能非常具有挑战性,因为肥胖是静息能量消耗减少的部分结果,患者可能对标准的热量限制方法没有反应。

目前,对于异位骨化尚无特效治疗方法。小骨化通常不会进展,也不需要治疗。引起疼痛和/或刺激的骨化可以通过手术去除,除非涉及较大的皮肤表面积。非甾体抗炎药、硫代硫酸盐或双膦酸盐偶尔被报道用于治疗广泛骨化。当关节周围骨化时,需要定期肢体活动和物理治疗。未来针对PHP患者的创新疗法可能包括旨在提高细胞内cAMP水平的磷酸二酯酶抑制剂(例如茶碱)和黑素皮质素受体激动剂(例如塞特黑肽)。

十、遗传咨询

PHP是指罕见的临床和内分泌表现,需要额外的调查和分子遗传学测试来确定Gsα/cAMP/PKA信号通路中的缺陷。由于PHP涉及多种基因和分子机制,遗传咨询应由接受过这些罕见疾病培训的医生和/或遗传学家进行。PRKAR1A、PTHLH、PDE4D 和 PDE3D 的突变显示常染色体显性遗传模式,即约50%的复发风险。相反,与GNA失活缺陷相关的表型取决于起源的亲本。涉及GNAS第1至13外显子的母系遗传突变导致PHP1A/1C,而这些父系遗传突变可能导致PPHP、POH或皮肤骨瘤。3-kb STX16缺失通过母体谱系的传播总是导致PTH耐药性,从而导致PHP1B的常染色体显性形式,而这种突变的父系传播没有病理后果。patUPD20q患者不会传播其分子缺陷,因为印记会在配子中被擦除和重置。识别致病性遗传或表观遗传缺陷对于预测疾病的自然史和疾病遗传,从而为家庭提供适当的医学和遗传咨询具有特别重要的意义。

十一、疗效及转归

假性甲状旁腺功能减退症经积极治疗,疗效显著。补充钙剂、维生素D及控制磷摄入等,可有效改善症状,使血钙、磷生化指标好转,延缓骨骼畸形进展。不过,PHP作为慢性疾病,需长期甚至终身治疗,规范监测与调整方案,才能维持血钙、磷稳定,防止病情反复。

其转归存在个体差异,治疗及时规范者,通常可正常生活且寿命不受限。但部分患者会出现颅内钙化、心血管疾病等并发症,影响神经系统及心血管功能,导致预后不良。尤其是PHP Ⅰa型等病情复杂的患者,转归相对较差,而轻症或早治患者预后更佳。

参考文献

[1] Maupetit-Mehouas S, AzziS, SteunouV, et al.Simultaneous hyper- and hypomethylation atimprinted lociin a subset of patients with GNAS epi-mutations underlies a complex and different mechanism of multilocus methylation defect in pseudohypoparathyroidism type ib[J]. Human mutation, 2013, 34:1172-80.235.

[2] Dixit A, Chandler KE, Lever M, et al.PseudohypoparathyroidismtypeIb due to paternal uniparental disomy of chromosome 20q[J]. J Clin Endocrinol Metab, 2013,98:E103-8.236.

[3] Perez-Nanclares G, RomanelliV, MayoS, et al.Detection of Hypomethylation Syndrome among Patients with Epigenetic Alterations at the GNAS Locus[J]. J Clin Endocrinol Metab, 2012,97:E1060-7.

[4] Rezwan FI, Poole RL, Prescott T, Walker JM, Karen Temple I, Mackay DI. Very small deletions within the NESP55 gene in pseudohypoparathyroidism type 1[J]. Eur J Hum Genet, 2015,23:494-9.

[5] Lebrun M, Richard N, Abeguile G, et al. Progressive osseous heteroplasia: a model for the imprinting effects of GNAS inactivating mutations in humans[J]. J Clin Endocrinol Metab, 2010,95:3028-38.

[6] Ward S, Sugo E, Verge CF, Wargon O. Three cases of osteoma cutis occurring in infancy. A brief overview of osteoma cutis and its association with pseudo-pseudohypoparathyroidism[J]. The Australasian journal of dermatology, 2011,52:127-31.

[7] Giovanna M, Francesca Marta E. Multiple hormone resistance and alterations of G-protein-coupled receptors signaling[J]. Best Pract Res Clin Endocrinol Metab, 2018,32:141-54.

[8] Grigelioniene G, Nevalainen PI, Reyes M, et al. A large inversion involving GNAS exon A/B and all exons encoding Gsα is associated with autosomal dominant pseudohypoparathyroidism type Ib (PHP1B)[J]. J Bone Miner Res, 2017,32(4): 776-83.

[9] Thomas-Teinturier C, Pereda A, Garin I, et al. Report of two novel mutations in PTHLH associated with brachydactyly type E and literature review[J]. Am J Med Genet A, 2016,170:734-42.

杨美娟(撰写)　付滨(审校)

第三十三章　精神运动消退-动眼神经失用-运动障碍-肾病综合征

Chapter 33　Psychomotor regression-oculomotor apraxia-movement disorder-nephropathy syndrome, PR-OA-MD-NS

关键词: 精神运动消退;动眼神经失用;运动障碍;肾脏疾病
Keywords: Psychomotor retardation; Oculomotor apraxia; Movement disorder; kidney diseases

一、概述

精神运动消退-动眼神经失用-运动障碍-肾病综合征(Psychomotor regression-oculomotor apraxia-movement disorder-nephropathy syndrome, PR-OA-MD-NS)又称为脑肾综合征,佩雷斯型是一种罕见的遗传性疾病,其特征是在生命的头两年出现神经功能恶化,发展为严重的智力残疾、严重的共济失调、轻度运动障碍、轴向张力减退、弯曲变形和动眼神经失用症。一些患者还出现肾病,表现为肾小管间质性肾炎、高血压和高钾血症倾向。

该病分属于罕见先天性代谢缺陷疾病,其余先天性代谢缺陷疾病还有罕见的先天性代谢缺陷、代谢物吸收和运输障碍、矿物质吸收和运输紊乱、锌代谢和运输紊乱。

二、定义

PR-OA-MD-NS是一种罕见的遗传性疾病,其特征是在生命的头两年出现神经功能恶化,发展为严重的智力残疾、严重的共济失调、轻度运动障碍、轴向张力减退、弯曲变形和动眼神经失用症。一些患者还出现肾病，表现为肾小管间质性肾炎、高血压和高钾血症倾向。

三、流行病学
发病年龄多在婴儿期，发病率<1/1,000,000。

四、病因及发病机制
该病是一种常染色体隐性遗传病，基因型为 *SLC30A9*-溶质载体家族30成员9

五、临床表现
神经功能恶化，发展为严重的智力残疾、严重的共济失调、轻度运动障碍、轴向张力减退、弯曲变形和动眼神经失用症。一些患者还出现肾病，表现为肾小管间质性肾炎、高血压和高钾血症倾向。

六、辅助检查
一般体格检查，血常规，X射线，CT，尿常规，血生化检查。

七、诊断
可经过代谢紊乱的诊断（全外显子组测序）、视力障碍的分子诊断（全外显子组测序）、诊断罕见的先天性代谢缺陷（全外显子组）等产后诊断确诊。

八、鉴别诊断
1. 共济失调-毛细血管扩张症（Ataxia - telangiectasia，A-T）

是一种多系统疾病，其特征在于神经变性，免疫缺陷和恶性肿瘤的易感性。它是由共济失调毛细血管扩张突变基因（ataxia telangiectasia-mutated gene，ATM）中的失活突变引起的，ATM编码丝氨酸-苏氨酸激酶，其在DNA修复中起着关键作用。典型特征是在婴儿早期运动发育正常后，在1至4岁之间出现轴向和步态共济失调。受影响的儿童会发展为进行性共济失调、构音障碍和动眼神经失用症（一种眼球运动障碍，其特征是自主开始水平扫视受损）。眼部皮肤毛细血管扩张症（小扩张血管）通常在神经系统症状发作后数年出现。

2. 共济失调伴1型动眼神经性失用症（Ataxia with oculomotor apraxia type 1，AOA1）

AOA1是由 *APTX* 中的突变引起的，APTX编码aprataxin，aprataxin是一种参与DNA链断裂修复的核蛋白，AOA1的症状发作通常发生在生命的最初十年。大多数患者的初始表现为步态共济失调，随后出现构音障碍和上肢听觉障碍，以及动眼神经失用症。共济失调进展缓慢，所有患者还会出现轴索性感觉运动神经病变，最终导致发病后约7~10年出现四肢瘫痪和行走丧失。

3. 共济失调伴动眼动眼动脉失用症2型（Ataxia with oculomotor apraxia type 2，AOA2）

AOA2是由 *SETX* 中的突变引起的，SETX编码蛋白质去蜡质素。Senataxin具有RNA相互作用的解旋酶结构域和蛋白质相互作用的氨基末端结构域，在RNA处理和维持基因组稳定性方面起着重要作用。AOA2临床综合征的特征是缓慢进行性共济失调、动眼神经失用和轴索性感觉运动性周围神经病变。症状发作晚于AOA1，通常在生命的第二个十年。步态共济失调是最常见的初始症状。

九、治疗策略
尽管本病的致病基因已明确，但其详细的病理生理过程并不非常清楚，目前治疗上尚无突破，仍以对症、支持治疗为主。

1. 神经系统症状治疗

本征存在的各种神经系统畸形，一般不需外科处理，全身惊厥者可给予止痉药口服，均能收到良好效果，而对于各种行为异常以及智能低下，尚缺乏有效治疗药物。

2. 肾脏病治疗

降压，纠正肾性贫血、电解质、酸碱及容量失衡，激素及免疫抑制剂治疗。

3. 抗感染治疗

本病患儿易并发各种感染，因此需积极控制感染。

十、疗效及转归

尚不明确。

遗传咨询,产前诊断。根据家系中病员的分布,疾病的遗传方式,可推算生出有病儿童的几率,就可决定应否生育或继续妊娠等。

参考文献

[1] Pearson TS. More Than Ataxia: Hyperkinetic Movement Disorders in Childhood Autosomal Recessive Ataxia Syndromes [J]. Tremor Other Hyperkinet Mov (N Y), 2016. 6:368.

[2] Moreira MC, Barbot C, Tachi N, et al. The gene mutated in ataxia-ocular apraxia 1 encodes the new HIT/Zn-finger protein aprataxin [J]. Nat Genet, 2001, 29(2): 189-93.

[3] Coutinho P, Barbot C, Coutinho P. Ataxia with Oculomotor Apraxia Type 1 – RETIRED CHAPTER, FOR HISTORICAL REFERENCE ONLY [J]. GeneReviewsH [Internet], 2002.

[4] Le Ber I, Bouslam N, Rivaud-Péchoux S, et al. Frequency and phenotypic spectrum of ataxia with oculomotor apraxia 2: a clinical and genetic study in 18 patients [J]. Brain, 2004, 759-67.

[5] Bennett CL, La Spada AR. Unwinding the role of senataxin in neurodegeneration [J]. Discov Med, 2015, 19(103): 127-36..

[6] Criscuolo C, Chessa L, Di Giandomenico S, et al. Ataxia with oculomotor apraxia type 2: a clinical, pathologic, and genetic study [J]. Neurology, 2006, 66(8): 1207-10.

[7] Tazir M, Ali-Pacha L, M'Zahem A, et al. Ataxia with oculomotor apraxia type 2: a clinical and genetic study of 19 patients [J]. J Neurol Sci, 2009, 77-81.

杨美娟(撰写) 付滨(审校)

第三十四章 Saldino-Mainzer综合征
Chapter 34 Saldino-Mainzer syndrome, MSS

关键词:趾骨锥状骨骺;视网膜萎缩

Keywords: conical epiphyses of phalanges; retinal atrophy

一、概述

Saldino-Mainzer综合征(Saldino-Mainzer syndrome, MSS),该病于1970年由Mainzer等首次被描述,也被称为Conorenal综合征(CRS),是一种罕见的常染色体隐性遗传病,其特点是儿童期骨骺呈锥状,并有慢性肾病,并与视网膜色素变性、脑共济失调和/或近端骨骺和股骨干的异常有关。该疾病被认为是一种常染色体遗传疾病,关于预后尚无报道。

二、定义

MSS由趾骨锥状骨骺(PCSE)、慢性肾脏病、几乎持续的视网膜萎缩和股骨近端轻度放射学异常所决定。少见特征包括身材矮小、小脑共济失调和肝脏纤维化。

三、流行病学

整体发病缺乏准确流行病学依据

四、病因及发病机制

Beals and Weleber等人认为是一种常染色体遗传疾病。Montolío-Marzo S等人在患者家族中检测到两个WDR19/IFT144变异体的复合杂合:父方c.[1442A>G], p.(His481Arg)和母系c.[2741C>A], p.(Ala914Asp)。IFT144也被称为。WDR19、ATD5、CED4、DYF-2、ORF26、Oseg6、PWDMP、SRTD5或NPHP13。该基因位于4号染色体(4p14)上。得出结果:这些突变的遗传方式是隐性常染色体模式。

Perrault I等人通过结合纤毛组重测序和Sanger测序,在6个MSS家庭和一个临床上重叠的Jeune综合征家庭中发现了IFT140突变。IFT140是目前已知的绒毛内运输复合体A(IFT-A)的六个组成部分之一,该复合体调节纤毛细胞内的逆向蛋白运输。在受影响者的成纤维细胞中,纤毛的丰度和逆行IFT的定位发生了改变,这一结果支持IFT140在纤毛细胞的正常发育和功能中的关键作用。

IFT140缺陷是MZSDS和ATD的常见原因,有多种骨骼以外的病变,包括NPHP、视网膜变性和肝脏。Halbritter J等人研究发现IFT172是唯一的IFT-B蛋白,在一系列实验中显示与IFT140相互作用。IFT172或也导致睫状体病变组、骨骼受累。

五、临床表现

1. 眼部

退行性视网膜病变:出生后视力下降,视力模糊,可见眼球震颤。

2. 肾脏损害

常在儿童期隐匿发病,早期为轻度肾功能损害,后可发展为高渗性肾功能损害,缓慢发展为慢性肾衰竭而死亡。Mortellaro C等人所研究病例在该病人28个月发现肾功能损害,5岁时发展为高渗性肾功能损害,18岁时出现肾功能不全,进行了血液透析治疗,后成功进行了肾移植手术。

3. 骨骼受累

可见腰椎脊柱侧弯,骨骺线呈锥状,可发于趾骨

4. 身材矮小

生长迟缓

5. 小脑共济失调

6. 肝脏纤维化

六、辅助检查

1. 实验室检查

尿常规早期无明显异常。

2. 视网膜电图

可见视网膜萎缩,反射增强;赤道区视网膜色素上皮有局灶性损失。

3. 放射学检查

显示骨骼发育不全,骨骺线V形异常,呈锥状。

4. 肾脏超声检查

早期无明显改变,仅有肾功能减退,后肾功能损害加重。

5. 膀胱造影

可显示膀胱壁有不规则褶皱。

6. 肾脏活检

可显示肾小球硬化、肾小球周围纤维化和轻度间质萎缩;肾间质纤维化,肾小管萎缩。

7. 外显子组基因测序

七、诊断

临床表现(视网膜病变+慢性肾脏损害+骨骼发育不良)+家族病史+辅助检查。

八、鉴别诊断

Senior-Loken综合征是一种罕见的常染色体隐性疾病,发病率为1:1,000,000;以视网膜病变眼运动异常、共济失调、心脏畸形、骨骼异常和脊髓囊性肾病为典型临床表现。

九、治疗策略

1. 矫正视力

2. 肾移植术

3. 血液透析,腹膜透析

十、疗效及转归

长期预后尚不清楚。已确诊患者行肾移植手术后,术后采用免疫抑制剂,肾功能保持在良好水平。

参考文献

[1] Mortellaro C, Bello L, Pucci A, et al. Saldino-Mainzer syndrome: nephronophthisis, retinitis pigmentosa, and cone-shaped epiphyses [J]. J Craniofac Surg, 2010, 21 (5): 1554-6.

[2] Ellis DS, Heckenlively JR, Martin CL, et al. Leber's congenital amaurosis associated with familial juvenile nephronophthisis and cone-shaped epiphyses of the hands (the Saldino-Mainzer syndrome) [J]. Am J Ophthalmol, 1984, 97 (2): 233-9.

[3] Montolío-Marzo S, Català-Mora J, Madrid-Aris Á, et al. IFT144 and mild retinitis pigmentosa in Mainzer-Saldino syndrome: A new association [J]. Eur J Med Genet, 2020, 63 (12): 104073.

[4] Perrault I, Saunier S, Hanein S, et al. Mainzer-Saldino syndrome is a ciliopathy caused by IFT140 mutations [J]. Am J Hum Genet, 2012, 90 (5): 864-70.

[5] Halbritter J, Bizet AA, Schmidts M, et al. Defects in the IFT-B component IFT172 cause Jeune and Mainzer-Saldino syndromes in humans [J]. Am J Hum Genet, 2013, 93 (5): 915-25.

杨美娟(撰写) 付滨(审校)

第三十五章 Senior-Boichis综合征
Chapter 35 Senior-Boichis syndrome, SBS

关键词:慢性肝纤维化;智力迟钝;眼底锥形变性;肾脏病变

Keywords: chronic liver fibrosis; mental retardation; conical degeneration of fundus; nephropathy

一、概述

Senior-Boichis综合征是指肾病、慢性肝纤维化、智力迟钝和眼底锥形变性综合征的简称。1973年被Boichis等人首次描述。

二、定义

Senior-Boichis综合征以肾脏病变、慢性肝纤维化、智力迟钝和眼底锥形变性为临床特征。

三、流行病学

Senior-Boichis综合征的发病率和患病率均极低,尚无确切的大规模流行病学调查数据来明确其在人群中的发病比例等情况。其可在任何年龄发病,但较多在儿童期或青少年期出现症状。

四、病因及发病机制

隐性突变导致cpk小鼠的囊性肾病和不同程度的胆汁肝纤维化。负责的小鼠基因(Cys1)已被确认,并在肾纤毛中表达。Manfred Fliegauf等人描述了同源的人类 *CYS1* 基因的全长编码区的cDNA克隆。*CYS1* 位于染色体2p25上。*CYS1* 基因组区域包括三个编码外显子,横跨22kb。转录本包含一个477个核苷酸的开放阅读框,编码一个具有158个氨基酸残基的蛋白质,它被称为胱氨酸。研究分析确定了一种与小鼠 *Cys1* 相似的表达模式。Manfred Fliegauf等人研究了八个患有肾炎和肝纤维化的家庭的受影响者,以寻找 *CYS1* 突变的证据。所有三个编码外显子都通过聚合酶链反应扩增并直接测序。尽管未能检测到突变,人类的胱氨酸基因仍然是隐性囊性肾病的一个有意义的候选基因。

肾病(NPHP)是一种罕见的隐性囊性肾病,是儿童和年轻人慢性肾功能衰竭最常见的遗传原因。已经鉴定出九个基因(*NPHP1-9*)的突变。NPHP可能与视网膜变性(Senior-Løken综合征)、脑干和小脑异常(Joubert综合征)或肝纤维化有关。E A Otto等人为了确定相关肝纤维化患者亚群的致病基因,使用50K SNP微阵列和纯合子图谱在三名受影响患者的近亲家庭中进行了全基因组连锁搜索。在8q22染色体上获得了Z(max)= 3.72的显著最大参数LOD(赔率对数)评分,并在基因 *MKS3/TMEM67* 中发现了纯合子错义突变。在检查62名NPHP和相关肝纤维化独立患者的全球队列时,在其中五个中总共发现了四个新突变(p. W290L,p.C615R,p.G821S和p.G821R)。在Meckel-Gruber综合征(MKS)3型和Joubert综合征(JBTS)6型中发现的 MKS3/TMEM67 突变主要是截断突变。相比之下，在 NPHP 和相关肝纤维化患者中检测到的突变完全是错义突变。这表明它们可能代表低态等位基因，与更严重的 MKS 或 JBTS 表型相比，导致更温和的表型。此外，对 120 名 JBTS 患者的 MKS3/TMEM67 的突变分析在五名患者中产生了七种不同的（四种新颖的）突变，其中四名患者也表现为先天性肝纤维化。得出结论：低态 MKS3/TMEM67 突变导致 NPHP 伴肝纤维化（NPHP11）。

五、临床表现

临床中主要表现为全身无力、遗尿和苍白，智力迟钝，视力减退，眼底检查显示锥形变性，肝脾肿大；肝功能几乎完全正常，但组织学显示弥漫性肝周血栓形成，胆管增生。

六、辅助检查

1. 实验室检查

血常规；尿常规表现为蛋白尿；肝肾功能；免疫球蛋白；C_3、C_4补体等。

2. 腹部彩超

可见不同程度肝脏肿大，无门静脉扩张；肾小管正常或轻微扩张。

3. 肝脏活检

视网膜电图（EGR）：视网膜电图表现为 ERG 振幅和平坦振荡电位显著降低。在患者母亲的 ERG 中发现了延迟的暗位隐性时间和 β 波的振幅降低。ERG 可以识别老年 Boichio 综合征的携带者状态。

七、诊断

Senior-Boichis 综合征的诊断主要依据，临床表现、辅助检查、病史。

八、鉴别诊断

由于眼睛与肾脏同时受累，因此临床中需要与 Senior-Loken 综合征相鉴别。Senior-Loken 综合征是一种罕见的视网膜病变和肾炎综合征，也被称为遗传性肾-视网膜综合征、少年肾炎伴 Leber amaurosis、肾发育不良和视网膜增生症。1961年，Senior 等人和 Loken 等人分别首次描述了该病：儿童肾炎和视网膜变性的综合表现。SeniorLoken 综合征最近被纳入"纤毛症"的大类中，这是一类由于原发性纤毛功能障碍而发生的遗传性疾病。

九、治疗策略

目前 Senior-Boichis 综合征尚无特效治疗，以对症治疗为主。R Fernández-Rodriguez 等人所研究的一例病例为一个15岁女性，临床表现为：多尿，面色苍白，肝脏肿大；眼底表现：视网膜苍白，视网膜周围海绵状色素沉着和"蜂窝状"黄斑；双侧视野中心缩小；视网膜电图显示 a 波和 b 波减少。尿道造影和放射科骨科检查均正常。乙型肝炎病毒学检查为阴性。腹部超声检查：不明显的肝脏肿大，门静脉血管无明显扩大。由于色素性视网膜病变与慢性肾功能衰竭有关，因此诊断为肾病，患者被纳入定期血液透析计划。在开始血液透析后的6个多月里，肝脏出现了生化异常。三年后，他在类固醇和环孢菌素免疫抑制下接受了肾脏移植。在移植后6个月，由于肝毒性，用环磷酰胺代替了环孢素。两年后，肾功能正常，肝功能仍有异常，有肝细胞衰竭的迹象；视力正常。

十、疗效及转归

长期预后尚不清楚。已确诊患者行肾移植手术后，后采用免疫抑制剂，肾功能保持在良好水平。

参考文献

[1] Stanescu B, Michiels J, Proesmans W, et al. Retinal involvement in a case of nephronophthisis associated with liver fibrosis Senior-Boichis syndrome [J]. Birth Defects Orig Artic Ser, 1976, 12(3): 463-74.

[2] Rivero Sánchez M, Luz Picazo García M, Montero García A, et al. Nefropatía intersticial asociada a degeneración tapetorretiniana y retraso mental [Interstitial nephropathy associated with tapetoretinal degeneration and mental retardation] [J]. Rev Clin Esp, 1975, 136(5): 455-60.

[3] Fliegauf M, Fröhlich C, Horvath J, Olbrich H, Hildebrandt F, Omran H. Identification of the human CYS1 gene and candidate gene analysis in Boichis disease [J]. Pediatr Nephrol, 2003. 18(6): 498-505.

[4] Proesmans W, Van Damme B, Macken J. Nephronophthisis and tapetoretinal degeneration associated with liver fibrosis [J]. Clin Nephrol. 1975, 3(4): 160-4.

[5]Fernández-Rodriguez R, Morales JM, Martínez R, et al. Senior-Loken syndrome(nephronophthisis and pigmentary retinopathy)associated to liver fibrosis:a family study[J]. Nephron. 1990;55(1):74-7.

杨美娟(撰写)　付滨(审校)

第三十六章　肾小管疾病-心肌病综合征
Chapter 36　Renotubular Dysgenesis-Cardiomyopathy Syndrome, RTD-CM syndrome

关键词:心肌肥厚;心肌扩张;肾小管功能障碍
Keywords:myocardial hypertrophy; myocardial dilation; renal tubule dysfunction

一、概述

肾小管疾病-心肌病综合征是一种新近认识的罕见疾病。Karl P Schlingmann等人根据研究结果建立了一种新的疾病,称之为常染色体显性肾脏低镁血症(ADKH-RRAGD),它结合了电解质丢失的小管病和扩张型心肌病。Tinka Hovnik等人报道了多诺霍综合征,是一种罕见的,由胰岛素受体基因(INSR)突变而导致的极端胰岛素抵抗的罕见隐性遗传疾病;报告了一名具有明显多诺霍综合征的临床表现的患者,即出现了严重的进行性肥厚梗阻性心肌病(HOCM)和肾小管功能障碍。

二、定义

肾小管疾病-心肌病综合征是肾小管功能障碍和肥厚型/扩张型心肌病一类疾病的综合表现。

三、流行病学

目前国内外仅有零星个案临床报道。多在儿童新生儿期发现,心肌疾病及肌张力低下为首发表现,由于本病认识较晚,多需要基因检测确诊,国内外尚未发现本病流行病学报道。

四、病因及发病机制

(一)病因

1.基因突变

(1)Karl P Schlingmann等人对一个患有新型遗传性失盐性肾小管病、低镁血症和扩张型心肌病的患者群进行了全外显子组和基因组测序。*RRAGD*是一个编码小Rag鸟苷三磷酸酶(GTP酶)的基因,Karl P Schlingmann等人并对*RRAGD*的变体进行了后续的体外功能分析。结果发现在8名来自非亲属家庭、以低镁血症、低钾血症、盐分流失和肾癌为特征的肾小管病患儿中,我们发现了*RRAGD*的杂合错义变体,这些变体大多是新近发生的。这些患者中有6人同时患有扩张型心肌病,3人接受了心脏移植手术。发现*RRAGD*的一个杂合变体,在一个有类似肾脏表现的大家庭中的八个成员中与表型分离。由RRAGD编码的GTP酶RagD在介导氨基酸信号到雷帕霉素复合物1(mTORC1)中起作用。RagD沿哺乳动物肾脏的表达包括厚升肢和远端卷曲小管。已确定的RRAGD变体被证明能在体外诱导mTOR信号的构成性激活。Karl P Schlingmann等人根据研究结果建立了一种新的疾病,我们称之为常染色体显性肾脏低镁血症(ADKH-RRAGD),它结合了电解质丢失的小管病和扩张型心肌病。该病是由编码Rag GTPase D的RRAGD基因变异引起的;这些变异导致mTOR信号的激活,表明Rag GTPaseD对肾脏电解质处理和心脏功能有关键作用。

(2)线粒体m.3243A>G突变:在m.3243A>G的患者中,心脏受累很常见,从心律失常到不同形式的心肌病(CM)。肾小管酸中毒是OXPHOS紊乱的罕见发现,尚未有与CM合并的报道。Saskia B Wortmann等人描述了一位m.3242G>A转换的患者,该患者与肾小管功能障碍有关的CM肾小管功能紊乱。据了解,目前没有描述由于mtDNA的改变而合并肾小管功能障碍和心肌病的病例。然而,有一例患者因核突变(COQ9)被报道表现为肥大性中风、肾小管功能障碍、顽固性癫痫、精神运动迟缓和CoQ缺乏。此外,只有在肉碱棕榈酰转移酶Ⅰ型(CPT1)缺陷(一种线粒体长链脂肪酸氧化障碍)和Vici综合征(一种病因不明的多发性畸形综合征)中,才有肾小管酸中毒和CM合并的报道。

(3)Tinka Hovnik等人报告了一名具有明显的妖精症临床表现的患者,他出现了严重的进行性肥厚梗阻性心肌病(HOCM)和肾小管功能障碍,连续皮下注射重组人胰岛素样生长因子-1(rhIGF-I)后,病情得到改善。进行了INSR基因的分子分析和培养的成纤维细胞上的胰岛素受体(IR)自体磷酸化。发现了一个新的同源错义突变p.Leu795Pro,位于胰岛素受体β亚单位的细胞外部分。培养的成纤维细胞中胰岛素受体信号的结合后缺陷显示胰岛素受体自体磷酸化减少。结论:用rhIGF-I治疗部分逆转了严重的进行性HOCM和肾小管功能障碍的多诺霍综合征患者,该患者与新型p.Leu795Pro INSR基因突变导致IR自磷酸化严重下降有关。

2.其他

(二)发病机制

研究表明,肾素-血管紧张素-醛固酮系统(RAAS),一氧化氮(NO)/反应性氧自由基(reactive oxygen species, ROS)的平衡、炎症、交感神经系统(sympathetic nervous system,SNS)间的平衡,是心肾相互作用中重要的调控因子。心肾交互联系因素中的一个因素发生紊乱,势必引起循环连锁反应,导致其他因素紊乱(对抗或协作),最终引起心脏和肾脏功能的恶化和结构破坏。

五、临床表现

表现为:①慢性肾功能不全Ⅱ期及肾小管酸中毒Ⅳ型,Ⅳ型肾小管酸中毒在临床上以高氯性酸中毒及持续性高钾血症为主要表现,伴有不同程度的肾功能不全,但是高钾血症、酸中毒与肾小球滤过率的下降不成比例。尿可呈酸性(pH<5.5),尿NH_4^+、K^+排出减少。②肥厚型和扩张型心肌病:呼吸困难、心律失常;发展为心力衰竭。③肌张力低下,发育缓慢甚至停滞,吞咽困难,身材矮小,体重低下。

六、辅助检查

(1)血液生化检查:电解质。

(2)尿液检查:尿蛋白。

(3)肾功能检查:肌酐。

(4)心电图检查:可见室性/房性心律失常。

(5)超声心动图:Saskia B Wortmann等人所研究的1例患者超声心动图显示严重向心性肥厚扩张型CM并伴有心包积液,以及轻度失代偿(左心室-心肌性能指数(LV-MPI)),性能指数(LV-MPI)0.67,N 0.40 0.09;缩短率(FS)17%)。

七、治疗策略

1.肥厚型和扩张型心肌病

强心剂;利尿剂;血管扩张剂;ACEI类。

2.肾小管酸中毒

纠正酸中毒;高血钾治疗;盐皮质激素;限钠饮食。

3.纠正电解质失衡

八、疗效及转归

目前关于该病的预后尚缺乏明确的研究数据。

参考文献

[1]Schlingmann KP, Jouret F, Shen K, et al. mTOR-Activating Mutations in RRAGD Are Causative for Kidney Tubulopathy and Cardiomyopathy [J]. J Am Soc Nephrol , 2021 , 32 (11): 2885-2899 .

[2]Wortmann SB, Champion MP, van den Heuvel L, et al. Mitochondrial DNA m.3242G > A mutation, an under diagnosed cause of hypertrophic cardiomyopathy and renal tubular dysfunction? [J]. Eur J Med Genet , 2012 , 55 (10): 552-6 .

[3]Hovnik T, Bratanič N, Podkrajšek KT, et al. Severe progressive obstructive cardiomyopathy and renal tubular dysfunction in Donohue syndrome with decreased insulin receptor autophosphorylation due to a novel INSR mutation [J]. Eur J Pediatr , 2013 , 172 (8): 1125-9 .

于曼(撰写) 付滨(审校)

第七篇　罕见的肾小管疾病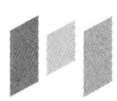

第三十七章　自身免疫性远端肾小管酸中毒
Chapter 37　Auto-immune distal renal tublar acidosis Distal renal tublar acidosis, ADRT

关键词：远端肾小管酸中毒；低钾血症；低钙血症；骨折；泌尿系结石

Keywords：distal renal tubular acidosis; hypokalemia; hypocalcemia; fracture; urinary calculus

远端肾小管酸中毒（Distal renal tublar acidosis）是一组肾脏酸化功能障碍的离子通道病，可伴肾小球滤过率（GFR）的下降。根据病理生理特点，肾小管酸中毒共分为4型：Ⅰ型、Ⅱ型、Ⅲ型和Ⅳ型。远端肾小管酸中毒为Ⅰ型RTA（distal renal tubular acidosis, dRTA）临床表现为阴离子间隙正常的代谢性酸中毒、碱性尿、肾钙化以及泌尿系结石等。此外，常合并低钾血症，临床常以肌肉电生理紊乱为首发表现，包括肢体无力，周期性软瘫，严重者可引起呼吸肌麻痹及心脏骤停。

大多数起病隐匿，临床症状轻，可仅有轻微的实验室检查异常。可见于原发性远端肾小管酸中毒，亦可继发于干燥综合征、胆汁性胆管炎、自身免疫性肝炎等自身免疫性疾病，本章讨论自身免疫性远端肾小管酸中毒。

第一节　干燥综合征
Section 1　Sjogen Syndrome, SS

关键词：代谢性酸中毒；低钾性软瘫；骨软化症；低血钙骨痛；病理性骨折

Keywords: Metabolic acidosis; hypokalemic flaccid paralysis; osteomalacia; bone pain due to hypocalcemia; pathological fracture

一、概述

干燥综合征（Sjogen Syndrome）是一种常见的伴有多系统损害的结缔组织病，远端肾小管酸中毒是干燥综合征肾损害的类型之一，其发病可能与抗碳酸酐酶Ⅱ抗体、α闰细胞H^+-ATPase及阴离子转运蛋白缺失等相关。完全性dRTA表现为阴离子间隙正常性代谢性酸中毒，尿液pH值持续大于5.5，血氯升高，血钾降低，不完全性dRTA患者的血清HCO_3^-水平正常，SS-dRTA起病隐匿，临床表现多样，包括低钾性软瘫、骨软化症、病理性骨折、肾脏钙质沉着、泌尿系结石等，严重电解质紊乱者甚至可出现呼吸肌麻痹、心脏骤停。因此需要临床医生对SS-dRTA的临床特征和危险因素有更全面的认识才能进行更好的筛查与干预。

二、定义

SS是一类由远端小管H^+分泌减少引起的远端肾小管酸中毒（renal tublar acidosis dRTA），以代谢性酸中毒为主要临床表现的综合征。

三、流行病学

干燥综合征患者DRTA的患病率因不同文献而异，范围在6.8%~70%之间，一般而言，文献中发表的大多数完全性dRTA病例是由于与低钾血症相关的严重症状（例如四肢瘫痪甚至呼吸停止）而被诊断的，因此，与自身免疫性疾病相关的dRTA的实际患病率难以估计。女性患者多于男性，起病年龄以青年为主。

四、病因及发病机制

发病原因和发病机制远尚完全阐明，有一些报告提出了不同的假设来解释这种关联。这些机制似乎意味着干燥病合并dRTA患者的肾脏连接小管和集合管中缺乏H-ATP酶。在免疫荧光研究中使用抗H-ATP酶抗体证明了这一点，与观察到反应性的对照患者相比，干燥综合征和dRTA患者没有反应性。从这一观察开始，提出了更多的问题，如下所述。

第一个问题：可能的发病机制是插层细胞对H-ATPase，pendrin和AE1的表达被改变，这些细胞的超微结构方面在通过电子显微镜探索时没有改变。但是尿酸化中暗示的不同转运蛋白缺乏表达似乎是插层细胞极性丧失的结果。在DRTA和干燥综合征患者中，已经证明了对插层细胞，H-ATP酶和CAⅡ的自身抗体的存在。目前尚不清楚这些自身抗体是否只是血液中抗原释放（CAⅡ，H-ATPase的亚基）和抗体产生的免疫刺激的细胞损伤的结果，或者自身抗体是否具有致病作用并影响目标分子的活性。在CAⅡ的情况下，致病作用已被证实。干燥综合征合并DRTA患者的肾组织中，光学显微镜检查发现由淋巴细胞和浆细胞组成的弥漫性间质炎性浸润，当进行电子显微镜检查时，超微结构特征支持存在完整的插层细胞。在光学显微镜下，免疫荧光中缺乏H-ATP酶伴弥漫性间质炎性浸润，电子显微镜图像上存在完整的插层细胞，这表明酸化缺陷可能是由于插层细胞的功能病变和极性变化，可能由炎症过程决定，缺乏H-ATP酶的表达。

第二个问题：是否存在其他表达通道的离子泵与尿酸化有关的酶的缺陷，插层细胞中基底外侧AE1和顶端H-ATP酶完全缺乏免疫反应性，尽管组织样本中捕获的血细胞中AE1对AE41有反应性，与正常肾组织相比，干燥综合征患者的肾脏显示彭氏蛋白的荧光较弱，其显示出明亮明显的红色荧光反应。因此，似乎在蛋白质通道或泵的表达中表现出多种缺陷，这些缺陷涉及远端尿酸化。

第三个问题：缺乏H-ATPase、AE1、pendrinⅡ型碳酸酐酶等结构或分子的表达是由于针对插层细胞的自身抗体或直接针对这些转运蛋白或参与远端尿酸化的酶。

五、临床表现

临床表现多种多样，包括低钾性软瘫、骨软化症、低血钙骨痛、病理性骨折、肾脏钙质沉着、泌尿系结石等，严重电解质紊乱者甚至可出现呼吸肌麻痹、心脏骤停。

（1）低钾性软瘫：全身乏力，肌力下降，以双下肢为著，呈松弛性肌瘫痪，膝反射减弱或消失，不能行走与站立，仅能平卧，不能翻身，轻度腹胀或麻痹，无厌食、恶心、呕吐、腹泻、肠梗阻，病理征未引出。心电图有低钾表现，如ST段压低≥0.5mV，T波减低、平坦、双相或倒置，有的U波出现，超过同导联T波，T波与U波连成驼峰状，未见心律失常者。血钾可在1.8~3.0mmol/L，血Na^+、Cl^-可在正常范围内。

（2）骨软化症：没有特异的临床表现，钙和磷酸盐的缺乏会导致类骨矿化减少，维生素D缺乏会导致肌无力等。骨软化症主要表现为骨痛、肌无力、骨折等。大部分患者会有骨痛、骨压痛、肌无力、骨折等表现，也有一部分患者会出现行走困难、步态蹒跚等。

（3）低血钙骨痛、病理性骨折：由于血钙被动用为酸性代谢产物排泄的盐基，发生低血钙，又因慢性酸中毒影响肠钙吸收加重低血钙。低血钙引起继发性甲旁亢，使尿磷排出增多发生低血磷。骨骼表现骨质疏松、骨质软化、纤维囊性骨炎。临床上出现加压或自发骨痛，病理性骨折，常易被误诊外伤性骨折。

六、辅助检查

血PH值，电解质、尿常规，泌尿系超声，超声表现为双肾钙质沉着，声像图为双肾内沿肾椎体或肾乳头排列的呈圆形或椭圆形强回声团块，可形成"花瓣状"，后方伴声影或无后方声影。

需要与原发性远端肾小管酸中毒相鉴别，基因检测可明确诊断原发性dRTA。

七、诊断

在临床高度怀疑Ⅰ型RTA但无酸中毒证据时，可行酸负荷试验明确诊断，包括氯化铵负荷试验及呋塞米/氢化可的松负荷试验，在机体出现酸中毒时，若尿液PH持续大于5.5可诊断为不完全型dRTA。

明确诊断需符合以下条件：①符合2022年AECG或2016年ACR/EULAR干燥综合征分类标准。②dRTA RTA诊断：正常阴离子间隙型（高氯性）代谢性酸中毒、尿PH值>5.5、氯化铵负荷试验阳性、血钾降低或正常。③或伴有肾钙质沉着症/肾结石、骨软化症等疾病者。④排除其他原因引起的肾小管酸中毒：药物（如布洛芬、碳酸锂、两性霉素B等）、高钙血症（如甲状旁腺功能亢进、结节病等）、血液系统疾病（如多发性骨髓瘤、淀粉样变等）。

八、治疗策略

这些患者的治疗具有挑战性，治疗原则为纠正酸中毒，补充钾盐，补充钙剂纠正骨病。结果各不相同，需要进一步研究以全面了解病理学并确定最有效的治疗方案，可参照以下治疗方法。

1. 去除病因、对症治疗

可服用碳酸氢钠片纠正酸中毒;服用枸橼酸钾补充钾盐,不可用氯化钾,以免加重高氯性酸中毒;服用枸橼酸合剂预防肾结石及钙化。

2. 激素治疗

类固醇激素(泼尼龙 25~30mg/d)治疗 4~8 周,此后,逐渐减少泼尼松用量。

3. 免疫抑制剂治疗

依木兰、甲氨蝶呤、环孢素、环磷酰胺等免疫抑制剂均有一定疗效,在实际应用过程中应结合病人的具体情况,兼顾药物可能出现的不良反应,但无更多的研究提示免疫抑制剂的确切疗效。

国内外对 SS-dRTA 患者生存预后的相关究仍较欠缺,死因为心血管事件、实体器官和淋巴系统恶性肿瘤以及感染,与死亡相关的危险因素包括唾液腺肿大、腺体外受累、抗 SSB 抗体阳性及低补体血症等。

九、疗效及转归

预后取决于原发性疾病的控制以及治疗效果。一些患者可能需要对症长期使用药物治疗来管理症状和预防并发症。

参考文献

[1]Zhang NZ, Shi CS, Yao QP, et al. Prevalence of primary Sjögren's syndrome in China [J]. J Rheumatol , 1995 , 22 (4): 659-61 .

[2]Singh AG, Singh S, Matteson EL. Rate, risk factors and causes of mortality in patients with Sjögren's syndrome: a systematic review and meta-analysis of cohort studies [J]. Rheumatology(Oxford), 2016 , 55 (3): 450-60 .

[3]Flores-Chávez A, Kostov B, Solans R, et al. Severe, life-threatening phenotype of primary Sjögren's syndrome: clinical characterisation and outcomes in 1580 patients (GEAS-SS Registry) [J]. Clin Exp Rheumatol , 2018 , 36 Suppl 112(3): 121-129 .

[4]François H, Mariette X. Renal involvement in primary Sjögren syndrome [J]. Nat Rev Nephrol , 2016 , 12 (2): 82-93 .

[5]Goules AV, Tatouli IP, Moutsopoulos HM, et al. Clinically significant renal involvement in primary Sjögren's syndrome: clinical presentation and outcome [J]. Arthritis Rheum , 2013 , 65 (11): 2945-53 .

[6]Pertovaara M, Bootorabi F, Kuuslahti M, et al. Novel carbonic anhydrase autoantibodies and renal manifestations in patients with primary Sjogren's syndrome [J]. Rheumatology(Oxford), 2011 , 50 (8): 1453-7 .

[7]Walsh S, Turner CM, Toye A, et al. Immunohistochemical comparison of a case of inherited distal renal tubular acidosis (with a unique AE1 mutation) with an acquired case secondary to autoimmune disease [J]. Nephrol Dial Transplant , 2007 , 22 (3): 807-12 .

[8]Sharma S, Gupta A, Saxena S. Comprehensive clinical approach to renal tubular acidosis [J]. Clin Exp Nephrol , 2015 , 19 (4): 556-61 .

[9] Walsh SB, Shirley DG, Wrong OM, et al. Urinary acidification assessed by simultaneous furosemide and fludrocortisone treatment: an alternative to ammonium chloride [J]. Kidney Int , 2007 , 71 (12): 1310-6 .

[10] Both T, Zietse R, Hoorn EJ, et al. Everything you need to know about distal renal tubular acidosis in autoimmune disease [J]. Rheumatol Int, 2014 , 34 (8): 1037-45 .

[11] Ohtani H, Imai H, Kodama T, et al. Severe hypokalaemia and respiratory arrest due to renal tubular acidosis in a patient with Sjögren syndrome [J]. Nephrol Dial Transplant , 1999 , 14 (9): 2201-3 .

[12]Ren H, Wang WM, Chen XN, et al. Renal involvement and followup of 130 patients with primary Sjögren's syndrome [J]. J Rheumatol , 2008 , 35 (2): 278-84 .

[13]Pavlakis PP, Alexopoulos H, Kosmidis ML, et al. Peripheral neuropathies in Sjögren's syndrome: a critical update on clinical features and pathogenetic mechanisms [J]. J Autoimmun , 2012 . 27-33 .

[14]Girach A, Julian TH, Varrassi G, et al. Quality of Life in Painful Peripheral Neuropathies: A Systematic Review [J]. Pain Res Manag , 2019 . 2019: 2091960.

[15]Wingerchuk DM, Lennon VA, Lucchinetti CF, et al. The spectrum of neuromyelitis optica [J]. The spectrum of neuromyelitis optica , 2007 , 6 (9): 805-15 .

[16]Shahmohammadi S, Doosti R, Shahmohammadi A, et al. Autoimmune diseases associated with Neuromyelitis Optica Spectrum Disorders: A literature review [J]. Mult Scler Relat Disord , 2019 . 350-363 .

[17]Qiao L, Wang Q, Fei Y, et al. The Clinical Characteristics of Primary Sjogren's Syndrome With Neuromyelitis Optica Spectrum Disorder in China: A STROBE-Compliant Article [J]. Medicine(Baltimore) , 2015 , 94 (28): e1145 .

[18]Both T, Hoorn EJ, Zietse R, et al. Prevalence of distal renal tubular acidosis in primary Sjögren's syndrome [J]. Rheumatology(Oxford), 2015 , 54 (5): 933-9 .

[19]Pertovaara M, Korpela M, Kouri T, et al. The occurrence of renal involvement in primary Sjögren's syndrome: a study of 78 patients [J]. Rheuma-

tology(Oxford , 1999 , 38 (11): 1113-20 .

[20]Jain A, Srinivas BH, Emmanuel D, et al. Renal involvement in primary Sjogren's syndrome: a prospective cohort study [J]. Rheumatol Int , 2018 , 38 (12): 2251-2262 .

[21]张卓莉,董怡,王燕.原发性干燥综合征并发肾小管酸中毒的预后与治疗[J].中华风湿病学杂志,2001,5(2):80-83.

[22] Carvajal Alegria G, Guellec D, Mariette X, et al. Epidemiology of neurological manifestations in Sjögren's syndrome: data from the French AS-SESS Cohort [J]. RMD Open , 2016 , 2 (1): e000179 .

林依依(撰写)　　杨美娟(审校)

第二节　原发性胆汁性胆管炎
Section 2　Primary Biliary Cholangitis, PBC

关键词:皮肤瘙痒;黄疸;骨痛;低钾血症;肾钙质沉着症

Keywords:pruritus;jaundice;bone pain;hypokalemia;renal calcinosis

一、概述和定义

原发性胆汁性胆管炎(PBC)是一种自身免疫性肝病,其特征是胆道破坏、进行性胆汁淤积和潜在的肝硬化。其所致远端肾小管酸中毒,是免疫攻击导致的器官损伤。

二、流行病学

目前还未有可靠的流行病学特征,从少数的病例报道中发现亚洲人群中,在成年人发病。

三、病因及发病机制

该疾病是由遗传和环境风险因素共同引起的,然而确切的发病机制尚不清楚。可能遗传形式的基因突变,针对空泡H^+-ATP酶的抗体,自身免疫形式的碳酸酐酶Ⅱ酶,胆红素在胆汁淤积条件下对肾小管的直接毒性作用。有报道提到东南亚患者编码红系和肾阴离子交换子1(氯-碳酸氢盐)的 *AE1* 基因发生常染色体显性遗传或隐性突变,可能导致dRTA伴卵形细胞增多或球形红细胞增多。

四、临床表现

皮肤瘙痒、黄疸、全身肌肉无力和骨痛、低钾血症、肾钙质沉着症、复发性肾结石、骨密度降低。

五、辅助检查

肝脏检查可出现总胆红素升高,胆道磁共振成像显示肝内胆管不规则,交替出现狭窄和扩张(类似于"板堆"),肝活检显示门静脉间隙轻度炎症,肝细胞和胆管严重胆汁淤积,无化脓性胆管炎、闭塞或胆管癌的体征;H^+分泌降低,代谢性酸中毒,肾脏断层扫描可发现钙质沉着或结石。

六、诊断

目前无规范性诊断标准,在病例报道中根据下辅助检查异常协助诊断该疾病。

七、治疗策略

(1)诱导免疫抑制治疗包括巴利昔单抗、甲泼尼龙、他克莫司和霉酚酸酯。

(2)维持免疫抑制包括泼尼松龙、他克莫司和霉酚酸酯。

(3)肝移植,肾小管功能障碍通过肝移植得到纠正。

(4)纠正高胆红素血症,可使低钾血症和酸中毒消失。

八、疗效与转归

在病例报道中,患者通过肝移植后好转,在随访的50个月中,肾功能大致正常,代谢性酸中毒和低钾血症,高胆红素血症得到纠正。有许多自身免疫性疾病与dRTA有关,尽管病理生理机制多种多样且尚未完全了解。在临床实践中,重要的是要牢记这种可能的关联,并监测自身免疫性疾病患者的电解质和代谢平衡。

建议定期进行影像学检查,以早期发现肾结石或肾钙质沉着症。早期治疗与更好的预后相关。

参考文献

[1] Boonstra K, Beuers U, Ponsioen CY. Epidemiology of primary sclerosing cholangitis and primary biliary cirrhosis: a systematic review [J]. J Hepatol, 2012, 56 (5): 1181-1188.

[2] Carey EJ, Ali AH, Lindor KD. Primary biliary cirrhosis [J]. Lancet, 2015, 386 (10003): 1565-75.

[3] Heathcote EJ. Management of primary biliary cirrhósis. The Ameri-can Association for the Study of Liver Diseases practice guidelines [J]. Hepatology, 2000, 31(4): 1005.

[4] Carey Komatsuda A, Wakui H, Ohtani H, et al. Tubulointerstitial nephritis and renal tubular acidosis of different types are rare but important complications of primary biliary cirrhosis [J]. Nephrol Dial, 2010, 25 (11): 3575-9.

[5] Farias AQ, Gonçalves LL, Cançado EL, et al. Bone disease in primary biliary cirrhosis: lack of association with distal renal tubular acidosis [J]. J Gastroenterol Hepatol, 2005, 20 (1): 147-52.

[6] Golding PL, Mason AS. Renal tubular acidosis and autoimmune liver disease [J]. Gut, 1971, 12 (2): 153-7.

[7] Yamaguchi S, Maruyama T, Wakino S, et al. A case of severe osteomalacia caused by Tubulointerstitial nephritis with Fanconi syndrome in asymptomotic primary biliary cirrhosis [J]. BMC Nephrol, 2015, 16:187.

林依依(撰写)　杨美娟(审校)

第三节　自身免疫性肝病(炎)合并肾小管酸中毒
Section 3　Autoimmune Hepatitis with Renal Tubular Acidosis, AIH with RTA

关键词:多饮;多尿;肌肉无力;高球蛋白血症

Keywords: excessive drinking; diuresis; muscle weakness; hyperglobulinemia

一、概述及定义

肾小管酸中毒是一种肾小管不能正常酸化尿液的功能紊乱,远端RTA是RTA的经典形式,其特征是皮质集管α嵌入细胞分泌酸的失败,导致尿液无法酸化,这可能是遗传性的,也可能是由自身免疫性疾病引发的。其中有可能继发肾小管酸中毒的肝脏疾病之一是自身免疫性肝病(autoimmune liver disease)。1967年Morris和Fudenberg及1970年Mason和Golding认为肾小管酸中毒的成年人通常患有高球蛋白血症和血清中存在非器官特异性自身抗体。1968年Zisman, and Schur提出免疫机制参与了这些患者的疾病发展。1966年Doniach, Roitt, Walker, and Sherlock提出高球蛋白血症和非器官特异性自身抗体经常存在于活动性慢性病毒性肝炎、原发性胆汁性肝硬化和隐源性肝硬化患者的血清中。1969年Doniach和Walker提出"自身免疫性肝病",包括上述三种肝脏综合征,其发病机制与自身过敏机制有关。

可继发肾小管酸中毒的肝脏疾病还有自身免疫性肝炎(autoimmune hepatitis, AIH),不同于上述自身免疫性肝病所含内容,其临床特点包括血清氨基转移酶水平升高、高免疫球蛋白G(IgG)血症、具有特征性的血清自身抗体阳性(1型AIH是抗核抗体和/或抗平滑肌抗体阳性者,约占AIH病例的90%;2型是抗肝肾微粒体抗体-1型和/或抗肝细胞溶质抗原-1型阳性),肝组织学上存在中重度界面性肝炎等。从机理上看,自身免疫性肝炎的肾小管酸中毒也与免疫机制有关,也具有自身免疫性肝病的诸多共性,应与活动性慢性病毒性肝炎、原发性胆汁性肝硬化和隐源性肝硬化同属于广泛意义上的"自身免疫性肝病"。既往描述自身免疫性肝病的文献基本上多是指活动性慢性病毒性肝炎、原发性胆汁性肝硬化和隐源性肝硬化,有关自身免疫性肝炎的报道相对较少,出现较晚,多是在90年代以后,对于合并肾小管酸中毒的机理也很少涉及自身免疫性肝炎,故这里将自身免疫性肝病(包括动性慢性病毒性肝炎、原发性胆汁性肝硬化和隐源性肝硬化)及自身免疫性肝炎并列而论。

二、流行病学

Golding报告127例慢性肝病患者中有32%存在远端肾小管酸中毒。有研究统计了117例患者肾小管酸中毒的发生率。不完全型肾小管酸中毒的发生率最高的是原发性胆汁性肝硬化和活动性慢性肝炎。同样,这两组明显酸中毒的发生率也最高。只有一名酒精性肝硬化患者被发现有不完全型肾小管酸中毒。

三、病因及发病机制

I 型 RTA 的病理生理机制是远端肾小管,甚至集合管分泌氢离子极度下降,有以下两种可能:分泌氢离子的速率降低,还有可能是由于氢离子发生了返漏,因此造成血液与肾小管腔内的尿液之间不可能形成合适的氢离子的浓度梯度,肾脏酸化尿液的功能发生障碍。尽管体内存在代谢性的酸中毒,尿液的酸碱度亦也大。

自身免疫性肝病和 RTA 经常与高球蛋白血症和非器官特异性自身抗体的存在相关,有研究表明,自身过敏机制参与了这两种疾病的发病机制。高球蛋白血症引起的小管周围循环紊乱已被认为是肾小管酸中毒的原因之一,但血清球蛋白水平与这种疾病的存在之间没有相关性。

有学者认为原发性胆汁性肝硬化和肾小管酸中毒患者的酸化缺陷是由于铜在肾小管中的沉积。

有学者在 5 例骨软化症患者中发现肾小管酸中毒,并提出肾脏病变可能是由缺乏维生素 D 导致继发性甲状旁腺功能亢进,而不是缺乏维生素 D 本身。但在有的研究中 2 例出现骨软化的肾小管酸中毒的肝病患者在长期服用维生素 D 后病情并没有得到改善。

慢性肝病患者存在尿酸化缺陷,该缺陷为远端管状或梯度型,表现为不完整或明显的变化。似乎不完全型患者能够通过排泄大量铵离子来维持酸碱平衡,但其原因尚不清楚。它不能仅仅是由于异常的肌酐清除率。因此,在这些患者中,任何损害铵排泄的物质都可能损害总氢离子的排泄,从而诱发明显的代谢性酸中毒。铵的排泄受损可能反映出通过某种未知的方式对远端肾小管造成更大的损害。

低钠血症或低钾血症疾病常见于慢性肝病患者,并被认为是与肝病相关的散发性 RTA 病例的病因。在钾缺乏的情况下,肾脏排出最大酸性尿液的能力受损,但氨的排泄保持正常。研究示肾小管酸中毒本身是低钾血症的一个已知原因,虽然可能存在细胞内低钾血症,但它只能解释一小部分小管性酸中毒患者。所以,肝病患者的电解质异常可以解释一些患者的肾小管缺陷,但免疫异常可能是主要原因。

有研究显示大多数慢性活动性病毒性肝炎或原发性胆汁性肝硬化并发肾小管酸中毒患者的淋巴细胞对肾小管抗原 Tamm-Horsfall 糖蛋白的细胞具有细胞毒性,而这在那些对酸负荷有正常反应的患者中很少见。这表明,对糖蛋白敏感的淋巴细胞确实可以损害肾小管细胞,从而导致酸化缺陷。细胞毒性反应被这种抗原阻断,表明对肾糖蛋白的致敏可能是靶细胞损伤的原因。加入聚集的 IgG 后细胞毒性显著降低,提示该反应为抗体依赖性细胞介导型。

为什么原发性肝病患者要产生肾小管抗原抗体。利用间接免疫荧光技术,Tsantoulos 等人在人肝脏切片的肝细胞膜上发现了抗原物质与 tamm-horsfall 糖蛋白抗体发生反应。肝细胞受损后释放这种物质可能会引发免疫反应,因为 Tamm-Horsfall 糖蛋白在肾小管细胞和肝细胞中的交叉反应,是针对肾脏和肝脏抗原。这为慢性肝病和肾小管功能障碍之间的关联提供了解释。

慢性活动性肝炎患者肝细胞的细胞毒性不是由 T 细胞介导的,可能被聚集的免疫球蛋白阻断,这表明是一种抗体依赖性的 k 细胞反应。研究示 K 细胞和肾细胞系之间提供联系的 Tamm-horsfall 糖蛋白抗体对肾细胞的细胞毒性可能涉及相似的机制。

提出的 Tamm-horsfall 糖蛋白致敏机制在未经治疗的慢性活动性肝炎患者中更容易观察到,在这些患者中,肝细胞损伤是一个突出的组织学特征,肝细胞淋巴细胞介导的细胞毒性是一个持续的发现。而在原发性胆汁性肝硬化患者中,至少在疾病的早期阶段,炎症反应局限于胆管。然而,随着疾病的进展,细胞炎症倾向于扩散到小叶,同时也可能出现门静脉周围肝细胞的碎片性坏死。然后可能发生对肝细胞膜抗原的致敏,在这些情况下,可能会出现肾小管酸中毒。

四、临床表现

除了肝病本身的表现,合并肾小球酸中毒时还可有如下临床表现。

明显的酸中毒患者有多饮、多尿、肌肉无力、恶心和呕吐等症状。明显酸中毒患者出现低钾血症伴尿钾不适当流失(24 小时 44~105mEq),少数出现骨软化。有患者出现不完全或明显形式的蛋白尿。蛋白质损失不严重,24小时不超过2g。没有进行管状蛋白损失的特异性试验。所有患者均未见氨基酸尿,糖尿仅见于糖尿病患者。少数肾钙化的患者尿钙和血浆钙均正常。

在许多有酸性缺陷的患者中,酸排泄模式发生了质的变化。所有病例的可滴定酸度均低于正常水平,氨排泄占总氢离子排泄的百分比增加。肾小管酸中毒患者在给定的尿pH值下排泄过量的氨。然而,在明显酸中毒患者中,尿pH值正常的氨排泄被发现。有病例报道在一个病人,入院检查时发现不完全型远管酸中毒,尿液pH值5.7时以120μg/min的速度排出过量氨。两个月后,她出现代谢性酸中毒,尿液pH值为6.2,此时她的氨排泄量仅为39μg/min。氨排泄明显下降,但肾小球滤过率没有明显下降。

研究还提示在远端肾小管缺陷明显变化的患者中肌酐清除率往往较低。有人认为肾小管酸中毒患者氨排泄量的增加是由于肌酐清除率的增加,但研究结果并没有证实这一点。

神经系统症状(肌无力、肢瘫;乏力、萎靡;抽搐;四肢麻木);循环系统症状(心悸、胸闷);呼吸系统症状(呼吸道感染、呼吸困难);消化系统症状(食欲减退、恶心、呕吐、腹胀);泌尿系统症状(泌尿系结石、泌尿系感染);运动系统症状(骨痛、关节痛);烦渴、多饮、多尿、夜尿增多。

五、辅助检查

从病理上看,肾皮质淋巴细胞浸润伴肾小管变性已在与其他自身免疫性疾病相关的肾小管酸中毒患者中得到证实。类似的肝淋巴细胞和浆细胞浸润是自身免疫性肝病患者的常见发现。值得注意的是,报道的一例原发性胆汁性肝硬化的尸检中发现肾脏有密集的淋巴细胞浸润。

研究对8例肾小管酸中毒患者行肾组织学检查,7例肾间质性肾炎,其特征是淋巴细胞聚集并在肾皮质纤维化。2例患者还伴有弥漫性钙质沉着。肾小球的改变很小,但在另外两名患者中,一名有明显的肾小管酸中毒,另一名肾功能正常,免疫荧光技术显示由于抗体沉积,基底膜呈线性染色。

淋巴细胞对肾脏的浸润表明细胞介导的免疫机制可能是导致组织损伤和肾小管缺损的原因。有研究使用白细胞迁移抑制试验对此进行了调查,结果提示白细胞迁移异常仅限于活动性慢性、原发性胆汁性肝硬化和隐源性肝硬化组肾小管酸中毒患者,而酒精性肝硬化患者未见异常。有研究示这些类型的肝病患者在使用肝脏抗原时白细胞迁移异常。因此可以认为,在肾小管患者中看到的迁移抑制酸中毒和自身免疫性肝病,可能只是由于交叉反应。

六、诊断

自身免疫性肝病所指的是活动性慢性病毒性肝炎、原发性胆汁性肝硬化和隐源性肝硬化三种肝脏综合征。有关自身免疫性肝炎的诊断可以参考国际自身免疫性肝炎小组于1993制定的AIH描述性诊断标准和诊断积分系统,并于1999年根据患者是否已接受糖皮质激素治疗进行了修订。2008年IAIHG提出了AIH简化诊断积分系统。简化积分系统容易漏诊部分不典型患者,对于疑似AIH且采用简化诊断积分不能确诊的患者,建议再以综合诊断积分系统进行综合评估以免漏诊。

本病在原有肝脏疾病的诊断基础上合并肾小管酸中毒即可诊断。

七、治疗策略

1.原发病因治疗

有关自身免疫性肝病的治疗,目前尚未有统一的结论,病例报道均多是参考其原发肝病及肾小管酸中毒的诊治。

对于自身免疫性肝炎合并肾小管酸中毒的治疗基本上都是针对基础病自身免疫性肝炎的治疗,包括三线治疗及肝脏移植术。一线治疗包括泼尼松联合硫唑嘌呤,或泼尼松单药治疗。但有15%左右的患者对该标准治疗方案应答不佳,或不耐受激素治疗,此类患者可选择二线治疗,包括吗替麦考酚酯、他克莫司、环孢甲氨蝶等。三线治疗适于对上述一、二线治疗无应答的患者,包括西罗莫司、英夫利昔单抗、利妥昔单抗等。对于那些进展至肝衰或终末期肝病时则考虑肝移植术。具体治疗本病的具体方案可参考自身免疫性肝炎诊断和治疗指南(2021)。

有研究示皮质类固醇单药治疗和皮质类固醇联合N-乙酰半胱氨酸双药治疗可提高自身免疫性肝炎和酒精性肝病的短期生存率。N-乙酰半胱氨酸是一种抗氧化剂,还能补充细胞中的谷胱甘肽(主要抗氧化剂),故本质上被认为具有保护作用。有研究的荟萃分析结论示：皮质类固醇在降低短期死亡率方面是有效的,皮质类固醇单药治疗比单药己酮茶碱或 N-乙酰半胱氨酸更有效。己酮可可碱或 N-乙酰半胱氨酸单药治疗不能提供任何有统计学意义的证据证明其有效性。

2. 纠正酸碱平衡紊乱

应该同步进行纠正代谢性酸中毒和补充钾盐。纠正体内的碱不足主要是应用枸橼酸钠或碳酸氢钠,合并严重的代谢性酸中毒的 RTA 患者,应静脉滴注碳酸氢钠,等 RTA 患者的病情逐渐稳定后,再改用口服相应的碱性药物来继续纠正酸中毒。Ⅰ型肾小管酸中毒的患者,通常会出现尿枸橼酸盐的排出增多,因此可以给予患者口服一般每次 10~20 毫升,每日 3 次的苏文氏合剂(枸橼酸钠—枸橼酸合剂),苏文氏合剂(枸橼酸钠枸橼酸合剂)不仅可以用来补充体内碱液的不足,而且还可以减少发生肾脏结石的几率。如果患者已经出现非常明显的肾脏的功能不全,那么尿中排出枸橼酸盐的量会减少,这时使用碳酸氢钠是比较好的选择。

3. 纠正电解质紊乱

对于低钾血症,补充相应缺乏的钾盐并且对患者进行相应的对症处理。通常每次 10~20 毫升,每日 3 次口服 10% 的枸橼酸钾溶液来给 RTA 患者补充钾盐。一般每一个患者具体口服补充钾盐的剂量根据血钾水平的不同来调节给机体补充相应的钾盐。一小部分的低钾血症的患者往往同时合并低血镁,可给予肾小管酸中毒的患者口服应用 0.5 克,每日 3 次的门冬氨酸钾镁来补充体内镁离子的不足。

4. 低血钙和代谢性骨病及低血磷的处理

合并低磷血症的病人,需要口服补充使用磷酸二氢钾、蒸馏水和磷酸氢二钠配制而成的无机磷缓冲溶液,每次 10~20 毫升,1日 3~5 次。对于有明显肾性骨骼疾病和缺钙的肾小管酸中毒的患者,应给予口服枸橼酸钙或醋酸钙等钙剂,也需要口服补充有活性的维生素 D_3、阿尔法骨化醇、骨化三醇。

5. 调节水的摄入量

对于肾小管酸中毒的病人中合并有多尿的患者,每 24 小时的水的入量一般小于等于每 24 小时患者的尿量,用来控制患者的多尿的临床症状。对于高血压、低白蛋白血症、合并水肿的肾小管酸中毒的患者,水和钠盐的摄入量应该适当被限制,如有必要,给予患者口服利尿剂。

6. AIH 有合并肾小管酸中毒的病例报道

有病例报告 1 名 9 岁女孩在 4 岁时出现了多尿、烦渴和夜尿,被诊断为远端 RTA 病例,用 Shohl's 溶液(碳酸氢盐)和氯化钾治疗。9 岁时有发热、不适、疲劳和黄疸病史,没有胆汁淤积,后出现腹水和足部水肿。查 HAV、IgM 型戊型肝炎病毒(HEV)、乙型肝炎表面抗原(HBsAg)、IgM 型抗 HBC、抗丙型肝炎病毒均阴性。抗核抗体(ANA)阳性,滴度为 1:320,抗 dsDNA 阳性,滴度为 1:80(4+),抗 LKM-1 阳性,滴度为 1:40,IgG 2,500 mg/dl(正常上限可达 1,100mg/dl),抗平滑肌抗体阴性。肝活检符合早期肝硬化的 AIH(小叶型肝炎,玫瑰花结形成和间期肝炎)。诊断为自身免疫性肝炎并远端肾小管酸中毒和小肠部分旋转不良,患者接受强的松龙(2mg/kg)和硫唑嘌呤(1mg/kg)治疗,2 个月后症状得到改善。类固醇和硫唑嘌呤治疗在 80% 的病例中有效,然而,复发也很常见。

林依依(撰写)　杨美娟(审校)

第四节　其他免疫性疾病导致远端肾小管酸中毒

Section 4　Distal Renal Tubular Acidosis Secondary to Other Autoimmune Diseases, dRTA secondary to autoimmune diseases

关键词：肌肉无力；低钾性周期性麻痹；呼吸衰竭；低钙血症、骨软化症

Keywords：muscle weakness; hypokalemic periodic paralysis; respiratory failure; hypocalcemia, osteomalacia

其他免疫性疾病导致远端肾小管酸中毒的有系统性红斑狼疮、系统性血管炎、类风湿血管炎、关节炎

类风湿、抗中性粒细胞细胞质抗体相关血管炎、Churg-Strauss综合征、IgA血管炎、脊柱炎、强直性脊柱炎、多发性骨髓瘤等。所有病例的共同点是严重低钾血症,可表现出与低钾血症相关的症状,如进行性肌肉无力和最终低钾性周期性麻痹。在少数病例中出现低钾性麻痹导致呼吸衰竭,最终需要经口气管插管和通气。此外,与钙代谢相关的表现,如低钙血症、骨软化症、肾/输尿管结石、肾钙质沉着症或骨折也经常被报道。

参考文献

[1]Tung BY, Carithers RL Jr. Cholestasis and alcoholic liver disease[J]. Clin Liver Dis, 1999, 3(3): 585-601.

[2]Golding PL, Mason AS. Renal tubular acidosis and autoimmune liver disease[J]. Gut, 1971, 12(2): 153-7.

[3]Golding PL. Renal tubular acidosis in chronic liver disease[J]. Postgrad Med J, 1975, 51(598): 550-6.

[4]邵怡. 肾小管酸中毒195例临床诊疗分析[D]. 中国人民解放军医学院, 2017.

[5] Forrest E, Mellor J, Stanton L, et al. Steroids or pentoxifylline for alcoholic hepatitis (STOPAH): study protocol for a randomised controlled trial[J]. Trials, 2013, 14:262.

[6]Nguyen-Khac E, Thevenot T, Piquet MA, et al. Glucocorticoids plus N-acetylcysteine in severe alcoholic hepatitis[J]. N Engl J Med, 2011, 365(19): 1781-9.

[7]Tu WH, Shearn MA, Lee JC, et al. Interstitial nephritis in Sjögren's syndrome[J]. Ann Intern Med, 1968, 69(6): 1163-70.T

[8] Leeson PM, Fourman P. A disorder of copper metabolism treated with penicillamine in a patient with primary biliary cirrhosis and renal tubular acidosis [J]. American Journal of Medicine, 1967, 43(4): 620-35.

[9] Muldowney FP, Freaney R, McGeeney D. Renal tubular acidosis and amino-aciduria in osteomalacia of dietary or intestinal origin[J]. Q J Med, 1968, 37(148): 517-39.

[10] Mathurin P, Moreno C, Samuel D, et al. Early liver transplantation for severe alcoholic hepatitis[J]. N Engl J Med, 2011 365(19): 1790-800.

[11]Clarke E, Evans Bm, Macintyre I, et al. Acidosis in experimental electrolyte depletion[J]. Clin Sci, 1955, 14(3): 421-40.

[12]Fourman P, Mccance RA. Tetany complicating the treatment of potassium deficiency in renal acidosis[J]. Lancet, 1955, 268(6859): 329-31.

[13]Cochrane AM, Tsantoulos DC, Moussouros A, et al. Lymphocyte cytotoxicity for kidney cells in renal tubular acidosis of autoimmune liver disease[J]. Ly British medical journal, 1976, 2(6030): 276-8.

[14]Cochrane AM, Moussouros A, Thomsom AD, et al. Antibody-dependent cell-mediated (K cell) cytotoxicity against isolated hepatocytes in chronic active hepatitis[J]. Lancet, 1976, 1(7957): 441-4.

[15]Thomson AD, Cochrane MA, McFarlane IG, et al. Lymphocyte cytotoxicity to isolated hepatocytes in chronic active hepatitis [J]. Nature, 1974, 252(5485): 721-2.

[16]Kaltreider HB, Talal N. Impaired renal acidification in Sjögren's syndrome and related disorders[J]. Arthritis Rheum, 1969, 12(5): 538-41.

[17]Shioji R, Furuyama T, Onodera S, et al. Sjögren's syndrome and renal tubular acidosis[J]. Am J Med, 1970, 48(4): 456-63.

[18]Soborg M. In citro migration of peripheral human leucocytes in cellular hypersensitivity[J]. Acta Med Scand,1968 ,184(1-2):135-9.

[19]Mitchell CG, Smith MG, Golding PL, et al. Evaluation of the leucocyte migration test as a measure of delayed hypersensitivty in man [J]. Clin Exp Immunol, 1972, 11(4): 535-41.

[20]Smith MG, Golding PL, Eddleston AL, et al. Cell-mediated immune responses in chronic liver diseases[J]. Br Med J, 1972, 1(5799): 527-30.

[21]Alvarez F, Berg PA, Bianchi FB, et al. International Autoimmune Hepatitis Group Report: review of criteria for diagnosis of autoimmune hepatitis[J]. J Hepatol, 1999, 31(5): 929-38.

[22]Casanova J, Bataller R. Alcoholic hepatitis: Prognosis and treatment[J]. Gastroenterol Hepatol, 2014, 37(4): 262-8.

[23]Gadour E, Mohamed T, Hassan Z, et al. Meta-Analysis and Systematic Review of Primary Renal Tubular Acidosis in Patients With Autoimmune Hepatitis and Alcoholic Hepatitis[J]. Cureus, 2021, 13(5): e15287.

[24]Kanaiyalal Modi T, Parikh H, Sadalge A, et al. Autoimmune Hepatitis with Distal Renal Tubular Acidosis and Small Bowel Partial Malrotation[J]. Euroasian J Hepatogastroenterol, 2015, 5(2): 107-109.

[25]Gadour E, Mohamed T, Hassan Z, Hassan A. Meta-Analysis and Systematic Review of Primary Renal Tubular Acidosis in Patients With Autoimmune Hepatitis and Alcoholic Hepatitis[J]. Cureus, 2021,13(5):e15287.

[26]Kanaiyalal Modi T, Parikh H, Sadalge A, Gupte A, Bhatt P, Shukla A. Autoimmune Hepatitis with Distal Renal Tubular Acidosis and Small Bowel Partial Malrotation[J]. Euroasian J Hepatogastroenterol, 2015,5(2):107-109.

林依依(撰写) 杨美娟(审校)

第三十八章　CLDN10相关性低钾性碱中毒
Chapter 38　Hypokalemic alkalosis, CLDN10 associated, CLDN10-HA

关键词：肾小管疾病；低血钾碱中毒；常染色体隐性遗传

Keywords: renal tubular disorder; hypokalemic alkalosis; autosomal recessive inheritance

一、概述

CLDN10相关性低钾性碱中毒(Hypokalemic alkalosis, CLDN10 associated, CLDN10-HA)属于肾小管离子转运缺陷性疾病，是一种常染色体隐性遗传的罕见病。2017年，Bongers等报道对2例低钾性碱中毒患者的基因测序中发现 *CLDN10* 基因突变。2018年，Meyers等报道1例 *CLDN10* 突变相关的低钾血症。Hadj-Rabia等对6例 *CLDN10* 突变的低钾血症患者的研究中确认了一种新的疾病——螺旋综合征。本病临床主要表现为低血钾性碱中毒在全身多系统的表现。由于全球报道病例少，治疗方案尚不清楚，临床上可参考BS和GS等肾小管离子转运缺陷性疾病的治疗方法，以对症治疗为主。

二、定义

CLDN10 相关性低钾性碱中毒是指由 *CLDN10* 基因突变影响肾小管的通透性和选择性，出现肾源性低钾血症，从而导致的细胞外液碱中毒状态。

三、流行病学

CLDN10 相关性低钾性碱中毒是一种罕见病，全球报道病例数较少。由于CLDN10基因缺陷本身罕见，临床上主要发生在双等位基因缺陷（常染色体隐性遗传病）患者，而且症状与巴特综合征和吉特曼综合征相似，因此截至2019年，全球仅报道了22例 *CLDN10* 基因突变患者。

四、发病机制

Claudins(CLDN)蛋白家族是紧密连接(TJ)的关键组成部分。其在哺乳动物中至少有24种成员。其中 *CLDN10* 包含6个外显子，产生两种主要亚型：CLDN-10a和CLDN-10b。CLDN-10a和CLDN-10b不仅在功能上有显著差异，而且在体内的表达方面也有明显不同。在肾小管上，CLDN-10a表达在近曲小管(PT)，对阴离子有优先通透性，CLDN-10b表达在髓袢升支粗段(TAL)，对阳离子有优先通透性主要传导钠离子。

当 *CLDN10* 基因突变，肾小管对镁和钙通透性增加，对钠通透性降低，尿浓缩功能减低，大量的钾离子从尿中丢失，形成低钾血症，从而使细胞外液钾离子浓度下降，引起细胞内液的钾离子向细胞外转移，细胞外的氢离子向细胞内转移，最终导致代谢性碱中毒。

五、临床表现

临床表现无明显特异性，主要临床症状为低血钾性碱中毒在全身多系统的表现，常累及骨骼肌、肾脏、胃肠道、心血管和神经系统。常见症状有嗜盐、乏力、口渴多饮、肌无力、手足抽搐、心悸、低血压、心律失常、多尿或夜尿增多等。偶见症状有眩晕、共济失调、瘫软、呼吸困难、晕厥、腹痛等。患者可出现肾功能损害。儿童常见就诊原因有手麻、肌无力、生长发育迟缓、手足抽搐等。

六、诊断

CLDN10相关性低钾性碱中毒属于肾小管离子转运缺陷性疾病，通过血液、尿液检查和肾脏超声可初步诊断。常规血液检查包括电解质、血钙、血镁、醛固酮、血气分析、尿素氮、肌酐和葡萄糖。常规尿液检查包括尿电解质、尿渗透压、尿钙、尿镁。患者还应静息状态下进行心电图检查以评估心律和QT间期。

基因筛查测试：本病的确诊依赖于基因筛查测试。

七、鉴别诊断

CLDN10相关性低钾性碱中毒与巴特综合征(Bartter syndrome, BS)、吉特曼综合征(Gitelman syndrome, GS)同属于常染色体隐性遗传性肾小管离子转运缺陷性疾病（表7-38-1），症状相似，均有失盐、低血钾性低氯代谢性碱中毒、低血压或血压正常等症状。

表7-38-1 肾小管离子转运缺陷性疾病类型对比

疾病	遗传基因	基因产物	特征
CLDN10相关性钾性碱中毒	617579，CLDN10	Claudin-10	低钾代谢性碱中毒，伴低钙尿，但血镁正常或升高
巴特综合征Ⅲ（经典的巴特综合征）	607364，CLCNKB	ClC-Kb	发病年龄、严重程度与基因突变类型相对应，出现低血钾性低氯性碱中毒，血镁、尿钙正常
吉特曼综合征	263800，SLC12A3	NCC	青少年或成年发病，出现虚弱、嗜睡、手足抽搐、低钾性碱中毒、低镁血症、高镁尿和低钙尿

通过基因筛查测试可判断肾小管离子转运缺陷性疾病的遗传基因以鉴别诊断。

低血钾性代谢性碱中毒症状的鉴别诊断还包括幽门狭窄、利尿剂的使用、先天性失氯性腹泻、泻药滥用和囊性纤维化。

八、治疗策略

CLDN10相关性低钾性碱中毒全球报道病例少，尚无多中心大样本临床研究，因此治疗方案仍不清楚。临床上可参考BS和GS等肾小管离子转运缺陷性疾病治疗方法对症治疗。

脱水患者的紧急处理包括纠正水分丢失和补充电解质。补钾和/或钠是最常用的干预措施。在补钾的同时补充尿液中丢失的氯离子，不加重代谢性碱中毒。当患者无法耐受口服补钾或有严重低钾血症时（如出现心律失常、软瘫、呼吸衰竭、横纹肌溶解等并发症），可予静脉补钾治疗。通常认为患者的血钾纠正目标为3.0mmol/L以上。然而，有研究发现通过补钾的作用微弱，而且血容量的增加会使过滤负荷增加，导致尿量增加。

低镁患者可考虑补镁。补镁药物剂型方面，可口服有机酸盐制剂（如门冬氨酸盐、枸橼酸盐、乳酸盐等），其生物利用度更高，分次随餐服用可减轻消化道症状。补镁和钾对生长发育迟缓有逆转作用，但是补钾和镁的目标水平还不清楚。

环氧合酶COX抑制剂（吲哚美辛）和选择性环氧合酶（COX)-2抑制剂（塞来昔布）均可缓解失盐性肾小管病变的症状，包括高前列腺素尿症、继发性醛固酮增多症、低氯性低血钾性代谢性碱中毒、多尿和高钙尿。

保钾的利尿剂（螺内酯）可以提高患者的血钾水平，逆转代谢性碱中毒，并部分纠正患者的低镁血症。但是该药在BS和GS患者中的使用是有争议的。

血管紧张素转换酶抑制剂（依那普利）被证明在使用3个月后可改善低钾血症，也可部分纠正低镁血症。但是该要存在导致患者低血压的风险。

乙酰唑胺（AZM）是一种碳酸酐酶抑制剂，通常是一种安全有效的降低血清碳酸氢盐水平的药物。Mazaher等通过研究发现，在环氧合酶抑制剂、保钾利尿剂（螺内酯）、血管紧张素转换酶抑制剂（依那普利）为基础的SD治疗基础治疗上加用碳酸酐酶抑制剂乙酰唑胺（AZM），每日口服一次，可降低BS低钾性碱中毒患者血清碳酸氢盐浓度和血清醛固酮与血浆肾素浓度，升高血钾浓度。但长期使用AZM可能会导致严重的不良反应，包括高氯代谢性酸中毒、肝脏疾病和过敏反应，AZM不应用于肾功能受损和慢性肺病合并呼吸性酸中毒的患者，而且AZM的长期有效性和安全性需要进一步明确的对照试验证明。

建议患者进行饮食调整，多食用富含钾、镁的食物，如谷物、薯类、牛奶、蔬菜、坚果、黑巧克力等。若患者未合并高血压，建议多进食含盐饮食。

九、疗效及预后

因对CLDN10相关性低钾性碱中毒研究的样本量少，暂不能判断其疗效和预后。

根据目前报道病例，CLDN10相关性肾小管离子转运缺陷性疾病很少进展为终末期肾病（ESRD）和肾功能衰竭，患者肾脏超声显示多无肾脏结构异常或肾脏钙化的迹象。Meyers等报道1例CLDN10相关性肾小管离子转运缺陷性疾病的12岁的西班牙裔男孩，在4年的随访期内，肾小球滤过率从101下降到59mL/min/1.73m^2。这是目前报道的年龄最小的患者之一。与其他患者相比，这个年龄段的肾小球滤过率下降可能意味着更严重的肾损害。

对患者及家属进行饮食和疾病宣教非常重要。要告知患者及家属如何处理急性症状。

本病管理强调个体化。应定期对患者进行随访,评估相关症状、实验室指标、并发症情况、药物副作用等,及时调整治疗方案。早期诊断、规范化治疗和管理对改善预后具有积极意义。

参考文献

[1]Bongers E M H F, Shelton L M, Milatz S, et al. A novel hypokalemic-alkalotic salt-losing tubulopathy in patients with CLDN10 mutations[J]. Journal of the American Society of Nephrology, 2017, 28(10): 3118-3128.

[2]Meyers N, Nelson-Williams C, Malaga-Dieguez L, et al. Hypokalemia associated with a claudin 10 mutation: a case report[J]. American Journal of Kidney Diseases, 2019, 73(3): 425-428.

[3]Hadj-Rabia S, Brideau G, Al-Sarraj Y, et al. Multiplex epithelium dysfunction due to CLDN10 mutation: the HELIX syndrome[J]. Genetics in Medicine, 2018, 20(2): 190-201.

[4]Milatz S. A novel claudinopathy based on claudin-10 mutations[J]. International Journal of Molecular Sciences, 2019, 20(21): 5396.

[5]Klar J, Piontek J, Milatz S, et al. Altered paracellular cation permeability due to a rare CLDN10B variant causes anhidrosis and kidney damage[J]. PLoS genetics, 2017, 13(7): e1006897.

[6]Milatz S, Breiderhoff T. One gene, two paracellular ion channels—claudin-10 in the kidney[J]. Pflügers Archiv-European Journal of Physiology, 2017, 469(1): 115-121.

[7]Fulchiero R, Seo-Mayer P. Bartter syndrome and Gitelman syndrome[J]. Pediatric Clinics, 2019, 66(1): 121-134.

[8]Blanchard A, Bockenhauer D, Bolignano D, et al. Gitelman syndrome: consensus and guidance from a kidney disease: improving global outcomes(KDIGO)controversies conference[J]. Kidney international, 2017, 91(1): 24-33.

[9]Walsh P R, Tse Y, Ashton E, et al. Clinical and diagnostic features of Bartter and Gitelman syndromes[J]. Clinical Kidney Journal, 2018, 11(3): 302-309.

[10]中国研究型医院学会罕见病分会,中国罕见病联盟,北京罕见病诊疗与保障学会,Gitelman综合征中国专家组.Gitelman综合征诊疗中国专家共识(2021版)[J].协和医学杂志,2021,12(06):902-912.

[11]Mazaheri M, Assadi F, Sadeghi-Bojd S. Adjunctive acetazolamide therapy for the treatment of Bartter syndrome[J]. Int Urol Nephrol, 2020,52(1):121-128. doi: 10.1007/s11255-019-02351-7. Epub 2019 Dec 9. PMID: 31820361.

于曼(撰写)　付滨(审校)

第三十九章　药物诱发Fanconi综合征
Chapter 39　Fanconi syndrome, drug induced, OS-FS

关键词:药物诱发;肾小管损伤

Keywords: drug induced; renal tubule injury

一、概述

一些治疗药物可以损伤肾脏近端肾小管(proximal tubule, PT),阻碍近端小管正常吸收电解质和其他物质,诱发范科尼综合征(Fanconi syndrome, FS)。临床特征主要表现为氨基酸尿、低分子量蛋白尿、低磷血症、代谢性酸中毒和糖尿。常见药物类别有:核苷酸逆转录酶抑制剂;抗癌药物;抗惊厥;抗生素;DNA聚合酶抑制剂;SGLT2抑制剂;铁螯合剂以及其他。此病患者多表现为身材矮小、佝偻病、发育不良、肝肿大、多尿、近端肾小管功能障碍、骨质疏松症、骨痛、骨折和近端肌无力以及血糖异常。停用药物后,近端肾小管功能可出现实质性恢复,有些可能需要数月,但是在某些情况下慢性肾脏损伤会持续存在。由于缺乏适当的系统研究、肾小管功能障碍定标志物的差异以及对不良事件的报道不足,部分FS的发生率被低估。

二、定义

某些治疗药物损伤近端肾小管,导致近端肾小管转运障碍,对一些电解质和物质吸收不良,表现为尿量过多,低分子量溶质(氨基酸、葡萄糖、低分子量蛋白质、有机酸、肉碱、钙、磷酸盐、钾、碳酸氢盐)和水丢失等临床特征,并可危及生命。

三、流行病学

与FS相关的药物最常见的是抗癌药物、抗病毒药物和氨基糖苷类抗生素。在大多数情况下,由于缺乏肾小管功能障碍的适当标志物和针对不良事件漏报的系统研究,药物诱发肾小管毒性导致FS的实际发生率还是未知,而且可能被低估。顺铂和异环磷酰胺都能引起急性肾小管毒性,通常是可逆的,但也可以发展为慢性肾小管疾病,而且持续多年,并可呈进行性加重。急性毒性发病率在不同报道的研究中差异很大(异环磷酰胺从5%到88%),慢性毒性的发展是高度可变的,难以预测。已发现异环磷酰胺引起肾毒性的若干危险因素,包括预先存在的肾脏疾病、联合使用铂类化疗和/或其他肾毒素、异环磷酰胺的累积剂量($>119g/m^2$)和肾脏放射治疗等。荷兰的一项研究表明,接受异环磷酰胺治疗的儿科患者的肾小球滤过率低于未接受该治疗的具有相同病症的患者。儿童肾毒性的主要危险因素是累积剂量$>45mg/m^2$、年龄小(<3岁)、既往或同时接受顺铂治疗、Wilms肿瘤和单侧肾切除术患者。接受治疗的患者中FS的发病率估计在1.4%至5%之间。由于异环磷酰胺在儿科肿瘤中应用广泛,因此有关异环磷酰胺肾毒性的大部分信息来自儿童研究。相比之下,关于成人患者中异环磷酰胺相关范科尼综合征的报道很少。已知顺铂可导致大约1/3的患者发生AKI。然而,与同龄男性相比,围绝经期女性发生顺铂诱导性AKI的发病率明显更高。

Giulia Anguissola等研究发现,使用丙戊酸钠治疗7个月或更长时间可能引起明显的肾小管损伤,表现为Fs,通常在停药后6个月内可以缓解。目前,丙戊酸引起的肾小管损伤仅在癫痫患者中得到记录(大多与严重的发育障碍、不能行走以及同时使用两种或两种以上的除丙戊酸以外的抗癫痫药物有关);大约每五例明显的丙戊酸相关肾小管损伤病例中也会出现肝酶异常。也有研究发现,这种情况在严重残疾癫痫患者中(包括儿童和成人)相对常见。

孙林丽等对中国人群阿德福韦酯致范科尼综合征临床特征回顾性分析发现,长期使用低剂量的阿德福韦酯治疗乙肝可能导致FS症状,特别是使用超过12个月患者中。主要临床表现为骨痛伴低磷血症、碱性磷酸酶(ALP)升高、尿糖尿、尿蛋白升高。

对于SGLT2抑制剂,有报道有2例2型糖尿病患者,服用卡格列净后诱发Fanconi综合征。其中一例后期又确诊1型糖尿病。

关于氨基糖苷类抗生素肾毒性的研究提示,发生率可能高达14%,排名顺序如下:庆大霉素>妥布霉素>阿米卡星。肾损伤通常发生在黏菌素治疗的前5~7天内,48小时和7天内的肾损伤发生率分别为12%和29%。每日总剂量超过5mg/kg与较高的肾损伤发生率独立相关。

研究发现,使用铁螯合剂地拉罗司治疗时可能会出现肾损害。在临床试验和观察性研究中,30%~100%接受地拉罗司治疗的患者会降低GFR,具体取决于地拉罗司的剂量、GFR评估方法和研究人群。Martin Scoglio等对美国国家医学图书馆、Excerpta Medica和Web of Science数据库进行了系统的文献综述。共纳入了23份报告,描述了57例个案,11名患者(19%)诊断为潜在肾小管损伤,37名患者(65%)诊断为明显肾小管损伤,其余9名(16%)诊断为急性肾损伤。地拉罗司引起的肾小管损伤特征性表现为肾性糖尿、β2微球蛋白排泄过多、全氨基酸尿、非间隙性代谢性酸中毒、低磷血症和低尿酸血症。但使用去铁胺或去铁酮治疗时不会观察到。地拉罗司相关的肾脏损害是剂量依赖性的,并且在铁储备低时更容易发生。

红曲米作为治疗高脂血症的功能性食品补充剂,被发现诱发FS,部分人停用后肾功能Fs可以得到改善,但是部分人遗留肾功能异常。病理检查提示近端小管损伤是由于近端小管直接受损而发生的,而不是通过过敏或免疫介导的机制。

四、病因及发病机制

肾小管上皮细胞一些膜载体和转运蛋白是药物直接靶点,在药物消除中起重要作用。药物通过膜载体和转运蛋白介导在细胞内积累,使近端肾小管细胞内药物浓度中达到临界高水平,引发损伤级联反应,最终导致细胞损伤和死亡,表现为近端小管损伤和/或急性肾损伤,出现Fanconi综合征。大多数现有证据表明,近端肾小管细胞代谢的潜在缺陷是大多数药物导致FS的主要机制,线粒体增大或畸形改变是主要表现。

常见诱发Fanconi综合征的药物以核苷酸逆转录酶抑制剂;抗肿瘤药物;抗惊厥药物;抗生素;DNA聚合酶抑制剂;SGLT2抑制剂;铁螯合剂以及一些中药等类别发生率最高。目前已发现导致Fanconi综合征的药物如表7-39-1所示。

表7-39-1 诱发Fanconi综合征药物

分类	代表药物	应用范围
烷化剂(抗肿瘤药)	异环磷酰胺	肿瘤
铂化合物	顺铂 卡铂 奥沙利铂	肿瘤
氨基糖苷类抗生素	庆大霉素、阿米卡星	革兰氏阴性菌感染
四环素抗生素	过期或降解四环素	细菌性感染
抗癫痫剂	丙戊酸钠	癫痫发作 双相情感障碍
抗原虫药	苏拉明	非洲锥虫病 盘尾丝虫病
二羧酸	富马酸(延胡索酸)	银屑病
铁螯合剂	地拉罗司	铁超载 地中海贫血
逆转录酶抑制剂	地达诺新 司他夫定	HIV
核苷酸逆转录酶抑制剂	替诺福韦 阿德福韦 西多福韦	HIV 乙肝 巨细胞病毒感染
水杨酸类	阿司匹林	镇痛 抗炎
酪氨酸激酶抑制剂	甲磺酸伊马替尼	慢性粒细胞白血病
SGLT2抑制剂	卡格列净 恩格列净	糖尿病
马兜铃酸	关木通	中药
红曲米	—	食品添加剂
氟尿嘧啶	卡培他滨	乳腺癌、大肠癌及胃癌
拓扑异构酶抑制物	伊立替康	结直肠癌及小细胞癌
单克隆抗体	贝伐单抗	抑制血管内皮生长因子A
大环内酯类药物	他克莫司	免疫抑制剂

(一)铂化合物诱导Fanconi综合征

含铂化合物(顺铂和卡铂)广泛用于癌症的治疗,顺铂毒性强于卡铂,顺铂主要通过肾脏排泄,近端肾小管细胞对顺铂吸收大,被确定为近端肾小管毒素。

肾脏对顺铂的吸收和排泄由近端小管局部转运蛋白介导。由于顺铂摄取转运蛋白的定位和表达,顺铂集中在近端小管中。肾脏的近端小管是顺铂毒性的主要部位。顺铂通过SLC22A2有机阳离子转运体2被肾小管细胞摄取,进而通过SLC47A1多药和有机阳离子反向转运体(MATE1)分泌到管腔。在排泄的过程中,顺铂及其代谢产物在肾小球滤过的同时,也可在肾小管再分泌和重吸收,这使肾脏内的顺铂维持在一个较高的浓度。顺铂在肾脏组织中的高浓度分布和长时间蓄积是顺铂肾毒性作用的基础。顺铂引起肾小管细胞凋亡主要涉及线粒体介导的内源性途径、死亡受体介导的外源性途径和内质网应激途径。近端小管损伤继而引发FS。

AKI的病理生理学包括氧化应激、细胞凋亡、坏死、局部和全身炎症、炎症介质和自噬的失调。调节AKI系统的任何单一臂(抑制促炎细胞因子或氧化应激,或刺激自噬和免疫抑制细胞群或细胞因子)均可改善顺铂诱导的FS/AKI。

(二)烷化剂诱发Fanconi综合征

异环磷酰胺(Ifosfamide,IFO)是一种烷化剂,属于氮芥类,是环磷酰胺的合成类似物,主要通过尿液排出,是一种常用的化疗药物,已知具有多种不良肾脏表现。虽然异环磷酰胺和环磷酰胺均可引起出血性膀胱炎,但只有异环磷酰胺与FS有关。小管受累通常持续时间很长,具有进行性,并可能导致晚期CKD。

异环磷酰胺相关肾小管毒性的机制。异环磷酰胺具有高度亲水性,不易通过细胞的脂质双分子层扩散,因此在细胞内的积累必须是由特定的转运系统介导。研究发现,人类有机阳离子转运蛋白2(hOCT2)选择性地将其吸收到肾近端小管细胞中(hOCT2在人的肾脏中只在PT中表达)。异环磷酰胺只有代谢物对肾脏有毒性,前体药物无毒性。IFO必须被细胞色素3A5(CYP3A5)和CYP2B6氧化酶氧化才能获得抗肿瘤活性。IFO的氧化主要通过两种途径发生:①在环状碳4处,形成4-OH-IFO,然后分解为异磷酰胺芥子气

(IMP)和丙烯醛；②通过侧链脱氯乙基化,形成氯乙醛(CAA)。CAA可能占IFO代谢的50%。由于CYP3A5和CYP2B6活性存在于肾脏和肝脏中,考虑是CAA导致近端肾小管病变的发展。CAA的抑制作用具有时间和剂量依赖性。异环磷酰胺治疗的患者可能出现不可逆的肾脏损害。

(三)抗癫痫剂诱发Fanconi综合征

丙戊酸钠(sodium valproate,VPA)是一种支链羧酸,被用作抗癫痫药以及预防双相情感障碍和偏头痛。研究发现,治疗7个月或更长时间通常会导致少量或极少症状的近端肾小管损伤。

VPA诱导的范科尼综合征的发病机制尚不清楚,研究发现,在VPA诱发范科尼综合征患者中,近端小管线粒体肿胀并表现出多种变化,由VPA引起的范科尼综合征患者发生间质性肾炎者无免疫沉积,这表明VPA直接影响肾近端肾小管细胞的线粒体异常。但是不除外患者合并未确诊的线粒体疾病。一些报告表明,感染是接受VPA治疗的患者范科尼综合征的一个促成因素。提示,丙戊酸可能诱发明显的肾小管损伤,与近端肾小管线粒体毒性有关。

(四)核苷酸逆转录酶抑制剂诱发Fanconi综合征

阿德福韦酯(adefovir dipivoxil,ADV)、富马酸替诺福韦二吡呋酯(tenofovir disoproxil fumarate,TDF)都是核苷酸类似物,NRTI抗病毒药物。用于治疗慢性乙型肝炎。引起肾毒性的机制尚不明确。TDF、ADV可能会损害肾小管转运、增加细胞凋亡或导致肾小管上皮的导致线粒体DNA耗竭和线粒体毒性。以近端小管为目标,线粒体损伤的独特光学显微镜和超微结构是损伤特征。有证据表明,即使是低剂量的ADV也可能引起Fanconi综合征。去羟肌苷使用相同的有机阴离子转运蛋白进入近端肾小管细胞。当与替诺福韦联合使用时,两种药物竞争相同的转运蛋白,导致肾毒性增加。

(五)SGLT2诱发Fanconi综合征

SGLT2(SLC5A2)不是典型的药物载体,而是药物靶点。它主要在肾近端小管的1段和2段表达,负责约90%的滤过葡萄糖负荷的重吸收。目前有2例报道服用卡格列净后表现为FS,具体机制不详。

(六)抗生素诱发Fanconi综合征

抗生素是药物引起近端肾小管损伤的最常见原因之一,常见药物如下。

氨基糖苷类:肾毒性最强的是新霉素,其次是庆大霉素、妥布霉素和阿米卡星。氨基糖苷类诱发的AKI包括Fanconi综合征,通常在初次接触后5至7天出现。发病机制为:药物积聚在近端小管细胞中,导致线粒体功能障碍和细胞凋亡,系膜细胞收缩,降低肾小球滤过率和表面积。

糖肽类:万古霉素(Vancomycin,VCM)是最有效和最常用的糖肽类抗生素之一,接受常规和高剂量VCM治疗的患者中分别有10%~20%和30%~40%患者与急性肾损伤(AKI)有关。研究报道提出由于VCM在近端小管细胞中积累,单独使用万古霉素会诱发近端肾小管细胞氧化应激反应,线粒体膜去极化和细胞ATP水平降低,最终导致细胞凋亡,但是肾脏近端细胞凋亡的分子机制仍不清楚。

四环素类:过期或降解四环素、强力霉素、米诺环素都可诱发Fanconi综合征。四环素通过有机阴离子转运体进入近端肾小管上皮细胞。四环素细胞内的靶点是核糖体,导致核糖体蛋白质合成受到抑制,并可介导由T细胞诱发的IV型超敏反应导致间质性肾炎。四环素暴露后肾脏组织的组织学检查显示:肾小管上皮空泡化、肾小球束细胞增多、毛细血管袢明显以及基底膜增厚。四环素造成的这种损害表现为FS。肾小管功能障碍通常在接触四环素后约1周出现,最常见的症状是低钾血症以及磷酸盐尿和糖尿。肾小管功能障碍通常需要约9周才能缓解。肾毒性的预防方法是避免使用这些类型的药物。

多黏菌素类:多黏菌素具有剂量依赖性肾毒性。细胞内积累量是多黏菌素介导的肾脏损害的先决条件,线粒体可能是损伤的主要部位,多黏菌素在粒线体中的靶点尚不清楚。多黏菌素在肾小球滤过后,通过近端小管细胞的顶端膜上高度表达的内吞受体巨蛋白、人类肽转运蛋白2(PEPT2)和肉碱/有机阳离子转运蛋白2(OCTN2)等转运蛋白介导,被近端小管细胞吸收,积聚在近端小管细胞中,造成细胞膜和线粒体损伤,导致细胞凋亡。这解释了肾脏对黏菌素的敏感性。多黏菌素诱导的肾毒性表现为急性凋亡性肾小管细胞死亡、细胞周期停滞、尿量减少和血清肌酐浓度升高。

(七)铁螯合剂诱发Fanconi综合征

地拉罗司是一种强效且特异的口服铁螯合剂,肾毒性是最严重和最常见的不良反应。肾毒性以肾小球滤过率(GFR)急性或慢性下降和/或近端小管功能障碍为特征,其中FS最突出。一项关于血清铁水平对eGFR影响的孟德尔随机化研究发现,铁水平每增加一个标准差,eGFR就会增加1.3%,而且铁蛋白的结果与铁的结果一致。这项研究首次表明铁对普通人群的肾功能具有保护作用。铁被确定为线粒体生物合成的关键调节剂。细胞铁的消耗导致多种细胞类型的特定线粒体蛋白水平和氧化能力迅速剂量依赖性下降,而重新引入铁后这种情况会完全逆转。

研究发现,地拉罗司会导致线粒体急剧肿胀并降低细胞ATP含量,而其他螯合剂铁胺治疗时则不会。地拉罗司对培养的小鼠近端肾小管细胞有直接毒性,并诱导线粒体功能障碍和细胞死亡,同时伴有细胞凋亡和坏死的混合特征。BclxL是抗凋亡蛋白,定位于线粒体中,BclxL过表达可以保留线粒体的完整性,具有保护作用,而BclxL降解会加速细胞死亡。地拉罗司诱导的BclxL下调和肾毒性完全依赖于铁耗竭。铁耗竭会导致地拉罗司诱导的BclxL下调和细胞死亡。

目前认为地拉罗司相关的肾小管损伤是由这些细胞内铁的过度螯合引起的,这可能优于其他螯合剂的螯合效果。由于铁死亡和地拉罗司诱导的细胞死亡都依赖于细胞内铁水平,当血清铁蛋白接近生理水平时,采取较不激进的铁耗竭策略和停止用药可能会降低地拉罗司肾毒性的风险。在目前的临床实践中,可以通过密切监测铁储量来降低毒性风险,即一旦铁沉积物下降或出现肾损伤的最早迹象,就减少或停止用药。此外,地拉罗司引起的肾脏损伤可能具有剂量依赖性。药物遗传学也可能是地拉罗司毒性的相关决定因素。

(八)富马酸酯诱发Fanconi综合征

富马酸酯(Fumaric acid esters,FAE)是一种免疫调节剂,也是三羧酸循环中琥珀酸脱氢产生的中间体,用于治疗慢性斑块状银屑病和多发性硬化症。但病例报告和一项回顾性横断面研究提示,存在肾近端小管功能障碍的风险表现为FS或急性肾损伤。诱发FS患者肾脏病理提示:光学显微镜下可见近端小管急性损伤,小管不规则扁平,简单的苏木精和伊红染色下偶尔可见小细胞质空泡。过碘酸希夫染色突出显示刷状缘的斑块状丢失。肾小球正常。其余三例活检在光学显微镜下表面正常。然而,电子显微镜显示线粒体异常,均伴有异常增大("膨胀"外观)和嵴扭曲。富马酸酯导致近端肾小管损伤的机制考虑是对线粒体毒性所致。

(九)红曲米诱发Fanconi综合征

红曲米(red yeast rice,RYR)由红曲霉和其他相关霉菌发酵白米而成。包含多种化合物:聚酮化合物、不饱和脂肪酸、植物固醇、色素和莫那可林K。RYR是用于治疗高脂血症的功能性食品。但是,有些RYR产品发现霉菌毒素柠檬酸,具有致突变性(在动物模型中发现)、对人类淋巴细胞具有遗传毒性,并可能导致动物肾衰竭。

临床病例报道,部分人员食用RYR后被确诊Fanconi综合征,食用时间大都在6个月以上。光学显微镜检查显示严重的近端小管损伤,特征为近端小管细胞变平、管腔扩张和刷状缘弥漫性丢失,伴有中度间质水肿和轻度间质纤维化。小管间质细胞浸润非常轻微且高度局限性,主要围绕整体硬化的肾小球。未见明显嗜酸性粒细胞浸润,未见阻塞管腔物质沉积,肾小球在轻微改变异常范围内,荧光显微镜下未见明显免疫球蛋白及补体沉积,电镜下未见肾小球内电子致密沉积,近端小管明显扁平,刷状缘消失,未见细胞内结晶形成。停用红曲米后部分患者FS缓解,一些患者出现肾小管再生不完全,伴有局部间质纤维化。

RYR主要成分莫那可林K可抑制HMG CoA(3-羟基-3-甲基戊二酰辅酶A)还原酶,这是胆固醇合成中的限速酶。RYR中含有至少13种莫那可林,其中莫那可林K的在化学上类似于降胆固醇药物洛伐他汀。虽然使用他汀类药物会导致横纹肌溶解症,但已知病例没有发生横纹肌溶解症,考虑RYR导致FS由RYS肾小管毒性直接引起。

(十)他克莫司

他克莫司是重要的免疫抑制剂之一,长期使用可能引起一系列并发症,最严重的副作用是肾毒性、神经毒性、糖尿病、胃肠道紊乱和高血压。急性肾毒性呈剂量依赖性,多发生于移植后早期(服用一定高剂量时),减量后可逆性。但是,Zhouqi Tang等对中南大学发现2例肾移植患者,服用他克莫司(1毫克,每天两次)10年后被诊断患有FS,停药后检验指标恢复正常,并随访最长达5年,未再发作FS。代谢组学研究发现,他克莫司可诱导近端肾小管细胞系的氧化应激和能量和葡萄糖代谢改变,肾脏糖原生成减少。糖异生减少是他克莫司毒性的潜在途径,是慢性肾病的标志。但是他克莫司肾毒性相关因素还需要进一步研究。

五、临床表现

药物引起Fanconi综合征,通常是一种后天性疾病,除了原发性疾病表现外,主要表现为近端肾小管损伤特征。近端肾小管对多种溶质的重吸收障碍,导致尿液中碳酸氢盐、磷酸盐、葡萄糖、尿酸、氨基酸和小分子量蛋白质流失,出现氨基酸尿、低分子量蛋白尿、低磷血症、正常血糖糖尿、高氯代谢性酸中毒、低尿酸血症、低钾血症、多尿等PT损伤特征(表7-39-2)。

患者低磷血症会导致各种体征和症状,尤其是当血清磷水平低于1 mg/dL时。可能会出现感觉异常、震颤和肌肉无力等神经肌肉症状。患者还因低磷血症而易患近端肌无力、骨软化症和病理性骨折。骨软化症的症状包括在没有真正受伤的情况下发生的骨折和广泛的骨痛,尤其是在臀部。低磷酸盐血症性骨软化症可能见于成人,而低磷酸盐血症佝偻病多见于儿童。严重的低磷血症可能会损害心肌收缩力,尽管很少导致临床充血性心力衰竭,但是可能损害患者脱离机械通气的能力。

水分和电解质的流失会导致口渴、疲劳、虚弱和多尿。虽然横纹肌溶解症在理论上可能是由低磷血症引起的,但关于人类与此相关的报道很少。

表7-39-2 肾性Fanconi综合征临床特征

氨基酸尿
有机酸尿
低分子量蛋白尿
低磷血症
正常血糖糖尿
代谢性酸中毒
低尿酸血症
低钾血症
多尿

六、辅助检查

1. 实验室检查

(1)尿液检查:24小时尿液中氨基酸、磷酸盐、碳酸氢盐、葡萄糖、小分子蛋白和尿酸排泄分数高,表现大量糖尿、蛋白尿、磷尿、氨基酸尿。尿糖水平无法用血浆浓度或先前存在的肾脏疾病来解释。β2-微球蛋白的排泄量及尿视黄醇结合蛋白可作为近端肾小管损伤的标志物。

(2)血液检查:低尿酸血症、低钾血症、低磷血症和高氯性(非阴离子间隙)代谢性酸中毒。

(3)检查血液或尿液中的药物浓度或重金属水平有助于找到范康尼综合征诱因。

(4)测量酶水平有助于排除胱氨酸病等特定疾病。

2. X线

表现为骨密度降低、骨质皮质变薄、股骨弯曲变形等佝偻病样表现。

3. 肾活检

在某些病例中,需要进行肾活检,以评估急性肾小管损伤和不可逆的肾小管间质瘢痕形成的程度。PT中存在畸形和肿胀的线粒体是电镜下药物诱导FS的常见表现。

七、诊断

药物诱导FS通常是存在药物接触史,并且存在时间关系。但是有些药物可能接触数月或数年后才发生或出现PT功能障碍症状,停药后PT功能的改善,才明确了诊断。近端肾小管功能障碍(大量糖尿、蛋白尿、磷尿、低磷血症、氨基酸尿和低尿酸血症等)的特征性有助于诊断。尿低分子量多蛋白如视黄醇结合蛋白和β2-微球蛋白是PT功能障碍最敏感的标志物,并提供严重程度的定量读数。在某些病例中,需要进行肾活检,以评估急性肾小管损伤和不可逆的肾小管间质瘢痕形成的程度。FS没有特定的组织学特征,但PT中存在畸形和肿胀的线粒体是电镜下药物诱导FS的常见发现。

八、鉴别诊断

婴儿型需要与其他原因导致近端肾小管酸中毒、佝偻病或先天性代谢病相鉴别。肌无力症状或步态不稳类似神经系统病变或原发性肌病，也极似Fanconi综合征的婴儿型应注意区分。

成人型需要与注意查找重金属、肿瘤、药物、免疫等特殊原因。成人因其他代谢性骨病引起骨质疏松伴肌病也类似Fanconi综合征；尿毒症患者可有葡萄糖尿或氨基酸尿而无低磷酸盐血症；Wilson病也会与运动系疾病相混淆。总之，复合性肾小管排出溶质过多必须寻找其原发疾病。

九、治疗策略

(1)给药前准确确定肾功能，特别是使用已经发现可以诱发Fs或者有PT损伤的药物。例如顺铂和异环磷酰胺等药物，使用基于血清肌酐的公式估计欠准确，最好使用同位素测量肌酐清除率，治疗时给予水化。使用替诺福韦或庆大霉素等药物需要注意剂量。

(2)通过抑制药物转运体来预防PT的摄取是另一种可能的预防方法，例如，丙磺胺，一种有机阴离子转运体的抑制剂，已被用于预防西多福韦诱导的CMV感染患者的肾小管毒性。

(3)目前预防或治疗药物诱导的FS的策略还很有限，最谨慎的方法是使用最小的剂量来达到治疗效果，并使用适当的PT功能标志物仔细监测患者。如果患者在服用肾毒性药物时出现FS，应立即停止治疗；如果没有替代药物，且临床情况危及生命，那么应考虑减少剂量。

(4)对于已确诊FS的患者，治疗的主要目的是防止尿溶质消耗引起的并发症。磷酸盐消耗会导致骨脱矿，口服磷酸盐补充剂和高磷酸盐饮食有助于补偿尿路损失。低磷血症会因维生素D缺乏而恶化，所以如果维生素D水平较低，应进行检查和补充。FS患者也可能需要用阿法骨化醇或骨化三醇治疗。慢性代谢性酸中毒也可能导致FS中的骨病，可以口服碳酸氢钠纠正。对于确诊为他克莫司诱导FS，立即以环孢素A或其他药物代替他克莫司。

十、疗效及转归

PT在损伤后具有显著的自我再生能力，如果停用损伤药物，药物诱导的FS后功能可得到显著改善。然而，功能的恢复可能需要数月，但是一些患者可能遗留残余的肾小管功能障碍。对暴露于异环磷酰胺的患者的长期随访显示，在治疗停止后，肾小管功能障碍可持续至少10年，并且在某些个体中可能会随着时间的推移而恶化。

药物存在肾毒性并不一定不能使用，特别是在治疗的益处明显大于风险的情况下，但是使用对PT有毒的药物，医生要意识到药物影响，并给予适当的监测，是极其重要的。如果发生重大毒性，应在损伤变得严重和不可逆之前取消治疗，并解决尿溶质丢失的并发症，应特别注意低磷血症和骨骼问题。许多情况下，尚不清楚为什么一些患者出现毒性，而其他患者没有，需要开发新的方法防止毒性或增强受损小管的恢复，或研发毒性较小的药物类似物。随着未来新药的出现，还会出现一些新药导致PT损伤并导致FS；因此，需要从过去的经验中吸取教训，做到更全面的肾毒性筛查。

参考文献

[1] Hall AM, Bass P, Unwin RJ. Drug-induced renal Fanconi syndrome [J]. QJM , 2014 , 107（4）: 261-9 .

[2] Łapczuk-Romańska J, Droździk M, Oswald S, et al. Kidney Drug Transporters in Pharmacotherapy [J]. Int J Mol , 2023 , 24（3）: 2856 .

[3] Mark A Perazella. Drug-induced acute kidney injury: diverse mechanisms of tubular injury[J].Curr Opin Crit Care,2019 ,25(6):550-557.

[4] Izzedine H, Launay-Vacher V, Isnard-Bagnis C, et al. Drug-induced Fanconi's syndrome [J]. Am J Kidney Dis , 2003 , 41（2）: 292-309 .

[5] Iwata K, Aizawa K, Kamitsu S, et al. Effects of genetic variants in SLC22A2 organic cation transporter 2 and SLC47A1 multidrug and toxin extrusion 1 transporter on cisplatin-induced adverse events [J]. Clin Exp Nephrol , 2012 , 16（6）: 843-51 .

[6] Filipski KK, Mathijssen RH, Mikkelsen TS, et al. Contribution of organic cation transporter 2 (OCT2) to cisplatin-induced nephrotoxicity [J]. Clin Pharmacol Ther , 2009 , 86（4）: 396-402 .

[7] Holditch SJ, Brown CN, Lombardi AM, et al. Recent Advances in Models, Mechanisms, Biomarkers, and Interventions in Cisplatin-Induced Acute Kidney Injury [J]. Int J Mol Sci , 2019 , 20（12）: 3011 .

[8] Sprangers B, Lapman S. The growing pains of ifosfamide [J]. Clin Kidney J , 2020 , 13（4）: 500-503 .

[9] Ciarimboli G, Holle SK, Vollenbröcker B, et al. New clues for nephrotoxicity induced by ifosfamide: preferential renal uptake via the human or-

ganic cation transporter 2 [J]. Mol Pharm, 2011, 8 (1): 270-9.

[10] Nissim I, Horyn O, Daikhin Y, et al. Ifosfamide-induced nephrotoxicity: mechanism and prevention [J]. Cancer Res, 2006, 66 (15): 7824-31.

[11] Anguissola G, Leu D, Simonetti GD, et al. Kidney tubular injury induced by valproic acid: systematic literature review [J]. Pediatr Nephrol, 2023, 38 (6): 1725-1731.

[12] Yamazaki S, Watanabe T, Sato S, et al. Outcome of renal proximal tubular dysfunction with Fanconi syndrome caused by sodium valproate [J]. Pediatr Int, 2016, 58 (10): 1023-1026.

[13] Kunii T, Iijima T, Jojima T, et al. Denosumab improves clinical manifestations of hypophosphatemic osteomalacia by adefovir-induced Fanconi syndrome: a case report [J]. J Med Case Rep, 2019, 13 (1): 99.

[14] Sun L, Yi D, Sun W, et al. Retrospective analysis of the clinical characteristics of adefovir dipivoxil-induced Fanconi's syndrome in the Chinese population [J]. J Clin Pharm Ther, 2020, 45 (4): 722-728.

[15] Herlitz LC, Mohan S, Stokes MB, et al. Tenofovir nephrotoxicity: acute tubular necrosis with distinctive clinical, pathological, and mitochondrial abnormalities [J]. Kidney Int, 2010, 78 (11): 1171-7.

[16] Hosseini MJ, Hassanbeigloo A, Abbasi H, et al. Mitotherapy inhibits against tenofovir induced nephrotoxicity on rat renal proximal tubular cells [J]. Mitotherapy inhibits against tenofovir induced nephrotoxicity on rat renal proximal tubular cells, 2024, 38: 101669.

[17] Herlitz LC, Mohan S, Stokes MB, et al. Tenofovir nephrotoxicity: acute tubular necrosis with distinctive clinical, pathological, and mitochondrial abnormalities [J]. Kidney Int, 2010, 78 (11): 1171-7.

[18] Esprit DH, Koratala A. Fanconi syndrome associated with SGLT2 inhibitor, canagliflozin [J]. Nephrology (Carlton), 2018, 23 (5): 493.

[19] Khan N, Tso K, Broussard J, et al. Canagliflozin-induced Fanconi syndrome in a patient with previously unrecognized type 1 diabetes [J]. Am J Health Syst Pharm, 2019, 76 (23): 1930-1933.

[20] Sakamoto Y, Yano T, Hanada Y, et al. Vancomycin induces reactive oxygen species-dependent apoptosis via mitochondrial cardiolipin peroxidation in renal tubular epithelial cells [J]. Eur J Pharmacol, 2017, 800: 48-56.

[21] Shields RK, Anand R, Clarke LG, et al. Defining the incidence and risk factors of colistin-induced acute kidney injury by KDIGO criteria [J]. PLoS One, 2017, 12 (3): e0173286.

[22] Gai Z, Samodelov SL, Kullak-Ublick GA, et al. Molecular Mechanisms of Colistin-Induced Nephrotoxicity [J]. Molecules, 2019, 24 (3): 653.

[23] Azad MA, Akter J, Rogers KL, et al. Major pathways of polymyxin-induced apoptosis in rat kidney proximal tubular cells [J]. Antimicrob Agents Chemother, 2015, 59 (4): 2136-43.

[24] Kattamis A. Renal function abnormalities and deferasirox [J]. Lancet Child Adolesc Health, 2019, 3 (1): 2-3.

[25] Manabe E, Ito S, Ohno Y, et al. Reduced lifespan of erythrocytes in Dahl/Salt sensitive rats is the cause of the renal proximal tubule damage [J]. Sci Rep, 2020, 10 (1): 22023.

[26] Martin-Sanchez D, Gallegos-Villalobos A, Fontecha-Barriuso M, et al. Deferasirox-induced iron depletion promotes BclxL downregulation and death of proximal tubular cells [J]. Sci Rep, 2017, 41510.

[27] Wan ER, Siew K, Heptinstall L, et al. Fumaric acid ester-induced renal Fanconi syndrome: evidence of mitochondrial toxicity [J]. Clin Kidney J, 2021, 14 (9): 2085-2089.

[28] Balak DM, Bouwes Bavinck JN, de Vries AP, et al. Drug-induced Fanconi syndrome associated with fumaric acid esters treatment for psoriasis: a case series [J]. Clin Kidney J, 2016, 9 (1): 82-9.

[29] Balak DM, Bouwes Bavinck JN, de Vries AP, et al. Drug-induced Fanconi syndrome associated with fumaric acid esters treatment for psoriasis: a case series [J]. Clin Kidney J, 2016, 9 (1): 82-9.

[30] Nguyen T, Karl M, Santini A. Red Yeast Rice [J]. Red Yeast Rice, 2017, 6 (3): 19.

[31] Takeuchi K, Kawamura S, Wada Y, et al. Renal Impairment of Proximal Tubular Injury Caused by Red Yeast Rice Supplement: Report of 2 Cases [J]. Case Rep Nephrol Dial, 2024, 14 (1): 128-137.

[32] Kawai Y, Ozawa M, Isomura A, et al. A case of Fanconi syndrome that developed following a year of consumption of a red yeast rice supplement [J]. CEN Case Rep, 2024.

[33] Shaikh A, Wiisanen ME, Gunderson HD, et al. Acquired Fanconi syndrome after treatment with capecitabine, irinotecan, and bevacizumab [J]. Ann Pharmacother, 2009, 43 (7): 1370-3.

[34] Demirci H, Popovic S, Dittmayer C, et al. Immunosuppression with cyclosporine versus tacrolimus shows distinctive nephrotoxicity profiles within renal compartments [J]. Acta Physiol (Oxf), 2024, 240 (8): e14190.

[35] Tang Z, Li T, Dai H, et al. Drug-induced Fanconi syndrome in patients with kidney allograft transplantation [J]. Front Immunol, 2022, 13: 979983.

杨美娟　杨剑明（撰写）　付滨　陶新朝（审校）

第四十章 重金属诱发Fanconi综合征
Chapter 40 Fanconi syndrome, heavy metal induced

关键词：重金属诱发；肾小管损伤

Keywords: heavy metal induced, renal tubule injury

一、概述

环境和职业性重金属和准金属暴露是全球主要的健康风险，肾脏通常是早期损伤的部位。肾毒性既是重金属（heavy metal induced）暴露的主要后果，也是更大损伤的潜在早期预警。一些重金属，例如镉（Cd）、铅（Pb）、汞（HG）、砷（As）和二氧化硅（SiO_2）等都是潜在的肾毒素，它们通过不同的途径靶向肾近端小管。导致近端肾小管功能障碍，其特征是近端小管对电解质和物质的吸收异常，可以表现为Fanconi综合征（Fanconi syndrome，FS），临床可见蛋白尿、糖尿、氨基酸尿、磷酸尿和近端肾小管酸中毒（RTA）2型。由于缺乏使用适当的肾小管功能障碍标志物和不良事件漏报的系统研究，部分FS的发生率被低估。目前在基于人肾小管芯片生理建模来定性和定量再现体内小管重吸收和清除率，检测肾小管损伤的尿液标志物，构建重金属肾损伤的列线图模型等技术有了很大进展，通过模型及生物标志物检测技术来提高对重金属导致肾小管损伤预测，可以作为识别某些关键金属污染物环境暴露的潜在工具。

二、定义

一些重金属可以诱发近端肾小管功能障碍，导致一些电解质和物质吸收不良，表现为尿量过多，低分子量溶质（氨基酸、葡萄糖、低分子量蛋白质、有机酸、肉碱、钙、磷酸盐、钾、碳酸氢盐）等临床特征，并可危及生命。称为重金属诱发Fanconi综合征。

三、流行病学

铅、汞、镉、二氧化硅、各种有机碳氢化合物、铀、铬和砷等重要的工业物质，是工作场所中常见的环境肾毒素，与FS有关。大多数金属在自然环境中难以降解，，在环境介质中相互迁移，可以通过消化系统、呼吸系统、皮肤等途径进入人体并积累，靶向肾近端小管，导致肾小管功能障碍。一项自国家健康和营养调查（NHANES）（2011-2018）的3080名成年人的尿液和全血镉（Cd）、锰（Mn）、铅（Pb）、汞（Hg）水平和肾功能关系的调查指出，在血糖分层中，混合金属暴露与CKD风险增高显著相关，尿液中高浓度金属暴露者CKD风险是低浓度暴露者的1.58（1.26,1.99）倍，全血中CKD风险是低浓度暴露者的1.67（1.19,2.34）倍。分层分析中尿液金属混合物的影响幅度增大。尿液Pb与Cd、Pb与Mn、Pb与Hg、Cd与Mn、Cd与Hg以及血液中Pb与Hg、Mn与Cd、Mn与Pb、Mn与Hg之间存在交互作用，非糖尿病患者中金属间无显著交互作用。混合金属暴露增加了2型糖尿病患者CKD的风险，且金属间存在复杂的相互作用。

韩国最近的一项横断面研究探讨了镉暴露对居住在废弃铜精炼厂附近镉污染区的成年人尿液NAG、β2-MG和丙二醛（MDA）的影响。在高暴露组和低暴露组中，尿液镉水平与尿液NAG水平呈正相关，与血清铜锌比（CZR）无关。提示肾小管损害风险与尿镉水平显著相关。

一项2015—2018年美国国家健康和营养调查（NHANES）血铅水平与血清肌酐之间的关联的横断面研究提示，血清肌酐水平随着血铅水平的升高而逐渐升高，存在正相关性。血铅水平在20至50mg/dl之间）应具有肾毒性。

2020年，Tsuchiyama等发现制革厂工人过度接触三价铬可能会导致肾损伤。2022年，Nan等通过横断面研究探讨美国镍暴露与肾功能的关系，结果表明镍暴露与肾功能下降有关。Filler等在36名CKD的儿童和青少年中发现钼诱发可能导致肾损伤。2022年，Hojlund等通过基于人群的病例对照研究评估了锂与CKD的关联，结果表明尤其是长期的使用锂，与CKD风险增加有关。

一项纳入1434名基线时无慢性疾病的中国中老年人血浆中多种金属与肾功能减退之间的关系的前瞻性研究提示，血浆中铝、砷、钡、铅、钼、铷、锶、钒和锌的浓度与肾功能下降显著相关，金属暴露与肾功能受损风险的增加有关与从事管理或行政相关工作的参与者相比,从事制造业的参与者的几种金属的血浆水平更高。

由于缺乏使用适当的肾小管功能障碍标志物和不良事件漏报的系统研究,FS的流行病发生率可能被低估。

四、病因及发病机制

铅(Pb)一般通过肠道和肺吸收,90%的铅与红细胞铅结合蛋白结合。通过内吞作用和/或吞噬红细胞作用,铅进入不同的组织和器官,包括肝脏、肾脏,在这些地方铅对细胞、组织和细胞器造成氧化损伤。关于Pb肾毒性的毒理动力学,目前有不同的假说。Pb^{2+}与Ca^{2+}竞争,破坏钙稳态,刺激线粒体释放Ca^{2+},启动线粒体过渡孔的开放,导致线粒体损伤、活性物质生成和氧化应激、脂质代谢等改变。近端小管细胞更容易受到Pb诱导的细胞损伤,进而导致细胞凋亡。此外,Pb还能取代蛋白质中必需的金属离子如Zn^{2+}和Ca^{2+},并抑制Cys2His2锌指转录因子。Pb也会破坏细胞-细胞连接(紧密连接)的完整性,改变细胞结构。

进入人体的镉主要与金属硫蛋白(MT)形成复合物,这种复合物很容易被肾小球过滤,在肾小管细胞顶端表面的ZIP8转运蛋白的帮助下,通过吸附内吞作用在近端小管和远端小管重新吸收。进入肾小管细胞后,溶酶体破坏复合物并释放镉;通过扰乱Ca^{2+}稳态、电化学梯度、诱导氧化应激、炎症细胞浸润和下调线粒体辅酶Q(如Q9和Q10),引发对肾脏的损害。细胞类型的不同,镉诱导的肾脏程序性细胞死亡、自由基和内质网应激的作用不同。Cd进入近端小管可减少钙黏蛋白依赖性细胞间连接。Cd还可能通过在线粒体损伤之前调节蛋白激酶C活化和MAPK信号通路来靶向细胞黏附分子。

由于鱼类、牙科汞合金蒸气、疫苗和金矿开采中的职业性汞含量,部分人群中无机汞含量较高。汞进入人体后,由位于近端小管溶酶体中的有机阴离子转运体1(Oat1)和有机阴离子转运体3(Oat3),将Hg吸收到肾脏中。由于Hg^{2+}与含硫醇的酶亲和力强,它通过不可逆氧化使含有硫醇基团的酶失活,导致总硫醇含量的消耗和氧化应激。巯基蛋白(如Na^+/K^+-AT酶)的失活也会影响细胞完整性,干扰细胞和细胞器的膜电位和体积,生成大量自由基。汞还会降低肾脏中紧密连接蛋白的功能,并扰乱细胞通透性。导致肾小管损伤。

水和土壤中最丰富的污染物之一,砷在环境中(例如饮用水中)的经常出现。已证实砷可能导致肾脏损伤,进而导致CKD。由于细胞抗氧化能力下降以及线粒体功能、能量、氨基酸和胆碱代谢紊乱,导致刷状缘膜损伤,近端肾小管发生细胞凋亡。砷也与2型糖尿病和癌症有关。

五、临床表现

有重金属接触暴露史,其临床特征与FS相似,患者可出现发育不良、肝肿大、多尿、近端肾小管功能障碍(表现为糖尿、磷尿、氨基酸尿和低磷血症导致随后的佝偻病特征)和骨质疏松症,血糖异常,磷酸盐缺乏是FS最重要的临床方面,因为它会导致骨骼脱矿和骨软化,可出现骨痛、骨折和近端肌无力。还可出现重金属中毒其他症状。

六、辅助检查

1.实验室检查

血液中重金属含量超过正常值。尿液检查表现大量糖尿、蛋白尿、磷尿、低磷血症、氨基酸尿和低尿酸血症。其他实验室检查结果如磷酸盐和肌酐配对点血浆和尿液样本的排泄分数(正常<20%)或肾小管最大再吸收(TmP/GFR,正常>0.8mmol/L)可评估肾小管对磷酸盐的处理。

2.X线

表现为骨密度降低、骨质皮质变薄、股骨弯曲变形等佝偻病样表现。

3.肾活检

在某些病例中,需要进行肾活检,以评估急性肾小管损伤和不可逆的肾小管间质瘢痕形成的程度。PT中存在畸形和肿胀的线粒体是电镜下常见表现。

七、诊断

诊断是通过与症状相符的临床检查。根据临床表现、佝偻病的放射学表现和实验室检查显示近端肾小管功能障碍(大量糖尿、蛋白尿、磷尿、低磷血症、氨基酸尿和低尿酸血症等)的特征性结果,可能会怀疑诊断。某些病例中,需要进行肾活检,以评估急性肾小管损伤和不可逆的肾小管间质瘢痕形成的程度。PT中存在畸形和肿胀的线粒体是电镜下的常见发现。患者多有重金属环境暴露史。

八、鉴别诊断

需与其他形式的遗传性范科尼综合征相鉴别。范科尼(Fanconi)综合征或范科尼贫血。属常染色体隐性遗传,多数病儿有家族史。临床表现具有全血细胞减少、骨髓再生障碍和多发性先天畸形三联征。尿液检查尿蛋白、尿糖阳性,尿钙、钾、磷、尿酸增高,呈肾性全氨基酸尿。X线检查可发现骨质疏松、骨骼畸形。其他检查胱氨酸储积病所引起的范科尼综合征,通过骨髓片、白细胞、直肠黏膜中的结晶分析或裂隙灯检查角膜有胱氨酸结晶。

九、治疗策略

重金属螯合剂。螯合重金属最常用的化学物质要么是非硫化偶联物,如三乙基四胺、去铁胺和去硫化偶联物,要么是硫化偶联物,如中2,3-二巯基琥珀酸和2,3-二巯基1-丙磺酸和二乙基二硫代氨基甲酸酯。临床也应用半胱氨酸、肾腔内转运的抑制剂和阻滞剂及锌进行治疗。

十、疗效及转归

长期预后尚不清楚。部分患者有持续性肾功能损害,但大部分患者肾小管功能障碍和肝脏受累治疗后肾功能仍保持正常。

参考文献

[1] Pryor JB, Bennett WM, Olyaei A, et al.Toxic Nephropathies: environmental agents and metals[J]. Evidence-Based Nephrology,2022,294-298.

[2] Sakolish C, Chen Z, Dalaijamts C, et al. Predicting tubular reabsorption with a human kidney proximal tubule tissue-on-a-chip and physiologically-based modeling [J]. Toxicol In Vitro , 2020,63:104752 .

[3] Pócsi I, Dockrell ME, Price RG. Nephrotoxic Biomarkers with Specific Indications for Metallic Pollutants: Implications for Environmental Health [J]. Biomark Insights , 2022 ,17:11772719221111882.

[4] Wang X, Chen X, He W, et al. A nomogram to predict cadmium-induced renal tubular dysfunction [J]. Sci Rep , 2020 , 10 (1): 10121 .

[5] Barbier O, Jacquillet G, Tauc M, et al. Effect of heavy metals on, and handling by, the kidney [J]. Nephron Physiol , NA , 99 (4): p105-10 .

[6] Shi X, Wang X, Zhang J, et al. Associations of mixed metal exposure with chronic kidney disease from NHANES 2011—2018 [J]. Sci Rep , 2024 , 14 (1): 13062 .

[7] Su Q, Zhang W, Li D, et al. Association between blood lead levels and serum creatinine: a cross-sectional study [J]. Int Urol Nephrol , 2024 .

[8] Ekong EB, Jaar BG, Weaver VM. Lead-related nephrotoxicity: a review of the epidemiologic evidence [J]. Kidney Int , 2006 , 70 (12): 2074-84 .

[9] Liu Y, Yuan Y, Xiao Y, et al. Associations of plasma metal concentrations with the decline in kidney function: A longitudinal study of Chinese adults [J]. Ecotoxicol Environ Saf , 2020, 189:110006.

[10] Rana MN, Tangpong J, Rahman MM. Toxicodynamics of Lead, Cadmium, Mercury and Arsenic- induced kidney toxicity and treatment strategy: A mini review [J]. Toxicol Rep , 2018, 5:704-713 .

[11] Mohammad Nasiruddin Rana,Jitbanjong Tangpong,Md MasudurRahman.Toxicodynamics of Lead, Cadmium, Mercury and Arsenic- induced kidney toxicity and treatment strategy: A mini review[J].Toxicol Rep, 2018, 5:704-713.

杨美娟　杨剑明(撰写)　付滨　陶新朝(审校)

第一节　铅诱导Fanconi综合征
Section 1　Fanconi syndrome,lead induced, Pb-FS

关键词:铅诱导;肾小管功能障碍

Keywords:lead induced;Renal tubule dysfunction

一、概述

铅诱导Fanconi-Bickel综合征(Fanconi syndrome, lead induced)是因患者体内血铅浓度升高,铅肾毒性损伤肾脏近端小管(PT),导致PT功能障碍引起Fanconi-Bickel综合征(Fanconi syndrome,FS)。由于缺乏使用肾小管功能障碍的适当标志物和不良事件漏报的系统研究,其最早发现时间不详。其患者多有铅环境暴露史,如居住或职业因素。临床特征与FS相似。

二、定义

铅诱导Fanconi-Bickel综合征是重金属诱发诱发Fanconi-Bickel综合征的一种类型,即因患者体内血铅浓度升高,铅肾毒性损伤肾脏近端小管(PT),导致PT功能障碍引起FS。

三、流行病学

铅诱导FS不同的研究报道的急性毒性差异很大,由于缺乏系统研究,其实际发生率是未知的。临床上其损伤通常是可逆的,然而,一部分患者可持续进展多年,形成慢性损害,难以预测。国内关于此病的报道较少。

四、病因及发病机制

该病组织学改变包括由铅蛋白复合物组成的近端肾小管细胞中的嗜酸性核内包涵体和线粒体肿胀。这些功能变化被认为与铅对线粒体呼吸和磷酸化作用的影响有关。此外,铅可以直接抑制rBAT的功能,rBAT是一种参与二碱氨基酸通过肾刷状缘的高亲和力转运的蛋白。

五、临床表现

铅诱导Fanconi-Bickel综合征患者多有铅环境暴露史,如居住或职业因素。其临床特征与FS相似,患者可出现发育不良、肝肿大、多尿、近端肾小管功能障碍(表现为糖尿、磷尿、氨基酸尿和低磷血症导致随后的佝偻病特征)和骨质疏松症,血糖异常,磷酸盐缺乏是FS最重要的临床方面,因为它会导致骨骼脱矿和骨软化,可出现骨痛、骨折和近端肌无力。

六、辅助检查

1. 实验室检查

血铅浓度升高,尿液检查表现大量糖尿、蛋白尿、磷尿、低磷血症、氨基酸尿和低尿酸血症。其他实验室检查如磷酸盐和肌酐配对点血浆和尿液样本的排泄分数(正常<20%)或肾小管最大再吸收(TmP/GFR,正常>0.8mmol/L)可评估肾小管对磷酸盐的处理。

2. X线

表现为骨密度降低、骨质皮质变薄、股骨弯曲变形等佝偻病样表现。

3. 肾活检

在某些病例中,需要进行肾活检,以评估急性肾小管损伤和不可逆的肾小管间质瘢痕形成的程度。PT中存在畸形和肿胀的线粒体是电镜下药物诱导FS的常见发现。

七、诊断

诊断是通过与症状相符的临床检查。根据临床表现、佝偻病的放射学表现和实验室检查显示近端肾小管功能障碍(大量糖尿、蛋白尿、磷尿、低磷血症、氨基酸尿和低尿酸血症等)的特征性结果,可能会怀疑诊断。某些病例中,需要进行肾活检,以评估急性肾小管损伤和不可逆的肾小管间质瘢痕形成的程度。PT中存在畸形和肿胀的线粒体是电镜下的常见发现。患者多有铅环境暴露史。

八、鉴别诊断

需与其他形式的遗传性范科尼综合征相鉴别。范科尼(Fanconi)综合征或范科尼贫血。属常染色体隐性遗传,多数病儿有家族史。临床表现具有全血细胞减少、骨髓再生障碍和多发性先天畸形三联征。尿液检查尿蛋白、尿糖阳性,尿钙、钾、磷、尿酸增高,呈肾性全氨基酸尿。X线检查可发现骨质疏松、骨骼畸形。其他检查胱氨酸储积病所引起的范科尼综合征,通过骨髓片、白细胞、直肠黏膜中的结晶分析或裂隙灯检查角膜有胱氨酸结晶。

九、治疗策略

重金属螯合剂。螯合铅最常用的化学物质要么是非硫化偶联物,如 三乙基四胺、去铁胺和去硫化偶联物,要么是硫化偶联物,如中 2,3-二巯基琥珀酸和 2,3-二巯基 1-丙磺酸和二乙基二硫代氨基甲酸酯。临床也应用半胱氨酸、肾腔内转运的抑制剂和阻滞剂及锌进行治疗。

十、疗效及转归

长期预后尚不清楚。部分患者有持续性肾功能损害,但大多数患者治疗恢复后肾功能仍保持正常。

参考文献

[1] Angevine JM, Kappas A, Degowin RL, et al. Renal tubular nuclear inclusions of lead poisoning [J]. Arch Pathol , 1962, 73: 486-94 .

[2] Moore JF, Goyer RA, Wilson M. Lead induced inclusion bodies. Solubility, amino acid content, and relationship to residual acidic nuclear proteins[J].Lab Invest ,1973,29(5) :488-494.

[3] Goyer RA, May P, Cates MM, et al. Lead and protein content of isolated intranuclear inclusion bodies from kidneys of lead-poisoned rats [J]. Lab Invest , 1970, 22 (3): 245-51 .

[4] Goyer RA. Mechanisms of lead and cadmium nephrotoxicity [J]. Toxicol Lett , 1989 , 46 (89): 153-62 .

[5] Wedeen RP. The role of lead in renal failure [J]. The role of lead in renal failure , 1982, 6(2-3):113-46.

[6] Silbergeld EK. Implications of new data on lead toxicity for managing and preventing exposure [J]. Environ Health Perspect , 1990, 89: 49-54 .

[7] Wareing M, Ferguson CJ, Green R, et al. In vivo characterization of renal iron transport in the anaesthetized rat [J]. J Physiol, 2000 , 524 Pt 2(Pt 2): 581-6 .

杨美娟(撰写)　付滨(审校)

第二节　汞诱导Fanconi综合征

Section 2　Fanconi syndrome, mercury induced, Hg-FS

关键词:汞诱导;肾小管功能障碍

Keywords:mercury induced; Renal tubule dysfunction

一、概述

汞诱导Fanconi-Bickel综合征(Fanconi syndrome, mercury induced)是因患者体内血汞浓度升高,汞肾毒性损伤肾脏近端小管(PT),导致PT功能障碍引起Fanconi-Bickel综合征(Fanconi syndrome, FS)。由于缺乏使用肾小管功能障碍的适当标记物和不良事件漏报的系统研究,其最早发现时间不详。其患者多有汞环境暴露或接触史,如居住或职业因素。临床特征与FS相似。

二、定义

汞诱导Fanconi-Bickel综合征是重金属诱发Fanconi-Bickel综合征的一种类型,即因患者体内血汞浓度升高,汞肾毒性损伤肾脏近端小管(PT),导致PT功能障碍引起FS。

三、流行病学

关于汞诱导FS的报道较少,实际发生率未知。临床上其损伤通常是可逆的,然而,一部分患者可持续进展多年,形成慢性损害,难以预测。国内关于此病的报道较少。

四、病因及发病机制

在肾脏中,一些转运机制生物累积汞与硫醇的络合物,如有机阴离子转运蛋白1和3(OAT1、VOAT3)和系统b^0。它导致氧化应激、细胞骨架结构改变和细胞损伤。此外,氯化汞增强Sirt1/Nrf2/OH-1通路,还可降低ATP合成和Na^+-K^+-ATP酶、Mg^{2+}-ATP酶、Ca^{2+}-ATP酶和Ca^{2+}-Mg^{2+}-ATP酶的活性,还可引起线粒体、细胞骨架和内质网钠损伤、和钙梯度发生变化从而引起近端小管坏死。

五、临床表现

汞诱导Fanconi综合征患者多有汞环境暴露史,如居住或职业因素。其临床特征与FS相似,患者可出现发育不良、肝肿大、多尿、近端肾小管功能障碍(表现为糖尿、磷尿、氨基酸尿和低磷血症导致随后的佝偻病特征)和骨质疏松症,血糖异常,磷酸盐缺乏是FS最重要的临床方面,因为它会导致骨骼脱矿和骨软化,可出现骨痛、骨折和近端肌无力。

六、辅助检查

1. 实验室检查

血汞浓度升高,尿液检查表现大量糖尿、蛋白尿、磷尿、低磷血症、氨基酸尿和低尿酸血症。其他实验室检查结果如磷酸盐和肌酐配对点血浆和尿液样本的排泄分数(正常<20%)或肾小管最大再吸收(TmP/GFR,正常>0.8mmol/L)可评估肾小管对磷酸盐的处理。

2. X线

表现为骨密度降低、骨质皮质变薄、股骨弯曲变形等佝偻病样表现。

3. 肾活检

在某些病例中,需要进行肾活检,以评估急性肾小管损伤和不可逆的肾小管间质瘢痕形成的程度。PT中存在畸形和肿胀的线粒体是电镜下药物诱导FS的常见发现。

七、诊断

诊断是通过与症状相符的临床检查。根据临床表现、佝偻病的放射学表现和实验室检查显示近端肾小管功能障碍(大量糖尿、蛋白尿、磷尿、低磷血症、氨基酸尿和低尿酸血症等)的特征性结果,可能会怀疑诊断。某些病例中,需要进行肾活检,以评估急性肾小管损伤和不可逆的肾小管间质瘢痕形成的程度。PT中存在畸形和肿胀的线粒体是电镜下的常见发现。 患者多有汞环境暴露史。

八、鉴别诊断

需与其他形式的遗传性范科尼综合征相鉴别。范科尼(Fanconi)综合征或范科尼贫血。属常染色体隐性遗传,多数病儿有家族史。临床表现具有全血细胞减少、骨髓再生障碍和多发性先天畸形三联征。尿液检查尿蛋白、尿糖阳性,尿钙、钾、磷、尿酸增高,呈肾性全氨基酸尿。X线检查可发现骨质疏松、骨骼畸形。其他检查胱氨酸储积病所引起的范科尼综合征,通过骨髓片、白细胞、直肠黏膜中的结晶分析或裂隙灯检查角膜有胱氨酸结晶。

九、治疗策略

重金属螯合剂。螯合汞最常用的化学物质要么是非硫化偶联物,如三乙基四胺、去铁胺和去硫化偶联物,要么是硫化偶联物,如中2,3-二巯基琥珀酸和2,3-二巯基1-丙磺酸和二乙基二硫代氨基甲酸酯。临床也应用半胱氨酸、肾腔内转运的抑制剂和阻滞剂及锌进行治疗。

十、疗效及转归

长期预后尚不清楚。部分患者有持续性肾功能损害,但大多数患者治疗恢复后肾功能仍保持正常。

参考文献

[1] Bridges CC, Zalups RK. Transport of inorganic mercury and methylmercury in target tissues and organs[J]. J Toxicol Environ Health B Crit Rev, 2010,13(5):385-410.

[2] Orr SE, Barnes MC, Joshee L, Uchakina O, et al. Potential mechanisms of cellular injury following exposure to a physiologically relevant species of inorganic mercury[J]. Toxicol Lett,2019,304:13-20.

[3] Buelna-Chontal M, Franco M, Hernández-Esquivel L, et al. CDP-choline circumvents mercury-induced mitochondrial damage and renal dysfunction [J]. Cell Biol Int, 2017, 41 (12): 1356-1366 .

[4] Vergilio CS, Carvalho CE, Melo EJ. Mercury-induced dysfunctions in multiple organelles leading to cell death [J]. Toxicol In Vitro, 2015, 29 (1): 63-71 .

[5] Wareing M, Ferguson CJ, Green R, et al. In vivo characterization of renal iron transport in the anaesthetized rat [J]. J Physiol, 2000, Pt 2(Pt 2): 581-6 581-6 .

杨美娟(撰写) 付滨(审校)

第三节　由其他重金属引起Fanconi综合征
Section 3　Faconi syndrome,induced by other heavy metal, OHM-FS

关键词:重金属;肾小管功能障碍

Keywords:heavy metal;Renal tubule dysfunction

一、概述

由其他重金属(镉)引起Fanconi综合征(Faconi syndrome, induced by other heavy metal)是因患者体内血镉浓度升高,损伤肾脏近端小管(PT),导致PT功能障碍引起Fanconi-Bickel综合征(Fanconi syndrome,FS)。由于缺乏使用肾小管功能障碍的适当标志物和不良事件漏报的系统研究,其最早发现时间不详。其患者多有镉环境暴露史,如居住或职业因素。临床特征与FS相似。

二、定义

由其他重金属引起Fanconi综合征是重金属诱发Fanconi综合征的一种类型,即除铅、汞以外其他重金属肾毒性损伤肾脏近端小管(PT),导致PT功能障碍引起FS。临床以镉引起最为多见。

三、流行病学

镉中毒导致的肾功能不全发生在高达7%的普通人群中,FS是其严重表现。国内关于此病的报道较少。

四、病因及发病机制

镉可诱导活性氧形成,可导致DNA链断裂、脂质过氧化和氧化修饰蛋白质的产生,最终可能导致细胞功能障碍和死亡。Cd^{2+}累积可能诱导线粒体肿胀和细胞色素c释放,均可引起PT坏死,引发FS。

五、临床表现

镉诱导Fanconi综合征患者多有镉环境暴露或接触史,如居住或职业因素。其临床特征与FS相似,患者可出现发育不良、肝肿大、多尿、近端肾小管功能障碍(表现为糖尿、磷尿、氨基酸尿和低磷血症导致随后的佝偻病特征)和骨质疏松症,血糖异常,磷酸盐缺乏是FS最重要的临床方面,因为它会导致骨骼脱矿和骨软化,可出现骨痛、骨折和近端肌无力。

六、辅助检查

1. 实验室检查

血镉浓度升高,尿液检查表现大量糖尿、蛋白尿、磷尿、低磷血症、氨基酸尿和低尿酸血症。其他实验室检查结果如磷酸盐和肌酐配对点血浆和尿液样本的排泄分数(正常<20%)或肾小管最大再吸收(TmP/GFR,正常>0.8mmol/L)可评估肾小管对磷酸盐的处理。

2. X线

表现为骨密度降低、骨质皮质变薄、股骨弯曲变形等佝偻病样表现。

3. 肾活检

在某些病例中,需要进行肾活检,以评估急性肾小管损伤和不可逆的肾小管间质瘢痕形成的程度。PT中存在畸形和肿胀的线粒体是电镜下药物诱导FS的常见发现。

七、诊断

诊断是通过与症状相符的临床检查。根据临床表现、佝偻病的放射学表现和实验室检查显示近端肾小管功能障碍(大量糖尿、蛋白尿、磷尿、低磷血症、氨基酸尿和低尿酸血症等)的特征性结果,可能会怀疑诊断。某些病例中,需要进行肾活检,以评估急性肾小管损伤和不可逆的肾小管间质瘢痕形成的程度。PT中存在畸形和肿胀的线粒体是电镜下的常见发现。患者多有镉环境暴露史。

八、鉴别诊断

需与其他形式的遗传性范科尼综合征相鉴别。范科尼(Fanconi)综合征或范科尼贫血。属常染色体隐性遗传,多数病儿有家族史。临床表现具有全血细胞减少、骨髓再生障碍和多发性先天畸形三联征。尿液检查尿蛋白、尿糖阳性,尿钙、钾、磷、尿酸增高,呈肾性全氨基酸尿。X线检查可发现骨质疏松、骨骼畸形。

其他检查胱氨酸储积病所引起的范科尼综合征,通过骨髓片、白细胞、直肠黏膜中的结晶分析或裂隙灯检查角膜有胱氨酸结晶。

九、治疗策略

重金属螯合剂。螯合镉最常用的化学物质要么是非硫化偶联物,如三乙基四胺、去铁胺和去硫化偶联物,要么是硫化偶联物,如中2,3-二巯基琥珀酸和2,3-二巯基1-丙磺酸和二乙基二硫代氨基甲酸酯。临床也应用半胱氨酸、肾腔内转运的抑制剂和阻滞剂及锌进行治疗。

十、疗效及转归

长期预后尚不清楚。部分患者有持续性肾功能损害,但大多数患者治疗恢复后肾功能仍保持正常。

参考文献

[1] Friberg L, Elinder C, Kjellstrom T, et al. Cadmium and health: A toxicological and epidemiological appraisal [M]. Boca Raton: CRCPress, 1985, Volume 1,2.

[2] Zalups RK, Koropatnick J. Molecular Biology and Toxicology of Metals[M]. London:Taylor &Francis, 2000.

[3] Thévenod F, Friedmann JM. Cadmium-mediated oxidative stress in kidney proximal tubule cells induces degradation of Na$^+$/K($^+$)-ATPase through proteasomal and endo-/lysosomal proteolytic pathways [J]. FASEB J, 1999, 13 (13): 1751-61.

[4] Desagher S, Martinou JC. Mitochondria as the central control point of apoptosis [J]. Trends Cell Biol, 2000, 10 (9): 369-77.

[5] Wareing M, Ferguson CJ, Green R, et al. In vivo characterization of renal iron transport in the anaesthetized rat [J]. J Physiol, 2000, 524 Pt 2(Pt 2): 581-6.

杨美娟(撰写)　付滨(审校)

第四十一章　常染色体显性低钙血症
Chapter 41　Autosomal dominant hypocalcemia, ADH

关键词:低钙血症;手足抽搐;癫痫

Keywords: Hypocalcemia; convulsions of hands and feet; epilepsy

一、概述

常染色体显性低钙血症(Autosomal dominant hypocalcemia,ADH)是一种孤立的常染色体显性遗传先天性甲状旁腺机能减退症,该综合征与CASR基因的功能获得或激活突变有关。其特征为不同程度的低钙血症,伴有甲状旁腺激素(PTH)水平异常降低和钙尿持续正常或升高。1994年首次描述,患者主要表现为无症状低钙血症。ADH1比ADH2更常见,占病例的70%。患者表现为低钙血症、高磷血症和低镁血症等。目前正在研究尝试使用CASR拮抗剂(解钙剂)进行治疗。

二、定义

ADH是由甲状旁腺细胞表面的钙敏感受体(CASR)中的杂合激活突变或关键信号中介Gα11的功能获得突变引起,导致PTH的合成和分泌受到抑制的一种罕见的钙稳态疾病。患者表现为低钙血症、高磷血症、低镁血症等。病情严重的可出现手足抽搐、癫痫。

三、流行病学

患病率尚不清楚,但由于低钙血症可能无症状,故患病率可能被低估。50%的患者表现为偶然发现的中度和无症状低钙血症,50%表现为感觉异常、手足抽搐、癫痫、严重低钙血症,有时伴有巴特综合征,10%表现为高钙尿症伴肾钙质沉着症或结石,35%以上表现为异位和/或基底节钙化。

四、病因及发病机制

甲状旁腺激素(PTH)是维持血钙在正常范围内的主要钙控制激素之一。甲状旁腺通过位于其主细胞表面的钙敏感受体(CASR)表达反馈环受体,控制PTH分泌和尿液钙排泄,使得血钙浓度保持在一定范围内。CASR激活突变导致常染色体显性低钙血症(ADH),主要表现为低钙血症;CASR失活突变导致家族性低尿钙性高钙血症(FHH),主要表现为高钙血症。

常染色体显性低钙血症(ADH)分为1型和2型,其中1型是由编码钙敏感受体(CASR)的基因 *CASR (3q21.1)* 的激活突变引起的,有研究称,这种突变主要是因位于CASR第三细胞外环的835位丙氨酸替换为苏氨酸导致的杂合错义突变,可通过CASR基因的诊断测序确认。这种突变增加了CASR对细胞外游离钙的敏感性,导致钙PTH曲线左移,在细胞外钙的生理水平上抑制PTH分泌。

AHD1的生化特征是低钙血症,通常为轻度至中度的高磷血症、高钙尿和可检测到的低甲状旁腺素水平。ADH1的症状是由低钙血症(主要是神经肌肉刺激性)引起的,通常较轻。激活CASR突变对肾脏的影响主要表现为高钙尿症。首先,低浓度的甲状旁腺素(通常会引起初级滤液中钙的再吸收)会导致相对高钙尿症。其次,对于任何给定的血钙水平,远端肾小管中的细胞外钙通过激活突变的CASR,导致更明显的高钙尿症。

ADH2是CASR信号的关键中介G蛋白(Gα11)α亚单位的杂合突变引起,导致CASR的功能获得,从而使甲状旁腺和肾细胞对钙水平的敏感性增加,导致低钙血症。有几项突变阐明ADH2的遗传基础。一是GNA11外显子2(c.178C->T)中存在杂合错义突变,将保留的精氨酸60改变为半胱氨酸(p.Arg60Cys)。二是GNA11中外显子5中的杂合错义突变,这种突变(c.632C->G)导致保留的丝氨酸211替换为色氨酸(p.Ser211Trp)。在对GNA11的其他突变的研究中,还发现了杂合突变c.179G->T;p、R60L、GNA11 c1018G->A。

五、临床表现

临床表现取决于低钙血症的程度和发病年龄。按严重程度分为完全无症状(在常规检查中偶然做出诊断)的患者、症状有限的患者(痉挛、虚弱、感觉异常)和症状严重(即复发性癫痫发作)的患者。ADH1的症状是由低钙血症引起的,通常较轻,表现出广泛的低钙血症症状,从感觉异常到手足抽搐和癫痫发作,也可能表现为无症状。与ADH1患者相比,ADH2的低钙血症表型可能稍温和。此外,ADH2患者的尿钙升高似乎不如ADH1中激活CASR突变的患者明显。

六、辅助检查

血清钙水平、尿钙水平、PTH水平、CaSR的分子分析后的GNA11检测。

七、诊断

CASR基因的诊断测序、低血钙伴甲状旁腺激素(PTH)水平低和尿钙高。临床表现从轻度无症状到严重低钙血症不等。

八、鉴别诊断

甲状旁腺功能减退症(Hypoparathyroidism):甲状旁腺功能减退主要由甲状旁腺的切除或损伤、甲状旁腺自身免疫性破坏和其他遗传原因导致甲状旁腺激素对骨骼和肾脏缺乏生理作用而引起,临床表现除低钙血症和甲状旁腺激素水平低或检测不到外,还包括高磷血症和低1,25-二羟维生素D,以及肾、脑和其他软组织钙化。主要治疗手段包括钙和活性维生素D的常规治疗以及重组人甲状旁腺素(1—84)替代疗法。

Fanconi-Bickel综合征(Fanconi-Bickel syndrome,FBS):又称糖原贮积病Ⅺ(Glycogen storage disease Ⅺ)是一种由葡萄糖转运蛋白2(glucose tranporter 2,GLUT2)缺陷引起的碳水化合物代谢紊乱,FBS的特点是糖原在肝脏和肾脏积聚。其临床特征包括身材矮小、佝偻病、发育不良、肝肿大、多尿、近端肾小管功能障碍和骨质疏松症。尿液检查表现大量糖尿、蛋白尿、磷尿、低磷血症、氨基酸尿和低尿酸血症。

九、治疗策略

应谨慎考虑使低钙血症水平正常化的治疗,因为钙水平的任何增加(即使在正常范围内)都会被肾细胞视为高钙血症,并导致尿钙排泄增加,并可能导致肾钙素沉着症(肾钙化、肾结石)和肾功能衰竭。治疗应旨在找到低钙血症的临床体征与钙稳态维持之间的平衡,而不是医源性的。应监测尿钙水平以避免高钙尿症,而不是使治疗适应低钙血症。在无症状和轻度症状患者中,可能不需要治疗。必须特别照顾儿童,因为慢性低钙血症影响智力发育。当低钙血症症状频繁出现,应开始使用最低钙量和活性维生素D进行治疗,如给予1-α羟基化维生素D(成人剂量范围为0.5至1.5μg/天;儿童有时需要更高剂量)。需要仔细监测血钙和定期肾脏超声检查。在钙稳态难以实现的情况下,可以使用外源性PTH。

目标钙水平应尽可能低,以缓解症状。噻嗪类利尿剂因其尿钙降低作用而经常用于甲状旁腺功能减退症,也被证明对ADH1有益。在ADH1患者的临床研究中,每天服用一次PTH(1—34)只能纠正一天中部分时间的血钙,每天两次连续服用PTH(1—34)可以更好地控制血钙。然而,PTH不能纠正肾脏中活化CASR的影响,事实上,注射PTH(1—34)后尿钙排泄没有正常化。通过泵治疗连续服用PTH(1-34)的研究确实使术后甲状旁腺功能减退患者的尿钙正常化。

十、疗效及转归

预后是可变的,这取决于低钙血症的严重程度和治疗不足的可能后果。使用小分子阴性CASR调节剂(解钙剂)治疗ADH1有可能纠正甲状旁腺和肾小管的缺陷。溶钙剂能够刺激PTH、增加血钙和降低尿钙。cinacalcet是一种已确定CASR的小分子变构调节剂,主要用于透析治疗继发性甲状旁腺功能亢进患者,可增加CASR的激活。Cinacalcet溶钙剂是负变构CASR调节剂,抑制CASR的激活,因此对ADH1的治疗具有潜在意义。

参考文献

[1] Tenhola S, Voutilainen R, Reyes M, et al. Impaired growth and intracranial calcifications in autosomal dominant hypocalcemia caused by a GNA11 mutation [J]. Eur J Endocrinol , 2016 , 175（3）: 211-8 .

[2] Obermannova B, Sumnik Z, Dusatkova P, et al. Novel calcium-sensing receptor cytoplasmic tail deletion mutation causing autosomal dominant hypocalcemia: molecular and clinical study [J]. Eur J Endocrinol , 2016 , 174（4）: K1-K11 .

[3] Centre de référence des maladies rares du métabolisme du calcium et du phosphate. Protocole National de Diagnostic et de Soins (PNDS) HYPOPARATHYROIDIE [M]. Paris: Centre de référence des maladies rares, 2017.

[4] Watanabe S, Fukumoto S, Chang H, et al. Association between activating mutations of calcium-sensing receptor and Bartter's syndrome [J]. Lancet, 2002, 360(9334): 692-694.

[5] Roszko KL, Bi RD, Mannstadt M. Autosomal Dominant Hypocalcemia (Hypoparathyroidism) Types 1 and 2 [J]. Front Physiol, 2016, 7: 458.

[6] D'Souza-Li L, Yang B, Canaff L, et al. Identification and functional characterization of novel calcium-sensing receptor mutations in familial hypocalciuric hypercalcemia and autosomal dominant hypocalcemia [J]. J Clin Endocrinol Metab, 2002, 87(3): 1309-1318.

[7] FANCONI G, BICKEL H. Die chronische Aminoacidurie (Aminosäurediabetes oder nephrotisch-glukosurischer Zwergwuchs) bei der Glykogenose und der Cystinkrankheit [Chronic aminoaciduria (amino acid diabetes or nephrotic-glucosuric dwarfism) in glycogen storage and cystine disease] [J]. Helv Paediatr Acta, 1949, 4(5): 359-396.

[8] Bilezikian JP. Hypoparathyroidism [J]. J Clin Endocrinol Metab, 2020, 105(6): 1722-1736.

[9] Nemeth EF, Goodman WG. Calcimimetic and Calcilytic Drugs: Feats, Flops, and Futures [J]. Calcif Tissue Int, 2016, 98(4): 341-358.

[10] Mannstadt M, Harris M, Bravenboer B, et al. Germline mutations affecting Gα11 in hypoparathyroidism [J]. N Engl J Med, 2013, 368(26): 2532-2534.

[11] Winer KK, Yanovski JA, Sarani B, et al. A randomized, cross-over trial of once-daily versus twice-daily parathyroid hormone 1-34 in treatment of hypoparathyroidism [J]. J Clin Endocrinol Metab, 1998, 83(10): 3480-3486.

杨美娟(撰写)　付滨(审校)

第四十二章　UMOD相关的常染色体显性肾小管间质病
Chapter 42　UMOD-Associated Autosomal Dominant Tubulointerstitial Kidney Disease, UMOD-ADTKD

关键词:尿调素(UMOD);Tamm-Horsfall蛋白;常染色体显性肾小管间质性肾病

Keywords: Uromodulin; Tamm-Horsfall protein; Autosomal dominant tubulointerstitial kidney disease (ADTKD)

一、概述

常染色体显性肾小管间质性肾病(Autosomal dominant tubulointerstitial kidney disease, ADTKD)是一组通

常以进行性肾功能不全、肾小管间质肾病和尿常规及沉渣无明显异常为特征的遗传性肾脏疾病。迄今为止，已经检测到许多导致ADTKD的基因突变，如尿调素(uromodulin，简称UMOD，又称Tamm-Horsfall蛋白)、肾素(REN)、黏蛋白-1(MUC1)、肝细胞核因子1β(HNF1B)和SEC.61A1突变。这些基因编码不同的蛋白质，后者为正常肾脏行使其功能所必需。ADTKD的临床表现多种多样且非特异性，并且常取决于基因突变的类型。与MUC1、UMOD和REN突变相关的疾病的临床表现似乎仅限于肾脏；然而，HNF1B突变导致可变的肾外表现。

UMOD相关的ADTKD即ADTKD-UMOD，也称尿调节素相关肾病、家族性青少年高尿酸血症性肾病(Familial juvenile hyperuricemic nephropathy，FJHN)、髓质囊性肾病2型(MCKD2)、高尿酸血症和痛风相关性遗传性肾病。该病为常染色体显性遗传，是最常见的ADTKD亚型。ADTKD-UMOD受累患者常在较早的年龄(青少年期)就出现痛风，尿常规分析结果常为阴性，但慢性肾脏病(CKD)逐渐进展，常在青春期晚期或成年早期发现，进展至终末期肾病的年龄为20~80岁不等。别嘌醇或非布司他可有效控制患者的痛风和高尿酸血症。由于肾脏疾病的进展通常很慢，而且UMOD突变只影响肾脏，因此肾移植是最好的治疗选择。

二、定义

ADTKD-UMOD是一种由UMOD突变引起的ADTKD，是ADTKD最常见的亚型，其临床特征为青少年时期出现的高尿酸血症、痛风和缓慢进展的慢性肾脏疾病。

三、流行病学

ADTKD是一种罕见的、最近发现的疾病。在世界范围内，其确切患病率目前尚未确定。文献报道在奥地利约为1/600,000，在英国约为1/110,000。不过，ADTKD仍是最常见的单基因肾脏疾病之一，约占CKD所有单基因病因的5%。在许多研究中，ADTKD-UMOD是继ADPKD之后最常见的遗传性肾病。

四、病因及发病机制

1. 遗传

ADTKD-UMOD由UMOD基因突变引起。UMOD基因位于染色体16p12上，该基因编码尿调节素，即Tamm-Horsfall蛋白。该基因突变为常染色体显性遗传。大多数突变发生在外显子3、4或5，也有外显子6、7、8或9的报道。另外，UMOD基因的多态性也可能出现部分ADTKD-UMOD症状，从而增加CKD的风险。事实上，最近发现UMOD基因的低效应变异与普通人群的慢性肾脏疾病风险密切相关，而中间效应变异(如错义变体p.Thr62Pro)则与ADTKD疾病严重程度降低有关。

2. 细胞生物学机制

尿调节素由Henle袢的升支粗段肾小管上皮细胞产生，是一种不溶性蛋白质，对保持升支粗段的不透水性有重要作用。UMOD基因的突变导致该蛋白无法正确合成及装配，不能离开内质网行使其生理功能，且突变蛋白在细胞内积聚，导致了内质网应激、细胞凋亡加速，形成进行性慢性肾病。

3. 病理生理学机制

①生理情况下，尿调节素可促进升支粗段顶膜的呋塞米敏感的Na-K-2Cl协同转运蛋白的表达。尿调节素的突变导致其表达减少，引起轻度容量不足，近端小管代偿性钠重吸收增加，从而引起继发性尿酸盐重吸收增加。这是尿酸盐排泄减少而导致高尿酸血症的重要原因。②升支粗段肾小管上皮细胞数目减少与进展性CKD有关。

五、临床表现

1. 痛风

常在青少年期出现痛风发作，中位年龄约25岁。由于患者有明确的痛风和肾脏病家族史，一般都能被迅速识别并进一步检查。一项研究发现，在31个ADTKD-UMOD家族的205例患者中，痛风发生率为65%。

2. 慢性肾衰竭

ADTKD-UMOD患者几乎没有蛋白尿及肉眼血尿。部分患者在18岁前可能表现为轻度肾功能下降，如夜尿增多、水肿等，肾脏超声检查结果通常正常。大部分患者在20岁左右首次出现血肌酐升高，如进行肾活检，可发现非特异性肾小管萎缩及肾间质纤维化。随着年龄增加，肾功能缓慢进行性下降。有研究表明，即使是在具有相同突变背景的同一家庭的不同成员中,出现终末期肾病的年龄差异也很大。从20岁到70岁以上不等,平均约54岁。部分患者即使在70岁以上,eGFR仍>50mL/(min·1.73m²)。女性患者的肾脏病变常轻于男性。

六、辅助检查

(一)肾活检病理

当家族史或基因检测结果缺失时,ADTKD-UMOD患者可能进行肾活检,以评估CKD病因及病理损害程度。镜下典型表现为弥漫性肾小管萎缩、间质纤维化,肾小管基底膜增厚和片层化,伴有明显的肾小管扩张或微囊肿,但尿酸结晶并不常见。免疫球蛋白和补体的免疫荧光多为阴性。电镜有时可发现UMOD在升支粗段肾小管上皮细胞内质网中的积聚。

(二)骨关节X线及双源CT(DECT)检查

X线平片可发现皮质下骨囊肿提示痛风石或骨侵蚀。但早期常无法检出这些影像学改变。DECT可特异性地识别关节和关节周围的尿酸盐沉积(图7-42-1),其诊断痛风的敏感性和特异性分别为89%和91%。

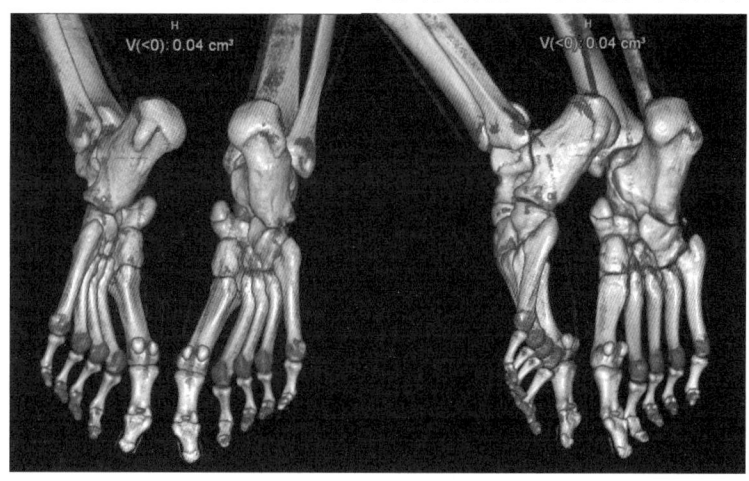

图7-42-1 一例16岁男性ADTKD-UMOD痛风患者双源CT检查,显示双足诸骨未见确切骨质破坏征象,但双能特殊染色图像示双足第一远节趾骨旁及右侧根骨前缘旁可见细线状、点状翠绿色染色,考虑尿酸盐结晶(本院资料)

(三)基因检测

如已明确家族中有致ADTKD-UMOD的基因突变,可专门针对该突变行基因检测,其成本较低。如家族中的突变基因未明确,则应检验所有外显子。一旦明确基因诊断,则可在其他潜在受累成员中开展突变的基因检测。。

七、诊断

患有CKD、尿沉渣阴性并有痛风及CKD家族史的患者应考虑本病。青春期或年轻女性出现痛风也提示本病的可能。基因检测是首选的诊断方法。如果该患者家族中有已知的UMOD突变患者,可支持诊断。也可在有家族史的儿童中进行基因检测,以通过早期降尿酸治疗来预防痛风。有家族史的女性可进行产前诊断。

根据相关临床表现(早发痛风、不明原因的CKD和尿检无明显异常)和明确的痛风或CKD家族史,可推定诊断。基因检测可确诊。对于疑似患者,通常不将肾活检纳入常规诊断性检查。

不过,由于许多遗传性疾病均可表现为尿沉渣无明显异常的CKD及高尿酸血症,因此对于有CKD家族史的患者,若考虑行基因筛查,则一般不单查UMOD基因,而是考虑检查肾脏病基因检测套餐。

八、鉴别诊断

1. ADTKD与其他遗传性肾病的鉴别

对于有不明原因CKD家族史的患者,尿常规常可帮助区分ADTKD与其他遗传性肾病。若无血尿和显著蛋白尿,则有助于排除遗传性肾小球疾病,如Alport综合征或先天性局灶节段性肾小球硬化。影像学检查可提示ADPKD。

2. ADTKD亚型的鉴别

痛风在ADTKD-MUC1患者中不太普遍。虽然ADTKD-REN患者可表现为早期痛风，但常伴有贫血、轻度高钾血症。ADTKD-HNF1B及ADTKD-SEC61A1发生率较低。前者与早期糖尿病、病因不明的肝功能异常、泌尿生殖道畸形和低镁血症有关，后者常伴贫血和中性粒细胞减少及脓肿形成。确诊需进行基因诊断。

3. 早发痛风的鉴别

包括次黄嘌呤-鸟嘌呤磷酸核糖转移酶（HPRT）缺陷（Lesch-Nyhan综合征）或使用噻嗪类利尿剂。ADTKD患者的尿液检查显示尿酸排泄分数降低。HPRT缺陷可导致尿酸生成过多。

4. 髓质囊肿的鉴别

包括Dent病、肾消耗病、髓质海绵肾、获得性囊性疾病等。

九、治疗策略

ADTKD无特异性治疗。治疗原则为控制症状及支持治疗，延缓CKD向终末期肾病的进展。

对于ADTKD-UMOD患者，别嘌醇或非布司他是治疗痛风和高尿酸血症的最佳选择，应尽早开始使用，防止痛风发展。应注意别嘌呤醇的副作用和严重的过敏反应，及非布司他的心血管副作用，权衡利弊后取舍。有研究评估了降尿酸的药物与CKD进展的关系，发现基线血清肌酐水平大于200μmol/L的患者进展至ESRD风险显著大于基线血清肌酐小于200μmol/L的患者及基线不合并CKD的患者，提示早期干预效果更好。

目前尚无证据表明血管紧张素抑制剂可延缓ADTKD-UMOD患者CKD的进展。不过，由于该药在其他合并蛋白尿的CKD患者中的有益作用，有高血压的ADTKD-UMOD患者仍首选血管紧张素抑制剂治疗。CKD的其他表现的治疗与非ADTKD-UMOD患者相似。

十、疗效及转归

ADTKD-UMOD通常进展缓慢。由于肾功能受损多出现在青少年时期，因此多数患者将不可避免地会进展至终末期肾病。不过，终末期肾病发生年龄的差异很大，多在20-70岁。ADTKD-UMOD适合肾移植，因为移植的肾脏不会出现疾病复发，而且除痛风外没有其他全身表现。

参考文献

[1]Eckardt KU, Alper SL, Antignac C, et al. Autosomal dominant tubulointerstitial kidney disease: diagnosis, classification, and management—a KDIGO consensus report [J]. Kidney Int, 2015, 88(4): 676-683.

[2]DUNCAN H, DIXON AS. Gout, familial hypericaemia, and renal disease [J]. Q J Med, 1960, 29: 127-135.

[3]刘苑莹,王丹,范瑾瑾,等.新UMOD基因突变：家族性青少年高尿酸血症肾病家系研究[J].中华肾脏病杂志,2020,36(10):737-743.

[4]Olinger E, Schaeffer C, Kidd K, et al. An intermediate-effect size variant in UMOD confers risk for chronic kidney disease [J]. Proc Natl Acad Sci U S A, 2022, 119(33): e2114734119.

[5]Wopperer FJ, Knaup KX, Stanzick KJ, et al. Diverse molecular causes of unsolved autosomal dominant tubulointerstitial kidney diseases [J]. Kidney Int, 2022, 102(2): 405-420.

[6]Shang J, Zhou LP, Wang H, Liu B. Diagnostic performance of dual-energy CT versus ultrasonography in gout: A meta-analysis [J]. Acad Radiol, 2022, 29(1): 56-68.

[7]Valluru MK, Chung NK, Gilchrist M, et al. A founder UMOD variant is a common cause of hereditary nephropathy in the British population [J]. J Med Genet, 2023, 60(4): 397-405.

[8]Olinger E, Hofmann P, Kidd K, et al. Clinical and genetic spectra of autosomal dominant tubulointerstitial kidney disease due to mutations in UMOD and MUC1 [J]. Kidney Int, 2020, 98(3): 717-731.

[9]Mabillard H, Sayer JA, Olinger E. Clinical and genetic spectra of autosomal dominant tubulointerstitial kidney disease [J]. Nephrol Dial Transplant, 2023, 38(2): 271-282.

贾俊亚（撰写）　陶新朝（审校）

第八篇 罕见肾肿瘤
Part 8　Rare Kidney Tumors, RKTs

第一章　良性后肾肿瘤
Chapter 1　Metanephric tumors, MTs

关键词：血尿；腹痛；腹部肿块

Keywords：hematuria；abdomianl pain；an abdominal mass

第一节　后肾间质瘤
Section 1　Metanephric stromal tumor MST

关键词：良性后肾肿瘤；后肾间质瘤；后肾腺瘤；后肾腺纤维瘤；血尿

Keywords：metanephric tumors；metanephric stromal tumor；metanephric adenoma；metanephric adenofibroma；hematuria

一、概述

良性后肾肿瘤（metanephric tumors, MST）是最近才认识的一类发生于肾脏且十分少见的肾原发性良性肿瘤，由于此类肿瘤非常少见，从影像学检查或病理组织学上容易误诊为恶性肿瘤，尤其在形态学上常被诊断为肾癌或肾母细胞瘤，但将两者区别开来对临床治疗又十分关键，因此有必要对其加以认识。后肾间质瘤（metanephric stromal tumor, MST）后肾腺瘤（metanephric adenoma, MA）、后肾腺纤维瘤（metanephric adenofibroma, MAF）三者在组织发生和肿瘤性质上是相似的一组肿瘤，WHO（2002）肾肿瘤分类中把它们归入"后肾源性肿瘤"，最新版美国陆军病理学研究所（AFIP）婴幼儿肾肿瘤分类中则被命名为"后肾源性肿瘤及相关疾病"，这组肿瘤被认为来源于后肾胚芽成分。其中后肾腺瘤是完全由上皮样细胞组成；后肾间质瘤是完全由梭形细胞组成，两种成分都有则称为后肾腺纤维瘤。

二、定义

后肾间质瘤被认为来源于后肾胚芽成分，是完全由梭形细胞组成。后肾间质肿瘤为Beckwith在1998年第一次描述并命名，随后有少量文献包括病例报道。

三、流行病学

后肾间质瘤是一种少见的、多发生于婴幼儿的良性肾肿瘤，之前这类仅发生在婴幼儿的肿瘤大多被归为先天性中胚层肿瘤，直到Argani等于2000年首次把后肾间质瘤从其分类出来，发病年龄平均为24个月，偶见于成人，发病率约为先天性中胚层细胞肾瘤的1/10。

四、病因及发病机制

其病因及发病机制目前尚不完全清楚。但研究显示，*BRAF p.V600E* 基因突变与MST的发生密切相关。

（一）病因

遗传因素：部分研究指出，MST可能与家族性癌症综合征、结节性硬化症等遗传性疾病有关，但具体遗传方式尚需进一步研究。

基因突变：*BRAF p.V600E* 基因突变是MST中最常见的基因突变，这种突变在多种恶性肿瘤中也有发现，但在MST中的具体作用仍需深入研究。

（二）发病机制

肿瘤特点：MST通常表现为肾脏中部的实性肿块，边界清晰，大小不一，有的病例呈现多灶性或囊性变化。组织学上，肿瘤由梭形或星状细胞组成，这些细胞在肿瘤边缘区域更为密集，形成所谓的"洋葱皮样"结构。

分子改变:除了 BRAF 基因突变外,MST 的分子改变还包括其他基因的变异,这些改变可能与肿瘤的侵袭性和复发风险有关。

五、临床表现

后肾间质瘤典型的表现是腹部包块和血尿,偶见患者有高血压或出血等肾外血管病。

六、辅助检查

(1)超声多表现为肾内实性肿块,回声均匀,可因局部囊性变,肿块内出现大小不一的囊腔,形态规则,圆形或卵圆形,因梭形细胞微浸润,边界欠清或不清,一般无包膜。彩色多普勒超声多可见瘤内较丰富或丰富彩色血流信号。有文献报道发现瘤内见点状强回声。

(2)CT 平扫瘤体表现为类圆形低密度,瘤体较大时可向肾盂延伸,增强扫描病变区可轻度强化或明显强化,局部层面边缘欠清,肾盂相应部位受压变形,如肿瘤内存在囊性变可有相应的影像改变。

(3)病理上,典型的后肾间质瘤呈黄褐色,分叶状纤维性团块,常位于肾髓质中央,约 1/2 肿瘤内有囊腔,1/6 肿瘤呈多灶性,无包膜,有微浸润。瘤内可见神经胶质、软骨及脂肪等异源性分化的组织,有些肿瘤切面可有囊性变,偶有出血。后肾间质瘤包绕陷入的肾小管和血管,在黏液样背景中形成洋葱皮样同心圆结构或腱状体样结构。在这些腱状体样结构周围梭形细胞多,而黏液成分少,形成细胞多少不等的结节。陷入的小动脉异常增生,中部平滑肌细胞转化成上皮样细胞,并有黏液变性。罕见这种血管异常增生形成肿瘤内动脉瘤,有 1/4 后肾间质瘤中陷入的肾小球球旁细胞增生,导致肾素分泌增多,血压升高,有 1/5 后肾间质瘤中出现胶质细胞或软骨。后肾间质瘤免疫表型 CD34 可能阳性,但阳性不均一;Desmin、CK、S-100 阴性,胶质细胞 GFAP 和 S-100 阳性。

七、诊断

后肾间质瘤是一种罕见的肾原发性肿瘤,诊断时需综合考虑患者的临表现、影像学表现以及病理等多方面因素。特别注意其影像学表现不具特征性,易误诊为恶性,可行穿刺活检确定诊断,以避免施行全肾切除术。

八、鉴别诊断

1. 肾母细胞瘤

很少侵犯肾盂和肾盏,因此临床上多无明显血尿,肾母细胞瘤与周围肾实质和肾窦分界清楚,肿瘤直径多为 6~8cm,随肿瘤的生长可达 10cm 以上,乃至占据全腹部。而后肾间质瘤可出现血尿,边界欠清或不清,瘤体一般较小。

2. 肾透明细胞癌

表现为富血供肿块,多容易鉴别。

3. 肾乳头状细胞癌

起源于肾近曲小管或远曲小管,为肾皮质的实质性肿瘤,好发于中老年人,以 50~70 岁多见,男性多于女性,肿瘤恶性程度较低,进展缓慢,血供相对较少 CT 平扫实质部分多为稍高密度,常有坏死、囊变,增强扫描呈轻中度持续强化,有助于本病的诊断。

4. 血管平滑肌脂肪瘤

为最常见的肾脏良性错构瘤性肿块,其内典型脂肪成分可明确诊断,小病灶可出现"杯口征""劈裂征",增强实性成分较均匀中度、明显强化,呈"快进快出"。容易诊断。

5 多房性囊性肾癌

好发于中老年人,CT 平扫为肾实质内边界清楚、多房性肿块,与正常肾实质分界不清,囊壁及分隔可见局限性增厚或结节形成,增强有不同程度强化,且多为中等以上强化,钙化少见。

九、治疗策略

手术切除后任何辅助治疗都被认为是多余的,手术切除即可治愈。偶见患者因后肾间质瘤引起的肾外血管异常增生而死亡。

柳化霞(撰写)　　马虹(审校)

第二节 后肾腺纤维瘤
Section 2　metanephric adenofibroma MAF

一、概述
后肾腺纤维瘤(metanephric adenofibroma, MAF)是一种罕见的肾脏良性肿瘤,被认为是高分化的成熟形式的肾母细胞瘤。Hennigar 和 Beckwith 在 1992 年首先报道了后肾腺纤维瘤,此后陆续有相关文献对这种罕见肿瘤进行报道。后肾腺纤维瘤和后肾腺瘤以及后肾基质肿瘤共同归类于后肾肿瘤,后肾腺瘤是单纯上皮性肿瘤,后肾基质肿瘤是单纯基质性肿瘤,而后肾腺纤维瘤则介于两者之间,既包含上皮成分也包含基质成分。

二、定义
后肾腺纤维瘤是一种罕见的双相良性肿瘤,由不同比例的上皮和间质成分组成。

三、流行病学
后肾腺纤维瘤主要好发于儿童和青少年,发病年龄 20 个月~35 岁,平均 14 岁,男女发病比约 2∶1。

四、病因及发病机制
其病因和发病机制目前尚未完全明确。

(一)病因学
关于后肾腺纤维瘤的具体病因,目前尚无确切的结论。研究表明,某些遗传性疾病如结节性硬化症和多发性神经纤维瘤可能与该肿瘤相关联。此外,吸烟被认为是后肾腺纤维瘤的一个危险因素,有研究显示戒烟者比吸烟者患病的风险更高。

(二)发病机制
后肾腺纤维瘤的发病机制涉及基因突变和染色体异常。例如,*Braf* 基因的突变与后肾腺纤维瘤的发生有一定关联。这些基因突变可能导致细胞信号传导的异常,从而促使细胞无限制地增殖和分化,形成肿瘤。

五、临床表现
多数患者可无临床症状,当肿瘤位于肾脏中部并侵犯集合系统时可出现肉眼血尿。少数患者合并红细胞增多症,手术切除肿瘤后可痊愈。体格检查通常无明显阳性体征,当肿瘤较大时可在体表扪及肿块。Piotrowski 等就报道 1 例直径达 19cm 的巨大后肾腺纤维瘤,并在机器人辅助下成功实施了肾部分切除术。

六、辅助检查
(1)影像学表现通常是非特异性的,也不能同其他小儿实性肾肿瘤相鉴别。部分患者首次就诊时被误诊为肾母细胞瘤,并接受辅助化疗,这就使得对肿瘤的内在生物学潜能的评估变得困难。

后肾腺纤维瘤通常是位于肾髓质内的实性肿瘤,有时肿瘤内可伴有囊变或者结节样改变,肿瘤切面通常为灰白或者黄色。后肾腺纤维瘤的组织学表现并非一成不变,肿瘤中可包含数量不等的无核分裂象的梭形细胞基质,这与后肾基质肿瘤在本质上是一致的,而肿瘤也至少要包含局灶性形态学上与后肾腺瘤一致的不活跃的胚胎上皮成分,这样才可以被定义为后肾腺纤维瘤。上皮结节通常无包膜,由紧密排列的小腺泡、小管和乳头状结构组成。上皮成分可以表现为不同亚型,Arroyo 等通过对 25 例后肾腺纤维瘤观察发现其可以分为 4 个亚组:单纯后肾腺纤维瘤、后肾腺纤维瘤伴有丝分裂、后肾腺纤维瘤合并肾母细胞瘤和后肾腺纤维瘤合并管状乳头状肿瘤,他们也因此推测上述肿瘤之间存在一定的相关性。后肾腺纤维瘤的梭形基质成分在镜下常表现为血管发育不良、包绕肾小管形成洋葱皮样同心圆结构和差异分化。砂粒体也是后肾腺纤维瘤较为常见的镜下表现,有时可以很多。

(2)免疫组化:后肾腺纤维瘤的上皮成分通常 AE1/3 和 WT-1 阳性,而基质成分往往 Vimentin 和 CD34 阳性。

七、诊断
到目前为止,还不能仅仅通过免疫组化结果来确定后肾腺纤维瘤,需要综合患者临床表现、肿瘤形态学特点以及免疫组化结果才能做出正确诊断。

八、鉴别诊断

后肾腺纤维瘤需要同先天性中胚层肾瘤、肾母细胞瘤或者肾母细胞瘤谱系的其他良性肿瘤(间质后肾间质瘤或上皮样后肾腺瘤)相鉴别。根据2002WHO分类,后肾肿瘤家族包括后肾腺瘤、后肾基质肿瘤和后肾腺纤维瘤。后肾腺瘤和后肾间质肿瘤构成了后肾肿瘤谱系的两端,而后肾腺纤维瘤是双相肿瘤,位于两者之间。这3种肿瘤可以通过形态学和免疫组化检查来鉴别。

1. 先天性中胚层肾瘤

是罕见的低级别肾脏恶性肿瘤,组织形态学上肿瘤细胞多为梭形。先天性中胚层肾瘤好发于出生3个月以内婴儿,而后肾腺纤维瘤好发于年龄较大的儿童或者年轻人。后肾腺纤维瘤通常界限清晰,而先天性中胚层肾瘤常表现为侵袭性生长方式。后肾腺纤维瘤和先天性中胚层肾瘤的梭形细胞免疫组化结果也有明显差异,前者肌动蛋白(actin)和desmin阴性,后者阳性。细胞遗传学和分子遗传学研究表明,多数细胞型先天性中胚层肾瘤有染色体异常,特别11号染色体三倍体和t(12;150)(p13;q25)染色体异位伴有 ETV6-NTRK3(EN)融合基因。

2. 肾母细胞瘤

后肾腺纤维瘤可能会被误诊为肾母细胞瘤,因为两者都是双相肿瘤,都包含间叶细胞来源的梭形细胞和散在的胚胎上皮细胞结节。后肾腺纤维瘤是良性肿瘤而肾母细胞瘤是需要化疗的恶性肿瘤。两者治疗方法存在明显差异,所以鉴别就显得尤为重要。超过80%的肾母细胞瘤诊断年龄在5岁之前,平均诊年龄为3.5岁,而后肾腺纤维瘤的平均诊断年龄为10.2岁。经典肾母细胞瘤包含3种不同比例的组织细胞类型:胚胎、上皮和基质成分。上皮细胞为主型侵袭性较低,但高度核分裂象或者胚胎成分为主型侵袭性较强。后肾腺纤维瘤和肾母细胞瘤主要区别取决于肾母细胞瘤中存在明显升高的活跃有丝分裂,而后肾腺纤维瘤中则没有。16染色体长臂杂合性缺失(LOH)见于20%肾母细胞瘤患者,而大约10%患者1号染色体短臂存在LOH。目前还没有与后肾腺纤维瘤相关的染色体杂合性缺失的报道,WT-1基因突变见于10%~15%肾母细胞瘤患者,该部分患者具有较高的肿瘤进展倾向。抑癌基因p53与肾母细胞瘤的发病机制无关,只有不足5%患者存在该蛋白改变,然而,大约75%的肾母细胞瘤伴有细胞间变,提示预后不良。虽然基因检测不能完全鉴别这两种肿瘤,但还是能提供有价值的线索,最终确诊需要综合考虑多方面因素。

九、治疗策略

后肾腺纤维瘤的影像学表现通常是非特异性的,也不能同其他小儿实性肾肿瘤相鉴别。在术前就建议行肾部分切除术并不符合逻辑,因为超声或者CT并没有足够证据表明这是一种良性肿瘤从而实施保留肾单位手术。假如术前活检或者术中冰冻切片已经确诊其为后肾腺纤维瘤,肿瘤位于肾脏上极或者下极并且肿瘤最大径<4cm,那么保留肾单位手术是值得推荐的。目前文献中还没有后肾腺纤维瘤接受肾部分切除术或者肾根治性切除术后复发或者转移的报道,因其具有良性的病程,但文献报道有极少数后肾腺瘤和腺肉瘤可以出现转移。

十、疗效及转归

由于缺乏长期随访,后肾腺纤维瘤的长期生物学行为在文献中未见报道,因此患者需要定期随访。

柳化霞(撰写)　马虹(审校)

第三节　后肾腺瘤

Section 3　Metanephric adenoma, MA

关键词:肾良性肿瘤;疼痛;血尿

Keywords: Benign renal tumor; pain; hematuria

一、概述

后肾腺瘤（metanephric adenoma, MA）是一种罕见的肾良性肿瘤，本病多见于成人，也可见于儿童，手术是有效的治疗方式，预后良好，其生物学行为存在争议，术后定期随访。

二、定义

后肾腺瘤是一种罕见的肾脏良性肿瘤，最早由Brisigotti等于1992年命名，完全由上皮样细胞组成。MA预后良好，但其生物学行为存在争议，术后仍需定期随访。

三、流行病学

发病率约为成人肾脏上皮源性肿瘤的0.2%~0.7%。本病可见于儿童，但更多见于成人，女性多见，常见于50~60岁患者，男女比例约为1:2。本病多为单侧，偶有报道为双侧当前缺乏大宗病例报告，多为个案报道。

四、病因及发病机制

（一）病因

吸烟因素：有研究表明吸烟与后肾腺瘤的发生有一定关联。吸烟者患后肾腺瘤的风险较高，尤其是男性吸烟者。吸烟被认为是通过增加尿中诱变活性物质的含量来增加后肾腺瘤的风险。

遗传因素：后肾腺瘤可能与某些遗传性疾病相关，如结节性硬化症和多发性神经纤维瘤等，这些疾病可能合并存在肾细胞癌。

其他因素：包括芳香族碳氢化合物、芳香胺、黄曲霉毒素等环境因素也被提及可能与后肾腺瘤的发生相关。

（二）发病机制

基因突变：后肾腺瘤中可能存在特定的基因突变，如*BRAFV600E*突变，这种突变可能影响细胞的增殖和分化，从而促进肿瘤的形成。

发育异常：有学者认为后肾腺瘤可能是由发育停止的胚胎性残余形成，这些残余细胞在特定条件下异常增殖从而形成肿瘤。

五、临床表现

临床上可有疼痛、血尿和扪及肿块，但多数患者症状和体征不明显或在体检中发现，约40%病例是因其他疾病就诊，偶尔发现；12%左右的患者可出现红细胞增多。

六、辅助检查

（1）B超对MA无特异性诊断价值，一般提示肿瘤大小及高、低回声肿块或等回声、高回声。一般为实质性肿块。易与错构瘤相混淆，血管、平滑肌、脂肪其超声特点为强回声，其内回声往往不均匀。

关于MA的影像学表现，由于病例少见缺乏认识，易引起误诊。

（2）CT平扫表现为圆形或类圆形肿块，边界清楚，外生性生长明显，密度较肾实质高，均匀或欠均匀，有的少量钙化。CT动态增强扫描可见肿瘤有一定程度的强化，且具有延迟强化的特征。与典型的肾细胞癌有所不同，后者具有"快进快出"的强化方式，且皮质期强化非常明显，信号强度可高于肾皮质，并且强化常不均匀。季倩等认为CT平扫肿瘤密度高于周围正常组织密度，而增强CT其强化程度低于邻近正常肾组织，应考虑MA可能。刘炜等认为CT检查亦有表现为平扫肿瘤边界清晰，多为等密度或均匀性高密度，可见钙化，中央区缺血坏死，增强后实质部分多无或轻度强化，中央坏死区不强化等特点；有MR报道：在T1WI上肿瘤与其他组织为等信号，T2WI上病灶为低信号。尹克杰等认为MRI表现为平扫肿块T1WI信号比正常肾实质略低，T2WI肿块信号均匀或不均匀，不均匀者由于肿块区内有坏死区、假包膜、出血、囊变坏死较少见，肿块内无瘢痕、脂肪及脂质。增强扫描病灶呈缓慢持续性强化。延迟扫描病变边缘清晰，信号均匀，略低于肾髓质的少血供病变。目前从影像学表现上很难对MA做出准确的术前诊断，但是，影像学检查中如果看到外生性明显的肾肿块，且T2WI呈低信号或具有延迟强化的特点，应考虑MA可能。

(3)组织病理学

①大体检查：肿瘤大小不一，包膜完整，实性，褐色或粉红色，偶见出血囊性物。②光镜检查，肿瘤的主体为小而不成熟，染色较深的立方状上皮细胞形成很小的腺泡或小管，形态相当一致，偶尔有肾小球样的乳头状结构形成，少数细胞可以扩张。瘤细胞无异型性，无核分裂象或罕见核分裂象。间质可以深染，无或很少间质细胞，可以分布在小腺泡之组织结构类似肾母细胞瘤灶的错构瘤成分，不含有后肾胚芽。部分肿瘤可出现坏死，少量沙砾体和骨小梁。③电镜观察：肿瘤细胞大小相对一致，不成熟，核无极性，胞质内细胞器稀少，排列成小管状或花环状。有时可以看到上皮细胞腔面有微绒毛，肿瘤灶小且周围有较为丰富的基底膜围绕。④免疫组织化学：多数细胞胞质S-100蛋白阳性，偶有蛋白（uimentin）阳性，溶菌酶和Leu7阳性。主要为膜着色。可有少数排列成乳头状或大管状的瘤细胞上皮抗原（emA）阳性；瘤细胞lenm1和HMB-45阴性。其免疫组织化学特征与胎儿肾的S状小体很类似。

七、诊断

由于临床和影像学特征不明显，术后病理检查才能确诊。免疫组织化学染色对其诊断及鉴别诊断有一定的价值。

八、鉴别诊断

1. 上皮性wilms瘤

刘宝安等认为该瘤上皮成分较不成熟，在光镜和超微结构上类似于上皮型wilms瘤，诊断较为困难。然而二者区分开来又十分重要，MA细胞形态以极低或无核分裂活性量对鉴别两者的关系有帮助。

2. 乳头状肾细胞癌

刘丽娜等认为乳头状肾细胞癌需要重点鉴别，因为小管、肾小球、实性结构均与MA相似，乳头状肾细胞癌起源于皮质肾小管上皮细胞，为第二常见的肾细胞癌，老年男性多见，影像表现：①实性肿块，皮髓交界处好发，常突出于肾表面；②乏血供，邻近侵犯、转移少，出血、囊变坏死常见呈轻中度强化，"缓慢升高型"；③MRI具有一定特征，T2WI病变实性部分低信号，T1WI呈等/稍低信号。1型与2型乳头状肾细胞癌（PRCC）：2型PRCC具有明显的核多形性，细胞呈假复层和嗜酸性细胞。泡沫巨噬细胞和砂砾体较少见。2型PRCC，CK7和EMA呈弱阳或阴性，且Ki67和p53的表达高于1型PRCC。

3. 嗜酸细胞腺瘤

属于肾脏良性肿瘤，男性多于女性，多为单侧病变，肾嗜酸细胞腺瘤多为乏血供肿瘤，平扫CT下主体部分与肾实质相近，增强后表现为高强化，呈"快进慢出"表现；CT上可见肿瘤病灶中央星状稍低密度瘢痕影，是该病的典型征象。肾嗜酸细胞腺瘤也可见星芒状瘢痕，肾嗜酸细胞腺瘤在MRI下可出现"信号转换"，即皮质期的高信号病灶在延迟期呈低信号，而皮质期的低信号病灶在延迟期呈高信号，这是肾嗜酸细胞腺瘤的一个特征表现。病理上需与嗜酸细胞腺瘤相鉴别。嗜酸细胞腺瘤大体标本剖面常为实性，质地均匀，多为黄褐色，肿瘤较大时可见液性坏死，中央可见星形瘢痕，镜下瘤细胞呈巢状排列，胞质呈颗粒性，无典型的网泡状细胞质。肾嗜酸性细胞腺瘤免疫组化染色提示CK7阴性。

4. 透明细胞乳头状RCC

核级别较低，具有线性核排列，透明细胞质；CK7弥漫阳性，CAIX"杯口"状阳性，CD10阴性。

5. 肾淋巴瘤

原发肾淋巴瘤罕见，多为继发性，大多为非霍奇金B细胞淋巴瘤，影像表现可分为多发肿块型（最常见）、单发肿块型、弥漫浸润型、肾周侵犯型等，CT平扫等密度；MRIT1WI、T2WI呈等/稍低信号，肿瘤呈明显弥散受限增强呈中度强化，强化程度低于肾皮质。

6. 肾嫌色细胞癌

好发于肾髓质，预后较肾透明细胞癌好，中年人好发，男女发病率无差异，常偶然发现，临床表现不明显，少数可有腰痛、血尿，密度均匀，钙化多见，坏死、囊变少见，多伴有假包膜，轮廓光整，部分病灶可见中心星芒状瘢痕MRI：肿瘤T2WI低/等信号；中心瘢痕T1WI低信号，T2WI高信号，呈轻中度强化，可见轮辐状强化，强化程度稍高于乳头状细胞癌。

7.集合管癌高级别

明显浸润,具有促纤维结缔组织。表达高分子量的细胞角蛋白,CEA,欧洲褐藻,CK7,AMACR和CD10阴性。

8.遗传性平滑肌瘤病和肾细胞癌相关的RCC(HLRCC)

可能具有许多相似的特征,但是一些细胞具有明显的嗜酸性核仁,周围有空晕(类似CMV)和富马酸水合酶的双等位基因失活(FH-/2SC核和胞质表达);CK7通常阴性。

9.MiT系列RCC

具有嗜酸性和透明细胞的乳头。与MiT家族相关的RCCs表达组织蛋白酶K、TFE3/TFEB,有一些表达HMB45或MelanA,CK阳性率不确定。TFE3的FISH优于免疫组化。

10.肾母细胞瘤

需要与上皮细胞为主的肾母细胞瘤进行鉴别。肾母细胞瘤的上皮细胞异型性更明显,通常垂直于基底膜,染色质粗糙,核分裂多见,仔细观察可见局灶的胚基或间叶性肿瘤成分。肾母细胞瘤通常不表达Cadherin17,较少表达CD57,遗传学上无BRAF基因V600E突变。

11.肾脏神经内分泌肿瘤

常可见梁状或缎带状的排列方式,间质血窦丰富,细胞核椒盐样,核分裂象较常见。表达神经内分泌标志物(CgA、Syn、CD56、INSM1),不表达WT1。

12.其他类型的后肾肿瘤

后肾来源的肿瘤除后肾腺瘤外还包括后肾腺纤维瘤及后肾间质肿瘤。后肾腺纤维瘤由梭形间质成分和上皮性成分共同构成,其中上皮性成分类似于后肾腺瘤,梭形间质成分则与后肾间质肿瘤类似。后肾间质肿瘤主要发生于婴幼儿,界清,无包膜,瘤细胞呈梭形纤维母细胞样或上皮样,形态温和,常见富于细胞区和少细胞区结节状交替分布,免疫组化弥漫表达Vimentin,一般不表达CK。

九、治疗策略

后肾腺瘤比较罕见,占肾脏实性肿物的比例较低,且为肾脏良性肿瘤,故术前诊断的难度较大,对于泌尿外科医生来说,选择合适的治疗方案有一定挑战。术前确诊,可考虑行穿刺活检,但如果肾脏肿瘤为恶性,有通过针道种植转移的可能,所以术前一般很少行穿刺活检,但是,后肾腺瘤也有术前穿刺明确诊断后,采用观察、射频消融等治疗方式的报道。手术是治疗后肾腺瘤的有效方式,既往有行腹腔镜、后腹腔镜手术的报道,也有单纯行冷冻、射频消融或联合手术的报道,其中,Chang等报道了1例后肾腺瘤患者,经活检明确后行经皮冷冻消融,5年后复发,再次行肾部分切除术。手术治疗主要有两种方式:根治性肾切除术和肾部分切除术,首选腹腔镜手术,如腹腔镜处理困难者也可选择开放手术。肾部分切除术的优点为最大限度地保留了肾单位,避免因为良性疾病而切除肾脏,所以在条件允许的情况下应尽量行保留肾单位的手术。随着手术技术的提高,近年的文献报道后肾腺瘤行肾部分切除者更多一些。目前的相关治疗指南一般认为4cm以下的肿瘤可以行腹腔镜肾部分切除术,但对于肾门部肿瘤、完全肾内型肿瘤及4cm以上的肿瘤应该结合自身技术来决定是否行保留肾单位手术,必要时也可以改为开放手术。经腹腔手术和经后腹腔手术可根据术者水平及熟练程度决定,如为完全肾内型肿物可在术中超声监测下行肾部分切除术。有文献报道,3例患者均行腹腔镜肾部分切除术治疗,预后较好,术后最长随访104个月,无复发。但Pins等报道1例MA出现骨转移;Renshaw等报道1例MA出现肾门、腹主动脉旁及腹主动脉分叉出现淋巴结转移。因此,相对不典型的细胞学特征和转移潜能,MA并不能被完全认为是良性病变,应对患者密切随访观察。

十、疗效及转归

综上所述,后肾腺瘤是肾脏良性肿瘤,多为体检中发现,采用腹腔镜手术安全有效,可以根据肿瘤的大小及位置选择手术方式,术前应行增强CT检查,以明确肿瘤的位置、与周围组织的关系、血管支数等。如条件允许,应尽量选择保留肾单位的手术。本病预后较好,术后极少有复发者。

参考文献

[1]Eble JN,Sauter G,Epstein JI,et al. World Health Organization classification of tumours. Pathology and genetics of tumours of the urinary system

and male genital organs[M]. Lyon:IARC Press,2004:44.

[2]Murphy WM,Grignon DJ,Perlmam EJ. Tumours of the kidney,bladder,and related urinary structures,4th series,Fascicle 1[M]. Washington DC: AFIP,2004:10.

[3]ARGANIP,BEEKWITH JB. Metanephric stromal tumor:report of 31 cases of a distinctive pediatric renal neoplasm [J]. Am J SurgPathol,2000, 24(7):917-926.

[4]Yin MZ,Zhang ZD,Chow CW. Metanephric stromal tumor:apathologic study of two cases[J]. Zhonghua Bing Li Xue ZaZhi,2006,35(2):97-100.

[5] Piotrowski Z, Canter DJ, Kutikov A, et al. Metanephric adenofibroma: robotic partial nephrectomy of a large Wilms' tumor variant [J]. Can J Urol, 2010, 17(4): 5309-5312.

[6] Galluzzo ML, de Davila MTG, Vujanic GM. A composite renal tumor: metanephric adenofibroma, Wilms tumor, and renal cell carcinoma: a missing link [J]. Pediatr Dev Pathol, 2012, 15(1): 65-70.

[7] Turner IRM, Tomaszewski JJ, Fox JA, et al. Metanephric adenofibroma [J]. Can J Urol, 2013, 20(2): 6737-6738.

[8] Anderson J, Gibson S, Sebire NJ. Expression of ETV6-NTRK in classical, cellular and mixed subtypes of congenital mesoblastic nephroma [J]. Histopathology, 2006, 48(6): 748-753.

[9] Breslow NE, Beckwith JB, Perlman EJ, et al. Age distributions, birth weights, nephrogenic rests, and heterogeneity in the pathogenesis of Wilms tumor [J]. Pediatr Blood Cancer, 2006, 47(3): 260-267.

[10] Grundy PE, Breslow NE, Li S, et al. Loss of heterozygosity for chromosomes 1p and 16q is an adverse prognostic factor in favorable histology Wilms tumor: a report from the National Wilms Tumor Study Group [J]. J Clin Oncol, 2005, 23(29): 7312-7321.

[11] Muto R, Yamamori S, Ohashi H, et al. Prediction by FISH analysis of the occurrence of Wilms tumor in aniridia patients [J]. Am J Med Genet, 2002, 108(4): 285-289.

[12] Pasricha S, Gandhi JS, Gupta G, et al. Bilateral, multicenteric metanephric adenoma associated with Wilms' tumor in a child: A rare presentation with important diagnostic and therapeutic implications [J]. Int J Urol, 2012, 19(12): 1114-1117.

[13] Guo J, Zhou X, Fu B, et al. Retroperitoneal laparoscopic partial nephrectomy for treatment of metanephric adenoma (Report of 6 cases) [J]. Springerplus, 2016, 5(1): 996.

[14] Ozden E, Yagiz B, Atac F, et al. Laparoscopic nephron-sparing surgery for metanephric adenoma in children: A report of 2 cases [J]. Urology, 2015, 86(1): 165-167.

[15] Chang C, Ng K, Wong Y, et al. Metanephric adenoma with low apparent diffusion coefficient value mimicking renal cell carcinoma [J]. Medicine, 2018, 97(49): e13539.

柳化霞（撰写）　马虹（审校）

第二章　肾透明细胞肉瘤
Chapter 2　Clear cell sarcoma of the Kidney, CCSK

关键词：腹部肿块；血尿；腹痛

Keywords：abdominal mass；hematuria；abdominal pain

一、概述

肾透明细胞肉瘤（clear cell sarcoma of the Kidney，CCSK）是儿童一种比较罕见的肾肿瘤，约占儿童肾原发肿瘤的5%，虽然发病率低，但却是继肾母细胞瘤后第二位的儿童肾肿瘤。因其临床表现与肾母细胞瘤极为相似，所以早期一直将其归为组织学预后不良的肾母细胞瘤亚型。1970年，Kidd注意到在过去诊断的肾母细胞瘤中，有一种组织形态与肾母细胞瘤不同，具有骨转移倾向的肾肿瘤并将这类肿瘤称为"骨转移性儿童肾肿瘤"（Bone metastasising renal tumor of childhood）。1978年Beckwith和Palmer证实此类肿瘤具有易发生骨转移、患儿预后差和为非上皮性肉瘤等特点，并建议将其和肾恶性横纹肌样瘤从肾母细胞瘤中分开，归入预后不良的组织类型，由于这类肿瘤胞质透明，为便于与恶性横纹肌样瘤区别，而称为肾透明细胞肉瘤。现在，因其独特的病理特征、超微结构、生物学及临床特点，CCSK已经完全与肾母细胞瘤分开。CCSK预后较差、死亡率较高，目前国内外尚未有明确的诊疗指南。

二、定义

CCSK是一种罕见的肾恶性肿瘤，存活率明显低于肾母细胞瘤，是一种易出现骨转移的恶性肿瘤，这也是它与肾母细胞瘤最显著的区别,正因如此CCSK在很长一段时间内被称为"儿童骨转移性肿瘤",这也意味着它的预后较差、死亡率较高。

三、流行病学

CCSK多发于3岁以下的儿童,平均发病年龄大约为36个月。发病高峰为2岁左右,略低于肾母细胞瘤的发病年龄,发病年龄越大预后越差。男性发病率要稍高于女性,发病率大约1.3∶1,青少年及成人罕见。最年轻的报道病例为孕31周胎儿,最年长的58岁。肿瘤常为单侧性,国内未见双侧报道。

四、病因及发病机制

目前该病的发病机制并不清楚,有国外学者研究认为BCOR基因的表达异常与CCSK的发展过程有关。

五、临床表现

CCSK患者常见的临床表现与肾母细胞瘤相似,有腹部隆起或包块、腹部疼痛、肉眼血尿,其肿块生长迅速,患儿就诊时往往肿块最大横径就已经≥10cm,患儿腹部临近脏器受压,营养状况较差,也有贫血等表现,其他可伴随呕吐、食欲减退、便秘、发热及高血压等。骨转移的病人可有骨痛及骨性包块等表现。容易发生转移的部位是肺、后腹腔、脑和肝脏。也有一些罕见转移灶的报道,如头皮、硬膜外腔、鼻咽部、颈部、腋下和眶周等。CCSK可侵入下腔静脉并进入右心房,既往的文献报道此类病例罕见,仅有3例成人和5例儿童病例报道。在最近2005年国际儿科肿瘤学会(the International Society of Paediatric Oncology,SIOP)和2006美国肾母细胞瘤研究组(Nationl Wilms Tumor Study Group,NWTSG)的报道中,脑已经取代骨,成为CCSK最易转移的部位,这一点应该引起我们的重视。CCSK的中枢神经系统复发率偏高,且小婴儿CCSK的复发率更高,一旦复发治愈率会更低。国外有转移至膀胱复发的案例。

六、辅助检查

(1)B型超声检查多提示肾区囊实性、回声不均匀占位性病变。影像学表现:①肿瘤发病部位特点为单侧单中心,生长方式呈膨胀性,相邻肾实质及集合系统受压变形,呈"杯口样"改变,且钙化较少,局灶性分布。②肿块边缘囊变征,病理观察肿瘤周边的小囊并非坏死成分,而是水样囊腔,囊壁由单层上皮或复层上皮构成,小囊数量不等,边缘清晰,囊内为均匀液性密度。③动脉期多发细小血管征,增强动脉期扫描后,肿瘤实性成分内可见多发扭曲细小强化血管影,实质期肿瘤实性成分进一步强化,小血管影则不显示。④虎斑样条纹强化征

(2)CT平扫呈混杂软组织密度,增强扫描呈不均匀强化,在静脉期肿瘤实质成分强化明显,液化坏死成分强化减弱或呈不强化区,实性成分与坏死成分相间呈现层状分布等低密影,似"虎斑样"改变。

(3)MRI显示T1WI呈不均匀低信号,T2WI呈夹杂条索状或斑片状低信号的不均匀高信号,增强后肿瘤呈明显不均匀强化;与WT等肾脏实体恶性肿瘤难以鉴别。其临床表现及影像学特征没有特异性,由于CCSK易于远处转移,准确及时的病理诊断具有重要的临床意义。

(4)病理特征:CCSK的大体表现常为一个体积巨大、单中心、无包膜但界限清楚的包块。肿瘤常起源于中央区域,取代正常肾组织或位于肾髓质。肿瘤质软、呈灰褐色,黏液丰富,可见囊肿样分隔、出血及局灶坏死。大约有5%的病例可伴有肾静脉瘤栓。

CCSK经典组织学表现为:由大小一致、染色很浅的肿瘤细胞构成,瘤细胞界限不清楚,胞质透明呈空泡状;核较小,圆形或椭圆形,大小基本一致;核染色质细呈网点状,染色浅;核仁不清,核分裂象多少不等。此外肿瘤组织内可见大量树枝状小血管形成的网架,将肿瘤细胞分隔成巢状或网状。这种小血管倾向于平行走向,一侧可以看到几乎是垂直于主干的弓形分支。CCSK的变异形态有:黏液型(瘤细胞外黏液形成的黏液池构成,黏液较多时刻形成假囊肿样结构,PAS奥辛兰染色阳性)、上皮样或腺泡状型(肿瘤细胞平行排列并围绕血管间隔形成类似腺管样结构,和典型透明细胞肉瘤相比,肿瘤细胞变得更像柱状,胞浆变得更加致密,染色变深。这种改变容易误认为是肾母细胞瘤的腺管结构。此时应多取材做切片,寻找典型的组织学特点。部分肿瘤细胞排列成腺泡状,像腺泡型横纹肌肉瘤)、梭形细胞型(瘤细胞排列呈梭形或轮辐状,形态像梭形细胞肉瘤或纤维组织细胞瘤)、富于细胞型(细胞稀疏的背景中,见界限清楚的富于细胞的细胞结节,结构有点像肾胚芽)、栅栏状排列型(肿瘤细胞排列呈栅栏状,和神经鞘瘤很相似。这种改变常见于肿瘤内

的一个小病灶,在这种小病灶内看不到血管网的特点)、硬化型(肿瘤很纤细的纤维细胞间隔可以变成很粗的成纤维细胞束,并且出现胶原化。有时形成很浓的透明硬化,其中可见被孤立的单个或小灶状肿瘤细胞分散在透明细胞基质中,形态和骨肉瘤样改变很相似。有些病例梭形细胞明显增生,这种改变常常和中胚叶肾瘤相似)、囊肿型(这些囊肿很多是由被肿瘤包围的集合管形成的,有些是由于黏液基质的间隙融合而成,容易误认为是多房性肾囊肿)、毛细血管扩张型(CCSK的毛细血管网可以因为毛细血管扩张而变得很明显,在血管周围可见小梁状肿瘤细胞排列)和间变型(与肾母细胞瘤的间变型相似)。化疗后的CCSK形态学可类似于纤维瘤病或黏液瘤。

免疫表型:肿瘤细胞表达Vimentin、NGFR(神经生长因子受体),CyclinD1和BCOR,EZH2信使RNA过度表达和免疫组化阳性表达,SATB2、BCL2和CD10具有可变的非特异性阳性。

(5)分子遗传学:近年来,随着分子病理学的发展,CCSK中发现了特异性的*BCOR*和*YWHAE::NUTM2B/E10*等基因的改变,为CCSK的诊断提供了更加客观充分的证据。CCSK患者存在BCOR基因的体系突变即基因的Exon-15中存在ITD。BCOR基因位于X染色体的Xp11.4位置,因其编码的蛋白可作为bcl-6的共抑制物,抑制bcl-6介导的转录过程而得名。BCOR基因包含两个重要的功能结构域:bcl-6结合域和PUFD结构域。PUFD结构域跨越了Exon-15,其可与PCGF结合而调控组蛋白。目前报道的ITD-BCOR绝大多数都见于CCSK,且均位于BCOR基因的Exon-15内,一般涉及第1700-1755位氨基酸,可有最少22个至最多38个氨基酸的重复,可通过一代或二代测序对肿瘤进行DNA水平的检测而证实。目前尚不明确ITD-BCOR对BCOR蛋白的功能影响究竟如何,但有研究显示其可能导致BCOR蛋白的功能下降,进而导致cyclin D1等蛋白过表达。有极小部分CCSK并未发生ITD-BCOR,而是出现了*YWHAE::NUTM2B/E10*融合基因,具有该基因亚型的CCSK表现出与普通CCSK相似的组织病理学形态,但患儿却常具有较高的临床分期。此外,还有极个别病例上述两种基因异常均未检出,而是存在BCOR-CCNB3融合基因。因此对于考虑CCSK的病例,如ITD-BCOR检测结果为阴性,建议可再加做*YWHAE::NUTM2B/E10*和*BCOR::CCNB3*融合基因检测。CCSK目前已发现的3种基因改变,其存在往往是互斥的,可能代表着肿瘤的不同分子学亚型,其下游的分子信号通路亦不同,但尚需进一步研究证实。

七、诊断

因CCSK初期表现常与肾母细胞瘤相似,术前影像学表现也较难与肾母细胞瘤区别,故术前诊断非常困难,主要靠病理诊断。

八、鉴别诊断

1. 肾母细胞瘤,胚芽型

肾母细胞瘤为圆形或卵圆形未分化肿瘤细胞弥漫或结节样分布,需与富于细胞的CCSK鉴别;上皮型肾母细胞瘤可呈菊形团样结构,需与乳头样型CCSK鉴别;间叶为主型肾母细胞瘤需与梭形细胞型CCSK鉴别;但肾母细胞瘤胚芽成分及早期分化的上皮成分较恒定表达WT1,这有助于两种肿瘤鉴别。

2. 先天性中胚叶肾瘤

组织学形态上由一致性的纤维母细胞肌纤维母细胞组成,需与梭形细胞型CCSK鉴别,但先天性中胚叶肾瘤发病年龄较小,多发生于1岁以内,同时梭形细胞型CCSK总是能找到典型的经典型组织学形态,且细胞型先天性中胚叶肾瘤具有t(12;15)(p13;q25)易位产生的*ETV6-NTRK3*融合基因。

3. 未分化型或差分化型神经母细胞瘤

由巢状分布的小圆形神经母细胞组成,瘤巢间见纤细的血管性间隔,可见假菊形团形成,但神经母细胞瘤有灵敏度及特异度均较高的免疫标志物PHOX2B。

4. 小圆细胞未分化肉瘤

组织学为未分化细胞呈弥漫片状或分叶状排列,细胞核呈多形性,肿瘤内可含有梭形细胞成分,间质可呈疏松黏液样,cyclin D1也可呈弥漫强阳性,但此肿瘤伴有*CIC-DUX4*融合基因或*BCOR-CCNB3*融合基因,且CD99呈灶阳性或弱阳性,虽然有报道CCSK也可伴有*BCOR-CCNB3*基因融合,但CCSK典型区域肿瘤细胞间黏附性差,排列分散,并且间质有均匀分布的"鸡爪样"血管网,这有助于两者之间鉴别。

5. 后肾间质瘤（MST）

MST平均发病年龄为2岁，生物学行为呈良性，可表现为类似CCSK的常见的栅栏状或血管外皮细胞瘤样改变。MST瘤细胞核常小而深染，一般没有坏死及血管侵犯。MST免疫组化表达CD34，分子特征为BRAF V600E突变。

6. 恶性横纹肌样瘤

是一种少见的高度侵袭性恶性肿瘤，主要发生于婴幼儿，50%见于1岁以下患儿，多以血尿就诊，恶性度高，复发及转移率高，预后差。肿瘤较大，呈分叶状，囊变部分与实性部分边界模糊，呈渐变样改变，即"融冰征"；其他特征性CT表现有包膜下积液、边缘线样钙化（典型呈条状勾勒肿瘤轮廓），不同范围包膜增厚等，合并颅内原发肿瘤或转移瘤也是本病一特征性表现，如高度怀疑是恶性横纹肌样瘤应加扫头颅CT。

九、治疗策略

CCSK的治疗应在明确诊断和分期的基础上，予以包括手术、化疗和放疗的综合性治疗。既往NWTS-5的治疗方案是先手术切除，之后使用长春新碱，环磷酰胺、阿霉素与异环磷酰胺、依托泊苷交替化疗，并予以放疗，5年无复发生存率和总生存率分别为79%和89%。目前美国儿童肿瘤协作组（Children's Oncology Group，COG）高危肾肿瘤临床试验（AREN0321）的治疗方案首先是手术切除，之后Ⅰ~Ⅲ期患儿给予长春新碱、环磷酰胺、阿霉素、依托泊苷化疗24周；Ⅳ期患儿在上述药物的基础上，加入卡铂，化疗周期更强化。Ⅰ期患儿是否给予放疗目前尚有争议，Ⅱ~Ⅳ期患儿均接受放疗（10.8Gy）。该临床试验目前仍在进行中，尚未见疗效评估报道。ISOP的治疗方案是Ⅰ期患儿使用长春新碱、放线菌素D及阿霉素化疗，Ⅱ~Ⅳ期患儿使用阿霉素、环磷酰胺、卡铂及依托泊苷化疗并联合放疗。国内由中国抗癌协会小儿肿瘤专业委员会制定的儿童肾母细胞瘤CCCG-WT-2009方案中亦认为在条件允许情况下，尽可能先手术切除肿瘤，之后Ⅰ~Ⅳ期患儿均给予长春新碱、环磷酰胺、阿霉素、依托泊苷化疗24周，并在术后9天内开始放疗。

CCSK发病率低，病人数量少，无论是国外还是国内，如何对疗效进行有效的评估是一个很大的挑战。总的来说，该病需采用较肾母细胞瘤更为强化的治疗方案，需要四种，甚至五种药物联合化疗并结合放疗；疾病的分期对预后影响很大，Ⅲ~Ⅳ期患儿预后差。

对于复发、转移的病人，目前尚无明确的最佳治疗方案。有研究表明异环磷酰胺、卡铂和依托泊苷化疗有效。另有部分复发患儿在高剂量化疗后接受了干细胞移植（stem cell transplantation，SCT），但疗效尚不明确。目前国内尚未见相关治疗报道。

十、疗效及转归

总之，CCSK是一种罕见的儿童肿瘤，有明显的复发和转移模式。该病术前诊断困难。与肾母细胞瘤相比，术后需采用强化治疗方案，包括多种化疗药联合用药和放疗。目前CCSK的治疗已逐渐接近传统细胞毒性药物的最大耐受强度，治疗效果的进一步提高可能取决于更有针对性的治疗，如引入基于特定分子或是基因变异的药物或治疗措施等。随着脑转移病人的增加，在以后的治疗中有必要引入能够渗透入中枢神经系统的化疗药物。

参考文献

[1] Gooskens SL, Furtwingler R, Vujanic GM, et al. Clear cell sarcoma of the kidney: a review [J]. Eur J Cancer, 2012, 48(14): 2219-2226.

[2] Zekri W, Alfaar AS, Yehia D, et al. Clear cell sarcoma of the kidney: patients' characteristics and improved outcome in developing countries [J]. Pediatr Blood Cancer, 2014, 61(12): 2185-2190.

[3] FURTW ANGLER R, GOOSKENS SL, VAN TINTEREN H, et al. Clear cell sarcomas of the kidney registered on International Society of Pediatric Oncology(SIOP)93-01 and SIOP 2001 protocols: a report of the SIOP Renal Tumour Study Group[J]. EurJ Cancer, 2013, 49(16): 3497-3506.

[4] OZDEMIR ZC, AYVACI B, KAR YD, et al. Renal clear cell sarcoma presenting as a spontaneous renal hematoma: A rare presentation[J]. North Clin Istanb, 2018, 5(1): 60-63.

[5] Nag D, Nandi A, Mandal PK, et al. Clear cell sarcoma of the kidney: a case report [J]. J Cancer Res Ther, 2014, 10(4): 1104-1106.

[6] Zekri W, Alfaar AS, Yehia D, et al. Clear cell sarcoma of the kidney: patients characteristics and improved outcome in developing countries [J]. Pediatr Blood Cancer, 2014, 61(12): 2185-2190.

[7] Argani P, Pawel B, Szabo S, et al. Diffuse strong BCOR immunoreactivity is a sensitive and specific marker for clear cell sarcoma of the kidney

(CCSK) in pediatric renal neoplasia [J]. Am J Surg Pathol, 2018, 42(8): 1128-1131.

[8] Astolfi A, Melchionda F, Perotti D, et al. Whole transcriptome sequencing identifies BCOR internal tandem duplication as a common feature of clear cell sarcoma of the kidney [J]. Oncotarget, 2015, 6(38): 40934-40939.

[9] Sebire NJ, Vujanic GM. Paediatric renal tumours: recent developments, new entities and pathological features [J]. Histopathology, 2009, 54(5): 516-528.

[10] Weaver J, Ho T, Lang A, et al. Bladder recurrence of clear cell sarcoma of the kidney seven years after initial presentation [J]. Urology, 2017, 106: 193-195.

[11] Kalapurakal JA, Perlman EJ, Seibel NL. Outcomes of patients with revised stage I clear cell sarcoma of kidney treated in National Wilms Tumor Studies 1-5 [J]. Int J Radiation Oncol Biol Phys, 2013, 85(2): 428-431.

[12] Radulescu VC, Gerrard M, Moertel C, et al. Treatment of recurrent clear cell sarcoma of the kidney with brain metastasis [J]. Pediatr Blood Cancer, 2008, 50(2): 246-249.

[13] Weaver J, Ho T, Lang A, et al. Bladder recurrence of clear cell sarcoma of the kidney seven years after initial presentation [J]. Urology, 2017, 106: 193-195.

[14] Brok J, Treger TD, Gooskens SL, et al. Biology and treatment of renal tumours in childhood [J]. Eur J Cancer, 2016, 68: 179-195.

[15] Kalapurakal JA, Perlman EJ, Seibel NL. Outcomes of patients with revised stage I clear cell sarcoma of kidney treated in National Wilms Tumor Studies 1-5[J]. Int J Radiation Oncol Biol Phys, 2013, 85(2):428-431.

[16] Radulescu VC, Gerrard M, Moertel C, et al. Treatment of recurrent clear cell Saroma of the kidney with brain metastasis[J]. Pediatr Blood Cancer, 2008, 50(2):246-249.

[17] Weaver J, Ho T, Lang A, et al. Bladder recurrence of clear cell sarcoma of the kidney seven years after initial presentation[J].Urology, 2017, 106:193-195.

[18] Brok J, Treger TD, Gooskens SL, et al. Biology and treatment of renal tumours in childhood[J]. Eur J Cancer, 2016,68:179-195.

柳化霞（撰写）　马虹（审校）

第三章　中胚层肾瘤
Chapter 3　Congenital mesoblastic nephroma, CMN

关键词：腹部肿块；血尿；腹痛

Keywords：abdominal mass；hematuria；abdominal pain

一、概述

中胚层肾瘤（congenital mesoblastic nephroma, CMN）是起源于婴儿肾和肾窦的、较为罕见的、低度恶性的胚胎性肿瘤，发病率约1/50,000，约占所有儿童肾脏肿瘤的3%，但其却是出生3个月内最常见的肾脏肿瘤。文献报道CMN中位确诊年龄为1个月，约50%患儿在出生前或出生时被发现。由于CMN的发病率极低，且病人多为6个月以下婴儿，大样本的临床试验难以开展，目前国内外尚无统一的治疗指南。

二、定义

中胚层肾瘤（CMN）是一类罕见的肾脏肿瘤。早期被描述为肾脏先天性肉瘤、肾平滑肌瘤或者平滑肌瘤性错构瘤等。1967年，Bolande等依据肿瘤主要发生在新生儿和主要由纤维母细胞等间叶成分构成，首先将其命名为"先天性中胚层肾瘤"。该名称逐渐被接受并沿用至今，尽管后来发现部分肿物可能并非先天发生的，并且有些肿瘤中含有少量上皮成分。在随后的研究中发现，CMN肿瘤细胞形态可以为最初描述的温和的、纤维母细胞瘤样形态，也可以为具有活跃的核分裂象和坏死的肉瘤样形态，或者为两者混合构成，即在组织学上分为经典型、细胞型和混合型3种亚型。

三、流行病学

CMN多见于好发于新生儿及婴儿早期。高峰年龄1~3月、90%<1岁。3个月以下婴儿最常见肾脏肿瘤，超过15%的患儿在产前确诊，但临床也有成人患病的报道。CMN主要分为经典型、细胞型和混合型。经典型CMN常见于小婴儿或新生儿，而细胞型CMN多见于较大婴儿，男性发病略显著，男女比例为1.5:1.0。胎

儿期及3个月以下小婴儿肾脏肿瘤应首先考虑中胚层肾瘤。

四、病因及发病机制

基因突变与基因融合 经典的中胚层肾瘤通常涉及 *ETV6-NTRK3* 基因融合，这是一种特征性的染色体易位，导致 *NTRK3* 基因被错误地激活。此外，部分病例可能表现出 EGFR 基因内部的串联重复（ITD）。细胞型和混合型中也可能涉及其他基因重排，如 *EML4-NTRK3*、*LMNA-NTRK1* 等。

五、临床表现

CMN 最常见的症状为腹部肿块，少部分患者可见高血压和血尿。CMN 为低度恶性肿瘤，目前尚未有初诊时即发生淋巴结及远处转移，或两侧肾脏同时发病的报道，但少数患儿在复发时出现肺、肝、脑等脏器转移在个别的病例报道中，肿瘤患者具有高钙血症和高肾素血症，肿瘤切除后这些症状完全消失。极少数的病例伴有泌尿生殖系统畸形、胃肠道的畸形、多指畸形、脑积水和 Beckwith Wiedemann 综合征等先天性异常。产前发生时多合并羊水过多。

六、辅助检查

1. 影像学

影像学显示肾脏实性占位，其中部分病例可见囊性变。据报道其影像学的特征与病理组织学亚型有关。经典型 CMN 的影像学特点是：瘤体一般较大，边界也较清，肿瘤膨胀性生长对周围正常肾组织仅造成挤压，而无浸润破坏，很少出现恶性肿瘤的出血、坏死及钙化等改变。腹膜后也很少能找到肿大的淋巴结；但于细胞亚型者，则与肾母细胞癌的影像学特征较难区别。故临床上年龄 < 6 个月患儿，影像学检查提示肾脏巨大且边界清的肿瘤，也应首先考虑 CMN 的可能。

2. 病理特点

（1）大体病理：在大体上，经典型 CMN 肿瘤质地坚韧或质硬，切面呈膨胀性、"旋涡状"不均一外观，颜色呈淡黄或灰白，一般缺乏出血及坏死。细胞型肿瘤切面质软、肉质状，经常可见微囊。与经典型相比，该亚型肿瘤体积较大。混合型则显示经典型和细胞型混合的大体外观。

（2）组织病理：显微镜下，依据肿瘤细胞密度和生长方式，分为 3 个亚型：经典型、细胞型和混合型。

①经典型：肿瘤细胞常呈长梭形，细胞交错成束状或编织状排列。肿瘤周边常与肾实质或肾门脂肪交叉分布，表现在肾皮-髓质区包裹肾小管和肾小球。肿瘤细胞核长，空泡状，两端圆钝；核染色质均匀分布，单个核仁小而不明显；胞质丰富、嗜酸性。可见中等数量的裂隙状、有时扩张的薄壁血管。此种亚型肿瘤细胞密度通常低或中等，核分裂象不超过 5 个/HPF。部分肿瘤中可见鳞状上皮岛和软骨小岛。少部分肿瘤中可出现小管腔，管腔扩张使肿瘤呈囊性

②细胞型：肿瘤由单形性的间质组织构成，肿瘤细胞更加密集，呈肉瘤状。大多数肿瘤与周围肾组织境界清晰。单个肿瘤细胞境界不清晰，胞质轻度嗜酸性。核不规则，呈两端圆钝的梭形。核染色质不规则，通常可见小核仁。细胞排列成不规则树枝状或非常短的、交错的束状。肿瘤细胞内和细胞间细胞结构多变。经常可见细胞聚集并伴有丰富核染色质的核及增加的核分裂象。核分裂象数>5 个/HPF。有些肿瘤可见坏死区，伴有淋巴细胞浸润。区域可见裂隙状、有时扩张的薄壁血管，成角血管不常见。软骨小岛、鳞状上皮岛及发育不良的小管罕见此种亚型形态学类似婴儿纤维肉瘤。

③混合型：形态学上为经典型和细胞型两种组织以任意比例混合构成。细胞型成分细胞密度高，核分裂象多见。部分病例可见不规则囊腔，内衬上皮细胞；经典型部分细胞相对稀疏，类似纤维平滑肌瘤，局灶可见软骨。

3. 超微结构

目前，电镜分析已经较少用于 CMN 病理诊断工作中。早期的研究发现经典型 CMN 肿瘤细胞呈纤维母细胞样，含有细长的细胞质。核呈锥形，伴有轻度不规则的轮廓。核膜下可见薄层异染色质，部分细胞可见 1~2 个小核仁。细胞质内含有丰富的粗面内质网，部分扩张并含有电子致密的颗粒状物。细胞外周可见成束的细丝，它们显示出频繁的、结构良好的致密体。细胞间隙中含有较多的胶原纤维。细胞型 CMN 肿瘤细胞呈间质细胞样，核质比增加，核呈不规则的椭圆形或圆形。染色质的粗颗粒聚集分散在细胞核内。胞质

细胞器稀疏，微管和微丝不规则分布。细胞间隙稀少，未见成熟的胶原和基质。混合型显示间质细胞和纤维母细胞样细胞混合构成。

4.免疫组织化学

到目前为止，尚无特异性的免疫标记帮助诊断先天性中胚层肾瘤。类似其他间质、纤维母细胞或肌纤维母细胞性肿瘤，其恒定表达肌纤维母细胞相关抗原，包括波形蛋白、结蛋白、平滑肌肌动蛋白（SMA）、肌特异性肌动蛋白（MSA）。泌尿生殖系统胚胎发育的标记 WT1 和 RCC 阴性，提示非肾脏起源。大部分经典型和混合型肿瘤 cyclin D1 阳性和 βcatentin 胞质阳性（非核阳性），而细胞型呈均阴性，可辅助不同亚型的区分。Pan Trk 免疫组织化学被认为是 *NTRK* 基因重组的高度灵敏的检测指标，可用于先天性中胚层肾瘤中 *NTRK* 重组的筛查。Pan Trk 核阳性伴有或不伴有胞质阳性提示 *NTRK3* 重组而单纯的胞质中等或强阳性提示 *NTRK1* 或 *NTRK2* 重组，但是其并非完全特异，阳性病例还需要进一步分子检查确认。表皮生长因子受体（EGFR）在大多数的先天性中胚层肾瘤中表达，但是在肾透明细胞肉瘤、肾母细胞瘤等其他儿童肾脏肿瘤中也有表达，因此不能作为诊断标志物。另外，EGFR 免疫组织化学对检测肿瘤中 EGFR 基因激酶区内部串联重复（ITD）改变没有帮助。

5.分子病理

在早期的研究中发现细胞型和混合型具有 DNA 非整倍体，而经典型为双倍体。随后发现第 11 号、8 号或 17 号染色体三体常出现在细胞型和混合型中，而经典型一般不可见。在 1998 年，Knezevich 等在婴儿纤维肉瘤中发现 t(12;15)(p13;q25)重组，产生 *ETV6* 基因与 *NTRK3* 基因融合。细胞型 CMN 与婴儿纤维肉瘤具有相似的组织形态、发病年龄及染色体改变，随后证实大部分细胞型 CMN 具有相同的 *ETV6-NTRK3* 融合。细胞型除了此常见的基因融合外，新近研究确定了一些少见的基因改变，包括 *LMNA-NTRK1*、*EML4-NTRK3* 和 *KLHL7-BRAF* 基因融合及 *BRAF* 基因内部缺失。长期以来经典型中基因变异情况未知，直到 2018 年 Wegert 等通过全基因组测序发现大部分的经典型 CMN 具有 EGFR 基因激酶区的 ITD，断点位于外显子 18 至 25 区域，并且在每个病例中形成相同的 cDNA 链接序列。另一研究经过优化了逆转录聚合酶链反应（RT PCR）引物，成功检测了存放时间较久的甲醛固定石蜡包埋样本，发现所有经典型 CMN 均具有相同链接位点的 EGFR ITD。混合型 CMN 基因改变一直具有争议，有些研究显示混合型中可有 *ETV6-NTRK3* 基因融合，而另一些研究中则未发现该基因改变。在 1 例具有 *ETV6 NTRK3* 融合的混合型中，通过荧光原位杂交（FISH）技术发现其中细胞型部分出现 ETV6 分离的阳性信号，而经典型部分并未出现。绝大部分混合型 CMN 具有与经典型相同的 EGFR ITD，但是在同一病例中并未同时检测到 *EGFR ITD* 和 *ETV6 NTRK3* 基因融合，因此混合型 CMN 基因改变并不像组织学形态那样由两种成分混合构成。另外，少部分的混合型 CMN 中可检测到 *KIAA1549 BRAF* 和 *TPR NTRK1* 罕见的基因融合。

七、诊断

产前诊断最常见的初发现象是羊水过多。在 71% 的 CMN 患儿母亲中存在。这是由于胎儿胃肠功能受损和尿液生成过多造成的。报道显示。早在妊娠 26 周就可以发现 CMN。研究认为。超过 15% 病例可以在产前检测到。婴幼儿依据临床表现、影像学检查、组织病理学及分子生物学检查可确诊。

八、鉴别诊断

1.后肾间质瘤

少见的婴儿肾髓质良性肿瘤。肿瘤无包膜。镜下以包绕肾小管和血管呈同心圆结构的梭形细胞为主。间质黏液变性明显。肿瘤细胞 CD34(+)。

2.肾平滑肌瘤

多发于肾被膜和肾盂，肿瘤细胞呈杆状。两端圆钝。胞质丰富、嗜酸。肿物呈灰白色。切面编织状。免疫组织化学 actin、desmin、Vimentin 均阳性。

3.肾母细胞瘤

主要发生于出生后的 5 年内。常见腹痛、血尿、高血压等症状。影像学很难与细胞型 CMN 相鉴别。但由于其在新生儿中罕见。<6 个月的婴儿首先考虑 CMN。其本质是来源于肾胚基细胞的恶性胚胎性肿瘤。

含有上皮成分呈菊形团状结构、横纹肌成分及胚芽成分。胚芽成分体积小、圆形或椭圆形。免疫组织化学Vimentin、NSE、desmin、CK阳性。肿瘤细胞WT1阳性。肾母细胞瘤常有假包膜。肿瘤内无穿插的正常肾组织。而CMN无包膜。肿瘤内可见穿插的肾组织。

4. 肾透明细胞肉瘤

高度恶性的骨转移性肾肿瘤。一直被认为是肾母细胞瘤的特殊类型。约占儿童肾肿瘤的4%。发病高峰年龄为2岁左右。细胞型CMN需与肾透明细胞肉瘤相鉴别,后者中可见分支状血管,而前者中一般不可见。BCOR和cyclin D1免疫组织化学被认为是诊断肾透明细胞肉瘤的可靠的标志物,多呈强阳性染色,而在细胞型CMN中无表达。另外,两者具有不同的分子改变,大多数细胞型CMN具有 *ETV6-NTRK3* 基因融合,而肾透明细胞肉瘤中可检测到 *YWHAE-NUTM2* 基因融合或BCOR ITD,这些基因改变可帮助这两种肿瘤的鉴别。

5. 肾恶性横纹肌样瘤

是罕见肾脏恶性肿瘤,恶性程度高、病情发展迅速。好发于婴幼儿,大多发生于2岁以内。可合并颅内原发肿瘤或转移瘤,这可作为与其他肾肿瘤的一个鉴别点,如术前高度怀疑肾横纹肌样瘤须同时加扫头颅。CT显示肿块通常较大,多位于中央,多侵犯肾盂,明显不均质,坏死出血多见,包膜下新月形积液/积血(提示肿瘤的坏死或出血),发生率远高于其他儿童肾肿瘤。典型的横纹肌样瘤肿瘤细胞胞体较大,胞质内具有嗜酸性包涵体。部分肿瘤形态可不典型,形态上可类似细胞型CMN,需要借助免疫组织化学染色帮助鉴别。横纹肌样瘤会出现INI1或BRG1免疫组织化学染色缺失,而CMN中不会出现缺失。

6. 神经母细胞瘤(neuroblastoma,NB)

肿瘤大部分呈圆形、椭圆形、分叶状或不规则形;发生部位较广,从枕骨斜坡、颈部、纵隔、肾上腺、腹膜后、主动脉旁交感神经链直到骨旁交感链均能发生;肿瘤CT密度/MRI信号不均,肿瘤在CT上常见多发点状、斑片状钙化是其典型所见,是与小儿其他恶性肿瘤鉴别要点;巨大的肿瘤常压迫邻近器官,包绕大血管及其主要分支。巨大肿瘤常越过中线向对侧扩展;肿瘤边缘可清楚、光滑,不侵及重要器官;有的肿瘤边缘模糊,与邻近脏器无明显分界,表示侵及重要脏器。肾脏常可见受压移位,压迫输尿管,可导致肾积水;增强扫描时渐进式不均匀强化,坏死区无强化。

7. 婴儿骨化性肾肿瘤

此肿瘤罕见,也主要发生于婴幼儿。组织学上,肿瘤由骨样基质、成骨样细胞和梭形细胞构成,骨样基质中混有多角形细胞。CMN主要由梭形细胞构成,无骨样基质及多角形细胞成分,钙化少见。

8. 滑膜肉瘤

发病平均年龄35岁,肿瘤内核分裂象多见,单相分化的梭形细胞较肥胖,细胞界限不清,呈相交错的束状或实性片状。瘤细胞恒定表达波形蛋白和bcl-2,遗传性特点是存在第18号染色体上的 *SYT* 基因和X染色体上的SSX家族某个成员基因(*SSX1*、*SSX2*、*SSX4*)发生融合,无 *ETV6-NTRK3* 基因融合。

九、治疗策略

尽管有文献报道一小部分CMN患者的肿块不经临床干预可自然消退,但手术仍是CMN最主要的治疗手段。国外研究表明,仅接受单纯肾切除术的CMN患者,5年的总生存率约为95%。CMN通常浸润性生长,早期快速切除是治疗的关键。局限性肿瘤选择全肾切除术,因CMN倾向于周围组织浸润,需常规清除肾周脂肪;肿瘤或肾周脂肪切除不完全需要再次手术;若肿瘤体积过大,无法保证完整切除时,可予2周期(6周)新辅助化疗后再决定是否手术。Ⅰ、Ⅱ期患儿约占所有CMN的80%,对于此类患者,单纯手术切除即可达到治疗目的。CMN预后不良相关的指标主要是Ⅲ期、病理分型为细胞型。一些研究表明发病年龄>3个月也是预后不良因素之一,但发病年龄>3个月患儿多见于细胞型,因此,也可将该指标归纳为病理分型为细胞型之中。对于该类患儿,手术时机的把握以及术后是否需要追加辅助治疗仍存在争议。有文献报道,1例组织学形态为上皮样、病理类型为混合型、分期Ⅱ期的CMN患儿,在肿瘤完整切除且追加辅助化疗的情况下,于1年后出现局部复发和骨转移,考虑与上皮样CMN易转移且具有潜在侵袭性特性相关。因此,组织病理为上皮样形态可能也是预后不良的指标之一,但仍需大样本的研究证实。随着患儿年龄的增长,肾母细胞瘤发病率逐渐增高,而CMN发病率逐渐下降,当患儿发病年龄>6个月时,CMN可能与肾母细胞瘤混淆。对于发病年龄>6个月、肿块较大无法完整切除或一般情况差且麻醉风险较高时,术前先予2周期的化疗,待肿瘤体积缩减后再手术是临床常用的治疗手段。考虑到CMN患儿多为1岁以下婴儿以及放疗的短期和远期并发症(如增加化疗药物毒性、影响患儿生长发育、继发第二肿瘤)等风险,Ⅲ期细胞型CMN的初诊患儿一般不推荐术后放疗。术后辅助化疗是否能降低Ⅲ期细胞型CMN患者的复发率仍需大样本的临床研究。英国儿童癌症和白血病协作组(Children's Cancer and Leukemia Group,CCLG)一项临床报道表明,6例Ⅲ期患儿(2例细胞型,3例混合型)在接受单纯肾切除术后随访4年内均未复发)。然而德国儿科肿瘤协作组(Gesellschaft für Pädiatrische Onkologie und Hämatologie,GPOH)的系列报道表明,在5例Ⅲ期患儿,接受术后辅助化疗后的3例在随访4年内均未复发,而另外2例单纯手术患儿则出现复发。一项关于CMN的荟萃分析表明,Ⅲ期细胞型CMN患儿单纯手术的复发率远远高于手术联合术后辅助化疗(58%对29%)。一项研究选用了VAC方案作为术前和术后化疗方案,尽管该方案化疗相关毒性相对较小且临床反应率高,但方案中包含烷化剂环磷酰胺,该药物有性腺毒性及致畸效应,影响婴幼儿的生长发育并有继发第二肿瘤的风险。鉴于以上所述烷化剂联合方案的近期及远期并发症,参照SIOP肾脏肿瘤治疗2016年专家共识,笔者推荐VA方案(9周期)作为CMN的术后辅助化疗方案。对于局部复发的CMN患者,可考虑再次手术或二线化疗后手术或放疗,但放疗的选择应该个体化。已有研究表明,远处转移的细胞型CMN患者对于NTRK抑制剂劳拉替尼等有效,小分子靶向药物可作为ETV6-NTRK3阳性患者的选择之一,分析了国外CMN临床研究(病例数超过25例)中所采用的治疗方案和相应的临床结局;结合国内CMN的治疗现状,概括性地提出了CMN的治疗标准,以期为国内CMN的治疗提供理论依据。

十、疗效及转归

CMN是婴幼儿期最常见的肾脏肿瘤,总体生存率高。Ⅰ、Ⅱ期患儿单纯肾脏切除有较好的基本控制效果;对于Ⅲ期经典型患儿,术后可选择定期随访;Ⅲ期细胞型和混合型的患儿推荐术后追加9周期的VA化疗;复发转移者如果存在ETV6-NTRK3阳性,小分子靶向药NTRK抑制剂仍有不错的疾病控制率。

参考文献

[1] Zhao ML, Chang DE, Tang HF. The clinicopathological features and research progress of congenital mesoblastic nephroma [J]. Zhonghua Bing Li Xue Za Zhi, 2021, 50(5): 553-556.

[2] Gooskens SL, Houwing ME, Vujanic GM, et al. Congenital mesoblastic nephroma 50 years after its recognition: a narrative review [J]. Pediatr Blood Cancer, 2017, 64(7).

[3] England RJ, Haider N, Vujanic GM, et al. Mesoblastic nephroma: a report of the United Kingdom Children's Cancer and Leukaemia Group (CCLG) [J]. Pediatr Blood Cancer, 2011, 56(5): 744-748.

[4] Jehangir S, Kurian JJ, Selvarajah D, et al. Recurrent and metastatic congenital mesoblastic nephroma: where does the evidence stand? [J]. Pediatr Surg Intern, 2017, 33(11): 1183-1188.

[5] El Demellawy D, Cundiff CA, Nasr A, et al. Congenital mesoblastic nephroma: A study of 19 cases using immunohistochemistry and ETV6-NTRK3 fusion gene rearrangement [J]. Pathology, 2016, 48(1): 47-50.

[6] Rudzinski ER, Lockwood CM, Stohr BA, et al. Pan-Trk immunohistochemistry identifies NTRK rearrangements in pediatric mesenchymal tumors [J]. Am J Surg Pathol, 2018, 42(7): 927-935.

[7] Zhao M, Yin M, Kuick CH, et al. Congenital mesoblastic nephroma is characterised by kinase mutations including EGFR internal tandem duplications, the ETV6-NTRK3 fusion, and the rare KLHL7-BRAF fusion [J]. Histopathology, 2020, 77(4): 611-621.

[8] Church AJ, Calicchio ML, Nardi V, et al. Recurrent EML4-NTRK3 fusions in infantile fibrosarcoma and congenital mesoblastic nephroma suggest a revised testing strategy [J]. Mod Pathol, 2018, 31(3): 463-473.

[9] Wegert J, Vokuhl C, Collord G, et al. Recurrent intragenic rearrangements of EGFR and BRAF in soft tissue tumors of infants [J]. Nat Commun, 2018, 9(1): 2378.

[10] Lei L, Stohr BA, Berry S, et al. Recurrent EGFR alterations in NTRK3 fusion negative congenital mesoblastic nephroma [J]. Pract Lab Med, 2020, 21: e00164.

[11] Whittle S, Gosain A, Brown PY, et al. Regression of a congenital mesoblastic nephroma [J]. Pediatr Blood Cancer, 2010, 55(2): 364-368.

[12] Vujanić GM, Gessler M, Ooms AHAG, et al. Publisher correction: The UMBRELLA SIOP-RTSG 2016 Wilms tumour pathology and molecular biology protocol [J]. Nat Rev Urol, 2019, 16(9): 563.

[13] Halalsheh H, McCarville MB, Neel M, et al. Dramatic bone remodeling following larotrectinib administration for bone metastasis in a patient

with TRK fusion congenital mesoblastic nephroma [J]. Pediatr Blood Cancer, 2018, 65(10): e27271.

[14] Cocco E, Scaltriti M, Drilon A. NTRK fusion-positive cancers and TRK inhibitor therapy [J]. Nat Rev Clin Oncol, 2018, 15(12): 731-747.

[15] Vokuhl C, Nourkami-Tutdibi N, Furtwängler R, et al. ETV6-NTRK3 in congenital mesoblastic nephroma: a report of the SIOP/GPOH nephroblastoma study [J]. Pediatr Blood Cancer, 2018, 65(4).

柳化霞（撰写） 马虹（审校）

第四章　多房性肾囊肿
Chapter 4　Multilocular cyst of kidney, MLCK

关键词：腹部肿块；血尿；腹痛；肾囊肿

Keywords：abdominal mass；hematuria；abdominal pain；renal cyst

一、概述

多房性肾囊肿（multilocular cyst of kidney, MLCK）是一种临床罕见的、命名极易混乱的肾脏良性肿瘤。多房性肾囊肿是肾脏发育畸形的一种疾病，其病理学表现呈多样性，以致造成命名上的混乱，因而很难知道其确切的发病率。据Cheng等报道不足100例。随着影像学诊断的不断进步，根据CT提示囊内条网状分隔及钙化，选择性肾动脉造影或数字减影血管造影，见其血管受压移位而无螺旋状肿瘤血管等影像，术前诊断准确率也渐提高，但确诊仍有赖于术后病理学检查。

二、定义

多房性肾囊肿是指肾内有局限性、大而有完整被膜的肿物，压迫周围肾组织，内由多个囊肿构成。多房性肾囊肿有两种类型。①囊内隔膜型：在肾囊肿内有隔膜，把囊腔分隔为两房或多房。隔膜往往不完整，各房内囊液相通。作肾囊肿穿刺硬化治疗时，一次穿刺即可把几个房内囊肿抽尽。②集合囊肿型：此型为一个大囊肿内有许多隔膜，把大囊肿分隔成许多小房，酷似由许多小囊肿集合而成。常位于肾的一极，隔膜完整，各房彼此不相通。影像学诊断不易与囊性肿瘤区别，作囊肿穿刺硬化治疗时，需一个个囊肿分别处理。

三、流行病学

多数患者于2岁前或40岁以后发病，前者多为男性，后者多为女性。

四、病因及发病机制

多房性肾囊肿的病因尚未完全明确，但根据研究和临床经验，可以分为以下几种主要原因。

1.先天性及遗传性因素

先天发育不良：这包括髓质海绵肾和发育不良性多囊肾病等，通常与基因遗传或基因突变有关。遗传因素：携带多囊肾缺陷基因的父母，其后代患上该疾病的概率较高。

2.后天因素

不良生活习惯：如生活节奏快、压力大、熬夜、饮食不健康、作息不规律等，尤其是饮食过咸、辛辣刺激以及食用过期变质的食物都可能对肾脏造成损害。

不良情绪：不良情绪变化可使人体的神经及内分泌失调，从而通过神经体液作用改变人体的内环境，这可能影响囊肿的发展。

毒素：毒素可能来源于食物上的农药残留、化妆品上的化学药剂、医院的放射线或空气污染等，能够损伤身体的各个细胞组织器官，包括肾脏。

感染因素：肾脏或临近组织长期受到炎症刺激作用，会增加其发生囊肿生长或其他非典型增生的风险。这些因素都可能导致肾脏出现多房性肾囊肿。该病的发生经组织解剖的研究，证明肾集合管开口于囊腔，集合管的分支数无浸润性，但周围正常肾组织受压萎缩。切面可见由很多囊肿构成，内含草黄色或血性液体，液体内尿素与电解质的含量与血浆相似。囊肿被覆规则的扁平至立方上皮细胞，其间隔为小而圆的初级细胞至长而成熟的成纤维细胞，偶见平滑肌细胞也可见胚胎性肾组织如肾小球肾小管，间质为疏松组织或致密胶原纤维。

五、临床表现

患儿表现为无痛性腹部肿块。成人表现为腹部肿块、腹痛及血尿。该病特点是多发生于单侧,囊肿局限在肾脏某一部分,为许多孤立性囊肿所组成,未受累肾组织表现正常。

六、辅助检查

1. B超

囊内隔膜型在肾囊肿内部有纤细带状回声分隔,把囊肿形成2~3个房,带状回声可显示完整或不完整。声像图中的带状回声完整,并不说明房与房之间不相通。囊肿壁薄、光滑,后方回声增强,均与单纯性肾囊肿相同。集合囊肿型酷似许多小囊肿集合在一起,位于肾的上极或下极,为多见。隔膜完整,囊腔均不大,后方回声增强,囊内无回声。

2. 静脉尿路造影

可见肾盂肾盏系统变形或不显影。偶见囊肿突入肾盂引起肾盂输尿管连接部梗阻。

3. CT

可见肾内有分隔的较大的囊性占位,周围肾实质受压变薄,肾盂肾盏变形。

4. 数字减影血管造影

可见边缘清楚的无血管肿物,被膜上可见血管。

七、诊断

临床诊断根据腹部X射线平片、尿路造影、B超、CT、血管造影及手术探查明确诊断。诊断该病条件有:①囊肿必须是单侧;②囊肿孤立而多房;③囊肿与肾盂不通;④房之间互不交通;⑤囊壁有上皮覆盖;⑥房壁无正常肾组织存在;⑦囊肿外残存的肾组织正常。

八、鉴别诊断

1. 单纯性肾囊肿

B超和CT检查显示肾实质内囊性肿块,但B超检查为均质的液性暗区。CT检查为一圆形、壁薄而光滑的单纯性囊性肿块,无分隔的小房形成。

2. 成人多囊肾

成人多囊肾多为双侧,往往有家族史,可有血尿及腰腹部囊性肿块。如为单侧时应作鉴别。常同时有肝、胰、脾等脏器的多囊性改变。肾功能呈慢性进行性减退。IVU示患肾明显增大,肾盂肾盏伸长变形,呈蜘蛛脚样。B超和CT示整个肾脏呈弥漫性囊性改变。

3. 婴儿型多囊肾

①肾体积增大,形态正常。②肾内结构欠清。③肾实质呈蜂窝状小囊性结构或弥漫性强回声改变。

4. 低级别的CCRCC伴广泛囊性变

有经典CCRCC区域,囊壁上有膨胀性肿瘤细胞结节,可见广泛玻璃样变、出血,以及含铁血黄素沉着,囊壁内没有萎缩的肾小管/肾小球结构,囊壁上也没有充满红细胞的丰富毛细血管网。

5. 肾脏伴有上皮样囊肿的血管平滑肌脂肪瘤

是血管平滑肌脂肪瘤的罕见组织学变异型;囊肿衬覆立方、靴钉样上皮细胞(可能为内陷的肾小管上皮,PAX8,CK7阳性表达),纤维囊壁为间叶性肿瘤成分,分布有分层现象,紧邻上皮下的为致密的苗勒样短梭形细胞(弥漫表达HMB45,MelanA,ER,PR,CD10),远离上皮呈平滑肌样的梭形细胞(弥漫表达SMA,Desmin,散在表达HMB45,MelanA,ER,PR),残留有血管平滑肌脂肪瘤经典形态区:HMB45和MelanA可局灶或点状阳性。

6. 肾结核

可发生于一侧肾的一极或双侧,早期肾盏颈部梗阻积水,超声表现为以肾盂为中心的"花瓣样"无回声。

7. 肾脓肿

多发生在一侧肾脏,可见囊壁粗糙不规整,囊内透声差,见点絮状回声。结合其感染病史和白细胞增高,一般可诊断。

九、治疗策略

(1)MLCK较小且无症状,可定期监测,观察囊肿大小和性质的变化。

(2)手术治疗:当囊肿较大或有症状(疼痛、压迫周围组织)可行手术治疗(囊肿去顶术,腹腔镜囊肿开窗术)。

(3)肾移植:对于肾衰竭的患者可给予肾移植手术治疗。

十、疗效及转归

MLCK表现为良性生物学行为,预后良好,尤其手术后会取得较好的临床效果,且复发率低。

参考文献

[1] Cheng EY Cohn KA Palmer LS, et al. A rare case of bilateral multilocular renal cyst[J]. J Urol, 1997 157:1861-2.

[2] 吴阶平. 泌尿外科[M]. 济南:山东科学技术出版社,1993: 115-23.

[3] Castillo O A Boyle E T Kramer S A. Multilocular cysts of kidney:a study of 29 patients and review of literature[J]. Urology, 1991, 37:156-8.

柳化霞(撰写)　马虹(审校)

第五章　肾母细胞瘤
Chapter 5　Wilms tumor, WT

关键词:腹部肿块;血尿;腹痛

Keywords:abdominal mass;hematuria;abdominal pain

一、概述

肾母细胞瘤(Wilms tumor,WT)是最常见的儿童原发性泌尿系统恶性肿瘤,目前肾母细胞瘤的病因尚不明确,可能与调节泌尿生殖道正常胚胎发育的基因突变有关。最常见的临床表现为无痛性的腹部包块,腹痛,肉眼血尿,高血压或低血压,贫血,发热、体重下降、精索静脉曲张等,具有早期诊断难、预后欠佳、易复发等特点。

二、定义

肾母细胞瘤是来自后肾胚基细胞的恶性胚胎性肿瘤。这种肾脏肿瘤是于1899年以马克思·威尔姆斯的名字命名的,并沿用至今。

三、流行病学

肾母细胞瘤主要发生在婴幼儿,约占儿童肾脏肿瘤的95%。WT占15岁以下儿童恶性肿瘤的6%~7%,其中约75%散发于5岁以下儿童,伴先天畸形患者发病年龄常在1岁以前,平均发病年龄约为3.5岁,发病率为1/10,000。成人肾母细胞瘤(adult Wilms tumor,AWT)是一种临床上罕见的恶性肾脏肿瘤,发病率在WT中不足3%。它是以腹部包块为主要临床表现的胚胎源性实体瘤,早期诊断极为困难。近年来,随着手术、化疗及放疗三者相互结合的综合治疗方案的开展,几乎85%肾母细胞瘤的患儿可能被治愈,但少数患儿由于复发、转移及对化疗药物的不敏感等多种因素而死亡,且由于肾母细胞瘤个体特异性,需长期治疗的方案也带来了较高的预后风险。研究表明肾母细胞瘤复发率接近15%,复发患者的长期生存率仅50%。而肾母细胞瘤的间变型及化疗药物不敏感性均与预后不良相关,并且随着患者生存期的延长,也有继发二次肿瘤的风险。可见继发于肾母细胞瘤的Cushing综合征及男性肾母细胞瘤长期生存者日常体力活动减少的报道。

四、病因及发病机制

1.具有肾母细胞瘤倾向的综合征

肾母细胞瘤是一种源于早期后肾细胞异常增殖的肾脏胚胎肿瘤,尽管绝大部分病例为散发,但其中家族性肾母细胞瘤家系占1%~3%,并带有更早发病和双侧肿瘤的特点。据报道全球先天畸形的发病率比例为

17.6%，而与肾母细胞瘤相关先天畸形的比例占总数的8%~17%，并且许多知名的综合征（Bekwin-Wiedemann综合征、Denys-Dras综合征、Fanconi贫血等）都有进展成肾母细胞瘤的倾向，比例占3.8%~4.7%。如Perlman综合征是一种常染色体遗传的先天过度生长综合征，和肾母细胞瘤的易感性相关。18-三体综合征也能增加患肾母细胞瘤的风险。故先天发育畸形与肾母细胞瘤有极高的相关性，提示遗传发育因素是发病机制之一。

2.肾母细胞瘤基因及通路研究

肾母细胞瘤同其他类型的肿瘤一样，都源自正常细胞生长、分化和增殖过程中基因的异常，故很多突变在肾母细胞瘤中都能被检测到，包括WT1、WTX、TP53、基因拷贝数改变及MYCN等。以下我们逐一分析。

（1）WT1

肾母细胞瘤抑制基因-1（WT1）是肾母细胞瘤的抑制基因，也是许多恶性肿瘤的原癌基因。它是一C端包含4个锌指结构模体的转录因子，其在泌尿系统，尤其是肾脏的早期发生和分化中起着重要作用。文献报道WT1在将近15%的肾母细胞瘤中有突变或者缺失。WT1移码突变、延伸突变及终止突变均能作为获得性功能突变，能够激活细胞循环基因并且促进肾母细胞瘤增殖。而WT1转录活性的改变也在肾母细胞瘤的发生中起关键作用，CC-CTC-结合因子（CTCF）结合在WT1基因的下游，而CTCF结合位点的甲基化可能对于WT1基因座的转录激活有部分作用，并且这个位点的高度甲基化可能是肾母细胞瘤一个重要的致癌机制。另外，Usp18上调在肾母细胞瘤的小鼠模型中可见，其表达增加是在WT1敲低之后才导致肾母细胞瘤的发生，表明Usp18可能是WT1的转录靶点。并有证据表明WT1基因的杂合微缺失也与肾母细胞瘤相关。WT1突变及11p15的LOH也与未接受化疗的低风险肾母细胞瘤的复发率相关。WT1的失活突变及杂合性缺失或11p15的印迹缺失，均能导致IGF2的双等位基因表达上调，进而上调了ERK1/2的磷酸化水平，提示ERK信号通路可能导致肾母细胞瘤发展。WT1的突变还能通过抑制VEGF(165)b，进而导致生殖腺畸形、肾衰及肾母细胞瘤。

（2）WTX

连锁肿瘤抑制基因X（WTX）是常见的肿瘤抑制基因，能在胚胎发育的过程中表达，并涉及了很多细胞通路，包括Wnt信号通路、WT1转录、NRF2降解以及p53的功能。WTX上的体细胞突变或灭活在6%~30%的散发型肾母细胞瘤中可见，WTX可以同时导致早期及晚期肾母细胞瘤的发展，但WTX突变有导致肾原性残基的发生的倾向而不是肾母细胞瘤本身。研究表明Stat3/miR-370/WTX调控轴是肾母细胞瘤中的关键机制。在WTX已知的功能中，WTX能与包含泛素连接酶受体的β转导蛋白重复元件相作用，并促进β-catenin的泛素化及降解，在WNT/β-catenin转导通路中起着关键的控制作用。相反WTX还能抑制NRF2的泛素化，WTX及NRF2竞争性结合KEAP1，故WTX的缺失会导致快速泛素化、NRF2的降解以及对细胞毒性损伤的反应降低。但具有WTX突变患者的临床数据与突变并不直接相关，表明WTX在肿瘤进展上的作用有限。而WTX和WT1突变的发生是相互独立的，提示其基因产物可能有联系。

（3）TP53

TP53基因位于17p13.17，是著名的抑癌基因。Okur等首次报道了一个患有家族性畸胎瘤样肾母细胞瘤的罕见病例，其血清中甲胎蛋白水平升高，显示间变型肾母的外观与TP53突变具有强烈相关性。在肾母细胞瘤中，编码TP53的突变基因，与细胞间变相关，但是TP53突变体与组织学良好型肾母细胞瘤的关系尚未被研究。肾母细胞瘤中的间变，是以异常的有丝分裂为特征性组织学类型。而带有弥漫性间变组织的肾母细胞瘤往往预后不良，通常大于70%与TP53基因相关，并与药物抵抗相关，但目前其分子生物学机制不明，不能用于肿瘤危险因素分层。

（4）Wnt及其他通路

Wnt及相关信号转导通路的精确调控在肾脏的正确分化中具有极其关键的作用。CRABP2、IGF2、GRK7、TESK1、HDGF、WNT5B、FZD2及TIMP3等在人类胎儿肾脏的分化中起显著作用的蛋白在肾母细胞瘤中往往是特征性表达的。近来肾母细胞瘤的遗传研究均指向了β-catenin依赖的Wnt途径的激活，但其发生的分子机制仍不明确。Clark等建立了一种新型的小鼠模型，包含激活的K-RAS与Wnt/β-catenin信号通路形成的转移性肾上皮肿瘤来模仿人类肾母细胞瘤的上皮成分来进行研究。研究表明上皮模式与肿瘤的缓慢生长有关，而活体肿瘤成分的重组（胚芽、上皮及间叶）似乎也与Wnt和EMT信号通路有关。另有数据显示在高风险肾母细胞瘤中存在视黄酸（RA）信号转导通路反常，但它的作用方式仍不明确。原发肿瘤细胞培养的体外实验明确表明视黄酸在基于基因表达、增殖、分化及凋亡分析的肾母细胞瘤中具有潜在的作用。而与IRX3在肾小管分化中的作用相一致，链接到Notch信号通路、Rho信号通路及离子通道活性的基因组在IRX3高表达的肾母细胞瘤中是富含的，但在IRX3低表达的肿瘤中却富含与细胞周期进程相关的基因组。IRX3基因的低mRNA表达水平与弥漫性细胞间变、高肿瘤分期疾病及死亡相关肾小管分化和间变型胚基成分自我更新间的不平衡可能是联系16q缺失与肾母细胞瘤不良预后的可能机制之一。

（5）基因拷贝数变异

肾母细胞瘤中被首次发现的变异是大规模的等位基因缺失或者拷贝数改变。特征性的新的基因拷贝数变异（CNAs）在复发性病例中常见，提示其与肾母细胞瘤增殖相关。染色体变异常发生在17p（属于拷贝数缺失，影响TP53）、2p（属于拷贝数增加，影响MYCN）及11p15和11p13（杂合性缺失），一些拷贝数变异发生频率甚至大于15%，包括7q、20q获取及7p缺失。对同时是原发且复发的肾母细胞瘤患者的拷贝数分析表明获得性突变常包括5p、8p12、15q（包含IGF1R）、16p和20q的增加及17p的缺失（包括TP53）。其他研究表明在1q21.1-q31.3上的拷贝数增加也与复发相关。通过基因表达谱检测，复发肿瘤中的基因表达印记被识别，包括参与自噬、Wnt通路、IGF信号通路及表观遗传机制的基因。高水平的CNAs往往在更具侵袭性的肾母细胞瘤类型中出现，伴有更多的染色体变异和获取。

（6）MYCN

MYCN基因编码原癌基因MYC家族转录因子———MYCN，MYCN在4%WTs中存在突变。研究发现MYCN的种系复制可能参与了肾母细胞瘤的发生。先前一些肾母细胞瘤的研究发现在2p24.3的一个复发病灶的拷贝数获取中包含MYCN位点。MYCN在肾母细胞瘤中的作用可能是通过几种机制完成：拷贝数获取、特异位点的低甲基化及FBXW7、MAX基因的缺失或调节异常。在更大规模的研究中证实MYCN获取是很常见的，但是未发现有组织联系。Pugh等发现一个特定的体细胞突变P44L，这个突变被认为是一个激活的功能突变，如同增加的MYCN的剂量导致了拷贝数获取，它能导致MYCN依赖的下游致癌途径的表达上调。MYCN是调节异常的初始靶标，MYCN获取导致了临近DDX1基因的获取，且它与间变型组织学类型和更差的预后相关。

3.肾母细胞瘤的表观遗传学研究

除了遗传改变以外，表观遗传学机制也在肾母细胞瘤的发生中起着重要作用，与遗传学机制截然不同的是它是基于非基因序列改变所导致的基因表达水平的变化，尤其是通过印迹基因的表达和异常甲基化状态进而影响基因的表达、激活。

（1）印迹基因

肿瘤根据发生在基因座上的不同分为三个分子亚型：印迹丢失（LOI）、杂合性丢失（LOH）及印迹保留（ROI）。据报道11p13的LOH在27.27%的肾母细胞瘤中可见，11p15的LOH在4.54%的肾母细胞瘤中可见。11p13区域的中间缺失还能够导致WAGR综合征（肾母细胞瘤、无虹膜畸形、泌尿生殖器畸形以及精神发育迟滞）。另外研究表明β-catenin的核激活是肾母细胞瘤发生的晚期事件，与伴有APC基因的LOH的某些肿瘤相一致。16q的LOH在20%~30%肾母细胞瘤中可见。7p缺失在将近25%的成人及10%的儿童肾脏肿瘤中可见。染色体1pLOH是非间变型肾母细胞瘤的一个危险因素，与其他临床因素无关。Perotti等研究发现在1q21.1-q31.3染色体区域的CN获取与肿瘤复发密切相关。其他遗传事件，包括1p、1q、3p、3q和14q等染色体臂的等位基因不平衡在复发性肿瘤中发生频率较高，并且1p和14q的等位基因不平衡展现出与高肿瘤分期相关的边界现象。IGF2及neuronatin（NNAT）基因等印记基因的异常表达，是包含肾母细胞瘤在内的许多胚胎性肿瘤的特征之一。数据显示NNAT基因座中尚未被描述的调控元件（包含4个CTCF结合位点）的甲基化状态，决定着NNAT的表达水平及临近BLCAP_v2a基因座的转录，从而提示NNAT的异常上调在肾母细胞瘤发生中具有一定功能。H19基因位于人类染色体11p15区域，该区域在肾母细胞瘤中通常有缺失，研究表明人H19基因座包含一个编码在WT2基因座的肿瘤抑制蛋白的印迹基因。IGF2/HI9基因座表观遗传缺陷在肾母细胞瘤的发病机制中起着关键的作用。而WWOX抑癌基因坐落在被称为常见脆性位点的FRA16D区域,WWOX基因表达水平的异常可在多种类型的肿瘤中可见并与不良预后相关。在肾母细胞瘤中WWOX表达水平与细胞自噬过程、通过ErbB4途径和EGFR的信号转导途径呈正相关,而与细胞周期调控(通过细胞周期素E1和D1)呈负相关,其中WWOX基因的表达可以以表观遗传机制——其启动子的甲基化来调节。并可见11p15.5-11p15.4区域的4.8Mb的组成性复制,这种副本包含父源染色体,并在11号染色体环上一前一后地出现,揭示这种异常可能是导致其易患肾母细胞瘤的原因。另外有研究强烈表明带有组成性9q22.3微缺失的患者患肾母细胞瘤的风险增加。

(2)甲基化

异常甲基化与肾母细胞瘤密切相关。如SIX2基因在甲基化的肾母细胞瘤中可起致癌基因的作用,转录水平的过表达与其甲基化水平呈负相关。外周血中的p73基因启动子的异常甲基化是儿童肾母细胞瘤中基因表达调控之一,p73基因可能在有p73基因启动子甲基化的肾母细胞瘤患者中起原癌基因的作用,mRNA的过表达也与p73基因启动子甲基化状态相关。RASSF1A是由cMSP所识别的最常见的甲基化基因,并伴不良预后,故Ohshima等提出RASSF1A的甲基化状态可作为预测肾母细胞瘤预后的新型生物标志物。文献表明长末端重复序列LINE-1与肿瘤的发生及生物学特性密切相关,Chang等研究证实LINE-1的低甲基化在肾母细胞瘤中是普遍存在的,并且与肿瘤中端粒的缩短相关。肿瘤通过端粒维持机制来获取无限的增殖潜能。大多数的肿瘤激活端粒酶,除少数间叶细胞来源的肿瘤,利用重组机制或端粒的延长机制(ALT)。有研究表明ALT是支持肾母细胞瘤发生的唯一端粒维持机制(TMMs)机制。

4. 肾母细胞瘤的MicroRNA研究

MicroRNAs(miRNAs)是约20~25个核苷酸的小非编码RNA,在后转录水平负性调控基因表达。它在肾脏发育过程中起重要作用,并在肾脏中有丰富的组织特异性,常见有miR-192、miR-215、miR-194、miR-141及miR-200c等。在王家祥等人的研究中,71个miRNAs在实验组中被发现是上调的,其中11个较对照组高8倍,59个miRNAs被发现下调,其中11个仅为对照组的12.5%。在CCC-HEK-1细胞系中可以看到miRNA表达的重要差异,提示其与肾母细胞瘤的发生率及转移有关。miRNA的改变包括在高风险病例中miR-193a.5p、miR-27a的下调以及miR-483.5p、miR-628.5p、miR-590.5p、miR-302a和miR-367的上调。在Schmitt等的研究中,与健康对照相比肾母细胞瘤患者化疗前后也展示了miRNA标记的不同。肾母细胞瘤中由miRNAs所介导的ACVR2B的差异调控目前看来是肾母细胞瘤发生中关键的一步,并在此途径中首次表明TGF-β途径的参与。Koller等通过与成熟肾脏比较,发现肾母细胞瘤miR-23a呈低水平,并且绝大多数比成熟肾脏有更加强烈的蛋白表达。DICER1是主要产生microRNAs(miRNAs)和小干扰RNAs(siRNAs)的一类核糖核酸内切酶,DICER1的胚系突变与多项肿瘤易感综合征相关,肾母细胞瘤则是这类综合征中的罕见表现。研究表明肾母细胞瘤中存在DICER1的两次打击,揭示这些突变可能是肿瘤发生中的关键因素。频发突变包括在肿瘤的SIX1及SIX2的相同结构域一个热点突变(Q177R)(在18%的胚系病例中可见);以及在DROSHA/DGCR8微处理器基因的突变(在18.2%的胚系病例中可见);DICER1和DIS3L2的突变;以及在IGF2、MYCN和TP53上的改变,后者与不良预后强烈相关。DROSHA和DGCR8的突变强烈改变了miRNAs在肿瘤表达中的模式,这一点在表达DROSHA突变体的细胞系功能上已经证实了。Wegert等报道了在不良组织学类型的肾母细胞瘤(FHWTs)中常见的单核苷酸置换或者缺失突变,分别发生在SIX1/2(占7%)及microRNA加工基因(miRNAPGs)DGCR8和DROSHA(占15%)。观察表明DIS3L2在RNA代谢中有关键作用,且为细胞周期及分化调控必不可少。

5. 肾母细胞瘤与DNA错配修复系统

尽管微卫星不稳定性(MSI)和错配修复基因(MMR)的重要性在Lynch综合征中的结肠癌中已经被证实,但其在肾母细胞瘤发病机制尚不明确。研究表明一小部分比例的肾母细胞瘤与微卫星不稳定性相关,即肾母细胞瘤发病机制中包含MMR缺陷,但MMR蛋白和MSI组织表达的频率并没有一致性。这些发现表明MMR基因可能通过不同的途径在肾母细胞瘤发生中发挥重要作用。而Segers等却认为DNA错配修复系统的缺陷在肾母细胞瘤的发展中未起到重要的作用。故仍需要进一步研究来证实DNA错配修复系统在肾母细胞瘤发病机制中所起的作用。

6.其他候选基因研究

肾母细胞瘤发病机制纷繁复杂,近年来不断涌现出新的研究靶点。Lin28的表达撤退能够逆转肾母细胞瘤的发生,并通过增强Let-7microRNA的表达进而抑制肿瘤形成。S100A4mRNA也参与肾母细胞瘤的发生并能用于评估肾母细胞瘤患者的预后。转录调节因子CITED1在几乎所有主要的肾母细胞瘤患者中都稳定表达。E2F3与高侵袭性肾母细胞瘤密切相关。MSX1可能与肾母细胞瘤的侵袭能力有关。Guo等研究发现AEG-1的表达与不良组织类型肾母细胞瘤有关。不良组织学类型肾母细胞瘤中强烈的GLUT1免疫表达揭示其是2-氟-2-脱氧-D-葡萄糖高摄取的,故GLUT1可成为这些对传统治疗方式耐药的肾母细胞瘤的治疗靶点的潜在的评价手段。Zhang等提出肾母细胞瘤中IL-6和STAT3的表达可能与疾病进展及预测不良预后相关,可为侵袭性或者转移性肾母细胞瘤提供新的治疗靶点。CAIX、HIF-1α蛋白在部分肾母细胞瘤中过表达,在未经治疗的肾母细胞瘤中的细胞定位研究表明其由缺氧及非缺氧机制调控。Blish等的研究表明作为肿瘤抑制基因SOSTDC的表观沉默机制可能是肾母细胞瘤中降低SOSTDC1mRNA和蛋白水平的关键因素。Turnbull等研究发现在2p24及11q14相应区域包含的基因都与肾母细胞瘤发生相关,并同时发现一些候补联系信号在5q14、22q12及Xp22位点。Grill等研究表明PTEN的失活在肾母细胞瘤的发病机理是罕见的晚期事件。双侧肾母细胞瘤发生在8号外显子上的无意突变的频率较高,表明沉默的SNPs可能参与了肾母细胞瘤的发展。裴航等从蛋白质组学角度出发对肾母细胞瘤血清相关炎症因子进行了筛选与鉴定,寻找到差异蛋白为硫氧还原蛋白1。肾母细胞瘤一直是研究肾脏胚胎及肿瘤发生的模型,尽管我们一直致力于分析肾母细胞瘤的遗传改变及表观遗传机制,但参与肾母细胞瘤肿瘤发生机制的因素过于纷繁复杂,并相互影响制约,目前所知的仅仅是冰山一角。但只有对肾母细胞瘤发病机制的进一步研究,才能从根本上解决肾母细胞瘤在诊断、治疗及预后上所面临的难题。亟待对肾母细胞瘤发病机制进行更加深入的研究,有助于决定其危险因素分层、治疗策略以及新药的研发方向,最终服务于临床。

五、临床表现

肾母细胞瘤发病的高发年龄为2~3岁。大多数为单侧肿瘤,5%~10%为双侧肾母细胞瘤。最常见的临床表现为无痛性的腹部包块。40%的患儿存在腹痛,18%因肉眼血尿就诊,24%存在镜下血尿,25%存在高血压。10%有发热、体重下降等非特异症状,也可因为肺转移引起肺部症状而就诊,或由于下腔静脉瘤栓造成的精索静脉曲张或者肝转移引起的腹痛就诊,对于肾脏肿瘤的儿童,需要仔细检查合并综合征的体征,如虹膜缺失、发育迟缓、尿道下裂、偏身肥大等。约5%的患儿根据临床表现及影像学征象考虑为肾母细胞瘤,但最终诊断为其他疾病。

六、辅助检查

1.实验室检查

血液检查包括血常规、血型、肾功能、肝功能、乳酸脱氢酶、凝血功能、血源性传染病检测。尿液检查包括尿常规、儿茶酚胺、尿代谢产物(尿高香草酸和苦杏仁酸)、尿蛋白定量。

2.影像学检查

①B超检查:肾实质内可见中低不均混合回声,呈囊实性;仅见少许或无钙化;可见残肾与肿瘤呈"握球征"。注意观察肾静脉、输尿管内和下腔静脉内是否有瘤栓。②CT平扫:肿瘤呈球形和椭圆形,低密度改变,密度不均匀,肿瘤包膜与肾脏界限清晰或部分不清晰,压迫肾脏,使残余肾组织呈"新月形""薄片状"强化。术前化疗常可见肿瘤明显缩小或缩小不明显、出血、坏死、囊性变和钙化灶。③静脉肾盂造影(intravenouspyelography,IVP):可以了解肾功能情况,依靠肾盂、肾盏显影来推测肿瘤的大小和位置。④间变型肾母细胞瘤需补充头部MRI、全身骨扫描及骨髓穿刺。怀疑为肾透明细胞肉瘤需行全身骨扫描。怀疑肾横纹肌样瘤需完善头部MRI检查。建议行肾脏核索扫描评估肾脏功能。

3.细针穿刺活检

可以用于验证影像学诊断,但是并发症发生率为1.6%,包括肿瘤出血、破裂和针道复发。不建议常规细针穿刺活检,当严重怀疑肾脏肿瘤为非肾母细胞瘤时,可行细针穿刺活检或Tru-cut活检。应严格把握细针穿刺适应证,主要适用于:①临床表现特殊,年龄≥6岁、尿路感染或败血症、腰大肌炎症;年龄<2岁的肺转移患儿怀疑为肾脏横纹肌样瘤、肝外或肺外的转移;②影像学检查为非典型的肾母细胞瘤改变;③血清学检查发现高钙血症(怀疑为肾脏横纹肌样瘤),乳酸脱氢酶升高(怀疑为神经母细胞瘤或恶性血液病变)。细针穿刺禁忌证:年龄<6个月婴儿及完全囊性肿瘤,建议直接手术。

(1)病理组织学诊断要点

肿瘤主要由三种基本成分构成:原始肾胚芽、上皮和间质三种成分,也可见其中两种或一种成分的Wilms瘤,但原始肾胚芽是病理确诊肾母细胞瘤的最主要依据。Wilms瘤组织学分型是根据肿瘤最大切面组织切片中上述三种成分的比例多少进行分型,如果有坏死组织,则需将坏死组织去除后,再进行计算,此外,还要仔细观察肾包膜、肾周围脂肪囊、肾脏实质、肾盂、肾窦、肾门动静脉血管、输尿管以及淋巴结是否有肿瘤浸润。

经典型肾母细胞瘤。大多数肾母细胞瘤为三相性,由不同比例的胚基、上皮和间叶成分组成。胚基由小圆形致密排列并相互重叠的细胞组成,胞质少,细胞分化不明显。细胞核圆形或多边形,大小相对一致,含均匀分布的染色质和小核仁,常见大量核分裂。大多数肾母细胞瘤含有小管状,偶尔肾小球样的上皮成分。间质由位于黏液样背景中的梭形细胞组成,可显示广泛的分化,包括平滑肌、纤维组织、软骨、骨、脂肪组织、神经胶质和成熟的神经节细胞。

肾源性残留(nephrogenicrests)是残留的肾胚胎细胞簇,被认为是Wilms瘤的前体。肾源性残留见于35%~40%的单侧Wilms瘤和90%的双侧Wilms瘤患者。肾源性残留常与多种综合征或先天异常有关,如生长过度综合征(偏侧肥大和Beckwith-Wiedemann综合征)、Denys-Drash综合征和WAG综合征。肾源性残留的两种主要类型是叶周型和叶内型。多灶性或弥漫性肾源性残留被称为肾母细胞瘤病(nephroblastomatosis)。肾源性残留完全替代肾叶或肾皮质称为全叶性肾母细胞瘤病,是肾母细胞瘤发生的高危因素。

(2)病理组织学分类

1)胚芽为主型:Wilms瘤中胚芽成分>65%。胚芽细胞小,排列紧密,核圆形、椭圆形,核染色质较粗,有小核仁,核分裂象多,胞质少,嗜碱性。根据胚芽的排列分成四种类型:a.弥漫性胚芽型;b.蛇形胚芽型;c.结节样或器官样胚芽型;d.基底细胞样胚芽型。

2)上皮为主型:肿瘤中上皮成分>65%,上皮成分包括各种不同分化程度的腺腔、腺管、菊形团及由上皮细胞团构成的肾小球样结构,罕见情况下也可出现异源性上皮如黏液细胞、鳞状细胞、神经细胞等;根据上皮成分的分化程度又可分为分化型和未分化型。欧洲儿童肿瘤研究国际协作组强调上皮型中胚芽组织不得超过10%,否则为混合型。

3)间叶为主型:肿瘤中间质成分>65%,间质细胞主要为不成熟的黏液样或梭形细胞,骨骼肌是最常见的异源性细胞类型,其他如平滑肌、脂肪、骨、软骨、神经节细胞和神经胶质也可出现。

4)混合型:肿瘤由上述3种或2种组织形态混合构成,各成分均不大于65%。

5)消退型:对进行了术前化疗Wilms瘤,当整个肿瘤组织超过2/3发生坏死消退为消退型;如果坏死组织少于2/3,则根据残余优势的肿瘤组织成分进行分类并标注含量(如胚芽、上皮、间叶成分);如果肿瘤细胞完全坏死,没有可供诊断的肿瘤细胞,为完全坏死型,说明对化疗敏感,预后良好。

6)间变型:Wilms瘤大约5%~8%发生间变,间变特征:肿瘤细胞核明显增大,直径>相邻同类细胞的3倍;细胞核染色质明显增多,核深染;出现不典型或明显多倍体的核分裂象。根据间变数量的多少,可分为:a.局灶性间变:每高倍视野间变的细胞少于10%,区域局限,限于肾实质(出现在血管间隙的应除外),预后好。b.弥漫性间变:间变细胞多灶状,间变细胞和周围非间变组织界限不清,超出肿瘤包膜;间变细胞可侵及肾内或肾外血管、肾窦、肾包膜外、转移灶。预后较差。

7)术前细针穿刺标本诊断:含有胚芽、上皮和/或间质成分,存在或不存在间变,大部分可以明确诊断,由于取材有限,进行组织学分型和间变的诊断具有局限性。

4.免疫组织化学及分子生物学检查

(1)免疫组织化学的应用:免疫组织化学在Wilms瘤病理辅助诊断中作用有限,肾胚芽细胞表达波形蛋白、CD56,Wilms瘤在胚芽和早期上皮分化区域多呈弥漫表达,分化的上皮细胞呈灶性表达,间质分化和高分化的上皮区域常常阴性;上皮细胞表达CK、上皮细胞膜抗原(EMA),肾胚芽细胞表达或不表达CK;横纹肌分化表达结蛋白、肌浆蛋白和MyoD1;PAX2表达胚芽及上皮、间叶、间变细胞。Ki-67表达在30%~80%;p53常表达阳性。

(2)分子生物学诊断:Wilms瘤属于异质性肿瘤,和多种癌基因和抑癌基因的异常相关,但其实际临床意义有待多中心和大样本验证。①Wilms瘤基因是一种抑癌基因,位于11p13,Wilms瘤基因的突变以错义突变和无义突变为主,约10%~15%,且和肾源性肾残余、WAGR综合征、Denys-Drash综合征的发病密切相关,甚至和病理分型和远期预后有关。②染色体16q和1p区的杂合性丢失(LOH)提示预后较差。③染色体1q拷贝数增加是预后较差的因素。④其他基因异常:*CTNNB1*、*WTX*、*IGF2*、*CDKN1C*和*KCNQ1*等基因的突变。

七、诊断

主要依赖于临床症状和影像学诊断,但是仍有5%左右的病例影像学特征不明显,会被误诊为良性肿瘤或者肾细胞癌。

PET-CT对诊断WT有着重要意义,其高代谢影响,对判断双侧病变以及转移性病变都发挥着重要的作用。组织病理是肾母细胞瘤的诊断金标准。

临床分期

目前,国际上通用的临床分期主要参照以北美地区为首的COG和以欧洲为主的SIOP,目前国内的分期系统主要参考COG。

1.COG分期

Ⅰ期:肿瘤局限于肾内,可完整切除,肾被膜完整,术前瘤体无破裂或活检,肾窦血管未侵犯,切缘阴性,淋巴结阴性。

Ⅱ期:可完整切除,切缘阴性,肿瘤局部浸润(肾被膜、肾窦),肾窦血管侵犯,切缘阴性,如果血管瘤栓,能随瘤肾一并切除则考虑为Ⅱ期。

Ⅲ期:腹盆腔淋巴结受累,肿瘤穿透腹膜表面或腹膜种植,肉眼或镜下残留,肿瘤侵犯重要脏器,肉眼无法完整切除,术前或术中肿瘤破裂,术前活检,肿瘤分块切除。

Ⅳ期:血行转移(肺、肝、骨、脑),腹盆腔外淋巴结转移。

Ⅴ期:双侧肾母细胞瘤。

2.SIOP分期

Ⅰ期:肿瘤局限在肾脏或肾周纤维假包膜内,未侵犯外膜,可完整切除,切缘阴性;肿瘤组织可突入肾盂系统,但周围管壁未受累;肾窦血管未受累;肾内血管可受累;经皮穿刺活检;肾周脂肪/肾窦可出现坏死。

Ⅱ期:肿瘤延伸至肾脏或肾周纤维假包膜外,侵犯肾周脂肪,可完整切除,切缘阴性;肿瘤侵犯肾窦血管、淋巴管,可完整切除;肿瘤侵犯临近脏器或下腔静脉,但可完整切除;可穿刺活检

Ⅲ期:肿瘤无法完整切除,切缘残留(肉眼或镜下残留);腹部淋巴结受累;术前肿瘤破裂;肿瘤侵犯腹膜组织;腹膜种植转移;血管或输尿管切缘有瘤栓残留,分块切除;术前活检手术;如果化疗后淋巴结或切缘为坏死,认定为Ⅲ期。

Ⅳ期:血行转移(肺、肝、骨、脑),腹盆腔外淋巴结转移。

Ⅴ期:双侧肾母细胞瘤。

八、鉴别诊断

1.透明细胞肉瘤

男女比例2:1,平均年龄3岁左右。经典的透明细胞肉瘤细胞排列成巢状、条索状,由分支状小纤维血管穿插于肿瘤细胞将其分隔。组织学可分为硬化型、细胞型和上皮样型,约3%可发生间变。肿瘤中未见肾胚、上皮及间叶组织同时存在,可与Wilms瘤鉴别。免疫组织化学:表达波形蛋白、cyclinD1,上皮性标志物、

WT1、CD99等阴性。

2. 肾恶性横纹肌样瘤

多见于2岁以内的儿童,肿瘤细胞弥漫排列,易侵入血管、包膜及肾实质。细胞核呈泡状,核仁清晰,细胞质可见粉染玻璃样包涵体。有时细胞小,呈未分化状,类似肾胚组织,但无上皮样和间叶组织。免疫组织化学INI1表达阴性,电子显微镜在细胞质内可见中间丝状结构,可与Wilms瘤鉴别。

3. 神经母细胞瘤

可见不同分化的神经母细胞和纤细的神经毡,当形成菊形团,有时与分化差的小管类似,但没有肾胚、上皮及间叶组织成分。免疫组织化学仅表达神经分化的标志物:TH、PGP9.5、嗜铬粒素A(CgA)、突触素等,不表达WT1、CK、肌浆蛋白、WT1等。

4. 先天性中胚叶肾瘤(CMN)

多见于1岁以内婴儿。肿瘤质地较硬,切面呈编织状。经典的CMN主要由纤维母细胞呈纵横交错状排列,肿瘤中可见少量残留的肾小管和肾小球。无肾胚、上皮成分。免疫组织化学:表达结蛋白、肌动蛋白、纤连蛋白,上皮标志物和Wilms瘤阴性;细胞型有特征性t(12;15)(p13,q25)易位。

5. 肾畸胎瘤

可发生在各个年龄阶段,具有特征性的三个胚层的成分,其间叶成分和肾小球样结构,有时很难与Wilms瘤鉴别,但通过仔细的寻找,无一致性原始肾胚芽成分,也缺乏胚胎期的肾小管或肾小球结构,免疫组织化学WT1阴性表达。

九、治疗策略

1. 手术治疗

手术切除是肾母细胞瘤最主要的治疗方法,目前手术方式主要有常规的肾切除手术、肾单位保留手术(nephron-sparing surgery,NSS)以及腹腔镜手术(laparoscopic surgery,LS)。肾切除手术是针对单侧肾母细胞瘤(unilateral Wilmstumor,UWT)的标准外科手术,若肿瘤周围浸润,还需切除肾上腺。NSS是治疗肾母细胞瘤易感综合征、双侧肾母细胞瘤(bilateral Wilms tumor,BWT)或孤立性肾单位的肾母细胞瘤的标准手术方法,未来可能是优化肿瘤控制和保持肾功能的最佳选择。NSS还适用于极少数UWT患者。欧洲国际儿科肿瘤学会(International Society for Pediatric Oncology,SIOP)最新指南严格定义了UWT患者的NSS适应证:单灶性肿瘤局限于肾脏的一极,肿瘤体积<300mL;术前肿瘤无破裂,无沿静脉扩散或其他局部扩散;有足够的健康肾组织残余,能保证手术后肾脏维持正常功能。NSS需要在术前对肾母细胞瘤进行计算机断层扫描(computed tomography,CT)精准确定肿瘤位置,以在完全切除肿瘤组织的同时最大限度保留肾组织;在术中可以用缝合线缝合肾实质切面上的特定出血点、用氩气束凝固肾实质表面进行止血,必要时还可以短暂封闭血管止血。这些都要凭借医生的经验进行,目前还没NSS临床治疗指南。常规手术创伤大、恢复慢、并发症多,而LS具有创伤较小、疼痛轻等优势。一项针对肾母细胞瘤的回顾性研究表明,LS与开放式手术的生存率差别无统计学意义,但采用LS治疗的患者住院时间较短,表明LS可能是一种更加安全有效的肿瘤切除方法。LS主要用于肾切除术,但越来越多的研究开始转向LS在NSS中的应用。目前LS已经成功应用于BWT患者的肾单位保留手术。LS最先进方式——机器人辅助技术也已成功应用于BWT患者的肾单位保留手术。但LS仍有一些问题需要解决,如手术适应证、术前是否化疗等。SIOP已经计划对肾母细胞瘤中LS的应用进行前瞻性研究。

2. 化疗

化疗方式主要包括术前化疗和术后化疗。目前,肾切除术前是否应该进行化疗仍存在争议。美国儿童肿瘤学组(Children'sOncologyGroup,COG)主张直接手术切除,理由是可以提前准确评估肿瘤分期,利于后续治疗;SIOP主张术前进行新辅助化疗,理由是可以降低手术过程中肿瘤破裂的风险,从而降低复发的可能性,COG、SIOP正在进行大型临床试验以确定两种方案的适应证。从现有研究结果来看,对于Ⅰ期、Ⅱ期肾母细胞瘤患者可直接手术,Ⅲ期、Ⅳ期、Ⅴ期患者在术前进行化疗可取得更好的临床结局。目前NSS术前进行辅助化疗被大家公认,争议在于术前化疗方案的选择,术前化疗方案包括SIOP-93指南和AREN0534研究两种。两种方案的区别在于化疗的频率和持续时间。目前研究发现，AREN0534研究比SIOP-93指南能更有效地缩小肿瘤体积，从而提高NSS的成功率，然而该研究样本量较少，说服力有限。目前推荐的术后化疗方案主要有6个，分别为方案EE-4A、方案Ⅰ、方案DD-4A、方案M、方案UH-1、方案UH-2（6个方案化疗强度按此排列顺序依次增高）。依据COG临床实验结果、中国抗癌协会小儿肿瘤专业委员会2016年发布的儿童Wilms肿瘤诊断治疗建议（CCCG—WT—2016）。

3.放疗

现代精准放疗技术在肾母细胞瘤治疗中应用很少，主要是由于儿童处于生长发育期，将较大体积的正常组织持续暴露于低剂量放射线，易发生病变；不过流行病学研究尚未发现放疗诱发第二恶性肿瘤的证据。随着精准放疗技术的更新，肿瘤周围器官放射剂量持续降低，相信放疗在肾母细胞瘤治疗中的使用会有所增加。目前，在铅笔束扫描质子治疗中，质子传递系统和治疗目标的运动为放射剂量分布增加了不确定因素，易对肿瘤周围正常组织造成不利影响；利用自由呼吸CT和4D-CT双重成像，可减少运动对放射剂量分布的影响；此外，结合CT与旋转容积调强放疗，可降低心脏放射剂量，可能解决放疗期间心脏剂量过量的风险；现有病例结果显示在20个月的随访期内未发现心脏病变，也预示这一方法可能安全有效的。而利用磁共振成像引导调强放疗与锥形束CT引导的旋转容积调强放疗相比，可在保持放疗目标覆盖率的基础上再次降低肿瘤周围正常组织的剂量。

4.靶向治疗

靶向治疗是指针对癌细胞的特定特征的治疗，与化疗及放疗相比，其副作用较少。目前靶向药物的研究从作用机制来看，主要分为以下几类。

（1）抑制胰岛素样生长因子（insulin-like growth factor 2，IGF-2）信号途径：IGF2信号途径与肾母细胞瘤发展密切相关，IGF2受体IGF1R是目前认为最可行的治疗靶点，通过使用与翻译起始位点互补的反义寡核苷酸靶向IGF1R mRNA阻止IGF1R表达、小分子抑制剂或单克隆抗体阻断IGF1R与其配体之间的相互作用，可以抑制肾母细胞瘤肿瘤细胞系生长。目前处于临床研发阶段的药物有IGF1R抑制剂BMS-754807、NVP-AEW541等。BMS-754807是一种ATP竞争性小分子，在肾母细胞瘤小鼠异种移植模型中可显著抑制肿瘤生长；NVP-AEW541应用于肾母细胞瘤，可同时抑制IGF2下游MAPK信号途径基因CCNA2和CCNB1表达，抑制肿瘤生长。最新研究显示，IGF1R不需要其他物质激活，即可直接作为酪氨酸激酶在IGF通路中发挥作用，这表明同时使用针对IGF1R的单克隆抗体和小分子抑制剂进行联合靶向治疗可能更有效。

（2）抗血管生成治疗：肿瘤的快速生长发育需要血管生成迅速，非肿瘤部位则血管生长缓慢甚至不增殖。因此，血管生成在肿瘤的发展转移过程中起到重要作用，抑制这一过程可显著阻止肿瘤组织的发展、扩散和转移。血管内皮生长因子（vascularendothelialgrowthfactor，VEGF）/血管内皮生长因子受体（vascularendothelialgrowthfactorreceptor，VEGFR）是抗血管生成治疗中最常用的靶点。VEGF是一种已知的诱导血管生成的因子，以VEGFR为靶点的抗血管生成治疗被广泛用于癌症治疗。其中，VEGF-A是诱导内皮细胞增殖和血管生成的研究最为透彻的因子。肾母细胞瘤血清和组织中VEGF-A的表达与预后不良相关，这为抗血管生成治疗奠定了理论基础；VEGF-A通过激活两种受体VEGFR-1和VEGFR-2来调节血管生成和血管通透性。Apatinib是一种小分子抗血管生成剂，它可以选择性结合并抑制VEGFR-2的激酶活性，从而减少VEGF介导的肿瘤内皮细胞迁移、增殖，进而降低肿瘤微血管密度，抑制肾母细胞瘤生长。目前已经上市或者在临床试验阶段的VEGF/VEGFR途径抑制剂有贝伐单抗、AZD2171等。抗血管生成治疗还可能存在其他靶向途径。VEGF在肾母细胞瘤中过表达，但是表达的VEGF亚型由VEGF前体的剪切方式决定。在肿瘤血管内皮细胞中，Wilms肿瘤抑制因子1（wilms tumor suppressor 1，WT1）可激活丝氨酸/富含精氨酸的蛋白特异性剪接因子激酶1（serine/arginine-rich protein specific splicing factor kinase 1，SRPK1）和丝氨酸/富含精氨酸的剪接因子1（serine-threonine kinase, mechanistic target of rapamycin，SRPK1）活性，进而诱导VEGF的促血管生成亚型的表达；而敲除WT1基因可降低内皮细胞中WT1、SRPK1和SRSF1的表达，进而诱导VEGF的抗血管生成的亚型VEGF120表达。因此WT1基因可以作为抗血管生成治疗的一个潜在靶向位点。

（3）抑制磷脂酰肌醇3-激酶（phosphatidylinositol-3 kinase，PI3K）/丝氨酸苏氨酸激酶（serine-threonine kinase,AKT)/哺乳动物雷帕霉素靶蛋白(mechanistic target of rapamycin,mTOR)信号通路:目前已经开发出多种针对PI3K及其亚型、蛋白激酶B/AKT、mTOR等通路蛋白的抑制剂,其中Buparlisib是最先进的靶向PI3K及其亚型的抑制剂,应用于PI3K途径改变的人肿瘤细胞系,可抑制肿瘤细胞增殖,促进肿瘤细胞凋亡;在PIK3CA基因突变的人肿瘤小鼠异种移植模型中使用,可显著抑制肿瘤生长甚至使肿瘤消退;然而Buparlisib毒性较强,因此针对它的研究主要集中在如何减轻其毒性作用。目前靶向通路蛋白的抑制剂,只有mTORC1的变构抑制剂如依维莫司和坦西莫司被批准用于临床。靶向治疗不仅可以直接靶向抑制该途径中的通路蛋白,还可以靶向抑制通路蛋白的调控因子、通路的上游激活基因以及miRNA。已有研究表明磷酸酶和张力蛋白同源物(PTEN)/PTEN假基因(PTENP1)、KRAS和miR-8916,可分别成为潜在的调控因子、激活基因和miRNA靶向位点。PTEN是PI3K的负性调控因子,通过在肌醇环的d3位将磷脂酰肌醇3,4,5-三磷酸去磷酸化,形成磷脂酰肌醇4,5-二磷酸,直接拮抗PI3K的作用;PTEN的丧失或失活将导致RTK/PI3K/Akt信号传导的过度激活,从而导致肿瘤发生;PTENP1的转录产物可以竞争性结合与PTEN转录产物RNA结合以阻碍其表达的miRNA,实验证明,抑制PTENP1转录可降低PTEN的表达。KRAS是一类原癌基因,在肾母细胞瘤肿瘤细胞中,RAS基因突变后可以与β-连环蛋白共同激活PI3K/AKT信号通路,进而促进肾母细胞瘤肿瘤细胞的增殖、迁移和侵袭,以及肿瘤生长和肺转移。遗憾的是,目前还没有发现可以靶向上述位点的分子,不过已经有研究发现红景天苷可通过下调miR-891b抑制核因子κB和PI3K/AKT/mTOR信号通路,进而抑制肾母细胞瘤细胞的生长和转移,一些研究也在试图解释红景天苷药理作用的潜在机制。未来红景天苷可能会成为抑制PI3K/AKT/mTOR信号通路的药物研发上的一个突破。除上述已经应用于药物研发的靶向位点外,还有一些潜在的靶向位点,如KCNQ1OT1基因、神经细胞黏附分子、缺氧诱导因子-1α等。这些潜在的靶向位点为后续的药物研发提供了新的方向。

5.免疫治疗

肿瘤免疫治疗是指通过重新启动和维持肿瘤免疫周期,恢复甚至增强机体正常的抗肿瘤免疫反应来控制和消除肿瘤的一种治疗方法。肾母细胞瘤免疫治疗研究主要有两类:环氧合酶-2(cyclooxy-genase-2,COX-2)途径和自体淋巴细胞移植。

(1)抑制COX-2途径:COX-2是前列腺素的两种同工酶之一,在人肾母细胞瘤的炎症微环境中高表达。通过敲除WT1基因和上调IGF2基因表达在小鼠模型中模拟人肿瘤微环境,观察COX-2通路组分在小鼠模型中的表达,结果显示COX-2通路组分在小鼠模型中高表达;肿瘤中免疫抑制细胞如调节性树突状细胞和调节性T细胞的浸润增加,诱导浸润的趋化因子高表达;免疫抑制细胞因子如白细胞介素-10和转化生长因子-β在小鼠模型中上调。以上证据表明COX-2途径在免疫抑制细胞的浸润、免疫抑制因子表达上调过程中发挥重要作用。因此,靶向COX-2可以抑制肿瘤免疫逃逸,发挥抗肿瘤作用。

(2)自体淋巴细胞移植:自体淋巴细胞移植在肾母细胞瘤中的应用尚处于动物实验阶段。通过皮下植入肾母细胞瘤组织建立小鼠模型,然后通过尾静脉注射不同剂量扩增激活的自体淋巴细胞,观察肿瘤生长和生存状况。结果表明自体淋巴细胞治疗可以抑制小鼠移植瘤生长,在一定浓度范围内剂量越高,对肿瘤的抑制作用越明显。肿瘤免疫治疗尚未应用于肾母细胞瘤,目前仍处于动物实验阶段。但最新研究表明肾母细胞瘤肿瘤微环境中存在活化的CD4+和CD8+T细胞以及较高水平的自然杀伤细胞,这意味着肾母细胞瘤可能对免疫治疗敏感;相信将来会有更多的研究集中于肾母细胞瘤免疫治疗。

肾母细胞瘤仍然以手术切除为主,但手术方式可能会发生改变,其中NSS对于保留肾母细胞瘤患者的肾功能具有明显的优势,而LS具有创口小等一系列优势,因此联合两者在肾母细胞瘤手术治疗中的应用可能会成为未来的一个研究热点。化疗在肾母细胞瘤的治疗中应用广泛,但是它副作用较强,而放疗应用较少,随着精准治疗的发展,其对肿瘤周围健康组织的危害在降低,其使用会有所增加。目前,新型靶向治疗选择性高、副作用小、优势明显,有望成为肾母细胞瘤一线治疗方式。肾母细胞瘤患儿治疗后患下列疾病的风险增加:①继发性恶性肿瘤。消化道肿瘤和乳腺癌是最常见的继发性恶性肿瘤,其中放疗是一个危险因素。转移性肾母细胞瘤接受肺放疗的幸存者到40岁时乳腺癌的发病率约为15%。②充血性心力衰竭。充血性心力衰竭的风险与所接受的阿霉素剂量以及性别有关。③终末期肾病。双侧肾母细胞瘤患者终末期慢性肾功能衰竭的累积发生率为3.1%，单侧肾母细胞瘤患者终末期慢性肾功能衰竭的累积发生率则不到1%。

十、疗效及转归

目前，肾母细胞瘤的治疗方式是多学科联合治疗，包括手术治疗、化学治疗、放射治疗、靶向治疗等，整体治愈率约90%。

参考文献

[1]曾蕊,常会波,吴建新.肾母细胞瘤发病机制的研究进展[J].中国肿瘤,2017,26(6):452-459.

[2]Prasad M, Vora T, Agarwala S, et al Management of wilms tumor: ICMR consensus document[J]. Indian J Pediatr, 2017, 84(6):437-445.

[3]Kumar A, Bakhshi S, Agarwala S. Is pre-operative chemo-therapy desirable in all patients of Wilms' tumor? [J]. In-dian J Pediatr,2017,84 (9):709-714.

[4]Manzoor R, Yasmeen N. Upfront nephrectomy versus preoperative chemotherapy in Wilm's tumour[J]. J Ayub MedColl Abbottabad, 2019, 31(1):104-107.

[5]Lopes R I, Ming J, Koyle MA, et al. "Zero-ischemia" laparo scopic-assisted partial nephrectomy for the management of selected children with Wilms tumor following neoadjuvant chemotherapy[J]. Urology,2017,100:103-110.

[6]Aldrink JH, Heaton TE, Dasgupta R, et al. Update on Wilms tumor[J]. J Pediatr Surg, 2019,54(3):390-397.

[7]中国抗癌协会小儿肿瘤专业委员会.儿童肾母细胞瘤诊断治疗建议(CCCG—WT—2016)[J].中华儿科杂志,2017,55 (2):90-94.

[8]Papachristofilou A, Hottinger AL, Weinhold O, et al. Heart-sparing volumetric modulated arc therapy for whole lung ir-radiation[J]. Strahlenther Onkol,2019,195 (1):77-82.

[9]Guerreiro F, Seravalli E, Janssens GO, et al. Potential benefit of M R I-guided IM R T for flank irradiation in pediatric patients with Wilms' tumor [J]. Acta Oncol,2019,58(2):243-250.

[10]Wagner KD, El Mai M, Ladomery M, et al. Altered VEGF splicing isoform balance in tumor endothelium involves acti-vation of splicing factors Srpk1 and Srsf1 by the Wilms'tumor suppressor Wt1[J]. Cells,2019,8(1):41.

[11]Wang J, Fan S, Feng Y, et al. Antiangiogenic therapy for Wilms tumor in an adult and literature review[J]. Antican-cer Drugs, 2019, 30(6):640-645.

[12]Holl EK, R outh JC, Johnston AW, et al. Immune expression in children with Wilms tumor:a pilot study[J]. J PediatrUrol,2019, 15 (5):441.e1-e8.

[13]洪博,董瑞.肾母细胞瘤治疗研究进展[J].临床小儿外科杂志,2021,20(6):569-575.

柳化霞（撰写）　马虹（审校）

第六章　肾细胞癌
Chapter 6　Renal cell carcinoma, RCC

关键词：腹部肿块；血尿；腹痛；腰痛

Keywords：abdominal mass；hematuria ；abdominal；pain lumbago/ 1027

一、概述

肾细胞癌（Renal cell carcinoma, Rcc）是起源于肾实质泌尿小管上皮系统的恶性肿瘤，又称肾腺癌，简称为肾癌，占肾恶性肿瘤的80%~90%。包括起源于泌尿小管不同部位的各种肾细胞癌亚型，但不包括来源于肾间质以及肾盂上皮系统的各种肿瘤。2004年WHO肾细胞癌病理分类为：肾透明细胞癌、多房囊性肾细胞、乳头状肾细胞癌（1型乳头状肾细胞癌，2型乳头状肾细胞癌）、肾嫌色细胞癌、Bellini集合管癌、肾髓质癌、Xp11.2易位性癌、神经母细胞瘤相关性RCC、黏液性小管状及梭形肾细胞癌、未分类的RCC。2019年王强在肾癌的临床、病理特征及预后：单中心4167例资料分析中表述其肾透明细胞癌3670例（88.1%），肾嫌色细胞癌168例（4.0%），乳头状肾细胞癌141例（3.4%），三种病理亚型合计占总体的95.5%；其他病理亚型合计仅占4.5%，但肾癌的病因未明。随着医学影像学的发展，早期RCC的发现率逐渐增长，局限性RCC经过保留肾单位的肾脏肿瘤切除术或者根治性肾切除术（radical nephrectomy, RN）可获得满意的疗效。据统计，目前确诊时即已属晚期的患者已由数年前的30%下降至17%，随着靶向治疗的持续发展及免疫治疗的兴起，晚期RCC的疗效也逐步得到改善。

二、定义

RCC是起源于肾实质泌尿小管上皮系统的恶性肿瘤。临床主要表现为血尿、腰痛、腹部肿块，另外还可有发烧、贫血、高钙血症等症状。

三、流行病学

在世界范围内，RCC的发病率占成人恶性肿瘤的2%~3%，其分布具有明显的地域差异，北美、西欧等西方发达国家发病率最高，而非洲及亚洲等发展中国家发病率最低。我国各地区肾癌的发病率及死亡率差异也较大，据全国肿瘤防治研究办公室和卫生部（现国家卫生健康委员会）卫生统计信息中心统计我国试点市、县1988—1997年肿瘤发病及死亡资料显示：①肾癌的发病率和死亡率均有上升趋势；②男女比例约为2∶1；③城市地区高于农村地区，两者最高相差43倍。发病年龄可见于各年龄段，高发年龄50~70岁。2013年美国新增肾癌病例65,150例，肾癌相关性死亡病例13680例。近20年，欧洲肾癌发病率以每年2%的速率递增。2012年欧洲新增肾癌病例约84,400例，肾癌相关性死亡病例约34,700例。我国肾癌发病率也呈逐年上升趋势，在2008年已经成为我国男性恶性肿瘤发病率第10位的肿瘤，成为威胁健康的最重要的肿瘤之一。国内多家研究机构进行了相对大样本的肾肿瘤流行病学调查，多集中在2010年前。郝希山院士主持的"恶性肿瘤流行势分析及预防研究"成果指出：经过对天津男性连续20年的520万例发病死亡数据追踪，显示59种恶性肿瘤发病率20年间升高约50%。其中，肾癌近20年来的上升幅度在59种恶性肿瘤中排名第一。根据GLOBOCAN2020全球癌症统计数据，2020年，全球RCC的发病率居恶性肿瘤第14位，低于泌尿系统的前列腺癌及膀胱癌，死亡率居第15位。RCC年龄标准化发病率在男性为6.1/100,000，女性为3.2/100,000。年龄标准化死亡率在男性为4.6/100,000，女性为1.8/100,000。据2018中国肿瘤登记年报的资料显示，2015年中国RCC新发病人数占的恶性肿瘤第17位，死亡人数占第18位。中国RCC发病粗率为4.02/100,000，年龄标准化发病率为2.66/100,000；其中男性RCC发病粗率为5.10/100,000，年龄标准化发病率为3.43/100,000；女性RCC发病粗率为2.92/10万，年龄标准化发病率为1.89/100,000。

四、病因及发病机制

RCC的病因尚不明确，其发病与遗传、吸烟、肥胖等有关。

（1）遗传性因素：大部分肾细胞癌是散发性的，遗传性肾细胞癌占肾细胞癌总数的2%~4%，多以常染色体显性遗传方式在家族中遗传，由不同的遗传基因变异造成，这些基因既包括抑癌基因又包括癌基因。已明确的遗传性肾细胞癌包括希佩尔-林道（vonHippel-Lindau，VHL）病（双侧多发的肾透明细胞癌和肾囊肿）、MET基因相关的遗传性乳头状肾细胞癌、延胡索酸水化酶基因异常引起的遗传性平滑肌瘤病和肾细胞癌、伯特-霍格-杜布（Birt-Hogg-Dube，BHD）综合征（多发性肾嫌色细胞癌、杂合性嫌色细胞和嗜酸细胞肾肿瘤、乳头状肾细胞癌）、*HRPT2*基因相关的甲状旁腺功能亢进-颌骨肿瘤综合征（混合型上皮和基质肿瘤、乳头状肾细胞癌）。一般认为如下人群可能是遗传性肾细胞癌的潜在患者：①≤45岁的肾细胞癌患者；②双侧/多发肾脏肿瘤；③肾细胞癌家族史（至少1个一级亲属，至少2个二级亲属）；④肾细胞癌合并其他肿瘤病史（嗜铬细胞瘤、胃肠道间质瘤、神经系统血管母细胞瘤、胰腺神经内分泌肿瘤等），合并其他病变如肺囊肿、自发性气胸等；⑤合并少见的皮肤病变（平滑肌肉瘤、血管纤维瘤等）；⑥个人或家族有肾细胞癌相关综合征病史。对于这部分患者，可以建议本人及相关家属进行基因突变检测。

（2）吸烟：吸烟可以增加患肾细胞癌的危险，前瞻性研究认为吸烟是中等度危险因素。既往有吸烟史的人患肾细胞癌的相对危险度为1.3，而正在吸烟的人患肾细胞癌的相对危险度为1.6。

（3）肥胖：肥胖程度一般用体重指数来表示，体重指数增加，则患肾细胞癌的危险性增加。肥胖增加肾细胞癌风险的具体机制未明，可能和肥胖增加雄性激素及雌性激素释放，或者与脂肪细胞释放的一些细胞因子相关。

（4）与终末期肾病长期透析相关的获得性肾囊肿与普通人相比，有终末期肾病患者的RCC发病率更高。长期透析的患者容易患获得性肾囊肿。在这些RCC患者中，肿瘤通常是双侧、多发的，组织学上呈现乳头状结构。

(5)其他:有证据表明,饮酒、职业暴露于三氯乙烯、高雌激素的女性等都有可能增加患RCC的风险。尚需要进一步研究遗传因素与环境暴露之间相互作用的潜在影响。

五、临床表现

RCC患者的临床表现复杂、多变,这些临床表现有些是由肾肿瘤本身直接导致的,有些可能是由癌细胞所分泌的激素或转移灶所产生。

1. 局部肿瘤引起的症状和体征

(1)血尿:无痛性血尿是肾癌较常见的症状。出现血尿多表明肾癌已侵入肾盂肾盏等集合系统。最常见的表现为间歇性、全程性、无痛性血尿。

(2)腰痛:是肾癌常见症状,发生率约为40%,多为钝痛。原因主要是由肿瘤生长导致肾被膜张力增加,另外还可因晚期肿瘤侵犯周围脏器或腰肌所造成。也可导致持续性的腰部疼痛,且疼痛较剧烈,此外,血块经输尿管排出时,也可引起肾绞痛。

(3)肿物:腰、腹部肿物也是肾癌常见的症状,肿物体积较大时方可被发现,质硬,无明显压痛,肿物随呼吸活动。如肿物比较固定,表明肿物已处于晚期,可能已侵犯腰肌和周围脏器。随着我国健康人群体检的普及和B超、CT等影像学技术的发展,肾癌患者多在肿块发展到此阶段前,已获确诊和治疗。既往经典血尿、腰痛、腹部肿块"肾癌三联症"临床出现率不到15%,这些患者诊断时往往已为晚期。无症状肾癌的发现率逐年升高,近10年国内文献报道其比例为13.8%~48.9%,平均33%,国外报道高达50%。所谓肾癌三联症实际价值需要重新评估。

2. 全身症状和体征

(1)发热:肾癌患者中较常见,发生率为10%~20%。常表现为38℃以下的低热,发热原因为肿瘤释放的致热原所致。在切除肿瘤后,体温多能恢复正常。

(2)高血压:约20%的肾癌患者有高血压,主要原因为肿瘤压迫或肿瘤内动-静脉瘘导致肾素分泌过多引起。但应注意,只有近期出现的并且在切除肾癌后恢复正常的高血压才能认为是肾癌引起的。

3. 生化指标异常

(1)贫血:25%的患者可伴有轻度的正常红细胞贫血。目前认为是肾癌毒素影响骨髓造血功能,以及肾自身的促红细胞生成素分泌不足造成的。

(2)红细胞沉降率增快:在肾癌比较常见,发生率50%。现认为是致热原所致,红细胞沉降率增快和肿瘤细胞类型、血清蛋白的关系尚不明确,但发热伴红细胞沉降率增快是预后不良的征兆。

(3)高钙血症:原因不清,发生率10%,可能与肿瘤产生的类似于甲状旁腺素相关蛋白的多肽有关。也可能由肿瘤转移到骨骼引起。

(4)红细胞增多症:肾癌时肾皮质缺氧,释放促红素,调节红细胞生成和分化,在肾癌患者血中促红素升高3%~10%,这种物质可以是肿瘤直接产生,也可能由肿瘤挤压缺氧引起。当肿瘤切除后,红细胞增多症即可消失,肿瘤转移或复发后又重新出现。

(5)肝功能异常:肾癌未出现肝转移时即可有肝功能改变,包括碱性磷酸酶升高、胆红素升高、低白蛋白血症、凝血酶原时间延长、高α2球蛋白血症。肾癌切除后肝功能恢复正常者是预后较好的表现,肝功能异常并非肾癌根治术的手术禁忌。10%~40%的患者出现副瘤综合征,表现为高血压、贫血、体重减轻、恶病质、发热、红细胞增多症、肝功能异常、高钙血症、高血糖、红细胞沉降率增快、神经肌肉病变、淀粉样变性、溢乳症、凝血机制异常等改变。

4. 出现转移灶表现

如肺转移出现咳嗽、咯血,骨转移出现骨痛、骨折,脑转移出现头痛,淋巴结转移有颈部肿块等。转移脏器发生率依次为肺转移48.4%、骨转移23.2%、肝转移12.9%、肾上腺转移5.2%、皮肤转移1.9%、脑转移1.3%、其他部位7.1%。其中11.9%的患者为多脏器转移。

5. RCC合并静脉癌栓

占肾癌患者的4%~10%,除上述临床表现外,由于下腔静脉癌栓影响静脉回流,出现下肢水肿。如3级以上癌栓可能会沿肝静脉向肝内侵犯,或引起继发血栓形成,可能出现肝静脉回流受限,引起布加综合征,表现为右上腹疼痛、肝大、黄疸、下肢水肿、腹水形成等。如癌栓脱落还可出现憋气、呼吸困难等肺栓塞症状。

六、辅助检查

（1）实验室检查。RCC实验室常规检查的目的是了解患者的一般状况以及是否适于采取相应的治疗措施,主要包括尿常规、血常规、红细胞沉降率、血糖、血钙、肾功能（血尿素氮、血肌酐和肾小球滤过率）、肝功能、乳酸脱氢酶、碱性磷酸酶等项目。如需进行有创检查或手术治疗,则应进行必要的凝血功能检测。以上项目的检查结果在肾细胞癌患者中可表现为血尿、红细胞增多、贫血、红细胞沉降率增快、高血糖、高血钙、肾功能异常及肝功能异常等。对邻近或累及肾盂的肾肿瘤患者还需做尿细胞学检查。对孤立肾的肾肿瘤、双肾肿瘤、肾功能指标异常和存在使肾功能受损的疾病（如糖尿病、慢性肾盂肾炎、多囊肾、对侧肾结石等）患者需行核素肾图检查,了解肾功能情况,并对肾功能不全等级进行评定。目前,尚无公认的用于肾细胞癌早期辅助诊断的血清肿瘤标志物。

（2）B超:是肾癌诊断最常用且无创、经济的检查方法。超声检查可以发现肾内1cm以上的占位病变。尤其可以很容易地将肾囊肿、肾积水等疾病与肾癌鉴别开来。肾癌在超声检查时典型征象表现为肾实质内的圆形或椭圆形、边界较清楚的团块状回声。低回声占位居多,因肾癌常有出血、坏死、实性变,回声不均匀。肾囊肿亦可表现为肾内占位病变,但其境界清晰、内部无回声。如果囊肿内出血、感染、钙化亦可出现异常回声。近年注意肾内实性囊肿,其内容可能为黏稠血性液体,其回声可以与肾癌相似,其特点为边缘光滑,因内部无血管,CT表现为肿物无增强,可以区别。肾血管平滑肌脂肪瘤为实性肿物。女性较多,可能双侧发病,超声表现为强回声,可以和肾癌鉴别。B超还可以提供肾门、腹膜后淋巴结情况和肝、肾上腺有无转移。彩色多普勒超声可了解肾静脉和下腔静脉内有无癌栓,对癌栓诊断的准确率为93%。

（3）CT:可以发现肾内0.5cm以上的病变,能显示肿瘤的范围及邻近器官有无受累,准确性较高,是目前最可靠的诊断肾癌的影像学方法。

1）典型的肾癌:在CT上呈圆形、椭圆形或不规则形占位,平扫时,肾癌的密度略低于肾实质,增强扫描后,肾癌病灶的密度轻度增强,而正常肾实质的密度呈明显增强,两者形成明显对比,使肿瘤的边界更明显。由于肾癌病灶中多有程度不等的坏死、出血、囊性变甚至钙化灶,因此在CT图像上表现为密度不均。部分肾癌有钙化灶,在肿瘤内呈不规则分布。

2）静脉瘤栓:肾癌侵入肾静脉或下腔静脉后,CT平扫可发现静脉内低密度区肿块影,增强扫描可见肿块增强不明显,形成管腔内的低密度充盈缺损区。

3）淋巴结转移:CT可确定肿瘤淋巴结转移情况。肾门周围直径大于2cm淋巴结多为肿瘤转移所致。肾门区淋巴结直径小于2cm则为可疑淋巴结转移。

（4）MRI:对肾癌诊断的敏感度及准确性与CT相仿,肾癌在T1加强像上呈低信号,在T2加强像上呈高信号,肿瘤内组织信号不均匀,为椭圆形或不规则形肿块,可见肾外形改变,边缘能见到假包膜形成的环状低信号区。MRI在显示周围器官受侵犯及、肿瘤与周围脏器关系上明显优于CT,可以确定肾蒂淋巴结转移情况。由于MRI有冠状面、额状面和矢状面多种层面的影像,可以轻易地界定肿瘤与肾、肾上腺以及下腔静脉的关系,确定肿瘤的来源,使肾上极肿瘤与肝和肾上腺肿瘤得以鉴别。MRI还可以清晰地显示肾静脉与下腔静脉内的瘤栓,尤其是MRI的额状面图像,可以清晰地显示瘤栓的范围。

（5）X线片:对于肾癌诊断价值不大,较大的肿瘤可遮盖腰大肌阴影,肿瘤内有时可见到钙化,局限或弥漫絮状影。

（6）排泄性尿路造影:通过了解肾肿瘤对肾盂、肾盏的压迫情况来明确诊断。当肿瘤体积较小、仅限于肾实质内时,集合系统可无异常改变,容易导致漏诊。排泄性尿路造影的主要表现:①肾盂肾盏变形、拉长、扭曲;②当肿瘤刚刚开始侵入集合系统后,可使肾盂、肾盏的轮廓不规则、毛糙或出现充盈缺损;③可引起患肾的功能丧失,造影时不显影。排泄性尿路造影也可以了解双肾功能尤其是健侧肾功能情况,但不能鉴别囊肿、肾血管平滑肌脂肪瘤和肾癌,必须配合超声、CT或MRI检查。

(7)逆行上尿路造影:该项检查对肾癌的诊断帮助不大,但对于排泄性尿路造影不显影的肾脏,可以用来与其他上尿路病变进行鉴别。

(8)肾动脉造影:随着造影技术的发展,血管造影多采用选择性数字减影的方法来清楚地显示病变。肾癌动脉造影的主要征象有:肿瘤区出现多数迂曲、不规则、粗细不均、分布紊乱的小血管,肿瘤周围的血管呈包绕状,由于肿瘤内存在动-静脉瘘,在动脉期即可见肾静脉显影。向肾动脉内注射肾上腺素时,正常肾血管和良性肿瘤内的血管将发生收缩,但肾癌组织内的肿瘤血管却不会收缩。肾动脉造影目前常用于较大的或手术困难的肾癌,术前进行造影和动脉栓塞可以减少手术出血量;晚期肾癌,动脉栓塞加入化疗药物可以作为姑息疗法;对需保留肾单位手术前需了解肾血管分布及肿瘤血管情况者可选择肾血管造影检查。肾动脉造影是有创的、昂贵的检查方法,也可能出现出血、假性动脉瘤、动脉栓塞等并发症。

(9)正电子发射断层扫描(positron emission tomogra-phy,PET)或PET-CT:检查费用昂贵,主要用于发现远处转移病灶以及对化疗或放疗的疗效评定。

(10)穿刺活检:不推荐对能够进行手术治疗的肾肿瘤患者行术前穿刺检查;对影像学诊断有困难的小肿瘤患者,可以选择定期(1~3个月)随诊检查或行保留肾单位手术。对不能手术治疗的晚期肾肿瘤需化疗或其他治疗的患者,治疗前为明确诊断,可选择肾穿刺活检获取病理诊断。对后续的治疗策略选择有重要意义。

适应证:①非典型性肾肿物,无法排除炎症肿块、乏脂性血管平滑肌脂肪或嗜酸细胞瘤。②无法外科手术/广泛转移的晚期RCC,需明确病理进行后续系统治疗。③腹膜后肿物与肾脏关系不清或来源不明。④需根据病理性质决定是否进行肾部分切除或根治性肾切除。⑤主动监测的病例可提供病理信息。⑥介入、消融治疗前获取病理信息。⑦不推荐对囊性占位进行活检。同轴穿刺套筒穿刺可降低针道种植及出血风险。建议使用16G或18G穿刺针穿刺4针以上组织。

肾癌组织和细胞均呈多样性,大体标本可为实性片状、小梁状、乳头状、蜂窝状、腺管状,比较典型的肾癌细胞是透明细胞,为多边形、立方形或柱状,细胞直径为10~40μm,由于胞浆含有糖原和脂质,HE染色胞浆透明或空泡,胞浆所含脂质主要为磷酸酯和中性脂质,Hale胶体铁染色电镜观察,可见灶性微绒毛发育和胞浆内小泡形成,核小而规则,少数有丝分裂,肾癌为颗粒细胞者,其胞浆为玻璃状、均匀、细胞和胞核大小不一,分裂象多见,肾癌大多数为透明细胞,亦可同时有颗粒细胞,有的肾癌为梭形细胞,难与纤维肉瘤区别,肾癌的瘤体内透明细胞,颗粒细胞或梭形细胞可单独或复合存在。

肾癌病理分级:Fuhrman等(1982)提出的肾癌形态分级系统,已为世界上多数学者接受并采用。依据细胞核的形态和大小进行分级具有标准明确,易于掌握的优点,当同一个肿瘤中不同分级的区域或同一区域中有不同级的细胞时,以癌细胞的最高级为病理诊断的最终分级,如多数细胞为G2,少数细胞为G3的肿瘤应定为G3。

分期:肾癌分期尚不统一,目前临床上以Robson的分期和TNM分期应用最广泛。

Robson分期:

Ⅰ期:肿瘤局限于肾包膜内。

Ⅱ期:肿瘤穿破肾包膜,侵犯肾周围脂肪,但局限于肾筋膜内,肾静脉和局部淋巴结无浸润。

Ⅲ期:肿瘤侵犯肾静脉或局部淋巴结,有或无下腔静脉,肾周围脂肪受累。

Ⅳ期:远处转移或侵犯邻近脏器。

以上是简化的Robson分期,便于应用,其缺点是Ⅱ、Ⅲ期的预后一样,1987年国际抗癌协会提出的TNM分期如下。

TNM分期:

T0:无原发肿瘤。

T1:肿瘤最大径≤2.5cm,局限在肾包膜内。

T2:肿瘤最大径>2.5cm,局限在肾包膜内。

T3：肿瘤侵犯大血管，肾上腺和肾周围组织，局限在肾筋膜内。

T3a：侵犯肾周围脂肪组织或肾上腺。

T3b：侵犯肾静脉或下腔静脉。

T4：侵犯肾筋膜以外。

N0：无淋巴结转移。

N1：单个，单侧淋巴结转移，最大径≤2.5cm。

N2：多个局部淋巴结转移，或单个淋巴结最大径2~5cm。

N3：局部转移淋巴结最大径超过5cm。

M1：远处转移。

七、诊断

（1）许多肾癌患者的早期临床表现并不典型，需要我们提高警惕，予以鉴别。首先，对于间歇性、无痛性血尿患者，应予以重视，即使是镜下血尿，亦应予以检查。同样，对于持续性腰部隐痛患者，以及具有贫血、红细胞沉降率快和其他肾外表现的患者，也应谨慎对待，寻找上述表现的原因。体检时应注意有无腰、腹部包块和锁骨上淋巴结病变。精索静脉曲张平卧不消失提示有肾肿瘤伴静脉瘤栓可能。推荐的实验室检查项目包括：尿素氮、肌酐、肝功能、全血细胞计数、血红蛋白、血钙、血糖、血沉、碱性磷酸酶和乳酸脱氢酶。

（2）肾癌的确诊：实验室检查可作为对患者术前一般状况、肝肾功能以及预后判定的评价指标，肾癌的临床诊断主要依靠影像学检查。影像学技术不仅提供最直接的诊断依据，同时，还能够做出准确的肿瘤分期，从而在手术以前明确病变的性质和病变的发展侵犯情况。

八、鉴别诊断

1. 肾囊肿

典型的肾囊肿从影像检查上很容易与肾癌相鉴别，但当囊肿内有出血或感染时，往往容易被误诊为肿瘤，而有些肾透明细胞癌内部均匀，呈很弱的低回声，在体检筛查时容易被误诊为非常常见的肾囊肿，对于囊壁不规则增厚，中心密度较高的良性肾囊肿，单独应用上述任何一种检查方法进行鉴别都比较困难，往往需要综合分析，判断，必要时可在B超引导下行穿刺活检，轻易地放弃随诊或鲁莽地进行手术都是不可取的，表现为腰痛，肿块，但无严重血尿，触之为囊性肿块，尿路平片示囊壁呈蛋壳样或条纹样钙化，IVU（静脉泌尿系统造影）示肾实质占位性病变，肾动脉造影病变为边界光滑的无血管区，周围血管弧形移位，超声检查可见肾实质内有边界清晰的圆形无回声暗区。

2. 肾错构瘤

又称肾血管平滑肌脂肪瘤，是一种较为常见的肾脏良性肿瘤，随影像学检查的普遍开展，越来越多见于临床，典型的错构瘤内由于有脂肪成分的存在，在B超、CT和MRI图像上都可作出定性诊断，临床上容易与肾细胞癌进行鉴别，肾错构瘤B超示肿块内有中强回声区，CT示肿块内有CT值为负数的区域，增强扫描后仍为负值，血管造影显示注射肾上腺素后肿瘤血管与肾脏本身血管一同收缩；肾细胞癌B超示肿块为中低回声，肿块的CT值低于正常肾实质，增强扫描后CT值增加，但不如正常肾组织明显，血管造影显示注射肾上腺素后肾脏本身血管收缩，但肿瘤血管不收缩，肿瘤血管特征更明显。

可以看出，肾癌与肾错构瘤的鉴别要点在于肾癌内没有脂肪组织而错构瘤内有脂肪组织，但少数情况下，肾细胞癌组织中也会因含有脂肪组织，造成误诊。

3. 肾脏淋巴瘤

肾脏淋巴瘤较为少见，但并非罕见。Dimopoulos等报告，在210例肾脏肿瘤患者中，6例为原发性肾脏淋巴瘤。肾脏淋巴瘤在影像学上缺乏特点，呈多发结节状或弥漫性湿润肾脏，使肾脏外形增大，腹膜后淋巴多受累

4. 肾脏黄色肉芽肿

一种少见的严重慢性肾实质感染的特殊类型，形态学上有两种表现：一种为弥漫型，肾脏体积增大，形态失常，内部结构紊乱，不容易与肿瘤混淆；另一种为局灶性，肾脏出现局限性实质性结节状回声，缺乏特异

性,有时与肿瘤难以鉴别,但这部分病人一般都具有感染的症状,肾区可及触痛性包块,尿中有大量白细胞或脓细胞,只要仔细观察,鉴别诊断并不困难。

5. 肾盂癌

也可出现间歇性无痛性全程肉眼血尿,但程度较重且发生早并频繁出现,IVU 及逆行造影示肾盂肾盏有不规则的充盈缺损,肾脏大小及形态无明显改变,无肾轴旋转,肾盂镜检查可见突入肾盂腔内的新生物,尿脱落细胞检查发现肿瘤细胞。

6. 肾血管平滑肌脂肪瘤

可有腰痛,腰腹肿块及血尿,尿路平片可见不规则低密度区;超声检查为许多均匀分布的强光点;肾动脉造影实质期因其组成的组织密度不同而呈葱皮样分层排列,CT 检查可见呈密度不均的肿块,含脂肪量较多,CT 值为 $-40 \sim -90 Hu$,肿瘤易发生自发性破裂出血而致突发性严重血尿或休克。

7. 成人肾胚胎瘤

表现为腰痛及肿块,但肿块生长迅速,病人多以腹部肿块为主要症状,血尿较不严重,逆行肾盂造影可见肾盂肾盏常因肿瘤的破坏而大部分消失,超声检查呈细小的散在光点,其亮度与肾皮质的回声相等或略强。

8. 肾周囊肿

表现为腰痛,肿块及高血压,但其有腰部外伤或肾脏手术史,肿块边缘不清楚,IVU 示肾脏缩小,向外上方移位,伴有旋转不良及肾盏移位,造影剂溢入囊肿内形成云雾状影像。

9. 多囊肾

腰痛,肿块及血尿与本病相似,但病变为双侧性,高血压及肾功能损害较为常见,IVU 显示肾影显著增大,肾盏普遍分离并伸长伴多处边缘光滑的弧形压迹,超声检查显示双肾增大,轮廓呈波浪状,肾实质内散在大小不等的圆形液性暗区,且彼此不相交通,CT 检查显示肾实质中充满大小不等的囊状低密度区。

10. 肾包膜下血肿

除表现为肿物,低热及血尿外,还有原发病如肾动脉硬化,肾梗死,肾外伤等,起病急骤,出血量较大者可发生休克,IVU 可见肾及输尿管受压移位。

11. 肾脓肿

临床表现为腰痛,肾肿大,但有发热,肾区叩击痛明显,血白细胞增高,IVU 可见肾盂肾盏变形及移位,但肾动脉造影无肿瘤血管,中央无血管区被增殖的血管包绕,肾包膜下血管扩张迂曲,静脉期可见边缘静脉回流,CT 检查表现为肾内边界清楚的圆形低密度区,CT 值为 $10 \sim 25 Hu$,增强扫描后可见厚壁强化环即为脓肿壁。

12. 假蜘蛛腿样肾盂

IVU 也表现为肾脏增大,肾大盏伸长,盏距增宽,但病人无腰痛,血尿,肿块等表现,超声检查除肾长轴增长外无异常发现,肾动脉造影各级血管均示正常。

九、治疗策略

RCC 患者通过影像学检查的结果确定肿瘤的临床分期,利用辅助检查评估患者对治疗的耐受能力,根据临床分期并结合患者的耐受力,选择恰当的治疗方式。对手术的患者依据病理学检查的结果确定病理分期,根据病理分期选择术后治疗及随诊方案。

(一)手术治疗

对于局限性和局部进展性 RCC 患者而言,外科手术仍然是首选的可能使患者获得治愈的治疗方式。对于选择性的晚期 RCC 患者,如果患者能够耐受手术治疗,在全身系统治疗的基础上施行减瘤性肾切除术以及孤立性转移灶切除术也可能改善患者的生存。

(1) RN 1963 年 Robson 等建立了 RN 的基本原则,并确立了 RN 作为局限性 RCC 外科治疗的金标准。经典的 RN 切除范围包括患肾、肾周筋膜、肾周脂肪、同侧肾上腺、从膈肌脚到腹主动脉分叉处淋巴结以及髂血管分叉以上输尿管。当前观念已发生变化,不推荐术中常规行肾上腺切除和区域淋巴结清扫。

(2)保留肾单位手术:RN后患者仅剩一侧肾脏,可能会导致肾功能下降,增加慢性肾功能不全和透析的风险。慢性肾功能不全会增加患者发生心血管事件的风险,提高总体死亡率。对于局限性RCC患者,如技术上可行,临床分期为T1a的RCC患者,推荐行保留肾单位手术(nephronsparingsurgery,NSS)。对于T1b、T2期甚至部分T3期肿瘤,也可考虑行NSS。手术中需要切除的肿瘤周围正常肾实质的厚度并非一个关键性的问题,只要保证最终手术标本切缘阴性。尽管肾部分切除术后会增加肿瘤局部复发的风险,但患者肿瘤特异性死亡率与RN相似。对于肾部分切除术的可行性,肿瘤的位置(外生型还是内生型)比肿瘤大小更为重要。肿瘤过大或位置过深,会增加肾脏手术时的热缺血时间,而且术后出血和尿漏的并发症风险也随之上升。因此,NSS适应证也在一定程度上取决于外科医师的经验和手术技巧。

(3)手术相关问题

1)开放手术/腹腔镜手术/机器人辅助技术:与传统的开放性手相比,腹腔镜手术的优点是手术切口小、损伤小、出血少、术后恢复快、合并症少、住院时间短,近期肿瘤控制率与开放手术无明显差异。缺点是器械昂贵、技术较复杂、熟练掌握的学习曲线较长、初学阶段手术时间较长。随着技术的熟练,手术时间会明显缩短,切除的彻底程度则可达到与开放手术完全相同。达芬奇机器人手术系统的应用,使腹腔镜肾部分切除术的关键步骤更易掌握,学习曲线缩短。目前,在技术条件允许的情况下,开放手术、腹腔镜手术或机器人辅助技术均可应用于RCC患者的外科手术治疗,怎样选择很大程度上取决于肾肿瘤的大小和位置,以及外科医生的经验程度。

2)同侧肾上腺切除:经典的RN的范围包括同侧肾上腺。但是鉴于较小的RCC累及同侧肾上腺的风险很低,因此,在CT扫描未见肾上腺异常的前提下,术中应考虑保留同侧肾上腺。如手术中发现同侧肾上腺异常,应当予以切除。

3)区域淋巴结清扫:在行RN时是否需要行腹膜后区域淋巴结清扫术也存在争议。当前尚无证据表明淋巴结清扫能够使患者获益。欧洲癌症研究与治疗组织(European organization for research and treatment of cancer,EORTC)20年随机对照Ⅲ期临床研究结果显示,对于可切除的局限RCC(N0M0)行淋巴结清扫与不行淋巴结清扫,2组无疾病进展生存、疾病进展时间和总生存率差异无统计学意义。因此,肾细胞癌患者在行RN时,一般不常规进行区域或广泛淋巴结清扫。若术前影像学检查显示区域淋巴结肿大或术中触及肿大淋巴结,可行区域淋巴结清扫术或切除以明确病理分期。

4)肿瘤切缘阳性的处理:肾部分切除术患者最担心的是肿瘤复发的问题。肾部分切除术后同侧肾脏肿瘤复发率在1%~6%,多由于原发RCC的多灶性或切缘阳性所致。对于肾部分切除术的手术切缘阳性是否会增加患者肿瘤复发的风险以及对预后的影响仍存有争议。研究表明即使肾部分切除术切缘阳性,中期随访结果显示也未见患者肿瘤复发增加。甚至一些研究表明术后立即或后来对患者行补救性肾切除术时,绝大多数都未发现肿瘤残留的迹象。文献报告3%~8%的NSS会出现术后病理切缘阳性,但只有那些病理分级较高(Ⅲ~Ⅳ级)的患者术后复发风险增高。

5)静脉瘤栓的处理肾细胞癌患者中约有10%伴随肾静脉或下腔静脉瘤栓,RCC静脉瘤栓的分级法常采用美国梅奥医学中心的五级分类法。由于静脉瘤栓的外科手术治疗伴随较大的风险及并发症,因此术前需要进行全面准备的评估,制定详细的治疗方案,并且需要有经验的团队进行手术。评估:术前进行增强MRI或CT扫描及血管成像,了解静脉瘤栓的范围及程度、有无静脉管壁侵犯等,以制定进一步手术治疗方案。手术:伴有静脉瘤栓的局部晚期肾细胞癌的手术方式根据静脉瘤栓的程度不同,手术细节有所区别。手术第一步为分离血管。在主动脉根部结扎肿瘤侧肾动脉,然后控制静脉及取出瘤栓。为了更好的控制出血和肿瘤暴露,可以将下腔静脉的分支血管(腰静脉、小分支肝静脉等)进行结扎。为了保证静脉回流的通畅,切忌将所有的分支血管全部结扎。术中尽量少触碰肾脏及肿瘤,以减少瘤栓脱落风险。局限于肾静脉的瘤栓或瘤栓刚进入到下腔静脉的肾细胞癌的手术与常规的根治性肾切除手术类似。当瘤栓处于肾静脉开口与肝静脉之间时,手术时在瘤栓上方和下方分别阻断下腔静脉,同时需要阻断对侧肾静脉。通常情况下,不需要采用血液分流技术。在下腔静脉前方切开血管,将肾脏及肿瘤、同侧肾静脉和静脉瘤栓一并切除。仔细检查及冲洗下腔静脉内壁,以避免肿瘤残留。当瘤栓处于肝静脉与膈肌之间时,需要采用血液分流技术,根据术中所需要阻断下腔静脉的程度及引起的血流动力学改变的状况,决定采用何种分流技术。预后:静脉瘤栓的程度与生存预后的关系目前尚无明确定论。一项纳入422例病例的回顾性研究结果显示,伴有下腔静脉瘤栓患者的生存预后差于瘤栓局限于肾静脉的患者。另一项研究显示,瘤栓侵犯肾静脉管壁的预后差于无管壁侵犯的患者。Blute等报道,没有远处转移及淋巴结转移的静脉瘤栓肾细胞癌患者,未进行术后辅助治疗的情况下,中位生存时间为3.1年,5年生存率为59%。

6) T4期RCC的处理:RCC侵犯至肾筋膜外并累及周围脏器时,为T4期肿瘤。可累及升结肠、十二指肠、降结肠、胰腺、膈肌、肝脏、脾脏、肾上腺、输尿管等。早年研究表明,T4期肿瘤手术效果差,不建议行手术治疗。但后续一些研究表明,T4期肾细胞癌手术可以使患者获益。MDACC研究报道,30例术前临床分期为T4NxM0患者接受手术治疗,术中切除肿瘤及受侵犯的邻近脏器,切缘均为阴性。60%患者的分期出现降期现象,其中2例患者病理分期为T2期。多因素回归分析结果显示,pT4及淋巴结转移为生存预后的独立预测因素。淋巴结阴性患者的3年总生存率为66%,而淋巴结转移患者的3年总生存率为12%。此项研究表明术前及术中的分期并不完全准确,相当一部分患者会存在分期高估现象。因此,对于临床局部分期为T4且没有远处转移的患者,如果身体状况允许,围手术期风险可控的情况下,可考虑进行手术治疗。MSKCC的研究报道,在病理分期为T3或T4期联合邻近脏器切除的肾细胞癌患者中,约1/4患者存在淋巴结转移,绝大多数患者切缘阴性(36%切缘阳性)。切缘阳性患者的生存时间明显缩短。全组患者的中位生存时间为11.7个月。Capitanio回顾性分析SEER数据库中临床分期为T4N0~2M0的肾细胞癌,246例接受手术,64例未接受手术。手术组的患者中位生存时间为48个月,而未手术组患者的中位生存时间为6个月。手术组中125例病理分期T4N0的患者,10年肿瘤特异性死亡率为40%。然而在淋巴结转移的患者中,并未见到明显获益。在处理临床T4期RCC患者时,由于涉及邻近脏器的切除与重建,因此多学科协作治疗十分重要。综上所述,对于临床T4N0M0的RCC患者,如果条件允许,积极手术可能会给患者带来明显获益。

7) 术前术后护理注意事项术前要舒缓患者的恐惧焦虑心理,改善饮食和全身营养状况,观察病情变化。术后①术后全麻护理常规,去枕平卧,头偏向一侧,吸氧、心电监护。首先要监测患者的生命体征,注意血压、脉搏、体温等的变化,尽早发现感染、内出血和休克,及时治疗。②其次监测肾功能,术后常规留置尿管,注意尿量、颜色、性质。③术后6小时患者生命平稳后可半卧位,有助于患者呼吸和引流。④留置胃管期间应禁食,排气后可进食富含蛋白质的食物。饮食护理应遵照少食多餐、循序渐进、营养均衡、搭配合理和个体化原则,拔管后进食从10ml流食逐渐增加到全量流食,增加幅度以保持食欲、无饱胀感为度,流食为不加糖的米汤、面汤、果汁等。⑤水肿及高血压者限盐,肾性水肿限制蛋白食物摄入量,少饮水。⑥肾功能正常,且无高血压、水肿者,鼓励多饮水。⑦每日做好口腔、会阴等处基础护理,保持干燥清洁和引流管畅通。⑧监测体温,定期翻身排痰。要鼓励病人深呼吸,必要时应协助咳嗽或给予雾化吸入。⑨术后第二日指导患者在床上活动,第三日可离床活动。在不影响治疗安全情况下,让病人勤翻身。早期活动对患者康复有重要意义,活动量适度,以不引起患者不适为宜。手术前后的效果和术后护理是密不可分的。术后护理尤为重要,对患者的恢复和痊愈起到决定性的作用。

(二)介入治疗

1.栓塞治疗

(1) 肾动脉栓塞:肾动脉栓塞术可用于肾肿瘤的姑息性治疗,以缓解临床症状、提高生存质量。

适应证:①肾肿瘤所致疼痛;②肾肿瘤相关出血性事件,如肾肿瘤破裂或肾部分切除术后出血、血尿等;③部分巨大、富血供肾脏肿瘤的外科术前栓塞:由于其对延长患者生存时间、减少术中出血及降低术后并发症等方面获益尚不明确,因此不推荐常规使用。

禁忌证:①无法纠正的凝血功能障碍;②严重感染;③外周血白细胞和血小板显著减少(非绝对禁忌,如脾功能亢进者):白细胞<$3.0×10^9$/L,血小板<$50×10^9$/L;④严重肾功能障碍。

操作程序要点:①肾动脉造影,通常采用Seldinger方法,经皮穿刺股动脉或桡动脉插管,导管置于肾动脉行数字减影血管造影(digital subtraction angiography,DSA),必要时可行肾上腺动脉造影,寻找侧支供血。②仔细分析造影表现,明确肿瘤的部位、大小、数目以及供血动脉。③对肿瘤供血动脉进行栓塞。对于肾部分切除术后的出血,应尽量超选择至相关血管进行栓塞,注意保留正常肾单位。

术后并发症:栓塞后综合征,是肾动脉栓塞术后最常见不良反应,主要表现为发热、疼痛、恶心和呕吐等。发生原因是肾动脉被栓塞后引起局部组织缺血、坏死,经对症治疗后大多数患者多可完全恢复。

(2)肺转移灶栓塞:肺是肾肿瘤最常见的转移部位,部分肾肿瘤患者以咯血为首发症状。支气管动脉栓塞术可用于治疗肺转移灶,防治肺转移灶相关并发症,提高生存质量。

适应证:①肺转移灶所致疼痛,如胸膜转移等;②肺转移灶所致呼吸困难,如气道受压狭窄;③肺转移灶相关出血性事件,如咯血、血胸等。

禁忌证:①无法纠正的凝血功能障碍;②严重感染;③外周血白细胞和血小板显著减少(非绝对禁忌,如脾功能亢进者):白细胞<$3.0×10^9$/L,血小板<$50×10^9$/L;④严重肾功能障碍。

操作程序要点:①支气管动脉造影,通常采用Seldinger方法,经皮穿刺股动脉或桡动脉插管,导管置于支气管动脉行DSA,邻近或位于胸膜者必要时可行肋间动脉等造影,寻找侧支供血。②仔细分析造影表现,明确肿瘤的部位、大小、数目以及供血动脉。③超选择至肿瘤供血动脉进行栓塞,注意避开脊髓动脉。④转移性非透明细胞癌,可考虑支气管动脉化疗栓塞术。

术后并发症:栓塞后综合征,是支气管动脉栓塞术后最常见不良反应,主要表现为发热、疼痛、咳嗽、咯血等。发生原因是栓塞后引起局部组织缺血、坏死,经对症治疗后大多数患者可以完全恢复。(3)肝转移灶栓塞:肝脏也是肾肿瘤的常见转移部位之一。选择性肝动脉栓塞术可用于治疗肝转移灶,防止肝功能恶化,提高生存质量。

禁忌证:①无法纠正的凝血功能障碍;②严重感染;③外周血白细胞和血小板显著减少(非绝对禁忌,如脾功能亢进者):白细胞<$3.0×10^9$/L,血小板<$50×10^9$/L;④严重肾功能障碍;⑤严重肝功能障碍(Child-Pugh C级),包括黄疸、肝性脑病、难治性腹水或肝肾综合征。

操作程序要点:①肝动脉造影,通常采用Seldinger方法,经皮穿刺股动脉插管,导管置于腹腔干或肝总动脉行DSA,造影图像采集应包括动脉期、实质期及静脉期;应做肠系膜上动脉造影、注意寻找侧支供血。②仔细分析造影表现,明确肿瘤的部位、大小、数目以及供血动脉。③肝动脉栓塞:超选择至肿瘤供血动脉进行栓塞。④转移性非透明细胞癌,可考虑肝动脉化疗栓塞术。

术后并发症:栓塞后综合征,是肝动脉栓塞术后最常见不良反应,主要表现为发热、疼痛、恶心、呕吐、一过性肝功能异常等。发生原因是肝动脉被栓塞后引起局部组织缺血、坏死,经对症治疗后大多数患者可以完全恢复。

2.消融治疗

近年来广泛应用的消融治疗,使一些不接受或不耐受手术切除的RCC患者亦可获得根治的机会。消融治疗是借助医学影像技术的引导对肿瘤靶向定位,局部采用物理或化学的方法直接杀灭肿瘤组织的一类治疗手段。肾肿瘤及转移灶的消融手段主要包括射频消融和冷冻消融。消融治疗最常用超声引导,具有方便、实时、高效的特点。CT及MRI结合多模态影像系统可用于观察超声无法探及的病灶。CT及MRI引导技术还可应用于肺、肝脏、肾上腺、骨等转移灶的消融等。①射频消融:射频消融的路径通常分为经皮消融和经腹腔镜消融,在T1a期肾肿瘤患者中,二者术后并发症发生率、复发率及肿瘤特异性生存率没有差异。有研究显示,在T1a期肾肿瘤患者中,射频消融与部分肾切除术相比较,二者总生存率及肿瘤特异性生存率没有差异,射频消融的并发症发生率及输血率均低于部分肾切除术,射频消融的局部复发率高于部分肾切除术但二者远处转移率没有差异。②冷冻消融:冷冻消融的路径通常分为经皮消融和经腹腔镜消融,二者总生存率、肿瘤特异性生存率、无复发生存率及并发症发生率没有差异。冷冻消融与部分肾切除术相比较,部分研究显示二者总生存率、肿瘤特异性生存率、无复发生存率、无病生存率、局部复发率及远处转移率没有差异,部分研究显示在以上指标中部分肾切除术优于冷冻消融。

消融治疗适应证:①T1a期中,高龄或伴有合并症者;②复发或Ⅳ期中不可切除者,在系统治疗基础上可联合寡转移灶消融术;③不接受或不耐受外科手术者;④需尽可能保留肾单位者;⑤肾功能不全者;⑥存在全身麻醉禁忌者。

消融治疗禁忌证：①无法纠正的凝血功能障碍；②严重感染；③外周血白细胞和血小板显著减少（非绝对禁忌，如脾功能亢进者）：白细胞<3.0×10⁹/L，血小板<50×10⁹/L。

操作程序要点：①消融前需穿刺活检，为后续治疗及随访提供支撑；②治疗前应该全面而充分地评估肿瘤的大小、位置、数目等；要注意肿瘤与邻近器官的关系，制定合理的穿刺路径及消融范围，在保证安全的前提下，达到足够的安全范围；③根据肿瘤的大小、位置，选择适合的影像引导技术（超声或CT）和消融手段（射频或冷冻）；④消融范围应包括5mm的癌旁组织，以获得"安全边缘"，彻底杀灭肿瘤，对于边界不清晰、形状不规则的浸润型癌或转移癌灶，在邻近组织及结构条件许可的情况下，建议适当扩大消融范围。

术后并发症：发热、疼痛、出血、感染等，大部分为轻度。经对症治疗后大多数患者可以完全恢复。

（3）其他技术：其他肾脏肿瘤消融治疗方法主要包括：微波消融、高强度超声聚焦消融、不可逆电穿孔及高低温复合式消融等。以上方法在肾细胞癌的消融治疗中也得到了逐步应用。

（三）主动监测

主动监测（Active surveillance，AS）是指通过定期进行腹部影像学检查，监测肾肿瘤的大小变化，在随诊期间一旦出现肿瘤进展则接受延迟的干预治疗。等待观察与主动监测不同，是指患者具有较严重的合并症，不适合主动治疗，等待观察直到出现相关症状再对症处理，不需要定期影像学检查。一项针对小肾肿瘤（small renal masses，SRMs，肿瘤最大径≤4cm）的多中心前瞻性注册研究 DISSRM（Delayed Intervention and Surveillance for Small Renal Masses）显示主动监测与主动治疗相比，小肾肿瘤患者的2年总生存率相似，分别为98%和96%；5年总生存率主动监测组略低，分别为92%和75%（$P=0.06$）；7年总生存率主动监测组较差，分别为91.7%和65.9%（$P=0.01$）。但在肿瘤特异性生存率方面，主动监测与主动治疗相比在5年（99%对100%，$P=0.3$）及7年（99%对100%，$P=0.5$）均没有差异。AS组患者的年龄更大，ECOG评分更差，合并症更严重，肿瘤更小，多发及双肾肿瘤比例更高。对于大多数SRMs中的高龄及合并症多的患者来说，手术麻醉及其他合并症所带来的风险，往往高于肿瘤本身。前瞻性研究显示：AS组SRMs患者的5年总生存率53%~90%，5年肿瘤特异性死亡率0.2%~1.9%，5年无进展生存率97%~99%。AS是老年或体弱SRMs患者的可行选择。美国泌尿外科学会在2009年发布的关于T1期肾肿瘤诊疗指南中便提出AS可作为存在高危手术因素及合并症者的治疗方案。2017年美国临床肿瘤学会推荐AS可作为存在高危因素及预期寿命不佳SRMs患者的首选治疗方案，并明确了其适用范围，绝对适应证：存在较高手术麻醉风险或预期寿命<5年；相对适应证：如治疗可致终末期肾病风险，SRM<1cm或预期寿命<10年。但对于年轻无合并其他疾病SRMs的患者不主张行长期AS。

（四）药物治疗

自2005年索拉非尼被批准用于转移性RCC的治疗以来，转移性RCC的治疗进入了靶向治疗时代。至今下FDA已先后批准了十余种药物及方案用于转移性RCC的治疗。这些药物从作用机制方面主要分为以下几种。

（1）抗血管内皮生长因子或血管内皮生长因子受体 vascular endothelial growth factor/vascular endothelial growth factor receptor，VEGF/VEGFR）途径，主要包括舒尼替尼、培唑帕尼、索拉非尼、阿昔替尼、卡博替尼、仑伐替尼、贝伐珠单抗等。

（2）抑制哺乳动物雷帕霉素靶蛋白（mammalian target of rapamycin，mTOR）途径：包括依维莫司和替西罗莫司。

（3）免疫检查点抑制剂：包括纳武利尤单抗、帕博丽珠单抗及伊匹木单抗。

（4）其他：包括细胞因子[白介素-2和α干扰素（interferon-α，IFN-α）]及化疗（吉西他滨和多柔比星）。化疗主要作为具有肉瘤样分化的转移性RCC患者的治疗。联合用药方案主要包括帕博利珠单抗联合阿昔替尼、帕博利珠单抗联合仑伐替尼、纳武利尤单抗联合卡博替尼、纳武利尤单抗联合伊匹木单抗（适用于中-高风险晚期透明细胞为主型肾细胞癌）、阿维鲁单抗联合阿昔替尼、仑伐替尼联合依维莫司（适用于晚期透明细胞为主型RCC的二线治疗）、贝伐珠单抗+厄洛替尼（适用于部分进展性乳头状RCC，包括遗传性平滑肌瘤病和RCC患者）、贝伐珠单抗+依维莫司（适用于部分进展性乳头状肾细胞癌，包括遗传性平滑肌瘤病和RCC

患者)等。目前国内已批准用于晚期RCC治疗的药物包括培唑帕尼、舒尼替尼、阿昔替尼、索拉非尼、依维莫司、白介素-2、IFN-α等。推荐对骨转移和肌酐清除率≥30ml/min的患者使用双膦酸盐或RANK配体抑制剂。

(5) 中医中药治疗。中医药有助于促进RCC术后机体功能恢复,减少免疫治疗及靶向药物治疗的毒副反应,缓解患者症状,改善患者生活质量,可能延长生存时间,可以作为肾细胞癌治疗的手段之一,可单独应用或与其他抗肿瘤药物联合应用。我国药监部门曾经批准的治疗RCC的现代中药制剂不多,治疗适应证多针对多种肿瘤,其中也包括治疗RCC,但是这些药物已上市多年,早期的实验和临床研究比较薄弱,尚缺乏高级别的循证医学证据加以充分支持,需要积极进行深入研究。除了这些上市的中成药外,遵从中医辨证论治原则采用中药复方治疗是中医最常用的方法之一,可根据患者个体差异,开展个体化治疗,具有一定优势;在减轻肿瘤相关并发症,改善患者生活质量,延长患者生存方面有一定的疗效。

(五) 放疗

RCC是一种对常规放疗不敏感的肿瘤,以往针对高危肾细胞癌术后放疗的临床研究显示辅助放疗没有生存获益,因此不建议根治术后做辅助性放疗。放疗主要用于RCC的姑息治疗,如对局部瘤床复发、区域或远处淋巴结转移、骨骼、脑或肺转移患者做姑息放疗,达到缓解疼痛、改善生存质量的目的。近10多年来放疗技术迅速发展,在一些回顾性和临床Ⅰ期或Ⅱ期的研究中,应用立体定向放射治疗(Stereotactic body radiation therapy,SBRT,即单次大剂量照射1次或数次的分割照射模式)技术逐渐用于治疗RCC。回顾性分析显示:SBRT可以取得优于常规放疗的治疗效果。在一些回顾性和临床Ⅰ期或Ⅱ期的研究中,SBRT取得了很好的近期局控率,并具有良好的治疗安全性。近两年,有几项SBRT联合免疫检查点抑制剂治疗晚期RCC的研究显示了较高的有效率及局部控制率,但报道的病例数均较少,且缺乏长期随访的结果。目前尚无随机分组研究证明SBRT疗效优于常规分割放疗或其他局部治疗手段。所以SBRT只能在有精准放疗技术支持的和具备丰富放疗经验的医生及物理师的医疗中心,作为可供选择的一种RCC姑息治疗的手段,或开展相关的临床研究。

(六) 靶向药物及常见不良反应及处理

1. 高血压

高血压是靶向药物治疗最常见的毒性反应之一,为VEGR/VEGFR抑制剂类药物共同的不良反应。文献报道VEGFR酪氨酸激酶抑制剂类药物治疗相关高血压的发生率为24%~40%,其中8%~16%的患者为Ⅲ级以上高血压。国内报道的发生率与国外类似,所有级别高血压的发生率为15%~37%。开始靶向治疗前应评估基线血压,对于原有高血压的患治疗期间目标血压应控制在140/90mmHg以下。当高血压达到Ⅱ级以上或Ⅰ级伴有症状时,必须用药物控制。降压药物最好选择血管紧张素转换酶抑制剂。避免应用抑制CYP3A4的钙离子拮抗剂,以免产生药物间相互作用,如果需要与影响CYP3A4的药物同时给药,则应考虑调整药物剂量。在治疗间隔期,要暂停或降低降压药剂量并严密监测血压。

2. 血液学毒性

晚期RCC靶向治疗常见的血液学毒性为中性粒细胞减少、血小板减少和贫血。舒尼替尼引起的血液学毒性的发生率较高,也是导致中国患者减量或停药的主要原因。治疗前和治疗期间需定期监测血常规,注意感染症状。若中性粒细胞减少≥Ⅰ级,应给予升白细胞药物直至升至正常水平为止。对于血小板减少,可采取常规升血小板治疗。患者出现头晕、视物模糊、气促或其他贫血症状时应予以重视,必要时给予维生素B12和铁剂。出现Ⅰ级以上血液学毒性时需减少靶向药物剂量。Ⅲ/Ⅳ级血液学毒性应停药,直至血液学毒性降低至基线水平后再重新开始治疗。若患者在常规治疗期间Ⅲ/Ⅳ级血液学毒性迅速恢复,则无须调整剂量,但需密切监测,同时可考虑调整给药方案。

3. 手足综合征与皮肤毒性手足综合征(hand-foot syndrome,HFS)

通常表现为双侧掌跖皮疹,伴疼痛和感觉迟钝,受机械牵拉的部位易出现过度角化、红斑和脱屑。文献报道索拉非尼引起的HFS发生率较高,所有分级HFS的发生率为51.0%,≥Ⅲ级的HFS发生率为16.1%。中国患者的手足皮肤反应更为常见,文献报道所有级别HFS发生率为55%~68%。皮肤毒性的临床表现为干皮、皮疹、瘙痒、水疱、蜕皮、皮肤角质局部增厚,或脂溢性皮炎伴皮肤松垂。通常出现于治疗开始后3~8周。

在靶向治疗中,所有分级皮疹的发生率为13%~37%,Ⅲ级以上症状为0.1%~4.0%治疗前检查手掌和足底,排除原有的皮肤角化区域。症状出现时应立即干预,可采用含有10%尿素组分的油膏或乳液;如果出现过度角化,则使用含有35%~40%尿素的油膏进行去角质治疗。出现Ⅱ级以上的症状可使用含0.05%氯倍他索软膏;若伴有疼痛,可使用局部镇痛药如2%利多卡因。若出现严重症状,建议请皮肤科会诊。当发生Ⅱ级以上的HFS时,可以考虑中断给药,直至症状严重程度缓解至低于Ⅰ级,减量或以相同的剂量重新开始治疗。RCC靶向治疗的手足综合征与皮肤毒性分级严重程度分级手足综合征皮疹Ⅰ级无痛性轻微皮肤改变或皮肤炎症(如红斑、水肿、角化过度)斑疹、丘疹或红斑,不伴有其他症状Ⅱ级痛性皮肤改变(如剥落、水疱、出血、水肿、角化过度),影响日常生活活动斑疹、丘疹或红斑,不伴有其他症状,局部脱屑及皮损,累及<50%体表面积Ⅲ级重度皮肤改变(剥落、水疱、出血、水肿、角化过度)伴疼痛、影响个人日常生活活动。全身性的红皮疹、斑疹、丘疹或疱疹、脱屑及皮损,累及>50%体表面积Ⅳ级-全身性的剥脱性、溃疡性或水疱性皮炎Ⅴ级-死亡注:手足综合征分级标准采用美国国家癌症研究院不良事件通用术语标准(NCI-CTCAE 4.0),皮疹分级标准采用NCI-CTCAE3.0。

4. 胃肠道不良反应

常见腹泻、恶心和呕吐,轻度腹泻可以补充电解质,发生重度腹泻应静脉输液和补充电解质,同时可用洛哌丁胺、地芬诺酯等药物。服用质子泵抑制剂或H_2受体拮抗剂可能有利于预防和恶心症状相似的消化不良,但患者在使用阿昔替尼时应避免服用。止吐治疗建议使用多巴胺拮抗剂,如甲氧氯普胺或阿立必利。胃肠道不良反应与饮食习惯有关,建议患者少量多餐,保证足够量的液体摄入,清淡饮食,忌辛辣,避免使用泻药,避免使用高渗食物添加剂。对于Ⅰ级和Ⅱ级胃肠道不良反应通常无需调整靶向药物剂量;在出现Ⅲ级和Ⅳ级不良反应时,应减量或停药。

5. 甲状腺功能减退

使用VEGFR抑制剂治疗的晚期RCC患者中有12%~19%出现不同程度的甲状腺功能减退,且发生率随治疗时间的延长而逐渐增加。国内研究结果显示甲状腺功能减退的发生率略高于西方人群,为14.0%~24.9%。部分患者可能发生暂时性的甲状腺功能亢进,一般无须干预,在随后的治疗中大部分会发展为甲状腺功能减退。在治疗初始时对患者进行甲状腺功能检查,并且在靶向治疗期间密切监测甲状腺素及促甲状腺激素(thyroid stimudating hormone,TSH)。不伴症状的TSH轻度升高,只需继续监测即可。TSH>10mU/L或者出现甲状腺功能减退临床症状的患者,需用甲状腺激素替代治疗。大多数情况下,甲状腺激素替代治疗可有效控制症状,不需要暂停靶向药物治疗或调整剂量。

6. 肝脏毒性

在使用培唑帕尼治疗时,应密切监测肝功能。对于肝功能损害患者,建议应用保肝药物,对于有可能出现肝脏损害的患者,在开始靶向治疗前要针对原发肝脏疾病积极治疗(例如乙型肝炎、肝硬化等)。在治疗期间,若发生谷丙转氨酶上升至8倍正常值上限以上时,应及时停药,待恢复至基线水平再恢复治疗;恢复治疗后若再次发生谷丙转氨酶上升至3倍正常值上限以上的情况,应永久停药;若并发谷丙转氨酶上升至3倍正常值上限以上和胆红素上升至2倍正常值上限以上时,应永久停药。

7. 间质性肺病

间质性肺病(interstitial lung disease,ILD)是一组主要累及肺间质、肺泡或细支气管的肺部弥漫性疾病,在二线药物mTOR抑制剂治疗中发生率较高,为19.8%。使用mTOR抑制剂治疗期间尤其要注意合并ILD和感染的情况,应慎用于双肺多发性转移、肺功能较差、阻塞性肺炎或其他活动性感染患者。开始治疗前,在有呼吸道症状的晚期肾细胞癌患者中应进行评估,并定期监测肺部影像检查及肺功能。较轻的ILD无须采取措施,密切监测即可。严重ILD,应停止靶向药物治疗,并用激素(如甲泼尼龙)冲击治疗。

8. 心脏毒性

VEGFR抑制剂引起的心脏不良事件发生率为2%~10%,表现为左心室射血分数(left ventricular ejection fraction,LVEF)下降、心肌缺血等。对于无心脏危险因素的患者,应考虑进行基线LVEF检测。有心脏危险因素或近期发生过心血管不良事件的患者,应密切监测生命体征和LVEF。若发生充血性心力衰竭,应暂停靶向治疗；若未发生症状明显的充血性心力衰竭，但LVEF<50%，或较基线LVEF值下降20%，应减少靶向药物剂量或暂停治疗。既往有长Q-T间期病史、服用抗心律失常药物、心动过缓、电解质异常等患者，应定期进行心电图检查和血钾、血镁检测。

（七）局限性RCC的治疗

局限性RCC是指肿瘤局限于肾脏被膜内，包括TNM分期为T1~2N0M0期，临床分期为Ⅰ、Ⅱ期的肾细胞癌。随着影像学技术的提高和健康体检的普及，局限性RCC所占的比例已经超过50%。越来越多的研究显示在大多数T1期，部分T2期，甚至部分T3a期肾细胞癌中，肾部分切除术与RN具有相似的肿瘤学结果，和更好的肾功能保护。对T1a期肾细胞癌患者，在技术允许的情况下均推荐首选NSS，对于解剖结构复杂难以实行肾部分切除术且对侧肾功能正常者可行RN。开放手术、腹腔镜或机器人等辅助技术均可用于开展肾部分切除术或RN。对于不能接受或耐受手术的T1a期肿瘤患者可以选择消融治疗，存在高危因素及预期寿命不佳者的可推荐主动监测；对T1b期肾细胞癌患者推荐采用NSS或RN，在手术方式的选取上仍旧需要考虑肿瘤的复杂性，如肿瘤大小、位置、深度以及患者的个体差异等。对部分合适的T2期肾细胞癌患者也可以选择NSS，否则接受RN。术后辅助治疗：局限性RCC手术后辅助的放、化疗，免疫治疗及靶向治疗均不能降低肿瘤的复发率和转移率。因此，T1~2N0M0期RCC患者术后以随诊观察为主，可参加临床试验，不常规使用辅助治疗。

（八）局部进展期RCC的治疗

局部进展性RCC是指肿瘤突破肾脏被膜，累及肾周脂肪或肾窦脂肪但仍局限于肾筋膜内，可伴有区域淋巴结转移或/和静脉瘤栓，无远处转移的肾细胞癌，包括TNM分期为T1~2N1M0/T3N0~1M0期的肾细胞癌，临床分期为Ⅲ期。局部进展性肾细胞癌首选RN，肾部分切除术仅在技术上可行且有临床需求的特定患者施行。一些回顾性或前瞻性Ⅱ期研究显示T2~T3期肾细胞癌行术前新辅助靶向治疗，具有一定的缩瘤效果，可试用于局部切除困难的cT3期肿瘤，但尚缺乏高水平的研究证实。近年来，关于免疫检查点抑制剂单药或联合方案的新辅助治疗研究也开始广泛开展。根据病变程度和患者的身体状况，选择是否切除区域淋巴结或血管瘤栓。①淋巴结清扫术：局部进展性肾细胞癌患者行区域或扩大淋巴结清扫术，对影像淋巴结阴性者(cN0)只对判定肿瘤的分期有意义，并不提高患者的生存率。而对淋巴结阳性(cN+)的患者，可行淋巴结清扫术，但淋巴结清扫术只对部分患者有益，且清扫的范围仍有争议。②肾静脉或/和腔静脉瘤栓的外科治疗：对于没有远处转移的RCC合并静脉瘤栓患者，如技术上可行，应争取手术切除患肾及瘤栓。RCC静脉瘤栓的长度以及瘤栓是否浸润腔静脉壁与患者的预后关系密切。③对于术前影像学或术中探查发现肾上腺肿瘤的患者应一并切除患侧肾上腺。局部进展性RCC术后辅助治疗：对于局部进展性肾细胞癌术后尚无标准的辅助治疗方案，首先推荐加入临床试验，否则给予观察随诊。对局限高危的透明细胞肾细胞癌患者，一项随机、双盲，安慰剂对照的Ⅲ期临床研究(S-TRA trial)，入组615例高危透明细胞肾细胞癌(Ⅲ~Ⅳ期和/或区域淋巴结转移)，服用舒尼替尼(50mg/d，4/2方案)或安慰剂持续1年。与安慰剂相比，辅助舒尼替尼可以延长局限高危肾透明细胞癌术后患者的无病生存时间(6.8年 vs 5.6年，HR0.76，$P=0.03$)，但未能改善总生存，同时，患者需要承担明确的药物相关毒副反应及经济负担。因此，现阶段仅对于高复发风险的肾透明细胞癌患者，在充分了解辅助治疗相关风险和可能获益的情况下，可以选择术后辅助维持足量(全剂量)、充分(减少剂量中断)和长时间(至少1年)的舒尼替尼靶向治疗。高危非转移性肾细胞癌术后辅助治疗中国专家共识(2020)指出：现有循证医学证据不支持肾细胞癌术后细胞因子辅助治疗。高危非转移性肾细胞癌术后辅助免疫检查点抑制剂免疫治疗以及免疫联合靶向的临床试验正在开展，结果值得期待。

（九）晚期/转移性RCC的治疗

晚期/转移性RCC指肿瘤已突破肾筋膜，伴区域外淋巴结转移或远处转移，包括TNM分期为T4N0~1M0/T1~4N0~1M1期，临床分期为Ⅳ期的RCC。以全身药物治疗为主，辅以原发灶或转移灶的姑息手术或放疗。转移性RCC的治疗需全面考虑原发灶及转移灶的情况、肿瘤危险因素评分及患者的体能状况评分，选择恰当的综合治疗方案。

1. 外科治疗

外科手术作为转移性RCC的辅助性治疗手段,包括原发灶的减瘤手术以及转移灶的姑息性切除,通常需要在全身系统治疗的基础上施行,以期改善临床症状及生存。对于高度选择的患者可通过外科手术获得较长期生存。

(1)肾原发病灶的外科治疗:外科减瘤术应在有效的全身治疗基础上进行。回顾性研究显示,减瘤性肾切除及转移灶切除在RCC的靶向治疗时代仍可能带来生存获益。目前实施减瘤性肾切除术较适用于一般情况良好ECOG评分<2、无或轻微相关症状,转移负荷低、手术能显著降低肿瘤负荷的中度危险因素的转移性RCC患者,通常不建议全身治疗前接受减瘤性肾切除。此外,对肾肿瘤引起严重血尿或疼痛的患者,可行姑息性肾切除术或肾动脉栓塞,以缓解症状、提高患者的生存质量。

(2)转移灶的外科治疗:对孤立性转移瘤,若患者的行为状态良好,可手术切除转移灶。肺是肾细胞癌最常见的转移部位,单发肺转移或转移灶位于一叶肺,手术切除可能有助于延长患者的生存时间。骨也是RCC常见的转移部位,外科手术可用于切除转移灶,或预防和治疗骨相关事件。对原发病灶已切除或可切除,且只有单一骨转移的患者,应进行积极的外科治疗。承重骨伴有骨折风险的患者首选外科治疗,应进行预防性内固定,避免骨相关事件的出现。已出现病理性骨折或脊髓的压迫症状的患者,若预计患者存活期>3个月、体能状态良好、手术能改善生活质量,也应行手术治疗。转移灶切除应在有效全身治疗的基础上进行,有利因素包括肾切除至转移灶发现≥1年、单发转移、转移灶能完全切除、单纯肺转移、年龄≤60岁。

2. 系统治疗

透明细胞为主型RCC的一线治疗

(1)帕博利珠单抗联合阿昔替尼:帕博利珠单抗是一种结合于程序性死亡蛋白-1(programmed death-1,PD-1)的单克隆抗体。阿昔替尼为新一代VEGFR1~3的受体多靶点酪氨酸激酶抑制剂。随机、对照Ⅲ期研究KEYNOTE评估了帕博利珠单抗联合阿昔替尼对比舒尼替尼一线治疗转移性肾透明细胞癌的疗效和安全性。入组861例患者,随机分为帕博利珠单抗(200mg,静脉滴注,每3周1次)联合阿昔替尼(5mg,口服,每天2次)(432例)和舒尼替尼组(50mg,口服,每天1次,给药4周/停药2周)(429例)。与舒尼替尼相比,帕博利珠单抗联合阿昔替尼显著改善了患者的总生存时间(HR=0.53,95% CI 0.38~0.74,$P<0.0001$)、中位无进展生存时间(15.1vs 11.1个月,HR=0.69,95% CI 0.57~0.84,$P=0.0001$)及客观缓解率(59.3% vs 35.7%,$P<0.0001$)。帕博利珠单抗联合阿昔替尼在所有亚组中都观察到良好的疗效,包括IMDC风险组和程序性死亡配体-1(programmed death ligand-1,PD-L1)表达亚组。治疗相关的3~5级不良事件发生率,帕博利珠单抗联合阿昔替尼组为62.9%,舒尼替尼组为58.1%。

(2)帕博利珠单抗联合仑伐替尼:仑伐替尼是受体酪氨酸激酶抑制剂,可以抑制VEGFR1(FLT1)、VEGFR2(KDR)、VEGFR3(FLT4)、成纤维细胞生长因子受体(fibroblastgrowthfactor receptor,FGFR)1~4、血小板源性的生长因子受体(platelet derived growth factor receptor,PDGFR)α、KIT及RET,这些激酶除了发挥正常的细胞功能外,还参与到病理血管的生成、肿瘤的生长及进展。随机、对照、Ⅲ期临床研究KEYNOTE/CLEAR(Study307)纳入1069例未经治疗的晚期肾透明细胞癌患者,按1:1:1比例随机分配接受仑伐替尼(20mg,口服,每天1次)+帕博利珠单抗(200mg,静脉滴注,每3周1次)或仑伐替尼(18mg,口服,每天1次)+依维莫司(5mg,口服,每天1次)或舒尼替尼(50mg,口服,每天1次,给药4周/停药2周)。结果显示,与舒尼替尼组相比,仑伐替尼联合帕博利珠单抗组显著延长中位无进展生存(23.9vs 9.2个月,HR=0.39,95% CI 0.32~0.49,$P<0.001$);不论患者PD-L1表达水平,IMDC风险分层,仑伐替尼联合帕博利珠单抗均能带来显著的无进展生存时间获益。中位总生存时间均未达到,但与舒尼替尼组相比,仑伐替尼联合帕博利珠单抗组延长总生存时间(HR=0.66,95% CI 0.49~0.88,$P=0.005$)。仑伐替尼联合帕博利珠单抗组有更高的客观缓解率(71.0%vs.36.1%)及更高的完全缓解率(16.1%vs 4.2%)。

(3)纳武利尤单抗联合卡博替尼:纳武利尤单抗是一种抗PD-1的单克隆抗体。卡博替尼是针对VEGFR、MET、AXL等靶点的口服小分子激酶抑制剂。随机、开放、Ⅲ期临床研究Checkmate评估了纳武利尤单抗联合卡博替尼对比舒尼替尼一线治疗转移性肾透明细胞癌的疗效和安全性。入组651例患者,随机分为纳武利尤单抗（240mg，静脉滴注，每2周1次）联合卡博替尼（40mg，口服，每天1次）组（323例）和舒尼替尼（50mg，口服，每天1次，给药4周/停药2周）组（328例）。与舒尼替尼相比，纳武利尤单抗联合卡博替尼显著改善了患者的中位无进展生存时间（17.0vs.8.3个月，HR=0.52，95% CI 0.43~0.64，P<0.0001）、中位总生存时间（NRvs 29.5个，HR=0.66，95% CI 0.50~0.87，P=0.0034）及客观缓解率（54.8%vs 28.4%）。

（4）纳武利尤单抗联合伊匹木单抗：伊匹木单抗是一种人类的细胞毒性T淋巴细胞抗原4（Cytotoxic T lymphocyte antigen 4，CTLA-4）的阻断抗体。CheckMate研究是一项多中心随机对照Ⅲ期临床研究，评估纳武利尤单抗联合伊匹木单抗对比舒尼替尼一线治疗晚期/转移性中高危RCC（1082例）的效果。结果显示在IMDC中高危晚期RCC的一线治疗中，联合治疗组与舒尼替尼组在客观缓解率（42%vs 27%，P<0.001）及中位总生存时间（未达到对26个月，P<0.001）方面均有明显获益。基于此研究结果，2018年4月FDA批准纳武利尤单抗联合伊匹木单抗作为IMDC中高危晚期RCC的标准一线治疗。

（5）培唑帕尼：培唑帕尼是一种能抑制VEGFR1、VEGFR2、56VEGFR3、PDGFR、FGFR1、FGFR3、KIT、白介素-2受体可诱导T细胞激酶、白细胞特异性蛋白酪氨酸激酶、穿膜糖蛋白受体酪氨酸激酶的多酪氨酸激酶抑制剂。培唑帕尼治疗转移性RCC的临床数据来源于其国际多中心Ⅲ期临床研究，结果显示培唑帕尼的中位无进展生存时间为11.1个月，客观缓解率为30%，显著优于安慰剂对照组，最终生存分析显示中位总生存时间为22.6个月。另外一项培唑帕尼与舒尼替尼对照用于转移性RCC一线治疗的国际多中心Ⅲ期临床研究（COMPARZ研究），国内多家中心参与了该临床试验，独立评估显示培唑帕尼与舒尼替尼的中位无进展生存时间分别为8.4与9.5个月，统计学达到非劣效，次要研究终点方面：客观缓解率分别为31%与25%，中位生存时间分别为28.4与29.3个月，生活质量评分培唑帕尼优于舒尼替尼。该研究共纳入包含中国受试者在内共计367例的亚洲患者，亚组分析显示亚洲患者培唑帕尼治疗组中位无进展生存时间为8.4个月，与欧美人群无显著性差异。培唑帕尼推荐剂量：800mg口服，每天1次，不和食物同服（至少在进餐前1小时或后2小时）。剂量调整：基线中度肝损伤口服200mg每天1次。严重肝损伤患者不建议使用。

（6）舒尼替尼：舒尼替尼是多靶点受体酪氨酸激酶抑制剂，主要作用靶点为VEGFR1~2、PDGFRα、PDGFRβ、c-KIT以57及FMS样酪氨酸激酶3（FMS-like tyrosine kinase 3，FLT3），具有抗肿瘤血管生成、抑制肿瘤细胞增殖的作用。2007年theNewEnglandJournalofMedicine报道舒尼替尼与TNF-α1:1对比一线治疗转移性肾透明细胞癌Ⅲ期临床研究，共入组750例患者，90%患者为MSKCC中低度风险，中位无进展生存时间分别为11个月和5个月（HR0.42，95% CI 0.32~0.54，P<0.001），客观缓解率分别为31%和6%（P<0.001），中位生存时间分别为26.4个月和21.8个月（P=0.051）。从而奠定了舒尼替尼一线治疗肾透明细胞癌的地位。舒尼替尼一线治疗中国转移性RCC患者的多中心Ⅳ期临床研究结果显示客观有效率为31.1%，其中位无进展生存时间为14.2个月，中位总生存时间为30.7个月。基于上述临床数据，推荐舒尼替尼用于晚期透明细胞型RCC的一线治疗，用法为：50mg，每天1次口服，4/2方案（服药4周，停药2周）给药。考虑舒尼替尼4/2给药方案血液学毒性不良反应发生率高，可选择2/1方案（服药2周，停药1周），耐受性提高，疗效未受影响。

（7）阿昔替尼：2013年theLancet报道随机对照Ⅲ期临床研究，288例患者按照阿昔替尼与索拉非尼2:1入组一线治疗晚期肾透明细胞癌，中位无进展生存时间分别为10.1和6.5个月（HR0.77，95% CI 0.56~1.05）。尽管无进展生存时间延长了3.6个月，由于入组例数偏少，统计学无显著差异，但仍表现出阿昔替尼一线治疗肾透明细胞癌的有效性。基于临床研究数据，推荐阿昔替尼可以作为晚期肾透明细胞癌患者的一线治疗，具体用法为5mg，每天2次。

（8）卡博替尼：一项Ⅱ期多中心随机研究（CABOSUN）比较了卡博替尼和舒尼替尼一线治疗中危或高危（Heng氏评分）肾透明细胞癌患者的疗效。157例患者按照1:1的比例随机接受一线卡博替尼（60mg，每天1次）或者舒尼替尼（50mg，4/2方案）治疗，结果显示卡博替尼组无进展生存时间显著优于舒尼替尼治疗组，两组中位无进展生存时间分别为8.2与5.6个月（P=0.012），客观缓解率分别为46%和18%，总生存时间分别为30.3与21.8个月。基于国外临床研究数据，推荐卡博替尼可以作为中高危晚期肾透明细胞癌患者的一线治疗，具体用法为60mg，每天1次。

（9）替西罗莫司：替西罗莫司为mTOR抑制剂，除了通过抑制mTOR信号抗肿瘤作用，还具有抑制血管生成作用,主要抑制缺氧诱导因子HIF-1的转录,减少对血管相关生长因子如VEGF/PDGF/转化生长因子等的刺激,从而达到抑制肿瘤血管生成的作用。替西罗莫司一线治疗转移性肾细胞癌的Ⅲ期临床数据来自国际多中心随机对照Ⅲ期临床研究(ARCC研究),入组患者均为预后评分为高危的患者,结果显示替西罗莫司单药治疗的中位总生存时间为10.9个月,中位无进展生存时间为5.5个月,明显优于IFN-α治疗组。一项替西罗莫司治疗59亚洲人群非随机单臂开放性Ⅱ期临床研究,入组了中国、日本及韩国82例转移性肾细胞癌患者,结果显示临床获益率为48%,客观有效率为11%,中位无进展生存时间时间为7.3个月。替西罗莫司未在中国批准上市,但基于上述临床数据,推荐替西罗莫司可以用于晚期透明细胞型RCC高危患者的一线治疗,用法为:25mg,每周1次。

(10)细胞因子治疗:细胞因子治疗多集中于早年的研究,主要为IFN-α和白介素-2。2002年JCO报道经IFN-α治疗的463例晚期RCC患者的回顾性分析,中位生存时间13个月,中位进展时间为4.7个月,其中高危、中危和低危患者生存时间分别为5个月、14个月和30个月。2003年Cancer报道了173例转移性肾细胞癌患者经白介素-2为基础治疗的回顾性分析,中位生存时间13个月,1年、3年和5年生存率分别为92%、61%和41%。目前细胞因子一般不作为一线首选治疗。结合我国具体情况,认为对于不能接受靶向药物治疗的转移性肾透明细胞癌患者,可以推荐细胞因子治疗作为替代治疗,其中大剂量白介素-2可以用于一般情况较好,心肺功能正常的转移性肾透明细胞患者治疗,用法为:1800万IU/d皮下注射、每周5天、用药1周,900万IU每12小时1次、第1~2天,900万IU每天1次、第3~5天,用药3周,休1周后重复。但高剂量白介素-2治疗,严重不良反应发生率60高,需严密监测。IFN-α的用法为:每次900万IU,皮下注射,3次/周,共12周。

(十)透明细胞为主型RCC的后续治疗

(1)阿昔替尼:2011年theLancet报道随机对照Ⅲ期临床研究(AXIS研究),针对一线治疗失败(绝大部分为细胞因子或舒尼替尼)的晚期肾细胞癌二线治疗,共723例患者按照1:1分别接受阿昔替尼和索拉非尼治疗,中位无进展生存时间分别为6.7个月和4.7个月(HR 0.665,95% CI 0.544~0.812,$P<0.0001$),有效率分别为19%和9%($P=0.0001$),一线为细胞因子治疗的中位无进展生存时间分别为12.1个月和6.5个月($P<0.0001$),一线为舒尼替尼的中位无进展生存时间分别为4.8个月和3.4个月($P=0.01$),中位生存时间分别为20.1个月和19.3个月。一项亚洲转移性RCC患者二线接受阿昔替尼治疗的注册临床研究,其中大部分为中国患者,结果显示阿昔替尼中位无进展生存时间为6.5个月,客观有效率为23.7%。亚组分析显示既往接受舒尼替尼治疗患者二线接受阿昔替尼的中位无进展生存时间时间为4.7个月。基于上述临床试验结果,推荐阿昔替尼作为转移性RCC的二线治疗,具体用法为阿昔替尼5mg,每天2次。

(2)依维莫司:依维莫司为口服给药的mTOR抑制剂,其用于转移性肾细胞癌的临床数据主要来自2008年the Lancet报道的一项国际性多中心随机对照Ⅲ期临床研究(RECORD-1研究)。经舒尼替尼或索拉非尼治疗后进展的晚期RCC患者按照2:1比例分别依维莫司和安慰剂治疗,最终统计中位无进展生存时间分别为4.9个月和1.9个月($HR=0.33$;$P<0.001$),安慰剂组患者进展后有80%交叉到依维莫司组,故两组中位生存时间无明显差异,分别为14.8个月和14.4个月。依维莫司常见的不良反应为胃炎、皮疹和乏力。一项国内患者接受依维莫司治疗的多中心注册临床研究(L2101研究),证实了依维莫司作为TKI治疗失败后二线靶向治疗的疗效及安全性,疾病控制率61%,中位无进展生存时间为6.9个月,临床获益率为66%,1年生存率为56%,1年无进展生存率为36%。基于上述临床试验结果,推荐依维莫司作为转移性RCC TKI治疗失败后的二线治疗药物,具体用法为依维莫司10mg,每天1次。

(3)索拉非尼:索拉非尼是最早上市用于转移性RCC的多靶点受体酪氨酸酶抑制剂,具有双重抗肿瘤作用:一方面通过抑制RAF/MEK/ERK信号传导通路,另一方面作用于VEGFR、PDGFR,以及c-KIT、FLT-3、MET等靶点,抑制肿瘤生长。2009年临床肿瘤学杂志报道索拉非尼与TNF-α 1:1对比一线治疗转移性肾透明细胞癌Ⅱ期临床研究,共入组189例患者,索拉非尼400mg每天2次,TNF-α 900万U每周3次,索拉非尼组进展后可以加量至600mg每天2次,干扰素组进展后可以交叉到索拉非尼组。索拉非尼与TNF-α中位无进展生存时间分别为5.7个月和5.6个月,两组出现肿瘤缩小的比例分别为68.2%和39.0%,索拉非尼组有着更好的生活质量评分,耐受性更好。由于索拉非尼一线治疗缺乏有效的大型研究结果且替代药物越来越多,目前NCCN指南不推荐索拉非尼一线治疗肾透明细胞癌,主要用于后线治疗。一项国内多中心研究对845例晚期RCC患者一线索拉非尼或舒尼替尼治疗后的生存和预后因素进行了回顾性分析,结果显示索拉非尼组与舒尼替尼组的中位无进展生存时间时间分别为11.1个月和10.0个月($P=0.028$),两组的中位总生存时间无差异,均为24个月。由于索拉非尼具有良好的耐受性及在亚洲人群显示了较高的有效率,因此目前在国内索拉非尼仍对部分肾细胞癌患者推荐为一线治疗方案。2009年临床肿瘤学杂志报道Ⅲ期随机对照临床研究,针对一线治疗失败(绝大部分为细胞因子)的晚期肾透明细胞癌患者,一线治疗至少持续8个月,ECOG0~1分,共903例患者分别接受索拉非尼和安慰剂治疗,两组的无进展生存时间分别为5.5个月和2.8个月,中位生存时间分别为17.8个月和14.3个月($HR=0.78,P=0.029$)。

(4)舒尼替尼:舒尼替尼针二线治疗经细胞因子治疗后进展的转移性RCC患者同样表现出一定有效性。2006年JCO报道回顾性研究,63例经细胞因子治疗后进展的RCC患者二线接受舒尼替尼治疗,有效率达40%,中位无进展生存时间为8.7个月。同样,2006年JAMA报道106例患者的回顾性研究,有效率34%,中位无进展生存时间为8.3个月。

(5)卡博替尼:卡博替尼二线治疗晚期肾透明细胞癌与依维莫司比较有明显的生存优势,2016年LancetOncol报道METEOR研究最终结果,针对一线接受VEGFR-TKI治疗后进展的肾透明细胞癌患者,1∶1接受卡博替尼与依维莫司治疗,中位生存时间分别为21.4个月和16.5个月(HR0.66,95% CI 0.53~0.83,$P=0.00026$),同样无进展生存时间明显提升,有效率分别为17%和3%。卡博替尼尚未在中国批准上市,但基于上述国外临床试验结果,推荐卡博替尼作为转移性肾细胞癌TKI治疗失败后的二线治疗药物,具体用法为卡博替尼60mg,每天1次。

(6)纳武利尤单抗:2015年CheckMate 025研究结果显示针对接受过1~2种治疗后进展的肾透明细胞癌患者,按照1∶1接受纳武利尤单抗和依维莫司治疗,中位生存时间分别为25.0个月和19.6个月,有效率分别为25%和5%,中位无进展生存时间分别为4.6个月和4.4个月。3/4度不良反应发生率分别为19%和37%。

(7)仑伐替尼+依维莫司:2016年Lancet报道仑伐替尼联合依维莫司二线治疗肾透明细胞癌的Ⅱ期临床研究结果,153例患者随机接受仑伐替尼联合依维莫司治疗、仑伐替尼单药治疗和依维莫司单药治疗,联合组与依维莫司组中位无进展生存时间分别为14.6个月和5.5个月,中位生存时间分别为25.5个月和15.4个月,仑伐替尼单药组中位生存时间18.4个月。

(8)培唑帕尼:培唑帕尼一线治疗的Ⅲ期试验中有202例患者为细胞因子治疗后进展的患者,培唑帕尼与安慰剂的中位无进展生存时间分别为7.4个月和4.2个月。另一项56例患者的Ⅱ期研究显示,针对舒尼替尼或贝伐珠单抗治疗后失败患者,培唑帕尼治疗有效率27%,中位无进展生存时间为7.5个月,2年生存率43%。

(9)替西罗莫司:替西罗莫司作为舒尼替尼治疗失败的RCC患者的二线治疗,中位无进展生存时间为4.28个月,中位生存时间12.27个月。

(10)替沃扎尼:替沃扎尼是一种酪氨酸激酶抑制剂,能抑制VEGFR1、VEGFR2和VEGFR3的磷酸化,并抑制其他激酶,包括c-KIT和PDGFRβ以及各种肿瘤细胞(包括人肾细胞癌)的生长。适用于既往接受过2次或以上的全身治疗后复发或难治性晚期RCC的成人患者。推荐剂量:1.34mg,每天1次,空腹或餐后均可,服用21天,停药7天(28天1个周期),直至疾病进展或出现不可接受的毒性。对于中度肝功能不全的患者,在治疗21天后应将剂量降至0.89mg,然后停药7天(28天周期)。

(十一)非透明细胞型肾细胞癌的系统治疗

晚期非透明细胞癌患者由于样本量少,缺乏相应的大宗随机对照临床试验。舒尼替尼、索拉非尼以及依维莫司的扩大临床研究以及小样本的Ⅱ期研究显示这些靶向药物治疗非透明细胞型肾细胞癌有效,但其疗效要差于透明细胞型肾细胞癌。

(1)舒尼替尼:对于非透明细胞型肾细胞癌的研究目前多为Ⅱ期临床研究,一项涉及31例患者的研究中,对于非透明细胞癌舒尼替尼的有效率为36%,中位无进展生存时间为6.4个月;另一项包括53例患者的研究中,舒尼替尼/索拉非尼的有效率为23%,中位无进展生存时间为10.6个月。ASPEN研究中,108例非透明细胞癌初治患者随机接受舒尼替尼和依维莫司治疗,中位无进展生存时间分别为8.367个月和5.6个月,低危和中危组中位无进展生存时间分别为14.0个月与5.7个月、6.5个月与4.9个月;在高危组中依维莫司略占优势,但无统计学意义(4.0个月与6.1个月)。ESPN研究中,68例患者随机接受舒尼替尼和依维莫司治疗,一线治疗中,两组中位无进展生存时间分别为6.1个月和4.1个月($P=0.6$),中位生存时间分别为16.2个月和14.9个月($P=0.18$)。

(2)阿昔替尼:目前阿昔替尼针对非透明细胞肾细胞癌患者的治疗疗效和安全性并不明确,相关研究正在进行中。

(3)索拉非尼:一项回顾性Ⅱ期临床研究显示,53例非透明细胞肾细胞癌患者接受舒尼替尼或索拉非尼治疗,有效率10%,中位无进展生存时间为8.6个月,中位生存时间19.6个月。

(4)贝伐珠单抗:一项Ⅱ期临床研究显示,41例肾乳头状癌患者接受贝伐珠单抗+厄罗替尼治疗,其中19例患者至少接受过一次系统治疗,遗传性平滑肌瘤病和肾细胞癌有效率60%,散发乳头状癌有效率29%,中位无进展生存时间分别为24.2个月和7.4个月。另一项Ⅱ期临床研究显示,34例初治的非透明细胞癌患者接受贝伐珠单抗+依维莫司治疗,中位无进展生存时间和总生存时间分别为11.0个月和18.5个月,有效率29%。

(5)卡博替尼:目前卡博替尼针对非透明细胞肾细胞癌患者的治疗疗效和安全性并不明确,相关研究正在进行中。

(6)厄洛替尼:一项Ⅱ期临床研究显示,41例肾乳头状癌患者接受贝伐珠单抗+厄罗替尼治疗,其中19例患者至少接受过一次系统治疗,遗传性平滑肌瘤病和肾细胞癌有效率60%,散发乳头状癌有效率29%,中位无进展生存时间分别为24.2个月和7.4个月。

(7)依维莫司:一项Ⅱ期临床研究显示,34例初治的非透明细胞癌患者接受贝伐珠单抗+依维莫司治疗,中位无进展生存时间和总生存时间分别为11.0个月和18.5个月,有效率29%。

(8)仑伐替尼+依维莫司:目前仑伐替尼+依维莫司针对非透明细胞肾细胞癌患者的治疗疗效和安全性并不明确,相关研究正在进行中。

(9)纳武利尤单抗:目前纳武利尤单抗针对非透明细胞肾细胞癌患者的治疗疗效和安全性并不明确,相关研究正在进行中。

(10)培唑帕尼:一项意大利的回顾性研究,37例非透明细胞性肾细胞癌患者一线接受培唑帕尼治疗,疾病控制率81%,有效率27%,中位无进展生存时间和总生存时间分别为15.9个月和17.3个月。

十、疗效及转归

影响肾癌预后的最主要因素是病理分期,其次为组织学类型。乳头状肾细胞癌和嫌色细胞癌的预后好于透明细胞癌;乳头状肾细胞癌Ⅰ型的预后好于Ⅱ型;集合管癌预后较透明细胞癌差。此外,肾癌预后与组织学分级、患者的行为状态评分、症状、肿瘤中是否有组织坏死等因素有关。随访常规随访内容包括:①病史询问。②体格检查。③实验室检查,包括尿常规、血常规、尿素氮、肌酐、肾小球滤过率、乳酸脱氢酶、肝功能、碱性磷酸酶和血清钙。如果有碱性磷酸酶异常升高和/或有骨转移症状如骨痛,需要进行骨扫描检查。④胸部平扫CT扫描。⑤肾肿瘤伴有急性神经系统迹象或症状的患者须即刻进行头部神经系统横断面CT或MRI扫描或基于相应节段症候的脊髓扫描。

术后随访。对接受手术治疗的pT1N0/NxM0期肾细胞癌患者应在术后3~12个月内做腹部CT或MRI检查作为基线片,以后每年进行1次,连续3年进行腹部影像学超声、CT或MRI检查,每年1次连续3年行胸部CT以确定是否有肺转移。对接受手术治疗的pT2~4N0/NxM0肾细胞癌患者影像学检查时限改为每6个月1次至少持续3年,此后,每年1次。局部治疗患者的随访。对接受冷冻和射频等局部治疗的pT1aN0/NxM0期RCC患者,应在术后3~6个月内做腹部CT或MRI检查作为基线片,以后每年进行1次(包括腹部和胸部影像学检查);如果随访中发现原肾脏病灶增大、出现新的强化、或出现新病灶,则需要对病灶进行穿刺活检。晚期患者的随访。对接受全身系统治疗的复发/转移性Ⅳ期RCC患者,应尽可能在系统治疗前对全身所有可评价病灶(病灶最大径超过1cm)进行CT或MRI的影像学检查,作为基线片,以后应根据病情和治疗方案需要，每6~16周进行相同的影像学检查比较病灶大小、数量的变化以评价系统治疗的疗效。

参考文献

[1] 王强. 肾癌的临床、病理特征及预后：单中心4167例资料分析[J]. 解放军医学杂志, 2019, 44(8): 666-670.

[2] Ljungberg B, Bensalah K, Canfield S, et al. EAU guidelines on renal cell carcinoma: 2014 update [J]. Eur Urol, 2015, 67(5): 913-924.

[3] Siegel R, Naishadham D, Jemal A, et al. Cancer statistics, 2013 [J]. CA Cancer J Clin, 2013, 63(1): 11-30.

[4] 那彦群, 叶章群, 孙颖浩, 等. 中国泌尿外科疾病诊断治疗指南(2014版)[M]. 北京: 人民卫生出版社, 2013: 184-185.

[5] 全国肿瘤防治研究办公室, 卫生部统计信息中心. 中国试点市、县恶性肿瘤的发病与死亡(1988—1992)[M]. 北京: 中国医药科技出版社, 2001: 265-291.

[6] 董柏君, 张进, 陈勇辉. 上海仁济医院肾癌数据库资料分析[J]. 中华泌尿外科杂志, 2008, 29(4): 222-225.

[7] 李鸣, 何志嵩, 高江平, 等. 多中心肾癌临床特征分析[J]. 中华泌尿外科杂志, 2010, 31(2): 77-80.

[8] 张旭, 马建辉, 王禾, 等. 肾细胞癌诊疗指南(2022年版)[M].

柳化霞（撰写） 马虹（审校）

第一节 获得性囊性疾病相关肾细胞癌

ASection 1　Aquired Cystic Disease-Associated Renal Cell Carcinoma, ACD-RCC

关键词：腹部肿块；血尿；腹痛；腰痛；肾囊肿

Keywords：abdominal mass；hematuria；abdomi- nal pain；lumbago；renal cyst

一、概述

获得性囊性疾病相关肾细胞癌（Aquired Cystic Disease-Associated Renal Cell Carcinoma ACD-RCC）是终末期肾病（end stage renal disease ESRD）和获得性囊性肾病（acquired cystic kidney disease，ACKD）中最常见的肾细胞癌亚型。最初由Tickoo等人描述，仅在接受透析之前的终末期肾病中发现，并且在患有慢性排斥反应的移植肾中并不常见。ACD-RCC于2013年首次被国际泌尿病理学会正式认定为一个独特的RCC实体。在2016年世界卫生组织（WHO）分类中正式收录为肾细胞癌的一种独立亚型。

二、定义

ACD-RCC一种罕见的肾细胞癌亚型，发生在终末期肾病和获得性囊性肾病的背景下，其特征是通常边界清楚、实性、多灶性、双侧肿瘤，肿瘤组织学构型多样，特征性的表现为裂隙状的微囊性结构以及肿瘤内大量的草酸钙结晶沉积。

三、流行病学

ACD-RCC患者多为男性，双侧或多发，1977年Dunnill等首次报道ACKD（Aquired Cystic Kidney Disease ACKD）发病率在长期血透患者中为47%，Lin等文献报道长期血透患者获得性囊肿肾病发生率为40%~50%，ACKD发病率与血透时间呈明显相关性，血透时间1~3年患者发生率为10%~20%，3~5年者为40%~60%，5~10年者则高达90%以上。ACKD本身不影响血透患者寿命，但ACKD患者RCC发生率显著高于普通人群。获得性囊性肾病相关肾细胞癌发病率较普通人群肾癌发病率高14~17倍，Ishikawa报道维持性血透患者进展为RCC平均时间为8.8年，发生率更高达2.3%~3.7%。由于国内大样本长期血透患者ACD-RCC文献报道较少，随着我国经济发展、医疗技术水平提高和人民群众医疗健康意识不断增强，维持性血透患者数量增多及存活时间延长ACD-RCC成为目前影响长期血透患者寿命的重要因素之一，目前公认针对ACKD其诊断务必具备以下3点：①长期血液透析终末期肾病；②单侧肾囊肿数目≥3个，且慢性肾病发病前未发现囊肿；③无遗传性囊性病家族史或其他遗传性囊性病证据。Tillou等人报道了在32个肾移植中心进行的回顾性队列研究，移植后肾移植肿瘤的发生率为0.19%。非功能性肾移植肿瘤的发生率低至0.032%。

四、病因及发病机制

ACD-RCC的发病机制迄今尚未完全阐明。可能与多种因素直接或间接作用有关。有文献研究认为与肾脏功能衰竭时，因有效肾单位锐减从而促使体内促肾生长因子代偿性增加，可促进肾系膜细胞及上皮细胞等代偿性增生肥大，间质纤维化从而形成囊肿；局部缺血及草酸盐堆积致肾小管栓塞和尿毒素代谢降低；也有人认为癌变本质为囊内液体通过酶解作用于上皮，从而最终导致恶变，关键在于原癌基因的激活。也有研究认为获得性囊性肾病癌变机制可能与一些能够通过破坏DNA而抑制细胞复制的物质存在于ACDK囊液中，长期损伤DNA及DNA自身修复过程中发生错误修复，因而导致基因突变有关。囊肿上皮多表现为"增生-不典型增生-腺瘤-癌"发展过程，而肾小管上皮增生原因尚不明确，但与终末期肾脏分泌某种生长因子作用于尚存的肾细胞导致增生有关，与常染色体染色体疾病多囊肾类似，由内衬细胞增生，由一层变为多层，分泌囊液而形成。还有一些理论包括免疫抑制、ESRD、致癌病毒、自然肾脏进化、透析等多因素原因。首先，一些移植和免疫因素可能会影响肾移植后患癌症的风险，这可能是由于移植排斥率和免疫抑制的总体暴露率不同。持续应用免疫抑制药物是一个不容忽视的危险因素。这是因为免疫抑制药物抑制或终止机体自身免疫系统对肿瘤细胞生成和复制的免疫监视，导致癌症发病率显著增加。在这些药物中，环孢素A的肾毒性被认为直接促进了肾肿瘤的发生。其次，移植后的癌症风险也受到ESRD根本原因的影响。长期血液透析也促进移植肾功能障碍患者形成ACD，ACD可进一步引起局部出血或恶变。第三，乳头状腺瘤和相关囊肿也被认为是这种肿瘤的假定前体。

五、临床表现

ACD-RCC患者早期常无症状，可因囊内出血或感染引起腰痛、血尿，但肾癌典型"三联征"少见，同散发性肾癌相比，血尿相对多见，镜下血尿、无痛性肉眼血尿均可见，但大多数患者起病隐匿，多是由体检或其他原因检查偶然发现。

六、辅助诊断

病理：大体上，20%以上的ACD-RCC双侧发生，半数以上为多灶性。肿瘤通常界限清楚，可见假包膜伴营养不良性钙化，单个瘤体直径通常不超过3cm，切面灰黄，偶见出血、坏死。背景中肾组织常见多发性囊肿形成，部分肿瘤表现为起源于囊肿的附壁性结节。ACD-RCC组织学构型多样，包括腺泡状、管状、乳头状、实性以及多房囊性等多种生长方式，大多数肿瘤通常表现为上述几种组织学类型的组合，偶尔可以一种或两种构型为主，约67%的ACD-RCC似乎起源于先前的囊肿内。ACD-RCC最常见的组织学特征为瘤细胞之间或胞浆内存在大小的空腔或空泡，使得肿瘤特征性的表现为筛状/微囊/裂隙状的低倍观。瘤细胞胞浆丰富，嗜酸性为主，有时可见局灶的透明胞浆，核圆形，核仁明显（ISUP核分级：3级）。ACD-RCC另一特征性的组织学表现为肿瘤细胞内或间质中常见数量不等的草酸钙结晶沉积，见于约70%的病例中，一般无砂粒体形成。罕见的情况下，ACD-RCC可伴有肉瘤样分化或横纹肌样细胞特征。背景中肾组织常见许多大小不等的单房或多房性囊肿形成，囊肿被覆与ACD-RCC的瘤细胞具有相似的细胞特征，通常为单层排列，偶尔可见乳头状凸起，这些所谓的"非典型囊肿"推测可能是ACD-RCC的前驱病变。

免疫组织化学染色：大多数表达PAX8、CK、AE1/3、肾细胞癌抗原（Rccmarker）、CD10，纽带蛋白（vinculin）以及AMACR，一般不表达CK7、EMA以及高分子量CK（34βE12）。

分子标记：常见多个染色体获得，包括1号、2号、3号、6号、7号、16号、17号和Y染色体等，其中3号染色体获得最为常见。

七、诊断

ACD-RCC诊断主要依靠定期体检及规范筛查，因此目前认为终末期肾病患者血液透析治疗超过3年，应定期行泌尿系超声检查，必要时应行肾脏多排CT平扫。获得性囊性肾病由于肾实质呈多发囊肿，特别囊壁增厚，有明显分隔、钙化及软组织或血块密度影者，应高度怀疑肿瘤，应尽快进行临床肿瘤TNM分期。

八、鉴别诊断

1. 2型乳头状肾细胞癌（PRCC）

ACD-RCC与2型PRCC均可见乳头状结构以及高核级的嗜酸性瘤细胞因而易于混淆，与ACD-RCC不同，2型PRCC通常无胞浆内空泡和筛状结构形成，间质内无草酸钙结晶沉积，乳头轴心常见泡沫细胞聚集，瘤细胞不同程度表达CK7，分子遗传学上特征性的表现为7号和17号染色体获得以及Y染色体丢失。

2.高级别透明细胞肾细胞癌(CCRCC)

ACD-RCC局灶可见透明细胞形成以及腺泡状结构,因而易与高级别CCRCC混淆。与ACD-RCC不同,高级别CCRCC通常无胞浆内空腔和筛状结构,间质内无草酸钙结晶沉积,遗传学上特征性的表现为3号染色体丢失。

3.琥珀酸脱氢酶缺陷相关型肾细胞癌(SDH-RCC)

通常发生于SDH胚系突变的患者,瘤细胞核级别较低,胞浆内可见特征性的半透明絮状包涵体而非无内容物的空腔或空泡。免疫组化染色特征性的显示SDHB表达丢失。

4.MiTF家族易位性肾细胞癌

主要见于儿童和年轻人,最具特征性的组织学表现为肿瘤细胞胞浆透亮或丰富嗜酸性,排列成乳头状或巢状,可见沙砾体。免疫组化表达PAX8、CD10、TFE3,癌表达RCC、P504S和E-cadherin,而TFEB重排肿瘤中CD10及RCC常缺如或局灶阳性。Xp11易位相关性肾细胞癌中TFE3具有高度敏感性及特异性;t(6;11)癌中TFEB具有高度敏感性及特异性。

5.嫌色性肾细胞癌

发病高峰为51~60岁,肿瘤细胞特征性排列为实性片状,被纤维血管所分隔,细胞体积大、胞膜清晰,胞浆网状淡染,细胞核可见不规则皱褶(葡萄干样),染色质粗,常见双核和核周空晕。免疫组化表达PAX8、CD117、CK7。特殊染色胶体铁弥漫胞浆阳性。

6.获得性囊性肾病

获得性囊性肾病指非囊肿性肾病导致终末期肾功能衰竭患者出现4个以上肾囊肿的一种疾病。患者有肾功能衰竭和长期透析病史,随着肾透析时间延长,其发病率增加。有研究表明,获得性囊性肾病进展为肿瘤中,获得性囊性肾病相关性肾细胞癌(33%)和透明细胞乳头状肾细胞癌(21%)是最常见的2种肿瘤类型。

九、治疗策略

治疗方案应同散发性肾癌一致,根治性肾切除术是治疗ACD-RCC唯一有效方法,手术方式首选后腹腔镜下根治性肾切除术,考虑大部分患者处于尿毒症或肾移植状态,若进一步行放化疗治疗,应根据临床情况调整用药。鉴于此病发病隐匿,易伴发肾癌,威胁患者生命,因此对伴ACKD患者定期规范筛查极为重要。

十、疗效及转归

ACD-RCC恶性程度相对较低,行根治手术后5年生存率与普通肾癌无明显差异,因尿毒症患者多伴有心血管、糖尿病及高血压等基础疾病,可一定程度的影响患者生存时间,因此基础疾病治疗亦应引起重视。总之,ACD-RCC的筛查、诊断和治疗尚无统一的国际指南。随着肾脏替代疗法的不断优化,终末期肾病患者的寿命逐渐延长。因此,长期血液透析的ACD患者需要密切审查和可靠的随访。

参考文献

[1] Hogg RJ. Acquired renal cystic disease in children prior to the start of dialysis [J]. Pediatr Nephrol, 1992, 6(2): 176-178.P867

[2] Chung WY, Nast CC, Ettenger RB, et al. Acquired cystic disease in chronically rejected renal transplants [J]. J Am Soc Nephrol, 1992, 2(8): 1298-1301.

[3] Tickoo SK, dePeralta-Venturina MN, Harik LR, et al. Spectrum of epithelial neoplasms in end-stage renal disease: an experience from 66 tumor-bearing kidneys with emphasis on histologic patterns distinct from those in sporadic adult renal neoplasia [J]. Am J Surg Pathol, 2006, 30(2): 141-153.

[4] Vaudreuil L, Bessede T, Boissier R, et al. De novo renal carcinoma arising in non-functional kidney graft: a national retrospective study [J]. Int Urol Nephrol, 2020, 52(7): 1235-1241.

[5] Tillou X, Doerfler A, Collon S, et al. De novo kidney graft tumors: results from a multicentric retrospective national study [J]. Am J Transplant, 2012, 12(12): 3308-3315.

[6] Au E, Wong G, Chapman JR. Cancer in kidney transplant recipients [J]. Nat Rev Nephrol, 2018, 14(8): 508-520.

[7] Przybycin CG, Harper HL, Reynolds JP, et al. Acquired Cystic Disease-associated Renal Cell Carcinoma (ACD-RCC): A Multiinstitutional Study of 40 Cases With Clinical Follow-up [J]. Am J Surg Pathol, 2018, 42(9): 1156-1165.

[8] Rao PS, Schaubel DE, Jia X, et al. Survival on dialysis post-kidney transplant failure: results from the Scientific Registry of Transplant Recipients [J]. Am J Kidney Dis, 2007, 49(2): 294-300.

[9] Sun Y, Argani P, Tickoo SK, et al. Acquired Cystic Disease-associated Renal Cell Carcinoma (ACKD-RCC)-like Cysts [J]. Am J Surg Pathol, 2018, 42(10): 1396-1401.

柳化霞（撰写） 马虹（审校）

第二节 嫌色肾细胞癌
Section 2 chromophobe renal cell carcinoma, ChRCC

关键词：腹部肿块；血尿；腹痛；腰痛

Keywords：abdominal mass；hematuria；abdominal pain；lumbago

一、概述

肾细胞癌（chromophobe renal cell carcinoma, ChRCC）约占全身恶性肿瘤的4.2%，2019年，美国新发病例约73820例，且每年以2%~4%速率增长。2004年WHO肾细胞癌病理分类将肾嫌色细胞癌（chromophobe renal cell carcinoma, ChRCC）列为单独亚型，是继肾透明细胞癌、肾乳头状细胞癌的第三常见类型，相对病例数较少。根据其嗜酸性细胞及淡染细胞的成分比例分为经典型（淡染细胞>80%）、嗜酸型（嗜酸性细胞>80%）及混合型三种亚型。研究证实ChRCC的预后优于其他类型肾细胞癌，5年生存率>75%，但仍有5%~10%的患者会出现肿瘤进展或转移，对于该类患者目前尚无标准治疗方案。

二、定义

肾嫌色细胞癌发生于肾远端集合管细胞的恶性肿瘤。病理表现为肿瘤细胞排列紧密，呈实性片状，肿瘤细胞大，呈多角形，胞质丰富，苍白透明略呈网状，胞膜清晰，似植物细胞（嫌色细胞）。临床可表现为血尿、肾区疼痛和肿块。

三、流行病学

ChRCC发病年龄广泛，17~89岁，中位年龄多在50~60岁，男女比例接近1:1，男性略多见。约占肾细胞癌的5%~10%，多为单侧单发，左右侧无明显差异，少数与肾乳头状细胞癌同存于一侧肾脏。Daugherty等发现ChRCC是年轻女性（≤40岁）非透明细胞癌的主要亚型，表明激素水平可能影响发病率，提示在年轻女性肾脏肿瘤中需考虑ChRCC的可能。

四、病因及发病机制

1. 遗传因素

嫌色细胞瘤具有一定的家族聚集性，部分患者存在家族遗传史。例如，多发性内分泌腺瘤Ⅱ型（MENⅡ）相关基因（如RET proto-oncogene）的突变会增加患嫌色细胞瘤的风险。

2. 基因突变

特定的基因突变会导致肾上腺髓质细胞失去正常的调控机制，从而异常增殖形成肿瘤。例如，*SDHD*（succinate dehydrogenase gene）、*SDHB*（succinate dehydrogenase B gene）、*VHL*（von Hippel-Lindau gene）等基因的突变与嫌色细胞瘤的发生有关。

3. 环境因素

虽然绝大多数嫌色细胞瘤为散发性，但某些环境因素如高海拔地区的生活、长期的压力和焦虑等可能被报道与该疾病的发生有一定关联。

嫌色细胞瘤的发病机制主要涉及上述的遗传因素和基因突变，这些因素导致肾上腺髓质细胞的过度增殖和肿瘤的形成。肿瘤分泌过量的儿茶酚胺(catecholamines)，通过血液循环到达目标器官，引起一系列的临床症状。

五、临床表现

患者无典型的临床症状，仅少数患者可出现"血尿、腰痛及腹部肿块"的三联征，有部分患者出现副瘤综合征，表现为高血压、贫血、体重减轻等；转移性症状如骨痛、咳嗽等少见。早期诊断主要通过常规体检

发现[11]

六、辅助检查

临床多依靠超声、CT 及 MRI 检查辅助诊断。超声检查因其无创、便捷，成为初检的首选。

（1）超声：超声检查具有以下几个特点：①肿瘤位于肾实质内，向肾外凸出，可有侵及集合系统的表现；②肿瘤边界清楚，多可见假包膜；③瘤体呈低或等回声，分布欠均匀，出血坏死较少见，其内可见钙化；④肾嫌色细胞癌多为乏血供型肿瘤，相较于普通超声，超声造影是一个重要的鉴别诊断方法。

（2）增强 CT 是评估肾肿瘤的常用手段，肾嫌色细胞癌多表现为均质肿瘤，增强后表现为轻中度延迟强化，强化程度低于肾实质，肿瘤较大时，中央可见星芒状瘢痕，少见出血、坏死及囊性改变。钙化一般提示肿瘤恶性程度低或生长缓慢。

（3）MRI，对于 CT 检查无法明确肿瘤性质的情况，可选择增强 MRI 辅助诊断。美国放射学院认为在肾细胞癌分期、亚型鉴别上 MRI 优于 CT。目前国内外尚无大样本量 ChRCC 的 MRI 研究，白红松等研究认为 ChRCC 的多参数 MRI 有如下特征性表现：（1）T1W1 多呈低等信号，高信号罕见；（2）T2W1/FS 多呈高等信号，无明显囊性变；（3）DWI 多呈高信号，明显扩散受限（透明细胞癌 DWI 扩散多不受限）；（4）多为乏血供肿瘤，增强扫描多呈轻-中度均匀或不均匀强化及延迟强化；（5）多为膨胀性生长，即使瘤体较大，区域淋巴结肿大及静脉瘤栓罕见。鉴于上述表现提示 MRI 尤其是 DWI 序列在 ChRCC 的作用比较明显，临床上可用于与其他肾脏肿瘤进行鉴别。另外，有研究认为可应用 MRIDWI 图像表观扩散系数值与其他肾脏肿瘤进行鉴别。综上，MRI 在 ChRCC 的诊断及鉴别诊断等方面可能存在一定优势，是影像鉴别的重要手段，临床工作中可优先选择。

（4）病理学，是诊断 ChRCC 的金标准。嫌色肾细胞癌的病理表现有别于其他肾细胞癌亚型。镜下肿瘤细胞为体积较大的多角嫌色细胞（Ⅰ型）和小圆形嗜酸性细胞（Ⅱ型）。以Ⅰ型细胞为主的为Ⅰ型肾嫌色细胞癌，以Ⅱ型细胞为主的为Ⅱ型肾嫌色细胞癌。肾嫌色细胞癌起源于肾小管上皮，Ⅰ型嫌色细胞癌较Ⅱ型多见。嫌色细胞癌 Hale 胶体铁染色阳性是该肿瘤细胞的特征性表现。对于透明细胞癌常用的 Fuhrman 核分级，在嫌色细胞癌的病理诊断中不适合，因为肾嫌色细胞的核分级较高。但如果常规组织学检查难以与其他类型肾细胞癌或者嗜酸细胞腺瘤相鉴别时，常需借助免疫组织化学及特殊染色方法。El-Shorbagy 和 Alshenawy 证实 ChRCC 中 CK7、CD117 特异性高表达，而波形蛋白表达较少。Ng 等的研究显示，ChRCC 表达 CK7 的阳性率较嗜酸细胞腺瘤明显提高。白红松等研究 CD117、CK7 表达率较高，分别为 92.3% 和 85.6%，而波形蛋白表达仅为 8.0%，与上述研究相符。有研究认为，Hale 胶体铁染色阳性表达可作为 ChRCC 的特征性表现，且通常为弥漫性强阳性表达。白红松等研究 Hale 胶体铁染色阳性率为 97.6%，进一步证实了该结果。此外，Ki-67 指数是判断肿瘤细胞增殖情况的指标，越高提示肿瘤细胞恶性程度越高。白红松等研究行 Ki-67 染色的 77 例中增殖指数仅有 2 例为 10%，其余病例均在 5% 以下，也证实 ChRCC 的恶性程度低，预后较好。

七、诊断

病理学是诊断 ChRCC 的金标准。HE 染色光镜下如果能够见到典型的大体积淡染圆形或多角形肿瘤细胞及小圆嗜酸性肿瘤细胞，诊断相对容易。

八、鉴别诊断

ChRCC 临床上主要与肾透明细胞癌和良性的肾嗜酸细胞腺瘤及乳头状肾细胞癌相鉴别。除影像学表现外，还需依靠病理检查确诊。通过 HE 切片染色可在一定程度上对 ChRCC、肾透明细胞癌、肾嗜酸性细胞腺瘤进行初步鉴别，但鉴别困难时需要借助免疫组化的方法进行鉴定。免疫组化染色提示 ChRCC 特异性高表达 CK7、CD117，极少表达 Vinmentin。

（1）肾透明细胞癌多为富血供肿瘤，多伴有出血、坏死及囊性变；CT 平扫呈低密度或等密度，强化后强化程度接近于肾皮质，增强扫描呈"快进快出"表现为其重要的特点，影像学上与肾嫌色细胞癌容易鉴别，肾透明细胞癌的免疫组化一般为 Vinmentin 及 CD10 弥漫强阳性表达，CK7 阴性。

（2）肾嗜酸细胞腺瘤多为乏血供肿瘤，平扫 CT 下主体部分与肾实质相近，增强后表现为高强化，呈"快进慢出"表现;肾嗜酸细胞腺瘤也可见星芒状瘢痕,肾嗜酸细胞腺瘤在MRI下可出现"信号转换",即皮质期的高信号病灶在延迟期呈低信号,而皮质期的低信号病灶在延迟期呈高信号,这是肾嗜酸细胞腺瘤的一个特征表现。病理上需与嗜酸细胞腺瘤相鉴别。嗜酸细胞腺瘤大体标本剖面常为实性,质地均匀,多为黄褐色,肿瘤较大时可见液性坏死,中央可见星形瘢痕,镜下瘤细胞呈巢状排列,胞质呈颗粒性,无典型的网泡状细胞质。肾嗜酸性细胞腺瘤免疫组化染色提示CK7阴性,易与ChRCC鉴别。

(3)乳头状肾细胞癌大体检查:病变累及双侧肾脏和多灶性者较透明细胞癌多见;大体多呈灰粉色,出血、坏死、囊性变多见。组织病理学:根据组织病理学改变将其分为Ⅰ型和Ⅱ型2个亚型。肿瘤细胞由具有纤细血管轴心的乳头状或小管状结构构成,乳头核心可见泡沫状巨噬细胞和胆固醇结晶;肿瘤细胞较小,胞质稀少(Ⅰ型)或肿瘤细胞胞质丰富嗜酸性,瘤细胞核分级高(Ⅱ型),可见坏死、肉瘤样分化及横纹肌样分化区域。研究显示,Ⅰ型乳头状肾细胞癌患者预后优于Ⅱ型患者。常用的免疫组化抗体:与透明细胞肾细胞癌相似,现有的研究认为,乳头状肾细胞癌CK7呈阳性P504S阳性率较高,且Ⅰ型较Ⅱ型阳性率为高。免疫组织化学染色非诊断所必需,仅在疑难病例才使用。

(4)低度恶性潜能多房囊性肾肿瘤:在2016年之前的版本,这一肿瘤被称为多房囊性肾细胞癌。肿瘤由多房性囊肿组成,囊壁含单层或簇状分布的透明细胞,无膨胀性生长方式;形态与透明细胞癌(G1/2)不能区分,无坏死、脉管侵犯及肉瘤样分化。免疫表型与透明细胞肾细胞癌相似。

(5)集合管癌和肾髓质癌:肾集合管癌是指来源于贝利尼集合管的恶性上皮性肿瘤;肾髓质癌来源于近皮质区的集合管,患者几乎均伴有镰状细胞性血液病。两者从大体及组织学表现有一定相似性,一并描述。①大体检查:两者均发生于肾中央部分、髓质部位,切面实性,灰白色,边界不清,可见坏死。②组织病理学:需要指出的是,贝利尼集合管癌常为排除性诊断,肿瘤部位对于作出诊断很重要,组织学上可见不规则的小管状结构,细胞高度异型;肾髓质癌镜下瘤呈低分化、片状分布,瘤细胞排列呈腺样囊性结构,瘤体内可见较多的中性粒细胞浸润,同时可见镰状红细胞。③常用的免疫组化抗体:两者常见的免疫组化组合包括PAX2、PAX8、OCT3/4、SMARCB1/INI1、P63。

九、治疗策略

手术是ChRCC的主要治疗方式,可以根据肿瘤的术前分期及对侧肾功能情况选择根治性肾切除术或肾部分切除术,开放手术或腹腔镜手术均可。周耀军研究中患者中行开放手术或腹腔镜手术ChRCC患者的预后无明显差异。保留肾单位手术在切除肿瘤的同时可以最大限度的保留患肾功能。目前,选择肾保留手术治疗T1a期肾癌已成为大多数学者的共识,对于年轻或对侧肾功能不全的ChRCC患者应作为首选。Veys等研究发现,对于T1b及以上分期肾癌行保留肾单位手术,术后5年随访发现患者在临床无进展生存率(CPFS)、肿瘤特异性生存率(CSS)及总生存率(OS)方面与根治性肾切除术无明显差异。保留肾单位手术必须严格掌握手术指征,切缘应与肿瘤切缘保持足够的距离(>1cm),避免肿瘤残留及切缘阳性。

十、疗效及转归

ChRCC整体预后良好,王小川等报道1、5、10年无病生存期分别为94.6%、91.3和82.2%,刘炀等研究显示1、3、5年的总生存期分别为96.7%、95.4%和93.1%,艾克拜尔·努尔买买提等研究显示5年总生存期为90.6%。白红松等研究126例患者随访时间为6~63个月,中位随访49.5个月,均未见肿瘤复发及转移。Amin等分析了肾癌患者的随访资料,透明细胞癌患者的5年和10年生存率分别为43%~76%和44%~70%,而ChRCC患者的5年和10年生存率高达78%~100%和80%~90%。黄吉炜等报道,ChRCC患者的淋巴结受累、远处转移、肿瘤最大径与预后密切相关,而肿瘤TNM分期与预后无明显关系。对于转移性患者,尚无标准治疗方案。可选择索拉菲尼、舒尼替尼、依维莫司、卡博替尼等靶向药物治疗,但客观缓解率仅为3.45%~33.3%,总生存期在8.5~31.5个月。对于预后差、进展期的肾癌患者,需行辅助治疗及密切随访。目前,包括ChRCC在内的肾细胞癌的辅助治疗多采用免疫治疗和分子靶向治疗。治疗ChRCC的靶向药物仍处于临床试验阶段,疗效仍有争议。由于近年免疫治疗的进展,多种程序性死亡受体1(programmed cell death protein 1,PD-1)、程序性死亡受体-配体1(programmed cell death-ligand 1,PD-L1)抑制剂如纳武单抗、伊匹单抗、派姆单抗也应用于ChRCC的治疗,仅派姆单抗客观缓解率为9.5%,余两种药物均无效。由于这几项研

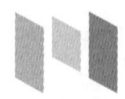

究的样本量较小,且均为单药治疗,PD-1、PD-L1联合靶向治疗是否也能取得不错的效果,还需进一步的研究证实,进一步研究ChRCC的分子机制,寻找新的特异性分子靶向药物将有助于ChRCC的治疗。

综上,ChRCC为肾细胞癌的独特亚型,恶性程度较低、很少复发及转移,预后较好。临床表现不典型,MRI是影像学鉴别诊断的重要手段,病理诊断仍为金标准,免疫组织化学标志物可协助病理诊断。手术为主要治疗方式,转移性ChRCC尚无标准治疗方案。

参考文献

[1] Siegel RL, Miller KD, Jemal A. Cancer statistics [J]. CA Cancer J Clin, 2019, 69(1): 7-34.

[2] Drendel V, Heckelmann B, Schell C, et al. Proteomic distinction of renal oncocytomas and chromophobe renal cell carcinomas [J]. Clin Proteomics, 2018, 15: 25.

[3] Casuscelli J, Becerra MF, Seier K, et al. Chromophobe renal cell carcinoma: results from a large single-institution series [J]. Clin Genitourin Cancer, 2019, 17(5): 373-379.e4.

[4] Casuscelli J, Weinhold N, Gundem G, et al. Genomic landscape and evolution of metastatic chromophobe renal cell carcinoma [J]. JCI Insight, 2017, 2(12): e92688.

[5] Ohashi R, Martignoni G, Hartmann A, et al. Multi-institutional re-evaluation of prognostic factors in chromophobe renal cell carcinoma: proposal of a novel two-tiered grading scheme [J]. Virchows Arch, 2020, 476(3): 409-418.

[6] Kaldany A, Paulucci DJ, Kannappan M, et al. Clinicopathological and survival analysis of clinically advanced papillary and chromophobe renal cell carcinoma [J]. Urol Oncol, 2019, 37(10): 727-734.

[7] 任基伟, 米振国, 靳宏星. 肾嫌色细胞癌的CT和MR影像学特点分析 [J]. 中华泌尿外科杂志, 2021, 33: 934.

[8] Michalova K, Tretiakova M, Pivovarcikova K, et al. Expanding the morphologic spectrum of chromophobe renal cell carcinoma: A study of 8 cases with papillary architecture [J]. Ann Diagn Pathol, 2020, 44: 151448.

[9] 王小川, 张宇, 张彩祥, et al. 肾嫌色细胞癌的临床特征及相关预后分析 [J]. 国际外科学杂志, 2019, 46(9): 596-601.

[10] 艾克拜尔·努尔买买提, 王文光, 乔炳璋, et al. 肾嫌色细胞癌和乳头状肾细胞癌的临床病理特点及预后分析 [J]. 中华泌尿外科杂志, 2019, 40(3): 167-170.

[11] Campbell MT, Bilen MA, Shah AY, et al. Cabozantinib for the treatment of patients with metastatic non-clear cell renal cell carcinoma: a retrospective analysis [J]. Eur J Cancer, 2018, 104: 188-194.

[12] Koshkin VS, Barata PC, Zhang T, et al. Clinical activity of nivolumab in patients with non-clear cell renal cell carcinoma [J]. J Immunother Cancer, 2018, 6(1): 9.

[13] McKay RR, Bossé D, Xie W, et al. The clinical activity of PD-1/PD-L1 inhibitors in metastatic non-clear cell renal cell carcinoma [J]. Cancer Immunol Res, 2018, 6(7): 758-765.

[14] McDermott DF, Lee JL, Ziobro M, et al. Open-label, single-arm, phase Ⅱ study of pembrolizumab monotherapy as first-line therapy in patients with advanced non-clear cell renal cell carcinoma [J]. J Clin Oncol, 2021, 39(9): 1029-1039.

柳化霞(撰写) 马虹(审校)

第三节 肾透明细胞癌

Section 3　Clear Cell Renal Cell Carcinoma, CCRCC

关键词:腹部肿块;血尿;腹痛;腰痛

Keywords:abdominal mass;hematuria;abdominal pain;lumbago

一、概述

肾透明细胞癌(Clear Cell Renal Cell Carcinoma CCRCC)是来源于肾小管上皮细胞的腺癌,是最常见肾癌病理亚型.此病年发病率占所有肿瘤的2%~3%,是第三位常发的成人泌尿系统肿瘤。整理185个国家的大规模癌症数据调查显示,2020年有431288例患者被新发现罹患肾肿瘤,有179368例肾癌患者因病死亡。最新的调查显示,美国2021年预计有76080例新发患者和13780例死亡患者。CCRCC占肾脏各种恶性肿瘤的70%~80%。大多数肾癌患者缺乏明显的症状,主要通过影像检查偶然发现,如未发生远处转移并早期治疗,则5年生存率较高;但约有30%的患者在最初检查时已发现进展,发生远处转移,5年生存率大幅降低。手术是首选的治疗手段。

二、定义

CCRCC是来源于肾小管上皮细胞的腺癌,双侧肾脏发病率相近,少于5%的病例可呈多中心性发生或累及双侧肾脏。典型症状为血尿、腰痛、肾区肿物。

三、流行病学

发病多见于50~70岁,儿童青少年少见男性多于女性,为(2:1)~(3:1)。CCRCC占肾脏肿瘤的65%~70%。

四、病因及发病机制

CCRCC的病因尚不明确,可能的发病相关因素有遗传、吸烟、肥胖、高血压及抗高血压药物治疗等。吸烟和肥胖,是目前已知的致癌危险因素。吸烟也被认为是肾透明细胞癌的发病因素之一。肥胖程度一般用体重指数(body mass index,BMI)来表示,体重指数增加,则患肾癌的危险性增加。肥胖增加肾癌风险的具体机制还未明,可能和肥胖增加雄性激素及雌性激素释放,或者与脂肪细胞释放的一些细胞因子相关。高血压及抗高血压药物一些大型研究显示高血压和其相关药物使用可能是肾癌发病因素之一。高血压病患者、使用利尿剂特别是噻嗪类利尿药以及其他抗高血压药物的人,患肾癌的危险性会增加1.4~2倍。但很难区分到底是高血压本身还是抗高血压药物引起肾癌,因为,在所有研究中这两者往往同时存在的。免疫力低下,有报道提示免疫力低下能够增加肾癌患病风险。其他有证据表明,饮酒、职业暴露于三氯乙烯、石棉、多环芳香烃等物质,以及高雌激素的女性等都有可能增加患肾癌的风险。

CCRCC作为肾癌的主要类型,染色体水平上存在显著的异常,约90%的患者存在3号染色体短臂的改变,这个区域包含一系列肿瘤抑制基因,负性调控肾透明细胞癌的发生、发展,如*VHL*、*PBRM1*、*BAP1*和*STED2*基因等。有研究显示,肾透明细胞癌患者约87%存在*VHL*基因位点的突变。*VHL*基因位于3p25,编码的蛋白pVHL能启动低氧诱导因子(hypoxiainducible factor,HIF)的泛素化修饰,从而介导HIF的降解,但是CCRCC中VHL突变导致HIF降解受阻,造成HIF的积累。恶性肿瘤中HIF表达增加可能是由于癌细胞增殖速度超过一定限度,致使组织乏氧;或是某些原癌基因或抑癌基因突变启动HIF的转录与翻译。HIF能启动下游调控因子的表达,如葡萄糖转运体(glucose transporter,GLUT)、血管内皮生长因子(vascular endothelial growth factor,VEGF)、转化生长因子β(transforming growth factor-β,TGF-β)和表皮生长因子(epidermal growth factor,EGF)等,改变癌细胞产生能量的代谢模式,由线粒体有氧呼吸转变为乳酸发酵,促进新生血管生成,改变肿瘤微环境(tumormicroenvironment,TME),对肿瘤的增殖、侵犯、转移、上皮-间质转化和免疫逃逸产生影响。CCRCC多组学分析显示,代谢物和代谢通路的酶异常表达,主要表现为糖酵解通路的上调和三羧酸循环的下调,并且代谢相关基因提示预后不良,证实透明细胞肾癌是一种以糖代谢改变为显著特征的恶性肿瘤。Courtney等进行13C同位素示踪成像研究发现,肺肿瘤和脑肿瘤显示高水平的线粒体氧化磷酸化,而在CCRCC中则表现为乳酸生成增多和线粒体氧化磷酸化呼吸链水平下降,即典型的Warburg效应。在CCRCC中,异常表达的酶或转运体提示的治疗靶点有望释放巨大潜在临床效益。

五、临床表现

(1)患者的临床表现复杂、多变。这些临床表现有些是肿瘤本身直接导致的,有些可能是由于癌细胞所分泌的激素或转移灶所产生。由于健康体检越来越普及,来医院就诊的多数肾癌患者,通常是由影像学检查偶然被发现。在临床中,早期肾癌往往缺乏临床表现。当经典的肾癌三联征血尿、腰痛和腹部包块都出现时,约60%的患者至少已达T3期;当出现左侧精索静脉曲张时,提示可能合并左肾静脉瘤栓。因此,早期诊断在肾癌的治疗过程中具有重要意义。

(2)伴随症状:副瘤综合征

临床表现不是由原发肿瘤或转移灶所在部位直接引起,而是由于肿瘤分泌的产物间接引起的异常免疫反应或其他不明原因引起的机体内分泌、神经、消化、造血、骨关节、肾脏及皮肤等系统发生病变,并出现相应的临床表现,被称为副瘤综合征。

肾癌患者副瘤综合征发生率约30%,表现为高血压、红细胞沉降率增快、红细胞增多症、肝功能异常、高钙血症、高血糖、神经肌肉病变、淀粉样变、溢乳症、凝血机制异常等。

(3)转移性灶引起的症状部分肾癌患者是以转移灶的临床表现为首发症状就诊,如骨痛、骨折、咳嗽、咯血等。体格检查可以发现颈部淋巴结肿大、继发性精索静脉曲张及双下肢水肿等,后者提示肿瘤侵犯肾静脉和下腔静脉可能。在转移性肾癌患者中,常见的转移脏器及转移发生率依次为:肺转移(48.4%);骨转移(23.2%);肝转移(12.9%);肾上腺转移(5.2%);皮肤转移(1.9%);脑转移(1.3%);其他部位等(7.1%)。

六、辅助检查

1.实验室检查

实验室常规检查的目的是了解患者的一般状况以及是否适于采取相应的治疗措施。主要包括尿常规、血常规、红细胞沉降率、血糖、血钙、肾功能(血尿素氮、血肌酐和肾小球滤过率)、肝功能乳酸脱氢酶、碱性磷酸酶等项目。如需进行有创检查或手术治疗,则应进行必要的凝血功能检测。以上项目的检查结果在肾癌患者中通常会表现为血尿、红细胞增多及低血红蛋白、红细胞沉降率增快、高血糖、高血钙、肾功能异常及肝功能异常等。对邻近或累及肾盂的肾癌患者还需做尿细胞学检查。

2.影像学检查

随着健康体检和早癌筛查的普及,目前超过50%的肾癌是在影像学检查中偶然发现的。影像学检查在肾癌的诊治过程的不同阶段均有重要的作用:对于原发肿瘤在于病灶的发现、定位、定性及分期;在术中可辅助定位;在术后及非手术治疗过程中是随诊的重要手段。不同的影像学检查方法在肾癌诊治中过程的不同阶段作用不同,应根据各方法的优劣和临床需要进行规范选择。

(1)胸部X线检查:肾癌患者应常规行胸部正侧位X线片,对胸部X线片有可疑结节或临床分期≥Ⅲ期的患者,需做胸部CT。

(2)腹部超声:腹部超声检查是发现肾肿瘤最简便和常用的方法。肾超声造影检查有助于鉴别肾肿瘤良恶性,适用于慢性肾功能衰竭或碘过敏而不适宜行增强CT扫描的肾肿瘤患者以及复杂性肾囊肿患者的鉴别诊断,此检查经济、简便、无辐射,普及率高,为临床疑诊肾脏肿瘤的首选检查方法。临床上无症状肾癌多数为超声检查时发现。若超声提示实性肾肿瘤,则建议超声造影、CT或MRI进一步检查。

(3)CT检查:腹部CT检查是肾癌术前诊断及术后随访的最常用检查方法。

CT检查应包括平扫和增强扫描。CT扫描可对大多数肾肿瘤进行定性诊断,具有较高的诊断敏感度和特异度,因此经CT检查明确诊断,而且拟行手术的患者,无须术前穿刺证实。平扫可见肾局部隆起,内部密度不均匀偏低,其内可见斑片或小点状钙化,有时呈蛋壳状;增强扫描后正常部分肾增强明显,而癌内增强较低,内部增强程度不规则,有更低密度的坏死区存在。癌可穿破包膜进入肾周脂肪层,晚期穿破肾筋膜扩散至肾外组织。肾细胞癌分期多采用Robson分期法,即Ⅰ期癌限于肾包膜内;Ⅱ期癌已穿破包膜,侵入脂肪层,仍局限在肾筋膜内;Ⅲ期癌已侵入肾静脉或(和)下腔静脉,局部淋巴结可能有转移;Ⅳ期癌已穿破肾筋膜,侵入邻近脏器或发生远处转移。除定性诊断外,CT检查还能为术前患者提供更多的诊断信息,包括肿瘤的侵犯范围,包括:静脉系统是否受侵(T分期);区域淋巴结是否转移(N分期);扫描范围邻近器官有无转移(M分期);有无变异血管(CTA)及双肾形态及功能的粗略评估等。

(4)MRI检查:腹部MRI检查是肾癌术前诊断及术后随访的较常用检查方法,可用于对CT对比剂过敏、孕妇或其他不适宜进行CT检查的患者。MRI对肾癌诊断的敏感度和特异度等于或略高于CT。MRI对肾静脉和下腔静脉瘤栓的显示诊断较CT更为准确,因此是对于上述病变MRI可能是优于CT的更好选择。

(5)PET:目前,2018年的EAU和NCCN肾癌指南中建议PET不推荐用于肾癌的诊断和随访。但是,多项研究也表明PET-CT显像对肾癌的淋巴结转移和远处转移要优于传统影像检查方法,尤其在判断肾癌骨转移或骨骼肌转移方面更具优势,而且能够通过葡萄糖代谢变化早期监测疗效、预测患者的预后情况。首次出现缩写需全称中国临床肿瘤学会(CSCO)中提出PET或PET-CT可用于肾癌患者明确有无远处转移病灶,或需对全身治疗进行疗效评价的患者。

(6)放射性核素骨显像:用于探查是否有骨转移以及转移灶的治疗随访。有骨痛等骨相关症状或血清碱性磷酸酶升高或临床分期≥Ⅲ期的肾癌患者,目录骨扫描检查明确是否有骨转移。核素全身骨显像发现骨转移病变可比X线片早3~6个月,当全身骨显像示可疑骨转移时,应对可疑部位进行局部断层融合显像或进行MRI、CT等检查验证。肾动态显像核素肾动态显像能准确评价肾癌患者术前双肾和分肾功能,有助于指导手术方案的决策。

3.病理特征

(1)大体:CCRCC大小不等,从12mm至140mm(平均:57mm),最近一项研究报道为23~170mm(平均:63mm)。肿瘤通常呈圆形或卵圆形,呈推挤状、扩张状,与肾皮质境界清,有时有假包膜。切面通常呈金黄色,常伴出血,因此呈杂色、红黄色。可能存在纤维化和钙化。在低级别肿瘤中,囊性变很常见。高级别CCRCC可能有白色、质韧区域,经常有坏死,通常延伸到肾静脉和肾周和肾窦脂肪。

(2)组织病理学:CCRCC的典型组织学表现是巢状(nest-like)、管状(tubular)或腺泡状(acinar),由具有透明细胞质的细胞组成;然而,形态多样,包括囊肿、出血或退行性瘢痕样成分。复杂的血管网,基本上每个肿瘤细胞巢周围都有毛细血管,这可以作为将其与其他肿瘤(如嫌色RCC)区分开来的诊断线索;极少数情况下,如果上皮成分不明显,可能会误诊为血管肿瘤。随着级别的增加,肿瘤中嗜酸性细胞或透明球状细胞并不少见,如果透明细胞较少,此时会误诊,尤其是在活检样本中。其他可能具有欺骗性的形态,包括分支腺结构或核规则排列,类似于透明细胞乳头状RCC。高级别肿瘤有时含有奇异的、巨大的、多核肿瘤细胞。肉瘤样或横纹肌样特征可能在高级别肿瘤中见到,但是这些特征并不是此种类型所独有的。

CCRCC的分级标准主要是根据肿瘤细胞的核分裂程度和组织密度的不同进行评级,一般采用Fuhrman分级系统。Fuhrman分级系统是RCC中应用最广泛的一种分级系统。根据此分级系统可将ccRCC分为1~4级:1级,细胞核呈大小一致的圆形,直径小于10μm,看不见核仁或不明显;2级,细胞核形状略不规则,直径大于15μm,可见核仁;3级,细胞核明显不规则,直径大于20μm,染色质开放;4级,在3级的基础上,出现畸形核、多核细胞,伴或不伴有梭形细胞。已证明此种分级系统可以预测存活率。1~3级,核仁明显或嗜酸细胞增多;4级,巨细胞、肉瘤样、横纹肌样分化等明显核多形性。由于不同区域的CCRCC级别不同,目前的建议是分级应基于至少一个高倍视野所代表的最高级别,其面积尚未定义,但是大多数以0.23mm²为界限。最近的一项研究表明,尽管4级形态的癌比3级癌症的预后更差,但4级成分<10%的癌与3级癌症的生存率没有明显差异。研究还表明,4级肿瘤区域<10%与>50%的之间的生存率差异明显。

(3)诊断分子病理学:VHL复合体失活是CCRCC的分子事件。大多数(>90%)散发性CCRCC发生染色体臂3p缺失和VHL第2等位基因的基因内突变或启动子甲基化失活。可以通过分子细胞遗传学或染色体微阵列研究确定3p缺失。罕见缺少这些基因改变,如果缺少这些特征,可能会导致RCC分类错误。VHL失活导致HIF1A和HIF靶基因过表达,比如参与血管生成(例如VEGFA)、糖酵解和葡萄糖转运(例如SLC2A1)和红细胞生成(例如EPO)的基因。

(4)基本和理想的诊断标准

基本标准:肾肿瘤显示实性、巢状、管状、出血性或腺泡状结构,由具有的透明细胞组成、间质明显的树枝状血管。

辅助诊断:CAIX(CA9)的免疫组化阳性,如果形态不典型,则可参考VHL突变或染色体3p丢失辅助诊断。

(5)分期:局限性肿瘤根据原发肿瘤大小进行分期,临界值为≤40mm(pT1a)、≤70mm(pT1b)、≤100mm(pT2a)和>100mm(pT2b)。局灶肾外扩散(pT3a)定义为肾窦脂肪或肾周脂肪浸润,肾静脉和/或节段静脉受累,或盆腔系统受累。肿瘤延伸到膈下下腔静脉被认为是pT3b,而pT3c被定义为延伸到膈上下腔静脉或侵犯下腔静脉壁。直接扩散到肾上腺或超出肾筋膜的延伸被认为是pT4。

现在已经认识到肾窦是肾细胞癌肾外扩散的主要途径,对于CCRCC,肾窦浸润与肿瘤大小相关,肾窦取材不完整可能导致分期不足。多项研究表明,>70mm的肿瘤在仔细取材时几乎总是有肾窦浸润。

七、诊断

CCRCC的临床诊断主要依靠实验室检查和影像学检查,确诊则需组织病理学检查。

八、鉴别诊断

(1)透明细胞乳头状肾细胞癌(CCPRCC):透明细胞癌有时亦可出现乳头状结构,与CCPRCC形态学类似。但CCPRCC为低级别肿瘤,瘤体较小,肿瘤细胞核级别低,大多为WHO/ISUP1级或2级。部分区域可见肿瘤细胞核远离细胞基底部而朝向腔面分布现象,形成特征性的类似于分泌早期子宫内膜核下空泡。免疫组化示CCPRCC表达CK7、CA和34βE12,但不表达CD10和P504S。

(2)低度恶性潜能的多房囊性肾肿瘤:该肿瘤完全由囊腔构成,囊腔间隔内有单个或小灶状透明细胞,无实性或膨胀性生长,瘤细胞核级别低。当肿瘤出现实性生长区域时不诊断。

(3)MiT家族易位相关性肾细胞癌:有时TFE3/TFEB易位性肾癌会出现以腺泡状、片状透明细胞为主的形态,不易与透明细胞癌鉴别。当出现以下特征时,可提示MiT家族相关性肾癌的诊断:患者年轻、肿瘤形态结构多样、可见沙砾体、单个嗜酸性细胞、色素颗粒或基底膜样物质。癌细胞核特征性表达TFE3/TFEB或FISH检测*TFE3/TFEB*基因易位可予以鉴别

(4)单纯性肾囊肿:典型的单纯性肾囊肿从影像检查上很容易与肾癌相鉴别,但当囊肿内有出血或感染时,往往容易被误诊为肿瘤。而有些肾透明细胞癌内部均匀,呈很弱的低回声,在体检筛查时容易被误诊为肾囊肿。对于囊壁不规则增厚、中心密度较高的肾囊肿,往往需要综合分析、判断,警惕囊性肾癌的可能。肾动脉造影病变为边界光滑的无血管区,周围血管弧形移位。超声检查可见肾实质内有边界清晰的圆形无回声暗区。

(5)肾脏淋巴瘤:肾脏淋巴瘤少见但并不罕见。肾脏淋巴瘤在影像学上缺乏特点,呈多发结节状或弥漫性湿润肾脏,使肾脏外形增大。腹膜后淋巴结多受累。

(6)肾盂癌:也可出现间歇性无痛性全程肉眼血尿,但程度较重且发生早并频繁出现。IVU及逆行造影示肾盂肾盏有不规则充盈缺损,肾脏大小及形态无明显改变,无肾轴旋转。肾盂镜检查可见突入肾盂腔内的新生物。尿脱落细胞检查发现肿瘤细胞。

(7)肾血管平滑肌脂肪瘤:可有腰痛、腰腹肿块及血尿。尿路平片可见不规则低密度区;超声检查为许多均匀分布的强光点;肾动脉造影实质期因其组成的组织密度不同而呈葱皮样分层排列。CT检查可见呈密度不均的肿块,含脂肪量较多,CT值为(-40)-(-90)Hu。肿瘤易发生自发性破裂出血而致突发性严重血尿或休克。

(8)嗜酸细胞腺瘤CT示等/低密度,边界清楚,有中央瘢痕、砂砾样钙化,皮质期中度强化,低于明显强化的皮质,髓质期、排泄期对比剂快速廓清,中央瘢痕延迟强化。

(9)乳头状癌是典型的少血供肿瘤,乳头状肾癌CT增强扫描时呈轻度强化,其皮质期强化往往较弱,而髓质期的强化更为明显,其强化呈现缓慢而持久的特点。乳头状肾癌在MRI T2WI上表现为低信号,与嫌色细胞癌相比,其信号往往更低,此差别在T2WI脂肪抑制序列上显示更为明显。

(10)嫌色细胞癌属于少血供肿瘤,很少出现出血、囊变及坏死,但是有较大几率出现钙化,CT增强前后肿瘤密度较均匀,具有轻中度渐进性延迟强化特点,MRI图像上呈T2、T2抑脂序列呈等/稍低信号,肿瘤实性部分信号较为均匀。

(11)成人肾胚胎瘤:表现为腰痛及肿块。但肿块生长迅速,患者多以腹部肿块为主要症状,血尿较不严重。逆行肾盂造影可见肾盂肾盏常因肿瘤的破坏而大部分消失。超声检查呈细小的散在光点,其亮度比皮质的回声相等或略强。

九、治疗策略

患者通过影像学检查的结果确定肿瘤的临床分期,利用辅助检查评估患者对治疗的耐受能力,根据临床分期并结合患者的耐受力,选择恰当的治疗方式。对手术的患者依据病理学检查的结果确定病理分期,根据病理分期选择术后治疗及随诊方案。局限性或进展性肾透明细胞癌的治疗以外科手术为主;晚期或转移性肾透明细胞癌以综合治疗及对症支持治疗为主。

1.化疗及靶向治疗

自2005年索拉非尼被批准用于转移性肾癌的治疗以来,晚期转移性肾癌的治疗进入了靶向治疗时代。至今FDA已先后批准了十余种药物及方案用于转移性肾癌的治疗。这些药物从作用机制方面主要分为以下几种。

（1）抗VEGF/VEGFR途径，主要包括舒尼替尼、培唑帕尼、索拉非尼、阿昔替尼、博替尼、仑伐替尼、贝伐珠单抗等。

（2）抑制mTOR途径：包括依维莫司和替西罗莫司。

（3）免疫检查点抑制剂：包括伊匹单抗。

（4）程序性死亡受体抑制剂：包括纳武单抗。

（5）其他：包括细胞因子（白介素-2和IFN-a）及化疗（吉西他滨和多柔比星）。

根据目前的研究进展期CCRCC，可考虑阿西替尼联合帕博利珠单抗方案，中高危患者可考虑纳武利尤单抗联合伊匹木单抗方案，对于不能耐受免疫检测点抑制剂治疗的患者，可考虑靶向药物如舒尼替尼、帕唑帕尼、卡博替尼等作为一线治疗，对于低危患者，舒尼替尼或帕唑帕尼仍是首选。对于一线治疗进展后的患者，如果一线治疗为含免疫检测点抑制剂的治疗方案，则可推荐使用靶向治疗如阿西替尼、卡博替尼、舒尼替尼或帕唑帕尼等。对于一线靶向治疗进展后的患者，则推荐纳武利尤单抗或卡博替尼。

2. 放疗

CCRCC对绝大部分化疗药物不敏感，效果不佳。对晚期患者或局部瘤床复发、区域或远处淋巴结转移、骨骼或肺转移患者，姑息放疗可达到缓解疼痛、改善生存质量的目的。近10多年来放疗技术迅速发展，在一些回顾性和临床Ⅰ期或Ⅱ期的研究中，应用立体定向放射治疗（stereotactic body radiation therapy，SBRT，即单次大剂量照射一次或数次的分割照射模式）技术逐渐用于治疗肾癌。

3. 手术

根治性肾切除术是局限性CCRCC既往首选的治疗方案，经典的根治性切除范围包括患肾、肾周筋膜、肾周脂肪、同侧肾上腺、从膈肌脚到腹主动脉分叉处淋巴结以及髂血管分叉以上输尿管；可采用腹腔镜手术或传统的开放手术进行。对于肾功能不全"、孤立肾、其他病因导致需要保留更多肾功能的患者，可以考虑行肾脏部分切除术，完整切除肿瘤的同时，尽可能的保留更多的肾单位。

近年来，大量的国内外临床研究结果显示，对于一部分经过严格甄选的患者，施行肾部分切除能够取得与根治性肾同的效果。根治性肾切除术和肾部分切除术都采用开放、腹腔镜微创或机器人辅助进行，手术方式的选择依赖于专科医生丰富的临床经验和综合考量。

十、疗效及转归

就诊时分期、分级、肉瘤样和横纹肌样分化以及肿瘤型坏死是CCRCC预后的重要预测因素。CCRCC可见不同形式的坏死。血栓栓塞导致凝固性坏死，这与肿瘤性坏死不同。低级别RCC出现广泛坏死似乎与较好的预后相关。肿瘤性坏死（称为颗粒状坏死）已被证明是CCRCC预后较差的独立预测因素。肉瘤样分化导致纤维肉瘤样、多形性、未分化或未分类形态的双相肿瘤。异源性分化如软骨肉瘤、骨肉瘤或横纹肌肉瘤罕见。横纹肌分化的特点是实性片状，圆形或多边形细胞，具有球状嗜酸性包涵体和大多形偏位核。肉瘤样和横纹肌样分化并存的情况并不少见。这两种类型的分化都与不良预后相关，肉瘤样分化的肿瘤5年生存率为15%~22%。据报道，随着横纹肌分化，死亡率为40%~50%，中位生存时间为8~31个月。

参考文献

[1] Ferlay J, Colombet M, Soerjomataram I, et al. Cancer incidence and mortality patterns in Europe: estimates for 40 countries and 25 major cancers in 2018 [J]. Eur J Cancer, 2018, 103: 356-387.

[2] Siegel R L, Miller K D, Jemal A. Cancer statistics, 2020 [J]. CA Cancer J Clin, 2020, 70(1): 7-30.

[3] Sung H, Ferlay J, Siegel R L, et al. Global cancer statistics 2020: GLOBOCAN estimates of incidence and mortality worldwide for 36 cancers in 185 countries [J]. CA Cancer J Clin, 2021, 71(3): 209-249.

[4] Siegel R L, Miller K D, Fuchs H E, et al. Cancer statistics, 2021 [J]. CA Cancer J Clin, 2021, 71(1): 7-33.

[5] Moch H, Cubilla A L, Humphrey P A, et al. The 2016 WHO classification of tumours of the urinary system and male genital organs-part A: renal, penile, and testicular tumours [J]. Eur Urol, 2016, 70(1): 93-105.

[6] Hsieh JJ, Le VH, Oyama T, et al. Chromosome 3p Loss-Orchestrated VHL, HIF, and Epigenetic Deregulation in Clear Cell Renal Cell Carcinoma[J]. J Clin Oncol, 2018, 36(36): JCO2018792549.

[7] Moore LE, Nickerson ML, Brennan P, et al. Von Hippel-Lindau (VHL) inactivation in sporadic clear cell renal cancer: associations with germline VHL polymorphisms and etiologic risk factors[J]. PLoS Genet, 2011, 7(10): e1002312.

[8] Masoud G N, Li W. HIF-1α pathway: role, regulation and intervention for cancer therapy [J]. Acta Pharm Sin B, 2015, 5(5): 378–389.

[9] Schönenberger D, Harlander S, Rajski M, et al. Formation of renal cysts and tumors in vhl/Trp53-deficient mice requires HIF1α and HIF2α [J]. Cancer Res, 2016, 76(7): 2025–2036.

[10] Hakimi A A, Reznik E, Lee C H, et al. An integrated metabolic atlas of clear cell renal cell carcinoma [J]. Cancer Cell, 2016, 29(1): 104–116.

[11] Cancer Genome Atlas Research Network. Comprehensive molecular characterization of clear cell renal cell carcinoma [J]. Nature, 2013, 499 (7456): 43–49.

[12] Clark D J, Dhanasekaran S M, Petralia F, et al. Integrated proteogenomic characterization of clear cell renal cell carcinoma [J]. Cell, 2020, 180 (1): 207.

[13] Courtney K D, Bezada D, Mashimo T, et al. Isotope tracing of human clear cell renal cell carcinomas demonstrates suppressed glucose oxidation in vivo [J]. Cell Metab, 2018, 28(5): 793–800.

[14] 宿佳琦, 徐文浩, 田熙, 等. 肾透明细胞癌联合免疫治疗新策略——有氧糖酵解的研究进展及展望 [J]. 中国癌症杂志, 2022, 32(4): 288–294.

[15] 董良, 王伟英. 晚期肾透明细胞癌药物治疗进展 [J]. 临床泌尿外科杂志, 35: 167–169.

柳化霞（撰写） 马虹（审校）

第四节 透明细胞乳头状肾细胞癌
Section 4　Clear cell papillary renal cell carcinoma, CCPRCC

关键词：腹部肿块；血尿；腹痛；腰痛

Keywords：abdominal mass；hematuria；abdominal pain；lumbago

一、概述

透明细胞乳头状肾细胞癌（clear cell papillary renal cell carcinoma, CCPRCC）是近年才被描述的肾脏上皮性肿瘤，首次文献报道，被认为主要见于终末期肾病，后来逐渐发现非肾病中也可见该病，国内及国外的相关独立研究报道较少见。文献中CCPRCC曾用名包括，如出现大量血管及平滑肌组织，被命名为肾血管平滑肌腺瘤性肿瘤（renal angiomyoadenomatous tumor, RAT）；如生长方式以小管和乳头状为主则被称为透明细胞小管乳头状肾细胞癌（clear cell tubulopapillary renal cell carcinoma, CCTPRCC）；与肾衰竭有关则为终末期肾病CCPRCC（clear cell papillary renal cell carcinoma of the end stage kidneys）；肿瘤细胞免疫表型CK7阳性表达称为透明细胞肾细胞癌伴弥漫CK7免疫反应（clear cell renal cell carcinoma with diffuse CK7 immunoreactivity）。目前国际泌尿病理协会（ISUP）推荐使用CCTPRCC，而CCPRCC是英文文献中最多见。目前由于CCPRCC发病率较低，对其认识仍不足，目前国内该病变文献报道较少。CCPRCC在病理形态学、免疫组织化学及生物学等方面具有独特性表现。透明细胞乳头状肾细胞癌的临床病理特点与2004年WHO肾细胞癌分类中已知类型肾细胞癌有显著的差异。2012年国际泌尿病理协会在加拿大温哥华召开的肾脏肿瘤共识会议上提出了肾脏肿瘤新分类，CCPRCC是其中一个新亚型。2016年WHO肾细胞癌分类中增加了这一新类型。

二、定义

CCPRCC是一种新近被描述的肾脏低度恶性上皮性肿瘤，也称为透明细胞管状乳头状肾细胞癌或肾脏血管肌腺瘤性肿瘤。临床表现与其他类型的肾细胞癌相似，典型肾癌三联征（腹部肿块、腹痛和血尿）仅存在于5%~10%的患者。

三、流行病学

CCPRCC为2016年WHO肾细胞癌分类中的一个新亚型，结合文献，CCPRCC约占所有肾细胞癌的1%~4%，CCPRCC发病年龄18~93岁，中位年龄60岁，无明显的性别倾向。肿瘤直径为0.2~7.5cm，临床分期基本均为T1期，目前报道偶有肿瘤直径>7cm者。在普通人群中CCPRCC多为单发病灶，如合并ESRD时肿瘤多发病灶较多见。CCPRCC可伴随着其他肾肿瘤，包括CCRCC、PRCC、CRCC、多房性囊性肾细胞癌（multilocular cystic renal cell carcinoma, MCRCC)、获得性囊性肾病相关性肾细胞癌(acquired cystic disease associated renal cell carcinoma, ACD RCC)及肾嗜酸性细胞腺瘤(renal oncocytoma, RO)等。目前文献已有合并 Von Hippel Lindau disease(VHL)的报道。

四、病因及发病机制

透明细胞乳头状肾细胞癌的发病原因尚不明确,可能与吸烟、肥胖、高血压及抗高血压药物等因素有关。目前透明细胞乳头状肾细胞癌的发病机制尚不明确,Raspollini 等报道透明细胞乳头状肾细胞癌中均未发现 *KRAS*、*NRAS*、*BR*、*AF*、*PIK3CA*、*ALK*、*ERBB2*、*DDR2*、*MAP2K1*、*RET*、*EGFR* 基因突变。也有文献报道透明细胞乳头状肾细胞癌缺乏 7 和 17 号染色体获得,无 Y 染色体丢失,无 3 号染色体短臂缺失及 *VHL* 基因突变。

五、临床表现

患者一般无明显的临床症状,部分患者会出现血尿、腰痛、腹部包块等症状,大多数患者为体检偶然发现。肿瘤较小,平均直径约 2.5cm。肿瘤常单侧单发,罕见多灶或双侧发生。

六、辅助检查

1.影像学检查

透明细胞乳头状肾细胞癌肿瘤一般较小,边界清楚,有包膜,常伴囊性变,但偶尔呈多灶性或双侧发生,且不同病变之间异质性较大,CT、超声、磁共振成像等对于明确肾脏占位的大小、位置和数目,为手术做准备有重要作用。

2.病理检查

大体上,这些肿瘤很小,平均大小为 2.5 厘米。它们通常被包裹,带有明确的、薄的纤维囊。切面多变,常呈粉红色,伴有囊性变化,无坏死区。透明细胞乳头状肾细胞癌通常表现为小的孤立性肿瘤,但患者很少有多灶性和/或双侧肿瘤,也可能与其他肾肿瘤共存。绝大多数肿瘤在就诊时为Ⅰ期。组织学上,CCPRCC 由数量不等的管状腺泡状、乳头状、囊状、缎带状或实性等多种形态结构组成。肿瘤细胞温和,立方形至低柱状,具有丰富的透明胞质。细胞核圆形或卵圆形,较为一致,远离基底膜朝向管腔、腺泡、乳头表面,呈整齐的单层线状排列,形成核下空泡。Fuhrman 核级低,1 级或 2 级。肿瘤可以伴数量不等的平滑肌增生。肿瘤通常无坏死、神经及脉管侵犯。免疫表型:当其形态特征模棱两可时,免疫组织化学染色对于准确诊断 CCPRCC 至关重要。最近,GATA-3 已成为 CCPRCC 的特异性标志物,大约三分之一的病例呈阳性。此外,CCPRCC 强烈标记高分子量细胞角蛋白(34βE12)、配对框基因 2(PAX2)、PAX8、波形蛋白、E-钙黏蛋白、β-连环蛋白、c-MET、CK19、p27、p53、HIF1 和过剩-1。另一方面,肿瘤通常对 CD10、RCC 抗原、AMACR、TFE3 和易位因子 EB(TFEB)呈阴性。因此,CCPRCC 具有独特的免疫组织化学表型(CK7+、CAIX+AMACR-、34βE12+、CD10-、TFE3-),这使得该肿瘤与其他类型的肾癌具有重叠的组织学特征。其中 CAIX 呈腔面不着色,基底部侧面着色,形成特征性的"杯状"着色模式。遗传学上,CCPRCC 无乳头状肾细胞癌的第 7 和 17 号染色体的获得或 Y 染色体的缺失,也无透明细胞肾细胞癌的 3p 缺失、*VHL* 基因突变或 VHL 启动子甲基化。一些体细胞突变,如 MET、PTEN、ERBB4 和 STK11,已通过使用 next-在 CCPRCC 中鉴定出代测序非编码 RNA 分析揭示了 miR-200 家族在 CCPRCC 中的过表达。最近的一项研究表明,CCPRCC 具有与 CCPRCC 或 PRCC 不同的 microRNA 表达谱,支持 CCPRCC 是不同于 CCPRCC 或 PRCC 的独特实体。这些发现的临床意义尚不清楚,需要进一步的研究来帮助了解这些变化在 CCPRCC 发病机制和临床行为中的作用。

七、诊断

CCPRCC 在组织学形态、免疫表型、分子遗传学等方面都具有独有的特征,其生物学行为呈惰性,可明确诊断。

八、鉴别诊断

CCPRCC 需要和具有透明细胞或乳头状结构的肾癌相鉴别。

(1)透明细胞肾细胞癌(CCRCC):CCRCC 肿块切面常呈金黄色,常伴出血及坏死。CCRCC 可有高级别的细胞核、肿瘤性坏死、脉管侵犯及特征性的纤维血管网,CCRCC 瘤细胞弥漫表达 CD10,不表达 CK7,而

CCPRCC则相反，且CAⅨ的着色与CCRCC不同，呈特征性的"杯状"着色模式。遗传学上，CCPRCC无CCRCC的3p缺失、VHL基因突变和VHL启动子甲基化。

(2)乳头状肾细胞癌(PRCC)：CCPRCC肿瘤细胞缺乏PRCC的肿瘤性坏死、泡沫样组织细胞、砂粒体钙化及含铁血黄素沉积。PRCC根据肿瘤细胞形态可分为两种类型：Ⅰ型肿瘤细胞较小，胞质稀少呈嗜碱性，乳头结构被覆单层立方状细胞,乳头中心常见泡沫细胞和砂砾体,胞核级别较低。Ⅱ型肿瘤细胞嗜酸性,乳头被覆多层细胞,乳头中心常见丰富嗜伊红大细胞及砂砾体和巨噬细胞,胞核级别较高。免疫组化AMACR弥漫阳性是其特征性表现,且CD10、CK7、RCC等阳性可以鉴别。分子遗传学显示CCPRCC通常没有PRCC的第7和17号染色体的三倍体和Y染色体的缺失。

(3)XP11.2易位/TFE3融合基因相关性肾细胞癌(renal cell carcinoma associated with XP11.2 translocation/TFE3 gene fusions,XP11.2RCC)XP11.2RCC是一种少见的肾癌类型,主要见于儿童和青少年。巨检肿瘤常见坏死,镜下肿瘤细胞排列成乳头状和腺泡状结构,呈单层或假复层排列,异型性显著,部分呈丰富嗜酸性胞质,核仁明显,间质内可见砂砾体或灶性出血坏死。免疫组化TFE3强阳性是其特征,此外CD10和RCC阳性,CK7、CAⅨ和AMACR为阴性。基因检测Xp11.2染色体的易位和TFE3基因融合。

(4)多房囊性肾细胞癌(MCRCC)：目前更名为低度恶性潜能的多房性囊性肾肿瘤,肿瘤由纤维性假包膜围绕,切面见大小不等的囊腔,内含浆液性或血性液体。镜下肿瘤完全由多个囊腔组成,囊壁分隔内含有透明细胞,其形态与1级CCRCC类似,但无腺泡、乳头及实性结构,以囊性生长为主,肿瘤细胞具有透明胞质,免疫组化、分子遗传学均与CCRCC类似,可以与CCPRCC相鉴别。

(5)特殊类型：2000年Michal等人首次报道1例RAT,肿瘤由透明的上皮样细胞和显著的平滑肌瘤性间质组成。上皮样细胞形成腺瘤样管状结构,被毛细血管网包绕。2009年Michal等人再次报道5例RAT,并对其进行免疫组化检查及基因检测,结果发现肿瘤细胞CK7、CK20和vimentin阳性,CD10阴性,而平滑肌瘤性间质HMB45阴性；无VHL基因突变以及3p基因缺失,均类似于CCPRCC,此后多名学者对此进行研究。Deml等人选择25例CCPRCC及9例RAT,通过病理形态学特征、免疫组化检查及VHL基因突变和等位基因缺失检测进行比较研究,结果发现除RAT缺少分泌细胞以及无合并ESRD,其余结果极为相似。因此目前认为RAT是CCPRCC的一种特殊类型。

1964年Melmon和Rosen总结了多篇临床报告,将中枢神经系统血管母细胞瘤合并肾脏或胰腺囊肿、嗜铬细胞瘤、肾细胞癌及外皮囊腺瘤等疾病正式命名为"Von Hippel Lindau综合征"。目前认为该病是由位于染色体3p25区的VHL基因突变引起,为常染色体显性遗传,通过负性调节血管内皮生长因子(vascular endothelial growth factor VEGF)mRNA表达而引起临床症状。目前已有数例CCPRCC合并VHL综合征的报道,研究结果发现与普通人群CCPRCC无差异,均无3p染色体缺失。

九、治疗策略

CCPRCC是一种临床表现惰性、预后良好的肿瘤。就诊时,该肿瘤处于低期,WHO/ISUP分级低。CCPRCC生物学行为呈惰性,截至目前文献报道中,尚未见复发或转移病例,由于透明细胞乳头状肾细胞癌病程为惰性,对肾功能影响较小的保留肾单位手术可以作为优先选择。但是由于该疾病部分病例具有双侧肾、多发的特点,需要根据实际情况而定患者手术。目前主要的治疗方式有肾癌根治性切除和保留肾单位术,后者包括肾脏部分切除术和射频消融,占据近半数的患者,但预后没有明显的差异,需要注意的是,越早期进行手术,越可能避免肿瘤增大后接受更大创伤的手术。如果可以通过核心活检在术前做出诊断,则可以使用更保守的方法来治疗这种惰性肿瘤,包括最小的外科手术,如消融、部分肾切除术或严格随访的主动监测。总之,CCPRCC在病理学形态、免疫组织化学及生物学特点等方面具有独特表现,准确诊断对指导临床治疗和判断预后具有十分重要的意义。

十、疗效及转归

CCPRCC为一种惰性肿瘤,有文献建议命名为"低度恶性潜能的CCPRCC",以反映其生物学行为。鉴于CCPRCC较少见,所以国内的大宗随访资料还有待积累。早期手术生存率较高,对于晚期或转移性CCPRCC

没有好的治疗方案。

参考文献

[1] Gobbo S, Eble JN, Grignon DJ, et al. Clear cell papillary renal cell carcinoma: a distinct histopathologic and molecular genetic entity[J]. Am J Surg Pathol, 2008, 32(8): 1239-1245.

[2] Aydin H, Chen L, Cheng L, et al. Clear cell tubulopapillary renal cell carcinoma: a study of 36 distinctive low-grade epithelial tumors of the kidney[J]. Am J Surg Pathol, 2010, 34(11): 1608-1621.

[3] Rohan SM, Xiao Y, Liang Y, et al. Clear-cell papillary renal cell carcinoma: molecular and immunohistochemical analysis with emphasis on the von Hippel Lindau gene and hypoxia-inducible factor pathway-related proteins[J]. Mod Pathol, 2011, 24(9): 1207-1220.

[4] Williamson SR, Eble JN, Cheng L, et al. Clear cell papillary renal cell carcinoma: differential diagnosis and extended immunohistochemical profile[J]. Mod Pathol, 2012, 26(5): 697-708.

[5] 樊翔,饶秋,张丽华. 新类型肾细胞癌的临床病理学和遗传学研究进展[J]. 中华病理学杂志, 2013, 42(8): 569-573.

[6] Eble JN, Sauter G, Epstein JI. World health organization classification of tumors. Pathology and genetics, tumors of the urinary system and male genital organs[M]. Lyon: IARC Press, 2004.

[7] Srigley JR, Delahunt B, Eble JN, et al. The International Society of Urological Pathology (ISUP) Vancouver classification of renal neoplasia[J]. Am J Surg Pathol, 2013, 37(10): 1469-1489.

[8] Moch H, Humphrey PA, Ulbright TM, et al. WHO classification of tumors of the urinary system and male genital organs[M]. Lyon: IARC Press, 2016.

[9] 杨晓群,苗娜,甘华磊,等. 透明细胞乳头状肾细胞癌的临床病理特征[J]. 中华病理学杂志, 2015, 44(6): 372-376.

[10] Zhou H, Zheng S, Luan DT, et al. Clear cell papillary renal cell carcinoma is the fourth most common histologic type of renal cell carcinoma in 290 consecutive nephrectomies for renal cell carcinoma[J]. Hum Pathol, 2013, 45(1): 59-64.

[11] Raspollini MR, Castiglione F, Cheng L, et al. Genetic mutations in accordance with a low malignant potential tumor are not demonstrated in clear cell papillary renal cell carcinoma[J]. J Clin Pathol, 2016, 69(6): 547-550.

[12] Fisher KE, Yin-Goen Q, Alexis D, et al. Gene expression profiling of clear cell papillary renal cell carcinoma: comparison with clear cell renal carcinoma and papillary renal cell carcinoma[J]. Mod Pathol, 2014, 27(2): 222-230.

[13] 朱德胜,吴海啸,吴汉,等. CAIX在肾癌中的研究进展[J]. 浙江医学, 2014, 36(20): 1745-1748.

[14] Wolfe A, Dobin SM, Grossmann P, et al. Clonal trisomies 7, 10, and 12, normal 3p and absence of VHL gene mutation in a clear cell tubulopapillary carcinoma of the kidney[J]. Virchows Arch, 2011, 459(4): 457-463.

柳化霞(撰写) 马虹(审校)

第五节 低度恶性潜能多房囊性肾肿瘤
Section 5 Multilocular cystic renal neoplasm of low malignant potential, MCRNLMP

关键词：多房性囊性肾癌；腹部肿块；血尿；腹痛；腰痛

Keywords: multilocular cystic renal cell carcinoma; abdominal mass; hematuria; abdominal pain; lumbago/1063

一、概述

低度恶性潜能多房囊性肾肿瘤(multilocular cystic renal neoplasm of low malignant potential, MCRNLMP)是一种低度恶性的肾上皮性肿瘤,既往被称为多房性囊性肾癌(multilocular cystic renal cell carcinoma, MCRCC),1928年Perlmann首次描述,1982年Feldberg将其命名为MCRCC,1998年Ebles提出了诊断标准:①肿瘤由厚的假纤维被膜包绕;②瘤体全部由囊腔及无膨胀性实性结节的薄的间隔构成;③囊腔被覆透明上皮细胞,异型性小;④间隔内含透明细胞上皮巢。2004年WHO泌尿和男性生殖器官肿瘤组织学分类将其列为肾细胞癌的一个独立亚型,2012年国际泌尿病理协会(ISUP)讨论达成共识,提出该种肿瘤应称为低度恶性潜能的多房囊性肾肿瘤(multilocular cystic renal neoplasm of low malignant potential)。因多个随访资料表明该肿瘤预后良好,尚无转移或因死亡的报道。WHO泌尿系统及男性生殖系统肿瘤病理学和遗传学分类(2016)中被修订为MCRNLMP。将其定义为一种由多个复杂且互不相通的囊腔组成,囊壁内可见小灶状透明细胞,其与WHO/ISUP核分级Ⅰ级的肾透明细胞癌无法区分,肿瘤实性成分不足25%的具有低度恶性潜能的囊性肾肿瘤。该肿瘤的生物学行为相当惰性,具有低WHO/ISUP核分级、低TNM分期和预后良好的特点,与其他类型的肾脏囊性病变存在一定的影像学差异。国内外关于该肿瘤影像诊断的报道不多,大多临床及影像医师容易出现误诊、误治。MCRCC是一种少见类型的肾癌,占肾细胞癌1%~4%。

二、定义

WHO(2016)泌尿系统及男性生殖系统肿瘤病理学和遗传学分类中将MCRNLMP定义为一种完全由囊腔构成的肿瘤,囊腔间隔内有小灶状的透明细胞,与WHO/ISUP核分级Ⅰ级透明细胞型肾细胞癌不能区分的一种预后良好的具有低度恶性潜能的肾细胞癌。与肾透明细胞癌相比,该肿瘤缺少实性成分,具有独特的组织病理学特征,手术切除后复发及转移率较小,目前尚无转移或复发的报道。

三、流行病学

CRNLMP占肾细胞癌的2.3%~3.1%,发病年龄20~76岁,平均51岁,男性多于女性,男女发病率为3∶1。多累及一侧肾脏,左右肾无明显差异。

四、病因及发病机制

MPCN的病因和发病机制目前尚不完全明确,但研究表明这可能与环境和基因易感性有关。

(1)环境因素:有研究表明,MPCN的发生可能与某些环境因素相关,但具体因素尚未确定。

(2)基因易感性:MPCN可能与某些基因的突变有关,特别是*VHL*基因突变和3p缺失,这些基因改变与透明细胞癌的分子病理水平相关。

发病机制

(1)囊性生长:MPCN呈现多囊性生长,囊内可能含有不等量的血液,这种生长方式可能导致肿瘤的形成。

(2)血供不足:肿瘤中心的血供不足可能导致出血和坏死,进而形成假囊肿。

(3)上皮细胞起源:肿瘤可能起源于囊肿上皮细胞,以一种结节状或乳头状的方式生长,这种生长方式可能导致肿瘤的囊性结构。

(4)肾小管或肾小动脉阻塞:肿瘤生长可能引起肾小管或肾小动脉的阻塞,导致囊肿的形成。

五、临床表现

患者常无典型的肾癌"三联征",也无红细胞增多等副肿瘤综合征表现,由于肿瘤通常体积不大,且肿瘤极少侵犯肾脏集合管系统,故仅少数患者表现为腰背部长期慢性钝痛,血尿等。大多数无症状,多为体检偶然发现(B超、尿常规等)。

囊性肾癌的发病机制尚无明确定论,目前认为有以下4种方式:①肿瘤为囊性生长,起源于近曲小管上皮细胞的癌细胞以囊性形式生长,最终形成大小不一互不相通的多房囊性肿物,囊内可见血液,常有假包膜;②肾癌中心供血不足,导致缺血坏死形成假性囊肿,表现为不规则的厚壁,多为单房;③肾癌引起肾小管或肾小动脉阻塞导致其囊肿形成随着囊肿增大,肿瘤嵌入囊肿内;④肾癌起源于囊肿壁上的上皮细胞,呈结节状或乳头状生长,结节常位于囊肿基底部。

六、辅助检查

影像特征,根据肿瘤间隔将其分为3种类型:Ⅰ型,间隔菲薄型,间隔薄而规则,容易误诊为多房囊性肾瘤,但MCRNLMP的间隔多较毛糙。Ⅱ型,间隔增厚型,间隔毛糙且厚薄不均,但无明显凸起结节。Ⅲ型,间隔结节型,间隔内可见明显凸起结节,但结节直径<5mm,结节通常位于间隔,几乎不附着于囊壁,结节型可同时伴有增厚间隔和菲薄间隔。赵冰辉研究显示间隔菲薄型少见(2例),多为间隔增厚型(7例)和间隔结节型(10例)。MCRNLMP大小不一,多数研究显示直径多在1~14cm,赵冰辉研究肿瘤的直径为1.8~10.5 cm,平均直径4.3cm,13例病灶直径(68%)小于4cm。肿瘤多边界清楚,该研究中12例病灶呈圆形,7例呈分叶状。囊液密度/信号通常略高于水,伴出血时可表现为CT高密度或MRI T1WI高信号,以往研究结果显示约20%的肿瘤可伴钙化,赵冰辉研究中5例病灶伴钙化,但钙化对于肿瘤良恶性的鉴别诊断意义不大。MRI较

CT可更好地显示病灶的囊壁、分隔、囊液成分及突起结节。有研究显示,2例CT显示为单房囊性肾肿瘤的病灶行MRI检查可显示囊内菲薄的分隔。但MRI的空间分辨率及对钙化的显示远不及CT。MCRNLMP的囊壁比较薄,由纤维假包膜和少量的肿瘤细胞构成,增强后多呈轻中度延迟强化。分隔多由纤维及胶原组织构成,内衬透明细胞巢,纤维胶原组织血供差而透明细胞巢含有丰富的微血管,故分隔的强化程度及方式取决于其成分比例,可呈轻-中度持续强化、明显持续强化及透明细胞癌的快进快出样强化方式。

七、诊断

目前临床对MCRNLMP常用检查的方法为超声、CT及MRI,B超及CT均显示为界清的占位性病变,CT诊断准确率相对更高,同时采用增强CT结合超声造影有助于提高临床诊断准确率,但确诊主要依靠术后病理检查。

病理检查,部分可向肾表面膨隆,界清,切面呈多房囊性,囊腔大小不等,腔内含淡黄色或血性液体,囊壁光滑,一般无结节及乳头样。镜下主要表现为界清,多房囊性,囊腔大小不等且互不相通,囊壁被覆单层扁平或立方细胞,部分为透明细胞,无明显异型性,细胞核WHO/ISUP 1级或2级。间隔由纤维组织构成,部分间隔内可见小簇状透明细胞,但并非膨胀性生长;可有钙化,但无坏死。

免疫组化显示瘤细胞CK(AE1/AE3)、vimentin、CD10、CAIX阳性,CD68、TFE3阴性;Ki-67增殖指数低。*PAx-2*及*PAX-8*同属脊椎动物9个PAX基因之一,是参与调节肾器官生长及发育的重要转录因子,PAX-2及PAX-8表达异常将导致肾细胞癌等多种肾疾病。俞训彬研究中Pax-2及PAX-8均阳性与文献报道一致,MCRNLMP大部分存在3p缺失和*VHL*基因突变,提示其与透明细胞癌分子病理水平存在相关性。VHL属于抑癌基因,定位于3p25-26,如果发生突变引起HIF-a增多,导致下游的CAIx等过表达,最终促使肿瘤细胞异常增值。MCRNLMP为多房囊性结构,腔内充满大量液体,肿瘤细胞含量低,因此细胞学多为阴性;由于囊液压迫,囊壁上皮退变、坏死,极易脱落,某些区域无上皮被覆,而穿刺标本小而少时,往往无肿瘤上皮细胞,无法明确诊断,因此临床考虑为MCCNLMP时一般不建议穿刺活检。

术中冷冻诊断亦具有局限性及较高误诊率,主要原因是MCRNLMP的病理表现特殊,冷冻取材局限,可能会漏诊,解决方法是多点取材及仔细观察囊壁,注意囊壁有无透明细胞。如有可能,若影像学提示MCCNLMP,建议尽可能不做术中冷冻诊断,以避免肿瘤破裂引起肿瘤种植转移;同时会延长患者手术时间,增加麻醉风险。

八、鉴别诊断

1. 透明细胞肾细胞癌囊性变

透明细胞癌伴囊变为肿瘤出血坏死所致,囊腔缺乏真正的囊壁,囊液多为陈旧性出血及坏死组织。肿瘤的囊壁多厚薄不均,可见肿块或结节突入囊腔内,结节大小多>5mm,增强后呈明显强化,较大结节可表现为快进快出的强化方式。囊内分隔数量较多且多粗大毛糙。囊液CT值较高且密度混杂,病灶可侵犯周围组织伴淋巴结转移或静脉癌栓形成。Bosniak分级多为Ⅳ级,少数为Ⅲ级。肿瘤细胞具有明显异型性,WHO/ISUP核分级高,多为2~3级,cD2AP呈低表达。此病病情进展较快,宜行根治性肾切除术,并且术后需密切随访。

2. 多房性囊性肾瘤

幼年性囊性肾瘤多好发于24个月以内的男性。多为单侧肾受累,肾表面可见界清的实性隆起;镜下囊腔呈扁平、低立方或鞋钉状上皮,胞质嗜酸,囊壁内可见成熟的肾小管;肿瘤间质为卵巢样间质。成年性囊性肾瘤与混合性上皮间质肿瘤均明显好发于绝经前的中年女性,且基因表达谱、组织学和免疫表型特征极其相似,因此新版WHO将其归入混合性上皮间质肿瘤。囊内分隔光整、菲薄且厚薄均匀,无明显结节影,少数可有钙化,通常呈轻、中度的渐进性强化,强化程度不及MCRNLMP,与间隔菲薄型MCRNLMP影像鉴别困难,两者虽良恶性不同,但预后却大致相同。

3. 多囊肾

其多为双侧发病,多有腰痛和血尿等临床症状,为常染色体显性遗传病,常有家族史,皮髓质均有散在囊肿,囊壁被覆单层扁平或单层上皮囊肿间可见萎缩的肾实质,间质纤维组织增生及淋巴细胞浸润,免疫组化 CK 阴性，CD68 阳性。

4. 单纯性肾囊肿

多见于中老年人，常无症状，可单发或多发。巨检常为单房，外观透亮液，镜下囊腔被覆单层扁平、立方上皮细胞，无异型，囊壁为增生的结缔组织。

5. 部分囊状分化的肾母细胞瘤

主要发生于儿童。镜下囊腔被覆扁平、立方或鞋钉样或无上皮细胞，间隔内有未分化或分化的上皮或间叶成分，胚芽和。肾母细胞瘤的上皮成分，有时可见骨骼肌和黏液样间叶成分。

6. 肾管状囊性癌

比较罕见，多发生于成年男性，多无症状。巨检切面呈海绵状、内含清亮液体的薄壁囊肿，镜下肿瘤由管状或囊状结构组成，被覆单层扁平、立方或鞋钉样嗜酸性瘤细胞，核有异型，可见核仁。免疫组化瘤细胞 cKl9、P504S 阳性，GATA、CK(H) 阴性。

7. 罕见的肾囊肿病变

文献称其为非典型肾囊肿，组织学上包括透明型、嗜酸细胞复层型和嗜酸细胞乳头型 3 种亚型，McRN-LMP 尤其需要与透明型非典型肾囊肿鉴别。后者多有慢性肾功能不全，镜下多为多房性，囊壁被覆复层立方上皮，部分可出现短簇状/乳头状突起，瘤细胞核小，胞质透明或嗜酸性，异型性小，间隔、间质无上皮细胞巢；免疫组化 cK7、cAIx 阳性，其中 cAIx 杯口状阳性是其特点；FISH 检测部分 17 号／7 号染色体三倍体，该文献报道了 9 例，其中 2 例同时具有 7 号、17 号染色体三倍体。

8. 囊肿伴感染出血

间隔菲薄的 MCRNLMP 多为 Bosniak ⅡF 级病灶，与囊壁局部增厚或存在间隔的单纯肾囊肿影像鉴别困难。对这类病灶检查方法应注意多种影像的综合分析以及采用薄层扫描、多方位重建等技术。另外长期随访也十分重要，若随访中发现病灶体积增大、囊壁增厚或间隔增多增厚等均提示病变进展，恶性的可能性增大。

9. 获得性囊性疾相关性肾细胞癌（ACD associated RCC）

为终末期肾病和获得性囊性肾病最常伴发的肿瘤类型。患侧肾脏具有多囊性外观，多灶性病变和双侧肾脏累及均比较常见。镜下肿瘤形态呈多样性，但筛状和微囊性结构最具特征。瘤细胞体积较大，胞浆丰富，嗜酸性，核大而圆或轻度不规则形，核仁明显，其特征性改变是肿瘤间质中出现草酸盐结晶沉积，HE 染色切片上容易辨认，在偏振光显微镜下显示多彩状。免疫组化 ACD 相关性肾癌表达 AMACR、CD10、RCC 和 Vimentin，但 CK7 常阴性表达。

10. 混合性上皮和间质肿瘤

膨胀性生长，常突入肾盂，镜下其囊壁被覆柱状或立方上皮，部分囊壁被覆尿路上皮，部分被覆上皮细胞胞质透明或嗜酸，其间质有多少不等的梭形细胞，有些梭形细胞核大，胞质丰富，有时有黏液样间质及束状平滑肌细胞，常见致密胶原，偶见脂肪。

11. 透明细胞乳头状肾细胞癌

也是终末期肾病发生的肾细胞癌中常见的一种类型，但多为散发。具有透明细胞癌的肿瘤细胞形态，大部分表现为胞质透明的低级别肿瘤细胞，也具有乳头状癌的乳头状结构，被覆透明细胞，与透明细胞癌和乳头状癌在形态上都有区别；部分病例伴有大量的平滑肌样成分增生。同时 CCPRCC 肿瘤细胞也表现为 CK7 和 CAIX 阳性，而 CD10 和 AMACR 阴性。

12. 黄色肉芽肿性肾盂肾炎

临床上常有过下尿路感染临床症状，大体肾髓质可见界限不清的肿块，有时波及肾皮质，切面黄色，与肾细胞癌相似。镜下病变中央可见坏死，有时出现小脓肿，周围为大量组织细胞、泡沫细胞、多核巨细胞、浆细胞、淋巴细胞。泡沫细胞应与透明细胞癌鉴别。免疫组化 EMA 阴性 CD68 阳性。

13. 肾脏伴有上皮样囊肿的血管平滑肌脂肪瘤

是血管平滑肌脂肪瘤的罕见组织学变异型；囊肿衬覆立方、靴钉样上皮细胞（可能为内陷的肾小管上皮，PAX8，CK7 阳性表达），纤维囊壁为间叶性肿瘤成分，分布有分层现象，紧邻上皮下的为致密的苗勒样短梭形细胞(弥漫表达HMB45,MelanA,ER,PR,CD10),远离上皮呈平滑肌样的梭形细胞(弥漫表达SMA,Desmin,散在表达HMB45,MelanA,ER,PR),残留有血管平滑肌脂肪瘤经典形态区:HMB45和MelanA可局灶或点状阳性。

九、治疗策略

MCRNLMP治疗方法为手术治疗,手术方式包括根治性肾切除术和保留肾单位手术。因两种手术方式术后的5~10年无瘤生存率相同,在满足相应手术条件情况下尽量采用保留肾单位手术,避免过度治疗,最大限度保留肾功能。临床对于传统针对体积较大的MCRNLMP瘤体(T1b-T2a)传统倾向于根治性肾切除术(RN),或有选择的施行开放保留肾单位肾部分切除术(ONSS)。我们认为,MCRNMP完全可通过切除肿瘤达到治愈,且预后趋势与瘤体大小,或切缘阳性残留等无明显相关。鉴于MCRNLMP低度恶性潜能的特质,我们建议,在确保完整切除肿瘤的前提下,手术方式优选腹膜后镜下保留肾单位部分切除术(LNSS),且EMCRNLMP的保肾手术指征可适当放宽。针对部分内生型MCRNLMP,术中定位困难,瘤体富含囊腔,且靠近集合系统或肾蒂血管,术中评估容易导致瘤体破裂,或瘤体包膜与周围分界不清,术中存在残留复发可能,此类复杂病例仍需行ONSS,甚至保留RN术式。随着腹腔镜技术的飞速发展,配合术中超声的精准定位,LNSS可取代ONSS作为处理该类肿瘤的首选术式。有文献报道,MCRNLMP具有TNM分期低、WHO/ISUP分级低,5年生存率可达到100%,故复发和转移率极低,预后佳。俞训彬研究32例患者中,21例采用了保留肾单位部分肿瘤切除术;16例获得随访,随访3~78个月,平均31.3个月,均无复发、转移,无瘤生存率达100%,也证实了此观点。

十、疗效及转归

MCRNLMP是一种比较少见的肾肿瘤,预后良好,罕见复发和转移。临床症状及影像学表现不典型,临床诊断有一定困难,确诊依靠术后病理学检查,建议多点取材,仔细观察形态学、进行必要的免疫组化检测以协助诊断,同时结合临床、影像学等资料。

参考文献

[1]Moch H,Humphrey PA,Ulbright,etal. WHO classification of tumors of the urinary system and male genital organ[M].Lyon:IRAC,2016:22.

[2]Srigley JR,Delahunt B,Eble JN,et al.The international society of urological pathology (ISUP) Vancouver classification of renal neoplasia[J].Am J Surg Pathol,2013,37(10):1469-1489.

[3]付娟娟,宋新兰,胡小萍,等.多房囊性肾细胞癌18例临床病理分析[J].临床与实验病理学杂志,2015,31(6):670-672.

[4]王素英,张慧芝,曹达龙,等.多房囊性肾细胞癌32例临床病理分析[J].临床与实验病理学杂志,2014,30(9):1004-1006.

[5]赵冰辉.低度恶性潜能的多囊性肾肿瘤的影像学特征分析[J].影像研究与医学应用,2021,8(16):121-122.

[6]Taneja SS.Re:Multilocular cystic renal cell carcinoma: comparison of imaging and pathologic findings[J].J Urol,2012,187(6):2020.

[7]Raspollini MR,Castiglione F,Cheng L,et al.Synchronous clear cell renal cell carcinoma and multilocular cystic renal cell neoplasia of low malignant potential:a clinico-pathologic and molecular study[J].Pathol Res Pract,2016,212(5):471-474.

[8]夏威利,王立峰,魏晓艳,等.多房囊性肾癌的CT、MRI征象分析[J].临床放射学杂志,2013,32(11):1611-1614.

[9]沈丽娟,周良平.多房囊性肾细胞癌病理、临床及影像学诊断的研究[J].上海医学影像,2013,22(1):63-67,71.

[10]Chen s,Jin B,Xu L,et al.cystic renal cell carcinoma:a report 0f 67 cases including 4 cases with concurrent renal cell carcinoma[J].BMC Ural,2014,14:87.

[11]Sharma R,Sanchez-Ferras O,Bouchard M.Pax genes in renal development,disease and regeneration[J].semin cell Dev Biol,2015,44:97-106.

[12]俞训彬,黄海建,陈小岩,余英豪.低度恶性潜能多房囊性肾肿瘤32例临床病理分析[J].诊断病理学杂志,2020,27(1):1-2.

[13]王烨,张焕,王维娜,等.具有低度恶性潜能的多房囊性 透明细胞肾肿瘤17例临床病理特征及分子遗传学分析[J].临床与实验病理学杂志,2018,34(2):167-172.

[14]张丽霞,黄海建,余英豪.多房性囊性肾细胞癌16例临床病理分析[J].现代肿瘤医学,2012,20(9):1883-1886.

[15]Matoso A,Chen YB,Rao V,et al.Atypica lrenal cysts:a morphologic,immunohistochemical,and molecular study[J].Am J Surg Pathol,2016,40(2):202-211.

柳化霞(撰写)　马虹(审校)

第六节 集合管癌
Section 6　Collecting Duct Carcinoma, CDC

关键词：集合管；癌；腰痛；腹部肿块；血尿；淋巴结转移
Keywords: Collecting Duct; Carcinoma; low-back pain; albdominal mass; hematuria; lymph node metastasis

一、概述

肾集合管癌（Collecting Duct Carcinoma, CDC）发生于肾髓质的恶性肿瘤，归属于肾细胞癌，最早提及是在1976年，mancilla jimenez R等回顾分析了34例乳头状肾细胞癌（Renal Cell Carcinoma, RCC），有3例起源于集合管，直到1986年Fleming S和Lewi H J才提出了基于病理特征的诊断标准，认为其是一个独立的肾细胞癌病理类型。CDC是一种囊性肾细胞癌，有乳头状突起，囊的被复上皮似集合管（bellini管），故称集合管癌（亦称bellini管癌、bellini上皮瘤）。

二、定义

集合管癌是一种罕见的侵袭性肾细胞癌亚型，起源于远端集合管的上皮细胞，通常表现为血尿、腰部疼痛、可触及的腹部肿块或肿瘤出现转移时出现的非特异性症状。

三、流行病学

由于CDC少见，发病率低，文献报道多为个案报道或小样本分析，罕见大样本分析，数据相差悬殊，发病率占肾细胞癌的比例大多在0.4%~2.1%，陈鑫等报道发病率更低仅占肾细胞癌的0.06%。肾集合管癌发病年龄总体跨度较大，有的比较年轻，也有以48~76岁的中老年为主，但男性多于女性是共同点。男女发病比例为2:1。

四、病因及发病机制

CDC的病因及发病机制尚不明确，目前主要一般认为与其相关的因素有吸烟、肥胖、高血压、遗传以及抗高血压治疗。CDC是一种起源于肾髓质的乏血供肿瘤，瘤体间质中纤维结缔组织增生明显，且包含不同程度黏液成分及不规则坏死区域，因此肿瘤血管丰富程度不及肾细胞癌，且肿瘤呈不均匀增强；其次，肿瘤沿集合管浸润性生长，可伴有淋巴细胞、浆细胞等大量炎性细胞浸润，肾实质的正常结构得以保留，致使部分肿瘤在动脉期增强方式可与肾实质近似，只有当静脉期瘤体内造影剂更快消退，才凸显出与周围正常肾实质的差异。

五、临床表现

临床表现无明显特异性，以血尿、腰腹部疼痛、肿块为主要症状，或肿瘤出现转移时出现的非特异性症状，如疲劳、体重减轻或发烧。患者通常在很长一段时间内没有症状，因此，在诊断时，疾病往往是局部进展或转移。在转移扩散的病例中，可能伴有骨痛、咳嗽、呼吸困难、肺炎或神经系统损害。高超等报道1例是以左侧腰腹部疼痛，酸胀不适为主要症状就诊。

六、辅助检查

影像学检查如超声、CT等对于CDC的诊断可提供辅助作用，但无法确诊。超声表现可出现团块低回声，边界不清，形态不规则，向肾盂突起，并向输尿管延续，内部回声尚均匀，无明显血供。有的仅提示左侧输尿管上段扩张伴左肾积水，且彩超为人为操作并描述，与个人医生专业知识储备及业务水平相关，白云等报道超声检查观察，其中2例患者肿瘤呈肿块样征象，边界不清晰，形态不规则或欠规则，不均匀低回声，CDFI探及内部线状血流信号或周边环状血流信号，但无肾细胞癌典型"抱球状"血流信号特征；3例患者在灰阶声像图上无明显占位性病变征象，其中1例仅表现为局部实质外凸，2例表现为肾脏形态饱满伴或不伴肾盂分离，CDFI亦无明显异常表现。CEUS观察5例肿瘤具备以下特征：①肿瘤呈"慢进快退"乏血供表现，即肿瘤在动脉期较周围肾实质增强速度缓慢，增强程度稍低于周围肾实质，肿瘤造影剂达峰后迅速消退，在静脉期，肿瘤呈显著低增强，2例肿块样及1例外凸样CDC呈此表现；②肿瘤增强不均匀，瘤内可见大片状或小斑片状不规则低或无增强区;③肿瘤呈浸润性生长,2例肾脏饱满样CDC在动脉期增强方式与周围正常肾实质近似,无明显占位性病变征象,在静脉期,肿瘤呈低增强,随着造影剂的逐步消退,肿瘤与肾实质差异性灌注愈发明显。

CT表现报道较多,多以肾髓质为中心,可累及肾皮质,肾盂的实性或囊实性的肿块影,血供不丰富,密度不均匀,CT平扫肿瘤密度高于肾脏皮质及髓质,而增强期密度低于肾脏皮质及髓质,且呈轻中度的延迟强化。静脉期(髓质期)扫描肾皮质髓质呈不均匀的轻度强化,深静脉扩张,期内可见低密度栓子,排泄期(肾盂期)扫描维持低密度,无对比剂进入,肾盂肾盏未见显影,腹主动脉和下腔静脉间可见肿大淋巴结影,提示转移。

有报道提示肾集合管癌在MR表现上T1加强呈等强度,T2加强呈等或低强度。肾内见团片状稍短T1、短T2信号肿块,其内可见斑片状长T1、长T2坏死灶,DWI序列呈稍高信号,动态增强扫描肿瘤呈轻度渐进强化,强化不均匀,一侧肾异常强化。

病理检查

肾集合管癌有以下病理特征:肿瘤多为黄褐色到白色,可伴有坏死及出血。呈浸润型生长,常侵及皮质,可超出肾实质,包括肾周脂肪、肾上腺及肾周筋膜。镜下可见肿瘤细胞多排列成腺管样、乳头状或条索状,部分细胞呈鞋钉样,此特征性较明显,分化差的组织可呈肉瘤样形态。细胞呈嗜碱性或透明状,界限不清,核分裂象易见,核异型性明显,核大,间质内组织多有增生,并伴有淋巴细胞或浆细胞浸润。根据浸润深度的不同可分为三种类型:①单纯髓质型:肿瘤仅仅位于髓质内,未浸润皮质及肾盂;②皮质-髓质型:肿瘤起源于髓质,浸润生长至皮质,甚至累及肾被膜、肾周脂肪及肾周筋膜;③皮质-髓质-肾盂型:同样起源于髓质、浸润生长累及肾髓质、皮质、肾盂肾盏、肾被膜、肾周脂肪及肾周筋膜。

七、诊断

WHO(2016)诊断标准为6条:①累及肾髓质;②管状结构为主;③具有促结缔组织增生性间质;④细胞形态高级别;⑤浸润性生长方式;⑥排除其他肾细胞癌亚型或尿路上皮癌。

病理诊断:几乎均位于肾中极髓质区,边界不清,向周围肾实质内浸润性生长,无假包膜,可发现卫星病灶;切面黄褐色或灰白色,质地中等,可有出血、坏死及囊性变。CDC镜下组织学结构为管状、管乳头状、管囊状或形成肾小球样形态,伴浸润性导管结构及间质促结缔组织增生反应。细胞形态为立方形、柱状、靴钉样;胞质淡嗜酸性、颗粒状,胞质或腔内可见黏液;细胞核型分级较高,常为Fuhrman 3级和4级;核分裂象多,可见病理性核分裂象。肿瘤常伴随凋亡及凝固性坏死,间质内较多中性粒细胞浸润,肿瘤在肾小管间浸润性生长,肉瘤样或横纹肌样分化常见,周围肾集合管可见不典型增生。

八、鉴别诊断

肾集合管癌主要与以下几种恶性肿瘤进行鉴别。

(1)乳头状肾细胞癌:其主要来源于近端肾小管上皮细胞且CD10阳性,大多位于肾皮质,肿瘤出现进展或已经较大时可侵及肾髓质。该肿瘤通常界限清楚,常有假性包膜,镜下可见乳头状或管状结构,乳头状通常更为突出,乳头结构的轴心通常含有泡沫细胞,细胞多形性不及CDC。通常呈膨胀性生长,边界较清楚,常有假包膜存在;形态学上以乳头状排列结构为主,间质内促纤维组织增生性反应和炎细胞浸润少见,且常出现泡沫细胞反应及含铁血黄素沉积,免疫组化染色肿瘤细胞除P504S和CK7阳性外,CD10也可阳性。但因缺乏特异性,常规病理诊断时免疫组化结果仅作为参考,诊断还需依靠形态学。

(2)尿路上皮癌:内生性浸润性尿路上皮癌 大部分文献中都将高级别肾细胞癌,尤其是高级别乳头状肾细胞癌作为首要鉴别诊断,其大体多为肾盂内菜花状或乳头状肿瘤,造影可提示肾盂充盈缺损。肿瘤相近的尿路上皮可有不典型增生及原位癌,这可提示肿瘤为肾盂起源。CDC起源较之不同且多伴有鞋钉样细胞,而尿路上皮癌往往不具有此特征。实际上CDC首先需要与发生于肾盂肾盏的、伴不伴腺样分化的内生性浸润性尿路上皮癌相鉴别。显微镜下注意观察肾盂、肾盏黏膜上皮,如存在肿瘤性增生时,当肿瘤中出现大的巢团状结构时亦提示可能为尿路上皮癌。在形态学的基础上,免疫组化染色有一定的参考价值,但单纯PAX-8阳性或GATA3和S100P阴性均不足以除外尿路上皮癌,还需要联用一组抗体,包括PAX-8、CK7、

CK20、CK5、GATA3、S100P和p63，CDC除CK7表达欠佳，往往CK20、CK5和p63阴性，而尿路上皮癌常常出现CK7、CK5、CK20、GATA3、S100P和p63多重阳性，鉴于尿路上皮癌的预后要好于肾集合管癌，且术后辅助治疗手段以及患者对治疗的反应性均不同于肾集合管癌，因此在常规病理诊断中应将肾集合管癌和尿路上皮癌进行明确区分。

（3）髓质癌：其多表现为网状的生长方式，间质明显纤维化并可伴有大量中性粒细胞浸润，且临床上大多数髓质癌患者都伴有镰状细胞贫血。肾髓质癌在组织形态学上与肾集合管癌高度重叠，鉴别诊断主要依靠临床病史、免疫组化标记以及分子遗传学特征。肾髓质癌多发生于年轻人，平均年龄22岁，好发于非洲裔美国人，患者往往伴有镰状红细胞贫血。分子遗传学上表现为INI-1基因失活，从而在免疫组化染色时出现INI-1蛋白失表达。中文文献中关于肾髓质癌的相关报道不少，但由病理医师报告的仅有1例，因患者年龄偏大（56岁），临床上无镰状红细胞贫血，未行分子遗传学INI-1基因及免疫组化INI-1蛋白的检查，其确切诊断尚需商榷，因此在常规病理诊断中诊断肾髓质癌时需非常慎重。

九、治疗策略

CDC的治疗主要以根治性手术切除为主，因肿瘤对化、放疗均不敏感，且缺乏相应的靶向治疗措施，目前手术后无明确有效的辅助治疗手段。CDC具高度侵袭性，常生长迅速，易发生淋巴结及远隔脏器转移，预后极差，常见转移部位包括肺、肝、骨、肾上腺和脑等。因此，早期诊断及寻求有效的治疗手段，对临床医师和病理医师来说任重而道远。

十、疗效及转归

CDC侵袭性高，进展快，早期即可发生远处转移，预后较差。CDC呈高度浸润性生长，就诊时半数以上患者已发生转移，进展迅速，死亡率高，约73%的患者在病程两年内死亡。目前CDC主要以手术治疗为主。术后放化疗、免疫治疗及靶向治疗均不敏感，仍需大量的实验验证以进一步指导治疗。早发现、早治疗可提高患者预后。

参考文献

[1] Kennedy SM, Merino MJ, Linehan WM, et al. Collecting duct carcinoma of the kidney[J]. Hum Pathol, 1990, 21(4):449-56.

[2] Antonelli A, Portesi E, Cozzoli A, et al. The collecting duct carcinoma of the kidney: a cytogenetical study[J]. Eur Urol, 2003,43(6):680-685.

[3] 李淼,宋国巍,邹亚斌,等.肾集合管癌4例临床病理观察及文献复习[J].诊断病理学杂志,2015(03):170-172.

[4] 孔祥田,郭应禄,曾荔,等.肾集合管癌10例分析[J].中华肿瘤杂志,2001, 23(2):162-164.

[5] 陈鑫,郭爱桃,田侠,等.肾集合管癌4例临床及病理特征分析[J].诊断病理学杂志,2017, 24(02):81-85.

[6] Moch H, Humphrey PA, Ulbright TM, et al. WHO classification of tumors of the urinary system and male genital organs. Lyon: IARC Press, 2016.

[7] 史时芳,任国平,余心如,等.肾集合管癌（附五例报告）[J].中华泌尿外科杂志,1994(05):337-339+397.

[8] Knežević M, Tomić K, Dittrich D, et al. Collecting duct carcinoma and endemic nephropathy - case reports and literature review. Acta Clin Croat. 2020 Sep;59(3):539-542.

[9] 高超,蒋林君,毛明焕,等.肾集合管癌1例报道[J].现代肿瘤医学, 2021, 29(22):4026-4028.

[10] Tulunay O, Küpeli S, Okçu AH, et al. Collecting duct carcinoma. Urol Int. 2001;67(1):86-90.

[11] 白云,李凡,林军,等.肾集合管癌的超声影像学表现及诊断价值[J].肿瘤影像学,2021, 30(06):494-498.

[12] Xie Z, Yadav S, Lohse CM, et al. Collecting duct carcinoma: A single-institution retrospective study. Urol Oncol. 2022 Jan;40(1):13.e9-13.e18.

[13] 庞涛,刘群,马祥兴,等.肾脏集合管癌的CT诊断[J].中华放射学杂志,2004(10):86-90.

[14] Truong LD, Shen SS. Immunohistochemical diagnosis of renal neoplasms[J]. Arch Pathol Lab Med, 2011, 135(1):92-109.

[15] Orsola A, Trias I, Raventós CX, et al. Renal collecting (Bellini) duct carcinoma displays similar characteristics to upper tract urothelial cell carcinoma[J]. Urology, 2005, 65(1):49-54.

[16] Ortiz Gorraiz M, Rosales Leal JL, Tallada Buñuel M, et al. Collecting duct carcinoma of the kidney with retroperitoneal lymph mass[J]. Arch Esp Urol, 2004, 57(2):179-82.

[17] Lyu Z, Liu L, Li H, et al. Imaging analysis of 13 rare cases of renal collecting (Bellini) duct carcinoma in northern China: a case series and literature review[J]. BMC Med Imaging, 2021, 21(1):42.

[18] Zhu Q, Ling J, Ye J, et al. CT and MRI findings of cystic renal cell carcinoma: comparison with cystic collecting duct carcinoma[J]. Cancer Imaging, 2021, 21(1):52.

[19] Soto Delgado M, Pedrero Márquez G, Arroyo Maestre JM, et al. Collecting duct carcinoma of the kidney. A contribution of 4 new cases[J]. Arch Esp Urol, 2014, 67(8):714-7.

[20] Taguchi S, Fukuhara H, Miyakawa J, et al. Prognostic significance of neutrophil-to-lymphocyte ratio in collecting duct carcinoma[J]. Jpn J Clin Oncol, 2018, 48(7):692-694.

[21] García-Fadrique G, Ramírez-Backhaus M, Morales G, et al. Collecting duct carcinoma. Case report and a review of the literature[J]. Actas Urol Esp, 2010, 34(7):639-41.

[22] Bratslavsky G, Gleicher S, Jacob JM, et al. Comprehensive genomic profiling of metastatic collecting duct carcinoma, renal medullary carcinoma, and clear cell renal cell carcinoma[J]. Urol Oncol, 2021, 39(6):367.e1-367.e5.

[23] Yoon SK, Nam KJ, Rha SH, et al. Collecting duct carcinoma of the kidney: CT and pathologic correlation[J]. Eur J Radiol, 2006, 57(3):453-60.

[24] Husillos A, Herranz-Amo F, Subirá D, et al. Collecting duct renal cell carcinoma[J]. Actas Urol Esp, 2011, 35(6):368-71.

[25] Yin M, Wang W, Rosenberg J, et al. Targeted therapy in collecting duct carcinoma of the kidney: A case report and literature review[J]. Clin Genitourin Cancer, 2016, 14(2):e203-6.

[26] Kobayashi N, Matsuzaki O, Shirai S, et al. Collecting duct carcinoma of the kidney: an immunohistochemical evaluation of the use of antibodies for differential diagnosis[J]. Hum Pathol, 2008, 39(9):1350-9.

[27] Parker R, Reeves HM, Sudarshan S, et al. Abnormal fluorescence in situ hybridization analysis in collecting duct carcinoma[J]. Urology, 2005, 66(5):1110.

[28] Kiyozawa D, Kohashi K, Takamatsu D, et al. Approach for reclassification of collecting duct carcinoma and comparative histopathological analysis with SMARCB1/INI1-deficient renal cell carcinoma and fumarate hydratase-deficient renal cell carcinoma[J]. Hum Pathol, 2022, 124:36-44.

[29] Kumar V, Misra V, Chaurasiya D, et al. Collecting duct carcinoma kidney masquerading as hydatid cyst: A rare case report and review of literature[J]. Indian J Pathol Microbiol, 2018, 61(3):410-413.

[30] Seo AN, Yoon G, Ro JY. Clinicopathologic and molecular pathology of collecting duct carcinoma and related renal cell carcinomas[J]. Adv Anat Pathol, 2017, 24(2):65-77.

杨声喜(撰写)　马虹(审校)

第七节　MiT家族易位肾细胞癌
Section 7　MiT Familial Translocation Renal Cell Carcinoma, MiT FTRCC

关键词：腹部肿块；血尿；腰痛

Keywords：adominal mass；hematuria；lumbago

一、概述

MiT家族易位肾细胞癌(MiT Familial Translocation Renal Cell Carcinoma, MiT FTRCC)是一种发病较早的肾细胞癌亚型。MiT家族的转录因子包括MiTF、TFE3、TFEB和TFEC，除MiT家族易位肾细胞癌以外，腺泡状软组织肉瘤、黑色素瘤、透明细胞肉瘤、错构瘤和血管周上皮样细胞肿瘤也高度表达MiT家族转录因子，并且表现出相同的形态学、免疫组化及分子学特征(如TFE3重排)。在肾脏和软组织的血管周上皮样细胞肿瘤以及黑色素瘤中，均已经检测到*TFE3*基因融合。MiT家族易位肾细胞癌包括Xp11易位/TFE3基因融合相关性肾癌和t(6;11)(p21;q12)易位/*MALAT1-TFEB*基因融合相关性肾癌。

二、定义

MiT家族易位肾细胞癌是以小眼畸形转录因子的基因异常和表观遗传学异常为特征的分子异质性疾病。临床特点腰痛、血尿、腹部肿块。

三、流行病学

MiT家族易位肾细胞癌好发于儿童和青少年，成人发病率低，仅占肾细胞癌的1.6%~4%，葛绾宇等报道10例成人MiTF家族易位性肾细胞癌。Xp11易位肾细胞癌在儿童肾癌中占20%~40%，而在成人肾癌中仅占1%~4%，且平均发病年龄为50岁。而t(6;11)易位肾细胞癌极其罕见，迄今为止仅报道了约60例。t(6;11)易位肾细胞癌的平均发病年龄约为30岁，但年轻人和老年人都有可能罹患t(6;11)易位肾细胞癌。

四、病因及发病机制

小眼畸形相关转录因子(microphthalmia-associated transcription factot, MiT)家族易位性肾细胞癌涉及

TFE3 或 TFEB 基因在内不同的基因融合。据报道,TFE3 的 5'端可有多种融合基因伴侣,包括 *ASPSCR1*、*CLTC*、*DVL2*、*LUC7L3*、*KHSRP*、*PRCC*、*PARP14*、*NONO*、*SFPQ1*、*MED15*、*RBM10* 以及最新的 *NEAT1-TFE3* 和 *KAT6A-TFE3* 基因融合。

五、临床表现

Xp11 易位肾细胞癌的发病过程缓慢,但经常发生淋巴结转移,预后与肾透明细胞癌相似,但比乳头状肾细胞癌差。通常在确诊 Xp11 易位肾细胞癌 20~30 年后,才出现转移征象。Ellis 发现,*ASPSCR1-TFE3* 基因融合型 Xp11 易位肾细胞癌比其他基因融合型的预后更差。一般情况下,儿童 Xp11 易位肾细胞癌的预后较好。

t(6;11)易位肾细胞癌并没有明确的大体观特征,但 t(6;11)易位肾细胞癌常表现为囊性或实性肿块,有时切面呈红褐色。显微镜下,t(6;11)易位肾细胞癌表现为典型的双相成分,由较大的巢状上皮样细胞和围绕在基底膜样物质周围的较小的细胞簇组成。较大的细胞胞质较丰富,透亮或嗜酸性,而较小的细胞核染色质浓缩。一直以来,这种特征性形态都被认为是 t(6;11)易位肾细胞癌特有的,但目前发现有时在 Xp11 易位肾细胞癌中也可以观察到这种形态。事实上,t(6;11)肾细胞癌常具有多种多样的形态,不全是如上所述的典型形态学,这表明需要更深入的分析才能确诊 t(6;11)易位肾细胞癌。

患者主诉无明显不适,多为常规体检时发现,或因腰部疼痛和肉眼血尿发现,或因无痛性肉眼血尿发现,伴或不伴有腹部包块。

六、辅助检查

(1)CT:在 CT 上主要表现为混杂密度。另外,有部分肿瘤出现点片样钙化,典型的则呈环形分布。Xp11.2 RCC 实性部分密度较肾皮质高,其肿瘤/皮质指数约为 1.65,这可能与出血、丰富的蛋白成分、较高的细胞密度等有关。

增强 CT:CT 增强后,Xp11.2 RCC 实性部分强化程度在皮质期较肾皮质弱而较肾髓质高,在实质期较肾皮质及髓质均低,平扫、皮质期、实质期 CT tumour /CT cortex 分别为 1.65、0.51、0.44,CT tumour/CT medulla 分别为 1.69、1.30、0.40。有研究表明,周围假包膜呈渐进性强化,与肿瘤内部实质部分的持续性强化不同,这种渐进性强化的表现也出现在肿瘤坏死囊变区域的周围。

(2)MRI:在 MRI 上,Xp11.2 RCC 大多为混杂信号(78%),与肾皮质相比,主体信号在 T1WI 上稍高(67%),在 T2WI 上呈低或稍低(89%),且反相位上并无信号的减低。有研究发现 Xp11.2 RCC 在 T1WI 上为中等或稍低信号,在 T2WI 上呈稍低信号。这可能是因为 Xp11.2 RCC 内部常见出血、囊变坏死、钙化及含铁血黄素的沉积,因而信号混杂多变,且不同的设备、场强、扫描序列对组织信号也有影响。MRI 因其对出血检测的敏感性,因而其发现肿瘤内部出血(56%)比 CT(38%)敏感。Xp11.2 RCC 主体位于肾髓质,易出血,假包膜不完整,且往往较大,这些可能是患者容易出现血尿的原因。

七、诊断

病理诊断:眼观:MiTF 家族易位性肾细胞癌均边界清晰,切面灰白、灰黄色,伴局灶出血、坏死。肿瘤可侵犯肾盂、侵出肾周筋膜。镜检:肿瘤细胞质透亮,细胞核圆形,可见核仁,核分裂象少见,部分肿瘤细胞质丰富,嗜酸性,呈巢团状、乳头状、腺泡状排列,肿瘤间质为丰富的薄壁血管。TFE3 易位肾细胞癌间质可见砂粒体,可伴囊性变,或局部伴骨化。TFEB 易位肾细胞癌中可见典型的双相型组织学形态,由细胞质透明或嗜酸性的大肿瘤细胞构成乳头状、腺泡状结构,而胞质稀少、红染的小圆细胞位于腺泡中央,围绕红染的基膜样物质构成假菊形团样结构,部分细胞内可见色素沉积。

免疫组化:MiTF 家族易位性肾细胞癌表现分别为 TFE3 和 TFEB 阳性。细胞核 TFE3、肾小管标志物 PAX8 均阳性,CK7 均阴性。TFE3 易位肾细胞癌中 CD10、vimentin 阳性,黑色素标志物 HMB-45 和 Melan A 阳性,Ki-67 增殖指数 2%~8%,EMA 部分阳性(<10%肿瘤细胞)。TFEB 易位肾细胞癌中黑色素标志物 HMB-45 和 Melan A 阳性,CD10、vimentin 阳性者,Ki-67 增殖指数为 2%~20%,上皮标志物 EMA 部分阳性。最近有证据表明,由于 TFE3 或 TFEB 蛋白在细胞核中可以通过基因融合以外的机制过度表达,因此,细胞核 TFE3 或 TFEB 免疫组化结果阳性并不能作为 Xp11 易位肾细胞癌或 t(6;11)易位肾细胞癌的直接诊断依据。其中

一个机制为染色体扩增,事实上,相关报道显示由基因或染色体扩增引起TFE3或TFEB过度表达的肾细胞癌具有侵袭性行为,预后也较差。

FISH和RT-PCR检测:MiTF家族易位性肾细胞癌均可见异常FISH分离信号。由于FISH技术较少受组织固定的影响,且比RT-PCR操作简便,因此成为诊断MiTF家族易位性肾细胞癌的金标准。另外,若在RBM10-TFE3或NONO-TFE3融合型Xp11易位肾细胞癌检测中使用普通的FISH探针,会产生假阴性结果。应用针对RBM10-TFE3和NONO-TFE3融合蛋白的特异性探针进行FISH检测、RAN sequencing技术和RT-PCR技术能够进一步明确融合基因的类型。

八、鉴别诊断

(1)肾透明细胞癌:通常表现为边界清楚的、形状较规则的乏血供肿瘤,其密度与肾皮质相比呈等或稍高密度。

(2)肾乳头状细胞癌:Xp11.2 RCC往往较大,囊变坏死改变更加明显,点片样钙化、较高密度的实性部分及转移的出现也起到一定的提示作用。然而2类肾乳头状癌往往较大,钙化出现的概率增加,与Xp11.2 RCC难以鉴别,但Xp11.2 RCC有更清晰的边缘,更明显的囊变坏死区,在T2WI上表现为更加混杂的信号。

(3)肾嫌色细胞癌:好发于肾皮质,往往呈现较大、界清、均质实性的肿块,出血及钙化少见,皮质期强化明显,实质期强化减退,典型者瘤内可见延迟强化的轮辐射状纤维瘢痕,因此与Xp11.2 RCC较易鉴别。

(4)肾集合管癌:多位于中心区域,大多有肾窦脂肪浸润表现,而Xp11.2 RCC很少侵犯肾窦脂肪,且多呈浸润性生长,边缘模糊,因此较易鉴别。

(5)乏脂肪血管平滑肌脂肪瘤(angiomyolipoma,AML):血供相对较多,皮质期强化与肾皮质接近,实质期减退明显,钙化罕见,有时在正反相位上能够发现微脂肪灶,因而两者较易鉴别。

九、治疗策略

目前MiTF家族易位性肾细胞癌尚无标准的治疗方案,首选手术切除,利用基因组学确定靶向治疗位点和分析预后因素将是未来的研究方向。TFE3易位肾细胞癌中磷酸化S6表达上调,进而激活mTOR通路,因此mTOR抑制剂可能对治疗TFE3易位肾细胞癌有效。

十、疗效及转归

Lee等研究结果表明不论TFE3基因易位状态如何。TFE3 mRNA高表达与更短的无进展生存时间显著相关。最近的一项研究通过量化微血管密度(microvessel density,MVD)、微血管面积(microvessel area,MVA)、淋巴管密度(lymphatic vessel density,LVD)和淋巴管区域(lym-phatic vessel area,LVA)探讨影响TFE3易位肾细胞癌预后的因素,肿瘤内MVD和MVA与TFE3易位肾细胞癌的分级和分期显著相关,肿瘤内高MVA和MVD提示患者预后差。因此,抑制肿瘤淋巴管生成和微血管生成可以延缓肿瘤的生长和转移,为TFE3易位肾细胞癌的治疗提供新策略。TFEB易位肾细胞癌是低度恶性非侵袭性肿瘤,其预后好于TFE3易位肾细胞癌,但也有研究指出临床约17%的TFEB易位肾细胞癌表现出侵袭性行为。

参考文献

[1]Ellis CL,Eble JN,Subhawong AP,et al. Clinical heter-ogeneity of Xp11 translocation renal cell carcinoma:Im-pact of fusion subtype,age,and stage[J]. Mod Pathol,2014,27(6):875-886.

[2]Chen X,Zhu Q,Li B,et al. Renal cell carcinoma associatedwith Xp11. 2 translocation/TFE gene fusion:imaging findingsin 21 patients[J]. Eur Radiol,2017,27(2):543-552.

[3]He J,Zhou K,Zhu B,et al. Dynamic contrast-enhanced CTcharacterization of Xp11. 2 translocation/TFE3 gene fusions versus papillary renal cell carcinomas[J]. Biomed Res Int,2015,2015:298679.

[4]He J,Gan W,Liu S,et al. Dynamic computed tomographic features of adult renal cell carcinoma associated with Xp11. 2 translocation/TFE3 gene fusions:comparison with clear cell renal cell carcinoma[J]. J Comput Assist Tomogr,2015,39(5):730-736.

[5]He J,Zhou K,Zhu B,et al. Dynamic contrast-enhanced CT characterization of Xp11. 2 translocation/TFE3 gene fusions versus papillary renal cell carcinomas[J]. Biomed Res Int,2015,2015:298679.

[6]Zhong Y,Wang Hy,Chen X,et al. MRI findings of renal cell carcinoma associated with Xp11. 2 translocations/TFE3 gene fusions[J]. Zhonghua Yi Xue Za Zhi,2016,96(33):2635-2639.

[7]Argani P,Reuter VE,Zhang L,et al. TFEB-amplifiedrenal cell carcinomas:An aggressive molecular subset demonstrating variable melanocytic

marker expression and morphologic heterogeneity[J]. Am J Surg Pathol,2016,40(11):1484-1495.

[8]Williamson SR, Grignon DJ, Cheng L, et al. Renal cellcarcinoma with chromosome 6p amplification including the TFEB gene: A novel mechanism of tumor pathogenesis?[J]. Am J Surg Pathol,2017,41(3):287-298.

[9]Xia QY, Wang Z, Chen N, et al. Xp11. 2 translocation renal cell carcinoma with NONO-TFE3 gene fusion: Morphology, prognosis, and potential pitfall in detecting TFE3 gene rearrangement[J]. Mod Pathol,2017,30(3):416-426.

[10]Lee H J, Shin D H, Kim S Y, et al. TFE3 translocation and protein expression in renal cell carcinoma are correlated with poor prognosis[J]. Histopathology,2018,73(5):758-766.

[11]Ma W, Yang J, Liu N, et al. Are tumor-associated micro-angio-genesis and lymphangiogenesis considered as the novel prognostic factors for patients with Xp11. 2 translocation renal cell carcinoma?[J]. BMC Cancer,2020,20(1):1182.

[12]Caliò A, Brunelli M, Segala D, et al. t(6;11) renal cell carcino-ma: a study of seven cases including two with aggressive behavior, and utility of CD68（PG-M1）in the differential diagnosis with pure epithelioid PEComa/epithelioid angiomyolipoma[J]. ModPathol,2018,31(3):474-487.

杨声喜（撰写） 马虹（审校）

第八节 肾脏黏液性管状和梭形细胞肾癌
Section 8　Mucinous tubular and spindle cell carcinoma of thr kidney, MTSCC

关键词：血尿；腰痛；泌尿系感染

Keywords：hematuria；lower back pain；urinary tract infection

一、概述

肾脏黏液性管状和梭形细胞癌（mucinous tubular and spindle cell carcinoma of thr kidney, MTSCC）是肾脏上皮恶性肿瘤中非常少见的一种类型，发病率极低，国内外学者仅报道过相关少发或偶发的病例。MacLennan等在1997年首次报道了该罕见疾病。2001年Parwan等描述了4例称之为向远端肾单位分化的低度恶性黏液性肾上皮肿瘤，2002年Razoky等和Hes等又分别描述了5例和11例该肿瘤的组织病理学和遗传学特点。肾脏MTSCC在2004年世界卫生组织（WHO）肾细胞癌病理组织学分类中被正式确认为肾细胞癌中的一种独立亚型，其分属于黏液性肾脏上皮肿瘤，肿瘤细胞向远端肾单位分化，具有低度恶性的生物学行为。

二、定义

MTSCC是一种远端肾单位分化的低度恶性黏液性肾上皮肿瘤。组织学特点是肿瘤细胞呈管状和实性梁索状排列，漂浮于黏液样基质中。临床表现血尿、腰痛、泌尿系感染。

三、流行病学

肾脏MTSCC占肾细胞癌比例<1%，发病年龄为13~82岁，平均约54岁，女性多见，男女发病比例约为1:4。据以往相关文献报道及指南可知，肾细胞癌发病以男性居多，男女比例接近1.8:1，而肾脏MTSCC以成年女性患者为多见，男女发病比例约为1:4。

四、病因及发病机制

MTSCC的组织起源仍有争议。大部分学者认为肿瘤起源于远端肾单位或集合管，少部分学者认为MTSCC与乳头状肾细胞癌相似，基于其有CK7与AMACR复合免疫表达，认为MTSCC可能起源于肾近端小管。Banyai等出，肿瘤是由分化受损的休眠样胚胎前体细胞发展而来，间充质细胞向上皮细胞的转化时间影响不同细胞谱系发生，可能是MTSCC形态学变化的原因。Peckova等报道，具有经典形态的肿瘤显示染色体1、4、6、8、9、13、14、15和22的缺失，而具有乳头状肾细胞癌重叠特征的肿瘤可显示染色体7和17。本组病例表达近端小管标志物CK7、P504S及远端肾小管标志物Vimentin，而近曲小管相关的标志物如CD10呈阴性表达。本组免疫组化表达与大部分文献报道相似，提示肿瘤可能起源于远端肾小管或集合管，并可能具有同时向近端小管分化的特点。

五、临床表现

全球关于肾MTSCC的文献报道不足200例，以往普遍被广大学者认为是一种低度恶性、预后良好的肾恶性肿瘤;但近年来陆续有复发、转移,甚至死亡的病例报道。可见肾MTSCC除低度恶性的经典型之外,还有高度恶性、预后不良的分型。大多数肾MTSCC患者均在体检中偶然发现,一般无明显临床症状,少数可有血尿、腰痛等类似其他肾细胞癌的症状或泌尿系统的反复感染。Lima等认为肾MTSCC患者的上述症状与肾结石存在一定相关性;但在之后的相关文献中未发现关联性,极大可能提示两者无明显联系。其他少见的临床症状有发热、贫血、消瘦、乏力、食欲下降等。

六、辅助检查

B超:提示肾脏MTSCC肿瘤均呈低回声表现,呈椭圆形或类圆形,其内回声尚均匀,界限尚清楚,形态规则,未见明显钙化、囊性变等。彩色多普勒血流显像(color doppler flow imaging,CDFI)显示肿瘤内少许散在点状或纤细分枝状彩色血流信号或未见明显彩色血流信号。

CT:肾动脉CT血管造影(CT angiography,CTA)显示:肾中部完全内生型MTSCC患者,平扫肿瘤呈一类圆形的等密度病灶,与周围组织分界尚清晰,未见明显钙化、出血、坏死等,增强扫描动脉期呈轻度强化,其内密度尚不均匀,静脉期和延迟期呈现进一步强化。肾下部前外侧见一低密度占位,病灶呈类圆形,向肾轮廓外突出性生长,与周围组织分界清楚。增强动脉期呈轻度不均匀强化,以边缘性强化为主。

MRI:肾中部可见一结节状异常信号影,与周围组织边界尚清,T1图像上呈稍低信号,T2图像上呈稍高信号,表观弥散系数(apparent diffusion coeffecient,ADC)呈相对低信号,弥散加权成像(diffusion-weighted imaging,DWI)呈高信号,增强扫描动脉期呈轻微不明显强化,延迟扫描呈星芒状渐进性强化;右肾下极外侧部实质内可见一混杂信号灶,呈椭圆形,与周围组织分界清晰,突出于肾轮廓外表面,ADC呈相对低信号,DWI呈不均匀稍高信号,在T2图像上呈高、低混杂信号,在T1图像上呈等或稍低信号,增强扫描动脉期早期呈轻度强化,门脉及延迟期呈相对低信号,周缘可见环状短T2信号。肾中下部实质内可见一不规则异常混杂信号灶,与周围组织分界清晰,突出于肾轮廓外表面,ADC信号减低,DWI呈高信号,在T1图像上呈等或稍高信号,在T2图像上呈稍高、低信号混杂。增强扫描呈明显渐进性强化,部分延迟期强化稍减退。

七、诊断

组织学特征:大体表现为边界清楚的实性肿块,常发生于肾脏皮质,切面呈均匀一致的浅黄色或深棕色,少见出血和坏死。MTSCC主要由三种成分组成:管状结构、梭形细胞和黏液基质。小管结构圆形、细长或相互吻合成条索状。小管可见局部细胞透明、嗜酸细胞变或细胞质空泡化。MTSCC瘤细胞呈低柱状或立方形,细胞核圆形,染色质均匀,偶有小核仁,属于低级别,相当于世界卫生组织国际泌尿病理学(即ISUP)分级的二级标准。此外,组织学尚可表现为高度不典型核和肉瘤样改变,但极罕见。梭形细胞类似平滑肌细胞或肌纤维母细胞,与管状结构过渡移行,有时梭形细胞占肿瘤的大部分。黏液基质包含嗜碱性或嗜酸性细胞外黏蛋白,Fine等根据细胞外黏蛋白的占比及在充分取材的情况下将管状结构与梭形细胞的相对百分比从MTSCC的组织学谱系中扩展为2个变异型:经典型和乏黏蛋白型。此外,肿瘤还可见泡沫组织细胞聚集、乳头状结构、肉瘤样变、砂粒体及易位骨形成。

免疫组化特征:肿瘤表达CK8/18、CK7、CK19等低分子量角蛋白、PAX2、PAX8、EMA和AMACR等,34βE12、Vimentin和高分子量角蛋白表达具有差异。CD10、CD15、CAIX、CK20等标记常阴性。据报道,部分MTSCC还表达神经内分泌肿瘤细胞分化标志物,如CgA、Syn、NSE等。肿瘤起源与分子、遗传学特征:MTSCC的组织起源仍有争议。大部分学者认为肿瘤起源于远端肾单位或集合管,少部分学者认为MTSCC与乳头状肾细胞癌相似,基于其有CK7与AMACR复合免疫表达,认为MTSCC可能起源于肾近端小管。Banyai等提出,肿瘤是由分化受损的休眠样胚胎前体细胞发展而来,间质细胞向上皮细胞的转化时间影响不同细胞谱系发生,可能是MTSCC形态学变化的原因。Peckova等报道,具有经典形态的肿瘤显示染色体1、6、8、9、13、14、15和22的缺失,而具有乳头状肾细胞癌重叠特征的肿瘤可显示染色体7和17。本组病例表达近端小管标志物CK7、P504S及远端肾小管标志物Vimentin,而近曲小管相关的标志物如CD10呈阴性表达。

八、鉴别诊断

(1)后肾腺瘤:瘤细胞形态小而一致,呈紧密的腺泡样排列,常见分枝状和鹿角状小管结构,缺乏梭形细胞和黏液基质。MTSCC形态为致密的小管状结构和梭形细胞,间质较疏松,可见黏液样基质。

(2)乳头状肾细胞癌:瘤细胞排列成小管状、乳头状或实性结构,乳头有纤细的纤维血管轴心,其间常见泡沫样巨噬细胞和胆固醇结晶,间质无明显梭形细胞成分。MTSCC偶尔可见乳头状结构,但乳头纤维血管轴心缺乏泡沫样巨噬细胞。

(3)肉瘤样癌:肿瘤异型明显,呈浸润性生长,明显的肉瘤样分化成分,常伴坏死,间质黏液样基质较少。当MTSCC出现肉瘤样转化时需要与肉瘤样癌相鉴别。MTSCC常可见分化良好的小管症状及梭形细胞区域。

(4)集合管癌:肿瘤细胞立方形、柱状或鞋钉样,排列成不规则管状、乳头状或囊状结构,小管腔面被覆单层细胞,周围促纤维结缔组织反应明显,缺乏明显黏液样基质可与MTSCC相鉴别。

九、治疗策略

外科手术治疗仍是肾脏MTSCC患者最主要的治疗方法,但对于具体手术方式的选择,则需根据患者术前的临床分期分级、一般条件(年龄、基础疾病、是否为孤立肾等)、肿瘤情况(大小、部位)等来综合评估。手术局部扩大切除或根治性肾脏切除是主要的治疗方法,大部分病例经手术完全切除后预后良好。当肿瘤出现高级别核级、肉瘤样转化和/或其他不典型的组织形态时,提示有局部淋巴结、远处转移和术后复发的可能。

十、疗效及转归

目前认为MTSCC是一种低度恶性的肾脏上皮性肿瘤,手术切除后患者可长期存活。

参考文献

[1] Moch H, Cubilla AL, Humphrey PA, et al.The 2016 WHO Classification of tumors of the urinary system and male genital organs part A: renal, penile, and testicular tumors[J].EurUrol,2016,70(1):93-105.

[2] Kuroda N, Tamura M, Hes O, et al. Renal cell carcinoma with extensive clear cell change sharing characteristics of muci nous tubular and spin-dle cell carcinoma and papillary renal cell carcinoma[J].Pathol Int 2009,59(8):687-688.

[3] Banyai D, Vastaq F, Yusenko M,et al.Embryonal origin of MTSCC of kidney may explain its morphological heterogeneity:diagnostic impact of genetic analysis[J]. Anticancer Res,2017,37(3):1185-1189.

[4] Sun N, Fu Y, Wang Y, et al. Mucinous tubular and spindle cell carcinoma of the kidney:A case report and review of the literature[J]. Oncol Lett,2014,7(3):811-814.

[5] Lima MS, Barros-Silva GE, Pereira RA, et al. The imaging and pathological features of a mucinous tubular and spindle cell carcinoma of the kidney:a case report[J].World J Surg Oncol,2013,11:34.

[6] Zhao M, He XL, Teng XD. Mucinous tubular and spindle cell renal cell carcinoma: a review of clinicopathologic aspects[J].Diagn Pathol,2015,10(1):168.

[7] Banyai D, Vastaq F, Yusenko M, et al.Embryonal origin of MTSCC of kidney may explain its morphological heterogene-ity:diagnostic impact of genetic analysis[J]. Anticancer Res,2017,37(3):1185-1189.

[8] Peckova K, Martinek P, Sperga M, et al.Mucinous spindle and tubular renal cell carcinoma: analysis of chromosomal aberra-tion pattern of low-grade,highgrade,and an overlapping morphologic variant with papillary renal[J]. Ann Diagn Pathol,2015,19(4):226-231.

[9] Kenney PA, Vikram R, Prasad SR, et al. Mucinous tubular and spindle cellcarcinoma(MTSCC)of the kidney: a detailed study of radiological, pathologicaland clinical outcomes [J].BJU Int,2015,116(1):85-92.

杨声喜(撰写)　马虹(审校)

第九节　乳头状肾细胞癌
Section 9　Papillary Renal Cell Carcinoma,PRCC

关键词:腹部肿块;肾细胞癌;腰疼;血尿

Keywords:adominal mass;Renal cell carcinoma;low back pain;hematuria

一、概述

乳头状肾细胞癌(papillary renal cell carcinoma,PRCC)是肾脏常见的恶性肿瘤,原发于肾小管上皮,是肾癌中较为独特的病理类型,发病率仅次于透明细胞癌(clearcell renal cellcarcinoma,CRCC),是临床上第二大常见的肾脏恶性肿瘤,文献统计发病率PRCC占原发性肾脏恶性上皮性肿瘤的6%~18%。PRCC分为Ⅰ型和Ⅱ型两个亚型,Ⅰ型预后优于Ⅱ型。

二、定义

PRCC是起源于近曲小管或远曲小管的低度恶性的肾细胞癌,肿瘤大部分成分呈乳头状结构,乳头内可见纤维血管组织,乳头中心有泡沫巨噬细胞、含铁血黄素及坏死。

三、流行病学

发病平均年龄为52~66岁,中位年龄约57岁,男女发病率为(2:1)~(4:1),其中男性发病率明显高于女性,男女比例2:1。国内PRCC患者相比国外患者,年龄趋向年轻化,可能表明该肿瘤的种族差异。

四、病因及发病机制

病因及发病机制尚不明确,细胞遗传学和分子生物学研究显示其具有独立的遗传学表型,PRCC起源于肾小管上皮细胞,其病理特征为乳头状结构。发病机制涉及多个基因的异常,包括抑癌基因的失活和癌基因的激活。此外,细胞信号传导途中的基因突变和异常激活也在发病机制中起到重要作用。

五、临床表现

PRCC的临床表现差异较大,部分患者无明显临床症状,偶在体检时发现;而部分患者以腰痛、血尿、发热等为首发症状。肿瘤多位于一侧肾脏的上极或下极,直径常>2.0cm。

六、辅助检查

超声检查:超声目前主要用于肾癌的筛查,PRCC在超声上大多数以低回声多见,部分可为等回声、高回声。超声对于肾癌的分型意义有限,朱梅梅等分析比较了病理已证实的78例PRCC患者不同分型的超声及造影检查表现。

Ⅰ型PRCC患者肾中可见低回声团块,边界欠清楚,形态尚规则,彩色多普勒血流显像示肿块周边见少许点状血流信号,超声造影皮质期示肿块晚于正常肾皮质显影;肿块与正常肾皮质相比呈低增强,强化尚均匀,强化边缘规整;造影延迟期示肿块早于正常肾皮质消退。

Ⅱ型PRCC患者肾超声检查结果肾上极可见低回声团块,边界尚清楚,形态不规则;彩色多普勒血流显像示肿块周边见条带状血流;超声造影皮质期示肿块同步于肾皮质显影;肿块与肾皮质相比,呈低增强,强化不均匀,强化边缘不规整;造影延迟期示肿块早于正常肾皮质消退。

CT检查:

CT平扫PRCC典型影像学表现为边界清楚的圆形或椭圆形实质性肿块,可有囊性改变。若伴有出血钙化,局部可见高密度影,如呈乳头状结构具有一定的特异性。

增强CT结果显示强化程度低于正常肾皮质,且强化程度与肿瘤的血供密切相关,这在一定程度上可预测肿瘤的侵袭与转移。

姜天娇等比较了PRCC与肾透明细胞癌皮质期、髓质期及延迟期强化CT值,PRCC强化程度低于肾透明细胞癌;PRCC囊变率(21.7%)低于肾透明细胞癌(54.2%)PRCC主要表现为轻度均匀强化(60.9%),而肾透明细胞癌主要为明显不均匀强化(68.8%),PRCC多层螺旋CT增强扫描呈轻度均匀强化,少有囊变、坏死表现。

七、诊断

病理诊断:PRCC均位于肾实质内,大体常呈灰红、灰褐色,多伴有出血、坏死及囊性变。肿瘤边界清楚,可有假包膜,常累及单侧肾脏。镜下以肿瘤细胞形成多少不等的乳头状结构为特征。依据组织学特征,PRCC可分为两个亚型,其中Ⅰ型呈管状乳头状结构,细胞呈卵圆形,核小,核仁不明显,胞质稀少且淡染,这类肿瘤常常在纤维血管轴心内见到泡沫状巨噬细胞和砂砾体;Ⅱ型以乳头状结构为主,瘤细胞呈假复层排列,胞质丰富,核仁明显,核分裂象易见。Ⅰ型与Ⅱ型PRCC在组织形态学上差异明显,可能与其基因表型及免疫表型差异有关。

有研究表明,Ⅰ型PRCC存在7号和17号染色体倍增,同时伴有Y染色体缺失,与*MET*基因突变存在相关性,并且多表达CK7、MUC1等标记。而Ⅱ型PRCC由多种不同亚型的肿瘤实体组成,可能与其基因突变的复杂多样及染色体畸形有关,这也可能是导致Ⅱ型PRCC预后较差的原因。

八、鉴别诊断

关于PRCC诊断标准的报道不一,由于多种肾上皮源性肿瘤均可伴有乳头状结构,所以不能仅仅依靠乳头状结构这一特征进行诊断,需要与多种肾良、恶性肿瘤相鉴别。

(1)肾脏乳头状腺瘤:肿瘤较小,直径<1.0cm,镜下呈乳头状、管状结构,细胞分化良好,一般无异型性,常见砂砾体和泡沫巨噬细胞。这与分化较好的PRCC无论是在结构及细胞学上均难以鉴别,但是PRCC多表达CK7,而乳头状腺瘤不表达CK7和CD10,多弥漫表达CD117及E-cadherin,可帮助鉴别。

(2)嗜酸细胞腺瘤:可见少量乳头状结构,一般无出血坏死,间质细胞少,常伴有透明变性。如果在纤维血管轴心内查见泡沫样细胞可提示为PRCC。此外PRCC多表达CK7,而嗜酸细胞腺瘤表达CD117,CK7阴性。

(3)Xp11.2易位/TFE3基因融合相关肾癌:多发生于儿童与青少年,瘤细胞呈乳头状、巢状及腺泡状结构,多见炎细胞及局灶泡沫细胞聚集,可见散在分布多少不等的砂砾体。高倍镜下瘤细胞呈多角形,核仁可见,少见核分裂。免疫组化TFE3、Melan-A、P504S弥漫表达有助于鉴别。

(4)透明细胞型肾细胞癌:肿瘤细胞胞质透明,胞膜清楚,部分病例肿瘤细胞胞质嗜酸性,在高分化肿瘤及坏死、出血区域较常见。而PRCC常见特征性的乳头状结构及纤维血管轴心,部分病例血管轴心内可见泡沫细胞及砂砾体,以及假复层排列的肿瘤细胞等,免疫组化P504S多弥漫阳性表达。

(5)透明细胞乳头状肾细胞癌:肿瘤以囊性及乳头状结构为主,部分区域可出现管状或腺泡状结构,使得与PRCC的鉴别有一定难度。但其乳头轴心少见泡沫状巨噬细胞,乳头表面常背覆单层胞质透亮肿瘤细胞,细胞核常远离基底部,免疫组化示CAIX呈特征性的杯口状染色方式,CD10和P504S常不表达或弱阳性,均有助于鉴别。有研究指出,CD7与AMACR为PRCC相对敏感的标志物,在其他类型肾细胞癌中多呈阴性表达,因此联合多个标志物有利于鉴别诊断。另外,PRCC存在17号或者7号染色体的倍增,伴有Y染色体的缺失,分子检测也有助于鉴别诊断。

九、治疗策略

腹腔镜下根治性肾切除术已逐渐成为PRCC首选治疗方法,近年来对恶性度较低的局灶性肿瘤特别是肿瘤呈外生性生长者采用保留肾单位手术,既能减轻患者痛苦,又能最大限度保护肾功能,传统开放手术应用逐渐减少。肾癌对放、化疗均不敏感。免疫治疗用于局限性肾癌或局部进展肾癌术后辅助治疗的疗效不肯定,能否用于预防术后肿瘤复发尚无定论,主要以干扰素(INF-a)、白介素2(IL-2)为代表。

复发、转移性PRCC一般采用以内科为主的综合治疗,外科手术主要为辅助手段,如患者身体条件允许,或存在孤立的转移瘤,可行手术切除。中、高剂量干扰素可作为治疗转移性PRCC的基本用药。目前靶向治疗药物(索拉菲尼,舒尼替尼等)作为转移性肾癌的一、二线治疗用药,也显著延长了复发转移性PRCC的总生存期,其针对转移性PRCC或晚期非透明细胞癌具有一定的优越性,Choueiri等报道舒尼替尼和索拉菲尼治疗转移性PRCC总缓解率为4.8%,无进展生存期为7.6个月。国内有报道无进展生存期39个月。

十、疗效及转归

PRCC属于低度恶性肿瘤,其发病率及病死率较低,关于其预后的研究较少。本研究发现,PRCCⅠ型患者预后明显优Ⅱ型,Ⅱ型患者更容易发生淋巴结转移和脉管癌栓,其无病生存率明显低于Ⅰ型患者。大量研究证明,肿瘤病理分期是肾细胞癌最有价值的预后因素,临床运用最广泛的是AJCC TNM分期。证实病理分期越高,患者发生局部及远处转移的概率越高,这与相关研究结果一致。对于Fuhrman分级是否为影响PRCC预后的主要因素之一,尚存在一定的争议。高明珠等在对PRCC的研究中发现,Fuhrman分级与患者预后无关,并且不适用于对PRCC患者预后评价和分析。李明义等学者在研究中指出,Fuhrman分级越高患者预后越差,该因素是可以用来评价PRCC的一个重要指标。

PRCC是低度恶性肿瘤,不同病理亚型的预后不同;影响患者预后、复发及远处转移的因素为Furhman分级、肿瘤大小、肿瘤直径,即pTNM分期及Fuhrman分级越高,肿瘤直径越大,伴有脉管癌栓,则患者的预后越差。

参考文献

[1] Courthod G, Tucci M, Di Maio M, et al. Papillary renal cell carcinoma: a review of the current therapeutic landscape [J]. Crit Rev Oncol Hematol, 2015, 96(1):100-112.

[2] Srigley Jr, Delahunt B, Eble Jn, et al. The international society of urological path0109y (isup) vancouver classification of renal neoplasia[J]. Am J surg Patho, 2013, 37(10):1469.

[3] Wang J, Shi M, Hsia Y, et al. Failure patterns and survival in patients with nasopharyngeal carcinoma treated with intensity modulated radiation in Northwest China: a pilot study[J]. Radiat Oncol, 2012.7 (1):2-8.

[4] Moch H, Cubilla AL, Humphrey PA, et al. The 2016 WHO classification of tumours of the urinary system and male genitalorgans-Part A: renal, penile, and testicular tumours[J]. EurUrol, 2016, 70(1):93-105.

[5] Moch H, Humphery PA, Ulbright TM, et al. WHO classification of the tumours of the urinary system and male genital organs (Chapter 1) [M]. Geneva, Switzerland: WHO Press, World Health Organization, 2016:23-25.

[6] Lee Byron H. Commentary on: " Comprehensive molecular characterization of papillary renal-cell carcinoma." Cancer Genome Atlas Research Network[J]. Urol Oncol, 2017, 35(9):578-579.

[7] Fernandes DS, Lopes JM. Pathology, therapy and prognosis of papillary renal carcinoma [J]. Future Oncol, 2015, 11(1):121-132.

[8] Linehan WM, Spellman PT, Ricktts CJ et al. Comprehensive molecular characterization of papillary renal-cell carcinoma[J]. NEngl J Med, 2016, 374(2):135-145.

杨声喜（撰写） 马虹（审校）

第十节 肾髓样癌
Section 10　Renal medullary carcinomatous, RMC

关键词：镰状红细胞特征；镰状细胞血红蛋白病；血尿；腹痛

Keywords：sickle cell trait；sickle cell disease；haematuria；abdominal pain

一、概述

肾髓质癌（Renal medullary carcinomatous, RMC）极为罕见，在所有肾肿瘤的病例中所占比例少于1%，此肿瘤进展极快，好发于10~40岁的中青年人群，98%的肾髓质癌合并镰状细胞病。其临床表现常为血尿，腹部疼痛，腹部肿块，体重下降等。它与镰状细胞特征和疾病有关，诊断时常见骨和肺转移，生存时间少于12个月。1995年Davis等首次报道以来，文献称该肿瘤好发于镰状红细胞特征（sickle cell trait, SCT）或镰状细胞血红蛋白病（sickle cell disease, SCD）病史的非洲裔青少年。迄今文献报道100余例，而国内多为个案报道。

二、定义

肾髓质癌是肾细胞癌的一种罕见的侵袭性亚型，其特征为大的、白色或棕褐色的、坚硬的浸润性肿瘤，具有以肾髓质为中心的微脓肿样病灶，通常表现为血尿、腹部疼痛、体重减轻和发烧。

三、流行病学

肾髓质癌患者平均年龄为19~22岁，以黑人多见，但西班牙裔美国人、巴西人、高加索人也有报道。该病主要发生于镰状细胞性血红蛋白病青年或儿童患者，与集合管癌有共同的临床病理学特征。在成年患者中，男女发病性别比约为2:1；儿童患者以男性占多数。RMC由Davis（1995）首先描述，报道了一组33例非洲裔美国人的肾髓质癌，认为是第七种镰状细胞肾病，另六种肾病是由Berman等报道的，包括血尿，乳头坏死，肾病综合征，肾梗死，等渗尿，肾盂肾炎。Swartz等总结文献报道的40例肾髓质癌，其中男24例，女14例，性别不详2例，男女之比为1.7:1，年龄5~32岁。国外病例几乎都伴有SCT或SCD病史，患者几乎全部为黑人或有色人种。Kalyanpur于1997年首次报道一例无SCD及SCT病史的13岁白人患者，Swartz等认为SCD和SCT对RMC均为高危因素。SCT及SCD和RMC的整体关系可能与分子基因学有关，也可能是种族、环境等多方面因素导致的结果。

四、病因及发病机制

RMC临床特征是绝大多数患者伴有镰状细胞病或镰状红细胞特征,镰状细胞病是一种常染色体显性遗传血红蛋白病,由于β-肽链第第6位氨基酸谷氨酸被缬氨酸所代替,构成镰状血红蛋白,取代了正常血红蛋白所致。研究认为可能由于镰状红细胞引起肾髓质慢性缺氧,血管内皮生长因子(VEGF)和缺氧诱导因子(HIF)表达上调,从而促进肿瘤内血管生成及肿瘤生长。临床表现为慢性溶血性贫血、易感染和再发性疼痛危象以致慢性局部缺血导致器官组织损伤。Mostofi等(1957)认为镰状细胞病能促进集合管远端上皮细胞增生。

五、临床表现

RMC一般累及一侧肾,以右肾多见,肿瘤一般为4~12cm。病变主要位于肾髓质,肿瘤呈浸润生长,常浸润肾盂、肾皮质及肾包膜及周围组织。临床症状不尽相同,常为疼痛、血尿和体重下降,右肾受侵犯者约占75%。常有临床症状时可能已经发生转移。常见转移部位有局部淋巴结、肾上腺、肺、肝脏、下腔静脉和腹膜。影像上表现为肾脏中央浸润性肿块致肾脏外形增大,而轮廓多趋于完整,肿块易出血坏死,常伴有肾盂肾盏扩张。

六．辅助检查

1.静脉肾盂造影

常表现为肿瘤不显影。超声检查可见肿瘤呈团块状,侵犯肾窦脂肪和肾皮质,回声增强或呈现混合型回声,局部呈现肾积水表现,能量多普勒可显示肿瘤旁有大量新生血管形成。

2.超声

仅靠超声检查不足以做出有血尿症状后的最初检查,可鉴别肿瘤、炎症及肾乳头坏死,但有人报道超声检查结果阴性而2个月之后的CT检查却为阳性,因此,仅靠超声检查不足以做出有效诊断。选择性血管造影有时可见从肾盂向外扩张的无血管团块,肿瘤内部可有少量血管,其内部的静脉血管为开放性。

3.CT

检查提示肾髓质部位有浸润性肿块,皮质及接近肾门处常伴有小的星状结节,有时可见被膜下血肿,伴区域淋巴结肿大。

4.MRI

有助于诊断肿瘤内出血及转移性病变。肾盏扩张是肾髓质癌的CT和MRI检查的特征性表现。总的来说,与其他肾肿瘤相比,RMC影像学上没有明显的特异表现,最终诊断需借助于病理学。

七、诊断

本病目前确诊主要靠病理组织学诊断。对青年人出现无痛肉眼血尿或有SCD及SCT病史的早期干预、早期发现是诊断RMC的关键。

八、鉴别诊断

由于RMC肿瘤细胞呈弥漫性或网状、小管样分布特征,故在病理诊断时应与以下肾脏肿瘤相鉴别。

1.肾集合管癌

一种起源于肾脏集合管上皮细胞的恶性肿瘤,从青少年到老年均可发生,以男性多见,其发病年龄较RMC患者偏大,另外该肿瘤不伴有SCT或SCD。集合管癌通常也位于肾髓质,切面灰白色,中间有坏死,呈浸润性生长方式。镜下常见不规则腺管状、巢状和条索状结构,且呈锯齿样分支,内衬肿瘤细胞胞浆较少,典型肿瘤细胞呈鞋钉样,细胞界限不清,胞核异型性大,肿瘤间质纤维组织增生明显,伴浆细胞、淋巴细胞等炎性细胞浸润。该肿瘤缺乏网状、卵黄囊样结构,也无梭形瘤细胞。免疫组化肾集合管癌和RMC抗体表达有明显重叠,故无鉴别诊断价值。为此国际泌尿病理协会(ISUP)温哥华分类法制定了集合管癌诊断标准:①病变至少涉及肾髓质区域。②肾小管形成占优势。③存在促结缔组织的间质反应。④细胞学特征为高分化。⑤浸润性生长方式。⑥无其他典型的肾细胞癌亚型或尿路上皮癌。WHO也认为该肿瘤属于高度侵袭性集合管癌,二者组织学起源、相互关系及鉴别诊断尚有待于大宗病例更深入的研究证实。

2. 低分化肾盂癌

起源于肾盂尿路上皮细胞的恶性肿瘤,主要位于肾盂,可见乳头状、腺样及实性巢状结构,肿瘤细胞呈多边形或梭形,胞浆淡染,核染色较均匀,可见核仁,间质淋巴细胞和中性粒细胞浸润少。而RMC主要位于肾髓质,可见卵黄囊样或网状结构,尤以间质明显纤维化及大量中性粒细胞浸润为特征。

3. 肾细胞癌

主要发生在肾皮质,肿瘤体积较大时可向肾髓质弥漫浸润。镜下组织结构和类型呈多样性,肿瘤细胞排列成巢片状、腺泡状、管状、囊状、乳头状和肉瘤样。肿瘤组织内可含有大量纤细血管,间质内少有炎细胞浸润。免疫组化上皮细胞表达CK、EMA和CEA等,但不表达Vimentin,可和RMC进行鉴别。

4. 肉瘤样肾细胞癌

肿瘤起源于肾小管上皮,多发生于肾皮质,肿瘤体积较大时,可向肾髓质弥漫性浸润,肿瘤通常有出血坏死。镜下组织结构和类型呈多样性,肿瘤细胞常呈梭形细胞肉瘤样分化,间质可含有大量纤细的血管,炎性细胞浸润少见。多处取材或仔细寻找,通常可见透明细胞癌或其他肾细胞癌成分。免疫组织化学可表达CD10、CKpan和Vimentin,与RMC形态学有部分重叠。而RMC主要位于肾髓质,组织学以卵黄囊样、微囊状及腺管等结构为主,间质伴有显著纤维结缔组织增生及中性粒细胞等浸润。

5. 肾横纹肌样瘤

一类组织发生未定的好发于婴幼儿的高度恶性肿瘤,患儿多<3岁,肿瘤体积大,常>10cm,易发生出血坏死,与正常肾组织分界较清晰。肿瘤细胞呈弥漫性或不规则巢状分布,细胞形态学多样,常为弥漫性或不规则巢状分布,大而多边形,胞浆丰富嗜酸性,似横纹肌母细胞,泡状核,可见嗜碱性大核仁,部分可见核周空晕。胞浆内粉染微丝状/玻璃样包涵体是其重要形态学特征,具有诊断价值。该肿瘤也缺乏卵黄囊样及网状结构,且不伴有SCT或SCD。肿瘤细胞或胞浆内包涵体显示Vimentin阳性,少数肿瘤细胞CK和EMA也表达阳性。而RMC好发于成人,缺乏上述组织形态学和免疫组织化学特征。

九、治疗策略

由于肾髓质癌是高度侵袭性肿瘤,其预后不良,大部分患者平均生存时间不到1年,因为其对化疗和放疗均不敏感,导致治疗较困难。细胞毒素化学疗法是治疗的主要措施,但此项措施收效甚微,大部分患者在确诊不到1年内死亡。目前报告的生存时间最长者是Swartz,为15个月。有学者发现手术治疗、放疗、化疗以及生物免疫治疗等对该病无明显效果,可能与就诊时患者已处于晚期以及与其对常规化疗药物耐药有关。

Rathmell等报道用高剂量氨甲蝶呤、长春新碱、阿霉素和顺铂(MVAC)治疗3例RMC患者,结果只能将患者的生存期平均提高了4个月。过去所用的化疗药物有环磷酰胺、多柔比星、顺铂、托泊替康、甲氨蝶呤、长春碱等。但迄今仍未有有效药物疗法来提高患者的生存率。

随着治疗方法的更新,也有一些学者找到了RMC新的治疗靶点。Albadine等对RMC组织进行免疫表达分析,发现13例RMC患者中有11例拓扑异构酶Ⅱα过度表达,并提出拓扑异构酶Ⅱα可作为有效的分子治疗方法。Schaef-fer等(21)对4例RMC患者进行全基因组分析结果显示拓扑异构酶Ⅱ表达增加,认为可以应用含有拓扑异构酶Ⅱ抑制剂的化疗药物进行治疗。

十、疗效及转归

总之,RMC是一种高度恶性肿瘤,病程短、生长速度快、侵袭力强,预后差,手术后的平均生存期为15周。若能早期发现,早期手术,能够提高其生存率。图8-6-1肾髓质癌癌细胞呈不规则管状、囊状结构,间质明显胶原纤维增生(HE×200)。

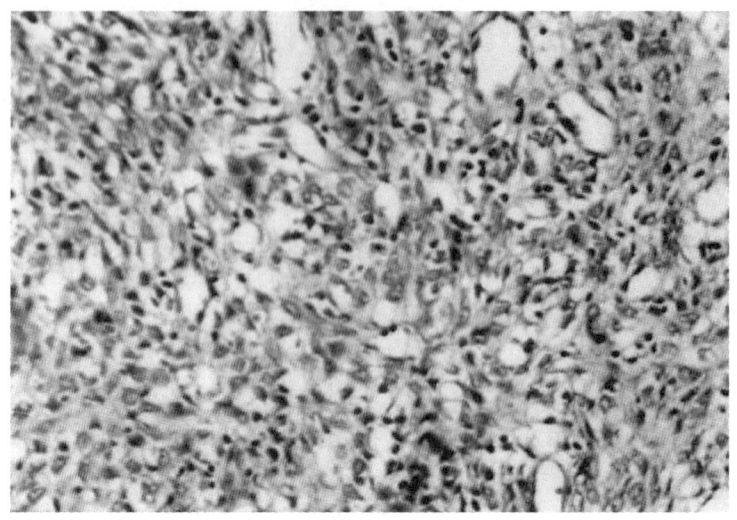

图8-6-1 肾髓质癌

癌细胞呈不规则管状、囊状结构,间质明显胶原纤维增生(HE×200)

来源:刘彤华.诊断病理学,P479.

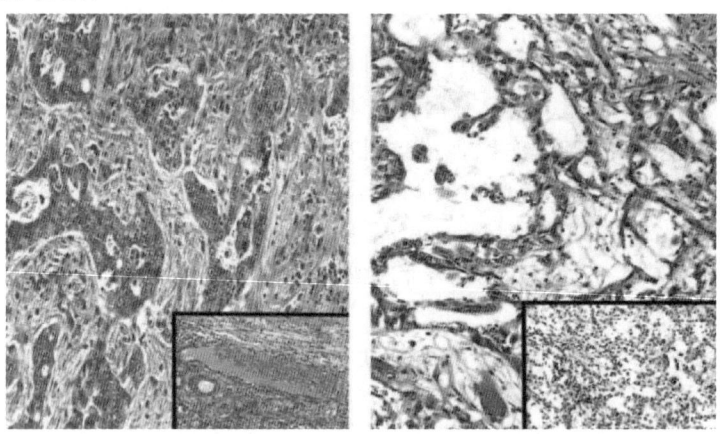

图8-6-2 肾髓质癌

(左)肿瘤细胞呈巢状和筛状排列,核级别高,有多少不等的嗜酸性和双染性胞浆,间质纤维组织增生伴中性粒细胞浸润(血管内可见镰刀型红细胞);

(右)血管内皮窦样增生,免疫组化示肿瘤细胞INI1完全阴性(仅有部分文献报道),而炎细胞和内皮细胞阳性。

来源:斯滕伯格.诊断外科病理学.

参考文献

[1] Maroja Silvino MC, Venchiarutti Moniz CM, Munhoz Piotto GH, et al. Renal medullary carcinoma response to chemotherapy: a referral center experience in Brazil[J]. Rare Tumors, 2013, 5(3):e44.

[2] Shetty A, Matrana M R.Renal medullary carcinoma: a case report and brief review of the literature[J]. Ochsner J, 2014, 14(2):270-275.

[3] Johnson R P, Krauland K, Owens N M, et al.Renal medullary carcinoma metastatic to the scalp[J].Am J Dermatopathol, 2011, 33(1):e11-13.

[4] Shetty A, Matrana M R.Renal medullary carcinoma: a case report and brief review of the literature[J]. Ochsner J, 2014, 14(2):270-275.

[5] Johnson R P, Krauland K, Owens N M, et al.Renal medullary carcinoma metastatic to the scalp[J].Am J Dermatopathol, 2011, 33(1):e11-13.

[6] Amin M B, Smith S C, Agaimy A, et al.Collecting duct carcinoma versus renal medullary carcinoma: an appeal for nosologic and biological clarity[J].Am J Surg Pathol, 2014, 38(7):871-874.

[7] Albadine R, Wang W, Brownlee N A, et al.Topoi—somerase Ⅱ alpha status in renal medullary carcinoma: immuno—expression and gene copy alterations of a po—tential target of therapy[J].J Urol, 2009, 182(2):735-740.

[8] Schaeffer E M, Guzzo T J, Furge K A, et al.Renal medullary carcinoma: molecular, pathological and clinical evidence for treatment with topoisomerase—inhibiting therapy[J].BJU Int, 2010, 106(1):62-65.

王苗苗(撰写) 马虹(审校)

第十一节 管状囊性肾细胞癌
Section 11 Tubulocystic renal cell carcinoma, TRCC

关键词:腹胀;腹痛;血尿;腹部肿块

Keywords:abdominal bloating;abdominal pain;hematuria;abdominal mass

一、概述

管状囊性肾细胞癌(tubulocystic renal cell carcinoma,TRCC)是WHO肾肿瘤分类(第四版)中新纳入的一种特殊类型的肿瘤,2016年世界卫生组织泌尿系统和男性生殖器官肿瘤分类中将其正式命名,列为一种独立的肾细胞癌亚型。该病是近年来人们逐渐认知的一种罕见的预后良好的低度恶性肿瘤。

二、定义

TRCC是一种兼具近曲小管和远端肾单位特征的新型肿瘤,肿瘤通常累及肾实质和(或)髓质,是肾细胞癌中的一种特殊的病理类型,临床极为少见。

三、流行病学

TRCC罕见,占所有肾细胞癌的比例<1%。国内文献报道10余例、国外文献报道病例240余例。TRCC好发于成人,患者男女之比约7:1,年龄24~94岁,大部分患者发生在50~70岁,中位年龄57岁,左肾多见。

四、病因及发病机制

TRCC可与透明细胞乳头状肾细胞癌、低度恶性潜能的多房囊性肾肿瘤、乳头状肾细胞癌共存,免疫表型表现为近端肾单位(CD10、P504S)和远端单位(CK19)表型特征;超微结构显示大部分肿瘤细胞具有近端肾小管超微结构特征(丰富的长刷状缘微绒毛);少部分肿瘤细胞显示微绒毛短而稀疏,胞质交错,类似于集合管闰细胞(intercalated cells)特征;局灶性肿瘤细胞BerEP4(远端肾小管中优先表达的标志物)呈阳性表达,这些提示TRCC可能起源于干细胞。

五、临床表现

临床常无明显体征或体检时偶然发现,少数病例表现为腹痛、血尿、腹胀等症状。

六、辅助检查

影像学特点包括超声、CT及MRI的相关报道较少,至今尚无大样本的研究总结。超声上表现为高回声,增强CT上表现为囊性或性质不确定,MRI上表现为囊性,这些影像学特点提示TRCC。

七、诊断

病理诊断:TRCC呈边界清楚,切面灰白灰褐色,可见多个小囊或呈海绵状,质地中等。直径0.7~17cm,平均直径4.2cm。肿瘤由小至中等大小管状及较大的囊混合组成,被覆单层扁平、立方/柱状和靴钉状上皮细胞;细胞核增大、不规则,中等至大核仁(WHO/ISUP3级),胞质丰富,嗜酸性;间质缺乏卵巢型间质或促纤维组织增生。可单独存在,也可以合并乳头状肾细胞癌、透明细胞肾细胞癌、透明细胞乳头状肾细胞癌,肉瘤样区域,这些肉瘤样成分、差分化区域、实性区域、高级别乳头状肾细胞癌成分预示侵袭性行为。新近文献报道只有在出现单纯型管状囊性结构时,才能诊断为TRCC;而具有形态不一的乳头状结构、低分化或其他结构模式时,很可能不属于TRCC范畴[9]。TRCC常常表达vimentin、P504s、CK19、panCK和EMA、CA9、CD10、CD117、CK5/6、CK7常阴性。

八、鉴别诊断

TRCC需要与发生于肾脏的其他囊状肿瘤进行鉴别。

(1)囊性肾瘤:女性好发,大体上表现为大囊;可见卵巢样间质,囊壁被覆细胞呈单层扁平、矮立方或靴钉样上皮细胞,胞质嗜酸或透明,无异型,而TRCC缺乏卵巢型间质。免疫组化间质ER、PR呈阳性表达。

(2)低度恶性潜能多房囊性肾肿瘤:肿瘤囊壁衬覆单层透明细胞,细胞核小,无核仁(WHO/ISUP分级1或2级);与TRCC细胞胞质嗜酸性、靴钉样细胞、核仁明显不同。

(3)肾囊性嗜酸细胞瘤:与TRCC形态上学有重叠,局灶实性生长和间质疏松的肿瘤细胞岛,ISUP核仁分级较低,无坏死,无核分裂象,提示囊性肾嗜酸细胞瘤;缺乏实性和岛状生长模式,存在致密的纤维间质,较高的ISUP核仁分级、局灶性坏死和有丝分裂象,提示与TRCC有关。另外TRCC更易出现波形蛋白、CD10、AMACR和CK7,并且Ki-67的增殖指数更高(>15%);CD117在绝大部分TRCC阴性,而在嗜酸细胞瘤中阳性。vimentin、CD10、CD117、AMACR、CK7和Ki-67的免疫组化模式有助于二者鉴别。

(4) 具有管状囊性结构的其他肾细胞癌:伴t(6;11)(p21;q12)易位的肾细胞癌和FH缺陷型肾细胞癌均可表现为管状囊性肾细胞癌的形态,通过FISH检测TFEB是否存在重排和行FH基因检测是否存在突变给予证实。

(5) 部分具有囊性结构的肿瘤:如混合性上皮和间质肿瘤、嫌色性肾细胞癌、集合管癌等。TRCC严格按照定义中的只允许出现管状囊性结构,排除实性、乳头状及肉瘤样区域,具有部分囊性结构的肿瘤将被排除在外。

九、治疗策略

TRCC主要采取手术切除治疗,后腹腔镜肾部分切除术治疗TRCC是可行的,安全性较高,疗效明显。由于TRCC未发现三条血管生成信号通路(VHL/HIF、RTK/MAPK和PI3K/Akt/mTOR)上调,一般不推荐抗血管生成靶向治疗作为常规治疗,但临床实践中抗血管生成靶向药物舒尼替尼对个别患者有效。

十、疗效及转归

TRCC侵袭程度相对较低,约6%的病例转移。大多数肾小管细胞癌表现为惰性行为,主要表现为pT1病,转移率<10%。在一些大宗病例报道中,总共有89个案例,只有3例发生转移。其中2例为单纯小管细胞结构,而1例为高级别乳头状肾细胞癌转移。伴有肉瘤样成分和乳头状肾细胞癌成分易出现转移。

参考文献

[1] Comperat RCJ, Rioux-Leclercq N. Tubulocystic renal cell carcinoma.In: Moch H, Humphrey PA, Ulbright TM, Reuter VE eds WHO classifications of tumours of the urinary system and male genital organs[M].4th ed Lyon: International Agency for Research on Cancer,2016: 38.

[2] Moch H, Humphrey PA, Ulbright TM, et al. WHO classification of tumours of the urinary system and male genital organs[M]. Lyon: IARC Press, 2016: 62-65.

[3] Zhao M, He XL, Zhang DH, et al. Clinicopathologic analysis of tubulocystic renal cell carcinoma with poorly differentiated foci[J]. Zhong hua bing li xue za zhi,2016,45(4): 258-259.

[4] Sarungbam J, Mehra R, Tomlins SA, et al. Tubulocystic renal cell carcinoma: a distinct clinicopathologic entity with a characteristic genomic profile[J]. Mod Pathol,2019,32(5):701-709.

[5] Salvatori F, Macchini M, Misericordia M, et al. A simple cyst is not always simply a cyst: A case of cystic recurrence after nephrectomy for tubulocystic renal cell carcinoma and literature review[J]. Urologia,2020,87(3): 119-124.

[6] Martinez ICV, Bauza ME, Blanco MR, et al. Tubulocystic renal cell carcinoma. A rare entity in neoplastic renal pathology[J]. Rev Esp Patol,2019,52(1): 57-61.

[7] Cornelis F, Helenon O, Correas JM, et al. Tubulocystic renal cell carcinoma: a new radiological entity[J]. Eur Radiol,2016,26(4): 1108-1115.

[8] Maeda Y, Goto K, Honda Y, et al. A case of tubulocystic carcinoma of the kidney with aggressive features[J]. Jpn Radiol,2016,34(4): 307-311.

[9] Skenderi F, Ulamec M, Vranic S, et al. Cystic Renal Oncocytoma and Tubulocystic Renal Cell Carcinoma: Morphologic and Immunohistochemical Comparative Study[J]. Appl Immunohistochem Mol Morphol,2016,24(2): 112-119.

[10] Smith SC, Trpkov K, Chen YB, et al. Tubulocystic Carcinoma of the Kidney With Poorly Differentiated Foci: A Frequent Morphologic Pattern of Fumarate Hydratase-deficient Renal Cell Carcinoma[J]. Am J Surg Pathol,2016,40(11): 1457-1472.

杨声喜(撰写)　马虹(审校)

第七章　肾嗜酸细胞瘤
Chapter 7　Renal oncocytoma, RO

关键词:肾嗜酸细胞瘤,良性肾肿瘤,病理诊断

Keywords: renal oncocytoma; benign renal tumor; pathological diagnosis

一、概述

嗜酸细胞瘤(renal oncocytoma, RO)较常见于甲状腺、甲状旁腺、肾上腺、唾液腺等器官,该肿瘤是一种较为罕见的上皮源性肿瘤,而发生在肾脏中的RO则更为罕见。Zippel于1942年首次描述,1976年Klein和Valensi对该肿瘤进行了较全面的描述。该肿瘤是一种良性肿瘤,起源于肾脏集合管上皮,约占肾脏肿瘤的3%~7%。RO可发生于任何年龄段,中老年人好发,男性较女性多见,临床表现不典型,影像学表现无特异性,术前诊断较困难,多为体检时偶然发现,部分患者出现腰痛、血尿或腹部包块等症状。

二、定义

RO是一种罕见的良性上皮性肿瘤,它起源于肾脏的肾小管上皮组织。其特征是肿瘤细胞的胞质中含有丰富的嗜酸性颗粒,这使得它们在显微镜下呈现出特有的嗜酸性染色特性。

三、流行病学

具体发病率不明,根据大量文献报道统计结果显示,RO占肾实质肿瘤的3%~7%。男女比例约2:1,患病年龄与肾透明细胞癌相似,发病年龄范围较广,高发年龄在70岁左右。绝大多数该病患者为散发性发病,但也有家族性发病倾向,约有6%的患者为双肾发病。

四、病因及发病机制

确切病因不明,但该病的细胞遗传学特点较明显,有1号染色体和Y染色体的缺失,14号染色体杂合性缺失,11q13重排等。但在肾嗜酸细胞瘤中很难发现3号、7号和17号染色体异常,据此可称为肾嗜酸细胞瘤与肾透明细胞癌的鉴别要点。

五、临床表现

约60%以上的RO没有任何临床症状,因常规体检时偶然发现本病。RO的常见症状为患侧腰腹痛、血尿或腹部包块。尿常规检查43%的病人可见镜下血尿。其他少见症状有高血压、消瘦、血沉升高等。体格检查一般无阳性体征。

六、辅助检查

(一)超声检查

(1)普通彩超:RO超声检查有以下几个特点:肿瘤多表现为中等略强回声,内部回声相对均匀,边界清晰,部分可见到典型的中央放射状低回声区。

(2)超声造影:是通过实时、动态地观察肾脏及肿瘤的血流灌注来判断肿瘤血供情况,对组织血流灌注敏感性高,因此对乏血供的肾脏肿瘤及囊性肾占位性质的鉴定较增强CT优越。RO多表现为早于肾皮质的快速增强和快速廓清,同时肿瘤内部会出现不规则的无增强区域。

(二)CT检查

嗜酸细胞瘤CT平扫多为较均匀的等低密度或略高密度。增强后各期均匀强化且密度低于肾皮质。CT扫描时有时可见星状瘢痕,尤其是肿瘤体积较小,轮辐状强化不明显,没有出血、坏死,可提RO的诊断。

(三)MRI检查

多数RO肿瘤T1WI表现为低信号,约27%T1WI表现为与肾实质等强度信号;多数肾嗜酸细胞瘤T2WI表现为高信号,部分表现为等低信号。

(四)DSA检查

RO在DSA检查时可出现特征性表现"轮辐征",即动脉造影早期出现自周围至中央的血管放射状的聚集;造影晚期肿瘤实质染色均匀。在增强CT上也可见到这一征象,且具有特异性。

(五)组织病理学检查

最终确诊需依赖病理学检查,通过穿刺活检或手术切除标本进行显微镜下观察。肿瘤细胞多呈大体积,胞浆丰富,染色质均匀分布,易与其他类型的肾脏肿瘤区分。

(六)免疫组化染色

对疑难病例,免疫组织化学染色可提供进一步鉴别信息,如CK7阳性、CD117阳性等特征。

七、诊断

RO的最终诊断需要病理来确认,大体标本显示边界清楚,有包膜,切面多为浅棕色或褐色,通常无坏死或者出血,有中心致密纤维带伴纤维小梁,卫星状向外伸展,此为星状瘢痕,唯一特征性结构,主要为长期缺血所致。光镜下由单一的嗜酸细胞组成,细胞核分化良好,均匀一致,核圆形,一般位于细胞中央,无明显核仁,核分裂罕见,无透明细胞及坏死灶,电镜下细胞内多见大而圆的线粒体,还有大量的粗面内质网、高尔基体,其他细胞器及胞质较少瘤细胞可见微绒毛和基底褶样改变,多数存在中心瘢痕,因此电镜检查对区别肾癌有着重要的作用,嗜酸性细胞瘤的免疫结果通常为CK7-、CK18+、EMA+、Vimentin-、Hale胶体染色-。

八、鉴别诊断

RO诊断时应注意与下列疾病相鉴别。

1. 肾透明细胞癌

多数肿瘤生长迅速,强化方式多为快进快出,内部可见出现坏死、密度不均匀,生长方式为浸润型,常侵犯肾窦,虽然少数患者会出现假包膜但基本都不完整,如果肿瘤出现转移则更加容易鉴别。

2. 嫌色细胞癌

有文献报道嫌色细胞癌也可出现中央星状瘢痕并伴轮辐装强化,且为乏血供肿瘤,边界较清,密度均匀,因此与RO鉴别有难度,但是其CT表现皮质期强化较弱,生长迅速,导致病灶供血不足,坏死较多,且嗜酸细胞瘤的钙化一般位于星状瘢痕内。

3. 肾错构瘤

该类肿瘤含有脂肪成分容易鉴别,少部分乏脂肪型的并且肿瘤较小时与嗜酸细胞瘤鉴别有困难,但两者皆为良性肿瘤,故此类对于治疗上并无特殊意义。

九、治疗策略

对于具有星状瘢痕肿瘤直径<4m,无肾周脂肪浸润及远处转移,考虑为嗜酸细胞瘤可能性大的肿瘤,首选保留肾单位手术,最大限度保留肾功能,尤其对健侧肾功能不佳者更有意义。然而依靠临床表现和影像学检查难以在术前明确诊断,对于怀疑此肿瘤患者应术中行快速病理检查根据结果决定是否扩大手术范围,以避免误诊和不必要的根治性肾切除术。

十、疗效及转归

目前,普遍认为肾嗜酸细胞瘤是一种良性肾肿瘤,即便发生了肾周脂肪的浸润和血管浸润,也不影响它良好的预后。有个别导致转移或死亡的报告,被认为可能是同时含有其他恶性成分未能明确。现代医学研究证实RO是良性肿瘤,生长缓慢,术后预后良好。

参考文献

[1]Máximo V,Rios E,Sobrinho-Simões M.Oncocytic lesions of the thyroid, kidney, salivary glands, adrenal cortex, and parathyroid glands[J].Int J Surg Pathol,2014,22(1):33-36.

[2]Zippel L.Zur Kenntnis der onkocyten[J].Virchows Arch Pathol Anat, 1942,308:360-382.

[3]Klein MJ,Valensi QJ.Proximal tubular adenomas of kidney with so called oncocytic features. A clinicopathologic study of 13 cases of a rarely reported neoplasm[J].Cancer,1976,38(2):906-914.

[4]Arora K,Miller R,Mullick S,et al.Renal collision tumor composed of oncocytoma and mucinous tubular and spindle cell carcinoma:case report of an unprecedented entity[J].Hum Pathol,2018,71:60-64.

[5]Perez-Ordonez B, Hamed G, Campbell S, et al. Renal oncocytoma: a clinicopathologic study of 70 cases[J]. American Journal of Surgical Pathology, 1997, 21(8):871-83.

[6]Dechet C B, Bostwick D G, Blute M L, et al. Renal oncocytoma: multifocality, bilateralism, metachronous tumor development and coexistent renal cell carcinoma[J]. Journal of Urology, 1999, 162(1): 40-42.

[7]Wobker S E, Przybycin C G, Sircar K, et al. Renal Oncocytoma with Vascular Invasion: A Series of 22 Cases[J]. Human Pathology, 2016, 58:1-6.

[8]Kim J I, Cho J Y, Moon K C, et al. Segmental enhancement inversion at biphasic multidetector CT: characteristic finding of small renal oncocytoma.[J]. Radiology, 2009, 252(2):441-448.

[9]Wu J, Zhu Q, Zhu W, et al. Comparative study of CT appearances in renal oncocytoma and chromophobe renal cell carcinoma[J]. Acta Radiologica, 2016, 57(4):500.

[10]De C P, Vidiri A, Lamanna L, et al. Renal oncocytoma: image diagnostics and therapeutic aspects.[J]. Journal of Experimental & Clinical Cancer Research Cr, 2000, 19(3):287.

[11]Gorin M A, Rowe S P, Baras A S, et al. Prospective Evaluation of 99mTc-sestamibi SPECT/CT for the Diagnosis of Renal Oncocytomas and Hybrid Oncocytic/Chromophobe Tumors[J]. European Urology. 2016, 69(3): 413-416.

[12]Trpkov K, Yilmaz A, Uzer D, et al. Renal oncocytoma revisited: a clinicopathological study of 109 cases with emphasis on problematic diagnostic features[J]. Histopathology, 2010, 57(6): 893-906.

[13]Ehsani L, Seth R, Bacopulos S, et al. BCA2 is differentially expressed in renal oncocytoma: an analysis of 158 renal neoplasms [J]. Tumor Biology, 2013, 34(2): 787-791.

[14]Ng K L, Morais C, Bernard A, et al. A systematic review and metaanalysis of immunohistochemical biomarkers that differen- tiate chromophobe renal cell carcinoma from renal oncocytoma[J]. Journal of Clinical Pathology, 2016, 69(8): 661-671.

武桐乐（撰写） 张勉之（审校）

第九篇 肾或尿路畸形
Part 9　Renal or Urinary Tract Malformations, RUTM

第一章　非综合征性肾或尿路畸形
Chapter 1　Non-Syndromic Renal or Urinary Tract Malformations, NS-RUTM

第一节　先天性巨肾盏
Section 1　Congenital giant Kidney, CGK

关键词：肾盏扩张；尿路结石；血尿；腰痛

Keyword: caliectasis; lithangiuria; haematuria lumbago

一、概述

先天性巨肾盏（Congenital giant Kidney, CGK）是一种罕见的先天性的肾脏发育异常，特征是肾盏增大，表现为全部肾盏扩张，肾盏数目增加，但肾盂正常，肾盂输尿管连接部没有梗阻，肾皮质厚度正常，无瘢痕和慢性炎症征象，但髓质发育不全，肾锥体不似正常的椎体形而似新月形。集合系统没有扩张，较正常缩短，且多为横向而非垂直，肾脏的正常功能一般不受影响。最早由 Puigert 在 1963 年首先报道。这种疾病也被称为巨肾囊肿。

二、定义

CGK 是由肾乳头畸形引起的非梗阻性肾盏扩张增大伴髓质锥体发育不良的肾脏疾病，可累及肾脏双侧或单侧发病，即先天性双侧巨肾盏（Congenital giant Kidney）和单侧先天性巨肾盏（Unilateral giant Kidney）。临床一般无症状，在泌尿系结石、尿路感染或泌尿道检查后被发现。

三、流行病学

CGK 是一种罕见性疾病，在文献中大约有 100 例报道，白种人多见，主要见于男性，男女比例为 6∶1，通常只影响一个肾脏，单侧发病，多见于左侧，也可双肾发病，多发生于男性，单侧局灶性发病多见于女性，提示该病可能为 X 染色体连锁的性伴遗传疾病。通常儿童期发病，是一种良性疾病，在儿童，通常是因为泌尿系感染，行 X 线检查时发现，在新生儿，通常表现为新生儿肾盂积水，进而检查发现，成人则是因泌尿结石、尿路感染等 B 超发现异常，行膀胱尿道造影、计算机断层扫描等进一步检查时确诊，表现为肾盏扩张，数目增加，肾盂正常，肾盂输尿管连接部没有梗阻，但输尿管的远端可发生节段性扩张。可能与多囊性发育不良肾和先天性巨输尿管相关，有人曾报道 12 例巨肾盏症儿童伴发节段性巨输尿管症，多为男童，主要在左侧。行利尿肾扫描显示核素的吸收和排泄图形正常，对患者长期随访发现患肾在解剖和功能损害方面都没有任何进展。

四、病因及发病机制

CGK 病因尚不清楚，确切的发病机制尚不清楚。目前认为是肾锥体发育不全，包括肾盂高压可能导致的肾盏组织无力和肾盏蠕动功能丧失。CGK 不是遗传性的，本身不会导致肾功能损害。一些人对诊断持怀疑态度，认为假设发生过一过性的梗阻，但目前已经缓解，还有一些人假设梗阻是漏斗部蠕动异常，该疾病是良性的、非进行性的、完全符合正常的肾功能，但也可能存在轻度的浓缩功能，轻微创伤后也有结石形成和血尿的报道，但总体而言，病程稳定，先天性的巨肾盏的影像学表现是非梗阻性的，与正常的肾实质和功能有关，对检查结果的错误解读可导致不必要的手术，叠加的肾脏疾病，如尿路感染，应该按照患者肾脏解剖正常的情况进行治疗，扩张的肾盏内尿液被封闭会导致感染和泌尿道结石的形成。有学者认为在输尿管芽与后肾胚组织结合后，输尿管会有短暂的不通畅，肾小球分泌的尿液不能排出，导致肾盏扩张。还有学者认为近髓肾小球发育不良是其发病的可能原因，这一理论很好的解释了患者肾脏收集尿液能力下降的原因,但还未得到确证。可能与同侧原发性巨输尿管相关,随着时间推移,患肾的解剖结构紊乱或功能下降并无明显进展。

五、临床表现

CGK是肾盏的原发疾病,一般无症状,在泌尿系结石、尿路感染或泌尿道检查时发现,所以通常表现为其并发症的症状,如并发尿路结石,则表现为结石导致的疼痛、血尿等,如伴有尿路感染则表现为伴有发热的腰痛、尿路刺激症状等,如果没有并发症,是在泌尿科检查和产科产前检查过程中因不同原因意外发现。

六、辅助检查

1. 超声检查

肾脏有轻度至中度积水,回声正常,肾盏扩张,呈圆形,肾盂输尿管正常,无梗阻表现。

2. X光

图像具有特征性表现,有单侧或双侧的胼胝体扩张,全部或仅有少数受累,漏斗部短而宽,肾盂和输尿管正常,未见输尿管、膀胱和尿道梗阻的证据。无膀胱输尿管反流或仅有偶然发现,程度比较轻微。肾脏通常比同年龄的偏大,或肾脏成胎儿样分叶。肾盏数量增多,呈多角形和多切面状,排列似乎像马赛克一样互相贴合,这与肾积水中球形肾盏不同,后者往往与邻近肾盏组的形状不一致,有一个提示的非梗阻性肾图期,但集合系统的浑浊可能会延迟,仅仅因为它的体积较大,如果进行血管造影,肾皮质厚度正常,髓质变薄或衰减,小叶间动脉口径正常。

3. CT计算机断层扫描

肾锥体轮廓清晰,皮髓质连接清晰,皮质边缘厚度正常,肾髓质短,肾乳头平坦或不明显,其余髓质组织呈半月形,肾盏向外扁平或凸出。每个肾锥体的顶端是扁平的,肾盏没有穹窿也没有乳头印。

4. 静脉肾盂造影或磁共振MRI尿路造影

通常集合系统显示充分,分泌充足,可见扩张的肾盏,且数量增多,但肾盂无扩张,肾盂输尿管连接部正常,注射造影剂后可见多个多边形肾盏,肾盂和肾盂输尿管连接部的体积和形状正常。

5. 病理组织学

通常在皮质或髓质中没有异常,除了短的、重新定向的集合管。肾盏较大,其茎广泛开放。肾盂体积正常,轻轻向外扩张的输尿管逐渐变细,组织学可能显示肾盏周围肌肉减少或消失,但目前尚不清楚这是原发性现象还是继发性现象,因为任何原因引起的扩张都会导致这一表现。据报道,有1例出现了属于交界处肌肉的肥大和增生。

6. 核素泌尿系动态显像

肾血流像及肾功能像采集像。肾血流像示:两肾的放射性分布基本均匀,放射性强度基本一致;肾功能像示:双肾放射性分布不均匀,肾内散布多个类圆形放射性浓聚区;核素泌尿系动态显像肾盏积水,利尿试验提示肾盏积水系非梗阻性单纯扩张所致。

七、诊断

CGK由于是先天性疾病,往往产前检查便可诊断,是一种影像学和泌尿系统疾病,典型的影像学特征诊断:表现为肾盏杯状扩张伴畸形,典型的三角形或锥形肾盏被月形肾盏所取代,有非梗阻性的肾积水表现。

八、鉴别诊断

1. 梗阻性肾积水

梗阻性肾积水的肾盏呈膨胀和球形,肾盏扩张呈面状和多角化,可见梗阻表现。非梗阻性肾盏扩张是良性的、无进展的,肾功能接近正常。区分这一点的关键是骨盆和输尿管看起来正常,没有梗阻的迹象。重要的是要将这种罕见的情况与更常见的梗阻性肾积水区分开来,以避免不必要的手术干预。

2. 反流性肾积水

有膀胱输尿管反流,行膀胱输尿管造影检查可鉴别。

九、治疗策略

目前尚无官方指南指导这一疾病的治疗,根治性治疗是手术切除患侧肾脏或肾盂成形术,但因为患者肾功能正常,手术通常是禁忌。所以巨肾盏本身无须治疗,仅治疗并发症即可,如尿路感染给予抗生素对症治疗,尿路结石选择软性输尿管镜或激光碎石术作为首选方法。治疗目标是保留受巨肾盏影响的肾脏,仅治疗先天性巨肾盏的并发症,避免在肾盂区域进行不必要的手术,从而确保尽管肾脏有固有的解剖缺陷,但仍有功能良好的肾脏。在发生尿路感染的情况下,适当的水化和适当的抗生素应将结石形成的可能性降至最低。

十、疗效及转归

患者预后良好,并发症治愈后,肾功能无影响,能够保持正常,随访尿路造影检查,未显示肾功能加重或肾盏结构改变。

参考文献

[1] Szmigielska A, Krzemień G, et al. Congenital megacalycosis in a girl with unilateral renal agenesis[J]. Pol Merkur Lekarski, 2018, 44(262): 205-207.

[2] O'Connor CJ, Kinnear N, Browne G, et al. Bilateral staghorn kidney stones in Megacalycosis: Non-operative management of complex kidney stone disease[J]. Urol Case Rep, 2022, 44: 102146.

[3] Kalaitzis C, Patris E, et al. Radiological findings and the clinical importance of megacalycosis[J]. Res Rep Urol, 2015, 7: 153-155.

[4] Cho CL, Shiu CK. Megacalycosis: a rare radiological finding[J]. Hong Kong Med J, 2020, 26(6): 539.e1-539.e2.

[5] Sosa Barrios RH, Rivera Gorrín ME. Megacalycosis: Sonographic findings of a rare clinical condition[J]. Clin Case Rep, 2020, 9(2): 1041-1042.

[6] Kalaitzis C, Patris E, Deligeorgiou E, et al. Radiological findings and the clinical importance of megacalycosis[J]. Res Rep Urol, 2015, 7: 153-155.

杨声喜(撰写)　马虹(审校)

第二节　先天性原发性巨输尿管
Section 2　Primary megaureter, PM

关键词:肾积水;腹痛;巨输尿管症

Keywords:Hydronephrosis; Abdominal pain; megaureter

一、概述

先天性原发性巨输尿管(Congenital primary megaureter),又称原发性巨输尿管症(primary megaureter, PM)是一种特发性疾病,输尿管末端结构发育异常(环形肌增多,纵行肌缺乏),输尿管末端的功能性梗阻,使输尿管从下端扩张,逐渐向上发展,严重时可致肾盂、肾盏积水。双侧均可发生,但左侧多见,其中双侧发病率为20%~40%。男性多于女性。尽管手术可治愈本病,但术前明确是否存在梗阻及梗阻程度,对明确手术适应症非常重要。

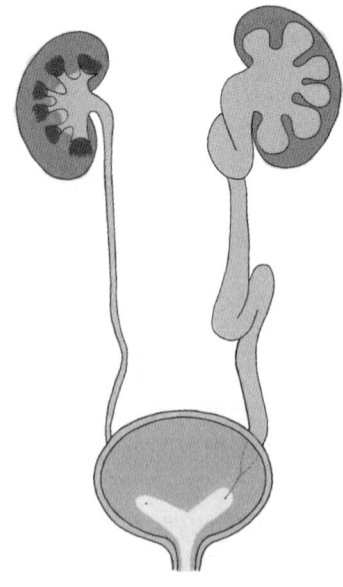

Congenital Megaureter

图9-1-1　先天性巨输尿管

二、定义

PM是指输尿管末段功能性梗阻致输尿管自下而上有不同程度的扩张（大于7mm）。关于巨输尿管的分类已存在很多种，但目前使用最多的是Smith等人的国际分类，它将巨输尿管症分为反流性、梗阻性、反流梗阻性及非反流非梗阻性四型。

三、流行病学

患病率未知，但PM是新生儿肾积水的第二大常见原因。男女比例接近(2~4):1，双侧均可发生，但左侧多见，其中双侧发病率为20%~40%。左侧受累多于右侧(1.6~4.5倍)。大多数病例是无反流和通畅的。巨输尿管梗阻发生率为1/10,000。

四、病因及发病机制

PM的病因被认为是输尿管的功能障碍，其原因是靠近膀胱的输尿管蠕动消失而导致功能性梗阻。巨输尿管末端存在各种不同组织超微结构存在异常，包括肌肉错位、肌肉发育不全、肌肉过度增生、腔壁的纤维化及Cajal间质细胞缺乏。

1. 反流性PM

由膀胱内输尿管短或缺失、先天性输尿管旁憩室或其他膀胱-输尿管连接处紊乱引起。因为反流的存在，膀胱的排空和充盈循环，直接传递压力至输尿管，导致输尿管扩张。扩张和扭曲的输尿管组织学变化：输尿管壁的僵硬、细胞外基质的改变、较差的动力学、无效的蠕动等。定量组织学研究证实正常平滑肌组织被胶原大量替代，进展性沉积导致了高的胶原-平滑肌比例。这些改变，在远端输尿管尤其明显，在影像学上显示特征性的扩张。

2. 梗阻性PM

PM是由0.5~4cm长的非蠕动膀胱旁段引起的功能性阻塞，无法以可接受的速度输送尿液。因果理论包括过度的胶原蛋白沉积、输尿管肌肉肥大、输尿管周围组织较厚或周围段没有肌肉。在显微镜镜下经常可见过多的胶原纤维沉积，而输尿管平滑肌中胶原蛋白比例的升高能使平滑肌对神经递质的反应异常。末段输尿管组织学检查发现胶原蛋白Ⅰ型和Ⅲ型含量增加（尤其是胶原蛋白Ⅰ型）。这种纤维变性破坏了细胞间的信息传递并导致了输尿管的功能性梗阻。除此以外还有其他关于输尿管功能性梗阻的学说，胚胎发育时肾脏的上升速度慢于输尿管的生长速度，由于肾脏上升的速度太慢而使末端输尿管没有足够的生长空间，这样就抑制了输尿管末端的生长，使末端输尿管环形肌增生，同时还会压迫输尿管纵行肌，使纵行肌萎缩等变化，最终使得输尿管不能正常传递蠕动，因而导致了输尿管的功能性梗阻。有些学者还认为输尿管远端存在非输尿管、非逼尿肌的肌肉，这种肌肉对刺激极度敏感甚至导致强直收缩。此外，先天性的输尿管狭窄和输尿管瓣膜症也可导致先天性梗阻性巨输尿管。

3. 反流梗阻性巨输尿管症

较少见，在反流病例中，同时存在梗阻的约2%。由输尿管远端发育不良所致。

4. 原发性非反流非梗阻性巨输尿管

大多数新生儿PM属于此类，可以自发性消退。

五、临床表现

双侧PM发生在约20%的病例中，并且在一岁前就诊的儿童比老年患者更有可能发生。在单侧PM中，10%~15%的患者对侧肾脏缺失或发育异常。PM更常见于儿童，但可能出现在成年期。大约一半的病例没有症状，是在常规产前超声检查中发现的。大多数无症状患者的PM畅通无阻。当出现症状时，PM会出现尿路感染、肾积水、发烧以及腹部和腰部疼痛。镜下血尿很常见，可能在没有感染的情况下发生，可能表明有结石形成。患者很少出现肾功能衰竭的迹象。

六、辅助检查

目前针对先天性巨输尿管的影像学检查主要有彩色多普勒超声、IVU、排泄性膀胱尿路造影、磁共振水成像检查等。

(1)超声和 IVU 通常被认为是诊断巨输尿管的首选检查。彩色多普勒超声已广泛用于巨输尿管的产前筛查、诊断。超声具有简单、安全、无痛的特性。并且能够很好的反应肾脏的大小、形态、实质厚度以及肾盂和输尿管扩张的程度,甚至在某些特殊病例中能反应尿道的梗阻状况。彩色超声能很敏感地发现扩张的输尿管、肾积水等,其诊断的准确率约为92.3%。本组患者均行彩色多普勒超声检查,均发现输尿管存在不同程度的扩张。

(2)静脉尿路造影(IVU)具有无痛、诊断效率高等特点,它对于巨输尿管具有重大的诊断意义。静脉尿路造影远端输尿管纺锤状扩张是先天性巨输尿管症的特征性影像,其狭窄段输尿管还可呈鸟嘴状,鼠尾状或囊状等特征性改变。此外,IVU 还可了解双肾整体的形态和功能。排尿膀胱尿路造影(MCUG)主要用来明确是否存在尿液反流,膀胱和输尿管是否有解剖学异常。

(3)磁共振水成像(MRU)在显示输尿管扩张、肾积水、先天畸形的优点非常突出,可充分显示梗阻情况和病理改变。具有非侵袭性,不需要对比剂,无辐射,安全性高等特性,对于造影剂过敏,严重心肾功能不全,不能耐受IVU的患者尤为适用。但此检查操作专业性强,费用高,因此限制了它的广泛应用。且MRU不能直观显示结石,由于结石大多含钙较多,呈无信号,故MRU对于巨输尿管并结石的患者诊断效果不佳。利尿性肾图是常用于评估阻塞性肾病的检查,可用于鉴别梗阻性还是非梗阻性。还可用于判定肾功能损害情况。也可用于监测手术后肾功能的恢复情况。2012年英国儿科泌尿科医师协会(British Association of Paediatric Urologists BAPU)建议对于有单侧输尿管扩张的婴儿出生后的初步检查应该是肾脏超声扫描;对于有双侧输尿管扩张和有单侧输尿管肾积水的男孩,应尽早扫描,并进行早期排尿膀胱尿道造影(MCUG)以排除膀胱出口梗阻。所有患者均需行MCUG以排除膀胱输尿管反流。

七、诊断

PM 的早期诊断对患者的意义重大,早期诊断能避免肾积水和感染等并发症引起的肾功能损害。其诊断主要依据影像学检查及临床症状。本病的诊断标准为:①影像学检查显示输尿管自下至上有不同程度的扩张(大于7mm);②排除下尿路梗阻;③无器质性输尿管梗阻病变。超声和IVU是最常用于确诊先天性巨输尿管的检查。对于明确输尿管扩张程度、是否有肾盂输尿管积水有重大意义。当先天性巨输尿管症诊断明确后还可行排泄性膀胱尿路造影及利尿剂肾图来明确是否有反流或梗阻。

八、鉴别诊断

PM与输尿管机械性梗阻疾病均具有梗阻近端输尿管扩张和肾积水的特点,超声检查时要注意从以下几个方面来进行鉴别。

(1)输尿管功能性梗阻主要见于输尿管末端,而机械性梗阻则可发生于输尿管任何部位。

(2)前者无梗阻性病变存在,后者可由多种疾病引起,诸如肿瘤、结石、狭窄、囊肿等,实时超声多可显示梗阻病变的大小、形态与位置。

(3)前者以输尿管显著扩张为主要特点,而后者输尿管扩张的程度与梗阻的位置、病变的大小、性质及梗阻程度有关。

(4)前者输尿管扩张的程度较重,而肾积水程度相对较轻,两者不成比例,后者输尿管扩张和肾积水的程度则与梗阻病变的位置、梗阻时间及程度等成正比。

(5)巨输尿管症与先天性巨大输尿管积水的鉴别诊断有时较为困难,前者患侧肾发育基本正常,因肾积水而致肾轮廓增大,若肾积水较重且病史较长时,肾实质常因受压而萎缩变薄,后者患侧多伴有肾发育不全,肾轮廓较小,有时难以辨别或显示正常肾实质回声,而且患侧输尿管极度扩张,形似大囊状。在症状上,继发性巨输尿管症还可以出现其原发性疾病特有症状,如尿道瓣膜症出现排尿困难;输尿管囊肿可有尿道口囊状物脱出,输尿管异位开口患者有成泡尿伴外阴持续漏尿症状;尿道憩室患者排尿时外阴扪及可压缩的软包块等。

九、治疗策略

PM的治疗原则是解除梗阻和保护肾功能,治疗方法包括保守治疗和手术治疗。

1. 保守治疗

保守治疗只适用于无肾功能损害、无明显临床症状、无肾积水和结石等合并症的患者。患者行保守治疗时,应预防性应用抗生素抗感染并规律的随访,每3个月行尿液检查及泌尿系超声检查,必要时行尿路造影检查。如果症状改善则延长随访时间。如果没有改善且病情恶化、肾积水加重则行手术治疗。先天性巨输尿管采用外科手术治疗的目的是:①解除功能性梗阻引起的输尿管进一步扩张;②缓解尿流反压造成的肾功能损害;③控制反复或持续的尿路感染;并应根据肾皮质厚度、肾功能状况、输尿管扩张程度和收缩能力,以及有无其他合并症等情况拟订手术方案。

2. 手术治疗

对于临床症状反复发作,肾积水、输尿管扩张加重,肾功能恶化或明确有输尿管梗阻的PM儿童患者应行手术治疗。治疗原则与成人巨输尿管症相同,即去除病因,解除梗阻,保留和保护患肾功能。原发性MU无论是梗阻性、反流性或非反流非梗阻性MU的治疗均行MU根治手术,即手术切除过长、病变的末端输尿管,对扩张的输尿管裁剪整形,缩小输尿管直径,抗反流性膀胱再植手术是有效的治疗方法。对无功能的、失去保留价值的肾及扩张输尿管给予切除。一般行肾及输尿管部分切除术,而输尿管扩张明显又合并严重尿路感染者,术前尽可能控制感染,应行输尿管全切除手术,以免因输尿管残留形成输尿管残端综合征。

对于新生儿,应积极行保守治疗,因为新生儿随着年龄的增长肾脏、输尿管及膀胱输尿管连接部发育完善,巨输尿管症会自发缓解。但对产前诊断为输尿管肾积水的新生儿PM,2012年英国儿科泌尿科医师协会(British Association of Paediatric Urologists, BAPU)建议在出生后6~12个月进行抗生素预防,暂时JJ支架和皮肤输尿管造口术,是目前BAPU外科医生在1岁以下婴儿中最常见的手术,是安全可接受的。选择内窥镜球囊穿刺的经验非常有限。虽然还没有结果研究,但输尿管反流再植术获得了BAPU的支持。在婴儿期需要手术治疗的情况下,BAPU建议首选内镜支架植入术,如果内镜植入失败,随后进行反流再植入术。

成年型先天性巨输尿管患者,若患肾积水较轻、功能尚好者,一般无需手术治疗,宜定期随访观察,有文献报告约40%的病例可选择非手术治疗。但成年型如输尿管扩张明显,肾积水进展较快,肾功能受损较严重,特别合并有反复感染或结石者也应手术治疗。非反流性无梗阻PM通常不需要手术,因为预期治疗(尿路感染的抗生素预防定期随访)导致尿路扩张减少且肾功能不恶化。梗阻性PM的管理包括监测症状和肾功能。在尿流明显受损、持续疼痛、肾盂肾炎或结石或肾功能下降的情况下需要手术。目前认为疗效较好的输尿管裁剪整形或输尿管折叠整形加抗逆流乳头的输尿管膀胱再植术。为了提高手术效果,应注意以下几点:①充分切除末段无张力输尿管,甚而一小段扩张的输尿管,但不要过长,一般距膀胱壁3cm以内。②合理设计裁剪或折叠全长扩张的输尿管,甚至直达肾盂。③输尿管再植必须采取抗逆流措施,有文献报道采用Politano-Leadbetter法效果良好。④分离输尿管时要注意保护其外膜和供应血管。供应血管主要分布在后内侧壁,因此裁剪或折叠输尿管时应在前外侧壁。⑤修复输尿管以细针5-0肠线连续缝合,以紧包F12-14硅胶多侧孔支架管为度,力求缝合后管径均匀、无张力、不扭曲。判断疗效主要应根据静脉尿路造影示输尿管壁有生理性蠕动波,造影剂能完全排空,输尿管径恢复基本正常。肾功能改善或正常,以及尿路感染被控制或完全消除。先天性巨输尿管已造成重度肾积水,肾皮质菲薄<0.5cm,功能极差或合并脓肾,而对侧肾功能正常者,应行患肾和输尿管全长切除。目前,随着微创技术的快速发展,腹腔镜和机器人技术越来越多的应用于先天性巨输尿管的治疗中。腹腔镜和机器人技术治疗巨输尿管具有失血量小、创伤小、恢复快等优点,但是它也有费用昂贵,操作难度的缺点,但腹腔镜和机器人手术治疗依旧是今后手术的发展趋势。

十、疗效及转归

许多PM病例在出生后的头两年内随着泌尿道的成熟而自发消退。而对于成年患者,由于其肾脏和输尿管已经发育完全,自发缓解可能性小,且易出现结石、积水、肾衰等并发症。因此,成年患者应积极手术治疗。手术可治愈本病。

参考文献

[1] Lee BR, Silver R, Partin AW, et al. A quantitative histologic analysis of collagen subtypes: the primary obstructed and refluxing megaureter of childhood[J]. Urology, 1998, 51(5): 820-823.

[2] Iushko EI, Strotskii AV. Primary obstructive megaureter of newborns and infants: diagnosis, treatment, follow-up[J]. Urologiia, 2011, 1(1): 63-67.

[3] Halachmi S, Pillar G. Congenital urological anomalies diagnosed in adulthood – management considerations[J]. J Pediatr Urol, 2008, 4(1): 2-7.

[4] Iushko EI, Strotskii AV. Classification and etiopathogenesis of primary obstructive megaureter in children[J]. Urologiia, 2012, 4(4): 98-103.

[5] Shokeir AA, Nijman RJ. Primary megaureter: current trends in diagnosis and treatment[J]. BJU Int, 2000, 86(7): 861-868.

[6] Berrocal T, Lopez-Pereira P, Arjonilla A, et al. Anomalies of the distal ureter, bladder, and urethra in children: embryologic, radiologic, and pathologic features[J]. Radiographics, 2002, 22(5): 1139-1164.

[7] Khoury A, Bagli D. Reflux and megaureter. In: Campbell-Walsh Urology 9th ed. Saunders, Philadelphia: Wein AJ, Eds WB, 2007.

[8] Areses, Trapote R, Urbieta, Garagorri MA, et al. Prenatal detection of primary non-refluxing megaureter. Review of our casuistics[J]. An Pediatr (Barc), 2007, 67(2): 123-132.

[9] 王正滨,丁荣生,范玉英,等. 先天性巨输尿管症的超声显像诊断[J]. 中华泌尿外科杂志, 1997, 18(09): 28-30.

[10] 乔宝民,孙光,王文成,等. 成人先天性巨输尿管症(附35例报告)[J]. 临床泌尿外科杂志, 2004, 17(5): 220-221.

王苗苗(撰写) 马虹(审校)

第三节　先天脐尿管异常

Section 3　Congenital urachal anomaly, CUA

关键词:脐尿管异常;腹痛;腹部包块

Keywords:urachal anomaly;abdominal pain;abdminal mass

一、概述

先天性脐尿管异常(Congenital urachal anomaly, CUA)疾病系胚胎期的尿囊管残余在发育过程中未能自行纤维化闭塞所引起的一类疾病。脐尿管属腹膜外结构,位于耻骨后窝,是从膀胱前壁、顶部至脐部的中线结构,长度2~15cm,脐尿管异常可分为四种类型,分别为脐尿管瘘,脐尿管囊肿,脐尿管憩室,脐尿管窦道。

二、定义

CUA描述了一组脐尿管残余物,在男性中比女性更常见,是由于产期发育过程中脐尿管(尿囊的胚胎残余物)闭合不全所致,通常无症状(发现为放射学检查的偶然发现),但也可能出现脐带分泌物、脐下肿块和疼痛,或出现梗阻和感染等并发症。

三、流行病学

CUA发病率约为1/300,000,以男性多见。脐尿管异常可分为四种类型,分别为脐尿管瘘,脐尿管囊肿,脐尿管憩室,脐尿管窦道。4种先天异常中以前两者最常见,分别占30%和50%。

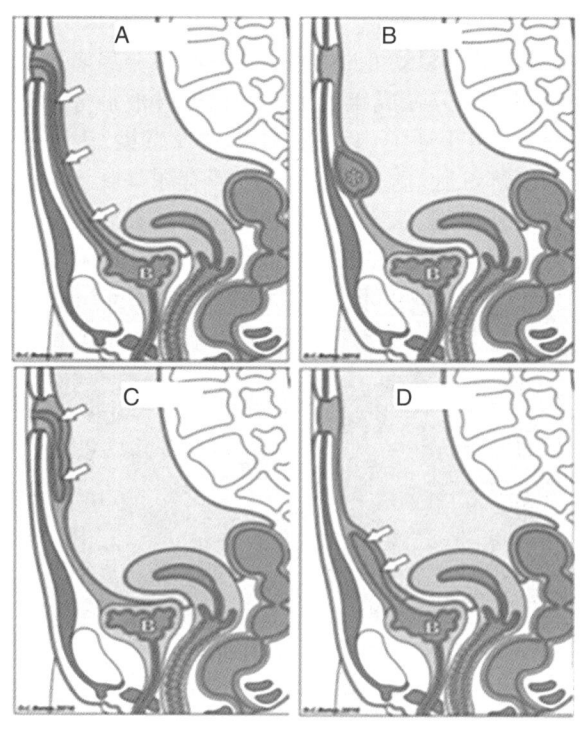

图 9-1-2 各类脐尿管异常模式图。
A图:脐尿管瘘;B图:脐尿管囊肿;C图:脐-脐尿管窦道;D图:膀胱-脐尿管憩室。

四、病因及发病机制

脐尿管是从膀胱顶向上延伸至脐部的中线管状结构,是胚胎时期尿囊和泄殖腔的残余物,在妊娠晚期逐渐退化,形成脐正中韧带。脐尿管管壁分为3层:外层是平滑肌层,中层是结缔组织,内层70%病例为移行上皮,30%为柱状上皮。先天发育异常造成下列四种情况:①脐尿管未闭锁而残留,形成脐尿管瘘。②退化不全,两端闭锁,而中间留一囊肿,即脐尿管囊肿。③仅与膀胱顶部相连部分未闭锁,形成膀胱顶部憩室。④仅脐端未闭锁而形成脐尿管窦道。

五、临床表现

1. 脐尿管囊肿

是最常见的脐尿管闭合异常,多发于男童,多数位于脐尿管的下1/3处。脐尿管囊肿可终身无症状,囊肿较大时主要表现为腹痛、腹部包块;并发感染时可出现发热、脐部潮湿、红肿热痛或膀胱刺激症等症状;超声表现为脐下方腹壁固定的无回声包块,边界清楚,壁光整,大小与体位、呼吸无关,CDFI:多不能探及血流信号。临床上脐尿管窦极少见;脐尿管憩室可并发感染或憩室内结石,出现发热、下腹隐痛、尿路刺激征及血尿等症状。结石的产生是因为尿液逆流、感染和尿酸盐类沉积。

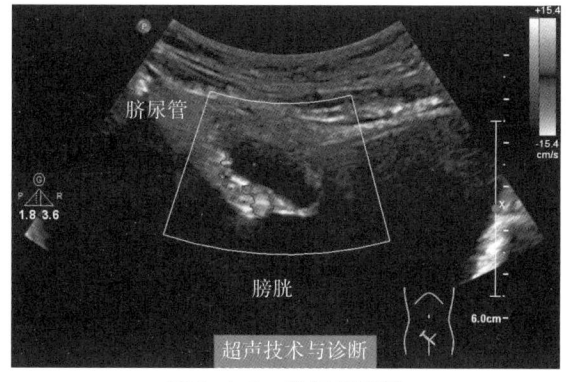

图 9-1-3 脐尿管囊肿

注:膀胱顶部见一厚壁无回声包块,边界清楚,内部透声差,未与膀胱相通,CDFI:壁内可见血流信号。

2. 脐尿管瘘

发病率仅次于脐尿管囊肿,患者多于婴幼儿时期发病,但有部分患者因为脐尿管管腔细小、反复炎症发作致管腔粘连、暂时闭合,待瘘管闭合部分在成年后因各种原因开放后才出现临床症状。由于与膀胱相通,临床表现为脐部渗液并伴有尿臭味,由于通道内渗尿,容易诱发感染,表现为脐部发红、瘙痒、肿块,部分可出现脐部流脓。脐尿管瘘表现为脐部红肿、触痛及渗液,渗液有尿臭味。渗液多少与瘘管直径有直接关系,憋尿、下尿路梗阻和腹压增高(如小儿哭闹、咳嗽)时渗液更明显。在膀胱充盈条件下检查,超声表现为脐部与膀胱相通的管道状低回声或无回声区,当合并感染时,低回声区内血流信号增多。

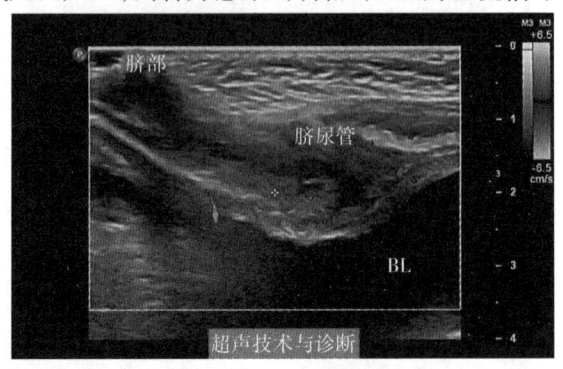

图9-1-4 脐尿管瘘

注:在膀胱与脐部之间探及一带状低回声区,边界模糊,内部回声不均,CDFI:实性部分探及少量血流信号。

3. 脐窦

是指脐尿管膀胱端闭合,而脐部未闭合,临床表现为脐部间隙性流出分泌物,挤压脐部可见渗液流出。超声表现为脐下方可见条状低回声,范围较局限,与脐部相通,当合并感染时,其内血流信号增多。

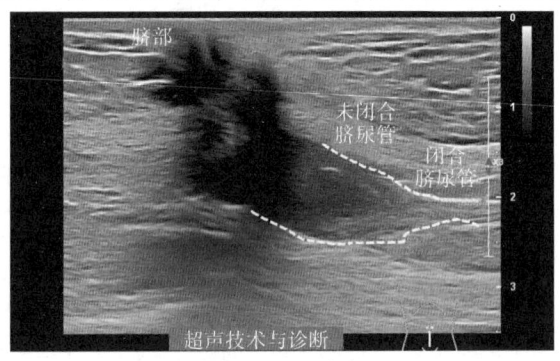

图9-1-5 脐窦

注:于脐部下方探及一条状低回声,边界模糊,形态欠规则,与脐部相通,向下探查可见其与一条索状结构相连,CDFI:其内探及少量血流信号。

4. 脐尿管囊肿

表现为膀胱顶部向外突出的囊状结构,与膀胱相通。

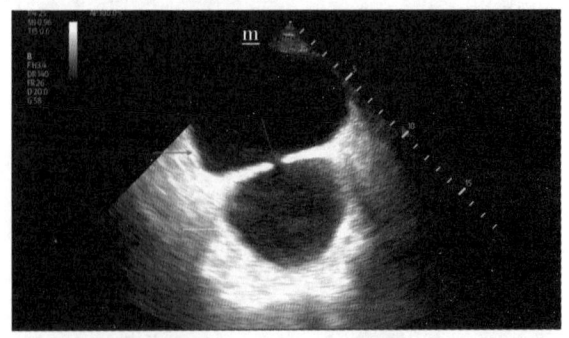

图9-1-6 脐尿管憩室

注:于膀胱顶部探及一无回声包块,与膀胱相通。需注意与普通膀胱憩室鉴别,脐尿管憩室位于膀胱顶部,而普通膀胱憩室多位于膀胱侧壁。

六、辅助检查

对于脐尿管囊肿,CT能明确显示囊肿的位置、大小及周围组织的层次,对于手术治疗有参考价值,可作为临床上脐尿管囊肿的首选影像学检查方法。对于脐尿管瘘,超声检查示脐与膀胱之间低回声或无回声管状条索带。另外,如将美兰注入脐部瘘口,尿液中可见美兰排出;如经瘘口注入造影剂,显影后可见造影剂进入膀胱。临床上脐尿管窦极少见,超声图表现为脐尿管走行区局部呈条状或管状低回声区,与膀胱、肠道均不相通。

七、诊断

临床表现主要表现为脐部漏尿、下腹部肿块及漏尿。①脐尿管瘘:诊断方法包括,膀胱造影:通过脐孔插管注入美蓝,若有蓝色尿液排出,或经膀胱美蓝灌注若脐部出现蓝染,则证实诊断。超声检查:声像表现为脐,与膀胱顶部连通的无回声管状结构。②脐尿管囊肿:诊断方法包括:影像学检查:MRI或超声检查可见脐部或脐与膀胱顶之间的腹壁内的囊性无回声区。③脐-脐尿管窦道:诊断方法包括影像学检查:增强CT显示扩张的脐尿管引流至脐部,不与膀胱连通。超声检查示前腹壁经脐矢状切,脐部皮下无回声结构,不与膀胱连通。④膀胱-脐尿管憩室:诊断方法包括:影像学检查:矢状位增强CT示膀胱顶端沿中线往上延伸的管状结构,不与脐连通。超声检查:表现为膀胱正中矢状切面,膀胱顶部向上延伸出一无回声区,但不与脐部连通。

八、鉴别诊断

脐尿管囊肿如果偏离正中线,易误诊为腹部或盆腔包块,如阑尾周围脓肿、卵巢囊肿等,B超检查可排除;脐尿管憩室主要与下列疾病鉴别。

(1)单纯膀胱憩室:憩室与脐部无纤维索条连接,超声检查可明确诊断

(2)膀胱结石:结石位置不固定,随体位而活动。脐尿管瘘需与卵黄管未闭鉴别,后者脐部分泌物为肠液,瘘管造影显示与小肠相通。临床上脐尿管窦极少见,超声图表现为脐尿管走行区局部呈条状或管状低回声区,与膀胱、肠道均不相通。

九、治疗策略

CUA有感染或癌变的可能,因此一经诊断应考虑手术治疗,手术方式包括保脐脐尿管切除和不保脐脐尿管切除;很多报道认为只要将脐尿管完整切除即可达到根治目的,因此首选保脐脐尿管切除。如果因感染而伴脓肿形成,应切开引流,控制感染后再完整切除脐尿管。

十、疗效及转归

脐尿管异常临床少见,好发于儿童,脐尿管异常症状出现较晚,部位隐匿且有潜在恶性,因此应早发现和早干预。脐尿管病变的病理诊断应结合临床和其他辅助检查。脐尿管癌是极罕见的泌尿系恶性肿瘤,预后差,与原发性膀胱腺癌和转移性结直肠腺癌鉴别,治疗主要以手术切除为主,辅助放、化疗方案。

参考文献

[1] Wassef S N, Kao S C, Abu-Yousef M. Infected urachal cyst[J]. Ultrasound Q, 2015, 31(3):210-211.
[2] YU J S, Kim K W, Lee H J, et at. Urachal remnanl diseases: spectrum of CT and US findings[J]. Radiographics, 2001, 21(2):451-461.
[3] 韦晓远,莫世源,黄东,等.先天性脐尿管瘘32例诊治分析[J].中国误诊学杂志,2012,12(3):669.
[4] 王文献,范辉,岳恒志,等.完全钙化型脑膜瘤的CT和MRI诊断[J].罕少疾病杂志,2013,19(1):23-27.

王苗苗(撰写)　马虹(审校)

第四节　重复尿道

Section 4　Duplication of urethra, DU

关键词:尿道感染;尿道膀胱异常;生殖系统异常

Keywords: urinary tract infection; urethrovesical abnormalities; reproductive system abnormality

一、概述

重复尿道(Duplication of urethra, DU),包括膀胱和尿道以及男性的阴茎和龟头的重复畸形,其胚胎学发病基础尚不清楚,经常伴有生殖系统和远端胃肠道器官的畸形,可能无症状或引起失禁、复发性尿路感染和排尿困难等症状。放射学检查是重复尿道诊断的重要手段。其中,超声筛查通常用作初步诊断,静脉尿路造影(IVU)可用于确定是否存在双重收集系统和输尿管膀胱,CT和MR可提供较好的解剖细节和额外的诊断特异性。经多学科、个体化治疗和分期手术治疗后一般预后良好。

二、定义

DU是指由先天发育畸形导致的以正常尿道以外还存在另一条重复尿道为主要特征的先天性尿道畸形。病因尚不明确,可能与尿道发育过程中融合缺陷有关,主要特点是在正常尿道的背侧或腹侧存在一条副尿道,可与膀胱相通,在下方汇入正常尿道,常合并重复阴茎及重复膀胱

三、流行病学

全世界报告的膀胱重复病例约有200例,其中大多数是病例报告或病例系列,通常伴有生殖器和远端胃肠道重复有关,主要见于男性,男女比例4∶1。有研究报道,在重复尿道病例中,85%的患者伴有生殖器异常,36%的患者存在下消化道重复畸形。

四、病因及发病机制

目前尿道重复的胚胎学基础尚不清楚,使用单一理论无法完全解释所有类型的尿道重复。膀胱重复的胚胎起源可能与泌尿生殖系统和腹侧膀胱输尿管泄殖腔之间的过度狭窄或额外的泄殖腔隔被压入膀胱上皮,导致其分裂有关。胚胎泄殖腔的分裂是消化和泌尿生殖系统形成的关键步骤,这一过程中的缺陷可能会导致泌尿生殖系统的相关异常。尿道复制的胚胎发育尚不清楚,因为不同类型的畸形可能有不同的刺激因素,这可能与泄殖腔膜的终止、生殖器结节的发育以及泌尿生殖窦的某些错位有关。

五、临床表现

重复膀胱是一种相对罕见的先天性畸形。重复膀胱可分为完全重复和不完全重复。膀胱不完全重复是指两个未完全分离的半膀胱通过同一尿道。膀胱的完全重复是存在两个独立的膀胱,具有正常的黏膜和肌肉层,由腹膜折叠分开,每个膀胱通过单独的尿道排尿。根据隔膜的轴线,有两种类型的完全膀胱重复:矢状型和冠状型。矢状型间隔重复膀胱最常见。患者可以在没有膀胱和尿道重建手术的情况下长大。临床表现包括无症状、反复尿道感染、膀胱结石、排尿困难以及伴随的生殖系统及胃肠道器官畸形的表现。2020年Delcount分析了5例膀胱重复畸形患者,2名男性,3名女性。1例经产前诊断(妊娠22周时子宫内MRI),其余均在出生后12个月内确诊,3例伴有其他相关的先天性疾病(1例阑尾、结肠、子宫重复,1例为连体胎儿,1例为Cornelia de Lange综合征),但仅有1例患者有尿路感染。仅1例患者接受了手术治疗,效果良好。2024年Luo等分析了4例膀胱矢状间隔重复合并后尿道重复患者的文献报道,其中1名19岁成年男性(表现为尿道感染),12岁儿童(表现为排尿困难)和2名新生儿(表现为肛门闭锁)。

六、辅助检查

先天性肾脏和泌尿道异常多见于儿童,包括从无症状到危及生命的各种畸形。而且,尿路异常经常伴随有不同胚胎来源的几个器官的异常,因此其表型多变,具有复杂的临床形态学改变,既可以表现为孤立的表型,也可以表现为复杂的畸形状态,涉及肾实质、集合系统和膀胱、尿道。超声(产前和产后)、排尿膀胱尿道造影和核素扫描及磁共振(MR)尿路造影是最常用的鉴别手段。

1.超声检查

可以早期发现各种类型的膀胱重复畸形,是一种合适的筛查和随访方法。此外,超声也可以显示相关的上尿路异常。

2.静脉尿路造影

对于矢状膀胱重复和后尿道重复,静脉尿路造影通常显示两个平行的膀胱,由包含肌肉层的隔膜分隔,或者表现为两个完整、独立的膀胱。同侧输尿管进入同侧膀胱,尿道呈"Y"形。尿道重复的长度也可以通过

IVU 来确定。

3.MRU

与静脉尿路造影相比，MRU 主要优点是无创性、无放射性、可以清楚地揭示上尿路的解剖结构，包括合并的上尿路畸形。MRU 的缺点是不能清楚地显示下尿路的解剖结构。

4.CT 或 MRI 的重建图像

可以提供诊断和分类，并确定畸形的大小、位置以及与相邻解剖结构的关系。CT 可以显示膀胱中含有肌肉层的隔膜、膀胱和尿道的重复以及消化道的异常。MRI 对软组织具有高分辨率比，可检测膀胱重复、形状、位置、周围组织和一些相关的异常。

5.膀胱镜检查

可用作了解患者畸形的解剖结构。

6.基因检测。

七、诊断

膀胱重复通常在婴儿期确诊，但偶尔在成人中发现。Effmann 等将尿道重复分为三类：Effmann1 型此类副尿道不具备有排尿功能，患者的副尿道有一头开口，可能向外开于正常尿道，或开口于尿道附近。Ⅱ型患者的正、副尿道均与膀胱相通，都具有排尿功能，两者可能自主独立，也可能在膀胱或尿道口附近有部分区段重合，副尿道的开口通常在尿道的上、下侧附近位置，但也有极小开口于会阴部。Ⅲ型：患者可合并重复阴茎、重复膀胱等其他泌尿系统器官畸形，并可能产生左右并列的重复尿道。

八、鉴别诊断

1.膀胱憩室

影像学检查方面，膀胱重复需要与膀胱憩室、肠系膜囊肿等区分开来。而且，临床方面，膀胱重复的临床症状也通常与膀胱憩室相似。膀胱憩室可以是继发性或先天性，而膀胱重复只能在先天条件下形成。膀胱憩室的临床表现包括血尿、尿路感染、尿潴留、恶性肿瘤及罕见的破裂和疼痛，文献中未见伴有尿道畸形、生殖器或远端胃肠道系统重复的病例报道。CT 显示膀胱憩室壁增厚且不规则，膀胱两侧及前后壁可见不同大小的薄壁结构与膀胱腔相连。膀胱憩室可能发展为肿瘤，大多数外科医生主张手术预防性切除憩室。

2.肠系膜囊肿

为位于肠系膜的具有上皮衬里的囊肿，大多是先天性和良性病变。肠系膜囊肿与重复膀胱之间的影像学表现和临床表现相似，应进行鉴别。肠系膜囊肿的病因包括异位淋巴组织发育、腹部创伤、淋巴炎症性梗阻或局部淋巴结变性。临床症状包括腹部肿块、腹胀、间歇性腹痛、食欲不振，严重时可伴有发热，某些情况下可与膀胱重复的症状相混淆。CT 扫描显示肠系膜囊肿在腹腔内有低密度阴影，与肠道密切相关，但当肠系膜囊肿出现在盆腔时，它与膀胱之间的边界可能不清楚。

九、治疗策略

重复尿道为罕见病，应进行多学科会诊、个体化治疗，根据患者情况决定是否手术。一般来说，优化膀胱功能和引流，将失禁和感染风险降至最低，是手术干预的目标。在两个膀胱功能均正常且无尿道阻塞的情况下，通常不需要治疗。

根据文献，患者接受手术最常见的适应症包括腹痛、复发性尿路感染、尿失禁和血尿。症状性完全重复膀胱的经典治疗方法是切除重复膀胱和尿道，但在无法确定哪一侧更具功能的情况下，尿道远端吻合和保留两个膀胱可能是有价值的选择。一旦患儿达到可以进行更多功能评价的年龄，就可以识别并保留优势功能侧。对于不完全性膀胱重复，有多种治疗方案，包括膀胱镜膀胱隔造口术、新生儿膀胱隔穿刺和后期完全切除，或切除无功能膀胱和相关结构。

膀胱重复通常与其他系统的异常有关。在矢状位膀胱重复的病例中，应调查生殖系统异常、脊柱裂和胃肠道末端器官畸形。典型的相关先天性畸形包括生殖器重复，如阴道、尿道、下消化道重复，肛门直肠异位或狭窄。此外，直肠尿道瘘和经阴道瘘也是常见的相关疾病。耻骨联合扩张、下脊柱重复、脊柱裂和脊膜膨出也与膀胱重复有关。

十、疗效及预后

重复尿道是极为罕见的疾病，几乎总是与其他先天性异常有关。治疗取决于患者的症状和相关条件，需要针对每个患者进行个性化治疗。多学科、个体化治疗和分期手术治疗的长期预后良好。

参考文献

[1]Delcont M, Guglielmetti LC, Rajbhandari N, et al. Bladder duplication-a case series[J]. Urology, 2021, 149:199-205.

[2]Kajbafzadeh AM, Amini E, Javan-Farazmand N, et al. Complex genitourinary duplication affecting neurourologic and urodynamic findings:report of a case and review of the literature[J]. J Pediatr Adolesc Gynecol, 2013, 26:e109-11.

[3]Yang Y, Yang W, Wang Q, et al. Detection of incomplete bladder duplication by SPECT/CT[J]. J Nucl Med Technol, 2020, 48:381-3.

[4]Abrahamson J. Double bladder and related anomalies:clinical and embryological aspects and a case report[J]. Br J Urol, 1961, 33:195-214.

[5]Coker AM, Allshouse MJ, Koyle MA. Complete duplication of bladder and urethra in a sagittal plane in a male infant:case report and literature review[J]. J Pediatr Urol, 2008, 4:255-9.

[6]Galvez C, Guevara C, Nassau DE, et al. Bladder duplication in a setting of VACTER association[J]. Urology, 2021, 153:307-11.

[7]Effmann EL, Lebowitz RL, Colodny AH. Duplication of the urethra[J]. Radiology, 1976, 119:179-85.

[8]Luo S, Liu J, Su P, et al. Sagittal septum duplication of bladder and duplication of posterior urethra combined with congenital megacolon:a case report and literature review[J]. BMC Urol, 2024, 24(1):9.

[9]Djordjevic ML, Stanojevic D, Kojovic V, et al. Complete bladder duplication with severe urogenital malformations:embryological and clinical aspects[J]. Eur J Pediatr Surg, 2009, 19:410-2.

[10]Matsumaru D, Murashima A, Fukushima J, et al. Systematic stereoscopic analyses for cloacal development:the origin of anorectal malformations[J]. Sci Rep, 2015, 5:13943.

[11]Berrocal T, López-Pereira P, Arjonilla A, et al. Anomalies of the distal ureter, bladder, and urethra in children:embryologic, radiologic, and pathologic features[J]. Radiographics, 2002, 22:1139-64.

[12]Tamasi S, Nessuno F, D'Arcangelo R, et al. Bladder duplication in infant girls:role of imaging in two rare cases with variants of a complete sagittal septum[J]. Pediatr Radiol, 2023, 53:1033-8.

[13]Pirinçci N, Geçit İ, Güneş M, et al. Complete duplication of the bladder and urethra in the coronal plane:case report with review of the literature[J]. Urol Int, 2013, 90:118-20.

[14]Li M, Zhang L, Xu XJ, et al. CT and MRI features of tumors and tumor-like lesions in the abdominal wall[J]. Quant Imaging Med Surg, 2019, 9:1820-39.

[15]Maciejewski C, Rourke K. Imaging of urethral stricture Disease[J]. Transl Androl Urol, 2015, 4:2-9.

[16]Kim S, Park SH, Kim DY, et al. Bilateral obstructive uropathy caused by congenital bladder diverticulum presenting as hypertensive retinopathy[J]. J Korean Med Sci, 2018, 33:e54.

[17]Sung CW, Chang CC, Chen SY, et al. Spontaneous rupture of urinary bladder diverticulum with pseudo-acute Renal Failure[J]. Intern Emerg Med, 2018, 13:619-22.

[18]Sheldon CA, Essig KenA. Congenital bladder diverticulum causing bladder outlet obstruction:case report and review of the literature[J]. Pediatr Surg Int, 1994, 9:141-3.

[19]Zia-Ul-Miraj M. Congenital bladder diverticulum:a rare cause of bladder outlet obstruction in children[J]. J Urol, 1999, 162:2112-3.

[20]Shabana A, Dholoo F, Nunn R, et al. Case-report:a rare cause of an intra-abdominal mass[J]. Int J Surg Case Rep, 2020, 67:278-81.

贾俊亚（撰写） 陶新朝（审校）

第五节　膀胱外翻-尿道上裂综合征

Section 5　Bladder Exstrophy – Epispadias Complex, BEEC

关键词：膀胱外翻-尿道上裂综合征；膀胱外翻-尿道上裂-泄殖腔外翻综合征；经典膀胱外翻；泄殖腔外翻；孤立的尿道上裂

Keywords: Bladder Exstrophy-Epispadias Complex; OEIS Complex; Classic Bladder Exstrophy; Cloacal Exstrophy; Isolated Epispadias

一、概述

膀胱外翻-尿道上裂综合征（Bladder Exstrophy – Epispadias Complex, BEEC）为多基因/多因素决定的疾

病,代表了一系列泌尿生殖系统畸形,其严重程度从尿道上裂(epispadias,E)到经典膀胱外翻(Classical bladder exstrophy,CEB)和泄殖腔外翻(Exstrophy of the cloaca,EC)不等。因此,BEEC的器官异常可能涉及泌尿系统、肌肉骨骼系统、骨盆、盆底、腹壁、生殖器,有时还涉及脊椎和肛门。据报道,所有种类BEEC出生时的患病率为1/10,000,其中各组分从CEB的1/30,000到EC的1/200,000不等。总体而言,受影响的男性比例更大。

BEEC的临床特征是下腹壁可见缺陷,包括CEB、男性尿道内表面平覆并裸露在阴茎背侧,和/或女性尿道上裂(表现为阴蒂对裂以及小阴唇较小且向两侧移位)。在CEB中,出生后可以看到两个外露的半膀胱,以及伴随的脐膨出、肛门闭锁和脊柱缺陷等表现。

目前认为,BEEC由泄殖腔膜的机械破坏或增大引起,其破裂时间决定了畸形严重程度。但根本原因尚不清楚,遗传和环境因素均可能发挥作用。出生时的诊断是根据临床表现进行的,但BEEC可在产前通过超声检测到。应该向胎儿父母提供咨询,但由于结果良好,一般不再建议终止妊娠。治疗主要是外科手术,手术目的是获得安全的腹壁闭合,在保留肾功能的情况下治疗尿失禁,最后进行充分的美容和功能性生殖器重建。

二、定义

BEEC代表了一系列泌尿生殖系统畸形,其严重程度从尿道上裂和经典的膀胱外翻到最严重的泄殖腔外翻。根据严重程度,BEEC可能涉及泌尿系统、肌肉骨骼系统、骨盆、盆底、腹壁、生殖器,有时还涉及脊椎和肛门。

三、流行病学

BEEC的综合发病率估计为1/10,000。与女性相比,男性的发病率更高,比例从1.5:1到6.0:1不等。就尿道上裂而言,估计的平均发病率为每100,000人2.4例,男女比例约为1.4:1。CEB似乎在白人婴儿中更常见,其发生率因地理区域、社会经济和保险状况而异,男女比例为2.4:1。与以上两者不同的是,EC在女性更为常见,其发病率为每200,000名活产婴儿0.5至1例。

四、病因及发病机制

BEEC病因尚不清楚。已经报道了罕见的家族性病例,遗传和环境因素均可能在BEEC的病因中发挥作用。

Austin等人发现,泄殖腔膜的异常过度生长与膀胱膨出有关。在对猪胚胎遗传性肛门直肠畸形进行发育研究发现,泄殖腔膜背侧部分的发育不全可能是先天性泄殖腔来源孔口畸形的基础,如尿道下裂、会阴裂、膀胱和泄殖腔膨出、双尿道和泄殖膜发育不全。

与BEEC有关的遗传因素可能使后代发病风险的增加。多个研究报道支持BEEC家族遗传易感性的观点。也有研究证实,单卵双胞胎的配对和先证者一致性分别是双卵双胞胎的7.5倍和5.6倍。Utsch等在一名患有CEB、阴道重复和先天性大细胞性血小板减少症的患者中观察到*MYH9*突变。双生子研究和流行病学数据表明,环境因素在BEEC病因中起作用,但现有的流行病学研究尚未确定主要的致畸形因素。

五、临床表现

BEEC的特征是下腹壁可见缺陷,要么是膀胱内陷板(CEB),要么是男性尿道开放板,要么是女性唇裂(E)。尿液从尿道口滴下,可见于膀胱表面或尿道。在罕见的CE病例中,出生后可以看到两个半膀胱外露,以及脐膨出、肛门闭锁和脊柱缺陷。也描述了BEEC的非典型形式(复制性膨出、覆盖性膨出和假性膨出)。EEC是由泄殖腔膜的机械破坏或增大引起的,这阻止了中胚层细胞沿着脐下中线的侵袭,从而导致外翻。破裂的时间决定了畸形的严重程度。

六、辅助检查

实验室检查:基线肾功能评估是尿路重建前所必需的检查。电解质检查在评估EC短肠综合征导致末端回肠的电解质损失中非常重要。

影像学检查:出生后,所有BEEC患者都必须进行基线肾脏的超声检查,并可以在随访期间区分上尿路的形态学变化。影像学检查可发现BEEC特异性骨盆缺陷,骨盆前向外旋转,骨盆后向外旋转,耻骨支缩短约30%。在儿童早期,足外旋转明显,但会随着年龄的增长而改善。骨盆MRI在手术前后提供了足够的内生殖器信息。因此,在子宫脱垂修复和复杂的阴茎重造手术之前,必须进行MRI检查。

特殊检查:不建议在科学研究之外对患者和父母进行常规基因筛查。

七、诊断

出生即出现的明显的器官异常很容易使BEEC得到正确诊断。在产前,通过仔细的超声检查也可以正确检测并诊断BEEC。使用高分辨率实时超声,通常可以在妊娠第15周至第32周之间对BEEC进行产前诊断。除了膀胱充盈不足外,脐低、耻骨支宽、生殖器小和下腹肿块是BEEC超声诊断的关键因素。在确立BEEC诊断后,应为胎儿父母提供产前咨询,并需要多学科团队的合作进行下一步处理。根据文献报道,25%的BEEC疑似妊娠被选择性终止。

八、鉴别诊断

存在BEEC的典型临床表现的患者不需要进一步鉴别诊断。

九、治疗策略

(一)初始处理

1.产前保健

包括父母教育和健康咨询,安排妊娠晚期在有现场小儿泌尿外科医疗服务的三级医疗中心分娩,以便在分娩后协调围术期评估和手术修复。

2.产房护理

分娩后应减少裸露的开放膀胱和尿道发生黏膜损伤。在新生儿期应请小儿泌尿外科、矫形外科、麻醉科会诊,共同制定治疗方案。进行围术期检查,包括全面体格检查、实验室检查和影像学检查等。

(二)手术治疗

1.手术目标

保留正常肾功能、获得足够的膀胱容量和功能,获得较好生殖器外观和功能。

2.手术方式

可选择现代分期膀胱外翻修补术(MSRBE)或膀胱外翻一期完全修复术(CPRBE),二者均可在新生儿期闭合膀胱。

3.并发症

手术并发症包括膀胱裂开、泌尿道感染、膀胱结石和穿孔、瘘道形成和尿道下裂。远期并发症包括成年男性的附睾炎、女性阴道和直肠脱垂、腹股沟疝,以及恶性肿瘤风险增加,特别是使用肠道进行膀胱扩大术的患者。

十、疗效及转归

应向父母提供医学咨询。由于适当的手术治疗通常可带来良好结果,因此不应再一律建议终止妊娠。手术后膀胱控尿仍是术后的主要结局目标之一。青春期后的膀胱外翻患者常有心理问题,包括不良体像、不满意生殖器外观、焦虑、抑郁和适应障碍,因此治疗应包括心理评估,并在需要时提供心理支持和转诊。术后的长期管理包括定期评估膀胱和肾功能、心理状态以及青春期后的性功能和生育力。

参考文献

[1]张钦,徐月敏,傅强,等. 女性膀胱外翻诊治2例报告并文献复习[J]. 现代泌尿外科杂志, 2012, (05):482-485.

[2]Wood D, Baird A, Carmignani L, et al. Lifelong Congenital Urology:The Challenges for Patients and Surgeons[J]. Eur Urol, 2019, 75(6):1001-1007.

[3]Jayachandran D, Bythell M, Platt MW, et al. Register based study of bladder exstrophy-epispadias complex:prevalence, associated anomalies, prenatal diagnosis and survival[J]. J Urol, 2011, 186:2056.

[4]Reinfeldt Engberg G, Mantel Ä, Fossum M, et al. Maternal and fetal risk factors for bladder exstrophy:A nationwide Swedish case-control study [J]. J Pediatr Urol, 2016, 12:304. e1.

[5]Nelson CP, Dunn RL, Wei JT. Contemporary epidemiology of bladder exstrophy in the United States[J]. J Urol, 2005, 173:1728.

[6]Ebert AK, Zwink N, Jenetzky E, et al. Association Between Exstrophy-epispadias Complex And Congenital Anomalies:A German Multicenter

Study[J]. Urology, 2019, 123:210.

[7]Mundy A, Kushare I, Jayanthi VR, et al. Incidence of Hip Dysplasia Associated with Bladder Exstrophy[J]. J Pediatr Orthop, 2016, 36:860.

[8]Benz KS, Dunn E, Maruf M, et al. Novel Anatomical Observations of the Prostate, Prostatic Vasculature and Penile Vasculature in Classic Bladder Exstrophy Using Magnetic Resonance Imaging[J]. J Urol, 2018, 200:1354.

[9]Benz KS, Dunn E, Solaiyappan M, et al. Novel Observations of Female Genital Anatomy in Classic Bladder Exstrophy Using 3-Dimensional Magnetic Resonance Imaging Reconstruction[J]. J Urol, 2018, 200:882.

[10]Baradaran N, Stec AA, Schaeffer AJ, et al. Delayed primary closure of bladder exstrophy:immediate postoperative management leading to successful outcomes[J]. Urology, 2012, 79:415.

[11]Borer JG, Vasquez E, Canning DA, et al. An initial report of a novel multi-institutional bladder exstrophy consortium:a collaboration focused on primary surgery and subsequent care[J]. J Urol, 2015, 193:1802.

[12]Borer JG, Vasquez E, Canning DA, et al. Short-term outcomes of the multi-institutional bladder exstrophy consortium:Successes and complications in the first two years of collaboration[J]. J Pediatr Urol, 2017, 13:275.e1.

[13]Szymanski KM, Fuchs M, Mcleod D, et al. Probability of Bladder Augmentation, Diversion and Clean Intermittent Catheterization in Classic Bladder Exstrophy:A 36-Year, Multi-Institutional, Retrospective Cohort Study[J]. J Urol, 2019, 202:1256.

[14]Gargollo P, Hendren WH, Diamond DA, et al. Bladder neck reconstruction is often necessary after complete primary repair of exstrophy[J]. J Urol, 2011, 185:2563.

[15]Baradaran N, Cervellione RM, Stec AA, et al. Delayed primary repair of bladder exstrophy:ultimate effect on growth[J]. J Urol, 2012, 188:2336.

[16]Schaeffer AJ, Johnson EK, Logvinenko T, et al. Practice patterns and resource utilization for infants with bladder exstrophy:a national perspective[J]. J Urol, 2014, 191:1381.

[17]Shnorhavorian M, Song K, Zamilpa I, et al. Spica casting compared to Bryant's traction after complete primary repair of exstrophy:safe and effective in a longitudinal cohort study[J]. J Urol, 2010, 184:669.

[18]Wallis MC, Oottamasathien S, Wicher C, et al. Padded self-adhesive strap immobilization following newborn bladder exstrophy closure:the Utah straps[J]. J Urol, 2013, 190:2216.

[19]Sack BS, Kryger JV, Mitchell ME, et al. Clinical pathway for early discharge after complete primary repair of exstrophy and epispadias by using a spica cast[J]. J Pediatr Urol, 2015, 11:212.e1.

[20]Mushtaq I, Garriboli M, Smeulders N, et al. Primary bladder exstrophy closure in neonates:challenging the traditions[J]. J Urol, 2014, 191:193.

[21]Borer JG. Are osteotomies necessary for bladder exstrophy closure?[J]. J Urol, 2014, 191:13.

[22]Lee T, Vasquez E, Logvinenko T, et al. Timing of inguinal hernia following complete primary repair of bladder exstrophy[J]. J Pediatr Urol, 2021, 17:87.e1-87.e6.

[23]Lloyd JC, Spano SM, Ross SS, et al. How dry is dry?A review of definitions of continence in the contemporary exstrophy/epispadias literature[J]. J Urol, 2012, 188:1900.

[24]Ellison JS, Shnorhavorian M, Willihnganz-Lawson K, et al. A critical appraisal of continence in bladder exstrophy:Long-term outcomes of the complete primary repair[J]. J Pediatr Urol, 2016, 12:205.e1.

[25]Arab HO, Helmy TE, Abdelhalim A, et al. Complete Primary Repair of Bladder Exstrophy:Critical Analysis of the Long-term Outcome[J]. Urology, 2018, 117:131.

[26]Reddy SS, Inouye BM, Anele UA, et al. Sexual Health Outcomes in Adults with Complete Male Epispadias[J]. J Urol, 2015, 194:1091.

[27]Deans R, Liao LM, Wood D, et al. Sexual function and health-related quality of life in women with classic bladder exstrophy[J]. BJU Int, 2015, 115:633.

[28]Deans R, Banks F, Liao LM, et al. Reproductive outcomes in women with classic bladder exstrophy:an observational cross-sectional study[J]. Am J Obstet Gynecol, 2012, 206:496.e1.

[29]Rubenwolf P, Thomas C, Thüroff JW, et al. Sexual Function, Social Integration and Paternity of Males with Classic Bladder Exstrophy following Urinary Diversion[J]. J Urol, 2016, 195:465.

[30]Suominen JS, Helenius I, Taskinen S. Long-term orthopedic outcomes in patients with epispadias and bladder exstrophy[J]. J Pediatr Surg, 2012, 47:1821.

[31]Schaeffer AJ, Yenokyan G, Alcorn K, et al. Health related quality of life in adolescents with bladder exstrophy-epispadias as measured by the Child Health Questionnaire-Child Form 87[J]. J Urol, 2012, 188:1924.

[32]Pennison MC, Mednick L, Rosoklija I, et al. Health related quality of life in patients with bladder exstrophy:a call for targeted interventions[J]. J Urol, 2014, 191:1553.

[33]王林, 陈方. 泌尿外科先天性疾病的终身管理是患者与外科医师面对的挑战[J]. 现代泌尿外科杂志, 2020, (11):1030-1030.

贾俊亚(撰写)　陶新朝(审校)

膀胱外翻
Bladder exstrophy, BE

关键词：膀胱外翻

Keywords：Bladder exstrophy

一、概述

膀胱外翻（Bladder exstrophy, BE）是膀胱外翻-尿道上裂综合征（Exstrophy-epispadias complex, EEC）中一种先天性畸形，常涉及肌肉骨骼系统以及泌尿道、生殖道和肠道缺陷。该综合征的其他两种情况为尿道上裂和泄殖腔外翻。膀胱外翻的发病机制涉及过度发育的泄殖腔膜在宫内破裂，引起胚胎期腹壁发育缺陷，导致下腹部内容物（包括开放、裸露的膀胱）突出下腹壁表面形成疝。膀胱外翻的发病率为每30,000~50,000活产儿中1例。男性、白种人婴儿中发病率更高，在有家族史的新生儿中发病率可增至每70活产儿中1例。典型膀胱外翻的临床特征包括下腹壁表面可见开放的膀胱且阴茎顶部（背侧）可见裸露的尿道、低位脐、耻骨联合分离、肛门前移、腹股沟疝以及生殖器缺陷，通常男性患者的缺陷比女性更严重更复杂。患儿出生时可立即通过外观诊断，但通常也可通过产前超声诊断。其处理包括产前保健、产房护理、围术期评估及手术处理。

二、定义

膀胱外翻是一种少见而复杂的先天性畸形，是胚胎期泄殖腔膜发育异常，阻碍间充质组织的移行和下腹壁的正常发育，导致膀胱外翻、尿道上裂等一系列先天性异常。其特征是膀胱外翻伴有会阴和骨盆、盆底和腹壁前部缺陷。

三、流行病学

据报道，欧洲EEC的出生时患病率为1/10,000。由于尿道上裂（E）、经典膀胱外翻（CEB）和泄殖腔外翻（EC）是目前公认的同一谱系的临床变异，因此不再有关于E/EC/CB的准确流行病学数据。CEB在白人中更多，男性与女性的比例约为2.4:1，但也有报道称比例高达6:1。

四、病因及发病机制

CEB病因复杂，多由于在胚胎发育期受某些因素影响所致，可能与遗传因素有关。胚胎期泄殖腔膜破裂，阻碍间充质组织的移行和下腹壁的正常发育，导致膀胱外翻、尿道上裂等一系列先天性异常。尽管根本原因仍然未知，但遗传和环境因素共同导致的发育缺陷可能起到一定作用。

五、临床表现

CEB从出生起就很明显，下腹可见外翻膨出的红色膀胱黏膜，表面有时可见黏膜息肉。其他伴随表现包括不同程度的耻骨分离和腹股沟疝。男性新生儿的阴茎短而宽，尿道黏膜覆盖整个阴茎背。两个海绵体都位于尿道下方。女性新生儿在开放式尿道旁出现阴蒂裂。由于阴道和肛门向前移位，阴道开口变窄，会阴缩短。患有CEB的妇女易患阴道或子宫脱垂。大约7%的CEB病例发生脊柱异常，但胃肠道异常很少见。

六、辅助检查

常规实验室检查和影像学研究（如泌尿生殖系统超声、盆腔MRI或X射线、排尿膀胱造影和尿动力学）有助于判断肾功能并评估膀胱容量和逼尿肌功能。

七、诊断

存在典型膀胱外翻临床表现的患者易于得到正确诊断。可应用超声进行产前诊断。

八、鉴别诊断

存在典型膀胱外翻临床表现的患者不需要进一步鉴别诊断。

九、治疗策略

处理包括产前保健、产房护理、围术期评估及手术处理。手术目的是获得安全的腹壁闭合，在保留肾功能的情况下纠正尿失禁，最后进行充分的美容和功能性生殖器重建。目前，几种在新生儿时期进行膀胱重建并产生出口阻力和会阴修复的方法（分阶段或单阶段）在世界范围内都很受欢迎。移除膀胱并将尿液完全转移到直肠可能是一种有效替代方案。

十、疗效及转归

膀胱重建手术后,预计儿童时期的控尿率约为80%,但可能需要额外的手术来优化膀胱储存和排空功能。在确定重建失败的情况下,应进行尿路改道。在青春期,生殖器和生殖功能对两性来说都是越来越重要的问题。多学科专家团队为患有EEC的父母和儿童提供心理、社会方面的长期支持(从出生到成年)非常重要,可改善患者生活质量。

参考文献

[1]Buyukunal CS, Gearhart JP. A short history of bladder exstrophy[J]. Semin Pediatr Surg, 2011, 20(2):62-65.

[2]Jayachandran D, Bythell M, Platt MW, et al. Register based study of bladder exstrophy-epispadias complex:prevalence, associated anomalies, prenatal diagnosis and survival[J]. J Urol, 2011, 186(5):2056-60.

[3]K V SK, Mammen A, Varma KK. Pathogenesis of bladder exstrophy:A new hypothesis[J]. J Pediatr Urol, 2015, 11(6):314-18.

[4]Siffel C, Correa A, Amar E, et al. Bladder exstrophy:an epidemiologic study from the International Clearinghouse for Birth Defects Surveillance and Research, and an overview of the literature[J]. Am J Med Genet C Semin Med Genet, 2011, 157C(4):321-32.

[5]Reutter H, Boyadjiev SA, Gambhir L, et al. Phenotype severity in the bladder exstrophy-epispadias complex:analysis of genetic and nongenetic contributing factors in 441 families from North America and Europe[J]. J Pediatr, 2011, 159(5):825-831. e1.

[6]Wild AT, Sponseller PD, Stec AA, et al. The role of osteotomy in surgical repair of bladder exstrophy[J]. Semin Pediatr Surg, 2011, 20(2):71-78.

[7]Sabetkish N, Sabetkish S, Kajbafzadeh AM. Preoperative care of Polypoid exposed mucosal template in bladder exstrophy:the role of high-barrier plastic wraps in reducing inflammation and polyp size[J]. Int Braz J Urol, 2018, 44(3):591-599.

[8]Purves JT. Modern approaches in primary exstrophy closure[J]. Semin Pediatr Surg, 2011, 20(2):79-84.

[9]Bhatnagar V. The management of bladder exstrophy:Indian scenario[J]. J Indian Assoc Pediatr Surg, 2011, 16(2):43-47.

[10]Singh JK, Mahajan JK, Bawa M, et al. Covered exstrophy with anorectal malformation and vaginal duplication[J]. J Indian Assoc Pediatr Surg, 2011, 16(1):26-28.

[11]Ellison JS, Ahn J, Shnorhavorian M, et al. Long-term fate of the upper tracts following complete primary repair of bladder exstrophy[J]. J Pediatr Urol, 2017, 13(4):394. e1-394. e6.

[12]Bhatnagar V. Bladder exstrophy:An overview of the surgical management[J]. J Indian Assoc Pediatr Surg, 2011, 16(3):81-87.

[13]Ansari MS, Cervellione RM, Gearhart JP. Sexual function and fertility issues in cases of exstrophy epispadias complex[J]. Indian J Urol, 2010, 26(4):595-597.

[14]Massanyi EZ, Gearhart JP, Kost-Byerly S. Perioperative management of classic bladder exstrophy[J]. Res Rep Urol, 2013, 5:67-75.

贾俊亚(撰写)　陶新朝(审校)

泄殖腔外翻
Cloacal exstrophy, CE

关键词:泄殖腔外翻;OEIS综合征

Keywords:Cloacal Exstrophy; OEIS syndrome

一、概述

泄殖腔外翻(Cloacal exstrophy, CE)是膀胱外翻-尿道上裂综合征(Exstrophy-epispadias complex, EEC)中一种较严重罕见的先天性畸形组合。1978年Carey等最先命名该畸形,主要脐膨出、内脏外翻、肛门闭锁、脊柱畸形,故也称OEIS综合征。常涉及肌肉骨骼系统以及泌尿道、生殖道和肠道缺陷。该病产前诊断是基于超声,而出生后诊断则基于特征性临床表现,包括脐膨出、膀胱和部分肠道外翻、肛门闭锁和脊柱缺陷。膀胱分为两半,分别位于小肠开口和大肠盲端开口旁,男性包含输尿管和输精管口,女性包含子宫阴道管口。男性的阴茎和阴囊一分为二,或者阴茎扁平而短并伴有尿道下裂。女性的阴蒂分裂,可能有两个阴道口,且外阴发育不全。分娩时,应采用生理盐水浸泡的无菌敷料覆盖暴露的膀胱和肠黏膜,然后盖上塑料膜,以尽量减少不显性体液丢失和热量丢失。该病需手术治疗。报道的存活率介于80%~100%,但生存质量问题(如肠道功能、泌尿系统功能和性功能)仍值得关注。

二、定义

泄殖腔外翻是一种先天性泌尿生殖系统畸形,属于膀胱外翻-尿道上裂综合征的严重表现,多涉及泌尿生殖系统、胃肠系统、肌肉骨骼系统和神经系统的缺陷,又称OEIS综合征,即脐膨出(omphalocele)-泄殖腔外翻(exstrophy)-肛门闭锁(imperforate anus)-椎管闭合不全(spinal dysraphism)。

三、流行病学

据报道,欧洲EEC的出生时患病率为1/10,000。由于尿道上裂(E)、经典膀胱外翻(CEB)和泄殖腔外翻(EC)是目前公认的同一谱系的临床变异,因此不再有关于E/EC/CB的准确流行病学数据。在不同研究中,CE的男女比例各不相同,男性或女性占主导地位以及接近统一的性别比例具有报道。

四、病因及发病机制

受孕后第5~6周期间,人类胚胎由扁平盘状转变为两根背靠背的圆柱状,被体壁支撑结构包裹。根据对人类胚胎的组织病理学研究,泄殖腔外翻最可能的原因是极早期腹壁闭合缺陷,而非与泄殖腔膜过早破裂有关的异常。然而,根本原因仍然未知,遗传和环境因素均可能起到一定作用。

五、临床表现

CE患者出生时有两个外露的半膀胱,由缩短的后肠(通常是盲端,导致肛门闭锁)或盲肠分隔。88%~100%的患者出现脑膨出(Omphalocele),46%的患者出现胃肠道(GI)旋转不良/重复和短肠综合征,在某些情况下伴有肠吸收功能障碍。耻骨联合广泛分离,骨盆形状往往不对称。生殖器(阴茎或阴蒂)分为两部分,与相邻的阴囊或阴唇分列于膀胱两侧,重复阴道和子宫以及阴道发育不全也有报道,还可能存在各种泌尿系统畸形(肾盂输尿管连接处梗阻、异位肾盂肾、马蹄形肾、肾发育不全、巨大输尿管、输尿管膨出等)。所有患者都会出现从部分脊椎脊膜膨出的脊柱异常,并可能伴有骨骼和肢体异常(马蹄足内翻畸形、无足、胫骨/腓骨畸形和髋关节脱位等)。

六、辅助检查

应用脊柱超声和X线片、MRI和泌尿生殖道超声来确定畸形的性质和程度,并通过实验室检查来评估末端回肠的电解质损失。产前超声诊断特点包括膀胱未显示、较大的中线脐下前腹壁缺损或囊状前壁结构、脐膨出、脊膜脊髓膨出,伴有超声显示酷似象鼻的脱垂回肠末端是泄殖腔外翻的特有表现。羊水量可能偏少、正常或增加。其他器官系统也可能出现畸形。

七、诊断

存在典型泄殖腔外翻临床表现的患者易于得到正确诊断。可应用超声进行产前诊断,通过超声检查结果(膀胱不可见、前壁缺陷、脐膨出和脊髓脊膜膨出)进行诊断。产前诊断明确后应对父母进行健康教育,提供有关畸形性质和所需手术重建程度的信息,不应全部建议终止妊娠。

八、鉴别诊断

1.梅干腹综合征

其特征是腹壁肌肉缺陷、泌尿畸形和双侧隐睾。

2.膀胱外翻

以膀胱经腹壁前突为特征。它与下尿道畸形和其他泌尿畸形有关。

3.巨膀胱-小结肠-肠道蠕动减弱综合征

其特征是膀胱和小肠扩张,导致肠梗阻。

4.VACTERL联合征

一个包括脊椎畸形、肛门闭锁、心脏畸形、气管食管瘘、肾脏畸形和四肢畸形的复杂综合征

九、治疗策略

患儿出生后需要立即进行产后多学科护理,并计划进行一系列复杂的重建手术。通常从新生儿时期开始,立即手术闭合脊髓膜膨出和脐膨出,其后进行多阶段的膀胱和肠道重建方法,包括由于严重的骨盆不对称和腹侧大的缺损而进行的强制性截骨术。治疗的主要目的是安全腹壁闭合,预防短肠综合征,控制尿液

和粪便,保护肾功能,以及充分的美容和功能性生殖器重建。

一项研究描述了在泄殖腔外翻患者中实现尿控的过程(尿控定义为干燥间隔>3小时且无夜间漏尿),尿控操作包括膀胱颈重建(联合或未联合扩大术)、膀胱颈横断联合可控尿流改道术、膀胱扩大成形术或使用注射用膨胀剂。分析时,接受了尿控操作的患者有71%保持干燥,至实现尿控的中位泌尿系统操作次数为4次(范围2-10次),实现尿控的中位年龄为11岁。

十、疗效及转归

随着外科手术的进步和新生儿护理的改善,泄殖腔外翻患者的存活率和控尿率已经显著提高,从而提高了生活质量。患者需要多学科专家团队的终身随访,包括心理社会和性心理方面的干预。2篇均纳入12项研究的系统评价评估了泄殖腔外翻患者的远期功能结局,发现有尿失禁(9.1%~85%)、与阴道异常相关的性功能问题(8.3%~71.3%)、子宫异常(14.3%~71%)、被当成女孩抚养的XY患者中的性别认同问题(11.1%~66.7%)、行动能力受损(13.8%)、大便失禁(71%)、便秘(51%)。

参考文献

[1]Keppler-Noreuil K, Gorton S, Foo F, et al. Prenatal ascertainment of OEIS complex/cloacal exstrophy-15 new cases and literature review[J]. Am J Med Genet A, 2007, 143A:2122.

[2]郭珍,阳彦,吴芹,等. 泄殖腔外翻畸形产前超声特征及文献复习[J]. 中国医学影像技术, 2019, 35(10):1531-1535.

[3]Feldkamp ML, Botto LD, Amar E, et al. Cloacal exstrophy:an epidemiologic study from the International Clearinghouse for Birth Defects Surveillance and Research[J]. Am J Med Genet C Semin Med Genet, 2011, 157C:333.

[4]Fullerton BS, Sparks EA, Hall AM, et al. High prevalence of same-sex twins in patients with cloacal exstrophy:Support for embryological association with monozygotic twinning[J]. J Pediatr Surg, 2017, 52:807.

[5]van der Putte SC, Spliet WG, Nikkels PG. Common("classical")and covered cloacal exstrophy:a histopathological study and a reconstruction of the pathogenesis[J]. Pediatr Dev Pathol, 2008, 11:430.

[6]Goyal A, Fishwick J, Hurrell R, et al. Antenatal diagnosis of bladder/cloacal exstrophy:challenges and possible solutions[J]. J Pediatr Urol, 2012, 8:140.

[7]Clements MB, Chalmers DJ, Meyers ML, et al. Prenatal diagnosis of cloacal exstrophy:a case report and review of the literature[J]. Urology, 2014, 83:1162.

[8]Casey JT, Chan KH, Hasegawa Y, et al. Long-term follow-up of composite bladder augmentation incorporating stomach in a multi-institutional cohort of patients with cloacal exstrophy[J]. J Pediatr Urol, 2017, 13:43.e1.

[9]Vliet Rv, Roelofs LA, Rassouli-Kirchmeier R, et al. Clinical outcome of cloacal exstrophy, current status, and a change in surgical management[J]. Eur J Pediatr Surg, 2015, 25:87.

[10]Mathews R. Achieving urinary continence in cloacal exstrophy[J]. Semin Pediatr Surg, 2011, 20:126.

[11]Bischoff A, Calvo-Garcia MA, Baregamian N, et al. Prenatal counseling for cloaca and cloacal exstrophy-challenges faced by pediatric surgeons[J]. Pediatr Surg Int, 2012, 28:781.

[12]Maruf M, Kasprenski M, Jayman J, et al. Achieving urinary continence in cloacal exstrophy:The surgical cost[J]. J Pediatr Surg, 2018, 53:1937.

[13]Versteegh HP, van Rooij IA, Levitt MA, et al. Long-term follow-up of functional outcome in patients with a cloacal malformation:a systematic review[J]. J Pediatr Surg, 2013, 48:2343.

[14]Musleh L, Privitera L, Paraboschi I, et al. Long-term active problems in patients with cloacal exstrophy:A systematic review[J]. J Pediatr Surg, 2022, 57:339.

[15]Suson KD, Preece J, Di Carlo HN, et al. Complexities of Müllerian Anatomy in 46XX Cloacal Exstrophy Patients[J]. J Pediatr Adolesc Gynecol, 2016, 29:424.

贾俊亚(撰写) 陶新朝(审校)

孤立的尿道上裂
Isolated epispadias, IE

关键词:孤立的尿道上裂

Keywords:Isolated epispadias

一、概述

尿道上裂(epispadias,E)是膀胱外翻-尿道上裂综合征(Exstrophy-epispadias complex,EEC)中一种较轻的先天性畸形,也可单独出现。尿道上裂缺陷是由尿道板未闭合和尿道背侧位置异常导致的发育停滞,在男性的阴茎背上发现异位尿道口或黏膜条,在女性则发现可变的尿道裂。在中等或严重的尿道上裂可涉及整个尿道和膀胱颈,还可表现为膀胱黏膜脱垂。腹壁和腹直肌及脐的解剖结构完全正常。由于尿道括约肌的受累,尿失禁是主要的临床症状。

二、定义

尿道上裂是一种先天性泌尿生殖系统畸形,属于EEC的一部分表现,其特征是男性阴茎背部有异位尿道口或黏膜带,女性则有阴蒂裂和可变尿道裂。

三、流行病学

据报道,欧洲EEC的出生时患病率为1/10,000。由于尿道上裂(E)、经典膀胱外翻(CEB)和泄殖腔外翻(EC)是目前公认的同一谱系的临床变异,因此不再有关于E/EC/CB的准确流行病学数据。尿道上裂多见于男性,在女性中可能诊断不足,男女比例估计为1.4∶1。

四、病因及发病机制

尿道上裂是由早期胚胎发育过程中的异常引起的,该异常与泄殖腔膜的异常分裂有关,导致生殖结节移位,并导致尿道板未闭合和尿道背侧位置异常。根本原因仍然未知,遗传和环境因素均可能起作用。

五、临床表现

1. 临床表现

本病通常在出生时就被识别出来。但尿道最远端的畸形仅表现为轻微的异常,因此可能在出生时被忽视,尤其是在女性中。根据男性尿道口的位置可位于阴茎背侧或龟头。在所有情况下都可以观察到阴茎背伸,尽管程度各不相同。女性的外阴裂可以是严重的(包括整个尿道和膀胱颈的裂,以及膀胱粘膜脱垂)、中度的或轻度的(有裂开的尿道口)。腹壁、腹直肌和脐部正常,骨盆和盆底异常轻微或无异常。

尿失禁是主要临床症状,从严重形式(尿液持续进入尿道),到较轻形式(如咳嗽和剧烈收缩腹肌等压力导致的非自发尿失禁)。即使在只有轻微缺陷的阴茎远端尿道上裂患者中,也有高达75%的病例发生尿失禁。大多数病人可合并泌尿系感染。

男性患者由于阴茎头弯向腹壁,大多数不能性交。有的射精功能好,有的因膀胱颈部不能关闭,精液反流入膀胱。

2. 临床分型

(1)男性 尿道外口位置不同分为下列三个类型:①阴茎头型 尿道外口开口于宽又扁的阴茎头背侧,很少发生尿失禁;②阴茎型 尿道外口开口于耻骨联合至冠状沟之间,尿道口宽大呈喇叭状,尿道外口远端呈沟状至阴茎头;③阴茎耻骨型 尿道口开口于耻骨联合处,阴茎背侧有一完整的尿道沟至阴茎头,常合并膀胱外翻。

(2)女性 分为轻、中、重三型。①轻型 又称阴蒂型,尿道开口宽大;②中型 又称耻骨联合下型,背侧尿道大部分裂开;③重型 又称完全型,背侧尿道全部裂开并伴有尿失禁。

六、辅助检查

随访期间,影像学研究(如膀胱镜检查、排尿膀胱造影和尿动力学)有助于确定畸形的程度。不过,在孤立性尿道上裂患者中,很难通过超声检查进行产前诊断。

七、诊断

存在典型尿道上裂临床表现的患者易于得到正确诊断。可应用超声进行产前诊断,通过超声检查结果(膀胱不可见、前壁缺陷、脐膨出和脊髓脊膜膨出)进行诊断。产前诊断明确后应对父母进行健康教育,提供有关畸形性质和所需手术重建程度的信息,不应全部建议终止妊娠。

八、鉴别诊断

存在典型尿道上裂临床表现的患者不需要进一步鉴别诊断。需要注意,尿道上裂也是整个EEC谱系的一部分。

尿道下裂是另一种疾病，临床特征与尿道上裂完全相反，患者阴茎有一个腹侧尿道口，阴茎腹侧弯曲，没有耻骨分离。

九、治疗策略

外科手术是主要治疗方法。手术目的是进行充分的生殖器美容和功能重建，并实现控尿。在男性，目前有几种矫正尿道的手术方法，包括部分或完全矫形阴茎以矫正阴茎背伸、尿道重建以排尿和精液输送、腺体重建和阴茎皮肤闭合。患者可能需要重新适应外括约肌和盆底肌肉组织或进行完整的膀胱颈手术来实现控尿。在女性，生殖器重建包括管状化和正确放置远端尿道，以及纵向闭合唇裂以融合阴唇和阴蒂裂，如有必要还应包括耻骨区的皮肤和组织重建。

男性患者手术推荐在3岁以后进行，4~5岁为宜，以便有一个发育好，有适当容量和肌肉的膀胱，男孩青春期的发育有利于尿的控制。女性患者手术可在18个月至2岁期间进行，外生殖器尿道膀胱颈重建可一期完成，也可分期手术，先行外生殖器尿道成形，4~5岁再行膀胱颈成形，此时不仅膀胱容量可达50ml以上，患儿也可接受排尿训练。

十、疗效及转归

孤立性尿道上裂进行手术的目标是达到良好的美学和功能效果。有报道约70%的病例手术结果令人满意。最常见的术后并发症是尿道瘘和残余弯曲。未能解决的尿失禁仍然是一个重要问题，对生活质量有很大影响。综合的长期评估是必要的。

参考文献

[1] Gite VA, Jain HM, Bote SM, et al. Modified Cantwell-Ransley repair for isolated continent epispadias in adult:Our experience[J]. Indian J Plast Surg, 2017, 50(1):68-73.

[2] Spinoit AF, Claeys T, Bruneel E, et al. Isolated Male Epispadias:Anatomic Functional Restoration Is the Primary Goal[J]. Biomed Res Int, 2016, 2016:6983109.

[3] Allen L, Rodjani A, Kelly J, et al. Female epispadias:are we missing the diagnosis?[J]. BJU Int, 2004, 94(4):613-615.

[4] Inouye BM, Massanyi EZ, Di Carlo H, et al. Modern management of bladder exstrophy repair[J]. Curr Urol Rep, 2013, 14(4):359-365.

[5] Suzuki K, Matsumaru D, Matsushita S, et al. Epispadias and the associated embryopathies:genetic and developmental basis[J]. Clin Genet, 2017, 91(2):247-253.

[6] Reutter H, Boyadjiev SA, Gambhir L, et al. Phenotype severity in the bladder exstrophy-epispadias complex:analysis of genetic and nongenetic contributing factors in 441 families from North America and Europe[J]. J Pediatr, 2011, 159(5):825-831. e1.

[7] Canon S, Reagan R, Koff SA. Pathophysiology and management of urinary incontinence in case of distal penile epispadias[J]. J Urol, 2008, 180(6):2636-2642.

[8] Leclair MD, Faraj S, Villemagne T, et al. Primary female epispadias:Perineal approach or Kelly repair?[J]. J Pediatr Urol, 2018, 14(1):33-39.

[9] Frimberger D. Diagnosis and management of epispadias[J]. Semin Pediatr Surg, 2011, 20(2):85-90.

[10] O'kelly F, Keefe D, Herschorn S, et al. Contemporary issues relating to transitional care in bladder exstrophy[J]. Can Urol Assoc J, 2018, 12(4 Suppl 1):S15-S23.

[11] Maruf M, Manyevitch R, Michaud J, et al. Urinary Continence Outcomes in Classic Bladder Exstrophy:A Long-Term Perspective[J]. J Urol, 2020, 203(1):200-205.

贾俊亚（撰写） 陶新朝（审校）

第六节　膀胱输尿管反流

Section 6　Vesicoureteric reflux, VUR

关键词：输尿管反流；尿路感染；泌尿道异常

Keywords：Vesicoureteric reflux；urinary tract infection；abnormal urinary tract

一、概述

膀胱输尿管反流（Vesicoureteric reflux，VUR）是一种常见的先天性泌尿道缺陷，易导致儿童反复肾脏感染。肾脏感染可导致肾瘢痕或反流性肾病,以及慢性肾小管间质炎症和纤维化,是终末期肾衰竭的常见原因。

二、定义

VUR是尿液从膀胱回流至一侧或两侧输尿管,有时回流至肾脏的疾病。婴幼儿中最常见。大多数VUR会自行缓解,20%至30%的患者会进一步感染,但很少有患者会出现长期肾脏后遗症。

三、流行病学

在普通儿科人群中的发病率为0.5%至3%。这种发病率在有尿路感染(UTI)病史的儿童中增加到30%到40%。患有VUR儿童的兄弟姐妹中VUR的发生率从26%到46%不等。在成人和没有泌尿系统症状的小儿中,膀胱输尿管回流的发生率很低,只有0%~2%。总的发病率>10%。Sargent认为在没有尿路感染的患儿中VUR的发病率为17.2%。而在有尿路感染的小儿中发病率为20%~50%。发病率与年龄有关,产前检查发现VUR的发病率为37%、婴儿期若有尿路感染特别易发生反流,随年龄增大黏膜下段输尿管延长,其长度与直径的比例增加,活瓣作用加强,反流的发生逐渐减少。其发病率的变化为:<1岁为70%、4岁为25%、12岁为15%、成人则为5.2%。

四、病因及发病机制

(一)病因

1.黏膜下段输尿管纵形肌纤维有缺陷

致使输尿管外移,黏膜下段输尿管缩短,从而失去抗反流的能力。正常黏膜下段输尿管的长度与其直径的比例为5∶1,而有反流时仅为1.4∶1。

2.输尿管开口异常

也是反流的原因。运动场形、马蹄形和高尔夫球洞形的输尿管开口都容易发生反流。

3.膀胱内压升高

当下尿路梗阻(尿道狭窄和前列腺增生症的晚期)或神经源性膀胱造成膀胱内尿液潴留时,膀胱内压升高破坏了膀胱输尿管连接部的抗反流机制,产生反流。

4.先天性输尿管发育异常

输尿管旁憩室、输尿管囊肿、输尿管开口于膀胱憩室、异位输尿管开口等输尿管异常也可造成膀胱输尿管回流。

(二)发病机制

正常情况下,膀胱输尿管连接部具有类似"活瓣"的抗反流作用,只允许尿液从输尿管流向膀胱,而阻止尿液反流入输尿管。此作用主要取决于膀胱内黏膜下段输尿管的长度和三角区肌层维持该长度的能力以及逼尿肌对该段输尿管后壁的支撑作用。当膀胱内压升高时,黏膜下段输尿管被压迫闭合而不产生反流。另外,输尿管的蠕动和输尿管口的关闭能力也有重要的抗反流作用。以前曾认为部分膀胱输尿管回流是正常生理现象,直到1958年Hutch证实通常膀胱输尿管回流可引起输尿管扩张、肾积水、肾功能受损及反复上尿路感染。

根据排尿期膀胱尿道造影时造影剂反流的程度,可将膀胱输尿管回流分为5度:Ⅰ度:造影剂仅反流至输尿管下段,且无明显扩张;Ⅱ度:造影剂反流至肾盂、肾盏,但无扩张;Ⅲ度:造影剂反流至肾盂肾盏,并有轻或中度肾盂扩张,但无或仅轻度肾盏变钝;Ⅳ度:肾盂、肾盏中度扩张和(或)输尿管迂曲,但多数肾盏维持乳头形态;Ⅴ度:肾盂肾盏严重扩张,多数肾盏失去乳头形态,输尿管迂曲。

尿液回流到肾脏使细菌容易上升,引起肾盂肾炎。对感染的免疫和炎症反应可能导致肾脏损伤和肾脏瘢痕的形成。

VUR是儿童最重要的疾病之一,如果治疗不当,发病率很高,可导致严重的肾损伤,如果严重,还会导致高血压和慢性肾功能衰竭。反流性肾病是造成高达25%的终末期肾病病例的原因。

(三)儿童尿路感染

膀胱尿路造影(VCUG)在儿童UTI评估中的适应证仍然存在争议。出现发热复发性ITU和/或在超声检查中发现尿路改变的儿童应使用VCUG进行评估。

另一方面,在患有复发性无发热UTI的大龄儿童中,VCUG特别适用,因为这组患者UTI的主要病因是下尿路功能障碍(LUTD)。

(四)产前肾积水儿童

VCUG推荐用于出生后超声发现双侧Ⅱ至Ⅳ级和单侧Ⅲ至Ⅳ级肾积水-胎儿泌尿外科学会-SFU的新生儿,有肾积水、输尿管膨出、输尿管扩张和膀胱变化的双重征兆。

对于Ⅱ级肾积水,其适应症存在争议,但可能有益处。

(五)有VUR病史的患者的兄弟姐妹和子女

必须告知患有VUR患儿的父母,兄弟姐妹和后代的反流患病率很高,最初的检查应该是超声检查,VCUG仅用于超声显著变化的病例或术后UTI发作。

(六)共识

专家组一致认为,所有患有发热性UTI和超声改变的儿童和患有UTI的婴儿,无论US的变化如何,都必须进行VUR调查。应仔细评估年龄较大的儿童的LUTD。产前肾积水的儿童只有在出现重度肾积水(Ⅲ级和Ⅳ级)或输尿管扩张时才应进行常规检查。应与家人讨论对VUR患者的兄弟姐妹和后代的检查,如果可以选择检查,则应从超声开始。

五、临床表现

婴幼儿常表现为尿路感染等非特异性症状,包括发热、乏力、嗜睡、厌食、恶心呕吐及生长发育迟滞,也可有肾绞痛及肾区压痛。如继发感染,会出现尿频、尿急、尿痛症状。严重感染时,可出现脓尿。偶尔劳累后也会出现酸痛。合并肾瘢痕形成者可因高血压就诊。其最严重的后果是发生肾盂肾炎性瘢痕,导致继发性高血压及慢性肾功能不全。体格检查时除可触及增大的肾脏外,偶可触及增粗的输尿管。肾区可有轻度的叩击痛。双侧膀胱输尿管回流者,可有肾功能不全的症状

VUR表现最常见的两种形式是尿路感染(UTI)和产前肾积水。随着产前超声(US)的出现,越来越多的反流病例在新生儿期被诊断出来。在所有产前肾积水病例中,15%至21%是由VUR引起的。年龄较大的儿童通常会在发热性尿路感染后被诊断出来。

VUR根据输尿管、肾盂和肾盏扩张的程度进行分类,并根据严重程度从Ⅰ级到Ⅴ级变化。分类系统的使用对于指导治疗方法很重要,因为较低级别的VUR有机会自发消退,并且将受益于保守治疗。

六、辅助检查

(一)实验室检查

血清肌酐测定适用于双侧高级别VUR和/或双侧肾瘢痕存在的情况,作为估计肾小球滤过率的参数和未来比较的基线。

建议进行尿液分析,包括蛋白尿、菌尿和尿培养来诊断VUR,然后再诊断疑似UTI。对于尚未接受如厕训练的儿童,推荐的尿液收集方法是通过清洁导尿管以避免污染。

我们不建议对无症状儿童进行定期尿液分析和尿培养。必须对VUR患者不明原因发热情况下的尿路感染进行跟踪调查。

(二)影像学

1.超声波

建议对泌尿道进行超声检查以监测肾脏发育,以及评估肾积水的发生或恶化,以及排尿后残余尿的存在。观察膀胱充盈很重要,因为与肾扩张程度有关。超声检查应至少每6个月进行一次。

2.肾脏扫描

肾标志检查(DMSA)扫描的目的是寻找肾瘢痕的出现或进展并监测肾功能。用DMSA扫描以评估VUR的最佳时间仍有争议。已经提出了两种不同的方法,即在UTI发作的急性期或感染后6个月后进行DMSA扫描。

在UTI急性期进行DMSA扫描从肾脏开始进行评估,旨在避免不必要的VCUG,灵敏度高达95%。在这

种方法中,VCUG仅在具有异常DMSA扫描的那些中排序。这种"自上而下"的方法的一个问题是,在UTI 6个月后可能需要进行第二次DMSA扫描以评估瘢痕的形成。"自上而下"的方法建议仅在UTI后6个月进行DMSA扫描,主要目标是评估永久性瘢痕的存在。

在评估患有UTI DMSA的儿童的侵入性较小的方法中,仅在发热性UTI、高级别VUR(Ⅳ和Ⅴ)以及提示肾脏病变的超声变化的情况下才需要进行扫描。只有在出现新的发热性UTI发作后才应重复DMSA扫描。

3.排尿性膀胱尿道造影(VCUG)

排尿性膀胱尿道造影(VCUG)使用碘作为造影剂,可以对VUR进行分类以及评估膀胱和尿道的解剖结构。由于反流可能是一种间歇性现象,因此应在透视监测下进行测试,并使用一个以上的膀胱充盈周期,不超过三个周期。建议在UTI治疗后尽早进行,确认尿液无菌并使用抗生素覆盖,因为有新发UTI发作的风险。

与直接同位素放射性核素膀胱造影相比,VCUG的主要优势在于解剖细节。此外,目前的VUR分级系统是基于VCUG的。因此,VCUG仍然是VUR的金标准诊断测试和初步评估。

4.直接同位素放射性核素膀胱造影(DIRC)

直接同位素放射性核素膀胱造影可替代VCUG用于VUR患者的诊断或随访。在这种方法中,在导尿后将放射性同位素示踪剂(通常是二乙基三胺五乙酸-DTPA)注入膀胱,并在膀胱充盈和排空期间获得图像。

在诊断VUR时,DIRC和VCUG之间存在良好的相关性,不允许对膀胱和尿道进行解剖评估,也不能正确分类VUR。在临床随访或评估手术治疗效果时首选使用DIRC。

5.诊断VUR的其他检查

超声膀胱造影已被证明在诊断VUR方面非常准确,尽管它的应用尚未普及。间接磁共振膀胱造影不如VCUG敏感。

6.共识

考虑到上述所有方面并特别注意LUTD,应在进行任何影像学检查之前获得详细的临床病史。所有儿童都应进行肾脏超声评估,并评估排尿后的残余尿。DMSA肾脏扫描应保留给有发热性UTI、VUR Ⅳ或Ⅴ级和超声提示肾脏病变病史的患者。VCUG是诊断VUR的首选影像学检查。DIRC应在随访时应用,尤其是在手术治疗后。

七、诊断

详细记录排尿症状的临床病史,例如排尿频率增加、尿失禁、尿急、憋尿,以及便秘。体格检查应包括评估体重、身高和血压、触诊腹部以寻找肿块和膀胱球、肠道中是否存在粪便以及评估生殖器。检查背部以寻找提示隐匿性脊柱裂伤的皮肤标志物,因为高达25%的脊柱裂伤儿童存在VUR。

由于症状可能会发生变化,因此应在随访期间定期重新评估临床病史。在治疗过程中还应经常评估LUTD和便秘。

VUR的最终诊断只能通过影像学检查获得。用于定义VUR诊断的影像学检查在理想情况下是无辐射的,不需要导尿或镇静,具有高精度和解剖细节,并且成本低。但目前可用的成像测试(VCUG或直接膀胱造影)都不能满足前面提到的所有或大部分参数。

影像学检查是VUR诊断的基础,标准的影像学检查包括泌尿系超声、排泄性膀胱尿路造影及肾核素扫描。有相关研究表明降钙素原对于判断患儿是否存在VUR有一定临床价值,降钙素原水平随着VUR级别的增加呈现逐渐增高的趋势,可能因VUR级别增加,肾脏瘢痕形成的危险性增加,导致降钙素原水平呈现相应的逐级升高趋势,其可作为预测VUR严重程度的独立指标,但仍缺乏随机对照研究证实这一结论以减少排泄性膀胱尿路造影的检查。目前排泄性膀胱尿路造影(voiding cystoure-throgrphy,VCUG)是仍是诊断VUR的标准方法,它不仅可以客观清楚地显示反流的程度,还可以同时显示膀胱和尿道的解剖情况。那么哪些患儿需要进行影像学检查以评估VUR呢?

欧洲泌尿学会(EAU)和欧洲儿科泌尿学会(ESPU)指南均建议泌尿系超声和VCUG作为发热性尿路感染患儿的初步评估方法。美国儿科学会(AAP)2011年指南则建议首次评估时只使用泌尿系超声,而在再次泌尿系感染或输尿管扩张、超声发现肾脏异常时才使用VCUG,这与其在1999年提倡首次发热性尿路感染后即行泌尿系超声和VCUG的指南有极大的不同。发热性尿路感染患儿中VUR的男性患儿发病率高于女性患儿,相反,VUR发病率在泌尿系超声正常的女性患儿中更高。一项前瞻性研究发现,88%的发热性尿路感染后的患儿泌尿系超声无明显异常。Juliano等通过回顾性分析发热性尿路感染患儿的泌尿系超声及VCUG结果后指出,25%的患儿超声结果为阴性,然而VCUG提示Ⅲ级以上反流,15%泌尿系超声正常患儿伴有复发性肾盂肾炎。同样,Nelson等也通过研究发现泌尿系超声异常对于VUR的阳性预测价值并不显著。研究者表示泌尿系超声应与VCUG视为互补而非替代其作VUR的筛查检测。这与2015年发布的RIVUR研究结果也是一致的,基于泌尿系超声对VUR的鉴别并无明显优势,超声作为发热性患儿是否需行进一步评估的首要影像学检查的观念应被质疑。

肾核素显像(^{99m}Tc-dimercaptosuccinic acid,DMSA)对于检测局部灌注不足和急性肾盂肾炎的水肿以及随之肾实质瘢痕形成高度敏感,肾瘢痕形成往往需要较长时间,并且只在约50%的急性炎症累及的实质区域出现。EAU、ESPU及美国儿科学会(AUA)的指南均建议肾核素显像应在有高VUR级别、高肌酐和反复尿路感染的患儿中进行。欧洲儿科放射学学会ESPR指南则建议行泌尿系超声和DMSA以检测是否存在肾发育不良及肾瘢痕的形成,若有肾脏累及再行VCUG。其目的旨在减少尿路插管、性腺的医源性辐射和无临床意义的VUR诊断。然而,DMSA的缺点在于高额的费用以及每个放射科室使用的同位素并不统一,以致其诊断和解释结果的偏差。此外,磁共振尿路造影术(magnetic resonance urography MRU)可用于检查是否存在肾萎缩。

八、鉴别诊断

(一)先天性巨输尿管

也可引起肾、输尿管扩张积水,尤其输尿管扩张较显著,与膀胱输尿管回流造成的积水相似,临床表现也相似。但先天性巨输尿管病变位置在输尿管末端,IVU或逆行尿路造影显示输尿管末端狭窄,造影剂排泄梗阻。膀胱造影无输尿管反流。膀胱镜检查输尿管开口正常。

(二)输尿管肿瘤

可引起肾、输尿管积水。但输尿管肿瘤以无痛性肉眼血尿为临床特点。IVU或逆行造影可见输尿管内充盈缺损。排尿期膀胱造影无膀胱输尿管回流。膀胱镜检查见输尿管开口正常或有乳头状或菜花状新生物从输尿管口突入膀胱。

(三)输尿管结石

可引起肾、输尿管积水。但多有反复发作的腰腹部绞痛或酸胀伴血尿。IVU检查显示输尿管内结石影及排泄受阻。对少量阴性结石,B超或CT检查可发现结石。膀胱造影无膀胱输尿管回流。膀胱镜检查见输尿管开口正常。

(四)输尿管口囊肿

可引起肾输尿管积水。IVU显示膀胱内因囊肿突入膀胱形成的充盈缺损。有"眼镜蛇头"样负影,无输尿管反流。但B超及CT检查均显示膀胱内囊性肿物。膀胱镜检查见输尿管口囊性肿物,中央有孔排尿,呈节律性充盈与萎陷。

(五)梗阻性疾病

下尿路梗阻性疾病如前列腺增生症、尿道狭窄、神经源性膀胱等疾病的晚期都可以引起膀胱输尿管回流。无论体格检查、X线检查等都可以发现原发病的表现,更重要的是由下尿路梗阻性疾病引起的膀胱输尿管回流都是双侧性的。

九、治疗策略

膀胱输尿管回流的治疗应根据不同的检查结果、不同的病因和级别而采取不同的治疗方法。在治疗前需注意以下情况。

(1)反流有自行消失的希望,这与患者年龄和反流程度有关,Duckett(1983)报道若能控制感染,Ⅱ度63%、Ⅲ度53%、Ⅳ度33%的反流可自消,随年龄增长,很多Ⅰ~Ⅲ度反流可自愈,Ⅴ度难自愈。

(2)长期抗感染治疗对小儿是安全、可耐受的。

(3)并发膀胱憩室、无抑制性膀胱等并不能阻止反流自消。

(4)如输尿管直径及膀胱正常,则输尿管膀胱再植术的成功率可达95%~98%。

(5)反流持续到青年、成年则不易自消。成年男性有反流不一定有病态,但女性尤其妊娠时会出现问题。

(6)无感染的反流似乎不引起肾损害。

(7)非手术治疗 轻度反流(Ⅰ度、Ⅱ度、Ⅲ度)适用非手术疗法,目的是用药物控制尿路感染,防止肾盂肾炎对肾脏的损害。选用适当抗生素并配合按时排尿法和连续排尿法以减少膀胱内剩余尿。定期复查尿常规、尿培养和排尿期膀胱尿道造影,观察疗效。

(8)手术治疗 严重反流(Ⅳ度、Ⅴ度)、反流进行性加重或持续至成年、药物不能控制肾盂肾炎反复加重者均需手术治疗。手术的目的主要是延长膀胱黏膜下输尿管的长度,最好使黏膜下隧道的长度5倍于输尿管直径。对明显扩张之输尿管需截剪后再行输尿管膀胱再植。

(9)腔内泌尿外科手术 通过膀胱镜将硬化剂注射到输尿管口黏膜下,改变输尿管口的形态并缩紧输尿管口,使之达到抗反流目的。常用的硬化剂有:聚四氟乙烯(Teflon)、胶原蛋白等。

(一)保守治疗

保守治疗是基于VUR具有自愈的共识上的,特别是在低反流等级的患儿中。主要包括:严密的观察、持续性预防使用抗生素以及对LUTD患儿膀胱功能的恢复。如出现发热性尿路感染,应立即终止观察并采取干预措施。发育早期,肾脏更倾向于形成新的瘢痕。发热性尿路感染应立即行抗生素治疗,最常使用的CAP剂量是治疗剂量的1/3,常用药物有甲氧苄啶、磺胺甲基异恶唑、呋喃妥因和头孢克洛等。一项多中心、随机、安慰剂对照的前瞻性研究(Swedish reflux trial),将203名随访患儿(128名女性和75名男性)随机分为3组:预防性使用抗生素、内镜注射和安慰剂组。研究结果显示所有组的患儿反流级别都有所下降,并且VUR的消失率分别为13%、38%和15%。结论提示内镜注射组患儿的改善率明显高于其他两组,然而预防性使用抗生素与安慰剂组之间并无明显差异。患儿反流等级为Ⅲ~Ⅳ级,年龄为1~2岁。内镜注射及预防性抗生素在女性患儿中较安慰剂组而言明显降低了发热性尿路感染的复发率,但却不能在男性患儿中得到同样的结果。同样,另一项于2007年启动的多中心双盲安慰剂对照试验——RIVUR试验(randomized intervention for children with vesicoureteral felux, RIVUR),将600名年龄在2月至6岁之间反流等级为Ⅰ~Ⅳ级的患儿随机分为预防性使用抗生素(复方新诺明)与安慰剂组,2015年在其发表的结果中显示预防性抗生素在VUR患儿中可明显减少发热性或有症状的尿路感染的复发,然而这项试验并没有证明预防性使用抗生素可减少肾脏瘢痕的形成。反复的尿路感染患儿可行手术或内镜注射治疗,手术治疗适用于持续性的高反流等级(Ⅳ/Ⅴ)患儿,然而目前手术时机和方法的选择并未达成共识。

(二)内镜注射治疗

反复尿路感染的患儿可行手术或内镜注射治疗。自从1981年Matouschek首次提出了输尿管黏膜下注射后,1984年由O'Donnell和Puri首次报道了输尿管黏膜下注射的临床应用,使得这项技术发展成为针对于开放性手术治疗的另一选择。内镜注射治疗的原理主要是运用填充剂注射于输尿管膀胱壁间段黏膜下层使输尿管开口抬高从而达到抗反流的目的。术后并发症主要为发热性尿路感染、输尿管梗阻及治疗失败等。在过去的20年间,包括聚四氟乙烯、胶原蛋白、自体脂肪、聚甲基硅氧烷、硅胶以及软骨细胞等多种填充剂被运用于注射,还有近年来运用的聚糖酐透明质酸(Deflux)。聚四氟乙烯治疗效果虽然最好,但是因其微粒迁移效应而禁用于儿童,然而其他填充物也并未得出良好的疗效。目前治疗现状表明内镜注射的微创、操作方便及可门诊手术等优势使其广泛开展,已取代部分抗生素治疗及开放手术。Deflux是2001年由美国食品和药物管理局批准的唯一用于治疗儿VUR的药物,一项meta分析显示内镜注射治疗的成功率在Ⅰ~Ⅱ级反流患儿中为78.5%,Ⅲ级为72%,Ⅳ级为63%,Ⅴ级为51%,如果第一次注射失败,那么第二次治疗成功率为68%,第三次为34%。然而20%~30%的患儿术后VCUG复查提示阴性后3个月再次发生VUR和发热性尿路感染。尽管多方研究表明短期内内镜注射成功过率可高达90%,但长期随访的结果却并不支持这一数据。不同的方法及设计、随访期限、患儿的选择以及外科操作技术阻碍了内镜注射成功率的精确统计。

总之尽管内镜注射对于接受手术的患儿来说目前是一项有利的选择，但需要进一步的研究证明其优势使之成为永久性治疗选择。

(三)开放性手术治疗

开放性手术方式分为膀胱内和膀胱外两大类，现已发展多种术式，尽管不同的术式有其独特的优势及并发症，所有的术式都有相同的原则：即通过黏膜下包埋输尿管以延长膀胱内输尿管长度，使膀胱内输尿管长度与直径之比约为5:1达到抗反流的目的。最常使用的术式为Cohen术，这项术式的缺点在于长患儿术中内镜下进入输尿管困难。其他膀胱内术式可选择Politano-Leadbetter和Glenn-Anderson。膀胱内术式术中需切开膀胱，将膀胱与输尿管离断后植入新的膀胱黏膜下隧道，术后膀胱刺激征和血尿症状较严重。如拟行膀胱外(Lich-Gregoir)术式，术前应使用膀胱镜评估膀胱黏膜和输尿管开口的位置及构型。双侧反流的患儿应采取膀胱内术式，因为同时进行的双侧膀胱外抗反流再植术增加了术后尿潴留的风险。大量前瞻性随机对照研究表明，虽然开放手术不能显著减少肾脏瘢痕的形成，但可明显降低发热性尿路感染的发生率。目前开放性手术治疗的总体成功率约为95%~98%，特别是在反流等级为Ⅰ和Ⅲ级的患儿中成功率尤为高，发热性尿路感染的减少率为57%。现开放性手术的研究着重于如何通过术前术后护理、术后镇痛、减小切口和减少尿管的使用以减少并发症。

(四)腹腔镜手术治疗

第一台腹腔镜手术治疗VUR是使用膀胱外Lich-Gregoir术式，这项技术的特点由Lakshmanan和Fung首先提出。他们提出输尿管缝合在年龄小于4岁及骨盆狭窄的患儿中较为困难，需进一步提高这种手术方法。腹腔镜膀胱内Cohen术式由于其内镜置入的困难和有限的移动范围使其应用受到了限制。不同的研究结果均显示了腹腔镜手术对于开放手术而言有着减少术后疼痛的特点，但其住院时间并未减少，且手术时间明显延长。

随着腹腔镜技术在泌尿外科的发展，机器人辅助腹腔镜手术目前也成为一项新的发展热点。机器人辅助腹腔镜手术治疗VUR首先也使用膀胱外术式，但双侧输尿管同时再植术后易发生尿潴留使得膀胱内术式也继而发展。一项最新的回顾性分析将VUR患儿分为2组，39名行开放性手术(其中22名行膀胱内术式，17名行膀胱外术式)和39名行机器人辅助腹腔镜手术(19名行膀胱内术式，20名行膀胱外术式)。研究结果表明机器人辅助腹腔镜手术时间明显延长，但机器人辅助膀胱内术式术后患儿膀胱痉挛和血尿的发生率低于开放性膀胱内术式，但两组患儿术后疼痛并无明显区别。机器人辅助腹腔镜膀胱内术式患儿的术后留置尿管时间及住院时间减少。两组使用膀胱外术式的患儿间无显著差异性。所有患儿中临床及影像学治愈率无明显区别。因此，目前腹腔镜手术尚不能被推荐成为VUR手术治疗的标准方法，并且其对术者的技术要求更高，可供患儿家长作为手术治疗的一项选择。

十、疗效及转归

临床工作中连续预防性使用抗生素确实存在困难。据报道23%的VUR患儿使用抗生素时间未达到规定服药时长的3/4，15%患儿未达到规定服药时长的1/2。Copp等报道，只有40%的VUR患儿预防性使用抗生素时间可达规定服药时长的4/5。患儿服药依从性较差，而较低的服药依从性是否能在临床中获得疗效需进一步验证。此外VUR患儿及家属的偏好可能会影响是否接受手术治疗，所以对于医疗条件有限或对保守治疗依从性差的患儿，手术是合理的选择。

传统开放手术虽为侵入性手术，术后住院时间及留置尿管时间长，但因其疗效确切，适用范围广等特点，对于符合手术指征的患儿，特别是高级别、伴有解剖及功能异常的VUR患儿，仍然是最常用的手术方式。

传统手术或腹腔镜及机器人手术为侵入性手术，均需住院，且需行插入导尿管等有创操作，而内镜注射治疗仅为门诊手术，术后疼痛轻，无须留置导尿管，且可重复性强，家长与患儿较易接受。对外科医师而言手术学习周期短，易操作。特别是对于低级别反流及未合并解剖及功能异常的VUR患儿，内镜注射治疗同时具有成功率高及快速康复等优势。但其长期疗效仍需更多的临床研究支持。

虽然腹腔镜操作需要专业器械配合，手术时间长，外科医师学习曲线也较开放手术长，但经膀胱外入路腹腔镜输尿管再植术最大程度地避免了对输尿管和膀胱的过度操作，减少了膀胱痉挛及血尿等术后并发症发生，与

Cohen手术和内镜注射治疗相比具有独特的优势,而且其成功率与开放手术相似。机器人手术作为逐渐兴起的手术方式,成功率较高,然而其机械操作准备复杂,成本更高,较其他手术方法的优势尚未得到明确证实。

定期随访应行影像学检查,泌尿系超声、VCUG、核素造影或DMSA是保守治疗中监测反流自愈和肾功状态的组成部分。随访频率目前无统一的时间表,建议一年两次行泌尿系超声,根据超声结果和临床表现一年行一次膀胱造影和DMSA或更少。如出现发热性尿路感染,应立即终止观察并采取干预措施,以免肾脏形成新的瘢痕。

参考文献

[1]Angelena Edwards, Craig A. Peters. Managing vesicoureteral reflux in children:making sense of all the data[J]. F1000Res, 2019, 8:F1000 Faculty Rev-29.

[2]Khawaja MA, Nawaz G, Jamil MI, et al. Efficacy of endoscopic treatment for primary vesicoureteric reflux in children[J]. J Ayub Med Coll Abbottabad, 2015, 27(4):861-864.

[3]Lee LC, Lorenzo AJ, Koyle MA. The role of voiding cystourethrography in the investigation of children with urinary tract infections[J]. Can Urol Assoc J, 2016, 10(5-6):210-214.

[4]Chung JM, Park CS, Lee SD, et al. Postoperative ureteral obstruction after endoscopic treatment for vesicoureteral reflux[J]. Korean J Urol, 2015, 56(7):533-539.

[5]Grimsby GM, Dwyer ME, Jacobs MA, et al. Multi-Institutional Review of Outcomes of Robot-Assisted Laparoscopic Extravesical Ureteral Reimplantation[J]. J Urol, 2015, 193(5):1791-1795.

[6]Roupret M, Babjuk M, Comperat E, et al. European association of urology guidelines on upper urinary tract urothelial carcinoma:2017 update[J]. Eur Urol, 2018, 73(1):111-122.

[7]Radmayr C, Bogaert G, Dogan HS, et al. EAU Guidelines on Paediatric Urology[EB/OL].[2019-10-10].https://uroweb.org/guideline/paediatric-urology/.

[8]Blais AS, Bolduc S, Moore K. Vesicoureteral reflux:From prophylaxis to surgery[J]. Can Urol Assoc J, 2017, 11(1-2 Suppl 1):S13-S18.

[9]Tae BS, Choi H, Park JY, et al. Laparoscopic Approach for Intravesical Surgery Using Pneumovesicum in Urology:Literature Review[J]. Int Neurourol J, 2018, 22(Suppl 1):S10-S22.

[10]Gander R, Asensio M, Royo GF, et al. Laparoscopic Extravesical Ureteral Reimplantation for Correction of Primary and Secondary Megaureters:Preliminary Report of a New Simplified Technique[J]. J Pediatr Surg, 2019, 2019, pii:s0022-3468(19)30452-x.

[11]Deng T, Liu B, Luo L, et al. Robot-assisted laparoscopic versus open ureteral reimplantation for pediatric vesicoureteral reflux:a systematic review and meta-analysis[J]. World J Urol, 2018, 36(5):819-828.

殷晓艳(撰写) 陶新朝(审校)

家族性膀胱输尿管反流
Familial vesicoureteral reflux, FVR

关键词:家族性膀胱输尿管反流;原发性膀胱输尿管反流;膀胱输尿管反流

Keywords:Familial vesicoureteral reflux; Primary Vesicoureteral Reflux; Vesicoureteral reflux

一、概述

家族性膀胱输尿管反流(Familial vesicoureteral reflux, FVR),属于原发性膀胱输尿管反流(Primary vesicoureteral reflux, PVR)范畴,是最常见的膀胱输尿管反流类型,由输尿管膀胱连接部(ureterovesical junction, UVJ)不能闭合或闭合不全所致,该部位包含了一段在膀胱壁内的输尿管(膀胱段输尿管)。正常情况下,膀胱收缩时,通过周围膀胱肌肉充分压迫膀胱段输尿管并使之闭合从而防止反流。在原发性VUR中,由于膀胱段输尿管先天性过短,这种抗反流机制失效。膀胱段输尿管的长度可能由遗传决定,这正是家族性VUR的原因。随着膀胱生长,膀胱段输尿管会变长,提高抗反流功能,因此,原发性低分级VUR通常随着患者的生长而自发缓解。继发性VUR是由膀胱排尿压异常升高,使UVJ无法在膀胱收缩期间闭合所导致的,它通常与解剖性或功能性膀胱梗阻相关,梗阻的程度和持续时间会影响VUR的严重程度。

二、定义

FVR是一种罕见的非综合征性泌尿生殖道畸形,其特征是家族性发生的尿液从膀胱逆行进入输尿管,有时甚至进入肾脏。患者可能无症状,或可能出现反复的、有时伴有发热的尿路感染。在急性肾盂肾炎的情况下,这些感染可能会导致严重并发症(肾瘢痕、高血压、肾衰竭)。VUR随着年龄增长有可能自发缓解。

三、流行病学

原发性VUR是一种常见的儿童泌尿系统异常,在新生儿中患病率接近1%。在接受VUR筛查的超声产前发现肾积水的婴儿中,VUR患病率为16.2%(7%~35%)。VUR儿童的兄弟姐妹也有27.4%(3%~51%)的VUR风险,而VUR父母的后代发病率更高,为35.7%(21.2%~61.4%)。因此,原发性VUR与家族性VUR实为同一范畴疾病。

VUR的自发消退取决于出现时的年龄、性别、级别、偏侧性、临床表现模式和解剖结构(如双相系统或异位输尿管)。对于出现时年龄<1岁、反流程度较低(Ⅰ~Ⅲ级)、无症状的产前肾积水或患有VUR的兄弟姐妹,VUR的缓解更快。在随访的4~5年内,VUR一级和二级的缓解率接近80%,VUR三级至五级的缓解率为30%~50%。双侧高级别反流的自发缓解率较低。

四、病因及发病机制

原发性VUR有家族性。如前述,VUR患者同胞的患病率为27.4%,VUR患者子女的患病率为35.7%。一项研究显示,VUR患者的同卵双生子同胞的发病率为80%,高于异卵双生子同胞为35%。

全外显子组测序在*TNXB*基因中识别出了致病的杂合错义突变,该基因编码调控胶原沉积的大分子细胞外基质蛋白,说明支持UVJ的细胞外基质受到干扰可能会会促发VUR。一些VUR患儿存在关节活动过度,支持该结果。另外,也有多基因遗传的证据。一项研究通过460个家族发现,采用显性模式的参数连锁分析识别出了和疾病有关的家族性VUR基因区域,位于染色体10q26,含有69个基因。另一项研究使用相似的方法分析了一个存在VUR合并关节活动过度的大家族,结果发现疾病基因位于染色体6p。

VUR本身并不是产后肾损伤的原因,但如果继发反复感染有关,它可能会导致肾瘢痕形成。在有症状的VUR儿童中,有10%~40%的儿童存在影像学证实的肾瘢痕形成,这是由先天性发育不良和/或感染后获得性损伤引起的。先天性肾脏损伤是由于膀胱疾病的显著改变继发于肾脏发育紊乱的结果。感染后获得性损伤被认为是由宿主和细菌因素的复杂相互作用引起的,这些因素会导致肾功能的急性改变,并可能导致永久性肾瘢痕形成。

研究显示,肾脏瘢痕形成具有遗传易感性,这可能是许多VUR患儿存在肾脏瘢痕形成差异的原因。一项研究调查了RIVUR参与儿童的拷贝数变异,结果发现与年龄和族群匹配的对照相比,VUR组更常见和固有免疫应答相关的拷贝数变异。

五、临床表现

(一)出生前发现

出生前超声检查见肾积水提示存在VUR的可能性为15%。出生前即有VUR患者中,男性占比较高。一项纳入155例VUR婴儿的研究显示,75%的患儿为男性,Ⅴ级反流的患者几乎都为男性。由于新生儿早期少尿,超声检查应推迟到出生后第一周。在出生后肾脏超声结果正常但出生前存在肾积水的婴儿中,17%存在VUR,表明出生后肾脏超声结果正常并不能排除VUR。

(二)出生后发现

VUR的产后诊断通常是在确诊发热性UTI后做出,有时是通过家族筛查确定。如果经过如厕训练的较大龄儿童(尤其是女孩)在首次UTI后确诊VUR,那就更有可能存在继发原因如膀胱功能障碍导致的功能性膀胱梗阻。

(三)下尿路功能障碍(lower urinary tract dysfunction,LUTD)

LUTD指膀胱尿道在储尿期和(或)排尿期存在功能异常,是继发性VUR的重要原因。另外,LUTD常合并原发性VUR和复发性尿路感染。有研究显示,重度双侧VUR合并肾脏损伤和复发性尿路感染膀胱功能异常多表现为膀胱容量增大和膀胱排空不全，影响VUR自愈。van Gool等观察了310例VUR儿童，其中18%存在逼尿肌括约肌协同失调。LUTD临床可以出现各种下尿路症状，如膀胱过度活动症、排尿延迟、各种日间尿失禁，包括阴道反流尿失禁、咯咯笑尿失禁和膀胱颈功能障碍等引起的各种排尿异常症状，部分患者发生反复尿路感染和膀胱输尿管反流，可引起上尿路损害。LUTD儿童也易出现行为和心理问题。

疑似LUTD儿童还应评估其排便功能。2013年ICCS将儿童排尿和排便障碍统一定义为膀胱直肠功能障碍（Bladder and bowel dysfunction，BBD），主要表现为尿频尿急、大小便失禁、排尿困难、复发性尿路感染、便秘或腹泻等，临床无明显神经和解剖等器质性病变。

六、辅助检查

诊断检查应评估儿童的整体健康和发育（身高、体重、血压）、发热性尿路感染的存在、肾功能、VUR程度以及膀胱功能等。影像学检查时VUR检查的重点部分。

影像学检查：初始影像学检查为肾脏和膀胱超声，可评估肾脏大小及形状，并检测有无肾脏解剖结构异常。进一步评估通常为排尿性尿道膀胱造影（voiding cystourethrogram，VCUG）。VUR的诊断依据是造影剂增强VCUG显示尿液从膀胱反流至上尿路，是确定VUR是否存在及其程度的首选检查。尽管VCUG相关辐射暴露更高，但能更好地显示解剖学细节。其他可用方法包括排尿性尿路超声造影（ceVUS）或放射性核素膀胱造影（RNC）。ceVUS是采用超声造影剂的新技术，可以显影下尿路和检测VUR，且无辐射。RNC是VCUG的替代方法，但无法显示详细的尿道解剖，因此对于VUR的继发性病因（如后尿道瓣膜症）价值较低。二巯基丁二酸（DMSA）是观察和对比双侧肾脏皮层组织和差异功能的最佳核素试剂，其视频尿动力学研究对继发性VUR的判断也有重要意义。然而，尽管人们担心电离辐射及其侵入性，传统的VCUG仍然是金标准，因为它可以更好地确定VUR的级别（在单个或重复肾脏中），并评估膀胱和尿道的结构。

根据VCUG所示逆流充盈程度及肾脏集合系统的扩张程度，对VUR的严重程度进行分级。Ⅰ级反流未到达肾盂；不同程度的输尿管扩张；Ⅱ级回流到达肾盂，集合系统没有膨胀，正常的肾盏；Ⅲ级输尿管轻度或中度扩张，伴有或不伴有扭曲，集合系统中度扩张，正常或轻微变形的肾盏；Ⅳ级输尿管中度扩张伴或不伴扭曲，集合系统的适度扩张，肾盏变钝，但乳头压迹可见；Ⅴ级输尿管重度扩张和扭曲，集合系统明显膨胀，乳头压迹不可见，肾实质内反流。Ⅰ级和Ⅱ级也称为轻度，Ⅲ级为中度，Ⅳ级和Ⅴ级为重度。也有人将VUR分为低级别（Ⅰ~Ⅲ级）、高级别（Ⅳ级和Ⅴ级）。

七、诊断

1.产前诊断为肾积水的婴儿

超声检查是产后评估的标准初始手段。由于新生儿早期少尿，超声检查应推迟到出生后第一周。出生后超声检查无肾积水并不能排除VUR。膀胱壁厚度和结构可能是膀胱出口梗阻和VUR的间接标志。2024年欧洲泌尿协会专家组建议，如果DMSA检测到肾皮质异常，则可应用VCUG检测产前肾积水新生儿/婴儿的VUR。专家组建议，对于US发现双侧高级别肾积水、双相肾积水、孤立肾积水、输尿管膨出、输尿管扩张、膀胱异常和有发热性尿路感染史的患者，在产前诊断为肾积水时可使用VCUG，因为VUR的可能性要高得多。对于产前有轻微肾盂扩张和产后无肾盏扩张的婴儿，不建议使用VCUG，因为VUR在这些情况下很罕见，如果存在，也属于低级别。

2.反流患者的兄弟姐妹和后代

对反流患者的无症状的兄弟姐妹和后代进行筛查的证据不足。因此，不应建议对所有兄弟姐妹和后代进行筛查。

3.发热性尿路感染的儿童

肾超声检查应作为发热性尿路感染的初步评估和随访的一部分，以评估随着时间的推移肾脏的生长情况。在诊断儿童首次发热性尿路感染时，包括年龄（>6个月）、是否存在败血症、白细胞计数（≥15000/ml）和异常肾脏超声结果在内的风险因素可用于生成VUR存在的预测指标。患有发热性感染和肾脏超声检查结果异常的儿童发生VUR的风险更高，应使用VCUG对其进行VUR评估。如确诊VUR，进一步的评估包括DMSA扫描。在正确的时间进行DMSA扫描，可以确定是否存在肾脏瘢痕和单个肾脏的功能下降，并可用于指导治疗方案。

八、鉴别诊断

应鉴别继发性VUR。在有膀胱直肠功能障碍症状和VUR的儿童，尤其应认真检查下尿路功能障碍（LUTD）是否存在，这对原发或继发VUR的诊断至关重要。在LUTD中，VUR通常是低级别的，超声检查结果正常，通常没有进行VCUG的证据。在接受过如厕训练的儿童中，患有LUTD和VUR的儿童比患有孤立VUR的孩子患反复发热性尿路感染的风险更高。膀胱和职场功能障碍（BBD）在接受过如厕训练的儿童VUR患者中很常见。研究表明，BBD和VUR的存在使尿路感染复发的风险加倍。因此，在对VUR进行任何治疗之前，应仔细评估所有出现尿路感染的儿童是否存在BBD，并进行相应的治疗。

九、治疗策略

主要治疗目标是通过将肾盂肾炎的风险降至最低来保护肾功能。关于VUR的最佳治疗，特别是在诊断程序和治疗的选择以及治疗时间方面，仍存在争议。

（一）非手术治疗

1.定期随访，超声影像学检查

监测儿童的身高和体重，以及血压、血清肌酐，是监测VUR自发消退和评估肾脏状况的治疗策略的一部分。

2.持续抗生素预防性治疗（CAP）

许多前瞻性研究评估了CAP在放射性核素扫描预防复发性发热性尿路感染和局灶性摄取缺陷中的作用。试验表明，CAP在低级别反流中的益处极微。在2023年发表于新英格兰医学杂志的一项随机对照试验中，Morello等评估了CAP对患有Ⅲ、Ⅳ或Ⅴ级VUR且既往无尿路感染的婴儿的疗效。结果发现，预防1例尿路感染需要治疗2年的人数是7名儿童，但CAP在肾瘢痕、肾功能或因尿路感染住院方面没有任何作用。另一项称为RIVUR的研究表明，CAP可以将复发性发热性尿路感染的风险降低50%，但对放射性核素扫描的局灶性摄取缺陷及其后果（高血压和肾衰竭）没有影响，并且与抗微生物耐药性的增加有关。RIVUR的研究发现，存在BBD和高级别反流的高危人群可从CAP中获益。尽管文献没有提供任何关于VUR患者CAP持续时间的可靠信息，但一种实用的方法是使用CAP直到BBD消退。

通常建议以常规治疗剂量的四分之一到一半开具每日抗生素处方。甲氧苄啶-磺胺甲噁唑（TMP-SMZ）、阿莫西林和呋喃妥因是CAP最常用的抗生素。对于6周以下的婴儿，由于有肝损伤的风险，应避免服用TMP-SMZ。对于患有严重肾功能不全的儿童，由于潜在的肾毒性，也应避免使用TMP-SMZ。由于呋喃妥因有溶血风险，因此避免在4个月龄内的婴儿。患者、医护人员对CAP最大的担忧之一是其长期影响。但RIVUR研究表明，TMP-SMZ预防2年对全血细胞计数、血清电解质或肌酐没有任何不良影响。长期CAP对VUR儿童肠道微生物群的影响存在争议，需要进一步研究。CAP停药的最佳时机存在争议。研究发现，在最后一次发热性尿路感染后接受CAP治疗<1年的患者和双侧VUR患者可能会更频繁地复发。监测方案和进行抗反流手术或终止CAP的决定应针对每个病例进行个性化处理，并纳入与患者和医护人员的共同决策。强烈建议详细讨论风险、益处和替代方案。

3.手术治疗

手术治疗可以通过内镜下注射填充剂或输尿管再植入（开放式与微创）进行。对于反复发热性尿路感染和肾功能低下的儿童，肾切除术可能是一种选择。

（1）输尿管下注射填充剂

随着可生物降解物质的可用性，内镜下皮下注射填充剂已成为治疗儿童VUR的长期抗生素预防和开放手术干预的替代方案。VCUG期间的回流时间可用于预测内窥镜治疗的成功，因为仅在排尿期发生的VUR的成功率高于充盈期VUR。

目前最常用的填充剂是右旋糖酐/透明质酸（D/HA；Deflux，Dexell）溶液和聚丙烯酸酯-多元醇共聚物（PPC）水凝胶（Vantris）。在一项对5527名患者的荟萃分析中，一次治疗后，Ⅰ级和Ⅱ级反流的反流消退率为78.5%，Ⅲ级为72%，Ⅳ级为63%，Ⅴ级为51%。如果第一次注射不成功，第二次治疗的成功率为68%，第三次治疗为34%。一次或多次注射的总成功率为85%。获得性膀胱输尿管连接梗阻（VUJO）是VUR内镜矫正后的长期并发症。

内镜下VUR矫正相对于单纯CAP的额外益处仍不确定。

（2）开放手术

已经描述了多种膀胱内和膀胱外的手术技术用于VUR的外科矫正。尽管不同的方法有特定的优点和并发症，但大多通过黏膜下嵌入输尿管延长输尿管壁内部分。开放手术相对安全，并发症发生率低，成功率高（92%~98%）。总的来说，所有外科手术均具有相似的VUR矫正成功率。

（3）腹腔镜和机器人辅助腹腔镜技术

大量接受腹膜内、膀胱外和气膀胱镜膀胱内输尿管再植入术的患者已经证明了这些技术的可行性。最近的一项荟萃分析比较了腹腔镜膀胱外输尿管再植入术（LEVUR）和经膀胱镜输尿管再植入术（TVUR），结果表明，两者在缓解率和并发症发生率相似，LEVUR通常是单侧低级别病例的首选，似乎有更高的成功率和更短的住院时间。最近的两项系统综述分析了开放式输尿管再植入术（OUR）和机器人辅助腹腔镜输尿管再植入术（RALUR）的结果，发现机器人方法被认为是一种可行且有效的原发性VUR手术方法，与OUR成功率相似，但RALUR的手术时间、费用和需要二次干预的术后并发症发生率较高。此外，腹腔镜和机器人辅助方法比内窥镜矫正更具侵入性，与开放手术相比的潜在优势仍有待分析，目前不能推荐腹腔镜入路作为常规手术。

十、疗效及转归

原发性VUR多会自发缓解。反流程度较低、诊断年龄<2岁以及仅单侧受累的患者容易缓解。文献报道，Ⅰ级和Ⅱ级VUR患者到5岁时，80%自发缓解。Ⅲ级VUR患者中，双侧反流且发病年龄为5~10岁的患儿5年期间的缓解率低于20%，而发病年龄最小组（1~2岁）且单侧反流的患儿缓解率为70%。Ⅳ级VUR患者中，5年期间单侧反流的缓解率为60%，双侧反流的缓解率不到10%。Ⅴ级VUR患者除男婴在1岁以内的缓解率约为30%外，其他患者自发缓解罕见。

VUR较严重的患儿复发性发热性或症状性UTI的风险较高。RIVUR试验中，与Ⅰ级或Ⅱ级VUR患儿相比，Ⅲ级或Ⅳ级VUR患儿出现发热性或症状性UTI的可能性更高（14% vs 23%）。

肾脏瘢痕形成可导致高血压、肾功能不全和进行性CKD。瘢痕形成的风险随反流严重程度增加而升高。RIVUR试验发现，VUR患者2年后通过DMSA肾脏扫描检出肾脏瘢痕形成的风险增高，基线水平为4%，2年随访结束时为11%。其他研究显示，肾脏瘢痕形成的危险因素包括：入组时年龄较大、入组前已有2次UTI、VUR级别较高等，其中，Ⅳ级VUR的肾单位形成瘢痕的风险是无VUR患者的24.2倍。

参考文献

[1]中华医学会小儿外科学分会泌尿外科学组. 儿童原发性膀胱输尿管反流专家共识[J]. 临床小儿外科杂志, 2019, 18(10):811-816.

[2]中华医学会小儿外科学分会小儿尿动力和盆底学组. 儿童非神经源性下尿路功能障碍临床诊治专家共识[J]. 中华医学杂志, 2024, 104(14):1124-1131.

[3]Gnech M, 't Hoen L, Zachou A, et al. Update and Summary of the European Association of Urology/European Society of Paediatric Urology Paediatric Guidelines on Vesicoureteral Reflux in Children[J]. Eur Urol, 2024, 85(5):433-442.

[4]Liu JL, Shen Q, Wu MY, et al. Responsible genes in children with primary vesicoureteral reflux:findings from the Chinese Children Genetic Kidney Disease Database[J]. World J Pediatr, 2021, 17:409-418.

[5]Mathias S, Greenbaum LA, Shubha AM, et al. Risk factors for renal scarring and clinical morbidity in children with high-grade and low-grade primary vesicoureteral reflux[J]. J Pediatr Urol, 2022, 18:225. e1-e8.

[6]Oh S, Ha JY, Cho YJ. Contrast-enhanced voiding ultrasonography to detect intrarenal reflux in children:comparison with 99mTc-DMSA renal scans[J]. Ultrasonography, 2022, 41:502-510.

[7]Lertdumrongluk K, Lertdumrongluk P. Predictive score for vesicoureteral reflux in children with a first febrile urinary tract infection[J]. Int J Urol, 2021, 28:573-577.

[8]Shaikh N, Craig JC, Rovers MM, et al. Identification of children and adolescents at risk for renal scarring after a first urinary tract infection:a meta-analysis with individual patient data[J]. JAMA Pediatr, 2014, 168:893-900.

[9]Meena J, Mathew G, Hari P, et al. Prevalence of bladder and bowel dysfunction in toilet-trained children with urinary tract infection and/or primary vesicoureteral reflux:a systematic review and meta-analysis[J]. Front Pediatr, 2020, 8:84.

[10]Williams G, Craig JC. Long-term antibiotics for preventing recurrent urinary tract infection in children[J]. Cochrane Database Syst Rev, 2019, 2019:CD001534.

[11]Escolino M, Kalfa N, Castagnetti M, et al. Endoscopic injection of bulking agents in pediatric vesicoureteral reflux:a narrative review of the literature[J]. Pediatr Surg Int, 2023, 39:133.

[12]Ben-Meir D, Bahouth Z, Halachmi S. Late-onset uretero-vesical junction obstruction following endoscopic injection of bulking material for the treatment of vesico-ureteral reflux[J]. Urology, 2017, 101:60-62.

[13]Esposito C, Castagnetti M, Autorino G, et al. Robot-assisted laparoscopic extra-vesical ureteral reimplantation(Ralur/Revur)for pediatric vesico-ureteral reflux:a systematic review of literature[J]. Urology, 2021, 156:e1-e11.

[14]Bowen DK, Faasse MA, Liu DB, et al. Use of pediatric open, laparoscopic and robot-assisted laparoscopic ureteral reimplantation in the United States:2000 to 2012[J]. J Urol, 2016, 196:207-212.

[15]Grimsby GM, Dwyer ME, Jacobs MA, et al. Multi-institutional review of outcomes of robot-assisted laparoscopic extravesical ureteral reimplantation[J]. J Urol, 2015, 193:1791-1795.

[16]Kim C. Robotic urologic surgery in infants:results and complications[J]. Front Pediatr, 2019, 7:187.

[17]左佳, 窦启锋, 文建国. 儿童下尿路功能障碍诊断与治疗研究进展[J]. 中华医学杂志, 2022, 102(38):3045-3049.

[18]吕宇涛, 文建国, 袁继炎, 等. 小儿尿动力学检查专家共识[J]. 中华小儿外科杂志, 2014, 35(9):711-715.

贾俊亚（撰写） 陶新朝（审校）

第七节　先天性肾积水
Section 7　Congenital hydronephrosis, CH

关键词：肾积水；产前肾积水；输尿管梗阻

Keywords：Hydronephrosis；antenatal hydronephrosis；Ureteral obstrution

一、概述

先天性肾积水（Congenital hydronephrosis, CH）是儿童最常被诊断出的泌尿系统疾病，通常是一种良性且可自行消退的疾病。非梗阻性肾积水不需要手术治疗，而对于梗阻性肾积水，在出现严重肾损害之前及时治疗是必要的。

二、定义

先天性肾积水是以肾积水为主要表现的先天性肾脏和尿路畸形。

三、流行病学

先天性肾积水通常在胎儿期通过超声检查，美国一项调查结果显示，有1%~2%的产前超声检查发现尿路扩张。据统计，对于先天性肾积水大多数肾积水为生理性，出生后往往可自愈，而有些情况往往需要及早处置。

研究显示，产前初筛异常的胎儿只有1.5%需要长期随访治疗，说明大部分先天性肾积水存在自发缓解或病情稳定。先天性肾积水多为单侧，多为男性，左侧肾脏受累多见，女性病例右侧肾脏受累多见，双侧肾积水见于下尿路梗阻如后尿道瓣膜或尿道口狭窄。梗阻性肾病是儿童期ESRD的首要病因，也是10%成人CKD患者的病因。

四病因及发病机制

病因可为暂时性或生理性的，以及病理性的，如肾盂输尿管连接处梗阻（ureteropelvic junction obstruction, UPJO）、膀胱输尿管连接处梗阻（ureterovesical junction obstruction, UVJO）、膀胱输尿管反流（vesicoureteric reflux, VUR）、后尿道瓣膜（posterior urethral valves, PUV）等。

先天性肾积水确切病因不清楚，产前超声发现肾盂集合系统分离的病例，大部分为暂时性或生理性的（50%~70%），其他为肾盂输尿管连接处梗阻（Ureteropelvic junction obstruction, UPJO, 10%~30%）、膀胱输尿管反流（10%~40%）、输尿管膀胱连接处梗阻或巨输尿管（5%~15%）、多囊发育不良肾（2%~5%）、后尿道瓣膜（1%~5%）。

除了泌尿道外部压迫导致的肾积水外,输尿管自身发育异常导致的先天性肾积水,需要从基因表达层面寻找其发病机制。胚胎期肾脏输尿管发育过程涉及非常复杂的基因调控网络,故先天性肾积水常常伴发其他发育异常同时出现,如肾缺如、肾脏发育不良、异位输尿管、马蹄肾等。随着基因技术的发展,我们对先天性肾积水的发病机制有了逐渐深入的认识。在胚胎的后肾发育期间,多种基因调控输尿管的发育,其中最重要的有 *Gdnf*、*Ret* 及 *Gfrα1* 等,在泌尿系统发育后期,肾脏输尿管需要与膀胱进行连接,这个过程发育异常可能是膀胱输尿管反流或膀胱输尿管梗阻的病因,*Ret*、*Rara/Rarb2*、*Aldh1a2*、*Dlgh1*、*Pax2* 等基因均在这个过程中起到调控作用,另外,*Bmp4*、*Tbx18* 及 *Shh* 等基因的异常表达会导致输尿管间质异常发育。何君礼等以 UPJO 患儿切除的输尿管组织为研究对象,检测 *Bmp4* 的表达情况,得出 *Bmp4* 主要表达在输尿管的黏膜及基层,在 UPJO 患儿的输尿管的表达明显低于对照组,这种低表达可能与 UPJO 的发生有关。

除了发育异常,输尿管自身的非化脓性炎症也可能成为肾积水的病因,Ichii 等利用 C57BL/6 和 DBA/2 小鼠杂交得到 F2 子代,其中有 5% F2 发生自发性肾积水,研究结果显示,这个小鼠模型的肾积水来源于近端输尿管的梗阻,病理表现为输尿管上皮呈现异常乳头状增殖伴随着 B 细胞来源的淋巴细胞浸润,同时还有 CD16 阳性的大颗粒白细胞及嗜酸细胞从输尿管黏膜浸润至肌层,得出 F2 小鼠的肾积水的病因为局部高免疫反应及转化上皮异常形成导致的输尿管炎症。

五、病理生理机制

刘红等检测到先天性 UPJO 患者肾组织 SOCS1、3 的表达量与 UPJO 病理分级呈正相关,与肾小球滤过率呈负相关,说明 SOCS1、3 可能参与了 UPJO 肾纤维化病理过程。赵琦等研究了 *PRDX1*、*GSTP1* 和 *GPX1* 基因在先天性肾积水患儿肾组织的表达情况,得出 3 个基因 mRNA 及蛋白质表达均上调,这种高表达可能与氧化应激及梗阻性肾病的发生发展密切相关。徐友明等研究诱导型一氧化氮合酶在先天性肾积水肾组织表达与肾纤维化程度的关系,得出二者之间呈负相关,推测诱导型一氧化氮合酶表达下降可能加重了肾纤维化。

基因动物模型研究先天性肾积水早有报道,但常常同时存在其他泌尿系统发育异常,使其在研究先天性梗阻性肾病的应用中受到限制,Ingraham 等发现,mgb-/-小鼠表现为单纯的先天性输尿管梗阻,肾脏表现的进展性损伤与肾积水的严重程度直接相关,并且其病理生理过程与儿童先天性梗阻性肾病相似,是一个非常有前景的研究先天性输尿管梗阻及慢性肾脏疾病的动物模型。部分或全部单侧输尿管梗阻(unilateral ureteral obstruction,UUO)是一种经典的动物模型。

近些年的研究得出,胚胎期发育基因 *PAX2* 在 UUO 大鼠肾脏出现重新表达,*PAX2* 的再表达与肾间质纤维化密切相关,减少 UUO 大鼠 *PAX2* 的表达使肾纤维化减轻,这种促纤维化的作用可能是通过促进上皮间充质细胞转化而实现的。另外,在 UUO 大鼠肾脏,通过检测 PCNA 及 caspase3,细胞的增殖与凋亡参与 UUO 大鼠模型肾纤维化过程,部分 UUO 模型造模方法相对复杂,却更贴近先天性肾积水的实际情况。Botto 等利用新生鼠部分 UUO 模型,探索先天性肾积水远期预后情况。在小鼠出生第 3 天行部分 UUO 手术,分别在出生第 10 天及 3 个月进行检测,得出的结论为肾脏纤维化与肾脏体积呈现负相关。因此,在随访先天性肾积水的患儿时,单凭肾盂扩张的程度来判断肾损伤是不可靠的,需要综合多方面指标及探索新的生物学标志物。Peleli 等以部分 UUO 大鼠模型为研究对象,采用双侧肾脏去神经手术方法,研究肾积水的发病机制及去神经疗法的作用机制,研究结果显示,慢性部分 UUO 大鼠出现盐敏感性高血压、肾脏炎症及蛋白尿,与还原型辅酶Ⅱ(NADPH)氧化酶介导的氧化应激有关,去神经治疗能缓解高血压、清除蛋白尿、减轻肾纤维化以及改善 NADPH 氧化酶的功能。

六、临床表现

产后超声检查推荐用于产前轻度肾积水的新生儿。成像通常在第 1 周和 1 个月大时进行。轻度产前肾积水定义为前后肾盂直径(APRPD)5~9.9mm 范围内的 APRPD。肾积水的两个最常见原因是孤立的产前肾积水(46%)和暂时性和生理性变化(34%)。

七、辅助检查

(一)产前评估

1. 超声检查

由于超声检查具有无创、价廉、可进行连续动态观察等优点,已成为筛查先天性肾积水的首选方法。有文献提示,在孕10~14周,即可通过超声检查肾脏和膀胱。大部分妇产科医生(91%)习惯用APD分级标准描述先天性肾积水的严重程度。但由于APD诊断先天性肾积水的阈值通常取决于胎儿的不同胎龄。不同胎龄APD阈值的研究结果并不一致,因此,实际应用时亦存在高度不一致性和不稳定性。有几项研究评估了不同胎龄正常胎儿肾盂APD值,并来建立规范的数据资料。结果显示,APD 4mm是孕早期诊断先天性肾积水最常见的阈值,而在较大胎龄则为7mm。之后2010年美国胎儿泌尿外科协会在共识中提出产前应用APD进行肾积水分级的系统,将4mm和7mm分别作为孕早期与孕晚期评估胎儿是否为先天性肾积水的阈值。

其他的超声结果对于评估产前先天性肾积水的严重程度亦十分重要,包括肾积水侧别、肾盏扩张情况、肾实质厚度、膀胱和输尿管异常、性别、羊水量多少以及是否合并其他畸形。有研究提示,肾盏扩张是临床上预测先天性肾积水的一个重要的指标。因此,一些分级系统以整合肾盏扩张的程度来评价先天性肾积水的严重程度。如Grignon等提出的APD分级系统,综合考虑了APD、肾盏扩张情况以及实质厚度。而SFU系统分为5级,主观评价肾盂扩张,区分中央型和外周型肾盏扩张,并评估肾实质厚度。但这两个分级系统包含指标不够完善全面。

2014年美国胎儿泌尿外科协会、儿科肾脏协会、儿科放射协会、超声协会等达成共识,提出新UTD产前部分,其纳入指标除了APD,还包括其他的超声特征:①肾盏扩张,需区分中央和外周扩张;②肾实质厚度是否正常;③肾皮质回声是否异常;④输尿管是否扩张;⑤膀胱是否异常;⑥产前超声有无不明原因的羊水过少。UTD分级系统将产前胎儿肾积水分为UTD A1低风险组和UTD A2~3高风险组。

2.磁共振成像(MRI)检查

除胎儿超声外,胎儿MRI也可以作为评估复杂胎儿泌尿系统畸形和其他系统畸形的辅助检查,能更客观地显示泌尿系统精细结构,而且无辐射,并且通过胎儿MRI评估肾积水SFU分级能够提高评判间信度,但MRI检查较昂贵,虽然相比超声能够提高SFU分级系统评价准确度,但总体对于UTD分级系统无影响。

(二)出生后评估

1.超声检查

超声检查依然是生后评估肾积水情况的首选。一项对284例儿童影像学医生就生后超声描述先天性肾积水的调查中,66%采用轻中重度描述,而其他则使用APD分级系统或使用SFU分级系统来描述先天性肾积水的严重程度。基于静脉肾盂造影照片(IVP)和MRI测量,正常儿童APD通常被认为是1岁内<3mm,18岁内<6mm,5岁以下儿童的第99个百分位<10mm。此外,尿路扩张可受膀胱充盈程度、水合状态等影响。

出生后先天性肾积水分级系统有多种方式。一项荟萃分析表明,SFU分级系统仍是应用最广泛、一致性最好的分级系统。2014年UTD分级系统对于生后肾积水进行了系统分级。并分为UTD P1(低风险)、UTD P2(中风险)和UTD P3(高风险)。理想的APD测量结果是基于胎儿或儿童肾脏前后横断面的图像。胎儿肾脏和APD测量的最佳可视视角,为其脊柱应显示在12点或6点钟位置。此外,应测量肾盂最大直径。产后评估时,建议测量俯卧位横断面前后径值。同时,对于UTD分级系统产后部分需要注意的是,生后分级同样基于最为关注的特征,如APD值在UTD P1范围,但如伴有外周肾盏扩张,则应列入UTD P2级别;而对于UTD P3级级别,当出现肾盏扩张或输尿管异常时,需要观察是否伴有实质厚度、实质表现和膀胱异常,当出现三者之一时归入UTDP3级。

2.排尿性膀胱尿路造影检查(micturating cystourethrogram,MCU)

MCU可有效鉴别和评价VUR、UPJO/UVJO、巨输尿管、PUV、重复肾畸形等疾病。MCU目前是诊断VUR的金标准,也是分级的依据,同时也是诊断PUV等的主要方法,但系有创性检查,其应用受到一定限制。

肾积水的病因中,梗阻性病因占到先天性肾积水病因的10%~40%。2014年UTD分级系统对于UTD P3组建议完善MCU,而UTD P1~2组是否行此项检查则由临床医生自行决定。在新生儿肾积水中,VUR的发生率为7%~35%,在自行缓解的新生儿肾积水中,VUR的发生率为25%。但原发性VUR有一定比例的自愈倾向,甚至可见于重度反流患儿。同时,有文献指出,目前VUR级别和先天性肾积水严重程度之间的相关性仍不足。当然,也有资料认为,先天性肾积水VUR可能性较高,认为所有尿路扩张的患儿均需行MCU检查。欧洲小儿泌尿外科协会建议,对于超声发现有双侧高级别肾积水、输尿管扩张和膀胱异常患儿,行MCU明确是否存在VUR等疾病;当患儿产前诊断为肾积水,且生后有尿路感染症状时,也建议行MCU,明确病因。

目前建议,对于产前超声已诊断为高级别肾积水,或同时伴有输尿管扩张和膀胱异常等,且生后早期超声提示积水未缓解,并出现反复泌尿系感染,肾功能明显下降等情况,应尽快完善MCU,明确病因,早期治疗。

3.核素肾显像

核素肾显像能够评估分肾功能和肾积水梗阻的严重程度,是肾积水术前评估和术后随访的重要影像学检查。核素肾显像主要可分为肾动态显像与肾静态显像,而根据示踪剂的不同,可体现不同的临床指标。常用的核素肾显像的放射性示踪剂为Tc-MAG3/Tc-EC、Tc-DTPA和Tc-DMSA。

肾动态显像主要应用的示踪剂为Tc-MAG3/Tc-EC、Tc-DTPA。Tc-MAG3 90%与血浆蛋白相结合,主要通过肾小管分泌清除,可显示肾皮质和肾脏集合系统,并且可以很好地显示肾功能,Tc-EC原理大致与Tc-MAG3类似;相对的,Tc-DTPA很少与血浆蛋白结合,而且主要通过肾小球滤过清除。因其可快速进入尿液,因此,可很好显示肾盏、输尿管和膀胱,但对于肾实质异常显示不佳。且由于其主要通过肾小球滤过,对于肾脏尚未发育完全的婴儿、肾小球滤过率(GFR)较差的患者和肾功能受损的患者,Tc-MAG3更加适合,但Tc-DTPA可以提供GFR的值,帮助评价肾功能情况。

肾静态显像使用的示踪剂主要是Tc-DMSA。Tc-DMSA可与肾小管细胞紧密地结合,且很少被分泌到尿液中,所以常用来评估肾皮质病变,如肾盂肾炎所致的肾瘢痕和肾发育不良。

欧洲小儿泌尿外科协会建议出生4~6周进行核素肾显像检查,美国胎儿泌尿外科协会建议出生6~8周进行核素肾显像检查,印度指南也建议该检查宜在出生后6~8周进行,目的均是待肾脏发育成熟后能够获得更加准确的结果。但国际肾脏核素科学协会(ISCORN)提出,对产前肾积水严重患儿,可于出生1周行Tc-MAG3来判断肾脏是否存在功能。2014年UTD分级系统给出的建议是:SFU 3~4级患儿应进行核素肾显像检查,SFU 1~2级及UTD P1级不需要行此项检查,而UTD P2~3级是否需要检查由临床医师自行决定。

目前对于核素肾显像,需要注意的是检查的标准化,否则精确性受影响而无法比较,同时注意序列检查的纵向对比。在有条件的医院,可对早期发现高级别肾积水患儿行该检查,评价其肾功能情况,便于以后随访评价其恢复情况,以及判断是否行手术治疗;但对于低级别患儿或者无该条件行该检查的医院,建议密切随访超声,长期随访。

4.MRI泌尿系统显像(MRU)

MRU是新应用于泌尿系统形态及功能测定的检查。检查所用的药物是钆乙烯三胺五乙酸和呋塞米。MRU可分为静态MRU和动态MRU,静态MRU能清楚地显示泌尿系统的解剖结构和肾脏功能,较泌尿系超声检查能更好地评估肾盂输尿管交界处狭窄。而动态MRU大体上类似于泌尿系造影(CTU)和传统的静脉尿路造影(IVU),需要注射对比剂(多用Gd-DTPA,其由肾小球滤过,无明显的肾小管分泌及重吸收),除了显示尿路影像外,可以同时评价肾脏的浓缩和排泄功能,更重要的是还可以提供包括GFR在内的多个功能参数,从而定量地评价肾功能及对比剂的代谢情况。由于MRU是一种能够无损伤、无辐射地提供泌尿系统形态及肾脏功能的成像技术,具有良好的对比和时间分辨率,可测定肾脏体积,可得到单侧肾脏的GFR信息,并且还可以同时显示肾血管情况,故对于儿童肾积水的评估有很高的价值。

八、诊断

诊断分级

表9-1-1 2010年美国胎儿泌尿外科协会共识产前肾盂前后径值分级系统

级别	肾盂前后径值(mm)	
	孕中期(16~27周)	孕晚期(≥28周)
轻度	4~<7	7~<9
中度	7~10	9~15
重度	>10	>15

九、鉴别诊断

(一)盆腔输尿管连接处阻塞

来自SFU的初步报告包括582例AH患者,41%的患者需要进行干预。在干预队列中,大多数患者表现为肾脏扫描阻塞和SFU级3级或4级肾积水。在非干预队列中,1级和2级肾盂积水为主。

当前的建议

在护理AH型新生儿时,应采取切实可行的方法。所有被认为需要进行干预的患者都应接受阿莫西林预防治疗,每日2cc(125mg/cc)。对于4级肾积水的病例,应在1个月时进行重复超声检查和肾造影。在出现排水严重延迟或差异功能明显下降的特定情况下,应立即进行干预。在大多数患者中,干预可以推迟,并在3个月大时进行重复超声检查。如果肾脏超声显示恶化或显示加重的扩张迹象,则应重复进行的肾脏扫描。手术干预保留为梗阻性引流曲线或不确定曲线(<40%)。

对于采用非手术治疗的3级和4级肾盂积水,必须进行密切随访。

(二)多囊性肾发育不良

MCDK的完整发病机制尚不清楚。然而,大多数临床医生同意MCDK代表了UPJ梗阻的极端谱。这两种患者的产前超声检查可能无法区分,最终的诊断仅在产后做出。然而,发现不同大小的随机定位的肾囊肿,一个大的非交通性中央囊肿,和非肾型形状肯定提示MCDK。多达43%的对侧UPJ梗阻患者可出现相关的肾异常,而VUR是最常见的。手术切除的指征包括父母的偏好、高血压、可疑的肾脏病变或尿路感染。

当前的建议

产后,肾脏超声检查证实存在非沟通性囊肿。还应进行VCU和(二聚碳琥珀酸)DMSA肾脏扫描,以排除VUR,并确认受影响肾脏的功能缺失。明确的切除指征包括怀疑有肿瘤、高血压或呼吸系统损害。虽然在MCDK人群中发生肾母细胞瘤的风险高4倍,但不需要常规肾切除术。

(三)膀胱输尿管回流

产前检测到的反流自然史与尿路感染的反流有很大不同。产前反流主要发生在男孩,大多数是高级别和双侧的。此外,这些患者中有相当一部分表现为肾发育不良,似乎是起源的发育性发育。与产后检测到的反流相比,产前反流似乎有一个更陡峭的分辨率曲线。一种解释可能部分是由于括约肌/膀胱颈机制的成熟延迟,即排尿压力的升高。

当前的建议

发现AH的VUR患儿的医生应采取保守治疗。儿童应接受阿莫西林预防治疗,并在3个月大时改用呋喃妥因或甲氧苄啶或磺胺甲恶唑预防治疗。每6个月进行一次肾脏超声检查,每年进行一次VCU检查。如果满足手术干预的适应症,应进行矫正手术。手术选择包括开放输尿管再植术或膀胱镜下输尿管下注射。

(四)重复性异常(输尿管膨出/异位输尿管)

肾重复异常可表现为产前肾积水。与受累肾脏上极相对应的扩张输尿管。扩张的输尿管可以追踪至膀胱,通过超声观察膀胱内的囊性结构来识别输尿管膨出。

当前的建议

产后成像应包括VCU和放射性核素扫描,可进行选择性扫描。反流在重复异常中很常见,特别是在外侧移位的下极部分输尿管孔。肾脏扫描有助于评估上极部分的功能,这对应于扩张的输尿管。

手术干预的计划是基于VCU和肾脏扫描的结果。手术选择包括:膀胱镜下穿刺输尿管膨出,上极半肾切除术并切除扩张的输尿管,上极下极输尿管输尿管造口术或输尿管肾盂造口术,或切除输尿管膨出和普通鞘再植术。没有一种标准的方法可以适用于所有患者,每种干预都应该是个性化的。一般来说,如果婴儿被感染或膀胱因输尿管膨出而被阻塞,则应切开输尿管膨出。如果上极在肾扫描上没有功能,则可以进行上极半肾切除术。如果上极显示功能,则可在膀胱水平再植入两个输尿管,在肾或膀胱水平进行上至下极输尿管输尿管造口术,或切开输尿管膨出。

(五)尿道后瓣膜

如前所述,任何患有双侧肾积水和膀胱扩张或增厚的男性患者都应进行检查,以诊断后尿道瓣膜。应进行肾脏超声检查和VCU检查。

最初的处理包括放置一根饲管来减压阻塞的膀胱。新生儿应密切监测代谢。当肌酐最低点可能需要几周时,应再次进行肾脏超声检查,以确保膀胱和上尿路减压。

切开瓣膜的决定部分取决于整体的肾功能。在大多数患者中,瓣膜的切开可以在生命的最初几周内进行。许多方法包括冷钩刀,电灼,和气球扩张是可用的。在某些导管引流或严重肾功能衰竭仍严重扩张的病例中,膀胱造口术转移膀胱或输尿管造口/肾盂造口术转移输尿管。

十、治疗策略

(一)产前处理

目前,先天性肾积水在产前尚无有效的药物治疗,因此,仅能根据疾病严重程度、胎龄、孕妇及家属的意愿等具体情况进行产检随访、胎儿手术干预、早期剖宫产或终止妊娠。

(二)产检随访

胎儿期超声随访的策略取决于检查结果,产前先天性肾积水可在孕期缓解、持续或加重。缓解的可能性与初始诊断时APD的严重程度相关,当孕中期APD 4~8mm时,80%患儿可在产前缓解,但该阶段若>9mm,缓解者不足15%。有文献提出,在孕中期发现的肾积水需要在孕晚期复查1次超声,但对于单侧重度肾积水、双侧肾积水、孤立肾积水及怀疑膀胱出口梗阻肾积水需要4~6周,甚至2~4周进行超声随访1次。2014年美国胎儿泌尿外科等协会共识提出:孕32周前胎儿肾脏超声为UTD A1级者应在孕32周后复查超声,如果积水缓解且肾皮质、输尿管及膀胱正常,则不需要再复查超声,如果持续为UTD A1级或UTD A2~3级则需要出生后继续随访。绝大多数情况下,产前超声随访是足够的。在一些特殊情况下,产前MRI可为诊断提供更多信息。产前超声的变异性大,对存在手术风险或肾功能损害风险者,建议安排小儿泌尿外科和(或)小儿肾内科医生产前咨询。出生后,建议在出生后48h至1个月进行超声随访。

(三)手术治疗

肾积水胎儿期手术干预存在较大争议,目前认为,对于诊断明确且危及胎儿生命的梗阻性疾病所致的肾积水可考虑手术宫内干预,但不建议。如PUV,虽然有文献提到,通过冠状动脉成形术球囊导管在超声引导下,经腹部插入胎儿膀胱,行胎儿尿道成形术,且3例病例均表现良好,但其远期效果还未评估。且已有研究显示,对于PUV行膀胱羊膜腔分流术的并发症发生率为21%~59%;分流脱位发生率高达44%;病死率为33%~43%;术后肾功能不全在50%以上。尽管手术可能对于羊水减少有效,但对于最终PUV患儿的结局差异无统计学意义。

因此,目前无有效临床证据显示宫内干预对最终预后有明显改善,不提倡宫内干预。即便考虑,也应选择经验丰富的中心。

(四)早期剖宫产

绝大多数肾积水胎儿可发育至足月分娩,但少数羊水明显减少,且已孕晚期,肺发育成熟患儿可在34周左右行早期剖宫产。但到目前为止,没有足够证据证明早期剖宫产有利于改善患儿预后,相反有研究显示,早期剖宫产会增加新生儿的病死率。

(五)终止妊娠

羊水主要由胎儿尿液形成,严重的羊水过少影响胎儿肺发育,早期胎儿重度肾积水会严重影响胎儿肺和肾脏发育。若超声显示肾脏回声增强、双肾尿路扩张和羊水减少,强烈提示PUV等可能时,可考虑选择性终止妊娠,但需慎重考虑。

(六)出生后处理

先天性肾积水出生后处理主要包括随访与必要的手术干预。有研究发现,出生后首次B超检查,有91.9%轻度、76.3%中度、22.2%重度的先天性肾积水患儿在1岁前恢复正常。但出生后首次超声结果正常也可能会误导,有研究发现21%~28%产前先天性肾积水患儿出生后首次超声检查正常,但其中45%在之后随访出现异常。因此,规范的随访管理十分必要。2014年美国胎儿泌尿外科等协会共识提出,生后随访根据风险级别不同,在出生后1~6个月内进行超声随访。

梗阻性病因所致积水中,肾盂输尿管梗阻和膀胱输尿管梗阻所占比例较高。根据最新欧洲小儿泌尿外科协会的指南,目前对于UPJO/UVJO等上尿路扩张的诊治思路给予的建议为:①产前发现肾积水,产后随访时完善超声,出现积水加重,如单或双侧输尿管扩张,完善MCU以及利尿性核素扫描;②对于产前诊断为肾积水、未做包皮环切、高级别输尿管积水等,发生尿路感染可能性较高者,可预防性使用抗生素;③根据肾积水进展情况和肾功能损害程度决定是否手术,如出现因梗阻导致分肾功能下降、持续性肾功能降低、APD持续增大、SFU分级Ⅲ级及以上,可考虑进行手术干预;④即使行手术治疗,也需要临床和影像学证据以明确诊断;(5)对于大部分原发性巨输尿管不建议行手术干预,大部分可自愈。

VUR可引起反流性肾病,如果治疗不当最终可能进展为终末期肾病,因此,在肾积水患儿中,早期诊断及管理VUR患儿显得十分重要。对于由VUR所致肾积水患儿目前主要管理包括手术与非手术治疗,目前建议:①对于确诊患儿,若不行手术治疗,第1年均服用抗生素预防性治疗;②对于突发感染发热立即予以肠外抗生素治疗;③对于反复发生泌尿系统感染患儿可行手术治疗;④对于持续高级别反流患儿,可行手术治疗;⑤对于低级别反流,不使用抗生素预防性治疗,且无明显临床症状的患儿,应密切随访。

而对于PUV,因其发生机制不同于UPJO/UVJO,管理不同于UPJO/UVJO的诊治思路,欧洲小儿泌尿外科协会给予的建议是:①生后可用二巯基丁二酸(DMSA)评估肾功能情况;②产前并不建议行膀胱羊膜腔分流术进行干预;③在膀胱引流术后和病情稳定后行内镜下瓣膜切除术;④若患儿太小不能行尿道手术可考虑转移性耻骨上分流术;⑤若仍无效,可考虑高位分流术;⑥所有患儿需终身随访膀胱情况和肾功能。

虽然有文献提及当分肾功能低于10%,可考虑肾脏切除。但对于儿童,即使发现数千毫升的肾积水,肾实质厚度不足1mm,术后都可以恢复很好,包括功能和形态的恢复。因此,肾脏无明显发育异常,应争取保存患肾。对于出生后肾积水的管理,及早明确积水病因、密切随访、合理评估是否手术、适时使用抗生素,对于患儿显得尤为重要。

十一、疗效及转归

由于先天性肾积水的自发缓解和部分患儿病情稳定,先天性肾积水外科干预的指征仍是争论的热点,长期随访内容主要包括血生化的检测、泌尿系统超声检查、部分患儿需要排泄性尿路造影及肾小球滤过率检测,但先天性肾积水的患儿均应得到长期随访至成人期,尿生物学标志物为监测病情发展及治疗效果提供了无创便捷的手段,但由于儿童处在不断的生长发育过程中,尿中蛋白质成分也随之变化,需要不断扩大研究的样本量和发掘新的标志物,以达到更加准确特异地评价患儿梗阻及肾功能的变化情况,从而有效阻止或延缓ESRD的发生。

参考文献

[1]Mile Petrovski, Risto Simeonov, Lazar Todorovikj, et al. Congenital hydronephrosis:disease or condition?[J]. Makedon Akad Nauk Umet Odd Med Nauki, 2014, 35(2):123-129.

[2]Pattaragarn Anirut, Chaiyapak Thanaporn, Kitsommart Ratchada, et al. Follow-up ultrasound protocol for neonates with mild antenatal hydronephrosis[J]. Southeast Asian J Trop Med Public Health, 2017, 48:218-224.

[3]Nguyen HT, Benson CB, Bromley B, et al. Multidisciplinary consensus on the classification of prenatal and postnatal urinary tract dilation(UTD classification system)[J]. J Pediatr Urol, 2014, 10(6):982-998.

[4]Zanetta VC, Rosman BM, Bromley B, et al. Variations in management of mild prenatal hydronephrosis among maternal-fetal medicine obstetricians, and pediatric urologists and radiologists[J]. J Urol, 2012, 188(5):1935-1939.

[5]Nepple KG, Arlen AM, Austin JC, et al. The prognostic impact of an abnormal initial renal ultrasound on early reflux resolution[J]. J Pediatr Urol, 2011, 7(4):462-466.

[6]Skoog SJ, Peters CA, Arant BS Jr, et al. Pediatric vesicoureteral reflux guidelines panel summary report:clinical practice guidelines for screening siblings of children with vesicoureteral reflux and neonates/infants with prenatal hydronephrosis[J]. J Urol, 2010, 184(3):1145-1151.

[7]Tekgül S, Dogan HS, Kocvara R, et al. European Association of Urology Guidelines on Paediatric Urology[OL].[2017-11-05]. http://uroweb.org/guideline/paediatric-urology/.

[8]Sinha A, Bagga A, Krishna A, et al. Revised guidelines on management of antenatal hydronephrosis[J]. Indian Pediatr, 2013, 50(2):215-231.

[9]Nguyen HT, Herndon CD, Cooper C, et al. The Society for Fetal Urology consensus statement on the evaluation and management of antenatal hydronephrosis[J]. J Pediatr Urol, 2010, 6(3):212-231.

[10]Boşoteanu M, Boşoteanu C, Deacu M, et al. Etio-pathogenic and morphological correlations in congenital hydronephrosis[J]. Rom J Morphol Em-

bryol, 2011, 52(1):129-136.

[11] Ichii O, Otsuka S, Namiki Y, et al. Molecular pathology of murine ureteritis causing obstructive uropathy with hydronephrosis[J]. PLoS One, 2011, 6(11):e27783.

殷晓艳(撰写)　陶新朝(审校)

第八节　输尿管盆腔交界处梗阻
Section 8　Ureteropelvic junction(UPJ)obstruction, UPJO

关键词：输尿管盆腔交界处；机器人辅助肾盂成形术；产前肾积水
Keywords：Ureteropelvic junction(UPJ)obstruction；robotic assisted pyeloplasty；prenatal hydronephrosis

一、概述

输尿管盆腔交界处，Ureteropelvic junction(UPJ)阻塞涵盖了UPJ引流受损的各种原因。无论什么原因，最终的结果都是：尿液从肾盂正常流入输尿管近端时受到阻碍，导致肾盂扩张和肾积水，导致肾功能进行性恶化。因此，治疗的关键是进行干预以缓解梗阻并恢复正常的尿液流动。确定相关解剖结构、梗阻程度和肾功能情况是确定是否以及何时需要干预的关键。

二、定义

输尿管盆腔交界处梗阻是泌尿道的先天性缺陷，会导致输尿管和肾盂相遇处阻塞，可能是由内在的紊乱或来自交叉血管的外在压迫引起。

三、流行病学

在胎儿超声普及之前，这种疾病依据其体征和症状而诊断，儿童的诊断年龄通常在6至15岁之间，其中只有14%小于1岁。产前成像提高了无症状病例的诊断率，成为儿童中最常见的尿路梗阻，发生率在1/1,000至1/2,000的新生儿中。与儿童相比，成人UPJ梗阻的发生率没有那么明确。在儿科年龄组中，它是上尿路扩张的最常见原因，占胎儿超声检查产前确定的所有扩张收集系统的80%。这些扩张的系统中有相当一部分最终需要干预；一些患者可能直到成年才出现功能性梗阻。男性与女性的比例大于2:1，左肾受累的频率约为右肾的两倍。虽然成人UPJ梗阻的发生频率低于新生儿，但并不罕见。UPJ梗阻的总发病率约67/100,000/年成年人。

四、病因及发病机制

UPJ梗阻的病因可分为先天性和后天性，又可分为内源性和外源性。UPJ梗阻的内在因素包括先天性输尿管蠕动受损、输尿管扭结和输尿管瓣膜瘢痕、尿路上皮肿瘤和获得性肾结石。外在因素包括先天性下极血管、马蹄肾和双肾、获得性医源性狭窄和纤维上皮息肉。扭曲UPJ构型的交叉血管通常被认为是UPJ梗阻的主要外在原因。这些血管包括异常的、附属的和早期分支的肾动脉和静脉。

(一)病理生理学机制

UPJ阻塞的确切病理生理学仍然未知。以往的研究表明，UPJ梗阻的组织学改变是有缺陷的神经支配、胶原蛋白和弹性蛋白增加、局部炎症和纤维化，以及C-kit阳性间质细胞密度降低。还揭示了UPJ梗阻的潜在机制与平滑肌结构紊乱高度相关。然而，与正常UPJ相比，阻塞段平滑肌数量异常仍然存在争议。Kajbafzadeh等人报道，UPJ梗阻部位平滑肌凋亡指数和弹性蛋白纤维含量显著升高。村云等人报道了肌肉纤维的萎缩和阻塞的UPJ肌肉层中胶原纤维的增加。与这些发现相反，Starr等人表明狭窄部分的平滑肌细胞比例增加。

虽然UPJ梗阻的组织学研究主要集中在肌间和肌内结缔组织的变化，但在UPJ梗阻患者的梗阻段中经常观察到尿路上皮的非典型变化。塔德罗斯等人在增生性尿路上皮细胞中观察到细胞因子的变化。邱等人报道了尿路上皮细胞的浸润，以及UPJ梗阻段的尿路上皮增生。Ruiz-Deya等人表明NF-kB可能参与UPJ阻塞的炎症反应。竹山等人检测到以纤维上皮息肉为特征的不规则黏膜皱襞投射到狭窄段的管腔中。然而，UPJ梗阻发病机制中的尿路上皮炎症尚未得到很好的解决。此外，尚未记录阻塞段中的尿路上皮细胞是否发生异常分化。

目前，尿路上皮炎症在UPJ梗阻发展中的作用尚不清楚，可能机制是膜联蛋白A7(ANX7)、膜联蛋白A11(ANX11)、EGFR、角蛋白5(KRT5)和平滑肌抗原(SMA)过度表达，而UPJ尿路上皮uroplakin Ⅲ的表达降低。此外，超微结构分析显示UPJ梗阻患者的尿路上皮细胞中细胞间隙扩张和微绒毛丰富。这些发现可能表明了一种机制，即尿路上皮的异常屏障功能可能导致尿路上皮炎症，进而导致UPJ梗阻的发展。

越来越多的证据表明炎症是上皮过度增殖的重要因素，并且病原体或化学诱导的炎症在尿路上皮增生的发病机制中的作用已被接受。据观察，膀胱上皮炎症是由反复滴注大肠杆菌(E. coli)引起的，随后是尿路上皮增生。同样，大肠杆菌静脉注射以诱导肾积水和尿路上皮增生。此外，口服4-乙基磺酰萘-1-磺胺、乙酰唑胺和草酰胺可引起上皮再生和移行上皮可逆性增生，继发于尿路上皮炎症。

(二)UPJ阻塞的病因

先天性原因引起的UPJ梗阻可能是由于上输尿管的解剖或生理缺陷所致。原发性管腔狭窄可能是由于子宫内发育中的输尿管头端的再通过程不完全所致。部分梗阻可能是由输尿管上壁内平滑肌细胞的数量异常或排列异常导致蠕动功能障碍。在受累节段，平滑肌层可能肥大或几乎不存在。极少数情况下，包含所有输尿管层的输尿管褶皱或皱襞可充当瓣膜并导致梗阻。

上尿路感染、结石、外伤(如器械)或缺血可导致UPJ后天性狭窄，这些都可能导致反应性纤维化和环状狭窄。纤维化可能会恶化或成为继发过程。例如，继发于腹膜后纤维化的外在压迫也可能使输尿管撑起或扭曲输尿管，从而增加整体梗阻。腹膜后过程也可能导致功能性梗阻。肾脏漂浮在腹膜后，它们的主要锚点是肾门。如果肾脏比继发于输尿管或腹膜后纤维化的输尿管更容易活动，则每次呼吸或某些位置都可能发生阻塞；例如，当患者直立时可能会出现阻塞。

输尿管的异常插入导致高插入UPJ阻塞。输尿管以高且倾斜的方式插入肾盂，可导致功能性梗阻。目前尚不清楚这是原发性发育异常还是患病输尿管的继发性影响，在插入区域下方会出现特定类型的肾盂扩张。肾积水越多，这些病例中的梗阻越严重(输尿管插入位于肾盂较高处，产生急性成角)。

高插入UPJ阻塞特别适合微创治疗。通过切开由最近端输尿管和肾盂组成的共同壁，UPJ被带到一个具有漏斗效应的依赖位置，将改善引流。

交叉血管压迫或扭曲UPJ可能是输尿管流出道阻塞的唯一原因。更常见的是它们与UPJ阻塞的其他原因并存。由肾血管、主动脉、腔静脉或供应肾下极的髂血管引起的异常血管系统通常与集合系统有关。发现25%到50%的UPJ梗阻具有这种关系，这些血管在微创治疗期间构成出血威胁。此外，交叉血管也被证明是一个重要的负面预测因素。Van Cangh和同事表明交叉血管的存在将顺行肾盂切开术的成功率从86%降低到42%。经过长期随访(平均6.5年)，在最初出现相关UPJ血管并接受这种形式的微创治疗的患者中，成功率下降至33%。

肾盂输尿管交界处UPJ梗阻是儿童阻塞性肾盂积水最常见的病理原因，被定义为尿液从肾盂到近端输尿管部分或完全阻塞。大多数病例自发消退，没有真正的梗阻和肾损伤。特别是在新生儿和婴儿中，肾积水发展为一种有用的适应机制。因此，鉴别真性梗阻与尿路扩张对于避免不必要的手术干预至关重要。尽一切努力识别哪些病例需要跟进，哪些病例需要治疗。成像方法在这一点上起着重要和关键的作用。

(三)梗阻对肾脏的影响

肾积水导致集合系统异常扩张，导致肾功能恶化。肾损伤的长期并发症在患者成年之前可能并不明显。即使儿童的肾功能正常，这些患者发生ESRD的可能性也高出四倍，并且在青年期可能需要肾脏替代治疗。肾发育在妊娠36周时终止，出生后不再形成任何肾单位。与足月出生的孩子相比，早产儿的肾单位数量较少。因此，任何导致肾损伤的损伤都会导致剩余肾单位的适应性变化。虽然这种机制起初可以维持肾小球滤过率，但从长远来看，它似乎会导致阻塞肾和对侧肾的肾损伤。

产前超声检查显示UPJ梗阻证据的胎儿与年龄匹配且肾脏正常的胎儿的标本相比，受阻肾脏的肾小球数量和皮质厚度减少，并且纤维化增加。纤维化和肾小球数量减少与产前超声的高回声强烈相关，这与临床观察结果一致。

五、临床表现

患有UPJ梗阻的成人可出现急性肾绞痛或慢性背痛。其他非特异性体征包括血尿、尿路感染和/或肾盂肾炎。疼痛可能与液体摄入增加或摄入具有利尿特性的食物有关,极少数情况下,继发于高肾素血症的高血压可能是主要症状之一。

六、辅助检查

超声检查可提供有关偏侧性、肾脏大小、外观(如回声性质、皮质髓质分化、囊肿)、实质厚度、是否存在盆腔扩张等基本信息。高频线性换能器最大限度地提高肾脏的超声分辨率,从而更好地评估髓质和皮质。US还提供了有关对侧肾脏、输尿管和膀胱的重要信息。

超声检查对于确定UPJHN患者梗阻的确切程度和严重程度、适当的治疗和后续决定非常重要。这种成像方法应根据肾积水的严重程度以不同的时间间隔定期进行。治疗的主要目的是预防或减少肾损伤和功能丧失。为了确保正确决定手术和随访的必要性,已经开发了一些测量和分级系统。评估肾积水最常用的超声测量系统是肾盂前后径(APRPD)、胎儿泌尿外科学会(SFU)分级系统、尿路扩张(UTD)系统和Onen分类。

(一)多普勒超声

彩色多普勒超声可以识别有无交叉血管。交叉血管引起的UPJ梗阻是梗阻的外在原因之一,其发生的年龄高于内在原因。这些血管通常供应肾脏的下极,大部分时间起源于肾动脉或主动脉。由于其治疗是外科手术,因此检测交叉血管的存在很重要。

彩色多普勒超声也可将扩张的盆腔系统与肾门中的突出血管区分开来。此外,膀胱输尿管喷射的评估可用于区分儿童肾积水的阻塞性原因和非阻塞性原因。在存在梗阻性肾积水的情况下,与对侧正常侧相比,患侧输尿管喷射的频率可能会大大降低。

使用脉冲多普勒,可以通过肾动脉阻力指数(RI)测量将阻塞性肾积水与非阻塞性肾积水区分开来。RI被描述为峰值收缩速度减去最低舒张速度除以峰值收缩速度。由于肾素、血管紧张素和其他激素引起的血管收缩,阻塞性肾积水患者的舒张期动脉流速降低,RI值升高。儿童肾脏之间的RI>0.7和RI差异>0.08提示肾梗阻,而RI<0.70通常表示非梗阻性扩张。升高的RI不是梗阻的特征性表现,在肾实质疾病患者中,如果没有梗阻,该值可能>0.70。新生儿和婴儿期(0.70~1.0),RI值可能高于成人。此外,低血压、低心率和脱水会改变RI值。正常的RI值是排除阻塞的重要参数。

(二)弹性成像

采用声辐射力脉冲技术的美国剪切波弹性成像(SWE)是一种非侵入性、非电离成像方法,可用于评估组织的刚度。在存在上尿路梗阻的情况下,上尿路梗阻的背压可能会影响肾实质的硬度。Gennisson等人的临床前动物模型研究报道了与尿压增加相关的肾硬度的进行性线性增加。孙等人发现重度肾积水肾脏的SWE值高于正常肾脏。在Habibi等人的另一项研究中显示不同的结果:与受UPJ阻塞影响的肾脏相比,对照肾脏的SWE值更高。在Dillmann等人关于区分阻塞性肾积水和非阻塞性肾积水的研究中,发现两组之间的SWE没有差异。除了SWE技术评估肾脏的经验有限外,它在评估年幼儿童时不是一种实用的成像方法,需要特殊应用。

(三)腹部X光片

腹部X光片可能显示软组织充盈、受累侧腹部隆起和肠袢状态(即便秘)。它还可能显示受影响的肾脏中可能形成结石,并提供有关腰骶椎的信息。

排尿/排尿膀胱尿道造影不能评估梗阻,但能够排除肾积水的其他原因,包括伴随的膀胱输尿管反流(VUR)、尿道瓣膜和输尿管囊肿。在8%~14%的病例中,VUR可能与UPJ梗阻并存。识别VUR很重要,因为并发VUR和UPJ梗阻的儿童感染风险可能增加。由于其侵入性、辐射暴露、手术后尿路感染的风险,应仔细确定排尿膀胱尿道造影的适应症。在存在双侧肾积水(或孤立肾)、重复系统、小肾、异常回声、输尿管扩张、输尿管膨出、疑似膀胱下梗阻和膀胱尿道造影异常的情况下方可实施。

(四)静脉肾盂造影

静脉肾盂造影(IVP)或静脉尿路造影(IVU)一直是评估泌尿道的重要成像方式。尽管随着成像技术的进步,IVP的适应症有所减少,但它仍然在一些先进的成像方法有限的中心使用。集合系统扩张、肾造影期实质改变和对比剂排泄延迟是梗阻性肾积水的特征性表现。但IVP不足以显示由于造影剂排泄不良而严重阻塞的功能不佳的肾脏。它具有一些缺点,例如由于肠气导致的图像质量受损、辐射暴露的风险、造影剂肾毒性和超敏反应。在尿路梗阻的情况下,它还可能需要几张总检查时间长达数小时的X光片。

(五)利尿剂肾造影

一旦确认有严重的肾积水,就需要利尿剂肾造影来评估梗阻程度和肾功能水平。锝99m(^{99m}Tc)巯基乙酰三甘氨酸(MAG3)是首选的放射性核素,因为它的半衰期短并且通过肾小球滤过和主动肾小管分泌进行排泄,从而可以评估功能不佳的肾脏。一般来说,注射后前2分钟的示踪剂摄取量与肾小球滤过率相关。

为了获得最丰富的研究,可以控制几个元素。患者在手术前应充分补充水分。其次,应该用导尿管排空膀胱,因为充满的膀胱会损害上尿路引流,以及增加性腺辐射暴露。最后,利尿剂在放射性核素注射前15分钟、同时或20-30分钟后给药。最常见的方法包括在整个扩张的收集系统充满放射性核素后施用利尿剂,以便更好地评估冲洗。常用的利尿剂是速尿,婴儿剂量为1 mg/kg。

利尿剂肾造影提供了几个有用的参数。首先,它估计不同的肾功能。已经表明,5%以内的单侧变化被认为是生理性的,而损失>5%应被认为是肾功能的丧失。其次,可以解释冲洗曲线以评估阻塞程度。

(六)计算机断层摄影尿路造影和血管造影

尽管有电离辐射暴露,但它可用于儿童肾脏和泌尿道疾病的某些特定适应症。它可以支持包括多普勒超声在内的综合超声评估后的诊断。CT扫描可以检测阻塞的位置和原因,例如交叉血管。

多排CT扫描仪可对泌尿道进行快速和完整的成像,并对泌尿系统病理进行综合评估。<1mm的薄CT切片厚度可在冠状面和矢状面提供最佳重建。矢状冠状投影、2D和3D重建3D体积渲染和最大强度投影(MIP)图像非常有助于更好地可视化收集系统以及交叉血管的解剖结构。CT在泌尿道评估中的应用称为CT尿路造影CTU),血管结构评估称为CT血管造影CTA)。

(七)磁共振尿路造影

这种成像技术目前可以对复杂的肾脏和泌尿道解剖结构进行详细评估,同时还提供有关肾功能的信息,以及在不使用电离辐射的情况下发现是否存在梗阻性尿路病变。MRU是一种很有前途的替代方法,除了提供有关肾脏的详细解剖学和形态学信息外,MRU还能够评估整个输尿管过程并识别异位插入和阻塞的潜在原因(例如交叉血管)。

(八)生物标志物

长期以来,人们一直关注尿液生物标志物,以筛查最终会出现肾损伤的UPJ梗阻儿童,但尚未用于常规临床实践中。科斯蒂克等人从患有下尿路梗阻或上尿路梗阻的新生儿采集尿液和血液样本,并将生物标志物的值与性别和胎龄相匹配的健康婴儿进行比较,与血清肌酐和胱抑素相比,他们将NGAL(中性粒细胞明胶酶相关脂质运载蛋白)、RBP(视黄醇结合蛋白)、TGF-ß1(转录生长因子-ß1)和KIM-1(肾损伤分子-1)确定为有前景的标志物,用于确定哪些单侧肾积水患者会进展并需要手术。手术后它们的所有值都下降了。这些蛋白质是缺血性和肾小管间质病理学的标志物,并且在放射学发现异常之前预示着肾损伤。

使用尿液的好处是它很容易获得,可以以非侵入性方式收集。然而,排尿中混合了来自两个肾脏的尿液,来自阻塞系统的标志物很容易被稀释。Froelich等人通过在手术时从阻塞的肾脏和膀胱取样尿液进行尿液蛋白质组学分析。他们确定了肾脏和膀胱样本中都存在的76种蛋白质,表明阻塞会导致尿液蛋白质组发生变化,这些变化也是非阻塞肾脏的代偿性变化所致。这些蛋白质中有很大一部分是氧化应激途径的一部分,是其在UPJ梗阻发病机制中的重要作用的基础。

新型生物标志物的未来发展领域是磁共振成像和蛋白质组学和代谢组学。虽然后者可以提供有关肾小球数量和体积的定量信息,但前者仍然需要生成特定年龄的规范数据。

七、诊断及鉴别诊断

(一)婴儿

管理产前检测到UPJ梗阻婴儿的挑战是缺乏诊断工具,这些工具可以识别导致肾功能恶化或阻止正常肾功能发育的梗阻。目前评估肾功能的金标准是利尿肾造影,但不能提供有关肾脏多种其他重要功能的任何信息,包括肾小管稳态和内分泌功能。因此,泌尿科医生需要结合超声和利尿剂肾造影结果来进行个体化管理。

患有产前肾积水的婴儿分娩后,就会进行产后超声检查以持续评估肾积水的程度。通常在出生后48至72小时进行。但是,建议在特定情况下尽早获得这项研究,例如双侧肾积水、孤立肾或羊水过少病史。记录肾脏的大小、肾实质的厚度和回声性以及膀胱的外观和排尿后残留物也很重要。严重的肾积水与肾盏的弥漫性和均匀扩张以及肾乳头变平有关。在严重的情况下,肾积水导致肾实质变薄。肾内骨盆的扩张具有更重要的预后价值,扩张的输尿管的存在可以表明存在膀胱输尿管反流或更远的梗阻。

排尿膀胱尿道造影通常用于排除下尿路梗阻或膀胱输尿管反流,尤其是双侧肾积水、单侧肾积水或羊水过少的病例。对于没有同侧输尿管受累的单侧肾扩张的儿童,不需要排尿性膀胱尿道造影来排除反流。一项综述表明,在患有UPJ梗阻的儿童中,膀胱输尿管反流的合并患病率为8.2%,是没有UPJ梗阻的儿童的3倍,肾积水程度较高的患者膀胱输尿管反流率较高。

(二)成人

患有UPJ梗阻的成人可出现急性肾绞痛或慢性背痛。其他非特异性体征包括血尿、尿路感染和/或肾盂肾炎。疼痛可能与液体摄入增加或摄入具有利尿特性的食物有关,极少数情况下,继发于高肾素血症的高血压可能是主要症状之一。

成人肾积水的评估通常从肾脏超声检查、腹部/骨盆CT扫描和/或静脉肾盂造影开始。重要的是不要立即将肾内集合系统的扩张等同于梗阻或肾盂压力增加。添加利显影(例如,MAG-3,二亚乙基三胺五乙酸)的核医学肾扫描通常用于确定肾盂扩张在功能损害方面的意义。为了更好地量化梗阻程度,患者应适当补充水分,膀胱应完全排空(如果膀胱出口明显梗阻,必要时使用导管),并应在以下情况下给予显影剂排放在肾盂中最大化。

当肾盂特别扩张时,或核医学肾扫描结果模棱两可时,可采用Whitaker顺行压力流量研究来帮助明确UPJ梗阻的存在或程度。这是通过小直径经皮肾造口术进行的,在实时透视下注入稀释对比剂,并使用在线压力计测量肾内收集系统压力。在大型扩张系统中,肾盂必须在评估压力之前完全充满。肾内压力高达15cmH$_2$O的肾引流被认为是正常的,而高于20cmH$_2$O则表示阻塞。

逆行输尿管肾盂造影通常有助于确定存在的解剖缺陷的亚型并确保输尿管其余部分的正常。例如,这是一种高插入或环状狭窄亚型吗?逆行输尿管肾盂造影也可以深入了解相关病变或解剖结构。例如,右侧近端输尿管突然转向中线和背部可能反映了腔静脉后异常或原发性腹膜后过程。

八、治疗策略

如果不进行早期有效的治疗,UPJO会导致肾积水,导致间质纤维化和肾单位丢失,最终导致肾功能衰竭。因此,及时采取适当的措施很重要。

当肾功能明显恶化和/或相关症状进行性或严重时,需要进行手术干预。治疗的目标是改善肾引流,维持或改善肾功能,并帮助缓解症状。

治疗标准仍为开放性肾盂成形术,成功率接近95%。早在1886年由特伦德伦堡首次提出,此后出现了几种变体,如今Anderson-Hynes肢解肾盂成形术是最常用的开放式手术方法。它既可用于高位或下垂的输尿管插入,也可用于长而曲折的近端输尿管段。Foley YV成形术是最适合高位输尿管插入的皮瓣技术。它不会显著减小肾盂大小,并且与其他皮瓣技术一样,它不能与下极血管的转位相结合。当存在长而狭窄的近端输尿管段时,螺旋和垂直皮瓣很有用。使用这些技术,用肾盂的管状冗余部分重建近端输尿管。输尿管肾盂切开术,即输尿管与下极肾盏的吻合术以及适度的下极肾部分切除术,最常用于肾内骨盆和/或明显的肺门瘢痕形成的开放性肾盂成形术失败。

患有原发性(先天性)或继发性UPJ梗阻的成人最常采用内窥镜切口进行治疗,该方法成功率高,且侵袭性和发病率极低,并可迅速恢复正常活动。UPJ阻塞的微创治疗始于1943年David M. Davis及其同事的工作,他描述了插管输尿管切开术,该手术切开一段输尿管,然后在支架上愈合,非常类似于目前的内部双猪尾支架方法。Davis的工作主要集中在输尿管狭窄疾病上,但在切开输尿管后夹板和将尿液引离该区域的细致引流的原则强调了输尿管具有很大的再通愈合倾向。20世纪80年代初期,Wick-ham和Kelet描述了第一次肾盂切开术,并由Smith和Badlani进一步完善和推广。具体来说,这种肾盂切开术是用硬质肾镜和冷刀经皮进行的,用于切开阻塞的UPJ并将其固定于更恰当的位置。

一种常见的技术是基于对比成像(即逆行输尿管肾盂造影),然后直接内窥镜检查UPJ。在女性患者中,这通常使用半刚性输尿管镜进行,而在男性患者中,通常需要可主动偏转的柔性内窥镜,特别是在输尿管未放置的情况下。在一些中心,术中使用腔内超声检查,以避免切口期间相关的血管系统,并确保切口方向最优化。整个切口穿过输尿管壁,并放置一个内部支架长达8周,以促进引流和愈合。

对阻塞的UPJ进行内窥镜治疗已成为一种常见的治疗方式。尽管交叉血管的存在似乎在UPJ梗阻的发病机制中不起主要作用,但它可以显著影响发生这些血管的患者的预后和治疗。进行内窥镜切口时,围手术期出血的风险降低了,但在侧段进行时,横断交叉血管的潜在并发症包括出血和肾实质功能丧失。此外,侧向切口可能无法正确分割高插入间隔,尤其是在有肾脏旋转的情况下,从而产生次优结果。

近几十年来,治疗UPJ梗阻的手术技术取得了长足的进步。在20世纪90年代,开放式入路开始被腹腔镜Anderson-Hynes肾盂成形术和随后的肾盂内切开术所取代,并且在2002年引入了机器人辅助入路。

婴儿患者UPJ梗阻的手术治疗

手术治疗的绝对适应证是有症状的患者,但是确定婴儿UPJ梗阻的症状可能具有挑战性,因为大多数人无法描述疼痛。显著症状还包括反复使用抗生素预防的尿路感染、血尿、肾结石或严重扩张的肾脏造成的占位效应。手术的另一个绝对适应证是单肾临床梗阻和整体肾功能下降的证据。建议在出生的第一年对严重肾积水进行抗生素预防。

对1岁以下患者进行UPJ梗阻手术矫正的挑战主要在于由于患者的体型而对微创技术的适应。开放式Anderson-Hynes肢解肾盂成形术被认为是该人群的黄金标准方法。在非常小的婴儿中,背侧腰部切开术更为适合。首先,它避免了肌肉分裂,减少了术后疼痛。其次,它允许直接进入肾盂和输尿管的后部。最后,与横向方法相比,切口位于更离散的区域。然而,与腹腔镜或机器人不同,开放式方法不允许进入整个输尿管,以防出现比预期更长的狭窄。开放式方法的另一个潜在缺点是对组织使用过度牵引,以改善对手术切口的暴露。实际上,微创方法允许将器械带到组织,而不必将组织带到手术部位,避免可能损坏输尿管的不必要的张力。

微创方法在减少住院时间、减少对止痛药的需求和改善大龄儿童的美容效果方面显示出直接的患者益处。然而,腹腔镜和机器人肾盂成形术最初在婴儿群体中受到怀疑。主要担忧是婴儿气腹提供的较小的手术区域、端口放置的空间有限、机器人缺乏合适尺寸的仪器,最后是机器人系统会限制麻醉进入患者的肾实质。

九、疗效及转归

可以采用许多方式,US、IVP、放射性核苷酸扫描(RS)和MRU,以在不同时间间隔评估术后患者。US和RS是使用最广泛的。与UPJ梗阻的术前评估一样,术后随访的方法和间隔也没有达成共识。研究表明,可以在术后期间的特定时间间隔应用US和RS进行随访,如果怀疑术后出现尿路感染、肾盂肾炎、尿外渗等并发症,超声也是首选的影像学检查方式。

正确使用超声可以准确评估肾盂/肾盏扩张、肾实质厚度、回声强度和术后肾脏生长。肾盂成形术成功后,肾功能稳定需要约1年时间。如果术后早期没有问题,可以在术后1个月内进行首次尿US检查。在术后早期,肾积水不会恶化或轻微减少是允许的。因为即使通过手术切除梗阻,肾盂恢复柔韧性的平均时间约为2年。另一方面,还应该知道,超声扩张的早期改善可能是由于手术减少了肾盂,而不是真正的改善。

大多数手术失败发生在肾盂成形术后1年内,已发表的报告中失败率为5%~10%。建议在3、6和12个月时进行连续肾脏US,然后每年进行2次,并根据US和临床表现进行其他检查。

IVP以前被广泛用于评估肾盂成形术后的手术成功率,现在CT和MRU是评估手术吻合和再植入输尿管的手段。

参考文献

[1] Niccolo Maria Passoni, Craig Andrew Peters. Managing Ureteropelvic Junction Obstruction in the Young Infant[J]. Front Pediatr, 2020, 8:242.

[2] Ficara A, Syngelaki A, Hammami A, et al. Value of routine ultrasound examination at 35-37 weeks'gestation in diagnosis of fetal abnormalities[J]. Ultrasound Obstet Gynecol, 2020, 55:75-80.

[3] Bayne CE, Majd M, Rushton HG. Diuresis renography in the evaluation and management of pediatric hydronephrosis:what have we learned?[J]. J Pediatr Urol, 2019, 15:128-137.

[4] Calderon-Margalit R, Golan E, Twig G, et al. History of childhood kidney disease and risk of adult end-stage renal disease[J]. N Engl J Med, 2018, 378:428-438.

[5] Arena S, Chimenz R, Antonelli E, et al. A long-term follow-up in conservative management of unilateral ureteropelvic junction obstruction with poor drainage and good renal function[J]. Eur J Pediatr, 2018, 177:1761-1765.

[6] Jacobson DL, Flink CC, Johnson EK, et al. The correlation between serial ultrasound and diuretic renography in children with severe unilateral hydronephrosis[J]. J Urol, 2018, 200:440-447.

[7] Kostic D, Beozzo G, do Couto SB, et al. The role of renal biomarkers to predict the need of surgery in congenital urinary tract obstruction in infants[J]. J Pediatr Urol, 2019, 15:242. e1-242. e9.

[8] Wishahi M, Mehena AA, Elganzoury H, et al. Telocyte and Cajal cell distribution in renal pelvis, ureteropelvic junction(UPJ), and proximal ureter in normal upper urinary tract and UPJ obstruction:reappraisal of the aetiology of UPJ obstruction[J]. Folia Morphol, 2021, 80(4):850-856.

[9] Samaranayake UMJE, Mathangasinghe Y, Liyanage UA, et al. Variations in the Density and Distribution of Cajal Like Cells Associated With the Pathogenesis of Ureteropelvic Junction Obstruction:A Systematic Review and Meta-Analysis[J]. Front Surg, 2021, 8:721143.

[10] Ucar AK, Kurugoglu S. Urinary Ultrasound and Other Imaging for Ureteropelvic Junction Type Hydronephrosis[J]. Front Pediatr, 2020, 8:546.

殷晓艳(撰写)　陶新朝(审校)

第九节　神经源性膀胱
Section 9　Neurogenic bladder, NB

关键词:膀胱功能障碍;脊柱裂;尿动力学;间歇导尿;抗胆碱能药

Keywords:bladder dysfunction;spina bifida;Urodynamics;Intermittent catheterization;Anticholinergics

一、概述

神经源性膀胱[(Neurogenic bladder, NB)或神经源性下尿路功能障碍(neurogenic lower urinary tract dysfunction, NLUTD)]是由中枢神经系统或周围神经疾病引起的膀胱和尿道功能障碍。许多神经系统异常,例如:中风、阿尔茨海默病和帕金森病、外伤性脊髓损伤、脊髓肿瘤、先天性脊柱裂和糖尿病,都可能导致NB/NLUTD。NB功能障碍是儿童泌尿系统疾病的主要来源,尤其是脊柱裂(SB)患者。膀胱功能障碍进展的并发症可能包括尿路感染(UTI)、尿失禁、上尿路恶化和肾功能障碍或衰竭。但是NB的临床表现和长期并发症往往不相关,因此早期诊断,并对出现后续并发症的风险进行早期评估与预防具有非常重要的意义。

二、定义

NB或NLUTD是由于中枢神经系统或周围神经疾病引起的膀胱和尿道功能障碍。NB或NLUTD可能由影响控制下尿路(LUT)的神经系统(包括膀胱和尿道)的各种疾病和事件引起。NLUTD的结果取决于神经系统病变的位置和范围。脊髓上控制的丧失会导致神经源性逼尿肌过度活动(NDO),从而导致尿失禁和逼尿肌括约肌协同失调(DSD),这会导致储存和排尿阶段膀胱压力升高。NDO、DSD和高压通常会导致结构性膀胱损伤、膀胱输尿管反流(VUR)、上尿路扩张(UUTD)、和肾功能不全。

三、流行病学

所有可能影响储尿和(或)排尿神经调控的疾病都有可能造成膀胱和(或)尿道功能障碍,NB的临床表现与神经损伤/病变的位置和程度可能存在一定相关性,但无规律性,目前尚缺乏针对各病因的NB的流行病学研究数据。

四、病因及发病机制

儿童NB功能障碍的最常见原因是神经脊髓损伤,主要是背部开放性病变,涉及脊柱的神经源性功能障碍的其他原因包括骶骨发育不全、与肛门闭锁相关的脊髓栓系、泄殖腔畸形以及运动损伤和机动车辆事故造成的脊髓损伤。中枢神经系统异常包括痉挛性双瘫(脑瘫)和学习障碍,即注意力缺陷多动障碍(ADHD)或注意力缺陷障碍(ADD)。

(一)神经脊髓畸形

1. 脊髓脊膜膨出

关于胚胎学,发育中的椎管从妊娠第18天开始,到第35天完成,从身体的头端向尾侧方向闭合。发育中的脊髓中胚层生长失败导致开放性病变,最常见于腰骶部,并且随着规律性降低,在胸部和颈部区域。暴露的脊髓及其神经根,其中一些可能伸入脑膜膨出囊,随着胎儿伸长(从L2、L3到胎儿中晚期的L2、L3生命,到出生时的L1),导致下尿路和下肢神经损伤。再加上第四脑室的导水管阻塞(Chiari畸形),脑干和排尿协调中心(脑桥中脑中心)可能出现突出,这些神经通路已经受到影响,额外的功能障碍层被添加。

2. 隐匿性脊柱裂

自脊柱超声和MR成像出现以来,隐匿性脊柱裂隙症的诊断频率越来越高。椎管内脂肪瘤或脂肪脑脊膜膨出、脊髓纵裂、带束缚的脂肪丝或真皮窦道决定了疾病的严重程度。儿科医生对患有皮肤下中线背部损伤的新生儿进行成像,检测到的病变达90%。这些病变包括皮下肿块、真皮血管畸形、多毛症、中线酒窝或窦道、不对称臀裂。这些病变通常表示潜在的骨和/或脊髓畸形。

病理生理学包括随着孩子的成长,脊髓下端出现明显的张力。正常情况下,脊髓圆锥在出生时终止于L1、L2,但在青春期向头侧"上升"至T12、L1。由于终丝固定在椎管底部,脊髓和椎体之间的不同生长速率拉伸了下脊髓和马尾,或者从脊髓发出的神经根被不断扩大的椎管内脂肪瘤压缩。随着时间的推移,这种拉伸和/或压缩会影响神经组织的氧化过程,从而导致下肢和/或下尿路功能受损。

3. 骶骨发育不全

最下部椎体部分或完全缺失称为骶骨发育不全。这种情况的范围可以从仅缺少最后两个或三个骶骨到缺少骶骨和几块腰骨(脊髓神经症)。这可以在依赖胰岛素的糖尿病母亲的后代中看到(1%),但它可能是由第7号染色体(7q36)的一部分缺失导致的重要转录因子缺失引发的遗传疾病的一部分,在脊髓尾端和脊柱的发育中发挥作用。在与Currarino三联征综合征(骶前肿块、骶骨发育不全和肛门直肠畸形)相关的家族性骶骨发育不全病例中,已发现导致*HLXB9*基因突变的7号染色体(7q)缺失。在21名家族性Currarino三联征患者中的20名患者和该综合征的7例散发病例中的2名患者中发现了*HLXB9*突变,这是一种403个氨基酸蛋白的同源域基因,似乎负责神经板内折叠。这些家族中的杂合子携带者也已被确定。因此,骶骨发育不全可能代表一系列异常中的一个点,包括骶骨脑膜膨出和肛门直肠畸形。

在新生儿期(甚至之后),这些婴儿看起来很正常,没有下肢异常。除非在对患有糖尿病的母亲的新生儿进行检查时考虑到这一点,否则这些婴儿通常不会被诊断出来。随着时间的推移,由于他们在如厕训练上有困难或有泌尿系统感染,很明显存在问题。特征是臀裂上端缺失,臀部扁平。脊髓MR显示大约T-12处脊髓有一个尖锐的切口,神经根从中流出。大约90%的儿童会出现NB功能障碍。

(二)相关病变

1. 肛门闭锁

胎儿发育中结肠的最下部未能完全通管,导致封闭的直肠无法打开到肛门皮肤边缘,这是一种罕见的异常情况,但在分娩后需要立即注意。在男孩中,从直肠管末端到后尿道有一个瘘管,而在女孩中可能会注意到一个狭窄的、位于前庭后部的肛管。通常会进行结肠造口术,男孩在出生后24小时内进行最终修复,而女孩则开始肛门扩张。

从泌尿科的角度来看,这种情况通常是称为VATER或VACTERL关联的一系列异常的一部分。单侧肾发育不全、膀胱输尿管反流和脊髓束缚是影响泌尿道的最常见异常。由于调节膀胱、尿道和肛门肌肉功能的最下部神经进行性去神经支配,随着儿童的成熟而变得突出的是尿失禁和大便失禁问题。这最常见于直肠结束于肛提肌上方的儿童(50%),但也见于直肠结束于盆底肌下方(18%)。脊椎骨图像不是存在脊髓异常的可靠迹象。新生儿脊柱超声检查和大龄儿童脊柱核磁共振检查是这些儿童检查的必要部分。最有可能发生具有逼尿肌过度活动和/或逼尿肌括约肌协同失调的上运动神经元病变,但脊髓束缚也导致逼尿肌收缩和括约肌去神经支配。研究表明,越早进行神经外科干预,个人获得正常骶脊髓和下尿路功能的机会就越大。

(三)中枢神经系统疾病

脑瘫

是由围产期发生的大脑非进行性损伤引起,会产生神经肌肉残疾或脑功能障碍的特定症状复合体。它是由围产期感染或影响中枢神经系统组织的缺氧(或缺氧)时期引起的。出现在出生时体重不足2公斤、脑室内出血、新生儿癫痫发作或在产后长时间接受机械通气的婴儿身上。

受影响的儿童有粗大运动发育迟缓、精细运动表现异常、肌张力改变、压力步态异常、足跟索紧绷和深部腱反射过度。这些异常在出生后早期可能不明显,但随着时间的推移变得明显,因为在痉挛、肌张力障碍和手足徐动变得明显之前,轴突的髓鞘形成和基底神经节神经元的成熟是必需的。一些受影响较小的儿童仅出现学习障碍、注意力缺陷或注意力缺陷多动障碍。

大多数患有脑瘫的儿童会完全控制尿路,失禁的存在通常与身体损伤的程度有关,主要是因为障碍阻止孩子按时上厕所,导致尿失禁。泌尿感染和膀胱输尿管反流不是这种疾病的特征,肾脏在超声成像上一般正常。

上运动神经元类型的膀胱功能障碍伴逼尿肌过度活动(80%),但不一定存在逼尿肌括约肌协同失调(5%),但也可见下运动神经元损伤伴因脊髓受累导致括约肌去神经支配(11%)。存在对括约肌功能的自主控制,受影响的儿童有一定的能力通过收紧肌肉一段时间来防止过度活跃的逼尿肌渗漏。患有轻度功能障碍的儿童,只有学习障碍而没有痉挛,逼尿肌过度活跃,导致尿急(伴有或不伴有尿失禁)和夜尿,或昼夜尿频。因此,用抗胆碱能药物调节过度活动是首选的治疗方法。

(四)创伤

1.脊柱外伤

儿童脊髓损伤很少见。发病率随着年龄的增长呈几何级数增加。当受伤确实发生时,男孩比女孩更容易受伤,通常是由机动车或自行车事故(24%~52%)、从高处坠落、枪伤造成的,或潜水或运动事件。在矫正脊柱侧弯、后凸畸形或其他脊柱内过程、先天性主动脉异常或动脉导管未闭手术后,也可能发生医源性损伤。新生儿在高位产钳分娩时特别容易出现过度伸展损伤。

儿童脊髓损伤与成人脊髓损伤有着本质的不同,这是由于多种因素造成的,包括损伤机制以及儿童与成人脊髓结构的差异。此外,椎体中小关节的水平与垂直方向容易导致儿童前后半脱位,棘旁肌肉组织和韧带的延迟支持作用,以及头部的相对沉重,导致最大屈曲的支点。婴儿和幼儿的上颈椎区域都导致高度过度活动,使儿童的脊髓处于缺血性坏死的风险中。

下尿路功能障碍不太可能是孤立事件,但通常与感觉丧失和下肢麻痹有关。脊柱的放射学检查可能不会发现任何骨异常,但可能存在由椎韧带的弹性导致骨结构的瞬时半脱位的神经损伤。这种情况仅见于儿童(通常小于8岁),并被标记为SCIWORA(脊髓损伤,无放射学异常)。虽然下肢的感觉和运动功能可以相对较快地恢复,但涉及膀胱和直肠的功能障碍可能会持续相当长的时间。

在损伤的急性期,膀胱通常不收缩,尿道括约肌无反应,尽管在括约肌EMG(脊髓休克)上可以记录到正常的生物电位。在可变但不可预测的时间段内,随着脊髓水肿消退,逼尿肌收缩力和括约肌反应性恢复。随着这种功能的恢复,如果进出脑干的外侧网状脊髓通路被破坏,则可能会出现过度活跃的逼尿肌和膀胱括约肌协同失调。当病变影响马尾神经时,膀胱或括约肌功能可能几乎没有恢复。骶骨感觉和外周反射不是最终下尿路功能的良好指标。随着时间的推移,胸部水平病变患者的主要尿动力学模式是逼尿肌过度活跃、括约肌协同失调、高排尿压力、最终肾积水和膀胱输尿管反流。患有上胸部或颈部病变者可能会出现自主神经反射障碍,在膀胱充盈期间会自发释放 α1 兴奋剂,并且在任何下尿路研究期间需要仔细监测其血压的逼尿肌收缩。

2.NB 的病理生理学

在正常情况下,逼尿肌、膀胱颈和横纹外括约肌作为一个协同单元发挥作用,以充分储存和完全排空尿液。在健康的膀胱中,膀胱充盈压力在排空和充满之间的变化通常小于 10~15cmH$_2$O。男性和女性的正常排尿压力分别为 50 至 80cmH$_2$O 和 40 至 65cmH$_2$O。

在 NBSD 患者中,逼尿肌和外括约肌神经支配紊乱会对膀胱功能产生不利影响。患有这种疾病的儿童可以根据膀胱内压分为 NB 继发性损伤的高风险组和低风险组。当逼尿肌(充盈)压力超过 40cmH$_2$O 时,肾小球滤过率下降,肾盂和输尿管引流恶化,导致梗阻性肾积水和/或膀胱输尿管反流。即使没有反流或上尿路扩张,高膀胱内压也会影响尿液排入膀胱。任何导致膀胱压力间歇性或持续性升高超过 40cmH$_2$O 的病理生理过程都会使儿童面临上尿路功能障碍、尿路感染和最终肾功能衰竭的风险。逼尿肌张力亢进、反射亢进或两者兼有可能导致膀胱压力间歇性升高。反射亢进可能导致膀胱压力间歇性升高,尤其是当外括约肌反射性地作用并收紧而不是放松以试图防止排尿时逼尿肌括约肌协同失调。在很长一段时间内,压力大于 40cmH$_2$O 的反射亢进可能导致逼尿肌失代偿(肌源性衰竭导致的反射消失)或逼尿肌肥大并伴有相关的球囊和随后的憩室形成。这些病理生理变化影响膀胱的弹性和膀胱弹性特性,也导致机械性输尿管膀胱交界处阻塞。膀胱压力持续升高超过 40cmH$_2$O 可能是由高渗逼尿肌或继发于流出阻塞的肥大小容量膀胱引起的。膀胱出口梗阻由逼尿肌括约肌协同失调或继发于部分或完全去神经支配的外尿道括约肌纤维化引起。膀胱出口阻塞会导致(病理性)排尿压力升高,这将导致逼尿肌失代偿或肥大。最后,由于膀胱残留物引起的反复尿路感染可能通过透壁炎症和纤维化过程加重对 NB 的损伤。连同高膀胱内压和/或膀胱输尿管反流,这些下尿路感染将导致急性肾盂肾炎和不可逆肾损伤的发作。

五、临床表现

临床上主要表现为患者排尿困难。膀胱逼尿肌无法自主收缩,使得膀胱内残余尿量逐渐增多,从而会引起充盈性的尿失禁的症状,原因是膀胱内的尿液过多造成膀胱内压过高,当膀胱内的压力超过了尿道压,就会使膀胱内的尿液不自主地流出体外,引起尿失禁。另外,由于膀胱内压过度的增高,还会造成膀胱输尿管反流,就是膀胱内的尿液逆行经输尿管向上反流,长期的膀胱输尿管反流会造成肾积水严重,双侧肾积水会出现腰部酸胀感,另外还会造成肾功能受到影响,如果肾积水持续存在,会造成肾实质受压迫而萎缩变薄,从而造成肾功能下降,严重的病人会出现肾衰。

六、辅助检查

(一)尿动力学

尿动力学检查是唯一可以客观评估 LUT 功能和功能障碍的方法。必须描述 NLUTD 患者的 LUT 状态。在这些患者中,特别是当可能存在逼尿肌过度活动(DO)时,侵入性尿动力学检查甚至比其他患者更为重要。进行尿动力学测试,所有尿动力学结果必须根据国际尿失禁协会(ICS)技术建议和标准详细报告。视频尿动力学(VUD)是充盈膀胱测压和压力流量研究与成像的结合;是 NLUTD 患者尿动力学检查的金标准。视频尿动力学上显示的可能病理结果包括膀胱测压和压力流量研究中所述的所有结果,以及 LUT 和上尿路(UUT)的形态病理学,包括 DSD 和 VUR。

(二)上尿路显像

1.上尿路扩张(UUTD)

在 NLUTD 患者中,升高的膀胱内压可传递至上尿路,导致肾积水(HN)和输尿管扩张(UD),称为 UUTD。膀胱壁的输尿管梗阻是 UUTD 的另一个原因,上尿路扩张或恶化可导致慢性肾功能衰竭。因此,上尿路功能的评估和保护在 NB 的管理中极为重要。MRU 对上尿路扩张的分级如下:0 级,中央肾复合体紧密并列,无 UD;1 级,中央肾复合体存在轻微分离,输尿管直径<7mm;2 级,肾盂进一步扩张,可见单个或少量肾盏,输尿管直径<10mm;3 级,肾盂扩张,肾盏充液,肾盏上覆肾实质变薄(肾实质损失<50%),输尿管曲折,直径<15mm;4 级,与 3 级相似,但肾盏上方的肾实质变薄(肾实质损失>50%),输尿管严重扭曲,输尿管直径>

15 mm。

2. 膀胱输尿管反流

VUR 由 VUD 和 X 射线数字透视确定,并根据国际反流分级系统(IRGS)从 Ⅰ~Ⅴ 分级。

3. 成像

SB 和 NB 患者的肾功能不全通常是无症状的,因此需要对上尿路进行定期监测成像。虽然成像是主动管理策略和预期管理策略的基石,但每种方法的使用方式不同。肾和膀胱超声(RBUS)是监测 NB 患儿上尿路变化的首选方法。肾和膀胱超声肾损伤的预兆包括肾积水、输尿管积水、膀胱壁增厚和/或膀胱排空障碍。识别上述发现可能需要其他影像学研究,例如排尿膀胱尿道造影(VCUG)、尿动力学或二巯基琥珀酸(DMSA)核肾扫描。

4. 脑磁共振成像(MRI)

识别涉及膀胱容量变化和排尿紧迫性影响大脑活动的大脑区域可能有助于了解控制尿失禁和排尿的大脑机制。据推测,特定的大脑区域参与了储存功能障碍的潜在症状的病理生理学,例如紧迫性、频率和急迫性尿失禁。几项正电子发射断层扫描(PET)和功能性 MRI(fMRI)研究已经确定了在健康受试者和有症状患者的膀胱充盈和排尿过程中被激活的大脑结构。这些研究使用了一些程序,包括在扫描过程中留置导管或分配,这可能会显著影响大脑活动。静息状态功能 MRI(rs-fMRI)是一种非侵入性神经影像技术,用于研究人类局部脑血流(rCBF)的变化。我们的研究结果表明,在有强烈排尿欲望的健康受试者中,广泛的大脑区域是活跃的,包括额叶、扣带回皮层、尾状核、下丘脑和颞叶。

5. 实验室检查

血清肌酐和胱抑素 C,经常用于监测脊柱裂患者,但在检测上尿路恶化的能力方面仍存在争议。在肌肉量正常的患者中,这些值通常用作肾功能的代表,值升高表明肾功能受损。鉴于许多 SB 患者的肌肉质量较低,特别是在下肢,与其他评估上尿路功能的方法相比,这些测试的预测价值可能有限。此外,肾功能的许多标准估计方程取决于身高等人体测量特征,这对于患有 SB、脊柱侧弯和/或关节挛缩的儿童可能难以评估。此外,肌酐水平可以在单侧肾功能完整的情况下保持正常。

七、诊断

(一)病史和体格检查

临床评估包括详细的病史、患者排尿日记和彻底的体格检查。初步评估对于确定长期治疗和随访的治疗方案至关重要。

(二)主要症状

1. 泌尿生殖系统症状

(1)下尿路症状:包括储尿期症状、排尿期症状和排尿后症状。储尿期症状含尿急、尿频、夜尿、尿失禁、遗尿等;排尿期症状含排尿困难、膀胱排空不全、尿潴留、尿痛等;排尿后症状含尿后滴沥等。上述症状推荐以排尿日记形式加以记录。

(2)膀胱感觉异常:如有无异常的膀胱充盈感及尿意等。

(3)泌尿系管理方式的调查:如腹压排尿、扣击排尿、挤压排尿、自行漏尿、间歇导尿、长期留置尿管、留置膀胱造瘘管等。

(4)性功能障碍症状:男性注意是否存在勃起功能障碍、性高潮异常、射精异常等,女性注意是否存在性欲减退、性交困难等。

(5)其他:如腰痛、盆底疼痛、血尿、脓尿等。

2. 肠道症状

肛门直肠症状如直肠感觉异常、里急后重感等;排便症状如便秘、大便失禁等。

3. 神经系统症状

包括神经系统原发病起始期、进展期及治疗后的症状,注意肢体感觉运动障碍、肢体痉挛、自主神经反射亢进等症状。

4. 其他症状

如发热等。

(三)体格检查

1. 一般体格检查

注意患者精神状态、意识、认知、步态、生命体征等。

2. 泌尿及生殖系统检查

注意腰腹部情况,男性应常规进行肛门直肠指诊,女性要注意是否合并盆腔器官脱垂等。

3. 神经系统检查

感觉和运动功能检查:脊髓损伤患者应检查躯体感觉平面、运动平面、脊髓损伤平面,以及上下肢感觉运动功能和上下肢关键肌的肌力、肌张力。感觉平面是指身体两侧具有正常感觉功能的最低脊髓节段,感觉检查的必查部分是检查身体两侧各自的28个皮节的关键点。运动平面的概念与此相似,指身体两侧具有正常运动功能的最低脊髓节段。脊髓损伤平面通过如下神经学检查来确定:① 检查身体两侧各自28个皮节的关键感觉点。② 检查身体两侧各自10个肌节的关键肌。应特别重视会阴及鞍区感觉的检查。

(四)实验室检查

1. 尿常规

可了解尿比重、尿中红细胞、白细胞、蛋白水平,是否存在泌尿系感染等,并间接反映肾功能状况。

2. 肾功能检查

通过血肌酐、尿素氮水平反映总肾功能状况,为进一步拟定治疗方案和合理选择影像学检查提供依据。肾功能异常时患者用药应相应调整药物剂量。

3. 尿细菌学检查

存在泌尿系感染时高度推荐,通过检查明确病原菌种类,并根据药物敏感试验结果选择敏感药物。

(五)影像学检查

1. 泌尿系超声

此检查无创、简便易行,通过检查重点了解肾、输尿管、膀胱形态及残余尿量。

2. 泌尿系平片

可了解有无隐性脊柱裂等腰骶骨发育异常、是否合并泌尿系结石等。

3. 静脉尿路造影

可了解肾、输尿管、膀胱形态以及分侧肾功能,但肾功能异常时应慎重使用造影剂。

3. 泌尿系CT

较静脉肾盂造影能更清楚显示上尿路及膀胱形态,了解泌尿系统临近器官情况,但肾功能异常时应慎重选择增强扫描。

4. 泌尿系MR水成像

该检查无需使用造影剂即可了解肾盂输尿管积水情况,不受肾功能影响,当患者体内有心脏起搏器等金属植入物时禁用。

5. 核素检查

包括肾图、利尿肾图或肾动态检查,可反映分侧肾功能情况,利尿肾图可以鉴别上尿路梗阻性质是机械性或动力性梗阻。

6. 膀胱尿道造影

可以了解膀胱尿道形态,是否存在膀胱输尿管反流、逼尿肌-括约肌协同失调等情况;尿动力学检查时可同期行此项检查,即为影像尿动力学检查。

(六)膀胱尿道镜检查

此检查对明确膀胱尿道的解剖性异常具有诊断价值,长期留置导尿管或膀胱造瘘管的患者推荐定期行此项检查以除外膀胱肿瘤。

(七)尿动力学检查及相关电生理检查

尿动力学检查能对下尿路功能状态进行客观定量的评估,患者病史、症状及体检结果是选择检查项目的主要依据,鉴于大部分尿动力学检查项目为有创性检查,因此应当先行排尿日记、自由尿流率、残余尿测定等无创检查项目,然后再进行充盈期膀胱测压、排尿期压力流率测定、肌电图检查、神经电生理检查等有创检查项目。

在尿动力学检查过程中,认识和排除由受检者、检查者和仪器设备等因素产生的干扰,对正确分析和解释检查结果具有重要意义。建议在检查前48小时停用可能影响下尿路功能的药物,检查前拔除或关闭尿管、膀胱造瘘管,否则在解释所获得的数据时要考虑到这些因素的影响。对于高位脊髓损伤的患者,检查过程可能诱发自主神经反射亢进,建议在尿动力学检查中监测血压。

1. 排尿日记

是一项半客观的检查项目,建议记录2~3天以上以得到可靠的结果。此项检查具有无创性和可重复性。

2. 自由尿流率

可客观反映下尿路的排尿状态,对排尿功能进行初步评估,但不能反映出病因和病变部位。建议在进行有创尿动力学检查前进行,必要时可重复测定2~3次以得到更加可靠的结果。

3. 残余尿测定

建议排尿后即刻通过超声或导尿法进行残余尿测量。

4. 充盈期膀胱压力容积测定

可以评估充盈期膀胱感觉、膀胱压力-容积关系、逼尿肌稳定性、膀胱顺应性、最大膀胱测压容积等指标,同时要记录膀胱充盈过程中是否伴随尿急、疼痛、漏尿、自主神经反射亢进等异常现象。

5. 漏尿点压测定

(1) 逼尿肌漏尿点压(DLPP)测定:指在无逼尿肌自主收缩及腹压增高的前提下,测量膀胱充盈过程中出现漏尿时的最小逼尿肌压力,可预测上尿路损害危险。当DLPP≥40cmH_2O时上尿路发生继发性损害的风险显著增加。在无逼尿肌自主收缩及腹压改变的前提下,灌注过程中逼尿肌压达到40cmH_2O时的膀胱容量称为相对安全膀胱容量,严重的膀胱输尿管反流可缓冲膀胱压力;若反流出现在逼尿肌压力达到40cmH_2O之前,则相对安全膀胱容量为开始出现反流时的膀胱容量。

(2) 腹压漏尿点压(ALPP)测定:指增加腹压、测量发生漏尿时的膀胱腔内压力,主要反映尿道括约肌对抗腹压增加的能力,该指标NB患者中的应用价值有限。

6. 压力-流率测定

为目前唯一能准确判断是否存在膀胱出口梗阻的检查项目,其更适合于评估机械性或解剖性因素所致尿道梗阻的程度,而NB尿道功能障碍所引起的大部分梗阻类型为逼尿肌-括约肌协同失调、尿道外括约肌或膀胱颈松弛障碍导致的功能性梗阻,所以此项检查在NB患者中的应用价值有限。

7. 肌电图(EMG)检查

用以记录尿道外括约肌、尿道旁横纹肌、肛门括约肌或盆底横纹肌的肌电活动,间接评估上述肌肉的功能状态。尿动力学检查中的EMG一般采用募集电位肌电图,通常使用肛门括约肌贴片电极记录EMG,反映整块肌肉的收缩和舒张状态。检查时同步进行充盈期膀胱测压或压力-流率测定,可反映逼尿肌压力变化与尿道外括约肌活动的关系、排尿期逼尿肌收缩与外括约肌活动的协调性,同心圆针电极肌电图仅在特殊情况使用。更精细的肌电图检查如运动单位肌电图、单纤维肌电图等,更多应用于神经生理方面的研究。

8. 尿道压力描记

主要用以测定储尿期尿道控制尿液的能力,在反应膀胱出口阻力中也具有一定价值。但影响尿道测压的因素较多,结果变异较大。

9. 影像尿动力学检查

该项目将充盈期膀胱测压及压力-流率测定同X线或B超等影像学检查同步结合起来,显示膀胱尿道形态及膀胱-输尿管反流存在与否,是目前尿动力学检查中评估NB最为准确的方法。

10.膀胱诱发实验

为确定有无逼尿肌过度活动,以及鉴别神经损伤平面位于上位神经元还是下位神经元,可在充盈期膀胱测压过程中行诱发试验。通常可以通过增加腹压、改变体位、快速灌注刺激性介质等方式来诱发逼尿肌过度活动。

(1)冰水实验(IWT):IWT指充盈期膀胱测压过程中应用冰盐水快速灌注膀胱,IWT在鉴别神经损伤位于上位神经元还是下位神经元方面有一定价值。逼尿肌反射完整的上位神经元损伤患者IWT可以诱发出逼尿肌收缩,但结果存在假阳性和假阴性的可能,应结合其他检查项目对结果进行解释。

(2)氯贝胆碱超敏实验(BST):有关氯贝胆碱(Bethanechol)对神经病变的诊断价值有不一致结果,一些学者认为BST阳性结果通常提示神经源性逼尿肌无反射。BST可用来鉴别神经源性和非神经源性逼尿肌无反射,但此实验具有局限性,结果应综合其他检查结果进行解释。

11.神经电生理检查

下尿路及盆底神经电生理检查项目有尿道括约肌或肛门括约肌肌电图、阴部神经传导速率、球海绵体反射潜伏期、阴部神经体感诱发电位等。常见检查项目如下。

(1)球海绵体反射(BCR)潜伏期:主要用于下运动神经元损伤患者S2-S4阴部神经反射弧完整性的评估。目前国内外健康人群BCR潜伏期尚无统一标准,一般所测BCR潜伏期超过均值±2.5~3倍标准差或波形未引出可判断为异常。BCR潜伏期在正常范围并不能排除骶髓反射弧轴突存在损伤的可能性。脊髓栓系综合征和骶髓上脊髓损伤患者的BCR潜伏期经常可缩短。

(2)阴部神经体感诱发电位:阴部神经体感诱发电位可以检测脉冲刺激通过阴茎背神经、阴部神经沿脊髓传导至大脑皮层的速度,从阴部神经刺激点到大脑皮层整个传导通路上存在损害,可以导致诱发电位波峰、潜伏期、波幅的变化。它反映了神经冲动沿阴部神经传入纤维到达骶髓后,沿脊髓上行传到大脑皮层通路的完整性。

八、鉴别诊断

1.先天性尿道瓣膜和尿道狭窄

有排尿困难,尿潴留,尿道镜检查或尿道造影可鉴别。尿道狭窄可为先天性或后天性,以排尿困难为主要表现,尿道探子检查有明显狭窄段,尿道造影可明确诊断。

2.原发性遗尿

尤其是伴有日间常有尿频、尿急症状的或年龄较大的原发性遗尿,需要排除有无隐匿性脊柱裂或其他神经系统器质性病变。

3.小儿膀胱过度活动症(overactive bladder,OAB)

主要表现为白天尿频、尿急伴或不伴有尿失禁。无神经和泌尿系统器质性改变。

4.输尿管异位开口

女孩多见,主要表现为正常排尿的同时有持续性尿失禁和尿路感染。超声检查和静脉尿路造影有助于发现重复肾脏和重复输尿管。有必要行CT和MRI检查进行确诊。

5.非神经源性神经性膀胱(non-neurogenicneurogenic bladder,NNB)

指由不良的排尿习惯、心理或精神等非神经病变因素引起的排尿功能障碍,多伴有尿潴留、排尿困难的临床症状等表现,也叫Hinman综合征。尿动力学检查常有逼尿肌和尿道括约肌的协同失调。但是检查不能发现神经性缺陷或病变,而临床症状和膀胱的形态改变却符合神经性膀胱的变化

九、治疗策略

(一)NB的治疗目标与原则

1.神经源性膀胱的治疗目标

NB治疗目标包括首要和次要目标:①首要目标为保护上尿路功能(保护肾脏功能),确保储尿期和排尿期膀胱压力处于安全范围内。②次要目标为恢复/部分恢复下尿路功能,提高控尿/排尿能力,减少残余尿量,预防泌尿系感染,提高患者生活质量。

文献表明肾功能衰竭是脊髓损伤导致NB患者死亡的首要原因。逼尿肌过度活动或膀胱顺应性降低可以导致储尿期膀胱压力超过安全范围，而逼尿肌-括约肌协同失调或膀胱出口梗阻可以导致排尿期膀胱压力超过安全范围。治疗的首要目标是把膀胱储尿期和/或排尿期膀胱压力控制于安全的范围内，降低上尿路损害的发生率，以保证患者的长期存活率，某些治疗后继发的残余尿量增多问题可以由间歇导尿解决。

2.NB的治疗原则

NB的治疗原则包括：①首先要积极治疗原发病，在原发的神经系统病变未稳定以前应以保守治疗为主。②选择治疗方式应遵循逐渐从无创、微创、再到有创的原则。③单纯依据病史、症状和体征、神经系统损害的程度和水平不能明确尿路功能状态，影像尿动力学检查对于治疗方案的确定和治疗方式的选择具有重要意义。制定治疗方案时还要综合考虑患者的性别、年龄、身体状况、社会经济条件、生活环境、文化习俗、宗教习惯、潜在的治疗风险与收益比，结合患者个体情况制定治疗方案。④NB患者的病情具有临床进展性，因此对NB患者治疗后应定期随访，随访应伴随终身，病情进展时应及时调整治疗及随访方案。

（二）药物

1.抗毒蕈碱

抗毒蕈碱药物是治疗NLUTD的一线选择。抗毒蕈碱药物是NLUTD最有用的药物，并提供了管理NDO的既定方法。目前，NDO的金标准治疗是CIC联合抗胆碱能药物治疗。盐酸奥昔布宁、氯化托司铵、酒石酸托特罗定和丙哌维林是公认的有效药物治疗方法。众所周知，这些抗毒蕈碱剂具有良好的耐受性和安全性，即使在长期治疗期间也是如此。有一种新的口服抗胆碱能药物索利那新，对膀胱中的M3毒蕈碱受体具有高亲和力，但关于索利那新对NDO患者影响的数据有限。即使在长期治疗后，停用抗毒蕈碱药物后NDO也会立即复发，这表明药物治疗没有持久的治疗效果。因此，除非开发出完全安全有效的药物，否则NDO患者必须永久接受抗毒蕈碱药物治疗，并面临终生副作用。

2.磷酸二酯酶抑制剂（PDE5Is）

PDE5Is已在试点研究中显示对DO有显著影响，未来可能成为抗毒蕈碱治疗的替代品或辅助药物，但NDO的数据有限。一氧化氮（NO）已被证明参与控制LUT的神经通路。SCI后神经一氧化氮合酶（nNOS）的表达可以上调，并且改变的nNOS活性可能参与产生的LUTD。对NO产生的策略性操作可以帮助恢复功能或减少LUT中的不良功能影响，这可能成为开发新药理学干预措施的重点，迈向这一目标的第一步是研究nNOS免疫反应性和nNOS抑制剂给药对不同阶段SCI患者的影响。

3.β3-肾上腺素受体激动剂

在膀胱过度活动症（OAB）患者中引入和评估了β3受体激动剂，但在神经泌尿系统患者中的临床经验有限。涉及NDO的安全性和有效性的研究正在进行中。将来，与抗毒蕈碱类药物联合治疗可能是一个有吸引力的选择。

4.α-受体阻滞剂

在一些NB患者中，非选择性和选择性α受体阻滞剂在降低膀胱出口阻力、残余尿和自主神经反射障碍方面取得了部分成功。非选择性和选择性α-受体阻滞剂在中国被广泛使用。

（三）肉毒杆菌毒素A（BTX-A）注射液

BTX-A被引入通过注射到逼尿肌中来治疗NDO，其理论基础是BTX-A会暂时阻断副交感神经支配的乙酰胆碱的突触前释放并导致逼尿肌平滑肌麻痹。肉毒杆菌毒素会导致持续约九个月的持久但可逆的化学去神经支配。毒素注射在逼尿肌上的剂量取决于所使用的制剂。组织学研究未显示注射后的超微结构变化。目前，肉毒杆菌（过敏原）在全球范围内被广泛使用。Lantox是BTX-A，用Lantox管理脊髓损伤（SCI）患者的NDO，在相同剂量下与Botox取得了相似的疗效、安全性和耐受性。将Lantox注射到SCI和NDO患者的逼尿肌中可显著改善膀胱功能，在后续评估中测量的尿动力学参数表明，反流量、最大逼尿肌压力、膀胱顺应性和最大膀胱容量均得到显著改善。将Lantox注射到逼尿肌可显著减少SCI患者的尿路感染。这种尿路感染的减少与逼尿肌压力的降低有关。

Lantox注射到尿道外括约肌是另一种有效的策略，它可以减少由尿道括约肌或DSD缺乏松弛导致的尿道阻力,并可以减少NLUTD患者的残余量并提高排尿效率。Lantox膀胱内注射治疗间质性膀胱炎/膀胱疼痛综合征的疗效和安全性也已得到证实。

(四)神经调节

1878年首次报道了使用电流治疗LUTD,当时Saxtorph描述了膀胱无收缩和完全尿潴留患者的膀胱内电刺激。现在,越来越多的研究集中在躯体神经刺激治疗膀胱功能障碍上。

1.骶神经调节(SNM)

SNM是一种成熟的、微创的、可逆的手术治疗LUT和肠功能障碍。自20世纪90年代FDA批准了第一个SNM植入物以来,全世界已有超过170,000名患者使用了骶神经的电刺激来从急迫性尿失禁、尿急频率、非阻塞性尿潴留、粪便中获益。尿失禁和其他膀胱问题。作用机制尚不完全清楚,但认为抑制传入信号会中断不适当的逼尿肌收缩。虽然它不被认为是NB患者的有希望的治疗选择,但研究表明患者可以从骶脊神经3(S3)的神经调节中受益。患有神经系统疾病或损伤者通常表现出多种症状,虽然SNM可能无法解决所有症状。

自1983年推出第一代神经刺激器以来,美敦力(美国明尼苏达州明尼阿波利斯)一直占据市场主导地位。尽管有明确记录的好处、技术进步和商业成功,但SNM植入物仍然仅限于在发达国家相对较小比例的潜在候选者中使用,而在发展中国家则更少。尽管数量增加,SNM植入物的高成本在过去20年没有改变,仍然是限制市场准入的主要因素。为了让更多患者受益,开发低成本、高性能的SNM植入系统长期以来一直被认为是增加竞争和市场准入的有效手段,而且可能是唯一的手段,尤其是在发展中国家。

2.阴部神经调节(PNM)

阴部神经刺激(PNS)或PNM是NDO的另一种潜在治疗方法,在排尿功能障碍患者中取得了良好的效果。动物研究表明,刺激阴部神经仅在SCI后早期增加膀胱容量。在慢性SCI中,膀胱变得肥大和/或纤维化,并且膀胱顺应性显著改变。因此,在其他保守治疗失败后,应立即使用PNM治疗继发于SCI的NDO。PNM也可能是早期的神经保护作用之一。在动物模型中,SCI时的PNS抑制NDO,增加膀胱容量,延缓膀胱纤维化的进展,应在损伤后尽早使用PNS。有文献报道关于电池供电的刺激器(BION, Advanced Bionics Corp, Valencia, CA, USA)在欧洲被批准用于通过刺激阴部神经来治疗急迫性尿失禁,但该装置因未知原因而停产。在中国,使用类似的技术开发了一种新的微型刺激器(NuStim),NuStim是一种用于慢性电刺激的新型感应供电和可控微刺激器。NuStim足够小(直径3毫米×长10毫米),可以通过由扩张器和护套组成的简单插入工具经皮植入肌肉并靠近神经(阴部神经)。NuStim由射频(RF)垫提供电源。NuStim疗法将用于对神经和肌肉进行神经调节,例如用于OAB的PNM和用于压力性尿失禁(SUI)的盆底肌肉(PFM)刺激。目前存在许多不同的SUI程序,包括PFM的Kegel练习和尿道中段悬吊程序,例如无张力阴道胶带(TVT)。在保守治疗中,Kegel运动通过加强PFM来治疗SIU是有效的,但一些患者缺乏自主完全收缩这些肌肉的能力和/或不愿意进行足够频繁的运动以获得全部益处。

3.经皮胫神经刺激(PTNS)

当今实践的SNM和PNM是侵入性的,需要通过手术植入电刺激器和电极。最近发现,使用放置在脚踝上的黏性皮肤表面电极经皮胫神经刺激(PTNS)可有效治疗50名脊髓损伤患者的NDO。

4.足部刺激

先前的研究表明,足部刺激可以延缓没有OAB的健康人的膀胱充盈感并增加膀胱容量。研究发现,在使用膀胱-盆腔刺激器进行刺激后,膀胱容量从279.4增加到361.1mL。鉴于这种刺激方法的非侵入性,胫神经的一个分支穿过足部,可以很容易地进行临床试验。

(五)尿路重建手术

1.增强肠膀胱成形术

泌尿感染和VUR是继发于高膀胱压力对UUT的不利影响,对于NB患者来说是常见且具有破坏性的问题。保留UUT是任何类型的LUT重建中最重要的目标。尿路感染和VUR的金标准治疗是扩大肠膀胱成形术,旨在创造一个容量大且顺应性好的储库,同时保留UUT,从而实现社会可接受的节制。肠道的所有部分都已用于增强肠膀胱成形术。乙状结肠具有优势,包括其解剖学上接近膀胱,以及厚厚的肌壁、大管腔和丰富的肠系膜,这些共同保证了膀胱的足够容量和可操作性。乙状结肠成形术被证明是治疗NB的一种安全有效的治疗方法,同时输尿管再植入术对病史较长的患者有益。此外,在大多数患者中,该程序在CIC下解决了尿路感染。因此,乙状结肠成形术被包括在常规神经泌尿外科实践中。

2. 组织工程膀胱增大术

泌尿道中胃肠段的存在与许多并发症有关,例如粘连性肠梗阻、代谢紊乱、尿石症、粘液过多和恶性疾病。复合膀胱成形术和替代材料的使用已被提议作为克服这些并发症的一种手段,首先在动物实验中测试膀胱成形术期间的组织工程技术。具体来说,我们在兔增强模型中使用小肠黏膜下层(SIS)作为膀胱壁替代物。组织学上,SIS再生的膀胱与正常膀胱相似,并且存在所有三个组织层(具有黏膜下层的黏膜、平滑肌和浆膜)。体外对逼尿肌条的研究表明,再生和正常逼尿肌之间的自律性和收缩性没有显著差异。免疫组化分析显示α-肌动蛋白量发展到正常水平,尿动力学检测显示术后顺应性保持稳定,体积显著增加。

在这些动物实验的基础上,探索使用SIS支架在NB患者中进行膀胱增大术。来自14例病例的初步数据表明,SIS膀胱成形术可以改善NB患者的膀胱功能,未发现代谢后果,未观察到尿路结石,肾功能得以保留。目前不推荐使用SIS来代替肠膀胱成形术来增加膀胱;但这种组织工程技术确实为NB患者的尿路重建提供了潜在的可行选择。

3. 人工尿道括约肌(AUS)

人工尿道括约肌(AUS)植入在复杂性尿失禁(UI)患者的尿路重建(UTR)中发挥重要作用,包括神经源性尿失禁。NB患者的膀胱出口阻力较低,AUS可以为此类患者提供自发排尿的可能性。AUS植入作为UTR的关键手术是一种有效的治疗方法,尤其是在神经源性尿失禁病例中。袖带糜烂、尿道萎缩和机械装置故障是长期随访中众所周知的并发症,所有这些都需要进行翻修手术。

(六)新疗法

1. 干细胞移植

成熟的中枢神经系统(CNS)不能产生新的神经元和神经胶质细胞。因此,脊髓损伤后膀胱功能的恢复受到限制;然而,一项研究表明,移植的神经祖细胞或其他干细胞可以通过损伤部位的再生来促进膀胱功能的恢复。在大多数研究中,干细胞被直接注射到病灶中,这可能会对脊髓造成进一步损伤。有研究采取静脉注射骨髓基质细胞(BMSCs)的替代方法。这些细胞在腰椎3和4(L3-L4)至少四个星期,可以观察到SCI大鼠的LUT功能有所改善。虽然这项研究是初步的,但它确实表明BMSCs的静脉移植具有治疗人类SCI后LUT功能障碍的潜力。BMSCs也可能成为早期的神经保护策略之一。

2. 基因治疗

基因疗法也已被探索用于治疗继发于SCI的器官功能障碍,包括NB障碍。已知抑制N-甲基-d-天冬氨酸受体(NMDARs)可以改善SCI大鼠的DO。有研究采用基因治疗方法来表达犬尿酸,即NMDAR的内源性拮抗剂。将合成犬尿酸的人犬尿氨酸氨基转移酶Ⅱ(KATⅡ)的基因转移到复制缺陷型单纯疱疹病毒载体(HSVrd)中,并将HSVrd注射到大鼠的膀胱壁中。载体转运至L6-S1背根神经节,KATⅡ表达上调,DO和排尿效率均有改善。研究还通过L6-S1背根神经节培养的大鼠神经元的全细胞膜片钳证实,NMDAR被细胞外溶液中存在的犬尿酸阻断或通过载体介导的KATⅡ基因转移传递。因此,HSVrd介导的KATⅡ抑制SCI大鼠的DO。目前,正在继续将HSVrd介导的KATⅡ注射到大鼠的尿道括约肌中,以降低SCI大鼠的尿道阻力和治疗DSD。这些结果正在等待转化为临床实践。

NB括约肌功能障碍(NBSD)可在失禁成为问题之前数年导致严重且不可逆的肾损伤和膀胱壁破坏。因此,充分管理的第一步是及早发现存在上尿路和下尿路恶化风险的膀胱,并主动开始适当的药物治疗。清洁间歇导尿联合抗胆碱能药物(口服或膀胱内)是NBSD的标准疗法。早期进行此类治疗可以预防肾损伤和继发性膀胱壁变化,从而有可能改善长期预后。对于有严重副作用或尽管口服奥昔布宁最大剂量但逼尿肌过度活动抑制不足的儿童,膀胱内滴注是一种有效的替代方法。膀胱内滴注通过减少首过代谢来消除全身副作用,并且与口服奥昔布宁相比,膀胱内奥昔布宁是一种更有效和长效的逼尿肌抑制剂。越来越多的证据表明,通过早期适当的治疗,儿童的肾脏可以得到保存,并且可以实现正常的膀胱生长,因此他们将不再需要手术膀胱增大来实现青春期和成年期的安全尿失禁。

(七)尿动力学研究:NBSD 儿童的特殊考虑

如果执行得当,即使在新生儿和婴儿期可能存在缺陷,尿动力学研究也可以直接诊断NBSD和识别功能障碍亚型。这种功能分类允许对不同类型进行充分治疗,并对有风险的膀胱进行早期积极治疗。

尿动力学评估可以为新生儿和婴儿提供可重复的结果,但需要注意机械因素和充盈率。孩子越小,机械因素(例如用于检查的导管阻塞膀胱出口)可能产生人为信息(升高的泄漏压力或无法排尿)的风险就越高。使用尽可能接近自然充盈率的膀胱输注率对于正确评估逼尿肌特性很重要。另外,在有明显低压膀胱造影和在充盈过程中泄漏(由于括约肌功能减退)的儿童中,可能无法识别逼尿肌张力亢进。在这些儿童中,重要的是要在膀胱颈手术治疗失禁之前进行激发性研究(包括用球囊导管阻塞膀胱颈)以确定无法识别的逼尿肌过度活跃。需要对尿道外括约肌进行肌电图(EMG)评估以识别DSD。首选使用同心EMG针,因为它比贴片电极提供更可靠的信息。X射线膀胱造影与膀胱内压图和括约肌肌电图(视频尿动力学)相结合,可以准确评估膀胱内压和膀胱输尿管反流之间的联系,并提供逼尿肌和括约肌机制之间(dys)协同作用的直接视觉信息。

(八)清洁间歇导尿

在患有NB的儿童中,CIC是充分排空膀胱(无残留、无感染)和安全(在高压排尿之前)的首选治疗方法,它是实现节制的宝贵工具。只要应用一些基本原则,CIC使用的各种材料和技术似乎不会影响疗效和安全性:适当的教育和培训、清洁和无创伤的应用,以及长期获得良好的患者依从性。患者和护理人员必须了解膀胱/括约肌出了什么问题以及为什么建议使用CIC进行治疗,并且他们必须学习如何正确插入导管。CIC已被父母成功使用,一些医生更喜欢在所有NBSD婴儿中早期实施CIC,因为到3岁时,完全需要CIC,并且考虑到在蹒跚学步时开始CIC的困难。这种早期的CIC机构似乎提高了家庭的依从性和他们帮助孩子应对疾病和CIC的能力。所需的导尿频率取决于几个因素:液体摄入量、膀胱容量和膀胱充盈/排尿压力。在实践中,建议婴儿每天导尿6次(与喂养时间相关),学龄儿童每天导尿5次。尽管报告的CIC相关感染风险的发生率是可变的,但人们普遍认为,只要实现膀胱完全排空,风险就很低。此外,重复使用的用品与更多的尿路感染无关。如果出现有症状的感染,主要是膀胱排空不完全引起的,需要优化儿童或看护人的CIC矫治器。为了维持青少年对CISC的治疗依从性,通常需要心理社会支持。伴有便秘和粪便污染的神经源性肠功能障碍会干扰CIC治疗的成功实施:滞留的粪便可能会机械性地损害膀胱充盈、增加逼尿肌易怒或导致尿潴留,大便失禁会增加膀胱污染和尿路感染的风险。因此需要有效的肠道管理计划。最后,鉴于乳胶过敏的高发病率,在脊柱裂人群中,严格的无乳胶方法极为重要。

总之使用CIC和抗胆碱能药物进行医疗管理可有效保护90%以上的NB患者的肾功能并提供安全的尿失禁。早在学步期失禁成为问题之前,早期诊断和治疗机构就可以预防肾损伤和继发性膀胱壁变化,从而改善长期预后。与口服奥昔布宁相比,膀胱内奥昔布宁具有更有效和更持久的逼尿肌抑制作用,耐受性好,应在考虑手术治疗之前使用。治疗目标不应再局限于预防上尿路和下尿路的继发性损伤。相反,我们的目标应该是在安全的膀胱压力下实现正常的肾脏和膀胱生长,并且不使用器具进行节制。

十、疗效及转归

最佳管理首先包括早期诊断,包括识别高风险亚型,其次是积极主动的充分治疗。从长远来看,早期主动治疗高压协同失调下尿路很重要,这不仅可以保护肾功能,还可以防止膀胱顺应性差和随后对膀胱增大的需要。尿动力学评估用于新生儿和婴儿的NBSD功能分类,允许对高危人群进行症状前干预,并根据功能障碍类型制定个体化治疗计划。

一旦开始了适当的治疗,就需要进行充分的随访,并根据需要进行调整(CIC频率、药物剂量和给药途径)。可以使用临床参数(包括CIC频率和体积图表)、尿液分析、肾脏和膀胱超声、X射线膀胱造影和视频尿动力学来评估治疗效果。

由于治疗不充分的NB(肾瘢痕、不顺从性纤维化膀胱)的长期后遗症已经在生命的最初几年出现,因此多学科随访的频率必须取决于年龄(每年3次直至3岁),学龄儿童每年2倍,成人每年2倍)。通常,在所有就诊时进行尿液分析和超声检查,膀胱造影以调查意外的上尿路感染,并定期进行尿动力学检查以验证在治疗期间,导管插入的膀胱体积是否适合年龄并在安全压力条件下储存(储存预期的膀胱压力低于30 cmH$_2$O时的容量)。

通过早期实施和最佳治疗,绝大多数患者无需抗反流手术或手术膀胱增大术即可得到充分控制。增大膀胱成形术仅限于一小部分药物治疗失败的患者(持续存在高充盈压力)。在括约肌活动不足的患者中,除了药物治疗外,还需要进行膀胱出口手术。在女性轮椅使用者中,提供大陆造口的手术干预将有助于自我导尿。

长期结果评估和终生随访的需要

对上尿路变化、肾功能和膀胱状况进行进一步定期调查的终身随访极为重要。成年期的长期结果评估和终生患者随访必不可少,有两个原因。首先,对于个别患者,治疗是终生必需的,只有通过在整个青春期和成年期重复评估才能验证患者肾脏的保存情况。其次,一般而言,详细的长期随访数据将显示由长期目标驱动的治疗政策是否足够有效或需要进一步调整。一旦这些患者进入青春期或成年期,只能通过评估最终结果来判断保持上尿路功能的努力的有效性。在患有NBSD的人群中,对于如何理想地评估肾脏状况没有达成共识。在临床实践中,上尿路恶化或保护通常通过肾积水和膀胱输尿管反流的放射影像来监测。用于观察肾功能的方法包括核成像[二巯基琥珀酸(DMSA)肾扫描]、尿液浓缩能力和肾小球滤过率评估。对于后者,肌酐(Cr)清除可用于社交稳定的患者;对于其他人,可以使用菊粉或乙二胺四乙酸铬(EDTA)清除。这些测试中哪种(组合)最适合评估肾功能需要进一步调查。

鉴于小儿NB病程往往呈进行性发展,NB患儿应终生随访。推荐随访次数一般3岁以下患儿每年3次、学龄期儿童每年2次。推荐每次随访常规进行尿常规和泌尿系超声检查,膀胱造影、影像尿动力学检查每年1次。

参考文献

[1]K Tyler Hobbs, Madison Krischak, Rohit Tejwani, et al. The Importance of Early Diagnosis and Management of Pediatric Neurogenic Bladder Dysfunction[J]. Res Rep Urol, 2021, 13:647-657.

[2]Lloyd JC, Wiener JS, Gargollo PC, et al. Contemporary epidemiological trends in complex congenital genitourinary anomalies[J]. J Urol, 2013, 190(4 Suppl):1590-1595.

[3]Dudley AG, Adams MC, Brock JW 3rd, et al. Interrater Reliability in Interpretation of Neuropathic Pediatric Urodynamic Tracings:an Expanded Multicenter Study[J]. J Urol, 2018, 199(5):1337-1343.

[4]Stein R, Bogaert G, Dogan HS, et al. EAU/ESPU guidelines on the management of neurogenic bladder in children and adolescent part I diagnostics and conservative treatment[J]. Neurourol Urodyn, 2020, 39(1):45-57.

[5]de Kort LM, Bower WF, Swithinbank LV, et al. The management of adolescents with neurogenic urinary tract and bowel dysfunction[J]. Neurourol Urodyn, 2012, 31(7):1170-1174.

[6]Frimberger D, Cheng E, Kropp BP. The current management of the neurogenic bladder in children with spina bifida[J]. Pediatr Clin North Am, 2012, 59(4):757-767.

[7]National Clinical Guideline C. National Institute for Health and Clinical Excellence: guidance. Urinary Incontinence in Neurological Disease: management of Lower Urinary Tract Dysfunction in Neurological Disease. Royal College of Physicians(UK)Copyright © 2012, National Clinical Guideline Centre; 2012.

[8]Lee B, Featherstone N, Nagappan P, et al. British Association of Paediatric Urologists consensus statement on the management of the neuropathic bladder[J]. J Pediatr Urol, 2016, 12(2):76-87.

[9]Patrick Opoku Manu Maison, John Lazarus. The management of paediatric neurogenic bladder:an approach in a resource-poor setting[J]. Paediatr Int Child Health, 2017, 37(4):280-285.

殷晓艳(撰写)　陶新朝(审校)

第十节 胎儿下尿路梗阻
Section 10 Lower urinary tract obstruction, LUTO

关键词:胎儿下尿路梗阻;后尿道瓣膜;尿道闭锁;梅干腹综合征

Keywords: Lower urinary tract obstruction; Posterior Urethral Valves; Urethral Atresia; Prune Belly Syndrome

一、概述

胎儿下尿路梗阻(lower urinary tract obstruction, LUTO)是一种罕见的出生缺陷,患病率为1例/5000至25000次妊娠。LUTO是先天性尿道异常最常见的原因之一,与胎儿高死亡率和产后肺发育不全和肾功能受损发病率有关。大多数病例是在孕中期(18~20周胎龄)诊断的,但随着超声技术的进展和孕早期筛查的增加,严重的病例最早可以在11~14周胎龄诊断。

LUTO是一种异质性疾病,由膀胱颈水平的梗阻性尿路疾病引起。尿道闭锁和后尿道瓣(Posterior urethral valves, PUV)导致约50%的LUTO病例,其他不常见的原因是前尿道瓣、泄殖腔畸形和脱垂性尿道膨出、梅干腹综合征(prune belly syndrome, PBS)、尿道口狭窄、尿道中段发育不全、尿道膨出障碍、泄殖腔内营养不良、巨输尿管巨膀胱结肠发育不全综合征(MMIHS)以及染色体疾病,如21三体和18-三体。

目前缺乏能够指导临床方法和决策的特定诊断特征。2022年欧洲罕见肾脏疾病参考网络(ERKNet)就LUTO的诊断和治疗提出推荐意见。工作组建议使用肾盂前后径(Antero-posterior diameter, APD)作为最可靠的参数,以确定梗阻性尿路疾病和胎儿巨膀胱的产前诊断。LUTO胎儿和新生儿死亡的风险取决于妊娠20周前是否存在羊水过少或无羊水,而在出生前无法可靠预测肾脏替代治疗的风险。确诊LUTO后应转诊到具有多学科诊疗经验的专业产科中心,必要时进行经皮膀胱羊膜分流术,以提高胎儿的围产期生存率。

二、定义

LUTO是一种罕见的出生缺陷,是先天性尿道异常最常见的原因之一,该病由下尿路梗阻引起的以胎儿膀胱膨大和双侧肾积水为病理特点的疾病。严重的LUTO会造成肺发育不良和严重的肾功能受损/破坏,导致围产期死亡率增高。

三、流行病学

文献报道,每5,000~25,000例孕妇中有1例LUTO。产前或产后诊断LUTO的比例为1:1。LUTO患儿的实际预期寿命受高妊娠终止率、梗阻程度的不同、新生儿肾脏替代治疗的可及性等多种因素影响,难以准确预测。在存活的患者中,终身患终末期肾病的风险约为30%。在小儿肾移植中占10%到60%。死亡率尽管各不相同,但可高达80%至90%。

四、病因及发病机制

LUTO最常见的原因是后尿道瓣(PUV)和尿道闭锁,约占50%。其他原因包括前尿道瓣、巨尿道、泄殖腔畸形和脱垂性输尿管膨出等。LUTO胎儿的典型超声特征为膀胱增大(巨膀胱)、单侧或双侧肾积水、输尿管扩张、羊水过少或无羊水。LUTO产前病因鉴别诊断可能具有挑战性,多达三分之一的疑似病例在产后随访评估中发现并非LUTO,而是非梗阻性原因(如膀胱输尿管反流)所致。

胎儿LUTO是由胎儿尿路发育过程中膀胱流出道梗阻导致,后者导致膀胱进行性扩张和膀胱壁增厚,随后发生输尿管积水、肾盂积水、肾实质压迫和羊水生成减少。羊水减少会导致肺功能低下,这可能导致胎儿产前和产后死亡率增加,综合死亡率为60%~80%。肾发育不全是胎儿LUTO的另一个重要并发症,其肾损伤主要由尿流阻塞对肾小球发育的直接影响引起。已经证实,急性尿路梗阻6天后会导致肾单位功能丧失50%,6周后肾单位完全丧失。此外,某些类型的LUTO与基因突变有关,肾发育不全也可能是由这些在泌尿道和肾实质发育中起重要作用的基因突变引起,如胆碱能受体毒蕈碱亚型(CHRM3)、Filamin A(FLNA)、平滑肌肌球蛋白重链11(MYH11)、平滑肌肌球蛋白调节轻链9(MYL9)等。

五、临床表现

先天性胎儿LUTO的自然病程与梗阻的严重程度及梗阻发生时的胎龄有关。胎儿尿液流出部分受阻或完全阻塞,使尿液积聚于膀胱,导致膀胱膨胀、增厚、纤维化。研究发现,LUTO梗阻最初膀胱壁膨胀扩张,其后膀胱壁厚度增加,再后则出现膀胱壁黏膜下肌层显著纤维化,故梗阻早期行膀胱穿刺引流有助于阻止膀胱功能异常的发生。

尿道完全梗阻者发病较早,表现为膀胱膨胀、膀胱内尿液向输尿管反流使输尿管肾盂积水、严重者肾实质受压导致肾发育不良、羊水减少以及肺发育不良,进一步可导致胎儿面部及四肢发育异常。对42例LUTO伴有巨膀胱胎儿的检查显示,9例存在心胸比例增大,12例存在心室肥大,远端降主动脉与左髂动脉的搏动指数降低,提示LUTO伴巨膀胱者髂动脉受压,从而增加了心室后负荷,改变了心室顺应性。

六、辅助检查

超声检查具有无创伤性、直观、可重复等优点,大多LUTO是在妊娠中晚期产前超声筛查时发现的。超声诊断LUTO的敏感性达95%,特异性达80%。对于超声不能确诊者,有必要采用MRI进行泌尿系统检查。MRI中单激发快速自旋回波优于超声诊断,可帮助明确梗阻原因,评估胎儿肺及肾脏发育状况。胎儿尿液分析等实验室相关检查在确定诊断和评估肾功能方面有重要作用。胎儿膀胱镜检查术包括(借助胎儿镜)直接观察尿液流出道,实行病因诊断。基因检测可在妊娠早期进行。检测时使用绒毛膜取样,或在妊娠15至16周后进行羊水穿刺。如果存在羊水过少,可以通过胎盘活检、脐带周围血液取样或进行膀胱穿刺时从胎儿尿液中进行胎儿核型或微阵列检查。细胞游离DNA是一种非整倍体的筛查测试,具有可接受的阴性预测值。

七、诊断

产前胎儿超声检查中,单侧或双侧肾积水的存在通常会提示可能存在先天性肾脏和尿路异常。目前有几种分级系统来对肾积水的严重程度进行分层,以确定需要进一步成像并可能进行产前治疗或新生儿治疗的高发病风险胎儿。其中一些分级系统是描述性的,另一些是定量的(通常测量肾盂的前后径)或半定量的,并且提出不同妊娠月龄的阈值。超声检查可用来定义和分层产前LUTO的严重程度,包括肾盏扩张、肾实质改变(如肾脏发育不全和发育不良)、膀胱和输尿管异常、胎儿性别和羊水量等。

2014年开发的尿路扩张(urinary tract dilation, UTD)分类系统根据孕龄(妊娠28周前后)和超声参数对UTD的严重程度进行分层:肾盂前后径(APD)、肾盏扩张、肾实质厚度和外观、膀胱和输尿管异常。肾盂扩张定义为肾盂APD≥7mm(妊娠16~27周),或≥10mm(≥28周)。根据分类系统,如产前超声显示仅为低级别肾盂扩张,即APD 4~6mm(16~27周)或7~9mm(≥28周),则需要同时存在其他放射学特征,才应临床考虑LUTO。

在妊娠早期,巨膀胱定义为纵向膀胱直径≥7mm,如≥15mm则强烈提示LUTO。膀胱增大(巨膀胱)的存在对于区分下尿路和上尿路梗阻至关重要。根据巨膀胱、后尿道扩张(称为"锁孔征")和肾积水等超声三联征,可考虑产前LUTO。发现巨膀胱后,应对胎儿解剖结构进行详细的超声评估,以排除相关的主要肾外缺陷,有时还应进行产前侵入性检测(通过绒毛膜绒毛取样或带微阵列分析的羊膜穿刺术)或无创产前检测(通过产前细胞游离DNA筛查),以排除相关的染色体异常。

在妊娠中期,LUTO的诊断基于超声对膀胱扩张、厚壁膀胱、双侧肾积水、输尿管扩张和后尿道扩张(锁孔征)的识别。羊水量可以是正常或减少的(羊水过少),也可能无羊水。随着胎儿肾损伤的恶化,肾实质超声表现从正常变为回声增强并有发育异常的囊性改变。羊水过少/无羊水和肾实质发育异常的囊性改变是预后不良的迹象。

八、鉴别诊断

LUTO可能是由于功能异常或解剖异常引起的,前者多为基因突变所致遗传性疾病,后者与发育受损有关,少有基因异常及家系报道。功能性梗阻引起的LUTO为梅干腹综合征(PBS)、尿面综合征(UFS)和MMIHS等综合征,解剖异常所致LUTO以PUV和尿道闭锁为多见。

PBS的特征是腹壁肌肉组织缺乏、男性隐睾和泌尿道异常。尽管大多数病例是散发性的,病因不明,但已经发现几个基因与家族性病例有关。2011年,首次发现*CHRM3*基因的功能缺失突变。该基因编码毒蕈碱乙酰胆碱受体M3亚型,是介导膀胱收缩的主要受体。该基因突变所致PBS的遗传模式为常染色体隐性遗传。另外也有关于Filamin A突变引起X连锁遗传模式PBS的报道。UFS是一种罕见的常染色体隐性遗传疾病，其特征是先天性膀胱功能障碍，伴有微笑、大笑和哭泣时的异常面部表情。迄今为止，超过80%的UFS患者报告HPSE2（无活性乙酰肝素酶-2）或LRIG2（富含亮氨酸的重复序列和免疫球蛋白样结构域蛋白2）基因发生突变。MMIHS的特点是在没有机械性梗阻、小结肠和肠道发育不全（运动障碍）的情况下的膀胱扩张。ACTG2（肌动蛋白γ-2平滑肌）、LMOD1（leiomodin1）、MYH11（肌球蛋白平滑肌重链11）、MYL9（肌球蛋白轻链9调节性）和MYLK（肌蛋白轻链激酶）的突变已在MMIHS患者中描述。尽管大多数观察到的遗传模式是常染色体隐性遗传，但ACTG2是显性遗传基因，也是最常受影响的基因。

解剖异常所致LUTO最常见的原因是PUV。2015年，Boghossian及其同事发表了第一项针对分离的PUV中拷贝数变异的全基因组人群研究，确定了新的候选基因区域，包括微缺失和重复。Vivante及其同事在一个常染色体显性遗传型CAKUT家族中发现了T-box转录因子18（TBX18）的截短突变，该家族主要患有肾盂输尿管连接部梗阻。2019年，在一个LUTO家族中报告了第一个与先天性解剖LUTO有关的基因，该家族的BNC2基因存在变异，其遗传模式为常染色体显性遗传。BNC2与尿道发育有关。相信随着基因检测技术的不断进步，将鉴定出更多的LUTO基因。如果可能的话，临床医生应考虑对所有LUTO患者进行基因检测。

九、治疗策略

（一）产前处理

目前没有良好的证据支持胎儿干预可以改善LUTO肾脏结局或患儿长期生存情。膀胱羊膜腔分流术有时可增加羊水量，可能改善肺部发育和生存率，但胎儿死亡率和幸存者中慢性肾脏病发生率仍较高，导致近2/3的病例需要肾脏替代治疗。不论是否行膀胱羊膜腔分流术，出生后肾功能正常的几率均较低。

（二）产后处理

LUTO产后管理重点是提供所需的呼吸支持并治疗肾脏疾病。新生儿期PH可出现轻度至重度呼吸系统损害，导致新生儿发病率和死亡率高。PH的放射学表现为小钟形胸部，肺野通气良好，膈肌抬高。临床表现通常是胸围小和严重的肺部损害，需要高通气设置。与PH相关的超声心动图表现主要是肺动脉高压。即使是在呼吸衰竭初期存活下来的新生儿，肾功能也会显著受损，超过半数的新生儿需要透析。

十、疗效与转归

目前关于经皮膀胱羊膜腔分流术与保守性观察相比能否改善下尿路梗阻胎儿的生存和肾脏结局的数据有限，不建议将经皮膀胱羊膜腔分流术常规用于LUTO胎儿。如果需要进行产前干预，须事先要向胎儿父母详细解释该治疗的风险和益处，以及关于新生儿生存和肾脏结局的信息。

参考文献

[1]郑静，李俊男."胎儿下尿路梗阻的定义、诊断和管理"2022年欧洲罕见肾病参考网络（ERKNet）共识解读[J].中国产前诊断杂志，2024，16(1):1-4.

[2]高晶晶，茹彤，胡娅莉.先天性胎儿下尿路梗阻的产前诊断与治疗[J].中华围产医学杂志，2012，15(3):184-187.

[3]Nguyen HT, et al. Multidisciplinary consensus on the classification of prenatal and postnatal urinary tract dilation (UTD classification system)[J]. J Pediatr Urol, 2014, 10:982-998.

[4]Boghossian NS, Sicko RJ, Kay DM, et al. Rare copy number variants implicated in posterior urethral valves[J]. Am J Med Genet A, 2016, 170(3): 622-633.

[5]Vivante A, Kleppa MJ, Schulz J, et al. Mutations in TBX18 cause dominant urinary tract malformations via transcriptional dysregulation of ureter development[J]. Am J Hum Genet, 2015, 97(2):291-301.

[6]Kolvenbach CM, Dworschak GC, Frese S, et al. Rare variants in BNC2 are implicated in autosomal-dominant congenital lower urinary-tract obstruction[J]. Am J Hum Genet, 2019, 104(5):994-1006.

[7]Bhoj EJ, Ramos P, Baker LA, et al. Human balanced translocation and mouse gene inactivation implicate Basonuclin 2 in distal urethral development[J]. Eur J Hum Genet, 2011, 19(5):540-546.

[8]Vinit N, Gueneuc A, Bessie`res B, et al. Fetal cystoscopy and vesicoamniotic shunting in lower urinary tract obstruction: long-term outcome and current technical limitations[J]. Fetal Diagn Ther, 2020, 47(1):74-83.

[9]Hofmann A, Haider M, Cox A, et al. Is vesicostomy still a contemporary method of managing posterior urethral valves?[J]Children, 2022, 9(2):138.

[10]Wu CQ, Traore EJ, Patil D, et al. Role of a preoperative catheter regimen in achieving early primary endoscopic valve ablation in neonates with

posterior urethral valves[J]. J Urol, 2021, 205(6):1792-1797.

贾俊亚（撰写）　陶新朝（审校）

前尿道瓣膜
Anterior urethral valve, AUV

关键词：前尿道瓣膜；下尿路梗阻

Keywords：Anterior Urethral Valves；Lower Urinary Tract Obstruction

一、概述

前尿道瓣膜（Anterior urethral valve, AUV）是一种罕见的先天性胎儿下尿路梗阻异常（LUTO），发生于男性，其特征是前尿道底部出现后向半月折叠，并在排尿时引起尿道梗阻。该病确切的患病率尚不清楚，遗传病因也尚未确定，可能与尿道发育过程中的组织生长失衡等原因有关。该病出现临床表现的时间跨度很大，可能发生在产前，伴有肾积水或膀胱扩张，或发生于出生后至青春期之间的任何时段，表现出排尿困难、尿滴沥等症状，常有反复泌尿系感染，继发膀胱功能异常、膀胱输尿管反流，进而损害上尿路功能，可能导致慢性肾脏疾病。产前超声检查可能提示 AUV 的存在，产后进行排尿膀胱尿道造影（VCUG）可确诊。Young 氏将本病分为3型：1型：精阜下型瓣膜；2型：精阜上型瓣膜；3型：隔膜型瓣膜。其中1型最常见，即瓣膜起自精阜下端止于膜部尿道的前外侧壁，其偏后方有一间隙。初始治疗包括使用留置尿管或耻骨上导管进行膀胱减压和引流，或进行初级膀胱造口术。手术治疗为经尿道行瓣膜消融术，但术后仍有发展为肾功能不全或其他严重并发症的风险，因此术后应进行规律随访。

二、定义

一种罕见的先天性胎儿下尿路梗阻（LUTO），发生于男性，瓣膜可位于尿道膜部远端的任何位置。临床表现高度多变，取决于发病年龄和尿路梗阻程度，包括尿失禁、尿潴留、弱尿流、排尿后滴漏、阴茎腹侧隆起、尿路感染和败血症。

三、流行病学

该病只影响男性，确切的患病率尚不清楚，但其发生率低于后尿道瓣膜（PUV）。

四、病因及发病机制

AUV 憩室的胚胎学病因尚不明确，遗传原因尚未确定。有可能是尿道板在胚胎期某个阶段融合不全、组织生长失衡、尿道下裂不完全、尿道发育过程异常或腺体组织和尿道组织之间的错误结合等多种因素引起的。也可能是尿道海绵体发育不全使局部尿道缺乏支持组织，尿道黏膜因而向外突出。前尿道瓣膜一般位于阴茎阴囊交界处的前尿道。两侧瓣膜从尿道背侧向前延伸于尿道腹侧中线会合同后尿道瓣膜一样不妨碍导尿管插入，但阻碍尿液排出，造成近端尿道扩张，有的伴发尿道憩室。尿道憩室一般位于阴茎阴囊交界处的阴茎体部，分为两种：①广口憩室：远侧唇构成瓣膜，引起梗阻；②有颈的小憩室：多不造成梗阻，但可并发结石而出现症状。遗传原因尚未确定。AUV 被认为是由尿道发育过程中的组织生长失衡、尿道下裂不完全、尿道发育过程异常或腺体组织和尿道组织之间的错误结合等多种因素引起的。AUV 梗阻造成的泌尿系统及全身其他系统的病理生理改变与后尿道瓣膜相同。多数病例不像后尿道瓣膜那么严重。

五、临床表现

AUV 可位于膜性尿道远端的任何位置，发生在尿道球部（40%）、阴茎阴囊交界处（30%）或阴茎尿道（30%），偶尔与尿道憩室有关。临床表现变化很大，可能发生在产前，伴有肾积水或膀胱扩张，或发生于出生后至青春期，可伴有尿路感染或弱尿流、阴茎下弯及尿道瘘。其他临床表现包括下尿路梗阻、可触及的膀胱扩张、尿失禁、肾功能不全、肾发育不良、膀胱增厚、小梁化和膀胱输尿管反流。在瓣膜消融治疗后，患者通常会自发排空；然而，超过20%的患者在治疗后出现肾功能异常，其范围从稳定的氮质血症到终末期肾病。

手术并发症包括出血、瓣膜切除不全、尿道狭窄或外括约肌损伤。

六、辅助检查

产前超声检查可以发现肾积水、膀胱扩张或尿道周围囊性肿块,提示可能存在AUV。排尿膀胱尿道造影(VCUG)可显示尿道在瓣膜近端扩张,在瓣膜远端变窄。其他发现可能包括小梁膀胱、膀胱憩室和尿道憩室。超声检查可能发现膀胱扩张和双侧输尿管积水性肾病。

七、诊断

VCUG产后经过排尿膀胱尿道造影显示出尿道内斜行或横行线状充盈缺损影,梗阻点以上尿路扩张,以下尿道变细,扩张的尿道远侧圆钝,凸面指向远侧,可明确诊断。尿流动力学检查了解尿道梗阻情况及有无膀胱功能异常。

八、鉴别诊断

鉴别诊断包括后尿道瓣(PUV)、梅干腹综合征(PBS)和尿道闭锁。

九、治疗策略

最初的治疗包括使用留置尿管或耻骨上导管,对泌尿生殖系统进行减压和引流。另外,在瓣膜消融术之前,可为早产儿或低出生体重的婴儿进行初级膀胱造口术。最终的手术治疗通常是经尿道行瓣膜消融术,可采用激光、电凝术或是冷刀尿道切开术。由于有发展为肾功能不全和其他严重并发症的风险,所有患者都应进行连续的肾脏和膀胱超声随访。在严重的大尿道憩室病例中,需要切除憩室并在导管周围进行正式的尿道重建。

十、疗效及转归

延迟治疗可导致肾功能不全,并可能危及生命。通常情况下,瓣膜消融术有良好的功能结果,尽管存在并发症和持续肾或膀胱功能障碍的风险。

参考文献

[1]张敬悌,杨毅军,王学文,等.小儿前尿道瓣膜及憩室的诊断及治疗[J].中华小儿外科杂志,2009,30(04):217-218.

[2]Rawat J, Singh S, Pandey A, et al. Congenital anterior urethral valves and diverticula[J]. J Pediatr Surg, 2023, 58(2):263-265.

[3]莫志强,张潍平,孙宁,等.后尿道瓣膜同时合并前尿道瓣膜的临床诊断决策[J].中华泌尿外科杂志,2016,37(6):450-453.

[4]陈烁瑶,韩文文,李宁,等.前尿道瓣膜合并阴茎下弯致尿道瘘二例报告[J].中华泌尿外科杂志,2021,42(7):548-549.

[5]黎思宇,田军.前尿道瓣膜诊疗现状[J].中华泌尿外科杂志,2019,40(8):638-640.

[6]Routh JC, McGee SM, Ashley RA, et al. Predicting renal outcomes in children with anterior urethral valves:a systematic review[J]. J Urol, 2010, 184(4 Suppl):1615-1619.

贾俊亚(撰写) 陶新朝(审校)

尿道闭锁

Atresia of urethra, AOU

关键词:尿道闭锁;下尿路梗阻;波特序列征

Keywords:Atresia of urethra; Lower Urinary Tract Obstruction; Prune Belly Sequence

一、概述

尿道闭锁(Atresia of urethra,AOU)是一种罕见的胎儿下尿路梗阻(LUTO)异常。

二、定义

尿道闭锁是一种罕见的胎儿下尿路梗阻(LUTO),其特征是尿道闭合或无法形成开口,并导致梗阻性尿路疾病,在子宫内表现为巨膀胱、羊水过少或无羊水。胚胎时尿道的上皮组织未及时反折于尿道内,阴茎头部的尿道上皮发育障碍,导致尿道管腔狭窄以至完全不通的先天性疾病,可分为完全性、部分性或膜状尿道闭锁。

三、流行病学

患病率尚不清楚,但男性的患病率高于女性。

四、病因及发病机制

尿道闭锁的病因尚不清楚。常见的临床特征是尿液无法排出,导致羊水过少,进而影响肺部发育,并导致波特序列特征(Potter sequence)。在器官发生的关键时刻,先天性尿路梗阻对肾脏、输尿管和膀胱功能有着重要的长期影响。极少数情况下,膀胱和直肠之间存在异常开口,这可能会导致尿液经直肠排出。如果尿道闭锁与其他出生缺陷同时发生,应考虑进行基因咨询。对于孤立的尿道闭锁,目前尚未明确其遗传原因。

五、临床表现

尿道闭锁通常在产前常规超声检查中表现为巨膀胱、羊水过少或无羊水,有时还有输尿管肾盂积水。该病可能导致胎儿死亡。在存活到出生的病例中,其他症状包括肺发育不全引起的呼吸衰竭、巨大输尿管、肾积水、肾脏增大(通常为囊性和功能受损/无功能发育不良)以及腹膨隆。此外,由于羊水过少或无羊水,可以表现为波特序列征,即 Pulmonary hypoplasia(肺发育不全)、Oligohydramnios(羊水过少)、Twisted face(扭曲的面部)、Twisted skin(扭曲的皮肤)、Extremity defects(四肢缺陷)、Renal dysplasia(肾发育不良)。患者可能出现脐尿管未闭或膀胱经皮瘘。

六、辅助检查

产前诊断通常基于巨膀胱和羊水过少的超声证据。在少数情况下,胎儿核磁共振成像也可用于确认诊断。

七、诊断

产前诊断是基于超声检查,但不能清楚区分不同形式的LUTO。不过,如果巨膀胱发生在妊娠早期(约17周),尿道闭锁则可能性更大。产后排尿膀胱尿道造影(VCUG)和/或膀胱镜检查可用于确诊和区分尿道闭锁和其他形式的LUTO作为鉴别诊断。

八、鉴别诊断

鉴别诊断包括其他原因引起的巨膀胱,包括后尿道瓣(PUV)、前尿道瓣、尿道狭窄、尿道发育不全、重复尿道、泄殖腔畸形。在罕见和严重的病例中,还包括不同形式的排尿功能障碍或巨膀胱-巨输尿管综合征(Megacystis and megaureter syndrome, MMI)。尿道闭锁可与其他几种疾病同时发生,包括尾部发育不良、泄殖腔外翻、DiGeorge综合征、梅干腹部综合征(PBS)、Fraser综合征、隐睾、Johnson Munson、Meckel-Gruber、Sirenomelia 和 Townes Brocks 综合征。

九、治疗策略

产前治疗包括通过膀胱羊水分流术进行尿路减压。如果产前存活下来,其产后治疗取决于肺和肾功能。需要耻骨上尿液引流以保护肾功能,直到进行重建手术。严重病例(梗阻性尿路病、肾衰竭和肺发育不全)需要体外膜肺氧合(ECMO)治疗和血液过滤/腹膜透析治疗,已经报道有治疗成功病例。

十、疗效与转归

在没有手术干预的情况下,该病常导致胎儿死亡。通过产前尿路减压可以存活,甚至可以使膀胱和肾功能恢复正常。然而,产后患儿经常进展为肾衰竭,需要外科重建手术。

参考文献

[1]尹晓峰. 先天性尿道闭锁3例报告[J]. 中华泌尿外科杂志, 1988, 9(3):141-141.

[2]Flores-Torres J, Sanchez-Valle A, Duncan J. R., et al. Lower urinary tract obstruction in newborns[J]. Adv Pediatr, 2023, 70:131-144.

[3]Steinhardt G, Hogan W, Wood E., et al. Long-term survival in an infant with urethral atresia[J]. J Urol, 1990, 143:336-337.

[4]González R, De Filippo R, Jednak R., et al. Urethral atresia:long-term outcome in 6 children who survived the neonatal period[J]. J Urol, 2001, 165:2241-2244.

[5]Pierucci UM, Paraboschi I, Mantica G., et al. Antenatal Determinants of Postnatal Renal Function in Fetal Megacystis:A Systematic Review[J]. Diagnostics(Basel), 2024, 14(7):756.

[6] Marokakis S, Kasparian N. A., Kennedy S. E. Prenatal counselling for congenital anomalies: a systematic review[J]. Prenat Diagn, 2016, 36:662-671.

贾俊亚(撰写)　陶新朝(审校)

后尿道瓣膜
Posterior urethral valve, PUV

关键词:后尿道瓣膜;下尿路梗阻;波特序列征

Keywords: Posterior urethral valve; Lower Urinary Tract Obstruction; Prune Belly Sequence

一、概述

后尿道瓣膜(Posterior urethral valve, PUV)是位于后尿道腔内的膜状褶皱导致的尿路梗阻,也是男性新生儿最常见的尿路梗阻病因。1717年,Morgagni首次描述了PUV。1802年,Langenbeck在解剖的尸体上观察到了瓣膜状褶皱,1919年,Young对PUV进行了系统介绍和研究。目前认为,瓣膜的产生可能是由中肾管未能充分融入尿道(插入或吸收异常),最终导致尿道膜堵塞。PUV是男性新生儿下尿路梗阻的最常见原因,约每5,000至8,000名活产婴儿中就有1人发生PUV。

PUV病情多样,从无症状到危重症均有发生。其并发症可能包括急性和慢性尿潴留、肾功能衰竭、膀胱出口梗阻、输尿管积水、膀胱输尿管反流、排尿功能障碍,在胎儿,还包括羊水减少引起的肺发育不全。PUV新生儿通常会出现三种症状:尿潴留、可触及的膀胱、羊水过少和Potter序列引起的呼吸窘迫。新生儿在出生后的前24小时内未能排尿是可能出现PUV和其他重大异常的"危险信号"。PUV诊断通常基于产前超声检查结果,显示双侧肾积水、后尿道扩张和膀胱扩张。产后超声检查可用于诊断及评估病情,确诊需要通过VCUG或膀胱镜检查。新生儿期以后出现尿路感染或任何持续的异常泌尿系统症状的儿童应考虑PUV。非泌尿系统症状包括不明原因的嗜睡、疲劳、饮食不良或发育不良。

手术治疗包括通过膀胱镜对瓣膜进行内镜消融,旨在缓解梗阻,防止长期肾损伤。在严重的情况下,可能需要膀胱造口术或尿液改道。术后早期尿动力学研究对于优化膀胱功能、最大限度地减少逼尿肌损伤和提高手术后的肾功能至关重要。

二、定义

PUV是一种罕见的先天性胎儿下尿路梗阻(LUTO)异常,其特征是位于后尿道内的异常先天性梗阻性瓣膜或小叶,限制正常膀胱排空,与男性膀胱严重梗阻有关。

三、流行病学

PUV是LUTO最常见的异常,其在男性新生儿中患病率估计为1/6,250~1/4,750。PUV也是儿童尿路梗阻所致慢性肾脏病最常见的原因,约50%的患者在10年内发展为终末期肾病。在所有接受肾移植的儿童中,有10%至15%有PUV病史。

据估计,在美国,约每4,000至8,000名活产婴儿中就有1人或每年约500例新病例发生PUV。然而,世界范围内的发病率各不相同。在澳大利亚一项多中心研究在5年的回顾性分析中显示,活产率为1/7,800。英国和爱尔兰的发病率较高,为1/3,800。

在英国,35%的PUV病例是在产前检测到的,而42%是在新生儿期或婴儿期诊断出的。大约23%的病例是在5岁或5岁以上的时候发现的。

四、病因及发病机制

大多数病例是偶发性的。然而,有时在患儿的兄弟姐妹中可观察到一些相似病例,表明某些情况下,该病有可能为常染色体隐性遗传或X连锁隐性遗传。

根据Young氏标准,PUV通常分为3种亚型,I型占95%,为后尿道皱襞(皱襞),起源于尿道侧缘的尾侧尿道。这些褶皱向前融合,造成阻塞,它们代表了中肾管的残余。在男性胎儿妊娠的第4~6周,出现尿生殖窦。其后数周,中肾管插入,将尿生殖窦分为头端部分(形成膀胱和骨盆部尿道)和尾端部分(形成阴茎尿道),随后中肾管退化形成较薄的黏膜皱襞(皱襞丘)。皱襞随尾端部分的伸长而逐渐消失,在妊娠14周时与整个尿道完全融合。在PUV的发展过程中,中肾管插入发生异常,造成较厚且更明显的融合性阻塞性皱襞/膜。在这一胚胎器官发生的关键时刻,PUV所致尿路梗阻对肾脏、输尿管和膀胱功能有着深远的影响。尿液不能从胎儿体内排出会导致羊水过少,进而可能导致肺发育不全和Potter序列。

PUV可导致下尿路梗阻。梗阻的严重程度决定了这种情况是在产前诊断还是在出生后出现。及时诊断和治疗至关重要,因为它们会对尿路的终身功能产生重大影响。双侧膀胱输尿管反流是PUV患者ESRD和慢性肾功能衰竭的重要危险因素。大约25%PUV和双侧反流患者在16岁之前发展为ESRD,而没有反流的仅为4%。在所有PUV患者中,多达一半的患者存在膀胱输尿管反流,这是由于出口梗阻引起的持续高膀胱内压力所致。在手术干预打开并缓解出口梗阻后,三分之一或更多的病例通常在2年内出现反流消退。

五、临床表现

PUV代表了一系列严重程度不同的临床表现。从婴儿期致命疾病到无症状,有些患者可能要到晚年才能显现。在最严重的病例中,以产前羊水过少或无羊水为特征,新生儿可能会出现严重的呼吸窘迫,和宽眼、扁鼻、下巴后仰和耳软骨缺乏的耳大而低等波特序列特征表现,具体包括Pulmonary hypoplasia(肺发育不全)、Oligohydramnios(羊水过少)、Twisted face(扭曲的面部)、Twisted skin(扭曲的皮肤)、Extremity defects(四肢缺陷)、Renal dysplasia(肾发育不良)。在幼儿和年龄较大的儿童中,PUV可能表现为尿失禁、生长不良、尿路感染、高血压、嗜睡,最终导致肾功能衰竭。

后尿道瓣引起的梗阻可导致逼尿肌和膀胱颈肥大、膀胱拉伸并伴有胶原沉积增加和膀胱壁增厚。这些变化会降低膀胱顺应性并增加逼尿肌排尿压力,可能导致膀胱输尿管反流、肾积水和进行性肾损伤等并发症。膀胱的拉伸会增加逼尿肌纤维组织,从而降低膀胱顺应性并导致持续的膀胱高压。随着时间的推移,这些升高的压力会传递到肾脏,导致肾小管损伤和随后的多尿。这种多尿会加剧逼尿肌损伤,并促进膀胱进一步拉伸。其他症状可能包括排尿困难(紧张)、尿路感染、排空不完全、尿频和失禁。年龄较大的儿童,通常在11岁左右,膀胱容量通常会增加,并伴有逼尿肌失代偿。肾小管功能障碍可能导致肾源性尿崩症,导致多尿。在青春期,膀胱功能可能转变为慢性尿潴留,其特征是膀胱排尿压力高,导致终身排尿问题。在PUV患儿中,膀胱功能障碍通常持续到成年,多达15%的患者将继续经历尿失禁。

六、辅助检查

(一)产前及产后超声检查

产前诊断以超声检查为基础,可能辅以磁共振成像。PUV的特征是不同程度增大的厚壁、不排空的膀胱和扩张的后尿道。产前诊断的超声检查结果也能发现可能同时存在的相关的肾脏发育不良。

目前约有三分之一的PUV病例是通过产前超声诊断的。超声检测到的"锁孔"征表明梗阻性尿路病,最常见的病因是PUV及尿道闭锁。连续超声检查不仅对产前诊断至关重要,而且对识别不良预后标志物也至关重要,如羊水减少和肾发育不良的证据。出生后第一周后,需要重复进行超声检查。此外,通过会阴入路进行的超声检查可能会显示扩张的后尿道和瓣膜小叶。

出生后的肾脏和膀胱的超声检查通常是首选,可以证实输尿管积水及膀胱小梁化、厚壁和后尿道扩张,还可测量肾皮质厚度并识别皮质髓质的分化。在有症状的大龄男孩中,超声检查是筛查与PUV相关的有用工具。

对比增强的排尿超声检查已成为监测PUV患者排尿膀胱尿道造影(VUCG)的一种有前途的替代方法,可避免电离辐射、有高灵敏度及实时成像能力。

(二)实验室检查

胎儿尿电解质和β-2微球蛋白是检测胎儿肾功能最准确的指标。渗透压浓度升高和β-2微球蛋白水平超过4mg/L表明肾功能不可逆。在出生48小时后,检测血清肌酐、尿素和钾水平对于评估新生儿肾功能不全的程度和筛查高钾血症至关重要。血气检测有助于确定是否存在代谢性酸中毒。呼吸功能评估对肺发育不全的诊断也很重要。

(三)其他检查

目前,UVCG仍是诊断PUV的标准成像方式。然而,阴性VCUG结果也不能明确排除诊断,VCUG可能会错过PUV的晚期病例。

肾脏放射性核素扫描可用于识别肾实质异常并检测肾脏之间的功能差异。使用二巯基丁二酸(DMSA)等放射性示踪剂的静态放射性核素肾脏成像对评估双侧肾功能的差异、识别瘢痕和检测局灶性实质缺损有较好的价值,但不能提供下尿路的详细解剖信息。

尿动力学研究在评估功能失调的膀胱疾病中起着至关重要的作用,尤其是在对梗阻性PUV进行消融手术治疗后。可定期重复进行尿动力学研究,以跟踪膀胱功能随时间的变化。

七、诊断

产前诊断建议通过肾脏超声检查发现膀胱扩张、膀胱壁增厚和后尿道扩张。产后诊断是通过排尿膀胱尿道造影(VCUG)和膀胱镜检查来确认的。

八、鉴别诊断

鉴别诊断包括前尿道瓣、先天性尿道狭窄、尿道闭锁和梅干腹综合征(Prune-Belly综合征),可通过产后体格检查和产后肾脏超声检查以及排尿膀胱尿道造影(VCUG)来确认诊断。

九、治疗策略

产前治疗包括膀胱羊水分流术进行尿路减压。产后主要使用瓣膜消融或膀胱造口术治疗PUV。进一步的手术干预取决于膀胱功能和肾功能的状况。婴儿出生后立即接受抗生素预防治疗,并通过耻骨上或经尿道导尿管引流完成膀胱引流,同时评估肺功能,并进行液体和电解质管理。

(一)产前干预

目前,对PUV病例的产前干预没有经过验证的标准,有人建议在妊娠中期诊断为伴有严重羊水过少的病例中予以考虑。肾功能正常通常是干预的先决条件,包括胎儿尿钠低于100mEq/L,尿氯低于90mEq/L、尿渗透压低于210mOsm/L、$\beta 2$微球蛋白低于6g/L。获取胎儿尿液通常需要进行胎儿膀胱穿刺。

PUV的产前干预包括一系列治疗梗阻和减轻相关并发症的方法,包括膀胱羊水分流术、膀胱造瘘术、胎儿膀胱镜检查和内窥镜瓣膜消融。每种方法在管理病情和优化受影响胎儿的结果方面都应考虑其潜在益处和不良后果,因为产前干预有很大的风险。

(二)产后干预

产后治疗方法应针对电解质失衡、水合状态和呼吸支持等重要问题进行调整,包括新生儿科医生、泌尿科医生和肾脏科医生在内的多学科团队应合作治疗。一旦病情稳定,应根据新生儿的临床状况和病情严重程度仔细考虑明确的治疗方案。

如果出现急性尿潴留或无法排尿,则需要引流。如果导尿失败,则首选膀胱造口术。导尿管可以放置长达4周。如果尿道仍然扩张,可以考虑膀胱镜检查干预;否则,膀胱造瘘术可以作为尿路改道的替代方法。

PUV最终矫正手术的时间由多种因素决定,包括患者的整体健康状况、病情的严重程度、尿道大小和麻醉因素。通常,手术应尽早进行。

膀胱镜切除术是目前首选的PUV最终治疗方法,通常能解决梗阻问题,但大约三分之一的病例可能会出现膀胱输尿管反流。

膀胱镜消融治疗也可以解决瓣膜阻塞问题,还可以最大限度地减少潜在的尿道创伤,有助于保持膀胱功能。大约三分之一接受消融治疗的患者需要进行二次手术。尿道狭窄是一种常见的并发症,可能需要进一步干预。Fogarty导管消融术是另一种破坏阻塞性PUV的技术。这种方法可以在膀胱镜可视化和荧光镜控制下进行,包括给Fogarty导管球囊充气,然后通过阻塞膜将其取出,有效地破坏它们。

当膀胱镜难以进入后尿道时,通常首选膀胱造口术。但是,无论选择何种治疗方式,PUV患者都面临着患慢性肾脏疾病的显著风险,这突出了持续监测肾功能和梗阻性泌尿系统症状的必要性。

(三)排尿功能障碍的处理

手术后的处理通常基于尿动力学检查结果和临床膀胱功能参数进行长期间歇性导尿,及口服α受体阻滞剂、抗胆碱能药物等治疗。对于已经达到抗胆碱能药物最大耐受剂量的幼儿,可以考虑隔夜Foley导管插入术,旨在将膀胱压力降至最低。持续坚持间歇性自我导管插入术对于保护和维持肾功能至关重要,但这种方案在一些儿童患者中存在一定难度。在这种情况下,可以通过手术创建可导尿管膀胱造口术,作为自我导管插入术的替代通道。

十、疗效与转归

PUV的预后取决于LUTO的严重程度。患者可能易患尿失禁、尿路感染和进行性肾损伤,大约三分之一出生的PUV患者进展为终末期肾病。所有患者都需要定期泌尿外科随访,尤其PUV手术后随访对于评估治疗效果和监测患者进展至关重要。术后3个月进行VCUG或膀胱镜检查有助于确定瓣膜消融治疗的充分性,同时建议每年进行随访以评估肾功能和膀胱活动。

参考文献

[1]黄澄如, 张潍平, 孙宁, 等. 后尿道瓣膜症[J]. 中华小儿外科杂志, 2005, 26(1):30-33.

[2]王雨思, 谢向辉, 张潍平, 等. 后尿道瓣膜中pop-off现象对肾功能及膀胱功能的影响[J]. 中华小儿外科杂志, 2019, 40(8):732-737.

[3]Arredondo Montero J, Pérez Riveros BP, Rico Jiménez M, et al. Pop-off mechanisms as renoprotective mediators in children with posterior urethral valves:A systematic review and meta-analysis[J]. J Pediatr Urol, 2024, 20(1):57-66.

[4]Thakkar D, Deshpande AV, Kennedy SE. Epidemiology and demography of recently diagnosed cases of posterior urethral valves[J]. Pediatr Res, 2014, 76:560.

[5]Brownlee E, Wragg R, Robb A, et al. Current epidemiology and antenatal presentation of posterior urethral valves:Outcome of BAPS CASS National Audit[J]. J Pediatr Surg, 2019, 54:318.

[6]Krishnan A, de Souza A, Konijeti R, Baskin LS. The anatomy and embryology of posterior urethral valves[J]. J Urol, 2006, 175:1214.

[7]Chitrit Y, Bourdon M, Korb D, et al. Posterior urethral valves and vesicoureteral reflux:can prenatal ultrasonography distinguish between these two conditions in male fetuses?[J]Prenat Diagn, 2016, 36:831.

[8]Engel DL, Pope JC 4th, Adams MC, et al. Risk factors associated with chronic kidney disease in patients with posterior urethral valves without prenatal hydronephrosis[J]. J Urol, 2011, 185:2502.

[9]Wells JM, Mukerji S, Chandran H, et al. Urinomas protect renal function in posterior urethral valves——a population based study[J]. J Pediatr Surg, 2010, 45:407.

[10]Casella DP, Tomaszewski JJ, Ost MC. Posterior urethral valves:renal failure and prenatal treatment[J]. Int J Nephrol, 2012, 2012:351067.

[11]Sarhan OM. Posterior urethral valves:Impact of low birth weight and preterm delivery on the final renal outcome[J]. Arab J Urol, 2017, 15(2):159-165.

[12]Sharma S, Joshi M, Gupta DK, et al. Consensus on the Management of Posterior Urethral Valves from Antenatal Period to Puberty[J]. J Indian Assoc Pediatr Surg, 2019, 24(1):4-14.

[13]Khondker A, Kim K, Najafabadi BT, Nguyen DD, Kim JK, Yadav P, Brownrigg N, Richter J, E Chua M, Dos Santos J, Rickard M, Lorenzo AJ. Posterior urethral valves, pressure pop-offs, and kidney function:systematic review and meta-analysis[J]. World J Urol, 2023, 41(7):1803-1811.

[14]Wu CQ, Lovin JM, Patil D, Smith EA. Role of progressive urethral dilation and primary valve ablation in the long-term renal outcomes of small, preterm infants with posterior urethral valve[J]. J Pediatr Urol, 2022, 18(6):802. e1-802. e6.

贾俊亚(撰写)　陶新朝(审校)

梅干腹综合征
Prune-belly syndrome, PBS

关键词:梅干腹综合征;下尿路梗阻;Eagle-Barrett综合征

Keywords:Prune-belly syndrome;Lower urinary tract obstruction;Eagle-Barrett syndrome

一、概述

梅干腹综合征(Prune-belly syndrome, PBS)也称为Eagle-Barrett综合征称、先天性腹壁肌肉发育不良、腹壁缺如综合征或水壶腹综合征等，通过腹壁肌肉缺损、重度泌尿道异常、男性双侧隐睾的典型临床三联征界定的罕见的先天性疾病。1901年Osler将合并有膀胱扩张、肥厚、肾积水、输尿管扩张、睾丸未降等畸形合并腹壁肌肉缺如或发育不良，腹壁松弛，皮肤皱褶，外形像"梅脯"，故有"梅干腹"之称。该病实际上是一种多系统疾病，患者可同时存在不同程度的心、肺、胃肠道和肌肉骨骼系统等多种异常。该病围产期死亡率在10%至25%，与肺发育不全的严重程度直接相关，但肾发育不良的严重程度在很大程度上决定了幸存者的长期生存率和预后。

二、定义

PBS是一种罕见的下尿路梗阻（LUTO），其特征是不同程度的膀胱增大、输尿管扩张、肾积水、逼尿肌和输尿管平滑肌收缩不良和紊乱，并伴有腹部中线骨骼肌组织发育不全或缺失，以及男性双侧睾丸未降。

三、流行病学

关于流行率的数据有限。在活产新生儿中发病率约1/40,000，多为散发，加拿大和美国的出生率估计分别为1/29,000和1/26,500。根据将隐睾症作为三个主要特征之一的严格定义，PBS影响男性。美国每100,000名活产男性新生儿中的发病率为3.8%。女性占所有PBS病例的不到5%，表现为腹壁缺陷和扩张、畸形的尿道，男女之比为20∶1，没有任何相关的性腺异常。依据2000、2003和2006年儿童住院患者数据库，Routh等人报告，与普通人群相比，患有PBS的黑人新生儿比例增加，而西班牙裔患者的发病率则有所下降。20% PBS患儿于新生儿期死亡，50%患儿3个月至2年内死亡，少数活至成年。

四、病因及发病机制

由于PBS以男性患病为主，提示该病可能是X连锁隐性遗传，但该病确实可以发生于女性，且PBS也可伴有其他染色体异常，如13-三体、18-三体和21-三体综合征等。也有文献报道某家族出现了常染色体显性遗传的孤立性腹壁肌肉发育不全而无泌尿道和肾脏病变的病例。

虽然确切的机制尚不清楚，但有人发现该病发病机制与尿道梗阻有关。发育早期的尿道梗阻会导致大量膀胱扩张和腹水，导致腹壁肌肉组织发育不全和睾丸下降失败。膀胱尿液排出障碍会导致羊水过少，根据严重程度，还会导致肺发育不全和Potter序列，并对肾脏、输尿管和膀胱功能产生重要影响。但后尿道瓣膜（PUV）患者没有PBS的其他表现，这对上述假说提出了质疑。

目前大多研究者认为PBS的主要缺陷来自中胚层发育异常。中胚层的原发性发育缺陷会影响腹壁肌肉、中肾管和副中肾管以及泌尿器官的胚胎发生。其机制包括：染色体17q12上的肝细胞核因子1β（hepatocyte nuclear factor 1 beta，HFN1B）基因缺失；X连锁细丝蛋白A基因的半合子错义突变；致病性拷贝数变异；CHRM3功能丧失性突变。在PBS和与其重叠的疾病（巨膀胱-小结肠-肠蠕动不良综合征）患者中，存在*ACTA2*基因、*ACTG2*基因、*MYH11*基因、*MYLK*基因突变。

五、临床表现

临床表现多变，从轻度感染到致命。在常规超声检查中，梅干腹综合征（PBS）通常在产前表现为羊水过少和膀胱非常大、扩张、轻度至重度双侧输尿管积水性肾病、胎儿腹水，偶尔还会出现肾发育不良和脐尿管未闭。其他异常包括隐睾、肺发育不全、俱乐部足和波特序列特征。该综合征与肺、骨骼、心脏和胃肠道缺陷有关，并可能与尿道闭锁有关。新生儿腹部有褶皱，呈"梅干"样，成年后会因腹部脏器下垂而形成"壶腹"状。由于儿童膀胱排空不完全，容易发生尿路感染。

六、辅助检查

在妊娠中期，产前超声筛查可能会发现疑似梅腹综合征。在严重的情况下，可能会出现羊水过少。产前超声检查也可能显示尿路异常，如膀胱扩张、输尿管扩张、肾积水，也可能显示腹肌壁缺损或缺失。

出生时肺发育不全的新生儿通常需要采用各种机械通气策略进行积极的新生儿复苏。胸部X线片有助于评估肺部状况，通常显示为小的发育不全的低容量肺。病情稳定后可进行肾脏和膀胱超声检查以评估尿路畸形的性质和严重程度。由于膀胱收缩较弱，可能会出现膀胱增大和大量残余尿液。早期排尿膀胱尿道造影（VCUG）也用于评估膀胱输尿管反流（VUR）并分析膀胱出口和膀胱排空能力。VCUG也常见膀胱颈宽和尿道畸形(包括前列腺尿道扩张)。尿动力学研究显示逼尿肌收缩能力较差。心脏超声心动图和腹部成像(如超声和造影片)将分别有助于筛查心脏和胃肠道异常。

七、诊断

产前检查通常可以诊断。在孕20-30周时可能通过常规产前超声检查诊断出PBS。有时可能难以区分PBS与PUV，二者在均可能表现为膀胱扩张和双侧肾积水。

产后诊断基于特征性临床表现、肺功能、肾功能、超声和排尿膀胱尿道造影的评估。特征性临床表现为典型的三联征：腹壁肌肉缺损、重度肾脏和泌尿道异常、男性双侧隐睾。一般是在出生时或儿童早期根据腹壁独特外观、隐睾(男性)和泌尿生殖系统畸形的超声表现发现该病。PBS偶尔在后期出现，是成人终末期肾衰竭的罕见原因。Woodard描述的新生儿表现主要分为三类。Ⅰ类包括继发于肾发育不良和/或出口梗阻导致严重肺发育不全和骨骼异常的明显羊水过少的患者；这些新生儿通常会在几天内死亡，干预措施有限。波特面容可能存在并且继发于羊水过少。特征包括小颌、宽眼、扁平的睑裂、突出的内眦赘皮、扁平的鼻梁、缺乏软骨和骨骼畸形的低位耳朵。尿道闭锁属于这一类最严重的表现。Ⅱ类有中度肾功能不全和中度重度输尿管肾积水，肺发育不全特征不突出。Ⅲ类包括轻度或不完整的三联征，肾功能正常或轻度受损，没有肺功能不全。

八、鉴别诊断

宫内的鉴别诊断包括巨膀胱/巨输尿管、巨膀胱-小结肠-肠发育不良综合征或后尿道瓣膜(PUV)。PBS在13、18、21-三体和6号染色体大缺失中也有报道。

需要鉴别其他与PBS相关的合并症。一些患者有典型的PBS中的尿路异常，但可能睾丸位置正常(或单侧隐睾)，或腹壁正常(或部分/单侧松弛)，称为"假梅干腹综合症"。这种假性梅腹综合征经常由于巨膀胱-巨输尿管综合征所致。

九、治疗策略

在产前，整个孕期都需要对尿路和羊水量进行超声监测。建议对导致羊水过少的严重膀胱出口梗阻进行早期减压。在产后，抗生素预防尿路感染应从出生时开始。尽可能对患者进行保守治疗。只有当出现尿道闭锁、肾功能下降或无法使用保守措施预防或根除感染时，才进行早期手术。进一步的治疗包括双侧睾丸切除术、腹部整形术以及潜在的泌尿外科重建手术。

关于儿童早期PBS的适当治疗仍然存在争议。手术治疗包括腹壁成形术、双侧睾丸固定术和泌尿异常的治疗。手术通常在1岁左右进行。腹壁重建还有助于改善呼吸功能并促进排便。此外，与膀胱成形术相比，它对改善膀胱排空的影响更大。手术被认为是隐睾症唯一有效的治疗方法。随着目前生殖医学的进步，必须定期重新定位未降的睾丸以防止患者不育。

泌尿系统畸形的处理也是一个争论的主题。必须权衡早期干预和治疗的不良影响，为每个人量身定制管理，以提高生存率并减少后遗症。治疗的主要目标是保护肾脏。在肾功能迅速恶化的情况下，必须进行紧急尿流改道以保持肾功能稳定，提供足够的尿液引流，并避免反复感染。尽管如此，肾脏的远期预后尚不清楚。据报道，大约1/3的幸存者会继发肾发育不良、阻塞性肾病或复发性肾盂肾炎。当泌尿系统畸形明显时，成功治疗的关键是训练有素的外科医生。

泌尿系：PPBS的标志是尿道的低压扩张，从近端的肾盂延伸到远端的尿道。膀胱通常扩大和低渗，约75%的患者存在顺应性升高和低压膀胱输尿管反流(VUR)。虽然膀胱有足够的储存空间，但由于逼尿肌收缩性降低而出现不完全排空。因此，最初的泌尿外科干预是针对膀胱引流，以保持肾功能。腹膜后超声可评估肾实质的发育不良和扩张程度；排尿膀胱尿道造影以确定排空和评估膀胱出口；避免尿路感染(UTI)在PBS患儿中至关重要，近80%的PBS患者至少会有一次尿路感染，其中三分之一会发展为肾盂肾炎。实施包皮环切术和预防性使用抗生素以降低尿路感染的发生率，并保护上尿路免受进一步损伤是有效的治疗方式。

尿路重建的范围和时间是争论的焦点，最好根据儿童的膀胱动力学量身定制，同时还要考虑到呼吸状态。有人认为早期手术可改善尿潴留和VUR可以改善肾功能。有人建议可采用延迟方法并密切监测以改善尿路梗阻和肾功能。但不管如何,强烈建议反复发热性尿路感染或进行性肾功能恶化的患者进行尿路重建手术。

腹壁:对于患有中度至重度腹壁缺陷的儿童,腹壁重建也是必要的。患者肌肉的组织学分析显示腹壁脂肪浸润和纤维替代,并有正常的神经分布和横纹肌细胞,提示发育异常而非肌肉萎缩。腹壁成形术的基础是推进正常的外围腹壁以支持异常的、有缺陷的中央部分。文献中报道了三种用于矫正与PBS相关的腹壁缺陷的外科手术。Randolph手术描述了切除下腹壁的一部分以纠正垂直筋膜冗余。Monfort和Ehrlich都描述了通过垂直重叠筋膜来矫正侧向冗余以及加强腹壁。还有报道用腹腔镜方法,重建不同程度的肌肉缺陷。腹部成形术可以在任何时候进行,但通常与其他手术配合进行,包括睾丸切除术、膀胱造口术或尿路重建术。除了美容原因外,腹部整形手术还可以改善肌肉张力,这可能有助于通过有效的瓦尔萨尔瓦动作来排空膀胱。

隐睾症:双侧腹内睾丸是PBS的另一个标志性特征。假设睾丸下降失败是继发于巨膀胱和输尿管肾积水引起机械性梗阻。前腹壁的解剖学变化也被认为通过阻碍腹内压升高而发挥作用,腹内压是睾丸下降所必需的因素之一。传统的单阶段睾丸固定术和单阶段Fowler-Stephens睾丸固定术都是管理睾丸的选择,取决于性腺血管长度。目前建议在六月龄左右进行双侧睾丸固定术,但应权衡较高的麻醉风险。睾丸固定术的延迟会使睾丸预后恶化。

睾丸固定术可以与其他外科手术同时进行,例如lmhhghghmn膀胱造口术和腹部成形术,这对肺部受损的儿童特别有益。然而,应该强调的是,在没有任何心肺问题的情况下,应该按照当前AUA指南的建议进行睾丸固定术,并且不要推迟到儿童年龄较大的时候。相反,由于使用PBS的男性的发芽上皮细胞显著减少,因此应尽早进行睾丸固定术以提高生育机会。有多个关于使用PBS成年患者的精子进行胞浆内精子注射(ICSI)导致活产的报道,进一步强调了适当、及时管理隐睾的重要性。

肾衰竭:肾发育不良和功能障碍在PBS人群中很常见,40%~50%的患者最终需要肾脏替代治疗。早期终末期肾病(ESRD)被认为是继发于肾发育不良,而后来发生的肾衰竭通常归因于反复感染造成的实质损伤以及由不完全排空产生的传递到上尿路的压力增加。超声检查如果婴儿期正常肾脏最低血清肌酐<0.7mg/dL预示着远期肾功能令人满意。

无论病因如何,肾移植仍然是ESRD儿科患者的金标准,因为它提供了优于腹膜或血液透析的已知生存优势。Yalcinkaya等人的一项研究报告称,PBS男孩接受初始肾脏替代治疗的中位年龄为7岁,明显小于其他类型LUTO或肾发育不良的男性患者,首次移植的中位年龄仅为9.3岁。据报道,患有下尿路功能障碍的儿童(包括PBS)的1年和5年肾移植移植物存活率较低,5年移植肾存活率为67%。这凸显了一个严重的问题,因为PBS患者通常在年幼时接受移植,因此在其一生中需要多次移植的风险更高。但在2016年,Bagga等人报告了先天性尿路异常患者首次肾移植时间延迟的趋势,这表明改善泌尿外科和肾脏科护理可能延缓肾脏衰竭。这些发现强调了早期和终身肾脏病护理的重要性。

总之,对PBS的治疗仍存在很多争议,但对治疗的主要目的已达成共识,即维持肾功能,防止尿路感染。多数人主张非手术疗法治疗腹肌缺如,用弹力绷带或腹带包扎腹部,可防止腹内脏器损伤,并便于小儿爬行。有人发现局部腹壁缺损在发育过程中可自行闭合。如疑有泌尿道梗阻应手术探查,去除梗阻原因。有人用人造材料或自身组织修补腹肌缺损,获得成功。

十、疗效及转归

PBS早产很常见,占40%,常引起心血管和肺部问题。PBS患儿的围产期死亡率在10%到25%之间。PBS患儿出生后存活率由肾功能及其合并症决定,应对风险进行了相应的分层。20%的患者有严重肾功能不全和肺发育不全的高风险;另有40%的患者具有PBS的典型特征,其预后与肾发育不良的程度有关;其他40%的患者风险较低,肾功能正常,PBS表型特征轻微。

在1992年之前,患有PBS的男性被认为是不育的,因为没有关于亲子关系的报道。不育的原因主要是由于隐睾和膀胱颈功能不全(导致逆行射精)、前列腺发育不全等。目前,由于睾丸固定术的及时进行、精子回收技术和细胞质内精子注射等治疗手段的进步,许多患有PBS的男性及其配偶已经成功娩下后代。由于只有5%的PBS患者为女性,女性仅表现出腹壁肌肉组织缺乏和尿路异常,没有性腺异常。有文献报道一名患有PBS的妇女正常妊娠并阴道分娩。

参考文献

[1] Zugor V, Schott GE, Labanaris AP. The Prune Belly syndrome:urological aspects and long-term outcomes of a rare disease[J]. Pediatr Rep, 2012, 4(2):e20.

[2] Seidel NE, Arlen AM, Smith EA, et al. Clinical manifestations and management of prune-belly syndrome in a large contemporary pediatric population[J]. Urology, 2015, 85(1):211-215.

[3] Shish L, Reardon E, Kogan S. Fertility prospects for the prune-belly patient: A scoping review [J]. J Pediatr Urol, 2024 :S1477-5131(24)00008-1.

[4] Granberg CF, Harrison SM, Dajusta D, et al. Genetic basis of prune belly syndrome:screening for HNF1β gene[J]. J Urol, 2012, 187(1):272-278.

[5] Routh JC, Huang L, Retik AB, et al. Contemporary epidemiology and characterization of newborn males with prune belly syndrome[J]. Urology, 2010, 76(1):44-48.

[6] Hassett S, Smith GH, Holland AJ. Prune belly syndrome[J]. Pediatr Surg Int, 2012, 28(3):219-228.

[7] Dénes FT, Lopes RI, Oliveira LM, et al. Modified abdominoplasty for patients with the Prune Belly syndrome[J]. Urology, 2014, 83(2):451-454.

[8] Achour R, Bennour W, Ksibi I, et al. Prune belly syndrome:Approaches to its diagnosis and management[J]. Intractable Rare Dis Res, 2018, 7(4):271-274.

[9] De Bernardo G, Giordano M, De Brasi D, et al. Pseudo Prune Belly syndrome:a case report with unilateral abdominal defect[J]. Radiol Case Rep, 2019, 14(8):941-945.

[10] Hillman RT, Garabedian MJ, Wallerstein RJ. Pregnancy outcome in a woman with prune belly syndrome [J]. BMJ Case Rep, 2012;2012.

贾俊亚　殷晓艳(撰写)　陶新朝(审校)

第十一节　髓质海绵肾
Section 11　Medullary sponge kidney, MSK

关键词:髓质海绵肾

Keywords:Medullary sponge kidney

一、概述

髓质海绵肾(Medullary sponge kidney, MSK)又称海绵肾,是一种良性先天性异常,虽不是遗传性疾病,但有家族发病的报道,被认为可能有常染色体显性遗传或隐性遗传。该病于1944年由Cacci及Ricei描述并正式命名。事实上病肾外观与海绵毫无相类似之处,仅见肾增大。在解剖学上,其特征是肾髓质集合管的囊性扩张。这些小囊肿直径为1~8mm,组织学上可见扩张的乳头状集合管,内衬扁平或立方形上皮。肾皮质正常,不受影响。切开后肾脏看起来像海绵,因此得名。Hamburger认为使用肾盏前小管扩张症这一名词较为适宜。70%的MSK病例是双侧的,是一种相对罕见的疾病,患病率约为1/5,000。它通常无症状,也可表现为血尿、尿路感染或肾结石形成。在复发性肾结石患者中,这一比例高达20%。明确诊断的年龄通常为20~30岁。区分MSK和肾髓质钙化的其他病因很重要。MSK是肾髓质钙化的几种常见原因之一,其他原因还包括甲状旁腺功能亢进、Ⅰ型肾小管酸中毒、高维生素D血症、乳碱综合征和结节病等。MSK没有特效治疗方法,对于那些患有肾结石和高钙尿症或尿路感染的人,应针对这些情况进行适当治疗。MSK长期预后良好,约10%的患者最终会发展为肾衰竭,与反复的严重感染和广泛的结石形成有关。

二、定义

MSK是一种罕见的肾脏畸形,以髓质集合管扩张畸形为特征(通常为双侧),并伴有结石形成、肾绞痛、血尿、尿路感染、肾钙质沉着症、肾结石、肾盂肾炎、高钙尿和低柠檬酸盐尿。该病与远端肾小管功能异常有关。

三、流行病学

MSK在普通人群中的患病率尚不清楚。粗略估计表明,该病患病率为1/20,000~1/2,000。然而,在复发性肾结石患者中,这一比例高达20%。在女性和20岁以下年轻患者中,估计发病率甚至更高,为20%~30%。

Palubinskas统计了2,465例连续尿路造影,发现14例海绵肾,发病率为0.5%。尿路结石患者中,该病发生率为3.5%~13%。男女发病比例为2:1,但也有报道男女发病率没有差别。该病第1次就诊的年龄为10~80岁,最多为30~60岁。

四、病因及发病机制

通常,MSK是散发性的、非遗传性的。但已经观察到有约5%的MSK患者具有的家族聚集性,提示这些患者可能为常染色体显性遗传。虽然尚未发现致病基因突变,但MSK可能与神经胶质细胞源性神经营养因子(GDNF)突变和受体酪氨酸激酶(RET)有关。此外,少数HNF1B突变与MSK有关,文献报道有两个具有MSK表型的家族成员被鉴定为HNF1B突变。MSK与Beckwith-Wiedemann综合征之间存在关联。其他与髓质海绵肾相关的异常包括肾母细胞瘤、马蹄肾、Rabson-Mendenhall综合征、Cakut综合征、多囊肾病和Caroli病。MSK还与偏侧肥大之间存在关联,后者是一种身体一侧生长明显多于另一侧的疾病。大约25%的MSK患者出现半肥大,而10%的偏侧肥大患者有MSK。

MSK主要异常是集合管的髓质部分和肾乳头部分扩张。扩张的导管通常在近端与正常大小的集合导管相通。囊肿本身通常直径为1~8mm,含有透明的果冻状物质。肾脏可能偏大。大约70%的髓质海绵肾患者会出现尿路结石,通常为小结石。MSK的确切发病机制尚不清楚,可能与胚胎发生过程中输尿管芽-后肾体界面的破坏有关。远端肾单位的胚胎发生异常导致集合管扩张和囊肿形成,导致远端小管酸中毒和尿液浓度缺陷引起的肾钙沉着症,直接导致低柠檬酸盐尿、高钙尿和肾结石形成。

五、临床表现

大多数MSK患者无症状。有症状患者的诊断通常发生在30至50岁之间。主要临床表现为肾结石、肾绞痛、血尿和发热、尿路感染。其他临床表现还包括高钙尿、尿酸化受损和甲状旁腺功能亢进,可能导致骨密度下降,导致骨质减少和骨质疏松。髓质扩张后囊肿的大小在1~7mm,通常没有结石。结石主要由磷酸钙和草酸钙组成,通常每两年复发一次。

腹痛可发生在有或无结石的情况下,可为急性肾绞痛。慢性疼痛是罕见的,这种疼痛的病因尚不清楚,可能是由于矿物塞引起的小管导管阻塞。但会导致严重的残疾。

血尿可以发生在有无结石的情况下,有10%至20%的患者出现肉眼血尿,大多数是显微镜下血尿。除非是血栓导致输尿管梗阻或与肾结石有关,否则通常是无痛性的。

肾小管功能异常包括尿液浓度缺陷、不完全性或完全性远端肾小管酸中毒以及低柠檬酸盐尿。儿童发生这种情况很罕见,但通常表现为远端肾小管酸中毒的严重骨相关后果如发育不良、身材矮小和软骨病样症状。MSK可能与发育异常或肿瘤有关,如肾母细胞瘤、马蹄肾、对侧先天性小肾、Beckwith-Wiedemann综合征和先天性偏侧肥大。

六、辅助检查

通常通过放射学检查进行诊断,如肾脏超声和CT尿路造影,偶尔也通过涉及肾脏、输尿管和膀胱(KUB)的腹部平片诊断。多探测器对比CT尿路造影是MSK诊断的基石,可显示扩张的乳头状集合管,造影剂集合呈条纹或花束状。这些特征也可以通过CT尿路造影来评估,但MRI和超声没有诊断MSK的特异性。

七、诊断

当患者反复出现尿路感染或肾结石时,详细的病史和家族史可以帮助诊断MSK。多探测器对比CT尿路造影检查有特征性改变。

八、鉴别诊断

(1)多种病因的髓质肾钙化症和其他多发性髓质囊肿性疾病,如常染色体显性遗传性间质性肾病和常染色体显性遗传性多囊肾病。注意髓质钙化也可能由乳头坏死引起,后者可能有镇痛药物滥用史。

(2)多发性肾结石:可有腰痛、肾绞痛、血尿等症状和排石史。KUB平片上表现为肾脏内多发密度增高的阴影,但尿路造影显示结石都位于肾盂或肾盏内,无海绵肾的特征性分布,多伴有肾盂或肾盏扩张积水。

(3)肾盂肾盏憩室伴钙乳:可有腰痛和镜下血尿。KUB平片上显示肾脏一极局限性多发粟粒状钙化灶,随体位改变呈规则圆形或半圆形。尿路造影示肾小盏周围圆形、边缘光滑的囊腔,内有小结石阴影,造影剂排空迟缓,偶可见有细小管道与肾盏相通。B超和CT检查可发现肾实质内单发囊肿,内有多发小结石。

(4)肾结核:可有腰痛和血尿症状。KUB平片和B超可见肾实质内多发不规则钙化灶。但多伴有结核的全身症状和明显的尿路刺激症状。尿路造影示肾盂肾盏破坏,输尿管不规则狭窄或闭锁。尿中找到抗酸杆菌可明确诊断。

(5)肾钙盐沉着症:KUB平片可见肾锥体部弥漫性钙盐沉积,但为多种疾病在肾脏的表现,有原发疾病的临床特点,常伴有肾功能损害。

(6)坏死性肾乳头炎:肾乳头坏死愈合后,KUB平片和B超可发现多发肾乳头部位的钙化灶。但多有糖尿病、尿路感染、过敏、口服非那西汀等既往史,且起病急,有严重的全身症状,尿液中可发现坏死脱落的乳头组织

九、治疗策略

柠檬酸钾治疗可有效降低尿钙和肾结石复发率。建议多饮水,每日2,000ml以上,增加饮食中蔬菜和水果,坚持低钠、正常钙、高钾、低或正常蛋白饮食。建议24小时尿检查,分析尿液电解质成分。与大多数钙结石形成者相比,MSK患者的高钙尿和低柠檬酸盐尿的发生率更高,可以用噻嗪类利尿剂治疗高钙尿,用柠檬酸钾补充剂治疗低柠檬酸尿。补充柠檬酸钾也有助于最大限度地减少与MSK相关的长期骨丢失。

MSK患者的大多数结石往往很小,会自发排出,但偶尔可能需要手术、输尿管镜检查或碎石,经皮肾镜取石术对于复杂肾结石有一定优势。总的来说,MSK患者的结石数量往往是其他钙结石形成者的两倍以上。

对于尿路感染,建议使用抗生素并严格遵守个人卫生习惯。

一些患者还会出现远端型肾小管酸中毒(RTA),可以用补充的柠檬酸钾进行治疗。柠檬酸钾的剂量应进行滴定,以接近最佳的24小时尿柠檬酸盐水平(通常大于500mg),使尿pH值约为6.5。通常应避免尿液pH值超过7.2至7.5,以尽量减少磷酸钙结石的产生。应定期监测血清钾。

十、疗效及转归

一般长期预后良好,但约10%的MSK患者最终会发展为肾衰竭,后者是由反复的严重感染和广泛的结石形成引起的。少数髓质海绵肾患者会出现慢性、剧烈疼痛,该些患者往往比其他MSK患者产生更多的肾结石(每位患者每年3.1个结石),并且经常需要多次住院治疗以控制疼痛。24小时尿电解质检测和积极的代谢治疗对这些MSK患者可能特别有价值。

参考文献

[1]李高,陈明,陈元浩,等.全基因组测序技术在髓质海绵肾病因学的研究[J].中华实验外科杂志,2022,39(4):737-740.

[2]洪扬,许清泉,黄晓波,等.经皮肾镜取石术治疗髓质海绵肾合并结石的效果分析[J].中华外科杂志,2017,55(10):742-745.

[3]张丽宁,匡新宇,孙蕾,等.儿童原发性远端肾小管酸中毒21例临床和基因分析[J].临床儿科杂志,2021,39(12):900-904.

[4]Gambaro G, Feltrin GP, Lupo A, et al. Medullary sponge kidney(Lenarduzzi-Cacchi-Ricci disease):a Padua Medical School discovery in the 1930s[J]. Kidney Int, 2006, 69(4):663-670.

[5]Xiang H, Han J, Ridley WE, et al. Medullary sponge kidney[J]. J Med Imaging Radiat Oncol, 2018, 62 Suppl 1:93-94.

[6]Vasudevan V, Samson P, Smith AD, et al. The genetic framework for development of nephrolithiasis[J]. Asian J Urol, 2017, 4(1):18-26.

[7]Janjua MU, Long XD, Mo ZH, et al. Association of medullary sponge kidney and hyperparathyroidism with RET G691S/S904S polymorphism:a case report[J]. J Med Case Rep, 2018, 12(1):197.

[8]Imam TH, Patail H. Medullary Sponge Kidney:Current Perspectives[J]. Int J Nephrol Renovasc Dis, 2019, 12:213-218.

[9]Fabris A, Anglani F, Lupo A, et al. Medullary sponge kidney:state of the art[J]. Nephrol Dial Transplant, 2013, 28(5):1111-1119.

[10]Chatterjee R, Ramos E, Hoffman M, et al. Traditional and targeted exome sequencing reveals common, rare and novel functional deleterious variants in RET-signaling complex in a cohort of living US patients with urinary tract malformations[J]. Hum Genet, 2012, 131(11):1725-1738.

[11]Gambaro G, Danza FM, Fabris A. Medullary sponge kidney[J]. Curr Opin Nephrol Hypertens, 2013, 22(4):421-426.

[12]Swonke ML, Mahmoud AM, Farran EJ, et al. Early Stone Manipulation in Urinary Tract Infection Associated with Obstructing Nephrolithiasis[J]. Case Rep Urol, 2018, 2018:2303492.

[13]Geavlete P, Nita G, Alexandrescu E, et al. The impact of modern endourological techniques in the treatment of a century old disease--medullary sponge kidney with associated nephrolithiasis[J]. J Med Life, 2013, 6(4):482-485.

[14]Marien TP, Miller NL. Characteristics of renal papillae in kidney stone formers[J]. Minerva Urol Nefrol, 2016, 68(6):496-515.

[15]Katabathina VS, Kota G, Dasyam AK, et al. Adult renal cystic disease:a genetic, biological, and developmental primer[J]. Radiographics, 2010, 30(6):1509-1523.

[16]Evan AP, Worcester EM, Williams JC, et al. Biopsy proven medullary sponge kidney:clinical findings, histopathology, and role of osteogenesis in stone and plaque formation[J]. Anat Rec(Hoboken), 2015, 298(5):865-877.

[17]Uchida T, Takechi H, Oshima N, et al. Medullary sponge kidney diagnosed by unenhanced magnetic resonance imaging[J]. Iran J Kidney Dis, 2015, 9(1):18.

[18]Leung JC. Inherited renal diseases[J]. Curr Pediatr Rev, 2014, 10(2):95-100.

[19]Gaunay GS, Berkenblit RG, Tabib CH, et al. Efficacy of Multi-Detector Computed Tomography for the Diagnosis of Medullary Sponge Kidney [J]. Curr Urol, 2018, 11(3):139-143.

[20]Koraishy FM, Ngo TT, Israel GM, et al. CT urography for the diagnosis of medullary sponge kidney[J]. Am J Nephrol, 2014, 39(2):165-170.

[21]Sun H, Zhang Z, Yuan J, et al. Safety and efficacy of minimally invasive percutaneous nephrolithotomy in the treatment of patients with medullary sponge kidney[J]. Urolithiasis, 2016, 44(5):421-426.

贾俊亚（撰写） 陶新朝（审校）

第十二节 肾缺如
Section 12　Renal agenesis, RA

关键词：肾缺如，单侧肾缺如，双侧肾缺如

Keywords: Megacystis-megaureter syndrome; Megacystis-megaureter syndrome

一、概述

肾缺如（Renal agenesis, RA, 单侧肾缺如 Unilateral Renal Agenesis URA, 双侧肾缺如 Bilateral Renal Agenesis BRA）为先天性肾缺失，具有家族遗传性。RA可由多种基因突变引起，导致输尿管芽未能形成或到达后肾间质，随后发生细胞凋亡。单侧肾缺如时，如果对侧肾功能正常，临床上大多无任何自觉症状，常在体检时发现，后期可由高血压、蛋白尿等慢性肾脏病表现。双侧RA通常表现为胎儿肾脏缺失、羊水过少和波特序列表现，产前超声可确定诊断，一般分娩后短期内死亡。

二、定义

RA是一种罕见的先天性泌尿道畸形，其特征是一个或两个肾脏完全没有发育（分别为单侧或双侧肾发育不全），并伴有输尿管缺失。

三、流行病学

单侧肾缺如的发病率在1/500到1/3,200之间。各种研究之间的这种巨大差异是由于样本量、研究设计、诊断标准和人群选择的差异。男性比女性更常见，比例为1.8:1。这归因于Wolffian导管的早期分化，该分化发生在输尿管芽形成时间附近。输尿管芽更容易受到沃尔夫管异常的影响，而不是在胎儿成熟后期发展的苗勒管异常。与右侧相比，单侧肾缺如中左肾更常见。与白种人相比，单侧肾缺如在非裔美国人的种族中更为普遍。双侧RA在新生儿患病率为1/4,000。欧洲双侧RA的胎儿患病率估计为1/8,500。

四、病因及发病机制

RA和许多其他先天性肾发育不全的原因都是输尿管芽未发育，无法诱导生后肾间充质分化为肾小管上皮细胞。体外模型显示，输尿管芽与生后肾间充质相遇后，3-7日内输尿管芽发出分支、肾单位形成，但若两者不接触，就不能形成肾单位且间充质组织会凋亡。中肾间充质组织诱导输尿管芽时，需要不同基因、转录因子和生长因子相互作用。单侧RA可由许多基因突变引起，如*RET*(10q11.2)、*BMP4*(14q22-q23)、*FRAS1* (4q21.21)、*FREM1*(9p22.3)或*UPK3A*(22q13.31)。一些双侧RA病例被发现是由RET、*FGF20*(8p22)或*ITGA8* (10p13)基因突变引起的。母亲糖尿病或妊娠期间使用特定药物如类视黄醇、沙利度胺、砷酸盐和可卡因，也可能导致RA。RA是由于输尿管芽未能诱导后肾胚芽发育或肾源嵴缺失所致。在敲除小鼠中，实验表明Wt-1、Pax-2、Emx-2、Lim-1和许多其他基因缺失与肾缺如有关。在人类中，自然发生的*Pax-2*突变、*KAL*突变与肾脏异常有关。单侧肾缺如和双侧肾缺如的病因是异质的,并且似乎与环境和遗传影响是多因素的。在家族病例中,单侧RA是常染色体显性遗传与不完全外显。双侧RA是常染色体隐性遗传。

五、临床表现

如果另一个肾脏完全功能正常,大多数单侧RA患者在生命早期都没有症状。在这种情况下,RA通常是在生命后期偶然发现的。但是,从长远来看,高血压、蛋白尿和肾功能衰竭可能会逐渐发展(20%~50%的病例发生在30岁)。单侧RA偶尔与同侧的其他泌尿生殖道异常有关(如精囊发育不全和输精管缺失)、心脏异常(如心房或室间隔缺损)和/或胃肠道异常(如肛门闭锁)。双侧RA的特点是完全没有肾脏发育,没有输尿管,也没有胎儿肾功能,导致Potter序列与羊水过少相关的肺发育不全,如果不治疗,出生后不久就会死亡。

六、辅助检查

诊断基于超声检查,显示肾窝空洞,无异位肾。其他放射学检查,如MRI(磁共振成像)和/或DMSA(二巯基丁二酸)闪烁扫描可以确认诊断。对侧肾可能出现代偿性肥大。单侧RA易漏诊,原因是胎儿时期单侧RA可表现为羊水量正常,而且由于肾上腺形态、位置发生改变,易被误认为肾声像,导致RA易漏诊。在妊娠后期,腹膜后结肠也可以误诊为肾脏。

确定肾脏是否发育正常和正确诊断肾异常时,关键在于要系统性评估胎儿的肾脏、肾上腺、膀胱和羊水量。美国超声医学会推荐妊娠12+0至13+6周查看肾脏和膀胱以及沿膀胱行肾动脉和脐动脉的彩色多普勒超声。妊娠≥14周-查看肾脏、膀胱和肾上腺,同时沿膀胱行肾动脉和脐动脉的彩色多普勒超声。

研究显示,胎儿MRI有助于发现异位肾、生长不足肾或马蹄肾。在T2加权像上,肾缺如的特征是没有本应位于肾盂和膀胱内、与母体脂肪等信号的明亮尿液信号,也没有肾实质的较低信号。

BRA胎儿羊水缺乏可能降低超声医师检测胎儿有无肾脏和检测肾脏结构的能力。以往会使用超声联合诊断性羊膜腔灌注来解决以上问题,但图像分辨率提高和肾动脉多普勒检查减少了羊膜腔灌注的需求,当代影像学检查中已很少实施。

七、诊断

产前超声检查可以进行产前诊断。在家族性病例中,单侧RA通常以常染色体显性遗传方式遗传,外显率不完全。双侧RA为常染色体隐性遗传。

可能存在RA的合并症或综合征较多。研究显示,30%~70%的URA伴有泌尿系统或非泌尿系统异常,最常见的是膀胱输尿管反流(19%~41%)、输尿管膀胱连接部梗阻(11%~18%),及输尿管肾盂连接部梗阻(6%~7%)。其余有非泌尿系统结构畸形(心脏、胃肠道、生殖道和/或骨骼系统),伴/不伴单脐动脉,或可归为某种联合征、序列征或综合征,举例如下。

(1)22q11.2缺失综合征:是相邻基因缺失综合征,90%为新生突变,随后产生常染色体显性遗传。可引起心脏圆锥动脉干畸形、先天性膈疝、气管食管瘘/食管闭锁、喉蹼、多指/趾畸形、颅缝早闭、多小脑回畸形、肾脏畸形、面部畸形和腭部异常。有1/3的患者存在肾脏异常,通常表现为肾缺如、发育不全或发育不良。患病率为1/6,000~1/3,000。

(2)VACTERL联合征:患病率为1/10,000~1/40,000例新生儿。是脊椎畸形(Vertebral)、肛门闭锁(Anal atresia)、心脏缺陷(Cardiac defect)、气管食管瘘(tracheoesophageal fistula, TE)、肾脏缺陷(Renal defect)、肢体缺陷(Limb defect),以及心血管、骨骼和中枢神经系统的孤立性异常。52%存在肾脏结构畸形,其中1/3为URA。

(3)Fraser综合征:罕见。为常染色体隐性遗传病,特征为肾缺如、喉闭锁或喉蹼、外生殖器性别不清、隐眼畸形和并指/趾畸形。

(4)Melnick-Fraser综合征(腮耳肾综合征):是常染色体显性遗传病,特征为耳前瘘管,外耳、中耳和内耳畸形伴混合性听力损失,鳃裂瘘管和囊肿,以及从轻度肾发育不全到BRA的肾脏畸形。

八、鉴别诊断

先天性孤立肾的原因包括RA或MCDK、发育不良肾(Renal dysplastic)或发育不全肾(Renal hypoplasia)完全萎缩。先天性孤立肾发生率较高,大多由单侧肾缺如(RA)或单侧多囊性发育不全肾(MCDK)引起。男性多于女性,左侧多于右侧。在超声影像中表现为空窝肾。空肾窝的鉴别诊断包括肾缺如(RA)、肾脏异位和多囊性发育不全肾(MCDK)的退化,因为它们有相同的临床表现。超声检查和尸检都很难区分这些疾病。不过,RA同侧输尿管和膀胱三角区缺如且检测不到残留部分,而发育不全、发育不良或MCDK萎缩后可见残留肾和输尿管。另外,连续超声检查可鉴别RA和肾萎缩,证据为早期超声显示存在肾但后来萎缩。

九、治疗策略

单纯URA不是产前胎儿监测或提早分娩的指征。URA合并其他泌尿系统或其他系统异常时,应连续检查以评估胎儿生长情况和羊水量。对侧肾功能完全正常的单侧RA的临床治疗包括常规血压评估和蛋白尿筛查,因为RA患者患慢性肾脏疾病的风险较高。研究发现,15岁时肾损伤率为6%~60%。肾损伤原因是每个肾单位的肾小球滤过率增加,以及继发性肾小球高血压导致肾小球硬化。URA患者出生后的肾功能取决于宫内和出生后肾脏代偿性生长是否充分。在有功能孤立肾患儿中,孤立肾无代偿性肥大和存在同侧CAKUT是发生肾功能不全的独立危险因素。因此,在先天性孤立肾患儿中,应监测血压、肾功能和超声,频率取决于有无危险因素。还应酌情评估生殖系统异常。

若不干预,产前诊断的BRA的出生后死亡率为100%。在宫内,胎盘可为胎儿供氧和排泄废物,因而胎儿可存活,但多达33%的BRA胎儿死于宫内。出生后的死因主要是无羊水致肺发育不良。曾报道1例早期使用连续羊膜腔灌注术的病例生存下来,通过透析和移植存活。

十、疗效及转归

RA患者如果是双侧RA,其是致死性疾病,患者100%会死亡,如果是单侧RA,在对侧肾功能正常的情况下不影响自然寿命,若对侧肾功能异常,则预后较差。一旦怀疑是单侧RA,全面的病史、检查和诊断测试对于确认诊断和检测泌尿道和其他器官系统的任何其他相关问题至关重要。由于这些患者患高血压和慢性肾功能衰竭的风险较高,因此必须进行长期随访,在某些情况下甚至终生随访。

参考文献

[1]Kirschen GW, Blakemore K, Al-Kouatly HB, et al. The genetic etiologies of bilateral renal agenesis[J]. Prenat Diagn, 2024, 44(2):205-221.

[2]Xu Q, Wu HD, Zhou LH, et al. The clinical characteristics of Chinese patients with unilateral renal agenesis[J]. Clin Exp Nephrol, 2019, 23(6): 792-798.

[3]王富强,姜大朋,徐青雨,等. 先天性功能性孤立肾健康相关问题[J]. 中华小儿外科杂志, 2022, 43(10):950-954.

[4]Sanna-Cherchi S, Ravani P, Corbani V, et al. Renal outcome in patients with congenital anomalies of the kidney and urinary tract[J]. Kidney Int, 2009, 76(5):528-533.

[5]Wang YY, Wang ZH, Wang WM, et al. Analysis of factors associated with renal function in Chinese adults with congenital solitary kidney[J]. Intern Med Tokyo Jpn, 2010, 49(20):2203-2209.

[6]Westland R, Schreuder MF, Ket JCF, et al. Unilateral renal agenesis:a systematic review on associated anomalies and renal injury[J]. Nephrol Dial Transplant, 2013, 28(7):1844-1855.

贾俊亚 殷晓艳(撰写) 陶新朝(审校)

第十三节 多囊发育不良肾
Section 13 Multicystic dysplastic kidney, MCDK

关键词:多囊发育不良肾

Keywords:Multicystic dysplastic kidney

一、概述

多囊性肾发育不良(Multicystic dysplastic kidney, MCDK)是一种在胎儿发育阶段因肾单位和集合管连接不成功而出现的囊性肾病,其发病率为1/4,300~1/1,000,70%的病例是单侧的,很少存在遗传病因,偶有家族史或特定综合征,此时应进行基因检测。受累肾脏没有功能。超过50%的病例在10岁时发生自发性消退。MCKD大多通过胎儿超声成像诊断。超声检查显示正常肾形态消失,肾脏因为互不相通的任意分布大囊肿而增大,且无正常肾实质。充满尿液的原始肾单位是多囊肿的基础,这些囊肿最初见于肾脏外周。肾脏体积增大,整个形状异常。肾脏动态闪烁扫描显示肾小球滤过率下降,对侧代偿性肥大。对侧泌尿道并症发生率为30%,最常见的是膀胱输尿管反流(VUR)。MCDK与严重尿路梗阻引起的肾病非常相似,但后者会随时间的推移而发展,MCKD则不会。其他遗传性囊性肾脏疾病的特征是在髓质或整个皮质上发现囊肿,并具有功能性肾实质,而MCDK的肾实质是非功能性的。

二、定义

MCDK是一种罕见的先天性肾脏和泌尿道异常(CAKUT),可累及一个或两个肾脏,表现为肾形态因多个囊肿而增大,且无功能。单侧MCDK通常无症状。当囊肿过大时,偶尔会出现腹部包块等症状。双侧MCDK是一种致命的疾病,新生儿表现出波特序列、严重肺发育不全和严重肾衰竭的特征,通常在出生后不久死亡。

三、流行病学

MCDK患病率为1/4,300出生人数,男性发病率略高,左肾多于右肾。双侧MCDK的患病率为1/10,000例活产儿,经常伴有肾外综合征、重大肛门直肠畸形、神经管缺陷和其他异常有关。

四、病因及发病机制

MCDK的发展与早期肾发生过程中先天性输尿管梗阻导致的输尿管芽支和壶腹畸形有关,这可能最终阻止了正常肾单位发育所需的芽分支信号因子的释放。

儿童肾囊肿多由单基因遗传遗传疾病所致(50%~70%),伴有肾外病变患者的基因异常风险增加。然而,单侧MCDK例外,它们很少存在遗传病因。事实上,多数MCDK仅累及单侧肾。若患者的肾外异常表现或家族史提示特定综合征,应考虑基因变异组合检测或外显子组测序。

然而,近年来发现,人类*HNF1B*基因突变与肾脏发育缺陷有因果关系,占所有肾脏和泌尿道先天性异常(CAKUT)、MCDK和常染色体显性肾小管间质疾病(ADTKD)病例的10%~30%。最近报道,每10名单侧MCDK患者中就有1人患有*HNF1B*基因突变。

HNF1B蛋白在调节多种器官(包括肾脏、胰腺、肝脏和泌尿生殖道)中各种上皮细胞的组织特异性基因表达方面发挥着至关重要的作用。此外,在神经管、附睾、精囊、前列腺和子宫等组织中观察到HNF1B的瞬时表达。这种多样的表达模式解释了HNF1B相关疾病的高度可变表现。*HNF1B*基因中的杂合致病性突变是儿童多个器官畸形的主要遗传异常,导致了各种各样的临床表现。这些与肾脏有关的疾病包括慢性肾小管间质疾病、肾囊性疾病、肾发育不良、马蹄肾、双侧肾积水、肾钙质沉着、肾源性尿崩症和因肾镁消耗引起的低镁血症。肾外表现包括MODY、胰腺发育不全、肝功能异常、痛风和生殖道畸形。

观察到的最常见的临床肾脏表现是慢性肾小管间质肾炎,其特征是尿液异常较轻,肾功能逐渐下降。肾活检显示间质纤维化和肾小管萎缩。值得注意的是,在*UMOD*、*MUC1*和*REN*基因杂合变异的患者中经常观察到类似的表型,这些基因会导致常染色体显性形式的肾小管间质肾炎。因此,HNF1B肾病现在被归类为常染色体显性肾小管间质疾病组的一部分。在HNF1B异常中,全基因缺失占很大比例,占变异的50%,通常在17q12染色体微缺失的情况下发生。缺失范围从1.2到1.85 Mb,可能包括多达15个基因。新发变异约占*HNF1B*变异的40%,因此可能没有家族史。到目前为止,HNF1B致病性变异的类型或位置与特定临床特征的发生之间还没有确定的相关性。鉴于这些基因的复杂性,将临床遗传学纳入肾病学实践势在必行。MLPA是识别囊性肾病患者大基因组缺陷的一种有价值的工具。同时,WES被证明有助于揭示点突变和小变异。此外,具有CNV调用的深度WES可以有效识别17q12缺失,这是HNF1B相关疾病最常见的遗传异常。值得注意的是,即使有相同的*HNF1B*等位基因变异,患者也可能表现出不同的肾功能恶化速度。及时识别肾外表现,如糖尿病和高血压,有可能延缓肾功能下降。在法国的一项大型研究中,对20名患者进行了肾活检,发现了各种病变,包括10名患者的间质纤维化和5名患者的糖尿病肾小球疾病。与HNF1B相关肾脏疾病相关的各种表现往往导致诊断延迟,导致慢性肾脏病的显著进展和疾病负担增加。因此,应该强调HNF1B相关疾病患者早期诊断的重要性。

五、临床表现

MCDK的典型表现为单侧增大的肾脏，内含多个任意分布且互不连通的薄壁囊肿。超声下无正常肾组织，多个大囊肿呈葡萄串外观。妊娠早期肾脏通常增大，轮廓不规则且非肾形，肾盂不可见，在妊娠后期，肾脏可能进一步增大，偶见萎缩。严重双侧肾脏萎缩可能类似肾缺如。可见输尿管闭锁或缺如。MCDK中的肾动脉较小或缺失，多普勒波形明显异常，收缩期峰值血流减弱及舒张期血流消失。单侧MCDK患者的羊水量正常。双侧MCDK导致无尿生成，膀胱充盈缺乏，以及严重羊水过少，可导致胎儿肺发育不全。

肾脏有时仅部分受累，称为节段性MCDK，4%的MCDK属于此类型。该病变多见于重复肾上极，通常自行消退，不伴严重并发症。囊肿之间的实质组织通常回声增强。MCDK也可见于马蹄肾或异位肾。

有研究发现，29%的MCDK伴有其他肾和肾外畸形，7%的MCDK与染色体异常和综合征相关。同侧或对侧肾脏畸形是最常见的相关异常，常为膀胱输尿管反流和肾盂输尿管连接部梗阻。肾外异常包括心脏异常、食管闭锁或肠闭锁、脊柱异常和VACTERL联合征等。非整倍性的风险高达14%。

六、辅助检查

超声是检测MCDK的主要方法，94%的产前超声检查可以发现异常的肾脏。需要注意，在7%~43%的病例中，单侧MCDK与对侧肾脏异常相关。MCDK与多种疾病有关，包括Zellweger综合征、肾-肝-胰腺发育不良(renal-hepatic-pancreatic dysplasia, , Eagle-Barret Syndrome, and renal coloboma syndrome)、鳃-肾综合征(branchio-otorenal syndrome)、BBS、VACTERL、Eagle-Barret综合征和肾缺损综合征(renal coloboma syndrome)，需要鉴别。MCKD的产后评估如肾图等也可用来评估肾功能。

7%~14%的MCDK表现出染色体异常和综合征。染色体微阵列分析(CMA)是一种识别亚微观拷贝数变异(CNVs)的诊断工具，CNVs是DNA中的缺失或重复，可能导致不同的临床表现。Raina等报道，在孤立的MCDK病例中，CMA检测率为15%，在有肾外症状的病例中，检测率为20%。

七、诊断

MCKD大多通过胎儿超声成像诊断。

八、鉴别诊断

需要与多种遗传性病因(常染色体隐性遗传性多囊肾，常染色体显性遗传性多囊肾，HNF1B肾病，其他伴有肾囊肿的综合征等)、非遗传性病因(下尿路梗阻、反流或梅干腹综合征引起的梗阻性囊性肾发育不良、肾脏囊性肿瘤/含囊性成分的肿块、单纯性肾囊肿)等鉴别。

(一)多发性单纯性肾囊肿

单纯性肾囊肿是一种获得性囊性肾病，主要发生在肾皮质，表现为薄壁囊状结构。开始时，通常是单纯的单侧囊肿，但随着年龄的增长，囊肿的数量会增加，出现在双肾的频率也会增加。单纯性肾囊肿在儿童时期很少发现，但在30岁后会随着年龄的增长而增加。尸检报告显示，50%的50岁或以上患者至少有一个肾囊肿。患病率可能因年龄、性别和种族而异。

目前关于单纯性肾囊肿形成的机制尚未完全明确，一般认为肾缺血或损伤引发肾小球代偿性肥大，导致囊肿生长。潜在肾功能损害的风险随着年龄的增长而增加，衰老与肾小球滤过率下降和肾囊肿发病率增加有关。单纯性肾囊肿通常无症状，对肾功能几乎没有影响。这些囊肿可缓慢增大或保持不变。可能的症状包括出血性囊肿(2%~4%的病例)、感染和破裂，危险因素包括年龄、男性和高血压。超声显示肾皮质和肾盂环境中的单纯性肾囊肿呈圆形，无回声，并伴有后部回声增强。肾盂旁肾囊肿和肾积水可以通过CT逐一确认单独分离的囊肿来区分，增强CT成像也可显示完全没有对比度的均匀图像。囊肿内部的液体出血或高蛋白性质可能在非对比CT成像上表现为高CT值，在一些囊肿中还可能观察到囊壁增厚、隔膜分隔和钙化，被称为"复杂囊肿"。Bosniak分类有助于恶性囊肿的鉴别，这对诊断非典型肾囊肿至关重要。

(二)获得性囊性肾病

在长期透析患者中，两个肾脏的肾实质可能出现萎缩和微囊增生，被称为获得性囊性肾病(acquired cystic kidney disease, ACKD)，其机制在很大程度上仍未明确，但癌症可能由这些囊壁发展而来。研究表明，患者透析时间越长，ACKD的发生率就越高。约50%的透析患者出现ACKD，按透析间隔2年的发病率为13%，

6年为50%，9年为87%，透析10年或更长时间的患者发病率几乎为100%。此外，肾移植后囊肿会缩小。ACKD也出现在慢性肾脏疾病（CKD）患者中。Choyke等报告，在开始透析之前，在8%~13%的CKD患者中观察到ACKD。ACKD的一般是无症状的，出血和癌症是少见并发症。ACKD与ADPKD的主要区别在于ACKD没有肾脏肿大。

（三）多房性肾囊肿

多房性肾囊肿（Multilocular renal cyst）是一种罕见的良性囊性肾病（肿瘤），也称为多房囊性肾瘤或多囊肾瘤。至今已经报道了200多例。年龄分布呈双峰型（2~4岁，40~60岁）。在4岁以下的患者中，男女比例为3:1，但在成年人中这一比例为1:9。多房性肾囊肿是无肾单位结构的多房性囊肿病变，在没有病变的区域，肾脏组织是正常的。患者可能表现出非特异性症状，如腹痛、血尿和尿路感染。超声显示低回声和高回声交替的囊肿，多普勒超声图有助于区分良性和恶性囊肿。CT成像可见多囊肿瘤边界清晰。超声、CT和MRI成像在肿瘤识别中很重要，但有时仅凭临床信息和影像学结果很难与肾细胞癌进行鉴别诊断，明确的诊断需要以单侧肾切除术或部分肾切除术后的病理评估。

九、治疗策略

应进行全面的胎儿检查以排查其他结构异常，后者提示其他疾病或特定综合征。仔细检查对侧肾脏有助于确定预后。单侧MCDK可仅采取保守治疗及定期超声评估，需要定期评估血清肌酐和血压，以检测潜在的CKD。大多数病例可以在不需要手术干预的情况下随着时间的推移得到解决。

在单侧MCDK的病例中，通过超声监测适当的对侧肾脏肥大在不同的时间段至关重要，包括新生儿阶段和2、5和10岁。此外，建议定期进行尿液分析以确定有无蛋白尿，并监测膀胱输尿管反流，以防止尿路感染对对侧肾脏造成损害。

十、疗效及转归

婴儿存在复杂性疾病、双侧MCDK或对侧泌尿系统异常时结局较差，慢性肾功能不全或肾衰竭的发生率较高。无羊水的双侧MCDK预后差，应考虑终止妊娠。对侧肾脏正常的孤立性单侧MCDK患者长期结局良好，肾功能正常，较少发生泌尿道感染，可出现对侧肾脏代偿性肥大。应提供遗传咨询，包括讨论遗传疾病以及通过羊膜穿刺术或CVS进行诊断性检查。

目前不推荐常规摘除多房性囊性肾脏，因为高血压和感染的远期风险低，恶性肿瘤风险并未增加。50%以上的受累肾脏会在10年内萎缩和消失，因此无需预防性切除。

参考文献

[1]Grlić S, Gregurović V, Martinić M, et al. Single-Center Experience of Pediatric Cystic Kidney Disease and Literature Review[J]. Children(Basel), 2024, 11(4):392.

[2]黄文芳, 唐达星, 王军梅, 等. 胎儿多囊发育不良肾的临床转归[J]. 中华小儿外科杂志, 2015, 36(5):387-391.

[3]吴永安. 多囊形肾发育异常[J]. 中华泌尿外科杂志, 1984, 5(3):158-159.

[4]Petrakis I, Sfakiotaki M, Bitsori M, et al. The Phenotypic Variability Associated with Hepatocyte Nuclear Factor 1B Genetic Defects Poses Challenges in Both Diagnosis and Therapy[J]. Int J Mol Sci, 2024, 25(8):4552.

[5]Sekine A, Hidaka S, Moriyama T, Shikida Y, et al. Cystic Kidney Diseases That Require a Differential Diagnosis from Autosomal Dominant Polycystic Kidney Disease(ADPKD)[J]. J Clin Med, 2022, 11(21):6528.

[6]Raina R, Chakraborty R, Sethi SK, et al. Diagnosis and Management of Renal Cystic Disease of the Newborn:Core Curriculum 2021[J]. Am J Kidney Dis, 2021, 78(1):125-141.

[7]杨屹, 侯英, 王常林, 等. 小儿先天性发育不良肾的临床特点和治疗[J]. 中华小儿外科杂志, 2010, 31(11):844-847.

[8]Satariano M, Ghose S, Raina R. The Pathophysiology of Inherited Renal Cystic Diseases[J]. Genes(Basel), 2024, 15(1):91.

[9]Yavuz S, Kıyak A, Sander S. Outcome of children with multicystic dysplastic kidney:Does involved side matter?[J]Birth Defects Res, 2024, 116(1):e2297.

[10]Chaubal R, Pokhriyal SC, Deshmukh A, et al. Multicystic Dysplastic Kidney Disease:An In-Utero Diagnosis[J]. Cureus, 2023, 15(4):e37786.

[11]Cai M, Guo C, Wang X, et al. Classifying and evaluating fetuses with multicystic dysplastic kidney in etiologic studies[J]. Exp Biol Med(Maywood), 2023, 248(10):858-865.

贾俊亚（撰写） 陶新朝（审校）

双侧多囊发育不良肾
Bilateral multicystic dysplastic kidney, BMCDK

关键词：多囊发育不良肾

Keywords：Multicystic dysplastic kidney

一、概述

双侧多囊性发育不良肾（Bilateral multicystic dysplastic kidney, BMCDK）是 MCDK 的罕见的致命形式，双侧肾脏均被多个囊肿占据且无功能，超声筛查可以在妊娠中期发现 BMCDK，多终止妊娠。既有散发病例，也有家族病例。在家族性病例中，遗传方式为常染色体显性遗传，后代发病风险为 50%。

二、定义

是一种罕见的致命形式的多囊性发育不良肾（MCDK），属于先天性肾脏和泌尿道异常（CAKUT），患儿（或胎儿）两个肾脏均增大，其内有多个相互不连通的囊肿，双侧肾脏均无功能。

三、流行病学

双侧 MCDK 的患病率和发病率尚不清楚。

四、病因及发病机制

MCDK 是由肾发生中断引起的，但确切的致病机制尚不清楚。肾单位形成紊乱可能是由于胎儿发育早期尿流排出受阻所致。已知编码肝细胞核转录因子 1β 的 *HNF1B* 基因（17q12）突变会导致单侧 MCDK，而在双侧病例中很少报道。MCDK 也与妊娠期糖尿病和妊娠期使用某些药物有关，如抗癫痫药物。

五、临床表现

产前常规超声扫描大多数在妊娠 20 周左右发现双侧 MCDK。该病是一种致命的疾病，大多数妊娠都被终止。如出生，这类婴儿均具有波特序列特征（子宫内长期羊水过少引起的一系列体征），包括严重的肺发育不全和严重的肾功能衰竭、肢体异常和面部畸形特征，通常在出生后不久死亡。

六、辅助检查

超声筛查可以在妊娠中期发现 MCDK。

七、诊断

诊断主要基于产前超声检查，显示肾脏轮廓不规则，无肾盂，肾脏内有大的低回声、无连通性囊肿。如果囊肿已经消退，可以观察到微小的残留肾脏。此外，羊水过少/无羊水是肾功能发育不良的标志。

八、鉴别诊断

影像学鉴别诊断包括双侧肾盂输尿管交界处梗阻，其中大部分扩张的肾盂可能被误认为是囊肿。后尿道瓣膜（PUV）可能导致羊水过少/无羊水，并且巨输尿管可能被误认为是肾囊肿。

临床遗传学鉴别诊断非常重要。肝细胞核因子-1β（HNF-1B）相关肾脏疾病表现为多种肾脏和肾外表现，主要以囊性肾脏疾病和糖尿病为特征。HNF1B 是一种广泛表达的转录因子，对肾脏、胰腺、肝脏和 Mullerian 管的胚胎发育至关重要。HNF1B 的实验性敲除导致囊肿形成和肾上皮细胞 TGF-β 信号异常，导致肾纤维化。HNF1B 相关疾病以常染色体显性遗传模式遗传；然而，50% 的病例为散发。与 HNF1B 相关的遗传异常包括单核苷酸变异、小 INDEL 和全基因缺失，需要进行全外显子组测序（WES）和多重连接依赖性探针扩增（MLPA）检测。到目前为止，已经记录了 230 多种不同的 HNF1B 变体。在 17q12 染色体微缺失的情况下，最常见的基因改变（约 50% 的患者）是完全的基因缺失，其中还包括至少 14 个其他基因变异。这种遗传多样性导致了异质性的临床表现，如 MCDK、青年发病的成年型糖尿病（MODY）、生殖道异常、胰腺萎缩和肝功能异常。低镁血症和低钾血症分别见于 62% 和 46% 的突变携带者。

九、治疗策略

缺乏功能性肾组织导致羊水过少伴肺发育不全（Potter 序列），大多数双侧 MCDK 妊娠被终止。如患有双侧MCDK的儿童在出生后早期存活,将需要肾脏替代治疗。

十、疗效及转归

双侧MCDK是致死性疾病。

参考文献

[1] Petrakis I, Sfakiotaki M, Bitsori M, et al. The Phenotypic Variability Associated with Hepatocyte Nuclear Factor 1B Genetic Defects Poses Challenges in Both Diagnosis and Therapy[J]. Int J Mol Sci, 2024, 25(8):4552.

[2] 黄文芳,唐达星,王军梅,等.胎儿多囊发育不良肾的临床转归[J].中华小儿外科杂志,2015,36(5):387-391.

[3] 吴永安.多囊形肾发育异常[J].中华泌尿外科杂志,1984,5(3):158-159.

[4] 杨屹,侯英,王常林,等.小儿先天性发育不良肾的临床特点和治疗[J].中华小儿外科杂志,2010,31(11):844-847.

[5] Satariano M, Ghose S, Raina R. The Pathophysiology of Inherited Renal Cystic Diseases[J]. Genes(Basel), 2024, 15(1):91.

[6] Yavuz S, Kıyak A, Sander S. Outcome of children with multicystic dysplastic kidney:Does involved side matter?[J]Birth Defects Res, 2024, 116(1):e2297.

[7] Cai M, Guo C, Wang X, et al. Classifying and evaluating fetuses with multicystic dysplastic kidney in etiologic studies[J]. Exp Biol Med(Maywood), 2023, 248(10):858-865.

贾俊亚(撰写)　陶新朝(审校)

单侧多囊发育不良肾
Unilateral multicystic dysplastic kidney, UMCDK

关键词:单侧多囊发育不良肾

Keywords:Unilateral multicystic dysplastic kidney

一、概述

单侧多囊性发育不良肾(Unilateral multicystic dysplastic kidney, UMCDK)是MCDK的最常见形式,少数病例中检测到与肾囊肿和糖尿病综合征相关的编码肝细胞核转录因子1β的 *HNF1B* 基因(17q12)突变。受累侧肾脏均被多个囊肿占据且无功能,超声筛查可以在妊娠中期发现。该病既有散发病例,也有家族病例。在家族性病例中,遗传方式为常染色体显性遗传,后代发病风险为50%。在大多数情况下,受累侧肾脏不需要手术切除,仅需进行连续超声检查。然而,当囊肿变大引起腹部包块所致的梗阻性时,可能需要进行肾切除术。由于高血压和/或蛋白尿的风险增加,单侧MCDK患者需要长期随访。高达30%的单侧MCDK病例可能在30岁时导致肾功能衰竭,需要肾脏替代治疗。预后受对侧肾脏异常(如VUR等)的影响。

二、定义

一种罕见的多囊肾发育异常(MCDK),一种先天性肾脏和泌尿道异常(CAKUT),受累肾脏明显增大,内有多个囊肿,且该肾脏无功能。

三、流行病学

单侧MCDK是最常见的MCDK形式,其出生流行率估计为1/4,300活产儿。

四、病因及发病机制

单侧MCDK是肾发育受阻的结果,但确切的发病机制尚不清楚。肾单位形成紊乱可能是由于胎儿发育早期尿流受阻所致。在少数单侧MCDK病例中检测到与肾囊肿和糖尿病综合征相关的编码肝细胞核转录因子1β的 *HNF1B* 基因(17q12)突变。MCDK也与妊娠期糖尿病和妊娠期使用某些药物有关,如抗癫痫药物。

五、临床表现

在产前常规超声扫描中,单侧MCDK经常在妊娠20周左右可检测到。大多数患者无症状。当囊肿变大时,单侧MCDK偶尔会出现腹部包块相关症状(腹胀、进食困难、呼吸窘迫)。长期来看,患者还可能出现高血压、蛋白尿和肾功能衰竭。对侧肾脏输尿管膀胱可能出现其他CAKUT表现,如膀胱输尿管反流(VUR)和肾盂输尿管连接梗阻。对侧肾脏代偿性肥大在出生前发生率为24%~46%，在出生后数年内高达80%。

六、辅助检查

诊断主要基于产前超声检查，显示肾脏轮廓不规则，无肾盂，肾内有大的低回声无连通性囊肿。如果囊肿已经消退，可以观察到微小的残留肾脏。5%的MCDK患者出现了完全的产前退化，50%的患者在生命的第一个十年内出现完全退化。组织学检查显示，囊肿周围有未分化细胞，偶尔有残余的功能性肾组织，有可识别的肾小球和近端小管。99m-锝标记的二巯基丁二酸肾造影可能显示很少或没有肾脏摄取。

七、诊断

超声筛查可以在妊娠中期发现单侧MCDK。该病既有散发病例，也有家族性病例。在家族性病例中，遗传方式是常染色体显性遗传，后代中发病风险为50%。

八、鉴别诊断

影像学鉴别诊断包括肾盂输尿管交界处梗阻，其中大部分扩张的肾盂可能被误认为是囊肿。在MCKD消退后应与肾发育不全相鉴别。

九、治疗策略

在大多数情况下，受累侧肾脏不需要手术切除，仅需进行连续超声检查。然而，当囊肿变大引起腹部包块所致的梗阻性时，可能需要进行肾切除术。由于高血压和/或蛋白尿的风险增加，单侧MCDK患者需要长期随访。高达30%的单侧MCDK病例可能在30岁时导致肾功能衰竭，需要肾脏替代治疗。

十、疗效及转归

预后受对侧肾脏异常（如VUR等）的影响。

参考文献

[1]Petrakis I, Sfakiotaki M, Bitsori M, et al. The Phenotypic Variability Associated with Hepatocyte Nuclear Factor 1B Genetic Defects Poses Challenges in Both Diagnosis and Therapy[J]. Int J Mol Sci, 2024, 25(8):4552.

[2]黄文芳，唐达星，王军梅，等．胎儿多囊发育不良肾的临床转归[J]．中华小儿外科杂志，2015, 36(5):387-391.

[3]吴永安．多囊形肾发育异常[J]．中华泌尿外科杂志，1984, 5(3):158-159.

[4]杨屹，侯英，王常林，等．小儿先天性发育不良肾的临床特点和治疗[J]．中华小儿外科杂志，2010, 31(11):844-847.

[5]Satariano M, Ghose S, Raina R. The Pathophysiology of Inherited Renal Cystic Diseases[J]. Genes(Basel), 2024, 15(1):91.

[6]Yavuz S, Kıyak A, Sander S. Outcome of children with multicystic dysplastic kidney:Does involved side matter?[J]Birth Defects Res, 2024, 116(1):e2297.

贾俊亚（撰写） 陶新朝（审校）

第十四节 肾发育不良
Section 14　Renal dysplastic, RD

关键词：肾发育不良；发育不良肾

Keywords：Renal dysplastic；Dysplastic kidney

一、概述

肾发育不良（Renal dysplastic）是一种罕见的肾脏畸形，为肾实质的发育不良，病理表现包括存在原始小管、间质纤维化和/或肾实质中存在软骨，未分化基质包绕原始小管、化生软骨以及平滑肌，常伴有囊性小管扩张。发育不良可能出现在肾段或整个肾脏。肾发育不良虽为组织学定义，但诊断时通常不需要组织学确认。其发生机制可能包括宫内血管异常及基因异常导致的发育障碍，可能为孤立性肾脏表现，也可能为遗传性综合征全身表现的一部分。妊娠第3个月后，产前超声可能发现肾发育不全。单侧受累但对侧肾脏正常的患者肾功能正常。若为双侧肾脏受累，则其临床表现取决于肾功能障碍的程度。受累较重的患者，其发病年龄较小。肾发育不良应与肾脏瘢痕的疾病，尤其是反复发作的肾盂肾炎相鉴别。对于单侧肾发育不良的患者，应行超声监测对侧肾的代偿性肥大、检测肾功能变化。对于双侧肾脏发育不良的患者，应加强随访,定期评估血压、蛋白尿、肾功能,及时治疗并发症。

二、定义

肾发育不良是一种罕见的肾脏畸形,表现为肾脏存在,但其发育异常,导致肾脏组织结构畸形和胚胎组织存在,如间充质或其他形式的未分化生组织留存。肾脏发育不良可以是单侧或双侧的或节段性的,严重程度各不相同。

三、流行病学

由于临床表现高度多变和单侧无症状病例的存在,患病率和发病率尚不清楚。在欧洲,出生时的患病率估计为1/2,300。肾不发育/发育不良/发育不全是需要肾脏替代治疗的儿童中最常见的潜在病因(13.5%)。

四、病因及发病机制

肾发育不良有多种病因。具体到某个患者,病因可能是其中一种,也可能是许多罕见综合征的一个组成部分。该病可能继发于产前尿液梗阻,也可能是原发性肾发育不良。

据报道,在 *HNF1B*(17q12)突变的家族中存在孤立的肾脏发育不良。先天性肾和泌尿道异常(KAKUT)患者外显率不完全和表现力可变是非常常见的。因此,参与多器官综合征的基因(如 *EYA1*、*GATA3*、*GREB1IL*、*PAX2*、*PBX1*、*SALL1*、*FRAS1*、*FREM2* 和 *GRIP1*)也可能导致孤立的肾脏表型(肾发育不良/肾发育不全/完全不发育),其他机制还有包括由胚胎毒性药物(如血管紧张素转换酶抑制剂)或产前发育异常触发因素(如缺氧或糖尿病)等引起。

五、临床表现

肾脏发育不良通常是无症状的。在常规产前超声检查、尿路感染(儿童)或肾脏疾病(儿童和成人)的超声检查中可能会发现肾脏声像图异常。发育不良的严重程度是可变的。在单侧肾发育不良的情况下,其后果类似于孤立肾,可能导致高血压和蛋白尿,并可能导致成年后的肾衰竭。在双侧肾发育不良的情况下,儿童期可能发生慢性肾脏疾病和肾衰竭。严重双侧肾发育不良可能会损害胎儿肾功能,妊娠期出现羊水过少及Potter序列,新生儿可能在出生后不久死于呼吸衰竭,而存活者可能表现出慢性肾脏疾病的并发症,如发育生长迟缓、贫血、高血压、蛋白尿和肾衰竭。

六、辅助检查

诊断基于超声检查,显示肾脏回声异常,皮质髓质分化不全或较差,伴或不伴有囊肿。肾脏可以是正常大小,也可以缩小。肾核素DMSA造影显示肾对示踪剂的摄取减少。组织学检查显示间充质包围的原始导管并排列紊乱。在少数情况下,基因分析可以识别某些特定的基因突变。

七、诊断

产前诊断从妊娠中期开始,应动态观察。由于肾发育不良可在怀孕期间和出生后逐渐演变,因此反复评估是非常必要的。如果肾脏发育不良是多器官综合征的一部分,应仔细询问家族中是否存在相似病例或患有慢性肾脏病的病例。

八、鉴别诊断

超声对肾发育不良的鉴别诊断包括肾脏发育不全、多囊性发育不良肾、血管损伤和肾脏感染后损伤。肾发育不良有时是某些综合征的一部分,如Kallmann综合征、Bardet-Biedl综合征、Beckwith-Wiedmann综合征、diGeorge综合征、Fraser综合征、肾缺损综合征以及HNF1B相关的常染色体显性肾小管间质疾病。

九、治疗策略

建议定期评估残余肾功能。由于高血压和/或蛋白尿的风险增加,建议进行长期随访,及时干预。在严重的情况下,可能需要肾脏替代治疗。

十、疗效及转归

在双侧肾发育不良中,患有肺发育不全的婴儿在新生儿时期的死亡率显著增加,幸存者可能在儿童时期发展为慢性肾功能衰竭。在单侧肾发育不良中,儿童期肾衰竭的风险很小,但成年后可能会出现高血压、蛋白尿和肾衰竭。

参考文献

[1] Kirschen GW, Blakemore K, Al-Kouatly HB, et al. The genetic etiologies of bilateral renal agenesis[J]. Prenat Diagn, 2024, 44(2):205-221.

[2] Xu Q, Wu HD, Zhou LH, et al. The clinical characteristics of Chinese patients with unilateral renal agenesis[J]. Clin Exp Nephrol, 2019, 23(6):792-798.

[3] 王富强,姜大朋,徐青雨,等.先天性功能性孤立肾健康相关问题[J].中华小儿外科杂志,2022,43(10):950-954.

[4] Sanna-Cherchi S, Ravani P, Corbani V, et al. Renal outcome in patients with congenital anomalies of the kidney and urinary tract[J]. Kidney Int, 2009, 76(5):528-533.

[5] Wang YY, Wang ZH, Wang WM, et al. Analysis of factors associated with renal function in Chinese adults with congenital solitary kidney[J]. Intern Med Tokyo Jpn, 2010, 49(20):2203-2209.

[6] Westland R, Schreuder MF, Ket JCF, et al. Unilateral renal agenesis:a systematic review on associated anomalies and renal injury[J]. Nephrol Dial Transplant, 2013, 28(7):1844-1855.

贾俊亚(撰写)　陶新朝(审校)

第十五节　肾发育不全
Section 15　Renal hypoplasia, RH

关键词:肾发育不全

Keywords:Renal hypoplasia

一、概述

肾发育不全(Renal hypoplasia)是一种罕见的肾脏畸形,为肾实质的发育不良,病理表现包括存在原始小管、间质纤维化和/或肾实质中存在软骨,未分化基质包绕原始小管、化生软骨以及平滑肌,常伴有囊性小管扩张。发育不良可能出现在肾段或整个肾脏。肾发育不良虽为组织学定义,但诊断时通常不需要组织学确认。其发生机制可能包括宫内血管异常及基因异常导致的发育障碍,可能为孤立性肾脏表现,也可能为遗传性综合征全身表现的一部分。妊娠第3个月后,产前超声可能发现肾发育不全。单侧受累但对侧肾脏正常的患者肾功能正常。若为双侧肾脏受累,则其临床表现取决于肾功能障碍的程度。受累较重的患者,其发病年龄较小。肾发育不良应与肾脏瘢痕的疾病,尤其是反复发作的肾盂肾炎相鉴别。对于单侧肾发育不良的患者,应行超声监测对侧肾的代偿性肥大、检测肾功能变化。对于双侧肾脏发育不良的患者,应加强随访,定期评估血压、蛋白尿、肾功能,及时治疗并发症。

二、定义

肾发育不全是一种先天性肾脏畸形,其特征是肾脏异常缩小(肾脏体积低于年龄匹配的正常人的两个标准差,或小于患者年龄匹配的正常值的一半),皮质髓质分化正常,肾单位数量减少。

三、流行病学

孤立性肾发育不全被认为是罕见的。鉴于难以将其与可能导致小肾脏的肾发育不良区分开来,其患病率和发病率尚不清楚。肾发育不良和肾发育不全在儿童慢性肾脏疾病和成人慢性肾脏疾病的先天原因中都占很大比例。

四、病因及发病机制

肾发育不全的发生可能是由肾脏发育基因(*HNF1B*、*PAX2*、*PBX1*)突变和/或多种环境因素引起的,如宫内生长受限、母体疾病(糖尿病、高血压)、母体药物摄入(肾素-血管紧张素系统抑制剂或非甾体抗炎药)和中毒(吸烟和饮酒)等。多个基因的变异或基因组改变(如*EYA1*、*GATA3*、*GREB1L*、*SALL1*,大拷贝数变异)与肾脏发育不全或发育不良有关,但它们对发育不全的具体作用尚不清楚。早产(第36周之前)也是肾发育不完全的一个危险因素。

五、临床表现

孤立的单侧肾发育不全通常是无症状的。它可能在产前超声筛查中检测到,在儿童尿路感染,或在儿童和成人高血压、蛋白尿(通常是慢性肾脏病的症状)中检测到。疾病的严重程度取决于肾单位数量的减少程度、对侧肾脏的受累程度以及是否存在其他先天性肾脏和泌尿道异常(CAKUT)。这种疾病可能导致肾小球高滤过,后者与高血压、蛋白尿相关,长期并发症还包括慢性肾功能衰竭。

六、辅助检查

临床诊断通常基于超声检查。在胎儿或出生后的超声检查中,肾发育不全被定义为肾体积低于两个标准差,或肾体积小于与年龄相关的正常肾体积的一半。皮质髓质分化通常是正常的。用99m锝标记的二巯基丁二酸(DMSA)进行的产后肾脏造影显示肾脏轮廓光滑。

七、诊断

产前超声检查作为常规检查,可以从妊娠中期检测肾发育不全。大多数病例是散发性的。有报道表明其家族病例具有不完全外显率和可变表达的常染色体显性遗传模式。

八、鉴别诊断

鉴别诊断包括所有形式的肾脏发育不良。尽管只有在组织学基础上才能进行明确的区分,但在临床实践中,超声检查可用于区分正常出现的小肾脏(发育不全)和异常出现的小肾(发育不良),后者具有皮质髓质分化紊乱和/或回声增强和/或囊肿。寡巨肾单位病(oligomeganephronia)是肾发育不全的一种严重形式,其总肾单位数量减少80%,肾单位明显肥大。

九、治疗策略

对肾发育不全的治疗在很大程度上取决于慢性肾脏病的程度及是否伴有其他CAKUT。因此,应评估肾功能(血压、肾小球滤过率和蛋白尿的估计值),以评估剩余肾单位功能。由于高血压和/或蛋白尿的风险增加,肾发育不全的患者需要长期随访。在极少数情况下,可能需要肾脏替代治疗。

十、疗效及转归

儿童患终末期慢性肾脏疾病的风险很低,但在严重病例中可能会发生肾衰竭。

参考文献

[1]Kirschen GW, Blakemore K, Al-Kouatly HB, et al. The genetic etiologies of bilateral renal agenesis[J]. Prenat Diagn, 2024, 44(2):205-221.

[2]Xu Q, Wu HD, Zhou LH, et al. The clinical characteristics of Chinese patients with unilateral renal agenesis[J]. Clin Exp Nephrol, 2019, 23(6):792-798.

[3]王富强, 姜大朋, 徐青雨, 等. 先天性功能性孤立肾健康相关问题[J]. 中华小儿外科杂志, 2022, 43(10):950-954.

[4]Sanna-Cherchi S, Ravani P, Corbani V, et al. Renal outcome in patients with congenital anomalies of the kidney and urinary tract[J]. Kidney Int, 2009, 76(5):528-533.

[5]Wang YY, Wang ZH, Wang WM, et al. Analysis of factors associated with renal function in Chinese adults with congenital solitary kidney[J]. Intern Med Tokyo Jpn, 2010, 49(20):2203-2209.

[6]Westland R, Schreuder MF, Ket JCF, et al. Unilateral renal agenesis:a systematic review on associated anomalies and renal injury[J]. Nephrol Dial Transplant, 2013, 28(7):1844-1855.

贾俊亚(撰写)　陶新朝(审校)

第十六节　肾小管发育不全
Section 16　Renal tubular dysgenesis, RTD

关键词:肾小管发育不全;常染色体隐性遗传性肾小管发育不全

Keywords:Renal tubular dysgenesis; Autosomal Recessive Renal Tubular Dysgenesis

一、概述

肾小管发育不全(Renal tubular dysgenesis,RTD)也称为常染色体隐性肾小管发育不全(AR-RTD),是一种罕见、严重且经常致命的胎儿疾病。它是由肾素-血管紧张素系统(RAS)中四个重要成分的编码基因中的任一个突变引起的,这四个基因包括:血管紧张素转换酶(ACE;17q23.3)、血管紧张素受体1型(AGTR1;Xq23)、血管紧张素原(ATG;1q42.2)和肾素(REN;1q32.1)。具有REN、ACE或ATG突变的AR-RTD患者缺乏血管紧张素Ⅱ(AngⅡ),而具有AGTR1突变的患者对AngⅡ是无反应。组织学上,RTD的特征是近端小管(PT)发育不良或完全缺失,导致胎儿无尿、羊水过少(羊水不足),并随后发展为Potter序列。通常,胎儿在围产期会因严重低血压和呼吸衰竭而死亡,只有少数患者在强化血压支持和补充盐皮质激素后,再进行透析或肾移植而存活下来。

二、定义

RTD是一种罕见的胎儿疾病,其特征是肾脏近端小管缺失或发育不良,持续性羊水过少,导致Potter序列(面部畸形,耳朵低位、宽大扁平,肺发育不全,关节畸形和肢体位置缺陷)和颅骨骨化缺陷。该病为常染色体隐性遗传。

三、流行病学

RTD流行率的数据有限。

四、病因及发病机制

非综合征性RTD可在胎儿发育过程中因母亲服用某些致畸药物(如子宫内暴露于ACE抑制剂)或双胎输血综合征(TTTS)而获得。RTD遗传形式是由于编码血管紧张素原(AGT;1q42.2)、肾素(REN;1q32.1)、血管紧张素转换酶(ACE;17q23.3)或血管紧张素受体1型(AGTR1;Xq23)基因的双等位基因致病性变异。其他病因包括严重的胎儿心脏病、先天性血色素沉着症和严重的胎儿肾动脉狭窄。2023年报道,宫内营养不良也可损害胚胎肾脏发育,导致RTD。

目前,尚不清楚RTD中PT发育异常是继发于RAAS缺乏对循环的影响,还是由RAS成分对PT发育的直接贡献引起。在双胎输血综合征(TTTS)或先天性心脏病的胎儿中观察到RTD的现象,支持间接("非自主")缺血性损伤作为近端小管发育不良的原因。AngⅡ被证明可诱导发育中的小鼠的足细胞、肾血管内皮细胞和肾单位上皮细胞产生血管内皮生长因子(VEGF)。VEGF促进肾小球和管周毛细血管的形成。已经证实,RAS组分的缺乏通过局部VEGF的丧失导致发育中的大鼠肾脏中肾小球后毛细血管(包括管周毛细血管)的密度和长度降低。由于其高代谢需求和对有氧呼吸的高度依赖性,PT可能是最容易受到缺氧和/或营养缺乏(即葡萄糖、游离脂肪酸等)导致的缺血性损害的肾单位段。

关于RAS对PT发育也可能有直接("自主")影响。在人类胚胎发生的最初几周,RAS表达的早期开始。AngⅡ参与人类肾脏发育过程中的PT细胞生长。然而,RAS失活的啮齿动物模型不支持对RAS的直接要求,因为它们的肾单位具有完全分化的PT。最近,从一名AR-RTD患者取血并建立了iPSC,在体外标准(21%O_2)或缺氧(2%O_2)条件下,该患者iPSC分化的肾类器官并未出现PT发育异常,排除了AngⅡ的自主作用。标准氧的模型显示,AngⅡ或AT1R受体的缺失延迟了VEGF-A的产生,而缺氧条件下恢复了VEGF-A表达,并恢复了PT发育。该研究证实,AngⅡ在毛细血管中作为VEGF-a诱导剂发挥作用,这对于支持PT发育所需的适当肾微血管发育可能是必要的,也就是说,在PT发育的关键时刻,由VEGF不足导致血管形成的发育延迟是AR-RTD患者病理学的基础。

五、临床表现

临床表现为早期发病的羊水过少、颅骨骨化缺陷和新生儿肺、肾功能衰竭。该病的原发性病例为常染色体隐性遗传。

六、辅助检查

通过常规产前超声表现为羊水过少,可能会怀疑诊断。对于有家族史的孕妇,在先前已经确定致病变异的情况下,可以进行基因产前诊断。

七、诊断

诊断是基于肾组织学(有或没有近端小管标记)和分子遗传学。

八、鉴别诊断

病因的鉴别包括原发性(遗传性,基因突变所致)和继发性肾小管发育不良。产前超声表现为羊水过少的鉴别诊断须包括和羊水渗漏的鉴别。如产前超声检查仅显示双侧孤立性高回声肾脏，则须与其他病因进行鉴别。肾外畸形的存在与否、出现时的胎龄、羊水量和肾脏大小可以区分潜在的病因。其中，最常见的病因是常染色体隐性遗传和常染色体显性遗传的多囊肾病，以及涉及HNF1b的17q12微缺失。随着基因检测的快速普及，以及产前成像和胎儿表型的研究，越来越多的单基因诊断包括纤毛病、过度生长综合征和肾小管发育不良被发现。目前，微阵列和基因面板检测或全外显子组测序（WES）已经广泛用于诊断评估。全基因组测序（WGS）具有检测单核苷酸变异（SNV）和CNV的能力，有最高的诊断率。

REN基因致病性变异也可导致ADTKD，该病为常染色体显性遗传，突变的等位基因不能生成正常肾素，导致肾素生成减少。双等位基因REN突变可引起的常染色体隐性遗传RTD应与这种REN-ADTKD相鉴别。

九、治疗策略

治疗难度极大。严重的肺发育不全是无法治疗的。少数呼吸系统疾病较轻的病例可接受腹膜透析治疗，然后在体重足够的情况下进行肾移植。在双胎对双胎输血的情况下，建议进行胎儿镜激光光凝、羊水减少或分娩。

十、疗效及转归

大多数病例的预后极差。应向高危夫妇（两人都是致病突变的携带者）提供基因咨询，告知他们每次怀孕时有25%的风险生下受影响的胎儿。

参考文献

[1] Gubler MC, Antignac C. Renin-angiotensin system in kidney development:renal tubular dysgenesis[J]. Kidney Int, 2010, 77:400-406.

[2] Gubler MC. Renal tubular dysgenesis[J]. Pediatr Nephrol, 2014, 29:51-59.

[3] Wang J, Zhou P, Zhu L, et al. Maternal protein deficiency alters primary cilia length in renal tubular and impairs kidney development in fetal rat[J]. Front Nutr, 2023, 10:1156029.

[4] Pode-Shakked N, Slack M, Sundaram N, et al. RAAS-deficient organoids indicate delayed angiogenesis as a possible cause for autosomal recessive renal tubular dysgenesis[J]. Nat Commun, 2023, 14(1):8159.

[5] 李晓青, 卢彦平. 妊娠中期羊水过少的病因学研究进展[J]. 中华围产医学杂志, 2018, 21(12):846-849.

[6] Tseng MH, Huang SM, Huang JL, et al. Autosomal Recessive Renal Tubular Dysgenesis Caused by a Founder Mutation of Angiotensinogen[J]. Kidney Int Rep, 2020, 5(11):2042-2051.

贾俊亚（撰写） 陶新朝（审校）

双胞胎输血导致的肾小管发育不全
Renal tubular dysgenesis due to twin-twin transfusion, RTD-TTT

关键词：双胞胎输血导致的肾小管发育不全

Keywords：Renal tubular dysgenesis due to twin-twin transfusion

一、概述

单卵双胎约占双胎妊娠的30%。随着辅助生育技术的发展，单卵双胎的发生率明显上升。单绒毛膜双羊膜囊双胎中胎儿及新生儿的病死率明显高于双绒毛膜双羊膜囊双胎，这与胎盘的构造等有密切关系。90%以上的单绒毛膜双胎胎盘间存在血管吻合，血流可在2个胎儿间输送，其中10%~15%的双胎间血流输送不均衡，导致双胎输血综合征（TTTS）发生。双胞胎输血导致的肾小管发育不全（Renal tubular dysgenesis due to twin-twin transfusion）为TTTS的系统表现之一。其发生机制在于双胎间胎盘血管吻合不平衡，导致一胎低血容量，而另一胎高血容量。低血容量会刺激释放血管活性介质，导致近端小管缺失或发育不良，持续性羊水过少，甚至出现Potter序列。TTTS通常最先经初期至中期的超声检查检出。分娩时TTTS可能会导致低血容量胎儿出现急性贫血和低血容量性休克。单绒毛膜双胎妊娠应接受连续超声监测，以筛查TTTS。对双胎间胎盘血管吻合进行激光光凝可消除双胎间血流量失衡以及血管活性介质的释放和交换。根据二维超声表现和脐动脉(UA)、脐静脉(UV)及静脉导管(DV)的多普勒速度计结果,TTTS可分为5个典型阶段。分期越高一般围生期预后越差,但具体病例的临床表现不一定按照分期的顺序进展。

二、定义

一种罕见的后天性肾小管发育不全,由于血流分流到受体肾脏而在供体胎儿中发展,其特征是近端小管缺失或发育不良,持续性羊水过少,从而出现Potter序列(面部畸形,耳朵大而平,低位,肺发育不全,关节畸形和肢体定位缺陷)。

三、流行病学

在单绒毛膜双羊膜囊的双胎妊娠中,TTTS为9%~15%,在单绒毛膜单羊膜囊双胎妊娠中为6%。但是,这些数值可能低于TTTS的真实发病率,因为它们主要来自活产儿的数据及孕期后半段的超声数据,并未纳入可能由TTTS导致的孕早期丢失胎儿数据。双胞胎输血导致的肾小管发育不全的发生率不详。

四、病因及发病机制

分娩后胎盘灌注检查在单绒毛膜双胎中发现了4种血管交通:动静脉AV)、静动脉(VA)、动动脉(AA)、静静脉(VV)。这种命名法体现供血儿血管在前,受血儿血管在后。AA和VV吻合与AV和VA吻合的不同之处包括:仅发生于胎盘表面而非深部,为端端吻合而非毛细血管吻合,且血流为双向而非单向。因此,AA和VV吻合不会导致TTTS。双绒毛膜双胎几乎不会出现TTTS,因为双胎有各自的胎盘且双胎之间无吻合,即使胎盘外观融合也无吻合。分娩前TTTS发病机制的三大要素包括:血流量失衡、血管活性介质释放以及没有AA吻合。血管活性介质的释放由血管内容量改变所诱导,可影响双胎的心血管功能与肾功能。慢性血容量不足胎儿的肾灌注不足会导致RAS激活,引起少尿,严重者可导致无羊水。受血儿的慢性血容量过多可促进血管舒张、RAS抑制,引起多尿和羊水过多。少数病例在分娩期间发生急性产时TTTS,供血儿向受血儿快速大量输血,导致供血儿出现急性贫血和低血容量性休克,受血儿则出现急性红细胞增多,其发生机制与AV和AA吻合有关。

五、临床表现

一旦诊断双胎妊娠,必须确定绒毛膜羊膜性以指导后续检查,因为单绒毛膜与双绒毛膜的双胎的处理不同。在单绒毛膜双胎妊娠中,需对胎儿行连续超声监测,因为TTTS有较高的发生率和死亡率,而且,通过干预能减少并发症和死亡。TTTS通常在中期妊娠或妊娠16周后逐渐起病,但也可以在之后的妊娠阶段突然起病。起病高峰在孕20周左右,此后发病率逐渐降低,30周后发病罕见。通常在中期妊娠即16周时开始监测TTTS,并持续至妊娠36周。肾小管发育不全的临床表现为早期发病的羊水过少、颅骨骨化缺陷和新生儿肺、肾功能衰竭。

六、辅助检查

TTTS通常经中期妊娠早期至中期的超声检查检出。产前诊断依据是超声发现仅存在一个单绒毛膜胎盘伴羊水过少/羊水过多(羊水暗区最大垂直深度<2cm / >8cm),并排除羊水量不一致的其他疾病。严重情况下,供血儿羊膜囊内羊水过少可导致"贴附儿"外观,即胎儿紧贴于子宫壁,因为羊膜囊内没有或仅有少量羊水,羊膜紧贴在胎体上。若根据羊水量不一致而推定诊断为TTTS,则需寻找可能与TTTS有关的其他表现,确定疾病分期。通常无需对胎儿进行基因检查。

七、诊断

有妊娠中期或晚期暴露于ACEI或ARB的胎儿/新生儿出现超声检查的肾脏异常、羊水过少及出生后肾功能受损,经组织学证实PT发育不全,可考虑药物相关性肾小管发育不全,但应仔细询问家族史,结合有无孕期胎盘灌注不足、营养不足病史等情况,综合考虑。

根据二维超声表现和UA、UV及DV的多普勒速度计结果,TTTS可分为5个典型阶段。Ⅰ期,特点为存在羊水过少和羊水过多序列,供血儿的膀胱可见,双胎的多普勒结果(UA、UV、DV)均正常。Ⅱ期,特点为存在羊水过少和羊水过多序列,供血儿的膀胱不可见,双胎的多普勒结果(UA、UV、DV)均正常。Ⅲ期,特点为存在羊水过少和羊水过多序列,且多普勒结果发现任何一胎有下述至少一种表现:舒张末期UA血流消失或反向,DV的a波反流,UV搏动样血流。Ⅳ期,特点为存在羊水过少和羊水过多序列,一胎或双胎出现水肿表现。Ⅴ期,特点为存在羊水过少和羊水过多序列,一胎或双胎死产。

八、鉴别诊断

鉴别诊断包括以下疾病。

(1)一胎发生足月前胎膜早破可导致羊水量不等,可通过检测阴道羊水诊断。

(2)双胎均伴有先天性畸形时可导致羊水量不等,如一胎肾缺导致羊水过少,另一胎上消化道梗阻可导致羊水过多。

(3)胎儿先天性感染严重时可导致胎儿生长受限,伴或不伴羊水异常。

(4)选择性胎儿生长受限是指估计的双胎体重差异>25%且较轻胎儿的估计体重<第10百分位数,伴或不伴羊水量减少。较重的胎儿羊水量正常。

九、治疗策略

对于Ⅰ期双胎输血综合征(TTTS),如果没有症状或症状轻微且宫颈长度>25mm,建议采取期待治疗并随访。对于妊娠16~26周的Ⅰ~Ⅳ期TTTS,如果重度羊水过多导致患者症状严重或宫颈短(≤25mm),推荐行胎儿镜下激光凝固术,对于妊娠>26周的Ⅰ~Ⅳ期TTTS,如果重度羊水过多导致症状严重或宫颈短(≤25mm),建议行羊水减量术,并密切随访。但需要注意,激光治疗后存活胎儿可能存在某种程度的远期神经发育异常,需要进行神经发育监测。

激光凝固术预防可预防慢性低血容量导致的胎儿慢性肾病。一项研究显示,在接受胎儿镜下激光凝固术的新生儿和接受羊水减量术的新生儿中,肾衰竭的发生率分别为7%和20%。另一项研究显示,激光凝固术组与非激光凝固术组的短期新生儿肾功能障碍(肌酐水平>100μmol/L)发生率分别为7%和38%。一项研究评估了激光凝固术治疗TTTS对肾脏功能的远期(中位3岁)影响,发现所有18对存活双胎的肾功能相关血清、尿液标志物正常。

十、疗效及转归

2020年一篇Meta分析纳入Ⅰ~Ⅴ期TTTS病例(Ⅰ期610例、Ⅱ期692例、Ⅲ期1146例、Ⅳ期247例、Ⅴ期4例),结果显示不同分期的至少一胎存活率为:Ⅰ期-86.9%;Ⅱ期-85%;Ⅲ期-81.5%;Ⅳ期-82.8%;Ⅴ期-54.6%。

一篇2021年meta分析评估了胎儿镜激光光凝治疗TTTS后发生神经发育障碍的危险因素,共纳入9项研究、1499例TTTS存活者,发现神经发育障碍的总发生率为14%,危险因素包括治疗时胎龄较大、出生时胎龄较小、出生体重低。

参考文献

[1]Mahieu-Caputo D, Dommergues M, Delezoide AL, et al. Twin-to-twin transfusion syndrome:Role of the fetal renin-angiotensin system[J]. Am J Pathol, 2000, 156:629.

[2]Mackie FL, Hall MJ, Morris RK, et al. Early prognostic factors of outcomes in monochorionic twin pregnancy:systematic review and meta-analysis[J]. Am J Obstet Gynecol, 2018, 219:436.

[3]Nassr AA, Hessami K, Zargarzadeh N, et al. Fetoscopic laser photocoagulation versus expectant management for stage I twin-to-twin transfusion syndrome:A systematic review and meta-analysis[J]. Prenat Diagn, 2023, 43:1229.

[4]郭咏冰,孙瑜,杨慧霞,等. 双胎输血综合征发病机制研究进展[J]. 中华围产医学杂志, 2017, 20(8):607-610.

[5]邵珲,乔杰,赵扬玉. 双胎输血综合征的诊治进展[J]. 中华围产医学杂志, 2011, 14(6):370-373.

[6]李渝波,李俊男. 胎儿镜激光凝固术治疗双胎输血综合征的发展[J]. 国际妇产科学杂志, 2023, 50(5):486-491.

[7]Van Winden KR, Quintero RA, Kontopoulos EV, et al. Perinatal survival in cases of twin-twin transfusion syndrome complicated by selective intrauterine growth restriction[J]. J Matern Fetal Neonatal Med, 2015, 28:1549.

[8]赵晓敏,陈叙. 双胎输血综合征的预测和诊治进展[J]. 国际妇产科学杂志, 2021, 48(2):186-190.

[9]潘颜,陈功立,罗文飞,等. 两种胎儿镜下激光凝固术治疗双胎输血综合征的疗效比较[J]. 实用妇产科杂志, 2023, 39(6):470-473.

[10]Buskmiller C, Bergh EP, Brock C, et al. Interventions to prevent preterm delivery in women with short cervix before fetoscopic laser surgery for twin-twin transfusion syndrome[J]. Ultrasound Obstet Gynecol, 2022, 59:169.

[11]Townsend R, Khalil A. Ultrasound screening for complications in twin pregnancy[J]. Semin Fetal Neonatal Med, 2018, 23:133.

[12]王霞,卢瑾文,张元珍. 超声影像学在双胎输血综合征的预测和产前诊断中的应用[J]. 中华围产医学杂志, 2014, 17(3):207-211.

[13]Stirnemann J, Slaghekke F, Khalek N, et al. Intrauterine fetoscopic laser surgery versus expectant management in stage 1 twin-to-twin transfu-

sion syndrome:an international randomized trial[J]. Am J Obstet Gynecol, 2021, 224:528. e1.

[14]Di Mascio D, Khalil A, D'Amico A, et al. Outcome of twin-twin transfusion syndrome according to Quintero stage of disease:systematic review and meta-analysis[J]. Ultrasound Obstet Gynecol, 2020, 56:811.

[15]韦晓昱,李奎.急性双胎输血综合征的诊断及预防[J].中华围产医学杂志, 2015, 18(7):549-550.

[16]张腾月,武海艳,莫新悦,等.胎龄≤34周双胎输血综合征早产儿预后及其影响因素[J].中华围产医学杂志, 2024, 27(2):96-105.

[17]Gheorghe CP, Boring N, Mann L, et al. Neonatal Outcomes and Maternal Characteristics in Monochorionic Diamniotic Twin Pregnancies:Uncomplicated versus Twin-to-Twin Transfusion Syndrome Survivors after Fetoscopic Laser Surgery[J]. Fetal Diagn Ther, 2020, 47:165.

[18]Mustafa HJ, Javinani A, Krispin E, et al. Perinatal outcomes of fetoscopic laser surgery for twin-twin transfusion syndrome in triplet pregnancy: cohort study, systematic review and meta-analysis[J]. Ultrasound Obstet Gynecol, 2022, 60:42.

贾俊亚(撰写)　陶新朝(审校)

第十七节　肾单位巨大稀少症
Section 18　Oligomeganephronia, OMN

关键词:宫内发育迟缓;多尿;肾发育异常

Keywords:Intrauterine growth restriction;Diuresis;Renal dysplasia

一、概述

肾单位巨大稀少症(Oligomeganephronia,OMN)或者少发性肾发育不全Oligomeganephronic renal hypoplasia在1962年首次提到,是一种少见的双肾先天性发育不全性疾病,其确切发病机制并不清楚,且无特异性临床表现,诊断需依靠病理活检。先天性异常相关的OMN通常在出生后不久发生,伴有肾外损伤,例如身体畸形,并且通常与基因突变、药物治疗效果差和存活率低有关。OMN的孤立散发形式的临床表现是非特异性的并且经常被忽视。一些患者有高血压和眼部变化,使用ACEI/ARB治疗可能会延缓OMN的进展,尽管它会导致尿蛋白升高。药物(如激素或他汀类药物)联合治疗可能有效。早期肾移植可能是更好的治疗方式。因其可导致肾功能进展至终末期,故应引起重视,且需定期随访,更需要针对其诊断与治疗进一步的研究。

二、定义

OMN是一种罕见的肾脏畸形,其特征是肾单位数量减少80%,而肾小球和肾小管明显肥大。

三、流行病学

大多数病例是散发的,但也有已描述了家族性发生的报道。OMN在儿童中更常见,在成人中报告的病例很少。患者通常早产或小于胎龄。在双胞胎和兄弟姐妹中都有报道。男女比例为3:1。

四、病因及发病机制

肾脏发育一般在妊娠36周前完成,在36周之后不能再形成新的肾单位,宫内发育迟缓(intrauterine growth retardation,IUGR)或早产导致的低出生体重儿(10w birth weight,LBW)对肾单位数目的形成有重要影响。OMN是一种罕见的先天性的双侧肾发育不良,肾单位数量减少,常有肾小球扩大伴有肥厚性肾小管,肾小球密度减小,基底膜增厚,肾间质纤维化可在早期反复出现,病因并不确定,但推测是由于肾发生过早终止所致。这可能与肾发育不全的相同因素有关,但肾单位数量减少更严重。这些因素包括宫内发育迟缓、低出生体重、早产(第36周之前)、宫内发育不良、母体疾病(糖尿病、高血压)、母体药物摄入(肾素-血管紧张素系统抑制剂或非甾体抗炎药(NSAID))或中毒(吸烟和饮酒)。OMN可作为多器官综合征的一部分发生,例如由*PAX2*突变引起的肾缺损综合征基因(10q24.31),或可由染色体疾病引起,包括22q11缺失综合征或Wolf-Hirschhorn综合征。可能与一些基因突变如4P染色体异常、*p.S811FRET*杂合体基因突变、*HNF1β*基因突变等相关。

五、临床表现

常规超声筛查中可发现肾脏小但形态正常,出生体重通常低于平均值。患者可能在出生时就出现多尿/

烦渴或肾功能不全的迹象。在生命的第一年,通常的症状是持续性厌食,伴有呕吐、发烧和生长迟缓。慢性肾病通常发生在儿童期或青春期。在一些罕见的病例中报告了成人发病的少发性肾功能不全。

本病发病年龄较小,患者在出生时即有肾功能损害,多出现高血压、多尿、血尿、蛋白尿等,且蛋白尿的程度会随着疾病进展而进展,常合并局灶性节段性肾小球硬化(Focal segmental glomerulosclerosis,FSGS),多在儿童晚期12~14岁发展至终末期肾衰竭,诊断需依靠病理活检。所谓肾小球巨大必须通过测量肾小球的直径得知,肾小球稀少则指在组织学取材符合标准时皮质区肾小球数<10个。

归纳主要组织学表现包括:①肾小球数量少(避开单纯髓质和髓放线部位时),皮质组织中肾小球数<10个,多在2~6个之间;②肾小球体积增大,其直径是正常人肾小球的2倍或以上,有的文献报告直径可在正常人肾小球的3倍以上;③邻近的肾小球的近曲肾小管肥大;④肾小球包曼囊壁增厚。病程晚期则可见局灶节段硬化症的其他表现,如袢与囊壁粘连、肾小球内见透明滴等。电镜观察则可见足细胞病变、足突融合、厚度增加。

六、辅助检查

超声检查可通过双侧、小的和有回声的肾脏怀疑诊断。除了小而正常形状的肾脏外,CT扫描还可能显示皮质和髓质增厚并伴有横纹肾图。诊断通过肾单位数量减少、直径为正常大小的2至3倍的肥大肾小球、肥大肾小管和鲍曼氏囊增厚在组织学上得到证实。两个肾脏对称地受到影响。

七、诊断

产前诊断:产前超声筛查可以从妊娠中期检测到先天性肾单位减少症伴代偿肥大。

诊断标准

(1)肾脏大小减小,两个肾脏长度之和≤80%一个相同大小的孩子的一个肾脏。

(2)肾小球滤过率降低至正常的30%。

(3)没有尿路畸形,也没有明显的膀胱输尿管反流的证据(如果没有发现瘢痕,可以接受少量反流)。

肾小球肥大必须通过测量肾小球的直径来确定,肾小球大多数患者在出生后2年内出现厌食、呕吐和脱水、多尿和烦渴等临床表现。然而,这些临床表现常见于与OMN相关的先天性异常患者,迄今为止,只有一名孤立性散发性OMN患者在婴儿期出现反复发热。随着稀疏肾小球长期超负荷,肾小球体积增加,导致肾小球基底膜损伤,进而导致高血压、血尿、蛋白尿和肾功能下降。尿蛋白水平也随着进行性肾功能衰竭而逐渐增加。大约62.5%的患者在20岁之前出现蛋白尿并伴有肾小管功能受损;现有文献中11例(28%)患者以蛋白尿为首发症状。几乎所有患者都有蛋白尿,只有4名(10%)患者有高血压。据报道,该疾病经常与局灶节段性肾小球硬化症(FSGS)合并,McGraw等人的研究也报道了该病。显示OMN患者有明显的蛋白尿和FSGS,并与肾功能迅速下降有关。

八、鉴别诊断

鉴别诊断包括肾发育不良、肾痨、髓质囊性肾病、肾梗塞或缺血性肾病和弥漫性肾实质疾病。

九、治疗策略

目前,OMN尚无有效治疗方法,临床主要侧重于综合对症治疗。使用ACEI/ARB进行抗高血压治疗可能有助于减少肾小球高滤过,从而延缓OMN进展。但对于高尿蛋白和局灶节段性肾小球硬化患者,单用ACEI/ARB药物治疗效果有限,建议联合激素或他汀类药物治疗。但最终会发展为终末期肾病,长期替代治疗或早期肾移植可能是更好的治疗方式。

十、疗效及转归

随着生长过程中肾脏代谢需求的增加,肾功能下降会导致平均年龄为10岁(范围为6个月至20岁)的慢性肾病。

参考文献

[1]Stephen M. Bonsib. Renal Hypoplasia, From Grossly Insufficient to Not Quite Enough:Consideration for Expanded Concepts Based Upon the Author's Perspective With Historical Review[J]. Adv Anat Pathol, 2020, 27(5):311-330.

[2]Puelles VG, Hoy WE, Hughson MD, et al. Glomerular number and size variability and risk for kidney disease[J]. Curr Opin Nephrol Hypertens,

2011, 20:7-15.

[3]Remuzzi G, Luycka V. The impact of kidney development on the life course:a consensus document for action[J]. Nephron, 2017, 136:3-49.

[4]Konomoto T, Kurogi J, Sawada H, et al. Osteogenesis imperfecta complicated with renal hypoplasia leads to chronic kidney disease[J]. Pediatr Int, 2017, 59(3):369-370.

[5]Kawanishi K, Takei T, Kojima C, et al. Three cases of late-onset oligomeganephronia[J]. NDT Plus, 2011, 4(1):14-16.

[6]Xu-Hao Wang, Lei Pan, Shan He, et al. A Case Report and Literature Review of Oligomeganephronia[J]. Front Med, 2022, 9:811992.

[7]Konomoto T, Kurogi J, Sawada H, et al. Osteogenesis imperfecta complicated with renal hypoplasia leads to chronic kidney disease[J]. Pediatr Int, 2017, 59(3):369-370.

[8]Gatto A, Ferrara P, Leoni C, et al. Olignephronia and Wolf-Hirschhorn syndrome:A further observation[J]. Am J Med Genet A, 2018, 176(2):409-414.

[9]Sugimoto K, Miyazawa T, Nishi H, et al. Heterozygous p. S811FRET gene mutation associated with renal agenesis, oligomeganephronia and total colonic aganglionosis:a case report[J]. BMC Nephrol, 2016, 17(1):146.

[10]Kawanishi K, Takei T, Kojima C, et al. Three cases of late-onset oligomeganephronia[J]. NDT Plus, 2011, 4(1):14-16.

殷晓艳(撰写)　陶新朝(审校)

第二章　综合征性肾或尿路畸形

Chapter 2　Syndromic renal or urinary tract malformation, S-RUTM

关键词：综合征性肾或尿路畸形

Keywords：Syndromic renal or urinary tract malformation

综合征性肾或尿路畸形不是一种疾病，而是一组疾病，包括一系列涉及肾及尿道先天或发育异常的综合征性疾病。这些综合征大多由基因突变导致，也有一些尚未找到病因。这些综合征均为罕见病，但其发病率之间相差较大，相关研究的深入程度不一。

这些综合征包括：22q11.2缺失综合征、8q24.3微缺失综合征、肢端肾综合征、Alagille综合征（20p12微缺失导致的Alagille综合征、*JAG1*点突变导致的Alagille综合征、*NOTCH2*点突变ORPHA:261629导致的Alagille综合征）、无虹膜-肾发育不全-精神运动迟缓综合征、AREDYLD综合征、关节弯曲-肾功能不全-胆汁淤积综合征、Beckwith-Wiedemann综合征，11p15微缺失导致的Beckwith-Wiedemann综合征、11p15微复制导致的Beckwith-Wiedemann综合征、11p15易位/倒位导致的Beckwith-Wiedemann综合征、*CDKN1C*突变ORPHA:231120引起的Beckwith-Wiedemann综合征，11p15 ORPHA:231117的印迹缺陷导致的Beckwith-Wiedemann综合征、*NSD1*突变导致的Beckwith-Wiedemann综合征、由11号染色体的父系单亲二体性导致的Beckwith-Wiedemann综合征、BNAR综合征、BOR综合征、猫眼综合征、尾部回归序列、CHARGE综合征、先天性椎心肾异常综合征、肺肾囊性错构瘤、双子宫-半阴道-肾发育不全综合征、软骨发育不良-肾炎综合征、EEC综合征、Ellis Van Creveld综合征、面心肾综合征、腓骨-尺骨发育不全-肾脏异常综合征、弗雷泽综合征、Hajdu-Cheney综合征、HNF1B相关常染色体显性肾小管间质性肾病、Holoprosencephaly-radial 心脏肾脏异常综合征、脑积水-蓝色巩膜-肾病综合征、甲状旁腺功能减退-感觉神经性耳聋-肾病综合征、鱼鳞病-智力残疾-侏儒症-肾损伤综合征、致命的胎儿脑畸形-十二指肠闭锁-双侧肾发育不全综合征、致命胎儿脑肾泌尿生殖发育不全/发育不全综合征、Mayer-Rokitansky-Küster-Hauser综合征（Mayer-Rokitansky-Küster-Hauser综合征1型、Mayer-Rokitansky-Küster-Hauser综合征2型）、梅克尔综合征、巨囊-小结肠-肠蠕动减退综合征、Menke-Hennekam综合征、多中心腕跗骨溶解伴或不伴肾病、多核神经元-羊水过多-肾发育不良-小脑发育不全-无脑畸形综合征、肾病-耳聋-泌尿道-数字畸形综合征、神经面指肾综合征、Noonan综合征、NPHP3相关Meckel样综合征、奥乔亚综合征、口颌面指综合征1型、Pallister-Hall综合征、肾杯状憩室耳聋综合征、肾缺损综合征、肾胡桃夹综合征、Rubinstein-Taybi综合征（16p13.3微缺失导致的Rubinstein-Taybi综合征、*CREBBP*突变导致的Rubinstein-Taybi综合征、EP300单倍体不足导致的Rubinstein-Taybi综合征）、Schinzel-Giedion综合征、SETD2相关小头畸形-严重智力障碍-多发性先天性异常综合征、Simpson-Golabi-Behmel综合征、Smith-Lemli-Opitz综合征、痉挛性截瘫-肾炎-耳聋综合征、身材高大-智力残疾-肾脏异常综合征、托马斯综合征、胸腺-肾-肛门-肺发育不良、甲状腺脑肾综合征、Townes-Brocks综合征、13-三体、18-三体、特纳综合征(单体X、马赛克单体X、结构X染色体异常导致的Turner综合征)、Ulbright-Hodes综合征、VACTERL/VATER相关异常综合征、WAGR综合征。

以下将分别介绍各综合征的概念、病因及诊治。

贾俊亚(撰写)　陶新朝(审校)

第一节　22q11.2缺失综合征
Section 1　22q11.2 deletion syndrome, 22qDS

关键词:染色体22q11.2缺失综合征;DiGeorge综合征;严重联合免疫缺陷病(SCID);无胸腺、胸腺发育迟缓、胸腺发育不全

Keywords: 22q11.2 deletion syndrome; DiGeorge Syndrome; Severe Combined Immunodeficiency; Athymia; Delayed Thymus Development; Hypoplasia of the Thymus

一、概述

染色体22q11.2缺失综合征(22q11.2 deletion syndrome, 22q11.2DS)是最常见的微缺失综合征,在活产儿中的估计发生率为1/6,000~1/400。22qDS是一种罕见的染色体异常,可导致先天性畸形,其典型特征是心脏缺陷、腭部异常、面部畸形、发育迟缓和免疫缺陷。约90%的DiGeorge综合征(DGS)患者自发出现染色体22q11.2(称为DGS1位点)杂合性缺失。其他表型还包括快速心面综合征(Velocardiofacial syndrome)、冠状动脉异常面部综合征(Conotruncal anomaly face syndrome)、常染色体显性Opitz G/BBB综合征(Autosomal dominant Opitz G/BBB syndrome)、Sedlakova综合征(Sedlackova syndrome)、凯勒心面综合征(Cayler cardiofacial syndrome)等。

DGS与咽囊发育缺陷有关,后者在胚胎期形成胸腺、甲状腺、甲状旁腺、上颌骨、下颌骨、主动脉弓、心脏流出道及外耳/中耳。典型三联征表现为心脏圆锥动脉干畸形、胸腺发育不全和低钙血症。DGS表型多变,常见免疫缺陷,轻则表现为反复窦肺感染,重则表现为有严重联合免疫缺陷病(SCID)样表型的先天性无胸腺症。临床据免疫功能水平和胸腺发育不全的程度,将DGS分为两种亚型,即部分型和完全型。0.5%~1%的DGS存在婴儿期表现为SCID表型的完全型DGS,患者胸腺完全缺失,外周血CD3+ T细胞在循环淋巴细胞中的占比通常<1%~2%,存在严重的免疫抑制,若未被发现并接受胸腺或骨髓移植治疗则会致死。大多数患者为部分型DGS,具有不同且不危及生命的免疫缺陷,婴儿的T细胞数量和功能不一,免疫缺陷的严重性与胸腺发育不全的程度有关。因此,所有存在典型三联征表现的新生儿,均应尽快接受DGS的诊断与评估。DGS的诊断依据是CD3+ T细胞减少,合并特征性临床表现或证实染色体22q11.2缺失。

DGS急性期治疗侧重于评估和治疗可能存在的低钙血症和先天性心脏病。推荐完全性DGS婴儿接受根治性治疗,即胸腺移植或造血干细胞移植,据报道未接受移植的完全性DGS婴儿的预期寿命不到1年。部分性DGS患者的免疫功能未被显著抑制,通常不需要针对机会性感染进行预防性治疗。

二、定义

染色体22q11.2DS是一种罕见的染色体异常,可导致先天性畸形,其典型特征是心脏缺陷、腭部异常、面部畸形、发育迟缓和免疫缺陷。

三、流行病学

22q11.2DS是最常见的染色体微缺失综合征。全世界新生儿的流行率估计为1/6,000~1/400。患有22q11.2DS的不同个体可能表现出一系列高度可变的特征,甚至在一个家庭中也是如此。在瑞典的一项基于人群的研究中,年平均活产发生率为14.1:100,000例。美国一项基于人群的研究发现,白人、黑人和亚洲

人的总体患病率约为1:6,000,西班牙裔为1:3,800。

四、病因及发病机制

在大多数情况下,该综合征是由染色体区域22q11.2上的300万碱基对(Mb)缺失引起的,该区域两侧是低拷贝数重复序列。缺失是由于精子或卵子发生过程中的非等位基因减数分裂重组。在约15%的情况下,缺失嵌套在3Mb DiGeorge临界区内,大小各不相同。大多数缺失包括*TBX1*基因,该基因已被证明与心脏、甲状旁腺、胸腺和面部结构发育有关。22q11.2表型的可变表达被认为是由于对另一个22q11.2等位基因或其他染色体上基因的遗传修饰导致的。

五、临床表现

22q11.2DS的主要临床表现包括先天性心脏病,特别是圆锥管畸形(室间隔缺损、法洛四联症、主动脉弓中断和动脉干)、腭异常(腭咽闭合不全、黏膜下腭裂、悬雍垂裂和腭裂)、免疫缺陷、特征性面部特征和学习困难。听力损失可以是感觉神经性的和/或传导性的。喉、气管、食道、胃肠、眼科、中枢神经系统、骨骼和泌尿生殖系统也会出现异常。精神病和自身免疫性疾病在22q11.2DS患者中更常见。

22q11.2DS表现出从轻度到重度不等的可变临床表型。先天性心脏缺陷占三分之二的病例,超过65%的患者存在腭部异常,可能导致鼻音和进食困难。显性腭裂和唇裂的发生率较低。大多数患者表现出有特征性的面部特征(如上睑下垂、上颚褶皱、突出的鼻根、颧骨平坦、小耳朵)。免疫缺陷是胸腺发育不良/发育不全的结果,但随着时间的推移,T细胞的产生会有所改善。患者患自身免疫性疾病的风险增加,如特发性血小板减少性紫癜和青少年特发性关节炎。甲状旁腺功能减退引起的低钙血症在新生儿期很常见,通常会逐渐消退,但在任何年龄都可能再次出现。其他临床发现可能包括胃肠道异常(肠旋转不良、肛门闭锁)、听力损失、肾脏异常(肾脏发育不全)、牙齿异常(牙釉质发育不全和骨骼异常(脊柱侧弯、马蹄内翻)。几乎总是存在学习困难和发展迟缓。精神疾病(焦虑、抑郁、精神分裂症)和帕金森综合征比普通人群更常见。

六、辅助检查

通过临床检查怀疑诊断,并通过检测22q11.2缺失,使用荧光原位杂交(FISH)、多重连接依赖性探针扩增(MLPA)、阵列比较基因组杂交(aCGH)或全基因组SNP(单核苷酸多态性)微阵列进行确认。

根据染色体微阵列(CMA)设计,大多数22q11.2DS的个体(~85%)在参考基因组(NCBI Build GRCh37/hg19)中chr22:g.18912231-21465672的大致位置具有2.54-Mb杂合缺失,该缺失从侧翼低拷贝数重复序列(LCRs)a-D延伸,包括TBX1。确定序列拷贝数的基因组测试方法可以包括CMA或靶向缺失分析。使用寡核苷酸或SNP阵列的CMA可以检测先证者的复发性缺失。确定缺失大小的能力取决于所用微阵列的类型和22q11.2区域中探针的密度。大多数22q11.2复发性缺失的个体是在评估发育迟缓、智力残疾或自闭症谱系障碍时通过CMA确定的。FISH分析、定量PCR(qPCR)、多重连接依赖性探针扩增(MLPA)或其他靶向定量方法可用于检测已知具有22q11.2复发性缺失的先证者的亲属。

应开展遗传咨询。由于低级别的种系父母嵌合体,新发病例的同胞关系复发风险为2%~3%。受影响的个体有50%的风险遗传给下一代。通过绒毛膜取样或羊膜穿刺术对家族性病例进行产前诊断是可能的,并且在通过胎儿超声心动图发现相关异常的妊娠中也可以进行产前诊断。植入前基因诊断也是可能的。

七、诊断

临床检查怀疑诊断:22q11.2DS患者除出现常见的心脏缺陷、腭部异常、面部畸形、发育迟缓和免疫缺陷外,还包括泌尿生殖道异常,后者包括肾脏异常(16%)(如肾积水、肾发育不全、多囊肾/发育异常肾)、隐睾和尿道下裂。实验室特征包括甲状旁腺功能减退和低钙血症(50%)、生长激素缺乏、甲状腺功能减退、血细胞减少症(溶血性贫血、中性粒细胞减少症、血小板减少症)。

建立诊断:是通过鉴定染色体22q11.2的杂合缺失在先证者中确立的。新发病例的同胞关系复发风险为2%~3%。受影响的个体有50%的风险遗传给下一代。

八、鉴别诊断

与22q11.2DS相关的所有临床发现也可能在其他个体中作为孤立的异常发生。可能导致类似22q11.2DS的临床表型的遗传疾病包括单基因疾病、染色体疾病及其他原因所致脊疾病或综合征。其中,单

基因疾病包括 *CHD7*、*DHCR7*、*JAG1*、*NOTCH2*、*TBX1* 等突变,染色体疾病包括 10p13-p14 删失(与 22q11.2DS 重叠的特征可能包括心脏缺陷、免疫缺陷、甲状旁腺功能减退、腭裂、发育迟缓、小头畸形和隐睾)、11q23-ter 缺失(即 Jacobsen 综合征,与 22q11.2DS 重叠的特征可能包括小头畸形、小颌畸形、低置耳、眼部表现、心脏缺陷、尿道下裂、隐睾和免疫缺陷)。还需与其他未知基因疾病导致的 VATER 综合征、眼耳椎综合征(Goldenhar 综合征,OAVS)鉴别。

九、治疗策略

22q11.2DS 患者评估和治疗的临床实践指南已经发表。建议进行多系统的评估,包括:心脏病学评估,包括胸部射线照片、心电图和超声心动图,必要时胸部 MRI。腭的临床评估,胃肠病评估(胃食管反流、吮吸/吞咽困难、进食提前、添加有纹理的食物、呕吐和便秘),免疫学评估(淋巴细胞绝对计数、T 细胞和 B 细胞亚群、免疫球蛋白和 T 细胞功能)、血小板体积和功能,内分泌评估(血清游离钙、完整的甲状旁腺激素、TSH 和游离 T4),生长评估,眼科评估,听力学评估,神经病学评估,精神病学评估,肾脏病肾脏超声检查等。

治疗是基于症状的,需要多学科联合治疗,可能包括心脏和/或腭部手术、鼻胃喂养、补钙、职业、物理和言语治疗、教育和行为治疗,以及精神疾病的支持和治疗。一般不建议进行扁桃体切除术。定期监测钙、甲状腺功能和血细胞计数是必要的。接种活疫苗前必须评估免疫功能。

十、疗效及转归

预后是可变的,取决于疾病的严重程度。婴儿死亡率相对较低(约 4%);成年人的死亡率高于其他成年人。大多数先天畸形和医疗问题都是可以解决的。成年人的预后取决于自主性的程度。

参考文献

[1] 郭静,李鹏云,车佳,等. 中央型 22q11.2 缺失综合征 8 例的遗传学诊断与分析[J]. 中华医学遗传学杂志, 2024, 41(2):145-149.

[2] 陈铎,侯雅勤,时盼来,等. 22q11.2 微缺失综合征胎儿的产前诊断及家系分析[J]. 中华医学遗传学杂志, 2021, 38(7):659-662.

[3] Bassett AS, McDonald-McGinn DM, Devriendt K, et al. Practical guidelines for managing patients with 22q11.2 deletion syndrome[J]. J Pediatr, 2011, 159:332-339.e1.

[4] Bohm LA, Zhou TC, Mingo TJ, et al. Neuroradiographic findings in 22q11.2 deletion syndrome[J]. Am J Med Genet A, 2017, 173:2158-2165.

[5] Campbell IM, Sheppard SE, Crowley TB, et al. What is new with 22q?An update from the 22q and You Center at the Children's Hospital of Philadelphia[J]. Am J Med Genet A, 2018, 176:2058-2069.

[6] Crowley B, Ruffner M, McDonald-McGinn DM, et al. Variable immune deficiency related to deletion size in chromosome 22q11.2 deletion syndrome[J]. Am J Med Genet A, 2018, 176:2082-2086.

[7] Fung WL, Butcher NJ, Costain G, et al. Practical guidelines for managing adults with 22q11.2 deletion syndrome[J]. Genet Med, 2015, 17:599-609.

[8] Guo X, Delio M, Haque N, et al. Variant discovery and breakpoint region prediction for studying the human 22q11.2 deletion using BAC clone and whole genome sequencing analysis[J]. Hum Mol Genet, 2016, 25:3754-3767.

[9] 蔡国恩,陈凤仙,何饶丽,等. 22q11.2 缺失所致早发型帕金森病一例[J]. 中华神经科杂志, 2021, 54(6):585-589.

[10] Gupton SE, McCarthy EA, Markert ML. Care of children with DiGeorge before and after cultured thymus tissue implantation[J]. J Clin Immunol, 2021, 41:896-905.

[11] Homans JF, Tromp IN, Colo D, et al. Orthopaedic manifestations within the 22q11.2 deletion syndrome:a systematic review[J]. Am J Med Genet A, 2018, 176:2104-2120.

[12] Jackson O, Crowley TB, Sharkus R, Smith R, Jeong S, Solot C, McDonald-Mcginn D. Palatal evaluation and treatment in 22q11.2 deletion syndrome[J]. Am J Med Genet A, 2019, 179:1184-1195.

[13] Kruszka P, Addissie YA, McGinn DE, et al. 22q11.2 deletion syndrome in diverse populations[J]. Am J Med Genet A, 2017, 173:879-888.

[14] 侯磊,李介岩,邢宇,刘丽恒,王欣. 22q11.2 微缺失综合征胎儿的超声特征[J]. 首都医科大学学报, 2021, 42(2):183-187.

[15] McDonald-McGinn DM, Sullivan KE, Marino B, et al. 22q11.2 deletion syndrome[J]. Nat Rev Dis Primers, 2015, 1:15071.

[16] Sullivan KE. Chromosome 22q11.2 deletion syndrome and DiGeorge syndrome[J]. Immunol Rev, 2019, 287:186-201.

[17] Swillen A, Moss E, Duijff S. Neurodevelopmental outcome in 22q11.2 deletion syndrome and management[J]. Am J Med Genet A, 2018, 176:2160-2166.

[18] Villalón-Reina JE, Martínez K, Qu X, et al. Altered white matter microstructure in 22q11.2 deletion syndrome:a multisite diffusion tensor imaging study[J]. Mol Psychiatry, 2020, 25:2818-2831.

贾俊亚(撰写) 陶新朝(审校)

第二节 8q24.3微缺失综合征
Section 2　8q24.3 microdeletion syndrome, 8q24.3 MDS

关键词：8q24.3微缺失综合征，Verheij综合征，剪接因子PUF60，涂鸦平面细胞极性蛋白

Keywords: 8q24.3 microdeletion syndrome; Verheij Syndrome; Poly-U Binding Splicing Factor 60; Scribble Planar Cell Polarity Protein

一、概述

8q24.3微缺失综合征是一种多发性先天性畸形/畸形-智力残疾综合征，，也称为Verheij综合征（VRJS），以智力残疾、生长迟缓、面部畸形和脊椎骨骼异常为特征，其他特征包括缺损、肾脏和心脏缺陷。2009年，Verheij等报道了两名患有缺损、先天性心脏缺陷、肢体异常、发育迟缓和癫痫发作的患者的8q24染色体微缺失。2013年，Dauber等描述了五名患者，他们也有8q24.3的微缺失和类似的表型，包括眼部缺损、小头畸形、发育迟缓、身材矮小、颅面异常、心脏和肾脏缺陷，这五名患者均有一个78kb的缺失区，后者包含三个基因：*SCRIB*、*NRBP2*和*PUF60*。患有*PUF60*变异的8q24.3缺失的胎儿总是与房室间隔缺损、主动脉弓发育不全、面部畸形和其他异常相关。这些患者出生体重正常，儿童期体重多保持在正常范围内，但身材矮小，且头围与身高成正比。所有患者均有轻度至中度的整体发育迟缓，大多数患者在24个月时才开始学会行走，在30个月前才能说简单词语。部分患者出现肾脏畸形，如异位融合肾、盆腔肾、单侧多囊肾和肾发育不全或单侧发育不全。

二、定义

8q24.3微缺失综合征（8q24.3 microdeletion syndrome）是一种多发性先天性畸形/畸形-智力残疾综合征，其特征为进食问题、生长迟缓、小头畸形、发育迟缓、指骨和脊椎异常、关节松弛/脱位、心脏和肾脏缺陷以及畸形面部特征（包括斜头畸形、前额突出、双颞狭窄、双侧缺损、上颚褶皱、外耳和中耳畸形、宽鼻梁、鼻孔前倾、突出且球形的鼻尖、人中长、嘴唇薄、腭高且狭窄、小颌伴颌前/后突、脸颊丰满以及短而宽的颈部）。其他可变表现包括阻塞性呼吸暂停、复发性肺炎和癫痫发作。

三、流行病学

全世界的流行率估计为<1/1,000,000。

四、病因及发病机制

染色体8q24.3微缺失中，常见的缺失区间包括两个基因，poly(U)结合剪接因子（poly(U)-binding-splicing factor, PUF60）和涂鸦平面细胞极性蛋白（scribbled planar cell polarity protein, SCRIB）。*PUF60*基因编码一种直接与剪接因子3B亚基4（SF3B4）相互作用的蛋白质，并在3'剪接位点的识别和U2和U5小核仁核糖核蛋白募集到内含子进行剪接中发挥作用。*PUF60*基因的突变包括无义、移码、剪接位点或错义突变。

2013年在对斑马鱼的研究中发现，*PUF60*或Scribble（Scrib）敲除表现出人类8q24.3缺失的一些表型。单独敲除Scrib会导致身材缩短和肾脏异常，而单独敲除*PUF60*会导致心脏结构缺陷。两个基因的敲除导致更严重的矮小表型。因此，*PUF60*或*SCRIB*单一等位基因不足性（haploinsufficiency）地驱动了在拷贝数缺失为8q24.3或VRJS的患者中发现的大多数综合征表型。然而，最近已经描述了一些携带*PUF60*点突变的患者，这些患者的临床表型与携带8q24.3缺失的患者显著重叠，这些发现支持*PUF60*在人类VRJS表型中的主要作用。人类中单独的*SCRIB*突变是否也可能导致类似于*PUF60*突变的临床问题，还有待观察。*SCRIB*编码的Scribble是一种保守的极性蛋白质，作为参与多种细胞和发育过程的支架。最新发现，Scribble对大脑发育也至关重要，Scrib条件性敲除小鼠具有行为缺陷，如运动活动障碍和记忆改变。

五、临床表现

染色体8q24.3缺失与小头畸形和身材矮小、发育迟缓、缺损、颅面、骨骼、心脏和肾脏异常等表型有关。8q24.3的功能缺失变异会导致不同PUF60亚型的剂量改变，从而导致靶基因的异常剪接，产生广泛的表型

效应。

Verheij综合征是一种罕见的疾病,以出生前和出生后生长发育迟缓、小头畸形、椎体异常、关节松弛/脱位、心脏和肾脏畸形为特征。该病是由PUF60基因的单倍性不足所致。同样,与PUF60相邻的SCRIB基因缺失会导致身长缺损和肾脏异常等缺陷。因此,8q24.3缺失表型的一些特征可能是由这两种相邻基因缺失的共同作用引起的。

六、辅助检查

婴儿或儿童需要通过临床表现提示进行基因学检查。有时在孕期使用产前超声心动图可检测胎儿肺动脉瓣缺失、左右肺动脉扩张、室间隔缺损、主动脉骑跨、心脏增大、动脉导管缺失等。如能超声早期发现异常,通过羊膜穿刺进行遗传学检查并产前诊断是可能的,但因发病率过低,相关报道较少。

七、诊断

通过临床检查怀疑诊断,并通过检测22q11.2缺失,使用荧光原位杂交(FISH)、多重连接依赖性探针扩增(MLPA)、阵列比较基因组杂交(aCGH)或全基因组SNP(单核苷酸多态性)微阵列进行确认。

八、鉴别诊断

鉴别诊断包括其他基因疾病、药物中毒或感染等导致的相似的发育异常。

九、治疗策略

管理是基于症状的,需要多学科联合治疗。

十、疗效及转归

预后可变,取决于疾病的严重程度。

参考文献

[1]Baum E, Huang W, Vincent-Delorme C, et al. Novel Genetic and Phenotypic Expansion in Ameliorated PUF60-Related Disorders[J]. Int J Mol Sci, 2024, 25(4):2053.

[2]Miao M, Wang J, Guo C, et al. Identification of a novel de novo PUF60 variant causing Verheij syndrome in a fetus[J]. Gene, 2024, 897:148092.

[3]王红英,盛茂,邱文娜,等. PUF60基因变异所致Verheij综合征患儿1例的分析[J]. 中华医学遗传学杂志, 2023, 40(12):1536-1540.

[4]吴宇华,申征征,陈敏. PUF60基因变异致Verheij综合征1例分析及文献综述[J]. 中华耳科学杂志, 2023, 21(5):756.

[5]Ezan J, Moreau MM, Mamo TM, et al. Neuron-specific deletion of Scrib in mice leads to neuroanatomical and locomotor deficits[J]. Front Genet, 2022, 13:872700.

[6]梁雁,叶娟,魏虹. PUF60基因变异致Verheij综合征一例的临床及分子遗传学分析并文献复习[J]. 中华儿科杂志, 2018, 56(8):592-596.

贾俊亚(撰写)　陶新朝(审校)

第三节　肢端肾综合征
Section 3　Acrorenal syndrome, ARS

关键词:肢端肾综合征

Keywords:Acrorenal syndrome

一、概述

肢端肾综合征(Acrorenal syndrome, ARS)最早由Dieker和Opitz在1969年报道,三名患儿同时发生肢体缺陷(LD)和肾脏异常(RA)。1972年Curran等提出了"肢端肾综合征"一词但并无明确的定义。Opitz等人提出了肢端肾多中心起源的发育野缺陷(acrorenal polytopic developmental field defect)的概念,以解释RA和LD之间的联系。

二、定义

一系列先天性畸形疾病,其特征是远端肢体异常(通常是双侧足裂和/或手裂)和肾脏缺陷(如单侧或双侧发育不全)同时发生,可与各种其他异常相关,如泌尿生殖道异常(生殖器异常、输尿管发育不全、膀胱输尿管反流)、腹壁缺陷、肠闭锁和肺畸形。文献报道多为常染色体隐性遗传的家族性病例。

三、流行病学

ARS是罕见的,全世界的流行率估计为<1/1,000,000。迄今为止,国际文献中仅报道了20余例患者。

四、病因及发病机制

ARS是指先天性肾脏和四肢畸形的同时发生,常见的肢体缺陷包括腕骨和跗骨的少指、少趾、并指或短指畸形,其肾脏异常多为单侧肾发育不全(URA)、双侧肾发育不完全、输尿管发育不全、输尿管积水性肾病和重复畸形。了解肾脏的发育、ARS的类型、先天性肾脏和泌尿道异常(CAKUT)、与四肢和肾脏联合异常相关的综合征以及与URA相关的异常,对深入探讨ARS的发病机制有重要意义。

Dieker型ARS是散发性的,其异常包括单侧肾发育不全(URA)、异位肾、尿道憩室、输尿管积水性肾病、指缺失、少指和发育不全的腕骨/跗骨。Johnson Munson型ARS以单侧或双侧肾脏发育不全、失语症、半椎骨和生殖器或肠道发育不全为特征。Siegler型ARS的特点是肾脏异位、输尿管积水、输尿管闭锁、身材矮小、桡骨/尺骨发育不全和手指少。ARS的遗传模式和基因座尚不清楚,常遵循常染色体隐性遗传方式。其中一个候选基因是定位到15q13-14的*Formin*基因。据报道,ARS患者的肾功能衰竭是由寡巨肾单位发育不全、双侧肾脏发育不全、继发性局灶节段性肾小球硬化或其他相关的泌尿系统异常引起的。

五、临床表现

在妊娠的最初3-8周,肾脏和四肢的发育阶段以同步的方式发生。就病因和特定形态缺陷而言,这种肢端肾缺陷明显是异质性的。

(一)常染色体显性遗传

(1)肢端肾眼综合征(AROS)的特征是眼部异常(视神经缺损)、手部异常(从轻度鱼际发育不全到拇指发育不全,或上肢明显异常)和尿路异常(包括URA、肾异位、旋转不良、双侧肾发育不全、马蹄肾、VUR和膀胱憩室等)。此外,还注意到感音神经性耳聋、心脏异常和肛门狭窄。与AROS等位基因的Duane放射线综合征的特征是Duane眼异常、放射线畸形,如拇指三指、轴前多指、拇指和桡骨发育不全、前臂缩短和桡骨偏斜。这是由于染色体20q中*SALL4*基因的突变所致。

(2)Townes-Brocks综合征是由chr 16q中假定的锌指转录因子基因*SALL1*突变引起的,其特征包括拇指畸形、耳朵发育不良、URA、传导性耳聋和肛门闭锁。

(3)Pallister-Hall综合征包括肛门闭锁、肾脏异常(肾脏发育不全或发育不全)、肢体异常(多指、短肢、并指和指甲发育不良)和泌尿生殖系统异常(小阴茎/隐睾)。这是由于染色体7p中GLI3(Gli-Kruppel家族成员3)的杂合突变。

(4)Hajdu-Cheney综合征的特征是肢端骨溶解、脖子短、身材矮小、面部粗糙、牙齿异常、肾脏异常(囊性肾病和肾脏发育不全)、心脏异常、肝脾肿大、脑积水和腭裂。

(二)常染色体隐性遗传

1. 肢端肾-下颌综合征

特点是URA、指缺失和下颌发育不全。发病机制与胚胎发育过程中异常的上皮-间充质相互作用有关。

2. Fraser综合征

发生率为1:200,000活产儿,是由于*FRAS1*和*FREM2*突变,与URA、隐眼症、生殖器异常和并指相关。

3. 短肋多指综合征Ⅰ型和Ⅱ型

囊性发育不良、输尿管发育不全、侏儒症、胸廓营养不良、多指、并指和短肢。分子基础尚待确定。

(三)混杂的遗传方式

1. VACTERL综合征

通常定义为至少存在以下几种先天性畸形中的三种或以上:脊椎缺陷、肛门闭锁、心脏缺陷、气管食道瘘、肾脏异常和肢体异常,发病率为1:(10,000~20,000)活产儿。脊椎异常通常包括分段缺陷,如半椎骨、蝶形椎骨和椎骨融合、椎骨过多或缺失。40%~80%的患者出现心脏畸形。肾异常可能包括URA(或在严重病例中为双侧)、马蹄形肾、囊性和/或发育异常肾,以及输尿管异常,报告率为50%~80%。40%~50%的患者出现肢体畸形,包括桡骨畸形,包括拇指发育不全/发育不良、多指畸形和下肢畸形。大约90%的病例是散发性的。推测的基因参与是 *Shh*、*Gli*、*HOXD13* 和 *ZIC3*。

2. 部分4q三体性心房-肢端-肾综合征

部分4q三体性心房-肢端-肾综合征的特征是智力迟钝、发育不良的耳朵伴大的对耳轮、反相先天愚型样眼裂、手指和拇指畸形、肾脏畸形（马蹄肾、肾发育不全、输尿管反流伴或不伴肾积水）、先天性心脏病和隐睾。

3. MURCS综合征

穆勒管发育不全、肾发育不全和颈胸体节发育不良（也称为Mayer-Rokitansky-Kuster-Hauser综合征Ⅱ型），与脊椎异常、肛门直肠畸形、心肢异常（并指）和听力损失有关。

4. 波兰综合征

发病率为1/(7,000~10,000)，男性受影响更多见（男女比为3:1），通常涉及右侧（60%~75%）。除了胸肌发育不全外，还发现了严重的肾脏异常，如URA或集尿系统重复。

5. 由毒性和代谢因素引起的异常

胎儿酒精综合征表现为小肾脏、URA、生长迟缓、小头畸形、短睑裂、肢体和心脏缺陷。糖尿病母亲的胎儿出现肾脏发育不全/发育不良、大脑、心脏和骨骼异常、尾部退行性综合征。沙利度胺胚胎病的特点是肾脏发育不全、发育不良，马蹄形肾、囊性发育不良、肾异位、旋转异常、海豹肢畸形、心脏、肠道和泌尿生殖系统异常。

六、辅助检查

基因检测在CAKUT中的意义尚未达成一致认可。根据标准指南，适当的基因检测应该准确地识别特定的疾病，而在大多数CAKUT病例中，由于不确定的表型表现和外显性，这是不现实的。CAKUT一般是通过研究胎儿和出生后的影像学来诊断的。对遗传基础的了解主要基于CAKUT的综合征病例和动物模型。基因分析只能在研究的基础上进行。

七、诊断

病史和体格检查、辅助检查证实的同时发生的远端肢体异常和肾脏缺陷提示诊断。有时还伴随有各种其他异常相关，如泌尿生殖道异常（生殖器异常、输尿管发育不全、膀胱输尿管反流）、腹壁缺陷、肠闭锁和肺畸形。

八、鉴别诊断

鉴别诊断包括其他基因疾病、药物中毒或感染等导致的相似的发育异常。

九、治疗策略

一种先天性异常的存在是其他系统异常的间接指标。泌尿系统异常的早期诊断和治疗对于改善肾脏的长期预后非常重要。应该对先天性四肢骨骼畸形患者同时存在的肾脏异常进行评估。

十、疗效及转归

在遗传相关的综合征的情况下，应该对患者家属加强遗传咨询，建议患者到罕见病专科门诊就诊。

参考文献

[1]Bhandari S, Kalra S, Dwivedi A. Acrorenal Syndrome:Unusual Association of Limb and Renal Anomaly[J]. Indian J Nephrol, 2022, 32(2):182-183.

[2]Curran AS, Curran JP. Associated acral and renal malformations:a new syndrome?[J]. Pediatrics, 1972, 49:716-725.

[3]Dieker H, Opitz JM. Associated acral and renal malformation[J]. Birth Defects, 1969, 5:68-77.

[4]Evans JA, Vitez M, Czeizel A. Patterns of acrorenal malformation associations[J]. Am J Med Genet, 1992, 44:413-419.

[5]Natarajan G, Jeyachandran D, Subramaniyan B, et al. Congenital anomalies of kidney and hand:A review[J]. Clin Kidney J, 2013, 6:144-149.

贾俊亚　　王静（撰写）　　陶新朝（审校）

第四节 Alagille综合征

Section 4　Alagille syndrome, AGS

关键词：Alagille综合征（AGS）

Keywords：Alagille syndrome（AGS）

一、概述

Alagille综合征（Alagille syndrome，AGS）也称为动脉肝发育不良（arteriohepatic dysplasia,）、阿拉吉尔-沃森综合征（Alagille-Watson syndrome）、沃森-米勒综合征（Watson-Miller syndrome）或综合征性胆管缺乏（syndromic bile duct paucity），是一种常染色体显性遗传性疾病，多由JAG1（94.3%）或NOTCH2基因（2.5%）的致病性变异导致，可影响多个器官系统。该综合征在1969年由Alagille等首次报道。AGS涉及的脏器包括肝脏、心脏、骨骼、眼睛和颜面等。AGS临床表现包括胆汁淤积性肝病、先天性心脏病和脑血管异常，其他还包括典型AGS面容、肾脏疾病、眼部异常、骨骼异常和生长障碍。诊断方面，在有相应表现（特别是无法解释的胆汁淤积性肝病）或有父母/同胞患病时，应考虑到AGS的诊断。必要时通过基因检测确认。AGS的内科治疗需根据疾病表现和严重程度进行个体化治疗。

二、定义

AGS是一种罕见的综合征，因肝内胆管缺乏而表现为慢性胆汁淤积，常伴有外周肺动脉狭窄、脊椎节段异常、特征性面容、眼后胚胎环、色素性视网膜病变和肾脏发育异常。

三、流行病学

患病率约为1/70,000。

四、病因及发病机制

AGS最常见的原因是JAG1（20p12）基因突变（AGS 1型），该基因编码Notch信号通路配体，其次是NOTCH2（1p12）基因突变（AGS 2型）。遗传方式是常染色体显性遗传，但高达50%的病例表现为外显率降低。另外，生殖细胞-体细胞嵌合体（~8%）也很常见。

五、临床表现

AGS可能在新生儿中表现为由于高结合胆红素血症导致的长期黄疸。心脏异常包括肺动脉闭锁或狭窄、心房和/或室间隔缺损、法洛四联症和动脉导管未闭。胆汁淤积表现为高胆红素血症、肝脾肿大、高胆固醇血症、高甘油三酯血症和凝血障碍，并可能出现瘙痒和黄色瘤。轻微的骨骼异常包括蝴蝶半椎骨（约50%的病例），以及桡骨、尺骨和指骨缩短。特征性面部特征通常从儿童时期就很明显，包括突出的前额、深陷的眼睛、向上伸展的眼睑裂、扁平的鼻根和尖下巴。眼科异常包括后胚胎环突出（约75%）、视盘玻璃膜疣、周围视网膜色素减退、视神经乳头水肿等。可伴有生长发育迟缓、脂肪吸收不良或软骨病、肾脏小而发育不良和甲状腺功能减退。

六、辅助检查

如果已经确定了致病性突变的家族史，则可以通过绒毛膜组织或培养的羊膜细胞的DNA进行产前基因诊断。详细的胎儿超声检查可能会发现心脏和/或肾脏异常。

七、诊断

诊断是基于临床表现和肝活检显示慢性胆汁淤积和小叶间胆管缺乏。影像学（腹部超声、胆管造影）有助于识别胆道解剖结构。应进行眼科、骨骼、血管和内分泌（甲状腺）异常的筛查。DNA测序可以证实诊断结果。

八、鉴别诊断

鉴别诊断包括胆道闭锁、先天性肝纤维化、囊性纤维化、新生儿黄疸、多囊肾病、进行性家族性肝内胆汁淤积症和酪氨酸血症。其中胆道闭锁是婴儿胆汁淤积性肝病的最常见病因。该病通常表现为肝胆闪烁成像显示无放射性示踪剂排泄、肝活检显示肝内胆管增生以及胆道造影不能显示肝内胆管树,但这些表现也可见于患有 AGS 婴儿。因此,对于所有胆汁淤积性肝病婴儿,都必须仔细评估有无 Alagille 综合征的特征或家族史,怀疑该病时应行基因检测。

九、治疗策略

治疗是非特异性的,包括高碳水化合物和高中链甘油三酯饮食以及补充维生素。可以通过消胆胺或利福平来减少瘙痒。肝移植对于难治性疾病患者可能是必要的。严重症状性病变可能需要进行心脏或血管手术。

十、疗效及转归

预后通常较好,但可能会出现肝硬化、静脉曲张出血、顽固性腹水和自发性细菌性腹膜炎等并发症。AGS 病情通常在4岁到10岁时变得稳定。当出现肝功能衰竭和/或心脏病变时,死亡风险增加。

参考文献

[1]郭丽, 赵书涛, 程映, 等. Alagille 综合征患儿11例临床和遗传学分析[J]. 中华儿科杂志, 2018, 56(5):353-358.

[2]卫慧静, 刘攀, 彭晓康, 等. 一个 Alagille 综合征家系的 JAG1 基因新变异与临床表型分析[J]. 中华医学遗传学杂志, 2021, 38(6):545-548.

[3]武丽娜, 孙丽莹, 朱志军, 等. Alagille 综合征的临床及病理特征分析[J]. 肝脏, 2023, 28(3):351-354.

[4]Black K, Ziogas IA, Thurm C, et al. Pediatric Liver Transplant Survival in Alagille Syndrome Is Comparable to Biliary Atresia-A Linked Database Analysis[J]. J Pediatr Gastroenterol Nutr, 2022, 75:257.

[5]Schindler EA, Gilbert MA, Piccoli DA, et al. Alagille syndrome and risk for hepatocellular carcinoma:Need for increased surveillance in adults with mild liver phenotypes[J]. Am J Med Genet A, 2021, 185:719.

[6]Ovchinsky N, Aumar M, Baker A, et al. Efficacy and safety of odevixibat in patients with Alagille syndrome(ASSERT):a phase 3, double-blind, randomized, placebo-controlled trial[J]. Lancet Gastroenterol Hepatol, 2024.

[7]高美玲, 钟雪梅, 马昕, 等. 目标基因捕获结合第二代测序技术诊断 Alagille 综合征患儿四例[J]. 中华儿科杂志, 2016, 54(6):441-445.

[8]孔桂萍, 刘志峰, 李玫, 等. JAG1 基因新变异致 Alagille 综合征一例[J]. 中华医学遗传学杂志, 2021, 38(6):611-612.

[9]Sokol RJ, Gonzales EM, Kamath BM, et al. Predictors of 6-year event-free survival in Alagille syndrome patients treated with maralixibat, an ileal bile acid transporter inhibitor[J]. Hepatology, 2023, 78:1698.

[10]Shneider BL, Spino CA, Kamath BM, et al. Impact of long-term administration of maralixibat on children with cholestasis secondary to Alagille syndrome[J]. Hepatol Commun, 2022, 6:1922.

[11]俞楼, 陆伦根. 遗传性胆汁淤积性肝病的研究进展[J]. 肝脏, 2022, 27(8):844-846.

[12]Hansen BE, Vandriel SM, Vig P, et al. Event-free survival of maralixibat-treated patients with Alagille syndrome compared to a real-world cohort from GALA[J]. Hepatology, 2023, 79:1279.

[13]Vandriel S, Li L, She H, et al. Phenotypic divergence of JAGGED1 and NOTCH2-associated Alagille syndrome:results from the International Multicenter GALA Study Group[J]. Hepatology, 2020, 72:882A.

[14]Leung DH, Sorensen LG, Ye W, et al. Neurodevelopmental Outcomes in Children With Inherited Liver Disease and Native Liver[J]. J Pediatr Gastroenterol Nutr, 2022, 74:96.

[15]Kamath BM, Ye W, Goodrich NP, et al. Outcomes of Childhood Cholestasis in Alagille Syndrome:Results of a Multicenter Observational Study[J]. Hepatol Commun, 2020, 4:387.

[16]Vandriel SM, Li LT, She H, et al. Natural history of liver disease in a large international cohort of children with Alagille syndrome:Results from the GALA study[J]. Hepatology, 2023, 77:512.

[17]Adams JM, Huppert KA, Castro EC, et al. Sox9 Is a Modifier of the Liver Disease Severity in a Mouse Model of Alagille Syndrome[J]. Hepatology, 2020, 71:1331.

[18]Oda T, Elkahloun AG, Pike BL, et al. Mutations in the human Jagged1 gene are responsible for Alagille syndrome[J]. Nat Genet, 1997, 16:235.

贾俊亚(撰写) 陶新朝(审校)

20p12微缺失导致的Alagille综合征
Alagille syndrome due to 20p12 microdeletion, 20p12 mAGS

关键词：20p12微缺失导致的Alagille综合征

Keywords: Alagille syndrome due to 20p12 microdeletion

一、概述

Alagille综合征（AGS）是一种常染色体显性遗传的多系统疾病，通常表现为胆汁淤积（与肝内胆管缺乏相关）、心脏、眼部、骨骼、血管和肾脏异常以及明显的面部特征。AGS可以表现为从亚临床表现到危及生命等多种情况，总死亡率高达10%。

大多数AGS病例是由于*JAG1*基因的变异引起的，只有小部分病例涉及完全基因缺失的微缺失，即20p12微缺失。1994年Deleuze等根据在9名AGS患者的20号染色体短臂上观察到的缺失之间的最小重叠，将AGS基因定位于20p11.23-20p12.2。1997年Krantz等通过细胞遗传学和/或分子分析对56名AGS患者进行了研究，检测到20p12细胞遗传学异常的频率为2/56（3.6%），分子缺失的频率为3/45（6.7%），明显低于在连续基因缺失综合征中观察到的缺失频率，表明AGS也可能由单个基因改变引起。同年，Oda等通过鉴定具有细胞遗传学缺失的AGS患者，发现了关键区域的克隆重叠群，并对亚微米缺失患者的细胞进行荧光原位杂交，将候选区域缩小到只有250kb，并在该区域内鉴定出了*JAG1*。该基因是大鼠*Jagged1*的人类同源物，编码Notch受体的配体。由于细胞间Jagged/Noch相互作用对早期发育中细胞命运至关重要，因此*JAG1*很快成为AGS发育障碍的一个有吸引力的候选基因。Oda等通过确定*JAG1*的完整外显子-内含子结构，对非缺失AGS患者的DNA样本进行详细的突变分析，证实AGS是由JAG1的单倍性不足引起的。2008年Gloan等报告了一名儿童出现AGS和Wolff-Parkinson-White（WPW）综合征。荧光原位杂交分析在包括*JAG1*的20p12染色体区域中发现了一个4.95Mb缺失。WPW是一种由心房和心室之间的异常连接引起的旁路折返性心动过速。基于骨形态发生蛋白（BMP）信号传导在小鼠纤维环发育中的作用，提出通过1a型受体和其他下游成分的BMP信号传导可能在预激发中发挥作用。2009年确认BMP2缺失导致具有可变的认知缺陷和畸形特征，并表明携带20p12.3微缺失的个体经常表现为AGS合并WPW综合征。

二、定义

20p12微缺失导致的AGS，是一种多发性先天性畸形/畸形-智力残疾综合征，其特征为进食问题、生长迟缓、小头畸形、发育迟缓、指骨和脊椎异常、关节松弛/脱位、心脏和肾脏缺陷以及畸形面部特征（包括斜头畸形、前额突出、双颞狭窄、双侧缺损、上颚褶皱、外耳和中耳畸形、宽鼻梁、鼻孔前倾、突出且球形的鼻尖、人中长、嘴唇薄、腭高且狭窄、小颌伴颌前/后突、脸颊丰满以及短而宽的颈部）。其他可变表现包括阻塞性呼吸暂停、复发性肺炎和癫痫发作。

三、流行病学

全世界的流行率估计为1/50,000~1/30,000活产儿。

四、病因及发病机制

AGS是一种常染色体显性遗传疾病，也是一种多系统疾病，具有广泛的临床变异性；这种变异性甚至在来自同一家庭的个体中也能看到。ALGS的主要临床表现包括肝活检中胆管缺乏、胆汁淤积、先天性心脏缺陷（主要涉及肺动脉）、蝶椎、眼科异常（最常见的是后胚胎环突出）和特征性面部特征，还可能出现肾脏异常、生长衰竭、行为差异、脾肿大、视网膜变化和血管异常。

超过89%的AGS患者与*JAG1*致病性变体相关，1%~2%的AGS病例与*NOTCH2*致病性变体有关。AGS1是由20p12.2的*JAG1*基因（OMIM 601920）的突变或缺失引起的，而AGS2（OMIM 610205）是由1p12的*NOTCH2*基因（OMIM 600275）的突变和缺失引起的。在7%的AGS患者中观察到20p12.2微缺失和整个*JAG1*基因的缺失。

染色体显带核型上横跨至少5兆碱基（Mb）的染色体缺失通常在显微镜下可见。微缺失是指缺失片段太小,无法通过光学显微镜检出的染色体缺失,通常长 1~3Mb,且涉及多个相邻基因。导致综合征的微缺失在确切大小和位点方面可能有差异,但始终包括一个特定的"关键区域"。这些微缺失的大部分表型效应都是由少数几个关键基因的单倍剂量不足所致。

五、临床表现

本综合征的特征为小叶间胆管缺乏、慢性胆汁淤积、心脏畸形、蝴蝶椎、眼后胚胎环和畸形面容。组织学发现包括肝活检发现胆管缺乏(门脉与胆管比率增加)。但需要注意,在生命的前三个月进行的活检中,只有65%的人发现胆管缺乏。在新生儿中,可以观察到门静脉与胆管的正常比例、胆管增殖或组织学提示新生儿肝炎。主要临床特征包括胆汁淤积症、心脏缺陷(最常见的是外周肺动脉及其分支狭窄)、骨骼异常(胸部X线片中最常见的蝶形椎骨)、眼科异常(最常见的是后胚胎环突出)、特征性面部特征(最常见的是三角形脸,前额宽阔,下巴尖,鼻尖呈球状,眼睛深陷)。家族史与常染色体显性遗传一致(如多代受影响的男性和女性)没,但没有已知的家族史并不能排除诊断。

六、辅助检查

先前已在患有AGS的胎儿中观察到超声异常,包括宫内生长受限(IUGR)、羊水过少、半椎骨、蝶形椎骨、单脐动脉、下巴突出、腹水、羊水过多、后凸畸形、法洛四联症、胆囊不可见、肺狭窄、突出的胃和单侧多囊肾等。但也有病例表明,患有AGS的胎儿在产前超声检查中有可能没有可检测的结构异常。

基因组疾病通常通过微阵列比较基因组杂交(array comparative genomic hybridization, aCGH)技术检出。一些实验室利用独立的方法来证实微阵列法检出的增加或丢失,如荧光原位杂交(fluorescent in situ hybridization, FISH)、多重连接依赖式探针扩增(multiple ligation dependent probe amplification, MLPA)或定量聚合酶链反应(quantitative polymerase chain reaction, Q-PCR)。通过分子或细胞遗传学分析对高危妊娠的AGS进行产前诊断,可以通过植入前基因诊断、绒毛膜取样和羊水穿刺来实现。

七、诊断

通过临床检查怀疑诊断,并通过检测22q11.2缺失,使用荧光原位杂交(FISH)、多重连接依赖性探针扩增(MLPA)、阵列比较基因组杂交(aCGH)或全基因组SNP(单核苷酸多态性)微阵列进行确认。

八、鉴别诊断

鉴别诊断包括其他基因疾病、药物中毒或感染等导致的相似的发育异常。

九、治疗策略

1. 靶向治疗

回肠胆汁酸转运蛋白抑制剂增加胆汁酸排泄。

2. 支持性治疗

由多学科团队根据临床表现(临床遗传学、胃肠病学/肝病学、营养学、心脏病学、眼科、肾病学、移植肝病学和儿童发育)进行管理;治疗瘙痒症和黄色瘤的利胆药(熊去氧胆酸)、其他药物(消胆胺、利福平、纳曲酮);用于难治性胆汁淤积和/或终末期肝病的肝移植;根据需要优化营养和替代脂溶性维生素;在有AGS经验的中心治疗心血管表现;视需要提供低视力服务;肝细胞癌、肾脏和神经系统受累的标准治疗。

3. 监测

每次就诊时检查肝功能;每六个月进行一次血清甲胎蛋白和肝脏超声检查;评估生长、血压和复发性骨折;根据需要进行营养评估;血管表现评估;视力评估;每六个月进行一次基础代谢评估;每年评估发育进展以及注意力和执行功能受损情况。

4. 遗传咨询

AGS是以常染色体显性遗传方式遗传的。大约40%的个体为遗传性致病性突变,大约60%为野生性突变。父母体细胞/生殖系嵌合体现象已有报道。AGS患者的后代有50%的机会遗传 *JAG1* 或 *NOTCH2* 致病性突变。如果在受影响的家庭成员中发现了致病基因改变,则可以对风险增加的妊娠进行产前检测和植入前基因检测。但是,由于AGS具有高度可变的表达能力,临床特征从亚临床到严重不等,因此分子遗传产前检测无法预测临床表现。

十、疗效及转归

预后可变,取决于疾病的严重程度。

参考文献

[1]Deleuze JF, Hazan J, Dhorne S, et al. Mapping of microsatellite markers in the Alagille region and screening of microdeletions by genotyping 23 patients[J]. Eur J Hum Genet, 1994, 2(3):185-190.

[2]Krantz ID, Rand EB, Genin A, et al. Deletions of 20p12 in Alagille syndrome:frequency and molecular characterization[J]. Am J Med Genet, 1997, 70(1):80-86.

[3]Oda T, Elkahloun AG, Pike BL, et al. Mutations in the human Jagged1 gene are responsible for Alagille syndrome[J]. Nat Genet, 1997, 16(3):235-242.

[4]Lalani SR, Thakuria JV, Cox GF, et al. 20p12. 3 microdeletion predisposes to Wolff-Parkinson-White syndrome with variable neurocognitive deficits[J]. J Med Genet, 2009, 46(3):168-175.

[5]杨芳华. 染色体缺失del(20)(p12)一家系五例报告[J]. 中国优生与遗传杂志, 2005, (3):8.

贾俊亚(撰写)　陶新朝(审校)

JAG1点突变导致的Alagille综合征
Alagille syndrome due to a JAG1 point mutation, ALGS-JAG1

关键词:JAG1点突变导致的Alagille综合征

Keywords:Alagille syndrome due to a JAG1 point mutation

一、概述

Alagille综合征(Alagille syndrome, AGS)是一种常染色体显性遗传疾病,由Notch信号通路缺陷引起,通常涉及编码Notch受体配体*JAGGED1*(JAG1)的基因突变。ALGS与多种临床特征和表现有关,包括肝脏、心脏、骨骼、眼睛、肾脏和面部特征的异常,是儿童慢性肝病最常见的病因之一。AGS诊断的经典标准包括肝活检中胆管缺乏及以下五种疾病中的三种:胆汁淤积、先天性心脏病、脊椎异常、特征性面部特征和眼部后胚胎环突出。目前,分子诊断测试的出现促进了AGS诊断标准的修订,也导致了更多不典型*JAG1*突变所致AGS患儿的发现。目前,*JAG1*点突变在不同人群中均有报道,如美国、欧洲、澳大利亚和日本。已鉴定出近700个*JAG1*突变。有报道称临床确诊为ALGS的患者中,约94%携带*JAG1*突变,其中60%~70%为新发突变。

二、定义

由*JAGGED1*(*JAG1*)或*NOTCH2*基因的突变引起,是AGS主要原因,由NOTCH信号通路的突变引起一系列临床特征,可能涉及各种器官系统,包括肝脏、心脏、眼睛、骨骼、肾脏和脉管系统,是一种常染色体显性多系统遗传病。尽管基因突变是明确的,但表达能力是可变的,具有相同突变的个体可能具有不同的临床表型。

三、流行病学

全世界的流行率估计为1/(70,000~100,000)新生儿。

四、病因及发病机制

JAG1-NOTCH2信号通路是一种高度保守的进化通路,参与多体系统的发育。当Notch配体与相邻细胞上的Notch受体结合时,后者经历细胞内结构域的蛋白水解切割,然后传递到细胞核并调节基因转录。Notch信号通路与多系统组织发育和功能的密切相关反映在AGS的多系统临床表现中。在人类,有五种Notch信号配体(JAG1、JAG2、DLL1、DLL3、DLL4)和四种Notch受体(Notch1—4)。*JAG1*和*NOTCH2*基因都是跨膜蛋白,二者结合后启动其蛋白质间通讯。目前已鉴定出近700种JAG1致病性变体,大多为蛋白质截短突变。相比之下,已经确定的NOTCH2突变不到30个,这些变体通常是错义突变(70%),而不是蛋白质截短突变。

通过小鼠模型,发现门静脉间质中JAG1的表达对肝内胆管的发育是必要的,转录因子SOX9是肝脏中Notch信号传导的直接靶点。Adams等发现,SOX9存在于小鼠肝脏门周区域,并且*JAG1*杂合子小鼠具有

SOX9的表达降低。在JAG1杂合子小鼠中去除一个拷贝的SOX9基因导致胆管细胞的胆道结合受损,并增加炎症反应和肝纤维化,并且两个拷贝的丢失使这种表型恶化。相反,SOX9过表达改善了肝脏中胆管的缺乏和NOTCH2的表达,这表明SOX9是ALGS肝病的剂量敏感调节剂。

Li等调查了我国91名至少有两种AGS临床特征(胆汁淤积、心脏杂音、骨骼异常、眼部异常、特征性面部特征和肾脏异常)的儿童JAG1突变的发生率、谱和起源,对其进行了直接测序和/或多重连接依赖性探针扩增,并使用来自父母的样品进行了分离分析。在70/91例(76.9%)患者中检测到JAG1致病突变,包括29/70例(41.4%)小缺失、6/70例(8.6%)小插入、16/70例(22.9%)无义突变、8/70例(11.4%)剪接位点突变、6/70(9.4%)错义突变和5/70(7.1%)总缺失。在检测到的突变中,45/62(72.6%)是新的,几乎所有突变都是独特的,除了c.439C>T、c.439+1G>A、c.703C>T、c.1382_1383delAC、c.2698C>T和c.2990C>A分别在两个病例中检测到。3例出现全基因缺失。大多数(69.2%)的点突变和移码突变通过11个外显子(外显子3、5、6、11、14、16、18、21和23~25)测序检测到。在仅表现为两种或三种AGS临床特征的非典型病例中,突变检测率为50.0%(10/20)。分离分析显示,81.1%(30/37)的突变是新突变。

五、临床表现

(一)胆汁淤积性肝病

肝脏受累是AGS最主要的特征,表现为肝活检中存在新生儿胆汁淤积和胆管缺乏,在所有AGS患者中均有发生。最近的研究表明,89%~95%的AGS患者存在肝脏受累的临床表现。胆汁淤积性肝病患者的临床和体检结果包括顽固性瘙痒症、黄色瘤发展和继发于门静脉高压的脾肿大,发病率分别为74%、24%和39%。实验室检查结果包括天冬氨酸转氨酶(AST)、丙氨酸转氨酶(ALT)、γ-谷氨酰转移酶(GGT)、胆红素(总胆红素和结合胆红素)的升高,以及血清胆汁酸、胆固醇和甘油三酯的升高。当患者发展为门静脉高压伴脾大时,可能出现进行性细胞减少。

与年轻人和成年期相比,AGS的肝病和胆汁淤积并发症在婴儿早期更为严重。慢性胆汁淤积症的并发症包括顽固性瘙痒症,它会对患者的生活质量产生重大负面影响,通常是肝移植的主要指征,与胆固醇水平升高有关的黄色瘤形成,脂溶性维生素缺乏,生长不良和营养不良。

AGS的肝病是该综合征自然发病率和死亡率的重要因素。最近一项针对患有新生儿胆汁淤积症的AGS患者的多中心研究报告称,只有24%的患者通过其天然肝脏存活到成年早期。ALGS和新生儿胆汁淤积症患者的10年和18年生存率也明显低于无胆汁淤积症的患者,分别为89%和86%,而无胆汁淤积的患者为100%和97%。

然而,临床上无法预测AGS的肝病病程,患者的基因型和肝病表型之间也没有已知的关联;许多正在进行的研究来表征JAG1的作用并建立AGS中肝病的遗传修饰物,有助于理解JAG1和NOTCH2在AGS肝病中的作用。

(二)心血管系统表现

高达94%的AGS患者会出现心血管缺陷。肺动脉狭窄/发育不全是AGS最常见的先天性心脏病。一项针对200名遗传或临床诊断为AGS的患者的研究表明,76%的患者患有肺动脉狭窄/发育不全。法洛四联症(TOF)是ALGS中第二常见的先天性心脏病(12%)且较为严重,因为常同时存在肺动脉闭锁(分别为65%和20%)。

先天性心脏病是ALGS患者死亡率的重要原因。约43%的TOF患者死于心血管原因。没有已知的基因型-表型相关性,但与JAG1突变的个体相比,NOTCH2突变的个体发生心血管畸形的频率可能较低。

Notch信号通路在哺乳动物血管系统的发育中也至关重要。血管畸形是AGS人群死亡率的重要因素。JAG1突变纯合子小鼠在胚胎发生早期死于出血。在人类胚胎中,JAG1在包括主动脉、髂动脉和椎动脉在内的主要动脉中强烈表达。一项对268名AGS患者的回顾性审查显示,9%的患者有记录的血管异常,包括颅内血管、主动脉和肾动脉异常。两名患者出现多处异常。一项针对26名接受头部血管造影术磁共振成像的ALGS患者的小型研究显示,10/26(38%)的患者有脑血管异常。

AGS脑血管疾病可能是进行性的。Moyamoya病是一种进行性颅内动脉闭塞性疾病,已知与AGS有关。

此外,AGS的血管异常是导致死亡的重要因素。血管系统异常可导致颅内出血和脑缺血梗死。在268名AGS患者的队列中,非心脏异常占死亡率的34%。

(三)肾脏表现

NOTCH信号通路是肾脏结构发育的基础。在小鼠模型中,已经表明JAG2和NOTCH2在肾小管和肾小球上皮中表达,并且NOTCH2信号传导是近端肾单位结构分化所必需的。虽然肾脏疾病不是AGS最初五个定义特征的一部分,但40%~85%的AGS患者会有某种形式的肾脏受累。在一项对具有*JAG1*突变的ALGS患者的大型回顾性审查中,73/187(39%)在超声检查中发现肾脏异常和/或通过血清生物化学诊断的肾脏疾病。肾发育不良是最常见的异常(59%),其次是肾小管酸中毒(9.5%)、膀胱输尿管反流和尿路梗阻(各8.2%)。一项AGS儿童的回顾性研究发现,18/21名患者(85%)有肾脏受累,其中16名患者肾功能下降,2名患者需要肾功能替代治疗。

ALGS肾脏疾病的大型回顾性研究仅限于*JAG1*突变的患者。对*NOTCH2*突变个体的单独研究发现,与*JAG1*突变个体相比,其肾脏患病率相似,为44%。在ALGS中,基因型与患肾病的倾向或肾病类型之间没有已知的相关性。

六、辅助检查

分子遗传学检测方法可以包括基因靶向检测(单基因检测、多基因小组)和综合基因组检测(外显子组测序、基因组测序)的组合。首先进行*JAG1*的序列分析,以检测错义、无义和剪接位点变异以及小的基因内缺失/插入。根据所使用的测序方法,可能无法检测到单外显子、多外显子或全基因缺失/重复。如果使用的测序方法没有检测到变体,下一步是对*JAG1*进行基因靶向缺失/重复分析,以检测外显子和全基因缺失或重复。首先进行*JAG1*的序列分析。如果没有发现致病性变体,当临床上强烈怀疑诊断,但没有发现*JAG1*致病性变体(通过序列或缺失/重复分析)时,应考虑进行NOTCH2分子遗传学检测。

包括*JAG1*、*NOTCH2*和其他感兴趣的基因的多基因组可以被认为是确定疾病的遗传原因,同时限制对不确定意义的变异和不能解释潜在表型的基因中的致病变异的识别。对于有临床诊断且没有可识别的*JAG1*或*NOTCH2*致病性变体的个体,基因组测序(重点关注*JAG1*和*NOTCH2*)或RNA测序等替代方法可能是有用的。

七、诊断

肝活检的组织病理学显示胆管缺乏,Alagille将其定义为胆管数量与门静脉数量之比小于0.5。在一个由604名AGS患者和新生儿胆汁淤积史组成的队列中,65%的肝活检显示胆管缺乏,而没有基线胆管缺乏的儿童更容易发生巨细胞转化。此外,在该队列中,当选择在<6个月大、6至24个月大和>24个月大时进行活检时,胆管缺乏和纤维化的存在随着年龄的增长而显著增加。最后,22%在<3个月大时完成活检的患者出现胆管增生和胆管堵塞。

随着完备的基因检测方法的出现,诊断标准已经更新,包括识别患者和/或家庭中的致病性基因变体,以及包括AGS原始主要诊断标准(胆汁淤积、先天性心脏病、脊椎异常、特征性面部特征和眼部后胚胎环突出)中未包括的肾脏和血管异常。其中,肾脏表现包括肾发育不良、肾小管酸中毒、膀胱输尿管反流、尿路梗阻。

八、鉴别诊断

(1)其他病因导致的胆管缺乏。胆管缺乏并非仅见于AGS)。胆管缺乏的其他原因包括单基因疾病、染色体异常(如唐氏综合征)、传染病(如先天性巨细胞病毒、先天性风疹、先天梅毒、乙型肝炎)和免疫疾病(移植物与宿主疾病、慢性肝移植物排斥反应、原发性硬化性胆管炎)。这些可以通过病史、家族史或基因测试与AGS区分开来。

(2)肝内胆汁淤积。与肝内胆汁淤积症相关的遗传性疾病较多,这些情况主要局限于肝脏,但也有一些与肝外表现有关。

(3)新生儿胆汁淤积。新生儿胆汁淤积症的具体病因有100多种。鉴别诊断取决于临床表现,包括感染性、代谢性、遗传性或内分泌疾病以及结构异常。评估通常侧重于可治疗的原因,包括败血症、甲状腺功能减退和单基因疾病,如典型的半乳糖血症。胆道闭锁是新生儿胆汁淤积最常见的可识别原因,应尽早诊断,

（4）后胚胎环突出。可在许多遗传疾病中看到，但在Axenfeld-Rieger综合征中经常发现。在8%~15%的普通人群中也观察到这种情况。可以通过其他系统发现的存在或基因测试来区分。

（5）肺血管系统异常可单独发现，也可在单基因和染色体疾病（如唐氏综合征）中发现。这些其他综合征可以通过其他相关的临床发现和/或基因检测来区分。

（6）ALGS中描述的几种心脏缺陷，特别是室间隔缺损和法洛四联症，常见于22q11.2缺失综合征患者。也有报道称，患有这种诊断的个体患有蝶椎和生长不良，这是AGS的两个常见特征。但是，肝病不是22q11.2缺失综合征的促进表现，基因检测也可以用来区分两种疾病。

九、治疗策略

AGS是一种由NOTCH信号通路突变引起的遗传性疾病，其表型表现从无症状到显著的多系统受累不等。最常见的受影响系统是肝脏、心血管、肾脏、血管、骨骼、眼科和营养需求，每个系统都有一系列临床表现。目前，AGS的治疗是支持性的，由多学科团队指导，以获得管理每个系统和症状的专业知识。AGS的未来治疗将取决于通过合作、多中心研究制定临床指南，以及开发疾病的遗传修饰物。

十、疗效及转归

预后可变，取决于疾病的严重程度。

参考文献

[1]廖昱，金祝. 单基因表达异常与胆道闭锁发病的研究进展[J]. 中华小儿外科杂志，2023，44(10)：952-955.

[2]Li L, Dong J, Wang X, et al. JAG1 Mutation Spectrum and Origin in Chinese Children with Clinical Features of Alagille Syndrome[J]. PLoS One, 2015, 10(6):e0130355.

[3]Halma J, Lin HC. Alagille syndrome:understanding the genotype-phenotype relationship and its potential therapeutic impact[J]. Expert Rev Gastroenterol Hepatol, 2023, 17(9):883-892.

[4]Adams JM, Huppert KA, Castro EC, et al. Sox9 is a modifier of the liver disease severity in a mouse model of Alagille syndrome[J]. Hepatology, 2020, 71(4):1331-1349.

[5]Pinon M, Kamath BM. What's new in pediatric genetic cholestatic liver disease:advances in etiology, diagnostics and therapeutic approaches[J]. Curr Opin Pediatr, 2024.

[6]毛永忠，杨瑛，江凌，等. Notch配体、受体在小儿胆道畸形肝组织中的表达及意义[J]. 中华小儿外科杂志，2010，31(11):826-830.

贾俊亚（撰写） 陶新朝（审校）

NOTCH2点突变导致的Alagille综合征
Alagille-Watson syndrome due to a NOTCH2 point mutation, ALGS-NOTCH2

关键词：NOTCH2点突变导致的Alagille综合征

Keywords：Alagille-Watson syndrome due to a NOTCH2 point mutation

一、概述

Alagille综合征（AGS）是一种复杂的常染色体显性遗传性多系统疾病，由Alagille于1969年首次报道。AGS的发生率估计为1:30,000至1:70,000活产儿，其典型临床表现包括肝组织学表现为胆管狭窄，此外还包括以下五种主要临床表现中的三种：胆汁淤积、特征性面部特征、眼科异常、骨骼异常和心脏缺陷。另外，肾脏和血管系统的异常也是AGS的重要特征。如果患者的一级亲属被诊断为AGS，那么只要患者符合两个经典标准，就足以诊断AGS。

AGS主要由*JAG1*基因突变（98%）和*NOTCH2*基因突变（2%）引起。2002年，在JAG1/NOTCH2双杂合小鼠模型中，*NOTCH2*基因突变被鉴定为致病基因。2006年，McDaniell等人发现，在11名*JAG1*突变阴性的ALGS先证者中，有5名具有*NOTCH2*突变，并表现出肾脏受累，包括双侧囊肿的小肾脏和发育异常的肾脏。另有研究发现，与*JAG1*突变相比，*NOTCH2*突变患者的脊椎异常和面部特征发生率明显较低，心脏受累较少。

二、定义

由 NOTCH2 突变引起的 2 型 AGS，具有基因型和表型异质性。NOTCH2 错义突变较多见，可能导致单倍功能不足从而产生 AGS。一般认为，与 JAG1 患者相比，NOTCH2 突变患者更有可能出现肾脏异常，但心脏、骨骼和面部畸形较少见。

三、流行病学

全世界的流行率估计为 <1/1,000,000。

四、病因及发病机制

JAG1 和 NOTCH2 都是单次跨膜蛋白，分别由 26 个和 34 个外显子组成。两种蛋白质之间的直接通讯是通过 JAG1（配体）的细胞外结构域与 NOTCH2（受体）的相互作用实现的。这种相互作用需要许多功能基序，包括 JAG1 上的 delta serate-lag2（DSL）结构域、C2 样结构域和表皮生长因子样重复序列，以及位于 NOTCH2 上的细胞外 EGF 样重复序列。NOTCH2 还包含一系列锚蛋白（ANK）重复序列，这些重复序列是信号传播所必需的，并允许 NOTCH2 的细胞内区域与转录因子相互作用。成熟 JAG1 和 NOTCH2 蛋白糖基化的缺陷将导致突变蛋白被不适当地运输并且不能在细胞膜上有效表达。

经典 Notch 配体 1（JAG1）和神经源性基因座 Notch 同源蛋白 2（NOTCH2）是大多数 AGS 患者中参与 Notch 信号通路的两个最常见的基因。JAG1 是 20 号染色体上的一个基因，该基因突变是绝大多数 AGS 的病例的病因。只有 1% 到 3% 的 AGS 是由 Notch2 基因突变引起的。NOTCH2 变体的致病机制远不如 JAG1 清楚。已经发现的致病性 NOTCH2 变体较少，与 JAG1 不同，这些变体主要是错义的。NOTCH2 可能比 JAG1 对错义变体的耐受性低，导致单倍功能不足，但其他发病机制可能也起作用。

NOTCH2 变体患者更有可能出现肾脏异常，但心脏、骨骼和面部畸形不太常见。也有研究发现，NOTCH2 患者肝脏病变普遍存在，眼科缺陷和肾脏异常的患病率与 JAG1 患者相同。不过，NOTCH2 心脏受累的较轻（60.3% 对 JAG1 组的 100%），脊椎异常（10%）和面部特征（20%）的外显率显著较低。研究发现，NOTCH2 突变中，错义突变占 50%，无义突变占 25%，缺失占 13%，剪接位点变化占 12%。Gilbert 等最近很好地描述了 JAG1 和 NOTCH2 突变相关的 AGS 病例。

因此，NOTCH2 突变产生的 AGS 的表型特征可能与 JAG1 突变引起的不同。NOTCH2 突变的临床症状不如 JAG1 突变的严重。还应注意的是，各种 NOTCH2 基因变异与 Hajdu-Cheney 综合征、蛇形腓骨多囊肾综合征和几种类型的癌症相关。

五、临床表现

AGS 严重程度具有显著的变异性。患者可能表现出不同的器官受累模式和程度。轻度病例仅表现出一些亚临床表现，而重度病例表现出严重的肝脏或心脏受累，甚至可能危及生命。一般认为，JAG1 相关 AGS 的临床表现是典型的，但 NOTCH2 基因突变引起的 AGS 的表现并不典型，很容易误诊。

六、辅助检查

成功筛查患者需要测序和拷贝数分析，这可以通过 Sanger 测序和 MLPA 进行，也可以通过下一代测序（NGS）和跨基因拷贝数变异分析进行。目前的标准是对 JAG1 中的所有外显子进行测序，这能识别大约 85% 的 AGS 致病性变体。如果 CNV 分析不与测序同时进行，第二级诊断涉及通过多重连接依赖性探针扩增（MLPA）、染色体微阵列（CMA）或荧光原位杂交（FISH）进行的大缺失/重复分析，这应能识别另外 9% 的致病性变体。没有确定的 JAG1 致病性变体的样本应接受 NOTCH2 的 Sanger 测序，这将发现另外 2%~3% 的致病性变体。JAG1 或 NOTCH2 突变阴性个体约占 3.2%。

七、诊断

通过临床检查怀疑诊断，并通过基因检测确诊。可使用荧光原位杂交（FISH）、多重连接依赖性探针扩增（MLPA）、阵列比较基因组杂交（aCGH）或全基因组 SNP（单核苷酸多态性）微阵列进行确认。应该注意错义变体的功能相关性，无论是在 JAG1 中，还是在它们占主导地位的 NOTCH2 中。

八、鉴别诊断

首先需要鉴别新生儿胆汁淤积的其他病因，这是一个诊断难题。有100多种疾病与新生儿胆汁淤积有关，应该早期识别胆汁淤积的时间敏感原因，如胆道闭锁。如果早期发现，可以进行治疗。但由于所涉问题的复杂性，及时评估案件可能是一项挑战。尽管有最好的检测技术，但通常在2个月大时才进行诊断。研究表明，新生儿胆汁淤积症具有遗传易感性，15%至20%的病例有家族史。新生儿重症监护室经常有患者出现由遗传疾病引起的胆汁淤积性黄疸，如与胆汁形成、小管转运蛋白、紧密连接蛋白和代谢错误有关的疾病。许多基因与导致新生儿胆汁淤积的疾病有关。自20世纪90年代初以来，人们对胆汁淤积性疾病的认识有了很大提高。在许多无法通过标准测试或肝活检直接诊断的疾病中，通过对多个基因和全基因组进行同时测序，分子诊断变得更加便宜和快速。

另外须与胆管缺乏、肝内胆汁淤积、后胚胎环突出、肺血管系统异常的其他病因相鉴别。AGS中的几种心脏缺陷，特别是室间隔缺损和法洛四联症，也常见于22q11.2缺失综合征患者。

已知NOTCH2的特定致病性突变与Hajdu-Cheney综合征（蛇形腓骨多囊肾综合征）有关，后者是一种常染色体显性遗传疾病，可导致局灶性骨破坏、骨质疏松、颅面畸形、肾囊肿、腭裂和心脏缺陷。在Hajdu-Cheney综合征患者中发现的NOTCH2致病性突变均定位于*NOTCH2*的最后一个外显子（外显子34），似乎与AGS相关的NOTCH22致病性变体具有不同的作用机制。

九、治疗策略

尽管对AGS的临床特征有了更深入的了解，但还没有有效的方法来治疗。目前AGS的治疗策略主要是症状支持治疗，侧重于解决各系统的症状。预后和死亡风险取决于肝、肾、心脏和其他相关器官的严重程度。先前的报告显示，死亡的主要原因包括严重的肝脏疾病，如必须进行肝移植（25%）、颅内出血（25%）和复杂的先天性心脏病（15%）。20年的预期寿命占所有患者的75%。

十、疗效及转归

预后可变，取决于疾病的严重程度。

参考文献

[1] 李鑫, 贾金富, 高伟, 等. Notch受体、配体在胆道发育不良患儿肝纤维化中的表达及意义[J]. 中华小儿外科杂志, 2020, 41(12):1100-1105.

[2] 吴燕明, 王丽, 李群, 等. NOTCH2基因突变致Hajdu-Cheney综合征临床特征及随访并文献复习[J]. 临床儿科杂志, 2020, 38(5):324-327.

[3] McCright B, Lozier J, Gridley T. A mouse model of Alagille syndrome:NOTCH2 as a genetic modifier of Jag1 haploinsufficiency[J]. Development, 2002, 129(4):1075-1082.

[4] McDaniell R, Warthen DM, Sanchez-Lara PA, et al. NOTCH2 Mutations cause Alagille syndrome, a heterogeneous disorder of the notch signaling pathway[J]. Am J Hum Genet, 2006, 79(1):169-173.

[5] Leonard LD, Chao G, Baker A, et al. Clinical utility gene card for:Alagille syndrome（ALGS）[J]. Eur J Hum Genet, 2014, 22(3):436.

[6] Kamath BM, Hutchinson A, Bauer R, et al. 26 Notch2 mutations in Alagille syndrome[J]. J Hepatol, 2011, 54(2):S12-13.

[7] Gilbert MA, Bauer RC, Rajagopalan R, et al. Alagille syndrome mutation update:Comprehensive overview of JAG1 and NOTCH2 mutation frequencies and insight into missense variant classification[J]. Hum Mutat, 2019, 40(12):2197-220.

贾俊亚（撰写）　陶新朝（审校）

第五节　无虹膜-肾发育不全-精神运动迟缓综合征
Section 5　Aniridia-renal agenesis-psychomotor retardation syndrome, ARPS

关键词：无虹膜-肾发育不全-精神运动迟缓综合征

Keywords：Aniridia-renal agenesis-psychomotor retardation syndrome

一、概述

无虹膜-肾发育不全-精神运动迟缓综合征是一种极为罕见的综合征，1974年由Sommer、Rathbun、Battles等3人报道，因此也称Sommer-Rathbun-Battles syndrome，但其后再未见文献报道。

先天性虹膜缺失（Congenital aniridia）是一种罕见的全眼畸形，属于眼前节发育不全疾病，表现为发育过程中没有虹膜形成。大约三分之二的无虹膜病例是家族性的，其余病例是散发性的。人类PAX6是导致先天性无虹膜症常染色体显性遗传形式的主要基因。无虹膜症可以是孤立的，也可以是综合征性的，表现为WAGR（威尔姆斯肿瘤-无虹膜-生殖器异常-发育迟缓）、WAGRO（WAGR和肥胖）或Gillespie综合征（非进行性小脑共济失调、智力残疾、虹膜发育不全）的一部分。

二、定义

是一种极为罕见的综合征，据报道曾发生在父母非血缘关系的两个兄弟姐妹身上，其特征是眼部异常（部分无虹膜、先天性青光眼、眼距过宽）与前额突出、高血压、单侧肾发育不全和轻度精神运动迟缓有关。

三、流行病学

全世界的流行率估计为<1/1,000,000。

四、病因及发病机制

PAX6是导致先天性无虹膜症常染色体显性遗传形式的主要基因，是一种高度保守的同源结构域DNA结合转录因子，其正调控和负调控编码眼睛、大脑或胰腺形态发生所需的各种调控、信号传导和结构蛋白的广泛基因的转录。眼睛发育对PAX6剂量特别敏感，在大多数情况下，先天性无虹膜是由功能性PAX6蛋白单倍剂量不足引起的。相反，PAX6蛋白量的增加也可能是有害的，例如携带多个拷贝的人类PAX6基因的小鼠中的异常表型。这解释了由PAX6突变引起的表型的多样性，以及由调节PAX6或受PAX6调节的其他发育基因突变引起的重叠表型。

五、临床表现

先天性无虹膜是一种罕见的先天性全眼疾病，定义为虹膜完全或部分缺失，通常伴有角膜、晶状体、视神经和中央凹的发育异常。先天性无虹膜症的临床诊断通常在出生后不久确定，因为虹膜缺失，导致婴儿的眼睛颜色看起来非常深棕色或黑色，尽管它可能被误诊为双侧先天性散瞳。然而，在其他情况下，整个虹膜可能存在并且明显完整，或者只有细微的变化，这使得临床诊断更加困难，并且需要进行基因检测来确定无虹膜的最终诊断。

无虹膜是WAGR、WAGRO和Gillespie综合征的主要特征之一。WAGR综合征是一种罕见的连续基因缺失综合征，其特征是11p13的从头缺失，后者包括WT1（威尔姆斯瘤和泌尿生殖异常）和PAX6（无虹膜）基因。非典型的WAGR包括肥胖、阻塞性睡眠呼吸暂停、自闭症谱系障碍、严重的牙齿咬合不正和肌肉骨骼异常等。WAGR综合征的神经发育问题和肥胖的相关基因尚未得到证实。研究证实，PAX6参与中枢神经系统的发育，PAX6突变与少部分发育迟缓或自闭症相关的病例相关。WAGR综合征的早期诊断对于最大限度地提高预后至关重要。

Gillespie综合征以部分无虹膜为特征，表现为先天性散瞳，伴有非进行性小脑发育不全和共济失调、智力残疾和先天性肌张力减退。Gillespie综合征的无虹膜表型与经典无虹膜表型不同。虹膜缺损是双侧的，有明显的扇形瞳孔边缘和虹膜眼链。这个扇形的瞳孔边缘显示了虹膜括约肌边缘上持久的瞳孔膜。Gillespie综合征被认为是由ITPR1基因的单等位基因或双等位基因致病性突变引起的单基因疾病，ITPR1调节源自神经嵴细胞的眼前节组织的形成。

另外，Gillespie综合征样虹膜缺陷在患有严重多系统平滑肌功能障碍综合征的个体的固定扩张瞳孔中也很明显，该综合征由ACTA2基因中Arg179取代引起。在这些情况下，虹膜缺陷与先天性心脏特征有关，包括动脉导管未闭（91%）或主动脉-肺间隔缺损（9%）。

六、辅助检查

因发病率过低，相关报道较少。

七、诊断

根据临床表现诊断，但自1974年后再未见报道。

八、鉴别诊断

先天性无虹膜症的早期诊断依赖于临床和遗传结果。应该通过评估患者的泌尿生殖系统和神经系统异常来确定先天性无虹膜是孤立的还是综合征的,及时诊断综合征对于最大限度地降低危及生命的癌症风险至关重要,因为在一半WT1缺失(WT1肾脏肿瘤抑制基因)患者中,WAGR或WAGRO诊断与威尔姆斯肿瘤相关。在Gillespie综合征中,小脑共济失调的早期诊断对于及时开始治疗改善预后也至关重要。

九、治疗策略

不详。

十、疗效及转归

当出现散发性无虹膜时,应每3个月进行一次肾超声检查,以检测肾母细胞瘤,直到分子诊断排除WAGR缺失。如果确认WAGR缺失,应每3个月进行一次肾脏超声检查,直到7岁。此外,还需要进行神经和泌尿/妇科随访,以早期识别和管理智力残疾、自闭症和泌尿生殖系统异常。

参考文献

[1]Sommer A, Rathbun MA, Battles ML, et al. Letter:A syndrome of partial aniridia, unilateral renal agenesis, and mild psychomotor retardation in siblings[J]. J Pediatr, 1974, 85(6):870–872.

[2]Daruich A, Duncan M, Robert MP, et al. Congenital aniridia beyond black eyes:From phenotype and novel genetic mechanisms to innovative therapeutic approaches[J]. Prog Retin Eye Res, 2023, 95:101133.

贾俊亚(撰写)　陶新朝(审校)

第六节　AREDYLD综合征

Section 6　Acrorenal defect-ectodermal dysplasia-diabetes syndrome, AREDYLD syndrome

关键词:肢端肾缺损-外胚层发育不良-糖尿病综合征;AREDYLD综合征

Keywords:Acrorenal defect-ectodermal dysplasia-diabetes syndrome;AREDYLD syndrome

肢端肾缺损-外胚层发育不良-糖尿病综合征(AREDYLD综合征)于1983年由Pinheiro等报道。一个女性被描述为患有脂肪萎缩、糖尿病、特殊面容、全身性多毛症、出生时两颗牙齿伴有牙釉质发育不良、四颗发育不良乳牙萌出、没有恒牙列、出生体重低、身材矮小、腰椎侧弯、肾脏改变、乳房发育不全、乳晕发育不全且色素沉着,伴有弥漫性界限、颅顶骨质增生、掌骨发育不全、左手抓握困难、运动性呼吸困难、没有远端指间关节伸展和弯曲褶皱、皮肤纹理改变和其他异常。她的姐姐在1岁半时去世,有类似症状,但有七个同胞是正常的。此后,仅Breslau-Siderius等于1992年再次报道1例19岁女性,患有外胚层发育不良、脂肪萎缩、糖尿病和共济失调。该患者症状与Pinheiro等人报道的AREDYLD综合征病例非常相似。

AREDYLD综合征是一种罕见的遗传性疾病,其特征是脂肪萎缩、糖尿病、轻度颅面畸形(如明显的下颌前突畸形)、外胚层发育不良(广泛性毛发过少、牙齿和指甲异常)、乳房发育不全或发育不全以及泌尿生殖/肾脏异常。其他报告的表现包括骨骼异常和肝脾肿大。全世界的流行率估计为<1/1,000,000。病因不明,不除外与基因突变有关。表现为多系统损害,包括肢端异常及肾缺损、外胚层发育不良、脂肪萎缩、糖尿病等。通过临床检查怀疑诊断。

参考文献

[1]Breslau-Siderius EJ, Toonstra J, Baart JA, et al. Ectodermal dysplasia, lipoatrophy, diabetes mellitus, and amastia: a second case of the ARE-DYLD syndrome[J]. Am J Med Genet, 1992, 44(3):374–377.

[2]Pinheiro M, Freire-Maia N, Chautard-Freire-Maia EA, et al. AREDYLD:a syndrome combining an acrorenal field defect, ectodermal dysplasia, lipoatrophic diabetes, and other manifestations[J]. Am J Med Genet, 1983, 16(1):29–33.

贾俊亚(撰写)　陶新朝(审校)

第七节　关节弯曲-肾功能不全-胆汁淤积综合征

Section 7 Arthrogryposis-renal dysfunction-cholestasis syndrome, ARC syndrome

关键词：关节弯曲-肾功能不全-胆汁淤积综合征；ARC综合征

Keywords: Arthrogryposis-renal dysfunction-cholestasis syndrome; ARC syndrome

一、概述

关节炎-肾功能障碍-胆汁淤积综合征（ACR综合征）是一种罕见的常染色体隐性遗传疾病，该病在1973年首次被报道，由VPS33B和VIPAR基因突变引起。已经报道的几种突变类型均与严重或轻度ACR综合征的表型相关。由于表型的异质性较强，诊断较为困难。严重ARC综合征患者的预后较差，大多数患者通常在发生酸中毒、反复感染或内出血后的第一年内死亡。

二、定义

一种罕见的多系统疾病，以神经源性多发性先天性关节综合征，其临床特征除了关节弯曲、肾小管功能不全、新生儿胆汁淤积3大典型症状外，还可包括鱼鳞癣、中枢神经系统发育不良、血小板异常、慢性腹泻、神经源性耳聋、反复的继发性感染及先天性心脏病等非典型症状。肾小管功能障碍和新生儿胆汁淤积为特征，血清γ-谷氨酰转移酶活性低。

三、流行病学

患病率尚不清楚，迄今为止，文献中报道的患者不到100人，全世界的流行率估计为<1/1,000,000。

四、病因及发病机制

该综合征通常被认为是一种常染色体隐性遗传特征。在75%的ARC家族中发现了参与细胞内蛋白质运输和膜融合的VPS33B基因（15q26.1）的突变，以及编码与VPS33B复合的蛋白质的VIPAR基因（C14ORF133）的突变。VPS33B和VIPAR在多个器官中表达，其突变会破坏细胞极化，后者对细胞发育和功能至关重要。

五、临床表现

ARC综合征是一种罕见的涉及肝脏、肾脏、肌肉骨骼、皮肤和中枢神经系统的多系统疾病，严重者早期死亡，预后不良。不过，ARC综合征的临床表型是可变的，即使在同一家族中也是如此。该病的三个主要特征包括：肾小管功能障碍的范围从孤立的肾小管酸中毒到完全的范科尼综合征（多尿、氨基酸尿、糖尿、磷酸盐尿和碳酸氢盐排泄）；肝胆异常包括胆汁淤积、肝内胆管发育不全；关节塌陷。其他特征包括严重发育不良、血小板功能障碍（可能是严重出血的原因）、面部畸形（耳朵低、皮肤松弛、上腭弓高、喙鼻和小前囟门）、腹泻、反复发热、大脑畸形和感音神经性耳聋。严重ARC综合征患者的预后较差，大多数患者通常在发生酸中毒、反复感染或内出血后的第一年内死亡。

六、辅助检查

影像学、血清学肝酶检查、肾功能及尿液相关检查、血细胞分析等检查提示该病时，应进行基因检测。

七、诊断

根据临床表现及实验室检查，结合基因诊断。

八、鉴别诊断

鉴别诊断应包括进行性家族性肝内胆汁淤积症、其他形式的先天性多发性关节综合征和先天性鱼鳞病样皮肤病。分子遗传学的进展揭示了新生儿胆汁淤积症的致病基因，NGS在新生儿胆汁淤积症婴儿的临床中的应用，为诊断提供了帮助。据Jong等2024年报道，在首尔国立大学医院对148名新生儿胆汁淤积症患者检查发现，49名（33.1%）获得了确诊的基因诊断，其中14名为Alagille综合征（AGS），14名为柠檬酸缺乏引起的新生儿肝内胆汁淤积症，7名为Dubin-Johnson综合征，5名为关节型疾病-肾功能不全胆汁淤积综合征，5名为进行性家族性肝内胆汁淤Ⅱ型，1名为Rotor综合征，1名患有Niemann-Pick病C型，1例为Kabuki综合征，另外1名为苯丙氨酰tRNA合成酶亚基α突变。

九、治疗策略

仅对症治疗,无特效治疗。

十、疗效及转归

严重ARC综合征患者的预后较差,尽管对代谢性酸中毒和胆汁淤积进行了支持性治疗,但大多数患者在出生后第一年内死亡,存活时间较长的患者表现为肝硬化和严重发育迟缓。

参考文献

[1] Faizan MK, Brucker W, Cerezo C, et al. Arthrogryposis, renal dysfunction, cholestasis syndrome with a novel mutation in two siblings[J]. Clin Case Rep, 2024, 12(5):e8853.

[2] Liu RJY, Al-Molieh Y, Chen SZ, et al. The Sec1-Munc18 protein VPS33B forms a uniquely bidirectional complex with VPS16B[J]. J Biol Chem, 2023, 299(6):104718.

[3] 吴怡,伍秋频,杨莹,等. 1例关节挛缩-肾功能不全-胆汁淤积综合征患儿的病例报告及文献复习[J]. 广西医学, 2023, 45(22):2778-2782.

贾俊亚(撰写)   陶新朝(审校)

第八节 Beckwith-Wiedemann综合征
Section 8 Beckwith-wiedemann-syndrome, BWS

关键词:BWS;巨舌症;过度生长和偏侧增生;腹壁缺损;新生儿低血糖

Keywords:BWS; Macroglossia; PIK3CA Related Overgrowth Syndrome; Abdominal Wall Defect; Neonatal Hypoglycemia

一、概述

Beckwith-Wiedemann综合征(Beckwith-wiedemann-syndrome, BWS)又称脐膨出-巨舌-巨体综合征,亦称EMG(exomphalos-macroglossia-gigantism syndrome)综合征、Wiedemann Ⅱ型综合征、半身肥大综合征、Beckwith综合征、新生儿低血糖巨内脏巨舌小头综合征(neonatal hypoglycemia visceromegaly macroglossia microcephaly syndrome)等,是一种先天性过度生长疾病,是由染色体11p15.5区域印迹基因簇表达异常而引起的一种罕见疾病,临床表现以腹壁缺损、巨舌和巨大儿为主,部分患儿可见耳褶皱及切迹、内脏肥大、新生儿低血糖、面部火焰状红斑等表现,易罹患胚胎性肿瘤且以肾母细胞瘤最为常见。

二、定义

BWS是由染色体11p15.5上的变化引起的一种临床综合征,其特征是广泛的症状和身体表现,主要表现有巨舌、腹壁缺损、偏侧增生、肾母细胞瘤及持续性低血糖(>1周)等,次要表现有巨大儿、面部火焰状红斑、羊水过多、耳褶皱及切迹、短暂性低血糖(<1周)、神经母细胞瘤、肝母细胞瘤、内脏肥大、腹直肌分离、脐疝等。

三、流行病学

本病最早在1955年被发现,Beckwith和Wiedemann分别于1963年和1964年报道此病,由此被命名为BWS,我国于1986年邹恂等报道以后,陆续有少量报道。发病率约为1/13700,无种族特异性,男女比例约为1:1;BWS散发病例约占85%,家族史阳性患儿占10%~15%,属常染色体显性遗传。辅助生殖技术(ART)受孕儿童患BWS的风险约为4,000分之一,大大高于一般人群;另外,抗逆转录病毒治疗可使患BWS的风险增加10倍,绝对风险约为1/1,000。

四、病因及发病机制

BWS由染色体11p15.5母源或父源性印迹基因表达缺陷所致,印迹中心为DMR(IC): H19/IGF2DMR(H19-DMR/IC1/ICR1)(印记中心1, IC1)和KCNQ1OT1: TSS DMR(KvDMR/LIT1-DMR/IC2/ICR2)(印记中心2, IC2)。IC1调控的是H19和IGF2, IC2调控的是 *KCNQ1*、*KCNQ1OT1*、*CDKN1C*。父源等位基因在IC1上甲基化,母源等位基因在IC2上甲基化,可通过甲基化多重连接探针扩增技术(MS-MLPA)检测。BWS具有复

杂的基因型,80%BWS患儿印迹基因簇异常,以甲基化异常最常见,包括:①母源性IC2去甲基化(loss of methylation,LOM)占50%;②父源性IC1获得甲基化(gain of methylation,GOM)占5%~10%。还可能的印迹基因簇异常包括:①父源性单亲二倍体(UPD)占20%;②*CDKN1C*基因突变占散发性BWS的5%和家族性BWS的40%;③11p15.5重复、倒置、微缺失和微重复(CNVs)等基因改变<5%,还有约20%BWS无明确分子诊断。

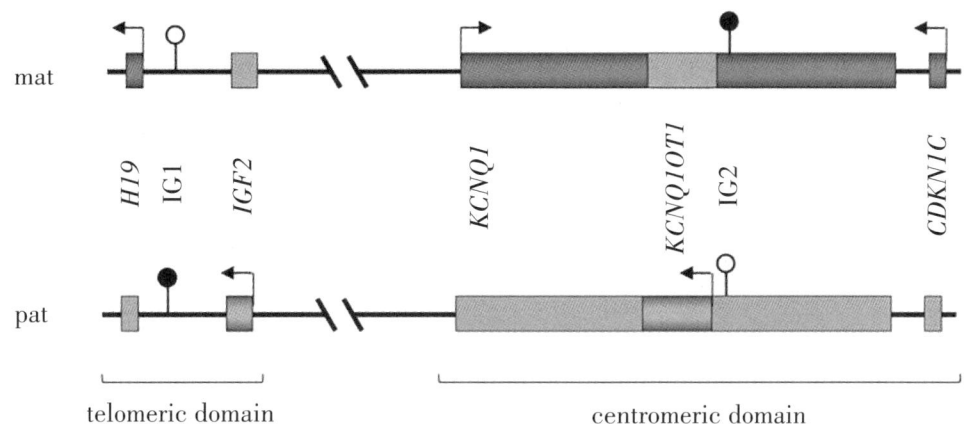

图9-2-1　Beckwith-Wiedemann综合征位于染色体11p15.5

BWSp基因位点可分为两个功能独立的结构域:端粒结构域和着丝粒结构域。每个结构域都有自己的印记控制区,在母系和父系染色体上差异甲基化。胰岛素样生长因子2编码基因IGF2和编码非翻译长非编码RNA(lncRNA)H19的基因位于端粒结构域,并由父系染色体上甲基化的H19/IGF2:IG DMR(印记中心1,IC1)控制。细胞周期抑制基因*CDKN1C*和编码调控性长非编码RNA KCNQ1OT1的基因位于着丝粒区,由母体染色体甲基化的KCNQ1OT1:TSS-DMR(印记中心2,IC2)控制。从母体染色体表达的基因被描述为红色,从父染色体表达的基因被描述为蓝色。灰色框表示未表达的等位基因。填充棒棒糖表示甲基化ICs,开放棒棒糖表示非甲基化ICs。弯曲的箭头表示转录的方向。

五、临床表现

BWS的表型特征因人而异,差异很大。有些人可能表现出轻微的影响,而另一些人则表现出更明显的影响,受影响的人可能并没有所列出的所有症状。由于11p15.5染色体的变化而引起的临床特征范围被重新定义为贝克威斯-维德曼谱。

主要临床表现包括胎龄较大、巨大儿、身体不对称生长、腹壁缺陷(脐膨出、脐疝)、器官肿大、巨舌、新生儿低血糖或高胰岛素血症。

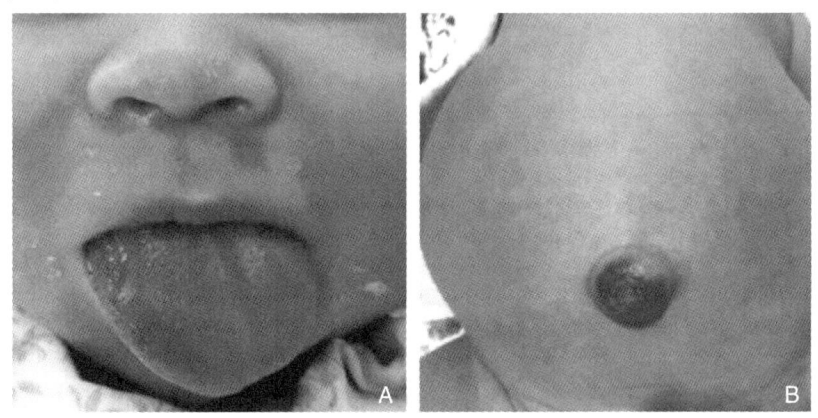

图9-2-2　BWS临床表现

注:A 巨舌症　B 脐膨出

1. 巨舌症

典型BWS儿童90%存在巨舌症,是儿童期最常见的巨舌症病因。巨舌可引起严重气道阻塞、喂养困难、阻塞性睡眠呼吸暂停综合征、持续流口水、发音困难、口面部结构改变等。

2.过度生长和偏侧增生

尽管在以前的报告中，产前和产后过度生长被认为是BWS的主要特征，但仅有43%~65%的患者会出现过度生长，患儿的体重和身长均显著高于正常水平，增长水平按IC1 GOM、UPD、IC2 LOM、CDKN1C递减，与分子机制引发的表现型变化保持一致。IC1 GOM可引起胰岛素样生长因子IGF 2双等位基因表达和抑癌基因H19表达下降，UPD可引起IGF 2双等位基因表达和细胞周期抑制基因*CDKN1C*、*H19*表达下降，IC2 LOM可引起*CDKN1C*基因表达下降。IGF 2表达程度与胎儿增生程度有关，CDKN1C表达下降和突变导致临床出现过度生长、器官增大。对侧性过度生长的患儿，面部的一侧可能比另一侧大。BWS过度生长在儿童期后期逐渐减缓。

3.腹壁缺损

60%~77%的BWS患儿合并腹壁缺损，但腹壁缺损的程度存在差异，主要表现有脐膨出、脐疝、腹直肌分离等。

4.新生儿低血糖

30%~60%的BWS患儿合并新生儿低血糖，出生6h内连续2次血糖水平<2.75mmol/L即可诊断，多为暂时性低血糖，可引起震颤、阵发性青紫、呼吸暂停或急促、肌张力低下、反应差以及嗜睡甚至惊厥等症状。

5.肿瘤

胚胎肿瘤总体罹患患率为8%。最常见的肿瘤类型为肾母细胞肿瘤(52%)、肝母细胞瘤(14%)、神经母细胞瘤(10%)、横纹肌肉瘤(5%)和肾上、腺肿瘤(3%)。2岁前患癌风险最高，在青春期之前逐渐下降至一般人群患癌风险水平。癌症可能是BWS的首要显性表现。

6.泌尿系统疾病

28%~61%的BWS患儿可以合并泌尿系统疾病，包括肾肿大、肾髓质发育不良和肾钙质沉着，这可能损害肾功能，其他的异常包括肾脏重复的收集系统、髓海绵肾脏以及肾脏憩室。

7.先天性心脏病

13%~20%的BWS患儿合并先天性心脏病，可表现为动脉导管未闭、卵圆孔未闭、房间隔缺损或室间隔缺损等小缺损。

8.其他

BWS还可能以颅骨和面部(颅面)区域的其他异常为特征，这些特征可能包括耳叶上明显的裂隙状沟槽或折痕和耳后部凹陷(耳折痕或凹坑)，眼睛突出且眼眶相对发育不全(眶内发育不全)，和/或颅骨突出的背部区域(枕骨)。一些婴儿在出生时可能有扁平的、淡红色或红紫色的面部痕迹，最常见的是在眼睑和前额，由异常的小血管簇(面部单纯性痣)组成，这些标记通常在出生后第一年变得不那么明显。

六、辅助检查

(一)产前检查

1.一般检查

在妊娠早、中期，常通过联合检测甲胎蛋白(alpha-fetoprotein, AFP)、β-人绒毛膜促性腺激素(beta human chorionic gonadotro-pin, β-hCG)、游离雌三醇(unconjugated estriol, μE3)和抑制素A(inhibin A)用于唐氏综合征、18-三体、神经管缺陷的筛查。研究发现，这4种血清学标志物水平升高也可能与BWS有关，在没有其他明显异常的情况下可能有助于BWS的早期发现，基于这4种血清学标志物的异常升高和胎儿脐膨出，可早在妊娠14周发现BWS。但是血清学筛查对BWS的特异性并不高。

2.产前超声检查

产前胎儿超声检查可以发现某些提示BWS的特征，包括腹壁缺陷(脐疝、脐膨出)、羊水过多、巨大儿、巨舌，其他可见的特征还包括胎盘间质发育不良或胎盘肿大、胼胝体发育不全、腹内脏器肿大、心脏横纹肌瘤、肾上腺肿大/肾上腺皮质癌等。发现腹壁缺陷的时间明显早于巨大儿和巨舌，中位胎龄为妊娠18周，并且出生后100%得到证实，其余体征多在妊娠晚期时发现；有10%~20%的孤立性脐膨出的胎儿会被诊断为BWS，如果合并其他表型,诊断率可能会增加;BWS是巨舌最常见原因之一,高达50%的巨舌胎儿会被诊断为BWS,但巨舌往往很难在胎儿期被超声发现;胎盘间质发育不良的胎儿约20%被诊断为BWS。由于BWS胎儿表型谱广且特异性不高,通过超声诊断BWS并不容易,目前临床上根据妊娠中期超声检查,可以依据两个主要特征(巨舌、巨大儿、腹壁缺陷)或一个主要特征加两个次要特征(羊水过多、肾肿大/肾发育不全、肾上腺肿块/肾上腺巨细胞瘤、胎盘间质发育不良)来判断是否需要进行进一步产前诊断BWS。

3.产前基因检测

产前基因诊断用于既往有BWS病史或存在BWS相关体征的家族史或本次妊娠超声检查疑似BWS的情况下。

(二)产后检查

BWS可以在出生后不久进行临床评估,发现特征性的身体表现包括:体重和长度增加、大舌症、腹壁缺损。BWS关键区域的基因检测可以寻找BWS关键区域的变化,这包括观察DNA上的甲基化标记(11p15.5甲基化分析),然后观察存在于该区域的印迹控制区域的拷贝数(11p15.5拷贝数分析,通常应该有两个拷贝),这将检测到该区域是否有删除或重复。此外,如果之前的检测正常,则进行*CDKN1C*测序,以检测*CDKN1C*基因的任何变化。建议对患者进行检查所有染色体的额外检测根据甲基化分析确定是否患有UPD。染色体芯片或单核苷酸多态性(SNP)芯片用于检测UPD区域的范围。

七、诊断

BWS患者可以通过出生前后临床诊断和/或分子诊断进行诊断。

BWS谱可进一步分为三类:经典或典型BWS、非典型BWS和孤立的侧化过度生长。欧洲专家共识于2018年发布了BWS共识评分系统,用于帮助BWS的临床诊断和确定分子检测的必要性。Beckwith-Wiedemann谱系征的临床特征及评分见表9-2-1。

表9-2-1 Beckwith-Wiedemann谱系征的临床特征

主要特征(每条2分)	次要特征(每条1分)
巨舌	出生体重比平均值高出>2 SDS
脐疝	面部痣
侧化生成	羊水过多和/或胎盘肥大
多灶性和/或双侧肾母细胞瘤或肾母细胞瘤病	耳痕和/或凹陷
高胰岛素血症(持续一周以上,需要升级治疗)	暂时性低血糖(持续不到一周)
病理学检查:肾上腺皮质细胞肥大,胎盘间质发育不良或胰腺瘤病	典型的BWSp肿瘤(神经母细胞瘤、横纹肌肉瘤、单侧肾母细胞瘤、肝母细胞瘤、肝上腺皮质癌或棕色素细胞瘤)
—	肾肿大和/或肝肿大
	脐疝和/或直肠纵裂

BWS诊断标准:①评分≥4分时临床诊断BWS且可不进行分子诊断;②评分≥2分建议行分子诊断明确是否为BWS;③评分<2分可不进行分子诊断;④分子诊断结果未见异常但评分≥2分,应请BWS专家进一步评估。

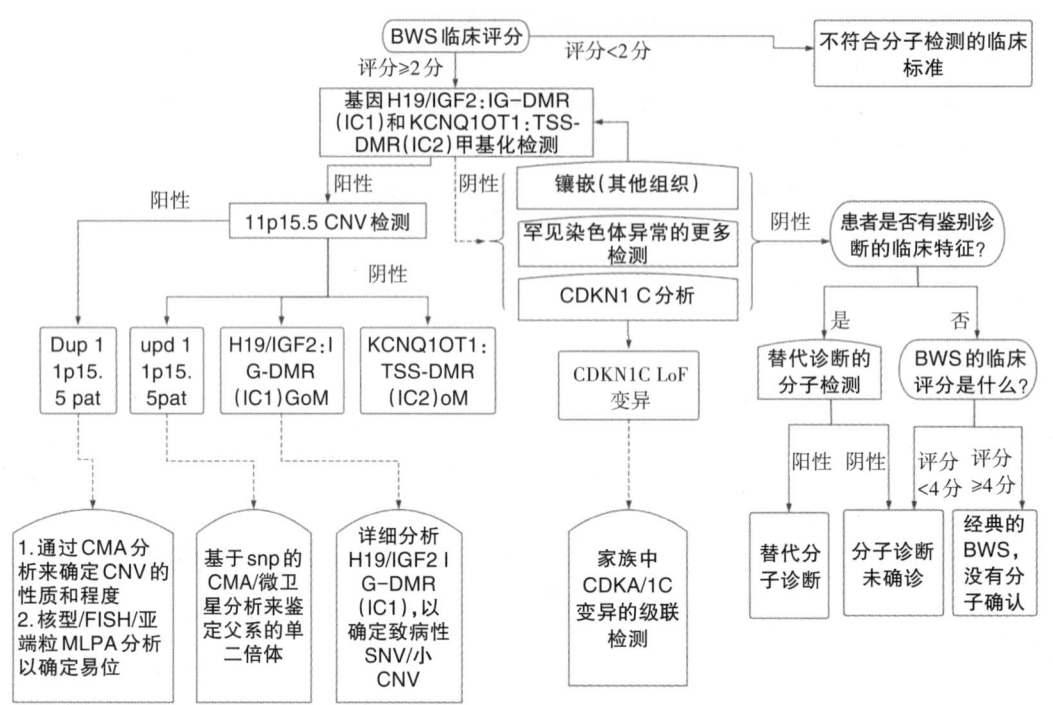

图9-2-3 Beckwith-Wiedemann综合征的调查和诊断流程图

该图总结了调查疑似BWSp的分子诊断途径。临床特征得分≥2分的患者应进行基因检测。H19/IGF2:IG-DMR(IC1)和KCNQ1OT1:TSS-DMR(IC2)甲基化被推荐为一线分子检测。如果不能与DNA甲基化同时进行检测,那么在所有IC1和/或IC2甲基化异常的病例中,都应该测定DMR拷贝数。如果阳性,这些分析确定是BWSp的分子诊断,包括IC2 LOM、IC1 GOM、节段性upd(11)pat或CNV(最常见的是dup(11)(p15.5)pat)。进一步的分子测试可以用来确定甲基化异常,UPD或CNV的潜在机制。如果DNA甲基化检测为阴性,可以考虑进一步的分子检测,以确定镶嵌甲基化异常,致病性CDKN1C变异或罕见的平衡染色体重排。如果所有的分子检测均为阴性,则应考虑鉴别诊断。然而,即使没有11p15异常的分子证实,在临床评分≥4分的情况下也可诊断为经典BWS。染色体微阵列分析,可以是基于寡核苷酸和/或单核苷酸多态性的平台。CNV,拷贝数变异;SNV,单核苷酸变异;SNP,单核苷酸多态性;LOM,甲基化缺失;GOM,甲基化获得。

并不是每个临床诊断为BWS的患者都有该综合征的分子检测阳性,这是因为导致BWS的大多数遗传和表观遗传变化并不存在于每个细胞中,这被称为"体细胞遗传镶嵌"。体细胞遗传镶嵌现象指在一个特定组织中出现具有不同遗传性状的多个个体细胞群落,可由DNA突变、DNA的修饰性改变、染色体异常或自发性遗传突变逆转等因素引起。因此,检测多种组织可以增加发现BWS的可能性。例如,对血液的检测呈阴性并不一定会排除诊断。最近的一项研究表明,检测多种组织可以将分子诊断率从70%提高到82%。

根据美国指南,建议所有患者每三个月筛查BWS分子诊断和腹部超声,直到4岁(筛选肝母细胞瘤和肾母细胞瘤);每3个月筛查肾脏超声,直到7岁(筛选肾母细胞瘤)。对于*CDKN1C*突变的患者,建议通过尿液分析进一步筛查神经母细胞瘤。此外,对GWpUPD导致的BWS患者的筛查可能会超过7岁生日。

八、鉴别诊断

BWS是一种过度生长综合征,与Simpson-Golabi-Behmel综合征(SGBS)、Costello综合征、Perl-man综合征和Sotos综合征等在临床表现上相似之处,应予以鉴别。

(1)Simpson-Golabi-Behmel综合征是一种x-连锁隐性遗传疾病,由GPC3或GPC4基因突变引起。Simpson-Golabi-Behmel综合征的特征是出生前后过度生长;一种特殊的面部外观,包括宽大的眼睛,粗糙的面部特征,异常大的嘴巴,异常大的头部,异常大的舌头,以及轻度到严重的智力残疾。产前超声检查发现胎儿过度生长、羊水过多及伴有其他系统或器官畸形,应考虑SGBS的鉴别,并应进行进一步的基因检测,如CNV和全外显子组测序(whole exome sequencing, WES),检查母亲是否具有轻度SGBS表型并进行基因验证,有助

于SGBS的诊断及提供遗传咨询

（2）Perlman综合征是一种极其罕见的遗传性疾病，由于位于染色体2q37.1上的*DIS3L2*基因发生隐性突变。珀尔曼综合征的特征是出生前后过度生长，明显的面部特征，内部器官异常增大，肾脏中存在休眠的肾母细胞瘤胚胎组织碎片，易发生肾母细胞瘤。产前超声表现常见的有羊水过多、巨大儿、内脏肿大、肾肿大和胎儿腹水。因*DIS3L2*也可导致IGF2的过度表达，与组织过度生长和肾母细胞瘤发展密切相关，基因检测对Perlman综合征与BWS的鉴别诊断至关重要。

（3）Sotos综合征是一种罕见的常染色体显性遗传性疾病，由于位于染色体5q35.3上的*NSD1*基因的散发性突变引起，特征是出生前后过度生长。新生儿通常表现为晚期骨骼生长，异常大的手和/或脚，以及典型的面部特征。特征性的面部异常可能包括：大头畸形，头部拉长，异常突出的前额，间隔较大的眼，向下倾斜的睑裂，高度拱形的上颚，下颌突出和/或尖下巴。受影响的婴儿和患者也可能表现出发育异常，包括延迟发育，肌肉和心理活动协调的延迟，以及语言技能的延迟。产前超声表现可有轻度脑室扩大、头围或身长增大、胎儿颈项透明层增厚、羊水过多等，妊娠晚期可能发现胎儿脑或颅骨的异常，伴或不伴过度生长。产前超声检查表现不具有特异性，胎儿MRI检查和追访父母的Sotos综合征表型证据及对其他表型阳性家系成员的遗传学检查可协助诊断该病。

（4）Costello综合征由*HRAS*基因中的新发杂合突变引起的一种罕见疾病，呈常染色体显性遗传。产前超声表现为胎儿颈项透明层增厚、羊水过多、巨大儿、巨头畸形、手腕尺侧偏斜、长骨缩短及胎儿心动过速等。Costello综合征胎儿常表现为巨头和体质量增加，而长度参数在正常范围内，这可能与胎儿皮下水肿有关。产前超声检查显示胎儿颈项透明层增厚、巨大儿和一些特征性异常如叠指、长骨缩短、心肌病等应考虑Costello综合征。通过WES或全基因组测序（whole genome sequencing, WGS）可识别出多数导致Costello综合征的突变。

（5）Weaver综合征，也被称为Weaver-Smith综合征，是一种极其罕见的常染色体显性遗传病，是由位于染色体7q36上的*EZH2*基因突变引起的。Weaver综合征的特征是加速生长。患者的面部特征包括：高宽的前额，典型的圆脸，宽间隔的眼睛，和异常小的下巴。患者经常有肌张力增加和关节问题。超声筛查（妊娠20-24周）也可以发现胎儿发育不良和部分大的结构畸形，但非确诊手段。明确诊断需绒毛膜取样（妊娠11-14周）以及羊膜穿刺术（妊娠15周后）做Weaver综合征致病基因检测

九、治疗策略

（1）巨舌症：巨舌症患者发生阻塞性睡眠呼吸暂停、进食困难、语言困难和潜在的颌骨发育问题的风险增加。巨舌症患者需要多学科团队的支持，如果需要，除了咨询整形外科医生和肺科医生外，他们还应该进行喂养评估和睡眠研究。由巨舌症引起的喂养困难可能需要喂养专家或营养师的支持。治疗可能包括使用特殊的乳头或临时插入鼻胃管；言语困难可能需要言语治疗的支持；呼吸科医生可以评估巨舌症影响病人呼吸和睡眠的程度；多导睡眠描记术可用于评估阻塞性睡眠呼吸暂停、气道阻塞、气道阻力、严重血饱和度下降、睡眠呼吸障碍和打鼾；持续气道正压（CPAP）是一种支持阻塞性睡眠呼吸暂停的方法。一些患者可能会接受减舌手术，目的是改善呼吸、喂养和由于巨舌引起的颌或牙齿畸形。2~3岁前接受手术效果更佳，通常在1岁后行以前楔形切除术为主的舌减容手术，必要时可联合行扁桃体腺样体切除术、舌系带切除术等以达到更好的手术效果。术中需注意保护舌神经及血管，术后需关注出血感染、伤口裂开、舌头水肿堵塞气道、舌组织再生及舌体不对称等并发症。长期随访显示，大多数患儿预后良好，进食困难、外观及语言能力得到改善，口水减少，味觉不受损，巨舌症患者应由多学科团队密切随访。

（2）腹壁缺损：脐膨出患儿出生后应仔细评估心肺状况，必要时行气管插管，留置胃肠减压管，纱布覆盖保护包膜完整性，建立静脉通路防止体液流失而低血容量性休克，可预防性使用抗生素。需注意的是，无论脐膨出大小均有包膜破裂的风险。小型脐膨出可行一期修补术，切除囊膜，结扎脐血管，将膨出内容物回纳后分层缝合腹壁缺损。对于脏器还纳困难可能造成患儿呼吸与循环障碍，手术以减张为目的，行皮肤覆盖缝合或借助生物敷料形成腹壁疝，二期行腹壁疝修补术。巨型脐膨出患儿可借助Silo袋，将袋顶悬挂于暖床，利用重力使脏器逐步回纳腹腔，再分期缝合腹腔。脐疝腹壁缺损程度小，无症状者建议4岁至成年前完

善修补术。

（3）过度生长和偏侧增生：BWS过度生长在儿童期后期逐渐减缓，目前尚无BWS过度生长干预治疗的研究数据。偏侧增生以肌肉体积不对称增加及骨骼不对称为主，上肢不对称过度生长通常不需要干预，双下肢长度差异<2cm可穿增高鞋垫，>2cm可采取骨能固定术，避免继发性脊柱侧弯和反复背部疼痛。

（4）新生儿低血糖 BWS低血糖多为暂时性低血糖，立刻予10%葡萄糖溶液2ml/kg静脉推注，静脉通路建立后以6~8mg/kg/min维持血糖水平>3.9mmol/L，一般生后3d可至正常水平（3.5~5.5mmol/L）。低血糖发病越早、水平越低、持续时间越长，越易造成中枢神经系统的永久性损害。超过一周的持续性低血糖，可口服氯甲苯噻嗪（5~15mg/kg/d，2次/d）、皮下注射奥曲肽（2~20mg/kg/d，每6~8h/次）、持续静脉滴注胰高血糖素（1mg/d）等药物支持治疗，必要时可行胰腺次全切除术，切除范围根据PET/CT及术中活检结果决定。术后胰岛素依赖型糖尿病发病率会随着随访时间的延长长期而增加。新型药物如西罗莫司、胰高血糖素样肽-1受体（GLP1R）拮抗剂正逐步应用于新生儿低血糖的治疗。

（5）肿瘤的筛查和防治：婴儿和BWS患者应定期进行腹部和肾脏超声检查，并建议测量血清甲胎蛋白水平，以便能够早期发现和治疗某些可能与BWS相关的恶性肿瘤（如肾母细胞瘤、肝母细胞瘤）。如果一个肿瘤的发展与BWS相关联，适当的治疗措施取决于特定肿瘤的表现、疾病的分期和/或程度以及/或其他因素的不同。治疗方法可能包括手术（例如，肾母细胞瘤时保留肾单位的肾切除术）、使用某些抗癌药物、放疗和/或其他措施。

（6）其他：动脉导管未闭、卵圆孔未闭、房间隔缺损或室间隔缺损等小缺损可心动超声随访待其自行愈合，合并严重先天性心脏病者需手术矫正，建议行3~5次/年超声心动图随访。对于良性泌尿系统疾病需关注尿钙水平，腹部超声关注肾肥大、肾积水、肾结石及肾囊肿可能，严重膀胱输尿管反流可引起反复尿路感染和肾功能损伤，同样建议行3~5次/年泌尿系统超声随访及肾功能检查，必要时手术治疗。

十、疗效及转归

随着年龄的增长，BWS的许多临床特征变得不明显，很多成年患者外观和生长与正常成年人相同。在BWS妊娠中，孕妇发生妊娠期糖尿病、妊娠期高血压、阴道流血的风险增加、先兆子痫发病往往更早更严重，严重者甚至进展为HELLP综合征。BWS胎儿早产发生率升高，巨大儿经阴道分娩可能会发生难产、新生儿窒息、臂丛神经损伤甚至新生儿死亡。

参考文献

[1]Neri G, Boccuto L, Stevenson RE, et al. Overgrowth Syndromes:A Clinical Guide[J]. Oxford University Press, New York, NY, 2019:39-63.

[2]Vanderver A, Pearl PL, et al. Beckwith-Wiedemann Syndrome[J]. NORD Guide to Rare Disorders, Lippincott Williams&Wilkins, Philadelphia, PA, 2003:518.

[3]Brioude F, Kalish JM, Mussa A, et al. Expert consensus document:Clinical and molecular diagnosis, screening and management of Beckwith-Wiedemann syndrome:an international consensus statement[J]. Nature Reviews Endocrinology, 2018, 14(4):229-249.

[4]邹恂，李小梅. Beckwith-Wiedemann综合征三例报告[J]. 新生儿科杂志, 1986, 1(1):11, 31.

[5]Thomas Eggermann, Eamonn R Maher, Christian P Kratz, et al. Molecular Basis of Beckwith-Wiedemann Syndrome Spectrum with Associated Tumors and Consequences for Clinical Practice[J]. Cancers(Basel), 2022, 14(13).

[6]Laura Pignata, Francesco Cecere, Ankit Verma, et al. Novel genetic variants of KHDC3L and other members of the subcortical maternal complex associated with Beckwith-Wiedemann syndrome or Pseudohypoparathyroidism 1B and multi-locus imprinting disturbances[J]. Clin Epigenetics, 2022, 14(1):71.

[7]Natali S Sobel, Emily M Traxler, Kelly A Duffy, et al. Molecular networks of hepatoblastoma predisposition and oncogenesis in Beckwith-Wiedemann syndrome[J]. Hepatol Commun, 2022, 6(8):2132-2146.

[8]Niccolò Butti, Annalisa Castagna, Rosario Montirosso, et al. Psychosocial Difficulties in Preschool-Age Children with Beckwith-Wiedemann Syndrome:An Exploratory Study[J]. Children(Basel), 2022, 9(4).

[9]Pierpaola Tannorella, Luciano Calzari, Cecilia Daolio, et al. Germline variants in genes of the subcortical maternal complex and Multilocus Imprinting Disturbance are associated with miscarriage/infertility or Beckwith-Wiedemann progeny[J]. Clin Epigenetics, 2022, 14(1):43.

[10]Luis Sequera-Ramos, et al. Is difficult airway a frequent finding in children with Beckwith-Wiedemann Syndrome?[J]. Pediatr Dent, 2022, 44(1):16.

[11]Traisrisilp K, Chankhunaphas W, Sirilert S, et al. New genetic and clinical evidence associated with fetal Beckwith-Wiedemann syndrome[J].

Prenat Diagn, 2021, 41(7):823-827.

[12]Jatavan P, Tongsong T, Traisrisilp K, et al. Beckwith-Wiedemann syndrome associated with abnormal quad test, placental mesenchymal dysplasia and HELLP syndrome[J]. BMJ Case Rep, 2021, 14(6):e243415.

[13]Carli D, Bertola C, Cardaropoli S, et al. Prenatal features in Beckwith-Wiedemann syndrome and indications for prenatal testing[J]. J Med Genet, 2021, 58(12):842-849.

[14]de Vasconcelos Gaspar A, Branco M, Galhano E, et al. Ultra-sound and molecular prenatal diagnosis of Beckwith-Wiedemann syndrome:two case reports[J]. Radiol Case Rep, 2022, 17(12):4914-4919.

[15]Conner P, Vejde JH, Burgos CM. Accuracy and impact of prenatal diagnosis in infants with omphalocele[J]. Pediatr Surg Int, 2018, 34(6):629-633.

[16]Prada CE, Zarate YA, Hopkin RJ. Genetic causes of macroglossia:diagnostic approach[J]. Pediatrics, 2012, 129(2):E431-E437.

[17]Nayeri UA, West AB, Grossetta NH, et al. Systematic review of sonographic findings of placental mesenchymal dysplasia and subsequent pregnancy outcome[J]. Ultrasound Obstet Gynecol, 2013, 41(4):366-374.

[18]Baker SW, Ryan E, Kalish JM, et al. Prenatal molecular testing and diagnosis of Beckwith-Wiedemann syndrome[J]. Prenat Diagn, 2021, 41(7):817-822.

[19]Shieh HF, Estroff JA, Barnewolt CE, et al. Prenatal imaging throughout gestation in Beckwith-Wiedemann syndrome[J]. Prenat Diagn, 2019, 39(9):792-795.

[20]Schøler NM, Mogra R, Pinner J, et al. Fetal Costello syndrome:description of phenotype of HRAS exon 1 mutations[J]. Ultrasound Obstet Gynecol, 2020, 55(2):274-275.

[21]Kalish JM, Boodhansingh KE, Bhatti TR, et al. Congenital hyperinsulinism in children with paternal 11p uniparental isodisomy and Beckwith-Wiedemann syndrome[J]. J Med Genet, 2016, 53(1):53-61.

[22]Adzick NS, De Leon DD, States LJ, et al. Surgical treatment of congenital hyperinsulinism:results from 500 pancreatectomies in neonates and children[J]. J Pediatr Surg, 2019, 54(1):27-32.

于万有（撰写） 李谦（审校）

第九节 BNAR综合征
Section 9　BNAR syndrome

关键词：鼻裂；肛门异常；肾发育不良

Keywords：Cleft Nose；Anorectal Malformation；Renal Hypodysplasia

一、概述

BNAR综合征又称为（Bifid Nose and Anorectal and Renal anomalies syndrome, BNAR syndrome）是一种非常罕见的常染色体隐性遗传综合征，由FREM1发生了纯合子移码和错义突变引起，其特征是鼻裂伴或不伴肛门缺陷和肾发育不良。

二、定义

BNAR综合征是一种FREM1变异引起的先天性异常综合征，其特征是鼻裂（鼻尖呈球根状），伴有或不伴有肛门缺陷（即肛门开口前移位、直肠狭窄或闭锁）和肾发育不良（单侧或双侧肾发育不全）。

三、流行病学

BNAR综合征患病率<0.001‰，发病年龄为产前或新生儿，Al-Gazali等在2002年和Alazami等在2009年报告了来自埃及、阿富汗和巴基斯坦血统的三个家庭的9个患者，Elise等于2020年报告了土耳其的一个家族中描述了2个患者，父母均为近亲结婚，无性别差异。本病目前在我国尚无报告。

四、病因及发病机制

BNAR综合征患者染色体9p22.2-p23上的共享纯合性区域，编码基底膜细胞外基质成分的FREM1发生了纯合子移码和错义突变。FREM1编码fras1相关的细胞外基质蛋白1，该蛋白是一种2179个氨基酸的蛋白质，包含一个C型凝集素域，一个Calx-β域和十二个CSPG重复序列，是位于致密层上皮基底膜中的蛋白质复合物的一部分,在哺乳动物胚胎发育过程中维持上皮-间充质的凝聚力。*FREM1*也在人类颅面和肾脏发育中发挥作用。*FREM1*致病变异都位于CSPG域之间,已发现的变异见图9-2-4,功能缺失的*FREM1*突变可能会破坏该复合物的蛋白质之间的相互作用。

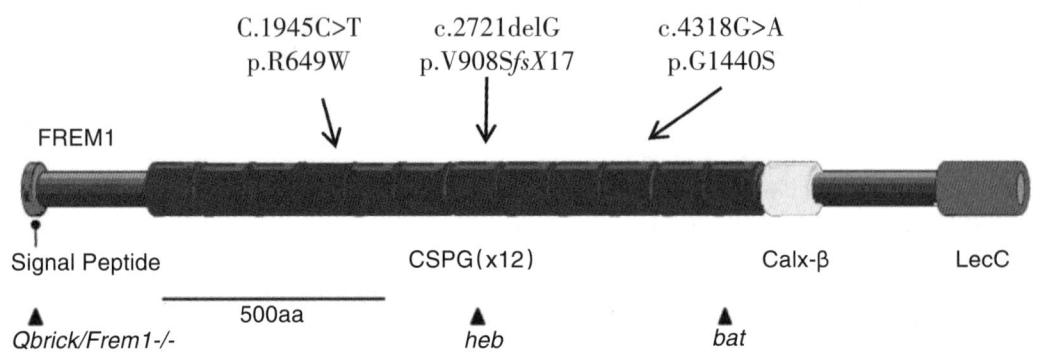

图9-2-4 FREM1结构及变异

五、临床表现

BNAR综合征患者常表现为鼻裂(鼻尖呈球根状),伴有或不伴有肛门缺陷(即肛门开口前移位、直肠狭窄或闭锁)和肾发育不良(多为单侧,仅1例为双侧肾发育不全)。其他表现可能与该病无关。与下表总结了11例诊断为BNAR综合征的患者的临床表现。

表9-2-2 BNAR综合征临床表现

	埃及 n=4	阿富汗 n=3	巴基斯坦 n=2	土耳其 n=2	合计 n=11
鼻裂	4/4	3/3	2/2	2/2	11/11
肾发育不良	4/4	1/3	1/2	1/2	7/11
肛门直肠畸形	3/4	0/3	0/2	0/2	3/11
其他	第五趾畸形系带短厚人中短			先天性心脏学习障碍性早熟	

六、辅助检查

(1)超声检查:包括产前和产后超声检查,可以发现先天性肾脏、心脏等发育畸形。

(2)基因检查:可以采用基于微阵列的比较基因组杂交(SurePrint G3人类CGH芯片)和聚合酶链反应(PCR)检测*FREM1*的双等位致病变异。

七、诊断

对于具有鼻裂,伴有或不伴有肛门缺陷和肾发育不良的个体应怀疑为*FREM1*常染色体隐性遗传病,特别是父母为近亲结婚的子女,在分子基因检测鉴定*FREM1*的双等位致病变异。

*FREM1*常染色体隐性遗传病的诊断是通过在分子基因检测中鉴定*FREM1*的双等位致病变异而确定的,基于微阵列的比较基因组杂交(SurePrint G3人类CGH芯片)和聚合酶链反应(PCR)均可用于检测。

八、鉴别诊断

(1)先天性鼻裂:是一种先天性的颅面裂畸形,临床少见。主要表现是鼻尖形成分叉或者完全的分开、鼻梁的塌陷、两鼻孔的间距变宽,常合并唇裂,不伴有肾发育异常。

(2)鞍鼻:俗称塌鼻梁,是指鼻梁比正常高度低、鼻背呈不同程度的凹陷,但鼻上翘呈马鞍状,多由外伤、感染引起,也见于先天性发育畸形。

九、治疗策略

BNAR综合征的治疗主要包括手术干预和个人的特殊需要进行治疗。

1.鼻裂

可由耳鼻喉科医生、整形外科医生进行鼻部整形手术。

2.肛门缺陷

直肠狭窄可对肛门进行连续扩张。肛门闭锁可行外科手术治疗。

3.肾发育不良

支持性治疗,保持肾功能和电解质平衡,如有需要,可进行手术矫正。有肾功能衰竭的患者可进行透析和肾脏移植。

十、疗效及转归

先天发育畸形可通过手术矫正,肾功能衰竭者需透析或肾移植治疗。

参考文献

[1]Al-Gazali LI, Bakir M, Hamud OA, et al. An autosomal recessive syndrome of nasal anomalies associated with renal and anorectal malformations [J]. Clin Dysmorphol, 2002, 11:33-38.

[2]Alazami AM, Shaheen R, Alzahrani F, et al. FREM1 Mutations Cause Bifid Nose, Renal Agenesis, and Anorectal Malformations Syndrome[J]. The American Journal of Human Genetics, 2014, 85(3):414-418.

[3]Anne M Slavotinek, Sergio E Baranzini, Denny Schanze, et al. Manitoba-oculo-tricho-anal(MOTA)syndrome is caused by mutations in FREM1 [J]. J Med Genet, 2011, 48(6):375-382.

[4]Tyler F Beck, Danielle Veenma, Oleg A Shchelochkov, et al. Deficiency of FRAS1-related extracellular matrix 1(FREM1)causes congenital diaphragmatic hernia in humans and mice[J]. Hum Mol Genet, 2013, 22(5):1026-1038.

[5]Ared Nathanson, Daniel T Swarr, Amihood Singer, et al. Novel FREM1 mutations expand the phenotypic spectrum associated with Manitoba-oculo-tricho-anal(MOTA)syndrome and bifid nose renal agenesis anorectal malformations(BNAR)syndrome[J]. Am J Med Genet A, 2013, 161A(3):473-478.

[6]Elise Brischoux-Boucher, Eric Dahlen, Céline Gronier, et al. Bifid nose as the sole manifestation of BNAR syndrome, a FREM1-related condition [J]. Clin Genet, 2020, 98(5):515-516.

于万有(撰写) 李谦(审校)

第十节 鳃耳肾综合征
Section 10 Branchio-oto-renal syndrome, BORS

关键词:BORS;听力障碍;耳前瘘管;鳃裂异常;肾脏畸形

Keywords:BORS;Deafness;Preauricular Sinus;Branchial Cleft Anomaly;Renal Anomaly

一、概述

鳃耳肾综合征(branchio-oto-renal syndrome, BORS)是一种不常见的常染色体显性遗传性疾病,早在十九世纪就有鳃弓发育异常及听力损失同时出现的报道,直到1975年Melnick等描述了一个家系6个孩子中3个孩子和其父亲都有混合性听力损失、杯形耳郭、耳前瘘管、鳃裂瘘以及双侧肾脏集合系统发育异常,并首次提出BORS这个概念,大约90%的患者因父母遗传而患病,无肾脏畸形称之为鳃耳综合征(branchiootic syndrome, BOS),鳃耳综合征/BORS又统称为鳃-耳-肾谱系疾病(branchio-oto-renal spectrum disorder, BORSD),是相同遗传背景引起的表现程度不同的病症。

二、定义

BORS是一种少见的常染色体显性遗传性疾病,主要临床表现有鳃裂发育异常(鳃裂瘘管和鳃裂囊肿)、耳前瘘管、听力下降(传导性、感音神经性及混合性)以及肾脏畸形(肾脏发育不良或未发育,肾盂肾盏畸形)等。

三、流行病学

自1975年以来陆续有学者报告了该病,但多为个案报告,各种族均可发病,无明显性别差异,在我国也有散发报告。在世界范围内,一般人群中BORS的患病率尚不清楚,然而在儿科人群中估计发病率约为1/40,000,在重度听力障碍的儿童中由BORS引起者占2%。

四、病因及发病机制

BORS属于常染色体显性(autosomal dominant, AD)遗传病,大约90%的患者因父母遗传而患病,已知的三个致病基因分别为眼缺乏同源物1(eyes absent homolog 1, EYA1)、SIX同源框1(SIX homeobox 1, SIX1)和SIX同源框5(SIX homeobox 5, SIX5),另外,Spalt样转录因子1(Spalt like transcription factor 1, SALL1;16q12.1)、SHANK相关RH结构域作用物(SHANK associated RH domain interactor, SHARPIN;8q24.3)基因、成纤维细胞生长因子3(fibroblast growth factor 3, FGF3;11q13.3)、同源框A基因簇(homeobox A cluster, HOXA Cluster;7p15.2)和胺素肌动蛋白结合蛋白(anillin actin binding protein, ANLN;7p14.2)等基因突变推测可导致BORS,但尚需进一步研究验证。

1.EYA1基因

*EYA1*基因定位于染色体8q13.3,与多种人类疾病有关,包括BOS、BORS、先天性白内障和眼前段异常等。*EYA1*基因的蛋白产物与内耳、肾脏和鳃弓的正常发育密切相关,蛋白功能的多个方面(如磷酸酶活性、EYA1-SIX与Dach-Ga亚基的相互作用)若单独或同时受影响,均可导致BORS。迄今为止,已报道与鳃-耳-肾谱系疾病相关的*EYA1*基因致病突变高达252个,目前已经报道169种不同的杂合致病突变体,包括移码突变、终止突变、剪接突变和错义突变,最常见的为移码突变及无义突变,其中无义突变约占11%,单倍体剂量不足被认为是*EYA1*基因无义突变潜在致病机制。突变主要集中在*EYA1*的C端(271残基,外显子9~16)的ED区。随着基因检测技术的不断进步,越来越多的*EYA1*新突变被发现,如c.418G>A、c.1627C>T、c.525delT、c.979T>C等。

目前,*EYA1*基因异常被认为是BORS最常见的病因,约40%的BORS患者携带此基因突变。尽管越来越多的致病突变被发现,但其致病机制仍未研究透彻。携带有*EYA1*基因突变的患者最常见表型是中重度耳聋、肾脏发育不全,*EYA1*基因突变可能与肾脏畸形严重程度密切相关。

2.SIX1基因

在脊椎动物中,SIX基因家族分为3个亚群:SIX1/SIX 2(So),SIX3/SIX 6(Optix)和SIX 4/SIX 5(Dsix4)。其中研究最广泛的是*SIX1*,*SIX1*又名常染色体显性遗传性耳聋23基因(autosomal dominant deafness 23, DFNA23),定位于染色体14q23.1,含2个外显子,编码284个氨基酸的SIX同源框-1蛋白,属于SIX家族,涉及许多组织和器官,如肌肉、肾、听觉系统、感觉器官、颅面结构等,SIX蛋白质是一种引发EYA蛋白质核异位的转录因子,SIX蛋白质不但可以导致*EYA1*核易位,还可以维持*EYA1*稳定。EYA1通过结合SIX蛋白,可抑制蛋白酶体介导的泛素化降解过程,*SIX1*的突变影响Eya1-Six1相互作用,或影响SIX1结合DNA的能力,都在蛋白结合的SIX结构域(SD)。SIX1主要通过单螺旋与EYA相互作用,并且该螺旋中单个氨基酸的突变足以破坏该相互作用。目前报告的9个BORS相关SIX1基因突变有Y129C、delE133、R110W、W122R、c.50T>A、c.218A>C、c.317T>G、c.329G>A和c.334C>T。

3.SIX5基因

*SIX5*基因定位于染色体19q13.32,含3个外显子,编码739个氨基酸的SIX5同源框蛋白,属于SIX家族,调控器官发生、视网膜形成,作为转录因子与DNA结合,*SIX5*突变影响SIX5蛋白以及SIX5-EYA1蛋白复合体的转录激活作用。2007年发现了4个无义突变:A158T、A296T、G365R和T552M,并认为*SIX5*突变与*SIX1*突变的致病机制类似,但此后在其他BORSD患者中都未能再次发现*SIX5*的致病突变。

近年来,尽管BORS的遗传学研究取得了较大进展,但由于其高度遗传异质性,仍有许多BORS家系与已报道的相关位点不连锁,提示BORS致病基因谱还远未完善,其致病机制也有待深入研究。因此目前的主要研究任务就是找到并认定BORS致病基因及其突变位点和突变类型,丰富和完善BORS致病基因库,并探讨其分子生物学致病机制,为临床精准诊断、精准治疗和防范以及遗传咨询工作的开展奠定分子病因学基础。

五、临床表现

BORS的典型临床表现包括耳聋、耳前瘘管、鳃裂异常、肾脏畸形,其中,耳聋是BORS最常见的表型。

1.听力障碍

约90%的患者有耳聋,耳聋的性质可分为传导性(33%)、感音神经性(29%)和混合性(52%),耳聋的严重程度可分为轻度(27%)、中度(22%)、重度(33%)和极重度(16%)。约70%患者的耳聋不会进展,30%的渐进性耳聋患者常有前庭导水管扩大。*EYA1*突变更易导致中重度混合性耳聋,*SIX1*突变更易导致重度感音神经性耳聋。两种基因突变导致耳结构畸形的概率相似,*EYA1*突变更易致严重的外耳畸形。

2. 耳形态异常

包括内、中、外耳结构异常。耳郭畸形包括垂耳、杯状耳、招风耳、低位耳等。BOR中小耳畸形的发生率为30%~60%,BOS中为80%~90%。70%~80%的BOR患者有耳前瘘管。此外,还可有外耳道狭窄、外耳道闭锁及副耳。中耳畸形包括听骨链畸形、错位、脱位或固定及中耳腔缩小等,罕见表现包括中耳胆脂瘤、中耳唾液腺迷芽瘤及累及中耳的鳃裂瘘管。内耳畸形包括耳蜗发育不全、耳蜗增大、前庭导水管扩大、外半规管发育不全、内听道扩大等。*EYA1*突变和*SIX1*突变导致耳结构畸形的概率相似,*EYA1*突变更易致严重的外耳畸形。

3. 鳃裂畸形

约60%的患者有鳃裂畸形,包括鳃裂瘘管、窦道或囊肿,均来源于胚胎时期鳃器发育的异常。鳃裂瘘管可单侧或双侧发生,有内、外两个开口。针尖大小的外口常位于颈部胸锁乳突肌前缘。根据内口位置可分为第二、四鳃裂瘘管,最常见的是内口位于扁桃体窝的第二鳃裂。

4. 肾脏异常

表现为肾发育不全(包括肾单位数目减少、肾脏体积小、肾组织紊乱)及肾缺如,也包括集合系统畸形及交叉性肾异位等。严重的肾异常,如单侧肾缺如伴有对侧肾发育不全或双侧肾发育不全,可在出生后20年内导致慢性肾功能衰竭,并进展为终末期肾病。肾脏异常发生率的研究报告相差较多,13%~67%,与部分研究未进行彩超或肾盂造影有关,有研究通过彩超和肾盂造影检测显示约67%的受检者表现出肾脏畸形,其中肾脏缺如占29%,发育不全和发育不良分别占19%和14%;肾盂输尿管连接部梗阻占10%;肾盏憩室或囊肿占10%;肾盏、肾盂扩张,肾盂积水和膀胱输尿管反流各占5%。

5 其他异常

包括泪道异常(泪小管发育不全、泪道狭窄、泪道附近瘘口)、半侧颜面短小、短腭或腭裂、下颌后缩、甲状腺功能正常的甲状腺肿、面神经麻痹、鳄鱼泪征;部分患者有精神、运动发育迟缓;短颈及短指等骨骼畸形、阻塞性睡眠呼吸暂停、二尖瓣脱垂等都极为罕见;尚有报告可能出现癫痫、胃食管反流、尿道下裂及生长激素缺乏等。

六、辅助检查

听力学检测:听力检测主要能检查受试者的实际听功能水平,是判断受试者听力水平的主观或客观数据,听力学检查方法包括主观听力学检查和客观听力学检查。主观听力学检查主要包括纯音听阈、言语测听及阈上功能检测等,纯音听阈可用于判断听力损失的性质,是传导性聋,感音性聋或者混合型聋;客观听力学检查主要包括声导抗测听、耳声发射、听性脑干反应和多频稳态等。

泌尿系统超声、静脉肾盂造影及肾功能测定:以排除肾脏是否存在异常,可以表现为肾发育不全(包括肾单位数目减少、肾脏体积小、肾组织紊乱)及肾缺如,集合系统畸形及交叉性肾异位等,并了解肾功能状况。

颞骨高分辨率CT特征包括:耳蜗不旋转、耳蜗顶转发育不全、面神经向耳蜗内侧偏移、漏斗状内听道、咽鼓管扩张。此外,患者的乳突高度、乳突皮质气化程度、面隐窝、水平半规管、砧骨短突也存在轻度异常。

七、诊断

BOR综合征的诊断有临床诊断及基因诊断两种方法,有家族史的夫妇可对胎儿进行产前基因诊断。

1. 临床诊断

由于广泛的表型和家系之间以及家系内部的表型变异,2004年Chang等提出的标准沿用至今,该标准将BOR综合征的临床表现分主要标准和次要标准,患者满足如下条件之一可诊断为该病:①至少符合3条主要标准;②符合2条主要标准及2条次要标准;③符合1条主要标准且有至少1个一级亲属中有BORS患者。如累及肾脏则为BOR,未累及则为BOS。诊断标准见表9-2-3。

表 9-2-3 鳃耳肾谱系疾病的诊断标准

主要标准	次要标准
(1)鳃裂畸形	(1)外耳畸形
(2)耳聋	(2)中耳畸形
(3)耳前瘘管	(3)内耳畸形
(4)肾脏畸形	(4)副耳
	(5)其他:面部不对称、上颚畸形等

2.基因诊断

临床上怀疑BOR综合征,特别是如果有其他受影响的家庭成员,通过基因检测,可以在大约一半的患者中验证诊断,但并不是所有的BOR综合征患者都能检测到基因突变,仍有约50%的BOR综合征患者未发现 *EYA1*、*SIX1* 和 *SIX5* 的致病性变异,可能是因为这些患者存在位于这些基因的未发现区域或新基因中的变异。对于单纯依据临床表现难以确诊的可疑BORS患者,常见致病基因突变检测可作为临床诊断有益的补充,同时为产前诊断以及BORS患儿早期植入人工耳蜗提供可靠的依据。*EYA1* 基因突变分析应当作为东亚人口BORS/BOS诊断中不可分割的一部分。

3.产前诊断

有家族史的夫妇确定致病突变后,可对胎儿进行产前基因诊断。目前广泛应用的是侵入性绒毛取样、羊膜腔穿刺和脐带穿刺取材法。产前超声可发现孕妇妊娠期羊水过少、胚胎泌尿系统发育异常及耳畸形。BORSD不威胁生命,产前诊断需要征得父母的知情同意。

八、鉴别诊断

(1)鳃-眼-面综合征(BOFS):由 *TFAP2A* 变异引起,以单侧或双侧的颈部鳃裂皮肤缺损、眼部畸形、独特面容为特征性表现,并常有肾脏、耳部、皮肤、神经和免疫系统的异常。

(2)甲状旁腺功能减退症-感音神经性耳聋-肾脏疾病(HDR)综合征:是由于 *GATA3* 变异型,其特征在于大多数患者存在甲状旁腺功能减退症。

(3)Alport综合征 Alport综合征又称眼-耳-肾综合征,为遗传性肾炎中最常见一种,主要遗传方式是x-连锁显性遗传,与性别有关,多在10岁前发病,血尿(变形红细胞血尿)为突出和首发表现,肾功能呈慢性进行性损害。常伴高频性神经性耳聋。肾脏病理及基因检测有助于诊断。

(4)耳-面-颈综合征(Oto-facio-cervical syndrome, OFC syndrome):是一种罕见常染色体隐性遗传疾病,由 NFIA 基因的突变引起的,主要特征为面部异常,杯状低耳,耳前瘘,听力丧失,腮缺损,骨骼异常,包括椎体缺损,低位锁骨,肩胛骨,肩部倾斜,轻度智力残疾。

(5)肛门-耳-肢体畸形综合征(Townes-Brocks综合征):是一种罕见的遗传性疾病,属常染色体显性遗传病,致病基因定位于16q12.1,典型表现为肛门闭锁、耳发育不良(常伴有感音神经性和/或传导性听力障碍)、拇指畸形三联症。患者还可出现肾脏和心脏受累的其他体征。

(6)CHARGE综合征:CHARGE综合征是一种罕见的常染色体显性遗疾病,主要致病基因为 *CHD 7*,位于8q12。包括眼缺陷、心脏疾病、后鼻道闭锁、生长发育迟缓、性腺发育不全及耳部畸形。

九、治疗策略

目前BORS的治疗主要为对症处理。

1.听力下降

听力下降是BOS/BORS患者最主要的临床表现,应避免使用耳毒性药物,以改善听力和更好地利用剩余听力。对中耳听骨链异常的BOS/BORS患者,可尝试进行中耳探查性切开术和听小骨重建来恢复听力,但传统中耳重建技术在听力恢复方面存在一定的局限性,未来活性中耳植入术可能成为BOS/BORS患者更好的选择;对于具有复杂外耳、中耳和内耳异常的BOS患者,骨传导听力植入是一个很好的治疗选择,为了提高手术效果,术后可进行个体化听觉康复。目前,对于感音神经性聋的BOS/BORS患者尚无根治办法,可佩戴助听器作为辅助治疗手段,对于不能从助听器获得良好听力辅助的BOS/BORS患者,人工耳蜗植入术有望作为替代手段,使得听力损害进展末期的患者能获得良好的听力预后。

基因治疗是较有前景的治疗方法之一,近几年来有多项研究通过向耳蜗内导入相应的野生型基因,逆转了包括 *TMC*、*KCNQl* 在内的基因敲除小鼠动物模型的听力表型,成功地保留了部分听力,这一系列研究提示,基因治疗有望成为从根本上治疗遗传性耳聋的有效方法。但是耳聋基因治疗要实现临床转化还存在许多阻碍,主要是缺乏理想的基因载体。与病毒载体相比,非病毒载体具有高安全性,可作为耳聋基因治疗的理想载体,然而其转染效率较低且缺乏靶向性,最新研究发现,通过对纳米粒子表面修饰后的多功能复合基因载体,如PHEA-g-C18-Arg8纳米粒子,能通过鼓室内途径成功导入内耳,这或许将是人类基因治疗载体发展的新方向。

干细胞治疗耳聋是近些年耳科的研究热点之一,有研究发现,notch信号在毛细胞的分化过程中起关键作用。当notch信号被抑制时,新的毛细胞可以被诱导生成,噪声刺激引起的听力损伤可以被部分恢复。因此在耳蜗里调控notch信号通路可能是一种让毛细胞再生的有效方法,这也给遗传性耳聋的治疗提供了新思路。

2.耳前瘘管和鳃裂瘘

对于未感染的耳前瘘管和鳃裂瘘可暂不处理,一旦感染需要抗生素抗感染治疗,如反复感染可考虑行手术切除,在没有禁忌证的情况下,鳃裂囊肿及腭裂亦可手术治疗。目前通常采用内窥镜辅助的解剖技术和经口机器人辅助手术治疗鳃裂异常,该方法具有微创性,并且可使病变的咽部组织具有良好的可视化。在瘘管或囊肿切除术前医生需在充分了解病变部位的解剖和胚胎学特征的基础上完善术前诊断、计划手术入路,以避免术后并发症和复发。外耳道狭窄若无症状可不治疗,但多数患者可合并外耳道胆脂瘤,故需及时处理;

3.肾脏畸形

对于有肾脏畸形(肾脏缺如、发育不全、发育不良,肾盂输尿管连接部梗阻,肾盏憩室或囊肿,肾盏、肾盂扩张,肾盂积水,膀胱输尿管反流等)的患者,应行肾功能检查、腹部B超或肾盂造影等检查。避免使用肾毒性药物,病变较轻时可不予治疗或给予药物治疗。有手术指征者及时手术治疗,必要时行透析治疗或肾移植。

十、疗效及转归

大多数接受适当治疗的BOR综合征患者能够过上正常,积极的生活。BOR综合征患者的预后主要取决于肾脏受累的严重程度。胎儿有严重肾功能损害的妊娠可能以流产告终。在生命的后期,肾脏疾病可能进展为终末期肾脏疾病。

参考文献

[1]Parkes WJ, Cushing SL, Blaser SI, et al. Transmastoid access in branchio-oto-renal syndrome:a reappraisal of computed tomography imaging[J]. Int J Pediatr Otorhinolaryngol, 2018, 114(11):92-96.

[2]Sanchez-Valle A, Wang X, Potocki L, et al. HERV-mediated genomic rearrangement of EYA1 in an individual with branchio-oto-renal syndrome[J]. American Journal of Medical Genetics Part A, 2010, 152A(11):2854-2860.

[3]Fraser FC, Sproule JR, Halal F, et al. Frequency of the branchio-oto-renal(BOR)syndrome in children with profound hearing loss[J]. Am J Med Genet, 1980, 7(3):341-349.

[4]Chen A, Francis M, Ni L, et al. Phenotypic manifestations of branchio-oto-renal syndrome[J]. Am J Med Genet, 1995, 58(4):365-370.

[5]Smith RJ, Schwartz C. Branchio oto renal syndrome[J]. Journal of Communication Disorders, 1998, 31(5):411-420.

[6]温莹莹. EYA1基因拷贝数变异与鳃耳肾综合征的关联分析[D]. 湖北:华中科技大学, 2018.

[7]Chang EH, Menezes M, Meyer NC, et al. Branchio-oto-renal syndrome:the mutation spectrum in EYA1 and its phenotypic consequences[J]. Hum Mutat, 2004, 23(6):582-589.

[8]Klingbeil KD, Greenland CM, Arslan S, et al. Novel EYA1 variants causing Branchio-oto-renal syndrome[J]. Int J Pediatr Otorhinolaryngol, 2017, 98(7):59-63.

[9]Salinas-Torres VM, Rivera H. Branchiootorenal syndrome with skeletal defects:a novel association in a Mexican child[J]. Clin Dysmorphol, 2015, 24(1):21-23.

[10]Au PB, Chernos JE, Thomas MA, et al. Review of the recurrent 8q13. 2q13. 3 branchio-oto-renal related microdeletion, and report of an addi-

tional case with associated distal arthrogryposis[J]. Am J Med Genet A, 2016, 170(11):2984-2987.

[11]Musharraf A, Kruspe D, Tomasch J, et al. BOR-syndrome-associated Eya1 mutations lead to enhanced proteasomal degradation of Eya1 protein[J]. PLoS One, 2014, 9(1):e87407.

[12]Krug P, Moriniere V, Marlin S, et al. Mutation screening of the EYA1, SIX1, and SIX5 genes in a large cohort of patients harboring branchio-oto-renal syndrome calls into question the pathogenic role of SIX5 mutations[J]. Hum Mutat, 2011, 32(2):183-190.

[13]Engels S, Kohlhase J, McGaughran J, et al. A SALL1 mutation causes a branchio-oto-renal syndrome-like phenotype[J]. J Med Genet, 2000, 37(6):458-460.

[14]Gao X, Tao Y, Lamas V, et al. Treatment of autosomal dominant hearing loss by in vivo delivery of genome editing agents[J]. Nature, 2018, 553(7687):217-221.

[15]Mizutari K, Fujioka M, Hosoya M, et al. Notch inhibition induces cochlear hair cell regeneration and recovery of hearing after acoustic trauma[J]. Neuron, 2013, 77(1):58-69.

[16]Yoon JY, Yang KJ, Kim DE, et al. Intratympanic delivery of oligoarginine-conjugated nanoparticles as a gene(or drug)carrier to the inner ear[J]. Biomaterials, 2015, 73:243-253.

[17]Chen AH, Song J, Acke F, et al. Otological manifestations in branchiootorenal spectrum disorder:a systematic review and meta-analysis[J]. Clin Genet, 2021, 100(1):3-13.

[18]David JJ, Shanbag P. Branchio-oto-renal syndrome presenting with syndrome of hyporeninemic hypoaldosteronism[J]. Saudi J Kidney Dis Transpl, 2017, 28(5):1165-1168.

[19]Goodman FR, Bacchelli C, Brady AF, et al. Novel HOXA13 mutations and the phenotypic spectrum of hand-foot-genital syndrome[J]. Am J Hum Genet, 2000, 67(1):197-202.

[20]Deng LS, Liu YZ, Xia WJ, et al. Identification of ANLN as a new likely pathogenic gene of branchio-otic syndrome in a three-generation Chinese family[J]. Mol Genet Genomic Med, 2019, 7(2):e00525.

[21]Gbadegesin RA, Hall G, Adeyemo A, et al. Mutations in the gene that encodes the F-actin binding protein anillin cause FSGS[J]. J Am Soc Nephrol, 2014, 25(9):1991-2002.

[22]Men MC, Li W, Chen HS, et al. Identification of a novel CNV at 8q13 in a family with branchio-oto-renal syndrome and epilepsy[J]. Laryngoscope, 2020, 130(2):526-532.

[23]Dutta M, Chatterjee I. Hypospadias as a new entity to define the branchio-oto-renal spectrum disorders[J]. Ear Nose Throat J, 2019, 98(1):20-22.

[24]Muthusamy K, Hanna C, Johnson DR, et al. Growth hormone deficiency in a child with branchio-oto-renal spectrum disorder:Clinical evidence of EYA1 in pituitary development and a recommendation for pituitary function surveillance[J]. Am J Med Genet A, 2021, 185(1):261-266.

[25]杨润, 朱雅颖, 马竞, 等. 鳃-耳-肾谱系疾病的临床与遗传学进展[J]. 中国眼耳鼻喉科杂志, 2022, 22(4):427-431.

陈冬玲（撰写） 李谦（审校）

第十一节 猫眼综合征
Section 11　Cat-eye Syndrome, CES

关键词：虹膜缺损；肛门闭锁；腭裂；先天性心脏畸形；肾脏畸形

Keywords：Coloboma of the Iris；Imperforate Anus；Cleft Palate；Congenital Heart Disease；Renal Anomaly

一、概述

猫眼综合征（Cat-eye Syndrome），又称为Schmid-Fraccaro综合征，是一种罕见的常染色体显性遗传病，由22号染色体异常引起。猫眼综合征因为患者的眼睛出现虹膜缺损（iris coloboma），状似猫眼而得名，1879年Haab首次描述该病，1965年Schmid和Fraccaro确定与染色体有关。临床特征是虹膜缺损和肛门闭锁合并瘘管、眼睑裂下移、心脏和肾脏畸形。猫眼综合征有两种遗传途径，22号染色体上的重复要么以常染色体显性遗传的方式从父母传给子女，要么仅在受影响人的身上发生重复，这称为从头突变，意味着它是随机发生的。

二、定义

猫眼综合征是一种罕见常染色体显性遗传病，临床表现差异很大。大多数患者有多发性畸形，累及眼

睛(虹膜缺损)、耳朵(耳前皮肤标记/凹陷)、肛门区域(肛门闭锁)、心脏和肾脏。智力残疾通常是轻微的或接近正常的

三、流行病学

猫眼综合征是一种罕见的畸形综合征,估计发病率在1:50,000到1:150,000之间。男性和女性发病率无明显差别。

四、病因及发病机制

每个人的每个细胞中有23对染色体(总共46条),这意味通常有两条22号染色体,拥有额外或缺失的染色体可能会影响一个人的健康。在猫眼综合征中,一小段22号染色体被复制,使22号染色体的数量超过了应有的数量,大多数患者携带少量的双端标记染色体(sSMC),导致22pter-22q11的部分四体性。在三分之一的病例中,这种额外的染色体以镶嵌状态存在。其他细胞遗传学异常很少被报道,包括22号染色体部分三体性和22q11区染色体内三体性。猫眼综合征有两种遗传途径,22号染色体上的重复要么以常染色体显性遗传的方式从父母传给子女,要么仅在受影响人的身上发生重复,这称为从头突变,意味着它是随机发生的。

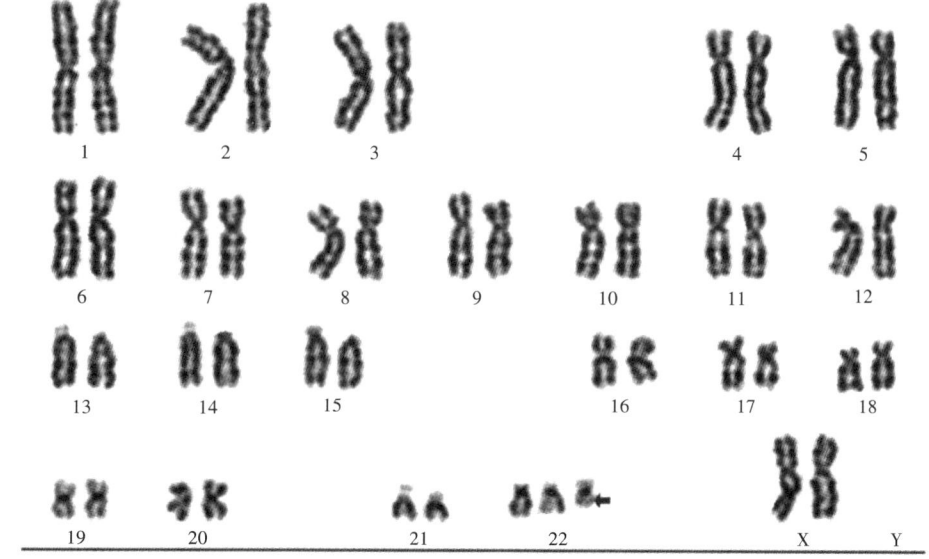

图9-2-5　显示47,XX,+idic(22)(q11.2)或47,XX,+idic(22)(pter)->q11.2:q11.2->pter)
提示猫眼综合征

五、临床表现

猫眼综合征的表现多种多样,具有高度可变的表型。在一个家庭中,可以观察到各种各样的特征,从受轻微影响的个体到具有全部畸形模式和致命结果的个体。可能发生以下主要畸形,按频率递减的顺序列出:肛门闭锁,同时女性伴随从直肠进入膀胱、阴道或外阴的瘘管,男性伴随从直肠进入膀胱、尿道或会阴的瘘管;虹膜缺损,单侧或双侧,全部或(罕见)部分脉络膜和/或视神经缺损,小眼炎(几乎总是单侧);腭裂;先天性心脏畸形,特别是完全性肺静脉回流异常(TAPVR)和法洛四联症(TOF);各种肾脏畸形,如1个或2个肾缺失、肾积水、多肾或肾发育不全;疝;耳郭缩小,多合并外耳道闭锁,常为单侧。

罕见的畸形可能影响几乎所有器官,眼睛优先受影响:无虹膜、角膜混浊、眼睑缺损、白内障和Duane(眼球后退综合征)异常;颅面畸形包括后鼻孔闭锁、脸颊皮肤标记;下丘脑生长激素缺乏症;唇腭裂;肢体畸形包括桡骨再生障碍、拇指的重复、缺少脚趾和并腿畸形。胸腹部畸形包括肋骨缺失或融合、椎体融合;Eisenmenger综合征、肺段缺损;肠道旋转不良,Meckel憩室,先天性巨结肠,胆道闭锁;脊柱裂;子宫发育不良和阴道闭锁,尿道下裂。

六、辅助检查

实验室测试检查患者血液、尿液或身体组织的样本根据是否有医疗问题的迹象,进行的实验室测试的类型将取决于患者的症状和正在考虑的疾病,影像学检查使医生能够观察患者体内的线索,以帮助诊断或

管理疾病，医生选择的影像学检查类型取决于患者的症状和被检查的身体部位。

七、诊断

虽然猫眼综合征最初的诊断标准为虹膜缺损、肛门闭锁，以及额外小标记染色体的发现，但后续报道证明虹膜缺损和肛门闭锁并非存在于所有的猫眼综合征患者中。除上述特征外，心脏畸形、肾畸形、睑裂下斜、耳前凹陷和（或）赘生物、伴外耳道闭锁或耳郭缩小有助于临床诊断。目前的遗传学诊断主要基于对额外标记染色体的发现，可通过核型分析、FISH、芯片等检查发现，该标记染色体来源于22号染色体，且包含22q11关键区域的2个拷贝。通过对产前样本进行核型鉴定和FISH分析，可以进行产前诊断。

八、鉴别诊断

鉴别诊断包括其他具有重叠表型的染色体疾病。

1.CHARGE综合征

一组以眼器官先天裂开与脑神经缺损、心缺损、后鼻孔闭锁、生长发育迟缓、生殖泌尿道异常和耳异常与听力丧失为特征的先天性疾病。为CHD7（一种依赖于腺苷三磷酸的染色质重塑蛋白）基因杂合突变引起。在泌尿生殖系统表现为男性隐睾、小阴茎、女性小阴蒂及肾、泌尿道异常。

2.VACTERL/VATER联合畸形

是一种先天性畸形的关联，其特征是至少存在以下三种情况：脊椎缺损、肛门闭锁、心脏缺损、气管食管瘘、肾异常和肢体异常。VACTERL/VATER的病因尚不清楚，有报道提示遗传因素的家族聚集性。

九、治疗策略

多学科治疗是必要的，取决于患者的特定症状。导致死亡的主要并发症是心脏衰竭、肝功能衰竭/胆道闭锁、支气管肺炎和败血症；肛门闭锁和严重心脏畸形需要手术矫正；猫眼综合征患者最常见的早期死亡原因之一是败血症和支气管肺炎，对无症状的猫眼综合征患者进行长期青霉素或阿莫西林预防治疗（直到5岁）可能会预防各种危及生命的感染；应筛查患者是否存在视觉和听力障碍，通过教育支持进行早期干预可能是有益的。

十、疗效及转归

少数患者在婴儿早期死于多发畸形，其余患者中预期寿命没有显著减少。生长迟缓是一个可变的特征，智力迟钝也是一个可变的特征，大多数患者处于正常至轻度智障的临界范围，少数为正常，中度至重度智障很少见，有报道个别病例存在行为问题，但不是该疾病的特征。

参考文献

[1]T. N. Win, S. Roberts, D. Laws, et al. Duane syndrome associated with the Cat Eye syndrome:a case report[J]. Eye, 2007, 21(2):289-291.

[2]G Schachenmann, W Schmid, M. Fraccaro, et al. Chromosomes in Coloboma and Anal Atresia[J]. The Lancet, 1965, 2(7406):290.

[3]Schinzel A, Schmid W, Fraccaro M, et al. The'cat eye syndrome':Decentric small marker chromosome probably derived from a 22(tetrasomy 22pter;q11)associated with a characteristic phenotype. Report of 11 patients and delineation of the clinical picture[J]. Hum. Genet. , 1981, 57:148-158.

[4]Rosias PPR, Sijstermans JMJ, Theunissen PMVM, et al. Phenotypic variability of the cat eye syndrome. Case report and review of the literature[J]. Genet Couns, 2001, 12:273-282.

[5]Meins M, Burfeind P, Motsch S, et al. Partial trisomy of chromosome 22 resulting from an interstitial duplication of 22q11. 2 in a child with typical cat eye syndrome[J]. J Med Genet, 2003, 40(5):e62.

陈冬玲（撰写）　　李谦（审校）

第十二节　尾部退化综合征

Section 12　Caudal Regression Syndrome, CRS

关键词：CRS；骶尾椎缺如；泌尿生殖系统发育异常；消化道发育异常；神经性膀胱

Keywords：Caudal Regression Syndrome；Congenital Anomalies of the Kidney and Urinary Tract；Congenital

Anomalies of the Digestive System; Neurogenic Bladder

一、概述

尾部退化综合征（Caudal Regression Syndrome, CRS）又称骶尾骨发育不全，是少见的先天性畸形，由杰弗罗伊·圣希莱尔和霍尔在1852年首次描述。包括部分或全部骶尾椎甚至腰椎、下部胸椎缺如，常合并复杂的脏器畸形，如泌尿系统、生殖系统及肛门、直肠先天畸形及肾脏、肺脏发育不全等，偶见下肢发育不良。

二、定义

CRS是一种罕见的下脊柱节段先天性畸形，其特征是骶骨和腰椎的发育不良或发育不全，通常并存胃肠道、泌尿生殖系统、骨骼、神经系统畸形。

三、流行病学

CRS是一种特殊的多重畸形综合征，虽然出生时的确切患病率尚不清楚，但尾部回归综合征（CRS）的发病率估计在1/(20,000~100,000)次怀孕之间。男女比例为2.7:1，但也有研究认为无性别差异，母亲糖尿病是发生CRS的主要危险因素，胰岛素依赖型糖尿病妇女患有CRS的可能性是没有糖尿病的妇女的200到400倍，CRS也可发生在非糖尿病女性中。

四、病因及发病机制

CRS发病机制尚不明确，目前已经提出了几种病因学因素，包括孕妇罹患糖尿病、血液灌注不足以及遗传易感性等。

血糖控制受损和相关的母体代谢紊乱导致了胚胎发育的异常，在糖尿病母亲胚胎畸形中，致畸因素包括高血糖、酮体过量、肌醇抑制、花生四烯酸代谢途径偏差和氧自由基过量。因此，母亲围产期血糖控制不良、长期糖尿病和由此产生的血管疾病最有可能导致胎儿异常。妊娠期胎儿血流灌注不足可能增加尾椎退化综合征的发病几率。维甲酸代谢在形态发生中起着重要作用，在小鼠实验中证实代谢失调可能导致CRS。CRS畸形涉及的众多器官系统，而且在随后的妊娠中并没有重复相同的畸形，因此目前认为该病不具有遗传性，但基因研究发现，CRS与 *VANGL1*、*CDX2*、*CELSR1*（22q13.31）、*FUZ*基因（19q13.33）、*CYP26A1*的F186L和C358R等基因突变有关，因此可以认为CRS存在遗传易感性。

形态发生学上，本病是由于原肠胚时期胚胎尾侧脊索形成障碍所致，在胚胎第4周之前尾部细胞团内出现发育异常，胚胎尾侧的神经嵴细胞不能正常分化，形成的一种少见先天性脊柱和脊髓发育畸形，多合并马尾神经根分布异常或缺失，也常并发复杂的脏器畸形，50%的病例存在脊髓栓系。

五、临床表现

依骶骨发育不良累及的脊柱节段，残存脊髓、神经根的功能及并发复杂的脏器畸形而临床表现呈多样性。根据临床表现，专家先后提出了多种临床分型标准，但均未得到公认，目前国内外尚无共识或指南发表。综合各种分型观点，目前CRS可分为三种类型：人鱼综合征、骶骨完全缺失和骶骨部分缺失。

1. 人鱼综合征（Sirenomeli综合征）

是CRS最严重的类型，其特征是双下肢不同程度地融合，使其看起来像美人鱼的尾巴。畸形包括泌尿生殖道异常，结肠、直肠闭锁通常和椎体缺陷相关。最常见的畸形是泌尿生殖系统和胃肠道。可表现为：受累胎儿可能为一只脚或无脚，肾脏、输尿管、膀胱发育不全，外生殖器无法辨识、食管闭锁、肛门直肠闭锁，腹裂、胰腺胆管异常，气管食管瘘、单脐动脉，脑脊膜膨出、脑积水、Potter面容（鼻子扁平、小下颌、内眦赘皮皱褶突出）、猴褶掌等。

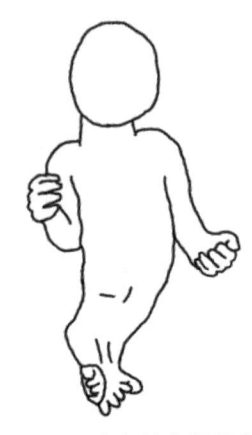

图9-2-6 人鱼综合征示意图

2.骶骨完全缺失,根据是否存在腰椎缺陷又可分为2型

Ⅰ型是完全没有骶骨和多个腰椎体,Ⅱ型是骶骨完全缺失,但有腰椎存在。常有髂骨融合,可有脊柱后凸或侧凸,脊柱与骨盆交界处可能存在"假关节";骨盆狭窄,臀部扁平;下肢呈"佛陀"体位,伴有严重的屈肌挛缩、膝关节弯曲、腘窝蹼和髋关节外展;神经源性足畸形很常见,并可出现片状感觉障碍;泌尿生殖系统和胃肠道异常很常见,伴有神经源性膀胱和肠失禁。

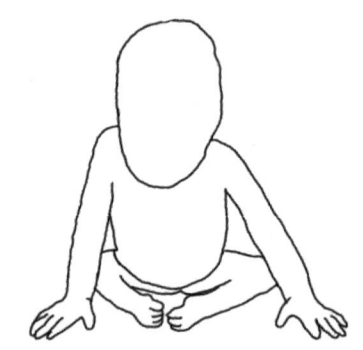

图9-2-7 骶骨完全缺失的坐姿示意图

3.骶骨和尾骨部分缺失/发育不全

表现为骶骨远端对称性或不对称性缺失。临床表现多样,轻者除了没有尾骨外几乎没有症状,重者可出现严重的神经功能缺损和涉及下肢骨科问题,如骨盆狭窄、平臀(缺少臀肌组织)、下肢挛缩等。可能存在神经源性单侧或双侧髋关节脱位,神经源性足部畸形,最常见的是畸形足,单侧骶骨发育不全可能与整个下肢发育不全有关。

脊柱侧弯可能与椎体的形成和分割有关,并可能受到脊髓栓系的影响;神经系统症状取决于骶骨发育不全程度,可为单侧或双侧,表现为会阴、骨盆及足部肌肉麻痹,尿道和肛门括约肌功能障碍,男性可出现性功能障碍;可见足下垂、弓形足。

4.泌尿生殖系统、胃肠道等系统异常

CRS患者常伴有泌尿生殖系统异常,表现为非特异性肾积水、肾脏、膀胱、外生殖器发育不良(或异位),神经性膀胱可能导致复发性尿路感染、尿失禁甚至肾功能损害的风险增加,CRS患者的胃肠道异常包括食管闭锁、肛门直肠闭锁、胰腺胆管异常、气管食管瘘,其他异常可出现单脐动脉、脑脊膜膨出、脑积水、鼻子扁平、小下颌等。

六、辅助检查

超声检查可发现胎儿的先天性缺陷,典型的超声表现包括:胎儿骶骨缺失,两侧髂骨翼靠得很近,呈特征性的"盾牌征",多合并椎骨和下肢异常,脊柱的连续性发生突然的中断,双下肢呈"青蛙征",双脚姿势异常。并可发现泌尿生殖系统异常。

MRI有助于产前准确诊断胎儿CRS;产前超声发现胎儿骶尾部可疑异常时,建议行胎儿MRI进一步检查。

七、诊断

在最严重的病例中,诊断基于妊娠早期产前超声检查。由于羊水过少,在妊娠早期更容易诊断,在妊娠后期更难诊断。骶尾部发育不全、脊髓突然终止和其他异常(心脏、肾脏、胃肠道、下肢)可在妊娠中期或晚期诊断。通过对新生儿进行产后超声和核磁共振检查,确定疾病的严重程度。

八、鉴别诊断

CRS需与开放性脊柱裂、并腿畸形及VACTERL综合征等鉴别。

(1)开放性脊柱裂胎儿羊水和母体血清中甲胎蛋白增高,超声表现为纵切面脊柱连续性中断,裂口处可见囊性包块,内含脊髓及马尾神经,横切面骨化中心距增大,脊柱呈典型的"V"形或"U"形,而骶尾部结构正常。

(2)并腿畸形典型超声表现为双下肢融合为一条肢体,腿骨较短,羊水过少。

(3)VACTERL综合征是一组多系统畸形,包含脊柱缺陷、肛门闭锁、心脏畸形、食管闭锁和(或)气管食管瘘、肾脏异常和肢体异常。由于VACTERL综合征和CRS可在妊娠期共存,最终需通过染色体核型检查、针对性基因检查或尸检结果进行鉴别。

(4)Currarino综合征是一种由染色体7q36上*HLXB9*基因突变引起的类似疾病,是指骶骨发育不良、直肠肛门畸形、骶前肿物三者的总称,亦称为Currarino三联征。这种综合征是由Currarino等人于1981年首次描述并命名为Currarino三联征,是尾部回归综合征的一种形式。

九、治疗策略

CRS患者病情复杂,常涉及多学科,缺陷的严重程度各不相同,治疗方案取决于患者的特定解剖异常,需要神经外科医生、骨科医生、泌尿科医生、肾脏科医生、物理治疗师和心理学家等专家采取多学科方法。最重要的是治疗膀胱和肠道失禁,保留肾功能和治疗骨骼畸形,早期手术治疗主要为气管食管瘘、泄殖腔异常、脐膨出、肛门闭锁等危及生命的缺陷

对于脊髓栓系病变的患者,需要圆锥释放并切除选择性骨髓增生异常病变,脊髓脊膜腔有时伴随缺损,也早期需要手术治疗,神经源性膀胱常见,治疗泌尿系统疾病通常需要清洁的间歇性导尿和/或抗胆碱能药物。骨科治疗可分为两个方面:脊柱和下肢(挛缩、足部畸形、髋关节神经源性脱位),对于CRS患者的手术治疗应主要考虑活动潜力和脊柱盆腔稳定性。

一种新的、非常有前途的解决方案是生长激素联合康复治疗,早期应用有助于改善脊髓远端节段的神经支配,可以提高部分CRS患者的生活质量。

十、疗效及转归

预后较差,主要与泌尿系统和心脏畸形有关。严重形式的早期新生儿死亡是由心脏、肾脏和呼吸系统并发症引起的,存活的婴儿通常具有正常的认知功能。

参考文献

[1]Kylat RI, Bader M. Caudal Regression Syndrome[J]. Children, 2020, 7(11):211.

[2]杜湘珂. 脊柱百例疾病影像诊断精粹[J]. 北京:北京大学医学出版社, 2004:25-52.

[3]郭俊斌, 王练英. CuHarino综合征[J]. 中华小儿外科杂志, 2004, 25(1):75-78.

[4]Samal SK, Rathod S. Sirenomelia:The mermaid syndrome:Report of two cases[J]. J Nat Sci Biol Med, 2015, 6(1):264-266.

[5]Aggarwal M, Sood V, Deswal S, Aggarwal KC. Caudal regression syndrome with bilateral popliteal webbing without maternal diabetes:a rare entity[J]. Childs Nerv Syst, 2012, 28(10):1819-1821.

[6]Boulas MM. Recognition of caudal regression syndrome[J]. Adv Neonatal Care, 2009, 9(2):61-69.

[7]Kitova TT, Uchikova EH, Uchikov PA, et al. Mermaid syndrome associated with VACTERL-H syndrome[J]. Folia Medica, 2021, 63(2):272-276.

[8]Stevens SJC, Stumpel CTRM, Diderich KEM, et al. The broader phenotypic spectrum of congenital caudal abnormalities associated with mutations in the caudal type homeobox 2 gene[J]. Clin Genet, 2022, 101(2):183-189.

[9]李旭, 赵旭亮, 张婧姝, 等. MRI诊断胎儿尾部退化综合征[J]. 中国医学影像技术, 2022, 38(3):413-416.

[10]Lee SJ, Perera L, Coulter SJ, et al. The discovery of new coding alleles of human CYP26A1 that are potentially defective in the metabolism of all-trans retinoic acid and their assessment in a recombinant cDNA expression system[J]. Pharmacogenet Genomics, 2007, 17(3):169-180.

[11]Warner T, Scullen TA, Iwanaga J, et al. Caudal Regression Syndrome-A Review Focusing on Genetic Associations[J]. World Neurosurg, 2020, 138:461-467.

[12]Shojaee A, Ronnasian F, Behnam M, et al. Sirenomelia:two case reports[J]. J Med Case Rep, 2021, 15(1):217.
[13]Mehdi SM, Baig U, Zia MH, et al. Caudal Regression Syndrome-a rare congenital disorder:A case report[J]. J Pak Med Assoc, 2021, 71(12):2847-2849.
[14]Jasiewicz B, Kacki W. Caudal Regression Syndrome-A Narrative Review:An Orthopedic Point of View[J]. Children(Basel), 2023, 10(3):589.

陈冬玲（撰写） 李谦（审校）

第十三节 CHARGE综合征
Section 13 CHARGE syndrome

关键词：眼缺陷；心脏疾病；后鼻道闭锁；生长发育迟缓；性腺发育不全；耳部畸形
Keywords：Eye Defects；Heart Disease；Choanal Atresia；Failure to Thrive；Hypogonadism；Congenital Ear Abnormalities

一、概述

CHARGE综合征又称为眼缺损-心脏缺损-后鼻孔闭锁-生长发育受限-生殖及耳部异常综合征（Coloboma, heart defects, atresia choanae, restricted growth and development, genital and ear abnormalities syndrome, CHARGE syndrome）是一种罕见的常染色体显遗传性疾病，临床表现多样，存在多种器官畸形和功能异常，根据该病主要临床表现的英文首字母缩写命名为CHARGE综合征。该病首先由Hall和Hittner独立描述，因此最初称为Hall-Hittner综合征。*CHD7*基因突变是CHARGE综合征的最常见原因，可呈家族遗传性，但大多数为散发。该病临床表现变异度和外显度变异较大，还可与其他多种综合征的临床表现有重叠（如Rubinstein-Taybi综合征、Kabuki综合征、22q11.2微缺失综合征等）。

二、定义

CHARGE综合征是一种罕见的常染色体显性遗疾病，表现为先天性多器官畸形综合征，以该疾病主要临床表现的英文首字母缩写定义了CHARGE综合征，包括眼缺陷（coloboma）、心脏疾病（heart disease）、后鼻道闭锁（atresia of choanae）、生长发育迟缓（retarded growth and development）、性腺发育不全（genital hypoplasia）及耳部畸形（ear anomalies）。

三、流行病学

CHARGE综合征最初是在美国旧金山的住院患者中被发现，目前认为其发病率大约在1/10000；国内外均有临床病例报告，无种族差异，CHARGE综合征为常染色体显性遗传疾病，无性别差异，父母中有一人患病，胎儿患病率为50%，但由父母遗传所致发病仅为少数，大多数病例是由新发突变引起的，呈散发形式。另外，有报告显示10%的CHARGE综合征患者*CHD7*基因突变与体外受精有关。

四、发病机制

CHARGE综合征的典型畸形主要发生于胚胎发育的第4~9周，为视网膜发育、口咽膜形成、心血管形成、耳蜗形成的关键时期。2004年Vissers等首次报道了染色质解旋酶DNA结合蛋白7（CHD7）在CHARGE综合征发病中的重要作用，对该病的分子遗传学基础有了突破性的认识。CHD7是哺乳动物细胞中ATP依赖性染色质域解旋酶DNA结合蛋白家族的九个成员之一，CHD7基因位于8q12，全长188kbp，由38个外显子组成，编码2997个氨基酸，包含6个结构域，分别为Med 15结构域（控制多细胞动物早期发育关键的基因激活信号转导子），2个CH结构域（约50个保守氨基酸的染色质结构修饰结构域，主要在真核细胞核的功能组织中起作用，与蛋白中的组氨酸或RNA的甲基化调控相关），SNF 2家族N端结构域（涉及转录调节、DNA修复、DNA重组和染色质解旋功能），以及2个BRK结构域（通常与解旋酶和转录因子相关）。CHD7识别并结合核小体特定组蛋白后发挥其解旋酶作用，暴露出裸露的DNA以增加转录调控元件的可接近性，以此调控染色质重塑。

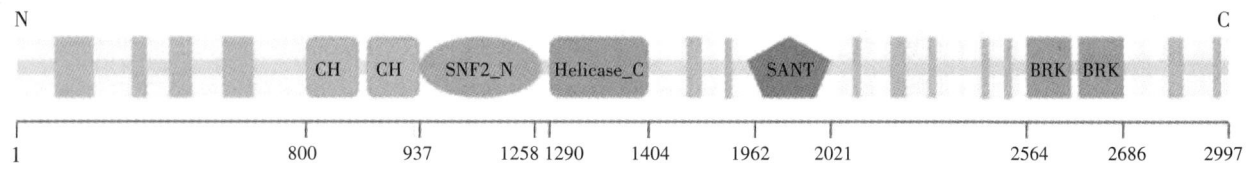

图9-2-8 CHD7蛋白结构示意图

CH：chromo结构域；SNF2：ATP酶或解旋酶结构域；Helicase_C：解旋酶结构域；SANT：SANT结构域；BRK：BRK结构域。

胎儿胚胎发育早期，CHD7基因于神经管、未分化的神经上皮和神经嵴起源的间质中等多处组织器官中高度表达，之后只在眼、耳及嗅觉系统等处表达，这也是CHARGE综合征常见的畸形部位。进一步的研究发现，CHD7与PBAF复合物共同调控转录因子TWIST、SOX9和SLUG的表达，以调控神经嵴迁移和分化，CHD7能够通过调节骨形态发生蛋白（BMP4）影响心脏发育，可正向调控 Otx2 基因影响耳发育、又可负向调控 Otx2 基因阻碍小脑发育，可以抑制p53基因导致细胞凋亡，造成颌面部骨发育不全等临床表现，能够直接作用于 SOX2 基因，影响胚胎干细胞分化。此外，CHD7也调节参与神经嵴迁移、导向及其与外胚层相互作用的蛋白，如SEMA3A、EPHA5、VEGFC等的表达，还可能与 TBX1、KMT2D 等基因表达相关，但具体机制尚不明确。

CHD7基因突变率约为1/10,000新生儿，临床诊断为CHARGE综合征（包括典型与非典型）的患者CHD7突变率为91.8%，其中框移突变最为常见，其次为无义突变、碱基缺失，也可见剪接点突变、错义突变、基因缺失及重复等。目前临床上还存在有CHD7基因检测结果为阴性的CHARGE综合征患者，不能除外其他基因或其他蛋白表达异常所致。有些患者病情临床上症状表现更为严重，怀疑患者有可能合并出现 SEMA3E、SEMA3A、EP300、KMT2D、KDM6A、PUF60 等基因突变导致身体器官受累。

五、临床表现

1. 耳部疾病

耳部畸形为CHARGE综合征的一大重要临床特征，可见于90%以上的患者，典型的外耳畸形表现为耳廓缺乏软骨连接与神经支配，呈现杯状耳、猿耳畸形等，附耳、小耳畸形也有报道。内、中耳畸形可表现为卵圆窗、听骨链、半规管及耳蜗等结构发育不良，合并内听道狭窄者同时可能伴有耳蜗神经发育不良，高分辨颞骨CT为诊断中、内耳畸形的有效手段。约80%的CHARGE综合征患者合并不同程度的听力缺失，且大约半数患儿为双侧耳聋。

2. 眼部缺陷

可见于75%~90%的CHARGE综合征患者，包括眼睑、视网膜、脉络膜、虹膜、黄斑及视盘病变，双侧多发，其中最为常见的是视网膜脉络膜病变，易导致视网膜脱离而影响视力。早期发育异常可有小眼畸形、白内障、小角膜畸形，少数患者可有屈光不正、斜视、上睑下垂、眼球震颤。

3. 后鼻孔闭锁/腭裂

后鼻道闭锁发生率为1/8,000~1/5,000例活产儿，在CHARGE综合征患者中发生率为50%~60%，较特异。女性患儿多于男性，由鼻腔和鼻咽部通道的狭窄或阻塞造成，可单侧或双侧闭锁，约2/3的病例为单侧发病，分为膜性或骨性病变。双侧闭锁时通常出现呼吸困难、发绀等现象，胎儿常合并吞咽功能不全，因而妊娠期女性如果宫内羊水过多需考虑到该病的可能性。单侧后鼻孔闭锁常缺乏典型症状，多在成年后发现，通常是在鼻部和颞部CT时检测到。CHARGE综合征患者也可合并其他先天性呼吸道异常，如气管食管瘘、气管软化等。

唇/腭裂发生率为20%~36%，为双侧、单侧，或复杂性，大多为唇裂，少部分为唇腭裂，罕见单纯腭裂。

4. 颅神经受损

超过85%的患者合并不同程度的中枢神经系统疾病，无嗅脑畸形、嗅球发育不良在CHARGE综合征患者中较为多见，其次为前脑无裂畸形。患者也可伴有第Ⅲ、Ⅵ、Ⅶ、Ⅷ、Ⅸ、Ⅹ对颅神经异常、下丘脑-垂体功能异常等。

5. 心脏畸形

可见于75%~80%的患者。主要表现为主动脉弓和心室流出道畸形，包括法洛氏四联症、主动脉离断、永存动脉干、室间隔缺损等。

6. 生长发育迟滞、生殖器发育不良

下丘脑-垂体功能异常导致激素分泌不足造成发育迟缓、青春期延迟,先天性生殖系统畸形可表现为男性隐睾、阴囊裂、阴茎短小,女性阴唇发育不良、阴道闭锁等。

7. 肾脏、骨骼或肢体发育不良

肾脏异常发生率25%~40%,主要表现为肾缺如、孤立肾、重复肾、肾盂积水及肾脏发育不全,同时患者可表现为膀胱输尿管反流、肾结石、肾盂输尿管衔接处梗阻等。指端异常发生率在1/3以上,患儿表现为指甲发育不良、先天性指/趾侧弯、多指、指多短、缺指、足畸形胫骨发育不良及关节过伸等。

8. 面部特征

典型的面部特征包括前额宽而平、低鼻、眶距过宽、方形面等。

六、辅助检查

实验室分析:包括进行血液检查,如全血细胞计数、血清电解质、肾功能检查、黄体生成素释放素、人绒毛膜促性腺激素、生长激素水平和免疫学检查。

遗传分析:*CHD7*变异的产前筛查仅限于家族性病例,在妊娠10~12周和18~20周时通过羊膜穿刺术绒毛膜或绒毛取样。

影像学检查:包括骨骼检查、腹部超声、钡餐、超声心动图、胸部X线检查、新生儿颅脑超声、头部计算机断层扫描(CT)扫描和磁共振成像(MRI)。

七、诊断

CHARGE综合征的诊断主要依据临床症状结合实验室检查、影像学检查等,1998年Blake等首先制定了CHARGE综合征诊断标准,于2005年Verloes等对诊断标准进行了修正,随着研究的不断深入,*CHD7*基因突变被认为是公认的和真正的致病原因,2016年Hale等在CHARGE综合征诊断标准中提出了致病性*CHD7*基因突变作为一项主要诊断标准。

表9-2-4 CHARGE综合征临床诊断标准

2005 Verloes 等	2016 Hale 等
主要表现 1. 眼部缺陷 2. 后鼻道闭锁 3. 半规管发育不全	主要表现 1. 眼部缺陷 2. 后鼻道闭锁或腭裂 3. 外耳/中耳/内耳的缺陷,包括半规管的异常 4. 致病性CHD7突变
次要表现 1. 颅神经功能缺陷 2. 内耳或中耳的缺陷 3. 智力迟缓 4. 下丘脑-垂体功能缺陷 5. 纵隔气管缺陷	次要表现 1. 颅神经功能障碍(包括听力损伤) 2. 吞咽困难/喂养困难 3. 脑结构异常 4. 发育迟缓/自闭症/智力迟缓 5. 下丘脑-垂体功能不全(性激素/生长激素缺乏)和生殖器异常 6. 心脏或食管的畸形 7. 肾脏的异常,骨骼/指端的畸形
诊断标准 1. 典型的CHARGE综合征:3个主要表现或2个主要表现+2个次要表现 2. 不典型CHARGE综合征:2个主要表现或1个主要表现+3个次要表现 3. 部分CHARGE综合征:2个主要表现+1个次要表现	诊断标准 2个主要表现+任意数量次要表现

八、鉴别诊断

CHARGE综合征的表现并不特异,如先天性心脏病、听力下降、免疫系统的异常、泌尿生殖系统的异常、心脏疾病及特殊的面部表现等,均可见于其他疾病。特别是一些综合征,如Kallmann综合征、Kabuki综合征、22号染色体缺失综合征等鉴别。基因检测是有效的鉴别手段。由于不同的基因在不同的部位表达量不同,因此即使临床表现有重叠的部分,不同的综合征也会有各自的特异性症状。

1.Kallmann综合征

又称卡尔曼综合征、性幼稚-嗅觉丧失综合征,主要表现为先天性嗅觉损害及青春期后出现的促性腺激素释放激素缺乏导致的性腺功能低下,大多数患者在成年后因第二性征不明显或性功能障碍就诊。目前已被证实与KAL1及FGF8、FGFR1、PROK2/PROKR2等基因密切相关,具体发病机制尚不完全明确。

2.Kabuki综合征

因患者外貌特征与日本歌舞伎演员装扮相似而得名,可能与第8号染色体区段重复dup8(p22p23)密切相关,主要表现为骨骼发育不良、内脏发育畸形、生长发育迟滞、皮纹异常、智力低下,并具有下睑外翻、弓形眉、低鼻、耳郭畸形等一系列特异性面容特征。患者在临床表现上与CHARGE综合征多有重合,但Kabuki综合征患者表现出指尖突出样隆起是CHARGE综合征患者所不具备的。

3.22号染色体缺失综合征

是由于22号染色体长臂近着丝粒端微片段22q11.21-q11.23缺失引起的遗传综合征,特点是第3、4腮弓发育异常,临床主要表现为心脏畸形、面容异常、胸腺发育不良、腭裂及低钙血症,DiGeorge综合征、腭心面综合征、圆锥动脉干异常综合征等都属于22q11微缺失综合征范畴。

4.Treacher Collins综合征

又称下颌颜面不全综合征。患者呼吸道狭窄、耳畸形及听力缺损、生长发育迟缓、腭裂等临床表现与CHARGE综合征重合,但具有独特的面部特征,如下睑发育不良、颧骨发育不全。其发病机制与*TCOFI*、*POLRIC*、*POLRID*等基因突变相关。

5.猫眼综合征

由22q部分四倍体引起,该病由于典型的眼部缺损而命名,主要表现有虹膜缺损、肛门闭锁及肛瘘、特殊的耳部表现及频繁发作的心脏和肾脏异常。

6.低促性腺激素性性腺功能减退症(HH)

是由GnRH合成、释放和功能的减退造成体内促肾上腺激素和睾酮的剂量较少,从而导致性腺发育不良,表现为外生殖器异常、青春期延迟甚至缺乏。*CHD7*基因突变不仅可以引起CHARGE综合征,也可引起HH5型,HH的患者也会出现类似CHARGE综合征的表现,如唇腭裂、嗅觉、听力的受损,但临床症状不足以诊断为CHARGE综合征。

九、治疗策略

CHARGE综合征目前尚无治愈的方法,但临床上的许多症状能够被治疗,如后鼻孔闭锁、腭裂与心脏缺损皆能以外科手术来进行矫正;性激素补充治疗可以调节或矫正生殖器官异常的问题,助听器与眼镜的使用能改善听力与视力丧失的问题,因此需要多学科协作来对病情及治疗方案进行评估。新生儿早期需注重呼吸及摄食功能维护、系统评估心脏等重要脏器畸形并行手术治疗;中期干预包括听觉及言语功能维护、颅颌面畸形的手术修复;随着患者年龄的增长,动态检测激素水平并适时进行内分泌治疗、心理评估测试是必要的。

1.呼吸及摄食

出生后呼吸困难及摄食障碍主要由双侧后鼻孔闭锁、气管食管瘘等先天性呼吸道及口咽部畸形造成。有窒息危险的新生儿须早期插管,插管困难者可行喉罩通气,必要时可行气管切开。手术切除闭锁隔、重建后鼻孔为根治性措施,手术路径有经腭、鼻腔、鼻内镜等。传统经鼻腔入路术式成熟、操作简单,但视野受限难以彻底切除闭锁隔,故复发率高;经腭入路视野开阔,但因需切除较多腭骨质,不适用于儿童;经鼻内镜手术视野清晰,创伤小,逐渐成为治疗趋势。呼吸道畸形导致摄食困难的新生儿可酌情放置胃管、空肠营养管,甚至需要长期的胃肠造瘘术,合并先天性气管食管瘘或食管闭锁的患儿宜早期手术矫正,避免窒息、误吸。

2.先天性心脏病

约1/3的先天性心脏病患儿在1岁以内处于危重状态,故强调早期发现、早期治疗。紫绀型先心病患儿应尽早行手术矫正心脏畸形,降低猝死风险;房/室间隔缺损等非紫绀型先心病严重影响患儿生长发育,须系统评估,适时干预。

3. 颅颌面畸形矫正及听力、语言功能重建

听力障碍对语言功能影响极大,因此合并听力障碍的外、中耳畸形需要积极治疗。人工耳蜗植入术对重度、极重度感音神经性耳聋患者的听力重建大有裨益,但对于听神经病变、耳蜗破坏,特别是先天性内中耳畸形导致的极重度感音神经性耳聋者,听觉脑干电极植入更为适宜,骨锚式传导助听器可以用于治疗临床上不适用助听器和人工耳蜗移植术的患者,CHARGE综合征患者在语言功能开发前进行听力干预后期可取得较好的效果。

外耳再造手术通常在患儿6周岁以后进行,因该年龄段患儿能够提供足量的肋软骨用于雕刻耳郭支架,且对侧耳郭发育已接近成人,可以作为制作耳郭支架的模板。

语言学习受听力、语音器官完整性、神经肌肉强度和协调以及大脑感知等多种因素的影响,小儿3个月开始音素形成、5个月开始分辨和应用音素,因此早期解剖修复腭裂可获得较理想的语音效果,且能减少呼吸系统感染风险,减少中耳炎发生,有助于听力发展。目前,公认的唇腭裂修复时机为出生后3个月左右,如果患者年龄较大且在唇腭裂手术之前需要修复上颌骨,则修补术需要延迟。

患者眼部畸形表现多样,对于合并白内障、屈光不正等影响视力者应早期矫正,以免影响认知发展;外科手术无法治愈眼器官先天裂开现象;眼镜可以改善视觉上的敏锐度,患者对于光线特别敏感,所以建议无论在室内或室外都应配戴太阳眼镜以遮蔽光线的照射。

4. 内分泌治疗

多数CHARGE综合征患者存在青春期推迟的问题,且成年后身高低于同龄人平均水平,除器官畸形导致的摄食及喂养困难外,部分案例报道患者合并生长激素缺乏,这可能与CHD7基因在下丘脑和垂体分化中的作用有关,生长激素替代治疗或许可能对治疗生长迟缓有效,在有经验的儿科内分泌专家指导下缺乏激素类型的替代治疗可以促进生长发育,可大幅提升患者体质和生活质量。睾酮可用于青春期的不完全和延迟的男性青春期,如果女性在青春期有指征,则给予激素替代疗法,使用性激素替代疗法可以预防骨质疏松症。隐睾患者可用注射绒促性素(HCG)、双氢睾酮凝胶、戈那瑞林(GnRH)等药物促下降到阴囊,如若无法下降需外科评估,进行睾丸下降固定术或睾丸切除术。

5. 基因治疗

目前许多研究集中在CHARGE综合征的分子学机制上,认为找出CHD7基因调节的下游靶基因,给予相应的补充,以修复CHD7缺失造成的下游基因表达缺陷,从而预防或治愈疾病,还可以针对CHD7基因参与的细胞信号传导途径和机制来治疗疾病,但目前分子学机制治疗仅限于动物研究。

6. 其他治疗

对于脊柱、指端异常的患者可进行修正术;对于有肾脏畸形的患者,应避免使用肾毒性药物,病变较轻时可不予治疗或给予药物治疗,有手术指征者及时手术治疗,必要时行透析治疗或肾移植;对于过敏患者可食用低敏食物;同时也应重视患者的心理健康,及时对患者进行心理疏导。

十、疗效及转归

生命早期(婴儿年龄)的患者风险很高,特别是那些患有严重先天性残疾的婴儿,导致不良结局,因此发病率和死亡率很高。患者在出生后的第一年最脆弱,更容易发生感染,需要频繁住院治疗,并且需要复杂的手术,包括先天性心脏手术。在儿童晚期至成年期,更常见的死因包括感染、误吸和阻塞性睡眠呼吸暂停。广泛性双侧缺损导致视力差、脑畸形、小头畸形,导致预后不良。

参考文献

[1]Kohmoto T, Shono M, Naruto T, et al. A novel frameshift mutation of CHD7 in a Japanese patient with CHARGE syndrome[J]. Hum Genome Var, 2016, 3:16004.

[2]Hall BD. Choanal atresia and associated multiple anomalies[J]. J Pediatr, 1979, 95(3):395-398.

[3]Blake KD, Davenport SL, Hall BD, et al. CHARGE association:an update and review for the primary pediatrician[J]. Clin Pediatr(Phila), 1998, 37(3):159-173.

[4]Martire B, Panza R, Pillon M, et al. CHARGE syndrome and common variable immunodeficiency:a case report and review of literature[J]. Pediatr Allergy Immunol, 2016, 27(5):546-550.

[5]Pagon RA, Graham Jr, Prasad C, et al. Coloboma, congenital heart disease, and choanal atresia with multiple anomalies:CHARGE association[J]. J Pediatr, 1981, 99(2):223-227.

[6]Vissers LE, van Ravenswaaij CM, Admiraal R, et al. Mutations in a new member of the chromodomain gene family cause CHARGE syndrome[J]. Nat Genet, 2004, 36(9):955-957.

[7]Bajpai R, Chen DA, Rada-Iglesias A, et al. CHD7 cooperates with PBAF to control multipotent neural crest formation[J]. Nature, 2010, 463(7283):958-962.

[8]Van Nostrand JL, Brady CA, Jung H, et al. Inappropriate p53 activation during development induces features of CHARGE syndrome[J]. Nature, 2014, 514(7521):228-232.

[9]Nishina S, Kosaki R, Yagihashi T, et al. Ophthalmic features of CHARGE syndrome with CHD7 mutations[J]. Am J Med Genet, 2012, 158(3):514-518.

[10]Felix TM, Hanshaw BC, Mueller R, et al. CHD7 gene and non-syndromic cleft lip and palate[J]. Am J Med Genet A, 2006, 140(19):2110-2114.

[11]张贝贝,巩纯秀.CHARGE综合征诊疗新进展[J].中华实用儿科临床杂志,2019,34(14):1116-1120.

[12]Hale CL, Niederriter AN, Green GE, et al. Atypical phenotypes associated with pathogenic CHD7 variants and a proposal for broadening CHARGE syndrome clinical diagnostic criteria[J]. Am J Med Genet, 2016, 170A(2):344-354.

[13]Moccia A, Srivastava A, Skidmore JM, et al. Genetic analysis of CHARGE syndrome identifies overlapping molecular biology[J]. Genet Med, 2018, 20(9):1022-1029.

[14]Jongmans MC, Van Ravenswaaij-Arts CM, Pitteloud O, et al. CHD7 mutations in patients initially diagnosed with Kallmann syndrome—the clinical overlap with CHARGE syndrome[J]. Clin Genet, 2009, 75(1):64-71.

[15]Milunsky JM, Maher TA, Zhao G, et al. A re-examination of the chromosome 8p22-8p23.1 region in Kabuki syndrome[J]. Clin Genet, 2008, 73(5):502-503.

[16]Yi JJ, Tang SX, McDonald-Mcginn DM, et al. Contribution of congenital heart disease to neuropsychiatric outcome in school-age children with 22q11.2 deletion syndrome[J]. Am J Med Genet B, 2014, 165(2):137-147.

[17]鲁艺,李红,易丽君,等.4例CHARGE综合征新生儿的临床表现及CHD7基因突变分析[J].江西医药,2022,57(10):1656-1659.

[18]Shete P, Tupkari J, Benjamin T, et al. Treacher Collins syndrome[J]. Anaesthesia, 1980, 75(11-12):221.

[19]van Ravenswaaij-Arts C, Martin DM. New insights and advances in CHARGE syndrome:diagnosis, etiologies, treatments, and research discoveries[J]. Am J Med Genet C Semin Med Genet, 2017, 175(4):397-406.

[20]Searle L, Graham J, Prasad C, et al. CHARGE syndrome from birth to adulthood:an individual reported on from 0-33 years[J]. Am J Med Genet, 2005, 133(3):344-349.

[21]Costa C, Coutinho E, Santos-Silva R, Castro-Correia C, Lemos MC, Fontoura M. Neonatal presentation of growth hormone deficiency in CHARGE syndrome:the benefit of early treatment on long-term growth[J]. Arch Endocrinol Metab, 2020, 64(4):487-491.

[22]Amin N, Sethukumar P, Pai I, Rajput K, Nash R. Systematic review of cochlear implantation in CHARGE syndrome[J]. Cochlear Implants Int, 2019, 20(5):266-280.

[23]Chetty M, Roberts TS, Elmubarak M, Bezuidenhout H, Smit L, Urban M. CHARGE syndrome:genetic aspects and dental challenges, a review and case presentation[J]. Head Face Med, 2020, 16(1):10.

冯洪玲(撰写) 李谦(审校)

第十四节 先天性椎心肾异常综合征

Section 14 Congenital vertebral-cardiac-renal anomalies syndrome, VCRS

关键词:椎体/肢体畸形;心血管畸形;肾脏发育不良;生长发育迟缓;听力损失

Keywords:Congenital Musculoskeletal Abnormalities; Congenital Cardiovascular Anomalies; Renal Hypodysplasia; Failure to Thrive; Hearing Loss

一、概述

先天性椎心肾异常综合征(Congenital vertebral-cardiac-renal anomalies syndrome),又称为先天性NAD(烟酰胺腺嘌呤二核苷酸)缺乏症(Congenital NAD Deficiency Discorder, CNDD)、椎-心-肾-肢综合征(Vertebral Cardiac Renal and Limb Defect Syndrome, VCRLSyndrome),是一种人类的出生缺陷性疾病,源于胚胎发育过程中NAD从头合成不足,最常见的畸形包括心脏、肾脏、椎骨和四肢。

二、定义

先天性NAD缺乏症是一种罕见的遗传性多重先天性畸形综合征,以心脏(动脉导管未闭、房间隔缺损、左心发育不全)和肾脏(肾发育不全、慢性肾病)异常相关的椎体分割缺陷为特征;其他报告的特征包括:肢体缺陷、身材矮小、整体发育迟缓、智力障碍和感音神经性听力损失等;源于胚胎发育过程中NAD从头合成不足。

三、流行病学

先天性NAD缺乏症是发生于新生儿的常染色体隐性疾病,患病率小于1/100,000。迄今为止,全球共报告27例CNDD患者,来自25个家庭,其中16例存活。

四、发病机制

CNDD是一种常染色体隐性遗传性疾病,病因为 *HAAO* 或 *KYNU* 的双等位基因功能缺失(LOF)变异,以及 *NADSYN1* 的LOF或功能减少的变异。这三个基因编码NAD从头生物合成途径的L-色氨酸,其失活表现为受影响个体的下游NAD缺乏,NAD合成见图1。*HAAO* 位于染色体2p21,编码3-羟基氰基苯甲酸3,4-双加氧酶,*KYNU* 位于染色体2q22.2,编码聚尿苷酶,*NADSYN1* 位于染色体11q13.4,编码谷氨酰胺依赖性NAD(+)合成酶,是NAD从头合成途径中的最终酶。NAD是一种必不可少的辅酶,在几乎所有关键的生物过程中发挥作用,并在400多种细胞反应中发挥氧化还原功能。NAD代谢在组织和亚细胞间室波动很大,半衰期在15分钟到15小时之间。由于无法导入NAD,哺乳动物细胞通过犬腺嘌呤途径从L-色氨酸重新合成NAD,或通过Preiss-Handler和补救途径将其前体烟酰胺、烟酸和烟酰胺核苷转化为NAD。虽然NAD对健康和疾病的影响已在成人中得到充分研究,相对而言,关于NAD在胚胎发生中的必要性知之甚少。

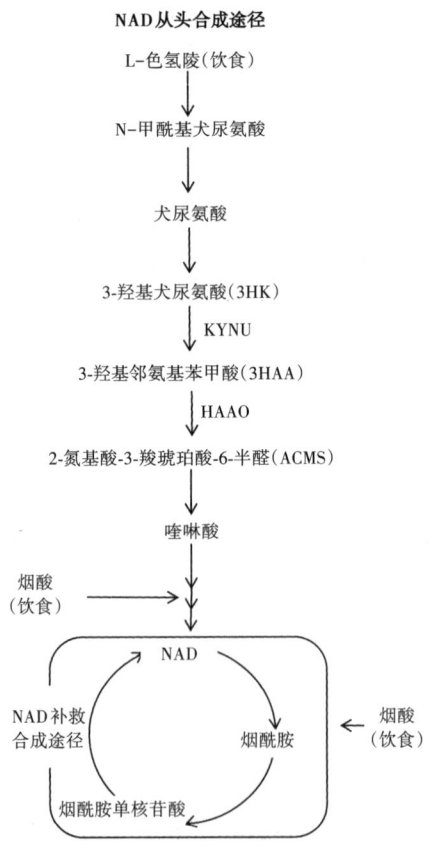

图9-2-9 NAD的从头合成途径及突变基因所影响的位置

五、临床表现

先天性NAD缺乏症的特征是出生缺陷,最常见的畸形包括心脏、肾脏、椎骨和四肢。

1.骨骼/肢体异常

椎体异常可表现为半椎体和椎体融合,常合并肋骨异常;长骨缩短也很常见,关节活动过度,包括手指活动过度;肢体异常可能出现单掌褶、多节指、短指骨和短掌骨伴副小骨、跖骨缩短、肢体不对称、脚趾缺失、并指(趾)畸形、畸形足、关节挛缩等。

2.心血管异常

目前发现的患者都有结构性心脏缺陷,最常见的是左心发育不全和法洛四联症,其次为主动脉瓣狭窄、主动脉瓣和二尖瓣缺损、右心室双出口、室间隔缺损、房间隔缺损、动脉导管未闭等。

3.肾异常

肾脏异常很常见且常很严重,肾发育不良/发育不全是最常见的缺陷,多为单侧,双侧肾发育不全、输尿管发育不全和肾积水的发生率较低。

4.生长发育

几乎所有存活的个体都身材矮小,四肢短,少数个体患有小头症,部分患者出现程度不等的发育迟缓/智力残疾。

5.颅面特征

少数患者可出现非特异性的颅面畸形,包括短头、低或高的前发线、前额狭窄、眶上脊突出、眉毛高度拱形、眼睛狭窄、眼裂上斜和下斜、眼睑裂短、鼻梁凹陷、厚鼻唇等。

6.其他

部分患者出现感觉神经性听力损失,可出现耳畸形;胃肠道系统可出现气管食管瘘、多脾、肛门前移位、幽门狭窄等;并有报告出现右肺和喉发育异常、甲状腺功能减退等。

六、辅助检查

分子遗传学检测:可以采用基因靶向检测(多基因面板)和综合基因组检测(外显子组测序,基因组测序)的组合。检测 *HAAO* 或 *KYNU* 的双等位基因功能缺失(LOF)变异以及 *NADSYN1* 的 LOF 或功能减少的变异。

七、诊断

具有以下影像学表现、进一步的临床特征和家族史的个体应怀疑为CNDD。

1.影像学表现

先天性心脏缺陷:法洛四联症、左心发育不全等。

肾异常肾脏异常,包括肾脏发育不全、发育不全和发育不良。

x线片发现椎体和四肢异常,包括蝴蝶椎体、半椎体、楔形椎体、融合椎体、长骨短、带有副小骨的短掌骨等。

2.临床特征

身材矮小、小头畸型、颅面非特异性畸形特征、感觉神经性听力丧失、并指(趾)畸形、发育迟缓/智力残疾等。

3.家族史

与常染色体隐性遗传相一致(例如,受影响的同胞和/或亲本有血缘关系),但没有已知的家族史并不排除诊断。

4.CNDD的诊断

是在先证者中发现的 *HAAO*、*KYNU* 或 *NADSYN1* 的双等位基因致病性变异。

八、鉴别诊断

1.Townes-Brocks综合征

由 *SALL1* 基因变异引起,肾损害(42%)、先天性心脏缺陷(25%)和椎体异常(9%)发生率较低,但肛门闭锁(84%)和耳发育不良(87%)的发生率远高于CNDD患者。

2.Catel-Manzke综合征

由 *TGDS* 基因变异引起,特点是独特的手部畸形,包括副骨化中心、食指缩短和斜指,但心脏、椎体和肾脏异常少见。

3.Fanconi贫血

由 *FANCA*、*FANCC*、*FANCG* 基因变异引起,常见身材矮小和可变的出生缺陷,但Fanconi贫血患者肾脏(20%)、心脏(6%)和脊柱异常(2%)远低于CNDD。且CNDD尚未见骨髓衰竭和癌症。

4.22q11.2缺失综合征

由染色体22q11.2缺失所致,在22q11.2缺失综合征中先天性心脏缺陷很常见(64%),肾脏异常(16%)和椎体异常也很常见,但22q11.2缺失综合征常出现免疫缺陷(77%)和腭部异常(67%),这些表现在CNDD中报道较少。

九、治疗策略

目前CNDD尚无治疗方法,均为针对不同表现的对症治疗,支持性治疗非常重要,需要各专科医师合作,共同评估治疗方案。对于先天性异常(先天性心脏缺陷、腭裂、肢体异常、脊柱侧弯、脊髓栓系、肾脏异常、气管食管瘘/幽门狭窄/喉网、多脾、斜视/上睑下垂)采用针对性手术矫正可能提高患者生存质量,对于出现功能障碍的患者(包括听力损失、发育迟缓/智力残疾、癫痫、甲状腺功能减退和甲状旁腺功能亢进)给予标准治疗。应避免药物导致的病情加重,对于肾功能不全(孤立肾)和/或已知肾功能受损的患者,避免使用损害肾功能的药物。

十、疗效及转归

出生缺陷占所有活产婴儿的3%,是婴儿死亡的主要原因,从孤立的双肾缺失,到椎骨、心脏、四肢和肾脏的多种畸形,很少有人在出生后存活超过3个月。

参考文献

[1]Shi H, Enriquez A, Rapadas M, et al. NAD Deficiency, Congenital Malformations, and Niacin Supplementation[J]. New England Journal of Medicine, 2017, 377(6):544-552.

[2]Szot JO, Campagnolo C, Cao Y, et al. Bi-allelic Mutations in NADSYN1 Cause Multiple Organ Defects and Expand the Genotypic Spectrum of Congenital NAD Deficiency Disorders[J]. American Journal of Human Genetics, 2020, 106(1):129-136.

[3]Ansari HR, Raghava GP. Identification of NAD interacting residues in proteins[J]. BMC Bioinformatics, 2010, 11(1):160.

[4]Rajman L, Chwalek K, Sinclair DA. Therapeutic Potential of NAD-Boosting Molecules:The In Vivo Evidence[J]. Cell Metab, 2018, 27(3):529-547.

[5]Liu L, Su X, Quinn WJ 3rd, et al. Quantitative Analysis of NAD Synthesis-Breakdown Fluxes[J]. Cell Metab, 2018, 27(5):1067-1080 e1065.

[6]Cambronne XA, Kraus WL. Location, Location, Location:Compartmentalization of NAD+Synthesis and Functions in Mammalian Cells[J]. Trends in Biochemical Sciences, 2016, 41(12):1032-1042.

[7]Katsyuba E, Romani M, et al. NAD+homeostasis in health and disease[J]. Nat Metab, 2020, 2(1):9-31.

[8]Mark P, Dunwoodie S. Congenital NAD Deficiency Disorder. 2023 Jul 27. In: Adam MP, Feldman J, Mirzaa GM, et al., editors. GeneReviews® [Internet]. Seattle(WA):University of Washington, Seattle; 1993-2024.

冯洪玲(撰写)　李谦(审校)

第十五节　肺肾囊性错构瘤

Section 15　Cystic hamartoma of lung and kidney, CHOLAK

关键词:肾良性囊性错构瘤;肺良性囊性错构瘤;高血压

Keywords:Benign Cystic Nephroma;Pulmonary Hamartoma;Hypertension

一、概述

肺肾囊性错构瘤(Cystic hamartoma of lung and kidney, CHOLAK)是一种罕见的发育型畸形,又称为Graham-Boyle-Troxell综合征(Graham-Boyle-Troxell syndrome),于1987年Graham等报告,特征是在肾和肺中存在良性错构瘤囊肿,临床表现为腹部肿块。其他相关特征包括增生性肾肿大、髓质发育不良和中胚细胞肾瘤。

二、定义
Graham-Boyle-Troxell综合征是一种发育性畸形,主要是肾和肺中存在良性错构瘤囊肿。

三、流行病学
在全球范围内仅于1987年Graham等报告了3个病例,但此后未再有文献报告。

四、发病机制
Graham-Boyle-Troxell综合征发病机制尚不明确,3例患者均无遗传学特征。目前认为是胚胎早期发育异常所致。在胚胎发育第5周初,中肾管近泄殖腔处向胚体的背外侧头端发出一盲管,称输尿管芽,输尿管芽长入中肾嵴尾端,诱导周围的中胚层细胞向其末端聚集、包绕,形成生后肾组织又称生后肾原基,输尿管芽伸长,主干分化成输尿管,末端反复分支,分别形成肾盂、肾盏和集合管。同期肺芽突入内脏中胚层,肺芽迅速生长并成树状分支,左肺芽分为两支,右肺芽分为三支,分别形成左肺和右肺的肺叶支气管,其末端为盲端。在此过程中发育异常可出现肾和肺的良性错构瘤囊肿。

五、临床表现
该病的主要表现为肺和肾的良性囊性错构瘤和高血压,不同的病例也稍有区别。

病例1:患儿出生后4个月开始反复出现上呼吸道感染,在6个月时出现急性呼吸窘迫,胸部x光片显示左胸充气囊肿和纵隔移位;9个月时左上腹肿块,血压升高,CT显示2个肾均有多房性肾囊肿,左侧囊肿几乎完全取代了肾脏,右肾囊肿位于上极。6岁和12岁时双肺发生复发性肺囊性病变。生长发育正常。

病例2:患儿11月时发现左肾明显增大,血压高,左肾大部分被多房性囊性病变取代,右肾下部被多房性囊性病变取代,胸片显示左上肺有2个直径可达3cm的充气薄壁囊肿,冷冻切片组织学提示存在中胚细胞肾瘤。生长发育正常

病例3:出生后经插管和机械通气复苏,抢救未成功死亡。死亡后尸检发现大量充气的肺囊肿,肾脏重量为正常的3倍,未发现囊性病变。

六、诊断
目前无诊断标准,通过特征性肺和肾的良性囊性错构瘤改变诊断。

七、治疗策略
病例1和病例2都进行了肺和肾的囊肿切除术,左肾切除,病例2还采用了肾囊肿穿刺,术后均恢复良好,血压也恢复正常。

八、疗效及转归
病例3出生后死亡,病例1和病例2经过手术恢复良好,发育正常,至2022年病例1跟踪存活至40岁,无不适主诉。

参考文献
[1]Graham JM Jr, Boyle W, Troxell J, et al. Cystic hamartomata of lung and kidney:a spectrum of developmental abnormalities[J]. Am J Med Genet, 1987, 27(1):45-59.
[2]Sedlacek M. A 40-year follow-up of a patient with Graham-Boyle-Troxell syndrome[J]. Am J Med Genet A, 2022, 188(8):2491-2492.

张贵贤(撰写)　李谦(审校)

第十六节　双子宫-半阴道-肾发育不良综合征
Section 16　Double uterus-hemivagina-renal agenesis syndrome, DUHRA

关键词:阴道斜隔综合征(双子宫、双宫颈、双阴道)阴道闭锁;同侧的肾脏缺如

Keywords: Herlyn-Werner-Wunderlich Syndrome; Vaginal Atresia; Renal Agenesis

一、概述

双子宫-半阴道-肾发育不良综合征（Double uterus-hemivagina-renal agenesis syndrome）是一种非常少见的复杂的女性先天性生殖器官发育畸形，又称为双子宫半阴道梗阻综合征（Double uterus and obstructed hemivagina syndrome）；Herlyn-Werner-Wunderlich 综合征（Herlyn-Werner-Wunderlich syndrome，HWWS）；半阴道阻塞和同侧肾脏异常综合征（Obstructed hemivagina and ipsilateral renal anomaly syndrome，OHVIRA syndrome）；北京协和医院于1985年首次提出了"先天性阴道斜隔综合征（Oblique Vaginal Septum Syndrome，OVSS）"这一名称，简明形象，便于记忆和应用，现国内多数文献已应用这个名称。典型的传统的畸形表现为双子宫、双宫颈、双阴道，一侧阴道完全或不完全闭锁导致积血形成阴道隔后腔积液，并且伴同侧的肾脏缺如。

二、定义

Herlyn-Werner-Wunderlich 综合征是由一侧阴道斜隔引起的阴道完全或不完全闭锁，包括双子宫（偶尔为双角子宫或纵隔子宫）、双子宫颈、双阴道，阴道斜隔的两面均覆盖阴道上皮组织，起源于两侧子宫颈之间，斜行附着于一侧阴道壁，遮蔽该侧子宫颈，隔的后方与斜隔侧子宫颈之间形成"斜隔后腔"。常合并斜隔侧的泌尿系统畸形，以肾缺如多见，也可为多囊性发育不良肾、重复肾、交叉异位融合肾或异位输尿管。

三、流行病学

Herlyn-Werner-Wunderlich 综合征由Purslow于1922年首先报道，1971年，Herlyn和Werner报道了1例双阴道一侧阴道闭锁合并肾缺如的患者，1976年，Wunderlich报道了1例双角子宫、右侧阴道闭锁合并子宫腔积血及右肾缺如的患者。此后国内外均有学者报告该病，属于较少见女性泌尿生殖道畸形，发病年龄多在幼儿期和新生儿期。HWWS的发生率为所有苗勒氏管异常的0.6%~10%，在女性人群中为0.1%~3.8%。

四、病因和发病机制

女性在胚胎发育过程中，双侧苗勒氏管（副中肾管，Mullerian or paramesonephric duets）发育为女性生殖道，其中段及尾段向内向下，在中线与对侧相会融合，尾端达尿生殖窦背侧，两侧未融合的头段发育为输卵管，融合部分发育为子宫和宫颈，尿生殖窦与窦阴道球演变为阴道，窦阴道球向头端增生增长，形成阴道板，此后阴道板开始自下而上腔道化，并有孔道与前庭相通，即为阴道外口。女性生殖道发育异常中，有单一部位的畸形或多个部位畸形的不同组合，因此临床表现多种多样。HWWS往往为双侧中段苗勒氏管间隔不同程度的融合和缺陷，或其中一侧发育而另一侧不发育，形成多种不同类型的子宫畸形，或是苗勒氏管末端与阴道板未融合和贯通，也可能出现阴道板未腔道化或腔化不全，常见的有阴道横隔或阴道斜隔。女性生殖道与泌尿生殖道的发育过程密切相关，因此女性生殖道畸形常合并单侧肾发育不全。

引起HWWS的遗传因素尚不清楚。作为一种罕见的女性生殖道畸形，其可能与其他女性生殖道异常具有相似的致病因素。目前的研究发现，PAX8、TBX6、WNT4、WNT9B、BMP4、BMP7、HOXA10、LHX1 和其他基因与Mayer-RokitanskyKuster-Hauser综合征、纵隔子宫或远端阴道闭锁有关，是否有遗传因素参与HWWS的发病过程仍需要进一步探索。

五、临床表现

Mullerian 导管系统的先天性异常可导致各种泌尿生殖系统异常，但因其少见性和多变的器官受累，导致其临床表现各异。经过总结，HWWS 常见症状包括：腹痛、盆腔肿块、阴道出血或积脓，痛经，长期慢性疼痛，性交痛或性交困难，输尿管梗阻或积脓，不孕或早产，臀先露等，常合并肾功能异常的一些临床表现，如少尿、氮质血症等；子宫畸形与高流产率、早产、臀先露相关，如果合并肾发育不全，其生殖功能明显低下。

临床表现主要与阴道斜隔的分型、斜隔闭锁的程度、斜隔侧子宫发育的情况以及年龄有关。HWWS在青春期前通常无症状，月经初潮后出现症状，以无孔斜隔型就诊时间相对最早，痛经是其主要的临床症状。

临床分型：目前国际上尚无统一的分型标准，国内于1985年和2015年提出了HWWS的分型标准，并于2022年发布了《女性生殖器官畸形命名及定义修订的中国专家共识（2022版）》，更新了HWWS的分型标准，共分为4个类型。

Ⅰ型(无孔斜隔型)：一侧阴道下段闭锁，隔后的子宫与外界及对侧子宫完全隔离，两子宫间和两阴道间无通道，宫腔及阴道上段隔腔内均有积血。

Ⅱ型(有孔斜隔型)：一侧阴道下段闭锁，但隔上有1个直径数毫米的小孔，隔后子宫也与对侧子宫隔绝，宫腔及阴道上段部分积血可通过小孔滴出，但流出不畅。

Ⅲ型(无孔斜隔合并子宫颈瘘管型)：一侧阴道下段闭锁，在两侧子宫颈管之间或隔后阴道腔与对侧子宫颈管之间有一小瘘管，有隔一侧的积血可通过该瘘管从另一侧子宫颈排出，但流出不畅。

Ⅳ型(子宫颈闭锁型)：闭锁侧子宫颈发育不良，其下方的阴道斜隔隔后腔窄小无积血，但也可无此隔后腔。

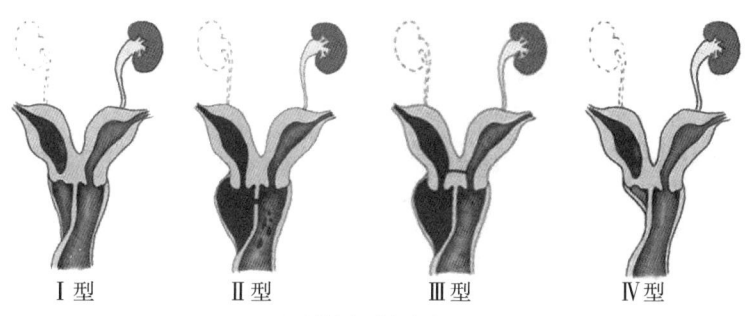

阴道斜隔综合征

图9-2-10　HWWS分型图示

典型临床表现如下。

1.进行性加重的痛经

Ⅰ型、Ⅳ型患者多以痛经为主诉，发病年龄较小，而且初潮至发病时间较Ⅱ、Ⅲ型患者短。由于月经初潮后3年内月经周期通常不规则，大多数有阴道斜隔患者都没有在月经后立刻表现出来。

2.经期长或阴道流液或流脓

以Ⅱ、Ⅲ型为主，月经常淋漓不尽，久之并发感染，经期或经期后持续性流液、流脓。

3.阴道壁肿物

Ⅰ型明显，肿块较大，Ⅱ、Ⅲ型肿块较小，还可见到阴道顶端脓液流出。Ⅳ型无明显肿块。

4.盆腔包块

Ⅰ型由于斜隔阻塞侧阴道内经血倒流，可表现为宫腔积血和(或)输卵管积血，甚至出现腹腔内积血或盆腔内子宫内膜异位症。Ⅱ、Ⅲ型由于存在开口，但经血引流不畅，可致阴道积血感染，而形成盆腔积脓，并可表现出急性发作的腹痛、发热和呕吐。合并卵巢子宫内膜异位囊肿者最常见且多发生于斜隔侧。Ⅳ型宫颈管末端完全闭锁，因此无隔后积血。可因闭锁侧子宫腔积血而表现为周期性下腹痛。经血反复流至盆腔，伴有进行性加重的痛经和反复发作的卵巢子宫内膜异位囊肿。

此外，合并泌尿系统畸形还可表现为排尿困难、尿失禁等。

六、辅助检查

核磁共振成像和超声检查是最常用的检查方法，CT检查、子宫输卵管造影、宫腔镜检查、腹腔镜检查和排泄尿路造影(IVP)等均可帮助诊断。

1.血常规

当阴道斜隔综合征患者合并感染时，血白细胞计数一般升高。

2.超声检查

HWSS常用的影像学检查方法是超声检查，包括盆腔和泌尿系超声，是一种经济且方便的筛查方法，准确率达90%~92%。HWWS超声图像特点为：①盆腔内可见两个宫体影像；②可见双侧颈管波；③腹部超声检查宫颈下方阴道内可见一囊性包块，内可见密集点状颗粒，部分伴有中等回声的团块(血块)，已婚妇女经阴道超声检查，可见一侧宫腔与阴道内包块相连，其中可见经血由宫腔流出至包块内；④有时一侧宫腔内可见积液,附件区可见囊性包块,多呈迂曲管状走行,包块内也可见密集点状颗粒,与子宫关系较密切;⑤患侧肾缺如,健侧肾脏可代偿性增大,存在单侧肾发育不全的女性,合并生殖系统发育异常的可能为25%~50%,应在月经初潮前行妇科影像学检查生殖系统,以便早期诊断HWWS,及时进行手术治疗,减少并发子宫内膜异位症、盆腔炎性疾病的风险。

3. MRI检查

在超声检查存疑的情况下,MRI是补充HWWS诊断和分类的首选方法,可以清楚显示子宫、宫颈及阴道的形态,确定阴道斜隔的梗阻点,对隔后腔的扩张程度进行评估,并且能够对隔后腔内积液的性质进行判断,还能发现盆腔内是否合并其他并发症,如子宫内膜异位症、盆腔炎症等,准确率可达100%,为临床术前评估提供帮助。

4. 宫腔镜检查

对于无性生活的青少年患者,为避免损伤处女膜,可用宫腔镜进行阴道内情况的检查。宫腔镜检查可作为HWWS的确诊方法。因其为侵入性检查,不适用于疾病的筛查,仅适用于MRI或超声诊断为HWWS,但无法明确分型的情况下。宫腔镜可清晰地观察有无瘘孔以及斜隔瘘孔的位置和大小,在切除阴道斜隔后直观地了解宫颈、宫腔形态、输卵管开口情况,通常是与手术治疗同时进行。

5. 子宫输卵管造影和静脉肾盂造影

常规子宫输卵管造影时一般只能显示单角子宫,若患者不存在宫颈瘘则无法显示双子宫,临床误诊漏诊较高。子宫造影图像提示双子宫或单角子宫,单角子宫偏向一侧且对侧有肿块时应该做进一步检查。静脉肾盂造影可以显示患侧肾和输尿管的缺如,对肾脏的分泌排泄功能也有良好的检测效果。

七、诊断

HWWS诊断的关键在于临床医师对于本病的认识。诊断HWWS主要依据有:①临床症状;②妇科检查;③影像学检查,包括超声检查、磁共振成像(magnetic resonance imaging,MRI)检查、宫腔镜检查。

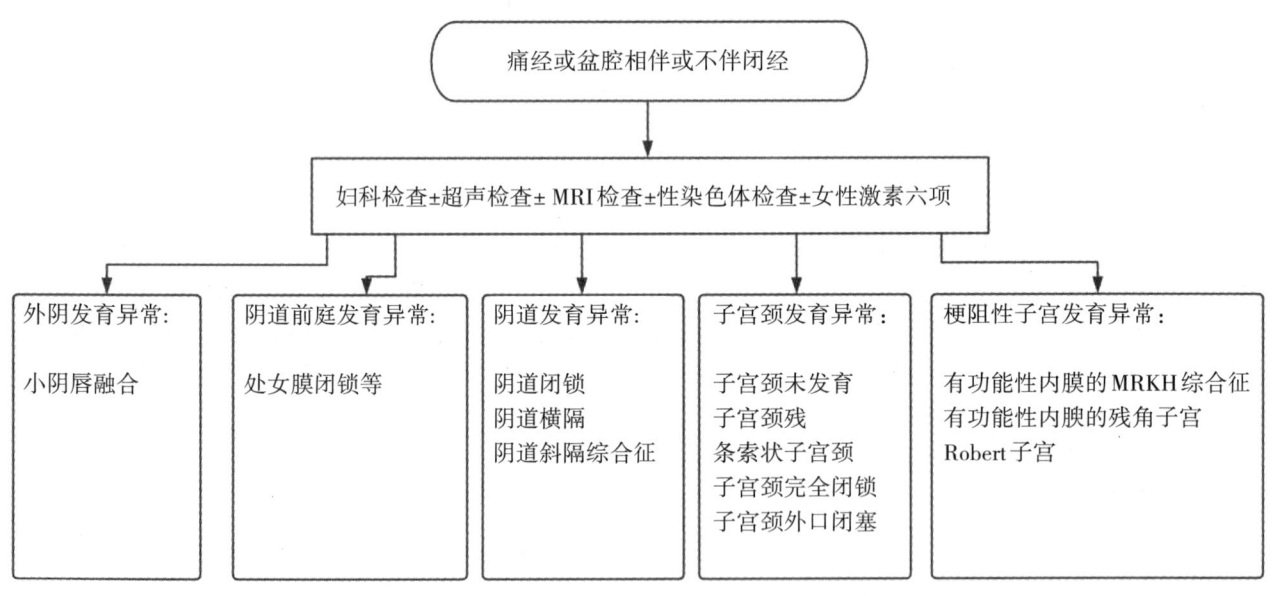

图9-2-11 梗阻性子宫阴道发育异常的诊断流程

八、鉴别诊断

1. 宫颈部分闭锁有阴道

盆腔检查可完全正常,因宫颈中央可能有小孔,外观与正常宫颈无异,待多次月经量积存子宫内,则有子宫增大并有压痛或宫旁可触及内膜异位囊肿,此时以探针探宫颈管始发现探针不能深入,宫颈部分闭锁。

2. 宫颈完全闭锁而有阴道

盆腔检查则见阴道顶端为光滑盲端,子宫触诊正常,易与阴道横隔混淆。

3. 无宫颈而有子宫和阴道

盆腔检查亦可见阴道顶端光滑盲端,触诊感到其上方为子宫,由于子宫下段与宫颈之间界限常不清楚,易将子宫下段误认为宫颈,单凭盆检不易诊断宫颈是否缺如。

4. 纵隔子宫

双侧苗勒管已完全融合,只是融合后的纵隔未消失或部分消失,子宫外观正常,腔内遗留纵隔,将子宫体分为两个腔,此种类型流产或早产率高,因纵隔血运差,胎盘着床于纵隔时,因血供不足将使胎儿流产或早产,近年来宫腔镜下切开纵隔,效果良好。

5. T型小宫腔

在胚胎期其母曾服用雌激素(己烯雌酚),可能出现子宫腔畸形,表现为宫腔小,呈T型,有时合并宫腔边缘不规则。

6. 阴道壁囊肿

动态观察患者的阴道壁囊肿不会随月经周期出现增大或减小,患者无周期性下腹痛症状,盆腔B超检查多提示子宫及双侧附件正常,泌尿系统B超检查多无囊肿侧肾缺如表现。

九、治疗策略

HWWS一经诊断,手术是治疗阴道斜隔综合征唯一有效的方法。手术时机应选择在月经来潮时,时阴道壁包块张力大,易定位,可以更好地观察阴道内膨隆的斜隔以及瘘孔的位置。目前公认的手术方式有传统经阴道斜隔切除术、宫腔镜下阴道斜隔切除术、斜隔侧子宫切除术。

宫腔镜下手术尤其适用于未婚女性,因为简单且无创,大部分可保持处女膜的完整性,通常宫腹腔镜联合应用于手术,腹腔镜主要用于了解腹腔内子宫畸形状态、经血反流情况、输卵管积血程度、卵巢巧克力囊肿及盆腔子宫内膜异位情况。腹腔镜下可以对子宫内膜异位病灶进行切除。如对侧子宫发育不良或反复感染造成子宫功能损伤,亦可行腹腔镜下一侧子宫切除术。如有条件,宫腔镜手术除进行腹腔镜下监测,可同时进行超声监测,可以保障手术的安全性,可以更好地寻找到阴道斜隔最佳切口位置。

阴道壁肿物或斜隔侧子宫腔积血张力大时,易于定位,是行阴道斜隔切除术的时机。手术时由囊壁小孔或阴道内包块最突出处穿刺定位,抽出陈旧性血液或脓液者表明定位准确;穿刺定位后,顺针头纵行切开阴道斜隔,切口应足够长,上至阴道穹隆,下至囊肿最低点。手术过程中应非常小心,尽可能多地切除阴道斜隔,同时要避免损伤子宫颈、膀胱和直肠。发育不良的肾脏可能需要切除。对非典型阴道斜隔综合征,需要术中补充宫腹腔镜联合检查以明确复杂畸形类型。

对于斜隔侧子宫颈闭锁的患者,应行闭锁侧子宫切除术。闭锁侧子宫可因发育不良而导致子宫腔积血不多,且两子宫可能相距较远,故较难发现闭锁侧子宫,因此,应仔细探查盆壁腹膜的增厚部分,其内可能包含发育不良的闭锁侧子宫。对于两子宫相距较近者应注意尽可能多地保留并保全健侧子宫体及子宫颈组织,完整切除闭锁侧子宫即可。

应避免仅行阴道斜隔切开术,因该术式易发生阴道斜隔切开部位粘连闭锁而再次出现经血梗阻。

2019年美国妇产科医师学会(ACOG)发布了《急性梗阻性子宫阴道发育异常的管理》,指出梗阻性子宫阴道异常并非外科急症,虽然青春期是主要诊疗时期,但建议就诊于有丰富诊疗经验的妇产科团队行择期手术,以最大程度保留患者的生育功能。不必急于解除患者疼痛症状而行单纯的切开引流,因为这种操作有上行感染及败血症风险且增加二次手术难度。

十、疗效及转归

早期识别和诊断对于预防和治疗此类疾病非常重要。预后与脏器异常程度相关,单纯阴道纵隔切除隔膜后预后良好,双子宫、双宫颈输卵管正常的患者可正常妊娠,但需警惕子宫破裂及妊娠子宫扭转。如畸形及病变得到及时矫治,生育结局较好,两子宫均可正常妊娠、分娩,但以斜隔对侧子宫妊娠多见。术后通常不影响性生活和生育,但可能出现流产、早产、胎位异常等。

参考文献

[1] Wiersma AF, Peterson LF, Justema EJ, et al. Uterine anomalies associated with unilateral renal agenesis[J]. Obstet Gynecol, 1976, 47:654-657.

[2] Gholoum S, Puligandla PS, Hui T, et al. Management and outcome of patients with combined vaginal septum, bifid uterus, and ipsilateral renal agenesis(Herlyn-Werner-Wunderlich syndrome)[J]. J Pediatr Surg, 2006, 41(5):987-992.

[3] Acién P, Acién M, Mazaira N, et al. Reproductive outcome in uterine malformations with or without an associated unilateral renal agenesis[J]. J Reprod Med, 2014, 59(1-2):69-75.

[4] Phupong V, Pruksananonda K, Taneepanichskul S, et al. Double uterus with unilaterally obstructed hemivagina and ipsilateral renal agenesis:a variety presentation and a 10-year review of the literature[J]. J Med Assoc Thai, 2000, 83(5):569-574.

[5] Varras M, Akrivis Ch, Karadaglis S, et al. Uterus didelphys with blind hemivagina and ipsilateral renal agenesis complicated by pyocolpos and presenting as acute abdomen 11 years after menarche:presentation of a rare case with review of the literature[J]. Clin Exp Obstet Gynecol, 2008, 35(2):156-160.

[6] Morgan MA, Thurnau GR, Smith ML, et al. Uterus didelphys with unilateral hematocolpos, ipsilateral renal agenesis and menses. A case report and literature review[J]. J Reprod Med, 1987, 32(1):47-58.

[7] Feins NR, O'Connor JF, et al. Multiple genitourinary abnormalities in females with unilateral renal agenesis:three cases[J]. J Pediatr Surg, 1979, 14(6):839-843.

[8] Denis X, Aubineau JM, Rousseau O, et al. Utérus didelphe avec hémi-vagin borgne et agénésie rénale homolatérale[Uterus didelphys with a blind hemi-vagina and homolateral renal agenesis][J]. Ann Urol(Paris), 1989, 23(1):31-34.

[9] Legino L, Penney LL, et al. Uterus didelphys with obstructed hemivagina and pyocolpos, ipsilateral tubal occlusion and renal agenesis, and bilateral cervical hypoplasia. A case report[J]. J Reprod Med, 1989, 34(3):237-240.

[10] Deutsch M, Beck D, Paldi E, et al. Uterus duplex with a unilaterally imperforate vagina--diagnosis and treatment. Report of two cases and review of the literature[J]. Ann Chir Gynaecol, 1985, 74(5):247-249.

[11] Gilliland B, Dyck F. Uterus didelphys associated with unilateral imperforate vagina[J]. Obstet Gynecol, 1976, 48(1 Suppl):5S-8S.

[12] Prada Arias M, Muguerza Vellibre R, Montero Sánchez M, et al. Uterus didelphys with obstructed hemivagina and multicystic dysplastic kidney[J]. Eur J Pediatr Surg, 2005, 15(6):441-445.

[13] Gholoum S, Puligandla PS, Hui T, et al. Management and outcome of patients with combined vaginal septum, bifid uterus, and ipsilateral renal agenesis(Herlyn-Werner-Wunderlich syndrome)[J]. J Pediatr Surg, 2006, 41(5):987-992.

[14] Takagi H, Matsunami K, Noda K, et al. Magnetic resonance imaging in the evaluation of double uterus and associated urinary tract anomalies:a report of five cases[J]. J Obstet Gynaecol, 2003, 23(5):525-527.

[15] Hanzer M, Riccabona M, Kerbl R, et al. Uterus duplex mit Hämatometrokolpos und ipsilateraler Nierenagenesie[Uterus duplex with hematometrocolpos and ipsilateral agenesis of the kidney][J]. Klin Padiatr, 2007, 219(5):292-295.

[16] Stein AL, March CM. Pregnancy outcome in women with müllerian duct anomalies[J]. J Reprod Med, 1990, 35(4):411-414.

[17] Denis X, Aubineau JM, Rousseau O, et al. Utérus didelphe avec hémi-vagin borgne et agénésie rénale homolatérale[Uterus didelphys with a blind hemi-vagina and homolateral renal agenesis][J]. Ann Urol(Paris), 1989, 23(1):31-34.

[18] Kudela G, Wiernik A, Drosdzol-Cop A, et al. Multiple variants of obstructed hemivagina and ipsilateral renal anomaly(OHVIRA)syndrome—one clinical center case series and the systematic review of 734 cases[J]. J Pediatr Urol, 2021, 17(5):651-659.

[19] Grigoris F Grimbizis, Stephan Gordts, et al. The ESHRE/ESGE consensus on the classification of female genital tract congenital anomalies[J]. Hum Reprod, 2013, 28:2032-2044.

[20] 中华医学会妇产科学分会, 中国医师协会妇产科医师分会女性生殖道畸形学组. 女性生殖器官畸形命名及定义修订的中国专家共识(2022版)[J]. 中华妇产科杂志, 2022, 57(8):575-580.

[21] 朱兰, 郎景和, 宋磊, 等. 关于阴道斜隔综合征、MRKH综合征和阴道闭锁诊治的中国专家共识[J]. 中华妇产科杂志, 2018, 53(1):35-42.

[22] 柳禹, 豆于雅, 蒋余婷, 等. 阴道斜隔综合征15例案例分析及979例病例文献复习[J]. 现代妇产科进展, 2023, 32(2):139-141.

张贵贤(撰写) 李谦(审校)

第十七节 软骨发育不良-肾炎综合征
Section 17 Dyschondrosteosis-nephritis syndrome, DNS

关键词:马德隆畸形;桡骨发育不良;身材矮小;肾炎综合征

Keywords:Madelung Deformity;Radial Dysplasia;Short Stature;Nephritic Syndrome

一、概述

软骨发育不良-肾炎综合征(Dyschondrosteosis-nephritis syndrome, DNS),又称为软骨中节段缩短与遗传性肾炎（Mesomelic shortening and hereditary nephritis）、软骨病和肾炎（Dyschondrosteosis and Nephritis）、软骨病性肾炎（Dyschondrosteosis nephritis）。Funderburk等人于1976年最初报道该疾病，其特点是由四肢中段缩短和马德隆畸形导致的身材矮小，与遗传性肾炎有关。

二、定义

DNS是一种家族遗传或是基因突变的常染色体显性遗传疾病，女性多见，骨骼异常与Léri-Weill软骨病非常相似，前臂和下肢远端节段明显缩短，牙齿间距增宽，出现血尿和蛋白尿，肾活检显示轻度系膜增生、基底膜增厚和间质细胞增多。

三、流行病学

女性似乎受影响更严重，男女性别比例为1:4。目前该病患病率：<1/1,000,000，美国的患病人数可能介于1~300之间，我国尚无此病报告。

四、病因及发病机制

病因尚不明确。

该综合征遗传模式：常染色体显性遗传。

在常染色体显性遗传的情况下，只有父母一方是基因突变的携带者，他们有50%的机会将其传递给每个孩子，常染色体显性遗传中的遗传综合征仅由基因突变的一个拷贝引起，在某些情况下，遗传综合征可能是从头突变的结果，也是家族中的第一例，在这种情况下，这是在生殖过程中发生的新基因突变。

五、临床表现

该综合征的典型症状是：马德隆畸形，桡骨发育不良或发育不全，智力障碍，宫内生长迟缓，肾病，身材矮小，小牙症，小耳郭，桡骨弓形，尺骨弓形，斜视，胫骨短，角膜基质混浊，血尿，蛋白尿，行为异常，肾炎，前臂短，尺骨异常。

根据临床症状出现的频繁程度可分以下几种情况。

1. 非常频繁，在80%~99%的病例中经常出现症状

马德隆畸形：手腕畸形在女性中更常见，患者桡骨远端掌尺侧骨骺发育障碍，尺骨头较桡骨远端变短，造成了腕关节向尺侧半脱位的节畸形，多表现为腕关节桡偏畸形，腕背伸以及前臂旋转功能受限，腕关节疼痛等临床症状。

桡骨发育不良或发育不全：桡骨小/发育不良或缺失/再生障碍。

宫内生长迟缓：胎儿生长的异常限制，胎儿体重低于胎龄的第十百分位数。

桡骨弓形，尺骨弓形：半径的弯曲或异常曲率，尺骨、桡骨骨干弯曲。

身材矮小：不成比例的身材矮小，特征是四肢中段（前臂或小腿）不成比例地缩短，虽然对矮小身材没有普遍接受的定义，但许多人将"矮小身材"定义为比年龄和性别的平均值低2个标准差以上的身高（或低于年龄和性别依赖规范的第3个百分位数）。

2. 频繁，在30%~79%的病例中经常出现症状

小牙症：牙齿变小，可以定义为近中远端牙齿直径（宽度）比平均值低2sd以上，或者牙齿的最大宽度明显减小。

肾病：肾脏疾病或损害，肾炎，血尿、蛋白尿。

3. 偶尔，在5%~29%的病例中出现症状

行为异常：精神功能异常，包括各种情感、行为、认知和知觉的异常。

角膜异常：角膜清晰度降低，眼角膜的结疤或浑浊。

斜视：眼睛不对齐，使视觉轴偏离双卵形眼注视 斜视的分类可以基于许多特征，包括眼睛的相对位置，偏差是潜伏的还是明显的，间歇性的还是持续性的，伴随的还是其他的，以及根据发病年龄和任何相关的屈光不正的相关性。

六、辅助检查

（1）化验检查：伴有肾功能损害者可出现BUN、Cr升高，尿常规可发现血尿、蛋白尿。

(2)超声检查:产前超声表现为体型偏小、发育迟缓、手腕畸形等。

(3)X线检查:可以发现软骨发育不全的特征改变,干骺端发育不良,桡骨弓形,尺骨弓形,前臂短,尺骨异常等。

七、诊断

目前尚无明确诊断依据,可以参考以下信息进行诊断:完整的体格检查、全面的病史评估、体征和症状评估、实验室检查、影像学检查、必要时进行活检检查。

许多临床疾病可能有类似的体征和症状需进行其他检查以排除其他临床状况,以得出明确的诊断。

八、鉴别诊断

(1)软骨发育低下症:颅面异常、肢体畸形和短指畸形的严重程度较轻,生长速度下降及身材矮小通常在学龄早期出现,一般不伴有肾脏损害。

(2)致死性软骨发育不良症:通常发生于婴儿早期且多为致命性,分为两类,Ⅰ型具有弯曲的"电话听筒"股骨和非常扁平的椎体,Ⅱ型呈现笔直的股骨和较高的椎骨,而且呈现严重的颅缝早闭症状并伴有三叶草样颅骨畸形。大多数致死性软骨发育不全患病婴儿生后即会出现严重的呼吸功能不全。

九、治疗策略

该综合征是一种遗传性疾病,无法治愈,而且尚无特异性的治疗方案,可根据相关症状的类型和严重程度,进行症状管理,改善患者的生活质量。可能包括药物治疗、临床程序、饮食管理、物理、职业和言语治疗或支持性治疗。例如马德隆畸形治疗取决于就诊年龄、畸形程度和症状程度,轻度无症状畸形需要一段时间的非手术治疗,并进行连续X线检查,因为自然病程是不可预测的;许多患者从不需要手术干预;对于仍有相当生长潜力的幼儿,进行性畸形需要解除维克斯韧带,并进行桡骨物理松解以防止继续恶化,可能需要同时进行尺侧骺固定,年龄较大的儿童出现严重的无症状畸形或症状性畸形是手术的适应症,桡骨穹隆截骨术可进行畸形的三维矫正。

十、疗效及转归

软骨病性肾炎的预后取决于体征和症状的严重程度以及相关并发症。症状较轻的患者预后较好,存在严重症状和并发症的个体预后差。可根据具体情况评估预后。

参考文献

[1]Funderburk SJ, Smith L, Falk RE, et al. A family with concurrent mesomelic shortening and hereditary nephritis[J]. Birth Defects Orig Artic Ser, 1976, 12(6):47-61.

[2]Kohler S, Gargano M, Matentzoglu N, et al. The Human Phenotype Ontology in 2021[J]. Nucleic Acids Res, 2021, 49(D1):D1207-D1217.

[3]Downs SM, van Dyck PC, Rinaldo P, et al. Improving newborn screening laboratory test ordering and result reporting using health information exchange[J]. J Am Med Inform Assoc, 2010, 17(1):13-18.

[4]Espiritu C, Chen H, Woolley PV Jr. Mesomelic Dwarfism as the Homozygous Expression of Dyschondrosteosis[J]. Am J Dis Child, 1975, 129(3):375-377.

[5]Baxova A, Kozlowski K, Netriova I, et al. Mesomelic dysplasia:Langer type[J]. Australas Radiol, 1994, 38(1):58-60.

[6]Kozin SH, Zlotolow DA. Madelung Deformity[J]. J Hand Surg Am, 2015, 40(10):2090-2098.

[7]Peymani A, Johnson AR, Dowlatshahi AS, et al. Surgical Management of Madelung Deformity:A Systematic Review[J]. Hand(N Y), 2019, 14(6):725-734.

张贵贤(撰写)　李谦(审校)

第十八节　趾指-外胚层发育不良-唇腭裂综合征

Section 18　Ectrodactyly-ectodermal dysplasia-cleft lip/palate syndrome, EEC syndrome

关键词:EEC综合征;趾指畸形;唇/腭裂;外胚层发育不良;泌尿生殖系统异常

Keywords:EEC syndrome ; Digital Anomalies ; Cleft Lip/Cleft Palate ; Ectodermal Dysplasia Ectodermal Dysplasia ；Congenital Anomalies of the Genitourinary System

一、概述

趾指-外胚层发育不良-唇腭裂综合征（Ectrodactyly-ectodermal dysplasia-cleft lip/palate syndrome, EEC syndrome）是一种以外指畸形、外胚层发育不良和口面裂（唇腭裂）为特征的常染色体显性遗传发育障碍，其同义词为趾指-外胚层发育不良-裂隙综合征（ectrodactyly-ectodermal dysplasia-clefting syndrome）、趾指-外胚层发育不良-口颌面裂（ectrodactyly-ectodermal dysplasia-orofacial clefts），又称为Walker-Clodius综合征。EEC综合征是一种罕见的外胚层发育不良，症状可以从轻度到重度不等，最常见的包括手指和/或脚趾缺失或不规则（趾指或分叉手/足畸形），头发和腺体异常，唇裂和/或腭裂，独特的面部特征，眼睛和尿路的异常等。

二、定义

EEC综合征是一种以外指畸形、外胚层发育不良和口面裂（唇腭裂）为特征的遗传发育障碍，为常染色体显性遗传病，是一种罕见的外胚层发育不良综合征，其特征包括四肢异常、上唇唇裂、腭裂、膀胱输尿管反流、反复尿路感染、鼻泪管阻塞、头发和皮肤色素沉着减少、牙齿缺失或异常、牙釉质发育不全、下眼睑点状缺失、畏光、偶发性认知障碍和肾脏异常，还有传导性听力损失，智力一般正常。

三、流行病学

EEC综合征在一般人群中的确切发病率和患病率尚不清楚，发病率约为1/18,000，发病年龄多见于产前或新生儿，无性别差异，大多数病例是散发的，与早期发育过程中出现的新生突变有关。

四、病因及发病机制

EEC综合征以常染色体显性遗传方式遗传，分子遗传学研究已定位了EEC综合征的3个基因座，克隆到1个致病基因。研究者们先后提出了3个与EEC综合征有关的基因型，分别命名为EEC1型、EEC2型和EEC3型，其中定位于3q27上的肿瘤蛋白基因P63突变在部分EEC3型患者中最早获得鉴定，后来发现EEC2型与EEC3型均为P63基因突变，故取消了EEC2型。EEC综合征3型（EEC3）是由编码转录因子P63的P63基因（3q27）中的突变引起的，包括错义突变、无义突变和移码突变等，已确定的突变有40余种，病例超过90%，EEC综合征1型（EEC1）与染色体7q11.2-q21.3相关。ECC综合征表现为常染色体显性遗传方式伴外显率减少和多样化的表型，在部分病例中可缺少部分症状，表现为不完全性的综合征，遗传外显率低于80%。

P63基因是EEC综合征的主要致病基因，位于3号染色体（3q27）的长臂（q）上，包含合成（编码）蛋白质的指令，在人体组织中广泛表达，食道、肺、皮肤、肌肉、乳腺、脾、淋巴细胞、神经组织、消化系统和泌尿生殖系统等都有不同程度的表达，该基因的突变导致正常功能的P63蛋白的功能水平降低，这阻碍了这些结构的正常发育，可能会导致外胚层发育不全、口面裂畸形和肢端畸形的发生。

五、临床表现

EEC综合征的症状和体征在严重程度上因人而异（表现多变），即使在同一家族的成员之间也是如此。单个患者中所有三个主要体征的出现是极其罕见的。

1. 趾指畸形

也称为手/足分裂畸形（SHFM），约84%的病例出现，是一种以一个或多个手指或脚趾缺失或畸形为特征的病症，通常中指或脚趾受到影响，部分人双手、双脚都可能受到影响，而有些人只有轻微的畸形或没有受到影响；患有EEC的个体也可能表现出部分手指和/或脚趾的蹼状或融合（并指），某些情况下并指畸形是唯一发生的肢体缺陷。

2. 唇裂伴或不伴腭裂

约68%的病例伴发唇裂、腭裂或唇腭裂，此外尚可有其他独特的面部特征，包括不发达的上颌（上颌发育不全）、鼻尖宽、鼻唇沟异常，以及鼻气道狭窄或阻塞（后鼻孔闭锁）。

3. 外胚层发育不良

约77%的患者出现外胚层发育不良，类型和严重程度差异很大，皮肤、头发、牙齿和汗腺通常受累，有的患者可能出现皮肤干燥、色素减退、发痒、皮肤轻度增厚或过度角化，往往表现为皮肤白皙，头皮毛发稀疏、粗糙，生长缓慢，睫毛或眉毛可能稀疏或没有；其他症状可能包括生长缓慢、指甲薄、畸形和牙齿缺失、畸形或发育不全(牙缺失),蛀牙(龋齿)很常见,而且通常很严重,牙釉质可能异常;有些人的活动减少或某些外分泌腺体的缺乏,包括汗腺、唾液腺和小皮脂腺;汗腺异常可导致出汗能力下降(少汗症),这可能与热不耐受和发热有关;唾液腺异常可导致口干症;视觉疾病的主要原因是角膜缘干细胞衰竭,有59%的患者可能出现泪道异常,可导致频繁流泪,并可能导致视力障碍最终导致视力丧失,眼睛的其他异常包括对光敏感(畏光)、角膜溃疡、角膜炎以及睫毛和睑缘炎;EEC综合征患者常具有典型外胚叶缺损面容,即早年就有皱纹,颧骨高而宽,鼻梁下塌,严重时呈现鞍鼻,鼻尖小而上翘,呈愚型面容。

4. 泌尿生殖系统异常

约23%的患者出现泌尿生殖系统异常,包括肾缺如(renal agenesis)、尿道闭锁和狭窄、肾盂积水。在EEC综合征患者中有一种极其罕见的泌尿生殖系统并发症,即膀胱上皮萎缩或发育不良,导致尿频、尿急和尿痛,也可能出现乳头发育不完整。

5. 其他

约14%的患者可出现听力损失,表现为传导性听力损失,耳朵可能异常变小,耳廓畸形;一些个体可能会出现腺体异常,例如胸腺发育不全和垂体功能减退,腺体异常可导致生长激素缺乏;患有EEC综合征的儿童智力通常不受影响。

六、诊断

EEC综合征的诊断基于特征性症状的识别、详细的病史、全面的临床评估和各种专业检查,包括四肢和颌骨X线检查、静脉肾盂造影、尿道造影和超声检查、眼科检查或皮肤活检(取决于相关体征)。

对小样本皮肤组织的分子检查(皮肤活检)可以发现皮肤外层(表皮)异常变薄,并缺乏某些正常位于皮肤内部的特殊结构(如汗腺)。

基因检测可以确诊EEC综合征。基因检测可以检测*TP63*基因突变或染色体表型的异常。在临床诊断为EEC综合征的患者中,首先进行*TP63*基因突变分析;如果阴性,可以考虑进行染色体异常检查。

产前诊断基于妊娠中期的超声检查,可发现结构异常,分子分析(滋养层活检、羊膜穿刺术、绒毛膜绒毛取样)有助于在已经确定导致该疾病的突变的家庭中确诊,但由于其表现不同,受影响胎儿的诊断可能有困难。

七、鉴别诊断

除了EEC综合征之外,还有一些疾病是由*TP63*基因突变引起的,这些疾病是等位基因,由同一疾病基因的不同突变引起,一些研究人员认为这些障碍是同一疾病过程的不同表现,然而,其他研究人员注意到,相关症状往往因存在的特定突变而不同(基因型-表型相关性),导致明显但重叠的综合征,这些疾病包括AEC/Hay-Wells综合征、Rapp Hodgkin综合征、ADULT综合征、肢体-乳腺综合征和非综合征性分裂/足畸形,一些孤立性(非综合征性)唇裂患者也有*TP63*基因突变。

1. 睑缘粘连-外胚叶发育不全-唇/腭裂综合征(AEC综合征)

与EEC综合征最大的区别在于没有缺指(趾)、并指(趾)和手足裂等肢端症状,取而代之的是眼部的睑缘粘连。患者的皮肤病损严重,皮肤糜烂出现早、程度重,75%的患者出生时就有严重的皮肤糜烂,严重者甚至出现皮肤裸露,类似Ⅱ度烧伤,患者皮肤的更新也较正常人慢,4~5岁之后皮肤症状会逐渐消失,80%的患者会出现指甲发育不全、牙齿缺失和唇腭裂,泪管狭窄、少汗和听力损害也是比较常见的症状。

2. 肢体-乳房综合征(LSM综合征)

以严重的手/足畸形、乳腺、乳头的发育不全甚至不发育为主要特征,外胚叶发育不全的表现轻于EEC综合征,泪管闭锁、指甲发育不全、少汗、少牙、伴或不伴悬雍垂裂的唇腭裂较常见,尚未见有毛发和皮肤异常的报道。

3. 肢端-皮肤-指(趾)甲-泪管-牙综合征(ADULT综合征)

临床表现与EEC综合征十分相似。外胚叶发育不全的表现比较明显,即患者毛发稀疏、手指和指甲发育异常、乳牙滞留和恒牙缺失。缺指(趾)、并指(趾)、皮肤多处斑点、泪管闭锁、前额脱发、身体多发性雀斑也可见,但无唇腭裂。

4. Rapp-Hodgkin综合征(RH综合征)

以无汗型外胚叶发育不全和唇腭裂为主要临床表现,少汗、毛发稀疏伴进行性脱发、牙齿缺失、指甲发育不全和听力损害比较常见,部分患者还表现为黏膜下裂甚至悬雍垂裂,患者面部外形也有异常,包括窄鼻和口裂。1/4的患者可伴有泌尿生殖器畸形,是否出现听力损害和泌尿生殖器畸形可作为与EEC综合征的鉴别要点。RHS的患者皮肤病损比较轻微,可作为与AEC综合征进行鉴别的要点之一。

5. 缺指(趾)—外胚叶发育不全综合征(EE综合征)

以先天性缺指(趾)、并指(趾)或手足裂和外胚叶发育不全为主要临床表现,EEC综合征的常见伴发症状也可出现,与EEC综合征最大的区别在于无唇腭裂。

6. 泪腺-耳-牙-指综合征(LADD综合征)

一种极其罕见的遗传疾病,其特征是影响泪腺和唾液腺和导管、耳朵、牙齿和手指和脚趾的异常,最常见的发现包括眼睛分泌和排出眼泪的结构网络(泪器)的畸形和前臂及手指的异常,具体症状因人而异。LADD综合征可能偶发或作为常染色体显性遗传。

7. 外胚层发育不良(ED综合征)

一组罕见的遗传多系统疾病,通常影响胚胎外胚层的结构,通常会影响头发、牙齿、指甲和/或皮肤,其他几种外胚层发育不良疾病的特征可能是毛发稀疏或缺失、汗腺缺失或功能不正常、皮肤异常、鼻畸形和/或其他与EEC综合征相关的类似异常。

八、治疗策略

EEC综合征的治疗是针对每个个体明显的特定症状。治疗可能需要专家团队的协同努力,需要多学科共同努力。

对于所有导致功能残疾的缺陷,如外指畸形、并指畸形、唇腭裂和其他相关面部畸形(如下颌发育不全、耳畸形)的患者可行手术治疗,一般唇裂的手术闭合和重建术在10周左右完成,腭裂或腭成形术在12-24个月时完成,牙槽裂缺损的初次植骨可在2岁前进行,二次移植重建的年龄为2岁至15岁。严重上颌发育不全可行正颌手术,其他一般或身体异常或畸形可通过美容手术、重建手术等治疗,通过手术可以矫正口腔面部异常,改善四肢的功能和外观。

泪道阻塞的患者可应用人工泪液,或手术治疗;皮肤干燥可应用润肤剂;听力障碍,可以佩戴助听器;患有少汗症的儿童应密切监测体温升高的迹象,特别是在长时间活动期间和或在夏季月份;肾积水时需引流尿液,当出现疼痛、感染或肾功能受损时,需手术治疗;存在膀胱上皮异常薄、膀胱灼烧感可以使用合成磺化糖胺聚糖治疗,改善临床症状。

近年来,基于基因治疗的方法逐渐受到重视,通过小干扰RNA可沉默P63突变位点进而部分恢复P63的转录活性,或可治愈或者推迟EECS患者角膜退化和皮肤的症状;由于P63与P53有大量相同的序列且结构类似,使用以P53为靶点的药物可有效缓解P63突变角质细胞的形态学及基因表达的改变;另外,还可以通过干细胞疗法补充角膜缘干细胞库对抗角膜缘干细胞过早分化。这些新疗法有望成为可行的治疗方向,但由于EEC综合征患者数量有限,仍需要进一步研究来证明这些创新治疗方法的安全性和有效性。

九、遗传咨询

应向受影响的家庭提供遗传咨询,遗传疾病是由从父亲和母亲那里接收的染色体上特定特征的基因组合决定的。当疾病出现只需要异常基因的单个拷贝时,就会发生显性遗传性疾病。异常基因可以从父母任何一方遗传,也可以是受影响个体中基因突变的结果。无论所生孩子的性别如何,每次怀孕将异常基因传给后代的风险为50%。由于种系嵌合,受影响儿童的健康父母有4%的风险生另一个受影响的孩子。

十、疗效及转归

EEC综合征预后良好,患者的预期寿命接近正常,脱水会导致危及生命的并发症,如抽搐、昏迷,如果处理不当可能导致死亡。

参考文献

[1] Gorlin RJ, Cohen MM Jr, Hennekam RCM, et al. Syndromes of the Head and Neck[J]. 4th ed. New York, NY: Oxford University Press, 2001:

878-882.

[2]Clements SE, Techanukul T, Coman D, et al. Molecular basis of EEC(ectrodactyly, ectodermal dysplasia, clefting)syndrome:five new mutations in the DNA-binding domain of the TP63 gene and genotype-phenotype correlation[J]. Br J Dermatol, 2010, 162:201-207.

[3]Rinne T, Brunner HG, van Bokhoven H. p63-associated disorders[J]. Cell Cycle, 2007, 6:262-268.

[4]Rinne T, Hamel B, van Bokhoven H, et al. Pattern of p63 mutations and their phenotypes-update[J]. Am J Med Genet A, 2006, 140:1396-1406.

[5]Ray AK, Marazita ML, Pathak R, et al. TP63 mutation and clefting modifier genes in an EEC syndrome family[J]. Clin Genet, 2004, 66:217-222.

[6]Barrow LL, van Bokhoven H, Daack-Hirsch S, et al. Analysis of the p63 gene in classical EEC syndrome, related syndromes, and non-syndromic orofacial clefts[J]. J Med Genet, 2002, 39:559-566.

[7]Brunner HG, van Bokhoven H, Hamel BCJ. The p63 gene in EEC and other syndromes[J]. J Med Genet, 2002, 39:377-381.

[8]Van Bokhoven H, Hamel BCJ, Bamshad M, et al. p63 gene mutations in EEC syndrome, limb-mammary syndrome, and isolated split hand-split foot malformation suggest a genotype-phenotype correlation[J]. Am J Med Genet, 2001, 69:481-492.

[9]Maas SM, de Jong TP, Buss P, Hennekam RC. EEC syndrome and genitourinary anomalies:an update[J]. Am J Med Genet, 1996, 63(3):472-478.

[10]Rollnick BR, Hoo JJ. Genitourinary anomalies are a component manifestation in the ectodermal dysplasia, ectrodactyly, cleft lip/palate(EEC)syndrome[J]. Am J Med Genet, 1988, 29(1):131-136.

[11]Nardi AC, Ferreira U, Netto NR Jr, et al. Urinary tract involvement in EEC syndrome:a clinical study in 25 Brazilian patients[J]. Am J Med Genet, 1992, 44(6):803-806.

[12]Felipe AF, Abazari A, Hammersmith KM, et al. Corneal changes in ectrodactyly-ectodermal dysplasia-cleft lip and palate syndrome:case series and literature review[J]. Int Ophthalmol, 2012, 32(5):475-480.

[13]刘淑琴, 胡仁梅, 罗玉玲, 等. EEC综合征1例报告及文献复习[J]. 实用口腔医学杂志, 2015, (4):587-589.

[14]Barbaro V, Nasti AA, Del Vecchio C, Ferrari S, Migliorati A, Raffa P, Lariccia V, Nespeca P, Biasolo M, Willoughby CE, Ponzin D, Palù G, Parolin C, Di Iorio E. Correction of Mutant p63 in EEC Syndrome Using siRNA Mediated Allele-Specific Silencing Restores Defective Stem Cell Function[J]. Stem Cells, 2016, 34(6):1588-1600.

[15]Barbaro V, Bonelli F, Ferrari S, La Vella G, Di Iorio E. Innovative Therapeutic Approaches for the Treatment of the Ocular Morbidities in Patients with EEC Syndrome[J]. Cells, 2023, 12(3):495.

张贵贤（撰写）　李谦（审校）

第十九节　埃利伟氏综合征
Section 19　Ellis-van Creveld Syndrome, EVC

关键词：骨骼病变；外胚层发育不良；先天性心脏病；肾脏异常

Keywords：Skeletal Lesions；Ectodermal Dysplasia；Congenital Heart Disease；Renal Abnormality

一、概述

埃利伟氏综合征（Ellis-van Creveld Syndrome, EVC）又称为软骨外胚层发育不良症（chondroectodermal dysplasia）、先天性软骨钙化障碍心脏病综合征、软骨外胚层发育异常综合征等，为常染色体隐性遗传性疾病。1933年Mdntosh首先报道了EVC综合征，1940年Richard W.B.Ellis和Simon van Creveld详细地描述并命名了此病。表现为短肢型侏儒，常有先天性心脏病和智力障碍等。本病主要由EVC基因突变或非同源的EVC2基因突变所致，是一种罕见遗传疾病，也是骨骼发育不良的类型之一。

二、定义

EVC综合征是一种罕见的常染色体隐性遗传病，表现为软骨和外胚层发育不良，以短肋、多指、生长迟缓、外胚层和心脏缺陷为特征。

三、流行病学

自1940年以来报道了约250个EVC综合征病例，大多为散发，美国宾夕法尼亚州的Amish近亲婚配隔离人群高发，在最大的家系中，30对近亲婚配中有52个病例。在新生儿中发病率为7/1,000,000。无种族和性别差异。自1980年开始，国内也陆续报告了6例EVC综合征，但发病率不详。

四、病因及发病机制

目前认为EVC综合征与胚胎时期原始外胚层形成异常有关,具有遗传异质性,主要由*EVC*或*EVC2*基因突变引起,约占2/3的病例。*EVC*、*EVC2*基因均位于染色体4p16.1区域,在基因组上以头对头(head-to-head)结构排列,两种任何1个基因突变均可导致Ellis-van Creveld综合征和Weyers颅面骨发育不全(Weyers acrofacial dysostosis综合征),证明了Ellis-van Creveld综合征和Weyers是共等位基因的遗传病。

*EVC*基因共21个外显子,在人基因组中全长120kb,编码992个氨基酸。与其他蛋白无同源性。*EVC2*基因有22个外显子,在人类基因组中全长150kb,编码1308个氨基酸,EVC蛋白和EVC2蛋白与其他蛋白均无同源性,以相互依赖的方式共同表达于初级纤毛膜上,它们直接相互作用一起调控Hh信号通路,在正常的生长和发育过程中起着极其重要的作用,突变引起疾病的机制仍不清楚。

在有些EVC患者中未找到*EVC*或*EVC2*基因突变,说明还存在其他基因突变可以导致EvC综合征,有研究显示*DYNC2H1*、*DYNC2LI1*、*GLI1*、*PRKACA*、*PRKACB*、*SMO*、*WDR35*、*PRKACA*或*PRKACB*的致病性变异可引起EVC综合征,尚需进一步研究。

五、临床表现

EVC综合征影响着多种器官,它的临床表现多种多样。

1. 骨骼病变

表现为不成比例的侏儒症,四肢短粗,以远端肢体改变为著,短肋、双侧轴后多指(趾)、膝外翻等。

2. 外胚层发育不良表现

表现为指(趾)甲的缺失或发育不良,牙齿咬合不正,先天缺牙。口腔表现还有系带异常增多、锥形牙及牙釉质异常等,局部体温过高。

3. 先天性心脏病

50%~60%的患者同时患有心脏缺陷,主要表现为房间隔缺损或房室隔缺损、单心房、二尖瓣和三尖瓣缺损、动脉导管未闭合或左心发育不全,先天性心脏病是EVC的一个主要诊断依据,并且是决定患者寿命的一个主要因素。

4. 其他

EVC综合征还有一些不固定的临床表现,包括斜眼、尿道上裂和下裂,附睾症,胸壁及肺畸形。肾脏异常非常罕见,表现为发育不全,发育异常,巨输尿管和肾钙质沉着。血液异常也非常罕见,有一个病例为异常红系造血,另一例与围产期原始粒细胞性白血病相关。EVC综合征患者的智力发育正常。

六、辅助检查

胎儿超声检查出现以下特征可能提示EVC综合征:长骨缩短、多指、胸部狭窄和先天性心脏病(典型的心内膜缓冲缺陷)、严重的上唇缺陷和泌尿生殖系统和中枢神经系统畸形。

放射检查可出现以下特征:胸部狭窄,肋骨较短;短而增厚的管状骨;尺骨近端和桡骨远端的球茎状端部;腕骨和掌骨融合(通常为头状骨和钩状骨);趾骨的锥状骨骺;小髂骨;髋臼突起(三叉肌);胫骨平台的外侧倾斜。

七、诊断

根据患者特征性的临床学表现、影像表现,结合流行病学资料可以进行初步的临床诊断,最确定的诊断方法是从分子水平上进行诊断,通过分子基因检测确定*DYNC2H1*、*DYNC2LI1*、*EVC*、*EVC2*、*GLI*、*SMO*或*WDR35*的双等位致病变异或*PRKACA*或*PRKACB*的杂合致病变异。目前EVC综合征在基因分子方面的研究较少且不持续,因此进行诊断时要谨慎。

八、鉴别诊断

Weyers acrofacial dysostosis综合征、窒息性的胸廓发育不良(Aphyxiating thoracic dysplasia,ATD)、口面指综合征(Oral-facial-digital syndrome,OFD综合征)为本病的鉴别诊断。

1.Weyers 颅面骨发育不全（Weyers acrofacial dysostosis）综合征

也是由 EVC 和 EVC2 基因突变导致，两者的区别在于 Weyers 颅面骨发育不全，呈常染色体显性遗传，且症状稍轻，患者一般不出现心脏损害，其余征象和 EVC 综合征一致。

2.窒息性的胸廓发育不良

和 EVC 综合征在手、骨盆、长骨的表现一致，都存在心脏发育异常、指甲发育不良及上唇和牙龈的融合，其高血压性肾衰竭将有助于区别于软骨外胚层发育异常，鼻面部的软骨发育不全、中度的智力发育迟缓、舌裂、舌系带过短都有助区别于软骨外胚层发育不良。

3.OFD 综合征

一组表现为轻度面部畸形、口腔异常及指畸形的综合征，是具有一定特征性的遗传性疾病，临床罕见，可通过基因分析进行区别。

九、治疗策略

EVC 综合征缺乏有效的治疗手段，部分骨骼畸形可通过手术矫正，但部分畸形无法通过手术矫治，且随年龄增长症状日趋严重；对闭汗型尤其是婴幼儿夏季给予凉爽环境，遇有发热可敷以冷毛巾或以凉水冲洗帮助散热降温，要预防高热惊厥、传染病、呼吸道感染等；牙齿缺损者可装义齿或手术治疗，有助咀嚼和讲话；皮肤干燥、局部表皮缺如或附件缺损等应尽量避免不良刺激与外伤，并注意预防感染；患有严重限制性肺部疾病的新生儿期可能需要机械通气；先天性心脏病严重影响患儿生长发育，须系统评估，适时行手术矫正心脏畸形，降低猝死风险；泌尿生殖器畸形在必要时可通过手术矫正；总而言之，治疗的目的是帮助患儿适应环境建立接近正常的生活。

十、疗效及转归

EVC 综合征患者生长发育异常可导致死亡，多死于心脏疾病或呼吸系统疾病。

参考文献

[1]Mac Kusick V. Ellis-van Crefeld syndrome and the Amish[J]. Nat Genet, 2000, 24(3):203-204.

[2]Baujat G, Le Merrer M. Ellis-van Creveld syndrome[J]. Orphanet J Rare Dis, 2007, 2:27.

[3]Tompson SW, Ruiz-Perez VL, Blair HJ, et al. Sequencing EVC and EVC2 identifies mutations in two-thirds of Ellis-van Creveld syndrome patients[J]. Hum Genet, 2007, 120(5):663-670.

[4]Marion Aubert-Mucca, Céline Huber, Genevieve Baujat, et al. Ellis-Van Creveld Syndrome:Clinical and Molecular Analysis of 50 Individuals[J]. J Med Genet, 2022, jmedgenet-2022-108435.

[5]Keale W Louie, Yuji Mishina, Honghao Zhang. Molecular and Cellular Pathogenesis of Ellis-van Creveld Syndrome:Lessons from Targeted and Natural Mutations in Animal Models[J]. J Dev Biol, 2020, 8(4):25.

[6]Chih-Ping Chen, Chen-Yu Chen, Schu-Rern Chern, et al. First-trimester prenatal diagnosis of Ellis-van Creveld syndrome[J]. Taiwan J Obstet Gynecol, 2012, 51(4):643-648.

[7]张和煦. 软骨外胚层发育异常（Ellis-van Creveld 氏综合征）一例[J]. 中华儿科杂志, 1980, 18(2):92.

[8]于宝海, 吴文娟, 等. Ellis-van Creveld 综合征 2 例[J]. 实用放射学杂志, 2014, 4:710-710, 720.

[9]Venkat-Raman N, Sebire N, Murphy K. Increased first-trimester fetal nuchal translucency thickness in association with chondroectodermal dysplasia(Ellis-van Creveld)[J]. Ultrasound Obstet Gynecol, 2005, 25(4):412-414.

[10]C Vinay, R Sudhakara Reddy, K S Uloopi, et al. Clinical manifestations of Ellis-van Creveld syndrome[J]. J Indian Soc Pedod Prev Dent, 2009, 27(4):256-259.

[11]Mohammadreza Ghassemi, Azadeh Goodarzi, Farnoosh Seirafianpour, et al. Rare clinical features of the Ellis van Creveld syndrome:A case report and literature review[J]. Dermatol Ther, 2021, 34(1):e14664.

[12]Moudgil A, Bagga A, Kamil ES, et al. Nephronophtisis associated with Ellis-van Creveld syndrome[J]. Pediatr Nephrol, 1998, 12(1):20-22.

[13]Elif Bahar Tuna, Mine Koruyucu, Esma Kürklü, et al. Oral and craniofacial manifestations of Ellis-van Creveld syndrome:Case series[J]. J Cranio-maxillofac Surg, 2016, 44(8):919-924.

[14]Davis C Thomas, Janani Dakshina Moorthy, Vaishnavi Prabhakar, et al. Role of primary cilia and Hedgehog signaling in craniofacial features of Ellis-van Creveld syndrome[J]. Am J Med Genet C Semin Med Genet, 2022, 190(1):36-46.

[15]Joaquín Pérez-Andreu, Victor Glenn Ray, José María Arribas, et al. Ellis-van Creveld syndrome in adulthood:extending the clinical spectrum[J]. Singapore Med J, 2015, 56(6):e110-e111.

[16]Geneviève Baujat, Martine Le Merrer. Ellis-van Creveld syndrome[J]. Orphanet J Rare Dis, 2007, 2:27.

[17]Asad Ullah Jan, Sajjad Ahmad, Tehseen Ahmad Cheema, et al. Chondroectodermal Syndrome[J]. J Ayub Med Coll Abbottabad, 2018, 30(3):473-475.
[18]D Lauritano, S Attuati, M Besana, et al. Oral and craniofacial manifestations of Ellis-Van Creveld syndrome:a systematic review[J]. Eur J Paediatr Dent, 2019, 20(4):306-310.
[19]Miller D, Newstead G, Young L. Perinatal leukemia with a possible variant of the Ellis-van Crefeld[J]. J Pediatr, 1969, 74:300-303.
[20]李东辉, 张宁宁, 徐赛英, 等. 窒息性胸廓发育不良（2例报告并文献复习）[J]. 实用放射学杂志, 2002, 18(9):798-800.
[21]叶敏, 江银华, 闫俊杰, 等. 口-面-指综合征Ⅰ型伴先天性心脑发育不全1例报道[J]. 口腔医学, 2014, 34(3):215-217.
[22]Caparrós-Martín JA, De Luca A, Cartault F, et al. Specific variants in WDR35 cause a distinctive form of Ellis-van Creveld syndrome by disrupting the recruitment of the EvC complex and SMO into the cilium[J]. Hum Mol Genet, 2015, 24:4126-4137.
[23]Niceta M, Margiotti K, Digilio MC, et al. Biallelic mutations in DYNC2LI1 are a rare cause of Ellis-van Creveld syndrome[J]. Clin Genet, 2018, 93:632-639.
[24]Palencia-Campos A, Aoto PC, Machal EMF, et al. Germline and mosaic variants in PRKACA and PRKACB cause a multiple congenital malformation syndrome[J]. Am J Hum Genet, 2020, 107:977-988.

平蕾（撰写） 李谦（审校）

第二十节 面心肾综合征
Section 20 Faciocardiorenal syndrome, FCRS

关键词：马蹄形肾脏；智力障碍；头面畸形；先天性心脏病

Keywords：Horseshoe kidney；Intellectual disability；Cephalofacial deformity；Congenital cardiovascular disease

面心肾综合征（Faciocardiorenal syndrome, FCRS）病因不清，推测是一种常染色体隐性遗传性疾病，1977年Eastman和Bixler最早报告了该病，全球范围内仅有2篇文献，均为个例报告，共报告了4例，3男1女，其中1篇文献报告了同一家族中的兄妹3人，2男1女，另一文献仅报告了1例男孩，此后未再报告。其主要表现包括：①马蹄形肾脏；②严重智力障碍；③特征性畸形；畸形特征包括斜头畸形，颧骨发育不全，宽鼻梁，发育不良的人中和鼻翼，腭裂和牙齿缺损；④先天性心脏病-心内膜弹力纤维增生症或三尖瓣脱垂。目前该疾病文献资料有限，无分子生物学及治疗等相关报道。

参考文献

[1]Eastman JR, Bixler D. Facio-cardio-renal syndrome:a newly delineated recessive disorder[J]. Clin Genet, 1977, 11:424-430.
[2]Nevin NC, Hill AE, Carson DJ. Facio-cardio-renal(Eastman-Bixler)syndrome[J]. Am J Med Genet, 1991, 40:31-33.

平蕾（撰写） 李谦（审校）

第二十一节 腓骨尺骨发育不良-肾脏异常综合征
Section 21 Fibulo-ulnar hypoplasia-renal anomalies syndrome, FUHRAS

关键词：腓尺骨发育不良；肾脏发育不良；先天性心脏病

Keywords：Ulnar hypoplasia；Renal anomalies；Congenital cardiovascular disease

腓骨尺骨发育不良-肾脏异常综合征（Fibulo-ulnar hypoplasia-renal anomalies syndrome）又称为Saito-Kuba-Tsuruta syndrome，目前全球仅于1989年Saito报告了2个病例，为同胞兄妹，1男1女，推测可能为常染色体隐性遗传，一对没有血缘关系且较年轻的夫妇生了两个同胞兄弟姐妹，一男一女，他们均有致命的顶肾发育复合体，在新生儿期死于呼吸衰竭。影像学表现为四肢对称性中肌短缩、腓骨发育不全、少韧带、小颌畸形和尺骨发育不全，耳发育异常，肾脏囊性或发育不良；2例患儿均在新生儿期死亡于呼吸衰竭。男孩尸检显示有动脉干和心室中膈缺损。此后未检索到该病报告。目前该疾病文献资料有限，无分子生物学及治疗等相关报道。

参考文献

[1]Lewin SO, Opitz JM. Fibular a/hypoplasia:review and documentation of the fibular developmental field[J]. Am J Med Genet Suppl, 1986, 2:215-238.

[2]Saito N, Kuba A, Tsuruta T. Lethal form of fibuloulnar a/hypoplasia with renal abnormalities[J]. Am J Med Genet, 1989, 32(4):452-456.

平蕾（撰写） 李谦（审校）

第二十二节 隐眼-并指（趾）综合征
Section 22　Fraser syndrome, FS

关键词：眼部畸形；并指（趾）畸形；泌尿生殖系统畸形；颅面部畸形

Keywords：Ocular Anomalies；Syndactyly；Congenital Genitourinary Anomalies；Craniofacial anomalies

一、概述

隐眼-并指（趾）综合征又称隐眼畸形综合征、耳-眼-齿-指发育异常综合征、Fraser综合征，约15%患者父母为近亲婚姻，根据基因突变位点不同分为三型，分别由 *FRAS1* 基因突变、*FREM2* 基因突变和 *GRIP1* 基因突变引起。1872年Zehender首先描述本病，但也有人报道说和Pliny和Elder早在公元一世纪就曾报道。其特征是隐眼、并指畸形以及呼吸道和泌尿生殖道异常。

二、定义

Fraser综合征，是以隐眼畸形、皮肤性并指（趾）、泌尿生殖器发育异常、颅面畸形、腭裂、心脏病变、智力低下等为特征的发育异常综合征。

三、流行病学

该病有散发病例（即没有家族史），也有因父母遗传而患病的病例，截至2020年国外大约有250个病例报道。据估计，欧洲Fraser综合征的患病率为1/500,000，男女相同。国内仅于2007年报告Fraser综合征1例，另有8例先天性隐眼症报告，但未进行基因检测。

四、病因及发病机制

目前已证实Fraser综合征与三个不同基因（*FRAS1*、*FREM2* 和 *GRIP1*）的突变有关，其中 *FRAS1* 基因是FS的主要致病基因，检测出 *FREM2* 和 *GRIP1* 异常的比例大致相等，根据突变位点FRASR综合征可分为三型，FRASR综合征-1（FRASR S1）是 *FRAS1* 基因突变引起，FRASR综合征-2（FRASR S2）是由 *FREM2* 基因突变引起，FRASR综合征-3（FRASR S3）是 *GRIP1* 基因突变引起。

FRAS1 基因位于染色体4q21.21上，由74个外显子组成，与编码细胞外基质蛋白的基因存在序列相似性，在胚胎和成人的多种上皮组织以及肾脏、胰腺和丘脑中均有表达。目前共发现 *FRAS1* 基因的26种突变，其中大部分突变是移码突变或无义突变、错义突变。

FREM2 基因位于染色体13q13.3上，由24个外显子组成，其中外显子4编码了超过一半的氨基酸。相比表皮发育过程中FRAS1基因在表皮的高度表达，*FREM2* 基因在滤泡间区的表达量较少，但在内胚层、外胚层和一系列重要的神经信号中心（包括背侧前脑的中线、中脑和后脑边界）有动态表达。

GRIP1 基因位于染色体12q14.3上，由24个外显子组成，编码含7个PDZ（postsynaptic density-95/discs large/zona occludens-1）结构域的胞质支架蛋白，连接Frasl蛋白和Frem2蛋白的C-末端残基。在胚胎早期发育过程中，*GRIP1* 基因表达与细胞和细胞外基质间相互作用密切相关，同时 *GRIP1* 基因在发育中的神经系统等多区域表达，也与其在调节蛋白质转运过程中扮演的多种角色有关。

FRAS1、*FREM2* 和 *GRIP1* 基因通过表达Frasl、Frem2和Gripl三种蛋白影响组织的结构完整和器官发育。Frasl蛋白与Frem2蛋白同为位于细胞外基质（extracellular matrix, ECM）的多域跨膜蛋白，是致密层下区的重要组成成分，对组织的结构完整和器官发育过程中上皮间质间的相互联系有重要作用，同时对细胞外环境中

各生长因子的活动起调控作用。GRIPl是一种胞质支架蛋白,影响Frasl/Frem蛋白在基底膜的正确定位,分布在胚胎表皮、眼睑、口腔及鼻腔上皮等组织中,参与跨膜蛋白的转运功能。Fras1、Frem2和Grip1蛋白对Fras1/Frem蛋白复合物的完整性至关重要,缺失任何一种基因都会导致胚胎发育过程中凋亡程序的失败和上皮-间充质相互作用的中断。

五、临床表现

1. 眼部畸形

75%~93%患者可见隐眼畸形,可以为单侧性或双侧性,53%患者为双侧性。眼球和眼睑部位先天畸形,眼球常被连续性的皮肤所遮盖而无睑裂,仅有眼球遗迹或完全无眼球,眼球前部多存在一个泡形结构,内有晶体残留和玻璃体。患者眼窝可触摸到皮下有一定活动度的球形物。有些病例在强光刺激时可见到因眼轮匝肌反射性收缩造成的皮肤皱缩,并对光源有一定的跟随运动,提示这些患者可能尚有光感。患者亦可发生先天性睑球粘连及角膜角化,还可有眶部皮样囊肿,睫毛眉毛可产生部分或完全缺损。轻者可出现睑裂上斜、泪腺发育不良、鼻泪管阻塞。

2. 并指(趾)畸形

54%~95%的患者可出现指(趾)畸形,最常见的异常为并指(趾),也存在短指畸形、指甲发育异常和掌部皱褶异常。

3. 先天性泌尿生殖系统畸形

缺少一个或两个肾(单侧或双侧肾发育不全)或发育不良(37%~84%),并可出现肾盂积水、膀胱缺如或发育不全。男性患者有假两性畸形、阴茎畸形、隐睾症、阴囊发育不全;女性患者有外生殖器男性化、阴蒂肥大、阴道狭窄或闭锁、阴唇融合、性腺母细胞瘤、双角子宫或子宫缺如。

4. 颅面部畸形

患者颅面骨畸形,唇腭裂(11%),小口畸形,眼距过宽,牙齿咬合不正,牙齿发育不全,面部不对称。耳畸形(29%~84%)包括低位耳,小耳畸形,耳郭后旋,外耳道狭窄,听骨畸形,并伴传导性耳聋。鼻(8%~85%):短鼻,鼻孔鼻翼不对称,锯齿状鼻孔,鼻尖宽平,鼻尖开裂,后鼻孔狭窄或闭锁。喉及气管狭窄或闭锁(21%~83%),声音粗犷、嘶哑,并可发生继发性肺肥大,导致呼吸困难。

5. 其他

肛门狭窄或闭锁(2%~42%),结肠闭锁;脐和肠系膜移位、脐疝;并可出现先天性心血管畸形,主要为左心室升主动脉发育不全、房间隔缺损、心肌肥大;部分患者智力低下。骨骼异常较少见,可出现肋骨缺如、脊柱侧弯、膝外翻、髋关节发育不良等。

六、辅助检查

1. 组织病理学检查

眼部病理检查,可见眼球陷没等各种变异,上睑提肌和眼轮匝肌可正常,其结膜囊部分或完全缺失,小梁、Schlemn管和睫状肌缺失,晶状体完全缺如。

2. 基因检测

常见的方法包括Sanger测序、全外显子测序(WES)和全基因组测序(WGS),WES可以检测*FRAS1*基因的所有外显子,从而确定是否存在减数分离或突变,现已经得到了广泛的应用,是最准确的检测方法之一。

3. 超声诊断

能够识别Fraser综合征的主要的异常如下:喉闭锁,可见支气管征(扩张的气管和支气管内充满液体);双肾发育不全、严重羊水过少;先天性心脏病;小眼畸形;并指、唇腭裂等。

七、诊断

Fraser综合征诊断主要依赖临床表现、基因检测,产前超声检查对胎儿诊断有非常重要的意义,结合家族病史,及时进行基因检测,可早期做出诊断。

在1986年,1986年Thomas等人首先提出了Fraser综合征的诊断标准,主要标准包括隐眼、并指畸形、生殖器异常和阳性家族史。次要标准是先天性鼻子、耳朵或喉部畸形、唇裂和/或腭裂、骨骼缺陷、脐疝、肾发育不全和智力低下。诊断基于至少2个主要和1个次要标准，或1个主要和4个次要标准的存在。

在2007年，van Haelst等对Fraser综合征的诊断标准进行了修订并逐渐获得认可，仍然将临床表现分为主要标准与次要标准，唇裂和/或腭裂、心脏畸形、肌肉骨骼异常和智力低下被认为不常见，不列入诊断标准。患者符合3条主要标准，或2条主要和2条次要标准，或1条主要和3条次要标准中的任何一项，即可诊断Fraser综合征，详见表9-2-5。

表9-2-5　van Haelst等Faser综合征诊断标准（2007年）

主要标准	次要标准
并指畸形	肛门直肠缺陷
隐眼畸形	耳发育不良
泌尿道异常	发育不良的耳朵
生殖器模糊	脐带异常
喉部和气管异常	鼻部异常
阳性家族史	

产前诊断：妊娠18周时超声诊断如果存在以下两种体征，就可以做出诊断：梗阻性尿路病、小眼症、并指症和羊水过少。明确诊断需绒毛膜取样（妊娠11~14周）以及羊膜穿刺术（妊娠15周后）做Fraser综合征致病基因检测。

八、治疗策略

Fraser综合征无特殊疗法。需要针对每个患者的情况，进行多学科序贯治疗。

1. 耳鼻喉科/整形科/口腔颌面外科

全耳郭再造术、耳郭矫形术，外耳道成形术，骨导助听器植入；气管切开、环气管部分切除解除气道梗阻；唇腭裂修补术；牙齿正畸手术，矫正咬合异常，必要时进行牙齿移植。

2. 眼科

隐眼患者应剥离睑球粘连，黏膜移植且进行眼睑和结膜囊重建成形术，并配戴义眼片来改善外观；小眼畸形患者可行小眼球摘除联合义眼座植入术，并长期随诊；鼻内窥镜检查有无泪囊突出，必要时应进行泪道成形术和造袋术。

3. 骨科

皮肤性并指分离术，指（趾）畸形矫正术。

4. 肾内科/泌尿外科/妇产科

治疗泌尿道畸形并定期评估肾功能，必要时进行血液透析或肾移植治疗；隐睾症患者可行睾丸固定术和激素治疗；阴茎畸形可行阴茎成形术并辅以内分泌治疗；阴道闭锁患者可行阴道成形术；阴唇融合可行阴唇剥离术，局部使用雌激素制剂；性腺母细胞瘤可手术切除。若双角子宫患者出现反复流产时，应行子宫整形术，使宫腔扩大，预防流产或早产的发生

5. 听觉和言语

评估听力损失程度和言语发育情况、助听器验配（6月龄起）。

6. 心理科

纠正自卑情绪，改善交流能力。

九、疗效及转归

预后不佳，多数在新生儿期死亡或死产，只有约25%的患者出生时仍存活，其中20%的患者在1岁前会死亡，大多数死于气道或尿路异常。

参考文献

[1] Markal N, Velidedeoglu H, Torkut A, et al. Abortive cryptophthalmos and cup ear deformity(Fraser syndrome):case report and literature review[J]. European Journal of Plastic Surgery, 2000, 23(6):335-337.

[2] Schauer GM, Dunn LK, Godmilow L, et al. Prenatal diagnosis of Fraser syndrome at 18.5 weeks gestation, with autopsy findings at 19 weeks[J]. American Journal of Medical Genetics, 1990, 37(4):583-591.

[3]Kiyozumi D, Takeichi M, Nakano I, et al. Basement membrane assembly of the integrin α8β1 ligand nephronectin requires Fraser syndrome-associated proteins[J]. The Journal of Cell Biology, 2012, 197(5):677-689.

[4]Pitera JE, Woolf AS, Albertbasson M, et al. Sprouty1 haploinsufficiency prevents renal agenesis in a model of Fraser syndrome[J]. Journal of the American Society of Nephrology:JASN, 2012, 23(11):1790-1796.

[5]Maartje J Vogel, Patrick Van Zon, Louise Brueton, et al. Mutations in GRIP1 cause Fraser syndrome[J]. Journal of Medical Genetics, 2012, 49(5):303-306.

[6]Boyd PA, Keeling JW, Lindenbaum RH, et al. Fraser syndrome(cryptophthalmos-syndactyly syndrome):A review of eleven cases with postmortem findings[J]. American Journal of Medical Genetics, 1988, 31(1):159-168.

[7]Stevens CA, McClanahan C, Steck A, et al. Pulmonary hyperplasia in the Fraser cryptophthalmos syndrome[J]. American Journal of Medical Genetics, 1994, 52(4):427-431.

[8]Kohl S, Hwang DY, Dworschak GC, et al. Mild recessive mutations in six Fraser syndrome-related genes cause isolated congenital anomalies of the kidney and urinary tract[J]. Journal of the American Society of Nephrology:JASN, 2014, 25(9):1917-1922.

[9]Barisic I, Odak L, Loane M, et al. Fraser Syndrome:Epidemiological Study in a European Population[J]. American Journal of Medical Genetics, Part A, 2013, 161A(5):1012-1018.

[10]Hennekam RC, Scambler PJ. Molecular study of 33 families with Fraser syndrome new data and mutation review[J]. American Journal of Medical Genetics, Part A, 2008, 146A(17):2252-2257.

[11]Slavotinek A, Li C, Sherr Eh, et al. Mutation analysis of the FRAS1 gene demonstrates new mutations in a propositus with Fraser syndrome[J]. American Journal of Medical Genetics, Part A, 2006, 140(18):1909-1914.

[12]Ogur G, Zenker M, Tosun M, et al. Clinical and molecular studies in two families with Fraser syndrome:A new FRAS1 gene mutation, prenatal ultrasound findings and implications for genetic counselling[J]. Genetic Counseling, 2011, 22(3):233-244.

[13]Rousseau T, Laurent N, Thauvin Robinet C, et al. Prenatal diagnosis and intrafamilial clinical heterogeneity of Fraser syndrome[J]. Prenatal Diagnosis, 2002, 22(8):692-696.

[14]Garg Heena, Dass Christopher, Chhabra Anjolie. Anesthetic management of Fraser syndrome-Check laryngoscopy can help![J]. Paediatric Anaesthesia, 2020, 30(2):197-198.

[15]Rose JB, Kettrick RG. Subglottic stenosis complicating the anaesthetic management of a newborn with Fraser syndrome[J]. Pediatric Anesthesia, 1993, 3(6):383-385.

[16]Wood BC, Yi S, Oh AK, et al. Frontal Encephalocele Associated With a Bilateral Tessier Number Three Cleft and Fraser Syndrome[J]. The Journal of Craniofacial Surgery, 2015, 26(6):1947-1950.

[17]Kantaputra PN, Eiumtrakul P, Matin T, et al. Cryptophthalmos, dental and oral abnormalities, and brachymesophalangy of second toes:New syndrome or Fraser syndrome?[J]. American Journal of Medical Genetics, 2001, 98(3):263-268.

[18]张夏茵,王婧荟,龙尔平,等.先天性隐眼遗传致病基因研究现状[J].转化医学电子杂志,2017,4(8):1-5.

[19]金卫平.双眼隐眼合并耳部畸形一例[J].临床眼科杂志,1999,7:406.

[20]Bouaoud J, Olivetto M, Testelin S, et al. Fraser syndrome:review of the literature illustrated by a historical adult case[J]. Int J Oral Maxillofac Surg, 2020, 49(10):1245-1253.

[21]Thomas IT, Frias JL, Felix V, et al. Isolated and syndromic cryptophthalmos[J]. Am J Med Genet, 1986, 25:85-98.

[22]van Haelst MM, Scambler PJ, Hennekam RCM. Fraser syndrome:a clinical study of 59 cases and evaluation of diagnostic criteria[J]. Am J Med Genet A, 2007, 143A:3194-3203.

冯淑焕(撰写) 李谦(审校)

第二十三节 Hajdu-Cheney综合征

Section 23 Hajdu-Cheney syndrome, HCS

关键词:骨骼异常;颅面异常;牙齿异常;先天性心脏病;多囊肾

Keywords: Skeletal Abnormalities; Craniofacial anomalies; Dental Abnormalities; Congenital Heart Disease; Polycystic Kidney Disease

一、概述

Hajdu-Cheney综合征(Hajdu-Cheney syndrome, HCS)是一种非常罕见的常染色体显性遗传性疾病,又称为原发性骨发育不良伴肢端溶骨症或Ⅳ型原发性肢端骨溶解症,由 *NOTCH2* 基因突变引起的,该基因突变导致破骨细胞和成骨细胞活性增加,从而导致骨吸收增加。Hajdu-Cheney综合征(HCS)临床罕见,最早分别是1948年由Hajdu和Kauntze及1965年由Cheney三位放射科医生进行了个例报道。

二、定义

Hajdu-Cheney综合征(HCS)是一种常染色体显性遗传性疾病,以肢端骨溶解、严重骨质疏松、身材矮小、特异颅面特征、虫状骨、神经症状、心血管缺陷和多囊肾为特征的综合征。

三、流行病学

Hajdu-Cheney综合征(HCS)可为家族聚集性,但更多是散发病例,目前全球报告的HCS病例不足百例,无明显种族和性别差异。自1984年国内报道第1例患者以来共约报告12例患者,诊断年龄从9个月至61岁。

四、病因及发病机制

HCS为常染色体显性遗传,是由1号染色体1p12上 *NOTCH2* 基因外显子34杂合突变引起。Notch通路是高度保守的信号通路,受体包括NOTCH1、NOTCH2、NOTCH3、NOTCH4,影响肝脏、骨骼、心脏、眼睛、脸、肾脏和血管等多个系统的胚胎发育,其中NOTCH2在骨骼和软骨稳态中起关键作用,*NOTCH2* 基因突变导致一个截断且稳定的NOTCH2蛋白的产生,增强了NOTCH2信号活性,信号下游的Hes1过度表达会导致破骨细胞增多,可通过核因子κ-B受体激动剂配体(receptor activator of nuclear factor kappa-B ligand, RANKL)信号的分泌刺激破骨细胞分化,并可抑制间充质细胞向成骨细胞分化,刺激成骨细胞早期阶段增生,但阻止它们成熟,还可对TNFα诱导的破骨细胞形成和炎性反应性骨吸收反应更强烈,IL-6水平更高,这可能是患者肢端骨溶解的原因之一,另外血管新生改变可能也在肢端骨溶解中发挥作用。HCS患者多囊肾与牙病的发病机制仍不明确,先天性心脏病的成因可能与NOTCH2信号通路在心血管系统发育中的作用有关,而HCS患者的特殊颅面部畸形可能与NOTCH2对骨骼发育的影响有关,但这都需要进一步研究证实。

五、临床表现

HCS的临床表现可累及多个系统,最突出的是骨骼系统。

1. 骨骼异常

早发骨质疏松、反复骨折;脊柱侧凸,椎体压缩;特征性指/趾端骨溶解、短指、假杵状指;膝外翻,蛇形胫骨;身材矮小,关节松弛。

2. 颅面异常

面中部骨骼扁平、面部失去正常骨性支撑、面容粗糙、面颊饱满,颅缝闭合延迟,额窦缺失,蝶鞍拉长。中枢神经系统病变可出现颅底凹陷、脊髓空洞症、脑积水、脑膜膨出,并发严重颅底凹陷者预后不良。

3. 牙齿异常

牙齿萌出异常、牙齿早脱、龋齿、严重牙周病等。

4. 心脏疾病

先天性心脏病、动脉导管未闭、房/室间隔缺损等。

5. 其他

泌尿生殖系统可有多囊肾、尿道下裂等;呼吸系统可见胸部畸形、通气受限和反复感染;消化系统有报道肠道旋转不良;其他还可伴听力丧失、声音低沉、运动发育迟缓等;另外HCS患者可能也会出现先天性青光眼和脾肿大。

六、辅助检查

在详细的骨骼评估(包括实验室骨代谢标志物、双能X线吸收仪(DXA)和高分辨率周边定量计算机断层扫描(HR-pQCT)之后,胫骨切面进行非钙化组织学和组织形态学分析,显示严重的小梁-皮质微结构联合恶化,骨转换指数增加,软骨退变进展。

甲襞毛细血管镜检查显示所有受累手指毛细血管高度和密度降低,有肢端吸收的手指毛细血管扩张较多,而有透光带的手指毛细血管扩张较少,未受影响的手指毛细血管镜检查结果是正常的。毛细血管镜可成为早期诊断工具,并可用于评估治疗效果。

X线表现为不同程度的指或趾末端的溶骨性表现,颅缝增宽,尤其是人字缝多发缝间骨,可见蛇形腓骨等骨骼表现。

七、诊断

此病的诊断主要是结合临床症状和X线影像表现。

临床症状主要表现为体型短小,颅面骨骼发育不良,颅面部异常,全身肌肉骨骼改变等。部分患者可合并中枢神经系统病变,如扁平颅底、脊髓空洞症、脑积水、脑膜瘤等。

其特征性的X线表现为:不同程度的指或趾末端的溶骨性表现,颅缝增宽,尤其是人字缝多发缝间骨。独特的X线表现,如蛇形腓骨,可有助于诊断。

基因检测可以确诊EEC综合征。基因检测可以检测TP63基因突变或染色体表型的异常。

八、鉴别诊断

1. 蛇形腓骨-多囊肾综合征(SFPKS)

这两种疾病有共同的临床和影像学表现,包括相似的颅面特征和骨矿化缺陷。近年来,对HCS以及SF-PKS患者的基因组测序发现两种疾病均存在高度相似的NOTCH2基因截断突变,目前SFPKS已被认为是HCS的特殊表型之一。

2. 儿童成骨不全(osteogenesis imperfecta, OI)

①OI多为常染色体显性遗传疾病,多可追溯到阳性家族史,而HCS多为散发;②OI出现骨折的年龄更早,多在婴幼儿期即出现,而HCS为破骨亢进所致,病情逐渐加重,骨折多在学龄期甚至成年期出现;③伴随体征方面,OI常伴有进行的骨骼畸形、蓝巩膜、牙本质发育不全,而HCS则可见特殊粗糙面容及指端溶骨后的短粗指;④OI的骨转换指标多在正常范围,而HCS可有破骨标志物升高。⑤HCS与OI相比,骨密度减低程度随年龄加重更明显。

3. 侧脑膜膨出综合征

以颅面异常、脑膜膨出、矮小、肌张力低下、脊柱侧弯和骨质减少为特征,与HCS有表型重叠,临床上易误诊,但其外显子测序显示NOTCH3基因的33外显子存在点突变或缺失。

九、治疗策略

HCS可累及多个系统,患者的管理涉及多学科的评估、治疗及随访。常用的抗骨质疏松药物都曾被用于HCS患者反复骨折、骨质疏松的治疗。

1. 双膦酸盐(bisphos-phonates, BPs)治疗

BPs是一种可抑制破骨细胞功能的焦磷酸酯衍生物,是目前在应用经验较成熟的抗骨质疏松药物,第二代和第三代BPs是最常用的类型,临床试验数据支持双磷酸盐在HCS中预防或治疗脊柱骨质疏松症的作用,口服BPs诱导脊柱骨折后重塑的效用不及静脉BPs,儿童期应用BPs治疗HCS效果优于成年人,成人病例停止治疗后有报道骨量继续丢失甚至加速,儿童期成骨细胞的骨形成超过破骨细胞的骨吸收。对于BPs的用药间隔和疗程仍有待进一步研究。

2. 地诺单抗

核因子κ-B受体激动剂配体(receptor activator of nuclear factor kappa-B ligand, RANKL)单克隆抗体,目前应用较多的治疗是抗骨吸收治疗,基于HCS患者的骨量丢失归因于RANKL表达增强导致的破骨细胞生成和骨吸收增加,RANKL抑制剂是可以选择的治疗,在成人个案中报道可以提高骨密度,减少临床骨折发生。但此类药物尚未在儿童进行有效性和安全性研究。

值得警惕的是双膦酸盐和地诺单抗均可诱导发生药物相关颌骨骨坏死(medication-related osteonecrosis of the jaw, MRONJ),但在目前的HCS患者报道中暂无发生MRONJ,甚至在1例患者治疗间期中进行了下颌骨手术,1例多发牙齿早脱HCS患者在用药间期成功的进行了种植牙手术。

3. 手术治疗

对于发生继发性膝骨关节炎(OA)患者,实施全膝关节置换术(TKA)可取得很好疗效。对于颈椎、腰椎等畸形患者可采取手术治疗,如颈椎、腰椎减压融合术。

4.其他治疗

给予补充维生素D和钙治疗,其他系统疾病给予相应处理。在动物实验中证实有效的治疗包括:Notch2抗体,γ分泌酶抑制剂,靶向Notch2的反义寡核苷酸等,但均未进入临床应用阶段;甲状旁腺素类似物(PTH1-34)特立帕肽未能阻止骨密度继续下降。

十、疗效及转归

HCS是一种进展缓慢的疾病,发病于儿童或青少年,在老年患者中预后不佳,椎体和长骨骨折是HCS患者发病的主要原因,随着年龄的增长,病情会随着时间的推移而恶化,颅骨发育畸形可导致严重的神经并发症,引起呼吸骤停和猝死,是HCS患者过早死亡的重要原因。

参考文献

[1]Canalis E, Zanotti S. Hajdu-Cheney syndrome:a review[J]. Orphanet J Rare Dis, 2014, 9:200.

[2]Yu J, Canalis E. The Hajdu Cheney mutation sensitizes mice to the osteolytic actions of tumor necrosis factor α[J]. J Biol Chem, 2019, 294(39):14203-14214.

[3]Ahmad A, Deeb H, Alasmar D. Hajdu Cheney syndrome;A novel NOTCH2 mutation in a Syrian child, and treatment with zoledronic acid:A case report and a literature review of treatments[J]. Ann Med Surg(Lond), 2021, 71:103023.

[4]Närhi A, Fernandes A, Toiviainen-Salo S, et al. A family with partially penetrant multicentric carpotarsal osteolysis due to gonadal mosaicism:First reported case[J]. Am J Med Genet A, 2021, 185(8):2477-2481.

[5]Damian LO, Simon SP, Filipescu I, et al. Capillaroscopic findings in a case of Hajdu-Cheney syndrome[J]. Osteoporos Int, 2016, 27(3):1269-1273.

[6]Ahmed S, Arif A, Abbas S, et al. Hajdu Cheney Syndrome due to NOTCH2 defect-First case report from Pakistan and review of literature[J]. Ann Med Surg(Lond), 2021, 62:154-159.

[7]Pittaway JF, Harrison C, Rhee Y, et al. Bisphosphonate therapy for spinal osteoporosis in Hajdu-Cheney syndrome-new data and literature review[J]. Orphanet J Rare Dis, 2018, 13(1):47.

[8]Regev M, Pode-Shakked B, Jacobson JM, et al. Phenotype variability in Hajdu-Cheney syndrome[J]. Eur J Med Genet, 2019, 62(1):35-38.

[9]Page BR, McDonald T, Gagnon P, et al. A unique case of Hajdu-Cheney syndrome and squamous cell carcinoma of the anus[J]. Colorectal Dis, 2009, 11(5):535-536.

[10]Mattei TA, Rehman AA, Issawi A, et al. Surgical challenges in the management of cervical kyphotic deformity in patients with severe osteoporosis:an illustrative case of a patient with Hajdu-Cheney syndrome[J]. Eur Spine J, 2015, 24(12):2746-2753.

[11]周洛文,舒凯. NOTCH2信号通路及其基因突变相关病[J]. 医学分子生物学杂志, 2021, 18(3):239-244.

[12]Polyzos SA, Makras P, Tournis S, Anastasilakis AD. Off-label uses of denosumab in metabolic bone diseases[J]. Bone, 2019, 129:115048.

[13]Canalis E, Zanotti S. Hajdu-Cheney Syndrome, a Disease Associated with NOTCH2 Mutations[J]. Curr Osteoporos Rep, 2016, 14(4):126-131.

[14]Cortes-Martin J, Diaz-Rodriguez L, Piqueras-Sola B, et al. Hajdu-cheney syndrome:a systematic review of the literature[J]. Int J Environ Res Public Health, 2020, 17:6174.

[15]Aida N, Ohno T, Azuma T. Progress and Current Status in Hajdu-Cheney Syndrome with Focus on Novel Genetic Research[J]. Int J Mol Sci, 2022, 23(19):11374.

[16]焦燕华,郑荣飞,苏喆,等. NOTCH2基因突变导致Hajdu-Cheney综合征一例报告[J]. 中华骨质疏松和骨矿盐疾病杂志, 2023, 16(5):497-502.

冯淑焕(撰写) 李谦(审校)

第二十四节 前脑无裂-桡侧心肾异常综合征

Section 24 Holoprosencephaly-radial heart renal anomalies syndrome, Harts Syndrome

关键词:前脑无裂畸形;桡侧肢体缺陷;心脏缺陷;肾脏畸形

Keywords:Holoprosencephaly;Radial Dysplasia;Congenital Heart Defects;Renal Anomaly

一、概述

前脑无裂-桡侧心肾异常综合征(Holoprosencephaly-radial heart renal anomalies syndrome)又称为Steinfeld综合征(Steinfeld syndrome),于1982年Steinfeld首次报告,随后于1993年Nothen、2005年Siebert、2010年

Stevens 及 2016 年 Jones 均报告了 Steinfeld 综合征，其主要特征表现为前脑缺损、桡侧肢体缺陷、心脏缺陷、肾脏畸形、胆囊缺如和椎体异常，推测是一种家族性常染色体显性遗传综合征。

二、定义

Steinfeld 综合征一种罕见的多发性先天性异常综合征，其特征是前脑无裂畸形、桡侧肢体缺陷（拇指缺失、短肢畸形）、心脏缺陷、肾脏畸形和胆囊缺失。

三、流行病学

该病主要在产前和新生儿发现，多为死胎或婴儿期死亡，为一种罕见疾病，仅有少量个例报告，无性别差异，其患病率<1/1,000,000。国内尚未发现报告。

四、病因及发病机制

Steinfeld 综合征发病机制尚不清楚，推测与常染色体显性遗传及环境因素有关。Stevens 报告了一例患有 Steinfeld 综合征 23 周胎儿，通过羊水检测了 *SHH*、*SIX3*、*TGIF* 和 *ZIC2* 基因的测序，没有发现任何疾病相关的突变；Jones 等报告了一个 23 岁的女孩，其特征是前脑无裂畸形和双侧先天性肘关节脱位与桡骨头发育不全，经分析确认有一个 *CDON* 基因的杂合子错义变异，遗传自她的父亲，提示该变异可能与 Steinfeld 综合征有关，尚需进一步研究。

五、临床表现

特征性表现前脑无裂畸形、主要是桡侧肢体缺陷（拇指缺失、短肢畸形）、心脏缺陷、肾脏畸形和胆囊缺失，其他可能的表现尚有脊椎异常、唇裂/腭裂、小眼症、鼻子缺失、耳朵发育不良、听力损失、虹膜和视网膜缺损和/或悬雍垂裂。

六、辅助检查

该病主要通过家族史、临床表现及影像学发现异常，特异性基因检测尚需进一步研究。

七、诊断

临床诊断标准：特征为前脑无裂畸形、桡侧肢体缺陷（拇指缺失、短肢畸形）、心脏缺陷、肾脏畸形和胆囊缺失等表现。

八、鉴别诊断

短趾畸形相关：药物（沙利度胺）导致的畸形如海豹状畸形等。

九、治疗策略

目前尚无特殊治疗，主要为针对缺陷的对症治疗。

十、疗效及转归

该病主要在产前和新生儿发现，多为死胎或婴儿期死亡。

参考文献

[1] Orphanet. Steinfeld syndrome. 2022. https://www.orpha.net/consor/cgi-bin/OC_Exp.php?lng=EN&Expert=3186（accessed 2022-05-23）.

[2] Malacards. Steinfeld Syndrome. 2022. https://www.malacards.org/card/Steinfeld_syndrome（accessed 2022-5-24.

[3] GARD. Steinfeld syndrome. 2021-11-8 2022. https://rarediseases.info.nih.gov/diseases/2727/steinfeld-syndrome（accessed 2022-5-24.

[4] Omim. Steinfeld syndrome. 2010-11-10 2022. https://omim.org/entry/184705（accessed 2022-05-23.

[5] Stevens CA. Steinfeld syndrome:Further delineation[J]. American Journal of Medical Genetics Part A, 2010, 152A(7):1789-1792.

[6] Jones GE, Robertson L, Maniyar A, et al. Microform holoprosencephaly with bilateral congenital elbow dislocation;increasing the phenotypic spectrum of Steinfeld syndrome[J]. American Journal of Medical Genetics Part A, 2016, 170(3):754-759.

[7] Nothen MM, Knopfle G, Fodisch HJ, et al. Steinfeld syndrome:report of a second family and further delineation of a rare autosomal dominant disorder[J]. American Journal of Medical Genetics, 1993, 46(4):467-470.

[8] Siebert JR, Schoenecker KA, Resta RG, et al. Holoprosencephaly and limb reduction defects:a consideration of Steinfeld syndrome and related conditions[J]. American Journal of Medical Genetics Part A, 2005, 134(4):381-392.

邢文立（撰写）　李谦（审校）

第二十五节 脑积水-蓝色巩膜-肾病综合征
Section 25　Hydrocephalus-Blue Sclera-Nephrosis Syndrome, HBSNS

关键词：肾病综合征；脑积水；蓝色巩膜

Keywords：Nephrotic Syndrome；Hydrocephalus；Blue Sclera

脑积水-蓝色巩膜-肾病综合征（Hydrocephalus-blue sclerae-nephropathy syndrome）又称为 Daentl-Townsend-Siegel 综合征、家族性肾病-脑积水-皮肤薄-巩膜蓝色综合征（Familial nephrosis, hydrocephalus, thin skin, blue sclerae syndrome）；目前仅在1978年由 Daentl DL 等报告兄弟2人患病，同一家庭内兄弟二人共同发生了致死性肾病、脑积水、皮肤薄、巩膜变蓝、生长迟缓、T淋巴细胞功能异常和独特面容；此后无报告，发生率罕见；其发病机制不详，推测为遗传性肾病综合征，一些临床发现可能与胶原合成障碍有关，但目前还没有统一的假设来解释该综合征所有特征的基础；目前该疾病文献资料有限，无分子生物学及治疗等相关报道。

参考文献

[1] Orphanet. Hydrocephalus-blue sclerae-nephropathy syndrome. 2022. https://www.orpha.net/consor/cgi-bin/OC_Exp.php?lng=EN&Expert=2186

[2] GARD. Daentl Towsend Siegel syndrome. 2022. https://rarediseases.info.nih.gov/diseases/236/daentl-towsend-siegel-syndrome

[3] Malacards. Daentl Towsend Siegel Syndrome. 2021-11-8 2022. https://www.malacards.org/card/daentl_towsend_siegel_syndrome

[4] Daentl DL, Townsend JJ, Siegel RC, et al. Familial nephrosis, hydrocephalus, thin skin, blue sclerae syndrome: clinical, structural and biochemical studies[J]. Birth Defects Original Article Series, 1978, 14(6B):315-339.

邢文立（撰写）　李谦（审校）

第二十六节 甲状旁腺功能减退-感音神经性耳聋-肾病综合征
Section 26　Hypoparathyroidism-sensorineural deafness-renal dis- ease syndrome, HDRS

关键词：甲状旁腺功能减退；感音神经性耳聋；肾病综合征

Keywords：Hypoparathyroidism；sensorineural deafness ；Nephrotic Syndrome

一、概述

甲状旁腺功能减退-感音神经性耳聋-肾病综合征（Hypoparathyroidism-sensorineural deafness-renal disease syndrome, HDR syndrome）是一种罕见的遗传性疾病，因1977年 Barakat 首先报告了该病，又称为 Barakat 综合征（Barakat syndrome），该病为常染色体显性遗传疾病，大部分由于 *GATA3* 基因突变所致，以低钙、耳聋和肾功能不全（或者发育不良）为常见表现。

二、定义

HDR 综合征是一种罕见的临床异质性遗传疾病，以甲状旁腺功能减退（H）、感音神经性耳聋（D）和肾脏疾病（R）为特征。

三、流行病学

自1977年以来陆续有国内外文献报告该病，到目前为止共报道了近200例，多为个例报告，来自不同的种族和民族，遍布世界各地，无明显聚集性，以亚洲人为主，约占52.6%，其中有中国人34例，欧洲人占26.0%，美国人和巴西人所占比例最少，仅为4.2%，男女患者均有，所有年龄段均可发病。确切的患病率尚不清楚，但通常被认为是非常罕见的，仍需进一步的流行病学研究。

四、病因及发病机制

HDR 综合征主要是由 *GATA3* 基因突变引起的，属常染色体显性遗传。*GATA3* 基因位于染色体 10p14 上，由6个外显子组成，根据其 DNA 结合子序列"GATA"而得名，编码由444个氨基酸组成的蛋白质。GATA3 属于锌指转录因子GATA家族,在脊椎动物胚胎甲状旁腺、内耳、肾脏、胸腺和中枢神经系统中均有表达,参与调控其发育,此外,GATA3还与T淋巴细胞、固有淋巴细胞的发育及肿瘤的发生发展密切相关。GATA3变异可以导致DNA结合亲和力的丧失或降低,或通过构象变化改变DNA结合,从而导致发育异常。

到目前为止,已经在不同种族群体中发现了约100种 *GATA3* 突变,类型包括移码缺失或插入、错义突变、全基因缺失、无义突变、剪接位点突变等。在整段 *GATA3* 基因上不均匀地分布,没有明显的突变热点区域,但大部分定位于外显子区域。

GATA3 是目前唯一已知与HDR综合征相关的基因,其单倍剂量不足被认为是导致HDR综合征的潜在病因,但仍有约10%临床诊断为HDR综合征的患者并未检测到分子水平的异常,这可能与调控序列的突变、内含子区域缺陷以及使用常规测序方法无法检测到的全基因缺失/插入或完全外显子缺失等机制有关。

五、临床表现

HDR综合征临床表现以甲状旁腺功能减退、感音神经性听力损失和肾脏疾病三联征为主,但具有高度异质性,相同基因型的个体可有不同的临床表现。患者出现完整"HDR"表现占64.4%,"HD"表现占27.2%,"DR"表现占4.4%,"HR"表现占1.7%,仅有肾脏表现占1.7%,仅有耳聋表现占0.6%。随着常规产前超声筛查和新生儿听力检查越来越普遍,大多数患者被诊断为耳聋或肾脏疾病。

1. 甲状旁腺功能减退

甲状旁腺功能减退发生率约为93.8%,可能是该综合征最特殊的表现,可从无症状的低钙血症到肌痛、神经肌肉过敏、癫痫发作或由严重低钙血症引起的明显手足搐搦,查体可有面神经叩击征(Chvostek征)及陶瑟征(Trousseau征)阳性。实验室检测血清PTH水平较低,也可正常甚至略有升高。

2. 感音神经性听力损失

听力损失是HDR综合征最常见的特征,发生率约为98.9%,患者大多表现为双侧、对称的中至重度感音神经性听力损失,以高频损害为主,并随着年龄的增长而逐渐恶化。先证者比携带致病突变的父母更早、更为严重地表现出症状。

3. 肾脏病变

肾脏病变的发病率最低,约为74.7%,其临床表现多样,具有一定的年龄依赖性。40%患者表现为先天性肾脏和泌尿道异常,如肾脏发育不良、发育不全、囊性肾、膀胱输尿管反流、盆腔膀胱异常等。除先天性肾脏和泌尿道异常外,还可出现功能异常如血尿、蛋白尿、肾病综合征、肾小管酸中毒和慢性肾病等。

4. 其他

部分患者尚可伴发特殊表现,如复发性脑梗死、维生素D缺乏、胆道闭锁、女性生殖道畸形、面部异常、非自身免疫性糖尿病、低镁血症、先天性心脏病、色素性视网膜炎、基底节钙化、严重认知障碍和孤独症等,但其中一些关联可能是巧合。另外,HDR综合征患者感染发生率上升,尤其是呼吸道感染和尿路感染,但目前尚未发现HDR综合征相关的免疫缺陷,可能与血清钙水平异常及肾脏结构异常有关。

六、辅助检查

1. 基因检测

GATA3 检测。测序方法通常选择 *GATA3* 基因外显子常规Sanger法、靶向基因二代测序等。由于部分患者在基因的编码区及剪接位点连接处没有携带突变,全基因组测序有助于明确其诊断。

2. 实验室检查包括

甲状旁激素水平测量、糖尿病、低钙血症、T细胞异常等。

3. 影像学检查

肾脏和尿道的先天性异常(囊性、发育不良、发育不全或再生肾、盆腔畸形、膀胱输尿管反流)、先天性心脏病等。

4. 产前诊断技术

可从根本上阻断疾病在家系中的传递,是一种比较准确的遗传学方法。对于携带有明确致病基因突变的患者或者具有家族史的高危家庭,可在孕期应用DNA序列分析方法明确胎儿的基因型,间接推断其表型,对于降低出生缺陷以及预防遗传性听力损失具有重要意义。

七、诊断

HDR综合征的诊断基于临床表现，由于起病年龄和症状轻重不等，同一家族成员的临床表现也不完全相同，诊断具有一定难度，只有64.4%的患者出现全部症状。血清PTH水平的测定、听力图或听觉脑干反应测试、肾成像等检查可辅助诊断。

（1）同时具有典型三联征或具有两种临床特征合并阳性家族史者可诊断为该病，在这种情况下，基因检测是可行的。

（2）对于仅有一种临床特征的患者，尤其具有家族史时，需行基因检测明确诊断。

（3）对于孤立性甲旁减或孤立性肾脏病变的患者，需要注意排查其他HDR特征，否则行GATA3基因检测获益不大。孤立性感音神经性听力损失患者，排除其他获得性或遗传因素后，可以考虑完善GATA3基因检测。对于迟发性、潜在听力损失的患儿，听力筛查联合基因检测可以提高检出率。

八、鉴别诊断

鉴别诊断包括家族性特发性甲状旁腺功能减退、无肾脏疾病的进行性感音神经性耳聋、常染色体隐性甲状旁腺功能低下伴肾功能不全和发育迟缓、缺失22q11综合征等。

临床中多种因素可导致甲状旁腺功能减退，如颈前手术、自身免疫、外照射、遗传变异、功能性甲旁减（镁紊乱）、浸润性病变等，其中术后甲旁减最常见，结合病史可以较容易地诊断；对于无手术史，尤其起病年龄小于40岁，具有综合征相关表现以及甲旁减或自身免疫性疾病家族史的患者，基因检测及家系筛查有助于诊断；血镁水平异常不仅会导致甲旁减，还会加重甲旁减相关的体征，需注意检测血镁水平；若已排除上述原因所致，还要考虑到一些少见的病因，如威尔森病和血色病等。

低钙血症是甲旁减的典型症状，其他病因还包括维生素D缺乏、代谢异常或维生素D抵抗、钙在骨骼过度沉积、低镁血症以及输注磷酸盐或某些抗肿瘤药物等。当确定存在低钙血症时，应详细询问病史，结合相关实验室检查明确其病因。

九、治疗策略

HDR综合征的治疗主要是基于症状和疾病的严重程度，进行对症治疗，现阶段尚无有效的根治方法。

根据低钙血症的严重程度，轻者予维生素D制剂和口服钙剂治疗，重者需静脉注射葡萄糖酸钙及时恢复血钙水平。口服活性维生素D和钙剂会引起高钙尿症、肾钙沉着症，可能导致肾功能下降，治疗过程中应定期监测尿钙。甲状旁腺激素替代疗法是治疗甲旁减的理想治疗方法，但目前在HDR综合征患者中尚无相关报道，应用重组人甲状旁腺素能否降低肾损害的风险，仍需进一步研究阐明。

感音神经性听力损失发病率高，起病年龄较早，可能会导致语言发育障碍、学习困难和社交隔离等危害，对于此类听力损失，助听器和人工耳蜗是目前有效的干预方式。早期完善听力筛查，判断其听力损失的性质和程度，尽早进行干预或者治疗，以最大程度减少对日常生活和学习的影响。此外，听力损失的基因治疗也在日渐发展，针对此病变、未来或许有更有效的干预措施。

肾脏疾病的严重程度是决定HDR综合征患者预后的主要因素，因此，早期完善影像学和肾功能检查可发现肾脏结构和功能的异常，可密切关注并及时干预肾功能不全。少数患者发展为终末期肾病，需接受透析治疗。对于部分患者而言，肾移植可能是一种有效的治疗选择。

十、疗效及转归

预后取决于肾脏疾病的性质和严重程度，有轻微肾病的患者有正常的预期寿命。

参考文献

[1]malacards. Barakat Syndrome. 2022. https://www.malacards.org/card/Barakat_syndrome

[2]GARD. Barakat syndrome. 2022. https://rarediseases.info.nih.gov/diseases/2911/barakat-syndrome

[3]Orphanet. Hypoparathyroidism-sensorineural deafness-renal disease syndrome. 2022. https://www.orpha.net/consor/cgi-bin/OC_Exp.php?lng=EN&Expert=2237

[4]Barakat AJ, Raygada M, Rennert OM. Barakat syndrome revisited[J]. American Journal of Medical Genetics Part A, 2018, 176(6):1341-1348.

[5]Ikeuchi M, Kiyota K, Itonaga T, et al. A case of HDR syndrome coexisting with tetralogy of Fallot, with a novel GATA3 mutation, which manifested as a renal abscess[J]. CEN Case Reports, 2021, 10(2):241-243.

[6]Kita M, Kuwata Y, Usui T. Familial congenital choanal atresia with GATA3 associated hypoparathyroidism-deafness-renal dysplasia syndrome unidentified on auditory brainstem response[J]. Auris, Nasus, Larynx, 2019, 46(5):808-812.

[7]Joseph ADD, Sirisena ND, Kumanan T, et al. Hypoparathyroidism, Sensorineural deafness and renal disease(Barakat syndrome)caused by a reduced gene dosage in GATA3:a case report and review of literature[J]. BMC Endocrine Disorders, 2019, 19(1):111.

[8]Vallejo-Urrego MA, Parra-Morales AM, Gonzalez A. HDR syndrome in a Colombian woman with a genital tract malformation:First case report in Latin America[J]. Revista de Salud Publica, 2018, 20(5):637-640.

[9]童郁,戴显宁,董芍芍,等. Barakat综合征一例家系报告与GATA3基因突变分析[J]. 中华肾脏病杂志, 2018, 34(3):214-217.

[10]邵巧燕,吴沛霖,林碧云,等. 一例新生儿甲状旁腺功能减低-感音神经性耳聋-肾发育不良综合征患儿的临床及遗传学分析[J]. 中华医学遗传学杂志, 2022, 39(2):222-226.

[11]杨静,王亚冰,聂敏,等. GATA3基因变异导致甲状旁腺功能减退症患者的临床特征和分子机制[J]. 中华内科杂志, 2022, 61(1):66-71.

[12]Tao Y, Yang L, Han D, et al. A GATA3 gene mutation that causes incorrect splicing and HDR syndrome:a case study and literature review[J]. Front. Genet., 2023, 14:1254556.

[13]Lemos MC, Thakker RV. Hypoparathyroidism, deafness, and renal dysplasia syndrome:20 years after the identification of the first GATA3 mutations[J]. Hum Mutat, 2020, 41(8):1341-1350.

[14]Bilezikian JP. Hypoparathyroidism[J]. J Clin Endocrinol Metab, 2020, 105(6):1722-1736.

[15]Van Esch, Groenen HP, Nesbit MA, et al. GATA3 haplo-insufficiency causes human HDR syndrome[J]. Nature, 2000, 406(6794):419-422.

[16]Zeybek C, Akin O, Bolat A. Hypocalcemia not related to chronic kidney disease:Answers[J]. Pediatr Nephrol, 2021, 36(10):3105-3107.

[17]Khan AA, Rubin MR, Schwarz P, et al. Efficacy and safety of parathyroid hormone replacement with TransCon PTH in hypoparathyroidism:26-week results from the phase 3 pathway trial[J]. J Bone Miner Res, 2023, 38(1):14-25.

[18]Nishimura N, Hori S, Omori C, et al. Living-donor kidney transplantation for a patient with hypoparathyroidism, deafness, and renal dysplasia syndrome[J]. IJU Case Rep, 2020, 3(6):244-247.

邢文立(撰写) 李谦(审校)

第二十七节 鱼鳞病-智力残疾-侏儒症-肾损伤综合征

Section 27 Ichthyosis-intellectual disability-dwarfism-renal impairment syndrome, IIDRS

关键词:非大疱鱼鳞病;智力低下;侏儒症;肾功能损害

Keywords:Ichthyosis;intellectual disability;dwarfism;renal impairment

一、概述

鱼鳞病-智力残疾-侏儒症-肾损伤综合征(Ichthyosis-intellectual disability-dwarfism-renal impairment syndrome),又称为Passwell-Goodman-Siprkowski综合征,于1975年由Passwell等首先报告,是一种遗传性鱼鳞病,为孟德尔角化疾病的一般形式,其特征是可见的大部分或全部皮肤的脱屑和/或角化过度。

二、定义

Passwell-Goodman-Siprkowski综合征是一种遗传性鱼鳞病,其特征是可见的大部分或全部皮肤的脱屑和/或角化过度,伴有智力低下、侏儒症和肾功能损害。

三、流行病学

目前均为个例报告,共报告5例,男女均有,3女2男,自1978年后未再有报告,国内尚无报告。

四、病因及发病机制

这种疾病是由对角质形成细胞分化和表皮屏障功能发育起重要作用的基因突变引起,通常认为与转谷氨酰胺酶-1突变相关。

六、临床表现

临床表现先天性非大疱鱼鳞病、智力低下、侏儒症和肾功能损害(尿素氮、肌酐水平升高,肾小管硬化,

显著的肾小管间纤维化,肾小球增厚和萎缩)

报告1:Passwell等人报道的来自同一家族的姐弟三人,其中姐姐10岁,身高为125厘米,重20千克(均低于第3个百分位数),从出生后开始皮肤表现为鳄鱼外观与鱼鳞病的细鳞。患者Binet测试(IQ 50~60),化验提示血尿素氮和肌酐均升高;妹妹6岁,身高100厘米,重13千克(均低于3百分位数),皮肤病变与姐姐一样,也有中度智障,IQ 50~60,化验提示血尿素氮和肌酐升高;弟弟4岁,与他的两个姐姐皮肤病的特点一样,身高80厘米,重12.5千克(均低于第3个百分位),中度智障,IQ 50~60,血尿素氮与肌酐水平升高。

报告2:Abigail Rayner等人报道了2名患者,一名26岁男性患者,看起来比实际年龄小,表现为身材矮小,智力低下,皮肤色素沉着,呈弥漫性鳞片状,干燥,血尿素氮和肌酐升高,尿液分析证明有蛋白尿。静脉肾盂造影提示慢性肾盂肾炎。另一名为女性患者,出生时表现为干燥的鳞状皮肤和肌张力增高,成长过程中表现为语言和运动发育迟缓,她到3岁时明显身材矮小,反复发作肾盂肾炎,并在8岁时出现高血压危象去世。

七、诊断

目前尚未制定诊断标准,可根据临床表现鱼鳞病、智力低下、侏儒症和肾功能损害诊断。

八、治疗策略

尚无研究针对该病治疗,可对症针对性治疗。

九、疗效及转归

现报告的5例有1例死亡,死亡原因为高血压。

参考文献

[1]Passwell JH, Goodman KM, Ziprkowski M, et al. Congenital ichthyosis, mental retardation, dwarfism and renal impairment:A new syndrome[J]. Clin Genet, 1975, 8:59.

[2]Rayner A, Lampert RP, Rennert OM. Familial ichthyosis, dwarfism, mental retardation, and renal disease[J]. J Pediatr, 1978, 92(5):766-768.

刘保文(撰写) 李谦(审校)

第二十八节 致命的胎儿脑畸形-十二指肠闭锁-双侧肾发育不全综合征
Section 28 Lethal Fetal Brain Malformation-Duodenal Atresia-Bilateral Renal Hypoplasia Syndrome, LBDBRS

关键词:脑畸形;十二指肠闭锁;双侧肾发育不全;颅面畸形

Keywords:Brain Malformation;Duodenal Atresia;Bilateral Renal Hypoplasia;Craniofacial anomalies

致命的胎儿脑畸形-十二指肠闭锁-双侧肾发育不全综合征(Lethal fetal brain malformation-duodenal atresia-bilateral renal hypoplasia syndrome)是一种罕见的遗传致死性多发性先天性异常/畸形综合征,其特征是妊娠中期致死率和纤毛病特征,是一种着丝粒蛋白(CENPF)相关疾病。发病年龄为产前,其患病率<1/1,000,000。主要表现包括脑积水、小脑蚓部发育不全、胼胝体发育不全、十二指肠闭锁、胃肠道旋转不良、双侧肾发育不全、颅面畸形(如小头畸形、眼距过宽、耳低位、鼻突出、鼻小柱短、腭裂、小颌畸形和宽口)。目前无分子生物学及治疗等相关报道。

刘保文(撰写) 李谦(审校)

第二十九节 致死性胎儿脑肾泌尿生殖发育不全/发育不全综合征
Section 29　Lethal Fetal Brain-Renal-Genitourinary Dysplasia Syndrome, LBRGS

关键词：大脑畸形；泌尿生殖道发育异常；肾囊性发育不全

Keywords：Cerebral hypoplasia；Genitourinary malformations；Renal hypoplasia

致死性胎儿脑肾泌尿生殖发育不全/发育不全综合征（Lethal fetal cerebrorenogenitourinary agenesis/hypoplasia syndrome）是胚胎发育畸形综合征期间罕见的遗传发育缺陷，是一种常染色体隐性遗传病，发病年龄为产前，其患病率<1/1,000,000；特征是宫内生长受限、所有的关节弯曲、严重的小头畸形、肾囊性发育不良/发育不全和复杂的大脑畸形（大脑和小脑发育不全、蚓部、胼胝体和/或枕叶发育不全，伴有或不伴有鼻脑畸形），以及泌尿生殖道发育异常（输尿管发育不全/发育不全、子宫发育不全和/或阴道闭锁），导致胎儿死亡。目前该疾病文献资料有限，无分子生物学及治疗等相关报道。

刘保文（撰写）　李谦（审校）

第三十节　Mayer-Rokitansky-Küster-Hauser综合征
Section 30　Mayer-Rokitansky-Küster-Hauser Syndrome, MRKHS

关键词：子宫缺如；始基子宫；阴道缺失；原发性闭经

Keywords：Mayer-Rokitansky-Küster-Hauser Syndrome；Rudimentary Uterus；Congenital Absence of the Vagina；Primary Amenorrhea

一、概述

MRKH综合征（Mayer-Rokitansky-Küster-Hauser syndrome），由Mayer于1829年首次报道，后来Rokitansky等对本征进行了深入研究，又称为Mayer-Rokitansky-Küster-Hauser综合征。该病在胚胎期苗勒管发育异常导致阴道和(或)子宫的缺失或闭锁。其解剖学主要特征为单侧或双侧实性始基子宫结节，极少部分患者虽有功能性子宫内膜但子宫发育不良；阴道完全缺失，或阴道上2/3缺失、下1/3呈穴状，其顶端为盲端；输卵管、卵巢发育正常，第二性征为正常女性，染色体核型为女性核型46,XX。MRKH综合征主要分为两型。Ⅰ型：即单纯型。单纯子宫、阴道发育异常，而泌尿系统、骨骼系统发育正常。此型常见。Ⅱ型：即复杂型。子宫、阴道发育异常，伴有泌尿系统或骨骼系统发育畸形及其他系统发育异常。患者多因青春期原发性闭经或婚后性交困难就诊。部分患者常合并泌尿系统畸形及骨骼异常。由于该病发病率较低，容易发生误诊误治。

二、定义

MRKH综合征是是女性胚胎期双侧副中肾管未发育或其尾端发育停滞而未向下延伸所致的以始基子宫、无阴道为主要临床表现的综合征。其特征为单侧或双侧实性始基子宫结节，约10%的患者有功能性子宫内膜，但子宫发育不良；阴道完全缺失；染色体、性腺、第二性征及阴道前庭均为正常女性特征。

三、流行病学

MRKH综合征发病率为1/5,000~1/4,000例女活婴，染色体核型均为46,XX。胚胎6~9周时副中肾管与中肾管共同发育，这一阶段胚胎受某些不良因素（环境因素、病毒、致畸药物、有害物质以及营养失衡等）影响致副中肾管中、下段及中肾管发育受阻或停滞，引起生殖道及泌尿道的发育异常。

四、病因及发病机制

MRKH是一种先天性疾病综合征的确切发病机制尚不明确，目前认为是一种多基因/多因素参与的复杂性疾病，由于MRKH表型和基因型存在异质性，主要致病基因尚不确定。胚胎第7周开始，女性胚胎因无雄激素和副中肾管抑制因子（MIF）的作用，胚胎内的中肾管退化，副中肾管发育，其尾端跨越中肾管，在中线处融合形成子宫,如果这一过程受到某些因素干扰而停止,则形成始基子宫或者子宫不发育。副中肾管残迹在始基子宫肌层内化生形成子宫内膜的腺体和间质,患者有正常卵巢,分泌正常雌激素,染色体核型均为46,XX,女性第二性征正常。胚胎6~9周为脊椎骨发育时期,MRKH综合征常合并脊椎骨发育异常,如脊柱侧弯、脊柱裂、椎体融合、骶椎腰化及肋骨和肢体的发育异常。循环系统的血管来源于胚外中胚层,心血管系统6~9周的发育障碍可引起房、室间隔缺损及大血管、瓣膜狭窄和心血管异位等畸形,但一般畸变较轻,影响不大。

五、临床表现

(一)临床症状

1. 原发性闭经

患者幼年时常无明显症状,大多数患者青春期后女性第二性征发育正常,无月经来潮,常因原发性闭经就诊时被发现。

2. 性交困难

少数患者因成年后需要性生活发现性交困难而就诊,极少数患者甚至因长期性交顶压形成一阴道浅穴或者会阴直肠瘘就诊。

3. 周期性下腹痛

少数患者存在有功能的子宫内膜,青春期后可随月经周期出现内膜脱落,不能及时排出,形成宫腔积血,出现周期性下腹痛,部分患者出现经血逆流形成子宫内膜异位症,加重痛经,这类患者往往发病早,易被发现。

4. 合并其他器官畸形或异常

泌尿系统畸形最常见,占34%~58%,包括单侧肾缺如、盆腔肾、马蹄肾等;骨骼系统的畸形占13%~44%,主要为脊柱发育畸形,少数患者可合并面部及肢端骨骼发育畸形及指、趾畸形;其他系统畸形或异常包括心脏畸形、听力障碍等。

(二)体征

1. 一般检查

注意女性第二性征的发育情况,如发音、身材、体态、阴毛及腋毛分布、乳房的发育及胸肩部皮下脂肪分布是否正常,MRKH综合征患者的第二性征发育正常,表现为正常女性特征。

2. 妇科检查

外阴发育正常,阴道前庭仅有尿道开口,无阴道口,有时呈一处女膜浅凹或深2~3cm的凹陷。肛查子宫缺如,或扪及一实性小结节始基子宫或小子宫(即有功能性子宫内膜但子宫发育不良),双侧附件区及盆腔一般无异常。

六、辅助检查

1. 实验室检查

包括染色体检查及女性激素水平测定。MRKH综合征患者染色体核型为(46,XX),卵巢发育及功能正常,女性激素水平正常,有排卵,部分患者卵巢呈多囊改变,雄激素增高。

2. 影像学检查

①盆腔B超:简便易行,便宜,无创,是MRKH常用的诊断方法。B超检查常显示子宫缺如,始基子宫。少数存在有功能性子宫内膜但子宫发育不良的患者可显示为盆腔包块(或积血的子宫),卵巢一般为正常大小,该检查对宫内膜分辨率有局限性。②泌尿系统B超:可正常,可发现单侧肾缺如或发育不良、异位肾、盆腔融合肾等泌尿系统发育异常。③盆腔MRI:对软组织分辨率高,对于始基子宫及子宫内膜检查更为精确,尤其对于存在有功能性子宫内膜但子宫发育不良的患者,具有精确诊断的价值。2018年美国妇产科医师学会(ACOG)关于"MRKH综合征诊断、管理与治疗"的最新建议中,认为盆腔MRI应作为苗勒管发育不全患者的首选影像学评估方法。④X线和CT检查:常用全脊柱正、侧位拼接相检查脊柱侧弯、椎体发育不良或融合、脊柱裂、骶椎隐性裂、胸廓、肋骨等发育畸形。

3. 腹腔镜检查

不是常规检查手段,有助于了解盆腔(或卵巢)子宫内膜异位症及卵巢形态和位置,还可同时进行人工阴道成形手术等治疗。

4. 其他

超声心动图、听力筛查等有利于筛查心脏畸形和听力障碍。

90%的MRKH患者难以通过超声辨识,建议行MRI检查。腹腔镜非常规诊断手段,但适用于有盆腔痛症状的患者。对于有盆腔痛症状的患者,腹腔镜探查有助于疾病的评估和治疗。尽管腹腔镜是苗勒管发育不全的非常规诊断手段,但始基子宫梗阻及造成的经血逆行可导致疼痛症状进行性加重并继发盆腔子宫内膜异位症。腹腔镜兼有诊断和治疗的双重价值,术中可同时评估卵巢情况。如果始基子宫有功能性的内膜,造成宫腔积血,建议腹腔镜切除单侧或双侧始基子宫。

七、诊断

MRKH综合征患者女性第二性征发育正常,青常因春期原发性闭经就诊,少数患者以性生活困难或周期性下腹痛为主诉症状。妇科查体示外阴发育正常,阴道前庭无阴道开口,有时呈一浅凹或深2~3cm的凹陷。肛查子宫缺如,或可扪及一小子宫(始基子宫)。结合染色体核型、女性激素检测及影像学检查有助于明确诊断,患者常合并泌尿或骨骼系统畸形。MRKH综合征主要分为两型:Ⅰ型:单纯型。单纯子宫、阴道发育异常,而泌尿系统、骨骼系统发育正常,此型最为常见。Ⅱ型:复杂型。除子宫、阴道发育异常外,伴有泌尿系统或骨骼系统发育畸形及其他系统畸形。

八、鉴别诊断

MRKH综合征主要与以原发性闭经为临床表现的疾病进行鉴别,包括处女膜闭锁、阴道横隔、阴道闭锁、宫颈闭锁以及雄激素不敏感综合征等。

1. 处女膜闭锁

是外生殖器异常中的常见类型,与阴道末端的泌尿生殖窦组织未腔化有关。因处女膜闭锁,无孔,经血排出受阻,可导致子宫、输卵管积血,继发盆腔子宫内膜异位症或感染,经血逆流至腹盆腔可形成子宫内膜异位症,患者出现周期性腹痛,专科检查肛诊时可扪及阴道内包块。盆腔B超和MRI检查可协助诊断。

2. 阴道闭锁

患者子宫内膜正常,阴道完全闭锁多合并子宫颈发育不良、子宫体发育不良或子宫畸形,经血容易逆流入盆腔,常合并发生子宫内膜异位症。盆腔MRI和B超检查可协助诊断。

3. 雄激素不敏感综合征

雄激素不敏感综合征(AIS)是最容易与46,XX苗勒管发育不全相混淆的疾病,均表现为原发性闭经、阴道为一浅凹或为盲端、宫颈缺如。AIS较为罕见,在女性中的发病率为1∶20,000,在患有"腹股沟疝"的女婴中所占比例1.1%。AIS患者的染色体核型为46,XY,是一种X染色体连锁隐性遗传病,通过对血清雄激素受体的基因进行检测以确诊。患者性发育异常,性腺为睾丸,其产生苗勒管抑制物质(MIS)导致阴道仅发育呈一浅凹,子宫体和子宫颈未发育,血清睾酮水平为正常男性水平,雌激素水平为正常女性卵泡早、中期水平,患者有乳房发育。其中,完全性雄激素不敏感综合征(CAIS)患者的睾丸位于腹腔内,其在青春期和成年早期发生性腺母细胞瘤的风险仅为2%。而由睾酮通过外周芳香化酶作用转化产生的雌激素有利于患者青春期生长发育。因此,建议此类患者的预防性性腺切除应推迟到青春期后,当患者真正了解手术风险和获益,并且对术后需要长期进行激素替代治疗以维持骨量、降低骨质疏松风险做好充分的思想准备后再做出选择。部分AIS和睾酮合成障碍的患者发生性腺母细胞瘤的风险高于CAIS患者。鉴于性腺发育异常的患者是否行性腺切除术存在争议,制定决策具有复杂性,建议将此类患者转至具有专业诊治经验的医疗机构。

4. Turner综合征

如原发性闭经患者体格检查显示青春期延迟,应进行血清卵泡刺激素(FSH)水平检测和核型分析。青春期延迟和原发性闭经最常见的遗传学病因是Turner综合征,核型除45,X型外,有多种嵌合体如45,X/46,XX、45,X/47,XXX等,也可存在染色体部分缺失,FSH升高。Turner综合征患者通常身材矮小,有阴道、子宫及宫颈,乳房不发育,性腺为卵巢,因性腺功能减退而导致青春期延迟。

5. CYP17A1缺乏症

也可以引起青春期延迟,容易与MRKH综合征相混淆。它以高血压、低血钾和性不发育为基本特征,可表现为性幼稚、原发性闭经、乳房不发育、阴毛腋毛稀少或不发育,是一种罕见的先天性肾上腺增生症的常染色体隐性变异体,其发病率为(1:50,000)~(1:100,000)。CYP17A1缺乏症患者类固醇性激素和皮质醇的合成受损,醛固酮过量分泌,从而导致高血压和低钾血症。女性患者核型为46,XX,可以有子宫和阴道;男性患者核型为46,XY,外生殖器表现为女性外生殖器、阴道呈盲端、无子宫、睾丸位于腹腔内。通过检测 *CYP17A1* 基因和肾上腺类固醇水平进行确诊,表现为血清脱氧皮质酮和皮质酮水平升高,皮质醇、雄激素和雌激素水平降低。

九、治疗策略

包括心理治疗及矫正解剖异常。

(一)心理治疗

ACOG建议强调所有MRKH综合征患者都应接受心理疏导和咨询。多数MRKH综合征患者确诊后存在孤僻、焦虑、抑郁和自卑,质疑自身的女性身份,严重者甚至对生活丧失信心,并对无法生育感到绝望。应通过合适的心理干预帮助患者正确认识疾病,养成自我调节能力,树立信心,鼓励患者多与家人和朋友交流病情、分享感受,保持良好心态。手术治疗后的患者需要术后佩戴模具、护理人工阴道、规律性生活、定期随访以监测术后可能发生阴道狭窄、感染等并发症,一旦患者内心抵触,依从性差,则会加重其精神心理负担,严重影响患者性生活质量和婚姻质量。所以建立完善的MRKH综合征患者的心理评估体系,寻找合适的心理干预模式使患者从心理和生理上恢复健康非常必要。这更加符合生理-心理-社会的医疗模式。

(二)矫正解剖治疗

包括非手术治疗和手术治疗,无论采取任何治疗,都应该在患者性成熟以后,有治疗意愿时候进行。ACOG推荐非手术治疗可以在患者情感成熟后的任何时间进行,手术治疗的最佳时间一般在17~21岁。在我国,建议在18岁之后进行手术治疗。

1. 非手术治疗

即顶压扩张法,为MRKH综合征患者首选的治疗方案。系直接用模具在发育较好的外阴舟状窝处向内顶压成形的方法。模具有不同尺寸,逐渐加宽加长,直至阴道长度达6cm或以上,顶压扩张法需有医师指导,定期随诊。对于外阴发育较好、组织松软、有2~3cm短浅阴道凹陷形成者,更易顶压成功,其成功率可达90%~100%。本方法无手术相关并发症,无手术瘢痕,适用于依从性较好的患者。

2. 手术治疗

手术主要包括各种阴道成形术,可以直接进行,也可以在腹腔镜协助下完成。基本原理是在尿道和膀胱与直肠之间分离造穴,形成1个人工穴道,应用不同的方法寻找合适的衬里或替代组织重建阴道。手术主要解决性生活问题,不能解决生育能力,一般在青春期或婚前进行。适用于非手术治疗失败或主动选择手术治疗的MRKH综合征患者。手术最好由对MRKH综合征疾病诊治经验丰富的医师完成,以保证首次手术的成功。手术方法包括:①Vechietti法阴道成形术:通过牵引阴道前庭黏膜形成阴道。腹腔镜下用扩张器固定在阴道前庭陷窝,将牵引线通过膀胱直肠间隙进入盆腔与前腹壁的牵引装置连接。隔日一次增加牵引张力,定期上提拉伸阴道,从而扩张阴道。人工阴道成形术后仍需佩戴模具(一般为3~6月)或规律性生活来维持新阴道的长度和宽度。②羊膜法阴道成形术:曾是国内最经典的人工阴道成形术。以生理盐水洗净羊膜,抗生素溶液浸泡羊膜,铺衬在造穴后的"人工阴道"创面。优点是来源广泛、取材容易,花费少。缺点是阴道黏膜化时间长,术后需要长期佩戴模具以扩张阴道,否则易发生人工阴道的挛缩;羊膜不是自体组织,存在交叉感染的风险。③腹膜法阴道成形术:可经开腹、腹腔镜或经阴道途径完成手术,常用腹腔镜途径及经阴道途径。利用腹膜推进器将自身的腹膜垫衬至已经造穴形成的"人工阴道"表面。腹膜取材部位:直肠子宫陷凹的腹膜、部分膀胱浆膜或直肠浆膜,不存在组织排异反应。术后可定期佩戴模具或扩张阴道,直到有规律的性生活。手术费用相对较低,手术较复杂,技术要求较高,有损伤膀胱和直肠的可能性。④生物网片代替阴道成形术:选用生物材料填充在"人工阴道"表面,剪取阴道前庭黏膜组织,剪碎,撒在生物补片上,植入并固定于人工穴道。该手术操作简单,只需造穴无须进入腹腔,本方法阴道黏膜化时间短,更微创更美观。生物网片具备良好的组织相容性、可降解性、贴附性和耐感染性,缺点是费用略为昂贵。⑤肠管法阴道成形术:可开腹或腹腔镜完成,可选用直肠、乙状结肠、回肠,以乙状结肠比较常用。1996年,Ohashi S等报道第1例腹腔镜下乙状结肠代阴道成形术,肠管形成的阴道可自行分泌黏液有润滑作用,肠壁全层抗损伤能力强,不易挛缩、粘连,术后不需佩戴模具进行扩张。该手术操作复杂、创伤较大,有可能发生切口感染、吻合口瘘等风险。⑥皮瓣法或皮片法阴道成形术:即McIndoe法。此方法切取带蒂的大小阴唇皮瓣、腹股沟皮瓣,或自体腹部、大腿皮片,作为人工阴道的衬里移植物。皮瓣法代阴道成形术后无须佩戴模具。皮瓣法或皮片法手术较为复杂,缺点是供皮区瘢痕明显,术后有毛发生长、皮瓣脱垂、成形的阴道较臃肿等情况,建议临床少用。⑦其他:还有口腔黏膜法等人工阴道成形术,目前国内研究较少。

十、疗效与转归

MRKH综合征患者有正常女性身体特征及染色体组,渴望正常的两性生活及婚后构建健全家庭。

MRKH综合征患者可以通过下述两种不同的方式过上正常的两性生活,一种是佩戴模具,较为常见的术后治疗手段,能够保持人工阴道的深度和宽度,但是对于患者的日常生活影响较大,长期佩戴模具也容易出现息肉、出血等术后并发症。另外一种是通过阴道扩张棒进行定期的阴道扩张,方法简单,不影响患者的日常生活,容易被患者接受。

MRKH综合征患者虽然有正常的卵巢及激素水平,但无子宫或仅有始基子宫,生育下一代的可能性不大,国外有学者报道MRKH综合征患者可通过体外受精代孕方式或子宫移植建立家庭,目前国内不允许代孕。但可向MRKH综合征患者提供子宫移植的咨询,并通过辅助生殖技术体外获取多个胚胎,成功移植胚胎后需在高危产科监护患者,直至胎儿娩出。2015年,我国成功完成了中国首例子宫移植术,受者为22岁MRKH综合征患者,供者为其42岁的母亲,移植子宫存活,于2018年6月行体外受精,胚胎移植,孕期顺利,2019年1月20日剖宫产术分娩一男婴。

近年HPV疫苗在国内逐渐上市,建议年轻的MRKH综合征患者接种HPV疫苗,以降低生殖疣、外阴及阴道病变等由不同亚型HPV感染引起的疾病风险。

参考文献

[1]中华医学会妇产科学分会.女性生殖器官畸形诊治的中国专家共识[J].中华妇产科杂志,2015,50(10):729-733.

[2]ACOG Committee on Adolescent Health Care. ACOG Committee Opinion No. 355:Vaginal agenesis:diagnosis, management, and routine care[J]. Obstet Gynecol, 2006, 108(6):1605-1609.

[3]Herlin M, Bjørn AM, Rasmussen M, et al. Prevalence and patient characteristics of Mayer-Rokitansky-Küster-Hauser syndrome:a nationwide registry-based study[J]. Hum Reprod, 2016, 31(10):2384-2390.

[4]Pan HX, Luo GN. Phenotypic and clinical aspects of Mayer Rokitansky-Küster-Hauser syndrome in a Chinese population:an analysis of 594 patients[J]. Fertil Steril, 2016, 106(5):1190-1194.

[5]Oppelt PG, Muller A, Stephan L, et al. Hyperandrogenemia and high prolactin in congenital utero-vaginal aplasia patients[J]. Reproduction(Cambridge, England), 2017, 153(5):555-563.

[6]ACOG Committee Opinion No. 728 Summary:Mullerian agenesis:diagnosis, management, and treatment[J]. Obstetrics and Gynecology, 2018, 131(1):196-197.

[7]朱兰,郎景和,宋磊,等.关于阴道斜隔综合征、MRKH综合征和阴道闭锁诊治的中国专家共识[J].中华妇产科杂志,2018,53(1):35-42.

[8]Gravholt CH, Backeljauw P. New international Turner syndrome guideline:a multi-society feat[J]. Eur J Endocrinol, 2017, 177(3):E1-E2.

[9]Ernst ME, Sandberg DE, Keegan C, et al. The lived experience of MRKH:Sharing health information with peers[J]. Journal of Pediatric and Adolescent Gynecology, 2016, 29(2):154-158.

[10]Wei L, Xue T, Tao KS, et al. Modified human uterus transplantation using ovarian veins for venous drainage:the first report of surgically successful robotic-assisted uterus procurement and follow-up for 12 months[J]. Fertil Steril, 2017, 108(2):346-356.

[11]黄艳红,周冬梅,陈必良,等.MRKH综合征患者子宫移植后IVF-ET获临床妊娠并成功分娩[J].中华妇产科杂志,2019,54(6):387-392.

杨雪 胡智慧(撰写) 张悦凤 张萍(审校)

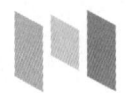

第三十一节 梅克尔综合征
Section 31 Meckel-Gruber Syndrome

关键词：脑畸形；多囊肾；多指/趾畸形；唇裂/腭裂
Keywords：Cerebral malformation；Polycystic kidney；Polydactyly/toe deformity；Cleft lip/Cleft palate

一、概述

Meckel-Gruber综合征（Meckel-Gruber Syndrome，MKS）又称梅克尔-格鲁伯综合征 Dysencephalia splanchnocystica；脑膨出、多指、多囊肾综合征、为临床罕见的宫内致死性常染色体隐性遗传病，Meckel 等在1822年首次报道，Gruber 在1934年作了进一步描述和补充，现已报道的病例有200多例。典型临床特征为胎儿枕部颅骨缺损脑组织膨出、多囊性肾发育不良、肝脏纤维化、轴后性多指趾等，并可合并多种其他畸形。个体的表现存在一定的临床异质性。上述器官畸形变化的实质是基质结缔组织的增殖和相关上皮导管的增加和扩张。

二、定义

MKS是一种罕见的、致命性、遗传性、多发先天畸形，以大脑畸形（主要是枕部脑膨出）、多囊肾及多指/趾畸形为典型特点，患者多伴有唇腭裂、心脏和生殖器畸形、中枢神经系统畸形、肝纤维化和骨骼发育不良等相关异常。

三、流行病学

MKS为一种罕见病，无显著性别差异，其发病率各国报道不一，全球发病率为 1:135,000，MKS 发病率较高的地区有芬兰（1/9,000）、古吉拉特印第安人（1/1,300），科威特贝都因人（1/3,500），由于近亲婚配，沙特阿拉伯可达1:3,500，中国发病率不详，仅见一些散发病例报道。

四、病因及发病机制

纤毛是脊椎动物头端突出的以微管为基础的细胞器，由多种信号受体、离子通道和转运蛋白构成，可以接收和转导化学和机械感觉信号，调节不同的信号通路，对胚胎生长发育具有重要作用。初级纤毛由基底部母中心粒、轴丝、纤毛过渡区构成，基底部位于细胞内，转运蛋白可以将物质由基底部通过纤毛过渡区运输至轴丝，完成物质转运。若基因突变影响初级纤毛相关蛋白的表达，导致其结构或功能障碍，称为纤毛病。纤毛病可引起多系统多器官的异常，例如中枢神经系统异常、心脏畸形、肾多发囊肿、肝纤维化等。初级纤毛由多种蛋白质组成，目前有文献报道的初级纤毛相关蛋白有50多种。MKS是一种罕见的初级纤毛病，已知14个基因（MKS1-14）的突变被确定为MKS的致病基因，见表9-2-6，蛋白质结构功能异常和临床表现的关系错综复杂，某种蛋白的基因缺陷会导致相同或不同的临床表现，具有复杂的基因-表型相关性，目前已知的致病基因只能解释50%~60%的MKS。有文献报道 MKS1 突变与多指和枕叶脑膨出、骨骼畸形等发生率较高有关。16%的 MKS 病例是由 TMEM67（MSK3）突变引起的。与 MKS1 突变个体相比，TMEM67 突变个体的中枢神经系统畸形和多指畸形发生率均较低。RPGRIP1L 突变相关的MKS表型往往很严重，除了典型的三联征外，还包括无脑、长骨缩短和弯曲。

表9-2-6 MKS致病基因

基因座	基因	基因ID	别名	染色体	始祖突变
MKS1	MKS1	54903	MKS,BBS13,JBTS28	17q22	Finnish c.1 408−35_1 408−7del29
MKS2	TMEM216	51259	JBTS2,CORS2	11q12.2	Ashkenazi c.218G>T(p.R73L)
MKS3	TMEM67	91147	JBTS6,NPHP11,MECKELIN	8q22.1	Pakistani c.1575+1G>A
MKS4	CEP290	80184	KIAA0373,3H11AG,JBTS5,SLSN6, LCA10,BBS14,NPHP6	12q21.32	
MKS5	RPGRIP1L	23322	KIAA1005, JBTS7, CORS3, FTM, NPHP8	116q12.2	European c.1843A>C(p.T625P)
MKS6	CC2D2A	57545	KIAA1345,JBTS9	4p15.32	Finnishc.1762C>T(p.?)
MKS7	NPHP3	27031	SL SN3,NPHP3,NPH3,RHPD1	3q22.1	
MKS8	TCTN2	79867	C12orf38,TECT2,JBTS24	12q24.31	
MKS9	B9D1	27077	MKSR1,JBTS27	17p11.2	

续表

基因座	基因	基因ID	别名	染色体	始祖突变
MKS10	B9D2	80776	MKSR2	19q13.2	
MKS11	TMEM231	79583	JBTS20	16q23.1	
NA	C5orf42	65250	OFD6,JBTS17	5p13.2	
NA	CSPP1	79848	JBTS21,CSPP	8q13.1-q13.2	
MKS12	KIF14	9928	KIAA0042	1q32.1.	
MKS13	TMEM107	84314	JBTS29,PRO1268	17p13.1	
NA	TXNDC15	79770	C5orf14,UNQ335	5q31.1	
NA	CEP55	55165	CT111,URCC6,C10orf3	10q23.33	

CORS：小脑-眼-肾综合征；JBTS：Joubert综合征；MKS：Meckel-Gruber综合征；NPHP：肾单位肾痨；OFD：口-面-指综合征；SLSN：Senior-Loken综合征。

五、临床表现

MKS为多器官畸形，有相当大的变异性，特征为枕部脑膨出、双侧肾囊性增大以及轴后性多指（趾）畸形为主要三联征。枕部脑膨出/前脑无裂畸形（约70%），肾囊性发育不良：多发肾囊肿（出现在大多数情况下），轴后多指：通常为六指（约65%）。还存在唇裂/腭裂及其他颅面部畸形、心脏和生殖器异常、中央神经系统（CNS）畸形、肝纤维化和骨发育不良（包括长骨弯曲和缩短）、肺发育不全等。罕见特征包括肺或甲状腺的囊性发育不良、视网膜缺损和原位缺陷。它是一种常染色体隐性遗传方式，因此影响后代的风险为25%，至少有三个基因（MKS1、MKS2和MKS3）存在遗传异质性。

六、辅助检查

（1）产前超声检查是最好的方法，该病在妊娠10周即可被诊断，四维超声检查在评估面部特征和畸形、肌肉骨骼畸形及运动受限程度方面具有独到的优势，在未出现羊水过少的情况下，经验丰富的超声医生在孕中期可观察到胎儿是否存在多指/趾畸形。Meckel-Gruber综合征表现为枕部脑膨出、多发肾囊肿和多趾畸形、羊水过少（严重者羊水无）和小头畸形。在子宫内（和新生儿早期）多囊肾病通常表现为肾高回声增大，少数病例可见肾内实质囊肿。由于肺发育不全或新生儿肾功能衰竭，这种情况几乎总是在出生时发生。可以适当地告知家长后续风险为25%。13周胎儿冠状面扫描显示双侧肾高回声增大。双绒毛膜双羊膜双胎妊娠Meck-el-Gruber综合征(A)胎儿腹部双侧冠状面扫描显示肾高回声增大，皮质髓质分界缺失；(B)产后标本单胎妊娠Meckel-Gruber综合征。(A)冠状面扫描显示双侧肾高回声增大，皮质髓质分界消失，可见微小囊肿；(B)多指趾畸形；(C)由于羊水过少，颅内解剖结构扭曲，枕部脑膨出不清楚。四维超声可以评估面部特征和畸形、肌肉骨骼畸形及运动受限程度。

（2）核磁共振在羊水过少的情况下，可以有效评估MKS常见的神经系统异常，但不能用于评估胎儿的运动功能。MRI具有比超声更好的软组织分辨率，可以提供更清晰的颅内结构图像，从而更准确诊断CNS畸形，但妊娠18周之前很少进行。

（3）基因诊断是确诊手段。目前大多采用孕中期羊膜腔穿刺术获取胎儿DNA样本，尤其在高危人群采集绒毛做基因诊断更具有意义。可通过筛选已知MKS致病基因进行确诊。分子诊断策略包括单个基因的突变筛选或多基因组的靶向克隆测序。由于MKS缺乏明确的基因型-表型相关性，单基因检测诊断敏感性较低。如果一个家庭中确定具有致病基因，通过绒毛膜绒毛取样可以早期诊断高危妊娠的畸形，即产前遗传诊断。多基因组包括MKS基因和其他纤毛病基因，可通过序列分析删除/重复分析进行检测(13)。如果多基因组检测不能确定MKS的临床诊断，应考虑对携带者进行更全外显子测序或全基因组测序（WES或WGS）。第三代试管婴儿植入前采用全基因扩增技术进行遗传学分析，可以为基因携带者父母，选取出正常胚胎植入母体。

七、诊断

MKS具有明显的遗传异质性，不同个体间的器官表型具有明显的差异性，孕10~14周常规超声检查发现典型的Meckel综合征三联征（枕部脑膨出、双侧多囊肾、轴后性多指）即可明确诊断。Salonen提出确诊MKS至少包括囊性肾发育不良、枕部脑膨出或其他中枢神经系统异常以及多指（趾）畸形中的2种表型，也被称为该病诊断的主要标准;3种表型的检出率分别为100%,90%,83.3%。次要诊断标准为唇裂/腭裂、心脏和生殖器异常、肝纤维化等其他器官畸形。近年来,对特异性MKS致病等位基因,特定人群基因型-表型之间的联系的鉴别,极大促进了该病快速准确的基因诊断。

八、鉴别诊断

确诊MKS需进行广泛的鉴别诊断,进行鉴别诊断的疾病,包括Smith-Lemli-Opitz综合征 Hydrolethalus综合征、13-三体综合征和Bardet-Biedl综合征、Joubert综合征(Joubert- syndrom,JBTS)。Smith-Lemli-Opitz综合征呈常染色体隐性遗传,缺乏胆固醇代谢途径所需的7脱氢胆固醇87还原酶。以中枢神经系统畸形,如小头、脑室扩大、胼胝体发育不良、小脑发育不良、前脑无裂畸形及泌尿生殖系统的多发性畸形、轴后性多指(趾)、肝胆管异常为主要特征,但无肝纤维化改变。Hydrolethalus综合征是一种隐性遗传的致死性畸形综合征,不同于MKS,该病无多囊肾及肝胆管异常。13-三体综合征临床表现主要有中枢系统异常,如前脑无裂畸形、小脑发育不全、胼胝体发育不全、脑积水、基底神经节融合、脊髓脊膜膨出、多囊肾、肾积水、马蹄肾、重复输尿管、轴后性多指、心血管异常、眼异常等,但没有肝脏纤维化,染色体及组织学检查可以鉴别,Bardet-Biedl综合征主要为轴后性多指、进行性视网膜营养障碍,肥胖,性机能减退,学习困难和肾功能不全,其他异常包括糖尿病、共济失调、先天性心脏病、牙齿畸形、肝纤维化、嗅觉丧失和哮喘。已经发现11个基因与此相关,基因突变涉及纤毛功能障碍。Leiteh等发现Meckel综合征基因突变可以导致BBS,认为两者虽然临床表现不同但具有相同的分子疾病谱。由于患者脑膨出的症状不明显,MKS表型多变,使基本诊断更加复杂化,需要追溯到家族内部携带相同基因变异的个体,甚至包括同卵双胞胎。1.Joubert综合征 JBTS为常染色体隐性遗传性神经系统疾病,其特征表现为小脑蚓部发育不全导致共济失调、多指/趾畸形、肌张力减低、发育迟缓、视网膜病变、新生儿呼吸调节异常和眼球运动异常,约1/4的病例会发生囊性肾发育不良,脑部MRI特征性表现为小脑上脚突出,称为中脑-后脑结合部臼齿征。目前已发现*NPHP1*、*RP-GRIP1L*、*AHI1*、*TMEM67*、*CEP290*等多个基因与之相关,与MKS存在基因突变重叠,视网膜发育不良是JBTS区别于MKS的特殊表型。

九、治疗策略

目前没有可用于治疗具有持续致命后果的梅克尔综合征的方法,毕竟,作为一种遗传病期待药物治疗为时尚早,药物研发会面临诸多难题。辅助生育技术进步,分子诊断技术快速发展,植入前遗传学诊断术已经可以避免这种罕见病的发生。

十、疗效及转归

MKS在子宫内或新生儿早期是致命的,肺发育不全和肾功能衰竭是早期死亡的主要原因。该病预后很差,胎儿常发生宫内死亡,携带者夫妇妊娠有1/4概率妊娠患儿,个别幸存者有存活28个月的报道。

近年来,随着多基因板在分子检测中的广泛应用,可对MKS胎儿进行基因诊断。此外,对胎儿父母进行DNA扩增及测序,可了解MKS的遗传机制并指导生育。产前超声检查联合基因检测有助于对复发风险增加的遗传性综合征孕妇进行生育管理。

参考文献

[1]Meckel J. Beschreibung zweier, durch sehr ähnliche Bildungsabweichungen entstellter Geschwister[J]. Dtsch Arch Physiol, 1882, 7:99–172.

[2]Teebi AS, Teebi SA. Genetic diversity among the Arabs[J]. Community Genet, 2005, 8:21–26.

[3]石文贵, 马小妮, 陈克明, 等. 初级纤毛在细胞信号转导中的作用与机制[J]. 浙江大学学报(医学版), 2014, 43(3):359–365.

[4]Wheway G, Genomics England Research Consortium, Mitchison HM. Corrigendum:opportunities and challenges for Molecular Understanding of ciliopathies—the 100, 000 genomes project[J]. Front Genet, 2019, 10:569.

[5]Verity H, Katarzyna S, Malik SS, et al. Meckel-Gruber syndrome:an update on diagnosis, clinical management, and research advances[J]. Front Pediatr, 2017, 5:244.

[6]Watson CM, Crinnion LA, Berry IR, et al. Enhanced diagnostic yield in Meckel-Gruber and Joubert syndrome through exome sequencing supplemented with split-read mapping[J]. BMC Med Genet, 2016, 17:1.

[7]Karmous-Benailly H, Martinovic J, Gubler MC, et al. Antenatal presentation of Bardet-Biedl syndrome may mimic Meckel syndrome[J]. Am J Hum Genet, 2005, 76:493–504.

[8]Chen CP. Meckel syndrome:genetics, perinatal findings, and differential diagnosis[J]. Taiwan J Obstet Gynecol, 2007, 46:9–14.

[9]Linck LM, Hayflick SJ, Lin DS, et al. Fetal demise with Smith-Lemli-Opitz syndrome confirmed by tissue sterol analysis and the absence of measurable 7-dehydrocholesterol Delta(7)-reductase activity in chorionic villi[J]. Prenat Diagn, 2000, 20(3):238-240.

[10]Mee L, Honkala H, Kopra O, et al. Hydrolethalus syndrome is caused by a missense mutation in a novel gene HYLS1[J]. Hum Mol Genet, 2005, 14:1475-1488.

[11]Karmous-Benailly H, Martinovic J, Gubler MC, et al. Antenatal presentation of Bardet-Biedl syndrome may mimic Meckel syndrome[J]. Am J Hum Genet, 2005, 76:493-504.

杨雪　陈翠娅（撰写）　张悦凤　王文红（审校）

第三十二节　巨膀胱-小结肠-肠蠕动减退综合征
Section 32　Megacystis-microcolon-intestinal hypoperistalsis syndrome, MMIHS

关键词：膀胱梗阻；肠梗阻；肾盂积水

Keywords：Urinary Bladder Obstruction；Intestinal Obstruction；Hydronephrosis

一、概述

巨膀胱-小结肠-肠蠕动减退综合征（Megacystis-microcolon-intestinal hypoperistalsis syndrome, MMIHS），1976年Berdon等首次报道描述，又称Berdon syndrome、Megacystis-microcolon-intestinal hypoperistalsis-hydronephrosis syndrome。MMIHS是一种罕见的常染色体隐性遗传病，主要累及消化道和膀胱，因胃肠道及泌尿道平滑肌张力低下，造成假性肠梗阻和尿潴留疾病的结局和预后很差，死亡率高，临床表现不典型，经常被误诊，尚无规范的共识和指南用于指导临床实践。

二、定义

MMIHS是一种罕见的常染色体隐性遗传病。临床表现为胃肠道发育不良、肠道短、小结肠及肠蠕动功能低下造成假性肠梗阻。泌尿系统膀胱扩张，上尿道张力低下，出现非梗阻性上尿道、膀胱扩张，肾盂积水。

三、流行病学

MMIHS患病率尚不清楚，孤儿网统计已报告230例患者，其中71%为女性。

四、病因及发病机制

①感染性：宫腔内某种炎症破坏肠道神经丛，导致肠蠕动迟缓及膀胱神经肌肉失调，膀胱无序收缩又进一步阻碍肠旋转；②神经源性：肠管神经分布支配紊乱、神经轴突营养不良、神经节细胞实际功能或神经肌肉接头功能障碍以及胃肠肽失衡等引起的神经功能紊乱；③肌源性：平滑肌糖原利用障碍、平滑肌细胞变性、空泡化细胞骨架和收缩纤维合成障碍以及自律神经细胞异常；④药物致畸作用：动物实验发现低剂量胺溴化物酒精等可导致此病；⑤遗传基因学：*ACTG2*、*LMOD1*、*MYH11*、*MYL9*或*MYLK*的致病变异可引起MMIHS。

五、临床表现

产前母亲孕期24~28周期间超声检查发现胎儿腹腔内巨囊肿（膀胱），膀胱积水增多而羊水量不减少，可怀疑MMIHS。

产后婴儿在出生后不久可出现肠和膀胱梗阻相关症状。①胃肠道并发症：小结肠、肠蠕动障碍、旋转不良和并发症，如短肠综合征、在没有机械性梗阻的情况下反复出现的肠梗阻症状和影像学证据，称为慢性肠假性梗阻（CIPO）。表现为腹胀、腹痛、呕吐、胆汁性呕吐、便秘、胎粪排出失败等表现，最常见的症状是腹胀。②膀胱功能障碍和相关的泌尿系统合并症：泌尿系统膀胱扩张，上尿道张力低下，出现非梗阻性上尿道、膀胱扩张、尿潴留、尿路感染、膀胱输尿管反流（VUR）和肾盂积水，严重可出现肾衰竭，患者无法自发排尿需要导尿。

查体可见腹部膨隆，腹壁静脉曲张，腹部可触及包块，叩诊呈鼓音，肠鸣音减弱或消失，肛门指诊无裹手感。

患者还存在营养不良，生长发育迟缓，病程迁延不愈，保守治疗无效。

六、辅助检查

腹部超声、消化道造影、腹部平片、CT、MRI均可用来诊断肠管扩张、气液平面、有无机械性梗阻,肠壁全层活检可鉴别神经节缺乏和未成熟神经节,MRI成像和肠管测压可以分析肠道蠕动是否异常。超声可见:巨大膀胱、胸水、腹水、肾盂积水、膀胱增大、尿潴留;钡胃肠造影,可见上消化道扩张、肠道蠕动极差胎儿型细小结肠、远端无机械性梗阻、中肠旋转不良;消化道测压研究表明:胃小肠自发收缩的频率及幅度均明显减低,而且波形紊乱,给予胃肠激素等均不能改善波形;腹腔镜检查显示小肠缩短、旋转不良、膀胱膨胀和小结肠,肠黏膜抽取组化或全层活检示:大多神经节细胞存在肠发育不全,小结肠,胃肠黏膜糜烂,黏膜下层纤维化,肌层发育欠佳伴轻度纤维化。尿路X线平片检查示:中下腹缺乏气体影、呈毛玻璃样表现;肾盂静脉造影(IVP)示:膀胱扩张而远端无梗阻、膀胱输尿管反流、部分合并输尿管及双肾积水。巨膀胱的诊断依据是膀胱造影超声或CT。细小结肠的诊断依赖于钡剂灌肠。

七、诊断

产前诊断,产前超声可以发现巨大膀胱和扩张肠管,膀胱积水增多而羊水量不减少,可高度怀疑MMIHS。

MMIHS诊断标准:①出生后即出现肠梗阻症状如腹胀吐以及腹痛等;②巨大膀胱;③新生儿期钡剂灌肠提示细小结肠;④肠管无机械性梗阻;⑤肠壁全层活检神经丛无病理异常。

八、鉴别诊断

肠梗阻需与甲减、低钾、麻醉药等引起的继发性肠梗阻肠蠕动减退等鉴别,继发性肠梗阻具有相应的实验室证据,且无巨囊肿(膀胱)及小结肠;巨结肠病,没有巨囊肿;直肠活检显示没有神经节细胞,但MMIHS特征表现为没有神经节细胞异常;小肠闭锁或结肠闭锁,没有小结肠,孤立性结肠闭锁不伴巨囊肿。

泌尿系统异常应与其他泌尿生殖器的异常如:继发性巨膀胱,尿道发育不全进行鉴别,影像学或膀胱镜检查显示后尿道瓣膜或尿道闭锁/狭窄。

九、治疗策略

目前尚无有效治疗手段,以对症治疗为主。

1.MMIHS的药物治疗

包括胃肠动力药、抗生素、灌肠、轻泻剂、止泻剂等。

2.MMIHS的营养治疗

包括肠内营养和肠外营养。蠕动功能障碍发生在新生儿时期,在没有任何肠内或肠外营养支持的情况下很难挽救MMIHS患儿的生命。肠内营养采用利于吸收的深度水解配方奶,根据患儿腹胀情况调整肠内营养量。医生需要了解长期肠外营养不良的潜在并发症如导管相关性血行感染、胆汁淤积性肝功能障碍、门静脉高压症、多脏器功能衰竭等并采取相应的预防措施和治疗措施。

3.MMIHS的胃肠道减压

胃肠道造口对于MMIHS患儿预后没有本质的改善。并不能实现肠内营养。无论肠造口位置如何肠造口只能部分缓解症状,并不能改善病情。

4.MMIHS的根治性手术

目前认为切除扩张肠管并不能改善MMIHS肠梗阻的病情,建议避免根治性手术。根治性手术包括马丁型空肠侧侧吻合术附加小肠切除和右半结肠切除术。

5.MMIHS的小肠移植

建议对尚未出现肝肾功能衰竭并发症的患儿行小肠移植。当出现肝肾功能衰竭并发症时可考虑多器官移植。

十、疗效及转归

MMIHS病情严重预后差病死率高。死亡的相关原因包括脓毒症、营养不良、肝功能衰竭、肾功能衰竭和多器官衰竭,大约80%的患儿死于婴儿期(出生后不到1年)。在我国尚无MMIHS患儿长期生存的报道。国外文献报道中,最长的生存者已24岁。可见通过适当的治疗有望得到长期生存。

参考文献

[1] 尹晔, 杨继鑫, 冯杰雄. 2018年日本巨结肠同源病临床指南解读[J]. 中华小儿外科杂志, 2020, 41(8):9.

[2] Berdon WE, Baker, et al. Megacystis-microcolon-intestinal hypoperistalsis syndrome:a new cause of intestinal obstruction in the newborn. Report of radiologic findings in five newborn girls[J]. American Journal of Roentgenology, 1976.

[3] Wymer KM, Anderson BB, Wilkens AA, Gundeti MS. Megacystis microcolon intestinal hypoperistalsis syndrome:case series and updated review of the literature with an emphasis on urologic management[J]. J Pediatr Surg, 2016, 51:1565-1573.

[4] Hugar LA, Chaudhry R, Fuller TW, et al. Urologic phenotype and patterns of care in patients with megacystis microcolon intestinal hypoperistalsis syndrome presenting to a major pediatric transplantation center[J]. Urology, 2018, 119:127-132.

[5] 黎润光, 魏明发. 介绍一种少见病:MMIHS[J]. 中华小儿外科杂志, 2006.

[6] Huang CM, Tseng SH, Weng CC, Chen Y. Isolated intestinal transplantation for megacystis microcolon intestinal hypoperistalsis syndrome:case report[J]. Pediatr Transplant, 2013, 17:E4-E8.

[7] Gosemann JH, Puri P. Megacystis microcolon intestinal hypoperistalsis syndrome:systematic review of outcome[J]. Pediatr Surg Int, 2011, 27:1041-1046.

[8] Ballisty MM, Braithwaite KA, Shehata BM, Dickson PN. Imaging findings in megacystis-microcolon-intestinal hypoperistalsis syndrome[J]. Pediatr Radiol, 2013, 43:454-459.

[9] Wangler MF, Gonzaga-Jauregui C, Gambin T, et al. Heterozygous de novo and inherited mutations in the smooth muscle actin(ACTG2)gene underlie megacystis-microcolon-intestinal hypoperistalsis syndrome[J]. PLoS Genet, 2014, 10:e1004258.

[10] Yetman AT, Starr LJ. Newly described recessive MYH11 disorder with clinical overlap of multisystemic smooth muscle dysfunction and megacystis microcolon hypoperistalsis syndromes[J]. Am J Med Genet A, 2018, 176:1011-1014.

[11] Ambartsumyan L. Megacystis-Microcolon-Intestinal Hypoperistalsis Syndrome Overview. 2019 May 9. In: Adam MP, Mirzaa GM, Pagon RA, Wallace SE, Bean LJH, Gripp KW, Amemiya A, editors. GeneReviews® [Internet]. Seattle(WA):University of Washington, Seattle; 1993-2022. PMID: 31070878.

杨雪(撰写)　张悦凤(审校)

第三十三节　Menke-Hennekam 综合征
Section 33　Hennekam syndrome, HS

关键词:发育迟缓;骨骼异常;面容异常;智力迟缓

Keywords:Developmental Delay;Skeletal Abnormalities;Facial Abnormalities;Intellectual Disability

一、概述

Hennekam 综合征(Hennekam syndrome, HS)又称 Hennekam 淋巴管扩张-淋巴水肿综合征及亨尼卡姆-比默综合征是一种罕见常染色体隐性遗传性疾病,主要特征包括智力发育迟缓、面部特征异常、生长迟缓、心脏畸形、骨骼异常等。由 Raoul Hennekam 于 1989 年在来自一个高度近亲的荷兰家庭的 4 名患者中首次报道。其特点是先天性严重外周淋巴水肿、肠淋巴管扩张、面部异常、癫痫发作、轻度生长迟缓和智力低下。目前,该病尚无明确的诊断标准,主要依靠临床和遗传学结果进行综合分析。

二、定义

HS 是一种罕见的涉及多器官和系统异常,以广泛的淋巴系统发育不良为特征。临床表现主要包括:小肠淋巴管扩张,淋巴水肿,面容异常,生长发育迟缓,智力缺陷。

三、流行病学

HS 发病率<1/1,000,000,文献报道约 100 例,家族内变异性很大,可能存在未被识别的情况。

四、病因及发病机制

HS 为常染色体隐性遗传病,约一半患者病因不明。明确的致病基因包括 *CCBE1*,*FAT4*,约 25% 的 HS 患者 *CCBE1* 存在常染色体隐性突变,导致蛋白质性状改变,阻碍其在淋巴管上皮形成中发挥正常功能,产生淋巴管畸形,导致淋巴管扩张和淋巴水肿,该影响可波及任意器官的任意淋巴管。另外 20% 的 *FAT4* 基因(4q28)有突变,导致蛋白功能下降,损害淋巴系统的正常发育。此外,*ADAMTS3* 基因(4q13)可在受 HS 影响的个体中发生突变。通过对已知突变的家族进行基因检测或通过全外显子组测序,可以进行产前诊断。

五、临床表现

本病主要的临床特征包括淋巴管扩张、淋巴水肿、面容异常、生长发育迟缓,智力低下及其他异常。

胃肠道系统受累包括小肠淋巴管扩张内镜下可见弥漫性白色颗粒状淋巴管(使胃肠道丢失蛋白和吸收不良,导致低蛋白血症,淋巴细胞减少,生长发育迟缓)、肥厚性幽门狭窄、多发海绵状血管瘤、乳糜性腹水、直肠脱垂和多脾。心血管系统受累包括先天性心脏和血管异常(肺静脉异位、下腔静脉离断)。泌尿系统受累包括先天性泌尿系统畸形肾淋巴管扩张破裂(乳糜尿)(输尿管积水、异位肾、膀胱输尿管反流)。眼睛受累可有先天性青光眼,肺淋巴管扩张则表现为先天性乳糜胸。皮肤受累包括多毛症、血管瘤、非特异性继发色素沉着,淋巴液通过皮肤向外渗透,合并感染时表现丹毒和蜂窝组织炎。四肢淋巴水肿常见,其次为面部及生殖器水肿,呈进行性加重,淋巴水肿程度不一,增加的肢体重量加重肌肉骨骼负担,影响行走和日常活动(如穿衣穿鞋困难,沉重感)。

几乎所有患者均有特征性面部异常包括面部扁平、鼻梁宽阔扁平、眼距过宽、内眦赘皮、口小、齿龈过厚、牙齿畸形、耳发育异常(小耳、外耳道闭锁、中耳发育不良、外耳发育不良、听力丧失)。

HS患者的精神运动发育从几乎正常至严重精神运动发育迟滞病例均有,约33%患者可有癫痫发作,病因可能与脑膜淋巴管畸形导致轻度脑水肿有关。

六、辅助检查

①常规检查包括:血常规,尿常规、粪常规及培养。血液生化肝功能,电解质,甲状旁腺素,CRP,ESR,IgM,C3,C4,总补体。②X线检查,心脏、腹部、泌尿道超声检查明确是否存在各器官畸形。③无痛胃镜,肠镜,胶囊内镜可以直接观察到扩张的淋巴管并利于取材。淋巴显像检查(头颅MRI,颈部肿块彩超、腹部磁共振、CT)等观察是否存在器官淋巴瘤。④分子遗传学检测是否存在基因突变。

七、诊断

包括:①有家族史,患者近亲存在类似疾病或症状;②以小肠淋巴管扩张为主的广泛淋巴管发育不良、特征性颜面异常、生长发育迟缓;③分子遗传学确定*CCBE1*或*FAT4*基因突变有助于诊断。

八、鉴别诊断

HS需与以下疾病相鉴别:①先天性小肠淋巴管扩张症:幼儿期起病,外周血淋巴细胞减少,白蛋白、球蛋白同时下降,但无特殊面容、多处淋巴管瘤,生长发育落后少见。②Noonan综合征:一种常染色体显性遗传疾病,又称先天性侏儒痴呆综合征或翼状颈综合征,可累及多系统,Noonan综合征的淋巴管发育异常主要局限在翼状颈和肢端淋巴水肿,发育迟缓,先天性心脏缺陷,如肺动脉狭窄、肥厚梗阻性心肌病,*PTPN11*突变。③淋巴水肿-扩张综合征:儿童后期或者青春期发病,腿部不对称淋巴水肿,重睑综合征,静脉曲张,先天性心脏病,上睑下垂。④Emberger综合征:儿童期发病,单侧或双侧下肢,生殖器水肿,脊髓发育不良,身材矮小,手指纤细,颈部赘肉,多疣,红系转录因子GATA突变。

九、治疗策略

本病主要为对症治疗,以对症支持治疗为主,包括低脂饮食、补充白蛋白、补充中链甘油三酯。还需防治并发症,淋巴水肿及其并发症的治疗,包括避免外伤,每日应用消毒剂和润肤剂预防皮肤感染、蜂窝炎和淋巴管炎,防止干燥症、皮肤角化症、开裂。辅助药物包括类黄酮、氨甲环酸、香豆素。利尿剂对腹水或蛋白丢失胃肠病可能有一定作用。中链甘油三酯饮食和白蛋白注射可以改善淋巴水肿。严重的乳糜腹水可应用全静脉营养联合穿刺引流。严重的蛋白丢失胃肠病可使用奥曲肽、抗纤维蛋白溶酶。应用抗癫痫药物控制抽搐。对于保守治疗无效的严重淋巴水肿,需要外科手术改善淋巴引流,包括淋巴管成形术、网膜移植、埋真皮皮瓣;可以通过显微外科手术在血管之间造分流吻合。

十、疗效与转归

本病常幼年起病,其预后与蛋白丢失所致营养不良、淋巴细胞减少所致的反复感染相关。对症支持治疗只能缓解症状,患者生长发育情况会有所改善,但精神运动发育迟滞无明显改善。

参考文献

[1] Hennekam RC, Geerdink RA, Hanlel BC, et al. Autosomal recessive intestinal lymphangiectasia and lymphedema, with facial anomalies and mental retardation[J]. Am J Med Genet, 1989, 34:593-600.

[2] Rao BS, Vani MS, Kanth BS. Hennekam lymphangiec-tasia syndrome[J]. Int J Res Med Sci, 2015, 3:516-519.

[3] Alders M, Hogan BM, Gjini E, et al. Mutations in CCBE1 cause generalized lymph vessel dysplasia in humans[J]. Nat Genet, 2009, 41:1272-1274.

[4] Bellini C, Hennekam RC. Clinical disorders of primary malfunctioning of the lymphatic system[M]//Kiefer F, Schulte-Merker S. Developmental Aspects of Lymphatic Vascular System. Wien: Springer, 2014: 187-204.

[5] Vignes S, Bellanger J. Primary intestinal lymphangiectasia(Waldmann's disease)[J]. Orphanet J Rare Dis, 2008, 3(1):5.

[6] Al Sinani S, Rawahi YA, Abdoon H. Octreotide in Hennekam syndrome-associated intestinal lymphangiectasia[J]. World J Gastroenterol, 2012, 18(43):6333-6337.

[7] 郭静,孙梅. 儿童原发性肠淋巴管扩张症临床特点[J]. 中国当代儿科杂志, 2011, 13(5):437-439.

[8] Brennan MJ, Miller LT. Overview of treatment options and review of the current role and use of compression garments, intermittent pumps, and exercise in the management of lymphedema[J]. Cancer, 1998, 83(12 Suppl American):2821-2827.

杨雪（撰写）　张悦凤（审校）

第三十四节　多中心腕跗骨骨质溶解综合征
Section 34　Multicentric Carpotarsal Osteolysis Syndrome, MCTO

关键词：骨溶解；肾功能衰竭；蛋白尿；小颌畸形

Keywords: Osteolysis; Renal Failure; Proteinuria; Micrognathia

一、概述

多中心腕跗骨骨质溶解综合征（multicentric carpotarsal osteolysis syndrome, MCTO）或（Idiopathic multicentric osteolysis with or without nephropathy）是一种罕见的常染色体显性遗传病，由MAFB基因突变导致破骨细胞活性增加、骨吸收加快、多部位骨质溶解的疾病。最早在1964年由Shurtleff发现，其特点是侵袭性的骨溶解与进行性肾功能衰竭，部分患者还表现有精神发育迟滞和面部异常。目前疾病的流行病学数据尚不清楚，由于疾病极其罕见，极易被误诊及误治。

二、定义

MCTO综合征是一种罕见的骨骼发育不良，骨骼方面，进行性骨溶解并可出现肿胀和疼痛变形及功能丧失，常见腕骨和跗骨，其他骨骼部位，包括肘部、膝盖、臀部和胸椎也可能受到影响等全身骨骼均出现形态异常。肾脏受累从蛋白尿至肾功能衰竭均可出现。还可出现颅面异常和精神障碍。

三、流行病学

MCTO是一种常染色体显性遗传病，目前文献报道来自61个家系的74例MCTO患者，发病年龄0~12岁，男女比例接近，均为散发病例。23.0%的患者具有阳性家族史。

四、病因及发病机制

目前认为MCTO由编码MAFB蛋白的基因的常染色体显性突变引起。该基因位于染色体20 q 11.2 -q 13.1，编码MAFB转录因子。MAFB蛋白负向调节核因子κB配体（RANKL）的受体激活剂，降低MAFB表达导致破骨细胞过度刺激和骨吸收增加，促进骨质溶解。另一方面，MAFB对肾脏发育、足细胞分化、足细胞足突形成和肾小管发生很重要。MAFB敲除小鼠的成熟肾小球较少，肾小管发育不全，nephrin、podocin和CD2AP mRNA显著减少，Nephrin和podocin与严重的先天性肾病综合征和FSGS相关。

五、临床表现

MCTO的临床表现主要涉及骨骼，肾脏，颅面部异常和精神障碍。表现如下。

骨骼：MCTO常以多关节肿痛起病，可累及全身骨骼系统。表现为骨溶解消失，骨质破坏。关节炎，关屈曲肿胀,关节间隙变窄,活动受限、手指畸形,指间关节病变、双前臂不等长,脚掌增厚,踝手掌增厚,不能独站独走、Zankl等和Goldfarb等报道,腕骨、跗骨、肘关节、膝关节、髋关节及肩关节受累的概率依次为100%、94.1%、64.7%、44.1%、14.7%及8.8%。

肾脏:大概68.3%MCTO患者有肾脏病变,肾脏受累往往较骨骼滞后,从蛋白尿至肾功能衰竭均可出现。主要表现为长期轻度蛋白尿,水肿,部分病人患有高血压,罕见的表现有主动脉瘤及肾动脉瘤样扩张。文献中患者行肾脏穿刺活检术,病理均提示为局灶性节段性肾小球硬化。其中38.3%的患者进展为终末期肾病,需透析治疗甚至肾移植。

颅面部异常和精神障碍:29.4%患者有面部异常,8.8%出现智力障碍或学习障碍三角形脸、突出的眼睛,角膜混浊双眼内斜视和智力落后。小颌畸形,语言落后,反应迟钝。

尽管MAFB突变具有高外显率,但仍有不完全外显的报道。有报道一男性患者具有MCTO典型表现及MAFB基因c.167C>T突变,而其母亲、姐姐和外祖母虽携带相同基因突变,但无明显MCTO临床表现。此外,携带相同MAFB基因突变的患者,其MCTO的表型可能存在明显异质性,甚至同一家系患者也有明显的表型异质性。目前,MCTO患者的基因型-表型相关性尚不清楚,亟待进行大样本研究。

六、辅助检查

X线正侧位片,CT检查用于评估骨骼关节的结构和形态,核磁检查除用于评估骨骼关节病变还可显示头部器质性病变。骨密度检测明确骨骼密度,肌电图用于评估四肢肌力。尿相关化验评估是否存在蛋白尿及其定量,肾活检穿刺用于明确肾脏病理类型。全外显子测序分析帮助遗传学方面的确诊。婴幼儿智能发育量表评估智力和运动发育。

七、诊断

具有典型的骨骼关节病变,伴或不伴肾脏受累及颅面部和精神障碍,可以做出临床诊断,进一步通过基因测序可以明确诊断。

八、鉴别诊断

MCTO易误诊为幼年特发性关节炎(JIA),临床鉴别要点主要如下:MCTO的早期症状常包括手腕疼痛、肿胀和拇指指间关节屈曲;MCTO的实验室检查如红细胞沉降率、C反应蛋白等往往阴性。JIA主要表现为发热、皮疹、关节炎、浆膜炎及肝脾肿大、淋巴结肿大,红细胞沉降率(ESR)和C反应蛋白(CRP)显著增加。

九、治疗策略

目前本病尚无特效治疗方法,可定期对肾功能及尿蛋白进行监测,尽量避免或慎用肾毒性药物,可以尝试使用双膦酸盐、环孢素A、托利珠单抗等治疗骨溶解药物。对于骨关节病变引起的运动损害,适时进行外科干预对提高生活质量,对于终末期肾病,肾移植手术可使血压和肾功能均恢复正常,但并不能阻止骨质破坏的进展。目前MCTO缺乏有效治疗方法。有研究报道疾病早期非甾体抗炎药对于减轻骨关节疼痛有效,但难以改善骨关节的溶解破坏。有研究报道TNF-α单克隆抗体,可能有效。由于患者存在破骨细胞活性增加、骨质破坏加快,有研究使用骨吸收抑制剂地舒单抗试验性治疗MCTO,结果表明患者多部位骨量增加,但其对骨关节破坏的效果并不一致。但近期1例携带MAFB杂合错义突变的11.5岁男孩,每60~90天接受地舒单抗0.5mg/kg皮下注射,持续47个月,骨转换生化指标明显下降,BMD增加,而骨溶解和关节受限仍逐渐进展,停用地舒单抗后出现明显反弹性高钙血症,需接受唑来膦酸治疗。可见,MCTO的治疗面临挑战,目前药物治疗为个案报道,不同药物效果各异,亟待开展大样本队列研究,前瞻性观察骨吸收抑制剂是否有效。此外,新型小分子药物、干细胞移植治疗、基因编辑治疗等,也值得深入研究。

十、疗效及转归

MCTO患通常婴幼儿发病,以骨骼溶解伴或不伴肾损害为特征,并具有不同程度的智力障碍,及早做出诊断可以更有利于患者生活质量的提高,提早进行治疗可以延长患者的寿命。

参考文献

[1]Park PG, et al. Three cases of multicentric carpotarsal osteolysis syndrome:a case series[J]. BMC Med Genet, 2018, 19(1):164.

[2]Nishiyama KK, Shane E. Clinical imaging of bone microarchitecture with HR-pQCT[J]. Curr Osteoporos Rep, 2013, 11(2):147-155.

[3]Zankl A, Duncan EL, Leo PJ, et al. Multicentric carpotarsal osteolysis is caused by mutations clustering in the aminoterminal transcriptional activation domain of MAFB[J]. Am J Hum Genet, 2012, 90(3):494-501.

[4]Park PG, Kim KH, Hyun HS, et al. Three cases of multicentric carpotarsal osteolysis syndrome:a case series[J]. BMC Med Genet, 2018, 19(1):164.

[5]Goldfarb CA, Steffen JA, Whyte MP. Idiopathic multicentric osteolysis:upper extremity manifestations and surgical considerations during childhood[J]. J Hand Surg Am, 2012, 37(8):1677-1683.

[6]Miyazaki K, Komatsubara S, Uno K, et al. A CARE-compliant article:a case report of scoliosis complicated with multicentric carpotarsal osteolysis[J]. Medicine(Baltimore), 2019, 98(48):e17828.

杨雪（撰写） 张悦凤（审校）

第三十五节 多核神经元-羊水过多-肾发育不良-小脑发育不全-无脑畸形综合征
Section 35 Multinucleated Neurons-Anhydramnios-Renal Dysplasia-Cerebellar Hypoplasia-Hydranencephaly Syndrome, MARCHS

关键词：无脑畸形；小脑发育不全；肾发育不良；羊水过多

Keywords：Anencephaly；Cerebellar Hypoplasia；Renal Dysplasia；Polyhydramnios

一、概述

MARCH综合征（Multinucleated neurons-anhydramnios-renal dysplasia-cerebellar hypoplasia-hydranencephaly syndrome），又称MARCH，是一种罕见的常染色体隐性遗传病，具有较高的致死性。最早是由Strauss 1984年描述了该疾病的临床特征，羊水过多、肾发育不良、小脑发育不全和无脑畸形，目前无明确的诊断标准，主要基于临床特征的分析，胎儿常发生胎死宫内或出生不久后死亡，无有效的治疗方法。

二、定义

MARCH综合征是一种罕见的遗传致死性多发性先天性畸形综合征，母亲妊娠期并发羊水过多，胎儿的特征无脑畸形、小脑发育不全和肾发育不良或发育不全。脑组织学显示广泛存在多核神经元和胶质细胞。

三、流行病学

极为罕见，目前暂无确切的流行病学数据，从现有医学文献和病例报告来看，其发病率极低，可能在每百万甚至每千万活产儿中仅有数例。

四、病因及发病机制

MARCH综合征是一种非常罕见的涉及多器官畸形的致死性疾病，目前认为是一种常染色体隐性遗传病。2017年Frosk等发现中心体蛋白55 kDa（CEP55）功能缺失突变可能是MARCH综合征的可能原因，CEP55是一种与中心体和中间体相关的蛋白，可发挥中枢蛋白细胞周期调节作用，是参与细胞分裂最后阶段的脱落过程的关键蛋白。通过抑制PI3K/AKT信号传导在细胞周期调节和胞质分裂中起重要作用，PI3K/AKT途径的激活可防止动物模型中的脑缺血性损伤并保护神经元对抗缺氧和应激毒性损伤。如突变的CEP55干扰PI3K/AKT信号通路可能导致易损器官发生缺血性损伤，从而导致大脑破坏并导致无脑畸形。CEP55发生变异，胞核发生有丝分裂，胞质分裂失败，子细胞无法分离，导致双核细胞，严重影响大脑、小脑和肾脏的发育。

Frosk等和Bondeson等报道了来自两个家族的5个MARCH综合征胎儿，发现了CEP55的变异，这些胎儿特征包括发育不良的肾脏和无脑畸形，小脑发育不全，并且CEP55敲除的斑马鱼大脑结构显著缩小，肾小管数量减少，这与人类表型一致。

五、临床表现

MARCH综合征包括多核神经元、羊水过多、肾发育不良、小脑发育不全和无脑畸形。母亲妊娠期间产前超声检查可见羊水增多，胎儿严重无脑畸形，大脑半球几乎完全缺失，没有端脑、视囊、眼组织和嗅球，被液体代替,小脑、脑干以及颞叶和额叶的基底部分可发育不全,后颅窝结构相对保存;双侧肾、输尿管和膀胱发育不全;其他可包括特殊面部特征短颈、扁平脸、短捏鼻、下颌后缩、小睑裂和低位耳朵以及并指畸形。受影响的胎儿要么在子宫内死亡,要么在出生后不久死亡。尸检可见大脑发育不全,多核神经元存在于整个大脑中。肾脏由发育异常的组织组成,原始小管被同心结缔组织包围。

六、辅助检查

妊娠期间超声检查可以检测出特异性临床表现、另外妊娠期基因检测和遗传咨询也可提供有力的临床证据。

七、诊断

主要依赖临床表型诊断,具有多核神经元、羊水过多、肾发育不良、小脑发育不全和无脑畸形等表现的患者,可以做出临床诊断。遗传学检测发现CEP55基因的突变进一步支持临床诊断。

八、鉴别诊断

Meckel综合征也是一种罕见的致死性畸形,是一种纤毛病,典型的征象为三联征:中枢神经系统异常、双肾增大伴髓质多发囊肿、轴后多指(趾)。中枢神经系统异常最常见的是枕叶脑膨出,胎儿腹部增大、肾皮质回声增强,且膀胱体积小。典型的超声影像学表现有利于鉴别。

九、治疗策略

MARCH综合征是一组致死性畸形,这类胎儿多数都存活不到出生,畸形程度及累及范围只有通过尸体解剖来明确诊断。如果能对其家庭进行基因检测,以及孕妇工作、生活环境的检测,有望进一步查找胎儿致畸的原因,达到预防或减少畸形发生。

十、疗效及转归

目前产前超声仍是MARCH综合征孕早期诊断的主要方式。该病是一种罕见病,有严重的致死性,目前尚无有效的治疗方法,受影响的胎儿要么宫内死亡,要么出生不久后死亡,预后差。

参考文献

[1]Frosk P, Arts HH, Philippe J, et al. A truncating mutation in CEP55 is the likely cause of MARCH, a novel syndrome affecting neuronal mitosis[J]. J Med Genet, 2017, 54:490-501.

[2]Bondeson ML, Ericson K, Gudmundsson S, et al. A nonsense mutation in CEP55 defines a new locus for a Meckel-like syndrome, an autosomal recessive lethal fetal ciliopathy[J]. Clin Genet, 2017, 92:510-516.

[3]牛梓涵,欧阳云淑,孟华,等. Meckle-Gruber综合征的早期超声诊断二例并文献复习[J]. 中华医学超声杂志(电子版),2021, 18(3):334-336.

[4]Gschwendtner A, Mairinger T, Soelder E, et al. Hydranencephaly with renal dysgenesis:a coincidental finding?Case report with review of the literature[J]. Gynecol Obstet Invest, 1997, 44(3):206-210.

[5]Bendon RW, Siddiqi T, de Courten-Myers G, et al. Recurrent developmental anomalies:1. Syndrome of hydranencephaly with renal aplastic dysplasia;2. Polyvalvular developmental heart defect[J]. Am J Med Genet Suppl, 1987, 3:357-365.

[6]Chu GC, Miller WA, Norton M, et al. Hydranencephaly with binucleate neurons-renal dysplasia-syndactyly syndrome in three siblings[J]. J Neuropath Exp Neurol, 1998, 54:483.

[7]Rawlins LE, Jones H, Wenger O, et al. An Amish founder variant consolidates disruption of CEP55 as a cause of hydranencephaly and renal dysplasia[J]. Eur J Hum Genet, 2019, 27:657-662.

[8]Strauss S, Bouzouki M, Goldfarb H, et al. Antenatal ultrasound diagnosis of an unusual case of hydranencephaly[J]. J Clin Ultrasound, 1984, 12:420-422.

杨雪(撰写) 张悦凤(审校)

第三十六节 肾病-耳聋-泌尿道-指畸形综合征

Section 36 Nephrosis-Deafness-Urinary Tract-Digital Malformation Syndrome, NDUDS

关键词:尿路异常;肾病;传导性耳聋;指畸形

Keywords:Urinary Tract Anomalies;Nephropathy;Conductive Hearing Loss;Finger Deformities

肾病-耳聋-泌尿道-指畸形综合征（Nephrosis-deafness-urinary tract-digital malformations syndrome, NDUDS）又名 Braun-Bayer syndrome 或 Nephrosis-hearing loss-urinary tract-digital malformations syndrome。是一种罕见的遗传性多发性先天性异常综合征，特征包括尿路异常、肾病、传导性耳聋和指畸形，包括拇指和大脚趾的远端指骨短裂和双裂。自1962年以来，文献中再没有进一步的描述。

Frederick 等人描述了这样一个家族，父母亲无血缘关系，其父亲无异常，母亲在第九次怀孕和第十二次怀孕期间患有高血压。12个兄弟姐妹中发现：①家族性肾病(2例)；②家族性耳聋(3例)；③泌尿道异常(2例)；④拇指和大趾的轻微手指异常(3例)；⑤悬雍垂分叉(2例)，哮喘发作(3例)。其临床特征包括：两例患有肾病，其中1例死亡，尸检提示：尸检显示肾脏的变化最为显著。镜下可见肾小球处于炎症反应的不同阶段，肾小球肿胀，内皮细胞增生，毛细血管扩张，包曼囊间隙增大。该过程的后期表现为部分肾小球完全纤维化。纤维化肾小球的大小和密度差异很大。这些变化导致正常肾脏结构严重扭曲，血管受到挤压和扭曲。组织间组织中还存在相当密集的慢性炎症细胞浸润，主要是淋巴细胞，偶尔有浆细胞。肾小管随着肿胀和碎片表现出不同程度的去生殖变化。管状管腔含有大量富含蛋白质的液体和一些无定形的碎片。病理诊断为亚急性活动性肾小球肾炎。传导性耳聋，拇指和/或脚趾短而宽，X线显示远端指骨短且发育不全，末端分叉。双肾盂和或输尿管，肾盂输尿管积水。悬雍垂分叉，哮喘，皮肤过敏实验阳性。这些发现仅限于这12个兄弟姐妹家庭的7名男性成员。目前该疾病文献资料有限，无分子生物学及治疗等相关报道。

表9-2-7　12个兄弟姐妹主要检查和结果

姓名	年龄	体格检查	肾	血压	全血细胞计数	尿常规	血尿素氮	尿道肾盂造影	测听	过敏
1. Kathleen	16	—	—	108/78	—	—	13.4	—	—	—
2. Edward	15	异常拇指和大指头 悬雍垂分叉	—	110/80	—	—	22	先天性膀胱输尿管梗阻,左肾失功	40分贝损失	哮喘 皮肤测试阳性
3. Susan	14	—	—	110/60	—	—	14.2	—	—	过敏性鼻窦炎可疑
4. Joseph	12	异常拇指和大指头 悬雍垂正常	—	112/78	—	—	15	—	80分贝损失	—
5. David	Dead (4岁+)	—	+	130/80 间断280/200	—	正常-0.8尿蛋白 管型和低比重尿	15.8 terminally	肾功能正常,盆腔未见输尿管	存活期间无异常	—
6. Deborah	10	—	—	100/68-	—	—	19	—	—	—
7. Andrew	8	畸形拇指和指头	—	114/75	—	—	25/22	左侧双肾盂双输尿管	30分贝损失	呼吸道感染引起2次哮喘,皮肤实验阳性
8. MaryAnn	7	—	—	106/70	—	—	22	—	—	—
9. William	6	—	—	104/65	—	—	22	—	—	—
10. Larry	5	—	+	108/66	—	正常-1g白蛋白,偶尔管型	16	未做	—	4次哮喘性支气管炎
11. Rita	3	—	—	95/65	—	—	22.2	—	—	2次哮喘
12. John	2	—	—	90/60	—	—	21.6	—	—	——

参考文献

[1]Braun FC, Bayer JF. Familial nephrosis associated with deafness and congenital urinary tract anomalies in siblings[J]. 1962, 60(1):33-41.

杨雪（撰写） 张悦凤（审校）

第三十七节 神经系统-面指-肾综合征
Section 37 Neurologic-Facio-Digital-Renal Syndrome, NFDRS

关键词：大脑畸形；智能障碍；脑电图异常；第三指骨异常；单侧肾发育不全

Keywords：Brain Malformations；Intellectual Disability；Abnormal Electroencephalogram；Abnormality of the Third Phalanx；Unilateral Renal Agenesis

神经系统-面指-肾综合征（Neurofaciodigitorenal syndrome, NFDRS）又称为 Freire Maia-Pinheiro-Opitz syndrome，1982年由Freire-Maia等第一次描述，是一种罕见的多发性异常综合征，包括神经系统异常（大脑畸形、肌张力低下、智能障碍、脑电图异常）、面部畸形（前额高度突出、鼻尖有凹槽、上睑下垂、耳部异常）和指肾异常（第三指骨异常、宽指、翼状肩胛骨、单侧肾发育不全）。目前认为该病可能是一种新的常染色体隐性遗传疾病或X连锁隐性遗传病。该病患病率<1/1,000,000，发病年龄为产前或新生儿发病。

1982年Freire-Maia描述了两名男性患者（病例1,2），他们的父母没有血缘关系，母亲怀孕期间存在羊水过多，剖宫产。1997年，Rump等描述了一个39岁荷兰女子（病例3），父母之间无血缘关系，母亲在怀孕期间得了腮腺炎。生产很简单。产后有严重的喂养困难。2001年Megarbane等第三次描述，一对健康黎巴嫩夫妇的女儿（病例4,5）。父母双方都来自黎巴嫩北部的同一个小村庄，并表示他们可能有血缘关系。受影响女儿的分娩是足月分娩、阴道分娩、顶点先露。

通过上述5个病例，NFDR综合征临床表现包括：①精神神经系统异常：精神运动迟缓、巨脑畸形和脑电图异常等神经系统异常；②面部异常：前额突出、短头、鼻尖垂直沟、眼距过远、上睑下垂和后旋、形状不良的耳朵等面部特征；③四肢骨骼畸形，如三指畸形、宽指、漏斗胸、翼状肩胛骨、骨骺线提前出现、关节半脱位或者发育不良；④泌尿系统畸形 肾脏缺陷 肾盂异常；⑤其他畸形：包括心脏缺陷（3名患者出现），皮肤过敏源阳性（2名患者出现）等。两名男性患者出现睾丸未正常下降；两名患者出现了泌尿系统畸形，其中一名患者的活检标本提示在输尿管上皮下间质可见炎症征象，肾实质显示局部严重的淋巴细胞浸润缺损，伴有肾小管萎缩和破坏，肾小球周围纤维化和肾小球硬化，另外两名患者未描述泌尿系统情况；1名患者无四肢骨骼畸形。

见表9-2-8。

表9-2-8 病例的临床特点

序号	性别	出生体重 身高 头围	神经系统	面部特征	骨骼
病例1	男	2.8 N N	严重智障 无癫痫 发热时紫癜样皮疹	短头，前额高而突出，发际线上移，眼距大，睑裂宽，角膜溃疡，远视，鼻尖垂直凹槽，下颌前突，耳郭短、低位，无耳轮及螺旋，外耳道狭窄，颈部异常，漏斗胸，翼状肩胛骨	拇指和扁平足，杵状指，右侧拇指前倾三指畸形，远端骨骺，第一跖骨和指骨增宽
病例2 弟弟	男	2.4 未知 未知	精神发育迟缓，严重智障 无癫痫 发热或哭泣紫癜样皮疹	头大，鼻尖垂直沟，瞳距宽，枕部平，张口呼吸，发际线上移	身高低，扁平足，漏斗胸，上睑下垂，拇指宽，长，三指畸形。第一掌骨远端骨骺，右侧第一间骨小，第一掌骨和第一指骨宽
病例3	女	未知	不能吸吮 不会走路，12岁会爬 严重智障，不会说话 身材矮小，体重偏低	短头远视，下唇外翻，小下颌耳廓畸形，耳屏发育不良，外道狭窄	四肢瘫痪，畸形足，脊柱侧弯，肘关节及指关节过度伸展，第四指弯指畸形，髋关节和指关节半脱位，膝外翻，跗骨和趾骨有明显的强直，宽足宽指

续表

序号	性别	出生体重 身高 头围	神经系统	面部特征	骨骼
病例4 姐姐	女	3.2 50 正常	生长发育迟缓,严重智障,情绪不稳定,无癫痫发作	上睑下垂,瞳距大,双鼻头,上颚高拱,双上颌尖牙	右手第3,4并指,三指畸形,左拇指比右拇指长,拇轻度外翻
病例5 妹妹	女	3.25 49	精神运动迟缓 智障 无癫痫	前额突出,上睑下垂,睑裂宽,瞳距大,高拱上颚,无牙齿畸形,右耳略微后旋	无骨骼畸形

肾	脑电图	生殖系统	心电图	肌力
正常	高度异常,	睾丸延迟下降	QRS增宽,除极顺序正常	
左肾消失,右肾前倾	高度异常	睾丸未下降	P波形态异常,电轴右偏	深反射亢进,浅反射消失,肌张力减退明显
反复尿道感染,左肾小,肾盂小。左肾病理小肾畸形无囊肿,在输尿管上皮下间质可见炎症征象。肾实质显示局部严重的淋巴细胞浸润缺损,伴有肾小管萎缩和破坏,肾小球周围纤维化和肾小球硬化	弥漫异常,符合癫痫小发作	—	室间隔缺损,右心室肥厚,肺动脉狭窄	
—	异常	正常	—	—
—	异常	—	—	—

该病需注意与下述疾病进行鉴别:①家族性额鼻发育不良,病例非常罕见,存在颅缝早闭,睑裂短,鼻翼缺损及严重智力低下。②顶-额-面-鼻骨发育不全,这些患者身高正常,没有唇裂和腭裂、轴后多指、弯指、远端指骨发育不全、掌骨和脚指甲短或发育不全。③口腔-面部-手指综合征,因为这里报告的患者没有典型的面部和口腔特征、传导性听力损失和肢体畸形,如轴后多指、皮肤并指和拇指的双侧重复。④CODAS综合征是一种新发现的综合征,包括脑、眼、牙、耳和骨骼异常等。虽然目前的患者有中线沟鼻、上睑下垂和智力低下,但与CODAS综合征不同,他们没有白内障、骨骼或关节表现。⑤FG综合征,它是一种X连锁特征。我们的患者与FG综合征患者的不同之处在于没有肛门闭锁、异常皮纹、颅缝早闭、关节挛缩、癫痫发作或严重便秘。据我们所知,FG综合征中没有出现三指畸形。

目前该疾病文献资料有限,无治疗及预后等相关报道。

参考文献

[1]Freire-Maia N, Pinheiro M, Opitz JM. The neurofaciodigitorenal(NFDR)syndrome[J]. Am J Med Genet, 1982, 11:329-336.

[2]Rump P, Gruitlers MYC, Van Der Burgt CJAM. A female patient with neurological, facial, digital, and renal abnormalities:another case of the neurofaciodigitorenal(NFDR)syndrome?[J]. Clin Dysmorphol, 1997, 6:337-340.

[3]Megarbane A. A new familial syndrome with facial abnormalities, abnormal EEG, and mental retardation[J]. Clin Dysmorphol, 2001, 10(2):129-133.

[4]Richieri-Costa A, Colletto GMDD, Gollop TR. A previously undescribed autosomal recessive multiple congenital anomalies/mental retardation(MCA/MR)syndrome with fronto-nasal dysostosis, cleft lip/palate, limb hypoplasia, and postaxial polysyndactyly. Acro-fronto-facio-nasal syndrome[J]. Am J Med Genet, 1985, 20:631-638.

[5]Baraitser M. Syndrome of the month:the orofaciodigital(OFD)syndromes[J]. J Med Genet, 1986, 23:116-119.

[6]Toriello HV. Review. Oral-facial-digital syndromes[J]. Clin Dysmorphol, 1993, 2:95-105.

[7]Shebib MS, Reed MH, Shuckett PE, et al. Newly recognized syndrome of cerebral, ocular, dental, auricular, skeletal anomalies:CODAS syndrome-a case report[J]. Am J Med Genet, 1991, 40:88-93.

[8]Cabral de Almeida JC, Regla Vargas F, Barbosa-Neto JG, et al. CODAS syndrome:A new distinct MCA/MR syndrome with radiological changes of spondyloepiphyseal dysplasia. Another case report[J]. Am J Med Genet, 1995, 55:19-20.

[9]Opitz JM. Opitz:Kaveggia, FG syndrome. "Birth Defects Compendium"2nd ed. Bergsma, D(ed):New York:National Foundation-March of Dimes/Alan R. Liss, 1979:813-814.

杨雪(撰写)　张悦凤(审校)

第三十八节 Noonan综合征
Section 38 Noonan syndrome, NS

关键词：身材矮小；先天性心脏缺陷；面部畸形；心肌病
Keywords：Short stature；Congenital heart defect；Facial dysmorphism；Cardiomyopathy

一、概述

努南综合征（Noonan syndrome, NS）是一种可由不同的基因突变所致的具有相似临床表现的遗传病。1968年由Jacqueline Noonan首次报道，曾被认为是一种常染色体显性遗传，但也有少数病例呈常染色体隐性遗传。目前已知的致病基因包括*PTPN11*、*SOS1*、*RAF1*、*RIT1*、*KRAS*、*NRAS*、*BRAF*和*MAP2K1*。为仅次于21-三体综合征常见合并先天性心脏缺陷的综合征。

二、定义

NS是一种罕见的、高度可变的、多系统疾病，主要特征是身材矮小、面部特征独特、先天性心脏缺陷、心肌病，且儿童期患肿瘤的风险增加。

三、流行病学

国外文献报道在活产儿中发生率为1/1,000~1/2,500，为仅次于21-三体综合征，是常见合并先天性心脏缺陷的综合征。国内目前对该病的发病率尚缺乏统计。

四、病因及发病机制

目前已知的致病基因至少有8个。约50%的患者是由于*PTPN11*突变所致，已报道的突变达142种；约13%的患者是*SOS1*突变所致，已知突变71种；*RAF1*和*RIT1*各占5%，已知突变分别有48种和25种；*KRAS*突变占5%以下，已知突变43种；其他基因包括*NRAS*、*BRAF*和*MAP2K1*各占1%，已知突变分别为14、65和21种。

1. 致病基因

NS的发病与丝裂原活化蛋白激酶信号转导通路（RAS-mitogen-activated protein kinase, RAS-MAPK）的信号上调有关。RAS-MAPK通路是广泛分布的重要细胞信号转导途径，可将生长因子、细胞因子、激素等细胞外信号转导至细胞内，促进细胞的增殖、分化、代谢等。当细胞膜表面受体与激素等信号分子结合后，细胞表面受体发生磷酸化，导致生长因子受体结合蛋白2的募集，与鸟嘌呤核苷酸交换因子形成复合体，使GDP-RAS转变为具有活性的GTP-RAS。活化的RAS蛋白再通过一系列的磷酸化反应，激活RAF-MEK-ERK级联反应。最终，激活的ERK信号分子进入细胞核内，调节下游基因的转录，并对刺激信号作出反应。与NS相关的致病基因均编码上述信号通路中的重要蛋白。2001年，Tartaglia等发现了NS的首个致病基因*PTPN11*。截至目前，研究者共发现16种基因的变异与NS的发病相关，具体包括*PTPN11*、*SOS1*、*RAF1*、*BRAF*、*HRAS*、*RIT1*、*RASA2*、*A2ML1*、*SOS2*和*LZTR1*等。除*LZTR1*外，其发病均呈常染色体显性遗传。

2. 基因型与表型的对应关系和病理生理学机制

*PTPN11*为NS最常见的致病基因，定位于染色体12q24.1区。仅50%的NS患者携带*PTPN11*的错义突变，均属于功能获得性突变，且主要聚集于其蛋白质产物的N-SH2和SHP-2的PTP两个功能域，其中以第8外显子中的N308D突变最为常见。对*PTPN11*基因缺陷小鼠进行的研究表明，*PTPN11*编码的SHP-2蛋白对于胚胎心脏瓣膜的发育至关重要。SHP-2蛋白参与调控的Ras/MAPK信号通路与一系列生长因子和细胞因子的信号转导有关，例如生长激素（growth hormone, GH）、胰岛素样生长因子（insulin-like growth factor, IGF）和成纤维细胞生长因子（fibroblast growth factor, FGF）等，其变异将导致身材矮小、骨骼畸形等多种NS表型。与非*PTPN11*突变型患者相比，*PTPN11*突变患者更多源于家族遗传，PVS、房间隔缺损、身材矮小、隐睾的发生率较高，同时可能与幼年单核细胞增多症（Juvenile myelomonocytic leukaemia, JMML）的发生相关，内

地及香港地区的NS也有类似报道。

SOS1基因为NS次常见的致病基因,位于染色体2p22-p21区,约占NS患者的20%。SOS1编码的蛋白质产物为RAS特异性的鸟嘌呤核苷酸交换因子,能够使RAS-GDP转变为具有活性的RAS-GTP,是RAS-MAPK信号通路的重要因子之一。绝大多数SOS1突变为错义突变,突变主要集中于DH、PH、REM、CDC25等4个功能区。SOS1突变的NS外胚层异常的发生率较高,但智力障碍、身材矮小和房间隔缺损的发生率较PTPN11突变患儿少。

5%~15%的NS患者携带RAF1基因的突变。RAF1位于染色体3p25区。RAF-MEK-ERK级联是重要的RAS效应途径。共有3种RAF丝氨酸-苏氨酸激酶(ARAF、BRAF、RAF1)参与激活MEK-ERK级联。研究者发现,RAF1突变的NS肥厚型心肌病的发生率明显增多,同时与特异性的热点突变位点相关,包括Ser259和Ser621。

大约2%的NS患者可检测到染色体12p12.1区KRAS基因的胚系突变。有研究表明,携带KRAS突变的NS患者认知问题较为严重,均存在轻至中度的认知障碍。

SHOC2是2009年发现的NS相关基因,定位于染色体10q25区,是广泛表达的蛋白质和RAS-MAPK信号通路的正调节剂,其错义突变c.4A>G(p.Ser2Gly)可提供1个十四酰化氨基末端的识别位点,十四饱和脂肪酸可与之结合,导致目标基因的表达,从而上调RAS-MAPK通路。与其他NS相比,SHOC2突变所致的NS伴有稀疏易脱落的毛发、明显的多动行为,以及更多的二尖瓣发育不良和房间隔缺损。

其他相对常见的NS致病基因包括CBL、RIT1、BRAF等。CBL定位于染色体11q23.3区,其产物为一种普遍表达的E3泛素连接酶,能够负性调节受体酪氨酸激酶下游的细胞内信号转导。CBL突变的NS患者除常见的特殊面容、发育迟缓、隐睾外,还伴有左心房扩大、二尖瓣、主动脉瓣狭窄、二尖瓣关闭不全及JMML的易感性等特异性表现。2013年,Aoki等明确了RIT1是NS的致病基因之一。RIT1位于染色体1q22区,编码产物为RAS蛋白亚型。RIT1突变的NS患者除具有特殊面容、身材矮小、先天性心脏病等典型的NS表型外,还具有较高的HCM发病率。BRAF是RAS-MAPK通路中的重要因子,参与激活MEK-ERK级联。该基因位于染色体7q34区,其突变常与心-面-皮肤综合征(Cardio-facio-cutaneoussyndrome,CFC)相关,但在符合NS诊断的个体中也有BRAF突变的报道,但病例较少。携带BRAF突变的患儿具有典型的NS特征,但无CFC相关的皮肤变异。

五、临床表现

NS通常出现在新生儿期,出现喂养困难和发育迟缓。特征性面部特征在婴儿期通常更明显:前额高阔、眼距过远、睑下垂和向下倾斜的睑裂、低位、厚实、后旋的耳朵、深人中、小颌、卷发和短颈,有时有翼状胬肉。随着年龄的增长,脸变成三角形,有明显的皮褶。80%以上的患者具有先天性心脏病,最常见的先天性心脏缺陷是肺动脉瓣狭窄(50%~60%)伴肺动脉瓣发育不良和各种类型的心脏畸形(房间隔缺损、室间隔缺损等)。产前发病的肥厚型心肌病很常见(20%),并且可能是稳定的或快速进展的。冠状动脉扩张和烟雾病可能随着年龄的增长而发展。50%~70%的患者伴有身材矮小,通常与生长激素缺乏有关。体重增加很困难,许多患者终生保持苗条。主要的骨科表现包括胸骨畸形、马蹄内翻足和进行性脊柱侧凸(青春期发病)。手脚皮肤经常干燥,有时甚至过度角化。头发卷曲,可能浓密或稀疏。可能存在外周淋巴水肿,并且在某些情况下可能是进行性和广泛性的。眼部异常(斜视、屈光不正)和牙齿拥挤很常见。听力损失(低/高频听阈听力缺失、部分内耳结构异常)占10%,国内研究表明PTPN11突变患儿听力损失的发生率高于其他突变,且以神经感应性耳聋为主。语言延迟和学习困难影响30%~40%。智力残疾(通常是轻微的)占10%~20%。运动障碍(笨拙)、注意力缺陷障碍、激动和情绪障碍并不少见,以及识别和表达情绪的困难,这可能导致更困难的社交互动。运动发育和青春期延迟。三分之二的男孩存在单侧或双侧隐睾,生育能力低下可能会影响男性,但不会影响女性。可能会出现甲状腺功能障碍。凝血缺陷很常见,但很少有临床意义。在儿童时期,患肿瘤和白血病(值得注意的幼年粒单核细胞白血病)的风险增加,到20岁时累积癌症风险约为4%。普通成人癌症的风险似乎并未增加。

(1)典型面容:所有年龄患者均有上睑下垂,眼距宽,内眦赘皮,双眼外角下斜;双耳位低,后旋,耳廓厚。

儿童患者还可有前额饱满,后发际低,鼻短,鼻梁低,鼻尖饱满;唇厚,鼻唇沟深而宽直达上唇等。

(2)矮小:出生时正常,1岁后渐出现矮小。骨龄常延滞,部分成年身高可达正常下限水平。

(3)心血管:50%~80%患者有先心病,肺动脉瓣狭窄最常见,其他包括肥厚型心肌病,室缺,肺动脉分支狭窄,法洛四联症和主动脉缩窄等。典型心电图改变包括心电轴极度右偏伴胸前导联 QRS 波逆时针旋转,V1导联心电轴左偏、左前支不全传导阻滞或RSR波形。

(4)精神运动发育落后:婴幼儿期运动发育落后,50%学龄期患者协调能力差,25%学习障碍,6%~23% IQ 低于70,部分患者语言能力差,成年患者易有抑郁情绪,也有报道此病患者自闭症谱系表现发生率较高。

(5)颈蹼。

(6)胸廓异常:鸡胸或漏斗胸。

(7)乳距宽。

(8)男性隐睾:60%~80%男性患者合并隐睾,可致生育障碍。

(9)凝血功能异常和淋巴管发育不良

(10)其他:肾脏畸形(肾盂扩张、双输尿管畸形、孤立肾、肾发育不良、远端输尿管狭窄等),男性精子生成障碍,斜视,眼颤,皮肤牛奶咖啡斑和雀斑,四肢毛囊角化症,Ⅰ型阿诺德-基亚里畸形,脑积水,肝脾大,恶性肿瘤发生率增加等。

(11)宫内表现:母亲孕期羊水过多,胎儿颈部透明带增宽,胎头相对较大,心脏和肾脏异常。

六、辅助检查

(1)染色体核型分析:NS患者存在面容特殊、多发畸形和多脏器受累,首先要除外染色体病,尤其当患者是女性时。

(2)心电图:典型的心电图改变为心电轴左偏,左胸导联 R/S 异常和 Q 波异常。

(3)心脏超声:最常见的心脏异常是肺动脉瓣狭窄或伴肺动脉瓣发育不良,其次为房间隔缺损、肥厚型心肌病和部分房室通道缺损;其他心脏彩超异常包括动脉导管未闭、主动脉瓣狭窄、二尖瓣病变、肺动脉瓣上狭窄、室间隔缺损和法洛四联症等;少见改变包括肺动脉高压、肺动脉闭锁、扩张型心肌病、限制型心肌病、冠状动脉异常和主动脉根部扩张等。

(4)腹部超声:患者可以有先天性肾脏发育异常,包括肾盂扩张、双输尿管畸形、孤立肾、肾发育不良、远端输尿管狭窄等。少数患者有脾大或肝脾大。

(5)血常规:努南综合征不直接造成血常规改变,当出现血液系统并发症和脾大时,可以有相应的改变。

(6)头颅MRI:中枢神经系统结构异常不常见,可以有Ⅰ型阿诺德-基亚里畸形和脑积水。

(7)听力检测:患者可有神经性或传导性耳聋。

七、诊断

NS的诊断主要依据临床表现、分子诊断和产前诊断。

(一)临床表现

目前对NS的诊断仍然依靠临床诊断标准,最常用的诊断标准是荷兰学者典型 Van der Burgt 等 1994 年建议的临床诊断标准:①患者若有典型的面容特征,则只需要满足2~6中1条主要条件或2~6中2条次要条件;②若患者的面容特征仅提示 NS(次要条件1)则需要达到2~6中2条主要条件或者2~6中3条次要条件。

1.主要指标

(1)面容:典型面容前额饱满,后发际低,上睑下垂,眼距宽,内眦赘皮,双眼外角下斜,鼻短,鼻梁低,鼻尖饱满,唇厚,鼻唇沟深而宽直达上唇,双耳位低、后旋和耳郭厚。

(2)心血管:肺动脉瓣狭窄和肥厚型梗阻性心肌病和(或)典型心电图改变。

(3)身高:低于同性别同年龄3%。

(4)胸廓:鸡胸(漏斗胸)

(5)家族史:一级亲属患NS。

(6)其他:智力落后、隐睾和淋巴管发育不良。

2.次要指标

(1)面容:不典型特殊面容。

(2)心血管:心脏其他异常。

(3)身高:低于10%。

(4)胸廓:胸廓宽。

(5)家族史:一级亲属拟诊患努南综合征。

(6)其他:智力落后,或隐睾,或淋巴管发育不良。

(二)分子技术诊断

分子诊断技术对有NS表型的女性患者,应首先进行染色体核型分析,以排除Turner综合征,之后再进一步通过基因检测明确诊断。基因检测时,应考虑:①阳性结果可确认NS的诊断;②阴性结果不能排除诊断。传统的NS指南认为,对于疑似NS的个体,应首先进行*PTPN11*基因的测序,因为该基因的变异可解释最多的病例。若结果为正常,则应借助表型来指导下一个基因的选择。若发育迟缓不存在或很轻微,并存在CFC综合征样皮肤和毛发发现,患者正常身材,则应考虑对*SOS1*基因进行测序;若存在HCM,应考虑对*RAF1*基因进行测序;对有显著发育迟缓或认知障碍者,应考虑对*KRAS*基因进行测序;对毛发稀疏、稀薄、生长缓慢者,应考虑对*SHOC2*基因进行测序。此外,若明确患者携带基因变异,则需要同时对其父母进行检测。有研究表明,直接使用高通量测序法对具有NS表型的患者进行检测,能够更高效地明确患者的致病基因,尤其是对于表型不典型的NS患者。国内近期的研究表明,全外显子组测序等可明显促进NS患者的早期诊断。

(三)产前诊断

产前诊断的必要条件是患者携带明确的致病变异。若患者父母拟再次生育,建议在妊娠前进行遗传咨询。通常在孕9~13周行绒毛穿刺,或者在孕17~22周行羊膜腔穿刺获取胎儿样本。针对家系已知的致病变异,对胎儿DNA进行变异分析。

八、鉴别诊断

1.特纳综合征

是最常见的女性染色体病。经典型染色体核型为X单体型(45,XO)。与NS的相似之处是新生儿期的淋巴性水肿、矮小、面部黑痣、颈蹼、先心病、肘外翻和泌尿系统畸形等。染色体核型分析可以确诊。

2.Cardiofaciocutaneous(CFC)综合征

与NS的相似之处是眼距宽、眼外角下斜、内眦赘皮、上睑下垂、矮小、先天性心脏病等。致病基因包括*BRAF*(75%~80%)、*MAP2K1*、*MAP2K2*(10%~15%)和*KRAS*(<5%)。

3.Costello综合征

与NS不同之处为严重喂养困难,皮肤明显松弛,手足掌纹明显深,面部或肛周可有乳头状瘤,随年龄增大,腹腔实质性脏器和输尿管恶性肿瘤发生率增加。致病基因是HRAS基因。

4.伴生长期毛发松动的Noonan样综合征(Noonan-like syndrome with loose anagen hair)

与NS不同为头发(头发稀少、易脱落、生长慢)、皮肤色素沉着、湿疹、鱼鳞病等,由*SHOC2*基因突变所致。

5.神经纤维瘤病Ⅰ型

少数患者可以有与NS相似的面容和肺动脉瓣狭窄。*NF1*基因突变分析确诊。

6.LEOPARD综合征

与NS的致病基因相同,是由*PTPN11*和*RAF1*基因突变所致的常染色体显性遗传病。不同之处是患者有多发皮肤雀斑样皮疹、神经性或传导性耳聋。

7.嵌合型22-三体征

嵌合型22-三体征与NS的相似之处是眼距宽和上睑下垂;嵌合型22-三体征患者智力落后更明显,很少有心脏病变。染色体核型分析可以确诊。

九、治疗策略

此病没有根治方法，建议定期随诊和对症治疗。

1. 随诊

常规体检和生长发育、语言、智力行为评估；定期心电图、心脏超声、肝脾和泌尿系统超声、凝血功能和听力检查等。

2. 对症治疗

智力发育落后，心脏和泌尿系统疾病，凝血功能障碍，听力和骨骼异常等，建议在专科医生指导下治疗，以改善生活质量。

3. 矮小治疗

美国FDA和欧洲已经批准生长激素用于NS所致矮小。生长激素治疗NS的适应证包括身材明显矮小、GH-IGF-I轴受损和有明确生长激素治疗效果的病人。美国建议剂量可达0.066mg/(kg·d)。目前，在国内生长激素尚无治疗NS的适应证。

4. 遗传咨询

NS为常染色体显性遗传病，患者父/母如是患者，再次生育再发风险为50%；患者父/母如不是患者，再次生育再发风险<1%。应对所有患者及其家庭成员提供必要的遗传咨询，对高风险胎儿进行产前诊断。

十、疗效及转归

预后是可变的，因为其表现范围非常广泛，从成年期的轻度/无法识别的表现到婴儿期伴有危及生命的心脏病或恶性肿瘤。例如：婴幼儿期面部畸形可随着年龄增大有所缓解。身材矮小患者相关研究中描述早期开始生长激素和更长的持续时间似乎可以改善结果（平均身高增加：男孩9.5~13厘米，女孩9.0~9.8厘米）。伴有肥厚型心肌病的患者病情和预后差异较大，部分患者可能因疾病进展较快而早期死亡，而约17%伴有该病的婴幼儿可自行缓解。对于NS中的轻度肺动脉瓣狭窄患者，狭窄往往是非进展性的，不需要太多干预，在伴有中度或重度梗阻的患者中使用经皮球囊瓣膜成形术的标准干预成功率降低，在初始球囊瓣膜成形术后，80%的NS患者的肺动脉压力仍然处于较高水平，高达65%的患者需要再次干预。在接受心脏手术的NS患者中，据报道乳糜胸的患病率为10%，然而该病似乎不会对NS患者系列的术后住院时间产生负面影响。对于该病的整体以及长期预后，需要更进一步的研究。

参考文献

[1]Roberts AE, Allanson JE, Tartaglia M, et al. Noonan syndrome[J]. Lancet, 2013, 381:333-334.

[2]邹玲仟, 张学. 医学遗传学[M]. 北京:人民卫生出版社, 2016:602-607.

[3]Van der Burgt I, Berends E, Lommen E, et al. Clinical and molecular studies in a large Dutch family with Noonan syndrome[J]. Am J Med Genet, 1994, 53(2):187-191.

[4]Bhambhani V, Muenke M. Noonan syndrome[J]. Am Fam Physician, 2014, 89(1):37-43.

[5]Rodríguez F, Gaete X, Cassorla F. Etiology and Treatment of Growth Delay in Noonan Syndrome[J]. Front Endocrinol(Lausanne), 2021, 12:691240.

[6]李辛, 王秀敏, 王剑, 等. Noonan综合征的临床实践指南[J]. 中华医学遗传学杂志, 2020, 37(3):324-328.

[7]Roberts AE, Allanson JE, Tartaglia M, et al. Noonan syndrome[J]. Lancet, 2013, 381(9863):333-342.

[8]Linglart L, Gelb BD. Congenital heart defects in Noonan syndrome:Diagnosis, management, and treatment[J]. Am J Med Genet C Semin Med Genet, 2020, 184(1):73-80.

刘文静（撰写） 张悦凤（审校）

第三十九节 NPHP3相关Meckel样综合征
Section 39 NPHP3-Related Meckel-Like Syndrome, NPHP3-MLS

关键词：囊性肾发育不良；小脑蚓部发育不全；先天性肝纤维化
Keywords: Cystic renal dysplasia; Cerebellar vermis hypoplasia; Congenital hepatic fibrosis

一、概述

NPHP3相关Meckel样综合征（NPHP3-related Meckel-like syndrome）又称Goldston综合征（Goldston syndrome，GS）；又称Meckel综合征7型（Meckel syndrome type 7）；又称Meckel样综合征1型（Meckel-like syndrome type 1）；又称肾-肝-胰腺发育不良-Dandy-Walker囊肿综合征（Renal-hepatic-pancreatic Dysplasia-Dandy-Walker cysts syndrome）是一种罕见的遗传综合征。由Goldston于1963年提出首次报道，目前尚无明确诊断标准，主要依据临床症状以及辅助检查结果分析，尚无有效治疗手段，主要为对症以及个体化治疗。

二、定义

NPHP3相关Meckel样综合征是一种罕见的遗传性综合征，其特征为囊性肾发育不良伴或不伴产前羊水过少、中枢神经系统异常（Dandy-Walker畸形）、先天性肝纤维化，且无多指畸形。

三、流行病学

该疾病被认为是常染色体隐性遗传，发病率小于1/10,000,000，多在胎儿期以及婴儿期发现，偶有成年后被确诊患者。

四、病因及发病机制

有证据表明NPHP3相关Meckel样综合征是由染色体3q22上NPHP3基因的纯合突变引起的。NPHP3基因编码的蛋白是纤毛相关蛋白，在初级纤毛的功能维持中发挥关键作用。纤毛是一种基于微管的细胞器，几乎存在于所有细胞类型的表面，对细胞的信号传导等过程非常重要。这些基因突变可以是自发的，也可能是遗传的。当基因发生突变时，其编码的蛋白功能异常，从而导致疾病的发生。

正常的初级纤毛在细胞信号传导过程中发挥着类似于"天线"的作用，能够感知细胞外的信号，并将其传导到细胞内，进而调节细胞的多种生理功能。然而，NPHP3蛋白异常会导致初级纤毛的结构和功能受损。例如，在肾脏的肾小管上皮细胞中，初级纤毛可以感受尿液的流动，并将信号传递给细胞，调节肾小管的重吸收等功能。当纤毛功能障碍时，肾小管的正常生理功能紊乱，进而导致肾囊肿的形成和肾功能的逐渐衰退。在胚胎发育过程中，初级纤毛对于器官的正常形成和分化起着重要的作用。NPHP3相关蛋白异常导致纤毛功能障碍，会影响多个器官系统的发育。在中枢神经系统，可能会出现神经管闭合不全、脑发育异常等情况；在肝脏，可能会导致胆管发育畸形；在胰腺，可能会影响胰岛细胞的发育和胰岛素的分泌等。这些器官发育异常综合起来就表现为Meckel样综合征的一系列症状，如肾囊肿、脑膨出、多指（趾）畸形等多种先天性异常表现。

五、临床表现

1. Dandy Walker畸形（Dandy-Walker malformation，DWM）

是一种罕见的先天性畸形，其特征是小脑蚓部发育不全，继发于Luschka和Magendie孔阻塞后的脑室囊性扩张，后颅窝增大。DWM通常与心肺、骨骼、泌尿生殖和胃肠系统的神经和系统异常有关，根据其严重程度，这些异常可能不致命。

2. 多囊肾

肾脏呈囊性，双侧肿大。产前检查部分可发现羊水减少。先天性肾脏异常很少与中枢神经系统畸形相关。

3. 先天性肝纤维化

肝发育不良/纤维化和胰腺发育不良。在产前病例和少数存活的产后婴儿中出现。先天性肝纤维化（congenital hepatic fibrosis，CHF）是一种常染色体隐性疾病，由胚胎期导管板发育缺陷引起。它通常表现为年龄较大的儿童和青少年的门静脉高压症。

4.其他

特征包括面部畸形、胰体发育不良和脾脏缺失。

六、辅助检查

产前超声检查和胎儿MRI,产后可行肾脏超声、腹部彩超,以及头颅MRI检查、磁共振胰胆管造影(Magnetic resonance cholangiopancreatography, MRCP)等检查。

七、诊断

1.产前诊断

超声检查和胎儿MRI可发现多囊肾以及DWM。

2.产后诊断

目前尚无明确诊断标准,主要依靠临床症状,肾脏呈囊性,双侧肿大,肝发育不良/纤维化和胰腺发育不良,中枢神经系统异常(Dandy-Walker畸形)。

八、鉴别诊断

(一)Meckel-Gruber综合征(Meckel Gruber syndrome, MGS)

MGS是一种常染色体隐性综合征,其主要特征是囊性肾发育不良、枕骨脑干和轴后多指畸形,诊断需要这三种异常中的两种。其他特征有DWM、囊性水瘤、心脏畸形、小头畸形、宫内发育迟缓和腭裂,肝纤维化和胆管增生。而GS缺乏枕脑干和多指畸形可以鉴别。然而基于两种综合征的相似发现,认为GS是MGS的一种较温和的变体。

(二)Miranda 综合征

也称为脑肝肾综合征,其特征是囊性肾发育不良、DWM和肝纤维化。是MGS另一个较轻变体。

(三)COACH综合征

另一种与DWM和肝纤维化相关的综合征,但其具有其他特征,如共济失调、眼球震颤、动眼神经失用症、发育迟缓和面部变形障碍,可与GS鉴别。

(四)Bardet-Biedl综合征(Bardet-Biedl syndrome, BBS)

可有认知障碍,复杂的女性泌尿生殖系统畸形和肾功能障碍,但其特征为杆状-锥营养不良、躯干肥胖、轴后多指畸形等。可与GS鉴别。

(五)Joubert综合征

特征有发育障碍、小脑发育不良、小脑功能障碍和肝功能障碍。常见症状是发作性气喘,眼球常有急促运动,以及共济失调和平衡障碍。可与GS鉴别。

九、治疗策略

目前该病尚无有效治疗手段,主要根据各种症状严重程度,根据各种特征相应指南选择保守或者手术等相应治疗方案。

十、疗效及转归

胎儿期发病的大多死产或终止妊娠,要么在出生后不久死亡,偶有罕见的GS患者在围产期后存活的报道。

参考文献

[1] Avcu S, Akdeniz H, Unal O, et al. Goldston syndrome in a fetus: case report and literature review[J]. Fetal Pediatr Pathol, 2010, 29(5):353-358.

[2] Agrwal S, Dabas A, Pal T, et al. Goldston syndrome with congenital hepatic fibrosis: A rare cause of neonatal cholestasis[J]. Intractable Rare Dis Res, 2019, 8(2):154-157.

[3] Rathod S, Samal SK. Goldston Syndrome: A Rare Case Report[J]. Clinical Neonatology, 2015, 4(1):46-48.

刘文静(撰写)　　张悦凤(审校)

第四十节 奥乔亚综合征
Section 40　Ochoa syndrome

关键词：排尿异常；HPSE2 基因；LRG2 基因；面部表情倒置

Keywords: Abnormal micturition; HPSE2 gene; LRG2 gene; Facial expression inversion

一、概述

奥乔亚综合征（Ochoa syndrome）又称尿面综合征（Urofacial syndrome，UFS），是一种常染色体隐性遗传病，在1964年由Bernardo Ochoa博士首次提出，它与位于10q23-q24的 *HPSE2* 基因和位于1p13.2的 *LRGI2* 基因的常染色体隐性遗传突变有关。然而，在多达16%的患者中，没有发现相关的突变。

二、定义

UFS是一种罕见的综合性尿路畸形，由三种不一定同时存在的特征组成：遗传学、面部表情倒置（受影响者似乎在微笑时哭泣）和尿液或粪便排泄障碍（无明显的梗阻或神经系统原因）。

三、流行病学

1964年5月，Bernardo Ochoa博士首次在因膀胱功能障碍和膀胱输尿管反流（Vesicour-eteral reflux，VUR）继发的终末期慢性肾病患者中发现。1979年，Elejalde博士发表了对来自3个受这种疾病影响的无关家庭的7名患者的首次遗传分析，并将这种综合征命名为"Ochoa综合征"，1987年，Bernardo Ochoa博士首次报告了1965年至1986年间观察到的36例泌尿面部综合征患者。此后，在哥伦比亚、美洲、欧洲、非洲和亚洲不同城市的医学期刊上发表了多项报告。到目前为止，大洋洲没有报告病例。尽管UFS分布广泛，但却是一种罕见的疾病。在过去50年中，报告了150多例病例，其中许多来自哥伦比亚，在那里，人道协调厅跟踪并报告了首批病例，哥伦比亚仍然被认为是患者人数最多的国家。目前尚不清楚有多少人患有Ochoa综合征。关于这种情况的信息基于文献中的病例报告。

四、病因及发病机制

尿面部综合征具有常染色体隐性遗传模式，在20世纪90年代，10q23-q24区域被确定为疾病相关基因。2010年，研究表明，位于该区域的 *HPSE2* 基因中存在的突变导致了大多数UFS病例。2013年在1号染色体上发现了第二个负责基因：*LRG2*。文献报道了在25个受UFS影响的家庭中，有21个家庭的两个基因中的一个发生突变，15%的家庭未发现基因突变。尚未发现一些患有Ochoa综合征的人在这两个基因中都存在致病变异。在部分奥乔亚综合征患者中，未发现HPSE2基因和LRG2基因存在致病变异，疾病原因尚不清楚。

HPSE2 基因，也称为 *UFS*、*UFS1*、*HPR2* 或 *HPA2*，位于第10号染色体的10q23-q24区域。大多数报告的病例是纯合子突变引起的，尽管有报道称UFS患者中存在复杂的杂合子突变。这些突变与功能丧失（无野生型产品功能的基因产物）相关，主要通过无义、移码改变以及大的外显子缺失，目前尚不清楚疾病的严重程度与相关亚型之间是否存在相关性，但可能在解释UFS不同个体之间的临床变异性方面发挥重要作用。

LRIG2 基因（富含亮氨酸重复序列和免疫球蛋白样结构域的蛋白质2），也称为 *LIG2* 或 *UFS2*，位于1号染色体1p13.2区域。在小鼠中发现，LRIG2蛋白在多种组织中均有表达，其中包括视杯、鼻板和Ⅴ、Ⅶ、Ⅸ和Ⅹ颅神经节。此外，它们与HPSE2蛋白一起，通过免疫组织化学在妊娠早期末期侵犯胎儿的膀胱、输尿管和自主中枢神经系统。

五、临床表现

UFS可以在产前表现出来，超声可以发现胎儿巨大膀胱、输尿管积水和/或肾积水。然而，并非所有UFS患者都会有产前表现，症状的发作将在婴儿期甚至成人期。UFS中经典描述的两个临床组成部分是面部表情倒置和不同程度的下尿路功能障碍（Lower urinary tract dysfunction LUTD），这可能与大便排空的改变有关，也可能与大便排空的改变无关。具体临床表现如下。

1. 面部表情倒置

患者似乎在微笑时哭泣，是功能性和非结构性的，当口轮匝肌大幅收缩导致眼轮匝肌同时收缩时，就会出现典型的面部表情。这些患者的所有其他情绪和意愿表达均正常。

2. 膀胱和肠道功能障碍

常由括约肌-逼尿肌协同失调而导致尿液排空改变。这导致高膀胱压力和/或空隙后残留物，促进VUR、肾积水、尿路感染（Urinary tract infection，UTI）和肾瘢痕形成，并随后发展为慢性肾脏病，也可发现膀胱改变的迹象：小梁状、壁增厚等。功能性肠道疾病与LUTD、VUR和UTI之间的关联已被广泛描述。便秘的患病率在0.7%~29.6%之间，平均为8.9%，但在LUTD患者中，便秘的患病率高达35.2%。

3. 夜间兔眼

定义为在睡眠期间无法合上眼睑，并与持续的眼部症状和暴露性角膜病变有关，目前尚不清楚这一发现是否与该病有关，但可能与面神经功能受损有关。在明显的情况下，父母可以发现这一发现，但这可能无关紧要，因此，UFS患者的真实发病率尚不清楚，建议对所有有此症状和相关症状的患者进行研究。

六、辅助检查

在婴儿期识别出特殊的面部表情后，可能会怀疑诊断。超声检查、肾扫描、排尿膀胱尿道造影和尿动力学可用于评估下尿路功能障碍。UFS根据体检、症状和成像膀胱和肾脏的研究。基因检测可以提供帮助，但可能没有必要。

七、诊断

（一）产前诊断

产前超声检查发现巨膀胱、输尿管积水和/或肾积水时可怀疑该疾病。然而，并非所有患者都会有产前表现，因为症状的发作可能发生在婴儿期甚至成年期。如果之前在家庭成员中发现了致病性变异，则可以进行产前诊断。

（二）产后诊断

UFS目前尚无统一诊断标准，目前主要根据以下几点诊断。

（1）典型临床表现：面部表情倒置和膀胱功能障碍。

（2）*HPSE2*或*LRIG2*基因纯合突变的鉴定。面部表情倒置被认为是疾病的一种病理特征。

（3）UFS的诊断需要完整详细的病史，重点是泌尿、胃肠和眼部症状，询问肾脏或泌尿系统疾病家族史，以在家族中发现更多病例。所有患者必须通过尿动力学和影像学研究了解LUT的解剖和生理特征。其中最常见的发现是括约肌-逼尿肌协同失调，一种过度活跃、小梁状或小膀胱；膀胱承受高压时出现的可变程度的VUR或其他提示性发现。

（4）基因诊断可以通过不同的测试进行，包括评估单个基因测试、外显子组或基因组测序。然而16%的患者可能没有任何所述的突变。值得一提的是，到目前为止，哥伦比亚没有因*LRIG2*基因突变而报告UFS病例。

八、鉴别诊断

（一）Hinman-Allen综合征

特征为一种罕见的神经心理学起源的膀胱排尿障碍，受神经系统影响可鉴别。

（二）神经性膀胱

一些神经系统的病变，引发患者尿频、尿急、排尿费力、排尿时间延长等排尿困难症状。病因多见于脑血管意外、脊柱损伤以及糖尿病神经病变严重者。

（三）膀胱输尿管反流和尿道梗阻

多因泌尿系统梗阻、畸形或神经系统疾病导致，可与UFS鉴别。

九、治疗策略

1. 对症治疗

包括膀胱再锻炼、抗生素预防、抗胆碱能治疗和α-受体阻滞剂。可能需要间歇性导管插入术。便秘应该治疗。早期诊断和治疗对于预防上尿路恶化和肾功能衰竭至关重要，奥乔亚综合征的治疗以管理症状为基础。药物可以帮助控制膀胱排空来防止尿路恶化。在某些情况下，可能需要手术来纠正尿路梗阻并重建尿路的某些部分。也可能需要使用间歇性导尿管。

2.遗传咨询

UFS是遗传在一个常染色体隐性遗传。所有个人都继承了每个人的两个副本基因。隐性意味着责任基因的两个拷贝都必须被改变才能出现这种情况。患有常染色体隐性遗传病的人从他们的父母中继承了一个改变。父母，每个人都有一个基因改变，被称为携带者。常染色体隐性遗传病的携带者通常没有任何体征或症状（他们不受影响）。当常染色体隐性遗传病的两名携带者生孩子时，有25%（四分之一）的机会生出患有该病的孩子。

十、疗效及转归

患者的寿命正常。预后取决于肾脏疾病的严重程度和治疗的及时性，但通常情况良好，特别是如果提供并早期建立适当的治疗。早期诊断和治疗对于预防上尿路恶化和肾功能衰竭至关重要。

参考文献

[1]Stuart HM, Roberts NA, Burgu B, et al. LRIG2 mutations cause urofacial syndrome[J]. Am J Hum Genet, 2013, 92(2):259-264.

[2]Woolf AS, Stuart HM, Roberts NA, et al. Urofacial syndrome:a genetic and congenital disease of aberrant urinary bladder innervation[J]. Pediatr Nephrol, 2014, 29(4):513-518.

[3]Roberts NA, Hilton EN, Lopes FM, et al. Lrig2 and Hpse2, mutated in urofacial syndrome, pattern nerves in the urinary bladder[J]. Kidney Int, 2019, 95(5):1138-1152.

[4]Tu Y, Yang P, Yang J, et al. Clinical and genetic characteristics for the Urofacial Syndrome(UFS)[J]. Int J Clin Exp Pathol, 2014, 7(5):1842-1848.

[5]Osorio S, Rivillas ND, Martinez JA. Urofacial(ochoa)syndrome:A literature review[J]. J Pediatr Urol, 2021, 17(2):246-254.

刘文静（撰写） 张悦凤（审校）

第四十一节 口-面-指综合征Ⅰ型
Section 41　Oral-facial-digital syndrome type Ⅰ, OFD1

关键词：纤毛病组疾病；胰腺囊肿；多囊肾疾病；先天性肝纤维化

Keywords：Ciliopathies；Pancreatic cyst；Polycystic kidney disease；Congenital hepatic fibrosis (CHF)

一、概述

口-面-指综合征Ⅰ型（Oral-facial-digital syndrome type Ⅰ, OFD1）也称为1型口颌面指综合征，是一种罕见的X连锁基因突变的显性遗传病。通常在妊娠期对男性致命，因此发病患者主要表现为女性。目前没有明确诊断标准。主要由广泛的遗传异质性以及分子遗传学检测来确定诊断。主要为对症以及个体化治疗，科学的遗传咨询是有必要的。预后与疾病畸形以及严重程度相关。

二、定义

OFD1是一种罕见的神经发育障碍的纤毛病组疾病，其特征包括口腔（口腔和牙齿）、面部和手指（手指和脚趾）的发育畸形，并且可能涉及中枢神经系统（CNS）以及女性的内脏（肾脏、胰腺和卵巢）。

三、流行病学

估计的年发病率为1/250,000~1/50,000活产儿。几乎所有患者都是女性。据报道有少数受影响的男性，在大多数情况下，这些男性被描述为受影响女性分娩的畸形胎儿。

四、病因及发病机制

OFD1是由 *OFD1* 基因（Xp22）的突变引起的，该基因编码一种位于初级纤毛中心体和基体中的蛋白质，在发育中起重要作用。一小部分病例显示基因组缺失。已报道高外显率，但表达高度可变。

五、临床表现

在一些婴儿出生时，根据特征性的口腔、面部和手指异常，OFD1进行诊断；在其他情况下，只有在儿童后期或成年期发现多囊肾病后才怀疑诊断。几乎所有OFD1患者都是女性;然而,据报道,有少数受影响的男性。在大多数情况下,这些男性被描述为患有OFD1的女性分娩的畸形胎儿。具体临床表现如下。

1. 口腔表现

舌头呈分叶状。舌结节通常是错构瘤或脂肪瘤,至少三分之一的OFD1患者会出现。舌系带短导致的舌系带强直是常见的。超过50%的受累个体出现硬腭或软腭裂、黏膜下腭裂或高度拱形腭裂。软腭三叉分叉已有报道。牙槽裂和副牙龈系带是常见的,另有牙槽嵴凹陷。牙齿异常包括缺牙(最常见)、多牙、釉质发育不良和错牙合咬合。

2. 面部特征

33%的受累个体出现眼距过远或内眦赘皮,鼻翼发育不良、正中唇裂或假性上唇裂是常见的。小颌畸形和下睑裂是常见的。

3. 手指异常

无名指短指、不同程度的并指和斜指是常见的。其他手指,特别是第三个手指(即中指)可能会出现不同的桡骨或尺骨偏差。不到50%的受累个体出现重复拇趾。1%~2%的受累个体可发生轴前和轴后多指畸形。手的X线照片通常显示精细的网状透射率,描述为骨的不规则矿化,伴有或不伴有指骨骨针形成。

4. 粟粒疹

小的角化囊肿,至少发生在10%甚至更高,最常出现在头皮、耳廓、面部和手背。粟粒疹通常出现在婴儿期,然后消退,但会留下点状凹痕。

5. 肾脏

肾囊肿可以从肾小管和肾小球发展而来。最常发生在成年期,但也有报道称小至两岁的儿童会出现肾囊肿。尽管肾囊肿已被报道为产前发现,但在这些病例中18岁后发生重大肾脏疾病的风险似乎高于60%。据报道,年龄在11~70岁之间的受累女孩和妇女患有终末期肾病。

6. 智力障碍

据估计,多达50%的OFD1患者有一定程度的智力障碍或学习障碍。智力障碍部分取决于大脑异常的存在,但不存在一致的相关性。当存在时,智力障碍通常是轻微的。在没有脑畸形的情况下出现严重的智力残疾似乎很少见。

7. 脑畸形

多达65%的OFD1患者可能出现结构性脑异常。最常见的异常包括脑内囊肿、胼胝体发育不全伴有或不伴有Dandy-Walker畸形的小脑发育不全。其他报告的异常包括2型孔脑畸形(裂脑孔畸形)、巨脑回和异位、脑积水、大脑或小脑萎缩、下丘脑错构瘤和浆果动脉瘤,其中每一种都已在少数受累个体中描述。结构性脑异常可能伴有癫痫发作和共济失调,尤其是小脑萎缩患者。

8. 其他

复发性中耳炎通常与腭裂有关,导致听力损失。言语和咀嚼会受到影响。头发通常被描述为干燥、粗糙和脆弱。脱发,通常是局部的,是偶尔发现的。肝脏、胰腺和卵巢囊肿,但仅限于肾囊肿患者。另有报道身材矮小、后鼻孔闭锁和胫骨假关节。

六、辅助检查

(一)产前检查

1. 分子遗传检测

一旦在受影响的家庭成员中发现OFD1致病性变体,就可以对风险较高的妊娠进行产前检测和植入前基因检测。

2. 超声检查

(1)高危妊娠:患有OFD1的女性怀孕的风险为50%,产前超声检查可检测到结构性脑畸形(例如,脑孔)和/或重复的拇指。

(2)低风险怀孕:在尚未发现OFD1风险增加的妊娠中,大脑结构异常和拇趾单侧多指畸形(重复拇趾)

的发现应考虑OFD1导致。在这种情况下，评估母亲的OFD1表型是合适的。

（二）产后检查

手部X射线、肾脏超声、脑MRI以及分子遗传学检测：单基因检测、多基因检测、更全面的基因组检测。

七、诊断

没有可用的正式诊断标准。由于在OFD综合征中观察到广泛的遗传异质性，建议使用OFD1分子遗传学检测来确定诊断。

（一）提示性发现

具有典型口腔面部指综合征、粟粒病和/或多囊肾病的女性应怀疑OFD1。在其他口腔疾病中也可见类似口腔面部指征的表现。OFD1在大约50%的个体中表现为肾囊性疾病

1. 临床表现

（1）口腔：舌头异常（例如，分叶状、结节、舌强直）；腭裂；牙槽裂和副牙龈系带；牙齿异常（如缺牙、多牙）。

（2）面部：眼距宽，远眦赘皮，下斜睑裂；鼻翼发育不全；中唇裂、上唇假x裂；小颌畸形。

（3）手指：短指，并指；第五指斜趾；其他手指的桡侧或尺侧偏斜，尤其是第三指；单侧重复拇趾（大脚趾）。

（4）其他：粟粒疹；多囊肾病（50%）；智力残疾；家族病例中的X连锁显性遗传模式。

2. 影像学表现

（1）手部X射线：通常显示精细的网状射线可透性，描述为骨骼的不规则矿化，有或没有指骨的骨针形成。

（2）肾脏超声检查显示至少50%的个体存在肾囊肿。

（3）脑MRI最常显示脑内囊肿、胼胝体发育不全和小脑发育不全，伴或不伴Dandy-Walker畸形。

（二）确定诊断

（1）女性患者：OFD1的诊断是通过分子遗传学检测鉴定*OFD1*中的杂合致病性基因突变。

（2）男性患者：OFD1的诊断是通过分子遗传学检测鉴定*OFD1*中的半合子致病性基因突变。

（3）分子测试方法可以包括单基因测试、使用多基因面板和更全面的基因组测试

1）单基因检测：首先进行*OFD1*的序列分析，如果未发现致病性变异，则进行基因靶向缺失/重复分析。

2）多基因检测：如果单基因检测未发现致病性变异，建议使用包含*OFD1*和其他感兴趣基因的多基因组合。①组合中包含的基因和用于每个基因的检测的诊断敏感性因实验室而异，并且可能随时间而变化。②一些多基因组合可能包含与本疾病无关的基因；因此，临床医生需要确定哪个多基因组最有可能识别出该病的遗传原因，同时限制对不确定意义的变异的识别和不能解释潜在表型的基因中的致病变异。③在一些实验室中，组合选项可能包括定制的实验室设计的组合和/或定制的以表型为中心的外显子组分析，其中包括临床医生指定的基因。④组合中使用的方法可能包括序列分析、缺失/重复分析和/或其他非基于序列的测试。

3）更全面的基因组测试：如果单基因检测（和/或使用包括*OFD1*的多基因组）未能确认具有OFD1特征的个体的诊断，则建议进行更全面的基因组检测（如果可用），包括外显子组测序和基因组测序。此类测试可能提供或建议以前未考虑过的诊断（例如，导致相似临床表现的不同基因或基因的突变）。

OFD7包括单侧唇裂和肾积水，仅在一对母女中被描述，后来发现其在OFD1中具有致病性变体；因此，这种情况要么与口腔面部指征Ⅰ型（OFD1）等位，要么表现出OFD1的可变表达。

八、鉴别诊断

鉴别诊断涉及其他口腔面部指征相关疾病以及囊性肾病。

（一）口颌面指综合征

（1）OFD2（莫尔综合征）主要以多指为特征。其他表现包括鼻尖裂。受影响的个体没有粟粒疹或多囊肾病。

(2)OFD3：特点是跷跷板眨眼（眼睛交替眨眼）和多指。也会出现肌阵挛痉挛、严重的智力障碍、球鼻和明显的低垂耳。

(3)OFD4：主要表现为胫骨受累和多指畸形。其他发现包括漏斗胸和身材矮小。

(4)OFD5：仅包括多指和正中唇裂。据报道，1例受累者出现增生性系带。

(5)OFD6：以多指畸形（尤其是中央）和小脑畸形为特征。肾发育不全和发育不良已有描述。脑MRI可能显示臼齿征，导致一些人认为OFD6是Joubert综合征相关疾病。

(6)OFD8：显然是一种X连锁遗传性状，其特征是多指、胫骨和桡骨缺损以及会厌异常的组合，在经典形式的OFD1中均未见。

(7)OFD9：包括视网膜异常和非正中唇裂。

(8)OFD10：包括双侧桡骨缩短和腓骨发育不全的短肢。

(9)OFD11：包括齿状突和脊椎异常。

(10)OFD12：仅见于一例脑畸形、脊膜膨出、胫骨短和中央Y形掌骨。

(11)OFD13：仅见于一例神经精神障碍和白质神经病患者。

(12)OFD14：包括严重的小头畸形和智力残疾。脑MRI显示蚓部发育不良和磨牙征。

(二)囊性肾病

(1)常染色体显性多囊肾病（Autosomal dominant polycystic kidney disease，ADPKD）：在ADPKD中，囊肿由小管发育而来，而在OFD1中，囊肿由小管和肾小球发育而来；然而，影像学研究不能总是将OFD1的肾囊性疾病与ADPKD和其他囊性肾疾病区分开来。据说，OFD1中的囊肿比ADPKD中的囊肿更小，大小更均匀，并且OFD1中的肾脏没有扩大或畸形。在OFD1中观察到肝囊肿和浆果动脉瘤。其他显著特征是ADPKD的遗传基因和口腔、面部、手指或大脑异常的缺失。已知致病性变体引起ADPKD的两个基因是*PKD1*和*PKD2*。

(2)Meckel-Gruber综合征：以中枢神经系统畸形（后脑膨出、大脑和小脑发育不全）、多囊肾或发育不全肾、轴前或轴后多指畸形和早期死亡为特征。其他发现包括唇腭裂、生殖器不清、小头畸形和小眼畸形。眼部组织病理学显示视网膜发育不良、疣、白内障和角膜发育不良。遗传是常染色体隐性遗传。

九、治疗策略

(一)初始诊断后的评估

为了确定被诊断为口腔面部指征Ⅰ型（OFD1）患者的疾病程度和需求，建议进行以下评估：

(1)面部检查，特别是口腔和手的特征性异常检查。

(2)对发育和行为的正式、适龄评估。

(3)中枢神经系统受累的评估。

(4)血压和血清肌酐浓度。

(5)如果患者年龄在10岁或以上，则进行尿液分析、血清化学和肾脏、肝脏、卵巢和胰腺的超声检查，以确定是否存在囊肿。

(6)如果存在腭裂，则进行听力学评估。

(7)咨询临床遗传学家和/或遗传咨询师。

(二)症状治疗

(1)唇腭裂、舌结节和副系带的整容或重建手术；孤立性腭裂的治疗，包括语音治疗、中耳炎的评估和积极治疗。

(2)副牙去除术。

(3)咬合不正的正畸。

(4)手术修复并指（如有）。

(5)肾脏疾病的常规管理，可能需要血液透析或腹膜透析和肾移植。

(6)癫痫发作的常规管理。

(7)针对学习障碍和其他认知障碍的特殊教育评估和建议。

(三)监督

(1)如果存在唇裂和/或腭裂,每年对儿童的语音发育和耳道感染频率进行听力学评估。

(2)监测10岁或以上个体年度血压检查和血清肌酐浓度检测评估肾功能。

(3)10岁及以上人群肾脏、肝脏、胰腺和卵巢囊性疾病的每年超声筛查。

(四)亲属风险的评估

如果在受影响的家庭成员中发现OFD1致病性变体,则应评估无明显症状的女性亲属(即使在没有口腔、面部和手指异常的情况下)以确定她们是否有患肾病的风险。

(五)妊娠管理

受影响的孕妇在怀孕期间应仔细监测血压和肾功能。

(六)遗传咨询

1.继承方式

Ⅰ型口颌面指综合征(OFD1)以X连锁方式遗传。几乎所有受影响的人都是女性。据报道,有少数受影响的男性;在大多数情况下,这些男性表现为OFD1女性分娩的畸形胎儿。

2.家庭成员的风险

(1)女性患者父母

1)大约25%被诊断为OFD1的女性有一位受影响的母亲。

2)约75%的受影响女性为单一性病例(即OFD1在单个家庭成员中发生),并具有新发致病性变体。

3)对于具有明显新发致病性变体的患者母亲的评估建议包括临床评估和分子遗传学测试(如果患者中的致病性变体已被确定)。如果母亲符合OFD1的诊断标准,或者如果她有另一位受影响的亲属,则她是专性杂合子。

(2)女性患者同胞

1)同胞的风险取决于母亲的遗传状况。

2)当受累女性的母亲也受到影响时,同胞在受孕时遗传引起疾病的*OFD1*等位基因的风险为50%;然而,大多数具有*OFD1*致病性变体的男性妊娠流产。因此,在分娩时,后代的预期性别比为:33%未受影响的女性;33%的受影响女性;33%未受影响的男性。

3)如果患者表现单一病例(即一个家族中的单一病例),并且如果在母亲的白细胞DNA中检测不到*OFD1*致病性变体,则由于母亲生殖系嵌合体的可能性,同胞的风险略高于一般人群(尽管仍<1%)。虽然种系嵌合体尚未报道,但仍有可能发生。

(3)女性患者的后代:在受孕时,*OFD1*致病性变体的传播风险为50%;然而,患有OFD1的女性后代的风险必须考虑到在妊娠期间对受影响男性的假定致死性(大多数患有OFD1致病性变体流产的男性胎儿)。因此,在分娩时,后代的预期性别比为:33%未受影响的雌性;33%的受影响女性;33%未受影响的男性。

(4)其他家庭成员。其他家庭成员面临的风险取决于患者的母亲的状况:如果母亲受到影响,她的家庭成员可能面临风险。

十、疗效及转归

男性死亡通常发生在妊娠的头三个月或妊娠中期。受影响女性的预后是可变的,取决于相关的畸形和/或器官受累、严重程度、治疗和疾病进程。早期诊断OFD1的器官功能状况对于预期护理和预防肝、胰和肾并发症至关重要。在这种情况下,及时诊断和了解肝肾和胰腺疾病的纤维囊性性质也可以防止不必要的侵入性诊断和治疗干预。

参考文献

[1]Bisschoff IJ, Zeschnigk C, Horn D, et al. Novel mutations including deletions of the entire OFD1 gene in 30 families with type 1 orofaciodigital syndrome:a study of the extensive clinical variability[J]. Hum Mutat, 2013, 34:237-247.

[2]Del Giudice E, Macca M, Imperati F, et al. CNS involvement in OFD1 syndrome:a clinical, molecular, and neuroimaging study[J]. Orphanet J Rare Dis, 2014, 9:74.

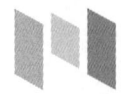

[3]Franco B, Thauvin-Robinet C. Update on oral-facial-digital syndromes(OFDS)[J]. Cilia, 2016, 5:12.

刘文静（撰写）　张悦凤（审校）

第四十二节　Pallister-Hall综合征
Section 42　Pallister-Hall syndrome, PHS

关键词：下丘脑错构瘤；垂体功能障碍；会厌纵裂畸形；多指畸形
Keywords：Hypothalamic Hamartoma；Hypopituitarism；Cleft of the Epiglottis；Polydactyly

一、概述

Pallister-Hall综合征（Pallister-Hall syndrome, PHS）又称下丘脑错构瘤综合征（Hypothalamic hamartoblastoma syndrome），是一种多效性常染色体显性遗传畸形疾病。1980年由Hall和Pallister等人最先报道了6例散发的、多发性先天畸形的婴儿。主要通过特定临床特征以及分子遗传学检测明确诊断，治疗主要为对症以及个体化治疗，预后与疾病严重程度以及疾病发病特征相关。

二、定义

PHS是一种多效性常染色体显性遗传畸形疾病，其特征是下丘脑错构瘤、垂体功能障碍、会厌纵裂畸形、多指畸形，以及罕见的肾脏异常和泌尿生殖系统畸形。

三、流行病学

PHS是一种非常罕见的疾病，患病率：<1/1,000,000，迄今为止，已报告了大约100名患者。并报告了其他一些人许多轴后多指和无症状的下丘脑错构瘤或会厌裂患者可能被误诊为非综合征性轴后多指A型（Postaxial polydactyly type A, PAP-A）。

四、病因及发病机制

PHS是由GLI3基因（7p13）的突变造成的，该基因编码的转录因子突变导致发育过程中基因表达的改变。GLI3基因参与胚胎发育的调控，特别是在肢体、面部、中枢神经系统和内脏器官发育中发挥关键作用。其突变类型多样，包括错义、无义、移码突变等，导致编码的GLI3蛋白功能异常。大部分患者为新生突变，少数由父母遗传。正常情况下，GLI3蛋白在音猬因子信号通路中发挥重要作用，调节细胞增殖、分化和组织器官发育。当GLI3基因突变，该蛋白功能受损，音猬因子信号通路异常，干扰胚胎发育过程中细胞的正常分化和组织器官形成。这使得患者出现多种特征性症状，如下丘脑错构瘤、多指（趾）畸形、泌尿生殖系统异常等。下丘脑错构瘤影响神经内分泌功能，多指（趾）畸形体现肢体发育异常，泌尿生殖系统异常则反映了该信号通路对相应器官发育的关键作用。

五、临床表现

（一）临床表现

Pallister-Hall综合征（PHS）严重程度表现出广泛性。文献中曾报道反应，PHS病情严重而Greig头多指综合征（Greig cephalopolysyndactyly syndrome, GCPs）多为轻症，这显然是不正确的，因为只有少数PHS患者表现出多种严重异常，大多数轻度PHS患者受多指、无症状会厌裂和下丘脑错构瘤的影响。如果没有仔细的临床评估，这些患者可能被错误地诊断为PAP-A。

1. 下丘脑错构瘤

下丘脑错构瘤是一种畸形，不是肿瘤。下丘脑错构瘤比周围的脑组织生长的快或者慢。下丘脑错构瘤可能较大（≤4cm）；下丘脑错构瘤的大小与症状的存在或严重程度之间几乎没有相关性。下丘脑错构瘤患者可能有神经症状，尽管大多数患者无症状。切除下丘脑错构瘤是不可取的，通常会导致医源性垂体功能不全或其他并发症。

2. 内分泌表现

下丘脑错构瘤的内分泌表现包括孤立性生长激素缺乏或孤立性性早熟到泛垂体功能减退，这可能威胁生命。皮质醇缺乏可发生在非家族性PHS患者中,但在家族性PHS患者中似乎很少见。

3.神经系统症状

下丘脑错构瘤最常见的神经系统并发症是胶质性癫痫,一种部分复杂的癫痫发作,表现为胸部和膈肌的阵挛运动,模拟笑。与经常有难治性癫痫发作的非综合征性下丘脑错构瘤患者相比,PHS患者下丘脑错构瘤相关的癫痫发作通常较轻,且对治疗有反应。即使在视交叉附近有下丘脑错构瘤,也没有任何PHS患者出现视野丧失。

4.多指畸形

在PHS患者中,轴后多指可能比中轴多指更常见。PAP-A型是指在肢体的尺侧或腓骨侧存在形态良好的手指。PAP-B型是指在同一位置存在基本手指或结节。中轴性(即插入性或中央性)多指畸形是指存在六个或六个以上形态良好的手指,其掌骨或跖骨呈Y形。

5.会厌异常

会厌裂多数为无症状的;然而,PHS患者报告的更严重的喉裂可引起严重的气道症状。喉后裂可能致命。

6.精神病学和神经心理学发现

一些PHS患者有行为表现,包括少数严重智力残疾和行为障碍。

7.泌尿生殖系统异常

肾脏异常包括囊性畸形、肾发育不全和异位输尿管植入;泌尿生殖系统异常包括尿失禁。

8.其他发现

包括肛门闭锁、肺段异常(包括双侧双叶肺)和非多指骨骼异常(包括短肢)。

(二)基因型-表型相关性

GCP和PHS的突变谱大多不同。GCP由所有类型的致病性变体引起,而PHS仅由截断变体和一个产生移码和截断的剪接变体引起。在移码变体类别中,基因型-表型相关性已在两个层面上得到证明。

1.突变种类

所有类别的致病性变体均可引起GCPS,而引起等位基因疾病PHS的大多数致病性变体是移码变体。*GLI3*单倍体不足导致GCP,而截断GLI3锌指结构域的变体3'通常会导致PHS。

2.突变位置

在*GLI3*的所有移码变体中,只有前三分之一基因的变体会引起GCP。该基因中间三分之一的移码变体导致PHS和罕见的GCP。最后三分之一基因中的移码变体导致GCP。三个区域内的变异位置与相应表型的严重程度之间没有明显的相关性。

(三)外显率

尚未公布PHS不完全外显的实例。文献中报道过1例具有明显的生殖系嵌合体的患者,但无明显临床特征。

六、辅助检查

(一)产前检查

1.分子遗传检测

一旦在受影响的家庭成员中确定了GLI3致病性变体,就可以对高风险妊娠进行产前检测,并对PHS进行植入前基因检测。

2.超声检查

在风险为50%的胎儿中,产前超声检查可能检测到多指畸形。然而,正常的超声检查并不能消除胎儿出现PHS的可能性。

3.胎儿MRI

可以排除下丘脑错构瘤。然而,PHS的家族性发生通常比散发性的要温和。

(二)产后检查

手部X射线、肾脏超声、脑MRI以及分子遗传学检测:单基因检测、多基因检测、更全面的基因组检测。

七、诊断

PHS 的诊断标准为：典型病例需同时具备下丘脑错构瘤和中轴多指症；在典型病例的直系亲属中，若仅出现上述情况中的 1 项，且符合常染色体显性遗传特征，也可诊断。此外，检测到 GLI3 中杂合致病性基因突变，可进一步确诊。

（一）提示性发现

具有以下特征的个体应怀疑为 PHS。

(1) 下丘脑错构瘤，位于视交叉后的第三脑室底部的一种非增强性肿块，在 MRI 的 T1 和 T2 加权上与灰质呈等信号，但在 FLAIR 上可能具有不同的强度。

(2) 中轴（即插入性或中央性）多指畸形：指六个或六个以上形态良好的手指，掌骨或跖骨呈 Y 形。

(3) 轴后多指畸形 A 型和 B 型。

(4) 会厌裂，会厌的中线前后裂，累及至少三分之二的会厌叶。

(5) 其他症状：肛门闭锁、肾异常（包括囊性畸形）、肾发育不全、异位输尿管植入、泌尿生殖系统异常（包括尿失禁）、肺段异常（包括双侧双叶肺）和非多指骨骼异常（包括短肢）。

（二）确定诊断

PHS 的临床诊断是在同时患有下丘脑错构瘤和中轴多指症的人中确定的。通过分子遗传学检测鉴定 *GLI3* 中的杂合致病性变体，证实了 PHS 的诊断。

1. 单基因检测

首先进行 *GLI3* 的序列分析，如果未发现致病性变体，则进行基因靶向缺失/重复分析。

2. 多基因检测

如果单基因检测未发现致病性变异，建议使用包含 *GLI3* 和其他感兴趣基因的多基因组合。

3. 更全面的基因组测试

如果单基因检测未能确认具有 PHS 特征的个体的诊断，则建议进行更全面的基因组检测（如果可用），包括外显子组测序和基因组测序。

（三）亚 PHS 的诊断

亚 PHS：适用于具有 PHS 特征但不符合 PHS 诊断临床标准的个体。

(1) 临床表现

1) 有下列情况之一：① 中轴多指；② 下丘脑错构瘤；③ 少指；④ 轴后多指。

2) 有下列情况之一：① 会厌裂；② 肛门闭锁；③ 垂体机能减退（症）；④ 生长激素缺乏；⑤ 生殖器发育不全；⑥ 小指。

(2) 临床表现中具有 1) 中 1 项以及 2) 中 1 项，并通过分子遗传学检测鉴定 *GLI3* 中的杂合致病性变体，证实亚 PHS 的诊断。

八、鉴别诊断

（一）中心多指

(1) 6 型口颌面指综合征：由 *CPLANE1* 中的双等位基因致病性变体引起，包括中央多指畸形伴小脑蚓部发育不良，部分患者有肾发育不全和发育不良。

(2) Holzgreve 综合征：包括中心多指畸形、腭裂、心脏缺陷。

（二）轴后多指

(1) McKusick-Kaufman syndrome (MKS)：其特征是女性出现水痘、男性出现生殖器畸形、轴后多指畸形 (PAP) 或中央多指畸形以及先天性心脏病 (CHD)。遗传是常染色体隐性遗传。

(2) 霍尔特-奥拉姆综合征 (Holt-Oram syndrome, HOS)：其特征为上肢畸形累及桡骨、鱼际骨或腕骨；先天性心脏畸形的个人和/或家族病史（最常见的是继发孔型房间隔缺损和室间隔缺损，尤其是发生在肌小梁隔的）；和/或心脏传导疾病。发现 TBX5 致病性变体在超过 70% 的符合 HOS 诊断的患者中。遗传为常染色体显性遗传。

(3)Bardet-Biedl综合征(Bardet-Biedl syndrome,BBS):其特征为杆状-锥营养不良、躯干肥胖、轴后多指畸形、认知障碍、男性促性腺激素低下症、复杂的女性泌尿生殖系统畸形和肾功能障碍,这是发病率和死亡率的主要原因。下丘脑错构瘤和会厌裂是BBS的罕见表现。至少有19个基因与BBS相关:*BBS1*、*BBS2*、*ARL6*、*BBS4*、*BBS5*、*MKKS*、*BBS7*、*TTC8*、*BBS9*、*BBS10*、*TRIM32*、*BBS12*、*MKS1*、*CEP290*、*WDPCP*、*SDCCAG8*、*LZTFL1*、*BBIP1*和*IFT27*。遗传通常是常染色体隐性遗传。

(4)Smith-Lemli-Opitz综合征(Smith-Lemli-Opitz syndrome,SLOS):是一种先天性多发性异常综合征,由7-脱氢胆固醇还原酶缺乏引起的胆固醇代谢异常引起。其特征是产前和产后生长迟缓、小头畸形、中度至重度智力残疾和多发性大小畸形,包括轴后多指畸形。*DHCR7*是唯一已知与SLOS相关的基因。遗传是常染色体隐性遗传。

(5)Greig头多指综合征(Greig cephalopolysyndactyly syndrome,GCPS):包括通常为轴前和轴后的多指。多指畸形通常与皮肤并指有关。GCP中可见的颅面特征包括眼间距大、前额宽和头大。掌骨中轴多指和骨连指不属于GCP。

(6)Ellis Van Creveld综合征(Ellis-van creveld syndrome):特征为软骨发育不良(肱骨、股骨常呈弯曲状,胫骨干近心端扩大为一主要特征)、外胚层发育异常、多指(趾)畸形(手几乎全部都具有多指畸形,脚多趾占1/3)三大主征,为常染色体隐性遗传。

(三)颅咽管瘤

颅咽管瘤是由外胚叶形成的颅咽管残余的上皮细胞发展起来的一种常见的胚胎残余组织肿瘤,为颅内最常见的先天性肿瘤。其主要临床特点有下丘脑-垂体功能紊乱、颅内压增高、视力及视野障碍,尿崩症以及神经和精神症状,CT检查可明确诊断。

(四)先天性下丘脑错构瘤

表现为非综合征性或孤立性下丘脑错构瘤,可能导致内分泌紊乱(最常见的是生长激素缺乏或性早熟)或严重的神经症状,如难治性癫痫发作、行为问题和认知能力下降。在非综合征性下丘脑错构瘤中发现了体细胞GLI3致病性变体。

九、治疗策略

(一)初始诊断后的评估

(1)皮质醇缺乏的评估:对于没有PHS家族史的个体以及有PHS和皮质醇缺乏家族成员的个体。

(2)咨询内分泌学家:包括评估和治疗促肾上腺皮质激素(Adrenocorticotropic Hormone,ACTH)缺乏症后生长激素分泌、卵泡刺激素(Follicle-Stimulating Hormone,FSH)和黄体生成素(Luteinizing Hormone,LH)分泌以及婴儿早期甲状腺激素的血清浓度的评估。

(3)通过头颅MRI确定错构瘤的位置和范围。

(4)神经病学检查以排除颅内高压的迹象。

(5)喉镜下会厌可视化。

(6)肢体X线片鉴别轴后多指和中央多指。

(7)由手外科医生评估矫正多指畸形的时机和手术方法。

(8)肾脏超声检查对肾脏异常的评估。

(9)肛门闭锁或肛门狭窄(如有)的手术咨询。

(10)疾病进展的评估。

(11)咨询临床遗传学家和/或遗传顾问。

(二)症状治疗

多为对症治疗。

(1)内分泌异常的治疗与一般人群一样,皮质醇缺乏的治疗是最紧迫的。

(2)肛门闭锁或狭窄应按常规标准方式治疗。

(3)会厌异常的处理取决于异常的类型和呼吸系统损害的程度,与一般人群相同。会厌裂通常无症状,大多数不需要治疗,除非伴有明显的梗阻或与其他异常相关,如气管狭窄。

(4)癫痫发作按症状治疗。与PHS相关的癫痫发作通常对抗癫痫药物(ASM)有效,而与非综合征性下丘脑错构瘤相关的癫痫发作通常对ASMs无效。

(5)多指畸形的修复应选择性进行。

(6)如果检测到发育迟缓,则需要进行干预和/或特殊训练。

(7)由于一些中轴多指患者存在手指对线不良,因此可能需要对手部灵巧性进行作业治疗。

(三)继发性并发症的预防

(1)只有在特殊情况下,才应该切除甚至活检下丘脑错构瘤,因为手术的并发症和术后终身补充激素的需要通常大于其益处。

(2)对于易于癫痫发作的中枢神经系统病变(如下丘脑错构瘤)患者,应仔细考虑使用兴奋剂治疗注意力缺陷障碍。

(四)监测主要在儿童时期

(1)评估生长和监测性早熟迹象的年度筛查。

(2)发育迟缓或学习障碍的年度筛查。

(五)亲属风险的评估

(1)如果已知该家族中的致病性变体,则可以使用分子遗传检测来阐明高危亲属的遗传状态。

(2)如果家族中的致病性变体未知,可以使用多指畸形的临床检查、会厌裂的喉镜检查或下丘脑错构瘤的MRI来阐明高危亲属的遗传状态。

(3)如果患者的一级亲属中存在下丘脑错构瘤或中央或轴后多指畸形,则认为其受到影响。(轴后多指B型仅可作为非中非裔一级亲属的诊断标准)。

(六)妊娠管理

由于没有针对PHS的指南,PHS患者的妊娠管理应符合该疾病具体表现的指南。

例如,需要服用抗惊厥药的凝胶性癫痫孕妇的管理具有挑战性。建议遵循妊娠期抗惊厥药物的一般指南。PHS引起的垂体功能减退患者的生育和妊娠管理(垂体功能减退患者不常见)同样具有挑战性,建议遵循一般指南。

(七)遗传咨询

(1)遗传方式:PHS是常染色体显性遗传。

(2)对家庭成员的风险

1)患者父母:大约75%的PHS患者的父母受到影响。建议患者的父母进行分子遗传检测。如果患者中发现的GLI3致病性变体在父母任何一方的体细胞DNA中都检测不到,则两种可能的解释是先证者中的新发致病性变体或父母中的生殖系嵌合体。

2)患者同胞:风险取决于患者父母的遗传状况。如果其父母受到影响,其同胞的风险为50%。由体细胞GLI3致病性变体引起的孤立性下丘脑错构瘤个体的同胞风险未知。

3)患者后代的影响:PHS患者的每个孩子都有50%的机会遗传GLI3致病性变体。由于家族内变异性似乎较低,受影响的后代可能会有与父母相似的临床发现。

4)其他家庭成员:其他家庭成员的风险取决于患者父母的状况:如果父母受到影响或具有GLI3致病性变体,则其家庭成员处于风险之中。

十、疗效及转归

对于患有PHS且无已知PHS家族史的个体而言,基于个体中存在的畸形,文献调查对确定预后没有帮助,因为文献报告往往倾向于对更严重的受累患者进行确定。虽然PHS已被归类为CAVE(脑-内脏早期致死)疾病组的一员,但很少有受影响的个体具有早期致死表型。这种早期致死率很可能归因于垂体或下丘脑发育不良或严重气道畸形(如喉气管裂)引起的泛垂体发育不良。此外,如果不及时识别,肛门闭锁可能会导致严重的并发症。因此,在没有危及生命的畸形的情况下,应假设非家族性PHS患者的预后良好。对于有受累家庭成员家族史的个人,预后取决于家庭中存在的严重程度。智力缺陷和行为改变与该综合征预后没有直接关系。

参考文献

[1]Blake J, Hu D, Cain JE, Rosenblum ND. Urogenital development in Pallister-Hall syndrome is disrupted in a cell-lineage-specific manner by constitutive expression of GLI3 repressor[J]. Hum Mol Genet, 2016, 25:437-447.

[2]Démurger F, Ichkou A, Mougou-Zerelli S, et al. New insights into genotype-phenotype correlation for GLI3 mutations[J]. Eur J Hum Genet, 2015, 23:92-102.

[3]Sarma AK, Khandker N, Kurczewski L, Brophy GM. Medical management of epileptic seizures:challenges and solutions[J]. Neuropsychiatr Dis Treat, 2016, 12:467-485.

刘文静(撰写) 张悦凤(审校)

第四十三节 肾杯状憩室-耳聋综合征
Section 43 Calyceal Diverticulum-Deafness Syndrome, CDDS

关键词:肾盂-肾盏衰减;肾盏憩室;感音神经性耳聋

Keywords:Pyelocalyceal System Hypoplasia;Calyceal Diverticulum;Sensorineural Hearing Loss

肾杯状憩室-耳聋综合征(Renal caliceal diverticuli-deafness syndrome, CDDS)又称肾杯状憩室-听力损失综合征(Renal caliceal diverticuli-Renal caliceal diverticuli-hearing loss syndrome),是胚胎发育过程中一种罕见的发育缺陷性综合征。M.J. Morse等1981年,描述了4例患有肾盂-肾盏衰减伴多发性肾盏憩室和感音神经性耳聋的临床综合征患者,其中3例来自同一家庭,1例为散发病例。然而自1981年以来,再没有该疾病的文献报道。该疾病被认为是常染色体显性遗传,发病率小于1/10,000,000,其特征是泌尿道和肾脏异常,骨盆-杯状系统的衰减和多发性杯状憩室,与感音神经性听力损失有关。临床表现包括:感音神经性耳聋、泌尿道畸形,排泄性尿路造影(Intravenous pyelogram, IVP)显示肾盂、漏斗和肾盏衰减,此外还有多个小肾盏憩室。下面分别就两组病例的临床特点进行描述。

家庭组病例:一个4人家庭,其中3人表现出中度听力缺陷和独特的尿路造影异常,且没有肾功能损害。先证者是一位6岁男孩以遗尿和感音神经性耳聋为表现的患者。IVP(图9-2-9A)显示肾盂、漏斗和肾盏衰减,此外还有多个小肾盏憩室,肾功能和尿沉渣正常。他4岁的妹妹自婴儿期起就佩戴助听器,但从未出现任何泌尿症状。IVP(图9-2-9B)与她的兄弟的情况相似。两个孩子的排尿膀胱尿道图都不显著。他们35岁的父亲出生后就聋了,但在其他方面都很健康。应要求进行的IVP(图9-2-9C)显示了集合系统畸形,具有显著和不同的杯状扩张和憩室形成。

散发组病例:1个3岁小女孩因出现尿路感染引起发热肾功能受损以及脱水就诊。入院化验包括肌酐3.7mg,血尿素氮150 mg,尿液10万个大肠杆菌菌落。初始IVP显像差,仅显示右输尿管下三分之一处存在反流。听力系统检测:中度双侧感音神经性耳聋。经肾盂肾炎抗感染治疗后,逆行造影显示(图9-2-9D):盆腔系统明显衰减,肾盏、输尿管小憩室;肾功能改善:血肌酐0.6mg,血尿素氮28mg。据调查该女孩舅舅有听力缺陷,但已去世。无法获得进一步信息。该患者的父母健康状况良好,她的三个兄弟现在6岁、10岁和11岁,没有一个有听力障碍病史,也没有一个接受过尿路放射学检查。

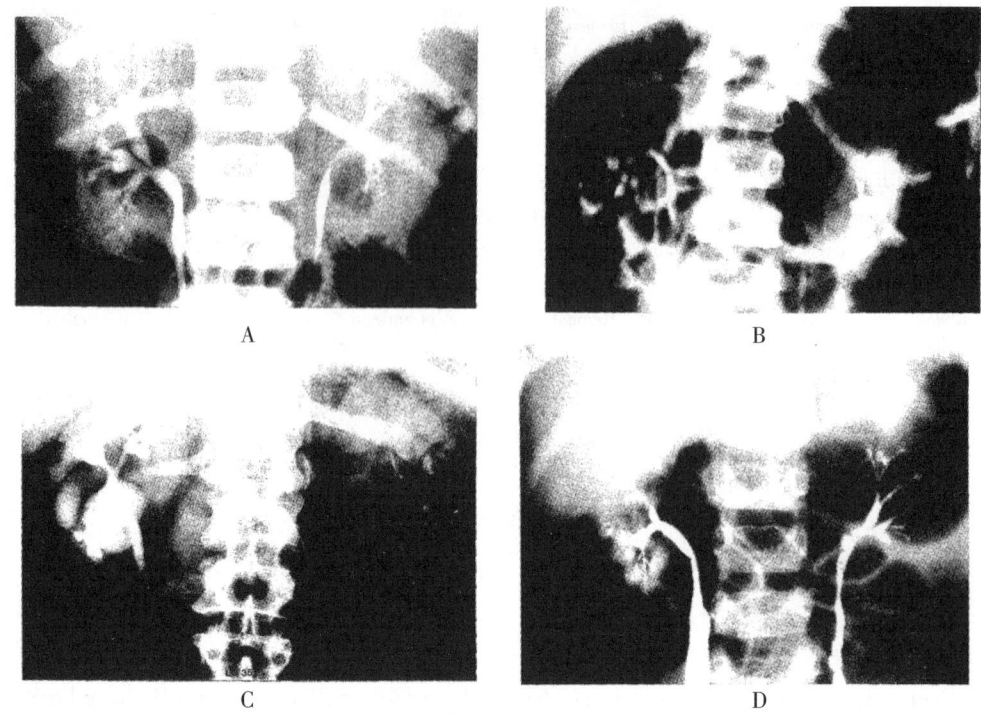

图9-2-9 患者IVP表现

A患者Sh.C,肾盂、漏斗和肾盏衰。B患者的妹妹,表现和哥哥相似。C患者的父亲,集合系统畸形。D散发病例,盆腔系统明显衰减,肾盏、输尿管小憩室。

表9-2-9 例患者汇总

组别-性别-年龄	放射学异常	肌酐清除率（ml/min/1.73m²）	尿路感染	神经性耳聋
家庭-男-6岁	骨盆杯畸形/杯状憩室	150	否	是
家庭-男-35岁	骨盆杯畸形/杯状憩室和肾盂周围憩室	168	否	是
家庭-女-4岁	骨盆杯畸形/杯状憩室	131	否	是
散发-女-3岁	骨盆杯畸形/杯状憩室和I级反流	50	是	是

需要与该疾病进行鉴别的疾病包括:①Alport综合征:患者可以有耳聋和血小板减少,是常染色体显性遗传病,是最常见的遗传性肾小球肾炎,感音神经性听力损失通常出现在生命的第二个十年,且泌尿集合系统未见畸形。②鳃-耳-肾综合征:患者表现出听力障碍、内耳畸形、耳廓畸形、腮腺瘘管和双侧肾发育不良,集合系统畸形多表现为双肾盂、输尿管肾盂梗阻、多囊肾等与该疾病的畸形不同。③Potter's综合征:双侧肾发育不全、面耳畸形和肺发育不全的综合征。这些患者在新生儿期无法存活,因此未发现与该病类似的集合系统异常。④其他一些与肾脏疾病和遗传性耳聋相关的罕见综合征:13-三体、肾上腺性腺综合征、婴儿/成人肾小管酸中毒、荨麻疹、淀粉样变性等,均未表现出该病的集合系统畸形。

参考文献

[1]Morse MJ, Lirenman DS, Johnson HW, et al. The association of renal pelviocaliceal dysmorphism and sensorineural deafness:a new syndrome[J]. J Urol, 1981, 125(5):625-627.

刘文静(撰写)　张悦凤(审校)

第四十四节 肾缺损综合征
Section 44　Renal coloboma syndrome, RCS

关键词：视神经缺损；肾脏畸形；高频听力损失

Keywords: Optic nerve hypoplasia; Renal dysplasia; Extended high-frequency hearing loss

一、概述

肾缺损综合征（Renal coloboma syndrome, RCS），又称为肾乳头综合征，是一种常染色体显性遗传疾病。在临床提示RCS患者中，近一半可检测出PAX2的常染色体显性突变。由于已发表病例大多存在PAX2突变，这使得相关表型信息存在偏差。在肾发育不良影响的病例中，眼科和遗传评估至关重要，肾功能将确定预后。

二、定义

RCS是一种以视神经发育不良和肾发育不良为特征的遗传病。

三、流行病学

1988年Weaver等人对患有终末期肾病并伴有间质性肾炎和视神经缺损的两兄弟首次明确描述了RCS。出生时的发病率和患病率尚不清楚。报告了177例突变阳性病例（90个不同的家族）。具有RCS（RCS）临床表现的突变阴性个体的数量尚不清楚。没有种族偏好。

四、病因及发病机制

1995年在一个有视神经缺损、膀胱输尿管反流和肾发育不良的两代家族中，研究发现RCS与转录调节因子PAX2的常染色体显性突变相关。同年Weaver等人描述的家族中发现PAX2的常染色体显性突变，证实了PAX2与RCS的关联。在大约1/2的肾发育不良和视神经异常的患者中发现了*PAX2*基因（10q24）的突变。PAX2突变已在约9%的肾发育不全的个体中被发现。RCS以常染色体显性遗传模式遗传，尽管这因新发病例、多变的表达、不完全的临床外显率以及母系和父系的性腺体嵌合而变得复杂。其余病例的遗传基础尚不清楚。

五、临床表现

RCS的主要特征是眼部体征（72%）和肾脏表现（92%）。

（1）眼部异常包括宽且有时被挖出的发育不良的视盘，并伴有从视盘周围出现的视网膜血管，通常称为视神经缺损或"牵牛花"异常。相关发现可能包括小角膜直径、视网膜缺损、巩膜葡萄肿、角膜直径减小、视神经囊肿、小眼症、中心凹发育不全和色素性黄斑发育不良。眼球震颤和近视也有报道。后果包括视力下降、失明和视网膜脱离。

（2）肾脏畸形和/或肾功能不全通常是其表现特征，几乎在所有RCS患者中都有发现，并且通常在眼睛畸形之前就被发现。组织学上，肾脏表现出比正常扩大的肾小球少（少发性肾病）。其他肾脏发现包括多囊发育不良肾和马蹄肾。后者包括高血压、蛋白尿、膀胱输尿管反流和经常发展为终末期肾病（ESRD）的肾功能不全。在对肾发育不良的儿童的研究中，10%的儿童会有PAX2突变。在10%的报告病例中已确定多囊性发育不良肾。少巨肾症是指肾单位数量显著减少，结构完整的肾单位，但代偿性肾小球肥大除外。超声检查结果显示，随着年龄的增长，回声增强，体积变小。组织学表现包括肾小球硬化和系膜纤维化。

（3）听力系 高达10%的个体在儿童时期出现的高频听力损失。高频听力损失在儿童时期是不常见的。在胚胎发生过程中，Pax2表达对耳蜗发育至关重要，基因敲除小鼠耳板Pax2表达缺失导致耳蜗发育完全丧失。RCS的高频听力损失似乎是一个重要的复发性观察，而不是与年龄相关的听力损失有关。

（4）其他 在许多患者中观察到韧带松弛，但其潜在机制尚不确定。尽管大多数PAX2突变患者智力正常，但据报道有3名患者患有发育障碍。

六、辅助检查

彩色多普勒超声以及产前基因检测去评估肾脏畸形以及羊水过少。

七、诊断

1. 产前诊断

如果已在一个家庭中鉴定出明确致病的PAX2突变,则可以进行产前诊断或植入前基因检测。

2. 产后诊断

尚未建立正式的诊断标准。然而,在具有视神经发育不良或缺损和肾发育不良的典型表现的患者中应怀疑该疾病。少发性肾病是肾发育不良的常见组织学发现,但它不是RCS的特征性表现。

八、鉴别诊断

(1) CHARGE综合征(缺损、心脏畸形、后鼻孔闭锁、生长发育迟缓、生殖器异常、耳朵和听力异常)在视网膜和视神经缺损中有重叠。RCS患者没有CHARGE综合征典型的颅面异常或认知困难。

(2) Joubert综合征患者可同时患有结肠和肾发育不良,导致终末期肾病,然而,RCS患者不会有发育障碍、小脑发育不良、小脑功能障碍和肝功能障碍。

(3) 猫眼综合征,或四倍体22q,可能有临床重叠,但典型的虹膜缺损并不常见。

九、治疗策略

治疗涉及对肾脏和眼科表现的管理。患者评估应包括肾功能检测、肾脏超声、尿液分析(蛋白尿)、血压测量和评估膀胱尿路反流(如果有临床指征),发生肾功能衰竭者可进行肾脏替代治疗。建议眼科医生对肾发育不良患者进行视网膜检查,以检查视神经畸形的RCS特征。相反,视神经发育不良患者应进行额外评估,包括血压测量、电解质、BUN/肌酐、尿液分析以评估蛋白尿和肾脏超声。如果需要,也可以请视力专家专科治疗。需要对听力损失进行听力学评估,因为它可能会影响语言交流。

十、疗效及转归

逐渐预后主要取决于适当的专科治疗。尚未进行视觉预后的正式纵向研究,然而,据报道,随着时间的推移视力下降。肾功能衰竭可发生在需要透析和肾移植的任何年龄,据报道PAX2相关疾病中终末期肾脏病诊断的平均年龄为19.5岁。产前筛查可发现胎儿严重肾发育不全或发育不良和孕妇严重羊水过少,导致终止妊娠,胎儿丢失。

参考文献

[1] Schimmenti LA. Renal coloboma syndrome[J]. Eur J Hum Genet, 2011, 19(12):1207-1212.

[2] Li J, Liu C. Renal coloboma syndrome with epilepsy[J]. Korean J Intern Med, 2021, 36(1):232-233.

刘文静(撰写)　张悦凤(审校)

第四十五节　肾胡桃夹综合征
Section 45　Renal nutcracker syndrome, NCS

关键词:腰腹部疼痛;血尿;直立性蛋白尿;生殖静脉压力升高

Keywords: Abdominal pain; ematuria; rthostatic proteinuria; ncreased reproductive vein pressure

一、概述

肾胡桃夹综合征(Renal nutcracker syndrome, NCS)一种罕见的综合征性肾脏疾病,又称左肾静脉压迫综合征(left renal vein entrapment syndrome),于1972年由Schepper首次报道。目前尚无明确诊断标准,主要依据临床症状以及相关辅助检查,根据具体情况采用个体化治疗方案,该病是一种良性疾病,因此总体预后非常好。

二、定义

肾胡桃夹综合征(Renal nutcracker syndrome, NCS),是由于左肾静脉(Left renal vein, LRV)穿行于腹主动脉(Abdominal artery, AA)与肠系膜上动脉(Superior mesenteric artery, SMA)之间或AA与脊柱之间受压导致回流受阻引起左肾及其相关静脉属支内压增高而产生血尿、直立性蛋白尿、腰肋腹部疼痛、生殖静脉曲张等一系列临床表现的综合征。

三、流行病学

NCS其确切患病率仍不清楚。这不仅仅是由于这种疾病的罕见性,还因为其症状表现的广泛多样性。报告的病例涉及年龄从婴儿期到70岁的患者,在年轻人(20~30岁)和中年人中发病率较高。大多数病例报告来自远东地区。传统的观点认为女性比男性更容易受到影响,但最近的研究表明,男女之间的患病率未见明显差异。该病通常没有家族遗传,虽然有很少部分呈现不止一个家庭成员患有这种综合征,但这被认为是巧合,而不是由于遗传易感性。

四、病因及发病机制

胡桃夹综合征根据挤压位置的不同可分为前胡桃夹征与后胡桃夹征。

前胡桃夹征:在解剖上,左肾静脉在汇入下腔静脉的行程中,需经过AA与SMA的夹角。一般在正常情况下SMA与AA形成的夹角为45°~90°,并且其中填充着肠系膜脂肪、淋巴结和腹膜后组织、神经纤维丛等组织,保证LRV穿行于其中不受挤压。但在受某些因素影响后(如青少年、儿童因生长发育形成瘦高体型、椎体过度伸展、腹腔脏器下垂、直立活动时腹腔脏器因重力关系牵拉肠系膜上动脉等),两者间的夹角变小,LRV受到机械挤压,回流受阻,造成左肾静脉高压。

后胡桃夹征:后胡桃夹征多为左肾静脉走行变异所致,在临床上较为罕见。左肾静脉汇入下腔静脉的行程较长,其间可发生复杂的解剖变异。主动脉后型LRV位于AA和脊柱之间,易受挤压导致血液回流受阻,产生胡桃夹现象。

NCS发生或引起成人症状的原因尚不清楚。以下情况可能会因左肾静脉受压而增加发生NCS的风险:胰腺肿瘤、主动脉旁肿胀淋巴结(脊椎根部前一组淋巴结)、腹膜后肿瘤、腹主动脉瘤,以及异常放置的右肾动脉、左肾肾下垂。当一个人从坐着变成站立时,肾脏下降到骨盆中的异常位置、脊柱前凸、低体重指数(BMI)。

五、临床表现

患有肾胡桃夹综合征(NCS)的患者通常虚弱、又高又瘦。体征和症状因人而异。有些人可能没有症状(尤其是儿童),而另一些人则出现严重和持续的症状。体力活动通常会使症状恶化。最常见的体征和症状可能包括以下几项。

1.血尿

在剧烈运动、感冒等诱因下,出现反复无症状性的肉眼血尿或镜下血尿,行尿红细胞形态检查,正常形态红细胞比例高,为非肾小球性血尿左肾静脉高压引起输尿管周围静脉、生殖静脉扩张、瘀血,与尿液收集系统发生异常交通,或肾盏穹隆部静脉壁变薄破裂导致血尿的出现。偶尔会导致贫血需要输血。

2.直立性蛋白尿

目前尚不能明确蛋白尿发生的具体机制,Lee等认为静脉压高促使肾小球滤过蛋白增加,超过肾小管重吸收能力引起蛋白尿。也有文献报道认为肾静脉受压会在血管壁中诱发亚临床免疫级联反应,使站立时的去甲肾上腺素和血管紧张素Ⅱ的局部释放超过正常水平。这种肾脏血流动力学的突变会夸大生理反应从而导致直立性蛋白尿。并且直立性蛋白尿在儿童中相对常见,可影响到2%~5%的儿童和年轻人,其中大多数预后良好。

3.疼痛

疼痛多为腹痛或腰部疼痛,可放射到臀部,是生殖腺静脉系统疼痛综合征的一种表现。疼痛是由于左肾静脉高压,使之相关静脉回流障碍,瘀血引起炎症反应所致。

4.左肾静脉受压影响生殖静脉出现的症状

左肾静脉高压,静脉血回流障碍,引起生殖静脉压力升高。男性通常表现为左侧精索静脉曲张女性则由于生殖静脉曲张出现不同程度的腰痛,盆腔不适和月经增多,以及骨盆疼痛、性交疼痛、排尿疼痛或困难、经期疼痛以慢性疼痛为主要症状的盆腔瘀血综合征。

5.慢性疲劳综合征

表现为非持续劳动所致的无明显原因的一种持续或反复的慢性疲劳,一般有明确起病,疲劳不为休息所缓解,以致其原来具有职业的、教育的、社会的乃至个人活动能力下降,儿童一般不能坚持上学,这是由于肾素-血管紧张素-醛固酮系统受左肾静脉高压,血液回流障碍的影响活性降低;同时因为左肾静脉受压影响了肾上腺静脉的回流,导致肾上腺髓质充血,改变了交感神经活性及儿茶酚胺水平。

六、辅助检查

诊断的"金标准"仍然是静脉造影、血管内压力测量和血管内超声。计算机断层扫描(Computed tomography,CT)、磁共振成像(Computed tomography,MRI)和多普勒超声(Doppler ultrasound,DUS)都是对疑似NCS患者进行的合理影像学研究。DUS与CT的比较显示DUS结果具有更高的敏感性和特异性(敏感性分别为80%和69%;特异性分别为94%和89%)。断层超声显像(Tomographic ultrasound imaging,TUI)利用容积超声原理对所采集的容积数据进行多方位断层。有文献曾报道利用彩色多普勒超声联合尿红细胞位相检测大大提高了对NCS诊断的准确率。

七、诊断

1.首选的筛查检查是DUS

提供LRV无辐射的解剖学和生理学评估,需要禁食6~8小时,且受体位影响,直立姿势的参考比率略高,考虑与作用于肠道和系膜的重力有关,将SMA向下拉,并导致LRV狭窄。在受压AM和LRV中评估收缩期峰值速度(PSV),并与肺门PSV进行比较。比值为(4:1)~(5:1)之间。

2.CT和MRI的横断面成像依赖于血管直径

正常主动脉与SMA的夹角在45~90℃之间。矢状尺寸为35℃的角度表示NCS。在轴面,SMA处LRV突然变窄的特征性"鸟嘴"征的敏感性为91.7%,特异性为88.9%。由于正常绝对值因患者而异,研究重点是肾门LRV直径与狭窄AM段LRV直径的比率。在CT上,肺门与AM直径之比为≥4.9对NCS的敏感性为66.7%,特异性为100%。

3.MRI对儿童和青少年尤其有益,同时保留了评估相邻异常血管结构的能力

静脉直径比和"鸟喙征"的评估方式与CT类似。通过对各种MRI序列的比较,确定稳态自由进动真快成像(T2-TRUFI)对于评估LRV具有特别好的图像质量。由于静脉高压和淤滞,快速自旋回波T2加权序列上LRV的高信号强度可能对诊断和评估治疗反应特别有用。

目前尚无明确的诊断标准,现阶段世界上比较公认的胡桃夹综合征的诊断标准为:①尿红细胞形态分析示非肾小球源性血尿;②尿中钙排泄量比正常(Ca/Cr<0.20);③膀胱镜检查为左侧输尿管喷血;④肾活检正常或轻微病变;⑤腹部B超、CT和MRI表现为左肾静脉受压、扩张;⑥下腔静脉和左肾静脉测压证实左回流障碍,左肾静脉压与下腔静脉压力差>4mmHg;⑦排除其他可能引起血尿的病因:如肿瘤、结石结核、凝血功能异常、中毒和肾小球疾病等。

八、鉴别诊断

(1)由其他原因导致的LRV受压引起腰痛和血尿,胰腺肿瘤、主动脉旁淋巴结病、腹膜后肿块、睾丸动脉、脊柱前凸、腹膜后和肠系膜脂肪减少或SMA和AA之间的纤维淋结缔组织增生等,均可使左肾静脉受压变窄,进而阻碍静脉回流,导致左肾静脉内压力升高,引发一系列临床症状。血液回流受阻会导致肾内静脉系统淤血,毛细血管破裂,红细胞进入尿液,从而出现血尿。同时,肾内压力升高以及周围组织的牵涉,会引发腰部疼痛不适,严重影响患者的生活质量。

(2)NCS和原发性肾脏疾病,NCS多是发作性血尿、直立性蛋白尿,而后者多是持续性的。注意区分血尿的来源,是由NSC引起还是因肾脏器质性疾病所致,若血尿正常形态红细胞比例高,说明血尿的主要原因为NCS,若以异常红细胞为主,说明多为原发性肾脏疾病。

(3)NCS合并原发性肾脏疾病较常见,临床上多见于血尿合并蛋白尿者、肾小球性血尿病史较长者、LRV长期受压的成人发病者。

九、治疗策略

1. 保守治疗

适用于症状不严重者。儿童、青少年,随着年龄增长,身体发育的完善左肾静脉受压情况可随着侧支循环的建立及肠系膜上动脉起始部周围脂肪等结缔组织的增加得到缓解,瘀血状态得以改善,无须任何治疗,只需定期复检。对于儿科人群来说,最广泛接受的治疗方法是血管紧张素转换酶抑制剂(ACEIs),以最大程度地减少直立性蛋白尿,并治疗伴发高血压,无论是否存在服用阿司匹林,以最大程度地增加肾灌注的情况。若经肾活检发现NCS合并肾脏疾病,则需针对肾脏疾病制定相应的治疗方案。而中医在治疗NCS方面具有独特的优势。

2. 外科手术治疗

在以下情况下可以考虑手术:肉眼血尿(当尿液明显被血液变色时);严重症状(腰痛或腹痛,贫血,自主神经功能障碍,肾功能损害);如果保守治疗在特定时间后无效,取决于患者的年龄(一般为18岁以下患者24个月后,成人6个月后);主要手术方式包括:①肾静脉转位是无缓解症状患者的护理标准,是前部NCS最常见的侵入性干预,具有良好的即时和长期症状控制。②左肾自体移植也相对常见,它用于LRV转位后出现复发性NCS或症状缓解不足的患者,但更具侵袭性,因为它涉及将肾脏重新定位到髂窝。这被认为是一种更彻底的方法,因为它避免了肾下垂的问题。然而,该手术需要较长时间的肾缺血,更广泛的解剖,并可能导致这些部位的并发症(即狭窄)。③腹腔镜下放置血管外支架(LRV外部)是一种通过腹腔镜途径治疗NCS的新方法,无须移动或夹住LRV。④在后NCS中,由于LRV位于主动脉后间隙,并在腹主动脉和脊柱之间受压,因此首选开放性手术将LRV转位至主动脉前径路。

3. 血管内治疗

由于更具微创性,血管内干预已应用于NCS的治疗。虽然没有专门的支架系统被开发出来专门用于肾静脉,但包括智能控制在内的设备已经在市场上存在,有人认为,同时使用IVUS可以更准确地确定支架的大小。这种方法的好处起效快、症状缓解率高。与任何血管内支架一样,副作用为血栓形成(尽管很罕见),预防需要抗凝和抗血小板治疗长达3个月,以实现支架内皮化。

目前NCS的最佳治疗方法仍是一个有争议的话题。

十、疗效及转归

NCS长期预后尚不清楚,并且由于症状因人而异,因此仍未得到充分诊断。在某些情况下,更常见于儿童,它可以自发消退。然而,如果不进行治疗,它会容易形成左肾静脉血栓(静脉中的血块)和肾脏损伤。在出现血尿的情况下,它可能导致需要输血的贫血及其相关的并发症。对于那些通过开放式修复进行手术治疗的患者(可能指的是除支架外的各种技术),据报道有极好的长期预后。另一方面,虽然微创血管内支架置入在短期内似乎提供了良好的结果,但仍在更多样化人群中研究其长期疗效,并且支架存在迁移风险。预计静脉支架技术会有所改进,未来可能会导致更多病例的血管内治疗。总体而言,这是一种良性疾病,因此预后非常好。对于症状严重、疼痛剧烈、需要输血的明显/复发性血尿的患者,需要考虑积极干预,干预后的预后较好。

参考文献

[1] Kolber MK, Cui Z, Christine K, et al. Nutcracker syndrome:diagnosis and therapy[J]. Cardiovascular Diagnosis and Therapy, 2021, 11(5):1140-1149.

[2] Alves dos Santos M, Biff Sarris A, Gomes Zanetti R, et al. Diagnosis and treatment of the Nutcracker syndrome:a review of the last 10 years[J]. Jornal Vascular Brasileiro, 2018, 17(3):220-228.

[3] 陈丹垒, 马红珍, 等. 胡桃夹综合征的诊治进展[J]. 中国中西医结合肾病杂志, 2017, 18(6):544-546.

[4] Ananthan K, Onida S, Davies AH. Nutcracker Syndrome:An Update on Current Diagnostic Criteria and Management Guidelines[J]. Eur J Vasc Endovasc Surg, 2017, 53(6):886-894.

[5] Policha A, Lamparello P, Sadek M, et al. Endovascular Treatment of Nutcracker Syndrome[J]. Ann Vasc Surg, 2016, 36:295. e1-295. e7.

刘文静(撰写) 张悦凤(审校)

第四十六节　Rubinstein-Taybi综合征
Section 46　Rubinstein-Taybi Syndrome, RTS

关键词：颅面部畸形；骨骼畸形；生长发育落后；智力发育迟缓；肾脏畸形

Keywords：Craniofacial dysmorphism; Skeletal dysplasia; Growth retardation; Intellectual disability or cognitive delay; Renal dysplasia

一、概述

Rubinstein-Taybi综合征（RSTS）又称阔拇指（趾）综合征，是一种较罕见的与生长发育和智力发育迟缓相关的综合征。1963年Rubinstein和Taybi 2位专家首次对疾病进行了描述。至今尚无明确的诊断标准，主要基于临床和遗传学结果综合分析。

二、定义

Rubinstein-Taybi综合征（RSTS）是一种罕见的涉及多器官和系统异常的先天性神经发育迟缓综合征，其主要临床表现包括粗扁的大拇指/大脚趾、特征性面部表现、生长发育落后及智力发育迟缓，此外还表现为眼部异常、听力丧失、反复的呼吸道感染和呼吸困难、胃肠道障碍、泌尿生殖系统异常及严重便秘等。

三、流行病学

该疾病发生率为1/125,000~1/100,000。

四、病因及发病机制

RSTS是一种常染色体显性遗传疾病。该疾病致病原因分为*CREBBP*基因变异导致的RSTS1（OMIM#180849）和*EP300*基因变异导致的RSTS2（OMIM#613684），以及染色体16p13.3缺失（OMIM#610543）三种情况。其中*CREBBP*基因变异占50%~70%，*EP300*基因变异占8%~10%，也有约10%的患者出现染色体16p13.3缺失。

五、临床表现

RSTS的临床表现变异度较大，涉及的器官和组织较多，特异性面部表现及短粗的手指和大拇趾是疾病的主要识别特征，此外还涉及心血管、神经系统、胃肠道、泌尿生殖系统和内分泌系统等障碍，主要表现如下。

1. 特异性的颅面部畸形

特异性的颅面部畸形是识别RSTS的一项重要的临床表现。主要表现为小头畸形，毛发异常浓密，前发际线低，前额突出，弓形眉，睑裂向下倾斜，上睑下垂，内眦赘皮，斜视，喙状鼻，鼻梁宽，鼻小柱低垂，高腭弓，偶伴悬雍垂裂，小颌畸形，牙齿错位，畸形舌侧尖，牙龈炎，牙釉质发育不全，薄上唇，舌尖分叉，耳位低/后旋耳，耳朵发育不良，典型的"鬼脸"样笑等。

2. 骨骼畸形

手指/脚趾的畸形，尤其是大拇指和/或大拇趾的粗短扁平（约96%患者可见），是RSTS被识别的另一项重要的临床表现，虽然该表型并不特异，但可结合其他症状很好地鉴别出RSTS，该症状在影像学上可见远端指节的增粗，所有指骨远端的增宽仅可见36%的患者，其余还可见的指/趾异常有拇指外展、第5小指弯曲、桡侧多指畸形、大拇指/大脚趾成角畸形等，其他的骨骼畸形还有骨龄延迟，脊柱侧凸、后凸、前凸，髋关节脱位，股骨头发育不良，颈椎融合等。

3. 生长发育障碍

RSTS患者一般胚胎期宫内发育正常，出生时身高/体质量处于正常水平，但*EP300*基因变异的患者妊娠期子痫前期的发生率较高，因此*EP300*基因变异者宫内生长发育受限的概率近50%。

4. 神经系统障碍

常见的有智力障碍、语言发育延迟和肌张力减退，此外还可见注意力丧失、孤独症、强迫症、癫痫发作、运动刻板症、肢体协调能力差,影像学可见胼胝体发育不全,Chiari畸形1型伴/不伴脊髓空洞症,Dandy-Walker畸形,脑积水,神经管缺陷,小脑蚓部和嗅球发育不全,髓鞘形成延迟,蛛网膜下腔扩大,脊髓蛛网膜囊肿等。

5. 眼部畸形

患者可表现为斜视、近视、散光、远视、屈光不正、前房异常、上睑下垂、白内障、青光眼、先天性眼球震颤、眼缺损、视神经发育不全、单侧/双侧虹膜/视网膜缺损、先天性鼻泪管阻塞/狭窄、共同泪小管阻塞、泪瘘等。

6. 听力障碍

反复的中耳炎等会导致传导性耳聋,还可见感音神经性耳聋的报道。

7. 泌尿生殖系统

包括泌尿系统和生殖系统两方面的异常。如肾脏畸形:肾盂扩张、马蹄肾、肾积水、膀胱输尿管反流症、肾病综合征;生殖系统的异常有男性的隐睾(较常见,78%~100%),女性有报道1例纵隔子宫。

8. 心血管疾病

先天性心脏疾病,如房间隔缺损、室间隔缺损、动脉导管未闭、卵圆孔未闭、主动脉缩窄、二叶主动脉瓣、肺动脉狭窄、心脏发育不全和传导障碍等;血管畸形包括主动脉上动脉自发性剥离和大脑前动脉瘤等。

9. 胃肠道障碍

可见胃食管反流症,便秘,先天性巨结肠,常表现为喂养困难。

10. 内分泌系统

主要表现为甲状腺功能减退症,甲状腺发育不良,生长激素缺乏,垂体发育不良,还有高胰岛素低血糖症的报道。

11. 皮肤

临床表现有多手症、瘢痕疙瘩、单发性/多发性毛母细胞瘤、甲沟炎、内生趾甲等。有研究发现RSTS肿瘤患者瘢痕疙瘩的发生率较非肿瘤患者高,表明瘢痕疙瘩的发生可能预示着肿瘤的发生概率升高。

12. 免疫系统

通常报道较多的为反复发作的中耳炎/上呼吸道感染,此外还有淋巴细胞减少、低丙种球蛋白血症、特发性血小板减少性紫癜(ITP)、胸腺发育不全等。

13. 其他

肿瘤的发生率升高,以脑膜瘤、毛细血管瘤、成神经管细胞瘤多见。

目前大多数文献发现,临床表型的严重程度和特殊性与单个基因变异类型并无明显的联系。既往报道显示,CREBBP严重缺失或染色体16p13.3缺失患者的临床表现严重程度大于CREBBP点突变患者。但近年来文献发现,CREBBP严重缺失或染色体16p13.3缺失患者也可能有较轻临床表现。同样,EP300基因变异类型与临床表现之间也无显著联系。但CREBBP变异/染色体16p13.3异常的患者临床表现常较EP300变异患者更严重:①CREBBP变异/染色体16p13.3异常的面部表现较EP300变异患者更典型,如弓形眉、脸裂斜向外下、小下颌、低耳位、凸鼻梁,尤其是特征性"鬼脸"样笑的症状等发生率在EP300变异患者中较低,此外粗拇指和拇指成角亦罕见;②出生后生长发育迟缓在2种基因变异中的发生率和严重度无明显差异,但EP300变异患者宫内发育迟缓的发生率高于CREBBP变异患者,考虑可能是由EP300变异患者高发先兆子痫而导致的;③智力发育障碍2种基因变异中也有差异,CREBBP变异患者的智力受损较严重,而EP300变异患者常表现为轻中度智力障碍,学习障碍但智力正常的患儿同样常见于EP300变异患者;④癫痫、髌骨脱位、免疫力障碍、隐睾、神经系统的肿瘤更倾向于CREBBP变异,小头畸形、多毛症、脊柱侧凸、吞咽困难和母亲妊娠期发生子痫前期则更偏向于EP300变异。但由于EP300变异发生率低,患者数量相对报道的较少,因此基因型与表型之间的关系需要加大样本量进一步验证

六、辅助检查

(1)娠期超声检查可以检测出特异性临床表型,尤其是妊娠晚期更显著,对具有诊断意义的特殊面容和

肢端异常用3D成像技术能更好地识别,这为疾病的诊断、妊娠期基因检测和遗传咨询提供了有力的临床证据。

(2)遗传学结果有助于疾病的精准诊断,单纯的全外显子检测可能遗漏大片段的缺失,因此需要进行多重连接探针扩增技术等其他检测验证,同时还要注意嵌合体的存在。

七、诊断

目前RSTS尚无共识或指南定义的诊断标准,主要依赖临床表型诊断,若出现以下症状时应考虑RSTS包括:①特异性面部表现:睑裂斜向下倾斜、弓形眉、高颚弓、喙鼻伴鼻小柱低垂、"鬼脸"样笑、畸形侧舌尖等;②粗扁的手指/脚趾,尤其是大拇指/趾,并常出现成角现象,影像学可见远端指/趾节增宽;③生长发育迟缓:通常孕期发育正常,出生后身高/体质量/头围迅速下降,成年期身材矮小;④智力障碍:大部分患者表现为不同程度的智力障碍,但也有部分患者智力正常;⑤遗传学检测发现 CREBBP 和 EP300 基因的变异进一步支持临床诊断。其中宫内生长发育正常,拇指/拇趾粗扁,畸形侧舌尖和指骨远端的增粗是RSTS与其他疾病鉴别的重要表现,妊娠期发生子痫前期是 EP300 基因变异的重要识别点。但由于缺乏对临床症状的类型和数量的统一定义,临床表型的广谱性和较大的变化程度使得临床诊断较为困难,虽然遗传学分析给予了RSTS精准诊断,但仍有部分患者因误诊而于成年时才被诊断,妨碍了及时的治疗和护理。

RSTS由于宫内生长大多数正常,因此孕期一般不对疾病进行诊断,主要在婴幼儿期和儿童早期通过患者的临床表现进行诊断。但也有研究发现妊娠期进行超声检查可发现粗手指等RSTS特征性表型,三维超声可提高特异性面部表现的检出率,并指出宫内发育迟缓、羊水过多和脑畸形也可提示RSTS诊断的可能,这为产前诊断和遗传咨询提供了一定的帮助,该研究的局限性在于研究样本数少,其精准度需要进一步研究。

八、鉴别诊断

(一)Menke-Hennekam综合征(OMIM#618332,618333)

致病基因为 CREBBP 和 EP300 基因第30和31外显子变异,遗传方式为显性遗传,与RSTS相同点为小头畸形、上睑下垂、眼距过宽、上睑裂短、鼻梁凹陷、短鼻、鼻孔前倾、鼻小柱短、长人中、严重的发育迟缓等,不同点是缺乏 Rubinstein-Taybi综合征典型的"鬼脸"样笑特征和粗拇指/趾或成角的拇指/趾。

(二)Cornelia de Lange综合征(OMIM#122470,300590,300882,610759,614701 CdLS)

致病基因主要是 NIPBL(50%~60%),其余还有 SMCIA、SMC3、BRD4、RAD21、ANKRD11 和 HDAC8,遗传方式为显性遗传,与RSTA相同点智力障碍、矮小、喂养困难、胃食管反流、泌尿生殖系统畸形和先天性心脏病等。不同点为孕中期生长发育受限、面部多毛伴一字眉(两眉在鼻梁上方的中间汇合)、尺骨发育不良(最常见的上肢畸形)、少指症。

(三)Floating-Harbor综合征(OMIM#136140 FHS)

其致病基因为 SRCAP,遗传方式为显性遗传,与RSTA相同点身材矮小、骨骼畸形、语言表达严重受损、智力障碍,还包括眼部、听力、胃肠道、泌尿生殖系统的异常等,不同点典型的面部畸形(三角脸、眼窝凹陷、人中短、嘴巴较宽伴上唇薄、长鼻子伴鼻梁窄/宽鼻根/宽鼻尖/鼻小柱低垂等),低出生体质量,骨龄延迟(6~12岁恢复正常)。

(四)Treacher-Collins综合征(OMIM#154500 TCS)

致病基因为 TCOFI、POLRIC、POLRID,遗传方式为显性遗传,与RSTA相同点是小头畸形、智力障碍及其他先天性疾病(较罕见),如心脏病、肾脏畸形、脊柱畸形和四肢的畸形等,不同点是缺乏特异性的"鬼脸"样笑和指/趾端粗扁,出现第一、第二鳃弓发育不全导致的下眼睑缺陷、颧骨/下颌骨发育不全、上颌骨畸形、腭裂等。

九、治疗策略

目前RSTS主要的治疗方式是对症治疗和个体化治疗,有症状者应及早进行专家就诊、早期干预和特殊教育。临床治疗包括理疗、热疗、管饲、预防呼吸道感染、心脏/肾脏/生殖系统等影响生命或生活的畸形的手术治疗等。

十、疗效及转归

RSTS患儿的婴幼儿期通常以肌张力低下和精神运动发育延迟为特征,并具有不同程度的智力障碍,其智商(IQ)得分通常为25到79。超过90%的RSTS患儿可以存活到成年。成人RSTS患者大多数存在超重或肥胖,以及行为异常,如焦虑、情绪不稳和强迫行为等问题。这些患者的医疗保健尤其复杂、耗时,且没有标准化的指南。大多数患儿均伴有不同程度的智力或运动落后,如通过长时间语言认知、运动康复训练后认知及运动水平提升较为困难,则提示患儿预后不佳,成年后可能无法自我照顾。该病对患者预期寿命似乎没有明显改变。

参考文献

[1]张贝贝,巩纯秀. Rubinstein-Taybi综合征诊疗新进展[J]. 中华实用儿科临床杂志, 2021, 36(22):1746-1750.

[2]Rubinstein JH, Taybi H. Broad thumbs and toes and facial abnormalities. A possible mental retardation syndrome[J]. Am J Dis Child, 1963, 105: 588-608.

[3]Ajmone PF, Avignone S, Gervasini C, et al. Rubinstein-Taybi syndrome:New neuroradiological and neuropsychiatric insights from a multidisciplinary approach[J]. Am J Med Genet B Neuropsychiatr Genet, 2018, 177(4):406-415.

[4]Yu S, Wu B, Qian Y, et al. Clinical exome sequencing identifies novel CREBBP variants in 18 Chinese Rubinstein-Taybi Syndrome kids with high frequency of polydactyly[J]. Mol Genet Genomic Med, 2019, 7(12):e1009.

[5]Fergelot P, Van Belzen M, Van Gils J, et al. Phenotype and genotype in 52 patients with Rubinstein-Taybi syndrome caused by EP300 mutations [J]. Am J Med Genet A, 2016, 170(12):3069-3082.

[6]Naik JM, Naik MN, Ali MJ. Lacrimal drainage anomalies in Rubinstein-Taybi syndrome:case report and review of literature[J]. Orbit, 2019, 38(4): 335-337.

[7]Pérez-Grijalba V, García-Oguiza A, López M, et al. New insights into genetic variant spectrum and genotype-phenotype correlations of Rubinstein-Taybi syndrome in 39 CREBBP-positive patients[J]. Mol Genet Genomic Med, 2019, 7(11):e972.

[8]Vecsey CG, Hawk JD, Lattal KM, et al. Histone deacetylase inhibitors enhance memory and synaptic plasticity via CREB:CBP-dependent transcriptional activation[J]. J Neurosci, 2007, 27(23):6128-6140.

[9]Imaizumi K, Kuroki Y. Rubinstein-Taybi syndrome with de novo reciprocal translocation t(2;16)(p13.3;p13.3)[J]. Am J Med Genet, 1991, 38(4): 636-639.

[10]李康慧,王朝晖. CREBBP基因突变致Rubinstein-Taybi综合征一例并文献复习[J]. 中国小儿急救医学, 2021, 28(12):1122-1125.

[11]孙瑾,吴琼,张婷,李燕. EP300基因突变导致Rubinstein-Taybi综合征1例并文献复习[J]. 中国儿童保健杂志, 2021, 29(12):1387-1389.

周雪(撰写) 张悦凤(审校)

第四十七节 Schinzel-Giedion综合征
Section 47 Schinzel-Giedion Syndrome, SGS

关键词:面部畸形;肾积水;发育迟缓;骨骼畸形

Keywords:Facial dysmorphism;Hydronephrosis;Developmental delay;Skeletal dysplasia

一、概述

Schinzel-Giedion综合征(Schinzel-Giedion Syndrome, SGS)是一种非常罕见的常染色显性遗传病,该疾病于1978年由Schinzel和Giedion首次报道。Hoischen等在2010年首次报道在已行基因诊断的SGS患者中,*SETBP1*检出阳性率为95.8%(23/24)。

二、定义

Schinzel-Giedion综合征(SGS)是一种外胚层发育不良综合征,其主要特征是独特的面部畸形、肾积水、严重的发育迟缓、典型的骨骼畸形以及生殖器和心脏异常。

三、流行病学

SGS的发病率尚不清楚。迄今为止,全世界已报告了50多例病例。

四、病因及发病机制

该病是由18q12染色体上的*SETBP1*基因(611060)杂合子突变引起的,几乎都是错义突变,个别病例为插入突变引起。

五、临床表现

SGS常表现为独特的面部畸形,前额突出,有明显的中面回缩类似于拓宽的"八字形",鼻子短上翘,以及内脏异常和多毛。几乎所有受累病例(91%)都有肾积水。心脏异常常见,包括室间隔缺损、瓣膜发育不良、心室发育不良和动脉导管未闭(43%)。其他泌尿生殖系统异常也常见(76%),如隐睾、小阴茎、尿道下裂、子宫发育不良、小大阴唇发育不良、唇沟深、肛门前移位。新生儿常表现为四肢短、足外翻或内翻畸形。受累的新生儿患有张力过低,通常表现为呼吸衰竭,所有新生儿都有严重的发育迟缓,并伴有癫痫发作(通常是难治性的),以及视觉和听觉障碍。此外,有报道称SGS患者中神经上皮肿瘤的患病率高于正常水平(17%)。

六、辅助检查

在怀孕18~37周的病例中,约40%的患者可以通过产前超声检测到肾积水。通过X线检查可发现骨骼畸形。基因检测可确诊该病。

七、诊断

诊断基于临床表现(包括独特的面部畸形),超声表现为肾积水,影像学表现为多种典型的骨骼畸形,包括颅底硬化、宽枕骨软骨融合、皮质厚度/密度增加和肋骨宽。

国内有研究人员根据临床表现和 *SETBP1* 突变,将SGS可分为三种类型。Ⅰ型(复杂典型):SGS患者表现为发育迟缓和典型的面部特征(前额突出、中面回缩、鼻短上翘),并伴有肾积水或两种特征性骨骼异常(颅底硬化、枕软骨联合增宽、皮质密度或厚度增加、肋骨宽)。Ⅱ型(中间型):患者表现为发育迟缓和独特的面部特征(中面收缩,鼻子短而上翘),无肾积水和典型的骨骼异常,存在 *SETBP1* 突变。Ⅲ型(单纯型):患者以发育迟缓为主要症状,其中以语言表达迟缓最为显著,亦存在 *SETBP1* 突变。

八、鉴别诊断

该病需注意与以下疾病相鉴别:①Zellweger综合征:为常染色体隐性遗传病,主要由 *PXE1* 基因变异所致,以大脑神经元迁移缺陷、畸形颅面特征、严重张力低下、新生儿癫痫和肝功能障碍为特征。②黏多糖病:(Mucopolysaccharidosis,MPS)是一种先天性黏多糖代谢障碍性疾病,由溶酶体中黏多糖分解过程中所需的某些酶缺陷导致黏多糖分解代谢发生障碍所致。分解不完全的黏多糖可贮积于全身多个脏器和组织,引起体格发育畸形、智力障碍和脏器功能损害。③肢根型点状软骨发育不良(Rhizomelic chondrodysplasia punctata,RCDP)是一种由过氧化物酶体功能缺陷引起的多系统发育障碍性疾病,发病率约为1/100,000,临床表现为严重的双侧股骨和肱骨短、干骺端改变,小头畸形,特殊面容,白内障以及严重的运动迟缓和痉挛等,RCDP患者的致病基因有5个,其中过氧化物酶生物合成因子7(peroxisomal biogenesis factor7,PEX7)基因突变导致的Ⅰ型RCDP(RCDP1)是RCDP的常见类型。

九、治疗策略

目前尚缺乏有效的治疗手段,大多均为支持性治疗或姑息治疗。有文献报道使用苯巴比妥联合拉莫三嗪或左乙拉西坦联合苯巴比妥对 *SETBP1* 突变患儿的癫痫控制效果较好。有研究报道物理治疗可以使SGS患儿的社交行为与运动能力得到改善。

十、疗效及转归

由于缺乏有效的治疗手段,预后较差,50%以上报道的SGS患者在生命的头两年内死亡,原因包括癫痫、呼吸衰竭和感染。只有少数患者长期生存的报道。Herenger等2015年报道的1例随访时间最长的15岁SGS患儿,其发育落后非常明显,长期卧床并且伴有脊柱侧凸、胸廓变形以及关节挛缩、肾脏结石。Kondoh等报道了一名长期生存的SGS患者,其病情在9年的随访中伴有严重的牙龈增生和进行性脑萎缩。Sharma和Gonzales报道了首例SGS伴脊柱侧弯的病例,患者在8岁时出现脊柱侧凸,在10岁时迅速进展为肺栓塞。

参考文献

[1]路通,王艺.幼儿特殊面容伴发育落后与多系统畸形[J].中国当代儿科杂志,2017,19(8):921-925.

[2]Liu WL, He ZX, Li F, et al. Schinzel-Giedion syndrome:a novel case, review and revised diagnostic criteria[J]. J Genet, 2018, 97(1):35-46.

[3]Schinzel A, Giedion A. A syndrome of severe midface retraction, multiple skull anomalies, clubfeet, and cardiac and renal malformations in sibs

[J]. Am J Med Genet, 1978, 1(4):361-375.

[4]Hoischen A, van Bon BW, Gilissen C, et al. De novo mutations of SETBP1 cause Schinzel-Giedion syndrome[J]. Nat Genet, 2010, 42(6):483-485.

[5]Herenger Y, Stoetzel C, Schaefer E, et al. Long term follow up of two independent patients with Schinzel-Giedion carrying SETBP1 mutations[J]. Eur J Med Genet, 2015, 58(9):479-487.

[6]López-González V, Domingo-Jiménez MR, Burglen L, et al. Schinzel-Giedion syndrome:a new mutation in SETBP1[J]. An Pediatr(Barc), 2015, 82(1):e12-e16.

[7]Kondoh T, Kamimura N, Tsuru A, et al. A case of Schinzel-Giedion syndrome complicated with progressive severe gingival hyperplasia and progressive brain atrophy[J]. Pediatr Int, 2001, 43(2):181-184.

[8]Sharma AK, Gonzales JA. Scoliosis in a case of Schinzel-Giedion syndrome[J]. HSS J, 2009, 5(2):120-122.

周雪(撰写)　张悦凤(审校)

第四十八节　Simpson-Golabi-Behmel 综合征
Section 48　Simpson-Golabi-Behmel syndrome, SGBS

关键词:X 连锁隐性遗传;过度生长;颅面异常;多系统畸形

Keywords:X-linked recessive inheritance;Overgrowth;Craniofacial anomalies;Multiple system malformations

一、概述

Simpson-Golabi-Behmel 综合征(Simpson-Golabi-Behmel syndrome,SGBS)是一种罕见的 X 连锁隐性遗传病,以过度生长伴多系统畸形为主要临床表现。该病由 Simpson 于 1975 年首次报道,随后 Golabi 和 Behmel 等在 1984 年报道数例病例,并于 1988 年最终命名。SGBS 分为Ⅰ型和Ⅱ型,两者临床表现相似,但预后差异显著。Ⅰ型即经典型 SGBS,主要由 Xq26 染色体上 GPC3 基因变异引起,少数由 GPC4 基因变异所致,总体预后较好,多数患者可存活至成年。Ⅱ型由 Xp22 染色体上 CXORF5 基因变异引起,更为罕见且致命,常伴胎儿水肿,患儿通常在婴儿期死亡,预后差。

二、定义

SGBS 是一种罕见的 X 连锁多重先天性畸形综合征,其特征包括产前和产后过度生长,独特的颅面特征,多种先天性畸形,器官肿大和肿瘤风险增加。

三、流行病学

确切患病率至今未知,男性多见,女性罕见。

四、病因及发病机制

SGBS Ⅰ型是由编码 Glypican-3 (GPC3)的 *GPC3* 基因(Xq26)功能缺失突变引起的,*GPC3* 基因位于染色体 Xq26 上,含有 8 个外显子,其编码的 GPC3 是 GPC 家族中的一个亚型,由硫酸乙酰肝素链和核心蛋白组成。GPC3 参与细胞分裂和生长调控有关的多条信号通路的调节,包括 Wnt 经典途径、Hedgehog 途径等,其功能的丧失导致 Wnt、Hedgehog 信号通路的异常激活,从而使患者出现过度生长和肿瘤形成。目前,已发现 86 种位于 *GPC3* 基因不同外显子和内含子区域的变异,变异类型主要为大片段缺失(34.9%)和移码变异(24.4%),其次为无义变异(16.3%)、错义变异(8.1%)、大片段重复(8.1%),而剪接突变(4.7%)等相对少见。到目前为止,未发现有明显的变异特点,该病基因型-表型的相关性尚未被确认。据文献报道,点突变大部分发生在该基因最大的 3 号外显子。少数由 *GPC4* 基因变异引起。SGBS Ⅱ型由 Xp22 染色体上 *CXORF5* 基因变异引起。

五、临床表现

SGBS 临床表现广泛,严重程度不同。其特征为:产前和产后过度生长(约 50%)、独特的颅面特征(大头畸形伴脸部粗糙、巨舌、器官间距过远、牙齿咬合不正、腭部异常)、多乳头、先天性心脏缺陷及心律失常、椎节缺陷、腹部脏器肿大（肾发育不良/肾肥大、脾肿大、肝肿大）、膈疝、分离性直疝/脐疝、肢体异常（手的多指/短指，皮肤并指，指甲发育不全）和生殖器受累（隐睾、尿道下裂）。累及中枢神经系统可出现不同程度的智力障碍、运动迟缓和言语迟缓。SGBS患者发生胚胎性肿瘤（Wilms肿瘤）、肝母细胞瘤、肾上腺神经母细胞瘤、性腺母细胞瘤、肝细胞癌的风险增加。

六、辅助检查

基因检测是关键。对羊水细胞、绒毛或脐血进行取样，进行染色体微阵列分析、多重连接探针扩增技术或全外显子组测序，有助于本病产前早期确诊。影像技术有助于发现骨骼异常和中枢神经系统的损害。通过影像学（连续腹部超声检查和胸部X光片）筛查胚胎肿瘤。持续监测肿瘤标志物和尿液中的儿茶酚胺代谢物，并动态监测肾功能。

七、诊断

关于SGBS至今仍无一致的临床诊断标准，结合产前检查、出生前/后过度生长、颅面异常、多系统畸形及阳性家族史，有助于本病诊断，确诊仍需基因检测。

八、鉴别诊断

SGBSⅠ型主要与其他具有过度生长表现的疾病鉴别，最终鉴别诊断依靠基因诊断，临床特征方面的异同如下。①Beckwith-Wiedemann综合征（Beckwith-Wiedemann syndrome，BWS；OMIM：130650）：又称脐膨出-巨舌-巨体综合征，患者临床表型与SGBS有大部分重叠，极易混淆，BWS合并脐膨出多见，而多余的乳头、膈疝、手及骨骼异常则很少见；②Sotos综合征（OMIM：117550）：以特殊面容、智力发育迟滞、过度生长为主要特征，但其特殊面容主要是前额高起、眼裂下斜、下颌尖长，惊厥常见，与SGBS不同；③Pallister-Killian综合征（OMIM：601803）：产前超声同样有羊水过多、巨大胎儿、膈疝、颈项透明层厚度增厚等异常，但胎儿肢根骨短小是其特征性改变。

九、治疗策略

SGBS目前无特效治疗方法，以对症治疗为主。新生儿期主要防治低血糖、早产儿合并症等，对各系统畸形进行专科治疗。治疗需要儿科心脏病医生、神经学医生、骨科医生和言语治疗师的多学科合作。先天性畸形可能需要手术。应特别注意导致围产期和婴儿死亡率增加的心脏异常。应进行肿瘤治疗和随访

十、疗效及转归

SGBSⅠ型患者由于临床表型谱广，预后不同，膈疝、早产儿合并症是新生儿期的主要死亡原因，对合并肿瘤者早期发现及干预，大部分患者能存活至成年。SGBSⅡ型则更为罕见且致命，通常在婴儿期死亡，预后差。

参考文献

[1]郑学辉, 叶素芬, 杨勇, 等. GPC3基因变异致新生儿Simpson-Golabi-Behmel综合征Ⅰ型一例并文献复习[J]. 中华围产医学杂志, 2021, 24(11):840-846.

[2]De Paepe ME, Young L, Jones JR, et al. Ovotesticular Disorder of Sex Development(Ovotestis)in Simpson-Golabi-Behmel Syndrome:Expansion of the Clinical Spectrum[J]. Pediatr Dev Pathol, 2019, 22(1):70-74.

[3]Shimojima K, Ondo Y, Nishi E, et al. Loss-of-function mutations and global rearrangements in GPC3 in patients with Simpson-Golabi-Behmel syndrome[J]. Hum Genome Var, 2016, 3:16033.

[4]Cottereau E, Mortemousque I, Moizard MP, et al. Phenotypic spectrum of Simpson-Golabi-Behmel syndrome in a series of 42 cases with a mutation in GPC3 and review of the literature[J]. Am J Med Genet C Semin Med Genet, 2013, 163C(2):92-105.

[5]Chen CP. Prenatal findings and the genetic diagnosis of fetal overgrowth disorders:Simpson-Golabi-Behmel syndrome, Sotos syndrome, and Beckwith-Wiedemann syndrome[J]. Taiwan J Obstet Gynecol, 2012, 51(2):186-191.

[6]Ridnõi K, Kurvinen E, Pajusalu S, et al. Two Consecutive Pregnancies with Simpson-Golabi-Behmel Syndrome Type 1:Case Report and Review of Published Prenatal Cases[J]. Mol Syndromol, 2018, 9(4):205-213.

[7]Mujezinović F, Krgović D, Blatnik A, et al. Simpson-Golabi-Behmel syndrome:a prenatal diagnosis in a foetus with GPC3 and GPC4 gene microduplications[J]. Clin Genet, 2016, 90(1):99-101.

[8]Brioude F, Toutain A, Giabicani E, et al. Overgrowth syndromes-clinical and molecular aspects and tumour risk[J]. Nat Rev Endocrinol, 2019, 15(5):299-311.

[9]Vuillaume ML, Moizard MP, Rossignol S, et al. Mutation update for the GPC3 gene involved in Simpson-Golabi-Behmel syndrome and review of

the literature[J]. Hum Mutat, 2018, 39(6):790-805.

[10]Chong K, Saleh M, Injeyan M, et al. Nonisolated diaphragmatic hernia in Simpson-Golabi-Behmel syndrome[J]. Prenat Diagn, 2018, 38(2): 117-122.

周雪(撰写)　张悦凤(审校)

第四十九节　Smith-Lemli-Opitz 综合征
Section 49　Smith-Lemli-Opitz syndrome, SLOS

关键词：小头畸形；行为异常；听力功能障碍；视觉功能障碍
Keywords：Microcephaly；Behavioral disorder；Hearing impairment；Visual dysfunction

一、概述

Smith-Lemli-Opitz 综合征(Smith-Lemli-Opitz syndrome, SLOS)是一种与先天性胆固醇合成障碍相关的常染色体隐性遗传病，在1964年首次被发现和提出，最初以三位患者的姓氏命名为 RSH 综合征，随后以发现该病的科学家命名为 SLOS，其中文常被音译为史-伦-奥三氏综合征。其临床表现多样，包括但不仅限于小头畸形、小下颌、并趾、行为异常、听力、视觉功能障碍、皮肤光敏性改变以及免疫功能缺陷等症状。

二、定义

SLOS 是一种与先天性胆固醇合成障碍相关的常染色体隐性遗传病，该病主要因编码 3β-脱氢胆固醇-Δ7 还原酶(DHCR7)的基因发生突变，而致使患者产生胆固醇水平明显降低、前体物质 7-脱氢胆固醇(7-DHC)大量积聚的特征性生化表现。

三、流行病学

据文献报道，在高加索人群中 DHCR7 基因变异的携带频率似乎更高，尤其是北欧血统的白人中携带率可高达1%~3%，然而它的发病率在活产婴儿中约为 1/70,000~1/10,000 不等，因此推测 SLOS 可能会导致一定数量的宫内死亡和早孕流产。其他人种如日本人、阿拉伯人和黑人中也有病例报道，但未见发病率统计报道。据现有文献记录，我国人群中仅有5例 SLOS 患者被报道。

四、病因及发病机制

在病因方面，已证实 SLOS 主要因编码 3β-脱氢胆固醇-Δ7 还原酶(3β-hydroxysterol-Δ7 reductase, DHCR7)的基因发生突变，致使负责胆固醇生物合成通路终反应的 DHCR7 酶缺陷，导致胆固醇水平明显降低，而前体物质 7-脱氢胆固醇(7-dehydrocholesterol, 7-DHC)大量积聚。胆固醇是包括性激素在内的多种甾醇类激素的前体物，其缺乏会使 SLOS 病人出现男性假两性畸形等症状。此外，新近发现有一种发育基因 Shh(son-ichedge-hog)，它能够编码决定脊椎动物身体发育规划的信号蛋白，在脑、四肢、生殖器的发育中起重要作用。这种 Shh 蛋白需与胆固醇共价连接后才有活性，因此人们推测 SLOS 病人因体内缺乏胆固醇，导致 Shh 蛋白丧失功能，所以，在生命的早期影响了机体的正常发育，致使出现多发畸形。

五、临床表现

SLOS 在出生时就存在，但可能在儿童后期或成年期以轻度形式被发现。患者表现为生长迟缓和智力缺陷。行为问题包括多种自闭症特征、多动、自残行为和睡眠障碍。结构性脑异常可能包括胼胝体发育不全或缺失，以及前脑全裂。小头畸形(80% 的病例)、双颞部狭窄、上睑下垂、宽鼻梁、短鼻根、前倾的鼻孔(90% 的病例)、小下巴和小颌是常见的颅面特征。偶尔会观察到白内障、斜视和眼球震颤。其他临床特征包括腭裂或悬雍垂双歧(1/3 的患者)、光敏性、根状茎和手或脚的多指畸形，第2和第3脚趾并指(95% 的病例)，以及拇指短且近端放置。生殖器异常(小阴茎、尿道下裂、生殖器不明确)在男性中很常见(70% 的病例)。可能存在心血管异常(心房和室间隔缺损、动脉导管未闭、房室管)。常见的胃肠道异常包括喂养不良、胃食管反流、幽门狭窄、旋转不良和结肠神经节细胞增多症。按临床症状分为两型，Ⅰ型为轻型，Ⅱ型为重型。面部异常随年龄增大而趋于不明显。Ⅱ型死亡率较高。

六、辅助检查

畸形可以通过影像学检查(CT、MRI、超声心动图)来检测。检测7DHC水平分为测定异常代谢物和直接测酶活力两种。

（1）测定异常代谢物 血清中胆固醇下降,其前体物质7-DHC增加是SLOS的主要生化特征,但常用的测胆固醇的氧化酶方法往往因7-DHC也是该酶的底物,使结果呈假阴性。气相色谱质谱联用方法和紫外分光法可以准确测定胆固醇及其前体物质7-DHC,对SLOS的确诊和治疗中的监测很有价值。

（2）直接测皮肤成纤维细胞酶活力,以麦角甾醇为底物,气相色谱质谱联用测产物brassicasterol(ergosta-5,22-dien-3 beta-ol)的量。SLOS病人brassicasterol量很少,与父母和对照有显著差异。

七、诊断

诊断基于检测血浆或组织中升高的7DHC水平。突变分析可确诊。未发现生化缺陷前,产前诊断只能靠超声检查胎儿畸形。目前,对有家族史的胎儿,通过气相色谱质谱联用测定绒毛或羊水中7-DHC和胆固醇的含量,计算两者的比值,结合超声检查进行产前诊断。对没有家族史的胎儿,若母亲血清雌三醇低,中期超声检查宫内生长迟缓、多指、生殖器模糊时应测定绒毛或羊水中7-DHC和胆固醇鉴别诊断。

八、鉴别诊断

（1）Meckel syndrome:是一种罕见的、致命的、遗传的、多发先天性异常疾病,以大脑畸形(主要是枕部脑膨出)、多囊肾和多指畸形为特征,包括唇腭裂、心脏和生殖器畸形、中枢神经系统畸形、肝纤维化和骨骼发育不良等畸形。与Smith-Lemli-Opitz综合征都表现为多指畸形,但脑膨出和多囊肾是其特有。

（2）Noonan syndrome:一种罕见的、高度可变的多系统疾病,主要表现为身材矮小、独特的面部特征、先天性心脏缺陷、心肌病和儿童时期患肿瘤的风险增加。Smith-Lemli-Opitz综合征主要不同表现为:肺动脉狭窄,眼睑裂下垂。

（3）Desmosterolosis:是一种非常罕见的固醇生物合成障碍疾病,以多种先天性异常、发育不良和智力残疾为特征,并伴有链甾醇升高。与Smith-Lemli-Opitz综合征类似的表现为固醇代谢紊乱、性器官不明确、腭裂、头小畸形、全肺静脉引流异常,主要不同表现为:全身性骨硬化症、牙龈结节、鼻梁发育不良、大头畸形、短肢、厚牙槽。

九、治疗策略

在治疗方面,SLOS现有的治疗方法包括胆固醇替代治疗及辛伐他汀-胆固醇联合使用可一定程度上减轻患者的严重程度,早期肝移植可改善SLOS患者的胆固醇水平以及神经发育和行为问题;此外对于婴儿期合并严重胆汁淤积的SLOS患儿可进行胆汁酸替换治疗。食疗即使对大龄病人的行为和生活质量也有明显改善,但脑脊液胆固醇浓度无改变。治疗效果包括:生长改善,发育加快,行为问题减轻,更耐感染,胃肠症状减轻,光敏感性和皮疹减少,无副反应出现。但由于胆固醇在机体代谢过程机制复杂,其详细的临床和生化病理生理学尚不清楚,因此目前的治疗只能部分改善患者表型,根本性的治疗措施还有待进一步的深入研究。

十、疗效及转归

预后取决于疾病的严重程度和相关的畸形。心脏病和脑畸形可能是致命的。部分患者可以生存至成年。轻型患者可能能够在集体家庭环境中生活和工作。通常血清胆固醇含量越低,临床症状越严重,胆固醇低于0.181mmol/L的婴儿几乎难以存活超过13周。

参考文献

[1]罗毅涛,蔡娟,马俐,等.Smith-Lemli-Opitz综合征发病的分子机制研究进展[J].中国优生与遗传杂志,2022,30(2):171-176.

[2]孟英韬.Smith-Lemli-Opitz综合征研究进展[J].国外医学.遗传学分册,2003,(1):51-53.

[3]车凤玉,贺春霞,张李钰,等.一个Smith-Lemli-Opitz综合征家系的临床特征和基因变异分析[J].中华医学遗传学杂志,2021,38(11):1114-1119.

[4]Witsch-Baumgartner M, Schwentner I, Gruber M, et al. Age and origin of major Smith-Lemli-Opitz syndrome(SLOS)mutations in European populations[J]. J Med Genet, 2008, 45(4):200-209.

[5]Cross JL, Iben J, Simpson CL, et al. Determination of the allelic frequency in Smith-Lemli-Opitz syndrome by analysis of massively parallel sequencing data sets[J]. Clin Genet, 2015, 87(6):570-575.

[6]Gibbins KJ, Reddy UM, Saade GR, et al. Smith-Lemli-Opitz Mutations in Unexplained Stillbirths[J]. Am J Perinatol, 2018, 35(10):936-939.

[7]Lazarin GA, Haque IS, Evans EA, Goldberg JD. Smith-Lemli-Opitz syndrome carrier frequency and estimates of in utero mortality rates[J]. Prenat Diagn, 2017, 37(4):350-355.

[8]Yan H, Shi Z, Wu Y, et al. Targeted next generation sequencing in 112 Chinese patients with intellectual disability/developmental delay:novel mutations and candidate gene[J]. BMC Med Genet, 2019, 20(1):80.

[9]Ertugrul G, Yankol Y, Mecit N, et al. Liver Transplant and Improvements in Cholesterol Biosynthesis Defects:A Case Report of Smith-Lemli-Opitz Syndrome[J]. Exp Clin Transplant, 2022, 20(1):104-107.

[10]Korade Z, Xu L, Harrison FE, et al. Antioxidant supplementation ameliorates molecular deficits in Smith-Lemli-Opitz syndrome[J]. Biol Psychiatry, 2014, 75(3):215-222.

[11]Nwokoro NA, Mulvihill JJ. Cholesterol and bile acid replacement therapy in children and adults with Smith-Lemli-Opitz(SLO/RSH)syndrome[J]. Am J Med Genet, 1997, 68(3):315-321.

周雪（撰写） 张悦凤（审校）

第五十节　痉挛性截瘫-肾炎-耳聋综合征
Section 50　Spastic Paraplegia-Nephritis-Deafness Syndrome, SPNDS

关键词：痉挛性截瘫；神经性耳聋；智力障碍；蛋白尿

Keywords：Hereditary Spastic Paraplegia；Sensorineural Hearing Loss；Intellectual Disability；Proteinuria

痉挛性截瘫-肾炎-耳聋综合征（Spastic paraplegia-nephritis-deafness syndrome），又名 Fitzsimmons-Walson-Mellor syndrome 或 Spastic paraplegia-nephritis-hearing loss syndrome，是一种复杂的遗传性痉挛性截瘫，其特征为进行性可变痉挛性截瘫，并伴有双侧感音神经性耳聋、智力障碍和进展性肾病。该病可能为常染色体显性遗传，男女均可发病。自1988年以来，相关文献未再出现关于该病的进一步描述。

Fitzsimmons 等人对一个至少有4人患有遗传性疾病的家庭做了报道，该家庭中的母亲和她的3个子女（同母异父）患有此病。从病史上看，她已故的母亲和舅舅也患有此病。疾病临床表现为步态障碍，下肢反射亢进，智力障碍，进展性肾病，神经性语言障碍，痉挛性截瘫，双侧感音神经性听力障碍（多发生在5岁左右），高血压（成人可见高血压），小指永久弯曲，严重身材矮小等。4名患者均有蛋白尿，肾功能正常或下降。其中一名患者血清免疫球蛋白，自身抗体和补体水平正常，其余3名患者未做相关报道。在2名患者的肾活检中发现局灶节段性系膜增生性病变，电镜下可见免疫荧光 IgA 和 C3 电子致密物在系膜沉积，提示系膜 IgA 肾病。

该病需注意与以下疾病相鉴别。①家族性出血性肾炎（即 Alport 综合征，AS）：也是一种遗传性疾病，临床主要表现为血尿、神经性耳聋、眼疾和慢性肾功能不全，电镜下表现为肾小球基底膜（GBM）增厚、变薄或两者相间。该病病理表现与痉挛性截瘫-肾炎-耳聋综合征明显不同，且无痉挛性截瘫、智力障碍等表现。②IgA 肾病：病理表现与痉挛性截瘫-肾炎-耳聋综合征相似，但该病无痉挛性截瘫、耳聋等表现，以血尿为主要临床特点，且有血清免疫球蛋白 IgA 升高。

据文献报道，该患病母亲因肾功能进行性恶化，进行了为期6个月的腹膜透析后，成功进行了肾移植手术。其中一名疑似患者在53岁因一场脑部意外去世。目前该疾病文献资料有限，无发病率、分子生物学及治疗等相关报道。

附表 9-2-10 病例汇总

序号	性别	年龄	出生胎龄	出生体重	临床表现	病理	其他检查	预后
1(2号患者儿子)	男	16岁	32周	1.6kg	语言障碍,智力障碍,走路时常跌倒(4岁),听力障碍(5岁),肌肉张力增加,痉挛性截瘫(8岁)严重身材矮小小指永久弯曲持续蛋白尿(12岁)	13岁肾穿刺活检:50%的肾小球整体硬化,伴有斑片状小管萎缩。一个肾小球显示节段性增生性病变硬化,其他肾小球显示系膜细胞和基质增加,节段性加重,免疫荧光显示系膜内IgA、IgG和C3弥漫性分布,电镜显示系膜内多发电子致密物沉积。	12岁8个月时查:24尿蛋白2.9g血白蛋白28g/L GFR36ml/min血清免疫球蛋白、自身抗体和补体水平正常颅神经检查正常	—
2	女	36岁	—	—	智力低下,反复发作膀胱炎(14岁)高血压和蛋白尿(25岁和27岁妊娠时),后持续高血压听力障碍很多年行走困难(28岁)痉挛性截瘫,下肢反射亢进(32岁)	显示局灶性和节段性系膜增生性病变,免疫荧光IgA和C3阳性,电镜下可见系膜区电子致密物沉积	静脉造影:左肾小颅神经检查正常	34岁时肾功能恶化,行6个月腹膜透析后成功进行了肾移植手术
3(2号患者儿子)	男	11岁	31周	1.6kg	双侧耳聋(5岁)下肢反射亢进伴痉挛,高腭。身材矮小(8岁)血压正常	—	尿蛋白阳性,肾功能正常(8岁),颅神经异常	—
4(2号患者女儿)	女	9岁	足月剖腹产	1.9kg	痉挛性截瘫(4岁)双侧感觉神经性耳聋(5岁)身材矮小血压正常	—	尿蛋白(6岁)颅神经异常	—
5(2号患者母亲)	女	—	—	—	血压高	—	IVP:肾积水	53岁因脑部意外去世
6(2号患者舅舅)	男	—	—	—	肾病	—	—	—

参考文献

[1] Fitzsimmons JS, Watson AR, Mellor D, Guilbert PR. Familial spastic paraplegia, bilateral sensorineural deafness, and intellectual retardation associated with a progressive nephropathy[J]. J Med Genet, 1988, 25(3):168-172.

周雪(撰写) 于珮 张悦凤(审校)

第五十一节 身材高大-智力残疾-肾脏异常综合征

Section 51 Tall Stature-Intellectual Disability-Renal Anomalies Syndrome, TIDRAS

关键词:身材高大;过度生长;智力残疾;面部畸形

Keywords:Tall stature;Overgrowth syndrome;Intellectual disability;Facial dysmorphism

身材高大-智力残疾-肾脏异常综合征(Tall stature-intellectual disability-renal anomalies syndrome, TIDRAS),又名Thauvin-Robinet-Faivre syndrome。是一种罕见的过度生长综合征,伴有多种先天性畸形,其特征为身材高大,手和脚大,拇指大,伴有幻觉,匙状手指,发育迟缓和面部畸形。呈常染色体隐性遗传,于新生儿或产前发病。迄今为止,仅有来自2个家庭的4例患者被报道。

该疾病的过度生长表现为身材高大、手脚粗大、拇指增大。面部特征包括圆脸,眼距宽且深陷,内眦皱褶,中脸扁平,睑裂长且向下倾斜,耳朵大而突出,嘴唇厚,舌大。患者表现出精神运动发育迟缓,伴有轻度或重度学习困难。已有文献报道了一系列不同的先天性畸形,包括眼部缺陷(视网膜缺损或屈光不正)、心脏异常(室间隔缺损、二尖瓣脱垂、右心室双腔)、肾脏畸形(肾旋转不良伴左输尿管裂、肾囊肿、囊性发育不良的肾脏)、结缔组织疾病(腹股沟疝),以及骨科缺陷(马蹄内翻、股骨和胫骨内旋、腿弯曲和隐性脊柱裂)。其他特征包括早发性静脉曲张、感音神经性听力损失、肾母细胞瘤(1例)、所有患者均有短暂或慢性良性中性粒细胞减少症(骨髓检查正常)。

FIBP(11q13.1)的双等位基因功能缺失变异是导致这种表型的原因。诊断通过基因测序确诊。鉴别诊断包括其他生长过度疾病,如与身材高大、肾脏肥大、大蛇症、肾母细胞瘤易感性相关的 Beckwith-Wiedeman syndrome 或 Simpson-Golabi-Behmel syndrome。Beckwith-Wiedeman syndrome 是由染色体 11p15 的表观遗传改变和基因组失衡引起的,多合并脐膨出。Simpson-Golabi-Behmel syndrome 是由 X 染色体上的 *GPC3* 基因的突变或缺失引起的,特征包括产前和产后过度生长,独特的颅面特征,多种先天性畸形,器官肿大和肿瘤风险增加,伴有多乳头等。最终鉴别诊断依靠基因诊断。

遗传为常染色体隐性遗传。应向有风险的夫妇(两人都是致病突变的携带者)提供遗传咨询,告知他们每次怀孕有25%的风险生一个患病的孩子。

治疗是多学科的,取决于具体的临床表现,可能包括眼科、心脏科、血液学和骨科的评估和随访。应评估学习障碍的社会护理需求。需要评估精神症状,特别是在成年期。听力评估可能需要助听器。在腹股沟疝和早发性静脉曲张的情况下,建议手术。建议从确诊到8岁,每3个月对肾母细胞瘤进行一次肾脏超声随访。这种疾病的可能的致命性尚不清楚,但受累患者家庭中死产和流产的发生率增加。该病可能有肾母细胞瘤易感性。中性粒细胞减少似乎与复发性感染无关。

附表9-2-11 病例汇总

序号	性别	年龄	出生情况	出生体重	临床表现	基因检测	其他检查	治疗
1	女	14岁	39周	3800g	她14岁时的体重为52千克,身高为168厘米,头围是52厘米,语言不通,学习障碍,圆脸,眼睛间距大,内眦赘皮,鼻梁凹陷,短而小的鼻子,脸中部平坦,嘴唇厚	FIBP基因纯合子插入	心脏收缩期杂音,经评估发现室间隔缺损(VSD)和右心室双腔,左肾Ⅲ期肾母细胞瘤,右肾单纯囊肿,轻度至中度感觉-神经性听力损失,眼科检查显示散光和双侧蓝点白内障,持续中性粒细胞减少症,骨髓检查正常,促甲状腺激素水平、抗核抗体和补体成分3/4的活性正常	VSD手术矫正;左肾Ⅲ期肾母细胞瘤,经过一个疗程化疗后行左肾切除;助听器辅助听力
2(1号弟弟)	男	10岁	30周,因胎儿窘迫,剖宫产出生	1950g	出生时双侧马蹄内翻足,左眼会聚性斜视;4岁时股骨、胫骨双侧内旋;10岁时体重为40千克,身高145厘米;脸部畸形与姐姐类似;腿略微弯曲,跖骨内翻,双脚扁平,由于长期使用石膏矫正下肢畸形,下肢肌肉虚弱,步态异常,行走能力受损	FIBP基因纯合子插入	脊柱x线显示L5隐匿性脊柱裂,脑部MRI和脊椎MRI(颈部、胸部和腰椎)正常,患有良性慢性中性粒细胞减少症,腹部超声显示肾脏正常;	左眼会聚性斜视矫正手术治疗;长期使用石膏矫正下肢畸形
3(1号、2号妹妹)	女	3岁	妊娠合并羊水过多,剖宫产出生	—	3岁时,体重为16千克,身高为110厘米	FIBP基因纯合子插入	产前超声显示囊性发育不良肾,出生后查肾脏肿大,双侧囊性发育不良肾,右肾功能不全。与受累的哥哥姐姐有相似的畸形特征和轻微的发育迟缓	—
4号(另外一个家庭)	男	17岁	出生时患有巨大儿和大头畸形,身长54厘米,头围38.5厘米	4080克	在4.5岁时,出现过度生长,身高116厘米;面部畸形、语言发育迟缓;在10.5岁时,过度生长持续,身高156厘米	FIBP基因纯合无义突变	检查发现双侧视网膜缺损、室间隔缺损、二尖瓣脱垂、肾旋转不良伴左侧输尿管裂和一过性中性粒细胞减少,骨龄和脑部MRI正常	21岁时,手术治疗右侧腹股沟疝,因严重的静脉疾病行静脉剥离和交叉切除

参考文献

[1] Akawi N, Ben-Salem S, Lahti L, et al. A recessive syndrome of intellectual disability, moderate overgrowth, and renal dysplasia predisposing to Wilms tumor is caused by a mutation in FIBP gene[J]. Am J Med Genet A, 2016, 170(8):2111-2118.

[2] Thauvin-Robinet C, Duplomb-Jego L, Limoge F, et al. Homozygous FIBP nonsense variant responsible of syndromic overgrowth, with overgrowth, macrocephaly, retinal coloboma and learning disabilities[J]. Clin Genet, 2016, 89(5):e1-e4.

周雪（撰写） 张悦凤（审校）

第五十五节 托马斯综合征
Section 55 Thomas Syndrome, TS

关键词：肾脏异常；心脏缺陷；腭裂

Keywords：Renal anomaly；Congenital heart defect；Cleft palate

托马斯综合征（Thomas syndrome），别名Potter sequence-cleft lip/palate-cardiopathy syndrome，托马斯综合征是一种罕见的致命多发性先天性异常综合征，包括波特序列，肾脏异常，心脏缺陷，腭裂和其他口咽异常。发病年龄为产前或新生儿，在大多数报告中，托马斯综合征是在新生儿期诊断出来的。到目前为止仅报道7例患者，发病机制尚不清楚。

Zlotogora等人在1996年报道了4个患病的兄弟姐妹，他们的父母都是健康的、没有血缘关系的德系犹太人，表现为波特序列（波特序列是一个术语，用于描述由双侧肾发育不全等肾脏疾病导致的羊水量显著减少或无羊水引起的胎儿或新生儿的典型物理外观）、唇腭裂和心脏异常。Zlotogora等人提出，这些患者以及Thomas等人在1993年报道的2名同胞的综合征与Holzgreve等人在1984年描述的综合征不同，主要是因为没有多指畸形。他们将其称为托马斯综合征，并认为这是一种具有显著可变性的常染色体隐性遗传病。

托马斯综合征临床表现多样，包括心血管系统形态异常、腭裂、上唇裂、长头畸形、高额头、瞳孔间距增大、左心发育不全、肾脏多囊性发育不良（肾脏存在多个大小不一的囊肿，无正常盆腔系统，常与输尿管或输尿管盆腔闭锁相关，肾脏无功能）、母体羊水过少以及肾脏缺失或发育不全等。

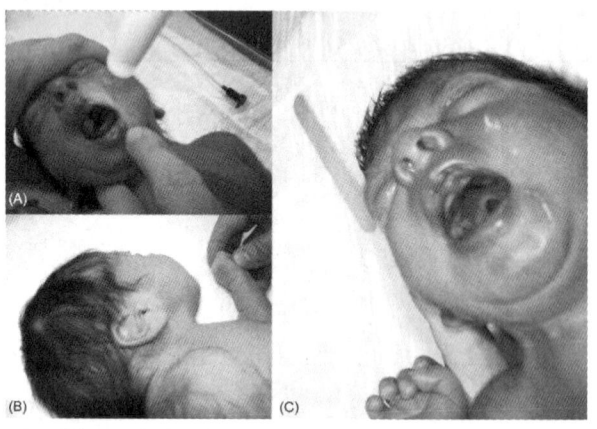

图9-2-10 （A）波特脸；(B)大而畸形的耳朵；及(C)腭裂

引自：Ozkaya H, Akcan AB, Aydemir G, et al. Bilateral renal hypoplasia and cystic dysplasia: a new phenotype of Thomas syndrome or a new syndrome. Ren Fail, 2011, 33(6): 635-8.

除托马斯综合征临床表现外，还伴有颊内带和多趾时称为Holzgreve综合征。Holzgreve综合征是一种极其罕见的、致命的、多重先天性畸形综合征，其特征为波特序列、肾发育不全、唇腭裂、口腔粘连、心脏缺陷和包括轴后多指趾畸形在内的骨骼异常。

托马斯综合征的分子遗传学基础尚不清楚，只能通过临床发现进行诊断。

附表9-2-12 病例汇总

托马斯综合征					
作者	妊娠期	肾脏	CL/CP	心脏	其他表现
Thomas, et al.	正常	小	无	小左心房、二尖瓣闭锁、主动脉闭锁、升主动脉发育不良	室旁囊肿
	IUGR	双侧发育不全	无	复杂心脏缺陷	
Zlotogora, et al.	IUGR	左肾缺如	无	大动脉导管未闭	
	IUGR	单肾伴囊肿	无	大动脉导管未闭	
	IUGR	发育不全	CL/CP	法洛四联症	—
	IUFD	发育不全	CP	肺动脉瓣二叶瓣	尿道下裂
Halit, et al.	IUGR	双侧肾发育不全伴囊肿	CP	动脉导管未闭,房室间隔缺损,室间隔缺损	长而大的耳朵,小嘴唇,额部隆起,眼睑裂向下倾斜,部分单趾并指

注:IUGR,宫内生长迟缓;IUFD,宫内胎儿死亡;CL,唇裂;CP,腭裂

参考文献

[1] Ozkaya H, Akcan AB, Aydemir G, et al. Bilateral renal hypoplasia and cystic dysplasia: a new phenotype of Thomas syndrome or a new syndrome [J]. Ren Fail, 2011, 33(6):635-638.

[2] Zlotogora J, Ariel I, Ornoy A, et al. Thomas syndrome: potter sequence with cleft lip/palate and cardiac anomalies[J]. Am J Med Genet, 1996, 62(3):224-226.

[3] Al Saadi AA, Yoshimoto M, Bree R, et al. A family study of renal dysplasia[J]. Am J Med Genet, 1984, 19(4):669-677.

[4] Thomas IT, Honore GM, Jewett T, et al. Holzgreve syndrome: recurrence in sibs[J]. Am J Med Genet, 1993, 45(6):767-769.

[5] Potter EL. Bilateral renal agenesis[J]. J Pediatr, 1946, 29:68-76.

周雪(撰写) 张悦凤(审校)

第五十三节 胸腺-肾-肛门-肺发育不良
Section 53 Thymic-Renal-Anal-Pulmonary Dysplasia, TRAPD

关键词:生长迟缓;肾脏发育不良;单叶胸腺;肛门闭锁;单叶肺

Keywords: Growth retardation; Renal dysplasia; Simple thymus; Anal atresia; Simplex lung

一、概述

胸腺-肾-肛门-肺发育不良(Thymic-Renal-Anal-Pulmonary Dysplasia, TRAPD),是罕见的染色体异常疾病,1990年由Noreen等人描述了一个家系中3个患儿的肾发育不良的特点,3名患儿的父母生育了2名正常的儿童,且肾脏彩超检查均正常,提示该疾病是一种类似于常染色体隐性遗传特性的疾病。

二、定义

胸腺-肾-肛门-肺发育不良的临床特征是宫内生长迟缓(Intrauterine G Growth Retardation, IUGR)、肾脏发育不良、单叶或缺失胸腺、单叶肺和肛门闭锁。

三、流行病学

胸腺-肾-肛门-肺发育不良综合征的发病年龄多在胎儿期或新生儿期,目前为止,仅在一对非近亲结婚的夫妇所生的3个女孩中被描述,整体患病率低于1/1,000,000。三名婴儿中,有两名存在单叶肺和肛门闭锁的情况。

四、病因和发病机制

胸腺-肾-肛门-肺发育不良是一种罕见的遗传性疾病,遗传机制尚不明确,常染色体隐性遗传是其中的一种遗传机制,或者未被认识到的染色体失衡引起的基因异常也可能参与其中。

五、临床表现

该家系的3个患儿的临床综合征,主要集中表现在胎儿发育过程中的4个形态区域:①第三咽囊(胸腺和甲状旁腺);②肺芽的早期分化(单叶肺);③输尿管芽依赖结构和副中肾管衍生结构(肾发育不良/肾发育不全,小膀胱);④泄殖腔间隔(肛门闭锁、尿道阴道瘘)。

病例1:尸检时发现患儿面部相对平坦、耳朵明显低垂、耳软骨缺失、肺发育不良、左肺无叶,肠扭转不良、左肾和输尿管缺失,右肾发育不良,肛门闭锁伴远端结肠继发性扩张,尿道阴道瘘、第二和第五指甲发育不全和所有趾甲及足部位置畸形。

病例2:尸检发现胎儿宫内发育迟缓,面部平坦,鼻腔扁平,耳垂明显低垂,单叶胸腺位于前纵隔高位,光镜下胸腺呈正常的小叶结构,Has-sall小体众多,甲状腺缺失,胸部较小,肺部发育不良,右肾、输尿管缺失,左肾发育不全,呈囊性,输尿管狭窄,膀胱塌陷,肾实质乳糜包含扩张的囊性结构,内衬扁平的立方上皮,含有嗜酸性胶质样物质,肾小球未成熟,在疏松的纤维组织基质内发现髓外造血灶,髋关节以急性屈曲和膝盖过度伸展的方式固定,心脏和肛门正常,脐带有3条血管。

病例3:尸检发现轻度生长迟缓,除了轻微的小颌畸形和明显的左耳低位外,没有出现羊水过少的特征。存在结构正常的单叶胸腺;甲状腺旁腺缺失,左肺单叶;肛门闭锁:直肠盲端,无瘘管;左肾、输尿管缺失。

六、辅助检查

胎儿期,一系列的超声检查能够明确胎儿是否存在宫内发育迟缓、羊水过少,以及肾脏、膀胱结构的发育异常,另外羊水穿刺检查,往往提示患儿的染色体正常(46,XX)。上述患儿的临床表现,均是通过尸检得到。

七、诊断

该疾病的诊断,需要借助母亲既往的不良妊娠史,当胎儿期的超声检查发现胎儿有明显的宫内发育迟缓、羊水过少、肾脏和膀胱结构的发育异常,应高度怀疑,需要严密监测胎儿的发育情况,必要时可给予母亲口服呋塞米,观测胎儿膀胱充盈情况,以辅助判断肾脏和膀胱结构发育是否异常。由于自发流产和死亡风险极高,很难在胎儿出生前明确诊断。胎儿死亡后的尸检,也是明确诊断的一种手段。

八、鉴别诊断

(1)DiGeorge序列:是第三和第四咽囊发育缺陷,可能的致病原因是染色体失衡。患者常常伴有心脏缺陷,第三、第四咽囊发育缺陷,肺叶和囊性肾结构异常。鉴别点是是否合并心脏缺陷。

(2)孤立性、家族性肾发育不全:存在双侧肾发育不全的患者,其同胞患有某种肾脏畸形的风险比例为4.4%,这些风险与尿路异常和羊水过少有关。已报道的3例胸腺-肾-肛门-肺发育不良患者的父母以及2名随后出现的兄弟姐妹的肾脏超声检查正常,根据此项可以排除该诊断。

(3)Branchio-Oto-Renal综合征(BOR综合征):是常染色体显性遗传疾病,表现为具有耳穴和耳垂的父系病史以及肾脏结构异常,而胸腺-肾-肛门-肺发育不良患者没有特征性的耳穴、耳垂或腮裂缺陷。

九、治疗策略

由于该疾病患儿存在肺发育异常,患儿出生后可能出现严重的呼吸性酸中毒,可能发生严重气胸,虽然经胸导管清除气胸,呼吸机辅助通气改善呼吸性酸中毒,当时仍然难以抑制病情进展恶化,往往在出生后不久死亡。目前该病的诊治重点在于及早(胎儿期)发现,进行引产或计划性流产。

十、疗效及转归

患儿的死亡率极高,出生后很难存活,应在胎儿期加强监测和识别,目前尚无明确的诊断手段,但产前的超声检查很有必要,一旦高度怀疑,应尽早结束妊娠。

参考文献

[1]Rudd NL, Curry C, Chen KT, et al. Thymic-renal-anal-lung dysplasia in sibs:a new autosomal recessive error of early morphogenesis[J]. Am J Med Genet, 1990, 37(3):401-405.

[2]Curry CJ, Jensen K, Holland J, et al. The Potter sequence:a clinical analysis of 80 cases[J]. Am J Med Genet, 1984, 19(4):679-702.

王洪娜(撰写)　张悦凤(审校)

第五十四节 甲状腺-脑-肾综合征

Section 54　Thyroid-Brain-Kidney Syndrome, TBKS

关键词：甲状腺肿；肾炎；肾功能不全；小脑共济失调；血小板减少症

Keywords：Goiter；nephritis；renal insufficiency；cerebellar ataxia；thrombocytopenia

甲状腺-脑-肾综合征（Thyrocerebrorenal syndrome/Cutler-Bass-Romshe syndrome, TBKS）是一种罕见的，以肾脏、神经、甲状腺疾病及血小板减少症为特征的综合征。Cutler等人，在1978年，描述了患有肾脏、神经和甲状腺疾病的兄弟姐妹，两人都有血小板减少症，智力发育正常。然而自1978年以来，再没有该疾病的文献报道。该疾病被认为是常染色体隐性遗传，发病率小于1/10,000,000，儿童期发病。临床表现包括：四肢肌肉组织异常、甲状腺功能正常的甲状腺肿、肌阵挛、肾炎、肾功能不全、非进行性小脑共济失调、癫痫发作、感音神经性听力障碍、口齿不清、血小板减少症。而是否存在智力障碍是该病与其他疾病的鉴别要点。下面分别就两个病例的临床特点进行描述。

姐姐（病例1）在1岁时出现肾脏病变（BUN35mg/dL），9岁时出现神经功能症状、肌肉萎缩、共济失调、肌阵挛。脑电图提示广泛性癫痫样活动持续存在，脑扫描和CT检查正常，服用苯巴比妥、氯硝平等药物，但是癫痫活动没有得到控制。患者同时伴有弥漫性甲状腺肿，血小板减少，高尿酸血症，病情逐渐进展为全身性肌无力、偏瘫、阵挛性强直性发作，使用大剂量泼尼松数周后，神经系统症状未改善，肾功能不全加重，行腹膜透析，病情难以控制，并在10岁时死于神经系统疾病（表9-2-13）。

肾活检显示间质性和肾小管性肾病伴发继发性肾小球硬化，免疫荧光阴性，电镜显示管状溶酶体数量增加，不规则增大的线粒体含有大量颗粒。尸检报告显示光镜检查可见单纯性胶质性甲状腺肿大，脑室周围轻度胶质增生和局灶性脱髓鞘，小脑白质严重脱髓鞘，小脑广泛神经元丢失和脱髓鞘。

表9-2-13　病例1化验情况

年龄	1岁	10岁
尿素氮（mg/dL）	35	120
肌酐（mg/dL）	0.32	1.5
白细胞（*10⁹/L）	-	3.7
血小板（*10⁹/L）	155	20
血红蛋白（mg/dL）	7.1	9.0
T4（μg/dL）	-	5
甲状腺抗体滴度	-	1:100
锌（μg/dL）	-	570

弟弟（病例2）在3岁时出现肾病（BUN32mg/dL），6岁时出现血小板、白细胞减少，8岁时说话含糊不清，脑电图异常，伴头痛，轻度甲状腺肿，13岁时，他的症状加重，出现严重的共济失调症状，肾功能进展加重（BUN增长至150mg/dL）（表9-2-14）。两次肾活检均提示间质性肾病和小管性肾病，免疫荧光阴性，电镜可见小管性萎缩和管状溶酶体数量增加，线粒体在大小和形态上变化较大。患者后来出现癫痫持续状态，死于电解质紊乱。死后的尸检显示肾脏和小脑的变化与其姐姐相同。

表9-2-14　病例2化验情况

	3岁	6岁	8岁	12岁
尿素氮（mg/dL）	32	32	-	56
肌酐（mg/dL）	1.0	1.0	-	-
尿酸（mg/dL）	正常	6.9	-	-
白细胞（*10⁹/L）	-	3.3	-	-
血小板（*10⁹/L）	-	8	-	5~136

续表

	3岁	6岁	8岁	12岁
血红蛋白(mg/dL)	8.7	9.0	—	—
T4(μg/dL)	—	—	5.8	—
甲状腺抗体滴度	—	1:100	阴性	—
锌(μg/dL)	—	570	—	88

需要与该疾病鉴别的疾病包括:①Alport综合征,患者可有耳聋和血小板减少,属于常染色体显性遗传病,具有典型遗传特点,但不伴有相关神经系统症状和甲状腺肿。②家族性幼年肾炎:肾脏病理可见肾小管溶酶体数量增加,但是没有甲状腺肿、耳聋、小脑变性等表现。③遗传性大血小板病合并肾炎和耳聋:该疾病不会出现严重的神经系统症状和甲状腺肿。④色素性视网膜炎、小脑共济失调相关的家族性肾病:该疾病患者可伴有典型的骨骼异常和色素性视网膜炎,而我们的两例患者均无此症状。

参考文献

[1]Cutler EA, Bass J, Romshe CA, et al. A familial thyrocerebral-retinal syndrome:a newly recognized disorder[J]. Birth Defects Orig Art Ser, 1978, 14(6B):265-274.

王洪娜(撰写) 张悦凤(审校)

第五十五节 Townes-Brocks综合征
Section 55 Townes-Brocks Syndrome, TBS

关键词:肛门直肠畸形;手畸形;外耳畸形;常染色体显性遗传

Keywords: Anorectal malformation; Hand diformities; Deformity of external ear; Autosomal dominant inheritance

一、概述

Townes-Brocks综合征(Townes-Brocks Syndrome,TBS),最早有Feichtiger在1943年进行了关于Townes-Brocks综合征的报告,1972年由Townes&Brocks首次描述了特征异常的常染色体显性遗传的病例,Monteiro de Pina-Neto在1984年首次将该疾病命名为TBS。TBS是一种罕见的常染色体显性遗传性先天畸形综合征。其以肛门直肠畸形(肛门闭锁、肛门前位或肛门狭窄)、手部畸形(多指、三指、并指或罕见发育不良的拇指)和外耳畸形(耳前标记、上螺旋过度折叠)三联征为特征。肾脏受累在TBS中并不常见,但部分患者可能在生命早期发展为终末期肾衰。

二、定义

TBS是一种常染色体显性遗传病,三个核心症状是肛门闭锁、耳发育不良和拇指畸形;次要症状包括:肾脏功能异常伴或不伴肾脏结构畸形、足部畸形、心脏缺陷、智力残疾;罕见症状包括:甲状腺功能减退、虹膜缺损、Duane畸形、隐睾、生长迟缓等。

三、流行病学

TBS的患病率目前尚不明确,儿童多见,成人病例也有报道,但是医生对成年TBS患者的识别能力欠佳。1999年Martínez-Frías估计TBS的患病率约为1/250,000。TBS的临床诊断往往与相似症状的其他疾病关联重叠,可能导致高估TBS的患病率。肾脏受累在TBS患者中并不少见,发生率在20%至65%之间。在一项44例经基因确诊的成人TBS患者队列中,肾脏受累比例为22.7%(10/44)。其中,诊断肾脏疾病的中位年龄为30岁(范围23~40岁),诊断终末期肾病的中位年龄为35岁(28~54岁),开始透析的中位年龄为47岁(31~54岁),接受肾移植的中位年龄为49岁(32~59岁)。

四、病因及发病机制

TBS是一种罕见的常染色体显性遗传病,1998年,Kohlhase等人首次在两代三例TBS家族和一例散发

TBS的无关家族中发现了Spalt样转录因子1(SALL1)的两种不同杂合突变,从而在后续研究中进一步建立了基因型-表型的相关性,但是SALL1突变导致TBS患者的分子机制尚不明确。到目前,已经在TBS患者中检测到90多个SALL1突变,大多数是无义突变和移码突变。但是并非所有TBS患者均能找到*SALL1*基因的突变,约70%的TBS患者是由*SALL1*基因杂合突变引起,极少数TBS患者是由*SALL4*基因异常所导致,仍有20%左右的TBS患者的致病原因是未知的。SALL1蛋白在肾祖细胞和发育中的肾单位表达,在哺乳动物肾发育过程中发挥关键作用。

*SALL1*位于染色体16q12.1,包含3个外显子和2个内含子,*SALL1*基因变异通过单倍体不足或显性负效应两种机制导致TBS。*SALL1*基因的热点突变发生在第2外显子,主要是截断突变和无义突变,并导致DNA结合域上游蛋白质被截断。一般认为,位于TBS患者的热点突变区域的移码突变或无义突变,通常会导致经典或更严重的TBS表型,而相对较轻的TBS患者的突变多为基因缺失或*SALL1*单倍体表达量不足导致。截至2020年5月,HGMD收录的*SALL1*基因致病性突变已经超过95种,2022年我国南方医科大学南方医院报道了一例TBS患儿,该患者的基因检测发现*SALL1*热点突变区域的一个新的移码突变(c.824delT,p.L275Yfs*10),是编码的SALL1蛋白为截短蛋白,与大多数TBS患儿不同,该患儿缺乏常见的肛门畸形,且肾功能在出生12个月内较出生时有所好转,但存在生长发育迟缓,该突变位点的发现进一步丰富了*SALL1*基因的变异谱。

除了*SALL1*基因外,最近有研究发现位于染色体14q23上的β-连环蛋白1(DACT1)基因的杂合致病性变异,特征与TBS重叠,也有人将其命名为TBS。

五、临床表现

胃肠道:肛门闭锁、肛门狭窄、慢性便秘、胃食管反流。

耳朵发育不良:上螺旋过度折叠、小耳畸形、先天性感音性神经性和/或传导性听力损失,范围从轻微到严重。65%轻度听力损失可能会随着年龄增长而恶化。

拇指畸形:轴前多指、三指拇指和发育不全的拇指,无桡骨发育不全。

下肢:马蹄内翻足、脚趾重叠(Ⅱ和Ⅳ超过Ⅲ)、脚趾并指、脚趾缺失(Ⅲ)。

肾脏:TBS患者的肾脏异常发生率在20%至65%之间,可表现为肾发育不全、单侧肾或多囊肾、膀胱输尿管反流、尿道狭窄、有或无结构异常的功能损害(可能进展为终末期肾病),也有报道表现为肾发育不良的孤立性TBS,肾脏受损的病理学数据较少,病理下可见皮质结构紊乱、肾小球缩小、近端肾小管坏死和多发囊肿,在TBS患者肾脏病理中发现的病理表现有薄基底膜肾病伴局灶性肾小球硬化、局灶节段性肾小球硬化。

泌尿生殖系:尿道下裂、阴道发育不全伴子宫裂、阴囊裂、隐睾。

心脏:房间隔缺损、室间隔缺损、法洛四联症、致死性动脉干、肺动脉瓣闭锁和持续性动脉导管。

中枢神经系:大多数TBS患者智力正常,约10%的患者存在轻度或中度发育迟缓,行为问题、颅神经麻痹、单侧或双侧眼球外展受限、伴有眼球内收和睑裂内收狭窄、外展核和神经缺失、胼胝体背侧发育不良。

发育:出生后生长发育迟缓。

骨骼:肋骨异常(融合肋骨、缺失肋骨、额外的颈肋骨)、轻度脊椎异常。

眼睛:小眼症、虹膜缺损、板层白内障、脉络膜视网膜缺损伴视力丧失。

脸部:半面部微缩症。

内分泌:先天性甲状腺功能减退(罕见)。

六、辅助检查

体格检查、生化检测(肾功能)、听力测试、肾脏B超、X线等检查可以辅助评判TBS患者的典型临床表现,染色体核型分析可除外染色体数目异常的遗传疾病,最终确诊TBS需要基因测序:qRT-PCR/MLPA技术。

七、诊断

TBS的诊断基于临床表现,出现以下主要症状和次要症状时,需要怀疑TBS的存在。三个主要临床症状可以确诊TBS,两个主要症状,同时存在次要症状,而不存在排除症状,支持TBS诊断。如果临床表现不确定,可以通过分子遗传学检测确定杂合子SALL1致病性变体以明确诊断,分子检测的方法包括:单基因检测、多基因组和更全面的基因组检测。

1. 主要症状

肛门闭锁或肛门狭窄(84%)。

耳发育不良(87%,上螺旋过度折叠、小耳畸形)。

典型拇指畸形(89%,轴前多指、三指、拇指发育不良)。

不伴有桡骨发育不良。

2. 次要症状

感音神经性和或传导性听力障碍。

足畸形。

肾功能受损伴或不伴肾畸形。

泌尿生殖系统畸形。

先天性心脏病。

3. 可排除TBS的情况

临床检查或X线片显示桡骨发育不良、唇/腭裂。

八、鉴别诊断

(1) Goldenhar综合征:大多数具有眼耳脊椎发育不良的个体没有上肢或肛门畸形。一些具有SALL1致病体的TBS患者患有半面部微粒症。因此,仅表现为半面微粒症的患者不一定存在 *SALL1* 基因异常。

(2) Okihiro综合征(Duane-radial 射线综合征):以Duane异常和放射状射线缺陷为特征,很少出现听力损失和肾位置异常。Okihiro综合征的发生与 *SALL4* 基因变异有关,Duane异常也可与SALL1致病性变异同时发生。

(3) Branchiootorenal(BOR)综合征:在确诊存在SALL1致病性变异基因的两个家族中,没有一个个体出现典型的拇指、肛门和耳三联畸形。相反,在家庭成员中存在发育不良的耳和肾畸形或肾功能受损,考虑BOR综合征诊断。

(4) VACTERL关联征:包括脊椎缺损、肛门闭锁、心脏缺损、气管食管瘘、肾畸形和肢体缺损,是对于疑似TBS的单纯病例(即一个家庭中的单个受影响个体)的重要鉴别诊断。

(5) STAR综合征:以脚趾并指、远角斑疹、肛门生殖器畸形和类似于TBS的肾畸形为特征。面部特征和脚趾并指可以区分STAR综合征和TBS。STAR综合征是由 *FAM58A* 突变引起,以X连锁方式遗传,可能对男性致命。

(6) 多囊肾病(autosomal recessive polycystic kidney disease, ARPKD):TBS患者合并多囊性肾发育不良时,需要与此疾病鉴别。ARPKD的特点是肾脏集合管纺锤形扩张,导致肾脏呈海绵样肿大,同时伴有先天性肝内胆管发育不良和肝纤维化,致病基因是 *PKHD1*。

九、治疗策略

(1) 治疗前评估:确诊为TBS的个体,需要对疾病严重程度和个体需求进行评估,内容如下。

听力:一旦怀疑TBS诊断,立即进行听力评估。

肾脏:肾脏超声检查和肾功能常规实验室检查。

心脏:心脏病专家对个体进行基线评估,如超声心动图检查。

眼睛:眼科检测以评估TBS的眼部特征和Duane异常的非典型表现。

其他:包括临床遗传学专家和遗传咨询师的相关咨询。

(2) 治疗方法:TBS尚无有效治疗手段,对症治疗是主要的治疗措施。

肛门闭锁:需要立即进行手术干预。

听力损失:严重的听力障碍需要早期治疗,通常使用助听器,每年定期听力评估,避免使用耳毒性药物。

拇指畸形:手部严重畸形可能需要手术。

肾脏:肾功能受损需要持续监测、血液透析,甚至可能需要肾移植,避免使用肾毒性药物。

心脏缺陷:先天性心脏缺陷可能需要心脏病专家进行手术治疗。

十、疗效及转归

TBS患者的预后取决于受累脏器的严重程度,尤其是肾脏和心脏。在父母未受影响的偶发病例中,再次怀孕的TBS再发风险为1%~5%。TBS患者肾脏受累的长期预后仍不清楚。大约10年前的数据显示,TBS患者肾功能衰竭的比例为39.33%(59/150),5.3%(8/150)的患者在23岁之前进展至终末期肾衰。而TBS成年患者进展至终末期肾病的发生率约5%,因此终末期肾病在儿童TBS患者中似乎更常见。

参考文献

[1]Kohlhase J, Wischermann A, Reichenbach H, et al. Mutations in the SALL1 putative transcription factor gene cause Townes-Brocks syndrome[J]. Nat Genet, 1998, 18(1):81-83.

[2]Webb BD, Metikala S, Wheeler PG, et al. Heterozygous Pathogenic Variant in DACT1 Causes an Autosomal-Dominant Syndrome with Features Overlapping Townes-Brocks Syndrome[J]. Human Mutation, 2017, 38(4):373-377.

[3]Beaudoux O, Lebre AS, Docofenzy M, et al. Adult diagnosis of Townes-Brocks syndrome with renal failure:Two related cases and review of literature[J]. American Journal of Medical Genetics Part A, 2021, 185(3):937-944.

[4]Kohlhase J. Townes-Brocks Syndrome[J]. 2016.

[5]Lin F, Lu W, Gale D, et al. Delayed diagnosis of Townes-Brocks syndrome with multicystic kidneys and renal failure caused by a novel SALL1 nonsense mutation:A case report[J]. Experimental and Therapeutic Medicine, 2016, 11(4):1249-1252.

[6]Wei H, Sun L, Li M, et al. Analysis of SALL1 gene variant in a boy with Townes-Brocks syndrome without anal atresia[J]. Zhonghua Yi Xue Yi Chuan Xue Za Zhi, 2022, 39(4):401-404.

[7]严晓虹,袁慧军,赵宇. Townes-Brocks综合征基因型-表型相关性分析[J]. 中国听力语言康复科学杂志, 2021, 19(3):168-174.

[8]Faguer S, Pillet A, Chassaing N, et al. Nephropathy in Townes-Brocks syndrome(SALL1 mutation):imaging and pathological findings in adulthood[J]. Nephrology Dialysis Transplantation, 2008, 24(4):1341-1345.

王洪娜(撰写) 张悦凤(审校)

第五十六节 13-三体综合征
Section 56 Trisomy 13 Syndrome, 13-TS

关键词:小头畸形;大脑畸形;小眼畸形;唇腭裂;多指畸形

Keywords:Microcephalus;Cerebral malformation;Microphthalmia;Cheilopalatognathus;Polydactylism

一、概述

13-三体综合征(Trisomy 13 Syndrome, 13-TS),最早由Bartholin于1957年描述其临床特征,1960年Patau等人证实其病因是多了一条13号染色体,故得名13-三体综合征,又名帕托综合征(Patau syndrome)。它是活产婴儿中常见的非整倍体综合征之一,发病率仅次于18-三体综合征和21三体综合征。

二、定义

13-三体综合征,是由于多了一条13号染色体而引起的染色体异常,其特征为小头畸形、大脑畸形(无前脑畸形)、小眼畸形、唇腭裂、智力低下、多指畸形、内脏畸形(先天性心脏病、肾脏结构异常)和严重的精神运动障碍。

三、流行病学

13-三体综合征是一种高发病率和高死亡率的染色体异常。多数为散发,家族性病例罕见。13-三体综合征的活产率只有3%~4%,每10,000例新生儿中有1.9例患病。产前诊断为13三体的产妇,活产比例仅为18.9%。在过去几十年,由于高龄产妇比例越来越高,13-三体综合征的患病率有所增加,在1/15,000至1/8,000。然而,由于妊娠终止和胎儿自然死亡的比例较高,13-三体综合征的胎儿患病率尚不清楚。

四、病因及发病机制

80%的13-三体综合征核型表现为47,XN,+13,称为标准型,发生机制是由于生殖细胞减数分裂过程中发生染色体不分离,产生13号染色体二体配子,其中90%标准型13-三体综合征为卵细胞减速分离异常所致,通常发生在M1期,与孕妇年龄有关。除此之外,约16%是13-三体的核型为罗伯逊易位型,以13号和14号染色体易位多见,核型表现为46,XN,der(13;13)(q10;q10)或46,XN,der(13;14)(q10;q10),通常为新发变异。另有少部分表现为嵌合型13-三体,由于受精卵在早期有丝分裂过程中染色体不分离所致。

五、临床表现

13-三体综合征的临床表现,涉及心血管、呼吸、神经、泌尿生殖、腹部、耳鼻喉和骨骼等多个系统。

(1)心血管系统:38%~92%的患者存在心脏异常,常见的有动脉导管未闭、室间隔缺损、房间隔缺损、法洛四联症,另外大动脉转位、主动脉缩窄、左心发育不良、肺动脉瓣狭窄等心脏异常较少见。心脏疾病是13-三体综合征患者死亡率较高的主要病因。

(2)呼吸系统:呼吸系统并发症是除心脏异常以外,导致13-三体综合征患者高死亡率的另一个主要病因。由于部分接受心脏手术的患儿需要气管切口,甚至需要长期机械通气治疗,使得切口感染以及由此导致的呼吸道感染风险较高。

(3)神经系统:大于三成的13-三体综合征患者可出现中枢神经系统异常,包括前脑畸形、无脑畸形、小脑畸形、神经管缺陷、脑积水、脑室扩张和脉络丛囊肿。

(4)泌尿生殖系统:约60%的13-三体综合征患者存在泌尿系统畸形,其中最常见的是肾盂扩张和囊性肾病,此外先天性肾积水、重复肾、梗阻性泌尿生殖系统肾缺损、肾发育不良、尿道下裂/上裂等异常也很常见。大于三成左右的13-三体综合征患者生殖系统异常。

(5)腹部异常:几乎所有13-三体综合征患者都存在口服喂养困难,需要鼻胃管或胃造口管辅助喂养,患者还可伴有胃肠道并发症,包括有腹壁缺陷、梅克尔憩室、肛门直肠闭锁和狭窄、膈疝,约有42%的患者会有黄疸,另外合并高胆红素血症的比例较高。

(6)耳鼻喉:唇裂、腭裂,听力障碍。

(7)骨骼系统:患儿存在足部位置异常以及下肢畸形,少数患者不能独立行走。

六、辅助检查

(1)基于母亲血清生化指标的产前筛查,简称母血清学筛查(Maternal serum screening,MSS),常用的筛查指标,包括早孕期的胎儿颈项透明层(Nuchal translucency,NT)厚度、血清绒毛膜促性腺激素的游离β亚单位(free β-human chorionic gonadotropin, free β-hCG)、妊娠相关血浆蛋白A(Pregnancy associated plasma protein A,PAPP-A),孕中期筛查指标包括血清甲胎蛋白(Alpha fetoprotein,AFP)、hcG或free β-hCG、游离雌三醇(Unconjugated cetriol, uE3)、抑制素A(Inhibin A, Inh A)。

(2)以胎盘游离DNA(Cell-free DNA,cfDNA)作为检测指标的产前筛查,及无创产前检测(Non-invasive prenatal testing, NIPT),是目前最有效、应用最广泛的产前筛查方法,对13-三体综合征的检出率为40%~100%,假阳性率为0.25%。

(3)基于超声检查的产前筛查:孕中期对孕妇进行详细的超声检查,有利于发现胎儿解剖异常,如双侧唇腭裂、多指、先天性心脏病、神经管畸形等。

(4)染色体核型分析:对出生患儿采集外周血细胞进行染色体检测,或宫内胎儿通过采集羊水细胞、绒毛组织活检或脐带血细胞培养进行染色体检测均为遗传学诊断方法。

(5)分子细胞遗传学检查中应用较多的是荧光原位杂交(FISH)技术,以13号染色体的相应部位序列作探针,与血液中淋巴细胞、羊水细胞、绒毛组织细胞或胎儿组织细胞等进行杂交,13-三体综合征患者的细胞中呈现三个13号染色体的荧光信号。

七、诊断

具有典型的特殊面容、智力低下、多发畸形等表现的患者,可以做出临床诊断,进一步通过染色体核型分析以明确诊断,确定染色体核型。由于13-三体综合征患者具有比较典型的临床表现,当怀疑该疾病时,染色体核型可明确诊断,无须进一步鉴别。

八、治疗策略

目前尚无有效治疗手段,以对症治疗为主,包括心脏外科修复手术、呼吸支持、肠内营养支持、耳鼻喉修复手术、骨骼保护、康复功能训练以及家庭护理。

九、疗效及转归

13-三体综合征是致死性极高的染色体异常,患者1年的死亡率高达90%,中位生存期是7~10天。胎龄是13-三体综合征患儿独立的生存预测因素,妊娠超过37周的婴儿存活率较高。染色体核型与患者的生存率有关,与完全三体儿童相比,部分三体或镶嵌三体患儿的长期生存率显著提高。随着医疗水平的提高,尤其是外科手术的干预,可以延长生存期,1年生存率可能提高到19.8%。有报道称该病的生存期可以超过5年。文献记载的存活最长的13-三体综合征患者可以达到35岁。

参考文献

[1] Patau K, Smith DW, Therman E, et al. Multiple congenital anomaly caused by an extra autosome[J]. Lancet, 1960, 1(7128):790-793.

[2] Goel N, Morris JK, Tucker D, et al. Trisomy 13 and 18-Prevalence and mortality-A multi-registry population based analysis[J]. Am J Med Genet A, 2019, 179(12):2382-2392.

[3] Kepple JW, Fishler KP, Peebles ES. Surveillance guidelines for children with trisomy 13[J]. Am J Med Genet A, 2021, 185(5):1631-1637.

[4] Lebedoff AN, Carey JC. Parent-reported histories of adults with trisomy 13 syndrome[J]. American Journal of Medical Genetics Part A, 2021, 185(6):1743-1756.

[5] Chitayat D, Langlois S, Wilson RD. No. 261-Prenatal Screening for Fetal Aneuploidy in Singleton Pregnancies[J]. J Obstet Gynaecol Can, 2017, 39(9):e380-e34.

[6] Meyer RE, Liu G, Gilboa SM, et al. Survival of children with trisomy 13 and trisomy 18:A multi-state population-based study[J]. American Journal of Medical Genetics Part A, 2016, 170(4):825-837.

[7] 戚庆炜,边旭明. 产前筛查——从血清学筛查到无创产前检测[J]. 中国实用妇科与产科杂志, 2020, 36(9):793-796.

[8] Alberman E, Mutton D, Morris JK. Cytological and epidemiological findings in trisomies 13, 18, and 21:England and Wales 2004-2009[J]. American Journal of Medical Genetics Part A, 2012, 158A(5):1145-1150.

[9] Kosiv KA, Long J, Lee HC, et al. A validated model for prediction of survival to 6 months in patients with trisomy 13 and 18[J]. American Journal of Medical Genetics Part A, 2021, 185(3):806-813.

王洪娜(撰写) 张悦凤(审校)

第五十七节 18-三体综合征
Section 57 Trisomy 18 syndrome, 18-TS

关键词:发育迟缓;特殊面容;精神发育迟滞;认知障碍;运动发育迟缓

Keywords: Developmental retardation; Unusual facies; Mental retardation; Cognitive retardation; Motor retardation

一、概述

18-三体综合征(Trisomy 18 syndrome, 18-TS),又称爱德华兹综合征(Edwards syndrome),是常见的染色体疾病,发病率仅次于21-三体综合征。1960年,Edwards和Smith等人首次报道1例多发畸形患儿,经染色体检查发现其多一条额外染色体,后续证实这些异常与18号染色体异常相关,故而得名。

二、定义

18-三体综合征是由多了一条18号染色体所导致的异常,临床表现为产前的生长发育迟缓、特殊的面容、其他系统的严重畸形和明显的精神运动、认知的发育迟缓。

三、流行病学

18-三体综合征的患病率约1.5‰,大约6670例活产中有1例,产前诊断为18-三体的产妇,活产率约13.5%。活产患儿中,女孩比例多于男孩。

四、病因和发病机制

18-三体综合征发生的主要机理是生殖细胞减数分裂过程中18号染色体不分离,超过90%起源于母体,且不分离大多发生在卵子减数分裂Ⅱ期,与孕妇年龄有关。另外在少数源自父系的额外染色体,不分离是由合子后错误造成的。18-三体的表型包括完全三体、镶嵌三体或部分18q三体,其中完全三体最为常见,占比94%,该类型每个细胞都含有三个完整拷贝的18号染色体。造成这种错误的原因尚未可知,唯一公认的与18-三体发生相关的主要危险因素是产妇年龄。有研究发现,与其他人群相比,18-三体胎儿母亲的亚甲基四氢叶酸还原酶基因(Methylene tetrahydrofolate reductase gene, MTHFR)多态性发病率较高,但是尚未证实其与18-三体有关。

五、临床表现

(1)生长迟缓:胎儿发育迟缓,出生后不能纠正。

(2)特殊面容:头颈部、短眼睑裂、小颌畸形、耳外部异常和颈部后部多余的皮肤。

(3)心血管系统:室间隔缺损、动脉导管未闭、房间隔缺损、主动脉缩窄、右心室双出口、心内膜垫缺损、三尖瓣闭锁、法洛四联症、大动脉转位、左心发育不良。

(4)呼吸系统:实质性肺病、上呼吸道阻塞、肺动脉高压、气管支气管缺陷,呼吸暂停和呼吸衰竭是18-三体患者常见死因之一。

(5)中枢神经系统:脉络丛囊肿、小脑发育不良、大池增大、神经管缺陷、无脑急性、脑积水、Dandy-Walker畸形、小头畸形,除结构异常外,功能性中枢神经系统缺陷也是影响患者生存的重要并发症,如中枢性呼吸暂停、癫痫。

(6)眼部异常:无眼/小眼、双侧视网膜发育不良、视神经发育不良、先天性青光眼、先天性白内障、畏光症、眼球震颤。

(7)骨骼系统:手指重叠(食指和第三指重叠,第五指与第四指重叠)、指甲小、拇指发育不全、胸骨短、脊柱侧凸、髋外展、髋关节发育不良、下肢和足部畸形、运动延迟。

(8)肿瘤和血液学:18-三体患者患肿瘤性疾病风险较高,如肝母细胞瘤、肾母细胞瘤、肾肿瘤、三尖瓣/主动脉瓣肿瘤、霍奇金淋巴瘤、胃腺肌病、空肠息肉、性腺母细胞瘤、白血病和血液系统异常(如血小板减少、中性粒细胞增多、贫血)。

(9)泌尿生殖系统:重复肾、马蹄肾、囊性肾病、先天性肾积水、异位肾、肾发育不良、泌尿生殖道梗阻、尿道下裂/上裂,尿路感染风险较高,肾功能衰竭不常见。

(10)腹部并发症:脐膨出、梅克尔憩室、食管闭锁、膈疝、气管食管瘘、肠旋转不良、幽门狭窄和肛门直肠闭锁/狭窄。几乎所有18-三体患者需要鼻胃管或胃造口管喂养。

(11)耳鼻喉系统:唇腭裂、耳朵结构异常、神经性听力缺失。

六、辅助检查

(1)基于母血清生化指标的产前筛查,简称母血清学筛查(Maternal serum screening, MSS),常用的筛查指标,包括早孕期的胎儿颈项透明层(Nuchal translucency, NT)厚度、血清绒毛膜促性腺激素的游离β亚单位(Free β-human chorionic gonadotropin, free β-hCG)、妊娠相关血浆蛋白A(Pregnancy associated plasma protein A, PAPP-A),孕中期筛查指标包括血清甲胎蛋白(Alpha fetoprotein, AFP)、hCG或free β-hCG、游离雌三醇(Unconjugated cetriol, uE3)、抑制素A(Inhibin A, Inh A)。

(2)以胎盘游离DNA(Cell-free DNA, cfDNA)作为检测指标的产前筛查,及无创产前检测(Non-invasive prenatal testing, NIPT),是目前最有效、应用最广泛的产前筛查方法,对18-三体综合征的检出率为87.5%~100%,假阳性率为0.22%。

(3)基于超声检查的产前筛查:18-三体综合征产前超声表现:生长迟缓、羊水过多、"草莓状"颅骨(臂状头和额部狭窄颅骨)、脉络丛囊肿、手指头重叠(第二和第五分别位于第三和第四)、先天性心脏缺陷、脐膨出和单脐动脉。

(4)染色体核型分析:对出生患儿采集外周血细胞进行染色体检测,或宫内胎儿通过采集羊水细胞、绒毛组织活检或脐带血细胞培养进行染色体检测均为遗传学诊断方法。

七、诊断

在北美和欧洲，大多数18-三体综合征病例都是产前诊断的，根据产妇年龄、产妇血清标志物筛查以及妊娠中晚期超声检测到的异常表现可以做出临床判断。18-三体综合征常有特征性的超声征象，包括草莓头、脉络膜囊肿、握拳状手指等，羊水过多或过少以及胎儿宫内生长迟缓是经常伴发的现象，明确诊断需要通过羊水或绒毛染色体核型分析。

八、鉴别诊断

18-三体综合征的临床表现很典型，很少被误诊。与胎儿运动迟缓综合征（羊水过少、关节挛缩）、Ⅰ型远端关节炎（手指位置相似）以及CHARGE综合征（手指重叠畸形）存在一些重叠症状，结合患者典型的面容以及同时存在的其他异常，可以进行鉴别，必要时可以对胎儿进行核型分析以明确诊断。

九、治疗策略

目前尚无有效治疗手段，以对症支持治疗为主。18-三体患者往往需要行很多修复手术，常见的先天性心脏手术，如房间隔缺损和室间隔缺损修复、动脉导管未闭结扎、肺动脉结扎和/或心导管插入术；其他手术包括胃肠道异常的干预手术，如脐膨出、旋转不良、梅克尔憩室和胃造口术、眼底折叠术、脊柱融合术、多指畸形和唇腭裂修复术、气管造口术、食管闭锁/瘘修复术、斜视修复术和腹股沟疝修复术等。

十、疗效及转归

18-三体综合征的自然流产率高，80%~90%的胎儿在不同孕周死于宫内，存活新生儿50%在出生后一周内死亡，仅5%~10%存活到一岁以上，患儿有严重智力低下和多系统缺陷，预后极差，因此一旦明确诊断，应立即终止妊娠。

儿童出生后的中位生存期3~14.5天，约50%的18-三体婴儿寿命超1周，1年内的存活率只有5%~10%。主要死因是中枢性呼吸暂停、心脏畸形导致的心力衰竭、换气不足、吸入和/或上呼吸道阻塞导致的呼吸衰竭。18-三体综合征的再发风险为1%，因此对35岁以上孕妇，应告知下一胎其他染色体非整倍体的风险，再次妊娠时应尽早行产前诊断。

参考文献

[1] Cereda AC, Carey JC. The trisomy 18 syndrome[J]. Cereda and Carey Orphanet Journal of Rare Diseases, 2012, 7:81.

[2] Kepple JW, Fishler KP, Peebles ES. Surveillance guidelines for children with trisomy 18[J]. American Journal of Medical Genetics Part A, 2021, 185(4):1294-1303.

[3] 戚庆炜, 边旭明. 产前筛查——从血清学筛查到无创产前检测[J]. 中国实用妇科与产科杂志, 2020, 36(9):793-796.

[4] Kosiv KA, Long J, Lee HC, et al. A validated model for prediction of survival to 6 months in patients with trisomy 13 and 18[J]. American Journal of Medical Genetics Part A, 2021, 185(3):806-813.

[5] Springett A, Wellesley D, Greenlees R, et al. Congenital anomalies associated with trisomy 18 or trisomy 13: A registry-based study in 16 European countries, 2000-2011[J]. Am J Med Genet A, 2015, 167A(12):3062-3069.

王洪娜（撰写） 张悦凤（审校）

第五十八节 特纳综合征
Section 58　Turner syndrome, TS

关键词：生长迟缓；卵巢早衰；先天性心脏病；淋巴水肿；自身免疫性疾病

Keywords：Growth retardation; Premature ovarian failure; Congenital heart; disease Lymphedema; Autoimmune disease

一、概述

特纳综合征（Turner syndrome, TS）由Turner医师于1938年首次描述，1959年确定其致病机制为X染色体单体。TS是一种罕见的影响女性发育的染色体异常疾病，由X染色体完全或部分缺失所致。

二、定义

特纳综合征(Turner syndrome, TS),又称为先天性卵巢发育不良综合征,常见的临床表现有生长迟缓、卵巢早衰、先天性心脏病、骨骼和肾脏异常、自身免疫性疾病、淋巴水肿。

三、流行病学

TS是最常见的人类染色体异常疾病之一,也是人类唯一能存活下来的单体综合征,其外生殖器表型为女性,TS在中国相对常见,其发病率在中国人中为1/1,111,高于马来人(1/1,389)和印度人(1/2,632)。孕妇的流产率和死胎比较常见,基于细胞遗传学的研究,TS的发病率为(25~210)/100,000女性。欧洲、日本和美国的流行病学和新生儿遗传筛查数据显示,每2,000~2,500例活产女婴中就有1例TS患者,是女性中最常见的性染色体异常疾病之一。

四、病因及发病机制

大多数TS患者并不是由遗传所致,是由于X染色体异常引起的疾病,是其父母的生殖细胞(卵子和精子)形成过程中或胎儿发育早期细胞分裂过程中随机发生的,确切的病因尚不明确。细胞在进行减数分裂或有丝分裂时,完全或部分丢失1条X染色体,最终导致了TS的发生。大约50%的TS为X单体型(45,XO),20%~30%为镶嵌核型(45,XO/46,XX或45、X/47、XXX),其余的表现为X染色体结构异常,其中一条X染色体部分缺失或是重排,另外还有极少的核型表现为Y染色体或Y染色体片段。根据不同的染色体异常,TS可分为三种亚型:X染色体缺失综合征、马赛克X单体综合征和结构性X染色体异常综合征。在不同时期产生的染色体异常所产生的遗传效应不尽相同,临床表现差异取决于遗传物质的丢失量。45,XO单染色体型患者临床症状较其他核型严重,99%的该单体核型胎儿在母亲孕早期或孕中期自然流产,而45,XO/46,XX嵌合体的胎儿病情较轻,容易成活。我们国内的数据也显示,X单体型(45,XO)是占比最多的核型,其余的表现为X染色体结构或功能异常。X染色体数目或结构异常可导致矮小同源盒(Short stature homeobox, SHOX)基因,SHOX基因对生长和骨骼发育非常重要,该基因的缺失被认为可能是导致TS身材矮小和骨骼异常的原因。

五、临床表现

TS患者常见的表现是身材矮小,同时还会有短颈、宽胸、膝外翻和指甲发育不良,心血管疾病和自身免疫性疾病的发病率较高,30%~40%TS患者存在泌尿系统先天畸形,常见有集合系统畸形、马蹄肾或旋转不良。

1. 心血管疾病

TS患者的主要死因是心血管事件,大约40%的TS患者会发生不同程度的心血管事件,包括主动脉缩窄、心脏瓣膜病、胸主动脉夹层动脉瘤、全身动脉疾病、高血压等。

2. 自身免疫性疾病

继发性自身免疫性疾病是TS最显著特征之一,与TS相关的自身免疫性疾病包括甲状腺炎、结肠炎、腹腔疾病(如乳糜泻)、1型糖尿病和银屑病,以自身免疫性甲状腺炎最常见。

3. 骨骼异常

肌肉和骨骼异常在TS中普遍存在,表现为骨量减少、肘外翻、膝外翻、脊柱侧弯等,骨折也是TS患者经常发生的并发症。

4. 泌尿系统异常

肾脏病变可以表现为马蹄肾、肾缺如、多囊肾、异位肾,先天性或后天性集合管和输尿管异常也很常见,可表现为重复畸形、梗阻、肾积水。大约30%的TS患者存在先天性肾脏结构异常,但是肾功能通常正常,常见的并发症是因梗阻或反流导致的尿路感染,反复的尿路感染会导致肾功能不全。

六、辅助检查

超声检查有助于发现产前胎儿的形态学或解剖学异常,另外新一代测序技术(如基因组、全外显子、基因组测序)可能有助于在新生儿筛查中识别更多疾病,分子技术(聚合酶链反应、限制性片段长度多态性、荧光PCR基因分型、基于基因扫描的基因分型和实时PCR)可用于诊断,诊断金标准是核型分析。对于TS患者定期的听力检测、眼科检查、肝肾功能监测、肾脏彩超、甲状腺自身抗体及甲状腺激素、生长激素、骨密度、遗传学检查等检查也是必要的。

七、诊断

1.产前诊断

胎儿TS可有胎儿形态学改变和解剖结构畸形,因此超声筛查TS具有重要意义。妊娠期超声筛查发现胎儿颈部半透明性增加、全身水肿、胸腔积液、腹腔积液、颈后部皮肤皱褶增厚、主动脉缩窄、左侧心脏缺陷、短肢畸形、羊水过多、羊水过少和生长迟缓等异常,高度提示胎儿为TS的可能性。通过绒毛膜或羊膜穿刺术进行产前核型分析,是产前确诊的手段。

2.产后诊断

需要注意TS患者在不同时期可能出现的特异性临床表现:婴儿期的淋巴水肿和颈蹼、儿童期和青少年的身材矮小、生长迟缓或青春期延迟。另外具有一些典型临床表现的女性,如:颈部皱褶、左侧心脏异常尤其是主动脉缩窄或左心发育不良、发际线低、耳低、下颌小、促甲状腺激素水平显著升高、肘外翻、多发性色素痣等,应考虑TS诊断。外周血染色体核型分析是诊断TS的金标准,产后诊断的平均年龄为15岁。

八、鉴别诊断

1.低促性腺激素性性腺功能减退症

各种原因导致的下丘脑促性腺激素释放技术和(或)垂体促性腺激素合成、分泌或作用障碍引起的性腺功能不全的一种疾病。临床表现为女性第二性征发育不全、生长障碍及青春期加速生长缺如,可同时伴有嗅觉障碍,但无TS特殊面容。性激素检查提示促性腺激素(FSH和LH)水平低或正常,雌二醇水平低。

2.Noonan综合征

一种临床表现多样的遗传综合征,又称先天性侏儒痴呆综合征或翼状颈综合征,以特殊面容、身材矮小、智力障碍伴先天性心脏病、骨骼发育异常、出血倾向、淋巴发育不良为特征。这是一种常染色体遗传疾病,具有家族史,而TS多为散发病例,无家族史。染色体核型检查对诊断具有重要意义,Noonan综合征染色体核型正常(46,XX)。

3.营养状态、慢性系统性疾病对身高、青春发育的影响

过度节食、长期腹泻、肾病综合征、严重甲状腺功能减退症、肝硬化等病因会引起身高滞后和女性青春期发育迟缓,纠正营养状态或去除原发疾病,身高和青春发育可恢复正常。

4.垂体性侏儒

除身材矮小外,无TS的特殊表现,且有正常性腺及第二性征发育。生长激素、甲状腺激素、性激素检测及染色体核型分析可鉴别。

5.46,XX型单纯性性腺发育不全

呈常染色体隐性遗传或散发性,部分患者是由FSH受体基因突变而致病。临床表现、性激素改变和TS相似,但染色体核型为46,XX。

6.其他原因的高促性腺激素性性腺功能减退症

其他原因(自身免疫性卵巢炎、卵巢抵抗、半乳糖血症及感染等)导致的原发性性腺发育不良或功能衰竭,辅助检查提示性激素水平偏低和促性腺激素水平升高,无TS综合征的特殊面容和畸形,染色体核型分析正常。

九、治疗策略

1.生长激素治疗

①治疗目标:尽早获得与年龄匹配的正常身高,重塑青春期加速生长,最终达到正常成年身高。治疗时机:生长激素治疗的起始时间尚未确定。通常TS患者在9岁左右,建议启动生长激素治疗。②药物剂量:目前推荐起始剂量为 $0.15 IU \cdot kg^{-1} \cdot d^{-1}$,建议每晚皮下注射,不推荐超过 $0.20 IU \cdot kg^{-1} \cdot d^{-1}$ 剂量的生长激素治疗。③治疗疗程:推荐生长激素治疗持续至达到满意身高,但对于生长潜力微小的患者,如骨龄大于14岁或治疗

后身高增长小于2cm/年,可考虑停止治疗。④不良反应:关节疼痛、水肿、腕管综合征、甲状腺功能减退、糖脂代谢异常、脊柱侧弯和后凸的发生。⑤联合治疗方案:对于9岁以上或身材极矮的TS女童,可考虑非芳香化蛋白同化类固醇激素和生长激素联合治疗,推荐治疗起始时间为8~10岁,治疗剂量为0.03~0.05mg·kg^{-1}·d^{-1},需要监测的不良反应包括女性男性化症状、肝功能异常、乳腺发育滞后和血脂异常;雌激素联合生长激素治疗:雌激素治疗建议从12岁开始,初始剂量为成人替代治疗的1/10~1/8。

2.雌激素治疗

①治疗目标:诱导并维持第二性征发育;促进子宫发育,获得生育潜能;促进骨骼生长及骨密度增加;降低心血管疾病风险;促进大脑发育提高认知功能;促进其他雌激素依赖的器官发育和生理功能。②起始治疗时机:国际公认的TS患者雌激素替代治疗的起始年龄为12~13岁,部分骨龄较小身高增长潜力较大、以身高增长为主要诉求的TS患者,可将治疗延迟至14~15岁。③雌激素替代剂量:需要生长激素治疗的TS患者,雌激素初始剂量可为成人替代剂量的1/10~1/8。国内应用最广泛的药物是口服戊酸雌二醇(商品名:补佳乐,单片剂量为1mg),起始剂量为0.25~0.5mg,之后每6个月增加0.25~0.5mg,根据血清雌二醇水平、促性腺激素水平或子宫发育情况进行调整,最大剂量通常不超过2mg/d。④给药时间:对于正在生长激素治疗的青少年TS患者,建议晚上给药。⑤雌激素剂型:雌激素剂型主要有经皮贴剂、肌内注射及口服雌激素。目前无推荐剂型,我国以口服戊酸雌二醇为首选。

3.其他治疗

雌孕激素联合治疗维持正常月经周期,维持女性第二性征和预防骨质疏松;对于有生育需求,且确诊较早能检测到卵子存在的TS患者,可通过辅助生殖技术实现生育目标;含有Y染色体物质的TS患者,发展为性母细胞瘤的风险为5%~30%,建议行性腺切除术;TS患者因身材矮小和第二性征发育不良的可能会出现精神、心理问题,必要时需要给予心理支持。随着生物医学不断发展,将来针对TS的治疗手段将以干细胞和再生医学为基础。干细胞是具有增殖、分化和自我更新潜能的细胞,体细胞通过引入外源基因去分化为多能干细胞,其较胚胎干细胞具有避免免疫排斥的优势,以此为基础研究发病机制,开发治疗该疾病的新方法。

十、疗效及转归

流行病学资料表明,TS患者的总体死亡率是正常人群的3倍,主要的死因是心血管事件,而很多患者并未得到规范治疗。早期诊断、及时启动生长激素和雌激素的治疗以及多学科团队的护理和心理认知的辅导,是治疗的关键因素。同时,TS患者具有临床表现多样、症状出现时间多变、涉及学科较多的特点,需要长期随访。

参考文献

[1]Gravholt CH, Andersen NH, Conway GS, et al. Clinical practice guidelines for the care of girls and women with Turner syndrome:proceedings from the 2016 Cincinnati International Turner Syndrome Meeting[J]. Eur J Endocrinol, 2017, 177(3):G1–G70.

[2]Cui X, Cui Y, Shi L, et al. A basic understanding of Turner syndrome:Incidence, complications, diagnosis, and treatment[J]. Intractable&Rare Diseases Research, 2018, 7(4):223–228.

[3]Huang AC, Olson SB, Maslen CL. A Review of Recent Developments in Turner Syndrome Research[J]. Journal of Cardiovascular Development and Disease, 2021, 8(11):138.

[4]Bondy CA. Care of Girls and Women with Turner Syndrome:A Guideline of the Turner Syndrome Study Group[J]. The Journal of Clinical Endocrinology&Metabolism, 2007, 92(1):10–25.

[5]Schoemaker MJ, Swerdlow AJ, Higgins CD, et al. Mortality in Women with Turner Syndrome in Great Britain:A National Cohort Study[J]. The Journal of Clinical Endocrinology&Metabolism, 2008, 93(12):4735–4742.

王洪娜(撰写) 张悦凤(审校)

X染色体缺失

X Chromosome Deletion,XCD

X染色体缺失症是一种影响女性的疾病,由两条X染色体中的一条缺失引起。该疾病可能表现为身材矮小、颈部皮肤多皱褶、颈后发际线低、手脚浮肿、骨骼异常、卵巢功能减退或早衰,以及肾脏问题、心脏缺陷等。1938年,Turner首次描述了Turner Syndrome(TS)的特征,1959年确定TS的致病机制是X染色体单体,约有45%的病例存在45,X,而X染色体缺失症核型表现为45,X,因此该疾病归属于Turner Syndrome,具体内容将在Turner Syndrome章节进行描述。

马赛克X单体
Mosaic Monosomy X,MMX

是Turner综合征的亚型,具体在Turner综合征章节描述。

结构X染色体异常导致的Turner综合征
Turner Syndrome Caused by Structural Abnormalities of the X Chromosome,TSCSAXC

是Turner综合征的亚型,具体在Turner综合征章节描述。

第五十九节 Ulbright-Hodes综合征
Section 59 Ulbright-Hodes syndrome,UHS

关键词:肾发育不良;生长迟缓;短肢畸形;外生殖器异常;Potter样面容
Keywords:Renal dysplasia;Growth retardation;Nanomelia;External genital;abnormality;Potter facies

一、概述
Ulbright-Hodes综合征(Ulbright-Hodes syndrome,UHS),也称肾发育不良肢体缺陷综合征。1984年,Ulbright等人首次描述该综合征,1990年Schrander-Stumpel等人报道了两名儿童(一男一女),他们出生后不久死于呼吸衰竭,临床特征包括生长迟缓、Potter样面容、上肢短肢畸形、肋骨异常、肾发育不良和外生殖器异常。Schrander-Stumpel等人认为这两例患儿与Ulbright等人1984年报道的新综合征属于同一类疾病症候群,遂建议将其命名为Ulbright-Hodes综合征。

二、定义
Ulbright-Hodes综合征是一种非常罕见的、致命性的常染色体隐性遗传病,特征为肾发育不良、生长迟缓、短肢畸形、外生殖器异常和Potter样面容。

三、流行病学
Ulbright-Hodes综合征比较少见,截至目前,全世界共报道了6例患儿,发病年龄在新生儿期,患病率小于1/1,000,000,这些病例都在出生后不久死于严重的呼吸衰竭,其原因是肺发育不良和肾发育不良引起的呼吸衰竭。

四、病因及发病机制
它是常染色体隐性方式遗传,导致该疾病的缺陷基因位于常染色体上,需要两个缺陷基因的拷贝才能表现出来。具体的遗传机制尚不明确。

五、临床表现
产前检查存在发育迟缓、羊水过少,婴儿存在身材矮小、先天性前臂和掌骨短、肱骨和桡骨融合、尺骨缺失、桡骨严重发育不全、腓骨缺失、双侧马蹄内翻足、枕部突出、短颈、肋骨异常、肾发育不良、外生殖器异常以及Potter样面容(鼻根凹陷、鼻子呈喙状,鼻翼宽,上唇长而下垂,上牙槽嵴突出,轻度小颌畸形)。

六、辅助检查
2009年之前共报道的3例患者,均在出生后不久死于呼吸衰竭,通过尸检描述了患者的临床特征。2009

年首次通过超声检查对妊娠21周的孕妇进行的胎儿的诊断,因此产前的超声检查是非常重要的辅助检查手段。该疾病患者的染色体检查往往是正常的。X线和MRI检查可以发现患儿骨骼系统异常和颅面畸形。

七、诊断

当产前超声检查发现胎儿存在严重的羊水过少和生长迟缓,高度怀疑本病,另外结合患儿出生后典型的多系统异常:包括Potter样面容、四肢畸形、外生殖器异常,尸检时可以发现肾脏发育不良,结合产前检查和产后患儿特征,可以考虑该诊断。

八、鉴别诊断

(1)血小板减少和桡骨缺如综合征:其主要特征是双侧桡骨缺失和血小板减少,约5%的病例描述有上肢短缺综合征,然而该疾病尚无腓骨发育不全和肾发育不良的报道。

(2)中胚层侏儒综合征:可表现为尺骨、腓骨和下颌骨发育不全,不包括肾脏异常。

(3)Schinzel-Giedon综合征:其特征是肾畸形、足畸形,但不包括尺骨和腓骨缺失,以及面部、肋骨和手部异常。

(4)Robert综合征:患者存在骨骼发育异常,但没有头眼畸形和肾发育不良。

(5)2型成骨不全:其特征是四肢严重缩短、肱骨远端分叉、股骨远端圆形、胸部小、脊柱侧凸、马蹄内翻、拇指外展和腭裂,但缺乏肾发育不良,是鉴别的要点。

九、治疗策略

该疾病是一种致死性遗传性疾病,患儿存在肾发育不全、肺发育不全,出生后数小时会死于严重的呼吸衰竭,尚无有效的治疗措施。

十、疗效及转归

该疾病预后差,尚无生存病例。筛查和早期产前诊断将有助于发现受累胎儿,并有助于选择终止妊娠。最后,应对父母及其家人进行检查,并告知他们下次怀孕时复发的风险。

参考文献

[1]Anil R, Sherke D S U S. A Rare Case of Ulbright-Hodes Syndrome[J]. International Journal of Development Research, 2015.

[2]Maruotti G M, Agangi A, Napolitano R, et al. Prenatal Diagnosis of Ulbright-Hodes Syndrome[J]. Journal of Ultrasound in Medicine, 2009, 28(3):385-388.

[3]Samal S, Ghose S, Rathod S. Renal Dysplasia-Limb Reduction Defect Syndrome[J]. Journal of Clinical Neonatology, 2015, 4(1):38.

[4]Schrand-Schumpel C, de Die-Smulders C, Fryns J P, et al. Limb Reduction Defects and Renal Dysplasia:Confirmation of a New, Apparently Lethal, Autosomal Recessive MCA Syndrome[J]. Am J Med Genet, 1990, 37(1):133-135.

[5]Ulbright C E, Hodes M E, Ulbright T M, et al. New Syndrome:Renal Dysplasia, Mesomelia, and Radiohumeral Fusion[J]. American Journal of Medical Genetics, 1984, 17(3):667-668.

王洪娜(撰写) 张悦凤(审校)

第六十节 VACTERL/VATER联合征

Section 60 VACTERL/VATER association, VAA

关键词:脊柱畸形;气管食管瘘;肾发育畸形;桡骨发育不良;心脏发育缺陷;肢体畸形;肛门闭锁

Keywords: Vertebral defects; Trachea esophageal fistula; Renal defects; Radial dysplasia; Cardiac defects; Limb anomalies; Anal atresia

一、概述

VACTERL/VATER联合征(VACTERL/VATER association, VAA)是一组非随机出现的先天性联合畸形。1972年,Quan和Smith首次描述了这种相关缺陷的组合。目前,该联合征尚无明确诊断标准,主要依据特征性临床表现进行诊断。其疾病情况较为复杂,常需多学科联合治疗。畸形的种类和程度与预后密切相关,若能实现最佳手术矫正,预后可能相对较好。

二、定义

VACTERL/VATER联合征是一组非随机出现的先天性联合畸形。特征包括脊柱畸形（Vertebral defects，V），肛门闭锁（Anal atresia，A），气管食管瘘（Trachea esophageal fistula，TE）伴食管闭锁（Esophageal atresia），肾发育畸形（Renal defects，R），桡骨发育不良（Radial dysplasia，R），心脏发育缺陷（Cardiac defects，C）和肢体畸形（Limb anomalies，L），通常存在以上至少三种特征。

三、流行病学

由于各种研究使用了不同的诊断标准和确定方法，无法获得确切的患病率和发病率数据，但据报道，这种关联发生在<(1~9)/100,000名婴儿中，发病率为1/10,000~1/40,000活产婴儿。在某些族群中，未发现特定的地理分布差异或发病优势。

四、病因及发病机制

VACTERL/VATER联合征的病因尚不清楚，有研究表明可能是在胚胎4~6周胚层的某个特定区域受损后导致发育异常，该联合征是否具有遗传性还存在争议。基于人类个体或家族的一些研究显示该联合征可能与线粒体功能障碍、基因拷贝数变异、*HOXD13*基因突变、*ZIC3*基因突变等相关，某个关键基因的突变可能导致多条信号通路的异常，最后引起组合性畸形。个案虽然有关于因果关系的提示，但迄今为止只有一小部分患者确定了病因。

五、临床表现

（1）脊椎异常：研究表明，60%~80%的患者报告了脊椎异常，通常伴有肋骨异常。脊椎异常包括分割缺陷，例如半椎体、蝶形椎体、楔形椎体（后两种描述指发育不良椎体的形状），以及椎体融合、椎体多生或缺失以及其他形式的椎体发育不良。

（2）肛门直肠畸形：55%~90%的患者发生肛门闭锁/直肠闭锁，完全性肛门闭锁通常在出生后立即发现，通常是通过常规检查或由于无法通过直肠测量婴儿的体温。然而，其他形式的狭窄在初次检查时可能在解剖学上表现正常，在临床上可能出现梗阻症状。

（3）肾异常：肾异常（50%~80%），包括肾发育不全、马蹄肾、囊性和/或发育不良肾。

（4）心脏缺陷：据报道，40%~80%的VACTERL综合征患者存在心脏畸形。对于心脏畸形的高变异率的一种解释可能与某些研究中的确定偏差有关。

（5）气管食管瘘（Tracheo-esophageal fistula，TEF）：可发生多种亚型，并可伴有或不伴有食管闭锁。总的来说，50%~80%的患者发生TEF。TEF的早期症状包括产前发现的羊水过多或无胃泡，出生后无法立即通过鼻胃管以及进行婴儿期吞咽，出现婴儿期窒息。

（6）泌尿生殖系统异常：常作为肛门直肠畸形的一部分，但在没有肛门闭锁或肛门闭锁的患者中也可能发生异常。总的来说，高达25%的VACTERL综合征患者出现泌尿生殖系统异常，并且可能不如肛门闭锁明显，例如连接GU和肛门直肠束的瘘管。

（7）肢体畸形：40%~50%的患者出现肢体畸形。虽然经典定义为桡骨异常，包括拇指发育不全/发育不全，但许多其他肢体异常被归因于（可能是错误的）VACTERL相关，包括多指畸形和下肢异常。还报告了其他类型的肢体异常。

虽然上述畸形被认为是核心成分特征，但在受影响的患者中已经描述了许多其他畸形。

六、辅助检查

脊柱畸形主要通过X线、超声、脊柱MRI，泌尿生殖系统异常可做腹部超声检查，心脏多普勒超声检查心脏畸形，肾脏超声检查肾脏畸形，肢体畸形多通过X线检查。并联合查体以及体检。产前检查多行超声波以及MRI检查。

七、诊断

1. 产前诊断

产前检测VACTERL关联征，无论是通过超声波还是更复杂的方法，如产前超声心动图或MRI，在很大程度上取决于医师的技能和经验。某些线索可以提示VACTERL型异常,如TEF引起的羊水过多和缺乏胃泡,以及肛门闭锁引起的结肠扩张。其他特征,如某些类型的脊椎异常、心脏畸形、肾脏异常和肢体异常,可以通过产前超声更容易地确定。需要强调的是,发现单一脐动脉(Single umbilical artery,SUA)可能是诊断的第一条线索。SUA的存在应始终导致仔细的产前检查,以确定VACTERL关联征特征以及其他先天性异常。

2. 产后诊断

关于严格的诊断标准,目前还没有明确的共识,基于上述先天性畸形的存在,VACTERL关联征的诊断基于临床。目前许多临床医生和研究人员对诊断的要求各不相同。许多(但不是全部)诊断需要至少三个成分特征,不需要临床或实验室证据,而其他人则强调存在某些成分特征,尤其是TEF或肛门直肠畸形(Anorectal malformations,ARM)。另一种诊断方法涉及需要存在空间上不同的异常(例如同一患者的膈上下均发生)。

目前常用的诊断标准为大多数临床医生和研究人员要求至少有三种成分特征:①至少存在脊柱畸形、肛门闭锁、气管食管瘘伴食管闭锁、肾发育畸形、桡骨发育不良、心脏发育缺陷和肢体畸形等7项畸形中的3项;或②至少存在其中2项且有一级家属受累;或③至少存在其中2项且伴发其他畸形。

八、鉴别诊断

1. Alagille综合征

临床特征为脊椎异常、心脏异常;可能有肾脏异常,但其不同于VACTERL关联征的是可存在胆管缺乏和胆汁淤积、眼科异常(尤其是后胚胎学)、神经异常、特征性面部外观,病因是*JAG1*、*NOTCH2*基因杂合突变。

2. Baller-Gerold综合征

以中线结构异常为特点,可伴有肛门异常,其不同于VACTERL关联征的为颅缝早闭以及皮肤异常。病因是*RECQL4*基因杂合突变。

3. CHARGE综合征

临床特征可有心脏畸形、泌尿生殖系统异常,也可能包括TEF,其不同于VACTERL关联征的为结肠、后鼻孔闭锁、神经认知和生长障碍、耳异常、颅神经功能障碍、特征性面部特征。病因为*CHD7*基因杂合突变。

4. Currarino综合征

特征有骶骨畸形和ARM,其不同于VACTERL关联征的特征是骶骨前块。病因为*HLXB9*杂合突变/缺失。

5. 22q11.2缺失综合征又称DiGeorge综合征或Velocardioface综合征

特征可有心脏畸形、肾脏异常和其他VACTERL型异常,其不同于VACTERL关联征的特征为低钙血症、腭异常、学习困难、免疫功能障碍、神经精神障碍、特征性面部特征。病因为染色体22q11.2的一个拷贝缺失。

6. Fanconia贫血

几乎所有的VACTERL关联特征都可能出现,不同于VACTERL型的是其存在血液学异常、色素沉着异常。病因为多基因中的隐性或X连锁突变。

7. Feingold综合征

其特征有胃肠道闭锁、心脏缺陷、肾脏异常,不同于VACTERL型是其可存在脚趾并指、小头畸形、认知障碍、特征性面部外观。病因为MYCN杂合突变。

8. Fryns综合征

特征可有胃肠道畸形、心脏缺陷、泌尿生殖系统异常,不同于VACTERL型是其可存在膈肌缺损、神经认知障碍、特征性面部外观,目前病因尚未明确。

9. Holt-Oram综合征

特征可有心脏畸形、肢体畸形,不同于VACTERL型是多有心脏传导疾病,病因为*TBX5*杂合突变。

10. MURCS联合征又称为Mayer-Rokitansky-KüsterHauser综合征Ⅱ型

特征可有脊椎异常、肾脏异常、泌尿生殖系统异常和肛门直肠畸形,也可能有心脏和肢体异常。不同于

VACTERL型是可有并指征和听力损失,目前病因尚未明确。

11. Oculo-auriculo-vertebral 综合征

特征有脊椎异常、心脏异常、肢体异常、泌尿生殖道异常,不同于VACTERL型是耳部异常(小耳畸形)、半面部微粒症、神经认知障碍、面部裂,目前病因尚未明确。

12. Opitz G/BBB 综合征

特征有肛门异常、心脏缺陷、TEF、尿道下裂,不同于VACTERL型是器官过距,并指。病因为X连锁形式:*MID1* 杂合/半合突变;常染色体显性遗传型:部分病例因缺失22q11.2引起。

13. Pallister-Hall 综合征

特征有肛门闭锁、肾脏异常、肢体异常(轴后多指畸形应作为Pallister-Hall综合征重要特征),不同于VACTERL型是可有下丘脑错构瘤、会厌裂(包括更严重的裂)、指甲发育不全,病因为*GLI3*杂合突变。

14. Townes-Brocks 综合征

特征有肛门闭锁、拇指异常、肾脏异常、心脏异常,不同于VACTERL型是耳发育不良,听力损失。病因为*SALL1*杂合突变。

15. VACTERL-H

特征为所有VACTERL型核心畸形都存在,不同于VACTERL型是存在脑积水。病因学为:*PTEN*杂合子突变,*ZIC3*杂合子/半合子突变;已报道为X连锁和隐性遗传。

九、治疗策略

总的来说,受影响个体的管理可能被认为分为两个阶段。VACTERL联合征病情多复杂,需多次手术,术后护理要求高,需多学科联合治疗。

首先,严重的心脏畸形、肛门闭锁和TEF等影响生活的情况可以在新生儿期或情况允许的条件下通过手术进行处理。例如,肛门闭锁可以立即行结肠造口术,然后进行再吻合术和"拉通"手术;伴随的泌尿生殖系统异常也经常分阶段治疗。根据先天性缺陷的具体类型,心脏畸形的矫正也可能需要多次手术。TEF通常在一次手术中修复,但后期并发症(如瘘管复发)可能需要更多的手术。

其次,许多先天性畸形可能导致长期后遗症。治疗VACTERL相关性患者的一个最重要原则是认识到一些先天性畸形可能是微妙的,但在医学上很重要,例如脊椎异常可能导致后期严重背痛,或肾异常可能导致感染、肾结石和肾功能下降。管理临床医生必须牢记这些长期问题。

十、疗效及转归

本联合征中畸形的种类和程度与预后密切相关,如果可以实现最佳的手术矫正,预后可能相对较好,仍然有一些患者终生会继续受到先天畸形的影响。但是与VACTERL相关的患者往往不会出现神经认知障碍。有研究表明,VACTERL联合征患儿存在食管闭锁时,预后不良的比例较高。VACTERL联合征疾病转归的相关因素,目前尚未有大样本研究。

参考文献

[1] Solomon BD. VACTERL/VATER association[J]. Orphanet J Rare Dis, 2011, 6:56.

[2] Totonelli G, Catania VD, Morini F, et al. VACTERL association in anorectal malformation:effect on the outcome[J]. Pediatr Surg Int, 2015, 31:805-808.

[3] 陆澄秋,陈超,梁雪村,等. 新生儿VACTERL/VATER联合征2例并文献复习[J]. 中华实用儿科临床杂志, 2014, 29(12):957-959.

刘文静(撰写)　张悦凤(审校)

第六十一节 肾母细胞瘤-无虹膜-泌尿生殖系统异常-智力障碍综合征

Section 61　Wilms tumor-aniridia-genitourinary anomalies-intellectual disability syndrome, WAGRS

关键词：肾母细胞瘤；虹膜缺失；泌尿生殖系统畸形；智力发育迟缓

Keywords: Wilms tumor; Aniridia; Genitourinary anomalies; Mental retardation

一、概述

WAGR综合征（WAGR syndrome, WAGRS），又称肾母细胞瘤-无虹膜-泌尿生殖系统异常-智力障碍综合征（Wilms tumor-aniridia-genitourinary anomalies-intellectual disability syndrome），是一种罕见的常染色体显性遗传的多发性先天异常综合征。1964年，德国医生Miller等首次报道了Wilms tumor。该综合征病因主要与11号染色体上11p13的PAX6以及WT1基因缺失有关。由于缺失的基因数量和多少不同，临床表现不同。最常见的临床表现为肾母细胞瘤、无虹膜症、泌尿生殖系统异常和智力发育障碍，这四种疾病也是WAGR综合症名称的来历。最常见缺失的是PAX6和WT1基因，PAX6基因的缺失可以出现眼部症状，而WT1基因的缺失，可以导致肾母细胞瘤和泌尿生殖系统先天性功能异常。WAGR综合征没有治愈方法。然而，WAGRS儿童受益于早期医疗支持和发育干预，包括物理、职业和语言治疗。特殊教育服务也是有益的。然而早期诊断仍面临许多困难。

二、定义

WAGRS是一种罕见的遗传疾病，主要特征为典型的肾母细胞瘤（Wilms瘤）、虹膜缺失、泌尿生殖系统畸形（从性模糊到睾丸异位）及不同程度的智力发育迟缓四联症。青光眼或白内障也是可能的，少数患者会出现肾功能衰竭，少数患者可能出现肥胖和重复幻觉。

三、流行病学

WAGRS是一种连续基因缺失综合征。患儿大多出现在新生儿/婴儿期，伴有散发性无虹膜。估计患病率为1/1,000,000~1/500,000。统计资料显示，三分之一的无虹膜症患者伴有WAGR综合征。大约每1,000位肾母细胞瘤患者中就有7位的原发病就是WAGR综合征。1964年Miller首次报道了Wilms瘤、虹膜缺失、泌尿生殖系统畸形以及智力发育迟缓之间有相关性。1978年Riccardi首次提出将有11号染色体基因缺失伴有Wilms瘤、虹膜缺失、泌尿生殖系统畸形以及智力发育迟缓等病例定义为WAGR综合征。

四、病因及发病机制

WAGRS是一种罕见的由11p13远端片段缺失引起的多发性先天性异常综合征，其染色体缺失大小从1.0Mb到26.5Mb个碱基对不等，平均为11.0Mb个，致病原因为11号染色体短臂1区3带（11p13）上的无虹膜基因（PAX6）及Wilms基因（WT1）缺失。PAX6基因缺失不仅会导致虹膜缺失，也可导致大脑发育异常及智力障碍；WT1基因是胎儿肾脏发育的关键，其缺失是导致泌尿生殖系统异常及Wilms瘤的原因，WAGR综合征的儿童患肾母细胞肿的风险为45%~60%。大多数WAGRS并不具有遗传性，而是在生殖细胞（精子或卵子）的形成过程中，或是在胚胎早期发育过程中，由于随机事件染色体缺失而诱发的。部分病例的诱因是其体内的父源或母源11号染色体缺失部分片段。在这部分病例中，患者母亲或父亲染色体发生重组（平衡易位），而在此类平衡易位过程中，并没有新增或减少任何基因。染色体平衡易位通常并不会使患者的身体状况出现问题。可是，当这些染色体被遗传给下一代时，它们原先的易位平衡状态可能就会被打破。后代体内可能会再次发生染色体重组（非平衡易位），染色体上可能会增加或缺失一些基因。从而增加并发肾母细胞瘤，无虹膜症，泌尿生殖系统异常，智力障碍等疾病的风险。

五、临床表现

典型的临床四联征包括：Wilms瘤、虹膜缺失、泌尿生殖系统畸形及智力发育迟，具体表现如下。

（1）Wilms瘤：儿童最常见的肾癌类型，WAGRS中肾母细胞瘤的发生率为50%，发病年龄通常在1~3岁，极少数情况下可能发生在8岁以后，最晚报告为19岁。患者常并发肾小球肾炎、肾病综合征，肾功能衰竭也是较常见的临床表现。

(2)眼部发育异常:其中绝大部分患者存在虹膜缺失,可以表现为虹膜发育不全、视力降低、无虹膜相关角膜病;不典型的眼部异常表现还包括青光眼、白内障、眼球震颤、眼睑下垂、失明等。

(3)泌尿生殖系统异常:①男性患者中最常见的表现为隐睾,另有尿道下裂、小阴茎、阴囊发育不全等。②女性患者多为条纹卵巢及双角子宫,以及子宫、输卵管、阴道畸形。③部分患者可见生殖器不清、重复或异位输尿管、发育不良或马蹄形肾、单侧肾发育不全、肾囊肿以及另有少部分患者出现性腺退化、性腺母细胞瘤等。

(4)智力发育迟缓:是最常见的神经系统表现,轻度至中度智力残疾最常见(IQ 50~70),一些智商正常/接近正常的人。约半数患者会有小头症和生长发育不良现象,头面部体征可表现为嘴唇突出,下颌过小与外形较怪的耳朵。

(5)其他表现

1)听力和感觉处理障碍。

2)BDNF基因缺失:主要表现为:肥胖、食欲过盛、疼痛行为反应降低、认知能力下降。

3)行为和精神异常:焦虑症、注意力缺陷多动障碍(ADHD)、自闭症、抑郁症、强迫症、暴躁、崩溃、攻击性强。

4)心肺异常:先天性缺陷(卵圆孔未闭、房间隔或室间隔缺损、瓣膜发育不全、动脉导管未闭、肺动脉高压、法洛四联症)、心肌病、气管软化、喉软化、支气管软化、复发性肺炎、阻塞性睡眠呼吸暂停。

5)慢性肾病:其中局灶节段性肾小球硬化(FSGS)的发生率在60%左右,主要症状为高血压、蛋白尿、高甘油三酯血症。

6)头、耳、鼻、喉:顶孔扩大、低位耳、耳廓异常、扁桃体和/或腺样体增大、复发性中耳炎、复发性鼻窦炎、高拱形腭裂、咽狭窄、小颌畸形、牙齿小、缺失、畸形、牙齿错合、乳牙延迟缺失、听力障碍(感觉神经性)、脑干反应异常或听觉诱发电位异常。

7)胃肠道异常:急性或慢性胰腺炎、胃食管反流病(GERD)、慢性便秘、胆结石、胆固醇沉着症、胆道闭锁、肠道旋转不良、膈疝。

8)代谢和内分泌异常:早发性肥胖、胰岛素抵抗、糖尿病、血脂异常、性早熟。

9)肌肉骨骼畸形:肌肉高张力\低张力、脚趾行走、跖骨内收肌、并指、斜指、身材矮小、脊柱侧凸、骨软骨瘤病。

10)神经系统异常:小头畸形、松果体发育不良、颅神经缺失或发育不良、胼胝体发育不全、颅内高压、癫痫。

11)睡眠障碍:阻塞性睡眠呼吸暂停。

六、辅助检查

淋巴细胞高敏法染色体分析,超声筛查:筛查肾母细胞瘤,尿蛋白检测以及血肌酐、血尿素氮检测。产前检查包括:二维和三维超声以及胎儿MRI扫描和微阵列分析以及羊水的细胞学检查。

(1)影像学检查 如头颅磁共振成像(MRI)、腹部超声、CT等,用于发现病变。

(2)基因检测 可明确是否存在相关基因突变。

(3)WAGRS的诊断主要依据典型的临床四联征和基因检测结果。对缺乏典型症状、体征的患者,可通过行淋巴细胞高敏法染色体分析,以进一步证实细胞染色体11p13 WT1和PAX6的缺失来明确诊断。

(4)WAGRS散发性虹膜缺失体征易在新生儿期发现,由于约三分之一的散发性先天性虹膜缺失的患儿是WAGRS,因此对此类患儿通常要做WAGRS筛查。对于微小的染色体缺失,淋巴细胞高敏法染色体分析法可能检测不出,分子细胞遗传学荧光原位杂交法(FISH)检测可以提高微小染色体缺失的检出率。一经明确诊断,必须对患儿定期排查双肾Wilms瘤,推荐6岁之前的患儿每3个月做1次肾脏超声检查,6~8岁每6个月做1次详细的腹部体格检查,8岁以后改为每6~12个月1次。对任何年龄WAGRS患者,临床医生应对其高度警惕可能发生Wilms瘤。

七、诊断

(一)产前诊断

(1)胎儿脑 MRI:证实胼胝体发育不全,侧脑室向后扩大。

(2)胎儿超声心动图:轻度至中度双心室肥厚,右侧少量心包积液。

(3)细胞遗传学研究:胎儿羊水检测。

(二)产后诊断

(1)大多数WAGRS病例在孤立性无虹膜婴儿中发现,其中30%的特征性缺失呈阳性(11p13)。

(2)在极少数情况下,无虹膜可能不存在。患有肾母细胞瘤和生殖器异常的儿童也可能需要进行基因检测。

(3)罕见:未受影响的父母染色体平衡易位,基因嵌合缺如。

(4)基因检测:

1)可以从淋巴细胞高分辨率染色体研究开始(至少550条带)。

2)如果染色体正常,则应进行额外的荧光原位杂交(FISH)研究,以确定 *PAX6* 基因(无虹膜)和 *WT1* 基因(肾母细胞瘤)的缺失。

3)阵列比较基因组杂交(aCGH)和多重连接依赖探针扩增(MLPA)也可用于研究具有临床意义的基因 B*DNF*、*EXT2* 和 *ALX4* 的缺失。

八、鉴别诊断

(1)Denys-Drash 综合征(Denys-Drash syndrome,DDS):该病是与肾功能衰竭相关的 *WT1* 基因突变,而不是缺失有关。早期以肾病综合征为主要表现,伴有XY假两性畸形和肾母细胞瘤或两者之一。肾脏病理以弥漫性系膜硬化为主要特征,多发生在两岁以内,很快进展至终末期肾衰死亡。

(2)Frasier 综合征(Frasier syndrome,FS)是一组以进行性肾功能损害、性腺发育不良、泌尿生殖系统畸形为特征的临床综合征,极其罕见。本病与Wilms瘤易感基因1(Wilms tumor 1,WT1)突变相关。患者通常具有局灶性节段性肾小球硬化(Focal Segmental Glomerulosclerosis,FSGS)、XY假两性畸形和性腺母细胞瘤的高发病率。

九、治疗策略

WAGRS没有治愈方法。然而,WAGRS儿童受益于早期医疗支持和发育干预,包括物理、职业和语言治疗。特殊教育服务也是有益的。然而早期诊断仍面临许多困难。

(1)Willm瘤:一旦诊断明确,必须对患者定期排查双肾Willm瘤。出生时应开始监测/且每3个月通过腹部超声判断WAGRS,直到8岁。8岁以后,超声检查的频率可能会降低,同时定期进行腹部触诊,评估高血压和血尿;密切监测恶性转化。一旦发现Willm瘤首选外科手术治疗,然后根据病理类型、临床分期、年龄以及一般状况综合考虑决定是否需要行化疗和(或)放疗等综合治疗。具体手术或者化疗治疗方案应参考肿瘤学/血液学。

(2)无虹膜畸形:①视力减退:避免使用隐形眼镜,尽可能使用不含防腐剂的眼药水,及时治疗结膜炎。②应尽量减少手术干预,以避免并发症,必要时可行人工虹膜植入,但是可增加青光眼发病率。③其中50%~85%的患者有白内障,除非视力明显受限,否则应避除手术。④青光眼:尽可能使用不含防腐剂的药物,必要时手术干预。⑤无虹膜相关角膜病:无防腐剂、无磷酸盐润滑液滴(透明质酸、半氟化烷烃、右旋泛醇软膏等),热敷和眼睑按摩,低剂量环孢素A滴眼液,自体血清或血浆滴眼液,羊膜提取物滴眼液或眼贴,避免使用VEGF拮抗剂滴眼液,角膜/角膜缘干细胞移植,波士顿人工角膜(K-Pro)。

(3)其他治疗:慢性肾病:早期诊断和积极治疗ACE抑制剂药物可能会减缓进展,有时会持续多年,严重者甚至透析或肾移植。泌尿生殖系统异常、智力发育迟缓、听力以及感觉障碍、行为和精神障碍、心肺异常、胃肠道异常、代谢和内分泌异常、肌肉骨骼畸形、神经系统异常、睡眠障碍分别参考相应专业诊疗指南。

十、疗效及转归

WAGRS的预期寿命尚未研究,但早期发现并及时治疗限制寿命的疾病,如肾母细胞瘤和终末期肾功能衰竭,从而为肿瘤的早期微创手术和化疗/放疗赢得时机,可以改善长期预后。尽管临床表现各异,但目前的数据显示儿童预后较好。在WAGRS患儿中,SARS-CoV-2感染可导致非特异性症状且CT扫描结果正常。正确的诊断、有效的隔离和监测、成功的管理可改善患儿预后,缩短感染周期。

参考文献

[1]Fischbach BV, Trout KL, Lewis J, et al. WAGR syndrome:a clinical review of 54 cases[J]. Pediatrics, 2005, 116(4):984-988.

[2]Morris J, Kalish JM. Results From the WAGR Syndrome Patient Registry:Characterization of WAGR Spectrum and Recommendations for Care Management[J]. Front Pediatr, 2021, 9:733018.

[3]Tezcan B, Rich P, Bhide A. Prenatal Diagnosis of WAGR Syndrome[J]. Case Rep Obstet Gynecol, 2015, 2015:928585.

[4]马建,高婧慧,黄艳,等.多学科联合诊治WAGR综合征1例[J].中华儿科杂志,2022,60(4):358-360.

[5]Nishizawa H, Motobayashi M, Akahane M, et al. Neuropsychological and neurophysiological features of WAGR syndrome:Detailed comprehensive evaluation of a patient with severe intellectual disability and autism spectrum disorder[J]. Brain&Development, 2022, 44(3):229-233.

[6]Jomaa S, Shubat D, AlTabban M, et al. Sequences of COVID-19 in a child with WAGR syndrome:A case report[J]. Ann Med Surg(Lond), 2021, 69:102732.

[7]Shimamura Y, Okamoto T, Abe K, et al. WAGR syndrome[J]. Kidney Int, 2021, 99(1):271.

刘文静　路小燕　陈景涛(撰写)　张悦凤　雒云祥(审校)

第三章　阿拉吉尔综合征
Chapter 3　Alagille syndrome, AS

关键词:先天性肝脏疾病;胆汁淤积

Keywords:Congenital liver disease;Cholestasis

一、概述

阿拉吉尔综合征(Alagille syndrome),又称Watson-Alagille综合征、先天性肝内胆管发育不良综合征或动脉-肝脏发育不良综合征,是一种累及多系统的显性遗传性疾病。1969年,Alagille等首次报道该综合征,1975年又进一步阐述。本病具有五个典型特征,即肝内胆管缺乏导致的胆汁淤积、心脏异常、眼部异常、骨骼异常和面部特征(如前额突出等),若出现其中三个及以上特征,即可诊断为本病。目前,部分作者将肾脏异常和脑血管异常也列为主要异常。40%~50%的AS患者通过肾脏彩超可发现孤立肾、异位肾、分叉型肾盂、小型肾、单侧肾、双侧多囊肾及肾功能异常等情况。

二、定义

Alagille综合征是一种可累及肝脏、心脏、骨骼、眼睛和颜面等多系统或器官的显性遗传性疾病,常以婴儿期胆汁淤积为突出表现。

三、流行病学

AS是一种相对罕见的遗传性疾病,其全球发病率约为1/70,000,不同来源的数据有所差异,这表明它在人群中的出现频率较低。此病不分性别,男女均有发病的可能,且由于其遗传模式为常染色体显性遗传,意味着只要从父母任一方继承了突变基因,子女就有患病风险。

四、病因及发病机制

95%左右的AS因位于染色体20p12的*Jagged1*基因突变引起。该基因包含26个大小从28bp到2284bp不等外显子,包含36Kb的遗传信息,编码的细胞表面蛋白有一个较大的胞外域,包含一段信号肽,一段进化上保守的含有16次表皮生长因子样重复序列及富含半胱氨酸的区域。Jagged1蛋白及其受体(Notch受体)都位于细胞表面,通过配体—受体作用,Notch蛋白的一部分进入胞核,进而影响下游基因的表达。已证实哺乳动物大多数组织都有此基因的表达,其对心脏、肝脏、骨骼、眼睛和面部等组织器官的生长发育起着很重要的调节作用。目前已报道的突变类型包括整个基因缺失、蛋白质截断突变(包括移码和无义突变)、剪接突变和错义突变。少部分AS可能因Notch受体的突变引起。AS虽是一种常染色体显性遗传病,显性率达98%左右,但个体的表现度可有很大差别,因此表型有高度变异性。20%~30%的患儿突变来自父母之一,携带突变的父母可表现AS的一项或一项以上表现,其中以角膜后胚胎环和心脏杂音最为常见,也有表现为婴儿期短暂的胆汁淤积、蝴蝶椎骨。

五、临床表现

男女均可发病,在出生后3个月内发生轻度黄疸,肝内胆汁淤积为本病的主要特征。Alagille综合征可累及多个器官,肝脏、心脏、骨骼、眼睛异常及特殊面容是该病经典的最常见的临床表现。近年来肾脏和脑血管受累也被列入该病的主要临床特征。

1.肝脏表现

肝脏上常常表现为不同程度的胆汁淤积,致胆汁淤积性慢性肝病。绝大多数患者因为胆汁淤积的临床表现而就诊。黄疸是该病最主要的表现之一,多数在婴儿早期,尤其在新生儿期即可出现高结合胆红素血症,呈阻塞性黄疸表现。大约一半的病人黄疸持续整个婴儿期,部分患儿黄疸可能逐渐有所缓解。瘙痒是AS的突出表现,在所有胆汁淤积性肝病中最严重,往往较黄疸和胆汁淤积表现更为明显。但可能由于感觉神经发育不成熟,患儿在3~5月龄之前很少出现此症状,幼儿期后较常见,无黄疸病人亦可有瘙痒症表现。肝肿大见于绝大部分患者,包括婴儿期。脾肿大开始时少见,但随病情进展,可见于约70%的患者。因为胆汁淤积,Alagille综合征患者可有严重的高脂血症,尤其以血中胆固醇升高最明显。严重者可见多发性黄瘤,通常在生后数年内逐渐增多,随着胆汁淤积改善可消失。肝功能中胆红素升高可达正常上限的30多倍,胆汁酸可达百倍以上,血中转氨酶水平也不同程度升高,但肝脏合成功能常不受影响。凝血功能障碍常见,但多在注射维生素K1后可纠正,表明系因继发于维生素K缺乏。肝病严重程度是影响Alagille综合征人预后的主要原因。

2.心脏表现

心脏杂音是Alagille综合征第二常见的主要体征,杂音主要因肺动脉流出道或外周肺动脉的狭窄引起。外周肺动脉狭窄可单独发生,也可合并心内异常,包括法洛四联症、室间隔缺损、房间隔缺损等。文献报道病人中85%~95%可见心血管异常。Alagille等早期诊断的15例病人中有13例出现粗糙的收缩期杂音。随后的研究中发现85%的病人有心脏杂音,70%为无症状的、非进行性的肺主动脉或外周肺动脉的狭窄,12.5%的病人肺血管发育不良,8.8%的病人表现为严重的法洛四联症。心血管畸形是影响Alagille综合征病人预后的另一主要原因。

3.骨骼表现

AS综合征患者可有脊椎异常,主要表现为蝶状椎骨。特征性的蝶状椎骨表现见于33%~87%的患者。骨骼的异常通常不表现出临床症状,而在x线检查时发现。其他的骨骼异常包括指(趾)骨缩短、远端尺骨和桡骨缩短、毗连椎骨融合、第十二肋骨缺如、锥体中央透亮等。此外,AS患者可发生严重代谢性骨病、骨质疏松症及病理性骨折(尤其表现在股骨)等。

4眼部表现

眼部异常涉及角膜、虹膜、视网膜及视神经乳头等。角膜后胚胎环是最具有特征性的眼部改变。角膜后胚胎环即凸出中心位的Schwalbe's环,常出现在角膜内皮和色素层小梁组织的交界处。后胚胎环可见于56%~95%的患者,但8%~15%的正常人亦可见此表现,因此单独出现诊断价值有限,只有同时存在其他异常时才有意义。其他眼部异常包括青光眼与角膜巩膜发育不全(Axenfeld异常)、中胚层发育不全(Rieger异常)、异常的视神经乳头、小角膜等。Alagille综合征的眼部异常很少出现临床症状。

5.面部表现

Alagille综合征的面部特征为前额突出、眼球深陷伴眼距中度增宽、尖下颌、鞍形鼻并前端肥大等。特殊面容可能早在婴儿期即已存在,小婴儿以前额突出和耳发育不良多见,随年龄增长,其他各项特征渐突出。在成人,前额突出不太明显,但下颌突出更明显。头部侧面观则显扁平,但耳部突出。其他报告的面部特征包括大耳朵、复发性鼻窦炎、中耳炎、高调音等。由于前额突出和眼球深陷,许多患者面容可怖。随着研究的深入,许多其他器官的临床表现逐渐被证实与Alagille综合征有关。

除了上述的五个主要表现以外,次要临床表现主要涉及肾脏、胰腺、气管或支气管、空肠、回肠和脑血管等的一些异常。肾脏异常可见于40%~50%的Alagille综合征患者,孤立肾、异位肾、分叉型肾盂、小型肾、单侧肾、双侧多囊肾及肾发育异常等为常见表现,气管支气管狭窄、空回肠狭窄与闭锁、小结肠等亦可有报道。

Alagille综合征也可有体格和精神发育障碍、大运动发育迟缓、异常的视觉、听力和其他体觉异常、肌力减退和震颤等,但多随强化营养或肝移植而改善,提示这些改变可能是继发性的。颅内出血是最重要的颅内合并症,可发生在颅内不同部位。大多数的出血发生在无显著凝血障碍的患者。头部外伤,通常是轻微的外伤和一些病例的出血有关。最新的研究认为其和固有的颅内血管发育异常有关。

积极凝血机制异常良好的纠正和头外伤后严密监测可能减少某些病例的死亡率和致残率,同时在患儿达到一定年龄后可进行核磁脑血管的检查,以便及早发现,采取必要的预防措施。

六、辅助检查

为了明确诊断为Alagille综合征(ALGS)个体的疾病程度,建议进行以下评估。

(1)胃肠科医生的评估,包括全套肝功能检测,凝血研究,以及必要时进行血清胆汁酸,脂溶性维生素水平,肝超声,肝胆显像扫描和肝活检。

(2)全面的心脏评估,包括超声心动图。

(3)侧面胸部X线照片评估蝴蝶椎骨的存在。

(4)眼科检查以确定前房是否受累。

(5)肾功能检查和肾脏超声检查(尤其是新生儿期)。

(6)发育评估,如果发现明显的发育落后,应进行更详细的评估。

(7)测量生长参数并绘制年龄相关的生长图。

(8)医学遗传学咨询。

七、诊断

Alagille综合征临床诊断的确立依赖于综合的判断。经典的诊断标准为肝组织活检有肝内小叶间胆管数量减少或缺如,并具有至少包括慢性胆汁淤积、心脏杂音、蝴蝶椎骨、角膜后胚胎环和特殊面容等五个主要临床表现的其中三个,并排除其他可能原因。现在有些作者将肾脏异常和脑血管异常也列为主要异常。如果肝活检不表现为肝内小叶间胆管数量减少或缺如,或由于某些成年轻症病人并未进行肝活检,修订的Alagille综合征诊断标准认为符合4个或以上主要标准也可诊断。如果已知有基因突变或家族阳性史时,1个主要标准通常即可确诊。

八、鉴别诊断

Alagille综合征病人血GGT通常升高明显,因此需要和伴有GGT升高的各种婴儿期胆汁淤积症相鉴别。要将Alagille综合征从其他原因引起的高结合胆红素血症中鉴别出来有一定的困难。这是因为虽然Alagille综合征是多系统受累,但脊柱、眼科和肾脏异常的改变多无显著的临床表现,特征性的面容在婴儿早期也不显著,眼科和肾脏异常的改变多无显著的临床表现,特征性的面容在婴儿早期也不显著等。早期诊断面临的最大挑战是如何与胆道闭锁相鉴别。我们诊断的病例许多有被误诊为胆道闭锁的经历。由于胆道闭锁需要尽早手术治疗,而有报道若把Alagille综合征误诊而进行手术可使预后变差,因此如何有效区分二者显得尤为重要。肝穿刺组织活检对鉴别诊断有很大帮助。胆道闭锁的特征是小胆管显著增生,而Alagille综合征虽然在早期可不存在肝内胆管消失或减少,但也少见显著小胆管增生。然而,病理医生通常很少注意和描写小叶间胆管情况,易造成漏诊,因此对临床怀疑Alagille综合征的病人,要提示病理医生注意小叶间胆管的观察,同时要注意小胆管和小叶间胆管的区分,更好识别是否有小叶间胆管的缺失。

综上所述,Alagille综合征是婴儿期慢性胆汁淤积性肝病的重要原因之一。该综合征早期诊断困难,极易误诊为胆道闭锁,在临床工作中必须提高警惕。通过肝穿刺病理检查、眼检查及脊柱摄片等有助于早期识别,正确诊断。

九、治疗策略

1. 控制饮食

控制饮食主要是改善高脂血症,限制摄入动物性脂肪,主食之中应搭配部分粗粮,副食品以鱼类、瘦肉、豆及豆制品、各种新鲜蔬菜、水果为主,少食精制食品、甜食、奶油、巧克力等。忌糖、忌甜食,并应限制总食量。

2. 补充维生素制剂

需要注意补充维生素A、维生素D、维生素E、维生素K等脂溶性维生素。多吃富含维生素的食物,如胡萝卜、西红柿、草莓、苹果、樱桃、猕猴桃、菠萝蜜、油麦菜、卷心菜、大白菜等。必要时也可以口服维生素制剂。

3. 使用药物

瘙痒和黄色瘤已成功地使用了缓释药(熊去氧胆酸)和其他药物(消胆胺,利福平,纳曲酮)进行了治疗。然而,尽管这些治疗手段有可能缓解肝病的顽固性症状(如瘙痒症)并改善ALGS患者的生活质量,但不能认为可用来预防肝病的进展。

4. 手术治疗

肝移植仍然是目前比较有效的治疗方法。若有心血管畸形、骨骼畸形等,则需要选择合适的手术方式进行矫治。

十、疗效及转归

AS患者的预后差异较大,取决于受累器官的严重程度及并发症的管理效果。终末期肝病肝移植手术的5年生存率达到80.4%,并可改善90%受累患者的肝功能,并有一定的追赶性增长;但是,在移植后患有Alagille综合征的个体中所观察到的追赶性生长仍然低于在患有其他胆汁淤积性肝病的个体中所观察到的追赶性生长。在一项关于几种疾病肝脏移植后生存率的最新研究中,Kamath等人表明,ALGS患者的一年生存率是87%,而对照组(胆道闭锁)患者的一年生存率是96%。

参考文献

[1] 王建设. Alagille综合征[J]. 中华儿科杂志, 2008, 23(1).

[2] Balliam WF, Bezerra JA, Jansen P, et al. Intrahepatic cholestasis:Summary of all American Association for the Study of Liver Diseases single topic conference[J]. Hepatology, 2005, 42(1):222-235.

[3] 王建设, 王晓红, 王中林, 等. Alagille综合征五例临床和病理特点[J]. 中华儿科杂志, 2007, 45(4):308-309.

[4] Huang XL, Chen J, Ma M, et al. A 9-year-old Chinese boy with Alagille syndrome[J]. Chin Med J, 2007, 120(10):941-942.

[5] Heubi JE, Higgins JV, Argao EA, et al. The role magnesium in the pathogenesis of bone disease in childhood cholestatic liver disease:a preliminary report[J]. J Pediatr Gastroenterol Nutr, 1997, 25(3):301-306.

王静(撰写) 陶新朝(审校)

第四章 卡尔曼综合征
Chapter 4 Kallmann syndrome, KS

关键词:嗅觉减退;性腺功能减退;原发性闭经

Keywords:Hypoosmia;Hypogonadism;Primary amenorrhea

一、概述

特发性低促性腺激素性腺功能减退症(idiopathic hypogonadotropichypogonadism,IHH),表现为不孕不育和青春不发育。该疾病具有显著的遗传、临床异质性。伴有嗅觉缺失或减退的IHH,称为卡尔曼综合征(Kallmann syndrome, KS)。当嗅觉功能正常时,则认为是嗅觉正常的IHH(normosmic IHH, nIHH)。卡尔曼综合征是IHH的一种亚型,疾病的治疗原则和IHH完全一样。大约1950年Kallmann综合征首先在1944年由德裔美国遗传学家Franz Josef Kallmann发表的论文中被命名。1856年西班牙医生Aureliano Maestre de

San Juan已经注意到嗅觉和性腺机能减退之间的联系。在20世纪50年代,De Morsier和Gauthier报道了性腺功能减退症患者大脑部分或完全没有嗅球。若干年后,这种性腺功能减退症归因于GnRH的分泌缺陷。在患者第二性征发育之前及时予激素替代治疗,使患者重获生育能力,否则大部分患者会终身不孕,并且患骨质疏松症的风险也会增加。与nIHH相比,KS病例常有其他先天性发育异常,如唇腭裂、肾发育不全、手脚分裂、掌骨短、听力减退、镜像运动等躯体异常表现。

二、定义

由先天性下丘脑促性腺激素释放激素(GnRH)神经元功能受损,GnRH合成、分泌或作用障碍引起,导致垂体分泌促性腺激素减少,进而引起性腺功能不足,称为IHH,KS是伴有嗅觉缺失或减退的低促性腺激素型性腺功能减退症。

三、流行病学

KS的流行病学尚不清楚。国外数据显示,IHH总体发病率为(1~10)/100,000;男性发病率约为女性的5倍。在全部IHH患者中,50%~60%为KS。

四、病因及发病机制

KS发病机制尚不十分清楚。目前认为可能是起源于嗅上皮的GnRH神经元因各种原因不能正常迁徙、定位于下丘脑部位而导致完全或部分丧失合成和分泌GnRH的能力,引起下丘脑-垂体-性腺轴功能低下,不能启动性腺轴的功能,而表现为青春期发育延迟。

目前已明确多种基因突变可导致KS,如*KAL1*、*FGFR1*、*FGF8*、*GNRHR*、*PROK2*、*PROKR2*等,它们通过对GnRH神经元的发育、迁移、分泌和作用产生不同的影响,而导致疾病的发生。*KAL1*突变以X染色体隐性遗传为主,而*FGFR1*和*PROKR2*突变以常染色体显性遗传为主。遗传模式不仅局限于单基因,还可能为双基因或寡基因。但基因突变与临床表现并非简单的对应关系,这需要更多更大的样本来提高临床医生对本病的认识,基因筛查并不推荐作为常规检查。

五、临床表现

(1)第二性征不发育和配子生成障碍:青春期延迟通常是指男孩14岁时没有睾丸增大(体积小于4 ml),女孩13岁时没有乳房发育。IHH患者缺乏激活的HPG轴,表现为青春期延迟、缺席或部分发育。男性患者主要表现为无变声、小阴茎、无阴毛生长、小睾丸或隐睾、无精子生成;女性患者表现为乳腺不发育、幼稚外阴和原发性闭经。

(2)嗅觉障碍:因嗅球和嗅束发育异常,患者可表现为完全的嗅觉缺失,不能辨别香臭,但部分患者可能仅表现为嗅觉减退。

(3)相关躯体异常表现:患者还可出现面中线缺陷,如唇裂、腭裂;肾脏发育异常;短指(趾)、并指(趾);骨骼畸形或牙齿发育不良;超重和肥胖;较特异的双手连带动作(镜像运动)等表现。患有KS的一个可能的副作用是发生继发性骨质疏松症或骨质减少的风险增加。雌激素(雌性)或睾酮(雄性)对维持骨密度至关重要。缺乏睾酮或雌激素可以增加骨吸收的速度,同时减缓骨形成的速度。总的来说,这会导致骨骼变弱,脆弱,骨折的倾向更高。

(4)肾脏异常表现:部分患者可能出现肾脏数目或结构异常,如单侧肾缺如、重复肾、马蹄肾等。其中单侧肾缺如相对较为常见。部分患者可能出现输尿管畸形等情况,导致尿液引流不畅,进而引起肾积水。肾积水程度不一,轻者可能表现为肾盂扩张,重者可导致肾脏实质受压变薄影响肾动能,还可能出现一些其他泌尿系统异常,如膀胱输尿管反流,增加泌尿系感染的风险,长期可导致肾盂肾炎、瘢痕形成等,影响肾脏功能。

(5)IHH以前被认为是一种终生性疾病,近年来有研究发现,10%~20%的IHH患者自发的或接受一段时间激素治疗停药后,可恢复正常的生殖内分泌功能,称为IHH逆转。逆转的IHH患者GnRH缺乏的程度从轻度到重度不等,部分患者存在基因突变,如*TAC3/TACR3*基因突变。然而,目前还没有明确的临床指标来预测IHH患者的逆转,逆转的遗传特征也仍不清楚。有研究认为,IHH逆转可能与GnRH神经系统的可塑性有关,激素治疗可能触发了GnRH神经元网络的成熟。然而,即使发生了IHH逆转,生殖轴功能的恢复可能不是永久性的,因为一些患者会复发到GnRH缺乏的状态,因此需要对生殖功能进行长期的临床监测和评估。

六、辅助检查

(1)血清黄体生成素(LH)、卵泡刺激素(FSH)、睾酮、雌二醇:目前实验室无法检测外周血GnRH的水平,在性激素水平降低时,促性腺激素水平降低或不升高。KS患者的LH和FSH通常会降低或在正常值下限,男性睾酮或女性雌二醇会明显低于正常水平,患者的垂体前叶素通常处于正常水平。

(2)患者通常需要进行肝肾功能、血尿常规等检查,以除外慢性系统性疾病或营养不良导致的第二性征不发育。

(3)影像学检查:脑部MR,以除外各种垂体和下丘脑病变,评估嗅球、嗅束、视神经、内耳发育情况;骨密度、双肾超声和骨龄。

B超检查可帮助明确患者是否有单肾发育不全畸形。帮助明确患者是否有成骨发育不全及并指等畸形。

(4)骨龄检测:骨龄是衡量生长发育的重要标尺,对疾病鉴别诊断有重要价值。骨龄测定有多种方法,目前常用G-P图谱法:根据手掌和腕关节的骨骼形态来评定年龄,必要时加拍肘、踝、足跟和髂骨翼的X线片,用来帮助判断骨龄。正常男性骨龄达到12岁时,青春发育自然启动。IHH患者或暂时性青春发育延迟者,骨龄一般落后生物学年龄2~3年。暂时性青春发育延迟者,骨龄达到12岁时就会开始青春发育;如骨龄>12岁甚至骨骺闭合时仍无青春发育迹象,且LH、FSH和睾酮水平低下,可确诊IHH而非暂时性青春发育延迟。

(5)戈那瑞林兴奋试验:静脉注射戈那瑞林100μg,测定0和60分钟LH水平:在男性,LH60分钟≥8IU/L,提示下丘脑-垂体-性腺轴启动或青春发育延迟;或曲普瑞林兴奋试验:肌内注射曲普瑞林100μg,测定0和60分钟LH水平。对男性,LH60分钟≥12IU/L提示下丘脑-垂体-性腺轴完全启动或青春发育延迟;LH60分钟≤4IU/L提示性腺轴未启动,可诊断IHH。LH60分钟在4~12IU/L,提示性腺轴功能部分受损,需随访其变化;对女性,LH60分钟≥18IU/L,提示性腺轴功能完全启动;LH60分钟≤6IU/L提示性腺轴未启动,可诊断IHH;LH60分钟在6~18IU/L,提示性腺轴功能部分受损。

(6)嗅觉测试:若不能鉴别酒精、白醋、水和香波的气味,拟诊KS。

(7)基因诊断建议应用二代基因测序的方法,筛查 *KAL1*、*FGFR1*、*PROKR2* 和 *CHD7* 等基因。

七、诊断

男性骨龄>12岁或生物年龄>14岁尚无第二性征出现和睾丸体积增大,睾酮水平低(≤100ng/dl)且促性腺激素(FSH和LH)水平低或"正常"。女性到14岁尚无第二性征发育和月经来潮,雌二醇水平低且促性腺激素水平(FSH和LH)低或"正常"。存在相关躯体异常(面中线发育缺陷如唇裂、腭裂、掌骨短及肾脏发育异常等)表现,结合颅脑MRI表现嗅球、嗅束发育不良或未发育,鞍区MRI未见下丘脑及垂体器质性异常,而甲状腺轴功能、肾上腺轴功能、生长激素轴功能及泌乳素正常,染色体核型正常,骨龄落后,拟诊断本病。

因青春发育是一个连续变化的动态过程,因此IHH的诊断需综合考虑年龄、第二性征、性腺体积、激素水平和骨龄等诸多因素。14岁尚无青春发育的男性,应进行青春发育相关检查,对暂时难以确诊者,应随访观察,以明确最终诊断。

有KS家族史、第二性征不发育及嗅觉障碍等症状,并结合相关检查一般不难诊断。该病强调尽早诊断、尽早治疗,但由于婴幼儿期缺乏性征发育表现,且又无法接受嗅觉功能测试,往往很难识别疑似患儿,延误诊断的最佳时机,故目前KS的早期诊断一直较为困难。

八、鉴别诊断

1.多种垂体前叶激素分泌障碍

该病的患者可出现丘脑-垂体-性腺轴功能受损,因此需要与KS相鉴别,但本病通常会同时存在一种或多种其他垂体前叶激素分泌缺陷,除下丘脑-垂体-性腺轴功能受损外,同时存在一种或多种其他垂体前叶激素分泌缺陷。KS通常垂体前叶素处于正常水平。因此需筛查PRL、GH-IGF-1轴、TSH-FT4轴、ACTH-F轴功能。垂体前叶发育不良、垂体柄中断综合征、垂体和下丘脑肿瘤以及其他鞍区病变,均可致垂体前叶多种激素分泌不足。

2.体质性青春发育延迟,又称为"暂时性青春发育延迟"

绝大多数男孩在14岁之前出现青春发育表现。有少数男孩,青春发育时间会延迟到14~18岁,甚至更晚。虽然青春发育较晚,但他们成年后身高、性腺轴功能和骨密度均正常。体质性青春发育延迟可能和体型偏瘦或青春发育延迟家族史有关。如患者在骨龄达到12岁时,戈那瑞林兴奋试验中LH60分钟≥8IU/L,或曲普瑞林兴奋试验中LH60min≥12IU/L,提示体质性青春发育延迟的诊断。随访观察或小剂量睾酮补充,均为可选治疗方案。女性体质性青春发育延迟少见。

3.营养状态对青春发育的影响

过度节食、长期腹泻等病因造成营养不良,会引起两性青春发育延迟。神经性厌食是女性闭经常见原因。肥胖可致男性隐匿性阴茎和睾酮水平降低,易被误诊为IHH。在肥胖患者,睾酮水平随着体重增加而降低,他们的促性腺激素水平和睾丸体积一般接近正常。饮食控制或胃肠道手术减轻体重后,睾酮水平可明显提高。

4.慢性系统性疾病对青春发育影响

哮喘、肾病综合征、严重甲状腺功能减退症、肝硬化、炎症性肠病、地中海贫血、组织细胞增多症等,可致青春发育延迟,因此需要与KS相鉴别。

九、治疗策略

治疗目标是启动青春发育,恢复生育能力,提高骨密度,预防骨折疏松,降低心血管事件发生风险和心理治疗。

关于患者完全或者部分性嗅觉丧失(完全或部分),目前尚无有效的治疗方法。关于性腺功能减退的治疗方法,则主要采用药物治疗的方法。该病可引起患者第二性征不发育,且青春期的孩子大多较为敏感,很容易因为自己与他人的"不同"而出现自卑、焦虑等负面情绪,此时家属要重视患者的心理健康,多安慰、鼓励患者,给予患者家庭的温暖。

(1)对于男性卡尔曼患者治疗方案主要有3种,包括雄激素替代、促性腺激素生精治疗和脉冲式GnRH生精治疗。

1)雄激素替代治疗:对于暂无生育需求患者,14岁以后可予雄激素治疗,以促进男性第二性征发育,维持正常性功能、体脂成分、骨密度,同时有助于维持正常的情绪和认知,但是雄激素的治疗不能产生精子,不能恢复生育能力。初始口服十一酸睾酮胶丸40mg,一日1~3次,或十一酸睾酮注射剂125mg,肌内注射,每个月1次。6个月后增加到成人剂量:十一酸睾酮胶丸80mg,一日2~3次或十一酸睾酮注射剂,250mg,肌内注射,每个月1次。

2)HCG/HMG联合生精治疗:促性腺激素治疗可促进睾丸产生睾酮和精子,有可能恢复患者的生育功能。肌内注射HCG 2000~3000IU,每周2次,共3个月,其间调整HCG剂量,尽量使血睾酮维持在300~500ng/dl;然后添加肌内注射HMG 75~150IU,每周2~3次,联合HCG进行生精治疗。为提高依从性,可把HCG和HMG混溶于生理盐水(或注射用水)中肌内注射,每周2次。间隔2~3个月随访1次,需监测血睾酮和β-HCG水平、睾丸体积和精液常规;70%~85%患者在联合用药0.5~2年内产生精子。

3)脉冲式GnRH生精治疗:脉冲式GnRH治疗通过促进垂体分泌促性腺激素而促进睾丸发育。戈那瑞林10μg/90min。带泵3天后,如血LH≥1IU/L,提示初步治疗有效。如LH无升高,提示垂体前叶促性腺激素细胞缺乏或功能严重受损,治疗预后不佳。此后,每个月随访1次,监测FSH、LH、睾酮和精液常规,调整戈那瑞林的剂量和频率,尽可能将睾酮维持在正常中值水平,稳定后可3个月随访1次,依据患者的具体情况调整药物剂量。治疗3个月后就可能有精子生成。

(2)对女性卡尔曼患者无生育需求时,予周期性雌孕激素联合替代治疗,促进第二性征发育。有生育需求时,可行促性腺激素促排卵治疗或脉冲式GnRH治疗。

1)雌孕激素替代治疗:尽量模拟正常青春发育过程补充性激素。参考方案:起始小剂量雌激素(戊酸雌二醇0.5~1mg,qd)6~12个月;然后增加雌二醇剂量(戊酸雌二醇2mg,qd)6~12个月;如乳腺发育和子宫大小

(B超)接近或达到成年女性水平,随后可行周期性雌孕激素联合治疗(戊酸雌二醇2mg,qd×11天,戊酸雌二醇2mg+醋酸环丙孕酮1mg×10天,停药期间可有撤退性阴道出血);治疗的前2年,间隔2~3个月随访1次,观察乳腺和子宫大小变化。此后,应6~12个月随访1次。

2)促排卵治疗:脉冲式GnRH治疗,可诱导规律月经和排卵,获得妊娠机会。戈那瑞林10μg/90min;间隔2~3个月随访1次,监测促性腺激素、雌二醇、孕酮、子宫体积、卵巢体积和卵泡数目;警惕卵巢过度刺激和卵泡破裂风险。另外,可以在辅助生育专科医生指导下,行促性腺激素促排卵治疗,获卵子率近100%。

由于GnRH脉冲泵价格昂贵、佩戴不便,在临床上选择此类治疗方案的患者较少,建议育龄期IHH患者短期使用。

十、疗效及转归

KS的治疗周期受病情严重程度、治疗方案、治疗时机、个人体质等因素影响而不同,可存在个体差异该病的预后主要与是否能够及时诊断、及时治疗有关,早期诊断、早期治疗,患者的第二性征可逐步恢复。若不积极接受治疗,患者无法生育。多数男性患者在经过积极治疗后可以产生精子、完成正常性生活和射精,女性患者可以获得卵子,获得妊娠机会。该病是一种遗传性疾病,下一代发病风险较大。该病可造成患者青春期第二性征不发育,可能会对患者的心理产生一定的影响,严重时可引起心理问题。该病引起的嗅觉障碍目前无法治疗。KS是一种遗传性疾病,目前没有较好的预防措施。建议患者定期测量骨密度,以预防骨质疏松。

参考文献

[1]Boehm U, Bouloux PM, Dattani MT, et al. Expert consensus document:European Consensus Statement on congenital hypogonadotropic hypogonadism—pathogenesis, diagnosis and treatment[J]. Nat Rev Endocrinol, 2015, 11(9):547-564.

[2]Mao JF, Xu HL, Duan J, et al. Reversal of idiopathic hypogonadotropic hypogonadism:a cohort study in Chinese patients[J]. Asian J Androl, 2015, 17(3):497-502.

[3]Corona G, Rastrelli G, Monami M, et al. Body weight loss reverts obesity-associated hypogonadotropic hypogonadism:a systematic review and meta-analysis[J]. Eur J Endocrinol, 2013, 168(6):829-843.

[4]Bonomi M, Libri DV, Guizzardi F, et al. New understandings of the genetic basis of isolated idiopathic central hypogonadism[J]. Asian J Androl, 2012, 14(1):49-56.

[5]Bonomi M, Vezzoli V, Krausz C, et al. Characteristics of a nationwide cohort of patients presenting with isolated hypogonadotropic hypogonadism (IHH)[J]. Eur J Endocrinol, 2018, 178(1):23-32.

[6]Topaloğlu AK. Update on the Genetics of Idiopathic Hypogonadotropic Hypogonadism[J]. J Clin Res Pediatr Endocrinol, 2017, 9:113-122.

[7]Young J, Xu C, Papadakis GE, et al. Clinical Management of Congenital Hypogonadotropic Hypogonadism[J]. Endocr Rev, 2019, 40(2):669-710.

[8]中华医学会内分泌学分会性腺学组. 特发性低促性腺激素性性腺功能减退症诊治专家共识[J]. 中华内科杂志, 2015, 54(8):739-744.

[9]Dwyer AA, Raivio T, Pitteloud N. Management of Endocrine Disease:Reversible Hypogonadotropic Hypogonadism[J]. Eur J Endocrinol, 2016, 174:R267-R274.

胡智慧(撰写) 张萍(审校)

第五章 RCAD综合征
Chapter 6 RCAD syndrome

关键词:肾囊肿;糖尿病;肾功能异常

Keywords:renal cyst;diabetes mellitus;abnormal renal function

一、概述

青少年起病的成人型糖尿病(Maturity onset diabetes of the young,MODY)是一种呈常染色体显性遗传特点的单基因突变糖尿病,主要由于胰岛β细胞中葡萄糖刺激的胰岛素分泌缺陷所致。迄今已报道14种MODY亚型,其中MODY5由肝细胞核因子-1β(Hepatocyte nuclear factor -1β,HNF-1β)基因突变引起,其临床表现复杂多样,最常见以囊性肾脏疾病及糖代谢异常为主要临床表型,故称为RCAD综合征(Renal cysts and diabetes syndrome，RCAD syndrome），又称肾囊肿和糖尿病综合征。RCAD患者的多种的临床特征是由于HNF-1β的多系统作用，它参与了几个器官的胚胎发育及组织分化，包括肾脏、胰腺、肝脏和泌尿生殖系统。

二、定义

RCAD是一种常染色体显性遗传病，是 *HNF-1β* 基因突变引起的，是一种多器官疾病，具有多种的症状，包括肾脏异常（肾囊肿、肾发育不良、单肾、马蹄肾、肾积水）、早发性糖尿病、肝功能异常、胰腺发育不全和生殖道畸形。这种青少年起病的成人型糖尿病，以肾脏囊性病变为最常见表现。

三、流行病学

由于表现形式不同，加上可能有相当比例的 *HNF-1β* 突变患者未被识别，流行病学数据的解释很困难。已知RACD占所有MODY类型的2%~5%。

四、病因及发病机制

1997年Horikawa等人报道了日本一个家庭的首例RACD，其发生与 *HNF-1β* 基因突变有关，但其潜在的分子机制尚不清楚。*HNF-1β* 是一种核蛋白，是位于染色体17q12上的发育基因，在调节泌尿生殖和胰腺发育中起重要作用。*HNF-1β* 可能会发生缺失或点突变，突变携带者的外分泌医学功能较低，粪便弹性蛋白酶减少，这涉及导管和腺泡细胞，因此即使在具有相同 *HNF-1β* 突变的家族中，RACD表型也具有高度可变性，从MODY到肾脏、胰腺、肝脏、泌尿生殖系统甚至神经系统表现。

五、临床表现

（1）肾脏结构异常是RCAD最常见的临床表现。*HNF-1β* 基因突变是单基因先天性肾脏和泌尿道异常的最常见原因，并且是产前和儿童期慢性肾脏病的主要原因之一。HNF-1β在肾脏发育中发挥作用，主要在上皮分化中发挥作用，在输卵管芽发育形成的髓质和皮质集合管中检出高表达。*HNF-1β* 基因缺陷会导致肾脏畸形。以往研究表明，携带 *HNF 1β* 突变的先证者中，近90%都有肾脏病变，绝大多数患者表现为双侧不对称的囊肿，只有少数患者几乎没有或根本没有囊肿，但其他肾脏异常如肾发育不良、单肾、马蹄肾、肾积水。RCAD综合征比多囊肾病更类似于肾脏和泌尿路（CAKUT）的先天性异常，其中高血压的患病率较低。

（2）20%以上的RCAD以痛风为首发现，RCAD也可表现为肾脏功能异常，常见高尿酸、血肌酐升高、肾小球滤过率下降。有文献报道高尿酸血症及痛风的发生率可达20%，这部分患者往往以痛风为首发表现就医。发生原因可能与RCAD肾功能损伤有关，但也有文献认为HNF-1β可能直接参与肾脏的尿酸转运过程。肾功能受损范围从正常到终末期肾功能衰竭。

（3）RCAD第二常见的临床表型是糖尿病，通常发生青春期或成年早期，在25岁之前，超过一半的患者表现为糖尿病或糖尿病前期。起病初期症状多不明显，仅个别患者在发病初期会出现多饮、多尿，而酮症或酸中毒则罕见。

（4）可合并肝脏功能或结构异常。患者可出现慢性肝细胞溶解和/或胆汁淤积，出现血清转氨酶、碱性磷酸酶升高，有时还有轻度高胆红素血症。组织学研究显示胆管减少、脂肪变性和门静脉周围纤维化，这可能导致新生儿或成人胆汁淤积性肝病。

（5）泌尿生殖道畸形见于多达50%的患者，女性表现为子宫发育不全或缺失、双角子宫或双角子宫、双阴道或阴道发育不全。在男性中，少数病例报告了附睾或精囊囊肿、输精管闭锁、尿道下裂、精索静脉曲张、隐睾、输精管发育不全和精子缺乏症。

（6）影像学可表现为胰腺萎缩（部分胰腺组织缺如），同时合并胰腺外分泌腺功能障碍，粪便弹性蛋白酶减少。

（7）患者常表现为低镁血症，同时合并低尿钙，个别患者还可合并出现甲状旁腺功能亢进。

（8）大片段缺失的患者还可合并神经系统异常，包括发育迟缓和神经精神疾病。

六、辅助检查

（1）基因检测：*HNF1B* 基因的缺失或突变是RCAD的重要标志，对于怀疑的病例进行基因检测是确诊的关键。

(2)影像学检查：利用超声波、CT或MRI检查肾脏，评估是否存在囊肿以及囊肿的性质。

(3)糖耐量测试：评估糖尿病，并区分糖尿病的类型。

(4)家族史调查：了解家族中是否有类似情况或者明确的遗传病史

七、诊断

寻找胰岛抗体应该是糖尿病病因诊断的第一步，即使临床表现强烈提示1型糖尿病。在没有胰岛抗体的情况下，应该重新考虑自身免疫性糖尿病的诊断，特别是当存在保护性HLA等位基因或在诊断后数年仍保持胰岛素分泌时。在这种情况下，糖尿病的显性遗传传播高度提示MODY。当胰腺外特征并存时，尤其是肾脏形态异常或不明原因的慢性肝功能异常时，无论家族史如何，都必须提高RACD的诊断。

在发现肾囊肿的糖尿病患者中，需要进行胰腺成像，因为缺少胰腺体和或尾部是HNF1β-MODY的高度指征，还应监测粪便弹性蛋白酶，因为这在HNF1β-MODY患者中总是异常的。

大部分RCAD患者有家族史，但也有30%~50%的患者自然发生基因突变。因为无家族史支持，以致本病的诊断十分困难。对起病年龄较早的高尿酸血症及痛风患者，尤其是有家族史、合并有其他系统受累者，以及对糖代谢异常合并肾结构/功能异常者，可怀疑本病，建议排查继发性痛风，常规检查均无特异性，必须通过基因检测发现 *HNF-1β* 基因缺失或突变方能确诊。

八、鉴别诊断

(1)多囊肾病(ADPKD)：(常染色体显性遗传的多囊肾)通常表现为双侧的大量囊肿，随着时间进展会导致肾功衰竭。与RCAD不同，ADPKD更少见与糖尿病共存。

(2)简单肾囊肿：简单肾囊肿是比较常见的，特别是在老年人中，但它们一般不与糖尿病或其他系统异常共存。

(3)自身免疫性糖尿病：该类型糖尿病可以在任何年龄发病，特点是胰岛β细胞自身免疫破坏。需要通过抗体检测来鉴别。

九、治疗策略

RCAD综合征可以涉及多种系统，包括内分泌(尤其是糖尿病)、肾脏(多囊肾)、胰腺和生殖系统等，因此治疗通常需要跨学科协作。由于病例数量少，缺乏大型队列或随机临床试验，目前的治疗方法尚未完全标准化。尽管RCAD仍是无法治愈的疾病，治疗上包括延缓病情发展和对症治疗，改善患者生活质量。高血糖管理应从营养师制定的严格饮食开始。二甲双胍已在所有MODY患者中进行了测试。其在RACD中的疗效明显低于磺脲类药物；因此不推荐常规使用二甲双胍。据报道由于发育不全和胰腺功能障碍，一些RACD患者对磺脲类药物反应不佳，大多数患者在随访期间需要胰岛素治疗。如果存在胰腺发育异常，可能会影响消化酶的产生，需要通过饮食调整和补充胰酶来管理。

肾囊肿的处理依赖于其对肾功能的影响程度。在一些情况下，可能需要考虑降压药物来减缓肾脏疾病的进展。严重的肾功能衰竭可能需要透析或肾脏移植。

部分患者可能存在生殖器官的发育问题，根据具体情况可能需咨询生殖内分泌专家或泌尿科专家。

对RCAD患者并发高尿酸血症，嘱患者多饮水、低嘌呤及糖尿病饮食，禁用促进尿酸排泄药物(如苯溴马隆、丙磺舒)，推荐使用抑制尿酸生成类药物改善预后。若关节肿痛可临时给予复方倍他米松1ml肌内注射，美洛昔康7.5mg每日2次控制急性痛风发作，非布司他40mg抑制尿酸生成。建议患者长期肾内科、泌尿外科、内分泌科、风湿科随诊，密切监测尿酸、血糖及肾功能变化，最好将尿酸维持在300μmol/L以下。

十、疗效与转归

RCAD综合征的疗效与转归因个体而异，主要取决于疾病表现的严重程度和及时、有效的管理。RCAD综合征患者需要定期进行肾功能、血糖水平以及可能的其他并发症的监测。随着年龄增长，患者可能面临肾功能减退、糖尿病并发症(如视网膜病变、神经病变、心血管疾病)等风险。

RACD具有广泛的临床表现，因此，不应仅将其视为一种葡萄糖代谢疾病，而应将其视为具有广泛表型谱的多系统实体，需要进行整体和完整的随访。RCAD综合征的预后与多种因素相关，包括基因突变的类型、疾病管理的有效性以及并发症的发展情况。早期诊断和积极管理是改善预后的关键。

参考文献

[1] Horikawa Y, Iwasaki N, Hara M, et al. Mutation in hepatocyte nuclear factor-1 beta gene(TCF2)associated with MODY[J]. Nat Genet, 1997, 17(4): 384-385.

[2] Tanizawa Y, Matsubara A, Ueda K, et al. A human pancreatic islet inwardly rectifying potassium channel, cDNA cloning, determination of the genomic structure and genetic variations in Japanese NIDDM patients[J]. Diabetologia, 1996, 39(4):447-452.

[3] Bingham C, Hattersley AT. Renal cysts and diabetes syndrome resulting from mutations in hepatocyte nuclear factor-1β[J]. Nephrology Dialysis Transplantation, 2004, 19(11):2703-2708.

[4] Shields BM, Hicks S, Shepherd MH, et al. Maturity-onset diabetes of the young(MODY):how many cases are we missing?[J]. Diabetologia, 2010, 53(12):2504-2508.

[5] Faguer S, Decramer S, Chassaing N, et al. Diagnosis, management, and prognosis of HNF1B nephropathy in adulthood[J]. Kidney Int, 2011, 80(7): 768-776.

[6] Poitou C, Francois H, Bellanne-Chantelot C, et al. Maturity onset diabetes of the young:clinical characteristics and outcome after kidney and pancreas transplantation in MODY3 and RCAD patients:a single center experience[J]. Transpl Int, 2012, 25(5):564-572.

[7] Bingham C, Ellard S, van't Hoff WG, et al. Atypical familial juvenile hyperuricemic nephropathy associated with a hepatocyte nuclear factor-1 beta gene mutation[J]. Kidney Int, 2003, 63(5):1645-1651.

[8] Edghill EL, Bingham C, Ellard S, et al. Mutations in hepatocyte nuclear factor-1beta and their related phenotypes[J]. J Med Genet, 2006, 43(1): 84-90.

[9] Nagano N, Morisada N, Nozu K, et al. Clinical characteristics of HNF1B-related disorders in a Japanese[J]. Clin Exp Nephrol, 2019, 23(9):1119-1129.

[10] 王琦, 谈文峰, 王嫱, 等. 以痛风为首要表现的肾囊肿和糖尿病综合征一例[J]. 中华内科杂志, 2017, 56(4):302-303.

[11] Peixoto-Barbosa R, Reis AF, Giuffrida FMA. Update on clinical screening of maturity-onset diabetes of the young(MODY)[J]. Diabetol Metab Syndr, 2020, 12:50.

[12] Francis Y, Tiercelin C, Alexandre-Heyman L, et al. HNF1B-MODY Masquerading as Type 1 Diabetes:A Pitfall in the Etiological Diagnosis of Diabetes[J]. Journal of the Endocrine Society, 2022, 6(8).

[13] Urakami T. Maturity-onset diabetes of the young(MODY):current perspectives on diagnosis and treatment[J]. Diabetes Metab Syndr Obes Targets Ther, 2019, 12:1047-1056.

[14] Mateus JC, Rivera C, O'Meara M, et al. Maturity-onset diabetes of the young type 5 a MULTISYSTEMIC disease:a case report of a novel mutation in the HNF1B gene and literature review[J]. Clin Diabetes Endocrinol, 2020, 6:16.

胡智慧（撰写） 张萍（审校）

第六章　SERKAL综合征
Chapter 7　SERKAL Syndrome, SERKALS

关键词：性别逆转；肾发育不全

Keywords：Sex reversal；Renal dysplasia

SERKAL综合征（SERKALSyndrome, SERKALS）是一种罕见的性别逆转、肾脏、肾上腺和肺的发育异常特征的综合征。由Hannah Mandel等人在2008年报道，是由*WNT4*基因的功能缺失突变引起的常染色体隐性遗传疾病。该综合征在产前发病，是致命的，已经在三个胎儿中进行了描述。患病率<1/1,000,000。自2008年以后，文献中没有对该疾病的进一步描述。临床表现包括：①性别逆转：即生殖系统的发育与染色体性别不一致，如果XX个体在表型上发展为男性或XY个体发展为女性，则存在性别逆转。本综合征为女性向男性反转。②肾发育不全：即在胚胎发生和发育过程中肾脏无法发育。肾发育不全可以作为单侧或双侧特征发生。③肾上腺发育不全。④肺发育不良。

2008年Hannah Mandel等人报道在近亲婚配的阿拉伯穆斯林家庭中，因近亲婚配三例胎儿因肾脏发育畸形而终止妊娠，考虑到受影响的三例胎儿具有很大程度上的重叠特征，包括：①女性对男性的性别逆转②肾、③肾上腺和④肺发育不良，他们将这种新的常染色体隐性表型命名为SERKAL Syndrome。尽管存在男性性腺，细胞遗传学分析显示一个正常的46,XX女性核型，提示女性到男性的性别逆转。3个胎儿尸体解剖的宏观病理结果如下。

表9-6-1 胎儿尸体解剖病理结果

受影响的胎儿（出生年份）	1990年	2000年	2006年
终止妊娠（年龄周）	23	24	19
超声			
生长停滞	+	+	+
肾缺如	+	+	+
羊水过少	+	+	+
推定诊断：波特综合征	+	+	+
母体血清雌三醇	未检测到	低下	低下
宏观的病理表现			
肾发育不全	+	+	+
肺发育不全	+CCAM（先天性囊性腺瘤样畸形）	+	+
肾上腺	小	未报道	小
唇腭裂	+	−	+
先天性心脏病	−	−	室间隔缺损和肺动脉瓣狭窄
膈疝	−	只有横膈膜	−
肠旋转不良	+		
膀胱	未报道	发育不全	发育不全
外生殖器	未报道女性生殖器	男性：阴茎扭曲和尿道下裂	雄性生殖器（睾丸）

鉴于这些案例中的发现与WNT4敲除小鼠模型之间的相似性，Mandel等人对所有可用家族成员进行基因分型，可从中获得DNA的受影响胎儿显示出纯合单倍型，发现所有父母和未受影响的同胞都以杂合状态携带该单倍型，这表明在受影响的胎儿中WNT4中存在纯合突变。该突变导致体内和体外WNT4mRNA水平显著降低，并下调wnt4依赖的β-连环蛋白降解，该研究提示WNT4的双等位基因隐性突变可能具有致命性。通过SERKAL综合征对这种新的常染色体隐性表型的描述，证明了WNT4基因缺失导致多系统发育异常，该基因编码的蛋白质在人类的性别决定和器官发生中起着重要的作用。

参考文献

[1]Mandel H, Shemer R, Borochowitz ZU, et al. SERKAL Syndrome:An Autosomal-Recessive Disorder Caused by a Loss-of-Function Mutation in WNT4[J]. The American Journal of Human Genetics, 2008, 82:39-47.

[2]Kim Y, Capel B. Balancing the bipotential gonad between alternative organ fates:A new perspective on an old problem[J]. Dev Dyn, 2006, 235: 2292-2300.

[3]Else T, Hammer GD. Genetic analysis of adrenal absence:Agenesis and aplasia[J]. Trends Endocrinol Metab, 2005, 16:458-468.

[4]Logan CY, Nusse R. The Wnt signaling pathway in development and disease[J]. Annu Rev Cell Dev Biol, 2004, 20:781-810.

[5]Heikkila M., Prunskaite R., Naillat F., Itaranta P., Vuoristo J., Leppaluoto J., Peltodeto H., Vainio S. The partial female to male sex reversal in Wnt-4-deficient females involves induced expression of testosterone biosynthetic genes and testosterone production, and depends on androgen action[J]. Endocrinology, 2005,146:4016-4023.

[6]Bernard P, Harley VR. Wnt4 action in gonadal development and sex determination[J]. Int J Biochem Cell Biol, 2007, 39:31-43.

[7]Biason-Lauber A, Konrad D, Navratil F, et al. A WNT4 mutation associated with Müllerian-duct regression and virilization in a 46, XX woman[J]. N Engl J Med, 2004, 351:792-798.

胡智慧（撰写） 张萍（审校）

第七章 歌舞伎综合征
Chapter 8　Kabuki syndrome, KS

关键词：下眼睑外翻；智力障碍；发育迟缓
Keywords：ectropion of the lower eyelid；intellectual disability；growth Retardation

一、概述

歌舞伎综合征（Kabuki syndrome, KS），即Kabuki综合征（KS），一种具有独特的面部特征，同时伴有多种先天性异常/发育迟缓的综合征。在1981年第一次同时被Niikawa等和Kuroki等两组日本研究人员报道，因患者面部特征变现为下眼睑外侧三分之一的长眼睑裂缝和轻微的外翻与歌舞伎演员妆容相似而获名。

二、定义

KS是一种以特殊面容、内脏和骨骼异常、皮纹异常、轻中度智力障碍、生长发育和运动缓慢、视听障碍和肌张力减低为主要临床表现的罕见的多发性畸形综合征。

三、流行病学

此病多为散发，无地区积聚性，发病率约1/86,000~1/32,000，男女发病率相似。

四、病因及发病机制

KS确切的病因及发病机制尚不清楚，其病因有人认为是常染色体显性遗传。两个参与表观遗传调控的基因突变可导致疾病发生。分别为组蛋白特异性赖氨酸甲基转移酶2D（KMT2D, OMIM 147920）和赖氨酸脱甲基酶6A（KDM6A, OMIM 300867）。KMT2D是一种组蛋白H3第4位赖氨酸的三甲基（H3K4me3）甲基转移酶，可特异性修饰组蛋白H3蛋白第四个氨基酸位置的赖氨酸残基，催化从非甲基化到单、二和三甲基化H3K4的转化，KMT2D的SET域负责甲基转移酶的活性。KDM6A和KMT2D都参与ASCOM蛋白质复合物的工作。该复合物的功能是去除抑制性表观遗传标记并将活化的甲基化标记沉积在染色质上。然后募集RNA聚合酶Ⅱ复合物，导致染色质处于激活状态。然而，在调控途径中的大多数靶基因（及其各自的功能）中，KMT2D和KDM6A所发挥作用尚不清楚。KMT2D突变占全部患者56%~80%，为常染色体显性遗传，称为1型KS。KDM6A突变占全部患者5%~8%，为X连锁显性遗传，称为2型KS。

也有人认为可能是在胚胎6~9周时病毒感染，使用致畸药物等原因所致。从腭裂的裂型及指尖隆起分析，该综合征的发生时期可能是8~12周。这与唇腭裂的发生时期相一致。目前，此综合征病因尚不清楚。目前并无有力证据证明KS中任何特殊基因的异常，同时也不能肯定Kabuki综合征是一种单基因病。

KDM6A是一种组蛋白H3第27位赖氨酸的三甲基（H3K27me3）去甲基化酶，可去除抑制性多梳衍生的甲基化标记。

五、临床表现

KS患者多存在以下5种临床表现。

（1）特殊面容：长睑裂伴下眼睑外侧1/3外翻，眉毛高拱宽阔，眉毛外1/3稀疏或凹陷。约25%有蓝巩膜。鼻小柱短，鼻尖塌陷，大而突出的杯状耳朵或招风耳，牙齿萌出和排列异常，下颌小，后发际线低等。

（2）骨骼异常：第5手指很短、内弯或第5指中节骨短缩，第4或(和)第5掌骨短缩，腕骨粗，关节松弛，髌骨内凹，脊柱侧凸和脊椎裂，肋骨变形，髋/膝关节脱位，足畸形等；各种椎骨畸形，如蝶形椎骨，矢状形椎骨，椎间盘间隙变窄，脊柱侧凸和脊椎裂。另有1/2~3/4患者出现关节松弛，关节脱位，主要发生在髋/膝/肩关节。

（3）皮纹异常：皮纹多皱褶，手部尺侧箕形纹增多，持久性的指尖垫，第4、5指单一横纹，断掌，指纹三角的c或d缺失，小鱼际区箕形纹增多等。

（4）轻至中度智力障碍：92%的患者智商在30~83，平均为62.1；痴呆指数范围在22~71，平均为51.7。

（5）发育迟缓：患儿出生身高体重正常，一年后逐渐低于正常儿童，随年龄增长与同龄人差距越大。

KS患者除以上5点典型临床表现以外，还可累及其他器官和系统，包括：

(1)心血管系统:最常见的先心病为主动脉缩窄,其次是室间隔缺损和房间隔缺损。

(2)呼吸系统:反复发作的肺炎却是突出的问题,这与免疫系统异常也有一定关系。膈肌异常也可见部分报道,其他包括先天性膈肌缺损、膈疝、膈神经麻痹。

(3)消化系统:主要包括结肠炎,肛门闭锁,肛瘘,胆道闭锁,新生儿肝纤维化等。

(4)生殖泌尿系统:wama等第一次报道合并输尿管畸形的歌舞伎综合征患者。超过25%的KS患者合并肾脏疾病,包括肾脏异位,肾积水,肾发育不良,马蹄肾,肾脏重复畸形。其他病例统计隐睾约占25%,小阴茎占10%,尿道下裂在男性患者中也可见报道。生殖方面,其直系父母的遗传病例暗示其Kabuki综合征患者的生育能力并不受到影响。有1例报道原发性卵巢功能不全导致性发育迟缓。

(5)内分泌系统:最常见报道的内分泌疾病是孤立型女性乳房提早发育。生长激素缺乏、低血糖、甲状腺功能减退、糖尿病,尿崩症等可见报道。

(6)免疫/血液系统:约60%的KS患者易感染性增加,特别是KS患者易并发肺炎、上呼吸道感染、中耳炎。自身免疫性疾病,包括桥本甲状腺炎和白癜风等。

KMS1型和KMS2型相比,特征性畸形更明显,主要是智力障碍、生长发育迟缓、低张力、喂养困难、骨骼异常、免疫功能障碍、内分泌异常、先天性心脏病、肾脏和上颚畸形等。

KS患者可出现包括小脑萎缩、Dandy-Walker畸形、Arnold-Chiari畸形、蛛网膜下囊肿、脑皮质发育不良、脊髓空洞积液、海马萎缩和胼胝体发育不全等脑结构异常。

六、辅助检查

(1)遗传学检测:对*KMT2D*(*MLL2*)和*KDM6A*基因进行测序,寻找变异,是确诊歌舞伎综合征的关键步骤。

(2)影像学检查:如心脏超声、肾脏超声等,用于评估是否存在结构异常。

(3)内分泌学检查:检查生长激素水平及其他相关激素水平,了解生长发育延迟的情况。

(4)神经心理评估:评估智力发展水平和学习能力,确定是否存在智力障碍或特定的学习困难。

(5)眼科和耳鼻喉科检查:由于部分患者可能存在视觉和听力问题,这些检查有助于全面评估患者的状况。

七、诊断

KS的临床诊断在新生儿期具有挑战性,因为特征性的面部特征只在儿童时期变得明显。目前的诊断主要依赖于婴儿张力减退、发育迟缓或智力障碍的识别,并结合典型的畸形特征和/或*KMT2D*或*KDM6A*突变的基因检测。

2018年11月国际专家小组讨论建立了KMS诊断标准共识,即对于婴儿期低张力、生长发育迟缓、智力障碍的任何年龄的患者,合并下列一个或两个主要标准,都可做出明确诊断。①存在致病基因*KMT2D*或*KDM6A*;②典型的畸形特征:a.长睑裂(眼睑裂测量值≥年龄平均值2SD),下眼睑外三分之一外翻;b.拱形和宽眉,眉外侧三分之一稀疏或缺失;c.鼻尖凹陷,鼻柱短小;d.大而突出的杯状耳朵;e.持久性的指尖垫。KS现已在多个国家相继报道,医务工作者应警惕有明显特征性面部畸形、生长发育迟缓、智力障碍、骨骼异常的患者,及时行染色体检查,早发现早治疗,改善患者预后。

八、鉴别诊断

KS需与其他疾病进行鉴别,尤其是那些也表现为发育延迟、智力障碍和/或具有独特面部特征的疾病。包括:

诺菲纳综合征(Noonan syndrome):通常是由*PPTN11*基因突变引起的,也可能与其他几个基因(如*SOS1*、*RAF1*等)的突变有关,该综合征的特点包括短身材、心脏缺陷(尤其是肺动脉瓣狭窄)、典型的面部特征(如下颌小、眼睑下垂、眼睛呈杏仁形)、学习障碍以及可能的出血倾向,主要基于临床特征,并通过遗传学检测确认。

唐氏综合征(Down syndrome):通常由于个体的第21对染色体出现三体现象(携带额外的一条染色体)所引,起具有特定的面部特征(例如,圆形脸、小耳朵、斜眼裂)、生长发育延迟、智力障碍以及可能伴随的其他健康问题(如心脏病),具有典型的面部特征、智力障碍和可能的心脏问题。通过产前筛查和出生后的染色体分析可以诊断唐氏综合征。

费罗-露比综合征(Fetal alcohol syndrome):由母体妊娠期间摄入酒精引起。主要是由于22号染色体长臂末端的缺失造成的,这一区域通常包含SHANK3基因,与神经发育和功能紧密相关。本综合征的典型特征包括智力障碍、语言发展严重延迟或无语言能力、肌张力低下、面部特征(如大耳朵、眼睛大、鼻尖宽),以及自闭症谱系障碍行为。主要靠染色体微阵列分析或其他基因检测来诊断,这些检测可以识别22q13.3区域的缺失。由母体妊娠期间摄入酒精引起。

特纳综合征(Turner syndrome):由于X染色体完全或部分缺失所引起的,特点包括矮小体型、性发育不全(如未发育的卵巢)、颈背部多余皮肤、心脏缺陷等,主要影响女性,通过核型分析确定染色体异常来诊断Turner综合征。

九、治疗策略

现阶段的治疗主要是针对影响日常生活和工作的严重面部、眼部畸形及内分泌、皮肤病等方面疾病,主要是对症治疗。若有合并中耳炎或听力受损问题,应进行听力治疗并评估是否需佩戴助听器。其他心血管、泌尿生殖等系统的治疗包括畸形矫治、器官移植等,远期效果尚不确定。

对怀疑此病的患儿进行基因筛查,孕期胎儿行彩色多普勒超声和染色体检查有助于尽早发现疾病,在疾病早期对患儿进行智力训练和营养。增加患儿进食量和变换体位治疗胃食管反流病,对喂养十分困难的患儿可行胃造口置管。

进行生长发育评估和智力评估,早期手术干预,矫正畸形,如髋关节脱位、唇腭裂等。对患有自闭症等明显认知障碍的患儿,应提供心理教育测试和特殊教育服务,并由儿科医生或者精神病学专家进行专业评估。对癫痫患儿进行抗癫痫治疗,对存活的患儿每年1次随访,检测患儿身高、体质量和头围。

由于疾病涉及多重问题,所以门诊随诊应持续针对耳鼻喉、心脏、骨、泌尿各科的追踪治疗。

十、疗效及转归

尚缺乏统计学意义的随访研究。报道对KS患者的先天性畸形早期矫治并控制感染,大多数可生存至成年。

参考文献

[1]Niikawa N, Kuroki Y, Kajii T, et al. Kabuki make-up(Niikawa-Kuroki)syndrome:a study of 62 patients[J]. Am J Med Genet, 1988, 31:565-589.

[2]Niikawa N, Matsuura N, Fukushima Y, et al. Kabuki make-up syndrome:a syndrome of mental retardation, unusual facies, large and protruding ears, and postnatal growth deficiency[J]. J Pediatr, 1981, 99:565-569.

[3]White SM, Thompson EM, Kidd A, et al. Growth, behavior, and clinical findings in 27 patients with Kabuki(Niikawa-Kuroki)syndrome[J]. Am J Med Genet A, 2004, 127A:118-127.

[4]Matsumoto N, Niikawa N. Kabuki make-up syndrome:a review[J]. Am J Med Genet C Semin Med Genet, 2003, 117C(1):57-65.

[5]Adam MP, Banka S, Bjornsson HT, et al. Kabuki syndrome:international consensus diagnostic criteria[J]. Journal of Medical Genetics, 2019, 56(2):89-95.

[6]Yi-Rou Wang, Nai-Xin Xu, Jian Wang, et al. Kabuki syndrome:review of the clinical features, diagnosis and epigenetic mechanisms[J]. World Journal of Pediatrics, 2019, 15(6):528-535.

[7]Cuvertino S, Hartill V, Colyer A, et al. A restricted spectrum of missense KMT2D variants cause a multiple malformations disorder distinct from Kabuki syndrome[J]. Genet Med, 2020, 22(5):867-877.

[8]Adam MP, Hudgins L. Kabuki syndrome:a review[J]. Clin Genet, 2005, 67(3):209-219.

[9]陶雪花,张士发,唐宗生.歌舞伎综合征KMT2D基因型1例[J].皖南医学院学报,2020,39(5).

[10]Daly T, Roberts A, Yang E, Mochida GH, Bodamer O. Holoprosencephaly in Kabuki syndrome[J]. Am J Med Genet A, 2020, 182(3): 441-445.

(撰写) 张萍(审校)

第八章 科妮莉亚·德·朗格综合征
Chapter 9　Cornelia de Lange Syndrome, CdLS

关键词：特殊面容；发育迟缓；智力障碍；肾畸形。
Keywords：Unusual facies; growth retardation; Intellectual disability; Deformity of kidney

一、概述

科妮莉亚·德·朗格综合征（Cornelia de Lange Syndrome, CdLS）是一种相对罕见的遗传性疾病，属于多系统先天发育异常综合征。该病于1933年由荷兰儿科医生Cornelia de Lange首次报道。但历史上最早的描述可追溯至1916年Brachmann的报道。CdLS是由几种基因突变导致的，尤其是 NIPBL、SMC1A、SMC3、HDAC8 和 RAD21 这些基因中的突变，这些基因与染色质结构和功能有关。由于 CdLS 的症状在不同个体中表现差异较大，患者可能需要一个多学科团队的长期关注，包括儿科医生、遗传学家、心理学家、言语和职业治疗师等，来全面管理和支持他们的需求。

二、定义

CdLS是一种罕见的多系统发育障碍性疾病，主要临床表现包括特征性颅面畸形、发育迟缓、智力障碍、行为异常、肢体畸形、先天性心脏病、胃肠道功能障碍及肾脏发育不良。

三、流行病学

CdLS是一种罕见疾病，其确切的流行病学数据在全球范围内有所差异，但普遍认为其发生率较低。根据现有文献，CdLS的估计发病率大约在每10,000至30,000名活产婴儿中有1例。CdLS主要遵循常染色体显性遗传模式，但也可以是新发突变的结果。这意味着，即使父母没有患病，孩子也有可能受到影响。CdLS是散发性的，大部分情况下没有家族史，少数有家族聚集现象的报道。

四、病因及发病机制

该病属于遗传异质性疾病，约65%的病例与 NIPBL 基因突变相关，而其他病例则与 SMC1A、SMC3、RAD21、BRD4、HDAC8 和 ANKRD11 等基因的变异有关。这些基因参与了染色体结构的维持和调节，其功能失常可能导致细胞分裂和基因表达的异常，进而引发 CdLS 的各种症状。

五、临床表现

（1）特殊面容：包括浓眉相连、眼距宽、小嘴、上唇薄、鼻梁扁平等，这些面部特征有助于临床识别。

（2）生长发育迟缓：患者在子宫内和出生后的生长均可能受到影响，导致身材矮小。

（3）智力障碍：多数患者存在不同程度的认知障碍和学习困难。

（4）行为异常：如重复性动作、自我伤害行为、对环境过度敏感或社交互动困难。

（5）肢体畸形：常见的是手部异常，如手指弯曲、缩短或缺失（如贝克威思-维尔斯综合症样改变），以及其他骨骼异常。

（6）内脏器官异常：可能涉及心脏、胃肠道、肾脏发育、视觉和听觉系统等多个方面，造成如先天性心脏病、喂养困难、视力和听力问题等。CdLS患者约40%出现肾脏发育不良、膀胱输尿管反流。

六、辅助检查

产前诊断，产前诊断的主要指征是CdLS的较早儿童，CdLS基因已知遗传改变的家庭中的新妊娠，或者最常见的是没有家族史，但在胎儿超声检查中提示CdLS的特征。在73例涉及产前发现提示CdLS的患者中，最常见的是在妊娠中期出现对称的宫内生长受限（IUGR）发现80%。在66%的胎儿中观察到肢体异常，大约50%的胎儿的面部轮廓异常（微棘皮症和上颌骨突出），以及颈部厚度增加（51%），diaphragm疝（28%）和心脏畸形（15%）。

可以对从绒毛膜绒毛取样或羊膜穿刺术获得的样品进行产前分子测试，也可以对通过体外受精获得的胚胎细胞进行测试。在已知CdLS致病基因的检测中，首推Panel测序。其次对于具有典型表型的CdLS患儿推荐针对 NIPBL 的Sanger测序，非典型CdLS患儿则由有经验的专科医生决定优先测序的基因。再次则应考虑是否存在基因镶嵌现象,可选择未培养的成纤维细胞、口腔颊黏膜细胞、膀胱上皮细胞进一步检查。如果为阴性,还可进一步采用多重连接探针扩增技术检测 NIPBL 的缺失或复制。

七、诊断

CdLS 的诊断主要基于临床表现,确诊通常需要通过基因检测来识别相关的基因突变。

1.临床诊断

表 9-8-1　CdLS 临床特征评分

基本特征(2分1项)	具有提示性的特征(1分/项)
连眉和/或浓眉	全面发育迟缓和/或智力障碍
短鼻、凹鼻嵴和/或鼻孔前倾	胎儿宫内发育迟缓($<\bar{x}-2\,\text{SD}$)
长人中和/或人中扁平	出生后生长迟缓($<\bar{x}-2\,\text{SD}$)
薄上唇红和/或嘴角下弯	小头畸形(产前和/或产后)
少指(趾)畸形和/或先天性无指	小手和/或短足
先天性膈疝	第5指发育不全或不发育
	多毛
总分＿＿＿＿分	

(1)典型 CdLS:临床特征评分≥11分,且至少包括3个基本特征。
(2)非典型 CdLS:临床特征评分9~10分,且至少包括2个基本特征。
(3)临床特征评分4~8分,且至少包括1个基本特征的患者,需要进一步结合分子测试结果进行诊断。
(4)临床特征评分<4分者不诊断 CdLS,且没有达到分子检测的指征。

特别注意,无论基因测序结果是否提示已知致病性基因变异,临床特征评分≥11分者均可诊断 CdLS。

2.分子诊断标准

典型的 CdLS 很容易识别,实际在临床上,每位患者可有轻重程度的不同,基因变异也有不同。首个 CdLS 国际共识概述了与 CdLS 发病相关的7个已知变异基因(NIPBL、SMC1A、SMC3、RAD21、BRD4、HDAC8 和 ANKRD11)以及镶嵌现象,并提出不同基因变异所致临床表现存在一定差异。约70%患儿发病与 NIPBL 变异有关。疾病的严重程度与基因变异的不同类型相关(表 9-8-2)

表 9-8-2　分子证实的 Cornelia de Lange 综合征患者主要临床表现的比较

项目	NIPBL	SMC1A	SMC3	BRD4	HDAC8	RAD21	ANKRD11
变异类型	单核苷酸变异、微缺失、基因内外显子缺失、NIPBL 镶嵌现象	X连锁基因、SMC1A 镶嵌现象	错义突变(CdLS 患儿不能耐受失活突变)	新生突变、错义突变	X连锁基因	截断突变、错义突变和基因内缺失	新生突变
表型							
生长发育							
胎儿宫内发展迟缓	+++	++	+	++	++	++	−
身材矮小	+++	++	++	+	+	++	++
小头畸形	++++	++	++	++	+	++	+
颅面特征							
短头畸形	++	+	+++	+	+++	++	+
前发际低	+++	+++	+++	++	++	+	+
拱形浓眉	+++	+++	+++	+++	+++	+++	+
连眉	++++	+++	+++	+++	++++	+++	+
长睫毛	++++	+++	+++	+++	+++	+++	+
鼻凹梁陷	+++	++	+	++	+	++	−ᵃ
鼻孔前倾	+++	++	++	++	+++	++	+
宽鼻尖	++	++	+++	+	+	−	++
长且扁平的人中	+++	++	++	++	+++	++	++

续表

项目	NIPBL	SMC1A	SMC3	BRD4	HDAC8	RAD21	ANKRD11
薄上唇红	++++	+++	+++	++	+	+++	++
嘴角下弯	++++	+++	++	+	++	+++	−
高腭	++	+	+	+	+	++	+
牙间隙增宽	+++	+	+	−	++	−	−b
小下颌畸形	+++	+	+	++	++	+	+
低位耳、耳郭异常	++	+	+	−	+	+	+
躯干和四肢							
少指(趾)和无指	+	−	−	−	−	−	−
小手	+++	+++	+++	++	++++	+++	++
拇指近置*	++	+	+++	+++	+++	+	+
小手指属指畸形或第5指发育不全或不发育	+++	+	++	+	++	+++	++
小脚	++++	++	+++	NR	+++	+++	+
多毛症	+++	+++	++++	−	+		++
认知和行为							
智力障碍	++++	++++	++++	++++	++++	+	++++
ASD	+	+	+	−	+	+	+

注：[ASD]孤独症谱系障碍；[NR]未报道；++++示表型发生率≥90%；+++示表型发生率为70%~89%；++示表型发生率为50%~69%；+示表型发生率为20%~49%；−示表型发生率<20%；*示拇指基底部比一般儿童看起来更靠近手腕；a示患儿表现为鼻梁突出；b示患儿表现为巨牙(大于正常牙齿)。

八、鉴别诊断

鉴别诊断CdLS需要综合考虑临床表现、家族史、基因检测和影像学检查等多种手段。

(1)胎儿酒精综合征：由孕妇饮酒导致，特征包括生长迟缓、小头畸形、面部异常(如眼距宽、鼻梁扁平、人中长、上唇薄等)以及心脏缺陷。鉴别要点在于孕妇的饮酒史。

(2)威廉斯综合征：由染色体7q11.23区域的弹性蛋白基因缺失引起，特征包括特殊面容、心脏缺陷、主动脉瓣上狭窄、智力障碍和独特的个性。鉴别要点是进行基因检测。

(3)21-三体综合征：由第21对染色体非整倍体引起，特征包括智力障碍、特殊面容(如眼距宽、鼻梁扁平、舌外伸等)和其他身体异常。鉴别要点是进行染色体分析。

(4)鲁宾斯坦-泰比综合征：由CREBBP基因突变引起，特征包括生长迟缓、智力障碍、特殊面容(如高眉弓、大耳朵等)和其他身体异常。鉴别要点是进行基因检测。

(5)范科尼贫血：是一种遗传性骨髓衰竭综合征，可能伴有生长迟缓、面部异常、骨骼畸形和其他身体系统异常。鉴别要点是进行血液学和基因检测。

九、治疗策略

尽管没有治愈CdLS的方法，但通过综合性的医疗管理和家庭的支持，许多患者的症状可以得到一定程度的缓解，生活质量也能够得到提升。每个患者的情况都是独特的，因此治疗计划应根据个人的具体需求来定制。

(1)生长发育迟缓：由于患者通常存在生长发育迟缓的问题，因此需要进行定期的生长发育监测和营养支持。治疗可能包括特殊的饮食计划、生长激素治疗以及物理治疗和职业治疗，以促进运动和技能的发展。

(2)智力障碍：针对不同程度的智力障碍，患者可能需要接受特殊的教育支持和康复训练，以帮助他们在认知和社交技能方面取得进步。

(3)特殊面容特征：患者的面部特征通常包括长睫毛、突出的耳朵、薄嘴唇等，这些特征本身通常不需要治疗，但可能需要进行心理支持，以帮助患者和家人应对社会上的外观偏见。

(4)听力损失：对于听力损失的问题，患者可能需要佩戴助听器或进行其他听力辅助设备的干预，以改善听力能力。

(5)心脏缺陷：心脏缺陷是CdLS常见的并发症之一，可能需要心脏科专家的评估和治疗，包括药物治疗、手术治疗等。定期的心脏监测和检查对于预防和管理心脏问题是必要的。

(6)消化系统异常：患者可能面临胃食管反流、肠扭转等问题，需要消化科专家的评估和治疗。饮食调整和药物治疗可以帮助管理这些症状。

(7)肾脏发育异常：彩超检查可明确肾脏发育不良、膀胱输尿管反流的病变程度，严重情况下可能导致泌尿系感染、肾功能不全、电解质紊乱等并发症，根据具体情况给予相应的药物及手术治疗，以保护肾脏功能，预防并发症发生。

十、疗效及转归

大多数CdLS患儿的寿命长短主要取决于并发症的严重程度，通常较正常健康同龄人短10-20年。最常见的死亡原因包括癫痫、误吸及食管反流导致的肺炎、消化道梗阻及肠扭转、先天性膈疝和先天性心脏病等。其中，部分患者放弃治疗也在死亡原因中占有很大比例。由于我国既往报道的CdLS例数不多，目前暂无CdLS患者死亡原因的统计数据。随着时间的推移，新的治疗方法可能会出现，从而进一步改善CdLS患者的疗效转归。

参考文献

[1] Bottai D, Spreafico M, Pistocchi A, et al. Modeling Cornelia de Lange syndrome in vitro and in vivo reveals a role for cohesin complex in neuronal survival and differentiation[J]. Hum Mol Genet, 2019, 28(1): 64-73.

[2] Kline AD, Moss JF, Selicorni A, et al. Diagnosis and management of Cornelia de Lange syndrome: first international consensus statement[J]. Nat Rev Genet, 2018, 19(10): 649-666.

[3] Kaur M, Mehta D, Noon SE, et al. NIPBL expression levels in CdLS probands as a predictor of mutation type and phenotypic severity[J]. Am J Med Genet C Semin Med Genet, 2016, 172(2): 163-170.

[4] Dempsey, M. A. et al. Molecular confirmation of nine cases of Cornelia de Lange syndrome diagnosed prenatally. *Prenat. Diagn.* **34**, 163–167 (2014).

[5] Clark, D. M. et al. Prenatal profile of Cornelia de Lange syndrome (CdLS): a review of 53 pregnancies. *Am. J. Med. Genet.* **158A**, 1848–1856 (2012).

[6] Braunholz D, Obieglo C, Parenti I, et al. Hidden mutations in Cornelia de Lange syndrome limitations of sanger sequencing in molecular diagnostics[J]. Hum Mutat, 2015, 36(1): 26-29.

[7] Boyle MI, Jespersgaard C, Brøndum-Nielsen K, et al. Cornelia de Lange syndrome[J]. Clin Genet, 2015, 88(1): 1-12.

[8] Schrier SA, Sherer I, Deardorff MA, et al. Causes of death and autopsy findings in a large study cohort of individuals with Cornelia de Lange syndrome and review of the literature[J]. Am J Med Genet A, 2011, 155A(12): 3007-3024.

[9] Romano, C. et al. European Society for Paediatric Gastroenterology, Hepatology and Nutrition Guidelines for the evaluation and treatment of gastrointestinal and nutritional complications in children with neurological impairment. *J. Pediatr. Gastroenterol. Nutr.* **65**, 242–264 (2017).

王静（撰写） 张萍（审校）

第九章　全前脑畸形-桡骨心脏肾异常综合征

Chapter 10　Holoprosencephaly-radial heart renal anomalies syndrome, HCRS

关键词：全前脑畸形；桡骨缺陷；心脏缺陷

Keywords: Holoprosencephaly; Radial club hand, or radial dysplasia; Congenital heart defect

全前脑畸形-桡骨心脏肾异常综合征（Holoprosencephaly-radial heart renal anomalies syndrome, HCRS），又称斯坦菲尔德综合征，是一种罕见的多发性先天性异常综合征，其特征为全前脑畸形，主要是桡骨肢体缺陷（拇指缺失、腓肠病）、心脏缺陷、肾畸形和无胆囊。各种表现包括椎体异常、唇腭裂、小眼炎、缺鼻、耳发育不良、听力丧失、虹膜和视网膜球瘤和/或双歧悬雍垂。

1982年，Steinfeld报道了一名患有多种先天性异常（MCA）的女婴，包括全前脑畸形、双侧桡骨和尺骨发育不全、拇指缺失、中线唇腭裂伴人中缺失、先天性心脏缺陷、单侧肾发育不良和胆囊缺失。一位姐妹死于类似的畸形，包括短肢畸形、无胆囊、异位肾和先天性心脏缺陷。父亲的前臂很短，拇指也很简陋。他的姐姐死于婴儿期,四肢严重畸形;一个哥哥和他父亲一样没有拇指。这种家族模式与涉及肢体缺陷性状的常染色体显性遗传一致。

1993年Markus M.报道了具有显性遗传和可变表达的第二个Steinfeld综合征家族。男性胎儿是一名健康的28岁女性和她32岁的非近亲丈夫第三次怀孕的产物。怀孕没有已知的致畸暴露并且顺利进行,直到7周常规超声扫描记录到生长迟缓、面部和四肢异常、小头畸形和心脏缺陷,从而促使父母要求终止妊娠。胎儿在妊娠18周时分娩,体重76克,冠跟长16.2厘米。培养的绒毛膜绒毛的染色体分析显示正常的男性核型,微头畸形、独眼、鼻发育不全和中线唇腭裂,右耳廓重度发育不全,右侧有耳前标记,双侧外耳道闭锁。左桡骨发育不全,拇指和第一掌骨缺失,有椎体缺损,包括半椎骨和下颈椎、上胸椎体融合,以及右侧颈椎肋骨和无肋骨(左侧6号,右侧12号)。尸检结果胎儿有前脑全叶畸形,法洛五联征,右主动脉弓,无胆囊,左肾缺如,旋转不良的右肾含有一些源自肾小球和肾小管的小囊肿。

附表9-9-1 病例汇总

	颅面	骨骼	内脏
1982年病例	前脑无裂畸形,中线唇腭裂伴人中缺失	双侧桡骨和尺骨发育不全、拇指缺失	先天性心脏缺陷、单侧肾发育不良和胆囊缺失
妹妹	—	短肢畸形	无胆囊、异位肾和先天性心脏缺陷
父亲	前臂很短,拇指也退化	—	—
阿姨	—	严重畸形的肢体	—
叔叔	—	拇指缺失,肘部僵硬	—
祖父	—	拇指缺失	—
1993年病例	微头畸形、独眼、鼻发育不全和中线唇腭裂,耳朵异常	左桡骨发育不全,拇指和第一掌骨畸形,没有肋骨	法洛五部曲,缺席胆囊,左肾缺如,右肾旋转不良
父亲	腭裂,小舌分叉 虹膜囊肿,单侧先天性 听力损失	融合椎骨C2/C3,脊柱侧凸	—
姑母	唇裂	—	—

参考文献

[1]Markus M. Nothen, Gisela Knopfle, Hans-Jorg Fodisch, et al. Steinfeld Syndrome: Report of a Second Family and Further Delineation of a Rare Autosomal Dominant Disorder[J]. American Journal of Medical Genetics, 1993, 46: 467-470.

王静(撰写) 张萍(审校)

第十篇 血栓性微血管病
Part 10 Thrombotic Microangiopathy, TMA

第一章 肾移植后新发血栓性微血管病
Chapter 1 De novo thrombotic microangiopathy after kidney transplantation

关键词：肾移植；贫血；血小板减少；急性肾损伤；排斥反应

Keywords：Kidney transplantation；anemia；thrombocytopenia；acute kidney injury；rejection reaction

一、概述

肾移植后新发血栓性微血管病（De novo thrombotic microangiopathy after kidney transplantation）是一种罕见的发生于肾移植后的微血管疾病，以溶血性贫血、血小板减少和肾功能损害为主要临床表现，以肾小动脉或小叶间动脉病变、内膜细胞增殖、增厚和坏死，血栓和管腔狭窄等为主要病理表现，1926年Moskowitz首次报道，一位16岁的女性患者出现贫血、发烧、偏瘫和昏迷等TMA引发的症状。1952年Symmers根据该类疾病的临床表现进一步正式定义了TMA，TMA的主要病理特点为全身微循环中内皮细胞损伤、血小板异常聚集以及血栓形成，大多数TMA患者均有血小板减少、溶血性贫血及全身各器官不同程度受损甚至衰竭等临床表现。TMA可分为原发性TMA和继发性TMA，而药物、自身免疫性疾病、妊娠、感染、肿瘤、移植等均可在特定条件下触发TMA，统称为继发性TMA。1980年首次提出移植相关TMA（TA-TMA）概念，主要指造血干细胞、肾、肝及肺等移植后发生TMA。目前尚无特异性的治疗手段，移植物失功率高，预后较差。

二、定义

肾移植后新发血栓性微血管病是指肾移植受者在移植后出现的以溶血性贫血、血小板减少和肾功能损害为主要临床表现的一种血栓性微血管病。

三、流行病学

移植肾TMA发病率为0%~74%。移植肾TMA常导致肾功能衰竭，危及受者生命。肾移植受者中观察到移植肾TMA发病率为1%~15%，确诊后3年病死率约为50%。普通人群中出现的所有TMA原因都可能影响移植受者。肾移植后新发血栓性微血管病比复发性aHUS更常见，但在既往有aHUS病史的患者中，与TA-TMA发展相关的风险要高得多。

四、病因及发病机制

新发TMA可能是由于在普通人群中引起TMA的任何病因造成的，或者可能与移植有关。对移植受者更具特异性的TMA原因包括免疫抑制药物[包括钙调神经磷酸酶抑制剂（环孢素和他克莫司）、雷帕霉素（mTOR）抑制剂（西罗莫司、埃维莫司）、伐昔洛韦]、缺血再灌注损伤、病毒感染[包括HIV、细小病毒B19、巨细胞病毒（CMV）、新型冠状病毒病（COVID-19）等]和抗体介导的排斥反应（ABMR）。与这些暴露相关的新发TMA的移植受者也可能具有该疾病的遗传易感性。

1. AMR相关TMA

1968年，Morris等首次报道肾移植排斥前后受体血清内存在抗体，即供体特异性抗体（Donor-specific antibody，DSA），随后导致由抗体介导的排斥反应（Antibody-mediated rejection，AMR），并对移植物功能的丢失甚至移植失败产生重要影响。AMR在移植肾新发性TMA中广泛存在，其机制为供体特异性抗体（DSA）与细胞表面抗原直接作用，通过补体依赖途径和非补体依赖途径激活淋巴细胞，进而介导移植肾毛细血管内皮损伤，其病理学特征为内皮炎症及坏死性血管炎等。临床上，急性AMR与TMA常同时存在。

20世纪90年代以前，肾移植1年内急性排斥发生率高达50%。当时认为，只有T淋巴细胞能引起排斥。1970年，Paul Russe及其团队在新英格兰杂志上发表文章，首次报道了移植后新发生的抗供者特异性HLA抗体（DSA）与移植肾慢性血管病变有关，第一次将抗体和移植肾病变联系起来。后续诸多研究反复证明，DSA

与晚期移植肾失功的发生风险增加有关。然而,当时仍未认识到抗体和移植肾病变之间的关联,直到C4d的发现。1991年Feucht等报道,在严重的急性细胞性排斥的病例见C4d沉积。1992年,有研究报道了"抗HLA Ⅰ类抗体相关的急性排斥"的组织学特点。至此,C4d、DSA和特殊组织学表现等三个元素构成了"急性体液性排斥"的雏形,并在Banff 2001会议通过。在此基础上,Banff 2007会议建立了慢性活动性ABMR的诊断标准。诊断急性/活动性和慢性活动性ABMR必须同时满足以下三项:组织学证据(急性/活动性ABMR:微血管炎症;慢性活动性ABMR:移植肾肾小球病)、免疫病理证据(管周毛细血管C4d沉积)和血清学证据(循环中检出DSA)。如果有组织学表现,但不同时满足C4d和DSA,则诊断为疑似ABMR。随着研究深入,很多研究发现,在移植时间较长(少部分移植早期)的病例,存在微血管炎症(小球炎、管周毛细血管炎、血栓性微血管病)和DSA,但是C4d阴性。

抗体介导的排斥反应(Antibody mediatedrejection,AMR或者ABMR)是目前移植肾长期存活的主要障碍,最近大量研究发现非HLA抗体也会造成ABMR。2015年Banff会议肾移植报告首次将非HLA抗体作为ABMR的诊断指标。2019年Banff会议肾移植报告指出,在诊断急性和慢性活动性ABMR时,如果HLA抗体阴性,需要检测非HLA抗体。《肾移植排斥反应临床诊疗技术规范(2019版)》也将急性组织损伤的形态学证据、抗体活性的免疫病理学证据、针对Ⅰ类和(或)Ⅱ类HLA抗原和(或)非HLA抗原的循环供体特异性抗体(DSA)作为诊断急性ABMR三联征。

2. 免疫抑制剂相关TMA

免疫抑制剂相关TMA主要指肾移植受者使用CNI或mTOR抑制剂后发生TMA。

(1)CNI的毒副作用是早期移植肾TMA的常见原因。CNI可通过促进急性移植物抗宿主病患者血小板聚集和细胞毒性,引起患者一氧化氮、前列环素合成降低及血栓素、血栓调节蛋白、内皮素、血管性血友病因子表达上调而引起机体微血栓的形成。CNI相关TMA的发生与多种机制有关,如血管活性肽失衡,血管收缩物质增加及血管扩张分子减少,常致小动脉血管收缩和继发于肾缺血的内皮损伤,引发移植肾TMA。

(2)mTOR抑制剂可拮抗血管生成,抑制相关血管内皮生长因子活化,介导移植肾TMA的发生及发展,除此之外,mTOR抑制剂还可促进血液凝固和抑制纤维蛋白溶解,引发TMA。CNI和mTOR抑制剂联用可显著增加TMA的发生率,其机制为CNI损伤血管内皮,而mTOR抑制剂抑制血管内皮修复。

3.aHUS复发

aHUS是由突变或自身抗体引起的补体替代途径失调,引起末端膜攻击复合物(C5b-9)过度产生,导致内皮细胞损伤而形成替代补体通路(AP)激活的C3蛋白被酶降解为C3a和C3b,C3a作为一种过敏性毒素,而C3b则进一步整合到补体途径。由此可见,aHUS是由AP激活的C3蛋白失衡和调节因子失活引起。C3b可与活化的补体因子B结合为C3转化酶,进一步扩增失活的C3,也可与招募合成的C3b形成完整的C5转化酶。C5转化酶将C5裂解为过敏性毒素(C5a)和激活的补体途径中介C5b。C5a增加血管通透性,通过趋化作用吸引炎症细胞。C5b进一步吸收C6、C7、C8和C9形成C5b-9损伤细胞。另一方面,有研究发现40%~60%的患者携带编码补体调节因子、补体因子H(CFH)、膜辅因子蛋白(MCP)和补体因子I(CFI)的基因功能缺失突变,因此,基因突变也在复发性aHUS的相关发病机制中发挥着极其重要的作用。基因筛查可早期发现并及时预防,但其费用高昂,使用受限。

五、临床表现

患者出现微血管病性溶血性贫血,血液涂片上有分裂细胞,血小板减少和急性肾损伤(AKI)。除了急性同种异体移植物功能障碍外,常见的临床特征包括微血管病性溶血性贫血、血小板减少和乳酸脱氢酶水平升高。然而,在某些情况下,这些血液学异常可能是不存在的(例如,肾局限性血栓性微血管病),这些患者的诊断只能通过肾活检来确定。

六、辅助检查

典型的实验室异常包括血清肌酐升高、机械性溶血证据(网织红细胞百分比升高、网织红细胞增多症和血清乳酸脱氢酶升高)和血小板计数低。尿液分析可见血尿和少量蛋白尿。一些患者可能仅出现血清肌酐升高和由肾脏局限性病变导致的尿液分析异常,而没有血小板减少和溶血性贫血。综合考虑各种致病因素的特点常包含以下几项内容。

(1)详细的病史采集(包括患者既往病史及家族史)和免疫抑制方案分析(包括用药的种类、剂量及血药浓度)。

(2)实验室检查,包括血常规、尿常规、肾功能、乳酸脱氢酶、外周血涂片,对TMA的可能性做初步判断。

(3)AMR相关检查,包括群体反应性抗体及非人类白细胞抗原抗体,受者有否产生DSA有助于判断是否为AMR导致的TMA。

(4)TTP相关检查,TTP也是TMA的一种常见类型,ADAMTS13活性缺失是导致TTP的重要因素,ADAMTS13活性显著下降(<10%)和抗体(+)是诊断TTP的重要依据。

(5)aHUS相关检查,通过全外显子基因测序检测编码补体调节蛋白的基因缺陷(*CFH*、*MCP*、*CFI*、*CFHR1/CFHR5*和*THBD*等);在无基因突变的情况下,CFH自身抗体(+)也可导致aHUS;血清C5b-9水平升高可反映补体旁路途径被激活。aHUS的诊断要结合既往病史和家族史,对于有家庭成员患有aHUS、TTP或不明原因尿毒症的情况,应考虑到aHUS的可能。aHUS病例在病情进展阶段时,外周血C5b-9的水平明显升高,而随着治疗后病情的好转,C5b-9水平也相应的降低。全外显子基因检测显示受者存在CFHR1和MCP两个补体相关基因的复合杂合突变。

(6)移植肾穿刺活检,有助于明确TMA的诊断及严重程度,并辅助鉴别CNI药物毒性、AMR等因素导致的TMA。但部分TMA病例合并严重的低血小板血症,要充分考虑穿刺出血的风险,谨慎选择穿刺时机。TMA的病理特征主要表现为肾小球内皮细胞损伤、毛细血管腔狭窄或闭塞、腔内血栓、纤维素样坏死、基底膜增厚、可见基膜双轨征及不同程度的系膜溶解。不同病因所致的移植肾TMA病理表现不尽相同。

七、诊断

任何肾移植受者在移植后出现血清肌酐升高,尤其是存在溶血性贫血和血小板减少症时,应怀疑TMA的诊断。因为致病因素、严重程度等的不同,TMA的临床表现差异很大,目前没有统一的诊断标准。主要的临床表现有微血管病性溶血性贫血、血小板减少及肾功能损伤。实验室检查结果包括:①乳酸脱氢酶明显升高;②血小板明显降低(血小板计数<50×10⁹/L或减少50%以上);③严重贫血;④外周血涂片破碎红细胞数>4%;⑤血清肌酐升高。病理学改变是诊断肾移植相关TMA的最佳标准。

(1)移植肾新发性TMA:移植肾新发性TMA和aHUS复发主要发生在移植后前3个月,同时存在更多补体激活事件(如缺血-再灌注损伤、高免疫抑制药物水平、高感染风险)。移植肾新发性TMA可分为全身性TMA和局部性TMA。全身性TMA通常出现在移植后早期,而局部性TMA可出现在移植后各个阶段。有报道显示62%的TMA患者表现为全身性TMA,为伴有血小板减少、MAHA和急性肾损伤,MAHA的特征是LDH升高,血红蛋白(Hb)下降,外周血涂片上可见破碎红细胞和触珠蛋白降低;38%的TMA患者表现为进展性肾功能不全和(或)高恶性高血压等仅限于移植肾的局部性TMA。新发性TMA有多种临床表现,常导致漏诊,因此,必须进行肾组织活检。肾活检结果可见系膜溶解和内皮细胞肿胀,伴内皮下扩张和因红细胞碎片、纤维蛋白沉积和坏死产物造成的管腔闭塞,可见C4d沉积在肾小球和管周毛细血管中,还可见包括自然杀伤细胞、CD3+T细胞、CD8+T细胞和细胞毒性T细胞等在肾小球、间质和小管内。由此产生的临床表现包括蛋白尿、高血压和肾小球滤过率(GFR)下降,但这些表现也可见于没有TMA的移植肾中,例如暴露于肾毒性、高血压诱导药物和某些细菌或者病毒感染的患者。因此,以肾活检结果为主,结合患者的临床表现,方可确诊移植肾新发性TMA。

(2)复发性aHUS:移植肾复发性aHUS以TMA三联征为特征:非免疫性MAHA、血小板减少和不同程度的器官损伤。70%的aHUS患者可有手指坏疽、脑动脉血栓形成、心肌梗死等肾外表现,还累及眼部、肺部和神经系统。在高达60%的aHUS患者中,可检测到补体基因的致病性突变,如CFH、MCP和C3,体现了aHUS的遗传易感性,因此对疑似aHUS患者应进行基因检测。由于缺乏针对aHUS的诊断金标准,诊断为TMA后,应调查原肾终末期肾病(ESKD)的病因,以排除易于遗漏的aHUS。诊断aHUS复发的难点之一,是缺乏易于使用且容易获得的生物测定方法来检测补体活性过强和C5b-9沉积增加,C3和C4是急性相反应物,但在急性炎症中表现并不确定,因此其检测并不具有特异性;CH50是一种有用的辅助检验指标,但其敏感度和特异度均较低;有一些新的标志物,如C5b-9,但其在血液和尿液中的检测效果不佳;改良的酸化血清溶血试验是诊断aHUS的有效方法。随着研究的不断深入,进行检测的指标不断增多,且特异性和敏感性不断提高,但目前仍缺乏准确率高且易于获得的检测方案。

八、鉴别诊断

本病应与急性排斥反应[急性排斥反应有两种主要的组织学形式:①急性T细胞介导的(细胞)排斥反应,其特征是淋巴细胞和其他炎性细胞浸润同种异体移植物;②活动性ABMR,其诊断需要急性组织损伤的形态学证据、循环DSAs和抗体介导过程的免疫学证据(如同种异体移植物中的C4d沉积),细胞浸润可能不存在]、钙调磷酸酶抑制剂肾毒性、复发性原发性疾病[移植后经常复发的肾小球疾病包括原发性局灶节段性肾小球硬化(FSGS)、原发性膜性肾病、膜增生性肾小球肾炎、补体介导的血栓性微血管病和C3肾小球病]、移植肾动脉狭窄、尿路梗阻、病毒感染(尤其是BK多瘤病毒和巨细胞病毒,可导致间质性肾炎、肾小球疾病或细胞因子释放导致同种异体移植功能障碍。此外,移植肾腺病毒感染是导致移植肾功能障碍的罕见原因)、新发肾小球疾病等其他可能导致移植肾失功的疾病相鉴别。

九、治疗策略

所有患有新发TMA的肾移植受者都需要住院接受进一步评估和管理。

1. 针对潜在可逆因素的治疗

对于临床特征与新发TMA一致的患者,首先评估并治疗TMA的潜在可逆因素。

(1)基因检测:在尚未评估与补体介导的TMA相关的突变的所有患者中,进行基因检测以筛查此类突变。如果发现患者有与TMA相关的基因突变,会使用依库珠单抗治疗。

(2)CNIs药物浓度检测:对于血中他克莫司(或环孢素)浓度高于治疗范围的患者,减少钙调磷酸酶抑制剂的剂量。除非血液浓度显著升高(即他克莫司谷浓度>15ng/mL或环孢素谷浓度>400ng/mL或两小时浓度>1500ng/mL),否则不会停止钙调磷酸酶抑制剂。在服用环孢素后出现新发TMA的患者中,一旦TMA急性发作缓解,改用他克莫司(反之亦然)是一种替代选择。如果患者正在服用雷帕霉素(mTOR)抑制剂,建议停用该药物。

(3)病毒检测:通过聚合酶链反应(PCR)排除包括巨细胞病毒(CMV)、BK病毒、细小病毒和HIV在内的感染。如果这些感染中的任何一种检测呈阳性,并且依库珠单抗尚未启动,在启动依库珠单抗之前治疗感染。然而,如果TMA的症状和体征持续存在,或者尽管已在查找感染源,但临床病情仍在恶化,会启动依库珠单抗,并继续治疗,直到感染得到控制。同样,如果这些感染中的任何一种检测呈阳性,并且依库珠单抗已经开始,继续使用依库珠单抗,直到感染得到治疗,TMA得到解决。

(4)微生物检测:在腹泻患者中,通过粪便研究排除了志贺毒素产生菌的感染(例如,大肠杆菌血清型O104:H4、O157:H7、O111)。如果粪便中任何一种微生物的检测呈阳性,则启用依库珠单抗,直到腹泻消退。对于患有TMA相关基因突变的人,继续使用依库珠单抗治疗。对于没有基因突变的患者,停止使用依库珠单抗。

(5)ADAMTS13活性测试:进行ADAMTS13(一种具有血小板反应蛋白1型基序的去整合素和金属蛋白酶,成员13)活性测试,以排除血栓性血小板减少性紫癜(TTP)的诊断。对于发现有严重ADAMTS13缺乏症(活性<10%)的患者,开始治疗TTP。如果患者已经开始使用依库珠单抗,且基因检测未发现任何与TMA相关的突变,将停止使用依库珠单抗。

2. 依库珠单抗治疗

(1)时机与用法用量:对于发现有与TMA相关的基因突变的患者,或有持续的TMA症状和体征或进行性疾病的患者,尽管解决了潜在的可逆原因,仍使用依库珠单抗进行治疗。如果依库珠单抗不可用,可以进行血浆交换(每48小时1.5体积新鲜冷冻血浆)。

每周静脉注射900毫克依库珠单抗,共四次,之后每两周注射1200毫克。对于新发TMA患者,依库珠单抗治疗的最佳持续时间尚不清楚,并且没有随机对照试验的证据指导。

对于发现有致病性突变的患者(如CFH或CFI),无限期地继续使用依库珠单抗。长期依库珠单抗治疗具有不确定意义的基因突变的患者的益处尚不明确,应根据具体情况决定是否继续在此类患者中使用依库珠单抗。对于未发现致病性突变且有突发事件(如巨细胞病毒感染、大肠杆菌感染)的患者,停止使用依库珠单抗,并密切监测疾病复发情况。

(2)治疗期间的监测:患者需要住院治疗,在接受依库珠单抗治疗过程中,每天监测血红蛋白、血小板计数和乳酸脱氢酶(LDH)。为了评估补体阻断的有效性,在前四个剂量的每剂依库珠单抗之前测量总溶血补体(CH50);完全抑制的患者CH50应小于10%。CH50的测量还可以确认对初始剂量依库珠单抗无反应的患者是否需要进行剂量调整。此外,可在目标水平>100mg/ml的情况下测量谷值血清依库珠单抗水平。

(3)预防脑膜炎球菌感染:依库珠单抗治疗与危及生命的脑膜炎球菌感染相关。患者应尽可能在使用依库珠单抗前至少两周接种脑膜炎球菌疫苗。确保列入非典型溶血性尿毒症综合征(HUS)移植名单的患者在移植前接种脑膜炎球菌疫苗。尽管接种了疫苗,但由于免疫抑制的感染风险增加,还是每天进行抗菌预防,以预防使用依库珠单抗治疗的患者的脑膜炎球菌感染。此外,儿童应接种肺炎链球菌和B型流感嗜血杆菌(Hib)疫苗,以免由此造成的严重感染。

3.不常用的疗法

据报道,静脉注射免疫球蛋白(IVIG)、利妥昔单抗以及使用贝拉西普转为无钙调磷酸酶抑制剂维持方案也取得了成功。

血浆置换是移植后新发TMA的另一种有效治疗方法,可使80%的患者获得持久缓解。血浆置换和IVIG既可清除血小板聚集因子,还可补充缺失的前列环素刺激因子,恢复血管收缩和舒张间的平衡,有效治疗CNI相关TMA在移植前后预防性给予PE不仅可减少补体因子的相关抗体和有缺陷的突变蛋白,还可提供功能正常的补体成分,对可能出现补体失调的移植肾TMA患者,发挥明显的预防和治疗作用。此外,血浆置换还可减少抗供者人类白细胞抗原(HLA)抗体,治疗AMR相关TMA。

利妥昔单抗是一种采用基因工程技术合成的人鼠嵌合单克隆抗体,可抑制体内淋巴细胞,减少补体因子H抗体或特异性抗体的产生。有研究显示应用利妥昔单抗治疗TA-TMA缓解率为67%~80%。常用单药或联合TPE/去纤苷治疗TA-TMA。

去纤苷是一种具有抗血栓、促纤溶等作用的单链寡核苷酸。一项单中心回顾性研究纳入17名TA-TMA患者,5名患者给予去纤苷单药治疗,其余12名患者给予去核苷联合其他药物治疗,应用去纤苷后中位缓解时间为14d,完全缓解率为65%。研究显示,去纤苷可降低aGVHD的发生率,对TA-TMA起到预防作用。去纤苷副作用少,耐受性良好,但在临床应用中应谨慎评估患者出血风险。

贝拉西普常作为替代CNIs或mTORi的免疫抑制剂,是一种CTLA4-IgG1融合蛋白,该蛋白可阻断CD28共刺激途径,防止T淋巴细胞活化,从而避免钙调神经磷酸酶的产生。目前仅个案病例报道了使用贝拉西普后TMA得到缓解,并没有大型的临床研究证明贝拉西普的有效性。

重组血栓调节蛋白(TM)是一种跨膜糖蛋白,具有抗血栓、抗纤溶等特性,对血管内皮细胞起到保护作用。有1项研究纳入了16例TA-TMA患者的回顾性研究中,9例患者接受重组血栓调节蛋白(rTM)治疗(rTM组),7例患者接受除rTM以外的药物治疗(对照组),结果显示rTM组客观缓解率为67%,总生存率为33%,而对照组患者均未缓解。表明rTM可能为TA-TMA患者提供更好的临床结果。

肝移植:CFH是一种重要的补体调节蛋白,对补体旁路途径的激活起负调控作用,CFH可与C3b结合,抑制攻膜复合物C5b-9的形成。CFH基因缺陷是导致aHUS的首要因素,aHUS群体中20%~30%存在CFH基因突变。CFH突变导致的aHUS在肾移植术后的复发率高达75%~90%,而且预后不良。CFH由肝脏产生后释放入循环,进而在各靶器官发挥补体调节作用。理论上,肝移植可以彻底治愈这一类aHUS。已有很多临床案例证实,针对CFH突变相关aHUS导致的尿毒症,肝肾联合移植可以预防aHUS的复发,实现良好的远期预后。对于无法摆脱依库珠单抗的肾移植受者,肝移植是可行的替代方案。但肝源紧缺、手术风险高、手术花费大等因素导致肝移植治疗aHUS依然存在很大的局限性。

十、疗效及转归

总之,无论其临床或病理表现如何,TMA在肾移植中都是一种罕见但严重的情况。当与ABMR相关时,其预后更差。复发性TMA患者的整体移植结果更差。与未发生复发性疾病的受者相比,发生复发性疾病的受者的一年和五年同种异体移植物存活率较低。

参考文献

[1] Caires R A, Marques I D B, Repizo L P, et al. De novo thrombotic microangiopathy after kidney transplantation: clinical features, treatment, and long-term patient and graft survival[J]. Transplantation Proceedings, 2012, 44(8):2388-2390.

[2] Garg N, Rennke H G, Pavlakis M, et al. De novo thrombotic microangiopathy after kidney transplantation[J]. Transplantation Reviews, 2018, 32(1):58-68.

[3] 孙豪杰, 王锁刚, 等. 移植肾血栓性微血管病的发病机制和诊疗进展[J]. 肾脏病与透析肾移植杂志, 2023, 32(03):286-290.

[4] 李大伟, 张明, 等. 肾移植相关血栓性微血管病的诊断及治疗进展[J]. 器官移植, 2023, 14(01):68-74.

[5] 毛自, 陶冶, 等. 肾移植后新发性血栓性微血管病的研究进展[J]. 山东医药, 2021, 61(01):93-97.

[6] 耿玉珂, 王桃, 宋志强, 等. 移植相关血栓性微血管病的诊断及治疗进展[J]. 中国实验血液学杂志, 2023, 31(02):602-606.

[7] 刘浩, 宋少华, 杨璟辉, 等. 抗体介导的排斥反应在器官移植中的研究进展[J]. 第二军医大学学报, 2021, 42(11):1284-1289.

[8] 李雪, 文吉秋. 移植肾抗体介导的排斥反应的诊治新进展[J]. 肾脏病与透析肾移植杂志, 2015, 24(05):481-486.

[9] 石炳毅, 李宁. 肾移植排斥反应临床诊疗技术规范(2019版)[J]. 器官移植, 2019, 10(05):505-512.

[10] Anuja Java, Daniel C Brennan. Kidney transplantation in adults: Thrombotic microangiopathy after kidney transplantation[J]. UpToDate, 2023.

[11] Ponticelli C. De novo thrombotic microangiopathy. An underrated complication of renal transplantation[J]. Clinical Nephrology, 2007, 67(6):335-340.

[12] Pradeep V Kadambi, Daniel C Brennan, James Chon, et al. Kidney transplantation in adults: Evaluation and diagnosis of acute kidney allograft dysfunction[J]. UpToDate, 2023.

[13] Noris M, Remuzzi G. Thrombotic microangiopathy after kidney transplantation[J]. American Journal of Transplantation, 2010, 10(7):1517-1523.

[14] Ponticelli C, Banfi G. Thrombotic microangiopathy after kidney transplantation[J]. Transplant International, 2006, 19(10):789-794.

[15] Ávila A, Gavela E, Sancho A, et al. Thrombotic microangiopathy after kidney transplantation: an underdiagnosed and potentially reversible entity[J]. Frontiers in Medicine, 2021, 8:642864.

[16] Hadaya K, Ferrari-Lacraz S, Fumeaux D, et al. Eculizumab in acute recurrence of thrombotic microangiopathy after renal transplantation[J]. American Journal of Transplantation, 2011, 11(11):2523-2527.

[17] Abbas F, El Kossi M, Kim J J, et al. Thrombotic microangiopathy after renal transplantation: current insights in de novo and recurrent disease[J]. World Journal of Transplantation, 2018, 8(5):122.

[18] Java A, Edwards A, Rossi A, et al. Cytomegalovirus-induced thrombotic microangiopathy after renal transplant successfully treated with eculizumab: case report and review of the literature[J]. Transplant International, 2015, 28(9):1121-1125.

[19] Teixeira C M, Tedesco Silva Junior H, Moura L A R, et al. Clinical and pathological features of thrombotic microangiopathy influencing long-term kidney transplant outcomes[J]. PLoS One, 2020, 15(1):e0227445.

韩阳(撰写) 张勉之(审校)

第二章 溶血尿毒症综合征
Chapter 2 Hemolytic uremic syndrome, HUS

关键词:贫血;血小板减少;急性肾损伤;腹泻;ADAMTS13

Keywords: anemia; thrombocytopenia; acute kidney injury; diarrhea; ADAMTS13

一、概述

溶血性尿毒症综合征(Hemolytic uremic syndrome, HUS)是一种由肾脏微循环中的血小板血栓引起的非免疫性溶血性贫血、血小板减少和肾功能衰竭的疾病。主要影响婴儿,年龄较大的儿童和成人也可发病。目前发病机制尚不完全明确,目前治疗以对症支持治疗、血浆置换、免疫抑制治疗、肾移植等治疗为主,预后不良。

二、定义

溶血尿毒综合征(HUS)是以溶血性贫血、血小板减少及急性肾损伤为特征的一种综合征。HUS通常与产志贺毒素的大肠杆菌引起的小肠结肠炎有关,也与肺炎链球菌感染有关;选择性补体途径或凝血级联的遗传失调;而且很少是钴胺素C代谢的遗传性障碍。它们在内皮细胞表面有一个共同的促血栓和促炎状态的最终途径,即纤维蛋白和血小板沉积。

三、分类

1955年,Gasser及其同事首次描述了HUS。它由微血管性溶血性贫血、血小板减少症和急性肾功能衰竭三方面构成。急性腹泻病发生后2周内出现典型(D+)HUS。还报告了非典型(或D-)HUS,占报告病例的10%~20%。非典型HUS的潜在病因包括补体缺乏、先天代谢异常、药物、传染源和自身免疫疾病。

aHUS属于TMA范畴,最初aHUS是指非腹泻相关型HUS,2016年以来,根据新的国际分类和定义,aHUS特指补体旁路途径调控异常所致的TMA,而与感染、药物、代谢病、器官移植和恶性肿瘤等相关的称为继发性TMA。

aHUS的定义为由补体旁路途径调控异常导致的血栓性微血管病,分为先天性补体调控缺陷型和获得性补体调控缺陷型。前者存在补体调控因子或补体基因突变,突变基因包括H因子基因、I因子基因、H因子相关蛋白(CFHR)基因、膜辅助蛋白(MCP)基因等。后者抗H因子抗体阳性,该抗体阻断了H因子C端识别结构区,从而抑制H因子对补体替代途径的调控而致病。

目前按照发病机制HUS可分为以下类型。

1. 感染相关性HUS

产志贺毒素大肠杆菌、肺炎链球菌、其他(流感A、HINI HIV)

2. 非典型HUS

(1)DKGE突变

(2)补体替代途径异常

1)基因突变。

2)抗CFH抗体。

(3)未发现补体或甘油二酯酰激酶ε(DKGE)突变或抗补体因子H(CFH)抗体的HUS

3. 继发性HUS

骨髓移植、器官移植、恶性肿瘤、自身免疫性疾病,药物(钙调磷酸酶抑制剂,血管内皮生长因子抑制剂),恶性高血压,既往患有肾病。

4. 钴胺素C缺失相关性HUS

四、流行病学

虽然HUS通常被认为是儿童急性肾功能衰竭的主要原因,但据报道其他器官系统也受到影响,尤其是中枢神经系统(CNS)。据报道,多达一半的HUS儿童会有中枢神经系统受累,最常见的形式是癫痫发作、精神状态改变或昏迷。在过去十年中,发病率一直在增加。据估计,在全世界范围内,HUS的儿童发生率为(0.3~3.3)/100,000。最常见的受影响年龄组是5岁以下的儿童(占病例的50%~70%)和青少年。据报道,婴儿很少受到影响。多达40%的儿童需要重症监护支持。HUS死亡率为2%~7%,女性、5岁以下儿童、老年人和非典型溶血性尿毒症综合征(aHUS)或复发性HUS患者的风险较高。在典型的HUS和aHUS中,早期出现CNS症状与较差的预后相关。

在患有HUS的儿童中,产STX大肠杆菌HUS(STEC-HUS)的比例为85%~90%,肺炎链球菌HUS(SP-HUS)约为5%,aHUS为5%~10%。STEC-HUS的年发病率成人约为2/100,000,5岁以下儿童为6.1/100,000。18岁以下儿童SP-HUS的年发病率为0.06/100,000。新定义下的aHUS年发病率在18岁以下儿童中预估为(0.10~0.11)/1,000,000。70%的儿童aHUS在2岁前发病,约25%的儿童aHUS在6月龄之前发病。而不到5%的儿童STEC-HUS发生在6月龄以下,因此,6月龄以下儿童发生HUS强烈提示为aHUS。婴儿钴胺素C缺乏相关HUS的发病率为(1.0~2.7)/100,000。

志贺毒素相关溶血性尿毒症综合征(STEC-HUS)占儿童HUS病例的85%~90%。它主要影响5岁以下的儿童。欧洲和北美报告的15至18岁儿童年发病率(0.5~0.8)/100,000,3至5岁儿童年发病率(1.9~2.9)/

100,000。拉丁美洲STEC-HUS的发病率仍然是其他大陆的十倍(阿根廷5岁以下儿童年发病率(10~17)/100,000)。肺炎链球菌相关溶血性尿毒症综合征(SP-HUS)约占所有报告的儿童HUS病例的5%,约占非STEC引起的HUS病例的40%。

aHUS具体的发病率目前仍不清楚。补体系统介导的HUS是由补体替代激活途径异常导致。补体介导的HUS是一种相对罕见的疾病,aHUS患病率约为7/1,000,000。大约40%的患者诊断时小于18岁。10%的aHUS患者抗CFH抗体阳性。50% aHUS患者有潜在的遗传性和/或获得性补体异常,导致内皮细胞表面补体替代途径的活性失调。当然,也有非补体途径的遗传异常,如*DGKE*突变导致的aHUS。在27%的患者中发现纯合子或复合杂合子*DGKE*突变,这些患者在出生后第一年出现aHUS,并且没有抗CFH自身抗体或已知补体aHUS相关基因突变。在其他系列中报告了较低的DGKE突变发生率,其中单独的*DGKE*突变分别占10%和1.2%的aHUS婴儿病例,发病年龄在15岁之前或12岁之前。

五、病因及发病机制

1. STEC-HUS

STEC-HUS的典型临床表现为3~5d水样腹泻后发展为血性腹泻和严重腹痛,并伴恶心和呕吐,在腹泻发作2~14d出现血小板减少症和急性肾损伤。肾外表现有神经系统症状、胰腺炎、肠坏死或穿孔、手指或脚趾坏疽、溃疡性坏死性皮肤病变、心肌梗死、缺血性心肌病。腹泻具有传染性,通常是由产志贺毒素的大肠杆菌(STEC)引起的。虽然O157:H7大肠杆菌亚型是美国最常见的大肠杆菌亚型,但也发现了其他亚型。值得注意的是,尽管众所周知,大肠杆菌O157:H7是引起HUS的原因,但只有8%的腹泻病患者会继续发展为HUS。已在患者中确定了腹泻的其他感染原因,包括志贺氏菌、柠檬酸杆菌、耶尔森菌、艰难梭菌和贾第鞭毛虫。STEC相关HUS占病例的90%,并遵循季节性模式,夏季和秋季发病率较高。据报告,食源性疫情可能与生绞牛肉、未经高温消毒的果汁或牛奶、生菜、菠菜和苜蓿芽等新鲜农产品以及受污染的水有关。感染可能是通过与动物及其环境或其他受感染者的接触获得的。在多个家庭成员出现症状的情况下,重要的是区分遗传原因或补体缺乏等原因导致的HUS。STEC-HUS的发病机制为:STX与肠上皮细胞紧密结合,导致绒毛刷状缘的凋亡和破坏,随后毒素进入循环,在肾脏中,STX通过神经酰胺三己糖(Gb3)结合在近端小管细胞和微血管内皮细胞上,内吞作用介导毒素进入细胞内导致核糖体失活及细胞死亡。此外,STEC感染后血浆中可检测到高水平的补体激活产物(Bb因子、可溶性C5b-9、补体因子),提示补体替代途径可能被激活。

2. SP-HUS

SP-HUS通常在肺炎球菌感染后3~13 d出现,65%~92%的儿童患有肺炎,常合并有脓胸或积液等。与STEC-HUS患者相比,SP-HUS患者少尿时间长,急性透析时间长,血小板减少时间长,住院时间长,红细胞和血小板输注量多。肾脏以外的并发症也有报道:胰腺炎、肢端截肢、胆囊炎、血栓形成和听力下降等。尽管SP-HUS的严重性以及认识和诊断的增加,其发病机制仍不明确,既往研究认为T抗原(Thomsen-Friedenreich抗原)暴露是SP-HUS发病过程的核心机制:SP神经氨酸酶在循环中释放并切割红细胞、血小板、肾小球内皮细胞表面的N-乙酰神经氨酸进而暴露出神秘的T抗原,这一过程称为T激活,T抗原暴露后与宿主预先形成的针对T抗原的IgM抗体结合进而导致SP-HUS。但不同亚型理论上可能产生不同数量和活性的神经氨酸酶,从而影响发生HUS的可能性。近年来这一理论受到质疑:一方面抗T抗体是低滴度抗体,溶血能力弱,T活化导致红细胞溶血依据不足,此外,抗T抗体是一种冷反应抗体,在37℃时,其既不引起红细胞凝集,也不引起补体活化。有报道称人半乳糖凝集素-3可能与SP-HUS发病有关。有研究推测,肺炎链球菌神经氨酸酶在循环中释放,并从红细胞、血小板和肾小球内皮细胞的细胞表面聚糖中去除唾液酸(N-乙酰神经氨酸),导致暴露于形成的宿主IgM抗体结合的T抗原。这种抗体结合启动了导致SP-HUS的级联事件。目前尚不清楚补体系统失调是导致SP-HUS血栓性微血管病变的原因,还是侵袭性肺炎球菌病的结果。

3. aHUS

aHUS发病一般是突然的,常表现为面色苍白、呕吐、乏力和嗜睡等,常伴有完全的HUS三联征,可伴水肿、少尿、高血钾和高血压,部分患者在缓解后出现急性复发表现为进行性高血压、蛋白尿和肌酐进行性升高。常见的肾外表现是中枢神经系统受累（癫痫发作、视力丧失、偏瘫、头痛、意识改变、幻觉和脑病症状）、心功能不全、心肌梗死、肺出血、胰腺炎和消化道出血也有报道。上呼吸道感染或胃肠炎等可触发aHUS，因此感染后发病并不能排除aHUS的诊断，临床上有时很难确定偶然触发事件诱发的aHUS，但当患者存在暴发性发病、疾病复发或家族性发病时应引起重视。aHUS的发病是补体蛋白基因突变或存在补体蛋白抗体的患者，经触发事件（感染、妊娠、药物治疗、恶性肿瘤、器官移植或全身疾病）引起补体替代途径不可抑制的持续激活，从而导致膜攻击复合物形成，进而导致肾脏内皮损伤、凝血级联活化和肾小球动脉微血栓形成。导致补体替代途径失调的因素主要有补体旁路调节基因（H因子、I因子、膜辅因子蛋白CD46）突变；效应基因（B因子、C3、血栓调节蛋白）突变；CFH的自身抗体形成等，但目前尚有约30%的患者没有找到已知相关基因的致病突变。*DKGE*基因的复合或纯合突变可导致DKGE蛋白功能丧失进而导致蛋白激酶C活化，最终导致血栓前因子上调和血管内皮生长因子的下调，从而诱导血栓形成。

DGKE突变导致aHUS和肾小球血栓性微血管病的原因目前还没有定论，但存在以下推测。DGKE属于脂质激酶家族，对二酰甘油底物（DAG）磷酸化为磷脂酸进行催化。DGKE功能的丧失导致通过花生四烯酸结合DAGs（AADAGs）增强信号传导，并增强PKC（蛋白激酶C）的激活。DGKE在内皮细胞、血小板和足细胞中存在表达。在任何或所有这些细胞类型中，过度的DAG信号传导可能导致观察到的血栓表型。例如，内皮细胞中PKC的激活导致血栓前因子（如血管性血友病因子、纤溶酶原激活物抑制剂和组织因子）的上调，以及VEGFR2信号的下调，这一过程与其他情况下的血栓性微血管病相关。服用激活DAG的小分子抑制剂会导致血小板活化和血栓形成。足细胞构成肾小球屏障的最外层，为邻近的内皮细胞提供生长因子，如VEGF，以抑制血栓形成，并形成阻止尿蛋白丢失的屏障。DGKE可通过TRPC6调节钙内流，TRPC6是足细胞表达的一种阳离子通道，是足细胞和狭缝隔膜功能所必需的。TRPC6的激活突变导致一种遗传形式的肾病综合征，称为局灶节段性肾小球硬化（FSGS），这是DGKE突变受试者观察到蛋白尿的合理解释。另一个脂质激酶基因PLCE1的突变已在以肾系膜硬化或FSGS为特征的肾病综合征患者中报道。尽管后一类受试者没有发生aHUS，但既往研究提出了可能性，即DGKE和PLCE1调节一种共同的脂质信使，该信使负责足细胞的完整性。有研究报道DGKE突变受试者并未出现明显的AHUS发作，但在肾活检中确实有血栓性微血管病变的组织学证据；疾病表现的差异可能是由于突变的性质或其他修饰因素造成的。*DGKE*和*PLCE1*基因敲除小鼠均未发生自发性肾脏疾病，因此需要进行更多的机制研究。

4. 继发性HUS

继发性HUS主要指在原发疾病（恶性高血压、自身免疫性疾病、药物、恶性肿瘤、器官移植等）基础上并发HUS。抗ADAMTS-13抗体、抗磷脂抗体及补体异常活化均可能是自身免疫疾病并发TMA的原因。这些疾病的共同特点是：它们可能直接造成细胞损伤，可促进补体系统的激活或增强自身细胞上补体的激活。有研究回顾分析了继发性HUS患者，发现合并补体基因变异的概率与健康献血者相似，因此认为继发性HUS与aHUS无共存遗传危险因素。

5. 钴胺素C缺失相关性HUS

钴胺素C缺陷病是先天性钴胺素细胞内代谢缺陷的常见亚型，其临床表现差异大，出生第1年内发病的患者往往具有更严重的表型，如进食困难、发育落后、嗜睡和肌张力低下，迟发性发病者症状通常较轻因而容易被误诊。钴胺素C缺陷病肾损害常表现为血管内溶血、血尿和蛋白尿，也可出现肾小管间质肾炎和近端肾小管酸中毒。作为一种常染色体隐性遗传病，钴胺素C缺陷病与甲基丙二酸血症和高胱氨酸尿症C型（MMACHC）蛋白（具有脱氢酶、脱烷基酶和黄素还原酶活性）功能缺失有关，该疾病是由位于染色体1p34.1上的*MMACHC*基因（OMIM 609831）突变引起的。MMACHC功能的改变导致细胞内腺苷钴胺素和甲基钴胺素（MeCbl）的生成减少，这是甲基丙二酰辅酶A变位酶（EC 5.4.99.2）和甲硫氨酸合酶（EC 1.16.1.8）的辅因子。这些酶活性丧失导致血同型半胱氨酸和尿甲基丙二酸异常升高，异常升高的血同型半胱氨酸会损伤内皮细胞。也有病例报道在儿童钴胺素C病相关HUS存在补体功能失调，补体缺陷可以与钴胺素C缺陷并存，具有双重机制。甲基丙二酸血症和高胱氨酸尿症相关肾损害的机制尚不明确，仍需进一步的机制研究。

六、临床表现

在典型的HUS中,病史可能包括接触受污染的食物。STEC-HUS患儿的前驱症状通常为腹痛、呕吐和腹泻,通常先于HUS发展5至10天。腹泻和相关胃肠道症状可能与溃疡性结肠炎、其他肠道感染和阑尾炎相似。临床上,该类患者通常表现为血性腹泻和腹痛。aHUS除可见溶血性贫血、血栓性血小板减少和肾功能衰竭症状外,临床还可表现中枢神经系统病变、心脏衰竭、呼吸系统疾病、小肠结肠炎、高血压和其他器官受累表现。

1. 微血管病性溶血性贫血

在HUS中,微血管病性溶血性贫血是由红细胞通过血小板微血栓剪切导致非免疫性红细胞(RBC)破坏引起的,其特征如下:血红蛋白水平通常低于8g/dl,Coombs'实验阴性,外周血涂片上有大量分裂细胞(高达10%的红细胞)和头盔细胞,由红细胞碎裂引起;溶血的其他发现包括血清间接胆红素浓度升高和血清结合珠蛋白浓度降低。血清乳酸脱氢酶(LDH)水平升高。

2. 血小板减少症

血小板减少症的特征是血小板计数低于140,000/mm³,通常约为40,000/mm³。尽管如此,通常没有紫癜或活动性出血。血小板减少程度与肾功能不全的严重程度无关。

3. 肾脏表现

肾脏受累的严重程度从血尿和蛋白尿到严重AKI和少尿。

4. 其他

中枢神经系统受累可见精神状态改变、癫痫发作、昏迷、中风、偏瘫和皮质盲。胃肠道受累从食道到肛周的任何区域都可能受累,严重表现包括严重出血性结肠炎、肠坏死和穿孔、直肠脱垂、腹膜炎和肠套叠。心功能不全多由液体潴留、高血压或高钾血症引起的。也有报道指出心脏直接受累,包括血栓性微血管病、心肌炎和心包疾病也是重要原因。胰腺表现包括在急性期高达10%的患者出现葡萄糖不耐受。肝脏肿大和/或血清转氨酶升高是常见的表现。血液学方面,除了贫血和血小板减少外,腹泻引起的HUS中常见白细胞增多;白细胞计数增加,预后更差。

七、辅助检查

1. 常规检查

血常规检查:外周末梢血涂片查找破碎红细胞,血红蛋白、网织红细胞及血小板计数。尿常规:镜检红细胞,尿蛋白,血红蛋白尿。便常规镜检,大便聚合酶链反应(polymerase chain reaction, PCR)和便培养。

2. 血生化检查

血乳酸脱氢酶、总胆红素、非结合胆红素、尿素氮、肌酐、转氨酶、脂肪酶及胰淀粉酶等。

3. 相关抗体检查

直接抗人球蛋白试验(Coombs'试验);抗核抗体、抗双链DNA抗体、抗磷脂抗体及抗中性粒细胞胞质抗体(anti-neutrophil cytoplasmic antibodies, ANCA)等。

4. 补体及补体调控因子检查

血浆总补体(total hemolytic complement, CH50)、C3、C4、C3肾炎因子、C5a、C5b-9、H因子、B因子、I因子水平、抗H因子抗体。需在患儿接受血浆治疗前留取样本。

5. 基因检测

需要检测以下基因:*CFH*、*CFI*、*CFB*、*CFHR*、*MCP*、*C3*、*THBD*和*DGKE*基因,血管性血友病因子裂解酶(A disintegrin and metalloproteinase with thrombospondin motifs 13, ADAMTS13)相关基因,钴胺素C(cobalamin, cblC)缺陷相关基因;建议进行全外显子基因检测,MLPA检测*CFHR*基因的拷贝数变异。

6. 其他

ADAMTS13活性及抗体、血、尿有机酸代谢检测,血同型半胱氨酸测定,凝血检查及骨髓穿刺等。

7. 肾脏穿刺

鉴于急性期患儿血小板低下,出血风险增高,不推荐在急性期常规进行肾脏穿刺。如果有下列情况,可考虑进行肾脏穿刺检查；诊断不明确时，如不具有完全三联征的表现，血尿、蛋白尿进行性加重，恶性高血压；aHUS治疗效果不佳；病情迁延，需要了解肾脏损害程度、是否有活动病变、慢性病变；而一部分继发性HUS或TMA是通过肾穿刺发现病理TMA样改变，进一步行补体基因及抗体检测诊断aHUS。在肾脏穿刺前，应该充分评估血小板计数、凝血因子指标及高血压程度，并进行相应的处理，以规避不可控制的出血风险。

在HUS和TTP中，包括PT和aPTT在内的其他凝血标志物均正常，因此可将其与DIC区分开来。由于贫血是由溶血引起的，外周血涂片通常会显示分裂细胞和盔状细胞。大多数HUS的直接Coombs试验均为阴性，但肺炎链球菌感染后的情况除外，其中90%可能为阳性。血红蛋白短期内急剧下降，因骨髓代偿性增生，伴有程度不等的网织红细胞升高。同时有血小板降低，但血小板一般不低于$10×10^9$/L。尿常规可表现为蛋白尿和血尿。粪常规镜检和粪培养多为阴性。

血清中乳酸脱氢酶水平升高，常伴随总胆红素以及间接胆红素升高。血尿素氮和肌酐有不同程度的升高。随着病情进展，部分患者可出现电解质紊乱、代谢性酸中毒等表现。直接抗人球试验（Coomb's试验）和自身抗体阴性，可与自身免疫性溶血性贫血相鉴别。血浆补体C3下降而C4正常水平。进行抗H因子抗体和补体调控蛋白编码基因测定有助于aHUS的分型。在获得性补体调控缺陷aHUS患者中，抗H因子抗体滴度升高；在先天性补体调控缺陷患儿中，可呈现相关基因突变。aHUS确诊需要相应的基因检测和抗CFH抗体检测。但是，基因检测和抗CFH抗体阴性不可以排除aHUS。大约40%aHUS患者无已知的基因异常。由于遗传风险因素经常同时存在，检测还应包括风险单倍型CFH-H3和MCP的基因分型。

八、诊断

典型HUS的诊断通常基于病史和实验室检查结果。诊断标准包括贫血、血小板减少和肌酐升高。所有患有腹泻性HUS的儿童都应进行粪便培养。另外，其他细菌和病毒学检测也需同时进行，必要时行基因测序检测。因此，最早的确诊仍然需要24~36小时才能完成。腹部超声通过识别大肠壁增厚和肾实质回声，可能有助于前驱期的诊断。

TMA患者如果可以排除STEC-HUS、TTP、继发性TMA可以诊断为aHUS。诊断标准如下：①微血管病性溶血性贫血（MAHA）伴血红蛋白<10g/dL。此外，LDH升高、血珠蛋白水平降低及外周血发现破碎细胞可以进一步确诊MAHA。②血栓性血小板减少（<150,000/uL）。③急性肾损伤：儿童的标准为血肌酐升高达正常值上限1.5倍。成人诊断标准同普通AKI诊断标准。

除上述症状体征外，基因检测对于疾病的诊断和鉴别诊断也是必要的。

补体介导的HUS的诊断基于经典的三联体微血管病溶血性贫血、血小板减少症和急性肾损伤，以及补体蛋白基因变体或补体因子抗体导致的补体失调。补体介导的HUS诊断试验适用于患有以下任何一种HUS的人：①HUS阳性家族史；②之前的HUS发作；③早期表现（即在6至12个月内）；④在怀孕或产后表现；⑤严重的临床过程，没有确定的潜在原因。补体介导的HUS诊断检测包括补体基因分型和补体蛋白抗体检测。应评估的最小基因集包括*CFH、CD46、CFI、C3、CFB、THBD、CFHR1、CFHR5和DGKE2*。由于遗传风险因素经常同时存在，检测还应包括风险单倍型CFH-H3和MCP的基因分型。如上所述，尽管许多补体介导的HUS患者的C3或C4水平较低，但正常的血浆C3、C4、CFB、CFH和CFI水平并不排除补体介导的HUS的诊断。

伴有DGKE缺乏的溶血性尿毒症综合征的诊断需要依赖于全外显子组和全基因组测序，检测到DGKE以及异常方可确诊。

先天性钴胺素C代谢错误是导致HUS的罕见原因，尤其是在婴儿（一至三个月大）中。氨基酸和有机酸色谱分析结果表明，血浆中同型半胱氨酸显著增加，蛋氨酸水平较低，尿中同型半胱氨酸和甲基丙二酸的排泄量非常高，从而提示诊断。*MMACHC*基因（OMIM 609831）检测异常可协助甲基丙二酸血症和高胱氨酸尿，cblC型（OMIM 277400）的诊断。

九、鉴别诊断

在非典型HUS中，大约60%的病例可以识别出风险因素或缺陷。细菌培养可能有助于确定肺炎球菌感染是诱因。对于所有其他原因，可使用血清检测。由于检测范围广、费用高、诊断时间长，建议采用优先、逐步的诊断方法；然而，如果正在考虑使用血浆输注或球蛋白疗法，则有必要在开始治疗之前获取血清样本，或在血浆输注后至少等待2周。非典型HUS最常见的病因是补体缺乏。应获得补体因子SH、I和B以及MCP的血清C3水平测定。如果发现低水平，也可以考虑进行基因检测或自身抗体检测。对于同时存在发育不良和突出神经症状的儿童，尿液和血清氨基酸的评估可能会发现先天性钴胺素缺乏症。对于怀疑TTP的患者，可以分析酶ADAMTS13的活性。据报道，低于5%的活动是TTP特有的。活性降低<10%是提示性的，但对TTP没有特异性。基因突变与自身抗体仍在考虑之中。最后，HUS和TTP都可能由自身免疫疾病触发，因此评估抗核抗体、狼疮抗凝剂和抗磷脂抗体也很重要。诊断无须肾活检；然而，有时也会进行，尤其是在严重肾功能衰竭或复发性疾病患者中。活检的诊断结果可能有助于区分HUS和TTP。

（1）STEC-HUS：粪便培养、排泄物中直接分离志贺毒素以及抗LPS免疫球蛋白M测定有助于诊断STEC-HUS。80%的STEC-HUS患者有严重的血便。儿童TMA患者中90%为STEC-HUS。所以，6个月以上的儿童伴血便或其他胃肠道症状的患者应首先考虑STEC-HUS。

（2）TTP：ADAMTS13活性低以及抗ADAMTS13抗体阳性的患者诊断为TTP。先天性TTP患者的ADAMTS13活性低于10%，*ADAMTS13*基因检测有助于诊断。其他类型的TMA有时也可伴有ADAMTS13活性降低，但是，大部分病例ADAMTS13活性不低于20%。

（3）继发性TMA

1）氰钴胺C缺乏症：氰钴胺代谢异常常见于12个月以内的新生儿。表现为呕吐、吃奶差、生长迟缓、肌张力低、衰弱和肌痉挛。近年来也有报道成人氰钴胺C缺乏症。患儿主要表现为高同型半胱氨酸血症、低蛋氨酸血症和甲基丙二酸尿症。

2）自身免疫性疾病和结缔组织病：系统性红斑狼疮、硬皮病肾危象、抗磷脂抗体综合症、多发性硬化和血管炎的表现常与TMA相似。需进行以下检查以鉴别：抗核抗体、抗磷脂抗体、抗DNA抗体、抗中心体抗体、抗Scl70抗体、C3、C4、CH50、IgA、IgG、IgM和ANCA。

3）急进性或恶性高血压：急进性或恶性高血压患者常表现为TMA；aHUS患者有时也表现为急进性或恶性高血压。所以，当血压控制的患者仍然表现为TMA时需进一步鉴别aHUS。

4）恶性肿瘤：晚期恶性肿瘤可以引起TMA。有文献报道90%的晚期恶性肿瘤（胃肠道、乳腺、前列腺和肺）患者表现TMA。

5）感染：侵入型肺炎球菌感染常引起儿童TMA。HIV、流感病毒A H1N1、HCV、巨细胞病毒、百日咳、水痘、链球菌感染也可引起TMA。诊断aHUS时应注意鉴别感染因素。通过血液和/或其他相关组织的阳性培养证实。

6）怀孕导致的HELLP综合征和子痫：HELLP和子痫常在生产后快速缓解。

7）药物引起TMA：抗肿瘤药、抗血小板药、免疫抑制剂、抗菌药和干扰素可引起TMA。怀疑TMA诊断时，任何可能引起TMA的药物应减量或停药。

8）急性胰腺炎：急性胰腺炎是TMA诱发的可能因素。此类患者对血浆置换反应较好。

9）移植后TMA：常见于干细胞和器官移植患者。患者ASAMTS13活性一般高于10%，血浆置换治疗效果差。由aHUS导致肾衰竭的患者，肾移植后aHUS复发的可能性大。

十、治疗策略

1. 治疗原则

一般治疗包括纠正水电解质紊乱、补充营养、利尿降压、输血纠正贫血等治疗。由于血小板减少为聚集消耗所致，输注血小板会加重微血栓形成，故一般情况下不建议血小板输注。在进行性少尿、无尿，尿素氮迅速升高，血钾顽固升高，伴有严重水肿、心力衰竭和顽固性高血压时，应联合血液透析或腹膜透析治疗。

典型HUS的主要治疗方法是支持性护理。神经系统表现的治疗通常与控制癫痫活动有关，需注意解决电解质失衡问题。aHUS一旦建立了临床诊断，应在24h内开始血浆置换治疗。在进一步完善相关实验室检查的同时，针对补体蛋白基因突变引起aHUS，治疗应首选血浆置换或输注血浆治疗；抗H因子抗体阳性aHUS可选择血浆置换、糖皮质激素和免疫抑制剂治疗。

2. 抗生素治疗

对于志贺氏菌或肺炎链球菌引起的感染,抗生素治疗是必要的。在腹泻性HUS的其他病因中,有报道称抗生素治疗使病情恶化。但荟萃分析的结果却未能证实抗生素使用带来的坏处。

3. 钴胺素替代治疗

在钴胺素缺乏的情况下,补充可能有助于预防复发。不幸的是,尽管进行了治疗,但由于潜在的同型半胱氨酸累积,这种疾病通常还是会导致严重神经功能缺损。

4. 血浆输注和血浆置换

血浆输注的目的是替换患者体内缺乏的补体因子或ADAMTS13酶。由于这些缺陷中的许多可能不仅是由于产量减少,而且是由于自身抗体的破坏,因此,在某些情况下,仅输注血浆可能有害。肺炎球菌感染和补体抗体引起的HUS均因血浆输注而恶化。因为在疾病出现时,潜在的病因往往未知,所以最初的经验性治疗应该是血浆置换,以去除潜在致病的抗体。一旦发现潜在缺陷,血浆输注可能有助于预防复发。

血浆置换(plasma exchange,PE)PE可以去除致病的自身抗体和过度活化补体成分,并补充补体调控因子,能控制急性期病情进展,对aHUS有确切的疗效。国际指南推荐aHUS为Ⅰ类PE指征,目前PE是治疗aHUS的一线疗法。一旦诊断aHUS,应尽早在24h内进行PE。每次PE置换液剂量为1.5倍血浆容量,即60~75mL/kg。血浆替代治疗应为全血浆成分,即捐献者提供的新鲜冰冻血浆。建议每天置换1次,连续5d;之后每周5次,连续2周;继之每周3次,连续2周。争取达到血清学缓解,至少2周血小板>$150×10^9$/L,溶血停止(即外周血涂片无破碎红细胞、乳酸脱氢酶水平正常),再考虑停止PE治疗。

血浆输注(plasma infusion,PI)由于技术问题或大量血浆短缺导致PE不能实施时,采用新鲜冰冻血浆输注亦能改善急性期症状和指标。输注时应严密监测患儿的生命体征,尤其是血压、呼吸和出入量。需要注意的是与PE等量置换不同,短期内输注大量血浆会加重容量负荷,导致肺水肿甚至呼吸衰竭,建议每次按10mL/kg输注,单次最大量婴儿<100mL,幼儿<200mL,儿童<400mL。输注血浆后给予利尿剂减轻容量负荷,防止肺水肿的发生。

5. 免疫治疗

血浆置换可能仅对30%~50%的非典型HUS患者有效。一些患者可能表现出最初的反应,但这种反应并不持续和/或需要终身重复预防治疗。在这些患者中,使用皮质类固醇、长春新碱、硫唑嘌呤和环磷酰胺治疗有成功的个案报道。通常,免疫抑制和间歇血浆置换的结合对于维持严重复发疾病的缓解是必要的。由于补体蛋白缺乏,抑制补体可能对aHUS有效。据报道,依库珠单抗和利妥昔单抗对非典型HUS和慢性复发性TTP都是有效的治疗方法。

(1) 糖皮质激素和免疫抑制剂

鉴于PE不能预防复发,针对抗H因子抗体阳性的aHUS患儿,应用糖皮质激素和免疫抑制剂配合PE会有更稳定的疗效。急性期一般选择口服激素治疗,恢复期根据病情逐渐调整剂量。免疫抑制剂可以选用环磷酰胺或霉酚酸酯。免疫抑制剂的具体剂量疗程尚无统一标准。

免疫抑制方案:一种方案,包括口服泼尼松(1mg/kg/天,持续四周)诱导治疗,使用两到五剂Ⅳ环磷酰胺或两剂Ⅳ利妥昔单抗,并使用逐渐减量的泼尼松和霉酚酸酯或硫唑嘌呤维持治疗18到24个月。另一种方案,使用环磷酰胺静点、口服强的松和血浆置换联合治疗。

(2) C5单克隆抗体

依库珠单抗(Eculizumab)是一种人源化单克隆抗体,与补体蛋白C5结合,阻止其裂解,从而阻止末端补体成分C5a和膜攻击复合物(MAC)C5b-9的产生。这导致补体介导的HUS患者的末端补体激活减少,从而减少内皮损伤、血栓形成和随后的肾损伤。对遗传性和获得性aHUS患儿均有效,特别适用于PE无效或PE依赖的预后较差的aHUS患儿。在应用该药之前2周,应进行脑膜炎球菌疫苗的接种,如果患儿来不及进行预防接种,强烈推荐预防性应用抗生素予以保护。依库珠单抗首次于2009年应用于aHUS病例,现已在美国和欧盟地区批准用于aHUS的治疗,中国大陆地区尚待批准引进。

依库珠单抗的角色:急性期可考虑使用依库珠单抗,尤其是在血浆置换不可用、存在严重神经或心脏疾病或患者对强化血浆置换无反应的情况下。或者,依库珠单抗可被视为一线治疗,可添加皮质类固醇和/或MMF,以降低抗体滴度。然而,必须确定结合少量血浆置换和免疫抑制治疗或长期依库珠单抗治疗的方法的安全性-疗效曲线和成本-效果。

剂量:依库珠单抗治疗补体介导HUS患者临床试验中使用的方案而定。

以下是治疗STEC-HUS的依库珠单抗的初始剂量,其取决于患者的体重:5kg至10kg(300mg);10kg至40kg(600mg);≥40kg(900mg)。

通常在第一次给药后的第7天给药第二次。额外剂量的依库珠单抗的决定取决于患者的临床状况。如果神经状态没有正常化和/或肾功能没有改善,考虑增加剂量。如果同时进行血浆置换治疗,则在每次血浆置换治疗后重复给药。

不良反应:由于末端补体阻断,使用依库珠单抗治疗与潜在的致命性包膜细菌感染风险(脑膜炎奈瑟菌、肺炎链球菌、流感嗜血杆菌)相关。因此,儿童在接受依库珠单抗治疗之前必须接种脑膜炎球菌疫苗(ACYW和B血清群),并接种流感嗜血杆菌和肺炎双球菌疫苗。在依库珠单抗治疗期间,补体阻断期间也建议进行抗生素预防。预防脑膜炎球菌感染的抗菌预防包括青霉素,3岁以下患者每天两次口服250mg,3岁以下儿童每天两次口服125mg。在存在青霉素过敏的情况下,可以替代大环内酯。

依库珠单抗应用后的监测:依库珠单抗治疗期间需要监测补体活性。依库珠单抗谷浓度与补体阻断之间相关性的研究表明依库珠单抗谷浓度在50~100 μg/mL会显著降低CH50的活性。大多数患者接受推荐的治疗方案能够达到完全补体阻断。CH50测定开展广泛,是补体阻断的标志物。依库珠单抗在给药1 h内就可达到补体阻断。完全抑制者的CH50应小于正常值的10%。在接受依库珠单抗治疗的aHUS患者中,可溶性C5b-9的血浆水平仍可检测到或升高,因此不推荐使用可溶性C5b-9评价依库珠单抗的疗效。依库珠单抗治疗期间,临床常规监测应包括尿常规、血生化和血常规。

依库珠单抗的停药及重新启动:依库珠单抗的使用阻断了补体的激活,可以有效治疗TMA及保护肾脏功能。依库珠单抗的治疗方案目前仍有争议,需要个体化治疗。抗H因子抗体相关aHUS的复发风险取决于抗体滴度,当抗H因子抗体滴度<1,000AU/mL时复发风险较低,可以考虑停用依库珠单抗。MCP致病性变异的aHUS患儿,如果肾功能迅速缓解和恢复,治疗3个月时可以考虑停用。存在CFH、C3、CFB、CFI致病性基因变异儿童,依库珠单抗至少连续应用12个月,病情稳定,血液学参数正常化和肾功能稳定3个月的患者,方可停药。由于儿童季节性感染作为触发因素可能会造成aHUS反复发作,撤药应推迟到3~5岁以上。未发现CFH、C3、CFB、CFI及MCP致病性基因变异的aHUS患者停药后复发风险<5%,但存在这些补体基因致病性变异的患者复发风险高达50%。尝试减停药物时可逐渐延长给药间隔时间,当治疗间隔为8周且无aHUS迹象时,可停用依库珠单抗。依库珠单抗停药后,应对患者密切监测,寻找复发的征象:血常规、尿常规、血生化、CH50,监测血压,停药后前3个月至少每月由肾脏科医师随访1次,随后每3个月随访1次。血肌酐、乳酸脱氢酶、血红蛋白、血小板计数、尿蛋白/尿肌酐、尿常规检查在前6个月应至少每2周进行1次,随后每月1次。患者在家也应进行尿试纸监测,至少1周2次。

aHUS复发时的临床表现多样,不一定具备全部三联征。部分患儿表现为新发血尿和蛋白尿,或血尿蛋白尿加重。针对复发病例,迅速重新使用依库珠单抗治疗可缓解aHUS,应密切监测患者疾病复发的早期征象并尽早治疗。aHUS复发时,依库珠单抗的使用方法同初始启动方案。

其他C5阻断剂:雷夫利珠单抗(Ravulizumab)是一种长效C5抑制剂,由依库珠单抗改造而成,其半衰期增加,从而减少给药频率,延长补体抑制时间,从短效的每2~3周延长至每4~8周,并有良好的安全性。据报道,它在成人和小型儿科病例系列中有效治疗补体介导的HUS。在美国,雷夫利珠单抗只能通过受限风险评估和缓解策略(REMS)计划提供。

6. 肾移植

患有aHUS的移植患者可能进展为肾衰竭,最终需要移植。不幸的是,由于AHU通常与补体蛋白缺陷或不足相关,因此疾病复发或移植排斥反应的风险很高,四分之一至三分之一的患者因复发性疾病而失去同种异体移植。如果高抗体滴度以及编码CFH、C3或CFB的基因中存在伴随变异,则复发风险会增加。对于有疾病复发风险的患者（抗体滴度>1000,AU/mL 和/或这些特异性补体蛋白的变体），应在移植前提供额外的预防措施（如依库珠单抗或血浆治疗）。

对于患有 CFH、CFI、CFB 和 C3 变异的患者，肝移植可能是对严重补体介导的 HUS 的一种治疗性干预，这些变异是在肝脏中合成的蛋白质。此外，有人提议对 ESKD 患者进行肝肾联合移植，因为 ESKD 患者复发的可能性很高。然而，关于患者结局的数据有限。对于复发风险高且肾功能保留的患者，可选择单独肝移植。

十一、疗效及转归

疗效判定

完全有效：溶血停止，血小板>150×10^9/L，乳酸脱氢酶正常，肾功能恢复。部分有效：临床症状体征及上述指标好转。无效：临床症状体征及上述指标均无好转。

转归

痊愈；复发：治愈 2 周后再次出现 aHUS 临床表现；慢性肾脏病（1~5 期）；慢性肾脏病（5 期）-透析依赖；死亡。

参考文献

[1]Jokiranta T S. HUS and atypical HUS[J]. Blood, 2017, 129(21):2847-2856.

[2]Bagga A, Khandelwal P, Mishra K, et al. Hemolytic uremic syndrome in a developing country: consensus guidelines[J]. Pediatric Nephrology, 2019, 34:1465-1482.

[3]Patrick Niaudet, Olivia Gillion Boyer. Overview of hemolytic uremic syndrome in children[J]. UpToDate, 2023.

[4]Patrick Niaudet, Olivia Gillion Boyer. Treatment and prognosis of Shiga toxin-producing Escherichia coli(STEC)hemolytic uremic syndrome (HUS)in children[J]. UpToDate, 2023.

[5]James N George, Carla M Nester. Diagnostic approach to suspected TTP, HUS, or other thrombotic microangiopathy(TMA)[J]. UpToDate, 2023.

[6]Patrick Niaudet, Olivia Gillion Boyer. Clinical manifestations and diagnosis of Shiga toxin-producing Escherichia coli(STEC)hemolytic uremic syndrome(HUS)in children[J]. UpToDate, 2023.

[7]Patrick Niaudet, Olivia Gillion Boyer. Complement-mediated hemolytic uremic syndrome in children[J]. UpToDate, 2023.

[8]James N George, Carla M Nester. Thrombotic microangiopathies(TMAs)with acute kidney injury(AKI)in adults:CM-TMA and ST-HUS[J]. UpToDate, 2023.

[9]Caprioli J, Noris M, Brioschi S, et al. Genetics of HUS:the impact of MCP, CFH, and IF mutations on clinical presentation, response to treatment, and outcome[J]. Blood, 2006, 108(4):1267-1279.

[10]Noris M, Mescia F, Remuzzi G. STEC-HUS, atypical HUS and TTP are all diseases of complement activation[J]. Nature Reviews Nephrology, 2012, 8(11):622-633.

[11]中国罕见病联盟儿童非典型溶血尿毒综合征专业委员会,国家儿童医学中心（首都医科大学附属北京儿童医院）,《中华实用儿科临床杂志》编辑委员会. 中国儿童非典型溶血尿毒综合征诊治专家共识（2023 版）[J]. 中华实用儿科临床杂志, 2023, 38(6):401-412.

[12]李璐, 毛建华. 溶血尿毒综合征的诊断及治疗进展[J]. 中华实用儿科临床杂志, 2021, 36(17):1285-1289.

[13]Skerka C, Józsi M, Zipfel P F, et al. Autoantibodies in haemolytic uraemic syndrome(HUS)[J]. Thrombosis and Haemostasis, 2009, 101(2):227-232.

[14]de Cordoba S R, Hidalgo M S, Pinto S, et al. Genetics of atypical hemolytic uremic syndrome(aHUS)[J]. Seminars in Thrombosis and Haemostasis, 2014:422-430.

[15]Trachtman H. HUS and TTP in Children[J]. Pediatric Clinics, 2013, 60(6):1513-1526.

[16]Laurence J. Atypical hemolytic uremic syndrome(aHUS):making the diagnosis[J]. Clin Adv Hematol Oncol, 2012, 10(10 Suppl 17):1-12.

[17]Nester C M, Barbour T, de Cordoba S R, et al. Atypical aHUS:state of the art[J]. Molecular Immunology, 2015, 67(1):31-42.

[18]戴艺萍, 阮一平, 洪富源. 非典型溶血性尿毒症治疗的研究进展[J]. 罕少疾病杂志, 2022, 29(7):1-4.

[19]Quaggin S E. DGKE and atypical HUS[J]. Nature Genetics, 2013, 45(5):475-476.

[20]Kavanagh D, Goodship T. Genetics and complement in atypical HUS[J]. Pediatric Nephrology, 2010, 25:2431-2442.

[21]Wijnsma K L, Ter Heine R, Moes D J A R, et al. Pharmacology, pharmacokinetics and pharmacodynamics of eculizumab, and possibilities for an individualized approach to eculizumab[J]. Clinical Pharmacokinetics, 2019, 58:859-874.

韩阳（撰写） 张勉之（审校）

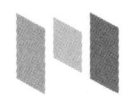

第三章 非典型溶血性尿毒症综合征
Chapter 3 atypical Hemolytic Uremic Syndrome;aHUS

关键词:溶血尿毒综合征;补体调节蛋白;血小板减少

Keywords:complement-mediated hemolytic uremic syndrome;complement regulatory protein

一、概述

非典型溶血性尿毒症综合征(atypical Hemolytic Uremic Syndrome,简称aHUS)是一种罕见的血栓性微血管病(thrombotic microangiopathy,TMA),其特征是微血管内血栓形成导致的三个主要临床表现:微血管病性溶血性贫血、血小板减少以及终末器官(特别是肾脏)的功能障碍。与由产志贺毒素大肠杆菌(Shiga-toxin producing Escherichia coli,STEC)感染引起的典型HUS不同,aHUS的主要病理机制涉及补体系统的异常激活,尤其是补体旁路途径的不受控制激活,这可能导致膜攻击复合物在微血管中过度形成,损伤血管内皮细胞并引发炎症反应。该病可由遗传因素引起,与补体调节蛋白的基因突变相关,也可能由某些触发因素如感染、妊娠、药物或自身免疫性疾病所诱发。

二、定义

aHUS属于TMA系列疾病中的一种,临床表现为微血管病性溶血性贫血、血小板减少和内皮细胞损伤导致的缺血性器官损伤,尤以肾脏受累最为常见。病理特征为肾脏毛细血管和小动脉中的纤维蛋白和血小板血栓,内皮细胞肿胀以及肾小球基底膜双轨征样改变。随着实验室技术的不断发展和对疾病临床过程的深入理解,TMA分类原则更侧重于发病机制方面,尤其关注患者自身的遗传背景和环境、感染、免疫等触发因素。目前aHUS特指补体旁路途径调控蛋白异常所致,即补体介导溶血尿毒综合征(Complement-mediated hemolytic uremic syndrome,CMHUS),而与感染、自身免疫性疾病、恶性高血压、药物、代谢病、造血干细胞移植、实体器官移植及恶性肿瘤等相关的称为继发性TMA和继发性溶血尿毒综合征(HUS)。

三、流行病学

aHUS是罕见病,在2018年被我国罕见病第一批目录录入。该病可以影响所有年龄段的人群,儿童和成人均可发病,且成人患者的发病高峰期在25~40岁,尤其是妊娠期间的女性;儿童的年发病率约为3.3/10万,而成人则约为2/10万。据欧洲最大一项调查研究报道,全年龄段人群aHUS的年发病率为0.39/1,000,000,患病率为4.96/1,000,000;在20岁以下人群aHUS年发病率为0.26/1,000,000,患病率为2.21/1,000,000。法国的研究显示,aHUS的年发病率在2000年至2008年间为0.23/1,000,000,而在2009年至2016年间为1.9/1,000,000,呈现上升趋势,可能与aHUS诊断水平的提高和相关知识的普及有关。

四、病因及发病机制

aHUS是一种罕见的补体旁路途径调控蛋白异常导致的TMA,包括遗传性和获得性的补体调节功能异常。前者主要是由补体相关致病基因变异导致,后者与抗H因子抗体产生有关。

1.遗传性aHUS

所可aHUS的患者都建议进行基因筛查,这有助于明确诊断、病因分类、指导治疗和预测预后。aHUS相关基因包括补体调控蛋白基因和其他基因,目前认为以下7个基因变异:补体H因子(Com-plement factor H,CFH)、补体I因子(Complement factor I,CFI)、膜辅助蛋白(Membrane cofactor protein,MCP)、补体C3(Complement 3,C3)、补体B因子(Complement factor B,CFB)、二酰甘油激酶ε(Diacylglycerol kinase epsilon,DGKE)、血栓调节蛋白(Thrombomodulin,THBD),与aHUS发病易感性增加有关716。在5种补体调控因子:CFH、CFI、MCP、C3、CFB中,CFH是最重要的一种,其在体内与CFB竞争C3b,降解C3转化酶,抑制C3转化酶的形成,且能辅助CFI发挥作用。MCP为结合于细胞膜表面的补体调节因子,辅助CFI降解C3b和C4b。CFI在CFH和MCP存在情况下,使C3b和C4b失活。而CFB是补体C3的激活剂前体,在细胞表面与C3b结合裂解成为旁路途径C3的转化酶,属于补体激活促进剂。正常情况下,血管内皮细胞通过系列调控因子发挥作用,避免补体过度激活。如果上述基因出现致病性变异,可能使补体旁路过度激活,从而易感aHUS。C3基因突变为功能获得性突变,突变导致C3与CFB结合能力增强,C3转化酶生成增多。CFB基因突变较为罕见,也是功能获得性突变,导致CFB与C3b结合能力增强,抑制C3转化酶的降解。

其他aHUS相关基因THBD,参与体内凝血纤溶反应过程,亦参与C3b的失活过程,其致病性变异可引起aHUS;与其他基因不同,DGKE为常染色体隐性遗传,非补体调控相关基因,其引起aHUS的机制尚不清楚,尽管部分专家认为应将其单独归类,但目前多数共识仍将DGKE基因致病性变异归属于aHUS。近年提出纤溶酶原(Plasminogen,PLG)、Inverted formin 2(INF2)和玻连蛋白(Vitronectin,VTN)基因变异与aHUS发病相关,但致病性还需要进一步证实。此外,H因子相关蛋白(Complement H related proteins,CFHRs)基因的拷贝数异常与抗H因子抗体阳性的aHUS发病相关。

据报道,30%~60%的aHUS患者携带基因变异,不同国家aHUS患者的上述基因变异的构成比和预后有所不同。欧洲aHUS队列报道CFH变异比例最高(占21%),其次是MCP变异(占9%)和C3变异(占6%)。北京儿童医院单中心队列研究报道显示,aHUS也是CFH变异比例最高,占13%,其次是C3变异,占9%。日本aHUS的C3变异最高,高达31%,CFH和MCP分别占10%和5%。据文献报道,CFH变异5年后ESKD发生率为70%~80%,长期复发率为30%~50%,肾移植后复发率为68%~90%;MCP变异5年后ESKD发生率为10%~20%,长期复发率为58%~90%,肾移植后复发率为11%~20%;C3变异5年后ESKD发生率为45%~65%,长期复发率为50%,肾移植后复发率为40%~50%;CFI变异5年后ESKD发生率为45%~60%,长期复发率为10%~30%,肾移植后复发率为70%~80%。由于aHUS在基因变异携带者中表现出不完全外显,对于家族中健康携带者,尚无法预测他们是否会发展为aHUS。遗传背景使患者易于患病,而不是直接导致疾病。存在联合致病基因变异、CFH和MCP风险单倍型的患者增加了aHUS患病的风险。aHUS补体遗传学结果的解释复杂,因为补体介导的aHUS不是经典的单基因疾病,而是与补体调节遗传易感性因素相关。

2. 获得性aHUS

抗H因子抗体干扰H因子功能,造成补体旁路途径过度激活,为获得性补体调控异常。建议所有诊断aHUS的患儿,检测H因子水平及抗H因子抗体。北京儿童医院单中心队列研究报道抗H因子抗体阳性率为65%。欧洲aHUS队列抗H因子抗体阳性率为5%~21%,其中英国及爱尔兰为13%、德国为21%,亚洲的韩国为29%、印度为56%。获得性aHUS的好发年龄为4~15岁。补体H因子相关蛋白1(complementfactorHrelatedprotein1,CFHR1)和H因子相关蛋白3(complementfactorHrelatedprotein3,CFHR3)基因纯合缺失增加了aHUS患病的风险,与抗H因子抗体相关aHUS有关,建议通过多重连接依赖性探针扩增(multiplexligation dependentprobeamplification,MLPA)检测CFHR基因的拷贝数变异。意大利队列抗H因子抗体相关aHUS患者CFHR1纯合缺失的比例为80%,欧洲为77%,韩国为73%,印度为81%,北京儿童医院单中心队列研究报道为47%,CFHR1纯合缺失可能与患者存在持续蛋白尿和疾病复发有关。CFHR1纯合缺失患者中45%~92%合并CFHR3纯合缺失。

法国抗H因子抗体相关aHUS队列研究报道死亡率为9%,ESKD发生率为27%,慢性肾脏病发生率为39%,复发率为57%。印度抗H因子抗体相关aHUS队列研究报道慢性肾脏病4~5期和死亡的发生率为25.6%,持续高血压和/或蛋白尿的发生率为26.7%,复发率为17.1%。北京儿童医院单中心队列研究报道,抗H因子抗体相关aHUS死亡率为1.8%,ESKD发生率为1.8%,持续高血压和/或蛋白尿的发生率为30.9%,复发率为21.8%。

3. 不明原因aHUS

部分aHUS患儿既未检测到相关基因变异,也未检测到抗H因子抗体,且未发现与特定疾病相关,这部分aHUS患者被定义为不明原因的aHUS。需要进一步的研究来明确这部分aHUS患者的病因。

五、临床表现

aHUS患儿具有TMA微血管溶血性贫血、血栓性血小板减少及缺血性多器官损伤(尤以肾脏损伤为主)三大特征。约70%的患者具有至少1种前驱触发因素,其中感染因素最为常见,约50%的患者有消化道和呼吸道前驱感染史。各年龄段患儿均可发病,肾脏表现为血尿、蛋白尿、血红蛋白尿、高血压、尿量减少甚至无尿;除急性溶血性贫血、血小板减少和肾损害症状外,亦可有神经系统症状、心力衰竭、呼吸紊乱、胰腺炎、肝损伤,小肠结肠炎等多脏器损害。aHUS病情容易复发,对具有家族遗传史的患者,需要密切关注复发倾向。某些患儿初发或者复发时,临床三联征未全部出现,如血小板为正常临界值,末梢血涂片未见破碎红细胞,血红蛋白未见明显下降等,呈不典型aHUS表现,需予以注意。

六、辅助检查

（1）常规检查：血常规检查外周末梢血涂片查找破碎红细胞,血红蛋白、网织红细胞及血小板计数。尿常规镜检红细胞,尿蛋白,血红蛋白尿。便常规镜检,大便聚合酶链反应（polymerase chain reaction,PCR）和便培养。

（2）血生化检查：血乳酸脱氢酶、总胆红素、非结合胆红素、尿素氮、肌酐、转氨酶、脂肪酶及胰淀粉酶等。

（3）相关抗体检查：直接抗人球蛋白试验（Coombs'试验）；抗核抗体、抗双链DNA抗体、抗磷脂抗体及抗中性粒细胞胞质抗体（Anti-neutrophil cytoplasmic antibodies,ANCA）等。

（4）补体及补体调控因子检查：血浆总补体（Total hemolytic complement,CH50）、C3、C4、C3肾炎因子、C5a、C5b-9、H因子、B因子、I因子水平、抗H因子抗体。需在患儿接受血浆治疗前留取样本。

（5）基因检测：需要检测以下基因：*CFH*、*CFI*、*CFB*、*CFHR*、*MCP*、*C3*、*THBD*和*DGKE*基因,血管性血友病因子裂解酶（A disintegrin and metalloproteinase with thrombospondin motifs 13, ADAMTS13）相关基因,钴胺素C（cobalamin, cblC）缺陷相关基因；建议进行全外显子基因检测,MLPA检测*CFHR*基因的拷贝数变异。

（6）其他：ADAMTS13活性及抗体、血、尿有机酸代谢检测,血同型半胱氨酸测定,凝血检查及骨髓穿刺等。

（7）肾脏穿刺：鉴于急性期患儿血小板低下,出血风险增高,不推荐在急性期常规进行肾脏穿刺。如果有下列情况,可考虑进行肾脏穿刺检查：诊断不明确时,如不具有完全三联征的表现,血尿、蛋白尿进行性加重,恶性高血压；aHUS治疗效果不佳；病情迁延,需要了解肾脏损害程度、是否有活动病变、慢性病变；而一部分继发性HUS或TMA是通过肾穿刺发现病理TMA样改变,进一步行补体基因及抗体检测诊断aHUS。在肾脏穿刺前,应该充分评估血小板计数、凝血因子指标及高血压程度,并进行相应的处理,以规避不可控制的出血风险。

（8）肾脏病理：aHUS是基于临床表现做出的诊断,初始诊断aHUS时不需要常规完成肾活检。aHUS病理改变核心为内皮细胞损伤,腔内纤维蛋白、血小板栓塞和微血栓形成。但有些患儿病理检查仅有微血管病变,并未显示血栓形成。微血管病变包括内皮细胞的肿胀和剥脱、系膜溶解、肾小球基底膜双轨征、内皮细胞下电子絮状物沉积。在动脉和小动脉中,可出现壁内纤维蛋白、黏液样内膜增厚和内膜洋葱皮样改变。

TMA病理形态特征分为活动性病变和慢性病变：①活动性病变——肾小球：光镜下可见毛细血管内血栓形成,内皮细胞肿胀或剥蚀、破碎红细胞；电镜可见内皮细胞下絮状物质沉积,毛细血管内由无定形的电子絮状物、纤维蛋白、血小板和变形红细胞形成的血栓；系膜区水肿,系膜溶解,微动脉瘤形成。小动脉：可见血栓形成,内皮细胞肿胀或剥蚀,壁内纤维蛋白,破碎红细胞,内膜肿胀,肌细胞坏死。动脉：可见血栓形成,黏液样内膜肿胀,壁内纤维蛋白和破碎红细胞。②慢性病变——肾小球：光镜下可出现毛细血管壁双轨征,伴系膜插入；电镜下可见新生内皮下基底膜形成,导致内皮下疏松层增宽。小动脉：可见玻璃透明样物质沉积。动脉：可见内膜纤维样增厚分层,即洋葱皮样改变。

七、诊断

诊断标准：具有临床三联征的表现：微血管性溶血性贫血、消耗性血小板减少及血栓导致的器官受损。血红蛋白<100g/L,外周血涂片有破碎红细胞,网织红细胞升高,乳酸脱氢酶升高；血小板<150×10⁹/L；同时存在急性器官损伤,尤以肾损伤为主,即血肌酐升高超过同年龄同性别健康儿童水平上限,除外STEC感染、TTP、继发性TMA和继发性HUS,即考虑诊断为aHUS。

八、鉴别诊断

（一）排除和TMA相混淆的疾病

其他形式的溶血性贫血、其他原因导致的急性肾损伤、弥散性血管内凝血、恶性贫血及肝素诱导的血小板减少等，进行Coombs'试验和凝血检查等加以鉴别，必要时行骨髓穿刺。

（二）排除STEC-HUS、TTP

1. STEC-HUS

多生于5岁以下患儿，发病前有血便、腹泻症状，肾损害突出，临床恢复较快，预后良好。大便镜检可见白细胞、红细胞。大便培养可检测到大肠杆菌。PCR检测大便标本志贺毒素1和2编码基因。另外，也可以采用酶联免疫吸附测定大便志贺毒素。由于部分患儿出现HUS症状前已经应用过抗生素，细菌的检测可能出现阴性。如果患儿经对症支持治疗，TMA无改善或反复发作，应考虑aHUS的可能，应进一步行补体旁路调节蛋白相关检测。

2. TTP

儿童TTP非常罕见，远低于成人。儿童TTP患者多为大年龄患儿，临床表现除TMA三联征以外，常伴有发热和神经系统症状，血小板显著下降，出血倾向明显，而肾损害相对较轻。血浆ADAMTS13基因缺陷或抗体阳性可致血浆ADAMTS13活性显著降低，多在10%以下。血浆置换（Plasma exchange，PE）是TTP的主要治疗方式，依库珠单抗无效。

（三）进一步除外继发性TMA或继发性HUS

1. 钴胺素C缺陷（甲基丙二酸血症合并高同型半胱氨酸血症）相关HUS

钴胺素C（维生素B12）代谢基因MMACHC突变是导致儿童继发性HUS的原因。钴胺素转化为活性形式甲钴胺和腺钴胺的过程受阻，同型半胱氨酸和甲基丙二酰辅酶A不能分别转化为蛋氨酸和琥珀酰辅酶A，同型半胱氨酸和甲基丙二酸在内皮细胞积聚，使得血小板聚集，自由基增加、局部促凝因子过度表达，导致内皮细胞损伤。患儿除TMA三联征外，常有神经系统发育落后、喂养困难、心脏损害和眼部受累等症状。多伴有大细胞性或正细胞性贫血，不同程度肾损害。血和尿有机酸测定显示甲基丙二酸升高，血同型半胱氨酸增高，基因检测可助于临床分型和预后的判断。及时注射羟钴胺，口服甜菜碱、叶酸和左卡尼汀，可使部分患儿TMA症状得到缓解。PE和依库珠单抗治疗无效。对于有家族史、病史迁延难治，对PE及依库珠单抗治疗无效，尤其是合并神经系统发育落后的患儿，建议尽早行血、尿有机酸筛查及钴胺素代谢基因检测。

2. 肺炎链球菌感染相关HUS（Pneumococcal hemolytic uremic syndrome，pHUS）

好发于2岁以下的婴幼儿，占儿童所有HUS的5%~15%。可能与肺炎链球菌疫苗未覆盖到某些血清型有关。pHUS的发病机制尚不明确，一般认为，肺炎链球菌菌株产神经氨酸酶，分解血小板、红细胞和内皮细胞表面的神经氨酸，暴露出隐蔽的T抗原，与体内存在的IgM冷抗体结合，引发内皮细胞损伤。临床表现除TMA三联征以外，多有坏死性肺炎合并脓胸，部分患儿有化脓性脑膜炎及硬膜下积液。体内炎症指标显著升高，存在肺炎链球菌感染的证据，如深部痰培养或血培养肺炎链球菌阳性，应选用敏感抗生素，如头孢霉素和万古霉素等积极抗感染治疗。病情危重时通常需要呼吸支持。贫血严重时输注洗涤红细胞。有研究显示神经氨酸酶亦影响CFH发挥作用，继而不能有效抑制补体活化，造成内皮细胞损伤，近来有依库珠单抗治疗pHUS取得良好效果的报道。PE可以清除神经氨酸酶，移除与T抗原结合的抗体，并能补充CFH，是PE用于治疗pHUS的依据。不过，理论上血浆含有IgM抗体，与暴露出的T抗原结合，存在加重TMA病情的可能，采用白蛋白替代新鲜血浆作为置换液，可以降低这种可能。但持异议者认为，冷IgM抗体在体内37℃情况下理论上不可能引起红细胞凝集，T抗原抗体反应并非导致pHUS发生的原因，因此，新鲜冰冻血浆不会加重TMA病情，临床无须避免使用。有病例总结显示，使用冰冻血浆作为置换液进行PE治疗pHUS，取得良好效果。目前，尚无大样本PE在pHUS的应用报道。2023年美国血浆置换学会发布的第9版指南建议，PE在pHUS的应用属于Ⅲ类指征，即尚未明确PE在pHUS的最佳作用，制定相关决策时应个体化处理。

3. 其他病原重症感染相关TMA

细菌和病毒及其他病原造成的重症感染可以触发TMA，包括革兰阴性杆菌、金黄色葡萄球菌；流感病毒、EB病毒、巨细胞病毒、人体免疫缺陷病毒；钩端螺旋体、立克次体、疟原虫等。经过PE和抗感染治疗无好转，要考虑有无补体参与致病，及时调整治疗方案。新型冠状病毒感染相关TMA：急性重症新型冠状病毒感染亦是补体过度激活的触发因素，导致感染相关TMA。在这些新型冠状病毒感染患儿中，可见明显的补体激活，内皮细胞损伤，血浆可溶性C5b-9与疾病严重程度相关。在有潜在补体调控异常的患儿中，新型冠状病毒感染触发补体过度活化，引发TMA。在这类情况下，可以考虑使用依库珠单抗。

4. 造血干细胞和肾移植相关TMA

造血干细胞移植术后TMA的发生与移植前的预处理、移植排斥反应、抗排异药物的使用以及免疫低下引起的各种感染有关。某些预后较差的患儿抗H因子抗体阳性，补体基因异常，提示补体系统参与了移植相关TMA。目前，二次打击学说认为，在移植前预处理和移植早期阶段，内皮细胞处于促凝状态；移植后造血重建阶段，各种危险因素使得补体旁路途径异常活化，介导了内皮细胞再损伤。积极去除病因，可以采用PE、去纤苷及支持治疗。部分经针对触发因素治疗效果不佳，体内补体成分异常的患儿，可以考虑应用依库珠单抗治疗。肾移植相关TMA：肾移植可继发TMA，部分未表现出TMA三联征的患者通过肾活检诊断TMA。肾移植后TMA为多种因素所致：钙调磷酸酶抑制剂的使用，抗体介导的排斥反应、病毒感染、移植物抗宿主反应，人类白细胞抗原不匹配，化疗药物、放射治疗等。其中钙调磷酸酶抑制剂和抗体介导的排斥反应可能为主要致病因素。支持治疗和去除各种诱发因素为主要处理措施，如果无好转，可以考虑依库珠单抗治疗。

5. 自身免疫性疾病相关TMA

狼疮TMA临床表现与系统性红斑狼疮(Systemic lupus erythematosus, SLE)高度重叠，容易漏诊，狼疮性肾炎患儿出现血栓、高血压、溶血性贫血、血小板减少、肾损伤加重时，应及时检测ADAMTS13活性和抑制物、抗磷脂抗体、补体因子和肾脏病理以明确诊断，根据ADAMTS13活性和相关结果进一步区分SLE相关TTP、SLE相关aHUS，以指导下一步治疗。狼疮TMA病情较重，肾脏预后差，病死率高，治疗难度较大，缺乏统一的治疗共识。目前糖皮质激素、免疫抑制剂及B细胞靶向药物为主要治疗手段，辅以PE、抗凝治疗和抗血小板药物等对症综合治疗。但仍有约半数患者治疗困难，针对这类狼疮TMA患者，有应用依库珠单抗取得良好效果的报道，提示依库珠单抗有可能是一个治疗难治性狼疮TMA的选择。灾难性抗磷脂综合征相关TMA病情重，病死率高。糖皮质激素、抗凝治疗和PE及丙种球蛋白联合治疗可降低病死率。近年有研究报道，灾难性抗磷脂综合征患者体内有补体过度激活，使用依库珠单抗显示了良好的治疗效果。

6. 药物相关TMA

多种药物可致TMA，致病机制分为免疫性诱导损伤和直接细胞毒损伤。常见药物有抗疟疾药物奎宁；免疫抑制剂环孢素、他克莫司等；抗血小板聚集药物噻氯匹定、氯吡格雷；丝裂霉素，血管内皮生长因子抑制剂（贝伐珠单抗）等多种抗肿瘤药物。支持治疗和停用相关药物为主要处理措施。

7. 恶性高血压相关TMA

恶性高血压可致内皮细胞损伤，肾小球毛细血管和小动脉纤维素样坏死，引起继发性TMA。针对恶性高血压相关TMA患儿，应该更积极地控制血压，以缓解TMA症状和防止肾损伤进行性加重。如果控制高血压后，TMA临床无好转或加重，要注意考虑补体可能参与了恶性高血压相关TMA的发病，进行补体基因和抗体检测，应该更早使用依库珠单抗治疗，改善肾脏预后。

8. 肿瘤相关TMA

恶性肿瘤患儿体内凝血与抗凝血纤溶系统调节紊乱，微血管内瘤栓，接受化疗、放疗以及合并的各种感染、B淋巴细胞功能失调等均可能参与了肿瘤继发TMA的发生发展。抗肿瘤治疗以及对症支持治疗为主要处理措施。

9. 肾小球疾病相关TMA

肾小球疾病：IgA肾病、ANCA相关性肾炎、感染后肾小球肾炎/感染相关性肾小球肾炎等也可合并TMA。部分患者是亚临床型，通过肾穿刺发现病理TMA样改变而诊断。病情相对较重，器官损害较重。可以进行补体基因和抗体检测。

九、治疗策略

针对aHUS的治疗策略是纠正补体系统的失调。在补体抑制剂应用以前，血浆治疗是一线选择，但血浆疗法对补体基因异常患者效果不佳，且不能解决复发率高、肾损害进展等问题。依库珠单抗是一种重组人源化单克隆抗体,抑制C5裂解为C5a和C5b并防止末端补体复合物C5b-9的形成,保留了上游补体因子(如C3a和C3b)的功能。依库珠单抗的使用极大地改善了aHUS患儿的预后。依库珠单抗治疗aHUS患者的前瞻性、观察性和多中心研究证实了依库珠单抗的有效性和安全性,特别是在PE抵抗或依赖的患者,目前依库珠单抗已成为aHUS的一线治疗药物。临床确立aHUS的诊断后,应尽快启动依库珠单抗的治疗。

(一)依库珠单抗的应用

1. 启动及方案

aHUS临床诊断确立后,患儿应在发病或入院后24~48h内接受依库珠单抗治疗,如果无法获得依库珠单抗,可行PE。开始依库珠单抗不需要得到基因检测结果。对于抗H因子抗体相关aHUS患者采用依库珠单抗作为初始治疗,如果无法获得依库珠单抗,则应开始PE。还需要加用糖皮质激素及免疫抑制剂治疗,当抗H因子抗体滴度<1000AU/mL时复发风险较低,可以考虑停用依库珠单抗及血浆治疗。对于存在急性、严重的多器官损伤(神经系统表现、心力衰竭)的患者,建议依库珠单抗治疗。在特殊情况下采用了PE联合依库珠单抗,要注意,如果依库珠单抗治疗后应用PE,要充分考虑到PE后能够使依库珠单抗清除出体外,需要补充依库珠单抗,以维持有效的依库珠单抗血浓度。如补体基因存在致病性变异,则继续应用依库珠单抗;未发现补体基因异常,应评估病情,考虑停用依库珠单抗;对于*DGKE*突变者,可采用PE和支持治疗,依库珠单抗治疗的获益不明确。总之,对于临床诊断为aHUS的患儿,建议将依库珠单抗作为一线治疗,延误治疗可能会增加ESKD的风险。

2. 依库珠单抗的不良反应及对策

末端补体复合物C5b-9对脑膜炎球菌有杀伤作用,而依库珠单抗阻断了C5b-9的形成,接受依库珠单抗治疗的患儿会发生危及生命的脑膜炎球菌感染,需在接受第1剂依库珠单抗治疗之前至少2周,对患儿进行脑膜炎球菌的疫苗接种。建议接种四价脑膜炎疫苗(ACYW135),并在有条件的情况下接种脑膜炎B型疫苗,保护其免受脑膜炎球菌感染。此外,患者还应接种肺炎球菌多价疫苗避免严重的肺炎链球菌感染。但患儿可能由于病情严重无法在治疗前接种疫苗,一旦情况稳定,就应进行疫苗接种。患儿应接受抗生素预防,如青霉素、阿莫西林、大环内酯类或头孢菌素药物,以预防脑膜炎球菌感染,直到接种疫苗后至少2周。在肾功能损伤的情况下,应用补体抑制剂治疗期间可能会影响抗体的产生,抗体也不可能覆盖全部的脑膜炎球菌血清型。也有建议抗生素预防时间应覆盖整个依库珠单抗的治疗时期,直到停用依库珠单抗后的2~3个月。由于疫苗和抗生素预防都不能提供完全保护,要监测患儿是否有脑膜炎球菌感染的早期症状,如果怀疑有感染,立即进行评估。此外,儿童用药初期最常报道的不良反应为头痛,其他不良反应还包括输液反应、胃肠道症状、肝酶升高及胆汁淤积等,需要对症处理。

3. 依库珠单抗应用后的监测

依库珠单抗治疗期间需要监测补体活性。依库珠单抗谷浓度与补体阻断之间相关性的研究表明依库珠单抗谷浓度在50~100μg/mL会显著降低CH50的活性。大多数患者接受推荐的治疗方案能够达到完全补体阻断。CH50测定开展广泛,是补体阻断的标志物。依库珠单抗在给药1h内就可达到补体阻断。完全抑制者的CH50应小于正常值的10%。在接受依库珠单抗治疗的aHUS患者中,可溶性C5b-9的血浆水平仍可检测到或升高,因此不推荐使用可溶性C5b-9评价依库珠单抗的疗效。依库珠单抗治疗期间,临床常规监测应包括尿常规、血生化和血常规。

4. 依库珠单抗的停药及重新启动

依库珠单抗的使用阻断了补体的激活,可以有效治疗TMA及保护肾脏功能。依库珠单抗的治疗方案目前仍有争议,需要个体化治疗。抗H因子抗体相关aHUS的复发风险取决于抗体滴度,当抗H因子抗体滴度<1,000AU/mL时复发风险较低,可以考虑停用依库珠单抗。MCP致病性变异的aHUS患儿,如果肾功能迅速缓解和恢复,治疗3个月时可以考虑停用。存在CFH、C3、CFB、CFI致病基因变异的儿童,依库珠单抗至少连续应用12个月,病情稳定,血液学参数正常化和肾功能稳定3个月的患者,方可停药。由于儿童季节性感染作为触发因素可能会造成aHUS反复发作,撤药应推迟到3~5岁以上。未发现CFH、C3、CFB、CFI及MCP致病性基因变异的aHUS患者停药后复发风险<5%,但存在这些补体基因致病性变异的患者复发风险高达

50%。尝试减停药物时可逐渐延长给药间隔时间,当治疗间隔为8周且无aHUS迹象时,可停用依库珠单抗。依库珠单抗停药后,应对患者密切监测,寻找复发的征象:血常规、尿常规、血生化、CH50,监测血压,停药后前3个月至少每月由肾脏科医师随访1次,随后每3个月随访1次。血肌酐、乳酸脱氢酶、血红蛋白、血小板计数、尿蛋白/尿肌酐、尿常规检查在前6个月应至少每2周进行1次,随后每月1次。患者在家也应进行尿试纸监测,至少1周2次。aHUS复发时的临床表现多样,不一定具备全部三联征。部分患儿表现为新发血尿和蛋白尿,或血尿蛋白尿加重。针对复发病例,迅速重新使用依库珠单抗治疗可缓解aHUS,应密切监测患者疾病复发的早期征象并尽早治疗。

5.依库珠单抗在aHUS肾移植的应用

预防性应用依库珠单抗可以减少患者肾移植后的aHUS复发和提高移植肾的存活率。当使用亲属的供体进行移植时,受体和供体均应完善基因筛查。亲属活体肾脏捐献存在受体复发的风险。应根据aHUS患者的基因缺陷分层采取预防措施,对复发风险中等和高风险的患者,应在移植当日开始预防性使用依库珠单抗。复发风险低的患者不需要接受预防性治疗。预防性血浆治疗能够改善移植肾的存活率和减少复发,但依库珠单抗预防的效果优于血浆治疗。CFH是由肝脏产生,CFH基因变异介导的重度aHUS患者,既往报道以CFH异常发展到ESKD患者行肝肾联合移植为主。对于复发风险高且肾功能尚可的患儿,可行单纯肝移植。但肝移植会造成移植后继发感染、排异反应及抗排异药物不良反应,因此,肝移植并非aHUS患儿好的治疗选择,而依库珠单抗的使用将会减少ESKD的发生,而且避免移植一系列相关并发症。aHUS患儿肾移植术后还可以由于抗排异药物、抗体介导的排异反应、病毒感染,甚至供者因素导致术后TMA的发生。治疗方面应该去除病因,清除感染,如治疗困难,可以考虑应用依库珠单抗治疗。

6.长效C5抑制

剂雷夫利珠单抗(Ravulizumab)是长效补体C5抑制剂,其半衰期增加,从而减少给药频率,延长补体抑制时间,从短效的每2~3周延长至每4~8周,并有良好的安全性。

(二)血浆疗法

血浆疗法包括血浆输注和PE,可以补充补体的调控因子。而PE可相对快速地清除CFH自身抗体及有缺陷的突变补体蛋白。保证CFH调节功能和稳定补体的替代途径。但是aHUS患者血浆治疗的临床远期结果较差。治疗死亡率可以达到25%,50%的患者未恢复肾功能。

1.PE

PE对抗H因子抗体相关aHUS有一定的疗效。在无法获得依库珠单抗的情况下,PE仍为aHUS的首选治疗,诊断aHUS后应尽早在24h内应用新鲜冰冻血浆进行PE。每次PE置换液剂量为1.5倍血浆容量,即60~75mL/kg。建议每天置换1次,连续5d;之后每周5次,连续2周;继之每周3次,连续2周。争取达到血清学缓解,至少2周血小板>150×10⁹/L,溶血停止(即外周血涂片无破碎红细胞、乳酸脱氢酶水平正常),再考虑停止PE治疗。

2.血浆输注

血浆输注补充功能蛋白缺失的补体成分和调节因子,当PE或依库珠单抗治疗不可及时,可选择新鲜冰冻血浆输注,可能对遗传性aHUS患儿有一定的疗效。输注时应严密监测患儿的生命体征,尤其是血压、呼吸和出入量。需要注意的是与PE等量置换不同,短期内输注大量血浆会加重容量负荷,导致肺水肿甚至呼吸衰竭,建议每次按10~20mL/kg输注,单次最大量:婴儿≤100mL,幼儿≤200mL,儿童≤400mL。输注血浆后给予利尿剂减轻容量负荷,防止肺水肿的发生。

3.糖皮质激素及免疫抑制剂

糖皮质激素及免疫抑制剂是抗H因子抗体相关aHUS治疗方案中重要的组成部分,可有效抑制抗体的产生,降低抗体滴度,抑制组织过度炎症反应,改善患儿预后。针对抗H因子抗体相关aHUS患儿,依库珠单抗并不能降低抗H因子抗体的滴度,需要加用糖皮质激素和免疫抑制剂治疗。在依库珠单抗或PE联合免疫抑制剂的治疗下,抗体水平下降到1000AU/mL以下,可减停依库珠单抗或PE。在治疗期间,通过监测抗H因子抗体滴度,辅以糖皮质激素及免疫抑制剂治疗,有助于减少复发及维持缓解,见图3。可供选择的免疫抑制药物包括糖皮质激素、环磷酰胺、利妥昔单抗和吗替麦考酚酯（Mortemycophenol，MMF）。免疫抑制治疗分为起始治疗和维持治疗2个阶段。起始阶段包括泼尼松和环磷酰胺或利妥昔单抗，对轻症患者（无或轻度肾外表现者），起始阶段可以考虑选择MMF治疗。泼尼松应在抗体相关aHUS确诊后立即使用，剂量为1mg/(kg·d)，持续4周，然后隔天逐渐减量。环磷酰胺500mg/m²静脉注射，每4周1次，共3~5次，或利妥昔单抗375mg/m²，每周1次，共2次，2周内输入。以达到完全B细胞耗竭。CD20单抗给药前须检查乙型肝炎病毒滴度及治疗前后监测IgG水平。由于卡氏肺孢子菌肺炎具有高死亡率，建议对利妥昔单抗治疗者予以复方磺胺甲唑3~6个月预防卡氏肺孢子菌肺炎。上述治疗完成后，如果患儿评估肾小球滤过率（Glomerular filtration rate，GFR）>30mL/(min·1.73m²)，则进入免疫抑制维持治疗阶段，一般是在病程3个月左右开始，此阶段泼尼松逐渐减停，疗程9~12个月。MMF每日500~750mg/m²，分2次给药，维持治疗12~24个月。维持阶段也可考虑再次输注利妥昔单抗（根据CD19细胞及抗H因子抗体的滴度的监测）。如果患儿评估GFR<30mL/(min·1.73m²)，不再应用免疫抑制剂治疗。抗体相关aHUS易复发，特别是在感染的情况下。发病后的前2年复发是常见的，患者应在此期间接受维持治疗。多次复发是抗体相关aHUS预后不良的危险因素。目前多通过检测抗体滴度作为预测复发的手段。推荐抗体每3~6个月监测1次。目前认为缓解期抗体水平升高（6个月时≥1300AU/mL）的患儿复发风险明显升高。因此针对此类患者需要高度警惕，可以考虑通过免疫抑制剂的应用降低复发风险。有研究报道，接受维持治疗的患者1年无复发生存率为92%，而未接受维持治疗的患者分别为69%和46%。Puraswani等报道了436例抗体阳性患儿，72%的患儿接受了PE后，应用了泼尼松和环磷酰胺或利妥昔单抗，随访6年时间展现出了良好的肾脏生存率。有文献报道利妥昔单抗用于抗H因子抗体相关aHUS取得了较好的疗效。北京儿童医院的队列研究抗H因子抗体阳性率为65%，显示H因子抗体相关aHUS为主要的病因。对于初发抗体阳性患儿应用免疫抑制治疗可以显著降低患儿的复发率，达到长期缓解。维持治疗持续6~20个月。北京儿童医院另报道了10年队列52例抗H因子抗体相关aHUS，随访中位时间58（28，91）个月，仅23.1%的患儿复发，肾功能正常且无高血压、无蛋白尿患儿高达73.1%。70%的复发病例伴有*CFHR1*或*CFHR1*并*CFHR3*纯合缺失，提示了抗H因子抗体相关aHUS合并H因子相关蛋白纯合缺失是复发的危险因素。首次发病使用免疫抑制治疗的患儿1年无复发生存率为89.9%，而未使用免疫抑制治疗的患儿为66.7%。且发现复发主要发生在第1年，占66.7%（8/12）。总之，aHUS的治疗需要结合当地的医疗资源、年龄、药物疗效、药物不良反应及费用等进行个体化制定。目前国际上针对抗H因子抗体相关aHUS治疗的疗程及方案还在探讨。未来还需要进一步开展更多前瞻性的研究来优化依库珠单抗、PE、环磷酰胺、利妥昔单抗和MMF对抗H因子抗体相关aHUS的最佳治疗方案。

4.综合治疗

纠正水电解质紊乱，补充营养、利尿降压、输血纠正贫血等。输注血小板会加重微血栓形成，通常不建议血小板输注。在进行性少尿、无尿，尿素氮及肌酐迅速升高，血钾顽固升高，伴有严重水肿，心力衰竭和顽固性高血压时，给予降压及强心治疗，应联合血液透析或腹膜透析治疗。

十、疗效及转归

aHUS预后通常较为严重，急性期死亡率高达10%，约65%的患者于1年内死亡，近50%的aHUS患者可发展为终末期肾病，死亡率高达25%。临床传统治疗方式是血浆置换及肾脏替代治疗，但疗效有限。依库珠单抗是aHUS的标准治疗药物，全球包括中国的临床指南均推荐为一线治疗。依库珠单抗可与末端补体C5特异性结合，抑制C5被裂解为C5a和C5b，从而阻断末端补体的激活以及膜攻击复合物生成，进而抑制细胞溶解。由于C5转化酶之后的补体活化过程为补体活化途径的共同通路，因此C5抑制剂作为终末补体抑制剂，可抑制多种途径的补体活化过程及其终末产物生成，有效控制补体异常活化。aHUS患者使用依库珠单抗治疗后，可迅速改善临床症状，用药2年内76%的患者肾功能明显好转，并且死亡风险降低83%。

总之，aHUS的预后已经因为新型治疗方法的出现而有所改善，但仍需个体化评估和持续的医疗管理。及时的诊断、适当的治疗干预以及对并发症的有效管理是改善患者预后和生活质量的关键。

参考文献

[1]Brocklebank V, Wood KM, Kavanagh D. Thrombotic Microangiopathy and the Kidney[J]. Clin J Am Soc Nephrol, 2018, 13(2):300-317.

[2] Bayer G, Von Tokarski F, Thoreau B, et al. Etiology and Outcomes of Thrombotic Microangiopathies[J]. Clin J Am Soc Nephrol, 2019, 14(4):557–566.

[3] Sawai T, Nangaku M, Ashida A, et al. Diagnostic criteria for atypical hemolytic uremic syndrome proposed by the Joint Committee of the Japanese Society of Nephrology and the Japan Pediatric Society[J]. Pediatr Int, 2014, 56(1):1–5.

[4] Bu F, Borsa NG, Jones MB, et al. High-Throughput Genetic Testing for Thrombotic Microangiopathies and C3 Glomerulopathies[J]. J Am Soc Nephrol, 2016, 27(4):1245–1253.

[5] Schmidt CQ, Schrezenmeier H, Kavanagh D. Complement and the prothrombotic state[J]. Blood, 2022, 139(13):1954–1972.

[6] Lee H, Kang E, Kang HG, et al. Consensus regarding diagnosis and management of atypical hemolytic uremic syndrome[J]. Korean J Intern Med, 2020, 35(1):25–40.

[7] Tseng MH, Lin SH, Tsai JD, et al. Atypical hemolytic uremic syndrome: Consensus of diagnosis and trea-tment in taiwan[J]. J Formos Med Assoc, 202, 122(5):366–375.

[8] Wu D, Chen J, Ling C, et al. Clinical and Genetic Characteristics of Atypical Hemolytic Uremic Syndrome in Children: A Chinese Cohort Study[J]. Nephron, 2021, 145(4):415–427.

[9] Benamu E, Montoya JG. Infections associated with the use of eculizumab: recommendations for prevention and prophylaxis[J]. Curr Opin Infect Dis, 2016, 29(4):319–329.

[10] Claes KJ, Massart A, Collard L, et al. Belgian consensus statement on the diagnosis and management of patients with atypical hemolytic uremic syndrome[J]. Acta Clin Belg, 2018, 73(1):80–89.

[11] Cugno M, Gualtierotti R, Possenti I, et al. Complement functional tests for monitoring eculizumab treatment in patients with atypical hemolytic uremic syndrome[J]. J Thromb Haemost, 2014, 12(9):1440–1448.

[12] Ariceta G, Fakhouri F, Sartz L, et al. Eculizumab discontinuation in atypical haemolytic uraemic syndrome: TMA recurrence risk and renal outcomes[J]. Clin Kidney J, 2021, 14(9):2075–2084.

[13] Fakhouri F, Fila M, Hummel A, et al. Eculizumab discontinuation in children and adults with atypical hemolytic-uremic syndrome: a prospective multicenter study[J]. Blood, 2021, 137(18):2438–2449.

[14] Neave L, Gale DP, Cheesman S, et al. Atypical haemolytic uremic syndrome in the eculizumab era: presentation, response to treatment and evaluation of an eculizumab withdrawal strategy[J]. Br J Haematol, 2019, 186(1):113–124.

[15] Ariceta G, Dixon BP, Kim SH, et al. The long-acting C5 inhibitor, ravulizumab, is effective and safe in pediatric patients with atypical hemolytic uremic syndrome naive to complement inhibitor treatment[J]. Kidney Int, 2021, 100(1):225–237.

[16] Matrat L, Bacchetta J, Ranchin B, et al. Pediatric atypical hemolytic uremic syndrome due to auto-antibodies against factor H: is there an interest to combine eculizumab and mycophenolate mofetil?[J]. Pediatr Nephrol, 2021, 36(6):1647–1650.

[17] 吴丹, 刘小荣, 陈植, 等. 儿童抗H因子抗体相关非典型溶血尿毒综合征的临床特征和预后分析[J]. 中华实用儿科临床杂志, 2023, 38(6):431–437.

张昧亮（撰写）　陶新朝（审校）

第四章　小儿系统性红斑狼疮
Chapter 4　Pediatric systemic lupus erythematosus, pSLE

关键词：蝶形红斑；关节炎；心包炎；蛋白尿

Keywords：Butterfly rash；Arthritis；Pericarditis；Proteinuria

一、概述

小儿系统性红斑狼疮（Pediatric systemic lupus erythematosus, pSLE）又称为儿童系统性红斑狼疮（childhood systemic lupus erythematosus, cSLE），是一种罕见的全身性自身免疫性疾病，目前全球发病率为每年（0.3~2.5）/100,000，患病率为（1.9~34.1）/100,000，可累及多系统、多器官，其特点是临床表现复杂和病程迁延反复。pSLE患者皮肤、肌肉、骨骼、心、肺、肝、脾、肾、脑、眼、鼻、耳、牙齿、头发均可出现病变，更易出现肾脏、血液及神经系统受累，病程凶险，且临床容易发生误诊和漏诊。近年来，美国、欧洲及加拿大等在国际上有重要影响力的组织和机构都制定了该病的诊疗及管理指南或共识。我国中华医学会也有关于cSLE的指南出台，对于规范cSLE管理的临床实践有一定推动作用。

二、定义

系统性红斑狼疮（Systemic lupus erythematosus，SLE）是一种以出现自身抗体及多脏器受累为主要特征的慢性自身免疫性疾病，临床表现具有高度异质性。PSLE/cSLE特指在成年之前发病的SLE，其特征是任何器官系统炎症，临床表现差异很大，通常比成人发病的系统性红斑狼疮具有更积极的病程和更高的主要器官受累率，导致对各种器官（例如皮肤，肾脏，肺，神经系统）的潜在损害。

三、流行病学

pSLE通常发生于后青春期女性，平均发病年龄约为12岁。女性更多见，在青春期之前，男：女比例是（1：3）~（1：5），青春期后增加到（1：9）~（1：10）。目前全球发病率为每年（0.3~2.5）/100,000，患病率为（1.9~34.1）/100,000，该疾病在不同种族的发病率有一定的差异，在19岁之前的白人女孩中的发病率（6.0~18.9）/100,000，但在非裔美国人[（20~30）/100,000]和波多黎各女孩[（16.0~36.7）/100,000]则更高，2004年一项大规模调查显示，中国台湾地区16岁以下PSLE患病率为6.3/100,000，大陆地区仍缺乏确切数据。

四、病因及发病机制

遗传因素在狼疮发病中起重要作用，同卵双生的cSLE风险较异卵双生者高10倍。cSLE患儿的兄弟姐妹患病风险较健康人群高8~20倍。近年来报道发现早发型狼疮（5岁之前起病）患儿在cSLE中的比例为3.9%~5.0%，这类患儿与单基因突变关系密切，推动了对狼疮机制的进一步认识。

五、临床表现

cSLE的临床特点为多系统、多器官损害，临床表现多样，首发症状各异。少数病例呈急性起病，大部分患儿为亚急性起病，与成人相比，cSLE的临床表现有自己的特点（图10-4-1）。

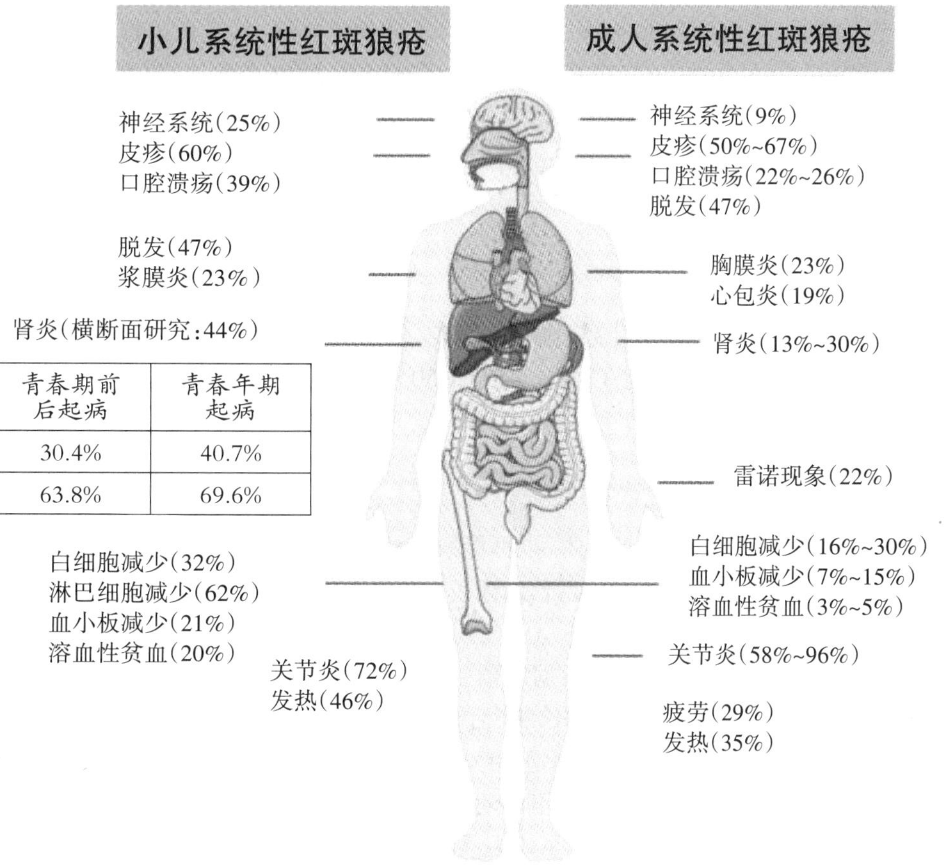

	青春前期起病	青春期前后起病	青春年期起病
诊断时	20.9%	30.4%	40.7%
最后随访时	65.1%	63.8%	69.6%

图10-4-1 儿童系统性红斑狼疮的临床特点

1. 全身症状

绝大多数患儿有非特异性表现，包括发热，可表现为不同热型；其他常见表现有食欲不振、乏力、淋巴结大和体质量下降。

2. 皮肤黏膜症状

70%的患儿可见皮肤症状,50%的病例可见典型的蝶形红斑,其他皮肤表现有红色斑疹、丘疹、急性丹毒样或大疱样皮疹、糜烂、结痂和出血性紫癜等。可见于全身各部位,手掌、足底和指趾末端也可有红斑。口腔黏膜、牙龈、硬腭、软腭可出现红斑和溃疡,类似溃疡也可出现于鼻黏膜。可出现非瘢痕性脱发、雷诺现象,指(趾)坏疽等。患儿常有日光过敏,暴晒后皮疹加重或出现新皮疹。约4.0%的患儿可出现孤立的盘状狼疮,约0.7%的患儿仅出现狼疮样脂膜炎,这类患儿大部分会发展为cSLE,10%~20%的儿童病例在整个病程中不出现皮疹。

3. 肌肉骨骼症状

70%~80%的病例有关节症状。表现为关节炎或关节痛。关节炎定义为关节肿胀并伴有疼痛和/或活动受限。50%的病例起病时有关节炎,可见于腕、肘、肩、膝、踝及手指关节。可为游走性或持续性,但很少引起关节破坏和畸形。部分患儿可出现肌肉疼痛和肌炎。

4. 心脏症状

心包、心肌、心内膜均可受累。其中以心包炎为多见,患儿可出现胸痛,一般积液量不多,严重者可有大量心包积液。约10%的病例出现心肌炎,轻者仅见心电图异常,表现为异位搏动及各种传导阻滞,重症出现心脏扩大和心力衰竭。心内膜炎常与心包炎同时存在。

5. 肾脏症状

儿童临床出现肾脏受累者占50%~80%,其中约22%病例发展为肾功能不全。狼疮肾脏损害多发生在肾外症状出现的同时或于起病2年内,少数患儿狼疮性肾炎(LN)的症状可出现于肾外症状之前。临床表现可为无症状性蛋白尿和/或血尿、肾炎综合征、肾病综合征,甚至急进性肾小球肾炎。病变持续和复发还可导致慢性肾功能不全,甚至肾衰竭。患儿可出现尿量异常(少尿或夜尿增多)、血尿、泡沫尿、水肿及高血压等表现。多数患儿可有镜下血尿。LN一旦出现持续的氮质血症、血肌酐SCr≥88.7μmol/l(发病2个月内),内生肌酐清除率(CCr)明显下降,大量蛋白尿、红细胞管型和蜡样管型或有持续性高血压,均提示肾脏损害严重,预后不良。

六、辅助检查

1. 常规检查

全血细胞计数和分类计数;血生化检查,包括肝肾功能、电解质、心肌酶、血脂等;尿液分析(包括尿沉渣检查)、大便常规、凝血功能;C3和C4或CH50补体水平;尿蛋白定量。

2. 炎性指标

红细胞沉降率、C反应蛋白、血清铁蛋白。

3. 自身抗体

抗核抗体、抗双链DNA抗体、抗可提取性核抗原抗体和抗磷脂抗体,包括狼疮抗凝物抗体、IgG和IgM型抗心磷脂抗体以及IgG和IgM型抗β2糖蛋白1抗体,类风湿因子及抗环瓜氨酸肽抗体等。

4. 其他

肾穿病理,心电图,胸片,根据脏器受累情况进行CT或MRI检查,心脏或肾脏超声等。诊断LN的金标准为肾活检。肾脏病理对LN的诊断、活动性评估、治疗选择及预后判断有重要意义。在排除直立性蛋白尿后,推荐初诊怀疑肾脏受累,特别是持续性蛋白尿≥1.0g/24h(或蛋白尿≥0.5g/24h伴有血尿和/或管型尿)和/或不明原因的肾小球滤过率(GFR)下降时,均推荐进行肾活检。对难治LN,活动性LN接受初始免疫抑制治疗后肾损害加重,或诱导缓解治疗6个月无效、LN复发并怀疑肾脏病理性类型发生转换或为确定肾病变是否活动时,应考虑重复肾活检。肾活检应由有经验的肾脏病理医师进行判读。

七、诊断

cSLE的临床诊断需要对疾病进行分类并对狼疮活动度进行评估。

1. SLE 分类

SLE 分类标准主要是在成人 SLE 中制定的，不同组织分别制定了相应的标准举例如下：1997 年 ACR 标准为最普遍应用的分类标准，另一个分类标准为系统性红斑狼疮国际合作临床组织（SLICC）分类标准，基于 ACR 标准制定并于 2012 年发表，欧洲儿科风湿病学的单一枢纽和接入点（SHARE）推荐 SLICC 标准可用于儿童狼疮的诊疗中；第三个为 2019 年欧洲抗风湿病联盟（EULAR）/ACR 分类标准，要求 ANA 阳性作为基本入组标准，根据各种项目进行加权，医师根据临床或实验室特征，判断 SLE 的相对可能性（相对于其他疾病），总分≥10 分归为 SLE。2012 年 SLICC 标准的敏感性更高，1997 年 ACR 标准的特异性更高。有研究指出 EULAR/ACR2019 标准的替代分界点用于 cSLE，该分界点≥13 分具有更高的特异性、阳性预测值和分界点准确性。

2. 狼疮的疾病活动度评估

提示疾病活动的症状可为皮疹加重、关节肿痛和大量脱发。实验室指标可为红细胞沉降率加快、白细胞和或血小板减少、溶血性贫血（血红蛋白下降、网织红细胞增高及 Coombs 试验阳性）和补体降低，抗双链 DNA 抗体阳性。而 ANA、抗 Smith 抗体、抗 U1 小核糖体蛋白（RNP）抗体、抗干燥综合征 A 抗原（SSA）抗体、抗干燥综合征 B 抗原（SSB）抗体只是 SLE 的诊断指标，而不是观察疾病活动度和疗效判断的指标。国内专家共识提倡依据 2019 年修订的 EULAR/ACR 系统性红斑狼疮诊断标准，每年应使用标准化损伤参数进行累积损伤评估。建议应用所有 cSLE 患儿在临床实践中应定期评估疾病活动参数，使用 2 种标准化验证的疾病活动指标之一：SLEDA2000 或儿科英国狼疮评估小组（BILAG）指数 2004（pBILAG2004）评估儿童狼疮的病情活动度，每年应使用 SDI（主要使用儿童 SDI）对儿童 SLE 疾病活动度及疾病损伤进行评分。

八、鉴别诊断

1. 与感染性疾病鉴别

很多病毒细菌感染可以类似的全血细胞减少、发热、骨骼肌肉痛等。比如细小病毒 B19、巨细胞病毒、EB 病毒感染。这类病毒感染带来的症状可以跟狼疮很相似，甚至部分病毒还可能诱发狼疮（比如 EB 病毒）。

2. 与血液系统疾病鉴别

白血病、原发性免疫性血小板减少症、溶血性贫血等。如查抗核抗体典型阳性、补体下降等，也不需要为排查血液病而特意行骨髓细胞学等检查。但当抗核抗体不典型阳性，甚至阴性，则应考虑白血病。的确部分狼疮患者会继发血液系统病变，比如出凝血障碍等。

3. 其他风湿性疾病

幼年特发性关节炎、皮肌炎等。一般来说抗核抗体、RF 等抗体都可以帮助鉴别，结合疾病累及的特定脏器（幼年特发性关节炎主要是骨骼肌肉，皮肌炎主要是肌肉皮肤和肺部）加以鉴别。

九、治疗策略

1. 一般治疗

急性期应卧床休息，加强营养，避免日光暴晒；缓解期应逐步恢复日常活动及学习，但避免过度劳累；积极防治感染、诱发因素，治疗中还需注意与儿童生长和发育有关的特殊问题以及疾病和治疗对儿童心理带来的不良影响。

2. 药物治疗

（1）抗疟药物：抗疟药物是治疗 cSLE 患儿的免疫治疗方案的基础用药，与糖皮质激素联用可减少激素的剂量及 SDI 评分。推荐所有 cSLE 患儿需加用羟氯喹（HCQ）治疗，剂量为 5mg/(kg·d)，可 1 次或分 2 次服用，用药 1~2 个月疗效达到高峰。视网膜病变是 HCQ 最重要的不良反应。在开始 HCQ 的第 1 年进行基线眼科检查，每半年到 1 年进行 1 次眼科筛查，包括色觉和视野以及眼底检查。

（2）糖皮质激素：糖皮质激素是治疗 SLE 的主要药物。目前对于儿童时期发作的系统性红斑狼疮伴增生性狼疮肾炎的糖皮质激素的剂量，美国风湿病协会提出了基于多种影响因素进行激素用量计算的方案，主要包括蛋白尿程度、估计的肾小球滤过率、肾脏和肾外疾病活动性的变化以及自肾活检。

(3)免疫抑制剂:常用药物有环磷酰胺、霉酚酸酯、钙调磷酸酶抑制剂(他克莫司、环孢素)和甲氨蝶呤等。

(4)免疫球蛋白:静脉滴注大剂量丙种(免疫)球蛋白主要用于重症SLE;常规剂量的激素和或免疫抑制剂治疗无效;作为联合治疗的一部分;并发严重感染;顽固性血小板减少的长期治疗。

3. 靶向性生物制剂

(1)贝利尤单抗(Belimumab):贝利尤单抗是B淋巴细胞刺激因子(BLys)的特异性抑制剂,能与可溶性BLys结合,阻止其与B淋巴细胞表面受体结合,从而抑制B淋巴细胞存活增殖并分化成产生免疫球蛋白的浆细胞。贝利尤单抗作为Ⅲ型、Ⅳ型LN诱导期常规治疗,在常规治疗基础上加用贝利尤单抗可提高LN诱导缓解的成功率,减少复发,延缓肾功能恶化。

(2)利妥昔单抗(Rituximab):利妥昔单抗是一种人鼠嵌合的抗CD20单克隆抗体,可用于肾脏、血液及神经系统受累者,也可用于重度或难治性SLE患儿的治疗。对存在脏器受累的难治性SLE或对标准免疫抑制治疗不耐受或有禁忌的患儿,可尝试应用利妥昔单抗。应用中监测B淋巴细胞数量及功能,以避免严重感染的发生。

4. 其他治疗

包括血浆置换及免疫吸附治疗等。造血干细胞移植(HSCT)、免疫吸附应仅用于经系统内科治疗无效、高球蛋白血症、高滴度抗体等难治性患者。血浆置换可用于重症狼疮及狼疮合并TMA患者。HSCT不应作为SLE的治疗常规,但对部分难治性SLE患儿也是一种可能的治疗选择。

5. 不同重要脏器受累的治疗

(1)LN的治疗:对于Ⅰ型和Ⅱ型LN,小剂量泼尼松和抗疟药是一线治疗,需根据肾外症状情况应用缓解病情抗风湿病药物。对于Ⅲ型和Ⅳ型LN,诱导治疗推荐霉酚酸酯或静脉注射环磷酰胺联合糖皮质激素,或他克莫司联合霉酚酸酯和激素,或贝利尤单抗联合环磷酰胺/霉酚酸酯和激素,而维持治疗推荐用霉酚酸酯或硫唑嘌呤,对于使用霉酚酸酯或环磷酰胺治疗过的无效/复发及持续性肾病范围蛋白尿等难治性LN患儿,以他克莫司为基础的多靶点疗法可有效改善肾脏缓解情况,降低SLE疾病活动指数。对于单纯膜性LN(Ⅴ型),建议霉酚酸酯联合低剂量口服泼尼松诱导治疗,霉酚酸酯或硫唑嘌呤可作为维持治疗用药。常规治疗基础上加用贝利尤单抗可提高LN诱导缓解的成功率,减少复发。对于无条件开展肾穿刺的患儿,推荐根据蛋白尿严重程度及GFR情况(包括血清肌酐、年龄、身高、性别),选择诱导缓解治疗方案。

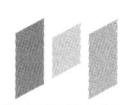

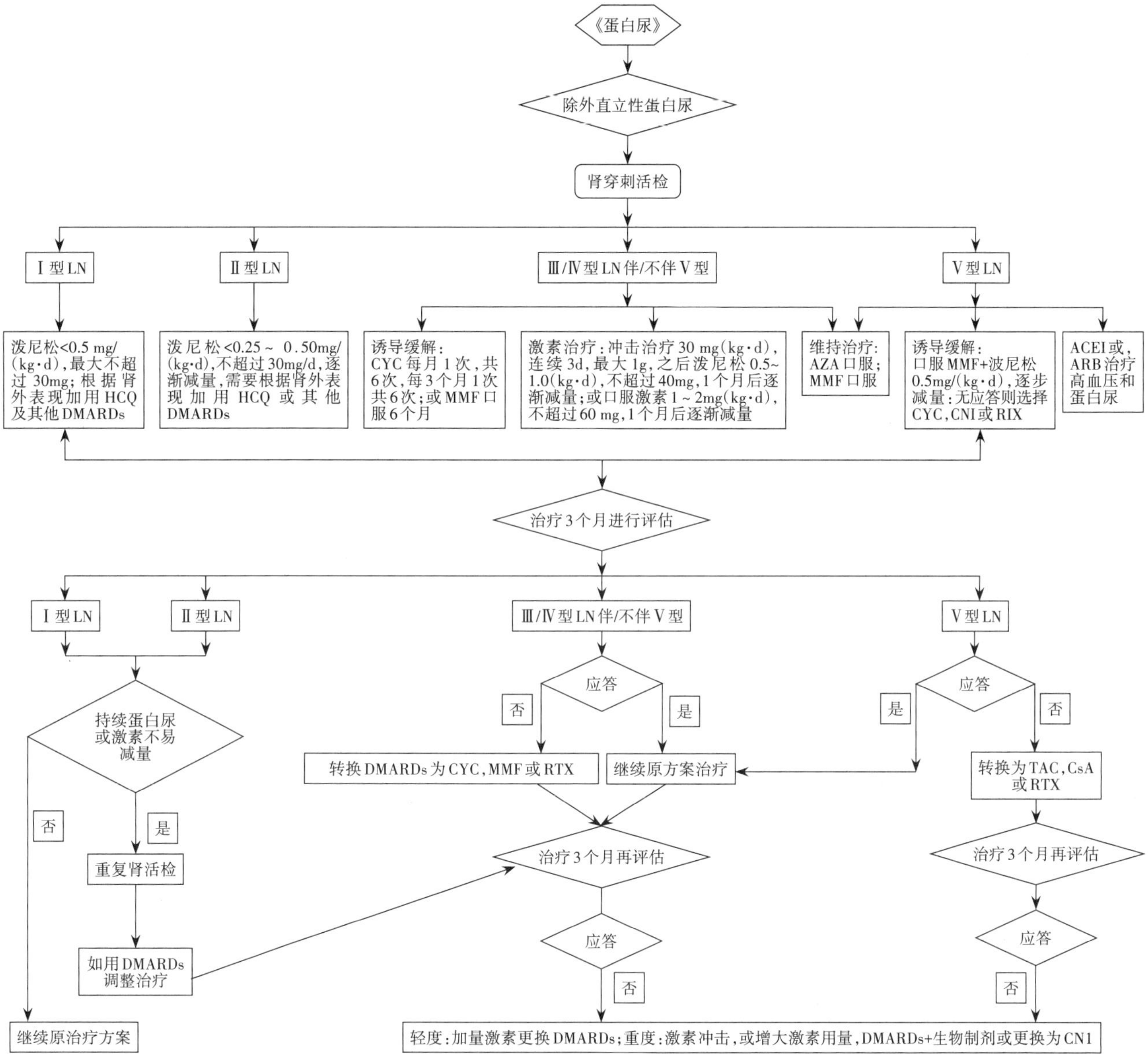

图10-4-2 LN的治疗路径

(2)肾外脏器受累的治疗:神经精神性狼疮(NPSLE)是系统性红斑狼疮(SLE)病变累及神经系统而产生神经和(或)精神症状的一组预后差、死亡率高的严重并发症,可参照EULAR及SHARE对NPSLE治疗的指南。对于并发巨噬细胞活化综合征(MAS)、血栓性微血管病(TMA)或再生障碍性贫血(AA)的SLE患儿,建议首选激素联合免疫抑制剂治疗,必要时可考虑静脉注射免疫球蛋白或进行血浆置换。

6.其他并发症的防控

①加强健康教育,合理使用激素与免疫抑制剂,定期随访;②加强疾病护理,合理使用肝肾毒性较低的药物预防或控制感染;③可考虑补充维生素D或钙剂,预防或控制肌肉骨骼系统损伤;④对于出现并发症的SLE患儿,以控制并发症为主,去除诱因,早期识别并治疗。

十、疗效及转归

PSLE的治疗中应贯穿达标治疗的理念,因此评估治疗的效果非常重要,疾病缓解或低疾病活动度是最理想的目标之一。儿童风湿病国际试验组织(PRINO)及ACR已制定并验证了一套标准,来检测cSLE的治疗临床反应。临床医师应注意及时对患儿进行疗效评估。

儿童期起病的SLE患者临床表现通常较成人更重,其10年生存率约90%。无论对成人还是儿童,肾脏受累的严重程度始终是影响SLE疗效和预后的关键因素,有研究显示肾脏受累的SLE患者寿命较一般人群短15年,而其预后与用药后6个月的治疗效果密切相关。LN是引起cSLE死亡的主要原因之一。cSLE的预后与性别相关,男童发生肾脏受累的比例以及疾病活动性均较女童高,因此男性患儿的预后更差,提示医师需警惕男童SLE的发病,并对男性患儿给予更积极的治疗。

参考文献

[1]中华医学会儿科学分会风湿病学组, 中国医师协会风湿免疫科医师分会儿科学组, 海峡两岸医药卫生交流协会风湿免疫病学专业委员会儿童学组,等.儿童系统性红斑狼疮临床诊断与治疗专家共识(2022版)[J].中华实用儿科临床杂志, 2022, 37(9):641-652.

[2]中华医学会儿科学分会免疫学组, 中华儿科杂志编辑委员会.中国儿童系统性红斑狼疮诊断与治疗指南[J].中华儿科杂志, 2021, 59(12):1009-1024.

[3]Nathalie E. Chalhoub, Scott E. Wenderfer, Deborah M. Levy, et al. International Consensus for the Dosing of Corticosteroids in Childhood-Onset Systemic Lupus Erythematosus With Proliferative Lupus Nephritis[J]. Arthritis&Rheumatology, 2022, 74(2):263-273.

[4]中国狼疮肾炎诊断和治疗指南编写组.中国狼疮肾炎诊断和治疗指南[J].中华医学杂志, 2019, 99(44):3441-3455.

董少宁(撰写)　张勉之(审校)

第五章　血栓性血小板减少性紫癜
Chapter 5　Thrombotic thrombocytopenic purpura, TTP

关键词:血小板减少;微血管病溶血性贫血;紫癜

Keywords:Thrombocytopenia;microangiopathic;Hemolytic anemia;Purpura

一、概述

血栓性血小板减少性紫癜(Thrombotic thrombocytopenic purpura, TTP)为一种少见、严重的血栓性微血管病,其主要临床特征包括微血管病性溶血性贫血(MAHA)、血小板减少、神经精神症状、发热和肾脏受累等。TTP的发病机制主要涉及血管性血友病因子(VWF)裂解酶(ADAMTS13)活性缺乏,也与血管内皮细胞VWF异常释放、补体异常活化、血小板异常活化等相关。根据ADAMTS13缺乏机制不同,TTP分为先天性TTP(cTTP,又称为Upshaw-Schulman综合征)和获得性两种,其中获得性TTP又称免疫性TTP(iTTP)。

二、定义

TTP是一种侵袭性和危及生命的血栓性微血管病(TMA),其特征是严重的外周血小板减少、微血管病理性溶血性贫血(MAHA)和不同严重程度的器官衰竭,包括先天性(cTTP)和获得性免疫介导(iTTP)的形式。

三、流行病学

TTP减少性紫癜(包括先天性和免疫性)的患病率很难确定。在世界范围内,iTTP的发病率从1/1,000,000到1/165,000不等,在法国,发病率估计为1/77,000。cTTP的患病率从1/2,500,000到1/60,000不等。iTTP是最常见的临床类型,约占TTP总例数的95%;cTTP较为少见,仅占总例数的5%,但在儿童和孕妇患者中cTTP却占到25%~50%。该疾病的发病与性别相关,女性与男性之比约为2:1,TPP的首次急性发作通常发生在成年期高峰发病年龄为30~50岁,也有儿童和青少年发病形式,约占病例的10%,部分cTTP患者在新生儿期即可发病。

第一节　先天性血栓性血小板减少性紫癜（Upshaw-Schulman综合征）

Section 1 Congenital Thrombotic Thrombocytopenic Purpura, cTTP (Upshaw-Schulman syndrome)

一、病因及发病机制

VWF是一种血浆糖蛋白，由内皮细胞合成并分泌至血浆，在血小板被募集到血管损伤部位中起关键作用。在VWF分子内，A1结构域通过与血小板膜糖蛋白Ibα（GPIbα）相互结合参与血小板黏附，A2结构域中含有ADAMTS13裂解位点。在循环中，VWF以球状形式存在，屏蔽A1和A2结构域，防止其与血小板发生不必要的结合。血管内皮损伤后，局部剪切力诱导VWF构象变化，暴露出A1和A2结构域，从球状变为细长状活化形式。

在正常生理状态下，ADAMTS13能够与VWF结合，裂解A2结构域特定肽键，从而将超大VWF多聚体裂解为分子量较小的VWF多聚体，可阻止超大多聚体（>20,000 kDa）积聚。而在TTP患者中，由于缺乏功能性ADAMTS13（先天性缺陷或特异性自身抗体抑制），血浆中的超大VWF不能被正常剪切，在血液中过多募集血小板，并在微小动脉内形成聚集物，从而导致微血管血栓的形成及相关脏器损害。

先天性血栓性血小板减少性紫癜（cTTP）又称遗传性TTP、先天性ADAMTS-13缺乏症、Upshaw-Schulman综合征，cTTP呈常染色体隐性遗传，基因突变表现为纯合子型或双重杂合子型。

二、临床表现

TTP典型临床表现如下。①出血：以皮肤、黏膜为主，严重者可有内脏或颅内出血。②MAHA：多为轻、中度贫血，可伴黄疸。③神经精神症状：表现为意识紊乱、头痛、失语、惊厥、视力障碍、谵妄、偏瘫以及局灶性感觉或运动障碍等，缺乏典型表现，以发作性、多变性为特点。④肾脏损害：可出现蛋白尿、血尿、管型尿，血尿素氮及肌酐轻度升高。⑤发热（>37.5 ℃）。⑥胸痛、腹痛、乏力、关节痛、肌肉痛等其他器官损伤的临床表现。

临床上完全符合上述TTP典型"五联征"的患者相对少见，以MAHA、血小板减少和神经精神症状为主的"三联征"为多见。

三、辅助检查

1. 血常规及血涂片检查

不同程度贫血，外周血涂片可见破碎红细胞（>1%），网织红细胞比例大多增高；血小板计数显著降低（多低于20×10^9/L），且动态下降较显著。

2. 血生化检查

主要有血胆红素升高，以间接胆红素升高为主；血清乳酸脱氢酶（LDH）明显升高；血尿素氮及肌酐不同程度升高，肌钙蛋白T水平升高见于心肌受损者。

3. ADAMTS13基因检测

对怀疑cTTP患者可进行*ADAMTS13*基因突变检测，有助于确立诊断及遗传咨询。

4. 凝血检查

活化部分凝血活酶时间（APTT）、凝血酶原时间（PT）及纤维蛋白原检测多正常，偶有纤维蛋白降解产物轻度升高。

5. 溶血相关检查

红细胞直接抗人球蛋白试验阴性，但在部分继发于免疫性疾病的患者中可为阳性；血浆游离血红蛋白增加、血清结合珠蛋白下降。

6. 其他

乙型肝炎病毒（HBV）、丙型肝炎病毒（HCV）、人类免疫缺陷病毒（HIV）病毒血清学检查，甲状腺功能，抗核抗体谱，狼疮抗凝物，抗磷脂抗体，颅脑CT、磁共振成像（MRI）检查及脑电图。

四、诊断

（1）具备TTP临床表现：常有MAHA和血小板减少，并非所有患者均具备所谓的"三联征"或"五联征"，临床上需仔细分析病情、寻找病因。

（2）典型的血细胞变化和血生化改变：贫血、血小板计数显著降低，尤其是外周血涂片中红细胞碎片>1%；血清游离血红蛋白增高，血清乳酸脱氢酶明显升高。

（3）排除溶血尿毒综合征（HUS）、弥散性血管内凝血（DIC）、HELLP综合征、Evans综合征、子痫、灾难性抗磷脂抗体综合征等疾病。

由于部分TTP患者神经精神症状不显著，建议如发现MAHA和血小板减少时，就要高度警惕TTP可能，初发患者应全面收集临床资料，对疑似患者需进行TTP发病危险度评估，中国TTP诊断与治疗中国指南2022版推荐使用PLASMIC评分系统。

表10-5-1　用于评估血栓性血小板减少性紫癜（TTP）发病危险度的PLASMIC评分表

项目	分值
外周血血小板计数<$30×10^9$/L	1
溶血证据（网织红细胞>2.5%、间接胆红素>34.2 μmol/L、结合珠蛋白消失）	1
无进展期癌症	1
无实体器官移植或干细胞移植史	1
平均红细胞体积（MCV）<90fl	1
凝血酶原时间国际标准化比值（PT-INR）<1.5	1
肌酐<20 mg/L（176.8μmol/L）	1

积分0~4分为低危，TTP预测效率<5%；积分5分为中危，预测效率5%~25%；积分6~7分为高危，预测效率60%~80%。临床验证发现评分为高危者诊断TTP的敏感性为81.7%、特异性71.4%。

对临床评估中度或高度疑似TTP的患者应及时留取血样本送检ADAMTS13活性及抑制物或IgG抗体测定，不必等待检测结果回报即开始血浆置换和糖皮质激素治疗。如后续检测报告血浆ADAMTS13活性<10%正常混合血浆活性，即可诊断TTP；血浆ADAMTS13活性>20%者可基本排除TTP；血浆ADAMTS13活性10%~20%并不能完全排除TTP，需根据临床判断及密切随访。

五、鉴别诊断

1. 其他TMA

（1）溶血尿毒综合征（HUS）：HUS伴有发热及中枢神经系统症状者注意与TTP相鉴别，二者临床上均有微血管性溶血性贫血、血小板减少和肾功能减退，病理上均有微栓塞，但HUS主要发生于小儿，特别是婴幼儿，微血管病变主要累及肾脏；TTP常侵犯成人，病变以中枢神经系统受累为主。但两病可有重叠，也有人认为属同一种疾病的不同表现，统列入TMA毋需做进一步鉴别。

（2）HELLP综合征：以溶血、肝酶升高和血小板减少为特点，是妊娠期高血压疾病的严重并发症。多数发生在产前，典型的临床表现为乏力、右上腹疼痛及恶心呕吐，体重骤增，脉压增宽。

（3）移植、化疗、药物、艾滋病毒/艾滋病引起的TMA依据病史鉴别。

（4）恶性高血压：多见于中青年人，血压突然显著升高，收缩压、舒张压均增高，常持续在26.6/17.3kPa（200/130mmHg）以上，病情进展迅速，可发生剧烈头痛，往往伴有恶心、呕吐、头晕、耳鸣等，视力迅速减退，眼底出血、渗出或视盘水肿，肾功能急剧减退，持续性蛋白尿，血尿和管型尿，氮质血症或尿毒症，可在短期内出现心力衰竭，表现为心慌、气短、呼吸困难，本型高血压亦易发生高血压脑病，与血压显著增高相关。

2. 弥散性血管内凝血（DIC）

常继发于感染性疾病和恶性疾病（约占2/3）、产科灾难和外伤，由于血液内凝血机制被弥散性激活，促发小血管内广泛纤维蛋白沉着,导致组织和器官损伤;另一方面,由于凝血因子的消耗引起全身性出血倾向。以凝血为主者可只表现为血栓栓塞性DIC;以纤溶为主者可发展为急性消耗性出血。

3.Evans综合征

发生于围产期,是自身免疫性溶血性贫血(AIHA),同时伴有血小板减少并能引起紫癜等出血性倾向的一种病症。本病的特点是自身抗体的存在,导致红细胞以及血小板的破坏过多,而造成溶血性贫血以及血小板减少性紫癜。

4.灾难性抗磷脂抗体综合征

抗磷脂抗体综合征(Antiphospholipid Antibody Syndrome,APS)又称Hoghes综合征,是一种以反复发生的血栓形成事件和流产为主要临床特征,并伴有血清中抗磷脂抗体(APL)存在的临床综合征。临床表现主要为血栓形成,以中小血管最为好发,动静脉均可形成血栓,静脉血栓更为多见。一些APS患者会在数周或者数月内发生大量的血凝块。这种情况被叫作"灾难性抗磷脂综合征"(catastrophic antiphospholipid syndrome, CAPS)。综合发病人群、APL检测等可以鉴别。

5.严重脓毒症

指出现如低血压、少尿、乳酸酸中毒、意识障碍及肝、肺功能异常等脏器功能障碍的脓毒症,发病过程中内毒素和TNF通过诱发巨噬细胞和内皮细胞释放组织因子,可激活外源性凝血途径,被内毒素激活的凝血因子Ⅻ也可进一步激活内源性凝血途径,最终导致弥漫性血管内凝血(DIC)。结合脓毒症病史和DIC症状可以鉴别。

6.子痫

妊娠期妇女在高血压基础上出现如下临床表现:首先出现眼球固定,瞳孔放大,瞬即头向一侧扭转,牙关咬紧,继而口角与面部肌肉颤动,全身及四肢肌肉强直性收缩(背侧强于腹侧),双手紧握,双臂伸直,迅速发生强烈抽动。抽搐时呼吸暂停,面色青紫,持续约1分钟左右抽搐强度渐减,全身肌肉松弛,随即深长吸气,发出鼾声而恢复呼吸。抽搐临发作前及抽搐期间患者神智丧失,轻者抽搐后渐苏醒,抽搐间隔期长,发作少;重者则抽搐发作频繁且持续时间长,患者可陷入深昏迷状态。其严重并发症:如胎盘早剥、吸入性肺炎、肺水肿、心肺功能停止、急性肾衰、脑出血、失明或视力下降,甚至孕产妇死亡。依据发病症状及病史不难鉴别。

六、治疗策略

(一)治疗原则

本病多急性发病,如不能及时治疗死亡率高。临床上在中度或高度怀疑本病时即应尽快开始相关治疗。iTTP首选血浆置换治疗,并酌情联合使用糖皮质激素等。cTTP以替代治疗为主,分为按需治疗和预防治疗方法。对高度疑似和确诊病例输注血小板应十分谨慎,血浆置换后如出现危及生命的严重出血时才考虑使用。

(二)治疗方法

1.治疗性血浆置换

适用于iTTP的治疗和临床中/高度怀疑TTP的初始紧急治疗。血浆置换采用新鲜(冰冻)血浆,血浆置换量推荐为每次2000~3000ml或40~60ml/kg体重,每日1~2次,直至症状缓解、血小板计数恢复正常连续2d后可逐渐延长血浆置换间隔直至停止。当肾功能衰竭时,可与血液透析联合应用。血浆置换通过清除血液中ADAMTS13抑制物或IgG抗体及其他致病因素、补充缺乏的ADAMTS13而发挥作用。患者对血浆置换的治疗反应差异较大,对连续血浆置换治疗5次仍未取得临床反应的患者不建议过早停止血浆置换,除继续相关治疗外还应积极寻找诱因(如感染等)并加以去除。对确无血浆置换条件者,可暂输注新鲜(冰冻)血浆每日20~40ml/kg。注意液体量平衡。

2.卡普赛珠单抗(Caplacizumab)

卡普赛珠单抗可阻断VWF A1区与血小板糖蛋白GPⅠb结合作用,阻止血小板-VWF相互作用并防止小动脉和毛细血管内微血栓形成、减少终末器官损害。卡普赛珠单抗在TTP发病早期使用可以最大获益。但卡普赛珠单抗并不能纠正ADAMTS13缺乏,也不能清除ADAMTS13自身抗体。卡普赛珠单抗首次10 mg静脉输注,次日起每日10 mg皮下注射,停止血浆置换后仍需持续使用30 d。

3. 大剂量静脉免疫球蛋白

治疗iTPP的效果不及血浆置换,仅适用于难治性TTP患者或多次复发的病例。

4. 乙酰半胱氨酸

为还原型谷胱甘肽的前体,可减少多肽链之间的二硫键连接降低VWF多聚化

5. 血小板输注

原则上在高度疑似TTP且尚未进行血浆置换的患者不宜进行血小板输注,因其可能会增加微血栓形成和器官损伤。但在血浆置换后,如出现危及生命的重要器官出血时可考虑进行血小板输注。

6. 预防性血浆输注

适用于cTTP患者的预防性治疗,常用新鲜冰冻血浆每次10~15 ml/kg,输注间隔根据患者血小板数变化情况而定,每1~3周1次。反复输注需注意输血相关疾病传播风险。

7. 重组人ADAMTS13

已进入Ⅲ期临床研究,尤其适合cTTP患者的预防性治疗。

8. 支持治疗

本病累及多个器官,需要及时动态评估各器官功能,给予相应的支持治疗,保护器官功能。

对缓解期cTTP患者,建议采用血浆输注或密切观察的预防策略,根据患者病情、意愿及可能的不良反应决定治疗选择。对新生儿期发病、有器官损伤的cTTP患者推荐预防治疗。不建议使用血浆源性因子Ⅷ浓缩物因其ADAMTS13含量甚低。重组ADAMTS13将是更为便捷高效的治疗方法。

七、疗效及转归

疗效的判定可依据国际TTP工作组2021年修订的iTTP治疗结局的定义。

cTTP患者在首次发作后常会持续较长时间的病情波动,需要进行预防性治疗;新生儿期发病的cTTP患者常病情严重、器官远期损伤可能性大,需尽早开展预防治疗。

第二节 免疫性血栓性血小板减少性紫癜

Section 2 Immune—mediated Thrombotic Thrombocytopenic Purpura, iTTP

一、病因及发病机制

iTTP多无明确原因(即原发性),也可能继发于感染、药物、肿瘤、自身免疫性疾病、造血干细胞移植等。不同于cTTP的遗传背景,iTTP系因患者体内产生抗ADAMTS13自身抗体,抑制ADAMTS13活性(中和抗体)或与ADAMTS13结合形成抗原抗体复合物而加速ADAMTS13在体内清除。

二、临床表现

免疫性血栓性血小板减少性紫癜临床表现多样。血液系统方面,血小板减少致皮肤黏膜瘀点、瘀斑及内脏出血,还伴有微血管病性溶血性贫血,出现面色苍白、黄疸等。神经系统上,常见头痛,还可能出现意识障碍、精神症状和局灶性神经功能缺损。肾脏受累会有蛋白尿、血尿及肾功能不全。心血管系统可表现为心肌缺血、心律失常和心力衰竭。消化系统则有腹痛、腹泻和肝功能异常。此外,发热也较为常见。这些症状严重影响患者健康,若不及时诊治,会危及生命,需引起高度重视。

三、辅助检查

同cTTP,注意cTTP患者不存在ADAMTS13抑制物或IgG抗体,基因测序有助于鉴别诊断。

血浆ADAMTS13活性及抑制物或IgG抗体测定:TTP患者血浆ADAMTS13活性显著降低(<10%);iTTP患者ADAMTS13活性显著降低且检出ADAMTS13抑制物或IgG抗体。血浆ADAMTS13活性及抑制物或IgG

抗体测定血样尽可能在血浆置换前留取,同时注意高胆红素血症、高脂血症、游离血红蛋白升高、血浆蛋白酶可能干扰血浆ADAMTS13活性检测,在分析结果时需要注意。

四、诊断

cTTP诊断条件基础上增加血浆ADAMTS13活性显著降低(<10%);iTTP者常检出ADAMTS13抑制物或IgG抗体。余同cTTP。

五、鉴别诊断

血浆ADAMTS13活性及抑制物或IgG抗体测定可对cTTP与iTTP进行鉴别。

与其他疾病的鉴别详见第一节五鉴别诊断。

六、治疗策略

基础治疗见cTTP,对临床中度或高度疑似或确诊的TTP(尤其是iTTP)患者应立即开始治疗性血浆置换联合糖皮质激素治疗,并可考虑联合卡普赛珠单抗治疗。

1. 糖皮质激素

糖皮质激素可减轻炎症反应、保护器官功能、抑制自身抗体产生,主要适用于iTTP治疗。可选用甲泼尼龙(80~120mg/d)或地塞米松(15~20mg/d)静脉输注,病情缓解后可过渡至泼尼松($1\sim2mg\cdot kg^{-1}\cdot d^{-1}$)并逐渐减量至停用。使用糖皮质激素要考虑到其内分泌、心血管和神经精神系统的不良反应,对伴存高血压、糖尿病、精神疾病及老年患者应特别关注药物的不良反应。

2. 利妥昔单抗(Rituximab)

利妥昔单抗通过选择性耗竭B淋巴细胞而降低ADAMTS13抑制物或IgG抗体滴度,有效恢复血浆ADAMTS13活性。临床研究证实,iTTP急性发作期使用利妥昔单抗可提升治疗有效率、降低早期死亡率、减少复发率、延长缓解期。利妥昔单抗推荐剂量为$375mg/m^2$每周1次,连续应用4周。小剂量利妥昔单抗治疗(100mg每周1次,连用4周)效果在探索中。建议利妥昔单抗在血浆置换后开始用药,与下次血浆置换间隔20~24h。

3. 其他免疫抑制剂

对利妥昔单抗无效或复发的iTTP患者可选用其他免疫抑制剂(硼替佐米、环孢素A等)。硼替佐米通过阻止ADAMTS13自身抗体产生发挥治疗作用,常用剂量为$1.3mg/m^2$皮下注射,每疗程4次(第1、4、8、11天),1~2个疗程。环孢素A常用剂量为$3\sim5mg\cdot kg^{-1}\cdot d^{-1}$,根据血浆浓度调整剂量。

4. 抗血小板药物

iTTP患者病情稳定后可选用潘生丁或阿司匹林,对减少复发有一定作用。

根据ADAMTS13活性及抑制物或IgG抗体结果调整治疗:如测定的患者血浆ADAMTS13活性<10%且伴抑制物或IgG抗体阳性,符合iTTP则继续进行上述治疗并及时给予利妥昔单抗治疗;如抑制物阴性,考虑cTTP,可停用糖皮质激素、改血浆置换为血浆输注;如患者血浆ADAMTS13活性>20%,则考虑其他诊断并改用相应治疗;血浆ADAMTS13活性10%~20%的患者需根据临床判断是否继续或停止现行治疗。对复发的iTTP患者,除治疗性血浆置换联合糖皮质激素治疗外,如之前未用过利妥昔单抗或曾使用利妥昔单抗有效但1年后复发者,加用利妥昔单抗治疗。利妥昔单抗后1年内复发的患者可选择其他免疫抑制剂(如硼替佐米、环孢素A)清除ADAMTS13抑制物,恢复ADAMTS13活性。

iTTP女性妊娠时有较高的疾病复发风险,尤其是持续血浆ADAMTS13活性降低者常常是复发先兆,对母体和胎儿均存在不利影响。预防性治疗可能有助于减少母婴死亡率:如iTTP孕妇血浆ADAMTS13活性<10%可进行血浆置换,每周1~2次;如出现TTP临床表现需每日1次血浆置换;联合使用糖皮质激素治疗。孕期不建议使用抗CD20单抗。对上述治疗无效或伴发其他病理产科情况(如妊高症)时需提前终止妊娠。对cTTP的孕妇建议自妊娠开始即进行血浆输注,输注间隔随孕期而逐渐缩短,从每2周1次至隔日1次不等;如出现TTP临床表现,则需增加输注量或改为血浆置换;血浆输注治疗需维持至产后3周。重组ADAMTS13更适合cTTP孕妇的预防治疗。

七、疗效及转归

疗效的判定可依据国际TTP工作组2021年修订的iTTP治疗结局的定义。

临床反应：①经血浆置换等治疗后持续血小板计数≥100×10⁹/L和LDH<1.5倍正常值上限，并且无新发器官缺血损伤或原有器官缺血损伤加重。经5次血浆置换治疗仍未取得临床反应者称为难治性TTP。②临床恶化：在取得临床反应后停止血浆置换或抗VWF治疗后30d内，再次出现血小板计数<100×10⁹/L，伴或不伴有器官缺血损伤再发临床证据。③临床缓解：停止血浆置换或抗VWF治疗30d后仍能持续维持临床反应者，或取得ADAMTS13缓解者（ADAMTS13部分缓解：ADAMTS13活性≥20%且<正常值下限；ADAMTS13完全缓解：ADAMTS13活性>正常值下限）。④临床复发：在取得临床缓解后，再次出现血小板计数<100×10⁹/L且ADAMTS13活性<10%，伴或不伴有器官缺血损伤临床证据。⑤ADAMTS13复发：在取得ADAMTS13缓解后，再次发生ADAMTS13活性<20%。ADAMTS13复发常发展为临床复发。

iTTP患者在初次发作取得临床缓解后存在复发风险，感染、手术、妊娠等均为诱发因素，而血浆ADAMTS13活性<10%、ADAMTS13抑制物或IgG抗体持续阳性是临床复发的高危因素。所有缓解期的iTTP患者除常规检查血常规外，均应定期复查ADAMTS13活性及其抑制物或IgG抗体，至少在第1年前6个月内每月1次，后6个月内每3个月1次，第二年每6个月1次。随着免疫抑制治疗的早期使用，iTTP复发率有明显减少趋势。

参考文献

[1]中华医学会血液学分会血栓与止血学组.血栓性血小板减少性紫癜诊断与治疗中国指南（2022年版）[J].中华血液学杂志, 2022, 43(1): 7-12.

[2]Joly B S, Coppo P, Veyradier A. Thrombotic thrombocytopenic purpura[J]. Blood, 2017, 129(21):2836-2846.

[3]Joly B S, Coppo P, Veyradier A. An update on pathogenesis and diagnosis of thrombotic thrombocytopenic purpura[J]. Expert Review of Hematology, 2019, 12(1):1-13.

[4]Bendapudi PK, Upadhyay V, Sun L, et al. Clinical scoring systems in thrombotic microangiopathies[J]. Semin Thromb Hemost, 2017, 43(5):540-548.

[5]Cuker A, Cataland SR, Coppo P, et al. Redefining outcomes in immune TTP:an international working group consensus report[J]. Blood, 2021, 137(14):1855-1861.

[6]Zheng XL, Vesely SK, Cataland SR, et al. ISTH guidelines for treatment of thrombotic thrombocytopenic purpura[J]. J Thromb Haemost, 2020, 18(10):2496-2502.

[7]Jestin M, Benhamou Y, Schelpe AS, et al. Preemptive rituximab prevents long-term relapses in immune-mediated thrombotic thrombocytopenic purpura[J]. Blood, 2018, 132(20):2143-2153.

[8]Azoulay E, Bauer PR, Mariotte E, et al. Expert statement on the ICU management of patients with thrombotic thrombocytopenic purpura[J]. Intensive Care Med, 2019, 45(11):1518-1539.

[9]Dutt T, Shaw RJ, Stubbs M, et al. Real-world experience with caplacizumab in the management of acute TTP[J]. Blood, 2021, 137(13):1731-1740.

董少宁（撰写） 张勉之（审校）

中英文对照疾病索引

13-TS	Trisomy 13 Syndrome	13三体综合征
18-TS	18-trisomy syndrome	18三体综合征
20p12 mAGS	Alagille syndrome due to 20p12 microdeletion	20p12微缺失导致的Alagille综合征
22qDS	22q11.2 deletion syndrome	22q11.2缺失综合征
8q24.3 MDS	8q24.3 microdeletion syndrome	8q24.3微缺失综合征

A

AATD	Alpha-1-Antitrypsin Deficiency	α1-抗胰蛋白酶缺乏症
AC	Adolescent Cystinuria	青少年肾病性胱氨酸病
ACD-RCC	Aquired Cystic Disease-Associated Renal Cell Carcinoma	获得性囊性疾病相关肾细胞癌
AD dRTA	Autosomal dominant distal renal tubular acidosis	常染色体显性遗传远端肾小管酸中毒
AD pRTA	Autosomal dominant proximal renal tubular acidosis	常染色体显性近端肾小管酸中毒
ADAS	Autosomal Dominant Alport Syndrome	常染色体显性Alport综合征
AD-CMT-E	Autosomal Dominant Intermediate Charcot-Marie-Tooth Disease Type E	常染色体显性中间型Charcot-Marie-Tooth病E型
A-D-D-E-NSS	Atherosclerosis-Deafness-Diabetes-Epilepsy-Nephrotic Syndrome Syndrome	动脉粥样硬化-耳聋-糖尿病-癫痫-肾病综合征
ADH	Autosomal dominant hypocalcemia	常染色体显性低钙血症
AD-HPR	Autosomal Dominant Hypophosphatemic Rickets	常染色体显性低磷性佝偻病
AD-HRR	Autosomal Dominant Hypophosphatemic Rickets with Nephrolithiasis or Osteoporosis	伴有肾结石或骨质疏松症的显性低磷血症
ADPKD	Autosomal Dominant Polycystic Kidney Disease	常染色体显性多囊肾病
ADPKD-TSC	Autosomal Dominant Polycystic Kidney Disease Type 1 with Tuberous Sclerosis	常染色体显性遗传多囊肾病1型伴结节性硬化
ADPNH	Autosomal Dominant Progressive Nephropathy with Hypertension	常染色体显性进行性肾病伴高血压
AD-TKD	Autosomal Dominant Tubulointerstitial Kidney Disease	常染色体显性肾小管间质性肾病
AFN-SQS	Adult Familial Nephronophthisis-Spastic Quadriparesis Syndrome	成人家族性肾痨-痉挛性四肢瘫痪综合征
AFS-NH	Atypical Fanconi Syndrome - Neonatal Hyperinsulinism Syndrome	非典型范科尼综合征-新生儿高胰岛素血症综合征
AGS	Alagille syndrome	Alagille综合征
AHP	Acute Hepatic Porphyrias	急性肝卟啉症
aHUS	atypical Hemolytic Uremic	Syndrome非典型溶血性尿毒症综合征
AIH with RTA	Autoimmune Hepatitis with Renal Tubular Acidosis	自身免疫性肝病（炎）合并肾小管酸中毒
AILDAS	Autoimmune interstitial lung disease-arthritis syndrome	自身免疫性肺间质病关节炎综合征
AIP	Acute Intermittent Porphyria	急性间歇性卟啉病
ALA-DP	ALA Dehydratase Deficiency Porphyria	ALA脱水酶缺乏卟啉症
ALGS-JAG1	Alagille syndrome due to a JAG1 point mutation	JAG1点突变导致的Alagille综合征
ALGS-NOTCH2	Alagille-Watson syndrome due to a NOTCH2 point mutation	NOTCH2点突变导致的Alagille综合征
AME	Apparent Mineralocorticoid Excess	明显的盐皮质激素过量
AMLC-FS	Acquired Monoclonal Ig Light Chain-Associated Fanconi Syndrome	获得性单克隆Ig轻链相关范科尼综合征
AMRFS	Action Myoclonus-Renal Failure Syndrome	动作性肌阵挛肾衰竭综合征
AOSD	Adult-Onset Still's Disease	成人斯蒂尔病

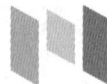

AOU	Atresia of urethra	尿道闭锁
APD	Adenine Phosphoribosyltransferase Deficiency	腺嘌呤磷酸核糖基转移酶缺乏
AR dRTA	Autosomal recessive distal renal tubular acidosis	常染色体隐性遗传远端肾小管酸中毒
AR pRTA	Autosomal recessive proximal renal tubular acidosis	常染色体隐性近端肾小管酸中毒
ARAS	Autosomal Recessive Alport Syndrome	常染色体隐性遗传Alport综合征
ARC syndrome	Arthrogryposis-renal dysfunction-cholestasis syndrome	UMOD相关的常染色体显性肾小管间质病
ARC syndrome	Arthrogryposis-renal dysfunction-cholestasis syndrome	关节Section弯曲-肾功能不全-胆汁淤积综合征
AREDYLD syndrome	Acrorenal defect-ectodermal dysplasia-diabetes syndrome	AREDYLD综合征
AR-HPR	Autosomal Recessive Hypophosphatemic Rickets	常染色体隐性低磷性佝偻病
ARIH	Autosomal Recessive Infantile Hypercalcemia	常染色体隐性遗传婴儿高钙血症
ARPKD	Autosomal Recessive Polycystic Kidney Disease	常染色体隐性遗传性多囊肾病
ARPS	Aniridia-renal agenesis-psychomotor retardation syndrome	无虹膜-肾发育不全-精神运动迟缓综合征
ARS	Acrorenal syndrome	肢端肾综合征
AS	Alagille syndrome	阿拉吉尔综合征
AS	Alport Syndrome	Alport综合征
AS	Alström Syndrome	Alström综合征
AS	Alport Syndrome	X连锁Alport综合征
AS-OS	Phosphoribose Pyrophosphate Synthetase Superactivity	磷酸核糖焦磷酸合成酶超活性
AUV	Anterior urethral valve	前尿道瓣膜

B

BBS	Bardet-Biedl Syndrome	Bardet-Biedl综合征
BD	Behçet Disease	白塞氏病
BD	Buerger Disease	伯格病
BE	Bladder exstrophy	膀胱外翻
BHD	Birt-Hogg-Dubé Syndrome	佰特-霍格-杜伯综合征
BHS	Brachydactyly with Hypertension Syndrome	短指动脉高血压综合征
BMCDK	Bilateral multicystic dysplastic kidney	双侧多囊发育不良肾
BNAR syndrome	Bifid Nose and Anorectal and Renal anomalies syndrome	BNAR综合征
BORS	Branchio-oto-renal syndrome	鳃耳肾综合征
BS	Bartter Syndrome	Bartter综合征
BWS	Beckwith-wiedemann-syndrome	Beckwith-Wiedemann综合征
BWS	Beckwith-Wiedemann Syndrome	贝克威思—威德曼综合征

C

C3G	C3 Glomerulopathy	C3肾小球病
C3GN	C3 Glomerulonephritis	C3肾小球肾炎
CCPRCC	Clear cell papillary renal cell carcinoma	透明细胞乳头状肾细胞癌
CCRCC	Clear Cell Renal Cell Carcinoma	肾透明细胞癌
CCSK	Clear cell sarcoma of the Kidney	肾透明细胞肉瘤
CDC	Collecting Duct Carcinoma	集合管癌
CDDS	Calyceal Diverticulum-Deafness Syndrome	肾杯状憩室-耳聋综合征
CdLS	Cornelia de Lange syndrome	科妮莉亚·德·朗格综合征
CE	Cloacal exstrophy	泄殖腔外翻

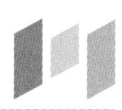

中英文对照疾病索引

CEP	Congenital Erythropoietic Porphyria	先天性红细胞生成性卟啉症
CES	Cat-eye Syndrome	猫眼综合征
CGK	Congenital giant Kidney	先天性巨肾盏
CH	Congenital hydronephrosis	先天性肾积水
CHARGE syndrome	Coloboma, heart defects, atresia choanae, restricted growth and development, genital and ear abnormalities syndrome	CHARGE综合征
CHOLAK	Cystic hamartoma of lung and kidney	肺肾囊性错构瘤
CHP	Chronic Hepatic Porphyria	慢性肝卟啉病
ChRCC	Chromophoberenalcellcarcinoma	嫌色肾细胞癌
CIS-FS	Fanconi syndrome,Cisplatin induced	顺铂诱导Fanconi-Bickel综合征
CLDN10-HA	Hypokalemic alkalosis,CLDN10 associated	CLDN10相关性低钾性碱中毒
CMN	Congenital mesoblastic nephroma	中胚层肾瘤
CMN-FANEA	Congenital Membranous Nephropathy Due to Fetomaternal Anti-Neutral Endopeptidase Alloimmunization	胎儿母体抗中性内肽酶同种异体免疫引起的先天性膜性肾病
CNC-DTA-AS	Central nervous system calcification-deafness-tubular acidosis-anemia syndrome	中枢神经系统钙化-耳聋-肾小管酸中毒-贫血综合征
CNS	Congenital Nephrotic Syndrome	先天性肾病综合征
CNS-FT	Congenital Nephrotic Syndrome, CNS of the Finnish Type	芬兰型先天性肾病综合征
CRAS	Congenital Renal Artery Stenosis	先天性肾动脉狭窄
CRS	Caudal Regression Syndrome	尾部退化综合征
CTIII-G	Collagen Type Ⅲ Glomerulopathy	胶原蛋白Ⅲ型肾小球病
cTTP	Congenital Thrombotic Thrombocytopenic Purpura	先天性血栓性血小板减少性紫癜
CUA	Congenital urachal anomaly	先天脐尿管异常
CV	Cryoglobulinemic Vasculitis	冷球蛋白血症性血管炎

D

DAS	Digenic Alport Syndrome	双基因遗传Alport综合征
DCSS	Diffuse Cutaneous Systemic Sclerosis	弥漫性皮肤系统性硬化症
DDD	Dense Deposit Disease	致密物沉积病
DDS	Denys-Drash Syndrome	Denys-Drash综合征
De Novo TMA	De novo thrombotic microangiopathy after kidney transplantation	肾移植后新发血栓性微血管病
DI	Dentinogenesis Imperfecta	牙病
DIF-S	Fanconi syndrome,drug induced	药物诱发Fanconi-Bickel综合征
DI-T1	Dentinogenesis Imperfecta Type 1	Dent病1型
DI-T2	Dentinogenesis Imperfecta Type 2	Dent病2型
DM	Dermatomyositis	皮肌炎
DNS	Dyschondrosteosis-nephritis syndrome	软骨发育不良-肾炎综合征
dRTA	Distal renal tubular acidosis	远端肾小管酸中毒
dRTA secondary to autoimmune diseases	Distal Renal Tubular Acidosis Secondary to Other Autoimmune Diseases	其他免疫性疾病导致远端肾小管酸中毒
DT	Dependent Thalassemia	β-地中海贫血
DU	Duplication of urethra	重复尿道
DUHRA	Double uterus-hemivagina-renal agenesis syndrome	双子宫-半阴道-肾发育不良综合征

E

EAST	EAST Syndrome	EAST综合征
EVC	Ellis-van Creveld Syndrome	埃利伟氏综合征
ED	Ectodermal Dysplasia	颅外胚层发育不良
EEC	Exstrophy-epispadias complex	膀胱外翻-尿道上裂综合征
EEC syndrome	Ectrodactyly-ectodermal dysplasia-cleft lip / palate syndrome	趾指-外胚层发育不良-唇腭裂综合征
EG-P	Eosinophilic Granulomatous Polyangiitis	嗜酸性肉芽肿性多血管炎
EPP	Erythropoietic Protoporphyria	红细胞生成性原卟啉症
EPP-MM	Erythropoietic Protoporphyria Associated with Myeloid Malignancies	与髓系恶性肿瘤相关的红细胞生成性尿卟啉症
ERS	Enamel Renal Syndrome	釉质肾综合征

F

FA	Fanconi Anemia	范科尼贫血
FBS	Fanconi-Bickel Syndrome	Fanconi-Bickel综合征
FCRS	Faciocardiorenal syndrome	面心肾综合征
FD	Fabry Disease	法布里病
FED	Fish-Eye Disease	鱼眼病
FGP	Fibrillary Glomerulopathy	纤维样肾小球病
FHA	Familial Hyperaldosteronism	家族性醛固酮增多症
FH-HH-NC	Familial Hypomagnesemia with Hypercalciuria and Nephrocalcinosis	家族性低镁血症伴高钙尿症和肾钙质沉着症
FH-HH-NC-WI	Familial Primary Hypomagnesemia with Hypercalciuria and Nephrocalcinosis, With Severe Ocular Involvement	家族性原发性低镁血症伴高钙尿症和肾钙质沉着症伴严重眼部受累
FH-HH-NC-WO	Familial Primary Hypomagnesemia with Hypercalciuria and Nephrocalcinosis, Without Severe Ocular Involvement	家族性原发性低镁血症伴高钙尿症和肾钙质沉着症,无严重眼部受累
FHTS	Familial Hyperthyroidism Due to TSH Receptor Mutations	TSH受体突变导致的家族性甲状腺功能亢进
Fibrinogen Aα	Fibrinogen Aα-Chain Amyloidosis	AFib淀粉样变性
Fibrinogen Aα	Fibrinogen Aα-Chain Amyloidosis	淀粉样变性
FL-CAT	Familial Lecithin Cholesterol Acyltransferase Deficiency	家族性LCAT缺乏症
FMF	Familial Mediterranean Fever	家族性地中海热
FRG	Familial Renal Glucosuria	家族性肾性糖尿
FRTS	Primary Fanconi renotubular syndrome	原发性范科尼肾小管综合征
FS	Fraser Syndrome	弗雷泽综合征
FS	Fraser syndrome	隐眼-并指(趾)综合征
FS-RNS-AI	Familial Steroid-Resistant Nephrotic Syndrome with Adrenal Insufficiency	伴有肾上腺功能不全的家族性类固醇抵抗性肾病综合征
FS-RNS-SD	Familial Steroid-Resistant Nephrotic Syndrome with Sensorineural Deafness	家族性类固醇抵抗性肾病综合征伴感音神经性耳聋
FUHRAS	Fibulo-ulnar hypoplasia-renal anomalies syndrome	腓骨尺骨发育不良-肾脏异常综合征
FVR	Familial vesicoureteral reflux	家族性膀胱输尿管反流

G

GAL	Galactosemia	半乳糖血症
GBM	Anti-Glomerular Basement Membrane Disease	抗肾小球基底膜病

中英文对照疾病索引

GCA	Giant Cell Arteritis	巨细胞动脉炎
GFND	Glomerulopathy with Fibronectin Deposits	纤连蛋白沉积肾小球病
GMS	Galloway-Mowat Syndrome	Galloway Mowat 综合征
GNS	Genetic Nephrotic Syndrome	遗传性肾病综合征
GP	Granulomatous Polyangiitis	肉芽肿性多血管炎
GS	Gitelman Syndrome	Gitelman 综合征
GSD I	Glycogen Storage Disease Type I	糖原贮积症 I 型
GSD-GLUT2	Glycogen Storage Disease Due to GLUT2 Deficiency	GLUT2 缺乏引起的糖原贮积病
GSRNS	Genetic Steroid-Resistant Nephrotic Syndrome	遗传性类固醇抵抗性肾病综合征

H

HANAC	Hereditary Angiopathy with Nephropathy, Aneurysm, and Muscle Cramps Syndrome	遗传性血管病、肾病、动脉瘤和肌肉痉挛综合征
Harts Syndrome	Holoprosencephaly-radial heart renal anomalies syndrome	前脑无裂-桡侧心肾异常综合征
HBSNS	Hydrocephalus-Blue Sclera-Nephrosis Syndrome	脑积水-蓝色巩膜-肾病综合征
HCP	Hereditary Coproporphyria	遗传性粪卟啉症
HCRS	Holoprosencephaly-radial heart renal anomalies syndrome	全前脑畸形-桡骨心脏肾异常综合征
HCS	Hajdu-Cheney syndrome	Hajdu-Cheney 综合征
HCS	Hypotonia-cystinuria syndrome	肌张力低下-胱氨酸尿症综合征
HD	Hartnup Disease	Hartnup 病
HDRS	Hypoparathyroidism-sensorineural deafness-renal disease syndrome	甲状旁腺功能减退-感音神经性耳聋-肾病综合征
H-ELD-IXS	Hypohidrosis-Electrolyte Imbalance-Lacrimal Gland Dysfunction-Ichthyosis-Xerostomia Syndrome	少汗症-电解质失衡-泪腺功能障碍-鱼鳞病-口干综合征
HEPP	Hepatoerythropoietic Porphyria	肝红细胞生成性卟啉病
HFI	Hereditary Fructose Intolerance	遗传性果糖不耐受
HFRIS	Hepatic Fibrosis-Renal Cysts-Intellectual Disability Syndrome	肝纤维化-肾囊肿-智力残疾综合征
Hg-FS	Fanconi syndrome, mercury induced	汞诱导 Fanconi-Bickel 综合征
HGP	Hypoxanthine-Guanine Phosphoribosyltransferase Deficiency	次黄嘌呤-鸟嘌呤磷酸核糖转移酶缺乏症
HH-HPR	Hereditary Hypophosphatemic Rickets with Hypercalciuria	伴有高钙尿症的遗传性低磷性佝偻病
HLRCC	Hereditary Leiomyomatosis and Renal Cell Carcinoma	遗传性平滑肌瘤病和肾细胞癌
HLTR-RDS	Hypotrichosis-Lymphedema-Telangiectasia-Renal Defect Syndrome	少毛症-淋巴水肿-毛细血管扩张-肾缺陷综合征
HM-FS	Fanconi syndrome, heavy metal induced	重金属诱发 Fanconi-Bickel 综合征
HNF1B-TKD	HNF1B-Related Autosomal Dominant Tubulointerstitial Kidney Disease	HNF1B 相关常染色体显性肾小管间质性肾病
HP-HC	Hereditary Primary Hypomagnesemia with Hypocalciuria	遗传性原发性低镁血症伴低钙尿
HP-HM	Hereditary Primary Hypomagnesemia	遗传性原发性低镁血症
H-PH-RF-AS	Hyperuricemia-Pulmonary Hypertension-Renal Failure-Alkalosis Syndrome	高尿酸血症-肺动脉高压-肾功能衰竭-碱中毒综合征
HP-NUCC	Hereditary Primary Hypomagnesemia with Normal Urinary Calcium Levels	具有正常尿钙的遗传性原发性低镁血症
HPR	Hypophosphatemic Rickets	低磷性佝偻病
HPRCC	Hereditary Papillary Renal Cell Carcinoma	遗传性乳头状肾细胞癌
HPT-JTS	Hyperparathyroidism – Jaw-Tumor Syndrome	甲状旁腺功能亢进-颌肿瘤综合征

· 1217 ·

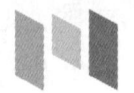

HRH	Hereditary Renal Hypouricemia	遗传性肾性低尿酸血症
HS	Hennekam syndrome	Menke-Hennekam 综合征
HUS	Hemolytic uremic syndrome	溶血尿毒症综合征
HUV	Hypocomplementemic Urticarial Vasculitis	低补体血症性荨麻疹性血管炎
HX	Hereditary Xanthinuria	遗传性黄嘌呤尿症

I

IE	Isolated epispadias	孤立的尿道上裂
IgA-N	IgA Nephropathy	IgA 肾病
IgA-V	Immunoglobulin A Vasculitis	免疫球蛋白A血管炎
IgG4-RKD	IgG4-related kidney disease	IgG4相关肾病
IgM-MPGN	Immunoglobulin-Mediated Membranoproliferative Glomerulonephritis	免疫球蛋白介导的膜增殖性肾小球肾炎
IGS	Imerslund-Grasbeck Syndrome	维生素B12选择性吸收不良综合征
IH	Idiopathic hypercalciuria	特发性高钙尿症
IHH	Idiopathic hypogonadotropichypogonadism	卡尔曼综合征
IIDRS	Ichthyosis-intellectual disability-dwarfism-renal impairment syndrome	鱼鳞病-智力残疾-侏儒症-肾损伤综合征
ILD-N-S-EBS	Interstitial Lung Disease-Nephrotic Syndrome-Epidermolysis Bullosa Syndrome	间质性肺病-肾病综合征-大疱性表皮松解综合征
IMRNS	Idiopathic Multidrug-Resistant Nephrotic Syndrome	特发性耐多药肾病综合征
IN-C	Infantile Nephropathic Cystinosis	婴儿肾病型胱氨酸病
INL-FN	Idiopathic Non-Lupus Fullhouse Nephropathy	特发性非狼疮全宫肾病
INP	Infantile nephronophthisis	婴儿肾痨病
INS	Idiopathic Nephrotic Syndrome	特发性肾病综合征
ISRNS	Idiopathic Steroid-Resistant Nephrotic Syndrome	特发性类固醇抵抗性肾病综合征
ISRNS-SLIT	Idiopathic Steroid-Resistant Nephrotic Syndrome with Sensitivity to Second-Line Immunosuppressive Therapy	对二线免疫抑制治疗敏感的特发性类固醇抵抗性肾病综合征
ISSNS	Idiopathic Steroid-Sensitive Nephrotic Syndrome	特发性类固醇敏感型肾病综合征
ITG	Immunotactoid Glomerulopathy	免疫触状肾小球病
ITTP	Immune Thrombotic Thrombocytopenic Purpura	免疫性血栓性血小板减少性紫癜

J

JATD	Jeune Asphyxiating Thoracic Dystrophy	Jeune 综合征
JCM-RGS	Juvenile Cataract-Microcornea-Renal Glucosuria Syndrome	青少年白内障-小角膜-肾性糖尿综合征
JDM	Juvenile Dermatomyositis	CREST 综合征
JDM	Juvenile Dermatomyositis	幼年皮肌炎
JNP	Juvenile nephronophthisis	青少年肾痨病
JS-OR	Joubert syndrome with oculorenal defect	伴有眼肾缺陷的 Joubert 综合征
JS-RD	Joubert Syndrome with Renal Defect	伴有肾缺陷的 Joubert 综合征

K

KIN	Karyomegalic Interstitial Nephritis	巨核细胞性间质性肾炎
KS	Kabuki syndrome	歌舞伎综合征

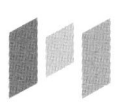

中英文对照疾病索引

L

LBDBRS	Lethal Fetal Brain Malformation-Duodenal Atresia-Bilateral Renal Hypoplasia Syndrome	致命的胎儿脑畸形-十二指肠闭锁-双侧肾发育不全综合征
LBRGS	Lethal Fetal Brain-Renal-Genitourinary Dysplasia Syndrome	致死性胎儿脑肾泌尿生殖发育不全/发育不全综合征
LCAT	LCAT Deficiency	LCAT 缺乏
LcS	Lcigh Syndrome	Leigh 综合征
LNS	Lesch-Nyhan Syndrome	次黄嘌呤-鸟嘌呤磷酸核糖转移酶完全缺乏症
LPG	Lipoprotein Glomerulopathy	脂蛋白肾小球病
LPI	Lysinuric Protein Intolerance	赖氨酸蛋白不耐受
LS	Liddle's Syndrome	Liddle 综合征
LSSc	Localized Scleroderma	局限性皮肤系统性硬化症
LS	Lowe Syndrome	劳氏综合征
LS-NS	Leigh Syndrome with Nephrotic Syndrome	Leigh 综合征伴肾病综合征
LUTO	Lower urinary tract obstruction	胎儿下尿路梗阻

M

MA	Metanephric adenoma	后肾腺瘤
MAF	Mmetanephric adenofibroma MAF	后肾腺纤维瘤
MARCHS	Multinucleated neurons-anhydramnios-renal dysplasia-cerebellar hypoplasia-hydranen- cephaly syndrome	多核神经元-羊水过多-肾发育不良-小脑发育不全-无脑畸形综合征
MCDK	Multicystic dysplastic kidney	多囊发育不良肾
MCRNLMP	Multilocular cystic renal neoplasm of low malignant potential	低度恶性潜能多房囊性肾肿瘤
MCTD	Mixed Connective Tissue Disease	混合性结缔组织病
MCTO	Multicentriccarpotarsal osteolysis syndrome	多中心腕跗骨骨质溶解综合征
MDS-HF	Mitoc hondrial DNA depletion syndrome,hepatocerebrorenal form	线粒体 DNA 耗竭综合征,肝脑肾型
MGRS	MGRS Monoclonal Gammopathy of Renal Significance	具有肾脏意义的单克隆丙种球蛋白病
MGS	Meckel-Gruber Syndrome	梅克尔综合征
MIDD	Monoclonal Immunoglobulin Deposition Disease	单克隆免疫球蛋白沉积病
MILC-FS	Fanconi syndrome,monoclonal Ig light chain-associated	单克隆 Ig 轻链相关 Fanconi-Bickel 综合征
MiT FTRCC	MiT Familial Translocation Renal Cell Carcinoma	MiT 家族易位肾细胞癌
MLCK	Mmultilocular cyst of kidney	多房性肾囊肿
MMIHS	Megacystis-microcolon-intestinal hypoperistalsis syndrome	巨膀胱-小结肠-肠蠕动减退综合征
MMS	Megacystis-megaureter syndrome	Megacystis-megaureter 综合征
MMX	Mosaic Monosomy X	后肾间质瘤
MMX	Mosaic Monosomy X	X 单体
MODY	Maturity onset diabetes of the young	RCAD 综合征
MP	Microscopic Polyangiitis	显微镜下多血管炎
MPGN	Membranoproliferative Glomerulonephritis	免疫复合物相关性膜增生性肾小球肾炎
MRKHS	Mayer-Rokitansky-Küster-Hauser Syndrome	Mayer-Rokitansky-Küster-Hauser 综合征
MSK	Medullary sponge kidney	髓质海绵肾
MTSCC	Mucinous tubular and spindle cell carcinoma	乳头状肾细胞癌
MTSCC	Mucinous tubular and spindle cell carcinoma	肾脏黏液性管状和梭形细胞肾癌

· 1219 ·

MUC1-TKD	MUC1-Related Autosomal Dominant Tubulointerstitial Kidney Disease	MUC1相关常染色体显性肾小管间质性肾病
MWS	Muckle-Wells Syndrome	Muckle-Wells综合征
MYH9-RD	MYH9-Related Disease	MYH9相关疾病

N

NB	Neurogenic bladder	神经源性膀胱
NCS	Renal nutcracker syndrome	肾胡桃夹综合征
NDCGH-FPKS	Neonatal Diabetes-Congenital Hypothyroidism-Congenital Glaucoma-Hepatic Fibrosis-Polycystic Kidneys Syndrome	新生儿糖尿病-先天性甲状腺功能减退-先天性青光眼-肝纤维化-多囊肾综合征
NDI	Nephrogenic diabetes insipidus	肾性尿崩症症
NDI-IC-FD Syndrome	Nephrogenic diabetes insipidus-intracranial calcification-facial dysmorphism syndrome	肾性尿崩症-颅内钙化-面部畸形综合征
NDUDS	Nephrosis-Deafness-Urinary Tract-Digital Malformation Syndrome	肾病-耳聋-泌尿道-指畸形综合征
NF1	Neurofibromatosis Type 1	型神经纤维瘤
NFDRS	Neurologic-Facio-Digital-Renal Syndrome	神经系统-面指-肾综合征
NP	Nephronophthisis	肾痨病
NPHP	Late-onset Nephronophthisis	迟发型肾痨
NPHP3-MLS	NPHP3-Related Meckel-Like Syndrome	罕见肾肿瘤
NPHP3-MLS	NPHP3-Related Meckel-Like Syndrome	NPHP3相关Meckel样综合征
NPS	Nail-Patella Syndrome	指甲-髌骨综合征
NS	Noonan syndrome	Noonan综合征
NS-EBS-SD	Nephrotic Syndrome-Epidermolysis Bullosa-Sensorineural Deafness Syndrome	肾病综合征-大疱表皮松解症-感觉神经性耳聋综合征
NSIAD	Nephrogenic Syndrome of Inappropriate	Antidiuresis不适当抗利尿肾源性综合征
NS-RUTM	Non-Syndromic Renal or Urinary Tract Malformations	Chapter非综合征性肾或尿路畸形
NS-RUTM	Non-Syndromic Renal or Urinary Tract Malformations	非综合征性肾或尿路畸形

O

OCRL	Oculocerebrorenal syndrome of Lowe	Lowe眼脑肾综合征
OCRS	Oculocerebrorenal Syndrome	眼-脑-肾综合征
OFD1	Oral-facial-digital syndrome type Ⅰ	口-面-指综合征Ⅰ型
OHM-FS	Faconi syndrome, induced by other heavy metal	由其他重金属引起Fanconi-Bickel综合征
OMN	Oligomeganephronia	肾单位巨大稀少症
OO	Oncogenic osteomalacia	肿瘤样骨软化症
OS-FS	Fanconi syndrome, induced by other drug	由其他药物引起Fanconi-Bickel综合征

P

PAN	Polyarteritis Nodosa	结节性多动脉炎
Pb-FS	Fanconi syndrome, lead induced	铅诱导Fanconi-Bickel综合征
PBS	Prune-belly syndrome	梅干腹综合征
PG-MID	Proliferative Glomerulonephritis with Monoclonal Immunoglobulin Deposits	伴有单克隆免疫沉积的增殖性肾小球肾炎
PH	Primary Hyperoxaluria	原发性高草酸尿症
PHA-Ⅱ	Pseudohypoaldosteronism Type Ⅱ	假性醛固酮减少症Ⅱ型
PH-IS-ID	Primary Hypomagnesemia with Intractable Seizures and Intellectual Disability	伴有顽固性癫痫发作和智力障碍的原发性低镁血症

PHS	Pallister-Hall syndrome	Pallister-Hall 综合征
PH-SH	Primary Hypomagnesemia with Secondary Hypocalcemia	原发性低镁血症和继发性低钙血症
PIG	Podocytic Infolding Glomerulopathy	足细胞折叠病
PKDTS	Autosomal Dominant Polycystic Kidney Disease Type 1 with Tuberous Sclerosis	常染色体显性遗传多囊肾病1型伴结节性硬化
PM	Primary megaureter	先天性原发性巨输尿管
PM	Polymyositis	多发性肌炎
PRTA	Primary renal tubular acidosis	原发性肾小管酸中毒
PS	Perlman Syndrome	帕尔曼综合征
PS	Pierson Syndrome	皮尔森综合征
pSLE	Pediatric systemic lupus erythematosus	小儿系统性红斑狼疮
PUV	Posterior urethral valve	后尿道瓣膜
PXE	Pseudoxanthoma Elasticum	弹性假黄瘤病

R

RA	Renal agenesis	肾缺如
RCC	Renal Clear Cell Carcinoma	遗传性透明细胞肾细胞癌
RCS	Renal coloboma syndrome	肾缺损综合征
RD	Renal dysplastic	肾发育不良
REN-TKD	REN-Related Autosomal Dominant Tubulointerstitial Kidney Disease	REN相关常染色体显性肾小管间质性肾病
RGC-H	Rare Genetic Causes of Hypertension	罕见的高血压遗传原因
RH	Renal hypoplasia	肾发育不全
RH-PD	Renal-Hepatic-Pancreatic Dysplasia	肾-肝-胰腺发育不良
RMC	Renal medullary carcinomatous	肾髓样癌
RP	Relapsing Polychondritis	复发性多软骨炎
RS	Raynaud's Syndrome	雷诺氏综合征
RTD	Renal tubular dysgenesis	肾小管发育不全
RTD-TTT	Renal tubular dysgenesis due to twin-twin transfusion	双胞胎输血导致的肾小管发育不全
RTS	Rubinstein-Taybi Syndrome	Rubinstein-Taybi 综合征
RUTM	Renal or Urinary Tract Malformations	肾或尿路畸形

S

SCA	Sickle Cell Anemia	镰状细胞性贫血
SERKALS	SERKAL Syndrome	SERKAL 综合征
SGBS	Simpson-Golabi-Behmel syndrome	Simpson-Golabi-Behmel 综合征
SGS	Schinzel-Giedion Syndrome	Schinzel-Giedion 综合征
SIOD	Schimke immune-osseous dysplasia	Schimke 免疫骨发育不良
SLE	Systemic lupus erythematosus	系统性红斑狼疮
SLOS	Smith-Lemli-Opitz syndrome	Smith-Lemli-Opitz 综合征
SORCS	Severe Oculo-Renal-Cerebellar Syndrome	严重的眼肾小脑综合征
SPNDS	Spastic Paraplegia-Nephritis-Deafness Syndrome	痉挛性截瘫-肾炎-耳聋综合征
S-RUTM	Syndromic renal or urinary tract malformation	综合征性肾或尿路畸形
SS	Systemic Sclerosis	系统性硬化症

SSNS	Idiopathic steroid-sensitive nephrotic syndrome with secondary steroid resistance	继发性类固醇抵抗的特发性类固醇敏感性肾病综合征
ST2	Sialidosis Type 2	唾液酸贮积症2型

T

TA	Takayasu Arteritis	大动脉炎
TBKS	Thyroid-Brain-Kidney Syndrome	甲状腺-脑-肾综合征
TBMN	Thin basement membrane nephropathy	薄基底膜肾病
TBS	Townes-Brocks Syndrome	Townes-Brocks综合征
TIDRAS	Tall Stature-Intellectual Disability-Renal Anomalies Syndrome	身材高大-智力残疾-肾脏异常综合征
TMA	Thrombotic Microangiopathy	血栓性微血管病
TMOPD	Tubulopathy Due to Mitochondrial Oxidative Phosphorylation Disorder	线粒体氧化磷酸化障碍引起的肾小管病变
TRAPD	Thymic-Renal-Anal-Pulmonary Dysplasia	胸腺-肾-肛门-肺发育不良
TRCC	Tubulocystic renal cell carcinoma	管囊性肾细胞癌
TS	Turner syndrome	特纳综合征
TS	Thomas Syndrome	托马斯综合征
TSC	Tuberous Sclerosis Complex	结节性硬化症
TSCSAXC	Turner Syndrome Caused by Structural Abnormalities of the X Chromosome	结构X染色体异常导致的Turner综合征
TTP	Thrombotic thrombocytopenic purpura	血栓性血小板减少性紫癜
TYR-I	Tyrosinemia I	酪氨酸血症Ⅰ型

U

UFS	Urofacial syndrome	奥乔亚综合征
UFS	Urofacial syndrome	良性后肾肿瘤
UHS	Ulbright-Hodes syndrome	Ulbright-Hodes综合征
UMCDK	Unilateral multicystic dysplastic kidney	单侧多囊发育不良肾
UPJO	Ureteropelvic junction (UPJ) obstruction	输尿管盆腔交界处梗阻

V

VAA	VACTERL/VATER association	VACTERL/VATER联合征
VB_{12}-NM	Vitamin B_{12} Nonreactive Methylmalonic Acidemia	维生素B_{12}无反应性甲基丙二酸血症
VB_{12}-RM	Vitamin B_{12} Reactive Methylmalonic Acidemia	维生素B_{12}反应性甲基丙二酸血症
VCD	Ventriculomegaly-Cystic Kidney Disease	脑室扩大囊性肾病
VCRS	Congenital vertebral-cardiac-renal anomalies syndrome	先天性椎心肾异常综合征
VHL	Von Hippel-Lindau Syndrome	Von Hippel-Lindau病,希佩尔-林道综合征
VHL	Von Hippel-Lindau Disease	Von Hippel-Lindau病
VP	Variegate Porphyria	杂色卟啉病
VUR	Vesicoureteric reflux	膀胱输尿管反流

W

WD	Wilson Disease	威尔逊病
WS	Williams Syndrome	威廉姆斯综合征
WT	Wilms tumor	肾母细胞瘤

WT-AGAD	Wilms Tumor, Aniridia, Genitourinary Anomalies, Range of Developmental Delays	WAGR综合征

X

XAS-DL	X-linked Alport Syndrome-Diffuse Leiomyomatosis	X连锁Alport综合征-弥漫性平滑肌瘤病
XCD	X Chromosome Deletion	X染色体缺失
X-EPP	X-linked Erythropoietic Protoporphyria	X-连锁红细胞生成性原卟啉病
X-H	X-linked Hypophosphatemia	X连锁低磷血症

Z

ZS	Zellweger Syndrome	齐薇格综合征